DICTIONNAIRE

DE

MÉDECINE USUELLE

II

I–Z

SUPPLÉMENT

A–Z

Imprimerie Bonaventure et Ducessois, quai des Grands-Augustins, 55.

DICTIONNAIRE

DE

MÉDECINE USUELLE

A L'USAGE DES GENS DU MONDE

DES CHEFS DE FAMILLE ET DE GRANDS ÉTABLISSEMENTS, DES ADMINISTRATEURS,
DES MAGISTRATS ET DES OFFICIERS DE POLICE JUDICIAIRE,
ENFIN POUVANT SERVIR DE DIRECTION A TOUS CEUX QUI SE DÉVOUENT AU SOULAGEMENT DES MALADES

AVEC

UNE INTRODUCTION

SERVANT D'EXPOSÉ POUR LE PLAN DE L'OUVRAGE

ET DE GUIDE POUR SON USAGE

Par une Société de Membres de l'Institut et de l'Académie de Médecine,
de Professeurs, de Médecins, d'Avocats, d'Administrateurs et de Chirurgiens des hôpitaux dont les noms suivent :

Alibert (le baron), Andrieux, Andry, Bally, Beaugrand, Beaude (J.-P.), Blache, Blandin, Bouchardat,
Bourgery, Caffe, Capitaine, Caron du Villards, Chevallier, Cloquet (J.),
Colombat, Comte (A.), Cottereau, Couverchel, Cullerier (A.), Dalmas, Deleau, Deslandes,
Devergie (A.), Donné (A.), Dumont, Falret, Fiard, Furnari,
Gerdy, Gilet de Grammont, Gras (Albin), Guersant, Hardy, Larrey (H.),
Lagasquie, Laudousy, Lélut, Leroy d'Étiolles, Lesueur,
Magendie, Marc, Marchesseaux, Martinet, Martins, Miquel, Olivier
(d'Angers), Orfila, Paillard de Villeneuve,
Pariset, A. Petit (de Maurienne), Plisson, Poiseuille,
Sauson (A.), Royer-Collard, Trébuchet,
Toirac, Velpeau, Vée,

LE DOCTEUR BEAUDE,

Médecin Inspecteur des Établissements d'Eaux minérales,
Membre du Conseil de Salubrité du département de la Seine, — CHARGÉ DE LA DIRECTION.

TOME II

Connais-toi toi-même
Inscription du Temple d'Épidaure.

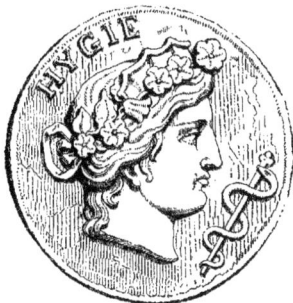

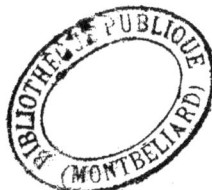

PARIS

DIDIER, LIBRAIRE-ÉDITEUR, QUAI DES AUGUSTINS, 35,

ET CHEZ TOUS LES LIBRAIRES DE LA FRANCE ET DE L'ÉTRANGER.

1849

I

IATRALEPTIQUE *(thér.)*, s. f., ou *iatraleptice* du grec *iatrice*, médecine, et *aleipho*, je frotte. On donne ce nom à une espèce de moyen thérapeutique qui consiste à traiter les maladies par des médicaments employés à l'extérieur en liniment, frictions, lotions, etc. Cette méthode diffère de la méthode endermique en ce que, dans cette dernière, on applique les médicaments sur la peau après en avoir enlevé l'épiderme, tandis que, dans la méthode iatraleptique ou iatraleptice, on agit sur la peau recouverte de l'épiderme.　　J. B.

ICHOR *(path.)*, s. m. Même mot en latin et en grec. C'est une sanie ou un sang aqueux et fétide qui s'écoule des plaies et des ulcérations de mauvais caractère. (V. ces mots et *Pus.*)

ICHTHYOCOLLE *(mat. méd.)*, s. f., *ichthyocolla*, du grec *ichthus*, poisson, et de *kollé*, colle; colle-de-poisson. On donne ce nom à une substance gélatineuse blanche, roulée sur elle-même, et recourbée en forme de lyre, c'est dans cet état que la colle-de-poisson se trouve ordinairement dans le commerce. Cette substance qui est formée, ainsi que nous l'avons dit au mot *gélatine*, de la membrane interne de la vessie natatoire du grand esturgeon et de quelques autres poissons des genres *Gadus* et *Cyprinus*, est souvent desséchée sous d'autres formes, telle que celle d'un cœur ou d'un livre; de ces divers produits, la colle-de-poisson en lyre, qui a reçu dans le commerce le nom de *petit-cordon*, est la plus estimée. L'ichthyocolle est usitée en pharmacie pour préparer les gelées, et cette préférence lui est accordée à cause de l'absence de goût désagréable de cette substance et de la petite quantité nécessaire à la préparation d'une gelée. Vingt grains par once d'eau, sont une quantité suffisante; pour faire cette préparation on coupe la colle-de-poisson en petits morceaux avec des ciseaux; on la met dans une quantité d'eau convenable; on lui fait jeter seulement quelques bouillons, et ensuite on la laisse, si c'est nécessaire, dissoudre à une douce chaleur. Il est important de ne point prolonger trop long-temps l'ébullition, car la colle-de-poisson contracterait une saveur animalisée désagréable. La colle-de-poisson a aussi été nommée *grénétine* ou gélatine blanche.

C'est avec cette substance que l'on prépare les gelées de table. Voici quelques-unes de ces formules : pour une gelée à l'orange on prend colle-de-poisson, 6 gros; eau de fontaine, 1 livre 6 onces; sucre, 12 gros; acide citrique, 24 grains; teinture de zestes frais d'oranges, 3 gros. On prépare de même la gelée de citron en remplaçant la teinture d'orange par celle de citron. On pourrait remplacer dans ces deux préparations, je crois avec avantage pour l'agrément de la saveur, l'acide citrique et les teintures par le suc exprimé d'une orange ou d'un citron, et par de petites portions de l'écorce qui, mêlées à l'eau, en seraient retirées au moment de laisser refroidir la gelée. Les gelées de rhum, au kirsch-wasser, au marasquin, etc., se préparent avec la formule précédente moins les teintures et en ajoutant six onces de la liqueur choisie. Pour les gelées médicamenteuses, voyez le mot *Gelée*. On se sert aussi de la colle-de-poisson pour clarifier les liqueurs.　　J. B.

ICHTHYOSE *(méd.)*, s. f., (de *ichthus*, poisson). L'ichthyose est une maladie de la peau, caractérisée par le développement d'écailles épidermatique, dures, grisâtres ou nacrées, et occupant la totalité ou une partie du corps. Cette affection constitue, d'après l'ouvrage du professeur Alibert, le premier groupe des dermatoses *hétéromorphes*; les sectateurs français de la méthode de Willan, l'ont rangée dans l'ordre des *squames*. Son nom lui vient de la ressemblance que présentent les écailles qui la caractérisent avec celles des poissons : ceux qui ont comparé la peau ainsi altérée à l'enveloppe squameuse des serpents, ont imposé à la maladie le nom de serpentine, qu'Alibert conserve pour désigner une des variétés du genre ichthyose.

Causes. Cette maladie étant souvent originelle, il est fort difficile de lui assigner des causes certaines; quant au mécanisme de sa production, les uns l'attribuent à un suintement très-abondant des petites glandes de la peau, lequel se solidifie à l'air et se change en une enveloppe lisse et polie, qui, incessamment brisée par les mouvements du corps, se partage en une multitude d'écailles de formes diverses. D'autres, avec Tilésius, regardent cette affection comme le résultat d'une sécrétion viciée de la peau, qui se concrète à mesure qu'elle se produit, et donne ainsi naissance aux squames qui revêtent la peau. Il paraît plus probable, comme le pensent Buniva, Alibert, et une foule

34

d'autres auteurs, que les écailles de l'ichthyose ne sont qu'une hypertrophie, un développement contre nature de l'épiderme.

Le plus souvent cette affection se montre après la naissance sans que l'on puisse savoir quelle est la cause qui a pu la produire. Toutefois, l'hérédité paraît jouer ici un grand rôle. En voici une preuve des plus intéressantes et des plus curieuses à la fois. En 1732, Jean Machin, professeur en Gresham, publia, dans les *Transactions philosophiques*, la description d'un certain Edward Lambert, dont le corps était couvert d'écailles ; environ vingt-deux ans après nous retrouvons le même individu, se faisant voir à Londres pour de l'argent et menant avec lui son fils, âgé de huit ans, *atteint de la même maladie*. Ce fut à cette époque que H. Baker fit paraître dans les Transactions une notice sur ces deux sujets. Vers l'année 1805, les petits-fils d'Edward Lambert et les fils de l'enfant observé par Baker, les deux frères, Jean et Richard Lambert, vinrent à Paris où ils se firent voir comme curiosités, sous le nom d'hommes écailleux. Ce qu'il y a de remarquable, c'est que dans cette famille les hommes seuls sont affectés d'ichthyose ; les frères Lambert ont eu sept sœurs entièrement exemptes de cette affection. On a, du reste, observé que les femmes en étaient bien plus rarement atteintes que les hommes. On croit pouvoir établir le rapport de un à vingt pour la fréquence comparée de l'ichthyose chez les deux sexes.

Cette maladie n'est pas toujours congénitale, elle est quelquefois accidentelle ; on la rencontre chez des peuples qui habitent les bords de la mer, qui se nourrissent d'aliments putréfiés, s'abreuvent d'eaux saumâtres et corrompues. Enfin elle se montre d'une manière endémique dans certaines contrées.

Siège. Toutes les parties du corps peuvent être envahies par l'ichthyose ; cependant il est très-rare que la face, les aisselles, les aines, la paume des pieds et des mains soient attaquées : les écailles sont aussi beaucoup plus développées et plus nombreuses à la face dorsale des membres qu'à la face interne. La maladie semble ainsi épargner les régions que recouvre une peau plus fine et plus délicate : souvent générale, comme nous l'avons dit, elle est quelquefois partielle et affecte alors les membres de préférence à tous le reste du corps. Notons ici que c'est l'ichthyose accidentelle, la plus rare de toutes, qui se borne ainsi à une partie circonscrite.

Symptômes. L'ichthyose débute d'ordinaire peu de temps après la naissance ; on pouvait remarquer dès ce moment que la peau n'avait pas le poli et la souplesse qu'elle présente d'habitude chez l'enfant nouveau-né ; bientôt elle devient inégale, dure, chagrinée ; l'épiderme se fendille, se sépare et tombe sous forme de petites écailles blanches et minces ; ces écailles ne tardent pas à devenir plus fermes, plus solides, plus épaisses, ordinairement d'un blanc nacré semblables à celles de la carpe (*Ichthyose nacrée*, d'Alibert) ; d'autres fois elles sont fines, ténues et molles, analogues à la cuticule des serpents (*Ichthyose serpentine*, id.) ; d'autres fois elles sont noirâtres, dures, épaisses, aplaties, ou coniques et recourbées en différents sens (*Ichthyose cornée*, id.).

C'est surtout aux genoux, aux coudes et sur les jambes que ces écailles sont développées : ordinairement inégales, quelques-unes d'entre elles sont entourées de points farineux ; la peau qu'elles recouvrent n'est point rouge, elle n'est le siège d'aucune douleur, d'aucune démangeaison, toutes les fonctions de l'économie s'accomplissent avec régularité ; en un mot la maladie consiste uniquement dans l'altération que nous venons de décrire et qu'accompagne la remarquable sécheresse de tout le tégument.

L'affection qui nous occupe ne pourrait guère être confondue qu'avec la dartre squameuse sèche ; mais elle date presque toujours de la naissance, tandis que la seconde est acquise : la première couvre la presque totalité du tégument et les écailles reposent sur une peau blanche et saine en apparence ; dans la seconde, la peau est rouge, ou du moins visiblement altérée. (V. *Herpes.*)

L'ichthyose est généralement une maladie fort rebelle, celle qui est de naissance est regardée comme incurable par tous les praticiens, celle qui est accidentelle peut céder aux ressources de l'art mais avec une grande difficulté ; du reste, la santé en général restant très-bonne, le pronostic ne saurait être fâcheux.

Traitement. D'après ce que nous venons de dire, on voit que le traitement doit se réduire à pallier les phénomènes que présente la maladie qui nous occupe. On se trouve assez bien des bains gélatineux, des lotions avec l'eau de son très-épaisse ou l'eau de guimauve. Les eaux minérales de Louesche et de Saint-Gervais paraissent avoir réussi à M. Alibert dans un cas d'ichthyose serpentine. Quant au goudron, administré à l'intérieur, qui avait été vanté par Willan, les expériences faites à l'hôpital Saint-Louis ont démontré son inefficacité ; il a échoué ainsi qu'une foule d'autres remèdes préconisés par divers médecins.

BEAUGRAND.
Docteur en médecine.

ICTÈRE (*méd.*), s. m. Les auteurs ne sont pas d'accord sur l'origine du mot ictère ; les uns le font venir du mot *ictis*, belette, parce que cet animal a les yeux jaunes ; les autres de *icteros*, loriot, oiseau au plumage jaune-vert. Quoi qu'il en soit de cette étymologie, on entend par ictère, la coloration en jaune des yeux et du tégument, coloration due à la présence, dans ces parties, de la bile ou de ses matériaux. Je ne reproduirai pas ici la nombreuse synonymie latine (*aurigo, morbus regius, arquatus, ileus flavus*, etc., etc.) sous laquelle cette affection figure dans les traités de nosologie ; nous noterons seulement qu'elle est vulgairement désignée en France sous le nom de *jaunisse*, et nous emploierons indifféremment ces deux expressions.

L'ictère est-il une maladie essentielle ou un symptôme ; les uns se sont prononcés pour la première opinion, les autres pour la seconde ; les uns et les autres, avaient à la fois tort et raison : en effet, comme nous allons le voir tout à l'heure, l'ictère est quelquefois une maladie, c'est-à-dire qu'il existe seul ; quelquefois un symptôme, c'est-à-dire qu'il est la conséquence, l'effet d'une altération organique et matérielle, soit du foie lui-même, soit d'un autre viscère et qui réagit sur le foie, tantôt par continuité ou par contiguité de tissu, tantôt par sympathie et à distance.

Causes. Les causes de l'ictère sont excessivement nombreuses et variables, elles résident soit dans le système hépatique, soit hors de ce système : 1° *Dans le foie ou ses annexes*; l'organe principal peut être enflammé d'une manière aiguë ou chronique, ou le siège d'une formation accidentelle ou d'une dégénérescence (tumeurs fibreuses, hydatiques, tuberculeuses, cancéreuses, etc.). Il arrive assez souvent que des concrétions se forment dans la vésicule du fiel; si l'une d'elles vient à s'arrêter dans le canal cholédoque, la bile se trouve retenue dans son réservoir; cet obstacle au cours de la bile, est souvent suivi d'ictère; mais sa fréquence a été exagérée par les anciens qui en avaient fait leur colique hépatique. D'après des observations plus récentes, il paraît certain qu'un bon nombre de ces coliques et l'ictère qui les accompagne sont dus à une névralgie des plexus nerveux qui se distribuent au foie. Souvent une émotion morale vive est la seule cause qui ait déterminé la production de l'ictère en agissant sur le système nerveux du foie.

2° La cause peut résider hors de l'appareil hépatique. C'est ainsi qu'une phlegmasie de l'estomac ou de la partie supérieure de l'intestin grêle, connue sous le nom de duodénum, peut se propager à l'organe sécréteur de la bile, troubler ses fonctions et occasionner la jaunisse; à entendre les partisans de la doctrine, prétendue physiologique. ce serait là la source la plus commune de l'ictère, mais l'observation dément cette théorie. On a vu quelquefois des pleurésies diaphragmatiques du côté droit, irriter le foie à travers le diaphragme et produire le symptôme qui nous occupe; toutefois ce fait est assez rare; on a vu aussi dans les affections du cœur, les troubles de la circulation qui en sont la suite, amener des stases sanguines dans le foie et par suite l'ictère: enfin ce même phénomène peut apparaître d'une manière purement sympathique à l'occasion d'une plaie de tête. Nous ne regarderons pas comme un véritable ictère celui qui succède à la morsure d'animaux vénéneux ou enragés, à moins qu'on ne le considère comme occasionné par la frayeur inséparable d'un pareil accident.

Symptômes. Quel que soit le point de départ de l'ictère, il se manifeste toujours à peu près de la même manière; d'abord le blanc de l'œil commence à prendre une teinte jaunâtre qui, partant d'un angle, s'étend à toute la partie blanche de l'organe. Les ailes du nez, le tour des lèvres présentent en même temps une coloration d'un jaune orangé qui envahit successivement la face, le front, le cou, la poitrine, les épaules et enfin le reste du corps. Les nuances de l'ictère varient depuis la teinte du citron jusqu'à celle de l'orange, quelquefois il s'y mêle une nuance verdâtre; la couleur peut même être presque noire (*mélas-ictère* des anciens). On a cité des cas dans lesquels la coloration n'occupait qu'une partie du corps, quelquefois même une moitié latérale; mais presque constamment, si la maladie est limitée, c'est seulement la face et avant tout les yeux qu'elle occupe d'ordinaire; la peau est le siège d'une démangeaison légère, quelquefois même d'un prurit incommode; en même temps divers troubles se manifestent dans les autres systèmes de l'économie; l'appétit se perd, le malade éprouve un dégoût invincible pour les matières animales, et au contraire une appétence fort vive pour les légumes verts et acides et les fruits qui présentent les mêmes qualités. La langue est couverte, surtout vers la base, d'un enduit jaunâtre et épais qui donne à la bouche une sensation fort désagréable d'amertume et occasionne souvent un crachottement répété; la sensation d'une barre à la région épigastrique se fait fortement sentir, et alors, s'il y a maladie du foie, l'hypochondre droit est tendu et douloureux, le plus souvent il y a de la constipation, des coliques fréquentes, et les matières fécales, privées de la bile qui les colore en brun, sont blanches et dures, fort semblables à celle des chiens ; dans d'autres cas où il semble y avoir supersécrétion de bile, les matières sont au contraire fortement colorées, demi-liquides et véritablement bilieuses. Les urines sont rares, épaisses, d'un rouge orangé très-prononcé et laissant déposer une boue couleur de brique. Il est bien rare que l'ictère ne soit pas précédé et accompagné d'une tristesse et d'un ennui plus ou moins profonds, et dont les distractions, les promenades, les lectures amusantes, ont beaucoup de peine à triompher.

A ces symptômes, qui existent seuls quand l'ictère est survenu sans cause appréciable, ou à la suite d'une émotion vive, se joignent ceux de la maladie qui lui sert de point de départ. (V. *Foie*, maladies du ; *intestins*, etc.) Et ici pour reconnaître si l'ictère est essentiel ou symptomatique, il est important d'avoir égard à l'état fébrile qui accompagne constamment celui auquel une affection inflammatoire a donné naissance.

Il ne faut pas confondre l'ictère avec la coloration jaune qui accompagne la fièvre de ce nom ; dans ce cas, la nuance que prennent les téguments paraît due, non à la bile, mais à un épanchement de sang dans le tissu réticulaire du derme ; il en est de même d'un phénomène qui se montre fréquemment chez l'enfant peu après la naissance et que l'on désigne sous le nom d'ictère des nouveau-nés ; nous en dirons quelques mots à la fin de cet article. On ne saurait assigner de limites à la durée de la jaunisse ; celle qui provient d'un trouble de l'âme se dissipe dans un espace de temps qui varie de quelques jours à trois semaines, un mois au plus; dans les autres cas la durée est en rapport avec l'intensité de la cause; j'en dirai autant du pronostic, il ne peut être que relatif à la maladie principale.

Comment, dans le cas qui nous occupe, la coloration jaune a-t-elle lieu? Dans tout ictère la bile résorbée et mêlée au sang va-t-elle ainsi imbiber nos tissus ? Quel fait le démontre, surtout dans le cas d'une émotion morale? on ne pourrait tout au plus l'admettre que lorsqu'il s'agit d'une occlusion des voies biliaires : et ici encore la sécrétion a-t-elle bien lieu, inutile qu'elle devient ?

ou bien est-ce que le foie troublé dans ses fonctions cesse de sécréter la bile et que celle-ci reste mêlée au sang sans en être séparée? M. Andral penche vers cette dernière opinion.

Le traitement de l'ictère symptomatique ne saurait nous occuper ici; il faut avant tout combattre la maladie qui a déterminé son développement. Quant à l'ictère essentiel, c'est-à-dire survenu sans lésion matérielle, on administrera les boissons délayantes, telles que la limonade citrique, l'eau d'orge miellée, le petit-lait avec addition de quinze à vingt grains de crème de tartre soluble par livre; la décoction de chiendent animée avec le même sel, qui a des propriétés laxatives fort utiles pour combattre la constipation si commune dans l'ictère; l'eau de seltz sera donnée très-avantageusement pour réveiller l'appétit; on peut encore permettre, dans la saison, l'usage des fruits acidules, groseilles, cerises, raisins, etc.; on ordonnera des bains tièdes, des lavements émollients ou rendus légèrement laxatifs par le mélange de l'eau tiède avec une cuillerée de miel noir : quant à la tisane de carottes tant vantée, elle ne peut faire ni bien ni mal et ne vaut pas celles dont nous avons parlé. Le régime doit être essentiellement rafraîchissant et végétal; on ne fera, du reste, que suivre en cela le goût du malade, auquel les viandes, le lait, le bouillon, etc., causent de la répugnance; les promenades, les distractions ne doivent pas être négligées; et à la fin du traitement, le malade se trouvera très-bien du séjour à la campagne, surtout s'il peut y prendre des eaux minérales, ferrugineuses ou gazeuses.

ICTÈRE DES NOUVEAU-NÉS. Peu de temps après la naissance, on voit fort souvent tout le système cutané des enfants se colorer en jaune, et prendre les différentes nuances de l'ictère: cette teinte peut être générale ou partielle, quelquefois même, elle envahit les tissus profondément situés, le cerveau, les poumons, les muscles, etc. Cette jaunisse ne paraît pas due à une maladie de foie, mais à une congestion sanguine, dans laquelle la partie séreuse du sang colore en jaune les organes. Billard a fait remarquer que l'ictère des téguments suivait presque toujours la coloration rouge de la peau, chez les nouveau-nés : l'apparition de cette couleur se fait par degré, du troisième au huitième jour; il semblerait donc que l'ictère est la nuance ou la couleur intermédiaire, entre la congestion tégumentaire des jeunes enfants et la couleur blanche propre à leurs téguments.

L'ictère des nouveau-nés n'est point à proprement parler, une maladie, il faut donc en abandonner le soin à la nature, à moins que des symptômes n'annoncent qu'il est causé par une affection du foie ou des autres organes du ventre. J.-P. BEAUDE.

ICTÉRIQUE *(path.)*, adj., se dit de celui qui est affecté d'ictère ou des choses qui ont rapport à l'ictère.

IDIOPATHIE, s. f., IDIOPATHIQUE, adj. *(path.)*, du grec *idios*, propre, et *pathos*, maladie. On désigne sous ce nom les maladies essentielles, c'est-à-dire celles qui ne dépendent d'aucune autre. Les affections idiopathiques sont donc l'opposé des affections sympathiques, c'est-à-dire de celle qui dépendent d'une autre maladie. Ainsi la gastrite est le plus ordinairement idiopathique, et la méningite qui se développe souvent dans le cours d'une gastrite aiguë est une affection sympathique. J. B

IDIOSYNCRASE ou IDIOSYCRASIE *(path.)*, s. f., du grec *idios*, propre, *sun* avec, *krasis* tempérament. C'est une disposition particulière à un individu et qui fait qu'une seule et même cause produit sur lui un effet différent que sur un autre individu. Les répugnances et les appétits individuels sont des idiosyncrasies. Les idiosyncrasies jouent un rôle important dans le traitement des maladies, et il est du devoir du praticien d'y avoir égard. (V. *Tempérament.*) J. B.

IDIOTIE *(méd.)*, s. f. On peut définir l'idiotie, un état particulier caractérisé par l'absence congénitale des facultés intellectuelles, et sensitives. L'idiotie diffère de la démence, en ce qu'elle commence avec la vie, tandis que la démence ne commence guère qu'à la puberté. Chez l'homme en démence, il y a simple déviation, ou *abolition momentanée* de l'intelligence; chez l'idiot, il y a nullité complète, *absence congénitale* de l'intelligence.

Le *dément* a pu être un homme de génie; on peut voir briller en lui par intervalles des éclairs de raison; il est possible qu'il revienne à l'état normal; l'*idiot* a toujours été idiot, et le sera toujours. En un mot, il y a, si je puis me servir de cette comparaison, entre la démence et l'idiotie, la même différence qu'entre deux horloges qui ne marquent l'heure ni l'une ni l'autre; mais dans l'une, le grand ressort manquant, aucune indication n'a jamais pu et ne pourra jamais être donnée; dans l'autre au contraire, le ressort existe, mais il a été dérangé accidentellement, les indications ont pu être très-régulières avant cet accident, et pourront le redevenir après une réparation convenable. La première horloge nous représente l'idiotie, la seconde, la démence.

S'il est quelquefois impossible de distinguer au premier aspect un homme d'esprit d'un homme en démence, il est toujours facile de reconnaître un idiot. Un front court et fuyant, un regard hébété, des lèvres épaisses et pendantes, la tête immobile et penchée, ou se balançant sans cesse d'un mouvement régulier; le cou volumineux et court, ou quelquefois mince et d'une longueur excessive; la taille ramassée et presque toujours déviée, les mains pendantes, les jambes mal assurées, enfin la physionomie la plus stupide, la démarche la plus gauche, l'extérieur le plus difforme et le plus repoussant, tels sont, à des degrés différents, les signes extérieurs de l'idiotie.

Les idiots qui occupent le dernier degré de l'échelle, sont certainement sous le rapport des facultés instinctives bien au-dessous de la brute; quelques-uns se rapprochent beaucoup, soit par leur extérieur, soit par leurs cris, soit par leur manière de vivre, des animaux sauvages; ainsi, il en est qui poussent des cris aigus, des bêlements plaintifs, des grognements sourds et continus ; on voit des idiots craintifs comme les animaux des forêts, fuir et se cacher tremblants au moindre bruit.

Quelques-uns n'ont pas conscience des premiers besoins de la vie. C'est à peine s'ils savent ingérer la nourriture qu'on porte à leur bouche ; il faut les faire manger à vingt-cinq ans, comme des enfants à six mois, et laissés seuls au milieu d'aliments à leur portée, jamais l'idée ne leur viendrait d'en faire usage.

Du reste, l'état des sensations physiques est en rapport avec cet état de dégradation morale. Beaucoup d'idiots sont sourds, muets ou aveugles ; quelques-uns ont en même temps ces trois infirmités. Chez la plupart, il y a absence presque complète de goût et d'odorat, et l'on voit des idiots avaler avec indifférence, du bois, de l'herbe, des rognures de peau, des matières fécales, etc., sans témoigner le plus léger dégoût. La sensibilité tactile est en général très-obtuse ; on trouve des idiots les mains brûlées ou les pieds gelés, sans qu'ils s'en soient aperçu. « J'ai vu, dit M. Esquirol, une idiote, qui, avec ses doigts, avait percé sa joue, jouer avec un doigt placé dans l'ouverture, et finir par la déchirer jusqu'à la commissure des lèvres, sans paraître souffrir. » Une autre se laissa couper le cou par une folle en se prêtant le mieux du monde à l'opération.

Cette dégradation physique ou morale n'est pas cependant poussée toujours à ce degré extrême que j'ai voulu signaler en premier lieu. Quelques idiots ont des instincts et des penchants, ils peuvent retenir et prononcer quelques syllabes, ils parviennent à s'habiller, à connaître l'heure des repas, s'habituent à aller chercher leur nourriture, mangent seuls, distinguent les personnes qui les servent, et sont même susceptibles d'une certaine affection. Ces idiots plus intelligents ou plus sensitifs, sont très-adonnés à l'onanisme ; ce penchant, qui semblerait exiger déjà un certain instinct, est quelquefois lié cependant à un abrutissement extrême ; ainsi j'ai vu à Bicêtre un idiot qu'on était obligé de surveiller sans cesse pour l'empêcher de se livrer à la masturbation, et qui néanmoins avait les instincts si peu développés, qu'au lieu de porter les aliments à sa bouche, il penchait la tête jusqu'aux genoux pour venir les prendre dans sa main.

Chez la plupart des idiots, même les moins bornés, les déjections sont involontaires ; la plupart aussi n'ont qu'un seul signe pour manifester leur joie ou leur douleur. M. Esquirol parle de deux petits idiots qu'il trouva dans l'hospice de Poitiers, étendus sur la paille, dans une même cellule, et dont l'un riait toujours, et l'autre pleurait continuellement. Presque tous ont un tic particulier : ainsi, l'un balance sa tête, l'autre son bras d'un mouvement uniforme ; celui-ci passe toute sa journée à ramasser des pierres qu'il rejette ensuite, celui-là, à se frotter le dos contre le mur ; tel autre à tourner sans cesse dans un cercle étroit, tel autre, à ronger du bois avec les dents, etc., etc.; chez tous les idiots, enfin, la parole est impossible, ou du moins l'articulation des sons est bornée à quelques monosyllabes, qu'ils parviennent à retenir à grand

peine ; chez tous, les sensations sont légères, fugaces, très-obtuses ; les idées sont nulles ou bornées seulement aux besoins de la vie animale ; le terme de leur existence moyenne ne dépasse pas vingt-cinq ans.

Imbécillité. Quoiqu'on ne fasse guère dans le monde de différence entre un idiot et un imbécile cependant le langage scientifique a établi une distinction que je crois devoir conserver ici, car elle doit faciliter beaucoup l'intelligence des faits relatifs aux maladies de l'esprit ; à la rigueur même, on devrait faire de l'imbécillité un article à part, mais cet état se rapproche tellement du premier, que nous préférons les ranger tous deux dans le même cadre. Dans l'idiotie, comme nous l'avons vu, les organes des sens étant presque toujours imparfaits, il ne peut y avoir que des sensations très-imparfaites aussi : la parole est à peu près impossible, et les appétits sensitifs eux-mêmes, l'instinct de la conservation et de la reproduction sont à peine développés. Dans l'imbécillité au contraire, l'organisation physique est plus parfaite : les imbéciles se servent de tous leurs sens, et leurs sensations, quoique moins vives en général qu'à l'état normal, peuvent produire des idées ; ces idées sont toujours incomplètes et plus ou moins bizarres, mais enfin ce sont des idées provenant des impressions qu'ils ont reçues et comparées ; les imbéciles parlent, ils ont de la mémoire, des penchants, des passions, quelquefois même une certaine aptitude pour les choses dans lesquelles l'action d'imiter se trouve surtout en jeu ; en un mot, les imbéciles sont des demi-idiots, et l'on peut les considérer comme tenant le milieu entre les idiots et les hommes ordinaires.

Donnez à l'imbécile l'attention, c'est-à-dire la faculté de s'arrêter plus long-temps sur ses sensations, de mieux comparer ses impressions, il deviendra un homme ordinaire. Donnez à l'idiot des sens plus parfaits, une organisation moins incomplète, et il pourra s'élever au rang d'imbécile. Les imbéciles ne présentent pas ce type caractéristique de physionomie qui fait reconnaître à la première vue un idiot ; cependant la mobilité extérieure et l'indécision de leurs regards, un certain défaut d'expression dans les traits, et en général une grande difficulté de prononciation, coïncidant avec un ensemble d'extérieur au moins bizarre, tous ces signes ne permettent guère d'erreur de diagnostic.

La plupart ont un rire continuel ; d'autres, au contraire, mais en plus petit nombre, ne cessent jamais de pleurer. Cette circonstance, que nous avons notée déjà pour l'idiotie proprement dite, se reproduit bien plus souvent dans l'imbécillité, de là l'expression vulgaire : rire comme un imbécile, c'est-à-dire sans motif.

Quelques imbéciles sont susceptibles de tendresse envers leurs parents ou les personnes qui les entourent ; mais leurs sentiments d'affection, leurs regrets, leurs chagrins, sont comme leurs sensations, faibles et fugaces, il leur est impossible de prêter une attention soutenue seulement pendant quelques secondes ; aussi, si l'on parvient à apprendre à quelques imbéciles privilégiés des travaux manuels, ce n'est qu'après de grandes peines et une extrême persévérance. Un nommé Savolte, de Bicêtre, passa quinze années chez un menuisier, sans pouvoir parvenir à raboter une planche. « Ayant moulé en plâtre un grand nombre d'aliénés, j'ai pu, dit M. Esquirol, faire poser les maniaques, même furieux, et les mélancoliques; mais je n'ai pu obtenir des imbéciles qu'ils tinssent assez long-temps les yeux fermés pour couler le plâtre, quelque bonne volonté qu'ils apportassent à cette opération; j'en ai vu même pleurer de ce que le moulage de leur tête n'avait pas réussi, et entreprendre plusieurs fois, mais vainement, de conserver la pose qu'on leur donnait, et ne pouvoir fermer les yeux plus d'une minute ou deux. » Quelques imbéciles sont cruels; il en est qui se plaisent à faire souffrir les animaux; en général il faut éviter de les laisser avec de jeunes enfants et surtout de mettre des armes à leur portée. Un imbécile de l'hospice de Saltzburg qui ne paraissait susceptible d'aucune frayeur, fut placé près d'un infirmier qui, couché sur un banc et enveloppé dans un linceul, contrefaisait le mort; l'imbécile s'apercevant que le mort faisait quelques mouvements, va prendre une hache, tranche d'un coup la jambe au prétendu mort, et, sans être arrêté par ses cris, lui tranche la tête d'un second coup, puis il reste paisible et calme près du cadavre, et quand on lui fait des reproches, il répond avec une impassible froideur : « Si le mort était resté tranquille, je ne l'aurais pas tué !... » Du reste si l'on trouve des imbéciles cruels et doués de mauvais penchants, il faut cependant avouer que la plupart sont assez dociles, craintifs, obéissants, et se laissent facilement diriger et conduire en toute occasion.

L'amour est, comme on le pense bien, chez les imbéciles uniquement la manifestation grossière d'un besoin physique, les filles imbéciles qui deviennent mère témoignent, tantôt la plus grande indifférence, tantôt la plus vive tendresse à leurs enfants; il est, du reste, des imbéciles dénués de tous penchants physiques ou moraux, qui ne savent même pas apprécier la différence qui sépare les sexes et qui les distinguent seulement d'après les vêtements.

On voit quelques imbéciles privilégiés, chez lesquels il s'est formé pour ainsi dire un développement isolé et partiel de quelques facultés intellectuelles; ainsi il en est qui savent lire, d'autres qui savent écrire, d'autres qui connaissent la musique, mais leur aptitude est presque toujours bornée à une seule chose, et une fois sortis de leur spécialité, ils redeviennent ineptes sur tout le reste.

Il est encore une autre variété d'imbécillité appelée, par les auteurs, *fatuité*; les imbéciles fats sont remplis de prétentions, toujours satisfaits d'eux-mêmes; il y a dans leur mise une recherche ridicule qu'ils prennent pour de l'élégance, et dans leurs gestes une expression bizarre qui n'est jamais en rapport avec leurs paroles ou leur physionomie.

L'histoire des *crétins* a été tracée dans le premier volume de ce dictionnaire, nous n'y reviendrons pas; nous dirons seulement qu'ils se dis-

tinguent des idiots et des imbéciles par des circonstances toutes de localité; du reste, mêmes imperfections physiques, mêmes capacités intellectuelles.

L'albinisme (voy. ce mot) est aussi, dans certains cas, une variété remarquable d'idiotie, nous pouvons en dire autant des *cagots* ou *capots*, de la Basse-Bretagne, des *ladres*, *cagneux*, *cahets*, *agots*, *coliberts*, *cassos*, etc., etc. Enfin ces hommes sauvages sur lesquels on a tant discuté, ces enfants trouvés dans les forêts parmi les ours ou au milieu des chèvres, n'étaient, comme le *sauvage de l'Aveyron* qui a donné lieu naguère à tant d'hypothèses, que des imbéciles ou des idiots, abandonnés à dessein ou égarés par le hasard au milieu des forêts.

Si nous étudions maintenant les relations qui existent entre la conformation physique des idiots et leur capacité intellectuelle, nous verrons que plus l'organisation est imparfaite, plus aussi l'imperfection des instincts et de l'intelligence est prononcée. Dans ces derniers temps surtout, où l'étude de la phrénologie a concentré les recherches des observateurs vers l'examen de la tête en général ou des parties qui la constituent, on a scruté avec le plus grand soin et mesuré avec une minutieuse attention le crâne, le cerveau et même l'angle facial des idiots de toute espèce, et comparativement on a répété les mêmes expériences sur des individus d'une intelligence ordinaire ou supérieure; or, quoiqu'il n'y ait pas de forme ni de volume de tête spécialement affectés à l'idiotisme, cependant il résulte des recherches de Gall, Pinel, Esquirol, Parchappe, etc., qu'en général le crâne et le cerveau des idiots offrent des vices de conformation plus fréquents et un volume moins considérable que celui des individus à intelligence ordinaire. Il est même reconnu que les têtes les plus petites appartiennent aux idiots les plus dégradés; cette petitesse de la tête chez les idiots, avait, du reste, été signalée par les anciens et en particulier par Hippocrate sous le nom de *Microcéphalie*. Quant à l'angle facial, son appréciation ne donne pas ici de résultats positifs; nous reviendrons d'ailleurs sur ce sujet à l'article intelligence.

La cause immédiate de l'idiotie réside donc, on peut le dire, d'une manière générale, dans la conformation de l'encéphale; quant à ces anomalies de l'encéphale elles-mêmes, quoiqu'il soit impossible de préciser leur origine, et qu'elles paraissent tenir dans un grand nombre de cas, pour le crétinisme par exemple, à des circonstances topographiques dont nous ne connaissons pas la modalité, cependant on doit les rapporter pour la plupart à l'époque de la grossesse; soit qu'il y ait eu une influence héréditaire, soit que des troubles survenus chez la mère, après la conception, aient déterminé le vice de conformation physique qui doit entraîner presque inévitablement le vice intellectuel.

Le rôle du médecin se borne, dans le cas d'idiotie, aux seuls conseils que peut inspirer la morale et la piété. Quoique nous soyons loin de regarder, ainsi qu'on l'a fait pendant long-temps, comme une bénédiction d'avoir dans une famille un idiot ou un imbécile, cependant rien ne pourrait excuser l'abandon dans lequel on laisserait ces infortunés. Ceux que leur état de profonde dégradation rend insusceptibles de toute modification, seront surveillés avec soin, et quant aux autres, on s'efforcera d'étendre, par tous les moyens d'une éducation patiente et surtout par les procédés de l'imitation, le peu de ressource qu'on pourra découvrir en eux.

H. LANDOUZY,
Professeur à l'école de médecine de Reims.

ILÉO-CŒCAL *(anat.)*, adj., qui appartient à l'iléon et au cœcum. On donne ce nom à la valvule du cœcum qui sépare le gros intestin des intestins grêles. (V. *Intestins.*)

ILÉO-COLIQUE *(anat.)*, adj., qui appartient à l'iléon et au colon. C'est le nom d'une artère qui se rend aux intestins. (V. *Colique.*)

ILÉO-LOMBAIRE *(anat.)*, adj., qui appartient à l'os des iles ou iléon, et à la région lombaire. C'est le nom d'une artère qui naît de l'artère hypogastrique au niveau de la base du sacrum et qui remonte derrière le muscle psoas où elle se divise en deux branches qui se distribuent aux parties voisines. Il existe un ligament *iléo-lombaire* qui unit l'os des iles à la base de la colonne vertébrale; ce ligament s'étend de l'apophyse transverse de la cinquième vertèbre lombaire à la crête postérieure et supérieure de l'os des iles.

J. B.

ILÉON *(anat.)*, s. m. On donne ce nom à la troisième et plus longue partie des intestins grêles. (V *Intestins.*) On donne aussi le nom d'*iléon* à l'os des iles.

ILES *(anat)*, s. m. pl. On donne ce nom à un os très-irrégulier et qui en très-grande partie forme le bassin, cet os qui a aussi reçu le nom d'os *innominé*, d'os *iliaque* et tout récemment, par Chaussier, celui d'os *coxal*, est un os pair situé sur la partie latérale et antérieure du bassin, qui, postérieurement, s'articule avec le sacrum et latéralement avec la tête du fémur; c'est par lui que le poids de la partie supérieure du corps se transmet à l'inférieur, aussi cet os joue-t-il un rôle important dans la station. Dans l'enfance, cet os n'est pas d'une seule pièce, il est formé de trois parties parfaitement séparées et unies par une substance cartilagineuse; ces os, à qui on a donné des noms particuliers, établissent une division de l'os des iles que l'on conserve dans le langage anatomique, lors même que leur soudure a fait disparaître toute trace de séparation. La plus antérieure de ces divisions est le *pubis*, formé de deux branches recourbées dans un angle plus aigu chez la femme que chez l'homme, ce qui donne un écartement plus grand à l'espace que l'on a nommé arcade pubienne, et qui est formée par la réunion de cet os avec celui du côté opposé; le point par lequel ces deux os s'unissent est la symphise des pubis, elle forme cette saillie osseuse

que l'on sent à la partie moyenne et inférieure de l'abdomen; la réunion des deux pubis forme la paroi antérieure du bassin, et l'échancrure, qui résulte du sinus de l'angle des deux branches de chaque os, concourt à former le trou obturateur ou sous-pubien. L'*ischion* est la partie la plus inférieure de l'os des iles et la continuation descendante des pubis; c'est sur sa tubérosité inférieure que repose le corps dans la position assise; l'*iléon* ou *ileum* est la partie la plus supérieure de l'os : elle est plate, mince, évasé, et forme à sa partie interne, avec celle du côté opposée, la partie supérieure de l'excavation du bassin; c'est sur elles que repose en partie le poids des organes contenus dans l'abdomen ; son bord supérieur est libre et arrondi et donne attache à la plupart des muscles qui concourent à former les parois de l'abdomen et à quelques muscles de la cuisse, la face externe de cet os donne surtout attache aux puissants muscles fessiers. La partie postérieure de l'iléum s'articule par la face interne avec le sacrum et unit ainsi la colonne vertébrale avec le bassin. Au point de jonction des trois divisions dont nous venons de parler, et à la face externe de l'os des iles est la cavité cotyloïde, qui reçoit la tête ou la partie supérieure de l'os de la cuisse, le fémur, et qui concourt à former l'articulation coxo-fémorale. (V. ce mot.) L'os des iles reçoit de nombreuses attaches de muscles, de tendons et de ligaments. Par sa situation, il est le point de jonction entre les parties supérieure et inférieure du corps; il est le point d'appui des mouvements du tronc et des extrémités inférieures; de plus cet os joue un rôle important dans l'accouchement; nous n'entrerons pas ici dans ces détails que l'on trouvera aux mots *Accouchement, Bassin* et *Locomotion.*

ILES *(anat.)*, s. m. Les anciens anatomistes ont souvent désigné sous ce nom les flancs ou les parties latérales et inférieures du bas-ventre; les iles étaient bornés par les hanches ou bord supérieur de l'os des iles. (V. *Abdomen.*)

J. P. BEAUDE.

ILÉUS *(méd.)*, s. m. C'est une maladie caractérisée par une douleur violente et profonde de l'abdomen souvent accompagnée de vomissement et de constipation avec dépression et dureté du ventre. (V. *Colique.*)

ILIAQUE *(anat.)*, adj., iliacus, de ilia les flancs; On donne ce nom à plusieurs organes ou portion d'organes qui sont en rapport avec les portions, qui ont été aussi nommé *régions iliaques*. L'os *iliaque* est l'os que nous avons décrit sous le nom d'os des iles. Les *fosses iliaques* sont deux enfoncements que l'on remarque à la partie interne et externe de la portion supérieure de cet os. La *crête iliaque* est le bord supérieur de l'os des iles. Les *épines iliaques* sont des éminences qui se remarquent à la partie antérieure et postérieure du bord que nous venons d'indiquer. Le *muscle iliaque* est logé dans la fosse iliaque interne, il s'étend du bassin à la partie supérieure de la cuisse et il s'attache au fémur à l'éminence nommé petit trochanter, par un tendon qui lui est commun avec le muscle psoas; il est rotateur de la cuisse en dehors.

Les *artères iliaques*, sont d'abord les *iliaques primitives*, qui résultent de la bifurcation de l'aorte au niveau de la quatrième vertèbre lombaire, elles descendent en s'écartant l'une de l'autre jusqu'à la symphyse sacro-iliaque où elles se divisent de nouveau en deux gros troncs, l'une l'*iliaque externe* qui prend le nom d'artère crurale ou fémorale, lorsqu'elle passe sous l'arcade de ce nom (v. *crural*), et l'autre l'*iliaque interne* ou *hypogastrique*, qui se distribue aux organes du bassin et aux parties voisines; cette artère s'enfonce dans l'excavation du bassin et se divise en un grand nombre de branches que l'on a divisées en *postérieures* qui sont les artères ilio-lombaires, sacré latérale et fessière; en *antérieures* qui sont les artères ombilicales, vésicales et obturatrices; en *internes* qui sont les hémorrhoïdales moyennes, les utérine et vaginale, chez la femme; en *inférieures*, qui sont les artères ischiatiques et honteuse interne.

Les *veines iliaques* et hypogastrique suivent les mêmes divisions que les artères.

J. B.

ILIAQUE, *passion (path.)*, s. f. On a donné ce nom à l'iléus, (V. *Coliques.*)

ILIO-FÉMORALE (anat.), s. f., nom donné à l'articulation de la cuisse avec le bassin. (V. *Coxo-fémorale* (articulation).

ILION (anat.), s. m. C'est la partie supérieure et la plus grande de l'os des iles. (V. ce mot.)

ILIUM (anat.), s. m. (V. *Ilion.*)

IMBÉCILLITÉ (path.), s. f. (V. *Idiotie.*)

IMMERSION (thérap.), s. f., action de plonger un corps dans l'eau. (V. *Bains, Affusion, Douches.*)

IMPERFORATION, s. f., *imperforatio* (de *in* négatif et de *perforare* percer; qui n'est pas percé). Il arrive souvent qu'à leur naissance, les enfants apportent un vice de conformation qui consiste dans le défaut d'ouverture à l'un des conduits naturels du corps, tels que la bouche, l'anus, etc. C'est ce qu'on appelle imperforation.

Généralement, les auteurs distinguent l'imperforation de l'occlusion; cette dernière est accidentelle et acquise depuis la naissance, et survient dans l'une des circonstances que nous allons énumérer dans un instant.

Deux grandes théories sont aujourd'hui en présence pour expliquer les diverses monstruosités, et les imperforations congénitales en particulier. La première, née en France, mais développée et grandie en Allemagne, est connue sous le nom de théorie de l'arrêt de développement. Suivant cette doctrine, toutes les cavités qui chez l'être parfait doivent communiquer avec l'extérieur, sont fermées pendant les premiers temps de la vie intra-utérine ou embryonnaire; ce n'est que plus tard et par les progrès de l'organisation que chez le fœtus, ces cavités sont ouvertes que : cette évolution ne s'accomplisse pas, que le *développement* n'ait pas lieu, soit *arrêté*, l'orifice restera bouché comme il l'était chez l'embryon. Dans ces derniers temps on a vivement contesté la vérité de cette théorie; on a dit que les choses ne se passaient pas dans la formation de l'être, comme Meckel et les Allemands l'avaient prétendu, que dès les premiers temps de son existence, l'embryon offrait la structure qu'il devait avoir un jour; que les organes qui apparaissaient à diverses époques de son évolution, se montraient avec les caractères qui les distinguent chez le fœtus à terme. Ainsi, pour le cas actuel, les *non-ouvertures* de certaines cavités sont des occlusions, des oblitérations toutes accidentelles : ils disent que l'embryon est susceptible d'une foule de maladies, plus peut-être que l'adulte, à cause de la ténuité et de la fragilité de sa structure; que des adhérences, suites d'ulcérations, ou autrement, peuvent s'établir entre les bords des orifices naturels, et que la cicatrice qui en résulte, constitue ce que les auteurs de la théorie allemande appellent mal à propos imperforation.

Tels sont les éléments du grand procès aujourd'hui en litige; mais en attendant la solution de cette importante question, nous croyons pouvoir réunir sous un même titre, les imperforations ou les occlusions, soit congénitales, soit acquises par suite d'accidents, comme il arrive quand les deux orifices dénudés par une ulcération, viennent à adhérer et à se souder intimement.

Les imperforations peuvent être complètes, c'est-à-dire, que toute communication est exactement interceptée avec l'extérieur, oui incomplètes quand l'obstruction n'est que partielle. Les symptômes doivent varier suivant la localité; mais le plus souvent on voit une ligne, un sillon, qui dénote la place et les dimensions que devait occuper l'orifice imperforé. Quant au traitement, il consiste, dans tous les cas, à rétablir, par une opération chirurgicale, l'ouverture anormalement fermée. Pour les détails, nous renvoyons aux mots suivants; pour l'occlusion des *paupières*, de l'*iris*, du *nez* et des *oreilles*, du *vagin* et de l'*utérus*, voyez ces mots : pour l'imperforation de la bouche, voyez *Lèvres* (maladies des), pour celle de l'anus, voyez *Rectum*.

BEAUGRAND,
Docteur en médecine.

IMPERFORÉ (*path.*), adj. (V. *Imperforation.*)

IMPÉTIGO (*path.*), s. m. (V. *Mélitagre.*)

IMPRÉGNATION (*physiol.*), s. f. On désigne en physiologie par ce mot, l'action par laquelle le germe est vivifié dans l'acte de la génération. (V. ce mot.)

IMPUBÈRE (*physiol.*), s. m. et adj., qui n'a pas encore atteint l'âge de puberté. (V. ce mot.)

IMPUISSANCE, s. f. On désigne généralement sous ce nom l'inaptitude de l'homme ou de la femme à exercer l'acte vénérien, réservant plus particulièrement le nom de *stérilité* aux cas dans lesquels il y a inaptitude à la génération quoique l'acte vénérien paraisse s'accomplir normalement. On a aussi appelé l'impuissance *anaphrodisie*, et la stérilité *agénésie*. En un mot, dans l'impuissance ou anaphrodisie, il y a incapacité à la copulation ; dans la stérilité ou agénésie, incapacité à la fécondation.

De l'impuissance chez l'homme. — Le rôle de la femme étant presque passif dans l'acte vénérien, on conçoit que l'impuissance doit être beaucoup plus fréquente chez l'homme.

Parmi les imperfections de l'appareil génital qui peuvent empêcher la copulation chez l'homme, nous citerons surtout : 1° les causes qui empêchent l'intromission du pénis : ainsi, la brièveté ou la grosseur excessives, la direction vicieuse ou la bifurcation de cet organe ; 2° les causes qui empêchent la sécrétion du liquide fécondant : ainsi l'absence ou l'altération des testicules ou des glandes séminales ; 3° celles qui empêchent l'émission du sperme : lésions des conduits éjaculateurs, gonflements de la prostate, tumeurs siégeant dans l'urêtre, imperforation du gland, etc.; 4° enfin le défaut de faculté érectile du pénis.

Ces causes, dont nous avons seulement donné les principales variétés, ont rarement une valeur absolue; leur manière d'agir exigerait, pour être nettement appréciée, des développements que la nature de cet article ne pourrait comporter ; aussi nous nous contenterons de les citer sans les soumettre à la discussion. Quant au quatrième ordre de causes, c'est-à-dire au défaut de faculté érectile du pénis, il peut tenir soit à ce que la partie du système nerveux qui préside à l'incitation vénérienne ne peut exercer son empire, soit à ce que cette stimulation nerveuse existant, l'appareil génital est incapable d'en ressentir l'influence; soit enfin à ces deux circonstances existant simultanément. Différentes lésions de l'encéphale, les progrès de l'âge, les excès ou les plaisirs prématurés, la continence, certaines impressions morales, l'ingestion de certaines substances, etc., etc., peuvent empêcher les désirs vénériens et cette incitation nerveuse nécessaire à l'érectibilité du pénis.

Quoique la vieillesse amène le plus ordinairement une diminution notable dans les penchants amoureux, il est difficile de déterminer l'âge auquel ils cessent habituellement : Abraham avait cent soixante ans quand il engendra Isaac, et sa femme, Sara, enceinte à quatre-vingt-dix ans, sut captiver encore le roi Abimeleck ; mais tout en n'acceptant qu'avec une grande réserve ces exemples exceptionnels, on sait que des vieillards conservent jusqu'à un âge très-avancé non-seulement les désirs vénériens, mais même la faculté génératrice.

Parmi les impressions morales, la crainte, la surprise, l'inquiétude, la jalousie, l'indifférence, une exaltation trop grande, en un mot toutes les passions de l'âme portées à l'excès peuvent causer une impuissance momentanée. Montaigne a donné d'excellents conseils aux maris qui ne peuvent le premier jour de leur hymen dominer leurs émotions : « Les mariés, dit-il, le temps estant tout leur, ne doivent s'y presser, ni taster leur entreprise s'ils ne sont prets, et vault mieux faillir indécemment à estraîner la couche nuptiale pleine d'agitation et de fièvre attendant une autre plus pri-

vée et moins allarmée, que de tomber en une perpétuelle misère. »

On sait l'influence funeste qu'avaient en pareille occasion sur les gens du peuple la menace des sorciers qui prétendaient *nouer l'aiguillette....*

Les veilles prolongées, les travaux opiniâtres, les méditations profondes et surtout les abstractions scientifiques, diminuent beaucoup la faculté génératrice et peuvent causer l'impuissance. Enfin, elle peut être déterminée par l'action sédative de certaines substances, la jusquiame, la ciguë, l'acide carbonique ; le camphre était cité aussi en première ligne par l'école de Salerne (*camphora per nares castrat odore mares*), mais ses propriétés anti-aphrodisiaques, comme celles de l'agnus-castus, du nénuphar, des semences froides, etc., paraissent aujourd'hui bien problématiques.

L'excitation nerveuse peut, au contraire, exister pleine et entière; les désirs vénériens peuvent être poussés au plus haut degré sans que l'érection du pénis s'effectue. Là encore, nous mettrons en première ligne certaines causes dont nous avons déjà plus haut apprécié les effets sur le système nerveux en général. Mais ici leur action ne s'exerce plus sur l'encéphale, elle détermine l'atonie du tissu érectile, la paralysie des muscles érecteurs; elle est seulement locale et ne s'étend qu'aux organes génitaux ; ainsi l'habitude de la masturbation, des jouissances excessives ou prématurées, etc. C'est à ces abus déplorables de l'enfance et de la jeunesse qu'il faut attribuer cette impuissance de l'âge mûr. En Asie, où les esclaves sont abandonnées si facilement aux jeunes gens riches, l'aphrodisie survient aussi de très-bonne heure, et, d'après M. Niebuhr, les mahométans sont souvent, avant leur trentième année, dans un épuisement complet. C'est pour éviter l'affaiblissement qui suit les mariages précoces, que Lycurgue avait fixé à trente-sept ans, et Platon à trente, le mariage des hommes.

Quoique l'état de maladie diminue ordinairement ou suspende pour un temps la faculté vénérienne, cependant il est quelques affections qui semblent au contraire l'augmenter : ainsi, les sujets phthisiques (poitrinaires) sont le plus généralement portés avec fureur aux plaisirs de l'amour si désastreux pour eux.

Enfin, certaines circonstances, telles que l'état d'ivresse, le moment de la digestion et surtout le vin de Champagne, tout en déterminant vers l'encéphale une stimulation très-vive, produisent en même temps dans l'appareil génital une atonie et une impuissance remarquables.

De l'impuissance chez la femme. — L'absence du conduit vulvo-utérin, l'étroitesse excessive ou l'ampleur trop considérable de ce conduit, le prolapsus du vagin ou de l'utérus, la présence de tumeurs oblitérantes, telles sont les principales circonstances qui peuvent déterminer l'impuissance chez la femme. Quant aux impressions morales et à différentes modifications de l'appareil sexuel déterminées par l'âge ou la maladie, ce sont bien là des circonstances défavorables, sans doute, mais comme elles ne s'opposent pas d'une manière absolue à l'acte vénérien, on doit les regarder plutôt comme des causes de stérilité que comme des causes d'impuissance.

Les indications curatives, dans les cas d'obstacle physique, ne pouvant être mises en œuvre que par l'homme de l'art, il serait inutile de les énumérer; quant à l'impuissance produite par le défaut de passion vénérienne, ou par l'asthénie des organes génitaux, il est souvent possible d'en triompher, et l'on appelle *spermatopés* ou *aphrodisiaques*, les moyens employés pour la combattre. La liqueur séminale ayant été regardée long-temps comme la cause de l'excitation vénérienne, on devait chercher les moyens d'en favoriser la sécrétion; ainsi, certains aliments, tels que les huîtres, la chair des poissons, des viandes blanches, etc., étaient regardées comme des spermatopés puissants; mais on sait aujourd'hui d'une part, que la sécrétion du sperme est l'effet et non la cause de l'excitation vénérienne, et de l'autre, que les prétendus spermatopés n'ont aucune des vertus spécifiques qu'on leur attribuait; quant aux aphrodisiaques, il est impossible de mettre en doute leur action spéciale sur l'appétit génital. Parmi les substances les plus actives, il faut surtout ranger les cantharides et le phosphore. On trouve dans les annales de la science des exemples nombreux de morts ou de maladies graves causées par les jouissances forcées qu'excitent ces médicaments; les pastilles vénitiennes, les diablotins, et tous ces philtres dangereux qu'on prépare en Italie et en Asie, renferment des cantharides ou du phosphore; les aphrodisiaques les plus vantés encore, sont : la vanille, le safran, la menthe, l'ambre gris, le ginseng; le fameux *bangi* des Indiens et le malasc des Turcs sont composés avec les feuilles du cannabis indica mêlées à des plantes aromatiques.

On sait l'usage abusif que font les Orientaux de l'opium pour se procurer des rêves voluptueux; aussi ce médicament fait-il la base de mille spécifiques contre l'impuissance. L'opium mêlé avec le musc et l'ambre gris, constitue le fameux *remède de magnanimité de Kœmpfer.*

Un grand nombre de substances alimentaires sont aussi regardées par le monde comme aphrodisiaques; ainsi les œufs, le chocolat, le salep, les truffes, les champignons, l'artichaut, le céleri, les fruits parfumés, etc; mais on doit plutôt considérer ces substances comme des excitants généraux que comme aphrodisiaques.

Enfin, les onctions, les liniments, les vapeurs aromatiques, les topiques irritants, les vésicatoires aux lombes, le massage, l'urtication même et la flagellation, ont été employées *pour réparer des ans l'irréparable outrage.* L'électricité a été aussi mise en usage, et un médecin de Londres, le docteur Graham, fonda lui-même, en 1780, un établissement dans lequel étaient disposés des lits électriques destinés à combattre l'inertie des organes génitaux.

On peut certainement, quand l'impuissance tient à une froideur naturelle, à un affaiblissement momentané, ou à d'autres circonstances spéciales, dont le médecin seul peut être juge, employer, toujours avec une extrême prudence, les excitants vénériens; mais toutes fois que l'impuissance sera due à des excès qui auront amené un épuisement général, et surtout aux progrès de l'âge, on ne recourra jamais sans le plus grand péril aux aphrodisiaques. Combien de vieillards ont trouvé la mort dans cette fatale déviation aux lois de l'organisme, et combien de jeunes gens perdent prématurément, et par une excitation factice, des facultés qui ne doivent être exercées qu'avec une certaine mesure et dans certaines conditions toutes spéciales de l'économie!

De l'impuissance sous le rapport médico-légal. — Chez les Romains, on attendait deux ans pour prononcer sur les cas d'impuissance; les décrétales contenaient des dispositions plus favorables aux maris; ainsi le texte xv du livre iv *de frigidis et ficiatis,* vous permettait de prendre une autre femme quand la vôtre était malade.

Il est à remarquer que dans les derniers siècles, c'est toujours aux théologiens qu'était dévolu le jugement des cas de cette nature; ainsi l'archevêque de Tolède déclara impuissant le roi de Castille, Henri IV, qui était entouré de maîtresses et qui avait de sa femme une fille, héritière de son royaume; et le chapitre de la cathédrale de Lisbonne déclara impuissant Alphonse, roi de Portugal, sur la demande de sa femme, la princesse de Nemours, qui voulait épouser l'infant don Pèdre son beau-frère.

C'est, d'après le président Bouhier, au quatorzième siècle que les congrès furent institués en France. Cette épreuve, la plus ridicule, et, il faut le dire, la moins probante, donnait lieu tous les jours aux débats les plus scandaleux; enfin, en 1659, le marquis de Langeais ayant été, à la suite d'un congrès, déclaré impuissant se maria malgré cet arrêt à Diane de Navailles, dont il eut sept enfants; sa première femme étant morte, le marquis se pourvut en requête à la grand'chambre, contre l'édit qui l'avait déclaré impuissant; la grand' chambre sentant, dit Voltaire, le ridicule de tout ce procès et celui de son arrêt, confirma le nouveau mariage, le déclara très-puissant, et abolit pour toujours le congrès.

En Angleterre, le congrès n'avait pas lieu; mais il était une foule de cas où l'on recourait à l'expertise des médecins pour juger la question d'impuissance. Ainsi, au rapport de Venette (t. 2, p. 43), les deux médecins, chargés par ordre du cardinal d'Angleterre et du comte de Warwick, de visiter la Pucelle d'Orléans, déclarèrent que, d'après sa conformation, il était physiquement impossible qu'elle perdit jamais sa virginité.

De nos jours, quoique les médecins soient très-rarement appelés comme experts en pareille matière, cependant dans une accusation de défloration ou de viol, dans une imputation ou un déni de paternité ou de maternité, ils peuvent avoir à résoudre la question d'impuissance, et c'est là un des problèmes les plus difficiles et les plus délicats de la médecine légale.

H. Landouzy,

Professeur à l'école préparatoire de médecine de Reims.

INANITION, (*physiol.*) s. f. (de *inanis*, vide), affaiblissement qui résulte du défaut de nourriture.

INAPPÉTENCE (*séméiol.*), s. f. (de *in* négatif, *appetere*, désirer), défaut d'appétit. (V. *anorexie.*)

INCANDESCENCE (*physique*), s. f. (*incandescere*, brûler). On désigne sous ce nom l'état d'un corps solide rendu d'un blanc éclatant par la chaleur.

INCARCÉRATION (*chir.*), s. f. (*incarceratio*, emprisonnement), mot introduit en chirurgie par les Anglais et par Scarpa pour désigner le premier degré de l'étranglement herniaire. (V. *Hernie.*)

INCINÉRATION (*physique*), s. f. (*cinis, cineris*, cendre), action par laquelle un corps est réduit en cendres.

INCISIF, IVE (*anat.*), adj. (de *incidere*, couper). On appelle *dents incisives* les quatre dents qui arment chaque machoire en avant. (V. *Dents*) — Les *conduits incisifs* sont deux canaux creusés dans l'os maxillaire supérieur, qui, partant de la partie antérieure des fosses nazales vont se rejoindre au fond du trou palatin situé lui-même derrière les deux dents incisives moyennes ; de cette disposition il résulte un véritable **Y**. — *En matière médicale*, on désignait autrefois sous le nom d'incisifs une classe de médicaments que l'on croyait propres à atténuer, à rendre plus subtiles les humeurs épaissies et fixées sur un organe, tels étaient surtout les légers stimulants à l'aide desquels on combat les catarrhes chroniques. Cette expression est bannie de la science ainsi que la théorie qui l'avait enfantée.

INCISION (*chir.*), s. f. (*incidere*, couper). On appelle incision toute solution de continuité faite méthodiquement dans les parties molles au moyen de l'instrument tranchant. (V. *Opération.*)

INCITABILITÉ (*physiol.*), s. f. (de *incitare*, exciter). On appelle incitabilité ou excitabilité la disposition des organes à ressentir l'action des stimulants. (V. *Irritation.*)

INCONTINENCE (*hyg.*), s. f. (de *in* négation, et *continentia*, modération, retenue) . Ce mot a deux acceptions fort différentes en morale et en pathologie. Dans le premier cas, on désigne ainsi le vice opposé à la chasteté; dans le second, l'impossibilité de retenir les urines et les matières fécales. L'incontinence d'urine devant être traitée aux mots *Paralysie* et *Vessie*, nous n'avons pas à en parler ici. Dans cet article, nous nous occuperons seulement de l'incontinence, comme exprimant le défaut de modération dans les approches sexuelles, renvoyant au mot *Onanisme* tout ce qui se rapporte aux dangers qu'entraine cet acte contre nature.

L'abus des plaisirs vénériens peut être envisagé sous plusieurs points de vue, d'abord dans l'état de santé, puis dans divers états pathologiques, tels que la grossesse et l'allaitement, et enfin dans les cas de maladie.

La première considération qui se présente est celle des âges. On sait combien l'union prématurée des sexes est nuisible à la santé non-seulement des sujets eux-mêmes, mais encore des enfants qui en proviennent. Les voyageurs ont noté que, dans certaines contrées de l'Inde, par exemple, et dans quelques-unes des îles de la mer du Sud, où les filles du peuple s'adonnent de bonne heure au libertinage, les enfants qui naissent de ces déréglements sont faibles et cacochymes. Écoutons Forster, le fils, l'un des savants qui accompagnèrent Cook dans son second voyage, à l'occasion des femmes de Taïti qui venaient à bord faire commerce de leurs charmes avec les matelots : « Quelques-unes ne semblaient » pas avoir plus de neuf à dix ans, et on ne voyait » en elle aucun signe de puberté. Un libertinage si » prématuré doit avoir des suites funestes sur la » nation en général, et je fus frappé d'abord de la » petite stature de la classe inférieure du peuple, » à laquelle appartiennent toutes les prostituées. » Nous y avons remarqué peu d'individus au-des- » sus d'une taille moyenne. »

On voit également, chez nous, dans les grandes villes, où certaines classes se livrent à la corruption presque au sortir de l'enfance, toute cette génération chétive et comme avortée offrir les traits d'une caducité précoce.

D'un autre côté, un âge avancé est souvent un obstacle aux jouissances vénériennes qu'on ne peut franchir sans de graves dangers, et l'on a cité plusieurs exemples de vieillards, morts presque subitement pour avoir voulu renouveler les exploits de leur jeunesse.

Les anciens avaient parfaitement compris la question qui nous occupe actuellement; ils savaient très-bien distinguer l'abus de l'usage, et le plus élégant des auteurs latins qui aient écrit sur la médecine, Celse, avait ainsi résumé la doctrine hippocratique sur ce sujet : « Ce commerce, lors- » qu'il est rare, fortifie ; il abbat, quand il est fré- » quent. Au reste, comme la fréquence ne se mesure » point ici par la seule répétition des actes, mais » qu'elle s'estime par le tempérament, l'âge et les » forces, il est bon de savoir sur cet article que le » commerce des femmes, lorsqu'il n'est suivi ni d'é- » puisement ni de douleur, n'est point nuisible au » corps. Le jour il peut être dangereux, la nuit il » est plus sûr, etc... » Ces préceptes sont, comme la vérité, de tous les pays et de tous les temps.

Quant aux conséquences funestes des passions désordonnées, on sait dans quel état d'abattement et de langueur jette la répétition multipliée de l'acte vénérien. Si l'on persiste, bientôt les sens s'affaiblissent, l'intelligence s'éteint, tout le corps tombe dans le marasme, et une véritable consomption finit par conduire le malade au tombeau. C'est ainsi que périt l'auteur de l'*Art d'aimer*, Gentil-Bernard, victime de la divinité dont il s'était fait le grand prêtre.

L'énergique et fougueux satirique du dix-huitième siècle nous a tracé un admirable tableau de l'état de dégradation auquel conduit une débauche effrénée. Nous ne pouvons résister au plaisir de citer ces quelques vers :

Suis les pas de nos grands : énervés de mollesse,
Ils se traînent à peine en leur vieille jeunesse,
Courbés avant le temps, consumés de langueur,
Enfants efféminés de pères sans vigueur ;

> . . . .
> Vous les voyez encor amoureux et volages
> Chercher, la bourse en main, de beautés en beautés,
> La mort qui les atteint au sein des voluptés!

Mais c'est assez parler de l'incontinence considérée comme abus dans l'état de santé, nous allons voir que l'usage même modéré du coït peut, dans certaines circonstances spéciales, offrir de graves inconvénients.

L'acte vénérien pratiqué pendant le cours des règles, dit M. Deslandes, peut quelquefois le déranger, ajoutons qu'il détermine aussi assez souvent, chez l'homme, des inflammations, des écoulements; il est donc plus prudent de s'en abstenir pendant la durée de la menstruation.

On a beaucoup exagéré les dangers du coït pendant la grossesse : on a dit (Levret, Gardien, Dugès, etc.) qu'il était une cause fréquente d'avortement. On sait que les musulmans s'abstiennent de leurs femmes pendant tout le temps que dure la gestation; et parmi nous beaucoup de femmes grosses empruntent à des motifs religieux le droit de se soustraire aux embrassements de leurs maris: quoiqu'il en soit de ces dernières raisons, il est certain que les excès vénériens peuvent entraîner l'avortement, tandis que de l'avis presque unanime des médecins, un usage modéré est généralement exempt de périls; il faudrait cependant en excepter le cas où la femme serait excessivement nerveuse et impressionnable.

Les nourrices doivent aussi s'abstenir autant que possible des approches conjugales. « On a vu, dit-» on, des enfants être affectés de convulsions, pour » avoir pris le sein aussitôt après que leur mère » venait de se livrer aux jouissances du coït » (Deslandes); aussi dans beaucoup de maisons, a-t-on soin d'empêcher les nourrices de communiquer librement avec leurs maris.

L'état de maladie exige encore une réserve bien plus grande, ici une abstinence complète et absolue est la plus indispensable rigueur. Voici quelques exemples de ce que j'avance : Un écrivain du moyen-âge, Théodoric, je crois, raconte qu'un jeune homme, fils d'un cardinal, atteint d'une plaie de tête, mourut très-promptement pour s'être livré au coït. On lit dans F. de Hilden qu'un homme déjà convalescent d'une pleurésie s'étant approché de sa femme, fut repris d'une fièvre violente et périt en quelques jours. Hoffman raconte qu'un goutteux, âgé de 50 ans, s'étant livré aux femmes, dans la convalescence d'une fausse pleurésie, éprouva une rechute des plus graves et dont on eut beaucoup de peine à le retirer. Il suffira de ces courtes observations, que je pourrais multiplier à l'infini, pour faire comprendre l'importance de la chasteté pendant le cours d'une affection grave; au reste, la nature semble avoir prévu les dangers que pouvait faire courir à l'homme la soif insatiable de voluptés, en le privant, dans les maladies, et des désirs érotiques, et du pouvoir de satisfaire.

Remarquons, en terminant, qu'il est des hommes doués d'un organisation exceptionnelle, qui leur permet de répéter impunément un acte si énervant pour tous les autres : on a observé que c'étaient,

en général, des hommes d'une intelligence médiocre : un muletier à ce jeu vaut trois rois, a dit Lafontaine; on a aussi, par opposition, rapporté l'exemple du célèbre Newton, qui, dit-on, mourut vierge; la vérité est que les personnes qui exercent beaucoup leur intelligence, les savans surtout, sont peu adonnés aux femmes. Quand l'incontinence dégénère en maladie, elle prend un nom particulier (v. Satyriasis) et exige alors un traitement spécial.

BEAUGRAND,

Docteur en médecine, ancien interne des Hôpitaux.

INCRASSANT (*mat. méd.*), adj. (*crassus*, gras, épais). Les anciens, dans leurs idées humorales, avaient donné le nom d'incrassants aux médicaments qu'ils supposaient capables d'épaissir les humeurs, tels que les mucilagineux, les amylacés. Ils sont opposés aux atténuants et aux incisifs. Inusité.

INCRUSTATION (*anat. pathol.*), s. f. (de *in* dans, *crusta*, croûte), par analogie avec ce qui se passe dans certains phénomènes de chimie, on appelle incrustations des dépôts calcaires, osseux, cartilagineux, qui se forment dans les tissus ou à la surface de certains organes, aux orifices du cœur et dans les artères par exemple.

INCUBATION (*path.*), s. f. (de *in* dans, *cubare*, être couché). C'est la période qui s'écoule entre l'action d'une cause morbifique et ses premiers effets. C'est, à proprement parler le temps pendant lequel la maladie *couve* au-dedans de nous. Ce mot s'emploie surtout dans le cas de maladie contagieuse.

INCUBE (*physiol.*), s. f. (de *in* dans ou sur, *cubare*, être couché), expression synonyme de cauchemar. (V. *Sommeil.*)

INDEX (*anat.*), s. f. (*index*, qui montre, qui désigne). On appelle index ou indicateur le second doigt de la main, celui qui vient après le pouce. (V. *Main.*)

INDICATION (*pathol.*), s. f. (*indicare*, montrer). On désigne sous le nom d'indication l'ensemble des circonstances d'après lesquelles le médecin décide que tel ou tel mode de traitement doit être employé. Lorsqu'un remède est réclamé par un symptôme, mais qu'en même temps il y a d'autres phénomènes qui seraient aggravés par ce même médicament, il y a ce qu'on nomme contre-indication. (V. *Thérapeutique.*)

INDIGESTE (*hyg.*), adj. (*indigestus*, lourd, difforme.) On caractérise de l'épithète indigeste les alimens dont la force chymifiante de l'estomac a peine à triompher.

INDIGESTION *(pathol.)*, s. f. *(cruditas, indigestio)*. Trouble fonctionnel qui ne permet pas aux substances alimentaires de subir dans le tube digestif l'élaboration nécessaire à la formation régulière du chyle.

Il est peu d'affections qui *soient* aussi communes que les indigestions, et qui pourtant aient été plus négligées des nosographes ; la raison en est fort simple, c'est qu'en réalité ces indispositions sont plutôt des causes ou des effets morbifiques que des maladies elles-mêmes, c'est que, considérées comme on le fait communément, elles offrent un ensemble compliqué de phénomènes qui ne peuvent trouver de place dans un cadre nosologique rigoureux.

Les causes qui y donnent lieu sont on ne peut plus variées. Nous énumérerons les principales d'entre elles :

L'une des plus fréquentes est, sans contredit, la trop grande quantité des aliments consommés. Les gourmands, et les enfants qui le sont assez ordinairement (gourmands), y sont par cela même fort sujets. Le gourmet, lui, est plus sensuel qu'avide ; ainsi quand il éprouve de mauvaises digestions, c'est plutôt à raison des qualités souvent trop stimulantes des aliments qu'il a choisis qu'à leur abondance qu'il faut attribuer l'accident de non-digestion. Les véritables gastronomes ont flétri, dans tous les temps, ce vice honteux, et ont cherché à établir une ligne de démarcation bien tranchée entre leur goût plus ou moins raffiné, quoique peut être aussi blâmable, et l'abjecte gloutonnerie de leurs rivaux de table. C'est à ces derniers que s'appliquent évidemment ces vers de la *Gastronomie :*

> « Albinus engloutit dans une matinée
> » De quoi rassasier vingt mortels affamés.
> « Phœgon fut dans ce genre un des plus renommés,
> » Son estomac passa la mesure ordinaire :
> » Tel qu'un gouffre effrayant que nous cache la terre,
> » Il faisait disparaître en ces rares festins
> » Un porc, un sanglier, un mouton et cent pains. »

Une autre cause bien efficace d'indigestion se trouve dans les qualités plus ou moins défectueuses de certains aliments. Lorsque cette circonstance se rencontre avec leur quantité trop considérable, il est bien rare que l'indigestion ne se présente pas sous un aspect beaucoup plus grave et avec un cortège d'accidents quelquefois formidables. C'est ainsi que les indigestions occasionnées par la charcuterie, par les salaisons, par les crudités, par des viandes dures ou très-épicées, par celles qui sont faisandées ou déjà altérées par un mouvement spontanée de décomposition, par les corps gras, par les substances visqueuses, glaireuses, etc., peuvent compromettre sérieusement la vie du malade.

Nous indiquerons rapidement ceux de ces aliments dont on fait un plus fréquent usage et dont il est toujours bon de se méfier, si l'on veut éviter d'en être incommodé. De ce nombre sont :

Les aliments *crus* (les artichauts, dits à la poivrade, les cornichons, les raves et les radis, et au reste toutes les racines, feuilles et autres parties des végétaux qui n'ont pas été soumises à la coction; les fruits verts, etc).

Les aliments flatueux ou *venteux* (presque tous les légumes secs, tels que les haricots, les fèves, les lentilles, etc., les fécules à moitié cuites, les pâtes épaisses, etc., auxquelles il faut ajouter la chou-croute (*sauer-krout* des Allemands), le raisiné, les prunes crues, et en un mot toutes les substances susceptibles d'éprouver soit par elles-mêmes, soit par leur mode vicieux de préparation, un commencement de fermentation dans l'intérieur des voies digestives). Les provisions gâtées ou détériorées d'une manière quelconque sont encore dans la même catégorie.

Les aliments *visqueux* (le veau, l'agneau, le cochon de lait, le jeune lapin, la tortue, les grenouilles, les limaçons, etc., et toutes les parties trop gélatineuses des autres animaux, comme les pieds de mouton, de cochon, etc).

Les aliments durs ou *coriaces* (les aponévroses, tendons, ligaments, cartilages, etc., de la plupart des animaux).

Les aliments *desséchés, fumés* ou *salés ;* méthode qu'on met en pratique dans presque tous les pays pour la conservation des viandes de porc, pour celle de beaucoup de poissons, etc.

Les aliments *gras* (le beurre, les huiles, la panne, les viandes conservées dans la graisse, les anguilles, lamproies, etc).

Les aliments forts *de haut goût*, tels que le gibier à chair noire et odorante (le cerf, le chevreuil, le lièvre, le faisan, l'oie, le canard, etc.); on sait encore combien le sang cuit, ou boudins, et les cervelas sont lourds et de pénible digestion.

Nous terminerons cet aperçu des principaux aliments indigestes, par l'indication des fruits des cucurbitacées (melons , potirons, concombres, etc.), qui généralement causent de fréquents renvois, signes certains de la difficulté de leur digestion.

La nature des boissons est encore une cause puissante d'indigestion. Prises avec excès, les liqueurs fermentées manquent rarement de la déterminer; elles produisent l'ivresse, et l'ivresse s'accompagne presque toujours d'indigestion. Il y a même une multitude de personnes forts sobres et pour lesquelles un verre de vin pur, de bierre forte ou de gros cidre, sont plus que suffisants pour l'occasionner, en surexcitant les tuniques de l'estomac au-delà des limites de leur activité normale. Le café, l'eau-de-vie et les liqueurs de table, même en très petite quantité, donnent souvent lieu au même effet fâcheux, bien qu'on les qualifie communément de *liqueurs digestives*. Sans doute elles agissent de cette manière dans quelques circonstances , mais il faut reconnaître qu'il n'en est point ainsi, à beaucoup près, dans la grande majorité des cas : toutefois nous ferons remarquer que si l'on a cru, à tort, durant très-longtemps, que les mauvaises digestions dépendaient ordinairement de l'asthénie (faiblesse) de l'organe gastrique, on est peut-être tombé aujourd'ui dans une erreur opposée, en les attribuant presque toutes à l'hypersthénie (trop grande force) de ce viscère.

Dans les climats chauds, il y a un grand nombre d'indigestions qui sont dues à l'impression subite d'une boisson très-froide : et chez nous-mêmes, l'eau à la glace, les glaces, les sorbets, les vins frappés de glace ne nous fournissent-ils pas tous les jours des exemples de ce genre dans la belle saison.

Il ne saurait être question dans cet article, que la nature de cet ouvrage nous oblige de restreindre, des causes d'indigestions tirées de l'état de l'estomac, non plus que de celles dépendantes des maladies des autres organes, nous dirons seulement quelques mots de certaines circonstances qui peuvent précéder, accompagner ou suivre le repas, et qui, par leur influence sont aptes à déranger le travail du conduit gastro-intestinal.

Tout le monde sait que si l'on se met à table immédiatement après une violente émotion, une frayeur, un accès de colère, une triste nouvelle ou un transport de joie, l'agitation qui en résulte est peu propre à favoriser l'accomplissement d'une bonne digestion. On conçoit aisément que si ces fâcheuses dispositions ne viennent à se manifester que durant le repas ou peu de temps après, elles n'en troublent pas moins, et peut-être plus fortement encore, les fonctions de l'appareil digestif. Personne n'ignore pareillement que si l'on mange avec trop de précipitation, sans prendre la peine de mâcher, sans boire suffisamment, etc., l'élaboration subséquente des aliments qu'on a pris ainsi en est rendue beaucoup plus difficile. De là le dicton proverbial : *morceau bien coqueté est à moitié digéré.*

Enfin, la même imperfection digestive ne manque guère de se faire remarquer chez les sujets délicats, s'ils se livrent à l'étude sitôt après le repas, comme y sont fréquemment contraints les savants et les gens de lettres qui se trouvent pressés par quelques travaux qui ne peuvent souffrir de retard. Nous aurions sans doute encore à noter une infinité d'autres circonstances susceptibles d'entraver la digestion ; mais on sent bien qu'il ne nous est pas possible de les rapporter toutes ; cependant qu'il nous soit permis de signaler encore à l'attention de nos lecteurs les graves inconvénients qu'il y a à prendre des bains froids, à une époque trop voisine de celle où l'on vient de prendre des aliments et avant que l'estomac ait eu le temps de s'en décharger en les poussant dans le tube intestinal. Il faut donc attendre que la digestion soit plus avancée, si l'on veut que l'ingestion de ces aliments ne soit pas suivie de quelques mauvais résultats.

Il existe un grand nombre de degrés et de variétés dans les phénomènes que présentent les indigestions, qui peuvent être simples ou compliquées, légères ou fortes, longues ou rapides, complètes ou incomplètes, habituelles ou accidentelles, avec ou sans évacuation notable, etc., être stomacales ou duodénales, ou bien avoir lieu dans le jéjunum, l'iléon, ou plus bas encore, car il n'est pas douteux que, dans l'état normal, le travail de la digestion ne se prolonge jusque dans le cœcum et le colon, et que ce ne soit que lorsque le bol alimentaire est parvenu au rectum, qu'il cesse entièrement de fournir du chyle. (V. le mot *Digestion*).

Notre intention ne peut pas être de donner ici une description spéciale et détaillée de chaque espèce et variété d'indigestion ; il sera suffisant, sans doute, pour une affection d'ailleurs si commune et si vulgaire, d'en retracer une esquisse générale, en prévenant, au reste, qu'un assez grand nombre de symptômes peuvent se même doivent manquer, suivant que l'indigestion est stomacale ou intestinale, forte ou faible, simple ou compliquée, etc.

Les indigestions ne se manifestent ordinairement que quelques heures après le repas. On éprouve d'abord un malaise général, un état d'anxiété, de plénitude et de pesanteur dans la région sus-ombilicale (l'épigastre), accompagné de chaleur, d'ennui, de tristesse, etc. La langue se salit, le dégoût, qui s'était fait ressentir dès les premiers instants, augmente de plus en plus ; des eaux aigres viennent inonder la bouche, et les nausées se multiplient ; des hoquets, souvent fort incommodes, se déclarent et durent plus ou moins long-temps. Il en est de même de la dyspnée ou gêne de la respiration. Cet état d'angoisse encore peu considérable se prolonge une heure ou deux, et quelquefois plus, puis les éructations ou rapports font place à de violents efforts de vomissement, qui ne tardent pas à être suivis de vomissements répétés, et plus ou moins copieux, selon la qualité et la quantité des aliments ingérés, ou bien encore selon le degré d'irritation qu'ils ont fait éprouver aux tuniques de l'estomac. Il arrive presque toujours aussi que les malades se plaignent d'une très-forte céphalalgie ou mal de tête ; quelquefois leur visage se colore, d'autres fois il devient d'une paleur effrayante. Chez quelques sujets, et particulièrement chez les femmes et les personnes nerveuses, on observe de légers mouvements spasmodiques ; des lypothymies et même des syncopes.

A ces symptômes, que nous désignerons volontiers sous le titre de *supérieurs*, puisqu'ils procèdent tous de la moitié supérieure du tube digestif, il faut ajouter ceux qui se développent dans l'autre moitié, et qu'on pourrait, pour cette raison, appeler *inférieurs ;* tels sont les flatuosités, les borborygènes et les coliques qu'occasionnel la formation et le déplacement des gaz intestinaux, dont la bruyante sortie par l'anus laisse exhaler des odeurs si fétides. Surviennent enfin des évacuations alvines, d'abord à demi-solides, puis liquides, et qui diffèrent par leur abondance, leur nombre et leur durée, d'après les diverses circonstances qui ont concouru à provoquer et à déterminer l'indigestion. Ces symptômes sont ordinairement les derniers des indigestions proprement dites ; ils soulagent promptement les malades, du moins dans la plupart des cas, et achèvent de les rétablir, en enlevant la cause de leur indisposition et en leur permettant de s'abandonner à un repos durant lequel les fonctions qui avaient été accidentellement troublées rentrent peu à peu dans leur état normal.

Nous avons avancé qu'il pouvait y avoir de véritables indigestions sans vomissements ni déjections par bas ; ce sont celles que quelques auteurs ont qualifié *d'indigestions sèches.* Elles ne se manifestent que dans certaines circonstances particulières, et résultent le plus communément, non pas de la surcharge de l'estomac par une trop grande quantité, non plus que par la mauvaise qualité des aliments, mais bien éclatent à la suite d'un repas ordinaire dont l'élaboration a été tout-à-coup et passagèrement troublée, par l'impression d'un froid vif, ou par l'explosion subite d'une grande douleur, d'un violent accès de colère, d'un abattement profond, d'une joie excessive, ou de toute autre affection morale insolite et portée à un haut degré d'intensité.

Le traitement de l'indigestion est, en général, fort simple, et, partant, devenu populaire dans toutes les classes de la société. Le remède domestique auquel on a le plus souvent recours quand on se sent incommodé après avoir mangé, n'est pas toujours le mieux approprié; le thé, en effet, n'est vraiment utile que lorsque l'indigestion provient de l'insuffisance des forces gastriques, de la faiblesse de l'estomac, du défaut d'incitation de ce viscère, ou du manque d'assaisonnement d'aliments trop peu stimulants par eux-mêmes, comme le sont, par exemple, les farineux et toutes les substances alimentaires peu sapides. Mais dans des conditions opposées, l'excitation produite par le thé, loin de seconder le travail de la digestion, ajoute, au contraire, à l'irritation déjà trop grande dont l'estomac est le siège, et qui se propage, par l'intermédiaire du système nerveux, à la plupart des autres appareils organiques. Le bouillon de veau et le bouillon aux herbes lui sont le plus souvent préférables; et dans les cas assez rares où il peut paraître avantageux d'administrer une boisson légèrement tonique, n'avons-nous pas dans la véronique, le serpolet, la petite sauge, la camomille, etc., des agents pharmacologiques presque aussi agréables, beaucoup moins coûteux et tout aussi efficaces?

En même temps qu'on donne des boissons aqueuses abondantes, qui ont pour premier effet de délayer les aliments non-digérés, il est à propos d'essayer de décider les vomissements, non-seulement par la fréquente ingestion de ces liquides délayants et tièdes, mais aussi par la titillation de la luette à l'aide des barbes d'une plume, ou par l'introduction des doigts jusqu'au fond de l'arrière-bouche; et, soit qu'on ait réussi à amener le vomissement des matières qui pesaient sur l'estomac, soit qu'on n'ait pu l'obtenir, et *à fortiori;* dans ce dernier cas, l'emploi réitéré des lavements à l'eau de son, de graines de lin, à la racine de guimauve, ou tout simplement à l'eau pure, est bien certainement ce qui soulage le plus les malades, en débarrassant les intestins, et en atténuant, autant que possible, l'âcreté et les autres qualités malfaisantes qu'y ont contracté les substances alimentaires, depuis le commencement de l'indigestion.

Tel est à peu près le traitement ordinaire et banal auquel les malades ont habituellement recours, et qu'on voit si fréquemment couronné d'un plein succès. Quant aux autres moyens que l'on peut opposer aux indigestions, l'intervention du médecin devient indispensable, à cause des inconvénients graves et du danger même qui pourraient résulter de l'administration intempestive d'agents doués d'une grande activité. C'est ainsi que, parmi les médicaments employés pour combattre ces indispositions, le tartrate de potasse et d'antimoine (émétique) est un de ceux qui mérite le plus peut-être de fixer notre attention. Les circonstances dans lesquelles on peut sans crainte le conseiller, se déduisent de l'état de l'estomac et de celui des autres organes, ce que la science seule peut apprendre à reconnaître et à faire tourner au profit du malade, en permettant d'appliquer le remède le plus prompt et le plus efficace. Les détails dans lesquels il faudrait entrer à cet égard seraient beaucoup trop étendus; nous nous bornerons donc à prémunir les imprudents contre les périls que pourrait leur faire courir l'administration irréfléchie d'un médicament aussi énergique que l'est le sel en question, et engagerons les amateurs de la bonne chère à se garder avec soin de suivre trop fidèlement l'avis de M. Grimod de la Reynière, leur chef, qui leur prescrit d'avoir toujours de l'émétique dans leur portefeuille, et d'en prendre pour recommencer un nouveau repas quand le premier leur a fait mal.

Quoique incomparablement moins actif, l'ipécacuanha mal administré, n'est pas non plus sans danger, et ce que nous disons de l'emploi des vomitifs, s'applique également à celui des substances purgatives, dont il importe de n'user qu'avec beaucoup de réserve et seulement dans certaines circonstances bien arrêtées.

La saignée, aussi recommandée dans quelques cas compliqués de congestion cérébrale, ne pouvant se pratiquer sans le secours d'un homme de l'art, ce sera à lui à juger de son utilité ou de ses inconvénients, en examinant le sujet confié à ses soins. Bien qu'il soit rarement nécessaire de tirer du sang dans les indigestions, nous croyons devoir rappeler à la mémoire des praticiens, la fin déplorable du docteur Gastaldé, non moins connu par ses aimables qualités et par ses talents distingués en médecine, que par son funeste amour pour les plaisirs de la table, et qui, suivant l'expression des gastronomes, *mourut au champ d'honneur,* faute d'une saignée qui ne put être faite assez à temps pour le sauver : il venait de succomber à une indigestion avec hémorrhagie cérébrale.

Il est encore d'autres moyens auxquels le médecin peut recourir, mais le plus communément, ceux que nous venons d'indiquer lui suffisent tout-à-fait pour triompher de ces sortes d'affections. Et quant aux nombreuses infirmités qui peuvent être la conséquence des indigestions habituelles, il ne nous appartient pas d'en traiter ici, et renvoyons pour cela nos lecteurs aux articles qui concernent chacune d'elles en particulier.

F. E. PLISSON.
Docteur en Médecine.

INDIGO (*chim.*), s. m. C'est une matière colorante obtenue par la fermentation des feuilles de plusieurs espèces d'indigotiers; elle n'est soluble que dans les acides sulfurique et nitrique. Elle tire son nom de l'Inde, patrie des plantes qui les fournissent. L'indigo est composé, suivant M. Chevreul, d'un principe colorant bleu qu'il a nommé indigotine, d'une résine rouge, d'une matière rouge verdâtre, de sous-carbonate de chaux, d'alumine, de silice, d'oxide de fer, etc. En Allemagne, le professeur Lenhossek, imité d'ailleurs par plusieurs de ses compatriotes, a proposé l'usage de l'indigo contre l'épilepsie. Il en a porté la dose progressivement à plusieurs gros par jour, en commençant par quelques grains. Voici la formule qui a été employée à l'hôpital de la Charité de Berlin.—

Poudre d'indigo de Gualimala
réduit en pâte avec quelques
gouttes d'eau,   quinze grammes.
Poudre aromatique,   deux grammes.
Sirop simple,   trente-deux grammes.
          pour faire un électuaire.

Ce remède est d'abord assez difficile à supporter ; il provoque de la diarrhée, des vomissemens, cause de l'anoréxie, etc. Cependant on s'y habitue, et sauf la diarrhée, les autres phénomènes disparaissent.

Dans les premiers temps de l'administration de l'indigo, les accès étaient plus fréquens et quelquefois plus forts ; mais au bout de quelques semaines ils diminuaient d'intensité, et finissaient par disparaître tout-à-fait. Tous les malades guéris étaient affectés d'épilepsie idiopathique. Sur vingt-six malades traités par cette méthode à l'hôpital de la Charité de Berlin, quatre hommes et cinq femmes furent guéries, trois hommes et huit femmes soulagées, quatre hommes et deux femmes n'éprouvèrent aucun soulagement. (*Journ. des Connaiss. méd.*, t. 3, pag. 122.)

J. B.

INDOLENT (*path.*), adj.(*in*, négatif, *dolens*, douloureux). Un organe ou une formation anormale, telles qu'une tumeur, ou un abcès, sont dits indolents quand ils ne font éprouver aucune douleur au malade.

INDURATION (*anat. pathol.*), s. f. (*indurare*, devenir dur). C'est une des terminaisons de l'inflammation. (V. ce mot.)

INFANTICIDE (*méd. lég.*), s. m. Le code pénal, art. 300, qualifie infanticide le meurtre d'un enfant nouveau-né, et l'article 302 édicte la peine de mort contre ce crime. Le législateur, en définissant l'infanticide et en prononçant la peine n'a pas dit ce que l'on devait entendre par enfant nouveau-né, c'est-à-dire jusqu'à quelle époque, après la naissance, cette qualification devait être appliquée à l'enfant, et cependant cette lacune paraissait être de la plus grande importance à remplir, car en ne posant pas de terme absolu, le législateur exposait le juge à se départir de l'esprit d'équité qui doit présider à l'application de la loi.

Des médecins légistes allemands ont proposé de ne considérer comme enfant nouveau-né que celui qui n'avait pas encore reçu les premiers soins de la mère et qui était encore sanguinolant ; d'autres médecins ont adopté l'opinion émise par M. Olliviers d'Angers et adoptée par Marc de considérer l'enfant comme nouveau-né tant que le cordon ombilical était encore adhérant à l'ombilic. M. Froriep, de Berlin, tout en admettant que pour le jurisconsulte l'enfant n'est nouveau-né que lorsqu'il n'a pas encore reçu les soins de la mère, dit que cette qualité existe pour les médecins tant que l'ombilic n'est pas cicatrisé. On voit, par ces diverses opinions, qu'un enfant de même âge serait considéré comme nouveau-né en raison de circonstances va-

riables suivant les sujets, puisque la chute du cordon ombilical, ou la cicatrice de l'ombilic ne présentent pas de terme fixe et absolu sur tous les enfants.

Les médecins légistes se sont peut-être trop préoccupés de poser des limites fixes, puisées dans les phénomènes qui se passent chez l'enfant après sa naissance. La flétrissure et la chute du cordon ombilical, la coloration de la peau, la persistance du trou de botal et la grandeur de son ouverture, l'état de l'ombilic, présentent un ensemble de faits qui permettent au médecin d'apprécier d'une manière assez certaine le nombre de jours qui s'est écoulé depuis la naissance ; car si chacun de ces signes peut présenter isolément quelque différence entr'eux, leur ensemble permet d'établir une détermination aussi rigoureuse que toutes celles que l'on peut obtenir en médecine légale, et le médecin ne doit aux juges que cette déclaration, le reste est le fait de leur appréciation.

Si la loi eut posé les limites passées lesquelles l'enfant ne devait plus être considéré comme nouveau-né, qu'elle eût fixée trois jours, quatre jours, par exemple, il est certain que la question n'en eut pas été plus claire pour les juges, car comme le plus ordinairement, dans les cas d'infanticide, l'accouchement a été caché, il eût fallu recourir encore au médecin pour fixer l'âge du nouveau-né, et la question se serait alors agitée sur les limites du terme fixé par le législateur, et sur lequel le médecin n'aurait pas toujours pu prononcer d'une manière absolue. D'ailleurs, il est important de se pénétrer de l'intention du législateur ; qu'a-t-il voulu, en punissant plus rigoureusement l'infanticide que l'homicide, en édictant la peine de mort sans demander les circonstances agravantes qui la font prononcer dans l'homicide, telles que la préméditation, etc? Il a voulu donner une garantie plus forte à la faible créature dont la vie est toute dans les mains de la mère, qui n'existe point encore pour la société, qui n'en reçoit pas les garanties, en même temps qu'il a voulu punir plus sévèrement l'énormité du sentiment coupable qui étouffe dans le cœur d'une mère un penchant le plus doux et le plus puissant de la nature.

Pour nous résumer, nous dirons que si le législateur n'a point fixé l'époque et les circonstances dans lesquelles l'enfant devrait être considéré comme nouveau-né, le médecin légiste n'a pas qualité pour remplir cette lacune laissée, avec intention sans doute, à l'appréciation du juge ; il doit, ainsi qu'il le peut, dans les limites de la science, fixer l'âge de l'enfant, le reste appartient au jury et aux magistrats.

Ce n'est pas seulement pour déterminer l'âge de l'enfant que le médecin peut être appelé à éclairer les juges ; les questions soulevées par l'infanticide sont des plus nombreuses et des plus importantes, elles remplissent une large place dans la médecine légale. Ainsi, il s'agira de déterminer si l'enfant est né *vivant* et *viable*, si la *mort* est *naturelle* ou *violente*, si elle est le résultat d'une *maladie* du fœtus, d'une *monstruosité*, du *travail de l'accouchement*, ou des *circonstances for-*

tuites qui ont pu l'accompagner, ou bien des *violences coupables* exercées par la mère ou par des complices Si le cadavre de l'enfant a été abandonné, il faudra déterminer à quelle époque doit remonter la mort.

Relativement à la femme supposée la mère, il faudra constater si elle est accouchée, depuis quelle époque, si son état mental, au moment du crime, peut permettre de supposer qu'elle a agi avec discernement, si son état physique au moment de l'accouchement a pu l'empêcher de donner à son enfant les soins qu'il reclamait; si elle a pu ignorer son état de grossesse, etc., on voit par cette série de question tout le développement dont est susceptible cette importante matière. Nous n'entrerons pas ici dans de longs développements qui exigeraient une portion de ce volume et nous ne ferons qu'indiquer les points principaux, renvoyant les personnes qui désirent avoir des détails plus circonstanciés aux traités de médecine légale de M. Orfila et de M. Devergie, aux articles de M. Olivier d'Angers dans les annales d'Hygiène et à celui de Marc dans le Dictionnaire de médecine en 25 vol.

Les médecins légistes ont divisé l'infanticide en infanticide par *commission* et infanticide par *omission*. Le premier est toujours le résultat d'une intention coupable, tandis qu'il n'en est pas toujours de même du second, la mère ayant pu se trouver dans une situation qui a momentanément paralysé ses facultés.

Quelleque soit la cause de l'infanticide, la première question à résoudre est celle de déterminer l'âge de l'enfant et de savoir s'il est à terme; ce résultat s'obtient par un ensemble de signes caractéristiques tels que le volume de l'enfant, son poids, la coloration de la peau, l'état des cheveux, des ongles, l'état de la membrane pupillaire, le développement plus ou moins parfait des organes. A terme ou à neuf mois, le fœtus a environ 42 à 48 centimètres (16 à 18 pouces), il pèse en moyenne environ 3 kil. La moitié de la longueur du corps correspond à 7 lignes au-dessus de l'ombilic, la tête est garnie de cheveux de 2 à 3 centimètres de longueur, la peau est couverte d'un enduit sébacé blanchâtre, les membres supérieurs mesurés du creux de l'aisselle à l'extrémité des doigts sont plus longs que les membres inférieurs, la membrane pupillaire n'existe plus, les testicules ont dépassés l'anneau inguinal et sont quelquefois dans le scrotum. Le méconium occupe la fin des gros intestins. Tel est l'ensemble des principaux caractères que l'on observe chez le fœtus à terme; plus on remonte dans les époques antérieures de la gestation, plus on voit disparaître quelques-uns de ces signes. Ainsi, indépendamment de la longueur et du volume du fœtus qui est moindre, on trouve un développement plus incomplet des membres inférieurs, un état moins parfait de la peau, l'insertion de l'ombilic plus éloignée de la partie moyenne du corps, il y a absence des cheveux, développement incomplet des ongles etc. On peut voir pour les caractères des divers âges du fœtus le mot *Ovologie*.

La seconde circonstance dont devra s'enquérir le médecin légiste sera de déterminer si l'enfant a vécu; le fœtus peut périr dans le sein de la mère avant l'accouchement et ce cas, qui arrive aux diverses époques de la grossesse, présente des phénomènes différents. Ainsi quelquefois, le fœtus est expulsé peu de temps après sa mort et, alors, il présente des traces de décompositions qui sont particulières et qui ne ressemblent nullement à la putréfaction qui a lieu à l'air libre : la peau est d'un blanc terne, d'un aspect bleuâtre sur certaines places, l'épiderme se décolle, et pour qui les a observés, ces phénomènes ne peuvent être confondus avec ceux de la putréfaction ordinaire. D'autres fois, le fœtus reste dans l'utérus, y subit des tranformations et n'est expulsé qu'à une époque indéterminée; mais dans ce cas, la masse plus ou moins informe qui est le résultat de l'accouchement ne présente aucun des caractères d'organisation et de viabilité d'un enfant à terme. Lorsque l'enfant bien conformé est mort dans le travail, sa poitrine est déprimée; la peau pâle présente une teinte bleuâtre s'il a succombé à des symptômes de congestion, et d'un blanc mat s'il a succombé à une hémorrhagie du placenta; le poumon est d'un rouge brun, dense, d'un aspect et d'une consistance analogue à celle du foie, il est refoulé dans la partie postérieure de la poitrine.

Lorsque, au contraire, l'enfant a vécu de la vie extérieure, de sa vie propre, c'est-à-dire s'il a respiré, la poitrine présente une voussure et une élévation plus considérable dues à l'élévation des côtes et au volume qu'a acquis le poumon, celui-ci devient rouge, léger et crépitant par l'action de la distention de ses cellules par l'air, et ces phénomènes, qui se passent dans les poumons, ont donné lieu à une expérience médico-légale qui joue un rôle de la plus haute importance dans les cas d'infanticide, nous voulons parler de la docimasie pulmonaire, qui consiste à plonger dans l'eau les poumons de l'enfant nouveau-né, afin de déterminer si l'air les a pénétrés, circonstance dans laquelle ils surnagent au liquide.

La *docimasie pulmonaire* ou hydrostatique a été appliquée pour la première fois à la médecine légale par Scherger, médecin allemand, vers la fin du XVII siècle, elle est fondée sur un principe, c'est que les poumons du fœtus, qui ont été pénétrés par l'air, sont moins pesants qu'un semblable volume d'eau, et qu'ils doivent surnager au liquide, tandis que ceux qui n'ont pas servi à l'acte de la respiration, soit d'une manière complète ou incomplète, sont plus pesants que l'eau et se précipitent au fond du vase. Cette opération se pratique de divers façons; on enlève d'abord le cœur et les poumons; on lie les deux vaisseaux, et l'on plonge cette masse d'organes dans l'eau. Si le poids du cœur n'entraîne pas les poumons au fond du vase, on peut être certain que l'enfant a respiré; mais comme la respiration a pu n'être que partielle, la portion des poumons qui y a pris part peut n'être pas assez considérable pour faire surnager toute la masse des organes, alors on les sépare du cœur, et on les essaie isolément, puis on les plonge dans l'eau divisés en diverses parties; enfin, on coupe les poumons par petites portions que l'on a soin de comprimer afin de chasser les gaz qui auraient pu se développer dans leur tissu par l'action de la fermentation, et toutes les portions qui ont été pénétrées par l'air surnagent, tandis que celles qui n'ont pas servi à la respiration tombent au fond du vase.

Plouquet a employé un autre procédé, qui consiste à déterminer, par le poids absolu des poumons, si l'enfant a ou n'a pas respiré ; il s'est basé sur ce que les poumons, par le fait de la respiration (v. ce mot), se pénètrent d'une quantité plus considérable de sang, et que leur poids chez le fœtus s'en accroît du double. Ainsi, le poids du poumon d'un enfant qui n'a pas respiré est au poids total du corps : : 1 : 70, tandis que chez celui qui a respiré il est : : 1 : 35. La docimasie a été pratiquée encore de diverses manières et par divers procédés; tel est celui de Bernt de Vienne; mais les limites que nous sommes forcé de nous imposer nous empêchent d'entrer dans ces descriptions.

Après avoir déterminé si l'enfant a vécu, il faut encore déclarer qu'il est né viable; ainsi l'enfant pourra n'être pas viable parce qu'il ne sera pas à terme, ou parce qu'il présentera des vices de conformation, qui sont incompatibles avec l'exercice normal des fonctions de la vie; tel est l'absence ou le déplacement d'un des organes indispensables à la vie, l'absence d'une portion des parois d'une des grandes cavités, (V. *Monstruosité*.) l'existence de maladies organiques, qui se seront développées dans le sein de la mère, les lésions graves qui ont pu avoir lieu pendant l'accouchement ou à son occasion. Il est certain que, dans ces cas, la cause de la mort du fœtus se trouvant naturellement expliquée par les causes ci-dessus indiquées, elle ne pourra être supposée causée par le crime. Cependant, quelques médecins légistes ont pensé que le meurtre d'un enfant non viable, d'un fœtus par exemple à quatre mois de grossesse, pourrait être considéré comme un infanticide. Sans examiner les raisons plus ou moins spécieuses sur lesquelles est basé ce raisonnement, nous dirons que le fœtus qui vient à quatre mois de terme n'est pas un enfant nouveau-né, mais un avorton; que si la loi criminelle n'a pas déterminé les conditions de la viabilité, ce fait doit être soumis par les magistrats à l'appréciation du médecin, et pour qu'il y ait meurtre, il faut qu'il y ait condition de vie, car alors vous confondrez l'avortement avec l'infanticide, puisque le fait de la sortie prématurée du fruit de la conception entraîne sa mort, et cependant la loi a prononcé une peine différente pour ces deux cas. Au demeurant, l'appréciation de ces doctrines en médecine légale est un point de fait que la loi, dans l'impossibilité de prévoir tous les cas, a laissé sagement à l'interprétation des jurés et des magistrats.

Le fait de la surnatation des poumons, qui établit que l'enfant a respiré, n'est pas toujours une preuve qu'il soit né vivant. Ainsi on a vu dans des cas d'accouchement des enfants respirer avant leur complète sortie de l'utérus et du vagin; d'autres, pousser de faibles vagissements dans l'utérus même. Mais ces faits, excessivement rares et qui sont même encore un objet de doute pour beaucoup de médecins, ne peuvent avoir lieu qu'après la rup-

ture des membranes de l'amnios, et, dans ces cas même, il resterait à déterminer quelles sont les circonstances de l'accouchement qui ont pu déterminer la mort de l'enfant. Ces causes peuvent être un travail long et pénible, pendant lequel l'enfant, soumis aux pressions déterminées par les efforts de la matrice et la résistance qu'offre l'étroitesse ou la rigidité des organes de la mère, a succombé aux compressions qui ont altéré le jeu de ses fonctions, et qui surtout ont dû entraver la circulation placentaire. Une hémorrhagie produite par l'implantation du placenta sur le col de l'utérus, par son décollement dans quelques points de sa circonférence, la perte de sang abondante qui, dans ces cas, compromet souvent les jours de la mère, détermine presque toujours la mort du fœtus. La compression du cordon ombilical, en interceptant la circulation du placenta au fœtus, détermine des conséquences aussi funestes; l'entortillement du cordon autour du cou du fœtus peut déterminer la strangulation. Il en est de même de la compression du cou de l'enfant par le col de l'utérus, par la vulve, lorsque l'on ne se hâte pas de délivrer la mère, mais, dans tous ces cas, il sera toujours facile de distinguer les lésions qui ont été produites pendant l'accouchement de celles qui seront produites après, soit par des accidents, soit dans des intentions coupables.

La mort naturelle de l'enfant, avons-nous dit, peut avoir lieu aussi, après l'accouchement, par faiblesse de sa constitution, par les mucosités des eaux de l'amnios qui auront pu s'amasser dans la trachée-artère et empêcher la respiration, par le séjour de l'enfant dans les eaux de l'amnios et le sang provenant de l'accouchement, par la congestion sanguine qui peut avoir lieu vers le cerveau, par la compression de la tête qui a eu lieu pendant l'accouchement, par des fractures du crâne déterminés soit par le fait de l'accouchement, soit par une chute de l'enfant sur un corps dur au moment de l'accouchement; mais nous devons dire que cette cause, qui a donné lieu à des expériences contradictoires, doit être rare, car l'élasticité des os du crâne chez un fœtus est telle qu'ils peuvent être fortement comprimés sans se rompre, et les manœuvres auxquelles on se livre dans l'application du forceps en offrent de fréquents exemples. Enfin, le milieu dans lequel l'enfant peut se trouver placé accidentellement au moment de l'accouchement, des vices de la formation, et des maladies des organes de la respiration, sont des causes qui peuvent également déterminer sa mort.

On comprend que, lorsque l'on observe des traces de lésions sur un nouveau-né, il est important de déterminer si les lésions ont eu lieu pendant l'accouchement ou après l'accouchement, pendant la vie ou après la mort, car il se peut qu'une femme, qui aura caché sa grossesse, accouche d'un enfant mort, et que des lésions soient produites par suite du délaissement du cadavre de cet enfant, qui, si elles étaient supposées avoir été faites pendant la vie, aient pu constituer un crime. Mais, ici encore, le médecin légiste a les moyens de reconnaître des blessures faites dans une intention coupable, de celles qui sont le résultat du travail de l'accouchement, ou qui sont survenues après la mort. Les lésions produites sur un cadavre ne présentent aucun des caractères de celles qui ont lieu pendant la vie; les phénomènes produits par l'épanchement du sang, ou des divers liquides, ceux qui résultent de la rétaction des tissus, de l'inflammation qui a lieu autour des lésions permettent d'établir une distinction qui empêchera de les confondre. Nous ne pouvons entrer ici dans les nombreux détails qu'exigeraient l'examen et la discussion de chacun des cas que l'on peut supposer se présenter dans la pratique, et nous renvoyons pour ces faits aux traités spéciaux que nous avons indiqué dans le commencement de cet article.

Il en est de même des signes qui peuvent servir à déterminer l'âge de l'enfant dans les premiers jours de la naissance; ainsi indépendamment de la sortie du méconium, de la flétrissure du cordon, de sa chute, de la cicatrice de l'ombilic qui indique, ainsi que nous l'avons dit. diverses époques de la vie du nouveau-né, il y a des phénomènes intérieurs et qui tiennent à la nouvelle vie, auxquels est soumis l'enfant, qui sont des indications assez positives de son âge : tels sont l'oblitération des vaisseaux ombilicaux, du canal veineux, le rétrécissement et l'oblitération du trou de botal et du canal artériel. (V. *Circulation.*) L'exfoliation de l'épiderme qui a lieu du premier au dixième jour est encore un signe à joindre aux précédents, mais qui en raison de l'espace dans lequel se produit ce phénomène, présente moins de valeur que ceux-ci cependant, il est à considérer, dit Billard auteur de ces observations, que jamais cette exfoliation ne s'est fait remarquer chez un enfant mort-né.

Après avoir examiné tout ce qui est relatif à l'enfant, il reste à parler de ce qui est propre à la mère dans l'infanticide. La première question à poser dans ce cas est de savoir si une femme a pu ignorer sa grossesse, et, par conséquent, si elle n'est point coupable d'avoir négligé la précaution que lui prescrivait son état pour la conservation de son fruit; cette question, qui, disent certains auteurs, ne pourrait être posée d'une manière bien sérieuse s'il s'agissait d'une femme ayant déjà été grosse, peut l'être cependant avec avantage s'il s'agissait d'une jeune fille d'une ignorance complette des choses du mariage; d'un autre côté, il se peut qu'une femme ou une fille ait été violée pendant une syncope, le sommeil produit par l'opium, ou pendant toute autre circonstance qui l'aient privée de sa connaissance : On conçoit que dans ce cas l'ignorance complette des causes de la grossesse ait pu éloigner toute idée de ce dernier état et faire croire à des maladies qui peuvent avoir quelque ressemblance avec la grossesse ; telles sont les pseudo-grossesses, les hydrométrites, les hydropisies, etc. J'ai observé moi-même une femme de quarante ans dont le ventre se développa jusqu'au neuvième mois, comme si elle avait eu une grossesse régulière; elle avait eu déjà un enfant il y avait vingt ans, elle croyait, disait-elle, sentir remuer faiblement le fœtus; vers le neuvième mois, elle fut prise de douleurs de reins qui lui firent croire qu'elle allait accoucher, puis ces douleurs cessèrent bientôt, revinrent quelques jours après, cessèrent de nouveau pour ne plus reparaître. Le ventre s'affaissa quelques mois après, et il fut plus d'un an à reprendre son volume ordinaire; le col de l'utérus ne s'était pas effacé et le signe du balottement n'avait jamais été observé. Or, si pour une femme qui a déjà été mère, une pseudo-grossesse peut simuler une grossesse véritable, doit-on en inférer que, dans certains cas, et surtout dans ceux que nous avons signalés, lorsque la femme pourra croire à l'absence de toutes causes efficaces de grossesse. elle ne se croit pas enceinte mais bien sous l'influence de quelques maladies spéciales ?... Nous ne pensons pas que cette conséquence puisse être admise rigoureusement, car pour la femme qui a déjà été mère, il y a une foule de signes qui doivent lui révéler son état et dans le cas de doute, ne peut-elle pas recourir aux lumières d'un homme de l'art qui saurait l'instruire et l'éclairer. Au surplus, il est très-difficile de prononcer à l'avance sur un cas semblable, ces faits sont tout d'appréciation individuelle ; ainsi la moralité de la femme, son intelligence plus ou moins développée, ses mœurs, ses relations sont autant de motifs qui peuvent éclairer le médecin et les juges, et asseoir une conviction dans leur esprit.

Une question qui peut être également posée au médecin légiste est celle de déterminer si une femme a pu accoucher sans le savoir. Lafosse cite le cas d'une femme qui, dans un hôpital, sentant les douleurs de l'enfantement et pensant qu'elles pouvaient dépendre d'une cause différente, se leva pour aller à la selle et ne fut désabusée que lorsque l'enfant fut à demi sorti ; ce fait pourrait justifier jusqu'à un certain point les femmes dont les enfants ont été trouvés dans des fosses d'aisances, et qui, accusées d'infanticide, donnent pour explication de leur conduite, la supposition d'un accident produit par la sortie de l'enfant lorsqu'elles allaient à la garderobe ; mais on comprend au seul énoncé de semblables faits avec quelle circonspection ils doivent être examinés et admis par les médecins.

Les auteurs citent également plusieurs exemples d'accouchemens dans lesquels la mère n'a pas eu connaissance de son accouchement, par un état de maladie qui aura déterminé le coma, la syncope, l'asphyxie momentanée etc. On cite, dans les causes célèbres, l'exemple de la comtesse de St-Géran qui, plongée dans le sommeil par un narcotique, accoucha sans avoir la conscience de son état et se réveillant le lendemain baignée dans le sang et épuisée de fatigue, demanda son enfant qui lui avait été soustrait afin de le priver d'un riche héritage. L'imbécilité, l'idiotisme sont encore des motifs qui peuvent laisser ignorer à la mère et son état et la nature de la fonction qu'elle accomplit ; mais ces faits rentrent dans l'appréciation de l'état moral de la mère au moment de l'accouchement.

L'état physique de la mère est également important à constater afin d'établir dans le cas d'un infanticide par omission si elle a pu porter des secours à son enfant; ainsi la syncope, l'épuisement par les douleurs de l'enfantement, une hémorrhagie utérine, la congestion cérébrale et les divers états que déjà nous avons signalés, peuvent excuser une mère qui, faute de secours immédiats, aura laissé son enfant dans des circonstances qui ont déterminé sa mort.

L'état moral de la mère au moment du crime doit être encore l'objet de l'examen du médecin légiste; la malheureuse qui est accusée du crime a-t-elle joui de sa liberté d'esprit, l'exaltation causée par la fièvre, la douleur, la susceptibilité nerveuse particulière à cet état, n'ont-ils pas égaré sa raison. Ici, si le juge ne trouve pas un motif complet d'excuse, il trouvera sans doute l'occasion d'appliquer cette législation des circonstances atténuantes introduite déjà dans notre Code pour l'infanticide, lorsqu'elle n'existait encore pour aucun autre crime et que la justice éclairée par la science, avait, sauf de très-rares exceptions et que justifiait l'odieux du crime, presque toujours appliquée.

Lorsqu'une femme est accusée d'infanticide, l'un des devoirs du médecin commis par justice est de la visiter immédiatement et de constater si cette femme vient d'accoucher. Le médecin devra aussi constater l'état de l'habitude général, l'état des seins, des parois de l'abdomen, visiter la vulve, le vagin, s'assurer de l'état du col de l'utérus, voir s'il n'existe pas dans ces parties des traces qui annoncent un accouchement récent. Il devra également examiner s'il ne s'écoule pas de liquide de la vulve, si ce liquide n'a pas l'odeur et l'aspect des lochies; il devra visiter le lit, les matelats et le linge de l'accusée et constater s'ils ne sont pas ensanglantés, évitant de s'en laisser imposer par le sang des règles, ou celui qui pourrait provenir de toute autre cause, erreurs qui quelquefois ont fait soupçonner des innocentes.

Certains états de l'utérus peuvent jusqu'à un certain point simuler quelques-unes des phénomènes qui se passent dans cet organe lors de l'accouchement; ainsi les hydatides, les hydropisies, les moles peuvent en distendant l'utérus faire croire à une grossesse, par leur sortie; dilater le col de cet organe et donner lieu à un écoulement sanguinolant qui simule les lochies. Dans ces cas, la peau de l'abdomen aura été distendue, les seins par l'effet sympathique seront souvent tuméfiés : Qu'à la suite de la sortie d'un corps qui distendait l'utérus un infanticide soit commis dans le voisinage, qu'un enfant soit exposé sur la voie publique ou peut-être même jetté dans les latrines de la maison habitée par la malade; on peut penser qu'elle sera la véhémence des soupçons, et combien le magistrat et le médecin devront se tenir en garde pour ne pas commettre une funeste erreur, les témoignages des personnes même qui auront assisté la malade seront suspects, accusés qu'ils seront peut-être de complicité. On comprend que dans des cas si graves, il faut au médecin des faits de la dernière évidence pour asseoir son jugement; car souvent un verdict de non culpabilité n'est pas une réparation pour un innocent, et une pauvre femme peut laisser l'honneur là, où elle a sauvé sa vie.

Nous ne pouvons terminer cet article sans consigner ici une réflexion qui nous est suggérée par une mesure administrative qui a été prise dans quelques départements et qui a eu une influence funeste sur le crime d'infanticide, nous voulons parler de la suppression des tours dans les hospices d'enfans trouvés. Nous déclarons à l'avance que nous connaissons tous les motifs d'économie et de soi-disant morale qui ont servi de prétexte à la mesure, et que loin de les admettre nous les condamnons hautement. Nous demandons à nos philantropes s'ils veulent être plus moraux que St-Vincent-de-Paul, le fondateur de l'œuvre des enfants trouvés, qui l'établit dans le but de recevoir le fruit des pauvres coupables qui accouchent dans le secret et que la honte souvent poussait au crime. Comme économie, nous vous dirons que, jouissant des avantages d'une civilisation plus avancée, vous devez en supporter les charges. En Chine, où la population surabonde et où les classes inférieures sont dans une misère affreuse qui ne leur permet pas de nourrir leurs enfans, la loi permet aux parens de les abandoner et même de disposer de leur vie. Ici, vous punissez avec les peines les plus sévères l'abandon et le délaissement; voulez-vous remplacer d'une manière hypocrite une mesure que condamnent la morale et les lois en laissant la misère et la faim moissonner ces générations naissantes. Si des parents par excès de misère ou par immoralité, car il faut bien admettre l'existance de l'une de ces deux causes, se privent du plaisir des caresses de leurs enfans en les déposant dans le tour d'un hospice; vous ne faites que remplir un devoir en les nourrissant des aumônes publiques, puisque dans un cas ils fussent sans doute morts de misère par la privation des soins si nécessaires à l'enfance et nos tables de mortalité sont là pour en faire foi; et dans l'autre cas, ces enfans élevés en présence des vices les plus honteux, recevant comme premier enseignement des leçons d'immoralité, auraient grandi pour augmenter les classes dangereuses, fruits de notre civilisation et de notre industrie, qui vont sans cesse s'accroissant, dont le nombre vous effraie et qui, faute d'une bonne organisation et de bonnes lois compromettent si gravement aujourd'hui la tranquilité publique et l'état social.

Nous ne terminerons pas sans citer un fait, qui vient prouver quelle influence pouvait avoir sur le crime d'infanticide les mesures inhumaines dont nous venons de parler, et qui fut rapporté par la Gazette des tribunaux au commencement de 1850. Pour compléter l'effet que l'on attendait de la suppression des tours, on imposait en 1839 et 1840 aux femmes qui venaient faire leurs couches à la Maternité l'obligation de nourrir leurs enfans et elles n'étaient admises qu'à cette seule condition; à leur sortie, on leur remettait leur enfant avec une petite somme destinée à subvenir à leurs besoins pendant quelques jours. Une pauvre fille, domestique de la commune de C..., près Paris, fit ses couches à la Maternité : à sa sortie, on lui remit son enfant, elle dit qu'elle ne pouvait ni le garder, ni le nourrir, qu'elle n'avait rien pour le faire élever, n'importe, il fallut l'emporter, ainsi le voulait la règle. Cette fille s'achemine vers son village avec son enfant ; là seulement elle connaissait du monde, là seulement elle pouvait espérer du secours ; mais à peu de distance du village elle s'arrêta dans les vignes ; osera-t-elle rentrer ? elle avait caché sa grossesse ; qui voudra la prendre comme domestique, chargée d'un enfant, convalescente, faible encore ? qui voudra s'intéresser à elle après sa faute ? Sous l'influence de ces pensées funestes, sa tête s'exalte, se perd, la malheureuse creuse un trou dans la terre, et, vivant, y enfouit son enfant. Heureusement ! elle fut aperçue et l'enfant fut sauvé.... Nous le damandons, qui fut plus coupable ou de cette fille que l'on poussait au crime pour cacher sa honte, ou des hommes qui prenaient des mesures aussi dures et aussi inhumaines et qui rétrogradaient vers la barbarie en invoquant la philantropie et la morale.

J. P. BEAUDE.

Médecin inspecteur des établissemens d'eaux minérales, membre du conseil de salubrité.

INFECTION (*path.*), s. f. (*inficere*, corrompre). Mode de propagation des maladies par l'influence des miasmes délétères. (V. *Contagion.*)

INFERNALE (PIERRE) *(pharm.)*, s. f. C'est le synonyme vulgaire du nitrate d'argent fondu. (V. *Argent.*)

INFIBULATION ou FIBULATION (*hyg.*), s. f. On appelle ainsi, (de *fibula* boucle, anneau) l'opération par laquelle, au moyen d'un anneau passé à travers le prépuce chez l'homme et les grandes lèvres chez la femme, on s'oppose à l'acte vénérien. On a souvent confondu l'infibulation avec la castration ; ces deux opérations n'ont cependant entre elles aucune analogie ; par la castration on évite le développement de la puberté, et par conséquent du larinx ; on maintient l'homme dans un état d'enfance et les muscles dans un état de relâchement et de mollesse, favorables à la conservation de la voix féminine ; par l'infibulation, au contraire, on force l'enfant à la continence sans arrêter son développement, et on donne à la voix plus de gravité ; ainsi, quand autrefois en Italie on voulait des soprani, ou des chanteurs capables de remplir des rôles de femme, on pratiquait la castration ; voulait-on des basses-tailles, des histrions énergiques ou des gladiateurs, on avait recours à l'infibulation. On emploie encore chez certains peuples, mais non plus pour conserver la voix, des moyens analogues : dans l'Inde, la Perse et l'Orient, par exemple, on pratique l'infibulation au moyen d'une suture faite au moyen d'un fil ciré, et ne laissant qu'une petite ouverture pour la sortie des urines ou des menstrues. A l'époque du mariage, on divise par un coup de bistouri les parties réunies par la suture. Les ceintures de force, les boucles de virginité employées dans les pays méridionaux, n'avaient pas d'autre but. Aujourd'hui encore, d'après Pallas, on conserve la virginité des belles Circassiennes au moyen d'un corset que le mari a seul le droit de découdre, la première nuit des noces, avec un poignard tranchant.

H. L.

INFILTRATION (*anat. path.*), s. f. (*filtrare*, faire couler par un filtre). On dit qu'il y a infiltration d'un tissu, quand celui-ci est imprégné d'un fluide répandu dans les aréoles de son tissu cellulaire. Les infiltrations peuvent être produites par divers fluides soit normaux (le sang, l'urine, etc.), épanchés hors de leurs canaux ou réservoirs habituels ; soit anormaux (la sérosité, le pus), qui sont secrètes dans les tissus altérés (voy. pour ces derniers *œdème, phlegmon*), ou introduits accidentellement, comme il arrive dans l'injection de l'hydrocèle. Nous dirons ici quelques mots des premières. Dans une plaie ou une contusion violente, le sang s'épanche hors de ses vaisseaux et se répand par infiltration de manière à constituer une ecchymose. (V. plaie contuse.) Que par une cause quelconque, la vessie ait été ouverte, le liquide qu'elle renferme se répandra dans le tissu cellulaire du petit bassin et donnera lieu à une infiltration urineuse fort grave ; car l'âcreté du liquide détermine souvent une phlegmasie gangreneuse des tissus qu'elle imprègne. Le danger des infiltrations dépend donc de la nature du liquide qui les forme. Ces deux exemples nous suffisent pour le bien constater.

On dit d'un organe imbibé et imprégné d'un liquide quelconque, qu'il est infiltré.

J. B.

INFIRMITÉ (*path.*), s. f. (*in* négatif, *firmum*, solide, vigoureux), maladie devenue habituelle, et qui ne compromet pas immédiatement la vie du malade.

INFLAMMATION (*méd.*) s. f., *inflammatio* (du verbe *inflammare*, enflammer, mettre en feu). On dit qu'un organe est affecté d'inflammation, lorsqu'il présente un degré inaccoutumé de rougeur, de douleur, de chaleur avec ou sans tuméfaction appréciable, avec ou sans fièvre. Ce mot a pour synonymes phlegmasie et phlogose. (V. ces mots pour l'étymologie.)

I. *Différences.* L'inflammation présente de grandes et nombreuses différences, suivant qu'on l'envisage sous tel ou tel point de vue, et d'abord relativement à l'intensité et à la durée de ses symptômes ; on la dit *aigüe* quand les phénomènes que nous avons énoncés plus haut sont bien marqués et qu'ils suivent une marche qui n'excède pas un mois ou cinq semaines. Si, au contraire, ils sont peu prononcés, que le mal se prolonge et semble en quelque sorte compenser par la durée ce qui lui manque du côté de la force, l'inflammation est dite *chronique* ; il ne sera d'ailleurs question dans tout le cours de cet article que de l'inflammation aigüe. Considérée relativement aux circonstances qui la produisent, l'inflammation est *franche* et *légitime* quand elle présente les caractères normaux que nous lui avons assignés ; *maligne*, quand il s'y joint un caractère particulier et insolite de gravité, comme cela s'observe dans les épidémies ; et enfin, *spécifique*, quand elle présente pour particularité l'action d'une cause uniforme qui exige l'application d'un remède tout spécial ; telles sont les inflammations vénériennes. Relativement à son point de départ, l'inflammation est *idiopathique*, quand elle est survenue en quelque sorte d'elle-même et par une disposition de la partie où elle se montre; *symptomatique*, quand elle se produit à l'occasion d'une affection déjà développée dans un organe voisin, ou par le fait d'une violence extérieure; dans ce dernier cas, elle prend aussi le nom de *traumatique*. Enfin, quand elle survient dans une partie en même temps que diminue une affection générale ou locale grave, elle est dite *critique*. Tels sont certains phlegmons qui se montrent aux parotides ou sur les membres au déclin des fièvres de mauvais caractère.

Relativement à ses effets, l'inflammation peut être, d'après Hunter, 1° *adhésive* quand elle détermine une exsudation plastique qui, en se coagulant et en s'organisant, réunit deux parties séparées ou divisées (V. *Adhérence, Plaie*); 2° *suppurative*, quand elle donne lieu à une sécrétion de pus (V. *Suppuration*); 3° *ulcéreuse*, quand une résorption détruit et ronge en quelque sorte la partie qu'elle affecte (V. *Ulcération*); 4° *gangréneuse*, lorsque, par sa nature ou son intensité elle cause la mortification des tissus phlogosés (V. *Gangrène*).

Considérée d'après le siège qu'elle occupe, l'inflammation offre des différences notables bien connues surtout depuis les travaux de Pinel et de Bichat. Affectant le tissu cellulaire, elle prend l'épithète de *phlegmoneuse*, de *catarrhale* pour les muqueuses, d'*érysipélateuse* pour la peau et de *rhumatismale* pour les tissus fibreux; celle de membranes séreuses n'a pas de désignation spéciale. (V. *Phlegmon, Muqueuse, Erysipèle, Rhumatisme, Séreuse.*)

Habituellement l'inflammation d'un organe est désignée par le nom français, latin ou grec de l'organe terminé par *ite*. Ainsi la phlogose des méninges s'appelle *méningite*, celle de l'estomac (*gaster*) *gastrite*, celle des reins (*nephros*) *néphrite*, etc.

Telles sont les principales différences que présente l'inflammation. Les détails du vocabulaire dans lesquels nous venons d'entrer étaient indispensables pour l'intelligence du langage médical; nous allons actuellement esquisser à grands traits l'histoire de l'inflammation, qui est peut-être la lésion la plus fréquente dont nos organes puissent être affectés.

II. *Causes.* Elles sont prédisposantes ou efficientes. Les causes *prédisposantes* sont d'abord : l'*âge;* dans l'enfance, la jeunesse et l'âge adulte, on est plus disposé aux phlegmasies que dans la vieillesse; et ici nous relèverons une erreur consignée dans une foule d'ouvrages. On a dit en parlant du degré de fréquence des inflammations aux différentes époques de la vie, que les enfants étaient spécialement disposés aux phlegmasies cérébrales, tandis que les adultes l'étaient aux affections des poumons, et les vieillards à celles de l'appareil génito-urinaire; si l'on voulait dire que dans l'enfance on observe plus d'inflammations de cerveau ou de ses membranes qu'à tout autre âge, cette proposition serait vraie, mais, prise dans un sens absolu, elle est fausse. L'immense majorité des phlegmasies que l'on a à traiter chez les enfants, consistent dans des affections du poumon : ce qui a fait croire à cette fréquence des inflammations du cerveau

ou plutôt de ses enveloppes (méningite, fièvre cérébrale), c'est qu'à l'occasion de la moindre affection locale, il peut se développer un délire bruyant et loquace que l'on a regardé mal à propos comme une affection cérébrale. Quant au *sexe*, on a observé que chez les femmes c'était surtout le système lymphatique qui était sujet à s'enflammer. Les climats exercent aussi de l'influence sur la production des inflammations; plus fréquentes dans le midi qu'au nord, elles attaquent plutôt, dans le premier cas, le cerveau et les intestins; dans le second, les membranes muqueuses du poumon et le système fibreux. Enfin, relativement au tempérament, c'est celui que l'on désigne sous le nom de sanguin ou pléthorique, qui prédispose le plus aux inflammations, ou, si l'on veut, à la *diathèse inflammatoire*.

Les causes efficientes sont, à part toute prédisposition individuelle et locale, toutes les circonstances qui peuvent irriter nos tissus. (V. *Irritation.*) Thomson les partage en trois groupes : 1° Causes *physiques* ou mécaniques. La compression, le frottement, les contusions, les blessures, la présence des corps étrangers; 2° aux causes *chimiques* appartiennent l'action des acides, des alcalis, des rubéfiants, de la chaleur, etc.; 3° enfin, parmi les causes *indirectes* se rangent les suppressions de la transpiration par le froid, la disparition brusque d'une phlegmasie existant dans un organe et qui tend à se reproduire dans un autre (métastase), l'action de certaines substances, telles que les cantharides, qui enflamment l'apppareil génito-urinaire.

Mécanisme ou cause prochaine de l'inflammation. Les causes de l'inflammation tendent à produire un afflux de sang dans la partie irritée; c'est ce phénomène qu'il s'agit d'étudier, et d'abord nous poserons en principes, 1° que l'inflammation réside dans les extrémités terminales des vaisseaux, dans ce qu'on nomme le système capillaire, et même, suivant M. Cruveilhier, dans les capillaires veineux exclusivement; 2° que leur diamètre est augmenté soudainement ou peu à peu; 3° que la force d'impulsion du sang artériel y est plus forte qu'ailleurs; 4° enfin que l'inflammation locale amène souvent un surcroît d'activité, une réaction du côté du cœur, ce qui constitue la fièvre. Quant à l'action des vaisseaux sanguins dans la phlegmasie, est-elle accrue ou diminuée? Telle est la question qui partage aujourd'hui les physiologistes. La première opinion est appuyée de l'autorité de Haller, de Fabre, de Cullen, de Hunter; Winterl, Callisen, Vacca, Lubbock, Wilson-Philippe et Thomson combattent pour la seconde et semblent réunir sa faveur à la puissance du raisonnement, la force non moins imposante de l'expérience et des faits. Du reste, de ces travaux il résulte que ces divers auteurs ont à la fois tort et raison; et que d'abord augmentée, l'action des vaisseaux est secondairement affaiblie; de là, la stase du sang qui constitue un des principaux phénomènes de la phlogose.

III. *Symptômes de l'inflammation.* Ces symptômes sont de trois sortes : locaux, généraux et propres à l'organe affecté.

1° *Symptômes locaux.* Ce sont les quatre

grands phénomènes qui constituent l'inflammation. *La rougeur* est le résultat du passage du sang dans les vaisseaux blancs, de la stase de ce liquide dans les capillaires sanguins dilatés et affaiblis. C'est, du reste, un symptôme constant : elle a lieu pour les inflammations internes et externes, et se borne à la partie affectée : elle croît à mesure que l'inflammation augmente et peut prendre une teinte violacée. *La chaleur.* Une partie phlogosée est le siége d'un sentiment de chaleur quelquefois brûlante que l'on sent bien à la main, mais qui est peu de chose en réalité, car le thermomètre n'accuse qu'une différence légère entre la température de la partie malade et celle des autres organes. *La tuméfaction.* Elle est le résultat nécessaire de l'afflux et de la stagnation du sang, mais elle est quelquefois, dans les membranes, par exemple, à peine appréciable, elle est en rapport avec la mollesse et la laxité du tissu phlogosé. Enfin, *la douleur* est le phénomène le plus important de l'inflammation, c'est souvent le seul qui permette de diagnostiquer les phlegmasies intérieures. Rien de variable comme les sensations de douleur accusées par les malades, sourdes, aigües, lancinantes, et elles sont surtout en rapport avec la sensibilité générale du sujet et la sensibilité spéciale à l'organe enflammé ; ainsi les phlegmasies des séreuses, des synoviales sont beaucoup plus douloureuses que celles du tissus cellulaire et des membranes muqueuses, et ici nous ferons observer que telle partie qui paraît insensible dans l'état sain, cause de vives souffrances quand elle est phlogosée : tel est le système osseux. La douleur est d'ordinaire très vive dans les organes comprimés, lorsque, comme on le dit, il y a étranglement. (V. *Panaris*, *Phlegmon*.)

2° *Symptômes généraux.* Ils consistent dans une réaction sur le système circulatoire, dont nous avons parlé, et qui constitue la fièvre : celle-ci se révèle par l'accélération du pouls et une augmentation de chaleur dans tout le corps ; la fièvre est généralement proportionnelle à l'intensité du mal et à l'importance de l'organe affecté. Dans plusieurs inflammations il arrive que le sang tiré de la veine se recouvre d'une matière d'un gris jaunâtre, de la consistance de blanc d'œuf cuit ; c'est ce que les auteurs ont nommé la couenne inflammatoire : on l'observe surtout dans la pleurésie et le rhumatisme.

3° *Symptômes spéciaux.* C'est le trouble que l'on observe dans la fonction de l'organe enflammé ; ces détails appartiennent à l'histoire de chacune de ces maladies en particulier. Nous citerons seulement, pour nous faire comprendre, la difficulté d'avaler dans l'angine, la suffocation dans la pneumonie, les vomissements dans la gastrite, etc.

IV. *Terminaisons.* L'inflammation peut se terminer de plusieurs manières différentes. D'abord par *délitescence*, quand la maladie disparaît tout-à-coup. Mais quelquefois la phlegmasie n'est que déplacée, elle se montre ailleurs, c'est ce qu'on nomme *métastase*. Ce transport est à craindre quand il a lieu d'une partie extérieure vers un viscère important de l'organisme ; il est favorable dans les cas contraires. La *résolution* est la disparition lente et

progressive de l'inflammation, lorsqu'elle a parcouru toutes ses périodes et suivi sa marche accoutumée ; elle a lieu du cinquième au neuvième ou dixième jour dans les inflammations extérieures ; dans celles des viscères, elle se fait plus longtemps attendre. Fort souvent, il se forme un liquide d'une nature et d'un aspect particulier, connu sous le nom de pus ; on dit alors que l'inflammation s'est terminée par *suppuration* (V. le mot *Abcès* pour les détails). D'autres fois, il s'épanche hors des vaisseaux une matière coaguable qui se concrète et change l'organe en une masse d'un tissu plus compact et plus ferme : il y a *induration*. La violence de l'inflammation peut être portée au point d'amener la *gangrène* (V. ce mot). Nous avons vu plus haut que l'*ulcération* pouvait aussi être la suite d'une phlegmasie, etc....

V. *Diagnostic.* Les symptômes que nous avons énoncés suffisent pour faire distinguer l'inflammation de la congestion ou hyperhémie, dans laquelle il y a simple stase du sang dans une partie sans chaleur augmentée et sans douleur, comme il arrive lorsqu'il y a un obstacle au cours de la circulation veineuse.

VI. *Le pronostic* ne saurait être donné d'une manière générale ; il repose nécessairement sur la série des éléments que nous avons examinés.

VII. *Traitement.* Dans un article de généralités, comme celui que nous traitons, nous ne pouvons pas entrer dans le détail des particularités du traitement, nous renvoyons à cet égard à l'histoire des inflammations de chaque organe en particulier, ou à chaque espèce d'inflammations (érysipèle, plegmon, rhumatisme, etc.). Nous ne poserons ici que les indications sommaires. Quand l'inflammation est aigüe, on insistera principalement sur la diète et l'usage des moyens anti-phlogistiques, c'est-à-dire anti-inflammatoires. Telles sont les saignées générales ou locales répétées suivant la force du sujet et la violence du mal ; les boissons rafraîchissantes, limonade, eau de veau, de poulet, décoction de chiendant, de lin émulsionné, etc.; applications locales, émollientes (V. ce mot), réfrigérante, lorsque l'on ne craint pas de faire disparaître brusquement le mal, et que l'on n'a pas à redouter son transport vers un organe plus important que celui qu'il abandonne ; on n'emploie guère les réfrigérans que dans les inflammations traumatiques, ou résultant de blessures et de désordres physiques. (V. *Froid*, *Irrigations*, *Répercussifs*.) Rarement on fait usage des narcotiques qui, en stupéfiant les tissus, facilitent encore la stase du sang. Les vomitifs et les purgatifs, bons dans certaines circonstances comme moyen révulsif, ne conviennent pas dans les phlegmasies gastro-intestinales à cause de leurs propriétés excitantes et de l'ébranlement général qu'ils produisent.

Dans les inflammations dites chroniques, où il faut réveiller l'action engourdie des vaisseaux, les topiques résolutifs et stimulants, les révulsifs plus ou moins énergiques sont, au contraire, applicables. (V. ces mots)

BEAUGRAND,
Docteur en médecine, ancien interne des Hôpitaux.

INFLAMMATOIRE (*path.*), adj., qui appartient à l'inflammation. (V. ce mot.)

INFUNDIBULIFORME (*anat. path.*), s. m. (*infundibulum*, entonnoir), disposition normale ou accidentelle d'un organe en forme d'entonnoir. Cette désignation s'emploie souvent en anatomie.

INFUSION (*phar.*), s. f. d'*infundere*, verser dessus. On donne ce nom à une opération qui consiste à verser un liquide bouillant quelconque, ordinairement de l'eau, sur un médicament solide pour en préparer une solution médicamenteuse ; les racines, les feuilles et surtout les fleurs sont traitées par infusion pour en préparer des lotions et principalement des tisanes ; le temps du séjour du liquide sur le médicament varie suivant la force que l'on veut donner à l'infusion ; cette opération diffère essentiellement de la *décoction* et de la *macération* (V. ces mots.). Le produit de l'infusion a été nommé *infusum* ou *infusé*, mais dans le langage ordinaire et même en médecine, on lui conserve, quoiqu'à tort sans doute, le nom d'*infusion*. (V. *Tisanne*.)

J. B.

INFUSOIRES (*zool.*), s. m. p. On donne ce nom à de petits animaux microscopiques qui se développent dans les liquides aqueux, qui contiennent des substances animales ou végétales en suspension ou en dissolution. (V. *Animalcules*.)

INGESTA (*hyg.*), s. m. (*ingestus*, introduit dans, ingéré). Ce mot est latin, et a été proposé par le professeur d'hygiène Hallé pour désigner toutes les substances introduites dans l'économie par les voies digestives.

INGRÉDIENT (*mat. méd.*), s. m. (*ingrediri*, entrer), se dit de toute substance qui entre dans la préparation d'un médicament.

INGUINAL, ALE (*anat.*), adj. (de *ingues*, aîne), qui appartient à l'aîne (V. ce mot et *Hernie*).

INHALATION (*physiol.*), s. m. (de *inhilare*, aspirer en dedans), synonyme d'*absorption*. (V. ce mot).

INHUMATION (*poli. méd.*), s. f. du latin *inhumatio*, même signification. Tous les peuples de la terre ont réglé par des cérémonies particulières les devoirs à rendre aux restes mortels de l'homme. La religion, chez presque tous, a mêlé ses mystères à ce dernier hommage rendu à nos dépouilles et ses dogmes ont influé sur les formes employées dans les funérailles et les sépultures. En Egypte, ce n'étaient pas seulement les restes humains qui recevaient les honneurs de l'inhumation, mais tout ce qui avait eu vie était embaumé et enfoui dans les immenses nécropolis qui, aujourd'hui, nous présentent, dans des lieux particuliers pour chaque espèce d'animaux, des amas considérables de momies de crocodilles, de serpens, de singes, d'ibis imprégnées de bitume asphaltique et enveloppées de bandelettes. Ainsi que l'a très-bien démontré notre savant collaborateur M. Pariset, cet

usage, prescrit par la religion, avait un but hygiénique, celui, dit-il, d'éloigner la peste de l'Egypte, en empêchant les alluvions du Nil de déterrer ces débris et de les abandonner à la putréfaction, si on les eût inhumés dans le sol. Les nécropolis, creusées dans les flancs des montagnes ou dans de vastes plaines placées au-dessus des inondations du fleuve, conservaient, sans danger, ces restes que la rareté du bois empêchait de faire dévorer par le bûcher, ainsi que cela se pratiqua plus tard chez les Grecs et chez d'autres nations de l'antiquité.

Il est curieux de s'imaginer seulement par la pensée qu'elle est l'énorme quantité de momies enfouis dans le sol de l'Egypte; pour en donner une idée, nous citerons seulement ce fragment d'un mémoire sur les inhumations de notre collègue M. Guérard qui, en citant le mémoire de M. Pariset, dit : « Suivons un instant par la pensée M. Pariset dans la grotte de Samoûn, ce gigantesque musée où repose l'histoire naturelle de l'ancienne Egypte. Creusée dans la montagne par la seule main de la nature, elle se compose d'une suite de salles irrégulières, vastes, élevées, communiquant les unes avec les autres par d'étroits couloirs qu'on ne traverse qu'en rampant et formant, parmille détours, un labyrinthe immense, dont les limites n'ont pu être atteintes qu'après cinq heures de marche; là, sont empilées des momies de crocodiles, isolées pour les plus grands, réunis en paquets de cinquante pour ceux de taille moyenne; entremêlées de momies d'hommes qu'on a dorées, de larges bancs de résine où se trouvent entassées par millions de millions les petits crocodiles, dont les rachis desséchées se croisent en tous sens, et de grands amas de ces œufs de crocodiles encore si entiers. Tous ces animaux sont couvert d'une quantité surprenante de linge ; soit imprudence, soit mauvaise intention, le feu a été mis à ces linges desséchés et résineux et il a brûlé sourdement pendant trois années. A l'aspect des tas de cendres que l'incendie a laissés, on croit que tout a été détruit; à l'aspect de ce qui reste, on croit que rien n'a été entamé. »

« Sans entrer dans ces milliers de grottes sépulcrales dont sont criblés les flancs de la double chaîne lybique qui, des pyramides de Gizeh et du Mokattam, se prolonge jusque par-delà Philæ ; sans aller jusqu'à Thèbes, où les serpents, les crocodiles, les singes dorment par milliers à côté des rois ; jusqu'à Touneh-el-Gebel, aux pieds de la chaîne lybique, où se trouve une ville souterraine à rues larges, élevées, taillées au ciseau, bordées de niches pleines de singes et de chambres latérales que remplissent d'énormes pots de terre cuite, scellés avec du plâtre et cachant dasn leurs flancs des millions d'ibis et d'œuf d'ibis ; sans parler de Beni Haçan, où Champollion a vu des momies de chats plus ou moins magnifiques couvrant une surface de plusieurs milliers de toises, et sans nous arrêter, enfin, aux immenses dépôts de chiens, d'ours, de chacals, etc., etc.; montons avec M. Pariset sur le sommet de la grande pyramide et mesurons des yeux la vaste plaine qui part du pied de ce monument et s'étend au nord, au couchant, au midi ; écoutons l'Arabe qui dit en montrant de la main cette immense étendue : « Tout cela est momie ! » (Cette plaine à près de 7 lieues dans tous les sens, c'est-à-dire une surface d'environ cinquante lieues carrées. Les momies y sont entassés par étages superposés dont les plus bas descendent quelquefois jusqu'à vingt-cinq mètres de profondeur.) Reconnaissons enfin qu'il est impossible de ne pas voir dans ces immenses catacombes la preuve de l'universalité de l'embaumement appliqué chez les anciens habitans de l'Egypte à tous les êtres du règne animal, depuis l'homme jusqu'aux moindres oiseaux, depuis le caïman jusqu'à la sauterelle. »

Nous n'entrerons pas ici dans l'examen des divers modes d'inhumation pratiqués chez les différens peuples, mais qu'il nous suffise de dire que si le sentiment de respect pour nos propres dépouilles et les idées religieuses ont réglé les funérailles chez tous les peuples, les idées d'hygiène et de salubrité nécessaires et innées dans toutes les sociétés ont fait éloigner les lieux de sépultures des habitations des vivans. Ainsi, les nécropolis d'Egypte étaient dans les montagnes et non dans la vallée fertile du fleuve ; les tombeaux des Grecs et des Romains étaient hors des villes, et bordaient quelquefois les chemins publics. Les populations boudhiste, brahminique et mahométane de l'Orient inhument leurs morts dans des jardins distant des habitations. Les peuplades de l'Afrique et de l'Amérique éloignent également les tombeaux de leurs cabanes ; les Moraïs des insulaires de l'Océanie sont éloignés des villes, placées sous la garde de leur divinité et protégés par le Tabou sacré. Nos pères, les Gaulois ont souvent placé les *tumuli* près de leurs *oppida*, mais la masse de terre qui recouvrait les tombes devait empêcher les émanations de se produire ; d'ailleurs, ces monumens de gazon que nous ont transmis les siècles passés étaient sans doute la sépulture de quelques guerriers célèbres et ne faisaient pas la règle ordinaire.

C'est sous l'influence des idées religieuses du moyen-âge et par imitation de la sépulture des saints martyrs, enfouis dans les cryptes, où les premiers chrétiens célébraient en secret leurs mystères, que s'établit chez nous l'usage d'ensevelir les morts dans les églises, et comme cette sépulture ne pouvait être que celle de quelques privilégiés, le commun des fidèles voulut reposer en terre sainte, à l'ombre du monument sanctifié par ses croyances, et protégé par le signe de sa rédemption. La situation des églises, au milieu des villes, les aglomérations d'habitations qui se créaient à l'entour, alors qu'elles étaient le centre de toute l'activité de la cité, durent nécessairement rétrécir l'espace consacré aux inhumations ; de là, ces maladies contagieuses que l'on voit si fréquemment, pendant le moyen-âge, moissonner les populations, et qui, plus tard, excitèrent si puissamment les réclamations et les plaintes des hommes instruits, lorsque les sciences osèrent enfin se dégager du cercle des idées religieuses et s'occuper du bien-être de l'homme.

Alberti fit imprimer le premier, en 1743, à Halle, une dissertation sur la nécessité de transporter les sépultures hors des villes ; Haguenet, en 1748, faisait imprimer, à Montpellier, un mémoire sur les dangers des inhumations dans les églises ; Maret, en 1773, publiait des lettres sur les cimetières de Dijon, sur l'infection de la cathédrale, et sur les dangers de ces inhumations. Vicq-d'Ayrz publia, en 1774 et 1778, des mémoires sur les cimetières de la ville de Versailles, et sur les dangers des sépultures dans les villes. Enfin, ces réclamations ne cessèrent pas jusqu'à 1789, époque vers laquelle eut lieu à Paris la suppression du cimetière des Innocents, et où Thouret fit ses rapports sur les exhumations de ce cimetière à la société royale de médecine.

En 1796, on supprima les sépultures dans les églises, et la suppression des cimetières dans l'intérieur des villes ne fut définitivement établie que par le décret du 23 prairial an XII (12 juin 1804), qui régla également la police des inhumations et des sépultures. Ce décret renouvelle la défense d'inhumer dans les églises et les autres lieux où l'on se rassemble pour l'exercice des cultes. Il défend d'établir les cimetières dans l'enceinte des villes et des bourgs ; il prescrit que ces derniers soient au moins à la distance de trente-six à quarante mètres de l'enceinte des villes ou bourgs ; qu'ils soient clos par des murs d'au moins deux mètres d'élévation ; que l'on choisisse des terrains situés de préférence au nord ; l'on pourra y faire des plantations, mais sans gêner la circulation de l'air. Le décret du 7 mars 1808 défend d'élever aucune habitation ni de creuser des puits à une distance moindre de cent mètres des cimetières ; nous pensons que ces prescriptions sont trop rigoureuses ; car, près de la ville de Paris, il existe de nombreuses maisons, qui ne sont pas à cette distance, et jamais on n'a remarqué que les habitants aient été incommodés par leur voisinage. Il est vrai que ces cimetières sont placés sur des élévations et que les fosses communes sont ordinairement situées dans les endroits les plus éloignés des habitations. Relativement aux puits creusés dans les cimetières ou dans leur voisinage, M. Guérard, dans son mémoire , cite l'exemple du puits du cimetière de l'Ouest qui, bien que creusé au milieu des sépultures, présente de l'eau douce, sans goût, sans odeur, bonne à boire et cuisant bien les légumes, quoique les eaux des puits voisins soient dures et calcaires. Barruel, dit-il, attribua les bonnes qualités de cette eau aux sels ammoniacaux qui avaient remplacé les sels calcaires par le fait de la filtration de ces eaux dans les couches des terrains imprégnés de matières animales ; l'analyse prouva qu'il avait deviné juste.

Les fosses doivent avoir une profondeur de un mètre et demi à deux mètres, quatre-vingt centimètres de largeur et être espacées de trente à quarante centimètres sur le côté, et de quarante à cinquante de la tête aux pieds. Dans les villes populeuses, on est obligé d'inhumer dans des fosses communes ; ce sont de larges tranchées ayant au moins la profondeur indiquée pour les fosses particulières, et les cercueils sont placés les uns à côté des autres. Autrefois, les cercueils étaient souvent empilés à quatre, cinq et même jusqu'à huit de hauteur; cet usage nuisible et qui présentait de graves inconvéniens dans les cas d'exhumations juridiques, a été aboli.

Nous n'entrerons pas ici dans les considérations qui ont été indiquées au mot *Exhumation*, sur la nature des accidents qui peuvent se manifester par l'action des émanations des fosses, ni sur les précautions à prendre pour s'en garantir, nous dirons seulement que tous les terrains ne détruisent pas aussi rapidement nos dépouilles mortelles; l'espace de trois ans indiquées par des auteurs, comme nécessaire, pour qu'il ne reste plus que le squélette des cadavres et que l'on puisse consacrer le terrain à de nouvelles inhumations, n'est pas toujours suffisant. Ainsi, on a remarqué que les terrains argileux conservaient les corps assez longtemps; les terrains sabloneux, malgré les opinions contraires, et notamment celles de Lémery, Geoffroy, Thouret, paraissent, quoique d'une nature opposée, jouir du même avantage. MM. Orfila et Lesueur citent dans leur traité des exhumations juridiques l'exemple de deux corps exhumés dans le cimetière de Valenciennes, après plus de quinze ans, qui étaient d'une conservation incroyable ; les clous du cercueil n'étaient pas même oxidés ; l'on a réconnu que l'un des sujets avait succombé à une péripneumonie, et les piqûres de saignées qui existaient aux deux bras étaient belles et d'un rouge vif ainsi qu'un peu de sang qui s'en était épanché.

L'humus ou terre végétale paraît être de tous les terrains celui qui favorise le plus la décomposition des corps; mais cette décomposition marchera d'autant plus vite que la fosse sera moins profonde et donnera par conséquent plus d'accès à l'air extérieur. Lorsque la terre a été déjà saturée de substances animales, ce qui s'observe dans les anciens cimetières, la décomposition se trouve notamment retardée, et souvent les corps se momifient en éprouvant un état de saponification ; ce fait, qui s'observe aussi dans les terrains argileux, avait été signalé par Thouret, dans son rapport à l'académie. L'accumulation d'un grand nombre de cadavres dans une même fosse et sans qu'ils soient séparés par des portions suffisante de terre retarde aussi considérablement leur destruction. En 1840, au mois de juillet, le conseil de salubrité fut chargé de présider aux exhumations des victimes des journées de juillet 1830, dont les restes devaient être placés dans les caveaux de la colonne élevée sur la place de la Bastille; l'on constata qu'au Champ de Mars, où plus de cent corps avaient été placés dans une fosse sur laquelle près de quinze mètres de terre de remblaies avaient été accumulées, une grande partie des corps étaient entiers et dans un état de putréfaction complet. Au cimetière des Innocents, à la Salpêtrière, où des fosses profondes avaient été creusées dans un terrain sabloneux, et où un grand nombre de cadavres avaient été inhumés, on observa des faits analogues. Il n'en fut pas de même dans les autres sépultures où l'on trouva les corps décomposés. A l'hôpital Saint-Antoine, où je présidais aux exhumations, six corps qui avaient été enterrés à la profondeur d'un mètre dans le terrain sabloneux d'un ancien cimetière de l'abbaye

étaient complètement décomposés ; il n'en restait plus que les squelettes, et le terrain qui les entourait avait pris le caractère de la terre végétale.

Les inhumations peuvent aussi avoir lieu dans des caveaux en maçonnerie, dans des monuments; mais dans ces cas il faut que les caveaux soient bien construits et solidement fermés par une muraille; car, sans cette précaution, des émanations dangereuses pourraient se répandre au dehors. Les cercueils de plomb, dans lesquels on dépose les corps, ne sont pas toujours une garantie contre ces inconvénients; on a vu que souvent la force d'expansion du gaz, produit par la putréfaction, peut faire rompre le cercueil ; ce fait arriva à Marseille lorsque l'on amena le corps de Nourrit, mort si malheureusement à Naples ; l'élévation de la température peut, en augmentant la force d'expansion des gaz, favoriser ce résultat, que ne peut même empêcher le soin avec lequel on aura joint et soudé le cercueil.

Lorsqu'il s'agira d'enfermer un corps dans un mausolé, ou de le transporter à de grandes distances, nous pensons que le meilleur moyen à employer consiste à le soumettre à la méthode d'*embaumement* proposée et employée par *M. Gannal.* Ce moyen n'est pas nouveau dans chacune de ses parties, puisque depuis longtemps on employait les préparations alumineuses pour la conservation des pièces anatomiques, et que, d'un autre côté, la méthode d'injecter les cadavres avait été proposée pour l'embaumement par le sublimé et les préparations arsénicales : C'est cependant celui qui paraît réunir aujourd'hui le plus d'avantages pour la bonne conservation des corps, par la simplicité et la rapidité de l'opération, et surtout par le peu de frais qu'elle entraîne ; l'on doit savoir gré à son auteur d'avoir étudié et favorisé l'application d'une méthode aussi simple et qui présente de si notables avantages. Le liquide qu'emploie M. Gannal est de l'acétate d'alumine produit par la double décomposition du sulfate d'alumine et de l'acétate de plomb ; quelques litres sont injectés par l'artère carotide qui est liée ensuite : Une simple incision sur le côté du col et une heure au plus suffisent pour cette opération, qui autrefois exigeait huit à dix heures de travail, des mutilations nombreuses et des dépenses considérables ; la conservation des corps est si satisfaisante, que l'on peut se dispenser de les envelopper dans un cercueil de plomb soit pour leur transport, soit pour les conserver en dépôt. Un corps préparé, sous les yeux de M. Serres, par M. Gannal est resté depuis le mois de juin 1836, jusqu'au mois de septembre suivant, exposé sur une table de l'amphitéâtre des hôpitaux sans éprouver de décomposition, il était desséché lorsqu'il fut enlevé. La même expérience fut faite à Montpellier sous les yeux de M. Dubreuil, doyen de la faculté; et, après plus de six semaines d'exposition à l'air pendant une saison chaude, le corps fut enlevé sans avoir présenté de traces d'altération. L'académie des sciences a récompensé M. Gannal en lui décernant le grand prix fondé par Montbyon pour ceux qui rendraient un art ou une profession moins insalubre.

Dans les temps d'épidémies et de contagions, les

inhumations exigent d'une manière toute spéciale l'attention de l'administration : qui ne se rappelle le spectacle offert à Paris, lors des mauvais jours du choléra, par ces immenses chars chargés de cercueils, les corps mis jusque dans des fiacres pour être conduits aux cimetières, les cadavres abandonnés dans les maisons et privés de bières pendant plusieurs jours, les fosses insuffisantes dans les cimetières ; ces désordres qui, heureusement, ne durèrent que quelques jours, parce que la maladie perdit de son intensité, attestent qu'elles peuvent être les conséquences fâcheuses de l'imprévoyance.

Les précautions sont d'autant plus importantes, qu'indépendamment de leur utilité comme moyen de salubrité, leur absence a une influence immense sur le moral des populations, en leur présentant, sous son côté le plus effrayant et le plus hideux, les ravages causés par les épidémies.

Ces précautions doivent encore être plus sévères et plus spéciales dans les maladies contagieuses ; là, il ne s'agit pas seulement d'ensevelir les morts avec le plus de décence possible et de tâcher de dérober au public le nombre des victimes, il faut encore empêcher que les dépouilles des morts ne soient une cause active de propagation de l'infection contagieuse, que les hommes qui se dévouent aux inhumations ne soient pas victimes de leur zèle, que la terre recouvre les cercueils d'une couche épaisse de manière à éloigner le double danger que peuvent présenter les émanations provenant de la putréfaction des cadavres. Tous les moyens de conjurer les conséquences des fléaux dont l'histoire nous a transmis les terribles tableaux, seront exposés au mot *Peste*.

Nous n'avons point parlé dans cet article des inhumations précipitées et des moyens de les éviter. Ces accidents qui, autrefois, paraissent s'être présentés malheureusement trop souvent, seront traités au mot *Mort apparente*, et l'on verra quels sont les moyens dont dispose la science et l'administration afin d'empêcher que, dans certains cas, on ne puisse être enterré vivant.

J. P. BEAUDE.

Médecin, inspecteur des eaux minérales, membre du conseil de salubrité.

INJECTION (*thérap.*), s. f. (de *injicere*, jeter dedans), action de porter un médicament liquide, à l'aide d'une seringue, dans les cavités naturelles ou accidentelles du corps. On appelle aussi injection le liquide qui sert à cette opération. Les principaux conduits naturels par lesquels on peut pousser une injection sont : 1° les conduits lacrymaux, par la méthode d'Anel, dans le cas d'obstacle au cours des larmes ; 2° le vagin chez les femmes, dans les maladies de l'utérus. Il faut avoir soin que le liquide ne soit pas trop chaud et que la seringue soit munie d'une canule en gomme élastique, afin de ne point irriter ou meurtrir les parois du conduit vulvo-utérin. Les injections émollientes ou narcotiques doivent être conservées quelque temps pour produire leur effet. Dans ce but, la femme devra se coucher sur le dos ; un oreiller sera placé sous le siège, afin que le bassin soit plus élevé que la poitrine, et que le liquide introduit dans le vagin ne s'écoule pas immédiatement. Une cuvette sera placée au-dessous de la vulve pour recevoir le liquide lorsque le malade, en se redressant, permettra à celui-ci de s'écouler au-dehors. La matière de l'injection doit séjourner ainsi pendant au moins un quart-d'heure. Quant aux injections par des conduits anormaux, tels que les fistules, etc., c'est au chirurgien qu'il appartient de savoir les diriger de manière à éviter les infiltrations. **J. B.**

INNERVATION (*physiol.*), s. f. (*in* dans, *nervus*, nerf). On appelle ainsi l'influence exercée par le système nerveux sur les fonctions d'un organe. (V. *Nerfs*, *Physiologie*).

INNOMINÉ, ÉE (*anat.*), adj. (de *in* négatif, *nomen*, nom, sans nom). On a appelé os innominé, l'os coxal ou de la hanche ; artère innominée le tronc brachio-céphalique de Chaussier, qui se détache de la crosse de l'aorte et se divise au bout d'un court trajet en deux branches, la sous-clavière et la carotide du côté droit.

INOCULATION (*path.*) s. f. (*inoculare*, greffer). On appelle ainsi une opération qui consiste à introduire dans l'économie le principe matériel d'une affection contagieuse. (V. *Contagion*, *Peste*, *Syphilis*, *Variole*, *Vaccin*, *Virus*.

On donne spécialement ce nom à une opération pratiquée autrefois avant la découverte de la vaccine et dans le but de préserver des accidents de la petite vérole. Elle consistait à inoculer le virus variolique, afin de déterminer une petite vérole bénigne au lieu des varioles confluentes qui se manifestaient surtout pendant les épidémies de cette maladie. L'inoculation, qui est originaire de l'Orient, fut introduite en France sous Louis XV. Elle fut très en faveur pendant un certain temps ; mais comme elle n'était pas toujours sans danger, elle trouva un assez grand nombre d'opposants et fut enfin complètement abandonnée lors de la découverte de la vaccine. Ce motif nous dispense de décrire ici les divers procédés qui étaient employés pour pratiquer cette opération. **J. B.**

INORGANIQUE (*physiol.*), adj. (de *in* négatif, *organum*, organe). On appelle ainsi l'ensemble des êtres qui ne sont point organisés, tels que les minéraux.

INQUIÉTUDE (*path.*). (V. *Anxiété*.)

INSALIVATION (*physiol.*), s. f. (de *in* dans, *saliva* salive), acte physiologique dans lequel les glandes salivaires, excitées par la présence d'un aliment dans la bouche, versent plus abondamment les fluides quelles sécrètent et en imprègnent la substance alimentaire. (V. *Digestion*.)

INSECTES (*hist. nat. path.*), s. m. pl. *insectum*, de *inseco*, je divise. Autrefois on donnait ce nom à tous les animaux articulés qui renferment les plus petits êtres de la création, à tous ceux qui, dépourvus de squelette intérieur, offrent un corps divisé en un certain nombre de segmens ou d'articulations. Aujourd'hui, le mot insectes est réservé seulement à la troisième classe des articulés, dont voici les caractères : Tête distincte munie d'une paire d'antennes; yeux composés, immobiles, accompagnés quelquefois d'yeux simples; bouche pourvue ordinairement de trois pièces opposées; canal intestinal ayant des fonctions propres dans ses différentes parties, accompagné d'organes accessoires tels que les vaisseaux biliaires et quelquefois des glandes salivaires; respiration par des trachées qui sont répandues dans toutes les parties du corps; point de cœur, mais un vaisseau dorsal sans division à ses extrémités; système nerveux ganglionaire; corps divisé en fragmens flexibles, souvent munis de pattes, qui sont ordinairement au nombre de six. Latreille, dans le règne animal de Cuvier, a divisé les insectes en douze ordres. Les quatre premiers, qui sont les *Myriapodes*, les *Thysanoures*, les *Parasites* et les *Suceurs*, sont sans ailes ou *aptères*. Les huit autres ordres sont pourvus d'ailes plus ou moins nombreuses qui servent à leur classification; ce sont les *Orthoptères*, les *Hémiptères*, les *Névroptères*, les *Hyménoptères*, les *Lépidoptères*, les *Rhipiptères* et les *Diptères*; ce sont ces ordres qui renferment ces papillons et ces insectes si élégans et si brillans qui excitent chaque jour notre admiration. Mais ce n'est pas sous ce point de vue intéressant que nous devons examiner les insectes; c'est dans leur rapport avec la santé de l'homme, soit en l'altérant, soit en y apportant d'utiles modifications comme médicament.

Nous avons donné déjà, au mot *Cantharides*, l'histoire de ces insectes qui constituent un médicament si énergique, et nous y renvoyons les lecteurs.

Les COCHENILLES sont des gallinsectes de l'ordre des Hémiptères, qui ont été autrefois employées en médecine; ce sont de petits insectes qui se développent sur les branches et sur les feuilles de certains arbres. Le *Coccus cacti* L., qui est la cochenille proprement dite, est originaire du Mexique, il se trouve dans le commerce sous forme de petits grains d'un brun foncé, plats d'un côté et convexe de l'autre. Il faut quarante-deux à quarante-cinq mille de ces insectes pour faire un poids de cinq cents grammes. La cochenille se cultive au Mexique sur le nopal, *Cactus coccinilifer*, et sur d'autres cactiers tels que le *C. tuna, C. opuntia*, etc. Plusieurs fois l'an, avant la ponte, on détache les insectes en grattant avec un couteau mousse les branches auxquelles ils sont collés; on les fait périr dans l'eau bouillante et ensuite sécher au soleil. La cochenille était autrefois employée comme cordiale et aléxipharmaque; on en faisait usage dans les maladies des voies urinaires, contre la pierre; aujourd'hui, elle ne sert que comme principe colorant de quelques teintures et de quelques poudres dentifrices, elle est sans propriétés médicales et est utilisée dans le commerce pour la préparation de quelque laque cramoisie; c'est avec elle que l'on fait les plus beaux carmins, elle est également employée dans l'art du teinturier.

Le KERMÈS ANIMAL, *Coccus ilicis*, est la cochenille du chêne vert, elle abonde dans le midi de l'Europe sur le *Quercus coccifera*; on la récolte en mai et juin; M. Lassaigne a reconnu dans ces insectes, outre la *carmine*, un principe chimique nouveau

qu'il a nommé *coccine;* cette cochenille était autrefois employée en médecine comme astringent et dessicatif dans le traitement des plaies; à l'intérieur on la donnait comme fortifiant, stimulant et aphrodisiaque. Elle entrait dans la confection de quelques médicamens que la médecine moderne a fait justice, tels que la confection alkermès, la confection d'hyacinthe, la poudre de perles rafraîchissantes; elle est encore employée dans la teinture, et c'est à cette cause qu'était attribuée la vertu que des préjugés populaires attachaient à la soie cramoisie, de prévenir les crampes et les avortemens.

Le COCCUS *lacca* (V. *Laque, Gomme laque*).

Parmi les *Insectes parasites*, qui sont un des tourmens de l'humanité et qui, dans certaines conditions, sont de véritables fléaux, nous citerons d'abord:

Le POU, *pédiculus*, dont trois variétés existent chez l'homme, le pou de la tête, le pou de corps et le pou du pubis. Le *pou de la tête* est cendré, les espaces où sont situés les stigmates sont bruns et noirâtres; le *pou de corps* est d'un blanc sale, sans taches, avec les découpures de l'abdomen peu saillantes; les mâles de ces deux espèces ont à la partie postérieure de l'abdomen un petit organe conique, que l'on croit l'organe sexuel; le *pou du pubis*, qui a reçu un nom plus vulgaire, et que nous ne croyons pas devoir indiquer, a le corps arrondi et large, le corcelet est confondu avec l'abdomen, les quatre pieds postérieurs sont très-forts et munis de crochets au moyen desquels il se fixe si intimement à la peau que c'est avec peine que l'on peut les en arracher. Ces trois espèces déposent leurs œufs, que l'on connaît sous le nom de lentes sur les cheveux, les poils et les habits; au bout de six jours les petits en sortent, changent de peau plusieurs fois pendant dix-huit jours, et ont après la faculté de se reproduire. On a constaté qu'en six jours un individu peut pondre cinquante œufs et qu'il lui en reste encore dans le ventre : le calcul, en partant de ce fait, a démontré, qu'en deux mois, deux femelles pouvaient produire dix-huit mille petits. Les poux, comme on le sait, se transmettent par communication directe, et la malpropreté aide à leur développement. Oviédo prétend qu'à certaine latitude, sous les tropiques, les poux abandonnent les matelots, qui les reprennent au même point lorsqu'ils reviennent en Europe. Latreille, qui cite ce fait, dit également que les Hottentots et les Nègres imitent les singes et mangent les poux.

Les poux de corps paraissent se multiplier d'une manière effrayante dans certaines maladies. On les a vu sortir par myriades des incisions faites à des tumeurs placées sous la peau. Cette maladie est désignée ordinairement sous le nom de maladie pédiculaire, c'est une espèce de prurigo qui a reçu le nom de *Phthiriase*, qui lui a été donné par les anciens.

Les moyens que l'on emploie pour détruire les poux sont la propreté, les lotions, les bains. Pour les poux de tête, les poudres de staphisaigre, de coque du Levant, les semences d'ache, de persil, de céleri, de noix de galle, de racine de pyrèthre. Pour les poux de corps, les lotions avec la décoction de tabac, de cévadille, des frictions avec une pommade soufrée. Les frictions avec des préparations mercurielles et principalement l'onguent mercuriel simple, sont le moyen qui réussit le mieux contre les poux du pubis ; il réussit également contre les deux autres espèces de poux ; mais il est toujours convenable de mêler l'onguent mercuriel avec partie égale de cérat simple, car je l'ai vu quelquefois déterminer, par sa rancidité, des érythèmes et même des eczémas sur les parties où on l'avait appliquée. On doit également se défier des pommades préparées avec l'oxide rouge de mercure (*précipité rouge*), ou le deuto-chlorure (*sublimé corrosif*). Leur action peut déterminer de graves accidens ; il n'en est pas de même des préparations faites avec le protochlorure (*calomel*) ; elles sont aussi peu dangereuses que l'onguent mercuriel.

Quelques médecins ont eu, on ne sait pour quel motif, la singulière idée d'employer les poux en médecine ; ils en faisaient avaler à des jeunes filles chlorotiques ou à des ictériques ; d'autres introduisaient un pou dans le canal de l'urètre, dans le cas de rétention d'urine : Il n'est pas besoin de dire que ces moyens, aussi sales qu'absurdes, sont sans aucune efficacité.

La PUCE, *pulex*. Il en existe deux espèces chez l'homme : la Puce commune, *Pulex irritans*, et la Chique, *Pulex penetrans*. Cette dernière a été décrite au mot *Chique*. Le genre *puce* appartient à l'ordre des suceurs ; ces insectes ont un corps brun, ovale, comprimé transversalement, recouvert d'une peau ferme, divisé en douze segmens dont sept appartiennent à l'abdomen ; la tête est plate, munie d'yeux et terminée par un bec articulé, armé de deux lames renfermant un suçoir, les pieds antérieurs sont très-courts et placés près de la tête ; les pieds postérieurs sont très-longs, comme dans tous les animaux sauteurs, et leur permettent d'exécuter des sauts très-vifs. Ces insectes sont ovipares et subissent plusieurs métamorphoses ; ils se logent dans les vêtemens de l'homme et dans la fourrure des animaux domestiques. Ils introduisent leur suçoir dans la peau et se gorgent de sang ; les petites aréoles produites par ces piqûres, qui ne peuvent produire aucun accident, sont tellement connues qu'il est inutile d'en donner ici la description. La propreté est le seul remède à opposer à l'accroissement de ces insectes, qui se multiplient par des larves, qui s'attachent aux vêtemens et se nourrissent aux poussières des habitations. Le soin que l'on prend quelquefois de baigner les animaux domestiques pour les débarrasser de ces insectes est un moyen peu efficace, car on a remarqué que les puces résistent parfaitement à la submersion et paraissent n'éprouver aucun mauvais effet d'une immersion même prolongée.

La PUNAISE *des lits* (*Cimex lectularius*) appartient à l'ordre des hémiptères, section des hétéroptères ; elle fait partie de la famille des *Hydrocorises*, ou punaises d'eau. C'est un insecte de couleur brune arrondi et très-plat ; il a les antennes brusquement terminées en forme de soie, la gaine des suçoirs composée de quatre articles, le labre prolongé au-delà de la tête et configuré en alène. Il est *aptère*, c'est-à-dire sans ailes, quoique certains auteurs disent en avoir observées qui en étaien pourvues. C'est principalement la nuit que ces insectes sortent de leurs retraites, qui sont les fentes des bois de lit, les papiers de tentures, les plis des rideaux, les gerçures des vieux murs. Les endroits où la peau présente le plus de finesse, tels que le cou, le visage, sont ceux qui sont le plus exposés aux piqûres des punaises ; ces piqûres sont douloureuses et souvent accompagnées de rubéfaction et même de larges ampoules.

Beaucoup de moyens ont été proposés pour détruire ces insectes, qui sont un véritable fléau, surtout dans les hôpitaux, les casernes, les prisons, etc. Les lits en fer ne sont pas toujours un préservatif suffisant. J'ai entendu conter à un militaire l'histoire d'un quartier de cavalerie dont les chambres étaient infectées par les punaises ; on ne savait où se réfugiaient ces insectes ; car les lits étaient en fer, mais en fer creux. Ou s'avisa de rompre un des tubes qui servait à la construction de ces lits, et il fut trouvé rempli de punaises ; le feu en fit justice ; on chauffa fortement toutes les parties qui composaient les lits et les chambres furent débarrassées de ces hôtes incommodes. Les moyens qui réussissent de préférence sont les lotions avec des liquides à odeur pénétrante, l'huile de thérébentine, l'alcool camphré versé dans les fissures du bois. Barruel conseillait l'eau bouillante, à laquelle il mêlait du savon noir ; mais l'alcool fortement camphré, quoique plus dispendieux, est un moyen préférable lorsque l'on veut ménager les bois et les étoffes d'un appartement ; je l'ai vu réussir plusieurs fois de la manière la plus complète.

Indépendamment de ces parasites, il en est d'autres qui pénètrent dans nos tissus et y occasionnent des désordres plus ou moins graves : la CHIQUE dont nous avons déjà parlé, détermine souvent des accidens sérieux dont il a été fait mention à ce mot.

L'ŒSTRE, *OEstrus*, de l'ordre des *Diptères*, famille des *Athéricères*, tribu des *OEstrides*, ressemble, à l'état parfait, à une grosse mouche velue, dont elle ne diffère que parce que ses organes masticatoires sont presqu'à l'état rudimentaire ; ce qui fait présumer que, dans cet état, ces insectes ne prennent pas de nourriture et n'existent que pour la reproduction : Aussi parvenus à l'état parfait, ils se rapprochent presqu'aussitôt pour s'accoupler, et bientôt après la femelle se met à la recherche des animaux sur lesquels elle doit déposer ses œufs.

Il existe diverses espèces d'œstres qui déposent leurs œufs de différentes manières sur les animaux ; l'œstre du cheval dépose ses œufs sur la peau de façon à ce qu'ils puissent être introduits dans l'estomac par l'action de la langue ; d'autres œstres déposent leurs œufs dans les fosses nasales et leurs larves se développent dans les sinus fontaux ; c'est l'œstre qui affecte principalement les moutons.

L'œstre cutané introduit ses œufs dans la peau au moyen d'une tarrière, qui est composée de quatre tuyaux rentrant les uns dans les autres et armés de trois crochets à son extrémité. Une fois l'œuf déposé dans la peau, il y détermine de l'inflammation, et la suppuration qui en est la suite sert à la nourriture de la larve. Longtemps ces faits ont été un sujet de doute pour les naturalistes et les médecins, mais aujourd'hui ils sont démontrés de la manière la plus évidente par les observations de MM. Humboldt, Howship, Brick et Roulin.

Les symptômes qui annoncent la présence de cette larve sont d'abord une démangeaison causée par une piqûre d'insecte ; quelques jours après, il se développe une douleur aiguë, qui revient par accès de deux ou trois minutes de durée ; ces accès se rapprochent de plus en plus et la douleur finit par devenir continue : Bientôt une tumeur phlegmoneuse, ayant souvent plus de deux pouces de largeur à sa base se développe ; une petite tache noire existe à son centre qui est l'endroit de la piqûre ; la douleur persiste malgré la suppuration et le malade sent remuer l'insecte sous la peau. Si l'on ouvre la tumeur, on en retire une larve blanchâtre, en forme de poire, de 20 à 25 millimètres de longueur qui offre des rangées d'épines noires vers la partie de son corps la plus renflée ; Lorsque l'on n'extrait pas la larve de la tumeur, elle en sort après avoir acquis son complet développement. On a conseillé divers moyens pour remédier aux accidens causés par l'œstre ; le plus simple, lorsque la larve a acquis un certain développement, consiste à aggrandir l'ouverture de la tumeur et à l'extraire avec de petites pinces, M. Roulin a indiqué, comme moyen de faire périr cet insecte dès que l'on s'aperçoit de sa présence sous la peau, l'application d'un emplâtre de diachilum, qui a pour effet d'intercepter l'entrée de l'air dans la tumeur et d'empêcher ainsi le développement de l'insecte. Les emplâtres de Vigo remplissent aussi le même but et ont pour effet d'agir en empoisonnant la larve. Les cataplasmes de tabac et de rhum paraissent avoir été employés avec succès, mais il est préférable de mettre en pratique les premiers moyens indiqués, qui sont plus simples et plus sûrs.

L'œstre existe dans toutes les contrées tempérées de l'Europe, mais l'espèce dont nous venons de décrire les effets, l'œstre cutanée, ne se rencontre que dans les contrées tropicales de l'Amérique, et c'est jusqu'à ce jour dans ce seul pays qu'ont été observés les faits qui ont servi à l'histoire de cet insecte. Quelques auteurs ont cité des observations qui tendraient à faire croire que l'œstre des bœufs et des moutons peut aussi affecter l'homme et que leurs larves se sont développées dans les sinus fontaux de quelques sujets ; mais ces faits sont trop peu nombreux pour que l'on puisse être fixé à cet égard ; les larves des mouches ont pu quelquefois être confondues avec celles de l'œstre, quoique d'un volume moindre et d'une organisation différentes.

Les Mouches, qui diffèrent du genre précédent par l'existence d'une trompe qui termine la bouche, peuvent aussi causer des accidens par la présence de leurs larves dans les tissus vivants ; c'est ordinairement sur les viandes, sur les cadavres et sur toutes les matières animales en décomposition que les mouches déposent leurs larves ; la mouche à viande, *Musca vomitoria* ; la mouche domestique, *Musca domestica* ; la mouche dorée, *musca cesar* ; la mouche vivipare, *Musca carnaria*, sont les espèces les plus communes dans nos contrées ; quelquefois elles déposent leurs larves sur les plaies et les ulcères en suppuration, si les pansements ne sont pas convenablement renouvelés ; ces exemples s'observent surtout dans les armées et pendant la saison des chaleurs, lorsque le nombre des blessés ne permet pas que l'on fasse des pansements réguliers. Des lotions et des soins de propreté suffisent pour débarrasser les plaies de ces insectes, dont l'action est douloureuse et nuisible ; on pourra juger de cette action par les faits suivants qui furent observés sur des individus sains, mais épuisés par la débauche ou la misère.

En 1827, M. le professeur J. Cloquet communiqua le fait suivant à l'Académie de médecine : Un nommé L..., chanteur public dans le jour et chiffonnier pendant la nuit, était plongé dans la misère et la malpropreté la plus complète. Le 5 octobre, après s'être gorgé d'eau-de-vie, il fut se coucher sur un tas d'ordures et de charognes, au pied d'un mur situé au midi dans la commune de La Villette, près Paris. Il resta dans ce lieu jusqu'au 7, où des personnes charitables le reconduisirent chez lui ; le 8, il fut admis à l'hôpital St-Louis ; il était dans un état de somnolence et d'engourdissement qui empêcha que l'on ne pût obtenir de lui le moindre renseignement. On trouva le cuir chevelu couvert de masses de larves et baigné d'une humeur saineuse et fétide ; après l'avoir lavé, on reconnut qu'il était décollé, criblé de trous et soulevé en trois endroits par les larves, qui y formaient des tumeurs volumineuses ; les paupières, rouges et œdématisées, ne permettaient pas de voir que ces animaux s'étaient également logés dans les orbites ; les yeux étaient perforés et le cristallin gauche était sorti par une large ouverture de la cornée avec cinq ou six larves attachées à la membrane cristalline ; on en retira aussi une assez grande quantité des oreilles, où elles s'étaient engagées dans le conduit auditif. D'autres larves s'étaient logées entre le gland et le prépuce et elles en avaient déjà rongé une portion Après avoir lavé et pansé les plaies, on fit des frictions mercurielles pour achever de détruire les larves que l'on n'avait pu expulser, la suppuration s'établit d'une bonne nature, les parties gangrénées se séparèrent, et le malade paraissait aller mieux lorsqu'il succomba aux accidens cérébraux qui n'avaient pu être complètement conjurés. M. Roulin cite également l'histoire d'un mendiant qui, en 1829, dans le Lincolnshire, s'étant couché sous un arbre par un temps chaud, fut couvert de larves que des mouches déposèrent, attirées qu'elles étaient par l'odeur d'un peu de viande qu'il portait avec du pain sous sa chemise, selon son habitude ; elles s'introduisirent sous la peau et firent de tels ravages que ce malheureux expira après avoir été transporté à Attorney. M. Guérard, dans son article *Insecte* du Dictionnaire de médecine, fait remarquer que l'on ne doit pas s'étonner de ce que la viande que portait cet homme ait attiré ces insectes, car, dit-il, le sens de l'odorat est si développé chez eux, que l'on voit les mouches à viande faire leur ponte sur le *Gouet serpentaire*, trompées par l'odeur cadavéreuse qu'exhalent les fleurs de cette plante.

Les cousins sont des insectes qui, par leurs piqûres, causent des douleurs assez vives, lorsqu'elles sont nombreuses; on a vu des animaux succomber aux piqûres de ces insectes, qui s'observent surtout par des températures chaudes et dans des lieux humides. Aux colonies, on donne à ces cousins le nom de *Maringouins*. (V. *Cousins*.)

Les moustiques, qui appartiennent au genre *Tipule*, de l'ordre des *Diptères* et voisins des *Cousins* occasionnent par leurs piqûres des douleurs assez vives, surtout aux Européens qui ne sont pas acclimatés. On se garantit, sous les tropiques, de ces insectes, qui sont un véritable fléau, au moyen de rideaux de gaze dont on enveloppe les lits avec soin et qui ont reçu le nom de *Moustiquaires*. M. Moreau de Jonnès conseille, pour en débarrasser les casernes de faire fermer les portes et les fenêtres un peu avant le coucher du soleil, en laissant une ouverture pour leur sortie; car ces insectes se dirigent par instinct vers les derniers rayons de cet astre. On a conseillé aussi d'enduire de miel un globe de verre qui enveloppe, le soir la lumière, les insectes, attirés vers cet objet, viennent se coller aux parois du globe : Les soins que l'on doit prendre pour remédier à leurs piqûres ont été indiqués aux mots *Cousin* et *Abeilles*.

La fourmi, *formica*, appartient à l'ordre des *Hyménoptères*, section des porte-aiguillons, famille des *Hétérogynes*. Il existe plusieurs espèces de fourmis, qui toutes secrètent un liquide particulier que l'on a nommé acide *formique*, cet acide, qui est volatil, produit l'odeur particulière que l'on remarque lorsque seulement l'on approche d'une fourmilière. Comme pour les abeilles, il existe dans chaque fourmilière trois espèces de fourmis, les mâles, les femelles et les neutres; le deux premières espèces sont pourvues d'ailes; les mâles seuls ont un aiguillon: Après la fécondation, les femelles se débarrassent de leurs ailes qui persistent chez les mâles; les femelles vierges conservent leurs ailes et concourrent avec les neutres aux soins donnés aux larves; les femelles fécondées sont soignées et protégées par les neutres, dont un certain nombre les accompagnent toujours. On peut lire dans Hubert les détails les plus intéressants sur les mœurs des diverses espèces de fourmis qui souvent se font d'une espèce à l'autre les guerres les plus régulières et les plus cruelles.

L'acide *formique*, qui est un des moyens de défense de ces insectes. est contenu dans leur abdomen, elles le projettent sur leurs ennemis lorsqu'elles veulent les éloigner, et les mâles le laissent écouler dans la petite plaie qu'ils font avec leurs aiguillons, c'est ce qui rend leurs piqûres si douloureuses. Il suffit que des fourmis de la grosse espèce soient en contact avec la peau pour déterminer des rougeurs et des ampoules, qui vont quelquefois jusqu'à soulever l'épiderme et produire l'effet d'un vésicatoire.

L'acide *formique* a été longuement étudié par les chimistes, et l'on a même proposé de l'employer en médecine; il est puissant et se prépare en jetant des fourmis dans l'eau bouillante et fesant digérer cette eau avec de nouveaux insectes jusqu'à ce que l'on ait obtenu le degré de saturation que l'on désire. Pour l'obtenir pur, on le prépare en écrasant des fourmies et les arrosant d'un peu d'eau, on exprime le liquide convenablement et on le sature ensuite par le carbonate de potasse : Pour le débarrasser des matières étrangères, on verse une solution de sulfate de fer, qui précipite les matières organiques, et cette solution est ajoutée jusqu'à ce qu'il ne se forme plus de précipité; on achève de saturer la liqueur en ajoutant de la potasse; on évapore jusqu'à siccité et l'on distille ensuite le résidu sur l'acide sulfurique. L'on obtient ainsi l'acide formique qui, à l'état de concentration, est liquide, incolore, d'une odeur piquante et agréable, moins âcre que l'acide acétique auquel on a proposé de le substituer dans l'économie domestique : On a proposé aussi cet acide pour préparer des limonades. En chimie, on prépare d'une manière artificielle l'acide formique en distillant de l'acide tartrique ou de l'amidon sur l'acide sulfurique étendu d'eau; le produit est de l'acide formique étendu.

Les fourmis écrasées ont été employées à l'extérieur en cataplasmes dans certaines douleurs rhumatismales chroniques, dans des paralysies, des œdèmes, l'on dit en avoir obtenu de bons résultats. On conçoit que, dans tous les cas, où il faut produire une excitation très-forte de la peau, ce moyen ait été employé avec avantage; c'est par conséquent un très-bon dérivatif qui peut, dans quelques circonstances, remplacer les synapismes.

On a aussi employé comme moyen hémostatique le nid d'une fourmi, (la fourmi *biépineuse* de Cayenne), qui est formé avec le duvet des feuilles d'une espèce de *fromager*; cette substance paraît arrêter les hémorrhagies avec beaucoup plus d'efficacité que l'agaric (amadou).

Les fourmis sont souvent un véritable fléau pour les jardins; quelquefois on les a vu envahir les maisons et obliger les habitants de les abandonner; les moyens qu'on emploie pour se débarrasser de ces hôtes incommodes ne sont pas toujours efficaces : Dans les jardins, ce sont des bouteilles remplies d'eau, dans lesquelles on fait bouillir du miel, que l'on suspend aux arbres et dans lesquelles les fourmies viennent se noyer attirées par l'odeur. Dans les cas où elles envahiraient les maisons au point d'en chasser les habitants, ainsi que cela s'est vu à Londres et à Brighton, les fumigations sulfureuses seraient les moyens les plus convenables pour les éloigner et les détruire. Quant aux moyens de remédier aux inconvénients de leurs piqûres, ils ne sont pas différents de ceux qui ont été indiqués aux mots *Abeilles* et *Cousin*.

Les scolopendres, qui appartiennent à l'ordre des *Myriapodes*, paraissent avoir causé dans les colonies des symptômes fâcheux par leurs morsures. Aux Antilles, au Sénégal, on cite des accidents déterminés par cette cause. Werbe rapporte l'histoire d'un jeune homme qui, au Sénégal, pendant son sommeil, fut réveillé par une vive douleur au genou, qui, en quelques minutes, fut suivie d'un gonflement de la grosseur du poing; au centre, on vit une petite tache noire que l'on regarda comme la morsure d'un scolopendre. Des frictions avec de l'ammoniaque liquide diminuèrent l'enflure et les douleurs, qui étaient très-vives; le malade guérit : Les médecins du Sénégal disent, qu'abandonnés à eux-mêmes, ces accidents peuvent devenir mortels. Les frictions avec l'ammoniaque, la cautérisation avec le fer rouge du lieu où a été faite la morsure, après l'avoir incisée, sont les moyens de traitement qu'ils mettent en usage.

Les CHENILLES ont quelquefois produit des érythèmes par leur action sur la peau. Lorry et Réaumur rapportent des cas de gonflement de la peau avec rougeur et même phlyctènes, ce qui constitue de véritables érysipèles, produits par le passage d'une chenille sur la peau du visage ou du cou. Réaumur éprouva cet accident et le vit arriver sur d'autres personnes par le fait seul d'avoir observé de près ces insectes. Amoureux dit avoir éprouvé au visage du prurit avec rubéfaction pour avoir observé de très près, sans les toucher, des chenilles du pin. Ces accidents sont dûs aux petits poils qui recouvrent le corps de ces chenilles. qui, en se détachant de leurs corps, sont projetées dans l'air. Les cocons de quelques-uns de ces insectes produisent le même effet ; ce fait tient aux poils dont ils se dépouillent et qui entrent aussi dans le tissu de leur coque pendant qu'ils la travaillent. Des lotions émollientes, lorsque la douleur est vive ; des compresses d'eau froide, dans le début, aiguisées avec un peu d'acétate de plomb , sont les moyens les plus efficaces pour faire disparaître ces accidents qui n'ont rien de grave. L'eau froide seule, et souvent renouvelée, est même un traitement qui réussit complètement.

L'Araignée, ne faisant pas partie de la classe des insectes, a été décrit à son nom. (Voy. ce mot.)

Pour les animaux qui peuvent se développer dans l'intérieur de nos tissus ou de nos organes, et qui n'appartiennent pas à la classe des insectes. (V. *Acéphalocytes, Acarus, Entozoaires, Hydatides, Dragoneau, Vers.*) J. P. BEAUDE.

Médecin inspecteur des établissemens d'eaux minérales, membre du conseil de salubrité.

INSENSIBLE *(physiol.)*, adj. (de *in* négatif, *sentire*, sentir). On appelle ainsi les tissus organiques qui n'éprouvent aucune impression perçue de la part des agents intérieurs ou extérieurs. (V. *Sensations*).

INSERTION *(anat.)*, s. f. (de *insertio*, greffe). C'est l'implantation d'un organe sur un autre, d'un tendon sur un os, par exemple. En pathologie, le mot insertion est pris quelquefois pour synonyme d'inoculation.

INSOLATION *(hygiène)*, s. f. On donne ce nom à l'exposition prolongée aux rayons du soleil. L'insolation, surtout pendant les grandes chaleurs, peut être une cause de maladie : on a vu des moissonneurs, travaillant au milieu de la campagne et exposés à un soleil ardent, succomber tout à coup atteints d'une congestion encéphalique. On voit aussi pendant une longue marche, et principale-

ment dans les pays chauds, les soldats soumis aux rayons du soleil tomber évanouis, et souvent même périr sur-le-champ d'une congestion cérébrale ou d'une apoplexie pulmonaire : ces exemples se sont rencontrés dans nos dernières campagnes d'Afrique. L'insolation peut aussi causer la folie ; il est d'observation que dans les campagnes , c'est pendant l'été que l'aliénation mentale se déclare le plus souvent chez les cultivateurs : on rapporte que Charles VI présenta les premiers symptômes de folie après avoir été exposé au soleil pendant une chasse. Enfin, il est surtout une maladie qui résulte fréquemment de l'insolation, c'est l'érysipèle le plus souvent léger ; il est connu sous le nom de *coup-de-soleil*; les parties ordinairement couvertes , sujettes par hasard aux rayons solaires, y sont les plus exposées, comme on le voit souvent sur les baigneurs. Il n'est cependant pas sûr d'en recevoir sur la face, sur le cou et même sur le cuir chevelu, car des accidents graves peuvent souvent être déterminés par cette cause. Lorsqu'il n'y a qu'un léger érysipèle , un simple érythème , il suffit de quelques lotions émollientes sur la peau ; lorsque la douleur est un peu vive, on peut appliquer une légère couche de crème très-fraîche que l'on renouvelle toutes les deux ou trois heures. Ce remède , si simple , suffit souvent pour faire disparaître la douleur en peu de temps et la rougeur en vingt-quatre heures.

Loin d'être une cause de maladie, l'insolation peut être, dans certains cas , une ressource favorable pour le rétablissement de la santé. Elle a une action tonique convenable aux convalescents et aux personnes faibles, principalement aux enfants scrofuleux, aux jeunes filles chlorotiques, et en général à tous ces êtres frêles et étiolés qui paraissent pécher par un défaut d'énergie vitale. H. L.

INSOMNIE, *(path.)* s. f., (*insomnie*, de *in*, négatif, et de *somnus*, sommeil, privation de sommeil). L'insomnie, dont la définition se trouve dans l'étymologie, ne doit pas être confondue avec le cochemar, l'incube, etc., qui sont des troubles du sommeil et dont l'histoire est traitée à ce mot.

Je passe de suite aux *causes*. L'insomnie se rencontre plutôt chez les vieillards que chez les jeunes sujets, chez les femmes que chez les hommes, et plutôt enfin chez les personnes douées d'une constitution nerveuse et irritable que chez celles qui sont sanguines ou surtout lymphatiques. Une indigestion, l'usage de certains aliments et de quelques substances qui agissent sur les nerfs, telles que le thé, le café, les liqueurs alcooliques, ont souvent pour effet de priver du sommeil, quelquefois pendant deux nuits de suite. Ce phénomène est assez commun au début des maladies aiguës, il coïncide alors avec du malaise, de la fièvre; dans les maladies qui s'accompagnent de douleurs violentes, les rhumatismes, par exemple, on voit de malheureux malades passer deux et même trois semaines sans pouvoir goûter un seul moment de repos; la même chose arrive encore dans certains cas de syphilis constitutionnelle, chez les sujets que tourmentent des douleurs ostéocopes nocturnes. L'insomnie est le cortège presque inséparable d'un grand nombre de névroses, la mélancolie, la folie principalement ; on la rencontre encore dans des lésions des centres nerveux. Un de nos collaborateurs m'a rapporté l'exemple d'un ancien militaire, âgé de 74 ans, qui avait reçu une blessure intéressant la moëlle épinière. Il en était résulté un tremblement continuel qui ne pouvait être calmé que par de fortes doses d'opium, un gros et même au-delà. Depuis que l'événement était arrivé, il n'avait pu dormir un seul instant, malgré l'usage de narcotiques aussi énergiques, et il charmait la longueur de ses nuits par des lectures. Les émotions morales, vives de plaisir ou de douleur, causent une agitation qui éloigne le sommeil, et les poètes ont représenté l'insomnie assise au chevet du coupable.

L'insomnie prolongée fatigue considérablement : la face devient pâle, livide, colorée aux pommettes seulement ; les yeux sont rouges, injectés, douloureux ; les membres languissent, brisés par une courbature continuelle ; la bouche est sèche, les urines rares ; il y a d'ordinaire constipation, et très souvent aussi éruption de petites pustules de varus au visage et aux épaules. Les effets de l'insomnie s'ajoutant à la cause qui la produit, peuvent occasioner de graves maladies. Cependant, nous devons le dire, on a vu des personnes rester des mois, des années entières sans sommeil, et n'éprouver d'autre inconvénient que la fatigue et l'abattement inséparables d'une semblable privation. Hâtons-nous de dire que ce sont surtout les fous qui jouissent de ce privilége.

Quant au pronostic que l'on peut tirer de l'insomnie, il est en rapport avec la gravité de la cause qui le fait naître ; aussi elle est d'un mauvais signe dans les fièvres graves ; mais elle a une bien moindre importance dans les affections nerveuses mentales, telles que la folie et la mélancolie.

Lieutaud, qui a consacré dans son *Précis de Médecine* un chapitre très bien fait à l'insomnie, nous apprend que beaucoup de personnes ont fini par retrouver le sommeil qu'elles avaient perdu en s'imposant l'obligation de ne rester que quelques heures au lit. On a employé avec avantage les boissons rafraîchissantes, le petit lait, la solution de sirop d'orgeat, la limonade, etc. La saignée peut être utile en certains cas. Les bains tièdes et prolongés, que l'on administre immédiatement avant le coucher, sont très avantageux. Un exercice modéré pris à la campagne, dans un air pur, peut contribuer à rétablir le sommeil ; mais, par contre, les fatigues extrêmes amènent quelquefois l'insomnie. « On sait, dit Lieutaud, que bien des gens s'endorment au murmure d'une fontaine, et au son de la voix d'un lecteur. On connaît toute l'efficacité des sermons. Quelques-uns enfin ont été obligés de se faire bercer. » Il ne faut, en général, recourir aux narcotiques qu'à la dernière extrémité, et jamais sans l'avis d'un médecin ; car pour beaucoup de personnes, l'opium et ses succédanés peuvent avoir d'assez graves inconvénients ; et enfin, quand on les emploie, il faut en user avec beaucoup de ménagement et de modération, parce qu'on s'habitue très facilement à leur action ; il faut bientôt de hautes doses pour procurer le sommeil, et on connaît

naît tous les dangers de l'opium pris en grande quantité. (V. *Opium.*) J. P. BEAUDE.

INSPIRATEUR *(physiol.)*, adj. (de *in* dans, *spirare*, respirer). Les muscles inspirateurs sont ceux qui servent à l'ampliation de la poitrine dans l'acte de la respiration. (Voyez ce mot.)

INSPIRATION *(physiol.)*, s. f. (Mêmes racines que le mot précédent.) Acte physiologique par lequel l'air est introduit dans les poumons. (V. *Respiration.*)

INSTILLATION *(thérap.)*, s. f. (de *in* dans, *stilla*, goutte). Action par laquelle on verse goutte à goutte un liquide. C'est ainsi que s'emploient beaucoup de collyres, on en verse quelques gouttes entre les paupières maintenues écartées.

INSTRUMENT *(chir.)*, s. m. (*instrumentum*). On appelle ainsi tout agent mécanique destiné à l'accomplissement d'une opération quelconque. Tels sont les lancettes, les bistouris, les ciseaux, les scies du chirurgien, les machines pneumatiques, les piles voltaïques, les microscopes du physicien, les cornues et les alambics du chimiste, etc.(V. ces mots.)

INSUFFLATION (*path. thérap.*), s. f. (du latin *insufflatio*).C'est l'action d'insuffler de l'air ou d'autres gaz dans l'économie. A la suite de l'asphyxie par submersion, de celle des enfants nouveau-nés, on insuffle de l'air dans les poumons pour rappeler la vie (V. *Asphyxie*); la fumée de tabac est quelquefois insufflée dans l'intestin rectum pour rappeler la vie par l'excitation de cet intestin. Des poudres que l'on a nommée collyres secs sont quelquefois insufflée dans l'œil comme moyen thérapeutique.

L'insufflation du tissu cellulaire a été quelquefois pratiquée pour simuler des maladies par le gonflement qu'il produit; mais cette espèce d'emphysème artificiel disparaît assez promptement et ne peut en imposer qu'à des médecins peu attentifs. Les insufflations naturelles, qui ont lieu par les blessures des poumons ou des voies aériennes, constituent l'emphysème ainsi que le développement pathologique des gaz dans le tissu cellulaire (V. *Emphysème.*). J. B.

INTELLIGENCE. (V. *Phrénologie.*)

INTEMPÉRANCE *(physiol.)*, s. f. (in négatif, *temperentia*, modération), abus, excès d'alimens et de boissons (V. *Indigestion, Ivresse.*).

INTEMPÉRIE *(physiol.)*, s. f. (in négatif, *temperies*, bonne constitution de l'air), altération dans l'état de l'atmosphère. Dans le langage de Galien, ce mot signifiait une modification dans l'état de chaud, de froid, de sec ou d'humide, des humeurs ou des organes solides.

INTENSE *(physiol. path.)*, adj. (in vers, *tensus*, tendu).Épithète qui caractérise l'énergie d'une cause quelconque.

INTENTION *(pathol.)*, s. f. (de *in* vers, *tentio*, tension de l'esprit). C'est le résultat que l'on veut atteindre. On dit en chirurgie que l'on réunit une plaie par première intention, quand on détermine l'agglutination de ses lèvres, de manière quelle puisse guérir sans suppuration. Quand celle-ci a lieu, la réunion est dite par seconde intention. (V. *Plaie.*)

INTER-CALAIRE *(path.)*, adj. (de *inter calare*, placer entre). On appelle jours intercalaires ceux qui séparent les jours d'accès dans les fièvres intermittentes, ou ceux qui séparent les jours de crises.

INTER-CLAVICULAIRE *(anat.)*, adj. (*inter*, entre, *clavicula*, clavicule), ce qui est situé entre les clavicules. On désigne ainsi soit la région elle-même, soit un faisceau fibreux qui s'étend en arrière de l'extrémité sternale d'une clavicule à l'autre.

INTERCOSTAL *(anat.)*, adj. (*inter*, entre, *costa*, côte), ce qui est situé entre les côtes. Les *espaces intercostaux* forment des bandes courbes et parallèles qui se voient très bien sur la cage osseuse du thorax d'un squelette. Ces espaces sont remplis par divers organes qui portent le même nom. — Les *muscles intercostaux* sont distingués en *internes* et *externes*. Les premiers se portent obliquement de haut en bas et d'avant en arrière de la lèvre interne du bord inférieur de chaque côte au bord supérieur de la côte inférieure ; les seconds affectent une disposition inverse ; ils marchent de haut en bas et d'arrière en avant de la lèvre externe, du bord inférieur de chaque côte au bord supérieur de la côte inférieure. — Les *artères intercostales* sont en nombre variable : les supérieures viennent de la sous-clavière ; les inférieures, au nombre de neuf ordinairement, proviennent directement de l'aorte. —Les *veines intercostales* sont en nombre égal à celui des artères : les supérieures se jettent le plus souvent dans la sous-clavière ; les inférieures s'épanchent dans l'azygos. — Les *nerfs intercostaux*, au nombre de douze, viennent des branches antérieurs des nerfs dorsaux.　　　　J. B.

INTERCURRENT, TE (*path.*), adj. (*inter*, entre, *currere*, courir). On appelle aujourd'hui maladies intercurrentes celles qui surviennent pendant le cours d'une autre affection dont elles sont indépendantes.

INTER-ÉPINEUX *(anat.)*, adj. (*inter*, entre, *spina*, épine du dos). On appelle muscles inter-épineux ceux qui sont situés entre les apophyses épineuses des vertèbres ; on en a fait trois classes, dénommées suivant les trois régions de la colonne vertébrale. 1° Inter-épineux cervicaux, au nombre de douze, six de chaque côté ; 2° inter-épineux du dos. Ce sont des portions du muscle transversaire épineux ; 3° inter-épineux des lombes. Ce sont de véritables ligaments.　　　　J. B.

INTER-MAXILLAIRE *(anat.)*, adj. (*inter*, entre, *maxillaire*, mâchoires) Les os inter-maxillaires ou incisifs sont deux petits os qui, chez les animaux, se trouvent situés entre les deux maxillaires supérieurs et forment l'extrémité du museau. Cette disposition a été admise chez l'homme par quelques anatomistes anciens et modernes, et même, donna lieu en Allemagne à l'opinion ridicule que l'homme avait autrefois été un quadrupède. L'existence de ces os, dans l'espèce humaine, est fortement contestée par les anatomistes modernes. Cependant on a constaté leur existence chez quelques sujets.　　　　J. B.

INTERMITTENCE (*path.*), s. f. (*intermissio*, intervalle). C'est l'état de calme qui sépare deux accès dans les maladies qui suivent cette marche.—Il y a intermittence du pouls quand, de temps en temps, soit régulièrement soit irrégulièrement, une pulsation manque complètement.

INTERMITTENT, TE (*path.*), adj. (*inter mittens*, qui a des intervalles). Les maladies intermittentes sont celles qui marchent par accès, telles sont les fièvres de ce nom, certaines névralgies, etc. Quand l'intermittence est régulière, on réussit ordinairement très-bien à guérir par le quinquina la maladie qui présente ce type. (V. *Fièvres intermittentes, Névralgie.*)

INTERNE (*path.*), adj. (*internus*, intérieur), se dit de tous les organes situés profondément dans les grandes cavités. On appelle pathologie interne ou médecine proprement dite la science qui s'occupe de la maladie de ces organes, par opposition à la chirurgie, qui s'occupe plutôt des maladies externes.

INTER-OSSEUX, SE *(anat.)*, adj. et s. m. (*inter osseus*, entre les os). On appelle, 1° *intervalle inter-osseux* celui qui sépare deux os, mais surtout ceux de la main et du pied, de l'avant-bras et de la jambe ; 2° *ligament inter-osseux*, une toile fibreuse qui unit le radius et le cubitus d'une part, le tibia et le péroné de l'autre ; 3° *muscles inter-osseux*, ceux qui se rencontrent dans les intervalles des os du métacarpe et du métatarse. Il sont au nombre de vingt-huit, sept pour chaque main, sept pour chaque pied. Il y en a deux pour chacun des trois doigts ou orteils moyens, un pour le petit ou le petit orteil, le pouce et le gros orteil n'en ont pas ; 3° *artère inter-osseuse* à l'avant-bras, celle qui, née de la cubitale, se partage en deux branches qui suivent. l'une la partie antérieure, l'autre la partie postérieure du ligament inter-osseux. A la main, les inter-osseuses métacarpiennes dorsales sont formées par la radiale ; les métacarpiennes palmaires proviennent de l'arcade palmaire profonde. Le pied présente une disposition analogue.　　　　J. B.

INTERSTICE *(anat.)*, s. m. (*interstitium*, intervalle). On appelle ainsi l'intervalle qui existe entre deux corps ou deux saillies d'un même corps.

INTER-TRANSVERSAIRE *(anat.)*, adj. et s. m. (*inter-transversalis*). On appelle ainsi des muscles situés dans les intervalles des apophyses transverses des vertèbres du cou et des lombes. On a aussi donné le nom de ligaments inter-transversaires à des faisceaux fibreux qui s'attachent à toutes les apophyses transverses, et forment par leur réunion un seul ligament occupant toute l'étendue de la colonne vertébrale.   **J. B.**

INTERTRIGO *(méd.)*, s. m. *(intertrigo, de tero, je frotte, inter, entre deux)*. On désigne ainsi en pathologie cutanée des rougeurs inflammatoires, accompagnées quelquefois d'excoriations, et qui se manifestent sur des parties soumises à des frottements répétés, ou au contact de matières âcres et irritantes ; du reste, tous les nosographes, et Sauvages, entre autres, en ont fait une variété de l'Erythème.

Le siège habituel de cette maladie est à l'entour des parties génitales, aux aines, entre les fesses ou entre les cuisses, sur les grandes lèvres chez la femme, ou au périnée et sur les bourses chez l'homme ; on la rencontre principalement chez les enfants au berceau qu'on laisse trop long-temps dans des langes imprégnés d'urine ou de matières fécales, chez ceux qui sont très-gras, ou qui sont maintenus trop serrés dans leur maillot ; les personnes très-replettes y sont assez exposées, ainsi que les femmes qui ont, par la vulve, des écoulements ichoreux ou de mauvaise nature. Enfin plusieurs auteurs ont noté que le véritable érythème intertrigineux se montrait assez ordinairement sur le scrotum des vieillards affectés de paralysie de vessie, et chez lesquels l'urine filtrait incessamment goutte à goutte.

Dans l'intertrigo, la peau est d'un rouge vif, tendue, luisante, présentant souvent çà et là des fissures, des excorations, au niveau desquelles l'épiderme est enlevé. Cette affection est souvent accompagnée d'un prurit ou de démangeaisons très-vifs et très-cuisants, et les excoriations sont dues, la plupart du temps, à l'action des ongles du malade que la sensation qu'il éprouve, sollicite impérieusement à se gratter ; d'autres fois, ce n'est plus de la démangeaison, mais c'est un picottement insupportable poussé, dans certaines circonstances, jusqu'à priver le patient du sommeil. On a remarqué que, surtout chez les femmes, le prurit, dont les parties génitales étaient le siège, excitait vivement au coït.

L'intertrigo pourrait être confondu avec la dartre squameuse humide, qui se montre assez fréquemment dans les mêmes régions : mais il s'en distingue par le défaut d'une exsudation susceptible de se coaguler en écailles, et la facilité avec laquelle il cède aux moyens propres à le combattre.

Traitement. Si le mal est léger et peu étendu, quelques lotions émollientes avec l'eau de cerfeuil, de son, de guimauve, etc., suffiront pour le faire disparaître promptement ; quand il est dû au frottement des chairs, comme il arrive chez les personnes grasses, on le guérira par les mêmes moyens, mais surtout en saupoudrant les parties malades de certaines poudres absorbantes, telles que la poudre de lycopode, d'amidon, etc. ; si le mal est très-étendu, que la cuisson soit fort vive, outre les lotions dont nous avons parlé, on pourra appliquer des cataplasmes de fécule de pommes de terres, et les renouveler plusieurs fois par jour ; les bains entiers d'eau de son seront en même temps fort

avantageux. Ces moyens locaux ne seraient pas suffisants si le malade ne se mettait à un régime rafraîchissant (petit lait ou bouillon de veau pour boisson, viandes blanches, légumes verts pour nourriture, etc.) ; les enfants affectés d'intertrigo, seront changés souvent de linges et nettoyés soigneusement ; chez les vieillards qui urinent par regorgement, on couvrira les parties malades de taffetas gommé pour les défendre contre l'action irritante de l'urine ; les femmes tourmentées d'écoulements âcres, devront se garnir et renouveler fréquemment les linges très-fins, d'ailleurs, dont elles se serviront. Contrairement à l'usage de quelques médecins, nous proscrirons ici toutes les pommades, même les plus adoucissantes, telle que la pommade de concombres, à cause des corps gras qui entrent dans la composition de ces médicaments, et qui, placés en contact avec le tégument échauffé, deviennent bientôt rances et irritants à leur tour.   BEAUGRAND.

INTER-VERTÉBRAL *(anat.)*, adj. *(inter* entre, *vertebra* vertèbre), qui est situé entre les vertèbres. Le nom de cartilages inter-vertébraux est donné à des rondelles fibro-cartilagineuses élastiques situées entre les corps des vertèbres.

INTESTIN. *(anat.)* s. m. du latin *intestinus*, intérieur, qui est en dedans ; en grec *enteron*. Généralement on entend par intestin ou canal intestinal un long tube présentant plusieurs renflements, et s'étendant de la bouche à l'anus. Mais dans l'usage ordinaire, on désigne par ce mot la portion du conduit intestinal ou digestif, qui siège dans l'abdomen, et partant de l'estomac, s'étend après un grand nombre de sinuosités jusqu'à l'anus. C'est ce que dans le vulgaire on nomme les boyaux. Sa longueur totale est beaucoup moindre chez les animaux carnivores que chez les herbivores. Chez l'homme adulte elle varie de quatre à cinq fois la longueur du corps, c'est-à-dire de vingt-cinq à trente pieds.

L'intestin ainsi limité est lui-même formé de plusieurs parties, et d'abord on le divise en intestin grêle, et gros intestin. Le premier est formé de trois parties : le duodénum, (v. ce mot), qui fait suite à l'estomac ; le jéjunum qui vient après, et l'iléon qui termine la portion grêle du tube digestif. Le gros intestin est composé aussi de trois parties, le cœcum qui succède à l'iléon, puis le colon (v. ces deux mots), et enfin le rectum qui aboutit entre les deux fesses par une ouverture que l'on nomme anus. Comme on le voit, ces organes, quoique diversement, dénommés sont les parties d'un même tout. C'est une même rue qui change plusieurs fois de nom. La forme générale de l'intestin est cylindrique, plus ou moins large dans ses différentes portions. Considéré dans toute son étendue, il présente une grande courbure générale, libre par sa convexité, mais retenue du côté de sa concavité par divers replis du péritoine qu'on nomme mésentères.

Dans quelque partie que vous l'envisagiez, il offre à peu près la même structure : on lui trouve quatre tuniques que nous allons rapidement décrire en procédant de dehors en dedans.

1°. *La séreuse.* C'est l'enveloppe extérieure qui lui est formée par le péritoine : en abandonnant l'intestin, cette membrane se reporte vers la partie postérieure de l'abdomen et forme les replis que nous avons mentionnés sous le nom de mésentères.

2°. *La musculeuse.* Les intestins présentent plusieurs plans de fibres musculaires : les unes superficielles, et assez clair-semées, sont longitudinales; les autres sont circulaires, sans faire cependant le tour complet de l'intestin. Les fibres longitudinales existent surtout dans l'instestin grèle sur le côté du mésentère; dans le gros intestin, elles se présentent réunies en trois bandes qui modifient la forme générale de cette partie du canal digestif.

3°. Les anciens distinguaient sous le nom de *tunique nerveuse*, le tissu cellulaire qui unit la tunique musculeuse à la membrane interne des intestins : aujourd'hui les anatomistes la nomment tunique celluleuse. D'après un excellent travail publié récemment par M. N. Guillot, elle est tout-à-fait vasculaire et constituée par un réseau inextricable de capillaires veineux. (Journal l'*Expérience*, T. I. P. 162).

4°, *Membrane muqueuse.* La surface de cette membrane n'est pas partout la même : dans l'intestin grèle elle est hérissée de petits prolongements fins et déliés, qui sont très rapprochés, et donnent à la membrane, vue à la loupe, l'apparence d'un gazon touffu ou d'un duvet très-serré. Ces villosités manquent dans le gros intestin, mais ici la surface muqueuse est parsemée d'une foule de dépressions ou d'aréoles très-petites que l'on ne peut voir à l'œil nu. La tunique muqueuse présente une foule de petites poches isolées (follicule de Brunner), ou réunies et groupées (follicules agminés de Péyer), auxquels M. Guillot conteste le caractère de glandes. Du reste, la tunique dont nous parlons est mince, demi-transparente, d'un blanc rosé et parcourue par un lacis de vaisseaux très-fins : elle forme dans presque toute l'étendue du tube digestif des replis circulaires ou presque circulaires, que l'on nomme *valvules conniventes.*

Les nerfs de l'intestin proviennent du grand sympathique ; ses artères, des deux mésentériques ; et ses veines, de la veine porte. Ses vaisseaux lymphatiques, très-nombreux, vont se rendre au réservoir de Pecquet et au canal thoracique.

Les gros intestins, cœcum et colon, ont été décrits à part (v. ces mots); quant au rectum, il sera décrit plus loin ; ses maladies offrant aussi quelque chose de spécial, seront indiquées en même-temps (v. *Rectum*).

Je n'entrerai pas ici dans le détail de la formation de l'intestin chez l'embryon, ou plutôt des diverses opinions des auteurs à ce sujet. Cette question sera traitée au mot *Orologie.*

Enfin, nous renverrons à l'article *Digestion* pour tout ce qui concerne la physiologie de l'intestin.

INTESTIN (maladies de l'). Il y a quelques années encore, alors que la doctrine physiologique était toute puissante, les intestins étaient regardés comme le point de départ presque constant de toutes les maladies. On avait remarqué que ces organes recevaient un assez grand nombre de filets nerveux provenant du grand sympathique, et on avait dit que leur vitalité était nécessairement très prononcée : on avait vu qu'une multitude de vaisseaux se ramifiaient dans leurs parois, et dès lors on disait que l'inflammation devait y être très-fréquente ; le passage continuel des matières alimentaires ne pouvait agir que comme un modificateur stimulant, qui devait très-facilement y faire naître d'abord l'irritation, et bientôt un appel de sang plus considérable, c'est-à-dire l'inflammation : raisonnant toujours dans la même hypothèse et *a priori*, on ajoutait : les intestins sont réunis à tous les organes par des liens plus ou moins étroits de sympathie ; toutes les irritations qui viennent à s'y développer iront donc retentir sur les autres parties avec d'autant plus d'énergie que la sympathie sera plus prononcée ; ainsi la réaction sur le cœur et le système circulatoire, amènera la fièvre ; sur le cerveau elle produira des troubles intellectuels divers, le délire, la stupeur, etc., etc. Cette doctrine, spécieuse au premier coup-d'œil, entraîna, dès son apparition, l'enthousiasme des élèves séduits par une théorie aussi simple, et qui réduisait à une seule toutes les maladies qu'il leur fallait étudier séparément : quelques médecins instruits se laissèrent eux-mêmes prendre à l'amorce, et se rangèrent, tête baissée, sous l'étendart arboré par le chef et qu'il avait décoré de cette devise : « *doctrine physiologique.* » Mais une observation plus attentive vint bientôt renverser tout ce brillant échafaudage ; on reconnut que les intestins étaient beaucoup moins irritables qu'on ne l'avait prétendu, que les stimulations mêmes auxquels ils étaient continuellement et normalement soumis de la part des aliments ne produisent pas les effets qu'on leur avait attribués ; que les désordres observés du côté de l'intestin étaient bien souvent l'effet sympathique de désordres dans les autres organes ou d'un état morbide général, ou d'une viciation des liquides : qu'enfin, alors même que le point de départ existait réellement dans les intestins, la lésion était loin de constituer toujours une inflammation. Cela bien reconnu aujourd'hui, et l'état des choses ainsi posé, nous allons examiner quelles sont les maladies dont le tube digestif peut être attaqué.

I. INFLAMMATION DES INTESTINS. ENTÉRITE. Le nom d'entérite, ou entéritis, a été donné depuis long-temps à l'inflammation de la tunique muqueuse des intestins. Nous allons d'abord l'étudier dans son état aigu, nous verrons ensuite les phénomènes qu'elle présente à l'état chronique.

A. *Entérite aiguë.* 1° *Anatomie pathologique.* Lorsque le malade a succombé et que l'on a fait l'autopsie de son cadavre, on trouve la membrane muqueuse colorée en rouge dans différents points de son étendue, ou dans une partie continue et plus ou moins considérable ; en même temps la membrane s'est épaissie, elle a perdu sa consistance, elle est devenue molle, friable. Souvent des ulcérations plus ou moins profondes s'y sont développées, ont rongé les différentes tuniques au point d'amener dans certains cas rares une perforation de l'intestin qui laisse passer les matières fécales dans la capacité du ventre, d'où une péritonite mortelle. (V. *Péritonite.*) Quelquefois il se forme des concrétions, molles et blanchâtres, analogues à du blanc d'œuf à demi cuit et qu'on nomme des fausses membranes (v. *Muguet*); du pus peut être sécrété par les parois enflammées et rendu avec les selles ; dans d'autres cas, on trouve ce liquide infiltré entre les tuniques phlogosées. Quant à la gangrène, on l'observe fort rarement.

2° Les *causes* de l'entérite ont, en partie, été exposées aux mots *gastrite* et *grstro-entérite ;* nous allons les énumérer rapidement ; nous ferons remarquer d'abord que tous les âges et tous les sexes y sont à peu près également exposés, et nous mentionnerons ensuite, comme causes efficientes, tous les agents irritants qui portent directement leur action sur la muqueuse digestive ; tels sont les poisons irritants, alcalins ou acides ; des purgatifs violents ou donnés inconsidérément ; une alimentation trop succulente ou de mauvaise nature, et qui laisse beaucoup de résidus excrémentiels ; des substances putréfiées ou seulement trop avancées ; les excès dans l'alimentation, surtout pendant la convalescence de maladies graves ; d'autrefois l'impression brusque du froid, principalement si le corps est en sueur, la répercussion brusque de la goutte, du rhumatisme ou d'un exanthème ; ailleurs elle semble se continuer et faire suite aux phlegmasies de l'estomac ou d'un organe voisin, tel que le foie ou le péritoine. Enfin, dans certains cas, la phlogose intestinale est le produit d'un obstacle au cours de la circulation des matières fécales (tumeurs, invagination, étranglement, etc.). 3°Relativement aux *symptômes*, nous allons les examiner d'abord d'une manière générale, c'est-à-dire que nous supposerons l'inflammation étendue depuis l'estomac jusqu'au rectum exclusivement, nous étudierons ensuite rapidement les variétés. La maladie est ordinairement précédée de malaises, de troubles dans les facultés digestives, elle succède même assez souvent à une indigestion ; bientôt surviennent des frissons irréguliers, une douleur sourde au voisinage de l'ombilic, augmentant par la pression et l'ingestion des boissons ; le reste du ventre est ordinairement endolori et distendu par des gaz logés dans les intestins grêles. Les selles sont ici fort importantes à considérer : si la maladie est légère, a son début il y a assez communément constipation, d'autrefois diarrhée, mais, dans tous les cas, celle ci ne tarde pas à survenir ; suivant M. Broussais, l'apparition de la diarrhée annonce le moment où l'inflammation qui occupait d'abord l'intestin grêle, descend et franchit la valvule iléo-cœcale pour envahir le gros intestin. La nature de l'évacuation est très-variable, d'abord ce sont des matières fécales, demi-liquides mêlées de mucosités ou de bile, et d'une fétidité extrême ; plus tard ce sont seulement des mucosités ou de la bile seules ou mêlées de sang ; quelquefois du sang est rendu tout pur, les éva-

cuations sont annoncées par des coliques assez vives, des borborygmes, et d'ordinaire elles n'amènent que peu ou même point de soulagement à leur suite : en même temps, la langue est rouge et pointue, la soif assez vive, la peau sèche et brûlante, les urines rouges peu abondantes et épaisses, le pouls dur et fréquent. Si l'inflammation est très violente ou mal combattue, la tension et le météorisme du ventre font de nouveaux progrès ; la langue se sèche et se noircit, le pouls est plus petit, plus accéléré, les selles, d'une fétidité insupportable, s'échappent involontairement ; le délire survient et le malade succombe.

Dans les cas moins graves (et ce sont de beaucoup les plus communs), ou si le mal a été pris bien à propos, la fièvre diminue, les douleurs deviennent moins vives, les selles moins liquides et moins répétées, la peau redevient moite et souple, tout annonce, en un mot, une amélioration qui, bien dirigée, conduit en peu de temps le malade à la guérison.

L'entérite aiguë présente plusieurs variétés, suivant qu'on l'envisage sous différents points de vue ; et d'abord, quant au siège, on a dit que le duodenum pouvait être enflammé isolément ; je crois cet accident fort rare, si tant est qu'on l'ait véritablement observé ; suivant nous, la duodénite figure plutôt comme complication que comme cause dans les affections bilieuses et les phlegmasies du foie. Quant au colon, il est assez fréquemment atteint d'inflammation ; on a aussi exagéré la valeur de cet accident, toutefois beaucoup de médecins s'accordent à regarder plusieurs *diarrhées* et la *dysenterie* comme de véritables colites.

Les phlegmasies du cœcum ont été, dans ces derniers temps, bien étudiées par les Allemands et surtout par Albers de Bremen, qui les a désignées sous le nom de *typhlitis ;* elles sont surtout caractérisées par de la douleur dans la fosse iliaque droite, des selles abondantes, un engourdissement dans la cuisse droite , etc.... Assez souvent ces inflammations s'étendent aux parties voisines et déterminent le phlegmon de la fosse iliaque. (*peri-typhlite.*)

L'inflammation, dans les circonstances que nous avons examinées, attaque la membrane muqueuse seule ; mais il est des cas où les petits corps, que nous avons désignés sous le nom de glandes de Peyer et de Brunner sont les seuls affectés ; cela s'observe dans la dothinenthérite, et quelques auteurs ont donné à cette maladie le nom d'entérite folliculeuse. Nous avons dit que l'on trouvait quelquefois la muqueuse intestinale tapissée de fausses membranes ; c'est principalement chez les très-jeunes enfants que ce phénomène s'observe ; il ne paraît pas que l'on puisse le reconnaître sur le vivant à des signes particuliers, à moins qu'il n'y ait en même temps de ces fausses membranes rejetées par les selles, ou qu'il ne s'en produise au pourtour de l'anus : cette maladie paraît, dans certains cas, avoir régné d'une manière épidémique.

Des *ulcérations* existent assez fréquemment dans l'intestin ; elles se rencontrent presque constamment dans la fièvre typhoïde, bien souvent dans la dysenterie et la phthisie pulmonaire ; je renverrai à l'histoire de ces maladies pour les détails et l'appréciation de la valeur de ces accidents. Les auteurs anciens ont mentionné la grangrène intestinale comme terminaison assez commune de l'entérite; ces cas sont, au contraire, fort rares, et, hors le cas de hernie étranglée, ou d'étranglement interne (V. *Colique de miserere*), il y en a fort peu d'exemples authentiques (pour les symptômes V. *Hernie étranglée)*.

Envisagée suivant les causes, l'entérite présente aussi quelques particularités ; d'abord, quant aux âges, nous dirons avec Billard, qu'elle est très-commune chez les enfants à la mamelle, et nous ajouterons que dans le premier âge elle est une des causes les plus communes de mortalité ; c'est ce dont j'ai pu me convaincre pendant mon séjour à l'hôpital des enfants ; elle est peut-être plus rare chez les vieillards.

L'entérite qui succède aux blessures du ventre est dite chirurgicale ou traumatique ; elle offre pour caractère principal l'émission du sang par l'anus ou par le vomissement; l'entérite par empoisonnement est plus rare que la gastrite produite par la même cause; du reste, ses phénomènes ont été exposés au mot *gastro-entérite*. Rien n'est plus commun chez les rhumatisans et les goutteux que de voir survenir une véritable entérite, soit à la suite d'un écart de régime, soit au moment où une affection goutteuse ou rhumatismale vient à disparaître, c'est ce qu'on a appelé gouttes remontées ou rétrocédées ; ces entérites sont fort graves, la fièvre est très-forte, les douleurs intenses; il est rare qu'en même temps les autres principaux viscères, les poumons, le cerveau, le cœur, ne soient pas affectés simultanément d'une manière très-marquée. Quelquefois ces inflammations cèdent et disparaissent avec la même promptitude qu'elles sont venues, mais d'autres fois, la mort en est la terminaison fatale. Il est bien rare aussi que les fièvres éruptives, la variole, la scarlatine, etc., ne soient pas compliquées d'entérite, surtout au début; celle-ci est quelquefois tellement intense, qu'elle masque l'affection principale et cause la mort; c'est au médecin à veiller attentivement sur l'état du ventre pendant ces maladies.

B. Entérite chronique, elle succède à une entérite aiguë, ou bien elle est primitive, et alors son début est très obscur. Les individus qui en sont atteints, ressentent des douleurs sourdes, un malaise général, des alternatives de constipation et de diarrhée, ils perdent leurs forces et leur embonpoint. L'entérite chronique est seule, ou bien elle coïncide comme primitive ou secondaire avec d'autres maladies chroniques; la phthisie pulmonaire par exemple. On a donné le nom de phthisie intestinale à l'entérite chronique, qui fait périr les malades dans le marasme. Les symptômes de cette maladie sont en général peu saillants, la douleur est d'ordinaire assez légère; le ventre tend à se déprimer; le plus souvent il y a diarrhée dès le début, d'autrefois, il y a eu d'abord constipation; cette diarrhée est constituée, tantôt par de la sérosité colorée en jaune, tantôt par des mucosités, quelquefois l'un et l'autre en même temps; certains

individus, les enfants surtout, rendent des matières argileuses; enfin, du pus peut être rejeté avec ces différentes matières, Il arrive dans certains cas que les aliments traversant le tube digestif, sans être digérés, sortent encore reconnaissables : c'est la *lienterie*, qui s'observe assez souvent chez les sujets très-jeunes ; l'estomac étant sain, une faim fort vive tourmente souvent les malades, et ceux-ci demandent à grands cris des aliments qui redoublent les douleurs et la diarrhée. Les symptômes généraux sont beaucoup plus rares dans l'entérite chronique que dans l'entérite aiguë ; et dans le premier cas, la plupart des sujets succombent dans le marasme sans avoir eu de fièvre. Si le malade est tourmenté de sueurs, on peut affirmer qu'il y a en même temps maladie des poumons.

Diagnostic de l'entérite : 1° aiguë. L'inflammation aiguë de l'intestin se distingue de la péritonite par une douleur moins vive, l'état plus satisfaisant de la face, la plénitude du pouls et la diarrhée ; de la colique de plomb, par la présence de la fièvre et le dévoiement ; du rhumatisme des parois abdominaux, par le siège plus profond de la douleur qui est aussi moins vive que dans celui-ci, et l'état des selles ; enfin, la fièvre typhoïde offre un ensemble de phénomènes trop caractéristiques pour pouvoir jamais induire en erreur (V. *Dothinentérite*); 2° chronique. On a quelquefois regardé comme entérites chroniques, certains troubles nerveux de l'intestin, un simple embarras intestinal, etc. ; mais dans les affections nerveuses, il y a plutôt constipation que diarrhée, et la douleur diminue plutôt qu'elle n'augmente par la pression sur le ventre : c'est le contraire dans l'entérite.

Le *Pronostic* est nécessairement variable suivant la gravité de la cause et des complications, et le degré d'acuité de la maladie ; il est grave quand l'entérite est fort intense ou causée par un poison; quand elle complique la variole ou la scarlatine, etc.; ce que l'on doit surtout redouter, ce sont les rechutes : une imprudence, un écart de régime pendant la convalescence, n'ont que trop souvent occasionné la mort.

Traitement. Les détails dans lesquels sont entrés les auteurs des deux excellents articles *gastrite* et *gastro-entérite* de ce dictionnaire, me dispensent de parler ici du traitement de l'entérite aiguë, je ne ferais que répéter les sages conseils qu'ils ont donnés.

Quelques mots seulement sur l'entérite chronique. J'ai vu plusieurs fois obtenir d'excellents résultats par de larges vésicatoires appliqués sur la région des flancs ; on peut encore tirer grand parti d'un petit vésicatoire mis sur la région iliaque droite, et que l'on saupoudre d'hydrochlorate de morphine , commençant par un quart de grain, et répétant le pansement toutes les vingt-quatre heures; on porte ainsi la dose à un ou deux grains : le choix du régime est de la plus haute importance; il faut donner des substances douces à la fois, et qui laissent peu de résidu ; tel est le riz, telles sont les fécules, les viandes blanches, les œufs; on évitera les légumes et les viandes.

II. Lésion d'organisation ou de sécrétion des intestins.

1° *Lésions d'organisations des intestins.* Elles sont le plus souvent congénitales. On a trouvé différents vices de conformation assez curieux : ainsi le cœcum peut manquer, les diverses parties que nous avons examinées en commençant peuvent se trouver placées dans un ordre inverse; en un mot, il peut y avoir changement de situation des parties. Ailleurs c'est une occlusion de l'intestin, soit par un diaphragme formé par la muqueuse, soit parce que l'intestin, dans une partie de son étendue, forme un cylindre plein; mais le plus souvent l'occlusion est accidentelle, et alors elle reconnaît pour cause : 1° la production d'une tumeur, soit dans les parois, soit hors des parois du tube digestif et qui en bouche le calibre; 2° l'entortillement d'une anse intestinale, soit autour d'elle-même, soit autour d'une portion d'épiploon ou d'une bride pseudo-membraneuse; 3° la présence de substances étrangères introduites ou formées dans l'intestin; 4° l'invagination ou introduction d'une portion d'intestin dans celle qui lui succède immédiatement : c'est surtout l'intestin grêle qui s'invagine ainsi dans le cœcum par la valvule iléo-cœcale. Quelle que soit la cause de l'occlusion, lorsqu'elle a lieu, il se forme une tumeur dure en un point de l'abdomen; au-dessus de l'oblitération, les intestins distendus par des gaz font saillie et se dessinent à travers les parois du ventre, et en même temps on observe les symptômes généraux que nous avons décrits en parlant de la hernie étranglée. La mort est souvent le résultat de ce fâcheux accident, à moins que les choses ne viennent à se rétablir spontanément dans leur état primitif, ou que des adhérences ne viennent à se former autour du point oblitéré. Dans ce dernier cas, cette partie tombe en grangrène et passe par le bout inférieur, qui l'expulse au dehors; si les adhérences sont solides, les matières continuent de couler du bout supérieur dans l'inférieur, et le malade est guéri, mais si elles sont faibles, les matières s'épanchent dans le ventre et il en résulte une péritonite nécessairement mortelle; telle est la maladie à laquelle a succombé le grand tragédien Talma : chez lui on a trouvé le travail réparateur dont nous parlions, en partie terminé, une communication s'établissait entre deux parties voisines de l'intestin. On a essayé de rétablir les mouvements des intestins, et le cours des matières en donnant de violents purgatifs; d'autres ont essayé des lavements à la glace et en grande abondance; enfin, on a proposé d'établir un anus artificiel en ouvrant le ventre.

2° *Produits nouveaux formés dans les parois intestinales.* Il peut se former entre les tuniques, des gaz, du pus, de la sérosité, mais ce ne sont là que des complications de maladies, et surtout de l'entérite. Je passe à deux productions plus importantes et plus graves.

A. Cancer des intestins. — Il peut siéger en divers points du tube digestif, mais il est plus commun dans le colon et le rectum que dans l'intestin grêle; le début de cette affection est en général assez obscur; cependant il se manifeste de la douleur en un point fixe de l'intestin; cette douleur est sourde ou le plus souvent lancinante, il y a d'abord de la constipation; puis des selles abondantes; cette crise est suivie d'une rémission notable dans les symptômes, mais il survient bientôt de la constipation, de la douleur et du dévoiement, les attaques se renouvellent de temps en temps; souvent en palpant l'abdomen on sent une tumeur dure, circonscrite dans la partie où les douleurs existent. La maladie peut durer ainsi un espace de temps illimité sans tourmenter autrement le malade, mais le plus ordinairement, au bout d'un temps variable, les attaques se rapprochent de plus en plus, et l'affection devient continue; le malade maigrit, son visage prend une teinte jaune-paille, les membres inférieurs s'infiltrent; souvent la tumeur cancéreuse formée dans les parois de l'intestin acquiert assez de volume pour en oblitérer la cavité, et la mort arrive au milieu des symptômes de l'occlusion intestinale que nous venons de décrire plus haut; dans d'autres cas, le cancer vient à s'ulcérer, alors le malade meurt dans le marasme, tourmenté jusqu'à ses derniers instans par une diarrhée colliquative. Enfin, dans quelques cas plus rares, l'ulcération cancéreuse, après avoir détruit la tumeur, ronge toute l'épaisseur des parois de l'intestin, et il se fait une de ces perforations mortelles dont nous avons déjà parlé. Il est des circonstances plus heureuses dans lesquelles, parvenu à un certain degré, le cancer cesse de faire des progrès, et le malade peut conserver ainsi pendant de longues années, sans en être incommodé autrement que par quelques douleurs et la gêne des digestions.

Le *traitement* consiste surtout dans le régime, qui est celui de la gastrite et de la gastro-entérite chroniques. M. Récamier a proposé la compression, mais comment l'exécuter à travers les parois molles de l'abdomen, et sur des organes aussi fluxiles que les intestins.

B. Il n'est pas rare de voir des tubercules se former dans les parois du tube digestif, mais leur histoire se rattache tellement à celle du carreau, de la phthisie et des scrofules, que nous devons renvoyer leur histoire à ces différents articles.

3° *Produits libres dans la cavité intestinale.* Ces produits sont gazeux, liquides ou solides.

A. Produits gazeux. L'accumulation de gaz ou de vents dans les intestins constitue la *tympanite;* le météorisme est le même phénomène à un degré moins intense. Les gaz, une fois formés, ne sont point rendus, ou bien ils le sont à mesure qu'ils se forment sans que pour cela le ventre cesse d'être tendu. La tympanite est causée soit par divers états morbides de l'intestin, tels que son *inflammation*, son obstruction ou sa paralysie; soit par l'usage des boissons ou des alimens fermentescibles, (cidre, bierre, viandes de mauvaise qualité, légumes farineux, choux), soit enfin par certains états nerveux, tels que l'hystérie et l'hypochondrie; on l'observe encore dans les péritonites aiguës, traumatiques ou spontanées. Dans ces différents cas, la tympanite est symptomatique, mais quelquefois elle est essentielle et consiste uniquement dans une formation de gaz dans les intestins; c'est la colique venteuse. Elle cesse souvent par une abondante émission des gaz par la bouche et par l'anus; les symptômes de la tympanite consistent dans la distention et le ballonnement du ventre à travers lequel se dessinent les circonvolutions intestinales ; percuté, il rend un son clair et sonore comme un tambour ; si l'accumulation des gaz est très considérable, il peut y avoir gêne de la respiration.

Lorsque la tympanite est symptomatique, il faut combattre la cause qui lui a donné naissance. Lorsqu'elle est liée aux affections nerveuses ou essentielles, on emploiera avec succès les boissons chaudes, d'anis, de menthe, de sauge, de coriandre, de camomille, etc. Les mêmes substances pourront aussi être employées en lavements; on a conseillé les lavements froids et les applications réfrigérantes sur le ventre ; si ces moyens échouent, on pourra administrer de légers purgatifs, l'huile de Ricin, l'eau magnésienne : en cas d'insuccès, pourrait-on, comme on l'a proposé, aspirer les gaz à l'aide d'une seringue à longue canule?... Il faudrait une indication bien urgente pour user d'un pareil moyen. Quant à celui qui consisterait à piquer les parois abdominales avec une aiguille fine, il doit être rejeté.

B. Produits liquides. C'est tantôt du mucus, tantôt des liquides séro-muqueux, quelquefois du sang, etc. On fera évacuer ces matières au moyen de purgatifs très-doux.

C. Produits solides. Ils sont inorganiques ou organisés. Les produits inorganiques sont des calculs formés dans les intestins, venus des voies biliaires, ou des corps durs, tels que des noyaux, des os, etc., introduits avec des aliments. Ils peuvent boucher les voies digestives, et exigent des purgatifs assez énergiques pour être expulsés. Quant aux produits organisés, ce sont les *vers intestinaux* auxquels un article spécial sera consacré dans ce dictionnaire. (V. *Vers.*)

III. MALADIES DE L'INTESTIN PRÉSENTANT DES SYMPTOMES LOCAUX, QUI COMMANDENT DES INDICATIONS THÉRAPEUTIQUES SPÉCIALES. Ces désordres peuvent se ranger en plusieurs classes. 1o Rétention de matières fécales ou *constipation.* 2o Evacuation insolite des matières. Selon les causes, elle prend différents noms; *diarrhée, dysenterie, choléra-morbus.* 3o Maladies caractérisées par la douleur, *entéralgies, diverses coliques.* Ces maladies ayant déjà été traitées dans des articles particuliers, il ne saurait en être question ici. Un mot cependant sur les entéralgies. Elles se présentent quelquefois après la suppression d'une évacuation habituelle, ou d'un rhumatisme, etc., elles coïncident souvent avec l'hystérie et divers autres états nerveux. La douleur vient graduellement ou tout-à-coup, siège surtout vers l'ombilic : n'augmente pas par la pression ; il y a quelquefois constipation ou vomissements nerveux : on a vu même des convulsions très-fortes ; le pouls et la langue sont à l'état normal, ce qui prouve que l'affection n'est pas inflammatoire. La marche offre des alternatives d'exacerbation et de rémission. Les récidives sont fréquentes et peuvent avoir lieu à chaque changement de saison. Les adoucissants, combinés avec les narcotiques, réussissent souvent. Les purgatifs sont quelquefois

d'un grand usage; quant au régime, il doit être plutôt tonique que rafraîchissant.

BEAUGRAND,

Docteur en médecine et ancien interne des hôpitaux.

INTESTINAL *(anat.)*, adj., qui appartient aux intestins.

INTUMESCENCE *(path.)*, s. f. *(intumescere*, se gonfler*)*. On appelle ainsi le gonflement d'un organe ou d'une partie par quelque cause que ce soit.

INTUS-SUSCEPTION *(anat. path.)*, s. f. (de *intus* en dedans, *suscipere*, recevoir). On dit en anatomie qu'il y a intus-susception quand une portion d'un organe creux, mobile et cylindrique entre dans la portion suivante. Cela arrive souvent pour les intestins.

INULE *(mat. méd.)*, s. f. *inula* genre de plante de la famille des radiées, syngénésie superflue de Linnée. On emploie en médecine l'*inula helenium* ou *aunée, Enula compana* des formulaires. Cette plante a cinq ou six pieds de haut; ses feuilles sont simples, longues, amplexicaules ; son nom français lui vient de localité (Aunais) dans laquelle elle se plaît. On emploie la racine comme tonique et excitante. Thompson y a trouvé un principe particulier déjà indiqué par Rose, et qu'il a nommé *inuline.* Les cas dans lesquels on emploie cette plante sont ceux qui réclament l'usage des toniques : ainsi les faiblesses d'estomac, les catarrhes chroniques; elle a été regardée comme diurétique et émménagogue ; mais ces propriétés sont fort douteuses. On l'administre en décoction ou infusion à chaud (une once pour deux livres d'eau). On l'associe souvent à d'autres toniques, aux diurétiques, et enfin on en a fait un vin (une once de racine en macération dans deux livres de vin rouge) à prendre par doses de deux ou trois onces.   J. B.

INVAGINATION *(anat. pathol.)*, s. f. (de *in*, dans *vagina*, gaine). Ce mot est synonyme d'*Intus susception* : quant aux accidents que détermine l'invagination des intestins. (V. *Colique.*) En chirurgie, on appelle procédé par invagination celui dans lequel on fait entrer l'un dans l'autre les deux bouts d'un intestin divisé pour rétablir la continuité. (V. *Plaies de l'abdomen.*) M. Gerdy a donné le nom de procédé par invagination à sa méthode pour guérir radicalement les hernies. (V. *Hernies.*)

INVASION *(path.)*, s. f., *invasio* (du verbe *invadere*, marche rsur, envahir). Sous le nom d'invasion, on désigne l'ensemble des symptômes qui signalent le début d'une maladie; les *prodrômes* ou phénomènes précurseurs sont ceux qui en précèdent le développement ; malgré ces différences, et pour ne pas scinder en plusieurs parties l'histoire des phénomènes qui accompagnent l'apparition des maladies, nous réunirons sous un même titre, *invasion*, tous les symptômes qni se manifestent depuis le moment où la santé commence à être troublée jusqu'à l'apparition des signes propres à l'état morbide qui se déclare.

L'invasion ainsi envisagée offre des différences

notables suivant que les maladies sont aiguës ou chroniques, et parmi les premières elles-mêmes nous aurons à signaler plusieurs particularités.

Dans les *maladies aiguës*, franches et légitimes, telles, par exemple, que les grandes inflammations, il est très-commun de voir des phénomènes précurseurs qui sont ordinairement du malaise, de l'anxiété, de l'insomnie ou un besoin continuel de dormir, des douleurs contusives dans les membres, qu'on ne peut pas expliquer par des fatigues physiques ou intellectuelles récentes : il y a diminution dans l'appétit, désordre dans les digestions; les selles et les urines sont plus rares ou plus abondantes que de coutume ; la sensibilité générale est exaltée, ou dans quelques cas diminuée et en quelque sorte voilée; on observe de brusques changements dans l'état de calorification de la peau; tantôt il y a refroidissement des extrémités ; très-souvent, enfin, des frissons irréguliers, des bouffées de chaleur au visage, des alternatives de rougeur et de pâleur, etc.; en un mot, les différentes fonctions ne s'exécutent pas comme d'habitude, l'intelligence elle-même ne jouit pas d'une parfaite intégrité. Les anciens, Hippocrate en particulier, avaient beaucoup étudié les symptômes précurseurs; j'en citerai pour exemple le fameux aphorisme tant de fois répété et toujours vrai, *lassitudines sponte obortæ morbos graves denunciant*, les lassitudes spontanées annoncent l'imminence d'une maladie grave ; c'est qu'en effet elles sont un des phénomènes les plus constants qui précèdent l'invasion.

Toutefois, hâtons-nous de le dire, rien de plus commun que de voir ces troubles dans les fonctions n'être suivis d'aucune maladie : telles sont ces indispositions passagères que tout le monde a éprouvées et qui se dissipent d'elles-mêmes, mais si cet état persiste pendant quelques jours, si, loin de s'améliorer, il augmente d'intensité, ou bien encore si les symptômes observés reparaissent après s'être éclipsés pendant un ou deux jours, alors on peut soupçonner l'approche d'une maladie qui se décèle par l'apparition des phénomènes d'invasion.

D'autres fois, il n'y a pas de prodrômes, l'invasion est brusque et surprend le sujet au milieu de la plus brillante santé, et même quelquefois dans un moment où toutes les fonctions semblaient s'exécuter avec plus d'harmonie et de vigueur que jamais. Dans les affections dont nous parlions d'abord, il est impossible, d'après les préludes, de reconnaître la maladie qui va se déclarer ; mais il en est quelques-unes qui sont précédées d'un groupe de phénomènes caractéristiques qui décèlent à l'avance le mal auquel on aura affaire ; telles sont les maladies comprises dans la famille des fièvres exanthématiques des auteurs, la rougeole, la variole, la scarlatine : telles sont encore certaines affections épidémiques. Les maladies contagieuses présentent ordinairement entre l'action de la cause et la manifestation de ses effets, un intervalle plus ou moins long, pendant lequel le sujet jouit d'une santé parfaite, et qu'on nomme période d'incubation : l'*Incubation* est donc le temps pendant lequel l'agent contagieux introduit dans l'économie, prépare ses ravages : c'est dans ces cas que le médecin doit être bien attentif à surveiller les

premiers accidents qui se déclarent afin de combattre le mal dès sa naissance. La durée de cette période, avons-nous dit, est très-variable, nous ren voyons le lecteur aux mots *Hydrophobie, Peste*, pour les détails. Quant à l'invasion elle-même des maladies par contagion, précédée, dans certains cas, de phénomènes caractéristiques, elle est ailleurs instantanée et comme foudroyante.

Il est certaines maladies chroniques qui sont précédées d'accidents divers; les autres, et c'est le plus grand nombre, succèdent à une affection aiguë, ou se développent peu-à-peu, et acquièrent ainsi d'une manière progressive tout le degré d'intensité auquel elles peuvent parvenir. Parmi celles qui ont des prodrômes, nous citerons certaines affections intermittentes, les névralgies, entre autres, qui sont souvent précédées d'une sensation particulière dans la partie qui va devenir le siège de la douleur; nous citerons aussi certaines maladies convulsives qui s'annoncent fréquemment, sinon par un *aura* (V. *Épilepsie*), du moins par un trouble tout spécial, dont le malade a la conscience, et qui lui présage les accidents auxquels il va se trouver en proie.

Telles sont les principales considérations que présente l'étude des phénomènes si importants de l'invasion; le plan de cet ouvrage, et l'obligation de nous restreindre aux généralités, ne nous ont pas permis d'aborder les détails : disons toutefois, en finissant, que l'intensité des symptômes précurseurs est le plus souvent, mais non toujours, en rapport avec la gravité de la maladie imminente, et répétons encore que ces symptômes peuvent exister plus ou moins long-temps, sans être suivis d'un état morbide.   BEAUGRAND.

IODATES (*chim.*), s. m. p. Ce sont des sels formés par le mélange de l'acide iodique et d'une base. (V. *Iode*.)

IODE (*chim.*), s. m., du grec *iodès*, violet. C'est un corps simple, découvert en 1813, par M. Courtois dans les eaux mères des soudes de Vareck ; il se trouve à l'état de combinaison avec le sodium dans les eaux de la mer, dans plusieurs eaux minérales salines, telles que celles de Castel-Nuovo et d'Asti, ainsi que dans les éponges et plusieurs mollusques marins, et enfin à l'état d'iodure d'argent au Pérou. On le prépare en traitant les eaux mères des soudes de Vareck par l'acide sulfurique et le péroxide de manganèse dans une cornue munie d'un allonge et d'un récipient. Ainsi obtenu, il se présente sous la forme de paillettes gris d'acier, très-faibles, d'une odeur analogue à celle du chlore, mais moins suffocante, d'une saveur chaude et corrosive ; il fond à 107° centigrades, et à 175° il se volatilise sous la forme de belles vapeurs violettes que l'on peut très-bien observer en le chauffant dans un ballon ou tout simplement sur une pelle ou un charbon. En se refroidissant, il se condense en paillettes micacées présentant les caractères énoncés ci-dessus. L'eau ne dissout que 1/700 de son poids d'iode; il est au contraire extrêmement soluble dans l'alcool. Il fait sur la peau des taches jaunes qui s'effacent bientôt ; enfin, sa propriété la plus caractéristique consiste à donner avec l'amidon et les substances qui le contiennent une belle couleur bleue. Lorsque l'iode est en combinaison avec un autre corps, l'amidon ne peut déceler sa présence que par l'addition d'un peu de chlore liquide. C'est par ce procédé que l'on reconnaît les sels blancs de Vareck, que les marchands mêlent souvent au sel de table et qu'ils peuvent ainsi rendre malfaisant.

Dans le commerce, l'iode est souvent falsifié par de la plombagine ou du charbon minéral. L'alcool ne dissolvant pas ces substances, est un très-bon moyen de reconnaître cette fraude.

L'iode peut se combiner par des moyens indirects avec l'oxigène et l'hydrogène et donner naissance aux acides *iodique* et *hydriodique*, analogues aux acides chlorique et hydrochlorique, et qui n'ont aucun emploi médical.

Depuis long-temps on employait avec succès l'éponge calcinée contre le goître et les engorgements scrophuleux, sans savoir à quelle substance ce médicament devait son action. M. Coindet, de Genève, en fit l'analyse et y découvrit la présence de l'iode qu'il essaya d'administrer seul dans les cas où l'éponge était ordonnée ; les succès qu'il obtint lui permirent d'en proposer l'admission dans la matière médicale, pour laquelle il constitue une précieuse acquisition. En effet, l'iode exerce une action très-puissante sur l'économie animale. A haute dose, au-dessus d'un gros, il agit comme un poison violent, en donnant lieu à des symptômes tout-à-fait analogues à ceux qui ont lieu dans l'empoisonnement par les acides, et qui réclament le même traitement. Quand le malade a succombé, on trouve les lésions suivantes : la membrane muqueuse de l'estomac offre plusieurs petits ulcères linéaires bordés d'une auréole jaune. Les portions ulcérées sont transparentes. On voit çà et là, dans l'intérieur de cet organe et principalement sur les plis qui avoisinent le pylore, quelques taches d'une jaune clair tirant quelquefois sur le brun. La muqueuse se détache aisément de ces parties.

Enfin, on observe souvent près du pylore une rougeur vive et inflammatoire masquée par un enduit bilieux vert foncé. On reconnaît la présence de l'iode à l'aide des caractères chimiques que nous avons examinés. Administré à très-faibles doses, il exerce une action toute spéciale sur le système lymphatique dont il rétablit et active les fonctions. C'est ainsi qu'il peut être considéré comme le remède spécifique de toutes les lésions causées par la diathèse scrophuleuse, des engorgements lymphatiques essentiels ou symptomatiques. Il a encore été employé avec succès dans le traitement de la blennorrhagie, de la syphilis constitutionnelle, de l'orchite chronique, de l'intumescence du foie et de la rate, du squirrhe et même du cancer de l'utérus et des autres organes, du bubon vénérien ; enfin, on le regarde en Allemagne comme le moyen le plus sûr d'arrêter le ptyalisme mercuriel. Tous ces effets, variés en apparence, peuvent tous s'expliquer par son influence spéciale sur les vaisseaux blancs. C'est encore en vertu de cette influence qu'il finit par déterminer l'amaigrissement, et l'atrophie de toutes les glandes et particulièrement des glandes mammaires.

On prétend qu'il est possible de prévenir ces effets fâcheux en associant l'iode à la morphine.

L'iode se donne à la dose de 1/12 de grain jusqu'à 1 grain (4 milligrammes à 5 centig.) en bols ou en pillules. On peut encore employer sa solution alcoolique, qui contient 1 grain d'iode par 20 gouttes d'esprit à 36 degrés. On en fait prendre 5,10,20 gouttes et plus progressivement. Enfin, à l'hôpital St-Louis l'on administre souvent la dissolution aqueuse à l'intérieur ou à l'extérieur.

Eaux iodées pour l'usage intérieur : Eau distillée une livre, iode un tiers de grain, chlorure de sodium douze grains. Cette eau porte le nom d'eau iodée n° 1 ; l'eau iodée n° 2 se compose des mêmes substances et dans les mêmes proportions, si ce n'est que la dose d'iode est portée à un demi grain ; on porte cette dose à un grain dans l'eau n° 3.

Eaux iodées pour l'usage extérieur : Eau distillée une livre, iode deux grains ; on porte la dose d'iode à trois grains pour l'eau n° 2, et à quatre grains pour l'eau n° 3. Ce soluté s'emploie en injection dans les trajets fistuleux, et en topique sur les yeux dans les cas d'ophthalmie scrophuleuse. Mais dans le plus grand nombre des cas l'on fait prendre l'iode associé aux iodures. Après avoir fait l'histoire de ces derniers corps, nous donnerons quelques formules de ce genre.

IODURES. — On appelle ainsi les combinaisons que l'iode forme avec un corps simple. Il y en a un très-grand nombre que l'on peut partager en deux classes selon que le corps simple appartient aux substances métalliques ou non métalliques.

Parmi ces derniers, l'*iodure de soufre* est le seul qui ait été employé en médecine. On le prépare directement en chauffant à une douce chaleur, dans un petit ballon une partie de soufre et quatre parties d'iode. Quand la masse est fondue et que la combinaison semble opérée, on laisse refroidir et l'on obtient ainsi un corps solide gris-brunâtre, d'une structure cristalline aiguillée. L'iode s'en dégage spontanément, de telle sorte que la composition varie beaucoup, ce qui en fait un médicament peu sûr. On s'en sert à l'extérieur dans les cas où une maladie de la peau est compliquée et entretenue par une diathèse scrophuleuse.

Iodures métalliques. Il y en a autant que de métaux et même davantage, car quelques-uns s'unissent à l'iode en plusieurs proportions. La plupart d'entre eux sont solubles dans l'eau. A cet état ils peuvent dissoudre une grande quantité d'iode et former ainsi ce qu'on appelle les iodures iodurés en se colorant en brun-jaunâtre. On les reconnaît aux caractères suivants. Traités par un acide fort, ils se colorent en brun foncé et leur iode se dépose. Si cette action a lieu en présence de l'amidon hydraté, la coloration est d'un beau bleu. Le chlore liquide produit le même effet, mais il faut en mettre peu, car ajouté en trop grande quantité, il ferait disparaître le précipité en se combinant lui-même à l'iode. Ces caractères suffisent pour reconnaître cet iodure en dissolution dans l'eau. *Mais pour achever de donner les caractères les plus importants,* nous dirons encore qu'ils précipitent en jaune par les sels de plomb, en blanc par le nitrate d'argent; le précipité, semblable au chlorure d'argent, s'en distingue par son indissolubilité dans l'ammoniaque. Enfin, en jaune-verdâtre, par les sels de mercure au minimum, tandis que ceux au maximum y déterminent un précipité d'un rouge orangé magnifique.

Les iodures insolubles se reconnaissent à ce que, traités par l'acide sulfurique et le péroxide de manganèse, à l'aide d'une douce chaleur, ils laissent dégager des vapeurs violettes d'iode.

L'action des iodures sur l'économie animale peut se prévoir et s'expliquer d'après l'action connue de l'iode et celle du métal auquel il est associé. Ainsi donnés à haute dose, les iodures de potassium de sodium agissent simplement comme poisons irritants; celui de Barium est plus dangereux encore en raison de la propriété vénéneuse des sels de Baryte. Enfin, ceux de plomb et de mercure produisent en outre les accidents spéciaux de ces substances métalliques. C'est assez dire que l'on doit toujours les employer avec une grande circonspection, Nous allons traiter successivement des divers iodures employés en médecine, en énonçant les propriétés particulières qui décident le praticien à employer l'un d'eux de préférence aux autres, et en ne citant enfin que les formules les plus en usage.

Iodure de potassi m. Il agit comme l'iode, avec l'avantage de produire moins d'irritation et d'être plus facile à manier. On l'emploie ordinairement à l'état d'iodure ioduré dans les affections scrophuleuses simples, tant à l'extérieur qu'à l'intérieur.

L'iodure de potassium s'emploie dans la préparation des solutions iodurées pour lotions, collyres et injections.

Eau iodurée n° 1; prenez iode deux grains, iodure de potassium quatre grains, eau distillée une livre.

On augmente la quantité d'iode d'un grain et celle de l'iodure de potassium de deux grains pour chacun des numéros 2 et 3.

Les *bains iodurés* se préparent ainsi : iode deux gros, iodure de potassium quatre gros, eau distillée quatre onces.

Cette dissolution s'ajoute à un bain qui devra être préparé dans une baignoire de bois. On peut augmenter la dose d'iode et d'iodure de potassium, pour chacune des préparations nos 2 et 3. Pour les enfants, on ne prend que le tiers de ces proportions.

On prépare aussi une *pommade iodurée* par 12 grains d'iode et 4 scrupules d'iodure de potassium et deux onces d'axonge, qui s'emploie pour panser les ulcères scrophuleux et frictionner les tumeurs de même nature. On peut en accroître également l'action par l'augmentation de ses proportions comme pour les autres préparations que nous avons indiquées. On administre aussi les iodures iodurés à l'intérieur en pillules, en solutions; nous ne donnerons pas ici les nombreuses formules qui ont été publiées à ce sujet.

Iodure de Barium. Il n'a encore été employé qu'à l'extérieur dans les engorgements scrophuleux et sous forme de pommade.

Iodure de fer. D'après le docteur Thomson, le fer,

en se combinant à l'iode, diminue ses qualités irritantes et aide son action désobstruante en donnant du ton à l'économie. Sous son influence la peau se colore, l'appétit s'accroît, les secrétions muqueuses, et les diarrhées se tarissent. On le donne d'abord à la dose de 2 ou 4 grains par jour, et l'on peut aller jusqu'à 15 et même 20 grains sous toutes les formes. Quand on le donne en pillules, il faut les faire recouvrir d'une feuille d'argent, afin de prévenir l'action que l'air exerce sur les sels de fer au minimum.

Iodure de plomb. Il a été introduit dans la matière médicale par MM. Cottereau et Verdé Delisle. Il est employé dans les mêmes circonstances que l'iode et ne possède qu'une qualité médiocre, puisque M. Bailly a pu le donner sans accident jusqu'à 30 grains par jour.

Iodures de mercure. Deux de ces composés sont employés par les médecins; le proto-iodure, qui est jaune-vert, et le bi-iodure, d'un beau rouge-orangé. Ce dernier diffère en outre de l'autre par sa plus grande activité. Biett s'est assuré que convenablement administré il ne porte qu'une excitation fort légère sur la muqueuse gastro-intestinale, et ne produit ni coliques ni dévoiement. Il a été employé avec beaucoup de succès dans des cas de syphilide tuberculeuse, papuleuse, pustuleuse, et dans des cas plus graves encore où ces affections étaient compliquées d'ulcérations du derme ou d'altération du tissu osseux. Sur cent cinquante malades, trois seulement n'en ont éprouvé aucun effet avantageux. On administre le proto-iodure à la dose de 1 à 2 grains par jour, en débutant par 1/8 de grain. Dans quelques cas rares, on a pu en donner jusqu'à 6 grains. Jamais il n'a déterminé de salivation complète. A l'extérieur on l'emploie sous la forme de pommade contenant 1, 2, 3 et même 4 scrupules d'iodure pour deux onces d'axonge. Le bi-iodure s'administre dans les mêmes circonstances et sous les mêmes formes, mais à doses moins élevées.

Iodo-hydrargirate d'iodure de potassium. Ce composé s'obtient en mêlant ensemble bi-iodure de mercure 4 gros, iodure de potassium 1 gros, eau distillée 1 once

On commence par cinq gouttes dans de l'eau trois fois par jour et l'on augmente graduellement d'une goutte chaque jour. Cette substance jouit d'une grande activité, elle agit spécialement sur les secrétions qu'elle régularise et paraît avoir été très-utile dans des cas de bronchite chronique.

F. CAPITAINE (1).

IODIQUE (ACIDE). C'est un corps produit par la combinaison de l'iode avec l'oxigène. (V. *Iode.*)

(1) Cet article ainsi que deux autres qui suivront bientôt, *Lait* et *Larmes*, étaient faits par notre collègue Capitaine, lors de la suspension de la publication du Dictionnaire. Depuis, nous avons eu la douleur de perdre notre digne et savant collaborateur, alors que, professeur agrégé à la Faculté, il annonçait devoir parcourir longuement une carrière déjà si honorable pour lui, et qui eût été profitable pour la science. Nous n'avons rien voulu changer à ces articles, qui sont au niveau des connaissances. Quant aux poids qui sont indiqués, d'après les anciennes dénominations, on pourra en opérer la conversion, ainsi que pour la première partie de cet ouvrage, en consultant notre article *Poids médicinaux.*   J. B.

IODURES (*chim.*), s. m. pl. Nom donné par les chimistes à l'association de l'iode avec un corps simple métallique. (V. *Iode.*)

IPÉCACUANHA (*mat. méd.*), s. m. On donne ce nom à plusieurs espèces de racines qui nous viennent du Brésil et du Pérou et qui jouissent des propriétés émétiques. Parmi ces racines, deux surtout sont principalement employées, ce sont les *Psycothria emetica* et les *Cephœlis ipecacuanha*. Le dernier est le seul véritable ipécacuanha officinal, et se montre presqu'exclusivement aujourd'hui dans le commerce. Les deux plantes qui fournissent ces racines appartiennent à la famille des *Rubiacées*. La première, le *Psychotria*, nous est apporté du Pérou, où l'on s'en sert comme du véritable ipécacuanha. Long-temps, en Europe, il fut considéré comme l'ipécacuanha officinal ; Mutis, dans son voyage au Pérou, en avait envoyé, en 1764, une plante avec la description, à Linné, qui ne fut publié qu'en 1781 par Linné fils. Le véritable ipécacuanha, le *Cephœlis*, ne fut distingué, en Europe, qu'en 1802, époque à laquelle Brotero, qui tenait cette plante de Gomès, qui l'avait rapportée du Brésil, fit imprimer une dissertation sur ce sujet dans les transactions linnéennes de Londres, et donna à cette plante le nom de *Callicocca ipecacuanha*. Mais, c'est surtout à M. de Tussac qui, en 1813, publia un mémoire sur cette plante dans la journal botanique de Desveaux, en lui donnant le nom de *Cephœlis ipecacuanha*, qu'il a conservé depuis, que l'on doit la connaissance du véritable ipécacuanha que les travaux de Gomès et de Brotero n'avaient pas suffisamment mis en lumière.

Si nous avons insisté sur cet historique d'un médicament qui, employé par les médecins depuis long-temps, n'était pas cependant encore connu par les naturalistes, c'est qu'il est peu de sujets en matière médicale sur lesquels il ait régné plus d'obscurité et de confusion. Pendant long-temps on ne sut distinguer le véritable ipécacuanha du grand nombre de racines auquel il était mêlé, qui toutes jouissaient de propriétés émétives, mais à des degrés moindres. C'est aux travaux de MM. Mérat et Delens, de M. Richard, que l'on doit d'avoir débrouillé ce chaos. M. Richard cite cinq familles de plantes : les *Violariées*, les *Apocynées*, les *Euphorbiacées*, les *Polygalées*, les *Acanthacées*, qui fournissent des ipécacuanha qui long-temps furent confondus avec le *Cephœlis*. Toutefois, on désignait les diverses espèces d'ipécacuanha par leur couleur, sous le nom de gris, blanc, brun, noir, etc., suivant l'aspect des racines ; mais ces désignations, insuffisantes ou souvent fautives, ont été remplacées par M. Richard. Il a donné aux deux espèces les plus usitées des noms tirés de leurs formes ; il a désigné sous le nom de strié le *Psychotria emetica*, et sous celui d'annelé le *Céphœlis ipecacuanha*.

L'*ipécacuanha annelé* est encore connu dans le commerce et par les pharmaciens sous le nom d'ipécacuanha gris ; le *Cephœlis* qui le produit est un petit arbuste d'environ un pied de hauteur qui croît au Brésil, dans les provinces de Fernambouc, Bahia, Rio-de-Janeiro, etc. Il offre une tige souterraine horizontale d'où naissent un grand nombre de racines allongées, rameuses et présentant comme une suite d'anneaux irréguliers de deux à trois lignes de diamètre ; ces anneaux sont formés par la partie corticale de la racine, ils renferment toute la partie active de l'ipécacuanha. Dans le commerce, ces racines sont de la grosseur d'une plume à écrire, allongées, irrégulièrement contournées, simples ou rameuses, formées par de petits anneaux saillants offrant une ligne d'épaisseur et séparés par des sillons moins étendus. Au centre de la racine est une radicule fibreuse composée presqu'entièrement de substances ligneuses et qui jouit de propriétés bien moins actives que la portion qui l'enveloppe. La cassure est compacte grise ou brune et d'aspect résineux ; la saveur est amère, herbacée et un peu âcre, surtout après quelques temps. La couleur de l'ipécacuanha varie suivant les âges de la plante ; il est le plus souvent gris, quelquefois gris brun ou gris rouge ; ces trois colorations, qui correspondent, suivant quelques auteurs, à la jeunesse, à l'âge adulte et à la vieillesse de la plante, constituent trois variétés de l'ipécacuanha officinal.

L'*ipécacuanha strié* croît au Pérou et dans la Nouvelle-Grenade, où il est seul employé ; dans le commerce, il est plus rare que le précédent. Le *Psychotria emetica* qui le produit est un petit arbuste de l'élévation de 30 à 40 centimètres d'un port analogue au *Cephœlis*, ses racines sont cylindroïdes, ordinairement simples, non régulières, de la grosseur d'une plume de cygne offrant des intersections ou étranglements circulaires, profonds, assez éloignés les uns des autres. L'épiderme est d'un brun foncé et forme des stries longitudinales ; la cassure est brune, noirâtre peu résineuse ; l'enveloppe corticale est moins cassante que l'espèce précédente, la saveur est fade, nullement amère, légèrement âcre ; l'odeur est presque nulle.

L'analyse de l'ipécacuanha a été faite par M. Pelletier, qui a découvert un nouveau principe immédiat auquel cette racine doit ses propriétés et qu'il a nommé *émétine*. Voici les proportions pour 100 parties des substances contenues dans l'ipécacuanha annelé, *Cephœlis ipecacuanha*: Émétine, 16, cire et matières grasses 1,2, matière résineuse 1,2, gomme et matières salines 2,4, amidon 53, matière animale albumineuse 2,4, ligneux 12,5, acide gallique des traces. Total 100.

L'ipécacuanha strié (*Psychotria emetica*) contient les mêmes principes, si ce n'est que la proportion d'émétine est moindre que dans le précédent et que conséquemment il jouit de propriétés moins actives.

L'*émétine* est blanche, pulvérulente, d'une saveur un peu amère, fusible à 50 degrés centigr.; elle est assez soluble dans l'eau chaude et dans l'alcool, les huiles et l'éther en dissolvent une petite portion. L'acide gallique et la noix de galle la précipitent de ses dissolutions, l'acétate de plomb ne la précipite que lorsqu'elle est encore impure, elle sature mal les acides et donne des sels incristallisables. L'émétine se prépare en traitant l'ipécacuanha par l'alcool ; on en fait un extrait, qui est ensuite traité par l'eau et la magnésie, il est séché et traité de nouveau par l'alcool bouillant, puis distillé ; le résidu est alors traité par l'acide sulfurique étendu et le charbon animal, enfin l'on précipite de cette nouvelle solution l'émétine par l'ammoniaque.

M. Callond a donné un procédé beaucoup plus simple, qui consiste à faire digérer 125 grammes d'ipécacuanha dans 750 grammes d'eau acidulée par l'acide sulfurique ; on ajoute 125 grammes de chaux réduite en bouillie, on fait sécher à l'étuve, on pulvérise ensuite et l'on traite par l'alcool à 36° bouillant, qui donne, par l'évaporation, l'émétine presque pure, qui peut être encore purifiée par le charbon et précipitée par l'ammoniaque. L'émétine est rarement employée en médecine ; pure, on ne l'emploie presque jamais ; et dans ce dernier état, suivant Mérat et Delens, elle est trois fois plus active qu'à l'état coloré où l'avait d'abord obtenu MM. Pelletier et Magendie. Ces deux savants ont constaté que l'émétine colorée, l'émétine impure, est vomitive à la dose de 1 à 3 grains; à la dose de 6 à 10 grains, ils ont déterminé, chez des chiens, des vomissements fréquents suivis de la mort, en 12 à 15 heures; la décoction de noix de galle est l'antidote de ce poison. En médecine, l'émétine peut s'administrer dans tous les cas où l'on donne l'ipécacuanha; il a sur lui l'avantage d'être sans odeur et presque sans saveur et d'être pris sous des doses dix à douze fois plus faibles.

L'ipécacuanha s'administre en poudre, en infusion et en décoction ; on en prépare des pastilles et des tablettes, des extraits aqueux et hydro-alcoliques, des teintures alcooliques et anisés, un sirop, un saccharolé ; on prépare également un vin d'ipécacuanha, et il entre en portion notable dans le sirop de Désessart, qui n'est qu'un sirop d'ipécacuanha composé. On fait avec l'émétine colorée un sirop dans lequel cette substance entre à la dose de 9 décigrammes pour 500 grammes de sirop, des tablettes vomitives et pectorales ; l'émétine est en double proportion dans les premières, les secondes ne devant pas déterminer de vomissements.

L'ipécacuanha ne fut connu et employé en Europe qu'en 1672; on cite même, à cette occasion, les honneurs et les priviléges que Louis XIV accorda à Helvétius, qui l'employa le premier dans les hôpitaux, et ensuite sur le Dauphin, où il eut un succès complet. L'ipécacuanha agit comme vomitif, purgatif et incisif; comme vomitif, il est préféré souvent au tartre stibié (émétique), à cause de son action moins énergique ; il jouit d'une propriété dérivative et sudorifique qui le fait choisir si l'on veut provoquer une réaction ou diaphorèse. Ce fait s'observe souvent dans certaines angines tonsillaires, qui cèdent avec une grande facilité à l'ipécacuanha et qui résistent aux évacuations sanguines, aux émollients et aux dérivatifs. C'est surtout dans la péritonite puerpérale que l'on a obtenu d'importants résultats de l'ipécacuanha. Doublet, médecin de l'Hôtel-Dieu, est le premier qui ait mis ce moyen en usage, et il parvint à arrêter la mortalité des femmes en couches, qui était effrayante dans cet hôpital ; ce moyen, après avoir été abandonné, quoiqu'efficace, fut de nouveau employé par Desormeaux, qui constate que, l'hiver, l'efficacité de l'ipécacuanha était moins

grande dans cette maladie que pendant les chaleurs de l'été. Dans ces cas, l'ipécacuanha est employé à la dose vomitive, qui varie de 8 à 30 grains (9 décigrammes à 1,70 centig). Ce médicament a été employé en décoction dans la dyssenterie. Clarke donnait cette décoction en lavement à la dose d'un gros et demi de racine (6 gram.) dans la même maladie et à une dose moitié moindre dans les hémorroïdes internes.

Comme incisif, l'ipécacuanha s'administre dans les catharres pulmonaires chroniques pour favoriser l'expectoration, dans les coqueluches vers la fin de l'affection. Les pastilles qui contiennent un 1/2 grain d'ipécacuanha chaque sont la préparation que l'on prend de préférence dans ces cas ; on en donne par jour de 3 à 6 chez les enfants et l'on peut aller jusqu'à 12 chez les adultes ; on augmentera ou diminuera ces doses suivant les âges et la force des individus, en ayant soin de ne pas trop rapprocher les instants où on les administre, car on a remarqué que lorsque l'on en donne de petites doses d'une manière très rapprochée, telles que toutes les demies heures, elles peuvent déterminer des vomituritions et même le vomissement.

Nous aurions encore à nous étendre beaucoup si nous voulions parler de toutes les applications importantes de ce médicament à la thérapeutique et indiquer toutes les affections dans lesquelles il a été employé; mais ce que nous avons dit suffit pour que l'on puisse apprécier tout le parti que l'on peut tirer de cette substance énergique et pour montrer que ce ne doit pas être d'une manière légère que l'on doit en prescrire l'emploi et surtout le donner aux enfants, ainsi que le font quelques personnes, sans auparavant, avoir l'avis du médecin.   **J. P. Beaude.**

Médecin inspecteur des établissements d'eaux minérales, membre du conseil de salubrité.

IRIS (*anat.*), s. m. On appelle ainsi, en anatomie, cette portion de l'œil que l'on voit au travers de la cornée transparente, laquelle est constituée par une cloison circulaire de différentes couleurs, tantôt noire, tantôt bleue, tantôt verte, et percée dans son milieu d'un trou rond que l'on nomme pupille ou prunelle. On lui a donné ce nom à cause de sa ressemblance avec l'arc-en-ciel, que l'on nomme *Iris* en latin. C'est surtout à l'iris que l'œil doit son expression et sa beauté ; c'est la nuance et la répartition des couleurs sur cet organe qui donnent au regard sa douceur et son énergie : aussi, dans le monde, attache-t-on les idées de beauté à telle ou telle couleur des yeux, et même, d'après cette maxime que l'œil est le miroir de l'âme, on s'est efforcé de dévoiler les plus secrètes passions d'après la teinte dont l'iris est colorée : le médecin y cherche l'indice du tempérament, et le naturaliste veut y trouver des caractères qui puissent le guider dans l'étude des races primordiales. (V. *Races humaine.*)

En réalité, l'iris (dont on trouvera une description complète au mot œIL), est un voile membraneux, une sorte de diaphragme percé d'une ouverture centrale qui laisse passer les rayons lumineux jusqu'au fond de l'œil ; les faisceaux musculaires qui entrent dans la composition de l'iris permettent à cet organe de se tendre et de se replier en quelque sorte sur lui-même, de là le rétrécissement ou l'agrandissement de la pupille suivant que, pour les nécessités de la vision, peu ou beaucoup de faisceaux lumineux doivent pénétrer jusqu'à la partie la plus reculée de l'œil. C'est ainsi qu'aux rayons d'un soleil éblouissant l'ouverture de la prunelle est resserrée, tandis qu'au contraire, elle est largement dilatée dans les ténèbres. Cette ampliation ou ce rétrécissement de la pupille, qui existent dans différentes affections au cerveau, servent utilement de moyens diagnostics au médecin observateur.

Pendant la vie fœtale (V. OEuf), l'ouverture de la pupille est fermée par une membrane mince, nommée membrane pupillaire, qui disparaît quelque temps avant la naissance. On comprend que la persistance de cette membrane, en fermant le passage à la lumière, doit amener la cécité, nous en reparlerons plus bas.

Maladies de l'iris. — Si le nombre et l'importance pathologique des maladies se mesuraient au volume des organes, l'iris ne figurerait que pour une faible part dans les tableaux nosologiques, mais il n'en est point ainsi. La connexion intime de ce voile membraneux avec les autres parties constituantes de l'œil, le rôle qu'il joue dans l'acte de la vision, le nombre des vaisseaux et des nerfs qui s'y distribuent, donnent un remarquable degré de fréquence et de valeur aux lésions dont il peut être le siége. Nous allons donc les passer rapidement en revue, renvoyant au mot *OEil* celles qui sont liées à des altérations semblables de cet organe complexe.

I. Ainsi les *blessures* (piqûres ou coupures) de l'iris ne peuvent pas avoir lieu sans que les parties qui le recouvrent ne soient aussi atteints. Les *piqûres* arrivent, soit dans les opérations que l'on pratique sur l'œil, la cataracte, par exemple, soit par accident, un coup de canif, d'aiguille, de poinçon, etc.; il en résulte aussitôt un resserrement de la pupille et une hémorrhagie parfois peu abondante qui s'effectue dans l'intérieur des chambres de l'œil; une phlegmasie intense peut en être la suite. Les *coupures* sont déterminées également soit par des opérations, soit par des accidents. Lorsque la coupure a lieu au bord pupillaire, il en résulte un agrandissement de la prunelle qui s'ouvre angulairement dans le point blessé; c'est le *coloboma iridis*. Les plaies transversales se ferment assez bien; il n'y a que celles avec déperdition de substances qui restent béantes : la chirurgie a tiré grand parti de cette circonstance, comme nous le verrons plus bas. L'action d'un corps étranger introduit brusquement dans l'œil, une violence extérieure, la sortie du cristallin dans l'opération de la cataracte, peuvent amener la déchirure de l'iris; des contusions ressenties par l'œil peuvent encore affecter l'iris et déterminer des accidents inflammatoires.

II. Les *vices de conformation* de l'iris sont les suivants : D'abord cet organe peut manquer complétement; c'est ce qui a été vu chez des enfants nouveau-nés assez souvent aveugles; cependant, d'après les faits publiés par le professeur Rau de Berne, M. Stœber, etc., la vision n'est pas incompatible avec l'absence de l'iris, mais cela est rare et la fonction s'exerce très-mal. On peut remédier à ce vice de conformation, quand la vue persiste, en faisant porter des lunettes noircies dans toute leur étendue, à l'exception d'un rond central qui simule la pupille. Un vice de conformation tout-à-fait opposé, c'est la persistance de la membrane pupillaire, dont nous avons parlé plus haut. Ici l'indication est bien précise, c'est de perforer cette membrane au moyen d'une opération connue sous le nom de pupille artificielle.

III. L'iris peut se *déplacer* dans plusieurs circonstances. On dit qu'il y a *prolapsus*, lorsque cette membrane sort à travers une ouverture de la cornée, et vient former à l'extérieur une tumeur ronde, molle, noirâtre ou de couleur pareille à celle de l'iris. Cette maladie a été décrite par plusieurs auteurs sous le nom de *Hernie de l'iris*, ou de *Staphylôme*. Le prolapsus a lieu lorsque la cornée transparente a été ouverte soit par ulcération perforante, soit par une blessure. De l'entraînement partiel de l'iris par l'orifice qui lui a donné passage, résulte une déformation de la pupille, qui prend une forme allongée dans le sens de la hernie. Ce déplacement peut amener une phlegmasie très-violente de l'organe. Si la procidence est récente, il est quelquefois possible de la réduire, soit avec une petite curette, soit en faisant dilater la pupille au moyen de la belladone. Alors la traction exercée au-dedans de l'œil sur la portion déplacée en amène quelquefois la réintégration. Si le déplacement est ancien, qu'il y ait adhérence de l'iris aux parois de l'orifice de la cornée, on détruira la petite tumeur par la cautérisation avec le nitrate d'argent, et si l'allongement de la pupille, alors transformée en une fente, gênait la vision, on pratiquerait l'opération de la pupille artificielle.

D'autres fois l'iris se *décolle* par une portion plus ou moins étendue de sa circonférence. Alors la pupille naturelle s'oblitère et, en dehors, on voit une nouvelle pupille accidentelle qui s'est formée sur le contour de l'organe; elle est elliptique et permet ordinairement à la vision de s'exécuter quoique d'une manière moins régulière. Si le décollement est complet, le cas rentre dans celui de l'absence de l'iris et se traite de même.

On voit assez fréquemment, à la suite d'inflammations violentes de l'œil, l'iris contracter des *adhérences*, soit en avant avec la cornée transparente (*Synéchie antérieure*) , soit en arrière avec le cristallin (*Synéchie postérieure*). Cet accident se reconnaît à l'immobilité de l'iris et à la déformation de la pupille. On peut y remédier quand la vision est empêchée par la déformation de la prunelle en pratiquant l'opération dont nous avons déjà plusieurs fois parlé.

IV. Les Allemands ont décrit, sous le nom de *Polypes* ou de *Condylômes* de l'iris, des flocons de lymphe coagulée qui se disposent et s'organisent sur cet organe dans le cours de phlegmasies intenses. D'autres fois, il se développe de véritables tumeurs hématiques ou constituées par du tissu érectile, qui exigent des opérations excessivement délicates pour être détruites ou emportées.

V. L'iris peut être affecté de *névroses*, qui ont été soigneusement étudiées par les occulistes modernes; ces névroses sont au nombre de deux.

1º *Tremblement de l'iris (tremulus iridis)*. Le diaphragme irien est quelquefois comme paralysé et flotte, privé de résistance vitale, dans la cavité du globe de l'œil. Cette paralysie s'observe surtout chez les amaurotiques ou chez les enfants auxquels on a enlevé la cataracte par extraction. Le *tremulus* est un symptôme grave, car il annonce presque constamment la perte de la vue. Son traitement est celui de l'amaurose dont il dépend.

2º *Mydriasis*. C'est la dilatation exagérée de la pupille, survenue spontanément et non par l'effet d'agens narcotiques ou d'une maladie du cerveau. La pupille ainsi dilatée peut offrir deux et trois fois son amplitude naturelle; dans ce cas, le malade ne peut supporter la lumière ordinaire qui entre alors à flots et l'éblouit plutôt qu'elle ne l'éclaire; il lui est, au contraire, possible de voir dans l'obscurité, il est nyctalope. Enfin, la vue est rétablie à un degré normal, lorsque l'on place devant l'œil ou les deux yeux ainsi altérés, un carton percé d'un petit trou central, ou des lunettes noires offrant, seulement au milieu, un rond clair et transparent.

VI. Quant à l'*inflammation de l'iris* ou *iritis*, son histoire est trop importante pour ne pas être traitée à part. (V *Iritis*.)

VII. *Opérations qui se pratiquent sur l'iris*. Ces opérations ont pour but de percer une pupille artificielle, lorsque l'ouverture de celle-ci vient à être fermée par une cause quelconque, telle qu'un déplacement, une adhérence, etc., ou bien que la cornée est obscurcie par une taie ou leucoma juste au-devant de la prunelle. On y parvient à l'aide de différentes méthodes : 1º en allant inciser l'iris à l'aide d'instruments tranchants portés à travers la sclérotique ou la cornée transparente; 2º en excisant un petit lambeau de cette membrane après avoir pénétré dans l'œil par la cornée opaque ou transparente; 3º en décollant une portion de l'iris, etc. Nous n'avons pas l'intention de décrire ici ces différentes opérations et les nombreux procédés dont le génie inventif et spéculateur des oculistes modernes a surchargé la science. Nous ne voulons pas, d'ailleurs, déchirer les oreilles de nos lecteurs par tous les noms baroques et durs, bien que tirés du grec, qui servent à les désigner. N'est-il pas vrai que les mots d'*Iridatomie*, d'*Iridadialysie*, d'*Iridectomie*, de *Coréana plastie*, de *Corectopie*, de *Scleroticonyxie*, de *Scleroticotomie*, etc., énergiquement prononcés par M. Purgon, feraient tomber en syncope le malheureux Argante.

BEAUGRAND,
Docteur en médecine, ancien interne des Hôpitaux.

IRITIS. *(path.)*, s. f. On donne le nom d'iritis à l'inflammation de la membrane, brillamment coloriée,

qui sépare la chambre antérieure de la chambre postérieure de l'œil. Cette inflammation, aujourd'hui bien connue, n'a été distinguée des autres maladies des yeux qu'au commencement de ce siècle, par Schmidt, célèbre occuliste de Vienne.

L'iritis est une des maladies de l'œil les plus importantes à étudier par sa fréquence, la gravité de ses suites et les difficultés qu'offre son diagnostic et son traitement.

Les causes de l'iritis sont toutes celles qui peuvent produire l'inflammation de l'œil, elles agissent d'abord sur l'iris et cette membrane est seule malade, ou leur action se porte sur les autres membranes de l'œil, et l'iritis est une suite de leur inflammation, qui la masque souvent.

L'inflammation de l'iris se présente sous la forme aiguë et la forme sub-aiguë ou chronique. La première est caractérisée par des douleurs vives dans le globe de l'œil qui s'étendent à la tempe et au côté correspondant du front, et sont accompagnées de fièvre, de photophobie, de la diminution et quelquefois de la perte de la vue; l'iris est immobile et change de couleur en commençant par son bord pupillaire; les yeux bleus deviennent verts, les bruns rougeâtres, la pupille est rétrécie ou déformée, la sclérotique et la conjonctive, qui participent toujours à l'inflammation de l'iris, sont rongées et injectées, les vaisseaux de la sclérotique forment autour de la cornée un cercle plus ou moins complet d'un rouge vif ou foncé et séparé de la cornée par un cercle blanchâtre. Si la maladie fait des progrès, la douleur devient plus vive, elle s'étend par élancements dans la région frontale, et s'exaspérant pendant plusieurs heures, elle devint alors poignante et déchirante, quelquefois atroce. Le changement de couleur de l'iris est plus étendu, sa surface est terne, dépolie, quelquefois villeuse; on distingue avec la loupe des vaisseaux sanguins dans son tissu, la pupille tout à fait immobile est irrégulière et souvent remplie de flocons albumineux

L'iritis se termine par résolution, par suppuration ou par exsudation.

La résolution qui est la terminaison la plus favorable n'est pas toujours complète; il reste assez souvent ou une irrégularité ou une immobilité de la pupille, par suite des adhérances qu'elle a contractées, ou une opacité des milieux transparents de l'œil qui gêne ou empêche la vision.

La suppuration de l'iris se fait de deux manières, ou par de véritables abcès, semblables à des points d'un blanc jaunâtre, qui s'ouvrent et versent le pus dans les chambres de l'œil, ou par des érosions superficielles qui fournissent le pus. Quand il est en petite quantité, il peut être résorbé; mais quand le pus est assez abondant pour passer par dessus le bord pupillaire, son contact enflamme la cornée, qui s'ulcère, s'ouvre et laisse échapper le pus; mais la désorganisation de l'œil est poussée trop loin pour qu'il puisse alors reprendre ses fonctions.

La terminaison par exsudation de matières coagulables est ordinairement moins fâcheuse. Si elles sont peu abondantes, elles forment de petits flocons depuis le volume d'une petite tête d'épingle jusqu'à celui d'un grain de chenevis, qui peuvent être complètement résorbés quand ils sont peu nombreux et peu volumineux; ou ces fausses membranes produisent des adhérences entre la capsule cristalline et la pupille qui perd de sa mobilité, ou enfin la pupille est complètement oblitérée par des productions albumineuses qui forment une fausse cataracte.

Le *diagnostic* de l'iritis est ordinairement facile. Le changement de couleur de l'iris, la photophobie et la vive douleur de la tempe et du front du côté malade suffisent pour la faire reconnaître. On ne peut la confondre qu'avec l'inflammation de la capsule du cristallin, dont la marche est ordinairement plus lente : le mal est alors situé derrière la pupille, qui reste libre et l'iris conserve sa couleur ; ou avec l'inflammation de la rétine qui provoque des douleurs de tête plus vives et plus profondes, une inflammation générale de l'œil plus rapide et plus violente qui se change vite en cécité complète ; la pupille est alors resserrée, mais l'iris conserve sa couleur.

Le *pronostic* de l'iritis est toujours fort grave, car la nature éminemment vasculaire de l'iris y rend les inflammations redoutables par les désordres qu'elle apporte dans la structure délicate de cette membrane, dont elles diminuent ou anéantissent les mouvements ; et surtout par leur tendance à produire des pseudo-membranes qui oblitèrent la pupille ou forment des adhérences qui s'opposent à ses mouvements ; enfin, par sa complication fréquente avec l'inflammation des autres membranes de l'œil et surtout de la rétine.

L'iritis, chez les sujets scrofuleux, vénériens, goutteux, ou rhumatisants, présente quelques particulaaités qui ont fait admettre des iritis scrofuleuses, syphilitiques, arthritiques ou rhumatismales, parce que leur traitement doit être modifié pour la combattre avec succès.

Le *traitement* de l'iritis présente plusieurs indications à remplir : il faut combattre l'inflammation, s'opposer aux exsudations, aux abcès, ou favoriser leur résolution, empêcher le rétrécissement de la pupille et faire cesser les douleurs.

Pour calmer l'inflammation, on emploie les saignées abondantes du bras, immédiatement suivies d'un pédiluve très-chaud qui provoque la syncope, et, au lieu d'appliquer des sangsues aux tempes ou autour des paupières, ce qui donne souvent lieu à des ulcérations difficiles à guérir, et qui défigurent les malades ; on fait, peu de temps après la saignée, placer dans la narine correspondante quatre ou cinq sangsues, qui, appliquées successivement, donnent un écoulement de sang très-abondant. La diète, le repos, les boissons délayantes, l'obscurcissement de la chambre, suffisent habituellement pour remplir cette première indication. On prévient la formation des abcès, et l'on facilite leur absorption par l'emploi des vésicatoires à la nuque ou derrière les oreilles, par des purgatifs répétés, surtout avec les préparations antimoniales et mercurielles. Enfin, on calme la douleur, et on empêche le rétrécissement de la pupille par des frictions faites sur le front, la tempe et la joue, avec partie égale d'extrait de Belladone et d'onguent mercuriel, répétées trois et quatre fois dans les vingt-quatre heures, et en donnant des pilules d'extrait gommeux d'opium.

L'iritis chronique ne diffère de l'iritis aiguë que par sa marche excessivement lente , car elle met ordinairement plusieurs mois et même des années à parcourir toutes ses périodes. Souvent aussi les symptômes cessent pendant un temps pour reparaître, et s'aggraver plus tard. Pendant long-temps, les malades ne se plaignent que d'une faiblesse de la vue ; la pupille alors est peu mobile , petite et presque toujours irrégulière. Il est, dans ce cas, très difficile de distinguer l'iritis chronique de certaines amauroses. Après un temps plus long, les couleurs du bord pupillaire deviennent ternes, et la vue s'affaiblit de plus en plus. Souvent le malade voit des filaments noirs qui se dessinent sur des objets blancs ; puis ces filaments forment des réseaux, et enfin une gaze plus ou moins épaisse qui cache tous les objets.

Il n'est pas rare de voir passer brusquement à l'état aigu l'iritis chronique, dont le traitement ne présente rien de particulier.

ANDRIEUX,

Médecin de l'Hospice royal des Quinze-Vingt.

IRRÉGULIER *(path.)*, adj., *irregularis*, se dit du pouls, lorsque les battements ne sont pas égaux entre eux, ou lorsqu'ils ne sont pas isochrones avec ceux du cœur. On dit des accès d'une fièvre intermittente, qu'ils sont irréguliers lorsqu'ils n'affectent pas une périodicité bien marquée dans leurs retours.

IRRIGATIONS *(thérap.)*, s. f. p. du latin *irrigatio*, arrosement. On donne ce nom à des arrosements d'eau froide ou tiède faits sur une plaie ou sur une partie enflammée dans le but d'arrêter les accidents de l'inflammation ou de s'opposer à son développement.

Les irrigations ou arrosions qui viennent de nouveau d'être employés par les chirurgiens, et dont, il y a peu d'années, on avait fait l'honneur de l'invention à un chirurgien d'un de nos hôpitaux de province, sont connus de toute antiquité. Hippocrate pratiquait les arrosions avec une éponge mouillée et la laissait ensuite sur la plaie couverte d'un linge. Galien, Celse recommandent les arrosions dans les blessures et les fractures, et le premier, qui était chirurgien du cirque de Pergame, les employait souvent sur les athlètes et les gladiateurs, quelquefois il faisait des arrosions d'huile et de vin. Les médecins arabes employèrent peu ces moyens, cependant Avicenne les recommande dans les entorses, les maladies articulaires, les vieux ulcères et les esquinancies. Percy, *dans un important article du Dictonnaire des sciences médicales*, tome X, dit, en parlant de l'antiquité de l'emploi de l'eau dans le traitement des plaies, qu'Hippocrate, en lisant les inscriptions votives suspendues dans les temples d'Esculape, où étaient décrites la maladie et la guérison de ceux qui les avaient consacrées au dieu, sut dévoiler, par les nombreuses cures qui étaient attribuées à l'eau, celles qui étaient vraiment dues à ce liquide de celles qui étaient une supposition *des prêtres. Plus tard* on voulut ajouter aux propriétés de l'eau par des charmes et des conjurations, afin de dissimuler l'action d'un moyen aussi simple, et l'on employait ainsi de l'eau *charmée*, de l'eau *magique, conjurée,* au lieu de l'eau lustrale des anciens. Les guerriers teutons et français en faisaient souvent usage. L'emploi de l'eau fut presque abandonné à l'époque où triomphèrent la polypharmacie, les baumes et les arcanes du moyen-âge, introduits par les médecins arabes; les médecins même s'élevaient avec force contre les empiriques qui guérissaient les plaies au moyen d'eau conjurée ou mixtionnée. Ambroise Paré, au siége de Metz, en 1553, avait vu un empirique, dit Brantôme, « lequel faisait d'estranges cures avec du simple « linge blanc et bel eau claire venant de la fontaine « ou du puits; mais il s'aydoit de sortilèges et « paroles charmées et un chacun allait à luy. » Ambroise Parée dit, dans l'introduction de son ouvrage, qu'il ne nie pas que l'eau ne soit un bon remède dans les plaies et blessures récentes, qu'il s'en est servi lui-même, mais qu'il repousse les charmes et les conjurations.

Felice Palazzo, médecin italien, publia, en 1570, un livre sur les propriétés de l'eau, et dit que la meilleure était l'eau pure, et il contribua à dégoûter ses compatriotes de l'eau sur laquelle on prononce des paroles magiques. L'emploi de l'eau devint assez fréquent parmi les chirurgiens vers la fin du xvie siècle; une polémique âcre et irritante, comme elles avaient lieu surtout à cette époque, s'établit entre deux chirurgiens attachés à Henri III, Martel et Danguaron, le premier, partisan de l'eau. Le célèbre Laurent Joubert mit fin à cette polémique en se prononçant pour l'efficacité de l'eau dans les arquebusades et autres plaies, mais sans enchantement ni miracle. L'emploi de l'eau paraît avoir été abandonné dans le siècle suivant.

En 1732, Lamorier publia, à Montpellier, une dissertation sur l'usage de l'eau en chirurgie; vers la même époque, une dissertation sur les vertus traumatiques de l'eau était publiée à Venise, et il est à remarquer que ce traitement n'avait jamais été complètement abandonné en Italie; mais en France, bien qu'à toutes les époques on eut des exemples de ses bons effets, soit entre les mains des chirurgiens, soit exploité par les empiriques, son usage ne put jamais s'établir d'une manière générale, et l'instant où ce traitement fut le plus usité est la fin du xvie siècle, dont nous avons parlé plus haut.

Les obstacles qui s'opposèrent à ce qu'un moyen si efficace ne devînt d'un usage général et incontesté, tiennent sans doute aux difficultés que présente son emploi, à l'habitude et au discernement nécessaires pour en retirer constamment de bons résultats. Sans doute que des insuccès, déterminés par l'ignorance des effets de l'eau et par la terrible réaction qui se développe lorsque l'on suspend intempestivement son action, firent abandonner ce traitement, qui ne fut pas accepté par l'Académie de chirurgie dont les doctrines régirent la chirurgie française jusqu'à notre époque. C'est à cette cause que l'on doit l'espèce d'oubli dans lequel étaient tombées les irrigations dont les bons

effets avaient été tant de fois constatés dans le traitement des plaies par armes à feu et des fractures compliquées. Cependant, à diverses époques des chirurgiens observateurs cherchèrent à rappeler l'attention sur les propriétés de l'eau. En Allemagne, en France, on publia, des travaux sur les avantages de ce traitement, mais ce fut sans résultat pour la pratique générale de la chirurgie.

Percy cite la circonstance dans laquelle, en 1785, il constata les effets thérapeutiques de l'eau et qui le détermina à l'employer dans le reste de sa carrière. Il était à Strasbourg, et l'on faisait des expériences sur la résistance des pièces de canon fondues par divers procédés : six canonniers furent blessés aux bras et aux mains dans les épreuves; ces blessures étaient graves et elles furent pansées, suivant les règles de l'art, par Lombard. Percy, curieux d'observer des plaies d'armes à feu si rares en temps de paix, assistait son confrère, lorsqu'un meunier vint trouver l'intendant de la province d'Alsace et lui persuada qu'il guérirait ces militaires d'une manière certaine avec de l'eau simple, mais sur laquelle il prononcerait quelques charmes. Cet intendant, qui était crédule, ordonna que les malades fussent livrés au meunier; six canonniers avaient eu les mains dilacérées par l'écouvillon, le feu ayant pris aux pièces lorsqu'on les rechargeait, et l'on hésitait à désarticuler les mains; cinq avaient eu les bras déchirés par les éclats d'une pièce crevée à son premier coup. Dans la crainte que nous ne rompissions le charme, dit Percy, on nous écarta des pansements et il ne nous fut permis d'y assister que le 12e, le 20e et le 31e jour, afin de nous assurer de l'état des plaies qui, ayant suivi une marche régulière, furent toutes cicatrisées en six semaines sans avoir occasionné de grandes douleurs et sans qu'on y eut appliqué autre chose que de l'eau médiocrement froide. On ne les découvrait qu'une fois par jour, mais de trois heures en trois heures on les arrosait avec l'eau du meunier, qu'il nommait son eau bénite; toutes les plaies, après avoir suivi une marche régulière, furent cicatrisées en six semaines.

Percy et Lombard, éclairés par ces faits, firent usage de l'eau dans les accidents qui ne tardèrent pas à se manifester à la suite de nouvelles épreuves, et les guérisons qu'ils obtinrent eurent un tel résultat sur les opinions de Percy et sur sa pratique chirurgicale, qu'il disait comme Sydenham, qui déclarait qu'il aimerait mieux renoncer à la médecine, s'il fallait renoncer à l'usage de l'opium, que lui renoncerait à pratiquer la chirurgie, s'il lui fallait cesser de faire usage de l'eau.

Les bons effets des irrigations sont si manifestes pour les chirurgiens, qui les ont employées dans les plaies par armes à feu ou dans les écrasements des extrémités, dans les plaies par arrachement qui, presque toujours, sont suivies d'accidents inflammatoires si graves, que l'on ne pourrait comprendre comment on a pu cesser d'en faire usage, si l'on ne savait qu'il faut une grande assiduité dans les soins et surtout une pratique éclairée pour éviter les accidents qui ne manquent jamais de se manifester par le fait de la réaction, lorsque l'on cesse, ou même que l'on suspend l'usage de l'eau froide avant que les efforts de l'inflammation aient été épuisés dans la plaie. L'influence qu'eurent les doctrines de l'Académie de chirurgie sur la chirurgie en France, et même en Europe, rendent encore raison de l'abandon d'un moyen qui ne fut point préconisé par ses membres et dont les élèves, jusque dans le demi-siècle qui vient de s'écouler, ont fourni les noms les plus illustres de la chirurgie.

L'eau, malgré ses succès, malgré le grand nom et la haute position de Percy, malgré les immenses besoins de la chirurgie militaire pendant nos vingt-cinq années de guerre, était complètement tombée en oubli, lorsque M. Josse, d'Amiens, rappela, en 1834, l'attention sur l'efficacité de ce moyen thérapeutique. A Paris, M. Breschet en fit usage avec succès dans un cas de fracture compliquée; MM. Gerdy et Bérard ne tardèrent pas à employer ce moyen qui, maintenant, est destiné à devenir général et qui n'a encore à redouter que sa vulgarité et les accidents que son emploi par des mains ignorantes peut déterminer.

Les irrigations se pratiquent à diverses températures, selon les résultats que l'on veut obtenir. Est-il nécessaire de comprimer avec énergie une inflammation trop vive et qui, par ses phénomènes de réaction, peut présenter de graves dangers? on emploiera les irrigations froides et l'on abaissera la température de l'eau avec de la glace, s'il est nécessaire. La température de 10 à 12 degrés centigrades m'a toujours paru un maximum d'abaissement que l'on a rarement besoin de dépasser; généralement l'indication est guidée par les douleurs du malade : on doit abaisser la température jusqu'à ce qu'elle produise un engourdissement qui fait cesser les douleurs. Quel que soit l'abaissement de la température de l'eau, elle ne présente jamais les inconvénients que produit la glace, qui détermine souvent la stupéfaction et la mortification des parties sur lesquelles elle est appliquée.

D'autres fois, les irrigations sont faites avec de l'eau tiède, et la température peut en être élevée jusqu'à 25 à 30 degrés ; c'est surtout dans les premiers instants de l'application de l'eau, et pour ne pas déterminer des changements brusques dans la température des parties blessées, que l'eau est ainsi employée ; ensuite on en baisse successivement la température pour arriver ensuite au degré désiré. Quoique ce procédé soit indiqué par les auteurs modernes, j'ai également appliqué, dans plusieurs cas, l'eau froide immédiatement, et j'en ai retiré de très-bons résultats; il est vrai que c'était pendant l'été et pour des plaies graves que j'ai fait usage de ces moyens. L'élévation de la température de l'eau est bien plus positivement indiquée vers la fin du traitement. Les sensations et l'instinct du malade annoncent le moment où il faut suspendre l'eau froide; dès qu'elle cesse d'être tolérée et qu'elle devient incommode, c'est une preuve que les causes d'irritation n'existent plus dans l'organe blessé : on peut alors élever successivement la température, jusqu'à ce qu'enfin on ne panse plus la plaie qu'avec de simples linges mouillés.

Les moyens d'établir un appareil pour pratiquer les arrosions sont très-simples, on dispose une toile cirée sur le lit, à la place où doit reposer le membre blessé; on place en-dessous le coussin nécessaire pour supporter le membre et donner à la toile une inclinaison suffisante, pour que ses bords étant relevés, l'eau puisse couler dans un vase assez large placé près du lit. La plaie est pansée avec de la charpie mouillée, des compresses maintenues par quelques bandelettes, du bandage de Scultet ces compresses devront être peu épaisses, afin de laisser l'eau pénétrer jusqu'à la plaie et qu'elle puisse se renouveler fréquemment. Un seau sera suspendu au ciel du lit ou placé, ce qui est souvent plus commode, sur un petit meuble près du lit, un syphon à branche recourbée, ou mieux encore un tuyau mince, un chalumeau de paille, un tuyau de pipe, seront disposés de manière à faire couler l'eau comme une petite fontaine au-dessus de la partie malade ; pour cela, on pourra percer le seau près du son fond avec une vrille et y introduire le chalumeau en masti-quant l'ouverture avec de la cire. Lorsque l'inflammation ou la plaie a une certaine étendue, on peut disposer plusieurs tuyaux de manière à faire tomber deux ou trois jets et plus sur toute l'étendue du membre.

Ce système d'irrigation, qui peut être employé avec succès dans les plaies des extrémités, ne présente pas les mêmes avantages lorsque les lésions ont lieu près du tronc; alors la difficulté de borner l'action de l'eau par jet continu doit faire préférer les arrosions faites par un aide qui se tient constamment près du blessé, et qui au moyen d'une éponge, le renouvelle aussi souvent que le besoin s'en fait sentir.

Nous dépasserions de beaucoup les bornes que doit avoir cet article, si nous indiquions les diverses modifications qui peuvent être introduites dans l'application de ce moyen et surtout si nous énumérions tous les cas dans lesquels il peut être employé ; sans parler des faits anciens, déjà les observations nouvelles sont nombreuses, et c'est surtout dans les plaies par armes à feu, dans les plaies par écrasement et par arrachement, les plaies des articulations, les fractures compliquées, les ouvertures des ganglions qui se développent dans les tendons, etc., que l'on a observé les bons résultats des irrigations. Moi-même, je les ai employées trois fois dans des plaies par armes à feu, deux fois dans des ruptures musculaires, une fois dans une plaie contuse et toujours avec un succès complet; les douleurs ont été constamment presque nulles, et la guérison beaucoup plus prompte.

Enfin, je finirai en disant pour les irrigations ce que notre savant collaborateur, M. Gerdy, en dit lui-même dans son traité des pansements, en comparant cette méthode avec celle de M. Guyot, qui emploie la chaleur dans la curation des plaies, des grandes amputations : qu'un médecin habile peut retirer des avantages semblables des moyens les plus contraires, mais qu'il doit surveiller très-attentivement l'emploi de ces moyens, afin d'en cesser l'usage à temps lorsqu'ils ne répondent pas à ses vœux et que l'expérience lui prouve qu'ils n'auraient pas le résultat espéré.

J. P. BEAUDE,

Médecin, inspecteur des eaux minérales, membre du conseil de salubrité

IRRITABILITÉ *(physiol.)*, s. f., du latin *irritabilitas*. On donne ce nom à une propriété qu'ont tous les corps vivants d'être excités par certains agens extérieurs. L'irritabilité est la propriété vitale la plus persévérante et la plus universelle. Elle existe chez tous les êtres organisés, elle manifeste son action chez les animaux des classes supérieures d'une manière indépendante de leur volonté ; c'est, pour ainsi dire, la réaction qui se manifeste dans tous les corps organisés contre les agents extérieurs, c'est une action qui a pour objet de tenir les corps vivants en garde contre les causes de destruction qui les environnent. L'irritabilité détermine la plupart des mouvements qui sont soustraits à l'empire de la volonté ; c'est la seule cause des mouvements qui ont lieu dans les végétaux et les animaux des classes inférieures. Les mouvements volontaires, qui sont ceux produits par les muscles, se distinguent de ceux qui sont produits par l'irritabilité en ce qu'ils sont le résultat d'une fonction particulière que l'on a nommée mytiolité et qu'ils n'ont pas besoin pour se manifester d'une excitation étrangère, la volonté seule pouvant déterminer leur action. Presque tous les phénomènes physiologiques ont pour base l'irritabilité ; tous les tissus animaux sont doués, à des degrés différents, de cette propriété qui paraît faible et latente dans quelques-uns, mais qui s'y développe souvent d'une manière très-active sous des influences pathologiques. Les tissus épidermoïdes, les ongles, les cheveux et les poils sont les seuls dans lesquels l'irritabilité n'existe pas. Comme on doit bien le penser, cette propriété joue un grand rôle dans toutes les maladies.   **J. B.**

IRRITANT *(thérap. path.)*, adj. *irritans*. On donne ce nom aux causes qui excitent nos organes au-delà des limites normales ; les irritants sont les causes les plus ordinaires de l'inflammation, soit qu'ils agissent à l'extérieur ou à l'intérieur, puisque l'inflammation elle-même n'est que le résultat d'une irritation qui a pris le caractère persistant. Presque tous les corps de la nature jouissent, dans des limites particulières et à des degrés différents, ou sous des influences spéciales, de la propriété d'être irritants. Mais en pathologie et en thérapeutique surtout, on a réservé ce nom pour les substances qui, à l'état normal, produisent une forte excitation. Les dérivatifs que l'on applique sur la peau (V. ce mot), tels que le vinaigre, les synapismes, l'ammoniaque, les cantharides, etc., n'agissent que comme irritants ; il en est de même des purgatifs et des dérivatifs qui sont administrés à l'intérieur, aussi est-il très-important de n'en faire usage qu'avec une extrême réserve et suivant les indications.   **J. B.**

IRRITATION *(physiol. path.)*, s. f. *irritatio*. La production de tous les actes physiologiques exige de la part des organes qui les accomplissent, un certain degré d'activité que l'on nomme *excitation*, l'aptitude des organes à recevoir l'excitation nécessaire à leur fonction, c'est l'excitabilité ; supposez cette excitation portée trop loin, exagérée, vous aurez l'irritation, et la disposition de tissus à recevoir son influence, c'est l'irritabilité. Je crois que ces deux états doivent être soigneusement distingués l'un de l'autre ; le premier (excitation) est indispensable à la vie, et, suivant Brown, c'est la vie elle même. Le second (irritation) est un état morbide, puisqu'il entraîne un trouble dans les fonctions des organes qu'il affecte.

Indiquée par Joubert, de Montpellier, et par Van-Helmont, démontrée plus tard par Haller, l'irritation fut admise et généralisée dans le dernier siècle par Lecat, Pouteau, mais principalement par Fabre, qui, dans son excellent ouvrage, intitulé : *Essais sur différents points de Physiologie et de Pathologie*, démontra que les principes actifs de la vie admis par Hippocrate, Van-Helmont, Stahl, Buffon, etc., n'étaient autre chose que cette même propriété (p. 63). Pour lui, comme on le voit, l'excitation et l'irritation ne sont qu'une seule et même chose. L'inflammation est le résultat de l'irritation des capillaires sanguins, (p. 85, 101), et la fièvre suppose nécessairement, dit-il en propres termes, l'augmentation de l'irritabilité du cœur par une cause quelconque (p. 122). Cullen admit l'irritation dans sa doctrine, mais il la fit précéder de l'atonie ou faiblesse. Brown regardait la sthénie (irritation) et l'asthénie (défaut d'irritation), comme les deux grandes causes des phénomènes morbides, mais il donna presque tout à la seconde cause, et les maladies les plus aiguës en apparence étaient dues, selon lui, à une faiblesse ou défaut d'excitation ; de là son traitement par les toniques. Broussais tomba dans l'excès opposé ; il ne vit partout que l'irritation, et sa doctrine, qu'il appela physiologique, n'est, en définitive, comme on l'a dit, que le brownisme retourné. Tant que cette doctrine fut en faveur, on ne vit que des tissus irrités. l'irritation ou l'inflammation qui en est la suite étaient la cause première de presque toutes les maladies. Mais aujourd'hui que l'expérience et l'observation ont fait connaître toute l'exagération de ces principes, voyons qu'elles sont les conditions réelles que présente l'irritation : d'abord elle est causée par un surcroît d'action de la part des modificateurs extérieurs (agents physiques ou chimiques), ou intérieurs (inconnus dans leur essence) sur l'excitabilité des tissus. L'irritation une fois développée est rarement générale ; elle a une marche continue, ou intermittente, comme dans certaines névralgies : elle se propage, soit en suivant la direction des tissus ou des fluides qui les parcourent (artères, l'irritation s'éloigne du cœur ; veines, elle s'en rapproche), soit par sympathie (V. ce mot), son intensité est nécessairement en rapport avec l'intensité de la cause et le degré d'irritabilité de l'organe ; on a remarqué que ceux qui contenaient plus de vaisseaux ou de nerfs étaient les plus irritables. Ses effets sont assez variables, le premier consiste dans une lésion de la circulation, il y a appel de sang (V. inflammation) ; très-souvent la sensibilité est aussi modifiée, il y a douleur sous l'influence de l'irritation. Les sécrétions peuvent être augmentées, quelquefois elles sont supprimées, surtout dans les premiers moments : la nutrition est presque toujours accrue, d'où l'hypertrophie ou augmentation de volume des organes. Quant aux hémorrhagies et aux hydropisies, l'irritation est bien une des causes qui peuvent les produire, mais elle n'est pas la cause unique, comme on l'a prétendu. Cet état, dans les organes, joue donc, en définitive, un rôle bien moins important que celui qui lui avait été assigné.

Nous regrettons que le plan et la nature de cet ouvrage nous empêchent de développer d'une manière complète la théorie de l'irritation telle que l'on faite les travaux des observateurs.

BEAUGRAND.

ISCHIATIQUE (anat.), adj. pris subst., (qui a rapport à l'os de l'ischion.) On donne ce nom à une échancrure qui est formée à la partie inférieure et postérieure du bassin par une partie de l'ischion : la tubérosité ischiatique est une éminence osseuse qui est formée par la partie la plus inférieure de l'ischion, et c'est sur ce point et le coccyx que repose le corps dans l'attitude assise.— L'artère ischiatique naît de l'artère hypogastrique, dont elle paraît une continuation, elle sort du bassin par la grande échancrure sciatique et va se répandre dans la partie postérieure et supérieure de la cuisse. La veine ischiatique suit la même disposition.

ISCHION (anat.), s. m. C'est la portion inférieure de l'os des iles. (V. ce mot.)

ISCHIO-CAVERNEUX (anat.), s. m. C'est le nom d'un petit muscle qui s'implante, d'une part, à la partie interne de l'ischion et, de l'autre, à l'origine du corps caverneux; ce muscle, qui est allongé et applati, a été nommé par Sœmmering, Erector penis: ce nom seul indique ses fonctions. Chez la femme, ce muscle s'implante aux corps caverneux du clitoris et paraît avoir des fonctions analogues à celles qu'il remplit chez l'homme.

ISCHIOCÈLE (path.), adj. C'est une des variétés de la hernie dans laquelle les viscères abdominaux sortent par l'échancrure ischiatique et font saillie près de l'anus. Cette variété de hernie est heureusement très-rare. (V. Hernie.)

ISCHIO-CLITORIDIEN (anat.), s. m. Nom donné à l'ischio-caverneux chez la femme. (V. ce mot.)

ISCHIO-COCCYGIEN (anat.), s. m. Nom donné aux muscles qui se rendent de l'épine sciatique au coccyx et à la partie inférieure du sacrum : il maintient le coccyx dans sa position.

ISCHURIE (path.), s. f. Nom donné à la rétention d'urine. (V. ce mot.)

ISOCHRONE (physiol.), adj., du grec isos égal, et chronos temps, se dit en physique et en physiologie des mouvements qui se font simultanément et en des temps égaux ; ainsi, à l'état normal, les mouvements du pouls sont isochrones à ceux du cœur. L'isochronisme est la simultanéité d'action entre des organes qui correspondent l'un à l'autre.

ISOLEMENT. (physiol.), s. m. L'isolement a pour but, tantôt de modifier la direction vicieuse des pensées et des affections dans les maladies mentales : isolement des aliénés ; tantôt d'empêcher les maladies contagieuses de s'étendre par communication : isolement sanitaire; tantôt l'isolement est employé comme moyen d'expiation ou de traitement moral dans les maisons pénitentiaires : isolement cellulaire des prisonniers; tantôt enfin, on se soustrait par l'isolement à la vie agitée du monde, et ce mot devient alors synonyme de solitude. Nous allons jeter un coup-d'œil rapide sur ces différents modes d'isolement.

Isolement des aliénés. L'indispensable nécessité d'isoler les fous furieux, et tous ceux dont les penchants pourraient devenir funestes, n'a jamais fait aucun doute : ainsi, tous les aliénés atteints d'impulsions aveugles au suicide, au meurtre, à l'incendie, au vol même, devront être évidemment séquestrés, non-seulement dans un but d'ordre et de sécurité, mais dans l'espoir de modifier plus facilement leur folie par le calme de la solitude. « Tout le monde a éprouvé, dit M. Esquirol, ce saisissement indéfinissable qui s'empare de notre être, lorsque nous sommes subitement enlevés à nos habitudes et à nos affections; soustrait à l'influence des choses et des personnes au milieu desquelles il vivait, l'aliéné éprouve, dans le premier instant de l'isolement, un étonnement subit qui déconcerte son délire et livre son intelligence à la direction que vont lui donner des impressions nouvelles.

L'ennui, les privations, la nouveauté des idées que fait naître malgré eux, chez les aliénés, cette vie nouvelle, change souvent le cours de leurs idées habituelles, aident le médecin à triompher de leur résistance et les disposent aux effets du traitement; aussi obtient-on de ce moyen les plus heureux résultats, même chez les aliénés les plus inoffensifs.

L'isolement, d'ailleurs, n'est pas le même pour tous les aliénés; il varie suivant la forme et suivant la période de la maladie; l'aliéné sera isolé, soit dans un établissement spécial consacré aux affections mentales, soit dans une retraite solitaire, et servi par des personnes qu'il ne connaît pas, soit même dans sa propre maison, laissé seul avec des personnes étrangères, et soustrait à sa manière de vivre ordinaire ; c'est ainsi que le célèbre Willis, ne pouvant envoyer à Bedlam le roi Georges III, fit démeubler le palais, éloigna tous les courtisans, donna au prince des serviteurs étrangers, et parvint à le rappeler à la raison. Les voyages avec des parents ou des étrangers, surtout pour les aliénés en voie de guérison ou de convalescence, offrent un mode d'isolement qui réunit de précieux avantages.

Les médecins sont seuls, du reste, aptes à juger cette question de l'isolement d'un aliéné, question si sérieuse, et si grave puisqu'il s'agit de la privation de liberté individuelle dont on a souvent abusé dans les familles par des motifs coupables.

Isolement par mesures sanitaires. Quoique l'emploi

public des moyens destinés à prévenir l'extension des maladies contagieuses, ne remonte guère qu'au 15ᵉ siècle, cependant on doit reconnaître dans les séquestrations sévères, imposées par Moïse, aux malades atteints de la lèpre ou de la syphilis, l'idée première des mesures prophylactiques employées aujourd'hui. Ces mesures seront indiquées au mot *Peste.*

Isolement des prisonniers. Depuis qu'une noble et généreuse philosophie a fait envisager le crime comme l'expression d'une infirmité ou d'une maladie morale, et les criminels comme des malheureux malades qu'il faut plutôt guérir que châtier, les efforts de tous les philantropes se sont portés ardemment vers la réforme du système pénitentiaire, et déjà la Suisse et les États-Unis d'Amérique ont substitué aux anciennes prisons, des pénitenciers, c'est-à-dire des espèces de gymnases orthophréniques destinés à recevoir les détenus que la loi condamne à une expiation; et disons-le à notre honte, beaucoup de ces établissements, destinés chez les étrangers aux malfaiteurs, l'emportent par leur confortable et leur salubrité sur les établissements de charité destinés chez nous au traitement des malades.

Trois systèmes principaux dominent en Amérique, celui d'Auburn, celui de Philadelphie et celui de Wethersfield. Dans celui d'Auburn, les détenus travaillent isolément dans leurs cellules dont ils ne sortent jamais; dans celui de Philadelphie, ils travaillent en commun, mais sous l'obligation du silence le plus sévère; enfin, dans celui de Wethersfield, travail en commun pendant le jour, isolement cellulaire pendant la nuit. Ce sont ces trois systèmes combinés qui ont servi de base à tous les pénitenciers établis nouvellement en Europe. Ainsi celui de Genève a pris modèle sur celui d'Auburn, et d'après le rapport publié récemment par le docteur Coindet, on est arrivé à Genève à des résultats d'une haute importance; néanmoins, d'après ce rapport même, on peut voir que l'isolement des détenus qu'on regardait comme la base principale de toute amélioration, offre des inconvénients d'une extrême gravité.

Il faut avoir lu les pages déchirantes où Silvio Pellico nous retrace sa vie de captivité, pour bien comprendre les horreurs du cachot; sans doute nous n'avons pas à déplorer en France les rigueurs atroces du *carcere durissimo* des paternels gouvernements de l'Allemagne; mais si ces tortures du secret ont pu arracher des larmes de désespoir à des âmes de la trempe des Gonfalonieri, des Andryanne et des Silvio, que sera-ce pour les hommes faibles ou criminels qui remplissent nos prisons!

La privation de l'association altère les facultés intellectuelles, la privation d'exercice suffisant altère les facultés physiques, et cette séquestration prolongée du prisonnier dans sa cellule amène nécessairement, outre des habitudes vicieuses, une exaltation ou un affaissement moral qui finiront par l'aliénation. C'est ce qui résulte du mémoire de M. Coindet qui nous montre une mortalité très-considérable parmi les détenus, quoiqu'ils soient, sous tous les autres rapports, au milieu des conditions hygiéniques les plus favorables; en un mot, cet isolement cellulaire, tant préconisé aujourd'hui, nous paraît, avant d'être adopté d'une manière générale, devoir être soumis à une investigation plus rigoureuse, et surtout à l'examen des médecins voués à l'étude de l'hygiène publique.

H. LANDOUZY,
Professeur à l'école de médecine de Reims,
membre de l'Académie de médecine.

ISTHME *(anat.)*, s. m. On a donné le nom d'isthme du gosier à l'ouverture de l'œsophage dans le pharinx. (V. *Bouche, Arrière-bouche.*)

IVETTE *(bot.)*, s. f. (V. *Germandrée.*)

IVRAIE *(bot.)*, s. m., *Lolium.* L. C'est une plante de la famille des graminées qui fait partie d'un genre auquel elle a donné son nom et qui est voisin du froment, avec lequel il a beaucoup de ressemblance. Cette plante est très-commune et se trouve sur le bord des chemins; lorsque les blés sont maigres, elle se mêle souvent à cette céréale, et les gens des campagnes croient que c'est la mauvaise température de l'année qui convertit le blé en ivraie. Il existe deux espèces d'ivraie : l'ivraie vivace, *Lolium perenne,* qui ne présente pas de mauvaises propriétés et qui est un très-bon fourrage pour les bestiaux, et l'ivraie énivrante, *Lolium tremulentum,* qui est vraiment délétère. Les graines de cette plante paraissent être les seules parties malfaisantes, elles sont âcres et amères; mêlées au pain en certaine quantité, elles déterminent de l'étourdissement, des céphalalgies, de l'oppression, des tremblements et des sueurs avec affaiblissement général. Un homme qui mangea du pain fait avec les 4/5 d'ivraie, mourut le quatrième jour. Suger fit prendre 3 onces de bouillie de farine d'ivraie à un chien : cinq heures après, l'animal eut des tremblements, les yeux étaient fixes, la respiration gênée, l'assoupissement et une insensibilité complète suivirent cet état, mais le lendemain il fut rétabli. Les graines de l'ivraie sont composées de 1/6 de gluten, 4/6 d'amidon et 1/6 de matière sucrée. Le principe vénéneux, qui est narcotique-âcre, paraît être de nature volatile et il agit avec plus d'action lorsque le pain est mangé chaud; ce pain est bis, sans amertume. Dans la proportion d'un neuvième, l'ivraie empêche la fermentation panaire; dans celle d'un dix-huitième cette fermentation a lieu, mais le pain a encore des propriétés malfaisantes.

Les signes les plus certains de l'empoisonnement par l'ivraie sont des tremblements avec vertige, céphalalgie; il s'y joint quelquefois de la difficulté d'avaler, de respirer et de prononcer les mots, de l'assoupissement. Le remède à employer immédiatement consiste à faire vomir le pain qui a causé les accidents et à donner des boissons acidulées que l'on rend plus tard légèrement toniques. On croit que les Orientaux mêlent l'ivraie aux feuilles de chanvre pour l'associer à l'opium qu'ils fument. Les anciens ont employé l'ivraie dans la médecine; aujourd'hui, il est complètement sans usage.   J. P. BEAUDE,

IVRESSE,(*hyg.*),s. f., en latin *ebrietas*. Pris dans son extension la plus large, ce mot signifie toute exaltation de l'intelligence momentanément soustraite à l'empire de la raison ; mais, dans son acception ordinaire, il exprime les désordres variés que les facultés intellectuelles peuvent éprouver sous l'influence des liqueurs fermentées, des narcotiques et de quelques substances vénéneuses.

Nous renvoyons au mot *Narcotique* l'étude des phénomènes si remarquables, que certaines substances, mais surtout l'opium, déterminent chez les personnes qui en ont pris accidentellement ou qu'une passion funeste entraîne irrésistiblement a en faire une habitude.

S'il est une chose remarquable, c'est le goût prononcé de tous les peuples du monde pour les liqueurs fortes, depuis l'eau-de-vie et le rhum des peuples civilisés jusqu'au dégoûtant *ava* des sauvages de l'Océanie. Les malheureux y cherchent l'oubli de leurs souffrances et leurs misères ; les riches s'efforcent d'y puiser des sensations nouvelles pour réveiller leurs sens blâsés. Toutefois, c'est spécialement chez les nations du Nord que l'on observe l'abus des boissons enivrantes ; et cela se conçoit, pour plusieurs raisons. D'abord, l'intempérie du climat rend nécessaire l'usage des stimulants, et, de l'usage à l'abus dont nous parlons, il n'y a pas loin ; en second lieu, les liqueurs alcooliques n'ont pas sur les cerveaux calmes et reposés des Septentrionaux les mêmes conséquences dangereuses que l'on observe dans le midi. Dès-lors, les législateurs des premiers n'ont pas eu à se préoccuper d'une circonstance qui n'avait ici aucune gravité. Voyez, au contraire, dans tout l'Orient, où les préceptes du *Koran* sont en vigueur, les vin et les autres alcooliques ont été vivement défendus : c'est que Mahomet savait bien les funestes effets de l'ivrognerie sur les imaginations passionnées et inflammables des peuples qu'il voulait assujettir à des lois régulières. Il ne faut pas croire pourtant que tous les musulmans observent bien scrupuleusement les préceptes de leur code religieux ; et, pour ne parler que des Persans, auxquels M. Rochoux accorde si gratuitement un brevet d'abstinence (*Dict. de Méd.* en 25 vol., art. *Ivresse.*), nous pouvons voir, par le passage suivant de Chardin, que ce n'est pas seulement chez nous qu'il est avec le ciel des accommodements.

« Le vin et les liqueurs enivrantes, dit-il, sont
« défendues aux mahométans ; cependant *il n'y a*
« *presque personne* qui ne boive quelque liqueur
« forte. Les gens de cour, les cavaliers et les débau-
« chés boivent du vin : et comme ils le prennent
« tous comme un remède contre l'ennui, et que les
« uns veulent qu'il assoupisse, et les autres qu'il
« les échauffe et les mette en belle humeur, il leur
« faut du plus fort et violent ; et s'ils ne se sentent
« pas bientôt ivres, ils disent : *Quel vin est-ce là?*
« *Damag redared, il ne cause pas de joie.* » (Chardin,
Voyage de Paris à Ispahan, descript. gén. de la
Perse.)

Nous ne voulons pas décrire ici les phénomènes de l'ivresse, que chacun a pû observer ; nous dirons seulement d'une manière générale que l'on peut en reconnaître trois formes différentes, qui répondent à la différence des caractères des peuples ou des individus ; 1° les uns sont pris d'une gaîté folle ; ils rient, ils chantent, sont heureux ; 2° d'autres, au contraire, revêtent une physionomie grave ; ils raisonnent, ou plutôt déraisonnent sur tous les sujets avec un sérieux imperturbable. Quelques-uns même tombent dans la tristesse et l'abattement ; 3° d'autres, enfin, deviennent taquins, querelleurs, s'exaltent au moindre propos et entrent dans des accès de fureur semblables à celui dans lequel Alexandre assassina Clytus. Il est un dernier degré commun à ces différentes formes et dans lequel l'individu peut tomber dans une sorte de collapsus, analogue à l'apoplexie ; il est, comme on le dit, *ivre-mort* ; et en réalité la mort peut s'en suivre. Rien de plus affligeant pour l'honneur de l'intelligence humaine que les égarements dans lesquels peut entraîner l'ivresse ; aussi faut-il admirer la sagesse, sinon l'humanité, des Spartiates qui, pour dégoûter les jeunes gens de l'usage du vin, leur faisaient voir un ilote ivre.

Comment agissent les liqueurs alcooliques pour déterminer l'ivresse? Il paraît certain, d'après les expériences modernes, et surtout d'après l'odeur qu'exhalent par tous les pores les individus plongés dans cet état, que la matière enivrante, absorbée en partie directement, est en contact avec le cerveau et le reste du système nerveux, sur lequel elle exerce sa fatale influence. Peu à peu cette substance est exhalée par la transpiration cutanée et pulmonaire, rejetée par toutes les sécrétions, et les effets se dissipent graduellement. Du reste, l'absorption cutanée et pulmonaire suffit pour amener les mêmes conséquences, c'est ce que l'on voit chez les personnes qui travaillent à la fabrication de l'esprit-de-vin, surtout lorsqu'il s'agit de le soutirer, et qu'elles restent nécessairement plongées dans une atmosphère toute imprégnée d'alcool.

Mais il ne faut pas seulement considérer l'ivresse en elle-même ; envisageons-la dans ses effets secondaires. Ici c'est le *delirum tremens* (V. ce mot) ; ailleurs, chez les buveurs de liqueurs fermentées, l'estomac se raccornit, se sèche en quelque sorte, comme l'a si bien démontré Tartra, et l'individu finit par succomber dans le marasme avec tous les symptômes d'une gastrite chronique. L'usage de la bierre et du vin a des résultats moins funestes ; ces boissons, prises habituellement d'une manière immodérée, ont pour résultat commun d'entraîner une obésité et un affaiblissement graduel de l'intelligence, qui peut aller jusqu'à l'abrutissement le plus complet. Il est cependant des exceptions, et certaines personnes peuvent renouveler tous les jours des excès de table sans que leur intelligence paraisse en souffrir, mais ce sont là des cas rares et qui se rencontrent plutôt en Angleterre et en Allemagne que chez nous.

Percy a décrit une variété de l'ivresse qu'il appelle ivresse convulsive et dans laquelle des accidents assez fâcheux accompagnent la perte de la raison ; le délire furieux et les convulsions violentes qui dans ce cas sont les effets de l'ivresse ne se manifestent ordinairement que lorsque cet état a été produit par les liqueurs alcooliques. Percy a également remarqué que ces accidents se produisaient lorsque, voulant faire cesser promptement l'ivresse, l'on avait administré de l'émétique pour provoquer le vomissement. Les préparations opiacées données dans le but de calmer les accidents convulsifs de l'ivresse, les accroissent presque constamment, et ce n'est que, lorsque l'estomac a été complètement débarrassé par les vomissements et que les accidents nerveux persistent encore que l'on doit recourir aux préparations opiacées.

Les meilleurs moyens de provoquer les vomissements sont les boissons tièdes abondantes, l'eau tiède à laquelle on aura mêlé un peu d'huile. Les moyens mécaniques, tels que l'introduction des doigts dans l'arrière-bouche, ou celle des barbes d'une plume que l'on a même conseillé d'enduire d'huile, et la titillation de la luette sont des façons de provoquer les vomissements qui doivent être préférés aux vomitifs pris à l'intérieur, quoique l'on ait avancé que l'ipécacuanha était exempt des inconvénients de l'émétique.

On a vanté divers préservatifs de l'ivresse et l'on cite Drusus qui tenait tête à tous ses convives en ayant soin d'avaler cinq ou six amendes amères pendant le festin : Nous avouons que nous accordons peu de confiance à ces moyens, et que nous mettons plutôt sur le compte de la résistance que présentent certaines organisations à l'action des liqueurs alcooliques l'étonnante facilité avec laquelle quelques personnes échappent à l'ivresse. Dans des limites restreintes, l'habitude émousse l'action des liqueurs fermentées sur le système nerveux, et l'on peut en boire une assez grande quantité sans perdre la raison. Lorsqu'au contraire l'ivresse est devenue presqu'habituelle et que la congestion du cerveau, est presque permanente, il suffit des plus légères quantités de vin ou de liqueurs pour déterminer une ivresse immédiate ; cet état, désigné sous le nom d'ivrognerie, amène de telles modifications dans l'habitude extérieure du corps, dans l'expression de la face et du regard, qu'il suffit d'un simple examen pour reconnaître immédiatement une personne adonnée à cette funeste habitude qui, à ce degré, devient une passion insurmontable. Chez les ivrognes, le vin ne suffit bientôt plus pour satisfaire leur palais blasé, c'est aux liqueurs spiritueuses qu'ils ont alors recours, et souvent l'alcool presque pur devient, pour eux, une boisson délectable. Les maladies les plus graves et

souvent la mort sont la suite de ce déplorable abus.

Tous les tempéraments ne ressentent pas au même degré les effets de l'ivresse ; les tempéraments phlegmatiques résistent plus facilement à l'action des boissons alcooliques, et les climats froids paraissent aussi atténuer leur effet sur le système nerveux. Les individus d'un tempérament sanguin: et surtout celles d'un tempérament nerveux, les femmes et les enfants sont plus facilement atteints : les climats chauds favorisent aussi cette action, et, dans ces diverses conditions, l'ivresse est plus furieuse. C'est sans doute autant à ces causes que l'on doit attribuer sa rareté dans les climats du midi, qu'au peu de besoin que l'homme éprouve pour ces boissons excitantes qui sont si vivement désirées par les peuples du nord.

Que faut-il faire quand on est appelé auprès des personnes plongées dans l'ivresse ? Le mieux est de les laisser se calmer d'elles-mêmes, et, comme on le dit, cuver leur vin. Cependant, il est quelques moyens de modérer les effets des liqueurs: c'est d'abord de débarrasser l'estomac du poison qu'il renferme en faisant vomir le malade, soit en lui faisant prendre quelques tasses de thé tiède et sans sucre, soit en lui chatouillant la luette avec les barbes d'une plume. On lui fera prendre ensuite du thé léger, chaud et sucré.On a aussi beaucoup vanté l'emploi de l'ammoniaque, dont on met huit à dix ou douze gouttes dans un verre d'eau sucrée; ce moyen n'est pas infaillible, mais il réussit assez souvent : l'acétate d'ammoniaque réussit également, mais on a quelquefois remarqué que, chez les personnes nerveuses, ces préparations, au lieu de calmer l'ivresse, déterminaient une violente excitation. Le café à l'eau est encore utilement employé par quelques personnes, mais ce moyen ne réussirait pas à tout le monde, surtout aux sujets nerveux. Quels que soient les avantages que l'on peut attendre de ces remèdes, il faut plutôt compter sur les progrès des lumières et sur les sociétés de tempérances, dont les heureux effets se sont déjà fait sentir dans plusieurs pays, pour arriver non au traitement, mais à l'extinction complète d'un vice si dégradant pour l'espèce humaine.

J. P. BEAUDE.

Médecin inspecteur des établissements d'eaux minérales, membre du conseil de salubrité.

J

JALAP (*mat. méd.*), s. m., (*radix jalapæ*). Ainsi que nous avons été déjà obligé de le dire pour beaucoup de végétaux exotiques, ce n'est que depuis peu de temps que l'on connaît parfaitement la plante qui fournit la racine de jalap. Long-temps on a pris pour le vrai jalap le *convolvulus jalapa* L; aujourd'hui, d'après les travaux de M. Ledanois, qui, en 1827, envoya du Mexique la description du vrai jalap officinal, il n'est regardé que comme le faux jalap ou jalap mâle.

La plante qui produit le vrai jalap est le *convolvulus officinalis* de G. Pelletan; elle est vivace; sa racine est tubéreuse, arrondie, blanche, charnue, lactescente, et donne naissance à plusieurs tiges herbacées, sarmenteuses, parfaitement lisses, ainsi que toutes les plantes, et qui s'élèvent à une hauteur de 15 à 20 pieds; elles sont garnies de feuilles alternes, pétiolées, cordiformes. Les fleurs sont pédonculées, solitaires et d'un rose tendre; leur corolle est hypocratériforme; les étamines et les pistils font saillies hors du tube.

La racine du jalap acquiert souvent un développement considérable : on en a vu qui pesait jusqu'à 25 kil.; mais ce n'est pas lorsqu'elles ont acquis ce volume qu'on les récolte. On choisit les moins grosses que l'on coupe par tranches et que l'on fait sécher à l'ombre. Dans le commerce, on en trouve rarement qui pèsent plus de 100 à 200 grammes. Lorsque l'on brise cette racine, elle présente une cassure brillante, résineuse, d'un gris plus ou moins foncé; les couches résineuses et ligneuses sont alternées.

Le jalap contient 8 à 10 pour 100 de son poids de résine, que l'on extrait par l'alcool; cette résine, qui est toute la partie active du médicament, était autrefois connue sous le nom de magistère de jalap; elle est d'un brun verdâtre, cassante, d'un aspect brillant dans sa cassure, d'une saveur faible d'abord, âcre et désagréable ensuite. On l'altère quelquefois avec du charbon, du jalap en poudre et d'autres résines, telles que celles de gayac, de pin, etc. La première sophistication se reconnaît en ce que la résine de jalap donne lorsqu'on la brûle, une odeur aromatique qui est due à la résine de gayac; la solution alcoolique est d'un brun roux au lieu de verte lorsque la résine de jalap est pure.

La résine de jalap se prépare en épuisant le jalap par l'alcool à 31°. On distille pour en extraire tout l'alcool. On ajoute ensuite au résidu un volume d'eau égal au sien; on laisse refroidir et l'on recueille la résine qui s'est précipitée, on la lave avec de l'eau chaude, puis on la dissout dans un peu d'alcool. On fait ensuite évaporer et l'on sèche à l'étuve. M. Planche a donné un autre procédé par lequel on extrait la résine du jalap blanche et brillante comme la térébenthine; mais cette résine n'est pas employée en pharmacie.

Le jalap, qui était très employé autrefois, s'administre comme purgatif drastique; c'est même un des plus énergiques, surtout sa résine. Hume, chimiste anglais, croyait y avoir découvert un nouve alcoloïde dans lequel résidait la partie active de cette substance, et auquel il avait donné le nom de jalapine; mais les recherches de MM. Gerber, Pelletier et Guibourt ont démontré l'erreur de cette prétendue découverte.

Le jalap s'administre en poudre à la dose est de 1 à 2 grammes. Mêlé avec le sucre on en prépare une poudre, sous le nom de sucre orangé, qui est surtout donné aux enfants; elle est composée de poudre de jalap 64 grammes, crème de tartre pulvérisée 22 grammes, sucre pulvérisé 406 grammes, huile essentielle d'écorce d'oranges 2 grammes. Cette poudre est employée à la dose de 4 grammes, elle contient le huitième de son poids de jalap. On prépare une teinture alcoolique dans laquelle le jalap entre pour un quart de l'alcool à 21°, employé pour la préparation; elle se donne à la dose de 5 décigrammes à un gramme. L'extrait alcoolique se prépare avec la racine de jalap et l'alcool à 21 degrés.

L'eau-de-vie allemande, qui a joui d'une si grande réputation comme purgatif, a le jalap pour base. Elle est composée de : racine de jalap 240 grammes, turbith 32 grammes, scammonée d'Alep 64 grammes, alcool à 21° 3 kil. Faites macérer pendant huit jours, passez et filtrez. On l'emploie à la dose de 16 à 32 grammes; c'est un bon purgatif. On y ajoute quelquefois la canelle, le girofle, le coriandre et si l'on colore en rouge par le bois de santal l'on a l'eau-de-vie allemande aromatique.

La résine s'administre à la dose de 3 à 6 décigrammes. Comme elle est très-active, on a conseillé de la mêler avec de la gomme dans un jaune d'œuf. On prétend qu'ainsi elle agit d'une manière plus régulière. On prépare des pilules avec cette résine ; mais l'un des meilleurs moyens de l'employer consiste à l'introduire dans un looch. Voici une formule qui appartient à M. Barateau, de Carcassonne, et qui a été publiée par M. Soubeiran, dans son *Traité de Pharmacie*. On prépare une émulsion avec 8 amandes, 32 grammes de sucre et 96 grammes d'eau. D'un autre côté, on prend : résine de jalap 5 décigrammes, sucre 9 décigrammes, amande une, gomme arabique en poudre 4 grammes. On triture la résine avec le sucre et l'on délaie peu à peu avec l'émulsion ; on obtient, par ce moyen, un mélange très-intime de la résine avec l'émulsion. On prépare aussi un savon avec cette résine, on ajoute l'amande, puis le sucre, dans lequel elle entre pour moitié de son poids avec le savon médicinal ; on mélange avec l'alcool, et on administre en bols ou en pilules.

Le jalap et la résine ne sont seulement employés en médecine que comme purgatifs. Les Allemands et les Anglais en font souvent usage à cause de son peu de saveur et de son action énergique. Les habitants des campagnes en France l'emploie fréquemment ; cependant on ne saurait trop les engager à n'en faire usage que lorsqu'ils auront consulté le médecin : ce que nous avons dit de l'action de ce médicament justifie suffisamment l'avis que nous leur donnons ici.   J. P. BEAUDE.

JAMBE (anat.), s. f. *crus*. Ce mot vient de *campa*, qui, en latin, signifie quelquefois jambe, dont les Italiens ont fait *gamba*, et les Français gambades. La jambe est la portion du membre inférieur comprise entre l'articulation du genou et celle du pied. La *forme* de cette partie est assez irrégulièrement arrondie ; en avant, elle présente une saillie longitudinale, formée par la crête du tibia : des deux faces latérales, l'interne est plane, l'externe arrondie ; en arrière se trouve la saillie du mollet et du tendon d'Achille. La peau des jambes est, chez l'adulte, recouverte de poils assez nombreux. Deux os constituent la charpente de la jambe : ce sont le tibia et le péroné. Nous ne parlons pas de la ortule, qui fait partie du genou. (V. ce mot.) Le tibia, plus fort, plus volumineux, est placé en avant et en dedans. Le péroné, mince et grêle, est uni par ses deux extrémités aux extrémités correspondantes du tibia, en arrière et en dehors duquel il se trouve placé. Dans presque toute leur étendue, ces deux os sont séparés par un espace étroit qu'occupe une toile fibreuse très-forte et qu'on nomme ligament inter-osseux. Ce ligament sert, en outre, à multiplier les points d'insertion des muscles. Le tibia, qui monte plus haut que le péroné, concourt seul à former l'articulation du genou. En bas, les deux os s'unissent pour constituer une sorte de mortaise qui reçoit la partie supérieure de l'astragale. Cette mortaise offre de chaque côté un relief et un prolongement qui font sous la peau une saillie assez notable. Celle du côté interne appartient au tibia, c'est la malléole interne ; l'autre, malléole externe, dépend du péroné. Ces saillies osseuses sont con-

nues vulgairement sous le nom de chevilles du pied. Des *muscles* assez nombreux couchés les uns contre les autres revêtent les os de la jambe. On les distingue en trois faisceaux. L'un, antérieur, comprend de dedans en dehors le jambier antérieur, l'extenseur du gros orteil, l'extenseur commun des orteils et le péronier antérieur qui manque quelquefois. Le second, externe, renferme les deux péroniers latéraux. Le troisième, postérieur, se divise en deux plans : l'un, superficiel, comprend la masse charnue qui constitue le mollet et se divise en trois muscles, deux intimement unis, les jumeaux, et un troisième qui se joint à eux, le soléaire. Le second, situé plus profondément, est formé par le plantaire grêle qui manque souvent, le muscle poplité, le fléchisseur propre du gros orteil, le jambier postérieur et le fléchisseur commun des orteils. Tous ces muscles sont enveloppés par une tunique fibreuse commune, ou *aponévrose jambière*. Cette aponévrose envoie entre les muscles des prolongements qui leur forment des graines particulières et servent de points d'insertion. Les *artères* de la jambe sont fournies par le prolongement de l'artère fémorale, connue sous le nom de tronc poplité et qui se partage en trois branches au-dessous du creux du jarret : 1° l'*artère tibiale* antérieure, qui se porte en avant et descend à la partie antérieure de la jambe jusqu'au ligament annulaire du tarse, d'où elle se distribue au pied ; 2° l'*artère tibiale* postérieure, qui rampe entre les deux plans des muscles postérieurs de la jambe et va fournir les artères de la plante du pied ; 3° enfin, l'*artère péronière* qui suit le bord et la face interne du péroné et se ramifie vers le pied.

Les *veines*, tibiales antérieures et postérieures, et péronières, accompagnent les artères du même nom et se réunissent en un tronc veineux commun qu'on nomme *poplité*. De plus, il y a sous la peau, en dedans et en dehors du membre, deux veines désignées sous le nom de saphène interne et externe, et dont une indication plus précise trouvera sa place au mot *Saignée*. La première va se jeter dans la veine crurale vers l'arcade de ce nom ; la seconde aboutit de la jarret à la veine poplitée.

Les *nerfs*, à l'exception du saphène interne, qui suit la veine ainsi nommée et provient du nerf crural ; les nerfs, disons-nous, qui se ramifient dans la jambe, proviennent du grand sciatique. Ce tronc, le plus gros de tous ceux du corps, se divise au-dessus du creux du jarret en deux rameaux : 1° le poplité interne, qui donne le saphène externe et le tibial postérieur ; 2° le poplité externe, qui se partage en nerf musculo-cutané de la jambe et tibial antérieur.

La jambe sert à la marche et à la course, en un mot, à tous les phénomènes de la *locomotion* proprement dite.

JAMBE (maladies de la). Les maladies dont la jambe est le siège sont assez nombreuses ; mais la plupart lui sont communes avec les autres parties du corps, et n'exigent pas de description à part. Ainsi ce sont des phlegmons, des abcès, les plaies, des tumeurs de diverses natures, des ulcères, des varices, etc., etc., dont l'histoire doit être tracée dans autant d'articles spéciaux. Nous noterons seulement que les solutions de continuité, les inflammations, etc., exigent, pour être promptement guéries, le repos le plus absolu. Les luxations de la jambe sur la cuisse ont été décrites au mot *Genou*. Il nous restera seulement à parler ici des fractures, des amputations et des lésions artérielles qui exigent la ligature des vaisseaux de cette région.

1° *Fractures de la jambe*. Les fractures de la jambe diffèrent notablement, suivant qu'elles intéressent les deux os à la fois, ou qu'un seul a été brisé.

La *fracture des deux os* est plus fréquente que celle qui n'en comprend qu'un seul; ils peuvent être rompus à la même hauteur ou à des hauteurs différentes : la cassure est transversale, oblique, comminutive, compliquée, etc., etc. (V. *Fractures en général*.) Nous noterons seulement, par rapport à l'obliquité, que, pour le tibia, elle a lieu le plus souvent de bas en haut et de dedans en dehors, de sorte que l'extrémité inférieure aiguë et tranchante du fragment supérieur fait saillie sous la peau à la partie antérieure et interne de la jambe. La fracture est souvent causée par une violente pression sur la jambe horizontalement placée. Ainsi, le passage d'une roue de voiture sur le membre inférieur d'un homme renversé, la chute d'une pierre dans les mêmes conditions, etc. D'autrefois, l'accident arrive le sujet étant debout. Alors, c'est une percussion très-forte qui brise le tibia et le péroné à la fois ; ou bien le premier de ces os est d'abord cassé, et le second étant trop faible pour soutenir le poids du corps, ploie et se rompt. La même chose arrive dans une chute d'un lieu élevé sur les pieds : le tibia se trouve courbé et rompu vers la partie moyenne, puis immédiatement après le péroné éprouve le même sort. Les signes des fractures de jambe sont la déformation de ce membre au niveau de la cassure ; quelquefois, dans le cas de chute sur les pieds, par exemple, le fragment le plus aigu peut percer les téguments et venir faire saillie à l'extérieur. On a vu ainsi le bout inférieur du fragment supérieur traverser la peau et aller s'enfoncer dans le sol ; c'est ce qui est arrivé au célèbre Ambroise Paré. Il y a aussi ordinairement rotation du pied en dehors. Enfin, la mobilité, le chevauchement, la crépitation achèvent de confirmer le diagnostic.

Ces fractures sont moins fâcheuses que celles de la cuisse, seulement elles acquièrent de la gravité quand elles ont lieu très près des articulations, soit du pied, soit du genou, surtout si la cassure pénètre jusque dans la jointure.

Pour réduire ces fractures, il faut, le patient étant couché sur le dos, faire fléchir la cuisse sur le bassin, puis la jambe sur la cuisse ; un aide embrasse avec ses mains l'articulation du genou au niveau ou un peu au-dessus des condyles du fémur, tandis qu'un second, tenant d'une main le pied et de l'autre le talon, ramène cette partie à sa rectitude naturelle en le tournant en dedans, et exerce des tractions graduées et proportionnées à la difficulté qu'éprouvent les parties à revenir dans leur situation normale. Le chirurgien, placé en dehors du membre, détermine la coaptation ou réduction par des mouvemens convenables, et que l'on trouve décrits

dans tous les traités de chirurgie. Le membre réduit, on l'enveloppera du bandage de Scultet, ou bien on le placera sur la planchette de M. Mayor. Ce dernier appareil est surtout convenable dans le cas de fracture avec plaie, parce qu'alors le membre étant en partie découvert, on peut panser celle-ci sans défaire le bandage, et, par conséquent, sans courir le risque de remuer le fragment. Pour moins fatiguer le malade, on peut placer le membre sur un amas de coussins, et le mettre ainsi dans la demiflexion. Dans ces derniers temps, on est revenu aux anciens principes de la chirurgie antique, qui consistent à revêtir le membre d'un appareil inamovible dont la levée n'a lieu qu'à l'époque de la guérison. Pour solidifier l'appareil, on emploie le blanc d'œuf, l'empois, la dextrine, etc... On a vu au mot *fracture* ce qu'il fallait penser de ce procédé, en dépit des pompeuses annonces dont il a été l'objet.

La consolidation demande une durée de 40 à 50 jours de traitement. Boyer exige ce terme avant de laisser marcher le malade.

b. Fractures du tibia. Quoique plus fort que le péroné, le tibia est cependant plus souvent fracturé ; cela tient à sa position superficielle, à ses fonctions, et enfin à cette même solidité qui fait que sa flexibilité est presque nulle, et qu'il se rompt au lieu de ployer. Ce sont surtout des violences directes qui fracturent le tibia. Le plus souvent, dans ces cas, la solution de continuité est transversale. Alors le péroné, servant en quelque sorte d'attelle ou de tuteur au membre, le déplacement est très peu considérable ; il n'y a jamais chevauchement ; seulement quelquefois il y a une légère saillie en avant. Le pronostic de cette fracture est peu grave, surtout s'il n'y a pas de plaie. Quant à la durée et au traitement, ils sont absolument les mêmes que dans le cas précédent.

c. Fractures du péroné. Protégé par une masse épaisse de muscles, et par le tibia lui-même, soumis par sa situation et la nature de ses fonctions à des efforts peu considérables, le péroné devrait, d'après le raisonnement, être beaucoup moins souvent fracturé qu'il ne l'est réellement. Suivant le calcul de Dupuytren, ses solutions de continuité sont à celle des autres os de la jambe comme 1 à 3. Outre les causes directes, telles qu'un coup sur la partie externe du membre, l'accident qui nous occupe arrive surtout dans un violent renversement du pied soit en dedans, soit en dehors. Dupuytren a, du reste, très-bien indiqué le mécanisme de la fracture dans ces deux derniers cas, et a fait voir qu'elle avait lieu nécessairement dans le quart inférieur de l'os. Il est assez difficile de reconnaître les solutions de continuité du péroné, surtout quand elles occupent la partie supérieure de l'os, à cause de la masse de muscles qui l'enveloppent en ce point. En bas, on peut, à l'aide de manœuvres appropriées, constater la mobilité et la crépitation des fragments auxquels s'ajoutent un renversement du pied en dehors très-peu marqué, quoiqu'ait dit Dupuytren, et l'impossibilité de marcher. Quant au traitement, sauf des exceptions fort rares, dans lesquelles conviennent l'attelle interne et le coussin proposés par le grand chirurgien que je viens de nommer, on placera le membre dans un appareil ordinaire ou mieux encore sur une planchette hyponarthécique.

Amputation de la jambe.—Cette grave opération, dont notre intention n'est point de décrire le manuel, est surtout pratiquée pour des tumeurs blanches avec carie du pied ou des plaies avec fracas de l'os. On conseillait généralement de couper le membre à trois ou quatre travers de doigt au-dessous du genou, point que l'on nomme le lieu d'élection. Cependant, les chirurgiens militaires ont tranché jusque dans les condyles du tibia, plutôt que de faire la section de la cuisse. Aujourd'hui, depuis les ingénieuses machines de MM. Mille et Martin, on peut pratiquer l'amputation au-dessus des malléoles; pour la carie du pied, par exemple, une bottine supplée très-bien alors à la perte éprouvée. Un de nos collaborateurs, M. le professeur Gerdy, m'a rapporté avoir vu une jeune fille de 18 ans, opérée à l'Hôtel-Dieu, qui marche et parcourt facilement de grandes distances à l'aide de l'ingénieuse machine de M. Martin. Cette amputation, à la partie inférieure de la jambe, est moins grave, moins douloureuse et plus facile à pratiquer qu'au lieu d'élection : il faudra donc la préférer toutes les fois que les circonstances le permettront. Quant à l'opération elle-même, on la pratique plus souvent par la méthode circulaire que par la méthode à lambeaux.

Maladies des artères de la jambe.—Elles consistent soit dans des plaies récentes, soit dans des anévrismes faux consécutifs ou spontanés. La compression serait impossible ici; il faut aller chercher l'artère lésée au milieu des masses charnues qui la recouvrent, et en pratiquer la ligature. On peut ainsi lier l'artère tibiale antérieure et la péronière vers leur partie moyenne, et la tibiale postérieure à différentes hauteurs (V.*Ligature*).Pour les autres maladies de la jambe V, *Ulcères, Varices.*

J. P. BEAUDE.

Médecin inspecteur des établissements d'eaux minérales et membre du conseil de salubrité.

JAMBIER *(anat.)*, adj. et s., qui appartient à la jambe. On a donné le nom de jambier à trois muscles de la jambe : ce sont le *jambier antérieur*, qui est situé, ainsi que l'indique son nom, au-devant de la jambe, et qui, de la tubérosité externe du tibia et du ligament inter-osseux, va s'attacher au premier os cunéiforme, près de l'extrémité postérieure du premier métatarsien; il fléchit le pied sur la jambe, contribue à la station et sert à maintenir le corps en avant. Le *jambier postérieur*, situé derrière la jambe, s'attache en haut à la partie supérieure et postérieure du péroné et du tibia et au ligament inter-osseux; en bas, il s'attache à la partie inférieure du scaphoïde; c'est un muscle extenseur du pied, il étend le pied sur la jambe et contribue à la station en maintenant le corps en arrière.Le jambier, nommé aussi plantaire grêle naît du condyle externe du fémur et se confond inférieurement avec le tendon d'Achille, qui s'attache au calcanéum. Ce muscle, qui a peu d'importance à cause de son petit volume, est un extenseur du pied : Longtemps on a attribué à la rup-

ture de son tendon mince et grêle la maladie désignée sous le nom de coup de fouet; aujourd'hui il est démontré que la rupture de ce petit muscle ou de son tendon ne saurait causer les accidents que présente cette affection, que l'on sait tenir à la rupture de quelques-uns des forts faisseaux fibreux des muscles jumeaux ou du soléaire.

L'*aponévrose jambière*, qui enveloppe tous les muscles de la jambe, est une continuation de l'aponévrose crurale; elle reçoit une expansion des tendons du triceps crural, s'attache en devant à la crête du tibia et en bas au ligament annulaire du tarse.   J. B.

JARRET *(anat.)*, s. m. C'est la partie des membres inférieurs qui est situé derrière le genou; les anatomistes lui ont donné le nom d'espace poplité. V. *Jambe.*

JAUNE (FIÈVRE). V. *Thyphus d'Amérique.*

JAUNES (LIGAMENTS) *(anat.)*, s. m. p. Ce sont des ligaments fixés aux lames des vertèbres et qui, en arrière, ferment le canal vertébral. V. *Colonne vertébrale..*

JAUNISSE. V. *Ictère.*

JÉJUNEUM *(anat.)*, s. m. On donne ce nom à la portion de l'intestin grêle qui est situé entre le duodénum et l'iléon; elle a reçu ce nom parce qu'elle est presque toujours vide dans les cadavres. (V. *Intestins.*)

JEUNESSE. (V. *Ages.*)

JEUNE. V. *Abstinence.*

JOIE. (V. *Passions.*)

JOINTURES *(anat.)*, s. f. p. Nom que l'on donne vulgairement aux articulations. (V. ce mot.)

JOUBARBE *(bot.)*, s. f., grande Joubarbe, Joubarbe des toits, *Simpervivum tectorum*. Cette plante a donné son nom à un genre de la famille des Crassulées; elle fait partie de la dodécandrie dodécagénie de Linné; la grande joubarbe est connue de tout le monde, c'est cette plante qui croît sur les vieux toits de chaume et sur les vieux murs; ses feuilles sont épaisses et charnues; elles sont employées par les gens de la campagne, qui s'en servent dans beaucoup d'affections, ils ont un certain respect pour la joubarbe qu'ils considèrent comme éloignant les maléfices de leur maison. Cette plante est inodore, d'une saveur herbacée et un peu aigre; elle renferme un suc abondant qui contient du malate de chaux et une notable proportion d'albumine. Les feuilles de joubarbe écrasées sont un remède populaire contre la brûlure, les coupures, les cors aux pieds; on en fait de la même manière des cataplasmes rafraîchissants que l'on applique sur les abcès, les tumeurs inflammatoires, l'érysipèle, les abcès des mamelles, les hémorrhoïdes; le suc des feuilles a, dans ce dernier cas, été quelquefois injecté dans le rectum comme anodin et rafraîchissant; il a été également pris à l'intérieur pour couper les accès de fièvre intermittente, mais il est douteux qu'il jouisse de cette propriété. Les feuilles de joubarbe entrent dans la composition de l'onguent populéum.

JOUBARBE (PETITE) Cette plante, qui est le *sedum acre*, et qui a donné son nom au genre *Sedum*, de la famille des Crassulées, a été aussi désignée sous le nom de Sedon, Vermiculaire brûlante, Poivre de muraille, c'est une petite plante qui croît sur les vieux murs et dans les terrains arides; ses feuilles sont petites, charnues, ovoïdes, rapprochées; les tiges sont faibles, épaisses, ramassées en gazon, et terminées par de petits bouquets de fleurs jaunes; la saveur de cette plante est âcre et poivrée, presque caustique lorsque la plante est sèche. Contrairement aux autres individus de la famille des Crassulées, ce suc peut produire des accidents lorsqu'il est administré à haute dose; à celle de 16 grammes, il est violemment émétique et purgatif. M. Orfila en administra environ 150 grammes à deux chiens qui moururent en moins de 24 heures. Dans le nord, et surtout en Suède, on a employé le *sedum* comme fébrifuge, mais il détermine souvent des vomissements. On fait aussi avec le *sedum acre* et la bière une décoction qui est employée pour gargariser les ulcérations scorbutiques de la bouche. En France, on a voulu l'employer contre l'épilepsie. M. Esquirol l'a administré à la dose d'un 1/2 gros par jour et sans autres résultats que quelques nausées. Cette plante est peu usitée.   **J. B.**

JOUES (anat.), s. f. p. Les joues forment les parois latérales de la bouche et contribuent beaucoup à l'agrément du visage; elles sont formées de muscles plats ou allongés qui servent à leurs mouvements dans la mastication, en même temps qu'ils servent à l'expression du visage dans les diverses passions de l'âme. Ces muscles sont les buccinateurs, les masseters, le grand et le petit zigomatique et une expansion de la partie supérieure du peaucier; ces divers muscles sont recouverts d'une quantité plus ou moins grande de tissu cellulaire graisseux, ce qui contribue à la rotondité des joues, à l'intérieur elles sont tapissées par la membrane muqueuse de la bouche. Les joues contiennent, dans leur épaisseur, le conduit excréteur de la glande parotide (conduit de Sténon) qui verse de la salive dans la bouche en s'ouvrant à l'intérieur de cette cavité. Les plaies des joues sont quelquefois suivies de fistules salivaires lorsque ce conduit a été intéressé. (V. *Fistule.*) **J. B.**

JOUR (physiol. et path.), s. m. C'est à proprement parler le temps pendant lequel le soleil éclaire l'horizon, ce temps est variable, comme on le sait, selon les saisons et les diverses latitudes. Mais astronomiquement et suivant l'usage, on désigne par ce nom une période de vingt-quatre heures qui comprend le jour et la nuit. Dans les maladies, les diverses heures du jour ont une influence sur les symptômes; le matin et le soir sont les heures où les paroxismes des affections aiguës se manifestent le plus ordinairement; le milieu du jour et la nuit sont marqués par une rémission. Les jours, dans les maladies, se comptent à partir du jour d'invasion de façon que le lendemain de ce jour est le deuxième jour de la maladie; on voit que le premier jour ne comporte pas une période de vingt-

quatre heures révolues. Certains jours dans les maladies ont reçu le nom de *jours critiques*, parce que les anciens croyaient qu'il s'opérait, ces jours-là, une révolution particulière dans l'état du malade. Les autres jours étaient nommés *jours intercalaires*. (V. *Crise.*)   **J. B.**

JUGULAIRE (anat.), adj. et s. f., en latin *jugularis*, de *jugulum*, la gorge; qui appartient à la gorge. On donne ce nom à deux veines qui sont placées sur le côté du col et qui ont une position plus ou moins superficielle. La veine *jugulaire externe* est formée par les veines maxillaire interne, temporale, superficielle et auriculaire postérieure, elle descend verticalement à la partie latérale et antérieure du cou pour se rendre dans la veine sous-clavière en passant derrière la clavicule; c'est cette grosse veine saillante qui se fait remarquer surtout sur le cou des personnes bien maigres, c'est elle que l'on ouvre dans la saignée du cou qui est peu employée aujourd'hui. La veine *jugulaire interne* naît des sinus de la dure mère et de plusieurs veines de la face et du cou, dans un enfoncement qui se fait remarquer à la suture de la portion pierreuse du temporal avec l'occipital, et qui a reçu le nom de *golfe de la veine jugulaire;* cette veine, qui est plus volumineuse que la précédente et plus profondément située, descend perpendiculairement le long du cou pour se rendre ainsi que la précédente dans la veine sous-clavière, elle reporte au cœur une grande partie du sang qui vient du cerveau.   **J. B.**

JUJUBE (bot. méd.), s. m. fruit du jujubier (*Zizyphus vulgaris*), famille des rhamnées. Il s'offre sous la forme d'une drupe ovoïde, du volume d'une grosse olive; la pellicule corticale est de couleur rouge vif lors de la maturité, la pulpe qu'elle enveloppe est blanc jaunâtre, d'une saveur douce légèrement vineuse; le noyau est osseux, formé de deux loges monospermes, l'une est presque toujours oblitérée et l'autre renferme une semence ovale arrondie, un peu comprimée, convexe et noirâtre vers l'ombilic; le péricarpe se ride après la maturité, et prend un aspect spongieux.

Originaire d'Orient et plus particulièrement de la Syrie, le jujubier a été, si l'on en croit Pline, importé en Italie par Sextus Papirius, il y est maintenant naturalisé; ses fruits mûrissent aussi parfaitement dans le midi de la France, on le cultive même avec succès aux environs de Tours. Cependant la Provence et le Languedoc sont plus spécialement en possession de fournir le commerce de jujubes.

Les anciens auteurs font mention d'un jujubier à fruit blanc, mais on ignore si la race en est perdue, ou s'ils ont voulu parler du sebestinier, *cordia sebestena*. Si l'on en croit les voyageurs, la Perse nourrit une espèce de jujubier qui fournit deux récoltes par an.

Le jujubier est aussi très-commun en Chine. On doit aux missionnaires d'avoir fait connaître les divers modes de culture qu'on emploie pour l'améliorer et les diverses espèces que la greffe y produit; l'une d'elles y acquiert un volume considérable et est d'une suavité extrême; on croit qu'elle résulte du rapprochement du figuier à coque et du jujubier ordinaire.

Lorsque ce fruit est récemment cueilli, sa chair est ferme et sucrée, et forme dans cet état une ressource assez importante comme substance alimentaire dans les pays où il est cultivé. Pour conserver les jujubes, on les cueille un peu avant leur maturité et de préférence au milieu du jour ; on les expose au soleil sur des chassis garnis de toile, jusqu'à ce qu'elles commencent à se rider, on les entasse ensuite dans des caisses de sapin, pour les verser dans le commerce. Ce fruit ne se conserve malheureusement pas très-longtemps, il passe facilement à l'acétification. Les droguistes, pour lui rendre une partie de sa fraîcheur et l'aspect luisant qui le distingue, l'exposent dans un lieu frais, ou ils frottent dans un linge humide. Cette régnération est imparfaite, car il conserve sa saveur acide qui résulte de son altération.

Les jujubes font partie des quatre fruits pectoraux et entrent dans la composition des tisanes et de la pâte à laquelle ce fruit donne son nom. On en conseille souvent l'emploi, sous forme de décoction, contre les maux de gorge et les crachements de sang (hémoptysie).

Bien que l'analyse de ce fruit soit encore à faire, on sait cependant que sa pulpe est composée de gélatine, de sucre et d'acide malique. Ce dernier prédomine d'autant plus, que le climat et la saison ont été moins favorables à son développement et à sa maturation. L'acide acétique se montre aussi assez abondamment dans les jujubes du commerce; mais sa présence est, comme on l'a vu plus haut, un indice d'altération.   COUVERCHEL.

Membre de l'Académie de Médecine.

JULEP (*pharm.*), s. m. C'est une potion douce ordinairement composée d'eau distillée, de sirop et d'un mucilage. (V. *Potion.*)

JUMEAUX (*anat.*), adj. et s. De même que l'on donne le nom de jumeaux aux deux enfants qui naissent d'un seul accouchement, de même les anatomistes ont donné le nom de jumeaux à deux muscles puissants qui sont accolés à la partie postérieure de la jambe et qui contribuent à former le mollet; ils ont été désignés, en raison de leur position, par les noms de jumeaux interne et externe; supérieurement, ils s'attachent à chacun des condyles du fémur qui leur correspondent; inférieurement, ils contribuent avec le soléaire et le plantaire grêle à former le tendon d'Achille. Ces deux muscles fléchissent la jambe sur la cuisse et la cuisse sur la jambe, ils contribuent à la station en maintenant le corps en arrière. — Les muscles *jumeaux de la cuisse* sont deux petits muscles qui, de l'épine sciatique, se rendent à la partie supérieure du fémur dans la cavité du trochanter, ils sont rotateurs de la cuisse en dehors. Winslow appelait ces muscles *petits jumeaux*, par opposition à ceux de la jambe qu'il nommait *grands jumeaux.*— Les *artères jumelles* naissent de l'artère poplitée et se rendent immédiatement dans les muscles jumeaux.—Les *veines jumelles* présentent

la même disposition et se rendent à la veine poplitée. — Les *nerfs jumeaux* naissent du tronc tibial du nerf poplité et se rendent dans les muscles jumeaux.   J. B.

JUS D'HERBES. (V. *Herbes.*) *suc d'.*

JUSQUIAME (*bot. mat. méd.* et *pharm.*), s. f. *Hyoscyamus.* C'est un genre de plante de la famille des solanées pentendrie monogynie L. Ce genre qui, par ses propriétés narcotiques, est analogue à plusieurs autres genres de la famille des solanées, renferme différentes espèces dont la plus connue et la plus employée en médecine est la Jusquiame noire, qui croît abondamment dans le milieu et le nord de la France.

La **JUSQUIAME NOIRE**, H. *niger*, c'est une plante bisannuelle, haute de 35 à 50 centimètres; sa tige est arrondie, rameuse, velue, visqueuse et d'un vert sombre, légèrement courbée; sa racine est brune au dehors, épaisse et blanche en dedans; elle a été quelquefois confondue avec des racines de chicorée sauvage et avec le panais. Les feuilles sont alternes, épaisses et quelques fois opposées sur le même pied; elles sont sessiles, ovales, aiguës et profondément découpées; elles sont molles, couvertes de poiles visqueux comme la tige et et d'un vert terne. Les fleurs sont presque sessiles et disposées en forme d'épi, leur couleur est d'un jaune sale veinées de lignes pourpres; le calice est tubuleux à cinq lobes aiguës, la corolle est infundibuliforme, à cinq divisions inégales, renfermant cinq étamines inclinées un style à stigmate en tête. Le fruit est une capsule allongée, un peu ventrue à sa base s'ouvrant en deux valves horizontalement; les graines sont petites, verdâtres, pointillées et irrégulières. Toute la plante exhale une odeur vireuse, forte et désagréable. Elle fleurit pendant l'été et pousse sur le bord des chemins dans les terrains arides et dans les décombres.

Action toxicologique. — La jusquiame est un des narcotiques les plus puissants de nos climats, elle agit d'une manière analogue à la belladonne et au stramonium, mais cependant en déterminant des effets qui diffèrent par quelques-uns des symptômes ; prise à une dose un peu élevée et lorsqu'elle n'est pas rejetée par le vomissement, la jusquiame est un poison actif et peut même déterminer la mort. Toutes les parties de la plante jouissent de la même propriété, les racines, les tiges, les feuilles, les fleurs et les graines. On cite plusieurs exemples d'empoisonnements déterminés par des racines de jusquiame qui avaient été prises pour des racines de chicorées ou pour de petits panais, des bourgeons de jeunes tiges frits dans l'huile ont déterminé, par leur ingestion dans l'estomac, des accidents graves. Des enfants qui avaient mangé, en jouant, des graines de jusquiame ont éprouvé également des symptômes d'empoisonnement. Il suffit même, au rapport de certains auteurs, d'être exposé aux émanations de cette plante pour ressentir sa funeste influence. Des graines de jusquiame répandues dans un grenier pour détruire des rats ont déterminé des vertiges sur des individus qui s'étaient livrés au sommeil dans cet endroit. Boerhaave éprouva un tremblement et de l'ivresse pour avoir préparé un emplâtre dans lequel entrait la jusquiame.

Les symptômes de l'empoisonnement par cette substance sont très-variables suivant les individus: ils présentent beaucoup d'analogie avec ceux produits par la belladonne et le stramonium. Les plus constants sont la dilatation des pupilles, l'affaiblissement et quelquefois la perte momentanée de la vue et de la parole. Souvent les premiers symptômes sont de la somnolence avec un sentiment d'ardeur à la gorge, des nausées quelquefois suivies de vomissements: Si les vomissements se déterminent et que l'empoisonnement ait eu lieu par l'estomac, il y a, par ce fait, amélioration dans l'état de l'individu et l'on doit les favoriser. Lorsque les doses sont assez considérables ou bien, selon la susceptibilité du sujet, les symptômes débutent souvent par des convulsions dans les muscles de la face et des membres; il y a distorsion de la bouche, rire sardonique et même agitation analogue à la danse de St-Guy; les malades font les actions les plus déraisonnables et les gestes les plus bizarres, souvent même ils sont saisis d'une fureur horrible, se battent et se déchirent les uns les autres sans motifs : On cite l'exemple d'un couvent dans lequel les moines, qui avaient mangé des racines de jusquiame mêlées à des racines de chicorée, éprouvèrent une fureur si violente les uns contre les autres, qu'ils se portèrent aux plus grands désordres et que l'on fut obligé de les enfermer dans leur cellule. Des matelots qui avaient mis dans leur bouillon des tiges de jusquiame au lieu de panais éprouvèrent des symptômes analogues.

L'empoisonnement par la jusquiame peut aussi avoir lieu par des lavements préparés avec les feuilles de cette plante; j'ai vu moi-même un accident analogue se répéter plusieurs fois chez une personne affectée d'un cancer du rectum, à laquelle des lavemens de jusquiame donnèrent lieu plusieurs jours de suite à des accès qui duraient quelques heures et qui, se dissipant ensuite, ils furent pris pour des accès de fièvres pernicieuses intermittentes. Les auteurs citent plusieurs exemples d'accidens produits par le même moyen et presque toujours dans le but de calmer les douleurs produites par le cancer du rectum ou des parties voisines.

Le traitement consiste à déterminer le vomissement, lorsque le poison a été introduit dans l'estomac et l'on a remarqué que l'émétique n'a, dans ce cas, qu'une action bien faible sur cet organe dont la sensibilité est émoussée par l'effet du narcotique; aussi est-on forcé souvent d'en porter les doses successivement à dix ou douze grains, on favorise ensuite les vomissements par de l'eau tiède bue en assez grande quantité : Des lavements purgatifs sont aussi indiqués, soit pour faire évacuer le reste du poison qui aurait pu être digéré, soit pour déterminer l'évacuation des matières contenues dans les gros intestins, dans le cas où le poison aurait été pris en lavement. Des boissons acidulées ont été ensuite conseillées comme moyen de dissiper les symptômes.

Action thérapeutique. — On conçoit qu'une plante aussi active que la jusquiame ait été employée en médecine; c'est surtout contre les affections nerveuses que l'on a dirigé son action; Stoerck dit l'avoir administré avec avantage dans l'hypocondrie, la manie, l'hystérie, l'épilepsie et les convulsions; on en a fait usage également dans les toux nerveuses, l'asthme et les névralgies. On l'a employée aussi contre la phthisie, les engorgemens lymphatiques et même les hémorrhagies, quoiqu'il soit douteux qu'elle est de quelque utilité dans ce dernier cas. A l'extérieur, on l'a appliquée en cataplasmes préparés, soit avec les feuilles écrasées, soit avec la racine cuite, comme moyen de soulager des douleurs nerveuses, rhumatismales ou goutteuses. Les feuilles cuites avec du lait sont regardées comme un bon moyen pour résoudre les engorgements laiteux et les tumeurs des mamelles. Les fumigations avec les graines de jusquiame calment avec beaucoup de succès les douleurs odontalgiques.

La jusquiame s'administre sous différentes formes, mais la plus usitée est celle d'extrait, qui se prépare de plusieurs manières et qui jouit de propriétés différentes, suivant ces divers modes de préparation. L'extrait *alcoolique* qui, jusqu'à ces derniers temps, a été le plus employé, se prépare avec une partie des feuilles sèches que l'on fait macérer pendant quatre jours, à une température de 25 degrés dans quatre parties d'alcool à 22 degrés; on filtre, on distille jusqu'aux trois quarts et l'on fait ensuite évaporer le quart restant à une douce température jusqu'à consistance d'extrait. Cette préparation s'administre en pilules à la dose de 5 et 10 centigrammes; on peut l'élever, par l'usage, successivement jusqu'à deux et trois grammes et même plus. L'extrait *aqueux de feuilles sèches* paraît jouir de peu de propriétés et n'est presque pas employé. Cependant certains auteurs, et M. Soubiran lui-même, le regardent comme aussi actif que l'extrait préparé avec le suc dépuré.

L'extrait de jusquiame *du Codex* se prépare avec le suc frais de la plante que l'on purifie par la chaleur en moyen du bain-marie qui coagule l'albumine végétale et qui précipite la chlorophyle et les substances insolubles que ce suc peut contenir; on passe par expression et l'on évapore ensuite en consistance d'extrait qui s'administre aux mêmes doses que l'extrait alcoolique. L'extrait de *suc non dépuré* se prépare en faisant évaporer à une température de 35 à 40 degrés le suc la plante que l'on a passé à travers un linge sans le soumettre à l'action de la chaleur; mais comme il contient des matières étrangères, il est moins actif que le précédent. Lorsque l'on prescrit l'extrait de jusquiame sans désignation, c'est l'extrait du suc dépuré du codex que l'on donne dans les pharmacies.

On prépare un *sirop* de jusquiame avec 17 décigrammes d'extrait du codex pour 500 grammes de sirop simple. On fait un *emplâtre* de jusquiame avec extrait alcoolique 9 parties, résine élémi 2, cire blanche 1; on fait fondre la cire et la résine et l'on incorpore ensuite l'extrait qui se mélange facilement. La *teinture alcoolique* se prépare avec jusquiame sèche une partie, alcool à 21 degrés,

4 parties, on fait macérer pendant 15 jours, on passe avec expression et l'on filtre. On fait avec une partie de feuilles fraîches de jusquiame et 2 parties d'huile, par ébulition, sur un feu doux et en laissant digérer ensuite, une *huile* de jusquiame, qui est employée en onction et en friction, dans les douleurs rhumatismales. On prépare de la même manière, en substituant l'axonge à l'huile, une *pommade* de jusquiame qui a les mêmes propriétés thérapeutiques.

Hyosciamine. — Les chimistes modernes ont découvert dans la jusquiame un principe particulier qu'ils ont nommé hyosciamine et qu'ils ont extrait en précipitant la décoction de jusquiame par un alcali lavant le précipité et le traitant par l'alcool. Blanche et cristallisée en aiguilles soyeuses, l'hyos-

ciamine est d'une saveur âcre et désagréable ; elle se volatilise presque sans décomposition. Cette substance, qui est regardée comme le principe actif de la jusquiame, est plus abondant dans les graines que dans les feuilles et les racines ; elle est encore aujourd'hui presque sans usage en médecine.

Il existe dans le midi de la France une autre espèce de jusquiame qui, en raison de la couleur de ses fleurs, a reçu le nom de JUSQUIAME BLANCHE, H. *Albus*. Quoique la plante soit un peu différente de celle que nous venons de décrire, ses propriétés, comme poison et comme médicament, sont les mêmes, et tout ce que nous en avons dit peut s'appliquer à la jusquiame blanche.

J. P. BEAUDE.
Médecin inspecteur des eaux minérales
Membre du conseil de salubrité.

K

KAJEPUT ou **CAJEPUT** (*mat. méd.*), s. m. On donne ce nom à une huile volatile qui est produite par la distillation des feuilles et des rameaux d'un arbuste des Moluques, le *Melaleuca leucodandron* L., nommé aussi *Melaleuca cajeputi*, Roxb. Ce liquide est incolore, souvent vert, surtout lorsqu'il a été conservé dans des vases de cuivre et que quelques parties du métal se sont combinées avec ses principes ; il est d'une odeur vive, pénétrante, qui paraît imiter celle d'un mélange de térébenthine, de camphre, de menthe poivrée et de rose ; il est soluble dans l'alcool et l'éther. On reconnaît la présence du cuivre dans l'huile de cajeput en y mêlant une solution étendue de prussiate de potasse ferrugineux et agitant pendant quelque temps ; il se produit alors une teinte rougeâtre, formée par le cuivre ou purifiée par la distillation.

L'huile de cajeput, qui est fort excitante, fut rès-peu employée en France jusqu'à l'époque du choléra, où on la vanta extrêmement contre cette affection ; mais elle fut, ainsi que beaucoup d'autres substances dont on avait annoncé les merveilleux effets, sans aucune action pour la guérison de cette funeste maladie. J. B.

KARABÉ. C'est un nom donné au *Succin*. V. ce mot.

KÉLOIDE (*path.*) s. f. (de *kèlé* humeur, *eïdos* forme). Cette maladie, décrite pour la première fois par feu le professeur Alibert et rangée par lui dans la classe des dermatoses cancéreuses, « est « caractérisée par une ou plusieurs excroissances « plus ou moins proéminentes ; dures, résistantes « sous le doigt qui les comprime ; tantôt cylindri- « ques, tantôt rondes ou quadrilatères, aplaties « dans leur milieu, relevées par leur bord en ma- « nière de bourrelet, projetant par leurs parties « latérales comme des racines qui s'implantent « dans la peau, offrant par fois l'aspect d'une ci- « catrice de brûlure. » (*Traité des Dermatoses*, t. II, p. 195.)

Les causes de cette maladie sont peu connues ; on sait seulement qu'elle affecte plutôt les femmes que les hommes ; les personnes dans l'âge adulte que les enfants et les vieillards. Ces excroissances sont formées d'un tissu fibreux, blanchâtre, entre-croisé, semblable à celui de la mamelle : on les observe surtout à la poitrine dans la région sternale ; ainsi chez les femmes on les rencontre entre les deux seins ; on en a vu aussi au col et à la face. Plus souvent simple, la kéloïde est quelquefois multiple. Elle débute sans que le malade s'en aperçoive, et se montre en revêtant les caractères que nous lui avons assignés d'après Alibert. Quant à la couleur, tantôt rouge, ou seulement plus foncée que celle de la peau environnante, elle est quelquefois pâle et décolorée. Ici indolente, elle présente ailleurs des douleurs aiguës, lancinantes, soit d'une manière continue, soit seulement dans les vicissitudes atmosphériques, les temps d'orage surtout.

La kéloïde ne doit point être confondue avec certaines brides fibreuses qui se forment dans les tissus des cicatrices et qu'Alibert désigne sous le nom de fausse kéloïde. On ne la prendra pas non plus pour des tumeurs érectiles des loupes, etc., trop de différences existent entre ces maladies et celles dont nous parlons ici.

La kéloïde reste souvent un nombre indéterminé d'années sans faire de progrès et sans incommoder les malades autrement que par le volume et quelquefois par des élancements. On l'a vue plusieurs fois se flétrir et disparaître d'elle-même sans laisser d'autres traces de son existence antérieure qu'une cicatrice blanche et ridée.

Jusqu'ici aucun traitement n'a réussi contre cette singulière maladie ; extirpée, elle reparaît avec une promptitude merveilleuse ; les pommades, les onguents de toutes espèces, les préparations les plus variées et les plus actives, les cautérisations soit avec les substances escarrotiques, soit même avec le fer rouge, ont échoué entre les mains des médecins. Cette maladie, sauf de rares exceptions, se joue de tous nos efforts ; mais ce qui doit consoler ici, c'est qu'elle n'est nullement dangereuse, ne s'ulcère pas et constitue en quelque sorte autant une difformité qu'une maladie.

BEAUGRAND,

KÉRATOME. (*chir.*) s.m. du grec *kéros*, corne, et de

temno je coupe. C'est le nom donné à des instruments destinés à inciser la cornée transparente. (V. *Cataracte*.)

KÉRATITE (*méd.*), s. f. On nomme ainsi l'inflammation de la cornée transparente. (V. *OEil*.)

KÉRATONYXIS (*chir.*) s. f. C'est le nom donné à un procédé qui consiste à introduire à travers la cornée une aiguille destinée à broyer le cristallin dans l'opération de la cataracte. (V. ce mot.)

KERMÈS, MINÉRAL (V. *antimoine*).

KERMÈS ANIMAL, C'est une espèce de cochenille (V. *Insectes*).

KINA (*mat. méd.*) s. m. C'est un synonyme de quinquina (V. ce mot).

KINATES (*chim.*) s. m. p. Ce sont des sels formés par l'acide kinique et une base. Il ne sont pas employés en médecine.

KININE (V. *Quinine*).

KINO (*mat. méd.*) s. m. On donne le nom de kino ou de *gomme kino* à une substance brune, cassante, d'aspect résineux, qui est extraite, souvent par l'ébullition, de diverses plantes exotiques sur la nature desquelles on n'est pas encore bien fixé, et qui varient suivant les parties du monde dont nous vient ce produit. Ainsi le véritable kino, celui apporté d'abord en Europe, vient d'Afrique; suivant Mungo-Park il est extrait d'un arbre de la famille des légumineuses, le *Pétrocarpus erinacéus* de Lamarck, et cette substance, qui coule par exsudation, est recueillie par les Nègres, qui le livrent aux marchands. W. Hunter dit qu'il nous vient un autre kino des îles de la Sonde qui est extrait par décoction des tiges et des bourgeons du *Naucléa gambir* de la famille des rubiacées, et qui est maché par les Indiens comme le bétel; une partie du kino du commerce vient, dit-il, de cette source. Il existe aussi une autre espèce de kino qui nous vient de l'Amérique et qui a été appelé faux kino de la Jamaïque, il est extrait du *Coccoloba uvifera*. L'*Eucalyptus résinifera* de la Nouvelle-Hollande fournit aussi un suc rouge concret qui est vendu dans le commerce pour le kino.

Le tanin paraît être le principe actif du kino, aussi cette substance est-elle considérée comme astringeante; on l'emploie en poudre, en pilules, en teinture et même en décoction dans les diarrhées anciennes, les pertes séminales, les incontinences d'urines, les hémorrhagies passives. Le tanin que contient le kino paraît différent de celui du chêne et de la noix de galle, il est analogue, au contraire, à celui de la rhubarbe et du quinquina. Les doses de ce médicament sont en substances de 3 à 4 décigrammes répétés deux et trois fois en 24 heures; la teinture s'emploie à la dose de 2 à 4 grammes dans une potion (1½ gros à un gros). La décoction se prépare avec une quantité de 2 à 8 grammes pour un litre d'eau. Le kino entre aussi dans la composition des opiats anti-blennorrhogiques et il ajoute puissamment à leur action. **J. B.**

T. II.

KYSTES (*anat. path.*), s. m., du grec *kustis*, vessie. On désigne sous le nom de kystes des sacs membraneux, sans ouverture, de forme ordinairement arrondie, développés accidentellement dans l'épaisseur des tissus et renfermant des substances de diverses natures liquides, ou solides.

Il y a dans les kystes deux choses à considérer : l'enveloppe membraneuse elle-même, et la matière contenue.

Les kystes sont constitués par une membrane d'épaisseur variable, tantôt mince, formée d'un tissu cellulaire lamelleux, dense et serré qui présente intérieurement l'aspect lisse et poli des membranes séreuses. D'autres fois, la tunique est plus ferme, elle est réellement fibreuse; ailleurs, c'est du tissu cartilagineux; enfin on a vu des kystes ossifiés, sinon dans toute leur étendue, du moins dans une partie, et quelquefois seulement par places. Ces différents états paraissent être des degrés de transformation successifs ; ainsi les kystes se présentent d'abord à l'état simplement celluleux, puis fibreux, plus tard cartilagineux, et les ossifications ne se montrent que quand l'affection est très-ancienne. L'intérieur de ces poches membraneuses ne forme pas toujours une seule cavité, celle-ci est quelquefois partagée en plusieurs loges ou cellules par des cloisons qui se détachent de la paroi interne. Les kystes peuvent, dans ce cas, être comparés à l'intérieur de certains fruits, tels que l'orange, la grenade, etc.; d'autres fois, ce sont seulement des brides celluleuses ou fibreuses qui, comme autant de cordes tendues, traversent la cavité intérieure d'un côté à l'autre et en divers sens. Des vaisseaux artériels d'un très-petit calibre viennent alimenter ces produits accidentels; très-souvent aussi on n'en observe pas.

Quant à la matière contenue, ici c'est une sérosité claire et limpide, là trouble et floconneuse, ailleurs mêlée de sang ou de pus, offrant divers degrés de consistance, pultacée, analogue au suif ou au miel. (V. *Loupe*.) Une circonstance à noter, c'est que dans un kyste à plusieurs loges on peut trouver dans l'un de la sérosité, dans l'autre du sang, ailleurs une substance gélatineuse, etc. Ce n'est pas tout, les kystes servent souvent d'enveloppe à des tumeurs solides, vivant de leur propre vie comme les hydatides (V. ce mot), ou de la vie commune, comme certains cancers; ou bien enfin, non organisées, telles que le tubercule, la mélanose, etc.

Nous ne discuterons pas avec les pathologistes modernes la question de savoir si les kystes se forment de toutes pièces ou s'ils sont dus à l'ampliation souvent énorme de petites cavités existant naturellement dans l'économie. Ces recherches nous entraîneraient trop loin. Toutefois, nous ferons remarquer que beaucoup de ces tumeurs, dont nous parlons, sont dues au développement de follicules cutanées, petites poches placées dans l'épaisseur de la peau ou immédiatement au-dessous de cette membrane; c'est à de pareilles modifications qu'un grand nombre de loupes doivent leur existence. Dans ces cas, le petit sac membraneux ayant son orifice oblitéré, le liquide que doit sécréter la follicule se trouve, par suite d'une irritation, d'une phlegmasie même de celui-ci, ou bien par le fait d'une déviation de la sécrétion normale, transformé en l'une des diverses substances fluides dont nous avons parlé ; l'enveloppe s'agrandit, les parois acquièrent une plus grande surface, la quantité de la sécrétion devient dès lors plus abondante, en même temps que l'état pathologique auquel le kyste est en proie amène des changements de structure.

Ailleurs, l'enveloppe ne préexistait pas, elle s'est formée de toutes pièces autour d'une collection séreuse ou purulente accidentellement formée dans le sein des tissus. Alors le tissu cellulaire qui constitue le canevas de tous les organes se trouve refoulé du centre à la circonférence, et c'est lui qui sert de trame au kyste qui s'organise, etc. Les corps étrangers formés dans les organes et ceux qui viennent du dehors s'enveloppent ainsi d'une tunique constituée par le tissu cellulaire, et souvent la sécrétion séreuse qui s'opère dans l'intérieur du sac accidentel, baigne de toutes parts ce corps étranger.

Les kystes se rencontrent dans toutes les régions et dans tous les tissus de l'économie, dans le cerveau, le cervelet, la moëlle épinière, dans les poumons, le foie, les reins, dans les muscles, sous la peau, et enfin M. Gerdy en a trouvé jusque dans les os, là où l'on avait nié leur existence. Pour certains kystes spéciaux, voyez *Ganglion*, *Grenouillette*, *Hydrocèle*, *Hydropisie*, *Loupes*, *Muqueuses* (bourses), etc.

Les *symptômes* offerts par ces formations accidentelles n'ont rien de spécial, ce sont des tumeurs qui gênent plus ou moins le jeu des organes dans lesquels elles sont développées, et ce trouble est d'ordinaire en rapport avec la rapidité de leur accroissement. Elles sont indolentes, et donnent lieu à une fluctuation plus ou moins obscure suivant quelles sont plus ou moins profondément situées.

Le *traitement* des kystes présente deux indications: ou bien vider la tumeur et faire cicatriser ses parois, ou bien l'emporter avec l'instrument tranchant.

Dans le premier cas, on ouvre la tumeur soit avec la potasse caustique, soit avec un trois-quart, soit tout simplement avec un bistouri ; on laisse écouler le liquide qu'elle renferme, soit tout à la fois, soit par portions successives, puis on injecte un liquide plus ou moins irritant qui détermine une inflammation adhésive des parois. Quant à l'ablation, voyez *Loupe* pour les détails qui y sont relatifs.

BEAUGRAND.
Docteur en médecine, ancien interne des hôpitaux de Paris

L

LABIAL (*anat.*) adj. et s., du latin *labia*, les lèvres; qui a rapport aux lèvres. Le *muscle labial* ou orbiculaire des lèvres est un muscle applati qui entoure la bouche et concourt à former les lèvres; il paraît formé de deux parties qui se réunissent aux commissures des lèvres ou de la bouche, ces deux parties sont demi-ovalaires et représentent chaque moitié supérieure et inférieure de cet organe. Ce muscle contribue à rétrécir l'ouverture de la bouche et à porter les lèvres en avant, il a une action prononcée dans le jeu de tous les instrumens à vent et principalement des instrumens de cuivre qui exigent des mouvemens très-prononcés de lèvres. —Les *artères labiales*, divisées en supérieures et en inférieures, naissent de l'artère faciale et se distribuent aux lèvres, on les a nommées aussi, en raison de leur disposition, artères coronaires des lèvres. Les *veines labiales* ont la même disposition et se rendent dans la veine faciale, qui est une division de la veine jugulaire interne.　　**J. B.**

LABORATOIRE (*pharm.*), s. m. Le laboratoire du pharmacien-chimiste a recueilli aussi sa part des effets du progrès des temps, du perfectionnement social et de la division du travail. On n'y voit plus, comme jadis, cette réunion mystérieuse d'une multitude d'appareils compliqués ou bizarres, designes hiéroglyphiques, de reptiles empaillés; tout s'est éclairci, tout s'est simplifié dans son enceinte. Les arcanes ont quitté ses sombres voûtes, pour aller coquettement habillés d'étiquettes blanches ou roses, se mettre sous la protection du journal à la mode; tandis que la chimie manufacturière, que les mêmes lieux avaient vu naître au fond d'une cornue ou d'un creuset, déploie maintenant dans nos plaines ses noires cheminées et ses gigantesques fourneaux.

Notre laboratoire est seulement aujourd'hui le lieu où se confectionnent les préparations officinales et magistrales qui, par leur nature, leur masse, ou les manipulations qu'elles exigent, ne peuvent être exécutées dans l'officine même; on y obtient les composés chimiques qui sont restés dans le domaine de la pharmacie; on purifie ou on soumet à plusieurs épreuves ceux que le commerce lui fournit.

Le laboratoire doit être établi dans une pièce au rez-de-chaussée, qui puisse donner largement accès à l'air et à la lumière; mais pour laquelle on choisira de préférence l'exposition au nord, les rayons solaires pouvant être une cause d'altération pour beaucoup de produits; il sera placé à portée de l'officine et de telle manière que, sans même y entrer, l'œil du maître puisse y exercer une utile surveillance. Le sol en sera dallé et disposé en pente pour faciliter l'écoulement des liquides, résidus des opérations. L'eau devra d'ailleurs y arriver facilement, et, s'il est possible, au moyen de robinets communiquant avec un réservoir suffisant pour tous les besoins.

La partie la plus essentielle de l'arrangement d'un laboratoire est la disposition des fourneaux. Ce n'est pas ici le lieu de parler de leur construction intérieure, mais nous insisterons pour qu'ils soient placés dans un lieu suffisamment éclairé, et qu'ils soient recouverts par un vaste hotte de cheminée, se terminant par un tuyau, muni au besoin d'un fourneau d'appel, pour emporter toutes les vapeurs incommodes ou délétères qu'on aura souvent occasion de dégager.

Les principaux ustensiles qui doivent garnir un laboratoire sont les alambics, les bassines d'argent et de cuivre, les presses, les appareils de déplacement et d'évaporation. Dans un établissement un peu considérable, un générateur de vapeur, qui, au moyen de tuyaux et de robinets bien disposés, communique partout où il est besoin la température nécessaire à certaine température, peut être d'une très-grande utilité.

Il est des accessoires du laboratoire qui peuvent à volonté être placés dans un local différent, quoique rapproché; ce sont : l'étuve, la laverie et la pilerie; ces deux dernières, à cause de l'humidité ou de la poussière qu'elles répandent, doivent être, dans tous les cas, éloignées des fourneaux et des préparations qui exigent le plus de soin.

La construction d'une bonne étuve demande une étude toute particulière et peut être un objet très-important par l'économie et la célérité qu'elle apporte dans les opérations. Le foyer doit en être d'un accès facile et diposé de manière à éloigner toute chance d'incendie. Il échauffera des tuyaux que devra traverser l'air extérieur, qui sortira par une ouverture ménagée à la partie supérieure de l'étuve, chargé des substances de l'humidité soumises à son action.

Enfin, à côté du laboratoire ordinaire, le pharmacien se ménage ordinairement une pièce de petite dimension, mais sèche et bien éclairée, qui sert de laboratoire d'essai; il y dispose et y conserve les réactifs et les instruments de précision. C'est là que se terminent les dernières et les plus délicates opérations de ces essais industriels, de ces expertises légales, qu'on demande si souvent aux pharmaciens, et dont les résultats décident quelquefois de la fortune et de l'honneur des citoyens.

VÉE.
Pharmacien, membre de la Société
de Pharmacie.

LABYRINTHE (*anat.*). On donne ce nom à l'ensemble des cavités osseuses qui contribue à former l'oreille interne (V. *Oreille* et *Audition*).

LACIS (*anat.*) s. m. C'est une espèce de réseau formé par un entrecroisement de vaisseaux ou de nerfs; ces derniers ont reçu plus spécialement le nom de plexus.

LACQ ou **LAQ** (*chir.*) s. m. C'est un lien qui sert à faire l'extension dans les fractures ou les luxations; on se sert ordinairemen t, afin d'avoir plus de force et pour ne pas déchirer la peau, d'un morceau de toile assez forte, telle qu'une nappe ou une serviette. On donne aussi le nom de *lacq* à une petite bande de toile au moyen de laquelle on fixe les membres du fœtus dans certains accouchemens où les membres se sont engagés ces premiers à travers l'orifice de l'utérus.　　J. B.

LACRYMAL, ALE (*anat. et path.*), adj. de *Lacryma*, larmes. On donne le nom de voies lacrymales à un ensemble d'organes qui sont disposés pour la sécrétion des larmes et leur absorption. Ces organes sont la glande lacrymale qui est l'organe sécrétoire des larmes, elle est située dans une petite fossette formée par l'apophyse orbitaire du coronale et qui se trouve placée à la partie externe et antérieure de l'orbite. Cette glande est formée de granulations arrondies grisâtres, elle est de la grosseur d'une petite amande et verse le fluide qu'elle a sécrété par sept à huit conduits très-fins à la partie interne de la paupière supérieure; les larmes sont ainsi répandues par le clignement des paupières sur la partie antérieure de l'œil qu'elles servent à lubrefier et à nettoyer des corps étrangers qui pourraient nuire à la transparence de la cornée. Les larmes, après avoir lubrifié l'œil, sont ensuite portées vers le grand angle de cet organe, où elles sont absorbées par deux petites ouvertures qui ont reçu le nom de points lacrymaux et qui sont situées au sommet d'un espèce de petit tubercule placé à la partie interne du bord libre de chaque paupière. Ces deux ouvertures donnent naissance aux conduits lacrymaux qui se dirigent dans l'épaisseur des paupières, au-delà de l'angle interne de l'œil et se rendent, après s'être réunis

dans le sac lacrymal, à sa partée inférieure. Entre les deux points lacrymaux se trouve la *caroncule lacrymale*, qui est ce petit tubercule rosé qui occupe l'angle interne de l'œil. Le *sac lacrymal* est placé à la partie interne de l'œil, dans une goutière formée par les os unguis et l'apophyse montante de l'os maxillaire. La partie supérieure de ce sac est sans ouverture, il reçoit les larmes qu'il transmet par sa partie inférieure dans le *canal lacrymal*, nommé aussi canal nasale et qui s'ouvre dans le méat inférieur des fosses nasales.

Il est facile de voir par cette description le chemin que parcourent les larmes; elles sont sécrétées par la glande lacrymale, épanchées au-devant de l'œil;la partie qui n'est point enlevée par l'évaporation est absorbée par les points lacrymaux, elles descendent ensuite par le sac et le conduit lacrymal dans les fosses nasales, où elles se perdent par l'évaporation au moyen de l'air qui traverse continuellement ces parties. Aussi lorsque l'on pleure abondamment, et ce fait s'observe surtout chez les enfans, en même temps que l'on voit couler les larmes sur les joues, on les voit aussi couler par les narines, mêlées au mucus que contiennent ces parties (V. *Larmes*).

Lorsque les points lacrymaux sont bouchés ou que l'absorbtion des larmes ne peut plus avoir lieu, cette maladie produit un écoulement continuel des larmes sur les joues qui a reçu le nom d'*épiphora*.L'occlusion du canal nasale ou du sac lacrymal donne lieu au même inconvénient en même temps qu'il détermine un gonflement situé au-dedans de l'angle interne de l'œil, qui a reçu le nom de tumeur lacrymale; lorsque cette tumeur qui est formée par l'accumulation des larmes dans le sac lacrymal s'ouvre au-dehors elle forme alors une fistule lacrymale et les larmes se répandent sur la joue par cette ouverture. (Voyez, pour le traitement de cette affection, le mot *Fistule*).

J.-P. BEAUDE.

LACTATE (*chim.*). s. m. C'est un sel formé par l'acide actique et une base (V. *Lactique*, acide).

LACTATION (V. *Allaitement*).

LACTÉ, ÉE (*anat.*) adj. qui ressemble ou qui a rapport au lait. On donne le nom de vaisseaux lactés aux vaisseaux qui, dans les intestins grêles, pompent le chyle pour le verser dans le canal thoracique (V. *Digestion*).

LACTIQUE (ACIDE) (*chim.*) s. m. de *lac*, *lactis*, lait, acide du lait. On a donné le nom d'acide lactique à un acide qui se rencontre fréquemment dans les tissus animaux et dans quelques substances végétales, mais qui est principalement produit par la fermentation du lait; c'est à Scheele que l'on en doit la découverte, en 1780 il annonça sa présence dans le petit lait aigri; depuis on a constaté que l'acide lactique peut se développer dans le suc de betterave abandonné pendant assez longtemps à la fermentation, dans l'eau de riz, dans l'infusion de noix vomique mise dans les mêmes conditions. L'eau sûre des amidonniers, qui est le produit de la fermentation des grains qui ont servi à faire l'amidon, contient également de l'acide lactique. Pour obtenir cet acide, on le sature par une base dans les liquides qui le tiennent en suspension, telle que la chaux, la soude etc.; la chaux est la base qui sert à l'extraire des eaux des amidonniers, d'où on l'a retiré en grand dans ces derniers temps et depuis que le lactate de fer est devenu un médicament si employé; il se forme dans ce cas un lactate de chaux très-soluble dans l'eau bouillante qui, lorsque l'on a rapproché le liquide, cristallise par le refroidissement en aiguillettes blanches, très-courtes, qui forment comme des aigrettes : Le lactate de chaux dissout de nouveau peut être décomposé par l'acide oxalique qui forme un oxalate de chaux indissoluble et qui laisse l'acide lactique à nu. Lorsqu'il est pur, cet acide est solide, incolore, inodore, d'une saveur très-acide ; il est soluble en toute proportion dans l'eau et l'alcool; chauffé à une température élevée, il se sublime en partie, tandis qu'une portion se décompose.

Jusqu'à présent le prix de l'acide lactique avait été très-élevé, car il n'existe qu'en très-petite quantité dans les substances dont nous avons parlé; mais on doit à MM. Boutron-Charlard et Frémy des recherches sur la fermentation du lait et sur la production de l'acide lactique qui, en éclairant la science sur ce sujet, ont indiqué la manière de se procurer cet acide en grande proportion. Dans un travail très-important, publié dans le cours de cette année 1841, ils ont démontré que c'est le caséum qui est l'agent de la fermentation du lait, que c'est lui qui, lorsque le lait est exposé à l'air, converti le sucre de lait en acide lactique, que l'action du caséum n'est arrêtée que lorsque l'acide est combinée avec lui, que l'on peut lui restituer ses propriétés en saturant l'acide lactique avec du bicarbonate de soude, et que le caséum dans ce cas, peut convertir une quantité indéfinie de sucre de lait en acide. Nous allons, pour plus de clarté, donner ici le procédé de MM. Boutron et Frémy tel qu'ils l'ont eux-mêmes indiqué : on prend trois ou quatre litres de lait dans lesquels on verse deux ou trois cents grammes de sucre de lait, on abandonne la liqueur à l'air dans un vase ouvert pendant quelques jours, à la température de 15 à 20 degrés centig.; on reconnaît, après ce temps, que la liqueur est devenue très-acide ; on la sature alors par du bicarbonate de soude; après 24 ou 36 heures elle redevient acide, on la sature de nouveau, et ainsi de suite. jusqu'à ce que tout le sucre de lait soit converti en acide lactique. Quand on juge que la transformation est complète, on fait bouillir le lait pour coaguler le caséum, on filtre et on évapore le liquide en consistance sirupeuse, avec précaution et à une température peu élevée. Le produit de l'évaporation est repris par l'alcool à 38 degrés, qui dissout le lactate de soude. On verse alors dans cette dissolution alcoolique de l'acide sulfurique qui forme un sulfate de soude qui se précipite et la liqueur filtrée et évaporée donne de l'acide lactique presque pur qui peut être purifié encore en le saturant par la craie et précipitant par l'acide oxalique. Quoique M. Magendie ait conseillé

en médecine l'emploi d'une limonade faite avec l'acide lactique, cet acide n'est presque pas employé, et c'est surtout à la préparation du lactate de fer qu'il sert aujourd'hui.

Le *lactate de fer* se prépare, suivant un procédé indiqué par M. Béral, en mettant l'acide lactique dissout dans l'eau en contact avec de la limaille de fer et portant le liquide à l'ébullition pendant 6 à 8 heures ; on obtient par le refroidissement le lactate de fer en poudre blanche cristalline, que l'on sépare du fer en excès et que l'on lave par l'alcool. Le lactate de fer est une des préparations ferrugineuses les plus employées aujourd'hui. (V. *Fer.*)   J.-P. BEAUDE.

Médecin inspecteur des établissements d'eaux minérales et membre du conseil de salubrité.

LAIT (*physiol. hyg.*), s. m. C'est la liqueur sécrétée par les glandes mammaires des femelles des animaux appartenant à la classe des mammifères, et qui est destinée par la nature à constituer le premier aliment de leurs petits. Ce principe, qui ne souffre que des exceptions très-peu nombreuses, explique pourquoi la vie des mamelles s'éveille à l'époque de la puberté en même temps que celle de l'utérus, et pourquoi aussi la sécrétion du lait commence à la fin de la gestation lorsque le fœtus s'apprête à se séparer de la tige maternelle pour vivre de sa vie propre. C'est ainsi que chacun sait que c'est une liqueur blanche ou légèrement jaunâtre, d'une saveur douce un peu sucrée, d'une odeur faible et variable, suivant l'animal dont il provient et un peu plus dense que l'eau. Homogène au moment de la sortie de la mamelle, il ne tarde pas à s'altérer et à se partager en trois substances bien distinctes ; cette séparation est d'autant plus complète que le vase est plus large, le repos plus parfait et la température plus voisine de 10 à 12 degrés cent.

D'abord, le lait se recouvre d'une couche plus ou moins épaisse d'une matière grasse, plus jaune que le lait et plus consistante, c'est la crème qui doit ses propriétés au beurre qu'elle contient, mais qui retient aussi beaucoup de lait. Le lait écrémé acquiert bientôt une acidité sensible et se décompose lui-même en caséum qui se sépare et se précipite lentement sous la forme de flocons et en un liquide appelé sérum; celui-ci a une saveur légèrement acide et sucrée qu'il doit à de l'acide lactique et à une substance connue sous le nom de sucre de lait, qui s'y trouve toujours en faible proportion.

Outre cette décomposition, le lait, placé dans des circonstances favorables, peut encore éprouver une fermentation véritable avec production d'alcool et d'ammoniaque. On savait depuis longtemps que les peuplades de la Tartarie extrayaient une espèce d'eau-de-vie du lait de leurs juments, et Pallas était même entré dans des détails fort complets à cet égard ; mais les expériences de MM. Deyeux et Parmentier ont mis ce fait hors de doute ; le lait, en quantité suffisante et renfermé dans un vase profond, peut, sans l'addition d'aucun levain étranger, se décomposer en dégageant de l'acide carbonique et produisant une petite quantité d'alcool,

M. Gay Lussac est parvenu à empêcher ces deux sortes de décompositions en chauffant chaque jour du lait jusqu'au degré de l'ébullition; mais après un certain nombre de ces opérations, le lait, abandonné à lui-même, éprouva la fermentation putride. Reprenons maintenant en détail l'étude de ces phénomènes et de ces divers produits, en choisissant le lait de vache pour type; nous dirons ensuite, en traitant de chaque espèce de lait en particulier, en quoi ils diffèrent ou se rapprochent de ce modèle.

La crème que l'on recueille est employée à faire le beurre. Pour cela on la verse dans une baratte, où on la soumet à une violente agitation qui en sépare le beurre, et il reste un liquide appelé lait de beurre, souvent employé comme adoucissant. Le beurre, avec quelque précaution qu'on le lave, retient toujours un peu de lait et par conséquent de caséum ou fromage qui, en se décomposant, altère ce premier produit et lui fait contracter une saveur rance et insupportable due à la présence de l'acide butyrique; on peut, jusqu'à un certain point, prévenir cette altération par divers procédés, dont les plus usités sont les deux suivants : on fait fondre le beurre frais et on le coule dans des pots de terre bien secs d'une forme allongée et à ouverture étroite; de cette façon le beurre n'a le contact de l'air que sur une petite surface, et l'altération ne peut se propager bien avant; ou on le mélange avec du sel, qui sature l'eau et le sérum dont le beurre est imprégné et leur ôte ainsi la faculté de dissoudre de l'oxigène. Le lait écrémé est plus dense, plus fluide cependant et à une teinte bleuâtre. Il peut se cailler spontanément avec une rapidité très-variable suivant les circonstances de température et l'état électrique de l'air; c'est avec quelle facilité le lait tourne dans les temps d'orage. Si on le soumet à l'action de la chaleur, il se forme bientôt à sa surface une pellicule de caséum coagulé qui augmente rapidement d'épaisseur et de consistance, au point de mettre obstacle au dégagement des vapeurs dans l'air. Celles-ci, emprisonnées par cette vésicule, nommée improprement la crème, et s'accumulant au-dessous d'elle, la soulèvent et produisent ce que l'on appelle la montée du lait.

La présence d'un acide ne manque jamais de faire cailler le lait; c'est à la présence de l'acide lactique qu'est due sa décomposition spontanée. Mais, de tous les moyens employés pour obtenir la séparation complète du caséum, le meilleur est l'usage de la présure, substance qui se recueille dans l'estomac des veaux et des agneaux encore à la mamelle et dont le lait caillé fait la base. Du reste, on n'est pas encore complètement éclairé sur les circonstances de cette réaction. L'acide que contient la présure n'y entre pour rien, car on ne lui ôte pas sa propriété en la mélant avec un excès de potasse. De plus, la membrane muqueuse gastrique de ces animaux possède aussi ce pouvoir, même après avoir été lavée avec soin et séchée. Le caséum forme la base du fromage; au moment de sa précipitation, il renferme les quatre cinquièmes de son poids d'eau. On peut l'en débarrasser en grande partie par la pression et la dessication au grand air. Il acquiert alors une couleur jaunâtre, un éclat gras, une demi transparence et devient susceptible, en cet état, d'une assez longue conservation, quoique ses élémens continuent à réagir les uns sur les autres en produisant des acides gras, la substance cristallisée découverte par M. Braconnot, qui l'a nommée *aposépédie*, et enfin une huile âcre particulière à laquelle les vieux fromages paraissent devoir leur saveur. Le liquide qui reste après la séparation du caséum est ce qu'on appelle le petit lait. Il contient de l'acide lactique, du sucre de lait et quelques sels qui sont du chlorure de sodium et des lactates, phosphates et sulfates de potasse de soude, de magnésie et de fer. Pour obtenir le sucre de lait, il suffit d'évaporer le sérum; cette substance se dépose sous la forme de petits cristaux réguliers, blancs, croquant sous la dent et d'une saveur légèrement sucrée : elle est soluble dans trois fois son poids d'eau bouillante; les acides la transforment en sucre de raisin; enfin, quoiqu'il soit impossible de lui faire éprouver la fermentation quand elle est isolée des autres alimens du lait, il paraît certain qu'on doit lui attribuer le principal rôle dans l'altération fermentative qui peut se développer dans ce liquide animal. Le sucre de lait n'a presque aucun emploi en médecine, si ce n'est dans la médecine dite homœopatique, qui s'en sert comme une substance tout-à-fait inerte pour faire l'office de véhicule. A cet effet, on forme de petits grains de la grosseur d'un grain de millet que l'on imprègne de la dissolution qu'il s'agit d'administrer.

L'acide lactique peut être obtenu en traitant par la chaux le petit lait aigri et saturant la lactate au moyen de l'acide oxalique qui précipite la chaux et met l'acide en liberté. Il a été employé par M. Magendie dans des cas de dyspepsie.

Telle est la composition du lait de vache et la nature des produits qu'il peut fournir. Je n'ai pas donné la proportion de ces produits, parce qu'elle paraît susceptible de varier beaucoup suivant une multitude de circonstances, surtout celle de la crème et du beurre. Suivant M. Barruel, il n'en est pas de même du caséum, dont la quantité de lait de vache serait toujours d'un dixième à peu près du poids total. MM. Parmentier et Deyeux, dans l'étude longue et consciencieuse qu'ils ont faite du lait de vache, sont arrivés à quelques règles suffisamment générales sur les causes qui peuvent faire varier la composition du lait. La première est la plus importante, c'est l'époque du part. Peu de temps avant et après ce terme, le lait offre des propriétés si particulières, qu'on a dû lui donner un nom spécial, c'est le colostrum liquide demi transparent, jaunâtre, visqueux, filant, de saveur fade. Par le repos, il se recouvre d'une crème jaune épaisse, onctueuse en proportion triple de ce qu'elle est dans le meilleur lait; elle fournit un beurre gras, ferme et abondant. Le liquide écrémé ou non se coagule par la chaleur, les acides et l'alcool à la manière de l'eau albumineuse, mais cet effet n'a pas lieu avec la présure. Tels sont les caractères assignés au colostrum par les deux savans nommés ci-dessus; à mesure que l'on s'éloigne de l'époque de la parturition, sa composition se rapproche de plus en plus de celle du lait ordinaire.

Une seconde circonstance, qui agit puissamment sur la proportion des élémens du lait, est l'intervalle que l'on met entre les traites. Ainsi, d'après l'observation de MM. Deyeux et Parmentier, le lait d'une vache, traite une seule fois en vingt-quatre heures, est moins abondant et plus riche en beurre que celui que l'on obtient quand on répète cette opération jusqu'à trois fois dans le même espace de temps. Bien plus, dans une même traite, le premier lait est toujours plus séreux que le dernier, qui se rapproche de l'état de crème pure. Enfin, le lait des trayons de derrière contient plus de substance nutritive que celui fourni par les trayons antérieures. M. Peligot a récemment fait une étude approfondie du lait d'ânesse, et il a trouvé que ce lait est d'autant plus pauvre, sous tous les rapports, que l'on met plus d'intervalle entre les traites. Entre le lait d'une heure et celui de vingt-quatre heures, la proportion des élémens solides descend de 11 à 8 pour 100.

L'alimentation prend toujours une part importante dans les modifications que le lait peut éprouver. L'on sait depuis longtemps que l'absinthe le rend amer ; le thym, l'ail lui communiquent leur odeur ; la gratiole une propriété purgative ; la garance le rougit. Une nourriture abondante, solide et tonique augmente sa qualité et sa quantité.

D'autres causes peuvent encore agir sur la nature et la propriété du lait, mais nous allons en parler en traitant du lait de femme. Celui-ci est moins dense, plus trans-lucide et plus doux que le lait de vache ; il fournit une crème plus abondante, plus blanche et moins dense qui contient tantôt un corps de la consistance du beurre de vache, tantôt un beurre blanc-jaunâtre d'une consistance moindre, et qui, après avoir été isolé par l'agitation, se sépare en une couche qui surnage le lait de beurre. Le lait écrémé est transparent et a peu de consistance. Il contient peu de matière caséeuse , ce qui fait que le caillé ne se sépare pas en masse comme dans le lait de vache, mais en flocons isolés. Évaporé à siccité, il donne des cristaux de sucre de lait dont le poids est en général, à celui du lait, comme dans le rapport de 3 à 100. Du reste, aucun lait n'est plus susceptible de variation que celui de femme ; c'est, du moins, ce qui résulte des observations de MM. Parmentier et Deyeux, qui ont pu observer à la foi plusieurs nourrices placées dans des conditions aussi semblables que possible . En effet, non seulement l'âge, le tempérament , le régime modifient les qualités du lait, mais les émotions morales s'ajoutent ici aux causes physiques que nous venons d'énumérer, et méritent d'être prises aussi en considération. Le chagrin appauvrit le lait, la colère lui donne instantanément des propriétés tellement fâcheuses que l'on a plusieurs exemples d'enfans morts dans des convulsions pour avoir tété un lait altéré récemment par un accès de colère. Je dois ajouter que quelques substances jouissent certainement de la propriété d'augmenter le lait, telles sont les lentilles et l'eau dans laquelle on a fait tremper de la morue pour la dessaler ; cette eau de morue, comme on l'appelle, paraît jouir

d'une activité toute spéciale, et est fort employée en Amérique avec beaucoup de succès non seulement pour accroître la sécrétion laiteuse, mais encore pour la rappeler même après une longue suppression. Enfin, une dernière circonstance altère profondément les propriétés du lait , c'est la conception ; quoique l'on ait vu des femmes continuer à allaiter avec succès pendant la gestation, il est infiniment plus commun d'être averti de cet état par le dommage que le nourrisson éprouve. Aussi, chez quelques anciens peuples, les époux vivaient-ils scrupuleusement séparés l'un de l'autre pendant tout le temps que durait l'allaitement.

La menstruation paraît exercer une action analogue sur le lait, avec cette différence que l'altération qui en résulte est passagère, au lieu d'être durable, comme celle qui dépend de la grossesse. Aussi, dit-on généralement qu'une bonne nourrice n'est jamais réglée ; quelques exceptions que l'on peut citer n'infirmeront pas cette règle, conforme d'ailleurs aux données physiologiques.

Le lait d'ânesse est celui de tous qui se rapproche le plus du lait de femme. Il en a l'aspect ; il fournit un beurre mou, blanc, insipide ; il contient peu de caséum et quatre pour cent de sucre de lait. On conseille son usage en médecine ; nous aurons occasion d'y revenir.

Le lait de jument a plus de consistance que le lait de femme, mais moins que le lait de vache. Par le repos, il se recouvre d'une couche mince de crème claire et jaunâtre dont on ne peut que très-difficilement extraire le beurre. Le caséum est fort peu abondant et le sérum contient à peu près 8 pour 100 de sucre du lait. On sait que les Tartares retirent du lait de jument fermenté une boisson alcoolique appelée koumiss. Pour déterminer plus aisément le mouvement fermentatif, ils renferment le lait dans des outres de peau qu'ils ne nettoient jamais : condition très efficace pour produire ce genre de décomposition.

Le lait de brebis est analogue au lait de vache. La crème, qui est blanche-jaunâtre, abondante, donne beaucoup d'un beurre pâle et de peu de consistance. Sur mille parties, il renferme, suivant Luiscius et Bondt : crème 116, beurre 58, caséum 153, sucre 42. C'est avec ce lait que l'on fabrique le fromage de Roquefort.

Le lait de chèvre ressemble aussi au lait de vache, quant à la couleur et à la consistance ; mais il possède presque toujours une odeur et une saveur hircine qui répugne. Sa crème est d'un blanc mat, épaisse et d'une saveur douce ; on en extrait facilement du beurre ferme et blanc, qui peut se conserver longtemps en raison de ce qu'il ne retient pas de caséum. Suivant M. Payen, sur 1000 parties, il est composé de beurre 41, caséum 45, sucre de lait et sels 58.

Le lait des animaux carnassiers a des propriétés toutes différentes de celui des herbivores. Abandonné à lui-même, au lieu de s'acidifier, il devient ammoniacal et éprouve la fermentation putride. En nourrissant une chienne de substances végétales, on est parvenu à changer complètement la nature de son lait et à le rendre tout à fait analogue à celui des herbivores.

Usage et conservation du lait.—Nous n'avons pas à nous occuper du lait considéré comme aliment exclusif de la première enfance; l'article *Allaitement* contient tout ce qu'il est utile de connaître à cet égard. Dans les âges suivants, cette substance entre encore pour une proportion assez grande dans la nourriture, pour qu'il soit nécessaire de bien se rendre compte de l'influence qu'elle exerce sur l'économie. Le lait est adoucissant et relâchant: c'est pour cela qu'il produit tantôt un peu de constipation, tantôt une diarrhée légère, suivant l'état du canal intestinal; il dispose à l'embonpoint en défendant les tissus. Tous les estomacs ne s'en trouvent pas également bien. Quand on éprouve quelque peine à le digérer pur, l'addition d'une infusion de thé ou de café remédie à cet inconvénient. Le lait est souvent employé en médecine, où il rend souvent de précieux services; mais dans ce cas on ne l'administre jamais pur. On le coupe avec de l'eau, ce qui constitue l'hydrogala, ou bien avec de la bierre, comme il est d'habitude en Angleterre, où l'on fait un grand usage de ce mélange, soit avec l'eau de Seltz, les liqueurs ferrugineuses, l'eau des sources minérales; dans tous ces cas, son utilité consiste à mitiger par ses qualités adoucissantes l'âcreté des substances médicamenteuses auxquelles on l'associe. Les boissons laiteuses sont extrêmement utiles dans le cours des maladies chroniques de la poitrine ou du canal intestinal. On possède des observations de gouttes opiniâtres, d'épilepsies anciennes et d'hydropysies ascites, guéries radicalement par l'usage exclusif du lait continué avec persévérance. Mais, depuis Hyppocrate, qui l'a constaté le premier, jusqu'à nos jours, l'expérience a toujours démontré qu'il ne convenait pas dans les fièvres essentielles et aiguës. Pendant le cours des affections typhoïdes, il augmenterait la tendance des liquides à la putridité, ce qui doit le faire rejeter par le praticien. Enfin, il est d'usage dans le peuple d'administrer le lait dans tous les cas d'empoisonnement; on le regarde comme l'antidote par excellence. Le fait que ses propriétés adoucissantes le rendent toujours fort utile dans ces circonstances, quand un poison irritant a emflammé l'estomac; mais les seules substances vénéneuses dont il neutralise réellement l'action funeste sont le sulfate de zinc et le proto-chlorure d'étain, le sel d'étain du commerce, avec lesquels il forme des précipités insolubles et tout-à-fait inertes.

Devons-nous dire encore, en traitant de l'action thérapeutique du lait, qu'on l'emploie souvent comme véhicule pour faire parvenir aux organes des enfants a la mamelle certaines substances médicamenteuses, telles que le mercure et l'iode, qui passent rapidement dans le lait des nourrices auxquelles on les administre, et dont le trajet n'altère en aucune façon leur activité spéciale.

En raison de son utilité et du rôle important qu'il joue dans la diététique, on sent combien il serait important de pouvoir conserver le lait et le transporter au loin sans lui faire rien perdre de ses qualités. Malheureusement, c'est un problème dont jusqu'ici on n'a pas trouvé la solution (1). L'on sait

(1) Depuis que Capitaine a écrit cet article, on a constaté que le bicarbonate de soude pouvait, pendant un certain temps, em-

la prompte altération qu'il subit quand on l'abandonne pur ou écrémé au contact de l'air. Nous avons dit que M. Gay-Lussac était parvenu à conserver du lait pendant plusieurs mois, en le portant tous les jours à l'ébullition. Mais cette manipulation altère son goût et modifie profondément sa nature. En faisant évaporer le lait jusqu'à consistance d'extrait mou, on obtient un résidu appelé frangipane, d'un goût assez agréable et contenant toutes les matières solides et nutritives du lait; mais on ne peut la redissoudre dans l'eau. M. Braconnot a essayé de conserver le lait au moyen du procédé suivant: Il décompose le lait frais en le traitant par de l'acide chlorhydrique étendu d'eau à une température de 45° environ. Le précépité contenant le beurre et le caséum est lavé, exprimé fortement et mêlé en cet état avec du sous carbonate de soude cristallisé à raison de cinq grammes par litre de lait. On peut ainsi le conserver longtemps sans altération. Si l'on veut reproduire le lait, il suffit de traiter le mélange solide en question par une suffisante quantité d'eau. Tout se dissout et l'on a ainsi une liqueur très-semblable au lait naturel.

Coup d'œil physiologique et anatomique sur le lait.—Cette substance a une telle ressemblance avec le chyle que pendant longtemps les physiologistes ont pensé que ce n'était pas autre chose que le chyle lui-même parvenu du mésenter aux glandes mammaires au moyen de communications directes; des modernes ont partagé cet opinion; et Fodéré n'hésite pas à prédire que la découverte des voies encore ignorées de cette communication ne tarderait pas à venir confirmer cette ancienne théorie qu'il adopte. Mais déjà Haller s'était contenté de dire que le chyle mélangé au sang s'en était séparé dans les mamelles où les artères l'apportent. Aujourd'hui, tout le monde est d'accord pour admettre que l'origine du lait, comme de toutes les autres sécrétions, est dans le sang artériel. Cette difficulté une fois anéantie, la nature propre du lait en offrait une autre dont les observateurs modernes se sont également bien tiré en se servant du microscope. Examiné à l'aide de cet instrument, le lait naturel et parfait paraît composé de globules nageant dans un liquide. M. Raspail avait pensé que ces globules étaient de deux espèces, les uns plus légers oléagineux constituant le beurre et s'élevant à la surface, les autres caséeux ou albumineux, plus lourds et gagnant le fond. Mais M. Donné s'est assuré qu'en filtrant le lait, on le privait presqu'entièremen de globules, ce qui n'empêcherait pas le liquide de se cailler comme à l'ordinaire et de fournir la même quantité de caséum. Il a observé que tous les globules du lait sont constitués par de la matière grasse et solubles dans l'éther, et il a tiré parti de ce caractère pour pouvoir distinguer facilement et sûrement les globules du pus de ceux du lait; les premiers étant purement albumineuses, et résistant à l'action de l'éther, qui dissout complètement les autres. Jusqu'à présent les médecins avaient cru pouvoir, sans inconvénient, permettre aux femmes atteintes d'abcès au sein, de continuer de nourrir; M. Donné a fait voir que le lait, dans ce pêcher la décomposition du lait. **v.** *Sophistication du lait.*

cas, contient de très-bonne heure des globules de pus qui doivent le rendre nuisible à l'enfant.

Il a aussi étudié le colostrum au moyen du microscope, et y a observé trois sortes de solides : 1° de véritables globules laiteux, mais en petit nombre ; 2° d'autres globules plus petits et moins réguliers adhérant les uns aux autres, et se déplaçant par petits amas ; 3° des particules que l'auteur a désigné sous le nom de corps granuleux ; ils n'ont pas de forme ni de volume constant ; jaunâtres et demi-opaques, ils paraissent constitués par une multitude de grains liés entr'eux par une substance transparente. Le lait présente cet aspect pendant tout le temps de la fièvre de lait, puis le lait augmente tandis que les corps granuleux diminuent et finissent par disparaître, mais avec une rapidité très-variable ; quelquefois même ils persistent pendant tout l'allaitement au grand préjudice de la santé du nourrisson. M. Donné a encore retrouvé ces corps granuleux dans le lait provenant des seins affectés d'engorgement simple, mais aussitôt que la fonte purulente commence, ce sont de véritables globules de pus qui apparaissent alors dans le lait.

M. Turpin a poussé encore plus loin l'étude de cette humeur en analysant la constitution du globule lui-même. Selon ce savant académicien, le globule laiteux parfait est formé par deux véhicules sphériques emboîtées l'une dans l'autre à la manière des globules polliniques. La cavité centrale renferme de la matière grasse sécrétée par la tunique interne et des globulins, destiné à se développer à leur tour et à devenir de véritables globules. Ces deux produits s'échappent de la cavité qui les renferme soit par la rupture de l'enveloppe, soit au travers de sa continuité au moyen d'une véritable extose. L'agitation imprimée à la crème dans la baratte a pour effet de déchirer les véhicules et de mettre en liberté les globulins, qui tombent au fond en raison de leur densité, et la matière grasse, le beurre qui se rassemble à la surface. Enfin, suivant le même auteur, chaque globule laiteux, outre la part qu'il prend à la vie générale, possède une vie individuelle qui ne tarde pas à se manifester quand il est séparé de l'animal auquel il appartient. Abandonné à lui-même, il se gonfle, se déforme, germe, et soit directement par l'élongation en boyau de la véhicule interne, soit indirectement par le développement des globulins après leur émission, il finit par produire un végétal véritable, le penicillum glaucum, qui parvient à son développement complet et finit par fructifier. Cette découverte singulière ne mérite pas seulement notre attention par le champ de merveilles nouvelles qu'elle ouvre devant nous ; M. Turpin en a tiré parti fort heureusement pour expliquer la nature d'une maladie, le poil, fort commune chez les nourrices. Il pense que les globules étant accumulés dans les lactifères, et soustraits par leur nombre à l'influence vitale, peuvent s'y développer pour leur propre compte, et pousser de longues tigellules qui entravent la circulation dans l'organe et ne tardent pas à y déterminer un engorgement.

Grâces à ces notions exactes que nous possédons

maintenant sur la constitution du lait, nous pouvons le comparer avec fruit aux autres liquides de l'économie, au sang, par exemple, qui lui ressemble à tant d'égards, et parvenir à des conclusions du plus haut intérêt, mais qui ne peuvent nous occuper ici.

F. CAPITAINE.

LAIT (sophistication du). On a beaucoup parlé dans ces derniers temps des sophistications dont le lait pouvait être l'objet ; ainsi, on a dit qu'il pouvait être altéré avec la farine, l'amidon ou la fécule de pomme de terre pour lui donner plus de consistance, que l'on y mêlait aussi, dans le même but, de l'eau de riz ou une solution de gomme ; les nombreuses recherches auxquelles se sont livrés MM. Chevallier et Henry, et tout récemment M. Quévenne, ont démontré que ces sophistications n'étaient pas employés par les laitiers, et qu'il serait très-facile de les reconnaître ; que ces décoctions de fécules et autres substances amylacées laissaient toujours des globules de fécules qui s'attachaient aux parois des vases, surtout lorsque l'on soumettait le lait à l'ébullition, et qu'elles nuisaient à sa bonne conservation. La seule altération que se permettent les laitiers consistent à enlever la crème qui surnage au lait après quelques heures de repos, et à mêler souvent de l'eau au lait ainsi écrémé ; ces diverses manipulations constituent divers qualités de lait qui sont distribués dans Paris à des prix différents. Le lait qui non écrémé est ce qui se vend ordinairement sous le nom de crème à café, et constitue la première qualité de lait, car pour la crème proprement dit, on n'en vend presque jamais ; le lait simplement écrémé, après un repos de six ou sept heures, est la qualitée du lait livré le plus ordinairement à la consommation et son prix est de 30 centimes le litre, tandis que le lait pur se vend 40 centimes ; ce lait est encore un aliment de bonne qualité lorsque l'on ne l'a pas additionné d'eau. L'eau ajoutée au lait lui enlève presque toutes ses qualités, il est plus fluide, bleuâtre sur les bords, d'une saveur plus fade, il supporte moins le transport et s'altère avec une grande facilité ; cette dernière qualité de lait est ordinairement vendue au prix de 20 centimes le litre, c'est celle que les marchands, qui sont installés dans les rues, débitent le matin, et qui, mêlée au café de chicorée, forme le déjeûner obligé d'une grande partie des classes peu aisées de la capitale.

Des journaux ont signalé dans ces derniers temps un genre de sophistication du lait qui, s'il avait été reconnu exact, aurait dû appeler toute la sévérité de l'administration ; ils disaient que l'on altérait le lait en y mêlant des cervelles de mouton et même de cheval que l'on délayait ; cet avis, qui n'a pas peu contribué à soulever de nombreuses répugnances et à dégoûter du lait de Paris un assez grand nombre de personnes, a été reconnu de la plus complète inexactitude ; l'examen du lait fait au microscope par plusieurs membres du conseil de salubrité qui avaient été chargés par le préfet de police de lui faire un rapport sur ce sujet, a démontré qu'aucun corps étranger et surtout qu'aucune substance animale n'était mêlée au lait de Paris, que le mélange avec l'eau était la seule altération que l'on lui faisait subir, et que l'ignorance ou la malveillance seules avaient pu répandre les bruits qui avaient alarmé les consommateurs.

L'on peut reconnaître facilement les diverses qualités du lait au moyen d'un instrument qui en indique la densité ; cet instrument, que l'on a nommé galactomètre, et qui est analogue aux pèse-liqueurs, est en verre, et sa tige graduée s'enfonce d'autant moins dans le lait qu'il présente plus de densité, et que, par conséquent, il est de meilleur qualité. La gomme arabique, le sucre, les blancs d'œufs, les jaunes d'œufs, ont pu être ajoutés au lait ; la gomme, pour en augmenter la densité, mais elle est d'un prix trop élevé pour que cette fraude puisse être faite avec avantage, vu la quantité qu'il faudrait employer. Les blancs d'œufs battus peuvent souvent être ajoutés à la crême pour lui donner cet aspect mousseux qui est recherché des consommateurs ; le sucre et le jaune d'œuf sont quelquefois mélangés au lait de qualité inférieure pour corriger sa saveur fade et lui donner la couleur jaune qui peut tromper sur sa nature en dissimulant l'eau dont il a été mélangé. Ces diverses sophistications, qui ne présentent rien de dangereux pour la santé, nuisent cependant à la conservation du lait et ne sont point employées par les marchands qui tiennent à la bonté de leurs produits.

Depuis que l'on a fait concourir le lait dans un rayon de 40 kilomètres (10 lieues) à l'approvisionnement de Paris, en le faisant transporter deux fois par jour en poste chez les marchands en gros qui le livrent aux détaillans, on a essayé divers moyens de le conserver ; on a reconnu que un ou deux décigrammes de bicarbonate de soude par litre de lait contribuait à conserver le lait, et que l'on pouvait, en ajoutant toutes les 24 heures de nouvelles quantités de bicarbonate, conserver le lait d'une manière indéfinie ; il est vrai que, dans ce cas, il se forme un lactate de soude qui, dans des proportions un peu élevées, doit avoir une action désavantageuse sur l'économie animale ; mais toutes les fois que les proportions de bicarbonate auront été très-faibles, ce moyen conservateur, sera sans inconvénient. MM. Boutron et Frémy, dans leur travail sur l'acide lactique (V. ce mot) et sur la fermentation du lait, ont démontré que le bicarbonate agit comme moyen conservateur en saturant l'acide lactique qui doit se produire et en l'empêchant de déterminer la coagulation du lait ; il est donc convenable que le lait contienne un léger excès de bicarbonate pour arrêter la fermentation lactée. On comprend que ce moyen de conservation, qui est sans inconvénient lorsqu'il n'est employé que pour conserver le lait 24 heures de plus qu'il ne pourrait l'être, suivant les influences de la saison et l'état météorologique, ne doit pas être mis en usage dans des limites plus étendues, puisqu'il déterminerait une véritable altération du lait par les proportions notables de carbonate de soude qu'il aurait fallu y ajouter.

Il est encore un moyen employé par quelques marchands pour ralentir la décomposition du lait,

et qui, à notre avis, n'est pas sans inconvéniens, c'est la conservation du lait dans des vases de zinc ; on a remarqué que le lait se caille moins vite lorsqu'il est conservé dans ces vases que lorsqu'il est dans des vases de grès ou de ferblanc. Il est facile de se rendre compte de ce phénomène en se rappelant la facilité avec laquelle le zinc est attaqué par les acides ; comme dans ce cas l'acide lactique peut se combiner avec le zinc du vase, tant qu'il n'est produit qu'en faibles proportions, il doit donc en résulter un retard notable dans l'époque où cet acide doit se trouver en proportion suffisante pour déterminer la décomposition du lait ; comme les sels de zinc sont tous délétères, il en résulte un produit qui peut bien être sans inconvénients s'il est en petite quantité, et qui, en plus forte proportion, ne serait pas sans danger pour la santé. Nous avons signalé les principales fraudes dont le lait peut être l'objet ; l'on a vu qu'en résumé l'altération la plus fréquente était le mélange de l'eau au lait, et que si cette fraude lui enlève la plus grande partie de ses qualités, au moins est-elle sans dangers sous le rapport de la salubrité.   J. P. BEAUDE.

Inspecteur des eaux minérales, membre du conseil de salubrité.

LAITERON (bot.), s. m., *souchus*. C'est un genre de plante de voisin des laitues et qui contient un suc blanc abondant d'où lui vient son nom. Les propriétés de ces plantes sont analogues à celles des *laitues* (V. ce mot).

LAITUE (bot. et mat. méd.), s. m. *lactuca*. C'est un genre de plante de la famille des synanthérées et du groupe des chicoracées, de la syngénésie polygamie égale L, dont le nom vient du mot latin *lac*, lait. Parmi les nombreuses espèces qui forment ce genre, deux seules sont usitées, ce sont le *lactuca sativa*, la laitue des jardins, et le *lactuca virosa*, la laitue vireuse.

LAITUE CULTIVÉE, *lactuca sativa*. L'origine de cette plante, qui est cultivée depuis la plus haute antiquité, est complètement inconnue ; quelques auteurs pensent qu'elle provient de la laitue sauvage, *lactuca scariola*, ou du *lactuca quercina*, qui croît en Allemagne et amendé par une longue culture, qui a eu pour effet d'en créer un grand nombre de variétés ; les principales sont la laitue pommée ronde, la laitue pommée oblongue, romaine, ou *chicon*, la laitue frisée, etc. Nous ne donnerons pas ici les caractères botaniques de cette plante que chacun a pu voir dans les jardins où sur nos tables, où elles sont employées crues en salades et cuites comme légumes. Les anciens en faisaient un grand usage, Gallien dit qu'il en mangeait le soir pour se procurer du sommeil. Dans nos aliments on emploie beaucoup les laitues, surtout pendant l'été ; la quantité de *romaines* qui se consomme à Paris est vraiment incroyable ; en salade, c'est un mets qui se représente à presque tous les repas et souvent à lui seul il le forme entièrement, surtout pour les individus des classes inférieures. Cet abus d'une plante herbacée a souvent des inconvéniens pour les personnes dont l'estomac est faible, autant à cause de la résistance que ce légume, qui n'a pas été soumis a la cuisson, peut présenter à l'action des organes digestifs, que par les assaisonnements qui entrent dans la salade, et qui, surtout le vinaigre, irritent fortement l'estomac. On doit dire cependant que les laitues sont des plantes potagères, douces, saines et de facile digestion, raffraichissantes et quelquefois laxatives ; elles forment les salades qui digèrent avec le plus de facilité ; cuites avec les jus de viande ou le beurre. elles sont douces et peuvent être données aux malades comme un aliment léger qui ne présente pas d'inconvénients.

Thridace. — La laitue jouit d'une propriété calmante qu'elle doit à un principe qui se développe surtout vers l'époque de la floraison ; ce principe, qui n'a pu être isolé par les chimistes, est analogue à celui du pavot et comme lui est contenu dans le suc blanc, amer et un peu visqueux qui découle de la plante par incision ; ce suc, qui est aujourd'hui employé en médecine, a reçu le nom de *thridace,* mot qui chez les Grecs était le nom même de la laitue. Quoique ce ne soit qu'à l'état adulte que ce suc ait toute son activité, cependant les jeunes plants, qui seuls sont mangés comme aliment, participent à cette propriété, et c'est pour cela que Galien l'avait nommée *herbe des sages, des philosophes.* Les Grecs la regardaient comme antiaphrodisiaque, les Pythagoriciens la nommaient la plante des eunuques ; la fable représente Adonis enseveli sous des laitues. Le suc de laitue ou la thridace se recueille de deux façons, soit au moyen des incisions que l'on pratique aux tiges qui, ainsi que nous venons de le dire, laissent écouler cette substance, soit, et cette méthode est la seule employée aujourd'hui, en pilant dans un mortier de marbre toute la plante et en recueillant le suc que l'on passe et que l'on fait ensuite sécher à l'étuve. La thridace, qui est l'extrait de suc de laitue, jouit des propriétés calmantes de l'opium, mais à un degré plus faible et sans les inconvénients qui accompagnent souvent l'administration de l'opium, elle est hypnotique, c'est-à-dire qu'elle procure un sommeil doux et du calme sans être jamais narcotique. Cette substance, comme on le pense bien, est administrée à plus haute dose que l'opium ; on donne de 2 à 4 décigr. (4 à 8 grains) par dose et elle peut être répétée 3 fois en 24 heures, la quantité peut même en être considérablement élevée sans produire d'accidens. on a remarqué que le médicament agit avec plus d'action lorsqu'il est administré en pilules que lorsqu'il est donné dissout dans un liquide ; on prépare cependant un sirop de thridace qui jouit d'une certaine action. Les vertus calmantes de la thridace ont été contestées par quelques médecins, qui disent en avoir fait usage sans en retirer d'effet ; il est présumable que l'on doit attribuer ces résultats à la nature des laitues employées, car celles qui viennent en couches ne jouissent point des propriétés que nous venons d'indiquer, il faut que cette plante vienne en pleine terre et que la récolte soit faite en été.

On prépare aussi avec les laitues une eau distillée qui est souvent employée dans les potions

calmantes, à la dose de 60 à 120 grammes ; le suc de laitue se prescrit aussi aux mêmes doses, les feuilles fraîches s'appliquent souvent sur les plaies et les ulcères comme cataplasmes rafraîchissants.

LAITUE VIREUSE, *lactura virosa;* c'est une plante vigoureuse, haute de trois à quatre pieds, que l'on rencontre fréquemment dans les haies et sur le bord des chemins ; sa racine est bisannuelle, sa tige est droite et rameuse vers le haut, elle est cylindrique et glabre, les fleurs sont jaunes, petites et forment une panicule allongée et peu garnie ; l'odeur de la plante est fortement prononcée, désagréable et vireuse ; le suc qui s'écoule de cette laitue est plus abondant que celui de la précédente, il est également d'une odeur plus forte et jouit de propriétés plus énergiques. Les anciens regardaient ce suc comme jouissant d'une action analogue à celle de l'opium, et ils avaient nommé la plante laitue *méconis,* du mot *méconis,* qui signifie pavot ; il doit être recueilli de la même manière que le précédent et jouit de propriétés beaucoup plus actives. Les anciens l'ont employé comme calmant dans les affections nerveuses, Dioscoride dit qu'il est emménagogue, anti-aphrodisiaque et qu'il peut combattre les accidens causés par la morsure des serpens ; dans des temps plus modernes, on l'a employé contre l'hydropisie, soit seul, soit uni à la digitale, la dose en était de quelques grains par jour. En France on a fait des expériences sur ce médicament et on l'a employé à hautes doses, sans déterminer d'autre effet que de la sueur et une sécrétion plus abondante de l'urine : M. Fouquier dit même l'avoir administré à 200 grains (plus de 11 grammes), sans produire d'autres résultats que ceux indiqués ci-dessus. Cependant il est permis de douter de l'innocuité de cette substance lorsque l'on voit l'extrait de ce suc, d'après les expériences de M. Orfila, déterminer l'empoisonnement d'un chien de moyenne taille, soit introduit dans l'estomac, soit dans le tissu cellulaire à la dose de 7 à 12 grammes (2 à 3 gros); 2 grammes injectés dans les veines ont déterminés la mort presqu'immédiate, tandis qu'une livre et demie de feuilles fraîches, introduite dans l'estomac d'un chien robuste n'avait pas produit d'accidens. On voit, d'après ce fait, que l'extrait du suc de la laitue vireuse est doué d'une certaine énergie et que ce ne doit pas être sans une grande réserve que l'on le prescrira à hautes doses.

J. P. BEAUDE.

LAMPE DE SURETÉ (*hyg.*). C'est un système de lampe inventé par Davy pour préserver les mineurs de l'inflammation et de l'explosion du gaz hydrogène carboné qui se dégage souvent dans les mines de charbon de terre. Le moyen préservatif consiste à envelopper la flamme de la lampe d'un cylindre en toile métallique, fermé de tous côtés, d'environ 2 pouces de diamètre, et dont les mailles sont assez serrées pour que la flamme ne puisse passer à travers. Davy avait remarqué que lorsque l'on voulait faire passer la flamme à travers une toile métallique, elle se refroidissait, et qu'elle était arrêtée par cette toile sans pouvoir enflammer des gaz placés au-delà, et il constata que ces résultats s'obtenaient pour une toile métallique formée avec un fil de 1/40 à 1/60 de pouce et percée de 750 ouvertures par pouce carré. Ces lampes laissent passer assez de lumière pour diriger les ouvriers dans les travaux de la mine, et il est présumable que les accidens qui ont été observés dans les mines, malgré l'emploi de cette lampe, sont dûs soit à des ouvertures plus larges qui auront existé dans la toile métallique, soit à ce que les mineurs, pour se procurer plus de clarté, auront ouvert les lampes, qu'il est important, comme on peut en juger, de tenir constamment fermées.　　**J. B.**

LANCETTE *(Chir.)*, s. f., petite lance; on donne ce nom à un petit instrument de chirurgie qui sert à pratiquer les saignées; la lancette est formée d'une lame à deux tranchans, à pointe très acérée, qui est mobile sur une chasse de deux pièces d'écaille ou de corne également mobiles. La longueur de la lame est d'environ un pouce, et celle du manche de deux pouces. Les lancettes, suivant que leur pointe est plus ou moins effilée, ont reçu le nom de langue de serpent, de grain d'avoine et de grain d'orge; il y a des lancettes plus larges et plus fortes, à pointes obtuses, que l'on nomme lancettes à abcès, parce qu'elles servent à ouvrir les petits abcès qui ont lieu sous la peau. Aujourd'hui on ne fait presque plus usage que des lancettes dites à grains d'orge, qui font des ouvertures plus larges et d'où le sang s'écoule plus facilement, surtout lorsque les veines sont superficielles. Les lancettes s'émoussent avec une grande facilité et demandent à être conservées avec beaucoup de soin et de propreté. (V. *Saignée.*)　**J. B.**

LANCINANT, E *(Path.)*, adj. De *lancea*, lance, se dit d'une douleur qui .produit des élancemens. V. *Douleurs.*

LANGEAC (Eaux minérales de). *(Thérap.)* Langeac est une petite ville du département de la Haute-Loire, elle est située sur l'Allier, à quatre lieues de Brioude et à sept de Puy; la source, qui a reçu le nom de *Brugéiron*, est située dans une prairie à une demi-lieue de la ville. L'eau de Langeac est claire, fraîche et limpide, sa saveur est acidule et légèrement ferrugineuse, elle est, dit-on,très-agréable à boire.Ces eaux, qui sont froides, contiennent en dissolution des carbonates de soude et de magnésie, du gaz acide carbonique libre et un peu de carbonate de fer. On dit ces eaux très-avantageuses dans les affections chroniques des viscères du bas-ventre, dans les langueurs des organes digestifs et dans les catarrhes chroniques des vieillards. Elles sont aussi très-diurétiques et employées avec succès dans les affections de la vessie; ces faits s'expliquent facilement par la présence du bicarbonate de soude qu'elles contiennent.Du reste, les eaux de Langeac, qui ne s'administrent qu'en boisson,sont peu connues au-delà des environs; quelques médecins,et surtout Raulin, ont vantés leurs propriétés et dit qu'il ne leur manquait que d'être plus généralement très-connues pour être employées.　　　　　**J. B.**

LANGUE *(anat.)* s. f.,*lingua*. La langue est l'organe principal de la sensation gustative : la description anatomique a été exposée, par nous, au mot *Bouche*, et M. le professeur Gerdy a décrit à l'article *Goût*, le rôle qu'elle joue dans l'appréciation des saveurs. Nous ne reviendrons donc pas ici sur ces questions; il en est de même des signes que fournit la langue dans les maladies, il en a été question plus haut. (V. *Bouche, Séméïotique.*)

LANGUE (maladies de la). Nous partagerons en trois groupes principaux les lésions dont la langue peut être le siège. 1° *vices de conformation et de situation*. La langue manque quelquefois de naissance, d'autres fois elle a été coupée dans un cas de maladie grave, un cancer, par exemple, ou bien elle est tombée en gangrène. Par *absence de la langue*, on n'entend que la perte de la portion libre de cet organe, qui n'est pas adhérente avec le plancher de la bouche : les malheureux atteints de ce vice de conformation sont en partie privés de la parole, et n'avalent qu'avec une extrême difficulté. D'autres fois la langue est maintenue fixée au plancher de la bouche par un filet trop étroit, il faut pratiquer la section de celui-ci suivant les règles que nous avons exposées ailleurs. (V. *Filet.*) On appelle *Procidence, Prolapsus*, ou *Chute* de la langue,une affection assez rare qui consiste dans l'issue de cet organe hors des lèvres sans altération de structure. Dans cette maladie, le plus souvent congénitale, la langue pend hors de la bouche; irritée par le conctact de l'air, elle se gonfle; les arcades dentaires sont portées en avant; une salive continuelle baigne les lèvres et s'écoule au dehors. On parvient quelquefois à remédier à une pareille incommodité, soit par un bandage qui refoule la langue dans la bouche; soit par l'emploi des topiques astringents, des scarifications, si l'organe est trop gonflé, et enfin, la résection de la portion excédente, si tous ces moyens ont échoué. La langue peut être *déviée* (dans la bouche) de sa position habituelle. Ce déplacement est ordinairement occasionné par des tumeurs qui refoulent l'organe du côté opposé à celui où elles se développent. (V. *Grenouillette*.) C'est ici le lieu de réfuter la fable si répandue, des *nègres qui avalent leur langue;* le fait est anatomiquement impossible; la langue est trop adhérente au plancher de la bouche et maintenue en avant par des muscles trop puissants (les génioglosses) pour que cette rétropulsion puisse avoir lieu : c'est là un des mille romans qui se débitent chaque jour et qui s'accréditent en raison de leur absurdité. Quant à la déviation dont il est ici question, le seul moyen de la guérir, c'est de détruire la cause qui la produit.

2° *Lésions organiques de la langue*. La première et la plus importante de toutes, c'est l'inflammation de cet organe ou la GLOSSITE.Cette phlegmasie est plutôt superficielle que profonde. Elle survient rarement d'une manière idiopathique ; le plus souvent elle est symptômatique.L'inflammation idiopathique de la langue est dûe aux piqûres,aux diverses lésions de cet organe par des agents extérieurs, à l'application de certaines substances âcres, irritantes, à certains poisons minéraux ou végétaux, au venin de quelques reptiles, etc. L'inflammation symptômatique est due, soit à une variole confluente qui se propage jusque dans la bouche, soit à des angines, graves à certaines fièvres de mauvais caractère, mais surtout à l'action du mercure donné à trop haute dose. Alors la glossite revêt quelques formes particulières que nous exposerons bientôt.

Dans la glossite superficielle, le gonflement est peu considérable, la face dorsale de la langue est dure, inégale, rugueuse; quelquefois, il y a une éruption aphtheuse ou un dépôt de fausses membranes. Les auteurs ont noté la perversion du goût, et une sensation de chaleur âcre et comme poivrée (Marjolin). La glossite profonde est beaucoup plus grave : En peu de temps la langue acquiert un volume énorme, elle refoule en arrière le voile du palais, et l'épiglotte ; en avant, sa face dorsale appui contre la voûte palatine, sa pointe dépasse les arcades dentaires et s'avance hors de la bouche : souvent les parties voisines se gonflent aussi, la face devient tuméfiée et d'un rouge bleuâtre et le malade suffoque ; cette inflammation est fort grave et demande de prompts secours. Dans la glossite superficielle, les gargarismes émollients, des boissons rafraîchissantes, des lavements purgatifs, et enfin l'application de quelques sangsues sous les angles de la mâchoire suffisent pour débarrasser le malade ; mais quand la maladie est profonde, il faut saigner de la jugulaire ou du bras, et donner des lavements irritants, des boissons rafraîchissantes, si le malade peut en prendre ; si ces moyens échouent et que la respiration soit bien gênée, il faut faire sur la face dorsale de l'organe malade deux incisions parallèles à son axe et *très-profondes;* il en résulte un dégorgement sanguin immédiat qui soulage le malade, lui rend la respiration et la vie. Il est clair que si les scarifications ne suffisaient pas, il faudrait pratiquer la trachéotomie. La glossite mercurielle s'accompagne de salivation, de gonflement des glandes maxillaires et de la muqueuse buccale ; en même temps, la langue reste humide. Ici quelques scarifications, une saignée, des rafraîchissants, mais surtout la cessation du traitement mercuriel, suffisent pour amener une guérison rapide.

Les *abcès* de la langue seront ouverts avec le bistouri ou la lancette et on fera prendre des gargarismes d'eau d'orge miellée. Les *tumeurs enkystées*, *stéatomateuses*, etc., seront emportées.

Les *ulcérations* peuvent succéder aux aphthes, à une affection scorbutique, et elles réclament alors le traitement qui convient à ces affections; j'en dirai autant des ulcérations vénériennes. J'arrive à une maladie fort importante et fort grave.

Le *cancer de la langue* succède souvent à des ulcérations vénériennes, à des déchirures provenant des saillies inégales des dents; ailleurs c'est à un bouton chancreux, à des tumeurs fongueuses, érectiles, à des engorgements squirrheux, durs et circonscrites. Le cancer de la langue est le plus souvent partiel et occupant un des côtés. Dans ce point, il y a une tuméfaction dure, bosselée, faisant éprouver des douleurs lancinantes ; bientôt cette tumeur s'ulcère et présente une solution de continuité à fond grisâtre, à bords durs et renversés, laissant écouler une sanie fétide et ichoreuse

qui, passant dans le canal digestif avec les aliments et les boissons, détermine une sorte d'empoisonnement septique qui se détermine par de l'amaigrissement, de la diarrhée, etc. ; en un mot, les phénomènes de la cachexie cancéreuse. Une odeur infecte s'exhale de la bouche, maintenue entr'ouverte par le gonflement de l'organe malade. Le pronostic de cette affection est assez grave. Pour détruire le cancer, on tente d'abord l'usage de moyens émollients et antiphlogistiques, les sangsues aux angles de la mâchoire, etc. ; mais le plus sûr moyen est l'ablation qui se pratique avec le bistouri ou avec des ciseaux. La section doit, autant que le permet la disposition du mal, représenter un V dont les branches circonscrivent le cancer, le sommet étant tourné vers le centre de la langue. On peut alors réunir les deux bords et la cicatrice qui en résulte ne gêne presque pas la prononciation et la déglutition. On a proposé aussi (M. Mayor) de faire tomber le cancer en gangrène à l'aide de la ligature, mais je crois l'ablation bien préférable.

3° *Les lésions physiques* de la langue consistent surtout dans des plaies ; elles sont déterminées par l'action d'instruments tranchants, par des balles, ou, comme cela se voit chez des épileptiques, par l'action des dents qui, dans un mouvement convulsif des mâchoires, saisissent la langue entre les arcades dentaires. On remédie à ces solutions de continuité par la suture, ou, si l'on veut, par l'appareil sacciforme, imaginé et figuré par Pibrac dans son mémoire sur l'abus des sutures. Quand la plaie est peu profonde, il faut en abandonner le soin à la nature, le contact de la salive est le meilleur cicatrisant que l'on connaisse. Si une artère était ouverte, il faudrait lier ou cautériser avec un stylet rougi.

Dans ces derniers temps, certaines personnes croyant trouver dans la rétraction de quelques uns des muscles de la langue, la cause du bégayement, ont proposé et pratiqué la section de ces muscles. Ces opérations, annoncées et proclamées par tous les journaux, n'ont point toujours eu le succès que s'en promettaient les chirurgiens qui les ont tentées ; je parle de ceux qui cherchaient loyalement la guérison de leurs malades, et non de ces hommes sans conscience dont une honteuse cupidité est le seul mobile. Des accidens assez graves, la mort même, ont été la suite de ces dangereuses manœuvres. Les conséquences sérieuses que peut présenter cette opération et l'incertitude de ses résultats, doivent, jusqu'à ce que la pratique ait bien déterminé les cas dans lesquels elle est indiquée, rendre les chirurgiens honnêtes et éclairés très-circonspects dans son emploi.

E. BEAUGRAND.

Docteur en médecine, ancien interne des hôpitaux de Paris.

LAQUE ou **LACQUE** (*Mat., méd.*), s. f. On donne le nom de laque ou gomme lacque à une substance résineuse particulière qui a été décrite à l'article *Coccus lacca*, du mot *insectes.* (V. *Insectes.*)

LARDACÉ, ÉE (*Path.*), adj., se dit de la dégénérescence d'un tissu qui, par l'action d'une affection cancéreuse, a pris l'aspect et la consistance du lard. C'est la dégénérescence la plus ordinaire des affections cancéreuses. (V. *Cancer*.)

LARGE *(Anat.)*, adj. On a donné le nom de ligamens larges à deux replis du péritoine qui paraissent maintenir la matrice. (V. *Matrice*.)

LARMES, *(physiol.)*, s.f. pl. Les glandes lacrymales envoient 7 ou 8 conduits excréteurs qui s'ouvrent le long du bord libre de la paupière supérieure, et par lesquels elles versent continuellement sur le globe de l'œil cette humeur particulière, connue sous le nom de larmes. Dans l'état physiologique, elles constituent un liquide aussi limpide que l'eau, doux et inodore. MM. Fourcroy et Vauquelin, qui en ont fait l'analyse, y ont trouvé beaucoup d'eau, quelques centièmes de mucus, de l'hydrochlorate, du phosphate de soude, et de la soude libre en très-petite quantité. Mais cette composition paraît susceptible de varier dans certaines circonstances. Ainsi, il n'est pas rare de voir dans l'épiphora l'écoulement continuel des larmes sur la paupière inférieure et la joue produire l'excoriation de ces parties. Si la nature chimique des larmes peut être modifiée sensiblement, il en est de même de leur quantité. Dans le calme physique et moral, cette quantité est telle que les points lacrymaux suffisent à la faire écouler dans les fosses nasales ; mais en supposant que cet appareil d'épuisement continue à fonctionner avec régularité, il arrive, dans un grand nombre de circonstances, que la sécrétion des glandes lacrymales acquiert un plus haut degré d'activité. Alors l'humeur lacrymale s'échappe des paupières. Les causes de ce phénomène sont : 1º un trouble de la circulation générale, tel que le sang stagne dans la moitié supérieure du corps : c'est ainsi que l'on pleure dans les efforts, les cris, dans les convulsions du rire ; 2º une irritation locale de l'œil, par l'application de topiques ou de gaz irritants, comme la fumée de tabac, l'ammoniaque ou toute autre cause ; 3º une affection morale. Cette dernière cause est la plus puissante. On peut se l'expliquer en observant que de tous les organes sécréteurs, la glande lacrymale est celle qui a les expansions nerveuses les plus nombreuses, et qui communique le plus librement avec le cerveau. L'usage physiologique des larmes, en mettant de côté leur puissance comme moyen d'expression, est évidemment de maintenir la conjonctive dans un état d'humidité telle que les mouvements des paupières puissent s'exécuter librement sur elle, et qu'elle conserve ainsi les propriétés d'une membrane muqueuse, malgré le contact de l'air qui tend à la dessécher et à la transformer en peau externe, en détruisant sa transparence. Enfin, les larmes servent encore à nettoyer la surface de l'œil, en entraînant au dehors les corps étrangers pulvérulents que l'air peut transporter sur elle. Pour la description anatomique des organes qui servent à la sécrétion des larmes. (V. *Lacrymales* —voies.)   F. CAPITAINE.

LARMOIEMENT *(Path.)*, s. m. On a donné le nom d'*épiphora* à l'écoulement permanent des larmes sur les joues. (V. ce mot.)

LARVÉ, ÉE *(Méd.)*, adj. On a donné ce nom, qui vient de *larva*, masque, à certaines natures de fièvres qui ont une marche latente et insidieuse, et qui ne se présentent pas d'abord sous le véritable caractère de gravité qu'elles laissent apparaître plus tard. (V. *Fièvre*.)

LARYNGÉ, ÉE *(Anat.)*, adj., se dit des organes qui ont des rapports avec le larynx ; il existe une artère désignée par Winslow sous le nom d'artère laryngée, que les anatomistes modernes nomment la thyroïdienne supérieure. Les *nerfs laryngés*, qui sont divisés en supérieurs et en inférieurs, naissent des nerfs pneumo-gastriques et se rendent au larynx.—On a donné le nom de phthisie laryngée à une maladie organique du larynx qui est décrite au mot *Larynx* (maladies du).

LARYNGITE ou **LARINGITE** *(Méd.)*. C'est l'inflammation du larynx, désignée aussi sous le nom d'*Angine laryngée*. (V. Larynx.)

LARYNX *(anat.)*, s.m., de *larunx*, mot grec transporté en français et par lequel on désigne un organe creux, situé à la partie supérieure de la trachée artère, servant de conduit à l'air qui va dans les poumons et qui en sort (V. *Respiration*), ainsi qu'à la production de la voix.

La forme du larynx est irrégulièrement conoïde, ses parois sont cartilagineuses et membraneuses, munies de plusieurs muscles destinés à ses mouvements propres. Il est placé à la partie antérieure du cou, au-dessous de la base de la langue, au-dessus de la trachée-artère avec la quelle il se continue, au-devant de la moitié inférieure du pharynx ; entre les artères carotides primitives, les veines jugulaires internes et les nerfs pneumogastiques et grands sympathiques.

Plusieurs éléments différents entrent dans sa composition.

1º Ce sont d'abord des *cartilages* au nombre de cinq, dont trois impairs et deux pairs. Parmi les premiers nous avons : le *cricoïde* ou *annulaire*, qui, par sa forme, simule assez bien les bagues dites chevalières : il offre beaucoup plus de hauteur (huit à dix lignes) en arrière qu'en avant (trois à quatre lignes). Il constitue la partie inférieure du larynx et peut être regardé comme le premier anneau de la trachée. Sa surface externe sert à l'insertion de plusieurs muscles ; sa face interne est lisse et recouverte par la muqueuse de larynx. Son bord supérieur, coupé obliquement de haut en bas et d'arrière en avant, laisse voir en arrière une petite échancrure bornée par deux facettes convexes qui s'articulent avec la base des cartilages arythénoïdes. Le bord inférieur est uni par une membrane au premier anneau de la trachée. Vient ensuite le *thyroïde* ou *scutiforme*, monté sur celui que nous venons de décrire. Le thyroïde est le plus grand des cartilages du larynx, dont il forme les parois antérieures et latérales. Il est symétrique, quadrilataire, plié en deux de manière à former un angle saillant en avant, dont le relief, connu dans le vulgaire sous le nom de *pomme d'Adam,* est plus prononcé chez l'homme que chez la femme, et se dessine avec une grande netteté chez les sujets amaigris. Son bord supérieur est sinueux et notablement échancré en avant au niveau de l'angle vertical dont nous venons de parler; ses angles postérieurs se prolongent en forme d'apophyse, que l'on désigne sous le nom de *cornes.* Les deux inférieures, ou petites cornes, s'unissent aux parties latérales du cricoïde : les deux supérieures, ou grandes cornes, sont fortement déjetées en haut et en arrière. Les bords et les faces du cartilage thyroïde donnent insertion à des muscles et à des membranes dont nous parlerons plus bas. Les *arythénoïdes* sont au nombre de deux. Ils sont situés à la partie postérieure et supérieure du larynx; leur forme est celle d'une pyramide triangulaire dont les trois faces donnent attache à plusieurs des muscles laryngiens; leur base est, en quelque sorte, à cheval sur les facettes convexes qui existent à la partie postérieure et supérieure du cricoïde, et le sommet est comme coiffé par deux petits grains cartilagineux connus sous les noms de *cartilages corniculés,* ou *cartilages de Santorini.* Pour compléter cette partie de la description du larynx, il nous reste à parler de l'*épiglotte,* c'est une lame fibro-élastique arrondie, échancrée en arrière en forme de cœur; sorte de couvercle destiné à fermer l'orifice supérieur de la langue pendant le passage des aliments et des boissons : dans l'état ordinaire et pendant la respiration, elle est redressée presque verticalement : elle s'abaisse au moment de la déglutition. Sa face supérieure, convexe transversalement est lisse et recouverte par la continuation de la muqueuse du larynx; la face inférieure, concave transversalement, est tapissée par la muqueuse du larynx. Ces deux faces offrent une multitude de lacunes muqueuses. La base de l'épiglotte est fixée à la base de la langue et à l'os hyoïde par des faisceaux de ligaments jaunes. Là se trouve une petite masse du tissu cellulaire adipeux, connu sous le nom de *glande épiglottique.* Cette insertion de l'épiglotte à la racine de la langue simule parfaitement la charnière du couvercle dont elle remplit les fonctions.

2º Des *articulations* garnies de synoviales et fortifiées par des trousseaux ligamenteux unissent ensemble les différentes pièces cartilagineuses que nous venons de passer en revue, et de plus l'os hyoïde est uni par une large membrane au bord supérieur du cartilage thyroïde.

3º Différents *muscles* donnent le mouvement aux parties constituantes, solides du larynx : on le partage en extrinsèques et en intrinsèques. La première classe comprend les muscles de la région sous-hyoïdienne, ainsi que ceux du larynx qui impriment à l'organe des mouvements de totalité. Dans la seconde classe se rangent : le *crico-thyroïdien,* situé à la partie antérieure et inférieure du larynx; il s'étend depuis la partie latérale et la petite corne du thyroïde jusqu'à la partie antérieure de la surface externe du cricoïde. Les *crico-arythénoïdiens postérieurs* et *crico-arythénoïdiens latéraux,* dont les noms indiquent suffisamment la situation et les attache. Les *thyro-arythénoïdiens* qui s'étendent horizontalement de la face

postérieure du thyroïde à la base des arythénoïdes : et enfin, un muscle impair, l'*arythénoïdien,* composé de fibres entrecroisées obliquement; les unes allant de la face postérieure de l'arythénoïde droit à l'arythénoïde gauche, et les autres *vice versâ.*

4º La *membrane muqueuse,* qui tapisse l'intérieur du larynx, se continue en haut avec celle qui revêt le pharynx et la bouche, et en bas, avec celle de la trachée-artère et des bronches. Cette membrane est molle, rosée, renfermant un grand nombre de cryptes muqueux et sans épiderme distinct.

5º Les artères du larynx, connues sous le nom de *laryngées,* sont fournies par les *thyroïdiennes* supérieures ou inférieures : les *veines* vont se dégorger dans les conduits de même nom, et les lymphatiques se rendent aux ganglions jugulaires inférieurs.

6º Enfin, les nerfs, au nombre de deux de chaque côté, sont fournis par la huitième paire (pneumogastrique), les deux supérieures se nomment *laryngées,* les inférieures *récurrens.*

Examinons maintenant la cavité intérieure du larynx. Nous verrons qu'elle est triangulaire et évasée supérieurement, plus étroite et arrondie inférieurement, au niveau du cricoïde. Dans l'intervalle se trouve la *glotte,* dont l'importance en physiologie et en pathologie doit fixer notre attention. On appelle glotte, non pas comme quelques personnes le pensent à tort, l'orifice supérieur du larynx, mais une fente comprise entre deux replis horizontaux et superposés placés de chaque côté du larynx vers sa partie moyenne et désignés sous le nom de *Cordes vocales.* Cette fente forme une espèce de triangle dont la base est en arrière : sa longueur d'avant en arrière est de dix à onze lignes, et sa largeur de trois à quatre. Entre la corde vocale supérieure et l'inférieur, de chaque côté existe une cavité étroite et allongée que l'on nomme *Ventricules du larynx.* Quant aux cordes vocales elles-mêmes, elles sont constituées par des ligaments qui s'étendent horizontalement de la partie moyenne de l'angle rentrant des thyroïdes aux cartilages arythénoïdes. La membrane muqueuse les tapisse en se repliant autour d'eux de manière à former à droite et à gauche les deux avances superposées dont l'intervalle, destiné au passage de l'air, constitue la glotte. Le mécanisme de ces cordes sera exposé au mot *Voix.*

Notons, en terminant, que le larynx est plus développé chez l'homme que chez la femme; que son développement à l'époque de puberté coïncide avec celui des organes génitaux, que chez les castrats il reste petit comme chez la femme, etc.; pour ses fonctions, voyez *Respiration* et *Voix.*

La muqueuse laryngienne est d'une extrême sensibilité : le moindre corps étranger introduit dans les voies aériennes provoque des contractions spasmodiques très-fortes, de la suffocation, de l'anxiété, etc.

LARYNX (maladie du). — Elles sont assez communes et peuvent être partagées en deux grandes catégories, suivant qu'elles sont du domaine médical ou chirurgical.

I. *Affections chirurgicales du larynx.*

1° *Plaies.* Pour l'étude de ces lésions, nous renvoyons au mot *Plaie*, où leur histoire sera tracée avec celle des plaies de la trachée.

2° *Fistules.* Nous avons déjà, au mot *Fistule* (T. II de ce Dict., p. 37), étudié les généralités des fistules aériennes, il nous restera donc peu de choses à dire ici. Les solutions de continuité permanente du larynx donnent lieu au passage continuel de l'air qui arrive aux poumons ou qui en sort. Il en résulte que la colonne d'air passant par la partie supérieure du larynx est moindre, et que cette portion du conduit aérien se rétrécit en proportion du volume du courant gazeux qui le traverse : en même temps, la voix éprouve un degré d'altération en rapport avec l'étendue de la fistule, faible et rauque seulement si l'ouverture est petite, complètement éteinte si celle-ci est très-grande.

Ces fistules peuvent être la suite d'une blessure qui ne s'est pas cicatrisée, d'une maladie du larynx qui a amené la carie ou la nécrose de l'un des cartilages (V. plus bas *Laryngite ulcéreuse*.), etc. Quant au traitement, il consiste à extraire les parties nécrosées ou cariées, s'il y en a, et à réunir les bords de la solution de continuité après les avoir rafraîchis. Si l'ouverture était considérable, on pourrait, comme l'a déjà fait avec succès M. Velpeau, la boucher avec un lambeau de peau taillé dans les parties du cou voisines de la fistule.

3° *Corps étrangers.* Les corps étrangers introduits dans les voies aériennes déterminent des accidents particuliers dont l'histoire sera plus convenablement traitée au mot *Trachée-artère.*

II. *Affections médicales proprement dites.*

1° *Inflammation aiguë. Synanche*, *Synanche* et *Parasynanche* des auteurs de l'antiquité. *Laryngite, Angine laryngée* des modernes.

Les causes de cette phlegmasie sont à peu près les mêmes que celles de l'angine ordinaire. (V. ce mot.) Les enfants y sont sujets. Certaines personnes, par le fait d'une indisposition spéciale, en sont affectées pour la moindre cause ; un refroidissement, une émotion vive, etc., suffisent pour déterminer une phlegmasie du larynx ; les acteurs, les chanteurs, les avocats, les professeurs, les personnes, en un mot, qui font usage des organes vocaux, y sont très-exposés.—Cette affection accompagne souvent les fièvres éruptives, la variole, la rougeole et la scarlatine. On l'observe quelquefois régnant d'une manière épidémique.

Quand un individu a succombé aux atteintes de cette maladie et que l'on procède à l'examen des parties affectées, on trouve une rougeur très-vive de la membrane muqueuse qui tapisse le larynx ; quelquefois même, quand la maladie a duré plusieurs jours, il y a ramollissement, friabilité plus grande du tissu muqueux, et, dans certains cas, de petites ulcérations.

Les symptômes portent nécessairement sur les fonctions que remplit le larynx, ainsi la voix est plus ou moins fortement altérée, suivant que l'inflammation a déterminé un boursouflement plus ou moins considérable des parties affectées. Quand la phlogose est très-forte, il peut y avoir *aphonie* complète. (V. ce mot.) D'un autre côté, ce gonflement, rétrécissant le conduit destiné au passage de l'air, il en résulte une gêne de la respiration, également en rapport avec la violence du mal. Cette difficulté de respirer peut, dans certains cas graves, être portée jusqu'aux angoisses de la suffocation. Ce phénomène alarmant se rencontre surtout chez les très-jeunes enfants, dont la glotte, naturellement plus étroite (toute proportion gardée) que celle des adultes, est encore rétrécie par la tuméfaction phlegmasique. Le malade éprouve en même temps de la douleur à la région du larynx et cette douleur est augmentée si l'on comprime légèrement avec les doigts la partie souffrante. La toux offre un caractère particulier dans le bruit qu'elle fait entendre ; elle est *stridente*, très-douloureuse pour le malade, qui ne la retient cependant pas, parce qu'il espère toujours, par son moyen, expulser ce qui le gêne dans la gorge. L'expectoration est assez souvent nulle au début ; plus tard, elle consiste dans des mucosités filantes quelquefois striées de sang. Enfin, l'état fébrile général dépend de l'intensité et de l'étendue du mal.

Au bout de quatre, cinq ou six jours, les accidents diminuent progressivement d'intensité et la maladie finit par disparaître complètement, laissant ordinairement à sa suite une raucité de la voix qui persiste pendant un temps assez long. Dans certaines circonstances, quand la maladie a débuté avec beaucoup de violence, la mort par suffocation peut en être la fâcheuse conséquence. Cette terminaison fatale s'observe plutôt chez les jeunes sujets que chez les grandes personnes. D'autres fois, la maladie passe à l'état chronique.

C'est à la laryngite aiguë qu'il faut rapporter la laryngite striduleuse, que notre savant collaborateur M. Guersant a décrite dans le premier volume de ce Dictionnaire, sous le nom de *Pseudo-Croup.* (V. *Croup.*)

Le traitement de la maladie qui nous occupe est celui de l'angine aiguë intense ; il est, par conséquent, essentiellement antiphlogistique : saignées, ou application de sangsues plus ou moins répétées et en plus ou moins grand nombre, suivant les cas ; révulsifs cutanés, tels que bains de pied, sinapismes, etc.; mais, de plus, le silence le plus rigoureux sera recommandé au malade : les tisanes émollientes qui lui sont prescrites seront prises en petite quantité à la fois. Il sera très-utile de faire vaporiser dans l'air que respire le malade de l'eau contenant des substances émollientes (*Mauve*, *Guimauve*, *Lait*, etc.). Les vomitifs et les purgatifs habilement maniés et appliqués suivant les circonstances, notamment dans les cas d'épidémie, peuvent encore rendre de grands services.

Pour la *Laryngite pseudo-membraneuse*, V. *Croup.*

2° *Laryngite chronique.* Elle est simple ou ulcéreuse ; c'est à la seconde que l'on donne spécialement le nom de *Phthisie laryngée.*

A. La laryngite chronique simple succède le plus ordinairement à la forme aiguë. D'autres fois, elle survient spontanément et peut être regardée comme le prélude de la phthisie laryngée. Ici, les lésions anatomiques consistent spécialement dans une coloration rouge ou ardoisée de la muqueuse avec épaississement assez notable et induration; ou bien, au contraire, ramollissement. Il peut aussi y avoir, comme l'a observé M. Andral, gonflement partiel des follicules muqueux qui laissent échapper une matière caséeuse quand on les comprime.

On peut résumer ainsi, en quelques mots, les phénomènes de la laryngite chronique simple : voix voilée ou aphonie, sentiment de gêne au larynx ; toux sèche ou avec expectoration de mucosités pharyngiennes souvent mêlées de petits grumeaux provenant des amygdales; gêne extrême et douleur dans le larynx quand on vient de parler, et surtout si l'on veut élever la voix. Cet état dure plus ou moins longtemps et peut se terminer par la santé; d'autres fois, il n'est que le prélude d'un état plus grave dont nous allons actuellement nous occuper,

B. Par *Phthisie laryngée* il faut entendre l'ensemble des phénomènes d'épuisement et de consomption qui résultent de l'ulcération de la muqueuse laryngienne, que cette ulcération soit la conséquence d'une phlegmasie chronique ou symptomatique d'une affection générale, grave, de l'économie, telle que la tuberculisation, la syphilis ou le cancer. Cette maladie affecte surtout les adultes de trente à quarante-cinq ans et les hommes plutôt que les femmes. Comme causes *déterminantes*, les auteurs citent les suivantes : les exercices forcés de la voix, le chant, la déclamation, les cris aigus, le contact de matières pulvérulentes, comme il arrive chez les carriers, les matelassiers, etc. ; les corps étrangers venus du dehors, ou accidentellement développés dans le larynx; l'abus du coït ou de la masturbation ; les excès de liqueurs fermentées; les refroidissements, les répercussions, etc. Quant aux affections organiques qui peuvent amener la phthisie laryngée, nous citerons en première ligne la tuberculisation pulmonaire, puis, et à une assez grande distance, la syphilis constitutionnelle, et enfin la dégénérescence cancéreuse.

Le phénomène anatomique de la maladie qui nous occupe, consiste, avons-nous dit, dans l'ulcération de la muqueuse. Ces ulcérations peuvent être très-nombreuses, d'autres fois il n'y en a qu'une seule fort grande. Quand elles sont multiples, elles n'occupent pas exclusivement le larynx et descendent communément dans la trachée; d'autres fois; il s'en forme aussi dans le larynx, bien souvent enfin l'épiglotte en est criblée; leur siége le plus ordinaire dans le larynx est sur les cordes vocales, de là l'altération de la voix. Tantôt la solution de continuité ne consiste qu'en une *érosion* superficielle : d'autres fois, la muqueuse rongée, les tissus sous-jacents sont eux-mêmes atteints et corrodés, les portions correspondantes des cartilages se carient ou se nécrosent. La suppuration qui accompagne ces accidents peut former à l'extérieur un abcès dans l'ouverture, donner lieu à une fistule communiquant avec le larynx. Dans les ulcérations simples, non perforantes, les tissus sous-jacents à la muqueuse s'épaississent souvent, le tissu cellulaire peut s'infiltrer d'une sérosité visqueuse et tenace (V. plus bas *OEdème*

de la glotte); ailleurs, les cartilages s'hypertrophient, passent à l'état osseux, etc.

La phthisie laryngée succède quelquefois à une laryngite aiguë, mais le plus souvent elle débute d'une manière lente et graduée ; la voix est rauque ; il y a, au niveau du larynx, un sentiment de picottement ou de démangeaison, etc., en un mot, les symptômes de la laryngite chronique simple dont nous venons de parler. Mais les accidents font des progrès plus ou moins rapides, la voix qui était seulement obscurcie, devient sifflante, se voile de plus en plus et finit par s'éteindre complétement; la douleur au larynx devient plus forte et permanente, le passage des aliments détermine une souffrance assez marquée, surtout si l'épiglotte est le siége d'ulcérations ; c'est notamment dans ce cas que les boissons sont difficilement avalées et quelquefois même rejetées par les fosses nazales. La respiration est, chez certains sujets, parfaitement libre , tandis que chez d'autres elle est gênée et que la suffocation se montre revenant par accès comme dans le croup. La toux est déchirante, les crachats sont muqueux, filants, renfermant quelquefois des stries de sang, du sang pur, du pus et même des fragments de cartilages ou des débris membraneux. Le larynx paraît quelquefois déformé à l'extérieur, et, en l'auscultant, on a pu , suivant M. Barth, reconnaître les cas de boursoufflement de la muqueuse ou les végétations, par une sorte de murmure particulier et la diminution du bruit respiratoire dans la poitrine. Les symptômes généraux sont fort remarquables dans cette période : les téguments pâlissent, les traits s'altèrent, l'amaigrissement fait des progrès rapides, les extrémités deviennent œdémateuses, la soif s'allume ; les aliments sont quelquefois rejetés aussitôt qu'ingérés ; enfin, la diarrhée se déclare, le pouls s'accélère, la peau devient brûlante, des sueurs nocturnes achèvent d'épuiser le malade qui succombe dans le marasme, à moins qu'il ne périsse brusquement dans un accès de suffocation.

La phthisie laryngée présente plusieurs formes très-importantes à noter. Les auteurs s'accordent généralement à reconnaître les suivantes : 1° *La phthisie laryngée simple*, qui est excessivement rare et succède à une laryngite ordinaire ; 2° *la phthisie laryngée tuberculeuse* ; c'est la plus commune de toutes, elle se rencontre chez les phthisiques ; 3° *la phthisie laryngée syphilitique*. Ici la douleur est assez vive, les ulcérations remontent assez souvent dans le pharynx et sur les amygdales, et assez souvent aussi elles sont couvertes de végétations caractéristiques ; 4° enfin, *la phthisie laryngée cancéreuse ;* le diagnostic en est fort difficile ; on devra se guider sur la nature des douleurs qui sont alors lancinantes; l'existence d'un cancer antérieurement ou actuellement dans une autre partie du corps, une tumeur au niveau du cou, etc.

D'après tout ce qui précède on voit que le pronostic est fort grave et bien rarement la gravité de la complication générale (*Tubercules, Cancer*) permet d'espérer la guérison. La forme vénérienne est peut-être celle dont on peut entreprendre la cure avec le plus de succès.

Une foule de moyens ont été proposés pour combattre la phthisie laryngée, et malheureusement il en est bien peu qui aient réussi. La première chose à faire, c'est de condamner l'organe souffrant à un repos absolu : le silence le plus rigoureux sera donc ordonné, seulement les malades pourront demander, *à voix basse*, les objets dont ils ont besoin et répondre de la même manière aux questions les plus indispensables que l'on est obligé de leur adresser. On fera respirer au malade, au moyen d'un tube aboutissant dans un appareil spécial, des vapeurs émollientes ou résolutives suivant le degré de la maladie ; il sera encore très-bien d'en faire dégager continuellement dans l'appartement à l'aide d'un vase en ébullition. Les antiphlogistiques, bons au début, ne conviennent guère à une période avancée ; il faut alors insister sur les révulsifs actifs, tels que des vésicatoires ou des sétons appliqués dans le voisinage du mal. Les narcotiques ne sont bons que pour calmer les accès de toux et de suffocation. M. Cruveilhier a conseillé, dans ce but, de faire fumer des feuilles de *datura stramonium*. Ce n'est pas tout, on a osé, dans ces derniers temps, aller porter sur la partie malade des liqueurs caustiques, la solution de nitrate d'argent, par exemple, et, dans plusieurs cas rapportés par M. Trousseau, on s'est bien trouvé de cette heureuse témérité. Des toniques secs et pulvérulents, de la poudre de sucre seule ou mêlée avec un douzième de calomel, ou une moitié d'alun, un septième d'acétate de plomb, un soixante-douzième, ou même un trente-sixième de nitrate d'argent, etc., ont été insufflés dans les voies aériennes.

Les mercuriaux en topiques et employés d'une manière générale, seront surtout avantageux dans le cas de phthisie laryngée syphilitique. Un accès violent de suffocation avec mort imminente serait combattu par la trachéotomie, puissante ressource à laquelle plus d'un malade a dû la conservation de la vie.

3° *Laryngite aiguë sous-muqueuse, œdème de la glotte* de Bayle. — *Angine laryngée œdémateuse* de plusieurs auteurs. Cette maladie, dont on possédait à peine quelques observations, a été décrite pour la première fois par Bayle vers le commencement de ce siècle, et reçut de ce célèbre médecin le nom d'œdème de la glotte. Ce mot a été conservé malgré son impropriété, puisque, d'une part, la glotte, étant une *ouverture*, ne saurait devenir œdémateuse, et, qu'en second lieu, le mal n'est pas aux lèvres de la glotte, mais à l'orifice supérieur du larynx, dans les replis qui le bordent supérieurement et s'étendent des cartilages arythénoïdes à l'épiglotte (*Replis arythéno-épiglottiques*.) Bayle avait regardé cette affection comme essentielle, et c'est à M. Bouillaud que l'on doit d'avoir démontré sa nature inflammatoire, sinon dans tous, du moins dans la plupart des cas.

Quoi qu'il en soit, l'œdème consiste dans une irritation, une phlegmasie même du tissu cellulaire qui double la muqueuse du larynx au niveau des replis dont nous parlons : il en résulte une sécrétion de sérosité visqueuse, épaisse, gélatiniforme, dont la présence amène un gonflement notable. La partie supérieure du larynx est déformée et tellement rétrécie, que les replis muqueux dont nous parlons se touchent presque bord à bord ; ils sont mobiles et tremblants ; comprimés, ils cèdent en faisant éprouver le sentiment d'une résistance élastique et reviennent bientôt sur eux-mêmes. Le reste du larynx et notamment les cordes vocales, peuvent participer à cet engorgement séreux. On voit ainsi quelquefois les ventricules effacés, et la muqueuse déprimée qui les formait, soulevée au niveau des lèvres de la glotte. Quant à cette muqueuse elle-même, elle présente des traces plus ou moins évidentes d'inflammation. Non seulement de la sérosité, mais même de petits abcès ont été rencontrés dans le tissu cellulaire ainsi altéré.

On comprend la gêne extrême que de semblables désordres doivent apporter dans la respiration : aussi la maladie est-elle essentiellement constituée par des accès de suffocation, qui apparaissent tout-à-coup sans phénomènes précurseurs, et qui, dans d'autres cas, ont été précédés de toux rauque et difficile, de douleurs à la gorge, d'altération de la voix, de gêne dans la respiration ; ici il faut noter cette circonstance remarquable que l'air entre avec difficulté parce que dans ce mouvement il applique l'un contre l'autre les bords tuméfiés du larynx qui s'opposent à son entrée, tandis que l'expiration est très-facile, parce que l'air, repoussant les valves engorgées dont nous parlons, les déjette en dehors et ouvre le larynx. L'inspiration est donc pénible, anxieuse, et c'est là le caractère pathognomonique de la maladie qui nous occupe. Pendant l'accès, le malade se tient sur son séant, la tête renversée en arrière, s'accrochant avec les mains à tous les corps qui peuvent lui offrir un point d'appui solide : la voix est aiguë, stridente, ou bien au contraire, voilée et caverneuse ; la face est pâle, les lèvres sont violettes, tout le corps est inondé d'une sueur froide, etc. Ces accès durent quelques minutes et se répètent de plus en plus fréquemment. Si l'on porte le doigt dans l'arrière-gorge, on sent l'empâtement des replis arythéno-épiglottiques ; enfin, au bout de trois à quatre ou cinq jours, plus ou moins, le malade finit par succomber, soit pendant un accès, soit au milieu d'un calme apparent.

L'œdème de la glotte peut être primitif et se développer sous l'influence des causes qui font naître la laryngite aiguë ; dans ce cas, il attaque surtout les sujets débilités par une maladie antérieure, mais le plus souvent il est consécutif et succède à une laryngite chronique simple ou ulcéreuse.

Le traitement médical de cette affection consiste, au début, dans l'emploi des antiphlogistiques appropriés à l'état du malade ; mais, plus tard, il n'y a plus un seul moyen de lui sauver la vie, c'est d'ouvrir à l'air une voie artificielle au moyen de la trachéotomie. Lorsque cette opération est pratiquée trop tard, le trouble grave apporté à l'hématose jette l'économie dans une perturbation telle (V. *Asphyxie*.) que la mort survient malgré la libre entrée de l'air dans les poumons ; on ne saurait donc y avoir recours de trop bonne heure.

4° *Productions accidentelles dans le larynx.* Les productions organiques qui peuvent se former dans le larynx sont : 1° des *polypes* fibreux ou muqueux prenant ordinairement naissance aux environs de la glotte, qu'ils peuvent finir par obstruer de manière à amener la mort par suffocation ; 2° des *végétations syphilitiques;* 3° des *tumeurs cancéreuses;* 4° des *tumeurs* de nature *tuberculeuse;* 5° des *hydatides.* Ces productions donnent lieu aux symptômes de la laryngite chronique, moins peut-être le dépérissement. Quant au traitement, lorsque les moyens conseillés contre les ulcérations pharyngiennes ont échoué, que l'asphyxie est imminente, il faut encore ici avoir recours à la trachéotomie; le larynx, une fois ouvert, si l'on reconnaissait l'existence d'un polype, peut-être pourrait-on le déraciner et guérir ainsi radicalement le malade.

6° *Névroses du larynx.* Sous les noms de spasme de la glotte, d'asthmes de Kopp, de Kirsch, d'asthme thymique, les auteurs ont décrit des accès de suffocation survenus sans altération organique du larynx et présentant à peu près les symptômes de la laryngite striduleuse ou faux croup. (V. *Croup.*) Ces phénomènes peuvent être idiopathiques, c'est-à-dire exister par eux-mêmes, ou bien être symptomatiques et dépendre d'une maladie de l'axe cérébro-spinal, d'une affection hystérique, etc.; dans ce cas, les opiacés, mais surtout les préparations de belladone, sont spécialement indiquées. Parmi les névroses du larynx, on peut encore ranger certains cas d'aphonie dont il est question à l'article qui traite de cet accident.

J. P. BEAUDE.

LARYNGOTOMIE *(Chir.).* C'est une opération qui consiste à inciser les cartilages du larynx. V. *Brochontomie.*

LATENT, ENTE *(Path.).* adj., se dit d'une affection dont les symptômes ne se manifestent pas à l'intérieur; les pneumonies latentes admises par certains médecins causent, selon Dupuytren, l'insuccès de beaucoup d'opérations chirurgicales.

LAUDANUM (*Pharm.*) s. m. On a donné ce nom à diverses préparations d'opium et principalement à une teinture vineuse indiquée par Sydenham. (V. *opium*).

LAURIER. bot. et mat. méd. s. m. *Laurus nobilis,* laurier *officinal.* Le laurier est un arbre originaire de l'Asie-Mineure et de l'Europe méridionale. Il croît en Grèce, dans le midi de l'*Asie* et s'est naturalisé dans le midi de la France; dans les contrées plus septentrionales, il supporte difficilement le froid de l'hiver et l'on est obligé de le couvrir dans les gelées, aussi est-il loin d'atteindre la hauteur à laquelle il parvient dans les pays dont il est originaire et où il s'élève quelquefois jusqu'à 40 et 50 pieds ; tandis qu'à Paris, par exemple, il n'atteint jamais que la taille d'un arbrisseau. Cet arbre, si célèbre dans l'antiquité tant chanté par les poètes, a donné son nom à une famille végétale, celle des Laurinées dont il est le type, et dont il est la seule espèce qui croisse en Europe. Les feuilles sont alternes, elliptiques et lancéolées, sinueuses sur les bords, fermes et luisantes. Les fleurs sont dioïques et forment des petits faisceaux à l'aisselle des feuilles. Les fruits sont des drupes noirâtres, allongées, de la grosseur de petites cerises; elles contiennent un noyau dont l'enveloppe est mince, peu solide, et une amande d'un volume assez gros. Ces fruits sont connus dans la matière médicale sous le nom de baies de lauriers, et ce sont les seules parties de la plante employée aujourd'hui en médecine. Le laurier a des vertus toniques, excitantes et aromatiques, et il agit sur l'économie animale d'une manière conforme à ces propriétés. Les feuilles servent de condiment pour la cuisine et sont mises dans les ragoûts, ce qui a fait donner à cet arbre le nom de *Laurier-Sauce.* Elles ont une odeur aromatique et assez agréable; leur saveur est âcre, et lorsqu'on les mâche pendant quelque temps, elles activent d'une manière notable la sécrétion de la salive.

Les baies de laurier sont ordinairement employées à l'état sec, elles sont alors d'une couleur noirâtre et du volume d'un gros pois; elles sont d'une odeur aromatique et d'une saveur amère. L'amande, qui jouit des mêmes propriétés, contient une matière cristalline particulière, que l'on a nommée *Laurine.* Une huile volatile, une huile fixe plus abondante et de couleur verte, de la fécule et un extrait de nature gommeuse, de la stéarine, de la bassorine et une résine particulière, ainsi que d'autres principes en plus petite quantité.

On préparait avec les feuilles de laurier une infusion aromatique qui n'est plus employée aujourd'hui ; les baies de laurier entrent dans la composition du baume de Fioraventi, de l'eau thériacale, de l'orviétan, du baume de *Manus-Dei,* de l'esprit carminatif, etc. On fait aussi avec les baies de laurier une pommade nommée onguent de laurier, qui se prépare en faisant digérer à une douce chaleur, feuilles de laurier récentes et contuses une partie, baies de laurier préparées de la même manière, une partie, axonge deux parties; après quelques heures on passe avec expression et on laisse refroidir; cette pommade est employée pour des frictions stimulantes. L'huile de laurier s'extrait par expression des baies de laurier que l'on a broyées ou réduites en poudre et mises sèches, et dans ce dernier cas on les expose à la vapeur d'eau pour bien les pénétrer ; on les chauffe et on les soumet ensuite à la presse avec les précautions convenables entre deux plaques métalliques chauffées, on exprime fortement et l'on filtre ensuite à une température de 20 à 25 degrés. Cette huile s'emploie également en frictions, mais elle est plus active que la pommade.

J. P. BEAUDE.

LAURIER CERISE *(bot. et mat. méd.) Lauro Cerasus.* Cette plante de la famille des rosacées, classée dans le genre *prunus* par Linnée, dans le genre *padus* par Miller, est restée dans le genre *cerasus,* (*Cerise*) suivant d'autres botanistes, elle est de l'icosandrie monogynie de Linnée.

Le laurier cerise, nommé aussi laurier-amande, est un arbrisseau originaire de l'Asie-Mineure, il croît en abondance aux environs de Constantinople et de Trébisonde; maintenant il est acclimaté en France où il peut supporter les hivers les plus rigoureux. Cet arbre peut parvenir dans nos contrées à une hauteur de cinq à six mètres et présente des feuilles alternes, ovales et lancéolées, fermes, coriaces, d'un vert luisant en dessus; les fleurs sont blanches, disposées en grappes qui pendent à l'aisselle des feuilles supérieures; les fruits sont des drupes ovoïdes de la forme des guignes, mais plus petites; leur chair est violette, fade; le noyau et l'amande sont très-amers, ce qui tient à la présence de l'acide prussique qui existe assez abondamment dans cette plante. Ce fut en 1576 que le laurier-cerise fut importé pour la première fois en Europe; depuis il s'est répandu dans presque tous les jardins, où il est recherché à cause de la beauté de son feuillage et de quelques-uns de ses usages comme condiment. On met souvent une feuille de laurier-cerise dans une pinte de lait, dans une crème pour lui communiquer cette saveur d'amande amère qui est si recherchée de certaines personnes, lorsqu'elle est en petite quantité. Ce moyen peut n'être pas sans danger lorsque l'on met plusieurs feuilles. On cite le cas d'un convalescent qui, pour avoir bu avec du thé, du lait dans lequel on avait fait infuser trois ou quatre feuilles de laurier-cerise, éprouva des vertiges et une défaillance qui le fit tomber à terre.

On prépare avec les feuilles et les noyaux du laurier-cerise, une eau distillée qui jouit de propriétés très-énergiques qu'elle doit à l'acide hydrocyanique qu'elle contient; les feuilles qui sont le plus ordinairement employées dans cette préparation contiennent de l'acide hydrocyanique et un peu d'huile volatile, et dans nos climats elles doivent être récoltées dans les mois de juillet et d'août; pour préparer cette eau, on mêle parties égales de feuilles et d'eau et l'on retire une livre d'eau distillée par livre de feuilles. Il faut avoir grand soin de séparer l'huile essentielle qui surnage, car elle ajouterait d'une manière dangereuse à l'activité du médicament.

Administré en petite quantité, l'eau de laurier-cerise est un sédatif anti-spasmodique et calmant; à dose plus élevée elle fait vomir, purge et cause des vertiges et des hallucinations passagères; enfin à plus haute dose elle peut causer des accidents fâcheux ainsi que nous l'avons déjà signalé et même l'empoisonnement. C'est surtout dans les affections nerveuses et spasmodiques que l'on en retire de bons effets; elle a été vantée contre la phthisie pulmonaire, mais dans ce cas elle ne fait que calmer les accidents nerveux, soulager le malade en amoindrissant les symptômes, mais il n'existe pas de cas bien avéré de guérison par son emploi. Les médecins italiens de l'école de Rasori, emploient l'eau de laurier-cerise comme contre-stimulant dans les cas de fièvre et d'irritation.

Il existe des opinions bien diverses sur l'efficacité de ce médicament. M. Robert de Rouen et M. le professeur Fouquier à Paris ont fait des expériences avec l'eau de laurier-cerise, et ils en ont administré des doses considérables sans produire d'accident. Le premier fit des expériences sur les animaux, et il donna même l'huile volatile de la même

plante sans produire d'accidents fâcheux; M. Fouquier administra de son côté l'eau de laurier-cerise à des malades qui paraissaient en réclamer l'emploi, et il en porta la dose jusqu'à des proportions énormes, 300 à 500 grammes en ne produisant d'autres effets que des vomissements et de l'embarras gastrique; il fit même préparer cette eau dans des proportions doubles de celles qui sont indiquées par le codex sans produire plus d'effet. D'un autre côté, Barruel dit avoir préparé une eau de laurier-cerise qui avait presqu'autant d'action que l'acide prussique médical; il est probable que ces variations, dans un même produit, tenaient à la nature des feuilles employées à l'époque à laquelle elles avaient été récoltées et peut-être à d'autres accidens de culture. On voit en définitive par toutes ces contradictions que l'eau distillée de laurier-cerise est un médicament très infidèle et que l'on doit être toujours sur ses gardes lorsque l'on ordonne son emploi.

On prépare aussi avec l'eau de laurier-cerise un cérat ainsi composé : eau de laurier-cerise trois parties, huile d'amande douce quatre parties, cire blanche une partie. Ce cérat a été vanté comme calmant et très avantageux dans les brûlures, les plaies anciennes et douloureuses, le cancer ulcéré. On fait une pommade de James avec l'huile essentielle de laurier-cerise une partie, axonge huit parties, elle est employée contre les douleurs lacinantes du cancer. La teinture de Cheston, qui est aussi employée contre les affections concéreuses, est composée de feuilles de laurier-cerise 125 grammes, eau bouillante, un kilogramme, faites infuser et ajoutez à la colature, miel blanc 125 grammes. Pour les accidens d'empoisonnement causés par l'eau de laurier-cerise et son huile essentielle v. *prussique (Acide.)*   J. P. BEAUDE.

LAURIER-ROSE (*bot. et mat. méd.*) s. m. *Nérium-oleander*, par abréviation Laurose, Rododaphné des Grecs, pentandrie digynie, L. famille des Apocynées de Juss. C'est un abrisseau qui croît dans le midi de l'Europe le long des ruisseaux et au bord de la mer; à Paris, on le rencontre dans tous les jardins et la culture en a fait naître plusieurs variétés qui sont très recherchées comme plante d'agrément. Le nom seul de laurier-rose indique les rapports que cet arbuste doit avoir avec la fleur et l'arbrisseau dont il porte les noms. Les Grecs l'avaient désigné de la même manière et le nommait rose-laurier (*rododaphné*). La tige de cette plante dans les lieux où il croît naturellement, peut acquérir une hauteur de trois à quatre mètres; les feuilles sont lancéolées, aiguës, dures et coriaces; les fleurs sont d'un beau rose et forment une sorte de corymbe à l'extrémité des rameaux, le calice est petit et a cinq divisions, la corolle est monopétale, infondibuliforme, à cinq divisions, comme le calice; le fruit est un double follicule très allongé rempli de graines aigrettées.

Peu de personnes savent que le laurier-rose qui est répandu avec tant de profusion autour de nous est un poison actif, surtout dans les lieux où il croît naturellement; il renferme *un suc âcre et* résineux qui est doué des propriétés les plus actives. M. Orfila a administré l'extrait de cette plante à des chiens à la dose de 8 grammes, soit en application sur le tissu cellulaire soit en injection dans l'estomac et il a dans tous les cas déterminé une mort prompte; 4 grammes de cet extrait injecté dans les veines d'un chien vigoureux ont déterminé la mort en quatre minutes. Des soldats français en Corse et dans le comté de Nice, sont morts pour avoir mangé de la viande qui avait été cuite embrochée avec du bois de laurier-rose. M. Granger dans le compte rendu des travaux de l'école vétérinaire de Lyon pour 1840, dit avoir tué des chevaux avec de très petites quantités d'extrait de laurier-rose. Les moyens de rémédier à l'empoisonnement produit par cette substance consistant dans l'emploi des vomitifs immédiats, des boissons abondantes d'eau mucilagineuse, de lait, d'huile, enfin de tous les moyens indiqués pour les empoisonnemens par des substances végétales (v. empoisonnement.)

Malgré ses qualités délétères, cette plante a été employée, médecine contre les maladies de la peau soit en pommade, mêlée avec l'axonge, soit en poudre; sous ce dernier état on l'emploi aussi pour détruire les insectes parasites qui s'attachent à la peau : On a proposé aussi l'extrait de laurier-rose comme moyen fébrifige, mais quelques essais ont présentés des résultats funestes, et cette plante qui a été longuement étudiée dans ses effets est aujourd'hui presque entièrement abandonnée.

J. P. BEAUDE

LAVEMENT, (*thérap.*) s. m. *Klusma, Klusmata, enema* des grecs. Il faut remarquer que le mot *Kluster*, d'où est tiré clystère, exprime dans Hippocrate l'instrument à l'aide du quel on administre le lavement. Depuis madame de Maintenon, dont la pruderie se révoltait plus souvent des mots que des choses, l'expression de *remède* est devenue dans le monde synonime de lavement; quoiqu'il en soit, on entend par ce terme, l'injection d'une substance liquide dans le gros intestin.

L'usage des lavemens est fort ancien, ils faisaient partie du petit nombre des moyens médicamenteux qui, suivant Diodore de Sicile, étaient employés en Egypte d'après les livres sacrés d'Hermès. Pline assure que cette pratique fût enseignée aux Egyptiens par l'exemple de leur célèbre oiseau l'Ibis qui s'injecte avec son bec de l'eau de mer dans le fondement. Mais c'est là un conte bon pour amuser les enfans et qui n'a pu séduire le crédule D. Leclerc lui-même.

On peut se proposer trois buts différents en ordonnant des lavements. 1° Déterminer l'expulsion des matières fécales ; 2° Agir localement sur le gros intestin de manière à lui imprimer une modification favorable ; 3° Agir sur toute l'économie en fesant absorber par la portion inférieure du tube digestif des substances qui ne pourraient être introduites par une autre voie.

La première indication est remplie à l'aide de lavements simples ou médicamenteux. Ainsi les personnes habituellement constipées sont dans la fâcheuse habitude de prendre chaque matin, ou tous les deux jours un lavement d'eau tiède. Je dis fâcheuse habitude, car les personnes qui ne vont à la selle que par ce moyen, finissent par avoir besoin de deux et même trois lavements, ou bien encore de les additionner d'une substance purgative pour qu'ils puissent en ressentir les effets. Les intestins tombent dans une sorte d'inertie qui exige des moyens de plus en plus actifs. Lorsque, chez une personne qui n'est constipée que d'une manière accidentelle, on veut produire un résultat prompt et certain, on ne se contente pas de l'eau pure, on y ajoute soit quelques cuillerées de miel commun, ou de miel de mercuriale, d'huile ordinaire etc.; soit même, quand on on veut purger par cette voie, 30 à 60 grammes d'un sel cathartique, la décoction de quatre ou huit grammes de follicules de séné, trente à soixante grammes d'huile de ricin battue avec un jaune d'œuf. Enfin, dans certains cas quand on veut obtenir une action énergique, pour déterminer, par exemple, une révulsion, dans le cas d'affection des centres nerveux, par exemple, on emploiera des médicaments drastiques, qui déterminent une forte purgation.

On peut, en second lieu, se proposer pour but d'agir localement sur le gros intestin pour modifier ses propriétés vitales. Ainsi, dans le cas de phlegmasie de cet organe, on administre des lavements de guimauve, de son, de lin et autres mucilages : s'il y a de colique, on met en usage la décoction de têtes de pavot, ou l'eau pure additionnée de quelques gouttes de laudanum : dans les flux muqueux abondants on a recours aux toniques et aux astringents, la décoction de quinquina, d'eau de chêne, de bistorte de ratanhia, est employée avec succès. Les astringents mais surtout l'eau froide sont très utiles dans les hémorrhagies intestinales, et dans les flux hémorrhoïdaux trop abondants. Les lavements à la glace ont encore été conseillés par M. Chomel pour combattre l'invagination intestinale. (V. *colique de miserere*.)

Il est certains cas dans lesquels un médicament ne pouvant pas être donné par la bouche on le fait prendre par le rectum. Ainsi chez des sujets affectés de fièvres intermittentes qui ont l'estomac très irritable, on donne le sulfate de quinine en lavement : le baume de copahu s'administre souvent par la même voie et pour la même raison. D'autrefois on choisit le rectum parceque l'agent thérapeutique sera plus promptement absorbé que s'il eût été porté dans l'estomac; c'est ainsi que Dupuytren fesait prendre le laudanum en lavement dans le délire nerveux. Enfin, on a essayé de nourrir avec des lavements de bouillon les malheureux affectés de cancer de l'estomac ou de blessures graves de cet organe ou des intestins.

Si nous passons maintenant au mode d'administration, nous ferons d'abord observer que, relativement à la quantité, la dose du lavement entier est ordinairement de 500 grammes (une livre) mais que les lavements médicamenteux surtout ceux qui sont destinés à être gardés le plus longtemps possible doivent être donnés sous un très petit volume (un quart). Il sera bon aussi de faire précéder leur administration de celle d'un lavement d'eau simple pour nettoyer le gros intestin et préparer leur action. Quant à la température les remèdes sont ordinairement donnés tièdes, sans que l'on puisse formuler d'une manière précise le degré de température, car telle personne trouvera à peine tiède un liquide qui serait trop chaud pour telle autre, il faut ici s'en rapporter aux sensations du malade,

Dans l'antiquité, on donnait les lavements avec une vessie à laquelle était adaptée une canule, depuis on inventa la seringue ordinaire constituée par un corps de pompe dans lequel se meut un piston et terminée par une canule droite ou recourbée. Dans ces derniers temps, les progrès de l'industrie ou plutôt de l'industrialisme ont porté très loin les perfectionnements dans la confection de ces appareils. Nous avons le clysoir, le clyso-pompe à jet continu ou interrompu ; la dernière exposition des produits de l'industrie était très riche en objets de ce genre, mais le seul perfectionnement que l'on puisse citer et dont les malades retirent un avantage réel consiste dans l'emploi des canules en gomme élastique. A l'aide de ces instruments flexibles qui se prêtent aux mouvements involontaires auxquels le malade, surtout s'il s'agit d'un enfant, peut se livrer, on n'a pas à craindre ces déchirures, ces perforations que l'usage des canules métalliques pouvait produire.

La position à donner au malade, varie suivant l'instrument dont on se sert. Si c'est la seringue classique, le patient sera couché sur le côté, le corps incliné à droite ; il ne faut pas oublier en introduisant la canule que le rectum n'est pas tout à fait parallèle à l'axe du corps, mais qu'il suit à peu près la courbure du sacrum et qu'il penche un peu vers la gauche, l'instrument doit donc être poussé doucement en haut et à gauche, du reste les personnes exercées savent très bien les donner quelque soit la situation du sujet. A ce propos je rappellerai une petite anecdote assez plaisante que Saint Simon raconte dans ses mémoires. La duchesse de Bourgogne, dont les enfantillages et la gaîté avaient su triompher de la raideur puritaine de madame de Maintenon et de la dignité cérémonieuse du grand roi, était sujette à des maux de tête que les lavements seuls pouvaient adoucir ; et c'était surtout quand elle allait au théâtre que ces maux de tête exigeaient le calmant habituel : Retenue par le roi dans le cabinet de madame de Maintenon, avant l'heure du spectacle, elle ne pouvait vaquer à cette indispensable fonction, et l'égoïste monarque qui s'amusait des folies de sa petite fille, n'aurait admis aucune excuse qui l'eut privé d'un seul moment de sa présence. Comment faire ?... La duchesse de Bourgogne avait pour femme de chambre une certaine Manon dont la dextérité savait pourvoir à tout, sous un prétexte quelconque. Cette fille entrait cachant sous ses jupes l'instrument tout armé, se plaçait à genoux derrière la duchesse comme pour accomoder quelque chose à son ajustement, la robe était troussée, et Manon, l'adroite et industrieuse Manon, conduisait sans encombre le

clystère à sa destination spéciale ; en un clin d'œil tout était terminé, inutile de dire que Manon ressortait comme elle était entrée. Le plus curieux de l'affaire c'est que la duchesse ayant avoué le secret de ce petit manège qui avait fini par intriguer Louis XIV, celui-ci ne s'en fâcha pas, et Manon continua d'exercer son ministère comme par le passé.   E. BEAUGRAND.

Docteur en médecine.

LAXATIF (mat. méd.), adj. Laxativus, Laxans, du verbe Laxare, relâcher. On appelle ainsi les purgatifs doux et légers qui déterminent des évacuations sans irriter les intestins. (V. Purgatif.)

LAZARET (pol. méd.), s. m. On appelle ainsi certains édifices isolés de toutes parts et situés aux frontières, ou dans les ports de mer dans lesquels séjournent pendant un temps plus ou moins long les personnes et les choses provenant des pays supposés infectés de maladies contagieuses. Ce nom de Lazaret vient de ce que dans le moyen âge ces établissemens étaient placés sous l'invocation de Saint-Lazare, patron des lépreux et des pestiférés. Pour l'influence et l'utilité des lazarets, voyez Contagion, Peste.   J. B.

LÉGUME (bot.), s. m. Legere, cueillir, récolter. On appelle ainsi vulgairement la plupart des substances végétales herbacées qui sont employées comme aliment (V. ce mot.). En botanique, ce mot est synonime de gousse et sert à désigner un fruit capsulaire, bivalve, ayant ses graines à l'une des sutures longitudinales qui réunissent les deux parois. Ce fruit est spécial à l'une des plus nombreuses familles du règne végétal, celle des légumineuses.

LÉNITIF (mat. méd.), adj. Lenitivus, de Lenire; adoucir. On appelle de ce nom les substances adoucissantes ; quelquefois cependant on en fait mal à propos, le synonyme de laxatif ; ainsi l'électuaire lénitif du codex qui renferme du séné est purgatif.

LENT (path.). adj. lentus. Cette qualification dont tout le monde connaît la valeur, s'applique : 1° à certaines fièvres chroniques, telles que la fièvre hectique; 2° à la respiration; 3° et le plus souvent au pouls (V. Respiration. Pouls.).

LENTILLE, (bot. hyg.), s. f., ervum lens, famille des légumineuses.

Ce fruit ou légume s'offre sous la forme d'une gousse glabre, plutôt ovale qu'allongée, renfermant des semences orbiculaires aplaties, de forme généralement très-régulière.

La lentille est connue de temps immémorial; elle compte, suivant le Coran, au nombre des aliments que demandaient les Israélites à la place de la manne. Les anciens lui attribuaient un grand nombre de propriétés et plusieurs de fort contradictoires. C'est ainsi que Pline assure qu'elles agissent différemment sur le canal digestif, suivant le degré de cuisson qu'on leur fait subir, et suivant aussi qu'on les fait cuire dans l'eau de rivière ou de puits.

L'état actuel des connaissances chimiques et

physiques ne permet pas d'admettre que des nuances si faibles dans le mode de préparation soient de nature à apporter des modifications assez grandes dans les principes pour produire des effets contraires.

Ce légume forme une ressource alimentaire très-précieuse dans les pays où on le cultive abondamment; malheureusement tous les climats et tous les sols ne lui sont pas favorables ; on ne le cultive guère en France qu'aux environs de Soissons et dans les départements d'Eure-et-Loire et de la Haute-Loire. Il redoute les terrains froids et humides, les feux du midi, et les glaces du nord. Les principes que renferment les lentilles sont, pour la plupart, très-nourrissants et d'une facile digestion, surtout lorsqu'ainsi qu'on le pratique en Angleterre, on en opère la décortication. Cette opération s'effectue en les faisant passer entre deux meules convenablement espacées. Criblées et réduites simplement en farine, on en prépare nne purée très-légère et très-agréable; on fait aussi entrer la lentille sous cette forme dans la composition du pain de ménage; elle le rend très-bis, mais très-savoureux et très-substantiel. On était autrefois dans l'usage de provoquer la germination des lentilles avant de les faire cuire. Cette pratique avait évidemment pour objet d'y effectuer le développement d'un principe sucré; mais elle n'était probablement pas sans inconvénient, car elle est complétement tombée en désuétude.

Il résulte de l'analyse de ce fruit par Einof, que sa semence, desséchée, se compose d'extrait doux, de gomme, — d'amidon, — de glaïadine, — d'albumine et de phosphate de chaux.—Fourcroy et Vauquelin ont analysé l'enveloppe membraneuse et y ont trouvé une huile épaisse et du tannin.

Les lentilles se conservent assez facilement; mais si elles résistent aux intempéries, elles ont le grave inconvénient d'être souvent attaquées par une sorte de puceron qui les dévore, ou plutôt qui s'y loge, comme l'a judicieusement remarqué M. Audouin. On les en débarrasse, en les exposant au four ou à l'étuve, ensuite on crible ou on vanne.

Les variétés cultivées sont la *grosse lentille, lentille commune, lentille blonde;* elle est plate, assez grosse, très-farineuse; elle partage avec le haricot l'honneur de former la nourriture la plus ordinaire du pauvre; la *lentille à la reine, rouge,* ou *petite;* elle est généralement plus convexe et moins farineuse que la précédente; elle est plus savoureuse et vue avec plus de faveur par les artistes culinaires, car elle figure quelquefois sur les tables somptueuses.

L'une et l'autre variétés, attendu la facilité avec laquelle elles se conservent, sont d'un très-utile secours pour la nourriture des équipages dans les expéditions maritimes de long cours. Elles forment un objet de commerce assez important.

La farine de lentille est réputée résolutive; on l'emploie sous forme de cataplasme.

COUVERCHEL.
Membre de l'Académie de médecine.

LENTICULAIRE OU LENTIFORME, adj. de *(lens,* lentille), qui a la forme arrondie d'une lentille. On l'appelle *couteau lenticulaire,* un couteau étroit et très-épais terminé par un bouton , et qui sert dans la trépanation à ratisser la circonférence de l'ouverture faite à l'os par la couronne du trépan.

L'os lenticulaire est le plus petit des osselets de l'oreille interne (*V.* Audition). Le ganglion nerveux renfermé dans la cavité de l'orbite, et qui est connu sous le nom de ganglion ophthalmique, est quelquefois appelé ganglion lenticulaire.   **J. B.**

LÉONTIASIS *(path.)* s. m. Synonime d'Eléphantiasis. (V. ce mot.)

LÈPRE. *(path.),* s. f. *lepra.* Les auteurs ne sont pas plus d'accord sur l'étymologie du mot lèpre que sur le genre de maladie auquel ce nom doit être spécialement affecté. Nous n'avons pas l'intention de débrouiller un semblable chaos ; toutefois l'intérêt qui s'attache à cette question , l'importance des documens historiques qui s'y rapportent nous engagent à entrer dans quelques détails. Et d'abord, suivant les uns , et ici l'autorité d'Actuarius, médecin grec du treizième siècle, leur vient en aide, le mot lèpre serait dérivé de *lepis,* écaille , d'où *lepira ,* maladie écailleuse ; suivant d'autres , et leur autorité repose sur le commentateur du poète médecin Nicandre (qui florissait 140 ans avant J.-C.), la véritable racine serait *lepos,* rude, rugueux, inégal ; cette dernière étymologie n'est pas généralement admise par les médecins, qui s'en réfèrent à Actuarius , tandis que les hellénistes préfèrent la seconde , plus régulière, grammaticalement parlant, et s'appliquant tout aussi bien à la maladie que les anciens Grecs voulaient caractériser. Passons à l'examen de cette dernière.

Au mot lèpre s'attache l'idée d'une affection de la peau hideuse, repoussante pour celui qui la contemple, formidable et même mortelle pour le malheureux qui en est affecté. Comme on l'a vu par l'étymologie, c'est aux Grecs que cette expression est empruntée, c'est donc chez les Grecs qu'il faut chercher la définition et les caractères de la maladie qu'ils désignaient ainsi. Si nous remontons aux livres hippocratiques, les plus anciens que possède notre art, nous trouverons bien cette affection mentionnée dans plusieurs endroits avec d'autres maladies de la peau, mais sans définition, sans description. Si maintenant nous arrivons aux auteurs qui en ont le mieux parlé, Archigène (dans Aëtius, *tétrab.* IV, *serm.* I. cap. 134) et Paul d'Egine (lib. IV, cap. II), nous voyons que le premier en fait une lésion rugueuse et rude au toucher, prurigineuse, *superficielle,* caractérisée par des *écailles* semblables à celles des *grands poissons* et *ne s'étendant pas par cercles* comme le lichen agrius. Pour le second, la lèpre est comme la gale, une affection qui attaque la peau et peut entraîner la consomption, mais la première, *plus profonde, marche par cercles,* et donne lieu à de *petites écailles.* Ainsi, pour Archigène, la lèpre ne présente point sa forme arrondie, tandis que suivant Paul d'Egine , elle offre ce caractère. Le second dit qu'elle agit profondément , tandis que pour le premier elle est superficielle. Du reste, tous deux sont en partie d'accord sur un point, l'aspect écailleux de la maladie; mais l'un veut que les écailles soient grandes, l'autre dit qu'elles sont petites : s'agit-il de la même maladie? Non, évidemment. Tout ce que l'on peut dire c'est qu'il est sans doute question de quelque forme de la dartre squameuse ou de la forfuracée arrondie (V. *Herpes*). Dans tous les cas, il n'y a rien là qui ressemble à l'*éléphantiasis* (Voy. ȷ ce mot), car ces deux auteurs le décrivent soigneusement *sous ce nom*, et les phénomènes sont bien différents. Ce sont les Arabes qui, les premiers, comme le fait observer le savant Lorry, ont donné le nom de lèpre à l'*éléphantiasis*, c'est ainsi que cette dernière affection se trouve rendue, par le mot *lepra*, dans la traduction d'Avicenne, et les traducteurs ont bien soin de mentionner qu'il s'agit de l'*éléphantiasis* des Grecs. Les auteurs du moyen-âge, bien que suivant les Arabes à la trace, décrivirent différentes affections sous le nom de lèpre, mais l'usage prévalut, et pendant tout le moyen-âge, cette expression fut réservée pour caractériser l'*éléphantiasis*.

On a beaucoup discuté la question de savoir ce qu'était la lèpre des Hébreux, décrite ou plutôt indiquée par Moïse dans le Lévitique (chap. XIII et XIV). Pour arriver à la solution de ce curieux problème historique, parlons d'abord d'une autre affection cutanée fort grave mentionnée par Hippocrate et décrite par les anciens Grecs sous le nom de *leucé*. Celse, Galien, Aëtius, Paul d'Egine, etc., sont unanimes pour désigner ainsi une affection cutanée consistant dans des taches blanches avec insensibilité de la peau, et au niveau desquelles les poils ont pris une couleur blanche; cette décoloration pénètre profondément, atteint les chairs jusqu'à l'os, et les transforme en une sorte de tissu lardacé. Coupés ou piqués, suivant l'expérience diagnostique proposée par Celse, les parties ainsi altérées ne font éprouver aucune douleur et ne laissent pas écouler de sang, c'est ce qui distingue la *leucé* d'une lésion analogue, mais qui n'attaque pas les tissus sous-cutanés, et que les auteurs grecs désignent sous le nom d'*alphos* : les Arabes et leurs copistes suivirent à la lettre les détails donnés par les auteurs que nous avons cités, seulement ils nommèrent *baras* ou *albaras* (avec l'article *al*) la *leucé* des Grecs, et *morphœa* l'*alphos* de ces derniers. Revenons maintenant à la lèpre hébraïque ou de Moïse. D'après les détails fort obscurs dans lesquels le législateur sacré, on voit qu'il regarde comme lèpre des *plaques blanches* plus déprimées que le reste de la peau, au niveau desquelles le *poil est devenu blanc*, quelquefois ulcérées et couvertes de chair vive; il y a là, comme on le voit, la plus grande analogie avec la *leucé*. On peut en dire autant de la fameuse maladie de Job, dont l'histoire, empruntée à un auteur arabe fort ancien, se trouve consignée parmi les livres sacrés.

En résumé, on peut dire que la lèpre des Grecs était une maladie de la peau caractérisée surtout par de larges squames ou de petites écailles, plus tard ce nom fut appliqué à l'*éléphantiasis*, dont feu notre savant collaborateur Alibert a donné une description si animée (tome I de ce dict.), et

enfin la lèpre de la Bible n'est autre chose que la *leucé* des Grecs.

Une autre opinion, qui a été vivement combattue, consiste à voir dans la lèpre la maladie syphilitique, mais cette opinion ne saurait être soutenue, et en dépit du fameux compilateur don Calmet, dont Voltaire s'est si bien et si justement moqué, il est évident aujourd'hui, d'après les auteurs qui ont écrit à la fin du quinzième siècle et au commencement du seizième, que la maladie syphilitique date précisément de cette époque. Coradin Gilini (1497), Nicolas Leoniceno (1497), Gaspard Torella (1500), Jean de Vigo (1503), etc., etc., sont unanimes à cet égard (V. *Syphilis*).

Dans la classification de M. Alibert, la lèpre forme un groupe bien distinct dans lequel se trouvent réunies plusieurs affections graves de la peau. Ce sont les suivantes : d'abord la *leucé*, maladie extrêmement rare de nos jours et dont Alibert s'est efforcé de reconstituer le tableau d'après la description ancienne et quelques observations modernes plus ou moins analogues à cette remarquable dermatose ; en second lieu, la *spiloplaxie*, à laquelle l'auteur rattache le *malum mortuum* ou mal Saint-Main du moyen-âge, et la *lepra indica* de Boerhaave, dont les descriptions obscures et confuses, consignées dans les auteurs du temps, ne laissent que doute et incertitude sur la nature réelle de la maladie; troisièmement l'*éléphantiasis* terme collectif sous lequel il décrit l'*éléphantiasis* des Grecs (lèpre des croisades) et l'*éléphantiasis* des Arabes (caractérisé par d'énormes hypertrophies des membres et des tissus). Ces deux maladies n'ont de commun que le nom et ne devraient pas être réunies dans un même genre; enfin en quatrième lieu, la *radesige* ou lèpre du Nord, dont les recherches récentes de notre ami, M. Ch. Martins, pendant son voyage au Spitzberg, ont établi l'identité avec l'*éléphantiasis* des Grecs.

Il nous reste maintenant quelque chose à dire de la séquestration des lépreux et de l'extension de la lèpre en Occident pendant le moyen-âge.

Moïse, après examen fait, voulait que l'homme reconnu atteint de la maladie en question fut regardé comme impur, et qu'il demeurât seul, hors du camp (Lévitique, chap. XIII, v. 45, 46). Cette coutume était assez généralement répandue.

Ailleurs, comme on le voit dans Arétée, c'étaient les lépreux en Orient, eux-mêmes qui s'enfuyaient dans les montagnes pour y chercher la solitude, et alors, tantôt les habitans subvenaient à leur misérable existence, tantôt, au contraire, on les abandonnait à leur infortune, afin qu'ils préférassent la mort à tant de souffrances ; mais, dans ces cas du moins, la séquestration avait été volontaire. Cælius Aurelianus blâme cette conduite comme contraire à l'humanité et veut que l'on s'efforce de guérir la maladie, et non que l'on bannisse le malade. « Tout est beau, tout est bon, tout est juste » dans le livre saint, dit malignement Peyrilhe » (*hist. de la chirurgie*, p. 225), et Dieu lui-même » avait ordonné à Moïse de chasser les lépreux du » camp; mais notre faible humanité, quoique pénétrée du plus profond respect pour les sublimes

» vues du divin législateur, ne laisse pas d'accor-
» der des éloges à la charité vive et agissante du
» médecin payen. »

Suivant Hensler et M. Dezéimeris, tantôt la lèpre fut transmise aux Européens par des émigrations de Juifs, tantôt par des Arabes qui l'avaient puisée en Egypte, sur les côtes de Barbarie, ou dans d'autres contrées de l'Orient, et qui l'importaient en Espagne, en Italie et sur le littoral du midi de la France. Elle se répandit chez les Lombards vers 641, et le roi Rotharis renouvela, avec plus de rigueur encore, les sévères prescriptions du législateur des Hébreux. Les malades furent déclarés mort civilement, dépouillés de leurs biens et réduits aux seuls secours de la charité publique. Charlemagne fut obligé de recourir à des moyens semblables (Capitulaires) ; mais c'est à la suite des croisades que la lèpre prit une extension vraiment effrayante; dans le XIIᵉ et XIIIᵉ siècle l'Europe en fut empestée.

Tout sujet atteint de la lèpre était banni de la cité, séquestré dans une petite hutte isolée et retranché de la communion des fidèles. Nous ne pouvons résister au désir de rapporter les curieuses cérémonies qui accompagnaient ces funérailles d'un vivant. « On célébrait en sa présence, dit un » auteur moderne, l'office des morts; puis après » avoir béni tous les ustensiles qui devaient lui » servir dans la solitude, et après que chaque as- » sistant lui eut donné son aumône, le clergé, pré- » cédé de la croix et accompagné de tous les fidèles, » le conduisait à une hutte isolée qu'on lui assi- » gnait pour demeure. Sur le toit de cette hutte » le prêtre plaçait de la terre du cimetière en di- » sant « Sis mortuus mundo vivens iterum Deo » (meurs au monde et renais à Dieu); » le prêtre » lui adressait ensuite un discours consolateur où » il lui faisait entrevoir les joies du paradis et sa » communication spirituelle avec l'église, dont les » prières lui étaient acquises dans sa solitude plus » encore qu'auparavant, puis il plantait une croix » de bois devant la porte de la hutte, y suspen- » dait un tronc pour recevoir l'aumône des pas- » sants et tout le monde s'éloignait. A Pâques » seulement les lépreux pouvaient sortir de leurs » tombeaux, comme le Christ lui-même, et entrer » pendant quelques jours dans les villes et vil- » lages pour participer à la joie universelle de la » chrétienté. Quand ils mouraient ainsi isolés, on » célébrait leurs funérailles avec l'office des confes- » seurs non évêques (hist. de Ste-Elizabeth de Hongrie, » par le comte de Montalembert, 1839).» Ecoutons d'après le professeur Alibert quelques détails sur la conduite que devait tenir le lépreux. Il lui était expressément enjoint de ne pas sortir sans son habit de lépreux; on lui interdissait d'entrer dans les temples, dans les moulins, dans les lieux où l'on cuisait du pain, où l'on préparait des comestibles ; il ne pouvait laver son linge dans les fontaines ou dans les ruisseaux crainte de les infecter; il ne pouvait toucher les fruits ou autres denrées qu'il voulait acheter qu'avec une baguette, à l'aide de laquelle il indiquait d'une manière plus précise ce dont il avait besoin. Défense était faite aux lé-

preux de répondre à ceux qui l'interrogeaient dans les rues, et à ceux qui se présentaient sur son passage, à moins qu'il ne fût sous le vent, de manière à ne pas les incommoder de son haleine et de l'odeur fétide qui s'exhalait de son corps. Il ne pouvait passer dans des chemins étroits sans faire retentir l'air du bruit alarmant de ses cliquettes. A ce bruit tout le monde se retirait pour éviter la contagion et ses horreurs (Alibert, mo-nogr. des Dermat, t. II, p. 221).

Mais il fut un temps où dans certaines localités le nombre des lépreux devint si considérable que le nombre des huttes ou cases qu'on leur construisait hors de l'enceinte des villes était insuffisant. Ce fut alors qu'on établit de vastes édifices nommés léproseries, méselleries, ladreries, maladreries (des différents noms qu'on donnait à la lèpre), ou lazarets (de St-Lazare, patron d'un ordre de chevalerie institué pour soigner les lépreux). En 1224, le nombre de ces établissemens dans la chrétienté s'élevait à dix-neuf mille, au dire de l'historien Math. Paris. Mais les progrès de l'hygiène et de la civilisation, l'assainissement des villes firent enfin disparaître presqu'entièrement ce fléau, dont il reste à peine encore quelques vestiges dans certaines localités du midi de la France et de l'Europe.   E. BEAUGRAND.

Docteur en médecine.

LÉSION (path.), s. f. læsio, de lædere blesser. On appelle lésion toute perturbation apportée soit dans la texture des organes, soit dans leurs fonctions, de là, des lésions organiques ou matérielles, telles que plaies, contusions, dégénérescence, etc., et des lésions de fonctions telles que le délire, la douleur, l'augmentation ou la diminution de certaines sécrétions, etc., etc....

LESSIVE (chim.), s. f. On désigne sous ce nom les liquides tenant en dissolution des sels alcalins, mais surtout la soude et la potasse provenant des cendres du bois. La lessive des savonniers est celle que l'on obtient en faisant bouillir le sous-carbonate de soude avec la chaux. On se sert assez souvent de l'eau de lessive pour administrer des bains de pied irritants.

LÉTHARGIE (path.), s. f. léthargia; de léthé, oubli, et argia paresse, torpeur. On appelle léthargie, un état de sommeil profond et apoplectitiforme, d'où il n'est cependant pas impossible de tirer les malades : pendant les courts instants de réveil ils parlent sans savoir ce qu'ils disent, oublient ce qu'ils ont dit et retombent dans leur sommeil (V. Coma et Apoplexie). Dans le monde, on appelle léthargie un état d'anéantissement complet de toutes les facultés qui offre l'image de la mort (V. Mort apparente.)

LEUCOPHLEGMATIE (pathol.), s.f. leucophlegmatia, de leucos, blanc, et phlema phlegme. Quelques auteurs désignent ainsi l'anasarque; pour d'autres, c'est l'inflammation des vaisseaux blancs (V.Lymphathiques).

LEUCORRHÉE (méd.), du grec leucos blanc et reo

je coule, écoulement blanc, *flueurs blanches*. C'est une maladie très-fréquente chez les femmes habitant les grandes villes, qui consiste, ainsi que les noms de *fleurs* de *pertes blanches* l'indiquent, dans l'écoulement, par les parties génitales, d'un fluide blanchâtre, provenant d'une irritation, le plus souvent ancienne, des membranes qui tapissent la matrice, et quelquefois la muqueuse de l'urèthre.

Certaines organisations y sont naturellement prédisposées. Quand on voit une femme, d'une carnation molle, dont la peau est décolorée, la circulation lente, qui a les extrémités des membres tuméfiées, et les jambes disposées à s'enfler, on peut assurer, qu'à moins de circonstances d'hygiène et de régime les plus favorables, elle ne parcourra pas sa vie entière sans éprouver quelques pertes blanches.

Cette maladie n'offre d'ailleurs pas toujours les mêmes caractères, et peut provenir de différentes causes. Souvent elle est liée à la faiblesse même, à l'état sympathique de la constitution; on conçoit alors pourquoi une manière de vivre contraire aux règles de l'hygiène, l'habitation des lieux humides et peu éclairés, une nourriture insuffisante et indigeste peuvent indirectement en déterminer l'apparition. C'est à tort cependant que certains aliments, comme les fruits aqueux, les boissons fermentées, le thé ou le café au lait, ont été signalés comme amenant inévitablement des fleurs blanches. Si leur usage exclusif est nuisible, mêlés à d'autres substances nutritives, ils peuvent, au contraire, aider à une bonne alimentation. Il y a des jeunes filles à qui les pertes blanches ont été transmises héréditairement, et qui en ont souffert, pour ainsi dire, depuis leur naissance. On peut regarder comme appartenant au même ordre les écoulements blanchâtres qui, chez beaucoup de femmes, précèdent et suivent le flux menstruel.

Quelquefois, c'est une irritation directe et immédiate des organes génitaux qui produit la maladie, comme dans les cas de pression exercée par un pessaire, ou un autre corps étranger, ou bien encore un coup violent sur le bas ventre. La grossesse, quand elle est très-pénible, l'accouchement laborieux, les tentatives d'avortement et les excès dans les plaisirs de l'amour, doivent être rangés parmi les causes de même nature.

Il arrive encore que les pertes blanches sont le résultat sympathique d'une autre affection, telles sont celles qui surviennent chez les jeunes filles pendant la dentition, ou à l'époque de la puberté. Dans un âge plus avancé, les grands chagrins et surtout ces irritations de l'estomac, connues sous le nom de *Gastralgie*, sont les causes sympathiques les plus habituelles de l'écoulement, qui peut se montrer encore après la suppression de quelques évacuations naturelles, ou venir comme crise heureuse dans certaines maladies, ainsi qu'on le voit parfois au déclin de la petite vérole et de la rougeole; enfin, il y a d'anciennes affections vénériennes qui perdant leur propriété contagieuse, se changent en véritables pertes blanches.

Il importe cependant de distinguer ces dernières des écoulements syphilitiques, ce qui n'est malheureusement pas facile. L'inflammation franche des membranes, et la couleur verdâtre du liquide répandu ne sont pas des signes tellement propres à l'infection vénérienne qu'ils ne puissent se montrer aussi dans les pertes blanches à l'état aigü, et comme il a été dit plus haut, quand les maladies sont devenus chroniques, tous leurs caractères se confondent dans une ressemblance parfaite. Dernièrement M. Ricord a proposé d'inoculer une goutte du fluide douteux sur une partie éloignée de la peau, assurant que toutes les fois qu'il y a infection de syphilis, on ne saurait manquer consécutivement de voir apparaître des pustules caractéristiques de cette maladie. C'est là une tentative ingénieuse, mais les expériences n'ont pas été encore assez multipliées pour qu'on puisse accorder une confiance absolue au résultat annoncé.

La blennorrhagie uréthrale, écoulement par le canal de l'urèthre chez la femme est une des meilleurs signes pour caractériser une infection syphilitique.

Il peut se former dans les ovaires et le tissu cellulaire, placé autour de la matrice et du vagin, des abcès qui ont leur issue par les parties génitales externes; dans ce cas, un examen attentif du fluide, dont la nature est constamment purulente, par conséquent d'une consistance épaisse et d'une apparence opaque, ne permettera jamais de le confondre avec les pertes blanches, qui sont, au contraire, visqueuses et plus ou moins transparentes.

Quand il y a inflammation vive de la matrice (*métrite aiguë*), l'écoulement est toujours mêlé de quelques stries sanguines noirâtres, et lorsqu'il s'agit d'une affection cancéreuse, il exhale une odeur (*sui generis*) fétide, et par son seul contact, irrite et excorie les parties externes. Ces signes et la nature de la douleur ont été autrement plus aigüe, caractérisent suffisamment ces deux dernières maladies pour empêcher toute confusion.

Les flueurs blanches, qui tiennent à un dérangement passager des autres fonctions et surtout de la digestion, ou qui dépendent d'une cause locale qu'on peut supprimer, comme la présence d'un pessaire, l'habitude de la masturbation, l'abus des plaisirs de l'amour sont facilement modifiées ou même supprimées; dans les cas, au contraire, où elles sont anciennement établies, et proviennent d'une disposition constitutionnelle, devient une des maladies les plus rebelles. Après avoir long-temps duré, il arrive qu'elle détermine, par un gonflement des membranes intérieures de la matrice, une augmentation considérable dans le poids de cet organe et par suite son abaissement. Chez les femmes qui ont dépassé l'âge critique, il y a bien peu d'espoir de la guérir radicalement; on cherche alors à la modérer au moins assez pour éviter les inconvénients qu'on vient de signaler.

Dans toutes les leucorrhées, il y a de l'irritation et de la démangeaison dans le vagin, des douleurs plus ou moins vives à la région des lombes, au pli de l'aîne et autour des *hanches*; une sensation de pesanteur dans les reins et la région hypo-gastrique, de la lassitude, du dégoût pour les ali-ments, et une grande irrégularité dans les fonc-tions de la digestion; voilà les caractères com-muns, mais la maladie peut d'ailleurs se présenter sous deux états différents.

Ainsi quelquefois à ces symptômes viennent rapidement se joindre un malaise général, la cha-leur, la sécheresse de la peau, et un mouvement fibrile d'abord léger. Bientôt l'irritation incommode du vagin se prolonge jusqu'à la matrice; la vessie se prend, et l'évacuation des urines ne se fait plus qu'avec des douleurs et une cuisson intolérable. Le col de l'utérus se baisse et s'avance, il survient un écoulement d'un fluide visqueux mais épais et verdâtre; pendant quatre ou cinq jours le mal reste à son plus haut point d'intensité, après le dixième ou quinzième il commence à décroître et l'écoulement change alors de nature et devient moins épais et plus visqueux, la dysurie et les douleurs diminuent; enfin sous l'influence d'un traitement convenable, la guérison a lieu du vingt-cinquième au quarantième jour.

Cette espèce de leucorrhée n'est pas la plus ha-bituelle, souvent on la rencontre à l'état chro-nique; soit que la maladie succède à l'état aigü imparfaitement guéri, soit qu'elle tienne à la con-stitution du sujet, et débute sous cette forme par-ticulière. Alors les symptômes sont moins violens; au lieu de douleurs, il n'y a qu'un sentiment de pesanteur dans les lombes. On dirait que les plus grands désordres ont lieu sympathiquement dans les fonctions, de l'estomac où les malades ressentent des tiraillements et des douleurs proportionnés à la quantité de l'écoulement utérin. La diminution des forces digestives se joint bientôt à la faiblesse des membres, à la pâleur, à la bouffissure de la face, à l'œdematie des extrémités inférieures, et à une tristesse profonde qu'on observe toujours dans les maladies du bas ventre. La tête est communément douloureuse, il y a des vertiges et des éblouisse-ments, la peau est sèche, décolorée et très-impres-sionnable au froid.

Puisque les femmes de la campagne sont la plu-part exemptes des pertes blanches, il faut dans le traitement de la maladie rétablir autant que pos-sible les conditions préservatrices qui manquent dans les grandes villes, telles qu'une vie simple et régulière, une alimentation naturelle et surtout la respiration d'un air salubre. L'usage qui com-mence à prévaloir de faire des exercices gymnas-tiques une partie importante de l'éducation des jeunes filles peut dans beaucoup de cas être d'un grand avantage. Pour n'avoir pas pris des précau-tions suffisantes, souvent aussi malgré elles, la maladie sévit à des degrés différents d'intensité. Il arrive, lorsqu'elle est récente, peu active, et sans complication, de la voir se terminer d'elle-même après quelques jours. Si elle devient plus violente, et se montre avec ces symptômes qui ont été dési-gnés comme caractérisant l'état aigü, il faut immé-diatement recourir aux antiphlogistiques, saignée, application de sangsues, bains et fomentations

émollientes, injections, boissons gommeuses ou acidulées et nitrées.

Quand la maladie passe à l'état chronique ou qu'elle s'est primitivement montré sous cette forme, il faut, on le conçoit bien., un régime et un traitement différents; les moyens à employer sont locaux ou généraux.

Il faut avant tout chercher à modifier favora-blement l'ensemble de l'organisation, à cette fin, on fait avantageusement usage des toniques, des amers et des ferrugineux sous différentes formes, et de quelques eaux minérales comme celles de Bussang, de Vichy et de Spa. Il y a des toniques auxquels on accorde une action presque spécifique contre les écoulements génito-urinaires, ce sont les baumes de tolu, de copahu; donnés à dose con-venable, on en retire de bons effets, comme encore de la thérébentine, de la gomme ammoniaque et des bourgeons de sapin du nord.

Lorsque toute inflammation aura disparu, il con-vient d'agir directement sur l'organe malade, par des bains, des lotions, surtout des injections; celles d'acétate de plomb, de sulfate de zinc opia-cé, etc. passent avec raison pour les plus efficaces.

À l'emploi de ces moyens, quelques médecins joignent utilement dans leur pratique l'usage pro-longé pendant plusieurs semaines des purgatifs amers associés aux toniques; on peut encore, sui-vant les circonstances, compléter le traitement par quelques sudorifiques.

CAFFE,
Docteur en médecine, chef de
clinique des hôpitaux de Paris.

LEVAIN (*chim.*), s. m. *fermentum*. On appelle ainsi la pâte aigrie, soit à l'aide de la chaleur, soit par l'addition d'une liqueur fermentescible (le-vûre de bierre), que l'on mêle à la pâte destinée à faire du pain, dans le but de donner à celui-ci un commencement de fermentation.

LEVIER (*physiq.*), s. m. *vectis, porrectum*. En mé-canique on donne le nom de levier à une verge ri-gide, inflexible, pouvant se mouvoir autour d'un point fixe, ou *point d'appui*, sous l'influence de deux forces opposées appelées, l'une, *la puissance*, l'autre, qui tend à vaincre la première, la *ré-sistance*. Il y a trois espèce de leviers : 1° le point d'appui est placé entre la puissance et la résistance, c'est le levier du premier genre; 2° le point d'ap-pui est à l'une des extrémités, la puissance à l'autre, et la résistance est dans l'intervalle (levier du se-cond genre); 3° le point d'appui est encore à l'une des extrémités, mais c'est la résistance qui occupe l'autre, la puissance est dans l'intervalle. Dans les arts, les leviers sont des barres de bois ou de fer avec lesquelles on soulève des fardeaux, la por-tion du levier comprise entre le point d'appui et le point d'application de la puissance, est dit bras de la puissance, l'autre portion est le bras de la résis-tance. En mécanique animale, on a comparé le jeu des différens os à celui des leviers, et on a re-connu qu'il y en avait des trois sortes. Les chirur-giens appellent levier une petite tige d'acier re-courbée à ses extrémités, dont on se sert pour relever les pièces osseuses déprimées par suite ... une violence extérieure; cet instrument est surtout utile dans le cas de fracture du crâne. Les dentistes se servent aussi d'un levier pour l'extraction des dents incisives. Enfin, les accoucheurs se servent aussi pour redresser la tête du fœtus, d'une tige de fer diversement configurée, et qu'on nomme également levier. Cet instrument très usité dans le siècle dernier se remplace aujourd'hui par une des branches du forceps.   J. B.

LÉVIGATION (Pharm.), s. f. Voy. Pulvérisation.

LÈVRES (anat. et path.), s. f., en latin, labia labium, en grec *keilos*. On donne, en général, ce nom à des replis mobiles placés à l'ouverture d'une cavité ou d'un conduit naturel et le plus souvent destinés à servir d'opercules. C'est ainsi que les lèvres du museau de lanche ferment le col de l'utérus (V. Matrice), que les grandes et petites lèvres ferment l'entrée du vagin (V. Vulve), que les lèvres de la glotte resserrent ou élargissent le trajet du larynx (V. Larynx), par extension on a donné le nom de lèvres aux bords des solutions de continuité, etc. Mais le mot est originairement et le plus fréquemment appliqué aux voiles mobiles qui ferment ou découvrent à volonté l'ouverture de la cavité buccale. Ces derniers seuls vont nous occuper ici.

Les lèvres sont au nombre de deux: l'une supérieure, l'autre inférieure. La première se continue en avant avec le nez et sur les côtés avec les joues; en dehors, elle est recouverte par la peau, au milieu est une gouttière verticale qui s'étend depuis la cloison du nez jusqu'à son bord libre; les deux plans latéraux légèrement convexes sont inclinés en dehors et en bas et garnis chez l'homme adulte d'une multitude de poils qui constituent les moustaches. En arrière ou en dedans, la lèvre supérieure est doublée par la muqueuse qui vient de tapisser les gencives et qui se replie sur elle en formant au milieu un frein triangulaire. Le bord inférieur ou bord libre est onduleux, formant, en avant, au niveau de l'extrémité inférieure de la gouttière verticale une petite saillie renflée. Ce bord est tapissé par la muqueuse, qui se prolonge en dehors et s'arrête brusquement après un trajet de quelques lignes, formant ainsi un bourrelet rouge vermeil.

La lèvre inférieure se continue avec le menton dont elle est séparée par une dépression à concavité inférieure, nommée *mento-labiale*, en dehors elle se continue avec la partie inférieure des joues; la peau qui revêt la surface extérieure présente au milieu un petit bouquet triangulaire de poils qui se joint par la base avec ceux du menton. En dedans, cette lèvre est comme l'autre tapissée par la muqueuse venue des gencives et qui se replie également en avant pour couvrir le bord libre dont la partie moyenne présente une dépression ou une échancrure destinée à loger la saillie médiane de la lèvre supérieure. On nomme *commissures*, l'angle externe de réunion des deux lèvres.

Dans l'intérieur de ces parties est contenu un muscle de forme ovalaire dont les deux moitiés légèrement concaves renfermées dans chacune des lèvres se rejoignent en dehors de leur commissure. C'est ce muscle, nommé, à cause de sa forme, *muscle orbiculaire des lèvres*, qui en se resserrant fronce l'ouverture buccale, et donne lieu à cette moue connue sous le nom de *cul-de-poule*. Ce muscle est séparé de la peau des lèvres par du tissu cellulaire, et de la muqueuse par une couche de petites glandes sphéroïdales ayant chacune son conduit excréteur. Ce sont elles qui donnent à la face interne des lèvres l'aspect légèrement mamelonné qui les caractérise. Vers le bord libre se trouve un peu de tissu érectile susceptible d'une faible turgescence sous l'influence d'une légère titillation; c'est à cette structure que les lèvres doivent leur sensibilité souvent voluptueuse.

Les artères coronaires venues de la faciale et formant par leur réunion en haut et en bas un cercle complet, alimentent ces parties; les nerfs du sentiment lui viennent de la cinquième paire, ceux destinés à donner des mouvements sont fournis par le facial. Les vaisseaux lymphatiques sont les ganglions sous-maxillaires.

Verticales et minces dans la race caucasienne, épaisses et plus ou moins inclinées en avant dans les autres races, presque horizontales chez la plupart des animaux, les lèvres sont, dans ces derniers surtout destinées à la préhension des aliments et des boissons, à leur conservation dans la bouche pendant la mastication et la déglutition.

LÈVRES (maladie des) les lèvres peuvent être affectées d'un certain nombre de maladies dont les unes leur sont propres, tandis que les autres leur sont communes avec les autres parties; les premières seules méritent une mention à part.

A. Et d'abord, différents *vices de conformation* peuvent exiger l'emploi de la chirurgie. On voit quelques enfants qui viennent au monde avec la bouche imperforée d'une manière complète ou incomplète, d'autres fois cette *adhérence* des lèvres est la suite d'un accident survenu après la naissance, une brûlure par exemple. Ces adhérences sont tantôt complètes, et tout l'orifice buccal se trouve ainsi oblitéré, tantôt incomplètes, et ce dernier cas est de beaucoup le plus fréquent. L'indication thérapeutique est donnée par la lésion elle-même: les lèvres sont réunies vicieusement, il s'agit de les séparer dans l'étendue convenable à l'aide du bistouri ou des ciseaux et de s'opposer à la réunion subséquente au moyen d'un bandage convenablement appliqué; on ne saurait tracer ici de règles générales, tout dépend des circonstances, c'est au chirurgien qu'il appartient de varier ses procédés suivant les indications.

Dans d'autres cas, ce n'est pas une adhérence vicieuse des lèvres, mais une coarctation de l'orifice buccal, un véritable rétrécissement. Cette coarctation est quelquefois la conséquence d'une contraction spasmodique du muscle orbiculaire des lèvres, mais plus ordinairement elle est déterminée par une brûlure ou par une perte de substance après l'extirpation d'une tumeur, ou bien à la suite d'abcès occasionnés par le scrofule, ou développé sous toute autre influence, après la corrosion déterminée par une dartre rongeante ou esthiomène, etc. Cette affection exige l'agrandissement de la bouche et plusieurs procédés se présentent pour remplir cette intention ; on peut obtenir le résultat demandé : 1º à l'aide d'incisions convenablement ménagées et surtout suivies pas à pas pendant la cicatrisation, afin que la lésion ne se reproduise pas, ce qu'il est bien difficile d'éviter ; 2º au moyen d'un fil de plomb qui traverse la joue à quelque distance en dehors de la bouche, là où devrait être la commissure, et dont le bout est ramené par l'orifice rétréci pour être tordu avec le bout resté en dehors. On se propose d'obtenir ainsi la section successive des chairs, mais à mesure que le fil coupe devant lui les tissus, ils se réunissent par derrière. 3º M. Dieffenbach pratique de chaque côté une perte de substance qui ne porte que sur la peau et il fend horizontalement la muqueuse, restée intacte au fond de la plaie. Cette muqueuse est ensuite ramenée en dehors et réunie à la peau : on borde ainsi la nouvelle lèvre comme elle doit l'être naturellement par la membrane de la bouche.

Ce serait ici le lieu de parler du *bec de lièvre*, mais cet article a été traité à part avec les détails qu'il comporte (V. *Bec de lièvre*).

Dans certains cas fort rares, on a vu la bouche fendue d'une manière démesurée : ce cas exige l'avivement des bords dans toute l'étendue qui dépasse les limites ordinaires et leur réunion à l'aide de la suture comme dans le bec de lièvre.

D'autrefois, il y a d'énormes pertes de substance, comme il arrive à la suite d'opérations pour l'extirpation de tumeurs cancéreuses ou autres, à la suite de gangrène, dans le cas de charbon malin par exemple, et dans ce cas, il faut boucher la perte de substance à l'aide d'un lambeau de peau pris dans le voisinage ; cette opération est connue sous le nom de *cheilo plastie* (restauration des lèvres), il en sera parlé d'une manière générale à l'article *Restauration* : nous nous bornerons à dire ici que l'art possède de nombreux procédés pour arriver à ce but et que les circonstances individuelles les font varier et modifier à l'infini.

B. Les *plaies* des lèvres se guérissent avec une grande facilité et doivent être réunies immédiatement ; l'hémorrhagie n'est point une contre indication à la réunion immédiate, car il suffit que les bords de la blessure soient affrontés pour que l'écoulement sanguin s'arrête sur-le-champ. Quoiqu'en aient pu dire Louis et Pibrac dans l'ancienne académie de chirurgie, la suture entortillée, ou plutôt encore la suture enchevillée, est le meilleur moyen d'obtenir la cicatrisation par première intention.

C. Une affection assez commune chez les vieillards, c'est le *cancer* des lèvres, il siège ordinairement à la lèvre inférieure et débute presque toujours par un petit bouton chancreux qui, irrité et écorché par le malade, s'agrandit, s'étend et finit par envahir la lèvre, même les os situés au-dessous : alors la tumeur s'ulcère et donne naissance à des fongosités sanguinolentes sans cesse baignées d'une ichor fétide, et enfin par déterminer la cachexie cancéreuse et la mort. Ces redoutables effets seront entravés par l'opération ; mais la plupart du tems les malades ne viennent la réclamer que trop tard. Notons, au reste, que le cancer atteint surtout les sujets vivant dans la misère et la malpropreté. Les caustiques, tels que le caustique de Vienne, la poudre de Rousselot, la pâte de Canguoin ont été fort vantés pour détruire le cancer, mais ces moyens ne sont applicables que quand le mal est borné : lorsqu'il est plus étendu, l'amputation est seule pratiquable et exige la plus grande habileté de la part de celui qui la pratique pour que le mal soit extirpé jusque dans ses racines, et que les désordres causés par l'instrument soient réparés de manière à laisser seulement quelques cicatrices linéaires.

D. Les lèvres sont quelquefois le siège de *tumeurs érectiles*, connues aussi sous le nom de *nævi materni* formées par un lacis inextricable de vaisseaux qui se développent ordinairement dès le moment de la naissance, et prennent quelquefois un accroissement rapide (V. *Nævus maternus*) on pourra quelquefois exercer la compression sur les arcades dentaires et étouffer ainsi, en quelque sorte la tumeur. Si des battemens très-forts se font sentir, on pourra tenter la ligature des principaux troncs artériels qui alimentent les lèvres, la faciale, au devant des muscles masseters, les labiales etc. Il est bien rare que la tumeur s'affaisse complètement, mais presque toujours on obtient une diminution de volume considérable. Enfin, quand ces moyens échouent, il faut avoir recours à l'instrument tranchant.

E. Des *ulcérations syphlitiques* primitives, ou consécutives (V. *Chancre*) des ulcérations simples (V. *Aphthes*), peuvent s'établir sur les lèvres, elles exigent des traitements fort différents, sur lesquels nous n'avons pas à revenir après ce qui a été dit aux mots que nous avons indiqués.

F. Enfin, des clous, des anthrax, etc. peuvent se former sur les lèvres, on y rencontre très-fréquemment des boutons vésiculeux dont nous parlerons au mot *Olophlyctides*.

J. P. BEAUDE.

Inspecteur des eaux minérales membre du conseil de salubrité.

LICHEN (*bot.* et *mat. méd.*), s. m. du grec *leichné* dartre, les Lichens qui sont nombreux forment une famille sous le nom de *Lichénées* de la tribu des Acotylédones de la Cryptogamie de Linné. Ces plantes sont des excroissances folliacées ou pulvérulente que l'on observe sur les rochers, sur les pierres, sur le bois mort et sur les troncs des arbres ; les espèces sont nombreuses et elles s'élèvent à plus de 2,000. Cette humble plante qui fixe à peine l'attention des personnes étrangères à la botanique est cependant d'une grande utilité : dans les contrées septentrionales de l'Europe plusieurs lichens servent à la nourriture de l'homme et des animaux, d'autres espèces fournissent à la médecine des médicamens précieux, enfin certains lichens sont employés dans les arts pour faire des teintures et entre autres une belle couleur pourpre qui autrefois se préparait seulement dans les îles de l'Archipel et qui était fort estimée. Le *thallus* qui est la partie folliacée ou grenue des lichens portent des petites fructifications granulées qui renferment des séminules qui sont transportées par les vents et qui servent à la propagation de la plante. Les lichens sont les premières plantes qui se développent sur les pierres et les rochers ; par leur destruction ils contribuent à former la couche d'*humus* ou de terre végétale qui plus tard doit servir à la végétation des plantes plus parfaites. Les principes qui entrent dans la composition de lichens sont une substance gélatineuse qui a de l'analogie avec la matière animale, de la fécule et une matière colorante ou résineuse dont la nature varie suivant les diverses espèces.

Lichen d'Islande. — Parmi les plantes de cette famille, la plus remarquable et surtout la plus usitée en médecine est le lichen d'Islande, *L. Islandicus*, cette plante croit dans tout le Nord, en France, en Suisse, dans les Pyrénées et même jusqu'au près de Paris, elle pousse à terre dans les lieux arides et pierreux et forme de ses expansions foliacées des touffes assez épaisses ; ces expansions sont longues de deux à trois pouces, creusées en gouttières et ciliées sur les bords de poils roides et parallèles, fermes, sèches et d'un gris roux, les fructifications sont rares, orbiculées, planes et entourées d'un rebord cilié de la même couleur que le *thallus*. D'après l'analyse qui en a été faite par Proust, ce lichen contient 64 parties d'une substance gélatineuse, soluble dans l'eau chaude 53 d'une autre substance qui est insoluble et qui ressemble à l'amidon et 3 d'un principe extractif amer. Berzelius y a trouvé les mêmes substances, plus du bitartrate de potasse, du tartrate et du phosphate de chaux, de la cire verte, de la gomme et un principe colorant. Le lichen d'Islande sert de nourriture aux populations boréales de l'Europe, on dit qu'un boisseau de ce lichen équivaut à deux boisseaux de froment ; en Laponie, on le mange en salade, en gelée dans du lait, ou du bouillon ; desséché et pulvérisé, on le mêle à la farine. On commence toujours par en enlever l'amertume en le soumettant à de légères lessives de sous carbonate de potasse : les Norwégiens ont remarqué que ceux d'entre eux qui se nourrissent de lichen sont moins sujets à l'éléphantiasis et se portent mieux que ceux qui se nourrissent de poissons.

En médecine, le lichen d'Islande est employé dans les affections de poitrine, les catarres chroniques, la phthisie pulmonaire, mais il ne guérit pas cette dernière affection, il ne fait qu'en calmer les symptômes, les rendre supportables et enfin dissimuler les derniers ravages de la maladie. C'est surtout contre le catarre qu'il est efficace et vraiment curatif. on l'emploie également avec un grand avantage dans la diarrhée chronique et la dyssenterie.

Le lichen s'administre en tisane, en gelée, ou en poudre mêlé au chocolat, en forme de tablettes avec le sucre. La *Tisane* de lichen se prépare avec lichen d'Islande 8 grammes eau quantité suffisante. On commence par faire bouillir le lichen quelques minutes dans l'eau pour enlever le principe amer, cette eau est rejettée, puis on le fait bouillir de nouveau pendant une heure dans une quantité d'eau suffisante pour obtenir un litre de tisane. Pour préparer la *gelée* de lichen on le soumet ainsi que ci-dessus à une première ébullition, puis on fait bouillir la quantité déterminée 60 grammes pour 125 grammes de sucre dans l'eau pendant une heure, on passe avec expression et l'on ajoute les 125 grammes de sucre. on soumet de nouveau le liquide à l'action du feu et l'on agite jusqu'à ce que le mélange entre en ébullition, on entretient cette dernière au moyen d'un feu doux jusqu'à ce que la matière soit assez concentrée pour qu'elle puisse se prendre par le refroidissement en consistance de gelée, on enlève alors la pellicule qui recouvre le mélange et l'on coule, en ayant soin d'ajouter quelques gouttes de teinture d'écorces fraîches de citrons on d'oranges pour aromatiser : On obtient ainsi 250 grammes (8 onces) de gelée. On fait également plusieurs autres préparations de lichen que nous ne croyons pas devoir mentionner ici et dont les effets sont analogues à ceux que nous venons d'indiquer.

Pulmonaire de chêne. — Plusieurs autres espèces de lichen sont employés en médecine, et ils ont une action analogue au lichen d'Islande dont ils ne diffèrent que par les proportions de fécule, de gélatine et de principe amer qu'ils contiennent ; tous sont traités de la même manière et donnent des produits semblables. La pulmonaire de chêne, *L. pulmonarius* a été l'un des plus usités, mais il est aujourd'hui presque complètement remplacé par le lichen d'Islande.

Quelques lichens crustacés ont été aussi employés comme fébrifuges. Cette propriété est loin de leur avoir été reconnue et ils sont maintenant complétement oubliés.   J. P. BEAUDE.

LIÉGE (bot.), s. m. *suber.* C'est la partie externe de l'écorce d'une espèce de chêne, le *Quercus suber*, qui croit abondamment dans les régions méridionales de la France, en Espagne et sur les côtes du nord de l'Afrique. Le liége est remarquable par sa texture spongieuse, légère, élastique et imperméable. On l'emploie très avantageusement dans les arts à une foule d'usage. Il sert à fabriquer différents instrumens de chirurgie, notamment les pessaires : on en a fait des biberons, mais la téline de vache ou l'ivoire ramolli, de M. Charrière, lui sont bien préférables pour cette destination. Son imperméabilité le rend fort utile pour doubler les semelles et garantir les pieds de l'humidité. C'est à tort qu'on l'a employé en médecine, à une certaine époque, comme moyen propre à supprimer la sécrétion du lait, il est complètement sans propriété.   J. B.

LIENTERIE (pathol.), s. f. *lienteria*, du grec *leios* lisse, glissant, et *enteron* intestins. C'est un flux de ventre dans lequel on rend les alimens à demi digérés (V. Dyssenterie).

LIERRE (*bot. et mat. méd.*) s. m. *hedera helix.* pentendrie monogynie *Linn.* section des caprifoliacées *Juss.* famille des hédéracées *Rich.* C'est un arbuste sarmenteux grimpant, qui croît sur les troncs d'arbres et sur les murs et les vieux édifices : il s'y attache au moyen d'espèces de crampons qui naissent de la tige et de ses ramifications. Ses fruits étaient autrefois employés comme purgatifs, mais leur usage a été abandonné, quoique leurs propriétés fussent réellement assez actives. Il découle du tronc des vieux lierres une gomme résine que l'on administrait comme stimulant et emménagogue, son usage a également été abandonné. Quant aux feuilles, elles servent journellement au pansement des cautères et elles sont, en effet, préférables aux papiers, et aux taffetas, dont l'industrie des pharmaciens a doté la science depuis quelques années.   **J. B.**

LIERRE TERRESTRE (*bot.* et *mat. méd.*) glechoma *hederacea* des botanistes. *Rondote, Herbe de St-Jean* du vulgaire rangé dans la didynamie gymnospermie par Linnée. Elle fait partie dans la classification naturelle de Jussieu de la famille de Labiées. Sa tige en partie rampante se redresse vers son extrémité, ses feuilles, cordiformes, sont opposées et pétiolées. Ses fleurs sont d'un bleu violacé, quelquefois rosées. Le calice est divisé en cinq dents très effilées : la corolle est tubuleuse et a deux lèvres, la supérieure courte et bifide, l'inférieure plus longue trilobée.

Le lierre terrestre croît abondamment en France et se rencontre surtout dans les buissons, les fossés et le long des murs. Sa saveur est chaude et amère, son odeur aromatique et pénétrante. Ses propriétés résultent de la présence d'une huile essentielle, de même que pour les autres labiées. Cette plante a été vantée comme spécifique dans une foule d'affections, surtout pour la phthisie, les maladies du cerveau, des reins et de la vessie, mais le succès ne justifie nullement ces trompeuses promesses. Aujourd'hui le lierre terrestre est journellement employé avec un avantage réel dans les catarrhes pulmonaires chroniques quand il n'y a pas trop d'excitation. La partie usitée de la plante sont les feuilles dont on fait une infusion à la manière du thé.   **J. B.**

LIGAMENT (*anat.*) s. m., du latin *ligare*, lier, attacher. On appelle ligaments les faisceaux ou les lames de tissu fibreux qui unissent les surfaces contiguës des os et concourent avec celles-ci à former les *articulations*. (V. ce mot.)

Leur trame est formée par des fibres bien apparentes dirigées en différents sens, tantôt irrégulièrement disposées et s'entrecroisant, le plus souvent régulières et placées parallèlement : leur couleur est grise ou blanche avec un brillant argentin tout-à-fait remarquable. Les fibres du tissu ligamenteux sont très-fortes, très-solides, très-résistantes, peu élastiques dans l'état frais, se prêtant difficilement à une distention brusque, d'où les ruptures qui accompagnent ordinairement les violences dont les articulations sont le siège .(V. *Luxation*). Cependant ces cordons fibreux cèdent à des efforts lentement répétés, c'est même sur cette propriété que se fonde l'action des machines orthopédiques dans le redressement des difformités, des ankyloses, etc... Leur contraction est tout-à-fait insensible, mais ils ont une remarquable tendance à revenir sur eux-mêmes. Dans l'état sain, ils ne reçoivent pas l'influence des irritans chimiques, mais ils sont très sensibles à l'action des efforts mécaniques, pincements, torsions etc... Dans l'état morbide leur sensibilité est souvent portée au point d'occasioner des douleurs très-vives.

Les ligaments sont tantôt épanouis en membranes, tantôt resserrés en cordons fasciculés; les premiers constituent les *Capsules fibreuses*, les second les *Ligaments proprement dits*. Ils offrent ceci de commun, 1° qu'ils se confondent de part et d'autre avec le périoste (V. ce mot), qui revêt les deux os dont les extrémités forment l'articulation, 2° qu'ils sont formés en grandes partie de fibres longitudinales; 3° et que la plupart du temps ils sont fortifiés par leur union avec d'autres tissus. Ainsi bien souvent des tendons (extrémités fibreuses des muscles) viennent s'étaler sur les capsules articulaires dont l'épaisseur se trouve ainsi augmentée.

Un tissu cellulaire plus ou moins abondant les enveloppe à l'extérieur et pénètre entre les faisceaux de fibres et les fibres elles-mêmes. Il y a aussi de la graisse, ce dont on s'aperçoit en les faisant sécher. Quant aux vaisseaux sanguins, leur nombre n'est pas partout le même; je ne sache pas qu'on y ait distinctement constaté des filets nerveux.

Les maladies des ligaments n'offrent rien de spécial, ce sont celles des articulations dont ils font partie ; ainsi, pour les détails pathologiques, (Voyez, *Articulations*, *Goutte*, *Rhumatisme*, *Tumeurs blanches*.)   **E. B.**

LIGATURE (*chir.*) s. m. *ligatura*, de *ligare* lier. C'est un cordonnet ordinairement formé par la réunion de plusieurs brins de fil ciré, et avec lesquels on étreint soit une tumeur, que l'on veut faire tomber en gangrène, soit un vaisseau dans lequel on veut arrêter la circulation. Par extension le nom de ligature a été donné à l'opération elle-même. Voyez pour les détails *Anévrysme*, *Plaie*, *Loupe*, *Tumeur*.   **J. B.**

LIGNE (*anat.*) s. m. *linea*. Nous n'avons pas ici à nous occuper de la ligne des géomètres qui est supposée sans largeur et sans épaisseur. En anatomie, on appelle *ligne blanche* une bande fibreuse qui s'étend de la partie inférieure du sternum au pubis et partage le ventre en deux moitiés égales, elle se dessine à l'extérieur par un sillon au milieu duquel est l'ombilic. La ligne médiane est une ligne imaginaire qui est supposée diviser verticalement le corps en deux moitiés latérales.   **J. B.**

LILAS, (*bot.*) s. m. *Syringa vulgaris*. Diandrie monogynie *Linn.* famille des jasminées *Juss.* Cet arbrisseau, qui fait le charme de nos bosquets, est originaire de l'Orient. Il s'élève ordinairement à la hauteur de douze ou quinze pieds. Ses fleurs sont d'une jolie couleur violacée qui sert de terme de comparaison pour les nuances semblables ; elles se groupent en thyses dressés et conoïdes, et exhalent un parfum délicieux. Ses fruits sont capsulaires et leur saveur est franchement amère. M. le professeur Cruveilhier a constaté leurs propriétés toniques et fébrifuges. Il en a fait préparer un extrait qu'il prescrit à la dose de quatre grammes continuée pendant deux ou trois jours.   J. B.

LIMAÇON. (V. *Colimaçon.*)

LIMAILLE DE FER. (**V.** *Fer.*)

LIMON. (*bot. et mat. méd.*) s. m. V. *Citron.*

LIMONADE (*pharm.*) s. f. On donne ce nom à une boisson acide qui est préparée ordinairement avec le limon et qui a été décrite au mot citron. Par analogie, on a donné le nom de limonade à des tisannes préparées avec d'autres acides, ainsi on prépare une limonade avec l'acide tartrique, une autre avec l'acide sulfurique, on a même proposé d'en faire avec l'acide lactique ; ces boissons sont ordinairement édulcorées avec le sucre : Voyez pour leur préparations les divers mots des substances qui leur servent de base.   J. B.

LIMONADIERS (maladies des) (*hyg.*) s. m. p. On donne le nom de limonadiers à tous les individus qui sont occupés à la fabrication et au débit des boissons glacées, limonades, sorbets, des infusions de thé et de café, etc.; en un mot, à tous ce qui est relatif au service des *cafés, estaminets etc.* La condition de ces espèces d'ouvriers, appelés *garçons de café*, est d'être tantôt attachés à l'office ou aux fourneaux, tantôt obligés de vaquer au service fatigant de l'établissement ou de faire des courses en ville; les occupations presque toujours prolongées pendant une partie de la nuit, sont sujettes à divers inconvénients et font contracter des maladies particulières à la profession des limonadiers. L'une des principales est le rhumatisme qui attaque surtout les garçons qui sont chargés de la fabrication des glaces, des boissons glacées, soit qu'ils dirigent en même temps d'autres opérations qui réclament de la chaleur, soit que par suite d'un travail pénible, ils s'échauffent et se refroidissent alternativement. Lorsque les transitions sont subites et répétées, elles exposent souvent à des maladies aiguës, telles que les phlegmasies de la poitrine, les angines, etc. Ainsi, plusieurs jeunes ouvriers qui étaient occupés chez un des plus fort glaciers de Paris, furent pris d'angine très intense, de méningite et transportés à l'hôpital Necker, en 1840, sur cinq, deux succombèrent malgré des secours prompts et appropriés. Le médecin qui les avait soignés s'étant transporté dans la maison, apprit que ces très-jeunes garçons couchaient dans un rez-de-chaussée humide, non loin de la glacière, y entraient souvent pendant le jour au retour de courses fatigantes, etc., s'y couchaient quelquefois étant en sueur, etc. Le même médecin s'étant transporté *au café Procope,* y apprit que, malgré les précautions que prenaient les garçons glaciers de changer souvent de vêtements, de coucher dans une chambre saine, bien éloignée de l'atelier à fabriquer des glaces, les ouvriers atteints de rhumatismes ou de catarrhes étaient obligés de renoncer au métier.

Habituellement renfermés, dit Ramazzini, dans des endroits très-chauds, méphitisés par des miasmes de tout genre, les limonadiers, sont exposés à des céphalalgies opiniâtres, à des nausées, à des difficultés de respirer et nous croyons pouvoir ajouter, que la station prolongée à laquelle les oblige leur service, les expose à contracter des varices, des hernies, l'enflure des jambes, etc.

Pour éviter les accidents dont ils sont menacés, les garçons de café, souvent en sueur, exposés aux vicissitudes atmosphériques, doivent changer souvent de vêtement, se couvrir de flanelle, ou d'étoffes imperméables qui empêchent l'évaporation cutanée, éviter d'entrer dans la glacière quand ils sont en sueur, coucher loin de ce foyer froid et humide. Les propriétaires de café devraient n'employer à la fabrication des glaces que des garçons robustes, dont l'accroissement est terminé; ne pas les obliger, en même temps, à faire des courses et le service du café, etc., ceux, au contraire, qui stationnent dans les salons très échauffés, remplis de consommateurs, doivent souvent renouveler l'air des salles; en sortir de temps en temps pour respirer un air plus salubre, se frictionner la peau, se baigner souvent, éviter une trop longue station, ne pas prolonger la veille au-delà du terme de leurs occupations, etc D'un autre côté, la police sanitaire ne pourrait-elle pas intervenir pour obliger les propriétaires de cafés à ne pas s'écarter de certaines règles hygiéniques par rapport à leurs garçons à répartir la besogne selon l'âge, la force, l'habitude, etc., etc.   CHEVALIER,
Professeur à l'école de pharmacie,
membre du conseil de salubrité.

LIN CULTIVÉ (*bot. et mat. méd.*) (*Lineum usitatissimum*), s. f., famille des Linées.

Le fruit s'offre sous la forme d'une capsule globuleuse de la grosseur d'un pois, divisée intérieurement en dix cellules renfermant chacune une graine ou semence de forme ovoïde, comprimée à une extrémité, obtuse à l'autre, à bords aigus; la surface de ces graines est lisse, luisante, de couleur brun-rougeâtre, enduite d'une sorte de vernis sec, qui se gonfle dans l'eau; la partie interne ou parenchyme est grasse et douce au toucher.

Le lin, originaire de la Haute-Asie, est maintenant naturalisé en Europe; il est abondamment cultivé en Hollande, en Belgique et dans le nord de la France. Les anciens connaissaient cette précieuse plante et tissaient sa fibre ligneuse, mais ils ne faisaient aucun usage de son fruit.

La graine de lin contient environ un cinquième de son poids de mucilage sec, que l'on extrait par macération ou décoction; on met cette propriété à profit pour préparer des tisanes, lotions ou lavements, dont l'usage est heureusement indiqué, lorsqu'il s'agit, comme dans les phlegmasies soit internes, soit externes, de modérer l'excès de la chaleur animale, et de calmer de vives douleurs. C'est ainsi qu'on l'associe souvent à la racine de chiendent, et qu'on l'administre dans les ardeurs d'urine. On prescrit aussi sa décoction comme boisson adoucissante dans le traitement de la syphilis, par la solution de sublimé corrosif (liqueur de Vanswiéten). Elle a pour effet de neutraliser l'action de ce sel mercuriel sur les premières voies.

Réduite en poudre ou en farine, après avoir subi une légère torréfaction, qui détruit en partie le principe mucilagineux, la graine de lin fournit par expression un sixième de son poids d'une huile dont l'usage médical est tombé en désuétude, mais qui a de nombreux emplois dans les arts et notamment dans la peinture ; on augmente sa propriété siccative en la faisant bouillir avec de la litharge.

Les tourteaux ou gâteaux qui restent après l'extraction de l'huile, ont été, en Allemagne principalement, employés dans la fabrication du pain comme annexes aux farines des céréales principalement dans des temps de disette. Ils servent, en France, à la nourriture des bestiaux et trop souvent à sophistiquer la farine de lin elle-même.

La poudre ou farine de graine de lin fait la base des cataplasmes émollients ; elle est d'un usage très-commun en médecine humaine et vétérinaire.

Il résulte d'une analyse du mucilage de graine de lin par Vauquelin, qu'il est composé de gomme, —de matière azotée,—d'acide acétique libre,—d'acétate de potasse,—d'acétate de chaux,—de sulfate de potasse,—de phosphate de potasse,—de phosphate de chaux et de silice.

Bien qu'il donne à l'eau assez de consistance, il laisse fort peu de résidu par l'évaporation.

LIN *cathartique* ou purgatif, *linum catharticum.* Cette plante vivace croît dans les marais et sur le bord des rivières ; toutes ses parties jouissent de la propriété purgative, mais à un degré assez faible cependant. Son usage, en France, est tombé en désuétude ; il n'en est pas de même en Angleterre, en Suède et en Danemarck ; il figure encore dans la matière médicale de ces pays, où la polyphamacie est encore en si grand honneur.

COUVERCHEL.
Membre de l'académie de médecine.

LINGUAL. (anat.) adj. qui appartient à la langue. On connaît un muscle lingual une artère linguale, un nerf lingual. (V. *Goût*, *Langue*.)

LINIMENT. (phar.) s. m. *linimentum, fricatorium.* de *linere* oindre. On désigne sous ce nom des médicaments d'une consistance huileuse destinés à être étendus en frictions sur la peau. Ils sont composés d'une huile à laquelle on ajoute une substance douée de propriétés différentes suivant l'effet que l'on veut produire. Voici la formule des liniments les plus employés.

1° Liniment ammoniacal ou *liniment volatil :* huile d'amandes douces 128 grammes ; ammoniaque à 22°, 16 grammes, on mêle dans une fiole en agitant vivement. Il est employé comme stimulant et résolutif, spécialement dans les affections rhumatismales chroniques.

2° *Liniment camphré :* huile d'olives trente deux

grammes, camphre bien divisé de un à quatre grammes. Il est calmant.

3° Le *liniment de cantharides camphré* qui renferme une partie de teinture de cantharides pour huit d'huile d'amandes douces, deux de savon amygdalin et 1|2 de camphre est très usité comme stimulant dans les cas de paralysie.

4° *Liniment narcotique.* Il est composé d'une partie de laudanum liquide de sydenham, quatre de baume tranquille, et huit de baume fioraventi. On peut le préparer plus simplement avec une partie de laudanum pour huit à seize d'huile d'amandes douces. Il est très utile dans les cas de douleurs névralgiques.   J.B.

LIQUEURS. (V. *alcool*.)

LITHARGE. (V. *plomb*.)

LOBE, LOBULE. (anat.) s. m. en grec *lobos*, de *lambano* je prends, relief arrondi formé par un organe quelconque ; lobule en est le diminutif. C'est ainsi que l'on dit les lobes du poumon, du foie. (V. ces mots) et le lobule de l'oreille (V. *Oreille*.)

LOBÉLIE (bot. et mat. méd.) s. f. *lobelia syphilitica* Cardinale bleue ; on donne ce nom à une plante de la famille des campanulées Juss., syngénésie monogamie de Linné, qui fait partie d'un genre auquel elle a donné son nom ; quelques botanistes ont voulu détacher ce genre de la famille des campanulées pour en faire une famille à part, sous le nom de Lobéliacées. Le nom de cette plante lui vient de Lobel, célèbre botaniste flamand auquel elle fut dédiée. Originaire de l'Amérique Septentrionale, elle est herbacée, sa tige est droite et haute de 50 centimètres environ, ses feuilles sont alternes, sessiles, lancéolées, sinueuses sur les bords, légèrement pubescentes ; les fleurs sont violettes et forment une épi à la partie supérieure de la tige, leur corolle est monopétale, irrégulière et fendue, les cinq étamines sont soudées entre elles par les filets et les anthères ; le fruit est une capsule globuleuse couronnée par le limbe du calice à deux loges polyspermes et à deux valves comme toutes les plantes de ce genre. La lobélie syphilitique contient un suc visqueux qui est âcre mais qui n'est pas un poison actif, comme dans plusieurs autres espèces de ce genre tels que la *L. cardinalis, L. longiflora, L. tupa.* Elle fut introduite en Europe vers 1750 par Kalm qui disait que les propriétés antisyphilitiques de cette plante lui avaient été révélées par un vieux chef sauvage. Kalm et Linné firent des essais sur la lobélie et la prônèrent en Suède. Plus tard Hovermann l'introduisit en Allemagne ; Dupeau la préconisa en France en 1780 ; M. Boissel, dans ces derniers temps, en a fait l'analyse et il a trouvé qu'elle contient une matière grasse de consistance butyreuse, une matière sucrée, du mucilage, du malate acide de chaux, du malate de potasse, des traces d'une matière amère et quelques sels inertes

Les racines qui sont les seules parties employées, sont sèches, de la grosseur du petit doigt d'un gris cendré, striées longitudinalement ; la cassure est jaune, comme feuilletée et offre des cavités rayonnantes. La saveur est d'abord légèrement sucrée, puis un peu âcre ; l'odeur est faiblement aromatique. Ces racines s'emploient en décoction à la dose de 16 à 32 grammes (une à deux onces) pour deux litres d'eau ; on dit que dans l'intervalle de 3 semaines, elle guérit les affections syphilitique. Cette décoction s'emploie aussi en lotion sur les parties ulcérées: Donné à faible dose, cette décoction excite la transpiration, à dose plus élevée, elle détermine la diarrhée et même le vomissement. Malgré tout le bien que l'on a dit autrefois de cette plante, on s'accorde aujourd'hui à la regarder comme un moyen peu sûr. Il serait peut-être utile de faire de nouvelles expériences à ce sujet.

J. B.

LOCHIES. (accouch.), s. f. p. Après la délivrance, il survient trois ordres de phénomènes, en apparence morbides, quoiqu'ils soient une suite naturelle et indispensable d'un accouchement heureux ; ce sont les tranchées puerpérales, la fièvre de lait, et les lochies. Sous ce dernier nom, on désigne un flux vaginal, qui commence immédiatement après l'issue du placenta et dure jusqu'à ce que la matrice, revenant sur elle-même, retourne à son état naturel. Il y a trois espèces de lochies qu'on appelle vulgairement *rouges*, *claires* et *blanches*, ou plutôt il y a trois temps différents dans la durée de cet écoulement, d'abord formé de sang pur, et qui, vingt-quatre ou trente-six heures après les couches, devient séro-sanguinolent, pour prendre enfin l'apparence purulente, lorsque la fièvre de lait se déclare. Voilà le cours ordinaire ; mais les exceptions sont nombreuses. Rien de plus variable, sans même qu'il y ait maladie, que l'apparence, la consistance et la durée des lochies. On a vu l'écoulement rouge cesser presque aussitôt et reparaître après le quatrième jour ; il est plus habituel encore de voir l'écoulement puriforme se prolonger indéfiniment et dégénérer en une véritable perte blanche. Tous les auteurs de traités d'accouchements ont des exemples à citer de ces anomalies qui, maintenues dans certaines limites, n'ont pas donné lieu à des accidents graves.

Il est facile de s'expliquer l'apparition des lochies et les changements qu'elles subissent, en se reportant à l'état de la matrice après l'accouchement. On sait que, pendant la grossesse, en même temps que la cavité de cet organe s'agrandit, les parois en deviennent plus épaisses et plus charnues. Or, le premier effet du retour des parties à leur état normal, doit être de vider les vaisseaux de l'excès du fluide sanguin ; de là les lochies rouges, qui, comme tous les écoulements de cette nature, finissent par être séreuses ; il se fait ensuite sur la muqueuse de l'utérus un travail d'inflammation éliminatoire, qui débarrasse cette membrane du détritus des enveloppes fœtales, et la ramène à son état primitif, par le flux des lochies purulentes.

D'après un calcul approximatif, le retour complet de la matrice à son type normal doit être placé entre la sixième et la huitième semaine, époque de la réapparition des règles.

Les lochies formant, comme il a été dit, une fonction naturelle et salutaire, leur suppression doit, dans toutes les circonstances, être regardée comme un accident grave ; elle peut même, par elle seule, devenir une cause active de maladie. Ainsi, quand une affection morale, vive et triste, l'impression de l'air froid sur les membres inférieurs, leur immersion dans l'eau, arrête l'évacuation, cette suppression donne secondairement lieu, surtout chez les femmes récemment accouchées, à des maladies dont les plus fréquentes et les plus dangereuses sont la métrite et la péritonite. On doit alors, au traitement habituel de ces nouvelles affections, joindre, comme moyens auxiliaires importants tous ceux qui peuvent provoquer le retour de l'évacuation supprimée, et ne pas oublier que le mal, par la nature même de sa cause, prenant facilement alors le caractère inflammatoire, c'est aux moyens anti-phlogistiques qu'il faut accorder la préférence. Voilà pourquoi les substances emménagogues, comme la rhue, le seigle ergoté, etc., et d'autres qui sont toutes plus ou moins excitantes, ne peuvent être employées qu'avec de grands ménagements ; au contraire, les pédiluves chauds et prolongés, la saignée au pied, l'application de sangsues sur les grandes lèvres, de vésicatoires et de ventouses sur les cuisses, moyens par eux-mêmes sans danger, suffisent souvent pour amener le résultat désiré.

Dans les maladies puerpérales, dont la suppression des lochies n'est pas la cause, mais seulement le symptôme, le défaut de cet écoulement est toujours une complication fâcheuse ; aussi faut-il faire, des moyens propres à provoquer son retour, une des principales indications curatives. Ceux qui ont été indiqués plus haut peuvent encore servir, en ayant soin de les modifier, suivant les temps et la nature de l'affection. Il y a cependant à ce sujet cette observation pratique à faire, que les fièvres les plus légères, celles mêmes qui aident les efforts de la nature médicatrice, ont pour effet de suspendre ou de ralentir les écoulements. Lors donc qu'elle ne se présente pas d'ailleurs avec des symptômes pernicieux, on ne doit pas donner à la suppression des lochies plus d'importance qu'elle ne mérite. Dans la fièvre de lait surtout où leur cessation momentanée est si fréquente qu'elle n'y est pas regardée comme maladive.

La diminution des lochies n'est pas d'ailleurs le seul vice de cette fonction qui peut aussi pécher par un excès dans la quantité et la durée du fluide répandu. Il y a des femmes qui, à chaque couche, perdent par les lochies des flots de sang. La limite qui sépare ce flux immodéré d'une véritable hémorrhagie est difficile parfois à reconnaître, mais dès qu'il arrive à produire une grande faiblesse et des symptômes nerveux, son danger est le même, ou du moins de même nature, et l'on doit y parer par des moyens semblables.

CAFFE.
Docteur en médecine, ancien chef
de cliniques des hôpitaux.

LOCOMOTION (*physiol.*). s. m. On appelle ainsi, en physiologie, la fonction par laquelle le corps des animaux résiste à l'action de la pesanteur qui tend à l'entrainer vers le sol, et peut se déplacer et se transporter d'un lieu dans un autre, par la quelle enfin les différentes parties peuvent se mouvoir les unes sur les autres. Ainsi envisagé le terme est très-complexe; et si l'on s'en rapporte à l'étymologie (*locus* lieu, *motus* mouvement), on voit qu'il a été détourné de son acception véritable qui ne doit exprimer que le transport du corps d'un lieu dans un autre. Tel est le sens que nous adopterons dans cet article, ou nous nous occuperons de la marche proprement dite de la course et du saut. Renvoyant au mot *Attitude* ce qui concerne le mécanisme par lequel l'homme se maintient en équilibre.

La fonction qui nous occupe est accomplie par un certain nombre d'organes dont l'ensemble constitue l'appareil de la locomotion : ces organes sont les os, les cartilages, les ligamens, les muscles, les tendons, les aponévroses (V. ces mots). Pour que le corps se meuve, il faut que les muscles se contractent; alors les os sont entrainés hors de la situation qu'ils occupaient, et le membre dont ces derniers constituent la charpente est lui-même déplacé. Dans ce phénomène, les os jouent un rôle entièrement passif, ils font, comme on le voit, les fonctions de leviers.; aussi les auteurs qui se sont occupés de mécanique animale, ont-ils rapproché le jeu des différents os les uns sur les autres de celui des diverses sortes de leviers, et ils n'ont pas toujours été heureux dans leur comparaison comme les travaux récents et spécialement ceux de M. Gerdy l'ont démontré.

A ne regarder que le volume des muscles et la force avec laquelle ils se contractent, on pourrait croire que l'impulsion du mouvement communiquée aux os est beaucoup plus considérable qu'elle ne l'est en effet. Pour peu que l'on réfléchisse à la manière dont les choses se passent, on comprendra qu'il doit y avoir un déchet considérable dans l'effort que produit la contraction. Ce déchet tient spécialement à l'obliquité sous laquelle le muscle vient s'insérer à l'os : plus cette obliquité sera considérable moins l'effort sera puissant et *vice versa*. Ainsi, pour prendre un exemple, les énormes masses musculaires qui meuvent la jambe sur la cuisse venant s'insérer très obliquement, presque parallèlement même aux os de ces organes la puissance qu'elles déploient en se contractant est perdue en grande partie; tandis que le muscle masseter qui de l'arcade zygomatique tombe perpendiculairement sur l'os de la machoire inférieure rapproche celle-ci de la supérieure avec une force qui n'a presque rien perdu de son intensité.

Passons aux principaux mouvements.

1° *De la marche*. — On désigne sous ce nom, l'ensemble des phénomènes qui se manifestent chez l'homme, (et un grand nombre d'animaux) lorsqu'il change de place sans que ses membres cessent de presser le sol. Les premiers mouvemens se font sous l'influence de la volonté, mais bientôt l'instinct seul les dirige.

Dans la marche, il y a à considérer les mouvemens des membres inférieurs. Ceux du tronc et ceux des membres supérieurs. Ces derniers ne sont pas indispensables à la progression, mais ils s'observent surtout quand la réflexion n'a point de part à la coordination des mouvements.

Supposons l'homme debout, immobile, les pieds joints ensemble dans la position du soldat sous les armes : il veut marcher, le pied gauche fait un effort pour s'étendre, mais la résistance du sol s'y oppose, le mouvement est donc transmis en sens inverse à la jambe, delà à la cuisse, puis au tronc qui se trouve poussé de bas en haut et de gauche à droite. Alors tout le poids du corps qui était réparti sur les deux membres se trouve rejeté sur la cuisse et la jambe droite, le membre abdominal gauche en est délivré, le pied correspondant se détache du sol, la cuisse se fléchit en avant sur le bassin, la jambe s'étend sur la cuisse, et le pied porté en avant va s'appliquer sur le sol; au moment précis où il s'y repose, le poids du corps se reporte de son côté, le pied droit devenu libre se porte à son tour en avant et ainsi de suite.

En même tems le bassin et les épaules exécutent un mouvement de rotation en sens inverse, de telle sorte que l'épaule droite est portée en avant tandis que la hanche est saillante dans la même direction, des inflections latérales du tronc produisent des abaissemens alternatifs des épaules. Enfin, les membres supérieurs se meuvent, en quelque sorte instinctivement en forme de balancier et d'une manière régulièrement alternative avec ceux des membres inférieurs.

L'homme peut marcher à droite, à gauche, se tourner brusquement de l'un de ces côtés, en tournant le tronc dans la direction qu'il veut suivre; alors une des jambes reste immobile et sert de pivot, l'autre décrit autour de celle-ci un arc de cercle d'autant plus grand que la déviation est plus considérable. Si l'on veut reculer, ce sont les phénomènes de la marche en sens inverse : mais alors une prudence instinctive empêche le corps de retomber lourdement sur le pied qui va se poser sur le sol, il ne s'y porte que lorsque le pied est bien solidement appuyé. Lorsque l'on marche sur la glace ou sur un parquet glissant, on fait de très-petits pas, et en voici la raison : si les enjambées étaient larges le pied venant frapper très-obliquement la surface polie, glisserait sur celle-ci, et l'individu tomberait ; tandis qu'en faisant les pas très rapprochés on frappe toujours le sol perpendiculairement à sa surface. Si l'on descend un plan incliné la progression est alors très facile parceque la gravité tend d'elle-même à porter le poids du corps en avant. Le contraire a lieu lorsqu'on monte. L'homme qui marche sur une surface très-étroite, une corde tendue par exemple, fixe toujours les yeux sur celle-ci afin que le centre de gravité soit toujours maintenu dans une direction bien verticale. Les bateleurs qui dansent sur la corde, se servent d'un balancier qu'ils portent à *droite* ou à *gauche* suivant que le centre de gravité passe à *gauche* ou à *droite*.

Telles sont les principales remarques que présente l'histoire de la marche.

2° *Du saut.*—Dans le saut l'homme quitte le sol et

s'élève à une hauteur plus ou moins considérable soit verticalement soit obliquement. Ce phénomène résulte de la flexion et du redressement brusque et violent des articulations. Ainsi la jambe se fléchit en avant vers le dos du pied, la cuisse en arrière sur la jambe, le tronc en avant sur la cuisse et même quand l'effort est très grand le corps se courbe en avant. L'homme ainsi replié sur lui-même étend vivement toutes les articulations et tout le corps tend aussitôt à se redresser. Comme dans ce mouvement les membres inférieurs repoussent en haut et en avant le tronc en même temps qu'ils pressent sur le sol; celui-ci résiste, le corps se trouve chassé en avant et en haut absolument comme une verge flexible que l'on appuie sur le sol en la courbant : si l'on vient à ne plus presser sur son extrémité supérieure, elle réagit par l'extrémité inférieure et se trouve lancée en l'air. Au moment où l'homme retombe, il fléchit de nouveau ses articulations afin de briser la force du choc. Quand le saut a eu lieu en avant, la force d'impulsion n'étant pas entièrement détruite au moment de la chute, on est obligé de faire encore quelques pas afin de l'épuiser entièrement.

3° *De la course.*—La course est un mode de progression dans lequel l'homme touche et quitte alternativement la surface du sol ; elle se compose des éléments de la marche et du saut. Ainsi, le coureur décrit en l'air un trajet parabolique, retombe pour s'élancer de nouveau, et ainsi de suite. Cette succession de phénomènes est accomplie par les mouvements qui servent à la marche, mais, comme nous l'avons dit, auxquels se joignent les extensions brusques et saccadées de la saltation. L'agitation des membres supérieurs en sens inverse des inférieurs semble ajouter quelque chose à la rapidité de la course. Ici les phénomènes d'équilibre sont très difficiles à conserver aussi les chutes y sont-elles baucoup plus fréquentes que dans la marche. Elles sont favorisées par la rapidité de la course qui accroit la force centrifuge, et, par la nature même de ce genre d'équilibre qui est propre aux corps en mouvement et qu'en physique on nomme équilibre non stable.

4° *Du nager.*—L'homme est parvenu à se soutenir et à se mouvoir sur l'eau en la frappant d'une manière continue de ses mains et de ses pieds alternativement étendus. Alors le fluide violemment repoussé réagit à son tour et soutient le corps. Le nager est très fatigant surtout pour les personnes maigres qui ayant une pesanteur spécifique plus considérable, ont des efforts beaucoup plus grands à faire pour ne pas aller au fond. M. Gerdy a très nettement prouvé que si l'homme ne nageait pas naturellement comme la plupart des animaux, ce n'était pas à la peur qu'il fallait s'en prendre, mais bien à ce que pour lui l'exercice du nager diffère essentiellement du mode ordinaire de progression, et exige une étude à part ; ce qui n'a pas lieu pour les autres espèces.

5° *Du grimper aux arbres.*—Ici on commence par embrasser le tronc de l'arbre avec les membres supérieurs, puis étreignant fortement celui-ci, on élève le tronc, et on enveloppe l'arbre le plus haut possible avec les cuisses et les genoux, alors s'appuyant sur ces parties, le tronc se soulève et les bras vont s'attacher plus haut, et ainsi de suite

Je ne veux pas faire ici la physiologie comparée de la locomotion chez les animaux. Je rappellerai seulement que chez beaucoup de mammifères la course s'exécute avec une rapidité dont l'homme ne saurait approcher ; que le vol des oiseaux offre beaucoup d'analogie avec le nager ; et enfin, que la reptation du serpent qui s'accomplit par fois avec une vitesse incroyable est un phénomène particulier qui à son mécanisme tout-à-fait spécial. **J. P. BEAUDE.**

LOMBAIRE. (*anat.*) adj. *lumbaris* ou *lumbalis.* On désigne ainsi en anatomie ce qui appartient aux lombes. Les *artères lombaires* au nombre de quatre ou cinq de chaque côté naissent de l'aorte. Les *veines lombaires* en nombre égal vont s'aboucher dans la veine cave inférieure. Les *cinq nerfs lombaires* issus de la moëlle épinière sortent entre les vertèbres des lombes. Le *plexus lombaire* ou *lombo abdominal* est constitué par les branches antérieures des nerfs lombaires; il est placé sur les parties antérieures et latérales de la colonne vertébrale : c'est lui qui fournit les nerfs du bassin et des membres inférieurs. **J. B.**

LOMBAGO ou plutôt **LUMBAGO** (V. *Rhumatisme.*)

LOMBES (*anat.*) s. m. plur. *lumbi.* C'est ce que dans le vulgaire on nomme la région des reins, elle occupe la partie postérieure du tronc entre le dos et les fesses ou plus scientifiquement entre la partie postérieure des dernières fausses côtes et le bassin.

LOMBRIC (*zool.*) s. m. C'est une sorte de ver que l'on rencontre assez souvent dans les intestins. (V. *Vers.*)

LONG (*anat.*) adj. *longus.* On qualifie ainsi toute une classe d'os qui se distingue des os courts et des os plats, tels sont les os des membres (le fémur, le tibia, et le péroné, l'humérus, le radiu et le cubitus.) les côtes etc. On caractérise également par cette épithète certains muscles des membres ou du tronc. Longs extenseurs et longs fléchisseurs par opposition aux courts extenseurs et courts fléchisseurs. Il y aussi le muscle long du cou le long dorsal etc. **J. B.**

LONGÉVITÉ (*physiol.*) s. f. On appelle *longévité*, de *longa vita*, *macrobiotie* du grec *macros bios*, la prolongation de la vie, chez certains individus, au-delà des limites généralement imposées à leur espèce. Ces limites, qui varient peu parmi les individus offrent au contraire les plus grandes différences si l'on compare entre elles les différentes espèces végétales ou animales. Ainsi, tandis que certaines plantes cryptogames meurent en un jour, il faut au baobab plusieurs milliers d'années pour parvenir à son plus haut degré d'accroissement.

Parmi les végétaux qui vivent le plus long-temps, il a été reconnu, soit d'après la grosseur du tronc, soit d'après les traditions historiques (Decandolle, *Physiologie végétale*), qu'un orme peut vivre 335 ans; un cyprès, 350; un cloeirostémon, 400; un lierre, 450; un érable, 500; un mélèze, 576; un châtaignier, 630; un olivier, 700; un platane, 720; un cèdre, 800; un tilleul, 1100; un chêne, 1500; un if, 2000; un baobab, 5000; et un cyprès de Virginie, 6000.

Nous ne parcourerons pas la liste des plantes intermédiaires à celles qui vivent depuis plusieurs heures jusqu'à plusieurs siècles, mais nous dirons que les végétaux vivent d'autant plus long-temps que leur structure est plus compliquée, leurs sucs plus résineux, leur tissu plus serré, leur fructifi- cation plus tardive et leur fécondité moins grande.

On observe dans le règne animal des différences analogues, quant à la durée de l'existence, de- puis certains infusoires, qui ne vivent pas plus de six heures, jusqu'à certains genres de baleines qui, dit-on, vivent plus de mille ans.

En général, d'après les observations des natu- ralistes, le puceron vit un mois; l'araignée un an; le polype, deux; l'huître, trois; le rat, le moi- neau, quatre; le hanneton, cinq; le coq, la per- drix, le chat, dix; le cochon, le sanglier, le chien, le paon, vingt à vingt-cinq; les bêtes à corne, vingt à trente; le cheval, trente à cinquante; l'oie, le ramier, cinquante; le lion, l'ours, l'anguille, l'âne, cinquante ou soixante; le mulet, qua're- vingts; le perroquet, le corbeau, le cygne, le mi- lan, le chameau, la tortue, la carpe, cent; le vau- tour, le faucon, l'éléphant, deux cents; l'esturgeon, le brochet, deux ou trois cents; enfin, d'après Buffon, la baleine, mille.

Quoiqu'il soit impossible de signaler les causes si diverses qui influent sur la durée de l'existence chez les animaux, surtout à l'état de domesticité, on peut dire cependant, d'une manière générale, qu'ils vivent d'autant plus long-temps que leur taille est plus élevée, leur charpente osseuse plus solide, leur accroissement moins rapide, leur vie plus libre, la gestation plus longue et la fécondité moins grande.

Quant à la vie humaine, objet spécial de notre étude, il nous faut, tout d'abord, en tracer les limites ordinaires, si nous voulons en déterminer la durée exceptionnelle, et c'est une appréciation qui, pour être rigoureuse, présente de grandes difficultés.

Les anciens philosophes, qui calculaient d'après la périodicité du mouvement de la terre, ou d'après les nombres 3 et 7 regardés comme fondamentaux, fixaient cette durée de la vie normale, les uns à 70, les autres à 72, les autres à 84 ans.

D'après une théorie développée tout récemment par Burdach, la durée normale de la vie serait de *soixante-seize ans trois semaines et trois jours.*

Si, à défaut de théorie irréprochable, nous nous en rapportions, sans contrôle, aux tables de mor- talité, nous trouverions que l'époque normale de la mort chez l'homme coïncide avec l'année de la vie pendant laquelle la mortalité absolue est le plus considérable; mais cette époque répondant à la première année de la vie, on ne peut admettre que ce soit là le terme naturel, puisque la vie doit

se prolonger pendant plusieurs âges, et il faut nécessairement combiner les résultats des diffé- rentes tables pour déterminer l'époque normale de la mort. Après la première année, la mortalité diminue pour augmenter ensuite, et la plus grande proportion à laquelle elle arrive après celle de la première année correspond, terme moyen, à la soixante-dixième année.

Les données établies par Buffon règlent ainsi la vie moyenne :

Un sujet de 10 ans a encore d'existence probable 40 ans; à vingt, 33; à trente, 28; à quarante, 22; à cinquante, 16; à soixante, 11; à soixante-dix, 6; à soixante-quinze, 4 1⁄2; à quatre-vingts, 3 1⁄2; à quatre-vingt-cinq, 3.

On voit par tous ces détails quelle différence on doit établir entre la durée *normale*, la durée *moyenne* et la durée *probable* de la vie. La *durée normale* est fixée d'après les lois physiologiques; la *durée moyenne* d'après les statistiques générales; la *durée probable* d'après la détermination de l'âge d'un nombre donné d'individus. La *durée normale de la vie* ne peut varier que selon les modifications physiologiques des races, tandis que la *durée pro- bable* et la *durée moyenne* varient suivant les modi- fications hygiéniques. Ainsi, la mortalité qui était à Paris, suivant Villermé, de 1 sur 17 au qua- torzième siècle, fut de 1 sur 26 au dix-septième, de 1 sur 32 au dix-huitième, et d'après Benoiston de Châteauneuf, elle est de 1 sur 39 au dix-neu- vième.

La même décroissance dans la mortalité se re- marque dans les autres statistiques, comme on peut le voir par les proportions suivantes qui, d'après Odier et Schubler, ont régné successivement à Genève et dans le Wurtemberg :

	Durée probable de la vie.		*Durée moy.*	
Au 16e siècle	4 ans	9 m.	18 ans	5 m.
Au 17e,	7	11	23	4
1re moitié du 18e	27	3	32	8
2e moitié du 18e	32	4	33	7
1801 à 1813,	37	10	38	6
1815 à 1826,	45	10	38	10

En combinant ensemble les données d'après les- quelles sont déterminées la durée normale et la durée moyenne de la vie, on arrive à fixer à soixante-douze ans l'époque normale de la mort; tous les cas de prolongation de la vie au-delà de ce terme doivent donc être rangés parmi les cas de *longévité.* Heureusement pour nous ces cas sont assez fréquents pour que chacun ait l'espoir de grossir la liste des exemples.

Parmi tous les exemples de longévité, le plus ancien est nécessairement celui qui se rapporte à notre premier père qu'on dit avoir eu 900 aunes de hauteur et mille ans d'existence, mais les natura- listes ont prouvé que les prétendus os de géans trou- vés dans le sol étant des os de rhinocéros et d'élé- phants, et les Théologiens ont clairement démon- tré que l'année des ancêtres d'Abraham se com- posait de trois mois seulement, qu'elle en eut huit après ce patriarche, et douze après Joseph. Il serait impossible, sans cette *interprétation de* la chronologie des anciens, de concevoir pourquoi la vie aurait été abrégée immédiatement après le déluge, et pourquoi les patriarches ne se mariaient qu'à soixante et même cent ans. D'après les nouveaux calculs indiqués par Hensler, tous ces faits de l'Histoire Ancienne deviennent faciles à interpréter; les seize cents années qui ont précédé le déluge se trouvent réduites à quatre cent quatorze, et les neuf cents ans de Mathusalem, à deux cent trente-trois environ, âge qui n'est plus incroyable, puisqu'en 1825, un vieillard livonien mourut à *deux cent deux ans*. Abraham, Isaac, Jacob, Ismaël, vécurent plus de cent trente ans; Moïse, cent vingt; Joseph, Josué, cent dix; le grand-prêtre Elie, le prophète Siméon, quatre-vingt-dix. Solon, Platon, Anacréon, quatre-vingts; Epiménide, cent cinquante-sept, etc.

D'après les renseignements donnés par Pline sur la longévité chez les Romains, on sait qu'en l'an 76 de notre ère, il existait dans la partie de l'Italie comprise entre le Pô et les Apennins, 124 individus âgés de plus de cent ans, savoir : 54 de cent ans, 57 de cent dix; 2 de cent vingt-cinq; 4 de cent trente; 4 de cent trente-cinq, et 3 de cent quarante.

On voit donc que chez les Hébreux, chez les Grecs et chez les Romains, la durée de la vie était à peu près la même qu'aujourd'hui, et si d'un côté les exemples de longévité sont un peu moins fréquents aujourd'hui qu'autrefois, sans doute à cause du relâchement des mœurs, d'un autre côté, la durée moyenne et la durée probable de la vie ont augmenté en raison des progrès de la médecine et de l'hygiène publique.

Sans recourir d'ailleurs à des époques si éloignées, nous trouvons dans les annales des temps modernes des exemples authentiques aussi remarquables que ceux dont nous avons parlé plus haut. Ainsi, en 1670, mourut âgé de cent soixante-neuf ans, H. Jenkins qui s'était trouvé à la bataille de Flowden-field, en 1503, c'est-à-dire à l'âge de 12 ans. Sa dernière profession fut celle de pêcheur, et âgé de plus de cent ans, il avait encore assez de vigueur pour nager dans les courants les plus rapides.

Thomas Parre, du comté de Shrop, en Angleterre, épousa à 120 ans, en secondes noces, une veuve qui assura avoir eu fréquemment les preuves les plus incontestables de sa virilité. Il avait 152 ans lorsque le roi voulut le voir et le fit venir à Londres, où il mourut en 1635, peu de temps après son arrivée. Le célèbre Harvey, qui en fit la nécropsie, trouva tous les organes parfaitement sains; les cartilages des côtes n'étaient même pas ossifiés comme ils le sont ordinairement chez les vieillards.

Un Polonais des environs de Polozk se remaria en troisième noces à quatre-vingt-treize ans, et eut encore des enfants; en 1796, âgé de cent soixante-trois ans, il était bien portant et dispos; son petit-fils le plus âgé avait 95 ans, et son plus jeune fils 62.

Jean Surrington, Norwégien, mourut à cent soixante ans, ayant un fils de cent trois ans et un autre de neuf ans seulement.

L'Ecossais Kintigern et le Hongrois Czartan arrivèrent à près de cent quatre-vingts ans; mais l'exemple le plus remarquable de longévité est celui du vieillard livonien dont je parlais plus haut, et qui mourut en 1825 à l'âge de *deux cent deux ans*. Un exemple si rare d'une longévité aussi marquée aurait besoin des preuves les plus évidentes pour être admise sans restriction; nous ferons seulement ici la remarque que c'est ordinairement dans les pays où l'état civil des habitans n'est pas rigoureusement tenu, dans des villages, que ces exemples de longévité extraordinaire se sont observés.

Quant aux simples centenaires, le nombre en est assez grand, soit en France, soit à l'étranger. certains départements du milieu et du midi de la France en ont proportionnellement un nombre très-important.

Haller, qui a rassemblé la plupart des exemples connues de longévité, établit la proportion suivante : plus de *mille* exemples d'individus morts de cent à cent dix ans; *soixante* de cent dix à cent vingt; *vingt-neuf* de cent vingt à cent trente; *quinze* de cent trente à cent quarante; *six* de cent quarante à cent cinquante; *un* à cent soixante-neuf.

Sans doute le chapitre le plus utile d'un traité d'hygiène serait celui où l'auteur, ayant compulsé comme Haller tous les cas de longévité, aurait analysé les conditions dans lesquelles ils se sont produits, et aurait déduit de cet examen les règles certaines d'une longue vie. Malheureusement il suffit de parcourir la liste des centenaires pour voir dans quelles circonstances diverses ils se sont trouvés sous tous les rapports en général.

Quel rapprochement établir entre Sara et Livie, entre Pythagore et Anacréon, entre Diogène et Isocrate, entre Pindare et Zénon, Justinien et saint Jérôme, Auguste et Tibère, Euler et Frédéric II, entre Longueville, qui se remaria dix fois, et Newton qui mourut chaste célibataire; quel rapprochement établir entre tant d'autres, enfin qui, malgré des positions si différentes, et un genre de vie si opposé, parvinrent à l'extrême vieillesse.

Sans contredit il y a, toutes choses égales d'ailleurs, plus de chances de longévité pour ceux qui, par position et par habitude, jouissent d'une vie calme et méthodique, mais ceux qui sont forcés à une hygiène toute contraire peuvent se rassurer, car si nous voyons saint Antoine et saint Paul vivre cent treize ans dans l'abstinence et dans une complète solitude, nous voyons d'un autre côté l'actrice Luceia, qui débuta fort jeune sur les théâtres de Rome, jouer pendant un siècle entier, et paraître encore à cent douze ans sur la scène; et Galéria Copiala, actrice et danseuse à la fois, remonter sur le théâtre quatre-vingt-dix ans après son début pour complimenter Pompée, et plus tard y paraître une dernière fois au couronnement d'Auguste.

Toutefois, hâtons-nous de le dire, ces exemples de longévité, au milieu des agitations de toute nature, sont assez rares, et quoiqu'il soit très-difficile de déterminer en peu de mots les règles si variées, si nombreuses d'une longue existence, on peut cependant les résumer d'une manière générale dans ces bons conseils que donnait, en mauvais latin, l'école de Salerne au roi d'Angleterre;

Si vis incolumem, si vis te reddere sanum

Parce mero ; cœnato parum ; non sit tibi vanum
Surgere post epulas , somnum fuge meridianum ;
Ne mictum retine, ne comprime fortiter anum ;
Curas tolle graves ; irasci crede profanum ;
Hæc bene si serves, tu longo tempore vives (1).

Fontenelle a été plus laconique encore et plus juste peut-être que l'école de Salerne, en limitant à deux seulement les conditions d'une longue vie, savoir : *Un bon estomac* et *un mauvais cœur*; et si l'on voulait du reste un axiome plus complet et plus bref tout à la fois que ceux de Fontenelle et de Jean de Milan, on le trouverait dans ce principe fondamental de la macrobiotique : *omnia mediocria ad vitam prolongandam*.

On conçoit que je prends ici l'hygiène dans son acception la plus large, et que loin de la réduire à la détermination du régime alimentaire, on doit l'étendre aux lieux, à l'air, à la veille, au sommeil, à l'exercice, au repos, aux maladies, à la convalescence, aux passions de l'âme, aux travaux physiques, aux travaux intellectuels, etc.

Outre tous ces agents, il est sans contredit des qualités climatériques, continuelles et héréditaires, qui ont une influence immense sur la durée de la vie et sur lesquelles notre volonté est impuissante, mais en dehors de ces circonstances de race, de descendance et de climat, nous pouvons commander à toutes les autres, dans presque toutes les positions, c'est-à-dire, en résumé, que l'observation intelligente des règles hygiéniques est la première de toutes les conditions pour atteindre ou pour dépasser les limites normales de la vie, c'est-à-dire pour arriver à la longévité.

LANDOUZY, de Reims.
Membre correspondant de l'Académie de médecine.

LOOCH (*pharm.*). s. m. (V. *Potion.*)

LOTION (*hyg.* et *thérap.*), s. f., en latin *lotio*, action de laver. On donne ce nom à des lavages qui sont faits sur la peau ou sur des organes malades. Les lotions sont hygiéniques ou médicamenteuses. Les lotions hygiéniques sont faites avec de l'eau simple ou aiguisée par des liqueurs alcooliques ou aromatiques, telles que diverses eaux spiritueuses ou des vinaigres de toilette ; ce n'est qu'avec discrétion que l'on doit user de ces diverses préparations surtout lorsque ces lotions sont faites sur des lieux où les membranes muqueuses sont à nues, car elles entretiennent quelquefois une irritation chronique dans ces organes. En général, dans les lotions de toilette et de propreté, il faut seulement aromati-

(1) Ce que l'on peut traduire en français analogue et en style de Mathieu Lænsberg :

Si tu veux éviter de devenir malade,
Épargne le vin pur ; soupe légèrement ;
Fais après ton repas un peu de promenade ;
Ne dors pas dans le jour. Observe strictement
De ne pas retenir l'urine en ta vessie,
Mène exempt de chagrins une paisible vie,
Redoute la colère et tout emportement....
Si tu suis mes conseils tu vivras longuement,
E. B.

ser l'eau ; l'addition d'une quantité trop considérable des liqueurs dont nous venons de parler ne peut offrir que des inconvénients.

En médecine, les lotions sont pratiquées le plus ordinairement avec des liquides émollients. Dans les ophthalmies, on pratique des lotions sur les yeux avec des collyres souvent excitants ; dans les affections syphilitiques, on emploie quelquefois des lotions pour laver les ulcérations ; dans les maladies de la peau, les lotions sont employées avec avantage et prolongent pour les parties malades, sur lesquelles on les applique, les effets des bains. Les lotions froides sont employées comme moyens réfrigérents et il en a été parlé aux mots *Froid* et *Irrigation*. On a donné par extension, ainsi que cela se pratique souvent en pharmacie, le nom de *Lotion* au médicament qui sert à les pratiquer; ainsi on dit, pour désigner ces médicamens, lotion *mercurielle*, lotions *émollientes*.   J. B.

LOUPE (*path. chir.*) s.f., en latin, *lapia*. Les loupes sont des tumeurs circonscrites, indolentes, développées sous la peau et constituées par une matière plus ou moins consistante, renfermée dans une enveloppe spéciale ou dans les mailles du tissu cellulaire. Il ne faut pas perdre de vue ce caractère distinctif des loupes d'être situées superficiellement. On ne doit donc pas les confondre avec les différentes sortes de tumeurs et les kystes renfermés dans les grandes cavités ou dans le sein des parenchymes.

Les loupes peuvent être revêtues d'une tunique propre ou kyste, ou bien, au contraire, en être dépourvues : ce kyste est une enveloppe membraneuse qui contient la matière de la loupe. Ce caractère sert de base à la division adoptée par les auteurs.

1° Les *loupes non enkystées* sont de deux sortes. On appelle *lipomes*, des tumeurs formées de la graisse un peu endurcie contenue dans le tissu cellulaire dont les cellules se trouvent ainsi distendues. D'autres sont constituées par de la graisse altérée dans sa texture, mêlée avec une matière albumineuse analogue à du blanc d'œuf cuit. Cette graisse a perdu sa couleur jaune naturelle, elle est blanche, dure, semblable à du suif. La masse totale est d'une élasticité et d'une consistance notable : ce sont les *stéatômes*. Le stéatôme passe assez facilement à l'état cancéreux, et beaucoup d'auteurs le regardent comme le lipôme dégénéré.

Ces tumeurs se développent assez souvent sous la peau qui revêt la région du dos, plus rarement sous celle de la poitrine, quelquefois au cou et aux membres.

Autour du lipôme et du stéatôme est une couche un peu condensée de tissu cellulaire lamelleux, mais qui ne forme pas membrane. Ces tumeurs peuvent devenir énormes, on en a vu du poids de quinze à seize livres, et notez qu'elles sont formées de graisse, substance plus légère que les autres tissus de l'économie. On cite des exemples de loupes s'étendant depuis la nuque jusqu'au milieu du dos et traversalement d'une épaule à l'autre. Une fois devenu stéatômateux, le lipôme ne croît plus aussi vite ; alors à volume égal, il a plus de poids qu'une autre loupe encore à l'état de lipôme. Ces tumeurs sont traversées par des nerfs qui ne s'y arrêtent pas, et les vaisseaux sanguins qui les alimentent sont très-petits, très peu nombreux et nullement en rapport avec leur masse.

2° Les *loupes enkystées* diffèrent entre elles par la nature de la substance renfermée dans le kyste. Tantôt cette matière est blanche ou grisâtre, grumelée d'une consistance analogue à celle de la bouillie, et la tumeur prend le nom d'*athérôme;* d'autres fois elle est jaunâtre, visqueuse, demi-transparente semblable à du miel, et alors il s'agit du *mélicéris.* D'autres fois, les caractères de la matière contenue ne sont pas aussi nettement tranchés, et on y rencontre une humeur limpide, séreuse ou bien lactescente, ailleurs mêlée de sang, etc.. Dans quelques cas, la substance de l'athérôme ou du mélicéris se trouve mêlée à des poils plus ou moins longs et de couleur variable.

Il existe dans l'épaisseur de la peau de petites poches ou follicules qui secrètent une sorte d'huile destinée à rendre cette membrane plus onctueuse. Quand, par une cause quelconque, l'orifice de ces petites poches vient à s'oblitérer, la matière secrétée s'y amasse, s'y concrète, prend la consistance du suif et peut donner lieu à des tumeurs quelquefois assez volumineuses, désignées sous le nom de *tanne* (V. ce mot et *Varus*), et qu'il ne faut pas confondre avec les athérômes. Certains auteurs ont, du reste, assigné la même origine aux athérômes et aux mélicéris. Et en effet, il est assez remarquable que les loupes enkystées se montrent surtout dans les parties abondamment pourvues de follicules et de petites poches membraneuses, telles que le cuir chevelu, les paupières, la face, etc.

On ne connaît pas les *causes* sous l'influence desquelles les loupes peuvent se développer : dans certains cas, on a cru remarquer que des pressions répétées, celles des bretelles, par exemple, chez les portefaix, déterminaient l'apparition de tumeurs là où la pression avait eu lieu.

Les *symptômes* communs aux diverses espèces de loupes sont les suivants : tumeurs exactement circonscrites plus ou moins volumineuses et arrondies, indolentes, sans changement de couleur à la peau, roulant sous le doigt et d'une grande mobilité; la peau n'est adhérente que quand la maladie a fait des progrès assez considérables et qu'il y a eu un peu de phlogose. Quant aux différences suivant l'espèce, le lipôme est ordinairement très volumineux, et il marche quelquefois avec une grande rapidité. Il est mou, flasque, comme spongieux au toucher, et offre une surface bosselée, et comme formée de lobes séparés par des enfoncements qui rappellent assez bien les anfractuosités du cerveau. Le stéatôme est plus ferme, plus résistant, peu compressible, et surtout peu élastique; d'un autre côté, le mélicéris est mou, très-élastique, offrant quelquefois une fluctuation obscure; l'athérôme est moins rénitent, plus pâteux, et reprend moins promptement sa forme primitive quand il a été comprimé. Mais ce sont là des différences bien fugitives, et qu'il n'est pas toujours possible d'apprécier, d'autant plus que la consistance de la matière contenue étant très-variable, les caractères extérieurs varient en même temps. Notons, au reste, que les loupes enkystées acquièrent bien rarement les dimensions du lipôme et du stéatôme.

Les loupes enkystées pourraient être confondues avec certains kystes séreux ou bourses muqueuses remplies de liquide (V. *Kystes*), avec les ganglions (V. ce mot), avec certains abcès froids. Mais les kystes dont nous parlons et les ganglions ont des sièges spéciaux, soit auprès des articulations, soit dans le trajet des tendons. Les abcès froids ne se montrent guère que chez des sujets scrofuleux, et la considération de l'état général du sujet aide beaucoup au diagnostic.

Les tumeurs enkystées, quand elles ne sont pas enlevées, finissent quelquefois par s'ouvrir à l'extérieur et donner lieu à une fistule purulente. Le lipôme et le stéatôme, comme nous l'avons dit, sont très-susceptibles de la dégénérescence cancéreuse. Le pronostic de ces dernières est donc beaucoup plus grave que celui des loupes enkystées.

Traitement. C'est vainement que l'on essayerait de faire fondre les tumeurs dont nous parlons au moyen des topiques résolutifs les plus vantés, tels que les mercuriaux, l'iode, l'hydrochlorate d'ammoniaque, etc. Tout au plus la compression pourrait-elle agir dans le cas de lipôme récent. Il faut donc en venir à la destruction du mal, et pour cela plusieurs moyens se présentent :

1° La pusillanimité de plusieurs malades qui redoutent l'action de l'instrument tranchant a obligé les chirurgiens d'avoir recours à la *cautérisation* pour ouvrir certaines loupes enkystées, dont on cherche à obtenir ensuite la cicatrisation en cautérisant à plusieurs reprises l'intérieur avec diverses substances, telles que le nitrate d'argent, le nitrate de mercure, etc., mais le moyen est très-long, très-douloureux; il expose à des phlegmasies très-graves de la partie malade, sous l'influence des cautérisations répétées nécessaires à la cicatrisation. Le kyste peut contracter la dégénération cancéreuse, comme Boyer en cite un exemple. Il ne faut donc y avoir recours que quand, rebelle aux raisons que nous venons d'exposer, le malade se refuse à tout autre moyen et que la loupe fait des progrès alarmants. Pour le lipôme ou le stéatôme il ne faudrait pas y songer.

2° Quand le lipôme offre une base étroite, une sorte de pédicule, ce qui arrive quelquefois, on peut étreindre celui-ci au moyen d'une *ligature.* Si cette ligature n'est pas assez serrée, il en résulte une douleur qui se prolonge pendant assez longtemps; mais si la constriction est forte, de manière à désorganiser le tissu, la douleur est très-vive, mais de peu de durée. La tumeur tombe en gangrène, se sépare, et il reste une plaie ronde ou ovalaire dont la cicatrisation ne se fait pas longtemps attendre. Ce moyen est assez bon et peut être employé dans le cas indiqué (lipôme pédiculé).

3° Mais de tous les moyens le meilleur est sans

contredit l'ablation avec le fer tranchant; lorsque la tumeur n'est pas très-volumineuse, qu'elle offre, par exemple, quatre à cinq pouces de diamètre, la peau n'a pas été trop distendue, et dans ce cas, on fait une incision cruciale ou en T; on dissèque les lambeaux et on enlève la tumeur ce qui se fait ordinairement avec beaucoup de facilité et presque sans effusion de sang. Ensuite on réapplique les lambeaux et on réunit par première intention, en exerçant sur la partie réunie une compression légère. Si la tumeur est très-volumineuse, la peau a été très distendue, et en voulant la conserver toute entière, on aurait de vastes lambeaux qui, même après la rétraction, couvriraient et au-delà le fond de la plaie; il faudrait faire éprouver aux téguments une perte de substance, au moyen de deux incisions semi-elliptiques qui comprennent la partie moyenne de la tumeur. Cette perte de substance doit être calculée de telle sorte que les lambeaux, après leur rétraction, puissent fermer la plaie d'une manière exacte.

J. P. BEAUDE.

LUETTE (anat.), s. f., en latin *uva*, *uvula*, grain de raisin; en grec *staphulé*, même signification. On appelle luette une appendice en forme de doigt que présente le voile du palais à sa partie moyenne, et qui donne à l'arrière-bouche l'aspect d'une voûte partagée en deux par une sorte de clé pendante. Sa ressemblance avec un grain de raisin allongé a motivé les appellations grecques, et en latin, mentionnées plus haut. La largeur de la luette varie suivant les individus; nous verrons que dans l'état morbide, ses dimensions peuvent varier très-notablement. Enveloppée par la membrane muqueuse qui constitue le voile du palais, elle renferme des follicules muqueux fort abondans, et un muscle, le palato-staphylin. Les ovologistes affirment que cet organe se forme par deux parties latérales qui se réunissent ensuite, laissant un repli médian, indice certain de la division primordiale.

LUETTE (maladies de la). 1° *Vices de conformation*. Le premier et le plus important, c'est la division de la luette à laquelle participe ordinairement le voile du palais; cet accident a lieu quand les deux parties ne se réunissent pas pendant la vie fœtale. On y remédie au moyen d'une opération fort ingénieuse imaginée par M. Roux, et qui consiste à réunir, au moyen d'une suture, les deux portions flottantes et séparées après avoir rafraîchi leurs bords. Cette opération a été nommée staphyloraphie (réunion de la luette), d'après le résultat même que l'on se propose. Nous n'entrerons pas ici dans le détail des procédés et des instruments plus ou moins compliqués que divers auteurs ont proposés pour remplir le même but; il nous suffit d'avoir indiqué d'une manière générale ce qui constitue cette opération. (V. *Palais*.)

2° *Inflammations*. La luette s'enflamme bien rarement seule, mais elle participe aux phlegmasies de diverses natures qui affectent l'arrière-bouche; ainsi, dans les angines gutturales, on la voit rouge, tendue, gonflée, luisante, pendant plus bas que de coutume entre les amygdales qui, tuméfiées

elles-mêmes et rapprochées, les compriment quelquefois d'une manière fort incommode. Dans les angines couenneuses, la luette est quelquefois enveloppée d'une couche pseudo-membraneuse comme elle le serait d'un bout de doigt de gant. Mais dans les inflammations ordinaires, l'organe qui nous occupe est surtout infiltré de sérosité, ce qui lui donne cet aspect luisant dont nous parlions plus haut. Dans les affections syphilitiques de la gorge, la luette est souvent le siège d'ulcérations spécifiques.

3° *Engorgement, hypertrophie, chute, prolapsus de la luette*. Sous ces différents noms, on désigne un état particulier dans lequel assez souvent, à la suite d'inflammations répétées, la luette reste tuméfiée, mais surtout allongée et pend jusque sur la base de la langue. Il en résulte une titillation fort gênante qui fait éprouver au malade un besoin incessant d'avaler sa salive, la sensation d'un corps étranger dans la gorge, un crachottement continuel, et lorsqu'il y a simple engorgement séreux, quelques gargarismes résolutifs ou astringents, les solutions alumineuses, par exemple, suffisent souvent pour faire disparaître cette incommodité. On a aussi conseillé de porter sur la luette l'extrémité d'une cuiller recouverte de poivre ou de gingembre finement pulvérisés; — une légère cautérisation avec la pierre infernale est encore un très-bon moyen. Enfin, si tout échoue, mais surtout s'il y a engorgement avec induration, hypertrophie de l'organe, il vaut mieux en venir à l'ablation. Cette petite opération fort simple, à peine douloureuse, n'est suivie d'aucune hémorrhagie; c'est, en un mot, une des plus innocentes de la chirurgie. Le malade, assis sur une chaise, ouvre largement la bouche; les mâchoires sont maintenues, écartées au moyen d'un bouchon de liège interposé entre les dents, tandis qu'un aide déprime la langue avec une spatule ou le manche d'une cuiller : alors le chirurgien saisit, à l'aide d'une pince en forme de griffe, la luette procidente, et avec des ciseaux longs et étroits il la coupe d'un seul trait. Quelques gargarismes d'eau froide pure ou additionnée de quelques grains de poudre d'alun suffisent pour arrêter le suintement sanguin à la surface de la petite plaie.

BEAUGRAND,
Docteur en médecine.

LUMIÈRE (physiq.) s. m. *lux*. (V. *Météorologie*.)

LUNATIQUE. adj. de *luna* lune; nom vulgaire donné aux fous, parce que l'on a prétendu que les exacerbations ou les retours de la folie étaient en rapport avec les phases de la lune.

LUNETTES (physiq. méd.), s. f. On désigne sous le nom de lunette les divers instruments destinés étendre le champ de la vue ou à remédier à ses imperfections. Les lunettes ou les besicles sont de petits appareils dont tout le monde connaît la forme qui a varié suivant les diverses époques et les exigences de la mode; les verres des lunettes sont concaves ou convexes, ces deux formes de verres se comportent différemment avec la lumière, les verres concaves qui ont pour effet de diminuer la réfraction des rayons lumineux sont employés contre la myopie ou vue courte, infirmité dans laquelle l'œil est doué d'un pouvoir réfringeant considérable et qui a besoin d'être diminué. Les verres convexes ou lentilles sont destinés au contraire à augmenter le pouvoir réfringeant de l'œil; ils remédient à la presbytie ou vue longue et dans laquelle il faut éloigner les objets de l'œil afin de les distinguer avec netteté. On emploie aussi des verres colorés pour diminuer sur l'œil l'impression trop vive de la lumière; les verres colorés par une teinte bleue sont ceux qui doivent être préférés. Quant aux lunettes dites conserves, qui sont employées par quelques personnes comme moyen de conserver la vue, elles sont complètement sans action, car si les verres affectent l'une des deux formes dont nous venons de parler ils agissent d'une manière fâcheuse si l'œil n'a pas besoin actuellement de leur secours; et si les verres sont plats, ils sont complètement sans action sur la vision. On a varié la forme des verres faits sur les principes dont nous venons de parler, mais il faudra toujours les acheter chez de bons opticiens, car des inégalités dans les courbures ont pour résultat d'apporter des perturbations dans la vision en habituant l'œil à des perceptions vicieuses. (V. *Vision* et *OEil*) (maladie de l')   J. B.

LUPIN. (*bot.*) s. m. *lupinus*. Diadelphie décandrie de *Linn.* famille des légumineuses de *Juss.* Cette plante est très cultivée dans les contrées méridionales de l'Europe. Sa tige est annuelle, herbacée, velue haute de un à deux pieds. Les graines de lupin étaient un mets très recherché dans l'antiquité, les auteurs grecs surtout en font un pompeux éloge et les Italiens modernes ont hérité du goût de leurs ancêtres pour ce légume indigeste et peu savoureux. La farine de graine de lupin figurait autrefois parmi les quatre farines résolutives: on l'avait aussi conseillée à l'intérieur, soit en poudre contre les vers, soit en décoction contre des affections dartreuses, mais aujourd'hui cette substance n'est plus employée.   J. B.

LUPUS (*path.*), s. m. C'est le nom donné par Wilan à la dartre rongeante. (V. *Esthiomène.*)

LUXATION (*chir.*), s.f. *luxatio* de *luxarer* déboiter. Une luxation est la disjonction complète ou incomplète des surfaces articulaires d'une jointure, où se passent, dans l'état normal, des mouvements. Les changemens qui peuvent survenir dans les rapports des os naturellement soudés ensemble et immobiles l'un sur l'autre, ne sont plus des luxations, mais des diastases. Les luxations sont complètes ou incomplètes, suivant que les surfaces articulaires ont cessé entièrement de se correspondre ou qu'elles se correspondent encore par une partie de leur étendue.

Trois ordres de causes président au développement des luxations: des causes accidentelles qui déplacent brusquement et violemment les surfaces articulaires, des causes morbides qui altèrent lentement ces surfaces et leurs moyens d'u-

nion et les déplacent ou les disposent à se déplacer au moindre mouvement, au moindre effort qui viendront ensuite agir sur les os, enfin des causes originelles qui, modifiant les os à l'époque de leur formation, altèrent les surfaces articulaires dans leurs formes, dans leurs dimensions, changent leurs rapports, parfois même suppriment les parties articulaires, et, dans tous les cas, produisent la disjonction primordiale des os ou des rapports vicieux entre ces organes. De là trois ordres de luxations, luxations accidentelles ou produites par une violence quelconque, luxations spontanées ou produites par une maladie de la jointure, luxations congéniales, produites par un vice primitif dans le développement du système osseux. Les luxations spontanées n'étant qu'un des effets de certaines maladies articulaires, leur histoire rentre dans celle de ces maladies. Nous ne devons pas non plus nous occuper ici des luxations congéniales qui, dans ces dernières années, ont été le sujet de travaux assez importants sous les divers rapports de l'anatomie, de la pathologie et de la thérapeutique, pour mériter un article spécial. Nous allons donc seulement traiter des luxations accidentelles.

Il est des circonstances qui s'opposent à la production des luxations, d'abord la disposition des parties articulaires, qui, tantôt présentent des têtes arrondies, reçues dans des cavités plus ou moins profondes, tantôt des saillies et des enfoncements alternatifs, s'engrenant les uns dans les autres, tantôt des surfaces planes, susceptibles de glisser facilement l'une sur l'autre, mais alors maintenues par des liens plus puissants, eu égard surtout au volume et à la forme des os auxquels elles appartiennent; en second lieu, les capsules fibreuses et tous les moyens ligamenteux qui assujétissent les os dans leurs rapports; en troisième lieu enfin, les muscles qui environnent les jointures et qui contribuent si puissamment à assurer leur stabilité. Mais il est aussi des circonstances qui favorisent, comme causes prédisposantes générales ou locales, les déplacements des os : ainsi la grande faiblesse ou l'extrême force du système musculaire, qui, dans les premiers cas, ne peut résister aux violences extérieures et, dans le second cas, suffit lui-même à déterminer des luxations, lorsque les os sont placés dans une direction convenable; ainsi l'extrême laxité du tissu ligamenteux des jointures, certaines conformations vicieuses, congéniales ou acquises des surfaces articulaires, etc. D'ailleurs, les articulations sont plus ou moins exposées à ces désordres, suivant leur mobilité, leurs formes et leurs moyens d'union : on observe de pareils accidents bien plus fréquemment dans les jointures orbiculaires ou les énarthroses que dans les autres. Quant aux causes immédiates de luxation, ce sont tantôt des violences extérieures de divers genres, coups, chutes, tractions énergiques, tantôt la contraction violente des muscles, tantôt enfin des violences extérieures aidées par la contraction des muscles.

Quel est le mécanisme suivant lequel se font les luxations? Il varie en raison des jointures diverses, en raison des causes, en raison des circonstances dans lesquelles se trouvent placées les individus.

Toutes les fois qu'une force agissant sur les os se borne à presser directement, perpendiculairement, les surfaces articulaires l'une contre l'autre, il n'y a point de luxation possible. Il faut donc, pour qu'un pareil déplacement ait lieu, que l'impulsion soit parallèle ou au moins oblique au plan de l'une des surfaces ou des deux surfaces mobiles l'une sur l'autre. Mais il y a sous ce rapport des modifications infinies. Tantôt l'un des os qui constituent une jointure, reçoit une impulsion, suivant sa longueur, ou bien suivant son diamètre, qui l'entraîne parallèlement au plan de la surface articulaire opposée, le fait glisser sur cette surface, où il ne peut alors trouver un appui, et produit ainsi directement la luxation : par exemple, si, en descendant un escalier, on tombe sur un genou, de telle sorte que la partie supérieure du tibia fortement fléchi porte sur le bord d'une marche, le tronc restant droit et à peu près vertical, alors tout le poids du corps vient peser sur le fémur qui ne trouve d'appui ni dans le sol, ni dans le tibia dont la tête a passé derrière les condyles fémoraux, et si l'impulsion verticale est assez forte, l'extrémité inférieure du fémur peut se luxer en glissant au devant du tibia. Il peut arriver encore que les deux os, poussés transversalement à leur longueur par des forces contraires, soient ainsi entraînés simultanément en sens opposé. D'autres fois, l'impulsion reçue par un des os n'est point parallèle au plan de la surface articulaire opposée, mais seulement oblique; cette impulsion oblique se décompose en deux autres forces, l'une perpendiculaire à la surface, l'autre parallèle, et si la dernière l'emporte, une luxation encore pourra s'en suivre. Parfois dans ce cas, la luxation pourra être favorisée par la mobilité de l'os qui doit servir d'appui à celui qui reçoit l'impulsion : ainsi, par exemple, dans une chûte sur la main, le bras étant fortement écarté du corps, la tête de l'humérus est poussée contre le bord interne de la cavité glénoïde, auquel elle transmet l'impulsion qu'elle a reçue; si le scapulum n'est pas très-solidement fixé sur la poitrine par la contraction des muscles qui le maintiennent, il peut alors subir un mouvement de bascule qui rapproche des côtes son angle antérieur, incline en dedans, par cela même, la cavité glénoïde et favorise ainsi le déplacement de la tête humérale, qui tend à franchir le bord de cette cavité. Parfois aussi, dans ce cas, l'action musculaire vient s'ajouter à la violence extérieure pour déterminer un déplacement qui n'aurait pas eu lieu sans cet auxiliaire; la contraction brusque et énergique du grand pectoral peut ainsi entraîner la tête de l'humérus, alors qu'elle n'est plus soutenue que par le bord de la cavité glénoïde. Dans certains cas, même sans violence extérieure, l'action musculaire suffit pour luxer les os, ainsi qu'on l'a vu plus d'une fois pour des luxations de l'humérus, de la mâchoire inférieure, du radius, etc., soit durant des accès convulsifs, soit par de simples efforts. Il arrive alors que la luxation se produit ou par une simple action musculaire exagérée, ou par deux actions diverses et successives, dont l'une d'abord place les os dans une situation favorable au déplacement, et dont la seconde détruit brusquement les rapports articulaires.

Les luxations peuvent encore survenir par d'autres mécanismes. Ainsi, lorsqu'un os, entraîné dans un mouvement extrême, soit par une force extérieure, soit par la contraction musculaire, trouve, en un point quelconque de sa longueur, un obstacle qui arrête son mouvement de totalité, ce point là devenant alors fixe, l'os éprouve un mouvement de bascule par suite duquel l'extrémité qui, auparavant, ne faisait que glisser sur la surface articulaire correspondante, s'en détache et se luxe. Et cet obstacle, qui devient le point d'appui ou le centre du mouvement de bascule, peut être ou une éminence osseuse voisine de la jointure, ou un muscle contracté, ou un ligament, ou même une résistance extérieure. C'est ainsi que, dans un mouvement d'abduction forcée de la cuisse, le col du fémur peut être arrêté par le rebord externe et supérieur de la cavité cotyloïde, et obliger la tête qu'il porte à sortir du cotyle et à se luxer. Mais en voilà bien assez sur ce sujet; j'ajouterai seulement cette remarque, c'est que les muscles, qui sont de si puissants moyens d'union et de stabilité pour les jointures, deviennent parfois des causes auxiliaires, parfois des causes suffisantes pour produire les luxations; que les ligaments aussi, dans certains cas, en gênant les mouvements qui s'accompliraient sans fâcheux résultat, deviennent des causes auxiliaires de luxation, qu'enfin, les cavités articulaires elles-mêmes, par un mode d'action analogue, peuvent aussi quelquefois concourir au déplacement des os.

Si maintenant nous recherchons les effets ou les désordres immédiats produits par les luxations, nous trouverons, pour effets ordinaires, une déchirure plus ou moins étendue de la capsule articulaire; une déchirure complète ou incomplète des ligaments qui affermissent la jointure; parfois aussi déchirure totale ou partielle de certains muscles environnants. En outre, la rupture des petits vaisseaux qui entourent la jointure a produit un épanchement de sang répandu en quantié variable, mais habituellement peu considérable, dans les parties lésées; les os ont changé de rapports; il y a plus ou moins de tension, pour l'ordinaire, dans tous les muscles qui passent sur la jointure, et souvent quelques uns sont beaucoup plus tendus que les autres; des ligaments ou des portions ligamenteuses, non déchirés, peuvent aussi se présenter dans une grande tension, qui empêche les extrémités séparées de s'écarter davantage et contribue, avec les muscles, à les maintenir dans une situation fixe. Dans certains cas, il y a des désordres plus graves : de gros vaisseaux rompus peuvent donner lieu à une hémorrhagie dangereuse et à de vastes infiltrations sanguines; des troncs nerveux importants peuvent aussi être déchirés, contus ou comprimés seulement, et donner lieu à une paralysie passagère ou incurable; enfin, il peut y avoir une plaie pénétrant ou non dans la jointure, et par laquelle fait quelquefois saillie une des extrémités déplacées; il y a aussi parfois des fractures, et certaines luxations même, comme celle de l'avant-bras en avant, ne peuvent avoir lieu sans fracture, etc. Mais tous ces accidents graves, qui ne sont pas des effets habituels des luxations, sont, à proprement parler, des complications qui doivent être examinées à part. Du reste, ces désordres exceptionnels ne se montrent pas également à la suite des diverses luxations : il est des jointures qui exigent des violences bien plus puissantes pour être luxées, et qui par cela même présentent bien plus souvent des complications fâcheuses.

Lorsqu'une luxation vient d'être produite et qu'elle n'est accompagnée d'aucune complication grave, la jointure ne présente d'autre phénomène morbide appréciable que le déplacement des os, et un changement plus ou moins marqué dans les formes extérieures; la difficulté ou l'impossibilité des mouvements ordinaires, parfois un peu de tuméfaction, toujours la douleur et la sensibilité modérées qui résultent de la déchirure ou de la distension des parties lésées. Mais, au bout d'un temps plus ou moins long, suivant les individus, suivant l'articulation affectée, suivant l'étendue du déplacement et l'importance des désordres qui en résultent, il survient de l'inflammation. Alors la douleur et la sensibilité augmentent avec la tuméfaction, la chaleur locale s'accroît bientôt aussi, de la fièvre se manifeste avec une réaction intense. Parfois ces accidents, soit en raison des désordres existants, soit par quelque autre cause, peuvent acquérir une intensité bien plus grande et s'élever même jusqu'à déterminer des convulsions, le tétanos, la gangrène, etc. Quoi qu'il en soit, ils doivent être combattus par un traitement antiphlogistique, dont l'énergie soit proportionnée à la gravité du mal, et par des moyens appropriés à toutes les complications. Je ne dois pas ici entrer dans les détails de ce traitement. Mais toutes les fois que l'inflammation sera déclarée, si elle est intense, ce ne sera pas le moment de faire des efforts de réduction considérable. Alors, en général, on devra tâcher, par une médication convenable, de dissiper les phénomènes inflammatoires, pour en venir ensuite à remettre les os à leur place.

Si une luxation n'est point réduite, il survient dans la partie des changements remarquables. Les cavités articulaires se comblent, ou du moins diminuent de profondeur; les éminences articulaires diminuent de volume et s'altèrent dans leurs formes. Si l'extrémité de l'os luxé se repose et appuie sur un autre point de la surface de l'os dont elle a abandonné l'extrémité articulaire, elle se creuse là, par sa pression habituelle, une cavité nouvelle ou un enfoncement qui la reçoit; le tissu cellulaire environnant se condense en une membrane analogue à la synoviale, et il se produit ainsi une sorte de nouvelle articulation, dans laquelle se rétablissent en partie les mouvements de l'articulation détruite. On conçoit dès lors, que, par suite de ces divers changements et de ceux qui en sont la conséquence, les os luxés ne sont plus susceptibles, au bout d'un certain temps, d'être ramenés à leur position première et à leurs premiers rapports, ou que du moins cette réduc-

tion offrirait alors de grandes difficultés et des chances très-peu favorables. Mais quel est le terme au delà duquel on doit s'abstenir de toute tentative de ce genre? C'est ce que l'on ne saurait dire d'une manière générale. On a pu réduire certaines luxations au bout de plusieurs mois et même deux ans de durée; mais il en est qui, au bout de peu de jours, sont devenues irréductibles. En général plus une luxation est récente, et plus il est facile de la réduire.

Les signes des luxations sont nombreux, suivant les auteurs; mais ils le sont moins en réalité, si l'on fait distraction de tous ceux qui sont sans valeur. Aussi ne parlerai-je pas de la douleur, du gonflement, des sensations éprouvées par les malades, de la difficulté ou de l'impossibilité des mouvements, etc. Toutes choses qui peuvent se présenter semblables dans des cas de fracture ou de contusion. La manière dont l'accident est arrivé peut quelquefois faire présumer sa nature avec presque certitude. La direction du membre a une assez grande importance, car elle est le plus souvent différente de ce qu'on observe dans les fractures et se montre en général inclinée du côté opposé à la luxation. Les changements dans la longueur du membre me paraissent fournir des données bien moins sûres, car ils peuvent appartenir aux fractures aussi bien qu'aux luxations le plus souvent. Enfin, il est des caractères très-importants, appréciables à la vue et surtout au toucher, dans les formes de la partie lésée : l'absence d'une extrémité osseuse là où elle doit se trouver, la présence d'enfoncements à la place des saillies normales, de reliefs aux lieux où existent des dépressions dans l'état sain, la dysharmonie entre les formes d'un rapport constant, ne permettent pas de méconnaître la nature de la lésion, quand il est possible de les constater. Mais il n'est pas toujours possible de constater ces caractères, quand il est survenu un gonflement très-considérable et douloureux, et parfois alors il faut suspendre son jugement.

Je ne saurais rien dire de général sur la gravité des luxations. Entre les luxations de l'apophyse odontoïde, qui sont immédiatement mortelles, et certaines luxations des membres qui sont presque sans importance, il y a des degrés infinis, et en raison du siége de l'accident, et en raison des complications, et en raison de l'âge et de la constitution des individus, etc.

Le traitement à opposer aux luxations, c'est de les réduire, c'est-à-dire de remettre les os à leur place dans leurs rapports naturels. C'est là ce que l'on doit faire aussi promptement que possible et immédiatement, à moins que des complications graves, une inflammation déjà établie et très-intense, n'exigent un traitement préalable. La *réduction* des luxations, comme celle des fractures, se compose de trois genres d'actions, que l'on désigne sous les noms d'*extension*, de *contre-extension* et de *coaptation*.

L'extension est un effort de traction que l'on exerce sur l'extrémité terminale du membre où siége la luxation. Elle a pour but de dégager de la place où il s'est fixé, l'os qui a subi le déplacement, et de la ramener vers le lieu qu'il doit occuper, en surmontant la résistance des muscles, dont la contraction tend à le maintenir dans sa situation vicieuse. La contre-extension est l'effort opposé que l'on exerce sur le tronc du malade, pour le maintenir immobile et l'empêcher de suivre le membre entraîné par l'extension. La coaptation consiste, lorsque l'extension a rendu au membre sa longueur et ramené les surfaces articulaires l'une près de l'autre, à diriger avec les mains l'os déplacé ou les deux os qui chevauchaient l'un sur l'autre, pour rétablir le rapport normal de ces surfaces et la bonne conformation de la jointure.

Je me borne à ces indications générales, ne pouvant pas entrer ici dans les détails que nécessiterait l'exposition de tout ce qui se rapporte à ces manœuvres: cela m'entraînerait beaucoup trop loin. Quand la réduction est opérée, on applique sur la jointure des compresses imbibées d'un liquide résolutif, pour prévenir l'inflammation; souvent aussi il convient de pratiquer, dans le même but, une saignée, si on ne l'avait pas fait avant l'opération. Si l'inflammation se développe avec intensité, on la combat par les émollients, les sangsues, etc. La jointure malade, d'ailleurs, doit être soutenue pendant assez longtemps par un bandage convenablement serré, pour empêcher des mouvements parfois involontaires et prévenir le retour de la luxation.   V. GERDY.

Professeur agrégé à la faculté de médecine de Paris.

LUXUEIL (eaux minérales de). Luxueil est une petite ville du département de la Haute-Saône, située à six lieues de Vésoul, quatre lieues de Plombières et quatre-vingt-seize lieues de Paris ; l'établissement thermal de Luxueil remonte à la plus haute antiquité et ses bains paraissent être antérieurs à la conquête des Gaules. Jules César en parle dans ses commentaires de la ville de Luxueil. La construction des thermes doit avoir lieu peu de temps après l'établissement des Romains, car des inscriptions et des médailles, trouvées dans les fouilles, prouvent que, sous les premiers empereurs, les bains de Luxueil devaient être très fréquentés. On a trouvé aux environs des sources des restes de constructions romaines, des briques et des mosaïques que, d'après les inscriptions, l'on a reconnu être du temps d'Adrien. Pendant les diverses invasions des barbares, les bains de Luxueil qui, dans les anciennes chroniques, sont désignés sous le nom de Luxeu, furent plusieurs fois détruits et chaque fois rebâtis, puis placés sous la protection d'une abbaye célèbre dont saint Colombau fut le fondateur, en 590 ; enfin, la dernière reconstruction des bains de Luxueil date de 1768. Des améliorations notables et des embellissements y ont été faits depuis 1832 par la ville, qui est propriétaire des sources.

Les eaux de Luxueil sont salines et chaudes, la température des sources varie de 30 à 56 degrés centigrades. Les bains sont au nombre de sept et offrent de larges piscines, dont quelques-unes sont entourées de cabinets et de baignoires : 300 personnes peuvent s'y baigner par jour. La quantité

des eaux, dans cet espace de temps, est de 2500 hectolitres. Deux sources ferrugineuses, qui sont destinées à être prises seulement en boisson, existent près de l'établissement. Leur température est de 10°,5 et 17°,5 centigrades.

Les divers bains sont : le bains des *Capucins*, qui peut contenir 20 personnes et dont la piscine est entourée de huit baignoires en pierre ; sa température est de 32° C. Le bain des *Cuvettes* 46° C. ; ce bain présente un bassin qui peut contenir 200 hectolitres et qui alimente le bain des Capucins; la salle sert pour la promenade des personnes qui boivent les eaux. Le *Grand bain*, est alimenté par deux sources à 55 et 56° C., qui, par vingt-quatre heures, donnent environ 500 hectolitres ; ces cabinets de bains sont placés autour de la salle ; dix douches, dont la hauteur augmente successivement de trois à dix mètres, sont disposées dans les cabinets ; deux étuves sont dans le fond de cette salle. Le bain *Gradué* présente un bassin circulaire divisé en quatre compartiments dans lesquels la température est de 30°; 32°, 25; 35°, et 37°,50 C. ; neuf cabinets existent autour de la salle, et la température est de trois degrés plus élevée dans les baignoires que dans le bassin qui est au centre. Le bain des *Fleurs* contient huit cabinets et douze baignoires : la température est de 40° C., des robinets d'eau froide permettent de la modifier. Le bain des *Dames* a une température de 46°24 C. On ne s'y baigne que dans les grands froids et M. Molin dit souvent avoir retiré de grands avantages de l'immersion peu prolongée dans ces bains, dans des cas de rhumatisme chronique. Ce bain fournit de l'eau aux cabinets des bains de fleurs et des bains gradués, et à quatre cabinets de douches ascendantes. Le bain des *Bénédictins* contient un bassin dans lequel 20 personnes peuvent se baigner, sa température est de 34° cent.

L'analyse des eaux a été faite par Vauquelin, et plus tard par M. Delonchamps; ces deux analyses, qui présentent des différences entre elles, ont été tout récemment vérifiées par M. Braconnot, de Nancy, qui a procédé à l'analyse de toutes les sources et ce sont ces dernières que nous allons donner. L'analyse des neuf sources qui existent à Luxueil ne varie que par les proportions plus ou moins considérables des substances qui entrent dans leurs eaux, car toutes ces substances se retrouvent dans les eaux des neuf sources : Voici la composition de l'une de celles qui sont les plus chargées de substance minéralisantes.

Eau des Bénédictins, sa température est de 45° Cent., elle contient par litre :

Chlorure de soude	0,7864
Chlorure de potassium	0,0200
Sulfate de soude	0,1499
Carbonate de soude	0,0457
Carbonate de chaux	0,0784
Magnésie	0,0054
Silice	0,0751
Alumine	
Oxide de fer	} 0,0054
Oxide de manganèse	
Matière animale	0,0028

La source savonneuse contient les mêmes principes, mais en quantité beaucoup moindre que toutes les autres sources; ce qui a fait supposer qu'elle devait, dans son trajet souterrain, s'être mêlée à quelques filets d'eau ordinaire; de plus quelques sources et surtout celle du bain des *Dames* laissent dégager un gaz que M. Réveillout a reconnu être du gaz azote. L'eau ferrugineuse froide sort limpide de la source, mais une partie se prend bientôt, par son contact avec l'air, en une matière gélatineuse, couleur de chair; cette eau est composée par litre de :

Chlorure de sodium	0,0514
Chlorure de potassium	0,0074
Sulfate de soude	0,0538
Carbonate de chaux	0,1056
Silice	0,0294
Crénate et apocrénate de fer	
Alumine	0,0285
Oxide de manganèse	
Magnésie	0,0075
Matière organique	0,0070

Les eaux de Luxeuil s'emploient en bains, douches et boissons; les soins hygiéniques, pendant leur usage, exigent certaines précautions, surtout à cause de la température qui, dans ces pays de montagnes devient humide et presque froide aussitôt le coucher du soleil. Ces eaux peuvent être rangées parmi les plus actives de l'est de la France, elles ont de l'analogie avec celles de Plombières, de Bains et de Bourbonne dont elles sont voisines. On les emploie contre les rhumatismes, la goutte, les paralysies, les leucorrhées, la chlorose, les engorgements des viscères du ventre, les affections de l'utérus.

La saison des eaux commence le 15 mai et finit le 15 octobre. Les environs de Luxeuil sont pittoresques et offrent des promenades agréables. Depuis que l'on a restauré l'établissement, le nombre des baigneurs a augmenté d'une manière considérable.

J. P. BEAUDE.

Inspecteur des eaux minérales,
membre du conseil de salubrité.

LYCANTHROPIE (*méd.*), s. f. du grec *lycos*, loup, et de *anthropos*, homme. C'est une variété des affections mentales dans laquelle le malade fuit le séjour des habitations, se retire dans les bois et s'imagine être changé en un animal, le plus souvent en loup dont il imite la voix et les cris. (V. *Mentales*) (maladies.)

LYCOPODE (*mat. méd.*), s. f., *lycopodium*. C'est une plante crytogame, de la famille des mousses, dont les urnes répandent une poussière jaune qui s'enflamme facilement et qui a reçu, à cause de cette faculté, le nom de soufre végétal; on l'emploie dans les feux d'artifice et dans les théâtres pour produire les flammes vives qui imitent les éclairs. En médecine, on en fait usage principalement pour sécher les escorriations que les jeunes enfants et les personnes grasses se font dans les aines et les plis des articulations. En pharmacie, on s'en sert pour préparer les pilules.   J. B.

LYMPHATIQUES (système et vaisseaux) (*anat. physiol. et path.*), s. m. p. Le système lymphatique constitue un des trois ordres de vaisseaux répandues dans l'économie. La connaissance de ces vaisseaux ne remonte pas très-loin; ce n'est qu'en 1642 que Gaspard Arelli découvrit sur un chien les vaisseaux lymphatiques de l'abdomen, qu'il appela vaisseaux lactés et qu'il crut voir aboutir au pancréas, pour de là se rendre au foie. Six ans plus tard, en 1628, Pierre Gassendi obtint qu'on fît manger un criminel avant de l'envoyer au supplice, et qu'on pût examiner son corps immédiatement après l'exécution, et le premier, il put ainsi observer sur l'homme les vaisseaux lactés d'Aselli. En 1629, Jacques Martel, de Château-Thierry, professeur à Paris, vit le canal thoracique, et indiqua la terminaison des vaisseaux lymphatiques à ce canal central, et, la même année, Thomas Bartholin, en décrivant ces vaisseaux, les fit distinguer des nerfs et des veines. Cependant, ce n'est qu'en 1647 qu'on connut bien la marche des vaisseaux lactés et la disposition du canal commun auquel ils viennent aboutir; cette connaissance est due à Pecquet, de Dieppe, qui donna son nom à l'extrémité renflée du canal thoracique, vers laquelle se rendent les vaisseaux de l'intestin et qui fut appelée réservoir de Pecquet. Jusque-là on n'avait décrit que les vaisseaux lymphatiques de l'abdomen, appelés lactés et le canal thoracique; en 1651, un jeune Suédois, Olaus Rudbeck, alors âgé de 21 ans, découvrit les vaisseaux lymphatiques des autres parties, et fut même admis à faire la démonstration de sa découverte devant la reine Christine. A dater de ce moment, l'étude des vaisseaux lymphatiques fut particulièrement cultivée, et leur description exacte et minutieuse devint l'œuvre de plusieurs anatomistes d'un grand mérite, parmi lesquels on doit principalement citer Ruysh, Nuck, Kruikshank, et parmi les modernes, Mascagni, Panizza, Folhmann, Lauth, J. F. Meckel, Treviranus.

Le système lymphatique se compose de deux parties distinctes : la première comprend les vaisseaux, la seconde les ganglions ou glandes. Les vaisseaux excessivement nombreux ont dans leur disposition quelque analogie avec les veines ; comme ces dernières, ils ont un plan superficiel et un plan profond, leurs anastomoses sont nombreuses, et ils se réunissent de même en deux troncs principaux, l'un à gauche, qu'on appelle le canal thoracique, l'autre à droite, beaucoup plus petit et nommé grande veine lymphatique droite. Le canal thoracique, placé d'abord à droite et en avant de la colonne vertébrale, commence vers la troisième vertèbre lombaire. Par un renflement appelé réservoir de Pecquet, il reçoit les vaisseaux lymphatiques des extrémités inférieures, du bassin, des organes abdominaux, et particulièrement les vaisseaux chilifères de l'intestin ; traversant le diaphragme, il pénètre dans la poitrine en se portant à gauche dans le médiastin postérieur; là il reçoit les vaisseaux lymphatiques intercostaux, ceux du poumon gauche, d'une partie du poumon droit, du cœur ; s'élevant jusqu'au niveau de la dernière vertèbre cervicale, il se recourbe un peu de haut en bas et d'arrière en avant pour venir s'ouvrir dans la veine sous-clavière gauche, après avoir reçu les vaisseaux lymphatiques de la moitié gauche de la tête, du cou et du membre supérieur gauche. L'autre tronc lymphatique appelé, comme nous l'avons dit, grande veine lymphatique droite, situé à la partie droite du cou, est formé par les vaisseaux lymphatiques de la moitié droite de la tête et du cou, de l'extrémité supérieure droite, et par ceux qui viennent d'une partie du poumon droit, du côté droit du cœur, de la face convexe du foie, de la partie droite du diaphragme, et par les vaisseaux qui accompagnent l'artère mammaire interne ; ce tronc, long seulement de deux centimètres environ, le cède à peine en grosseur au canal throracique et se réunit au système veineux dans l'angle formé par la veine sous-clavière droite et la veine jugulaire interne.

Les vaisseaux lymphatiques se montrent sous la forme de lignes bosselées et parfaitement transparentes et sont, comme les autres vaisseaux, formés de plusieurs tuniques. Une externe celluleuse, une interne qui se rapproche de la nature des membranes séreuses et qui paraît être la même que la membrane interne des veines avec laquelle, d'ailleurs, elle se continue lors du confluent du canal thoracique et de la grande veine lymphatique dans le système veineux; cette membrane interne présente un assez grand nombre de valvules semblables à celles des veines, et dont les bords libres sont tournés vers les troncs centraux de manière à empêcher le retour du liquide lymphatique vers les extrémités. On a cherché à prouver qu'outre les deux tuniques dont nous venons de parler, les vaisseaux lymphatiques en contenaient une moyenne de nature musculaire, mais l'existence de cette tunique, recherchée par plusieurs anatomistes habiles, n'a jamais pu être démontrée. Des expériences décisives ont fait admettre l'irritabilité des vaisseaux lymphatiques susceptibles de se contracter sous l'influence d'un stimulant; leur sensibilité est plus difficile à prouver ; en les piquant, en les tiraillant, il est très-difficile d'éviter les filets nerveux qui les accompagnent presque constamment ; quant à leur élasticité, elle est hors de doute lorsqu'on la voit reprendre leur volume après une distension souvent très-considérable. Comme les vaisseaux sanguins, ils sont susceptibles de s'étendre dans des tissus de nouvelle formation et de se régénérer dans les parties divisées, ce que Kruikshank a prouvé au moyen d'injections.

Les ganglions ou glandes lymphatiques sont des corps arrondis un peu aplatis, d'un gris rougeâtre, d'un volume variant entre celui d'un pois et celui d'une noix, placés dans différentes parties du corps où ils interrompent le trajet des vaisseaux lymphatiques. On en trouve au coude et au jarret, à l'aisselle et à l'aine, au cou, dans la poitrine autour des bronches, dans l'abdomen entre les replis du péritoine qui soutiennent les intestins. Elles n'existent que dans le tissu cellulaire commun qui sépare les organes les uns des autres; on n'a jamais constaté leur existence dans l'épaisseur des organes mêmes. Au premier aperçu, les ganglions lymphatiques ressemblent à une masse homogène et lisse, mais si on injecte les vaisseaux lymphatiques qui s'y rendent, leur surface devient inégale, et on voit manifestement que leur intérieur contient une multitude de vaisseaux ramifiés dont voici la disposition : vers l'extrémité de la glande la plus éloignée du canal thoracique, un, deux ou trois vaisseaux lymphatiques pénètrent la substance du ganglion, s'y divisent en une multitude de ramifications déliées qui viennent se réunir de l'autre côté en un petit nombre de vaisseaux qui abandonnent la glande pour se porter vers l'un des deux troncs communs du système lymphatique.

Les ganglions lymphatiques ne sont pas enveloppés par une capsule propre et distincte de leur substance; leur surface est seulement entourée par du tissu cellulaire condensé qui se confond avec la glande, car on ne peut l'enlever sans déchirer la substance elle-même des ganglions. Ces petits corps reçoivent un assez grand nombre de vaisseaux sanguins et quelques filets nerveux. Quelques anatomistes ont pensé que les ganglions contenaient aussi des cellules creuses destinées à élaborer le fluide lymphatique, mais ces cellules, qui faisaient des ganglions de véritables glandes, n'ont pas été admises, et les ganglions ne doivent être regardés que comme des agglomérations de vaisseaux lymphatiques, auxquels se joignent du tissu cellulaire et quelques vaisseaux sanguins.

PHYSIOLOGIE. — Les vaisseaux lymphatiques sont les agents de l'absorption ; cette fonction importante a déjà fait le sujet d'un article (V. *Absorption*); nous n'y reviendrons pas, nous dirons seulement ici quelques mots sur le liquide contenu dans le système lymphatique et sur son mode de circulation. Contrairement à ce qu'on observe dans les systèmes veineux et artériel, le liquide circulant dans les voies lymphatiques n'est pas le même partout : dans les vaisseaux des membres, de la poitrine, de la tête, des téguments du ventre, dans ceux qui se distribuent à la vessie, aux reins, au foie, le liquide est une humeur, particulière assez semblable au sérum du sang et connu sous le nom de *Lymphe ;* cette humeur d'une couleur opaline un peu rougeâtre, a une odeur spermatique bien prononcée, sa saveur est salée; après avoir été extraite des vaisseaux qui la contiennent, elle jouit comme le sang de la propriété de se coaguler et de former un caillot. Au moyen du microscope, on peut découvrir que ce liquide contient des globules plus petits et moins abondants que ceux du sang; l'existence de ces globules, qui avait été contestée, a été mise hors de doute par Muller, qui en a donné une exacte description. A l'analyse chimique, on voit que la lymphe est formée d'une quantité assez considérable d'eau (925 parties sur 1,000), tenant en dissolution de l'albumine (57,36), de la fibrine (3,30) et des sels (14,34), dont les principaux sont les chlorures de potassium et de sodium et le phosphate de chaux (analyse de MM. Leuret et Lassaigne). Cette composition rapproche la lymphe du sang et peut donner raison aux physiologistes qui pensent que cette humeur n'est que du sang qui, en passant à travers les capillaires, a perdu sa couleur et quelques-uns de ses principes. La quantité de lymphe est variable, elle est plus considérable dans l'intervalle de la digestion que pendant la durée de cette fonction; chez les animaux qu'on fait jeûner, chez les chiens, M. Collard de Martigny a observé que, pendant une dixaine de jours, la quantité de lymphe allait en augmentant, puis ensuite qu'elle diminuait; ces expériences peuvent servir à éclairer sur le rôle que joue la lymphe dans l'économie, et à constater l'influence de l'absorption pour l'entretien de la vie.

Examiné dans le système lymphatique qui vient de l'estomac et des intestins, le liquide contenu n'est plus semblable à la lymphe; c'est du chyle, matière nutritive provenant du mélange des substances alimentaires introduites dans l'estomac, avec les liquides contenus dans la première partie du tube digestif. Nous ne répéterons pas ici ce qui a déjà été dit en traitant de la digestion et de l'absorption, et nous renvoyons à ces articles pour le complément de la physiologie du système lymphatique.

Quant au cours de la circulation lymphatique, il se dirige des extrémités vers le centre, comme celui du sang veineux; toutefois, comme ce dernier, il n'est pas continu; dans certains moments les vaisseaux lymphatiques sont pleins et la circulation y est active, dans d'autres moments elle paraît interrompue. La force qui fait mouvoir le fluide lymphatique paraît être l'affluence toujours nouvelle de liquide qui, arrivant dans ce système par l'absorption, pousse en avant celui qui y est déjà contenu; on admet aussi une contractilité propre des vaisseaux qui hâte le cours de la lymphe. L'action du cœur paraît nulle sur cette circulation, on ne peut non plus admettre, comme l'avaient pensé quelques anatomistes, que les ganglions servent à accélérer le cours de la lymphe; comme nous l'avons déjà dit, on ne découvre dans ces organes aucune partie musculaire qui puisse faire croire à une puissance de contraction. La direction du courant lymphatique est encore aidée par la présence des valvules qui, empêchant le retour du liquide en arrière, l'oblige à confluer vers le centre.

PATHOLOGIE.—*Plaies et blessures des lymphatiques.* —Les vaisseaux lymphatiques peuvent être intéressés dans certaines plaies, surtout dans celles situées près des grandes articulations, au dos du pied, aux malléoles près du genou ou du coude; alors, disent les auteurs, on voit sortir de la plaie une humeur bleuâtre qui n'est autre que le fluide lymphatique: cet écoulement augmente lorsqu'on comprime en dessus de la plaie, diminue et cesse au contraire par la compression au-dessous. Les médecins qui se sont occupés de l'anatomie du système lymphatique se sont étendus avec complaisance sur ces plaies, sur leurs signes et sur les moyens de les guérir; mais maintenant on y fait peu d'attention, et la lésion d'un rameau lymphatique importe peu dans le traitement d'une plaie; si néanmoins cette lésion était suivie de l'écoulement d'une grande quantité d'humeur lymphatique, ou si cet écoulement tardait à se tarir, le seul mode de traitement à employer consisterait dans une compression méthodique exercée sur le point où le vaisseau aurait été divisé.

Maladies du système lymphatique. — Sous le nom de maladies lymphatiques, on a longtemps entendu en médecine des affections dont on plaçait le principe dans une altération de la lymphe; cette altération était bien plutôt supposée que reconnue, et on l'admettait par induction pour les maladies dans lesquelles paraissaient prédominer les fluides blancs, désignés d'abord sous le nom de pituite, et plus tard sous celui de lymphe. C'est ainsi que les hydropisies, les scrophules, les affections tuberculeuses, cancéreuses, etc., étaient considérées comme des maladies lymphatiques. A la fin du siècle dernier, lorsque l'humorisme fit place peu à peu au solidisme, ces mêmes affections conservèrent le même nom et la même place nosologique, seulement on transporta l'altération de la lymphe aux vaisseaux qui la contiennent, et les maladies lymphatiques, le cancer, les tubercules, les hydropisies, etc., furent regardés comme le résultat d'une altération des vaisseaux blancs, altération d'ailleurs aussi peu prouvée que l'était auparavant celle de la lymphe.

Les progrès de l'anatomie pathologique ne permirent pas de conserver une telle classification, qui réunissait des maladies présentant des caractères anatomiques et symptomatiques différents, et n'ayant pour lien commun qu'une prétendue altération reconnue erronée par de nombreuses recherches cadavériques. Le mot de maladies lymphatiques prit alors une nouvelle acception; on abandonna la nature supposée des maladies pour ne s'occuper que de leur siége, et on appela maladies lymphatiques les maladies des vaisseaux et des ganglions lymphatiques, les affections dans lesquelles les différentes parties de ce système furent véritablement altérées, et on eut les maladies du système lymphatique comme on a celles des veines et des artères. Nous acceptons entièrement ici cette acception, et, c'est préoccupé exclusivement de la question de siége, que nous allons passer à la description des maladies qui peuvent attaquer le système lymphatique.

Inflammation des vaisseaux lymphatiques (synonymie: *angioleucite, lymphite, lymphangite*). — Cette affection assez obscure dans ses symptômes, coexistant ordinairement avec d'autres et particulièrement avec l'inflammation des veines, a été longtemps négligée, et est encore aujourd'hui assez facilement méconnue. On doit son histoire presque exclusivement aux travaux des médecins de nos jours, parmi lesquels on doit citer principalement MM. Andral, Tonnellé et Velpeau.

Les causes qui paraissent le plus ordinairement produire la lymphangite sont: les plaies et surtout les piqûres avec un instrument contenant quelque liquide putride, tels que sont les instruments à dissection; les maladies de la peau qui s'accompagnent d'ulcérations et dans lesquelles on ne prend pas tous les soins de propreté nécessaires pour empêcher le contact de quelque objet sale et l'absorption de quelques particules insalubres. Les fractures, les luxations avec lésions des parties molles, ainsi que les solutions de continuité des membranes muqueuses intérieures sont autant de causes d'inflammations lymphatiques. D'autres fois la maladie de ces vaisseaux survient après l'inflammation d'un organe dans lequel ils se distribuent, ainsi qu'on le voit fréquemment dans les lymphatiques de l'utérus à la suite de l'inflammation de cet organe. Le plus souvent alors cette inflammation est consécutive à l'absorption dans les vaisseaux d'un liquide putride tel que du pus, ou du sang altéré. Cette cause s'observe souvent dans l'état puerpéral; à cette époque la lymphangite peut même survenir sans inflammation de l'utérus par le contact seule de la matière des lochies sur la membrane interne des vaisseaux. On a trouvé de même les lymphatiques du poumon enflammés à la suite de l'absorption d'un liquide purulent ou tuberculeux.

Les circonstances prédisposantes qui paraissent aider l'action de ces causes sont : le jeune âge, le tempérament lymphatique, l'épuisement causé par les excès ou une maladie longue. Quelquefois la lymphangite se montre sous forme épidémique chez les femmes nouvellement accouchées.

Les symptômes qui peuvent servir à faire reconnaître l'angioleucite sont locaux ou généraux. Au nombre des premiers, notons une douleur assez légère survenant dans le membre affecté, et principalement sur le trajet des vaisseaux, l'existence de stries rougeâtres, peu saillantes, entrecroisées les unes avec les autres, aplaties et présentant une forme rubanée, de plaques rougeâtres, érysipélateuses, tantôt séparées les unes d'avec les autres, tantôt se réunissant de manière à former un véritable érysipèle. Lorsque les vaisseaux profonds sont enflammés, ces plaques sont encore plus marquées, et il survient un gonflement général de tout le membre, la peau devient pâle, luisante, et çà et là on peut cependant encore distinguer les plaques rouges et dures dont nous venons de parler. Quelques soient d'ailleurs les vaisseaux lymphatiques affectés, il faut bien se rappeler que dans le cas de leur inflammation, les ganglions lymphatiques auxquels ils se rendent sont toujours gonflés et douloureux, circonstance importante pour différencier la phlébite de la lymphangite.

Les symptômes généraux sont, au début de la maladie, des frissons alternant avec des bouffées de chaleur, puis la peau devient sèche; le pouls est large, fréquent, la langue blanche, humide, la soif vive; il survient quelques nausées, quelques vomissements même. Plus tard à l'agitation succèdent l'abattement, la somnolence; on remarque quelques selles liquides, la langue se sèche, le pouls est fréquent, petit, il survient un peu de délire, souvent des abcès se forment, des eschares apparaissent et le malade tombe dans un état de faiblesse et de prostration qui ne tarde pas à se terminer par la mort.

Comme nous l'avons dit en commençant, longtemps on a confondu l'inflammation des vaisseaux lymphatiques avec d'autres affections ayant quelques traits communs; indiquons rapidement à quels signes on pourra les différencier : la maladie qui offre le plus de points de ressemblance est sans contredit la phlébite ou inflammation des veines; les deux affections ont les mêmes causes, les mêmes symptômes généraux, les phénomènes locaux seuls peuvent servir à établir la distinction; ainsi dans la phlébite, les lignes rouges sont plus grosses, plus arrondies, suivent une ligne plus droite et occupent le trajet des veines; rarement on observe des plaques érysipélateuses; mais les abcès sont plus communs et se forment plus vite; enfin lorsque les veines sont enflammées, il n'existe pas de gonflement des ganglions lymphatiques. Dans quelques cas, il existe à la fois maladie des vaisseaux veineux et lymphatiques, alors on remarque la réunion des symptômes propres à l'inflammation de ces deux systèmes.

La lymphangite peut se terminer par résolution lorsque la maladie est peu étendue; dans ce cas, les stries et la douleur disparaissent peu à peu, et les membres recouvrent leur aspect et leurs mouvements. Dans des cas plus graves, et particulièrement lorsque le plan profond des vaisseaux est atteint, il se forme des abcès qui se succèdent ordinairement en grand nombre, et à côté les uns des autres; la suppuration diffuse dans tout un membre est plus rare que dans la phlébite. Cette succession d'abcès s'accompagne d'une fièvre continue qui, prenant plus tard la forme hectique, peut entraîner la mort. Dans quelques cas plus rares l'inflammation des vaisseaux lymphatiques se termine par la gangrène du tissu cellulaire et de la peau.

Lorsque le plan superficiel des vaisseaux lymphatiques est et demeure seul atteint, la maladie est ordinairement peu grave, mais lorsque l'inflammation a envahi le plan profond, et lorsqu'existent des phénomènes généraux graves, tels que des frissons violents au début et plus tard de la fièvre, du délire, ou de l'accablement, le pronostic est grave et on doit craindre une terminaison funeste.

Lorsque les malades succombent, les altérations anatomiques qu'on retrouve comme caractérisant la lymphangite, sont une couleur un peu rougeâtre de la membrane interne des vaisseaux lymphatiques; cette membrane a perdu aussi sa transparence et son poli, souvent l'intérieur du vaisseau contient du pus ou des fausses membranes qui obstruent son calibre. A l'extérieur des vaisseaux, le tissu cellulaire est un peu enduré, çà et là on y trouve quelques petits foyers purulents; dans quelques organes, dans le foie en particulier, on a trouvé aussi des petits abcès en grand nombre, mais ces abcès viscéraux sont très-rares dans la maladie qui nous occupe, bien plus rares que dans la phlébite.

Le traitement de l'inflammation des vaisseaux lymphatiques consiste, au commencement, dans l'emploi des moyens anti-phlogistiques. Une ou plusieurs applications de sangsues sur le trajet des vaisseaux malades, des cataplasmes émollients, des fomentations de même nature, des bains, des boissons adoucissantes, la diète, le repos, sont les moyens qu'on emploie avec le plus de succès dans le commencement de la maladie, alors que les accidents sont encore locaux. Plus tard, si on n'a pas réussi à arrêter la marche de l'affection, lorsqu'il existe des phénomènes typhoïdes, on a recours aux remèdes toniques, aux boissons acides, à l'administration du quinquina, du camphre. Souvent on a employé avec succès les frictions mercurielles pratiquées sur les membres malades. Contre les accidents locaux, on s'est quelquefois bien trouvé de la compression des membres, de l'application de plusieurs vésicatoires volants ; ces derniers moyens ont paru, dans certains cas, prévenir la suppuration et la formation d'abcès.

Nous n'avons rien à dire de l'inflammation chronique des vaisseaux lymphatiques, maladie rare et encore mal connue et qu'un auteur contemporain avait eu le tort de regarder comme la cause anatomique de l'éléphantiasis des Arabes. Quant aux autres maladies du système lymphatique telles que la dilatation, le rétrécissement, l'ossification, la tuberculisation des vaisseaux, ces affections n'ont d'intérêt que sous le rapport de l'anatomie pathologique, puisque, le plus souvent, on ne connaît de ces altérations ni les causes, ni les symptômes ; nous en dirons autant des altérations de la lymphe qu'on a trouvée contenant du pus, de la bile, du sang, de la matière cancéreuse ou tuberculeuse. La pathologie n'en est pas encore arrivée à pouvoir donner l'histoire de toutes ces lésions que l'anatomie morbide signale, mais que plus tard on pourra probablement rattacher à quelques désordres physiologiques.

Pour les maladies des ganglions lymphatiques. (V. *Bubons* et *Scrophules*.)

A. HARDY,
Médecin des hôpitaux de Paris.

LYMPHE (*physiol.*), s. f. C'est le liquide contenu dans les vaisseaux lymphatiques. (V. ce mot.)

M

MACARONI (hyg.), s. m. On donne ce nom à une pâte alimentaire moulée en forme de tubes longs et étroits, qui originairement se préparait en Italie avec un mélange de farine de riz et de froment; l'opération consiste principalement à extraire de ces farines une partie de la fécule afin que le gluten se trouve en plus forte proportion dans la pâte. On prépare de la même manière les vermicelles et les pâtes d'Italie; ces aliments sont très-nourrissants et digèrent assez facilement.

J. B.

MACÉRATION (pharm.), s. f., du latin *maceratio*, même signification. C'est une opération pharmaceutique qui consiste à extraire la partie soluble d'une substance ordinairement végétale par l'intermédiaire d'un liquide et sans l'action de la chaleur. Les vins médicamenteux et les alcoolats se préparent par macération; plusieurs tisanes se préparent de la même manière, surtout lorsque l'on ne veut pas extraire des racines ou des autres produits végétaux la fécule qu'ils peuvent contenir. Les bois que l'on soumet à l'ébullition, dans les préparations pharmaceutiques, doivent être macérés pendant près de 24 heures dans le liquide où doit s'opérer leur décoction. Il en est de même des racines sèches. On se sert de la macération pour préparer les extraits des plantes sèches; un mode particulier d'appliquer la macération aux substances végétales pulvérisées a reçu le nom de *méthode de déplacement*, (V. *Extrait*.) J. B.

MACHOIRES (anat. et path.), s. f. p. On désigne sous le nom de mâchoires les deux arcades osseuses qui supportent les dents et qui constituent la plus grande partie de la charpente osseuse de la face. Elles sont au nombre de deux que l'on distingue, à cause de leur situation, en mâchoire *supérieure* et *inférieure*. La première est formée par la réunion de treize petits os, groupés pour la plupart autour du plus considérable d'entre eux, l'os maxillaire supérieur; ce sont : les os unguis, zygomatique, nasal, palatin, cornet inférieur qui sont pairs, et le vomer qui est impair. La mâchoire inférieure est formée par un seul os, le maxillaire inférieur.

Ces deux mâchoires ont la forme d'une demi-ellipse à convexité antérieure, et leurs bords opposés constituent les *arcades alvéolaires*, celles-ci sont destinées à supporter les dents et s'affaissent chez le vieillard après la chute de ces os. Leur ensemble limite une cavité à laquelle on a donné le nom de cavité buccale, tandis que leur pourtour donne implantation à de nombreux faisceaux musculaires destinés les uns à l'expression de la face, les autres aux mouvements de la mâchoire inférieure qui seule est mobile et donne lieu, par ses mouvements alternatifs d'élévation et d'abaissement, à la fonction connue sous le nom de mastication.

La mâchoire supérieure est fixée solidement à la base du crâne avec laquelle elle se continue pour former les fosses nasales et orbitaires. La mâchoire inférieure, au contraire, isolée dans toute son étendue, se termine en arrière par deux prolongements formant un angle presque droit avec le reste de l'os, et qui vont au moyen de petites surfaces articulaires, appelées *condyles*, se fixer dans une cavité spéciale de l'os temporal appelé *cavité glénoïde*. La portion osseuse intermédiaire aux deux prolongements s'appelle *corps* du maxillaire inférieur, la petite partie moyenne de ce corps, formée par la soudure des deux pièces qui forment l'os dans l'enfance, s'appelle *menton*. On a donné le nom de *branches* aux prolongements verticaux qui terminent le corps à chacune de ses extrémités. Une saillie osseuse très-forte, placée au devant des condyles et servant d'insertion au muscle temporal qui élève le maxillaire, a été désignée sous le nom d'*apophyse coronoïde*. Enfin, on a encore dénommé d'une manière spéciale le bord inférieur de l'os et l'angle que ce bord fait en arrière avec les branches, ce sont : la *base* et l'*angle* de la mâchoire. Cet angle, très-obtus chez l'enfant, se rapproche de l'angle droit chez l'adulte.

MACHOIRES (maladies des). A. *Fractures*, 1° *de la mâchoire supérieure*. — Les os dont l'ensemble forme la mâchoire supérieure sont souvent brisés par l'action de corps contondants, comme des pierres, des coups de bâton, des projectiles lancés par la poudre à canon, des coups de pied de cheval, etc. Dans quelques cas plus rares, ils peuvent être fracturés par le choc que leur transmettent les os voisins. Le diagnostic de ce genre d'accident est facile, on reconnaît la fracture à la mobilité de la totalité ou d'une partie seulement de l'arcade dentaire supérieure, à la crépitation des fragments, à la douleur.

On remédie à ces fractures en cherchant à replacer les fragments avec les doigts, puis en les fixant au moyen de fils métalliques aux dents voisins. Les blessés doivent garder le silence le plus absolu et ne prendre que des aliments liquides, souvent il est difficile d'obtenir la guérison sans qu'il reste quelque difformité.

2° *De la mâchoire inférieure.* — La mâchoire inférieure peut être brisée dans plusieurs points. La plus fréquente de ces fracture est celle qui arrive vers le menton, elle peut encore avoir lieu sur le corps de l'os entre le menton et les branches, elle est alors unilatérale ou bilatérale. Quand la fracture atteint les branches de l'os elle présente diverses nuances. Ainsi, tantôt elle a lieu entre le condyle et l'angle de la mâchoire ; elle siége à la base du condyle, sur son col ; elle sépare l'apophyse coronoïde elle-même. Enfin, la fracture peut ne détacher qu'une portion du bord alvéolaire, on la dit alors fracture de l'arcade alvéolaire.

Le déplacement est rare quand la fracture porte sur les branches de l'os ; si le col du condyle est fracturé, le condyle seul est entraîné en avant et en dedans ; il en est de même quand l'apophyse coronoïde a été brisée. Sur le corps de l'os, le déplacement ne se produit pas dans tous les cas, et quand il a lieu, c'est dans le sens vertical ; ces différences tiennent à la direction de la fracture, et à la cause vulnérante.

On a proposé un grand nombre de moyens pour traiter les fractures de l'os maxillaire inférieur, ainsi : on peut fixer les dents des deux fragments avec des fils métalliques, et maintenir les parties exactement rapprochées au moyen d'un bandage appelé *mentonnière.* On a recours à des attelles en linge, en carton, en substances métalliques au moyen desquelles on emboîte, le plus exactement possible, l'ensemble de l'os. Quelques chirurgiens ont employé des arcades faites en liége, en métal, en bois et placées entre les mâchoires que l'on maintenait rapprochées, mais ces corps étrangers sont tolérés avec peine dans la cavité buccale, pendant toute la durée du traitement ; aussi vaut-il mieux s'en rapporter aux appareils externes.

Pendant la durée du travail de la consolidation, le malade évitera de parler et de faire des mouvements de mastication, on le nourrira exclusivement avec du bouillon, des consommés, des bouillies, qu'on lui fera prendre au moyen d'une petite cuillère ou mieux par un biberon. La consolidation est ordinairement complète vers le trentième jour ; elle peut avoir lieu avec ou sans difformité, parfois même, chez les malades indociles, il s'établit une fausse articulation entre les fragments.

B. *Luxations de la mâchoire inférieure.* — L'os maxillaire inférieur ne peut se déplacer qu'en avant ; dans ce cas les deux condyles à la fois, ou bien un seul d'entre eux, abandonnent la cavité glénoïde du temporal. De là les dénominations de luxation *complète* et *incomplète* admises par quel-

ques chirurgiens. Cet accident succède à des violences extérieures appliquées sur la mâchoire, à des chutes sur cette partie, à certains efforts de mastication, à l'abaissement forcé de la mâchoire dans les chutes, les efforts, la mastication, le bâillement, etc.

On reconnaît la luxation aux caractères suivants : quand elle a lieu des deux côtés à la fois, la bouche est béante, elle ne peut être fermée ni par la volonté du blessé ni par une pression quelconque, les dents dépassent le plan formé par celles de l'arcade supérieur, les joues sont aplaties, il y a écoulement continuel de la salive ; les mouvements, la déglutition, la production de la voix sont difficiles ou impossibles, il existe une vive douleur en avant du conduit auditif ; là, on sent une cavité anormale, et plus en avant une saillie formée par l'apophyse coronoïde. Lorsque la luxation ne porte que sur un seul condyle, la douleur et la dépression anté-auriculaires n'existent que du côté malade, le menton est tourné du côté opposé au déplacement, la bouche est moins largement béante.

On a renoncé à tous les moyens baroques ou violens que les chirurgiens d'autrefois mettaient en usage pour réduire la luxation de la mâchoire. L'opérateur se place en face du malade, il porte ses pouces garnis de linge, le plus près possible des dernières dents molaires inférieures, il embrasse le corps de l'os avec les autres doigts fléchis sous le menton, puis appuyant en bas, il abaisse l'os avec les pouces, et continuant à presser, il ramène le menton en haut et en devant avec ses autres doigts ; un bruit caractéristique et brusque des condyles l'avertit que l'opération a réussi. Quelques précautions suffisent pour compléter la guérison.

C. *Tumeurs de la mâchoire.* — La mâchoire inférieure peut être le siége de diverses tumeurs propres au tissu osseux. 1° *Kystes :* on les distingue en kystes à produits liquides — kystes à produits solides (tumeurs fibreuses) — kystes à produits mixtes. Leurs causes sont peu connues, et le traitement chirurgical est le seul auquel on puisse avoir recours, il est cependant bon de savoir que la marche de ces affections est très-lente. (V. *Kyste.*)

2° *Tumeurs érectiles.* — Elles sont rares, et elles ont leur siége dans la portion de l'os voisine du bord alvéolaire, l'ablation par le fer et la cautérisation par le feu n'ont pas toujours réussi pour arrêter la maladie : Dans des cas rapportés dans les auteurs, on a dû avoir recours à l'amputation partielle du corps de l'os.

3° *Exostoses.* — L'exostose survient rarement à l'os maxillaire inférieur et son traitement ne diffère pas de celui qu'on lui oppose quand elle se développe sur d'autres os du squelette. (V. *Exostose.*)

4° *Cancer, Ostéosarcôme.* — En revanche, ces terribles maladies atteignent souvent l'os maxillaire, le voisinage des organes de la digestion les rend encore plus graves pour le malade, aussi faut-il, dès que la nature de la lésion est bien reconnue, procéder à l'ablation générale ou partielle de la mâchoire inférieure. (V. ces mots.)

5° *Tumeur blanche* — Cette maladie envahit l'articulation temporo-maxillaire, ordinairement d'un seul côté à la fois : la gêne qui en résulte est très-grande. On lui oppose le traitement ordinaire des tumeurs blanches. (V. ce mot.)

6° *Ankylose.* — On a vu parfois, à la suite de la lésion que nous venons d'indiquer, survenir l'ankylose de la mâchoire inférieure. Cette soudure arrive encore dans les exemples heureusement rares d'ankylose de toutes les articulations du corps. Sur un officier mort, à Metz en 1802, et dont on voit le squelette dans les collections de la faculté de médecine de Paris, toutes les articulations étaient solides, et l'on avait été obligé de briser quelques dents incisives pour introduire les aliments dans la bouche de ce malheureux.

J.-P. BEAUDE,
Inspecteur des eaux minérales,
Membre du conseil de salubrité.

MACIS (*mat. méd.*) (V. *Muscade*.).

MACROGLOSSE (*path.*), adj., du grec *macros*, gros, et *glossa*, langue. C'est la tuméfaction de la langue. (V. *Langue*) (maladie de la).!

MACROBITIQUE (*physiol.*), s. f. et adj., du grec *macros*, long, et *bios*, vie, qui vit longtemps, ou qui a rapport à une longue vie; ou vienne le nom de *Macrobitie* à la longévité. (V. ce mot.)

MADRÉPORE (*zool.*), s. m. C'est une sorte de polypier pierreux ayant des formes rameuses, qui fait partie du genre des lithophytes L. On donne aujourd'hui exclusivement ce nom aux espèces dont les branches sont à la fois garnies de pores et de lames en étoiles. La substance pierreuse des madrépores est exclusivement formée de carbonate de chaux; elle était autrefois employée en médecine comme absorbant et astringent. Elle est aujourd'hui sans usage.   J. B.

MAGDALÉON (*pharm.*), s. m., du grec *magdalia*, cylindre. Les emplâtres se conservent en masses cylindriques du poids de 120 grammes environ : c'est à ces rouleaux que l'on donne le nom de magdaléon.

MAGISTÈRE (*chim.*), s. m. On donnait autrefois le nom de magistère aux précipités qui se forment dans les opérations chimiques et l'on supposait qu'ils retenaient toutes les vertus des substances dont ils étaient extraits; le sous-nitrate de bismuth est encore aujourd'hui désigné quelquefois sous le nom de magistère de bismuth. (V. ce mot.) Pour le magistère de soufre. (V. *Soufre*.)

MAGISTRAL (*pharm.*), adj., de *magister*, maitre. On donne ce nom aux préparations qui se font instantanément dans l'officine des pharmaciens et sur l'ordonnance du médecin; les médicaments *magistraux* présentent cette différence avec les médicaments *officinaux* que ces derniers sont toujours préparés à l'avance et sont en dépôt dans l'officine.

MAGMA (*pharm.*), s. f., du grec *magma*, de *masseo*, je pile, j'exprime. Nom donné au résidu ou matière épaisse que l'on obtient en exprimant certaines substances pour en retirer les parties fluides : Par extension, on se sert quelquefois de ce mot pour désigner une masse de matière molle ou sans forme.

MAGNÉSIE (*chim.*), s. f. *magnesia*, oxide de *magnesium*, magnésie *blanche*, en opposition avec noire et qui n'est autre chose que du charbon pulvérisé. Cet oxide se trouve quelquefois à l'état de pureté dans la nature, mais ordinairement il s'y trouve combiné avec des acides, en un mot à l'état de sel. Son nom lui vient de la ville de Magnésie, en Asie, d'où elle fut d'abord tirée.

La magnésie pure est un produit de l'art qui se présente sous la forme d'une poudre blanche, très-légère, douce au toucher et sans saveur; elle a une réaction alcaline sur le sirop de violette, par conséquent elle le verdit lorsqu'elle a été agitée avec lui pendant quelques instants. Elle est néanmoins presqu'insoluble dans l'eau, qui en dissout plus à froid qu'à chaud. L'air atmosphérique lui cède l'acide carbonique, aussi doit-on, autant que possible, conserver cet oxide à l'abri du contact de l'air.

On se procure facilement de la magnésie en chauffant du carbonate de magnésie dans un creuset, mais il ne faut pas chauffer trop rapidement, ou avec trop de force, parce que le produit de la calcination, n'aurait ni la ténuité ni la légèreté qui caractérise la magnésie dite *anglaise.*

Il y a aussi des précautions à prendre pour la préparation du carbonate de magnésie que l'on calcine; nous les indiquerons quand nous ferons l'histoire de ce sel.

La magnésie se dissout très-bien sans dégagement d'acide carbonique dans les acides et donne des dissolutions salines, qui présentent les caractères suivants : elles ont une saveur amère, elles précipitent, en blanc par la potasse et la soude, et le précipité ne se dissout pas dans un excès de l'un ou l'autre de ces alcalis. Par la solution des carbonates de ces bases, elles précipitent également en blanc; dans le premier cas, le précipité est de la magnésie, dans le second, du carbonate de magnésie.

Les bicarbonates de potasse ou de soude dissous dans l'eau, n'y font pas naître de précipité; mais si on fait bouillir ce mélange de bicarbonate et de sel magnésien, l'excès d'acide du bicarbonate se dégage, le liquide se trouble et le précipité se manifeste. L'ammoniaque précipite aussi les dissolutions des sels de magnésie, mais la magnésie n'est pas séparée entièrement par ce réactif, et le liquide qui surnage le précipité tient en dissolution un sel double d'ammoniaque et de magnésie, dont on peut séparer cet oxide à l'aide de la potasse.] L'oxalate d'ammoniaque ne fait pas naître de précipité dans ces dissolutions salines. Après avoir donné les caractères généraux qui servent à reconnaître les sels de magnésie, et après ce que nous avons dit sur les propriétés physiques de la magnésie, il sera toujours facile de reconnaître ce corps.

Le cadre de cet article ne nous permet pas d'entrer dans des détails à l'égard de tous les sels de magnésie, aussi ne nous occuperons-nous que de ceux qui sont employés en médecine.

Magnésie (carbonate basique de), ce sel est solide, blanc, très-léger, doux au toucher, et se trouve dans le commerce sous forme de pains parallélogrami- ~~ques, comme on en voit dans la montre de presque~~ il ressemble tout à fait à la magnésie, sous le rapport des propriétés physiques ; comme elle, il verdit le sirop de violette, quoiqu'à un degré moindre, mais ce qui le distingue de suite de cet oxide c'est qu'il ne se dissout dans les acides, tels que l'acide sulfurique ou azotique, qu'après avoir perdu son acide carbonique avec efferves- cence.

Lorsqu'on le délaie dans l'eau et qu'on le sou- met à l'action d'un courant de gaz acide carboni- que, il se dissout. Ainsi, on reconnaîtra facilement ce sel 1° comme carbonate, à ce qu'il fait efferves- cence avec les acides ; 2° à ce que sa dissolution dans ces agents, jouit de toutes les propriétés des sels de magnésie.

Préparation. Pour préparer convenablement ce carbonate de magnésie, on fait bouillir pendant une demi-heure environ une dissolution de sulfate de magnésie dépourvue de fer avec du carbonate de soude pur dissous dans l'eau, on filtre le liquide *bouillant,* et on lave le précipité, et si on veut ob- tenir des pains, on divise la masse précipitée, et on fait sécher.

Il existe encore deux autres *carbonates* de ma- gnésie : l'un, nommé carbonate neutre, cristallisa- ble, soluble dans l'eau ; si la dissolution se fait à chaud, il devient carbonate basique, par la perte d'une certaine quantité de son acide carbonique, ce carbonate se trouve dans certaines eaux miné- rales. C'est lui qui, en dissolution dans l'eau, con- stitue les eaux magnésiennes gazeuses, avec de l'acide carbonique en excès ; sans cet excès d'acide carbonique, il forme les eaux dites magnésiennes saturées. Il existe encore un bi-carbonate de ma- gnésie, mais il n'est pas employé.

Magnésie (sulfate de). — Sel de Sedlitz, d'Epsom d'Egra, sel de Seydchuts, sel cathartique amer, etc. Ce sel, qui peut se trouver effleuri dans certains ter- rains schysteux, se trouve aussi dans l'eau de quelques sources, dont on peut l'extraire par évaporation ; le plus ordinairement, il se présente sous forme de masses très-friables, composées de petits cristaux aiguillés ; dans d'autres cas, il peut être sous forme de beaux cristaux, qui sont des prismes à quatre pans terminés par des pyramides à quatre faces. Il s'effleurit légèrement à l'air, il est très-soluble dans l'eau, dont cent parties à la température de 15° ou 16° C. peuvent dissoudre 33 parties environ de ce sel. Pour reconnaître la dissolution de sulfate de ma- gnésie, deux expériences sont à faire, reconnaître la base et reconnaître l'acide. Pour reconnaître la base, nous renvoyons à ce que nous avons dit pour les caractères de dissolution des sels magné- siens. Pour s'assurer que l'acide du sel est de l'a- cide sulfurique, on traite la dissolution par le ni- trate de baryte, qui y fait naître un précipité

blanc de sulfate de baryte insoluble dans l'eau et dans l'acide nitrique. Ce précipité desséché et chauffé jusqu'au rouge avec du charbon, donne du sulfure de *barium*

Préparation. Tantôt on extrait le sulfate de ma- gnésie des eaux qui le renferment en évaporant le liquide jusqu'à cristallisation. Tantôt on expose ~~pendant plusieurs jours les schistes magnésiens~~ à l'action de l'air, en ayant soin de les arroser de temps en temps avec de l'eau. Le soufre et le fer prennent de l'oxigène à l'air, il se forme de l'acide sulfurique et de l'oxide de fer, l'acide se combine avec cet oxide et la magnésie des schistes. De là des sulfates de fer et de magnésie. On dissout ces sels dans l'eau, et on ajoute de la chaux délitée ; le sulfate de fer est décomposé, son oxide se pré- cipite et à l'aide de cristallisations successives, on peut séparer le sulfate de chaux du sulfate de magnésie qu'on obtient parfaitement pur.

Nous ne croyons pas devoir nous occuper d'une manière particulière des sels de magnésie qui sont tout-à-fait sans usage ; nous dirons néanmoins qu'on peut trouver dans l'urine de l'homme et celle d'autres animaux, du phosphate de magnésie, et que des calculs urinaires très-volumineux sont quelquefois formés par du phosphate ammoniaco- magnésien.   O. LESUEUR,

Professeur agrégé à la faculté de médecine,
chef des travaux chimiques.

MAGNÉSIENNES (eaux). (V. *Magnésie.*)

MAGNÉTIQUE, (*phys.* et *physiol.*), adj., se dit des objets ou des choses qui ont rapport au magné- tisme. (V. *Aimant.*)

MAGNÉTISME ANIMAL (*physiol.*), s. m. (V. *Som- nambulisme.*)

MAGNÉTISME MINÉRAL (*phys.*). (V. *Aimant.*)

MAIGREUR. (V. *Amaigrissement.*)

MAIN (*anat.* et *path.*), s. f., du latin *manus.* C'est la partie qui termine le bras et sert à la préhen- sion des corps et au toucher. La main se compose de trois parties, le poignet ou *carpe,* le *métacarpe* qui forme la partie large et quadrilatère de la main, et les *doigts,* qui sont les appendices qui ter- minent cet organe.

Le *carpe* est composé de huit os placés en deux rangées ; l'une supérieure, qui est en rapport avec la partie inférieure des deux os de l'avant-bras, le radius et le cubitus, contient le scaphoïde, le semi-lunaire, le pyramidal et le pisiforme : l'autre inférieure ou deuxième rangée, qui est en rapport avec la partie supérieure des os du métacarpe, est composée du trapèse, du trapézoïde, du grand os et de l'unciforme nommé aussi os crochu. Ces os, dont les noms, ainsi qu'on doit le penser, dérivent de leur forme, présentent plusieurs surfaces arti- culaires pour s'unir entre eux et avec les os voi- sins ; ils sont assujettis par des ligaments forts et courts, afin de donner de la solidité à l'articu- lation du poignet qui, en raison de leur nombre, jouit d'une grande mobilité. Le carpe est recou- vert en avant par les tendons des muscles fléchisseurs des doigts et par les gaînes fibreuses qui contiennent ces tendons; en arrière il est recouvert par les tendons des extenseurs et eurs gaînes, il donne aussi attache aux tendons de quelques uns des muscles de l'avant-bras. Un très-fort ligament qui entoure le poignet et qui sert aussi à maintenir les tendons a été nommé ligament anullaire du carpe.

Le métacarpe est formé de cinq os qui, d'une part sont en rapport avec les os du carpe supérieurement et de l'autre inférieurement avec les premières phalanges des doigts; ce sont ces cinq os qui forment véritablement la charpente de la main et qui lui donnent sa forme; ces os se désignent par leur nom numérique en comptant depuis le pouce jusqu'au petit doigt : le premier métacarpien qui supporte le pouce est, comme on peut le voir, détaché des autres et doué d'un mouvement qui lui est propre, il semble former avec les deux phalanges du pouce un seul doigt dont il serait la première phalange; il n'a de connexion avec les autres métacarpiens que par sa partie supérieure, où il est uni aux os du carpe et au deuxième métacarpien; des muscles très-forts, des tendons et les téguments l'unissent à la paume de la main. Les quatre autres os du métacarpe sont fortement unis entre eux et n'ont que des mouvements très-bornés d'avant en arrière dans leur partie inférieure, ce dont on peut s'assurer en imprimant aux diverses parties de la main des mouvements en sens opposés. Les métacarpiens qui donnent à la main sa solidité, sont unis entre eux par des ligaments forts et nombreux. Ces os sont allongés, cylindriques, terminés par deux extrémités renflées, la supérieure présente diverses facettes articulaires pour s'unir aux os du carpe et aux métacarpiens voisins; l'inférieure, que l'on nomme tête des métacarpiens, s'articule avec les premières phalanges des doigts; il est facile de voir que ce sont les os du métacarpe qui supportent isolément chacun des doigts; le deuxième métacarpien s'articule avec l'indicateur; le troisième avec le médius, le quatrième avec l'anullaire, et le cinquième avec l'auriculaire ou petit doigt.

Avec ces os, la main est composée de muscles, de tendons, de ligaments qui sont nombreux et qui tous sont destinés, soit à augmenter sa solidité, soit à communiquer les mouvements aux diverses parties qui la composent; ses artères lui viennent de la radiale et de la cubitale et forment dans la paume de la main deux arcades qui ont reçu le nom d'*arcade palmaire*, *superficielle* et *profonde*; les nerfs lui viennent du nerf cubital, médian et radial. Les veines et les vaisseaux lymphatiques se continuent avec ceux de l'avant-bras.

Vue dans son ensemble, la main se divise en face palmaire et en face dorsale, en bord radial et cubital. La face *palmaire* est cette partie que l'on nomme ordinairement paume de la main, elle est concave et présente deux éminences *thénar* et *hypothénar* ; la première, située en dehors, se continue avec le pouce; l'autre est située en dedans et se continue avec le petit doigt; ces saillies sont formées par quelques uns des muscles destinés à mouvoir le pouce et le petit doigt. Une forte aponévrose (*palmaire*) sert à maintenir les tendons des muscles fléchisseurs et contribue à la solidité de la main. La peau de la paume de la main est sillonnée de rides ou de plis qui sont déterminés par la flexion de cet organe et dont la direction offre quelques différences suivant les sujets; des lignes plus fines, saillantes, très-nombreuses et comme striées sont déterminées par les papilles nerveuses qui sont nombreuses et pressées, elles contribuent à donner à cet organe la finesse et la sensibilité du tact dont il est doué. La face *dorsale* est convexe et présente les saillies des métacarpiens et des tendons, des extenseurs des doigts, des gaînes fibreuses maintiennent les divisions de ces tendons. Le bord *radial* est épais, court et formé par le premier métacarpien qui se continu avec le pouce; le bord *cubital* est plus mince et plus allongé et formé par le cinquième métacarpien. Les *doigts* ayant été décrits dans un article spécial, nous n'y reviendrons pas ici. (V. ce mot.)

Telle qu'elle est organisée, la main est le plus admirable instrument que la nature ait donné à l'homme; seul entre tous les animaux, il l'a aussi parfaite, comparée à la sienne; la main de quelques rongeurs, n'est qu'une grossière ébauche, celle des quadrumane (les singes) serait presque aussi complète, si le pouce était doué de la faculté de s'opposer à chacun des doigts, avantage, qui constitue toute la supériorité de la main de l'homme. Mais cette perfection de l'organe qui contribue à la puissance de l'espèce humaine, n'est cependant pas, ainsi que l'ont pensé quelques philosophes, et spécialement J.-J. Rousseau, la cause de sa suprématie; cette cause est toute dans son intelligence, qui guide sa main; à quoi servirait l'adresse et la finesse du tact, si l'intelligence n'était pas là pour profiter de leurs avantages et redresser leurs erreurs : Beaucoup d'animaux ont des sens plus développés et plus parfaits que ceux de l'homme, mais aucun n'en tire d'aussi importants résultats, parce qu'aucun n'a le jugement aussi développé ni aussi parfait; chez lui tous les sens se contrôlent les uns par les autres et le jugement prononce et rectifie les perceptions vicieuses. Ne voit-on pas dans une foule de cas l'intelligence suppléer aux vices de conformation et même à l'absence des mains; qui ne se rappelle ce peintre, M. Ducornet qui, privé de bras, pratique avec succès cet art si difficile et si délicat de la peinture, ses pieds lui font l'office de mains, c'est avec eux qu'il saisit sa palette et ses pinceaux. Dans l'Inde, les hommes et surtout les femmes se servent quelquefois de leurs pieds pour suppléer à leurs mains et ils les ont d'une mobilité et d'une adresse remarquable; leur indolence et leur situation ordinairement couchée, expliquent facilement cette habitude, et le peu d'usage que les classes supérieures font de leurs pieds pour la marche, laissent une sensibilité et une mobilité dans ces organes qui n'existent pas chez les autres peuples.

Nous n'insisterons pas davantage sur cette erreur d'un philosophe chez lequel le paradoxe était orné des charmes d'un style si chaleureux et si entraînant, mais si Rousseau avait joint à son admirable talent d'écrivain quelque connaissance d'histoire naturelle, il serait bien gardé de tomber dans une erreur, qui ne peut résister au simple examen des faits.

Nous ne parlerons pas non plus de cette science occulte si recherchée au moyen-âge qui consistait à tirer l'horoscope d'un individu en consultant les lignes de la paume de sa main. La *chiromancie* aujourd'hui tombée dans le ridicule ne peut séduire que les ignorants et n'être pratiquée que par les fripons.

MAIN (maladies de la). — *Inflammation, abcès.* — Les maladies de la main sont nombreuses et souvent très-graves; celles qui peuvent affecter les *doigts* ont été décrites à ce mot. Les tissus denses serrés et abondamment pourvus de nerfs et de vaisseaux qui forment la main, y rendent les inflammations très-dangereuses surtout lorsqu'elles sont profondes et qu'elles affectent les tissus situés sous l'aponévrose palmaire ; les piqûres profondes de cette partie peuvent y déterminer des phlegmons qui, d'autres fois, surviennent seulement par des causes internes. Il est important dans ces cas de prévenir la suppuration et d'empêcher la formation d'abcès qui sont toujours graves en raison de la douleur qu'y détermine le gonflement, la dénudation des gaînes tendineuses par le pus et l'infiltration de ce liquide vers l'avant-bras; les antiphlogistiques énergiques doivent être employés pour combattre ces dangers et lorsque l'on s'est assuré qu'il n'ont pu empêcher la formation d'un abcès, il faut donner issue le plus promptement possible au pus, afin de prévenir les accidents dont nous venons de parler. Les abcès de la face dorsale de la main sont loin de présenter la gravité de ceux la face palmaire, ils se forment ordinairement sous la peau et n'exige que l'incision des téguments.

Plaies. — Les plaies de la main offrent peu de dangers lorsqu'elles n'intéressent que la peau, lorsqu'elles sont profondes et qu'elles sont faites par des instruments tranchants, elles peuvent être accompagnées de la section de quelques tendons de l'ouverture des capsules articulaires. Dans ces cas. il faut combattre l'inflammation qui peut se manifester, produire le relâchement des muscles dont les tendons auront été coupés afin de favoriser leur réunion, un soin extrême doit être également apporté dans la réunion de la peau, afin d'éviter les brides qui peuvent être le résultat d'un traitement mal entendu, cet accident se fait surtout remarquer dans les brûlures où la peau est intéressée dans une large étendue et où la douleur empêche de donner une une situation convenable à la main.

Les plaies par *armes à feu* et celles qui ont lieu par *écrasement* présentent souvent de graves dangers, elles sont presque toujours accompagnées de fracture des os du carpe, ou du métacarpe, les articulations sont quelquefois ouvertes, les tendons dilacérés; il faut donc en extraire les esquilles, enlever les parties frappées de mortification et enfin, après des saignées générales, avoir recours aux *irrigations* pour prévenir ou calmer les symptômes inflammatoires (V. ce mot). Deux fois ces moyens m'ont réussi dans ces plaies d'armes à feu, l'une avait fracturé les os, ouvert les articulations du carpe et traveré la main ; la guérison fut parfaitement obtenue dans les deux cas. On conçoit qu'avec le moyen que nous indiquons, on ne doit avoir recours à l'amputation qu'avec la plus grande circonspection et presque toujours il a pour effet d'éviter ce moyen extrême.

Les *piqûres* de la main ne sont suivis d'accidents que lorsquelles sont profondes et qu'elles intéressent soit un nerf, soit une artère, soit une articulation ; les accidents doivent être combattus ainsi que nous l'avons déjà dit, par les antiphlogistiques. La ligature ou la compression doivent être pratiquées si une artère est blessée.

Luxations, fractures. — Les luxations peuvent avoir lieu dans les articulations du carpe; cette luxation du poignet n'a ordinairement lieu qu'à la suite de chute de tractions violentes sur ces parties. Le premier métacapien peut se luxer à son extrémité supérieure sur le trapèze, le carpe peut se luxer sur le radius et le cubitus, le métacarpe sur le carpe; ces luxations peuvent avoir lieu en avant, en arrière ou sur les côtés, elles sont toujours accompagnées de graves désordres, de déchirures des ligaments, souvent de fractures. Ces lésions sont faciles à reconnaître, difficiles à réduire en raison du peu d'étendue que présente les parties; leur guérison s'obtient péniblement, les mouvements sont longtemps à revenir libres et faciles, presque toujours la main a perdu une partie de sa force et de sa dextérité qu'elle ne doit plus recouvrer.

Les *fractures* ne sont presque jamais simples, elles ont ordinairement lieu par une cause directe qui détermine la contusion, la déchirure ou l'écrasement des parties molles, celles du carpe sont rares, celles du métacarpe sont plus fréquentes. Lorsque celles-ci sont simples, ce qui a lieu surtout quand elles sont produites par le contre-coup d'un corps long et inflexible que l'on tient dans la main, ou par une distension trop violente de la main, un pansement simple et analogue à celui de la fracture de l'avant-bras suffit pour obtenir une guérison prompte et sure. Lorsqu'elles sont compliquées de plaies et d'esquilles, il faut se conduire comme dans le cas que nous avons indiqué pour les plaies par armes à feu.

Amputation. — Diverses amputations peuvent être pratiquées à la main elles sont totales, ou partielles; mais la description de ces diverses opérations ne peut trouver sa place ici. Seulement il est un principe dont le chirurgien doit se pénétrer, c'est qu'il ne faut recourir à ce moyen extrême que lorsqu'il est est tout-à-fait indispensable, rarement dans le premier moment de la blessure, et il faut toujours sacrifier le moins de parties possible; une main mutilée peut rendre encore beaucoup de services que l'on ne pourrait obtenir d'un moignon, un doigt sauvé est souvent une conquête inappréciable.

Tumeurs. — Des tumeurs érectiles, lipomateuses ou cancéreuses peuvent se développer sur diverses parties de la main et obliger le chirurgien à pratiquer leur extirpation; nous renvoyons pour chacune de ces tumeurs aux mots qui leur sont propres. Il en est de même pour ces petites tumeurs qui se développent quelquefois sur le poignet ou sur le dos de la main et dont le siége est dans les tendons; elles ont reçu le nom de *ganglions*, et ont été traitées dans un article à part. (V. ce mot.)

Rétraction de l'aponévrose palmaire. — Quelquefois chez les individus qui exercent des professions dans lesquelles les mains doivent faire des efforts violents, on a vu l'aponévrose palmaire revenir sur elle-même et déterminer une flexion des doigts que ne pouvaient vaincre les efforts des muscles extenseurs; les auteurs ont, dans ces cas, conseillé la section des cordons fibreux de l'aponévrose qui correspondent à chacun des doigts. Ce moyen, qui présente des inconvénients lorsqu'on le fait par les procédés ordinaires, n'offrirait pas de dangers s'il était pratiqué en opérant la section de ces brides par la méthode de la ténothomie souscutanée, elle consiste à introduire un bistouri à lame étroite sous la peau et à faire la section du cordon fibreux dans un point éloigné de l'ouverture de la peau; il faut ensuite étendre la main et les doigts afin que la cicatrice puisse se faire d'une manière convenable.

Brûlures. — Les brûlures des mains sont assez fréquentes; lorsqu'elles sont peu étendues, elles n'exigent aucuns soins particuliers, mais lorsqu'elles affectent une partie considérable de la main, on devra prendre des soins spéciaux pour éviter les cicatrices vicieuses, les adhérences des doigts et leur rétraction; il faudra étendre ces organes et les isoler au moyen de petits linges troués et enduits de cérat, le traitement devra être du reste conforme à ce qui a été dit au mot *Brûlure.*

Vices de conformation. — Ils sont ordinairement le résultat de l'existence des doigts surnuméraires, de l'adhérence des doigts entre eux ou de l'absence d'un ou plusieurs doigts. Il est facile de remédier à la première infirmité en pratiquant l'ablation du doigt surnuméraire peu de jours après la naissance; ce doigt est ordinairement le cinquième doigt ou l'auriculaire, il se développe sur le côté, rarement il a la longueur du doigt normal, et son existence serait une cause de gêne pendant la vie; cette opération, du reste, ne présente aucuns dangers.

Il est facile d'isoler les doigts lorsqu'ils sont adhérents entre eux en opérant la section de la membrane qui les unit avec un bistouri à lame fine et étroite; un pansement convenable assure la guérison.

Pour les *verrues* qui se développent sur les mains. (V. ce mot.)

J. P. BEAUDE.

Médecin inspecteur des eaux minérales, membre du conseil de salubrité.

MAIS (blé d'Inde) *(bot.)*, s. m., fruit du *Zea-Maïs* famille des Graminées; J.

Il s'offre sous la forme d'épis de grosseur et de longueur variables, recouverts d'un grand nombre d'écailles spathiformes, qui semblent être des fruits avortés; ces épis sont solitaires : ils se composent d'un axe cellulaire très épais appelé *papeton;* de fruits, proprement dit, ou caryopses irrégulières, globuleuses, déprimées dans certaines parties, lisses, luisantes, de couleur jaune dorée, blanchâtre ou pourpre, suivant les variétés; et renfermant une substance, couleur blanc de lait ou jaunâtre, farineuse et très nutritive.

Cette graminée, qui ne le cède qu'au froment quant à son importance alimentaire, était inconnue des anciens. Longtemps on la crut originaire de l'ancien monde, mais il paraît bien plus vraisemble qu'elle a été fournie par le nouveau. Aucun ouvrage n'en fait, en effet, mention avant la découverte de l'Amérique, par Christophe Colomb, et la dénomination de *blé d'Inde* paraît antérieure à celle de *blé de Turquie.* D'un autre côté, si l'on en croit certaines chroniques, cette plante aurait été portée en Orient par les croisés pendant le 13e siècle, et ils l'auraient rapportée ensuite d'Orient en Italie.

Le blé d'Inde est pour plusieurs de nos provinces, et notamment l'Alsace, la Bourgogne et la Gascogne, l'objet d'une grande consommation. Des sociétés savantes, et au premier rang celles d'encouragement et d'horticulture, voulant seconder les vues bienfaisantes de Parmentier et appréciant d'ailleurs les avantages qui résulteraient de la propagation de cette utile graminée, ont proposé des primes d'encouragement pour les agriculteurs qui auraient consacré la plus grande étendue de terrain à la culture du maïs. Plus récemment encore M. Bossange père, mu par un sentiment qu'on ne saurait trop louer, offrit en prix la belle herbier artificiel, tiré du grand ouvrage de Redouté sur les liliacées, à l'auteur qui, au jugement de l'académie des sciences, donnerait la solution de cette question : *De l'usage du maïs comme aliment de l'homme et particulièrement de l'utilité qu'il peut présenter aux femmes qui allaitent, ou aux enfans en bas âge.* L'académie reçut plusieurs mémoires, parmi lesquels elle distingua et couronna celui de M. Duchesne, docteur en médecine. C'était, sous plus d'un rapport, être utile à l'humanité que de s'occuper de propager et d'utiliser cette substance; car indépendamment de l'avantage qu'elle offre d'augmenter les ressources alimentaires, on a remarqué, dans le département des Landes, par exemple, qu'à mesure que son usage s'étend, les habitans perdent le teint blafard qui les distinguait, et acquièrent une carnation plus vive et une constitution plus robuste. «C'est ainsi, dit M. d'Haussez, ancien ministre de la marine, «que la cause de la différence, ne peut être l'objet d'un doute, lorsque toutes les conditions sont égales, d'ailleurs, relativement à la situation des habitations, à la nature des eaux, aux habitudes de travail; on remarque que le peu de développement des formes et de durée de la vie appartient aux communes où l'on ne récolte que le millet, tandis que les avantages contraires sont assurés à celles où la culture du maïs est généralisée. »

Le maïs fait la base des poudres et pâtes alimentaires, des peuplades chasseresses de l'Amérique septentrionale, et de celles errantes de la Laponie et de la Tartarie; la meilleure composition de ce genre, et qui est connue des Tartares sous le nom de *Canka*, consiste à torréfier légèrement le blé d'Inde, à le broyer et à le mêler avec du sel et de l'anis ou du cumin.

L'absence de gluten dans cette graine céréale la rend peu propre à faire du pain, mais mêlée à la farine de froment, elle forme une pâte qui lève bien, et qui est très substantielle. M. Duchesne s'est livré à un assez grand nombre d'expériences, pour déterminer dans qu'elles proportions on devait opérer le mélange des deux farines, et il a remarqué qu'à parties égales, on obtenait un très beau et bon pain.

L'assimilation de la farine de maïs s'effectue assez facilement pour qu'on en prescrive l'usage sous forme de potages et de bouillies, dans les convalescences qui suivent les affections de poitrine et l'inflammation du tube digestif; elle fait la base d'un grand nombre de préparations, qui prennent des dénominations différentes, suivant les pays où elles sont en usage : c'est ainsi que les Bourguignons ont leur *gaude*; les habitans des Cévennes leur *millasse* ou *millias*; l'Italie et les départemens méridionaux leur *polenta*; et enfin, les Américains leur *hasty pudding* ou *tot fait* et leur *sagamité*.

Si l'observation suivante, que nous empruntons au mémoire de M. Duchesne, est vraie, l'usage du maïs comme substance alimentaire aurait un avantage bien précieux, surtout pour les malheureux que l'on est obligé de renfermer dans les maisons pénitentiaires : « les Quakers, » dit cet auteur, « qui administrent aux Etats-Unis, les maisons de force, où l'on détient les criminels, les nourrissent exclusivement de farine de maïs bouillie et cuite à l'eau avec de la mélasse. Ces criminels, lorsqu'ils se conduisent bien, peuvent être rendus à la société, ce qui arrive assez souvent, et l'on n'a pas eu d'exemple qu'un de ces hommes réhabilités ait été repris une deuxième fois de justice. Les directeurs de ces établissements sont assez modestes pour attribuer une partie de leur succès à cette nourriture, dont ils regardent l'usage comme éminemment calmant et adoucissant; il est vrai de dire cependant qu'il est permis de croire que l'isolement, le silence et les instructions morales auxquels sont soumis les habitants des pénitentiaires sont d'aussi puissantes causes d'amélioration que le régime alimentaire.

Le maïs n'est pas seulement employé comme aliment, il sert en outre à préparer certaines boissons, dont la dénomination et la composition varient suivant les pays, mais qui cependant se rapprochent toujours plus ou moins de la bière. C'est ainsi qu'en Amérique elle porte le nom de *chichu*, *chiaour*, *cassibry*; au Pérou celui *d'azna* ou *zara*. Ces peuples en faisaient un tel abus dans les jours d'allégresse publique, que les Incas durent, pour en anéantir l'usage, faire de son abstinence un article de religion.

Soumis à l'analyse, le maïs fournit un principe particulier que John Gorham a nommé *zeine*. Cette substance semble y jouer le même rôle que l'hordéine dans l'orge; on l'obtient en faisant digérer de la farine de maïs dans de l'alcool chaud, filtrant et évaporant jusqu'à siccité. Elle ne paraît pas être azotée et est conséquemment peu digestible.

Le nombre des espèces et variétés de maïs est assez grand ; naguère encore elles étaient rangées assez arbitrairement, lorsque M. Bonafous, directeur du jardin des plantes de Turin, frappé de l'invariabilité de couleur qui distingue les fruits de cette graminée, en forma trois grandes sections qui sont : 1° *les variétés à grains jaunes*; 2° *les variétés à grains blancs*; 3° *les variétés à grains rouges*.

COUVERCHEL,
Membre de l'académie de médecine.

MAL DES ARDENS. (V. *Erysipèle*.)

MAL D'AVENTURE. On donne ce nom aux petits abcès qui se forment aux doigts, à la suite des piqûres. (V. *Doigts*.)

MAL CADUC. (V. *Epilepsie*.)

MAL DE CŒUR. (V. *Nausées*.)

MAL D'ENFANT (*accouch.*), s. f. Nom donné aux douleurs qui accompagnent l'accouchement. (V. ce mot.)

MAL D'ESTOMAC. (V. *Cardialgie*.)

MAL FRANÇAIS (*méd.*), s. f. Nom donné en Italie, pendant le XVIe siècle, à la syphilis. (V. ce mot.)

MAL (haut mal). (V. *Epilepsie*.)

MAL DE MER (*méd.*), s. m. (V. *Mer*.)

MAL DE MÈRE. (V. *Hystérie*.)

MAL SAINT-MARTIN (*méd.*), s. m. Nom donné à la gale et à la lèpre.

MAL DE NAPLES (*méd.*), s. m. Nom donné par les Français à la syphilis, à la suite des guerres d'Italie du XVIe siècle.

MAL ROUGE de Cayenne (*méd.*). C'est une espèce d'éléphantiasis ou de lèpre.

MAL DE ROSE ou *Mal des Asturies*. (V. *Lèpre*.)

MAL SAINT-LAZARE. (V. *Lèpre*.)

MAL DE SIAM (*méd.*). Nom donné à la fièvre jaune. (V. *Thyphus d'Amérique*.)

MAL DE TÊTE. (V. *Céphalalgie*.)

MAL DE POTE ou **MAL VERTÉBRAL.** (V. *Colonne vertébrale*) (maladies.)

MALADE (*hyg.*), s. m. Les soins dont le malade doit être entouré, les précautions dont il faut accompagner un traitement, demandent quelques mots de développement dans un ouvrage de la nature de celui que nous publions; nous commencerons par la chambre du malade.

Autant que possible elle doit être d'une dimension qui permette que l'on puisse circuler avec facilité autour du lit; les alcoves sont peu convenables, indépendamment de ce qu'ils gênent le service, ils permettent à l'air vicié par les émanations du malade de s'accumuler dans leur intérieur et empêchent le renouvellement de l'air. Il n'y a pas d'inconvénients à ce que la chambre soit trop vaste, si ce n'est la difficulté de l'échauffer pendant l'hiver, tandis qu'une chambre étroite est souvent insalubre et empêche par son défaut d'espace que l'on puisse soigner convenablement ie malade; ces chambres seront autant que possible exposées au levant et au couchant. L'exposition du midi est avantageuse pendant l'hiver, par opposition celle du nord est très-salubre pendant les grandes chaleurs de l'été; dans cette dernière saison on aura soin de modérer la température de la chambre par des arrosements auxquels on pourra mêler du vinaigre; ces vapeurs répandues dans l'atmosphère stimulent les membranes muqueuses des voies aériennes et facilitent la respiration; dans les maladies où elles peuvent devenir un excitant pour la toux, on devra les éviter.

L'hiver, il sera plus convenable de chauffer la chambres des malades avec le feu d'une cheminée qu'avec un poêle; le renouvellement constant de l'air qui a lieu par la combustion est utile surtout dans cette saison où la chambre du malade est rarement aérée; la température devra être maintenue à 16 ou 17 degrés centigrades. Dans le cas où les localités ne permettent pas d'approcher de cette température par le feu de la cheminée, il faudrait mieux employer le feu des poêles que de laisser le malade dans une atmosphère trop froide.

L'été, pendant les chaleurs, on tâchera d'empêcher que la température ne dépasse 20 à 22 degrés centigrades, des arrosements, des ventilations convenablement employées serviront à obtenir ce résultat. On devra également diminuer l'intensité du jour, éviter le soleil qui, agréable pour les convalescents, fatigue souvent les malades affaiblis par les douleurs, la diète et les pertes de sang. Le bruit, les odeurs, les conversations, devront être évités avec soin; ces dernières fatiguent l'attention du malade et lorsqu'elles sont faites à voix basse, elles excitent son inquiétude. Il est inutile de dire que les émotions vives, les contentions d'esprit, les contrariétés devront être éloignées. On aura soin d'éviter, d'exciter la sensibilité des malades, qui souvent sont si impressionnables, et que la moindre émotion leur fait verser des larmes.

Cependant il est important de se prémunir contre les exigences et les caprices de certaines personnes qui abusent de leur position pour tourmenter ceux qui les environnent, il sera facile de juger si ces exigences sont fondées; dans le cas où l'on reconnaîtrait cette tendance chez un malade, il est important de lui parler avec fermeté, afin de réprimer des caprices qui souvent peuvent lui être funestes, en même temps qu'ils sont fatiguants pour ceux qui lui donnent des soins. Les malades prennent quelquefois en aversion et sans causes légitimes quelques-unes des personnes qui les entourent; s'il n'est pas toujours convenable de céder à leur répugnance, d'un autre côté, il y a souvent inconvénient à laisser près d'eux des personnes dont ils n'acceptent les soins qu'avec dégoût.

Il est important, dans les soins que l'on donne aux malades, d'avoir beaucoup de douceur, de patience, de mansuétude, mais il faut que ces qualités soient tempérées par une fermeté sage et éclairée. Les soins des proches, des amis, sont toujours plus efficaces que ceux des personnes mercenaires qui font métier de garder les malades; lorsque l'on en trouve que la bonté du cœur et la douceur de caractère permettent de distinguer des autres, on doit avoir pour elles les égards et la considération que mérite leur dévouement.

La difficulté de trouver de bonnes gardes malades avait engagé certains médecins à établir des espèces d'école, où des femmes apprenaient ce qui était nécessaire pour donner des soins aux malades, mais on trouvait peu de personnes assez éclairées pour profiter de ces leçons, car c'est presque toujours dans les dernières classes de la société, chez les femmes qui n'ont pas d'autres moyens d'existence, que l'on trouve des sujets qui embrassent cette profession si pénible et si peu considérée, tandis qu'il faudrait des individus doués d'un jugement sain et exempts des préjugés et de l'ignorance qui se rencontrent ordinairement dans cette condition. Dans ces derniers temps, des personnes appartenant à des congrégations religieuses se sont vouées au service des malades; l'esprit de religion qui doit les animer, leur intelligence, sans doute plus cultivée, permet de supposer que l'on en reçoit de meilleurs soins. Il est encore important de se prémunir contre un autre inconvénient, ce sont les empiétements que peuvent se permettre les gardes malades qui ont des demi connaissances médicales, elles interviennent souvent dans le traitement du malade qui leur est confié, un danger est encore plus grand que celui que nous signalions d'abord, car il peut compromettre plus gravement l'individu souffrant, ébranler sa confiance, celle de ses proches et souvent amener de fâcheux résultats.

On conçoit que nous n'avons pu esquisser ici que d'une manière rapide ce que cette question présentait de plus urgent et de plus important, il faudrait un volume pour prescrire une règle de conduite dans les soins dont le malade doit être entouré, mais le médecin indiquera toujours ce qu'il est nécessaire de faire, et l'on devra s'en rapporter à ses avis; ils sont le résultat d'une somme de connaissance que l'on ne peut acquérir que par l'étude et la pratique de son art, et qui ne sauraient être remplacées d'une manière complète, même par l'expérience; car pour être fructueuse, l'expérience a toujours besoin des lumières que l'on n'acquiert que par l'étude.

Pour les soins à donner à la fin des maladies V. Convalescence.   J. P. BEAUDE.

MALADIE. (*path. gén.*) s. f. Il semble, au premier abord, que rien ne soit plus facile que de définir le mot maladie, tout le monde sait ce qu'il veut dire et cependant on est embarrassé pour en donner une définition claire et exacte; car dire que la maladie est un dérangement de la santé, c'est plutôt indiquer un synonyme que donner une véritable définition. On entend assez généralement aujourd'hui par maladie une lésion soit fonctionnelle, soit matérielle survenue dans l'économie; je ne pense pas, cependant, que cette définition puisse être acceptée entièrement : la maladie n'est pas la lésion elle-même, elle est plutôt la suite, le retentissement vital de cette lésion. Tant qu'une altération ne donne lieu à aucun dérangement appréciable, soit dans la disposition matérielle des parties, soit dans l'exercice des fonctions, a maladie n'existe pas, elle ne commence qu'à dater du jour où cette altération influant sur l'économie révèle son existence par l'apparition de quelque phénomène anormal. Ainsi des individus peuvent porter pendant longtemps des tubercules dans les poumons sans que leur santé soit altérée : mais à un certain moment, souvent sous l'influence d'une cause accidentelle, d'un refroidissement, par exemple, ou de quelques excès, il leur survient de la toux, des hémoptysies, de l'amaigrissement et tous les autres symptômes de la phthisie pulmonaire : ils commencent alors à ce moment à être malades, mais ils ne l'étaient pas auparavant, quoique des tubercules constituant une lésion organique existassent déjà depuis longtemps dans les poumons.

Etablissant donc une distinction, entre la lésion et la maladie, je crois plus exacte de définir cette dernière, un trouble local ou général survenu accidentellement dans l'économie par suite d'une lésion matérielle ou fonctionnelle. Cette définition est assez large pour s'appliquer à toutes les maladies, et d'un autre côté l'idée d'un trouble accidentel ne permet pas de compter parmi les malades les gens difformes ou sujets à quelques sécrétions anormales qui constituent pour eux des fonctions supplémentaires dont la suppression serait dangereuse, telles que des sueurs habituelles aux pieds chez quelques personnes, des hémorrhoïdes périodiques chez d'autres. Cette définition éloigne encore du cadre des maladies le malaise qu'éprouvent les femmes pendant l'époque de leurs règles, et les souffrances qui accompagnent la grossesse et l'accouchement, toutes choses ne dépendant pas d'une lésion matérielle ou fonctionnelle, mais résultant de l'accomplissement d'une fonction régulière.

Les maladies auxquelles est sujette l'humanité sont successivement nombreuses et variées. Les différences qu'elles présentent viennent surtout de leurs causes, de la marche de leurs symptômes, de leur siège et de leur nature ; indiquons rapidement en quoi consistent ces différences.

Dans certaines circonstances, il est difficile de remonter aux causes des maladies ; lorsqu'on le peut, on voit qu'il y a des causes appelées communes en pathologie générale qui peuvent produire telle ou telle maladie suivant la disposition de l'individu qui est soumis à leur action. D'autres fois, on remarque que certaines causes sont spéciales à certaines affections, qu'il y a entre elles un rapport constant, c'est-à-dire que cette cause ne produira que cette seule affection, qui, à son tour, ne sera déterminée que par cette seule cause : ces maladies sont dites spécifiques ; dans cette classe, nous voyons la rage, qui

n'est déterminée que par la morsure d'un animal enragé, les maladies contagieuses et virulentes, telles que la variole, la syphilis qui sont le résultat nécessaire d'une communication directe ou indirecte avec des personnes atteintes des mêmes affections. Lorsque les causes des maladies agissent passagèrement sur un grand nombre d'individus atteints en même temps et dans le même lieu, les maladies sont dites épidémiques; lorsque ces causes sont permanentes dans un même pays et qu'elles paraissent tenir au lieu même, les maladies sont appelées endémiques : lorsqu'une maladie n'atteint que des individus isolés, elle prend le nom de sporadique.

Les maladies se manifestent à l'extérieur par des phénomènes physiologiques anormaux qu'on appelle symptômes et qui servent à les caractériser. Le mode suivant lequel naissent et se succèdent ces phénomènes constituent la marche des maladies qui comprend le type, la durée et les périodes. Le type est l'ordre suivant lequel les symptômes s'exaspèrent ou se reproduisent : on le dit continu, lorsqu'il persiste depuis le commencement jusqu'à la terminaison sans interruption bien marquée; il est au contraire intermittent, lorsque la maladie se compose d'accès séparés par des intervalles de bonne santé: ces accès reviennent périodiquement à des moments déterminés, séparés par des intervalles égaux, alors la maladie prend le nom d'intermittente régulière ; ou bien les accès n'affectent aucune régularité dans leur retour et sont plus spécialement désignés sous le nom d'attaques. Les fièvres intermittentes nous offrent un exemple des premiers, l'hystérie, l'épilepsie, un exemple des autres. Enfin, un type intermédiaire au continu et à l'intermittent est le type rémittent; il présente des symptômes continus, mais qui sont compliqués périodiquement par des accès semblables à ceux des fièvres intermittentes; cette forme était assez fréquente en Grèce, lorsqu'écrivaient les anciens médecins, Hippocrate et ses successeurs. A notre époque et dans notre climat, il est rare qu'on ait occasion de l'observer.

La durée des maladies les a fait diviser en deux grandes classes; les maladies aiguës et les maladies chroniques. Les premières sont caractérisées par une durée assez courte et qui ne s'étend pas ordinairement plus loin que quarante jours ; en général, elles ont des symptômes intenses, et cependant offrent de grandes chances de guérison, ce qui a fait dire dans ces derniers temps d'une manière peut-être un peu trop générale que la mort est une exception dans les maladies aiguës. Les maladies chroniques ont une durée illimitée, elles sont quelquefois la suite de maladies aiguës, d'autres fois elles sont chroniques tout d'abord; elles ne présentent pas en général l'intensité des symptômes observés à l'état aigu, mais elles sont bien plus graves : leur terminaison est rarement heureuse; elles sont d'ailleurs souvent l'expression d'altérations anatomiques modifiant d'une manière indélébile l'organisation des viscères, et s'opposant à l'exercice régulier des fonctions, ainsi qu'on le voit dans l'hypertrophie du cœur, dans le cancer de l'estomac, dans la phthisie pulmonaire.

Certaines maladies ont des périodes régulières ; ainsi, dans la rougeole on en distingue trois : la période d'invasion, pendant laquelle apparaissent des symptômes de catarrhe ; la période d'éruption, pendant laquelle se développent les taches cutanées; la période de desquamation, qui correspond au renouvellement de l'épiderme. Dans d'autres maladies, les périodes sont loin d'être aussi régulières, et quelquefois il est impossible d'en distinguer ; cependant, ordinairement on en observe trois : une première qui correspond à l'invasion de la maladie, et qui est appelée période d'accroissement ; une seconde pendant laquelle les symptômes restent stationnaires, la maladie est arrivée à son summum, c'est la période d'état ; et enfin une troisième correspondant à la terminaison de la maladie, c'est celle du déclin, amenant ou la guérison, ou la mort, ou le changement en une autre maladie.

Par rapport à leur siège, les maladies sont dites locales, lorsqu'elles affectent un seul organe ou une seule partie d'organe ; elles sont générales, lorsqu'on ne peut circonscrire leur siège à une seule partie, qu'elles sont partout, qu'elles atteignent tous les points de l'économie, comme on le voit dans les fièvres, dans les scrofules, dans la syphilis. Souvent les maladies générales commencent par être locales : circonscrites d'abord, elles se généralisent soit par sympathie, soit par l'extension de la lésion morbide qui envahit différents points de l'économie. Il est beaucoup plus rare de voir des affections, générales primitivement, se circonscrire et se terminer par une maladie locale. Envisageant les maladies d'une manière encore plus générale, il y aurait ici, à propos du siège, une question à résoudre : la maladie provient-elle d'une modification des humeurs du corps, ou seulement d'une altération des solides ? Ces deux opinions du siège primitif ont régné tour à tour en médecine ; elles n'ont eu que le tort d'être exclusives l'une de l'autre ; il faut admettre en bonne physiologie que les maladies peuvent siéger tout aussi bien dans les liquides que dans les solides, ces deux parties constituantes du corps étant également vivantes et par là même susceptibles de la modification vitale qui constitue la maladie.

La nature de la maladie est un point de son histoire au moins aussi important que son siège. Par nature d'une maladie, on doit entendre la modification organique qui la constitue ; mais comme cette modification intime nous est cachée, c'est d'une autre manière que nous devons chercher à établir la nature d'une affection : on a réuni par groupes les maladies qui se rapprochent par leurs causes, leurs symptômes, leurs caractères anatomiques, leur marche et leur traitement, et on a dit : Ces maladies sont de même nature. C'est ainsi qu'on a établi des inflammations, des névroses, des fièvres, et pour savoir ensuite la nature d'une maladie, il suffit de comparer ses phénomènes avec ceux qui servent de caractères aux différentes classes : sont-ils semblables, on prononcera que la maladie est de même nature. On conçoit, au reste, combien cette recherche offre de difficultés ; pour établir le siège d'une maladie, nous avons pour guide la lésion matérielle qui nous fait reconnaître les parties affectées ; mais pour la nature, rien

de semblable, nous ne sommes guidés que par l'induction, par l'analogie qui n'est jamais parfaite, par l'appréciation des faits qui ne sont pas expliqués de même par tout le monde ; souvent nous sommes dominés par des idées préconçues qui nous aveuglent ; aussi ne devons-nous pas nous étonner si la nature des maladies a été de tous temps et est encore aujourd'hui un sujet de vives discussions. Ces différentes considérations, auxquelles nous venons de nous livrer au sujet des causes, de la marche, du siège et de la nature des maladies, ne sont pas seulement théoriques, mais trouvent leur application dans la pratique et doivent servir de base au traitement. Je ne puis rien dire ici de général sur la médication des maladies ; mais, après m'être appesanti sur les caractères des maux auxquels est sujette l'humanité, je ne dois pas oublier de mentionner en finissant une réaction salutaire de l'économie opposée à la maladie et en lutte contre ses mauvais résultats. Cette puissance, qu'on désigne sous le nom de force médicatrice de la nature, est, comme l'antidote, à côté du poison ; elle tend sans cesse à rétablir le calme et l'équilibre dans l'organisation. Quelquefois suffisante pour amener à elle seule la guérison, d'autres fois elle a besoin d'être soutenue par le secours de l'art, et c'est à la seconder que doivent s'appliquer tous les efforts du médecin. Malheureusement, trop souvent encore cette influence favorable est la plus faible, et la maladie poursuivant son cours, malgré la réaction salutaire, entraîne la mort de l'organisation qu'elle était venue attaquer.   A. HARDY.

Médecin des Hôpitaux de Paris.

MALADIE BLEUE. (V. *Cyanose.*)

MALADIES NERVEUSES (*méd.*), s. f. p. On donne ce nom à l'*hystérie*, à l'*hypocondrie*, à la *mélancolie*, et enfin, dans un sens plus étendu, à toutes les *névroses.*

MALADIE NOIRE. (V. *Melœna.*)

MALADIE DU PAYS. (V. *Nostalgie.*)

MALADIE PÉDICULAIRE. (V. *Phthiriasis.*)

MALADIE VÉNÉRIENNE. (V. *Syphilis.*)

MALADIF, IVE (*path.*), adj., qui est sujet à être malade. On dit aussi, pour exprimer cet état habituel, *Valétudinaire.*

MALAIRE (*anat.*), s. m. On donne ce nom à l'os qui est situé à la partie saillante des joues ; il a reçu aussi le nom d'os zygomatique ou d'os de la pommette. Il est situé sur la partie supérieure et latérale de la face; sa forme est carrée et aplatie, sa face externe est convexe et couverte par la peau et quelques muscles de la face. La partie supérieure concourt à former la partie inférieure et externe de l'orbite ; la face interne fait partie des fosses nasales. Cet os s'articule avec l'os coronal, le temporal, le maxillaire supérieur et le sphénoïde. (V. *Face.*)

MALAISE (*path.*), s. m. On définit le malaise une sensation pénible, mais obscure, qui rend l'homme moins dispos pour les actions ordinaires de la vie, et dans lequel les actions organiques de l'économie ne s'exercent pas avec une entière liberté. Sans être la maladie, le malaise en est un premier degré ; il la précède ordinairement, et quelquefois pendant un temps assez marqué. Le malaise devient souvent un symptôme de maladie ; poussé à l'extrême, il constitue l'anxiété. L'état de malaise indique toujours un trouble dans les fonctions qu'il est important de faire cesser ; le repos, un peu de régime, suffisent ordinairement pour le faire disparaître.　　　　　　　　　　　　J. B.

MALATE. (V. *Malique*, acide.)

MALAXER (*pharm.*), v. a., action de ramollir certaines substances en les pétrissant entre les doigts.

MALE (*anat.*), s. et adj., qui appartient à l'homme. On dit les organes mâles, pour indiquer chez l'homme les organes de la génération.

MALIGNE (FIÈVRE) (*méd.*), s. f. On désignait autrefois sous le nom de fièvre maligne la dothinentérie compliquée de symptômes cérébraux. (V. ces mots.) Cette fièvre était désignée par Pinel sous le nom de *fièvre axatique.*

MALIGNE (PUSTULE). (V. *Pustule maligne.*)

MALIQUE (ACIDE) (*chim.*), s. m. On donne ce nom à un acide végétal qui existe dans les pommes, les poires, les prunes sauvages, le fruit de l'épinevinette, celui du sorbier, la joubarbe, les baies de sureau noir, etc. Cet acide, comme tous les acides végétaux, est composé d'oxygène, d'hydrogène et de carbone ; il est blanc, inodore, déliquescent ; sa saveur est forte et assez analogue à celle des acides tartrique et citrique. C'est lui qui donne aux fruits dont nous venons de parler leur saveur acide ; il forme, avec les bases, des sels qui ont reçu le nom de *malates.* Cet acide, qui fut découvert en 1785 par Scheèle, est, ainsi que ses sels, sans usage en médecine.

MALLÉOLE (*anat.*), s. f. On donne ce nom aux éminences qui sont situées à la jonction du pied avec la jambe, et que l'on nomme vulgairement chevilles du pied. Les malléoles sont au nombre de deux : l'une interne, formée par l'extrémité inférieure du tibia ; l'autre externe, formée par l'extrémité inférieure du péroné. Elles forment une espèce de mortaise qui emboîte l'articulation du pied et qui contribue à sa solidité. (V. *Jambe* et *Pied*)

MALT (*mat. méd.*), s. m. On a donné ce nom à l'orge gonflée dans l'eau, germée et touraillée. L'orge ainsi préparée sert à la fabrication de la bière. Le maltage ou germination de l'orge a pour but de déterminer, à l'aide de la germination, la conversion de l'amidon contenu dans cette semence en une matière sucrée et gommeuse. La fabrication du malt, qui est considérable en Angleterre et qui constitue une profession exercée par des hommes nommés *malteurs, malsters*, se compose de quatre opérations qui consistent : 1° à mouiller le grain ; 2° à le mettre en tas ; 3° à le répandre ensuite en couches plus ou moins épaisses ; 4° enfin, à le dessécher, opération qui se fait à l'aide d'une *touraille*.

On pratique la première opération en mouillant le grain dans de grandes cuves en bois ou dans des réservoirs en pierre. On remplit ces réservoirs d'eau de telle manière, que le grain étant ensuite versé et immergé, il soit recouvert de quelques pouces de liquide. Lorsqu'on verse les grains dans l'eau et lorsqu'on les mêle au liquide, on remarque que les grains se divisent en deux parties, les uns, qui forment la masse, tombent au fond de l'eau, les autres, qui forment la partie exceptionnelle (qui s'élève à environ 2 p. 100), surnagent. On doit enlever ces *grains légers* avec une écumoire, car ces grains ne sont pas susceptibles de germer, mais de subir une fermentation putride qui nuirait à la qualité du malt ; ces grains, ainsi séparés, peuvent être employés à la nourriture des animaux. L'orge mouillée reste dans la *cuve mouilloire*, jusqu'à ce que les grains s'écrasent facilement entre les doigts. L'espace de temps nécessaire à ce changement d'état du grain n'est pas toujours le même ; il varie en raison de diverses circonstances, la température, la nature du grain, etc. Cet espace de temps peut être de six à huit heures au moins, et de soixante-douze heures au plus. En Angleterre, le minimum du temps fixé par la loi est de quarante heures. Pendant le mouillage, il est nécessaire de changer deux ou trois fois l'eau, dans le but d'enlever les matières dissoutes par ce liquide, pour empêcher la fermentation d'être trop active. L'eau qui sort de dessus le grain pour la première fois, étant évaporée, laisse un résidu qui a une couleur fauve, une odeur assez désagréable, un goût amer ; cette matière extractive, qui forme à peu près 1 p. 100 de la totalité du grain employé, contient des nitrates, des hydro-chlorates et des sulfates ; elle paraît provenir de la pellicule qui enveloppe le grain ; car on a remarqué que l'eau dans laquelle on fait tremper les grains qui ont été *mondés* de leur enveloppe n'est pas sensiblement colorée et ne donne presque pas de résidu par l'évaporation.

Le grain exposé à l'*action du mouillage* se gonfle et augmente de volume d'une manière considérable ; on a vu que cette augmentation de volume était de 0,15 au minimum pour l'orge, et de 0,38 au maximum ; de 0,09 au minimum pour l'escourgeon (l'*orge carrée, orge d'automne, orge prime*), et de 0,23 au maximum. L'augmentation du poids du grain se fait aussi remarquer, et on a établi : 1° qu'elle était de 0,38 à 0,53 pour l'orge, et de 0,38 à 0,41 pour l'orge prime ; 2° que la même variété de grains, la plus mauvaise qualité et les grains les plus petits, éprouvent la plus grande augmentation de poids dans l'opération du mouillage. Cette augmentation n'est due qu'à la présence de l'eau, car si on fait sécher une quantité donnée de grain mouillé, on voit qu'il ne donne pas la quantité de grain employée, et qu'il y a, en outre, une perte de 5 p. 100, perte attribuée à la matière extractive qui a été enlevée et à de l'acide carbonique qui se dégage pendant le mouillage. Nous devons dire ici que l'eau employée pour mouiller les grains doit être de bonne qualité ; on doit choisir celle qui contient le moins possible de sels calcaires ; celle qui cuit bien les légumes, celle qui dissout bien le savon, est bonne pour opérer le mouillage.

Lorsque le grain a été suffisamment trempé, on le lave une dernière fois avec de la nouvelle eau qu'on laisse écouler de suite et qui entraîne une matière visqueuse qui se développe surtout dans les temps chauds ; on retire ensuite le grain de la cuve, puis on le met en tas.

Lorsque le grain est en tas, on remarque que

l'humidité s'en dégage peu à peu, la température du grain s'élève successivement de 3 à 4 degrés ; l'oxygène de l'eau est absorbé, il y a dégagement d'acide carbonique, il y a commencement de germination. Aussitôt qu'en remuant la couche supérieure on aperçoit une prœminence blanche annonçant le commencement de la germination, on retourne successivement toutes les parties de la masse, en ayant soin de ne pas écraser le grain, et on l'expose en couches plus minces sur une aire formée par le battage des résidus des salpétriers, ou, ce qui vaut mieux, sur une aire formée de carreaux ou de dalles en pierre; cette opération a pour but d'empêcher la température d'augmenter et de trop s'élever, et d'exposer le grain au contact de l'air pour que la végétation puisse continuer. La température ne doit s'élever qu'à environ 15° centigrades pour les grains qui sont gros, et un peu moins pour les grains plus petits.

L'épaisseur des couches provenant des tas, doit d'abord être de 33 centimètres environ, on les réduit à une moindre épaisseur, de 10 centimètres seulement; on retourne le grain formant ces couches plusieurs fois par jour, au moins deux ou trois fois; cette opération doit être renouvelée d'autant plus souvent que la température est plus élevée. On continue ce traitement pendant un espace de temps qui est différent en France et en Angleterre; en effet, on remue le grain pendant douze à quinze jours en Angleterre, et pendant huit ou dix jours en France. Quelques brasseurs ne suivent pas de règle, et la continuent jusqu'à ce qu'ils aient reconnu que la germination est assez avancée pour que l'amidon soit amené à son maximum de saccharification. Pendant cette opération on remarque : 1° que le grain convenablement retourné dégage une odeur agréable particulière : écrasé à cette époque, et soumis à la distillation, il donnerait de l'alcool; 2° que la partie de l'orge qui doit donner la *plumule* (la tige), lors de la germination, se gonfle, et, partant du même bout du grain par lequel les racines sortent immédiatement, elle s'avance par degrés sous la pellicule qui enveloppe le grain vers l'extrémité opposée. Les racines qui se développent en même temps acquièrent plus de longueur que le germe, et se divisent en trois, puis en cinq, six ou sept racines plus petites; celles-ci, d'abord très-douces et tendres, deviennent de plus en plus rudes et fortes; le grain devient de plus en plus friable, blanc, opaque et sucré; il arrive, dans quelques circonstances, que l'odeur qui se développe lors de la germination est désagréable et a de l'analogie avec celle des pommes moisies; ce caractère indique ordinairement que l'orge employée était de mauvaise qualité, ou que les ouvriers, par une mauvaise manipulation, ont écrasé une certaine quantité de grains en le retournant.

Le temps pendant lequel le malt doit rester étendu sur le carrelage ne peut guère être déterminé d'une manière positive. En effet, ce laps de temps dépend et de la température à laquelle on opère, et de diverses autres circonstances. Cependant le terme moyen, quand l'opération est bien conduite, est de douze à vingt jours. Chez la plupart des brasseurs elle ne dure que huit à dix jours ; mais le produit n'a pas toutes les qualités qu'il doit avoir.

Si, après que la végétation a été bien conduite, on fait dessécher les grains, on reconnaît qu'ils sont spécifiquement plus légers, et que cette diminution de poids est dans le rapport de 914 à 1,000 ; il y a en outre une perte réelle qui peut équivaloir en totalité à 10 pour 100, sans compter la perte des racines que l'on sépare, comme nous le dirons plus bas, et qui ne peuvent servir qu'en les mélant au fumier et en les employant alors comme engrais.

Lorsque les grains sont germés, on arrête la végétation à l'aide de la dessication : cette opération se fait à l'aide d'un fourneau nommé *touraille*, et qui est muni d'une petite plate-forme formée de feuilles de tôle percées comme le serait une écumoire. Ces trous sont assez petits pour que les grains d'orge ne puissent passer à travers, et très-rapprochés les uns des autres. On pourrait, ce qui serait préférable, établir la plate-forme en toile métallique : ce mode de faire exigerait moins de main-d'œuvre pour remuer les grains, qui se briseraient moins; cette plate-forme, qui a été décrite dans divers ouvrages (V. le *Dictionnaire technologique*, t. III, p. 70), reçoit une chaleur convenable pour dessécher le malt. On étend les grains sur la plate-forme et on chauffe la touraille ; le feu doit d'abord être ménagé de manière à élever la température de l'orge germée à 40° seulement, et continué à ce degré jusqu'à ce que le grain soit presque entièrement sec; on élève alors la température, et on la porte à 60°; on pousse plus haut si l'orge maltée est destinée à la fabrication de la *bière brune* ou de la *bierre rouge*, et on amène à 75° et 80°. Mais ce n'est pas tant cette élévation de chaleur qui caramélise le malt, que la promptitude avec laquelle elle est opérée, en sorte qu'elle puisse exercer son action tandis qu'il y a encore de l'humidité dans le grain ; car, à chaleur égale, il est possible d'obtenir du malt brun ou blanc. Le grain desséché convenablement sur la touraille à 60° et en malt blanc, ne doit pas avoir perdu la propriété de végéter ; il contient alors la plus grande quantité de matière sucrée soluble. En France, on conduit cette opération trop rapidement pour qu'il soit possible d'obtenir ce maximum de produit : l'orge germée ne reste que 12 ou 15 heures sur la touraille, au lieu d'y rester 40.

Lorsqu'on dessèche le malt en le caramélisant, il y a toujours perte de matière sucrée, et le goût du mout est moins agréable; il vaudrait mieux substituer, pour la fabrication des bières colorées, à l'orge maltée caramélisée, un *caramel* fait avec de la cassonade : ce produit colorerait suffisamment la bière.

Pendant tout le temps que dure la dessication de l'orge germée, on le retourne de temps en temps pour que toutes les parties soient alternativement exposées à l'action de la chaleur ; et lorsqu'il est suffisamment sec et encore chaud, les ouvriers le frottent pour détacher les racines qui, à cette époque, sont cassantes en raison de leur friabilité. Cette séparation doit avoir lieu à cette époque, car plus tard, ces racines ou *radicules* absorberaient l'humidité de l'air, reprendraient de la souplesse, et seraient plus difficiles à séparer.

Lorsque le malt est arrivé à cet état, on le nettoie complètement de ces racines appelées *germes* par les brasseurs, en passant l'orge dans un crible de fer, ou, ce qui vaudrait mieux, dans un blutoir cylindrique garni d'une toile métallique. Ces racincs doivent toujours être rejetées, ce que ne font pas certains brasseurs, qui regardent cette élimination comme une cause de perte ; mais ce rejet est nécessaire, car il est démontré que ces radicules ne contiennent ni sucre, ni amidon, et que, mises en contact avec de l'eau et du ferment, elles ne donnent pas lieu à de l'alcool, mais passent à la fermentation putride.

Le malt doit être sec, n'ayant pas l'odeur de moisi : celui qui aurait cette odeur aurait été mal conservé et devrait être rejeté.   A. CHEVALLIER.

Professeur à l'École de Pharmacie ; Membre du Conseil de Salubrité.

MAMELLES (*anat. et path.*), s. f. p. Organe glanduleux, ordinairement pair, presque hémisphérique, situé sur les parties latérales et antérieures de la poitrine. Les mamelles ont pour but la sécrétion du lait chez les femmes seulement ; aussi chez elles leur accroissement est-il plus considérable que chez l'homme. Pendant la gestation et l'allaitement, elles acquièrent un volume très-grand.

Le mamelon qui est placé un peu au-dessous et en dedans du centre de chaque mamelle, a une couleur différente ; son tégument est ordinairement rose et vermeil dans la jeunesse, et devient brunâtre avec l'âge. Dans certaines circonstances voluptueuses, il s'allonge, devient rouge, résistant, et entre dans une véritable érection.

La peau du mamelon est riche de beaucoup de papilles nerveuses ; elle renferme les conduits galactophores (qui charrient le lait), unis entre eux par un tissu spongieux, érectile, analogue au tissu érectile du corps caverneux du clitoris et du pénis. La base du mamelon est entourée d'une aréole ordinairement de la même nuance que le mamelon, et qui éprouve les mêmes modifications que lui ; cependant la peau en devient généralement brunâtre pendant les premiers temps de la grossesse, tandis que le mamelon reste encore de couleur rosée. Cette coloration brunâtre, qui se manifeste ainsi dès la première parturition, persiste ordinairement toute la vie. Sur ces points la peau est plus fine chez les femmes enceintes ou qui allaitent ; on peut compter depuis quatre jusqu'à dix saillies peu volumineuses, tantôt dispersées irrégulièrement, tantôt en cercle. Ces petites éminences percées de deux ou trois orifices, sont dues à des follicules destinée à prévenir le ramollissement et les excoriations de cette partie de la peau. Assez souvent on voit des poils longs et volumineux implantés sur l'aréole du mamelon.

La peau qui recouvre les mamelles est plus fine et plus douce que celle de toutes les autres parties du corps ; elle est souvent comme marbrée par le trajet de veines superficielles, surtout après des allaitements prolongés. Les mamelles ont plus d'épaisseur en bas et en dedans que sur les autres points de leur circonférence ; elles ne sont donc pas uniformément arrondies.

La glande mammaire est formée par la réunion d'un grand nombre de petits lobes distincts, provenant eux-mêmes de petits grains d'un blanc rougeâtre, du volume d'un grain de millet ou de pavot, composés à leur tour de vésicules oblongues et creuses ; le centre de la glande mammaire n'est occupé que par les troncs des vaisseaux lactifères.

Ces dispositions sont faciles à apprécier chez les femmes mortes pendant le travail de la lactation.

Les granulations de la glande mammaire donnent naissance aux racines des vaisseaux excréteurs qui se réunissent en rameaux et en troncs ; le nombre de ces derniers varie de quinze à vingt-quatre. Ce chiffre est en rapport avec celui des lobes, différent d'une mamelle à l'autre chez la même femme. Le diamètre de ces troncs peut aller jusqu'à deux et trois lignes ; ils aboutissent à des sinus séparés qui occupent le centre du mamelon, et qui s'allongent quand le dernier entre en érection. La membrane qui tapisse ces conduits se rapporte aux membranes muqueuses. La glande mammaire est plongée au milieu d'un tissu graisseux qui varie en quantité et qui remplit tous les interstices qui séparent les lobes et les lobules. La base de la glande qui correspond à la paroi de la poitrine, repose, au contraire, sur un tissu cellulaire à filaments très-courts, et presque dépourvu de graisse.

La présence des mamelles sert aux naturalistes pour désigner une classe d'animaux vertébrés sous le nom de mammifères : à cette classe appartient l'espèce humaine. On connaît un grand nombre d'exemples d'hommes et de femmes multimammes ; le cas le plus fréquent est celui où il existe trois mamelles : la troisième, plus petite, est presque toujours placée sur la ligne médiane. Quand il y a quatre mamelles, elles sont ordinairement placées les unes au-dessus des autres : on a vu aussi des mamelles surnuméraires, placées dans la région axillaire ou inguinale. Leur absence dans l'espèce humaine n'a jamais été constatée d'une manière authentique. L'accroissement en volume des mamelles précède ordinairement de deux ans l'apparition des règles et l'évolution des parties génitales. La grosseur est aussi en rapport avec l'état d'embonpoint de l'individu ; elles deviennent molles et pendantes quand les femmes maigrissent, ou par suite des progrès de l'âge. Le volume varie encore avec les climats, les tempéraments et l'état de grossesse. Il est fréquent de trouver une manifeste différence entre les deux mamelles chez la même personne et dans les deux sexes. Enfin on a vu des hommes pourvus de mamelles très-volumineuses, et fournissant du lait en abondance.

MAMELLES (*Maladies des*). — Les maladies du sein, chez la femme, présentent trois variétés en rapport avec la nature et le siège de ces affections.

Maladies du mamelon. — Elles dépendent presque toutes de la gestation ou de la lactation. Lorsque les nourrices allaitent pour la première fois, elles éprouvent dans le commencement une sensibilité plus ou moins vive, et le ramollissement du mamelon, qui est constamment macéré dans le lait et pétri par la bouche de l'enfant, à tel point qu'il s'attendrit, s'excorie et s'enflamme. Souvent la racine du mamelon s'étrangle, s'ulcère et s'isole. Cette maladie, plus fréquente chez les femmes jeunes, à constitution lymphatico-nerveuse, dont la peau est fine et délicate, est encore favorisée par une succion répétée à des intervalles trop courts, par l'absence de propreté et par la vicieuse conformation du mamelon. Cette maladie se caractérise par la sensibilité, l'irritation et la douleur pendant la succion, qui fait souvent naître un suintement sanguin. Le mamelon est humide, granuleux, rouge et excorié.

Pour soulager et guérir cette maladie, il faut d'abord donner le sein à l'enfant à des intervalles plus éloignés, recouvrir les seins avec une toile souple, fine et bien sèche; on peut encore lotionner les mêmes parties plusieurs fois par jour avec l'extrait de saturne étendu d'eau (eau blanche), ou encore un mélange à parties égales d'huile et de vin rouge (beaume du Samaritain). Si la douleur était bien vive, on pourrait se servir d'huile et d'eau de chaux. On a encore proposé des onctions avec la pommade de précipité blanc, des lotions avec une solution légère de nitrate d'argent ou de sulfate de zinc. J'ai vu employer par sir A. Cooper, à Londres, un mélange de borax, d'alcool et d'eau commune.

Il faut bien se rappeler qu'il est quelques unes de ces substances qui seraient très-nuisibles à l'enfant si elles se trouvaient encore sur le mamelon au moment où il va prendre le sein. Ainsi, il est toujours mieux de prévenir ces excoriations par des lotions avec l'eau salée, avec le vin pur ou l'eau-de-vie. Enfin, le moyen curatif exempt de plus d'inconvénients serait un mamelon artificiel parfaitement approprié.

Les gerçures ou crevasses sont le plus souvent provoquées ou produites par les excoriations et reconnaissent les mêmes causes; elles ont le plus souvent le même siège, mais elles peuvent aussi exister sur les différents points de l'aréole du mamelon; elles le creusent d'une manière indéfinie, elles arrachent des cris aux mères les plus dévouées et les plus courageuses; à chaque tentative d'allaitement, ces fentes laissent écouler une grande quantité de sang; elles exposent à de véritables inflammations du sein, et forcent à suspendre la lactation.

Cette maladie est si difficilement supportée par la nourrice, que les médecins se sont crus autorisés à conseiller des moyens fort actifs; mais il suffit de se contenter de lotions faites avec une décoction de racine de guimauve, tenant en suspension du calomelas (protochlorure de mercure), ou bien on toucherait soigneusement toute l'étendue des crevasses à quelques jours de distance avec le nitrate d'argent ou le sulfate de cuivre.

Enfin, ici comme dans les excoriations, l'allaitement étant une cause permanente qui entretient la maladie, les bouts de sein sont encore indiqués avec plus d'opportunité.

Inflammation des seins. — L'inflammation des seins ou les *engorgements*, connus sous le nom de *mammite*, etc., ont souvent un siège différent: les uns sont superficiels, les autres s'établissent dans la glande elle-même; enfin, d'autres sont profonds et se développent derrière la mamelle.

L'inflammation qui se développe immédiatement au-dessous de la peau fine et délicate du sein, est possible à toutes les périodes de la vie, que les fonctions génératrices soient ou non en exercice.

L'érythème, l'érysipèle, le prurigo, dont la peau du sein est quelquefois affectée, peuvent en être la cause déterminante, ainsi que toutes les irritations cutanées produites par le frottement du corset, de la chemise, etc.

On reconnaît cette inflammation au gonflement, à la douleur, à la chaleur et à la rougeur de la partie. La glande n'est jamais soulevée comme

dans les autres espèces d'inflammations du sein. On distingue cette inflammation sous-cutanée de l'érysipèle, en ce que le gonflement est réellement au-dessous de la peau, et que cette dernière ne présente pas de plaques rougeâtres se terminant par un bord festonné.

Le traitement aura pour but de combattre les diverses affections de la peau dont cette maladie n'est souvent qu'un symptôme. L'activité des moyens antiphlogistiques est en rapport avec la position de la femme, l'intensité de la maladie, avec l'âge et la vigueur de la malade. Une condition importante ici comme dans toutes les autres maladies du sein, c'est de relever mollement cet organe au moyen d'un bandage, pour ne pas l'abandonner à son propre poids. Il faut aussi engager la malade à se coucher du côté opposé, pour ne pas appeler le fluide vers le point affecté. Les voies digestives seront entretenues dans un grand état de liberté par l'usage des sels ou des résines purgatives, et le médecin seul devra se prononcer sur l'opportunité des onctions mercurielles, d'un bandage compressif, qui exige pour cette région des soins minutieux, et qu'en outre beaucoup de malades ne peuvent tolérer. C'est encore au médecin à décider s'il y a lieu à l'application d'un large vésicatoire, toujours effrayant pour la femme, et malgré cela quelquefois très-efficace.

L'inflammation de *l'aréole* et du *mamelon* a lieu dans un tissu tellement serré, que sa marche est très-rapide, et que peu de jours suffisent pour l'amener à résolution ou pour être témoin de petits foyers purulents, multiples, de forme irrégulière, et qui amincissent très rapidement la peau, dont la rougeur est livide, en même temps que l'on ressent des douleurs sourdes et lancinantes. Cette variété d'inflammation est presque toujours causée par les exulcérations et des gerçures; elle n'est commune que chez les nourrices ou les nouvelles accouchées. Des cataplasmes doivent être appliqués fréquemment, et si l'on est obligé de poser des sangsues, il faut restreindre leur morsure au pourtour de l'aréole, et ne pas les mettre sur le disque enflammé.

Inflammation sous-mammaire ou *profonde du sein.*—Elle reconnaît souvent pour cause une grave maladie de la poitrine, une pleurésie, épanchement de sang, de pus, des fractures de côtes, des caries et des nécroses de ces os. Des violences extérieures portées sur le sein ou sur la poitrine, peuvent aussi faire naître cette espèce de mammite qui se lie, comme on le voit, à des affections graves, locales ou générales. Cette inflammation profonde du sein, qui repousse la glande en avant, donne à la mamelle un aspect lisse, hémisphérique: quand on comprime le sein d'avant en arrière, il cède comme s'il reposait sur un corps spongieux; la peau ne fournit aucune trace pathologique, le gonflement est considérable; la réaction générale est vive, la fièvre inflammatoire intense. La résolution est rare: quatre ou cinq jours suffisent pour que la suppuration soit établie, et il ne faut quelquefois que quarante-huit heures pour donner au sein le double et le triple de son volume ordinaire.

Les saignées générales sont ici nécessairement indiquées. Les applications de sangsues, d'onguent, de pommade et de tous autres topiques, sont très-peu efficaces en raison du siège profond de la maladie et de la rapidité de sa marche. Les purgatifs minéraux tels que le calomel, les préparations antimoniales, ne sont utiles que dans le début, et ne servent à rien, la suppuration une fois formée; c'est à l'instrument tranchant qu'il faut avoir recours.

Inflammation de la glande mammaire elle-même. — Elle peut survenir sous l'influence de violences extérieures, ou par causes internes, mais le plus souvent elle dépend du travail de la lactation. Les engorgements dus à la sécrétion laiteuse commencent ou par la glande elle-même, ou par l'intérieur des canaux.

L'engorgement des canaux galactofores a encore reçu le nom vulgaire de *poil.* Quelques auteurs anciens, entre autres Aristote, auraient, dit-on, regardé cette maladie comme provenant d'un poil avalé par la femme en buvant. Ils ajoutaient encore que sa persistance durait jusqu'à ce que ce corps étranger ait été chassé ou soit sorti, ou que l'enfant l'ait tiré en tétant.

Cette espèce d'engorgement qui se manifeste dans les derniers mois de la grossesse, chez les nouvelles accouchées et surtout chez les nourrices, n'est réellement que la rétention du lait, soit liquide, soit épaissi et concrété dans ses propres conduits, qu'il dilate au point qu'il en augmente le volume d'une manière notable, qu'il donne lieu à de vives douleurs, et constitue ainsi une véritable inflammation consécutive.

Les transitions subites du chaud au froid, une trop grande abondance de lait, une rétention trop prolongée de ce liquide, en sont les causes ordinaires. On remarque cette maladie chez les nourrices qui exposent, sans précaution, leur sein à l'air pour donner à téter à leur enfant à des distances de temps peu éloignées; on le remarque encore chez les nouvelles accouchées dont la sécrétion du lait (montée du lait) s'effectue par de brusques saccades. Les boissons stimulantes, les écarts de régime, et quelques affections internes, disposent encore à cette maladie des conduits lactifères, dont la terminaison heureuse peut être préparée par les moyens suivants, en raison des circonstances. Ainsi on peut donner plus souvent à téter à l'enfant, on peut vider le sein par des succions artificielles, soit au moyen de la bouche d'une personne adulte, d'un jeune animal ou enfin d'une ventouse disposée à ces fins. Lady Byron m'a fait voir, ainsi qu'à M. le professeur Mojon, une ventouse *ad hoc* très-ingénieuse que cette femme du grand poète avait importée en France. A ces moyens il faut encore ajouter la précaution de recouvrir le sein avec des linges fins, souples, chauds ou ouatés. En suite d'insuccès par tous ces moyens, on est fondé à recourir à des topiques d'une efficacité assez généralement éprouvée; tel serait celui qui se compose de

℟. Eau de laurier-cerises..... 60 grammes.
　　Éther sulfurique......... 30 　—
　　Extrait de bella-donna.... 2 　—

On peut encore remplacer ce liniment par le composé suivant :

℟. Jaunes d'œufs (deux).
　　Ammoniaque liquide......... 2 grammes.
　　Camphre ....
　　Éther sulfurique........ }.... 2 　—

Quatre ou cinq fois par jour, on enduit doucement le sein avec l'une de ces préparations; la fluidification du lait ne tarde pas à s'obtenir, et le dégorgement du sein en est la conséquence. Il est très-important de bien distinguer une véritable inflammation du sein d'avec l'engorgement des vaisseaux lactés; car, dans le premier cas, ces topiques seraient plus nuisibles qu'utiles, et il faudrait les remplacer par des cataplasmes renouvelés et laudanisés, sans préjudice de saignées et d'autres moyens actifs, tels que les purgatifs répétés et les tisanes rafraîchissantes et dépuratives.

Lorsque l'inflammation existe dans la glande mammaire elle-même, il faut suspendre la lactation, surtout dans l'intérêt de l'enfant, à moins que la nourrice n'ait qu'un sein compromis. Le mamelon du côté malade ne sera rendu à la succion que lorsque l'inflammation arrivera à son déclin, et encore on aura grand soin de ne pas le prolonger trop longtemps.

Abcès du sein. — Ils doivent être divisés en abcès superficiels, moyens et profonds; ils sont incomparablement la terminaison la plus fréquente de toutes les inflammations dont nous venons de parler.

Les abcès superficiels situés dans l'aréole du mamelon, sont de petits dépôts, ordinairement globuleux, multipliés, dépassant rarement le volume d'une noisette ou d'une noix; la peau qui les recouvre est très-tendue et bleuâtre. On constate facilement la fluctuation dans ces abcès tubéreux. Ils dépendent ordinairement d'irritations, de gerçures ou de crevasses du mamelon ou de l'aréole; ils ne peuvent être prévenus que par le traitement opportun de ces maladies elles-mêmes, autrement ils se terminent presque toujours par l'ulcération des téguments. Les efforts seuls de la nature suffisent toujours pour la guérison de ces sortes d'abcès, mais c'est après avoir aminci, décollé et détruit la peau : il vaut donc mieux leur donner issue par l'instrument tranchant, aussitôt que la fluctuation est appréciable. Des cataplasmes émollients suffisent jusqu'à cette époque. Les abcès de l'aréole, ainsi que ceux qui se trouvent dans le tissu cellulo-graisseux, en un mot tous les abcès qui épargnent la glande elle-même, ne sont jamais un obstacle de nature à empêcher la nourrice de continuer l'allaitement, puisque l'organe chargé de sécréter le lait est étranger à la maladie.

Une fois les abcès situés dans les régions moyennes ou profondes du sein bien constatés, il faut éviter une perte de temps précieux en continuant mal à propos l'usage de liniment, de pommade, de cataplasmes de divers genres, etc., ou encore l'administration de remèdes internes; le seul remède essentiel et efficace se réduit à ouvrir largement et convenablement le foyer du pus, qui se tarit très-vite; et, si le malade n'a point de vice constitutionnel, huit ou dix jours suffisent pour sa guérison, même lorsque la quantité de pus était considérable, et les cicatrices qui en résultent sont très peu apparentes.

Les abcès de la glande mammaire tantôt prennent leur point de départ dans le parenchyme, tantôt dans les conduits galactofores; ils sont en général peu volumineux. Des rhéteurs et des moralistes exclusifs, par conséquent étrangers aux études de la médecine pratique, ont pu seuls avancer que les femmes qui ne nourrissaient pas étaient, beaucoup plus que les autres, sujettes à ces maladies. L'observation clinique prouve, au contraire, que la femme qui nourrit est exposée aux excitations et aux abcès du sein pendant une période de dix à quinze mois, tandis que la femme qui ne nourrit pas voit ses seins se tarir et rentrer dans le repos après dix à quinze jours.

Il est vrai que, pendant les derniers mois de l'allaitement, les abcès du sein sont très-rares.

Il est très-important de bien reconnaître ces sortes d'abcès siégeant dans la glande, parce que ce sont les seuls qu'il faut ouvrir tardivement, et par simple ponction; et que, d'autre part, l'allaitement doit être tout-à-fait suspendu parce qu'il aurait pour effet funeste de provoquer de nouveau la formation du pus, et de le faire passer dans le corps du nourrisson, ainsi que l'ont mis hors de doute les expériences microscopiques.

Tumeurs des mamelles. Cette expression est générique pour indiquer plusieurs groupes de maladies siégeant dans ces organes. Quelques unes d'entre elles ne sont qu'une simple augmentation de volume, d'autres sont constituées par des dégénérescences de tissus naturels, enfin il en est qui dépendent de nouveaux produits. Toutes ces tumeurs peuvent se classer entre celles qui sont bénignes et celles qui ne le sont pas.

Dans les Indes, en Amérique, en Angleterre, en Allemagne, mais rarement en France, on a trouvé des femmes dont les mamelles avaient pris une grosseur exagérée. Sir Astley Cooper rapporte au célibat la cause principale d'hypertrophie des mamelles vers l'époque critique principalement; on en a vu qui pesaient jusqu'à trente livres, et dont la circonférence mesurait 42 pouces. De trente à quarante ans, on observe fréquemment une augmentation de la gorge chez les femmes, sans qu'il y ait douleur ni trouble dans les principales fonctions de l'économie; les règles seulement diminuent, et la voix devient rauque.

La liaison intime, la sympathie très-grande qui existe entre la matrice et les mamelles, doivent faire regarder le coït et surtout la fécondation, si elle est encore possible, comme le meilleur moyen de traitement. On devrait encore ajouter la prescription des préparations iodées, un régime végétal, et des boissons altérantes.

Les tumeurs bénignes développées dans les mamelles sont les seules qui puissent céder quelquefois, et rarement encore, à l'usage des émissions sanguines répétées, des topiques résolutifs variés. C'est contre des tumeurs de cette nature que la compression méthodique a été vantée avec raison par Yong et par M. Récamier. Ce sont encore ces mêmes tumeurs qui garantissent le succès des opérations chirurgicales. On les distingue des dégénérescences squirrheuses, bien autrement fatales, en tenant compte des antécédents fournis par le malade, de la bonne constitution, de l'état général bien conservé. On s'assure encore que, dans ces tumeurs bénignes, la masse est mobile dans tous les sens, avec absence de chaleur, de douleur et de rougeur.

Quant aux signes qui décèlent des tumeurs de mauvaise nature et les diverses formes cancéreuses,

nous les avons traités au mot *Cancer* de ce Dictionnaire. CAFF.

Doct. en méd., ancien chef de clinique des hôpitaux.

MAMELON (*anat.*), s. m. Nom donné au tubercule conique et érectile qui est au centre de la mamelle. V. ce mot.

MAMELONNÉ (*anat.*), adj. Se dit des parties qui ont la forme de mamelons. Il existe dans la structure du rein une substance dite *mamelonnée*.

MAMILLAIRE (*anat.*), adj. Qui ressemble à une mamelle. Il existe au cerveau, entre les bras de la moelle allongée, deux tubercules mamillaires. V. *Cerveau*.

MAMMAIRE (*anat.*), adj. et s. Se dit des parties qui ont rapport aux mamelles. Les *glandes* mammaires ont été décrites au mot *Mamelle*. Les *artères mammaires* sont au nombre de trois. La *mammaire interne* naît de la sous-clavière et descend derrière les parois de la poitrine; elle donne les artères diaphragmatiques supérieures, se divise en deux branches et se répand dans les parois du ventre, où elle s'anastomose avec les *mammaires externes*, qui sont au nombre de deux, l'une supérieure et l'autre inférieure. Ces deux artères naissent de l'artère axillaire, descendent sur les parois de la poitrine et vont se distribuer dans les mamelles, après avoir donné des rameaux aux muscles de la poitrine et à la peau qui les recouvre. Les *veines mammaires* suivent la même distribution que les artères de ce nom. J. B.

MAMMIFÈRES (*zool.*), s. m. p. De *mamma*, mamelle, et de *ferre*, porter. On donne ce nom, en zoologie, à une grande classe d'animaux dont l'homme forme la tête, et qui renferme les êtres les plus avancés et les plus parfaits dans l'échelle animale; ils tirent leur nom de l'existence des organes qui servent à allaiter les petits. Tous les mammifères sont vertébrés, à sang chaud, et ont la cavité de la poitrine séparée de celle du ventre par une cloison charnue nommée le diaphragme. Ils nourrissent leurs petits avec le lait sécrété par les glandes mammaires de la femelle. Les mammifères se divisent en neuf ordres, qui sont les bimanes (hommes), les quadrumanes (singes), les carnassiers, les marsupiaux, les rongeurs, les édentés, les pachydermes, les ruminants et les cétacés. J. B.

MANCENILLIER (*bot.*), s. m., *hippomane mancinilla*. On donne ce nom à un arbre de la famille des euphorbiacées, J., *monœcie monadelphie* de Linnée, qui croît dans l'Amérique Équatoriale et l'Arabie; il est surtout abondant aux Antilles et se plaît au bord de la mer; son nom lui vient de la ressemblance de son fruit avec une petite pomme qui se dit en espagnol *mancinitta*. Cet arbre, qui est de moyenne grandeur, forme souvent des forêts à l'ombre desquelles on peut marcher plusieurs heures; son feuillage est semblable à celui du poirier, dont il a le port et l'aspect; les fleurs sont placées sur des épis droits; elles sont petites, d'un pourpre foncé, et unisexuelles; le fruit est charnu, laiteux, de la couleur et de la forme d'une pomme d'api; il contient une noix ligneuse à sept loges monospermes.

Tout le monde connait les effets terribles attribués au mancenillier : il suffit, disent certains voyageurs, de s'endormir sous son ombrage ou de boire les gouttes de pluie qui ont coulé sur ses feuilles, pour être frappé de mort. Les poètes ont abusé de cet arbre vénéneux pour donner une couleur plus sombre à cette nature des tropiques, si riche dans son aspect, si mystérieuse et si farouche dans ses produits. Le mancenillier, lorsque l'on coupe ses rameaux, laisse couler, comme tous les euphorbiacés, un suc blanc, laiteux, âcre et brûlant, dans lequel les Sauvages trempent leurs flèches pour les empoisonner. Le fruit vert produit le même suc, mais lorsqu'il est mûr il présente l'aspect trompeur que nous avons indiqué ; il exhale une odeur de citron qui parfume l'air, et si l'étranger, séduit par ces apparences et contraint par la chaleur du climat, prend de ces fruits pour se désaltérer, la saveur fade qu'ils présentent ne suffira pas pour l'avertir du danger ; il ne pourra le pressentir qu'à l'ardeur âcre et brûlante qui se manifestera ensuite. Le suc du mancenillier est plus actif encore que le fruit. Celui qui fut apporté en Europe, et qui servit aux expériences de MM. Orfila et Olivier (d'Angers), avait une odeur de feuilles d'absinthe et de tanaisie écrasée. Si on le respire longtemps, il cause des picotements à la figure ; son contact sur les mains, où l'épiderme a une certaine épaisseur, ne produit rien, tandis qu'il produit sur le visage un érysipèle à l'endroit touché. Une cuillerée à café de ce suc âcre et corrosif tue un chien en quatre à cinq heures, en déterminant une inflammation très-vive de l'estomac ; un gros le fait périr en douze heures ; un demi-gros injecté dans les veines en fit mourir un autre en deux minutes.

Dans les Antilles, l'empoisonnement avec le fruit et le suc du mancenillier est une arme dont se servent les noirs qui veulent se venger de leurs maîtres : le fruit sec est souvent mêlé au café ; le suc est quelquefois mêlé aux aliments. Un médecin qui avait pratiqué aux Antilles me cita le fait suivant, dans lequel ce poison fut mêlé à un médicament. Les nègres d'une habitation de la Guadeloupe qui entraient à l'infirmerie périssaient tous de gastro-entérite ; aucun moyen ne pouvait arrêter les ravages de la maladie : l'autopsie de quelques cadavres fit voir qu'il existait une inflammation très-vive des gros intestins, et qu'elle s'arrêtait brusquement à la valvule iléo-cœcale. L'étrangeté et la similitude de cette affection si souvent répétée firent naître des soupçons, et bientôt on apprit que l'infirmière, qui était une négresse, empoisonnait tous ces malheureux en mêlant du suc de mancenillier aux lavements qu'elle était chargée de leur administrer. Les colons prétendent que ces empoisonnements ont souvent lieu d'une manière lente, et que l'on a vu des individus, quelquefois des familles entières, ou même les nègres d'une habitation, périr de consomption à la suite des doses journalières et très-fractionnées du poison qui était mêlé à leurs aliments. Ces faits, sans doute exagérés par la terreur qu'inspirent ces empoisonnements, sont possibles, et plus d'une victime de l'esprit vindicatif des noirs a dû la mort au suc du mancenillier.

Le vomissement immédiat, lorsque l'on a mangé des fruits de cet arbre, et les boissons adoucissantes mucilagineuses, huileuses et délayantes, sont ce qu'il convient d'employer ; si le vomissement est prompt, les accidents peuvent être facilement conjurés. On cite un enfant qui, après avoir mangé dix à douze de ces fruits, fut guéri par un émétique qui lui débarrassa l'estomac de ce poison âcre et corrosif. L'eau de mer, l'huile et les semences du naudhiroba (feuillœa scandens, L.), sont des antidotes conseillés contre ce poison ; l'eau de mer paraît plus dangereuse qu'utile ; l'huile agit comme adoucissant ; mais le naudhiroba, avec lequel on prépare une émulsion, paraît être plus efficace. Certains animaux semblent ne point être affectés par ce poison : l'ara mange le fruit du mancenillier sans en être incommodé ; certains poissons mangent ceux de ces fruits qui tombent à la mer avec le même résultat, mais leur chair devient un véritable poison, et l'on dit que, pour se préserver de ce danger, les colons mettent dans l'intérieur du poisson qu'ils veulent servir sur leur table une cuiller d'argent lorsqu'ils le font cuire ; elle noircit s'il a mangé le fruit empoisonné.

Quant aux émanations de la plante et à l'eau qui a coulé sur ses feuilles, il faut beaucoup rabattre des dangers qu'on a dit qu'elles présentaient ; cependant de Tussac, qui fut directeur du jardin botanique d'Angers, et qui avait longtemps habité les Antilles, dit qu'il éprouva de l'incommodité et des ardeurs à la peau, après être resté longtemps sous son ombrage. J.-P. BEAUDE.

MANDRAGORE (V. Belladonne).

MANDUCATION (physiol.), s. f., de manducare, manger ; c'est l'action de manger, et presque le synonyme de mastication (V. Digestion).

MANGANÈSE (chim.), s. m. C'est un métal qui fut découvert en 1774 par Scheèle : il est d'un blanc brillant, très-fragile, et ne fond qu'à la température de 160° du pyromètre de Wedgwood. Il est sans usage en médecine. Le péroxyde de manganèse, qui est noir, cristallisé en aiguille ou en mamelons, est abondant dans certaines contrées de la France ; on s'en sert pour la préparation du chlore et des chlorures, dans l'art du verrier et dans la fabrication des émaux. On dit que, mêlé à l'eau dans la proportion de 3/500, il la préserve de toute altération. Il est du reste inusité en médecine, et sans action délétère. J. B.

MANIAQUE (méd.), s. m., se dit d'un individu qui est attaqué de manie, ou des choses qui ont rapport à la manie.

MANIE (méd.), s. f. C'est une des formes de la folie V. Mentales. [maladies].

MANILUVE (V. Manuluve).

MANIPULE (Pharm.), s. m. Ce mot est usité pour synonyme de poignée ; comme il est peu exact d'employer ce moyen pour mesurer des substances médicamenteuses, on lui a donné dans le codex un équivalent en poids : ainsi une poignée d'orge a été évaluée à cent grammes ; une poignée de graine de lin à quarante-sept grammes ; une poignée de feuilles de manne sèche à quarante-trois grammes. Ces bases peuvent servir pour déterminer approximativement le poids des substances analogues : dans tous les cas, cette manière de doser les substances médicamenteuses ne peut être employée que pour les végétaux peu actifs. **J. B.**

MANIOC (mat. méd.). (V. *Médicinier*.)

MANNE (mat. méd.), s. f., *manna*, de *manare*, couler. La manne est une substance blanche, concrète, sucrée et douçâtre, qui coule par incision de plusieurs arbres du genre *fraxinus* (frêne), et spécialement du *fraxinus ornus*, frêne à fleurs, du *fraxinus rotundifolia*, frêne à feuilles rondes, et du *fraxinus excelsior*, frêne commun. C'est principalement en Italie et en Sicile que l'on récolte la manne; on pratique des incisions à l'écorce des arbres, un lit de feuille est étendu autour du tronc, afin de recevoir le suc qui s'écoule de l'arbre; ce suc s'écoule en plus grande abondance vers le milieu de la journée, mais ce n'est que le lendemain matin, et lorsque l'évaporation du jour et la fraîcheur de la nuit ont concrété ce liquide, qu'on le recueille.

La récolte de la manne commence en juillet et se prolonge dans certaines localités jusqu'à la fin de l'année. C'est au commencement de la récolte que l'on recueille la manne de qualité supérieure et que l'on a nommée *manne en larmes*; elle est plus blanche, plus sèche, plus sucrée, et sous forme de larmes, ainsi que l'indique son nom; elle est moins laxative que les autres espèces. Lorsqu'elle est récente, elle est mangée par les enfants comme du sucre; en Calabre et en Sicile elle sert quelquefois au même usage que cet aliment : elle jaunit en vieillissant, et acquiert des qualités purgatives plus marquées.

Pendant les mois de septembre et d'octobre, on recueille la seconde qualité de manne, dite *manne en sorte*. Elle est en morceaux d'un jaune blond, elle poisse les doigts, est d'une saveur douçâtre, nauséabonde, un peu aigre, moins sucrée que la manne en larmes; elle se ramollit facilement à l'air. La manne en sorte est plus laxative que l'espèce précédente, et s'emploie principalement en lavements. M. Gauthier, pharmacien à Sorlins, a proposé de préparer avec cette manne en sorte la manne en larmes; il la fait dissoudre dans l'eau à 60 degrés, il passe la solution, ajoute du charbon animal, agite le mélange, passe de nouveau, fait évaporer au bain marie jusqu'à ce qu'une pellicule épaisse se forme à la surface; il coule ensuite dans un moule en fer-blanc qui présente des cannelures, et obtient ainsi des tuyaux de manne qui imitent parfaitement la manne en larmes, et qui peuvent la remplacer.

La troisième espèce de manne, la *manne grasse*, se récolte pendant les mois de novembre et décembre, elle est plus liquide, et se reçoit ordinairement dans de petites fosses pratiquées au pied de l'arbre; aussi est-elle mêlée d'un grand nombre d'impuretés : elle forme une masse molle, visqueuse, s'attachant aux mains; elle est d'un jaune brun mêlé de points blancs qui sont formés par des parties de manne plus pure; son odeur est nauséeuse, sa saveur est sucrée et désagréable. Comme l'espèce précédente, elle ne s'emploie qu'en lavements.

L'analyse de la manne, faite par M. Thénard, a montré qu'elle était composée de *mannite*, de sucre véritable et cristallisable, d'un principe extractif incristallisable, nauséabond, et qui, d'après ce chimiste, paraît être le véritable principe de la manne, car on l'a trouvé plus abondant dans les deux dernières espèces de manne que dans la manne en larmes, ce qui paraîtrait expliquer l'action laxative plus active de ces substances.

La *mannite* s'extrait de la manne en larmes, en dissolvant cette dernière par l'alcool bouillant, et laissant précipiter par le refroidissement. Deux dissolutions suffisent pour donner la mannite pure, qui est blanche, légère, poreuse, cristallisable en aiguille, demi-transparente, inodore, d'une saveur fraîche et sucrée, inaltérable à l'air et donnant en brûlant une odeur de caramel. Elle est soluble dans l'eau à toute température, et ne se dissout dans l'alcool qu'à l'aide de la chaleur; cette matière se rapproche beaucoup du sucre, mais elle n'est pas, comme ce dernier, susceptible de passer à la fermentation alcoolique. La mannite a été trouvée dans beaucoup de végétaux, dans le suc d'oignon, de betterave, de melon, de carotte, et surtout dans le céleri rave, dont on l'a extraite dans ces derniers temps. M. Thénard pensait que toutes les propriétés purgatives de la manne étaient renfermées dans la matière incristallisable; cependant des expériences faites avec la mannite, par M. Martin Solon, médecin de l'hôpital Beaujon, ont démontré que cette substance jouissait également de propriétés purgatives bien marquées. M. Bouillon-Lagrange pense, par opposition, que la mannite jouit seule des propriétés purgatives de la manne. Soubeiran indique son administration à la dose de 16 à 32 grammes (une demi-once à une once).

La manne n'est employée, ainsi que nous l'avons déjà dit, que comme purgatif doux; souvent elle est associée à d'autres substances, telles que la rhubarbe, le séné, les sels purgatifs. La dose pour la manne en larmes varie de 32 grammes à 96 (une once à trois); la première dose est celle que l'on donne d'ordinaire aux enfants : on l'administre en solution dans de l'eau ou du lait; la première manière doit être préférée, lorsqu'elle n'excite pas trop la répugnance des enfants. On peut masquer l'odeur nauséeuse de la manne, en ajoutant à la solution une ou deux cuillerées à café de fleurs d'oranger; c'est un purgatif doux, et qui rarement peut présenter des dangers. On prépare avec la manne des pastilles et un sirop qui sont regardés comme jouissant de propriétés pectorales.

— Voici la formule des *tablettes de manne* d'après M. Soubeiran :

Pr. Manne en larmes, deux onces.... 64 grammes.
Sucre, quatorze onces............ 440 —
Gomme adragante, demi-gros..... 2 —
Eau de fleurs d'oranger, une once.. 32 —

On triture la manne avec le sucre, et l'on fait, au moyen du mucilage, des tablettes de 16 grains (environ un gramme).

Les tablettes de manne de Manfredi, ou *pastilles de Calabre*, sont composées d'une manière analogue; on y ajoute seulement de l'extrait d'opium en petite proportion, et quelques gouttes d'essences de citron et de bergamotte. La manne entre aussi comme base dans la composition de la marmelade de Tronchin et de Zanetti. (V. *Marmelade*.)

MANNE DE BRIANÇON.—C'est une espèce de manne

qui se trouve en été sur les feuilles du mélèze. Elle est formée de petits grains blancs, gluants et gros comme la coriandre; elle est légèrement purgative, et employée par les habitants des environs de Briançon comme remplaçant la manne; cependant elle purge moins que cette substance.

Beaucoup d'autres végétaux laissent couler des sucs blancs et concrets, qui sont analogues à la manne : tels sont l'*alhagi*, le *cèdre*, le *saule*, etc.; mais ces mannes ne sont point employées en Europe.

J.-P. BEAUDE.

MANNITE. (V. *Manne.*)

MANULUVE (*thérap.*), s. m. On donne ce nom au bain des mains, et quelquefois d'une portion de l'avant-bras; les manuluves sont chauds, tièdes ou froids, suivant l'effet que l'on veut produire. L'immersion est courte ou prolongée, selon que l'on veut déterminer une révulsion ou une accumulation de sang dans les parties soumises au bain. En vue des effets thérapeutiques que l'on veut obtenir, les manuluves sont irritants ou adoucissants, calmants et émollients. Les premiers s'administrent en ajoutant à l'eau des bains de la farine de moutarde, de l'acide hydrochlorique, de la potasse, des cendres de bois, du vinaigre, etc. Les autres se préparent avec les décoctions de graines de lin, de guimauve, de pavot, les feuilles de plantes émollientes ou narcotiques. Les manuluves peuvent être administrés pour la guérison de quelques maladies spéciales, soit dartreuses, syphilitiques, scrofuleuses et psoriques; la composition en est modifiée dans ces cas selon les effets que l'on veut produire. Pour les effets généraux produits par les manuluves, V. le mot *Bain*.

J. B.

MARASME (*path.*), s. m. On appelle marasme ce dernier état de la maigreur dans lequel les parties molles extérieures au squelette étant presqu'entièrement atrophiées, la peau semble appliquée sur les parties osseuses. Le marasme est le symptôme d'une maladie; quelquefois cependant, il existe sans qu'on puisse le rattacher à une affection dont il ne serait que la conséquence. Il peut même arriver que sans maladie déterminée, certains individus soient habituellement dans un état de maigreur excessive : ils conservent l'intégrité de leurs fonctions, mais sont remarquables par la lenteur de tous les phénomènes organiques. C'est ainsi qu'il y a peu d'années, on faisait voir à Paris, comme un objet de curiosité, un homme dit homme squelette, présentant le dernier degré du marasme : cet individu n'était pas malade, et la maigreur était chez lui un état habituel. D'autres fois, le marasme survient encore sans maladie, mais est la suite de causes débilitantes très-actives ou très-prolongées, l'inanition, une nourriture insuffisante, les excès, et surtout les excès vénériens. On peut l'observer encore chez quelques femmes nourries à la suite d'une lactation trop prolongée. Mais ces cas, dans lesquels le marasme est idiopathique, c'est-à-dire primitif et constituant la seule maladie, sont très-exceptionnels. Le plus ordinairement, lorsqu'il existe, il est survenu secondairement comme phénomène dépendant d'une affection grave qui a amené une altération profonde dans la nutrition.

Rare dans les maladies aiguës, il se rencontre quelquefois cependant dans certaines fièvres typhoïdes à marche un peu lente et à forme adynamique bien prononcée; on l'a observé aussi dans le choléra peu de jours même après l'invasion de cette affection. Ce sont les maladies chroniques qui produisent communément le marasme; parmi elles, on citera particulièrement les maladies cancéreuses, surtout celles du tube digestif, le diabète, les maladies du foie avec ascite, dans lesquelles le marasme des parties supérieures du corps coïncide avec la tuméfaction du ventre et l'infiltration des extrémités inférieures, le carreau, et, plus particulièrement encore que toutes les autres, la phthisie pulmonaire, etc.

Quelle qu'en soit d'ailleurs la cause, le marasme survient peu à peu par gradations insensibles. Il donne alors à la personne chez laquelle il existe une apparence squelettique qui fait mal à voir : les yeux sont caves et largement ouverts, les tempes et les joues creuses, les apophyses zygomatiques et les pommettes très-saillantes, les angles de la mâchoire inférieure très-prononcés, le nez mince et allongé, et tous les muscles de la face se dessinent sous la peau amincie et appliquée sur le plan musculaire sans aucun intermédiaire graisseux. Au cou, le larynx forme une saillie considérable; sur les côtés des muscles et au-dessus des clavicules, on voit des excavations profondes; au tronc, les côtes se dessinent comme sur le squelette; la partie antérieure de l'abdomen, appliquée sur la colonne vertébrale, est concave et fait ressortir les saillies de la partie inférieure du thorax et les rebords du bassin. Aux membres, les muscles semblent avoir disparu, la peau paraît appliquée sur les os dont on distingue très-bien le relief; et, par suite de cette disparition des parties molles, les articulations semblent d'un volume énorme et disproportionné; cette émanation générale n'existe pas seulement dans les parties extérieures du squelette, les organes intérieurs y participent aussi; leurs parois sont plus minces, leur volume est diminué. Partout enfin a disparu le tissu adipeux qui entoure les organes et qui sépare les différents tissus qui entrent dans leur composition. De là, la réduction des parties molles à leur plus simple expression. Pour quelques physiologistes, cet état de maigreur ne peut s'expliquer par la seule disparition de la graisse, et on est tenté de croire qu'en même temps que le tissu adipeux disparaît, les autres tissus subissent aussi une atrophie propre. Ce qu'il y a de certain, c'est que le sang diminue de quantité et surtout subit dans sa qualité une altération consistant dans la diminution proportionnelle des parties solides et l'augmentation des principes séreux.

Dans quelques circonstances rares, le marasme précède la manifestation des symptômes propres à la maladie; mais par lui seul, il est un signe très-positif d'une altération profonde de l'économie qui ne va pas tarder à se déclarer. Lorsqu'on voit ainsi, sans cause appréciable, survenir une maigreur extrême, on doit surtout craindre une phthisie pulmonaire. Le plus ordinairement, le marasme se manifeste pendant le cours et à la fin des maladies : Les accidents qui paraissent le plus contribuer à le produire, sont la fièvre, les sueurs et la diarrhée,

Dans les derniers jours de la maladie, il n'est pas rare de le voir compliqué d'une bouffissure œdémateuse, qui envahit les parties du corps les plus déclives.

Nous avons à peine à mentionner le traitement du marasme. Lorsqu'il est idiopathique, il faut s'efforcer de faire cesser la cause qui l'a amené et qui l'entretient, puis, chercher à réparer les pertes de l'économie par une nourriture succulente et analeptique, et qui surtout convienne à l'estomac du malade. Les aliments les plus nourrissants ne servent à rien lorsqu'ils ne sont pas digérés. Quant au marasme symptomatique, son traitement est celui de la maladie dont il est l'expression.

HARDY,
Médecin des Hôpitaux de Paris.

MARAIS. (V. *Miasme.*)

MARCHE. (V. *Locomotion.*)

MARGUERITE (*bot.*), s. f.; grande marguerite, grande paquerette, *bellis major, chrysanthemum leucanthemum*, L. C'est une plante de la famille des radiées, autrefois très-employée en médecine et maintenant sans usage; elle était considérée comme jouissant de vertus dépuratives, diurétiques et apéritives; cette plante est très-commune dans les prairies. Dans l'archipel grec, et surtout à Lemnos, on mange crues les jeunes pousses; en Sibérie, les habitants du lac Baïcal l'administrent contre la leucorrhée. J. B.

MARINS (hygiène des). (V. *Mer.*)

MARJOLAINE (*bot.*), s. f. (V. *Origan.*)

MARMELADE (*pharm.*), s. f. On désigne sous ce nom la pulpe de certains fruits cuits avec le sucre afin de favoriser leur conservation; ces préparations ont aussi reçu le nom de conserves, et plus vulgairement celui de confitures. La marmelade de coing est quelquefois employée comme un astringent léger contre les diarrhées. On emploie aussi en médecine des marmelades médicamenteuses, et nous citerons la *marmelade de Tronchin*; c'est un électuaire laxatif que l'on prépare avec: casse cuite, manne en larmes, sirop de violette, huile d'amandes douces, de chaque 32 grammes (une once), et eau de fleurs d'oranger, 4 grammes (un gros). La *marmelade de Zanetti* est plus purgative que celle de Tronchin; elle est composée avec manne en larmes 64 grammes (2 onces), sirop de guimauve 48 grammes (une once et demie), casse cuite et huile d'amandes douces, de chaque 32 grammes (une once), beurre de cacao 24 grammes (6 gros), eau de fleurs d'oranger 16 grammes (4 gros), kermès minéral 2 décigrammes (4 grains). Ces médicaments, ainsi que tous les purgatifs, ne doivent être employés que d'après l'ordonnance du médecin. J. B.

MARRON (*mat. méd.*). C'est le fruit d'une des variétés du châtaignier (V. *Châtaigne*).

MARRONNIER D'INDE (*bot.*), s. m. *Æsculus hypocastaneum*, L. C'est un bel arbre aujourd'hui très-commun dans nos jardins; il appartient à l'heptandrie monogynie et à la famille des érables; maintenant il forme un ordre nouveau nommé *hypo-* *castanées*; il est originaire de l'Asie Septentrionale, et fut introduit en France en 1615, par Bachelier, qui planta le premier dans la cour de l'hôtel Soubise, au Marais, et cet arbre existait encore il y a peu d'années. Le marronnier d'Inde s'est acclimaté dans presque toutes les contrées de l'Europe, et les écailles qui enveloppent ses bourgeons l'ont suffisamment protégé pour qu'il ait pu supporter le climat de la Suède. Tout le monde connaît trop cet arbre pour qu'il soit nécessaire d'en donner une description; ses fruits, qui sont sans usage aujourd'hui, peuvent cependant être utilisés. Dans quelques localités, on les donne comme nourriture aux bestiaux, et l'on a soin de les couper par tranches; les chevaux, les vaches, les moutons et les porcs les mangent, dit-on, avec avidité. En Turquie, on mêle le marron d'Inde réduit en poudre avec le son, et l'on donne ce mélange aux chevaux afin de les guérir de la pousse. On extrait de ces fruits, par la macération, une fécule abondante, de bonne qualité, et que l'on sépare d'une matière amère qui s'y trouve mêlée par une lessive légèrement alcaline; cette fécule, comme aliment, a été même regardée comme préférable à la fécule de pomme de terre. On fait avec le marron d'Inde une colle qui a la propriété d'éloigner les insectes par la substance amère qu'elle contient; la poudre de marron d'Inde a été employée comme sternutatoire. On prépare avec ces fruits desséchés des pois à cautères qui imitent ceux d'iris, et qui souvent ont été vendus pour ces derniers; nous les croyons aussi avantageux. Nous ne parlerons pas de l'emploi du marron d'Inde contre les hémorrhoïdes, et qui consiste à porter un de ces fruits dans la poche pour se préserver des atteintes douloureuses de cette maladie; il suffit du plus simple raisonnement pour démontrer l'impuissance et la puérilité d'un semblable moyen, et nous renverrons, pour les réflexions qu'il peut inspirer, au mot *Amulette*. A une époque, on avait cru trouver dans le marron d'Inde un principe particulier que l'on avait nommé *œsculine*, mais il est aujourd'hui démontré que cette substance n'est que du sulfate de chaux, mêlé d'un peu de matière extractive.

L'écorce du marronnier d'Inde avait été préconisée comme un bon fébrifuge; sa couleur rouge et son amertume faisaient penser qu'elle pourrait remplacer le quinquina; mais de nombreuses expériences faites pendant la guerre continentale, ont prouvé que c'était un fébrifuge très-infidèle, et l'analyse de cette substance par Vauquelin a fait voir qu'elle ne renfermait aucun des principes actifs du quinquina.

J.-P. BEAUDE.

MARRUBE (*bot. et mat. méd.*), s. m. Il existe deux sortes de plantes qui ont reçu le nom de marrube, qui toutes deux appartiennent à la famille des labiées (J.), didynamie gymnospermie (L.). L'une a été nommée marrube blanc et l'autre marrube noir.

MARRUBE BLANC, *Marubium vulgare* (L.). C'est une plante vivace, qui est très-abondante dans les lieux incultes, le long des murs et sur le bord des grandes routes, dans les lieux secs et pierreux, elle est blanche et cotonneuse, sa tige est haute d'un à deux pieds environ (33 à 66 centimètres), rameuse du bas et arrondie; ses feuilles sont opposées, pétiolées, ovales, crénelées et crépues; les fleurs sont petites, blanches, réunies en grand nombre à l'aisselle des feuilles; elles apparaissent pendant tout l'été. Le marrube a une odeur forte, aromatique et désagréable; sa saveur est amère et âcre. Comme toutes les plantes de la famille des labiées, le marrube est tonique et fortement excitant; il stimule vivement le système utérin et est employé pour rappeler la menstruation; on en fait usage contre les affections nerveuses, hystériques et chlorotiques; on l'a considéré aussi comme diurétique et sudorifique; on l'a employé dans les catarrhes pulmonaires chroniques pour favoriser l'expectoration, dans l'asthme humide comme calmant. On ferait un long article si l'on énumérait tous les cas dans lesquels cette plante a été conseillée; elle entre dans plusieurs préparations pharmaceutiques, et principalement dans la thériaque. Le marrube s'emploie en poudre, à la dose de quatre à huit grammes (un à deux gros); en infusion, à une dose double; l'extrait, qui est très-actif, s'administre à 15 ou 25 centig. (3 à 5 grains). Le suc frais de la plante se donne à la dose de 64 à 128 grammes (2 à 4 onces).

MARRUBE NOIR, *Ballota nigra*. Cette espèce, ainsi que la précédente, est extrêmement commune dans les lieux incultes, elle croît souvent mélangée avec le marrube blanc, mais elle n'est pas blanche et cotonneuse comme lui. Les fleurs sont purpurines, un peu grandes, et disposées par anneaux à l'aisselle des feuilles; son odeur et sa saveur sont plus fortes et plus désagréables que celles du marrube blanc; elle est employée de la même manière et dans les mêmes cas que lui.   J. B.

MARSH (appareil de) (*méd. lég.*), s. m. Lorsque l'article arsenic de ce Dictionnaire a été rédigé, on ne connaissait pas encore l'appareil de Marsh, et son emploi comme moyen de reconnaître les plus faibles portions d'arsenic introduites dans l'économie. Depuis, des travaux nombreux ont permis d'employer ce moyen avec autant de sûreté que tous les autres modes d'analyse chimique mis en usage dans les expériences de médecine légale; c'est surtout à notre illustre et savant collaborateur M. Orfila, que l'on doit presque tous les travaux qui ont été faits sur cet objet, et ceux qui sont venus après lui ont profité de son expérience et de ses travaux. Nous allons donner l'historique et la description de l'appareil de Marsh, ainsi que des diverses modifications qu'on lui a fait subir. Ce travail est en partie extrait d'un mémoire que nous avons inséré, en octobre et en novembre 1840, dans le *Journal des connaissances médicales pratiques et de pharmacologie*, recueil que nous avons contribué à fonder il y a près de dix ans.

Ce fut en octobre 1836 que Marsh publia, pour la première fois, son appareil, qui n'était que l'application de principes déjà connus. La propriété qu'a le gaz hydrogène de se combiner avec l'arsenic, avait été découverte par Schèele. Serullas avait proposé la décomposition par la chaleur du gaz hydrogène arsenié provenant des matières empoisonnées, comme moyen de reconnaître la substance toxique. Mais ce moyen n'avait été appliqué à aucun cas d'expertise médico-légale avant la découverte de Marsh.

Le premier appareil de Marsh consistait en un tube de verre recourbé sur lui-même, large de vingt millimètres environ; une des extrémités était fermée par un robinet terminé par un tube à petite ouverture; on mettait dans la partie de l'appareil correspondant au robinet, une petite lame de zinc, puis on introduisait par l'autre branche du tube le liquide à examiner, mêlé d'acide sulfurique étendu de sept fois son poids d'eau. L'hydrogène arsenié se dégageait, l'on allumait le gaz lorsque l'on supposait qu'il n'existait plus d'air mêlé à l'hydrogène, et l'on recevait la flamme soit sur des fragments de porcelaine où l'arsenic se déposait à l'état métallique, soit dans un tube de verre où il se déposait à l'état d'acide arsénieux.

Depuis, Marsh modifia son appareil et fit dégager l'hydrogène sous une cloche surmontée d'un robinet, dans un appareil analogue au briquet à hydrogène. Mohr et Liébig simplifièrent encore l'appareil, en employant un simple flacon surmonté d'un tube droit et tiré à la lampe; c'était la lampe philosophique. M. Orfila se servit également du même flacon; seulement il courba à angle droit le tube effilé, qui devient alors plus commode lorsque l'on présente la porcelaine à la flamme.

M. Chevallier se servit d'une éprouvette à pied, fermée par un bouchon, et présentant deux ouvertures: l'une donne passage au tube effilé et recourbé duquel sort la flamme, et l'autre est un tube droit qui plonge dans le liquide, qui sert de tube de sûreté contre un dégagement trop rapide du gaz, en même temps qu'il sert à introduire les liquides qui doivent être essayés et l'acide qui doit agir sur le zinc. Lorsqu'il agit sur une assez grande quantité de liquide, il employa un flacon à large ouverture, fermé par un bouchon donnant également passage aux deux tubes que nous venons d'indiquer.

Nous avons fait usage nous-même d'un appareil qui est analogue à celui de M. Chevallier; seulement nous avons substitué un flacon à deux tubulures au flacon à large ouverture. Cette disposition est plus commode et permet de déplacer, si on le juge utile, l'un des deux bouchons sans déranger les deux tubes. La capacité du flacon est d'environ cinquante centilitres.

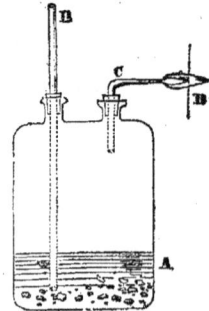

On introduit dans le flacon des grenailles ou des lames de zinc, trente à quarante grammes environ, suivant la quantité de liquide que l'on veut essayer et le temps que l'on veut que dure l'opération; on verse de l'eau jusqu'au quart environ de la hauteur du flacon au point désigné par A. La quantité d'eau devra être plus considérable lorsque l'on aura peu de matière à examiner, car il est toujours convenable que l'appareil soit plein aux trois quarts lorsque le liquide à examiner a été introduit, afin d'éviter une trop grande perte par l'hydrogène qui resterait dans la capacité du flacon. Les deux tubulures sont fermées par des bouchons donnant passage chacun à un tube de six à sept millimètres de diamètre. Le tube B, qui sert de tube de sûreté, est surmonté d'un entonnoir; il sert à introduire les liquides dans l'appareil. Le tube C, recourbé sur lui-même, est effilé; il donne passage au gaz hydrogène et sert de bec à l'appareil.

Lorsque l'on veut faire fonctionner l'appareil, il suffit d'introduire de l'acide sulfurique au degré de concentration que l'on jugera convenable par le tube B; l'acide réagit promptement sur le zinc, et l'hydrogène se dégage. Lorsque le dégagement a été assez prolongé pour que l'on suppose que tout l'air du flacon a été chassé par l'hydrogène, et il est facile d'accélérer cette partie de l'opération en soulevant l'extrémité inférieure du tube B au-dessus du liquide, car l'air aura deux issues pour s'échapper: celle du tube C, étroite à la vérité, et celle du tube B, plus large, et qui, placée à la partie inférieure du vase, donnera plus facilement accès à l'air intérieur, qui, en raison de son poids, doit occuper principalement cette partie du flacon.

Lorsque l'on croira que tout l'air s'est dégagé, on replongera le tube B dans le liquide, afin de fermer cette issue à l'hydrogène, et après avoir jeté une serviette sur le flacon pour empêcher la projection des fragments du vase en cas d'explosion, on allumera le gaz sortant du tube C, et l'on vérifiera s'il ne contient pas d'arsenic provenant de l'acide sulfurique ou du zinc employés. Pour obtenir ce résultat, il faudra exposer une capsule ou un fragment de porcelaine blanche à la flamme de l'appareil, et constater s'il ne se forme pas des taches brunes produites par le dépôt du métal. Cette opération est moins simple que l'on pourrait d'abord le penser, et nous y reviendrons tout-à-l'heure.

Après que l'on aura constaté qu'il ne se manifeste pas d'arsenic par le fait de la combustion du gaz, on devra alors introduire par le tube B le liquide à examiner; si ce liquide contient de l'arsenic, des taches brunes miroitantes apparaîtront bientôt, et en telles proportions qu'un demi-milligramme d'acide arsénieux suffit pour donner des taches très-nombreuses; un fait que nous croyons avoir constaté le premier, et que nous avons publié en novembre 1840, dans le *Journal des Connaissances médicales*, c'est que l'acide arsénique donne, en proportions égales, des taches plus abondantes que l'acide arsénieux, ce qui s'explique parce qu'il est plus facilement décomposable.

Pour obtenir facilement des taches, il faut que la flamme soit courte de deux à trois lignes environ; il faut ne point présenter la porcelaine à la partie extérieure du dard, mais il faut qu'elle le coupe environ par la moitié. La flamme, comme on le sait, est composée de deux parties, une extérieure que l'on nomme flamme d'oxydation, et une autre intérieure qui est la flamme de réduction; nous avons représenté ces deux parties de la flamme en D, en aug-

mentent les dimensions, afin de faire saisir les différences; c'est dans le sens de la ligne ponctuée et à l'endroit où elle coupe le dard, à la naissance de la flamme de réduction, que doit être placée la capsule.

Ces précautions sont indispensables; car, placée au sommet de la flamme de réduction, la porcelaine ne recevrait que de l'acide arsenieux qui serait en grande partie volatilisé ou qui ne donnerait que des traces blanches dont il serait difficile de saisir le caractère.

Lorsque la flamme est trop longue, ce qui provient d'un dégagement trop rapide du gaz hydrogène, les taches se forment difficilement, surtout lorsqu'il existe peu d'arsenic dans le liquide; il est facile, avec l'appareil que nous indiquons, de régler la flamme en introduisant par le tube droit, soit de l'acide sulfurique quand la flamme est trop faible, soit de l'eau distillée afin de modérer l'action de l'acide sur le zinc si la flamme est trop forte.

Lorsque l'on opère sur des liquides contenant des matières animales, il se manifeste quelquefois, pendant l'opération, une mousse très-abondante qui s'engage dans les tubes et qui gêne l'opération. Cet inconvénient ne se rencontre que lorsque les matières animales n'ont pas été complètement carbonisées, et il est facile de l'éviter, surtout en employant pour cette carbonisation le nitrate de potasse.

Les taches obtenues, il s'agit alors de constater si elles sont réellement produites par l'arsenic. Pour obtenir cette preuve, on reçoit dans une petite capsule de porcelaine un nombre plus ou moins considérable de taches, puis on les traite par quelques gouttes d'acide nitrique pur, que l'on porte à l'ébullition: si les taches sont formées par l'arsenic, il se forme de l'acide arsénique que l'on reconnaît à un résidu blanc qui a lieu après l'évaporation, et, en touchant ce résidu avec une goutte de nitrate d'argent ammoniacal, on obtient une tache rouge brique. Il est important de mettre de l'acide nitrique en excès, car on obtiendrait sans cela de l'acide arsénieux, qui ne donne, par le même réactif, qu'une tache jaune.

Les taches d'antimoine produites par l'appareil de Marsh peuvent être confondues jusqu'à un certain point avec les taches arsenicales, mais elles sont d'une couleur plus foncée, presque noires et tirant sur le bleu; elles ne se volatilisent pas aussi facilement par l'action de la flamme d'oxydation que les taches d'arsenic; elles, traitées par l'acide nitrique, elles donnent de l'acide antimonieux insoluble dans l'eau et soluble dans l'acide chlorhydrique. Un courant d'hydrogène sulfuré produit dans cette solution un précipité brun de kermès, qui apparaît sur-le-champ.

Il paraît plus difficile de reconnaître des taches arsenicales lorsque ce métal est mêlé avec l'antimoine: ce fait peut se rencontrer, si l'on examine l'estomac d'un sujet qui aura été empoisonné avec l'acide arsenieux, et auquel on aura administré l'émétique pour provoquer le vomissement. Le moyen de reconnaître les deux métaux a été indiqué par M. Orfila; il consiste à traiter les taches par l'acide nitrique, comme dans le cas précédent: on obtient alors un mélange d'acide antimonieux et d'acide arsénique; on dissout par l'eau distillée, qui enlève l'acide arsénique et laisse l'acide antimonieux insoluble, puis on traite chacun de ces deux corps par les réactils et les moyens que nous avons indiqués ci-dessus.

On peut encore reconnaître les deux métaux en décomposant le gaz par la chaleur à son passage dans le tube, avec les nouveaux appareils dont nous parlerons plus tard ; il se forme dans ce cas deux anneaux distants l'un de l'autre, et produits par la réduction de chacun des métaux : l'anneau formé par l'antimoine est plus près du foyer, celui formé par l'arsenic, qui est plus volatil, est situé en avant.

L'appareil de Marsh est d'une telle sensibilité, qu'il faut employer des réactifs d'une extrême pureté. L'acide nitrique, dont on fait usage pour traiter les taches arsenicales ou les produits toxiques dont on veut détruire la matière animale, doit avoir été distillé sur le nitrate d'argent, être incolore et présenter 41° de concentration à l'aréomètre de Beaumé. Pour constater la pureté de l'acide sulfurique, on fait passer un courant de gaz hydrogène sulfuré à travers la masse du liquide, et s'il contient de l'acide arsenieux, dont la distillation ne le débarrasse pas toujours, ainsi que l'admettait Vogel, il se produit un précipité jaune serin qui indique la présence d'un sulfure de ce métal.

Des discussions nombreuses ont été soulevées dans le sein des académies et dans la presse médicale au sujet des résultats obtenus par l'appareil de Marsh; MM. Danger et Flandin annoncèrent avoir obtenu des taches présentant l'aspect des taches arsenicales et quelquefois leur réaction, soit avec de la chair musculaire soumise à l'ébullition, soit avec le sulfite d'ammoniaque, une huile volatile et un peu de phosphore; ils dirent n'avoir jamais reconnu l'existence de l'arsenic normal dans le corps humain ; enfin ils proposèrent un nouvel appareil dans lequel l'arsenic contenu dans le gaz hydrogène de l'appareil de Marsh se trouve recueilli à l'état d'acide arsenieux et à l'état métallique, dans un tube ouvert.

M. Chevallier et M. Figuier proposèrent de décomposer le gaz hydrogène arsénié par l'action de la chaleur, en soumettant le tube dans lequel il passe, à une forte chaleur : ce tube n'est que la prolongation de celui que nous avons indiqué en C. M. Orfila modifia lui-même son appareil en prolongeant le même tube, le courbant et le mettant à l'endroit de la courbure de l'amiante, sur laquelle, par l'action de la chaleur d'une lampe à l'esprit de vin, doit se déposer l'arsenic. Enfin, l'Académie des Sciences a proposé un appareil qui est un flacon à deux tubulures comme celui que nous avons indiqué, et dont le tube C, très prolongé, est composé de plusieurs pièces. Sa partie verticale est plus élevée que dans notre figure, et présente un renflement en forme de boule pour empêcher l'ascension du liquide qui pourrait être entraîné dans le tube par le dégagement du gaz. La partie horizontale de ce même tube est composée de plusieurs pièces : une plus large, longue de 3 décimètres, contient de l'amiante destinée à arrêter l'humidité; une autre vient ensuite, elle est enveloppée d'une lame métallique mince, qui est destinée à recevoir l'action du feu. Ce tube présente deux à trois millimètres de diamètre intérieur; c'est dans cet intérieur que doit se déposer l'arsenic métallique sous forme d'anneau. L'appareil de M. Orfila détermine également la formation de cet anneau, en même temps qu'il permet que l'on puisse recueillir

des taches colorées par l'extrémité du tube. MM. Danger et Flandin disent que 1/64 de milligramme d'arsenic a pu être apprécié par leur appareil.

Les matières animales qui sont supposées contenir de l'arsenic à la suite de l'empoisonnement, peuvent être décomposées et détruites par divers moyens, soit par l'acide sulfurique, soit par l'acide nitrique ou par le nitrate de potasse. L'acide sulfurique et le nitrate de potasse sont les plus avantageux de ces moyens; ils transforment l'acide arsénieux qui a servi à l'empoisonnement, en acide arsénique qui est plus facilement décomposable, et manifeste sa présence d'une manière plus évidente. Les détails relatifs à la carbonisation des matières animales et aux précautions que les experts doivent prendre dans le cas d'empoisonnement, nous entraîneraient trop loin si nous les voulions traiter dans cet article.

Aujourd'hui l'opinion s'est fixée d'une manière définitive sur l'utilité de l'appareil de Marsh dans les expertises médico-légales, et il est démontré pour tout homme impartial que M. Orfila , par ses travaux sur ce sujet, a rendu les services les plus réels et les plus incontestables. La commission de l'Institut, par l'organe de son rapporteur, a déclaré que l'existence des taches seules produites par la combustion du gaz ne suffisait pas pour conclure qu'il existait de l'arsenic dans les matières soumises aux recherches ; que ces taches peuvent se produire avec des sulfates, des phosphates et des matières organiques; que l'on pouvait encore les déterminer par plusieurs autres moyens que ceux indiqués par MM. Danger et Flandin. Elle regarde ces taches comme du charbon déposé par les matières animales dont l'acide phosphorique, entraîné par le gaz, a empêché la combustion, lesquelles , dans aucun cas, ne peuvent cependant donner les réactions chimiques des vraies taches arsenicales. Enfin , elle considère l'appareil de Marsh comme le moyen le plus efficace pour démontrer la présence des plus petites portions d'arsenic introduites dans le but d'un empoisonnement ; mais elle pense que toujours l'on doit recueillir l'arsenic à l'état métallique.   J.-P. BRAUDE.

MARTEAU (anat.), s. m., nom donné à cause de sa forme à un des osselets de la caisse du tympan ; il est situé à la partie externe de cette cavité et touche à la membrane du tympan. Cet os est mu par deux muscles qui ont reçu le nom de muscles interne et antérieur du marteau. (V. Audition.)

MARTIAL (mat. méd.), adj. On donne en médecine le nom de préparation martiale à tous les médicaments dans lesquels le fer entre comme base; ce mot est synonyme de ferrugineux. (V. Fer.)

MASSAGE (hyg. et thérap.), s. m.; du grec masséin, frotter. Le massage est une opération qui consiste à presser, pétrir et frotter les diverses parties du corps afin d'en accroître la souplesse, d'y augmenter la vitalité et d'en favoriser la nutrition. Cette pratique, qui est originaire de l'Orient, s'est peu à peu propagée dans une grande partie de l'Europe; en France, aujourd'hui, elle forme l'accessoire des bains russes et des bains égyptiens, qui sont des bains de vapeur accompagnés de diverses pratiques qui tirent leur origine des contrées dont ces bains ont conservé les noms.

Le massage paraît avoir été pratiqué de toute antiquité. Les Romains, qui le joignaient à leurs bains et chez lesquels la sensualité et la débauche s'étaient emparé d'une pratique d'abord toute hygiénique, avaient reçu d'Asie l'usage du massage. Il se pratiquait après le bain d'eau et souvent dans les étuves. Aujourd'hui il n'est pas de contrées, dans l'est et le nord de l'Europe, où le massage ne soit usité avec le bain de vapeur. Dans les bains russes, on frotte et l'on presse toute la surface du corps avec la main couverte d'un gantelet de peau et enduite de savon ; cette friction est ordinairement suivie d'une flagellation avec de petites branches de bouleau. Dans le bain égyptien, les frictions sont suivies d'une affusion d'eau fraîche sur toute la surface du corps. Ces affusions sont aussi ordinairement ajoutées aux bains russes et sont administrées tantôt au moyen de nappes d'eau chaude et froide, mélangées au degré que l'on juge convenable d'employer, tantôt au moyen de la douche d'ondée, qui subitement couvre le corps d'une pluie froide et abondante.

On trouve chez presque toutes les nations de l'Asie le massage en usage avec des formes différentes ; presque toujours il est joint au bain de vapeur. Dans l'Inde, à Surate, lorsque le corps est pénétré par l'humidité de la vapeur, on étend sur le sol l'individu soumis au massage, deux serviteurs de chaque côté compriment successivement, et par divers degrés de force, les membres dont les muscles sont dans le relâchement, puis le ventre et le thorax, suivant la plus ou moins grande sensibilité de l'individu ; ensuite on le place sur le ventre, et l'on soumet les parties postérieures du tronc aux mêmes pressions. Les Égyptiens pratiquent le massage d'une manière analogue ; mais, après ces pressions, ils distendent et compriment les articulations des membres de manière à y produire un craquement. Cette méthode est également suivie dans l'Inde, à la Chine, au Japon, où l'on fait même craquer les articulations du col et de la colonne vertébrale. Les Turcs, au dire de Thévenot, exécutent le massage dans une étuve sèche, en faisant comprimer le ventre avec les genoux d'un esclave ; on comprime également les membres et l'on distend les articulations.

Dans diverses contrées de l'Asie, le massage est employé comme moyen de traitement dans les maladies, surtout en Chine et au Japon : chez les insulaires de la mer du Sud, il est employé dans le même but. Le capitaine Wallis et Forster décrivent les pratiques auxquelles ils furent soumis, dans une excursion dans l'île d'Otahiti, de la part de jeunes filles qui, par un massage doux et régulier, firent disparaître leurs fatigues. J'ai vu moi-même, en 1834, à Paris, les sauvages Charruas des bords de l'Uruguay, qui, pendant quelque temps, furent exposés à la curiosité publique : l'un d'eux, qui exerçait dans sa tribu les fonctions de médecin, pratiqua le massage sur son compagnon qui avait une affection rhumatismale du genou ; il comprimait, frottait et échauffait avec son haleine la partie souffrante. Leur conducteur nous dit que c'était la seule médication qu'il leur eût vue mettre en usage.

Les effets du massage pratiqué d'une manière générale sont toujours à peu près les mêmes, quelles que soient les méthodes employées, surtout lorsqu'il est joint au bain. La peau, d'abord humectée par l'eau, ou la vapeur, devient plus souple et plus flexible ; on sent un bien-être qui se communique à tous les organes et qui donne à l'existence un charme tout nouveau ; à la fatigue succède un sentiment de légèreté qui rend propre à tous les exercices du corps ; les muscles agissent avec plus d'énergie et de facilité, la circulation paraît se faire plus librement, le sang coule plus largement dans les vaisseaux, les forces physiques se relèvent, les fonctions du cerveau ont plus d'activité, l'imagination est plus riante. Ces effets produits par le massage expliquent pourquoi son usage est si répandu dans les contrées où l'action énervante du climat rend si nécessaire ce moyen de stimuler l'énergie des fonctions vitales. Les habitants de l'Inde, les femmes et même les Européens qui se sont fixés dans ce pays, abusent, dit-on, pendant de longues heures de la journée, du massage, dans lequel ils trouvent un charme et une volupté indicibles.

On comprend que si le massage avec le bain présente des avantages par son usage modéré, son abus présente des dangers qu'il est facile de prévoir : ainsi, il doit en résulter un affaiblissement et un énervement général, une susceptibilité nerveuse qui rend le corps peu propre à résister à la fatigue et surtout aux effets pernicieux du climat ; autant cette pratique, dans des limites sages et modérées, peut être utile, autant elle peut être nuisible dans ses excès qui, souvent, pour les peuples orientaux, sont encore accompagnés d'excès d'un autre genre, et dont les conséquences sont beaucoup plus graves.

Parmi nous, le massage a été employé avec succès dans le traitement de quelques affections nerveuses, et dans celui de certaines maladies chroniques. Pour ma part, j'en ai retiré de grands avantages dans les engorgements de l'utérus, et plusieurs malades, dont l'affection avait résisté à des traitements d'une et de deux années par les méthodes ordinaires, se sont trouvés guéris après deux ou trois mois d'un traitement par le massage convenablement dirigé, et combiné avec l'exercice et une alimentation substantielle et analeptique. (V. *Matrice* (Maladies de la).   J.-P. BEAUDE.

MASSETER (*anat.*), s. m., du grec *masséin*, broyer. On donne ce nom à un muscle court et fort qui, de l'arcade zygomatique, s'attache à l'angle et au bord inférieur de la mâchoire ; ce muscle, qui sert au mouvement de la mâchoire dans la mastication, est d'une grande puissance chez les animaux carnassiers et chez ceux qui ont à faire des efforts marqués pour broyer leur nourriture, ou chez lesquels la mâchoire est une arme de défense ou d'agression. Une artère qui naît de la maxillaire interne, et qui se divise dans l'épaisseur de ce muscle, a reçu le nom d'artère *massétérine* ; une veine du même nom correspond à l'artère. Le nerf *massétérin* vient du nerf maxillaire inférieur, qui est une branche du trifacial ; c'est lui qui, par sa distension violente, cause les vives douleurs que l'on ressent dans la luxation de la mâchoire inférieure.   J. B.

MASSICOT (*chim.*), s. m. C'est un oxyde de plomb. (V. ce mot.)

MASTIC (*mat. méd.*), s. m. C'est une résine qui découle par incision du *Pistacia Lentiscus*, arbre de la famille des *Térébinthacées*, J., Dioécie Pentandrie de Linnée. Cet arbre croît dans les contrées chaudes de l'Europe, dans les îles de la Méditerranée. Dans la Provence, il ne donne pas de mastic, ou, lorsque les années sont très-chaudes, il en rapporte en si petites portions, que l'on ne se donne pas la peine de le recueillir. Le mastic de l'île de Chio est le plus estimé; du temps de Galien, celui d'Égypte jouissait d'une grande réputation. Cette résine est en petites larmes d'un jaune pâle, sèches, fragiles, lisses, cassantes, transparentes, et d'une odeur un peu térébinthacée qui se produit surtout lorsqu'on la projette sur des charbons, où elle brûle en répandant une fumée noire et en se liquéfiant. Cette espèce, qui est la plus pure, est celle que l'on nomme *mastic en larmes* ou mastic mâle; elle est recueillie la première. Un mois après, vers la fin de septembre, on fait de nouvelles incisions et l'on recueille une nouvelle espèce de mastic plus liquide qui se prend en masse mêlée d'impuretés et que l'on nomme *mastic commun* ou mastic femelle; cette espèce est beaucoup moins estimée que le mastic en larmes.

Le mastic est employé en Orient pour parfumer la bouche; les femmes le mâchent le matin. Il augmente la sécrétion de la salive et lui communique une amertume qui n'est pas sans action sur les fonctions de l'estomac; on dit qu'il contribue aussi à raffermir les gencives et à entretenir la blancheur des dents. Conservé dans la bouche et soumis à l'action des dents, le mastic devient blanc opaque et se ramollit; ce caractère sert à le distinguer de la résine de pin, avec laquelle on le sophistique souvent, car cette dernière se brise en poussière lorsqu'on la comprime sous les dents. En Orient, on mêle le mastic à plusieurs espèces de liqueurs, on en brûle comme parfum, on dit même que l'on en met dans le pain. Cette substance, qui est aujourd'hui peu employée en médecine, est considérée comme stomachique et antispasmodique; on l'employait autrefois en fumigation dans les catarrhes chroniques, les rhumatismes, les spasmes de poitrine, le rachitisme. La dose à l'intérieur est de 12 à 24 grains (6 à 13 décigrammes). Le mastic entre dans la composition de plusieurs médicaments et surtout de ceux nommés *masticatoires*, d'où lui vient son nom.
J.-P. BEAUDE.

MASTICATION (*physiol.*), s. f. C'est l'action de mâcher les aliments. (V. *Digestion*.)

MASTICATOIRE (*hyg. et mat. méd.*), s. m. On désigne sous ce nom des médicaments qui sont destinés à être mâchés. Les masticatoires sont généralement excitants: c'est la racine de pyrèthre, d'arum, d'iris, de gingembre, de rhubarbe, les tiges d'angélique et d'impératoire, les feuilles de cochléaria, de tabac, les poudres de diverses espèces de poivre, de quinquina, de charbon, le mastic, la chaux, etc., qui entrent dans la composition des masticatoires. Quelques peuples en font un usage habituel; ainsi, dans l'Inde, à Siam, en Malaisie, on mâche le *béthel* (V. ce mot); en Turquie, c'est le *mastic*; en Amérique, les Péruviens mâchent les feuilles de l'*Erythroxylum Peruvianum* mêlé à la chaux vive. Dans nos contrées, ce sont les feuilles de tabac dont nos matelots font usage sous le nom de *chique*. Ces divers masticatoires, dont quelques médecins superficiels ont condamné l'usage, sont d'une grande utilité dans ces diverses contrées. Il est rare qu'un usage s'établisse chez un peuple sans qu'il ait un but d'utilité bien constaté. Ainsi le béthel, qui noircit et détruit les dents des habitants de l'Inde et des grandes îles de l'Asie, est l'un des préservatifs les plus efficaces contre la dyssenterie, qui est souvent endémique dans ces climats. Péron, médecin et navigateur, dit n'avoir résisté à la dyssenterie qui ravagea les équipages, lors de son voyage dans l'Océanie, que par l'usage du béthel.

Notre savant collaborateur, M. Guersent, pense que les masticatoires peuvent être employés avec un grand avantage dans nos contrées, soit comme moyen prophylactique, soit comme traitement, chez les individus qu'une constitution lymphatique ou de mauvaises conditions hygiéniques prédisposent au gonflement des gencives et aux affections scorbutiques. Comme dérivatifs, il conseille d'en faire usage dans certains rhumatismes péricraniens, dans les corizas chroniques, dans les engorgements chroniques et non tuberculeux des ganglions du col; il dit également qu'on en a retiré des avantages marqués dans certaines paralysies des lèvres et de la langue. Il est important de noter que l'on ne doit pas user de ces moyens lorsqu'il y a inflammation aiguë de quelques uns des organes de la bouche. Chez les enfants on emploie comme masticatoire, et pour calmer les douleurs des gencives vers l'époque de l'apparition des dents, des morceaux de racines sèches de guimauve ou de réglisse.
J.-P. BEAUDE.

MASTITE (*path.*), s. f. On a donné ce nom à l'inflammation des *mamelles*. (V. ce mot.)

MASTOÏDE (*anat.*), adj., du grec *mastos*, mamelle, et de *éidos*, forme, qui a la forme d'une mamelle. Une éminence arrondie qui est à la partie postérieure et inférieure de l'os temporal, a reçu le nom d'*apophyse mastoïde*.

MASTOÏDIEN (*anat.*), adj. Le voisinage de l'apophyse mastoïde a fait donner le nom de mastoïdien à divers organes ou à des portions d'organes; ainsi il existe un trou mastoïdien au temporal qui donne passage à une artère qui va se distribuer aux méninges; il y a au même os des enfoncements qui ont reçu les noms de *rainure* et de *gouttière mastoïdiennes*, ils donnent insertion à des muscles. Les *cellules mastoïdiennes* sont des cavités qui existent dans l'épaisseur de l'apophyse mastoïde et qui communiquent avec la caisse du tympan par l'*ouverture mastoïdienne*; elles contiennent de l'air et ont pour fonction d'accroître, suivant quelques physiologistes, l'intensité du son. (V. *Audition*.)
J. B.

MASTURBATION. (V. *Onanisme*.)

MATIÈRE MÉDICALE (*thérap.*), s. f. On a donné ce nom à la science qui s'occupe de l'histoire des médicaments simples, de leur action sur l'économie animale et des doses auxquelles on doit les administrer. On voit par ce simple énoncé que la matière médicale diffère de la pharmacie, en ce que dans cette dernière science on ne s'occupe que de la préparation des médicaments et de leurs divers modes de conservation. L'étude de la matière médicale est indispensable au médecin, car c'est l'arsenal dans lequel il doit prendre des armes pour combattre les diverses maladies; il faut qu'il connaisse l'action de toutes les substances pour bien se rendre compte des effets que peuvent produire les préparations pharmaceutiques sous lesquelles il doit les administrer. L'histoire naturelle médicale est plus importante pour le pharmacien, mais cependant elle n'est qu'une des parties de la matière médicale, qui elle-même est une des branches de la thérapeutique, cette partie spéciale de la médecine qui traite de la guérison des maladies. Aux yeux de beaucoup de gens, cette partie de la médecine résume à elle seule toutes les sciences médicales, car c'est vers elle qu'elles convergent toutes, surtout si l'on accepte cette définition des anciens: La médecine est *l'art de guérir*.

Pour que cet art présente quelque sûreté, qu'il ne soit pas un empirisme aveugle, il faut qu'il soit éclairé par une foule de connaissances accessoires qui toutes se rapportent à l'étude de l'homme ou à celle des agents destinés à modifier ses fonctions, à donner des physionomies diverses à son existence. Cette étude, pour l'homme en santé, forme la matière de l'hygiène; pour l'homme malade, c'est la matière médicale ou plutôt la *pharmacologie* qui renferme tout ce qui a rapport aux médicaments ou à leur préparation. La matière médicale a reçu plusieurs divisions: dans les unes, les médicaments ont été rangés par règne, soit minéral, végétal ou animal; dans les autres, on les a classés en raison de leur action sur l'économie. Ces divisions plus ou moins rationnelles n'ont pour but que de faciliter l'étude; il en sera parlé au mot médicament.

J.-P. BEAUDE.

MATRICAIRE (*bot.*), s. f. Matricaire officinale, *Matricaria Parthenium*; c'est une plante de la famille des Synanthérées, section des Corymbifères, et qui a donné son nom à un genre qui est voisin des Camomilles ou *Anthemis*. Cette plante, qui est vivace, croît dans les lieux incultes près des habitations; ses tiges sont rameuses et comme paniculées; elles sont hautes de deux pieds, les feuilles sont alternes, ailées, les fleurs sont radiées, les demi-fleurons de la circonférence sont blancs, à trois dents. La matricaire, qui est cultivée dans les jardins, devient facilement double; ses fleurs sont alors complètement blanches et plus odorantes. L'odeur de la matricaire est forte, aromatique et presque fétide: les feuilles ont encore plus d'odeur que les fleurs. Cette plante est à la fois amère et antispasmodique; son nom *matricaire* indique qu'on lui croyait autrefois une action spéciale sur l'utérus, soit pour aider à la menstruation, soit pour favoriser la parturition et déterminer l'expulsion des liquides que pouvait contenir la matrice. La matricaire a aussi été employée comme vermifuge: elle s'emploie en infusion, à la dose de 6 décigrammes jusqu'à 18 (12 à 24 grains): on double la dose lorsqu'on l'administre en lavements.

LA MATRICAIRE CAMOMILLE (*Matricaria Chamomilla*). C'est une plante du même genre, d'une odeur plus douce, un peu moins haute; elle est annuelle,

ses fleurs sont nombreuses, blanches, à disque jaune, offrant un calice imbriqué et scarieux, un réceptacle et des grains ovoïdes, fins, sans aigrette. L'amertume de cette plante est assez prononcée; elle est cependant moins active que la précédente et jouit de propriétés analogues; elle est très-peu employée aujourd'hui. (V. *Camomille*.) J. B.

MATRAS (*chim.*), s. m. C'est un vaisseau sphérique surmonté d'un long col et ordinairement en verre; il sert à une foule d'opérations chimiques et pharmaceutiques.

MATRICE (*anat.*), s f., en latin *utérus*. Cette dernière expression a été elle-même francisée et employée dans la science comme synonyme. Le mot matrice vient du grec *mèter*, mère. On appelle ainsi l'organe qui, chez la femme et les femelles des animaux vivipares, est destiné à loger le produit de la conception pendant toute la durée de son développement. Anatomiquement, c'est un muscle creux assez semblable pour la forme à une poire aplatie d'avant en arrière, situé dans le petit bassin sur la ligne médiane, derrière la vessie et au-devant du rectum, au-dessous des circonvolutions intestinales et au-dessus du vagin (V. ce mot), qui vient aboutir à lui: de chaque côté il est soutenu par deux replis en forme d'ailes, que lui fournit le péritoine, et qu'on nomme les ligaments larges.

Tout ce que nous avons à dire de l'utérus ne doit s'entendre que de cet organe considéré hors le cas de grossesse. Sa longueur est estimée à 2 pouces ou 2 pouces et demi, et sa largeur à la base de 16 à 18 lignes; l'épaisseur des parois est de trois à quatre lignes. Il est, avons-nous dit, de la forme d'une poire ou d'une petite calebasse, dont la base (ou fond) large et arrondie regarde en haut, et dont le sommet termine le conduit vaginal. La partie la plus grosse se nomme *corps*, et la plus petite *col*. Le péritoine, enveloppe commune des viscères du bas-ventre, recouvre une partie de son corps, et l'isole de la vessie et du rectum en plongeant en forme de cul-de-sac entre ces organes et lui. Comme la séreuse péritonéale n'embrasse pas complètement tous le corps de la matrice, qu'elle ne tapisse que les deux faces antérieure et postérieure, elle s'adosse seulement à elle-même sur les deux bords latéraux, et forme ainsi deux replis ou ailes appelés ligaments larges, et qui partagent en deux parties l'excavation du petit bassin. Dans ces replis sont logés: 1° le *ligament rond*, ou suspenseur de la matrice, sorte de cordons fibreux qui, émanés des bords de l'utérus, viennent se perdre, en passant sur le pubis, dans le mont de Vénus et les grandes lèvres; 2° la trompe de Fallope, canal flottant qui part de chacun des deux angles de la base, et va se rendre à l'ovaire (V. ce mot); 3° enfin, l'ovaire lui-même. Le *sommet* de la matrice termine le vagin; il est arrondi, percé d'une ouverture transversale qui le partage en deux *lèvres*, l'une antérieure, l'autre postérieure. Il doit à son aspect le nom de *museau de tanche* qu'on lui a donné. Autour de ce sommet existe une rigole circulaire formée par la muqueuse du vagin, repliée en cul-de-sac sur le col de l'utérus. Si nous examinons l'*intérieur* de la matrice, nous verrons une cavité en forme de triangle renversé, à parois contiguës, présentant un orifice à chacun de ses angles : les deux supérieurs s'abouchent avec les trompes utérines ou de Fallope. L'inférieur, plus évasé, se continue en goulot dans le col de la matrice, et vient aboutir entre les lèvres du museau de tanche, faisant ainsi communiquer la cavité de l'utérus avec celle du vagin. Dans ce goulot, on voit quelquefois de petites vésicules nommées improprement *œufs de Naboth* (du nom de l'anatomiste qui les a découvertes).

Quant à la *structure intime*, l'utérus n'offre réellement l'aspect musculaire que pendant la grossesse; pendant l'état de vacuité, il présente une texture fibreuse, grisâtre, ferme, résistante : examiné sur une femme récemment accouchée, on peut y reconnaître plusieurs plans de faisceaux musculaires verticaux ou circulaires. Recouvert en partie par le péritoine, il est tapissé intérieurement par une muqueuse, peu apparente dans l'état ordinaire.

Les artères hypogastrique et ovarique lui fournissent des branches dites utérines. Les veines sont énormément dilatées pendant la gestation. Ses lymphatiques sont surtout apparentes à la surface. Les nerfs proviennent des paires sacrées et du grand sympathique.

On comprend, sans que nous ayons besoin de les indiquer, les changements que doit amener l'état de grossesse dans les dimensions de l'utérus et dans ses rapports avec les parties voisines. (V. d'ailleurs pour ces détails l'article *Grossesse*.)

MATRICE (Maladies de la). — Elles sont assez nombreuses et d'une grande importance; nous les partagerons en plusieurs catégories, afin de mettre plus d'ordre dans leur description. Ainsi, nous aurons successivement à nous occuper : 1° des vices de conformation ; 2° des lésions traumatiques; 3° des déplacements ; 4° des lésions organiques et vitales, telles que les inflammations, les engorgements, les ulcérations, etc.; 5° des productions accidentelles, les polypes, par exemple.

§ Ier. VICES DE CONFORMATION. — Ils sont très-variés : tantôt la matrice manque complètement, tantôt elle est remplacée par un tubercule plein ou une sorte de petit sac tout-à-fait impropre à remplir les fonctions auxquelles elle a été destinée par la nature. D'autres fois l'organe est allongé comme chez les singes, bicorne comme dans la plupart des mammifères ; ici le col vient s'ouvrir dans le rectum, la vessie, ou bien à l'hypogastre, au lieu de se rendre dans le vagin. On a vu aussi le col complètement fermé, soit que ce phénomène fût originel, soit qu'il fût le résultat d'une inflammation adhésive survenue accidentellement : la rétention des règles, qui en résulte, exige une opération qui a pour but de rouvrir le conduit oblitéré. Cette opération a même été pratiquée pour livrer passage à l'enfant dans des cas où l'oblitération s'était faite pendant la grossesse.

§ II. LÉSIONS TRAUMATIQUES. — Les *blessures* de la matrice sont en général assez graves, mais elles prennent surtout un caractère sérieux quand l'organe est rempli par le produit de la conception. Nous n'entrerons pas dans les détails de ces accidents, ils sont presque toujours suivis de symptômes inflammatoires dont les résultats sont souvent funestes. (V. *Blessures*.)

Ruptures de la matrice. — Elles ont quelquefois lieu pendant la grossesse, mais c'est surtout au moment des efforts de l'accouchement qu'on les observe le plus ordinairement. On comprend en effet que les contractions violentes de l'utérus, distendu par le fœtus, peuvent amener une rupture, et le passage complet ou partiel de l'enfant dans la cavité du ventre. Quand les parois de l'organe sont amincies ou ramollies dans quelque point de leur étendue par le fait d'une maladie antérieure, d'un cancer, par exemple, il suffit de contractions légères pour amener l'accident en question. Très-souvent aussi il est occasionné par un obstacle, tel qu'un vice de conformation du bassin. D'autres fois enfin, c'est une violence directe, un coup, une chute, etc., qui est la véritable cause. Lorsque la déchirure a eu lieu pendant la gestation, le fœtus étant passé dans la cavité abdominale, peut continuer à y vivre, ou seulement y séjourner, et se détruire en totalité ou en partie sans déterminer d'accidents graves. Telle est la source, bien rare sans doute, de plus d'une grossesse réputée extra-utérine, et qui ne l'était que d'une manière secondaire.

Les signes qui annoncent une rupture sont ordinairement une douleur vive, aiguë, accompagnée de la sensation d'une déchirure intérieure. Bientôt il survient de la pâleur, des faiblesses, des syncopes, des sueurs froides, et la malade succombe à ces symptômes d'hémorrhagie interne ; on a vu cependant les choses se passer plus favorablement, et même la guérison avoir lieu; mais, dans tous les cas, au moment de la rupture, le ventre se déforme, et l'on peut quelquefois reconnaître la présence de l'enfant dans la cavité abdominale.

Les ruptures de la matrice sont des accidents fort graves, et bien souvent mortels, sinon immédiatement, du moins par la suite. Beaucoup de chirurgiens proposent de pratiquer la gastrotomie pour retirer l'enfant, cette opération étant, selon eux, moins grave que le séjour de celui-ci dans le ventre de la mère. D'autres, au contraire, et nous sommes de cet avis, pensent que pour ce cas, comme pour toutes les maladies, il faut suivre les indications du moment et agir selon les circonstances. Quand le passage de l'enfant est incomplet, on peut quelquefois le saisir et achever l'accouchement par les voies naturelles, quitte même, s'il le fallait, à agrandir avec le bistouri la déchirure dans laquelle il n'est qu'engagé.

§ III. DÉPLACEMENTS. — 1° *Hernies de la matrice.* Par suite de circonstances dont le mécanisme n'est pas très-facile à expliquer d'une manière exacte de la nature de celui-ci, il est arrivé que la matrice s'est rencontrée dans des hernies inguinales. Cette circonstance, assez rare d'ailleurs, acquiert de la gravité lorsque la femme est au commencement de la grossesse, car alors la hernie devient irréductible, et l'accroissement de l'utérus se faisant ainsi hors du ventre, il est bien rare que l'accouchement puisse avoir lieu par les voies naturelles, il faut presque toujours alors recourir à l'opération césarienne.

2° *Descente de matrice.* — Nous avons dit que la matrice était soutenue dans sa position par plusieurs ligaments; or, quand ceux-ci viennent à se relâcher, il en résulte qu'elle descend plus ou moins bas dans le vagin, et peut même sortir entièrement de la vulve. L'accident que nous signalons prend différents même suivant le degré du relâchement. L'utérus n'est-il que peu descendu, c'est la *relaxation* ou l'*abaissement*; arrive-t-il au niveau de la vulve, c'est la *descente*; enfin, vient-il à pendre entre les cuisses, entraînant avec lui la muqueuse vaginale qu'il renverse, c'est la *chute*, le *prolapsus*, la *précipitation* de la matrice. Aux causes qui peuvent produire le relâchement des ligaments utérins, il faut encore ajouter les efforts violents, la présence d'une tumeur dans l'utérus, etc., comme autant de circonstances qui peuvent en amener la descente.

Outre les phénomènes physiques qui consistent dans la présence de la matrice hors de sa situation normale, il y a encore plusieurs désordres secondaires. Ainsi la femme éprouve des tiraillements dans les reins, un sentiment de pesanteur vers les parties génitales, des besoins d'uriner avec difficultés d'aller à la garde-robe, et dont l'intensité varie suivant le degré du prolapsus. Tous les auteurs ont cité, d'après Lassus, l'observation de cette femme qui, ayant l'utérus pendant entre les cuisses, devint enceinte au bout de vingt ans de mariage. Le col de l'utérus était tellement endurci qu'il fallut le fendre au moment de l'accouchement afin de retirer l'enfant qui était mort.

Lorsque l'on est appelé auprès d'une femme affectée d'une chute de matrice, il faut commencer par réduire la partie déplacée avec toutes les précautions et la lenteur convenables, puis la maintenir réduite. Or, cette dernière indication se remplit ordinairement à l'aide des *pessaires* (V. ce mot), dont la forme, la disposition et le mode d'application varient suivant les différences particulières que présente la maladie. Mais ce n'est pas tout : il faut encore favoriser la consolidation des ressorts organiques qui soutiennent la matrice, à l'aide des bains froids toniques, et spécialement des bains de mer, des injections et des lotions astringentes, etc. Un régime fortifiant ou antiphlogistique, suivant la nature de la cause, est encore d'une grande utilité. Quant aux pessaires, il faut bien surveiller leur emploi, car leur application n'est pas sans offrir d'assez graves inconvénients, comme par exemple de dilater le vagin et de le rendre dès-lors impropre à bien soutenir la matrice, de déterminer souvent des écoulements leucorrhéiques et même des ulcérations. Souvent même le pessaire ne peut être supporté par la malade, il cause des douleurs violentes qui obligent à cesser son emploi; on ne doit recourir à cet instrument, d'un usage toujours désagréable, que lorsque l'on a épuisé tout autre moyen de soulagement.

C'est pour obvier à ces inconvénients que plusieurs chirurgiens étrangers ont proposé, les uns (M. Annan) un appareil simplement compressif, d'autres (MM. Heming, Fricke, etc.) une opération qui a pour but de rétrécir le vagin, ou même la vulve, afin de forcer l'utérus à rester soutenu par ces parties, désormais trop étroites pour lui livrer passage. Ces moyens n'ont pas encore été suffisamment expérimentés pour qu'on puisse se prononcer sur leur emploi, et même les tentatives peu nombreuses qui ont été faites, relativement au rétrécissement du conduit vulvo-utérin, n'ont pas donné des résultats assez satisfaisants pour qu'on puisse les recommander dans la pratique.

3° *Antéversion et rétroversion de la matrice.* —

Non-seulement la matrice peut descendre au-dessous de sa situation normale, mais elle peut encore éprouver d'autres changements suivant sa direction. Située parallèlement à l'axe du petit bassin, dans l'état normal, son fond peut s'incliner en avant ou en arrière : de là les phénomènes de l'*antéversion* et de la *rétroversion*. Dans le premier cas, le fond de l'utérus est appuyé contre le pubis, et le col repose sur le sacrum; dans le second, la situation est inverse, et dans tous les deux la matrice est presque horizontale.

L'engorgement de la partie antérieure de la matrice et de ses ligaments ronds est, dit Boyer, la cause occasionnelle de l'antéversion de cet organe dans son état de vacuité; et des efforts pour soulever un fardeau, une chute sur les pieds, etc., en sont la cause déterminante. Quant à la rétroversion, ses causes prédisposantes consistent surtout dans l'amplitude du bassin et le relâchement des liens de l'utérus : les circonstances déterminantes sont les mêmes que pour l'antéversion; mais celle-ci n'arrive que dans l'état de vacuité, tandis que la rétroversion se présente presque toujours pendant les premiers temps de la grossesse.

Relativement aux symptômes, nous trouvons quelques différences importantes à signaler : dans les deux cas, il y a pesanteur dans le bassin, compression de la vessie et du rectum, et par suite gêne dans l'émission des urines et la défécation. Dans les deux cas, le toucher par le vagin fait reconnaître la nature de la maladie et la disposition vicieuse qu'affecte la matrice. Mais la rétroversion, en raison surtout de cette circonstance qu'elle survient pendant que l'utérus est rempli par le fœtus, offre un caractère de gravité bien plus prononcé que l'antéversion. Ainsi, au bout d'un certain temps, il y a une compression très-forte exercée sur la vessie et le rectum : les urines cessent de couler, les garde-robes sont interrompues, la matrice, serrée entre le pubis et le sacrum, s'étrangle, s'enflamme, et les accidents les plus funestes peuvent en être la conséquence. Le pronostic est donc beaucoup plus grave dans ce cas que dans le précédent.

La première indication que présentent les deux sortes de déviations dont nous parlons, est de réduire la matrice et de la ramener à sa direction normale. L'opération est plus facile pour l'antéversion que pour la rétroversion; et l'organe étant redressé, on le maintient dans cette position. La situation de la malade dans la direction propre à empêcher le déplacement de se renouveler, est préférable à l'emploi des pessaires en bilboquet, que le génie des mécaniciens a modifiés à l'infini pour s'accommoder aux conditions particulières présentées par chaque malade. Ces pessaires offrent des inconvénients graves, et leur présence est rarement supportée; cependant on ne doit pas négliger leur emploi si le peu de sensibilité de l'utérus permet de le faire sans danger. Pour favoriser la consolidation, on aura recours aux moyens que nous avons conseillés contre le prolapsus; les bains de mer seront encore ici d'une grande efficacité. Les rétroversions exigent plus de soins, quand elles ont été réduites, que les antéversions : la femme gardera pendant longtemps le repos le plus absolu; elle sera soumise à un régime antiphlogistique approprié à sa constitution et aux causes présumées de maladie; il est important de ne pas insister longtemps sur les évacuations sanguines et les débilitants, car j'ai vu souvent dans ce cas les malades tomber dans un catalapsus qui ne faisait que prolonger leur affection; alors, on voit céder facilement les symptômes à une médication tonique, accompagnée de dérivatifs et d'un régime analeptique. L'abus du régime antiphlogistique est un écueil qu'il est important d'éviter dans le traitement de ces maladies, si l'on veut obtenir quelque succès, surtout chez les femmes nerveuses et les habitantes étiolées de nos grandes villes.

4°. *Renversement de la matrice.* — Un accident plus grave encore, mais heureusement plus rare que la rétroversion, c'est l'*introversion* ou *renversement* de la matrice. Ce phénomène a lieu quand, le fond de l'utérus venant à se déprimer, l'organe se renverse sur lui-même et sort à travers le col comme une poche que l'on retourne par son ouverture. Ainsi, dans ce cas, la membrane interne devient extérieure, *et vice versa.* Le renversement est dit *complet* quand toute la surface intérieure est ainsi devenue surface extérieure, en un mot quand tout l'organe a franchi le col, et que celui-ci s'est lui-même retourné. Il est incomplet quand une partie *plus ou moins considérable* de l'utérus a déjà traversé le col. Il est aussi un premier degré qu'il ne faut pas passer sous silence, et dans lequel le fond est seulement déprimé comme le cul d'une bouteille, sans être encore engagé dans le col.

L'accident qui nous occupe arrive le plus ordinairement après l'accouchement. Il peut être alors attribué à des tractions trop fortes et mal combinées pour entraîner le placenta, encore adhérent à la surface interne de la matrice. Il arrive pourtant, dans certains cas, que le renversement a lieu, bien que l'extraction du délivre ait été pratiquée avec toutes les précautions convenables : cela peut tenir à des efforts trop violents de la part de la femme, ou à une disposition particulière. D'autres fois, ce sont des tumeurs de l'utérus lui-même, qui, remplissant sa cavité, finissent par dilater le col et descendre dans le vagin, entraînant avec elles la portion de l'organe à laquelle elles adhèrent (V. plus bas les polypes). Enfin, le renversement peut survenir, hors le cas de grossesse ou de tumeur, quand les parois sont ramollies par une cause morbide quelconque, ou lorsqu'elles ont été distendues par du sang, une hydropisie, etc.

Si l'introversion n'est pas réduite, il peut se présenter plusieurs cas : 1° Par suite de l'inflammation ou de l'étranglement qu'elle éprouve au niveau du col, la matrice peut se gangrener en tout ou en partie et amener la mort de la malade. 2° L'extension de la phlegmasie au péritoine peut amener une péritonite également mortelle. 3° Une anse intestinale peut s'engager dans le cul-de-sac renversé, déterminer les phénomènes de l'étranglement interne, et faire encore succomber la malade. 4° Quand ces accidents primitifs n'ont point eu lieu, ou que la malade y a résisté, il peut arriver que la tumeur se resserre peu à peu, finisse par descendre entre les cuisses, où elle forme une masse dure, rougeâtre et violacée, donnant lieu à un écoulement sanguin continuel, ou bien à un flux muqueux, puriforme, qui épuise et tue lentement les malades. Enfin, il est d'autres cas plus heureux dans lesquels cette lésion n'est pas incompatible avec un état de santé assez

satisfaisant, et même Boyer pense que la proportion de ces derniers est encore plus considérable qu'on ne le pense généralement.

Pour l'introversion comme pour les autres sortes de déplacement dont nous avons parlé jusqu'à présent, la première indication est de *réduire*, et l'on comprend que cette opération est d'autant plus facile que l'accident est plus récent et l'introversion moins considérable. Les auteurs, et notamment notre grand chirurgien Boyer, ne tarissent pas dans les détails qu'ils donnent à cet égard. Lorsque l'on ne peut faire rentrer la matrice complètement retournée, parce que le col forme un étranglement, on a très-judicieusement conseillé de l'inciser; cette pratique doit être suivie. Quant à l'amputation ou à la ligature proposée dans les cas où la réduction est impossible et où la malade court de grands dangers, c'est là une pratique généralement blâmée en France, bien que l'on cite quelques exemples de réussite, et il faudrait des circonstances bien graves et bien judicieusement appréciées par les hommes de l'art pour y avoir recours. Encore ici, après la réduction, nous conseillerons les moyens généraux de traitement employés après les autres sortes de renversement.

5° Il est encore quelques autres déplacements de la matrice que nous ne ferons qu'indiquer sommairement, comme rentrant dans les précédents : ce sont les inclinaisons de côté (*latéro-versions* de M. Nauche), et les *incurvations*, dans lesquelles la matrice est comme repliée sur elle-même et courbée. Cette dernière affection n'est pas encore bien étudiée, et les auteurs sont peu d'accord sur son traitement.

§ IV. LÉSIONS VITALES. — Ce sont surtout les phlegmasies et leurs conséquences.

1° *Inflammation aiguë de la matrice, métrite.* — L'inflammation de l'utérus peut avoir lieu soit pendant l'état de vacuité, soit après l'accouchement. Cette dernière forme, incomparablement la plus fréquente, se liant à diverses autres lésions des organes environnants, et se rattachant à une influence toute spéciale et à un état général de l'économie, sera traitée au mot *Puerpérale* (fièvre). Il ne sera donc question ici que de la métrite simple.

Suivant une remarque fort judicieuse de Dugès, l'utérus, organe inerte et presque rudimentaire chez les jeunes filles, est, à cette époque, bien peu susceptible de maladie, et surtout d'inflammation; d'un autre côté, chez les femmes adultes, si la menstruation en fait un centre de fluxion, l'écoulement périodique du sang forme une sorte de crise qui dissipe naturellement la congestion hyperhémique, et prévient les dangers de l'engorgement. La métrite aiguë est donc une affection assez rare hors le temps de l'accouchement.

Les *causes* de cette maladie sont les contusions sur le bas-ventre, une chute sur les fesses ou sur les genoux, l'abus du coït, le défaut ou du moins le peu d'abondance de la menstruation, la suppression brusque de celle-ci par une imprudence, telle qu'une immersion dans l'eau froide, ou l'action des astringents, etc. On peut citer également, comme cause de métrite, la privation absolue des plaisirs vénériens chez une femme sanguine et d'un tempérament passionné.

La métrite se décèle par les *symptômes locaux*

suivants : douleur avec sentiment de chaleur et de pesanteur dans le petit bassin, douleur qui augmente quand on palpe l'hypogastre ou que l'on touche par le vagin le col de l'utérus ; pression sur le rectum et difficulté dans l'émission des urines et des matières fécales ; extension de la douleur vers les reins et les aines, avec sensation de tiraillement qui s'étend jusque dans les cuisses. En même temps il y a plusieurs *phénomènes généraux* qu'il importe de relater : ainsi, dès le début et même avant l'apparition des accidents locaux, il y a souvent des frissons, de la fièvre ; celle-ci accompagne la maladie pendant toute sa durée, quelquefois même elle est très-intense et revêt la forme dite ataxique. Dans certains cas, il y a une céphalalgie intense, du délire, des sueurs, des soubresauts dans les tendons. Une complication assez commune, c'est la péritonite, et alors les douleurs sont beaucoup plus vives, le ventre se ballonne, il y a des nausées, des vomissements, etc.

La durée de cette affection est ordinairement de quinze à vingt jours, mais elle peut être bornée à quelques jours seulement. La terminaison par la mort est assez rare ici ; le plus souvent il y a résolution ou passage à l'état chronique dont nous allons nous occuper plus bas.

Le *traitement* doit être proportionné à l'étendue du mal et à la gravité des accidents ; il est essentiellement antiphlogistique. Des saignées générales du bras ou du pied, des applications de sangsues aux aines ou à la vulve, des bains de siège tièdes et émollients, des cataplasmes ou des fomentations de même nature appliqués sur la région hypogastrique, des lavements d'eau de son ou de guimauve, des boissons adoucissantes, telles sont les indications que réclament les accidents de la métrite. Les purgatifs doux peuvent être fort utiles pour combattre la constipation, et les narcotiques pour s'opposer aux phénomènes nerveux ou ataxiques dont nous avons parlé.

2° *Inflammation chronique de la matrice, métrite chronique, engorgement de l'utérus*, etc.— Cette maladie est une des plus communes dont les femmes puissent être affectées ; aussi, en raison de cette fréquence et des idées exagérées que l'on se fait dans le monde sur cette maladie, devrons-nous entrer ici dans quelques détails aussi circonstancés que peut nous le permettre l'étendue de cet ouvrage.

L'*engorgement* de l'utérus peut siéger sur le corps ou sur le col, occuper un seul point ou plusieurs sur ces parties, ou bien enfin envahir tout l'organe : ces distinctions sont de la plus haute importance pour la pratique. Ainsi que l'indique le mot dont nous venons de nous servir, l'inflammation chronique est caractérisée par un engorgement, c'est-à-dire une augmentation de volume avec induration ou quelquefois diminution de consistance de la partie malade.

Les *causes* de la métrite chronique ne peuvent pas toujours être appréciées ; cependant on a reconnu manifestement l'action des influences suivantes. Et d'abord la maladie est beaucoup plus rare chez les femmes jeunes et qui n'ont point eu d'enfants que chez celles d'un certain âge et qui ont eu plusieurs couches, surtout si celles-ci ont été laborieuses, s'il a fallu employer le forceps, ou bien si les femmes ont eu des avortements. Le temps de

la cessation des règles est peut-être l'époque à laquelle les engorgements se montrent le plus souvent. Les femmes lymphatiques, à fibre molle, en sont plus souvent atteintes que les autres. Des secousses, des contusions répétées, des excès dans le coït, l'emploi mal dirigé d'un pessaire, enfin l'irrégularité dans la menstruation, ou la suppression à la suite d'une émotion vive ou d'une imprudence, peuvent être bien souvent accusés à juste titre. Il en est de même de l'hérédité, dont les médecins ont chaque jour à constater la fâcheuse influence. Quant aux suppressions d'une hémorrhagie ou d'une transpiration habituelle, à la rétrocession d'une affection cutanée, ce sont là des causes générales qui ne retentissent sur l'utérus que lorsque celui-ci y est prédisposé par l'une des circonstances que nous avons énumérées plus haut. L'action de la syphilis est incontestable ; mais elle agit plus spécialement pour produire des ulcérations du col de l'utérus. Enfin la métrite chronique peut succéder à la forme aiguë.

Les *symptômes* qui annoncent les engorgements de l'utérus sont communs à la plupart des affections de cet organe : nous allons les exposer avec soin, en insistant surtout sur les signes physiques qui servent à particulariser l'affection, et sur les caractères différentiels. Les débuts de la maladie sont généralement obscurs, à moins que celle-ci ne soit la terminaison d'une inflammation aiguë. Le plus souvent, la malade éprouve depuis longtemps dans les reins une pesanteur qui augmente au moment des règles, des maux d'estomac et de la gêne dans les digestions. La menstruation est irrégulière, tant pour les époques que pour la quantité de sang. Plus tard on observe de la pesanteur dans la région de l'utérus, un sentiment de pression sur le rectum, de la douleur pendant les approches conjugales, dans les secousses de la marche, par le transport dans une voiture mal suspendue, etc. Il y a de la constipation, de la difficulté dans l'émission des urines, qui sont souvent rouges et chargées ; des douleurs ou des tiraillements dans les aines et dans les cuisses, suivant la direction du nerf sciatique. On observe quelquefois en même temps un écoulement terne ou épais et glaireux, dans quelques cas sanguinolent. Enfin, il y a parfois de légères exacerbations, avec un mouvement fébrile peu prononcé, car d'ordinaire l'état du pouls reste à son type normal : on remarque souvent même le gonflement des mamelles, comme au début de la grossesse. L'attention du médecin est alors nécessairement fixée vers l'utérus, c'est là qu'il doit chercher la cause des phénomènes qu'il observe. S'agit-il d'une dégénérescence squirrheuse ou cancéreuse, d'un polype, d'un déplacement de l'utérus, qui tous peuvent donner lieu à des symptômes analogues, c'est aux signes physiques, à l'inspection par la main et par la vue, qu'il appartient de décider la question. En portant le doigt par le vagin sur le col de l'utérus, on reconnaît que celui-ci est plus bas que de coutume, et le plus ordinairement on remarque une augmentation dans le volume et la consistance des parties que l'on peut circonscrire. Il n'y a pas toujours de la dureté, mais quelquefois, au contraire, une sorte de mollesse que l'on a comparée à celle d'une pomme cuite. Tantôt le gonflement est partiel, tantôt il est général. Le toucher par le rectum permet d'apprécier l'état de la partie postérieure du corps utérin et des ligaments larges, tandis que le palper à travers les parois du ventre fait reconnaître les conditions dans lesquelles se trouve la paroi antérieure. Les pressions exercées sur la matrice pendant ces manœuvres déterminent presque toujours une douleur assez vive. Enfin, à l'aide du *speculum*, on peut *voir* le col de l'utérus plus gros que de coutume et d'une couleur également plus foncée. Au moyen de cette réunion de caractères, il est impossible de méconnaître un engorgement de l'utérus.

Mais il est rare que la métrite chronique ne se complique pas avec d'autres affections de l'utérus, avec l'inflammation lente de l'estomac, des intestins, du foie; avec des maladies chroniques des mamelles, du cœur, du cerveau, des reins; qu'elle ne soit pas accompagnée de spasmes et de diverses lésions nerveuses, soit que ces maladies se soient manifestées secondairement, soit qu'elles aient été primitives. Ce sont ces complications nombreuses qui produisent les accidents les plus variés, et qui font que cette inflammation de l'utérus est souvent perdue de vue et méconnue.

Le pronostic de la métrite chronique est toujours sérieux, surtout à cause des conséquences que cette maladie négligée peut entraîner à sa suite : ainsi, il n'est pas rare de voir survenir des dégénérescences de mauvais caractère ; des recrudescences fréquentes produisent parfois une extension de la phlegmasie aux parties voisines, d'où une péritonite, des abcès qui peuvent amener une issue funeste. Les grossesses, chez les femmes affectées de métrite chronique, sont ordinairement très-pénibles et peuvent même se terminer par un avortement, accident toujours fâcheux. Enfin, dans tous les cas, la maladie qui nous occupe est généralement fort opiniâtre, et expose à des rechutes, alors même qu'elle avait cédé momentanément aux moyens dirigés contre elle.

Le traitement de la métrite chronique exige autant de sagacité et de prudence de la part du médecin que de résignation et de persévérance de la part de la malade, car il est long, difficile et ennuyeux. Les indications curatives varient à l'infini, suivant le tempérament du sujet, le degré, l'intensité et l'étendue de l'affection. Nous serons obligés de nous borner aux données générales.

1° Si la femme est forte, sanguine, bien constituée, que surtout la maladie dépende de causes physiques, telles que des contusions, des excès vénériens, il faudra, de prime-abord, avoir recours au traitement antiphlogistique, non tel que nous l'avons conseillé pour la forme aiguë, mais mitigé. Ainsi, on fera de temps en temps de petites saignées, on appliquera des sangsues aux cuisses ou à la vulve, on donnera des bains de siège, etc. Relativement aux bains de siège, il est une précaution sur laquelle insistent avec raison plusieurs médecins, dont nous partageons complètement l'opinion, c'est de les administrer, non dans un *fauteuil* ordinaire, parce que la position qu'il faut prendre dans cet appareil occasionne le froissement de l'utérus et en fait un centre de fluxion, mais dans une baignoire ordinaire à moitié remplie. Les injections sont ici d'une grande utilité : on peut les faire avec une décoction très-épaisse de farine de

graine de lin, ou bien avec de la fécule de pomme de terre amenée par l'eau bouillante à l'état de gelée coulante, et qu'on laisse séjourner dans le vagin de manière à baigner l'utérus. Il faut pour cela que la malade soit couchée les fesses soulevées par un coussin épais, et les épaules plus basses que le siège.

On peut encore, à l'aide d'un clysoir ou d'un clyso-pompe, entretenir pendant une demi-heure, une heure même, un courant continu d'eau émolliente. Cette lotion est très-convenable après le séjour d'une injection épaisse, afin de bien nettoyer le vagin. Si les douleurs étaient intenses, s'il y avait des accidents nerveux, on aurait recours aux antispasmodiques à l'intérieur, et aux narcotiques (jusquiame, morelle, belladone, têtes de pavots) à l'extérieur, combinés avec les émollients et employés comme nous venons de le dire. En même temps, le repos doit être ordonné : les excès dans la marche irritent l'utérus, et alors les moyens que l'on emploie affaiblissent et fatiguent la femme en pure perte. Les malades doivent aussi s'abstenir de stimulants et d'excitants, tels que le café, le vin pur; s'assujettir à un régime doux, végétal, lacté. Elles retrancheront peu à peu de la quantité d'aliments qu'elles prennent par jour, de manière à se réduire au tiers de leur alimentation habituelle. Cette diète souvent est très-utile dans les engorgements considérables de tout l'organe, elle favorise singulièrement l'absorption, et, dès-lors la résolution des parties indurées : c'est la *cura famis* des Allemands ; cependant il est important d'en surveiller l'effet et d'éviter de porter une atteinte grave à la constitution par son excès. Une continence sévère est également indispensable.

2° Lorsqu'à l'aide des moyens que nous venons d'indiquer l'orgasme inflammatoire a été abattu, ou si, de prime-abord, on a affaire à une femme faible, molle, lymphatique, exempte de réaction inflammatoire, il faut avoir recours à un autre ordre de moyens. Ici, un traitement résolutif est impérieusement réclamé.

Les injections, d'émollientes qu'elles étaient, seront rendues résolutives. On les fera avec de l'eau blanchie par l'acétate de plomb, avec de l'eau et du vin rouge, une solution de sulfure de potasse, etc. Des douches ascendantes d'eau minérale sulfureuse sont encore d'une grande utilité. On a conseillé aussi les liqueurs iodurées en bains, en lotions, et même à l'intérieur, quand l'état du canal digestif le permet. On peut également faire sur les aines des frictions avec une pommade à l'hydriodate de potasse ou au calomel, afin de favoriser la résolution de l'engorgement des ligaments utérins qui participent à la maladie. La ciguë à l'intérieur, sous forme de pilules, est un résolutif qui paraît assez puissant, mais qui n'a pas encore été suffisamment expérimenté parmi nous; son emploi demande à être surveillé avec beaucoup d'attention. Plusieurs praticiens se sont bien trouvés dans les cas rebelles, et où la chronicité était bien établie, d'exutoires tels qu'un cautère placé au bas de la colonne vertébrale. Jamai, ils ne doivent être appliqués aux aines, où ils sont peu efficaces et laissent des stigmates fâcheux. Enfin c'est ici surtout qu'il convient de conseiller les eaux minérales sulfureuses ou ferrugineuses en bains, en douches, en boissons, etc.

Les injections forcées dans la cavité de l'utérus, qui ont été conseillées par certains chirurgiens, ne sont pas toujours sans dangers ; on cite l'exemple d'une femme chez laquelle une injection d'eau sulfureuse poussée dans cette cavité pénétra dans le péritoine par les ouvertures des trompes, et occasionna une péritonite mortelle. Si ces moyens ont été quelquefois suivis de succès, on voit que les chances heureuses sont largement compensées par les dangers auxquels les malades se trouvent exposées.

Les malades peuvent, et même doivent prendre un peu d'exercice ; le repos absolu auquel les condamnent certains médecins amène des désordres dans les digestions, et jette les sujets dans un état de faiblesse et d'atonie dont il est quelquefois assez difficile de les tirer. Cependant, elles éviteront d'aller en voiture, à cause des secousses douloureuses qui en résultent. Les frictions sèches sur les membres, le massage sagement et méthodiquement employé, sont encore de puissants auxiliaires qui ne doivent point être négligés. J'ai vu ces moyens, et surtout une espèce de massage accompagné de frictions, opérer la résolution d'un engorgement de l'utérus qui datait de plus de quinze mois. Depuis, j'ai moi-même ordonné plusieurs fois ce traitement, et je l'ai vu toujours suivi de succès. C'est surtout lorsque la maladie est ancienne, que le repos, le régime antiphlogistique, les injections et les dérivatifs ont échoué, qu'il faut avoir recours à ce traitement. Les frictions et le massage doivent être pratiqués avec l'intermédiaire d'un corps gras, qui permet d'agir avec une certaine force sans altérer la peau ; elles doivent durer près d'une heure chaque jour ; leur action sera puissamment favorisée par un peu d'exercice à pied, d'abord dans la chambre, puis au dehors, et par l'emploi de légers laxatifs. Un assez grand nombre de malades chez lesquelles tous les autres moyens avaient échoué, ont dû leur guérison à ce traitement prudemment conduit et sagement administré.

3° *Ulcérations simples du col de l'utérus.* — « Il » est triste de penser qu'à l'époque d'industrialisme » et de dégradation morale où nous vivons, quel- » ques hommes véritablement instruits et munis de » titres propres à motiver la confiance du public, ne » craignent pas de descendre au rang de ces gué- » risseurs d'*ulcères* et de *flueurs blanches* dont les » annonces honteuses salissent les colonnes des » journaux politiques , ou bien offensent la morale » publique dans des affiches exposées au coin des » rues.

» Il est aujourd'hui dans la capitale bon nombre » de femmes oisives et vaporeuses, tenues rigou- » reusement sur un lit de repos, soumises à un ré- » gime et à des pratiques pour le moins inutiles, et » tourmentées, bien à tort, par des explorations, » des applications de caustiques, des opérations » même, destinées à prévenir ou à guérir un mal » qui n'existe pas.

» Placer le siège de la plupart des maladies des » femmes dans l'utérus, comme n'ont pas craint de » le faire quelques praticiens de nos jours , ce n'est » qu'une erreur rétrograde présentée à tort sous la » couleur du progrès. Mais traiter par des moyens » actifs, et à l'aide de pratiques plus ou moins sévè- » res, toutes les altérations du col de la matrice , » quelque légères et quelque superficielles qu'elles » soient, c'est plus qu'une erreur, c'est une faute » grave. »

Ces paroles sévères d'un médecin des hôpitaux, auxquelles nous nous associons, expriment malheureusement l'état de la science, ou plutôt de l'*industrie*, relativement aux ulcérations de l'utérus. Il faut bien le dire, rien de plus commun et généralement de moins redoutable que ces fameuses ulcérations du col de l'utérus, si habilement et si lucrativement exploitées depuis quelques années, et dont on a tant épouvanté les malheureuses femmes.

Les *causes* des ulcérations sont à peu près les mêmes que celles des engorgements chroniques, qu'elles accompagnent assez fréquemment. Bien souvent on les observe chez les femmes qui ont des flueurs blanches (V. *Leuchorrée*), âcres et abondantes, soit que celles-ci soient regardées comme cause, ou qu'elles soient considérées comme effet. Le tempérament lymphatique , une ou plusieurs couches antérieures , le frottement des matières fécales endurcies à travers la cloison recto-vaginale chez les femmes constipées, des excès dans le coït, telles sont les causes appréciables les plus ordinaires des ulcérations du col de l'utérus.

Les ulcérations occupent plus spécialement la lèvre postérieure du museau de tanche ; elles sont souvent précédées d'une rougeur partielle du col utérin formant un léger relief ; d'autres fois, ce sont de petites ponctuations ou des arborisations vasculaires ; ailleurs, des vésicules d'un volume variable, etc., etc. Il y a deux sortes d'ulcérations du col de l'utérus :

1° Tantôt elles constituent de petites plaques superficiellement érodées , tranchant par leur couleur rouge ou violacée sur les parties voisines qui sont pâles, donnant lieu à un petit suintement mucososanguin , surtout quand on les comprime. (Ce sont les *ulcérations bénignes*, les *érosions*, les *exulcérations* des auteurs.) Tantôt l'ulcération est plus profonde, à bords saillants, le fond est d'un rouge vif ou recouvert d'une fausse membrane muqueuse ; ce sont les *ulcérations simples* proprement dites : il est quelquefois possible de les reconnaître au toucher par la dépression qu'elles forment , tandis que les précédentes ne pourraient être reconnues que par une main bien exercée, au moyen de la sensation qu'elles donnent d'une surface tomenteuse et plus molle, et même , dans certains cas, offrant un relief granulé.

Les phénomènes symptomatologiques auxquels donnent lieu les ulcérations , sont presque identiquement les mêmes que ceux de l'engorgement ; il faut y joindre (en général) un sentiment d'ardeur et de prurit au fond du vagin, et des douleurs ordinairement plus aiguës.

Comme nous l'avons dit en commençant, les ulcérations simples du col de l'utérus sont plus graves que les érosions : du reste, elles n'entraînent que bien rarement l'état cancéreux ; nous pensons même que ce dernier ne survient que chez les personnes originellement prédisposées. Enfin, je ne sache pas que, par elles seules, elles aient jamais occasionné la mort.

Les moyens de traitement sont à peu près les mêmes que dans le cas de métrite chronique, dont elles paraissent une variété. Si les indications le réclament, les antiphlogistiques, et ensuite les injections émollientes ou narcotiques d'abord, puis toniques et résolutives , suffisent bien souvent pour les guérir, mais, d'autres fois, il faut avoir recours à la *cautérisation*. Ce moyen tant vanté, tant employé, tant exploité dans ces dernières années , va nous arrêter un moment. Une foule de substances ont été proposées pour cautériser le col de l'utérus : la potasse caustique, les acides sulfurique , nitrique et hydrochlorique, le chlorure d'or dissous dans l'eau régale, le fer rouge même , ont été mis en usage : mais les deux substances auxquelles les praticiens semblent s'être définitivement arrêtés comme satisfaisant à tous les besoins, sont le nitrate d'argent et le nitrate acide de mercure liquide, obtenu au moyen de la dissolution de 8 grammes de deuto-nitrate de mercure dans 120 grammes d'acide nitrique. Le nitrate d'argent n'est guère employé que dans le cas d'érosion légère , quand il y a des bourgeons charnus exubérants sur une surface tomenteuse saillante ; alors l'action de la pierre infernale modifie avantageusement la surface ulcérée et favorise singulièrement la cicatrisation. Le nitrate acide de mercure s'applique aux cas rebelles , aux ulcérations profondes, recouvertes d'une pseudo-muqueuse organisée. Son action , beaucoup plus active que celle du nitrate d'argent , le rend alors préférable. Voici la manière de pratiquer la cautérisation : La femme étant couchée à la renverse sur le bord de son lit, les cuisses écartées et les pieds soutenus sur deux chaises , on introduit le spéculum (V. ce mot) ; alors on absterge, à l'aide d'un bourdonnet de charpie, les mucosités dont le col est ordinairement enduit , puis on porte le caustique : si c'est la pierre infernale, le petit fragment de caustique est tenu par un long porte-crayon, et on touche plus ou moins fortement la surface malade. Si c'est le nitrate acide de mercure, il faut plus de précaution. Un pinceau de charpie, dont les effilés dépassent de quelques millimètres seulement la tige qui les supporte, est plongé dans le caustique, légèrement exprimé sur les bords du vase, et porté sur l'ulcération : on prolonge le contact en raison de l'effet que l'on veut produire, puis retirant le pinceau , on pousse dans le vagin une injection d'eau fraîche qui dissout et entraîne les restes du caustique qui ne se sont pas combinés avec les tissus. En agissant de la sorte, on évite que les portions restées libres ne cautérisent le vagin qui vient s'appliquer sur le col de l'utérus aussitôt que le spéculum est enlevé.

La cautérisation est généralement très-peu douloureuse ; beaucoup de femmes ne la sentent pas, à moins que le contact ne soit longtemps prolongé ou qu'il ne faille suivre une ulcération rampant jusque dans la matrice, entre les lèvres du museau de tanche. Il est des malades plus irritables qui souffrent beaucoup. D'ordinaire , les effets de la cautérisation ne commencent à se faire sentir que deux ou trois heures après l'opération. Il y a alors de la chaleur, de la douleur même au niveau de la matrice ; des tiraillements dans les aines, en un mot les phénomènes de l'irritation de la matrice. Dans quelques cas rares, il s'y joint un léger mouvement fébrile. Dans des cas plus rares encore, chez des personnes très-nerveuses, ou quand la cautérisation avait été trop active (celle avec le chlorure d'or dissous dans l'eau régale, par exemple) , on a vu des phénomènes nerveux spasmodiques alar-

mants en apparence, mais sans gravité réelle. C'est pour éviter ce phénomène secondaire que l'on est dans l'usage de faire prendre un bain tiède après la cautérisation. Si les douleurs étaient vives et persistaient , on aurait recours aux antiphlogistiques, conseillés dans le cas de métrite, mais avec moins d'activité. Une autre conséquence de l'emploi du nitrate de mercure, qui a été parfaitement étudiée par l'un de nos collaborateurs, M. Hardy (*Dissert. inaug.*), c'est la salivation et la stomatite mercurielle : mais, chose remarquable et insolite, la salivation n'a lieu ici qu'après la première application ; l'économie ne tarde pas à s'habituer au médicament.

Il suffit ordinairement de quelques cautérisations pour faire cicatriser les ulcères ; si l'on insistait trop souvent sur cette petite opération, on retarderait indéfiniment les progrès de la guérison. Voici comment on est arrivé à la connaissance de ce fait ; j'emprunte ce qui suit à la *Dissertation* de M. Hardy. « Un grand partisan de la cautérisation, M. Lisfranc , avait, dans ses salles à la Pitié , plusieurs malades atteintes d'ulcères simples au col de l'utérus , et qui , depuis longtemps , restaient dans un état stationnaire, malgré de nombreuses cautérisations. Atteint d'une maladie assez grave, il fut obligé d'abandonner son service pendant environ deux mois ; les malades furent laissées au repos avec des bains , de simples injections émollientes. A son retour, quel fut son étonnement de trouver la plupart des ulcères cicatrisés et le reste en voie de guérison! Il en conclut naturellement qu'après quelques cautérisations, il faut laisser la cicatrice se former et l'aider simplement par des injections toniques. (*Dissert. sur la caut. du col de l'utérus*. Paris, 1836.) Les injections toniques qu'on emploie le plus souvent sont la décoction vineuse de roses de Provins, la décoction de quinquina, le chlorure de soude, les eaux sulfureuses , etc. ; le reste du régime comme pour la métrite chronique.

4° Certains auteurs décrivent des *ulcérations dartreuses* du col de l'utérus, mais elles nous paraissent entièrement rentrer dans les précédentes , à cette distinction près qu'on les rencontre chez des femmes affectées actuellement ou antérieurement de maladies herpétiques (V. *Herpès*). Quant aux *ulcérations syphilitiques*, voyez *Chancre*.

5° On distingue avec raison l'*ulcère cancéreux* , *cancroïde* ou *malin* du col de l'utérus, du *cancer ulcéré*. Dans ce dernier cas , la solution de continuité est consécutive au ramollissement de la tumeur squirrheuse ou encéphaloïde, tandis que, dans l'ulcère cancéreux primitif, ce n'est qu'après un certain temps que l'engorgement carcinomateux du col se déclare. Ces ulcères, assez semblables au *noli me tangere* de la peau, sont à bords inégaux, anfractueux, à fond sale, grisâtre, induré, laissant suinter l'ichor cancéreux spécifique. Le fait capital de cette affection, c'est que l'induration cancéreuse qui sert de base à l'ulcère est peu profonde, et peut dès-lors être facilement attaquée par les moyens curatifs.

Le traitement est celui des ulcérations simples ; mais il faut spécialement ici insister sur la cautérisation, qui doit être faite dans ces cas avec beaucoup d'énergie, de manière à emporter le plus possible de la base cancéreuse : la potasse caustique, le beurre d'antimoine, etc., pourront même être employés si la réaction inflammatoire était peu prononcée, et que le peu d'intensité des douleurs fît reconnaître une faible vitalité dans la partie malade. Si, malgré ces moyens, la dégénérescence faisait des progrès et menaçait d'envahir le col, je pense que l'amputation pourrait devenir permise. C'est là un des cas exceptionnels dans lesquels cette opération est réellement et légitimement indiquée.

6° *Hémorrhagies utérines, métrorrhagie, ménorrhagie, perte.* — Sous ces différents noms, on désigne un écoulement de sang provenant des vaisseaux de la matrice, qui excède les bornes de la menstruation et qui a lieu en dehors du temps destiné à cette fonction. Comme l'état de vacuité, de grossesse ou d'accouchement récent influe d'une manière très-notable sur la production ou sur la gravité de ces hémorrhagies, nous les étudierons séparément dans ces trois conditions.

Métrorrhagie pendant l'état de vacuité de la matrice. — Tantôt c'est la menstruation (V. ce mot) portée au-delà de la mesure ordinaire, tantôt la perte se déclare hors le temps de la menstruation. Dans le premier cas, il est fort difficile de poser des limites auxquelles cesse l'écoulement menstruel pour devenir hémorrhagie; il faut donc ici avoir égard, non à la quantité absolue du sang écoulé, mais aux effets produits sur la femme. Cette sorte de métrorrhagie peut se présenter sous trois formes différentes : ou bien, le sang vient à chaque époque menstruelle en plus grande abondance que de coutume; ou bien, la quantité de sang dans un temps donné restant la même, l'écoulement se prolonge pendant un plus grand nombre de jours; ou bien, enfin, les époques menstruelles se rapprochent. Du reste, ces différents modes peuvent se combiner entre eux.

Les causes de la métrorrhagie sont toutes celles des hémorrhagies en général (V. ce mot); mais, de plus, il est des circonstances particulières assez nombreuses qui agissent spécialement sur l'utérus. Ainsi on l'observe surtout chez les femmes adultes nerveuses ou pléthoriques, chez celles qui ont eu plusieurs fausses couches. L'abus des excitants, des emménagogues, des bains chauds, l'usage continuel des chaufferettes, les coups sur le bas-ventre, les chutes sur les fesses, les secousses violentes, les émotions morales vives, sont aussi les causes ordinaires qui peuvent produire la métrorrhagie active. Très-souvent la métrorrhagie n'est que le symptôme d'une maladie grave de l'utérus, telle que le cancer, un polype, une métrite chronique avec congestion et ramollissement du tissu, un renversement, des hydatides, etc.

Les symptômes sont ceux des écoulements sanguins spontanés et généraux (V. *Hémorrhagie*): et ici, nous conserverons comme très-importante la distinction déjà établie au mot hémorrhagie, suivant que cet accident est *actif* ou *passif*.

La *métrorrhagie active* est précédée d'un état d'excitement général qui ne tarde pas à se localiser vers l'utérus, lequel devient alors le centre du *molimen hemorrhagicum*. L'écoulement du sang est de prime-abord assez abondant, et s'il devient très-considérable, on voit alors survenir ces phénomènes de faiblesse et d'épuisement dont nous avons donné le tableau complet à propos de l'hémorrhagie en général.

Quand la métrorrhagie est *passive*, ce qui a lieu chez des femmes molles, lymphatiques, affectées ou non d'une maladie de l'utérus, et enfin à la suite d'une métrorrhagie active durant depuis quelque temps, le sang est plus pâle, moins riche en principes fibrineux que dans le cas précédent. Très-souvent, et vers la fin, il se manifeste des infiltrations, des épanchements séreux, et la malade peut succomber ainsi dans l'épuisement.

Métrorrhagie pendant la grossesse. — A cette époque, les vaisseaux utérins étant distendus, et leurs flexuosités étant effacées, le sang y aborde avec plus de facilité, et y circule plus vite : de là une tendance très-grande à l'hémorrhagie. Ajoutez encore à cette circonstance toute anatomique, l'état d'orgasme et d'excitation qui accompagne la grossesse.

L'hémorrhagie utérine, dans les conditions qui nous occupent, a été distinguée en *interne* et *externe*. La dernière a lieu quand le sang s'écoule au dehors; tout se passe alors comme dans l'hémorrhagie pendant la vacuité. La *perte* est dite *interne*, quand le sang reste enfermé dans la cavité de l'utérus. Ici plusieurs cas peuvent se présenter : le liquide est retenu entre les membranes de l'œuf et les parois de l'utérus; alors, tantôt l'hémorrhagie est produite par un décollement central du placenta qui reste adhérent par sa circonférence, et forme ainsi une poche dans laquelle s'accumule le sang, tantôt l'écoulement, produit par une cause quelconque, ne peut se manifester au dehors, parce que la tête du fœtus presse contre l'orifice utérin, ou bien que cette ouverture est fermée par l'adhérence des membranes à son pourtour, ou bien enfin parce qu'un caillot s'est organisé dans le col et qu'il le remplit comme ferait un bouchon. L'hémorrhagie peut aussi avoir lieu pendant le travail de l'accouchement et être déterminée par l'implantation du placenta sur le col de l'utérus; dans ce cas, le sang sort du placenta à chaque douleur, il est exprimé de cet organe comme le serait le liquide d'une éponge que l'on comprimerait avec la main. Il faut, dans cette circonstance, qui rentre dans la pratique des accouchements, décoler le placenta avec la main et terminer l'accouchement en pratiquant la version, si l'on ne veut voir la femme mourir par suite de l'énorme perte de sang qui se manifeste dès le début du travail. J'ai mis ce précepte en pratique dans un cas semblable, et la mère et l'enfant furent sauvés, bien qu'ils fussent grandement épuisés par les hémorrhagies.

Lorsque le sang a été exhalé dans l'intérieur même des membranes de l'œuf, c'est l'hémorrhagie *fœtale* de Désormeaux. Le sang provenant du fœtus s'amasse dans une cavité qui est une dépendance de celui-ci, l'hémorrhagie ne peut guère provenir alors que de la rupture de l'un des vaisseaux ombilicaux : on comprend que, dans ce cas de rétention du sang, la maladie est très-difficile à reconnaître.

Métrorrhagie après l'accouchement. — Celle-ci est des plus graves, et quelquefois elle est mortelle dans un espace de temps très-court. On a vu ainsi des femmes périr au milieu des flots de leur sang, dans l'espace de quelques heures et même moins encore. Du reste, les phénomènes sont tout à fait ceux des autres sortes d'hémorrhagie.

Les règles générales du *traitement* des hémorrhagies, et les moyens ordinaires qu'on leur oppose, conviennent très-bien ici. Il se présente du reste plusieurs indications principales à remplir.

Il faut d'abord *éloigner les causes* : si la femme est pléthorique, on la saignera; si, au contraire, l'hémorrhagie est passive, ce sont les toniques, les analeptiques qui conviennent. Dans tous les cas, la femme sera maintenue couchée, le siège plus élevé que les épaules, et soutenu par des coussins de crin. Le bassin sera à peine couvert, tandis que la poitrine et les extrémités seront tenues chaudement. On donnera des boissons fraîches, acidulées, de la glace même au besoin. La diète sera ordonnée, ou les aliments, si l'on juge à propos d'en donner, seront pris froids. On entretiendra la liberté du ventre, sans toutefois ordonner de purgatifs actifs.

Lorsque l'écoulement est trop abondant, il faut *l'arrêter*, ou du moins le modérer. Pour arriver à ce résultat, on emploiera les moyens suivants : les *révulsifs*, tels que les ventouses ou les sinapismes entre les épaules, les manuluves chauds et rendus irritants, etc., puis les *astringents*, et d'abord les réfrigérants, les compresses imbibées d'eau refroidie à divers degrés, appliquées en permanence sur les cuisses et le bas-ventre, l'irrigation continue entretenue dans le vagin, et en même temps on ordonnera des boissons astringentes ; des lavements de même nature, pris froids, sont encore fort utiles. Le seigle ergoté, donné à petites doses et à intervalles rapprochés, a rendu de grands services dans les cas de métrorrhagie passive, et surtout à la suite de l'accouchement. Quand la femme est épuisée, on s'est bien trouvé de relever ses forces avec des toniques et même des stimulants, tels que les vins généreux, le Malaga, le Madère, etc. Quand l'écoulement est très-abondant, que la vie de la femme est en péril, que les réfrigérants, le seigle ergoté n'ont rien fait, il faut, en même temps que l'on continue ces mêmes moyens, recourir au *tamponnement* du vagin. On pourra aussi essayer la compression de l'aorte. Dans le cas d'accouchement, il faudrait extraire sur-le-champ le fœtus, soit par le forceps, soit par la version, afin de pouvoir employer sans délai les moyens appropriés. Une chose importante, c'est de faire cesser le spasme qui entretient la concentration des mouvements vitaux vers l'utérus : on usera dans cette intention des antispasmodiques, mais surtout de l'opium.

Si l'hémorrhagie est active et qu'on soit parvenu à l'arrêter, il s'agit d'en *prévenir le retour*. Pour cela, il faut bien s'attacher à reconnaître la cause prédisposante, afin de l'éloigner. La malade sera soumise à un régime doux, peu succulent, et de facile digestion. On évitera soigneusement toute excitation du côté de l'utérus. On fera de petites saignées du bras à l'époque des règles : s'il y a congestion vers l'utérus, on insistera sur les émissions sanguines générales et locales. Quelques doux laxatifs pour entretenir la liberté du ventre seront alors fort utiles.

7º *Congestions séreuses, hydropisie de la matrice, hydrométrie.*—On appelle ainsi une collection de sérosité dans l'intérieur de la matrice, hors le cas de grossesse. Cette maladie est assez rare, et elle exige le concours de deux circonstances : l'occlusion permanente ou passagère du col de l'utérus, et l'accumulation d'une sécrétion séreuse à la face interne de la cavité de cet organe. Les causes de l'hydrométrie sont peu connues : on l'a vue succéder à une violence extérieure, ou bien accompagner une maladie organique des parois; mais le plus souvent, on ne peut remonter au point de départ. Tantôt le liquide amassé est séreux, d'autres fois plus épais et filant, clair ou sanguinolent; tantôt il y a un kyste, tantôt il n'y en a pas; dans certains cas, ce sont des hydatides.

Les signes de l'hydrométrie ressemblent beaucoup à ceux de la grossesse : tuméfaction progressive de l'utérus, suppression des règles, pesanteur dans les lombes, et même gonflement des seins. Cet état ne se distingue de l'état de gestation que par les signes suivants : absence du ballottement et des bruits du fœtus, et enfin, quand le liquide ne sort pas naturellement, par la durée de la maladie, qui peut aller à 10 mois, 11 mois, etc.

Favorable si l'utérus est sain, le pronostic devient grave quand il y a une affection organique.

L'indication bien positive est d'évacuer le liquide : on essaie d'abord les hydragogues (purgatifs, diurétiques, etc.); puis, s'ils échouent, il faut tâcher d'ouvrir le col en le ramollissant d'abord à l'aide des bains, des injections, s'il n'est qu'induré, le dilatant avec l'éponge préparée, s'il est rétréci, faisant prendre en même temps du seigle ergoté pour faire contracter la matrice. Dans les cas où aucun de ces moyens ne réussirait, il faudrait avoir recours à la ponction à travers le museau de tanche. Ces moyens ne doivent être employés que lorsque l'on est certain qu'il n'existe pas de grossesse, c'est-à-dire lorsque la maladie a duré plus de dix mois.

Il s'amasse quelquefois dans l'utérus des gaz qui s'en échappent ensuite avec un certain bruit ; c'est la *physométrie*, affection rare et peu connue.

§ V. PRODUCTIONS ACCIDENTELLES. — Les formations anormales de la matrice sont les suivantes: 1º le *cancer*, qui a été traité *in extenso* à l'article *Cancer*, tome Iᵉʳ de ce Dictionnaire (p. 282) ; 2º les *tubercules*, dont l'histoire entre dans celle de la *scrofule* en général et des *tubercules* en particulier (V. ces mots); 3º et, enfin, les *polypes*, dont nous allons actuellement nous occuper, et dont l'étude terminera cet article.

Polypes de la matrice.—On peut rencontrer dans cet organe tous les genres de productions anormales désignées sous le nom de polype, et dont l'histoire générale sera tracée dans un article à part; mais les plus fréquents sont sans contredit les corps fibreux.

Tantôt il n'y a qu'un seul polype, tantôt, et plus rarement, il y en a plusieurs; tantôt il y a un pédicule plus ou moins allongé, tantôt il n'y en a pas ; leur forme générale varie à l'infini, suivant leur nature.

Les *causes* sont fort obscures ; feu madame Boivin, à laquelle la science est redevable d'une foule de travaux importants sur les accouchements et les maladies de l'utérus, croit avoir remarqué que les polypes utérins étaient plus fréquents chez les femmes molles, lymphatiques, habitant des localités basses et humides, livrées à des occupations sédentaires, ayant des irrégularités notables et anciennes dans la menstruation. On a aussi noté que les coups, les chutes sur le siège avaient quelquefois été suivis, à une époque plus ou moins éloignée, de l'apparition d'un polype.

Les *symptômes* diffèrent suivant le volume de la tumeur ; lorsqu'elle est encore petite et renfermée dans la cavité de l'utérus, ils donnent lieu aux symptômes ordinaires des engorgements de l'utérus: flux leucorrhique, quelquefois hémorrhagie, pesanteur dans le bassin, gêne dans la marche et la station debout, etc. Plus tard, ils distendent l'utérus et simulent la grossesse; les symptômes précités deviennent plus marqués, il s'y joint de la constipation, des envies continuelles d'uriner, avec difficulté dans l'émission des urines. Il est quelquefois possible de sentir le polype entre les lèvres du museau de tanche qu'il commence à dilater. Quelquefois ces polypes s'ulcèrent, donnent lieu à tous les symptômes du cancer de l'utérus, et finissent également par faire succomber la malade avant d'avoir fait issue dans le vagin. Dans d'autres cas plus heureux, et surtout lorsqu'ils ont un long pédicule, ils s'ouvrent un passage à travers le col de l'utérus et entrent dans le vagin. Cette sorte d'accouchement est même, dans certains cas, accompagnée de toutes les douleurs de l'accouchement naturel. Le polype ainsi descendu dans les voies génitales externes, et parfaitement reconnaissable par le toucher, continue son mouvement, paraît à la vulve, la franchit, et vient à la longue paraître et battre entre les cuisses; souvent il entraîne à sa suite l'utérus qu'il renverse. Dans ce cas, il y a tous les accidents du renversement de l'utérus (V. plus haut), des hémorrhagies fréquentes qui finiraient par être mortelles si l'on ne venait au secours de la malade. Dans certains cas favorables, le pédicule, mince et grêle, s'est rompu de lui-même, et les malades ont ainsi été guéries naturellement.

Les polypes implantés dans la cavité du col ou sur les lèvres du museau de tanche, sont bien plus faciles à reconnaître et surtout à opérer; leur volume est, d'ailleurs, généralement moins considérable que celui des tumeurs formées dans l'intérieur. Les corps fibreux, ordinairement enchatonnés dans le tissu même de l'utérus, n'ont pas toujours de pédicule; ils forment seulement une saillie dans la cavité de l'organe, et ne peuvent guère être reconnus que par le palper soigneusement exercé à travers les parois de l'abdomen, et le toucher rectal et vaginal. La nature de cet ouvrage ne nous permet pas de détails plus étendus sur ce vaste sujet, il nous suffit d'indiquer les généralités pour faire comprendre l'immense variété de formes, d'aspect, de symptômes que peuvent produire les formations polypeuses.

Tous les polypes ne sont pas également dangereux : ceux dont la texture est molle et fongueuse sont beaucoup plus graves parce qu'ils saignent avec facilité au moindre attouchement, et qu'ils finissent souvent par tuer les malades, et les épuisent si l'on n'y vient en aide.

Les malades ne peuvent être débarrassées des tumeurs dont nous venons de parler qu'au moyen d'une opération chirurgicale; mais pour la pratiquer, il faut, ou bien que le polype soit déjà sorti hors des lèvres de la matrice, ou bien que le col de l'utérus soit assez dilaté pour permettre le passage des instruments nécessaires, soit à la *ligature*, soit à l'*excision*. Si, cependant, on avait parfaite-

ment reconnu l'existence d'un polype inclus dans l'utérus, et que la malade fût très affaiblie par des pertes ou un écoulement mucoso-purulent, on pourrait inciser le col, saisir le polype avec des érignes, l'attirer au dehors et l'exciser. La rareté des hémorrhagies à la suite de l'excision, la promptitude de celle-ci, ont engagé la plupart des praticiens à la préférer à la ligature, souvent très-douloureuse ou rendue impossible par les dimensions de la base. Les tumeurs fibreuses qui n'ont pas de pédicule peuvent quelquefois être enlevées par une sorte d'exulcération après l'incision de la portion des parois utérines qui les recouvre. Nous avons vu que le pédicule étant très-étroit se rompait quelquefois de lui-même : quand on remarque cette ténuité de la base, on peut favoriser cette rupture en imprimant de légers mouvements de rotation à la masse totale, ce qui amène la torsion de son pétiole. Nous devons nous borner à ces données générales, car c'est aux chirurgiens qu'il appartient de modifier les procédés opératoires ou de les combiner suivant l'exigence des cas.

J.-P. BEAUDE,

Médecin-inspecteur des eaux minérales, membre du conseil de salubrité.

MATURATIFS (*thérap.*), adj., de *maturare*, mûrir. On donne ce nom à des applications faites avec des substances excitantes sur des tumeurs indolentes dans le but de hâter la suppuration. Il existe des cataplasmes, des emplâtres et des onguents maturatifs. Les pulpes cuites de certains végétaux, tels que les ognons de lis, les feuilles d'oseille, auxquelles on ajoute les farines résolutives de seigle, de haricots, de pois, de fèves, servent à la préparation de cataplasmes maturatifs; les emplâtres de diachylum et de Vigo, les onguents de la mère, populeum, basilicum, de styrax, sont les maturatifs les plus ordinairement employés. Les maturatifs agissent de la même manière que les résolutifs, seulement leur action est plus énergique. Ce sont presque toujours les mêmes médicaments, combinés de manière à produire une action plus marquée. Voici la formule d'un cataplasme résolutif prise dans le *Codex*. On fait cuire, dans une décoction de plantes émollientes, et jusqu'à une consistance convenable, farines résolutives 126 grammes, on ajoute ensuite, pulpe d'ognon de lis blanc 64 gram., pulpe de feuilles d'oseille bouillie 64 gram., onguent basilicum ou de la mère dissous dans un peu d'huile, 32 grammes. Les maturatifs ne doivent être employés qu'avec une grande précaution ; car, placés sur une tumeur phlegmoneuse, ils ne peuvent qu'accroître l'inflammation et souvent donner lieu à de vastes foyers purulents; il est convenable de n'en faire usage que sur l'ordonnance de médecins.

J. B.

MAUVE (*bot. et mat. méd.*), s. f., *Malva*. C'est un genre de plantes qui forme le type de la famille des Malvacées et qui est très-abondant dans nos campagnes. Deux espèces qui sont également utiles s'y font surtout remarquer : c'est la petite mauve (*Malva rotundifolia*, *L.*) et la grande mauve (*Malva sylvestris*, *L.*). La première espèce est annuelle. Ses tiges sont rameuses, grêles et établies sur le sol. Ses feuilles sont lobées et réniformes ; ses fleurs sont rosées et presque blanches, réunies en grand nombre à l'aisselle des feuilles ; cette espèce, que l'on foule à chaque pas sur le bord des chemins et des haies, fleurit une grande partie de l'été.

La grande mauve est vivace ; elle croît principalement dans les lieux incultes ; sa racine est pivotante, ses tiges sont rameuses, mais dressées d'un pied environ de hauteur ; les feuilles sont réniformes, arrondies et divisées en cinq à six lobes peu profonds ; les fleurs sont purpurines, plus grandes et plus colorées que dans l'espèce précédente ; elle fleurit en juin et juillet. Ces deux mauves, qui sont indifféremment employées, jouissent chacune des mêmes propriétés. Elles sont principalement émollientes, ainsi que toutes les plantes de la même famille. On prépare des lavements, des fomentations et des cataplasmes émollients avec les feuilles, que l'on soumet à la décoction. Les feuilles sont pectorales et employées en infusion dans les rhumes et les inflammations des organes de la poitrine. Les Grecs et les Romains regardaient les mauves comme alimentaires, et mangeaient leurs feuilles cuites, qui, dit-on, jouissent de propriétés laxatives. En Chine et dans la Basse-Egypte, ces feuilles sont encore employées comme aliment. Il paraît que, dans certaines contrées de l'Italie, les jeunes pousses de ces plantes sont mangées en salade.

J.-P. BEAUDE.

MAXILLAIRE (*anat.*), s. m. *Maxillaris*, de *maxilla*, mâchoire. Les os maxillaires, qui, divisés en supérieurs et en inférieurs, forment les *mâchoires*, ont été décrits à ce mot.

On a donné le nom de *sinus maxillaire* à une cavité développée dans l'intérieur des os maxillaires supérieurs, et qui s'ouvre dans les fosses nasales. La face externe des maxillaires supérieurs forme une éminence arrondie qui a reçu le nom de *tubérosité maxillaire*. Deux artères ont reçu le nom d'*artères maxillaires* sont divisées en *externe* et *interne*. La première naît de la partie inférieure et antérieure de la carotide externe, et a reçu le nom de faciale, en raison des branches qu'elle envoie à la face et aux lèvres. La seconde naît de la carotide interne et distribue ses nombreuses branches au col et à la tête. Les *nerfs maxillaires* sont au nombre de deux, divisés en supérieur et inférieur ; ce sont des branches du trifacial. Le premier sort du crâne par le trou grand-rond, et se distribue à la joue. Le second sort du crâne par le trou ovale, et se distribue à la partie inférieure de la face. Les *glandes sous-maxillaires* font partie des glandes salivaires, et sont placées sur les côtés du corps de la mâchoire inférieure. (V. *Salivaires* (*voies.*)   J. B.

MÉAT (*anat.*), s. m., *meatus*, de *meare*, couler. Ce mot s'emploie comme synonyme de conduit : ainsi on dit *méat auditif*, *méat urinaire*, pour le conduit auditif et pour le conduit urinaire, qui est l'urèthre.

MÈCHE (*chir.*), s. f. On donne ce nom à la réunion d'une plus ou moins grande quantité de brins de charpie en forme de faisceau, qui est destinée à dilater soit une ouverture naturelle, soit celle d'un abcès ou d'une fistule. On donne également ce nom à

une bande de toile étroite, effilée sur ses bords, que l'on passe dans un séton, ou que l'on place dans l'ouverture d'un abcès pour servir de conducteur au pus. Ces mèches peuvent aussi se préparer avec le coton, la soie, etc., suivant le besoin du chirurgien.   J. B.

MÉCONINE (*chim.*), s. f. Nom donné par certains chimistes à un principe de l'opium cristallisable, blanc, non azoté, et qui se rapproche de la narcotine. (V. *Opium.*)

MÉCONIUM (*physiol.*), s. m., mot latin francisé qui vient du grec *méconion*, suc de pavot. Par analogie de couleur, on a donné ce nom aux excréments verdâtres que rend l'enfant nouveau-né, lesquels se sont accumulés dans les gros intestins pendant son séjour dans l'utérus. (V. *Fœtus.*)

MÉDECINE-MÉDECIN. Les qualités de l'homme, les lumières de la profession, tel est le double objet dont nous allons donner un simple aperçu dans cet article. Nous laisserons à la justice le soin d'assigner au médecin son rang dans la hiérarchie sociale. Au lieu de ces parallèles qui, en irritant les amours-propres, provoquent tant d'égarements de la vanité et de l'orgueil, il conviendrait d'abord de s'accorder sur les qualités morales et intellectuelles qui ennoblissent le plus l'humanité, et de rechercher ensuite quelles sont les professions qui réclament de ceux qui les exercent le plus de vertus et de lumières. C'est là seule mesure équitable pour fixer le mérite relatif des emplois sociaux. Malheureusement, l'homme est si souvent au-dessous de son ministère, qu'il en flétrit le côté moral, le seul digne, et l'on voit ainsi les professions les plus différentes par leur nature, abaissées au même niveau, sous l'influence démoralisante de l'égoïsme et des intérêts matériels.

Mais qu'on se garde bien d'ériger ces faits en principe ! La conscience proteste contre l'infraction aux devoirs, et le médecin qui n'envisage son état que comme une industrie productive, est plus d'une fois affligé du sentiment de ses imperfections. L'aptitude à la profession médicale émane également du cœur et de l'esprit : il ne suffit pas d'être guérisseur habile, il faut de plus être l'ami de ses malades. Ceux-ci n'accorderont qu'à demi leur confiance, s'ils ne supposent au médecin la sympathie jointe au savoir. De même, le médecin qui n'est préoccupé que de ses honoraires, sent bien qu'il n'est pas digne de la reconnaissance que ses services devraient lui attirer. Il n'a pas été mû par le sentiment de son utilité, ce n'est pas son semblable dans la souffrance et le danger qu'il est allé secourir ; non, ce n'était pour lui qu'un travail salarié comme tout autre : le malade lui a payé son temps et sa science, il ne lui doit plus rien. Le médecin n'a appliqué son savoir, n'a fait de vœux pour la guérison, que dans l'espoir d'étendre sa réputation et de grossir son salaire, les intérêts de son client n'avaient de protection que sous l'égide de ses intérêts personnels. Oh ! que la médecine est déchue de son rang, lorsqu'on la dépouille ainsi du reflet de bienfaisance et de sympathie qui en constitue l'essence inaliénable ! Quoi ! la profession qui met sans cesse sous nos yeux les souffrances de l'humanité, qui tend sans cesse à nous associer à la douleur ou à la joie des familles, qui nous rend parfois les arbitres de la vie ou de la mort, les dépositaires des secrets et de l'honneur d'autrui, ne serait, suivant une cynique définition, que l'art de gagner de l'argent en voyant des malades! Ah! re- poussons ce matérialisme flétrissant, et s'il est vrai que les nécessités de la vie et les imperfections de la nature humaine permettent trop rarement à l'homme de rester à la hauteur de sa profession, conservons-lui du moins son caractère élevé comme un but à atteindre, et comme un frein aux basses passions.

Il est malheureux que la médecine, comme le sacerdoce, ne soit pas embrassée par vocation, et gratuitement exercée. Alors seulement elle conser- verait, dans toute sa pureté, la bienfaisance de son origine. Mais comme le médecin a ses besoins ma- tériels, et comme les personnes riches ne veulent pas se livrer à l'art de guérir par dévouement, de temps immémorial les services médicaux ont reçu des honoraires. L'opinion publique n'en a jamais contesté la justice, et les personnes dont les senti- ments sont bien placés, ont toujours senti qu'en dé- dommageant le médecin de l'emploi de son temps, elles devaient encore de la reconnaissance à l'ami qui leur avait témoigné de l'intérêt et de l'affection, pendant qu'il soulageait leurs maux et qu'il proté- geait leur existence.

La médecine, avons-nous dit, est une profession de sentiment autant que de raison, et ce seul trait suffit pour la distinguer de tout ce qui est industrie ou commerce. Que si l'habitude de payer les ser- vices de tout genre fait contester cette assertion, on songe au rôle du médecin auprès des malades et de leurs familles. Représentez-vous cet être souf- frant qui, naguère en proie à la douleur et à la crainte, se sent déjà soulagé par la seule présence du médecin dont il suit attentivement les moindres gestes et le regard, dont il recueille attentivement les paroles. Voyez bientôt une famille dans l'anxiété qui interroge le médecin, qui frissonne ou se ré- jouit suivant que son langage est sinistre ou en- courageant, etc. Et dites ensuite si l'homme habi- tuellement placé dans ces touchantes situations peut n'être préoccupé que du salaire de son travail, comme on l'est exclusivement dans les négoces de toute espèce.

Notre intention n'est nullement ici de ravaler les autres emplois sociaux pour élever la médecine ; nous nous bornons à signaler les différences : leur utilité est d'un autre genre, mais il en est peu qui demandent une association plus active d'esprit et de cœur, de lumières et de vertus que l'art de guérir. On ne saurait se déguiser que les qualités intellectuelles et morales qui honorent toujours l'homme individuellement, ne sont pas également inhérentes aux professions elles-mêmes. Elles exis- tent souvent en dehors de la profession, parfois même malgré la profession. Examinons rapidement les qualités principales que doit posséder le méde- cin pour être digne de la considération qui est sa plus belle récompense.

Il faut certainement qu'il soit philanthrope et désintéressé, celui qui sait ne pouvoir refuser ses soins gratuits à l'indigence, sans encourir les re- proches de sa conscience et le blâme de l'opinion publique. Mes meilleurs clients sont les pauvres,

car Dieu se charge de payer pour eux, disait le grand Boerahave, et ces paroles, empreintes d'une onction religieuse, semblent émanées de la bouche de saint Vincent de Paul ou de Fénelon. Ce zèle de cœur, cette abnégation sublime ne sont le partage que de quelques âmes privilégiées ; mais sans pous- ser aussi loin le désintéressement et la charité, les médecins n'ignorent pas que les apparences de cu- pidité sont une tache à leur caractère. La pudeur de la profession ne souffre pas qu'on se fasse affi- cher comme guérisseur, alors même qu'on serait parfaitement capable de traiter les maladies, par- ce que l'affiche ne fait ostensiblement appel qu'à l'argent des malades. La rougeur monte au front du médecin délicat, lorsque l'ingratitude lui mar- chande ses services : sa caisse devrait être comme un tronc où l'on dépose secrètement une offrande.

Quelles ne doivent pas être la discrétion et la mo- ralité de l'homme auquel sa profession donne un si libre accès dans l'intérieur des familles, pour y re- cevoir quelquefois les confidences les plus secrètes, ou pour s'y livrer aux investigations les plus déli- cates ! Que d'abus, que de crimes, si le sentiment du devoir est trop faible pour contenir des révéla- tions indiscrètes, ou pour opposer un frein aux pas- sions !

La patience, l'indulgence, la bonté doivent tou- jours accompagner le médecin auprès de ses ma- lades. Il est si naturel à l'homme qui souffre d'être prolixe en parlant de ses maux, de s'affliger de leur persévérance et de se plaindre de l'insuccès des re- mèdes ! Sans faire d'inutiles ou de dangereuses concessions aux caprices des malades, le médecin doit beaucoup pardonner à la douleur, à l'ennui, au découragement ; ils aigrissent le caractère.

La prudence, la réflexion, la tempérance ont été regardées de tout temps comme indispensables au médecin. Comment pourrait-on ne pas s'alarmer de sa hardiesse, de sa légèreté, du désordre de son esprit, quand on songe qu'une question de vie ou de mort sera quelquefois tranchée par la décision qu'il va prendre? Enfin, dans les circonstances les plus ordinaires qui lui sont soumises, c'est de la santé qu'il s'agit, et les intérêts de ce genre sont toujours précieux.

Que n'aurions-nous pas à dire de la force d'âme du médecin, si nous le représentions au sein d'une épidémie meurtrière et contagieuse, bravant la mort à tous les instants, rassurant la foule alarmée par son dévouement et son courage !

Maintenant, quelles doivent être les apparences habituelles de l'homme que nous avons dit devoir être désintéressé, philanthrope, discret, moral, pa- tient, indulgent, bienveillant, prudent, réfléchi, tempérant, courageux, et que nous doterions d'au- tres qualités encore, s'il fallait faire une énuméra- tion complète de toutes celles que comporte la pro- fession? Eh! mon Dieu, ces apparences sont toutes naturelles à celui dont les dehors sont l'image du caractère. Quant au médecin qui affecte les qualités qu'il n'a pas, ou qui exagère l'expression de celles qu'il possède réellement, on donne de l'hypocrisie ou du ridicule, voilà tout. Les adeptes éclairés de la médecine sont reconnaissants envers Molière d'avoir purgé la profession d'une foule de travers d'esprit et de faux jugements qui lui nuisaient aux yeux des gens sensés. N'est-il donc pas possible d'avoir des mérites sans en affecter les apparences exagérées? Le médecin doit être dans le monde ce que sont les hommes de son âge, de son éducation, de son rang. Si les sentiments et les devoirs de sa profession sont gravés en lui, il n'aura point à se composer pour s'en montrer digne. Qu'il songe seulement que si la société le dispense d'un étalage ridicule des qualités qu'il doit posséder comme médecin, elle sera moins indulgente pour lui s'il laisse percer des défauts qui leur sont diamétralement opposés. Entre la gravité pédantesque et la frivolité, entre la taciturnité et le bavardage, entre une galanterie trop empressée et la réserve glacée envers les femmes, entre la passion et l'éloignement des beaux-arts, etc., etc., il est un moyen terme que le médecin doit savoir saisir pour trouver dans la société approbation ou tolérance. Il est bon, d'ailleurs, à quelques égards, qu'il ne se rappelle pas sa profession quand il est dans le monde, afin d'éviter plus sûrement le défaut des médecins industriels, qui se font d'un salon une sorte de chaire publique pour se mettre en scène et prôner leur habileté.

Faut-il peindre maintenant les difficultés, les lenteurs, les avantages si généralement bornés, les peines, les dégoûts, les découragements, et, d'autre part, les satisfactions de la carrière médicale? Ce sujet nous emmènerait bien loin. Disons seulement que si les médecins ont souvent le cœur attristé des maux de leurs semblables, des caprices de la fortune, de l'injustice de l'opinion, de l'ingratitude des clients, souvent aussi ils peuvent puiser dans les bons témoignages de leur conscience, dans les marques d'estime et d'affection des familles reconnaissantes, des dédommagements aux amertumes de leur profession.

Après ce peu de mots des qualités et des épreuves du médecin, parlons un instant de la médecine comme science.

L'intelligence humaine se perfectionne par degrés : on ne saurait passer tout-à-coup avec fruit de l'ignorance aux études les plus captieuses. Celui-là donc qui veut étudier en médecine a besoin d'avoir l'esprit déjà cultivé; pour l'intelligence comme pour le moral, rien ne peut absolument suppléer à la négligence ou aux vices de l'éducation première. Du reste, l'Université a pris à cet égard ses mesures : il faut avoir fait ses preuves dans les lettres, dans les sciences mathématiques, physiques et naturelles, avant d'être admis aux examens tendant au doctorat, dans une faculté de médecine.

Ne pouvant traiter ce sujet avec l'étendue nécessaire, il nous en coûte vraiment d'aborder les études médicales, pour en donner une idée aux gens du monde. La science se trouvera rétrécie comme le cadre étroit dans lequel nous sommes obligés de la circonscrire; heureux si quelques linéaments d'une vaste charpente retracent à l'esprit ce que serait l'édifice achevé

Disons d'abord qu'on ne sent pas assez généralement la différence qui existe entre les idées du domaine et du sens commun, et les notions scientifiques. Il suffit d'avoir l'esprit cultivé, d'avoir du goût et du jugement, pour raisonner plus ou moins bien sur un sujet d'art, de littérature, d'histoire, de morale, de philosophie, de politique, de législation, de religion, etc., parce que ce qu'on appelle les

découvertes, les règles, les lois, les principes son ici subordonnés à la manière générale de penser ou de sentir. Ce n'est plus ainsi dans les sciences : elles ne se composent pas de faits isolés, indépendants, qu'on puisse juger un à un, et d'après son propre fonds, sans les rapporter à des lois ou principes. Il est surtout, pour les sciences, une gradation obligée sans laquelle on n'a jamais que des idées incomplètes ou fausses. Pour ne parler que de la médecine, point de physiologie sans anatomie, point de pathologie sans physiologie, point de thérapeutique sans pathologie. Conséquemment, quelle erreur et quelle présomption de vouloir raisonner sur une science dont on n'a jamais étudié les éléments! Et cependant il n'est pas rare de rencontrer des personnes qui se figurent avoir des notions saines dans l'art de reconnaître et de traiter les maladies, parce qu'elles en ont entendu parler ou parce qu'elles ont lu quelques chapitres de pathologie ou de matière médicale. C'est une présomption dangereuse de laquelle on ne saurait trop les désabuser, car le mal pourrait être à côté de l'erreur.

Les études médicales proprement dites commencent par l'organisation de l'homme. A travers les dégoûts et les difficultés des travaux anatomiques, que de merveilles se dévoilent alors aux esprits curieux et réfléchis! On a dit pourtant que l'anatomie conduisait au matérialisme, de la même manière sans doute qu'on pourrait voir un Sauvage se persuader, en trouvant une montre, que le hasard en a rassemblé les ressorts. Ainsi ne philosophait pas cependant l'un des plus grands anatomistes du dernier siècle, lorsque, après avoir terminé son célèbre ouvrage orné de planches, il s'écriait (Vésale) : Je viens d'achever le plus bel hymne à la Divinité.

Après l'étude des organes vient celle de leurs fonctions, ou la physiologie proprement dite. Jusque là l'organisation et ses actes ne sont envisagés que dans leur état régulier ou normal, et l'hygiène même, qui vient immédiatement à la suite, n'a d'autre but que de faire connaître les circonstances capables de favoriser ou de compromettre la santé. L'anatomie, la physiologie et l'hygiène conduisent à la pathologie. En effet, déjà l'élève a appris comment le corps est fait, comment il fonctionne, et sous quelles influences il montre dans ses fonctions le plus d'énergie, de force et de régularité. Si maintenant quelque cause vient à troubler la santé, non-seulement l'élève constatera l'état maladif qui est généralement assez appréciable pour le vulgaire même; mais encore, par l'analyse du désordre des fonctions qui lui sont connues, il remontera aux lésions d'organes, il verra plus que le malade, il distinguera l'espèce de maladie. Et que de difficultés dans l'art du diagnostic, sans lequel la pratique n'est que le plus aveugle et le plus redoutable empirisme! La maladie reconnue, les circonstances extérieures et intérieures au malade étant appréciées, apparaissent tout aussitôt à l'esprit les moyens qu'on a employés en pareil cas, ou qui ont été expérimentés par d'autres. Tel est l'immense avantage du diagnostic, pour l'exactitude duquel l'anatomie et la physiologie sont presque toujours nécessaires, qu'avec lui seul on peut savoir quelle a été la pratique de tous les temps et des médecins les plus célèbres, dans le traitement des maladies dont l'espèce, la nature et le siège sont déterminés. (V. *Diagnostic.*)

Mais, connaître l'organisation de l'homme, les fonctions des organes sains, les conditions de salubrité, les causes de maladie, les maladies elles-mêmes et leur traitement, est-ce là toute la médecine? Oui, elle se trouve implicitement dans cet énoncé, les développements seuls seraient immenses. Abandonnons maintenant la pratique de l'art de guérir pour la philosophie médicale. Que de considérations sublimes sur les rapports du physique et du moral de l'homme! considérations qui seront toujours vagues et superficielles, pour quiconque ne pourra pas étayer l'une par l'autre, la psychologie et la physiologie. Le philosophe qui observe les manifestations morales et intellectuelles de l'homme, sans avoir approfondi les secrets de l'organisation, ne constate que des effets, et lorsqu'il veut ensuite généraliser ses observations, il lui arrive trop souvent de ne trouver qu'un fondement mobile, insaisissable, un être de raison qui varie suivant la manière propre de penser ou de sentir de chaque observateur. N'est-il pas étonnant que des hommes d'un mérite aussi éminent que Locke, Helvétius, etc., aient professé l'égalité des penchants, des facultés et des aptitudes, dans la foule si variée qui compose l'espèce humaine! Le médecin ne commettra pas de semblables erreurs; sans nier l'existence d'un principe immortel, il ne s'égarera pas dans une métaphysique qui ne semble tenir aucun compte de l'influence de la matière sur l'esprit. Cette réciprocité d'action se manifeste à chaque instant et dans les actes les plus vulgaires. Une émotion trouble l'organisme, les modifications primitives ou accidentelles de l'organisation influent sur les dispositions du moral. S'il suffit d'un aliment indigeste, d'une mauvaise nuit, etc., pour rendre l'humeur inégale, comme chacun l'a éprouvé, à plus forte raison la constitution physique primitive ou acquise, les maladies de long cours, graveront-elles une empreinte forte, permanente, sur le caractère des individus. Et les métaphysiciens voudraient qu'avec des corps différents, le moral fût le même chez tous les hommes, que les imperfections de l'esprit ou du cœur n'eussent point d'autre origine que des vices d'éducation!

Mais si la médecine se bornait à rechercher les rapports du physique et du moral, elle resterait dans le domaine de la physiologie et de la philosophie théoriques ou spéculatives. Ces belles recherches ont aussi leur côté pratique, car si l'organisation modifie les mœurs et l'intelligence, l'hygiène et la thérapeutique modifient l'organisation. De ce principe découlent des considérations du plus haut intérêt, d'hygiène publique et particulière, touchant les climats, l'espèce, d'alimentation, le genre de vie, les institutions, etc. Aussi Descartes, dont le génie embrassait tant de problèmes du premier ordre, a-t-il dit : « S'il est possible de perfectionner l'espèce humaine, c'est dans la médecine qu'il faut en chercher les moyens. » A. LAGASQUIE,

D.-M.-P., Directeur de l'École auxiliaire de Médecine.

MÉDECINE (Enseignement de la). L'enseignement de la médecine se fait en France dans trois facultés et dans un assez grand nombre d'écoles préparatoires, établies dans les principales villes. Les trois facultés sont placées dans les villes de Paris, Montpellier et Strasbourg. Les seules grades que confèrent ces facultés sont le doctorat en médecine et en chirurgie. Le temps d'étude est d'au moins quatre années constatées par seize inscriptions prises au commencement de chaque trimestre, la première inscription ne pouvant être prise que dans le premier ou le deuxième trimestre de l'année scholaire, c'est-à-dire en novembre et janvier. Les candidats, pour obtenir le doctorat en médecine, doivent être reçus bacheliers ès-lettres et bacheliers ès-sciences, subir cinq examens sur les diverses parties des sciences médicales, soutenir une thèse sur un sujet de leur choix, et diverses questions tirées au sort. Un nouvel arrêté du conseil royal de l'instruction publique oblige maintenant les élèves à faire, pendant au moins un an, le service d'élève externe dans les hôpitaux ; cette prescription ne peut que contribuer à la bonne instruction des élèves, en les obligeant à pratiquer les pansements et les petites opérations de la chirurgie, et à suivre d'une manière plus régulière les études cliniques.

Les places de professeurs dans les facultés sont données au concours et sont à vie. Il existe une seconde classe de professeurs qui, sous le nom de professeurs agrégés, remplacent les titulaires dans l'enseignement, lorsque ceux-ci sont empêchés, et qui participent aux examens des candidats avec les professeurs titulaires. Les places d'agrégés sont également données au concours, mais elles ne sont que temporaires ; le temps d'exercice est de six années.

Les cours qui sont professés à la faculté de Paris sont au nombre de dix-huit ; ce sont les cours d'anatomie, d'anatomie pathologique, physiologie, chimie médicale, physique médicale, histoire naturelle médicale, pharmacologie, hygiène, pathologie chirurgicale, pathologie médicale, pathologie générale, opérations et appareils, thérapeutique et matière médicale, médecine légale, accouchements et maladies des femmes en couche et des enfants, cliniques médicales, cliniques chirurgicales, clinique d'accouchements. Vingt-six professeurs font ces divers cours, qui sont classés en semestres d'été et d'hiver. Plusieurs chaires sont remplies par deux professeurs qui se partagent l'enseignement ; les cliniques médicales et chirurgicales ont chacune quatre professeurs qui font leur cours toute l'année dans des hôpitaux différents. Les professeurs agrégés sont au nombre de vingt.

Il existe, indépendamment des docteurs reçus par les facultés, un autre ordre de médecins qui sont obligés à des études moins longues et dont la réception est accompagnée de formes moins sévères : ce sont les officiers de santé, institués par la loi du 19 ventôse an XI. Les officiers de santé sont reçus par des jurys médicaux présidés par un professeur d'une des trois facultés de médecine; ces jurys sont formés par départements, et les officiers de santé ne peuvent exercer que dans les limites du département pour lequel ils ont été reçus (Art. 29). Le temps d'étude exigé d'eux est de trois ans dans une faculté ou une école préparatoire; le nombre des examens est de trois. Dans les localités où il existe des docteurs en médecine, les officiers de santé ne peuvent pratiquer les grandes opérations chirurgicales que sous la surveillance et l'inspection d'un docteur en médecine ou en chirurgie. Ils ne peuvent également (art. 27) exercer les fonctions de médecin et de chirurgien jurés appelés par les tribunaux, celles de chirurgien ou de médecin en chef des hôpitaux, ou être chargés par les autorités administratives des divers objets de salubrité publique.

Les sages-femmes sont aussi reçues par les jurys départementaux, en produisant un certificat constatant deux années d'études près d'un docteur ou dans un hôpital. Elles subissent un examen sur les accouchements et l'anatomie du bassin, et elles ne peuvent exercer que dans le département pour lequel elles ont été reçues. Il y a des sages-femmes qui sont reçues par les facultés et qui peuvent exercer dans toute l'étendue du royaume.

Les sages-femmes, dans les cas d'accouchement laborieux, ne peuvent employer les instruments sans appeler un docteur en médecine ou en chirurgie (art. 33).

Les médecins reçus dans les écoles des pays étrangers, peuvent être admis par ordonnance du Roi à exercer en France; la loi n'exige aucun examen, aucune nouvelle preuve de capacité de leur part, quoiqu'il n'en soit pas toujours de même à l'étranger pour les médecins français. Ces concessions peuvent être révoquées également par une ordonnance du Roi et, il y a peu d'années que le ministre de l'instruction publique a fait une juste application de cette faculté dans un cas où deux médecins étrangers avaient, à Paris, compromis l'honneur de la profession.

Telle que nous venons de la développer, l'organisation sur l'étude et l'exercice de la médecine présente encore de notables imperfections. Depuis longtemps on réclame contre l'abus que présentent deux ordres de médecins qui ont presque les mêmes droits, sans que la loi exige les mêmes études et les mêmes connaissances; on se plaint également de la déconsidération que le charlatanisme jette sur la profession sans qu'il soit possible, par les lois existantes, de mettre un terme à ses excès : espérons que la loi nouvelle sur l'exercice de la médecine, que l'on nous promet depuis douze ans, viendra enfin réprimer ces abus, donner à la profession toute la considération qu'elle mérite, et au public toute la sécurité qu'il en est droit d'attendre des hommes entre les mains desquels il met sa santé et son existence.

J.-P. BEAUDE.

MÉDECINE LÉGALE, s. f. L'on entend sous cette désignation, suivant M. Orfila, l'ensemble des connaissances médicales propres à éclairer diverses questions de droit et à diriger les législateurs dans la composition des lois. Cette définition, qui est l'une des plus exactes qui aient été données par les médecins légistes, explique parfaitement ce que l'on doit entendre par le mot médecine légale. Pendant longtemps on a confondu la police médicale avec cette dernière science, mais aujourd'hui on l'en sépare complètement, et l'on désigne sous le nom de police médicale les connaissances que la médecine prête à l'administration et au Gouvernement pour protéger la santé des citoyens. Ces connaissances sont principalement du ressort de l'hygiène publique. Quelques auteurs ont aussi donné à la médecine légale et à la police médicale le nom de médecine politique. Ces divers désignations d'une seule et

même science présentent peu d'intérêt, et nous n'avons cru devoir les indiquer que pour éviter la confusion que ces synonymes pourraient faire naître dans l'esprit.

Nous n'entreprendrons pas ici de faire l'histoire de la médecine légale; cette science, dont on trouve des traces dans l'antiquité, ne s'est surtout développée que dans les temps modernes, et c'est à Zacchias, médecin du pape Innocent X, que l'on doit le premier traité sur cette matière. Ambroise Paré et ses disciples fournirent aussi leur contingent à cette science dont les médecins modernes ont étendu les limites. C'est en France et en Allemagne que les médecins se sont le plus occupés de ces travaux, et, parmi nous, M. Orfila a véritablement reculé les bornes de cette science par ses recherches sur les empoisonnements.

Nous ne présenterons pas ici un cadre de toutes les divisions de la médecine légale; chaque question a été l'objet d'un article séparé que l'on pourra consulter à sa place dans ce Dictionnaire.   J. B.

MÉDECINE (*Pharm.*), s. f. On donne souvent ce nom à une potion purgative. (V. *Purgatif, Potion.*)

MÉDIAN, ANE (*Anat.*), adj. et s. f.; *medianus*, de *medium*, milieu. Le nerf *médian* est un des principaux nerfs du bras; il provient du plexus brachial situé dans le creux de l'aisselle, et se rend aux doigts; il est produit par la première paire des nerfs dorsaux et par des branches des septième et huitième cervicales. Ce nerf suit le trajet de la face interne du bras, longe la partie interne du muscle biceps et accompagne l'artère brachiale jusqu'au pli du bras, où il s'enfonce entre les couches musculaires de l'avant-bras, et parvient dans la paume de la main; il se divise en autant de rameaux qu'il y a de doigts.

Les *veines médianes* sont trois veines qui se font remarquer sous la peau du pli du bras; elles sont distinguées en *médiane commune*, médiane céphalique et médiane basilique. Ces veines, qui s'observent à la partie interne du bras, naissent des veines de l'avant-bras, et se rendent à la veine axillaire; elles sont assez volumineuses et s'anastomosent les unes avec les autres : chez les personnes d'un médiocre embonpoint, elles sont très-apparentes sous la peau. C'est sur l'une de ces veines que l'on pratique la saignée; on évite ordinairement de piquer la médiane céphalique lorsqu'elle est trop voisine de l'artère brachiale, et dans le point où elle croise sa direction. (V. *Saignée.* V. *Bras.*)

On donne le nom de *ligne médiane* à une ligne verticale que l'on suppose couper le corps en deux parties égales par le milieu; cette indication de ligne médiane est souvent employée dans les descriptions anatomiques.   J. B.

MÉDIASTIN (*anat.*), s. m. C'est la cloison membraneuse formée dans le milieu de la poitrine par l'adossement des plèvres : cet adossement laisse en avant et en arrière deux cavités qui renferment des organes importants; elles ont reçu le nom de médiastin antérieur et postérieur. (V. *Thorax, Plèvre.*)

MÉDICAL, ALE, adj., se dit des choses qui ont rapport à la médecine.

MÉDICAMENT (*thérap.*), s. m., *medicamentum*. On donne ce nom aux substances employées pour obtenir la guérison des maladies, ou procurer du soulagement aux malades ; tous les moyens employés dans ce but ne sont pas nécessairement des médicaments. Ainsi, le régime, le repos, les bains, les frictions, etc., sont des moyens thérapeutiques qui, avec les médicaments, concourent au traitement des maladies. Les médicaments sont puisés dans l'un des trois règnes de la nature, leur histoire constitue la science de la *pharmacologie* ou de la *matière médicale* (V ce mot) ; leur récolte, leur préparation et leur conservation forment le domaine de la *pharmacie*. L'ensemble de tous les moyens qui concourent au traitement des maladies constitue la *thérapeutique.*

Les médicaments ont été divisés sous le rapport de leur action, de leur nature, de leur préparation ; chacune de ces divisions est employée par les médecins ou les pharmaciens, suivant la partie de la science dont on veut traiter. Les médecins préfèrent la classification qui les divise suivant leur propriété, et ils en ont formé diverses catégories dont voici les principales : *antiphlogistiques*, *béchiques*, *diurétiques*, *purgatifs*, *résolutifs*, *toniques*, *antispasmodiques*, *narcotiques*, *styptiques*, *caustiques*, *anthelmentiques*, etc. ; cette nomenclature est très-étendue, et chacun de ces mots a été ou sera traité à sa place alphabétique.

Pour les pharmaciens, les médicaments sont *officinaux* ou *magistraux*, suivant qu'ils sont préparés à l'avance, ou immédiatement selon l'ordonnance des médecins ; ils sont aussi *simples* ou *composés*, suivant qu'ils sont formés d'une seule substance, ou composés du mélange de plusieurs substances. MM. Henri et Guibourt ont établi une classification nouvelle, basée sur la composition ou l'état physique des médicaments ; mais cette méthode, quoique très-ingénieuse, est presque inusitée.

Les médicaments étant ordinairement l'auxiliaire le plus puissant dans le traitement des maladies, on comprend qu'il est nécessaire que l'on soit certain de leur action ; pour cela il faut les prendre dans une bonne pharmacie, et ne point courir au bon marché, ainsi que le font beaucoup de personnes, qui pensent que l'on peut marchander un médicament comme on le fait pour tout objet dont on peut apprécier la valeur. Un bon médicament doit toujours demander dans sa préparation beaucoup de soin, et beaucoup de précaution dans le choix des substances ; le pharmacien est souvent obligé de le renouveler, même lorsqu'il ne l'a pas vendu, car sa conservation est limitée. Toutes ces causes font qu'un médicament bien préparé doit être rendu à un prix plus élevé que celui qui l'est mal, et dont l'action est souvent ou nulle ou dangereuse. A ces faits nous joindrons encore les sophistications et les omissions faites par la mauvaise foi et dans l'intention de se procurer un gain plus considérable : ces fraudes ont souvent compromis la santé et la vie des malades. Quoique les officines des pharmaciens soient visitées annuellement par les écoles de pharmacie et les jurys médicaux, cependant tant de choses peuvent passer inaperçues, que les abus que nous venons de citer sont nombreux. A Paris même, dans une rue depuis longtemps célèbre par le nombre des commerçants en denrées exotiques, la pharmacie se

fait à très-bon marché, au grand préjudice de la bonne préparation des médicaments et de la santé des malades.

Quelques personnes, par esprit d'économie, gardent souvent des médicaments qui leur ont été prescrits, et qu'elles n'ont pas complètement employés, pour les prendre lorsqu'elles se croiront affectées des mêmes symptômes ; nous ne saurions trop condamner cet usage, qui peut exposer aux plus graves inconvénients ; car il est prouvé que presque tous les mélanges liquides s'altèrent et se décomposent assez promptement ; les pilules, les poudres mêmes peuvent aussi s'altérer ; les sirops fermentent facilement lorsqu'ils sont en vidange et que la température est un peu élevée. Indépendamment de l'inconvénient de prendre des médicaments altérés qui souvent peuvent être très-nuisibles, on court encore dans ce cas le danger de prendre des substances qui peuvent être contraires à l'effet qu'il faudrait produire pour amener du soulagement, puisque des symptômes analogues peuvent se manifester au début d'affections différentes. Il est d'ailleurs toujours indispensable de consulter le médecin avant de prendre des médicaments dont on ne peut pas calculer les effets.

Les médicaments simples, tels que les fleurs, les feuilles, les tiges, les racines, les bois, les substances minérales, peuvent être facilement conservés en les tenant dans des lieux secs et à l'abri du contact de l'air. Les fleurs aromatiques ont besoin d'être renfermées dans des boîtes ou des bocaux ; les grains et les fruits devront être renouvelés chaque année ; il en sera de même des fleurs et des feuilles, lorsqu'on le pourra facilement. (V. pour les plantes indigènes les mots *Récolte* et *Dessication*.) J.-P. BEAUDE.

MÉDICASTRE, s. m., *medicaster*, se dit d'un médecin ignorant ou charlatan.

MÉDICATION (*thérap.*), s. f., *medicatio*. On désigne ainsi l'effet produit par un médicament ou un ensemble de médicaments après leur administration : on se sert aussi de ce mot pour désigner une méthode de traitement ; ainsi on dit une médication tonique, antiphlogistique, pour indiquer que le traitement a été fait dans ces directions.

MÉDICINAL (*thérap.*), adj., *medicinalis*, qui sert de remède. Ainsi on dit des plantes médicinales, des substances médicinales, pour indiquer qu'elles sont employées en médecine.

MÉDICINIER (*bot. et mat. méd.*), s. m. C'est un genre de plantes de la famille des Euphorbiacées, désigné par les naturalistes sous le nom de *Jathropha* ; plusieurs espèces de ce genre sont employées en médecine : la première et la plus connue est le *manioc*.

LE **MÉDICINIER MANIOC**, *Jathropha manihot*, est un arbuste sarmenteux et grimpant, dont la racine est très-grosse, tubéreuse, charnue, blanche intérieurement, et remplie d'un suc blanc et laiteux très-abondant ; ce suc, qui est très-acre, est un poison on ne peut plus énergique. Les feuilles de cette plante sont alternes, pétiolées, divisées en plusieurs lobes d'un vert foncé à la partie supérieure. Les fleurs sont monoïques, disposées en grappes et de couleur verdâtre.

Cet arbrisseau est originaire d'Afrique, et paraît avoir été transporté en Amérique par les nègres; il est cultivé dans l'Afrique, dans l'Inde et en Amérique, depuis le détroit de Magellan jusqu'aux Florides. La racine, qui pèse quelquefois jusqu'à trente livres, est la partie de la plante qui est le plus utile; elle contient à la fois un poison violent et une fécule alimentaire très-nourrissante. Cette racine se récolte lorsque le manioc a de six mois à deux ans, suivant les variétés; pour en extraire la fécule, on écrase ou on râpe cette racine, et on la soumet ensuite à des lavages abondants, afin d'en entraîner le suc vénéneux. La fécule, que l'on retire par cette opération, sert, après avoir été cuite légèrement, à faire des galettes ou pain de *cassave*, qui servent à la nourriture des nègres, dans les colonies. Deux onces de manioc sont suffisants pour un repas, et une livre suffit à la nourriture d'un homme pendant vingt-quatre heures, quel que soit son appétit.

La fécule fine, blanche et légère qui se dépose, pendant le lavage, au fond du vase, a reçu le nom de *moussache;* elle est aussi fine que l'arrow-root avec lequel on la confond quelquefois, et elle est plus légère. Elle peut être employée aux mêmes usages. Le tapioca est de la fécule de manioc séchée sur des plaques chaudes, ce qui lui donne l'aspect granulé qu'on lui voit dans le commerce. La fécule de manioc est un aliment bon, doux, nourrissant, qui convient parfaitement aux malades; cette substance, qui gonfle beaucoup à la cuisson, contient un principe nutritif très-abondant sous un petit volume.

Le suc de manioc est un poison tellement actif, qu'il suffit de quelques gouttes mises sur la langue d'un chien pour le tuer immédiatement. Un nègre empoisonneur à qui l'on fit prendre trente-cinq gouttes de ce suc, mourut en six minutes; on dit que c'est dans le suc du manioc que les Sauvages trempent leurs flèches pour les empoisonner. Ce poison, qui est stupéfiant, agit à la manière de l'acide prussique, sans cependant que l'analyse chimique y ait démontré la présence de cet agent. Le principe vénéneux du suc de manioc est si volatil, qu'il suffit qu'on ait exposé ce liquide à l'air libre pendant vingt-quatre ou trente-six heures, pour qu'il perde toute son activité. Les alcalis et le *Nhandiroba* paraissent les antidotes les plus efficaces.

MÉDICINIER CURCAS. *Jatropha curcas*. Gros pignon d'Inde, ricin d'Amérique, noix des Barbades; c'est un arbrisseau aussi originaire d'Afrique. Ses fruits sont globuleux et de la grosseur d'une petite noix, ils s'ouvrent en deux valves qui contiennent chacune une semence blanche et charnue; ils sont désignés dans le commerce et dans les pharmacies sous les noms que nous venons d'indiquer. Les amandes fournissent par expression une huile fine, huile de ricin d'Amérique, qui est un purgatif beaucoup plus actif que l'huile de ricin que l'on fabrique en Europe; cette huile est sans odeur, d'une saveur douceâtre, qui, après quelque temps, donne un sentiment d'ardeur âcre et brûlante dans la gorge, qui va en augmentant jusqu'à ce que le vomissement se produise, lequel arrive trois heures environ après l'avoir pris : dix-huit à vingt grains produisent ce résultat; il suffit d'une quantité moindre pour produire un effet purgatif. Dans l'Inde on l'emploie en friction dans la

gale, le rhumatisme, les dartres; elle est peu usitée en Europe. Cette huile purgative tient le milieu entre l'huile de *Croton tiglium*, qui est si active, et l'huile de ricin de nos climats.   J.-P. BEAUDE.

MEDIUS (*anat.*), s. m. Nom donné au doigt du milieu. (V. *Doigts.*)

MÉDULLAIRE (*anat.*), adj., *Medullaris;* de *medulla*, moelle; qui a rapport à la moelle. On donne le nom de canal médullaire à la cavité cylindrique qui existe dans tous les os longs et qui contient la moelle. La membrane qui tapisse ces cavités a reçu le nom de membrane médullaire, et les artères qui s'y rendent ont reçu le nom d'artères médullaires. (V. *Os.*)—La substance blanche du cerveau a aussi reçu le nom de substance *médullaire.* (V. *Cerveau.*) Au rein, enfin, la substance tubuleuse a été nommée par quelques anatomistes, substance *médullaire.* (V. *Rein.*)   J. B.

MÉGALANTHROPOGÉNÉSIE (*physiol.*), s. f., du grec *mégas*, grand, *anthropos*, homme, et *génésie*, génération; l'art de procréer de grands hommes, des hommes d'esprit, de génie. Il est inutile de discuter une semblable proposition, qui n'est appuyée sur aucune connaissance physiologique, et qui a pris naissance dans l'esprit de quelques rêveurs, qui n'ont observé les phénomènes de la génération qu'avec le prisme trompeur de l'imagination. (V. *Génération.*)   J. B.

MÉLÆNA (*méd.*), s. m., du grec *mélas*, noir, maladie noire. Les auteurs s'accordent assez généralement aujourd'hui pour désigner ainsi l'excrétion par l'anus du sang exhalé ou versé par une voie quelconque dans les intestins. De cette manière, on réunit sous un même titre tous les cas d'hémorrhagie intestinale, en exceptant toutefois celle du rectum, qui prend un nom particulier (V. *Hémorrhoïdes*).

L'étude du Mélæna peut être partagée en trois sections, suivant que le sang provient d'une blessure de l'intestin (mélæna traumatique) ; qu'il a été sécrété dans l'intestin sans lésion organique appréciable (mélæna idiopathique ou essentiel), et enfin qu'il provient d'une affection organique de l'intestin, d'un organe voisin ou d'un état général grave de l'économie (mélæna symptomatique). Le mélæna traumatique devant être renvoyé à l'histoire des plaies de l'abdomen, nous ne parlerons ici que des deux derniers.

1° Le *Mélæna essentiel* est assez rare; on en cite cependant quelques exemples. Cette affection s'est montrée quelquefois chez des enfants ; d'ordinaire, elle affecte des personnes adultes, pléthoriques, chez lesquelles une hémorrhagie habituelle a été supprimée; des femmes, par exemple, dont les règles ont été suspendues par une cause quelconque. D'ordinaire la maladie surprend les sujets au milieu de la plus parfaite santé, et débute, soit brusquement, soit par des douleurs sourdes, puis de plus en plus intenses dans l'abdomen. Ces douleurs se rencontrent surtout vers l'ombilic quand l'hémorrhagie se fait dans l'intestin grêle, et vers les lombes, quand elle a lieu dans les gros intestins. A ces coliques quelquefois déchirantes, succèdent bientôt de la pâleur, des sueurs froides, des horripilations, la syncope même, indice assuré qu'une hémorrhagie intérieure vient d'avoir lieu. En percutant, on trouve un son mat dans la partie où les douleurs se font sentir, et enfin la nature des selles qui contiennent du sang liquide ou des caillots, suivant que le malade va immédiatement à la garde-robe ou au bout de quelque temps, achèvent de lever tous les doutes.

2° Le *mélæna symptomatique* dépend de différentes causes. Tantôt c'est une maladie de l'intestin, une ulcération comme il s'en produit dans la fièvre typhoïde, dans la phthisie, dans la dyssenterie ; un cancer, la présence d'un tœnia, etc. ; tantôt c'est une maladie d'un organe voisin, un engorgement de l'un des viscères de l'abdomen qui gène le cours du sang dans la veine-porte, la rupture d'un anévrisme dans la cavité du tube intestinal, etc. Enfin la cause peut être un état général grave de l'économie, certains empoisonnements miasmatiques, la fièvre jaune, mais surtout le scorbut.

Ici les symptômes sont ceux de l'affection principale, auxquels se joint le flux de sang plus ou moins abondant, contenant tantôt du sang pur ou presque pur quand il provient d'une partie peu éloignée de l'anus et que l'excrétion a eu lieu immédiatement, tantôt des caillots, si l'hémorrhagie s'est faite plus haut et que l'expulsion en ait été retardée par une cause quelconque ; enfin le liquide peut être en bouillie noirâtre, fétide, mêlée à des matières excrémentielles, à des débris d'aliments, etc.

Quant au pronostic, il découle naturellement de la gravité ou du peu d'intensité de la cause, de l'état général du sujet, de l'abondance ou de la petite quantité de sang rejeté, etc. Du reste, dans le mélæna symptomatique, l'écoulement du sang ne peut qu'ajouter à la gravité du pronostic à porter sur la maladie principale.

Traitement. Le mélæna idiopathique ou essentiel exige l'emploi des réfrigérants, applications fraîches ou froides sur le ventre, des lavements frais vinaigrés, des boissons astringentes, etc. On doit s'efforcer en même temps de rappeler l'hémorrhagie supprimée quand cette cause existe dans le mélæna symptomatique. Il faut dans le traitement de l'hémorrhagie avoir en vue l'affection prédominante qui peut faire varier les indications à l'infini.

La convalescence exige ici de grandes précautions relativement à la nourriture, qui doit être analeptique, rafraîchissante et prise à une basse température.   J.-P. Braude.

MÉLANCOLIE (*méd.*) (V. *Mentales*, maladies.)

MÉLANOSE (*anat. path.*), s. f. (de *melas*, noir, et *nosos* maladie). On appelle ainsi en anatomie pathologique des productions accidentelles, solides ou liquides, renfermées dans nos tissus, et dont le caractère spécial est d'offrir une coloration noire. On les rencontre sous quatre formes différentes.

1° En *masses* plus ou moins volumineuses, mamelonnées, assez dures, offrant à la section l'aspect de la truffe sans apparence d'organisation, entourées ou non d'une membrane ou kyste ; 2° *infiltrées* dans le sein de nos organes et déposées dans les aréoles du parenchyme ; 3° étalées en *couches* molles, pulpeuses ou solides, d'épaisseur variable à la surface des membranes ; 4° et enfin à l'*état liquide*, renfermées le plus souvent au milieu d'une autre tumeur ou dans un kyste.

D'après des recherches chimiques modernes, on serait assez porté à croire que la mélanose n'est point un produit à part, mais le résultat d'une hémorrhagie ancienne, dans laquelle la matière colorante du sang n'a pas été résorbée et constitue la production dont nous venons de parler.

Du reste, la mélanose peut exister dans tous les organes, soit seule, soit mêlée à une autre formation accidentelle ; elle est assez commune dans les tumeurs cancéreuses. Elle ne donne lieu à aucun symptôme particulier et n'indique aucun traitement spécial.   J. B.

MÉLAS (*méd.*), s. m. C'est une maladie de la peau caractérisée par des taches noires. (V. *Vitiligo.*)

MÉLASSE (*mat. méd.*), s. f. C'est un sirop brunâtre qui est la partie incristallisable du sucre. (V. *Sucre.*)

MÉLÈZE (*bot.*), s. m. *Larix.* C'est un arbre qui donne son nom à un genre de la famille des conifères, monœcie polyandrie. Le mélèze commun, *pinus larix*, est le plus grand des arbres de l'Europe. Il croît dans les Alpes et les Apennins ; c'est lui qui fournit la *térébenthine de Venise.* Il laisse découler de ses feuilles un suc qui se concrète en grains blanchâtres et sucrés que l'on récolte surtout aux environs de Briançon, et qu'on nomme *manne de Briançon.* (V. *Térébenthine*, *Manne.*)   J. B.

MÉLICÉRIS (*chir.*), s. m. (V. *Loupes.*)

MÉLILOT (*bot. et mat. méd.*), s. m. *Melilotus officinalis.* C'est une plante de la famille des légumineuses, que Linnée avait rangée parmi les trèfles, et qui en diffère par ses gousses renflées et striées qui contiennent chacune deux grains. Cette plante qui croît chez nous dans les prés, aux bords des fossés, dans les haies et les lieux herbeux, est vivace ; sa tige est grêle, rameuse, dressée, haute d'un pied environ ; elle porte des feuilles à trois folioles, ovales, obtuses et denticulées ; ses fleurs sont petites, jaunes, odorantes, nombreuses, disposées en épis à l'extrémité des ramifications de la tige.

Cette plante, qui est aromatique, devient plus odorante lorsqu'elle est sèche ; son parfum se conserve très-longtemps ; elle communique aux fourrages auxquels elle est mêlée un goût savoureux qui la fait rechercher des bestiaux : aussi, dans beaucoup de localités, cultive-t-on spécialement le mélilot comme plante fourragère. L'odeur qui lui est propre est due à de l'acide benzoïque dont Vogel a constaté l'existence ; cette odeur se rapproche de celle de la fève tonka.

Le mélilot, qui a été quelquefois administré en infusion à l'intérieur, s'emploie plutôt à l'extérieur comme lotion résolutive dans les inflammations, et surtout les ophthalmies légères et franchement inflammatoires ; on en fait aussi une décoction qui s'emploie également en lotion, en fomentation et en lavement. Cette plante aromatique est résolutive et légèrement excitante. Dans certains pays on la mêle aux fourrures pour en éloigner les insectes.

Mélilot bleu, *Melilotus cærulea.* Trèfle musqué, faux baume du Pérou, lotier odorant. Cette plante, naturelle à la Bohême et à la Hongrie, est cultivée en Suisse ; on la met dans certains fromages pour les aromatiser ; elle ne diffère de la précédente espèce qu'en ce que ses fleurs sont d'un bleu tendre, et qu'elle possède un arôme plus fort et plus expansif. En Allemagne elle remplace le mélilot ordinaire, quoiqu'elle soit beaucoup plus excitante. En Sibérie on la prend en place de thé. Il s'emploie à peu près aux mêmes usages médicinaux que le mélilot officinal; cependant, il doit être administré à doses moins fortes. Il est préférable à ce dernier pour éloigner les insectes. J.-P. Beaude.

MÉLISSE (bot. et mat. méd.), s. f. *Melissa officinalis*. Cette plante a donné son nom à un genre de la famille des Labiées, didynamie gymnospermie. Son nom lui vient du grec *melissa*, abeille, parce que ces insectes recherchent les fleurs de la mélisse officinale pour en préparer leur miel. Cette plante, qui croît spontanément dans le midi de la France, aime les lieux secs et incultes; sa tige est carrée, rameuse, porte des feuilles opposées, dentées et en forme de cœur; les fleurs sont blanches et placées à l'aisselle des feuilles supérieures; le calice est tubuleux, bilabié, la corolle à deux lèvres, la supérieure convexe et échancrée, l'inférieure à trois lobes, dont celui du milieu est en cœur. Cette plante, qui est cultivée dans les jardins, a une odeur de citron assez prononcée, ce qui lui fait donner le nom de *citronnelle* dans certaines localités; vers la fin de la saison cette odeur change, aussi doit-on recueillir la mélisse avant la floraison. Son parfum augmente d'intensité après la dessication.

La mélisse est une plante aromatique qui jouit de propriétés excitantes; elle s'emploie en infusion théiforme dans les affections spasmodiques, dans les catarrhes chroniques, dans les suppressions de menstruation. Quelques personnes en prennent en guise de thé après le repas, d'autres en boivent une petite tasse le matin. C'est surtout dans les affections pituiteuses, les langueurs et les débilités d'estomac, que son usage est efficace. Dans les gastralgies longtemps traitées par les antiphlogistiques, l'infusion de mélisse est un excellent moyen pour favoriser la digestion après le repas. Nous l'avons employée dans certains cas avec un grand succès, en l'associant à de faibles parties de menthe et de camomille; on prépare, avec une pincée de ces plantes grossièrement pulvérisées, une petite infusion théiforme dont on prend une tasse à thé deux heures après le repas. La digestion est moins pénible et se trouve singulièrement favorisée par ce moyen.

Il existe plusieurs autres espèces de mélisse qui sont inusitées. Plusieurs plantes ont aussi reçu le nom de mélisse sans appartenir à ce genre, tels sont: le *Melittis melissophyllum*, le *Molucella levis*, et le *Dracocephalum moldavicum et canariense*. On prépare une eau spiritueuse qui a reçu le nom d'*Eau de mélisse*. (V. ce mot.)   J.-P. Beaude.

MÉLITAGRE (méd.), s. f. Terme formé de deux mots grecs, *meli*, miel, *agra*, prise, capture, et par extension maladie. Alibert la définit une dartre caractérisée par une éruption de petites pustules, tantôt éparses et disséminées, tantôt réunies et rassemblées en corymbe, fournissant une matière séro-purulente qui se coagule par l'influence de l'air, et forme des croûtes jaunes, absolument semblables, par leur aspect, à du miel concret ou aux sucs gommeux qui découlent de certains arbres. C'est à ce caractère que la maladie doit son

nom. Autrefois l'auteur que nous venons de citer lui avait donné le nom pittoresque de *dartre crustacée flavescente*; elle est désignée par Willan, Bateman et les partisans français de cette école, MM. Cazenave et Schedel, Rayer, Gibert, etc., sous le nom d'*impetigo*.

Les causes de cette espèce de dartre ne sont pas plus connues que celles des autres affections cutanées; toutefois, on remarque que les personnes dont la peau est fine et très-délicate, dont la constitution est lymphatique ou scrofuleuse, y sont fort exposées; aussi les femmes en sont-elles affectées plus fréquemment que les hommes, et les enfants ou les jeunes sujets plus fréquemment que les adultes et surtout les vieillards. C'est surtout au printemps et en automne que la mélitagre se montre à l'observateur, soit qu'elle attaque le sujet pour la première fois, soit qu'elle constitue une recrudescence. Des agents irritants, l'action du soleil, etc., peuvent favoriser son développement; mais il faut toujours admettre en arrière de cette cause ostensible, une cause latente et toute individuelle, que les anciens avaient désignée sous le nom de *vice dartreux*.

Alibert distingue deux espèces de mélitagre: 1° l'aiguë ou flavescente; 2° la chronique ou nigricante.

Mélitagre aiguë ou flavescente. Elle débute quelquefois par un peu de malaise et de céphalalgie, mais le plus souvent l'éruption a lieu sans que l'économie soit le moins du monde troublée dans le jeu et l'harmonie de ses fonctions. On voit apparaître ordinairement au visage, au cou, au-devant de la poitrine ou plus rarement sur les membres, une ou plusieurs petites plaques rouges sur lesquelles se développent des pustules peu volumineuses, aplaties, réunies en grappes plus ou moins étendues, et renfermant un liquide visqueux et jaunâtre. Ces pustules sont ordinairement le siège d'une chaleur prurigineuse, ou d'une démangeaison qui sollicite le malade à se gratter. Au bout de trente-six ou quarante-huit heures, ou plus tôt si le malade y porte les ongles, les pustules se rompent et laissent écouler le liquide visqueux qu'elles contenaient; celui-ci se coagule et forme des croûtes ordinairement épaisses de plusieurs lignes, mamelonnées, brillantes à leur surface, demi-transparentes et d'un beau jaune. Ces croûtes ressemblent beaucoup à de petites masses de succin, ou bien encore à la gomme qui suinte à travers l'écorce fendillée de certains arbres. Leur analogie avec le miel concrété a servi, comme nous l'avons dit plus haut, à dénommer cette maladie. Au bout d'un temps variable, une ou deux semaines au moins, ces croûtes se détachent et laissent à découvert des surfaces enflammées, d'un rouge luisant, enduites d'un liquide visqueux, qui vient sourdre peu à peu de petites excoriations ou fissures épidermatiques; de nouvelles concrétions croûteuses sont le résultat de cette transsudation, et la maladie peut durer ainsi des mois, des années entières.

La mélitagre ne se présente pas toujours d'une manière aussi tranchée; quelquefois les croûtes n'ont pas cette belle coloration, cette demi-transparence dont nous avons parlé; elles peuvent offrir un aspect verdâtre, ou bien ce sont des gouttes d'un jaune rougeâtre, concrétées à la surface de la peau, et qui ne sont autre chose que la cristallisation d'un liquide suintant à travers les crevasses de l'épiderme.

Les différences que peut offrir l'éruption dans sa répartition sur le tégument, ont servi aux Anglais à établir différentes variétés. Ainsi les plaques mélitagreuses présentent-elles une forme plus ou moins régulièrement arrondie, c'est l'*impetigo figurata*; les pustules sont-elles éparses et disséminées sur une portion plus ou moins étendue du tégument, c'est l'*impetigo sparsa*; des concrétions brunâtres et épaisses donnent lieu à l'*impetigo scabida* (V. plus bas mélitagre chronique); des phénomènes inflammatoires intenses, avec réaction fébrile, rougeur vive à la peau, constituent l'*impetigo erysipelatodes*; enfin, sous le nom d'*impetigo rodens*, Biett a cru pouvoir fonder une variété, fort rare d'ailleurs, dans laquelle la maladie tend à détruire les tissus qu'elle affecte. La mélitagre peut se montrer à la tête; alors elle constitue une espèce de *teigne*, que nous décrirons à l'article consacré à ce mot.

La *durée* de la mélitagre est, comme nous l'avons dit, de plusieurs mois, ou même de plus d'une année. Soumise à un traitement actif et bien dirigé, la guérison se fait quelquefois attendre plusieurs semaines, quelquefois deux ou trois mois; cependant il est rare qu'on ne finisse pas par en triompher.

Des croûtes verdâtres, épaisses, rugueuses, sans transparence, recouvrant des ulcérations plus ou moins profondes, caractérisent suffisamment l'*esthiomène* et empêcheront de le confondre avec la maladie qui nous occupe.

La *mentagre* présente des concrétions jaunâtres qui, par leur aspect, se rapprochent beaucoup de celles de la mélitagre; mais elles n'ont pas non plus cette demi-transparence et ce brillant dont nous avons parlé; de plus, elles reposent sur un tissu cutané, induré, rouge et tuméfié. Enfin on voit souvent autour des plaques de mentagre des pustules assez volumineuses à base large et dure; tandis que dans la mélitagre les pustules, quand elles existent, sont beaucoup plus petites et plus aplaties.

Les caractères spéciaux de la *syphilide crustacée* sont trop connus et trop manifestes pour qu'il puisse y avoir erreur. (V. SYPHILIDE.)

Quant à l'*herpes squammeux* (V. HERPÈS), il se distingue de la mélitagre par l'étendue beaucoup plus considérable de ses plaques, son siège plus fréquent aux membres et au tronc qu'à la face, l'existence de vésicules au début, mais surtout par les squammes minces et jaunâtres, qui ne sauraient être confondues avec les croûtes mamelonnées de la seconde. Du reste, ces deux affections se compliquent souvent, c'est ce qui a engagé notre collaborateur, M. A. Gras, à fonder la variété herpès mélitagreux, qui correspond exactement à l'*eczema impetiginodes* des Anglais.

2° *Mélitagre chronique ou nigricante*. Cette espèce est fort rare; elle s'observe surtout chez les vieillards, chez les sujets plongés dans la misère et la malpropreté: elle est caractérisée spécialement par l'épaisseur, la couleur noirâtre et la dureté des croûtes, le prurit intense qui accompagne la phlogose cutanée, et enfin par son extrême opiniâtreté: c'est l'*impetigo scabida* de Willan.

Traitement. La première indication qui se présente est de nettoyer les surfaces malades des enduits crustacés qui les recouvrent, afin de pouvoir appliquer directement sur elles les agents thérapeutiques que l'on se propose de mettre en usage. On arrive à ce résultat au moyen de cataplasmes de fécule de pommes de terre, appliqués à nu, de lotions émollientes avec l'eau de son, de guimauve, de cerfeuil, etc.; ces moyens adoucissants sont encore employés quelque temps après la chute des croûtes, tant qu'il y a de l'irritation, ce qui se reconnaît à la rougeur et au sentiment de chaleur prurigineuse dans la partie malade. Quand la phlegmasie est très-vive, très-intense, une application de sangsues ou de ventouses scarifiées pourra produire un dégorgement très-avantageux. Ces évacuations sanguines locales seront encore d'une grande utilité, quand le tissu dermoïde présentera de l'hypérémie. L'orgasme inflammatoire une fois abattu, il faut passer aux médications résolutives, et l'on doit surtout donner la préférence aux préparations sulfureuses, surtout à celles dans lesquelles le soufre et l'iode sont associés. Pour éviter des redites inutiles, nous renverrons, pour le reste du traitement, au mot herpès; à l'occasion de l'herpès squammeux, on trouvera tout ce que nous pourrions dire ici pour la mélitagre, le traitement de ces deux affections étant tout-à-fait le même. (Voyez aussi *Mentagre*.)   E. BEAUGRAND.
                                        Docteur en médecine.

MELLITE (*Pharm.*), s. m. On a donné ce nom aux préparations faites avec *le miel*. (V. ce mot.)

MELON (*hyg.*), s. m., *cucumis melo, melopepo*, L., famille des Cucurbitacées, J.

Ce fruit se présente sous des formes très-variées; cependant il est le plus généralement sphéroïde, ovale, arrondi, quelquefois fortement déprimé à la base et au sommet, sillonné de côtes; sa surface est réticulée ou lisse; son parenchyme est charnu, plus ou moins ferme, rouge orangé ou jaune, suivant les variétés; il renferme des semences ovales, glabres, blanches, lisses et comme vernissées, adhérentes par leur base à une sorte de moelle ou parenchyme fibreux.

Quelques auteurs croient le melon originaire de l'Asie, d'autres le font venir de l'Afrique; ce qu'il y a de certain, c'est qu'aujourd'hui les meilleurs melons se trouvent en Barbarie; ils y surpassent les autres en beauté et en qualité; après eux viennent ceux d'Espagne, de la Grèce, du Levant, de l'Italie, puis enfin des contrées méridionales de la France et notamment de la Provence.

Le melon était connu des Grecs et des Romains, mais ces derniers le confondaient avec le concombre et d'autres cucurbitacées. Pline est le premier qui remarqua que ce qui distingue le melon des concombres, c'est qu'outre sa forme, sa couleur et son odeur, il abandonne son pédoncule lorsqu'il a atteint son maximum de maturité. La solution de continuité qui se remarque autour de la queue est encore aujourd'hui le meilleur indice pour distinguer cette époque de la vie du melon. Le même auteur fait mention de l'ancien usage, qui consistait à faire macérer les semences de melon dans le lait pour rendre ce fruit plus doux. Cette pratique, abandonnée avec raison par les modernes, ne pouvait avoir d'autre effet que de faciliter le développement du germe. Quant au conseil de les faire tremper dans le vin pour donner au fruit un goût vineux, ou dans l'huile de sésame pour l'obtenir sans graine, ils ne méritent pas plus d'attention.

La maturité des melons, lorsque la saison et l'exposition sont favorables, s'effectue du trentième au quarantième jour, c'est-à-dire depuis le moment où le fruit *noue* jusqu'à celui où il est *frappé* ou *aoûté*. On a proposé, pour hâter la maturité des melons, de répandre autour du fruit du charbon en poudre, auquel on attribue la propriété d'élever la température de l'air ambiant de quelques degrés.

Les melons de primeur n'ont jamais la suavité de ceux qui, semés plus tard (au commencement d'avril, par exemple), reçoivent l'influence bienfaisante du soleil d'été. L'usage consacré par les jardiniers de Louis XV, de servir à ce prince des melons le Jeudi-Saint, coûtait des sommes énormes sans compensation, car ces fruits devaient offrir bien peu de suavité, surtout pour des palais le plus souvent blasés.

Ce beau fruit dont la nature se montre si prodigue, mais qui doit en Europe une grande partie de ses avantages au soin que l'on donne à sa culture, est maintenant l'objet d'une grande consommation, dans les villes principalement. Il est nourrissant et rafraîchissant à la fois, tempère la soif et offre conséquemment une ressource alimentaire très-précieuse, surtout dans les climats chauds. Certaines personnes, celles surtout de tempérament froid et de constitution délicate, doivent toutefois en être sobres. L'histoire fournit plusieurs exemples des accidents que son usage peut produire. L'empereur Claudius Albinus, le pape Paul II, moururent pour en avoir mangé immodérément. Comme la pêche il est froid; la grande quantité d'eau de végétation qu'il contient le rend indigeste: pour obvier à ces inconvénients, on doit, sinon l'associer au vin, comme on le fait pour ce dernier fruit, en boire au moins après l'avoir mangé. Cette boisson, en stimulant ou réchauffant l'estomac, est incontestablement l'antidote le plus puissant contre les excès gastronomiques que l'on peut faire du melon.

L'histoire chimique du melon ne répond pas à son importance comme substance alimentaire; cependant Fourcroy et Vauquelin, qui l'ont analysé, ont signalé dans son suc fermenté ou chauffé, la présence d'un principe analogue à la manne et qu'ils ont nommé *mannite*. Ce principe n'existant pas dans le suc frais, ils ont pensé qu'il résultait d'une réaction produite pendant la fermentation spontanée, et peut-être même d'une altération du sucre cristallisable pendant l'opération analytique.

La semence du melon fait partie des quatre semences froides; réduite en pâte et mêlée à l'eau, elle forme une émulsion tempérante et sédative dont l'usage en médecine est tombé en désuétude.

Les melons diffèrent par leur forme, leur couleur, leur odeur, leur saveur; ils sont tantôt grêles et longs, tantôt ronds et complètement sphériques; d'autres sont très-déprimés à la base et au sommet. Ceux-ci ont la chair jaune, ceux-là verte ou blanche. Ils se distinguent encore par l'aspect de leur écorce, qui varie beaucoup; elle est lisse ou brodée, unie ou sillonnée de côtes. Le volume des melons est aussi très-variable: il ne dépasse pas quelquefois celui d'une orange, et atteint, rarement il est vrai, celui d'un petit potiron.

Toutes les espèces et variétés semblent provenir des trois races principales suivantes: 1° le *melon maraîcher* ou *galeux*; 2° le *cantaloup*; 3° le *melon de Malte*. COUVERCHEL,

De l'Académie de Médecine et de la Société de Pharmacie.

MEMBRANE (*membrana*), s. f. On désigne sous ce nom un tissu organique mince, tantôt enroulé en forme de tube, tantôt étalé en larges surfaces, et revêtant les principales parties du corps de l'homme, tant à l'intérieur qu'à l'extérieur.

Les membranes n'ont été bien étudiées qu'à partir de Bichat. Déjà, avant lui, Sauvage (1763) avait établi une distinction entre les phlegmasies qui attaquent les membranes et celles qui affectent les parenchymes; Pinel n'eut donc pas, comme on le croit généralement, la gloire d'avoir le premier fondé cette classification, mais il se l'appropria en quelque sorte par la manière dont il sut la développer, et surtout faire ressortir les différences qui existent non-seulement entre les inflammations des membranes et celles des autres organes, mais surtout entre les maladies des différentes sortes de membranes séreuses ou muqueuses. Partant de ces données, Bichat se livra à une étude attentive du côté anatomique de la question, et le *Traité des membranes* vit le jour. Dans cet article nous décrirons d'abord rapidement les différentes espèces de membranes, puis nous passerons en revue les diverses maladies auxquelles chacune de ces espèces est plus spécialement exposée.

On admet généralement trois ordres de membranes, les *fibreuses*, les *séreuses* et les *muqueuses*: la peau est décrite à part. Ce sont les membranes simples; il en est d'autres compliquées, c'est-à-dire dans la composition desquelles entrent différents tissus: nous en dirons un mot en terminant.

1° *Des membranes fibreuses* (albugineuses de Chaussier). On les nomme ainsi parce que leur trame se compose de fibres bien apparentes qui se dirigent en différents sens. Ces fibres sont blanches avec un brillant argentin; elles sont très-solides, très-résistantes, tantôt irrégulièrement disposées et se coupant dans toutes les directions, tantôt parallèles et situées dans le sens des mouvements de la partie où on les rencontre. Les membranes dont nous parlons sont entourées de tissu cellulaire qui pénètre dans les interstices des fibres et remplit leurs mailles; on y trouve aussi de la graisse. Quant aux vaisseaux sanguins, il est certaines portions fibreuses qui n'en reçoivent que très-peu. On n'y a pas suivi de nerfs.

Peu élastique à l'état frais, ce tissu l'est davantage quand il est sec; il ne se prête pas non plus à une extension brusque; de là l'étranglement quand les parties qu'il enveloppe viennent à prendre un accroissement rapide, et les ruptures dans les cas de violence extérieure. Mais il cède assez facilement à une dilatation progressive. C'est ce que l'on voit surtout dans les hydropisies et la grossesse; alors les tuniques fibreuses situées dans l'épaisseur des parois de l'abdomen prennent une amplitude très-considérable, mais en même temps les membranes ainsi distendues s'amincissent et s'éraillent assez souvent;

dans des cas plus rares elles augmentent d'épaisseur. Elles ne sont pas susceptibles d'une contraction rapide, mais elles reviennent peu à peu sur elles-mêmes quand la puissance qui les tendait vient à disparaître. Dans l'état sain le tissu fibreux se montre insensible aux irritants, mais les excitants mécaniques, les torsions, les tiraillements déterminent de la douleur ; dans l'état morbide il devient souvent d'une extrême sensibilité ; chimiquement, il est composé de gélatine.

Les membranes fibreuses servent à recouvrir et à protéger la plupart des organes de l'économie ; l'enveloppe du cerveau et de la moelle épinière (*dure-mère*), celle de l'œil (*sclérotique*), celle du foie , des reins, de la rate et de la plupart des autres viscères, celle des os (*périoste*), des muscles (*aponévroses*), etc., sont constituées par elles ; tantôt elles forment des sacs simples qui tapissent l'extérieur de l'organe, tantôt de leur face interne elles envoient des cloisons plus ou moins profondes qui le partagent en loges, en canaux ou en cellules, de forme et d'étendue variables : ces tuniques sont percées de trous pour le passage des vaisseaux et des nerfs qui se rendent à la partie enveloppée. Une circonstance assez remarquable, très-bien exposée par Bichat, c'est que presque toutes les parties du système fibreux communiquent les unes avec les autres ; cela est surtout remarquable pour le périoste.

Peu marqué pendant les premiers temps de la vie intra-utérine, le système qui nous occupe ne devient bien apparent qu'après la naissance ; dans la vieillesse il est plus ferme, plus sec et prend une teinte jaunâtre : il n'est pas rare alors d'y rencontrer des concrétions ossiformes et calcaires.

2° *Membranes séreuses.* Elles constituent des sacs arrondis, simples ou rentrés sur eux-mêmes, généralement sans ouverture, et sécrétant par leur face interne un fluide particulier aqueux et ténu (*sérosité*), ou bien visqueux et gluant (*synovie*). De là une distinction importante pour l'étude, établie entre les membranes séreuses et les membranes synoviales.

Les *séreuses proprement dites* sont formées d'une toile extrêmement mince, surtout si l'on a égard à leur capacité, plus ou moins transparentes, blanchâtres, brillantes, moins toutefois que les membranes fibreuses auxquelles elles sont souvent accolées. Suivant beaucoup d'anatomistes, les séreuses ne seraient que du tissu cellulaire condensé, et , en effet, leur aspect est le même : comme celui-ci elles ne reçoivent ni vaisseaux sanguins ni filets nerveux, leurs fonctions sont pareilles (exhaler et absorber de la sérosité, et protéger les organes) ; enfin le tissu cellulaire se transforme très-facilement en membranes pseudo-séreuses : c'est ce qui arrive, par exemple, autour des corps étrangers plongés au sein de nos tissus.

Les séreuses, avons-nous dit, forment des sacs sans ouverture, mais repliés sur eux-mêmes et refoulés par les organes qu'ils revêtent, comme s'il y avait deux sacs l'un dans l'autre. On les a assez ingénieusement comparés aux bonnets de coton qui forment une grande poche fermée de toutes parts, et dont une moitié est rentrée en dedans de l'autre pour loger la tête. La face extérieure des membranes séreuses est donc en partie en rapport avec les parois des cavités qu'elles concourent à former, et ,

en partie avec les organes qu'elles coiffent pour ainsi dire. La face interne, libre, est en rapport avec elle-même et incessamment lubréfiée par une humeur ou plutôt par une vapeur séreuse qui facilite le glissement et les mouvements des organes dont elle forme la limite : c'est, en grande partie, la réalisation matérielle de la surface abstraite des géomètres.

Ces membranes jouissent à un haut degré de l'élasticité et de l'extensibilité ; aussi ne se laissent-elles pas déchirer par les distensions rapides, à moins que celles-ci ne soient très-violentes et très-considérables. La laxité du tissu cellulaire qui les unit aux parties voisines, leur permet des déplacements assez étendus ; c'est ce qui se voit souvent dans les hernies. La cause de la distension une fois enlevée, les séreuses reviennent promptement à leurs dimensions naturelles.

Les *membranes synoviales* tapissent les cavités articulaires ; elles s'adaptent par conséquent à toutes les inégalités, saillies et anfractuosités qui existent au niveau de la jonction de deux surfaces osseuses. On rencontre assez souvent dans les capsules synoviales de petites masses spongieuses, rougeâtres, appelées mal à propos glandes de Havers, et qui ne sont, suivant Meckel, que du tissu cellulaire graisseux. La nature du fluide que contiennent ces poches (*synovie*) diffère beaucoup de la sérosité proprement dite ; la synovie est un liquide visqueux, filant , analogue au blanc d'œuf, formé d'eau, d'une grande quantité d'albumine , de gélatine et de quelques sels.

Aux membranes synoviales se rapportent des sacs qui se rencontrent surtout dans les parties qui sont le siège de frottements considérables. On les désigne sous le nom assez impropre de *bourses muqueuses ;* les unes se trouvent sur le trajet des tendons auxquels elles fournissent des enveloppes partielles , ou bien entre certains muscles larges ; elles ont pour objet de faciliter le glissement, et leur intérieur est lubréfié par de la véritable synovie. Les autres, dites *bourses muqueuses sous-cutanées* , se rencontrent sous la peau, spécialement au niveau des saillies osseuses ; constituées également par des poches synoviales sans ouvertures, elles ont pour objet d'adoucir les frottements. Une circonstance assez remarquable , c'est qu'elles se trouvent accidentellement là où des pressions assez fortes ont eu lieu pendant la vie, aux avant-bras , par exemple, chez certains ouvriers.

3° *Membranes muqueuses ou villeuses.* Les membranes muqueuses sont considérées par la plupart des anatomistes comme la portion rentrée de la grande membrane tégumentaire externe , la peau ; aussi Meckel les décrit-il sous le nom de système cutané interne. Si nous considérons leur disposition, nous voyons qu'en effet elles se continuent sans interruption avec la peau au niveau de toutes les ouvertures naturelles, telles que la bouche, les yeux , les fosses nasales, l'anus et les organes génitaux ; que, partant de là , elles tapissent *tous* les organes en rapport avec l'extérieur, tels que les voies digestives, l'appareil respiratoire, l'appareil génito-urinaire.

Si de là nous passons à la *structure interne*, nous ne trouvons pas moins d'analogie. On reconnaît aux membranes muqueuses plusieurs couches organiques : d'abord, en allant des parties profondes vers les plus superficielles, le derme ou chorion, qui en constitue la trame, mais qui n'est point ferme, solide et aréolaire comme celui de la peau; il est au contraire spongieux et mollasse. L'existence d'un corps papillaire et d'un corps muqueux, incontestable dans certaines portions des muqueuses, à la langue, par exemple, n'est nullement démontrée dans d'autres. L'épiderme des muqueuses se nomme *épithélium*; il se montre très-apparent et très-marqué aux orifices extérieurs où il se continue avec celui de la peau, de là on le voit s'enfoncer profondément, jusqu'à ce qu'il disparaisse en un point qu'il n'est pas toujours facile de déterminer. Là où cesse l'épithélium, on rencontre ordinairement, surtout dans les intestins, de petites saillies minces, déliées et visibles à l'œil nu, mais surtout au microscope, et que l'on a appelées villosités; on les a comparées à des folioles de graminées ou à de petits fils : de là les villosités foliacées et les villosités filiformes. D'autres paraissent renflées à leur extrémité libre, mais ce n'est là qu'une disposition accidentelle. Du reste, les anatomistes ne sont pas d'accord sur leur texture et sur la manière dont elles exécutent leurs fonctions. Sont-elles spongieuses ou vasculaires, offrent-elles un canal central avec un pore à l'extrémité libre, ou sont-elles pleines ? on l'ignore; on sait, à n'en pouvoir douter, qu'elles servent à l'absorption, mais cet acte s'accomplit-il par l'espèce de succion qu'exercerait un pore absorbant, ou bien par imbibition, par endosmose ? on l'ignore également. Très-abondantes dans les intestins grêles, ces villosités sont très-rares dans l'appareil génito-urinaire, et ne se montrent que dans les parties les plus reculées de ce système. Les villosités, comme l'a très-bien vu Bichat, sont les analogues du tissu cellulaire de la peau. Ce n'est pas tout; la surface des membranes muqueuses est parsemée d'une multitude de petites dépressions plus ou moins profondes, désignées sous le nom de lacunes. Quant aux glandules ou follicules que, d'après Brunner et Peyer, tous les anatomistes disaient avoir vus dans l'intestin, leur existence est aujourd'hui remise en question. (Pour plus de détails, *Voyez Bronches, Estomac, Intestins, Nez, OEil, OEsophage, Poumon, Urèthre, Vagin, Vessie*.)

Le fluide sécrété par les glandules que renferment les membranes muqueuses est désigné sous le nom de *mucus*. Il diffère suivant les différentes parties du système; mais ses propriétés essentielles sont partout les mêmes. Il est visqueux, filant, incolore, tout-à-fait semblable à du blanc d'œuf. C'est ce que les anciens appelaient le flegme ou la pituite, et ce qui, dans le vulgaire, est nommé glaires. Ce liquide ne se coagule ni par l'action du froid ni par celle de la chaleur. Les flegmasies changent ses caractères au début; il est tenu fluide comme séreux ; plus tard, lors de ce qu'on nommait autrefois la période de coction, il devient épais, dense, jaunâtre ou même tout-à-fait jaune.

La vascularité des membranes muqueuses est très-considérable, les veines paraissent surtout s'y répandre et s'y ramifier en grande abondance ; de là la couleur rosée et même la rougeur assez vive qu'elles présentent normalement dans certaines parties, à la bouche, par exemple.

Peu extensibles, peu dilatables, les membranes **muqueuses** sont douées d'une exquise sensibilité, surtout dans certains points, aux lèvres, par exemple, à l'anus et aux organes génitaux.

MEMBRANES (Maladies des). Nous serons nécessairement très-bref à cet égard, car toutes les maladies dont chacune des membranes peut être le siège, se trouve décrite sous le nom qui la désigne.

Nous ferons remarquer que les membranes muqueuses, douées d'une vitalité si prononcée, sont peut-être le tissu de l'économie qui est le plus souvent affecté de maladie; leur inflammation, quoique bien moins importante dans ses conséquences que ne l'avait pensé Broussais, constitue le groupe le plus commun des flegmasies. Après les membranes muqueuses viennent les séreuses. Nous n'agiterons pas la question de savoir si l'inflammation siège réellement dans ces toiles si minces, si fines, si déliées, ou si, au contraire, comme cela est bien démontré pour l'arachnoïde, elle ne résiderait pas dans le tissu qui les unit aux organes adjacents; nous ferons seulement remarquer que les flegmasies des séreuses se distinguent par l'acuité des douleurs et une sécrétion de sérosité qui laisse souvent déposer une matière coagulable donnant elle-même naissance à une membrane organisable, d'où résultent les adhérences des deux feuillets adossés de la séreuse. (V. *Péritonite, Pleurésie*.) Ces membranes sont assez fréquemment aussi le siège de granulations tuberculeuses, développées au-dessous d'elles, et qui déterminent des accidents spéciaux. On peut appliquer aux synoviales ce que nous venons de dire des séreuses.

Quant aux fibreuses, leur vitalité plus obscure les rend moins sujettes aux maladies que les organes dont nous venons de parler ; elles sont cependant quelquefois le siège d'inflammations rhumatismales.

MEMBRANES ACCIDENTELLES. On appelle ainsi les tissus de formation nouvelle, qui se produisent dans certaines circonstances, et simulent les différentes variétés de membranes que nous venons d'étudier. C'est ainsi que le tissu cellulaire, condensé par le développement anormal d'une partie, ou par la présence d'un corps étranger, donnera naissance à une lame fibreuse; que de la sérosité épanchée s'entourera d'une poche à parois séreuses (V. *Kystes*); qu'une membrane pseudo-muqueuse s'organisera dans les clapiers purulents (V. *Abcès, Fistules*). Le tissu de cicatrice est encore une membrane accidentelle.

MEMBRANES (Fausses). On appelle ainsi les produits de la sécrétion des membranes muqueuses ou séreuses altérées par l'inflammation, et qui se déposent sous forme d'une couche assez épaisse, susceptible de s'organiser. (V. *Angine, Croup, Péritonite, Pleurésie*.)

MEMBRANES DE L'OEUF. (V. *OEuf humain*.)
J.-B. BEAUDE.

MEMBRANEUX (*anat*.), adj. Qui est de la nature des membranes, qui ressemble à ces organes. V. *Membranes*.

MEMBRES (*anat*.), s. m. pl. Ce sont les prolongements mobiles qui sont à la partie supérieure et inférieure du tronc, et qui existent chez esque tous les animaux. Chez l'homme, les membres sont divisés en supérieurs et en inférieurs; chez les quadrupèdes, en antérieurs et postérieurs. Le mode de station des animaux a présidé à la division que nous venons d'indiquer. Il existe une autre distinction qui est commune à tous les vertébrés, c'est celle qui divise les membres en thoraciques, pour indiquer ceux qui s'attachent à la poitrine, et en abdominaux, pour désigner ceux qui sont en rapport avec la cavité abdominale. Chez l'homme, les membres sont quelquefois désignés sous le nom d'extrémités, que l'on divise en supérieures et en inférieures; elles ont reçu ce nom parce que ce sont les points du corps qui sont les plus éloignés du centre. Les membres supérieurs ou thoraciques sont plus faibles que les inférieurs, ils sont plus éloignés de la ligne médiane, leurs mouvements sont plus étendus et plus divers, enfin ils sont aussi favorablement disposés qu'il est possible pour remplir le but auquel ils sont destinés, celui de nous mettre en rapport avec les corps extérieurs.

Les membres inférieurs ou abdominaux sont plus puissants, plus rapprochés de la ligne médiane, leur implantation se fait sur une base plus étendue et plus puissante : là, la souplesse a été sacrifiée à la solidité et à la force. Aussi les mouvements sont-ils moins variés, plus bornés ; on voit qu'ils sont destinés à supporter tout le corps, à lui servir de base de sustentation. Le seul examen des membres et de leur structure suffirait pour renverser cette hypothèse avancée par quelques philosophes du dernier siècle, qui prétendaient que la station bipède n'était pas naturelle à l'homme : tout, au contraire, démontre que c'est la seule qui puisse lui convenir et pour laquelle il a été créé. Le peu de solidité des articulations des membres thoraciques à l'épaule, leur forme, le rapprochement des membres inférieurs de la ligne médiane, l'implantation et la force des muscles des cuisses et de la jambe, la forme du pied comparée à celle de la main, tout tend à démontrer cette vérité que l'observation de tous les peuples et de tous les individus humains a surabondamment prouvée, que l'homme est fait pour marcher sur deux pieds, et que l'éducation et la civilisation ne l'ont pas modifié à cet égard.

La longueur relative des membres n'est pas la même dans toutes les races d'hommes ; dans celle d'un ordre inférieur, la longueur disproportionnelle des membres suit le type de décroissement que l'on observe dans toute leur organisation. Ainsi, chez les Hottentots, les Mélaniens, les extrémités supérieures sont beaucoup plus longues, proportionnellement à leur stature, que dans les races plus élevées : chez les Mélaniens, les extrémités inférieures sont plus grêles, et les membres dans leur ensemble se rapprochent de ceux des singes des espèces supérieures, tels que les orangues et les pongos.

Les considérations physiologiques et d'anatomie comparée que la forme des membres et leurs fonctions pourraient déterminer sont très-nombreuses ; quelques unes ont été traitées au mot Locomotion, d'autres seront indiquées au mot Squelette. Aux mots Épaule, Bras, Avant bras, Mains, Doigts, Bassin, Cuisse, Jambe, Pied, Orteils, on trouvera la description de eur organisation et de leurs maladies.   J.-P. BEAUDE.

MÉNINGES (anat.), s. f., Meninx, du grec Menigx, membrane. Chaussier a donné le nom de méninges aux trois membranes qui enveloppent le cerveau, et qui sont la dure-mère, l'arachnoïde et la pie-mère. L'arachnoïde ayant été décrite à son mot propre, nous allons parler seulement de la première et de la dernière de ces membranes.

La dure-mère est une membrane fibreuse qui tapisse l'intérieur du crâne, et y forme des replis qui sont destinés à séparer et à maintenir les différentes portions du cerveau. Elle envoie un prolongement qui pénètre dans le canal vertébral et qui enveloppe la moelle épinière qu'il est destiné à protéger. Trois grands replis sont formés par la dure-mère : le premier est la grande faulx du cerveau, qui sépare la cavité du crâne d'avant en arrière, suivant la ligne médiane, et qui s'étend depuis l'apophyse crista galli de la lame criblée de l'éthmoïde, jusqu'à la protubérance interne de l'occipital ; la partie supérieure de ce repli est convexe pour s'accommoder à la forme de la face interne du crâne à laquelle elle s'attache ; la partie inférieure est droite et confondue en arrière avec la tente du cervelet dont nous allons parler. Ce repli a pour fonction de séparer les deux hémisphères du cerveau et d'empêcher qu'ils ne pèsent l'un sur l'autre.

La tente du cervelet est transversale ; elle est située horizontalement à la partie postérieure du crâne ; elle s'attache à la protubérance interne de l'occipital et se prolonge sur les côtés et en avant ; son bord postérieur est arrondi et son bord antérieur est droit et un peu concave : elle a pour objet de soutenir la partie postérieure des hémisphères cérébraux et d'empêcher qu'ils ne compriment le cervelet. La faulx du cervelet, qui est le troisième de ces grands replis, est située au-dessous du précédent, sur lequel il s'insère à angle droit ; il s'attache postérieurement à la partie moyenne et inférieure de l'occipital ; à son extrémité inférieure, il se bifurque en avant de la gouttière basilaire, avec les bords de laquelle il se confond ; ce repli a pour fonction de séparer les deux lobes du cervelet. Il existe en avant de la base du crâne deux autres replis plus petits qui sont formés par les petites ailes du sphénoïde et les apophyses d'Ingrassias ; ils ont pour fonctions de maintenir les lobes antérieurs et les lobes moyens du cerveau. Ces divers replis, au point de leur insertion sur les os et dans leur intérieur, forment des canaux qui ont reçu le nom de sinus ; ils contiennent le sang veineux qui revient du cerveau vers le cœur, et ils se rendent tous dans la veine jugulaire interne.

Des deux surfaces de la dure-mère, l'une, qui est interne, est en rapport avec le cerveau, elle est lisse et recouverte par l'arachnoïde ; l'autre, qui est externe, est fortement adhérente aux os du crâne, ou bien appliquée sur elle-même dans ses replis. Cette membrane envoie des prolongements qui servent de gaines ou d'enveloppes fibreuses aux vaisseaux ou aux nerfs qui sortent du crâne ; ces prolongements se confondent avec le périoste des os. La dure-mère a pour fonctions de maintenir les diverses parties du cerveau, d'empêcher qu'elles ne se compriment dans les forts ébranlements qui peuvent lui être communiqués ; elle modère aussi l'expansion du cerveau déterminée par l'abord du sang. Lorsque le crâne est enlevé ou détruit dans quelques points, il est facile de juger de cet effet, et si la dure-mère vient à être ouverte, la substance du cerveau fait immédiatement hernie à travers cette ouverture.

Le prolongement rachidien de la dure-mère, ou *dure-mère spinale* ou rachidienne, est cylindrique, un peu aplati d'avant en arrière, plus large supérieurement et inférieurement qu'à la partie moyenne. La cavité que forme ce conduit est plus large qu'il ne le faut pour contenir la moelle épinière ; à l'extérieur il n'adhère point aux parois du canal rachidien ; il commence en haut au trou occipital, et se termine en bas au sacrum et au coccyx, où les libres de ce conduit se partagent en faisceaux et s'attachent à ces deux os.

Les *maladies* de la dure-mère sont celles des membranes fibreuses ; elle est rarement le siège d'inflammation ; ce n'est que dans les cas d'affections rhumatismales ou goutteuses que l'on voit cet organe se prendre souvent par métastase. Des tumeurs peuvent se développer dans l'épaisseur de cette membrane, et celles dites *fongus* de la dure-mère présentent le plus de danger ; elles ont un mode particulier de développement. (V. *Fongus.*)

La *pie-mère* est la troisième membrane du cerveau ; elle est extrêmement mince, de nature celluleuse, et située sous l'arachnoïde ; c'est la membrane propre du cerveau avec lequel elle est en contact immédiat. Cette membrane pénètre dans toutes les anfractuosités et dans les cavités du cerveau ; elle se prolonge aussi sur la moelle épinière. Sa face interne est en contact avec le cerveau, la face externe est adhérente à l'arachnoïde dans les points où elle est en contact avec elle ; mais elle l'abandonne pour pénétrer dans les replis et les cavités du cerveau. La ténuité de cette membrane est extrême, ses fonctions sont peu connues ; elle participe à l'inflammation de l'arachnoïde, ce qui a fait donner par beaucoup d'auteurs le nom de *méningite* à l'inflammation de cette dernière membrane, expression qui maintenant parait généralement adoptée.(V. *Arachnitis, Hydrocéphale aiguë.*)   J.-P. BEAUDE.

MÉNINGITE (*méd.*), s. f. C'est l'inflammation des méninges. (Voy. *Arachnitis, Hydrocéphale.*)

MÉNINGO-GASTRITE (*méd.*) Nom donné par Pinel aux fièvres bilieuses. (V. *Fièvre.*)

MÉNORRHAGIE (*path.*), s. f., *menorrhagia.* On nomme ainsi l'écoulement très-abondant du sang dans le flux menstruel ; c'est une sorte d'hémorrhagie de la matrice. (V. ce mot et *Menstruation*).

MENSTRUATION (*physiol.*), s. f., du latin *menstruatio*, même signification. Il y a, suivant le climat, le tempérament et les habitudes, de grandes différences pour le moment d'apparition de l'écoulement sanguin utéro-vaginal auquel presque toutes les femmes sont sujettes, et qui coïncide avec les autres signes de la puberté traduits par les systèmes des glandes et des poils. Osiander a établi, par des calculs certains, que chez les femmes de l'Allemagne occidentale, les premières règles se montrent le plus communément pendant la quatorzième année, et en général, pour toute la zône tempérée, on peut dire que c'est de la treizième à la quinzième. Il est connu que, dans les contrées les plus chaudes de l'Asie, les filles sont nubiles dès l'âge de neuf ans, et après vingt seulement dans les régions polaires.

Voilà l'ordre qu'on peut appeler régulier, mais les exceptions sont nombreuses.

Souvent les règles apparaissent bien longtemps après l'âge ordinaire de la puberté, comme aussi on les voit devancer cette époque. Il y a des femmes qui n'ont jamais eu cette évacuation, signe de la fécondité ; Linnée dit en avoir trouvé un grand nombre en Laponie, et qui, nonobstant, étaient devenues mères. L'exemple cité par Déventer est plus extraordinaire, c'est celui d'une femme qui n'aurait été réglée que pendant ses grossesses. On a parlé aussi de cas de menstruation survenue dès les premiers jours de la naissance ; mais toutes les observations de ce genre paraissent se rapporter plutôt à des effets maladifs qu'à une fonction ordinaire et normale.

Quand la jeune fille devient nubile, toute l'organisation et le moral même est affecté par ce passage d'un âge à l'autre ; cependant, c'est dans les fonctions et les organes de la génération que les plus grands changements se montrent ; il y a sentiment de pesanteur, de tension dans le bas-ventre, de chaleur dans la muqueuse du vagin, où parait un écoulement muqueux qui bientôt devient sanguinolent, et à la fin tout-à-fait sanguin ; en même temps les mamelles se durcissent, et la voix prend un accent plus prononcé. Il n'est pas rare qu'il se joigne à cet état régulier quelques symptômes maladifs, comme des éruptions à la peau, de la raideur dans les muscles du cou, et de la céphalalgie ; quelques femmes sont, pour toute la durée de leur vie, soumises, pendant leur époque, à ces indispositions, auxquelles Bordeu dit encore qu'il faut ajouter un léger mouvement fébrile, avec accélération et inégalité du pouls. La moyenne quantité de sang répandu serait, d'après Hippocrate, de dix-huit onces en Grèce. Dans nos climats il est évidemment moindre : Haller l'estime de six à douze onces, et encore cette évaluation parait exagérée. Un préjugé vulgaire, recueilli par Pline, répété depuis par les médecins arabes et la plupart des auteurs du moyen âge, attribue au sang menstruel des qualités nuisibles ; on dit qu'il est vénéneux, et que ses exhalaisons mêmes produisent de mauvais effets. Mais la vérité est que ce sang n'a pas de qualité essentiellement différente du sang ordinaire ; seulement il contient en mélange une quantité variable de mucus.

La périodicité mensuelle de ce phénomène, inexplicable dans ses causes premières, a été le sujet de nombreuses discussions : on s'est demandé si la généralité des femmes étaient réglées exactement douze fois par an ; ou bien si, par des anticipations constantes de deux ou trois jours, l'évacuation venait à coïncider avec le mois lunaire ; or, les observations connues jusqu'à présent semblent confirmer la première de ces opinions : toutefois, il ne faut pas oublier qu'il s'agit seulement d'une proportion commune, car ici encore les exceptions sont fréquentes. Beaucoup de médecins prétendent que les règles paraissent indifféremment dans tous les temps du mois ; d'autres assurent, au contraire, que la première semaine et les huit jours qui suivent la seconde quinzaine sont des époques spéciales.

Quand elle a été une fois bien établie, la menstruation se continue, sans autre interruption que pour les cas de grossesse et de lactation, jusqu'à l'âge de 45 à 50 ans ; toute suspension venant dans l'intervalle doit être regardée comme un symptôme maladif, et appeler, à ce titre, l'attention du médecin. On sait que la fin de cette évacuation, ou l'âge appelé critique, à cause des maladies graves qu'il amène trop souvent avec lui, est le plus ordinairement annoncé par des dérangements dans la fonction : les époques de menstruation deviennent irrégulières et s'éloignent ; il y a diminution progressive dans la quantité du sang écoulé ; d'autres fois, au contraire, le flux sanguin augmente, au point de ressembler à une véritable perte. Il n'est pas rare que les menstrues, avant leur cessation complète, soient momentanément remplacées par un écoulement muqueux ; alors aussi, presque toutes les femmes sont sujettes à un malaise général, auquel se joignent habituellement des douleurs dans les lombes, des engourdissements dans les membres inférieurs, quelques bouffées de chaleur à la face, etc.

C'est une opinion générale qu'une fois l'âge critique passé, la constitution des femmes se raffermit : exposées dès-lors à moins de maladies que les hommes, elles vivent plus longtemps qu'eux ; on dirait que l'activité, éteinte dans la matrice, se reporte sur les autres organes qui en acquièrent une vitalité plus grande.

Voilà les phénomènes principaux de la menstruation ; il reste maintenant à examiner son mécanisme, ses causes et ses dérangements.

Les règles, véritable hémorrhagie, qui, quant à la manière de se former, ne diffère pas des hémorrhagies ordinaires, vient, en grande partie du moins, de l'intérieur de la matrice ; la preuve en est que, lorsqu'il y a occlusion de cet organe, le sang accumulé dans sa cavité est à la fois le signe d'un vice de conformation, et la cause des grandes douleurs qui s'y font sentir. La muqueuse du vagin y contribue de son côté, et on ne peut même pas nier qu'elle ne se trouve quelquefois seule à produire l'évacuation sanguine ; mais ce sont là des circonstances tout exceptionnelles. L'observation, d'accord avec la théorie, prouve que la matrice doit être la source principale de l'écoulement ; car ses vaisseaux ont seuls assez d'élasticité pour se prêter aux dilatations et resserrements successifs, comme aussi, en cas de grossesse, c'est la nouvelle fonction établie dans sa cavité qui est seule cause d'une suspension temporaire ; autrement la muqueuse du vagin, restée dans les mêmes conditions, devrait continuer à fournir les règles.

On a vu, par des autopsies faites en temps convenable, que, peu avant l'époque menstruelle, le corps de la matrice et son col se trouvaient grossis et tuméfiés ; c'est un véritable état fluxionnaire, accompagné souvent aussi de symptômes extérieurs, tels que constriction générale, pâleur à la peau, agitation irrégulière du pouls et frisson.

S'il en est ainsi, et que l'hémorrhagie menstruelle ressemble en tout aux hémorrhagies ordinaires qu'on nomme actives et par fluxion, il devient difficile de dire lesquels, des vaisseaux artériels ou des veines, y contribuent pour la plus grande part, le sang s'échappant alors par suintement à travers la surface interne de la membrane muqueuse. Les fonctions de la génération ont cela de particulier, qu'elles commencent à une époque avancée de la vie, et se terminent longtemps avant elle : ceci tient à la nature même des choses ; l'observation montre que tous 'es corps de l'univers et leurs dif-

férentes parties s'harmonisent entre eux et s'organisent pour le but commun, mais il n'y a pas de raison physiologique qui en donne l'explication. Quant à la menstruation, Aristote prétend que généralement il y a pour le type femelle une surabondance de sang qui, dans les ovipares, contribue à donner plus de développement aux animaux de ce sexe, tandis que, chez les vivipares non réglés, une telle surabondance trouverait, suivant lui, son emploi dans la production des poils : si donc la femme est réglée, c'est par la double raison que sa peau est lisse et sa situation verticale ; et les femelles de quelques espèces de singes le sont aussi à cause de leur habitude de se tenir dans cette position. Quoi qu'il en soit, le sang menstruel, sans servir directement à la nutrition du fœtus, concourt sans doute à l'établissement de cette fonction nouvelle, puisqu'il cesse de couler pendant la grossesse, et se trouve ainsi toujours disposé à favoriser une activité organique accidentelle, et nécessairement momentanée.

Les règles sont sujettes à différents désordres qu'il est à propos de faire connaître ici. Ainsi, elles peuvent être peu abondantes, s'accompagner de coliques, de malaises, de douleurs de reins, etc., venir à des époques irrégulières, etc. Ces déviations sont connues sous le nom de *dysménorrhée,* et elles reconnaissent le plus souvent pour cause, soit une maladie de la matrice, soit une affection organique de l'un des viscères les plus importants de l'économie. D'autres fois enfin, cet état est en quelque sorte constitutionnel, et, à part cette incommodité, les femmes jouissent d'une excellente santé. Quand la dysménorrhée est symptomatique d'une maladie organique, c'est à la cause qu'il faut s'en prendre, et l'affection principale guérie, la régularité menstruelle reparaîtra d'elle-même. Quand la dysménorrhée est essentielle, la femme doit surtout s'astreindre à des soins hygiéniques, prendre, aux époques menstruelles, des bains de siège, faire de l'exercice à pied ou en voiture, etc. ; quelquefois même, quand il y a des accidents de pléthore, avoir recours à des applications de sangsues à la vulve, pour compléter l'évacuation trop peu abondante. Chez les femmes faibles et débiles, au contraire, il faudra employer les toniques. (V. *Chlorose.*)

Au lieu d'être peu abondantes, les règles peuvent être tout-à-fait supprimées ; c'est ce qui constitue l'*aménorrhée.* Cet état peut se présenter : 1o à l'époque de l'éruption ordinaire des menstrues, et cela dans plusieurs conditions différentes. Tantôt, le sang ne s'écoule pas parce qu'il y a occlusion de la matrice, du vagin ou de l'orifice de la vulve ; c'est l'*aménorrhée par rétention ou par défaut d'excrétion* : le ventre se gonfle, il y a des douleurs dans le ventre, devenant plus intenses à chaque période d'un mois ; cette particularité, jointe à l'âge du sujet qui est arrivé au moment où les règles devraient paraître, met le médecin sur la voie, et ici c'est une opération chirurgicale qui doit rétablir le cours du sang accumulé dans la matrice ou dans le vagin. D'autres fois, le sang n'est pas sécrété par l'utérus ; c'est l'*aménorrhée par défaut de sécrétion* : elle s'observe, soit que l'écoulement ait déjà paru et qu'il ait cessé de se faire, soit qu'il ne se montre pas du tout. Cet état anormal dépend quelquefois d'une constitution pléthorique, et alors il y a des phénomènes de congestion sanguine. Mais, dans le plus grand nombre de cas, la cause est véritablement asthénique, et les accidents se rapprochent tout-à-fait de ceux de la chlorose.

Ainsi, lorsque les jeunes filles arrivent à l'âge de puberté, et que les règles ne peuvent pas s'établir, il est inévitable qu'il survienne quelques indispositions, dont les plus habituelles sont des maux de tête, avec bouffées de chaleur à la face, des douleurs dans les reins et les lombes; il y a de l'anxiété, de la difficulté à respirer, et le plus souvent des palpitations. On conseille alors avec avantage les exercices modérés, surtout la promenade à pied, les pédiluves et les bains de siège, l'application de sangsues en petit nombre à la partie interne et supérieure des cuisses, l'usage des préparations de fer et des infusions excitantes, comme celles d'armoise, de rhue et de sabine. Au reste, ces indispositions peuvent, suivant les circonstances et les tempéraments, prendre des formes très-diverses ; il importe de varier en conséquence les prescriptions.

2e D'autres fois, c'est pendant l'âge adulte que les règles viennent à se supprimer, et ici l'aménorrhée peut encore avoir lieu par défaut d'excrétion, lorsqu'une circonstance accidentelle est venue oblitérer les voies de la génération. Mais le plus communément il y a suppression proprement dite. Cette suppression est souvent la suite d'imprudences commises par la femme, qui s'est refroidie ou bien a plongé les mains, les pieds dans de l'eau froide pendant l'époque menstruelle ; une émotion morale très-forte, une peine très-vive, une frayeur, etc., telles sont les causes les plus ordinaires. D'autres fois, l'aménorrhée est symptomatique d'une maladie soit de la matrice, soit de l'un des organes renfermés dans les grandes cavités.

La suppression des règles donne lieu à une foule d'accidents très-variés, souvent fort bizarres, et dont quelques uns un beaucoup d'analogie avec l'état de grossesse. Quant au traitement, il consiste à rétablir, si faire se peut, l'écoulement menstruel. Pour cela, aux époques ordinaires et pendant quelques jours, on ordonnera des bains de siège avec de l'armoise, on fera prendre des emménagogues, on fera des frictions stimulantes sur les lombes, ou appliquera des cataplasmes sinapisés aux cuisses, etc., afin de rappeler le sang vers l'utérus. Une saignée du pied, des sangsues à la vulve pourront encore être d'une grande utilité chez les femmes qui éprouvent des accidents de pléthore. Si, au contraire, il y a de la faiblesse, de la pâleur, c'est, outre les moyens locaux que nous venons d'indiquer, au régime fortifiant, aux préparations ferrugineuses qu'il convient d'avoir recours.

L'écoulement menstruel est susceptible de se dévier : il n'est presque pas d'ouverture naturelle, il n'est presque pas de point des surfaces muqueuses ou de la peau, qui n'ait donné issue au sang qui aurait dû s'écouler par le vagin. En affectant une périodicité semblable à celle des menstrues, on leur a donné le nom d'hémorrhagies supplémentaires. Elles ont souvent pour siège une plaie, un ulcère. Ces hémorrhagies n'ont pas le même danger que les autres, lors même qu'elles sont fournies par un organe très-délicat, tel que le poumon. J'ai vu une femme non réglée cracher le sang chaque mois, pendant trois à quatre jours, et cela durant plus de huit ans, jusqu'à son époque critique, et sans autre incommodité. La suppression brusque de ces sortes d'infirmités peut être suivie de symptômes alarmants. Le meilleur moyen que l'on puisse employer pour rétablir le cours normal de la menstruation, ou pour prévenir la congestion d'un viscère important, ne consiste pas dans des emménagogues plus ou moins âcres, excitants plus ou moins infidèles, mais il faut recourir à la saignée du pied, ordinairement très-efficace.

Beaucoup d'auteurs ne regardent pas le sang menstruel comme formé des mêmes éléments que le reste du sang : il est très-peu coagulable et par conséquent ne contiendrait pas de fibrine ; les taches qu'il laisse sur le linge sont plus faciles à enlever que d'autres taches de sang ; il contient une plus grande quantité de cruor, de matière colorante pure, mais non fixée par la fibrine.

La couleur foncée de ce sang, et le peu d'affaiblissement que cause un écoulement considérable des règles, seraient encore, suivant Burdach, de nouveaux motifs pour le rapprocher du sang veineux.

Il est très-difficile d'affirmer que l'analyse est exacte, et ne porte que sur du sang menstruel; il faut en effet tenir compte de la quantité trop considérable de sang que peut fournir la menstruation, et qui serait alors le produit d'une hémorrhagie, et non plus du sang des règles. Il faut tenir compte de l'état d'irritation de l'utérus et du vagin à l'époque de la menstruation, ce qui modifie encore sa composition régulière. L'écoulement des règles est très-souvent accompagné de l'expulsion de fausses membranes de poches, en forme de membrane caduque. Les filles publiques, les femmes qui abusent du coït, sont très-sujettes au phénomène dont il s'agit, et c'est une des causes de la stérilité qui se montre fréquemment chez elles.

L'écoulement des règles est le signe, et, pour ainsi dire, la mesure de la santé ; il en est aussi la source. En effet, la santé ne peut être notablement altérée sans que la menstruation n'éprouve quelque changement, et le trouble de cette fonction influe presque toujours sur l'exercice des autres. Toutefois, les maladies chroniques dont le siège est hors de la matrice, n'amènent en général la suppression des règles que lorsqu'elles sont arrivées à leur dernière période. Mais cependant, avant cette époque, il y a eu diminution dans l'écoulement, irrégularité dans l'apparition, ou altération du sang.

L'époque de la première menstruation, de la nubilité, de la puberté en un mot, s'annonce par des phénomènes bien connus, et qui doivent engager les parents à prendre quelques précautions pour ménager alors le moral et le physique. S'il est rarement nécessaire, dans l'état de notre civilisation, d'instruire la jeune personne de ce qui doit lui arriver prochainement, il est toujours bon de le faire pour éviter d'une part l'effroi que l'apparition du sang a causé à quelques unes, et que la honte les empêchait de confier même à des intimes. D'autre part, pour éviter les tentatives dangereuses que la jeune fille pourrait faire, pour supprimer un écoulement qu'elle prendrait pour une maladie, il faut la soustraire aux passions débilitantes, qui suspendent l'effort hémorrhagique fait par la nature, et aux passions excitantes, qui pourraient l'accroître outre mesure. Il en est de même de tout excès dans les exercices du corps et dans le régime ; il faut éviter les réfrigérants appliqués aux mains et surtout aux pieds. Les précautions à prendre relativement aux vêtements rentrent dans les règles générales de l'hygiène. **CAFFE**,

Docteur-Médecin , ancien chef de clinique de l'Hôtel-Dieu de Paris.

MENSTRUES (*physiol.*), s. f. pl. On désigne ainsi l'écoulement mensuel du sang chez la femme. (V. *Menstruation*.)

MENTAGRE (*path.*), s. f. Mot hybride formé du latin *mentum*, menton, et du grec *agra*, proie, capture. On désigne ainsi une maladie de la peau caractérisée par des pustules ordinairement à base large et indurée, qui s'établissent par éruptions successives sur le menton et les parties inférieures de la face et des joues.

Cette affection est très-anciennement connue ; Pline est le premier auteur qui l'ait décrite comme une maladie nouvelle importée de l'Asie, et susceptible de se propager par le contact. Nous verrons, à propos des causes, ce qu'il faut penser de cette dernière assertion.

La mentagre semble affecter exclusivement les hommes, et elle atteint spécialement les sujets adultes entre vingt et quarante ans. On a cru remarquer que les personnes dont le système pileux est très-développé, qui portent une barbe noire, épaisse et touffue, étaient plus exposés à l'éruption qui nous occupe. L'habitude de la boisson, les professions qui exposent le visage à une chaleur vive (cuisiniers, rôtisseurs, forgerons, etc.), mais par-dessus tout l'habitude de porter une longue barbe, tout en négligeant les soins de propreté, sont les causes ordinaires de la mentagre. Il est cependant des personnes qui, placées dans les conditions les plus favorables, sont atteintes de cette maladie, et qui cherchent à expliquer par des modifications extérieures, l'action d'un rasoir malpropre, par exemple, l'origine de leur mal : mais la cause réelle est une prédisposition tout individuelle, inexplicable comme celle qui donne lieu à la plupart des maladies, et cependant incontestable. Du reste, dans quelques recherches que nous avons entreprises sur l'étiologie de la mentagre, nous n'avons pas trouvé que les allégations des auteurs sur l'influence des agents irritants fût bien fondée; dans la plupart des cas, il a fallu accuser la prédisposition dont nous parlions tout-à-l'heure. Suivant Pline, la mentagre serait contagieuse, et à Rome la maladie se serait propagée par les baisers que les chevaliers romains avaient coutume de se donner en se saluant. Mais malgré l'assertion de cette savante autorité, malgré les assertions toutes récentes de quelques médecins de province, nous persistons à soutenir que la mentagre n'est pas plus contagieuse que les autres maladies dartreuses.

Symptômes. La mentagre débute constamment par une éruption de pustules qui se montrent, soit sur le menton, soit sur la lèvre supérieure, soit enfin sur les parties latérales de la face, mais toujours dans la moitié inférieure de cette région; c'est à ce siège exclusif de prédilection que la maladie qui nous occupe a emprunté son nom. Voici

ce qui se passe dans la plupart des cas. On voit d'abord apparaître dans l'un des points désignés une ou plusieurs pustules, qui acquièrent leur parfait développement, leur maturité, si je puis dire, dans l'espace de vingt-quatre à quarante-huit heures. Ces pustules ont une base rouge et légèrement saillante au-dessus du reste de la peau, et se terminent en cône, dont le sommet renferme un pus blanc et crémeux. Au bout d'un temps variable, cinq à six jours par exemple, ou plus promptement, si le malade cède au besoin de se gratter, ces petites pustules s'ouvrent et laissent échapper le pus qu'elles renfermaient. Ce pus, auquel s'ajoute le produit d'une nouvelle matière sécrétée par le fond de la pustule, se dessèche et forme une croûte jaunâtre assez mince, surtout à sa circonférence, et qui ne tarde pas à s'épaissir. En même temps de nouvelles pustules se forment autour des premières, et de leur réunion il résulte une plaque irrégulière, plus ou moins étendue ; des plaques semblables se forment au voisinage, et, dans certains cas, ces agglomérations occupant toute la moitié inférieure du visage, sont tellement rapprochées, qu'à une certaine distance l'intervalle qui les sépare s'efface, et que le malade semble avoir une barbe et des moustaches épaisses, et recouvertes d'un enduit limoneux verdâtre. Cet aspect tient à la forme et à l'épaisseur des croûtes dont nous avons parlé. A mesure que ces croûtes se détachent, de nouvelles pustules se forment au-dessous; et par suite du travail flegmasique qui amène leur production, le derme s'épaissit et offre un aspect tuberculeux, caractéristique de cette affection Cette turgescence, cette induration du derme se propagent souvent en tissu cellulaire, et alors on voit les plaques malades saillantes au-dessus de la peau voisine, dures et résistantes au toucher ; ce relief n'a pas lieu insensiblement, il est en quelque sorte perpendiculaire, ce qui le rend bien plus remarquable.

La marche est ordinairement chronique ; mais dans quelques cas rares, on a vu la mentagre revêtir une forme aiguë et guérir assez promptement. D'un autre côté, s'il est des cas dans lesquels la maladie est incurable, il faut convenir que, dans la grande majorité des cas, on parvient à la faire disparaître à l'aide d'un traitement approprié. Mais est-on à l'abri de la récidive ? Non, sans doute, et malheureusement les rechutes sont assez communes. Quant à la durée, elle est ordinairement de plusieurs mois, quelquefois de plusieurs années.

Traitement. Abattre l'inflammation quand elle est très-intense, favoriser ensuite la résolution des engorgements, telles sont les deux indications générales que présente le traitement de la mentagre; on les remplit à l'aide des moyens suivants. Quand l'inflammation est très-vive, que l'individu est fort, pléthorique, on peut commencer par une saignée ou plutôt une application de sangsues derrière les angles de la mâchoire. Mais, le plus ordinairement, des lotions rafraîchissantes faites avec l'eau de son vinaigrée (une cuillerée de vinaigre dans un bol d'eau de son), la décoction de cerfeuil, de laitue, le petit lait, etc., l'application de cataplasmes de fécule de pomme de terre, suffisent pour enlever la phlogose.

Les cataplasmes saupoudrés de fleur de soufre forment en quelque sorte le passage des émollients aux résolutifs; leur emploi est surtout indiqué dans les premiers temps, quand l'inflammation n'est pas très-forte, pour faire tomber les croûtes et préparer l'emploi des fondants. Parmi ces moyens, propres à faire disparaître les indurations de la peau, nous citerons: 1° les lotions ioduro-sulfureuses, les lotions d'eau de Barège artificielle, l'eau de savon additionnée d'eau-de-vie de lavande ou d'alcoolat de mélisse, etc.; 2° les pommades d'iodure de soufre (4 grammes d'iodure pour 32 d'axonge), de calomel (même proportion); 3° les douches de vapeur sont encore très-avantageuses pour amener au même résultat.

Feu le professeur Alibert a, dans quelques cas, retiré de bons effets de la cautérisation avec le nitrate d'argent; mais ce caustique demande à être manié par une main habile; nous lui préférons la solution iodurée caustique de M. Lugol.

Ce n'est pas tout que d'employer des moyens locaux, il faut en même temps combattre la disposition générale. Ainsi, on fera boire une tisane amère, on fera prendre chaque soir une prise de 2 à 4 grains de calomel, ou purgera une ou deux fois par semaine avec l'eau de Sedlitz, ou tout autre léger purgatif, etc.

Enfin, le malade doit être astreint à de grands soins de propreté. Comme l'action du rasoir entretient l'irritation, la barbe doit être coupée le plus près possible de la peau avec des ciseaux courbés sur leur plat, opération que pratiquent avec une rare habileté certains barbiers juifs. Enfin, tous les excitants, vin pur, café, liqueurs, etc., seront sévèrement proscrits.   E. BEAUGRAND.

MENTALES (maladies) (*méd.*), s. f. p. Dans cet article, consacré à des notions générales sur la folie, nous ne perdrons pas de vue qu'il doit être inséré dans un dictionnaire de médecine usuelle. Sans négliger entièrement de satisfaire la curiosité scientifique sur un sujet non moins philosophique que médical, nous aurons soin d'être sobres de considérations qui réclament des intelligences exercées aux études médicales, et d'insister, au contraire, sur les choses les plus usuelles et les plus immédiatement applicables.

Mais, avant d'aller plus loin, rappelons qu'à l'article *Folie* de ce Dictionnaire, nous avons essayé: 1° de montrer l'insuffisance des tentatives faites par les philosophes et par les médecins pour définir la raison et la folie; 2° d'exposer les analogies et les différences que présentent ces deux états dans quelques uns de leurs aspects; 3° d'établir un parallèle des passions et de certains états psychologiques avec l'aliénation mentale; 4° de faire connaître les principaux signes qui distinguent le délire aigu d'avec la folie, l'importance du diagnostic à cet égard, et les précautions à prendre dans certains cas pour éviter une erreur souvent très-préjudiciable; 5° de constater l'existence du délire à l'aide de la comparaison de la folie avec le sens commun interprété par la philosophie, et de la confrontation de l'individu avec lui-même aux diverses périodes de son âge.

De ces considérations sur ces objets importants, principalement relatives au diagnostic différentiel des maladies mentales, passons à l'étude générale des diverses phases de ces maladies elles-mêmes, depuis leur origine la plus reculée jusqu'à leur terminaison.

Prenant les choses de loin, nous indiquerons d'abord les signes de la prédisposition à l'aliénation mentale, nous décrirons ensuite avec soin la période d'incubation, dont l'appréciation intéresse si vivement les familles et la société. Après avoir signalé les caractères de l'invasion de la folie, ses différentes espèces, et exposé les phénomènes de tout ordre qui leur sont communs, nous mentionnerons les maladies accidentelles, parmi lesquelles la paralysie occupe le premier rang. Viendront ensuite l'examen des causes prochaines, prédisposantes et occasionnelles de l'aliénation mentale, le pronostic et enfin le traitement physique et moral; dans cette dernière partie, nous accorderons une étendue relativement grande à la question de l'isolement et aux règles de conduite les plus indispensables envers les aliénés isolés ou non.

Commençons par l'exposé des *signes de la prédisposition*.

Parmi ces signes, tout ce qui concerne le moral doit principalement attirer les regards scrutateurs du médecin: il est en effet un grand nombre d'individus qui, prédisposés à l'aliénation, manifestent de bonne heure de graves et de fréquentes singularités morales: si vous les examinez de près, vous leur trouverez des caractères qui offrent entre eux les plus grandes oppositions, mais toujours hors de ligne, nullement en rapport avec leur âge et leur éducation. Les uns ont une sensibilité excessive, de vives impatiences pendant lesquelles ils sont hors d'eux-mêmes; les autres sont d'une froideur et d'une apathie extrêmes. Ceux-ci, très-gais, très-excentriques, recherchent toutes les joies du monde; ceux-là, réservés, sombres, mélancoliques, vivent à l'écart, versent des larmes involontaires, remplacées quelquefois par de brusques saillies de gaîté qu'ils déplorent bientôt amèrement.

Chez d'autres, vous observez la vanité ou l'humilité portées au plus haut degré, l'irrésolution ou la témérité des déterminations, la timidité ou la hardiesse, la crainte ou la forfanterie du danger, le besoin d'ordre dans les plus petits détails ou un désordre contre lequel échouent tous les conseils, des scrupules plus ou moins nombreux ou de l'indifférence et même quelquefois un cynisme hideux, l'instabilité des sentiments, la facilité de caractère qui va jusqu'à l'abnégation de la personnalité, ou bien la fixité des sentiments, la fermeté de volonté qui tend à la domination.

Enfin, les personnes chez lesquelles le sentiment n'est pas équilibré par la raison, qui joignent à une sensibilité vive, l'aptitude à s'arrêter longtemps aux mêmes impressions, à se laisser dominer, entraîner par elles; celles chez lesquelles les affections, les désirs et les répugnances dégénèrent fréquemment en passions, qui montrent une ardeur et un zèle démesurés pour tout ce qu'elles affectionnent et pour tout ce qu'elles entreprennent, passant rapidement de l'enthousiasme au découragement et du découragement à l'enthousiasme; ces personnes, toutes de sentiment, sont les plus exposées aux maladies mentales.

Viennent ensuite certaines manifestations de l'intelligence , mais au second rang seulement ; car l'aliénation mentale a bien plus souvent son origine dans les sentiments que dans les idées, dans la partie affective que dans la partie intellectuelle de notre nature.

Aussi , nous bornerons-nous à dire ici que le triste présage de l'aliénation mentale se tire moins du degré de l'intelligence , au-dessus et au-dessous de la moyenne , que d'un défaut d'harmonie entre les facultés intellectuelles, des singularités, des contrastes qu'elles présentent, analogues à ceux que nous avons signalés dans les qualités affectives.

L'observation prouve que des individus ainsi constitués , sous les rapports du moral et de l'intelligence , qui font le désespoir ou l'admiration de leurs parents et de leurs instituteurs , sans y être fatalement voués , sont plus prédisposés que d'autres à la folie ; leur état réclame des soins plus empressés, plus éclairés, plus constants, et l'on ne saurait se défendre d'une légitime sollicitude, lorsqu'aux singularités de caractère, d'intelligence, se joint la notion menaçante d'hérédité de cette affection. Faisons remarquer néanmoins que , tout en cherchant à atténuer ces singularités , à empêcher leurs progrès, à les régler , on ne doit s'inquiéter sérieusement de leur préexistence que lorsque leur signification est corroborée par d'autres indices d'un dérangement cérébral imminent ; dans quelques cas cependant, les signes de la prédisposition peuvent, à bon droit, figurer parmi les prodromes , puisqu'on ignore complètement la durée de l'incubation. Il est en effet très-difficile d'en préciser la date. Comment mesurer rigoureusement l'intervalle qui sépare la première atteinte d'une cause morbide, du moment où la maladie est manifeste? Quelles difficultés lorsque la cause est ignorée ou qu'il y a concours de plusieurs causes ! Telle cause morale aurait été sans influence fâcheuse, s'il n'avait déjà existé une cause physique : de laquelle de ces deux causes datera l'incubation de la folie?

Souvent, d'ailleurs, l'effet est pris pour la cause, et dès-lors la période d'incubation est méconnue. Témoin un fait qui s'est présenté un grand nombre de fois dans ma pratique. Un négociant se lance dans des spéculations considérables, sa ruine est consommée; on attribue sa folie au chagrin produit par ses revers, et l'on ne songe pas que déjà , depuis longtemps , il témoignait, aux yeux d'un observateur éclairé , du désordre de son esprit , par des changements d'habitudes , de caractère , etc. , et, aux yeux de tous, par cela seul que de négociant circonspect il était devenu spéculateur téméraire.

Il en est de même de plusieurs personnes auxquelles j'ai donné des soins, dont l'aliénation était attribuée à des excès sexuels , à l'abus des spiritueux, tandis que ces excès étaient eux-mêmes des effets et des signes de cette affection.

Il est peu de maladies qui aient une *incubation* plus insidieuse et plus lente que l'aliénation mentale , comme en même temps il en est peu qu'on puisse traiter plus efficacement quand on est assez habile pour en démêler les signes avant-coureurs, et assez heureux pour pouvoir en éloigner les causes. Les premiers développements de la folie sont donc un objet bien important à connaître , et nous

ne saurions appeler trop fortement l'attention sur ce point.

Hors les cas d'une forte prédisposition et d'une cause occasionnelle violente , rarement l'aliénation mentale fait une soudaine invasion, et dans ces circonstances exceptionnelles où elle est comparable à l'éclat et à la rapidité d'un incendie, combien sont impuissants les moyens préventifs!

Le plus souvent , au contraire, la folie se développe graduellement, le germe en est lentement fécondé ; presque toujours le malade apprécie l'origine des désordres progressifs de son intelligence ; il sait à quoi les rapporter et sent le besoin de réaction : mais il peut ne pas en faire la confidence aux personnes qui l'entourent , il cherche même à cacher à tous les yeux l'état dont il a conscience, et à se dérober ainsi à toute observation et à tout moyen de traitement.

Quoi qu'il en soit, que la prédisposition ait été apparente ou occulte, que l'incubation ait été lente ou rapide , elle est manifeste aussitôt que l'action maladive d'une cause morale ou physique se révèle par l'apparition de phénomènes nouveaux. Circonstance remarquable et sur laquelle il convient d'insister. Ainsi , l'individu simplement prédisposé offre des traits plus ou moins nombreux qui le différencient de la généralité des hommes ; mais s'il commence à ne plus ressembler à lui-même, s'il se fait remarquer par l'exagération des singularités personnelles, par des manifestations des sentiments ou de l'intelligence insolites, ou qui contrastent avec sa manière d'être habituelle , dès cet instant , à la prédisposition a succédé l'incubation qu'il importe tant de reconnaître de bonne heure. — Dans ce but, il est précieux d'être fixé sur la cause qui peut devenir occasionnelle ou déterminante de la folie ; l'éveil est alors plutôt donné à l'observation, qui , par cela même, s'exerce d'une manière plus sûre, plus complète et plus fructueuse.

Que les symptômes d'aliénation mentale aient une date ancienne ou récente , il arrive donc une époque où , encore inaperçus du public , ils sont tout-à-fait apparents aux yeux d'un observateur exercé, et ils ressortent surtout de la confrontation de l'individu avec lui-même et de l'appréciation des motifs de ses actions. Dans presque tous les cas, durant l'incubation de la folie , le caractère subit des changements très-marqués, dont les saillies diverses et fortement prononcées dénotent presque à coup sûr si le délire consécutif sera général ou partiel, furieux ou tranquille, gai ou triste.

Lorsque le germe de la folie est ancien , il y a plutôt exagération qu'opposition dans les éléments constitutifs du caractère de l'individu ; celui-ci n'est pas précisément le contraire de ce qu'il était , mais tout ce qu'il y avait, depuis longtemps , de singulier en lui, acquiert tout-à-coup une intensité plus grande. Ses emportements , sa suffisance , sa vanité , son orgueil , s'affranchissent du joug imposé par les convenances sociales ; l'activité des sentiments , des penchants , les dispositions érotiques, le zèle religieux, la misanthropie, la tristesse, le dégoût de l'existence , font des progrès alarmants.

D'autres fois, au lieu d'une exagération, c'est une véritable transformation qu'éprouve le caractère. La prodigalité succède à l'avarice, l'irréligion à la piété, l'obscénité à la pudeur, la débauche à la tempérance, l'indélicatesse à la probité, le mensonge à l'amour de la vérité, l'indifférence et même la haine aux affections les plus tendres et les mieux éprouvées. De là dérivent la négligence des devoirs de famille et de société, le désordre de conduite, le dérangement des affaires, des irritations, des violences qui, momentanément et quelquefois pour toujours, troublent l'harmonie des rapports avec les parents, les amis; et cependant, s'offenser de tels changements, c'est en méconnaître la source; et en conserver du ressentiment après l'éclat de la folie, c'est injustice envers des infortunés si dignes d'indulgence et d'égards.

A ces exagérations, à ces contrastes, à ces oppositions de caractère correspondent des expressions de la physionomie qui sont comme des saillies de l'homme intérieur. Outre les colorations diverses et rapides du visage, on observe des mouvements convulsifs dans les lèvres, les joues, les ailes du nez, les sourcils et les paupières. Le regard surtout, par suite de l'irrégularité de l'innervation, de la contraction ou du relâchement des muscles de l'œil, est fréquemment troublé, égaré, vague, d'une mobilité extraordinaire ou d'une fixité étonnante. En général, l'appareil locomoteur, dans cette période comme dans les périodes subséquentes, est plus ou moins fortement influencé; et parmi la variété de ses lésions quelquefois très-singulières, nous devons noter deux cas extrêmes, celui d'un besoin de mouvement continuel et celui d'une apathie, d'une immobilité, d'une torpeur qui résistent à toutes les sollicitations.

Tous les sens ou quelques uns seulement ayant acquis un plus haut degré d'impressionnabilité, paraissent jouir d'une plénitude de vie inconnue jusqu'alors, et le malade, qui en a plus ou moins la conscience, en manifeste de la surprise, de la joie et de l'orgueil. Dans quelques circonstances, les sensations sont affaiblies, irrégulières, tantôt actives et tantôt comme suspendues; de là, pour le malade, une indifférence plus ou moins grande ou des craintes incessantes d'une grave affection et même d'une mort prochaine. Souvent le malade se plaint de céphalalgie, de sifflements, de tintements, de bourdonnements dans les oreilles, ou accuse des troubles analogues dans les autres sens.

L'insomnie devient de jour en jour plus prolongée, plus opiniâtre, et l'agitation qui, d'ordinaire, l'accompagne, entraîne les malades à abandonner leur lit pour se promener dans l'appartement, ou à sortir de nuit de leur maison pour errer dans les rues et les champs.

Dans cette période de l'aliénation, les fonctions assimilatrices sont généralement plus ou moins lésées. Le goût est altéré, la soif vive, l'appétit est irrégulier, capricieux, tantôt nul, tantôt vorace, et la digestion, habituellement plus énergique, se lie quelquefois à d'autres désordres nerveux; la constipation est ordinaire et réagit sur le cerveau d'une manière fâcheuse.

La respiration, le plus souvent activée, est dans certains cas lente et suspirieuse.

La circulation offre aussi de notables changements dans la rapidité de son mouvement et dans son rhythme, et il n'est pas rare qu'alors on observe des accès de fièvre plus ou moins prononcés.

Lorsque l'éveil est donné sur l'incubation possible ou certaine de l'aliénation mentale, il convient d'adopter le plan de conduite le plus propre à augmenter sa conviction par l'observation de symptômes plus nombreux et plus caractéristiques. Le plus sûr moyen d'y parvenir, c'est d'agir envers les malades de manière à ce qu'ils ne puissent pas comprendre que vous avez quelque soupçon sur leur état mental. Agir autrement, c'est se fermer l'accès à leur confiance, les inviter à la dissimulation, à la contrainte, et parfois les pousser à l'irritation. Cette précaution prise, il ne faut rien négliger pour confirmer ou détruire les soupçons qu'on a conçus, et la meilleure marche à suivre, dans ces cas, est indiquée par l'expérience des habitudes des aliénés en général, et par la connaissance du caractère du malade que l'on veut examiner.

C'est pendant la nuit, c'est quand ils sont dans la solitude et qu'ils se croient à l'abri de tous les regards, que les individus menacés d'une atteinte prochaine de folie se livrent plus volontiers aux désordres naissants de leur intelligence; c'est alors aussi qu'il convient de les observer à leur insu. Dans ces moments de pleine indépendance, le libre essor des sentiments comprimés, des discours insensés, des gestes bizarres, une mimique extraordinaire, ne laissent souvent aucun doute sur l'existence ou sur l'imminence de la folie; parfois, il faut amener habilement la conversation sur certains sujets auxquels on suppose des rapports avec les idées ou les sentiments maladifs. Ces entretiens calculés agissent comme des pierres de touche pour mettre à découvert les préoccupations morbides. Enfin, il faut être habile à profiter de tous les incidents qui peuvent se présenter.

Quand on songe qu'à la période dont nous cherchons à apprécier les caractères, la folie ne s'est encore trahie par aucun acte frappant de délire, comment ne pas conclure que son diagnostic doit être extrêmement difficile et souvent incertain? Il faut assurément beaucoup d'expérience, de pénétration, de sagacité, pour reconnaître les prodromes d'aliénation mentale, aux variations d'humeur, au changement dans les affections, dans les goûts, dans les habitudes, dans les devoirs, aux expressions insolites de la physionomie, etc.; même après l'explosion de la folie, son diagnostic devient parfois embarrassant pour celui qui n'a pas été témoin des précédentes scènes de délire. Une grande expérience et beaucoup d'art sont nécessaires pour observer, pour interroger convenablement certains aliénés, faire jaillir leurs pensées intimes et les surprendre en quelque sorte en flagrant délit de folie : au lieu d'aiguiser la ruse d'un aliéné à éluder une autorité qui l'importune, montrez de la franchise, de l'abandon; éloignez de son esprit toute idée de surveillance exercée sur lui, de curiosité de pénétrer ses pensées, et alors soyez sûr que ne vous voyant pas attentif à tout contrôler en lui, il sera sans défiance, se montrera tel qu'il est, et que vous pourrez l'étudier plus facilement et avec plus de succès.

Si, dans certains délires calmes et bornés, il faut tant d'expérience et de précautions pour découvrir la folie existante, à plus forte raison est-il difficile de la connaître dans l'incubation. Disons même que, jusqu'à l'explosion du délire, on n'a qu'une somme plus ou moins grande de probabilités sur l'imminence de ce grave accident ; et puis, d'ailleurs, un dérangement naissant et très-réel du cerveau, qui généralement aurait abouti à l'aliénation mentale, peut subir un point d'arrêt et rétrograder, comme cela arrive à tous les autres organes. De ce qu'alors la folie n'éclate pas, on aurait tort de conclure que les prodromes n'ont pas existé et que la maladie n'était pas imminente. Toutefois, il faut le dire, un très-haut degré de passion peut offrir la plupart des caractères que nous venons d'assigner à l'incubation de l'aliénation mentale, de sorte qu'il faut une grande habitude et beaucoup de discernement pour ne pas confondre ces deux états, qui diffèrent néanmoins sous bien des rapports, quoique l'un conduise souvent à l'autre. Sans lui accorder une valeur spécifique, voici, selon nous, le signe distinctif principal durant les prodromes de la folie, comme après son explosion : l'altération de l'entendement ne se borne pas à un seul objet, ainsi qu'on l'observe dans la passion ; caractère très-important sur lequel nous reviendrons dans un autre article, en examinant s'il existe réellement des monomanies, c'est-à-dire des maladies mentales bornées à un seul délire, à une seule série d'idées fausses. Il résulte de ce fait d'observation que, même avant l'invasion du délire, les actes insolites qu'on remarque s'expliquent mal avec l'existence reconnue ou par l'hypothèse d'une passion. Sous l'influence de celle-ci, il n'y a dans les facultés mentales qu'une exaltation, une concentration qui n'excluent pas leur exercice logique sur la généralité des autres objets, et déjà dans l'incubation de la folie, il se manifeste des désordres qu'on ne peut logiquement rattacher à la fixité d'une préoccupation. Quoiqu'esclave en réalité, l'homme seulement passionné conserve au moins des apparences du libre arbitre, et puis ses actes sont conséquents avec sa passion ; tandis que, dans l'incubation de la folie, l'idée ou plutôt le dérangement cérébral subjugue ostensiblement l'individu ; celui-ci obéit presqu'en automate. Le redoublement d'une passion se lie ordinairement à quelque cause extérieure ou apparente, l'exacerbation des prodromes de la folie n'en a pas besoin ; il survient des éclats de joie, de colère, des accès de tristesse, de consternation que rien n'a provoqués, et qui dépendent directement de quelque modification de l'économie cérébrale. Pour nous servir d'une expression reçue, mais, selon nous, peu exacte, dans la passion le moral excitait le cerveau, maintenant c'est la réaction du cerveau qui influence le moral ; aussi n'y a-t-il plus la même suite dans les actes, dans les raisonnements, et les lésions des facultés mentales se manifestent sous plusieurs formes, ou tout au moins le malade montre une singulière aptitude à déraisonner sur plusieurs objets à la fois.

La folie débute-t-elle plus souvent par le trouble des sentiments que par celui de l'intelligence ? Nous nous dispenserions d'aborder ici cette question, si nous ne devions l'examiner qu'au point de vue théorique ; mais elle a un côté pratique qui réclame une sérieuse attention. L'observation la plus réitérée nous a convaincus que l'altération des sentiments pouvait parvenir jusqu'au degré du délire, sans que l'on reconnût l'existence de la folie. Sans doute on était fort étonné des changements qu'on remarquait dans le caractère, mais parce que le malade se taisait ou ne déraisonnait pas, on en concluait

qu'il n'était pas fou ; et cependant, quoique ordinairement plus cachée, l'aberration des sentiments n'est pas moins caractéristique de l'aliénation mentale que les divagations du langage. Il n'est pas plus normal de haïr, soudainement et sans motifs, une personne qu'on aimait, que de se proclamer roi quand on n'a pas cessé d'être dans une condition humble. Chacun, néanmoins, reconnaîtra ce dernier pour un fou, et l'on se bornera à dire de l'autre que son caractère est bien changé ; cette erreur de diagnostic a souvent les conséquences les plus funestes pour le malade, sa famille et la société.

Une analyse suffisamment réitérée met hors de doute que la folie prend le plus souvent son initiative par l'altération des sentiments ; les qualités morales changent plutôt et plus constamment que les facultés intellectuelles. Avant de manifester des idées extravagantes, les individus qui couvent l'aliénation mentale ne sont plus les mêmes envers leur famille, envers leurs amis, envers les personnes de leur connaissance ; et ce qui distingue leur état maladif d'une simple variation d'humeur et de caractère, c'est la gravité, la persévérance et surtout l'absence de motifs du changement dont on est frappé. Les uns deviennent d'une indifférence désespérante envers les personnes qu'ils affectionnaient le plus ; d'autres sont saisis d'une aversion prononcée ou d'une haine véhémente, ils repoussent les soins, les caresses, tout les importune, les irrite ; s'ils exercent encore quelqu'empire sur eux-mêmes, l'altération de leurs dispositions affectives n'est apparente que sur leur physionomie, impassible ou agitée, que par des retraites brusques de la société, par une prédilection inaccoutumée pour la solitude. Chez d'autres ce sont des accès fréquents d'emportement, de colère, qui peuvent aller jusqu'à des mauvais traitements envers des personnes inoffensives et qui leur étaient chères.

Eh bien ! qui croirait que cette métamorphose soudaine, non motivée dans les sentiments, dans les habitudes, n'est presque jamais considérée comme un indice d'aliénation mentale, si le malade est encore capable de raisonner et n'émet point d'idées délirantes ? Rien de plus vrai cependant ; le délire des actions est très-fréquemment méconnu, tandis que le délire du langage est facilement jugé.

Nous n'avons encore rien dit de l'état du sens intime dans l'incubation de la folie ; il fournit cependant des signes d'une grande valeur. Il est bien prouvé qu'on tombe rarement dans le délire sans avoir la conscience que la raison se perd, et qu'on obéira bientôt à des incitations presque irrésistibles. Dans cette situation, les malades donnent souvent eux-mêmes l'avertissement des dangers qu'ils courent, et rendent ainsi les assistants plus attentifs. On les entend exprimer avec alarme et douleur la crainte de perdre la tête ; ils sont tout étonnés des distractions, des oublis fréquents qu'ils remarquent en eux, des pensées bizarres ou affreuses qui, traversant leur esprit, les font rêver les yeux ouverts et les obsèdent. Ce qui les afflige surtout, c'est l'altération de leurs sentiments moraux et affectifs, et l'enchaînement de leur libre arbitre. Leurs affections, leurs goûts, leurs habitudes sont changés, sans qu'ils sachent pourquoi ; et de plus, ils se sentent irrésistiblement entraînés à des actes qu'ils condamnent. Tels sont quelques uns des avertissements qu'il n'est pas rare de voir donnés par le sens intime, et manifestés par les malades dans l'incubation de la folie. Cependant, nous devons avertir que ces alarmes de la conscience, toujours dignes d'attention, ne sont pas des indices certains de l'imminence d'une maladie mentale.

Les apparences diverses des prodromes de la folie dénotent le plus souvent quel est le genre de délire auquel il faut s'attendre; celui-ci ne se manifeste en quelque sorte que comme l'exagération de l'état qui préexistait. Lorsque le délire doit être général ou partiel, avec excitation, comme dans la manie et l'aménomanie (ou monomanie gaie), les idées abondent avec exaltation, mais elles sont peu cohérentes, et le corps est agité comme l'esprit. Cet état, qui n'est pas encore de la folie confirmée, est le plus compromettant pour le malade, pour ses affaires, pour sa famille, pour la société. Le besoin incessant d'agir, et l'impossibilité de régulariser l'action, donnent naissance à une foule de désordres; c'est dans l'incubation de la manie et de l'aménomanie qu'on observe principalement des excès inaccoutumés de boisson, de femmes, de jeu, de débauche et des prodigalités de tous genres. Rien ne coûte alors pour satisfaire des envies, des caprices, et l'on voit parfois de ces malades dissiper en peu de temps leur fortune en dépenses frivoles, ou devenir victimes de friponneries. En outre, comme ils sont très-irritables, même au milieu de leur gaîté, ils ont des accès d'emportements dangereux. En un mot, de tels sujets représentent assez fidèlement le maniaque, moins son délire. Excepté les cas où une passion violente et connue en fournit l'explication plausible, un observateur ne saurait voir sans sollicitude des sujets, habituellement calmes et mesurés, parler avec une extrême volubilité, ayant les yeux brillants, la face colorée, les traits mobiles, gesticulant, s'agitant, précipitant leurs pas, comme s'ils étaient sous la stimulation du vin ou du café, *alors même qu'ils raisonnent juste.*

L'incubation des délires bornés, tristes ou mélancoliques, se révèle par des caractères tout différents : tandis qu'il y a chez le maniaque excès d'action, le mélancolique n'agit pas assez, il est absorbé par les réflexions de ses sentiments intérieurs; il parle peu, et se meut encore moins. Le sentiment, chez lui, paraît beaucoup plus altéré que l'intelligence. Généralement, durant les prodromes de leur maladie, les mélancoliques commettent beaucoup moins d'écarts que les maniaques, et leurs écarts sont plus appréciables par les omissions que par les actions. Cependant, dans des cas exceptionnels, les signes avant-coureurs de la folie indiquent mal quelle en sera l'espèce.

Passons maintenant à une période plus avancée.

L'invasion de la folie, qui succède à l'incubation, est marquée par l'apparition du délire; tout au moins elle date du moment où il est constaté. Le délire général est toujours reconnu dès son origine, tandis que le délire partiel peut rester longtemps ignoré. Soit qu'ils conservent une conscience vague de leur égarement, soit qu'ils se défient des personnes qui les approchent, les malades qui ne délirent que partiellement ont parfois assez d'empire sur eux-mêmes pour comprimer les élans de leur folie. Mais enfin le jour vient où elle éclate, où elle fait invasion, où elle est reconnue. Les malades font ou

disent des choses impossibles à expliquer, à comprendre autrement que par la perte de leur raison. C'est le cachet du délire, l'aliénation mentale est confirmée.

En exposant ailleurs les caractères distinctifs de la folie et des délires aigus (V. *Folie*), nous avons vu que les personnes étrangères à la médecine étaient très-sujettes à les confondre ensemble. Ajoutons un trait pour rendre toute confusion impossible. Alors même que l'invasion de l'aliénation mentale est accompagnée de chaleur à la peau, de soif, d'anorexie, d'insomnie, de céphalalgie, d'animation du visage, elle se distingue des délires réellement fébriles, par la validité physique que conserve l'aliéné. L'agitation organique qu'on peut observer en lui, retrace plutôt celle qui se lierait à un exercice violent, à une émotion, que celle qui dépendrait d'une altération manifeste de l'organisme. Il serait plus facile de confondre un aliéné avec un individu dans l'ivresse ou dans le narcotisme, si la cause occasionnelle, connue et passagère dans son action, ne dissipait toute équivoque. D'ailleurs, la fièvre, dans l'invasion de l'aliénation mentale, n'est ni constante, ni de longue durée, et le délire survit au mouvement fébrile, tandis qu'il cesserait en même temps, s'il n'en était qu'une conséquence.

Nous voici parvenus à la description de la folie déclarée. Sans faire défaut au but d'utilité qui nous guide, nous pouvons abréger beaucoup cette partie de notre travail; elle n'a point, pour le public, une importance égale à celle des prodromes. Cependant, le diagnostic des délires partiels réclamera un soin tout particulier de notre part, quand nous traiterons spécialement de la mélancolie et de la monomanie. Pour donner, en peu de mots, au lecteur, une idée générale des maladies mentales, transportons-le dans une maison d'aliénés, dans ces heures du jour, heureusement de plus en plus rares, où ils errent à leur gré dans les cours, dans les jardins, dans les salles de réunion. En présence de cette population d'insensés, deux impressions dominantes frapperont bientôt le spectateur. D'abord, des désordres de langage, d'attitude, de gestes, de mouvements, et puis le contraste des malades entre eux. Les maniaques, qui animent la scène, fixeront les premiers l'attention : ils s'agitent continuellement, ils courent, ils sautent, ils dansent, ils vocifèrent, ils rient, ils blasphèment, ils s'irritent, ils menacent, ils brisent, ils déchirent; leurs discours sont incessants, et, si l'on est à portée de les entendre, on s'aperçoit bientôt que les idées se succèdent avec une rapidité et une incohérence qui est le prototype du délire. A côté de ces maniaques agités, turbulents ou furieux (car il en est de tranquilles), se distinguent les déments, parlant et se remuant encore beaucoup, mais sans apparence d'énergie morale et physique, la physionomie sans expression ou reflétant la stupidité, les discours n'exprimant pas même des idées incohérentes, mais plutôt une succession de paroles sans rapport et sans cohésion entre elles, comme s'ils récitaient des mots, réunis au hasard, d'une langue inconnue. Mêlés avec ces insensés dont la folie est si apparente, plusieurs malades contrasteront par une attitude calme et par la réserve de leur langage, au point que le spectateur demandera si ceux-là sont aliénés. Ce sont les mélancoliques et les monomanes, dont le delire concentré ou partiel met souvent en défaut le jugement du public. Il faut les approcher, les étudier, pour se convaincre qu'ils sont atteints d'aliénation mentale. Le médecin, exercé à ces sortes de diagnostic, se tromperait rarement sur les seules apparences, en les voyant dans un groupe d'aliénés. L'immobilité, la concentration, la physionomie inquiète et défiante du mélancolique, lui feraient bien vite reconnaître son état moral. De même, il ne trouverait pas normales, eu égard aux circonstances environnantes, ces figures rayonnantes de bonheur, de majesté, d'inspiration, ces poses ambitieuses, fières, impératives, propres aux aménomanes qui se croient possesseurs des biens de la terre ou de la puissance des dieux. Mais le spectateur, dominé par le tableau des désordres que présentent les maniaques et les déments, dont la mise n'est pas moins grotesque que les mouvements et les propos, pourrait s'imaginer, tout d'abord, que les mélancoliques et les monomanes sont des employés préposés à leur garde.

Pour les apprécier, il faut faire parler ces malades qui conservent les apparences de la raison, et, si l'on parvient à provoquer la manifestation de leurs préoccupations maladives, on ne doute plus qu'ils ne soient à leur place dans un asyle d'aliénés. Susceptibles de raisonner juste sur beaucoup de choses, quand on parvient à s'attirer leur confiance et à fixer leur attention, tous déraisonnent ou délirent sur certains objets. Celui-ci, obsédé de terreurs religieuses, vous dit que le Seigneur s'est fait entendre, ou lui a apparu pour le vouer aux flammes éternelles, qu'il est déjà le témoin et la victime des tortures de l'enfer; celui-là se dit trahi par tout le monde : parents, amis, étrangers, tout conspire contre lui, il peut en produire les preuves; et là-dessus il vous récitera les contes les plus singuliers, des faits controuvés, impossibles. Ailleurs, c'est l'abandon réel ou imaginaire d'un amant, d'un époux, qui donne lieu aux narrations les plus extravagantes. Plus loin, c'est une mère qui, succombant sous le coup de la plus légitime douleur, croit voir, entendre un fils qu'elle n'a plus, et raconte à ce sujet mille choses incroyables. L'un déplore la perte de sa fortune, ses dignités, son honneur, s'appuyant de raisons imaginaires et dénuées de tout sens commun. Tel autre se croit transformé en animal, en végétal, en matière brute, etc. Plusieurs de ces délires mélancoliques commencent ou finissent par se compliquer d'un dégoût de la vie qui nécessite une surveillance très-active.

Du reste, c'est dans les délires tristes, oppressifs, dont nous venons de citer quelques exemples, que les malades conservent plus d'aptitude à faire preuve de raison sur beaucoup de choses. Les délires partiels, gais, expansifs, auxquels Esquirol a spécialement donné le nom de monomanies, s'accompagnent de beaucoup moins de réserve, de circonspection pour le maintien, le langage et tous les actes extérieurs. L'excitation qui les domine les rapproche de la manie, de sorte que la folie des monomanes est plus facile à reconnaître que celle des mélancoliques. Les premiers ont de la peine à contenir les sentiments ambitieux qui les possèdent. Comblés de richesses, d'honneurs, de puissance,

magistrats, généraux, princes, rois, prophètes, dieux, ils aiment à étaler l'autorité, la pompe et la majesté de leurs grandeurs imaginaires.

Chacun de ces objets devant nous occuper spécialement ailleurs, nous n'essaierons pas ici de tracer le tableau de la manie, de la monomanie, de la mélancolie et de la démence, et nous nous bornons à signaler brièvement les caractères généraux et les principales formes des maladies mentales.

Sans parler de l'idiotisme congénial (aphrénie), caractérisé par l'oblitération native des facultés, on compte trois groupes principaux de maladies mentales, savoir : la *manie*, délire général prototype de la folie (holomanie); la *mélancolie*, délire partiel, triste ou gai (oligomanie), qui permet souvent aux malades de composer convenablement leurs apparences, de coordonner régulièrement un certain ordre d'idées, de porter des jugements sains sur tout ce qui ne concerne pas leurs préoccupations maladives; enfin la *démence*, caractérisée par un profond affaiblissement avec desordre des facultés mentales, et qui, selon nous, représente plutôt une succession, une période avancée de la manie et de la mélancolie, qu'une forme primitive et essentielle de la folie.

Le trouble des fonctions nerveuses chez les aliénés se manifeste par des phénomènes de quatre ordres qu'on observe tour à tour isolés ou réunis sur le même malade ; savoir : trouble des sentiments affectifs et moraux, trouble des facultés intellectuelles, trouble des sensations et des perceptions (illusions et hallucinations), enfin trouble dans les mouvements.

Déjà altérées dans l'incubation de la folie, les qualités affectives et morales sont fréquemment perverties chez les aliénés. Sur des motifs fantastiques, et souvent sans pouvoir produire aucun motif, ils témoignent une indifférence, une haine, ou des affections tout opposées à leurs sentiments antérieurs. On voit les caractères les plus bienveillants, les plus humains, devenir haineux et cruels. C'est alors qu'il convient de se prémunir avec soin contre les maniaques furieux qui, du reste, font le mal plus souvent par une spontanéité automatique que par préméditation. Il n'en est pas de même des mélancoliques ; ceux-ci sont capables de mûrir dans l'ombre des desseins de vengeance et de meurtre contre quiconque a excité leur haine et leur ressentiment. Du moment qu'un fou est reconnu pour être méchant, mal intentionné, il ne faut point se reposer sur les qualités qu'il avait avant sa maladie, la prudence commande de le tenir en suspicion. Il en est qui deviennent dissimulés, menteurs, voleurs, intempérants, obscènes, etc., chez lesquels, en un mot, la maladie a transformé en vices les vertus dont ils étaient doués. Toutes ces perversions dans le caractère témoignent du délire des sentiments.

Que dirons-nous des facultés intellectuelles? c'est de leur désordre que se tirent le plus communément les indices de la folie.

Le délire des idées est le plus facile à reconnaître. Incapable d'attention, de réflexion, de jugement, confondant ses souvenirs et ses sensations, le maniaque vous parle de mille choses différentes en un instant ; vous reconnaissez bientôt en lui un homme qui ne sait ni ce qu'il est, ni où et avec qui il est, ni ce qu'il dit, ni ce qu'il veut. Sa tête ardente est l'image du chaos. Les facultés intellectuelles ne sont pas aussi troublées chez le mélancolique, puisqu'il peut suivre un raisonnement et juger sainement de beaucoup de choses ; ses sentiments sont plus malades que son intelligence. Toutefois, les chimères folles, les choses impossibles que son imagination cultive comme des réalités, attestent suffisamment combien cette faculté *surtout* est désordonnée. Nous avons le soin de noter la prédominance de lésion de l'imagination. Mais nous sommes loin de penser que cette faculté intellectuelle ou toute autre puisse être exclusivement lésée dans le délire. Nous pensons, au contraire, que dans l'état normal, comme dans l'état maladif, toutes les facultés intellectuelles de l'homme opèrent ensemble, et s'impliquent mutuellement.

Les illusions sensoriales et principalement les hallucinations qu'on observe sur un grand nombre de fous, sont peut-être ce qu'il y a de plus frappant et de plus caractéristique dans l'aliénation mentale, lorsqu'elles ne sont point rectifiées par le jugement. Il est des aliénés qui s'obstinent à prendre des étrangers pour des personnes de leur connaissance intime, à vénérer comme des princes et princesses les humbles serviteurs de la maison, etc. On ne peut lire sans attendrissement dans Pinel, l'observation d'une tendre mère qui entoura pendant longues années, de la plus touchante sollicitude, une jeune idiote aussi disgraciée au physique qu'au moral, et qu'elle prit toujours pour son fils unique, mort sous les drapeaux. Les hallucinations sont encore plus étonnantes et plus caractéristiques de la folie que les illusions sensoriales. On sait que dans cette situation, les malades croient voir, entendre, flairer, goûter, toucher des choses qui ne tombent nullement sous leurs sens. Ces perceptions, en l'absence des objets des sensations, dénotent un grand désordre dans les fonctions cérébrales. (V. *Hallucinations.*)

Quant au trouble des mouvements dont nous avons déjà parlé, et que nous avons toujours été étonnés de ne voir étudié que dans un seul de ses modes et lorsque le désordre est extrême, il mérite cependant de fixer l'attention d'une manière particulière, et, selon moi, il doit être l'objet d'un système complet d'observations, depuis les intonations diverses de la voix, le rire, le hoquet, le plus simple spasme à l'extérieur ou dans la profondeur de nos organes, jusqu'à la paralysie générale des aliénés.

Ainsi que la plupart des maladies de long cours, l'aliénation mentale augmente, décroît, et présente parfois de complètes intermittences ; ce ne sont plus alors de simples moments ou jours lucides, c'est un retour temporaire à la santé : l'accès se dissipe et revient comme ferait une attaque de goutte.

Enfin, une fois établie, la folie n'a que deux modes de terminaison : la guérison ou l'état chronique, qui mène à l'incurabilité. Nous relaterons à l'article du pronostic les signes qui annoncent l'une ou l'autre de ces solutions.

La *démence* n'ayant pas été traitée à la place que lui assignait l'ordre alphabétique, et ne pouvant pas l'être ailleurs, va trouver ici sa place d'autant plus naturelle, qu'elle est plutôt, avons-nous dit,

une dégénération grave qu'une forme primitive de la folie. Conséquemment, exposer la terminaison de la folie par l'état chronique et par l'incurabilité, c'est décrire la démence.

Cette forme de vésanie ne se montre jamais dans l'état aigu de l'aliénation, tandis qu'elle est une succession ordinaire et presque con-tante de la manie et de la mélancolie qui ont duré longtemps et ne doivent point guérir. L'époque où la folie présente ce nouvel et grave aspect, est très-variable et dépend de quelques circonstances que nous indiquerons ailleurs. Il n'est pas commun que les symptômes de la démence se manifestent avant la deuxième ou la troisième année d'existence de la folie, et souvent c'est beaucoup plus tard. A l'excitation générale et à la concentration des facultés mentales, succède leur affaiblissement, toujours accompagné de désordre. Les maniaques et les mélancoliques perdent peu à peu l'attention, la mémoire, l'imagination. L'intelligence devient paresseuse, la pensée lente, l'expression difficile et confuse ; bientôt ils balbutient plutôt qu'ils ne parlent, ils ont de la peine à lier quelques mots pour exprimer une idée, bien loin de pouvoir coordonner quelques idées entre elles. Vient enfin le moment où ces aliénés, assez souvent verbeux, ne comprennent même plus les mots dont ils se servent, ils parlent comme des perroquets. Alors la mémoire ne leur rappelle plus que des mots et quelques impressions fugitives, l'attention est nulle, l'imagination est éteinte.

La nullité des sentiments précède ou suit, le plus souvent, la ruine de l'intelligence. Les déments deviennent incapables d'aimer, de haïr, de désirer, de vouloir ; à peine s'ils conservent quelques appétits pour ce qui concerne les fonctions organiques de la digestion et de la génération. S'ils ne sont pas entièrement exempts de goûts, de caprices, ils montrent encore moins d'énergie et de persistance que des enfants. En même temps leur physionomie peint l'inanité de leur ame. Ce n'est plus l'expression de l'homme qui pense ou qui sent, c'est celle de l'idiotisme, de la stupidité. Tels sont quelques uns des traits de la folie passée à l'état chronique et presque toujours incurable.

Après nous être occupé exclusivement de l'état mental des aliénés, jetons un coup d'œil sur leur *état physique*.

Sans jouir d'une aussi bonne santé que le commun des hommes, généralement les aliénés ne paraissent pas avoir l'organisation malade. Leur embonpoint est ordinaire, quelquefois même augmente, ce qui, pour le faire observer en passant, est rarement de bon augure.

Toutes leurs fonctions physiques s'exécutent assez bien, et l'on serait porté à leur présager une longévité ordinaire, si l'expérience n'avait prouvé que leur existence était plus précaire et ordinairement beaucoup plus courte que celle de la généralité des hommes.

Parmi les maladies qui viennent terminer prématurément leur carrière, il en est que l'on peut considérer comme une conséquence directe ou naturelle de l'affection nerveuse qui les a d'abord privés de la raison. D'autres sont des accidents de leur existence. Qui ne prévoit en effet que, par le seul fait de leur délire, les aliénés sont plus exposés que les autres hommes à négliger d'utiles précautions, à commettre de dangereuses imprudences, d'où résultent pour eux des maladies qu'ils auraient pu éviter? Ce n'est pas toujours impunément qu'un maniaque en fureur passe les nuits d'hiver couché tout nu sur une dalle ou dans la neige; qu'un mélancolique oublie ou refuse de prendre des aliments; qu'un dément se gorge de nourriture, ayant perdu jusqu'à l'instinct pour régler son alimentation, etc., etc. Ces accidents nombreux, ces écarts dans leur hygiène, les exposent à un grand nombre de maladies fréquemment mortelles. Quant aux affections qui ont une liaison naturelle avec la folie, par la raison qu'elles ont le même siège, nous placerons en première ligne la paralysie générale des aliénés, puis les inflammations cérébrales et les apoplexies à divers degrés, enfin la fièvre lente, nerveuse, *tabes melancolica*.

La paralysie générale des aliénés mérite d'autant plus d'attention, qu'elle est à la fois très-insidieuse et très-grave. Les premiers indices n'en sont ordinairement saisis que par les personnes prévenues et qui en connaissent la redoutable signification. C'est d'abord un léger embarras de la langue qui s'accroît progressivement. La prononciation de certains mots devient difficile, il survient une espèce de blésité, de bégaiement, de bredouillement, et en même temps l'observateur attentif constate des contractions spasmodiques de plusieurs muscles, surtout de ceux de la face. Les mouvements des jambes et des bras sont de moins en moins assurés, la démarche est vacillante, inégale, saccadée, puis elle s'embarrasse de plus en plus, et elle finit par être impossible. Les hommes sont beaucoup plus sujets que les femmes à ce terrible accident qu'on ne guérit presque jamais, et qui laisse à peine au malade deux ou trois années d'une existence des plus misérables.

Il serait peu convenable, sans doute, d'entrer ici dans de longs développements sur *l'anatomie pathologique* des aliénés. Bornons-nous seulement à relever une erreur généralement accréditée et propagée par deux médecins illustres, Pinel et Esquirol, qui ont écrit et professé qu'on ne rencontrait à peine, aux ouvertures de corps de ces malades, des lésions ayant quelque signification, quelque valeur, pour expliquer l'existence du délire. À toutes les périodes, dans toutes les formes des maladies mentales, il est assez fréquent, au contraire, de trouver dans le cerveau et ses enveloppes de notables altérations. De ce que la folie existe quelquefois sans qu'elles soient apparentes, il ne s'ensuit pas qu'elles n'existent pas, et, au lieu d'en nier l'existence, on ferait bien mieux d'apprendre à juger des choses qui ne se voient pas, par celles qui se voient; comme aussi, lorsque les lésions sont manifestes, il ne s'ensuit pas qu'il y ait absence de rapport entre elles et le désordre de l'intelligence. Nous observons tous les jours des pertes d'appétit sans inflammation de la membrane muqueuse gastrique, ce qui n'établit pas, sans doute, que la gastrite ne rend pas compte de l'absence d'appétit.

Même raisonnement doit s'appliquer aux conditions matérielles et aux fonctions cérébrales dont les relations sont inconstantes et variables. Ainsi, tout en répétant que l'anatomie pathologique des aliénés n'est nullement stérile et insignifiante, disons seulement qu'il y a encore considérablement à découvrir pour connaître les rapports de la texture normale et maladive du cerveau avec l'état des facultés mentales.

Dans toute folie le cerveau est nécessairement malade; mais, dans des cas que nous considérons comme exceptionnels, le centre nerveux n'est que l'écho de la souffrance de quelque autre organe. Du reste, le cerveau étant le centre commun où sont perçus tous les besoins, toutes les sensations de bien-être et de douleur, pourquoi n'en serait-il pas de ses fonctions mentales comme de ses fonctions locomotrices? Or, nous savons très-bien qu'une épine fixée sur un filet nerveux, des vers qui s'agitent dans le tube digestif, peuvent provoquer des convulsions; pourquoi l'action continue sur le cerveau de quelque organe malade, ne pourrait-elle pas occasionner et entretenir la folie? Rien de tout cela ne répugne à la logique, ni aux lois de la physiologie. Mais nous pensons qu'autant il est commun d'observer des délires aigus sympathiques (dont le siège ou le point de départ sont ailleurs que dans le cerveau), autant il est rare d'en rencontrer de chroniques qui ne reconnaissent et ne proviennent d'une affection idiopathique (siégeant dans l'organe) du cerveau. Georget n'admettait même pas de folie sypathique, et il tombait ainsi dans l'exagération d'une opinion généralement vraie.

Quant à la modification organique essentielle, ou *cause prochaine* de l'aliénation mentale, on a fait de vains efforts pour la découvrir, les hypothèses se sont succédées; il n'en est point qui nous paraissent démontrées: bien plus, il nous semble que c'est entrer dans une fausse voie que de chercher une lésion cérébrale unique dans la folie. Elle peut résulter de causes organiques diverses, du spasme et de l'irritation, de l'inflammation et de la congestion, de l'induration ou du ramollissement, du trouble de la circulation du sang dans le cerveau, et peut-être de l'agent nerveux, etc. Nous sommes d'ailleurs loin de penser que ce sont là les causes organiques *initiales* des aliénations mentales; il y a ici *comme pour toutes les maladies,* une modification primitive entièrement inconnue, et qui, de sa nature est probablement inaccessible à toutes sorstes de recherches; mais il est possible de constater les lésions qui s'en rapprochent de plus en plus, et cette possibilité suffit pour soutenir le zèle des médecins qui savent accorder au cerveau, dans l'état normal et dans l'état maladif, l'importance relative que lui a donnée l'auteur de toutes choses, pour la production des phénomènes intellectuels et moraux.

Des causes internes organiques ou prochaines dont l'influence est fort diversement jugée, passons aux *causes prédisposantes* et occasionnelles, sur lesquelles il règne moins de désaccord. Un fait parfaitement établi, c'est que la folie est plus souvent engendrée par des causes morales que par des causes physiques. Cependant nous sommes portés à croire qu'on ne tient pas toujours un compte suffisant des dispositions organiques préexistantes, et sans lesquelles, tantôt la cause morale n'aurait pas eu d'accès, tantôt elle n'aurait pu acquérir d'intensité. Parmi les causes prédisposantes de la folie, nous devons placer en première ligne l'hérédité; une expérience affligeante prouve malheureusement trop combien cette maladie est transmissible.

Souvent, en pareil cas, on s'efforce en vain de trouver des causes occasionnelles, il n'est pas nécessaire qu'il en vienne du dehors; la disposition native, par le seul fait de l'exercice simultané de notre double nature, suffit pour amener l'aliénation mentale.

La prédisposition existe encore assez souvent dans des maladies aiguës qui ont laissé des traces, notamment la fièvre cérébrale, les convulsions, ou dans des affections chroniques qui entretiennent le cerveau dans des conditions fâcheuses. Le tempérament nerveux et les professions qui favorisent son développement, comme celles qui ont pour objet les beaux-arts, les lettres, les sciences, doivent également figurer parmi les causes prédisposantes. Nous tiendrons le même langage relativement aux progrès de la civilisation, représentant simplement pour nous un surcroît d'activité cérébrale et un essor plus considérable des idées et des sentiments.

La prédisposition à la folie naît aussi souvent d'une éducation vicieuse; les individus dont on a négligé de former le caractère, qu'on a laissés sans principes moraux et religieux, sont certainement plus exposés à la folie que ceux qui jouissent de ces précieux avantages. C'est dans la jeunesse, et plus généralement dans l'âge mûr, que l'aliénation mentale fait le plus souvent invasion. La vieillesse y est moins sujette, et la folie est rare avant la puberté. A Paris on compte, dans la population des aliénés, plus de femmes que d'hommes (7 sur 5, Esquirol), à Londres également. C'est le contraire dans d'autres pays, notamment en Italie et en Grèce (Esquirol); je puis ajouter en Suisse, d'après mon observation particulière. Nous croyons que l'état des mœurs, la débauche, la cohabitation sans mariage, suivie d'abandon, de misère, de honte, de jalousie, enfin la condition à la fois perverse et malheureuse d'un grand nombre de femmes à Londres et à Paris, expliquent cette prédominance de leur sexe parmi les aliénés de ces deux grandes cités. L'influence prédisposante des climats est encore fort mal appréciée. Le degré de civilisation, l'aisance ou la misère, les lumières ou l'abrutissement, les bonnes mœurs ou l'immoralité, la forme même des gouvernements, sont d'un si grand poids, à côté des latitudes et des longitudes géographiques, que la question de l'action prédisposante des climats est très-complexe, et n'a pas été encore résolue. Toutefois, considérant que, sous toutes les latitudes, les fortes chaleurs et les grands froids agitent les aliénés, il serait permis de supposer que les climats caractérisés par ces températures extrêmes, prédisposent davantage à la folie, toutes choses égales d'ailleurs. Cependant, il n'est pas douteux que la folie est plus rare en Afrique, en Asie et dans le voisinage des cercles polaires, que sous les zones tempérées d'Italie, de France, d'Allemagne et d'Angleterre. Quant aux saisons, en général c'est au printemps et en été qu'on observe le plus d'invasions de maladies mentales; certaines espèces se manifestent de préférence en automne et en hiver.

Les circonstances que nous venons d'examiner ont une action lente (si l'on en excepte l'hérédité et certaines maladies chroniques); aucune d'elles ne suffirait pour déterminer la folie, elles ne font que préparer la voie aux causes occasionnelles ou déterminantes qu'il nous reste à examiner.

En remontant avec soin et intelligence aux époques qui ont précédé l'invasion de l'aliénation mentale, il est fort ordinaire de trouver quelque circonstance saillante qui marque l'origine de ce grand malheur. Cette cause, dite occasionnelle ou déterminante, est tantôt de l'ordre moral et tantôt de l'ordre physique; parfois elles se compliquent, et plusieurs causes appréciables ont concouru à ce triste résultat. Il est si fréquent de voir la folie occasionnée par des causes morales que, à l'exemple de Pinel, une des premières questions adressées par les médecins spéciaux aux malades ou à leurs familles, tend à s'informer s'il a existé des chagrins, des contrariétés. Certainement les émotions, les passions, les épreuves du sentiment, et puis enfin, les efforts d'intelligence, la contention d'esprit, de longues méditations, doivent occuper le premier rang parmi les causes de la folie. Ces influences agissent directement avec violence et continuité sur le cerveau, et tout organe qui est fortement ou longtemps en action est sujet à se déranger. Ensuite, il est bien avéré que, parmi les émotions et les passions, ce sont surtout celles qui sont tristes, dépressives, la frayeur, la honte, l'humiliation, l'envie, la jalousie, des affections froissées, des ambitions déçues, des revers de fortune, etc., qui engendrent le plus souvent l'aliénation mentale.

Elle est bien plus rarement produite par la joie, par les passions expansives, riantes, satisfaites, qui ne sont cependant pas sans danger, quand elles sont soudaines et qu'elles dépassent certaine mesure.

Après cet aperçu général, nous n'essaierons pas d'indiquer, dans l'espèce, toutes les épreuves de sentiment capables d'occasionner la folie, car il faudrait, pour cela, rappeler tous les sujets susceptibles d'émouvoir et de passionner le cœur humain.

L'aliénation mentale, comme un grand nombre d'autres maladies, se lie tantôt à des circonstances individuelles, tantôt à des influences générales. Dans le premier cas, elle peut donner la mesure d'activité des instincts, des penchants de la nature humaine, peindre les accidents de la vie privée; dans le second cas, la folie fournit un aperçu de la direction générale des esprits, des mœurs et des croyances publiques, des catastrophes et des évènements heureux réservés de loin en loin aux nations. C'est ainsi que l'étude particulière de l'homme et l'histoire des peuples, ont des pages écrites dans les annales de la folie. Les grands faits historiques, tels que l'avènement du christianisme, les schismes qui l'ont divisé, les guerres de religion et les réformes, les croisades, la chevalerie, les révolutions politiques et sociales; de même, les folles superstitions populaires, la magie, la sorcellerie, les revenants, l'astrologie, etc.; toutes ces influences générales ont eu, dans les maisons d'aliénés, des représentants, dont le nombre variable pouvait servir de thermomètre à l'importance des évènements et à l'activité des croyances.

Parmi les causes physiques de la folie, il en est qui agissent directement sur le cerveau d'une manière ostensible, d'autres ne déterminent un dérangement cérébral que par un accident hors de prévision. Dans la première catégorie d'influences cérébrales physiques, nous plaçons les diverses altérations matérielles qui peuvent atteindre le cerveau, les fièvres cérébrales, l'apoplexie, l'épilepsie ; dans la seconde, certains abus, certains écarts de l'hygiène, tels que les excès de boissons alcooliques, de substances narcotiques, de plaisirs vénériens ou d'onanisme, les veilles prolongées, les émanations de mercure, d'or, de plomb, métaux qui agissent si manifestement sur le système nerveux des individus soumis à leur influence.

Les causes *occasionnelles indirectes* de la folie sont : la suppression des règles, la grossesse et les suites de couches. Ces causes, que nous considérons plutôt comme prédisposantes, ont paru à Pinel pouvoir expliquer la prédominance numérique des femmes sur les hommes dans la classe des aliénés. L'expérience prouve tout au moins que les émotions sont plus redoutables pour les femmes pendant la menstruation, durant la grossesse et après l'accouchement. Parmi les causes occasionnelles physiques de l'aliénation mentale, on énumère encore les suppressions et les répercussions de flux ou éruptions chroniques, les vers intestinaux, les maladies des viscères, de l'estomac, des intestins, du foie, des reins et de la vessie, des poumons et du cœur. Mais ces divers états morbides, par leur action sympathique sur le cerveau, sont plus propres à développer la prédisposition qu'à faire éclater la folie.

Après avoir décrit cette maladie, après en avoir recherché les causes, passons au *pronostic ;* nous y trouverons l'occasion de revenir sur la marche de la maladie, et d'en faire ressortir les traits principaux.

Les aliénés ont été si longtemps abandonnés à eux-mêmes, au sein de leur famille, ou délaissés sans traitement dans les asyles hospitaliers, que l'opinion de la presque incurabilité des maladies mentales est encore généralement répandue.

Nous aimons à protester, au nom de l'expérience, contre un pronostic si affligeant; les maladies mentales guérissent en très-grand nombre, surtout quand on ne commet pas l'imprudence de les laisser vieillir avant de les traiter. Pinel, dont la sincérité égalait les lumières, et qui observait sur les vastes théâtres de Bicêtre et de la Salpétrière, a trouvé, dans des relevés faits à diverses époques, que le rapport des entrées et des guérisons était de 93, 87, 84 sur 100, par conséquent des neuf dixièmes. *Mais nous devons ajouter qu'il élaguait comme incurables les aliénés paralytiques, épileptiques, les déments séniles, les idiots de naissance ou par accident, ceux dont la folie était héréditaire et invétérée, et ceux enfin dont l'aliénation était déjà ancienne et avait été mal traitée.* C'est dans le nombre considérable d'aliénés restant après cette défalcation, qu'il en guérissait neuf sur dix, proportion assurément fort encourageante. Les guérisons ne sont pas moins nombreuses à la Salpétrière, maintenant que, par suite de l'impulsion de notre illustre maître et de la succession des temps, les aliénés jouissent des avantages de localités plus convenables, d'un régime plus soigné, de travaux manuels plus variés, réunis aux bienfaits de l'exercice du sentiment religieux et de la culture de l'intelligence selon le degré d'ouverture d'esprit et le goût même des malades. Il est vrai qu'on observe des rechutes plus nombreuses chez les aliénés que chez les autres malades, mais elles

sont souvent occasionnées par des imprudences, et puis, c'est qu'il n'est malheureusement pas aussi aisé de régler les fonctions dont le cerveau est l'instrument, que celles des autres organes. Si nous pouvons beaucoup pour diriger les influences extérieures, nos moyens sont très-bornés contre l'activité spontanée, dont le cerveau jouit par les facultés de mémoire, de réflexion, de sentiment et d'imagination.

La manie se guérit plus vite et plus souvent que la mélancolie ; la raison en est qu'elle éclate plus promptement et que sa marche est plus aiguë. La démence est presque toujours incurable. L'idiotisme de naissance ne guérit jamais. Cependant, s'il est incomplet, il peut être heureusement modifié par un ensemble de moyens appropriés à ses diverses causes, à ses différents degrés, parmi lesquels une éducation bien dirigée, par un médecin spécial, occupe le premier rang. Le plus grand nombre d'aliénés guérissent dans les premiers mois ou dans le cours de la première année; les guérisons sont encore nombreuses dans la seconde année, les chances de curabilité diminuent considérablement ensuite. Ainsi, la durée des maladies mentales entre pour beaucoup dans le pronostic.

Nous avons indiqué tout ce qu'apportaient de gravité les complications de paralysie et d'épilepsie. Non-seulement les fous atteints de paralysie générale guérissent rarement, mais encore il est rare qu'ils vivent au-delà de trois ans. Du reste, la vie des aliénés n'est pas aussi longue que celle du commun des hommes, et nous en avons indiqué les motifs ; c'est dans la première année qu'il en meurt proportionnellement davantage.

La jeunesse et la virilité, le printemps et l'été, sont les âges et les saisons les plus favorables à la guérison de la folie. On guérit plus de femmes que d'hommes, ce qui dépend en partie des causes occasionnelles et de ce que la redoutable paralysie générale est plus fréquente chez ces derniers.

La nature et la durée des causes occasionnelles entrent pour beaucoup dans le pronostic de la folie. On doit beaucoup espérer quand elle naît rapidement de causes morales ou physiques dont l'action a été violente et soudaine, et qui n'auront pas de continuité. Telle est la folie déterminée par une forte émotion, par une passion subite, par quelque fièvre aiguë, par les suites de couches, par la grossesse, par la suppression des menstrues, etc.; dans ces circonstances, elle guérit vite et souvent.

Les causes, au contraire, qui ont ruiné le cerveau par une action prolongée et qui seront persévérantes pendant et après l'existence du délire, donnent de la gravité au pronostic.

Tels sont, parmi les causes morales, de cuisants chagrins ou de folles espérances longtemps entretenues ; parmi les influences physiques, d'anciennes habitudes d'ivrognerie, d'abus onaniques ou vénériens, l'épilepsie et quelques autres affections cérébrales ou nerveuses. Engendrée par de pareilles causes, la folie guérit plus lentement, plus rarement; la transition de la démence et la paralysie sont plus à craindre dès le principe

La nature des causes ne présage pas toujours la forme du délire ; l'invasion de la folie opère parfois des métamorphoses étonnantes. On a vu la joie naître des sentiments tristes ; c'est qu'alors le délire obscurcit la réalité, et réalise les désirs et les espérances.

Les formes du délire ne sont pas indifférentes pour le pronostic. Le délire général, alors même qu'il est agité et furieux, est de meilleur augure que le délire partiel. Le délire gai est préférable au délire triste; toutefois, on a remarqué que la paralysie générale était plus fréquente chez les monomanes ambitieux et satisfaits.

Le délire des sentiments est plus opiniâtre que celui des idées, les hallucinations sont d'un plus mauvais présage que les désordres des idées et des sentiments. Le délire intermittent ne suppose pas de lésion permanente grave dans le cerveau; mais lorsqu'il a duré longtemps, sa guérison est très-difficile.

Parlons maintenant de quelques signes particuliers. La conservation de la mémoire, le retour des sentiments affectueux, l'expression du désir de revoir les personnes et les choses qu'on aimait, et puis de retrouver des occupations habituelles, sont de très-bons signes, surtout quand il s'y joint des apparences plus naturelles de la physionomie, la cessation du spasme et de l'insomnie, la connaissance et la désapprobation de ses égarements. Il est permis alors d'espérer une convalescence prochaine.

La guérison de la folie s'opère ordinairement d'une manière lente et graduée, on ne la voit cesser brusquement que dans des occasions rares, et, même, dans ce cas, le rétablissement a moins de chances de durée.

Assez souvent, en y prêtant bien attention, le retour des facultés mentales à l'état normal se montre précédé par certains accidents appréciables, qui surviennent dans l'organisation et qui ont reçu fort anciennement le nom de *crises*. Tels sont la réapparition des menstrues, des hémorrhoïdes, d'un épistaxis, d'une dartre, d'une diarrhée, d'une transpiration générale ou partielle, etc., qui étaient supprimés. D'autres fois, c'est l'expulsion de vers, des mouvements de fièvre, etc., qui précèdent et favorisent le rétablissement. Des observateurs recommandables ont prétendu qu'il fallait tenir pour suspecte une guérison de folie survenue sans être marquée par des phénomènes critiques. Ce principe de pathologie générale, autrefois appliqué à toutes les maladies, nous paraît souffrir de nombreuses exceptions dans la spécialité des affections mentales. Il est fréquent, en effet, d'obtenir des guérisons solides sans que l'économie ait ostensiblement opéré aucun grand mouvement, aucune élimination.

Maintenant, passons au *traitement de la folie*. Dans l'état actuel de la science, un principe général, c'est qu'il doit être approprié aux périodes et aux formes diverses qu'on observe dans son cours. La conduite ne doit pas être la même pendant l'incubation et après l'invasion, à l'égard de la manie, de la mélancolie et de la démence.

L'hygiène morale et physique occupe le premier rang dans le traitement des maladies mentales, et c'est par elle que nous en commencerons l'exposé. Le moment le plus opportun pour traiter l'aliénation mentale, c'est assurément la période d'incubation, sur laquelle nous avons beaucoup insisté au début de cet article. Malheureusement, les signes avant-coureurs de cette grave maladie sont souvent méconnus, et souvent encore, quand les soup-

çons et les craintes ont pénétré dans les esprits, on a le tort de ne pas adopter une ligne de conduite vigilante, ferme et persévérante. On laisse les germes du mal faire des progrès, et lorsque enfin la folie éclate, on exhale sa peine en regrets superflus. Mais, dira-t-on, dans l'ignorance et l'incertitude du résultat final des phénomènes insolites qu'on observe, faut-il traiter comme un malade quelqu'un qui peut n'offrir que des bizarreries transitoires d'humeur et de caractère? Et pourquoi pas? Puisque ce traitement consiste surtout en précautions hygiéniques, en influences morales du même ordre que celles qu'emploie l'homme judicieux en matière d'éducation. Quel inconvénient peut-on trouver à l'employer? Qu'il s'agisse d'erreurs ou de vices naissants, ou bien de prodromes d'une maladie mentale, ne sont-ce pas toujours des désordres à surveiller, à prévenir? Ainsi, point d'excuse pour la négligence; du moment qu'on a conçu le soupçon d'incubation de la folie, le premier soin doit s'appliquer à découvrir les causes, le second à les éloigner. Il faut donc rechercher avec attention l'origine des désordres qu'on observe, scruter et peser toutes les circonstances qui peuvent avoir exercé quelque influence sur l'individu. La prudence commande ensuite de soumettre ces remarques à un médecin exercé, dans le cas où celui-ci n'aurait pas de prétexte plausible pour observer et interroger lui-même le malade. Aussitôt que les causes morales ou physiques sont dévoilées, il convient de s'occuper sans relâche à les détruire ou tout au moins à les atténuer. De même qu'il serait en quelque sorte impossible de spécifier toutes les causes, de même nous ne pouvons pas préciser la conduite à tenir suivant chacune d'elles, et nous nous bornerons à des préceptes généraux.

Supposons d'abord des causes morales. L'expérience atteste qu'il ne faut point traiter les maladies mentales comme de simples aberrations de sentiment, ou comme des erreurs d'intelligence. Le raisonnement n'a qu'une puissance très-bornée pour rectifier les troubles maladifs de l'entendement, et, sans négliger ce moyen, il convient surtout de recourir à la diversion. Faire diversion à des sentiments, à des idées morbides, ce n'est point les combattre par une logique concise ou par un langage passionné, c'est tout simplement soustraire les impressions extérieures qui fomentent les désordres de l'entendement, et puis appeler l'attention sur d'autres choses. Qu'on se grave bien ce principe dans la mémoire, l'occasion s'offrira à nous d'en faire de fréquentes applications. Prenons un exemple. Une excellente mère perd un fils unique, objet de ses plus tendres affections. Une tristesse affreuse suit ce malheur, l'appétit se perd, le sommeil s'enfuit, les nuits, les jours, se passent dans les larmes ou dans le morne silence de la consternation; tous les devoirs sont négligés, toutes les autres affections oubliées, le sentiment est dans un état fixe d'exaltation et de concentration, avec penchant obstiné pour la solitude, etc. Cet état se prolonge et fait des progrès, et enfin le délire mélancolique est à craindre. Que faire? prodiguer des consolations? Elles ne sont pas à dédaigner sans doute; mais ce qu'il y a de mieux, c'est de soustraire tous les objets capables de réveiller de douloureux souvenirs, de changer de lieu s'il est possible, de ne jamais parler du fils ni des personnes et des choses qu'il affectionnait, de parler et d'agir constamment, au contraire, autour de la malheureuse mère, de manière à l'empêcher de concentrer son attention sur sa douleur, de ne point la laisser seule, en attendant qu'on puisse la ramener vers quelque occupation. Tout cela, c'est de la diversion, et la thérapeutique morale ne connaît pas de meilleur moyen pour éconduire une idée fixe. Que si, au lieu d'un sentiment triste, vous avez à combattre l'incubation d'une folie ambitieuse, les ravages d'une passion de renommée, de dignité, de grandeurs, de gloire, de fortune, etc., la ligne de conduite sera la même quant au principe. Loin de laisser le malade se complaire dans ses rêves ambitieux, et flatter ses espérances par l'approbation, ou d'irriter son amour-propre par des controverses sans adresse, il faut s'attacher à reconnaître et éloigner les personnes et les choses qui favorisent les penchants maladifs, opposer l'indifférence et parfois une critique opportune, courte, saisissante, aux rêves de l'orgueil et de la vanité; enfin, par dessus tout, s'occuper avec intelligence et assiduité de tourner son attention vers des occupations ou des exercices d'agrément étrangers à l'idée fixe.

Mais un soin qu'il ne faut jamais négliger, c'est de masquer la tendance des moyens qui doivent être employés à l'insu des malades. On perdrait une grande partie des avantages de la diversion, si leur esprit était prévenu, s'ils savaient qu'on s'occupe avec persévérance de traiter leur moral. Si quelquefois on leur fait sentir le besoin de distraction, il est avantageux de le rapporter, quand on le peut, à quelque trouble physique, tel que le défaut d'appétit, de sommeil, les maux de tête. On peut aussi invoquer l'utilité, tantôt de quelque occupation, tantôt du délassement d'esprit, mais sans avoir l'air de traiter un malade, à moins qu'il ne se connaisse tel lui-même, et qu'il ne demande d'être secouru. En donnant la préférence à la diversion sur l'opposition directe à l'idée fixe, nous ne prétendons pas exclure ce dernier moyen de la thérapeutique morale, nous nous bornons à lui assigner le second rang. Certainement que, dans l'incubation d'un délire triste dont la cause est connue, des discours empreints de raison et de sensibilité sont capables d'adoucir l'amertume des regrets, du désespoir, d'apaiser la douleur, de ranimer l'espérance, et de concourir puissamment à la guérison. De même, dans les prodromes d'une folie ambitieuse, une logique forte, et, selon les caractères, un langage caustique, ironique, opposés à la chimère, sont susceptibles d'impressionner le monomane et de servir à son rétablissement. A la période d'incubation des maladies mentales, le moral étant dans un état intermédiaire entre le plus haut degré de la passion et la folie confirmée, des observations placées à propos peuvent assurément redresser les désordres naissants des sentiments et de l'intelligence. Mais ces influences morales directes ont un inconvénient que n'a pas la diversion; c'est d'exercer l'entendement du malade sur l'objet, sinon dans le sens de l'imminent délire : il est rare qu'un sentiment fixe ne s'exalte pas, par le seul fait qu'un interlocuteur s'occupe de lui; généralement il vaut beaucoup mieux occuper l'esprit d'autres choses. En traitant

de l'étiologie de la folie, nous avons vu que les causes physiques avaient quelquefois l'initiative; ajoutons que, plus souvent encore, elles se combinent avec les influences morales pour amener le même résultat. Il est donc bien important, quand apparaissent les signes avant-coureurs de l'aliénation mentale, de rechercher s'il n'y a pas quelque habitude ou quelque accident de la vie physique qui réclame une attention spéciale. Nous ne parlerons pas ici de ces circonstances pathologiques dont l'appréciation regarde indispensablement le médecin, comme la suppression de quelque flux sanguin habituel, la répercussion d'une dartre, la métastase d'un principe goutteux, une lésion chronique de quelque viscère, etc.; nous voulons parler des erreurs et des écarts d'hygiène, qui exercent une influence malheureuse sur la production de la folie, comme cause primitive ou auxiliaire. De ce nombre sont les excès de vins, de liqueurs, de café, de thé, de tabac prisé ou fumé, les veilles, les insomnies, l'abus des plaisirs sexuels, le jeu, enfin les habitudes de désordre et de dissipation de toute espèce. Il est urgent de modérer de pareils écarts et d'y mettre un terme, ils précipiteraient l'invasion de l'aliénation mentale. Mais quelle surveillance de tout genre ne nécessitent pas les malades pendant l'incubation de la folie! N'avons-nous pas dit qu'il arrivait alors à plusieurs d'entre eux de tomber dans des vices qui leur étaient étrangers antérieurement, de compromettre ainsi leur vie, leur honneur, leur fortune?

Il ne suffit pas d'une direction morale, vigilante et éclairée; la sobriété, la tempérance, un exercice physique qui dispose au sommeil, sont parmi les premiers besoins des malades durant les prodromes de la folie. L'excitation est quelquefois même assez prononcée pour qu'il faille recourir à un régime doux, secondé de boissons tempérantes, de lavements pour remédier à la constipation, de bains de pieds, etc.

Nous n'avons pas encore parlé d'une grande mesure qui appellera bientôt toute notre attention, nous voulons parler de l'opportunité de l'isolement des malades pendant l'incubation de la folie. Si les signes n'étaient pas trop souvent équivoques jusqu'au moment où le délire a éclaté, nous ne balancerions pas à nous prononcer pour l'affirmative; mais dans l'incertitude, il est à peine proposable de conduire dans une maison d'aliénés un sujet qui n'est pas reconnu fou et qui peut même ne pas le devenir, tandis qu'il n'y a aucun inconvénient à le traiter comme nous venons de le dire, à combattre les idées fixes, à réprimer les vices et tous les écarts d'hygiène. Le seul isolement qu'on puisse conseiller sans crainte, jusqu'à l'explosion de la folie, c'est celui des personnes et des choses qu'on sait exercer une fâcheuse influence sur le malade. Sous ce rapport, il serait souvent avantageux, dans l'insuffisance des autres précautions, de changer de milieu, d'abandonner temporairement la ville pour la campagne ou la campagne pour la ville.

Trop fréquemment, pour avoir méconnu ou négligé les prodromes, l'aliénation mentale, imminente et douteuse pendant plus ou moins longtemps, poursuit son évolution, et le moment vient où le délire éclate au grand jour. Comment traiter un aliéné, que faire de sa personne? Telle est la question qui s'offre immédiatement et que nous allons tâcher de résoudre.

Isolement. — Poser les principes, c'est en préparer la solution. Est-il nécessaire de régler, autant qu'il se peut, les impressions extérieures de l'aliéné, de manière à éviter certaines sensations, et à en procurer d'autres? Est-il nécessaire d'adopter à son égard une ligne de conduite persévérante, raisonnée? et conforme aux données de l'expérience? Convient-il que toutes les personnes appelées à entretenir des rapports avec lui, observent également une règle de conduite nettement tracée? Enfin, n'y a-t-il pas danger pour la société et pour lui-même, à laisser un aliéné sans une surveillance de tous les instants?

Le simple bon sens nous dispense en quelque sorte de faire appel à la science pour résoudre affirmativement ces questions majeures, et nous allons voir où cette solution nous conduit, par une suite de déductions rigoureusement logiques. Est-il facile de remplir les conditions que nous venons de spécifier sans changer l'aliéné de milieu? Le lieu qu'il habitait, les personnes qui l'entouraient sont-ils exempts de toute cause d'impression propre à fomenter le délire? Les parents, les amis, les serviteurs habituels, alors même qu'ils seraient suffisamment éclairés sur la conduite à tenir, sont-ils dans la meilleure situation pour exercer une autorité nécessaire, et pour apporter dans leur concours un ensemble, une régularité, une suite, une persévérance sans lesquels le succès du traitement sera manqué ou compromis? Enfin, est-ce dans un local ordinaire qu'on rencontre les dispositions les mieux combinées pour empêcher un aliéné de se faire du mal à lui-même et de nuire aux autres?

Qu'on y réfléchisse, et l'on ne balancera pas à donner une réponse négative. D'abord, presque toujours l'aliéné trouve des points d'appui à son délire dans l'impression des lieux et des personnes qui l'entouraient avant sa maladie, et ces impressions ajoutent aux désordres de son esprit, en réveillant une foule d'émotions, de souvenirs et d'associations d'idées; c'est déjà trop pour servir d'aliment au délire, que la seule action spontanée de la mémoire qu'il n'est au pouvoir de personne d'enchaîner; à plus forte raison, lorsque les sensations viennent exciter la mémoire. Qui ignore tout ce qu'a d'émouvant, pour un mélancolique navré de douleur, la vue d'un objet autrefois possédé par une personne bien chère qui n'est plus? Que de rêveries douloureuses ne provoque point l'aspect des lieux où l'on était habitué à la voir? etc., etc. Il y a donc avantage à entourer l'aliéné d'objets nouveaux et de briser tous rapports avec son existence antérieure. Ce besoin sera bien plus manifeste encore, si nous passons de l'impression des localités à celle des personnes destinées à exercer une autorité sur lui. Il est sans doute inutile de rappeler qu'un aliéné ne peut être abandonné à ses propres impulsions et faire prévaloir ses volontés. Il est indispensable, au contraire, qu'il obéisse à une règle sagement établie et qu'il ait le sentiment de sa dépendance. Or, quels sont les alentours du malade qui pourraient devenir à son égard le pouvoir exécutif, la loi vivante? Sera-ce la femme qui commandera à son mari, le fils à son père, le ser-

viteur à son maître? Qui n'est à l'instant frappé de ce renversement de pouvoirs, et de l'irritation qu'il peut faire naître chez l'aliéné, toujours enclin à rester libre, et plus habitué au commandement qu'à la sujétion? Et puis, d'ailleurs, il n'est pas une seule personne admise auprès du malade, dont le concours ne doive être soigneusement prévu et défini; or, trouvera-t-on facilement, dans les familles, d'une part assez d'expérience, de l'autre assez de circonspection et de fermeté pour faire prévaloir, dans toute occasion, de salutaires préceptes? Aussi, l'heureuse influence de l'isolement, dans le traitement de la folie, n'est-elle pas aujourd'hui un sujet de controverse. Cette grande mesure compte en sa faveur les témoignages les plus nombreux et les plus respectables, et déjà, à cet égard, l'opinion publique est en accord avec l'opinion des hommes compétents dans la spécialité des maladies mentales.

Isoler les aliénés, ce n'est pas certainement les tenir renfermés, solitaires, privés de toute société, de toute communication et de tous les avantages que l'homme tend et doit tendre à se procurer; mais, «isoler les aliénés, c'est changer tout leur mode d'existence, c'est les éloigner des personnes, des lieux et des circonstances qui ont provoqué ou qui entretiennent le trouble des facultés affectives et intellectuelles. C'est substituer à des localités ordinaires, des établissements disposés d'une manière tout-à-fait spéciale, et ôter à l'esprit en désordre le point d'appui qu'il trouve dans une multitude d'impressions, d'associations d'idées, d'émotions et de souvenirs sans cesse renaissants; c'est faire succéder une conduite à la fois ferme et douce à de molles condescendances qui tendent à perpétuer le délire, et les leçons de l'expérience à un aveugle empirisme. » (Notice sur l'établissement d'aliénés que j'ai fondé à Vanves, en 1822, conjointement avec le docteur Voisin.) Plus les habitudes sont changées, plus l'isolement est complet, et plus sont sûres les chances de succès. Aussi, pouvons-nous confirmer de notre expérience réitérée la remarque faite par Pinel et Esquirol, comme par Willis et les médecins anglais les plus distingués, que dans les établissements d'aliénés, toutes choses égales d'ailleurs, les étrangers guérissent bien plus fréquemment que les nationaux. Ajoutons que l'ignorance de la langue nous a paru une circonstance très-favorable; sans doute par suite des impressions vives et variées que fait éprouver à chaque instant un idiôme inconnu, et des efforts que fait l'esprit, à son insu, pour saisir le sens des mots les plus usuels, à travers la diversité des intonations. Nous savons assurément tout ce qu'il en coûte souvent aux familles de se séparer d'un de leurs membres qui, en perdant la raison, vient d'être frappé d'une des plus grandes infortunes. Mais aussi, que de regrets elles se préparent en sacrifiant les avertissements de l'expérience à la résistance du sentiment qui répugne à une séparation, ou bien en cédant à des préjugés, à des scrupules déjà condamnés par les progrès de la raison publique! En se refusant à l'isoler, non-seulement on prive un aliéné du plus puissant moyen de guérison, on le laisse à la merci de fripons adroits, livré à toute la violence des sentiments qui l'entraînent aux actes les plus funestes, mais encore on a souvent la douleur d'encourir sa désaffection et de se désaffectionner soi-même, par un enchaînement de situations fausses, pénibles ou irritantes. Et quel double malheur! empêcher le rétablissement de la raison, et éteindre les sympathies ou provoquer des sentiments d'aversion ou de haine!

Il est cependant quelques circonstances rares où l'isolement pourrait être une mesure préjudiciable, et nous devons les signaler sommairement. Lorsque les facultés affectives sont faiblement altérées, lorsque la famille du malade se distingue par une heureuse alliance de raison et de sensibilité, lorsque le délire est paisible et s'exerce sur des objets qui n'ont que des rapports très-éloignés avec les localités et les personnes environnantes, alors il peut suffire de mettre ponctuellement en pratique les avis d'un médecin spécial; il pourrait y avoir un inconvénient réel à séparer l'aliéné de sa famille qu'il aime et qui le soigne avec une intelligence, une sollicitude et un dévouement éprouvés. Mais lorsque les sentiments affectueux sont pervertis, l'indifférence ou l'aversion ayant succédé aux affections les plus légitimes, lorsque l'aliéné est capricieux, despote, agité, dangereux pour les autres ou pour lui-même, lorsque son délire s'est préparé au milieu ou par le concours même des circonstances qui continuent à l'entourer, lorsque enfin la famille du malade manque de jugement, de circonspection, de bienveillance et de fermeté, lorsqu'il y a conflit d'opinions entre les divers membres d'une même famille, relativement au malade et aux soins qu'il doit recevoir; alors, dans tous ces cas si nombreux, l'isolement est d'une urgence manifeste. La sensibilité se révolte non moins que la raison, à l'idée des scènes incessantes de désordre et de violence que fait naître un aliéné au sein de sa famille. Comment pourrait-il comprendre que lui qui commandait naguère, doit maintenant obéir comme un enfant capricieux? Ce seront donc des luttes continuelles et parfois terribles quand il faudra le ployer à une règle et mettre obstacle à ses désirs, à ses volontés; et qui pourra ordonner et exécuter les mesures répressives, rigoureuses, presque indispensables lorsque le malade reste au milieu des siens, soigné par des personnes inexpérimentées, irritantes, et qui sont si rarement nécessaires sous la direction d'étrangers prévoyants, résolus et fermes sans cesser d'être humains? Seront-ce des parents, des amis, qui résigneront leur sensibilité à la cruelle épreuve des contraintes et des punitions rendues obligatoires par les mauvais penchants et l'insubordination de l'aliéné? Quel sacrifice pénible d'une part, et que d'irritation de l'autre! Confiera-t-on la discipline à l'inexpérience et parfois à la brutalité des serviteurs?... Qu'on se persuade bien qu'il est indispensable qu'un aliéné se conforme à une règle établie, qu'il soit docile; or, rien n'est plus difficile que de le soumettre lorsque, par le fait d'une habitude constante, il se croit toujours le maître chez lui. Combien d'ailleurs ces luttes, profondément affligeantes, ne sont-elles pas redoutables pour les sentiments affectueux dans le présent et l'avenir! Que d'impressions indélébiles elles gravent dans le cœur! Entouré de localités et de personnes étrangères, l'aliéné, tout au contraire, montre bientôt une entière docilité, et

si, par suite de son insubordination, il devient nécessaire de lui imposer quelque contrainte, quelque privation, c'est sur des étrangers que retombe son ressentiment.

L'isolement comprend plusieurs genres et divers degrés; le plus complet est presque toujours préférable: il faut alors que, personnes et choses, tout soit nouveau pour l'aliéné. L'isolement peut d'ailleurs commencer à domicile, en réglant sur de nouvelles bases les rapports de l'aliéné. Cette manière d'isoler, la plus simple de toutes, est aussi celle qui promet le moins de succès. Il y a plus d'avantage à placer l'aliéné dans une nouvelle maison pour lui seul, avec des surveillants bien choisis, étrangers autant que possible et dociles aux ordres d'un médecin. Ce mode d'isolement paraît tout d'abord le plus avantageux, il semble répondre à toutes les exigences de la situation du malade, et le met à l'abri des impressions funestes qu'il pourrait recevoir, s'il était entouré de compagnons d'infortune, dans un asyle spécialement consacré au traitement de la folie. Cependant il est démontré par l'expérience la plus réitérée, que le genre d'isolement préférable à tous les autres, c'est celui d'un établissement spécial d'aliénés. Fodéré pense même que le grand nombre de ces malades, en nécessitant des mesures plus précises d'ordre, de discipline, constitue une chance de succès de plus, et qu'il en guérit davantage dans les établissements publics où la règle domine, que dans les établissements particuliers, où l'on observe souvent du laisser-aller, du relâchement. Quoi qu'il en soit de l'opinion de Fodéré, que nous sommes loin de partager, nous concluons qu'il y a plusieurs raisons pour qu'un asyle spécialement destiné aux aliénés doive l'emporter sur une maison particulière. D'abord, dans un local de ce genre tout doit avoir été disposé en vue de sa destination, et il est bien difficile que les mêmes conditions se trouvent fortuitement réunies dans une habitation ordinaire. Ensuite il est évident qu'il doit exister, dans un établissement spécial, des règles de conduite mieux tracées, plus exactement suivies; le médecin y est plus assidu, les surveillants et serviteurs ont plus d'expérience, les moindres abus sont plus vite aperçus, plus promptement réprimés. Enfin, qui le croirait? cette action même, que les familles redoutent tant, des aliénés les uns sur les autres, est généralement favorable, rarement nuisible à leur guérison. Du reste, nous ne devons pas laisser ignorer que ces établissements spéciaux, lorsqu'ils sont convenablement disposés, présentent des divisions plus ou moins nombreuses, qui permettent d'isoler les différentes catégories de fous, et, au besoin, chaque malade. Il est des occasions, en effet, où il serait nuisible à un aliéné de vivre en société avec ses compagnons d'infortune. Parmi bien d'autres conditions que doit réunir un asyle d'aliénés pour répondre pleinement à sa destination en ce qui concerne seulement les localités, il en est trois fort importantes, savoir: l'*agrément*, l'*étendue*, et des *divisions suffisantes*. L'*agrément*, afin que l'aliéné soit invité à vivre hors de lui-même par l'attrait des sensations; l'*étendue*, afin qu'il puisse se livrer aux exercices physiques dont la plupart éprouvent un besoin impérieux, et qui sont un des moyens curatifs les plus salutaires pour tous; enfin des *divisions suffisantes* pour régler, selon les convenances, les rapports des aliénés entre eux.

Pour isoler les aliénés, pour régulariser l'usage de cette mesure rigoureuse, exceptionnelle, mais si souvent indispensable, il fallait des dispositions légales susceptibles d'être appliquées avec facilité et sous la forme la plus secrète. Eh bien! la loi du 30 juin 1838 réunit tous ces avantages, en même temps qu'elle prévient toute infraction à la liberté individuelle, protège efficacement les intérêts matériels de ces infortunés, les environne de garanties nécessaires pendant leur séjour dans des maisons étrangères, et veille aux moyens de les rendre le plus tôt possible et sans danger à toutes les habitudes de la vie sociale.

Il suffira de mentionner ici une partie de l'art. 8 de cette bienfaisante loi, relatif aux conditions de placement des aliénés dans les établissements qui leur sont consacrés : elles consistent « 1° dans une demande d'admission contenant les noms, profession, âge et domicile, tant de la personne qui la formera, que de celle dont le placement sera réclamé, et l'indication du degré de parenté, ou, à défaut, de la nature des relations qui existent entre elles. 2° dans un certificat de médecin constatant l'état mental de la personne à placer, et indiquant les particularités de sa maladie, et la nécessité de faire traiter la personne désignée dans un établissement d'aliénés, et de l'y tenir renfermée. Ce certificat ne pourra être admis, s'il a été délivré plus de quinze jours avant sa remise au chef ou directeur; s'il est signé d'un médecin attaché à l'établissement, ou si le médecin signataire est parent ou allié, au second degré inclusivement, des chefs ou propriétaires de l'établissement, ou de la personne qui fera effectuer le placement. »

Ajoutons, 1° que d'après l'art. 18 de la même loi, « à Paris, le préfet de police, et dans les départements les préfets, ordonneront d'office le placement dans un établissement d'aliénés, de toute personne interdite ou non interdite, dont l'état d'aliénation compromettrait l'ordre public ou la sûreté des personnes. Les ordres des préfets seront motivés, et devront énoncer les circonstances qui les auront rendus nécessaires. » 2° Que, conformément à l'article 19, « en cas de danger imminent, attesté par le certificat d'un médecin ou par la notoriété publique, les commissaires de police de Paris, et les maires dans les autres communes, ordonneront, à l'égard des personnes atteintes d'aliénation mentale, toutes les mesures provisoires nécessaires, à la charge d'en référer dans les vingt-quatre heures au préfet, qui statuera sans délai. »

La nécessité de régler les relations des parents et des amis avec les aliénés est une conséquence de l'isolement. Quelles en seront la mesure et la durée? Le médecin est évidemment l'arbitre de ces questions difficiles ; pour les décider en faveur du sentiment de famille, trop souvent les parents invoquent la connaissance du caractère du malade ; mais, indépendamment de cet élément de jugement, le médecin possède seul l'appréciation exacte des avantages de l'isolement, l'expérience des cas analogues, et la connaissance du désordre actuel des facultés intellectuelles et morales qui fait du malade un être tout différent. Aussi, les infractions à ses avis, dont le sentiment est l'unique excuse, sont-elles

tous les jours la cause de la prolongation des maladies mentales, de leurs rechutes, fréquemment de leur incurabilité, et quelquefois des actes les plus violents et les plus funestes.

Après avoir agité et résolu la grande question de l'isolement, qui représente à elle seule tout un système, et le système le mieux combiné pour le traitement des maladies mentales, exposons quelques préceptes généraux applicables aux aliénés isolés ou non.

Le traitement moral, dont nous avons déjà parlé pour l'incubation de la folie, se présente encore ici en première ligne. Que les maladies mentales soient toujours, comme je le pense, liées à une altération, à une modification quelconque de l'encéphale, ou qu'elles soient le résultat d'un mode vicieux de l'activité du principe spirituel, le médecin doit toujours songer que, pour combattre ces affections, il a, dans la constitution de l'homme, une force intellectuelle et morale dont la puissance, plus ou moins grande selon les degrés de la maladie et selon les individualités, est, lorsqu'elle est bien dirigée, le meilleur modificateur des phénomènes psychiques par lesquels elles se traduisent. L'emploi de cette force pour la guérison des maladies mentales s'appelle traitement moral. Tâchons, non de l'exposer, mais de le faire comprendre dans toute son étendue. Tout ce qui est capable de distraire ou d'occuper les facultés mentales fait partie du traitement moral. Conséquemment, il convient de régler chez l'aliéné les impressions sur les sens et les influences émanées du langage et des actions relativement à lui, enfin de donner un emploi à ses facultés intellectuelles et morales.

Quelques paroles bien appropriées, dites avec douceur, avec fermeté, toujours avec bienveillance et autorité, commandent la confiance et l'attention active du malade, et amènent par la réflexion le changement de ses tendances ; les longs syllogismes, au contraire, augmentent la confusion, le désordre de l'esprit; et lorsqu'ils sont accompagnés de menaces, ils provoquent les passions violentes ou la dissimulation.

Beaucoup de personnes néanmoins se figurent que la partie la plus essentielle du traitement moral, consiste dans une lutte continuelle contre la perversion des idées ou des sentiments de l'aliéné, comme s'il s'agissait simplement de réfuter des erreurs, de corriger des vices; et qu'enfin les punitions de divers genres doivent venir en aide au langage, lorsque l'insensé ne cède pas au raisonnement. Ce principe de traitement moral directement opposé au délire, n'a pas besoin d'être indiqué, il s'offre de lui-même à tout le monde. Mais l'expérience est venue en déterminer la valeur, et elle a démontré que l'opposition continue, vive au délire d'un aliéné, était une méthode fréquemment inutile, assez souvent nuisible, et parfois dangereuse, surtout lorsque des répressions énergiques s'ajoutaient à l'insuccès de la parole. Non pas que nous prétendions que le langage à tenir à un insensé pour lui démontrer ses égarements, et parfois même des punitions quand il s'obstine, soient des moyens de traitement à rejeter absolument ; nous disons seulement qu'ils n'ont pas l'efficacité générale qu'on leur suppose, lorsqu'on adopte le principe de discourir contre les faux jugements des aliénés et de réprimer les actes répréhensibles. Qu'on se persuade bien que les opérations mentales du cerveau malade d'un aliéné, ne sont plus comparables à celles d'une intelligence normale qui juge mal un fait ou qui obéit à une passion. Il est d'ailleurs extrêmement difficile d'agir à propos et dans la juste mesure sur l'esprit d'un insensé. Si on l'approuve, on augmente son délire ; si on le contredit, on l'irrite, car il est incapable d'apprécier convenablement les raisons qu'on met en avant ; si, enfin, on lui fait violence, on l'exaspère et il entre en fureur, ou il tombe dans le désespoir. Dans tous les cas on ne peut discourir avec lui sur l'objet de son délire, sans que son attention reçoive une excitation plus forte dans cette direction, et nous dirons bientôt que le mieux est de l'en distraire.

Du reste, il n'y a guère que les personnes inexpérimentées qui espèrent beaucoup du raisonnement, des punitions ou des violences pour ramener un aliéné à la raison. Il suffit d'en avoir fait l'épreuve pour bientôt se convaincre de l'impuissance de ces moyens. Cependant les discours opposés au délire, la répression de certains désordres de l'intelligence et des sentiments, trouvent leur à-propos dans le traitement de la folie ; il serait facile d'en citer des exemples : ici, comme en beaucoup d'autres choses, la difficulté consiste à discerner l'opportunité. Nous ne désapprouvons ces moyens que lorsqu'on les érige en méthode générale, lorsqu'on obsède les aliénés de raisonnements et qu'on les accable de répressions, pour rectifier leurs erreurs ou corriger leurs mauvais penchants. En fait, le traitement moral de la folie ne se borne pas à combattre directement le délire par la logique ou par l'emploi des récompenses et des corrections. L'expérience atteste que c'est par des moyens détournés qu'on arrive le plus sûrement à la guérison. Il est rare que cette méthode puisse nuire, et, si elle est moins active que la précédente, elle a des avantages plus nombreux, plus durables, sans avoir les inconvénients d'une expectation trop absolue. Ces moyens moraux détournés, ne sont autre chose que le système de diversion dont nous avons déjà mentionné quelques principes. Il ne s'agit plus ici de convaincre l'aliéné qu'il se trompe, de le punir parce qu'il ne se rend pas à vos arguments ; non, au lieu de combattre de front ses égarements, il faut s'occuper avec persévérance de changer le cours de ses idées, en appelant son attention sur des choses étrangères au délire. Deux ordres de moyens s'offrent à nous dans ce but : les sensations et l'application à un travail quelconque d'utilité ou d'agrément.

L'influence des localités et des sites sur les fous, n'est aujourd'hui méconnue de personne ; chacun sait qu'elle constitue une des parties les plus importantes du traitement moral. Il en est des localités pour les fous comme de l'atmosphère pour la généralité des hommes ; la continuité plutôt que la vivacité d'action, leur donne une valeur immense sur chaque individu. Il n'est pas une autorité médicale de quelque poids, qui n'attache une grande importance aux dispositions locales destinées à impressionner continuellement un aliéné. Quoique les mêmes impressions ne soient pas également favorables aux délires généraux ou partiels, gais ou tristes, l'utilité des sensations agréables, dans le traitement de la folie, ne saurait être mise en doute.

L'asyle d'un aliéné sera donc d'autant plus convenable, qu'il ne sera pas resserré, qu'il présentera des mouvements de terrains, de belles allées, des courants d'eau, des parterres fleuris, des champs en culture, des vergers, des bosquets, qu'il sera riche en perspectives intérieures et extérieures, etc. D'agréables localités sont éminemment utiles aux mélancoliques, qu'il est si difficile d'arracher à leurs préoccupations ; et les maniaques eux-mêmes sont souvent calmés par ces sensations riantes et paisibles, à moins qu'ils ne soient excités trop vivement, auquel cas il leur faut le moins d'images possible. Quoiqu'on observe assez souvent des illusions et des hallucinations chez les fous, il est néanmoins prouvé que les sensations sont ce qu'il y a de plus net et de plus régulier dans leur existence morale, de sorte qu'on trouve un avantage réel à exercer chez eux les sens, de préférence au raisonnement.

Nous ne pouvons parler de l'influence des sensations sur les aliénés, sans dire quelques mots de l'emploi de la musique. Quoique les fous ne sentent plus à la manière des autres hommes, nous sommes convaincus que la musique n'a pas encore été expérimentée dans le traitement de la folie suivant des règles suffisantes pour en déterminer la valeur, et qu'elle peut être un auxiliaire excellent dans quelques circonstances. Mais dans ce but, il faut connaître le goût et les habitudes du malade, pour le soumettre à son insu et assez longtemps à l'impression de la musique, après avoir fait un choix éclairé de la composition musicale. La plupart des auteurs parlent de la musique comme d'un agent simple, identique, ne réfléchissant pas à l'énorme différence qu'il y a entre telle ou telle musique. C'est absolument comme si, en conseillant d'agir sur un malade par l'ascendant de la parole, on n'établissait aucune distinction entre le reproche, la menace, la frayeur, la persuasion, l'encouragement, la louange, etc. Il est assez naturel que les médecins qui n'ont envisagé la musique que comme un moyen de distraction, au lieu de voir en même temps en elle un levier pour agir sur les sentiments, se soient faiblement attachés au choix des compositions musicales. Tout ce qu'alors on attendait d'elle, c'était de suspendre des préoccupations, comme pourrait le faire une série d'objets successivement exposés à la vue. Tel peut être assurément un des avantages de la musique. Alors que son impression ne dépasserait pas la perception auditive et n'irait pas remuer le sentiment, elle serait capable de distraire, de reposer l'esprit ou le cœur. Mais ne pas voir au-delà des sensations de l'ouïe, dans les effets de la musique, ce serait négliger la plus belle partie de son influence, celle des émotions, des souvenirs, des associations d'idées. Nous serions entraînés trop loin s'il fallait préciser ici l'emploi qu'on peut faire de la musique dans le traitement des maladies mentales, et nous nous bornons à répéter en terminant, que ce moyen, auquel on attribue fort peu de succès, n'a pas été éprouvé avec tout le soin désirable.

Après avoir fait en sorte de disposer autour des aliénés des objets propres à produire des impressions favorables, d'éloigner au contraire tout ce qui en provoquerait de nuisibles, on n'a satisfait qu'à demi à la méthode de diversion. Un autre principe des plus importants consiste à leur créer quelque occupation, sans se montrer trop difficile sur le choix, car tout ce qui peut les occuper et faire trève au délire, doit être considéré comme avantageux. Indépendamment des exercices physiques, des travaux mécaniques qui l'emportent sur les autres moyens, on peut conseiller les divers jeux, l'application aux beaux-arts, aux lettres, aux sciences. L'important, c'est d'obtenir des aliénés qu'ils se livrent avec assiduité et persévérance à quelque occupation d'utilité ou d'agrément, qui n'ait point de rapport avec la nature de leur délire. C'est ainsi qu'il ne faudrait pas laisser un mélancolique passer son temps à chanter des romances sentimentales ; un monomane de renommée littéraire employer ses instants à composer des écrits qu'il croirait devoir le recommander à la postérité, etc. Ce seraient là, au contraire, de ces occupations qu'il faudrait empêcher adroitement, car elles ajouteraient au délire.

Occupons-nous maintenant de la *conduite générale que l'on doit tenir à l'égard d'un aliéné*. Il ne doit avoir qu'un seul directeur, ou, s'il existe deux autorités égales, il est indispensable qu'elles ne soient jamais en désaccord en présence de lui. Ce précepte comme bien d'autres est commun à l'éducation des aliénés et des enfants. Que la bienveillance s'allie constamment à la fermeté ; que, dans une même situation, un directeur d'aliénés se retrouve toujours le même, bon, affectueux, expansif, dans les moments où l'aliéné n'est point fautif, tolérant pour une foule de divagations, d'actes désordonnés sans conséquence, qu'il doit feindre de ne pas voir ; ferme et énergique sans emportement, lorsqu'il s'agit de réprimer un grand désordre et de graver une leçon.

Le médecin, ne voyant les aliénés que par intervalle, a besoin d'être secondé. Les personnes, parents, amis, serviteurs, chargées d'une surveillance continuelle, doivent suivre ponctuellement ses avis et avoir leur concours bien tracé. Leur manière d'agir exerce une grande influence sur la marche de l'aliénation mentale ; c'est assez dire combien il faut apporter d'attention à leur choix, s'assurer de leur zèle, de leur intelligence, de leur humanité. Du reste, dans aucun cas, des serviteurs ne doivent, de leur propre autorité, exercer aucune répression ; si elle est nécessaire, un chef ordonne et ils exécutent.

Il est des aliénés qui nécessitent une surveillance bien active, notamment ceux qui ont une tendance au suicide, au meurtre, au vol, etc. ; et puis, il n'y a pas à surveiller seulement des tendances, l'impulsion au mal est souvent chez eux spontanée, rapide, violente, et comme l'effet d'une tempête intérieure. Une hallucination, un accès soudain de fureur, peuvent rendre leur bras homicide, incendiaire, sans parler des innombrables accidents auxquels ils sont exposés eux-mêmes par suite de l'égarement de leur raison. Ils peuvent se blesser, se tuer, s'empoisonner, commettre une foule d'imprudences qui les rendent malades et abrègent leur existence. C'est à la surveillance à prévenir tous ces malheurs.

Puisqu'on ne peut laisser un aliéné faire ses volontés, puisqu'il faut, au contraire, qu'il se montre docile à la règle tracée dans ses intérêts, le cas doit être nécessairement prévu où il fera résistance et où l'on sera obligé de le contraindre. Nous abordons ici une partie bien difficile, bien délicate, celle du *code pénal* des malheureux insensés. Les moyens de répression à leur usage doivent avoir pour but : de les rendre dociles en les convainquant de leur faiblesse ; de les amener à reconnaître leurs fautes par des retours sur eux-mêmes, ou de leur inspirer des craintes salutaires quand ils sont mal intentionnés ; enfin, de les empêcher de nuire. Malgré le désordre de leurs facultés mentales, qui ne permet pas de les assimiler aux autres hommes, les aliénés conservent le sceau primitif d'être intelligents et sensibles ; conséquemment, des punitions toujours motivées par la parole et appliquées avec discernement, peuvent produire de bons résultats. D'autre part, sans avoir en vue aucune influence morale, la contrainte est nécessaire lorsqu'un aliéné est dangereux. Dans tous les cas, il est aujourd'hui de précepte de ne jamais maltraiter un aliéné, de se borner à la réclusion ou à la camisole de force, et de ne le priver de ses mouvements qu'autant que la sécurité le commande. La seule violence corporelle qu'on se permette, comme punition, et les aliénés la redoutent beaucoup, c'est l'emploi de la douche, qui est très-rare dans mon service de la Salpêtrière et dans l'établissement de Vanves, que je dirige, conjointement avec le docteur Voisin, depuis plus de vingt années. C'est surtout au vénérable Pinel qu'on est redevable de la méthode plus humaine avec laquelle les insensés indociles, turbulents, agités, sont traités de nos jours. A la voix de ce généreux philanthrope, l'usage des cachots, des chaînes, des brutalités de tout genre a été aboli, et c'est un de ses titres impérissables à la reconnaissance de la postérité.

Après le traitement moral qui s'adresse aux deux éléments de notre nature, si intimement unis qu'aucun phénomène psychique ne peut être attribué exclusivement à l'un ou à l'autre, viennent les moyens qui agissent plus spécialement sur le corps, et dont l'ensemble constitue *le traitement physique* des aliénés. Nous plaçons au premier rang la gymnastique, l'exercice musculaire. Nous sommes persuadés que si l'on pouvait obtenir des aliénés un travail mécanique journalier qui finirait par durer plusieurs heures et en plein air, on obtiendrait de plus nombreuses guérisons. C'est l'action spontanée du cerveau, c'est l'exaltation des sentiments et des idées, qui sont l'écueil du traitement des maladies mentales ; or, rien n'est capable d'enchaîner l'activité du moral à l'égal des exercices physiques, persévérants, prolongés et même un peu rudes, comme l'agriculture, les arts mécaniques, la chasse, etc. La gymnastique réunit plusieurs avantages dans le traitement de la folie. D'abord, l'aliéné qui fait beaucoup travailler ses muscles pense moins et sent moins; ensuite, le travail imprime à ses idées une direction avantageuse ; enfin, l'exercice le dispose au sommeil, qui est un bien précieux pour beaucoup d'insensés.

Jusqu'à ce jour on ne nous paraît pas avoir été assez préoccupé du parti qu'on pourrait tirer de l'exercice dans les voyages, qui sont souvent utiles dans plusieurs variétés de la mélancolie, et qui conviennent surtout dans la convalescence des maladies mentales. Les voyages poursuivis longtemps à pied, ou à cheval, par étapes, dans les pays montueux particulièrement, sont infiniment plus avantageux que lorsqu'on les fait dans des voitures qui transportent d'une ville à une autre. Les bons effets qu'on obtient de cette manière de voyager font plus que racheter les dérangements dont on n'aurait pas l'habitude, et ces dérangements mêmes sont un bienfait.

Les insomnies sont fort ordinaires dès le commencement de la folie ; on fait en sorte d'y remédier par l'exercice, les bains prolongés pris au moment du coucher, l'éloignement des causes d'excitation, telles que les émotions, la contention d'esprit, le café, les spiritueux. C'est principalement pendant les insomnies que beaucoup d'aliénés se livrent avec fureur à des pratiques d'onanisme funestes au rétablissement de leur raison, autant qu'à leur santé générale. Ce vice, fort commun parmi ces malades des deux sexes, mérite une surveillance spéciale.

Le régime alimentaire des aliénés, sauf des exceptions dont il est impossible de préciser ici l'espèce et le nombre, ne doit pas différer de ce qu'il est pour le commun des hommes. Il convient de les laisser satisfaire leur appétit avec tous les aliments de bonne nature. Il est bien prouvé qu'une diète intempestive augmente le désordre de leur esprit ; il suffit qu'ils soient sobres. La *tempérance* leur est encore plus nécessaire ; plusieurs d'entre eux sont enclins à l'abus de boissons alcooliques, et les excès de ce genre leur sont extrêmement nuisibles. Il est souvent utile de combattre chez eux la constipation par des lavements, des boissons douces, des aliments, laxatifs, etc.

Il faut veiller à ce que les aliénés ne négligent point les soins de propreté, en les changeant convenablement de linge, de vêtements. Les bains tièdes, qui contribuent à atteindre ce but, ne bornent pas là leur efficacité : ils peuvent combattre le spasme, faciliter la transpiration, disposer au sommeil.

Les aliénés tombés en démence et les paralytiques réclament dès soins particuliers, non plus avec l'espoir de les guérir (car, dans l'immense majorité des cas, ils ne ressaisiront pas l'existence morale), mais en vue de les protéger contre les influences physiques qui pourraient précipiter la funeste issue de leurs maladies. Ces malheureux ne sont pas seulement privés d'intelligence, l'instinct même finit par leur faire défaut ; l'appétit, la soif, les déjections, l'impression des températures, tous les besoins enfin cessent d'être sentis dans la mesure normale. S'ils n'étaient l'objet d'une grande sollicitude, ces aliénés pourraient mourir de faim ou d'indigestion, de chaud ou de froid ; il est nécessaire de penser et de sentir pour eux. Les déments et les paralytiques sont souvent d'une saleté dégoûtante, et si l'on joint à cela qu'ils n'ont plus de pensées et de sentiments, on concevra tout ce qu'il faut de zèle, de charité, pour prodiguer à ces infortunés les soins et les égards que revendiquent en leur faveur les restes dégradés de la nature humaine. L'hygiène qui nous a occupé jusqu'à ce moment, forme la base principale, mais non la seule, du traitement de la folie. Suivant les tempéraments, suivant la diversité des causes prédisposantes et occasionnelles, selon la modification du cerveau et de ses membranes reconnue, selon les incidents, les complications des maladies mentales, un praticien exercé trouve l'à-propos d'administrer des remèdes qui peuvent concourir puissamment à la guérison. Mais cette autre partie du traitement est trop exclusivement médicale pour pouvoir être convenablement exposée ici. Rappelons seulement qu'on a beaucoup abusé autrefois des vomitifs et des purgatifs, parmi lesquels l'ellébore obtenait la préférence ; qu'avant la réforme introduite par Pinel, la saignée était aussi une pratique vraiment abusive. Fort heureusement il n'existe pas de nos jours de système de thérapeutique qui pèse sur les aliénés de tout le poids de ses préventions, de ses erreurs et de ses dangers. Il est plusieurs médications qui jouissent d'une faveur basée sur l'opportunité, et celles-là, souvent utiles, sont rarement dangereuses.

La *convalescence* des maladies mentales est une période bien digne de sollicitude. L'expérience atteste qu'au moment où il vient de ressaisir l'existence morale, l'aliéné est fort exposé à une rechute, si on ne l'entoure de précautions ; la prudence veut qu'à dater du jour où a cessé le délire, on attende deux ou trois mois avant de le laisser entrer dans le monde et reprendre la vie habituelle. En attendant, on lui ménage des entrevues de plus en plus rapprochées avec les personnes qu'il témoigne le désir de voir, en ayant soin de tracer à celles-ci la conduite qu'elles doivent scrupuleusement observer à l'égard du convalescent. Il importe ensuite de lui créer une occupation agréable, afin qu'il ne soit pas trop abandonné à ses réflexions. S'il témoigne quelque inquiétude sur son passé, sur son avenir, on atténue ses regrets, on rassure son amour-propre, on relève son courage. On éloigne de son esprit, et surtout dans la conversation, les sujets pénibles, les émotions désagréables. On s'attache à lui procurer une existence paisible, occupée, sans ennui et sans fatigue, agréablement diversifiée. Les voyages sont généralement un moyen excellent pour affermir une convalescence, alors même qu'elle n'est pas douteuse.

L'expérience des récidives et des causes qui les déterminent doit rendre le médecin bien circonspect pour attester le rétablissement et autoriser la rentrée du convalescent dans la société. « Une sensibilité extrême, et par conséquent une disposition prochaine aux rechutes, dit le sage Pinel, caractérisent en général les aliénés en convalescence, à moins que celle-ci ne soit bien confirmée. Une vive frayeur, un emportement de colère, un chagrin profond, la saison des chaleurs, quelque excès d'intempérance, ou même le passage brusque d'un état de détention et de contrainte à une liberté indépendante, peuvent produire en eux une commotion dont on ne serait pas susceptible en d'autres circonstances, et renouveler des accès de manie lorsque l'habitude n'en a pas été longtemps suspendue. C'est ainsi que des aliénés convalescents, réclamés trop tôt par leurs familles, retombent de nouveau et sont ramenés à plusieurs reprises dans les hospices. »

Que de fois, en pareille circonstance, avons-nous vu se vérifier la remarque de Pinel ! Que de fois avons-nous eu à lutter contre la vivacité des désirs exprimés par nos malades, à *toutes les périodes* de leur maladie, et contre l'assentiment des familles donné à ces demandes inconsidérées ! Mais aussi, que de regrets et quelquefois que de malheurs affreux ont suivi de près une conduite honorable sans doute sous le rapport du sentiment, mais si contraire à la raison et aux leçons de l'expérience! Par contre, la même prédominance du sentiment sur la raison dans les familles, éloigne trop souvent toute sympathie, fait taire l'équité et développer de mauvaises passions dont les aliénés sont victimes. Il n'est pas rare, en effet, que leurs parents et leurs amis, résistant à l'évidence même, conservent une impression pénible des actes qui ont marqué l'incubation de la folie, ou même de l'indifférence, de la haine que leur témoignait l'aliéné, et reçoivent ensuite le convalescent avec crainte, défiance, avec froideur, avec amertume. Dans cette déplorable situation, les devoirs du médecin se multiplient, mais son âme chaleureuse s'élève au niveau d'une si noble et si sainte cause : ce n'est pas assez pour lui d'avoir rendu l'aliéné à lui-même, il faut que, par tous les moyens qui sont en son pouvoir, il protège sa sensibilité, si facile à s'exalter, contre toutes les influences extérieures, et surtout qu'en triomphant d'injustes préventions, il tende à reconquérir en sa faveur l'affection de famille, toujours si douce, et notre refuge, notre place de sûreté dans l'infortune.

FALRET,
Membre de l'Académie de Médecine, médecin des aliénés
à l'hospice de la Vieillesse (femmes).

MENTHE (bot.), s. f., mentha. C'est un genre de plantes de la famille des Labiées, J., didynamie gymnospermie, L. Ce genre contient un assez grand nombre d'espèces, qui, presque toutes, sont naturelles à nos climats : celle qui est le plus employée est la menthe poivrée, mentha piperita; après viennent la menthe crépue, mentha crispa, et la menthe à feuilles rondes, mentha rotundifolia.

La menthe poivrée, menthe anglaise, est originaire d'Angleterre, mais elle est très-cultivée en France, et même dans les jardins, où, suivant quelques auteurs, elle perd de ses qualités. Ses tiges sont quadrilatères, couvertes de quelques poils, les feuilles sont opposées, ovales, lancéolées, aiguës et dentelées en scie. Les fleurs sont petites, violacées, et forment des verticilles dont l'ensemble composé des épis assez allongés au sommet des ramifications de la tige. Cette plante, dont l'odeur est bien connue, a une saveur poivrée et camphrée qui laisse dans la bouche une sensation de froid très-marqué. L'odeur, qui est très-forte, balsamique et expansive, ne diminue pas par la dessication de la plante; elle est due à la présence d'une huile essentielle renfermée dans de petites glandes qui sont contenues dans l'épaisseur des feuilles, et que l'on distingue facilement en les examinant à contre jour.

La menthe poivrée est antispasmodique, tonique et fortement excitante; elle doit ces propriétés à la présence de son huile essentielle, qui est très-volatile et fortement odorante. Cette huile s'extrait en grande quantité pour l'art du parfumeur et du confiseur; celle qui vient d'Angleterre a le plus de réputation. On prépare, avec l'essence de menthe, des pastilles et des tablettes dont l'usage est quelquefois utile après le repas pour favoriser la digestion, chez les personnes dont l'estomac est lent ou paresseux, ou qui ont été affectées de gastralgies :

l'infusion de menthe, unie à la mélisse, peut être aussi employée dans le même but. L'eau distillée est employée en pharmacie dans les potions excitantes et toniques. L'alcoolat et l'eau de menthe alcoolisée s'emploient dans des circonstances semblables. On prépare aussi, avec ces substances, des liqueurs de table qui sont estimées.

Les autres espèces de menthe que nous avons indiquées, sont aussi quelquefois employées; elles ne jouissent pas d'autres propriétés que la menthe poivrée; elles sont moins actives, et cette dernière espèce est toujours préférée. Les frictions avec diverses espèces de menthe ont été employées dans le traitement de la gale, et, dit-on, avec succès.
J.-P. BEAUDE.

MENTON (anat.), s. m. (V. Mâchoire.)

MENTONNIER (anat.), adj., qui a rapport au menton. Il existe à la partie externe et antérieure de l'os maxillaire inférieur, près de la symphyse du menton, un trou qui a reçu le nom de trou mentonnier, qui est la terminaison du canal dentaire inférieur; il donne passage au nerf mentonnier et à l'artère mentonnière, qui sont la terminaison des nerf et artère dentaires inférieurs, lesquels se ramifient dans les tissus qui recouvrent cette partie de la face.   J. B.

MENTONNIÈRE (chir.), s. f., nom donné à un bandage qui enveloppe le menton, et que l'on désigne aussi sous celui de fronde. (V. ce mot.)

MÉNYANTHE (bot.), s. m. (V. Trèfle d'eau.)

MÉPHITIQUE (hyg.), adj., mephiticus; ce mot est dérivé d'un verbe syriaque qui signifie souffler, respirer. On donne le nom de méphitique à tous les gaz et à toutes les vapeurs qui exercent sur l'économie une action délétère.

MÉPHITISME (hyg.), s. m., mephitismus; c'est l'altération de l'air par les gaz, les vapeurs ou les miasmes qui peuvent lui communiquer des propriétés malfaisantes. Faire l'histoire du méphitisme, ce serait passer de nouveau en revue tous les gaz et les vapeurs susceptibles de produire l'asphyxie, et examiner toutes les émanations miasmatiques capables de produire des désordres dans l'économie : les gaz et les vapeurs ont été traités chacun à leur mot spécial, et, quant aux miasmes, il en sera traité dans un article particulier.

Les causes les plus ordinaires du méphitisme dans nos maisons, dans les grands établissements et dans nos habitudes ordinaires, sont les fosses d'aisances, les matières animales et végétales en putréfaction, l'encombrement dans les habitations, les hôpitaux et les prisons, le défaut de ventilation et de renouvellement de l'air, l'ouverture des lieux souterrains qui ont été fermés et longtemps inhabités, l'acide carbonique produit par la combustion et la fermentation, le dégagement de l'hydrogène carboné dans les mines, les vapeurs arsénicales, mercurielles, nitreuses, etc., qui se dégagent dans certaines professions et qui constituent aussi de véritables empoisonnements. Comme on le voit par ce simple exposé, le méphitisme, qui peut être produit par un grand nombre de causes diverses, doit le plus souvent être déterminé seulement par quelques unes; ainsi les émanations des fosses d'aisances, des puits et des égouts, sont, pendant leur vidange, les causes les plus ordinaires des accidents qui se manifestent dans nos villes. Dans les campagnes, c'est le dégagement de l'acide carbonique dans les celliers où se trouvent des cuves de vin en fermentation, et dans les endroits qui renferment la drèche, ou orge germée qui a servi à la fabrication de la bière. Cet orge, que l'on emploie ensuite pour la nourriture des bestiaux, a déterminé souvent des accidents.

La solution de chlorure de chaux, jetée dans les égouts, les puits et les fosses d'aisances, est un moyen de combattre avec avantage le méphitisme que les vidangeurs désignent sous le nom de plomb. Pour les trous à drèche, les celliers, etc., la ventilation est le seul moyen à employer. (Voyez ce mot.) Ce n'est qu'avec précaution que l'on doit pénétrer dans les endroits où l'on suppose qu'il s'est dégagé du gaz acide carbonique; un moyen connu de presque tout le monde, et qui est encore celui qu'il est préférable d'employer, pour constater si l'air est notablement vicié, consiste à descendre une lanterne dans les puits et dans les fosses, ou à la présenter, avec une perche, à l'entrée des lieux dans lesquels on veut pénétrer, et où l'on suppose qu'il existe des causes de dangers; si la flamme de la bougie continue à brûler avec intensité, c'est une preuve que l'on peut pénétrer avec confiance; si, au contraire, elle pâlit, si elle diminue de vivacité, et surtout si elle s'éteint, ce fait indique la présence de gaz non respirables, et l'on doit employer immédiatement toutes les précautions que nous avons indiquées, et qui seront détaillées aux divers mots de ce Dictionnaire.

Beaucoup de personnes peuvent croire que l'on est toujours prévenu de l'action d'un gaz ou d'une vapeur méphitique, par l'odeur repoussante qu'ils exhalent; c'est là une erreur qu'il est important de combattre, et qui a fait beaucoup de victimes; plusieurs gaz délétères sont sans odeur : l'azote, l'hydrogène pur, l'hydrogène carboné, l'oxyde de carbone, l'acide carbonique, etc.; mais plusieurs de ces gaz empruntent des odeurs aux corps auxquels ils sont le plus ordinairement mêlés; ainsi, le gaz hydrogène carboné qui sert à l'éclairage, et qui provient de la distillation de la houille, ne doit son odeur si forte et si pénétrante qu'à une huile volatile dont il est heureusement presque impossible de le débarrasser. Cette odeur, qui est si désagréable, a pour résultat de faire apercevoir immédiatement les fuites de gaz qui peuvent s'opérer, et de rendre ainsi plus rares les explosions et les asphyxies, dont on a malheureusement encore trop d'exemples. L'acide carbonique cause un sentiment de picotement aux yeux et aux narines, qui avertit de sa présence les personnes qui ont été déjà exposées à son action.

Dans beaucoup de cas, on n'est prévenu de la présence d'un gaz délétère que par les accidents qu'il détermine; aussi ne doit-on pénétrer qu'avec précaution dans les lieux que l'on peut supposer infectés, tels que les fosses, les puits et les puisards qui n'ont pas été curés depuis longtemps, dans lesquels on peut supposer des causes particulières d'infection, ou bien dans les caves et les souterrains fermés depuis de longues années.

Le méphitisme peut se manifester aussi par l'accumulation d'un certain nombre d'individus dans un lieu trop peu spacieux pour fournir à chacun la quantité d'air nécessaire à la respiration : dans ce cas, les accidents se développent avec une certaine rapidité. Percy rapporte l'histoire de trois cents prisonniers russes qui, après la bataille d'Austerlitz, furent enfermés pendant la nuit dans une caverne, pour les préserver du froid : vers le milieu de la nuit, ces malheureux poussèrent des hurlements affreux; on enfonça la porte, et quarante prisonniers se précipitèrent dehors, jetant du sang et de l'écume par la bouche; deux cent soixante étaient morts ou expirants. Au mois de juin, 1756, à Calcutta, cent quarante-cinq prisonniers anglais furent enfermés dans une salle de vingt pieds carrés, qui n'avait d'air que par deux fenêtres grillées, et placées du même côté; la chaleur étouffante était augmentée encore par l'accumulation des prisonniers : bientôt le besoin d'air se fit sentir, des accidents affreux se manifestèrent, et enfin, à six heures du matin, après que l'on eut été vingt minutes à ouvrir les portes encombrées de cadavres, vingt-trois seulement de ces malheureux sortirent vivants, et encore furent-ils pris de fièvres graves auxquelles ils faillirent succomber.

Les effets de l'encombrement sont encore augmentés par l'action de la chaleur, qui raréfie l'air; par celle des lumières, qui enlèvent une grande quantité d'oxygène à l'air, et lui restituent de l'acide carbonique. Qui n'a éprouvé, dans les assemblées nombreuses et surtout dans les salles de spectacle, les effets d'un air vicié; le malaise, l'oppression, le sentiment de défaillance produit par la gêne de la respiration? C'est surtout dans les parties supérieures, et dans les loges fermées, que cet inconvénient se fait sentir; aussi un bon système de ventilation doit-il faire la base des précautions hygiéniques appliquées à une salle de spectacle.

Les effets du méphitisme ont quelquefois été transmis à de nombreuses personnes et même à des populations éloignées de son foyer, par des individus qui avaient été soumis à son action; il y avait alors une véritable émanation miasmatique qui déterminait des maladies graves et d'un caractère épidémique. C'est ainsi que les prisonniers des assises d'Oxford, en 1577, communiquèrent aux juges et aux assistants une fièvre putride grave, qui se propagea par contagion, et fit mourir plus de trois cents personnes dans la ville. A la retraite de 1813, après la campagne de Saxe, quelques soldats communiquèrent le typhus à la garnison de Mayence, et la maladie fit d'affreux ravages dans la ville. (V. Miasmes, Asphyxies, Ventilation, Typhus, etc.)

J.-P. BEAUDE.

MER (hyg. et thérap.), s. f., mare. La mer couvre les deux tiers du globe; elle baigne le tour des îles et des continents, pénètre par des détroits dans l'intérieur de ceux-ci, où, sous le nom de mers méditerranées, elle forme d'immenses étendues d'eau qui divisent les contrées, et, par la navigation, favorisent les communications des peuples. Les bords de la mer furent, dans tous les pays, les premiers lieux habités; l'homme y trouvait des ressources qui, aujourd'hui, servent encore seules à l'existence de beaucoup de peuplades. Sur ses bords se sont élevées les cités les plus florissantes par le commerce, et souvent les plus puissantes par la force des armes. Dans l'antiquité Tyr , Carthage , Alexandrie ; dans les temps modernes Venise , Gênes , Amsterdam , Londres. Ces rapports de la mer avec les lieux habités par les hommes, eurent une influence directe sur leur civilisation. Les contrées baignées par la mer, et d'un facile accès, furent partout celles dans lesquelles se développèrent les mœurs les plus policées , et où le goût des sciences et des arts se manifesta avec le plus de succès. Avec autant de moyens d'action sur l'existence de l'homme, on comprend que le voisinage de la mer, en même temps qu'il le modifiait comme société, a dû , sous le rapport de sa santé et de son organisation, l'influencer comme individu.

Les bords de la mer sont sains, surtout lorsque la plage est un peu élevée ; ce voisinage peut présenter quelques dangers lorsque, au contraire , les plages sont plates, déprimées, ne laissant pas d'écoulement pour les eaux des hautes marées , ou permettant l'infiltration des eaux. Alors se forment des marais où se décomposent des produits végétaux et animaux, et, dans les saisons ou les climats chauds, ces lieux peuvent devenir les foyers de maladies épidémiques qui ravagent les populations, et souvent rendent des contrées complètement inhabitables.

Les habitants des bords de la mer sont généralement sains et vigoureux ; l'habitude de la navigation , l'air vif qu'ils respirent, le surcroît d'alimentation qu'ils tirent de la pêche, contribuent à donner à leur organisation une activité et une force que n'ont pas les paysans de l'intérieur des terres. Les ressources que présentent les bords de la mer sont si nombreuses et si efficaces, que l'on voit souvent les contrées les plus incultes, les îlots les plus arides, habités par des populations vigoureuses, qui trouvent dans la pêche et dans les échanges qu'elle leur procure , dans la navigation avec leurs barques, les conditions d'une existence saine et robuste.

L'air de la mer est vif , excitant, et il contribue puissamment à la santé. Doit-il cette propriété aux particules salines que l'évaporation des eaux y a mêlées ? C'est ce que prétendent plusieurs auteurs. Il suffit, pour les personnes qui n'y sont point habituées, d'habiter pendant quelque temps les bords de la mer pour constater l'action produite par l'influence de son voisinage : la respiration se fait avec plus de facilité, elle est plus large, et son action produit un certain plaisir. Les fonctions s'exécutent avec plus d'énergie , la digestion est plus active, les mouvements des membres sont plus vifs, la marche et la fatigue se supportent avec plus de facilité. Ce surcroît d'activité apporté dans toutes les fonctions par l'influence de l'air de la mer , est avantageux dans beaucoup d'affections chroniques ; il convient surtout aux individus lymphatiques , aux jeunes filles pâles et chlorotiques, aux femmes nerveuses , aux individus fatigués par les travaux de cabinet ou par certains excès, aux personnes qui ont un dérangement des organes digestifs, des gastralgies et même des catarrhes chroniques. Cette action de l'air de la mer ajoute d'une manière marquée aux effets produits par les bains de mer, dont nous parlerons plus loin , et expliquent

pourquoi les bains , toujours si actifs lorsqu'ils sont pris sur les lieux , ont souvent si peu d'action lorsqu'ils sont pris avec de l'eau de mer transportée à de grandes distances ou préparée par les procédés chimiques.

Quelques navigateurs , parmi lesquels nous citerons Bougainville et La Pérouse , et des médecins, entre autres Huxham, avaient pensé que l'air de la mer était moins salubre que celui de la terre, et ils se fondaient sur le fait du scorbut qui se manifeste à la suite des longues navigations, et sur le bien-être que les malades ressentent lorsque, affectés de cette maladie, ils sont déposés à terre ; mais cette opinion, qui a trouvé de nombreux contradicteurs, est loin d'être appuyée sur des faits bien observés ; car suivant Lind , qui a fait un traité sur le scorbut , ce n'est pas l'air de la mer qui , dans les longues navigations, développe cette maladie. Le défaut de vivres frais , les équipages nombreux qui encombrent les entre-ponts et vicient l'air , la fatigue occasionnée par le mauvais état de la mer , l'action de l'humidité dans les vêtements , l'abattement moral , toutes ces causes , et chacune d'elles en particulier , suffisent pour développer une affection scorbutique qui peut même s'observer à terre lorsque des troupes se trouvent soumises à quelques unes de ces influences. Les voyages de Cook et de Forster ont montré que l'on pouvait échapper aux chances fâcheuses de cette maladie lorsque l'on prenait toutes les précautions indiquées par la prudence.

Aujourd'hui que l'expérience des longues navigations et surtout le progrès des sciences ont permis d'analyser toutes les causes d'insalubrité à bord des vaisseaux , et d'y remédier d'une manière efficace, on est parvenu à rendre beaucoup plus rares les affections scorbutiques et les dyssenteries épidémiques qui se manifestaient dans les longues navigations. Ainsi dans les voyages de circumnavigation, dans ceux où les relâches doivent être rares , et où les bâtiments doivent tenir longtemps la mer, les équipages sont composés d'hommes de choix. On préfère la qualité au nombre, afin d'éviter l'encombrement ; les vivres sont abondants , de bonne nature ; le vin et les liqueurs alcooliques sont donnés dans une sage proportion pour combattre l'action débilitante du régime et de l'humidité du vaisseau ; les entre-ponts sont aérés, ventilés ; la propreté la plus sévère est exigée des matelots ; ils ont des vêtements de laine en quantité suffisante pour se garantir du froid , et les changer lorsqu'ils ont été mouillés par l'eau de la mer ; une exacte discipline est maintenue à bord ; on embarque le plus possible de vivres frais ; les conserves alimentaires, les tablettes de bouillon , qui aujourd'hui sont préparées avec tant d'art , servent à la table des officiers et sont données aux malades et aux convalescents.

L'eau, qui était autrefois enfermée dans des barriques de bois qui n'étaient pas toujours charbonnées et où elle s'altérait assez promptement, est aujourd'hui contenue dans des caisses de fer , ce qui permet d'en embarquer en plus grande quantité. Elle résiste ainsi à la décomposition et prend un goût ferrugineux qui annonce la présence de quelques sels de fer, ce qui lui donne une action tonique avantageuse, dans les circonstances où se trouvent les équipages après de longues traversées. Le biscuit, renfermé également dans des caisses en tôle de fer, se conserve sans aucune des altérations qui, autrefois, en rendaient l'usage souvent insalubre.

La pomme de terre a remplacé d'une manière très-utile une partie des légumes secs que l'on embarquait à bord des vaisseaux ; ce tubercule, qui se conserve longtemps pourvu de son eau de végétation, est devenu d'un éminent secours dans les longues traversées; il est cultivé aujourd'hui par les naturels des îles de l'Océanie. Les navires baleiniers trouvent dans leurs relâches, à la nouvelle Zélande, des pommes de terre récoltées par les naturels, qui les enfouissent dans de larges silos, afin de les conserver comme objets d'échange, lorsque des vaisseaux relâchent sur leurs côtes. La pomme de terre, dans les voyages de long cours, est non-seulement un aliment sain et frais, mais c'est encore, dit un médecin qui a navigué avec les baleiniers, un remède efficace dans les affections scorbutiques ; elle peut remplacer les plantes crucifères, et principalement le cresson, que l'on a fait quelquefois pousser à bord, dans des caisses remplies de terre, ainsi que le fit le capitaine Parry dans son voyage au pôle nord. M. Rousselle de Vauxème, dans un mémoire publié dans les *Annales d'hygiène*, et donné par extrait dans le journal des *Connaissances médicales*, cite plusieurs exemples de scorbut épidémique arrêté sur des vaisseaux par l'usage de la pomme de terre mangée crue, comme on pourrait le faire des meilleurs fruits. Dans un cas, les légumes frais, et entre autres des patates, n'avaient pu conjurer la marche des symptômes ; ils furent complètement arrêtés par l'usage de la pomme de terre. Il conseille même d'appliquer la pomme de terre râpée sur les ulcères scorbutiques ; ce moyen, employé par quelques capitaines baleiniers, sur des hommes de leur équipage, a donné des résultats très-satisfaisants.

Aujourd'hui, grâces aux sages précautions hygiéniques prises à bord des bâtiments de guerre, et surtout à bord de ceux qui sont destinés aux lointaines expéditions, on ne voit plus ces affections scorbutiques épidémiques, qui ravageaient souvent tous les équipages d'une flotte ; ces affections graves ne s'observent que lorsque des circonstances impérieuses imposent des privations, dont les conséquences peuvent débiliter l'état physique des matelots. L'ennui, l'inactivité, le découragement, peuvent aussi contribuer au développement de cette maladie, que le défaut de précaution hygiénique favorise constamment. Ce n'est plus qu'à bord des bâtiments baleiniers que l'on observe encore le scorbut. Ces bâtiments font souvent des pêches qui les retiennent quinze et dix-huit mois dans les mers du Sud; ceux qui se livrent à la pêche du cachalot, font souvent des campagnes de deux et trois ans, dans les mers intertropicales. Il est à remarquer que cette affection se développe plus souvent dans les bâtiments étrangers que dans les bâtiments français. Malgré ces longues navigations, on pourrait entretenir la santé des équipages, si l'on prenait des précautions convenables. M. Lesson, dans sa relation médicale du voyage de la corvette *la Coquille*, en 1822, 1823, 1824 et 1825, dit que, dans une navigation de trente-un mois et quatorze jours, il ne perdit pas un seul homme. Il ne se développa pas à bord d'affection

scorbutique; il y eut seulement quelques dyssenteries, maladies qu'il est difficile d'éviter dans les contrées tropicales, et qui, quelquefois, font de nombreuses victimes. Dans le voyage que fit le célèbre et trop infortuné Dumont-Durville, au pôle Sud, en 1837, 1838, 1839 et 1840, après plus de trois années de navigation, il n'avait pas de scorbutiques à bord, mais la dyssenterie fit des ravages, et, à la suite d'une relâche au cap Horn, il perdit quelques hommes, entre autres un jeune peintre de mérite, qui moururent des suites de cette affection qui s'était aggravée sous l'influence de l'affreux climat des régions du pôle Austral.

Indépendamment des causes qui peuvent agir sur l'ensemble des équipages, il en est d'autres qui sont particulières aux fonctions que remplissent chacun des individus qui les composent. Ainsi, dit M. Lesson, dans la relation dont nous avons déjà parlé, les marins chargés du service de la cale sont fréquemment affectés de fièvres qui prennent quelquefois un fâcheux caractère, par la respiration des gaz fétides et des miasmes qui s'exhalent de cette partie du navire, qui contient une eau corrompue et mélangée de matières organiques en décomposition. Ils sont aussi exposés à recevoir des blessures par la chute des caillebottis, ou par les travaux de force qu'ils sont appelés à exécuter. Le *calier* de la *Coquille* eut besoin, pendant toute la durée de la campagne, de pansements et de soins. Les *gabiers*, toujours dans le gréement et sur les vergues, sont exposés aux chutes qui sont assez fréquentes, et ils paraissent disposés aux congestions cérébrales. Le *coq*, qui est le matelot chargé de faire la cuisine de l'équipage, est souvent atteint d'ophthalmie chronique, de dessèchement des conduits excréteurs de la salive ; dans les pays chauds, il a souvent le corps couvert d'une éruption de petits furoncles de la peau. Les employés des vivres, qui habitent dans des parties voisines des magasins, où l'air ne se renouvelle que difficilement, sont étiolés, et leurs maladies se ressentent de cette privation d'air.

Les moyens de remédier aux accidents qui peuvent se manifester chez ces différentes classes d'hommes de mer, rentrent en partie dans les prescriptions d'hygiène navale que nous avons déjà indiquées, que nous allons résumer ici. Ainsi, la ventilation du vaisseau ; soit au moyen de fourneaux, soit avec les manches à air ; la ventilation de la cale et l'extraction fréquente de l'eau qui y séjourne et s'y corrompt; son lavage est rendu plus facile par l'action des robinets qui y introduisent l'eau de la mer ; le grattage des planchers des entre-ponts et de l'intérieur du navire ; il faut éviter l'encombrement des équipages ; l'activité doit toujours être entretenue parmi les hommes du bord, au moyen de travaux qui servent à l'assainissement et à la propreté du vaisseau, mais qui, cependant, leur laissent une certaine liberté qui leur permette de se livrer aux jeux et aux exercices qui entretiennent la gaîté et soutiennent le moral pendant les longues navigations. Les vêtements doivent être variés suivant les saisons et les latitudes ; ils doivent être chauds, épais, dans les régions froides, et assez abondants pour que les matelots puissent les changer lorsqu'ils sont mouillés par l'eau de la mer. Ils seront légers sous les tropiques ; mais il est à désirer

qu'ils soient de laine, afin de remédier aux influences des nuits, qui sont souvent froides sous ces
latitudes, et qui peuvent avoir des résultats funestes
pour la santé des équipages.

Les vivres devront être de bonne qualité, des
boissons fermentées devront être jointes à la ration des matelots dans une proportion convenable :
trois quarts, par jour, sont suffisants dans les cas
ordinaires. Dans les climats froids, on deva y ajouter des boissons alcooliques; dans les climats chauds,
le café est préférable. L'eau et le biscuit devront
être renfermés dans des caisses de forte tôle de fer;
ce mode de conservation préserve ces provisions de
toute altération fâcheuse. Les salaisons, qui souvent
ne peuvent être renouvelées aussi souvent qu'il serait désirable, devront cesser d'être distribuées
toutes les fois qu'on pourra se procurer des vivres
frais; il serait même désirable que l'on pût les remplacer par les conserves d'après la méthode Appert.
Nous avons vu des portions de bœuf, de quarante et
cinquante kilogrammes, conservées dans des cylindres de fer-blanc, pendant plusieurs années, sans
avoir subi d'altération : si l'on pouvait opérer cette
substitution pour les nombreux équipages, ce serait un des services le plus signalés qui auraient été
rendus à l'hygiène navale.

Les fumigations de chlore et d'acide nitreux, qui
ont été recommandées par des auteurs, présentent
souvent des inconvénients à côté des avantages
qu'ils peuvent procurer. S'ils purifient l'air, ils y
laissent des vapeurs qui ont, surtout les dernières,
une action fâcheuse sur les organes de la respiration.
On pourra les remplacer avec avantage par l'usage
des chlorures de chaux ou de soude; mais ces moyens
ne devront être employés que lorsque les soins de la
propreté se trouvent insuffisants. La présence de la
cuisine dans l'entre-pont, a souvent été un moyen
d'assainissement pour les vaisseaux, et des navigateurs ont constaté que la fumée qui se dégageait,
chaque matin, lorsque l'on allumait le feu, et qui
remplissait le vaisseau, était un moyen de ventilation et de purification salutaire qui avait empêché le
développement du scorbut. On peut, surtout dans
les temps humides, promener des réchauds dans
les diverses parties du vaisseau; ils auront le double
avantage de sécher l'intérieur du bâtiment et d'en
renouveler l'air.

Toutes les précautions qu'il peut être utile de
prendre à bord des vaisseaux, pourraient former la
matière d'un important volume, et l'on comprend
que le cadre de notre livre ne nous permet pas d'en
traiter dans cet article; ceux de nos lecteurs qui
désireraient de plus grands développements, pourront consulter les voyages des différents navigateurs modernes : Bougainville, Cook et Forster, La
Pérouse, Frécynet, Duperrey, Ross et Parry, Dumont-Durville. Ils pourront lire aussi les ouvrages
des médecins, dont quelques uns accompagnaient
les navigateurs que nous venons de citer : Lind,
Traité du scorbut; Poissonnier, *Hygiène des gens
de mer*; Péron, divers mémoires et *Relation médicale du voyage de La Pérouse*; Keraudren,
divers travaux et une *Hygiène de l'homme de mer*;
Lesson, *Relation médicale du voyage de la Coquille*; Forget, *Hygiène navale*, etc.

EAU DE MER. — L'eau de mer, ainsi que chacun

le sait, est douée de propriétés particulières : elle
est limpide, salée et un peu visqueuse; sa couleur
varie suivant l'état du ciel qu'elle reflète, et suivant les fonds sur lesquels on l'observe. Lorsqu'elle
est fortement agitée sur les bords, elle paraît
boueuse, blanchâtre ou terreuse, suivant les matières qu'elle enlève aux fonds, à la plage, et auxquelles se mêlent les flots. La nuit, elle paraît souvent
phosphorescente ou comme enflammée dans de certaines étendues; on observe ce phénomène surtout
dans les climats chauds, dans le sillage des navires, ou
sur les flots violemment agités. Nous n'entrerons pas
dans l'explication donnée par les naturalistes de ces
divers phénomènes, notre but est de considérer ici
l'eau de mer sous le rapport seulement hygiénique
et thérapeutique.

L'eau de mer, analysée dans diverses contrées du
globe, n'a pas offert partout les mêmes proportions
dans les principes qui entrent dans sa composition :
dans certaines mers, les sels sont plus abondants que
dans d'autres, et ces proportions sont surtout considérables pour les mers qui sont dans l'intérieur
des terres, telles que la mer Morte, la mer Caspienne, la mer d'Aral. La mer Morte contient jusqu'au quart de son poids de substances salines et
de bitume. L'abaissement du niveau de ces mers,
déterminé par l'évaporation de leurs eaux non suffisamment renouvelées, peut, pour ce cas, expliquer un semblable résultat. La salure de la mer
est moindre près de l'embouchure des grands
fleuves, près des glaciers à l'époque de la fonte des
glaces, près des plages après de fortes pluies.

La composition de l'eau de la mer, prise dans
l'Océan Atlantique, à Bayonne, a donné à Bouillon-Lagrange et à Vogel, pour un litre d'eau :
acide carbonique, 0 litre 23; chlorure de sodium,
26 grammes 64; chlorure de magnésie, 5,15; sulfate de magnésie, 6,46; sulfate de chaux, 0,20;
plus, suivant quelques chimistes, des quantités indéterminées d'iode, de brome et de plusieurs autres
sels de potasse, d'alumine et d'ammoniaque, que
nous ne croyons pas devoir indiquer ici, à cause de
leur minime proportion.

L'eau de la Méditerranée, analysée par les mêmes
auteurs, a donné environ 2/1000es de plus pour les
sels, et moitié moins d'acide carbonique. L'eau de
la Manche a donné 36/1000es de résidu, 3 de moins
que celle de l'Océan. Voici la proportion du résidu
sec de l'eau puisée dans les trois mers : dans la
Manche, à Dieppe et au Hâvre, 36/1000es; dans
l'Océan, 39; dans la Méditerranée, 41.

L'eau de mer est désagréable au goût, elle est
salée, amère et nauséabonde; elle ne peut servir
de boisson à l'homme : on dit cependant que quelques peuplades de l'Océanie la boivent impunément,
mais ce fait est loin d'être constaté. On connaît
la funeste expérience que fit Pierre-le-Grand sur
les enfants des matelots de sa flotte, qu'il voulut
habituer à boire de l'eau de mer; presque tous périrent. Quelques mammifères, le kangourou entre
autres, boivent de l'eau de mer, mais il est constant qu'ils préfèrent l'eau douce lorsqu'ils peuvent
en trouver.

La difficulté de conserver l'eau dans les grandes
traversées, et surtout l'impossibilité de s'en procurer
lorsqu'on est éloigné des points de relâche, a fait tenter un grand nombre d'essais pour rendre l'eau de

mer douce et potable. La filtration, la putréfaction, les réactions chimiques, ont été vainement essayées; la distillation est le seul moyen qui ait été suivi de succès; la congélation produit les mêmes effets : elles séparent l'eau de mer des substances qui y sont en solution, et il suffit d'agiter l'eau afin d'y mêler de l'air pour la rendre potable. Le capitaine Parry ne but, pendant son séjour au pôle Nord, que de l'eau provenant de la fonte des glaciers, ou de la neige qui les recouvrait. La distillation se pratique difficilement à bord des navires; beaucoup d'appareils ont été inventés pour cet objet, mais peu sont satisfaisants. Indépendamment du combustible considérable qui est nécessaire pour se procurer une certaine quantité d'eau, le roulis du vaisseau fait mêler dans les alambics l'eau non distillée avec celle qui l'est déjà. Cependant on embarque aujourd'hui un ou deux alambics à bord des vaisseaux qui doivent faire de longues navigations, et ils ont déjà rendu des services, surtout à terre, dans les relâches où l'on ne trouva point d'eau douce et où le combustible était abondant. Il n'est pas impossible d'établir à bord des navires des appareils qui, utilisant le feu de la cuisine, pourraient produire une quantité d'eau distillée assez considérable : ce moyen a déjà été tenté et suivi d'un certain succès. Lorsque l'usage des bateaux à vapeur pour les grandes traversées sera plus répandu, on conçoit que la crainte de manquer d'eau douce deviendra tout-à-fait nulle, puisqu'il sera alors très-facile d'utiliser, par la condensation, la vapeur perdue. Aujourd'hui, et depuis l'usage des caisses en fer qui permettent de conserver l'eau plus facilement et d'en emmagasiner une bien plus grande quantité, on a bien moins senti la nécessité de rendre l'eau de mer potable, et cette question, en partie résolue, ne préoccupe plus que très-secondairement les navigateurs.

Effets thérapeutiques. — L'eau de mer peut être considérée comme une eau minérale saline fort active; à ce titre, elle est employée en bains chauds et froids, en douches et en boissons. Les bains froids s'administrent pendant l'été à la mer, et sur des plages de facile accès. Les bains de Dieppe, si vantés, présentent des inconvénients à cause des nombreux galets qui couvrent les bords de la mer tant qu'elle n'est pas tout-à-fait basse, et qui exposent les baigneurs à des chutes ou à des blessures aux pieds et aux jambes; Boulogne, Calais, le Hâvre, sont dans des conditions plus favorables. Les bains s'administrent par immersion subite, à la lame, ou par douches d'ondées. Les bains par immersion subite s'administrent aux personnes affaiblies, aux femmes nerveuses, chez lesquelles la réaction se ferait avec peine : on les plonge dans la mer en les introduisant horizontalement et la tête la première; ces immersions sont répétées plusieurs fois lorsque l'on veut que l'effet du bain soit plus marqué, et lorsque l'état du malade l'exige. Dans le bain par immersion prolongée, le malade reste dans l'eau pendant un espace de dix, quinze, vingt ou vingt-cinq minutes; il doit assez fréquemment plonger sa tête dans la mer; rarement les bains doivent être prolongés au-delà du temps que nous avons indiqué, et jamais on ne devra rester dans le bain après que le frisson aura commencé à se faire sentir. Les bains à la lame sont de véritables douches; ils consistent à exposer à l'action des vagues la partie sur laquelle on veut produire une action spéciale; ils doivent être d'une durée un peu moindre que les bains ordinaires. Les bains d'ondées peuvent remplacer les bains par immersion subite; ils consistent dans une aspersion qui s'administre au moyen d'un baquet plein d'eau placé à la partie supérieure d'une petite guérite dans laquelle on renferme le malade : on bascule le baquet, et l'eau, traversant un filtre, tombe en pluie sur toute la surface du corps.

L'immersion dans l'eau de mer présente une sensation de froid beaucoup moins désagréable, à températures égales, que celle qui a lieu dans l'eau douce; on explique ce fait par l'excitation que cause à toute la surface de la peau l'action des sels qu'elle contient : cette action se prolonge même lorsque l'on est sorti de l'eau, et elle favorise la réaction que l'on observe après le bain, et qui est plus vive pour les bains de mer que pour les autres bains froids. Cette réaction est souvent favorable, c'est un guide que le médecin doit toujours consulter. Est-elle trop vive, il faut modérer la durée du bain et la calmer par quelques moyens appropriés : des bains de pieds d'eau de mer chaude sont employés à cet usage et présentent beaucoup d'avantages; ils ont surtout pour effet d'empêcher les douleurs de tête qui peuvent être le résultat de la congestion produite par le bain. Dans certains établissements, ces pédiluves sont constamment employés, et l'on en retire d'heureux effets. Lorsque la réaction ne se manifeste pas ou se fait trop attendre, cette circonstance indique que les bains ne sauraient être favorables dans les conditions où ils sont administrés; il faut alors prendre des bains par simple immersion, ou même des bains de mer chauds, qui ont encore une action thérapeutique très-marquée, et qui peuvent préparer à l'usage des bains froids.

Un bain de mer trop prolongé peut souvent donner lieu à des accidents assez graves, et déterminer des congestions vers les organes importants, tels que la tête, les poumons, l'abdomen. J'ai vu une jeune dame, d'un tempérament sanguin, qui, à la suite d'un bain de mer d'une heure un quart, fut prise d'un rhumatisme aigu général qui la mit aux portes du tombeau, et qui ne guérit qu'après plus de trois mois de séjour au lit. Des douleurs rhumatismales se manifestent souvent par l'usage des bains de mer : lorsqu'elles apparaissent après les premiers bains et qu'elles sont légères, elles peuvent céder à l'effet des bains suivants, et ce n'est pas une raison de discontinuer leur emploi, seulement on doit les moins prolonger; lorsqu'au contraire les douleurs viennent après un certain temps de l'usage des bains, on doit les cesser. Nous devons dire ici que nous avons vu des douleurs rhumatismales être l'un des accidents les plus ordinaires de l'usage des bains de mer; souvent, tel individu qui a été en bonne santé prend des bains comme distraction et par agrément, revient avec une affection rhumatismale qui lui fait payer pendant l'automne et l'hiver les plaisirs de l'été : aussi est-il convenable de consulter un médecin lorsque l'on a l'intention de faire usage de ces bains pendant un certain temps.

Les bains de mer s'administrent dans un grand nombre d'affections souvent fort différentes par leur nature, mais c'est surtout dans les affections scrofuleuses qu'ils ont le plus de succès; ils conviennent également aux jeunes filles chlorotiques, aux femmes nerveuses, à celles qui ont des engorgements de l'utérus ou des prolapsus de cet organe, aux affections chroniques des organes digestifs, aux gastralgies, aux personnes épuisées par les travaux intellectuels ou par les chagrins. Certains médecins les ont vantés comme efficaces dans les rhumatismes chroniques et les névralgies : nous pouvons croire qu'il a pu se trouver quelques cas dans lesquels la réaction produite a pu faire cesser ces deux affections ; mais nous pensons que ces guérisons forment des exceptions, et que le plus souvent, dans ces cas, les bains de mer peuvent être plus nuisibles qu'utiles. On doit également se dispenser de prendre des bains de mer lorsque l'on a des flegmasies aiguës, même légères, des organes du ventre et de la poitrine, lorsque l'on est affecté de catarrhe chronique, ou menacé de phthisie pulmonaire ; lorsque l'on a des dartres humides à la peau ou des exanthèmes aigus.

Les bains de mer déterminent souvent des éruptions à la peau qui ont le caractère d'érythèmes; d'autres fois elles présentent la forme de l'urticaire; ce sont des plaques rouges plus ou moins larges et plus ou moins élevées. J'ai vu de ces éruptions se manifester quinze jours après l'usage des bains de mer, et une fois persévérer pendant plus d'un mois et ne céder qu'à l'emploi des bains de son et des bains gélatineux, joints aux boissons délayantes. Ces faits contredisent ce qu'ont avancé certains médecins, qui attribuent l'existence de ces éruptions à l'action de l'écume de la mer ou à la présence des méduses, ce qui les engage à ne laisser baigner leurs malades qu'à la marée descendante.

L'eau de mer s'administre aussi en boisson ; c'est un purgatif très actif à la dose de deux ou trois verres ; certains individus en prennent même jusqu'à quatre : ce purgatif est très-usité par les pêcheurs, les marins et les habitants de certaines côtes. A la même dose, on l'emploie comme vermifuge ; un seul verre suffit pour les enfants. A la dose d'un demi-verre à un verre chaque jour, cette eau est considérée comme fondante, et on l'emploie dans les engorgements chroniques des organes du ventre. Pour certaines populations, l'eau de mer est une panacée universelle qui souvent produit de nombreux accidents, surtout lorsqu'on l'emploie dans certaines flegmasies, et principalement celles des voies digestives.

La difficulté de la conservation de l'eau de mer a obligé les médecins qui veulent en faire usage, surtout en bains, à avoir recours à des préparations qui ne l'imitent qu'imparfaitement ; quelques uns se contentent de prescrire des bains d'eau salée avec le sel gris de cuisine, sel marin, de 16 à 32 grammes pour un litre d'eau. D'autres, pour avoir une imitation plus parfaite, emploient des préparations dans lesquelles entrent la plupart des sels que l'on trouve dans l'eau de mer. M. Soubiran a proposé la formule suivante, qui nous paraît celle que l'on doit préférer : Pour 100 litres d'eau, sel marin desséché, — 2 kil. 660 gramm. ; sulfate de soude cristallisée, — 1 kil. 171 gramm. ; chlorure de calcium cristallisé, — 242 gramm. ; chlorure de magnésium cristallisé, — 985 gramm. On verse ces sels mélangés dans l'eau du bain, et il serait convenable, afin de rendre l'imitation encore plus

parfaite, d'ajouter pour les proportions indiquées ci-dessus, gélatine sèche 100 gramm., ou mieux encore, si l'on peut s'en procurer, poudre de Varech sec et pulvérisé, — 500 gramm.

Si l'on voulait employer de l'eau de la mer en boisson, ce qui, au reste, se fait rarement loin des côtes, il serait plus convenable de la faire venir dans des bouteilles de verre ou de grès bien bouchées, et de renouveler fréquemment les provisions. Si l'on voulait la préparer d'une manière factice, il faudrait alors se conformer rigoureusement à l'analyse.

MER (Mal de) (path.), *morbus marinus* ; en grec *nausia*, de *naus*, vaisseau, dont on a fait *nausée*, qui signifie le malaise qui précède le vomissement.

Presque toutes les personnes qui se sont embarquées ont ressenti les effets plus ou moins marqués du mal de mer ; quelquefois ce n'est qu'un léger mal de cœur accompagné de douleurs de tête et d'étourdissements, d'autres fois ce sont des vomissements violents et presqu'incessants qui dégénèrent parfois en convulsion. Il est presqu'impossible de déterminer à l'avance quels seront les individus chez lesquels le mal de mer sévira avec le plus de violence et ceux qui en seront épargnés ; mais on croit avoir remarqué que les femmes et les enfants y étaient moins sujets. On peut juger encore de la disposition d'une personne à contracter le mal de mer, par l'impression qu'elle ressent du mouvement de la voiture ou du jeu de l'escarpolette : il y a entre ce jeu de la balançoire et le mouvement de tangage d'un vaisseau, une telle analogie, que l'on voit les effets du mal de mer se manifester lorsqu'il est prolongé trop longtemps.

Le mal de mer, dit M. Lesson, débute par un embarras dans la tête, qui s'accroît et dégénère souvent en hémicranie ; l'extrémité du nez se refroidit, l'estomac et la continuité du tube digestif éprouvent des mouvements fatigants de commotion spasmodique : cet état ne fait que s'accroître, jusqu'à ce que les oscillations continuelles du navire forcent, en quelque sorte, à lancer par jets les matières contenues dans l'estomac ; souvent même, les vomissements sont suivis de selles. Les douleurs ne cessent qu'après le vomissement; l'abattement le plus grand s'empare de l'individu, et le dégoût de la vie domine tellement la personne affectée, que, jetée au premier endroit venu du navire, elle devient indifférente pour tout ce qui l'entoure. C'est alors que le corps, et surtout le visage, ne tardent pas à manifester le désordre intérieur, par l'altération profonde des traits et l'espèce d'amaigrissement rapide que paraît subir le corps.

La durée de ces accidents est variable suivant les individus et suivant l'état de la mer. Quelques personnes ne ressentent que du malaise, de la douleur de tête et des nausées qui ne sont pas suivies de vomissement; d'autres éprouvent tous les accidents qui viennent d'être indiqués plus haut, et quelquefois ils persévèrent d'une manière inquiétante. On cite l'exemple de marins qui n'ont jamais pu éviter le mal de mer par les gros temps, quoiqu'ils naviguassent depuis de longues années. Ordinairement, après un court voyage, après le premier gros temps ou après un coup de *cap*, comme disent les marins, on doit être *amariné*. Il est des personnes qui ne peuvent supporter le mal de mer, et que l'on est obligé de débarquer. Qui ne connaît ce dernier trait de la vie de Cicéron, qui, poursuivi par Popilius que Marc-Antoine avait envoyé pour lui couper la tête, s'étant retiré sur un vaisseau, aima mieux se faire débarquer à Gaëte et présenter sa tête au meurtrier, que de supporter plus longtemps les angoisses affreuses du mal de mer?

On a donné plusieurs explications des causes du mal de mer; peu sont satisfaisantes. M. Keraudren, dans son article *Mal de mer* du *Dictionnaire des Sciences médicales*, l'attribue aux mouvements et aux frottements des viscères abdominaux, déterminé par les mouvements du vaisseau, au tiraillement et à l'agacement qui doit en résulter pour les nerfs nombreux qui se rendent à l'estomac, au foie, aux intestins. Tout en acceptant cette explication, qui nous paraît l'une des plus vraies, nous pensons que d'autres causes peuvent y ajouter. Ainsi, il est admis que la vue des vagues et du sillage du navire provoque le vomissement; on conseille même ce moyen aux personnes qui ne peuvent vomir et qui souffrent de l'anxiété produite par les nausées et le malaise épigastrique.

Les moyens que l'on emploie contre le mal de mer sont peu nombreux, et surtout peu efficaces. Il n'existe aucun médicament capable de le prévenir, et il ne peut se trouver que des charlatans éhontés capables d'annoncer et de vendre des pilules prétendues spécifiques contre le mal de mer. La compression du ventre et de l'épigastre, ainsi que la position horizontale, sont les choses qui peuvent prévenir, jusqu'à un certain point, les effets du mal de mer. M. Keraudren a même proposé une ceinture abdominale, dont M. Lesson a constaté les bons effets. Moi-même, dans une courte traversée que je fis de Boulogne à Londres, par un gros temps, je n'échappai aux suites du mal de mer, dont je sentis les prodrômes presqu'en sortant du port, qu'en me couchant et en comprimant, avec mes deux poings, la région épigastrique; cette compression me procura un soulagement immédiat.

Lorsque le mal de mer est déclaré, il faut administrer des boissons tièdes, une infusion de tilleul est préférable, afin de favoriser les vomissements et de les rendre moins douloureux. L'exposition au grand air, sur le pont, procure un certain soulagement; il faut éviter de prendre des aliments solides, qui fatiguent l'estomac par leur présence, et qui, d'ailleurs, sont promptement rejetés. En résumé, position horizontale et compression de l'épigastre et de l'abdomen, pour prévenir les symptômes, exposition au grand air et boissons tièdes, lorsque le mal est déclaré, tels sont les seuls moyens à employer. Si la gravité des symptômes obligeait à recourir à d'autres traitements, ainsi que cela peut se présenter, ils ne peuvent être mis en usage d'une manière utile, que par un médecin qui devra agir suivant les indications du moment.

J.-P. BEAUDE.

MERCURE (*chim. et mat. méd.*), s. m.; *hydrargyrum*, vif argent. Le mercure est un métal qui se trouve à l'état natif sous la forme de globules, mais c'est surtout à l'état de combinaison qu'on le rencontre dans la nature. La combinaison la plus commune est le sulfure de mercure (cinabre). Il existe aussi combiné avec le chlore, allié à l'argent, etc.

Le mercure pur est liquide, brillant comme l'argent fondu, très-lourd en le comparant à l'eau; il pèse treize fois et demi autant que ce liquide; il entre en ébullition à la température de 360 dégrés c., et se réduit en vapeurs qui peuvent être condensées. Si, au lieu d'élever, on abaisse la température du mercure jusqu'à 39°5 au-dessous du zéro centigrade, on le solidifie. Si, dans cet état, il est placé sur la main, il fait éprouver la sensation d'un fer chaud, et s'il y est maintenu quelques instants, il se forme des ampoules semblables à celles qui se développent par l'action à la température de l'eau bouillante. Il existe encore d'autres moyens d'obtenir la congélation du mercure, mais il serait superflu de les indiquer ici.

Le gaz oxygène et l'air font passer le mercure à l'état d'oxyde rouge, si ces gaz sont mis en contact avec lui à une température voisine du degré où il entre en ébullition.

Le mercure est employé en frictions, sous forme d'*onguent mercuriel*; pour cela, on le triture avec de l'axonge jusqu'à ce qu'on n'aperçoive plus de globules métalliques. Ces frictions sont tantôt ordonnées pour faire fondre des tumeurs ou des engorgements; tantôt elles le sont comme anti-vénériennes, ou pour tuer les insectes qui se logent dans les poils du pubis. On l'administre aussi en pilules, dans lesquelles il est uni aux poudres d'aloès, de scammonée, de poivre noir, de rhubarbe et à du miel. Il n'existe pas de corps qui présente un aussi grand nombre de ses composés employés en médecine que le mercure; tous jouissent d'une action très-énergique, et plusieurs sont même des poisons violents. Nous allons les examiner successivement.

Oxydes de mercure.—Le mercure se combine en deux proportions avec l'oxygène, et donne naissance à deux oxydes qui se combinent facilement avec les acides. Le *protoxyde* est noir et n'existe que dans les dissolutions salines; aussitôt qu'on fait réagir la potasse sur celle-ci, on obtient un précipité noir qui, pendant longtemps, a été considéré comme un protoxyde, mais qui, d'après les expériences de M. Guibourt, serait un mélange de mercure métallique et de bioxyde de mercure.

Le *bioxyde de mercure* se présente sous différents états : à l'état d'hydrate, il est jaune serin; à l'état sec, il est rouge orangé; mais il est rouge brun quand il a été préparé dans l'enfer de Boyle; on le nomme alors précipité *per se*. Si on le chauffe à la température du rouge naissant, il se décompose en oxygène et en mercure métallique; il se dissout faiblement dans l'eau, qui alors a la propriété de noircir par l'acide sulfhydrique. On obtient cet oxyde en décomposant un sel de bioxyde de mercure par la potasse, si on veut l'avoir à l'état d'hydrate; le procédé qui est employé pour obtenir sec, consiste à chauffer presqu'au rouge, dans un têt à rôtir du nitrate de bioxyde de mercure, et lorsqu'il ne se dégage plus d'acide nitreux reconnaissable à son odeur et à sa couleur, on laisse refroidir le produit brun obtenu, qui, par le refroidissement, devient rouge orangé, et *constitue* ce qu'on appelle dans le commerce le précipité rouge, ou oxyde rouge de mercure. Cet oxyde n'est employé en médecine que comme escarrotique.

Sels mercuriels. — Nous avons dit que les oxydes de mercure pouvaient se combiner avec les acides; nous croyons devoir, avant de parler des composés du mercure et des corps simples non métalliques, nous occuper des sels mercuriels.

Caractères généraux des sels par le protoxyde de mercure. — La dissolution de ces sels précipite en noir par la potasse, la soude et l'ammoniaque, en noir par l'acide sulfhydrique (hydrogène sulfuré), en jaune verdâtre par l'iodure de potasse, et en blanc par le chlorure de sodium.

Proto-sulfate de mercure. — Il est pulvérulent, blanc, peu soluble dans l'eau, *qui ne le décompose pas.* Sa dissolution présente les caractères des proto-sels de mercure, et, comme tous les sulfates, il précipite en blanc par un sel soluble de baryte. Ce sel, qui n'est employé qu'à la préparation du calomélas, se prépare en chauffant le mercure avec de l'acide sulfurique étendu de son poids d'eau.

Proto-nitrate de mercure. — Ce sel se présente sous forme de cristaux prismatiques blancs, d'une saveur âcre, styptique, et décomposable par l'eau, qui le transforme en sous-nitrate blanc insoluble, et en nitrate acide qui reste en dissolution. Ce liquide a été nommé, dans les anciennes pharmacopées; *eau mercurielle du duc d'Antin, ou du capucin.* On obtient le proto-nitrate de mercure en faisant bouillir du mercure en excès, avec de l'acide nitrique étendu de quatre fois son poids d'eau. Ce sel entre dans la composition du sirop de Belet; on l'emploie pour combattre les affections scrofuleuses et vénériennes; le remède du *capucin* est employé comme caustique, contre les ulcérations vénériennes superficielles et rebelles, et pour détruire des verrues; il sert à préparer le mercure soluble d'Hahneman, qui n'est autre chose que la poudre noire qui se précipite lorsqu'on traite le proto-nitrate de mercure par l'ammoniaque.

Caractères généraux des sels formés par le bioxyde de mercure. — Dissous dans l'eau, ces sels sont précipités, en jaune par la potasse, en blanc par l'ammoniaque, en noir par l'acide sulfhydrique, en rouge par l'iodure de potassium; ils ne précipitent pas par le chlorure de sodium.

Sulfate de bioxyde de mercure. — Il est blanc, sous forme de masse, légèrement déliquescent, décomposable par l'eau, en sulfate acide très-soluble, et en sous-sulfate presque insoluble, d'une couleur aune qui se précipite; ce précipité est connu aussi sous le nom de turbith minéral.

Nitrate de bioxyde de mercure. — Il est solide, cristallisable s'il est acide, décomposable par l'eau, qui le transforme en sous-nitrate jaune et en nitrate acide qui reste en dissolution, et qu'on peut reconnaître à l'aide des réactifs qui servent à caractériser les sels de bioxyde de mercure. Si on le chauffe, il se décompose et donne de l'oxyde rouge de mercure. Ce sel s'obtient en traitant le mercure par de l'acide nitrique affaibli, mais en excès; il entre dans la composition de la pommade nitrique dont on se sert dans le traitement de la gale.

Combinaisons de mercure avec le soufre, l'iode et le chlore.

Sulfure de mercure. — Le mercure peut se combiner avec le soufre en deux proportions, et former un proto-sulfure noir qui est sans usage, et un bi-sulfure rouge ou *cinabre;* c'est le seul dont nous nous occupons. Ce sulfure, qui existe à l'état natif, se présente dans le commerce sous la forme de masses violacées, qui, pulvérisées, donnent une poudre rouge connue sous le nom de *vermillon.* Il est volatil et cristallise en aiguilles. Chauffé avec le contact de l'air, il en absorbe l'oxygène; son soufre passe à l'état d'acide sulfureux, et le mercure est mis à nu. Mélangé avec de la chaux ou de la potasse, et soumis à l'action du calorique, il se décompose; le mercure métallique se volatilise. Le sulfure de mercure est employé en médecine sous forme de fumigations, dans les affections siphilitiques de la peau; il entre dans la composition de la pâte arsinicale du frère Côme et dans la poudre de Rousselot, qui sont des caustiques très-énergues.

Iodures de mercure. — L'iode peut se combiner avec le mercure en trois proportions : le *proto-iodure* est vert jaunâtre, le *sesqui-iodure* est jaune, et le *per-iodure*, autrefois *deuto-iodure*, est d'un beau rouge. Ils sont employés en médecine comme anti-siphilitiques, mais à des doses différentes. On les mélange aussi avec de l'axonge pour en faire des pommades, dans la proportion de 32 grammes d'axonge pour 1 ou 2 grammes d'iodure. Le *per-iodure* doit s'employer à dose moins considérable, car il est beaucoup plus actif que les deux précédens.

Chlorures de mercure. — Ils sont au nombre de deux, qui sont : le *proto-chlorure de mercure*, mercure doux, calomélas, panacée mercurielle, etc.; il est solide, blanc lorsqu'il n'a pas été exposé à l'action de la lumière, pulvérulent, ou bien sous forme de masses convexes et lisses d'un côté; de l'autre présentant des cristaux plus ou moins longs; il est insipide et insoluble dans l'eau; si on le triture avec de la potasse, il donne une poudre noir, et si on le chauffe dans une cornue avec de la potasse, ou mieux du carbonate de potasse desséché, on obtient du mercure métallique; chauffé seul, il se volatilise sans se décomposer. Pour obtenir ce proto-chlorure, on mêle du proto-sulfate de mercure et du sel marin, ou sel de cuisine, et on chauffe le mélange dans un matras placé sur un banc de sable; il se forme du sulfate de soude et du chlorure de mercure qui se volatilise et vient se condenser sur la partie supérieure de la panse du matras. Ce produit renferme presque toujours du bi-chlorure de mercure qui est très-vénéneux; aussi ne doit-on l'administrer qu'après l'avoir bien lavé et s'être assuré que l'eau de lavage ne se colore plus par l'acide sulfhydrique.

Le calomélas à la vapeur (dit anglais) se prépare à l'aide du même mélange, que l'on chauffe de manière à ce que la vapeur de proto-chlorure vienne se condenser avec de la vapeur d'eau dans un ballon à deux tubulures, par l'une desquelles arrive la vapeur de calomélas, et par l'autre la vapeur d'eau. Un ajoutage en forme d'entonnoir dirige l'eau condensée, qui entraîne le calomélas dans un vase.

Le proto-chlorure de mercure est employé comme purgatif; on l'administre chez les adultes à une dose qui varie de 5 à 20 grains (24 centigrammes à 11 décigrammes), et chez les enfants de un demi grain à 2 grains; il est employé avec succès comme anti-siphilitique, en pilules, en pommades, ou bien en frictions sur la langue ou à l'intérieur des joues. Ces frictions sont surtout d'un grand avantage dans les indurations scrofuleuses ou vénériennes de la langue. Lorsqu'on administre le caloméllas aux enfants, il convient de le suspendre dans du sirop de gomme ou de sucre.

Le *deuto-chlorure de mercure* (sublimé corrosif). — Le plus ordinairement il se présente sous forme de masses convexes et lisses d'un côté, concaves et rugueuses de l'autre ; cette rugosité est due à une multitude de petits cristaux. Il peut aussi avoir la forme de cristaux qui ressemblent à des barbes de plumes ; enfin il peut être pulvérisé et donner une poudre blanche : il a une saveur styptique et âcre, il se dissout très-bien dans l'eau, et sa dissolution offre tous les caractères des sels de bioxyde de mercure. De plus, mise en contact avec le nitrate d'argent, elle donne un précipité de chlorure d'argent. Le sublimé corrosif soumis à l'action du calorique se volatilise, sans se décomposer sous forme de vapeurs blanches, et si l'on reçoit ces vapeurs sur une lame de cuivre, celle-ci devient blanche, et si on la frotte elle devient brillante et argentine. Chauffé dans une cornue avec du carbonate de potasse ou de la potasse, il donne du mercure métallique qui distille et du chlorure de potassium fixe. Si on le triture avec une dissolution de potasse, il devient jaune ; c'est de l'oxyde jaune de mercure qui se forme.

Si on avait à reconnaître une dissolution de sublimé corrosif assez étendue pour qu'elle ne précipitât plus par les réactifs, on la traiterait par une petite quantité d'éther sulfurique, et, après avoir agité pendant quelque temps, on laisserait reposer ; il se formerait bientôt deux couches, l'une aqueuse privée de sublimé, l'autre éthérée plus légère, qui serait chargée de ce corps. Après l'avoir séparée à l'aide d'un entonnoir, on la ferait évaporer, et il resterait dans la capsule des cristaux de sublimé corrosif, que l'on pourrait reconnaître à l'aide des réactifs ; mais un procédé qui est préférable à celui-ci, consiste à plonger une ou plusieurs lames de cuivre très-minces dans la dissolution étendue. Au bout d'un certain temps elles se ternissent et deviennent d'un blanc grisâtre ; pour s'assurer que cette coloration est due à du mercure, on laisse sécher ces lames de cuivre, on les coupe en petits fragments, que l'on place dans un tube de verre fermé à une de ses extrémités, et après l'avoir effilé à la lampe par l'autre, on chauffe la partie où sont les fragments de cuivre. Bientôt le mercure se volatilise et vient se condenser dans la partie étroite du tube, sous forme de globules visibles à l'œil ou à la loupe.

Le deuto-chlorure de mercure est un médicament précieux contre la siphilis, mais il doit être employé avec précaution, car c'est un poison violent ; il entre dans la composition de la liqueur de Vanswieten, que l'on prépare en faisant dissoudre un gramme de sublimé corrosif dans 1,000 grammes d'eau. On administre encore le sublimé corrosif dans des tisanes sudorifiques, des sirops et d'autres véhicules ; la dose varie par jour depuis 2 centigrammes jusqu'à 5. Il forme, avec l'axonge, la pommade de Cirillo, que l'on prépare en incorporant dans 32 grammes d'axonge, 4 grammes de sublimé. *L'eau phagédénique*, que l'on prépare en décomposant une dissolution de sublimé corrosif par l'eau de chaux, est aussi employée, comme topique, sur les ulcérations vénériennes.

Nous avons dit que le sublimé corrosif était très-vénéneux, et des accidents nombreux ont été le résultat de son administration à dose très-élevée ; le meilleur antidote à donner dans un cas d'empoisonnement de ce genre, est l'albumine (blanc d'œuf) délayé dans l'eau. Néanmoins il faut favoriser les vomissements, et soumettre le malade à un régime anti-phlogistique convenable. M. Mialhe, pharmacien, a proposé tout récemment le proto-sulfure de fer hydraté à l'état de bouillie claire, comme un antidote du sublimé dans le cas d'empoisonnement ; ce corps tout-à-fait inerte, mêlé au sublimé, donne lieu à la formation de proto-chlorure de fer et de bi-sulfure de mercure, qui sont également sans action sur l'économie. Le sublimé corrosif est aussi employé pour préserver les matières animales de la putréfaction. Pour obtenir ce résultat on plonge les matières à conserver dans une dissolution concentrée de ce corps. Au bout de quelque temps on les retire de la dissolution, elles se dessèchent, deviennent dures et inaltérables à l'air.

O. LESUEUR,

Professeur agrégé à la faculté de Médecine, chef des travaux chimiques.

MERCURE (Maladies causées par le). (V. *Doreurs.*)

MERCURIALE (bot.), s. f., *mercurialis annua*, L. C'est une plante de la famille des Euphorbiacées, J., Diœcie dodécandrie, L. Elle est annuelle et se trouve abondamment dans les jardins et les lieux cultivés. Sa tige est dressée, rameuse, haute d'un pied environ ; les feuilles sont opposées, ovales, lancéolées, aiguës et dentées en scie ; les fleurs sont mâles ou femelles : dans les individus mâles elles forment des épis allongés pédonculés ; dans les individus femelles, les fleurs sont placées au nombre de deux ou trois à l'aisselle des feuilles supérieures. Le fruit est une capsule hérissée, comprimée, à deux coques monospermes. Cette plante, qui est émolliente lorsqu'elle a été cuite dans l'eau, est regardée comme excitante lorsqu'elle est verte ; elle perd ses propriétés en séchant ; son extrait est purgatif, dit-on, à la dose de 2 gros. On prépare avec partie égale de suc non déporé de mercuriale et le miel, un médicament purgatif qui s'administre en lavement, à la dose d'une once à quatre, et qui a reçu le nom de miel mercurial. Cette plante, qui doit son nom à Mercure, à la quelle elle était consacrée, servait aux anciens d'aliment et de médicament ; elle était, dit-on, mangée comme nos épinards, car la cuisson, ainsi que le dessèchement, lui enlève ses propriétés purgatives ; aussi, lorsqu'on en fait usage comme médicament, est-il convenable de l'employer à l'état frais. Lorsque la mercuriale a bouilli, l'eau reste chargée de ses propriétés purgatives ; la plante cuite n'a plus qu'une action émolliente, et peut être employée en cataplasme. Il existe encore d'autres espèces de mercuriale qui ne sont point employées en médecine, et dont l'une est vénéneuse ; c'est la *mercurialis perennis*.

J. B.

MERCURIAUX (pharm.), adj. Nom donné aux médicaments préparés avec le mercure. (V. ce mot.)

MÈRE (Mal de) (*méd.*). (V. *Hystérie.*)

MÉSARAÏQUE (*anat.*), s. f. C'est le nom d'une veine du mésentère. (V. *Mésentérique.*)

MÉSENTÈRE (*anat.*), s. m., *mesenterium*, du grec *mésos*, milieu, et *entéron*, intestin. On donne ce nom à un repli formé dans l'abdomen par le péritoine, et qui sert à maintenir toute la masse des intestins grêles. (V. *Péritoine.*)

MÉSENTÉRIQUE (*anat.*), adj. et s. f. Se dit des organes qui ont rapport au mésentère. — Il existe deux *artères mésentériques*, l'une *supérieure* et l'autre *inférieure*. La première naît de la partie antérieure et droite de l'aorte, au-dessous du tronc cœliaque ; elle décrit dans le mésentère une grande courbure, convexe à gauche et en avant ; elle finit vers la fin de l'iléon et s'anastomose avec une branche de la colique droite inférieure. La mésentérique inférieure naît à la partie inférieure, antérieure et gauche de l'aorte, un peu avant sa division en artères iliaques ; parvenue près de l'anus, elle prend le nom d'artère hémorrhoïdale supérieure. — Les *veines mésentériques* sont aussi au nombre de deux : la *supérieure* ou *mésaraïque*, qui se réunit à la veine splénique et se rend dans la veine-porte en passant derrière le pancréas ; et l'*inférieure*, ou *petite mésaraïque*, qui s'ouvre dans la veine splénique. — Les nerfs sont les *plexus mésentériques*, divisés en supérieurs et inférieurs ; ils naissent du plexus solaire, leurs divisions accompagnent les artères mésentériques.
J. B.

MÉSENTÉRITE (*méd.*), s. f. On a donné ce nom à l'inflammation du mésentère. (V. *Péritonite.*)

MÉSOCÉPHALE (*anat.*), s. m. Nom donné par Chaussier à la protubérance annulaire du *Cerveau*. (V. ce mot.)

MÉSOCOLON (*anat.*), s. m. Ce sont des replis formés par le péritoine, et qui servent à maintenir les diverses parties du gros intestin, nommé colon. (V. *Péritoine.*)

MÉTACARPE (*anat.*), s. m. C'est cette partie large de la main comprise entre les doigts et le poignet. (V. *Main.*)

MÉTACARPIENS (*anat.*), s. m. p. Nom donné aux cinq os qui forment le carpe. (V. *Main.*) — Il existe un *ligament métacarpien*, qui unit l'extrémité inférieure des quatre, ou du métacarpe. — L'artère *métacarpienne* ou dorsale du métacarpe est une branche fournie par la radiale ; elle se distribue aux téguments du dos de la main.

MÉTALLOÏDES (*chim.*), s. m. p. (V. *Métaux.*)

MÉTASTASE (*path.*, *metastasis*), s. f. On appelle métastase, en médecine, la transformation d'une maladie en une autre, le transport d'un produit morbide ou d'un fluide sécrétoire d'un organe sur un autre. Les faits pathologiques qu'on peut rapporter aux métastases sont nombreux et peuvent se ranger dans plusieurs catégories : tantôt il y a seulement déplacement de la maladie, sans qu'elle change de nature : c'est ainsi que nous voyons la goutte et le rhumatisme abandonner une articulation pour une autre, ou même pour se porter sur la plèvre, le péricarde ou le cœur, ce qui constitue ce qu'on appelle dans le monde une goutte remontée ; une hémorrhagie être remplacée par un autre flux sanguin, une ophthalmie purulente succéder à la suppression d'un écoulement blénorrhagique. D'autres fois, il n'y a plus seulement changement de siège, mais encore changement dans la nature et la forme de la maladie ; comme il arrive dans les fièvres éruptives, alors qu'on voit l'éruption cutanée rentrer ; et des pneumonies, des méningites graves se déclarer. À côté de ces cas, il faut encore placer ces maladies internes qui succèdent à la répercussion d'une affection dartreuse, ces inflammations, ces lésions organiques mêmes qui se montrent à la suite de la suppression d'une hémorrhagie habituelle, et principalement du flux hémorrhoïdal.

Enfin, dans certains cas, il semble qu'il y ait transport d'un fluide morbide ou physiologique, qui abandonne le point où il est sécrété pour se porter vers un autre organe : à cette catégorie appartiennent ces faits d'apoplexie, de catarrhe, succédant à la guérison d'un vieil ulcère ou d'un exutoire ; les maladies mentales, les péritonites, les apoplexies, les dartres qui surviennent chez la femme qui allaite, alors que le fluide lacté est en trop grande abondance et ne trouve pas un écoulement facile, ou lorsque la sécrétion en est troublée par une émotion morale vive et subite, maladies qui constituent les métastases laiteuses. Je dois placer encore ici les abcès dits métastasiques, ou métastases purulentes, qui surviennent dans la phlébite, ou alors qu'il existe de grands foyers de suppuration, tels que ceux qui résultent d'une plaie profonde ou d'une amputation. Dans ces affections funestes qui enlèvent la plupart des opérés de nos hôpitaux, on voit, au milieu d'un grand trouble général, la suppuration des plaies se tarir, un état typhoïde adynamique ou ataxique terminer la maladie, et à l'autopsie on trouve les poumons, le foie, les reins et quelquefois tous les organes remplis de petits abcès, en même temps que plusieurs articulations sont distendues par un liquide purulent. Toutefois, il resterait ici une question à résoudre, c'est de savoir si ces cas sont véritablement des métastases, c'est-à-dire s'il y a bien certainement transport du pus des plaies extérieures dans le sein des viscères, ou du lait des mamelles dans le cerveau ou le péritoine, et si les abcès intérieurs, les maladies dites laiteuses, sont bien la suite de ce transport, ou bien si la suppression de la suppuration ou du lait n'est pas plutôt consécutive au développement de la maladie interne ; c'est là une question importante qui n'est pas encore résolue et que je ne veux pas traiter ici : j'étais bien aise seulement de l'énoncer pour qu'on n'admît pas comme entièrement démontrée l'existence des métastases purulentes et laiteuses.

Les théories qu'on a émises pour expliquer les métastases, ont varié suivant les doctrines médicales. Dans le temps où florissait l'humorisme, on supposait un déplacement d'humeurs qui amenait un changement de siège ou de nature de la maladie ; le système lymphatique et le système sanguin furent tour à tour considérés comme les agents de ce transport. Cette explication fut, comme on le pense bien, combattue par les solidistes, qui substituèrent au transport des humeurs le changement de place de l'irritation, qui, se fixant dans un autre point, y attirait la maladie et causait ainsi la métastase. Chacune de ces théories compte quelques faits en sa faveur, et d'autres qui lui sont contraires ; aussi, dans l'état actuel de la science, on ne peut adopter aucune d'elles exclusivement. Contentons-nous, pour le moment, de constater l'existence des métastases, le mécanisme de leur production nous étant encore inconnu.

Il est des métastases favorables, il en est de fâcheuses ; les premières se confondent avec les crises et doivent être respectées et favorisées par le médecin. Quant aux autres, on doit s'opposer à leurs effets funestes, en combattant énergiquement l'affection nouvelle qu'elles font naître, et en cherchant à faire revenir la maladie telle qu'elle existait primitivement.   HARDY,

Docteur en médecine et Médecin des hôpitaux de Paris.

MÉTATARSE (anat.), s. m. C'est cette partie moyenne du pied située entre le tarse ou talon et les orteils. (V. Pieds.)

MÉTATARSIENS (anat.), s. m. p. On donne ce nom aux cinq os qui forment le métatarse. (V. Pieds.)

MÉTATHÈSE (path.), s. f., métathésis, du grec métatithémi, je change de place. Transport de la cause d'une maladie du lieu où elle existait dans un autre où elle est moins nuisible ; ce mot, qui est synonyme de métastase, est peu employé.

MÉTAUX (chim.), s. m. p. Les métaux sont des corps simples ; ils sont nombreux dans la nature : les uns se présentent dans leur état naturel, les autres ne se rencontrent qu'à l'état de combinaison. Il en est quelques uns qui ne peuvent être conservés à l'état simple lorsqu'ils ont été réduits, à moins qu'on ne les soustraie au contact de l'air et des corps qui peuvent leur céder de l'oxygène, substance avec laquelle presque tous les métaux ont une grande affinité. Cette affinité est si puissante pour quelques uns, que l'on n'a pas encore pu décomposer leurs oxydes : ce n'est que par analogie qu'ils sont considérés comme métal, et depuis que l'on a décomposé des oxydes métalliques qui, pendant des siècles, avaient été considérés comme des terres et des alcalis. Les anciens connaissaient très-peu de métaux, l'or, l'argent, le cuivre, l'étain, le fer, le plomb, le mercure, ceux enfin qui se présentent souvent à l'état natif, ou dont les oxydes sont d'une facile réduction. Les travaux des alchimistes, à la recherche du grand-œuvre, amenèrent la découverte de quelques métaux ; mais le plus grand nombre fut découvert par les chimistes modernes. Sur quarante-trois corps simples que l'on considère aujourd'hui comme des métaux, sept étaient connus de toute antiquité ; huit ont été découverts du XVe siècle à 1774, et la découverte des vingt-huit autres est le résultat des travaux des chimistes de l'école moderne, dont Lavoisier, Fourcroy, Schéele et Priestley furent les premiers fondateurs. Les métaux sont généralement caractérisés par leur éclat, qui sert même d'objet de comparaison, et qui est désigné sous le nom d'éclat métallique par leur dureté, leur sonoréité, leur malléabilité et leur ductilité. Mais tous les métaux ne jouissent pas de chacune de ces propriétés ; il en est dont l'éclat n'est pas plus vif que celui de certains corps non métalliques ; d'autres qui sont mous et même liquides ; quelques autres sont très-cassants, et ne peuvent être travaillés au marteau et à la filière. Les seules propriétés qui sont communes à tous les métaux sont d'être conducteurs du calorique et de l'électricité. Tous, aussi, peuvent se mélanger entre eux par la fusion, et former des alliages ; c'est même dans cet état qu'on les trouve dans la nature. Il résulte de ces faits qu'il est difficile d'établir une ligne bien tranchée entre les corps simples métalliques, et ceux qui sont non métalliques. Aussi plusieurs chimistes font-ils passer des corps de la série des métaux dans celle des métalloïdes, suivant qu'ils croient leur trouver plus de ressemblance avec ces derniers. Voici la liste des métaux dans l'ordre de leur plus grande affinité avec l'oxygène :

Aluminium.	Zinc.	Cobalt.
Yttrium.	Cadmium.	Plomb.
Thorium.	Étain.	Mercure.
Zirconium.	Tungstène.	Colombium.
Magnésium.	Molybdène.	Cerium.
Glucinium.	Chrôme.	Lantane.
Barium.	Vanadium.	Argent.
Strontium.	Titane.	Or.
Silicium.	Urane.	Platine.
Calcium.	Cuivre.	Osmium.
Lithium.	Tellure.	Palladium.
Potassium.	Arsénic.	Iridium.
Sodium.	Antimoine.	Rhodium.
Fer.	Bismuth.	
Manganèse.	Nickel.	

Afin de compléter la série des corps simples, nous allons donner la nomenclature des métalloïdes rangée dans le même ordre :

Oxygène.	Soufre.	Chlore.
Hydrogène.	Sélénium.	Brôme.
Carbone.	Bore.	Iode.
Phosphore.	Azote.	Fluor.

Nous n'avons décrit dans ce Dictionnaire que ceux de ces corps qui sont employés en médecine, et l'on pourra consulter ces articles à chacun de ces mots en particulier.   J.-P. BEAUDE.

MÉTÉORISATION et **MÉTÉORISME** (path.), s. m. On donne ce nom à un développement de gaz dans la cavité des intestins qui distend le ventre et le rend sonore. La météorisation est un symptôme qui se développe souvent par les affections du canal intestinal et les fièvres graves : ce mot est presque synonyme de tympanite ; seulement, dans cette dernière affection, le dégagement des gaz est beaucoup plus marqué et le ventre plus distendu. (Voyez Tympanite.)   J. B.

MÉTÉOROLOGIE, s. f. On donne ce nom à l'ensemble des phénomènes qui se passent dans l'atmosphère et à la surface de la terre, lesquels, pour une localité, constituent le climat. Une foule de causes agissent dans les phénomènes météorologiques : ainsi, la situation de la terre relativement au soleil, ce qui constitue les saisons ; la distance qui sépare un lieu du pôle ou de l'équateur ; la configuration du sol, son élévation considérable ou son abaissement relativement au niveau de la mer ; le voisinage des montagnes, des forêts, de la mer, ou la situation d'une contrée au centre des continents ; toutes ces causes peuvent modifier d'une manière active l'état météorologique, et, conséquemment, le climat. Nous ne reviendrons pas ici sur ce qui a été décrit à l'article *Climat*.

La terre est entourée par un fluide gazeux qui est l'air. (Voyez ce mot). La couche qu'il forme autour de notre globe a reçu le nom d'atmosphère. Suivant quelques auteurs, cette couche à près de quinze à seize lieues d'épaisseur, elle va constamment en se raréfiant à mesure que l'on s'élève, et cette raréfaction de l'air est appréciable au moyen d'un instrument qui a reçu le nom de baromètre. C'est dans la région inférieure de cette épaisse couche d'air que se passent tous les phénomènes météorologiques, tels que les vents, les orages, la pluie, la rosée, la grêle, la neige, les brouillards. Un seul de ces phénomènes peut résider spécialement dans les régions supérieures de l'atmosphère, et il est jusqu'à ce jour inexpliqué : ce sont les aurores boréales, qui paraissent liées d'une manière si étroite à l'état électrique ou magnétique du globe, et qui existent d'une manière presque permanente dans les régions polaires.

La science possède divers instruments pour apprécier les variations des phénomènes météorologiques. Ainsi, le baromètre mesure le poids et le ressort de la colonne d'air ; le thermomètre sa température ; l'hygromètre la portion de vapeur d'eau ou d'humidité que contient l'atmosphère, proportion qui varie suivant la température ; l'eudiomètre la proportion des divers gaz qui entrent dans la composition de l'air ; l'hyétomètre et l'anémomètre, la quantité de pluie tombée à la surface du sol et la direction des vents ; l'aiguille aimantée indique, par ses variations, l'état magnétique du globe, tandis que l'électroscope indique celui de l'atmosphère.

Environnée de tous ces moyens d'investigation et de contrôle, la science de la météorologie a fait plus de progrès, depuis cinquante ans, qu'elle n'en avait pu faire dans tous les siècles passés ; les découvertes des autres sciences lui sont venues en aide et l'ont tirée de l'ignorance et des mensonges de l'astrologie qui avait été son berceau. Aujourd'hui, bien qu'il reste beaucoup à faire et beaucoup à expliquer, on a, par une observation constante, établi des bases qui serviront de points de départ pour les travaux à venir, et qui même ont déjà rendu de grands services sous les rapports de la salubrité et des progrès agricoles.

Nous n'entreprendrons pas ici de décrire tous les phénomènes météorologiques : une semblable tâche nous entraînerait au-delà des limites qui nous sont imposées ; quelques uns sont traités à leurs mots spéciaux dans le cours de ce Dictionnaire, ou avec les principaux articles auxquels ils se rattachent. Nous allons seulement parler de la lumière, cause de beaucoup de phénomènes météorologiques et qui a été renvoyée à cet article.

DE LA LUMIÈRE. —La lumière a été longtemps considérée par les physiciens comme un fluide impondérable émanant des corps célestes ou de ceux qui sont en combustion à la surface de la terre. Aujourd'hui on s'accorde à la regarder comme produite par les ondulations d'un fluide très-rare, impondérable, que l'on suppose exister dans toute la nature, remplir les espaces planétaires et les intervalles qui sont entre les molécules des corps ; ce fluide a été nommé éther.

De même que le son, qui n'est que le résultat des vibrations de l'air, la lumière, d'après l'opinion que nous venons de citer, ne serait que le résultat des vibrations de l'éther, et ces vibrations, ainsi que cela a lieu pour le son, ne peuvent être perçues par nos organes que lorsqu'elles sont d'une certaine étendue. Il existe, ainsi qu'on peut le voir par ce simple exposé, deux systèmes également admis et qui se partagent le monde savant sur la nature de la lumière : l'un, et c'est le plus ancien, est celui de l'émission ; l'autre est celui des ondulations. Ce dernier système est plus simple, plus satisfaisant ; il explique d'ailleurs plusieurs phénomènes que le système de l'émission ne peut expliquer qu'avec des hypothèses forcées et peu rationnelles.

Les ondes, disent les physiciens, sont perpendiculaires à la direction des rayons, c'est-à-dire au sens dans lequel la lumière est émise ; on comprendra parfaitement cette condition, si l'on contemple les ondes formées à la surface d'une nappe d'eau tranquille par la chute d'un corps ; le point de l'eau où tombe le corps, et qui devient le centre des ondes circulaires, représente le point lumineux : les lignes menées de ce centre et divergeant en tous sens, perpendiculairement aux ondes, figurent les rayons lumineux, et les mouvements d'élévation de l'eau au-dessus et au-dessous de son niveau, pour la production des ondes, simulent les mouvements de l'éther. Pour être perçues par nos yeux, il est nécessaire que les ondes se renferment dans une limite qui varie de 423 millionièmes de millimètre à 620 ; au-dessous et au-dessus de cette limite, elles ne peuvent se manifester pour nous à l'état de lumière, mais elles peuvent cependant se manifester à l'état de calorique ou bien avoir une action chimique encore très-marquée.

La différence dans la largeur des ondes donne naissance à sept rayons de diverses couleurs, de même que la différence dans les ondes sonores donne naissance aux sept notes de la gamme. Les sept couleurs primitives sont le *rouge*, l'*orangé*, le *jaune*, le *vert*, le *bleu*, l'*indigo* et le *violet*. Bien que ces sept couleurs soient obtenues par la décomposition de la lumière blanche par le prisme, cependant on ne doit considérer que trois couleurs comme réellement primitives, le *rouge*, le *jaune* et le *bleu*; puisque toutes les autres peuvent être formées par celles-ci, et l'ordre dans lequel elles sont placées montre évidemment que les teintes intermédiaires sont formées par le mélange des rayons des zones voisines.

La lumière se propage avec une rapidité dont rien de ce qui s'offre d'ordinaire à nos yeux ne peut donner une idée ; sa vitesse est de soixante-dix mille lieues par seconde, et l'on a calculé qu'il lui faut, en moyenne, huit minutes treize secondes pour nous venir du soleil, ou seize minutes vingt-six secondes pour traverser le diamètre de l'orbite terrestre.

Lorsque la lumière frappe sur la surface d'un corps, une partie de ses rayons est absorbée, une autre est réfléchie, une troisième partie est dispersée. C'est par la lumière réfléchie que nous voyons les corps qui ne sont pas lumineux par eux-mêmes. Si toute la lumière est absorbée, les corps paraissent noirs, et nous ne les voyons que par opposition aux corps lumineux qui les environnent ; si toute la lumière est réfléchie, les corps paraissent blancs ; si la réflexion de la lumière a lieu d'une manière régulière, c'est-à-dire sur une surface polie, le corps est un miroir qui reproduit l'aspect, le fantôme des objets qui lui sont présentés. Si certaines parties de la lumière sont absorbées tandis que d'autres sont réfléchies, ces corps présentent une coloration qui est en raison de la nature des rayons réfléchis. De là toutes les nuances que peut présenter la coloration des corps par le fait du mélange de ces rayons. Dans l'état ordinaire, les choses ne se passent pas aussi rigoureusement ; ainsi les corps noirs réfléchissent toujours une portion de lumière qui permet de distinguer leur forme ; les corps les mieux polis réfléchissent aussi irrégulièrement quelques parties de lumière qui permet de les apercevoir, car si toute la lumière était réfléchie, on ne pourrait distinguer le miroir.

La lumière se propage dans toutes les directions ; lorsqu'elle se meut dans un milieu d'égale densité, elle se propage en ligne droite ; si elle passe dans un milieu de densité différente, elle se réfracte ; c'est-à-dire que ses rayons se brisent et se rapprochent, ou s'éloignent de la perpendiculaire au point de contact, suivant la nature des corps et leur pouvoir réfringent. C'est sur cette propriété que sont fondés les lunettes, les microscopes et tous les instruments d'optique qui ont pour objet d'amplifier ou de diminuer l'image des objets soumis à la vue. (V. *Vision, Lunettes.*)

Tous les rayons lumineux ne se réfractent pas avec la même intensité ; cette intensité va croissant du rayon rouge au violet ; de là naît une propriété qu'ont les corps réfringents de décomposer la lumière, c'est-à-dire en séparer les divers rayons : cette propriété est ce que l'on nomme le pouvoir dispersif. La forme des corps, plus encore que leur nature, influe sur l'énergie de cette action ; ainsi, la forme prismatique est celle qui, dans un même corps, favorise le plus la dispersion. Lorsque dans la chambre obscure on fait traverser, par un rayon de lumière solaire, un prisme de cristal, l'image de ce rayon qui se dessine sur la paroi opposée, au lieu d'être ronde, présente un ovale très-allongé produit par la disjonction des rayons de la lumière du soleil, et forme ce que l'on appelle le spectre solaire, dans lequel les sept couleurs primitives sont rangées par zônes, de la partie supérieure à l'inférieure, dans l'ordre que nous avons déjà indiqué : *rouge, orangé, jaune, vert, bleu, indigo, violet.* Les ondes qui forment les rayons rouges sont les plus longues, et elles vont en diminuant de longueur et d'intensité jusqu'au violet.

Les physiciens ont profité de cette propriété dispersive du prisme pour corriger l'imperfection des instruments d'optique. Toutes les personnes qui ont regardé à travers un prisme de verre, ont vu les objets colorés à leurs contours par les couleurs de l'arc-en-ciel ; ce phénomène qui est, ainsi que nous venons de le dire, le résultat de la décomposition de la lumière, se fait remarquer dans les verres des lunettes, qui peuvent être considérés comme un assemblage de véritables prismes ; il est surtout plus énergique aux points les plus voisins de la circonférence : il a reçu le nom d'aberration de réfragi-

blilité. Deux lentilles de substances différentes, l'une convexe (*crown glass*), l'autre concave (*flint glass*), d'une courbure différente, mais calculée de manière à ce que leurs effets de dispersion se compensent, sans que les effets de réfraction soient détruits, corrige cette aberration, recompose les rayons et font voir les objets sans les liserés colorés dont nous avons parlé : c'est ce qui constitue l'*achromatisme,* dont la découverte a fait faire un si grand progrès aux instruments à pouvoir amplifiant, tels que les microscopes, les longues vues, etc. L'achromatisme, du reste, n'est jamais parfait ; il n'a lieu que pour les couleurs les plus brillantes et dans certaine direction ; en regardant obliquement les objets avec une de ces lunettes, on reproduit les bords colorés.

Il est un autre ordre de phénomènes qui, depuis quelques années, a joué un rôle très-important dans la théorie de la lumière, c'est la *polarisation.* Les partisans du système des ondes l'expliquent par le changement de direction du plan des vibrations qui ont lieu autour de l'axe des rayons lumineux ; cet effet produit un résultat qui permet de supposer que les vibrations ont lieu dans deux plans qui sont perpendiculaires entre eux : ainsi, un faisceau de lumière naturelle est toujours supposé composé de deux faisceaux de lumière polarisée. Si ce faisceau de lumière naturelle rencontre une plaque de verre sous une incidence de 35 degrés 25 secondes, ces deux faisceaux polarisés se disjoignent, l'un se réfléchit et l'autre se réfracte. Plusieurs cristaux naturels jouissent de la propriété de polariser la lumière ; quelques uns même produisent ce phénomène sous toutes les incidences. Cette propriété des cristaux naturels a donné à M. Biot l'occasion de faire ses belles expériences sur la polarisation circulaire, qui lui permettent de juger de la nature de certains liquides organiques ; suivant la direction que prennent les rayons polarisés. C'est encore à la polarisation qu'est due la double réfraction qui se produit avec les cristaux de spath d'Islande ou carbonate calcaire.

Plusieurs séries de phénomènes sont encore le résultat de la lumière ; ainsi, c'est à l'*interférence* des rayons que sont dues les couleurs irisées produites par les lames minces, les bulles de savon, la nacre, les couches de matières organiques qui se forment à la surface des eaux stagnantes. M. Chevreul a aussi appelé, dans ces derniers temps, l'attention des physiciens sur le phénomène des *couleurs complémentaires ;* c'est-à-dire que toutes les fois qu'un corps est éclairé par une des couleurs du spectre, son ombre paraît colorée des couleurs qui, avec la première, forment la couleur blanche. Ainsi, un corps coloré par la couleur bleue donne une ombre orange, mélange du rouge et du jaune, qui sont vraiment le complément des trois couleurs primitives, *rouge, jaune* et *bleue,* puisque toutes les autres nuances du spectre peuvent être produites par le mélange de ces trois couleurs. Un corps éclairé par la couleur verte donne pour coloration de son ombre, et comme complément, la couleur rouge ; de même qu'un corps éclairé par la couleur jaune donnera une couleur violette comme complément. On explique de cette manière les effets choquants que produit la réunion de certaines couleurs ; on peut supposer tout le parti avantageux que l'on peut retirer, pour la fabrication des étoffes, de ces connaissances, qui déjà, sans que l'on en connût les causes, avaient été indiquées par le goût aux artistes et aux personnes qui s'occupent d'objets de toilette et d'ameublement.

Nous ne parlerons pas ici des effets chimiques de la lumière sur les corps inorganiques; ces effets sont nombreux; ils ont été étudiés d'une manière très-suivie dans ces derniers temps : c'est sur eux qu'est basée la *photographie*, dont le daguerréotype a été une si heureuse application.

Action de la lumière sur les plantes et les animaux. — La lumière a une action très-marquée sur les phénomènes que présentent les corps organisés; c'est par son influence que les végétaux décomposent l'acide carbonique, absorbent le carbone et exhalent l'oxygène. C'est aussi à son action qu'est due la coloration verte des feuilles des végétaux. Tout le monde sait que des plantes soustraites au contact de la lumière ont une coloration d'un jaune pâle; la plante est gorgée de liquide, elle est plus tendre, elle a une saveur moins prononcée. Ce phénomène, qui a reçu le nom d'*étiolement*, est souvent appliqué aux plantes destinées à être servies sur nos tables, et surtout à celles qui sont destinées à faire les salades.

Les fleurs éprouvent aussi, sous l'influence de la lumière, des modifications marquées : les unes s'épanouissent aux premiers rayons du jour, les autres seulement lorsque le soleil est le plus élevé sur l'horizon, d'autres lorsqu'il décline vers le couchant; enfin, il en est qui ne s'ouvrent que sous l'influence du crépuscule, et qui restent seulement épanouies la nuit. Cette faculté des fleurs de quelques plantes a permis à des botanistes de marquer toutes les heures de la journée par l'épanouissement de certaines fleurs, et ils ont donné à cet arrangement le nom d'horloge de Flore. Il s'en faut de beaucoup que cette horloge soit bien réglée; car les variations atmosphériques, l'action des nuages qui cachent le soleil, peuvent modifier l'époque de l'épanouissement ou du resserrement des fleurs. De Candolle est parvenu à faire épanouir des fleurs sous l'action de la lumière artificielle. Avant lui, Hill, en 1753, dans une lettre adressée à Linnée sur le sommeil des plantes, avait annoncé qu'il était parvenu, par des expériences sur la sensitive, l'abrus et le tamarin, à obtenir le sommeil de ces plantes pendant le jour, en les privant de lumière, et il signale l'action de cet agent comme la cause jusqu'alors ignorée d'un si singulier phénomène.

Les plantes affectent toutes de diriger leurs tiges vers la lumière. L'observation de ce qui se passe dans les serres fournit des preuves surabondantes de ce fait; c'est même sur lui qu'est basé, dans l'aménagement des forêts, l'espace que doivent occuper les arbres entre eux, pour qu'ils puissent se développer d'une manière convenable, suivant leur âge et leur essence. Tout récemment, M. Payer a annoncé à l'académie des Sciences que, dans la lumière décomposée, cette attraction des tiges ne s'exerçait que de la part des rayons bleus et violets, les autres étant à cet égard sans action.

La lumière est aussi indispensable aux animaux qu'aux végétaux; privés de son influence, ils souffrent et languissent. La privation de la lumière est, chez l'homme, une des causes qui prédisposent aux scrofules; dans tous les cas, elle favorise le développement du tempérament lymphatique. A l'article *Climat*, M. Royer-Collard a fait voir l'action que la privation de la lumière exerce sur les animaux qui habitent les profondeurs du lac souterrain de Kirknitz en Carniole.

L'influence de la lumière solaire contribue d'une manière avantageuse au développement de l'homme et des animaux. Dans les climats chauds on trouve l'homme plus agile, plus vif, plus spirituel et plus robuste aussi, lorsque la chaleur n'est pas extrême. Est-ce seulement à l'action de la lumière qu'il faut attribuer ces causes? Non, sans doute. L'action douce de la chaleur, la pureté de l'air et l'abondance des aliments y contribuent beaucoup. Mais c'est seulement à l'action de la lumière qu'est dû ce ton ferme de la peau, cette rigidité des muscles, cette sécheresse de l'organisation, dont la race arabe est le type, et qui s'allie si bien avec cette vie forte et aventureuse que mènent ces populations. Cette influence si marquée de la lumière sur le développement de l'organisation, est aussi admise par M. de Humboldt, qui n'hésite pas à dire, dans son *Voyage aux régions équinoxiales*, qu'il attribue à l'usage qu'ils ont d'aller nus et d'exposer ainsi toutes les parties de leur corps à l'action de la lumière, la vigueur et le peu de difformités qu'il observa dans les populations de l'Amérique intertropicale.

La couleur de la peau est aussi puissamment modifiée par l'action de la lumière; c'est à cette cause qu'il faut attribuer la coloration qu'éprouve la peau des citadins qui vont habiter la campagne pendant l'été. Il ne suffit pas, pour produire cet effet, que la peau ait été frappée des rayons solaires; la lumière diffuse détermine cette couleur brune que les jeunes femmes qui se couvrent de voiles et d'ombrelles, pour éviter le soleil, attribuent à l'action de l'air vif des champs. Cependant, il ne faut pas croire que l'action de la lumière seule produise les différentes colorations de la peau que présentent les diverses races d'hommes; ce sont des modifications de l'organisation sur lesquelles les circonstances environnantes ont peu d'action, car les races colorées ont été observées à toutes les latitudes du globe. (V. *Races*.) M. Guérard, à qui nous avons emprunté une partie des faits que nous avons rapportés dans cet article, dit dans son article *Lumière*, du *Dictionnaire de médecine* en 30 vol., que ce qui prouve que c'est la lumière et non la chaleur qui donne à la peau cette coloration désignée sous le nom de hâle, c'est que les Groënlandais ont les cheveux et les yeux noirs, et la peau brune, quoique la température soit très-basse dans ces contrées; mais ils sont soumis à l'action d'une lumière vive reflétée par la neige, et qui, en comptant les crépuscules, persiste pendant près de neuf mois de l'année. Tout en citant ce fait, nous ferons à son égard les réserves que nous indiquions plus haut relativement aux influences de l'organisation; car les nègres ne blanchissent pas plus dans nos climats, que les Européens ne noircissent sous les tropiques, et la coloration de la peau par l'action du soleil ne s'étend pas au-delà des parties qui sont soumises au contact de la lumière; celles qui sont recouvertes par les vêtements conservent leur couleur primitive.

L'action de la lumière, ainsi qu'on doit le supposer, exerce une influence tonique et énergique sur le développement de la constitution ; aussi conseille-t-on d'exposer au soleil et au grand air de la campagne ces jeunes enfants lymphatiques, à peau blanche et rosée, qui annoncent des dispositions aux scrofules ; seulement il faut avoir soin de leur couvrir la tête d'un large chapeau de paille, afin de préserver cette partie de l'action des rayons solaires, qui, sans cela, pourraient déterminer des taches de rousseur sur le visage, et quelquefois des accidents vers le cerveau (V. *Insolation*).

Une lumière trop vive peut donner lieu à des affections graves de la vision. Tout le monde a entendu parler de ces amauroses qui ont été produites pour avoir fixé la lueur vive des éclairs, pour avoir regardé le soleil pendant quelques instants. Qui n'a même, après avoir essayé de jeter un regard sur le soleil, conservé pendant quelques instants l'image de cet astre, qui venait se peindre sur tous les objets que l'on regardait ? Newton éprouva cet effet après avoir regardé plusieurs fois le soleil réfléchi par un miroir, et il fut obligé de s'enfermer plusieurs jours dans l'obscurité, afin de se débarrasser de cette image. On connaît également l'effet de l'action du soleil réfléchi sur les sables ou sur la neige ; on sait que l'hôpital des Quinze-Vingts fut fondé par saint Louis, pour les croisés qui avaient perdu la vue dans les sables du désert. Les mêmes accidents se sont renouvelés pendant la dernière campagne d'Égypte de Napoléon. Les navigateurs qui ont exploré des régions polaires, les voyageurs qui ont franchi des chaînes de montagnes couvertes de neige, ont signalé l'action blessante de la lumière vive du soleil réfléchie par ces immenses nappes blanches. Les yeux résistent difficilement à cette action : la rétine s'irrite, s'enflamme, et l'amaurose peut en être la suite. On peut se garantir de cet effet en se couvrant les yeux de verres colorés, ou d'un voile noir, comme firent les soldats de Xénophon en traversant les montagnes d'Arménie.

L'action vive du soleil produit souvent une rubéfaction vive à la peau, qui a reçu le nom de *coup de soleil* ; il en a été traité au mot *Insolation*. La soustraction des yeux, pendant un temps assez long, à l'action de la lumière, détermine une sensibilité exaltée de la rétine, et constitue une affection qui a reçu le nom de *nyctalopie*. (V. ce mot.) Les autres modifications de la vue, produites par l'action de la lumière, seront traitées au mot *Vision*.   J.-P. Beaude.

MÉTRALGIE (*méd.*), s. f., du grec *métra*, matrice, et *algos*, douleur. On donne ce nom aux douleurs qui ont leur siège dans la matrice (V. ce mot.)

MÉTRITE (*méd.*), s. f. C'est l'inflammation de la matrice. (V. ce mot.)

MÉTRORRHAGIE (*méd.*), s. f. On donne ce nom à l'hémorrhagie de la matrice. (V. ce mot.)

MÉTROTOMIE (*accouch.*), s. f. C'est un des noms donnés à l'opération césarienne. (V. *Accouchement*.)

MEURTRISSURE (*chir.*), s. f. (V. *Contusion*.)

MIASMATIQUE (*hyg.*), adj., qui a rapport aux miasmes. (V. ce mot.)

MIASMES (*hyg.*), s. m. p., du grec *miasma*, qui signifie souillure. On désigne sous ce nom des émanations qui, mêlées à l'air, en altèrent la pureté. Les miasmes qui, toujours, sont des causes de maladie, émanent des corps organiques, soit végétaux ou animaux, qui sont soumis à la décomposition ou à une fermentation particulière. Aussi distingue-t-on les miasmes selon l'une des deux origines que nous venons d'indiquer, et les effets qu'ils produisent varient suivant ces causes.

Les miasmes végétaux qui se dégagent des marais et des lieux dans lesquels des plantes et des débris organiques ont été décomposés, déterminent le plus souvent des fièvres intermittentes (V. ce mot.), qui sont de véritables empoisonnements miasmatiques. Les marais Pontins, la régence d'Alger, la Sologne, il y a peu de temps encore toute couverte d'étangs, offrent l'exemple de ces fièvres, devenues endémiques par la permanence des causes qui les produisent. Les miasmes et les influences des marais agissent sur l'économie en produisant plusieurs autres affections : ainsi, la suette miliaire de Picardie, si bien observée et décrite par M. Rayer, lors de l'épidémie de 1821, dans le département de l'Oise, celle dont la Charente et la Dordogne ont été récemment le théâtre; la diphtérite, ou angine couenneuse, observée par M. Bretonneau dans la Touraine; les affections scrofuleuses que l'on remarque toujours dans les lieux humides, montrent d'une manière positive que si les miasmes végétaux agissent le plus ordinairement en produisant des affections intermittentes, ils déterminent souvent aussi d'autres maladies. C'est surtout sous l'influence de la chaleur que ces causes exercent leur action d'une manière plus active : ainsi, on voit les régions marécageuses situées sous les tropiques être d'une insalubrité constante ; celles situées dans les régions tempérées ne le sont que pendant les saisons où la température est d'une certaine élévation ; tandis que, dans les régions froides, on observe rarement ces causes de maladies. La chaleur favorise le dégagement et la dispersion des miasmes ; elle hâte la décomposition des substances qui leur donnent naissance, et, comme on vient de le voir, elle est le plus puissant auxiliaire qui puisse aider à leur action sur l'économie.

Les miasmes animaux ne se produisent pas dans les mêmes circonstances que les miasmes végétaux ; ce n'est point la décomposition des corps des animaux qui produit les miasmes les plus dangereux. Parent du Châtelet, dans son rapport sur l'écarrissage de Montfaucon, prétend que les substances animales en putréfaction sont d'une complète innocuité, et il cite l'exemple des écarrisseurs et des boyaudiers, qui, dit-il, furent épargnés par le choléra. L'expérience ne permet pas d'admettre les conséquences que Parent du Châtelet a tirées des faits qu'il dit avoir observés. Il est bien démontré que les émanations des substances animales en putréfaction contribuent au développement de certaines épidémies. Des auteurs modernes, surtout M. Pariset, croient que c'est cette cause qui favorise le développement de la peste que l'on observe en Orient, et dont l'Égypte est toujours le foyer. Les cadavres putréfiés des animaux baignés par les eaux du Nil, pendant le débordement, et abandonnés ensuite à la surface du sol, sous l'action du soleil ardent de l'été, produisent des émanations qui sont, dit-il, la cause de cette maladie, ignorés par les anciens Égyptiens, lesquels embaumaient les corps de tous les animaux pour les déposer dans les nécropoles. (V. *Inhumation* et *Peste*.)

L'encombrement des prisons, des hôpitaux, des casernes, des vaisseaux, détermine une affection miasmatique et contagieuse qui, dans nos dernières guerres, a exercé de grands ravages; c'est le typhus; on se rappelle encore la garnison de Mayence détruite presque entièrement par cette maladie, qui ne cessa de suivre nos armées depuis la campagne de 1813, et qui, en 1814, fit tant de victimes dans les hôpitaux de Paris.

Les miasmes dégagés par les animaux vivants agglomérés dans des espaces étroits, et dont l'air se renouvelle très-difficilement, présentent un caractère de malignité très-prononcé que ceux qui se dégagent des diverses autres substances; lorsqu'à ces causes se joint encore l'insalubrité produite par des substances animales en putréfaction, les maladies qui se développent sous ces influences sont d'une gravité bien plus prononcée que lorsque l'une des deux causes agit seulement. Tous les animaux domestiques accumulés dans des espaces trop étroits, et forcés d'y vivre pendant un certain temps, peuvent y développer le typhus, mais un typhus, qui leur est propre, et qui paraît ne pas se communiquer à d'autres espèces.

On peut aussi considérer comme le résultat d'un dégagement miasmatique, la contagion que présentent certaines maladies qui se communiquent par tout autre moyen que le contact immédiat; l'air, dans ce cas, paraît être le véhicule qui reçoit le principe de la contagion. On sait qu'il suffit quelquefois d'entrer dans la chambre d'une personne affectée de la variole ou de la rougeole pour contracter ces affections. En 1836, on signala au conseil de salubrité le fait d'enfants qui, suivant pendant une forte chaleur le convoi d'un autre enfant mort d'une variole confluente, furent en grand nombre affectés de la même maladie.

Après avoir parlé de l'effet des miasmes et de leur influence si pernicieuse, il resterait à dire quelle est la nature intime de ces corps; ici s'arrêtent les moyens d'investigation: jusqu'à ce jour, l'analyse chimique n'a pu en démontrer l'existence au moyen des réactifs, et un air fortement vicié par des miasmes, a paru chimiquement aussi pur que celui qui avait été pris dans les localités les plus salubres. Ce fait ne saurait faire révoquer en doute l'existence des miasmes; ils manifestent leur présence par une action trop funeste pour que l'on puisse hésiter à les admettre; et quoique la chimie n'ait pas pu les coërcer, on est parvenu cependant à agir chimiquement sur eux. Ainsi que la plupart des odeurs qui échappent à nos moyens d'investigations chimiques, les miasmes peuvent être considérés comme une partie volatilisée des corps mêmes qui les produisent. Les miasmes, comme on le voit, peuvent donc appartenir aux deux grandes divisions de tous les corps de la nature, aux corps inorganiques ou règne minéral, aux corps organiques ou règnes végétal et animal. Comme nous l'avons déjà dit, les derniers présentent le plus de

dangers, et heureusement c'est sur ceux-là que l'on a le plus d'action. Certaines substances, et principalement le chlore, décomposent dans l'air ces émanations en s'emparant de l'hydrogène qu'ils contiennent, et les rendent complètement inoffensives; l'emploi des chlorures et leur application à la désinfection, a donc été, sous le rapport de l'hygiène, un des plus grands services rendus à la salubrité. Non-seulement ces préparations modifient dans l'air les émanations des corps infectés, mais elles détruisent encore la cause de l'infection, étant mélangées avec les corps eux-mêmes. Divers produits jouissent aussi des propriétés désinfectantes; mais aucun ne nous paraît plus propre que les chlorures à combattre, sans inconvénient, les émanations miasmatiques.

Ces moyens, bien qu'efficaces dans un grand nombre de cas, ne sont cependant pas toujours suffisants, car ils ne peuvent agir que dans une localité circonscrite, telle qu'une salle de malades, une prison; d'ailleurs il est toujours convenable d'y joindre l'aérement, les moyens de propreté. Pour les agglomérations d'individus dans les hôpitaux, dans les prisons, il faut donner plus d'espace, et ne pas craindre de mettre temporairement des malades dans des locaux peu convenables, plutôt que de les entasser dans une salle bien disposée pour un certain nombre de lits, mais qui devient un séjour funeste si on augmente le nombre des malades. Si la saison n'était pas trop rigoureuse, il vaudrait mieux faire coucher ceux-ci sous la tente plutôt que de les entasser dans des locaux trop étroits. Ce que nous disons des malades doit être à plus forte raison appliqué aux soldats, aux marins, etc.

Nous aurions encore beaucoup à dire si nous voulions seulement passer ici en revue les principales circonstances dans lesquelles les miasmes peuvent avoir une influence funeste sur la santé; mais nous renvoyons pour d'autres détails aux mots *Méphitisme*, *Infection*, *Typhus*, *Peste*, *Contagion*, etc.

                             J.-P. BEAUDE.

MICROSCOPE (*phys.*), s. m., du grec *micros*, petit, et de *scopéin*, considérer. On donne ce nom à un instrument destiné à amplifier d'une manière considérable les objets les plus petits.

Les microscopes sont simples et composés; les microscopes simples sont ceux qui sont formés par une seule lentille, comme une simple loupe; ces lentilles sont montées sur un petit appareil qui permet de placer l'objet que l'on veut observer au foyer de la petite lentille et de l'y maintenir d'une manière fixe; un miroir est destiné à éclairer l'objet au moyen de la lumière réfléchie. Le microscope simple peut avoir un pouvoir amplifiant très-considérable, il peut aller jusqu'à donner à l'objet un diamètre apparent quatre et cinq cents fois plus considérable que le diamètre réel. C'est avec ces microscopes que Spallanzani, Ch. Bonnet et Réaumur ont fait leurs belles observations; ils étaient alors préférables aux microscopes composés, qui, en donnant plus de champ, présentaient moins de netteté et faisaient éprouver une grande perte de lumière.

Depuis que, par l'achromatisme, on est parvenu à corriger l'aberration de sphéricité que présentaient les microscopes composés, ces derniers ont repris un avantage réel sur les microscopes simples : ils ont un pouvoir amplifiant plus considérable, un champ plus vaste et permettent d'apporter autant de précision dans les observations. Ils sont en même temps d'un usage plus commode, surtout depuis qu'Amici y a appliqué un prisme qui fait que le tube à l'extrémité duquel est fixé l'oculaire, est à angle droit avec l'objectif, ce qui permet de faire des observations assis et à tête droite. L'on doit à M. Charles Chevalier, qui, avec son père M. Vincent Chevalier, ont construit les premiers microscopes achromatiques, de petits microscopes qui réunissent tous les avantages des microscopes simples, des microscopes composés et des microscopes d'Amici ; ils sont d'un usage commode et d'un prix peu élevé.

Nous n'entrerons pas ici dans la description du microscope et de ses usages ; ce que nous en dirions serait sans utilité pour les personnes étrangères à l'emploi de cet instrument, et ceux qui déjà sont familiers avec les expériences microscopiques, devront recourir à des traités spéciaux.

Les sciences naturelles, et surtout la médecine, ont appliqué, depuis quelques années, d'une manière plus spéciale à leurs études, l'usage du microscope. La découverte de faits importants, la confirmation de vérités déjà avancées par d'anciens observateurs, et niées depuis, ont été, dans ce peu de temps, le résultat de l'application de cette méthode d'investigation, appelée à rendre encore, et pendant longtemps, de grands services aux sciences. Nous devons surtout à M. le docteur Donné, qui a bien voulu se charger de l'article *Nourrice* dans ce Dictionnaire, des recherches sur le lait qui ont reçu d'heureuses applications dans la pratique.   J.-P. BEAUDE.

MIEL ET MELLITES (*mat. méd. et pharm.*). Le miel est, comme chacun le sait, le produit d'un insecte hyménoptère, l'abeille (*apis mellifica* de Linnée). Il renferme en grande partie deux espèces de sucre : l'un cristallisable en groupes mamelonnés, c'est le sucre dit de *Raisins* ; l'autre ne cristallise pas. Le miel contient encore des acides végétaux et des matières colorantes et sapides, dont la nature précise n'a pas été bien déterminée, et qui lui communiquent une propriété laxative, quelquefois assez prononcée. Il contient aussi, quand il a été recueilli avec peu de soin, de la cire, et d'autres débris des gâteaux et cellules dans lesquels il avait été déposé par les abeilles.

Le miel nouveau est toujours plus ou moins liquide ; mais, au bout de peu de temps, les miels de première qualité laissent cristalliser le sucre qu'ils contiennent ; ils s'offrent alors dans les pots et barils où on les dépose, en masses assez solides d'un blanc jaunâtre, presqu'entièrement formées de cristaux grenus, d'une saveur sucrée, franche, légèrement aromatique et très-agréable. Ils sont entièrement solubles dans l'eau, dont ils troublent à peine la transparence.

C'est dans cet état que le miel doit être choisi pour les usages de la médecine et de la pharmacie, et surtout pour édulcorer les tisanes, dans lesquelles il peut alors être dissous sans aucune préparation préalable. Il faut éviter de faire bouillir les beaux miels ; ils perdent ainsi leur arôme parfumé.

Les miels *bruns*, et surtout ceux de Bretagne, s'emploient aussi, mais seulement en addition, dans des lavements, à cause de leur propriété purgative.

Des mellites. — Lorsqu'on veut améliorer des miels de qualité inférieure, mettre de beaux miels dans de meilleures conditions de conservation, ou leur communiquer quelque propriété médicamenteuse, il y a quelquefois nécessité de les convertir en sirops ; ce sont ces sirops auxquels on donne le nom de *mellites*.

La clarification des beaux miels n'offre aucune difficulté. Il suffit de les mettre dans une bassine avec le quart de leur poids d'eau, et de faire jeter quelques bouillons pour les amener à 31° de l'aréomètre de Beaumé, à la température de l'ébullition. Les écumes se séparent d'elles-mêmes ; on les enlève, on passe, et on obtient un sirop parfaitement clair.

Lorsqu'on a des miels de moins bonne qualité, ou qu'on veut obtenir un sirop parfaitement blanc, on ajoute, pour 6 kilogrammes de miel, 375 grammes de charbon animal, bien lavé, et quatre blancs d'œufs battus dans l'eau ; on passe à la chausse lorsque le sirop est cuit au degré voulu.

On ajoute aussi quelquefois de la craie pour désacidifier les miels qui contiennent un excès d'acide. Ces diverses précautions sont applicables à la préparation des mellites composés, dont nous allons indiquer les principales formules.

Miel de mercuriale. — On mêle parties égales de miel et de suc de mercuriale non dépuré ; on chauffe à l'ébullition, et on fait cuire à 31°. L'albumine du suc de mercuriale facilite beaucoup la clarification du miel ; les écumes se séparent nettement et s'enlèvent avec facilité. Ce miel s'emploie dans les lavements purgatifs, à la dose de 15 à 60 grammes.

Miel rosat. — On prend miel blanc, six parties, roses de Provins séchées, une partie ; on fait infuser les roses dans six fois leur poids d'eau bouillante, jusqu'à refroidissement, on passe alors avec forte expression. Le produit de l'infusion est réuni au miel, que l'on cuit ensuite au degré précédemment indiqué.

Ce miel, d'une belle teinte rouge brun, et d'une saveur agréable et aromatique, est un astringent doux, qui s'emploie fréquemment dans les maladies de la bouche, soit pur, en l'appliquant avec un pinceau sur la partie malade, soit en gargarisme étendu d'eau, d'une infusion de feuilles de ronces, ou de tout autre liquide approprié.

On avive singulièrement sa couleur rouge, et on lui communique des propriétés plus actives, lorsqu'on y ajoute, sur la prescription du médecin, quelques gouttes d'acide hydrochlorique ou sulfurique.

Miel scillitique. — Prenez squammes de scille sèches, une partie, miel douze parties ; faites infuser la scille pendant vingt-quatre heures dans suffisante quantité d'eau bouillante, après l'avoir pilée dans un mortier de marbre. Passez l'infusion, et faites-la évaporer, avec le miel, jusqu'à 31 degrés bouillant.

S'emploie en petites doses, comme incisif et expectorant, dans des tisanes ou potions.

                           VÉE,
Pharmacien, membre de la société de Pharmacie.

MIGRAINE. (*V. Céphalalgie.*)

MILIAIRE (*path. int.*), s. f. L'affection dont nous allons parler est ainsi nommée à cause de la ressemblance des vésicules qui la constituent avec des grains de millet. C'est qu'en effet la miliaire est caractérisée par une éruption de vésicules très-petites, répandues en nombre variable à la surface de la peau, et se manifestant presque toujours comme symptôme d'une affection générale plus ou moins grave. Sous le terme commun de miliaire, on a confondu différentes sortes d'éruptions, notamment les sudamina (V. ce mot.), qui accompagnent les fièvres typhoïdes, puerpérales, etc.

Nous allons d'abord faire connaître la miliaire proprement dite, puis nous passerons à l'histoire de sa plus importante variété, la suette ou fièvre miliaire épidémique.

L'*éruption miliaire* se montre spécialement chez les jeunes sujets, plutôt chez les femmes (après les couches) que chez les hommes, et, en général, chez les individus dont la peau est très fine, douce et souple. L'affection qui nous occupe ne paraît pas contagieuse, quoi qu'on en ait dit, hors le cas de suette épidémique; elle ne présente, d'ailleurs, aucuns des traits qui caractérisent les fièvres exanthémateuses (variole, rougeole, scarlatine); caractères que l'on peut résumer ainsi : marche régulière à périodes fixes, phénomènes spéciaux et constants, contagion, et enfin cette particularité de ne se montrer généralement qu'une seule fois dans la vie.

L'apparition des vésicules miliaires n'est pas accompagnée de symptômes spéciaux; il y a seulement quelquefois une exacerbation de la maladie principale, augmentation de l'état fébrile, sueurs plus abondantes, etc. La peau sur laquelle se forment les vésicules offre une coloration rouge qui constitue des plaques d'autant plus étendues, d'autant plus rapprochées, que l'éruption est plus abondante. L'épiderme, soulevé par de la sérosité laiteuse, présente comme une multitude de petites perles qui tranchent, par leur couleur blanche, sur la nuance rouge de la peau. Ces vésicules ne tardent pas à se dessécher; et une desquammation farineuse s'empare des parties qu'elles occupaient. On observe quelquefois plusieurs éruptions successives, et la maladie peut durer ainsi pendant huit, dix, douze ou même quinze jours.

La miliaire n'offre par elle-même aucune gravité, et ne réclame aucune modification importante dans le traitement de la maladie principale.

LA SUETTE proprement dite est une affection épidémique caractérisée par des sueurs abondantes, une fièvre plus ou moins intense et une éruption de petites vésicules miliaires.

Cette maladie se montre souvent d'une manière épidémique dans les contrées basses et humides; c'est spécialement au printemps et à l'automne qu'on la rencontre, suivant la remarque de M. Rayer, auquel nous devons une excellente monographie sur cette affection; l'élévation de la température, une surcharge électrique de l'atmosphère, ont quelquefois précédé l'apparition de la maladie dans plusieurs localités. En général, la suette attaque surtout la partie indigente de la population, et, dans le théâtre de l'épidémie, le plus grand nombre des sujets qui en sont atteints occupent des demeures sombres et malsaines. Une autre remarque due à M. Rayer, c'est que la suette ne se montre qu'entre le 43e et le 59e degré de latitude boréale.

La première épidémie dont on ait connaissance, est celle qui ravagea l'Angleterre en 1486; puis, elle se montra en Allemagne, en Danemark, en Flandre, en Hollande, en Norwège et en France. Depuis quelques années plusieurs épidémies ont eu lieu, notamment dans le département de Seine-et-Oise (1821), à Coulommiers (1839), et dans les départements de la Charente et de la Dordogne (1841).

Les observateurs décrivent deux formes bien distinctes, fondées sur la gravité de la maladie.

1º *Suette bénigne.* Sa marche peut être partagée en trois périodes :

La période *d'invasion* est caractérisée par des malaises, de la céphalalgie, qui durent pendant un temps variable, mais d'ordinaire borné à trois ou quatre jours. Dans certains cas l'éruption est seulement précédée par un sentiment de chaleur générale, avec resserrement à l'estomac; d'autres fois, enfin, les sueurs se montrent d'emblée : toujours, pendant cette période, on observe de la constipation et un enduit muqueux sur la langue.

L'*éruption* se manifeste par de légers picottements à la peau; puis, une multitude de petites vésicules miliaires, limpides, transparentes, se montrent successivement au cou, à la poitrine, au dos, au ventre et à la face interne des membres. Tantôt toute l'éruption se fait à la fois; tantôt, au contraire, d'une manière successive. En même temps, le malade est couvert d'une sueur abondante et d'une fétidité toute particulière; le pouls est fréquent, la constipation persiste, les urines sont épaisses, sédimenteuses. Quand les vésicules se forment d'une manière successive, chaque éruption est signalée par une exacerbation dans les symptômes. Souvent on observe de la sensibilité à l'épigastre, de l'insomnie, de l'agitation, etc.

Au bout de dix à douze jours, la troisième période commence; c'est la période de *desquammation.* Alors, les vésicules se flétrissent, se sèchent, l'épiderme se fronce, se fendille et se détache, soit par larges écailles, soit sous forme d'une farine blanchâtre et lamellée; les sueurs s'arrêtent complètement ou ne se montrent qu'à de rares intervalles. Dès-lors, les autres symptômes disparaissent, le pouls retombe à son type normal, la respiration, qui était un peu gênée, redevient libre, les selles se rétablissent, l'urine reprend sa limpidité, la langue se dépouille de son enduit jaunâtre, enfin les forces reviennent en peu de jours.

2º La *forme maligne* est caractérisée par un ensemble d'accidents qui diffèrent dans les différentes épidémies, et donnent à la maladie un caractère de gravité que la suette bénigne ne présente pas.

Les complications dont nous parlons consistent quelquefois dans des flegmasies de différents viscères; quelquefois c'est une inflammation gastro-intestinale; ailleurs, et le plus souvent, une pneumonie, dans certains cas, une cystite, etc. Mais les phénomènes qui constituent la plus fréquente complication sont de nature nerveuse. Le malade éprouve une sensation très-pénible de resserrement et de douleur à l'épigastre; il est en proie à une anxiété très-vive, à une suffocation même, et il n'est pas rare alors de le voir succomber avec des symptômes d'asphyxie; le délire, le coma ou les convulsions terminent quelquefois la scène. Dans certaines épidémies, des crampes assez douloureuses ont été observées, etc., etc.

Quand la maladie doit avoir une issue fatale, on a vu la mort arriver dans l'espace de vingt, trente ou quarante-huit heures, mais le plus ordinairement cette funeste terminaison survient du troisième au cinquième ou sixième jour. Quant à la proportion de la mortalité, elle diffère très-notablement suivant les épidémies ; elle paraît avoir été fort grave dans celles du XVe et du XVIe siècle : dans celle de 1821, dans le département de l'Oise, la mortalité fut de 1 sur 13 pour les hommes, et de 1 sur 28 pour les femmes (M. Rayer) ; dans celle de 1839, à Coulommiers, la proportion fut plus fâcheuse : 1 sur 6.

Le diagnostic est des plus faciles : la forme épidémique, les sueurs, le mode de l'éruption, empêchent de confondre la suette miliaire avec aucune autre fièvre éruptive.

Traitement. Le traitement de la suette ne diffère pas sensiblement de celui qui convient à la rougeole, à la scarlatine et aux autres fièvres éruptives ; aussi renvoyons-nous surtout à ces différentes affections pour la connaissance des moyens thérapeutiques applicables à la suette. Mais il est certaines indications spéciales présentées par cette dernière affection, et auxquelles nous devons nous arrêter.

Les *sueurs* doivent-elles être favorisées ou tempérées ? Tous les pathologistes sensés s'accordent aujourd'hui pour reconnaître que s'il est dangereux d'empêcher les sueurs dans la maladie qui nous occupe, il l'est au moins autant de les provoquer en couvrant le malade outre mesure, ainsi que les gens étrangers à la médecine ont la funeste habitude de le faire. Il ne faut donc pas ensevelir le malade sous des monceaux de couvertures, sous prétexte de favoriser les sueurs, laisser toutes les fenêtres fermées dans la crainte du moindre courant d'air ; en agissant ainsi, on augmente la fièvre, on facilite les congestions cérébrales et pulmonaires auxquelles succombent les sujets ; en un mot on les asphyxie sous prétexte d'éviter le refroidissement. Le malade doit être modérément couvert, de manière à entretenir seulement une douce chaleur ; l'air doit être fréquemment renouvelé dans sa chambre ; cette circonstance est surtout rendue nécessaire par l'odeur fétide qui s'exhale de la transpiration. Il faudra également changer son linge *chaque jour*, avec la précaution de lui en donner de chaud, de l'essuyer avec des serviettes préalablement chauffées. On fera son lit de temps en temps, et, pendant cette opération, on le mettra dans un autre lit bien bassiné, ou bien on le placera sur un fauteuil, soigneusement enveloppé dans des couvertures, etc. Tous ces soins sont de la plus haute importance.

Les accidents cérébraux, les épigastralgies exigent assez souvent le secours des émissions sanguines générales ou locales ; pour les premiers, les révulsifs cutanés sont fréquemment indiqués, et les secondes sont souvent calmées par l'usage des antispasmodiques.

Quant à la constipation, elle doit être combattue à l'aide de lavements purgatifs, de préférence aux purgatifs administrés par la bouche.

Du reste, le meilleur moyen d'éviter la maladie est de fuir le foyer de l'infection ou de se placer dans des conditions opposées à celles que nous avons signalées comme pouvant produire la miliaire.

E. BEAUGRAND.

MILITAIRE (*hyg.*) (V. *Hygiène militaire*).

MILLE FEUILLES (*bot.*), s. f. (V. *Achillée*).

MILLEPERTUIS (*bot. et thérap.*), s. m. ; *hypericum perforatum*. C'est une plante de la famille des Hypéricées, polyadelphie, polyandrie, L., qui appartient au genre Hypéricum. Le millepertuis est très-commun dans nos climats ; il se rencontre au milieu des bois, dans les lieux herbeux et découverts ; sa tige, un peu carrée, est haute d'environ deux pieds, rameuse, glabre et ponctuée de noir ; ses feuilles sont ovales, lancéolées, et semées d'une foule de petites glandes transparentes, qui contiennent une huile essentielle. Vues à contre-jour, ces glandes paraissent une multitude de petits trous, qui ont fait donner à la plante le nom qui la caractérise. Les fleurs sont jaunes, à cinq pétales, et disposées en panicules ; le fruit est à trois valves et à trois loges polyspermes.

Cette plante a une odeur résineuse assez forte lorsqu'on l'écrase entre les doigts ; elle a une saveur amère et styptique ; elle était autrefois très-employée dans la thérapeutique comme diurétique, et aussi pour dissoudre les calculs de la vessie ; on l'employait également comme vermifuge et vulnéraire, pour arrêter les hémorrhagies. Dans la dyssenterie, on le prescrit en infusion, afin de rendre de l'énergie aux intestins. Il n'est pas jusqu'à des propriétés surnaturelles qui aient été attribuées à cette plante ; on la disait propre à chasser les démons, et on l'administrait aux fous et aux lunatiques. Le millepertuis entre dans la composition d'un grand nombre de médicaments encore employés aujourd'hui ; tels que l'eau vulnéraire, l'eau générale, le sirop d'armoise, la thériaque, le baume tranquille. On prépare l'huile d'hypéricum en faisant infuser la plante dans l'huile d'olive ; cette huile s'emploie en frictions. Le suc de millepertuis et l'huile essentielle de cette plante, sont également usités ; les fleurs s'emploient en infusion.

J. B.

MINÉRALES (*eaux*) (V. *Eaux minérales*).

MINEURS (Maladies des) (*hyg.*), s. m. p. Les mineurs sont des hommes qui travaillent à l'extraction des métaux et des autres produits enfouis dans le sein de la terre, ou plutôt dans les couches supérieures qui forment l'écorce de notre globe.

Les mines varient suivant la nature des excavations auxquelles elles donnent lieu, et suivant les matières que l'on en retire ; les unes sont formées par de simples tranchées plus ou moins profondes, et sont dites à ciel ouvert ; tandis que les autres sont creusées en puits et en galeries souterraines, dont les profondeurs sont souvent considérables. On cite de ces mines qui ont jusqu'à 500 et 1,000 mètres de profondeur. Les matières que l'on retire des mines sont nombreuses, ainsi, tous les métaux employés dans les arts, la houille, le sel gemme. Les marbres, la pouzzolane, les pierres de construction et le plâtre, sont souvent exploités dans des excavations profondes et des galeries souterraines; mais on leur a donné le nom de *carrières*, et il en a été déjà parlé dans ce Dictionnaire.

Les mines sont nombreuses en Europe; il en existe de considérables, surtout en Angleterre, en Hongrie, en Allemagne, en Espagne, en Suède, en Russie. Les plus importantes, en France et en Belgique, sont les mines de houille et les mines de fer; cependant, il existe dans ces deux pays des mines de plusieurs autres produits, qui sont l'objet de grandes exploitations. En Espagne et en Illyrie, sont des mines de mercure d'une grande valeur. Enfin, il n'est point de contrée de l'Europe qui, soit dans l'antiquité, soit dans les temps modernes, n'ait renfermé quelques richesses minéralogiques, et l'on sait que l'Espagne fut longtemps fréquentée pour ses mines d'or et d'argent.

Les hommes qui se livrent à ces pénibles travaux, et qui, pendant une grande partie de leur vie, se trouvent soustraits à l'influence de la lumière et de l'air libre, ont dû en éprouver des effets marqués, soit dans leur organisation, soit dans leurs maladies; surtout si l'on joint à ces causes générales, les influences particulières à chaque localité et à chaque nature de produits exploités : de là, les affections variées qui sont produites par le séjour et les travaux des mines. Au premier rang de ces causes, nous citerons les lésions physiques dont peuvent être atteints les mineurs. Déjà, au mot *Carrier*, il a été parlé des accidents qui peuvent se manifester par l'explosion des mines, les éboulements, les chutes, etc., et nous y reviendrons peu dans cet article. Viennent ensuite les accidents produits par les gaz délétères, et dont il a été déjà traité au mot *Méphitisme*, tels que les asphyxies, la combustion des gaz explosifs qui se dégagent dans les houillères; enfin, en dernier lieu, on doit placer toutes les maladies qui peuvent être déterminées par un séjour prolongé dans les galeries souterraines, et par l'action des causes locales et toutes spéciales que peut présenter chaque mine.

Une des causes les plus fréquentes des blessures des ouvriers mineurs, consiste, après les éboulements des parois des galeries ou de quelques parties de la masse du rocher, dans les explosions fortuites de la poudre introduite dans le roc, pour en déterminer la rupture. Ce mode d'extraction, introduit seulement dans les travaux des mines depuis le xvi° siècle, a permis de surmonter de grands obstacles et de favoriser la rapidité du travail; mais il a présenté de nouvelles chances de danger pour les ouvriers. Lorsque l'on mine une portion de rocher, on fait un trou cylindrique avec une tarière qui peut avoir trois ou quatre centimètres de diamètre; on introduit ensuite dans ce trou, dont la profondeur varie suivant la masse du roc que l'on veut séparer, une cartouche contenant la poudre; on bourre le trou sur la cartouche, puis on pique, dans cette cartouche, une épinglette en fer que l'on appuie sur la paroi du trou, et l'on tasse la bourre au moyen d'un bourroir échancré, pour laisser passer l'épinglette; on retire celle-ci, après que le bourrage est terminé, pour y substituer l'étoupille qui doit mettre le feu à la mine. Les accidents arrivent quelquefois dans cette opération, parce que l'on frappe sur l'épinglette au lieu de frapper sur le bourroir, ou bien lorsque l'on retire l'épinglette avec trop de force; dans ces deux cas,

le choc ou le frottement sur les parois du rocher peut produire des étincelles qui allument la mine. Aussi a-t-on conseillé l'usage des épinglettes de cuivre et de laiton; mais elles ne sont pas employées par les ouvriers, à cause de la facilité avec laquelle elles se ployent. D'autres fois, la combustion de la mèche s'est trouvée ralentie, et l'ouvrier mineur qui, après un long temps, souvent quelques heures, vient pour s'assurer que la mèche est éteinte, et décharger la mine, s'est trouvé enveloppé par les débris de l'explosion qui se produit en sa présence.

Pour remédier à ces accidents, on a proposé de ne plus bourrer les mines, mais de charger seulement la poudre d'une couche de sable, et l'on a constaté qu'une mine ainsi chargée produisait une explosion presque aussi considérable qu'une mine fortement bourrée. On met le feu au moyen d'un chalumeau de paille, rempli de poudre fine; l'épinglette, qui peut être en cuivre, sert seulement à percer la cartouche : on place l'extrémité du chalumeau au milieu de la chambre de la mine, puis on verse le sable autour; un morceau d'amadou, placé à l'extrémité de ce chalumeau, donne le temps au mineur de s'éloigner. Ce moyen supprime l'usage de l'épinglette de fer, et permet de juger à l'extérieur de l'état de la mèche; il a pour seul inconvénient de brûler un peu plus de poudre, et de ne pouvoir être employé que dans les trous de mines percés de haut en bas, ou très-peu inclinés; mais il présente une grande sécurité pour les ouvriers. Un autre mode de tirage de la mine, inventé dans le comté de Cornwall et publié dans les *Annales des mines*, il y a déjà plus de douze ans, est aujourd'hui généralement employé en Angleterre, et il commence à se répandre en France : il consiste à faire usage d'étoupilles formées d'une corde goudronnée que l'on tresse de manière à introduire dans l'axe une traînée très-mince de poudre fine; on coupe une longueur d'étoupille égale à la profondeur du trou, on en fixe une extrémité dans la cartouche, puis on loge le reste de cette étoupille contre la paroi du trou et l'on bourre à l'ordinaire; on met le feu, et l'étoupille brûle lentement. Ce moyen, qui supprime l'épinglette, cause de tant d'accidents, est aujourd'hui regardé comme le meilleur.

La difficulté que l'on rencontre pour extraire des mines les ouvriers blessés, et les douleurs vives qui sont le résultat de l'emploi des moyens ordinaires d'ascension, lorsqu'il existe des fractures aux membres, ont fait inventer, par M. Valiat, médecin des mines de Blanzy (Saône-et-Loire), un lit fort ingénieux et qui se transforme en fauteuil, lorsque l'état du blessé l'exige; par ce moyen, il peut être retiré de la mine et transporté dans son lit sans que son état soit aggravé. L'Académie des Sciences a récompensé, en 1836, cette philanthropique invention, en accordant un prix à son auteur.

Les gaz qui se dégagent le plus ordinairement dans l'intérieur des mines sont l'acide carbonique, que l'on rencontre presque partout; l'hydrogène proto-carboné et bi-carboné, que l'on rencontre dans les mines de houille, les gisements de pétrole, les mines de sel gemme et quelquefois dans les carrières de gypse; l'acide sulfureux dans le voisinage des solfatares, l'hydrogène sulfuré assez rarement et en petite quantité. Mais c'est surtout l'hydrogène proto-carboné qui donne lieu aux accidents les plus graves. Ce gaz existe presque pur dans les mines de houille, et quelquefois mêlé à une petite quantité de gaz oléfiant (hydrogène bi-carboné), dans des gisements de combustibles non situés dans le terrain houiller proprement dit ; Il a été désigné par les mineurs sous les noms de *feu grisou*, *brisou*, *terrou*, *feu sauvage*, suivant les usages des localités. L'acide carbonique a reçu le nom de *moffettes*. Le mode de dégagement de ces différents gaz varie ; tantôt il se dégage lentement, et lorsque les ouvriers sont absents des travaux ; aussi a-t-on remarqué que les accidents étaient plus fréquents les lundis à cause de la cessation des travaux le dimanche : d'autres fois, le gaz se dégage avec un léger bruissement de quelques fentes du rocher, ou il apparaît sous forme de filaments, comme des toiles d'araignées, que les ouvriers cherchent à écraser avec leurs mains, dans la persuasion où ils sont qu'ils pourront ainsi éviter les détonnations.

Autrefois, pour éviter le danger, lorsque l'on supposait que le *grisou* avait pu se développer dans la mine, un ouvrier couvert de linge mouillé et armé d'une torche placée à l'extrémité d'une longue perche, entrait dans la galerie, et, en se couchant à plat-ventre, mettait le feu au gaz combustible ; Il rarement, dit-on, il était blessé. Cette précaution était prise toutes les fois que l'on avait cessé les travaux dans une mine pendant quelque temps ; et, dans certains endroits, le lendemain des jours fériés, avant que les ouvriers ne reprissent leurs travaux. Aujourd'hui, on a complètement abandonné ce moyen, qui est proscrit en France par les règlements, et en Angleterre par l'usage ; on se contente de pratiquer une ventilation très-active qui chasse le gaz et le délaye dans une quatité d'air assez considérable pour qu'il cesse d'être explosible.

On a aussi remarqué que c'est à la suite des variations de pression barométrique, en plus ou en moins, que l'on observe un dégagement plus marqué des gaz combustibles : quand le baromètre est stationnaire, la plus ou moins grande hauteur de la colonne de mercure n'influe pas d'une manière sensible. C'est donc aux époques de variations de pressions atmosphériques que l'on doit redoubler de vigilance, et les oscillations barométriques sont les meilleurs guides à suivre pour n'être jamais pris au dépourvu.

Quelquefois on dit que le gaz apparaît sous la forme d'une boule de vapeur suspendue dans l'air, et on lui a donné le nom de *ballon*. Lorsque les ouvriers aperçoivent cette poche, dit Fourcroy dans sa traduction de Ramazzini, ils n'ont d'autres ressources que dans la fuite ; et si le ballon crève avant qu'ils n'aient eu le temps de se soustraire à son action, il suffoque subitement tous ceux qui sont dans la mine. Cependant, ce fait est assez rare pour que des ingénieurs des mines très-expérimentés m'aient dit n'en avoir jamais entendu parler comme ayant été observés dans les mines de houilles qu'ils surveillaient. La *moffette* se dégage, dit le même auteur, principalement en été ; c'est une vapeur épaisse qui paraît avoir un grand rapport avec l'air fixe, acide carbonique ; elle éteint les lumières, et c'est ce qui avertit les mineurs de sa présence ; ils fuient au plus vite, et souvent tombent évanouis en se sauvant : une toux convulsive est souvent le

résultat de l'action de ce gaz, lorsque même il ne produit pas l'asphyxie.

Le feu *grisou* est certainement l'accident qui se manifeste le plus souvent dans les mines, et il fait périr quelquefois un grand nombre d'ouvriers ; il est même si fréquent dans certaines mines dont la houille est grasse et bitumineuse, que les accidents nombreux qui avaient eu lieu en Angleterre, engagèrent une société à proposer à Davy d'inventer un moyen de prévenir ces résultats fâcheux ; après quelques recherches, conduit par l'expérience et l'analogie qui lui avait montré que la flamme, par le refroidissement qu'elle éprouve, ne pouvait pénétrer dans une ouverture d'un soixantième de pouce, Davy inventa sa *lampe de sûreté* (V. ce mot), qui consiste dans un cylindre de toile métallique qui enveloppe la flamme de la lampe, et qui empêche que le gaz qui peut s'allumer dans l'intérieur du cylindre, ne communique la combustion au gaz extérieur. Le temps a consacré aujourd'hui les avantages de cette lampe, dont on fait encore plus usage en France, où elle est prescrite par les règlements, qu'en Angleterre, où on lui reproche de mal éclairer et de ne pas prévenir tous les accidents. Il serait important de vérifier si, dans les cas malheureux où l'explosion a eu lieu malgré l'usage de la lampe, la combustion n'a pas été communiquée par des fissures qui auraient pu exister à la toile métallique, par cette même enveloppe qui aurait pu rougir, ou bien par un courant assez rapide du gaz ; car on a reconnu qu'avec une certaine vitesse la flamme pouvait passer à travers les mailles du tissus métallique. Aussi est-il prudent, lorsque l'on s'aperçoit à la flamme de la lampe qu'il y a combustion du gaz hydrogène carboné, d'éteindre les lampes, et de se priver de lumière plutôt que de s'exposer aux chances d'une explosion : des fils de platine placés dans la lampe, et qui doivent rester rouges par l'action du gaz hydrogène, peuvent permettre de se guider encore dans l'obscurité.

L'hydrogène carboné ne s'enflamme pas et ne détonne pas en toute proportion avec l'air. Lorsqu'il y a une partie de gaz sur 2 à 5 parties d'air, il y a inflammation sans détonnation ; lorsqu'il y a de 6 à 14 parties d'air sur une de gaz, il y a détonnation, mais elle est plus forte à 7 ou 8 parties, et elle décroît ensuite ; passé 14 parties d'air sur une de gaz, il n'y a plus ni inflammation ni détonnation.

Les poussières et les vapeurs métalliques qui se dégagent dans certaines mines, produisent souvent des accidents chez les ouvriers mineurs ; on a dit que ceux qui travaillent dans les carrières de grès étaient sujets à une espèce de phthisie qui est déterminée par la poussière du grès qui pénètre dans les poumons ; ces accidents se font aussi remarquer chez des ouvriers qui travaillent dans les mines métalliques. Ceux qui exploitent les mines de houille présentent une affection du même organe qui a été nommée *fausse mélanose* ou *anthracose*, et qui est causée par l'accumulation du charbon dans les cellules bronchiques. Une toux sèche et nerveuse, l'asthme, sont les symptômes et la suite de cette affection, contre laquelle il n'existe d'autre remède que de cesser la profession qui l'a causée : encore ce moyen n'est-il pas toujours suffisant, lorsque ces accidents sont portés à un certain degré.

L'introduction des poussières métalliques dans l'intérieur des poumons par la respiration, peut, dans les mines de cuivre, de cobalt arsénical, de mercure, donner lieu à des accidents qui sont de véritables empoisonnements lents: aussi avait-on conseillé, dans ces cas, aux mineurs de travailler avec un linge mouillé qui leur couvrît la bouche. Dans les mines de mercure d'Itria et d'Almaden, les ouvriers éprouvent des gonflements des gencives, la salivation et les tremblements qui sont le résultat de l'absorbation des poussières mercurielles; on est, pour ce fait, dans l'usage de faire travailler alternativement les ouvriers un mois dans la mine et un mois en dehors. Les anciens, dit Ramazzini, d'après Jul. Pollux et Pline, appliquaient des vessies à la bouche des ouvriers qui travaillaient à certaines mines, afin qu'ils ne respirassent que l'air qu'elles contenaient; Kirker dit que les ouvriers qui travaillent dans les mines d'arsenic, se couvrent le visage d'un masque de verre. Mais ces moyens, dont les derniers surtout sont incommodes et par conséquent peu efficaces, sont toujours des causes de gêne et d'embarras qui font que les ouvriers ne les emploient qu'avec répugnance; il est même à remarquer que ces motifs ont tant de poids près des ouvriers de toutes les professions, qu'ils aiment mieux s'exposer aux conséquences graves qui doivent résulter de l'action des vapeurs ou des poussières malfaisantes, que de s'en préserver par des précautions souvent simples et peu embarrassantes: j'ai observé ces faits chez les cérusiers et les doreurs.

Dans les mines de fer arsenicales d'Alais, les ouvriers employés au grillage de la mine sont exposés à une maladie qui paraît déterminée par les vapeurs arsenicales; c'est une éruption de pustules, de taches de la peau et de bubons, qui simulent jusqu'à un certain point une éruption siphilitique; il suffit de la cessation des travaux et d'un traitement adoucissant, pour faire promptement disparaître ces symptômes.

L'air de l'intérieur des mines peut être encore vicié par d'autres causes que celles que nous avons déjà indiquées; ainsi, la combustion des lumières qui servent à l'éclairage, celle de la poudre employée pour faire sauter la mine, la décomposition des bois qui servent comme étais ou comme étançons, la respiration des ouvriers, celle des animaux qui peuvent être employés aux travaux de charroi intérieur, déterminent une altération assez rapide de l'air à laquelle on ne peut remédier qu'en favorisant la circulation du fluide. L'aérage des mines et leur ventilation est devenu un sujet d'études qui aujourd'hui fait partie de la science de l'ingénieur des mines. Ainsi, on perce des puits aux extrémités des galeries qui ont pour objet d'établir une circulation de l'air entre ce point et le puits principal de la mine. Souvent on favorise cette circulation au moyen de manches à air, de ventilateurs à ailes mues par des cours d'eau ou la force de la vapeur; des chutes et des cours d'eau dans l'intérieur des mines favorisent aussi la circulation de l'air; des fourneaux sont allumés au fond de puits qui, par leur élévation, font l'office de cheminées, ils servent à établir un appel qui active la circulation de l'air. Les courants d'air sont quelquefois si rapides, qu'ils deviennent un véritable inconvénient,

en exposant les ouvriers qui sortent de la mine, où la température est toujours assez élevée, à des refroidissements subits qui peuvent occasionner des affections bronchiques ou rhumatismales; aussi doit-on laisser les ouvriers s'exposer le moins possible à leur action.

A une certaine profondeur, la température des mines est presque invariable dans toutes les saisons; elle ne peut être modifiée que par les courants d'aération; la profondeur n'a pas besoin d'être considérable pour amener ce résultat: les carrières des environs de Paris, les caves de l'Observatoire, qui sont environ à 30 mètres au-dessous du sol, présentent ce phénomène; mais au-delà de la couche invariable, la température augmente en raison de la profondeur à laquelle on pénètre; on est même parvenu par l'observation à déterminer la loi de la progression de cet accroissement, qui est d'un degré centigrade pour environ 36 à 40 mètres de profondeur. Ces phénomènes qui avaient été observés pour la première fois dans les mines de Cornouailles, ont été mis hors de doute lors des travaux de forage du puits de l'abattoir de Grenelle, qui, percé à 470 mètres, donne de l'eau dont la température est de 26° centigrades, tandis que la température de l'eau de source est à Paris de 11°.

L'élévation de température dans l'intérieur des mines, la soustraction habituelle des ouvriers à l'action de l'air libre et de la lumière, ont dû modifier la constitution des mineurs; aussi ont-ils ordinairement le teint pâle, la face bouffie, la peau molle; leurs fonctions s'exécutent avec une certaine langueur. Ramazzini dit que, dans les mines de Hongrie, les ouvriers vivent peu de temps, tandis que leurs femmes ont une vie longue; aussi est-il fréquent d'en voir qui sont à leur troisième et quatrième mari. Des ingénieurs disent qu'en France et en Angleterre les ouvriers mineurs vivent aussi longtemps que le reste de la population, et les Anglais, qui sont très-observateurs, prétendent avoir remarqué qu'ils étaient plus prolifiques que dans toute autre profession. Il est hors de doute que les soins pris pour la salubrité des mines depuis quelques années, doivent avoir contribué à prolonger la vie des mineurs en éloignant beaucoup de causes de maladies.

L'*anémie* est une affection qui se développe assez souvent parmi les mineurs; les mines de houille en présentent d'assez fréquents exemples. La maladie, qui se développe souvent sans causes connues et dans des galeries depuis longtemps en exploitation, est quelquefois accompagnée ou précédée de diarrhées rebelles; tous les ouvriers en sont atteints indistinctement, et périssent, s'ils ne sont pas convenablement traités, après six mois et un an de souffrance. On trouvera des détails plus circonstanciés sur cette affection, à l'article qui lui a été consacré.

Certaines attitudes que prennent les ouvriers en travaillant aux mines contribuent également à produire des maladies; ainsi ils travaillent souvent baissés, couchés, renversés: on comprend, par la gêne que doivent éprouver les organes intérieurs, les modifications fâcheuses qui peuvent en résulter dans leurs fonctions. L'exposition au soleil un peu vif des ouvriers qui sont restés assez longtemps soustraits à son action dans l'intérieur des mines, provoque plus facilement chez eux les accidents connus sous le nom de coups de soleil que chez tout autre individu (V. *Insolation*), on s'explique facilement ce phénomène ; lorsque l'on sait que, dans les cas ordinaires, les citadins sont plus facilement frappés des coups de soleil que les habitants de la campagne, et que surtout c'est dans les premiers mois du printemps que ces accidents sont plus fréquents.

Nous ajouterons ici une note qui nous a été communiquée par M. Combes, ingénieur en chef des mines, et à l'obligeance duquel nous devons quelques renseignements. La meilleure précaution à prendre, dit-il, dans l'intérêt de la santé des ouvriers mineurs, est d'avoir près de la mine une pièce chauffée à une température un peu élevée, dans laquelle les mineurs quittent leurs habits avant d'entrer dans la mine, pour en prendre d'autres qui leur servent dans leurs travaux ; quand ils sortent ils quittent ces derniers qui sont mouillés, et reprennent les habits qu'ils ont déposés en arrivant, et qui leur servent à retourner chez eux. En Angleterre, dans le comté de Cornwall, où une philanthropie plus active et moins bavarde que celle qui est à la mode dans notre pays, a apporté des améliorations importantes à la condition des classes pauvres, la pièce servant ainsi de vestiaire est chauffée par les chaudières des machines à vapeur. Les habits de *mine* sont habituellement en laine ; c'est de la grosse flanelle ; l'ouvrier quitte même sa chemise. Dans les autres comtés de l'Angleterre, comme en France et en Belgique, de pauvres ouvriers qui sortent d'une mine où la température dépasse souvent 24 degrés centigrades, sont obligés bien souvent de faire, en hiver, une demi-lieue et plus pour se rendre chez eux avec leurs habits mouillés sur le corps ; de là les affections nombreuses qui ruinent la santé de ces malheureux.

L'hygiène des mineurs, à part les faits que nous avons déjà indiqués, doit avoir pour but de donner de la force et de l'énergie à leur constitution ; car toutes les influences auxquelles ils sont soumis sont débilitantes ; ainsi, ils devront avoir une nourriture saine et animalisée, boire du vin, manger de la viande ; mais ils doivent éviter les liqueurs alcooliques, qui ne donnent qu'une excitation passagère ; éviter également l'ivresse et tant d'autres excès non moins débilitants ; ils devront être vêtus d'habits de laine qui puissent les garantir des changements trop brusques de la température, lorsqu'ils s'exposent à des courants d'air ou lorsqu'ils vont au dehors. Les chefs des travaux devront éviter de faire rester trop longtemps les ouvriers dans les galeries, surtout lorsqu'ils sont encore jeunes. Quand on emploie des enfants, il faut tout au plus leur donner cinq à six heures de travail à l'intérieur ; le reste du temps il faut les occuper à l'air libre et à des travaux peu fatigants. Les ingénieurs et les chefs des travaux devront s'assurer souvent par eux-mêmes si toutes les prescriptions utiles, sous le rapport de la sûreté et de la salubrité, sont remplies ; car souvent rien ne saurait égaler l'incurie des ouvriers dans l'emploi des mesures qui sont destinées à pourvoir à leur santé, tandis qu'ils se livrent avec confiance aux idées routinières et superstitieuses, dont le moindre inconvénient est de leur inspirer une fausse sécurité.

En résumé, on voit que les accidents auxquels sont exposés les mineurs sont assez nombreux, que les influences fâcheuses produites par le séjour dans les mines peut déterminer des maladies graves. Mais rien de complet n'a encore été fait sur ce sujet ; il existe un assez grand nombre d'observations isolées sur quelques mines, sur une certaine nature d'affections ; elles sont dues à des médecins et à des ingénieurs. Nous devons nous-même à M. Royer-Collard, professeur d'hygiène à la Faculté de Paris, et notre collaborateur, quelques renseignements qu'il a bien voulu mettre à notre disposition. Aujourd'hui il faudrait un travail d'ensemble, il ne peut être que le résultat de nombreuses observations faites sur un même plan dans des contrées et des mines de natures différentes. L'Angleterre est le pays où l'on s'est le plus occupé de l'hygiène des mines ; une enquête a même été ordonnée à ce sujet par le Parlement, et les documents qu'elle a produits pourront présenter des éléments précieux. Pour nous, qui n'avons présenté ici qu'une rapide esquisse de cette importante question, nous engageons les ingénieurs et les médecins qui exercent leur profession dans les lieux où existent des mines, à publier le résultat de leurs observations ; ces fruits de l'expérience viendront aider à résoudre une question si importante sous le rapport de l'hygiène publique.

J.-P. BEAUDE,
Inspecteur des établissements d'eaux minérales, Membre du conseil de salubrité.

MINIUM (*chim.*), s. m. C'est un des oxydes du plomb. (V. ce mot.)

MINORATIF (*thérap.*), s. m. On donne ce nom à des substances qui sont légèrement purgatives. (V. *Laxatifs.*)

MIROBOLAN. (V. *Myrobolan.*)

MIRTHE. (V. *Myrthe.*)

MISANTHROPIE. (V. *Hypochondrie.*)

MITHRIDATE (*pharm.*), s. m. C'est un électuaire composé de beaucoup de substances aromatiques et d'opium, dont le nom vient de Mithridate, roi de Pont. Cette substance, qui est analogue à la thériaque, était regardée comme alexipharmaque. (V. ces mots.)

MITRALE (*anat.*), s. f., de *mitra*, mitre d'évêque. On a donné ce nom à une valvule du cœur, qui est située à l'orifice auriculo-ventriculaire gauche, et qui est découpée en deux languettes principales, lesquelles, par leur juxta-position, reproduisent la forme d'une mitre d'évêque. — On appelle encore cette valvule, et pour le même motif, *valvule bicuspide.* (V. *Cœur.*)

MITTE (*hyg. publique et chirurg.*), s. f. Quelques personnes emploient ce mot comme synonyme de *plomb*, par lequel les vidangeurs désignent les émanations gazeuses délétères des fosses d'aisances. Mais en médecine, on s'en sert plus souvent pour dénommer une maladie des yeux qui atteint cette classe d'ouvriers. Il y a la *mitte sèche* et la *mitte humide*. (V. *Vidangeurs, Égoutiers* (maladies des).

MIXTION (*pharm.*), s. f., du latin *mixtio.* C'est l'action de mêler plusieurs médicaments ou substances simples, pour en former un médicament composé.

MIXTURE (phys.), s. f., *mixtura*. C'est une sorte de potion consistant en un mélange liquide de médicaments très-actifs, et destinés à être pris en petite quantité à la fois.

MOELLE (anat.), s. f., du grec *muelos*, du latin *medulla*. Substance grasse contenue dans le canal central des os longs. (V. *Os*.)

MOELLE ÉPINIÈRE (anat.), s. f., *medulla spinalis*, *cordon rachidien*, etc. On appelle ainsi le prolongement de la partie inférieure du cerveau, qui commence au niveau de la protubérance annulaire, dans le crâne, descend dans le canal rachidien, s'arrête à la hauteur de la première ou de la seconde vertèbre des lombes, occupant ainsi les deux tiers de la cavité vertébrale.

La forme générale de la moelle de l'épine est cylindroïde, aplatie d'arrière en avant : elle présente dans sa longueur trois renflements : le premier, où supérieur, est ce qu'on nomme *bulbe rachidien*, portion crânienne, *moelle allongée*. Elle est renfermée dans la boîte osseuse du crâne, commence à la protubérance cérébrale, et s'étend jusqu'au trou occipital. Cette portion présente à sa circonférence plusieurs saillies oblongues groupées deux par deux. Les antérieures se nomment éminences pyramidales; les deux latérales antérieures, corps olivaires; et les deux latérales postérieures, processus ou corps restiformes. Le second renflement, ou moyen (*renflement cervical* ou *trachéal*), occupe toute la région cervicale de la colonne épinière. Enfin, le renflement inférieur (*lombaire* ou *crural*) s'étend de la neuvième vertèbre dorsale à la première lombaire, où se termine la moelle, par un petit tubercule fusiforme, simple ou double, et diversement configuré. De cette extrémité part un prolongement fibreux très-délié, qui va s'implanter au sommet du sacrum, et concourt à fixer la moelle dans sa position.

La face antérieure de la moelle épinière est creusée d'un sillon médian qui règne dans toute sa longueur et indique la réunion de deux moitiés latérales ; un autre sillon plus profond règne à la partie postérieure. Sur les côtés des sillons médians, on voit antérieurement et postérieurement une série de filaments cylindriques qui, après un trajet assez court, se groupent par faisceaux; ceux de la partie antérieure ne tardent pas à se réunir à ceux de la partie postérieure, pour former ainsi à droite et à gauche trente-une paires de cordons qui sortent par les trous de conjugaison des vertèbres. (V. *Colonne vertébrale*.) Ce sont les nerfs qui doivent se distribuer à tout le corps; on en compte huit paires cervicales, douze dorsales, cinq lombaires et six sacrées. La direction des filets d'origine étant très-oblique, il en résulte que les nerfs sortent beaucoup au-dessous du point où ils ont pris naissance, et cela d'autant plus qu'ils sont plus inférieurs. Ainsi, les paires lombaires et sacrées descendent parallèlement les unes à côté des autres, beaucoup au-dessous de l'extrémité inférieure de la moelle; leur ensemble constitue ce qu'on nomme la *queue de cheval*.

Sur la circonférence de la moelle enlevée de son canal, on voit une multitude de plis transversaux, surtout marqués en avant : ils résultent de la rétraction fibrillaire de ses enveloppes, et de ce que le cordon rachidien offre un excès de longueur en réserve pour les grands mouvements d'extension et de flexion, et la différence de hauteur que présente le rachis à l'époque du lever et du coucher.

L'organe qui nous occupe est formé, comme le cerveau, de deux substances : l'une blanche, qui sert ici d'enveloppe; l'autre grise, renfermée au centre de la première. La disposition de la substance grise est telle, que, quand on coupe le cordon rachidien perpendiculairement à son axe, elle se montre sous la forme de deux croissants adossés par leur convexité, comme le montre cette figure)-(.

D'après les meilleures observations et les dissections anatomiques les plus exactes, il paraît que la moelle est formée de quatre cordons, les deux antérieurs formant les deux tiers de l'épaisseur totale; ces quatre cordons sont séparés par les sillons antérieurs et postérieurs, et par ceux qui se voient sur les côtés.

Quant au tissu lui-même, il est formé de deux parties : l'une, filamenteuse, celluleuse, forme la charpente; l'autre, semi-fluide, est soutenue par la première.

De même que pour le cerveau, on observe ici trois membranes d'enveloppe. L'une extérieure, fibreuse, résistante, revêt la paroi interne du canal vertébral : c'est la *dure-mère rachidienne*. Une seconde, plus déliée, plus mince, se continue avec l'*arachnoïde* cérébrale, et revêt la face interne de la dure-mère et la face externe du cordon médullaire. Enfin, celui-ci est immédiatement recouvert par un tissu très-fin et assez serré qu'on appelle *pie-mère*.

Entre la pie-mère et l'arachnoïde est un fluide déjà indiqué par Cotuguo, et étudié avec soin par M. Magendie. Ce liquide sert à remplir les vides qui existent entre la moelle et ses enveloppes, à amortir les secousses, etc.

Les artères qui alimentent le prolongement rachidien sont : les trois artères spinales issues des vertébrales, et les spinales accessoires qui naissent, au cou, des artères cervicales, au dos, des dorsales, et aux lombes, des artères lombaires. Les veines constituent un système à part.

Nous ne voulons pas anticiper ici sur les articles *Nerfs* et *Sensations*, dans lesquels seront exposées les *fonctions* de la moelle épinière. Nous rappellerons seulement en deux mots que cet organe transmet la sensibilité et le mouvement aux nerfs qui vont se ramifier dans tout le corps, et que, d'après les expériences modernes de Charles Bell, et de MM. Magendie et Longet, il paraît bien démontré que les nerfs émanés des cordons postérieurs président à la sensibilité, et les nerfs issus des cordons antérieurs, aux mouvements volontaires.

MOELLE ÉPINIÈRE (*maladies de la*). Déjà, à l'article *Colonne vertébrale*, nous avons parlé des inflammations aiguës ou chroniques de la moelle; il nous reste ici à exprimer d'une manière générale les principaux caractères que présentent les différentes sortes d'affections dont le cordon médullaire peut être attaqué, et à indiquer en peu de mots quelles sont ces affections.

Puisque l'organe dont nous parlons est destiné à

communiquer à tout le corps la sensibilité et le mouvement, il est évident que, quand il est malade, la souffrance doit être traduite par des troubles divers dans le mouvement et la sensibilité.

Ainsi, tantôt il y a paralysie absolue, absence complète de toute faculté de sentir dans les parties situées au-dessous du point altéré : d'autres fois, au contraire, cette faculté est exaltée et pervertie, et alors le malade accuse des fourmillements, des picottements ou de la torpeur dans les membres; d'autres fois, ce sont des élancements, des douleurs assez vives qu'exaspère la pression, etc.

Les mouvements sont plus fréquemment et plus gravement compromis que la sensibilité; c'est même par leur perte complète ou incomplète; ou bien au contraire par des secousses tétaniques, des mouvements spasmodiques ou convulsifs, que débutent les affections de la moelle.

Une lésion de la sensibilité *seule* indique-t-elle que les cordons postérieurs sont *seuls* attaqués?... Une lésion des mouvements *seuls* indique-t-elle que les cordons antérieurs sont *seuls* attaqués? Les expériences faites sur les animaux vivants tendraient à le faire croire; mais plusieurs faits d'anatomie pathologique démontrent que, comme tant d'autres, les expériences physiologiques sur ce sujet sont infirmées par la pratique. La respiration n'est troublée que quand la lésion de la moelle siège très-haut. Il y a souvent paralysie de la vessie avec rétention de l'urine et constipation, ou bien au contraire selles involontaires, etc. Ce qui distingue les maladies de la moelle de celles du cerveau, dans lesquelles on observe les mêmes désordres, c'est que, dans les premières, l'intelligence reste parfaitement intacte, et que les diverses fonctions sensoriales de la vue, de l'ouïe, etc., s'exercent avec toute leur énergie.

Quant aux maladies de la moelle en particulier, ce sont :

1° *Des vices de conformation.* Ainsi, la moelle peut manquer d'une manière complète ou incomplète; mais cet état, incompatible avec la vie, n'a été observé que sur des fœtus non à terme. D'autres fois, la moelle est divisée en deux parties, creusée d'un canal central, etc.

2° *Des lésions traumatiques.* La moelle, dans les contusions violentes de la colonne vertébrale, peut éprouver des commotions, des écrasements, des solutions de continuité, des déchirures, etc. Il en sera question au mot *Plaie.*

3° *Des lésions organiques et vitales.* Ici, nous avons à noter la myélite aiguë ou chronique (V. *Colonne vertébrale*). Des congestions sanguines *avec* ou *sans* épanchement de sang dans le tissu ou dans les membranes de la moelle; l'irritation spinale, qui s'annonce surtout par des troubles variés de la sensibilité dans les membres, et une douleur dans le rachis, décelée par la pression sur les apophyses épineuses des vertèbres; et enfin l'atrophie et l'hypertrophie.

4° *Des productions accidentelles.* Telles sont les tumeurs fongueuses, érectiles, cancéreuses, tuberculeuses, formées dans le parenchyme de la moelle ou dans ses enveloppes. Ces tumeurs ont pour effet commun de comprimer peu à peu la substance médullaire, et de donner lieu aux phénomènes suivants. D'abord, les accidents du côté de la sensibilité et du mouvement sont d'autant moins marqués, que la cause compressive agit avec plus de lenteur. Cependant, on observe tôt ou tard des fourmillements, des engourdissements douloureux des membres; quelquefois une rétraction convulsive, et enfin la paralysie du mouvement. Quand la partie supérieure de la moelle se trouve gênée, il y a une douleur plus ou moins vive à la région la plus élevée du col, difficulté dans la déglutition, et affaiblissement de la voix. D'ordinaire, les fonctions du rectum et de la vessie ne sont pas troublées, ou du moins ne le sont que dans les derniers temps. La transpiration cutanée est abolie; la peau est sèche, écailleuse; il peut aussi y avoir, vers la fin, une infiltration œdémateuse des membres inférieurs. Le traitement des productions accidentelles est celui de la myélite chronique, et doit spécialement consister dans l'emploi des révulsifs et des exutoires entretenus dans le voisinage de l'épine.   J.-P. BEAUDE.

MOIS (*physiol.*), s. m. pl. On se sert quelquefois de ce mot pour désigner l'évacuation menstruelle. (V. *Menstruation.*)

MOITEUR (*méd.*), s. f., *mador.* C'est une humidité accompagnée de chaleur ou de froid, qui se manifeste à la peau sous certaines influences dans l'état de santé, dans celui de maladie, dans la syncope, etc. (V. *Halitueux, Transpiration, Peau.*)

MOLAIRE (*anat.*), s. f., du latin *mola*, meule. Nom donné aux grosses dents. On dit les dents molaires, et, par abréviation, les molaires, une molaire. (V. *Dents*)

MOLE (*méd.*), s. f., en latin *mola.* Masse de structure variée, qui se développe dans la cavité de l'utérus, et dont l'accroissement et l'expulsion donnent lieu à quelques uns des phénomènes qui surviennent pendant la grossesse et lors de l'accouchement. Les moles ont été aussi nommées faux germes; elles sont le plus ordinairement la suite d'une conception dont le développement n'a pas été régulier: aussi sont-elles le plus ordinairement formées de masses de chair, dans lesquelles se trouvent des os, des dents, des cheveux, qui annoncent qu'elles sont le produit de la destruction d'un fœtus. Ces productions séjournent souvent assez longtemps dans l'utérus et peuvent donner lieu à de nombreux accidents. (V. *Utérus.*) On ne doit pas les confondre avec les tumeurs hydatiques qui peuvent se développer dans la cavité de la matrice. (V. *Hydatides.*)   J. B.

MOLÉCULE (*chim.*), s. f., synonyme en chimie du mot atome. On distingue les *molécules élémentaires* ou constituantes des corps, et les *molécules intégrantes* qui résultent de la combinaison des molécules élémentaires.

MOLÈNE (*bot.*), s. f. (V. *Bouillon blanc.*)

MOLLET (*anat.*), s. m. On appelle de ce nom la saillie musculaire qui forme le gras de la jambe. (V. *Jambe.*)

MOLLUSQUES (*hyg.*), s. m. p., du latin *mollis*, mou. Les mollusques forment une classe nombreuse d'animaux marins, fluviatiles et terrestres, non vertébrés, pourvus de vaisseaux et d'un système nerveux, dépourvus de membres articulés. Leur histoire concerne la zoologie ; aussi nous bornerons-nous à ces quelques détails sur ceux qui sont usités soit comme aliments, soit comme médicaments.

Les mollusques qui servent dans nos climats le plus ordinairement à la nourriture de l'homme, sont l'huître, l'escargot et la moule. Dans certaines localités de la Normandie et de la Bretagne, on sert sur les tables un coquillage que l'on nomme *bigorneaux*; c'est la *toupie cendrée*. Le grand *peigne*, qui est connu de tout le monde sous le nom de saint-jacques ou de *pèlerine*, parce que ses coquilles servaient à orner le manteau des pèlerins, est servi sur les tables dans les ports de mer, et mêlé avec une sorte de hachis. Certains peuples des îles de la mer du Sud font la base de leur nourriture avec les coquillages qu'ils recueillent sur les rivages de la mer ; mais cette alimentation les prédispose à des maladies de la peau qui sont fréquentes chez ces insulaires. Au mot *Colimaçon*, nous avons traité de l'escargot, et nous y renvoyons le lecteur. Dans cet article, nous ne parlerons que des huîtres et des moules, dont l'usage est si fréquent dans notre pays.

HUÎTRE, *Ostrea edulis*, L. Huître comestible. Mollusque acéphale testacé, de la famille des Ostracées, qu'on pêche en quantités immenses sur les côtes de l'Océan. On fait usage de sa chair, de l'eau que renferme sa coquille, enfin de son écaille.

1° *Chair de l'huître.* — Il est inutile de dire aux gourmets que les huîtres constituent un aliment des plus agréables ; mais nous pouvons leur affirmer qu'il est, en même temps léger, analeptique, d'une digestion facile. C'est à cause de cela qu'on les recommande aux vieillards, aux convalescents, aux individus débilités, aux malades même, dans les maladies aiguës, dans les dyspepsies, dans les affections chroniques des voies digestives, dans les catarrhes invétérés ; on peut encore les prescrire lorsque l'estomac refuse toute autre espèce de nourriture. On prépare avec la chair des huîtres des bouillons qui jouissent de leurs facultés restaurantes, sans doute à cause de l'osmazôme qu'elles renferment. — Les huîtres sont mangées immédiatement après leur pêche, qui a lieu sur les côtes où ces mollusques sont amoncelés par bancs immenses qui occupent jusqu'à deux ou trois lieues d'étendue ; on les dépose dans des parcs où elles séjournent assez longtemps ; l'eau y est souvent renouvelée par l'action de la marée. C'est dans ces endroits que les huîtres contractent le goût fin, exquis, qui les fait tant rechercher par les gourmets.

2° *Eau des huîtres.* — Chacun connaît le goût de cette eau, qui n'a pas la saveur désagréable de l'eau de mer ; on la prescrit quelquefois à la dose de quelques cuillerées par jour, et cela dans les affections chroniques du tube digestif, lorsque l'estomac répugne aux eaux minérales de Seltz ou de Vichy. Cependant elle est peu usitée, et on lui préfère les eaux minérales, que l'on coupe avec de l'eau de gomme, du lait, de la tisanne, etc.

3° *Écailles d'huîtres.* — L'action de la chaleur détruit la matière animale de l'écaille de l'huître, et elle la convertit en carbonate de chaux ou en chaux vive. La poudre ainsi obtenue par la calcination était employée autrefois comme absorbant ; on y a renoncé presque généralement, depuis que les analyses chimiques ont fait connaître sa composition ; on la remplace par le carbonate de chaux naturel. Le fameux remède de mademoiselle Stephens contre la pierre contenait, entre autres ingrédients, la poudre d'écailles d'huître calcinées. Un charlatan homœopathe, installé à Paris il y a quelques années, prétendait guérir de la cataracte avec la même substance.

MOULE, *Mytilus edulis*, L. Moule comestible. Mollusque du même ordre que l'huître. On ne l'emploie pas comme médicament, mais on en fait une grande consommation comme aliment dans quelques pays maritimes. Sa chair, qui est d'une saveur agréable, demande à être cuite et assaisonnée de diverses manières. C'est alors un aliment recherché de quelques personnes, mais d'une digestion difficile, et qui ne convient qu'aux estomacs robustes ; encore ne sont-ils pas toujours à l'abri de tout accident. Ce mollusque se pêche sur les bords de la mer ; on le trouve adhérent aux rochers ; c'est surtout de septembre à avril que l'on en récolte une plus grande quantité, car on a remarqué que, pendant les mois d'été, leur chair est plus coriace et donne plus souvent lieu à des accidents.

Accidents causés par les moules. — Sans compter les digestions laborieuses ou incomplètes qui suivent quelquefois l'ingestion des moules, on les voit encore donner lieu à des accidents graves, qui constituent un véritable empoisonnement, et peuvent même déterminer la mort. Cette intoxication, plus commune pendant les chaleurs de l'été que pendant la saison froide, a donné lieu à des recherches nombreuses dans le but de découvrir l'agent qui l'occasionne. Voici les opinions principales : les uns admettent une altération putride de l'animal, les autres une altération subie pendant la cuisson des moules par les vases en cuivre que l'on emploie à cet usage ; on a même invoqué un état morbide de la moule ou des organes digestifs. Des recherches plus récentes tendraient à faire croire que ces propriétés vénéneuses dépendent de la présence, dans l'écaille des moules, de petites étoiles de mer, *astéries*, qui s'y introduisent pendant l'été. A cette époque, dit-on, elles en renferment presque toutes. Selon l'observation de M. Breumié, un chien qui avait mangé trois de ces étoiles périt empoisonné ; on renouvela l'expérience après avoir fait cuire ces étoiles : les accidents furent moins graves et moins rapides. D'autres auteurs ont dit que c'était à l'époque où les astéries répandaient leur frai et lorsque les moules s'étaient nourries avec cette substance, qu'elles contractaient des propriétés malfaisantes. Les moules renferment encore une espèce de crasse qu'elles rejettent par moments : le contact de ce liquide sur la peau donnant naissance à une éruption de vésicules semblables à celles qui se manifestent chez les individus empoisonnés à la suite de l'injection des moules, en a pensé que cette crasse devait, dans quelques circonstances, agir comme agent de l'intoxication. Notons, en terminant, que certaines personnes pensent qu'on prévient toujours les accidents que nous signalons en assaisonnant les moules avec du vinaigre et du poivre.

On reconnaîtra l'action délétère des moules aux symptômes qui suivent : malaise général, poids et douleur à l'épigastre, nausées, vomissements, anxiété précordiale, respiration difficile, parfois stertoreuse, démangeaison de la peau, éruption de plaques rouges et de taches blanchâtres un peu élevées, démangeaisons à la peau, nausées et quelquefois vomissements.

Dans les cas les plus graves, on a remarqué le gonflement de la face et même de tout le corps, le délire, le refroidissement des membres inférieurs, les soubresauts dans les muscles, les syncopes répétées, la mort même. L'agent délétère semble porter à la fois son action sur le système nerveux et sur les voies digestives. Cependant il faut dire que, dans les cas les plus ordinaires, ces symptômes durent dix à douze heures et vingt-quatre heures au plus. (V. *Urticaire.*)

Traitement.—Il faut, avant tout, provoquer par le vomissement l'évacuation des moules qui sont dans l'estomac; on le fera au moyen de deux ou trois grains d'émétique dissous dans deux ou trois verres d'eau tiède, ou encore en faisant prendre par verres plus ou moins rapprochés la solution suivante : eau tiède 1 litre, sulfate de soude 16 grammes, émétique 2 décigrammes. Après les vomissements, on donnera l'éther à doses répétées, six ou huit gouttes sur un morceau de sucre, ou bien une potion éthérée ou laudanisée. Le vomissement peut encore se provoquer en donnant de l'eau tiède simple, et en chatouillant la luette au moyen des barbes d'une plume; ce moyen est peut-être préférable chez les personnes d'un tempérament nerveux, irritable, et chez celles dont l'estomac a été affaibli par des gastrites ou des gastralgies. MM. Mérat et Delens conseillent encore, les boissons alcooliques, l'eau acidulée avec du fort vinaigre. Si l'épigastre est douloureux, on aura recours à une application de sangsues et aux cataplasmes émollients. Si l'on avait lieu de soupçonner une altération des vases qui ont servi à faire cuire les moules, on prescrirait de l'eau albumineuse et des sels de fer. (V. *Cuivre.*)

Dans certaines contrées de la France, les personnes qui mangent des moules ont pour usage de boire un petit verre d'eau-de-vie immédiatement après avoir ingéré ce mets; elles prétendent par ce moyen neutraliser complètement les accidents qui pourraient se produire; l'expérience paraît avoir confirmé ce résultat. M. le professeur Duméril a lui-même prescrit ce moyen dans les cas d'accidents causés par cet aliment.   J.-P. BÉAUDE.

MOLLUSCUM (*méd.*), s. m. Ce mot est une expression latine conservée dans notre langue, et exprimant les excroissances tuberculeuses qui se développent à la surface de l'érable. Bateman est le premier qui ait employé le mot *molluscum* pour caractériser différentes sortes de petites tumeurs qui se développent quelquefois à la surface de la peau.

On admet généralement aujourd'hui trois sortes de molluscum. La première, décrite par Bateman, consiste dans des tubercules globuleux ou aplatis, sessiles ou munis d'un pédicule, et dont le volume varie depuis celui d'un grain de vesce jusqu'à celui d'une noisette. Ces excroissances renferment ordinairement une matière athéromateuse. Leur siège de prédilection est à la face et au col. (V. *Loupes.*)

La seconde, étudiée par M. Biett, se montre surtout chez les femmes nouvellement accouchées, et se présente sous la forme de petites tumeurs aplaties, irrégulières, d'une couleur brunâtre, et légèrement fendillées à leur sommet. Elles occupent également la région du col.

Enfin, la troisième variété offre pour caractère spécial la fâcheuse propriété de pouvoir se transmettre par le contact d'un individu à un autre, de là le nom de *molluscum contagiosum*, qui lui a été donné par les dermatologistes anglais. Cette forme, qui n'a jusqu'ici été observée qu'en Angleterre, est caractérisée par des tubercules arrondis, proéminents, durs, laissant écouler par leur sommet une liqueur blanchâtre.

On ignore entièrement quelles sont les causes qui président à la formation de cette singulière maladie. Les ressources de la thérapeutique sont également très-bornées. Dans la seconde forme, M. Biett s'est très-bien trouvé de lotions répétées avec une liqueur styptique telle que la solution de sulfate de cuivre. Quant au *molluscum contagiosum*, il est fort rebelle; cependant Bateman l'a combattu avec avantage au moyen des préparations arsenicales, la liqueur de Fowler, par exemple.   E. B.

MOMIE (*anat.*), s. f., du latin *momia.* Corps embaumés des anciens Égyptiens. (V. *Embaumement, Inhumation.*)

MOMIFICATION (*anat.*), s. f. Se dit d'un amaigrissement considérable et des apparences que prennent certains embryons, lorsqu'ils périssent dans les organes de la mère, et qu'ils ne sont pas immédiatement éliminés. — Des cadavres enfouis dans des caves, des cavernes ou dans certains terrains, ont présenté des exemples de momification naturelle par l'effet de la dessication : on cite à ce sujet les caves du couvent de Saint-André de Bordeaux; les momies des Guanches dans les Canaries, celles des Caraïbes et des Indiens des Cordillières en Amérique.   J. B.

MONDER, MONDÉ (*pharm.*), verb. et adj., du latin *mundare*, nettoyer. Opération que l'on pratique dans les pharmacies pour purifier certaines substances médicamenteuses. — *Monder de la gomme*, enlever les impuretés qui la couvrent avec l'instrument tranchant; — *monder de l'orge*, ôter la pellicule qui la couvre; — *monder de la casse*, retirer la pulpe des bâtons et la séparer des noyaux; — *monder les amandes*, les échauder pour enlever la peau. En revanche, on dit *orge mondé, casse, gomme mondée, amandes mondées*, etc.   J. B.

MONOCLE (*chir. et hist. nat.*), s. m., du grec *monos* un, et du latin *oculus*, œil. Bandage avec lequel on couvre un seul œil. (V. *Bandages.*) — On donne aussi ce nom à un petit insecte qui se rencontre le plus ordinairement dans les eaux des fontaines, dont il altère la pureté sans cependant leur donner de qualité insalubre; cet insecte se trouve, à Paris, en abondance dans les bassins de Chaillot, d'où il est quelquefois entraîné dans les conduites et de là dans les fontaines publiques pendant les temps d'orage. C'est le *Monoculus pulex*, L. On le nomme vulgairement *puce d'eau.*

MONOGRAPHIE (*méd.*), s. f., du grec *monos* un, et *graphô*, je décris. On appelle ainsi les ouvrages descriptifs qui ne traitent que d'une seule maladie, d'un seul organe, d'une seule fonction, d'un seul médicament, etc.

MONOMANIE. (V. *Mentales* (maladies.)

MONSTRE (*anat.*), s. m., *monstrum*, chose extraordinaire, prodige. On peut définir la monstruosité, l'état d'un individu qui s'éloigne, à un degré plus ou moins considérable, dans une ou plusieurs de ses parties, du type normal de son espèce et de son sexe à l'âge où on l'observe.

Mais, au milieu de ce désordre plus apparent que réel, la nature ne s'écarte jamais de certaines lois fixes et invariables : ainsi, quelle que soit la déviation du type normal que puisse présenter un être monstrueux, *jamais il ne revêt les caractères d'une espèce différente de la sienne*. C'est là, en effet, une des bases fondamentales de la création organique, que nul être ne peut sortir par ses caractères de l'espèce à laquelle il appartient ; de même que *l'union sexuelle entre deux individus appartenant à des ordres différents, ne saurait amener aucun produit*. Nous devons donc reléguer au rang des fables et des fictions imaginées par les poètes ou admises par les esprits superstitieux et crédules, toutes ces histoires de femmes mettant au monde des animaux de diverses natures ; ces enfants avec un corps, des jambes ou une tête d'oiseau ou de quadrupède ; ces chèvres, ces chiens avec une tête humaine... Je n'en finirais pas si je voulais rappeler ici toutes les conceptions bizarres, les assemblages difformes et créés par l'imagination, dont certains recueils sont remplis. Je citerai aux amateurs, comme un modèle en ce genre, le livre xxv des Œuvres du bon Ambroise Paré, dans lequel notre grand chirurgien raconte, avec sa naïveté et sa candeur ordinaires, les histoires de monstres les plus merveilleuses et les plus invraisemblables.

Une autre règle générale, c'est que *jamais*, chez un être monstrueux, *les rapports ne sont changés complètement* : ainsi, on peut les trouver le cœur à droite, le foie à gauche, etc. ; mais jamais on ne rencontrera le cerveau dans la poitrine, les poumons ou le cœur dans le crâne, etc. Forcé de nous borner à quelques vagues généralités dans un article de la nature de celui-ci, nous n'entrerons pas dans le détail des théories émises par les auteurs pour expliquer les formations anormales ; nous en avons d'ailleurs déjà dit quelque chose à propos de l'imperforation. (V. ce mot.) Nous allons seulement rappeler brièvement les principales monstruosités qui peuvent se présenter, en les classant, comme l'a fait M. Ollivier (d'Angers), sous trois chefs principaux, en se plaçant au point de vue de la médecine légale. Rappelons d'ailleurs que la plupart de ces vices de conformation ont été définis et discutés, suivant leur importance, dans des articles spéciaux. Nous devons donc renvoyer pour les détails aux mots qui les désignent.

1° Dans la première division se rangent les *monstruosités nécessairement mortelles*. Ici le désordre est tellement grave, que la vie est incompatible avec le dérangement des fonctions qui suit inévitablement le dérangement des organes. Nous placerons en première ligne l'absence de la tête ou du cerveau (V. *Acéphale*) ; l'*hydrocéphalie* avec déformation considérable du crâne ; l'*encéphalocèle* avec accumulation de sérosité dans le crâne, différents vices de conformation de la moelle épinière, et l'hydrorachis avec ulcération de la tumeur. Viennent ensuite les lésions du cœur, consistant dans la division de cet organe en deux parties, ou dans un changement de structure tel qu'il ne possède qu'un ventricule et qu'une seule oreillette : puis diverses alté-

rations des voies digestives. Une large ouverture au ventre avec issue des viscères, l'oblitération d'un point quelconque du tube intestinal, l'*imperforation* du rectum confondu avec la vessie, etc.

2° A la seconde section se rattachent les anomalies qui, sans être nécessairement mortelles, peuvent apporter un grand trouble dans l'existence de l'enfant, et amènent par elles-mêmes la mort à une époque plus ou moins éloignée de la naissance. Dans cette classe, l'art peut quelquefois venir au secours de la nature, et remédier, par une opération, à une lésion qui, sans lui, serait devenue mortelle. Ainsi, l'adhérence des lèvres, l'imperforation simple de l'anus ou du vagin, l'hydrocéphalie sans écartement des sutures, sont des obstacles au libre exercice des fonctions naturelles qui peuvent être levés par la main du chirurgien : mais il n'en est pas de même des suivants, qui échappent nécessairement aux ressources de la médecine et de la chirurgie ; tels sont les communications persistantes entre les cavités du cœur, le rétrécissement des intestins, etc.

3° Enfin, en troisième lieu, se rangent les *anomalies qui ne sont nullement incompatibles avec la viabilité*. Ainsi, par exemple, le bec de lièvre avec ou sans division du voile du palais, la transposition des organes, l'absence d'un rein ou la fusion des deux reins sur la ligne médiane du corps, l'hypospadias (V. *Hermaphrodisme*), la scission, l'adhérence ou l'absence des membres, le pied-bot, etc.

Quant à l'histoire des géants et des nains, nous renvoyons au mot *Races humaines*, où cette question devra être traitée.   J.-P. BEAUDE.

MONT-DORE (Eaux minérales du). Le Mont-Dore, plus vulgairement désigné sous le nom de Mont-d'Or, est un village situé dans le département du Puy-de-Dôme, à huit lieues de Clermont-Ferrand, à vingt-trois lieues de Lyon et à cent trois lieues de Paris. Ce village a pris le nom des montagnes au milieu desquelles il est situé ; ce sont les Monts-Dores, situés au nord de la chaîne du Cantal, dont l'élévation est considérable, et qui forment un groupe de montagnes volcaniques où se trouvent réunis les sites les plus variés et les plus pittoresques. Le village du Mont-Dore est situé à 1052 mètres au-dessus du niveau de la mer ; il est plus élevé que Cauterets et moins que Barèges, qui sont les plus hautes sources thermales des Pyrénées. Les orages sont fréquents au milieu des pics élevés et des riantes vallées du Mont-Dore ; la hauteur des pics qui avoisinent le village, empêche qu'ils soient dangereux pour lui, car ils font l'office de paratonnerre en attirant sur eux les décharges de la foudre. C'est au milieu d'une des vallées qui descend du pic de Sancy, et dans laquelle coulent les sources de la Dordogne, qu'est bâti ce village ; près de lui sont les sources thermales qui sortent d'un terrain trachitique qui compose la montagne de l'Angle ; il est peu de séjours qui, tristes par eux-mêmes, présentent dans leur voisinage plus de promenades agréables et variées que le Mont-Dore. L'établissement thermal qui est adossé à la montagne d'où coulent les sources, est vaste, symétrique et bien construit ; il contient des cabinets pour les baigneurs, des piscines pour les indigents, des bains de vapeur et des douches externes et internes.

Dans l'antiquité, les thermes du Mont-Dore furent fréquentés par les Romains, qui y avaient construit un de ces beaux établissements de bains dont ils couvrirent cette partie de la Gaule; quelques restes ont seulement survécu, pour montrer la grandeur et le luxe qu'ils déployaient dans ces monuments qui, pour eux et pour les peuples conquis à leur civilisation, leur faisaient trouver, au milieu des pratiques les plus salutaires de l'hygiène, une source de plaisirs et de voluptés. Détruits dans le moyen âge, avec les temples et tous les chefs-d'œuvre des arts qui rappelaient le paganisme, les bains du Mont-Dore ne furent plus fréquentés que par des paysans, parmi lesquels la tradition avait conservé le souvenir de l'efficacité des sources de la montagne de l'Angle; et ce n'est que dans ces derniers temps que l'on a construit le bel établissement qui existe aujourd'hui.

Les sources du Mont-Dore sont au nombre de huit : deux sources sont froides, et les six autres sont d'une température qui varie de 41 degrés à 45°5.

Les deux sources froides sont la *fontaine Sainte-Marguerite* et la *source du Tambour*, qui paraît être une émanation de la première, près de laquelle elle est située. La température de ces deux sources est de 25 degrés; la quantité d'eau qu'elles fournissent est d'environ 30 litres par minute : cette eau est acidule, aigrelette, moins styptique que celle des sources thermales auxquelles elles sont mêlées pour en tempérer la chaleur. Elle est aussi prise en boisson, ou mêlée au vin comme l'eau de Seltz, pendant le repas; elle contient de l'acide carbonique, et la plupart des autres principes qui existent dans les eaux des sources voisines. Les bestiaux recherchent, dit-on, cette eau, qui les fait maigrir lorsqu'ils en boivent souvent.

Les sources chaudes sont : la fontaine *Caroline;* sa température est de 45 degrés. Le *Bain de César*, nommé aussi Bain-de-la-Grotte, ou Petit-Bain; la source, dont la température est de 45°, est renfermée dans un petit édifice antique qui, l'été, dans les temps d'orage, se trouve quelquefois rempli de gaz acide carbonique qui se dégage de l'eau, ce qui expose les personnes qui voudraient y entrer à être asphyxiées. La source du *Grand-Bain*, ou Bain Saint-Jean, se compose de la réunion de plusieurs sources rapprochées; sa température est de 41 degrés; elle concourt avec la suivante à l'alimentation de plusieurs cabinets de bains et des piscines. Le *Bain Ramond;* cette source, dont la température est de 42 degrés, a été découverte parmi les décombres des anciens thermes romains qu'elle alimentait. La *Source Rigny* est peu importante; elle est à la même température, et donne à-peu-près le même volume d'eau que la précédente. La *Fontaine de la Madelaine;* cette source, qui est la plus belle de toutes, est aussi la plus abondante et la plus chaude : elle surgit dans un petit bâtiment carré qui est construit sur la place du Panthéon; sa température est de 45° 5. Elle a été analysée par le docteur Bertrand, médecin-inspecteur des eaux du Mont-Dore, qui, depuis de longues années qu'il occupe cet emploi, a rendu les plus importants services à l'établissement. Ce médecin a reconnu dans cette eau l'existence de l'acide carbonique libre, du carbonate et du sulfate de soude, du chlorure de sodium, des carbonates de chaux et de magnésie, de la silice,

de l'alumine et de l'oxyde de fer en petite proportion, 2 centigrammes environ pour un litre d'eau. L'eau du Grand-Bain a donné à peu près les mêmes résultats par l'analyse; elle contient seulement moins d'acide carbonique et moins d'oxyde de fer. L'eau du Bain-de-César, analysée par M. Berthier, a donné les mêmes principes que les précédentes, moins l'alumine. Le produit total des sources qui alimentent l'établissement thermal est de 350,000 litres dans vingt-quatre heures, ce qui permet de donner environ sept à huit cents bains ou douches par jour.

L'eau du Mont-Dore est limpide, onctueuse; exposée à l'air, elle se couvre bientôt d'une pellicule fine, nacrée et irisée; sa saveur est acidule, salée, puis styptique; elle peut être rangée parmi les eaux acidules, alcalines et ferrugineuses; cette eau est employée en bains de vapeur, en douches et en boissons. Les bains sont généraux et locaux; ils s'administrent dans des baignoires et des piscines.

C'est surtout dans les affections rhumatismales, dans les paralysies et dans les catarrhes chroniques, que ces eaux sont employées avec le plus d'avantage. Dans les rhumatismes, on a remarqué que, dans le début du traitement, l'action des premiers bains, pendant leur durée, diminue les douleurs; puis elles se développent avec une nouvelle intensité après quelques bains, pour disparaître plus sûrement ensuite. Il est même à remarquer que cette exacerbation des douleurs après les premiers bains, est un signe certain de la réussite du traitement. Dans les catarrhes chroniques, ces eaux réussissent constamment; mais elles sont plus efficaces chez les individus déjà âgés ou d'une constitution molle et lymphatique, qui ont une expectoration abondante, que chez les individus jeunes, sanguins, sujets aux affections inflammatoires; elles sont aussi contre-indiquées chez les sujets nerveux qui ont une toux sèche. Dans les phthisies pulmonaires, l'usage des eaux est funeste; elles déterminent l'inflammation des tubercules et la terminaison plus prompte et toujours fâcheuse. Ces eaux sont aussi avantageuses dans les catarrhes utérins chroniques, dans les engorgements chroniques du col et du corps de l'utérus, dans le prolapsus de cet organe. Enfin il suffit de dire que ces eaux, qui ont une action stimulante très-marquée, conviennent dans tous les cas où il faut exciter l'énergie vitale, augmenter l'activité des fonctions, activer le mouvement de nutrition dans un organe. Ce simple exposé suffit pour indiquer qu'elles doivent être proscrites dans toutes les affections aiguës, et dans celles qui, arrivées à l'état chronique, ne pourraient, sans dangers, être ramenées à l'état aigu.

Au demeurant, les personnes qui fréquentent cet établissement ne pourront mieux faire, ainsi que nous l'avons déjà dit, dans des cas semblables, que de s'en rapporter aux conseils du médecin-inspecteur des eaux; M. le docteur Bertrand, qui, depuis longtemps, dirige d'une manière si éclairée l'établissement du Mont-Dore, est un des hommes à qui l'expérience a le plus enseigné, et au savoir et à la prudence duquel on peut le plus se confier.

La saison des eaux commence au 15 juin et finit au 20 septembre; le temps du traitement est de quinze à vingt-cinq jours : souvent, après quelques jours de repos, on recommence un nouveau traitement. Les baigneurs, malgré les chaleurs de l'été, doivent se munir de vêtements chauds, car l'instabilité de la température est fréquente dans ces montagnes, où les orages apportent si souvent des vents froids et humides après les jours les plus chauds. Les promenades du matin et du soir ne sont pas toujours sans dangers pour les individus affectés de rhumatismes et de catarrhes pulmonaires; aussi est-il sage de ne pas sortir après le coucher du soleil, ou de ne le faire que bien vêtu.

L'eau du Mont-Dore qui est prise en boisson, est celle de la Fontaine de la Madeleine; on en prend deux ou trois verres le matin, à jeun, à une demi-heure d'intervalle, avant ou après le bain, indifféremment : il est convenable de la boire à la source, et de seconder son action par un exercice modéré.

Les bains du Mont-Dore produisent immédiatement un effet très-marqué sur l'économie: lorsqu'on se plonge dans le Grand-Bain, on éprouve une chaleur vive, une accélération de la circulation; la respiration est précipitée, le visage se couvre de sueur, les lèvres sont gonflées, et il y a une telle disposition au sommeil, qu'il est dangereux de prolonger le bain, après lequel le malade se couche dans un lit, où il éprouve une transpiration abondante. Les femmes, par l'action des eaux, éprouvent une augmentation notable dans l'écoulement menstruel, qui doit engager à cesser leur usage lorsque cette période se manifeste.

Bien que les eaux du Mont-Dore se conservent pendant longtemps sans altération, lorsqu'elles sont enfermées dans des bouteilles bien bouchées, cependant l'art a tenté de les imiter, surtout depuis que la fabrication des eaux minérales factices a pris un si grand développement. Parmi toutes les formules qui ont été proposées et qui ne sont que des approximations plus ou moins rigoureuses, nous donnerons, comme la plus satisfaisante, celle de M. Soubeiran :

Carbonate de soude cristallisé........	8 gram.
Hydrochlorate de chaux cristallisé.. .	0,450
Sel marin.	0,070
Sulfate de fer cristallisé..............	0,100
— de soude cristallisé...........	0,070
Hydrochlorate de magnésie cristallisé..	0,182
Eau	625,000
Acide carbonique........	4 volumes.

On fait une dissolution des sels de soude dans une petite quantité d'eau; on fait une autre dissolution des hydrochlorates terreux, à laquelle on ajoute le sulfate de fer également dissous ; on met cette liqueur dans des bouteilles que l'on remplit avec la dissolution des sels de soude que l'on a chargés d'acide carbonique. Il se produit entre les diverses substances qui composent cette formule, une réaction et des doubles décompositions qui donnent pour résultat un produit imitant assez exactement l'eau du Mont-Dore, moins la silice, l'alumine et la matière organique, qu'il est impossible de reproduire dans les eaux minérales factices.   J.-P. BEAUDE,

Inspecteur des établissements d'eaux minérales, et membre
du conseil de salubrité.

MONTMORENCY (Eaux minérales de). (V. *Enghien.*)

MONT-DE-VÉNUS (*anat.*), s. m. C'est la portion de la peau qui fait saillie au-devant du pubis chez la femme ; cette saillie est produite autant par la convexité du pubis que par une couche assez épaisse de tissu cellulaire graisseux qui est au-dessous de la peau.

MORBIDE (*path.*), adj. Se dit des choses qui tiennent à un état de maladie; on dit un *état morbide*, pour indiquer l'état de maladie d'un individu ou d'un organe ; *phénomènes morbides*, pour distinguer les symptômes produits par un état de maladie.

MORBIFIQUE (*path.*), adj. Presque synonyme du précédent ; se dit plus spécialement des causes d'une maladie : on dit *causes morbifiques*, pour désigner celles qui produisent un état de maladie.

MORDICANT (*path.*), adj., de *mordicare*, picoter. On désigne ainsi une chaleur âcre et piquante qui se manifeste à la peau dans certains états de maladie ; la chaleur mordicante est toujours accompagnée de sécheresse à la peau.

MORELLE (*bot.*), s. f., *solanum*. On désigne ainsi un genre de plantes qui a donné son nom à la famille des Solanées, et qui tire son nom latin du verbe *solari*, soulager. Les espèces de ce genre sont très-nombreuses et des plus intéressantes ; celles qui sont employées en médecine ont été décrites à leur nom vulgaire. Nous ne parlerons dans cet article que de la morelle noire ; la morelle grimpante, *solanum dulcamara*, a été décrite au mot *Douce-amère*.

LA MORELLE NOIRE, *solanum nigrum*, est une plante qui habite nos climats et plusieurs autres contrées du globe, aux Antilles, au Brésil, à l'île-de-France, à Java, dans l'Inde; elle est annuelle, herbacée, et croît dans tous les lieux cultivés; sa tige est haute d'environ un pied; ses feuilles sont presque triangulaires et trilobées ; les fleurs sont petites et blanches, et forment, au nombre de six à huit, des ombelles simples; les baies sont petites, arrondies, vertes avant leur maturité et noires à cette époque. Cette plante a une odeur musquée; elle a, ainsi que ses fruits, dont la saveur est douceâtre et peu agréable, la réputation d'être vénéneuse ; les auteurs citent des exemples d'accidents causés par l'ingestion de ses fruits dans l'estomac : on dit qu'un troupeau de moutons fut empoisonné après avoir mangé de la morelle. Cependant, M. le docteur Dunal, de Montpellier, a fait un assez grand nombre d'expériences, dans lesquelles il fit manger des baies de morelle à des cochons d'Inde; lui-même en mangea une certaine quantité sans en éprouver d'accidents. Aussi ce médecin pense-t-il que la plupart des cas d'empoisonnement attribués à la morelle, ont dû être produits par les baies de belladone. Malgré ces faits, nous pensons qu'il est toujours prudent de se tenir en garde contre les baies de cette plante, qui, heureusement, sont d'un goût qui engage peu les enfants à les manger. Les feuilles de la morelle sont calmantes et adoucissantes, et même narcotiques. Dans certains pays, ces feuilles cuites sont mangées comme les épinards ; aux îles de France et de Bourbon, on donne à ce mets, qui est très-usité, le nom de *brèdes*. Dioscoride cite la feuille de morelle comme étant en usage dès la plus haute antiquité.

C'est à la cuisson que les feuilles doivent de perdre leurs propriétés malfaisantes; aussi les emploie-t-on vertes et écrasées, lorsqu'on les applique sur les plaies douloureuses, les fissures du sein, les hémorrhoïdes, les ulcères pour lesquels on les a conseillées. On dit qu'au Brésil on les applique ainsi, et en cataplasme chaud, sur le bas-ventre, pour faire cesser la rétention d'urine déterminée par le spasme du col de la vessie. La décoction de morelle sert à laver les ulcères et les plaies douloureuses; on en fait des fomentations, des lotions et des injections vaginales.

M. Desfosses, pharmacien à Besançon, a trouvé dans le suc des baies une substance alcaline nouvelle qu'il a nommée *solanine*. Cette substance est narcotique, et a produit, à la dose de quelques grains, des vomissements et de la somnolence chez les animaux soumis aux expériences.   J.-P. BEAUDE.

MORILLE. (V. *Champignon*.)

MORPHINE (*chim*) , s. f. C'est un des principes actifs de l'opium. (V. ce mot.)

MORSURE (*chir*.), s. f. (V. *Plaie*.)

MORT (*physiol.*, *méd. lég.*) , s. f. Une des conditions des corps organisés, c'est, après avoir joui de l'existence pendant un certain temps, de cesser de vivre et de tomber, sans réaction vitale, dans le domaine des lois physiques et chimiques qui régissent la matière inorganique. Ce passage de la vie au néant constitue la mort, qu'on peut définir physiologiquement : la cessation des fonctions qui entretiennent la vie.

La mort a été le sujet de bien des considérations sous le rapport philosophique et religieux; mais nous devons ici laisser ces idées métaphysiques pour nous placer seulement au point de vue des physiologistes et des médecins, qui ne voient dans la mort que la dissolution de la propriété vitale, que le dernier terme de l'organisation; terme qui, n'étant pas fixé à une époque irrévocable, doit être reculé autant que possible par les règles de l'hygiène ou par les secours de la thérapeutique.

La mort peut arriver à tous les âges : elle frappe l'embryon renfermé encore dans le sein de sa mère et à peine formé, l'enfant qui vient de naître, l'adulte dans la force de son développement physiologique, le vieillard arrivé à la caducité. Les chances de mort ne sont pas égales toutefois à toutes les époques de la vie, et paraissent soumises à quelques règles qu'on a cherché à évaluer dans des tables dites de mortalité, et qui établissent pour chaque âge la proportion des décès et des survies. On voit ainsi que presque un quart des enfants meurent dans la première année de leur naissance, et qu'un tiers ne parvient pas à l'âge de deux ans. Cette mortalité effrayante dans le premier âge, diminue après cette époque : la moitié des enfants atteint l'âge de vingt ans; il n'en reste plus qu'un tiers à l'âge de quarante-cinq, un peu plus d'un quart à cinquante-cinq, et environ un cinquième à soixante. L'âge où il y a le plus de chances de mort est la première année; celui où il y en a le moins est l'époque de dix ans. D'après ces mêmes tables, pour un enfant qui vient de naître, la vie probable est de vingt ans et demi; elle augmente à un an, deux ans, trois ans; elle parvient à sa plus grande longueur, qui est de quarante-cinq ans, à l'âge de quatre ans;

et ensuite elle va toujours en diminuant. Quant à la durée moyenne de la vie, elle est de vingt-huit ans à partir de la naissance; pour les enfants qui sont arrivés à l'âge de cinq ans, elle est la plus longue possible, de quarante-trois ans cinq mois. Ces chiffres que je viens de donner sont tirés de la table dressée par Duvillard en 1806; la mortalité y est beaucoup plus forte qu'elle ne l'est maintenant. Ainsi, d'après des recherches récentes, la vie moyenne, que nous venons de voir évaluée à vingt-huit ans, serait maintenant de trente-trois. Si les chiffres donnés par Duvillard étaient vrais à l'époque où il écrivait, la vie moyenne serait donc augmentée de cinq ans; ce qu'il faut attribuer aux soins plus grands et plus éclairés donnés aux enfants dans leurs premières années, et surtout à la grande diminution de la petite vérole par la propagation de la vaccine.

La mort peut saisir l'homme au milieu de la santé la plus parfaite, et, dans ce cas, ou elle est le résultat d'une violence extérieure, d'un accident, ou bien elle est l'effet d'une affection interne, violente, telle qu'une rupture du cœur ou d'un gros vaisseau, telle qu'une attaque d'apoplexie foudroyante, ce qui constitue la mort subite : il y a transition brusque de la santé à la mort. Mais le plus ordinairement, celle-ci est la suite d'une maladie plus ou moins longue qui la précède; elle peut alors survenir peu à peu, sans phénomènes particuliers. D'autres fois, elle est précédée d'une altération profonde des traits, d'une extrême faiblesse dans la voix et dans les mouvements; en même temps, la langue se sèche, la déglutition est bruyante, gênée, la respiration râleuse; le pouls petit, intermittent et bientôt insensible; le corps, couvert d'une sueur froide et gluante, perd sa chaleur et exhale une odeur cadavéreuse; les excrétions sont involontai es, les sensations éteintes. Cet état transitoire en re la maladie et la mort peut ne durer que quel ues heures ou se prolonger pendant plusieurs jour . Il est rare cependant qu'il se prolonge au-delà de ingt-quatre heures. Cette lutte de l'organisation co tre la mort forme, un spectacle déchirant pour le assistants, qui, témoins des souffrances du moribo d, ne peuvent rien faire pour les diminuer : on la désigne sous le nom d'agonie.

Quelle que soit d'ailleurs la manière ont la mort arrive, elle a toujours lieu à la suite d n obstacle apporté à l'exercice d'une fonction ess ntielle à la vie. Nous devons à Bichat des recherc es extrêmement curieuses sur les causes de la mort et sur le mécanisme de sa production. Suivant cet illustre physiologiste, elle serait toujours le ré ultat de la cessation d'action, ou du cœur, ou de poumons, ou du cerveau; ces trois organes réagissant les uns sur les autres, et la mort de l'un amenant celle des autres. Ainsi, dans les morts subites comme dans les morts plus lentes, la vie ne s'éteindrait que parce qu'un de ces trois organes venant à s'affecter, sa fonction cesserait et entraînerait par suite la mort des autres parties. Mais cherchons à faire mieux comprendre les doctrines de Bichat en les analysant rapidement.

Dans la mort qui commence par le cœur, que cet organe, agent central de la circulation, vienne à cesser ses mouvements, le cerveau ne reçoit plus le sang qui l'excite; la puissance cérébrale s'éteint faute de stimulation; la sensibilité, la locomotion, la voix, les sensations, cessent avec la vie du système cérébral qui les tient sous sa dépendance. D'un autre côté, le poumon ne recevant plus le sang qu'il doit vivifier, la respiration cesse faute d'aliment; et un peu plus tard, les sécrétions, les exhalations, tous les phénomènes de la nutrition, ne se produisent plus, n'étant plus excités par le sang nécessaire à leur activité.

Si la cause de destruction affecte le poumon, là encore il y a mort générale; et ici Bichat, par des raisonnements solides, par des expériences ingénieuses, est arrivé à des observations tout-à-fait neuves sur la manière dont s'opère la mort dans les maladies du poumon : c'est alors une véritable asphyxie. Les poumons étant devenus, par la maladie, impropres à remplir leurs fonctions, le sang noir n'est plus converti en sang rouge, seul capable d'entretenir l'activité vitale ; et comme la circulation existe encore, toutes les parties du corps, au lieu d'un sang vivifiant, reçoivent un sang noir, stupéfiant, et qui, produisant dans chaque organe une torpeur funeste, amène bientôt la mort générale. Bichat a développé au long cette théorie, qu'il a appliquée particulièrement à toutes les espèces d'asphyxies. Suivant lui, c'est de cette manière que se terminent la plupart des maladies aiguës ou chroniques. Vers la fin, le poumon s'embarrasse, la respiration devient pénible, l'hématose se fait difficilement, le sang passe presque noir dans les artères ; les organes, déjà affaiblis par la maladie, reçoivent alors l'influence funeste du contact de ce sang délétère ; la perte des sensations, des mouvements, des facultés intellectuelles, succède à l'embarras du poumon par suite du défaut d'incitabilité du cerveau, qui ne reçoit que du sang noir insuffisant à l'exciter ; peu à peu le cœur, subissant la même influence, suspend ses mouvements ; les autres organes, de même engourdis, cessent leurs fonctions, et la mort est arrivée.

D'autres fois, c'est le cerveau qui est le premier affecté et qui commence à mourir : la cessation de l'influence nerveuse a peu d'action sur la vie des poumons et du cœur, qui reçoivent leurs nerfs du système ganglionnaire, indépendant du cerveau ; mais elle paralyse les nerfs inspirateurs et expirateurs : les phénomènes physiques de la respiration n'ayant plus lieu, les modifications chimiques que subit le sang dans les poumons ne peuvent plus s'opérer en leur absence ; le sang circule noir, et tout arrive comme dans l'asphyxie. La cessation des fonctions cérébrales ne produit ainsi la mort que par l'intermédiaire du poumon.

Suivant Bichat, la mort arriverait toujours d'une de ces trois manières ; les maladies ne produiraient une terminaison funeste qu'indirectement, en déterminant la cessation d'une des trois fonctions essentielles, et en la préparant par l'état d'affaiblissement dans lequel elles auraient plongé toute l'économie.

Tout en rendant justice à ces savantes recherches et à ces ingénieuses théories, je pense cependant que Bichat a trop restreint les fonctions nécessaires à la vie : avec ceux qui composent sa trinité vitale, d'autres organes aussi sont chargés de fonctions importantes, dont l'accomplissement me semble indispensable à l'existence. Et pour ne parler que d'un

seul, du tube digestif, de l'estomac, l'altération de cet organe, suspendant le travail de l'absorption et de la nutrition, ne doit-elle pas amener, par défaut de réparation, un épuisement mortel ? Et il ne me semble pas nécessaire de recourir à un embarras pulmonaire, que rien souvent ne justifie, pour expliquer la mort dans une gastrite intense ou dans un cancer à l'estomac. Je pourrais facilement citer d'autres exemples. Concluons donc que la mort arrive lorsqu'une fonction nécessaire à la vie vient à cesser ; mais quelles sont les fonctions nécessaires à la vie ? Nous sommes encore trop peu avancés en physiologie pour le dire ; je crois cependant que, dès à présent, on peut, avec raison, accuser Bichat de les avoir trop restreintes.

MORT APPARENTE (méd. lég. et pol. méd.). Certaines maladies peuvent donner lieu à un état de l'économie dans lequel le sentiment et le mouvement étant suspendus, on pourrait croire à la mort ; cet état est connu sous le nom de *mort apparente* : il peut être causé par l'apoplexie, par l'ivresse, par l'extase, par l'épilepsie, la catalepsie, l'hystérie, la syncope, l'asphyxie, la congélation, le tétanos, et certaines blessures graves. L'importance de distinguer cette apparence de mort de la réalité, est suffisamment prouvée par des exemples assez nombreux de prétendus morts ensevelis et enterrés avant leur véritable décès. Pour éviter le danger des inhumations prématurées, il est nécessaire de bien connaître les signes de la mort réelle. Les caractères à l'aide desquels on a dit pouvoir s'assurer du décès sont nombreux ; ils sont loin d'offrir tous la même certitude ; mais comme dans un sujet aussi important rien ne doit être indifférent, nous allons rapidement les passer en revue, en insistant surtout sur les plus certains, et en indiquant le peu de valeur des autres.

Sur les cadavres la face a ordinairement un caractère spécial, qui se rapproche de ce qu'on appelle en pathologie le facies hippocratique ; le teint est d'une pâleur verdâtre, ou livide, ou plombé ; les yeux sont caves, le nez effilé, et tous les traits comme retirés en arrière. Mais on ne peut rien conclure de ce caractère, puisqu'on l'observe souvent à la fin des maladies, avant la mort ; et d'ailleurs quelques cadavres conservent la régularité de leurs traits, la couleur de leur teint, devenu seulement plus pâle, et ressemblent, par l'apparence, à des personnes endormies. Ce que je dis ici du facies, je le dirai du refroidissement, de l'immobilité du corps, du défaut d'action des sens et de l'intelligence ; tous ces phénomènes peuvent se rencontrer dans des états morbides pendant la vie. On doit attacher un peu plus de confiance à l'obscurcissement et à l'affaissement des yeux : le globe de l'œil est brillant et complètement distendu pendant la vie ; après la mort il devient terne et présente en avant un peu d'affaissement, comme si les humeurs qui le distendaient avaient diminué de quantité et étaient devenues insuffisantes pour le remplir entièrement. Ce signe de la mort est assez constant : il a été donné par Louis comme caractéristique ; M. Vigué, auteur d'un ouvrage récent sur la mort apparente et sur le danger des inhumations précipitées, attache aussi une grande importance à cet affaissement des yeux, qu'il regarde comme le résultat d'un commencement de putréfaction. Néanmoins, comme on n'observe pas ce signe sur tous les cadavres, et que quelques malades le présentent avant la mort, on ne peut s'y fier entièrement.

L'absence de la circulation et de la respiration coïncide constamment avec la mort, et c'est sur ce signe qu'on s'appuie communément pour prononcer qu'une personne a cessé de vivre. Mais les phénomènes apparents de ces fonctions peuvent être assez faibles pour n'être pas aperçus facilement; et d'ailleurs une circonstance bien plus importante qui s'oppose à ce qu'on puisse accorder une grande valeur à ce signe, c'est que la cessation de la respiration et de la circulation s'observe dans quelques maladies, et particulièrement dans l'asphyxie et la syncope.

La rigidité des membres, dite rigidité cadavérique, est, pour la constatation du décès, un signe bien autrement important que tous ceux dont nous avons déjà parlé : elle existe toujours après la mort; elle commence par le cou, le tronc, les membres thoraciques, puis les membres abdominaux. Le moment de son apparition est variable : en général elle commence à se manifester lorsque se dissipe la chaleur vitale. Sa durée est aussi variable ; elle dure plus longtemps chez les sujets jeunes, vigoureux, morts de maladies aiguës ; chez les sujets faibles, âgés, épuisés par des maladies chroniques, elle peut ne se manifester que pendant quelques heures. En se dissipant elle suit le même ordre qu'elle a mis à se développer; la putréfaction ne commence qu'après sa disparition. Cette rigidité siège exclusivement dans les muscles, et paraît être le résultat d'un dernier effort de la contractilité musculaire, qui subsiste encore quelque temps après la mort : son siège est mis hors de doute par des expériences qui consistent à couper la peau et les ligaments autour des articulations, en laissant les muscles intacts ; la rigidité se produit de même. Si, au contraire, on ne coupe que les muscles, elle n'a pas lieu. Cette rigidité cadavérique étant aussi importante en médecine légale, il est utile d'indiquer comment on évitera de la confondre avec la raideur musculaire qui s'observe dans quelques états morbides ; c'est surtout de la contracture et de la raideur des membres par congélation qu'il faut savoir la distinguer. Elle coïncide toujours avec le refroidissement du corps ; lorsqu'après un effort, on est parvenu à la vaincre et à faire mouvoir l'articulation qu'elle occupait, elle ne se reproduit plus. Dans la contracture musculaire vitale, qu'on observe dans les maladies cérébrales, dans le tétanos et quelques névroses, la peau conserve sa chaleur ; de plus, à peine l'articulation a-t-elle cédé à l'effort qui la fait agir, que si l'effort cesse, la contracture se reproduit à l'instant, comme un ressort qu'on a fait plier et qui revient à sa position primitive sitôt qu'il est abandonné à lui-même. Quant à la raideur qui accompagne la congélation, elle coïncide, il est vrai, avec le refroidissement du corps ; mais avec la contraction on observe une rigidité bien marquée des glandes de la peau, qui sont alors turgescentes, tandis qu'elles sont toujours flasques après la mort. De plus, en faisant fléchir les membres, on entend dans les articulations un bruit de craquement semblable au cri de l'étain, et qui est

produit par la fracture des petits glaçons dont la formation, dans l'intérieur de l'articulation, produit la raideur.

Si la rigidité cadavérique pouvait toujours être appréciée convenablement, il n'y aurait pas de doute pour la mort ; mais nous avons vu que souvent elle ne dure que peu de temps, et alors on peut examiner le cadavre après qu'elle a cessé, et rester dans l'indécision. De plus, dans certaines névroses, malgré les caractères que nous avons donnés, on peut être dans le doute pour la reconnaître positivement ; il est donc nécessaire d'attendre un signe plus positif et qui ne manque jamais ; ce signe est la putréfaction. Elle se manifeste par des taches livides qui apparaissent d'abord sur l'abdomen, puis sur d'autres parties du corps, par le soulèvement de l'épiderme qui se détache par lambeaux, et par une odeur putride très-prononcée. Lorsque ces signes existent, on peut prononcer hardiment sur la mort ; disons néanmoins qu'il est nécessaire qu'ils soient arrivés à un certain degré, un commencement de putréfaction ne suffirait pas ; on a vu se rétablir des personnes dont la peau présentait des taches livides, et qui exhalaient une odeur fétide. La putréfaction n'existe-t-elle pas d'ailleurs dans un membre gangrené ? La putréfaction est variable dans son apparition et sa marche, suivant les lieux dans lesquels le corps se trouve placé, et suivant la température ; il est utile de faire attention à ces circonstances, lorsqu'on cherche à apprécier l'époque de la mort par l'état de putréfaction dans lequel se trouve un cadavre.

Si l'on attendait toujours la putréfaction, il n'y aurait donc jamais de doute sur la mort ; mais diverses circonstances s'opposent à ce qu'on puisse tarder toujours jusqu'au temps nécessaire à sa manifestation ; force est donc le plus souvent de s'en passer, et de se servir, pour constater la mort, des autres signes qui, quoique insuffisants lorsqu'ils existent isolés, prennent un grand caractère de certitude lorsqu'ils se trouvent réunis. Cependant ces signes réunis n'ont pas paru encore satisfaire quelques personnes, tourmentées outre mesure de la crainte des inhumations précipitées, on a proposé, pour s'assurer bien positivement de la réalité de la mort, quelques épreuves dont il nous reste à parler.

On a conseillé d'approcher un miroir de la bouche, pour s'assurer si la glace ne sera pas ternie par la vapeur de l'air expiré ; d'exciter la sensibilité de la peau par des substances irritantes, telles que des liquides caustiques, des orties, des vésicatoires, par le fer rouge même, par de légères scarifications; de stimuler la sensibilité des narines par des substances odorantes et irritantes. Tous ces moyens sont assez innocents et peuvent être employés; mais pour prouver leur inutilité, il suffira de dire qu'ils n'ont pas réussi à faire cesser des morts apparentes. Quant à des moyens plus violents, tels que des brûlures ou des incisions profondes, on doit les repousser comme offrant de grands dangers; les employer serait souvent s'exposer à tuer une personne pour s'assurer qu'elle était encore vivante. On a proposé encore de se servir de l'électricité, et surtout de l'électro-puncture; ce moyen, que ne réprouve pas la morale, est un des plus efficaces : une aiguille appliquée dans une partie musculaire, comme le voulait Nysten, ou à la région pricordiale, ainsi que l'a proposé récemment M. Bourgeois, et mise en contact avec une pile électrique, déterminera des contractions si la mort n'est qu'apparente, ou si, réelle, elle n'a eu lieu que depuis peu de temps; l'absence de ces contractions sera un signe certain de la mort. Dans les cas douteux, on devrait donc avoir recours à ce procédé, si l'on ne voulait pas retarder les funérailles jusqu'à ce qu'il se manifestât des signes positifs de putréfaction.

Dans un article sur la mort, il ne nous paraît pas inutile d'indiquer comment on doit se conduire auprès d'une personne qu'on suppose morte, et d'insister sur les précautions à prendre au moment où on croit qu'elle vient d'expirer, pour faciliter le retour à la vie si elle n'était qu'évanouie. Lorsqu'un malade vient en apparence de rendre le dernier soupir, l'usage, dans beaucoup de familles, est de lui fermer les yeux et la bouche, de lui resserrer les narines, de lui rapprocher les membres du tronc, souvent de lui couvrir la figure d'un drap, puis de le retirer de son lit pour le déposer à terre sur une planche ou sur de la paille. Ces usages, transmis par la tradition, qui existent dans beaucoup de provinces, ne sauraient être trop blâmés; dans le cas où le malade ne serait qu'évanoui, ils ont pour résultat certain d'accélérer la mort. Lorsqu'à l'absence de la respiration, de la circulation et du mouvement, on peut croire qu'un malade vient d'expirer, il faut chercher à le ranimer en lui faisant respirer du vinaigre, de l'eau de Cologne ou de mélisse, en frottant ses tempes et ses mains avec les mêmes eaux aromatiques, en cherchant à lui faire avaler quelques gouttes d'une liqueur excitante, en lui appliquant des synapismes. En même temps il faut avoir recours aux stimulants moraux en appelant le malade par son nom, en lui faisant entendre le nom ou mieux la voix d'une personne chérie, en nommant des choses qu'on sait lui être agréables. C'est ainsi qu'on a pu quelquefois faire revenir à la connaissance des personnes évanouies et qu'on avait supposé mortes. Nous pouvons citer à ce propos deux traits bien remarquables cités dans l'histoire de lady Roussel, qui passa pour morte pendant huit jours. Le premier a rapport à un mathématicien qui, dans un état comateux, était insensible à tout, et ne fut réveillé que par l'interpellation que lui fit un de ses amis, en lui demandant quel était le carré de 12 : le malade, sortant de sa stupeur, répondit de suite : 144. Auprès d'un autre malade qui ne donnait aucun signe de sensibilité, on avait essayé inutilement une foule de moyens, lorsque quelqu'un des assistants qui le connaissait pour un grand joueur de piquet, s'avisa de lui crier ces mots : Quinte, quatorze et le point : le malade sortit à l'instant de sa léthargie. On trouverait dans les fastes de la médecine d'autres exemples semblables d'amants reprenant leurs sens à la voix de leur maîtresse, de guerriers rappelés à la vie par le bruit du tambour, de sujets passionnés pour la musique que le son d'un instrument a ranimés.

En retirant de son lit un malade qu'on suppose expiré, on le refroidit et on lui fera mal si la mort n'est qu'apparente; il faut donc de toute nécessité le laisser dans son lit, dans la position qu'il avait au moment de rendre le dernier soupir. Qu'on se garde bien, ainsi qu'on le fait ordinairement, de lui retirer son oreiller, manœuvre qui a pour résultat d'augmenter la congestion qui n'existe déjà que trop vers la tête; qu'on ne lui ferme pas les yeux, la lumière est excitante; qu'on lui laisse la bouche et les narines ouvertes pour le passage de l'air, et surtout qu'on ne permette pas qu'on l'ensevelisse dans un drap : la figure doit rester découverte, afin qu'on puisse apercevoir la moindre contraction qui indiquerait que la vie n'est pas tout-à-fait éteinte. Enfin, le devoir des personnes présentes à la mort d'un de leurs semblables, est de veiller à l'exécution stricte des règlements relatifs à la constatation des décès, règlement dont il nous reste maintenant à parler.

On a vu quelles difficultés on peut éprouver à prononcer positivement sur l'état de mort d'un individu privé de connaissance : en face de ces difficultés, l'autorité a un grand devoir à remplir, c'est celui de veiller à la constatation des décès, et d'empêcher que, sans preuves suffisantes, on ne puisse inhumer des individus qui auraient pu être rappelés à la vie. Dans ce but, chaque nation civilisée a établi des précautions législatives qui, différentes en quelques points, se rapprochent néanmoins en ce sens qu'elles exigent toutes un intervalle de temps assez long entre le moment du décès et celui de l'inhumation. En France, d'après l'article 77 du code civil, l'inhumation ne peut avoir lieu que vingt-quatre heures après le décès; les législateurs ont pensé que ce terme était suffisant pour qu'on fût certain de la mort, si, après son expiration, aucun phénomène de vitalité ne s'était manifesté. Néanmoins, comme l'article précité du code dit seulement qu'on ne pourra pas enterrer avant vingt-quatre heures, il résulte de cette disposition des mesures administratives un peu différentes dans quelques villes de la France. A Paris, on inhume vingt-quatre heures après la déclaration du décès. A Strasbourg, quatre médecins nommés par le maire vérifient le décès et fixent l'époque de l'inhumation. A Tours, l'enterrement ne peut avoir lieu que vingt-quatre heures après la vérification légale du décès. En Saxe, en Prusse, l'inhumation n'a lieu que soixante-douze heures; à Vienne et à Salzbourg que quarante-huit heures après le décès. Ces derniers termes nous paraissent un peu prolongés, et généralement celui de vingt-quatre heures est bien suffisant; mais n'arrive-t-il pas souvent que cette disposition de la loi est éludée? Pour se débarrasser plus vite du corps, ne sait-on pas que des familles indifférentes font quelquefois une fausse déclaration en avançant l'heure du décès, et c'est ainsi que des individus peuvent être inhumés quinze ou dix-huit heures après leur mort. On s'opposerait facilement à cette fraude, en ne faisant courir les vingt-quatre heures qu'à partir du moment de la déclaration. D'un autre côté, dans les temps d'épidémie, lorsqu'il existe une grande mortalité et qu'on craint l'infection causée par le grand nombre des cadavres, on s'empresse de les porter à leur dernière demeure, souvent sans observer les précautions usitées en temps ordinaire pour s'assurer de la réalité de la mort.

Le délai exigé entre le moment de la mort et la cérémonie funèbre, n'a pas paru à tout le monde suffisant pour empêcher toute inhumation précipitée; pour plus de sûreté, on a proposé encore l'établissement de maisons mortuaires dans lesquelles seraient gardés les cadavres pendant quelques jours avant d'être rendus à la terre. De cette manière on attendrait l'apparition de la putréfaction, et on serait certain de n'enterrer que des morts. Des maisons semblables sont établies dans quelques États de l'Allemagne, et plusieurs personnes, entre autres Necker, en 1792, ont proposé sérieusement d'en fonder en France dans les cimetières. Mais tout en reconnaissant les avantages de ces établissements pour éviter d'enterrer des vivants, nous ne pouvons nous empêcher d'en signaler les inconvénients. Comment maintenir une surveillance utile dans ces maisons où la rareté d'une résurrection endormira constamment le zèle des gardiens ? Ces maisons ne seront-elles pas d'ailleurs des lieux d'infection qu'il faudra éloigner de toute habitation, et dans lesquels on ne pourra permettre l'entrée publique ? Comment vaincre alors les scrupules des familles, qui souvent ne consentent à se séparer du corps d'un parent aimé, qu'à la condition qu'elles pourront aller pleurer sur sa tombe ? Et d'ailleurs, dans l'intérêt même du supposé défunt, si la mort n'était qu'apparente, n'aurait-on pas plus de chances de le rappeler à la vie, en le laissant chez lui, au milieu des siens qui surveillent le moindre signe de vie, et qui s'empresseraient de lui prodiguer les secours nécessaires, qu'en l'exposant au froid et à la fatigue d'un trajet souvent long, et en le livrant à des mains mercenaires qui ne penseraient à le secourir que dans un cas bien évident ?

Nous n'en finirions pas si nous voulions énumérer toutes les propositions qui ont été faites dans le but d'empêcher d'être enterré vif. C'est ainsi qu'on a proposé d'attacher des sonnettes aux doigts et aux orteils des cadavres, afin qu'au moindre mouvement on pût être averti ; de ne combler les fosses que quelques jours après que les cadavres y auraient été déposés, et de laisser une petite ouverture à la partie du cercueil qui correspond à la face, afin que chacun pût saisir en passant le moindre signe de vie, ou de ne recouvrir la bière supérieurement que par un voile mobile, qui n'empêcherait pas le supposé mort de se lever, etc.

Dans la plupart des villes de France, on supplée à toutes ces précautions par une vérification du décès faite par un ou plusieurs médecins délégués à cet effet par l'autorité municipale ; et au bout du terme fixé par la loi, l'inhumation ne peut être faite qu'après la constatation officielle du décès. Cette mesure est ordinairement suffisante, et il est extrêmement rare d'entendre parler dans les villes de prétendus morts rappelés à la vie au moment de la cérémonie funèbre ; mais dans les campagnes on enterre les gens sans que le décès ait été constaté par un homme de l'art, souvent même avant l'expiration du délai prescrit par la loi. Ne sommes-nous pas vraiment en droit d'avoir la triste pensée qu'on doit porter en terre des gens qui auraient pu être rappelés à la vie, si nous réfléchissons à l'ignorance et à la superstition des habitants de certaines contrées, où le décès est seulement constaté par quelques parents qui regardent comme morte une personne qui ne remue ni ne respire, et qui ont-hâte de la porter dans la terre bénie du cimetière, leurs idées superstitieuses leur persuadant que l'âme du décédé est privée de repos jusqu'à ce que

son corps soit inhumé ; ou bien qui, effrayés par une épidémie meurtrière, ne laissent pas même refroidir un corps qu'ils regardent comme un foyer de contagion ? Aussi est-ce dans les campagnes qu'ont lieu le plus souvent ces résurrections dont les journaux nous rapportent les histoires de temps en temps. Il y a sur ce point, dans les mesures législatives, une lacune qu'il serait bien important de remplir.

Tout en approuvant les précautions pratiquées dans les villes, hâtons-nous cependant de dire qu'elles seraient encore plus efficaces si la constatation du décès était faite par le médecin qui a soigné le malade, en lui adjoignant, si on le jugeait convenable, un autre médecin délégué par l'autorité ; mieux que tout autre, le médecin ordinaire pourrait juger de la réalité de la mort, non-seulement en en cherchant les signes actuels, mais en appréciant les circonstances qui ont précédé le décès et qui l'ont rendu plus ou moins probable. Dans le cas où le genre de maladie rendrait la mort douteuse, quel meilleur juge pourrait-on avoir de la nécessité du retard à apporter à l'inhumation ? Que d'avantages n'obtiendrait-on pas d'ailleurs de cette mesure pour les relevés statistiques sur la nature de la maladie et les complications qui ont pu la rendre mortelle, relevés qui sont faits aujourd'hui d'après des documents fournis le plus souvent par des domestiques ou des gens mal informés, et qui sont tellement inexacts, qu'on peut regarder comme fausses toutes les conclusions qu'on a voulu en tirer.

Appelons donc de tous nos vœux, dans un intérêt d'humanité, une disposition législative qui, obligatoire sur tous les points de la France, établirait que nulle inhumation ne pourrait être faite que vingt-quatre heures après la déclaration du décès par le médecin qui a soigné le malade, déclaration qui, relatant la nature et la durée de la maladie, sa cause même, constaterait qu'il existe des signes suffisants pour prononcer sur la mort. Dans les villes et les localités où existent plusieurs médecins, le médecin ordinaire du malade devrait toujours être accompagné d'un autre homme de l'art délégué par l'autorité municipale. Dans les temps d'épidémie, si la salubrité publique pouvait être compromise par un séjour trop prolongé d'un grand nombre de cadavres dans les maisons, le délai de vingt-quatre heures pourrait être abrégé, mais l'inhumation n'aurait toujours lieu qu'après l'autorisation des médecins. Nous avons la conviction qu'une telle loi, exécutée rigoureusement dans les villes et les campagnes, rendrait à peu près impossibles les inhumations précipitées, déjà bien rares aujourd'hui.

                              A. HARDY,

Docteur en Médecine, Médecin des Hôpitaux de Paris.

MORT-CHIEN (bot.), s. m. (V. *Colchique.*)

MORTIER (pharm.), s. m. C'est un instrument que tout le monde connaît, et qui, en pharmacie, sert à piler et broyer les matières qui entrent dans la composition des médicaments. Les mortiers sont faits avec diverses substances, suivant les usages auxquels on les destine. Les mortiers en fer et en laiton servent à la pulvérisation des drogues sèches, qui ne peuvent être altérées par l'action de ces métaux. Les mortiers les plus usités sont en marbre, en verre et en porcelaine. J. B.

MORTIFICATION (*chir.*) On donne ce nom aux parties frappées de mort ou de *gangrène*. (V. ce mot.)

MORVE (*méd.*), s. f. La morve aiguë est une affection que, jusque dans ces derniers temps, on avait crue spéciale à l'espèce des solipèdes. (chevaux, ânes, etc.), mais dont une foule d'observations viennent de démontrer la transmission, par contagion, du cheval à l'homme.

La morve est caractérisée par un état fébrile grave, par une inflammation particulière des fosses nasales, avec sécrétion assez abondante d'une sanie purulente (*jettage* des vétérinaires), par une éruption pustuleuse à la peau et sur la muqueuse des voies aériennes, et enfin par la formation d'abcès multiples plus ou moins profonds et d'escarres gangreneuses.

Anciennement, on savait qu'il était dangereux de se blesser en disséquant des chevaux morts du farcin (une des formes de la morve); que des vétérinaires auxquels cet accident était arrivé, avaient éprouvé des douleurs articulaires et avaient succombé avec des phénomènes de gangrène; mais on ne voyait pas encore là une contagion, une transmission directe. Lorin fit connaître en 1812 un fait dans lequel cette contagion était bien établie, mais son observation resta dans l'oubli. Schilling à Berlin, et Muscroft à Edimbourg, publièrent, dans le cours de la même année (1821), deux faits nouveaux qui eurent un certain retentissement, mais plutôt à l'étranger qu'en France ; l'espèce d'épidémie de morve observée par Tarozzi chez onze personnes qui avaient soigné des chevaux morveux placés dans une même écurie (1822); les observations analogues recueillies et publiées par des médecins allemands et anglais, mirent la question hors de doute. Cependant, lorsque, dans le courant de 1837, M. Rayer communiqua à l'Académie royale de médecine un cas de transmission de la morve du cheval à l'homme, de vives réclamations s'élevèrent contre la réalité d'un tel phénomène, et il ne fallut rien moins que les nombreuses observations publiées successivement depuis M. Rayer, par MM. Breschet, Deville, Husson, Nonat, Legroux, Andral, Petit, Bouillaud, Bérard, etc., etc., pour convaincre enfin les plus incrédules.

Si nous remontons à l'origine de la maladie en question, nous voyons qu'elle ne se développe *primitivement* et *spontanément* que chez les solipèdes, tandis que les ruminants (bœufs, moutons, chèvres, etc.), les carnivores (chien, chat, etc.), et enfin l'homme, peuvent en être atteints par contagion, mais seulement par contagion. Dans la presque totalité des cas recueillis jusqu'à ce jour, les sujets affectés étaient des hommes chargés de donner des soins à des chevaux morveux, ou qui habitaient dans une écurie où se trouvaient des chevaux atteints de ce mal. Dans quelques cas, la transmission a eu lieu parce que la matière virulente sortant des naseaux du cheval, avait été en contact avec une excoriation ou une coupure existant aux mains du sujet infecté; il y avait alors *inoculation* véritable. Ailleurs, on n'a pu rien constater de semblable ; il y eut seulement *infection*. Enfin, un cas tout récent et bien douloureux est venu prouver que la morve était également transmissible de l'homme à l'homme : un jeune étudiant en médecine, M. Rocher, qui donnait des soins assidus à un palefrenier atteint de la morve et couché à l'hôpital Saint-Antoine, a lui-même succombé à cette affreuse maladie !

Arrivons maintenant aux *symptômes*. Lorsque la communication a eu lieu par *inoculation*, les sujets sont pendant cinq à six ou huit jours sans éprouver aucun accident, c'est là une véritable période d'*incubation* : au bout du temps que nous venons de fixer, il survient de la rougeur et du gonflement dans le point qui a servi d'insertion. De ce point part une corde rouge, dure, tendue, produite par les vaisseaux lymphatiques enflammés. Il y a extension de cette flegmasie aux parties voisines, avec état fébrile, nausées, céphalalgie : puis, ces accidents se calment pour faire place aux phénomènes spéciaux de la morve. Le début de celle-ci est ordinairement caractérisé par des douleurs dans les membres, simulant assez bien les douleurs rhumatismales. Au niveau des parties douloureuses, on sent un engorgement, un empâtement qui ne tarde pas à donner le sentiment de fluctuation auquel on reconnaît les collections purulentes. La peau qui recouvre ces abcès devient rouge ou violacée, quelquefois même elle se frappe de gangrène. Dès le début, le pouls est fréquent et assez développé, et le malade présente une dépression des forces, un état de torpeur et d'abattement accompagné de vertiges, qui rapprochent cette maladie des autres affections générales graves (typhus, peste, etc.). A une époque plus ou moins éloignée du début, se montre un phénomène spécial qui, chez les animaux, a fait donner à l'affection le nom sous lequel on la désigne; c'est l'écoulement purulent-sanieux et fétide par les narines. Un autre caractère également spécial, c'est une éruption de pustules dures, globuleuses, d'un rouge livide, qui n'arrivent qu'assez tard à la suppuration. La voix devient faible, rauque et sourde, la respiration est généralement embarrassée, les forces tombent de plus en plus, les rêvasseries nocturnes sont suivies d'un délire calme auquel succède un état comateux; des plaques gangreneuses se forment sur différentes parties du corps; la diarrhée, qui existait déjà depuis quelques jours, donne lieu à des selles sanguinolentes; le ventre se météorise, et le malade succombe au milieu d'un collapsus profond.

Les ravages que laisse sur le cadavre l'affection qui nous occupe, attestent sa violence et sa malignité. La peau est couverte de pustules livides, violacées, renfermant un pus fluide et sanieux; ailleurs ce sont des bulles, des ampoules remplies d'une liqueur sanguinolente et recouvrant des portions du derme noires, ramollies, frappées de gangrène. Dans l'épaisseur des membres, à une profondeur plus ou moins considérable, se rencontrent des abcès ordinairement circonscrits, mais quelquefois diffus et s'étendant au loin. Ces collections renferment, au lieu de pus blanc et bien lié, une sorte de bouillie rougeâtre, résultat évident d'un mélange de sang et de matière purulente. La muqueuse des fosses nasales, baignée d'un mucus visqueux, grisâtre et strié de sang, offre çà et là des élevures pustuleuses, des plaques de gangrène et des ulcérations rougeâtres. Les pustules se rencontrent jusque dans les voies aériennes, et les poumons, ordinairement gorgés de sang, sont parsemés d'un plus ou moins grand nombre de petits foyers purulents; dans certains cas, la muqueuse des intestins a été vue tachetée par places de plaques rouges et d'ecchymoses.

La marche de la morve est *aiguë*, c'est-à-dire que la maladie se termine au bout d'un laps de temps qui varie entre huit et trente jours, mais plus près de la première limite que de la seconde. On a cité quelques cas dans lesquels la maladie a suivi une marche *chronique*, c'est-à-dire qu'elle s'est prolongée pendant plusieurs mois. Dans la presque totalité des faits connus, la mort a été la terminaison fatale et en quelque sorte inévitable de la série d'accidents que nous avons fait passer sous les yeux du lecteur. MM. Lions et Hertwig ont rapporté chacun un cas dans lequel la guérison a été obtenue, mais les médecins ne sont pas d'accord sur la nature réelle de la maladie. Ainsi, jusqu'à nouvel ordre, la morve peut et doit être regardée comme une maladie constamment mortelle.

La réunion de ces différents caractères d'abcès multiples avec douleurs aux membres, d'éruption pustuleuse à la face et sur le corps, *jettage* par les narines, de formation de plaques gangreneuses, etc., dont l'ensemble ne se trouve dans aucune autre maladie, mais surtout la circonstance antécédente de rapport avec des chevaux ou des individus affectés de la morve, ne permettent pas de méconnaître l'affection qui nous occupe.

Que faut-il faire pour combattre la morve : tout doit être permis, comme le disait M. Rayer, contre un mal qui, jusqu'ici, a triomphé de tous les moyens qu'on lui a opposés. Ouverture prompte des collections purulentes, afin de donner issue au pus virulent qu'elles renferment, ouverture et cautérisation des pustules, usage des toniques pour soutenir les forces du malade, ou des narcotiques pour calmer ses souffrances; tels sont les moyens jusqu'ici mis en usage. La créosote aurait réussi entre les mains de M. Lions; mais s'agissait-il réellement d'un cas de morve? En tout cas, il y a là de nouveaux essais à faire. Peut-être serait-il avantageux pour combattre l'état d'infection auquel toute l'économie est en proie. M. Rayer croit aussi que les purgatifs répétés, que l'acétate d'ammoniaque, pourraient avoir quelque avantage; mais malheureusement cela est bien douteux.

L'attention doit surtout se porter sur les moyens d'éviter la contagion et de prévenir ses effets. Pour cela, il faudra que les personnes en rapport avec les chevaux morveux observent minutieusement la plus scrupuleuse propreté, évitent de toucher aux matières provenant du jettage ou bien au pus des abcès; qu'elles se lavent bien soigneusement après chaque contact; que si elles ont des coupures ou des excoriations qui se seraient trouvées en rapport avec les matières virulentes, elles ne manquent pas de les faire immédiatement cautériser; qu'elles ne couchent pas dans des écuries où se trouvent des chevaux affectés de morve, etc., etc. Il serait bien à désirer que l'autorité, avertie par tant de malheurs, exerçât la plus active surveillance sur les établissements qui renferment beaucoup de chevaux, notamment les entreprises d'omnibus, et fissent immédiatement abattre les chevaux reconnus morveux.

Morve chronique. — Quelques auteurs ont rapporté des cas dans lesquels des douleurs dans les membres accompagnées d'abcès plus ou moins profonds, ayant duré pendant plusieurs mois, on vit survenir du jettage par les narines, et enfin quelques uns des accidents propres à la forme aiguë, à la suite desquels le malade succomba. S'agissait-il, en effet, d'une morve chronique? Puisque la maladie en question revêt cette forme chez les solipèdes, nous ne voyons pas pourquoi il n'en serait pas de même chez l'homme; si la disposition existe dans notre espèce pour contracter la morve aiguë, il est fort probable que nous jouissons également du funeste privilège de recevoir la forme chronique.

Remarques théoriques. — Comme nous l'avons dit en commençant, plusieurs médecins vétérinaires ont contesté la réalité de la transmission de la morve du cheval à l'homme, et se sont efforcés de trouver des différences entre les phénomènes observés chez les solipèdes et ceux dont étaient affectés les hommes qui ont succombé avec les symptômes déjà décrits. Mais, comme l'a fort bien dit M. Andral, de quelles différences veut-on parler? S'agit-il seulement de l'intensité? qu'importe! la maladie n'existe pas moins... De la nature? la question mérite d'être examinée; et d'abord, en passant d'une espèce à une autre, ne peut-il pas se faire que la maladie soit modifiée?... Cela arrive chaque jour dans une même espèce par le passage de la maladie d'un individu à un autre. Ainsi, un sujet atteint de variole bénigne en communiquera une fort grave, *et vice versa*. Mais, dans tous les cas, le principal caractère reste toujours pour la morve : c'est l'ensemble des abcès, de l'éruption et surtout de l'affection des fosses nasales. Et puis, n'a-t-on pas constaté que la maladie dont il s'agit n'atteignait que des hommes en rapport avec des chevaux malades? Que faut-il de plus? La spécialité de la cause n'explique-t-elle pas suffisamment celle des symptômes? Enfin, une dernière preuve restait à donner, et de nombreuses expériences sont venues compléter la solution du problème. Du pus et la matière du jettage pris chez l'homme, ont été inoculés à des chevaux, à des ânes, et ces derniers ont contracté la morve aiguë... On peut donc aujourd'hui formuler d'une manière rigoureuse le principe suivant, un des mieux établis qu'il y ait dans la science : *La morve est une affection transmissible des solipèdes à l'homme, de l'homme à l'homme, et de ce dernier aux solipèdes.*

BEAUGRAND,
Docteur-Médecin.

MOSCOUADE (*pharm.*), s. f. C'est le nom donné, en pharmacie, au sucre brut de canne encore coloré par la mélasse.

MOTEURS (*anat.*), s. m. p. Les anatomistes ont donné le nom de nerfs *moteurs oculaires communs*, et de nerfs *moteurs oculaires externes*, à des nerfs qui se rendent aux muscles qui font mouvoir les yeux. Les premiers sont fournis par la troisième paire de nerfs, et les derniers par la sixième. (V. *OEil.*)

MOU, MOLLE (*anat. et path.*). En anatomie, on donne le nom générique de parties molles à l'ensemble des chairs et des tissus qui recouvrent le squelette. — On désigne sous le nom de pouls mou, la facilité avec laquelle on fait cesser les battements de l'artère par une légère dépression. — On donne vulgairement le nom de *mou* aux poumons insufflés des animaux qu'on abat dans les boucheries.

MOUCHES CANTHARIDES. (V. *Cantharides.*)

MOUCHES VOLANTES (*path.*), s. m. p. On désigne vulgairement sous ce nom une affection qui a reçu le nom de *scotomie* ; ce sont des ombres et des filaments qui paraissent projetés sur les objets lorsque l'on exerce l'acte de la vision ; cette incommodité, qui inquiète souvent les personnes qui en sont atteintes, ne présente point le degré de gravité que quelques pathologistes lui ont supposé. Ces ombres ne doivent pas être confondues avec les points lumineux, les bleuettes et les vives étincelles, que l'on s'accorde à regarder comme les précurseurs de l'amaurose.

Le plus ordinairement, dit le docteur Engel, qui a publié en Allemagne une note sur ce sujet, les causes de cette affection résident soit à l'extérieur, soit à l'intérieur de l'œil ; les premières sont produites par les ombres projetées des gouttelettes des larmes, par le mucus que sécrète la conjonctive, ou par l'humeur des glandes de Méïbomius, souvent aussi par de petites bulles d'air qui sont contenues dans ces liquides. Les ombres projetées par ces causes sont moins persistantes que celles qui ont leur siège à l'intérieur de l'œil ; la personne affectée est aussi moins inquiétée, car elle reconnaît bientôt l'origine de son indisposition et son peu de gravité. Il n'en est pas de même dans le second cas : les ombres sont produites par la congestion des vaisseaux de l'intérieur du globe oculaire, quelquefois même par leur état variqueux. Le malade ne peut les faire disparaître ni en essuyant l'œil, ni en pratiquant des lotions sur cet organe ; elles sont mobiles et changent de formes, suivant les parties de l'œil dans lesquelles elles sont situées ; c'est surtout en regardant fixement un objet qu'elles apparaissent avec le plus d'intensité : elles sont plus nombreuses et reviennent plus fréquemment à certaines époques ; ce qui s'explique par la congestion plus ou moins grande des vaisseaux de l'intérieur de l'œil, laquelle peut être produite par un grand nombre de causes, telles que des travaux prolongés, surtout sous l'action de la lumière artificielle, des veilles, des excès de régime, la suppression des règles ou d'un flux hémorrhoïdal, etc.

Ces ombres ne sont pas de nature à amener des résultats fâcheux ; l'imagination des malades, qui en est très-effrayée, est surtout ce qu'il convient de calmer. On ne doit pas non plus les confondre avec les mouches noires fixes, qui sont le résultat de la paralysie d'un point très-circonscrit de la rétine, ou bien d'une cataracte partielle. Ces symptômes persévèrent souvent pendant toute la vie des sujets, en présentant une foule de variétés dans leurs formes, qui se succèdent quelquefois avec une grande rapidité. Ainsi, ce sont des points ou des mouches qui voltigent en tous sens, des filaments de formes bizarres, ou des ombres fuyantes qui se dessinent sur les objets que l'on veut regarder. Il est même à remarquer qu'elles sont d'autant plus nombreuses, que les personnes fixent avec plus de soin leur attention sur un objet. Enfin, on ne doit voir dans cette affection qu'une raréfaction de la lumière dans son passage à travers le globe de l'œil, produite par les causes que nous avons indiquées.

Le meilleur moyen d'éloigner ces accidents, contre lesquels tous les remèdes sont souvent impuissants, consiste à éviter toutes les causes qui peuvent augmenter la congestion des vaisseaux de l'œil, et surtout à éloigner toutes les causes de fatigue et d'application de l'organe de la vision.

L'action vive de la lumière produit aussi des ombres et des points lumineux fixes qui sont quelquefois le résultat de l'éblouissement ; il en a été parlé au mot *Lumière*. La soustraction des yeux à la lumière, les lotions adoucissantes et quelquefois aromatiques sur les paupières, sont les moyens qui conviennent à ces derniers cas. J.-P. BEAUDE.

MOULES. (V. *Mollusques.*)

MOUSSE DE CORSE (*mat. méd.*), s. f. Mousse de mer, coralline de Corse. On donne ce nom à un produit qui se récolte sur les rochers qui baignent quelques uns des bords de la Méditerranée, et que les naturalistes ont nommé *fucus helmintocorton*. Cette espèce de plante est disposée en petits buissons courts, très-touffus, à divisions rameuses capillaires, presque articulées au sommet, demi-transparentes, cornées, rouge fauve ; elle a un goût salé et une odeur de mer très-forte lorsqu'elle est mouillée. Ce produit, qui se convertit presqu'entièrement en gélatine, lorsqu'il est soumis pendant quelque temps à l'action de l'eau bouillante, se récolte sur les rochers de la Corse, de la Sardaigne, de la Sicile, de quelques îles de l'Archipel grec et de la Provence. On dit même que l'on en trouve sur les côtes de l'Océan. Comme on récolte cette plante sans beaucoup de précaution, en râclant les rochers maritimes où elle croît, il en résulte qu'elle se trouve mêlée à un assez grand nombre de varechs, de conferves, d'ulves, de lichens, qui sont pour plus de deux tiers dans la mousse de Corse qui est livrée au commerce ; mais comme on a reconnu que l'action de ces substances est analogue à celle du *fucus helmintocorton*, on ne s'occupe pas de les en séparer. M. Bouvier a reconnu, par l'analyse, que ce *fucus* était composé, pour 1,000 parties : de 602 de gélatine, de 110 de fibres végétales, 112 de sulfate de chaux, 92 de muriate de soude, 75 de carbonate de chaux, et 17 parties de fer, de silice, de magnésie et de phosphate de chaux.

L'emploi de la mousse de Corse comme vermifuge remonte à la plus haute antiquité. On le trouve mentionné dans Théophraste et Dioscoride. Mais ce n'est que vers la fin du siècle dernier que l'attention fut de nouveau appelée sur ce médicament. On l'emploie après l'avoir mondé, c'est-à-dire séparé du sable, des coquillages et du corail auquel il est mêlé, à la dose de 4 à 16 grammes (1 à 4 gros), en décoction, en infusion, en gelée, en tablette ; en poudre on le prend à la dose de 1 à 2 grammes. C'est surtout contre les vers lombrics des enfants que la mousse de Corse est usitée ; elle peut être employée sans danger, et la dose ordinaire pour un enfant de cinq à six ans, est de huit grammes (deux gros) en infusion. La gelée se prend par petites cuillerées à café, deux ou trois fois par jour ; le sirop, par cuillerées à bouche, une ou deux le matin, à jeun. On prépare aussi avec ce produit naturel des biscuits et pains d'épices vermifuges, qui sont pris avec une grande facilité par les enfants.

MM. Mérat et Delens, dans leur Dictionnaire de thérapeutique, disent que la mousse de Corse est employée dans le traitement des cancers de l'estomac, et que l'usage de ce médicament, comme résolutif des indurations squirreuses et non ulcérées, est populaire en Corse. Willam Farr, médecin anglais, a publié un travail sur ce sujet, qui fut provoqué par ce que Napoléon dit à ses médecins, pendant son séjour à Sainte-Hélène, des propriétés vulgaires de la mousse de Corse. On prend ce médicament en décoction ou en infusion, à la dose de quatre à six gros, dans l'eau bouillante; l'on passe après douze heures de repos : la dose est de trois à quatre verres par jour; on ajoute quelquefois un peu de rhubarbe pour aider à l'action du remède.   J.-P. BEAUDÉ.

MOUT (*hyg.*), s. m. On donne ce nom au suc de raisin qui n'a pas encore subi la fermentation, et par suite aux divers liqueurs et sucs végétaux destinés à la boisson habituelle, avant qu'ils n'aient fermenté. On dit le mout de bierre, le mout de pomme, etc.

MOUTARDE (*hyg. et mat. méd.*), s. f., *sinapis.* C'est un genre de la famille des Crucifères, de la tétradynamie siliqueuse; il renferme un assez grand nombre de plantes qui croissent dans toutes les contrées de l'Europe et de l'Asie; elles sont herbacées et annuelles. Dans notre pays, trois espèces de ce genre sont assez communes et sont employées en médecine.

MOUTARDE BLANCHE, *sinapis alba.* Elle croît dans les champs cultivés, dans les moissons, en Flandre, en Belgique et près de Paris; ses siliques contiennent trois à quatre semencés de chaque côté, qui ont la grosseur du petit millet, mais qui sont plus arrondies; elles sont d'un blanc jaunâtre, lisses: broyées dans la bouche, leur saveur est un peu amère, puis piquante. Cette graine est enveloppée d'une couche de matière soluble dans l'eau, et qui contient une quantité assez notable de soufre; c'est sans doute la matière qui forme cette couche qui agit sur les intestins, lorsqu'on l'administre comme médicament.

Cullen a préconisé la moutarde blanche en Angleterre il y a plus d'un demi-siècle; mais ce n'est que depuis 1809 qu'il en fut question en France. Le médecin écossais la conseillait comme un laxatif léger qui n'échauffait pas l'estomac; la dose était une cuillerée à bouche le matin à jeun; la graine devait être prise entière, à sec, ou mêlée avec un demi verre d'eau ou d'un autre liquide.

Depuis, on a étrangement abusé des propriétés de la moutarde blanche, et le charlatanisme s'est emparé de ce moyen comme d'un remède efficace dans toutes les maladies des organes digestifs. Autant la moutarde blanche est un remède inoffensif quand il ne s'agit que d'exciter la sécrétion intestinale peu abondante dans les cas de langueur et de paresse du ventre, autant c'est un remède dangereux lorsqu'il y a une inflammation aiguë ou chronique de cet organe : sous l'influence de ce remède pris inconsidérément, on a vu des entérites et des gastrites chroniques passer à l'état aigu, et causer des accidents graves dont plusieurs individus ont été victimes. Nous ne saurions trop recommander ici ce que nous avons déjà dit dans plusieurs endroits de ce Dictionnaire, c'est de ne jamais prendre de médicaments, même peu actifs, sans consulter le mé-

decin. Les gens du monde peuvent-être trompés facilement par des analogies de symptômes dont ils ne peuvent apprécier toute l'importance et la valeur; guidés par ces fausses indications et les publications du charlatanisme, ils déterminent quelquefois des désordres graves, en croyant se soulager avec des moyens qui leur paraissent d'autant moins dangereux, qu'ils sont d'une grande vulgarité.

M. Fouquier employa en France l'un des premiers la moutarde blanche dans les cas indiqués par Cullen, et il constata que ce médicament purge facilement, sans chaleur, sans coliques, et sans laisser d'odeur à l'arrière-bouche, à la dose d'une ou deux cuillerées à bouche avant les repas, ou le soir en se couchant. Les digestions ne sont pas dérangées par l'emploi de ce moyen, qui agit seulement sur les intestins, et qui procure une ou deux selles abondantes; les graines sont rendues telles qu'elles ont été prises, sans avoir été digérées.

On retire de la moutarde blanche, traitée par expression après avoir été broyée, 30 pour cent d'une huile douce qui peut servir à l'éclairage. MM. Henry fils et Garot ont trouvé dans cette huile un corps rougeâtre qui se dépose en cristaux et qui contient du soufre; ils l'ont nommé *sulfosinapisine*, et ils supposent qu'elle doit se trouver dans tous les crucifères. L'existence de ce corps est contestée par M. Pelouze.

MOUTARDE NOIRE, *sinapis nigra*, sènevé noir, moutarde officinale. Cette plante croît, ainsi que la précédente, dans les champs et les moissons; elle est très-abondante dans nos climats; sa tige est moins élevée, ses graines sont plus petites, rondes, rouges à l'époque de leur maturité, et elles noircissent à une époque plus avancée; broyées dans la bouche, elles ont une saveur moins amère et d'abord moins piquante que celles de la moutarde blanche, mais il s'y développe assez promptement une huile essentielle forte et piquante qui a beaucoup d'action; c'est à cette huile essentielle que la moutarde noire doit les propriétés rubéfiantes qui rendent son usage si précieux. La moutarde noire s'emploie dans quelques médicaments antiscorbutiques, où les graines sont mises en macération entières ou concassées dans du vin, du vinaigre, etc. Les Hollandais l'emploient sur leurs vaisseaux contre le scorbut.

L'usage le plus ordinaire que l'on fait en médecine de la moutarde noire, est pour la préparation des cataplasmes rubéfiants, des sinapismes et des pédiluves sinapisés. La graine doit être réduite en farine qui présente un aspect jaune verdâtre, avec des pointes noires qui proviennent de son enveloppe; elle est grasse, huileuse, et rancit assez facilement : aussi est-il convenable de l'avoir fraîchement préparée afin d'être sûr de son action. Nous donnons ces caractères de la farine de moutarde pour que l'on puisse se garantir facilement des fraudes dont ce médicament est l'objet; car, comme il est relativement d'un prix assez élevé, on le mélange souvent avec des tourteaux de colza, ou des farines avariées de pois, de maïs, qui lui retirent une grande partie de son action.

Pour préparer des *sinapismes*, on mélange la farine de moutarde avec de l'eau chauffée à une température de 30 à 40 degrés, on agite le mélange jusqu'à ce que l'on remarque qu'il s'en dégage une odeur vive et pénétrante qui pique les yeux et les narines ; on en fait alors des cataplasmes qui sont appliquée à nu sur les parties où l'on veut produire la rubéfaction. Lorsque la farine de moutarde est très-active, il y a des inconvénients à la laisser trop longtemps en contact avec la peau : certains sinapismes ont suffisamment agi 25 à 30 minutes après leur application, d'autres n'agissent qu'après un temps plus long ; cette différence d'action tient surtout à la qualité diverse des farines employées, et aussi à la sensibilité des individus. Dans tous les cas, il est convenable de retirer un sinapisme 20 à 25 minutes après qu'il a commencé à agir, et il vaut mieux le promener sur diverses parties de la peau, que de le laisser trop longtemps au même endroit ; car son action trop prolongée détermine des phlyctènes et même la destruction de la peau ; des plaies souvent dangereuses en sont alors le résultat.

On prépare des *cataplasmes sinapisés*, en saupoudrant le cataplasme de farine de graine de lin d'une légère couche de farine de moutarde ; ces cataplasmes ont une action moins vive que les sinapismes, et chez les personnes nerveuses et irritables ils produisent une rubéfaction souvent très-suffisante ; ils ont de plus l'avantage de pouvoir être réappliqués plus rapidement aux mêmes endroits, et de rubéfier moins profondément la peau. Mais ces qualités, avantageuses dans certaines circonstances, doivent les faire rejeter lorsque, dans des cas graves, on veut produire une dérivation prompte, forte et puissante.

Quelques personnes croient, par erreur, que les sinapismes agissent avec plus de force lorsqu'ils sont préparés avec du vinaigre ou de l'eau bouillante ; on a remarqué, au contraire, que leur action était moindre dans ces cas. L'huile volatile à laquelle ils doivent leur action ne se développe qu'en faible proportion lorsque l'on fait le mélange avec ces liquides, et il est convenable, lorsque l'on emploie l'eau, de ne pas dépasser une température de 60 degrés : aussi la recommandation qui a été faite par quelques auteurs de préparer les pédiluves sinapisés avec l'eau bouillante, et de les laisser refroidir ensuite jusqu'au degré convenable pour y pouvoir mettre les pieds, nous paraît-elle mauvaise et devoir être remplacée par la méthode opposée, c'est-à-dire d'élever la température de l'eau après avoir fait le mélange. (V. *Pédiluves*.)

L'huile volatile de moutarde noire se produit par la réaction de l'eau sur les principes contenus dans la graine ; elle s'isole facilement par la distillation, et est employée en médecine pour produire la rubéfaction. Souvent elle est un caustique assez actif, et détermine une douleur très-vive lorsqu'on l'applique sur la peau ; aussi l'emploie-t-on mélangée à l'eau ou à l'alcool, lorsque l'on veut faire des frictions irritantes : une partie d'huile essentielle sur 20 d'alcool est la dose ordinairement employée. On extrait aussi par compression de la farine de moutarde noire une huile fixe, plus consistante que l'huile d'olive ; elle est presqu'inodore, et a reçu de quelques auteurs le nom d'*huile de beurre*. Cette huile, qui est aujourd'hui inusitée en médecine, a été employée comme purgatif à la dose de deux onces ; on l'appliquait aussi sur les tumeurs froides comme résolutive.

MOUTARDE SAUVAGE, *sinapis arvensis*, sènevé,

sanvre, sendre. Cette espèce est très-commune, et on la trouve abondamment dans les champs ; la tige est moins haute que dans les espèces précédentes, les graines sont plus petites que celles du *S. nigra* ; elles sont noires et lisses, et sont souvent mêlées dans le commerce à ces dernières, dont elles partagent les propriétés.

MOUTARDE DE TABLE.—Indépendamment de leur emploi en médecine, on prépare avec les graines des diverses espèces de *sinapis* un condiment très-répandu, et dont l'usage remonte à l'antiquité ; c'est la *moutarde*, qui finit par donner son nom à la plante qui la produit, et dont l'étymologie vient de *mustum ardens*, parce qu'autrefois on préparait ce condiment avec le moût du raisin. Les graines de diverses espèces de *sinapis* sont employées suivant que l'on veut produire un condiment plus ou moins actif ; pour cela on met tremper ces graines dans le vinaigre pendant un certain temps, puis on les broye sous un moulin, et on les délaye avec le vinaigre, le moût de vin, la bière, et l'on aromatise suivant le goût des consommateurs et l'habitude des fabricants. Il existe une grande variété dans ces produits, dont plusieurs jouissent d'une certaine réputation ; et, parmi ces derniers, nous citerons la moutarde de Maille, à Paris, comme la plus estimée et la plus répandue. La moutarde la plus commune se prépare avec les graines du *S. nigra* et du *S. arvensis* ; c'était celle dont on faisait usage dans l'antiquité, où la moutarde d'Égypte était si estimée. L'usage de ce condiment s'est continué dans le moyen âge et dans les temps modernes ; le pape Clément VII, Jules de Médicis, qui faisait un grand usage de moutarde, récompensait largement ceux qui flattaient son goût en lui préparant des produits nouveaux ; de là vient, dit-on, l'importance que prenait le *moutardier du pape*.

La moutarde est un condiment souvent avantageux ; il excite les estomacs paresseux, favorise la digestion des aliments peu sapides ; il est surtout utile dans les saisons et les climats froids et brumeux. Il peut aussi relever les fonctions de l'estomac affaiblis par l'action débilitante des chaleurs excessives ; mais il doit toujours être pris avec modération, et les personnes d'un estomac faible et irritable doivent s'en abstenir. (V., pour les considérations générales, le mot *Condiment*.)

La moutarde de table préparée avec le *S. nigra* et le *S. arvensis*, peut aussi être employée comme moyen rubéfiant pour appliquer des sinapismes, mais elle ne doit être mise en usage que lorsque l'on manque d'autres moyens.   J.-P. BEAUDE.

MOXA (*thérap.*), s. m. C'est un mot d'origine chinoise et japonaise, qui sert à désigner un cylindre de duvet d'armoise qui se brûle sur la peau pour produire une cautérisation. En France, on prépare les moxas avec du coton, on en fait de petits cylindres de huit à dix lignes de hauteur sur six à huit de diamètre ; on applique aussi des moxas avec d'autres substances, telles que le phosphore, des tissus enduits de solutions salines qui brûlent avec facilité, etc. (V. *Cautérisation*.)

MUCILAGE (*mat. méd.*), s. m. On donne le nom de *mucilage* à une matière gommeuse abondante dans certaines parties des végétaux ; telles que les graines et les racines : les racines de guimauve et de grande consoude en contiennent des proportions notables, ainsi que les semences de graine de lin et de coing. Le mucilage est visqueux, filant, et donne à l'eau dans laquelle on le dissout une onctuosité qui le fait employer pour les lotions, les fomentations ou les bains émollients ; il fait aussi la base des boissons adoucissantes et antiphlogistiques que l'on administre dans les inflammations, et principalement dans celles des organes digestifs. Les préparations mucilagineuses les plus employées sont faites avec la gomme arabique, la gomme adragante, la graine de lin, la racine de guimauve, etc. (V. ces mots.) J. B.

MUCOSITÉ. (V. *Mucus.*)

MUCUS (*physiol.*), s. m. On désigne ainsi un liquide sécrété par les membranes muqueuses, et qui a de l'analogie avec le mucilage végétal. (V. *Membrane.*)

MUET (*path.*), s. m., se dit d'un individu qui est privé de la parole. (V. *Voix.*) Pour les sourds-muets, V. *Oreille* (maladie de l').

MUGUET (*bot.*), s. m., *convallaria maialis.* Muguet de mai ; c'est une plante de la famille des Asparaginées et de l'hexandrie monogynie de Linnée, qui est désignée dans les formulaires sous le nom de *Lilium convallium.* Ses fleurs, blanches, odorantes et en grelots, apparaissent au mois de mai ; elles sont d'un aspect coquet et d'une odeur suave, quoiqu'un peu forte, qui rappelle l'odeur du musc. Les anciens auteurs de matière médicale disaient que ces fleurs fraîches étaient céphaliques, propres à récréer le cerveau et empêcher les vertiges. Mais, loin de posséder ces qualités, la fleur de muguet, dont l'odeur est pénétrante, présente des inconvénients lorsqu'elle est respirée la nuit dans les appartements fermés. Les fleurs du muguet, desséchées et pulvérisées, ont été employées comme sternutatoires ; on les prend en poudre grossière comme le tabac ; cette poudre présente plus de force et doit être prise en moindre quantité. Prise à l'intérieur, elle est, dit-on, émétique et purgative ; son extrait, à la dose d'un demi-gros, purge fortement. On préparait autrefois une eau distillée de muguet, sous le nom d'*eau d'or,* qui est tout-à-fait inusitée aujourd'hui.

MUGUET (Petit), *asperula odorata,* muguet des bois, reine des bois. C'est une plante du genre Aspérula de la famille des Rubiacées, tétrandrie monogynie de Linnée, que l'on voit au printemps fleurir dans les clairières des bois ; ses fleurs, qui sont odorantes, ainsi que l'indique son nom, sont employées, étant desséchées, en infusion dans les affections nerveuses ; c'est un anti spasmodique léger. Les bestiaux sont très-friands de cette plante, et l'on dit que les vaches qui s'en nourrissent ont un lait plus substantiel et plus abondant. J. B.

MUGUET (*méd.*), s. m. On donne ce nom et celui de *blanchet* à une maladie caractérisée par une éruption aphteuse dont il a été traité au mot *Aphtes.*

MULES (*chir.*), s. f. pl. On donne ce nom aux engelures qui ont leur siège au talon.(V.*Engelures.*)

MULTIPARE (*zool.*), adj. , de *multus*, beaucoup, et de *parire*, enfanter ; se dit des femelles qui font plusieurs petits à la fois.

MUQUEUX (*physiol.*), adj. On se sert quelquefois du mot *système muqueux* pour désigner l'ensemble de toutes les membranes muqueuses. Ce mot s'emploie aussi comme synonyme de mucus ou de mucilage : on dit le *muqueux végétal,* le *muqueux animal.*—On désigne aussi sous le nom de *follicules muqueux* de petits corps qui existent dans la peau et les membranes muqueuses. (V. ces mots et *Cryptes.*) Il a été traité des *membranes muqueuses* au mot *Membranes.*   J. B.

MUQUEUSE (fièvre). (V. *Dothinentérie.*)

MUQUEUSES (Bourses) (*path.*), s. f. p. Pour la description anatomique, voyez à l'article *Membrane* ce qui est relatif aux synoviales.

Les plaies et les contusions qui intéressent ces organes ont le grave inconvénient d'en déterminer quelquefois l'inflammation. La flegmasie des bourses muqueuses est en effet habituellement occasionnée par des violences extérieures, ou chez des personnes qui, par leur profession, sont exposées à subir des frottements répétés sur les parties où existent les poches en question. Cette inflammation, qui marche ordinairement assez vite, est caractérisée par de la douleur, des battements, l'augmentation de volume et une fluctuation sensible qui annonce une sécrétion de pus ou de sérosité purulente ; la réaction fébrile est en rapport avec l'intensité de la flegmasie. Quand la résolution ne s'opère pas spontanément ou par les moyens de l'art, l'abcès s'ouvre à l'extérieur, et la cicatrisation a lieu avec plus ou moins de facilité. Il peut aussi se rompre dans le tissu cellulaire ambiant, ce qui donne lieu à une infiltration purulente dans ce tissu. Le traitement est éminemment antiphlogistique : on agit, du reste, comme pour les autres abcès.

Ces mêmes organes sont assez souvent le siège d'hydropisies, c'est-à-dire de collections séreuses que l'on désigne aussi sous le nom d'*hygroma.* Les causes sont assez généralement aussi des violences extérieures légères. L'*hygroma* est caractérisé par une tumeur arrondie, fluctuante, non douloureuse, siégeant là où existe une bourse muqueuse.

Les topiques résolutifs sont quelquefois très-efficaces pour faire résorber le liquide épanché : Boyer a retiré de très-grands avantages de la solution d'hydrochlorate d'ammoniaque (32 grammes dans une pinte d'eau); on peut y joindre avec succès la compression. M. Velpeau a conseillé les vésicatoires volants appliqués sur la tumeur. Enfin, quand tout échoue, on videra la poche au moyen d'une ponction.

D'autres fois ce sont des épanchements sanguins qui se forment dans ces petites cavités ; le traitement est le même que celui de l'hygroma.   E. B.

MURE (*bot.*), s. f., fruit du mûrier, *morus nigra*, L.; famille des Urticées, J., ou Artocarpées.

Ce fruit est formé d'une sorte de baie, composée des écailles du calice persistantes et charnues recouvrant le fruit lui-même, qui est un akène un peu comprimé. Lorsqu'il a atteint son maximum de maturité, il est ovoïde allongé, de couleur rouge-pourpre presque noire, mamelonné comme la framboise, avec cette différence que la partie charnue est formée par le calice, tandis que, dans le fruit du framboisier, c'est le péricarpe lui-même qui est charnu et succulent ; les semences que renferment les baies sont ovales et triangulaires.

On n'est pas d'accord sur la patrie originaire du mûrier : quelques auteurs le font venir de la Chine, du Japon et de l'Inde ; d'autres de l'Asie-Mineure : toujours est-il qu'il fut importé de l'un de ces pays à Constantinople, puis en Grèce, où sa propagation fut telle qu'une partie de ce pays dut à cette circonstance le nom de Morée.

La maturité des mûres s'effectue généralement dans le courant d'août. La grande quantité de mucilage qu'elles contiennent les rend très-propres à étancher la soif ; leur saveur est aigrelette, douce et mucilagineuse. Les anciens regardaient ce fruit comme très-propre à entretenir la santé. Horace fait en effet dire à Catius que, pour se bien porter pendant les chaleurs, il faut manger des mûres à la fin des repas, et les cueillir le matin lorsqu'elles sont encore couvertes de rosée. Elles sont légèrement laxatives : on en prépare des boissons rafraîchissantes et un sirop qu'on administre avec succès dans les inflammations de la gorge ou des gencives. On le voit, dans ce cas, entrer dans la composition des gargarismes détersifs ; on l'associe ordinairement aux figues grasses et au miel.	T. C.

MURIATES. (V. *Hydrochlorates*.)

MURIATIQUE (Acide). (V. *Hydrochlorique (acide)*.)

MUSC (mat. méd.), s. m., *moschus*. Le musc est un produit animal qui nous vient de l'Asie ; il est renfermé dans une petite poche qui est située près du prépuce d'un chevrotin qui habite les montagnes de l'Asie centrale, et que l'on a nommé *Moschus moschiferus*. Quoiqu'il n'existe, dit-on, qu'une seule espèce de moschus porte-musc, on connaît cependant plusieurs variétés de musc. Le plus estimé est le musc tonquin ou de la Chine, c'est celui qu'on emploie en médecine ; ensuite vient le musc kabardin ou de Russie, parce qu'il nous arrive par les caravanes de ce pays ; le moins estimé est le musc du Bengale. Il y a peu de temps qu'on a découvert, dans la Mongolie, une nouvelle espèce de chevrotin porte-musc auquel on a donné le nom de *Moschus altaicus*. On dit qu'il fournit un musc moins estimé que le *Moschus moschiferus*.

Le musc, tel qu'on le trouve dans le commerce, est renfermé dans de petites vessies couvertes de quelques poils roux : ce sont les enveloppes mêmes de l'organe qui le sécrétait pendant la vie ; sécrétion que l'on dit être analogue à celle qui existe sous le prépuce d'un assez grand nombre de mammifères. Pendant la vie, le musc est en partie liquide ; il se solidifie après la mort de l'animal. Il est plus abondant chez les individus adultes que chez les sujets trop jeunes ou trop vieux. La quantité de musc que contient chacune de ces poches est de six à huit gros, et elles sont envoyées dans le commerce dans des boîtes de plomb, ou de bois doublé du même métal. Lorsqu'on ouvre une de ces vessies, on trouve le musc d'un brun rougeâtre, grumeleux, très-odorant, doux au toucher, légèrement humide, mais se desséchant facilement à l'air. Il est soluble pour neuf dixièmes dans l'eau, l'alcool et l'éther ; il est fusible au feu, s'enflamme très-facilement. Sa saveur est amère, désagréable, un peu âcre ; son odeur est pénétrante, forte et tenace ; elle est telle-

ment divisible qu'un grain de musc suffit pour parfumer une pièce d'une grande étendue pendant plusieurs années, sans qu'il perde sensiblement de son poids. Cette odeur, qui est agréable à quelques personnes, est souvent pénible pour un grand nombre d'autres. Il est des femmes à qui l'odeur du musc, dans un lieu fermé, donne immédiatement des syncopes. Des accidents sérieux ont été quelquefois produits, chez des malades ou des convalescents, par l'odeur du musc ; aussi est-il prudent d'éviter d'y soumettre les personnes nerveuses, les enfants et les jeunes personnes, ou celles dont la susceptibilité se trouve augmentée par l'action d'une cause débilitante quelconque. Par opposition, on voit des individus faibles et nerveux rechercher avec ardeur cette odeur vive et pénétrante : il y a, dans ces actions diverses d'une même substance, un fait de susceptibilité individuelle qui, souvent, se fait remarquer, et dont le médecin doit toujours tenir compte. (V. *Idiosyncrasies*.)

Le musc est un médicament actif ; il jouit au plus haut degré des propriétés antispasmodiques ; mais pour produire une action marquée, il doit être donné à doses assez élevées : il s'administre depuis les doses les plus minimes, deux à cinq grains (10 à 25 centigrammes), jusqu'à quatre-vingts grains (4 grammes 1/2) ; on le donne ordinairement en pilules ou en potions. On prépare aussi une teinture de musc avec : musc, une partie, et alcool à 31°, quatre parties ; on fait macérer pendant huit jours et on passe.

Le musc est plus employé dans la parfumerie qu'il ne l'est dans la médecine ; il entre en petite proportion dans la plupart des eaux de senteur qui servent à la toilette. Son haut prix (près de 100 fr. l'once) fait que l'on a cherché à l'altérer par un grand nombre de moyens ; celui qui paraît le plus employé consiste à le mêler avec du sang desséché ; aussi est-il important, lorsqu'on l'achète, de l'avoir encore enveloppé des membranes qui le renferment à l'état naturel.	J.-P. BEAUDE.

MUSCADE (bot. et mat. méd.), s. f., fruit du muscadier ; *myristica aromatica*, L. ; famille des Laurinées, J. ; Myristicées de Brown.

Ce fruit s'offre sous la forme d'une drupe ou noix charnue, pyriforme, du volume d'une pêche, et marqué d'un sillon longitudinal ; lors de sa maturité, il s'ouvre en deux valves incomplètes et découvre une coque nuciforme, du volume d'une forte olive, ronde ou ovale, marquée de sillons réticulés formés par l'empreinte d'une arille ou macis, improprement appelée par les anciens fleur de muscade. Cette arille, qui enveloppait la graine, est découpée en lanières charnues d'un rouge vif, qui passe au jaune par la dessication.

Ce fruit est originaire des îles Moluques ; mais depuis 1778 qu'un violent ouragan, en les ravageant, détruisit la plus grande partie des muscadiers qui les ombrageaient, ce bel arbre n'est plus guère cultivé qu'au groupe Branda, qui approvisionne l'Europe de macis et de muscade. Depuis quelque temps cependant, on l'a transporté et propagé aux îles de France et de Bourbon.

La maturité du fruit s'effectuant successivement, on en fait deux à trois récoltes par an. On les gaule et on lève le brou sur place, où il est abandonné comme inutile ; on asperge le macis d'eau salée, et on le met à sécher. Une troisième enveloppe qui recouvre la graine se déchire d'elle-même après quelques jours d'abandon; on la sépare au moyen du van, et on fait ensuite passer les amandes ou muscades proprement dites dans un lait de chaux pour les préserver autant que possible de l'attaque des insectes ; puis, on les met sécher.

On distingue dans le commerce deux espèces de muscades que l'on appelle improprement muscade femelle et muscade mâle. La première est la plus estimée ; elle est produite par le muscadier cultivé, *myristica moschata* ; sa forme est arrondie, son volume égal à celui d'une noisette, sa couleur est grisâtre en dehors et jaunâtre en dedans, d'une odeur très-aromatique, d'une saveur chaude piquante; elle est sujette à être piquée des vers et perd alors une partie de son odeur et de sa saveur. La muscade mâle est produite par le muscadier sauvage, *myristica tomentosa* ; elle est oblongue, son odeur et sa saveur sont de beaucoup inférieures à celles de l'autre espèce, avec laquelle on la trouve trop souvent mêlée. L'amande est recouverte d'une coque dure sur laquelle est appliquée une arille pâle et sèche.

La muscade est sans contredit l'une des substances aromatiques les plus agréables que l'on connaisse. Aux îles Branda, où elle atteint toute sa perfection, et où elle est si commune qu'elle en constitue toute la richesse, on la confit dans le rhum lorsqu'elle est encore verte, et elle forme dans cet état un mets très-goûté des indigènes, mais qui flatte peu les palais inaccoutumés à l'usage des substances âcres et excitantes. Quelques auteurs l'ont, ainsi que le macis, recommandée en masticatoire dans la paralysie des muscles qui servent à la déglutition. Ces deux substances entrent dans plusieurs préparations officinales, mais elles servent surtout à aromatiser certains mets et certaines liqueurs de table ; elles agissent dans ce cas comme stimulants des organes digestifs.

Plusieurs chimistes, et notamment Neumann et M. Bonastre, se sont occupés de l'examen chimique de la muscade : l'analyse du dernier étant la plus récente et la plus complète, nous allons la rapporter. Ce savant a trouvé dans la noix, ou plutôt dans l'amande de muscade, les principes suivants : 1° matière blanche insoluble (stéarine); 2° matière butyreuse, colorée, soluble (élaine); 3° huile volatile; 4° acide; 5° fécule; 6° gomme, ou naturelle, ou formée; 7° résidu ligneux.

Le macis a fourni à M. Henry père : 1° de l'huile essentielle; 2° une huile fixe odorante jaune, soluble dans l'éther, insoluble dans l'alcool bouillant; 3° une huile fixe odorante rouge, soluble dans l'alcool et l'éther en toutes proportions; 4° une matière gommeuse particulière analogue à l'amidon et à la gomme, faisant le tiers environ du macis; 5° de la fibre ligneuse.

On extrait des muscades, par distillation, une huile volatile de couleur jaune-blanchâtre plus légère que l'eau, et qui jouit de toutes les propriétés de l'amande. On l'administre à la dose de quelques gouttes comme carminatif et stomachique. Le macis fournit par expression une huile mixte qui jouit des mêmes propriétés, mais à un degré plus faible.

On trouve enfin dans le commerce une sorte de beurre végétal composé de l'huile concrète et vola-

tile de la muscade ; il s'extrait par la réduction en pâte et la pression entre des plaques légèrement chauffées; il est très-souvent falsifié.

COUVERCHEL,
Membre de l'Académie de Médecine.

MUSCLES et MUSCULAIRE (Système) (*anat. et physiol.*), s. m. p. et adj. On appelle muscles des organes mous et rouges composés d'un assemblage de fibres plus ou moins parallèles entre elles, susceptibles de se contracter et de s'allonger, et destinés à mouvoir le corps en totalité ou en partie (V. *Locomotion*). Ce sont les muscles qui constituent ce qu'on nomme la chair ; ils forment, chez les animaux vertébrés, la plus grande partie de la masse du corps.

Les muscles peuvent être partagés en deux grandes classes, suivant qu'ils sont ou non soumis à l'empire de la volonté ; de là les muscles de la vie animale ou muscles volontaires, et les muscles de la vie organique ou involontaires.

Nous allons d'abord étudier ces organes dans ce qu'ils offrent de général et de commun.

1° *Structure intime.* — Les muscles sont composés de *faisceaux*, les faisceaux de *fibres*, et les fibres de *filaments*. MM. Prévost et Dumas appellent les faisceaux, fibres tertiaires ; les fibres, fibres secondaires ; et les filaments, fibres primaires : ces derniers sont des assemblages rectilignes de corpuscules globuleux qui, en dernière analyse, constituent l'élément primitif du tissu musculaire. C'est pour cette raison que M. Dutrochet a nommé les filaments, corpuscules musculaires articulés. Ces globules dont la réunion fonde la fibre primaire, ne sont autre chose que les globules centraux du sang dépouillés de leur matière colorante, et réunis entre eux par un mucus transparent et incolore. Les faisceaux ne s'étendent pas à toute la longueur du muscle; ils se portent plus ou moins obliquement d'un bord à l'autre, ou des deux bords vers le milieu, et ils viennent se fixer à des organes de tissu fibreux (V. ce mot), qui transmettent leur action plus ou moins loin. Un muscle, considéré dans son entier ou dans ses plus petits filaments, est composé de deux substances : une, musculaire proprement dite ; l'autre consistant dans une enveloppe de tissu cellulaire (gaîne musculaire), qui entoure tout le muscle et envoie des cloisons dans toute l'épaisseur de celui-ci, lesquelles forment de gros tubes pour les faisceaux, de plus petits pour les fibres, et d'autres très-déliés pour les filaments.

On a beaucoup discuté pour savoir si la fibre primaire formait un tube creux, ou si elle formait un solide plein ; cette dernière opinion est généralement adoptée. On a aussi cherché à évaluer leur volume en fractions de millimètres ; mais ce sont là des questions oiseuses.

L'endroit par lequel les vaisseaux pénètrent dans un muscle, est généralement situé vers sa partie moyenne. Les artères se partagent en deux branches, dont l'une va se ramifier dans la portion supérieure, tandis que l'autre se distribue dans l'inférieure. Les veines présentent deux systèmes : les unes, *profondes*, accompagnent les artères ; les autres, *superficielles*, marchent isolées. On a constaté, par l'expérience et le raisonnement, que la couleur rouge des muscles leur était propre et ne dépendait pas de la présence du sang. Les nerfs des **muscles** sont assez considérables, ils accompagnent ordinairement les vaisseaux, et se ramifient et s'anastomosent perpendiculairement à la direction des fibres charnues.

2° *Propriétés physiques, chimiques et vitales.* — La forme des muscles est très-variable : en général, ils sont pleins (muscles de la vie animale), ou creux (muscles de la vie organique). Ils sont mous, peu élastiques, faciles à déchirer après la mort; pendant la vie, leur consistance est plus grande. L'analyse chimique a démontré que les muscles étaient composés de fibrine, d'albumine, de gélatine, d'osmazome, de phosphates de soude et de chaux, et de carbonate de chaux. L'élément fibrineux est celui qui domine. Traitée par l'eau bouillante, la chair musculaire laisse dissoudre plusieurs de ses principes; c'est le résultat de cette coction qui constitue le bouillon.

Les muscles peuvent changer activement leurs formes ou leurs dimensions, soit par l'effet de la volonté, soit par celle des stimulants spéciaux. Cette propriété que Haller nommait *irritabilité*, et que quelques autres auteurs désignent sous le titre plus restreint de *myotilité*, consiste soit dans la *contraction* du muscle, soit dans son *allongement*. Quand il se raccourcit, un mouvement oscillatoire fait paraître sa surface comme ridée, et ses deux extrémités se rapprochent : en se contractant, l'organe se gonfle, devient plus épais, plus dur, mais la couleur reste la même. L'effort produit par le resserrement est très-considérable; mais, comme il a été dit au mot *Locomotion*, il arrive ordinairement qu'une partie de cet effort se trouve perdue. Quant à la rapidité avec laquelle le phénomène s'exécute, elle est souvent très-grande, comme on le voit dans la course, le saut, les convulsions, etc. On a beaucoup disserté pour savoir si les muscles augmentaient de volume en se contractant; il paraît bien démontré que le gonflement est compensé par la diminution de longueur; il n'y a donc de changé que le volume apparent. Plusieurs conditions sont indispensables pour que la propriété qui nous occupe soit mise en jeu. D'abord il faut que le muscle soit vivant, c'est-à-dire en communication avec les systèmes nerveux et circulatoire; si un muscle séparé du corps jouit encore pendant quelque temps de sa contractilité, cela tient à ce qu'il est irritable, qu'il renferme encore de la substance nerveuse, laquelle ne perd pas immédiatement ses propriétés. En second lieu, l'organe doit être à l'état normal, tant sous le rapport de la texture que sous celui de l'impressionnabilité. Enfin, il faut qu'un stimulus agisse sur le muscle ou sur le nerf qui s'y ramifie. Ce stimulus n'est pas le même pour les différents muscles. Ainsi, ceux qui sont soumis à la volonté reçoivent leur stimulus du cerveau. Il leur est transmis par les nerfs; les autres agissent plus spécialement par l'effet d'une excitation directe : la lumière pour l'iris, le sang pour le cœur, etc. Tous éprouvent l'action des irritants mécaniques ou chimiques quand ceux-ci agissent immédiatement. Nous n'exposerons pas ici les différentes théories qui ont été proposées par les anciens et les modernes pour expliquer le phénomène de la contraction. Ceux qui sont curieux de ces détails les rencontreront dans les traités de physiologie.

Les muscles peuvent encore se contracter après la cessation de la vie et même, comme nous l'avons dit, séparés du corps. Cette faculté se perd plus vite dans certains muscles que dans d'autres. A cette cessation de toute contractilité succède la rigidité cadavérique. Alors, si on coupe un de ces organes, les deux bouts se rétractent, mais pas autant qu'ils l'auraient fait sur le vivant. C'est là un simple phénomène d'élasticité qui cesse lui-même aux approches de la putréfaction.

Chez l'embryon, le système dont nous parlons est d'abord confondu dans le tissu cellulaire, à l'exception du cœur, qui se montre de très-bonne heure. Les faisceaux musculaires ne commencent guère à être appréciables qu'à la fin du second mois; mais ils ne prennent leur couleur rouge et leur aspect normal qu'après la naissance.

Le système musculaire de l'homme diffère surtout de celui des animaux par la force plus considérable de certains muscles, et le moindre développement de certains autres. Les muscles les plus développés sont spécialement, comme le fait observer Meckel, ceux qui assurent la station droite (les fesses, le mollet). Les muscles les moins développés sont ceux destinés à mouvoir la peau, et les moteurs de la tête, qui, chez les mammifères, sont très-puissants à cause du mode de station propre à ces animaux, et de la facilité qu'ils donnent pour saisir avec la bouche et pour mordre.

Jetons actuellement un coup d'œil rapide sur les deux grandes classes que nous avons admises.

I. MUSCLES VOLONTAIRES OU DE LA VIE ANIMALE. — Ils forment près de la moitié de la masse totale du corps. En général, ils sont appliqués autour des os, et représentent les forces qui doivent mettre ceux-ci en mouvement. C'est surtout aux membres qu'ils sont nombreux et forts.

Ces muscles forment des masses solides dont les faisceaux, dirigés en ligne droite, s'attachent par leurs deux extrémités à certaines portions du système fibreux (les tendons), par l'intermédiaire desquelles ils tiennent au périoste, qui les unit lui-même aux os. Les tendons sont toujours plus minces que les muscles; en général, ils ne se trouvent qu'aux deux extrémités de ceux-ci. La portion moyenne et charnue d'un muscle s'appelle *ventre*, l'extrémité supérieure *tête*, et l'inférieure *queue*. La tête s'attache au point fixe, et la queue au point mobile.

Les muscles qui, placés dans le même sens, produisent à peu près les mêmes mouvements, sont dits *congénères*, et ceux qui agissent en sens inverse, *antagonistes*. De l'action des différents muscles résultent pour les parties mobiles auxquelles ils s'attachent, l'adduction, l'abduction, la flexion, l'extension, la rotation en dedans et la rotation en dehors; de là des muscles *adducteurs*, *abducteurs*, *fléchisseurs*, *extenseurs*, *rotateurs* en dedans ou en dehors (V. ces mots pour les détails.)

La configuration des muscles est très-variable : 1° sous le rapport du degré de complication. Quand ils naissent par une seule tête et se terminent par une seule queue, ils sont dits *simples*. On les nomme *composés*, lorsqu'ils se divisent en deux ou plusieurs faisceaux, soit à l'extrémité fixe, soit à l'extrémité mobile. 2° Sous le rapport de la forme, ils sont dits, *longs*, *larges*, ou *courts*, suivant que la dimension en longueur ou celle en largeur l'emportent l'une sur l'autre, ou que ces deux dimensions sont à peu près égales.

Pour les fonctions des muscles de la vie animale, (V. *Locomotion.*)

II. MUSCLES INVOLONTAIRES OU DE LA VIE ORGA-NIQUE. — Les muscles de cette classe diffèrent notablement de la précédente sous plusieurs rapports : 1° sous celui de leur *masse totale* qui est très-peu de chose, comparée à celle des autres organes ; 2° sous celui de leur *forme extérieure*, ils constituent des cavités tapissées par la membrane interne des organes dans la composition desquels ils entrent : c'est ce qui a lieu pour la vessie, les intestins, le cœur, la matrice, etc. Ils ne présentent pas de tendons, à l'exception pourtant du cœur (V. ce mot); 3° relativement à la *texture*, leurs fibres ne sont pas parallèles, mais disposées par couches minces, entre-croisées en divers sens. Ils reçoivent moins de nerfs, et ceux-ci leur sont principalement fournis par le grand sympathique.

Les fonctions des muscles de la vie organique consistent à rétrécir et à raccourcir, en se contractant, la cavité dont ils forment les parois; on leur considère comme antagonistes les matières renfermées dans cette cavité et qu'il s'agit d'en expulser. Une dernière propriété, c'est que, soustraits à l'empire de la volonté, leurs stimulants propres agissent sur eux par l'intermédiaire de la tunique interne de l'organe qu'ils entourent.

MUSCLES (Maladies des) (*path.*). Les muscles peuvent présenter toutes les maladies des autres parties; mais il y a ceci de remarquable, qu'à l'exception des lésions accidentelles, les autres affections sont extrêmement rares. Ce fait ressortira encore davantage, si l'on réfléchit au grand nombre de vaisseaux et de nerfs que reçoivent ces organes, et à leur activité presque incessante.

Lésions traumatiques. — Les blessures (plaies ou contusions) dont les muscles peuvent être affectés, se rattachent d'une manière trop intime à l'histoire des *plaies* en général pour que nous nous en occupions ici. (V. *Plaie.*)

Rupture musculaire (coup-de-fouet). — Les observations exactes sur cette affection ne sont pas anciennes, et c'est surtout aux travaux de Rousille-Chamseru et de Sédillot, que nous sommes redevables des connaissances que nous possédons sur ce sujet. Jusqu'à M. Sédillot, on pensait que les tendons seuls étaient susceptibles de se rompre ; mais l'auteur que je viens de nommer, analysant rigoureusement les observations relatives à l'accident en question, fit voir que treize fois la rupture avait eu lieu à l'union des fibres charnues avec le tendon, et huit fois dans la *continuité même du muscle*. Et quant à l'explication, ces lésions, dit-il, sont toujours dues à un effort subit et inopiné qui met en contraction forcée certains muscles ou certaines portions de muscles, pendant que le reste de l'organe ou ses congénères sont dans le relâchement. Alors, les fibres contractées n'ayant pas assez de force pour lutter contre les antagonistes ou contre les puissances placées à leur extrémité, cessent d'être *puissance* et éprouvent un allongement forcé d'où résulte leur rupture. (*Mém. et prix de la Société de médecine de Paris.* — 1817.) Et, en effet, la lésion dont nous parlons arrive pendant un effort violent pour soulever un fardeau, pour sauter, pour se retenir dans l'imminence d'une chute, etc. C'est ainsi que les danseurs, les bateleurs, les portefaix, y sont très-exposés.

Les muscles qui se rompent le plus souvent sont ceux du mollet (*coup-de-fouet* proprement dit), le droit antérieur de la cuisse, le psoas, etc.

On a observé souvent aussi des ruptures des faisceaux de la masse du sacro-lombaire et du long dorsal; ce sont ces déchirements auxquels on donne vulgairement le nom de *tour-de-reins*, et qui se produisent à la suite d'efforts violents pour soulever des fardeaux. A la suite de mouvements violents et rapides, des ruptures des muscles du col et de la partie postérieure et supérieure du tronc, ont été déterminées; enfin ces ruptures peuvent avoir lieu dans presque toutes les maladies du corps qui présentent une certaine étendue. Et ces accidents sont beaucoup plus fréquents qu'on ne le pense ordinairement; ils sont presque toujours la cause de ces douleurs vives et persistantes que l'on ressent dans le trajet d'un muscle à la suite d'un mouvement brusque ou violent.

Les symptômes qui caractérisent la rupture sont d'abord une douleur vive qui se manifeste au moment de la contraction, et rend difficile et presqu'impossible tout mouvement de la partie blessée. Cette douleur a été comparée, par plusieurs malades chez lesquels j'ai observé cette déchirure, à celle produite par un coup, par une violente contusion ; mais aucun ne m'a dit avoir entendu ce bruit sec et analogue au claquement d'un fouet, qui a fait donner le nom de cette maladie. J'ai été moi-même présent à l'un de ces accidents, et placé près de la personne blessée je n'ai entendu aucun bruit, ainsi que les autres assistants qui étaient assez nombreux. La rupture avait lieu dans la masse des muscles du mollet, et la dépression produite par l'écartement des parties rompues était assez considérable.

Le point précis de la lésion est indiqué et par le siège de la sensation douloureuse, et par une dépression en rapport avec l'étendue de la solution de continuité. L'écoulement sanguin qui résulte de la déchirure des vaisseaux donne lieu à une ecchymose et à un gonflement qui se manifeste vingt ou trente heures après l'accident. Quand cette blessure est négligée, la douleur persiste quelquefois pendant un temps considérable, et les mouvements de la partie malade sont douloureux et presqu'impossibles. J'ai vu chez une femme de 30 ans, nerveuse et d'un système musculaire mou et peu développé, les douleurs et l'impossibilité de remuer le membre persister, malgré le traitement le plus rationnel, pendant plus de dix-huit mois; et M. Roux, qui fut appelé dans cette circonstance, me dit avoir observé un cas analogue. La malade guérit enfin, mais elle conserva pendant longtemps de la douleur dans le siège de la déchirure, et souvent de la difficulté à marcher; il s'agissait de la rupture d'un des adducteurs de la cuisse, qui avait eu lieu à la suite d'un faux pas en descendant de voiture. Quant au danger, il est ordinairement peu grave ; on cite pourtant un cas de mort par rupture du muscle psoas, mais le fait dont il s'agit manque de détails qui lui donnent l'authenticité désirable.

Le traitement consiste à placer le membre auquel l'accident est arrivé dans une situation telle, que le muscle rompu soit dans le relâchement le plus complet. Du reste, une sorte d'instinct naturel apprend au malade à trouver de lui-même cette position (dans laquelle il souffre moins) jusqu'à l'arrivée du chirurgien. M. Sédillot a beaucoup insisté sur l'utilité d'un bandage compressif méthodiquement appliqué sur la partie malade; les faits qu'il rapporte à cet égard sont tellement concluants, que nous n'hésitons pas à adopter sa manière de voir à ce sujet. Le raisonnement vient ici à l'appui de l'expérience, car la compression favorise le relâchement du muscle, s'oppose à de nouvelles contractions, rapproche autant que possible les bords de la rupture, et enfin facilite la résorption du sang épanché et la résolution de l'engorgement.

Les applications de sangsues et les saignées générales, si les malades sont jeunes et vigoureux, sont souvent nécessaires pour calmer les symptômes inflammatoires et les douleurs qui sont vives et continues. Dans un cas analogue, j'ai employé avec avantage les applications d'eau froide, faites d'une manière continue pendant près de trois semaines; j'ai calmé ainsi la douleur et obtenu une guérison rapide, sans évacuation sanguine, et sans que le malade, qui était peintre, ait cessé de se livrer à l'exercice de son art. Il s'agissait d'une rupture des muscles du mollet : un bandage roulé était appliqué sur la jambe, des compresses imbibées d'eau froide et souvent renouvelées étaient placées sur le lieu de la douleur; le malade, au moyen d'une béquille sur laquelle il pouvait placer son genou, marchait dans sa chambre en tenant sa jambe fléchie. Des abcès et des accidents particuliers peuvent venir compliquer cette maladie; c'est au médecin à juger ce qu'il est convenable de faire pour les combattre.

De la luxation des muscles. — Cet accident, admis trop légèrement par Pouteau, est aujourd'hui révoqué en doute; en tout cas, il ne pourrait avoir lieu que dans une blessure avec lésion de l'aponévrose d'enveloppe. L'indication est de réduire, de débrider s'il le faut, etc., etc.

Lésions vitales. — L'inflammation (*myosite* ou *myonite* des auteurs), qu'il ne faut pas confondre avec le rhumatisme, est une affection fort rare; encore, pour beaucoup d'auteurs, la maladie réside-t-elle plutôt dans les enveloppes celluleuses des faisceaux et des fibres que dans l'élément charnu lui-même.

Les causes de la myosite sont ordinairement des efforts violents et répétés de la part d'un muscle, des secousses, une contusion, etc. Quant aux symptômes, ce sont ceux de toute inflammation; douleur plus ou moins vive qui s'oppose aux mouvements de la partie malade; tension, gonflement, etc. Comme c'est surtout dans le muscle psoas que cette affection a été observée, nous renvoyons à ce mot pour le reste des détails.

La *suppuration* arrive très-rarement aussi par suite de flegmasie aiguë. Mais il est plus commun de l'observer dans certains états généraux graves, tels que la résorption purulente et la morve aiguë. Du reste, le pus se forme spécialement entre les fibres charnues et se réunit en foyers plus ou moins considérables, suivant l'abondance de la suppuration.

L'*atrophie* et l'*hypertrophie* ne sont pas des accidents rares dans le système musculaire; la première surtout est très-commune, et se fait voir

quand un muscle est comprimé par une tumeur ou par le développement anormal d'un organe voisin. Le repos absolu et trop longtemps prolongé d'une partie peut amener le même résultat. Des flegmasies légères et souvent répétées entraînent quelquefois à leur suite une induration plus ou moins considérable dans l'organe charnu qui en a été le siège. Quant à la *rétraction* musculaire, c'est là un phénomène particulier qui n'a été bien étudié que dans ces derniers temps, mais dont on a trop souvent exagéré les conséquences pratiques. (V. *Ténotomie.*)

Dans certaines affections générales graves de l'économie, lorsque tous les systèmes, mais surtout le fluide circulatoire, sont en proie à une perturbation profonde, il se fait souvent des congestions et même des épanchements sanguins, non-seulement dans les principaux viscères, mais encore dans le tissu des muscles. C'est ce qui arrive dans le scorbut, la fièvre jaune. M. Cruveilhier a désigné cet état sous le nom d'*apoplexie musculaire*. Le *ramollissement* se produit aussi d'ordinaire sous l'influence des mêmes causes, et c'est lui qui, très-probablement, prélude à l'apoplexie et la prépare.

Les muscles sont-ils susceptibles de subir les diverses dégénérescences squirrheuse, graisseuse, ossiforme, etc.? Beaucoup d'auteurs pensent que, dans les cas de ce genre, il y a atrophie de la substance charnue et dépôt d'un nouveau tissu, d'un élément anatomique nouveau, dans le point qu'elle occupait. Quoi qu'il en soit de cette explication, il n'en est pas moins vrai que les diverses dégénérescences dont nous parlons se rencontrent dans le système musculaire.

Enfin, diverses sortes de vers ont été trouvées dans les muscles. C'est ainsi que Werner y a rencontré le *tænia muscularis*, si commun chez le cochon; que M. Cruveilhier y a trouvé le cysticerque celluleux, et que M. Owen y a découvert, le premier, une espèce particulière de ver fin, petit, roulé sur lui-même, et qu'il nomme le *trichina spiralis*. Du reste, pour les différentes autres affections des muscles, Voy. *Chorée, Convulsions, Crampes, Rhumatisme, Tétanos,* etc., etc.   J.-P. BEAUDE.

MUSCULAIRE (anat.), adj., *muscularis*. Se dit des choses qui ont rapport aux muscles. Plusieurs nerfs et plusieurs artères qui se distribuent aux muscles, ont reçu le nom de *nerfs* ou d'*artères musculaires*, et notamment des divisions de l'artère ophthalmique qui se rendent dans les muscles de l'œil.—On a donné le nom de système musculaire à l'ensemble des muscles. (V. *Muscles.*)

MUSCULEUX (anat.), adj., *musculosus*. Se dit d'un organe pourvu de muscles; se dit également d'un individu chez lequel les muscles sont très-développés.

MUSEAU DE TANCHE (anat.), s. m., *Os tincæ*. Des anatomistes ont donné ce nom à l'ouverture de l'utérus. (V. *Matrice.*)

MUSIQUE (physiol.), s. f. On peut définir la musique, l'art d'émouvoir par des sons modulés.

En physiologie, cet art doit être regardé comme dérivant d'une faculté spéciale, bien distincte de la faculté auditive avec laquelle la plupart des métaphysiciens ont voulu la confondre.

On peut reconnaître dans l'exercice de cette faculté deux actes simultanés : l'un tout intellectuel, l'autre tout mécanique, subordonné au premier. L'acte intellectuel provient de l'influx cérébral, c'est lui qui préside à la combinaison des sons, à leurs rapports harmoniques, à leur caractère expressif. L'acte mécanique est exercé par la voix ou par le toucher ; il produit les sons suivant les combinaisons déterminées par le cerveau.

Cette faculté de combiner les sons soit qu'ils naissent de l'organe vocal, soit qu'ils proviennent des instruments, ne peut donc pas être rattachée au sens de l'ouïe plus qu'on ne rattache au sens du toucher la faculté intellectuelle qui préside aux compositions du peintre ou du statuaire.

Si, en effet, la musique dérivait de l'ouïe ou du larynx, cette faculté devrait être, chez l'homme et chez les animaux, en rapport avec la perfection de l'oreille ou du larynx ; or, on a pu se convaincre, par les observations les plus précises, qu'il n'existe aucun rapport anatomique entre la faculté musicale et la puissance auditive. Nul doute que la perfection de l'ouïe ne serve beaucoup au développement des facultés musicales, comme la perfection du larynx doit servir au développement du chant instinctif ; mais toujours est-il que ces relations ne sont pas rigoureusement indispensables. La musique est donc, suivant nous, une faculté supérieure dérivant du cerveau, comme toutes les facultés intellectuelles, et dépendant secondairement des sens qui peuvent en être considérés comme les instruments accessoires.

Cette faculté a, comme toutes les autres, différents modes d'action qu'il est impossible de limiter, mais dont les principaux sont : 1° l'*harmonie*, qui consiste dans les accords, c'est-à-dire dans l'émission simultanée de différents sons ; 2° la *mélodie*, qui consiste dans l'émission successive de différents sons ; 3° la *modulation*, c'est-à-dire le changement de tonalité ou de modalité, la transition d'un ton à un autre ton, d'un mode à un autre mode ; 4° le *rhythme*, c'est-à-dire le partage symétrique du temps par les sons ; 5° l'*expression*, qui met la musique en rapport avec les sentiments qu'elle veut exciter. Il est encore d'autres modes d'action secondaires que nous passerons sous silence, car c'est surtout sous le point de vue physiologique que nous devons envisager ce sujet.

Comment la musique agit-elle sur nos sens et sur notre intelligence ? Par quel moyen nous arrive ce développement si rapide et si complet des sentiments qu'elle met en jeu ? Quel rapport entre des sons et des idées, entre les expressions musicales et les impressions sensitives, entre les mouvements d'un instrument et les mouvements de l'ame? Telles sont les questions que nous avons surtout à examiner.

C'est en vain qu'on chercherait, même dans les auteurs qui ont le plus longuement traité de la musique, l'origine de ses effets sur l'économie ; nulle part ne se trouve analysée cette curieuse relation, et depuis les écrits de Kircher et de Bourdelot jusqu'à ceux de Jean-Jacques et de Grétry, jusqu'au *tentamen de vi soni et musices* du médecin Roger, la physiologie est toujours restée muette sur les phénomènes si nombreux et si variés que peut développer la musique. Eh bien ! c'est encore à l'imitation instinctive que ces phénomènes ont sur la propension sympathique, réveillée par des sons modulés, que reposent ces influences si longtemps inexpliquées.

Naturellement portés à conformer notre allure au gré des impressions sonores qui nous sont transmises, nous voyons le danseur régler ses pas sur le mouvement de l'orchestre, le soldat sur le bruit du tambour. Les moindres sons, pourvu qu'ils soient régulièrement cadencés, excitent en nous un balancement spontané et irrésistible qui indique la mesure... En un mot, c'est en vertu de cette association soudaine de nos sentiments aux agents externes, que les rhythmes de notre ame suivront toutes les modifications du rhythme de la musique.

De là l'heureuse influence de cet art, non-seulement sur les individus, mais sur les masses et les pays tout entiers, influence telle que certains philosophes n'ont pas craint de rapporter à une révolution musicale une révolution dans les mœurs d'un peuple. Les Grecs avaient tellement compris cette puissance sympathique des sons, qu'il était défendu, sous les peines les plus graves, de rien changer au système musical, et Timothée fut banni de Sparte par un décret émané des éphores, pour avoir ajouté trois cordes à la lyre. Ils craignaient que la musique, en devenant plus riche, ne perdît de ses effets moraux, et Platon va même jusqu'à dire qu'elle ne pourrait souffrir de changement qui n'en fût un pour le gouvernement.

En effet, chaque nation a une modalité particulière d'harmonie relative à son climat et à son tempérament, imitative de ses penchants et de ses mœurs. Mélodieuse et passionnée chez les Italiens, grave et fortement expressive chez les Allemands, froide et sans couleur chez les Anglais, la musique est âpre comme le climat, rude et invariable comme le caractère, en Russie, au Japon, chez les Samoïèdes et chez toutes les peuplades du Nord, où la rigidité produite par le froid semble produire aussi, dans tous les tons, une sombre et glaciale uniformité. Enfin, si l'on trouve dans certaines parties de l'Amérique quelques chants enjoués des créoles, le rhythme général du pays est plat et dénué de sensibilité. En général, dans les sauvages américains, quand la musique commence, c'est le signal de la conversation... Si, au milieu de ce monde insensible, quelque harmonie veut éclore, elle est étouffée dans son germe par l'atmosphère froide et sourde dont elle est environnée. *Itali caprisant, Angli sibilant, Germani boant, Hispani latrant, Galli cantant*, voilà à quoi un ancien proverbe italien a réduit toutes les variétés musicales. J'ignore comment Kircher, qui rapporte ce bizarre aphorisme, interprète le *Galli cantant*; mais quoiqu'on ne puisse revendiquer pour les Français ni la beauté du mode italien, ni les richesses harmoniques des Allemands, cependant leurs propensions sympathiques plus étendues, en vertu peut-être de la température moyenne de leur climat, leur permettent l'intelligence de tous les tons musicaux, et l'on verra pleurer un Français à la chanson de son pays, comme le montagnard suisse au ranz des vaches, et s'élancer sous le feu de l'ennemi aux accents de la *Marseillaise*, comme autrefois les Spartiates à l'hymne de Castor et Pollux.

Telle est la puissance magique de la musique, qu'elle peut exciter en nous les mêmes phénomènes imitatifs que les paroles ou les actions ; ainsi, Solon ranimait par son empire le courage des Athéniens fatigués des longueurs du siège de Salamine; Terpandre calmait par les accords de sa lyre les séditions de Lacédémone; et Timothée savait exciter tour-à-tour la force d'Alexandre par les accents belliqueux du mode phrygien, et le calmer par les accords doux et paisibles du mode hypophrygien. Enfin, s'il était besoin de plus d'exemples, je pourrais citer ce musicien qui sut, aux noces du duc de Joyeuse, exciter un courtisan jusqu'à lui faire mettre la main aux armes, en présence de son souverain.

Je ne parlerai ni d'Amphyon, ni d'Orphée, ni de Chiron, ni même des chants par lesquels on arrêtait, suivant Homère, le sang des héros blessés; mais, sans recourir à l'histoire des temps passés, n'avons-nous pas vu de nos jours la musique ramener les soldats au combat, exciter leur courage au milieu des marches forcées et des fatigues de la guerre, prévenir le scorbut pendant de longs voyages maritimes? On sait de la manière la plus positive que cette maladie a beaucoup diminué chez les Anglais, depuis que tous leurs équipages possèdent des musiques guerrières; et, au milieu du découragement qui suit les voyages de long cours, un concert sur le tillac a rendu souvent la confiance et l'énergie aux matelots.

Les animaux eux-mêmes ne semblent pas indifférents aux influences du rhythme musical; le cerf, comme enchaîné par un pouvoir magique, s'arrête pour écouter le son du cor, ou se couche à terre pour mieux entendre les modulations de la voix. Les cygnes sont attirés par la harpe, les oiseaux par la flûte, les abeilles par le bruit des cymbales; la fureur même de l'ours et des loups est calmée par le son de la flûte. Il n'est pas jusqu'aux poissons, dont l'instinct musical paraît cependant bien peu développé, qui ne se laissent prendre aux charmes de la mélodie!..... « *Apes profuga cymbalis revocantur et sistuntur; ope musicæ etiam capiuntur pisces; ad tibiæ modulos luporum se repressisse narrat Pythagoras,* » etc., etc..... L'âne lui-même, qu'on accuse de si peu de sympathie pour les arts, a été vu dansant en cadence au son des instruments : « *Miroque modo amenus a musica factus.* » Ed. Roger avait pris à tâche de faire de toutes les espèces animales des artistes enthousiastes; il cite les serpents comme ayant témoigné, par des signes de tête non équivoques (*motus capitis et corpore*), le plaisir qu'ils goûtaient aux sons de la flûte; il parle d'un quadrille de rats qui dansaient très-convenablement (*accurate*) au bruit d'un orchestre tenu par des singes.

Quoi qu'il en soit de ces prétentions trop exagérées sans doute du médecin mélomane, il n'en reste pas moins démontré que la musique a sur les animaux une grande puissance sympathique. Grétry parle d'une araignée qui, tous les jours, descendait de sa toile pour se diriger vers les sons du piano; et Contanceau a fait, dans l'*Encyclopédie*, l'histoire d'un gros chien caniche que le goût de la musique amenait tous les jours à la même heure au jardin du Luxembourg : il paraissait écouter les airs militaires avec le plus vif plaisir, et une fois la grande parade finie, il ne manquait jamais d'accompagner les musiciens jusqu'à la caserne. Les effets de la musique sont, du reste, très-variés sur

les chiens : tantôt on les voit aboyer et se sauver aux moindres accords d'une flûte ou d'un piano, tantôt se rassembler en foule autour d'une vielle ou d'un orgue de Barbarie. Cette influence peut aller tellement loin, que, d'après Mead (*Dissertatio de tarentula*), un chien mourut dans une attaque convulsive, en entendant un certain air de violon qui, plusieurs fois déjà, avait paru l'affecter singulièrement, et qui, ce jour-là, avait duré plus longtemps que de coutume. Notre collaborateur, le docteur Beaude, a vu un petit chien anglais être pris de convulsions lorsqu'il entendait les sons de l'orgue de Barbarie; il faillit mourir pour avoir été maintenu pendant quelques instants près d'un de ces instruments.

Je pourrais citer aussi cet effet remarquable que l'action de siffler produit sur les chevaux. Mais ce sont de ces résultats inexplicables, contre lesquels la physiologie doit se mettre en garde, et qui, s'ils sont généralement admis, ne sont cependant rien moins que prouvés.

Quant à l'homme, si la musique a, en général, sur lui des influences moins bizarres, il est néanmoins quelques faits tout aussi extraordinaires, et qu'on ne saurait mieux expliquer.

Mais pour revenir à des faits plus sérieux, qui de nous n'a pas senti en soi la propension imitative excitée par le rhythme musical? On se sent égayé, épanoui, ému, transporté d'enthousiasme ou de volupté, de fureur ou de plaisir, suivant l'impression et l'expression sonores dont on est frappé. Cette transmission merveilleuse des idées par les sons modulés est même si prompte et si vive, qu'on doit, dans une foule de circonstances, en craindre les effets sur les personnes dont la sensibilité est facilement mise en jeu. Il est certains rhythmes qu'il faut éviter de faire entendre trop souvent à des femmes nerveuses et d'une faible complexion, ou à des jeunes gens délicats et trop excitables. C'est surtout chez les jeunes filles qu'on doit redouter cette impression magnétique de la musique! Qu'on se garde avec précaution des accents qui peignent les sentiments tendres et affectueux! La mélancolie amoureuse, presque toujours méconnue des médecins, parce qu'elle se déguise sous mille formes diverses, est souvent la suite d'une mélodie molle et langoureuse; et ces sensations vagues et indéterminées, cette dévotion tendre qui porte aux contemplations ascétiques, et beaucoup d'accidents nerveux et hystériques si fréquents aujourd'hui chez les jeunes femmes, proviennent souvent de cet abus qu'on fait en musique de l'expression imitative.

J'ai entendu M. Gerdy, professeur à la Faculté de médecine, parler d'une jeune femme qui allait à tous les concerts, et y éprouvait des accès si voluptueux, qu'ils surpassaient, disait-elle, toutes les douceurs de l'amour le plus vif.

L'homme lui-même, que la force de sa constitution semblerait devoir mettre à l'abri d'influences aussi délicates, est fréquemment victime des excès de la passion musicale : si Mozart nous fut enlevé avant trente ans, si Grétry vécut si maladif et mourut poitrinaire, c'est, sans aucun doute, à cet état incessant d'irritation physique et morale qu'il faut l'attribuer, à cette exaltation continuelle de tous les sens, à cette alternative si fréquente de mélancolie, de joie, de tristesse et d'enthousiasme extatique, qui fait le caractère habituel de tous les grands musiciens, et qui use en peu de temps leurs organes. Qu'on juge, après de tels faits qui sont moins rares qu'on ne le pense, qu'on juge de la puissance sympathique de la musique, et de la fatale influence qu'elle peut avoir sur certains tempéraments.

Néanmoins, si cet art est quelquefois dangereux, c'est qu'on en confond les ressources sans savoir les employer à propos ; en France surtout, on fait de la musique un moyen d'amour-propre et de mode, mais jamais un moyen d'hygiène, de morale ou de perfectionnement intellectuel. « Je voudrais, dit un ancien professeur de l'école de Paris (Alphonse Leroy, *Médecine maternelle*, chapitre XIII), que les musiciens les plus célèbres ne dédaignassent pas de composer, auprès de différents enfants à propos ; différentes mélodies pour les endormir, et des harmonies différentes pour les réveiller. » Il y aurait, en effet, dans cette application de l'art musical à l'éducation, une puissante ressource pour développer, modifier ou briser ces penchants si mobiles de l'enfance. Combattre par une *mélodie* douce et calme un caractère trop violent, exciter par des accents plus vifs une plus grande énergie ; en un mot, se servir d'un rhythme musical contraire au rhythme naturel de l'enfant quand il paraîtrait vicieux, ce serait simplement mettre en jeu cette tendance à l'irritation si prompte et si facile dans le premier âge.

Ces conseils ne sont pas seulement de vaines spéculations théoriques ; ils ne sont pas inapplicables ; car déjà ils ont été appliqués. C'est d'après l'avis de Galien que les Grecs avaient renoncé au funeste usage de bercer les enfants pour les exciter au sommeil, et qu'ils les endormaient aux chansons. Nous savons d'ailleurs que le père de Montaigne avait ordonné qu'on réveillât toujours son fils aux sons des instruments.

Outre l'influence des sons sur le caractère ou l'intelligence, il en existe une tout aussi puissante sur la santé ; et si les médecins se pénétraient mieux de toute l'étendue des indications thérapeutiques, et des moyens si nombreux qui se trouvent en dehors du formulaire, on les verrait plus souvent employer la ressource des accents modulés, surtout pour la médecine morale, branche si importante, si difficile et si négligée de la pathologie générale.

Sédative dans les affections produites par les passions violentes et emportées, stimulante dans celles qui ont pour cause les affections tristes et mélancoliques, la musique varierait ses expressions suivant les impressions du malade ; et tantôt répondant aux tons de l'ame par des tons analogues, tantôt la heurtant par de brusques transitions, ses effets seraient d'autant plus sûrs, que, par les nuances les plus délicates, elle peut imiter ou combattre les moindres variations survenues dans notre économie morale.

Ces effets de la musique sur les maladies occasionnées ou compliquées par les passions, ont été connus de tous les temps. Galien nous apprend (*De tuenda valetud.*, lib. 1) qu'Esculape les mit, le premier, en usage à l'époque du siége de Troie, pour guérir les excès de folie ; et le délire de Saül, calmé par la harpe de David, nous prouve que, dans

les siècles les plus reculés, on savait déjà recourir à propos aux proportions imitatives. Mais des affections plus vulgaires, si je puis ainsi dire, des maux sans complication morale, ont cédé souvent au pouvoir de la mélodie : Desault, Baglivi, Pinel, Pomme, Royer, Grétry, Sainte-Marie, etc., citent assez d'exemples de pareilles guérisons, pour que la méthode musicale puisse enfin prendre rang dans la thérapeutique.

Une des maladies dans laquelle cette méthode devrait avoir le plus de succès, c'est la danse de Saint-Guy. Les mouvements désordonnés et les contorsions continuelles des choréiques cèderaient facilement à l'emploi d'une harmonie sédative ; et cette influence, à laquelle nous ne pouvons résister, forcerait inévitablement les enfants à interrompre leurs gestes convulsifs, pour se soumettre instinctivement, et comme malgré eux, à la mesure des sons cadencés.

Le traitement par la musique est employé contre l'aliénation mentale dans quelques uns de nos grands établissements, et l'on dit qu'il est souvent suivi de succès.

C'est sans doute sur cette idée qu'était fondé le traitement de la tarentule, sur lequel Ambroise Paré nous a transmis les détails les plus bizarres avec sa complaisance et sa naïveté ordinaires. « Auquel mal l'expérience a trouvé un remède, qui est la musique ; ce que les auteurs en disent est comme de témoins de l'avoir veu, disans que sitost que quelqu'un en est mordu, on fait venir au plustost devant luy des gens qui joisent de violles, fleutes et autres instruments, dont ils sonnent et chantent diverses chansons. Laquelle musique entendue par le navré, il commence à baller, faisant diverses nuances, comme si tout le temps de sa vie il eust esté accoustumé au bal. Encore dit-on plus, qu'il est advenu que quelqu'un qui n'auroit pas esté bien guary avec cette musique aucun temps après, oyant sonner des instruments, commence à démêler les pieds et estoit force qu'il ballast jusques à pleine guarison, ce qui est véritablement esmerueillable en nature. »

Il est bien reconnu aujourd'hui que les dissertations de Paré et de Baglivi sur la tarentule doivent être reléguées au nombre des fables. Mais, sans recourir à ces maladies imaginaires, dont les médecins du moyen âge n'ont pas été assez avares, il serait facile de citer bien d'autres cas, soit dans les affections physiques, soit dans les affections morales, pour lesquelles on pourrait avoir utilement recours à la puissance sympathique des sons. En un mot, fidèle interprète des sentiments et des penchants de l'homme, compagnon de ses joies, consolateur de ses peines, occupation sans fatigue, jouissance sans regret, le rhythme musical offre d'admirables ressources aux philosophes et aux médecins.   H. LANDOUZY de Reims,

Membre de l'Académie royale de médecine.

MUTISME (*path.*), s. m. C'est la privation de la voix. (V. ce mot.)

MYDRIASE (*path.*), s. f. Nom donné à la dilatation excessive de la pupille, qui est quelquefois si grande que l'iris en est presque effacé. Ce symptôme s'observe quelquefois dans certaines amauroses commençantes.

MYÉLITE (*méd.*), s. f., du grec *muélos*, moelle. On donne ce nom à l'inflammation de la moelle épinière. (V. *Colonne vertébrale* (maladies de la.)

MYOPIE (*path.*), s. f., du grec *muein*, cligner, et *oph*, œil ; état d'une personne qui ne peut voir les objets que de très-près. La myopie, qui est l'opposé de la presbytie, est une disposition qui tient ordinairement à l'organisation des yeux de ceux qui en sont affectés. Elle est produite par l'action trop réfringente des humeurs de l'œil ou du cristallin. L'éloignement trop considérable du cristallin de la rétine, a été également regardé comme une cause de myopie ; mais le volume plus considérable de l'œil en est la cause la plus ordinaire : aussi les personnes myopes ont-elles les yeux gros et saillants. Rarement la myopie est une maladie acquise ; elle vient le plus ordinairement de naissance, et les personnes qui en sont affectées ne s'en aperçoivent que dans leur jeunesse et lorsqu'elles ont besoin de fixer les objets avec attention, soit pour dessiner, soit pour lire et écrire. Ordinairement la myopie disparaît avec les progrès de l'âge ; vers la vieillesse, les yeux ainsi que la vue reviennent à leur type normal.

Le moyen le plus simple pour remédier à la myopie consiste à employer des lunettes à verres concaves, qui, en diminuant le pouvoir réfringent des yeux, permettent à la vision de s'exercer avec facilité. Quelquefois les enfants, par l'influence de l'habitude, ne peuvent distinguer les objets que de très-près. On fait cesser cette fausse myopie en les obligeant à ne regarder les objets qui piquent leur curiosité qu'à une certaine distance : il suffit de peu de temps pour faire disparaître cette habitude vicieuse. (V. *Vision, Lunettes, Lumière*.)   J. B.

MYOTILITÉ (*physiol.*), s. f. Nom donné par certains physiologistes à la contraction musculaire.

MYRES, s. m. p. Nom donné en France, dans le moyen âge, aux médecins et aux chirurgiens. Les auteurs varient sur l'étymologie de ce mot : les uns veulent qu'il vienne de *myrrhe*, médicament très-employé alors pour la guérison des plaies ; d'autres le font venir de *muron*, onguent ; M. Percy pensait qu'il venait du mot latin *mederi*, soigner, et qu'il fallait écrire *mire*.

MYROBOLAN ou **MYRABALAN** (*mat. méd.*), s. m. ; du grec *muron*, onguent, et *balanos*, gland ; fruit ou gland médicamenteux. On donne ce nom à des fruits légèrement purgatifs et astringents, originaires de l'Inde, que les Arabes ont introduits dans la médecine ; ils appartiennent à deux genres de plantes différents et sont inusités aujourd'hui.

MYRRHE (*mat. méd.*), s. f., *myrrha*. C'est une gomme résine qui, suivant les auteurs modernes, découle d'un arbre de la famille des Térébinthinacées et que l'on a nommé *Balsamodendron myrrha*. Cet arbre croît en Arabie, et forme de petits taillis rabougris, entremêlés d'acacias et d'euphorbes. La myrrhe est un parfum connu de toute antiquité, et qui, avec l'encens, était le plus recherché. Les livres saints et les plus anciens auteurs sont pleins de citations dans lesquelles on voit la myr-

rhe offerte comme tribut et comme un objet précieux. Cependant la myrrhe est loin d'avoir une odeur qui nous semble agréable ; mais il en est du sens de l'odorat comme de celui du goût : de même que l'on trouverait aujourd'hui peu de personnes qui s'accommodassent de la cuisine des anciens, dans laquelle l'assa-fœtida était regardée comme un assaisonnement précieux, de même aussi trouverait-on peu de nos petites-maîtresses qui s'accommoderaient de la plupart des parfums des dieux et des déesses de l'antiquité. Brandes, qui a fait l'analyse de cette substance, a reconnu qu'elle était composée d'huile volatile, d'une résine insipide, d'une autre résine molle, de gomme, d'adragantine, d'acide benzoïque et malique, de quelques sels, des traces de matières animales et d'une substance étrangère. Cette gomme résine se dissout dans le vinaigre, le lait, le vin, etc.

La myrrhe se trouve dans le commerce sous deux états : la myrrhe en *larmes* et la myrrhe en *sorte*. La première est la plus pure et la plus estimée ; elle est friable, cassante, de couleur rougeâtre, tantôt en petits globules agglomérés, tantôt en morceaux plus gros ; sa saveur est amère, son odeur n'est pas très-forte, et peu de personnes la trouvent agréable ; jetée sur des charbons, elle brûle en donnant une fumée qui est loin d'être aussi supportable que celle de l'encens. La myrrhe en *sorte* est la même substance, mais très-impure et mêlée à beaucoup de corps étrangers.

Autrefois la myrrhe était très-employée en médecine, et elle entrait dans une foule de médicaments dont la plupart sont aujourd'hui complétement inusités. Les anciens préparaient un vin de myrrhe qui était très-précieux et très-estimé. La myrrhe a été aussi employée en fumigations dans les catarrhes chroniques, la toux convulsive et l'asthme humide, mais sans beaucoup de succès. En Arabie et en Égypte, on mâche la myrrhe comme les Turcs et les Grecs mâchent le mastic. Cette substance est tonique et stimulante.   J. B.

MYRTE et **MYRTHE** (*mat. méd.*), s. m., *myrtus communis*. C'est un petit arbrisseau de la famille des myrtacées, qui croît dans le midi de l'Europe, et que, dans nos climats, on est obligé de rentrer en orangerie l'hiver. Les fruits de cette plante, que tout le monde connaît et qui fait l'ornement de nos jardins, à cause de la beauté de son feuillage et de ses fleurs, étaient autrefois employés en médecine comme tonique et aromatique. La décoction des feuilles était mise en usage comme astringente ; les fruits secs servaient d'épices avant que l'on connût celles de l'Inde, et ils sont encore employés, dans certaines contrées de l'Italie, en guise de poivre ; les feuilles sont employées, dans quelques localités, pour le tannage des cuirs.   J. B.

MYRTIFORME (*anat.*), adj., de *myrtus*, myrte, et de *forma*, forme, qui a la forme d'une feuille de myrte. On a donné le nom de *muscle myrtiforme* à un petit muscle situé dans un enfoncement de l'os maxillaire supérieur, en dedans de la fosse canine. Ce muscle est abaisseur de l'aile du nez. Les *caroncules myrtiformes* sont de petits tubercules qui se remarquent à l'orifice du vagin ; ils sont les débris de la membrane de l'hymen.

N

NÆVUS-MATERNUS. (V. *Envies.*)

NANCY (Boules de) (*mat. méd.*). (**V.** *Boules de Mars.*)

NANCY (Eaux minérales de) (*thérap.*). La ville de Nancy, chef-lieu du département de la Meurthe, possède plusieurs sources ferrugineuses : la plus importante est celle de *Saint-Thibault*, située dans un bastion de la place, qui lui a donné son nom. L'eau de cette source est claire, fraîche et légère; sa saveur est ferrugineuse, aigrelette et astringente. Cette eau, qui ne se prend qu'en boisson, est composée, d'après l'analyse qu'en a faite M. Dombasle, de carbonate de chaux, de sulfate de chaux, de chlorhydrate de soude et de carbonate de fer, quatre centigrammes pour un litre. Cette eau est employée dans tous les cas où l'on prescrit les préparations ferrugineuses. Beaucoup d'habitants la boivent sans en éprouver d'effets bien sensibles : l'habitude, dans ces cas, a dû modifier les effets de l'eau. Il existe, dans la ville, plusieurs autres fontaines qui ont la réputation d'être ferrugineuses, mais qui contiennent encore moins de carbonate de fer que la fontaine Saint-Thibault.

J. B.

NAPEL (aconit). (V. *Aconit.*)

NAPHTE (*mat. méd.*), s. m., *naphta.* C'est un bitume minéral qui se rencontre assez rarement dans la nature à l'état de pureté; il est presque blanc, d'une grande légèreté, d'une odeur qui n'est pas désagréable lorsqu'il est recueilli pur à l'état naturel; en vieillissant, il se colore en brun clair, et il peut alors être confondu avec le pétrole, dont il partage les propriétés, et qui paraît être la même substance plus colorée.

Le naphte, qui est le bitume le plus pur que l'on connaisse à l'état minéral, brûle sans laisser de résidu; il se trouve dans des gisements qui paraissent voisins de terrains houillers, et souvent il jaillit comme une source à la surface du sol ou dans des creux de rochers.

Les *sources* les plus abondantes et les plus célèbres sont en Perse et dans le voisinage de la mer Caspienne. Il existe aussi des sources et des mines de naphte en Sicile et en Calabre. Les anciens s'en servaient comme parfum, et Hérodote cite une fontaine dans laquelle se baignaient les Éthiopiens, qui en sortaient la peau luisante et comme parfumée d'une odeur de violette. Il attribuait à ces bains la faculté de prolonger la vie. Le naphte, qui se rapproche beaucoup, pour la consistance et la couleur, de l'huile de térébenthine, est souvent mêlé à cette dernière dans le commerce.

Le **PÉTROLE**, *petroleum, oleum petræ*, huile de pétrole, paraît être analogue au naphte, puisque, distillé, il présente la même pureté et jouit des mêmes propriétés; il est aussi en bitume minéral, mais plus commun que le naphte; sa consistance est plus huileuse; il est moins léger; sa couleur est d'un jaune rougeâtre ou brun; son odeur est plus forte et plus tenace que celle du naphte, et il brûle en répandant une fumée épaisse.

Les mines de pétrole existent en France et en Italie, et elles se rencontrent dans les conditions où l'on trouve le naphte. Le pétrole a été plus employé en médecine que la première substance que nous venons de décrire; on l'a regardé comme un spécifique contre les vers et surtout contre le ténia. On l'administrait à la dose de trente à quarante gouttes en émulsion, et plusieurs fois répétée dans la journée; on l'a conseillé aussi pour les enfants, en leur administrant autant de gouttes qu'ils avaient d'années, et son effet vermifuge a souvent été constaté par ce mode de médication. L'huile de pétrole a été employée quelquefois contre les spasmes du bas-ventre : en frictions sur le bas-ventre, il produit également ses effets vermifuges; en frictions sur la joue, il a été employé contre le mal de dents. Les frictions de pétrole sont aussi conseillées contre certaine maladie de la peau telle que la gale. On les employait autrefois contre la congélation des membres.

Pour compléter l'histoire des bitumes, nous dirons un mot du malthe et de l'asphalte.

Le **MALTHE**, pissasphalte, goudron minéral, est épais, visqueux et noirâtre, presque solide par les temps froids, comme l'indique son nom de poix minérale. Il est beaucoup plus commun que les deux substances dont nous venons de parler; on le nomme aussi baume-momie, parce qu'en Orient il servait aux embaumements. Il a été employé en médecine

comme digestif, maturatif et résolutif; il est aujour-
d'hui complètement inusité.

L'ASPHALTE, dont il a été déjà parlé à son mot
propre, a été nommé aussi bitume solide : c'est une
matière d'un noir luisant, sèche, cassante et même
friable ; celui que l'on recueille sur les eaux de la
mer Asphaltite ou mer Morte, a reçu le nom de bitume de Judée; il servait aux embaumements des
anciens Egyptiens : aussi lui avait-on donné le nom
de *gummi funerum*. On l'employait autrefois dans
un assez grand nombre de cas : il entrait dans la
thériaque et dans la composition de plusieurs emplâtres; il était considéré comme antispasmodique,
surtout l'huile qu'on en extrayait par distillation,
et qui était analogue à l'huile de pétrole ; on l'employait aussi contre la phthisie pulmonaire à la dose
de quelques gouttes. Les fumigations d'asphalte ont
été recommandées dans les affections goutteuses et
rhumatismales.

Il existe en France plusieurs mines d'asphalte,
dans lequel le bitume est mêlé à des grès ou à des
schistes ; c'est de ces mines que l'on extrait les bitumes qui servent à daller nos promenades. Pour
être employé à cet usage, l'asphalte, qui est trop
cassant, a besoin d'être mêlé avec le malthe ou poix
minérale dont nous avons parlé. Dans la distillation
de la houille pour fabriquer le gaz d'éclairage, on
obtient presque toutes les substances que nous venons d'indiquer, et surtout l'huile de naphte et le bitume. Mais ces produits, d'une composition chimique analogue, ont des propriétés physiques différentes, et ils ont surtout une odeur repoussante,
qui nuit à leur emploi dans les arts : aussi l'huile
essentielle de la houille, à laquelle on donne le nom
d'huile de naphte, et qui pourrait servir à la peinture, n'est guère employée que pour la dissolution
du caoutchouc, et la préparation des produits de
cette nouvelle industrie.   J.-P. BEAUDE.

NAPHTALINE (*chim.*), s. f. C'est une substance blanche, cristalline, produite par la distillation des bitumes minéraux; elle est volatile, cristallise en lames blanches ; son odeur rappelle celle du
lilas; elle est soluble dans l'alcool, l'éther, les huiles
essentielles et les huiles grasses; elle fond à 82°;
traitée par l'acide sulfurique, elle forme un nouveau composé qui a reçu le nom d'acide sulfo-naph-
talique. La naphtaline est sans usage en médecine.
                                                J. B.

NARCÉINE (*chim.*), s. f. On a donné ce nom
à une substance découverte dans l'opium par Pelletier. La narcéine est amère, styptique, cristallise
en aiguilles blanches qui sont des prismes à quatre
pans; elle est soluble dans l'alcool et dans l'eau, insoluble dans l'éther; elle forme, avec les acides, des
sels qui sont d'une belle couleur bleue. (V. *Opium.*)

NARCISSE (*bot. et mat. méd.*), *narcissus*. C'est
un genre de plantes monocotylédones qui donne son
nom à une famille naturelle , les *Narcissées*. Ces
plantes sont herbacées, bulbeuses, à une seule enveloppe florale colorée, à ovaire infère et à étamines périgynes; elles appartiennent à l'hexandrie
monogynie, L. Les fleurs du genre narcisse sont
généralement ou blanches , ou jaunes; le calice est
coloré, pétaloïde, tubulé; les étamines, au nombre
de six, sont renfermées dans l'intérieur du tube; le

limbe de la corolle est à six lobes, au centre duquel est
une espèce de nectaire pétaloïde en forme de coupe.
Ils habitent principalement les bois et les prés des
contrées de l'Europe centrale et méridionale; ils sont
surtout cultivés dans les jardins, à cause de leurs
belles fleurs au port penché et à l'odeur si suave,
quoiqu'un peu forte. Les principales espèces sont :

Le NARCISSE DES PRÉS, *pseudo-narcissus*, espèce
qui est commune dans les environs de Paris, à belles fleurs jaunes, d'une odeur faible, et qui fleurit
vers la fin de mars. Cette espèce, qui est presque la
seule qui soit employée en médecine, jouit de propriétés émétiques qui la firent proposer comme succédanée de l'ipécacuanha; cependant M. Loiseleur-
Deslongchamps, qui, pendant l'Empire, s'est livré à
des expériences nombreuses sur les propriétés médicales des narcisses, a constaté que la bulbe de cette
plante, desséchée et réduite en poudre, ne produisait pas de vomissements à la dose de trente-six
grains (2 grammes), tandis que MM. Armet et Wal-
tecamps, de Valenciennes, disaient obtenir journellement des vomissements avec la même substance,
à la dose de vingt-quatre à trente grains.

L'extrait de la même plante a été proposé aussi
pour déterminer les mêmes résultats, et ses effets
sont également contestés. Cependant, la plupart des
médecins qui se sont occupés de cette plante croient
à ses effets vomitifs. Cette opinion est aussi partagée par MM. Mérat et Delens, qui, dans leur dictionnaire de thérapeutique, ont consacré un article
important au genre Narcisse, et leur autorité est
pour nous d'un grand poids.

Les fleurs de cette plante jouissent aussi de propriétés antispasmodiques moins contestées : Dufré-
noy dit qu'il calma les convulsions dont une jeune
personne était tourmentée, en mettant, pendant la
nuit, un assez grand nombre de fleurs de narcisse
dans la chambre de la malade. Le même médecin
conseille aussi l'infusion des fleurs et le sirop de
narcisse dans la coqueluche : le sirop fait vomir sans
causer de douleur, et il calme la toux convulsive et
si opiniâtre qui tourmente les enfants dans cette
maladie.

Loiseleur-Deslongchamps dit avoir employé avec
succès la poudre de fleurs de narcisse contre les
diarrhées et la dyssenterie; quelquefois il l'associait
à l'opium; la dose est de un à deux gros (4 à 8 grammes) dans six à huit onces d'eau (62 à 125 gram.).
La même poudre a aussi été employée avec avantage dans les fièvres intermittentes ; la dose est à
peu près la même que dans les cas précédents : chez
un enfant de sept ans, il la porta à quarante grains
avec succès.

Le NARCISSE ODORUS, grosse jonquille, grande
jonquille, a des fleurs d'un beau jaune et d'une
odeur suave, qui le font rechercher pour orner les
jardins d'agrément; il croît spontanément en Provence; ses bulbes, réduites en poudre, jouissent
d'une action émétique très-marquée. C'est parmi
les plantes de ce genre, dit M. Loiseleur-Delong-
champs, celle qui, sous ce rapport, possède les propriétés les plus énergiques.

Le NARCISSE DES POÈTES, *narcissus poeticus*,
narcisse des jardins, est cette belle fleur blanche, à
nectaire jaune et d'une odeur si douce, qui est cultivée dans nos jardins; ses bulbes jouissent aussi de
la propriété émétique.

Le N. JONQUILLA, jonquille, est à fleurs jaunes; plus petite que les espèces précédentes, d'une odeur suave et forte, elle est cultivée aussi dans les jardins d'agrément, et croît spontanément dans le midi de la France; ses bulbes sont, dit-on, également émétiques, mais cette plante n'est point employée en médecine, et ses fleurs servent seulement à préparer les essences et eaux de senteur qui sont très-recherchées dans la parfumerie.

J.-P, BEAUDE.

NARCOTINE (*chim.*), s. f. C'est le nom donné à un des principes actifs de l'opium. (V. ce mot.)

NARCOTIQUES (*thérap.*), s. m. p., du grec *narkoticos*, de *narkè*, assoupissement. On donne ce nom à des médicaments qui ont pour effet de déterminer l'assoupissement avec une certaine série de phénomènes, tels que la congestion cérébrale, les nausées, les vomissements, et souvent des mouvements convulsifs. L'effet produit par ces médicaments a reçu le nom de narcotisme, et s'observe, avec toute sa série de phénomènes, dans les empoisonnements produits par les substances dites narcotiques, et dont l'opium est regardé comme le type. Ces substances sont toutes tirées du règne végétal, et les plus actives ont reçu le nom de narcotiques âcres, en raison des propriétés irritantes qui se joignent à leur action narcotique : ainsi, la jusquiame, la belladone, le stramonium et l'opium sont, à petites doses, des médicaments utiles, tandis qu'à doses plus élevées elles deviennent des poisons actifs. (V. *Empoisonnement.*)

Rarement il est nécessaire, en médecine, de porter l'action de ces médicaments jusqu'au point de produire le narcotisme; on ne les emploie ordinairement qu'à doses très-fractionnées et presque toujours soit à l'état d'extrait, soit sous forme de préparation chimique ou pharmaceutique, qui permettent de concentrer leur partie active sous un très-petit volume, et qui favorisent un mode d'administration qui soit le plus favorable pour le malade.

Les narcotiques, employés à petites doses, ont pour but de calmer la douleur et l'excitation ; le choix du médicament dépend de l'effet que veut produire le médecin. Administrés ainsi, les narcotiques reçoivent le nom de *calmants*, de *sédatifs*, propriétés qu'ils partagent avec d'autres médicaments dont l'action ne va pas jusqu'au narcotisme, et que l'on nomme *anodins*, lorsqu'ils ne jouissent que de propriétés calmantes; et *hypnotiques*, lorsqu'ils produisent seulement le sommeil. (V. ces mots.) Chacun des médicaments narcotiques a été décrit à son ordre alphabétique dans ce Dictionnaire.   J. B.

NARCOTISME (*path.*), s. m., sorte d'empoisonnement produit par les narcotiques. (V. *Empoisonnement* et *Narcotiques.*)

NARINES (*anat.*), s. f. p. Nom donné à l'ouverture antérieure des fosses nasales. (V. *Nez.*)

NASAL, ALE (*anat.*), adj. Se dit des organes qui ont rapport au nez. Il existe deux *os nasaux*, nommés aussi os propres du nez, situés à la partie antérieure et supérieure du nez.—Le *cartilage nasal* forme la partie inférieure du nez. (V. ce mot.) — La *bosse nasale* est la saillie qui se remarque en-

tre les deux arcades sourcilières, au-dessus de la racine du nez; elle est formée par le coronal. — L'échancrure *nasale* est située au-dessous de la bosse nasale; elle s'articule avec les os propres du nez. — Les *fosses nasales* sont deux cavités qui, en avant, sont terminées par les narines, et en arrière par deux ouvertures qui communiquent avec l'arrière-bouche. (V. *Nez.*) — Les *artères nasales* sont la terminaison de l'artère ophthalmique. — Les *nerfs nasaux* sont le rameau inférieur du nerf ophthalmique de Willis, qui vient de la cinquième paire.

J. B.

NASO-PALATIN (*anat.*), s. m. On donne ce nom à un nerf qui vient du ganglion sphéno-palatin, et qui se distribue aux fosses nasales et au voile du palais.

NATATION (*physiol. et hyg.*), s. f. C'est l'action de nager. (V. *Locomotion.*)

NATIFS (*min.*), adj. Se dit des métaux qui se trouvent à l'état métallique au sein de la terre.

NATRON ou **NATRUM** (*chim.*), s. m. Nom donné autrefois au carbonate de soude, et qui se recueillait dans les lacs d'Egypte. (V. *Soude.*)

NAUSÉE (*path.*), s. f., du grec *nausia*, envie de vomir ; de *naus*, navire, à cause des vomissements qui tourmentent ceux qui ne sont point habitués à la mer. Les nausées sont les maux de cœur qui précèdent le vomissement. (V. ce mot.)

NAVET (*hyg.*), s. m., *brassica napus.* Cette plante, de la famille des Crucifères et de la tétradynamie siliqueuse de Linnée, appartient au genre *brassica*, qui fournit un assez grand nombre de plantes à l'économie domestique. Nous n'entrerons pas ici dans des détails sur la culture du navet, qui présente un grand nombre de variétés cultivées comme aliments, ou pour la nourriture des bestiaux. Les meilleures espèces viennent surtout dans les terrains légers et sablonneux ; tels sont les navets de Ferneuse, de Saulieu, de Meaux, le petit Berlin, le jaune long, qui a été récemment importé des États-Unis. Tous ces navets sont d'un petit volume, et d'une chair fine et délicate ; ils sont principalement employés pour les ragoûts.

Les plus gros navets, dont le volume est considérable, et qui égale quelquefois celui des betteraves ordinaires, servent à la nourriture et à l'engrais des bestiaux pendant l'hiver. Les jeunes pousses des navets peuvent être mangées comme les épinards et la chicorée, et l'on dit que cet usage existe dans certaines contrées de l'Angleterre, où on les récolte au printemps. On les met quelquefois blanchir à la cave, et on les fait bouillir après en avoir rejeté la première eau ; ensuite on les fait cuire avec de la viande, ou bien on les assaisonne avec du beurre.

Les navets, quoiqu'un peu venteux, sont un aliment sain, léger, et d'une digestion facile ; ils sont rafraîchissants. On prépare avec ce légume différents mets, soit en le mariant avec les viandes, soit en l'employant seul. Dans tous les cas, les navets forment un aliment sain et agréable, qui peut servir à varier le régime, et qui est utile surtout mêlé aux viandes.

En médecine, le navet est regardé comme adoucissant, pectoral et expectorant; on l'emploie en ti-

sane, surtout dans le rhume et le catarrhe chronique; quelques médecins l'ont aussi conseillé dans la
péripneumonie.

On prépare, avec la graine du navet, une huile
qui peut être employée à l'éclairage : certaines variétés sont même cultivées dans ce seul but; telle
est celle qui produit l'huile de navette, qui fait l'objet d'un commerce assez considérable.   J. B.

NAVICULAIRE (*anat.*), adj., *navicularis*, de
navicula, petite barque. On donne le nom de fosse
naviculaire à un enfoncement qui est situé à l'entrée du vagin, derrière la commissure inférieure des
grandes lèvres. — Chez l'homme, la fosse naviculaire est formée par un renflement situé à l'entrée
du canal de l'*urètre*, derrière le méat urinaire.—Il
y a une fosse naviculaire à l'*oreille externe*, qui sépare les deux racines de l'hélix.(V. ces divers mots.)

NÉCROPSIE (*anat.*), s. f. Ce mot est synonyme
d'*autopsie*. (V. ce mot.)

NÉCROSE (*chir.*), s. f., du grec *nécros*, mort. On
donne ce nom à une portion d'os frappée de mort;
la nécrose est une maladie dans les os analogue à
la gangrène dans les parties molles. (V. *Os* (maladies
des.)

NÈFLE (*bot.*), s. f., fruit du néflier, *mespilus*,
famille des Rosacées, J.

La forme de ce fruit est presque ronde, son volume égale celui d'une petite pomme. Sa maturité,
qui n'est d'ailleurs qu'une sorte de blessissement,
ne s'effectue pas sur l'arbre : on la provoque en
plaçant les nèfles après la cueillette sur une couche
de paille. Elle a pour effet de changer la saveur
âpre de la chair en une saveur douce, légèrement
alcoolique.

Bien que ce fruit n'offre pas à l'économie domestique une grande ressource, il est cependant assez
recherché des femmes et des enfants, à cause de
son âpreté même. Son astringence assez prononcée,
pouvant déterminer des constipations rebelles, on
doit ne leur en permettre l'usage que modérément,
et en ayant surtout égard au tempérament que
leur constitution générale décèle.   T. C.

NÈGRES (*physiol.*), s. m. p. Nom des peuples
de race noire qui habitent toute l'Afrique, excepté
sa partie septentrionale; les nègres sont séparés des
peuples de races blanches du nord de l'Afrique par
le grand désert de Sahara, et, dans la partie située
entre ce désert et le golfe Arabique, par la Nubie.
Les nègres ne sont pas les seuls peuples de race
noire qui existent sur le globe; les races mélar
niennes de l'Océanie sont aussi assez nombreuses.
(V. *Races humaines.*)

NEIGE (*météorolog.*), s. f. La neige, dont il est
inutile que nous donnions ici la description, et que
l'on voit tomber en hiver par flocons plus ou moins
volumineux, est formée par l'eau congelée à l'état
de vapeur vésiculaire dans les régions élevées de
l'atmosphère. La neige ne diffère de la grêle qu'en
ce que cette dernière est plus solide et a été congelée lorsque l'eau se trouvait déjà à l'état de gouttelettes. Nous n'entrerons pas ici dans la description
des phénomènes relatifs à la formation de la neige;
nous n'examinerons pas ses diverses espèces, ni s'il
existe, ainsi qu'on l'avait avancé, une neige rouge,
qui aujourd'hui est regardée avec certitude comme

produite par un petit champignon que les botanistes
ont nommé *uredo nivalis*. La neige, en médecine,
peut être employée pour remplacer la glace dans
les cas où celle-ci peut être indiquée (V. *Froid*).

Dans les contrées froides, les habitants l'emploient
en frictions pour arrêter les effets de la congélation
sur les diverses parties exposées à l'action de l'air:
lorsque le nez, les oreilles, etc., ont une coloration spéciale qui annonce que ces parties sont dans
un état de congélation, ils prennent immédiatement
de la neige et frictionnent fortement ces parties, jusqu'à ce que la circulation soit rétablie. Ce moyen
est le plus efficace et même le seul à employer pour
éviter la désorganisation des tissus.(V.*Congélation.*)
L'eau de neige qui provient de la fonte des glaciers,
et qui est presque la seule que boivent les habitants des montagnes élevées, détermine souvent, dit-on, l'apparition du goître, si commun dans
ces régions. C'est à la privation de l'air, que l'eau
courante tient ordinairement en dissolution, que
l'on doit attribuer ces funestes résultats. Des observations recueillies par des voyageurs éclairés dans
les Alpes et les Cordillières, paraissent avoir démontré la vérité de cette opinion. (V. *Goître.*) La neige,
comme la glace, et enfin le froid, est stimulante,
tonique et répercussive.   J. B.

NÉNUPHAR (*bot.*), s. m. (V. *Nymphea.*)

NECTAIRE (Eaux minérales de Saint-) (*thér.*),
Saint-Nectaire est un village du département du
Puy-de-Dôme, situé à trois lieues du Mont-Dore et
à quatre lieues de Clermont-Ferrand; ses sources
sont nombreuses, et dans un intervalle d'environ
deux mille mètres on les voit sourdre de la masse
granitique : elles sont au nombre de neuf; leur température varie entre 25 et 38 degrés. Les sources
les plus anciennes connues sont le *Gros-Bouillon*
ou les *Grands-Bains*, 38° cent.; la *Vieille-Source*
ou les *Petits-Bains*, 38°; la source de la *Côte*, 38°;
la source du *Rocher*, 38°; la source *Pauline*, 35°;
la source de la *Voûte*, 25°; la source des *Chemins*,
25°. Les deux sources nouvellement découvertes
sont désignées sous le nom de la *Grande-Source*
et la *Seconde-Source*. Les environs de Saint-Nectaire présentent, au-dessous du sol, un nombre assez
considérable de ruines romaines, qui annoncent
qu'autrefois des thermes furent construits sur l'emplacement de ces sources; aujourd'hui il existe
deux établissements de bains, dont l'un, celui de
Saint-Mendon, contient, dit-on, dix baignoires;
l'autre, celui de Boëte ou de Mont-Conador, plus
considérable, contient onze baignoires, une piscine,
six douches descendantes et une ascendante. Voici
l'analyse des eaux de Saint-Nectaire, faite par
M. Berthier et M. Boullay : Acide carbonique, environ un tiers du volume; bicarbonate de soude,
2,833 gram.; chlorure de sodium, 2,420 gr.; sulfate de soude, 0,156 gr.; carbonate de chaux,
0,440 gr.; carbonate de magnésie, 0,240 gr.; silice,
0,100 gr.; matière organique etoxyde de fer, 0,213
gr. M. Boullay dit avoir trouvé environ un volume
d'acide carbonique, tandis que M. Berthier n'a
trouvé que 37 centilitres pour un litre d'eau. On
dit qu'à la source ces eaux en contiennent environ
quatre volumes : les sels ont été pesés secs.

Les eaux de Saint-Nectaire ont une grande analogie avec les eaux de Vichy et du Mont-Dore;

elles contiennent moins de bicarbonate de soude que les eaux de Vichy, et beaucoup plus que les eaux du Mont-Dore ; elles contiennent plus de matières salines que les eaux du Mont-Dore , et plus de fer que les eaux de Vichy.

Les deux nouvelles sources ont une composition différente des anciennes ; elles paraissent contenir plus de sodium et moins de bicarbonate de soude, plus un peu d'acide hydrosulfurique libre.

Les eaux de Saint-Nectaire s'administrent en boissons, en bains et en douches, dans les rhumatismes chroniques, les paralysies, les affections chroniques des viscères abdominaux, et spécialement dans les maladies chroniques du foie et de l'estomac, dans les leucorrhées rebelles, dans les aménorrhées, les affections chroniques de] la peau et les maladies scrofuleuses. Les boues sont employées dans les tumeurs blanches, les engorgements scrofuleux et les ulcères atoniques. Le docteur Bertrand, du Mont-Dore, les recommande dans la gravelle ; elles agissent dans ce cas comme les eaux de Vichy. La durée du traitement est de vingt à trente jours ; la saison commence vers le 5 juin, et finit le 20 septembre.   J.-.BÉAUDE.

NÉOPLASTIE (*chir.*), s. f., du grec *néos*, nouveau, et de *plassó*, *platió*, je forme. On donne le nom de néoplastie à la formation de toutes nouvelles substances dans les tissus de l'économie animale. D'après Burdach, la néoplastie comprendrait la cicatrisation des plaies, les adhérences et l'*autoplastie* : cette dernière est une méthode nouvellement remise en lumière, qui consiste à réparer une perte de substance des téguments, ou la perte d'un organe, en empruntant à d'autres parties des lambeaux de peau propres à remplacer les parties détruites.

L'*autoplastie* a reçu divers noms, suivant les parties où elle est pratiquée : ainsi, on la nomme rhinoplastie pour le nez ; blépharoplastie pour les paupières ; génioplastie pour les joues ; ostoplastie pour le pavillon de l'oreille ; chéiloplastie pour les lèvres ; staphyloplastie pour le voile du palais ; urétroplastie pour l'urètre. Plusieurs de ces opérations ont été décrites avec les maladies des organes sur lesquels on les pratique. Elles sont la plupart très-peu usitées, et le nez, les lèvres et les paupières sont les organes auxquels l'autoplastie a été le plus appliquée. Nous n'entrerons pas ici dans une description des divers procédés employés pour l'autoplastie. Le plus ordinairement on emprunte le lambeau de peau aux parties voisines, au front, par exemple, lorsqu'il s'agit de refaire le nez, aux joues, pour refaire les lèvres : on le dissèque, on le détache en partie, de manière à favoriser son glissement ou son renversement, puis on avive le bord de la perte de substance, et on maintient ces parties dans leurs nouveaux rapports, au moyen de bandelettes agglutinatives, ou de points de suture. Une inflammation adhésive se développe dans le lambeau et dans les parties avec lesquelles il est en contact, et souvent la réunion se fait par première intention. Lorsqu'il se forme de la suppuration, la cicatrisation se fait plus longtemps attendre ; mais, le plus ordinairement, les suites de cette opération sont couronnées de succès. M. Bérard, dans son article du Dictionnaire en trente volumes, a constaté que sur qua-

tre-vingt-quatre opérations, les guérisons avaient été dans la proportion de trois sur quatre opérations, et que la gangrène des lambeaux avait été d'une fois sur neuf, et les cas de mort de un sur dix-sept. Les accidents qui peuvent se manifester à la suite de l'autoplastie sont une inflammation très-vive des parties soumises à l'opération, des accidents nerveux, le *delirium tremens*, la gangrène du lambeau, des abcès produits par la suppuration trop abondante.

On ne s'est pas toujours borné à pratiquer l'autoplastie en empruntant un lambeau de tégument aux parties voisines. Souvent, et telle était autrefois la méthode de Tagliaco, chirurgien italien du xvɪᵉ siècle, on empruntait le lambeau à une partie éloignée ; Tagliaco réparait les pertes de substance du nez au moyen des téguments du bras, établissant le contact de ces deux parties pendant le temps nécessaire à la cicatrisation, et les maintenant par des moyens appropriés. M. le professeur Roux a, de notre temps, réparé une perte de substance de la lèvre inférieure par un procédé analogue, en empruntant à la paume de la main gauche la portion de peau nécessaire pour remplacer la lèvre.

Ce serait également ici le lieu de parler des *entes animales*, ou de la possibilité soit d'obtenir la réunion d'une portion d'organe complètement séparée du corps, soit d'obtenir la réunion d'une partie enlevée à un individu et greffée sur un autre. Le premier cas, la possibilité de la réunion d'une partie après qu'elle a été complètement séparée du corps, est un fait aujourd'hui complètement acquis à la science, et qui ne saurait être mis en doute. Des observations nombreuses établissent l'exemple de portions de doigts, de nez, réunies après leur complète séparation. (V. *Plaies*, *Nez*.) Quant aux greffes animales, ou au transport d'une partie prise sur un individu et réunie à un autre individu, si bien établies par Duhamel et Hunter chez les oiseaux, par Baronio et Wismann chez les mammifères, rien encore d'authentique ne peut permettre d'établir qu'elles pourraient être suivies de succès chez l'homme. L'on comprend tout ce qu'une semblable opération présente d'obstacles sous tous les rapports, pour qu'il puisse être possible de la tenter dans l'espèce humaine ; mais les auteurs que nous venons de citer ont transporté des ergots de poule à des coqs, et réciproquement. Hunter a même remarqué que l'ergot de la poule greffé à la patte d'un coq, s'y développait mieux que celui du coq greffé sur la poule. Hunter greffa également sur la crête d'un coq et d'une poule des ergots qui s'y développèrent avec plus de puissance que lorsqu'ils étaient greffés aux pattes, et cette puissance était toujours plus grande pour le coq que pour la poule ; il implanta même dans la crête d'un coq une dent nouvellement arrachée à un homme, et il vit cette dent contracter des adhérences, et des vaisseaux sanguins communiquer de la crête de l'animal à la dent implantée ; des injections établirent la réalité du fait : l'expérience fut plusieurs fois répétée, et les pièces anatomiques furent déposées au Musée de Londres qui porte son nom. Des testicules de coq furent introduits dans l'abdomen d'une poule, ils y contractèrent des adhérences avec le péritoine, la nutrition continua à s'y opérer, et ces organes conservèrent leur volume primitif.

Chez l'homme, les seuls exemples de greffe animale que l'on ait pu constater, sont celles des dents que l'on dit avoir été arrachées, soit à un individu vivant, soit, dit-on, à un cadavre, et placées dans l'alvéole d'une dent qui venait d'être extraite et qu'elle était destinée à remplacer. M. Bérard cite, dans l'article que nous avons déjà indiqué, la pratique des anciens dentistes, et entre autres celle de Fauchard et Bourdet, et il ne doute pas que cette opération, qui a quelque chose de barbare et de dégoûtant, n'ait été quelquefois couronnée de succès. Wismann et Hunter ont pratiqué ces subtitutions de dents sur des chiens, et ils les ont vu souvent couronnées de succès. Hunter dit que l'on peut facilement distinguer la dent qui continue à vivre, de celle qui est morte et qui n'est retenue que mécaniquement par la compression des gencives : la première, dit-il, conserve son aspect et sa quasi-transparence, elle se couvre même quelquefois de ces taches qui annoncent la carie commençante ; tandis que celle qui est morte prend une couleur blanche de craie qui ne saurait en imposer. Pour nous, nous savons que nous en doutons beaucoup de la réussite de cette opération chez l'homme : les accidents auxquels elle peut donner lieu, indépendamment des justes répugnances qu'elle inspire, doivent en proscrire l'usage, qui, nous devons le dire, est complètement en désuétude aujourd'hui, l'art de nos dentistes ayant fait abandonner une pratique trop souvent employée dans le siècle dernier.

Plus on descend l'échelle animale, plus on agit sur des organisations simples et composées de moins de tissus, et plus les greffes présentent de chances de succès ; aussi de Tremblay, qui les pratiqua le premier sur les polypes d'eau douce, obtint-il un succès complet, en transportant les membres d'un polype sur un autre individu. En remontant l'échelle animale, on a constaté que ces expériences réussissaient d'autant mieux, que les individus étaient de même espèce, jeunes, et que les parties étaient douées d'une grande vitalité ; Hunter, qui avait reconnu que la crête des gallinacées, en raison du grand nombre de vaisseaux qui entrent dans la composition de cet organe érectile, était le tissu le plus favorable pour ses entes animales, pratiqua presque toutes ses expériences sur des coqs et des poules ; Baronio implanta avec succès la peau prise sur les flancs d'un mouton à un autre mouton. Nous ne rapporterons pas l'exemple de ce seigneur russe chez lequel une portion du crâne enlevée par un coup de sabre, fut, dit-on, remplacée par une portion semblable de la voûte du crâne enlevée à un chien, et que le seigneur, objet des censures de l'Église pour avoir assimilé à l'homme, image de Dieu, des parties de la brute, fut obligé de se faire enlever par une nouvelle opération. De semblables histoires tiennent trop de la fable pour qu'elles puissent être citées ; aussi les auteurs modernes qui les rapportent n'ont-ils d'autre but que de montrer, par ces exagérations basées sur d'autres faits plus simples et vrais, la possibilité de la réussite de ces greffes animales si curieuses et aujourd'hui si abandonnées par nos physiologistes. Étudiées avec soin, elles pourraient cependant jeter de vives lumières sur la nutrition, et surtout sur l'organogénésie, qui sont encore si obscures et cependant si riches en avenir et en résultats importants.   J.-P. BEAUDE.

NÉPENTHÈS (*mat. méd.*), s. m., du grec *népenthès*, de *nè*, particule négative, et de *penthos*, deuil, affliction. Les Grecs désignaient ainsi un remède contre la tristesse et la mélancolie : le népenthès, si chanté par Homère, procurait l'oubli de tous les maux. Quelques auteurs pensent que ce médicament si précieux était l'opium, ou suc épaissi du pavot d'Orient ; d'autres, et Andanson est de ce nombre, croient que c'était le chanvre indien, *canabis indica*, qui, aujourd'hui, entre encore dans la composition d'une préparation hilariante dont font usage les Orientaux, et qu'ils nomment *haschis* ; cette préparation est composée d'extrait de chanvre indien, de beurre et de miel ; deux à trois gros de cette substance produisent des phénomènes de gaîté et même de folie qui durent quelquefois près d'une journée. Nous avons assisté nous-même à des expériences faites avec le haschis chez M. le docteur Moreau, alors médecin des aliénés à Bicêtre, et dont les résultats furent curieux. Quoi qu'il en soit de ces diverses opinions sur le fameux népenthès d'Homère, on en est encore réduit à des conjectures, et l'on ignore la véritable nature de ce médicament si précieux pour les anciens.   **J. B.**

NÉPHRÉTIQUE ou **NÉPHRITIQUE** (*path.*), adj., qui a rapport au rein. On donne le nom de *coliques néphrétiques* à une névralgie des reins. Les douleurs rhumatismales, dont la région des reins est quelquefois le siège, sont souvent désignées sous le nom de *douleurs néphrétiques* ; il en est de même de celles qui sont produites par des graviers ou des calculs qui ont leur siège dans ces organes. (V. *Reins* (maladie des.)

NÉPHRITE (*méd.*), s. f. C'est l'inflammation des reins. (V. ce mot.)

NÉPHROTOMIE (*chir.*), s. f. Opération qui consiste à extraire un calcul développé dans les reins par une incision faite dans la région lombaire. (V. *Rein*).

NERF et SYSTÈME NERVEUX (*anat., physiol., path.*), s. m. Le système nerveux de l'homme et des animaux qui sont pourvus d'une colonne vertébrale comprend deux parties distinctes : une centrale, contenue dans le crâne et le rachis, et connue sous le nom d'axe cérébro-spinal (V. *Cerveau* et *Moelle*) ; une autre périphérique, composée de rayons ramifiés qui, partant de la première, se distribuent dans toutes les parties du corps et constituent les nerfs. En les considérant à leur origine, ces nerfs forment quarante-trois paires, savoir : douze qui naissent du cerveau ou de ses dépendances, et dites paires cérébrales ; ce sont : 1° les nerfs olfactifs ; 2° les nerfs optiques ; 3° les nerfs moteurs des yeux ; 4° les nerfs pathétiques ; 5° les nerfs de la cinquième paire, ou trijumeaux ; 6° la sixième paire ; 7° les nerfs faciaux ; 8° les nerfs auditifs ; 9° les glosso-pharyngiens ; 10° les nerfs vagues, ou pneumo-gastriques ; 11° les nerfs spinaux, ou accessoires de Willis ; et 12° les nerfs hypoglosses, ou moteurs de la langue. Trente autres paires naissent de la moelle et constituent les nerfs spinaux ; enfin, nous trouvons une quarante-troisième et dernière paire dans le nerf grand-sympathique, formant à lui seul un système particulier qui s'écarte, par sa disposition et ses propriétés, du reste de la masse nerveuse,

Le système nerveux nous offre une grande symétrie, qu'on ne retrouve pas au même degré dans les vaisseaux. Les parties situées sur la ligne médiane se composent de deux moitiés parfaitement égales, comme on le voit au cerveau et à la moelle ; les autres, placées en dehors de cette ligne, sont constamment doubles et offrent dans leur configuration et leur position une entière parité. Le nerf grand-sympathique seul offre un peu moins de régularité.

Dans les centres nerveux comme dans les nerfs, nous retrouvons, sinon tout-à-fait la même structure, au moins les mêmes éléments de composition. Le tissu nerveux est constitué par deux substances molles, presque pulpeuses, mais maintenues, outre leur force de cohésion, par des enveloppes extérieures assez résistantes. De ces deux substances, une grise, très-vasculaire, est dispersée çà et là sans former un tout continu ; l'autre, blanche, plus abondante, moins riche en vaisseaux, a une apparence fibreuse, et d'un bout à l'autre du système est partout continue à elle-même. Ces deux substances se trouvent ensemble dans l'encéphale, dans la moelle et dans les ganglions ; la blanche seule existe dans les nerfs. Examinées au microscope, elles paraissent composées d'une multitude de globules réunis par une substance demi-fluide, et dont le volume paraît être d'un huitième de celui des globules du sang ; ils s'agrègent de manière à former des fibres apparentes dans toute l'étendue de la substance blanche ou médullaire. Cette disposition se voit surtout dans les nerfs composés de petits filaments qui se réunissent pour former des cordons et des faisceaux qui suivent une direction longitudinale. Partout la substance nerveuse est entourée d'une enveloppe extérieure qui se moule sur la configuration des centres nerveux, et qui, pour les nerfs, forme une gaîne solide et résistante appelée névrilème.

Les nerfs, comme nous l'avons dit, naissent du cerveau et de la moelle. L'endroit où ils commencent à se distinguer de la masse centrale ce qu'on appelle leur racine. Le point précis où se fait cette séparation est assez difficile à apprécier, parce que les extrémités plongent dans la substance nerveuse et finissent par s'y confondre. On avait pensé que les nerfs s'entrecroisaient, ou du moins que les homonymes communiquaient ensemble à leur naissance ; mais cette communication n'est prouvée que pour les nerfs optiques, qui sont réunis et entrecroisés dans leurs fibres les plus internes, et pour la quatrième paire et le nerf auditif, qui, naissant sur la ligne médiane de l'encéphale, s'unissent quelquefois à leur origine avec leur congénère du côté opposé. Les nerfs spinaux naissent par deux racines, une antérieure et une postérieure plus forte ; cette disposition d'origine commence à se manifester dans les dernières paires cérébrales à partir de la cinquième ; les quatre premières n'ont qu'une seule racine.

Dégagés de la masse nerveuse centrale, les nerfs suivent un trajet plus ou moins compliqué et se subdivisent en un grand nombre de ramifications ; partout ils reçoivent des vaisseaux environnants des petites branches qui, se réunissant les unes aux autres, forment un lascis vasculaire qui se distribue tant à l'enveloppe du nerf qu'à sa substance propre. Dans leur trajet, les nerfs communiquent fréquemment les uns avec les autres ; ces réunions ont lieu de diverses manières : tantôt une branche nerveuse en rencontrant une autre s'unit avec elle en formant une anse ; c'est ce qu'on appelle une *anastomose* ; d'autres fois, divers cordons d'un même nerf ou de nerfs différents se joignent, se mêlent et forment un *plexus* ; enfin un autre mode de jonction est celui qui a lieu au moyen des *ganglions*, petits corps à structure fort compliquée, de forme arrondie, enveloppés par une membrane particulière, résistante, et composés intérieurement d'une substance propre analogue à la substance grise de l'encéphale, et d'un grand nombre de filaments qui se continuent avec les nerfs tenant aux ganglions.

Après avoir fourni un nombre variable de branches, le nerf, arrivé dans l'organe auquel il est destiné, se subdivise en une multitude de rameaux et de ramuscules qui finissent par se confondre avec les divers éléments qui composent la structure de l'organe. Toutefois, il n'est pas vraisemblable qu'ils se ramifient assez pour se répandre partout ; et cependant, comme chaque partie, quelque petite qu'elle soit, est soumise à l'influence nerveuse, on a supposé qu'autour de chaque dernière ramification existait une atmosphère nerveuse dans laquelle elle étend son action ; comme cela s'observe pour les conducteurs électriques.

Le système nerveux forme-t-il un tout continu dont toutes les parties agissent sous la dépendance des masses centrales ? Cette question a été le sujet de nombreuses controverses dans ces derniers temps. On a d'abord cherché à isoler du reste du système le nerf grand-sympathique, qui, ne communiquant que par de minces filets avec le cerveau et la moelle, se distingue des autres nerfs par le nombre de ses ganglions, qui se trouvent au centre de ses divisions. Sa distribution aux vaisseaux et aux organes dont l'action n'est pas soumise à l'empire de la volonté, constitue encore une différence, et on l'a regardé comme spécialement destiné à présider aux fonctions toutes végétatives qui s'exercent sans conscience et sans volonté, et, par cela même, comme étant en dehors de l'influence du cerveau, qui présiderait alors aux facultés intellectuelles et à toutes les fonctions qui nous mettent en relation avec le monde extérieur. Il y aurait ainsi deux systèmes nerveux indépendants l'un de l'autre : un de la vie organique ou végétative, un autre de la vie animale. Cette distinction est généralement admise depuis les travaux de Bichat, mais on a été plus loin : Gall et son école regardent les nerfs de la vie organique, ceux des mouvements volontaires, ceux des sens et les organes des facultés intellectuelles, comme autant de systèmes isolés, en rapport d'action, mais indépendants et ne provenant pas les uns des autres. Cette division est tout-à-fait arbitraire et ne s'appuie sur aucun fait positif d'anatomie ou de physiologie. Aussi, tout en admettant une différence entre le système de la vie animale et celui de la vie organique, nous devons admettre que les diverses parties du système nerveux sont unies les unes aux autres de mille manières différentes, qu'elles sont dans un état de dépendance et de réaction mutuelles, mais que les nerfs, surtout ceux de la vie animale, puisent leur force dans leur communication avec les centres nerveux, puisque, cette communication interrompue, leur action devient nulle.

Cette discussion nous amène à parler des fonctions du système nerveux : ce système préside à tous les phénomènes vitaux ; c'est sous son influence que s'accomplissent les différentes fonctions dont l'exercice constitue la vie ; mais il est nécessaire d'entrer ici dans quelques détails qui feront mieux comprendre le rôle important que joue dans l'organisme l'innervation ; c'est ainsi qu'on nomme le pouvoir du système nerveux. Nous voyons d'abord sous sa dépendance la sensibilité et le mouvement : dans ces phénomènes, le cerveau est l'aboutissant où vient répondre la sensation et le point de départ de la volonté, qui agit sur la motilité ; les nerfs et la moelle épinière ne sont que des conducteurs qui propagent les impressions internes ou externes. Des nerfs particuliers sont spécialement affectés au sentiment, d'autres au mouvement : les premiers, dits sensitifs, naissent de la partie postérieure de la moelle ; les seconds, dits moteurs, tirent leur origine de la partie antérieure ; quelques autres, appelés mixtes, contiennent à la fois des filets sensitifs et moteurs. Parmi les nerfs qui président au sentiment, on doit surtout noter ceux qui se distribuent aux organes des sens et qui se distinguent par quelques particularités : ils naissent du cerveau, ont un volume assez considérable, se distribuent presque exclusivement aux organes du sens, auquel ils sont destinés, et ont pour fonction spéciale de conduire au cerveau l'impression reçue. D'ailleurs, ils ne sont pas sensibles au toucher, pas susceptibles de douleur, et ne paraissent même pas recevoir l'impression, chaque sens ayant, outre son nerf spécial, d'autres filets nerveux appartenant à ceux qui président à la sensibilité générale, et dont l'influence est indispensable pour l'exercice de la fonction. Nous retrouvons cette disposition dans les organes de la vue, de l'ouïe, de l'odorat, du goût, qui, de plus, reçoivent encore d'autres nerfs moteurs destinés à animer les muscles qui en font partie ; le sens du toucher seul n'a pas de nerf spécial, il s'exerce au moyen des nerfs qui président à la sensibilité générale, et qui se retrouvent partout.

Le cerveau n'est pas seulement le siège des impressions et des volitions, il a encore une fonction bien plus noble et plus importante : c'est celle de présider aux actes de l'intelligence. Ces phénomènes dépendent-ils d'une puissance immatérielle, ou bien sont-ils le résultat d'une simple modification vitale dans le cerveau lui-même ? Ce sont là des questions psychologiques qui ont occupé de tout temps les philosophes, mais que nous ne devons pas traiter ici. Qu'il nous suffise de savoir que l'intégrité anatomique du cerveau est une condition nécessaire pour la production des phénomènes intellectuels. Je ne veux pas discuter ici non plus la question de savoir si le cerveau agit tout entier dans les actes de l'intelligence, ou si certaines parties correspondent seules à certains phénomènes. (V. Phrénologie.) Je dirai seulement que les divisions admises par quelques physiologistes modernes pour localiser les fonctions de l'intelligence sont toutes arbitraires dans leurs divisions, et contraires aux investigations anatomiques qui nous montrent dans toutes les parties du cerveau la même organisation et la même texture.

Le système nerveux, répandu dans toute l'économie, anime tous les organes, préside à toutes les fonctions : les sécrétions, l'absorption, la chaleur vitale et la nutrition, sont sous sa dépendance ; il sert de lien aux différentes parties du corps, et est ainsi l'agent des sympathies ou influences exercées réciproquement d'un organe sur un autre : ces influences sont surtout favorisées par les plexus qui réunissent et confondent diverses branches nerveuses, et peut-être aussi par les ganglions. Les fonctions de ces derniers ne paraissent toutefois pas se borner là, et ont d'ailleurs été différemment appréciées. Quelques physiologistes, s'appuyant sur leur ressemblance avec les cerveaux des animaux inférieurs, et sur la présence dans leur structure des deux substances blanche et grise qu'on trouve dans les centres nerveux, ont voulu voir en eux des espèces de petits cerveaux, sources d'une innervation supplémentaire ; d'autres, se fondant sur l'espèce d'indépendance dans laquelle se trouvent, à l'égard de l'axe cérébro-spinal, les parties auxquelles se distribuent principalement les nerfs qui sortent des ganglions, ont considéré ces corps comme composant un système isolant de l'influence cérébrale, qui empêcherait les impressions venues du cerveau d'être senties aussi vivement au-delà des points où ils se trouvent, et les impressions parties des mêmes endroits d'arriver aussi fortes au siège central de l'intelligence.

Il nous est bien permis de savoir que l'innervation est nécessaire à l'entretien de la vie, mais nous ne savons pas de quelle manière se transmet son influence aux différents organes ; ce fait échappant à l'observation, on a cherché à l'expliquer par plusieurs hypothèses : c'est ainsi qu'on a supposé que les fibres nerveuses pouvaient vibrer comme les cordes d'un instrument, qu'on a imaginé l'existence d'un fluide particulier qui circulerait dans les nerfs comme le sang dans les vaisseaux, et enfin qu'on a attribué l'influence nerveuse à un fluide magnétique ou électrique fourni par le cerveau ou le cervelet, que l'on comparait ainsi à une machine électrique. Toutes ces théories ne doivent être regardées que comme des hypothèses plus ou moins ingénieuses que rien ne vient justifier, et l'influence nerveuse, comme tout ce qui touche à la vie, est entourée pour nous d'une profonde obscurité. Nous pouvons bien saisir quelques conditions d'action, mais si nous voulons pénétrer plus avant dans la nature intime, l'observation nous manque, et nous sommes réduits à des explications incertaines.

NERFS (Maladies des). — *Blessures des nerfs.* Comme toutes les autres parties du corps, les nerfs sont sujets à l'action des corps extérieurs qui peuvent produire leur contusion, leur déchirement ou leur section. Les nerfs superficiels sont surtout exposés à la contusion ; ils sont alors le siège d'une douleur assez vive qui s'accompagne en même temps d'un frémissement dans toutes les parties où ils se distribuent : cette contusion peut même être assez forte pour produire une paralysie momentanée. La déchirure des nerfs est extrêmement douloureuse, et donne souvent lieu à des mouvements convulsifs et même au tétanos ; c'est à cette déchirure qu'on attribue la gravité de certaines plaies contuses, surtout celles par armes à feu et qui se compliquent de tétanos. La section d'un nerf n'offre pas la même gravité que sa déchirure ; seulement, la lésion de continuité interrompant la communication entre les parties où il se distribue et l'organe central d'où émane la puissance nerveuse, on observe de la paralysie. Néanmoins, lorsqu'il n'y a pas eu perte de substance, et que les bouts divisés restent en contact, il se fait une cicatrice qui peu à peu devient perméable à l'influx nerveux, et les parties paralysées recouvrent la sensibilité et le mouvement qu'elles avaient perdus. La compression exercée sur un nerf produit à peu près le même effet que sa section, la paralysie ; lorsqu'il y a de plus tiraillement des filets nerveux ainsi qu'il arrive lorsqu'une tumeur presse sur un nerf, il existe aussi des douleurs quelquefois très-vives.

La contusion d'un nerf est un accident ordinairement peu grave, et qui demande rarement des soins spéciaux. Si elle a été forte et s'il reste une douleur violente, on se trouvera bien d'une application de sangsues à l'endroit où le choc a eu lieu, et de quelques topiques émollients ; puis, si la paralysie persistait, on pourrait ensuite employer quelques frictions excitantes sur le membre privé de son mouvement ou de sa sensibilité ; quant à la déchirure des nerfs, bien plus grave comme nous l'avons dit, on doit s'opposer aux accidents qui en sont la suite par les saignées générales ou locales ; on cherchera surtout à s'assurer qu'il n'existe aucun corps étranger qui entretienne sur le nerf blessé une excitation constante, ainsi qu'il arrive dans les plaies par armes à feu, ou dans des fractures lorsqu'un nerf a été déchiré par une esquille osseuse : dans ce cas, il faudrait chercher à extraire le corps étranger. Enfin, on s'est souvent bien trouvé, dans des cas de déchirure nerveuse occasionnant des douleurs ou des accidents graves, de couper entièrement la branche nerveuse; toutefois, cette section amenant la paralysie dans les parties où se distribue le nerf, on ne doit y recourir que pour des filets peu importants, ou lorsque les accidents sont très-graves. Quant à la section des nerfs qui a lieu dans une plaie par instrument tranchant, elle ne fournit aucune indication spéciale pour le traitement de la blessure, si ce n'est qu'on doit maintenir les parties divisées dans l'immobilité et dans la position la plus favorable à leur rapprochement.

Maladies des nerfs et du système nerveux. — Le système nerveux central et périphérique est sujet aux diverses maladies qui affectent les autres tissus; on y observe des inflammations, des hémorrhagies, des cancers, des tubercules : ces maladies ont été décrites ou seront décrites autre part, je ne m'y arrêterai pas (V. *Cerveau, Moelle, Apoplexie, Cancer, tubercule,* etc.) ; mais j'appellerai un instant l'attention sur des affections particulières au système nerveux, et qui lui sont spéciales ; je veux parler des maladies qu'on a appelées *névroses.* Ce sont des troubles fonctionnels qu'on ne peut rattacher à aucune lésion matérielle appréciable, et dont, à cause de cela même, on a placé le siège dans le système nerveux. Ces troubles sont excessivement variés et portent tantôt sur la sensibilité, tantôt sur le mouvement, tantôt sur l'intelligence, quelquefois sur toutes ces facultés à la fois ; quant à leur étendue, ils sont quelquefois bornés à un organe, à un

membre ; d'autres fois, ils se généralisent et s'étendent à tout un système. On peut les rapporter en général aux divisions suivantes : 1° Affections convulsives ou spasmodiques ; 2° névralgies ou douleurs ; 3° paralysies ; 4° affections mentales ou vésanies. Chacun de ces types, si nous en exceptons le dernier, qui n'affecte que l'intelligence, peut se porter sur les divers organes : ainsi la convulsion peut affecter les muscles extérieurs soumis à l'empire de la volonté, ou les muscles intérieurs soustraits à cette influence; elle peut être générale, comme dans le tétanos, ou locale seulement, comme dans le spasme de l'œsophage, ou de l'estomac, dans l'asthme spasmodique. Il en est de même pour la paralysie; toutefois, ces deux affections, la paralysie et la convulsion, ne sont pas toujours des névroses, souvent elles dépendent d'une altération matérielle de l'axe cérébro-spinal ou des nerfs, et alors elles sont seulement des symptômes ; c'est ainsi que nous voyons la convulsion survenir dans les inflammations du cerveau ou de la moelle, les paralysies dans l'apoplexie. Quant aux névralgies, si l'on en excepte celles qui sont la suite de la pression d'une tumeur sur un filet nerveux, on ne trouve ordinairement aucune lésion anatomique pour expliquer leur existence, et elles peuvent, par conséquent, être regardées presque constamment comme des névroses. Cela nous engage à nous arrêter davantage sur cette forme de maladie nerveuse. La douleur est le caractère essentiel de la névralgie : cette douleur est quelquefois lancinante, excessivement vive, d'autres fois elle est sourde et s'accompagne de temps en temps d'élancements et d'exacerbations assez fortes pour arracher des cris au malade ; ordinairement elle est exaspérée par les mouvements de la partie du corps où elle siège ; dans certains cas, une forte pression sur le trajet du nerf affecté suspend ou diminue la douleur ; ce qui peut servir à faire distinguer cette maladie de l'inflammation du nerf, dans laquelle la pression augmente la souffrance. Ces douleurs sont continuelles, ou bien, ce qui arrive le plus ordinairement, elles offrent de temps en temps des redoublements dans l'intervalle desquels la souffrance est moindre ; quelquefois elles reviennent par accès bien marqués et périodiques, comme ceux d'une fièvre intermittente. Les névralgies ne paraissent pas affecter les nerfs destinés au mouvement, elles siègent exclusivement dans les nerfs de la sensibilité, soit qu'ils se distribuent à la peau et aux muscles extérieurs, soit qu'ils se ramifient dans les viscères ; de là deux divisions : les névralgies externes ou névralgies proprement dites, et les névralgies internes ou viscéralgies. Parmi les premières, les plus communes sont la migraine ou névralgie du cuir chevelu, le tic douloureux ou névralgie de la face, et la sciatique, appelée encore goutte sciatique, qui siège dans la cuisse et dans la jambe. Quant aux névralgies internes, elles affectent principalement l'estomac (V. *Gastralgie*), l'intestin (V. *Entéralgie, Colique*) et l'utérus (V. *Hystéralgie*) ; il n'est pas rare de voir confondre ces affections avec des inflammations de ces organes, au grand détriment du malade, le traitement convenable étant différent dans les deux affections. Les principales circonstances sur lesquelles on doit insister pour les reconnaître, sont l'intermittence des douleurs qui sont rarement continuelles dans les névralgies, et l'absence de la fièvre qui accompagne ordinairement les inflammations. Lorsque l'organe peut être palpé, la pression manuelle, en ne constatant aucune tumeur, peut faire distinguer la névralgie des symptômes dépendants d'une dégénérescence cancéreuse; sans ce signe différentiel, il pourrait être quelquefois difficile de distinguer une gastralgie d'un cancer à l'estomac encore peu avancé.

Parmi les causes des névroses en général, les unes prédisposent seulement à la maladie, les autres la produisent; les premières sont : le sexe féminin, le tempérament nerveux, l'hérédité; l'enfance pour les convulsions, l'âge adulte au contraire pour les spasmes, les douleurs et les affections mentales : la vieillesse est l'époque de la vie la moins favorable à la production des névroses. Ces causes sont quelquefois assez fortes pour produire seules la maladie; d'autres fois elles y disposent seulement l'organisme, une cause accidentelle vient déterminer l'affection : ces causes occasionnelles ou efficientes sont nombreuses. Les principales sont : une vive émotion morale causée par la joie, la frayeur ou la colère, des chagrins prolongés qui sont si souvent la cause des affections mentales, l'épuisement suite d'un travail trop prolongé, des veilles, des excès érotiques ou la masturbation. On a vu des névroses survenir à la suite de l'influence électrique du tonnerre, d'autres se déclarer par imitation chez des personnes qui avaient eu sous les yeux le spectacle d'un malade atteint d'une affection de ce genre. Chez les femmes, la grossesse est souvent la cause d'une névrose momentanée; chez les enfants, la dentition; la présence des vers dans le canal intestinal provoque de même souvent des accidents nerveux. Les névralgies sont assez souvent la suite d'un coup ou d'un refroidissement; enfin, dans certains cas, on doit chercher la cause de la maladie dans la suppression d'un flux habituel, d'un exutoire, d'un ulcère ou d'une affection cutanée chronique.

Les névroses sont ordinairement des maladies longues, chroniques; elles revêtent souvent une apparence de gravité qui peut effrayer des personnes inexpérimentées; mais, en général, elles ne sont pas dangereuses pour la vie des malades; néanmoins, outre la douleur et la gêne qu'elles apportent dans l'exercice de certaines fonctions, par leur persistance continue elles peuvent produire, à la longue, des altérations organiques capables de causer la mort.

Le traitement des névroses est ordinairement fort difficile, à cause de la variété des formes qu'elles revêtent, et à cause du peu de certitude d'action des moyens thérapeutiques qu'on leur oppose : le grand nombre de médicaments qu'on a proposés contre ces affections, indiquent assez le peu de confiance qu'on doit avoir dans leur emploi. Nous ne nous étendrons pas sur la médication convenable dans les différents cas; les bornes de cet article s'y opposent : nous dirons seulement en général que, dans les névroses, les saignées générales et locales réussissent rarement, et qu'on doit s'en abstenir à moins d'indication spéciale; qu'on se trouve bien de l'emploi des différents anti-spasmodiques donnés sous toutes les formes; que dans certains cas on emploie avec succès des moyens perturbateurs, des vomitifs, le quinquina, des bains froids donnés de surprise, en plongeant tout-à-coup le corps dans l'eau et en l'en retirant de suite pour le replonger de nouveau; Dupuytren vantait beaucoup ces sortes de bains dans la chorée ou danse de Saint-Guy. Quand il y a dans les accès nerveux une véritable intermittence, on parvient à les faire cesser par l'emploi du sulfate de quinine; ce remède réussit surtout pour les névralgies intermittentes. Dans certaines circonstances, il faut, pour guérir les névroses, chercher à déplacer l'influx nerveux fixé sur un point, en l'appelant et le fixant autre part; c'est ainsi que réussissent les distractions, les voyages, une forte commotion morale, et souvent même la pratique du magnétisme animal. Quel que soit d'ailleurs le traitement employé, on doit toujours faire grande attention aux règles hygiéniques qui, bien suivies, suffisent quelquefois seules pour amener la guérison des névroses rebelles. Néanmoins, malgré ces différents moyens, les maladies nerveuses résistent souvent à toute thérapeutique. A peine peut-on adoucir quelques accidents, la maladie prend droit de domicile dans l'organisme, et, quoi qu'on fasse, elle ne cède pas la place, au grand désespoir du médecin et du malade.

HARDY,
Doct. en médecine, médecin des hôpitaux

NÉRION (*bot.*), s. m. (V. *Laurier-Rose.*)

NÉRIS (Eaux minérales de) (*thérap.*). Néris est un bourg de l'ancienne province du Bourbonnais, qui fait aujourd'hui partie du département de l'Allier; ce bourg, qui renferme environ 800 habitants, a été bâti sur les ruines d'une ancienne ville romaine que les antiquaires désignent sous le nom de *Nerus, Nerea, Nereensis vicus*; quelques uns pensent que c'est la *Gergovia Boiorum* indiquée par César; Quoi qu'il en soit, dès la plus haute antiquité Néris avait des bains thermaux que l'on désignait sous le nom d'*Aquæ Neri*. En 1820, lorsque l'on fit les fouilles pour construire le nouvel établissement qui existe aujourd'hui, on découvrit les ruines et les fondations des anciennes piscines et des bains de vapeur (*laconium*) des anciens thermes. Des débris de colonnes de marbre, des bas-reliefs, des instruments et des figures de bronze trouvés dans les fouilles faites à diverses époques, attestent l'importance et la richesse de cet établissement, décoré avec tout le luxe romain, que plusieurs restaurations successives, dont on trouva les traces, ne purent sauver des ravages du temps et surtout des dévastations des Barbares.

Néris est situé à quatre-vingts lieues de Paris, dix-huit lieues de Moulins, quatorze lieues de Clermont, et une lieue de Montluçon, sur la grande route de Paris à Nîmes; le site est agréable, les environs sont pittoresques, l'air est doux, et la température plus agréable que dans la plupart des établissements thermaux qui sont situés dans des gorges et des lieux élevés. Près de l'établissement est une belle promenade au centre de laquelle on voit un cirque romain, reste de l'opulente cité sur laquelle est aujourd'hui construit le bourg.

Les eaux de Néris sortent du sol dans des puits qui sont très-voisins les uns des autres, ce qui a fait penser, en raison du voisinage des griffons des sources, qu'elle provenaient d'une seule et même source.

L'eau de tous ces puits est à peu près à la même température, et présente la même composition. Bien que ces sources aient la même origine et se rendent dans le même bassin, on distingue les différents puits sous les noms de source de *César* ou grand puits, de puits de la *Croix*, de *Source nouvelle*, qui est la plus chaude et qui est à deux mètres du grand puits, de puits *Carré* ou tempéré, dont on fait usage en boisson. Dans les fouilles que l'on fit en 1832, pour la restauration de cet établissement, on retrouva les fondations de six puits que l'on regarda comme de construction romaine, et qui communiquaient entre eux. Le tremblement de terre de 1755, celui qui détruisit Lisbonne, fit écrouler les fondations du puits de *César*, et une source plus abondante et plus chaude se creusa, au pied de ce puits, un bassin plus large et plus profond. L'abbé Renaud, curé de Néris, dit qu'une semblable éruption eut lieu en 1759, et que, depuis cette époque, les eaux ont perdu de leur chaleur; car on dit qu'autrefois leur température était de 64 degrés Réaumur (80 centigrades), tandis que maintenant leur température, d'après M. Delonchamps, varie suivant les sources de 48° 25, à 50° 50 centigrades. M. de Montluc, aujourd'hui médecin inspecteur des eaux de Néris, dit que leur température est de 51° centigrades dans toutes les saisons.

Carrère, dans son catalogue raisonné des eaux minérales, indique la source du grand puits comme ayant, en 1742, la température de 54 degrés Réaumur, et de 41° en 1771; mais il existe de telles variations entre les températures indiquées pour ces sources par les divers expérimentateurs, que l'on est en doute sur la justesse de leurs observations. Cependant le fait avancé par le curé Renaud n'a rien que de rationnel, et nous pensons qu'il peut être admis.

Les eaux de Néris sont limpides, onctueuses; elles sont sans odeur et sans saveur prononcée; elles laissent à la source dégager de l'azote, que M. Robiquet a reconnu être mêlé de 2 à 3/00 d'acide carbonique. M. Berthier, qui a fait l'analyse de ces eaux, a reconnu qu'elles étaient composées de :

	gram.
Bicarbonate de soude...............	0, 37
Sulfate de soude....................	0, 37
Chlorure de sodium................	0, 20
Carbonate de chaux et silice......	0, 17
Total....	1, 11 de sel sec.

A ces principes il faut ajouter la barégine, qui se trouve dans toutes les eaux thermales; matière organique azotée qui est si abondante dans certaines sources, et qui paraît se produire sous l'influence de l'air et de la lumière. Renfermée dans des bouteilles, l'eau de Néris se conserve bien et reste limpide; soumise à l'ébullition, cette eau laisse dégager de l'air qui contient jusqu'à 38 pour cent d'oxygène; proportion qui est plus considérable que celle que contient l'eau de pluie. La quantité d'eau fournie par la source est de 1,000 mètres cubes en vingt-quatre heures.

Les eaux de Néris sont administrées en bains, en douches et en boissons. On a établi en 1830, dit

M. Longchamp, des bains de vapeur au-dessus de la source, dont on a retiré d'excellents effets. La durée des bains varie depuis un quart d'heure jusqu'à plusieurs heures; la température à laquelle on les prend est de 35 à 43 degrés. Cette dernière température est celle des piscines. On boit depuis 3 à 4 verres jusqu'à 15 et plus, pendant la journée; les eaux se prennent soit dans le bain, soit dans le lit, soit, et ce qui est plus avantageux, pendant la promenade. On fait usage, ainsi que nous l'avons dit, de l'eau du puits de la Croix pour la boisson. La saison des eaux commence le 15 mai et finit le 15 octobre.

Les eaux de Néris sont principalement administrées dans les affections nerveuses, les névralgies, les gastralgies, l'hystérie et l'hypochondrie, la paralysie, dans les affections rhumatismales; on dit que les goutteux sont soulagés par l'emploi de ces eaux, mais on ne dit pas qu'ils guérissent. Les eaux de Néris sont aussi employées avec avantage dans les affections de la peau, dans les dérangements de la menstruation, dans la leucorrhée chronique et dans la convalescence des maladies. Elles sont sans efficacité dans les engorgements chroniques des viscères abdominaux, dans les maladies de la poitrine, et même nuisibles dans les congestions cérébrales.

J.-P. BEAUDE.

NÉROLI (*mat. méd.*), s. m., nom donné à l'huile essentielle que l'on retire par distillation de la fleur d'oranger. Elle est employée pour aromatiser certaines substances; les parfumeurs en font surtout usage. (V. *Orange*.)

NERPRUN ou **NOIRPRUN** (*bot.*, *mat. méd.*), s. m., fruit du *rhamnus catharticus*, famille des Rhamnées, J. Il s'offre sous la forme d'une petite baie pisiforme d'abord verte, puis noire, renfermant quatre semences ou nucules ovales. La pulpe verdâtre qui les entoure a une saveur amère assez désagréable et une odeur nauséeuse. Elle passe au rouge violacé lors de la maturation, qui s'effectue ordinairement en septembre ou octobre.

Les baies de nerprun sont purgatives; les gens de la campagne mettent souvent cette propriété à profit, et, à cet effet, ils se bornent à en avaler vingt ou vingt-cinq, et quelquefois plus. Malheureusement, leur action sous cette forme n'est pas toujours constante; aussi ce genre de purgation détermine-t-il souvent des accidents, et notamment des superpurgations. On doit préférer pour l'usage médical le sirop ou le rob de nerprun; encore n'administre-t-on généralement ces préparations pharmaceutiques qu'aux individus robustes, ou lorsqu'il s'agit, comme dans les cas d'hydropisie et de paralysie, d'opérer une forte révulsion. On fait généralement suivre leur usage de boissons mucilagineuses, pour éviter les suites d'une réaction trop vive.

L'énergie de ces préparations en a fait introduire l'usage dans la médecine vétérinaire : on les administre principalement aux chiens et aux chevaux, mais le plus souvent aux premiers; car on a remarqué que ceux-ci étaient purgés plus facilement et plus efficacement par les substances qui agissent sur les voies urinaires.

La facilité avec laquelle le suc de nerprun passe, soit au rouge, soit au vert, par les acides ou les alcalis, peut, dans quelques circonstances, servir à déceler la présence de ces substances, lorsqu'elles sont à l'état libre dans certaines sécrétions.

Les fruits du nerprun contiennent, outre la matière colorante dont on fait un si grand usage dans la peinture sous le nom de *vert de vessie*, un acide, de la gomme, du sucre, une matière azotée, et enfin une substance cristalline dont la présence a été décelée récemment par M. Fleury, et à laquelle il donna le nom de *rhamnine*. Elle s'offre sous la forme de flocons dans le suc et de grumeaux dans le sirop; quelque bien préparés qu'ils soient. Elle est très-abondante dans le marc d'où on l'extrait par l'ébullition dans l'eau; elle se concrète en chou-fleur, et on la purifie en la traitant par l'alcool bouillant.   T. COUVERCHEL.

NERVAL (Baume). (V. *Nervin*.)

NERVEUX (*path. et anat.*), adj., qui a rapport aux nerfs. Sous le nom de système nerveux, on désigne l'ensemble de tous les nerfs de l'économie. (V. *Nerfs*.) On donne le nom de symptômes nerveux, de phénomènes nerveux, de maladies nerveuses, aux affections qui ont pour cause une lésion ou un trouble apporté dans le système nerveux ou dans ses fonctions. (V. *Nerfs*. (maladies des)

NERVIN (*thérap. et pharm.*), s. m. et adj. On donne le nom de médicaments nervins à des médicaments qui ont une action spéciale sur le système nerveux : ce nom est donné aussi à des substances stimulantes qui s'emploient à l'extérieur en applications ou en frictions, et que l'on croyait propres à fortifier les nerfs. Le *baume nervin* ou *nerval*, qui s'emploie en frictions dans les entorses et qui est propre à fortifier le système musculaire, est un mélange de plusieurs huiles essentielles et de graisses ; voici sa composition : axonge, deux onces ; moelle de bœuf, quatre onces ; huile concrète de muscade, quatre onces ; huiles essentielles de thym, de girofle, de lavande, de sauge, de romarin, de menthe, chaque demi gros ; camphre, un gros ; baume de Tolu, quatre gros ; alcool rectifié, une once. On en fait usage aussi dans les douleurs rhumatismales.   J. B.

NEUTRES (Sels) (*chim.*). On donne le nom de sels neutres à ceux dans lesquels il n'y a ni excès d'acide ni excès de base ; plusieurs sels neutres sont employés comme purgatifs : tels sont les sulfates de soude, de magnésie, l'acétate de potasse et de soude, le chlorure de sodium, etc.

NÉVRALGIE (*path.*), s. f. On distingue sous ce nom une affection des nerfs que beaucoup d'auteurs ont cru être une inflammation des nerfs. Aujourd'hui on distingue la *névralgie* de la *névrite*; dans la première, il y a douleur violente dans le trajet des nerfs sans que l'on observe de lésion dans le tissu, et ces douleurs sont souvent intermittentes; il y a véritablement une lésion de la fonction, une exaltation de la sensibilité, sans lésions appréciables dans l'organisation. Dans la névrite, au contraire, il y a inflammation des nerfs et lésion de leur tissu. Les névralgies intermittentes cèdent à l'emploi du sulfate de quinine. (V. *Nerfs*. (maladies des)   J. B.

NÉVRILÈME (*anat.*), s. m. C'est une membrane celluleuse et résistante qui forme l'enveloppe des cordons nerveux. (V. *Nerfs*.)

NÉVRILEMMITE (*path.*), s. f. C'est l'inflammation du névrilème. Maladie qui rentre dans la *névrite*.

NÉVRITE (*path.*), s. f. On donne ce nom à l'inflammation des nerfs. (V. *Nerfs*. (maladies des)

NÉVROLOGIE (*anat.*), s. f., du grec *neuron*, nerf, et *logos*, discours. On désigne ainsi la partie de l'anatomie qui traite de la description des nerfs.

NÉVROSE (*méd.*), s. f. On donne ce nom à des maladies qui ont leur siège dans le système nerveux, et qui ne se manifestent par aucune lésion matérielle appréciable; la plupart des maladies dites nerveuses sont considérées par les médecins comme des névroses. (V. *Nerfs*. (maladies des)

NÉVROTOMIE (*chir.*), s. f. On a donné ce nom à l'opération qui consiste à couper un cordon nerveux pour faire cesser une douleur trop vive et trop rebelle dans certaines névralgies. Ce moyen est très-rarement employé.

NEZ (*anat. et path.*), s. m., en latin *nasus*. Le nez est un organe pyramidal situé au milieu du visage, percé inférieurement de deux ouvertures nommées *narines*, qui donnent entrée à deux conduits, les *fosses nasales*, lesquels vont aboutir dans le pharynx, au-dessus du voile du palais. Quant aux fonctions, les fosses nasales servent d'annexes aux voies respiratoires par leur communication avec l'arrière-gorge, et elles constituent l'organe de l'olfaction. (V. ce mot.)

Reprenons. 1° Le *nez* est situé au-dessous du front, au-dessus de la lèvre supérieure, entre les orbites et les joues, au-devant de la cavité des fosses nasales, auxquelles il forme une sorte d'auvent qui couvre leur partie antérieure. Malgré une foule de variétés, le nez présente en général la configuration d'une pyramide à trois pans, dont le sommet regarde en haut. Les deux plans latéraux offrent en bas un sillon courbe à concavité inférieure; la face postérieure concave répond aux fosses nasales, elle est partagée en deux par leur cloison médiane. L'arête antérieure, ou *dos du nez*, se termine inférieurement par un angle arrondi qu'on appelle le lobe du nez; les deux bords latéraux se continuent avec les joues, dont ils sont séparés par un sillon plus ou moins profond. Le sommet ou racine du nez aboutit entre les deux yeux et sépare les sourcils. Enfin, la base est percée de deux ouvertures, les *narines antérieures*, qui sont isolées l'une de l'autre par la cloison des fosses nasales, et limitées en dehors par les extrémités libres des deux plans latéraux, appelées *ailes du nez*. Nous ne décrirons pas ici toutes les variétés de forme que peuvent offrir le nez, depuis l'aquilin jusqu'au nez retroussé ou au nez camard : nous noterons seulement que ces différences de forme jouent un certain rôle dans la classification des races humaines. (V. *Races humaines*.)

La charpente de l'organe qui nous occupe est constituée supérieurement par les os propres du nez et les apophyses montantes des os maxillaires supérieurs ; et inférieurement par des cartilages qui se continuent avec les os propres et concourent à former le *lobe* et les *ailes*, en circonscrivant ainsi les narines. Ces parties résistantes sont couvertes de muscles et d'une couche de tissu cellulaire plus ou moins riche en substance graisseuse. La peau qui sert d'enveloppe extérieure renferme une multitude de follicules sébacés, surtout au niveau des parties latérales.

2o *Les fosses nasales* sont deux grandes cavités assez ordinairement symétriques, isolées l'une de l'autre par une cloison partie osseuse et partie cartilagineuse. Elles sont séparées de la cavité buccale par la voûte du palais, qui sert à former le plancher de leur paroi inférieure. La paroi supérieure est surtout constituée par l'ethmoïde et le corps du sphénoïde, et l'interne par la cloison. La paroi externe offre une configuration particulière qu'elle doit à trois lames osseuses se détachant de cette paroi, placées les unes au-dessus des autres, recourbées sur elles-mêmes en forme de volutes, et que l'on nomme *cornets*. En arrière, comme nous l'avons dit plus haut, les fosses nasales s'abouchent avec la cavité du pharynx, au moyen de deux ouvertures allongées de haut en bas et beaucoup plus grandes que les narines antérieures.

L'intérieur des fosses nasales est tapissé par une membrane muqueuse que l'on appelle *membrane de Schneider*, du nom de l'anatomiste qui l'a le premier décrite avec soin (1660), et d'autres fois *membrane pituitaire*. Elle s'adapte exactement à toutes les saillies que présentent les cornets, s'enfonce dans les différentes cavités, en formant ordinairement des replis valvulaires. Couverte d'un épithélium assez apparent, et munie de poils rudes et longs à l'entrée des narines, elle devient molle et pulpeuse dans les parties les plus profondes.

Les artères du nez proviennent de l'ophthalmique et de la faciale; celles des fosses nasales dépendent également de ces dernières, mais surtout de la maxillaire interne. Les veines suivent le trajet des artères, elles sont en général très-abondantes, ce qui explique la facilité des hémorrhagies nasales. Le facial, l'ophtalmique de Willis, le ganglion de Meckel, fournissent des nerfs au nez et aux fosses nasales; il faut y joindre le nerf olfactif, qui se répand dans la membrane de Schneider, là surtout où elle est privée d'épithélium : c'est à ce nerf qu'on attribue la faculté de transmettre les sensations des odeurs. (V. *Olfaction*.)

Nez (Maladies du). Les maladies des organes dont nous venons de donner la description peuvent être partagées en deux sections : les maladies du nez et celles des fosses nasales.

§ I. MALADIES DU NEZ. — Le nez peut présenter plusieurs vices de conformation qui exigent des moyens de traitement. Ainsi, les ouvertures des narines peuvent être closes ou du moins fortement rétrécies; cette lésion est ordinairement la suite d'un accident, tel qu'une brûlure, l'action d'un ulcère rongeant, etc. S'il y a occlusion, il faut ouvrir les narines avec l'instrument tranchant, et, dans tous les cas, les maintenir écartées au moyen de corps dilatants, tels que l'éponge préparée, certaines racines, etc... L'absence du nez est un phéaomène très-rare, à moins que cette perte n'ait eu lieu pour une blessure ou une maladie ; et, quand elle a lieu, on

doit se borner à faire usage d'un nez artificiel, à moins qu'on ne veuille avoir recours à une opération, la *rhinoplastie*, dont nous parlerons plus loin. Très-souvent le nez est dévié : nous ne parlons pas de cette légère inclinaison à droite, qu'on attribue à l'habitude de se moucher de la main droite, mais de ces nez tortus et comme cassés, ce qui constitue une véritable difformité. On a essayé d'y remédier au moyen d'un appareil spécial ; mais comme cet appareil est très-gênant, et que le vice de conformation n'a d'autre inconvénient que d'altérer la régularité des traits, on peut, à moins qu'il ne s'agisse d'une jeune fille, laisser les choses dans l'état où la nature les a mises. Quant aux gros nez, il faut également les respecter, et ne pas s'aviser, comme l'a fait un chirurgien étranger, de vouloir en retrancher une partie.

Les *blessures du nez* n'offrent rien de particulier, à moins qu'il ne s'agisse de ces cas dans lesquels une portion de l'organe a été séparée du tout dont elle faisait partie. Quand cela arrive, il faut ramasser le morceau détaché, le laver soigneusement avec de l'eau tiède, s'il a été souillé, et le réappliquer en le maintenant rapproché au moyen de bandelettes agglutinatives et de points de suture. Garengeot raconte l'histoire fort plaisante d'un soldat qui, se battant avec un ami, eut le nez si bien mordu par ce dernier, que le morceau fut emporté. Content de cet exploit, l'adversaire du soldat n'osa pousser sa fureur de cannibale jusqu'à dévorer ce malheureux nez ; il le cracha par terre, le foula aux pieds, et s'enfuit. Le soldat, ne voulant pas abandonner sa vengeance et encore moins son nez, ramassa celui-ci, le jeta dans la boutique du chirurgien Galin, et courut après son ennemi. Galin, homme expérimenté, s'empressa de laver avec du vin chaud le nez qui lui était confié, et en attendit le légitime possesseur. Enfin, que vous dirai-je, le soldat revient, le fragment détaché est remis en place, maintenu avec un appareil, et il se recolle parfaitement... D'autres faits plus authentiques ont démontré la possibilité de ces sortes de greffes. Il convient donc d'agir comme nous l'avons dit en commençant.

Les *fractures* des os du nez exigent beaucoup de soins et d'attention de la part du chirurgien, afin que les pièces osseuses soient maintenues bien relevées, et que la consolidation se fasse sans trop de difformité.

Des *brûlures* graves, des *ulcérations* de diverses natures, vénériennes, cancéreuses ou dartreuses, peuvent, malgré tous les soins appropriés, laisser à leur suite des pertes de substance très-considérables, voire même la perte de tout l'organe.

Ceci nous conduit directement à parler des *restaurations du nez* ou de la *rhinoplastie*. Cette opération consiste à refaire un nez détruit par une cause quelconque (blessure, brûlure, ulcère, gangrène, etc.), avec un lambeau de peau emprunté soit au bras, soit au front, soit aux côtés de la face. De la trois procédés principaux:

1o Les anciens, tels que Celse, Galien, etc., connaissaient l'art de restaurer les nez auxquels un accident quelconque avait fait éprouver une perte de substance. Leur méthode consistait à disséquer de chaque côté de l'organe un lambeau quadrilatère qu'ils rapprochaient ensuite vers la ligne médiane.

Cette manière d'agir a été reprise par les modernes et modifiée par eux : MM. Dieffenbach et Larrey l'ont surtout mise en usage. Mais elle n'est pas applicable à tous les cas, et l'espace que l'on peut recouvrir à l'aide des lambeaux latéraux n'étant pas très-considérable, il s'ensuit que la méthode de Celse n'est indiquée que dans les cas où la perte de substance n'est pas bien grande.

2° Plusieurs chirurgiens italiens du moyen âge et de la renaissance décrivirent un procédé entièrement nouveau, que les recherches et le travail spécial de Tagliacozzi ou Tagliacot (ouvrage posthume publié en 1598) ont rendu célèbre.

La méthode italienne consiste à tailler sur le bras un lambeau de peau représentant le plus exactement possible la forme du nez que l'on veut reconstruire, mais tenant encore par sa base; puis, ayant rafraîchi les bords du nez détruit, on fait fléchir fortement le bras, de manière à lui faire toucher la face, et on accole la portion découpée, en appliquant la pointe entre les deux yeux, et les côtés sur le bord des narines. Un bandage maintient les parties dans cette position fatigante. Quand la réunion, favorisée par des points de suture, a eu lieu, on coupe la base du lambeau en la façonnant de manière à lui donner la forme de la pointe et des ailes du nez, on la sépare du bras qui redevient libre, et on réunit le reste flottant du nez artificiel à l'orifice des narines. Celles-ci sont, pendant assez longtemps, remplies d'une canule d'or ou d'argent, afin de leur faire prendre une forme rapprochée, autant que possible, de la forme normale. Benedetti, qui écrivait avant Tagliacot, a soin d'avertir que cette greffe résiste difficilement aux froids de l'hiver, et que le malade ne doit pas se moucher trop fortement, de peur que son nez ne lui reste dans la main. Cette méthode est aujourd'hui complètement abandonnée.

3° La mutilation du nez étant un supplice assez fréquemment usité dans les Indes, l'adresse et l'humanité des hommes qui s'occupent de l'art de guérir ont dû, comme toujours, venir en aide aux malheureuses victimes de la barbarie de leurs semblables. La rhinoplastie est donc pratiquée dans ces contrées de temps immémorial. Le procédé employé par les brahmes est, sans contredit, le plus simple et le meilleur. On dessine sur le front le modèle d'un nez dont la base touche aux cheveux et dont le sommet se confond avec la racine du nez mutilé. Ce patron est taillé et disséqué avec soin; puis, le renversant sur le visage et tordant le pédicule, on l'applique, au moyen de la suture, à la place de l'organe détruit. Quand la réunion a eu lieu, on coupe le pédicule tordu, afin de donner à la partie ainsi reconstruite une forme plus régulière. Nous ne parlerons pas des diverses modifications que MM. Graef de Berlin, Delpech, Lisfranc, Blandin, Dieffenbach, etc., etc., ont fait subir à cette méthode. Qu'il nous suffise de dire que c'est celle qui a été adoptée par les chirurgiens modernes qui ont cru devoir pratiquer la rhinoplastie.

Que faut-il penser de la rhinoplastie? A part certaines mutilations *partielles* qui peuvent être réparées facilement et sans danger, au moyen d'un petit lambeau pris dans le voisinage, il ne convient pas de pratiquer la rhinoplastie. Cette opération est loin d'être sans danger, elle n'a que trop souvent occasionné la mort. Les nez artificiels en argent, en fer blanc ou en carton peint, peuvent être confectionnés avec tant d'habileté, qu'ils imitent à s'y méprendre l'organe qu'ils sont destinés à remplacer. Pour rendre l'application plus exacte et l'illusion plus parfaite, on peut les adapter avec des bésicles, ou bien, pour cacher l'insertion inférieure, le sujet, si c'est un homme, laissera pousser ses moustaches. De cette manière, l'illusion est aussi complète que possible.

Différentes sortes de *tumeurs* peuvent avoir leur siège sur le nez; elles exigent un traitement approprié à leur nature, sans rien offrir de spécial relativement à leur siège particulier.

§ II. MALADIES DES FOSSES NASALES. — L'inflammation de la muqueuse qui tapisse les fosses nasales a été traitée à part sous le nom de *coryza* ; nous y renvoyons donc le lecteur, et nous n'y reviendrons plus. Il en est de même de l'hémorrhagie, dont l'histoire se trouve au mot *Epistaxis*. Enfin, nous avons parlé, à l'article *Morve*, des graves lésions dont les fosses nasales deviennent le siège pendant le cours de cette terrible maladie; il ne nous reste donc plus à parler ici que des ulcères des fosses nasales, ou ozènes, des polypes et des corps étrangers.

1° *De l'ulcère*. — Toutes les ulcérations de la membrane pituitaire ne sont pas des ozènes ; ce nom a été spécialement réservé aux solutions de continuité avec odeur fétide et écoulement peu abondant.

Les *ulcères simples* sont ordinairement occasionnés par une disposition scrofuleuse ou dartreuse, par des inflammations répétées, l'ablation d'un polype, la présence d'un corps étranger, etc. Ces ulcérations sont peu douloureuses, il y a plutôt du prurit que de la douleur proprement dite. Le suintement purulent qui se produit à leur surface se concrète sous forme de croute, que le malade, excité par la démangeaison, arrache ordinairement avec les ongles, ce qui éternise la maladie et la rend plus rebelle. Pour guérir ces ulcérations on emploiera d'abord les émollients, soit en vapeurs, soit à l'état liquide, que l'on fera renifler au malade, puis on aura recours aux lotions détersives plus ou moins astringentes ou toniques, suivant les cas.

Les ulcères vénériens (V. *Syphilis*) réclament un traitement spécial. M. Biett a, dans les cas de ce genre, fait usage avec succès du calomel associé à la poudre de sucre candi, et respiré par prises, comme on fait de la poudre de tabac. Les affections cancéreuses et dartreuses, les caries, etc., exigent aussi des soins appropriés à la nature du mal.

L'*ozène* ou ulcère putride sans suppuration abondante, a des causes peu connues; on l'observe surtout chez les sujets qui ont, comme on le dit, le nez écrasé ; les scrofuleux y sont généralement assez sujets. Rien n'égale l'insupportable fétidité qu'exhalent les narines frappées de ce genre d'ulcère, et le nom de *punais* a été affecté aux personnes atteintes de cette désagréable infirmité. L'ozène est ordinairement très-rebelle. Des dérivatifs sur le tube digestif, des injections chlorurées, qui ont le double avantage d'agir comme désinfectant et comme cicatrisant, forment la base du traitement.

On peut y joindre utilement des cautérisations avec le nitrate d'argent : peut-être obtiendrait-on quelque succès des prises de calomel à la méthode de M. Biett, ou d'un mélange de poudre inerte et d'un chlorure sec. Mais pour que l'on retire quelque avantage des moyens employés, il ne faut pas perdre trop tôt patience ; souvent ce n'est qu'après plus d'une année d'efforts persévérants que l'on est parvenu à triompher de ce mal opiniâtre.

2° *Polypes des fosses nasales.* — Les polypes sont des tumeurs de diverses natures, ordinairement pédiculées, et se développant dans les cavités que tapisse une membrane muqueuse. Les fosses nasales en sont très-souvent le siège, et les différentes sortes de polypes admises par les auteurs (V., pour les détails, le mot *Polype*) peuvent s'y développer, mais non avec la même fréquence. Les polypes muqueux y sont les plus communs ; viennent ensuite les polypes fibreux et sarcomateux.

Rien n'est plus obscur que les *causes* de cette affection ; assez souvent on l'a vue survenir à la suite de fluxions inflammatoires fréquemment répétées : les auteurs rapportent un assez bon nombre de cas dans lesquels le développement de la tumeur a été précédé de violences extérieures (coups, chutes, etc.).

Les symptômes offrent des différences suivant le volume du polype, et on peut, à cet égard, signaler plusieurs phases. Dans les premiers temps, ils gênent peu les malades, rendent seulement la voix nasonnée ; plus volumineux, ils embarrassent la respiration et nuisent à l'olfaction ; enfin, quand ils sont très-gros, qu'ils remplissent les fosses nasales, de graves désordres ont lieu. Les os de la face sont refoulés en dehors et défigurent hideusement la physionomie ; des douleurs vives dans les parties voisines se déclarent, et le malade peut succomber aux accidents nombreux qu'entraîne cette maladie, à moins que l'art ne vienne à son secours.

Les opérations proposées contre les polypes sont très-nombreuses : *l'extirpation*, la *cautérisation*, *l'excision*, la *compression*, sont aujourd'hui abandonnées. *L'arrachement* jouit, au contraire, d'une vogue méritée ; il consiste à saisir avec des pinces à mors la masse polypeuse, puis, à l'aide de divers mouvements de torsion, de traction, de va-et-vient, etc., à l'extraire en brisant son pédicule. La *ligature* est employée pour les tumeurs bien nettement pédiculées et situées peu profondément ; le génie chirurgical s'est évertué, depuis Levret, à imaginer une multitude d'instruments plus ou moins compliqués pour pratiquer cette petite opération. Il n'est pas rare de recourir simultanément à plusieurs de ces procédés pour arriver à une guérison radicale ou sans danger. Ainsi, il arrive de lier le polype et de le couper au-dessous du nœud ; ou bien de l'arracher et de détruire le reste du pédicule au moyen de caustiques légers ; l'hémorrhagie est arrêtée par les astringents, etc. C'est au chirurgien qu'il appartient de décider ce qu'il est convenable de faire dans tel cas donné.

3° Des *corps étrangers* de diverses natures peuvent être introduits accidentellement dans les fosses nasales ; c'est ce qui arrive souvent aux jeunes enfants, qui mettent dans leur nez des pois, des noyaux, etc. Il faut d'abord tâcher de faire sortir le corps en engageant le malade à se moucher fortement, ou en le faisant éternuer à l'aide d'une poudre sternutatoire. Si ces moyens ne réussissent pas, on ira chercher le corps étranger avec une pince appropriée, ou bien, suivant le cas, on le refoulera en arrière et on le fera tomber dans le pharynx : dans ce dernier cas, il faut bien prendre garde qu'il ne tombe dans le larynx, ce qui serait plus grave que l'accident auquel on veut remédier ; pour l'éviter, on fera faire d'abord une grande aspiration au malade, puis on l'engagera à faire des efforts comme pour aller à la selle, pendant qu'on repousse le corps étranger ; de la sorte, le larynx se trouve fermé et à l'abri de toute invasion de la part de celui-ci. On a vu des pois, retenus dans les narines, pousser de longues racines et exiger des efforts considérables d'extraction.

J.-P. BEAUDE.

NHANDIROBA (*bot.*), s. m., *feuillea scandens.* C'est une plante grimpante qui croît dans les Antilles et dans l'Amérique du Sud, et qui a donné son nom à une nouvelle famille que l'on nomme Nhandirobées et qui fait partie de la diœcie pentandrie de Linnée. Les parties de la plante dont on fait usage sont les amandes des graines contenues dans un fruit à écorce dure que l'on nomme dans les Antilles boîte à savonnette, à cause de sa forme et de son volume ; ce fruit se divise en trois loges qui contiennent chacune huit à dix semences larges de 30 à 35 millimètres, que l'on nomme noix de serpent. C'est dans ces noix que sont renfermées les amandes, qui ont une couleur jaunâtre, et qui, par l'expression, donnent une huile fixe qui sert à l'éclairage ; son amertume extrême l'empêche d'être employée comme aliment.

Ces amandes sont, dit-on, un contre-poison très-puissant contre la morsure des serpents et contre les empoisonnements produits par le manioc et le mancenillier. M. Drapier a publié, en 1820, des expériences dans lesquelles il dit avoir arrêté chez des animaux l'empoisonnement produit par la noix vomique et la ciguë, en leur faisant prendre des amandes de nhandiroba ; il suffit de broyer ces amandes avec un peu d'eau au moment de les ingérer, et au bout de quelques heures les symptômes disparaissent. Le nhandiroba est aussi vermifuge ; il a été employé également contre les fièvres intermittentes ; on prétend qu'il a des propriétés vomitives chez les animaux. Les noix de ce fruit ne conservent, dit-on, leurs propriétés que pendant deux années après leur récolte.   J. B.

NICKEL (*chim.*), s. m. C'est un métal blanc, attirable à l'aimant, presqu'infusible à nos feux de forge, qui fut découvert en 1754 par Cronstedt ; il existe dans la nature combiné avec l'arsenic, dont on le sépare par la voie humide. Le nickel et ses composés ne sont pas employés en médecine.

NICOTIANE (*bot.*), s. f. (V. *Tabac.*)

NIÉDERBRONN (Eaux minérales de) (*thérap.*). Niéderbronn est une petite ville du département du Bas-Rhin, située à neuf lieues de Strasbourg et quatre lieues de Haguenau : sa population est de 2,500 habitants ; elle est située dans un vallon agréable et d'un site pittoresque, qui offre des promenades très-fréquentées dans la saison des eaux. L'eau de Niéderbronn est saline et ferrugineuse ; sa température est 17°5 centigrades ; elle est limpide en sortant de terre, mais elle ne tarde pas à devenir d'une nuance louche et jaunâtre, qui tient au carbonate de chaux et de fer qu'elle abandonne par le dégagement de la petite proportion d'acide carbonique qui entre dans sa composition ; elle laisse déposer une couche jaunâtre et ocracée. Cette eau a une saveur saline assez agréable, mais qui laisse un arrière-goût un peu fade; elle a une odeur faible que l'on a comparée à celle de l'argile humide, et ne dissout pas le savon.

Il existe deux sources qui sont situées sur la promenade, et peu distantes l'une de l'autre. L'eau est reçue dans des bassins en pierre ; la quantité fournie est de plus de trois hectolitres par minutes. L'analyse faite par M. Robin en 1835 a donné les résultats suivants : gaz azote, 18 millilitres; acide carbonique, 0,10; chlorure de sodium, 3 grammes; 158; chlorure de calcium, 0,784; chlorure de magnésium, 0,224; sulfate de magnésie, 0,113; carbonate de chaux, 0,242; carbonate de fer, 0,0089; *id.* de magnésie,0,008; *id.* de manganèse, des traces.

Les eaux de Niéderbronn s'administrent en boissons et en bains ; dans le dernier cas, on en élève la température en les faisant chauffer dans des chaudières de fonte de fer. Ces eaux, légèrement excitantes, sont surtout recommandées dans les affections du bas-ventre, qu'elles aient leurs causes dans une altération du tube digestif ou dans l'engorgement des autres organes contenus dans l'abdomen. C'est surtout lorsqu'il n'existe plus de tendance vers l'état inflammatoire, que ces eaux sont plus efficaces; elles conviennent lorsqu'il y a atonie ou un état nerveux des organes malades. On les emploie aussi dans la leucorrhée, la chlorose, les catarrhes de vessie, les maladies de la peau, les scrofules et les affections nerveuses générales; dans les rhumatismes et les tumeurs des articulations. Elles sont encore indiquées dans les affections du cœur, les maladies des gros vaisseaux, et chez les individus pléthoriques. La quantité d'eau à prendre en boisson est de trois à quatre verres pendant la promenade du matin. Il n'y a pas d'établissement pour les bains, ils se prennent dans les chambres des hôtels. La saison des bains commence le 15 mai et finit le 30 septembre. La durée d'un traitement est d'au moins seize jours.   J.-P. BRAUDE.

NIDOREUX (*path.*), adj., *nidorus*, de *nidor*, qui signifie l'odeur forte d'une substance qui brûle. On donne en médecine ce nom aux substances qui ont une odeur de matière corrompue ou de matière animale brûlée : c'est une odeur produite par le dégagement d'un mélange de gaz hydrogène sulfuré et d'ammoniaque.

NIELLE (*bot.*), s. f., *nigella*. On donne le nom de *nielle*, ou mieux de *nigelle*, à un genre de plantes de la famille des Renonculacées, section des Helléboracées, polygynie pentagynie, qui renferme plusieurs espèces, dont la plus commune dans nos climats est la nielle des blés, *nigella arvensis*. Cette plante, qui croît dans les moissons, a une jolie fleur d'un gris bleu tendre ; sa tige est haute de deux à trois pieds, son feuillage est fin et élégamment découpé. Les graines, noires, sont assez fortement excitantes; elles ont la saveur du poivre, et, dans quelques localités, on les emploie pour remplacer ce condiment, ce qui a fait donner à la plante le nom de *poivrette*. Cette espèce est peu

employée en médecine; on en a fait usage quelquefois comme sternutatoire.

Deux autres espèces de nielle sont encore employées : l'une, la nigelle de Damas, *N. damascena*, qui croît dans le midi de la France, où elle est connue sous les noms de *patte d'araignée*, de *cheveux de Vénus*. Elle est aussi cultivée dans les jardins, à cause de l'élégance de ses fleurs et de son feuillage. Ses semences, d'une odeur aromatique qui rappelle celle de la fraise, ont été employées en médecine comme fortifiantes, carminatives, diurétiques et emménagogues ; on les donnait en infusion vineuse dans les catarrhes, l'asthme, la céphalalgie, et pour rétablir la menstruation. L'autre, la *N. sativa*, est connue en Égypte sous le nom de *habe sodé*, et elle est jetée sur le pain en poudre grossière pour lui donner un goût aromatique qui en favorise la digestion. Dans le Hanovre, on en met, dit-on, dans les ragoûts, et on lui donne le nom de *toute-épice*. Elle entre aussi dans la composition du sirop d'armoise.   J. B.

NIHIL ALBUM (*chim.*), nom latin donné à l'oxyde de zinc obtenu par sublimation. (V. *Zinc.*)

NITRATE ou **AZOTATE** (*chim.*), s. m., composé d'acide nitrique (*azotique*) et d'une base salifiable. Tous les composés de ce nom sont décomposés par la chaleur rouge et laissent pour résidu, tantôt l'oxyde, qui est uni à l'acide, tantôt le métal. Si la température est moins élevée, il peut rester dans le vase où la décomposition a lieu un hyponitrite. Tous les nitrates placés sur un charbon ardent en activent la combustion. Tous sont décomposés par l'acide sulfurique, qui en dégage de l'acide nitrique sous la forme de légères vapeurs blanches. Si, après les avoir humectés et mélangés avec du cuivre, on les traite par ce même acide, on obtient, au lieu de vapeurs blanches, des vapeurs *rouge-orangé* (acide nitreux).

Tous les nitrates sont solubles dans l'eau; cependant il faut en excepter certains nitrates avec excès de base. Plusieurs de ces nitrates sont employés dans la pratique médicale. Ainsi, le nitrate de potasse est administré comme diurétique à la dose de 10 à 15 décigrammes. Le nitrate de mercure est employé comme caustique; il en est de même du nitrate d'argent. Le nitrate d'ammoniaque, qui n'est pas employé comme médicament, sert à préparer un gaz dont les effets sur l'économie animale sont assez curieux pour qu'il trouve sa place dans cet article ; je veux parler du *protoxyde d'azote*, nommé aussi gaz hilariant (oxydule d'azote).

Ce gaz est transparent, inodore, incolore; il a une légère saveur sucrée, appréciable surtout lorsqu'il est dissous dans l'eau. Il est le seul des corps gazeux qui partage avec l'oxygène la propriété de rallumer une bougie qui présente un point en ignition lorsqu'on la plonge dans son atmosphère. Les corps simples avides d'oxygène, tels que le soufre, le phosphore ou le charbon, brûlent dans ce gaz si leur température est élevée, en absorbant son oxygène. On le prépare en chauffant du nitrate d'ammoniaque dans une cornue, à laquelle on adapte un tube recourbé qui vient se rendre sous l'eau, ou mieux encore sous le mercure.

L'action du protoxyde d'azote sur l'économie animale est très-remarquable : un grand nombre d'individus qui l'ont respiré prétendent qu'il a produit chez eux le *besoin* de rire aux éclats, sans pouvoir y résister. D'autres, au contraire, ont éprouvé des douleurs de tête assez violentes pour que ce besoin ne se soit pas manifesté. Ce qu'il y a de certain, c'est qu'il agit fortement sur le système nerveux. Ce gaz fut découvert par Priestley en 1772, deux ans avant que ce chimiste n'eût fait la découverte du gaz oxygène.

L'azote se combine avec l'oxygène en plusieurs proportions. Nous nous sommes déjà occupé du bioxyde (V. *Azote*) et du protoxyde ; nous devons maintenant faire connaître les caractères des acides que ce corps forme avec l'oxygène. Ces acides sont au nombre de trois :

1° L'acide hyponitreux (hypoazoteux, azoteux), dont nous ne devons nous occuper que pour établir son existence ; 2° l'acide nitreux (azoteux, hyponitrique) ; 3° l'acide nitrique (azotique).

NITREUX (Acide), s. m. (*acide azoteux, hyponitrique*). C'est l'acide qui se dégage sous la forme de vapeurs *rouge-orangé* quand on verse de l'acide nitrique sur certains métaux : le cuivre, le fer, l'argent, par exemple. Ces vapeurs sont connues sous le nom de *vapeurs rutilantes*, qu'il ne faut pas confondre avec le gaz bioxyde d'azote ou gaz nitreux, qui ne devient orangé que lorsqu'il est en contact avec l'air, dont il absorbe l'oxygène à la température ordinaire. Cet acide peut être obtenu à l'état liquide, et même à l'état solide, à 20° — 0° thermomètre centigrade ; alors il est incolore. Il est liquide et jaune fauve à 10°—0°. Il se colore en jaune orangé si on élève sa température à 15°+0° ; et si on le chauffe davantage, sa coloration devient plus foncée. Agité avec de l'eau, il devient vert ou bleu , et laisse dégager des vapeurs rutilantes avec bouillonnement. Si la quantité d'eau est assez grande , il se décolore et est transformé en acide nitrique. Il n'est pas employé en médecine ; néanmoins il pourrait agir comme un puissant escharotique.

On le prépare en chauffant dans une cornue de grès ou de verre lutée du nitrate de plomb bien desséché , et en recevant les vapeurs qui se dégagent dans une éprouvette bien sèche, entourée d'un mélange réfrigérent fait avec du sel marin et de la glace pilée.

NITRIQUE (Acide) (*chim.*) , s. m. (*acide azotique, eau forte*). Il est liquide, transparent et incolore lorsqu'il est pur, mais il peut avoir une couleur légèrement jaunâtre lorsqu'il a été exposé à la lumière ou lorsqu'on se l'est procuré dans le commerce. C'est de tous les composés d'azote et d'oxygène le plus oxygéné. Il est toujours hydraté, et ne peut être privé d'eau sans se décomposer. Son odeur, quoique faible, se rapproche un peu de celle qui se dégage lorsqu'on met de l'eau forte affaiblie sur le cuivre. Il rougit fortement la teinture de tournesol , et tache la peau en jaune citrin après quelque temps de contact. Cette coloration devient orangée par le contact de la potasse ou d'une dissolution de savon. Ce changement de couleur, opéré par la potasse ou l'eau de savon, est essentiel à connaître dans les cas d'empoisonnement par cet acide, qu'il soit volontaire, accidentel ou criminel. En effet, presque toujours on remarque sur les lèvres, les mains ou d'autres parties du corps, des taches jaunes dont il est facile de reconnaître la cause en les humectant avec l'eau de savon ou la potasse. A l'aide de ce caractère, on est à même de pouvoir administrer le contre-poison.

L'acide nitrique est décomposé à froid par le cuivre , le fer , l'étain ; etc. ; le contact de ces corps donne lieu à un dégagement de vapeurs rouge-orangé. Le même phénomène a lieu si on le chauffe avec du charbon, du phosphore ou du soufre; c'est le seul acide incolore qui ait cette propriété.

On prépare l'acide nitrique en chauffant le nitrate de potasse ou celui de soude avec l'acide sulfurique , dans des appareils distillatoires. Le produit distillé , pour être pur, doit être soumis à l'action du nitrate d'argent qui en sépare tout le chlore qu'il pourrait renfermer.

Cet acide est employé en médecine comme caustique, surtout pour détruire les cors et les verrues. Mais il ne doit être appliqué que par le médecin, et avec beaucoup de précautions. La limonade nitrique, quoique très-diurétique , est, je crois, abandonnée maintenant. L'acide nitrique agit comme poison irritant ; les symptômes de cet empoisonnement sont les mêmes que ceux qui se remarquent dans l'empoisonnement par les autres acides. Son traitement consiste à neutraliser l'acide par la magnésie délayée dans l'eau , ou par une dissolution de savon, et à favoriser l'expulsion des matières par le vomissement. Les symptômes inflammatoires doivent être combattus par l'emploi des antiphlogistiques énergiques et par les adoucissants.

O. LESUEUR,
Chef des travaux chimiques à la faculté de médecine de Paris,

NITRE (*chim.*), s. m.; c'est le nitrate de potasse, (V. *Nitrate*.)

NOCTAMBULE (*physiol.*), s. m.; c'est le synonyme de *somnambule*. (V. ce mot.)

NODOSITÉ. (V. *Nodus*.)

NODUS (*path.*) , s. m., mot latin qui signifie *nœud*, par lequel on désigne de petites tumeurs qui se forment dans le trajet des tendons ou des aponévroses ; on a donné aussi ce nom aux petites concrétions tophacées qui se forment autour des articulations affectées de goutte. Ce mot est souvent remplacé par celui de *nodosité*, qui est plus francisé.

NŒUD (*chir.*), s. m. On donne en chirurgie le nom de *nœud d'emballeur* à un bandage employé pour comprimer l'artère temporale lorsqu'elle a été ouverte , soit dans l'artériotomie , soit par accident. On emploie pour faire ce bandage une bande d'environ cinq aunes, roulée à deux globes , dont le milieu est appliqué sur la tempe opposée au côté malade, et les chefs sont ramenés horizontalement en avant, de manière à se croiser sur le lieu de la plaie, préalablement couverte d'agaric et de charpie, à la manière dont les emballeurs croisent les cordes qui entourent un ballot, ou comme on croise une ficelle autour d'un paquet ; les deux chefs ou globes de la bande se trouvent alors dirigés l'un vers le sommet de la tête, et l'autre vers le menton , perpendiculairement à la direction qu'ils avaient d'abord : puis , après avoir fait le tour de la tête dans cette nouvelle direction, les deux globes sont ramenés à la hauteur de la plaie, où un nouvel entrecroisement comme celui que nous avons déjà indiqué, leur fait reprendre la direction horizontale autour de la tête, qu'ils avaient avant en passant sur le front et sur l'occiput. La succession et la superposition des nœuds qui résultent de ces entrecroisements, forment une compression assez forte sur la plaie pour arrêter une hémorrhagie. Les bouts ou les chefs de la bande sont ensuite fixés avec des épingles. Trois nœuds produisent une compression suffisante.

On donne le nom de *nœud du chirurgien* à un nœud dans lequel on passe deux fois le fil dans la même anse; mais ce nœud, qui est sujet à se relâcher, est peu employé aujourd'hui : il est encore usité cependant par quelques chirurgiens, comme premier nœud dans la ligature des grosses artères; il offre l'avantage de se relâcher moins promptement que le nœud simple, pendant que l'on passe le fil dans l'anse pour pratiquer le second nœud de la ligature. **J. B.**

NOIRPRUN. (V. *Nerprun.*)

NOISETTE (*bot.*), s. f. C'est le fruit du noisetier ou coudrier, Corylus (L.), famille des Amentacées (J.), Cupulifères de Rich.

Botaniquement parlant, c'est la noix proprement dite, c'est-à-dire un péricarpe sec, enveloppé en partie d'un involucre, et qui ne s'ouvre pas lors de la maturité. Sa forme est, suivant les espèces, ronde ou ovoïde, presque toujours déprimée vers la base, et aiguë au sommet. L'enveloppe ou péricarpe externe est sec et osseux. L'amande qu'il enveloppe est bilobée, émulsive lorsqu'elle est récente, huileuse lorsqu'elle est sèche, d'une saveur douce, quelquefois amère. Réduite en farine, elle forme une poudre connue en parfumerie sous le nom inexact de *pâte d'amande*. Si on soumet cette farine à la presse, elle fournit une huile d'une saveur douce qui, dans certains cas, peut remplacer l'huile d'olives, et dont on préconise l'usage pour faire croître les cheveux; c'est à ce titre qu'elle entre dans la composition de l'*huile de macassar*. Si elle jouit sous ce rapport de quelques propriétés, elle les doit évidemment à son extrême fluidité.

T. C.

NOIX (*bot.*), s. f., fruit du noyer royal; *juglans regia* (L.), famille des Térébinthacées (J.).

Ce fruit est formé d'une première enveloppe ou péricarpe lisse, charnue, d'une saveur âpre : c'est le brou (*putamen*); d'un endocarpe osseux à sillons réticulés, qui renferme une amande divisée en quatre lobes bien tranchés, réunis par couples, et enveloppés d'une membrane mince dont la saveur est très-amère.

La noix commune est originaire de la Perse; l'arbre qui la fournit y existe encore dans son état sauvage, et y forme des forêts presque entières. Ce fruit était connu des Romains; il y a même lieu de croire qu'ils possédaient notre grosse variété. Pline attribue aux diverses parties qui composent la noix des propriétés dont l'efficacité est trop contestable pour que nous croyions devoir les mentionner ici ; elles sont d'ailleurs en contradiction avec leurs principes constituants.

Chacune des parties qui composent ce fruit si utile contient des principes particuliers et jouit conséquemment de propriétés différentes. Le brou ou partie charnue contient une matière colorante avec laquelle on obtient en teinture des nuances fauves et brunes assez solides. Si l'on en croit Tibulle, les dames romaines, pour dissimuler les ravages du temps, teignaient en brun leurs cheveux blancs au moyen d'une forte décoction de brou de noix. Il sert de nos jours à préparer une liqueur ou ratafia que quelques praticiens conseillent comme tonique et stomachique, et qui est d'une heureuse indication contre les écoulements ou leucorrhées chroniques. L'amande à l'état récent, et privée de l'épicarpe, est blanche; sa saveur est douce et agréable; elle forme émulsion avec l'eau et peut, dans certains cas, remplacer l'amande douce (*amygdalus communis*). Sèche, elle est jaunâtre, onctueuse au toucher , et fournit par expression une huile de couleur jaune-verdâtre, douce si elle a été extraite à froid et en temps opportun. Cette huile se congèle à 27 degrés ; sa pesanteur spécifique est de 0,963 , l'eau étant 1,000 ; elle est alimentaire dans certaines contrées , et, comme toutes les huiles fixes, légèrement laxative.

Les noix sont servies sur nos tables avant et après leur maturité : dans le premier cas , elles prennent le nom de cerneaux. Elles entrent dans la préparation pharmaceutique connue sous la dénomination assez inexacte d'*eau de trois noix*. Bien que son emploi soit presque complètement tombé en désuétude, nous allons cependant , attendu la propriété apéritive dont elle jouit , indiquer son mode de préparation. Il s'effectue en trois époques : on commence par faire une forte décoction de chatons de noyer (c'est un assemblage de fleurs sessiles fixées autour d'un axe central qui tombe de lui-même en se désarticulant après la floraison) ; on fait infuser de nouveaux chatons dans cette décoction, puis on distille et on conserve. Plus tard , lorsque le fruit est encore peu développé , on le cueille , on le pile et on le fait infuser dans l'eau distillée de chatons ; enfin, lorsqu'il a atteint son développement, on l'écrase , on le fait macérer dans l'eau de seconde infusion , on filtre, et on conserve pour l'usage.

Le principe actif de cette préparation étant évidemment le tannin, rien de plus simple que de l'extraire et de l'unir à un principe mucilagineux quelconque qui tempérerait leur action ; on aurait ainsi un médicament plus certain et d'une conservation plus facile. Il n'est pas douteux pour nous que la complication du procédé, la facilité avec laquelle cette préparation s'altère, n'aient puissamment contribué à en faire abandonner l'usage.

Les espèces et variétés de noix ne sont pas très-nombreuses; il en est une, celle *pacane*, originaire de l'Amérique Septentrionale, qui offre quelque intérêt. Depuis quelques années, les marchands de comestibles s'en approvisionnent par la voie du commerce , soit de Cuba, où le pacanier est très-abondant, soit des environs de Toulon, où des essais de propagation ont été tentés avec succès.

L'huile de noix pacane récemment extraite, soit par expression, soit au moyen de l'éther, est douce et inodore; elle a la propriété de favoriser singulièrement la division du mercure. Planche, auteur de cette observation, a remarqué qu'elle n'était pas exclusive cependant, et que l'huile de noix commune (*juglans regia*) la possédait également.

Les noix ne présentent pas , comme aliment, les inconvénients qu'on leur attribue de gâter la voix et nuire à la poitrine ; elles ne peuvent offrir de dangers que lorsqu'elles sont rances : elles irritent alors fortement l'estomac, et peuvent même déterminer le vomissement. Mangées en trop grande abondance elles sont indigestes, et c'est un de ces aliments bons et sains dont il ne faut user qu'avec modération.

Les feuilles du noyer, qui sont très-aromatiques, ont été indiquées comme remède contre la calvitie ; on en fait une décoction avec laquelle on se lave la tête deux fois par jour : quelques personnes disent avoir arrêté la chute des cheveux par ce moyen. On les a conseillées en infusion dans l'ictère ; les feuilles vertes et écrasées ont été employées en frictions contre la gale. La seconde écorce du noyer a été regardée comme pouvant produire la vésication lorsqu'on l'a fait macérer dans le vinaigre. Les feuilles sèches se mettent dans les vêtements afin d'en chasser les teignes qui souvent les attaquent. Les anciens, et surtout Dioscoride, ont regardé l'ombrage du noyer comme étant funeste pour la santé, parce qu'il causait la fièvre et des affections soporeuses ; cette opinion, qui existe encore à l'état de préjugé dans quelques lieux, est complètement dénuée de fondement ; l'odeur fortement aromatique des feuilles peut déterminer quelques douleurs de tête chez les personnes nerveuses. En 1811, on a tenté de retirer du sucre de la sève du noyer ; on en a obtenu deux livres et demie pour cent livres de liquide.

Noix des Barbades. (V. *Médicinier.*)

Noix d'Arec, de Galle, Muscade. (V. chacun de ces mots.)

Noix de serpent. (V. *Nhandiroba.*)

Noix igasur (*mat. méd.*), s. f. On désigne sous ce nom la fève de saint Ignace, qui est le noyau du *Strychnos Ignatii*, plante sarmenteuse des Philippines : cette substance est très-amère ; elle a été employée comme fébrifuge ; elle contient, ainsi que la noix vomique, la strychnine, qui est un poison narcotique âcre.

Noix vomique (*bot.*), s. f., fruit du Strychnos vomiquier (*Strychnos nux vomica,* L.), famille des Strychnées ou Apocinées de J.

C'est une sorte de baie globuleuse uniloculaire, crustacée extérieurement, charnue et pulpeuse intérieurement ; son volume égale celui d'une pomme ou d'une orange. Elle renferme un grand nombre de semences ou graines orbiculaires déprimées et peltées, de couleur grisâtre ; la pellicule qui les recouvre est lanugineuse et comme nacrée ; leur parenchyme est de contexture cornée ; elles sont inodores, âcres, et d'une amertume extrême. C'est à ces graines qu'on donne vulgairement le nom de noix vomique. Leur action sur l'homme est très-énergique ; elle l'est également pour un grand nombre d'animaux, tels que les loups et les chiens ; mais d'autres, et notamment les chevaux, les moutons, les herbivores en général, y sont peu sensibles.

On administrait autrefois la noix vomique comme anthelmintique, vraisemblablement à cause de son amertume ; mais maintenant on en fait surtout usage, attendu son action spéciale sur le système nerveux et musculaire, contre la paralysie : à cet effet, on en prépare un extrait alcoolique, en faisant macérer, à plusieurs reprises, de la noix vomique râpée dans de l'alcool à 80 degrés centigrades, rapprochant

les diverses teintures en faisant évaporer jusqu'à consistance d'extrait pilulaire, que l'on administre à la dose de 4 à 5 grains dans les 24 heures.

On doit à MM. Pelletier et Caventou la connaissance du principe actif que contient cette substance ; ils ont reconnu qu'elle était d'une nature alcaloïde, et lui ont donné le nom de *strychnine* ; elle est formée de petits cristaux à quatre pans, terminés par des pyramides à quatre faces. Ces cristaux sont peu solubles dans l'eau et dans l'alcool, inaltérables à l'air, infusibles et non volatiles.

On doit également à ces chimistes d'avoir signalé dans cette substance un autre principe auquel ils ont donné, attendu son principal caractère, le nom d'*acide igasurique.* Il s'offre sous la forme de cristaux grenus, assez durs, très-solubles dans l'eau et dans l'alcool, ainsi que les sels qu'il forme avec les terres et les alcalis ; il rougit fortement le papier de tournesol, et n'altère pas la couleur des sels de fer. Son action sur l'économie animale est encore incertaine. Il n'en est pas de même de la strychnine ; elle agit spécialement sur la moelle épinière et sur les nerfs, auxquels elle donne naissance. Quelques praticiens, voulant mettre à profit cette singulière propriété, l'ont administrée avec succès dans les paraplégies ; mais son emploi exige une grande réserve : on doit tenir compte de l'excitabilité du système nerveux, car elle produit souvent des soubresauts ou des secousses tétaniques qui persistent même après le traitement, et qu'il est souvent impossible d'empêcher. On l'a aussi administrée contre la paralysie saturnine, ou colique de plomb.

T. COUVERCHEL,
Membre de l'Académie de Médecine.

NOLI ME TANGERE (*chir.*), mots latins qui signifient *ne me touche pas.* On désigne ainsi certains boutons chancreux ou cancéreux qui se développent ordinairement au visage, et surtout aux lèvres, et qui s'exaspèrent par tous les topiques médicamenteux appliqués pour les guérir. La cautérisation avec des caustiques actifs ou le fer rouge doit être seule employée au début, et l'ablation par l'instrument tranchant est le moyen le plus convenable lorsque ces cancers sont ulcérés et d'un volume assez considérable. (V. *Cancer.*)   J. B.

NOMBRIL (*anat.*), s. m. (V. *Ombilic.*)

NOSOCOMIAL (*path.*), adj., nosocomialis, de *nosocomium*, hôpital ; qui a rapport aux hôpitaux. On a donné l'épithète de *nosocomiales* aux fièvres et au typhus contagieux qui se développent dans l'encombrement des grands hôpitaux.

NOSOGRAPHIE (*littérat. méd.*), s. f., du grec *nosos*, maladie, et *graphéin*, décrire. On donne ce nom aux corps d'ouvrages qui traitent d'une manière méthodique de la description de toutes les maladies. Les nosographies sont ou médicales ou chirurgicales, suivant la nature des maladies dont elles traitent, cette séparation ayant encore lieu pour l'enseignement. Pinel et Bicherand ont publié au commencement de ce siècle des nosographies qui eurent une grande réputation.   J.B.

NOSOLOGIE (*littérat. méd.*), s. f., du grec *nosos*, maladie, et *logos*, discours sur les maladies. Ce mot est quelquefois employé comme synonyme de nosographie ; mais quelques auteurs pensent qu'il ne doit être employé que pour désigner un traité général de pathologie.

NOSTALGIE (*méd.*), s. f., du grec *nostos*, retour, et *algos*, douleur ; mot de création moderne, qui remonte au commencement du siècle dernier. On donne ce nom à un état de mélancolie, effet du chagrin causé par l'éloignement du pays, le désir d'y rentrer, et la crainte bien ou mal fondée d'en être séparé pour toujours. Cet état, que, dans le langage ordinaire, on appelle la maladie du pays, a été désigné par divers auteurs sous les noms de *nostomania*, *nostopatridalgia*, etc.

L'homme tient naturellement à son pays ; c'est là que sont ses parents, ses amis, et tout ce qu'il aime. Les coutumes, la langue et les lois de ce pays sont les siennes. Des liens de plus en plus chers l'y attachent chaque jour davantage. Il n'est donc pas étonnant qu'il ne puisse s'en éloigner sans regrets, surtout si cet éloignement est involontaire, et accompagné de circonstances pénibles. Ces regrets deviennent de plus en plus vifs, et jettent dans un chagrin, un désespoir insurmontable ; l'idée du pays préoccupe constamment, et à la fin la santé et la raison s'altèrent. Ainsi s'explique la nostalgie, et telles sont ses causes premières. Indiquons, maintenant, les causes secondaires qui influent sur sa fréquence, son intensité, etc.

Cette maladie n'est rien moins que rare ; on la rencontre presqu'à tout âge, dans les deux sexes, et dans tous les rangs de la société, mais non point partout également.

Les jeunes gens, plus exposés aux causes de cette affection, sont par cela même plus souvent atteints de nostalgie que les adultes et les vieillards ; les hommes le sont plus que les femmes, et les classes inférieures plus que les supérieures.

C'est parmi les jeunes soldats, les conscrits, les prisonniers de guerre, les nègres esclaves, qu'elle fait le plus de ravages. Elle sévit aussi, mais avec moins de violence, sur les personnes qui quittent leur famille pour aller au loin chercher du service, ou exercer quelque chétive industrie, comme font les Auvergnats, les Savoyards et d'autres encore. Chez les étudiants de nos écoles, elle est plus rare ; cependant, tous les ans, on en observe plusieurs exemples. Les voyageurs en sont quelquefois pris au milieu de leurs excursions ; enfin, elle est commune chez les malheureux exilés. On connaît les plaintes éloquentes d'Ovide, et les beaux vers que lui dicta le désir de revoir sa patrie. C'est ce même désir impérieux, irrésistible, qui porta plusieurs des émigrés français à braver la peine de mort prononcée contre ceux qui remettraient le pied sur le territoire national.

Le développement de cette maladie est favorisé par tout ce qui rend plus pénible la transition des habitudes premières à celles auxquelles sont forcés de se plier ceux que leur mauvaise fortune retient hors de chez eux. Ainsi, dans les armées, on compte plus ou moins de nostalgiques, dans les différents corps, selon que la discipline y est plus ou moins rigoureuse, et le service plus ou moins rude. Par une raison à peu près semblable, les habitants de la campagne, dont les coutumes sont si éloignées des usages militaires, sont atteints de nostalgie en bien plus grand nombre que les recrues tirées des villes. Entre les diverses provinces, on

trouve quelques différences analogues. Les pays de montagnes, dont la population jouit de plus de liberté, et a, en général, des mœurs plus simples, fournissent des hommes qu'il est bien plus difficile de former au métier des armes. Il en est de même des contrées que leur configuration isole des autres, témoins les Suisses, les Bretons, les Basques, etc.

La tristesse aussi favorise puissamment le développement de la nostalgie. Le dénuement, les fatigues excessives, la mauvaise alimentation, une défaite, ont souvent ce fâcheux résultat sur les troupes. Dans le dernier cas, la nostalgie se montre, pour ainsi dire, sous forme d'épidémie, et il en arrive autant à bord, dans les longues traversées, pendant les gros temps, les tempêtes, et à la suite des accidents de mer.

L'influence des souvenirs est quelquefois bien marquée. Le ranz des vaches, cet air fameux des bergers suisses, a, dans plusieurs occasions, décidé l'apparition des symptômes de nostalgie chez des soldats de cette nation. Il a suffi, pour produire le même effet sur d'autres, de la vue d'un costume, du son d'un instrument, de la cornemuse, par exemple. La plupart de ces causes ont, au reste, beaucoup moins d'influence sur les esprits cultivés que sur ceux qui n'ont reçu que peu ou point d'éducation. L'ignorance, dans cette occasion comme dans beaucoup d'autres, laisse sans défense contre des dangers qu'une raison exercée surmonte aisément. On a vu cependant des hommes éminents, et d'une intelligence forte, tomber aussi dans le désespoir nostalgique ; mais ce cas est fort rare.

Faisons remarquer, en dernier lieu, que la beauté et les ressources du pays que l'on a quitté ne sont pour rien dans le sentiment si vif qui nous reporte constamment vers lui. La nostalgie sévit avec autant d'énergie sur le Groenlandais arraché à ses glaces perpétuelles, que sur l'habitant de la plus belle contrée du globe retenu malgré lui en terre étrangère. On a vu des Lapons, comblés de soins et abondamment pourvus de tout ce qui leur était nécessaire, mourir à Paris regrettant leurs foyers. Les souffrances matérielles ne doivent donc pas être exclusivement mises en ligne de compte ; elles ne sont pas les seules qui concourent à la nostalgie. Passons aux symptômes.

Les symptômes marchent avec lenteur ou rapidité. De là, la nostalgie chronique, et la nostalgie aiguë, compliquée ou non de dyssenterie, de scorbut, de fièvre jaune, de peste ou de phthisie. Nous allons nous borner ici à la nostalgie chronique simple, la plus fréquente sans contredit.

Le début est à peine marqué dans le plus grand nombre des cas. Le malade passe insensiblement du chagrin qui le tourmente à l'état nostalgique proprement dit ; ses forces diminuent, son visage pâlit. Il n'a pas d'appétit, et se plaint d'un sentiment d'anxiété dans la région précordiale, ce qu'il exprime en disant qu'il a le cœur serré ; le pouls est petit et faible, le sommeil interrompu par des rêves dans lesquels le pays tient toujours la plus grande place. Le jour, le malade fuit la lumière, recherche la solitude, et reste silencieux. S'il parle, ce n'est que pour déplorer son malheur, l'impossibilité de revoir jamais ses foyers. Il est d'ailleurs timide, réservé, comme honteux de son état. Son pays seul l'occupe. Par moment il tombe dans des rêveries pendant lesquelles son imagination le transporte au milieu des siens. Il goûte ainsi quelques moments de bonheur; mais l'illusion passe bientôt, et il retombe dans la triste réalité : alors, il verse des larmes amères, ou rentre dans son morne silence. Cependant son visage exprime de profondes souffrances. Par moments son front s'échauffe, il survient de la céphalalgie, de l'irritabilité ; puis la fièvre, le délire et les convulsions se déclarent, ainsi que les autres symptômes d'une excitation cérébrale : à cette excitation succède un abattement physique et moral chaque fois plus profond; enfin la raison se perd tout-à-fait. Cependant l'amaigrissement devient extrême, et la mort arrive par épuisement, à moins que quelque accident inflammatoire ou apoplectique ne soit venu mettre un terme plus prompt à toutes ces douleurs.

A l'autopsie cadavérique on ne trouve ordinairement que peu d'altérations. Le cerveau offre à sa surface une injection légère, et dans ses membranes une infiltration séreuse semblable à celle que l'on rencontre à la suite de tant d'autres affections; quelquefois aussi on n'aperçoit rien. Quant aux lésions d'un autre ordre que l'on remarque dans certains cas, elles tiennent aux complications et non à la nostalgie elle-même.

Le diagnostic de cette maladie offre plusieurs points à considérer. Les militaires, dans l'espoir d'obtenir un congé, la simulent assez souvent. Ils imitent bien plusieurs de ses symptômes, mais le calme de leur visage, leur répugnance pour les remèdes qu'on leur prescrit, et surtout l'empressement qu'ils mettent à parler de leurs foyers, les trahissent presque toujours. Les véritables nostalgiques, honteux, comme nous l'avons déjà dit, de leur état, ne font, au contraire, aucune allusion à leur pays. On les reconnaît à leur goût pour la solitude, à leur réserve habituelle, à l'expression inquiète de leur physionomie, et, lorsque la maladie est confirmée, aux désordres de presque toutes leurs fonctions. Plus près du début, et lorsqu'il n'y a encore que des symptômes nerveux, le diagnostic est moins facile.

La nostalgie, abandonnée à elle-même, est toujours une maladie grave; elle l'est, d'ailleurs, plus ou moins, selon les circonstances qui ont présidé à son développement. Combattue à temps, elle est très-susceptible de guérison. Sous ce rapport, l'ancien adage, *qui patriam quærit mortem invenit*, est loin d'être exact.

On peut, jusqu'à un certain point, prévenir la nostalgie. L'expérience a démontré l'excellence de plusieurs moyens dirigés contre les causes secondaires dont nous avons parlé. Ainsi, dans les armées, il faudra s'attacher à rendre aussi douce que possible, pour les conscrits et les jeunes soldats, leur nouvelle position. On ne les découragera pas par des punitions trop sévères; on les rassurera sur les chances qu'ils courent. La musique, la danse et différents exercices, fourniront à des chefs habiles et prudents les moyens de distraire convenablement les troupes pendant les heures d'inaction, si dangereuses dans les garnisons et à bord. On ne perdra aucune occasion d'améliorer leur situation, le dénuement et les privations ayant une influence évidente sur le moral, et par suite sur le développement de la nostalgie.

Cette maladie déclarée, le traitement proprement dit se réduit à peu de chose : l'excitation cérébrale sera combattue dans l'occasion par les antiphlogistiques et les dérivatifs ordinaires. Ces accidents dissipés, reste à s'occuper de la préoccupation d'esprit, et du chagrin qui mine la santé. Or les paroles affectueuses, consolantes, y réussissent quelquefois. On a guéri des malades en causant avec eux de leurs parents, de leurs amis, et en témoignant de l'intérêt pour leur position. Il a suffi de faire voir aux uns quelques uns de ces parents, ou de leur prouver par des lettres que les communications avec leur pays n'étaient point interceptées. Chez d'autres, on est parvenu à rétablir le calme par la promesse positive de les renvoyer dans leurs foyers. On en a vu qui, à peine partis, ont éprouvé tant de satisfaction de se voir libres, qu'ils se sont trouvés débarrassés de toute leur inquiétudes, et sont revenus reprendre leur place sous le drapeau. D'autres, enfin, après avoir fait le voyage jusqu'au bout, ne sont pas restés plus de trois heures chez eux, et sont repartis guéris. On sait que la part du moral dans la guérison n'est pas moindre que dans la production du mal. Il faudra donc s'attacher à gagner la confiance de ces malheureux, leur promettre de les faire partir, et tenir cette promesse, s'il est possible. Il importe, en outre, de le faire en temps opportun, et avant que le dérangement de la santé ne soit porté trop loin.

A. DALMAS,
Professeur agrégé de la faculté de médecine de Paris;
Médecin de la Salpétrière.

NOTALGIE (*path.*), s. f., du grec *notos*, le dos, et *algos*, douleur. Quelques auteurs se servent de ce mot pour désigner une douleur dans la région du dos.

NOUÉ (*chir.*), adj. On se sert vulgairement de ce mot pour indiquer le gonflement rachitique qui se développe dans les articulations chez les enfants. On dit un enfant noué, pour désigner un enfant chez lequel s'est développée cette altération des os. On donne aussi le nom de goutte nouée aux affections goutteuses accompagnées de concrétions tophacées ou de nodosités autour des articulations malades. (V. *Rhumatisme*, *Scrofule*.)   J. B.

NOUET (*pharm.*), s. m., *nodulus*, petit nœud. On donne ce nom au petit linge dans lequel les pharmaciens enveloppent des substances destinées à préparer des infusions ou des décoctions. Dans la préparation de la tisanne de Feltz, le sulfure d'antimoine pulvérisé est enfermé dans un petit nouet. Ce moyen permet de retirer ces substances à volonté, et empêche qu'elles ne se répandent dans le liquide, dont on les séparerait ensuite difficilement.   J. B.

NOURRICE (*hyg.*), s. f. La nourrice remplace la mère, et nourrit l'enfant que celle-ci ne peut pas allaiter. De tout temps et chez tous les peuples, il a dû arriver qu'un enfant nouveau-né fût quelquefois nourri par une autre que par sa mère, la maladie ou la mort venant lui enlever sa nourrice naturelle ; mais ce sont surtout les coutumes, les usages, la mode, qui règlent la conduite des mères à cet égard. Pendant longtemps, une femme du monde n'aurait pas plus nourri son enfant qu'elle ne se serait servi elle-même ; aujourd'hui chacune suit ses instincts et ses goûts. S'il est beaucoup de femmes capables de nourrir, et qui s'affranchissent de ce devoir, il n'y en a pas moins qui nourrissent en dépit des mauvaises conditions où elles se trouvent, au grand détriment de leurs enfants. Dans tous les cas, si la mère renonce à allaiter elle-même, il faut s'occuper du choix d'une nourrice; ce choix est toujours fort difficile, et il est assez rare de rencontrer, dans les femmes qui s'offrent pour remplir cette importante fonction, les conditions et les garanties que l'on est en droit d'exiger. Mais la difficulté est encore augmentée par les idées fausses qu'ont la plupart des mères; elles attachent souvent plus de prix aux qualités accessoires qu'aux qualités importantes et essentielles. Le choix d'une nourrice est pour beaucoup d'entre elles une affaire de goût, et les apparences extérieures l'emportent fréquemment sur le fond même; on se laisse volontiers séduire par la bonne mine, par une physionomie agréable, par le costume même, et il n'est pas rare qu'un beau bonnet normand ait décidé du choix.

J'apprécie beaucoup une nourrice d'une figure agréable, pourvu que sa constitution et sa santé soient irréprochables, et qu'elle soit bien fournie de lait, et de bon lait. La première chose à faire, quand il s'agit de choisir une nourrice, est donc de s'assurer qu'elle possède un lait de bonne nature, riche en éléments nutritifs, pur dans sa composition, et suffisamment abondant. Dans l'état actuel de nos connaissances, la meilleure manière, le procédé le plus pratique pour s'assurer de l'état du lait, est l'examen microscopique; on reconnaît au nombre des globules, à leur aspect, à leur pureté ou à leur mélange avec quelques autres produits accidentels de sécrétion, s'il est riche ou pauvre, pur ou impur, en un mot, s'il est propre à une bonne alimentation. Il n'est pas moins nécessaire d'apporter l'attention la plus sévère à la constitution et à la santé générale des nourrices.

Tout le monde comprend la nécessité de rechercher une femme bien constituée, n'ayant aucune prédisposition morbide, aucun vice organique, héréditaire; la moindre tendance aux affections dartreuse, scrofuleuse, le moindre soupçon sur l'état de la poitrine, doivent faire immédiatement repousser la femme de la plus belle apparence. La parfaite intégrité des facultés mentales est également une condition indispensable. Quant à ce que l'on appelle tempérament, j'ai peu de confiance aux divisions classiques établies, et je n'exclue que les dispositions extrêmes, telles qu'un état lymphatique prononcé, ou une disposition nerveuse excessive, moins rare peut-être qu'on ne pense chez les femmes de la campagne elles-mêmes.

La santé proprement dite demande une observation scrupuleuse, et il n'y a pas de précautions trop grandes pour s'éclairer sur un point si délicat. Toute femme que l'on se propose de choisir pour nourrice doit être soumise à un examen complet de la part des médecins; aucune recommandation, aucune assurance, ne peuvent inspirer une confiance suffisante, ni dispenser d'un examen direct, seul capable de donner une entière sécurité: trop d'exemples terribles justifient cette crainte et cette sévérité.

L'âge du lait doit être pris en considération; et, à cet égard, une nourrice accouchée depuis quatre mois convient parfaitement à un enfant nouveau-né; au-delà de ce terme, il n'y a plus le même rapport entre l'état du lait et les forces digestives de l'enfant; à plus forte raison ne puis-je admettre qu'une nourrice fasse plusieurs nourritures successives du même lait, comme on le pratique assez souvent.

L'expérience démontre qu'il n'y a aucun inconvénient pour l'enfant à changer de nourrice, pourvu qu'on lui donne de bon lait, bien pur et bien nourrissant. — Il vaut donc beaucoup mieux donner une autre nourrice à l'enfant, si la première tombe malade ou remplit mal ses fonctions, que de le sevrer trop tôt.

Le retour prématuré des époques ne nuit pas aussi souvent aux nourrissons qu'on se l'imagine dans le monde; il n'y a rien d'absolu à cet égard, et cette circonstance ne doit pas être un motif de changer de nourrice, à moins que l'enfant ne paraisse souffrir réellement à chaque retour périodique.

La nourrice étant admise, l'allaitement doit être réglé de manière que l'enfant prenne ses repas à des heures à peu près fixes, à des intervalles suffisants pour lui laisser le temps de digérer, et non pas sans ordre, et à toute heure, en mettant les digestions l'une sur l'autre, sans lui donner le temps de les achever. Quant au régime alimentaire des nourrices, la seule règle à observer est la suivante: choisir les aliments qu'elles digèrent bien, et auxquels leur estomac est habitué; repousser, au contraire, les substances réputées les plus favorables et les plus saines dont elles ne font pas usage dans leur vie ordinaire, et qu'elles supportent mal. Tout se réduit donc, pour les nourrices comme pour tout le monde, à bien digérer ce qu'on mange, et à ne pas manger avec excès. Il est impossible d'établir une autre prescription fondée. J'en dirai autant des différentes espèces de boissons: le vin coupé d'eau est bon à celles qui en ont l'habitude; de même que la bierre convient aux femmes qui en font usage de tout temps. Mais il n'y a pas lieu d'attribuer une vertu particulière à l'une ou à l'autre, ainsi que beaucoup de personnes le pensent encore de la bierre, par exemple; le cidre lui-même réussit très-bien quand on le boit dès l'enfance.

Il est indispensable de faire prendre l'air aux nourrices et de leur donner de l'exercice; cette condition fait tellement partie de leur régime, qu'il ne faut pas attribuer le dépérissement de certaines femmes transportées de la campagne et du plein air dans les appartements renfermés de nos maisons de ville, leur ennui, et, par suite, la perte de leur lait, à d'autre cause qu'au défaut d'air et de promenade. Cette condition s'accorde d'ailleurs, on ne peut mieux, avec le bien-être et la santé de l'enfant.   AL. DONNÉ,

Professeur particulier de microscopie, Médecin inspecteur adjoint des eaux d'Enghien.

NOURRICIER (*anat.*), adj., *nutricus*, de *nutrire*, nourrir. On donne le nom de conduit nourricier dans les os, aux canaux creusés dans leur épaisseur, pour donner passage aux artères et aux veines qui servent à leur nutrition. Ces artères, qui pénètrent dans les os pour s'y ramifier, ont reçu le nom d'artères nutricières. (V. *Os.*)

NOUVEAU-NÉ (*physiol.*). (V. *Accouchement, Nourrice, Infanticide.*)

NOYÉ. (V. *Asphyxie par submersion.*)

NOYER. (V. *Noix.*)

NUAGES (*phys. méd.*), s. m. p. En physique, on donne le nom de nuages aux vapeurs condensées dans les régions moyennes de l'atmosphère, et qui se tiennent à diverses hauteurs, suivant leur pesanteur. Les nuages jouent un grand rôle dans les phénomènes météorologiques. (V. *Météorologie.*)

NUBILITÉ (*physiol.*), s. f. C'est l'âge auquel l'homme et la femme peuvent être propres au mariage. (V. *Puberté, Menstruation.*)

NUQUE (*anat.*), s. f., *cervix.* C'est la partie postérieure du cou; la nuque est située au-dessous de la région occipitale.

NUTRICIER, ÈRE (*anat.*), adj. (V. *Nourricier.*)

NUTRITIF, IVE (*physiol.*), adj., *nutritivus.* Se dit des choses qui ont rapport à la *nutrition.* (V. ce mot.)

NUTRITION (*physiol.*), s. m., du latin *nutrire*, nourrir, alimenter. On désigne par ce mot, en physiologie, cet acte mystérieux qui se passe au sein de la trame de nos organes, et par lequel chaque tissu convertit, molécule à molécule, une certaine portion du fluide sanguin en sa propre substance. Telle est, en effet, la différence fondamentale qui sépare le règne organique du règne inorganique, que le premier s'accroît ou s'entretient par une *assimilation* de substance, tandis que le second augmente de volume par une juxta-position de molécules autour d'un noyau central primitif, ou, comme on le dit, par agrégation.

Étudiée chez les animaux, la nutrition se compose manifestement de deux phénomènes opposés, l'un de composition, l'autre de décomposition. Ainsi, le corps étant supposé parvenu à son plus haut point de développement, les molécules d'un organe qui ont déjà servi depuis quelque temps sont saisies par les absorbants, emportées dans les organes sécréteurs qui les rejettent hors de l'économie sous forme d'urine, de sueur, d'exhalaison pulmonaire, etc. En même temps, les matériaux apportés par le système artériel sanguin sont substitués à ceux qu'entraîne le système absorbant. De ce que nous venons de dire, il résulte qu'au bout d'un certain temps le corps entier a subi une complète rénovation. Quelques physiologistes ont voulu assigner un terme à ce renouvellement de la substance organique : le nombre de sept années, emprunté au numérisme mystique de Pythagore, devait tout naturellement se présenter à l'esprit; aussi n'a-t-on pas manqué de le poser comme un chiffre certain; d'autres ont dit trois ans, d'autres quatre; le fait est que les calculs sur lesquels on s'est fondé pour mettre en avant ces divers nombres, manquent de bases certaines. Le double phénomène dont nous venons de parler existe évidemment, quoiqu'on ait cherché à le nier; mais combien faut-il de temps pour que tout le corps ait subi son influence et se soit renouvelé intégralement? Voilà ce que nous ne savons pas, et ce que nous ne saurons probablement jamais.

Le mouvement de composition et de décomposition est-il également actif dans les différents organes? Je ne le crois pas; il semble s'effectuer d'une manière beaucoup plus rapide dans certaines parties, les os, les muscles, par exemple, que dans d'autres.

Il est certaines conditions généralement bien connues, bien appréciées, qui modifient d'une manière sensible la nutrition des tissus. Ainsi, plus un organe fonctionne avec énergie, plus son volume s'accroît : on sait que les danseurs ont les muscles des jambes, les forgerons, les boulangers, les muscles des bras, plus développés que ceux des autres hommes. On sait que des émotions vives et fréquentes, qu'un obstacle au cours de la circulation situé près du centre circulatoire, peuvent déterminer une hypertrophie du cœur; que, d'un autre côté, l'inaction, la compression, amènent à la longue le dépérissement, l'atrophie des organes inactifs ou comprimés.

L'élément nutritif et réparateur est, avons-nous dit, le fluide sanguin. Les divers organes y trouvent-ils tout formés les principes moléculaires qu'ils doivent s'assimiler? D'abord, on a dit que les globules dont se composent beaucoup de tissus, ainsi que le fait voir le microscope, n'étaient autres que les globules sanguins eux-mêmes : mais il n'y a pas identité de structure entre ces derniers et ceux des nerfs et des muscles que l'on prenait pour exemples. On est plus heureux si l'on examine la composition chimique du sang : en effet, on y rencontre toute formée l'albumine, qui entre dans la structure du système nerveux et de divers parenchymes; la fibrine, qui forme la base des muscles; les phosphates calcaires, qui constituent la trame solide des os; la graisse y existe également, mais c'est là tout; et les tissus organiques renferment encore d'autres principes immédiats que jusqu'à ce jour l'on n'a pas trouvé dans le sang. Il semble donc évident que la nutrition est un phénomène de chimie vivante qui se passe dans nos organes. Quant au mode de production de ce phénomène, plusieurs théories ont été émises à cet égard, mais complètement dépourvues de preuves; aussi le lecteur ne devra pas regretter que les limites dans lesquelles nous devons nous renfermer nous empêchent de les reproduire ici.   E. BEAUGRAND.

NYCTALOPIE (*path.*), s. f., du grec *nux*, nuit, et *optomai*, je vois; voir la nuit. On désigne ainsi une névrose de la vue qui ne permet de distinguer les objets que la nuit, ou à un très-faible jour; la nyctalopie est une affection opposée à l'héméralopie, qui ne permet de distinguer les objets qu'au grand jour. Nous avons réuni ces deux sujets dans un seul article, attendu les points de contact que présentent ces affections, bien que différentes dans leurs effets : nous commencerons par l'héméralopie

HÉMÉRALOPIE (*vue diurne, cécité nocturne, amblyopie crépusculaire*), maladie de l'organe visuel, qui ne permet de voir les objets que pendant le jour; mais le soir, au crépuscule, à la lumière de la lune ou des bougies, ceux qui sont affectés de cette maladie se trouvent dans l'impossibilité de distinguer les objets. La plupart des corps leur paraissent couverts d'un voile cendré, se convertissant bientôt en un nuage épais qui s'interpose entre leurs yeux et les objets qui les environnent. Leur pupille est plus serrée et moins mobile pendant le jour que chez les hommes dont les yeux sont sains; cette ouverture est très-large et immobile, au contraire, pendant la nuit; à la pointe du jour, la vue redevient très-bonne jusqu'au coucher du soleil. Il y a des héméralopes qui ne voient bien que pendant que le soleil est sur l'horizon, car dès qu'il est couché, ils ne distinguent plus rien, ou bien leur vue est confuse.

L'héméralopie s'accompagne quelquefois de céphalalgie ou de douleurs périodiques, qui s'exaspèrent vers le soir et précèdent quelquefois l'apparition de cette maladie. La terminaison de l'héméralopie n'est presque jamais funeste; abandonnée à elle-même, cette affection se dissipe ordinairement au bout de quelques semaines; traitée convenablement, elle cède quelquefois en peu de jours.

Causes. — Les causes de l'héméralopie sont très-nombreuses : la plupart des causes qui peuvent produire une amaurose, surtout l'air froid du matin et du soir pendant le printemps, peuvent aussi occasionner l'héméralopie. Dans certains pays, elle se montre quelquefois épidémique ou endémique, comme on l'observe dans différentes contrées de la France, de la Pologne, du Brésil, aux îles Moluques, dans les parties marécageuses où l'on cultive beaucoup de riz, et quelquefois même en Allemagne (Weller). En 1787 et en 1832, l'héméralopie a régné épidémiquement en différents endroits, entre autres à Strasbourg (Stœber). L'héméralopie reparaît quelquefois après un an dans la même saison; les récidives ne sont, en général, pas rares dans les pays où elle règne endémiquement.

Traitement. — On commence par détruire les causes occasionnelles qui affectent l'organe principal de la vue; on applique en même temps des vésicatoires volants derrière les oreilles : on peut employer avec beaucoup de succès les saignées, les vomitifs, suivis de l'emploi de décoctions sudorifiques, les laxatifs, la valériane, les pédiluves et le tartre stibié administré à doses fractionnées, selon la méthode de Scarpa. Si la maladie présente les phénomènes d'une amblyopie amaurotique périodique, on doit la combattre avec le quinquina et ses diverses préparations.

Meisner rapporte qu'un grand nombre des habitants de la Podolie sont affectés d'héméralopie pendant le carême, et qu'ils se guérissent de cette maladie en mangeant du foie de coq ou de porc. En 1787, la vapeur de foie de bœuf bouilli servit à guérir, avec beaucoup de célérité, un grand nombre de soldats de la garnison de Strasbourg qui étaient atteints d'héméralopie.

NYCTALOPIE (*vue nocturne*, *cécité diurne*, *amblyopia meridiana*). Cette affection est l'inverse de l'héméralopie : les malades affectés de nyctalopie distinguent mal les objets, ou ne les voient pas du tout pendant le jour, tandis qu'ils recouvrent la vue dans les ténèbres ou à la lumière de la lune et des bougies.

Tous les ophthalmologistes distinguent deux espèces de nyctalopie, l'*essentielle* et la *symptomatique*. La première dépend d'une augmentation de la sensibilité de la rétine, qui ne peut supporter l'impression de la lumière. Cette espèce est très-rare, et, quand elle existe, elle présente tous les phénomènes d'une amblyopie ou amaurose périodique.

La nyctalopie symptomatique n'est que la suite d'une cataracte ou d'une taie qui, occupant le milieu de la cornée, s'oppose à l'entrée des rayons lumineux à travers la pupille, qui est trop resserrée pendant le jour.

Les affections nerveuses, le séjour dans les mines et dans les cachots, peuvent aussi occasionner la nyctalopie.

Traitement. — Moyens légèrement antiphlogistiques et calmants; usage de lunettes vertes; exposition graduelle à une lumière rendue plus vive, relativement à la diminution de la sensibilité. Lorsque l'iris est trop irritable, on applique sur l'œil une faible dissolution aqueuse d'extrait de jusquiame; si la nyctalopie présente quelques symptômes de périodicité, il faut recourir au quinquina et à ses préparations, comme nous l'avons dit pour l'héméralopie. Enfin, la nyctalopie symptomatique se traite par les moyens qui conviennent aux maladies qui lui ont donné naissance.   S. FURNARI.

NYMPHÆA (*bot. et mat. méd.*), s. f. C'est un genre de plantes aquatiques qui a donné son nom à une famille naturelle, les *Nymphacées*, placée par Jussieu entre les Renonculacées et les Papavéracées. Le nom de ces plantes, si remarquables par leurs belles fleurs et leurs larges feuilles, leur vient de leur habitation au milieu des eaux douces. Ces plantes sont vivaces, et elles étalent à la surface des eaux leurs belles feuilles et leurs jolies fleurs, dont quelques unes ont jusqu'à six et huit pouces de diamètre; leur couleur varie du blanc au jaune et au beau bleu d'azur; leur racine est une souche souterraine, horizontale et charnue, d'où naissent des feuilles cordiformes et arrondies portées sur de longs pédoncules, dont l'étendue varie suivant la profondeur des eaux. Les fleurs, portées également sur un long pédoncule uniflore, ont un calice coloré, pétaloïde, inséré ainsi que les étamines sur la partie inférieure et externe des parois de l'ovaire; les étamines sont nombreuses, et se changent, par des dégradations successives, en sépales. L'ovaire est globuleux et recouvert par les étamines et les sépales; il se termine par un stigmate sessile, palmé et rayonné; il présente plusieurs loges polyspermes. Le fruit est globuleux, charnu, et renferme un grand nombre de graines éparses dans la pulpe. Les espèces les plus remarquables sont les suivantes :

Le NYMPHÉA BLANC, *Nymphœa alba*, nénuphar officinal, lis des étangs; il est remarquable par ses belles fleurs blanches et ses larges feuilles, qui viennent s'épanouir à la surface de l'eau; les racines, qui sont véritablement des tiges grosses comme le bras, sont aqueuses, spongieuses, tortueuses et jaunâtres; elles contiennent une quantité assez considérable de fécule; c'est, avec les semences, les seules parties usitées de la plante. Les feuilles, d'abord roulées, viennent se développer à la surface des eaux durant l'été, puis se replient et rentrent sous l'eau pendant l'hiver. Les fleurs sortent de l'eau vers sept heures du matin et s'épanouissent à sa surface, puisse referment et se replongent vers quatre heures du soir. C'est à l'action de la lumière que l'on doit ces phénomènes, qui sont modifiés par l'action d'un ciel couvert et nébuleux. La racine du nymphéa blanc a une saveur d'abord mucilagineuse, mais qui laisse bientôt un goût amer et désagréable. Elle est composée, suivant M. Morin, d'amidon, de muqueux, d'une combinaison de tanin et d'acide gallique, d'une matière végéto-animale, de la résine, d'une matière grasse, de divers sels de chaux, d'acide tartrique, de sucre cristallisé, de muriate d'ammoniaque et de l'ulmine.

Il est facile de voir, par cette composition, que le nénuphar était loin de remplir les conditions que l'on espérait obtenir par son usage, lorsqu'on l'administrait aux pieux cénobites pour amortir les désirs de l'amour. Desbois de Rochefort, qui l'a vu encore employé dans les couvents, dit que, loin de produire l'effet que l'on en attendait, il ne faisait souvent qu'accroître encore l'excitation. C'est dans Pline et Dioscoride que l'on trouve les premières indications de cette plante comme anti-aphrodisiaque. Sans doute que son habitation au milieu des eaux est la principale cause qui lui a fait supposer les propriétés dont on l'a cru si longtemps douée, mais dont l'expérience a fait justice.

La racine du nymphéa sert d'aliments à plusieurs peuples; les Tartares en retirent une fécule très-alimentaire; et l'on n'a pas vu, disent Mérat et Delens, qui citent ce fait rapporté par Pallas, que cette alimentation nuisit à leur fécondité.

On a également attribué au nénuphar une propriété hypnotique qui n'est également rien moins que prouvée. Les graines, disait-on, jouissaient aussi de cette même propriété de provoquer le sommeil; mais leur vertu, à cet égard, n'est pas mieux démontrée que celle de la racine. Cette racine, pilée et appliquée fraîche sur la peau, y détermine la vésication; coupée par tranches et appliquée sur la plante des pieds, elle aurait, selon Dethording, guéri des fièvres intermittentes. La racine s'emploie, à la dose de deux gros à une once, en décoction dans deux litres d'eau. On prépare aussi un sirop avec cette racine. Quoique Cullen ait dit que le nénuphar pouvait être rayé de la matière médicale, il est certain que cette plante n'est pas sans action; elle est stimulante et légèrement amère, et l'on pourrait en retirer des avantages dans les cas où cette médication est indiquée. Les Turcs préparent avec les fleurs du nymphéa une eau distillée qu'ils emploient comme cosmétique.

Le Nymphéa jaune, *N. lutea*, nénuphar jaune, petit nénuphar; il croît aussi dans nos contrées, mêlé au milieu des eaux avec le précédent; ses fleurs sont jaunes, plus petites, et leur calice est divisé en cinq parties au lieu de quatre. On n'en fait point usage en médecine; en Suède, sa racine pulvérisée est, dit-on, mêlée dans le pain, et les feuilles servent de fourrage pour les bestiaux.

Le Nymphéa lotos, *N. lotus*, est le fameux lotos des anciens qui croît dans les eaux du Nil, et dont on voit les belles fleurs surmonter la tête des dieux et des rois d'Égypte. Les racines servent encore d'aliments aux Égyptiens modernes, comme elles en ont servi aux anciens; on les mange fraîches ou sèches, crues ou cuites; elles ont, dit-on, dans ce dernier état, le goût de nos pommes de terre, et servent à la nourriture du petit peuple.

Le Nymphéa nelumbo, *Nelumbum speciosum*, nélumbo, fève d'Égypte, lis rose du Nil, est remarquable par ses belles fleurs roses odorantes; il croissait autrefois dans le Nil, et aujourd'hui on ne le retrouve plus que dans l'Inde, à la Chine, en Perse, et dans les îles de la mer de l'Inde. Ses graines, qui ont la grosseur d'une noisette, contiennent une amande qui est mangée comme aliment. De là lui est venu son nom de fève d'Égypte ou fève Pontique. En Égypte, on en faisait du pain. On administre également dans l'Inde ses semences, mêlées au sucre, comme une substance nourrissante et de facile digestion dans la diarrhée et le marasme. La racine est employée comme adoucissante et diurétique.

J.-P. Beaude.

NYMPHES (*anat.*), s. f. p. On donne ce nom aux petites lèvres de la vulve; les anciens l'ont quelquefois employé comme synonyme de clitoris. (V. *Vulve*.)

NYMPHOMANIE (*pathol. int.*), s. f., du grec *nymphè*, nouvelle mariée, et *mania* fureur, passion; passion des nouvelles mariées. D'autres font provenir ce mot de *nymphai*, les nymphes (annexes des organes externes de la génération), et de *mania*, passion, pour exprimer le siège des plaisirs que recherchent les femmes affectées de la nymphomanie. Quoi qu'il en soit, ce mot désigne un désir effréné, insatiable, des jouissances vénériennes; il est exclusivement applicable aux femmes, et synonyme de *fureur utérine*, d'*hystéromanie*, d'*andromanie* (passion pour les hommes) de quelques auteurs.

Il ne faut pas confondre la nymphomanie avec la manie érotique. Voici comment Esquirol trace le tableau différentiel de ces deux sortes d'affection : « L'érotomanie diffère essentiellement de la nymphomanie et du satyriasis (V. ce mot). Dans celle-ci, le mal *naît des organes reproducteurs dont l'irritation réagit sur le cerveau;* dans l'érotomanie, l'amour est dans la tête. La nymphomane et le satyriasique sont victimes d'un *désordre physique*; l'érotomaniaque est le jouet de son imagination. L'érotomanie est à la nymphomanie et au satyriasis ce que les affections vives du cœur, mais chastes et honnêtes, sont au libertinage effréné : tandis que les propos les plus sales, les actions les plus honteuses, les plus humiliantes, décèlent la nymphomanie et le satyriasis, l'érotomaniaque ne désire, ne songe pas même aux faveurs qu'elle pourrait prétendre de l'objet de ses folles tendresses; quelquefois même son amour a pour objet des êtres inanimés. » (Esquirol, *Des maladies mentales*, tom. xiv, p. 32; Paris, 1828.)

Ainsi, pour Esquirol, la nymphomanie serait toujours symptomatique d'une vive irritation de l'appareil génital. D'autres, au contraire, ont rangé cette affection dans la classe des vésanies ou aliénations mentales, et en ont placé le point de départ dans le cerveau. Eh bien! comme il arrive si souvent quand deux opinions opposées sont en présence, ces deux manières de voir sont vraies. Ainsi, chez certaines femmes, la nymphomanie est idiopathique ou essentielle, c'est-à-dire qu'elle a son point de départ dans le cerveau; chez d'autres, elle est symptomatique d'une affection, soit de la matrice, soit des organes génitaux externes.

La première forme se montre spécialement chez les femmes jeunes ou à l'âge de retour, d'une constitution nerveuse très-prononcée, ou d'un tempérament sanguin. La fréquentation de personnes d'un autre sexe, une continence forcée, un amour violent dédaigné ou contrarié, une imagination ardente excitée encore par des lectures érotiques, la contemplation d'images lascives, telles sont les causes qui peuvent produire la nymphomanie essentielle.

Quant à la seconde forme, elle se montre dans des cas de flegmasies chroniques, des cancers et autres altérations organiques de l'utérus; le prurigo de la vulve ou l'affection des follicules vulvaires, récemment décrites par M. Robert, peuvent lui donner naissance. Enfin, l'excitation répétée des organes génitaux par la masturbation ou l'abus du coït, peuvent amener les mêmes résultats.

On comprend que l'activité de ces différents ordres de causes est encore augmentée par une nourriture trop substantielle, le coucher trop longtemps prolongé dans un lit chaud et mou, l'usage fréquent de lavements irritants, etc.

Quelquefois la nymphomanie éclate subitement, surtout dans les cas où elle dépend d'une affection du cerveau; mais ordinairement elle survient peu à peu.

On ne s'attend sans doute pas à ce que nous déroulions ici le hideux tableau des transports auxquels se livrent les femmes atteintes de la fureur utérine. Imaginez tout ce que le désordre des sens peut offrir de plus révoltant, de plus obscène, et vous n'aurez qu'une idée encore imparfaite des égarements auxquels cette maladie entraîne les femmes les plus chastes autrefois et les plus réservées.

Ce n'est plus une ardeur dans les veines cachée,
C'est Vénus tout entière à sa proie attachée !

L'homme qu'elles poursuivent de leurs provocations veut-il s'y soustraire, elles se mettent en fureur, elles le mordent, le battent; cède-t-il, sa vigueur est impuissante à éteindre une ardeur aussi brûlante et que rien ne peut assouvir, et, comme la Messaline de Juvénal, *lassata viris necdum satiata recessit.*

Quand la nature, par une crise favorable, ou l'art, par des moyens habilement combinés, ne parviennent pas à comprimer cette étrange maladie, la nymphomane tombe peu à peu dans un état de langueur, d'épuisement, et succombe dans le marasme. (V. ce que nous avons dit, au mot *Incontinence,* du danger des abus vénériens.)

Personne n'a mieux que l'illustre P. Frank indiqué les différentes variétés de traitement que réclame la nymphomanie, suivant la différence des causes qui ont présidé à son développement. C'est donc d'après cet auteur que nous parlons ici. On combat, dit-il, l'irritation nerveuse par les délayants, les anti-aphrodisiaques, tels que la ciguë, l'eau distillée de bourgeons de saule ou de laurier cerise. Les bains tièdes conviennent lorsque l'érétisme se joint à un excès de force; les bains froids sont utiles dans le cas de faiblesse. Cependant on réussit quelquefois en faisant alterner les bains tièdes et les bains froids, sans égard pour la constitution des malades. La disposition inflammatoire doit être attaquée par la saignée, l'application des sangsues aux lombes, et les autres antiphlogistiques. Après avoir combattu les lésions vitales, et éliminé les causes de la maladie, on cherche à provoquer des crises artificielles par les urines, les selles, la peau, etc. Le mariage a guéri ou plutôt confirmé plus d'une guérison; mais il faut le différer chez les personnes épuisées par les excès vénériens ou dont les parties génitales sont enflammées. Dans le premier cas, on a besoin de réparer sa constitution par les restaurants et les toniques; dans le second, il faut apaiser l'état inflammatoire. Dans toutes les espèces de nymphomanie, les distractions sont indispensables; on dirige les idées vers des objets capables de les fixer, comme la religion, les sciences, etc. La malade doit fuir la compagnie des hommes et se former une société de personnes du sexe les plus vertueuses. Les voyages, l'habitude de la campagne, la culture des champs ou d'un jardin, peuvent opérer une heureuse diversion. On a conseillé l'amputation du clitoris; mais cette opération n'est indiquée que dans certaines conditions spéciales de volume, de longueur, etc.   E. BEAUGRAND.

NYMPHOTOMIE (*chir.*), s. f. C'est une opération qui consiste dans l'ablation d'une portion des petites lèvres, qui, quelquefois, sortent de la vulve. Cette opération est très-souvent employée en Orient, et surtout en Egypte, où les femmes ont un prolongement parfois excessif de ces organes. Quelques auteurs ont donné le nom de nymphotomie à l'ablation du clitoris, qui était souvent désigné sous le nom de *nympha.*   J. B.

O

OBÉSITÉ (*physiol.*), s. f., *obesitas*, de *obesus*, gras. C'est une accumulation de graisse dans le tissu cellulaire qui détermine un excessif embonpoint. Les mots embonpoint, corpulence, obésité, polysarcie, sont des synonymes à différents degrés de la même disposition : autant le premier état, dans des limites convenables, est compatible avec la santé, et même en est un des signes, autant l'extrême embonpoint est nuisible ; presque toujours il indique une perversion dans les fonctions de la nutrition, un défaut d'équilibre entre l'exhalation et l'assimilation.

Au mot *Nutrition*, on a vu de quelle manière s'exerce cette fonction ; on a compris qu'il existe un roulement continuel entre les diverses molécules qui concourent à notre organisation ; que les unes sont assimilées, tandis que les autres sont reprises par la circulation pour être rejetées au dehors. Que l'équilibre cesse entre ces deux fonctions, que l'exhalation soit lente tandis que l'assimilation conserve son activité, vous avez alors une accumulation de graisse dans les cellules du tissu cellulaire ; que le phénomène opposé se manifeste, que l'exhalation soit active et l'assimilation insuffisante, il se manifeste alors l'amaigrissement, qui peut aller jusqu'au *marasme*. (V. ce mot.)

Il reste maintenant à se demander pourquoi ce défaut d'équilibre entre les deux principales fonctions de la nutrition ou de la vie, se résout par une augmentation ou une diminution du tissu adipeux ou de la graisse dans l'économie ; pourquoi enfin tous les autres tissus ne participent-ils pas à cette augmentation ou à cette diminution de volume. C'est que la graisse paraît être chez les animaux une matière mise en réserve pour servir à la nutrition dans le cas d'insuffisance de l'alimentation : une alimentation abondante détermine une accumulation de graisse qui disparaît sous l'influence de l'abstinence. Les animaux hibernants, ceux qui passent l'hiver dans l'engourdissement, sortent au printemps très-maigres de leur tanière, tandis qu'ils y sont entrés très-gras : pendant ce temps ils ont vécu, comme on le dit vulgairement, de leur graisse ; elle seule a suffi pour satisfaire aux phénomènes nutritifs, à la vérité languissants, qui ont eu lieu pendant ce long sommeil. (V. *Graisse.*)

Une alimentation substantielle dans la composi-

tion de laquelle entrent les viandes, les céréales et les légumes farineux, favorise chez l'homme, avec le repos, l'accumulation de la graisse ; les bains tièdes , le massage, la tranquillité de l'ame, concourent aussi au même résultat. On a remarqué que les personnes qui exercent certaines professions sont plus disposées à l'embonpoint que d'autres : ainsi, les bouchers, les charcutiers ; soit parce qu'ils ont un régime plus animalisé , soit, comme le pensent certains physiologistes, parce qu'ils sont habituellement dans une atmosphère chargée d'émanations animales. Nous ne croyons pas que cette dernière cause ait une grande valeur, car nous avons vu des garçons bouchers qui vivent dans les abattoirs, au milieu d'une atmosphère chargée constamment d'émanations animales, né pas présenter cependant un embonpoint très-marqué.

Il est prouvé par l'expérience qu'une alimentation animale abondante , jointe au peu d'exercice, contribue puissamment à accroître l'embonpoint. Bien que cette règle souffre quelque exception, c'est surtout chez les personnes qui ont une vie succulente et oisive que l'on voit la graisse se développer. L'on sait que les Turcs, chez lesquels l'excessif embonpoint des femmes est regardé comme une beauté, favorisent cet état par les bains, le massage, la vie oisive du harem et une alimentation presque continuelle. Les femmes d'Orient , chez lesquelles la vie intellectuelle est presque nulle , ne se procurent de distractions dans les harems qu'en mangeant presque constamment une multitude de friandises ; dans les visites qu'elles se font , leur politesse consiste à faire prendre une collation à leurs visiteuses.

En Chine, l'embonpoint et même l'obésité sont regardés chez l'homme élevé en dignité comme une des nécessités de son rang. Cette pensée du peuple, qui lui fait attacher une idée de supériorité à l'homme dont les formes extérieures attestent, par leur ampleur , l'aisance de sa vie et la succulence de son alimentation, se retrouve même dans les classes inférieures de nos pays.

Dans certaines républiques de l'antiquité, l'obésité, loin d'être un honneur, était regardée comme un vice ; à *Sparte* , on battait le soldat qui, par un embonpoint trop prononcé , semblait préférer la mollesse d'une vie succulente au rude métier des armes. On comprend que chez des peuples guerriers la corpulence, qui gêne la liberté des mouvements, qui paralyse une partie de la force du corps, ait été regardée comme une grande imperfection. Aussi, Guillaume-le-Conquérant, dont l'embonpoint était excessif, se trouva-t-il insulté par cette plaisanterie de Philippe Ier, roi de France, qui, ayant appris qu'il s'était mis entre les mains des médecins pour se faire maigrir, demandait aux seigneurs de sa cour où le roi d'Angleterre ferait ses relevailles. La mort du Conquérant, à Mantes, empêcha peut-être qu'il ne vînt les faire à Paris avec ses dix mille lances en forme de luminaire, ainsi que les chroniqueurs disent qu'il l'avait facétieusement répondu.

L'obésité n'est pas toujours le résultat d'une alimentation surabondante ; quelquefois on la voit survenir chez des individus qui se nourrissent peu, mais qui se trouvent soumis à des circonstances débilitantes ; on a remarqué que certaines maladies de l'utérus et des ovaires, que quelques affections du foie, souvent des altérations organiques de l'estomac, déterminent cette infirmité. Chose bien remarquable, on a vu souvent aussi des affections qui paraissaient semblables aux précédentes, produire l'amaigrissement : ces effets opposés peuvent s'expliquer facilement par la nature de la perturbation produite par la cause pathologique. Toutes les fois que les maladies que nous venons d'indiquer laissent les fonctions digestives s'exécuter avec facilité, l'obésité peut se manifester, car l'assimilation a toujours lieu, et le mouvement nutritif d'élimination se trouve ralenti par la perturbation amenée par l'effet de la maladie. On a vu des prisonniers enfermés dans des cachots privés d'air et de lumière, contracter un embonpoint très-prononcé, bien qu'ils ne fussent nourris qu'au pain et à l'eau. On cite l'exemple des hommes d'une garnison qui, enfermés dans des casemates souterraines pendant un assez long siège, engraissèrent d'une manière très-prononcée.

Dans ces divers cas, où l'obésité est déterminée par des causes pathologiques ou débilitantes, les individus n'ont pas la fraîcheur de teint que l'on remarque chez ceux dont la graisse est le résultat d'une nutrition riche et facile ; ils ont ordinairement le teint pâle et plombé, leurs chairs ne sont pas fermes, et leur volume paraît plutôt de la bouffissure que de l'embonpoint. Le tissu cellulaire est abreuvé d'une graisse presque fluide qui augmente le volume du corps sans donner de la rotondité aux formes, la peau est pâle et terne, le sang ne circule pas sous l'épiderme et ne donne pas cette coloration qui est le signe de la fraîcheur et de la santé ; c'est ce que l'on appelle une mauvaise graisse, et ce qu'on regarde avec raison comme un symptôme fâcheux.

L'obésité peut devenir souvent si considérable, qu'indépendamment de ce qu'elle gêne les mouvements du corps, elle nuit à l'exercice des fonctions. Ainsi, la graisse qui pénètre dans les organes et qui surtout s'accumule dans l'abdomen où elle s'amasse en paquets énormes dans l'épiploon, finit par remplir presque complétement cette cavité ; elle refoule le diaphragme en haut, et diminue l'espace réservé dans la poitrine pour le développement des poumons ; de là l'haleine courte et l'essoufflement rapide qui se prononcent aux moindres mouvements chez les personnes très-replètes. La gêne de la circulation se trouve bientôt le résultat d'une respiration incomplète, l'hématose se fait mal, le sang n'est pas aussi complètement débarrassé de l'excès de carbone qui le constitue sang veineux, il agit avec moins d'action sur le cerveau, et stimule moins énergiquement l'économie ; de là aussi cette lenteur d'esprit qui souvent vient se joindre à la lenteur et aux difficultés de mouvements des personnes obèses.

Dans ces circonstances, il se forme même un cercle vicieux qui tend à augmenter encore l'action des causes qui produisent la sécrétion de la graisse. Le sang, moins dépouillé d'hydrogène et de carbone, indépendamment de son action débilitante générale, est plus propre à produire la graisse, qui est surtout composée de ces deux corps, et dans laquelle l'azote et l'oxygène sont en petite proportion.

Rarement l'obésité se manifeste chez les jeunes sujets. C'est ordinairement vers l'âge de quarante ans que chez l'homme et la femme l'embonpoint commence à se développer ; c'est lorsque cesse cette nutrition si active de la jeunesse, lorsque le corps a cessé de croître en hauteur et en épaisseur, lorsque les organes sont arrivés depuis longtemps à leur complet développement, lorsque l'activité du corps est moins grande, que l'appétit vénérien a perdu de son énergie, lorsqu'enfin se manifeste cette période de maturité, qui n'est que le premier pas vers la décroissance, vers l'âge de retour ; c'est dans ces circonstances que le corps prend un développement qui n'est plus le résultat de l'augmentation du volume des organes, mais qui résulte de l'accumulation de la graisse dans le tissu cellulaire, qui les environne et qui les pénètre.

Nous avons dit au mot *Graisse* quelles sont les parties dans lesquelles ce fluide s'amasse de préférence, et quelles sont celles qui en sont toujours dépourvues. L'embonpoint ordinairement persiste jusqu'au commencement de l'extrême vieillesse, et, à moins que des maladies ou des causes spéciales ne le fassent cesser, il ne disparaît qu'au commencement de la décrépitude.

L'obésité et la polysarcie se sont présentées quelquefois chez de très-jeunes sujets. Les éphémérides des curieux de la nature rapportent le cas d'un enfant qui vint au monde dans un état d'obésité très-marqué, et qui augmenta de volume au point que bientôt ses langes ne purent le contenir. Percy cite le cas d'un enfant de quatre ans qui fut présenté à la Faculté de médecine de Paris, et qui pesait 104 livres, et celui d'Édouard Bright, qui, à l'âge de dix ans, pesait 144 livres, à vingt ans 356 livres, et, treize mois avant de mourir, 584 livres. Günz a publié l'observation d'une jeune fille qui pesait 492 livres.

Les femmes et les eunuques sont ordinairement plus gras que les hommes : on sait que l'on favorise l'engraissement des volailles et des bestiaux en les soumettant à la castration ; ce procédé a même été employé pour les poissons. On cite le fameux pêcheur anglais Samuel Tull, qui, en 1642, eut le premier l'idée de châtrer les poissons ; il communiquait ainsi une finesse et une suavité à leur chair qui les faisaient rechercher.

Les graves inconvénients de l'obésité ont engagé de tous temps les individus qui en étaient affectés à faire des efforts pour se débarrasser de cette infirmité. Hippocrate, Asclépiade et Galien ont indiqué des moyens de diminuer l'abondance de la graisse. Ce dernier conseille les frictions rudes et énergiques sur la peau; c'est aussi ce moyen que les éphores, à Sparte, contraignaient les citoyens à employer. Ils allaient même jusqu'à faire battre de verges ces individus, autant dans un but hygiénique que comme une punition, disent quelques auteurs. A Athènes et à Rome, certains individus faisaient profession d'engraisser et d'amaigrir les esclaves; les dames grecques et romaines, dit-on, avaient quelquefois, et en cachette, recours à leur talent. De nos jours ces moyens paraissent complètement oubliés; les accidents qui nécessairement peuvent être la suite de ces traitements les ont fait sans doute tomber en désuétude. Qui ne se rappelle les inconvénients graves qui furent la suite des tentatives faites par de jeunes femmes pour se faire maigrir, alors que la mode exigeait qu'une femme *comme il faut* eût le visage pâle et le corps maigre et fluet? Combien de femmes, en se privant d'aliments, en buvant du vinaigre, se sont donné des infirmités qui leur faisaient regretter leur ancien embonpoint et leur ancienne santé! Heureuses encore lorsqu'une terminaison funeste ne venait pas les affranchir de tous regrets!

Les seuls moyens à employer contre l'obésité consistent dans une nourriture sobre et peu abondante, peu de viande riche en osmazome, peu de légumes farineux et peu de pain, boire peu, et de l'eau seule ou faiblement teinte avec un peu de vin; avoir une vie active, faire un exercice continuel et toujours poussé jusqu'à la fatigue, dormir peu, car le sommeil et le séjour au lit sont une des causes qui favorisent le plus l'obésité. Un semblable régime, tout de rigueur et de privations, n'est pas toujours de nature à être suivi; il est peu de personnes qui aient une volonté assez ferme pour le mettre en pratique, il faut des circonstances particulières et être maître de son temps et de ses actions : aussi les anciens, qui s'occupaient plus que nous de l'éducation physique des individus, avaient-ils des hommes qu'ils chargeaient spécialement de l'éducation des guerriers et des athlètes, et qui avaient tout pouvoir sur eux. De nos jours, en Angleterre, il existe des hommes qui remplissent une fonction analogue, mais avec la volonté de ceux qui s'y soumettent: les *entraîneurs*, qui préparent les champions pour la lutte de la *boxe*; ils ne les quittent pas un seul instant et leurs prescrivent le régime qu'ils doivent suivre, ils dirigent toutes leurs actions pendant un temps dont la durée est de plusieurs semaines avant le combat, ainsi qu'on le faisait autrefois pour les anciens athlètes. Notre savant collaborateur, M. Royer-Collard, a lu, il y a peu de temps, à l'Académie de médecine, un mémoire sur ce sujet, dans lequel il montre tout le parti que l'on peut tirer du régime comme pouvant modifier les formes animales.

Bien qu'il soit démontré pour nous que l'on pourrait, chez l'homme ainsi qu'on le fait chez les animaux, augmenter ou diminuer à volonté la quantité de graisse, cependant le genre de vie auquel il faudrait se soumettre et qui est si loin de nos habitudes, l'altération de la santé qui, dans quelques cas, pourrait être la suite de l'emploi de ces pratiques, la nécessité de continuer un régime qui peut devenir un véritable supplice, font que peu d'individus pensent à recourir à ces moyens. On aime mieux avoir recours à des médicaments ou à des substances qui toujours ont une action funeste, ainsi que nous l'avons dit du vinaigre, qui souvent, par son emploi, détermine des affections graves et chroniques de l'estomac, lesquelles, presque toujours, laissent pendant une partie de la vie des traces de leur action. L'abus des purgatifs détermine quelquefois des diarrhées chroniques ou des entérites qui ont des suites funestes. A l'embonpoint succède souvent une maigreur excessive, repoussante, qui dure toute la vie; d'autres fois, après une maladie grave qui a mis la vie en danger et qui a flétri les charmes de la jeunesse, l'embonpoint revient après une guérison qui s'est fait attendre de longues années.

Un amaigrissement trop rapide, même naturel, a souvent donné lieu à des accidents graves; ainsi, on a vu des diarrhées graisseuses que rien ne pouvait faire cesser, et qui allaient jusqu'à produire le marasme; d'autres fois, des hernies se sont produites par les ouvertures qui jusqu'alors avaient été remplies par la graisse; et ces accidents sont peut-être ceux que l'on observe le plus fréquemment à la suite des amaigrissements subits. Une maladie aiguë, des chagrins violents, déterminent souvent l'amaigrissement avec une rapidité qui étonne ceux qui en sont témoins. Qui ne sait d'ailleurs que l'accumulation de la graisse est sujette à de telles variations chez les animaux et surtout chez les oiseaux, que l'on dit qu'il suffit d'un brouillard pour engraisser les grives et les alouettes, effet qui est produit par l'action du froid et de l'humidité.

Certains auteurs ont pensé que l'obésité nuisait chez les femmes à la conception, et ils ont cité l'exemple de beaucoup de femmes très-grasses qui n'avaient pu avoir d'enfant : pour nous, nous croyons que l'on a pris dans ces cas l'effet pour la cause, et que l'obésité de la femme tenait, ainsi qu'on en voit de si fréquents exemples, à une maladie ou à une inertie de l'utérus et des ovaires, qui, plus que la graisse, était cause de leur stérilité. Percy rapporte le cas d'une femme monstrueuse par son obésité, qui avait cinq pieds deux pouces de circonférence à la taille, et qui cependant eut six enfants : cet exemple doit suffire pour montrer aux femmes grasses qui pourraient penser que leur stérilité tient à leur embonpoint, que ce n'est pas par l'amaigrissement qu'elles ranimeront leur fécondité.

Les eaux minérales ferrugineuses, salines et purgatives, ont aussi été recommandées contre l'obésité, et parmi ces dernières nous citerons celles de Marienbad; nous pensons qu'elles peuvent avoir quelque avantage, mais il faut en surveiller l'emploi si l'on veut éviter les inconvénients qui peuvent résulter de leur abus.

Nous ne parlerons pas des opérations chirurgicales que, dit-on, l'on faisait subir autrefois à certains individus pour les dégraisser, ni de ces ventres ouverts pour en retirer l'épiploon, ou, comme on disait, la *panne*; l'absurdité de ces moyens en fait suffisamment justice. Nous ne pensons pas non plus que l'on ait souvent employé les incisions aux mamelles, conseillées par quelques anciens auteurs, pour en extraire la graisse. Dans le cas où ces organes trop volumineux produisent une véritable gêne, c'est dans des moyens de suspension et de contension convenablement employés que les personnes affectées doivent avoir recours, et un corset élastique bien fait nous paraît ce qu'il y a de préférable.   J.-P. Beaude.

OBLIQUE (*anat.*), adj. et s. On donne ce nom à plusieurs muscles, en raison de leur position relativement à l'axe du corps ou à certains organes. Il existe deux muscles obliques de l'œil, le grand et le petit oblique, qui sont renfermés dans la cavité de l'orbite. (V. *OEil.*)—Les muscles *grand* et *petit oblique* de la tête ; le premier s'attache à l'apophyse transverse de la première vertèbre, et au-dessous de la ligne courbe de l'occipital ; le second s'étend du sommet de l'apophyse épineuse de la seconde vertèbre, à l'apophyse transverse de la première. Ces muscles servent à incliner la tête et à déterminer sa rotation. — A l'abdomen, il existe deux muscles obliques : l'*oblique externe*, ou grand oblique, qui s'attache supérieurement au bord inférieur des sept ou huit dernières côtes, et qui s'étend jusqu'à la crête de l'os des îles ; l'*oblique interne*, ou petit oblique, qui est situé au-dessous du précédent, et qui, des dernières côtes, va s'attacher à la crête iliaque, à l'arcade crurale et au pubis. Ces muscles, qui concourent à former les parois de l'abdomen sur le côté et en avant, ont pour fonction de fléchir le tronc. Le dernier fournit au cordon testiculaire un prolongement musculeux qui forme le muscle *crémaster*.   J. B.

OBLITÉRATION (*path.*), s. f., *oblitteratio*, de *oblitterare*, effacer. On se sert de ce mot pour désigner l'adhérence et la fermeture d'un conduit ou d'un vaisseau par une cause pathologique.

OBSERVATION (*littérat. méd.*), s. f. On donne en médecine le nom d'observation à la narration exacte et circonstanciée d'un fait ou d'une maladie ; c'est sur des faits bien observés qu'est établie la science, et les doctrines médicales n'ont de valeur qu'autant qu'elles sont appuyées sur des observations. Pour bien observer, il faut un esprit droit, sain, incapable de se laisser prévenir ou entraîner par l'imagination. La rédaction d'une observation doit toujours être d'un style simple, clair, concis, et exempt de toute digression et ornements inutiles. Les écrits d'Hippocrate renferment à cet égard des modèles qui pourront servir d'exemple dans tous les temps, et qui jamais ne seront surpassés.   J. B.

OBSTRUCTION (*méd.*), s. f. On se servait autrefois très-souvent de ce mot pour désigner l'engorgement, suite de l'inflammation chronique d'un organe. Les maladies du foie et de la rate recevaient le nom d'obstruction de ces viscères. (V. ces mots.)

OBTURATEUR (*anat. et thérap.*), s. m. On a donné le nom de *trou obturateur* au trou sous-pubien qui est au-devant de l'os iliaque ou du bassin. Ce trou est formé par les deux branches du pubis et l'ischion. Le ligament membraneux qui ferme ce trou a reçu le nom de *ligament obturateur*. En haut de ce ligament est une échancrure par laquelle passent des vaisseaux et des nerfs qui ont reçu les noms d'*artère* et de *veine obturatrices*, et de *nerfs obturateurs*. L'artère obturatrice naît de l'artère hypogastrique ; le nerf obturateur est formé par les deuxième et troisième paires de nerfs lombaires.—Les *muscles obturateurs* sont au nombre de deux : l'un, l'*interne*,

s'attache à la partie interne du trou et du ligament obturateur, et, par son autre extrémité, va se fixer par un tendon dans la cavité du grand trochanter ; l'autre, l'*externe*, naît de la partie antérieure du pubis de l'ischion et du ligament obturateur, et va s'attacher à la partie inférieure du grand trochanter. Ces deux muscles sont rotateurs de la cuisse en dehors.

On donne aussi le nom d'*obturateurs* à des petits appareils en or ou en platine qui sont destinés à fermer les ouvertures accidentelles qui ont pu se former à la suite des caries et des nécroses qui affectent la voûte du palais. Ces obturateurs, qui se maintiennent au moyen d'un mécanisme particulier, ont pour résultat de rendre la parole possible, et d'empêcher les aliments de passer de la bouche dans les fosses nasales. Notre confrère et collaborateur M. le docteur Toirac, a confectionné plusieurs de ces obturateurs extrêmement ingénieux, et qui ne présentaient aucune espèce de gêne pour le malade.   J. B.

OCCIPITAL (*anat.*), s. m. L'occipital est un des éléments qui concourent à former la boîte osseuse du crâne, dont il occupe les parties postérieure et inférieure. Il présente la forme d'un losange recourbé sur lui-même ; il sert à loger l'extrémité postérieure des hémisphères cérébraux, mais surtout le cervelet. Sa portion inférieure, dirigée en avant, présente le grand trou occipital que traverse la moelle épinière pour se rendre dans le canal vertébral. L'occipital s'articule par ses bords postérieurs avec les pariétaux, par ses bords inférieurs avec les temporaux, et enfin par son angle antérieur et inférieur avec le sphénoïde. Sa face postérieure offre des saillies qui jouent un grand rôle dans le système cranioscopique de Gall. Du reste, cette face donne insertion aux muscles de la partie postérieure du cou et du dos. — (Pour les lésions, voy. *Crâne.*)   E. B.

OCCIPITO-AXOÏDIEN (*anat.*), s. et adj. Nom donné à l'articulation de l'occipital avec l'axis, qui est la deuxième vertèbre cervicale : cette articulation a lieu par trois forts ligaments, dont deux partent de l'apophyse odontoïde de l'axis et vont se fixer à la partie interne des condyles de l'occipital ; le troisième est le ligament occipito-axoïdien, situé à la partie postérieure. (V. *Axis.*)

OCCIPITO-FRONTAL (*anat.*), s. et adj. On désigne ainsi un muscle plat qui recouvre la partie supérieure de la tête depuis le front jusqu'à l'occipital ; c'est à ce muscle que sont dus les mouvements de la peau du front et du cuir chevelu.

OCCIPUT (*anat.*), s. m. C'est le nom de la région postérieure et inférieure de la tête formée par l'occipital : l'occiput est au-dessus de la nuque et forme le commencement de cette dernière région.

OCCLUSION (*path.*), s. f. Mot qui est souvent synonyme d'oblitération ; on dit l'occlusion des paupières, de la pupille, du vagin, etc.

OCULAIRE (*anat.*), adj. On dit le globe oculaire comme synonyme du globe de l'œil ; les nerfs optiques ont reçu le nom de nerfs oculaires ; les dents canines ont aussi reçu le nom de dents oculaires ou plus souvent œillères. (V. *OEil.*)

OCULO-MUSCULAIRE (*anat.*), adj. et s. Nom donné par Chaussier à plusieurs nerfs qui se distribuent aux muscles de l'œil.

ODEURS (*physiol.*), s. f. pl. (V. *Parfums* et *Olfaction.*)

ODONTALGIE (*path.*), s. f., du grec *odous*, *odontos*, dent, et *algos*, douleur. On désigne ainsi les douleurs de dents. (V. *Dents*) (maladies des).

ODONTALGIQUE (*thérap.*), adj. On donne le nom d'odontalgiques à un genre d'élixirs destinés à arrêter le mal de dents. Ces élixirs, qu'il serait plus régulier d'appeler anti-odontalgiques, sont composés d'alcool dans lequel on fait macérer de la racine de pyrètre, du bois de gayac, de la muscade, etc. Il existe un assez grand nombre de ces préparations ; voici la formule de celui de *la Faudignère*, qui a joui d'une certaine réputation : bois de gayac râpé, 30 grammes ; muscade et racine de pyrètre, de chaque 8 grammes ; girofle, 4 grammes ; on fait macérer pendant huit jours dans 190 grammes d'alcool à 26 degrés, on passe avec expression, et l'on ajoute : huile essentielle de romarin, 20 gouttes ; huile essentielle de bergamotte, 8 gouttes ; on filtre ensuite.

On prépare un élixir beaucoup plus simple, qui est celui de l'abbé *Ancelot*, avec racine de pyrètre pulvérisée, 30 grammes, que l'on fait macérer dans 250 grammes d'alcool de romarin. Ces diverses préparations, qui sont très-peu efficaces dans le mal de dents, sont employées avec avantage pour mêler à l'eau avec laquelle on se nettoye la bouche ; elles donnent de la force et du ton aux gencives, et procurent une excitation utile à la membrane muqueuse de la bouche.

L'eau de *Botot*, qui jouit également d'une certaine réputation, et qui est employée aux mêmes usages, est composée de : semences d'anis, 32 grammes ; girofle et cannelle, de chaque 8 grammes ; huile essentielle de menthe, 2 grammes ; faites macérer pendant six jours dans eau-de-vie, un litre, filtrez, et ajoutez ensuite teinture d'ambre, 2 grammes.—J. B.

ODONTITE (*path.*), s. f. On donne ce nom à l'inflammation de la pulpe dentaire, qui cause des douleurs très-vives dans la dent affectée, et souvent à toutes les dents d'un côté de la mâchoire. (V. *Dents*) (maladies des).

ODONTOÏDE (*anat.*), adj. et s., *odontoïdes*, qui ressemble à une dent ; c'est le nom donné à l'apophyse de la deuxième vertèbre du cou. (V. *Axis*.)

ODONTOÏDIEN (*anat.*), adj. et s. C'est le nom de deux ligaments qui se rendent de l'apophyse odontoïde à l'occipital ; ils servent à l'articulation de la tête avec la colonne vertébrale.

ODONTOLITHE (*physiol.*), s. f. On donne ce nom aux concrétions pierreuses qui se forment à la base des dents, et que l'on nomme vulgairement tartre. (V. *Dents*.)

ODONTOLOGIE, s. f., du grec *odous*, *odontos*, dent, et de *logos*, discours. C'est la partie de la science qui traite des dents et de leurs maladies.

ODORAT (*physiol.*), s m. (V. *Olfaction*.)

ŒDÉMATEUX (*path.*), adj. Se dit d'une partie ou d'un organe affecté d'œdème.

ŒDÉMATIE (*path.*), s. f. C'est un synonyme d'œdème ; on dit indifféremment de l'œdème ou de l'œdématie, une partie œdémateuse ou œdématiée, pour indiquer qu'elle est affectée d'œdème.

ŒDÈME (*path.*), s. m. Au lieu de la vapeur ténue qui imbibe les mailles du tissu cellulaire, de la sérosité liquide peut s'infiltrer dans les cellules et constituer ainsi une hydropisie. Lorsque tout le tissu cellulaire est infiltré, la maladie prend le nom d'anasarque ; on la désigne sous le nom d'œdème lorsqu'elle est bornée à un organe ou à une partie du corps. Cette infiltration s'observe le plus souvent dans le tissu cellulaire sous-cutané ou intermusculaire, mais elle existe aussi quelquefois dans le tissu cellulaire sous-muqueux ou sous-séreux, et dans le tissu cellulaire qui forme le parenchyme de certains organes ; cette dernière variété de l'œdème se rencontre particulièrement dans le poumon et dans le cerveau. Dans ces différents cas, si l'on vient à rechercher par l'autopsie les lésions anatomiques, on découvre, en incisant les parties malades, que les mailles du tissu cellulaire, plus pâles que d'habitude, sont distendues par une sérosité de couleur ordinairement citrine, qui s'échappe par les incisions, et qui, une fois écoulée, permet de reconnaître le tissu cellulaire intact avec ses caractères anatomiques habituels. Quelquefois cette sérosité est un peu rougeâtre, et le tissu cellulaire est le siège d'une légère injection ; mais jamais on ne trouve dans l'endroit où a eu lieu l'infiltration une altération grave du tissu cellulaire qui puisse faire reconnaître dans ce tissu même la cause de la maladie, qu'on retrouve souvent dans des lésions d'autres tissus ou organes plus ou moins éloignés. L'investigation anatomique nous fait donc déjà apprécier ce que nous apprend d'ailleurs l'histoire des causes et des symptômes de l'œdème : c'est que cette maladie n'est pas, le plus ordinairement, une maladie isolée, essentielle, mais qu'elle n'est qu'une conséquence, qu'un symptôme d'une autre affection.

Les causes qui peuvent amener l'anasarque et l'œdème sont excessivement nombreuses : elles se rencontrent presque toutes d'ailleurs dans les conditions qui sont à gêner le cours du sang ou à altérer ses qualités. L'obstacle apporté à la circulation est-il local, le désordre aussi est borné, l'œdème se produit ; la gêne existe-t-elle dans l'organe central de la circulation, l'œdème apparaît encore ; mais, se montrant d'abord aux extrémités, aux parties les plus déclives, il gagne bientôt de proche en proche, et arrive souvent jusqu'à constituer l'anasarque, qui n'est, comme nous l'avons déjà dit, que l'infiltration de tout le tissu cellulaire, que l'œdème généralisé. Dans les cas, enfin, où la cause existe dans les qualités du sang, l'anasarque est encore plus fréquente ; et si, dans le commencement de la maladie, on voit survenir de l'œdème seulement, celui-ci n'est véritablement que le premier degré de l'anasarque qui ne tarde pas à se prononcer.

Parmi les causes locales de l'œdème, nous devons particulièrement noter la gêne de la circulation veineuse par suite de la compression d'une tumeur, d'une ligature. L'utérus, distendu par la grossesse, en comprimant les veines iliaques, détermine souvent chez les femmes enceintes l'œdème des extrémités inférieures : l'inflammation des veines des membres s'accompagne toujours d'œdème, ainsi qu'on le voit dans la maladie désignée sous le nom de *phlegmatia alba dolens*. L'état variqueux des veines détermine aussi souvent l'infiltration du tissu cellulaire, qu'on voit encore survenir aux pieds à la suite d'une situation assise conservée pendant longtemps, ce qui se voit chez les gardes-malades qui ont passé plusieurs jours et plusieurs nuits assises auprès d'un malade sans se coucher. A la suite d'une fracture de jambe, à la suite d'une entorse, lorsqu'après avoir gardé un long repos on commence à marcher, le membre malade devient le siège d'un œdème qui est souvent plusieurs mois avant de disparaître complètement. Enfin, autour des abcès, des furoncles, de la pustule maligne, des érysipèles, il est assez commun de voir un léger œdème, trace du trouble apporté à la circulation capillaire dans la partie où siègent ces diverses affections.

La pléthore, les maladies du cœur, en gênant la circulation générale, et surtout en ralentissant l'abord du sang noir dans les cavités droites du cœur, peuvent produire un œdème dont le siège ordinaire est aux extrémités inférieures. Dans ces cas, on le voit survenir cependant quelquefois à la face et aux membres supérieurs. On a voulu rattacher ce siège spécial de l'œdème à une lésion particulière du cœur, et on a dit que l'œdème de la figure s'observait dans les maladies de la portion gauche du cœur, tandis que celles du cœur droit amenaient un œdème des membres inférieurs. Nous ne pouvons admettre une telle manière de voir, en contradiction avec la plupart des faits observés.

Enfin, l'œdème, comme nous l'avons dit, peut être consécutif à une altération du sang dans laquelle les parties séreuses de ce fluide ont augmenté de proportion relativement aux parties solides : ces conditions se trouvent dans l'anémie, à la suite de grandes pertes de sang, après une longue maladie, dans la chlorose, dans le scorbut, et dans un grand nombre de maladies chroniques à la fin desquelles existe cet état d'épuisement connu sous le nom de cachexie. Dans ces différents cas, l'œdème existe aux parties les plus déclives. Dans une maladie particulière dont on ne connaît pas encore bien la nature, dans la maladie dite de Bright, caractérisée anatomiquement par l'existence de granulations dans les reins, l'anasarque s'observe comme un des principaux symptômes, et, avant qu'elle ne soit déclarée partout, souvent la maladie est annoncée par un léger œdème borné à la face.

Dans l'œdème du tissu cellulaire sous-cutané, les parties malades subissent une augmentation de volume; en même temps la peau est pâle, tendue, luisante; rarement il y a de la douleur, à moins que la tuméfaction ne soit portée très-loin, la distension de la peau devenant alors douloureuse. En pressant avec le doigt sur la partie œdématiée, on détermine une dépression qui persiste quelque temps après qu'on a cessé de comprimer. Ce signe est précieux, c'est celui dont on se sert le plus souvent pour distinguer l'œdème des autres maladies dans lesquelles existe un gonflement du tissu cellulaire.

Dans quelques circonstances, lorsque l'œdème se trouve lié à l'existence d'un érysipèle, de la pustule maligne, d'un phlegmon, la couleur de la peau est un peu rouge, la pression est un peu douloureuse. Cet œdème a reçu le nom d'*actif*, par opposition à la désignation de passif qu'il reçoit dans les circonstances où, consécutif à une gêne de la circulation veineuse, il ne s'accompagne ni de chaleur, ni de rougeur, ni de douleur.

Dans l'œdème sous-muqueux, il y a de même,

par suite de l'infiltration, augmentation de volume appréciable à la vue, lorsque la partie malade est visible : ainsi, on voit souvent un œdème exister à la luette. Lorsque la maladie est située plus profondément, on ne peut apprécier par la vue l'infiltration, et ce n'est que par l'étude des symptômes qu'on parvient à la reconnaître: dans l'œdème de la glotte, qui survient le plus souvent dans le cours d'une phthisie laryngée avec ulcération, la dyspnée, la difficulté de l'inspiration, jointe à la facilité de l'aspiration, la première étant bruyante et pénible, la seconde sans bruit et aisée, sont des symptômes qui viennent faire reconnaître la maladie que, dans certains cas encore, on peut vérifier en portant le doigt sur le larynx, de manière à sentir l'infiltration.

Dans les organes intérieurs, l'œdème ne peut se reconnaître qu'à l'aide des seuls symptômes; dans le cerveau, il constitue une variété d'aliénation mentale dans laquelle domine la stupidité; dans l'œdème du poumon, la maladie se reconnaît à l'existence prolongée du râle crépitant humide; plus humide que celui de la pneumonie, à un peu de toux et à une légère dyspnée. Dans certains cas, on pourrait confondre cette maladie avec la pneumonie, mais on évitera cette erreur en faisant attention que, dans l'inflammation pulmonaire, le râle crépitant est un phénomène passager, tandis que, dans l'œdème, il persiste longtemps. Il a d'ailleurs, comme nous venons de le dire, plus d'humidité, et s'observe généralement dans les cas favorables à la production des hydropisies, dans les maladies du cœur, dans les affections causées par une altération du sang. Tout doute d'ailleurs est enlevé par l'absence des autres signes de la pneumonie.

Dans l'œdème, les symptômes locaux sont les plus importants; les phénomènes généraux n'existent souvent pas, ou, lorsqu'on en observe, on peut les rattacher à la maladie sous l'influence de laquelle l'infiltration s'est développée.

La terminaison de l'œdème peut avoir lieu par la guérison; le gonflement disparaît peu à peu, et les parties reprennent insensiblement leur forme et leur volume. Quelquefois, cette amélioration a lieu naturellement, ou sous l'influence du traitement, sans secousse, sans l'apparition d'aucun phénomène particulier. Dans d'autres circonstances, au moment où l'œdème disparaît, on observe ou une sueur abondante, ou des selles copieuses, ou un flux d'urine, phénomènes qui constituent une véritable crise. Dans des cas moins heureux, l'œdème augmente toujours en volume et en étendue, et souvent se propage à tout le tissu cellulaire du corps. La distension de la peau peut être telle, que des éraillures se forment à l'enveloppe cutanée, et par ces ouvertures s'écoule une grande quantité de sérosité. Dans quelques circonstances enfin d'œdème très-volumineux, la gangrène se déclare sur la partie tuméfiée, et la mort survient avec des phénomènes adynamiques, d'autant plus prompts d'ailleurs à se déclarer, que les malades sont presque toujours alors dans l'épuisement, suite d'une longue maladie.

Pour traiter rationnellement l'œdème, il faut d'abord chercher à guérir la maladie qui le produit; mais, outre ce premier but à atteindre, on doit aussi diriger quelques moyens thérapeutiques contre l'infiltration cellulaire. Les meilleurs résultats sont obtenus alors par la dérivation exercée, soit sur le tube digestif, au moyen de purgatifs salins et surtout végétaux, connus sous le nom d'*hydragogues*, soit sur les reins par les diurétiques, soit sur la peau par les sudorifiques et les bains de vapeur. En même temps, on cherche à favoriser la diminution du gonflement par des frictions résolutives, et surtout par une position convenable qui place les parties malades sur un plan élevé, relativement aux autres points du corps. Dans les œdèmes légers, souvent cette seule position suffit. La compression au moyen d'une bande ou d'un bandage lacé, est encore un excellent moyen dont on se sert dans l'œdème variqueux et dans celui qui est consécutif à une entorse ou à une fracture. Dans les cas enfin où la peau, très-distendue par une infiltration considérable, devient le siège de douleurs vives, et qu'on peut craindre l'invasion de la gangrène, on peut, à l'aide de scarifications légères, pratiquées au moyen d'une lancette, donner issue à la sérosité. Mais comme on n'emploie généralement ce moyen que dans les œdèmes considérables causés par la maladie grave d'un organe important, il n'en résulte qu'un soulagement momentané, et souvent même, dans les maladies du cœur, on doit être très-prudent de ces scarifications, la gangrène pouvant se déclarer autour des piqûres.   A. HARDY,

Médecin des hôpitaux de Paris.

OEIL (*anat. et physiol.*), s. m. Organe de la vision, de forme sphérique, occupant la région supérieure de la face, et donnant à la physionomie la plus grande partie de son expression, chez l'homme surtout; distingué des autres animaux, dont la tête est inclinée vers la terre, il peut contempler les astres, et fixer ses regards dans les cieux.

Pronaque cum spectent animalia cætera terram,
Os homini sublime dedit, cœlumque tueri
Jussit, et erectos ad sidera tollere vultus.
     OVIDE, *Métam.*, liv. 1er.

Les deux globes oculaires sont logés dans les orbites, cavités osseuses qui les protègent, excepté en avant, où ils sont recouverts par les paupières. Ces voiles mobiles donnent à l'œil, par leur écartement ou leur rapprochement, des apparences qui font distinguer par les personnes du monde les yeux en grands ou petits, tandis que les dimensions réelles des yeux sont à peu près les mêmes pour tous les individus du même âge. En arrière, le globe oculaire repose sur un coussinet de graisse qui l'isole des parois osseuses, et rend ainsi les mouvements faciles et nombreux. La communication de l'œil avec le cerveau se continue par le nerf optique, dont la rétine n'est que l'épanouissement.

L'œil constitue un appareil d'optique très-complexe; c'est après l'avoir étudié avec soin que le savant Euler découvrit, en 1746, la possibilité d'établir des lunettes achromatiques : une des rares erreurs du célèbre Newton avait été de ne pas croire à cette possibilité. A mesure que l'on descend l'échelle du règne animal, les parties accessoires du phénomène de la vision deviennent de moins en moins nombreuses, et même la composition de l'œil se simplifie davantage. Le poisson manque de l'organe essentiel de lubréfaction, c'est-à-dire de glande lacrymale. Chez les reptiles, les paupières ne sont plus que des prolongements de la peau qui se confondent avec la cornée; enfin, à l'extrémité de l'échelle, chez les

rotifères, on ne trouve plus qu'une bulbe sphérique, recevant un nerf, l'analogue du nerf optique; mais toujours, et dans toutes les classes, persiste une couche de pigmentum variant du noir au rouge, et en contact avec le nerf principal de la sensation visuelle; cela seul démontre l'importance de ce pigmentum ou tapis coloré.

Chez les animaux sans-vertèbres, les yeux de quelques uns sont placés au sommet de tentacules et ne sont mis en mouvement que par les muscles de ces derniers. Des facettes en nombre infini taillées sur la cornée de la plupart des yeux, multiplient pour ainsi dire les yeux, en faisant tomber les rayons visuels sous toutes les incidences; aussi leurs yeux sont-ils par la nature fixés dans une position invariable, et privés de mouvement, sans qu'il y ait aucun dommage pour eux. L'anatomiste allemand Carus dit avoir compté 28,088 de ces facettes sur la cornée des yeux de la *mordella*.

Chaque fois que les yeux sont logés dans un espace orbitaire résistant, ils sont alors toujours pourvus de muscles propres, c'est-à-dire de puissance de mouvement.

Chez les vertébrés, les yeux sont situés sur les parties latérales de la tête; chez les mammifères, ils sont en avant et en dehors; chez l'homme, ils sont en avant et sur le même plan; quelques variétés existent à cet égard suivant les races humaines.

L'œil, cet instrument d'optique si curieux pour le physicien, pour le naturaliste, pour le philosophe, pour le médecin, a déjà été étudié avec une persévérance, un fini de détails qui sembleraient ne plus rien laisser à désirer; malheureusement, sous quelques rapports, il n'en est pas ainsi, mais il est vrai qu'il s'agit alors de phénomènes d'un ordre élevé. Ce n'est pas ce dont il peut être question dans ce Dictionnaire; des travaux spéciaux non interrompus depuis nombre d'années, me donnent le droit de développer plus tard cette branche importante de la philosophie, et surtout de la médecine pratique relative à l'ophthalmologie.

Il me doit suffire de passer ici en revue tout ce qui fait partie de l'organe de la vision, et dont la connaissance est indispensable à tout le monde, laissant à un confrère habile le soin de démontrer le mécanisme physique de la vision.

Six muscles contribuent à mouvoir le globe oculaire, quatre sont droits et deux sont obliques : les premiers meuvent l'œil en dedans, en dehors, en haut et en bas; les deux derniers lui impriment un mouvement de rotation; le petit oblique donne à l'œil spécialement le regard pathétique. Quatre nerfs volumineux, sans compter de nombreuses anastomoses, apportent le mouvement et le sentiment à ces muscles.

Le globe lui-même n'est pas complètement sphérique, il est un peu plus étendu d'avant en arrière que latéralement; sa profondeur est de vingt-cinq millimètres environ. Le volume de l'œil ne suit pas, chez les animaux, la proportion générale de la taille : l'œil de l'éléphant, de la baleine, est moins grand que celui du bœuf, du cheval.

En procédant à l'examen de l'œil d'avant en arrière, des parties qui se présentent les premières à celles plus profondément situées, on trouve :

La Cornée, membrane lisse et polie, parfaitement diaphane, convexe par sa face externe, concave par sa face interne; elle occupe le cinquième antérieur du globe oculaire, tandis que la sclérotique en occupe les quatre cinquièmes postérieurs. Elle s'unit avec la sclérotique par son bord taillé en biseau aux dépens de sa table interne; elle est, pour répéter la comparaison toujours choisie, semblable à un verre de montre enchâssé dans sa boîte. Plusieurs lamelles superposées en constituent l'épaisseur.

La Sclérotique, cornée opaque qui donne à l'œil sa consistance et sa forme; elle est d'un blanc bleuâtre. Cette espèce de coque est largement ouverte en avant, pour la cornée transparente; en arrière, presque au centre, mais un peu en dedans, existe une autre ouverture beaucoup plus petite, destinée au passage du nerf optique; la conjonctive membrane muqueuse tapisse la sclérotique extérieurement; la face interne de cette membrane fibreuse est unie à la choroïde par une mince couche celluleuse dite *membrane d'Arnold*. Une couche de même nature sépare la choroïde de la rétine, et s'appelle *membrane de Jacob*.

La Choroïde, membrane très-vasculaire, recouverte par un pigmentum qui fait ici l'office de la couleur noire répandue dans l'intérieur du corps des lunettes, et qui absorbe les rayons divergents qui pénètrent dans l'œil.

Les Procès ciliaires, dépendances de la choroïde, disposés en forme de couronne à rayons divergents; placés entre le corps vitré et l'iris, ainsi que la choroïde, ils sont principalement formés de vaisseaux disposés en arcade.

Le Ligament ciliaire ou cercle ciliaire: tous les nerfs ciliaires se terminent à lui, qui envoie à son tour de nombreux filets nerveux que j'ai suivis sur la cornée, la sclérotique et la conjonctive.

Le Pigmentum. Chez l'homme et tous les vertébrés, c'est une couche noirâtre qui est une des conditions indispensables à la vision; elle a quelque analogie, sous le rapport de la couleur et de la consistance, avec l'encre de Chine; la face interne de la choroïde en est tapissée, ainsi que les procès ciliaires et la face postérieure de l'iris. Ce pigmentum noirâtre est très-abondant chez l'adulte, mais il diminue chez le vieillard, dans le fond de l'œil, dans le voisinage du nerf optique, ce qui donne à l'œil un aspect jaune verdâtre en arrière du cristallin, qui a été quelquefois pris pour un glaucôme ou dégénérescence de l'humeur vitrée, tandis que des connaissances anatomiques plus complètes auraient appris à ces prétendus ophthalmologistes que le fond de l'œil perd, chez le vieillard, sa teinte noire, pour laisser pénétrer un plus grand nombre de rayons lumineux jusqu'à la rétine, afin de suppléer à l'affaiblissement de la vue, suite des progrès de l'âge. Ce qui confirme dans cette opinion, c'est que les animaux carnassiers, l'aigle, le vautour, les oiseaux de haut vol qui découvrent leur proie au travers des couches épaisses d'air et à des distances immenses, sont dépourvus d'un pigmentum de couleur foncée au voisinage du nerf optique.

L'Iris. C'est un diaphragme placé de champ entre la cornée et le cristallin; il forme ainsi les deux chambres de l'œil. Il est de couleur variée, ordinairement en rapport avec la teinte des cheveux et de la peau; c'est d'après lui que l'on désigne la couleur des yeux, et qu'ils sont appelés yeux bleus, bruns, etc. Souvent des stries, des taches de rouille

s'y remarquent. L'iris est percé d'une ouverture ronde chez l'homme: ce trou est insensiblement plus rapproché de la ligne médiane du corps. La pupille ou la prunelle (ouverture de l'iris) se resserre ou se dilate sous différents degrés de lumière. Chez le fœtus, l'iris est une membrane sans ouverture. Chez tous les animaux du genre félis, ainsi que chez la plupart des animaux qui peuvent distinguer les objets la nuit, la prunelle est verticale; elle est au contraire transversale chez les ruminants, chez le cheval, la grenouille, la baleine.

L'Humeur aqueuse, limpide et transparente, remplissant chez l'adulte les deux chambres de l'œil. Sa quantité est de 25 à 30 centigrammes; elle est semblable à de l'eau dans laquelle on aurait fait dissoudre quelque peu de gomme; elle se reproduit avec rapidité quand une lésion l'a fait s'écouler de l'œil; une membrane perlucide se charge en partie de la sécréter.

Le Cristallin, de cristal, placé dans le champ pupillaire; il est posé à la réunion des deux tiers postérieurs avec le tiers antérieur de l'œil; sa forme est celle d'une lentille, et sa transparence est complète. Il est pourvu d'une capsule dont le feuillet postérieur, logé dans la concavité du corps vitré, forme un dédoublement qui est le canal *godronné* de Petit. Le cristallin présente un noyau central plus résistant que la circonférence. On peut aisément séparer la lentille en trois segments réguliers qui sont eux-mêmes facilement divisés par lamelles. On ne peut injecter aucun vaisseau dans le corps du cristallin, il s'arrête à la capsule cristalline.

Le Corps vitré, comparable à une véritable solution très-concentrée de gomme arabique, d'une diaphanéité parfaite; mais il perd cette limpidité si on le traite par les acides ou par l'alcool. Une membrane appelée hyaloïde maintient l'agrégation de cette humeur vitrée; une foule de prolongements, de cloisons, partent de la face interne de cette membrane, soutiennent et divisent cette substance; mais les cloisons, dont le sommet est sur l'axe du corps vitré, communiquent toutes ensemble, car la rupture d'une seule de ces cloisons peut permettre à tout le reste du liquide de s'écouler.

La Rétine. Les parties essentiellement fondamentales de l'appareil de la vision sont *le nerf optique et la rétine*, qui n'en est que la dépendance: en effet, arrivé à l'intérieur de l'œil, il s'étale en membrane, entre le corps vitré et la choroïde. On reconnaît à la rétine plusieurs particularités, une tache jaune, un pertuis ou même une plicature infundibuliforme, enfin deux membranes superposées, dont l'une est vasculaire, et l'autre essentiellement nerveuse, qui est la plus extérieure. C'est sur cette membrane que vient se peindre l'image des objets lumineux, pour, de là, être transmise au cerveau.

Le centre de l'œil ne reçoit qu'un seul tronc artériel qui accompagne le nerf optique jusque dans la rétine.

Le globe oculaire est dans les conditions les plus favorables pour la mobilité: pourvu de six muscles propres, il est de forme sphérique, supporté par un pédicule très-étroit qui est le pivot de ses mouvements. La graisse qui comble le fond de l'orbite rend le jeu des mouvements plus facile encore; cette graisse s'affaisse et se comprime, afin que l'œil échappe à une pression trop forte, à un coup porté en avant; les vaisseaux sont flexueux, ce qui les garantit des ruptures. Cette variété et cette promptitude de mouvements est aussi nécessaire aux phénomènes de la vision, qu'elle sert à exprimer les mouvements de l'ame.

L'iris est le diaphragme, dont l'ouverture pupillaire, en se dilatant ou en se contractant, admet ou refuse l'arrivée des rayons lumineux; par conséquent, elle se dilate dans l'obscurité, et au grand jour elle se contracte.

L'étude de la physique, qui fait aujourd'hui partie de l'instruction générale, comprend nécessairement l'optique; en conséquence, il ne m'était pas permis de passer sous silence l'énumération, quelque peu détaillée, des différentes parties qui constituent le véritable instrument d'optique, et le plus perfectionné, l'œil humain.

MALADIES DE L'ŒIL (*path.*). Des articles spéciaux, et dans l'ordre alphabétique, sont consacrés dans ce Dictionnaire à un certain nombre de maladies des yeux; mais il serait impossible d'énumérer ici toutes celles qui peuvent atteindre cet organe: je ne parlerai donc que des affections les plus graves ou des plus communes. Au temps de Guillemeau, on ne décrivait que cent treize maladies des yeux: leur cadre, malheureusement, n'est pas aussi restreint.

Comme toutes les autres parties du corps, l'œil est exposé à des lésions traumatiques, et la division commune de ces lésions leur est également applicable.

Les contusions portent difficilement sur l'œil, abrité qu'il est par des parois osseuses; mais quand il n'a pas été suffisamment protégé, l'ébranlement de la rétine ou un épanchement dans l'œil compromettent la vision et déterminent une amaurose, une opacité du corps vitré, et même l'atrophie ultérieure de l'œil. De semblables accidents ont également lieu lorsque le coup n'a porté que sur l'arcade orbitaire au niveau du sourcil, et c'est alors une commotion de la rétine qui les produit. Il ne faut donc jamais négliger une contusion forte de l'œil, lorsqu'elle s'accompagne d'une cécité même légère. Quant aux contusions superficielles de l'œil ou de son voisinage, elles déterminent très-facilement une infiltration des paupières; leur tissu cellulaire, lâche et dépourvu de graisse, se remplit de sang extravasé, qui passe par les différents degrés de coloration propre aux ecchymoses, noirâtre, bleuâtre, jaunâtre; dans de certaines limites tous ces symptômes n'offrent aucune gravité; de simples topiques résolutifs, tels que l'eau blanche, la solution de la boule de Nancy, suffisent presque toujours pour tout traitement.

Les plaies de la cornée sont un des accidents les plus fréquents qui arrivent à l'œil. Quand elles sont exemptes de contusion et de toute autre complication, elles guérissent promptement et par première intention, c'est-à-dire qu'elles ne sont suivies ni de suppuration ni même de traces de cicatrices; et les piqûres faites à la cornée sont encore moins graves que les coupures; les différentes méthodes d'opérer la cataracte par la cornée en sont la preuve. J'ai vu maintes fois des pointes d'aiguille, d'épingle ou de ciseaux, pénétrer dans la cornée, et l'on conjurait tous les accidents par de simples compresses imbibées d'eau fraîche renouvelée.

Dans les blessures largement faites à la cornée,

l'humeur aqueuse est toujours évacuée; mais cette émission est sans danger, cette humeur est de la nature de celles qui se reproduisent en très-peu de temps. Le danger de ces plaies dépend donc d'autres circonstances, tantôt de ce que le cristallin ou sa capsule antérieure ont été atteints par l'instrument vulnérant, alors il succède toujours une cataracte traumatique capsulaire ou cristalline; tantôt la blessure a pénétré jusqu'au corps vitré, alors, outre la cataracte, on doit encore redouter la perte du corps vitré transparent et concret, qui ne se répare pas. D'autres fois encore une plaie faite à la cornée ne se cicatrise pas par première intention; une suppuration a lieu, qui détermine, dans les cas même les plus favorables, une taie ou opacité nacrée, qui nuit d'autant plus à la vision qu'elle se trouve occuper des points plus étendus et plus rapprochés du champ pupillaire. Enfin il peut arriver, à la suite de ces plaies, une inflammation profonde de l'œil, qui amène promptement la fonte de l'organe.

Une complication fâcheuse et des plus fréquentes des plaies faites à la cornée, est la hernie de l'iris, rendue d'autant plus facile, que ce diaphragme n'est plus soutenu par l'humeur aqueuse occupant les deux chambres de l'œil, puisque cette humeur s'est échappée par l'ouverture. Un des moindres inconvénients après ces sortes d'accidents, est une adhérence de l'iris à la face postérieure de la cornée (synéchie antérieure), avec déformation de l'iris, ce qui donne à la pupille, suivant le point de l'adhérence, la figure d'une pupille de chat; et la chambre antérieure, nécessairement, cesse d'exister au niveau de l'adhérence. La cicatrisation de ces sortes de plaies se fait attendre pendant un mois à deux mois.

La position horizontale, la tête maintenue sur un plan plus élevé que le reste du corps, est la première indication à remplir; des émissions sanguines proportionnées à la force du sujet, à l'intensité des accidents, à leur opiniâtreté, doivent être pratiquées. Des compresses imbibées d'eau froide doivent être laissées en permanence sur l'œil. On soustrait également à la lumière l'œil resté sain, à cause de la solidarité qui existe entre les deux, sous l'influence de la lumière qui en est l'excitant direct. Il ne faut pas insister, comme le conseillent quelques oculistes, pour repousser avec un stylet en olive la hernie de l'iris, on ne réussirait pas; parce que l'adhérence entre l'iris et la cornée est très-prompte à s'établir, et parce que cette hernie, en supposant que l'adhérence ne fût pas déjà faite, se reproduirait aussitôt. Lorsque la période aiguë est passée, on peut réprimer cette hernie avec un crayon de nitrate d'argent, porté sur elle avec promptitude. Il y a moins de deux mois que j'ai été assez heureux pour obtenir la réduction d'une hernie de cette nature assez volumineuse, en employant la compression médiate, c'est-à-dire après avoir abaissé la paupière que je rendis immobile pour recevoir le bourrelet comprimant.

On ne doit point négliger les dérivatifs internes et externes, les révulsifs, vésicatoires volants, au pourtour de l'orbite, derrière l'oreille. Une précaution très-indispensable pour empêcher la coarctation de la pupille et même son occlusion, est de faire des onctions sur le front avec la pommade mercurielle fortement chargée d'extrait de belladone; on peut même employer la belladone sans fécule, et isolée de toute addition.

Corps étrangers dans la cornée. Ils sont implantés dans la cornée, ou ils ont dépassé l'épaisseur de cette membrane et pénétré dans la chambre antérieure. Quand la plaie qu'ils ont faite pour y arriver est large, il faut immédiatement, et si l'on est à temps, avant toute inflammation, les ramener au dehors au moyen d'une curette, d'une pince ou seulement d'un levier coudé. Les corps étrangers qui blessent la cornée ont des effets qui diffèrent suivant leur nature ; la chaux, par exemple, qui se délite au contact avec l'œil, agit chimiquement et provoque des douleurs très-vives. L'explosion de la poudre à canon, des paillettes de fer en état d'incandescence, causent autant de ravages par la brûlure que par division mécanique.

Quand le corps étranger est presque entièrement enfoncé dans l'épaisseur des lames de la cornée, le frottement des paupières est peu douloureux ; il s'enchâsse lentement, et, pour ainsi dire, acquiert droit de domicile ; une lamelle organique le recouvre ; il peut rester ainsi plusieurs mois et même plusieurs années. J'ai retiré des fragments de silex après trois années de séjour, parce qu'ils venaient d'occasionner une irritation nouvelle. Une aile de mouche, ainsi que quelques insectes qui se fixent sur la cornée, peuvent aussi donner lieu à tous les accidents des corps étrangers dans ces régions. Lorsque ces derniers proéminent à la surface de la cornée, les frottements continuels contre les paupières augmentent l'inflammation, un petit ulcère de la cornée les entoure ; ils finissent par se détacher : mais ordinairement la douleur et l'inflammation forcent d'en faire l'extraction, et c'est en effet la première idée qui se présente. On fait asseoir le patient en face d'une croisée, une personne placée en arrière renverse légèrement la tête et l'appuie contre sa poitrine, en même temps qu'il relève la paupière ; l'opérateur, suivant les cas, peut se servir d'un stylet boutonné, d'une sonde cannelée, d'une plume taillée en cure-dent, d'un petit rouleau de papier taillé en pointe, d'une aiguille à cataracte, d'une lancette, enfin de petites pinces. La cire d'Espagne échauffée par le frottement, le fer aimanté, quoi qu'on en ait dit, ne suffiraient que dans le cas où une paillette d'acier serait encastrée libre et aurait pu être extraite par tout autre moyen. La plume d'oie taillée en cure-dent est d'une souplesse qui se prête merveilleusement pour détacher des fragments en saillie sur un point de leur circonférence. La lancette est toujours l'instrument dont j'ai vu faire usage au professeur Sanson ; c'est aussi celui que je préfère dans la généralité des cas : en la faisant agir en dédolant dans tous les sens et à petits coups brusques, on parvient toujours à ébranler et à détacher les corps étrangers. Je conviens qu'il faut une certaine habitude de pratiquer des opérations sur les yeux pour recourir toujours à la lancette, qui possède, d'autre part, cet avantage d'avoir un tranchant très-affilé et de ne point contusionner l'œil comme le ferait tout autre instrument ; aussi les sections faites avec la lancette se cicatrisent-elles très-promptement.

La plus grande difficulté réside tout entière dans la peine que l'on éprouve pour obliger le malade à garder l'immobilité, à ne pas contracter violemment

les paupières, à ne pas convulser les yeux au moment où l'instrument s'approche d'eux. Dans le cas enfin de difficultés insurmontables, il faut abandonner la recherche du corps étranger, soit à cause d'une douleur trop vive, ou parce qu'une inflammation trop intense s'est déclarée ; cette dernière condition se chargera elle-même de l'élimination, qui sera d'autant moins à craindre que la parcelle vulnérante sera plus éloignée du centre de la cornée. Des applications émollientes, narcotiques, mucilagineuses, modèrent les accidents. Cependant, je le répète, l'ablation immédiate du corps étranger fait dissiper rapidement tous les symptômes, et ne laisse persister aucune taie, mais seulement une douleur et une sensibilité assez vives pour induire le malade en erreur, et lui faire croire que le corps étranger subsiste encore ; il faut être prévenu de ce phénomène pour ne pas continuer des tentatives et des recherches infructueuses. Combien de fois n'ai-je pas vu des malades se présenter de nouveau auprès de moi, et accuser encore la présence du corps étranger ! Cette illusion n'est pas de durée. Lorsque l'élimination du corps étranger n'a pas été produite par l'art, mais par un travail flegmasique, la cornée est toujours atteinte d'ulcération, de perte de substance qui laisse une cicatrice indélébile à différents degrés.

Brûlures de la cornée. Un mouvement automatique des paupières préserve, dans un grand nombre de circonstances, la cornée d'une foule d'accidents, causés par des corps en ignition. Cependant des portions de chaux vive l'atteignent quelquefois chez des ouvriers qui emploient ces substances ; je ne sache rien de mieux alors que d'absterger les surfaces avec un pinceau de blaireau chargé d'huile d'olive fine et récente, et l'instillation de quelques gouttes de ce corps gras. La même indication est à remplir quand on a cautérisé l'œil avec le nitrate d'argent, que la douleur est trop vive, ou que la cautérisation a été trop forte. Je préfère même injecter quelques gouttes d'huile au moyen d'une poire en caoutchouc. Dans les différentes espèces de brûlures, par l'eau bouillante, par le fer rouge, il n'y a jamais de phlyctène, de vésication comme sur la peau, mais rougeur très-vive ou escarre ; la surface est comme parcheminée, et cette plaque terne s'exfolie et laisse une excoriation qui dure quelques semaines, sans qu'il y ait nécessairement une opacité consécutive, car la guérison est ordinairement radicale ; à moins que toute la membrane ne soit profondément scarifiée : alors cette brûlure est nécessairement suivie d'une opacité complète de la cornée (leucoma) inguérissable, ou encore d'une perforation qui provoque l'atrophie de l'œil.

L'eau froide, les émissions sanguines, les révulsifs, sont prescrits. Les irrigations continues à filet très-délié, dirigées sur les paupières, sont des plus efficaces.

Inflammation de la cornée, kératite. Confondue sous l'expression commune d'ophthalmie, ce n'est que dans les premières années de ce siècle que les maladies de la cornée furent étudiées à part ; cependant elles sont très-fréquentes : leur marche, leur siège, leur traitement, tout, en un mot, doit en faire une classe à part.

Deux formes essentielles appartiennent à la kératite.; la forme aiguë et la forme chronique. Les ulcères, les abcès, les taches de la cornée ne sont que des dépendances de la kératite, qui se montre à tous les âges de la vie, chez les deux sexes et dans toutes les conditions sociales. Elle est à son tour modifiée par les complications d'ophthalmie rhumatismale, scrofuleuse, syphilitique, varioleuse, scarlatineuse, morbilleuse, etc. Sa fréquence est toutefois plus grande avant l'âge adulte. Certaines formes de la kératite paraissent encore favorisées par le froid humide, la misère et une alimentation insuffisante de quantité ou de qualité.

La kératite aiguë débute tantôt par la cornée, tantôt par la sclérotique. Elle peut être superficielle, interstitielle ou profonde. Les causes traumatiques sont du nombre de celles qui produisent la kératite superficielle ou externe : la cornée prend une teinte *vert d'eau*, le poli de sa surface est remplacé par un aspect granulé, soit par plaques, soit dans toute l'étendue. Souvent on voit la conjonctive former un cercle saillant, un bourrelet qui s'avance d'un ou deux centimètres sur la cornée, n'ayant rien d'analogue à la tuméfaction, au boursouflement du chémosis. Très-souvent aussi l'injection des vaisseaux de la conjonctive se prolonge sur la cornée, en formant un triangle dont la base est à la conjonctive, et dont le sommet s'attache à la cornée, au niveau d'une pustule, d'un dépôt de lymphe bleuâtre.

L'injection des vaisseaux se rapporte à deux plans : le premier est violacé, flexueux, mobile par la pression des paupières ; il appartient à la conjonctive oculaire ; le second plan, c'est-à-dire le plus profond, est d'un rouge moins foncé, les vaisseaux en sont fins et parallèles, ils embrassent la cornée circulairement. Cette trame vasculaire dépend de la sclérotique. C'est à tort que l'on a avancé que cette injection signalait la nature rhumatismale de la maladie, tandis qu'elle n'est, en réalité, que la conséquence d'une disposition anatomique générale.

Après quelques jours de durée de la kératite superficielle ou externe, on aperçoit des phénomènes variables ; quelquefois une phlyctène se soulève, une excoriation détruit quelques points ; tantôt la cornée paraît taillée à facettes transparentes, comme le serait un diamant ; d'autres fois il se produit une rainure semblable à un coup d'ongle.

Kératite interstitielle, occupant les lames moyennes de la cornée. Elle est très-peu appréciable dans le début ; on ne voit qu'un obscurcissement léger, qu'un faible brouillard, les vaisseaux du voisinage sont peu injectés. Après quelques jours d'aggravation, le trouble augmente, des plaques opaques occupent le champ de la vision ; elles sont dues à un dépôt de matière coagulée. Cette dernière circonstance n'a pas pour suite nécessaire une ulcération de la cornée.

Kératite profonde. Cette espèce est toujours compliquée de l'affection de la membrane de l'humeur aqueuse ; elle n'est pas étudiée isolément ; à elle se rattachent donc l'hypopion, l'onyx, qui sont des épanchements purulents ou d'une lymphe opaque dans la chambre antérieure. Cette forme de kératite est fréquente. Il n'y a pas longtemps que j'eus à traiter un onyx chez la fille (enfant de quatre ans) de l'un de nos confrères ; tout ce qu'il

avait pu employer n'avait pas conjuré cette terminaison, qui, au reste, n'a pas compromis la vision, la résorption ayant été absolue.

Ces différentes formes de kératite se combinent chez la plupart des sujets, après quelques jours de durée ; quelquefois, toutes les périodes sont pour ainsi dire franchies d'un seul bond, et la cornée s'infiltre de lymphe en moins de vingt-quatre heures, à tel point que la cornée ressemble à une plaque de lard ; ce que j'ai pu voir souvent après l'opération de cataracte par extraction, dans l'ophthalmie des armées, et dans l'ophthalmie purulente blennorrhagique. D'autres fois, un mamelon molasse, très-vasculaire, s'élève dans un point de la cornée, et est imbibé de pus. En Hollande, en Prusse et en Belgique, j'ai vu plusieurs militaires ainsi maltraités.

La kératite aiguë, quelle qu'en soit la forme, ne peut se terminer que par l'un des modes suivants : résolution, ulcération, suppuration et mortification.

La résolution est certaine, quand la cornée n'a fait que diminuer de transparence, et qu'on peut arrêter là les limites de la maladie.

Les bases du traitement, qui ne peut être efficace que par son opportunité, se résument par les saignées générales ou locales, par les ventouses scarifiées, par les purgatifs, les mercuriaux, les collyres avec la solution de nitrate d'argent, les collyres avec le laudanum, la décoction de belladone, de digitale, les frictions mercurielles sur la région fronto-orbitaire, enfin les vésicatoires volants. M. Velpeau se loue beaucoup des vésicatoires appliqués sur les paupières mêmes ; pour assurer davantage la vésication, il déprime le vésicatoire au niveau du globe oculaire, avec un tampon de charpie, de manière à ne pas soustraire les paupières maintenues fermées à l'action du vésicatoire.

Kératite chronique. C'est une maladie fâcheuse en raison de la difficulté d'en arrêter la marche ; sa durée est, pour ainsi dire, hors de calcul. Un seul jour, une seule nuit suffisent souvent pour faire disparaître un bénéfice obtenu par beaucoup de temps et par beaucoup de soins ; il est cependant très-rare qu'elle amène la fonte de l'œil. Sa terminaison la plus fatale est de dénaturer profondément la transparence de la cornée. Cette kératite chronique peut être partielle, elle peut occuper toute la cornée, elle peut consister dans une vascularisation circulaire dans le voisinage de la sclérotique. Cette espèce est la moins grave.

Les malades n'éprouvent presque pas de souffrance, leur vue seule s'obscurcit de plus en plus, mais toujours très-lentement. Il ne faut pas oublier que les récidives, dans la kératite chronique, sont très-nombreuses.

On est fondé à admettre que les causes de la kératite chronique sont, dans beaucoup de cas, les mêmes que celles de la kératite aiguë, mais agissant avec une intensité moindre, et dans des conditions individuelles différentes. Toutefois, j'ai remarqué que certaines diathèses y prédisposaient, principalement les scrofules, les rhumatismes, le tempérament hémorrhoïdaire, le vice goutteux, la syphilis, quel que soit le traitement qui l'ait combattue ; enfin, un mauvais état des paupières, par leur contact incessant avec la cornée, amène des kératites partielles.

Deux espèces essentielles peuvent comprendre toutes les subdivions de la kératite chronique, que les ophthalmologistes se sont plu à multiplier à l'infini. Dans la première, il y a vascularisation des vaisseaux qui sont parfaitement dessinés sur la cornée ; on dirait une transformation charnue : c'est le pannus vasculaire. La seconde espèce consiste dans un état terne de la cornée, comme le serait un verre dépoli ; d'autres fois, la cornée offre une teinte bleuâtre foncée qui permet de bien distinguer la pupille.

Le traitement est d'autant plus avantageux, que l'on sera autorisé à le diriger contre une des causes générales bien avérées de la kératite, telle que la syphilis, les scrofules, le rhumatisme, etc. Quand on ne peut atteindre la cause, les médications, quelque variées qu'elles soient, n'offrent plus aucune garantie de succès. Pendant que j'étais chargé du service des maladies des yeux, à l'Hôtel-Dieu, ensuite à l'hôpital de la Pitié, en ma qualité de chef de clinique, sous le regrettable professeur Sanson, j'ai souvent pratiqué la cautérisation circulaire ou annulaire, au moyen du nitrate d'argent fondu dans un porte caustique que nous avions imaginé : cette cautérisation, qui cernait la cornée, coupait tous les vaisseaux superficiels ; mais elle laissait intacts les vaisseaux profonds qui appartiennent à un plan postérieur, car ils viennent des artères ciliaires, longues ou internes. Les purgatifs et les ventouses, répétés pendant un mois, sont de bons moyens, ainsi que les moxas ou les cautères appliqués aux tempes. Je me suis souvent très-bien trouvé du collyre au laudanum saturé de safran, tantôt aussi de la solution de nitrate d'argent ; ces différents liquides employés à la dose de quelques gouttes en vingt-quatre heures. Quand la kératite est entretenue et a son point de départ à la conjonctive sclérotîcale, il faut pratiquer l'excision de ses vaisseaux. Tout récemment j'ai répété cette opération avec un plein succès sur M. de R..., ancien maire de Sèvres, en présence de son médecin, l'honorable docteur Vitry, de Versailles.

Ulcères de la cornée. Sous cette dénomination se trouvent compris un grand nombre d'espèces, dont la distinction est d'une importance réelle dans la pratique. Quelques uns de ces ulcères débutent par un dépôt de matière plastique saillante qui ne tarde pas à s'ouvrir et à laisser voir une petite dépression, de laquelle partent des vaisseaux dont la base correspond au blanc de l'œil. Ces ulcères sont plus communs chez les scrofuleux, ainsi que cette seconde espèce, consistant dans la perte de transparence de la cornée, dans un point circonscrit le plus ordinairement correspondant à la pupille. Peu de jours se passent avant d'apercevoir une exulcération blanchâtre. D'autres fois une phlyctène presque diaphane se développe sur un point de la cornée, et semble nourrie par un ou deux vaisseaux qui partent de la conjonctive sclérotîcale. Le larmoiement est abondant, douloureux, il y a photophobie (horreur de la lumière) ; un ulcère à excavation transparente succède bientôt ; on en apprécie bien la forme en examinant l'œil obliquement. Cette espèce d'ulcère persiste longtemps après que tous les autres accidents se sont dissipés ; il est comme une

facette taillée sur la cornée, qui menace de rappeler les accidents primitifs. Quelques ulcères n'affectent jamais profondément les lames de la cornée, ils excorient la lame superficielle seulement, se promènent pour ainsi dire en envahissant toute son étendue, et prennent leur point de départ à la sclérotique. Leur guérison laisse un nuage. Enfin il est de ces ulcères qui ressemblent à un coup d'ongle que l'on aurait porté sur la cornée ; sa forme est linéaire, il est très-douloureux, et paraît tailler en biseau la cornée. Je ne parle pas des ulcères à forme maligne qui sont avec ramollissement rapide et gangrène de la cornée.

Le traitement des ulcères de la cornée a toujours singulièrement excité la sollicitude des chirurgiens ; mais tout leur zèle échoue quand ils n'ont pas fait d'importantes distinctions entre les différentes espèces d'ulcères qu'ils avaient à traiter. C'est là une des causes principales de succès ou de revers. Presque tous les ulcères de la cornée doivent exclure l'usage de l'extrait de Saturne (eau blanche). Les préparations de plomb forment des dépôts qui font corps étranger, qui gênent la cicatrice et augmentent le trouble de la cornée. Quand, tour-à-tour, on attribue la guérison à des collyres, à des topiques très-variés, ou que l'on dit avoir également échoué, c'est que l'on a agi à l'aventure, sans préciser le cas qui réclamaient l'emploi des uns, le rejet des autres. Quelques uns de ces ulcères disparaissent même sans médication active et par de simples collyres émollients, puis astringents. Dans la première espèce d'ulcère, la solution de nitrate d'argent, de sulfate de zinc, le calomel, l'oxyde de zinc en insufflation, triomphent aisément. L'excision du faisceau vasculaire est souvent inévitable. La cautérisation avec le nitrate d'argent taillé en crayon réussit, dans une foule de circonstances, contre les ulcères purulents, phlycténoïdes, etc. Il faut prendre la précaution de toucher très-légèrement toute la surface, qui change aussitôt de coloration et devient blanchâtre ; au même instant, et avant que le globe oculaire ait fui sous la cautérisation, il faut instiller quelques gouttes d'huile ou d'un liquide émollient, de l'eau ou même du lait. La douleur qui suit la cautérisation n'est que de quelques minutes, après quoi celle même de l'ulcération ne se fait plus sentir. Sa surface est, en effet, modifiée dans sa vitalité ; l'escarre formée abrite du contact de l'air et des sécrétions irritantes l'ulcère, qui était une véritable plaie ; mais la douleur de la cautérisation reparaît, quoique moins vive, à la chute de chaque escarre. On ne saurait mettre trop de soin dans l'application de ce caustique, qui, dans beaucoup de cas, peut être remplacé par le sulfate de cuivre, moins énergique, ou encore par un composé d'un sel de cuivre et de camphre, très-employé par les anciens médecins.

Taies de la cornée, ou taches. Elles sont trop souvent les conséquences des différents ulcères de cette membrane, qui ne peut bien remplir ses fonctions qu'en conservant sa transparence. Ces taies ne constituent quelquefois qu'un simple nuage ; elles ne portent que sur la lame la plus superficielle. D'autres fois c'est un *albugo* ; la tache est nacrée ; enfin toute l'épaisseur de la cornée peut être compromise : c'est le *leucoma*.

Le nuage permet au malade de voir les objets,

mais il lui semble qu'une fumée, qu'une gaze, qu'un brouillard les recouvre. L'inflammation de la conjonctive oculaire est ordinairement la cause de ce nuage, surtout si cette inflammation se propage sur la cornée. L'albugo nuit à la vision, en raison de son étendue et de sa situation dans le champ pupillaire. Quant au leucoma, il abolit entièrement la vision sur toute son étendue.

On peut toujours obtenir la disparition du *nébulum*. Très-souvent l'absorption s'effectue d'elle-même, mais on peut la favoriser et encore la produire par des instillations de laudanum de Sydenham saturé de safran. Ce moyen est justement préconisé par le professeur Quadri de Naples ; je l'ai epmloyé avec un plein succès, conjointement avec lui, chez une jeune demoiselle espagnole, déjà traitée à Montpellier et à Genève depuis plus de dix-huit mois. Les insufflations d'une poudre parfaitement porphyrisée, faite avec parties égales de calomélas, de thutie et de sucre candi, étaient fréquemment ordonnées par Dupuytren. M. Velpeau conseille de se servir mieux encore du sous-nitrate de bismuth, bien pulvérisé, mêlé avec parties égales de sucre. Souvent il faut réveiller la vitalité de l'œil, produire une légère inflammation, afin que le travail de l'absorption puisse avoir lieu. Un rapide attouchement avec l'azotate d'argent (pierre infernale), avec le carbonate d'ammoniaque, etc., sont de bons moyens.

L'excision des vaisseaux qui entretiennent l'opacité est pratiquée avec un avantage presque constant, quand ces vaisseaux n'appartiennent pas à la sclérotique, mais seulement à la conjonctive; dans le premier cas, en effet, l'instrument ne peut les atteindre, autrement il diviserait la sclérotique, amènerait des suppurations et de graves désordres. Enfin de tout temps on a proposé l'excision, l'usure de la taie de la cornée. Tout récemment on vient de préconiser ces méthodes dans une lettre adressée à l'Institut. Sans doute on peut enlever la taie par la section, mais la plaie que l'on produit doit se cicatriser, et cette cicatrice est à son tour opaque; de plus on a un staphylôme quand on a aminci la cornée. On exagère donc manifestement la maladie; il n'y a qu'une véritable ressource quand la cornée est opaque dans une grande étendue et au niveau de la prunelle, c'est d'établir une pupille artificielle. Il est plus aisé d'y réussir que l'on ne pense. Plus d'une fois je me suis applaudi d'avoir recouru à un moyen aussi rationnel, et le seul peut-être qui le soit jusqu'à présent. N'avait-on pas déjà passé un séton très-fin dans le leucoma sans être plus heureux? Reste la transplantation de la cornée : Dieffenbach l'espère; je l'ai tentée souvent chez les animaux, je n'ai pas encore réussi.

Ce n'est que pour mémoire que je rappelle l'*anneau sénile*, l'arc sénile, tache circulaire ou demi-circulaire, qui se traduit sur le bord de jonction de la cornée et de la sclérotique; elle ne nuit point à la vision. Elle est commune chez les vieillards.

En insistant, comme je le fais, sur les maladies de la cornée, j'initie forcément le lecteur à la connaissance du plus grand nombre des maladies accidentelles de l'œil, qui presque toujours atteignent cette membrane transparente dans son état normal. Les autres maladies principales, outre qu'elles sont beaucoup plus rares, moins instantanées, ont été traitées ou le seront encore dans des articles spéciaux, tels que *cataracte, amaurose, pupille, ophthalmie*, etc.

L'œil peut encore être frappé dans son ensemble par l'*atrophie*, c'est-à-dire par la diminution de tous ses diamètres ; une blessure profonde de l'œil, la suppuration après l'opération de la cataracte par extraction, amènent cet état de choses ; des rétinites, des iritis, des choroïdites, donnent également lieu à ces mêmes conséquences. Mademoiselle L..., âgée de vingt-cinq ans, m'a offert un cas d'atrophie des deux yeux, suite de rétinite. Elle fut traitée, dès l'âge de vingt ans, par une foule d'hommes instruits, et sans aucun succès. L'honorable Réveillé Parise et moi ne pûmes non plus arrêter la cécité par atrophie.

Dans des staphylômes gênant le mouvement des paupières, on provoque l'atrophie de l'œil par l'amputation du staphylôme, afin d'éviter la dégénérescence de tout l'organe.

Il me resterait à parler du *cancer* de l'œil. Cet organe ne jouit point d'une immunité contre cette terrible affection : la mutiplicité de ses tissus est, au contraire, favorable à ces désorganisations variées qui prennent le nom général de cancer. Plusieurs espèces de fongus, du tissu mélanique ou cérébriforme, ont pour siège l'œil lui-même, tandis que le tissu squirrheux est plus rare ; et encore alors il s'est propagé des paupières ou de l'orbite jusqu'au globe oculaire, mais il n'y a pas eu son point de départ.

L'extirpation est la seule voie de salut; et, quoiqu'on l'ait soutenu, on n'a pas besoin de s'inquiéter de l'ablation de la glande lacrymale, si l'on est certain qu'elle n'est pas envahie par le cancer. Cette glande s'atrophie et cesse de sécréter dès qu'elle n'a plus de fonctions à remplir. Heureux encore si le bon état des paupières permet de les conserver.

OEil artificiel. Les anciens se servaient d'une plaque métallique, recouverte d'une peau fine, sur laquelle ils peignaient l'image de l'œil comme sur la toile d'un portrait. Ces plaques étaient portées, tantôt au-dessous des paupières, tantôt au-devant, et maintenues par un ressort métallique. Ce n'est que vers le commencement du xviie siècle que l'on fabriqua à Venise des espèces de demi-coques en os émaillé ; plus tard on en fit en porcelaine et en verre. Enfin aujourd'hui on a tellement perfectionné la fabrication des yeux artificiels, que l'on imite tout-à-fait la cornée, la chambre antérieure, l'iris, la pupille, la sclérotique, et les vaisseaux même qui rampent à sa surface, et qu'il est presque impossible de distinguer l'œil d'émail de l'œil naturel, surtout s'il est placé sur un moignon mobile ; les mouvements des deux yeux sont, en effet, synergiques. Après avoir extirpé l'œil chez une jeune demoiselle de Bruxelles, fille de l'ancien bijoutier du roi de Hollande, dans un cas de staphylôme difforme, et pour laquelle les professeurs Dupuytren et Sanson furent consultés, j'eus soin de détacher et de réunir en un seul moignon les muscles de l'œil ; c'est sur ce moignon mobile, devenu central, que j'ai placé l'œil d'émail. L'illusion est complète, à un tel point que la mère de cette jeune et très-jolie demoiselle fut obligée de prévenir de cette circonstance les prétendants à la main de sa fille.

Plusieurs conditions sont indispensables pour un œil artificiel : 1° il doit être léger, et ne pas dépasser le poids de 2 gramme (maximum) ; 2° il doit être parfaitement poli, autrement ses bords excorieraient les chairs; aussi est-il nécessaire de le remplacer par un autre, quand, au bout de cinq ou six mois, le poli de l'œil est détruit; 3° les bords et les angles doivent être parfaitement arrondis; 4° il doit y avoir une similitude parfaite et de tous points entre l'œil artificiel et l'œil resté sain. Mais ce n'est que graduellement qu'il faut accoutumer l'individu à supporter le volume normal de l'œil en émail; on introduit d'abord une boulette en cire, ensuite des coques successivement plus volumineuses. La couleur de l'iris doit être parfaitement imitée.

On peut faire fabriquer un œil à un artiste sans être obligé de se déplacer, en lui envoyant un dessin très bien colorié, et une coque en plomb ou en cire que l'on a essayée à plusieurs reprises, et qui s'adapte convenablement.

Du côté de l'individu infirme, il faut aussi réunir plusieurs conditions pour placer avec avantage l'œil d'émail : 1° il faut l'existence d'un moignon mobile, libre d'adhérence; 2° intégrité de l'autre œil; 3° liberté complète des paupières; 4° absence de toute inflammation, autrement ce corps étranger augmenterait la maladie.

Le placement de l'œil artificiel est facile. Suivant le côté dont il s'agit, on le tient avec les trois premiers doigts d'une main, tandis que le pouce de la main restée libre soulève la paupière supérieure; on engage au-dessous d'elle l'extrémité externe et le bord supérieur de l'émail. En maintenant l'œil en place, on abandonne la paupière supérieure et l'on abaisse l'inférieure jusqu'à ce qu'elle passe au-devant de l'émail. Les deux paupières, en se rapprochant, retiennent l'œil artificiel. Pour ôter cet œil, on abaisse la paupière inférieure, on passe entre elle et le bord de l'émail une tête d'épingle, et un léger soulèvement suffit pour faire l'extraction. On le reçoit dans la main ou sur une serviette, on le laisse chaque nuit tremper dans de l'eau fraîche, et on lave l'orbite avec ce même liquide.

CAFFE ,

Docteur en médecine, ancien chef de la clinique
ophthalmologique à l'Hôtel-Dieu.

ŒILLET (*mat. méd.*); s. m., *dianthus caryophyllus, œillet des jardins*. Cette plante, dont tout le monde connaît les nombreuses et belles variétés, est de la famille des Caryophyllées et du genre Dianthus. On dit qu'elle a été introduite en France par le roi René. On ne fait usage en médecine que d'une seule variété d'œillet, c'est l'*œillet rouge*, ou à *ratafiat*; ses pétales sont employés après avoir été séchés à l'étuve; ils servent à préparer des infusions qui sont considérées comme légèrement toniques; on en prépare aussi un sirop d'œillet qui est regardé comme cordial.

ŒNOLÉS (*pharm.*), s. m. pl., mot proposé par Chéreau, et employé par MM. Henry et Guibourt, dans leur traité de pharmacologie, pour remplacer le mot générique de vins pour les vins médicamentaux; il est peu employé en pharmacie.

ŒSOPHAGE (*anat.*), s. m., du grec *oïō*, je porte, et de *phagō*, je mange; comme qui dirait *porte-manger*. On désigne ainsi en anatomie un canal musculo-membraneux qui s'étend depuis l'arrière-bouche jusqu'à l'estomac, dans lequel il conduit le bol alimentaire.

L'œsophage est situé, dans toute son étendue, un peu à gauche de la ligne médiane ; se continuant avec le pharynx, il descend au-devant de la colonne vertébrale sur laquelle il est appuyé, et marche derrière le larynx, se glisse entre la crosse de l'aorte et le canal thoracique, passe ensuite à droite de l'aorte descendante, au-devant de laquelle il se trouve placé vers sa moitié inférieure, se porte à gauche et en avant, franchit l'ouverture que laissent entre eux les piliers du diaphragme, et aboutit enfin à l'estomac.

On reconnaît à l'œsophage deux tuniques principales, l'une musculeuse et l'autre membraneuse ou muqueuse. 1° La tunique *musculeuse* est beaucoup plus épaisse que dans le reste du tube digestif (V. *Estomac*, *Intestins*); elle est formée de deux plans : dans l'un, extérieur, les fibres sont longitudinales, et ce sont les plus nombreuses et les plus fortes ; le plan intérieur est formé de fibres circulaires. 2° La membrane *muqueuse* qui tapisse l'intérieur du conduit œsophagien est recouverte d'un épithélium qui se continue avec celui de la bouche et s'arrête brusquement en festons saillants au niveau de l'estomac. Elle est sillonnée de stries longitudinales coupées obliquement par d'autres stries, qui donnent à la surface intérieure de l'œsophage un aspect réticulé. Ces stries sont dues à des rangées de papilles. Examiné à l'état de vacuité, l'intérieur du conduit qui nous occupe présente des plis longitudinaux très-apparents, qui résultent de l'état de contraction dans lequel se trouvent les fibres circulaires.

Entre les deux tuniques dont nous venons de parler existe une couche fibreuse très-mince, unie aux deux autres par un tissu cellulaire fin et délié.

L'œsophage reçoit un grand nombre de vaisseaux artériels qui, pour la plupart, viennent directement de l'aorte. Il est entouré par les plexus nerveux ganglionnaires et ceux que forme la huitième paire cérébrale, qui tous lui donnent des filets nerveux.

Le canal œsophagien est destiné à transmettre à l'estomac les aliments qu'il a reçus du pharynx. Ses mouvements sont dirigés vers cette intention finale. Par la contraction de ses fibres longitudinales, il se raccourcit et se retire en quelque sorte sur les substances pour favoriser leur progression, tandis que les anneaux circulaires se contractant successivement de haut en bas, chassent et poussent dans l'estomac le bol alimentaire. Comme l'ont démontré les expériences de M. Magendie et de Béclard, l'œsophage joue un grand rôle dans le vomissement; ses mouvements sont alors en sens inverse de ceux que nous venons de décrire pour la déglutition.

ŒSOPHAGE (Maladies de l'). — 1° L'*inflammation* de l'œsophage (*œsophagite*) est une affection assez rare ; et, quand aux conditions qui peuvent l'occasionner, on peut dire presque constamment elle est l'effet d'une cause extérieure : ainsi, un corps étranger, dur, inégal, raboteux, que l'on ne peut avaler (nous en parlerons plus bas), la déglutition d'une liqueur ou d'un bol alimentaire trop chauds, l'action de substances irritantes, comme il arrive dans les empoisonnements avec l'acide sulfurique, etc. Lorsque l'inflammation est peu intense, elle ne produit guère d'autres symptômes qu'une douleur sourde dans le trajet de l'œsophage, et que le malade rapporte au dos, entre les deux épaules, au cou, ou bien derrière l'appendice xiphoïde, suivant que la maladie siège au milieu, à la partie supérieure, ou à la partie inférieure de l'organe : il y a en même temps de la difficulté dans la déglutition. Si la maladie est plus intense, les souffrances sont plus vives, la déglutition peut être empêchée; on voit alors les boissons être rejetées un instant après qu'elles ont été avalées, on peut observer en même temps la réaction fébrile, etc. — Le traitement est essentiellement antiphlogistique, saignées si besoin est, boissons émollientes plutôt fraîches que chaudes, lavements laxatifs, bains entiers, etc.; plus tard ne permettre que des aliments doux et demi-liquides, gelées, fécules, etc.

2° *Les rétrécissements simples* ou *squirrheux* de l'œsophage, surviennent tantôt à la suite d'une flegmasie aiguë passée à l'état chronique, tantôt d'une manière réellement spontanée.—De la douleur au moment où les aliments passent dans le point rétréci, surtout quand ceux-ci sont consistants; plus tard, l'impossibilité de la déglutition, excepté pour les liquides pris en très-petite quantité; tels sont les signes généraux de ces coarctations. Les rétrécissements de l'œsophage se traitent comme ceux des autres conduits accessibles aux moyens chirurgicaux, ceux de l'urèthre, par exemple. Ainsi, après avoir épuisé inutilement les antiphlogistiques, les révulsifs sur le canal digestif, les pommades et onguents résolutifs iodurés ou mercuriels, on aura recours aux sondes ou bougies dilatantes, dont on augmente successivement le volume, et enfin à la cautérisation avec le nitrate d'argent.

3° D'autres fois le rétrécissement n'est pas permanent, il n'est pas dû au gonflement avec induration d'un point de l'œsophage, comme dans le cas précédent, mais à un *spasme* des faisceaux musculaires de ce conduit. Ici, la difficulté pour avaler est la même, les aliments ou les boissons peuvent même être rejetés : cette *dysphagie spasmodique* (V. ce mot), comme on l'appelle, se rencontre surtout chez les personnes très-nerveuses, les femmes hystériques, les hypochondriaques, dans l'épilepsie, et spécialement dans l'hydrophobie. Le traitement est essentiellement calmant et antiphlogistique; la belladone pourra être ici d'un grand secours. Il est rare que, dans ces cas, il faille avoir recours aux sondes œsophagiennes.

4° Il peut y avoir véritable *paralysie* de l'œsophage; on en observe des exemples dans certaines fièvres graves de forme ataxique, chez des vieillards, etc. Ici, le traitement doit nécessairement varier suivant la nature de la cause; le plus souvent les malades ne peuvent prendre d'aliments que ceux qui sont transmis par une sonde placée dans l'œsophage.

Les *affections chirurgicales* de l'œsophage ne méritent pas moins que les précédentes de fixer notre attention.

1° *Les corps étrangers* qui s'arrêtent dans ce conduit sans pouvoir être transmis à l'estomac sont tantôt des croûtes de pain, des morceaux de viande dure non mâchée, des fragments d'os, de tendon, de cartilage; tantôt des substances avalées accidentellement, des pièces de monnaie, des clefs, des couteaux, des boutons, des épingles, etc.

On rencontre ordinairement les corps étrangers vers la partie supérieure de l'œsophage; de là, les accidents de suffocation qu'ils déterminent quand ils sont volumineux, en pressant contre le larynx ou la trachée. Ce syptôme se joignent une douleur locale permanente ou avec des intermissions, des nausées, des secousses de vomissements, une grande difficulté ou même l'impossibilité d'avaler, la turgescence et la couleur rouge de la face, etc. Du reste, on conçoit que ces phénomènes doivent varier suivant la nature des corps étrangers et le siège qu'ils occupent.

Le traitement présente quatre indications qui ont été surtout posées avec un grand sens pratique par le célèbre Hevin, dans les mémoires de l'académie de chirurgie. Il est généralement admis, d'après ce chirurgien, qu'il faut, suivant les cas : 1° faire sortir le corps étranger par la bouche, soit avec les doigts, soit avec des pinces diversement configurées, des crochets, des tiges terminées par des appendices mobiles, une éponge attachée à un fil, etc.; ou bien favoriser son expulsion à l'aide de l'émétique administré par la bouche ou par la méthode endermique, ce que nous préférons à l'injection dans les veines, proposée par quelques personnes; 2° le pousser dans l'estomac au moyen d'une sonde ou simplement d'une tige de poireau; 3° l'extraire par une ouverture faite à l'œsophage (V. OEsophagotomie), quand il y a des accidents de suffocation, et que le corps étranger n'a pu être ni rejeté ni refoulé; 4° les dangers attachés à son séjour prolongé dans l'œsophage, ont fait rejeter par les chirurgiens même le conseil donné par les anciens d'abandonner, dans certains cas, ce corps aux seuls efforts de la nature. Cependant, on pourrait suivre ce précepte si l'on avait affaire à une substance susceptible de se ramollir ou de se putréfier, telle qu'une croûte de pain ou un morceau de viande non mâchée, et dans le cas aussi où ce corps ne comprimerait pas les voies respiratoires.

2° Les blessures seront traitées, avec celles des autres parties du cou, au mot *Plaie*.

3° L'œsophage peut être *perforé* soit de dedans en dehors, par des corps étrangers ou des ulcérations, soit de dehors en dedans, par des abcès, des anévrismes. Une pareille lésion n'a pas de symptômes spéciaux propres, et elle est d'ailleurs au-dessus des ressources de la thérapeutique. Des *ruptures* peuvent également avoir lieu dans de violents efforts de vomissements; la mort, au milieu d'atroces souffrances, en est la conséquence inévitable.   E. BEAUGRAND.

ŒSOPHAGIEN, ENNE (*anat.*), adj. Qui a rapport à l'œsophage. Il existe plusieurs artères qui ont reçu le nom d'œsophagiennes: au cou elles viennent des thyroïdiennes; dans la poitrine elles viennent de l'aorte et des artères bronchiques; dans l'abdomen, elles sont fournies par les diaphragmatiques et l'artère coronaire stomachique.

ŒSOPHAGITE (*méd.*), s. f. On donne ce nom à l'inflammation de l'œsophage. (V. ce mot.)

ŒSOPHAGOTOMIE (*chir.*), s. f. C'est une opération qui consiste à diviser l'œsophage pour extraire des corps qui y ont été fortement engagés, et que l'on ne peut en retirer par d'autres moyens. Diverses méthodes sont employées dans cette opération; celle de Boyer consiste à pratiquer une incision sur le côté du cou, entre les muscles sterno-mastoïdien et sterno-hyoïdien, et à pénétrer jusqu'à l'œsophage en écartant la trachée et l'artère carotide; on divise ensuite l'œsophage, et l'on extrait le corps engagé avec des pinces droites ou recourbées. (V. *Œsophage.*)

ŒSTRE (*zool.*), s. f. (V. *Insectes.*)

ŒUF HUMAIN (*physiol.*), s. m. (V. *Ovologie.*)

ŒUFS (*hyg.*), s. m. p. Les œufs sont un aliment bon et sain qui entre pour une assez grande proportion dans notre régime alimentaire. On les emploie comme condiment dans un grand nombre de préparations culinaires; ceux dont on fait usage dans nos contrées sont principalement les œufs de la poule domestique qui peuple nos basses-cours; on peut aussi manger les œufs de dinde, d'oie et de canard, mais ils sont moins délicats que les œufs de poule. Les œufs peuvent être mangés crus lorsqu'ils viennent d'être pondus. La cuisson a pour effet de coaguler plus ou moins complètement les diverses parties qui composent l'œuf, et qui sont au nombre de deux : le blanc, qui est entièrement formé d'albumine, et le jaune, qui est formé d'une matière résino-albumineuse dans laquelle se trouvent encore divers principes.

Lorsque les œufs n'ont été soumis que passagèrement à l'action de l'eau bouillante, ils éprouvent un commencement de coagulation qui les rend plus agréables à manger, et on les désigne sous le nom d'œufs à la coque. Dans cet état ils sont un aliment nourrissant et de facile digestion, qui convient beaucoup aux convalescents. Il n'en est pas de même lorsque la coagulation de l'œuf est complète, et qu'il présente, lorsque l'on a brisé la coquille, une masse solide. On dit alors qu'ils sont durs. L'albumine (V. ce mot), dans cet état de coagulation, est difficilement attaqué par l'action des sucs gastriques. L'œuf est vraiment indigeste, et n'est que très-difficilement supporté par certains estomacs; il ne peut donc convenir aux malades et aux convalescents. On voit par ce que nous venons de dire, que, dans les diverses préparations culinaires, on doit avoir en vue de ne pas faire trop cuire les œufs, si l'on veut en faire un aliment facile à digérer.

Les œufs s'altèrent assez facilement par l'action de l'air qui pénètre à travers les pores de la coquille; ils sont soumis alors à une réaction qui a lieu principalement dans le jaune, et qui produit un dégagement notable d'hydrogène sulfuré qui donne lieu à cette odeur infecte que présentent les œufs gâtés : cette altération est favorisée par l'élévation de la température, et tout le monde sait que l'on garde moins longtemps les œufs l'été que l'hiver. Divers moyens ont été proposés pour conserver les œufs, tous ont pour but d'empêcher l'introduction de l'air à travers les pores de la coquille. Dans ce but, on a conseillé de les plonger dans la graisse, de les couvrir d'un vernis, ou de les enduire de cire : ce dernier moyen est celui qui présente le plus d'avantage; il se pratique en plongeant les œufs isolément dans de la cire fondue, en les suspendant par des fils et les laissant refroidir ensuite; il faut

avoir soin, dans ce cas, de recouvrir avec de nouvelle cire les points de la coquille qui auraient pu être découverts dans l'opération. L'application d'un vernis sur les œufs leur communique souvent une odeur et un goût désagréables, ce qui fait que ce moyen n'est pas employé.

Le blanc d'œuf s'emploie pour clarifier les vins et les sirops; le jaune, mêlé à des sauces et étendu d'eau à laquelle on ajoute un peu d'eau de fleurs d'oranger, forme une émulsion connue sous le nom de lait de poule, qui s'emploie avec avantage dans les rhumes et les catarrhes. On tire du jaune de l'œuf par expression, et après l'avoir fait durcir, un liquide gras et huileux qui a reçu le nom d'huile d'œuf, et que l'on applique sur les gerçures des seins. Le blanc d'œuf s'emploie aussi en chimie pour préparer les luts avec lesquels on mastique les appareils. Enfin on ferait un long article, si l'on voulait énumérer tous les usages que l'on fait des œufs, soit dans l'économie domestique, soit dans les arts.

J.-P. BEAUDE.

OFFICINAL (*pharm.*), adj., *officinalis*, de *officina*, boutique. On donne le nom de médicaments officinaux à ceux qui doivent exister tout préparés dans les pharmacies, par opposition aux médicaments magistraux, que l'on prépare immédiatement. (V. *Médicament.*)

OGNON (*hyg.*), s. m., *allium cepa*. Cette plante bulbeuse et potagère, de la famille des liliacées et de l'hexandrie monogynie de Linnée, a été très-répandue par la culture, comme toutes les plantes qui, depuis la plus haute antiquité, servent à la nourriture de l'homme. On ignore la contrée dont elle est originaire; cependant les botanistes pensent qu'elle vient primitivement de l'Inde, et que de là elle se répandit en Egypte, en Grèce et en Italie. Aujourd'hui l'ognon est cultivé dans toute l'Europe; mais c'est encore dans les contrées méridionales qu'il présente le plus de suc et de saveur. Les ognons d'Espagne et d'Italie ont un volume très-considérable et pèsent quelquefois jusqu'à deux et trois livres; ils sont aussi plus doux et plus succulents que ceux des contrées du Nord.

L'ognon présente deux variétés principales qui sont désignées par les couleurs de l'enveloppe des bulbes; ces variétés sont l'ognon rouge et l'ognon blanc. Le premier est plus actif et contient une huile volatile plus énergique que le second, qui est plus doux à manger. Dans certaines contrées on mange les ognons crus, en les assaisonnant avec un peu de sel; ceux du Midi surtout peuvent être plutôt mangés de cette manière que ceux du Nord; mais le plus ordinairement on les fait entrer dans les ragoûts, où, par la cuisson, ils perdent de leur propriété excitante et contractent une saveur sucrée qui en fait un mets agréable. C'est à la présence d'un principe volatil qui existe dans toutes les plantes du genre *allium*, que les ognons doivent cette odeur forte et pénétrante que tout le monde leur connaît; aussi, lorsqu'on les applique sur la peau, produisent-ils une action rubéfiante et même vésicante, qui est due à l'action de ce principe volatil âcre.

Les personnes d'un estomac faible digèrent difficilement l'ognon; il leur cause des rapports qui sont désagréables, et qui donnent une odeur particulière à l'haleine. Quelques buveurs disent qu'il empêche les fumées de l'ivresse. En résumé, l'ognon cuit est un aliment sain et nourrissant, surtout dans les pays chauds ; lorsque l'estomac le supporte bien, il stimule cet organe dont les fonctions sont toujours languissantes sous l'influence d'une atmosphère chaude et humide.

En médecine, la pulpe d'ognon a été employée en cataplasme ; cuite sous la cendre, elle a une action résolutive très-marquée. On prépare avec l'ognon des tisannes et des sirops qui ont été indiqués dans les rhumes et les affections catarrhales. Le suc d'ognon est diurétique, et l'on dit qu'il peut être employé avec avantage contre la pierre ; mais rien ne justifie cette assertion. On l'a employé quelquefois dans les hydropisies.   J.-P. Beaude.

OLÉAGINEUX (*mat. méd.*), adj., *oleaginus*, de *oleum*, huile. On désigne par ce mot un corps qui a l'aspect et la consistance de l'huile.

OLÉATES (*chim.*), s. m. p. Ce sont des sels formés par la combinaison de l'acide oléique des graisses avec les alcalis ou les oxydes métalliques ; ils entrent comme éléments dans la composition des savons qui sont formés des divers acides gras. (V. *Savon.*) Les oléates entrent aussi dans la composition de certains emplâtres.

OLÉCRANE (*anat.*), s. f. C'est cette saillie osseuse qui s'observe à la partie postérieure de l'articulation du coude. L'apophyse olécrane fait partie de l'os cubitus. (V. ce mot.)

OLÉINE (*chim.*), s. f. C'est une des parties constituantes des corps gras. (V. *Graisse.*)

OLÉIQUE (Acide) (*chim.*), s. m. C'est un acide formé par l'oléine et qui est produit par la saponification des graisses. (V. ce mot et *Savon.*)

OLÉO-SACCHARUM (*pharm.*), s. m., composé de deux mots latins qui veulent dire huile et sucre. Les oléo-saccharum se préparent en frottant sur un morceau de sucre de l'écorce fraîche d'orange ou de citron, ou en pulvérisant du sucre avec quelques gouttes d'huile essentielle de ces fruits. Ce moyen sert pour aromatiser quelques préparations.

OLFACTIF (*anat.*), adj. et s. On a donné ce nom à deux nerfs qui naissent du prolongement antérieur de moelle allongée et qui se rendent dans les fosses nasales, où ils servent à l'olfaction. (V. ce mot.)

OLFACTION (*physiol.*), s. f. La membrane muqueuse qui tapisse les fosses nasales (V. *Nez*) éprouve, de la part des corps odorants, une sensation particulière que l'on désigne sous le nom d'*olfaction*, ou mieux d'*odoration*. Cette membrane éprouve encore, de la part des agents extérieurs, une foule d'autres modifications dont il sera parlé au mot *Sensations*. Nous ne nous occupons ici que de l'action des odeurs.

On prétend généralement que les odeurs sont des émanations matérielles des corps, qui, répandues dans l'air, affectent l'odorat en traversant l'intérieur du nez pendant l'acte de l'inspiration. Mais, suivant moi, rien ne prouve positivement la matérialité de ces émanations. On peut même opposer à cette théorie, universellement admise, de très-graves objections. Ainsi, lorsque les corps odorants ne sont ni volatils, ni susceptibles de se vaporiser,

le musc, par exemple, ils ne perdent pas sensiblement de leur poids en un grand nombre d'années, quoiqu'ils aient continué à exhaler beaucoup d'odeur. Il en est de même pour le cuivre : quand on le frotte vivement, il dégage une odeur particulière, sans qu'on puisse, ce me semble, être autorisé à supposer qu'il s'en volatilise aucune parcelle.

D'un autre côté, il est très-remarquable que le contact immédiat et direct des corps odorants portés sur la muqueuse nasale à l'aide d'un tube, n'excite nullement les facultés olfactives de cette dernière, et ne donne lieu qu'à une sensation physique générale ou spéciale. En raison de ces faits et de beaucoup d'autres que je pourrais accumuler ici, je me crois autorisé à conclure que l'explication des odeurs par les émanations matérielles n'est réellement qu'une hypothèse. Peut-être serait-il plus vrai de dire que les odeurs tiennent à un état ou une propriété des corps qui se communique de proche en proche, ainsi qu'on voit des corps chauds, des corps électrisés, des corps sonores, communiquer leur chaleur, leur électricité, leurs vibrations aux autres corps, soit au contact, soit à distance.

Les odeurs se répandent régulièrement à la circonférence du corps odorant dans un air tranquille, et vont en s'affaiblissant à mesure qu'elles s'éloignent de leur source ; mais ici on manque de preuve pour établir, comme pour la chaleur ou la lumière, la loi de l'intensité en raison inverse du carré de la distance. On sait que le vent les transporte à de grands intervalles, et qu'elles n'agissent sur la membrane nasale que par l'intermédiaire de l'air devenu odorant. Certaines conditions, telles que la volatilité, la chaleur, les frottements, augmentent la faculté odorante des corps.

Je n'essaierai point de reproduire ici l'infinie variété de sensations que les odeurs peuvent faire naître et que l'on a désignée par des noms spéciaux ; c'est ainsi qu'il y a des odeurs douces, suaves, piquantes, fortes, pénétrantes, fétides, nauséabondes, etc., séparées par une foule de degrés à peine appréciables. Beaucoup d'odeurs empruntent leur nom à la substance qui les présente plus particulièrement et d'une manière plus tranchée : odeur de rose, de fleurs d'oranger, d'ail, d'œufs pourris, etc. Si l'on recherche quelles sont, dans la nature, les corps qui offrent à un plus haut degré la propriété d'agir sur le sens de l'olfaction, on verra que ce sont les végétaux ; ce n'est pas que les deux autres règnes ne fournissent aussi un très-grand nombre de substances odorantes, mais non assurément avec la même variété.

Des diverses sensations nasales.—De même que la membrane gustative (V. *Goût*), la membrane nasale éprouve plusieurs espèces de sensations différentes. 1° Elle éprouve une sensation *physique générale* de contact, froid ou chaud, quand on introduit dans le nez un corps inodore froid ou chaud. 2° Elle éprouve une sensation *physique particulière* de chatouillement quand on y insinue les barbes d'une plume, ou tout autre corps mince et léger. 3° Un corps odorant produit l'olfaction qui nous occupe ici. 4° Enfin il y a des sensations mixtes quand les corps agissent, et par leurs propriétés physiques générales ou spéciales, et par leur odeur ; la poudre de tabac en est un exemple.

Phénomènes de l'odoration. — C'est au moment

même où nous aspirons par le nez l'air environnant, que nous avons la sensation des odeurs dont cet air peut être chargé; sans respiration nasale donc, point d'odoration : aussi est-il un mouvement instinctif qui nous porte à fermer, avec les doigts, l'ouverture du nez, quand nous sentons une odeur fétide, tandis que c'est en ouvrant largement les narines que nous aspirons l'air imprégné de senteurs embaumées.

Un fait bien remarquable, c'est que l'air expiré s'échappe des fosses nasales sans jamais faire d'impression sur le sens olfactif. Est-ce qu'il a perdu dans le poumon toutes ses facultés odorantes, ou bien que, traversant le nez pendant l'expiration, cette circonstance a détruit ces mêmes facultés ? J'adopterais plutôt la première opinion que la seconde, car il y a un mode d'odoration par expiration : c'est celui dans lequel nous percevons l'arôme de substances placées dans notre bouche, celle-ci étant fermée.

Les sensations produites par les odeurs sont variées comme les odeurs elles-mêmes ; les unes sont agréables, d'autres au contraire pénibles, essentiellement repoussantes. Du reste, il est à cet égard de grandes différences entre les individus, les uns trouvant beaucoup de plaisir à respirer une odeur qui, au contraire, impressionne désagréablement les autres. Certains parfums excitent en nous des sensations vagues de bonheur et de volupté, assez analogues à celles que fontnaître les accords d'une musique harmonieuse. Les anciens connaissaient bien ces effets des odeurs sur nos sens ; aussi savaient-ils les varier à l'infini : c'est un art que connaissent profondément les Orientaux , et auquel, il faut bien le dire, nos coquettes ne sont point étrangères.

Il est au contraire des odeurs qui nous affectent d'une manière si désagréable, qu'elles peuvent occasionner des nausées, des vomissements, des syncopes même ; le musc, par exemple, est dans ce cas. C'est particulièrement chez les femmes ou chez les personnes très - nerveuses que ces effets se font remarquer.

Trop souvent on a confondu avec les effets réels des odeurs les effets des émanations matérielles des corps odorants. Rapporter à l'odeur des corps volatils purgatifs, narcotiques ou vénéneux d'une manière quelconque, les empoisonnements qui ont été la suite de l'inspiration des émanations pulvérulentes ou gazeuses qui s'en échappent, est, suivant moi, une des plus grandes méprises que l'on puisse commettre.

D'un autre côté, il est des odeurs qui, alors que nous sommes à jeun, nous plaisent, réveillent et excitent l'appétit, et qui, au contraire, nous répugnent quand notre faim est apaisée. Ce sont celles des viandes et autres substances alimentaires. Cette répugnance est une sorte d'avertissement donné par la nature, et l'odorat, sentinelle vigilante, semble placée à l'entrée de l'appareil digestif pour nous mettre en garde contre notre sensualité ; aussi est-il généralement dangereux et toujours imprudent de ne pas obéir à sa voix.

Le siège de l'odorat me paraît résider à la surface postérieure et concave de la saillie pyramidale du nez, et à la partie antérieure des méats des cornets supérieurs. (V. *Nez.*) Cette opinion est confirmée par une expérience de Desault. Ce chirurgien vérifia qu'une fille affectée d'une fistule du sinus fron-

tal, ne sentait pas l'odeur qu'on lui faisait respirer par cette ouverture ; et Deschamps fils a pu, dans un cas semblable, constater le même phénomène.

De l'odoration inattentive. — Quand nous avons l'esprit parfaitement libre, les odeurs fortes ont bientôt éveillé notre attention ; mais si notre intelligence est vivement occupée, il est possible que nous ne les distinguions pas, alors même que nous en éprouvons de la gêne.

L'odoration attentive, qui n'est autre chose que l'action de *flairer*, présente tous les caractères des sensations attentives. (V. *Goût.*) Elle se complique : 1° des mouvements du flairer, c'est-à-dire d'inspirations nasales, longues ou courtes et toujours répétées, pendant lesquelles les narines se dilatent ; 2° d'une attention plus ou·moins vive et soutenue, qui nous permet d'apprécier avec justesse les perceptions fournies par l'odorat.

La *transmission olfactive* est accomplie par le *nerf olfactif*, ainsi nommé d'après sa fonction. La perte de l'odorat après des lésions qui avaient détruit ce nerf, le prouve suffisamment. D'un autre côté, M. Magendie ayant observé l'abolition de l'odorat, après avoir coupé le trifacial (nerf de la cinquième paire) , ce physiologiste en conclut, ou que ce dernier nerf présidait seul à l'olfaction, ou bien que le nerf olfactif n'agissait que sous sa dépendance. Mais ces conclusions sont loin d'être la conséquence rigoureuse des faits.

Les *usages de l'odorat* sont clairs et manifestes. Il sert à nous faire connaître de plus ou moins loin les corps odorants qui nous environnent, et quelques unes des qualités de l'atmosphère. Par sa situation au-dessus de la bouche, il nous prévient contre certains aliments et certaines boissons qui pourraient nous être nuisibles. Dans quelques cas, l'odoration par expiration nasale nous avertit encore par la sensation de l'arome des aliments que nous mâchons, de les rejeter pendant qu'il en est temps encore. Relativement aux idées qu'il fournit, l'odorat est surtout utile aux chimistes, aux pharmaciens, aux médecins et aux naturalistes.

Nul à la naissance, l'odorat se développe peu à peu et semble persister jusqu'à la vieillesse la plus avancée. Une foule de maladies des fosses nasales, le coryza, les polypes, les ulcérations, la destruction du nez par la syphilis, etc., le modifient, le pervertissent ou l'abolissent tout-à-fait. Il est au contraire exalté dans certaines maladies nerveuses, chez les femmes hystériques, dans la convalescence des maladies graves. Dans certaines hallucinations de l'odorat, le malade croit sentir des odeurs suaves ou infectes qui n'existent que dans son imagination : ici c'est le cerveau qui est malade.

Je regrette que le défaut d'espace m'empêche de parler du sens de l'olfaction chez les animaux, où il présente un si grand nombre de faits curieux à noter, tant par son exquise finesse que par son action à des distances énormes; c'est là un point que nous avons traité *in extenso* dans notre ouvrage de physiologie, auquel nous devons renvoyer le lecteur pour des détails plus circonstanciés.   GERDY,

Professeur à la Faculté de médecine de Paris , chirurgien de l'hôpital de la Charité, etc.

OLIBAN (mat. *méd.*) , s. m., *olibanum, encens d'Afrique.* C'est le nom médical d'une des deux variétés de l'encens. On ignore encore aujourd'hui le nom de l'arbre qui fournit cette gomme résine pré-cieuse, qui est un des parfums les plus répandus en Orient; quelques auteurs l'attribuent à un *juniperus* ou genévrier qui croît en Afrique et qu'on a nommé *J. thurifera.* D'autres pensent que l'encens est pro duit par un figuier. Quoi qu'il en soit de ces diver-ses opinions l'encens se récolte dans toute la région moyenne de l'Afrique, depuis la mer Rouge jusqu'au Sénégal. L'*encens d'Amérique*, disent Mérat et De-lens, est le plus pur, quoiqu'on prétende le contrai-re ; il est d'un blanc jaunâtre, en morceaux irrégu-liers et quelquefois en larmes assez grosses et demi-transparentes. On a donné à l'encens, dans cet état, le nom impropre d'encens mâle. Lorsqu'il est en masses ou en morceaux gros comme des marrons, il est d'un gris foncé ou bien rougeâtre; on le nomme alors encens femelle, ou en sorte. L'encens se ra-mollit dans la bouche, blanchit la salive, et est d'une saveur peu marquée. L'odeur est résineuse et ne rappelle pas celle qu'il offre lorsqu'on le brûle sur des charbons, et qui l'a fait rechercher dans l'anti-quité pour les cérémonies des temples, et, de nos jours, pour celles des églises.

Il existe une autre espèce d'encens qui vient de l'Inde et à qui on a donné le nom d'*encens de l'Inde* ou de Moka; pendant longtemps il a été confondu avec le précédent, et on lui croyait la même origine. Cette gomme résine découle d'un arbre de la famille des térébinthacées, le *boswelia serrata*. L'encens qu'il fournit est moins pur que celui d'Afrique, il est d'une teinte plus foncée et en morceaux plus gros , mais qui jouissent des mêmes propriétés et qui don-nent la même odeur par la combustion.

L'encens a été employé en médecine et il entre dans la composition de plusieurs médicaments, tels que le thériaque, la mithridate, les pilules de cy-naglosse, le baume de Fioraventi, celui du Com-mandeur, etc. On l'emploie en vapeurs dans certains catarrhes chroniques, et il stimule d'une manière avantageuse la membrane muqueuse des bronches. On l'emploie aussi pour mettre dans les dents cariées, afin d'en calmer la douleur. L'encens que l'on brûle dans les églises est rarement pur, presque toujours il est mêlé de gommes résines qui ont avec lui quel-que analogie ; car plusieurs arbres laissent écou-ler des produits qui , par la combustion, donnent une odeur qui s'en rapproche beaucoup : quelque-fois même l'encens est altéré avec des résines com-munes.

Certains auteurs disent que les vapeurs de l'en-cens stimulent l'organe de la pensée, que c'est un excitant céphalique puissant : mais nous devons dire qu'il ne convient pas à tous les individus, et qu'il en est qui éprouvent sous cette influence des céphalalgies et des syncopes graves. Ces derniers effets s'observent surtout chez les personnes ner-veuses.   J.-P. BEAUDE.

OLIVAIRES (anat.), adj., qui a la forme d'une olive. On a donné le nom de corps olivaires à deux éminences qui sont sur le prolongement inférieur de la moelle allongée. (V. *Moelle épinière.*)

OLIVE (bot. méd.), s. f., fruit de l'olivier d'Eu-rope, *olea europea*, L. ; famille des Jasminées, J. C'est une drupe de forme ovoïde, charnu, long d'un pouce environ, de couleur vert-blanchâtre ou vio-lacée à l'extérieur ; la chair ou pulpe, d'abord âcre

et désagréable, s'adoucit lorsque le fruit passe à l'é-tat de maturité ; le noyau qu'elle enveloppe est li-gneux, oblong, biloculaire, mais le plus souvent uniloculaire et monosperme par avortement ; l'a-mande est blanchâtre, la pellicule ou péricarpe est très-mince.

L'olive se distingue de tous les autres fruits par une singularité bien remarquable : c'est que le pé-ricarpe, le noyau, l'amande, enfin toutes les parties qui la composent, fournissent de l'huile. Ce fruit forme un objet de consommation et de commerce assez important. Avant d'être expédiées et servies sur nos tables, les olives sont soumises à une opé-ration qui a pour but de détruire leur âpreté. Le procédé que l'on doit à Picholinis, et qui a conservé son nom, consiste à les cueillir lorsqu'elles sont en-core vertes, et à les plonger dans de grandes jattes d'eau ; on renouvelle celle-ci pendant huit ou dix jours; on sale ensuite fortement la dernière eau, et c'est dans cette saumure qu'on les conserve. On est dans l'usage, avant de les y plonger, de les passer dans une solution faible de potasse ou de soude, rendue plus caustique par la chaux.

On nomme olives pochées celles que l'on a con-servées quelque temps dans la poche après les avoir retirées de la saumure. Il y a des personnes qui en sont très-friandes ; on doit se garder cependant d'en faire un usage abusif, car cet aliment, comme ceux qui contiennent une grande proportion d'huile, n'est pas d'une digestion facile.

L'usage le plus général des olives consiste dans l'extraction de l'huile qu'elles contiennent, et qui est sans contredit la plus estimée et la plus propre aux usages domestiques et à la fabrication des savons. Cette opération forme l'une des branches les plus importantes de l'industrie agricole. Bien que les pro-cédés d'extraction varient suivant les pays , ce-pendant on nomme généralement *huile vierge* celle qui a été obtenue en recueillant l'huile qui surnage la pâte des olives écrasées et sans expression ; *l'huile d'olive ordinaire* est celle qui résulte de l'ex-pression de la pâte arrosée avec de l'eau bouillante; enfin on nomme *huile d'enfer* celle qui reste à la surface du bain d'eau chaude résultant d'une décoc-tion des résidus ; cette dernière est recueillie au profit du propriétaire du moulin.

De telle manière qu'on obtienne l'huile d'olive, elle est toujours trouble : pour la clarifier, on l'a-bandonne dans des cuves placées à une tempéra-ture d'au moins quinze degrés ; elle y dépose une substance floconneuse et mucilagineuse que l'on désigne sous le nom de fèces ou *amuria*. Cette sorte de lie entrait autrefois, comme émollient, dans l'u-sage médical; elle était aussi employée pour activer la germination et rendre aux arbres languissants leur vigueur première. On décante l'huile au bout de 15 à 20 jours, et on l'introduit dans des barri-ques de bois dur et épais, qu'on place dans un lieu frais, pour que la congélation puisse s'effectuer avant qu'on la livre au commerce ; elle se conserve assez bien dans cet état ; l'épaisseur des douves a pour effet de la garantir de l'action trop directe de la chaleur. C'est ainsi qu'on l'expédie pour l'inté-rieur de la France. Mais, lorsqu'elle doit être ex-portée dans le Levant et les colonies, on l'introduit dans de grandes jarres en grès que l'on bouche soi-gneusement. Elle est, suivant la nature du fruit qui l'a fournie, de couleur jaune verdâtre ou jaune pâle.

L'huile d'olive étant beaucoup plus chère que les autres, il arrive souvent qu'on la mêle avec celle de pavot ou d'œillette, qui est aussi assez douce et sans odeur. Il suffit, pour reconnaître le mélange, d'en mettre dans une fiole et d'agiter ; si l'huile est pure, elle ne forme pas chapelet comme on dit vulgairement; si, au contraire, elle est mélangée, elle se couvre d'un ou de plusieurs cercles de bulles d'air. Mais ce moyen est insuffisant lorsqu'il s'agit de déterminer la présence d'une petite quantité d'huile étrangère. Plusieurs procédés ont été proposés, et tous sont fondés sur la propriété qu'a l'huile d'olive de se congeler assez facilement ; mais comme il n'est pas toujours facile de la soumettre à une basse température pour s'assurer de sa pureté, M. Poutet a proposé, comme réactif, le protonitrate de mercure liquide. Le procédé d'examen consiste à mêler dans une fiole huit grammes de ce sel à quatre-vingt-seize grammes d'huile d'olive, et à agiter : si l'huile d'olive est pure, elle se congèle en totalité, après quelques heures de repos ; si, au contraire, elle est mélangée à des huiles de graines, telles que celles de colza ou d'œillette, celles-ci surnagent ; un tiers de ces huiles la rend tout-à-fait incongelable. Plus récemment encore, M. Félix Boudet a indiqué un procédé non moins sûr, et qui consiste dans l'emploi de l'acide hyponitrique étendu de trois parties d'acide nitrique : douze parties de ce mélange solidifient complètement, en cinq quarts d'heure, cent parties d'huile d'olive pure ; un centième d'huile blanche retarde la congélation de quarante minutes ; un dixième la retarde beaucoup plus ; enfin, l'huile d'œillette pure reste toujours liquide.

Ces procédés d'essais, bien que de laboratoires, sont néanmoins d'un usage plus facile que celui, fort ingénieux cependant, que l'on doit à M. Rousseau, et qui est fondé sur la non-conductibilité électrique de l'huile d'olive.

Suivant M. Braconnot de Nancy, cent parties d'huile d'olive sont composées de soixante-douze parties d'*oléine* ou *élaïne*, et de vingt-huit de *stéarine*. On sait que la première est le principe liquide des huiles ou matières grasses, et l'autre le principe solide.

L'huile d'olive est très-peu soluble dans l'alcool lorsqu'elle est fraîche ou récente, car, ainsi que l'a prouvé Planche, mille parties d'alcool n'en dissolvent que trois d'huile. Il n'en est pas de même lorsqu'elle est rance ou oxygénée par l'air; aussi peut-on, lorsque la rancidité n'est pas très-intense, améliorer singulièrement cette huile en la faisant chauffer avec un peu d'alcool et la brassant ensuite dans l'eau. Cette opération, pour être profitable, doit être faite avec intelligence.

L'huile d'olive est employée en médecine comme rafraîchissante et émolliente ; quelquefois même elle purge assez légèrement. Elle entre dans plusieurs préparations, soit magistrales, soit officinales, comme dissolvant des principes, et notamment de ceux fixes ou volatils des fleurs de rose, de camomille, de mélilot, de millepertuis, de sureau ; des feuilles d'absinthe, de rose, de belladone, de ciguë, de jusquiame, de mandragore, de morelle, de nicotiane et de stramonium ; elle constitue, dans ce cas,

les *huiles simples*. Lorsqu'elle sert de dissolvant à diverses substances résineuses ou balsamiques, ses préparations prennent le nom d'*huiles composées*, exemple : *le baume tranquille*, *le baume vert de Metz*, *le baume de Geneviève* ou onguent de térébenthine, camphre du Codex.

COUVERCHEL,
De l'Académie de Médecine et de la Société de Pharmacie.

OMBELLIFÈRES (*bot.*), s. f. p. On donne ce nom à une famille de plantes dont les fleurs sont disposées en ombelle ou en parasol. Cette famille est divisée en deux ordres, celui des araliacées et celui des ombellifères proprement dites. Les caractères de ces dernières sont d'avoir une semence nue au lieu d'être enfermée dans un péricarpe comme les aralies, un calice sans division et à cinq dents, les fleurs disposées en ombellules, réunies ordinairement en ombelle, et ayant cinq pétales, cinq étamines, deux styles, deux stigmates. Le fruit, partagé en deux semences, est posé sur un axe central filiforme, souvent aussi partagé en deux. La famille des ombellifères est une des plus importantes en botanique, et fournit un grand nombre d'espèces qui sont employées comme aliment et comme médicament.   J. B.

OMBILIC (*anat.*), s. m. On donne ce nom à une dépression ou enfoncement qui est situé au milieu de l'abdomen, et que l'on nomme vulgairement nombril. L'ombilic est le résultat de la cicatrisation du point d'insertion du cordon ombilical, lors de sa chute, qui a lieu quelques jours après la naissance.

OMBILICAL (*anat.*), adj., qui a rapport à l'ombilic. On donne le nom d'*anneau ombilical* à l'ouverture aponévrotique qui donne passage au cordon ombilical chez le fœtus et qui se ferme chez l'adulte. Cette ouverture, qui quelquefois persiste chez l'adulte, peut donner passage à une hernie. — Le *cordon ombilical* existe chez le fœtus, et il établit la communication de la mère à l'enfant, par l'intermédiaire du placenta. Il est formé de la veine ombilicale, qui porte le sang de la mère à l'enfant, des deux artères ombilicales qui rapportent le sang de l'enfant à la mère, de la vésicule ombilicale, de l'ouraque, etc., dont il sera parlé au mot *Ovologie*.   J. B.

OMNIVORE (*physiol.*), adj. Se dit des animaux qui se nourrissent avec des aliments tirés indifféremment dans le règne végétal ou animal.

OMOPLATE (*anat.*), s. m. L'omoplate est un os plat, triangulaire, situé à la partie postérieure, supérieure et externe de la poitrine, où il concourt à former ce qu'on nomme l'épaule. Sa face antérieure, légèrement concave, et nommée fosse *sous-scapulaire*, est remplie par un muscle qui porte le même nom et repose sur la partie postérieure et externe de la cage osseuse du thorax. La postérieure est partagée en deux portions inégales par une crête osseuse, saillante, ou épine de l'omoplate, qui vient se terminer au-dessus de l'angle externe de l'os, en formant une avance connue sous le nom d'apophyse acromion, laquelle s'unit avec la clavicule. Des deux portions de la face postérieure, la supérieure est la plus petite, c'est la fosse *sus-épineuse* ; l'autre, qui s'étend jusqu'à l'angle inférieur, est la fosse *sous-épineuse* ; chacune loge un muscle portant le même nom. Le bord supérieur, qui est le plus petit, présente en dehors et en avant une saillie avancée, que sa configuration a fait appeler *bec coracoïdien* (*korax*, corbeau). L'angle externe, très-épais, offre une cavité articulaire, de forme ovale, destinée à loger la tête de l'humérus. — Les bords de l'omoplate servent d'insertion à plusieurs muscles du tronc et du bras.

Omoplate (fracture de l'). Cet os étant recouvert, et, en quelque sorte, matelassé par des muscles assez épais, ses fractures doivent être, et sont en effet, assez rares; elles peuvent arriver dans son corps ou dans ses appendices. Les fractures du corps sont les moins communes : elles sont déterminées par des violences extérieures très-considérables qui amènent des désordres plus ou moins graves, et qui exigent beaucoup d'attention de la part du chirurgien, surtout si l'os a été brisé en éclats. Parmi les appendices, l'acromion est de tous celui qui, en raison de sa situation superficielle, est le plus souvent fracturé. Une cause beaucoup moins puissante pouvant produire cet accident, la gravité est aussi bien moindre; et quand il n'y a pas de complication, le traitement consiste à maintenir le bras immobile, le coude étant un peu soulevé. Quant aux autres parties (et spécialement le bec coracoïdien), leur fracture est toujours compliquée de contusions violentes, quelquefois même de déchirures, et ici les accidents concomitants sont réellement la maladie principale et dont le chirurgien doit s'occuper avant tout.

Omoplate (résection de l'). Une carie, une nécrose, peuvent exiger que l'on emporte une portion plus ou moins étendue de l'omoplate; cette opération est pratiquée au moyen d'un sécateur ou d'une scie à chaînette.   E. B.

ONANISME (*hyg.*), s. m., dérivé du nom d'*Onan*, personnage qu'on suppose, d'après la Bible, s'être livré à l'acte blâmable de solliciter l'émission de la semence par des attouchements sur lui-même. Ce mot est synonyme de *masturbation*, terme qui signifie se souiller avec sa main.

Ainsi, par onanisme, il faut entendre la recherche des plaisirs vénériens par des moyens autres que le rapprochement des sexes ; les femmes aussi bien que les hommes peuvent se livrer à l'onanisme.

Depuis l'époque où j'ai publié mon livre sur l'*onanisme et les autres abus vénériens considérés dans leurs rapports avec la santé* (1 vol. in-8), j'ai été appelé à donner mes soins à un nombre considérable de masturbateurs : j'ai reçu des aveux, des confidences extraordinaires, presque incroyables, et cependant rien n'est venu modifier les idées, les opinions principales qu'on trouve dans mon ouvrage.

Plus que jamais je pense que l'*onanisme* est une des causes les plus actives parmi celles qui sont le plus nuisibles à l'homme; qu'il n'y en a pas peut-être qui aient détérioré plus de constitutions, développé plus d'infirmités, causé plus de maladies, engendré plus de maux de toute sorte. J'avais démontré, par l'influence physiologique des organes génitaux sur le reste de l'organisme, que cela devait être ; j'avais démontré, par des faits nombreux, que cela est : et cependant combien de choses

m'étaient encore ignorées! Quelques auteurs ont prétendu qu'on avait exagéré les maux produits par les excès vénériens : cette opinion venait de leur position; ils n'avaient pas vu assez. Quant à moi qui les ai combattus, ma conviction, loin de se modifier par l'expérience, n'y a que puisé de nouvelles forces. La seule chose vraie, c'est que les hommes se présentent aux excès avec des conditions très-différentes; ce qui serait tout au plus *usage* pour l'un, est un *excès* énorme pour l'autre. Ne jugez donc pas du danger de la chose d'après des observations faites sur un petit nombre de personnes; vous seriez inévitablement conduits, ou à exagérer le mal, ou à le nier. Pour juger sérieusement, il faut voir sur une grande échelle ; et c'est parce que j'ai été en position de le faire, que je persiste à regarder les excès vénériens, et plus particulièrement l'onanisme, comme un des plus affreux fléaux de l'humanité.

Chez les masturbateurs, les organes génitaux sont le foyer de *symptômes* divers et le point de départ d'une foule de *maladies*. Les *symptômes* ne se montrent d'abord que pendant l'acte ou pendant les heures qui le suivent; puis ils se prolongent davantage, les intermissions deviennent moins franches, moins complètes; enfin, le moment vient où le mal est tout-à-fait continu, seulement il présente des exaspérations chaque fois qu'un abus a lieu. Mais il arrive qu'un des désordres dont l'appareil reproducteur est le foyer, prend un caractère plus déterminé, acquiert une sorte d'indépendance; alors c'est une *maladie* véritable, qui chez les uns est une phthisie, chez d'autres une myélite, une épilepsie, une amaurose, etc. Nous avons donc à examiner deux choses : d'abord quels sont les malaises, les *symptômes*, les incommodités qui sont le résultat journalier des excès vénériens; qui naissent, qui vivent par eux et disparaissent avec eux; et ensuite, quelles sont les *maladies* proprement dites que peuvent engendrer ces excès.

L'amaigrissement est un des effets les plus constants de l'onanisme ; cependant il est des masturbateurs qui conservent plus ou moins d'embonpoint. Au surplus, quand la détérioration n'est pas trop profonde, quand il ne s'est pas développé de maladies graves sous l'influence de l'onanisme, on voit assez généralement, quand cette habitude existe, l'embonpoint revenir avec assez de rapidité.

D'ordinaire les forces suivent l'embonpoint et diminuent ou reviennent en même temps que lui. L'affaiblissement, si la masturbation continue d'agir, peut aller jusqu'au degré le plus effrayant. Généralement les forces reparaissent avec assez de rapidité quand le masturbateur se réforme. Toutefois, on en voit qui conservent pendant toute leur vie une débilité profonde qui les rend inhabiles à une foule de travaux. Le visage, au lieu de présenter le ton vermeil qui atteste une circulation active, est pâle, sans fraîcheur, et d'une teinte terreuse, plombée, livide; les lèvres se décolorent, les paupières se gonflent; un cercle bleuâtre entoure les yeux; les chairs s'amollissent, des sueurs abondantes ont lieu pour le moindre mouvement, ou bien encore elles mouillent, pendant le sommeil, le front, la poitrine et la paume des mains. Enfin, une fièvre lente, une véritable fièvre hectique, vient comme pour témoigner que l'économie ne cède pas sans réagir au mal qui la détruit.

Un exercice modéré des organes génitaux peut exciter l'estomac, rendre l'appétit plus vif et les digestions plus rapides; mais l'appétit ne résiste pas longtemps aux excès de masturbation; il diminue d'abord, puis il disparaît, et finit souvent par faire place au dégoût le plus prononcé pour toute espèce d'aliments. Certains masturbateurs conservent l'appétit, mais ils n'en sont que plus à plaindre, car il survit aux digestions. Alors ils éprouvent des tiraillements, des douleurs d'estomac, des borborygmes, et les incommodités de toute espèce qui sont les suites des digestions laborieuses. Mais c'est surtout dans les symptômes nerveux qu'il faut chercher les effets les plus constants de l'onanisme: impressionnabilité excessive, douleurs de tout genre, douleurs coutumières, douleurs de tête, douleurs des lombes, douleurs vagues, douleurs névralgiques, sensations d'engourdissement, de formication, crampes, spasmes, contractions, palpitations, étouffements, syncopes, tremblements, extases, etc., etc. Le moral, l'intelligence s'affaiblissent, se pervertissent aussi, la physionomie prend un caractère particulier qui en est la conséquence; et trop souvent on voit la mélancolie, le désespoir, s'emparer du sujet, et quelquefois le conduire presqu'au cercueil. On ne saurait s'imaginer tout ce que j'ai vu, en fait de dépravation morale, par suite de l'onanisme.

Je ne peux ici donner qu'un aperçu rapide, qu'une énumération des maladies proprement dites qui ont été la conséquence immédiate ou éloignée des excès vénériens. On trouvera dans mon ouvrage des faits nombreux à l'appui de cette nomenclature, l'état présent de la science sur les maladies ayant cette origine. Ce sont des apoplexies du cerveau et du cervelet, des affections chroniques de ces mêmes organes et de leurs enveloppes, l'épilepsie, la danse de Saint-Guy, l'hystérie, l'hypochondrie, l'aliénation mentale, les affections de la moelle épinière, la consomption dorsale, la carie vertébrale, la contraction des extrémités inférieures, la perte ou l'affaiblissement de l'ouïe et de la vue, le strabisme et autres affections des muscles de l'œil, les douleurs névralgiques et rhumatismales, la goutte, les hémorrhoïdes, les scrofules, les tubercules, la phthisie tuberculeuse, l'asthme, les maladies du cœur et des gros vaisseaux, le rachitis des os, les fièvres aiguës, le satyriasis, la nymphomanie, les névroses utérines, le priapisme, l'insensibilité, l'impuissance des organes générateurs. C'est aussi l'introduction de corps étrangers dans le canal de l'urèthre chez l'homme, des mutilations, l'incarcération de la verge dans des corps étrangers, le paraphymosis, l'herpes præputialis, la balanite, la blennorrhagie, l'incontinence d'urines, les spermatorrhées, *surtout les pollutions involontaires, diurnes et nocturnes*; les maladies des testicules, l'hydrocèle, le varicocèle, le circocèle; les maladies du clitoris, l'inflammation de la membrane muqueuse vulvo-vaginale, les pollutions chez les femmes, les flueurs blanches, diverses maladies de matrice, le prolapsus utérin, le cancer utérin, les hémorrhagies utérines, l'infécondité, la détérioration des races, les corps étrangers dans le canal de l'urèthre chez la femme, dans le vagin, etc., etc.

Le coït est un acte souvent légitime et nécessaire, dont l'abus seul doit être interdit. Il n'en est pas de même de la masturbation. Sans doute, en fait, elle a aussi son usage et son abus; mais pour le médecin, le père de famille, cette distinction doit s'effacer, et l'onanisme, quelqu'en soit le mode, la fréquence, et sans tenir compte des individus qui s'y livrent et des circonstances dans lesquelles il a lieu, doit être considéré comme étant *toujours* un abus, et, conséquemment, être proscrit sans réserve.

Ailleurs j'ai dit à quels signes on reconnaît un masturbateur, et je regrette de ne pouvoir exposer ici toutes les finesses qu'il emploie pour dissimuler ses habitudes, et comment on doit s'y prendre pour être le moins souvent possible trompé par lui. C'est un sujet d'une importance et d'une délicatesse telles, qu'on ne pourrait que donner cours à des idées fausses, en le tronquant.

Empêcher que l'habitude de la masturbation ne se développe, et, quand elle est développée, faire en sorte de la détruire, voilà, sous le *rapport hygiénique*, les deux indications qu'elle présente. Étudiées avec attention, ces deux indications se résument en une seule, celle d'*empêcher* que la masturbation n'ait lieu. Qu'il s'agisse, en effet, d'un individu qui ne s'est pas encore livré à l'onanisme, ou d'un autre qui s'y livre depuis longtemps, toujours est-il qu'il faut *empêcher* que l'un ne commence, et que l'autre ne continue. Les moyens que l'on emploie sont donc essentiellement *préventifs*, puisque, quelle que soit la manière dont ils agissent, ils tendent constamment à *empêcher* l'acte du jour, celui du lendemain, tous ceux qu'enfin que l'on prévoit. Ainsi, pour prévenir l'habitude de l'onanisme comme pour la rompre, c'est en se guidant d'après les mêmes principes qu'on y parvient.

Dans la masturbation on doit considérer trois choses: le *désir*, la *volonté* et le *pouvoir*. L'onanisme est impossible là où ces trois conditions ne seraient pas réunies. Il n'y a pas de *volonté* sans *désir*, et souvent il arrive que celui-ci est complètement maîtrisé par elle. L'un et l'autre, au surplus, restent sans résultats, si *la possibilité* d'y donner suite n'existe pas. Conséquemment, pour empêcher la masturbation, il faut faire en sorte que le sujet ne *désire*, ne *veuille* ou ne *puisse* s'y livrer. Ce sont, comme on le voit, trois indications distinctes; en atteindre *une* suffit. Toutefois, en pratique, il est bon de les poursuivre en même temps. Ainsi donc, on doit 1° faire que le *désir* qui porte à se masturber ne vienne pas, ou ne revienne plus, ou ait le moins d'empire possible; 2° faire que la *volonté* résiste au désir de se masturber; 3° ôter à ceux qui *désirent* et *veulent* se masturber le *pouvoir* de le faire.

L'espace me manque pour exposer tous les moyens de remplir ces trois indications. Ils sont nombreux, et je ne peux que renvoyer à mon ouvrage ceux qui voudront les connaître. On y trouvera l'histoire des causes organiques innées ou acquises des désirs vénériens, et l'indication des règles de préservation qui se rattachent à ces causes. Là j'ai parlé de toutes les dispositions physiologiques et de toutes les affections pathologiques qui peuvent éveiller, exalter le sens vénérien, et j'ai exposé les moyens d'éducation et de thérapeutisme dont on doit se servir pour combattre ces divers états. J'ai parlé aussi de toutes les causes extérieures qui peuvent préparer les excès vénériens, les saisons, les climats, les odeurs, la flagellation, l'urtication, les boissons, les aliments, certains remèdes, l'éducation, etc.; puis j'ai parlé des causes accidentelles, des causes directes, des provocations, de l'enseignement, du célibat. J'ai dit l'usage que l'on peut faire de la crainte, de la distraction, des règles relatives à *l'occasion*, à *l'exécution*, et j'ai terminé par le traitement des pollutions involontaires, ainsi que des maladies et de la consomption causées par l'onanisme. On comprend que ce n'est pas dans un article de dictionnaire que l'on pourrait entrer dans des détails sur ces divers sujets. Ces détails, on les trouvera au long dans mon ouvrage, que je regrette de ne pouvoir résumer ici.   Léop. Deslandes,

           Docteur en médecine.

ONCTION (*hyg.*), s. f., action de frotter doucement ou d'oindre une partie avec un corps gras. Les onctions, qui étaient très-employées dans l'hygiène des anciens, qui se vêtissaient fort peu, ne sont pas employées de notre temps et dans nos climats. Les peuples d'Asie et d'Afrique, les Sauvages de l'Océanie, font encore un grand usage des onctions; elles sont surtout utiles pour les peuples qui vont habituellement nus, et dont la peau se trouve exposée aux influences de l'air et du soleil. L'huile de palme, de coco, sont employées par les peuples des tropiques. Dans le Nord, les onctions se font avec de l'huile de phoque, et contribuent à donner une odeur repoussante aux naturels qui en font usage. Les onctions sont quelquefois employées en médecine.   J. B.

ONCTUEUX, ONCTUOSITÉ, adj. et s. Qui est doux et gras au toucher, comme huileux.

ONDULANT (*path.*), adj. Se dit du pouls lorsqu'il est grand, et qu'il se fait sentir par des mouvements successifs analogues aux ondulations.

ONGLE (*anat.*), s. m. Les ongles sont les petites plaques dures et oblongues qu'on trouve à la face dorsale de l'extrémité des doigts et des orteils, et qui couvrent la partie supérieure de la dernière phalange. On distingue à ces appendices une partie postérieure ou *racine*, une partie moyenne ou *corps*, une partie antérieure ou *bord libre*.

La racine, plus molle et plus mince que les autres portions, est cachée sous la peau : elle forme la cinquième partie environ de la longueur totale de l'organe. Le corps, libre par sa surface externe, adhère intimement à la peau par sa surface intérieure. Sa partie postérieure est convexe en avant, concave en arrière; elle est blanche et diminue d'étendue depuis le pouce jusqu'au quatrième doigt : c'est cet espace blanchâtre que l'on nomme *lunule*. Il n'existe pas aux ongles des orteils. La portion antérieure du corps de l'ongle, qui est plus grande, offre une teinte rosée. L'extrémité libre, plus épaisse que toutes les autres portions de l'ongle, est libre par ses deux faces.

Les ongles n'ont de connexions qu'avec l'épiderme, qui les recouvre en arrière et sur les côtés; il forme dans ces points un petit bourrelet séparé de la peau par une gouttière. En avant il se continue également sur le bord de l'ongle. On peut donc affirmer que l'ongle n'est qu'une portion épaissie de l'épiderme. Les couches sous-jacentes de la peau offrent à leur tour des modifications ; sous l'ongle le derme est épais, mou, très-vasculaire. Sous la lunule, au contraire, il est blanc.

Les ongles sont formés de feuillets superposés ; ils ne reçoivent ni nerfs ni vaisseaux, et ne sont ni sensibles, ni contractibles. Ils apparaissent vers le cinquième mois de la vie fœtale; mais ils sont encore imparfaits au neuvième.

ONGLES (Maladies des). — « Vainement, dit M. Blandin, quelques médecins se révoltent encore contre la doctrine de l'absence de la vitalité des ongles ; il n'est pas de fait mieux constaté dans l'état actuel de la science, et tout ce qui a été répété sur les maladies des ongles proprement dits, peut être mis au rang des nombreuses erreurs que l'absence de données anatomiques exactes a longtemps propagées. Les ongles sont aussi étrangers aux maladies que l'épiderme, que la partie cornée des poils ; à moins que l'on ne considère comme maladie de ces parties, ce que je n'ai garde de faire, les altérations qui résultent pour elles de l'action chimique ou physique des corps avec lesquels elles se trouvent journellement en contact. » Nous acceptons cette manière de voir sans aucune restriction, et c'est dans le derme, ou matrice de l'ongle, que nous plaçons le siège des lésions qui vont nous occuper.

Inflammations de la matrice de l'ongle, Onyxis. — Sous ce dernier nom, on désigne collectivement les diverses inflammations qui peuvent envahir la matrice de l'ongle. L'affection est parfois générale, elle occupe alors toute la matrice ; d'autres fois elle n'est que partielle, et se trouve bornée aux bords ou bien à la racine de l'organe. Pour mettre plus de clarté dans la description que nous allons en donner, nous admettrons les espèces qui suivent : 1° *Onyxis traumatique;* 2° *Onyxis chronique;* 3° *Onyxis avec ongle rentré dans les chairs.*

1° *Onyxis traumatique.* — On l'observe fréquemment : les coups, les plaies, les piqûres faites sous le bord de l'ongle, l'introduction dans ce point d'un corps étranger, les lésions du bourrelet cutané qui recouvre la base de l'ongle, lui donnent lieu dans la plupart des cas. L'extrémité digitale devient le siège d'une douleur vive, du pus se forme sous l'ongle, et bientôt il vient se faire jour sur les côtés de cet organe qu'il détache, et qu'il fait tomber en partie ou en totalité. On combat ordinairement ces accidents par des bains émollients, par des applications de même nature ; plus rarement on doit avoir recours aux antiphlogistiques locaux ou généraux.

Si la maladie a été causée par un corps étranger, il faut chercher à extraire celui-ci s'il offre quelque prise aux instruments. Dans le cas contraire, il faut s'assurer de sa position, amincir l'ongle dans le point auquel il correspond avec un petit instrument ou bien avec une lame de verre, puis le perforer, et en extraire le corps étranger, et évacuer le pus qui s'est formé. Vers la fin du traitement le pus est quelquefois fétide, et le travail réparateur se fait attendre ; il faudra, dans ces cas, employer les lotions chlorurées dont l'usage est ordinairement couronné de succès.

2° *Onyxis chronique.* (Onglade.) — Cette affection envahit de préférence le gros orteil et le pouce, les autres doigts en sont fort rarement le siège. Quelques médecins ont cru pouvoir la rattacher, quant à son origine, à une affection syphilitique ; mais cette opinion n'est pas généralement adoptée. Quoi qu'il en soit, voici les symptômes qui la font distinguer : On observe d'abord une légère tuméfaction vers la racine de l'ongle, la peau devient rougeâtre, violacée ; la sensibilité s'y développe de plus en plus, des ulcérations se forment dans le point malade, et l'on voit alors suinter de ce point un liquide visqueux et fétide, quelquefois sanguinolent. En même temps, l'ongle s'altère profondément, il prend une couleur jaune ou verdâtre, se décolle, et finit par se détacher avec facilité. La surface qu'il laisse à découvert reste rouge, inégale, saignant au moindre attouchement ; elle produit une suppuration de mauvaise nature. Plus tard enfin, elle se couvre de lames cornées qui poussent dans une direction vicieuse et entretiennent l'inflammation : la sensibilité est alors extrême, l'extrémité de l'orteil ou du doigt malade se gonfle, et si l'onyxis occupe un orteil, la marche devient pénible ou même impossible. En un mot, dans les cas les plus graves, cette lésion peut constituer une maladie longue et douloureuse, et même entraîner la perte d'une partie du membre.

Les chirurgiens ont presque toujours, dans ces cas, tenté inutilement l'emploi des moyens topiques. Il faut donc que l'on soit prévenu des insuccès fréquents qui répondent à l'usage des antiphlogistiques locaux, des émollients, des mercuriaux, et savoir que le plus souvent on doit finir par avoir recours à l'emploi du bistouri.

Un des procédés usités a pour but d'enlever, au moyen d'une incision semi-circulaire, la portion de peau qui recouvre la matrice de l'ongle dans une largeur d'un centimètre environ ; de cette manière, on substitue à la maladie une plaie simple, qui guérit ordinairement dans l'espace de quinze jours. Par l'autre procédé, on fend l'ongle sur son milieu, et on enlève les deux moitiés sans trop de douleur. Cela étant fait, on cautérise trois ou quatre fois, et à quelques jours d'intervalle, avec le crayon de nitrate d'argent, la plaie qui résulte de cette opération.

3° *Ongle rentré dans les chairs.* — Cette variété envahit presque exclusivement le gros orteil. On a constaté qu'elle siégeait le plus souvent vers le côté interne de cet appendice ; parfois on la voit des deux côtés de l'ongle à la fois. Si nous remontons aux causes, nous trouvons qu'elle est presque toujours accompagnée d'une déviation de l'ongle, qui se rattache, soit comme cause, soit comme effet, à une inflammation lente de la matrice de celui-ci. Il est incontestable que l'oubli des soins nécessaires pour le bon état des ongles, qu'une taille vicieuse de ces appendices, que l'usage de chaussures mal faites, ont une grande influence sur le développement et l'entretien de cette infirmité.

Voici les principales particularités que présentent les diverses périodes qu'elle parcourt d'habitude. Douleur légère d'abord du côté malade, elle augmente par la marche ; puis, une ulcération de la peau apparaît dans le point comprimé par l'ongle ; enfin, des végétations fongueuses couvrent cette petite plaie. La douleur augmente, devient con-

tinuelle, la marche est impossible, le blessé ne peut même rester debout ; la maladie se propage à la base de l'ongle, et celui-ci devient alors mobile. Avec les fongosités arrive la suppuration, qui augmente ensuite de plus en plus. Si l'on n'a pas recours dès ce moment aux moyens chirurgicaux, la maladie pourra s'étendre au périoste, à la phalange, et occasionner des accidents sérieux.

Ce qui attesterait pour ainsi dire de l'importance de cette petite maladie, et surtout des difficultés que sa guérison présente le plus souvent, aux yeux de ceux qui pourraient être disposés à croire le contraire, ce serait, pensons-nous, le nombre des procédés que l'on a essayés pour lui trouver un remède. En effet, M. Velpeau en a compté près de cent. Nous allons tâcher d'en faire connaître la plus grande partie, et montrer le but que l'on se propose en les appliquant ; pour cela, rapprochons-les sous l'un des chefs suivants.

1° *Rétrécissement de l'ongle.* — Par cette méthode, on cherche à remédier à la trop grande largeur de l'ongle, que l'on regarde comme le point de départ du mal. Dans ce but, on racle le milieu de l'ongle, de manière à le diviser en deux moitiés, que l'on pousse ensuite l'une contre l'autre du dehors au dedans. (Dionis.) — On peut aider ce retrait en perçant le bord libre de l'ongle de deux petits trous, par lesquels on passe un fil métallique que l'on tord par ses extrémités. (Faye.) — On abat l'angle interne de l'ongle, en suivant une ligne qui va du milieu du bord libre au milieu du bord interne. (Guilmot.) — D'autres cernent la portion malade par une incision qui divise l'ongle de sa base à son bord libre, puis un petit morceau de potasse caustique, placé à la base du lambeau corné, achève sa séparation. (Gairal.)

2° *Redressement de l'ongle.* — On peut redresser l'ongle au moyen d'une lamelle de fer blanc, dont on introduit l'extrémité recourbée entre l'ongle et les chairs ; pendant ce temps, celles-ci sont déprimées par une bandelette enduite de cérat. (Desault.) — On a employé, de la même manière, une lame de plomb. (Boyer-Richerand.) — Enfin, Budan, Vésigné, Labarraque, ont encore proposé des instruments qui agissent d'une manière analogue.

3° *Arrachement.* — Par cette méthode, on opère ou sur la totalité de l'ongle, ou sur la portion incarnée. Les uns divisent l'ongle d'avant en arrière à l'aide de ciseaux pointus, et arrachent avec des pinces la portion du côté malade. (Dupuytren.) — D'autres arrachent toujours les deux moitiés. (Velpeau.) On a joint à l'arrachement la cautérisation des chairs par le fer rouge (Larrey), par la potasse caustique. (Rousse.)

4° *Ablation des chairs.* — On abat avec le bistouri toute l'épaisseur des chairs de l'orteil qui dépassait le bord de l'ongle, et l'on empêche, en cautérisant la plaie, le retour d'une nouvelle saillie. (Les Arabes, A. Paré, Brachet, Jobert, Lisfranc.) — D'autres produisent cette perte de substance par le moyen du feu. (Reynaud.) — D'autres, par la potasse caustique. (Perroton, Besuchet.)

Tels sont les principaux moyens auxquels les chirurgiens ont recours ; il va sans dire que les conditions particulières où se trouve le malade, doivent décider du choix à faire dans les nombreux procédés que nous avons passés en revue.

D. MARCHESSAUX,
Docteur en médecine.

ONGLÉE (*physiol.*), s. f., engourdissement douloureux accompagné de picotement et de fourmillement insupportable, causé par le froid dans l'extrémité des doigts. Cette douleur est occasionnée par la stase du sang dans les vaisseaux capillaires, et par la distension de ces derniers. Aussi est-il important, lorsque l'on veut faire disparaître l'onglée, de ne pas approcher ses doigts du feu et de ne pas les plonger dans l'eau chaude; il faut les frictionner légèrement avec de la neige, comme il a été recommandé de le faire dans la congélation. On peut aussi les tremper dans de l'eau plutôt froide que tiède, et attendre que la réaction se prononce. Toute autre pratique fait cesser la douleur moins promptement, et peut même donner lieu à quelques phlyctènes, si l'onglée a été fortement prononcée et a duré longtemps. Poussée à l'extrême, l'onglée peut amener la congélation. (V. ce mot.)   J. B.

ONGUENTS (*pharm.*), s. m. p. Ce sont des mélanges de consistance molle et onctueuse, destinés, ainsi que l'indique leur nom, à *oindre* la peau dans certaines affections. Ils se composent de substances grasses et résineuses qu'il suffit ordinairement de faire fondre à une douce chaleur, et d'agiter ensuite jusqu'au refroidissement, pour opérer la préparation des onguents. On applique aussi vulgairement ce nom à quelques préparations solides, telles que l'*onguent de la mer*, l'*onguent canet*, etc. Mais ce sont de véritables emplâtres. (V. ce mot.) D'autres, comme les *onguents mercuriel*, *citrin*, *populeum*, ne contenant pas de substances résineuses, sont rangés par les pharmacologistes dans la classe des pommades.

Voici les formules de quelques onguents les plus employés :

ONGUENT D'ALTHÆA. — Prenez huile de fenu grec 1,000 gram., cire jaune 250, poix-résine et térébenthine, de chaque 125. Faites fondre la cire et la résine dans l'huile de fenu grec, ajoutez en dernier lieu la térébenthine, et passez.

ONGUENT BASILICUM. — Prenez poix noire, colophane, cire jaune, de chaque 60 gram., huile d'olives 250. Faites liquéfier la poix et la colophane, ajoutez la cire, puis l'huile d'olives, et passez.

ONGUENT DE STYRAX. — Prenez huile de noix 375 gram., styrax liquide, résine élémi, cire jaune, de chaque 250, colophane 500. Faites fondre la colophane, la cire et la résine élémi à une très-douce chaleur, ajoutez le styrax et l'huile de noix, et passez. Il ne faut négliger, dans aucun cas, la précaution que nous avons indiquée, d'agiter doucement jusqu'au refroidissement; car, autrement, la résine tendant à se séparer de la masse par une sorte de cristallisation, on aurait des onguents grumelés et peu homogènes.   VÉE.

OPÉRATION (*chir.*), s. f., *operatio*, de *opus*, œuvre, ouvrage. En chirurgie, on donne le nom d'opération à toute application de la main sur le malade, soit seule, soit armée d'un instrument, dans un but thérapeutique. Les opérations, comme il est simple de le supposer, sont nombreuses, puisqu'elles varient suivant toutes les indications que doit rem-

plir le chirurgien. Toutes les opérations n'ont pas pour but de guérir une maladie; il en est qui ne sont destinées qu'à pallier une affection incurable ou qu'il serait plus dangereux de guérir; d'autres ont pour but de prévenir les maladies, d'empêcher leur développement. Les opérations ne sont pas toutes sanglantes, il ne faut pas qu'il y ait division des tissus par l'instrument tranchant pour constituer une opération; c'est l'acception qu'on donne le plus ordinairement à ce mot dans le monde, mais ce n'est pas ce qu'entendent les chirurgiens. La réduction d'une luxation, d'une fracture, d'une hernie, l'introduction d'une sonde dans la vessie, sont des opérations souvent tout aussi difficiles à pratiquer que celles qui exigent le secours de l'instrument tranchant.

Les anciens, qui aimaient à dogmatiser, avaient réuni les opérations dans plusieurs classes, où ils les avaient groupées suivant leurs analogies. Celse avait fixé ces divisions à quatre, auxquelles il avait donné les noms suivants : La *diérèse*, qui consiste à diviser les parties; la *synthèse*, qui consiste à les réunir; l'*exérèse*, qui a pour but de retrancher quelque chose aux organes ou aux parties; et la *prothèse*, qui a pour but d'ajouter ou de remplacer. Les chirurgiens modernes n'acceptent plus cette division, qui était encore suivie il y a peu d'années dans les écoles; la difficulté de réunir toutes les opérations dans ces quatre cadres, et l'inutilité de cette classification pour l'enseignement, l'ont fait abandonner.

Les opérations ont été aussi divisées en grandes et petites opérations : les premières sont toutes celles qui exigent le savoir et l'habileté d'un chirurgien instruit et expérimenté, celles enfin qui peuvent compromettre plus ou moins gravement le malade. Les petites opérations sont celles d'une moins grande portée, et qui sont journellement pratiquées dans les hôpitaux par les élèves; telles sont la saignée, les applications de cautères et de vésicatoires, les extractions de dents, et les ouvertures de petits abcès superficiels. Ce n'est pas que ces opérations n'exigent une certaine habitude et quelques connaissances anatomiques, la première et les deux dernières surtout. (V. ces mots.) Mais ce sont de ces connaissances qu'il est facile d'acquérir, et qui n'exigent pas une longue pratique. Cependant il suffit de signaler ces faits pour indiquer que l'on ne doit pas les confier légèrement à des individus étrangers aux connaissances médicales.

Dans une opération, le chirurgien a divers buts à remplir : d'abord il doit juger si l'opération est indiquée, c'est-à-dire s'il n'existe aucun autre moyen de guérir le malade, et ensuite si l'opération présente quelques chances de succès. Toutes causes qui tendraient, soit à rendre l'opération inutile, soit à rendre ses conséquences fatales, sont considérées comme des contre-indications. L'opération est-elle *indiquée*, il s'agit de déterminer le temps où elle sera pratiquée. Car, s'il est des opérations qui doivent être pratiquées immédiatement, telles que l'opération de la hernie, la ligature d'une artère à la suite de sa lésion, il en est un plus grand nombre d'autres que l'on peut remettre (l'opération de la cataracte, de la pierre, et certaines amputations). Les chirurgiens du siècle dernier attachaient une grande importance au choix des saisons. L'opéra-

T. II.

tion de la taille ou de la pierre ne se pratiquait qu'au printemps et à l'automne, afin de profiter de la température douce et fraîche de ces époques de l'année. Non-seulement le choix du temps est important comme température , mais il l'est encore plus pour déterminer, relativement au malade, l'époque qu'il est convenable de préférer. Ainsi, il ne faut pas opérer trop tôt , c'est-à-dire lorsque la maladie présente encore quelques chances de guérir par des moyens moins violents; mais, d'un autre côté, il ne faut pas attendre que le malade soit épuisé par son affection et qu'il soit dans une situation d'affaiblissement qui ne lui donne pas la force de supporter l'opération et ses suites. On comprend tout les dangers d'une trop grande précipitation , comme ceux d'une temporisation trop prolongée.

Le choix du procédé opératoire est encore d'une assez haute importance, ainsi que celui du lieu dans lequel doit être pratiquée l'opération, si c'est une amputation , une application de trépan , etc. Nous ne répéterons pas ici ce qui a été dit avec tant de talent sur ces divers sujets à l'article *Amputation*, par notre honorable et très-savant collaborateur, M. Velpeau. La plupart des considérations générales développées dans cet article peuvent s'appliquer à la pratique de toutes les opérations , et ce serait faire une répétition peu utile que de les reproduire ici d'une manière moins heureuse, et d'étendre cet article dont nous sommes obligé de limiter le cadre.

J.-P. BEAUDE.

OPHIASIS (*path.*), s. f., du grec *ophis*, serpent, et *isos*, semblable. On a donné ce nom à une maladie des bulbes des poils et des cheveux, dans laquelle ces organes tombent par place, et qui donne au corps l'aspect tacheté que présente le corps d'un serpent. (V. *Alopécie.*)

OPHTHALMIE (*chir.*), s. f. Cette expression est aujourd'hui réservée pour indiquer les inflammations variées et spéciales de la face interne des paupières, de leur bord libre, ainsi que les inflammations de la muqueuse qui recouvre tout le globe oculaire. Autrefois on appelait, et beaucoup de médecins appellent encore aujourd'hui du nom d'ophthalmie , toute inflammation d'une partie de l'œil, quels que soient sa situation et son usage ; ce n'est donc plus pour eux qu'une dénomination générale, que les progrès récents de l'ophthalmologie ont de plus en plus restreinte , en précisant beaucoup mieux le diagnostic des nombreuses maladies qui affligent l'organe de la vision. Cependant il existe encore une inflammation qui porte son action sur la totalité du globe oculaire et même sur le tissu adipeux qui matelasse le fond de l'orbite; c'est alors un véritable phlegmon de l'œil, une *ophthalmie générale* : les cas en sont très-peu fréquents ; sa terminaison est toujours très-grave, puisque la perte de la vue en est la conséquence , et la vie du malade peut en outre se trouver compromise.

Les causes qui sont susceptibles de produire cette inflammation totale de l'œil, sont des lésions traumatiques faites à l'œil, des fièvres éruptives aiguës, l'opération de la cataracte , quel que soit le procédé suivi ; mais il faut, il est vrai, des prédispositions dans cette dernière circonstance , puisque l'opération de la cataracte se pratique tous les jours, et que des conséquences aussi funestes sont très-rares.

Les douleurs éprouvées dans cette maladie sont une tension très-pénible, intolérable ; l'œil augmente de volume, soit directement , soit indirectement, par le gonflement des autres tissus qui entourent le globe oculaire. La conjonctive est rouge, les paupières tuméfiées, et les pupilles le plus souvent contractées. La lumière est insupportable, des épanchements ne tardent pas à troubler les humeurs de l'œil, qui devient amaurotique et cesse alors de fuir la lumière. Les médecins anglais, qui ont donné plusieurs observations de cette maladie , ont vu la cornée se distendre et se rompre pour laisser une issue à la matière épanchée. La conjonctive est rouge, les paupières tuméfiées, et les pupilles le plus souvent contractées. La lumière est insupportable, des épanchements ne tardent pas à troubler les humeurs de l'œil, qui devient amaurotique et cesse alors de fuir la lumière. Les médecins anglais, qui ont donné plusieurs observations de cette maladie , ont vu la cornée se distendre et se rompre pour laisser une issue à la matière épanchée ; quelquefois une fièvre interne s'accompagne de délire , les enveloppes du cerveau s'affectent par continuité du tissu au travers des ouvertures du sommet de l'orbite, et la mort survient.

Le traitement doit être énergique dès le début ; des saignées seront répétées en rapport avec la force du sujet ; on administrera à l'intérieur le tartre stibié à haute dose, on maintiendra en permanence des réfrigérents sur la région fronto-oculaire, on y pratiquera des frictions avec la pommade d'axonge, de mercure et d'extrait de belladone. Enfin, si la première période est dépassée et n'a pu être vaincue, il faut évacuer l'œil par une incision à la cornée, comme dans l'opération de la cataracte par extraction. La sortie seule de l'humeur aqueuse produit une détente et une amélioration notable.

L'ophthalmie la plus fréquente dont on ait ordinairement à se plaindre, est la *conjonctivite aiguë franche*, qui reconnaît des causes internes et externes : un vent froid chargé de poussière ou de sable, une lumière très-vive, directe ou réfléchie par des corps blancs, polis, la vue constante de la neige ou des sables des plaines méridionales, le contact avec l'œil de substances très-chaudes ou très-froides, ou irritantes par leur nature, des lésions traumatiques, piqûres, etc. ; la présence de corps étrangers, des ailes de mouches qui s'interposent entre les paupières et le globe oculaire, dans les replis formés par la muqueuse, des cils détachés ou retournés en dedans, ou encore développés dans la caroncule lacrymale, et formant brosse contre la muqueuse oculaire. J'ai publié dans le journal des *Connaissances médicales pratiques*, fondé par l'honorable rédacteur en chef de ce Dictionnaire, l'histoire d'une jeune femme allemande, qui, depuis plusieurs années, était atteinte d'une ophthalmie légère, mais incessante, et pour laquelle déjà elle avait réclamé les conseils d'un grand nombre de praticiens distingués de l'Europe. L'inspection attentive que je fis de l'œil de cette dame, me fit reconnaître un poil de couleur blanche qui irritait constamment la muqueuse par sa situation anormale et tout-à-fait isolée dans le grand angle de l'œil ; j'en fis aussitôt l'extraction, et le déposai sur un papier noir pour mieux le faire reconnaître. La guérison suivit quelques jours après, et depuis, cette incommodité si pénible ne s'est jamais reproduite.

La lentille cristalline passée dans la chambre antérieure peut encore produire une kérato-conjonctivite ; ici la cause est trop manifeste pour être cherchée.

Les causes internes de l'ophthalmie sont, de leur côté, assez nombreuses ; telles que les suppressions brusques de la transpiration, d'une sécrétion habituelle, d'une hémorrhagie par le nez ou par l'anus, la répercussion d'une dartre, d'une plaie, de vésicatoire, etc. Souvent aussi l'ophthalmie est sous la dépendance d'un vice scrofuleux ou syphilitique : ce sont là autant d'ophthalmies spéciales ; enfin, il n'est pas rare de voir des ophthalmies se propager épidémiquement et n'épargner ni les âges, ni les sexes, ni les tempéraments différents; un air froid et humide chargé de brouillards, et d'autres conditions météorologiques, en sont la cause.

Toutes les fois que l'ophthalmie ou conjonctivite est peu intense, que les autres tissus, à l'exception de la muqueuse, ne participent pas à la maladie, que le sujet est de bonne constitution et qu'il peut être traité méthodiquement, cette maladie reste alors sans conséquences ultérieures et se dissipe complètement.

Le traitement de l'ophthalmie légère et aiguë cède assez promptement à une demi-diète, à des boissons rafraîchissantes qu'il faut choisir de préférence parmi celles qui sont laxatives : telles seraient la décoction de pulpe de casse ou de tamarin, ou encore cinq centigrammes de tartre stibié dans un litre de la décoction de racine de chiendent et de réglisse.

Quant au traitement local, il faut d'abord garantir l'œil de l'excitation d'une lumière vive, et s'assurer avant toute chose qu'aucun corps étranger ne s'est introduit entre le globe oculaire et les paupières. Cette certitude doit être acquise sans provoquer des douleurs; il est nécessaire d'apporter beaucoup de ménagements, et de ne pas s'en laisser imposer par le dire et les sensations du malade, pendant longtemps poursuivi par l'idée de la présence du corps étranger, lorsque déjà ce corps étranger a disparu. Car il faut ici se rappeler que les vaisseaux qui alimentent la muqueuse, augmentés de volume par l'inflammation, font l'office de corps étrangers, en tant qu'ils en donnent la sensation au malade.

On ne craindra pas de bassiner très-fréquemment les yeux avec une décoction tiède de feuilles de laitue, de mauve, avec la décoction de capsule de pavot; le lait tiède est également favorable. Il est bien entendu qu'il faudrait suppléer par une légère évacuation sanguine à une hémorrhagie habituelle, telle qu'une épistaxis, un flux hémorrhoïdal ou menstruel qui se seraient tout-à-coup supprimés et auraient donné lieu à l'ophthalmie.

Les cataplasmes de mie de pain, de pommes de reinette cuites, de fromage à la pie, etc., que l'on prodiguait il y a seulement quelques années, sont négligés, à bon droit, par les médecins ophthalmologistes. Tous ces cataplasmes ont pour inconvénient d'augmenter la tuméfaction du tissu cellulaire très-lâche des paupières, de retenir en contact avec le globe le produit des sécrétions rendues irritantes pendant la période inflammatoire. Cependant, il est des cas exceptionnels qui permettent avec utilité les cataplasmes émollients pendant très-peu de jours; quatre ou cinq suffisent pour que la première période de l'inflammation soit franchie; le malade se sent soulagé, l'ardeur, la cuisson disparaissent, le larmoiement n'est plus aussi abondant, et le malade supporte mieux la lumière. Le globe de l'œil, la face interne des paupières sont encore rouges, les vaisseaux sont dans un état d'atonie; c'est la seconde période, et les applications émollientes deviennent

nuisibles : il faut recourir aux légers excitants, aux astringents, composés, entre autres exemples, avec 40 à 50 centigrammes de sulfate de zinc, ou de sous-acétate de plomb liquide, dans 150 à 200 grammes d'eau. On peut varier d'une foule de manières ces médicaments appelés collyres; on les compose avec des eaux astringentes, telles que celles de roses de Provins, de mélilot, de plantain, de bluet; on y ajoute du sulfate de cuivre, du bol d'Arménie, et encore quelques gouttes d'alcool camphré. M. Velpeau a beaucoup préconisé l'azotate d'argent à la dose de 2 à 5 centigrammes, pour 32 grammes d'eau distillée. Tous ces liquides sont instillés entre les paupières, ou remplissent une œillère dans laquelle on baigne l'œil plusieurs fois par jour. Ce n'est encore que pendant cette seconde période de l'ophthalmie, et seulement lorsqu'elle se prolonge au-delà de la durée moyenne, c'est-à-dire lorsqu'elle conserve une forme stationnaire, que l'on peut recourir aux dérivatifs cutanés, tels que frictions derrière les oreilles avec la pommade végétale dite de Lausane, vésicatoires à la nuque, etc. Ces vésicatoires ne doivent pas être entretenus pendant longtemps, comme le veut le préjugé. Dès que le malade peut supporter la lumière, il faut lui en laisser le bénéfice, c'est la meilleure manière d'émousser la sensibilité trop grande de l'œil.

Conjonctivite aphtheuse ou papuleuse. — Ce sont de petites vésicules ou saillies qui sont très-fréquentes sur la ligne de jonction de la cornée avec la sclérotique ; des vaisseaux en ramuscules serpentent autour de ce point, qu'il suffit de toucher très-légèrement avec un crayon d'azotate d'argent pour en obtenir la guérison, qui serait autrement très-lente. Cette espèce appartient aux conjonctivites partielles qui peuvent se manifester sur tous les points, mais ordinairement sur les parties latérales de la muqueuse qui tapisse le globe de l'œil.

Ophthalmie blennorrhagique. — C'est une complication des plus graves des écoulements syphilitiques par les organes génitaux. Elle résulte souvent des doigts portés sur l'œil lorsqu'ils sont contaminés ; c'est l'inoculation directe. Un linge, une éponge qui auraient été imprégnés de la matière de l'écoulement uréthral ou vaginal, et qui serviraient à nettoyer la figure, transporteraient cette affreuse maladie, qui détermine une abondante suppuration de toute la muqueuse oculaire. J'ai vu en quelques jours, quatre ou cinq, la perforation de l'œil suivre cette suppuration, et amener une cécité absolue.

Une métastase sous cause diverse, c'est-à-dire la suppression brusque d'une blennorrhagie génitale, a été quelquefois remplacée par une ophthalmie de cette nature.

Le traitement antiphlogistique est ici presque sans succès, ce n'est qu'un auxiliaire. Il faut recourir au traitement chirurgical. Le 28 juillet 1835, je pus sauver une famille entière, du nom d'Armaro, qui fut conduite dans mon service à l'Hôtel-Dieu; je pratiquai l'excision de toutes les portions de muqueuse que je pus saisir, et je cautérisai fortement toutes les autres parties; des irrigations continuelles empêchèrent le séjour de toute matière sécrétée. Sur quatre personnes, deux seulement furent borgnes : elles avaient réclamé des secours le quatrième jour de la maladie, alors que déjà un œil était perdu sans retour. Ce fait a été consigné dans le compte-rendu de la clinique ophthalmologique de l'Hôtel Dieu et de l'hôpital de la Pitié, adressé au conseil général des hôpitaux.

Ophthalmie purulente des nouveau-nés. — Dupuytren avait pensé que la majorité de ces ophthalmies avait pour cause des écoulements vaginaux de la mère, avec lesquels les paupières de l'enfant se mettaient en contact pendant l'acte de la parturition. Cette cause est possible dans quelques cas, mais tout-à-fait exceptionnellement, lorsqu'il existe une blennorrhagie syphilitique. Une température trop froide, une lumière trop vive, un défaut de propreté, sont les causes les plus ordinaires de cette ophthalmie. Dans les hôpitaux d'enfants nouveau-nés, elle règne épidémiquement, elle est tout-à-fait contagieuse. Il n'est pas rare de voir des adultes infirmières ou religieuses, chargées de soigner les enfants, être atteintes d'ophthalmies purulentes, et perdre complètement la vue. Cette ophthalmie se déclare depuis deux à trois jours jusqu'à plusieurs mois et même plusieurs années après la naissance. Elle est caractérisée par un gonflement considérable des paupières et de la muqueuse, un écoulement purulent a lieu dès qu'on cherche à écarter les paupières; le pus est jaune-verdâtre, il excorie les joues. Le chémosis existe toujours, et fait paraître la cornée comme dans le fond d'un godet, qui sert de réservoir au pus; aussi les lames de la cornée ne tardent-elles pas à s'infiltrer de matière opaque. La conjonctive est d'un rouge intense, presque livide. L'enfant a horreur de la lumière, il se tourne du côté opposé, il contracte fortement les paupières, et fait ainsi séjourner le pus qui augmente de beaucoup la tuméfaction des paupières.

Le pronostic de cette grave affection doit être très-réservé; il est possible qu'une fonte purulente entraîne la perte de l'œil. Jusqu'à présent, il m'a toujours été possible d'éviter ce malheur, et d'arrêter la maladie dans le cours de la seconde période; mais il faut arriver à temps pour diriger le traitement, qui consistera tout d'abord dans le lavage, pour ainsi dire, de l'œil, en enlevant, par des injections méthodiques, et répétées toutes les vingt à trente minutes, tout ce qui peut se sécréter de matière purulente, afin d'empêcher son contact prolongé avec la cornée transparente. Les décoctions légères et astringentes, additionnées avec le sulfate de cuivre, l'alcool camphré, sont utiles; mais il est une ressource plus héroïque, c'est une solution rapprochée d'azotate d'argent ou de deuto-chlorure de mercure, 10 centigrammes par 30 grammes d'eau distillée. Dans l'hôpital ophthalmique de Glascow, j'ai vu porter le nitrate d'argent jusqu'à 4 grammes par 30 grammes d'eau distillée. L'instillation de ce liquide à une dose moindre, répétée une fois ou deux en vingt-quatre heures, modifie rapidement la muqueuse, et fait disparaître la gravité de la maladie. Il ne faut pas non plus négliger une révulsion légère sur les intestins par les sirops purgatifs, unis à 2 grains de calomel. On doit encore déterminer une légère vésication derrière les oreilles.

Ophthalmie des armées, ophthalmie d'Égypte, ophthalmie granuleuse. —Nous renvoyons à traiter de cette maladie à l'article *Paupières*, qui sont, en effet, le point de départ de cette affection, sur laquelle nous avons fait des recherches spéciales sur les lieux mêmes où elle a sévi avec plus d'intensité

depuis le retour de l'expédition française ou en Orient. Au mot *Paupières*, diverses ophthalmies herpétiques, scrofuleuses, ciliaires, morbilleuses, etc., trouveront aussi leur place. Il découlera avec évidence, que toutes ces maladies contagieuses oculaires ne peuvent être traitées avec avantage et économie que dans des hôpitaux ou dans des salles spéciales, ainsi que cela est établi dans presque toutes les contrées de l'Europe, la France exceptée.

CAFFE,
Ancien chef de la clinique ophthalmique des hôpitaux de Paris.

OPHTHALMIQUE (*anat.*), adj., qui a rapport à l'œil. Il existe une artère, une veine et un nerf qui ont reçu le nom d'ophthalmiques. — L'*artère ophthalmique* est une branche de la carotide interne, qui sort du crâne par le trou optique et qui se divise en deux branches, la frontale et la nasale, après s'être dirigée vers l'angle interne de l'orbite. — La *veine ophthalmique* accompagne l'artère de même nom, et entre dans l'orbite par la fente sphénoïdale; elle s'ouvre dans le sinus caverneux. — Le *nerf ophthalmique*, qui a été aussi nommé ophthalmique de Willis, pénètre dans l'orbite par la fente sphénoïdale; il est produit par la cinquième paire de nerfs, ou nerf trifacial; il est la plus petite des trois branches de ce nerf. — Le *ganglion ophthalmique* est un ganglion nerveux situé dans l'orbite près du nerf optique; il donne naissance aux nerfs ciliaires.
J. B.

OPHTHALMO-BLENNORRHÉE (*chir.*), s. f. On donne ce nom à des ophthalmies purulentes qui donnent un flux abondant de pus. Les causes de ces affections sont assez variées. (V. *Ophthalmie.*)

OPHTHALMOLOGIE (*litt. méd.*), s. f., du grec *ophthalmos*, œil, et *logos*, discours. C'est la partie de la science qui traite des maladies des yeux.

OPHTHALMORRHAGIE (*chir.*), s. f. C'est un écoulement abondant de pus par la conjonctive; ce mot a à peu près la même valeur que *ophthalmoblennorrhée*, il est plus usité, mais on se sert ordinairement du mot *ophthalmie blennorrhagique.* (V. *Ophthalmie.*)

OPHTHALMOTOMIE (*chir.*), s. f. On a donné ce nom à l'extirpation de l'œil. (V. ce mot.)

OPIACÉ (*thérap.*), adj., s. On désigne ainsi toutes les préparations médicamenteuses qui contiennent de l'opium ou l'un de ses principes actifs. (V. *Opium.*)

OPIATS (*pharm.*), s. m. p. Ces médicaments se confondent, par leur nature et leur composition, avec les *électuaires* et les *confections*; ce sont, comme eux, des mélanges, à l'état mou, de poudres diverses et de matières sucrées. Cependant ces derniers sont plus particulièrement officinaux, tandis qu'on a souvent appliqué le nom d'opiats à des préparations qui se font extemporanément sur l'ordonnance du médecin. Ce nom dérive de celui de l'opium qu'on y faisait entrer fréquemment autrefois, et beaucoup plus rarement aujourd'hui.

OPIAT ASTRINGENT. — Prenez baume de copahu 30 grammes; poudre de cubèbe quantité suffisante; mélangez dans un mortier jusqu'à consistance convenable, et aromatisez avec l'essence de menthe. Il s'administre par bols de 2 et 4 grammes, enveloppés dans du pain azyme légèrement humecté , une ou plusieurs fois dans la journée.

OPIAT BALSAMIQUE. Prenez baume de tolu 60 grammes , baume de copahu 30 grammes ; mêlez à la chaleur du bain marie , et ajoutez quantité suffisante de tourteau d'amandes pulvérisé pour donner consistance d'électuaire. Il s'administre, comme le précédent, contre la blennorrhée et la leucorrhée, et aux mêmes doses.

OPIAT DENTIFRICE. Prenez corail rouge 125 gram., os de sèche 30, crème de tartre 60, cochenille 30, alun 2, miel de Narbonne 320. Porphyrisez séparément toutes ces substances sèches ; triturez d'abord dans un mortier la cochenille avec l'alun et un peu d'eau pour développer la couleur rouge , ajoutez ensuite successivement le miel et les autres poudres en formant un mélange exact, qu'on aromatise à volonté avec les essences de menthe ou de girofle. VÉE.

OPISTOTONOS (*chir.*), s. f. C'est une des variétés du tétanos avec renversement du corps en arrière. (V. *Tétanos.*)

OPIUM (*mat. méd.*), s. m. C'est le suc épaissi, soit naturellement, soit artificiellement, des capsules ou têtes du pavot somnifère, *papaver somniferum*, L. Pour extraire l'opium on procède de deux manières : la première consiste à faire, aussitôt que la fleur est tombée, des incisions aux capsules au moyen d'un instrument tranchant, qu'on se garde bien de faire pénétrer trop avant ; le suc laiteux qui en découle est reçu dans des vases précieux, et on l'y laisse évaporer spontanément. Chaque capsule n'en fournit qu'une seule fois, et seulement quelques grains. Cet extrait, qu'on nomme *opium en larmes*, n'est pas versé dans le commerce ; il est réservé pour l'usage du grand-seigneur et des officiers de sa cour. Les Turcs lui donnent le nom d'*affion* ou de *mère-goutte*, parce qu'on le divise par portions sur des papiers légèrement huilés, où il prend en s'étendant la forme de gouttes ou pastilles ; on y applique un sceau qui a pour exergue : œuvre de Dieu, *mash allah*.

Quant à l'opium du commerce, ou thébaïque, désigné ainsi parce que le meilleur était anciennement fourni par la fameuse Thèbes, on ignore encore s'il est obtenu en exprimant toutes les parties de la plante et faisant évaporer le suc, ou par décoction seulement. On pense généralement, cependant, que ces deux modes pourraient bien être employés simultanément. On soumettrait, par exemple, à l'évaporation, le suc obtenu et le produit de la décoction, et on rapprocherait jusqu'à consistance d'extrait ou de rob. Ce qu'il y a de certain, c'est que l'opium du commerce paraît participer ou être le résultat de ces deux procédés.

Le meilleur opium nous vient de la Turquie et de la Perse, en morceaux arrondis de la grosseur du poing et du poids de 500 à 700 grammes. Il est de couleur brun-rougeâtre , enveloppé de débris de végétaux parmi lesquels on trouve souvent des semences de *rumex*. L'odeur de cet opium est nauséabonde , et sa saveur très-amère. Les Indes et Smyrne en fournissent aussi au commerce, mais d'une qualité inférieure. Rarement on administre l'opium dans cet état d'impureté ; on pense, en effet, généralement, que les parties huileuses et résineuses nuisent à son action ; aussi les sépare-t-on, soit en malaxant l'opium sous un filet d'eau, *opium*

purifié de Josse, *de Deyeux* ; soit en le faisant fermenter, opium ou *laudanum de Rousseau* ; soit en le dissolvant à chaud dans l'alcool, distillant et rapprochant à siccité, *opium purifié de la pharmacopée de Dublin*, ou par une longue digestion comme l'avait prescrit Beaumé. Mais la plupart de ces procédés, et le dernier surtout, sont abandonnés.

Le meilleur opium de Turquie est composé, suivant les analyses successives de Derosne , Séguin, Sertuerner, Duncan, Robiquet, Couërbe, Blondeau, et Pelletier qui les résume toutes, de narcotine, morphine, codéine, acide méconique, méconine, narcéine, acide brun et matière extractive, résine particulière ; huile grasse, caoutchouc, gomme, bassorine et ligneux. L'opium de l'Inde et celui indigène, dont nous traiterons à l'article *Pavot*, inférieurs à celui de Turquie, contiennent moins des premiers principes, qui sont les plus énergiques, et plus des derniers.

A cette nombreuse série de substances, il faut en ajouter deux, découvertes, il y a peu de temps, par Pelletier ; ce chimiste a nommé l'une *paramorphine*, et l'autre *pseudo-morphine* ; la première est la seule qui soit encore bien déterminée. Malgré la composition similaire de la morphine et de la paramorphine, la dernière diffère de la première par sa solubilité dans l'éther sulfurique, par la propriété de n'être pas colorée en bleu par les sels de fer, et par son impuissance à former des sels cristallisés avec les acides. Elle possède néanmoins les propriétés d'un alcaloïde , et diffère sous ce rapport, ainsi que par sa saveur styptique et métallique, et sa forme cristalline, de la morphine. C'est un des poisons les plus actifs, car un grain a produit les spasmes les plus violents et la mort chez un chien de moyenne taille. Pelletier a en outre démontré qu'il ne pouvait plus y avoir aucun doute sur l'existence de la narcéine qu'il a découverte dans l'opium ; que, d'une même quantité de cette substance, on pouvait extraire la *narcotine*, la *morphine*, la *narcéine*, la *méconine*, la *codéine* et la *paramorphine*.

De tous ces principes, la morphine est le seul qui soit employé en médecine ; c'est principalement sous forme d'acétate, et mieux encore d'hydrochlorate , qui se décompose moins facilement, qu'on l'administre. Ces sels agissent sur l'économie animale de la même manière que l'extrait gommeux d'opium, mais avec plus d'énergie. Avant la découverte de la codéine par Robiquet , plusieurs physiologistes avaient fait remarquer que la morphine ne représentait pas à elle seule la somme de propriété sédative de l'opium. Tout porte à croire que cette substance en forme le complément ; elle paraît avoir une action très-prononcée sur la moelle épinière , mais elle ne paralyse pas, comme la morphine, les parties postérieures ; elle a été employée en médecine, et elle calme plus complètement que la morphine, mais à des doses beaucoup plus fortes.

L'opium est rangé parmi les médicaments héroïques ; c'est incontestablement l'un des plus précieux que l'on connaisse ; il tend à modérer l'action organique augmentée par la perturbation d'une ou plusieurs fonctions. Une foule de préparations ayant pour but d'augmenter sa propriété sédative et de diminuer sa propriété excitante, ont été imaginées avec plus ou moins de succès. Avant qu'on ne connût sa composition et l'action de ses principes, on croyait qu'il ne calmait que par suite d'une surexcitation que procurait son ingestion ; les uns l'attribuaient à un principe volatil, d'autres à un principe fixe ; mais les belles expériences de M. Orfila ont fixé tous les doutes, en démontrant que sa propriété calmante et soporifique est due à la morphine, et la propriété excitante ou stimulante à la narcotine.

Le moyen le plus certain de combattre les effets qui résultent de l'empoisonnement par l'opium ou les sels de morphine, consiste à provoquer le vomissement si l'empoisonnement est récent, à administrer ensuite des boissons acidules et du café en abondance, et à détourner, par l'agitation et l'excitation, de la propension au sommeil.

L'habitude diminue sensiblement les effets de l'opium sur l'économie ; nous avons vu des individus tellement insensibles à son action, que 15 et même 20 grains de cette substance ne produisaient plus sur eux que fort peu d'effet. Son usage habituel produit une action analogue à celle qui résulte de l'abus des liqueurs fortes ou spiritueuses; il donne lieu au tremblement, à la paralysie, à la stupidité et à l'émaciation. Les Turcs mettaient autrefois à profit sa propriété enivrante pour animer leurs soldats au combat; mais cette excitation, étant bientôt suivie d'une sorte d'anéantissement, est souvent plus nuisible que profitable. Les Asiatiques et les Chinois fument l'opium et en éprouvent une sorte d'ivresse qui a pour eux bien des charmes, en ce qu'elle les transporte dans un monde tout idéal; malheureusement cette pratique produit assez promptement l'énervation et l'abrutissement. Ces tristes résultats n'effrayèrent pas quelques jeunes gens oisifs, avides de tous les genres d'ivresse. Un *club* se forma naguère à Paris, sous le nom de Société des *opiophiles* ; les adeptes devaient consigner sur un registre les sensations qu'ils éprouveraient durant l'extase produite par l'opium. Mais leur imagination , se ressentant trop de l'influence d'un climat septentrional, restât réfractaire à ce genre d'extase, soit qu'ils eussent été effrayés par le tableau de l'état de marasme dans lequel tombent bientôt les fumeurs d'opium, tableau que fit *de visu* un officier de la flotte anglaise envoyée récemment dans les mers de la Chine, toujours est-il que les membres de cette Société, renonçant à poursuivre ce mirage intellectuel, cette trop cuisante béatitude, cessèrent de se réunir.

Les préparations d'opium les plus usitées sont la poudre d'opium, la teinture alcoolique, le laudanum liquide de Sydenham, le laudanum liquide de Rousseau, le vinaigre d'opium et le sirop d'opium.

Poudre d'opium. — On prend de l'opium de Turquie ou de Perse, on le gratte pour détacher les parties étrangères qu'offre sa surface, on le divise ensuite par morceaux, et on le fait sécher, soit au bain-marie, soit à l'étuve, à une température peu élevée ; on le pulvérise ensuite et on le conserve dans un vase bien clos. Sous cette forme, l'opium conserve tous les principes qu'il contenait, moins une partie du principe volatil, et ce n'est pas, comme on l'a vu plus haut, le plus important.

Teinture alcoolique d'opium. — Elle s'obtient en mettant en contact 30 grammes d'extrait d'opium avec 400 grammes d'alcool à 22°. On laisse macérer, puis on filtre. L'extrait d'opium se dissolvant complètement dans l'alcool à ce degré, cette préparation n'est autre chose qu'une simple dissolution alcoolico-aqueuse de tous les principes contenus dans cet extrait. 24 gouttes pesant 12 grains, 12 gouttes représentent donc 1 grain d'opium.

Laudanum liquide de Sydenham, vin d'opium composé, du Codex. — On l'obtient en prenant : opium, 60 grammes ; safran, 30 grammes ; cannelle et girofle, de chaque 4 grammes : on réduit ces dernières substances en poudre , on fait macérer ensuite pendant quinze jours à une douce chaleur dans 500 grammes de vin de Malaga ; on passe la liqueur en exprimant avec force, et on filtre : 20 gouttes sont réputées contenir un grain d'opium gommeux ou 2 grains d'opium brut. Il importe, si l'on veut avoir un bon médicament et surtout toujours identique, de ne pas remplacer le vin de Malaga par du vin ordinaire, car sa composition n'est pas seulement moins variable, elle permet de croire qu'il favorise moins la solution de la narcotine , altère moins la codéine et facilite la conservation, attendu qu'il contient moins d'acides libres, moins de tannin , plus d'alcool et de sucre que les vins de France.

Laudanum de Rousseau, vin d'opium préparé par fermentation, du Codex. — Il s'obtient en faisant dissoudre 125 grammes d'opium dans 1 kil. 750 grammes d'eau chaude, ajoutant 375 grammes de miel blanc et 60 grammes de levure de bière, et abandonnant dans un matras. Lorsque la fermentation a cessé, on passe avec expression et on filtre. La liqueur claire est distillée au bain-marie pour retirer 500 grammes d'une liqueur alcoolique: on redistille ce produit une seconde fois, puis une troisième, pour avoir seulement 135 grammes de liquide. D'autre part, on prend le résidu resté après la première distillation, on l'évapore à une douce chaleur, jusqu'à ce qu'il ne reste que 300 grammes de produit, auquel on ajoute les 135 grammes d'alcool opiacé ci-dessus, on filtre et on conserve. 20 gouttes de ce laudanum représentent 2 grains et demi d'extrait d'opium, ou 5 grains d'opium brut.

Vinaigre d'opium, ou teinture acétique d'opium. — On divise 30 grammes d'opium dans 200 grammes de fort vinaigre : on ajoute 250 grammes d'alcool à 80 degrés centigrades, on laisse macérer huit jours. On passe ensuite avec expression, et on filtre, 4 grammes de cette préparation représentent 7 grains d'opium brut.

Sirop d'opium. — MM. Henri et Guibourt, modifiant l'ancien procédé, proposent de faire dissoudre 96 grains d'extrait d'opium dans 4 onces d'eau; on filtre et on mêle à 96 onces ou 3,000 grammes de sirop de sucre bouillant. Chaque once de sirop représente un grain d'extrait d'opium.

L'eau distillée d'opium et les divers extraits de cette substance n'offrant pas une grande identité, et étant d'ailleurs peu employés maintenant, nous nous abstiendrons d'entrer le détail de leurs préparations.

COUVERCHEL ,
De l'Académie de Médecine et de la Société de Pharmacie.

OPODELDOCH (Baume) *(pharm.)*, s. m. On donne ce nom à une préparation pharmaceutique demi-solide, d'une transparence opaline, qui est un véritable savon ammoniacal camphré ; il se prépare ainsi : savon de graisse de veau , 32 grammes ; camphre , 24 grammes ; ammoniaque liquide , 8 grammes ; essence de romarin, 6 grammes , de thym , 4 grammes ; alcool à 34 degrés, 250 grammes. On dissout les essences dans l'alcool, et l'on distille au bain-marie à siccité ; on met le mélange qui résulte de la distillation dans un matras avec le savon bien râpé, on fait dissoudre à la chaleur du bain-marie, on ajoute le camphre, puis, quand il est dissous, on ajoute l'ammoniaque, on filtre à chaud, et l'on reçoit le liquide dans de petits flacons de verre allongés et à large ouverture, on les ferme aussitôt et avec soin d'un bouchon trempé dans de la cire, ou, mieux encore, enveloppés d'une feuille d'é-tain. Cette nécessité de bien boucher les flacons est indispensable, afin d'empêcher la volatilisation du camphre et de l'ammoniaque.

Le baume opodeldoch est employé en frictions dans les douleurs rhumatismales chroniques , dans les douleurs et les gonflements qui succèdent aux entorses ; c'est un médicament fortement excitant, et qu'on ne doit pas employer lorsqu'il existe encore des symptômes d'inflammation aiguë.

J. B.

OPOPONAX (*mat. méd.*), s. m. On donne ce nom à une gomme résine qui découle par incisions faites au collet de la racine du *pastinaca opoponax*, plante de la famille des ombellifères et du genre panais. Cette plante est vivace, a de très-grosses racines, et croît dans le midi de la France, en Orient et en Syrie : ce n'est que dans ces dernières localités que l'on récolte le suc concret du *pastinaca opoponax*, car dans nos climats la plante n'en fournit pas. Cette gomme résine, qui est d'une couleur brune, opaque, terne et friable, et que l'on trouve dans le commerce en morceaux irréguliers, arrondis, a une odeur forte particulière et un peu fétide ; sa saveur est amère et âcre. Lorsqu'on la met dans la bouche une partie se fond, et il reste une substance blanche résineuse qui brûle facilement.

Cette substance a été plus employée autrefois qu'elle ne l'est aujourd'hui ; elle est tonique, excitante, et peut être prescrite avec avantage dans tous les cas où l'on fait usage de l'assa fœtida et des autres gommes résines; on l'a conseillée en lavements dans les affections nerveuses à la dose d'un demi-gros (2 gram.); à l'intérieur, la dose est de 12 à 24 grains (6 à 12 décigrammes), plusieurs fois dans la journée. En lavements, elle provoque quelquefois des évacuations. Elle entre encore dans la composition de la thériaque et de quelques médicaments peu employés.   J. B.

OPPOSANT (*anat.*), adj. et s. On a donné le nom de muscles opposants du pouce et du petit doigt, à deux muscles de la main qui ont pour fonction, l'un d'opposer le pouce aux autres doigts de la main, et l'autre le petit doigt au pouce. Ces deux muscles concourent à former les éminences qui bordent en dehors et en dedans la paume de la main, et que l'on a nommées *thénar* et *hypothénar*. (V. *Main.*)

J. B.

OPPRESSION (*path.*), s. f., état dans lequel le malade éprouve le sentiment d'un poids sur la partie affectée. L'oppression a pour siège ordinaire la poitrine , et elle est alors déterminée par

une gêne très-marquée de la respiration; elle peut dépendre aussi, soit d'un obstacle réel à l'entrée de l'air dans les poumons, comme une congestion pulmonaire, une accumulation de mucosités dans les bronches capillaires , soit d'un état nerveux qui gêne l'exercice des muscles de la poitrine et du diaphragme. L'oppression peut également être produite par la rareté de l'air, ses qualités irritantes ou impropres à la respiration. L'oppression est aussi un des symptômes qui accompagnent presque toutes les affections des poumons ; enfin, elle acquiert une intensité extrême dans les maladies du cœur, dans celles des gros vaisseaux, et dans l'asthme nerveux.

Il est important de ne pas confondre des oppressions légères et passagères, qui se manifestent souvent chez les personnes nerveuses, et qui quelquefois précèdent la syncope , avec les oppressions qui peuvent être les symptômes des affections que nous avons indiquées ; ces oppressions légères cèdent facilement à des antispasmodiques légers, à l'exposition au grand air. Lorsqu'elles sont habituelles et seulement nerveuses, elles cèdent surtout au changement de régime, à une vie active, au séjour de la campagne, et à l'exercice soutenu en plein air.

J. B.

OPTIQUE (*phys.*), s. f. C'est la partie de la physique qui traite de la vision et des phénomènes de la lumière. (V. ces mots.)

OPTIQUE (*anat.*, adj.) et s. On a donné le nom de *nerfs optiques* aux nerfs de la deuxième paire qui se rendent aux yeux, et qui, par leur épanouissement , forment la rétine, membrane nerveuse qui est le siège de la vision (V. *OEil*). Les nerfs optiques tirent leur origine de la moelle allongée , et non des *couches optiques* situées à la partie inférieure des ventricules latéraux du cerveau , par deux filets qui se réunissent pour former le tronc du nerf optique. Ce nerf se porte en devant et en dedans, en se contournant sur le prolongement antérieur de la protubérance cérébrale; il est d'abord large et aplati , il se rétrécit ensuite et s'arrondit, puis il se réunit à celui du côté opposé , en formant une commissure assez large , sans s'entrecroiser, ainsi qu'on l'a cru longtemps, et comme cela a lieu chez les reptiles et les poissons. Cependant chacun de ces nerfs reçoit quelques filets du nerf opposé, ce qui fait que chaque nerf optique contient des fibres du nerf qui lui est congénère. Ensuite les nerfs optiques vont en divergeant, et sortent du crâne par le *trou optique* du sphénoïde , qui donne aussi passage à l'artère ophthalmique ; puis ils pénètrent dans le globe de l'œil pour former, par leur épanouissement, la rétine.

J. B.

OR (*chim. et thérap.*), s. m., *aurum*. L'or est un métal connu dès la plus haute antiquité; c'est le plus précieux de tous les métaux, celui dont la valeur commerciale est le plus élevée. Il est jaune, brillant, très-malléable et très-ductile , ce qui , avec sa rareté, son éclat et sa couleur, a contribué sans doute à son haut prix. On en a fait le signe représentatif de la richesse, et l'on fabrique avec l'or les monnaies les plus élevées. Certains métaux sont plus rares que l'or, le platine, par exemple, et sont loin d'égaler son prix. De tous les métaux, c'est l'or qui se réduit en fils les plus fins et en lames les plus minces; par le battage on est parvenu à réduire des feuilles d'or à un millième de millimètre d'épaisseur; dans cet état l'or est translucide, et laisse passer une lumière d'un vert bleuâtre. Ce métal est très-tenace, peu dur, et se laisse facilement rayer; il fond difficilement, et seulement à 32° du pyromètre de Vegdwood; sa pesanteur spécifique est 19,25 , celle de l'eau distillée étant considérée comme unité.

L'or se trouve rarement pur dans la nature, bien qu'on le rencontre presque toujours à l'état natif; il est constamment allié à du cuivre, de l'argent ou du platine; on le trouve aussi mêlé, en petite proportion, aux minerais de plomb et d'argent, au sulfure de fer, etc. Très-souvent on le trouve, sous forme de poudre, mêlé au sable de certaines rivières ou dans des terrains d'alluvions; les riches gisements du Brésil se présentent sous cet état. C'est surtout en Amérique, en Afrique, en Asie, que sont les plus riches mines d'or; celles d'Europe sont peu abondantes, ou sans doute sont épuisées depuis longtemps. Le Rhône et l'Ariège contiennent quelques pépites d'or dans leurs sables. La vallée de Chamouny, dans les Alpes, a été célèbre par ses orpailleurs; individus qui lavent le sable des torrents pour en retirer la poudre de ce précieux métal. Les mines de Hongrie, de Transylvanie et celles de l'Oural, chaîne de montagnes qui sépare l'Europe de l'Asie, sont les mines les plus riches de l'Europe, encore les dernières font-elles plutôt partie de l'Asie. On estime la quantité d'or extrait annuellement des mines à 88,100 marcs, qui représentent une somme d'environ 70 millions; l'Amérique à elle seule fournit plus de 70,800 marcs. L'or s'extrait des sables qui le contiennent par le lavage et par son amalgame avec le mercure, que l'on distille ensuite; l'or reste plus ou moins pur au fond de la cornue. Nous n'entrerons pas ici dans le détail des divers procédés employés pour l'extraction de la mine, pour sa purification. Ces faits, bien qu'ils soient intéressants, nous éloigneraient trop de notre sujet.

Oxydes d'or. — L'oxygène se combine difficilement avec l'or; aussi ce métal est-il rangé par Thénard dans la sixième section, qui contient les métaux les moins oxydables; ce n'est que par l'action d'une forte décharge électrique que l'on parvient à réduire une feuille d'or en une poudre purpurine que l'on dit être un oxyde d'or, mais que quelques chimistes ne regardent que comme de l'or très-divisé. L'or forme deux oxydes, un *protoxyde* découvert par Berzélius; qui est vert et qu'on obtient en versant à froid une dissolution de potasse caustique sur du proto-chlorure d'or; cet oxyde, sous l'influence de la lumière, se change bientôt en or métallique et en tri-oxyde. *Le tri-oxyde*, qui s'obtient en faisant chauffer du tri-chlorure d'or avec de la magnésie, est brun lorsqu'il est sec, et jaune rougeâtre lorsqu'il est à l'état d'hydrate; il est sans action sur l'air, et se réduit facilement sous l'influence de la chaleur et par la pile de Volta: aucun de ces oxydes n'existe dans la nature.

L'or se dissout facilement par l'ammoniaque, et donne lieu à un composé que l'on nomme ammoniure d'or ou *or fulminant*, qui détonne avec la plus grande facilité. L'oxyde d'or, dans certaines circonstances, se réduit en donnant lieu à un vif dégagement de chaleur et de lumière.

Nous n'examinerons pas ici les diverses combinaisons de l'or, soit avec les corps simples, soit avec les acides et les alcalis. Parmi les acides, l'or ne se combine qu'avec l'acide chlorhydrique, et il forme des chlorures dont l'un est employé en médecine. L'oxyde d'or se combine au contraire très-facilement avec les alcalis; c'est sur cette difficulté que présente l'or à être attaqué par les acides, qu'est fondé aujourd'hui le procédé d'affinage.

Chlorures d'or. — Ils sont au nombre de deux : le proto-chlorure et le deuto-chlorure. Le premier ne peut pas être obtenu directement : il n'est que le résultat de la décomposition du deuto-chlorure par l'action d'une douce chaleur que dégage un excès de chlore, et qui laisse une masse jaune pâle qui est le proto-chlorure. Une chaleur un peu vive décompose ce sel complètement.

Le *deuto-chlorure* est d'un rouge brun, très-foncé, déliquescent, très-fusible, et soluble dans l'eau. Sa solution est de couleur rouge rubis et jaunâtre, lorsque le chlorure est combiné avec un chlorure d'hydrogène, acide chlorhydrique, ainsi que cela a lieu toutes les fois qu'on le prépare pour les usages de la médecine. Ce chlorure se décompose, comme nous venons de le dire, par l'action de la chaleur; à la température ordinaire, il est décomposé par la plupart des corps simples qui lui enlèvent le chlore; le proto-sulfate de fer précipite tout l'or de la solution, qui se réunit au fond du vase sous la forme d'une poudre verte; c'est dans cet état que l'or est employé pour dorer la porcelaine. Le proto-chlorure d'étain forme, avec le deuto-chlorure d'or, lorsque les solutions sont étendues, un précipité pourpre, *Pourpre de Cassius*, qui est employé pour former sur la porcelaine les beaux fonds roses et pourpres. Le deuto-chlorure d'or s'unit aussi aux chlorures de potassium et de sodium, pour former un sel double; c'est même en combinaison avec ce dernier qu'il est le plus ordinairement employé en médecine. Dans cet état, il se décompose moins facilement par l'action des substances organiques avec lesquelles on le met en contact. Le deuto-chorure d'or se prépare en faisant dissoudre une partie d'or laminé dans quatre parties d'une règle composée de : acide hydrochlorique à 22° trois parties, acide nitrique à 35° une partie; on met l'or dans un matras, on verse ensuite les acides, et on favorise l'action par une douce chaleur. Lorsque l'or est dissous, on retire et on fait évaporer dans une capsule, en ayant soin de ne pas trop chauffer pour ne pas décomposer le sel. Quand il est suffisamment concentré, ce qui se reconnaît lorsque le chlore commence à se dégager, on retire le liquide, qui, par le refroidissement, cristallise en aiguilles. On ajoute du sel marin purifié lorsque l'on veut obtenir un chlorure double d'or et de sodium.

L'iode et le soufre se combinent également à l'or, mais avec plus de difficulté que le chlore, et ils forment un *iodure* et un *sulfure* d'or qui, bien que peu usités, ont été employés en médecine.

Le *cyanure d'or*, composé d'or et de cyanogène, se présente sous la forme d'une poudre jaune, insoluble dans l'eau; il correspond au deutoxyde d'or. On le prépare en évaporant au bain-marie la dissolution d'or dans l'eau régale, afin d'en chasser tout l'excès d'acide; on dissout une portion de ce chlorure d'or dans cinq parties d'eau, puis on verse une solution de cyanure de potassium, préparée en dissolvant dans six fois son poids d'eau la masse noire produite par la calcination du prussiate ferrugineux de potasse, et l'on obtient un précipité jaune serin qui dépose lentement et qui est le cyanure d'or. Cette préparation a été conseillée par Chrétien, et elle agit à peu près comme le chlorure d'or.

Usage médical.—L'or a été employé en médecine dès le moyen âge. C'est aux Arabes et aux alchimistes que l'on doit son emploi ; ils lui attribuaient des propriétés merveilleuses qui toutes se rattachaient à la recherche du grand-œuvre, de la pierre philosophale, objets de leurs laborieux travaux ; l'or potable guérissait de toutes les maladies, prolongeait la vie, en attendant qu'il pût rendre l'homme immortel. Des travaux des alchimistes sont nés une foule de préparations : l'*electrum aureum cordiale*, l'*aurum vitæ*, l'alexiter doré, le *crocus auri*, que l'on croit avoir été l'or fulminant, déjà connu dès 1608. Plus tard, ce furent les gouttes d'or, la teinture d'or, que conseillaient les charlatans. Quelquefois l'or n'entrait dans ces préparations que de nom, et servait à justifier leur vertu merveilleuse et surtout le haut prix auquel on les vendait.

Quoique plusieurs médecins du dernier siècle, et des plus recommandables, aient prescrit l'or comme un remède puissant dans la syphilis et les scrofules, cependant c'est à Chrétien de Montpellier que l'on doit d'avoir dégagé l'emploi utile de l'or dans ces deux maladies, de tout le fatras merveilleux des siècles précédents. Il y a peu d'années, M. Legrand a publié un ouvrage important sur l'emploi des préparations d'or, qui résume tout ce qui a paru d'intéressant dans ces derniers temps, en France et à l'étranger.

Les préparations d'or s'emploient à dose très-fractionnée, à un 15ᵉ et même à un 20ᵉ de grain, répétée une ou deux fois dans la journée ; l'or métallique s'emploie à doses plus élevées, mais nous doutons que son action soit aussi efficace que celle de ses préparations. On prépare un sirop d'or et une pommade d'or qui servent à lotionner ou frictionner les ulcères vénériens indolents. L'oxyde d'or entre dans la composition des pilules fondantes de Pierquin. L'or fulminant, ammoniure d'or, a été employé, dit Swédiaur, contre la salivation mercurielle, à la dose de 3 à 5 grains. Le proto-iodure d'or a été employé en solution et en pommade par Pierquin contre les ulcères et les affections syphilitiques ; la dose est la même que celle du chlorure d'or. Le chlorure ou muriate d'or s'emploie en solution, en sirop, en pilules, en tablettes, en pommade ; mais, le plus souvent, on l'administre en substance mêlée à une poudre inerte qui ne peut le décomposer. Chrétien faisait usage de la poudre d'iris ou de lycopode, dont tous les principes extractifs avaient été enlevés par une ébullition successive dans l'eau et l'alcool. Cette poudre n'a pour effet que de fractionner et de diviser le muriate d'or, et de rendre plus facile l'administration des 12ᵉ, 15ᵉ et 20ᵉ de grain, qui s'emploient en frictions sur la langue et le palais. On pratique ces frictions avec le doigt ou mieux encore avec la pointe de la langue ; il faut avoir soin de ne pas rejeter la salive, mais bien de l'avaler. Quoique l'on prétende que ce traitement

est très-efficace et sans danger, je crois devoir dire que, dans les seuls cas où je l'ai vu employer à l'hôpital des vénériens, en 1824, par Cullerier neveu, il a été souvent accompagné d'irritation très-vive de l'estomac, qui forçait de suspendre son emploi.

J.-P. BEAUDE.

ORANGE (*bot. et mat. méd.*), s. f., fruit de l'oranger, *citrus aurantium*, L., fam. des Aurantiées ou Hespéridées de J. C'est une baie sphérique, un peu comprimée au sommet et à la base, revêtue d'une écorce vésiculaire ou zeste, de couleur jaune rougeâtre extérieurement, dite couleur orangée, et blanche intérieurement, plus ou moins épaisse selon les espèces. Cette écorce recouvre un endocarpe ou pulpe succulente de couleur blanc-jaunâtre, quelquefois rouge, divisée par des cloisons, dont le nombre varie de dix à vingt et quelquefois plus : chacune d'elles renferme une ou deux semences ou pépins. Quelques botanistes, et parmi eux M. Decandolle, ne rangent pas l'orange au nombre des baies ; ils considèrent ce fruit comme étant formé d'une sorte d'agglomération de plusieurs carpelles verticellées autour d'un axe, séparables sans déchirement, et complètement enveloppées par le *torus* épaissi.

L'orange est incontestablement l'un des plus beaux fruits que l'on connaisse. Les anciens le confondaient avec le citron, qui, de nos jours, est encore considéré comme type de l'espèce, et qui donne son nom à la famille. Bien que la maturité de l'orange puisse s'effectuer dans le cours d'une saison, il arrive souvent cependant, et surtout dans les climats tempérés, comme le midi de la France, qu'on laisse ce fruit sur l'arbre pendant le cours de deux étés ; cet usage a pour but de lui faire acquérir plus de suavité.

MM. Poiteau et Turpin, auxquels on doit la monographie du genre citron, ont décrit dans ce magnifique ouvrage soixante-douze variétés de ce fruit, dont quarante-deux oranges douces, trente-deux oranges amères et âpres. Ils ont signalé, en outre, un caractère fort curieux pour distinguer avec certitude une orange douce d'une orange acide, quelles que soient la forme et la rugosité de ces fruits. L'orange douce a les vésicules de l'huile essentielle convexes ; l'orange acide les a concaves ; les limons et toutes les variétés à suc fade ou indéterminé, ont les vésicules planes. Il résulte de cette observation qu'il y a plus de rapport qu'on ne l'a pensé jusqu'ici entre l'huile essentielle et le suc du fruit, puisque plus ce dernier est sucré plus les vésicules sont convexes, et plus il est acide plus elles sont concaves ; c'est aux physiologistes à expliquer ce phénomène.

Les diverses parties qui composent l'orange sont employées dans les usages médical et économique.

L'écorce fraîche entre dans la composition de certaines liqueurs de table, et notamment du *curaçao* ; on la confit au sucre, et elle figure dans cet état parmi les confitures sèches ; mais l'écorce de cédrat, étant plus épaisse et moins amère, est employée de préférence par les confiseurs. L'écorce d'orange, soumise à une dessication bien ménagée, fait partie des substances aromatiques qui servent à composer les eaux alcooliques de mélisse et de

Cologne ; elle entre aussi dans la composition des poudres cordiales, stomachiques et vermifuges, officinales ou magistrales.

L'huile volatile d'écorce d'orange, appelée improprement *essence de Portugal*, puisqu'elle n'est pas extraite d'une écorce d'orange douce, mais bien de l'écorce d'orange amère ou bigarade, vulgairement nommée curaçao, s'obtient, soit par distillation, soit par expression. Ce dernier procédé, fournissant l'huile la plus suave, nous nous bornerons à l'indiquer : il consiste à râper le zéste et à l'exprimer entre deux morceaux de glace ; on décante l'huile recueillie après quelque temps de repos, et on la conserve dans des flacons. Elle est de couleur jaune, son odeur est suave, et elle se solidifie un peu au-dessous de zéro. Elle entre dans la composition des eaux aromatiques, des pommades et des savons parfumés.

Orangeade. Le suc d'orange, mêlé à l'eau et au sucre dans des proportions convenables, constitue une boisson tempérante et rafraîchissante d'un usage très-approprié contre les maladies inflammatoires. Comme la limonade, l'orangeade se prépare, soit à froid, soit à chaud, suivant l'indication. Dans le premier cas, on prend une ou deux oranges, de préférence celles de Portugal, on les coupe en deux parties dans le sens de leur largeur, on presse avec la main, ou mieux au moyen du *presse-citron*, pour en extraire le jus, on le reçoit dans un vase de faïence ou de porcelaine, contenant environ un litre d'eau, que l'on a eu soin de sucrer et d'aromatiser au moyen d'un oléo-saccharum, préalablement obtenu en frottant le sucre sur les oranges. L'autre procédé consiste à séparer le zeste et le parenchyme blanc ; on conserve le premier et on rejette l'autre à cause de son amertume ; on coupe ensuite la pulpe par tranches transversales, et on la fait légèrement bouillir afin de rompre les cellules et de favoriser la sortie du suc acide pur. On met ensuite infuser le zeste, on sucre et on passe. Cette boisson prend le nom d'orangeade cuite ; on l'administre dans certains cas, de préférence à la limonade, parce qu'elle est moins acide et plus nourrissante, propriétés qui ne sont pas sans importance dans les maladies graves.

Orange glacée. La facilité avec laquelle la pulpe d'orange se divise, permet aux confiseurs de la glacer par parties au moyen d'un sirop de sucre *cuit ou cassé*. Dans cet état elle ne contribue pas seulement à l'ornement de nos desserts, elle peut, dans beaucoup de cas, être donnée aux malades et à ceux surtout qui sont atteints de fièvres inflammatoires putrides, ou d'angine. La pulpe d'orange agit à la fois comme tempérant et nutritif; elle nettoie la bouche, comme on le dit vulgairement, en excitant la sécrétion de la salive.

Enfin, les oranges tombées après la floraison, ou orangettes, n'entrent pas seulement dans certaines préparations pharmaceutiques, et notamment la *teinture amère aromatico-stomachique*, le *sirop anti-scorbutique*; elles servent en outre à fabriquer des sphérules ou pois à cautère moins excitants que ceux d'iris, et conservant plus longtemps leur forme. Cependant leur usage devient tous les jours moins fréquent. Ces oranges avortées fournissent à la distillation une huile essentielle, connue sous le nom de *petit-grain*; elle est moins suave que celle que fournit le zeste, et, partant, moins estimée; elle sert trop souvent à la falsifier.

L'oranger fournit en outre à la matière médicale ses fleurs et ses feuilles.

FLEURS D'ORANGER, *flores naphæ.* — Elles donnent, par la distillation, dans la proportion de 500 grammes de fleurs pour 1,000 grammes d'eau, l'une des préparations officinales les plus simples et les plus usuelles, l'eau de fleurs d'oranger : lorsque celle-ci n'est pas trop récemment obtenue, elle a un arôme suave, et jouit de la propriété anti-spasmodique à un assez haut degré ; on en fait un fréquent usage dans les arts du confiseur et du parfumeur.

Les pétales séchés soigneusement (car ils perdent assez facilement leur odeur), et infusés à la manière du thé, forment une boisson sédative très-agréable. Les confiseurs vendent, sous le nom de *fleur d'oranger pralinée*, une conserve sèche, qu'ils obtiennent en plongeant les fleurs entières ou les pétales seulement dans un sirop de sucre très-blanc, puis séchant à l'étuve. Cette préparation ne fait rien perdre à la fleur de ses propriétés, et rend son emploi assez commode.

La fleur d'oranger fournit, par une distillation appropriée, une huile volatile, connue sous le nom peu significatif de *néroli*. Il est à remarquer que cette huile, bien que d'une odeur assez agréable, ne rappelle pas du tout celle de la fleur qui la produit.

FEUILLES D'ORANGER, *foliæ aurantii.* — Lorsqu'on effectue la cueille des feuilles d'oranger pour l'usage médical, on doit prendre de préférence celles qui couronnent les branches ou brindilles florales, et avoir le soin de les faire sécher dans un courant d'air et à l'ombre. Lorsqu'on a pris ces précautions, elles participent à la fois des propriétés de la fleur et de celles de la tige, et sont antispasmodiques et toniques. On les administre en infusion théiforme; quatre ou six feuilles suffisent pour 500 grammes d'eau chaude que l'on sucre *ad libitum*.

COUVERCHEL,
De l'Académie de Médecine et de la Société de Pharmacie.

ORANGEADE. (V. *Orange.*)

ORANGER (feuilles et fleurs d'). (V. *Orange.*)

ORBICULAIRE (*anat.*), adj. et s., *orbicularis*, de *orbis*, cercle. On donne le nom d'orbiculaires à des muscles plats qui entourent des ouvertures naturelles, et qui, par leur contraction et leur relâchement, servent à fermer et ouvrir les organes dont ils entourent l'orifice. Il existe un muscle *orbiculaire des paupières*, et *orbiculaire des lèvres*. (V. *Paupières* et *Lèvres*.)

ORBITAIRE (*anat.*), adj., qui a rapport à l'orbite. On donne le nom d'arcade orbitaire, à cause de sa forme, au rebord supérieur de l'orbite; les extrémités interne et externe de cette arcade ont reçu le nom d'apophyses orbitaires, (V. *Coronal*.) — Chaussier a donné à l'artère ophthalmique le nom d'*artère orbitaire*. — Il existe aussi un *nerf orbitaire*, qui est un rameau du nerf maxillaire supérieur, et qui pénètre dans l'orbite par la fente sphéno-maxillaire. J. B.

ORBITE (*anat.*), s. m., de *orbis*, cercle. On désigne ainsi les deux cavités osseuses qui sont destinées à loger les yeux. Ces cavités, qui ont la forme d'un cône dont la base serait en avant, sont formées par des lames osseuses assez minces, qui appartiennent à la plupart des os de la face. Ces cavités, qui logent les yeux et leurs annexes (tels que les muscles, la glande lacrymale, le bourrelet graisseux qui remplit le fond de l'orbite, et qui sert à l'œil comme de coussin), sont percées à leur sommet par diverses ouvertures qui donnent passage à des vaisseaux et à des nerfs qui se distribuent à l'œil ou qui traversent l'orbite. La base de l'orbite donne attache au muscle orbiculaire de l'œil ou des paupières. (V. Œil.)   J. B.

ORCANETTE (*mat. méd.*). On donne ce nom aux racines de plusieurs plantes de la famille des Borraginées, qui fournissent une matière colorante rouge, employée dans les pharmacies pour colorer diverses préparations. Cette matière colorante, qui a été étudiée par Pelletier, est insoluble dans l'eau, mais elle se dissout dans l'alcool, l'éther, les huiles et les graisses. Dans nos climats on emploie comme orcanette le *lithospermum tinctorium* : en Amérique, on fait usage de l'*anchusa virginica*.
                                              J. B.

ORCHITE (*path.*). On a donné ce nom à l'inflammation des testicules. (V. ce mot.)

ORCHIS (*bot.*), s. m., du grec *orchis*, testicule. C'est un genre de plantes de la famille des Orchidées, qui sont ainsi nommées parce que leurs racines bulbeuses paraissent ressembler par leur forme à des testicules. Les orchis renferment plusieurs plantes qui sont employées en médecine : le salep, qui est une substance alimentaire très-usitée en Orient et même dans notre pays, est préparé avec des bulbes d'orchis.   J. B.

ORDONNANCE (*thérap.*), s. f., nom dont on se sert vulgairement pour désigner la prescription que fait le médecin lors de sa visite. Les anciens médecins écrivaient leurs ordonnances en latin, afin que le pharmacien seul pût comprendre leurs prescriptions : de là sont venus aussi les signes employés dans les formules, et que nous avons donnés au mot *Abréviation*. Aujourd'hui, presque tous les médecins écrivent leurs formules en français, et font usage des mesures et poids décimaux, qui, par leur nature, excluent les abréviations encore employées par quelques praticiens. Les médecins doivent toujours écrire leurs formules lisiblement, afin d'éviter toute espèce de doutes et toutes causes d'erreurs aux pharmaciens.

Dans le cours d'une maladie, il est important que l'on conserve les prescriptions faites par le médecin, afin de pouvoir les représenter lorsque ce dernier viendra les consulter, ou lorsque l'état du malade exige que l'on appelle d'autres médecins en consultation, qui doivent prendre connaissance du traitement suivi jusqu'alors. Les pharmaciens, lorsque les ordonnances présentent quelque prescription d'un médicament actif, doivent garder l'original des formules, et rendre une copie destinée à rester chez le malade. L'ordonnance est la garantie du pharmacien, qui, d'après la loi, ne doit délivrer aucun médicament sans ordonnances d'un médecin légalement reçu et ayant droit d'exercer. (V. *Formule*.)   J. B.

OREILLE (Maladies de l')(*path.*). Au mot *Audi-*

tion on a donné une description de l'oreille et de ses fonctions ; nous n'y reviendrons pas dans notre article, qui sera entièrement consacré aux maladies de cet organe : nous rappellerons seulement à nos lecteurs, pour l'intelligence de ce qui va suivre, que l'oreille est formée de trois parties distinctes, qui sont : 1° le pavillon de l'oreille ou oreille externe, qui recueille les sons ; 2° la caisse du tympan, cavité du tambour ou oreille moyenne, qui renforce et transmet les sons ; 3° le labyrinthe ou oreille interne, qui reçoit les sons et l'impression qu'ils produisent.

Les maladies de l'oreille sont nombreuses, et, pendant longtemps, elles sont restées mal connues : cela tient à la structure compliquée de l'appareil auditif, et aux difficultés qui s'opposent à l'exploration des parties malades dans un grand nombre de circonstances.

1° *Maladies de l'oreille externe.*—Elles n'offrent pas un grand intérêt, elles ne diffèrent pas, la plupart du temps, de celles que le chirurgien peut avoir à traiter dans d'autres régions du corps : ainsi, ce sont les *plaies*, les *brûlures*, l'*inflammation* du pavillon de l'oreille, qui ne présentent pas de différences sensibles, et pour le traitement desquelles il n'y a pas de moyens spéciaux à employer.

Il est, au contraire, quelques vices de conformation qui peuvent influer beaucoup sur les fonctions de l'appareil auditif, de même que certaines lésions acquises pendant le cours de la vie ; leur étude va fixer un instant notre attention.

Le pavillon de l'oreille peut manquer, et, dans ce cas, la peau se continuer au-devant du conduit auditif ; ou bien encore, on l'a vue s'y enfoncer et former une cloison complète, à une profondeur plus ou moins considérable. Ce vice de conformation n'est pas très-grave, lorsque la peau ne forme qu'une simple membrane à l'entrée du conduit ; mais, au contraire, il est presque sans remède, si le conduit auditif est oblitéré derrière le diaphragme anormal.

Comme il n'est pas possible de constater d'une manière positive l'état des parties profondes, il faut, dans tous les cas, tenter de rétablir par une opération le canal oblitéré : pour y arriver, on perfore la peau et les tissus sous-jacents, s'il en existe, dans le point qui doit correspondre à l'orifice externe du conduit auditif. Une fois que cette division a été opérée, soit par l'instrument tranchant, soit par la potasse caustique ou le nitrate d'argent, on la maintient dans les limites voulues, jusqu'à la parfaite cicatrisation de ses lèvres, au moyen de pansements méthodiques, de tentes, de bourdonnets, de charpie, etc. Le débridement et les pansements du même genre que ceux que nous venons de citer sont encore indiqués pour combattre les cloisons, les brides, les adhérences partielles qui peuvent succéder à la guérison de brûlures, d'ulcères, etc.

Il est un autre état morbide qui offre assez d'analogie avec celui-ci, c'est le *rétrécissement* du conduit auditif externe : on l'a vu survenir après des inflammations chroniques de l'oreille. Dans ce cas, l'affection cesse souvent avec la maladie qui lui a donné naissance ; plus souvent, le rétrécissement succède à une disposition vicieuse des cartilages ou à leur épaississement ; enfin, dans des circonstances plus graves encore, c'est la portion osseuse du conduit qui est le point de départ de l'oblitération. En général, cette affection est grave; on ne peut y remédier si sa cause est dans l'état des os. Sont-ce les cartilages formant le conduit ou son entrée qui l'ont déterminée? On peut les écarter au moyen de canules, d'appareils dilatants; mais les cartilages, qui sont élastiques, reviennent sur eux-mêmes dès qu'on a cessé cette pratique. Enfin, souvent les otites, les affections dartreuses, qui occasionnent le gonflement de la peau qui tapisse le canal, sont aussi très-rebelles aux médications qu'on leur oppose.

Il est une cause fréquente de surdité surtout chez les vieillards, c'est l'*accumulation* du *cérumen* dans le conduit auditif: la malpropreté, l'accumulation et l'épaississement de cette matière sécrétée dans le canal, en sont la cause ordinaire. On a trouvé quelquefois de ces bouchons cérumineux durs et concrets, et c'est à des cas de ce genre qu'il faut attribuer des guérisons miraculeuses opérées par certains charlatans. En général, la présence de ces concrétions occasionne un affaiblissement de l'ouïe, quelquefois même une véritable surdité; il n'est pas rare de voir celle-ci s'accompagner de quelques accidents, tels que de la céphalalgie, des bourdonnements, de la gêne et même de la douleur dans le conduit.

Lorsqu'on a reconnu la présence de ces matières dans le conduit auditif, il faut les ramollir à l'aide d'injections pratiquées avec l'eau tiède, l'eau savonneuse, l'huile. Lorsque l'on juge que l'on a obtenu un degré convenable de ramollissement, on va à la recherche des portions ou de la totalité du détritus avec une curette ou des instruments appropriés.

Des *corps étrangers* inertes ou vivants peuvent pénétrer dans le conduit auditif et donner lieu à des accidents graves, dont il serait facile de produire une foule d'exemples. Il n'y a pas de méthode particulière à tracer pour aller à leur recherche et tenter de les extraire; c'est au chirurgien de se laisser guider par les indications qui se présentent.

Enfin, on rencontre encore dans le conduit auditif des excroissances charnues qui forment de véritables *polypes*; elles peuvent se prolonger dans le canal et venir faire saillie à l'extérieur. Leur consistance n'est pas très-grande, elles sont le plus souvent molles et infiltrées; il est cependant possible d'en trouver de plus dures, offrant assez bien la sensation que donnent les polypes fibreux des fosses nasales. Il va sans dire que ces tumeurs, peu douloureuses dans le principe, et que les malades ont souvent laissées se développer pendant assez longtemps, finissent par incommoder le conduit auditif par leur présence, et par nuire à l'audition: il faut alors les enlever le plus vite possible. Selon les indications, on peut combattre ces excroissances par la ligature, par l'excision, par l'arrachement et même par la cautérisation.

2° *Maladies de la caisse du tympan ou oreille moyenne.*—Ces affections sont nombreuses, souvent fort insidieuses dans leur marche, et dans tous les cas, d'un diagnostic difficile. Nous allons les indiquer.

Au premier rang se place la *rupture de la membrane du tympan;* elle peut succéder à une inflam-

mation violente de l'oreille interne; on l'a vue survenir après des ébranlements violents, soit de cette membrane, soit de la tête, après des chutes des commotions de l'air produites par des décharges d'artillerie, l'introduction de corps étrangers dans le conduit auditif externe, peuvent encore la déterminer. Quelques pathologistes ont encore décrit l'*épaississement* de la membrane du tympan ou son *relâchement* parmi les causes de la surdité.

La *trompe d'Eustache* peut être *obstruée* par suite d'un engorgement inflammatoire chronique de la membrane qui tapisse la caisse ou le conduit lui-même, par l'accumulation et l'épaississement de pus et de mucosités dans ce canal; les amygdales hypertrophiées, des ulcérations de mauvaise nature siégeant sur le pharynx, dans son voisinage, peuvent encore déterminer cette oblitération d'une manière complète ou incomplète.

Les *abcès* peuvent se développer dans la cavité des cellules mastoidiennes, dans l'épaisseur de cet os nécrosé ou carié; ou bien le pus peut venir de l'extérieur, en perforant le temporal de dehors en dedans. Ces inflammations peuvent encore prendre naissance dans la cavité du tympan, comme nous le verrons en étudiant les inflammations de l'oreille.

Après les abcès viennent les *tubercules*, développés dans l'épaisseur du rocher, et dont on a recueilli un grand nombre d'exemples dans ces dernières années; enfin, des *polypes* apparaissent quelquefois à l'extérieur, après avoir pris pour point de départ la cavité du tympan, et même des régions plus profondes de l'appareil auditif.

L'étude des *corps étrangers* arrêtés dans la caisse du tympan forme encore un chapitre fort intéressant des maladies de l'oreille. Ces corps peuvent venir du dehors, après avoir traversé la membrane du tympan; ils peuvent venir de la cavité du tambour elle-même. Dans les caries du rocher, par exemple, des fragments d'os détachés, des osselets dont les adhérences ont été détruites, peuvent agir comme de véritables corps étrangers, et demander les mêmes manœuvres.

3° *Maladies de l'oreille interne.* — Je ne ferai pas une longue exposition de ces lésions, qui ne sont pas toutes bien connues dans leur nature; j'annoncerai seulement toutes les lésions mécaniques dues aux maladies des parties qui forment l'ensemble du labyrinthe, et lesquelles n'agissent que d'une manière secondaire sur l'audition; puis les vices de conformation, les paralysies, etc., affections sur lesquelles nous reviendrons dans un moment, en traçant l'histoire de la surdité, de ses causes et de son traitement.

4° *Maladies communes à l'ensemble de l'appareil auditif.* — Ce sont les *inflammations* ou *otites*. Nous allons les étudier dans les divers points de l'appareil auditif.

Otite externe. — Plusieurs affections de nature inflammatoire peuvent attaquer le conduit auditif externe; plusieurs pathologistes ont même voulu établir des variétés basées sur le siège anatomique de ces flegmasies: ainsi, on a décrit une otite *érysipélateuse*, siégeant sur la couche cutanée du conduit; une otite *catarrhale*, due à l'inflammation des follicules du méat auditif; une otite *flegmoneuse*, qui envahit le tissu cellulaire sous-cutané; enfin, une otite *du périoste et de l'os*. Ces divisions ne me paraissent pas être d'une grande importance pratique.

L'inflammation du conduit auditif succède à des contusions, à la présence de corps étrangers, à l'action d'un air froid et humide; elle peut encore survenir spontanément chez les individus cachectiques atteints de scrofules ou d'affections cutanées. Les symptômes les plus ordinaires sont la rougeur du conduit auditif, un gonflement plus ou moins considérable, des picotements, des démangeaisons, des douleurs parfois vives et lancinantes, et exagérées par le moindre mouvement de la mâchoire, siégeant dans l'oreille. En même temps, tintements, dureté de l'ouïe, ou surdité plus ou moins complète. Quand la lésion est peu profonde, la sécrétion du cérumen est seulement augmentée; mais, dans les inflammations un peu internes, il s'y fait bientôt un écoulement de matières blanches, verdâtres , sanguinolentes, parfois très-fétides, et dont l'âcreté est telle, qu'elles ulcèrent le pourtour du méat auditif et de la conque. A ce cortège de symptômes locaux se joignent du malaise, de la céphalalgie, une fièvre souvent intense, de l'insomnie, etc.

Lorsque l'inflammation est peu intense, on peut se borner à faire, dans le conduit auditif, des injections mucilagineuses , à panser avec du coton imbibé d'huile d'amandes douces ou d'eau blanche; en même temps, bains de pieds, régime. Les purgatifs, la diète, les applications de sangsues au pourtour de l'oreille, les ventouses scarifiées dans le même point; au besoin, la saignée générale, les embrocations oléagineuses ou calmantes dans le conduit auditif, les cataplasmes émollients, serviront à combattre l'otite, lorsque le mal revêtira des caractères plus sérieux.

Lorsque les accidents inflammatoires seront calmés, il faudra diriger l'attention sur l'état du conduit, dans la crainte qu'il ne s'y établisse quelque rétrécissement ou des ulcérations rebelles.

Quelquefois l'otite paraît avoir presque exclusivement son siège la membrane du tympan. Si on examine celle-ci avec soin, on aperçoit qu'elle est couverte de petites granulations d'un rouge vif; elle paraît gonflée, le conduit auditif est sec, la sécrétion du cérumen peu abondante. En même temps, on observe la présence des symptômes que j'ai déjà signalés précédemment. La perforation du tympan peut avoir lieu.

Le traitement à opposer à ces accidents est le même que celui que nous avons indiqué pour combattre l'otite du conduit auditif; je dirai toutefois, avant de passer outre, que l'inflammation partielle de la membrane du tympan me paraît exister rarement seule. Si on la décrit ainsi dans les traités , c'est que l'on a, selon moi, méconnu les phénomènes morbides qui l'accompagnent ou lui donnent naissance : ainsi, les inflammations de l'oreille moyenne, les polypes de cette cavité, venant presser contre le tympan , et souvent même le perforer, voilà des maladies de l'oreille qui doivent influer fréquemment sur le développement de l'altération de la membrane du tympan , telle que je viens de l'indiquer.

Je passe à l'*inflammation de l'oreille moyenne,* dite *otite interne,* qui est plus grave que la précédente. Elle s'annonce par une tension fatigante que le malade éprouve dans l'oreille ; en même temps ,

audition difficile, sensation de bourdonnements, de sifflements confus; le bruit et les mouvements de la mâchoire exaspèrent la douleur , qui devient souvent excessive. On observe encore de l'agitation, la perte du repos et du sommeil , la fréquence du pouls, la fièvre. Les yeux deviennent rouges et larmoyants, une sensation de chaleur âcre occupe l'arrière-gorge; expulsion difficile de mucosités épaisses, visqueuses, quelquefois sanguinolentes; engorgement des ganglions cervicaux et sous-maxillaires.

Aussitôt que l'on a pu soupçonner l'apparition d'une inflammation de l'oreille moyenne , il faut, par tous les moyens possibles, s'efforcer de la faire avorter. Saignées générales copieuses, révulsifs sur le tube digestif, pédiluves répétés , tels seront les premiers remèdes à employer. On aura ensuite recours aux saignées locales, aux injections opiacées, aux cataplasmes émollients ou faits avec de la farine de lin et des feuilles de verveine, aux bourdonnets, avec quelques grains de camphre dans le conduit auditif.

Malgré toute l'activité que l'on mettra dans ce traitement, il sera possible que l'on ne puisse pas obtenir la résolution des accidents inflammatoires : du pus se formera et s'accumulera dans la cavité du tympan. Bien que l'on puisse être porté à penser le contraire , l'évacuation du pus aura difficilement lieu par la trompe d'Eustache ; et, par conséquent, les symptômes inflammatoires, au lieu de s'amender, ne feront que paraître plus graves; la douleur, la fièvre augmenteront, et, dans quelques cas malheureux , une terminaison funeste pourra mettre fin aux jours du malade, après des souffrances horribles.

Il faudra chercher à obtenir l'évacuation du pus par les voies naturelles, c'est-à-dire par le conduit de la trompe d'Eustache : on le fera en engageant le malade à se gargariser avec force; en exposant le pharynx à des fumigations émollientes ; en pratiquant avec précaution des injections dans le conduit auditif interne; enfin, si ces moyens échouaient, et si les douleurs et la réaction l'exigeaient, il ne faudrait pas tarder à pratiquer la perforation de la membrane du tympan.

Il arrive fréquemment que l'inflammation du tympan, que nous venons de décrire, est suivie d'accidents chroniques auxquels on a donné le nom général d'*otites chroniques.* Dans ce cas, la membrane qui tapisse l'oreille moyenne reste ulcérée, fongueuse, elle pousse des végétations, ou bien le rocher participe lui-même à la maladie et suppure dans toute l'étendue de la cavité; les osselets sont détachés et rejetés au-dehors avec de petites esquilles qui proviennent des parties osseuses altérées; on a même vu la maladie se continuer jusqu'à l'aqueduc de Fallope, et paralyser la face en irritant ou en comprimant le nerf facial qui le traverse. Enfin, dans quelques cas plus graves encore, le rocher se perfore, et des accidents cérébraux avec suppuration des méninges, collections purulentes dans l'encéphale, phlébite des sinus de la dure-mère, déterminent rapidement la mort.

Heureusement, ces phénomènes terribles n'arrivent pas toujours, et les malades, plus ou moins infirmes, éprouvent pendant longtemps des symptômes moins graves : ainsi un assez grand nombre éprouvent seulement une surdité incomplète, de la gêne dans le conduit auditif, des céphalalgies intermittentes. Il s'y joint un écoulement plus ou moins abondant de matières séreuses, séro-purulentes, séro-sanguinolentes, sanieuses, quelquefois fétides. Si l'on examine l'oreille, on trouve le conduit auditif plus ou moins irrité, la membrane du tympan détruite ou perforée, les osselets disparus, des fongosités remplissant la caisse, etc. Tantôt les malades supportent, pendant de longues années, ces incommodités, sans éprouver de recrudescence dans leur maladie; d'autres, au contraire, présentent plusieurs fois des accidents nouveaux et suraigus, qui annoncent souvent l'extension de la maladie à des parties jusqu'alors intactes.

Des soins de propreté, des injections détersives, l'usage des dérivatifs, des exutoires, tels seront les moyens à employer pour la cure palliative de l'otite chronique.

Nous venons de tracer rapidement le tableau des maladies qui peuvent atteindre les diverses régions de l'appareil auditif; elles influent toutes, plus ou moins directement, sur les fonctions de l'audition; mais il est encore une foule de causes, souvent impossibles à saisir, qui, influant sur les parties constituantes de l'oreille ou sur l'appareil nerveux qui lui est annexé, finissent par amener une diminution, une perversion, ou même une abolition complète de la perception auditive; en un mot, qui produisent la surdité. Nous allons donc envisager cet accident en lui-même, chercher à reconnaître les désordres matériels qui lui donnent naissance, remonter à leurs causes, enfin voir ce que l'art peut faire dans beaucoup de circonstances, soit pour rétablir, soit pour améliorer les facultés auditives. Les descriptions que nous avons faites plus haut faciliteront souvent l'exposition dans laquelle nous allons entrer.

Névroses de l'audition, surdité accidentelle. — On désigne, par le mot de *surdité*, l'abolition plus ou moins complète du sens de l'ouïe. Le nom de *cophose* a été donné à la surdité complète, et celui de *dysécée* à la simple dureté d'oreille; mais il existe entre ces deux états une foule d'états intermédiaires dont les chirurgiens doivent étudier avec soin les différents degrés. Ainsi, un sujet n'entend qu'à des distances rapprochées, un autre n'entend que de loin; l'un perçoit les sons éclatants, l'autre les sons faibles; on en rencontre auxquels certaines intonations échappent ou qui perçoivent des bruits doubles, des sortes d'échos; il en est même qui éprouvent la sensation de bruits qui n'existent pas; enfin, la surdité est acquise ou congénitale. Nous étudierons plus loin cette seconde surdité.

Les causes de la surdité accidentelle sont nombreuses : on la voit se manifester pendant le cours d'affections graves ou de mauvaise nature, fièvres exanthémateuses, adynamiques, typhus, hémorrhagies; elle accompagne la pléthore, plusieurs affections catarrhales, les scrofules, la phthisie, etc., ou, du moins, elle se montre souvent vers le déclin de ces maladies et de beaucoup d'autres. Les lésions organiques ou fonctionnelles qui la déterminent dans ces cas sont diverses. Quant aux maladies de l'oreille qui peuvent lui donner naissance, nous citerons en première ligne les otites, surtout l'otite interne, les imperforations ou l'oblitération du conduit auditif, la rupture ou l'épaississement de la membrane du tympan, l'obstruction de la trompe d'Eustache, l'absence de l'air dans la caisse, comme je l'ai prouvé le premier. Il en est de même des flegmasies chroniques de la muqueuse de la caisse, de celle de la trompe d'Eustache, et même de l'arrière-gorge. Enfin les caries, les suppurations de la caisse ou des autres parties osseuses du rocher. Dans un certain nombre de cas, il n'est même pas possible d'invoquer de semblables influences; ce sont ces variétés de la surdité qui ont été classées parmi les névroses, les paralysies. L'affaiblissement sénile, certaines lésions mal connues de l'appareil auditif interne, rentrent dans cette catégorie.

Il ne nous est pas possible de tracer la marche, de dire les causes et les symptômes de toutes ces lésions; il doit suffire que nous en présentions ici le tableau : c'est au praticien qu'il importe de bien connaître leur essence, de bien saisir leurs caractères, et par conséquent d'arriver, lorsqu'un cas de surdité est soumis à son examen, à déterminer avec précision la nature des lésions qui lui donnent naissance.

Plusieurs moyens servent au médecin pour faciliter ses recherches : ainsi, il joint à l'appréciation exacte des antécédents de la maladie, à la recherche et à l'analyse des symptômes, la mensuration du degré auquel est arrivée la surdité, en interrogeant l'organe au moyen d'une montre, ou bien avec l'instrument d'Itard, appelé acoumètre. Le spéculum de l'oreille permet d'explorer l'état du conduit auditif, de la membrane du tympan, de la caisse même, lorsque le diaphragme membraneux a été détruit. Le cathétérisme de la trompe d'Eustache, les injections d'air ou de liquides par la même voie, si la membrane du tympan est perforée, aident encore puissamment au diagnostic.

C'est ici le lieu de mentionner quelques opérations qui ont été pratiquées dans l'espoir de trouver un remède, ou du moins une amélioration à quelques espèces de surdité. En première ligne viennent les injections d'air ou de liquides dans la caisse du tympan, par la voie de la trompe. Cette pratique réussit fort bien dans un grand nombre de rétrécissements, d'obstructions de la trompe d'Eustache; dans le cas d'inflammations chroniques de la membrane muqueuse, ou de celle de la caisse du tympan; dans plusieurs maladies de cette dernière cavité. Cette opération a été pratiquée au moyen d'un grand nombre d'instruments divers que nous ne pouvons décrire; disons seulement qu'on préfère généralement, aujourd'hui, des instruments flexibles en gomme élastique, que j'ai introduits dans la pratique. J'ai aussi contribué à faire abandonner les injections liquides, que je remplace par des injections d'air, auxquelles beaucoup de chirurgiens ont uniquement recours aujourd'hui, comme moyen diagnostique et thérapeutique à la fois.

Il est une autre opération à laquelle on doit avoir recours, lorsque du pus est accumulé dans l'oreille moyenne, lorsqu'un polype, lorsque les végétations parties de la caisse donnent lieu à des accidents fébriles graves. Elle est encore applicable aux obstructions de la trompe rebelles au cathétérisme et aux injections; de même, on l'emploie pour les épanchements sanguins dans la cavité, dans la caisse; pour les dégénérescences diverses de la membrane du tympan, qui peut devenir dure, cartilagineuse, osseuse, etc. Je veux parler de la perforation de la membrane du tympan, qui fut pratiquée pour la première fois en 1801, par Astley Cooper. Un assez grand nombre de succès ou d'améliorations constatés autorisent aujourd'hui les praticiens à recourir à cette opération.

Pour ce qui est du manuel opératoire, il existe un grand nombre de procédés qui tous arrivent au même résultat; savoir : la perforation avec perte de substance de la membrane du tympan. C'est le but que j'ai voulu atteindre, en proposant aux opérateurs un instrument de mon invention, dont l'usage m'a permis d'obtenir d'heureux résultats. Une fois la perforation opérée, on soustrait l'oreille à l'influence de l'air et des bruits extérieurs, et, les jours suivants, on cherche à maintenir la perforation au moyen de bougies flexibles; en même temps, des injections émollientes doivent nettoyer la cavité du tympan, et même il faut chercher, par le même moyen, à désobstruer la trompe d'Eustache de dedans en dehors. Employer avec persévérance ces pratiques m'a souvent fait obtenir des guérisons inespérées.

Reste la perforation de l'apophyse mastoïde, qui a été tentée plusieurs fois avec des résultats bien divers. Quoi qu'il en soit, cette opération est peu connue en France, parce que le plus grand nombre des chirurgiens se sont prononcés contre elle, et nous aurions besoin d'un plus grand nombre de faits que la science n'en possède, pour pouvoir conclure. Au point de vue de l'exécution, cette trépanation est des plus simples.

Surdité congénitale; surdi-mutité. — La surdité de naissance est, dans un grand nombre de cas, la conséquence de lésions toutes matérielles; ce sont : un développement incomplet des parties qui composent le labyrinthe, la présence de concrétions plâtreuses dans la caisse, des végétations de la membrane muqueuse qui la tapisse, des altérations diverses des nerfs, l'oblitération de la trompe, l'imperforation du conduit auditif. Il est souvent difficile de reconnaître, dans les premiers temps de la vie, le degré de la surdité, laquelle entraîne nécessairement la mutité, lorsqu'elle est complète. Ces degrés divers ont engagé les médecins qui ont donné leurs soins aux malheureux ainsi séquestrés de la société, à établir plusieurs catégories parmi eux. Les plus favorisés entendent la parole, d'autres n'entendent que la voix; il en est que les sons seuls impressionnent; enfin, quelques uns ne perçoivent plus que les bruits; chez d'autres, la surdité est absolue.

De nombreux essais ont été tentés pour apporter quelque amélioration à la condition des sourds-muets; le chirurgien possède pour cela les divers moyens que nous avons exposés plus haut : le cathétérisme de la trompe, les injections dans la caisse, la perforation du tympan, et d'autres encore. Lorsqu'ils sont insuffisants ou inutiles; il reste encore une ressource, celle de suppléer à la fonction qui fait défaut, et de travailler au développement de l'intelligence du sourd-muet, au moyen d'une langue conventionnelle. Tel a été le but de nos travaux quand, nous efforçant de remplacer les procédés défectueux jusqu'alors mis en usage, nous avons proposé un système simple et logique de dactylo-

gie, qui a reçu les suffrages de l'Institut et d'une foule d'hommes éclairés.

Aujourd'hui que l'élan est donné, il serait à désirer que le Gouvernement prît l'initiative, pour fonder un établissement dans lequel les sourds-muets incurables recevraient l'éducation nécessaire, tandis que les sourds-muets améliorés ou guéris y trouveraient aussi l'enseignement indispensable pour arriver à utiliser un organe recouvré par eux, le plus souvent sans profit, faute d'une direction indispensable.   DÉLEAU jeune.

Docteur en médecine, couronné par l'Académie des sciences pour des travaux sur les maladies de l'oreille.

OREILLE - D'ANE (*bot.*). (V. *Consoude* (grande.)

OREILLE-D'HOMME (*bot.*). (V. *Cabaret.*)

OREILLE-D'OURS (*bot.*). (V. *Primevère.*)

OREILLETTE (*anat.*), s. f., petite oreille. Nom donné à deux appendices charnus qui sont à la base du cœur, et qui forment deux cavités qui communiquent avec les ventricules; les oreillettes, que l'on distingue en droite et en gauche, jouent un rôle très-important dans la circulation. (V. ce mot et *Cœur.*)

OREILLONS (*path.*), s. m. p. Sorte de tumeur qui se développe derrière l'oreille, dans le tissu cellulaire dense et serré qui entoure la glande parotide. (V. ce mot.)

ORGANE (*anat.*), s. m., en latin *organum*, du grec *organon*, instrument. On désigne ainsi toutes les parties d'un être vivant, végétal ou animal, destinées à exercer une fonction : ainsi, les feuilles, les racines, sont les organes des végétaux; les fleurs sont composées par plusieurs organes, tels que la corolle, le calice, le pistil, les étamines, etc. Les organes peuvent donc être simples ou composés, c'est-à-dire formés par une réunion d'autres organes : les feuilles, les racines, nous fournissent, dans les végétaux, l'exemple d'organes simples, tandis que les fleurs forment des organes composés. La même distinction peut se faire pour les animaux : les paupières, les lèvres, la langue, sont des organes simples; tandis que l'œil, l'oreille, le larynx, sont des organes formés par la réunion de plusieurs autres. Il n'est pas de mot plus fréquemment employé en anatomie et en physiologie que le mot organe, et il s'applique à chaque partie d'un être vivant destinée à remplir une fonction. L'étude des organes et leur classification constituent la science de l'anatomie; l'étude de leurs fonctions constitue la physiologie : étudier les organes et leurs fonctions, c'est apprendre la science de la vie.   J. B.

ORGANIQUE (*physiol.*), adj. Se dit des choses qui ont rapport aux corps organisés, aux corps vivants. Le corps de la nature ont été divisés par les naturalistes en deux classes, qui sont le règne inorganique ou minéral, et le règne organique, dans lequel sont compris tous les êtres vivants, végétaux et animaux. Le premier de ces règnes n'est soumis qu'aux lois générales de la physique et de l'affinité chimique; tandis que le second est soumis à des lois spéciales qui sont celles de la vie, et tous les phénomènes qui en découlent sont désignés sous le nom générique de phénomènes organiques. Les matières provenant des êtres vivants sont aussi désignées sous le nom de matières ou substances organiques. (V. *Organisme*.)   J. B.

ORGANISATION. (V. *Organisme*.

ORGANISÉ (*physiol.*), adj. Se dit de tous les corps vivants, l'organisation étant le caractère de la vie.

ORGANISME (*physiol.*), s. f. On entend généralement par organisme l'ensemble des lois qui régissent les corps vivants. Toutes les fois qu'un corps est soumis à ces lois, quelle que soit d'ailleurs sa place dans la nombreuse série des êtres, il constitue un organisme. Faire l'histoire de l'organisme, c'est donc à la fois tracer à grands traits les caractères généraux des êtres organisés, et faire l'histoire des lois qui président à leur organisation.

Les corps existent sous deux états dans la nature : d'abord à l'état brut, soumis aux lois générales de la physique et de l'affinité chimique, ne s'accroissant que par juxta-position de couches nouvelles de nature semblable aux précédentes ; leur composition est stable, et leur durée indéfinie : ce sont les substances minérales qui forment la masse de notre planète. Dans de certaines conditions, qu'il appartient à la science de définir, mais dont l'origine sera peut-être éternellement un secret, les substances que nous venons d'indiquer se mettent dans de nouveaux rapports, elles se combinent dans des proportions et avec des éléments différents; alors apparaissent des êtres à formes nouvelles, dont les rudiments sont formés de globules et de cellules qui sont joints les uns aux autres, au lieu des corpuscules anguleux que l'on observe dans les corps minéraux, quel que soit le degré de ténuité auquel on les réduise. Ces globules et ces cellules forment ce que l'on appelle le tissu aréolaire, tissu générateur de tous les autres tissus, rudiment de tout être organisé, qui s'observe dans le lichen comme dans l'arbre le plus élevé, dans le polype comme dans l'homme.

La matière a-t-elle été toujours soumise à ce double état sur notre planète, ou, en d'autres termes, les corps organisés y ont-ils toujours existé? Sans entrer ici dans de longues considérations sur l'histoire de notre globe, nous pouvons dire que les connaissances géologiques nous montrent une époque à laquelle aucun être vivant n'existait sur la terre, dont la croûte paraît formée par la solidification de matières jusqu'alors en fusion ou en dissolution dans un liquide. Les premiers êtres dont on aperçoit les traces, sont des mollusques, des zoophytes, des infusoires, espèces les plus rudimentaires parmi les animaux. Ils avaient pour habitation les vastes mers, dont toute la surface du globe paraît avoir été couverte ; les eaux ont donc renfermé les premiers végétaux et les premiers animaux. Plus tard, et lorsqu'apparaissent les îles et les continents, on trouve les débris d'animaux plus parfaits, de végétaux d'un ordre plus élevé; et enfin, dans la période la plus récente, apparaît l'homme et les espèces qui l'avoisinent, comme complément de la création, comme l'être le plus avancé et le plus parfait.

Quelles sont les causes qui ont favorisé l'organisation de la matière, et par quelle influence se sont produits tant d'êtres divers? Ici est le secret de la création, qu'il n'appartiendra peut-être jamais à l'homme de pénétrer. Nous voyons sous nos yeux se développer une foule d'êtres de nature et de mœurs diverses; nous suivons toutes les phases de leur existence, depuis l'instant où nous apparaît le germe, jusqu'au moment où cesse ce cycle, ou, comme le dit Cuvier, ce tourbillon toujours actif que l'on nomme la vie. Mais, pour nous, chaque être nouveau succède à un être préexistant, à un parent qui l'a précédé ; point de créations nouvelles, point d'êtres nouveaux. Partout où l'on voit la matière, jusqu'alors inerte, s'organiser, on trouve un germe qui a pu rester longtemps inactif, parce qu'il ne trouvait point de circonstances favorables à son développement. A peine les circonstances se manifestent-elles, que le germe entre en activité, l'être apparaît, parcourt toutes les phases de la vie, et se détruit en laissant après lui d'autres germes chargés de perpétuer l'espèce. Telle est en abrégé l'histoire de tous les êtres vivants.

Depuis Needham, qui avait cru créer des anguillules avec de la farine et de l'eau, jusqu'à nos jours, des naturalistes d'un mérite réel, entraînés par leur imagination, ont cru aux générations spontanées, à des êtres le plus souvent appartenant aux espèces les plus simples, produits par des circonstances fortuites. L'article *Création*, du *Dictionnaire classique d'histoire naturelle*, publié en 1824, contient les arguments les plus complets et les plus forts, pour soutenir cette opinion, pour laquelle on en est encore aujourd'hui à trouver des preuves concluantes. Les recherches modernes, auxquelles l'usage presque général du microscope a donné tant de puissance, ont eu pour résultat de venir ajouter des nouveaux faits à ceux déjà si nombreux de la préexistence des germes, et repousser plus que jamais l'hypothèse des générations spontanées.

Les germes, lorsqu'ils appartiennent au règne végétal, se nomment graines ou spores ; ils se nomment œufs lorsqu'ils proviennent des animaux. Il existe entre ces deux natures de germes une analogie qu'il ne nous appartient pas de démontrer, cet article étant spécialement consacré à l'organisation animale. *Tout vient de l'œuf*, est un axiome ancien que la suite des siècles n'a fait que confirmer. Cette manière de définir l'origine de la nature vivante, annonçait la justesse de vue des premiers observateurs. (Pour l'étude de la fécondation et de l'évolution de l'œuf, voy. *Génération* et *Ovologie*.)

Bien que toutes les espèces animales aient pour origine un fait commun, il y a cependant entre elles des différences énormes qui frappent l'œil des observateurs les moins attentifs, différences qui n'existent pas seulement dans la forme, mais qui sont encore dans les habitudes, les mœurs, les milieux dans lesquels vivent ces innombrables variétés d'êtres. Comment comprendre que des substances qui sont les mêmes, que des lois qui sont semblables pour tous, aient produit tant d'organismes divers, n'ayant de rapport entre eux que par les faits généraux que nous signalons ?

Il devient nécessaire maintenant, pour comprendre cet admirable ensemble, de montrer ces grandes lois qui règlent l'existence de tous les êtres vivants, et qui nous ont été révélées par les naturalistes modernes, Cuvier, Geoffroy-Saint-Hilaire, Meckel, Carus, etc. C'est la subordination des fonctions à la forme des organes, et la modification de ceux-ci par les influences extérieures. Ainsi , la perfection d'un être tiendra à la perfection de ses organes ; pas de fonctions supérieures là où n'existeront pas les conditions matérielles de leurs manifestations. Pour citer un exemple, les fonctions de la vision, de l'audition, seront d'autant plus parfaites, que l'œil, l'oreille , qui en sont les agents, auront eux-mêmes plus de perfection. Cette loi est générale et unique pour tous les animaux ; de là aussi cette simplicité de forme , ce petit nombre d'organes que l'on trouve dans les espèces inférieures.

Tous les naturalistes n'ont pas partagé les mêmes opinions relativement à la modification des formes ou des organes par les circonstances extérieures; les uns, et Cuvier était de cet avis, croyaient à des créations diverses, et à la persistance des formes pour chaque espèce, nonobstant les influences qui pouvaient agir sur elles. Geoffroy-Saint-Hilaire, et avec lui les savants de l'Allemagne , et un grand nombre de naturalistes français, restreignait l'action créatrice , en limitait l'étendue, en admettant, avec quelques uns des plus hardis philosophes des derniers siècles, une unité de plan , de composition pour les animaux, et des modifications diverses , suivant les milieux dans lesquels ils se trouvent jetés. Ce sont ces doctrines qui donnèrent lieu à l'importante discussion *sur l'unité de composition* , qui divisa, il y a près de quinze ans , le monde savant : ainsi, pour Cuvier, il y avait seulement analogie de composition entre les espèces animales; tandis qu'il y avait unité et rapport à un type commun pour Geoffroy-Saint-Hilaire.

Entre des noms si respectables , entre des doctrines qui , pour bases , prennent l'ensemble des faits observés , et pour temps la durée du monde, il est difficile de se prononcer ; chaque opinion , qui ne doit encore avoir que la valeur d'une hypothèse, s'appuie sur des données sérieuses et bien observées. A l'avenir peut-être! peut-être ! la solution d'une question qui a préoccupé des hommes de génie , et qui touche de si près au secret de la création. (Pour l'influence des agents extérieurs sur les espèces animales, voy. *Climat.*)

Dans un organisme, avons-nous dit, il existe des organes matériels et des fonctions qui en sont la conséquence ; les organes matériels sont composés de diverses parties qui ont été nommées tissus, et qui ont une structure et une organisation analogue quelles que soient les espèces et les organes dans lesquels on les observe. Les tissus eux-mêmes sont réductibles en parties élémentaires, encore organisées, qui sont des fibrilles, des lames, des globules. Enfin, toutes ces matières donnent comme dernier résultat à l'analyse chimique, de l'hydrogène, du carbone, de l'oxygène et de l'azote ; auxquels il faut joindre des oxydes métalliques, des métaux , des métalloïdes, existant en moins grande proportion et répandus d'une manière moins générale, comme la chaux , la magnésie, la potasse, la soude, l'oxyde de fer, le cuivre, le plomb, le phosphore, etc. Mais ces matières, qui existent d'une manière normale ou bien accidentelle dans les organismes, n'ont pas le caractère de généralité que présentent les quatre premiers corps que nous avons indiqués , et qui sont indispensables à l'organisation de tous les animaux. Quelques savants ont même fait de ce composé quaternaire le caractère de l'animalité ;

car, tandis que les végétaux ne sont composés que de trois corps , hydrogène , oxygène et carbone, les animaux en ont un quatrième , qui est l'azote. Ce corps, qui se rencontre toujours et infailliblement dans les substances animales, se trouve aussi quelquefois dans les végétaux, mais seulement dans certaines espèces , en petites proportions , et dans celles qui sont destinées, pour ce fait sans doute, à la nourriture des animaux : ou bien encore dans les cryptogames , tels que les champignons, les lichens, les bissus, qui se trouvent sur la limite des deux règnes.

Chez les animaux les plus inférieurs, le corps entier n'est composé que d'un tissu simple , comme parenchymateux; une cavité intérieure existe avec une seule ouverture , par laquelle s'introduisent les aliments qui ne pénètrent dans les organes de l'animal que par simple imbibition; la même ouverture rejette le résidu de cette digestion. C'est là l'organisme le plus simple , le polype, le premier degré de l'échelle, si l'on en excepte les *psychodiaires*, ces espèces moitié plantes et moitié animaux dans le cours d'une même existence , et qui, pour ce fait, sont placées sur la limite des deux règnes.

Le caractère le plus rudimentaire de l'animalité, c'est la sensibilité; et dans certaines limites la locomotion , c'est-à-dire la faculté de sentir et de se mouvoir ; il n'y a point d'animalité s'il n'y a point de sensation perçue ; les organes de ces perceptions sont les sens. Dans les espèces les plus simples, il n'existe qu'un seul sens, le tact, qui se trouve répandu dans tout le corps de l'individu; on peut même dire que ce sens primitif est le générateur des autres sens, qui ne sont que des modifications de la faculté tactile. A mesure qu'on s'élève dans l'échelle animale, on voit apparaître les autres fonctions sensitives, la vision, l'audition, l'olfaction, le goût (V. ces mots). Il y a toujours entre le développement des sens et la perfection des formes de l'animal, un rapport qui est constant, et jamais on ne trouvera dans des organes incomplets des fonctions supérieures et douées de quelques perfections.

La simplicité de fonctions , l'uniformité d'organisation , rendent , dans les espèces inférieures, la vie moins dépendante de l'ensemble de l'organisme ; chaque partie est douée d'une vitalité qui lui est propre ; elle peut être séparée et continuer à vivre ; elle peut même former un individu nouveau , un organisme complet. Les vers de terre ou lombrics peuvent être séparés en plusieurs morceaux, et chaque segment donne tout un ver nouveau, qui devient aussi complet que celui qui a été primitivement divisé. Duhamel a coupé, et pour ainsi dire haché des polypes d'eau douce, des hydres, et chaque fragment a donné lieu au développement d'un polype aussi bien organisé, aussi entier que le premier individu. Lorsque l'on s'élève dans la série animale, les organes se compliquent , ils deviennent nombreux, les fonctions sont plus réparties, et leur ensemble devient plus indispensable à la vie de l'individu. Alors on ne voit plus de fragments d'individu pouvant donner naissance à un individu complet ; mais il se manifeste encore des phénomènes de reproductions des organes même les plus importants; ainsi , on peut couper la tête de certains mollusques sans tuer l'animal ; l'expérience a été faite sur des colimaçons, qui, après être restés un certain temps dans leur coquille, sont sortis avec une tête nouvelle semblable à la première. Cette faculté de reproduction d'organes composés, suit même les espèces animales jusqu'à des ordres plus élevés : qui ne sait que les membres de certains crustacés se reproduisent lorsqu'ils ont été enlevés? de là l'inégalité de grosseur que l'on remarque souvent dans les pinces des écrevisses et des homards qui sont servis sur nos tables. Dans un ordre encore plus avancé, parmi les batraciens, on peut couper la patte d'une salamandre aquatique, et il lui repousse un membre qui devient successivement aussi complet que le membre enlevé. Ch. Bonnet a, le premier, fait cette expérience, qui a souvent été répétée depuis, et je l'ai constatée moi-même sur des salamandres qu'avait amputées notre savant collaborateur, M. le docteur Poiseuille.

Les fonctions des animaux sont toujours partagées en deux grandes classes : les fonctions de relation et les fonctions de nutrition. Les premières mettent l'animal en rapport avec les corps extérieurs, et dans les organismes avancés elles sont soumises à l'empire de la volonté, de l'intelligence. Les secondes, au contraire, sont soustraites à la conscience de l'animal, elles servent à la conservation de l'individu, et aussi, dans les classes inférieures, à la reproduction de l'espèce. Dans les classes supérieures, au contraire, les fonctions de reproduction ou de génération dépendent à la fois des fonctions de relation et de nutrition. Cette division des deux ordres de fonctions avait déterminé Bichat à partager la vie en deux, et à admettre une vie animale ou de relation, et une vie organique ou nutritive : la locomotion, les sens et l'intelligence se trouvaient classés dans la première, qui était soumise à l'empire de la volonté; la respiration, la circulation, la digestion, les sécrétions, étaient classées dans la seconde, et s'exerçant sans la participation de la volonté. Cette distinction de la vie en deux parties n'a rien de positif dans la réalité; ce n'est qu'une division de fonctions utile pour l'étude, et Bichat lui-même, malgré les considérations vraiment supérieures qu'il consigna dans son immortel ouvrage d'anatomie générale, ne pouvait croire à deux vies entièrement séparées et pouvant être indépendantes; car le principe de la vie est un, et résulte de l'ensemble de toutes les grandes fonctions de l'économie.

Pour les espèces supérieures, il existe un ordre de fonctions dont on trouve la trace même dans les insectes, et qui n'acquiert son complet développement que chez l'homme. Chez les animaux, cette fonction se nomme instinct, et chez l'homme intelligence; imparfaite chez les premiers, s'étendant seulement aux choses matérielles qui sont nécessaires à la conservation de l'individu ou de l'espèce, elle acquiert chez l'homme une supériorité qui a permis de croire qu'il ne pouvait y avoir analogie dans la source de ces deux facultés, et qu'elle devait son origine, pour notre espèce, à un principe immatériel, à une émanation de la Divinité, que l'on a nommé ame. Nous ne renouvellerons pas ici des discussions sur l'existence et la nature de ce principe, admis par tous les peuples, et dont l'idée paraît innée dans l'espèce humaine. Ce n'est que dans les rameaux les plus inférieurs et les plus bruts de notre espèce, que l'on a trouvé l'absence complète de toute notion sur l'existence de ce siège de l'intelligence, principe de la vie, dont notre illustre et savant collaborateur et maître, M. Pariset, a traité d'une manière si remarquable au mot *Ame*.

On s'exposerait à l'erreur, si l'on croyait que toutes les fonctions mentales des animaux sont bornées à l'instinct. Dans certaines espèces voisines de l'homme, dans l'orang, le chimpanzée, qui sont des singes de grande taille, on observe des faits qui indiquent des opérations de l'esprit qui sont au-dessus de l'instinct ordinaire des animaux, et qui doivent exiger l'action de la réflexion. Cette supériorité de l'instinct s'observe aussi chez les animaux domestiques que nous avons perfectionnés par l'éducation; le chien, l'éléphant, le cheval, donnent souvent la preuve qu'il existe chez eux des idées indépendantes de leurs besoins matériels. Ainsi ils gardent le souvenir du bienfait et de l'offense; ils comprennent le danger que peut courir le maître qu'ils chérissent, et se dévouent pour le sauver, etc. Mais l'homme seul, dans l'espèce animale, peut transmettre ses idées, profiter de l'instruction de ses contemporains et de ses devanciers; il doit cette faculté à une intelligence plus parfaite, à un cerveau plus complet; là est sa véritable force, force qu'il doit plus encore à son intelligence qu'à sa conformation physique.

Dans tous les organismes il existe de certains rapports de nivellement entre les organes, qui font que quelques uns d'eux ne peuvent prendre un développement extraordinaire qu'aux dépens de quelque autre; c'est ce que Meckel a nommé *loi de balancement des organes*. Cette espèce de compensation et de pondération des organes s'observe, soit dans un même organisme, soit dans des organismes variés; cette loi et les arrêts de développement ont suffi à M. Geoffroy-Saint-Hilaire pour expliquer les monstruosités individuelles et les anomalies que présentent certaines espèces. Les naturalistes allemands ont encore admis une loi de *variété des organismes*, sur laquelle est fondée la variété que présentent toutes les nombreuses espèces du règne animal; une *loi de réduction à un type commun*, c'est l'unité de composition si controversée entre Cuvier et Geoffroy-Saint-Hilaire, dont nous avons parlé au commencement de cet article; et enfin une *loi de tendance finale*, ou de conservation de l'individu et de perpétuité de l'espèce. Nous n'entrerons pas dans les développements des principes généraux, qui nous entraîneraient bien au-delà des limites que nous nous sommes tracées. Mais les lecteurs, curieux de s'instruire des grandes doctrines de la philosophie zoologique, trouveront dans la Philosophie anatomique de Geoffroy-Saint-Hilaire, dans l'Introduction à l'anatomie comparée de Meckel, dans celle du règne animal, et dans l'Anatomie comparée de Cuvier, les renseignements les plus complets et les plus intéressants.

Quelle est la durée d'un organisme? C'est une question qui se trouve naturellement la conséquence des faits déjà indiqués; cette durée varie dans des limites infinies : c'est la vie, qui n'est que de quelques heures pour certaines espèces, et de plusieurs siècles pour d'autres; certains végétaux, des byssus, des champignons, vivent à peine une journée, et le baobab gigantesque des régions tropicales vit plusieurs milliers d'années. Dans le règne animal, les limites sont plus restreintes, la vie la plus courte est au moins de plusieurs jours, si l'on en excepte l'éphémère, qui ne vit qu'un seul jour à l'état parfait ; et la vie la plus longue dépasse rarement un siècle. L'éléphant, la baleine, le perroquet, vivent, dit-on, bien au-delà ; mais on n'a pas encore de données déterminées sur la durée réelle de leur existence. (V. *Longévité*.)

Par le fait même de leur évolution, les organismes marchent vers leur destruction, c'est-à-dire vers l'instant où doit cesser leur individualité, et où tous les éléments qui les composent doivent être soumis de nouveau aux lois de la matière brute. Pour beaucoup d'entre eux, ce moment arrive lorsque l'individu a pourvu à la continuité de l'espèce, en déposant le produit de l'accouplement, les œufs ou les larves qui sont destinés à former les générations futures, et cela a lieu pour presque tous les insectes à métamorphoses. Dans les anguillules de la colle de pâte, la naissance des petits détermine la mort de la mère, dont le corps, vers les derniers moments, n'est plus qu'une vessie remplie par les petits qui sont roulés en spirale ; l'enveloppe crève, la mère disparaît, et une génération nouvelle se produit, pour disparaître à son tour, en donnant naissance à de nouveaux produits.

Dans les espèces supérieures, la vie se prolonge bien au-delà de la faculté génératrice. Dans l'espèce humaine, la femme cesse de concevoir vers la fin du deuxième tiers de la vie, tandis que chez l'homme la faculté génératrice se prolonge davantage. La durée de la vie de l'homme peut être rangée parmi les plus longues dans le règne animal ; elle varie suivant les races et les climats, mais on sait que dans le nord de l'Europe, et même en France, les centenaires ne sont pas rares ; on peut citer des départements où ils sont relativement assez nombreux. La cause de destruction des animaux paraît dépendre d'une tendance au raccornissement, à l'ossification, qui se manifeste dans tous les organes ; tout le monde sait que les jeunes animaux ont les organes plus mous, les os moins durs que les individus adultes. Lorsqu'a cessé complètement la période d'accroissement en hauteur et en épaisseur, les tissus prennent une rigidité qui, pour quelques uns, va jusqu'à l'ossification ; la matière animale diminue de proportion dans les os, et ceux-ci prennent une fragilité qui rend les fractures si faciles chez les vieillards : ce n'est que dans l'espèce humaine, et encore parmi les peuples civilisés, que l'on observe ainsi les progrès de l'extrême vieillesse.

Parmi les animaux et les peuples sauvages, l'absence de moyens de protection et de conservation, la nécessité de pourvoir à sa nourriture, dont la difficulté augmente en raison de la diminution des forces, abrègent d'une manière notable la vie des individus : les animaux domestiques participent en partie au bénéfice de l'homme dont ils suivent la condition. Ces faits prouvent, mieux que tous les raisonnements et les données historiques apocryphes, que la civilisation a contribué à prolonger la vie de l'homme ; soutenir le contraire, serait défendre un paradoxe qui a été en grande faveur parmi les philosophes du siècle dernier, mais que l'observation des faits et les relevés statistiques ont complètement réfuté. (V. *Homme, Age.*)

Pour l'étude des phénomènes qui accompagnent la cessation de la vie, voy. *Mort.*   J.-P. BEAUDE.

ORGANOLOGIE (*littér. méd.*), s. f., du grec *organon*, organe, et *logos*, discours. On donne ce nom à un traité sur la composition des organes.

ORGASME (*physiol.*), s. m., *orgasmus*, du grec *orgasmos*, de *orgao*, je désire avec ardeur. On désigne par ce mot une augmentation de l'état vital dans une partie qui détermine la turgescence et l'excitation nerveuse ; les tissus érectiles, la lèvre, le mamelon, etc., sont facilement le siège d'orgasme. On dit aussi l'orgasme vénérien, pour indiquer l'érection des organes génitaux.

ORGE (*bot. et mat. méd.*), s. f. C'est le fruit ou la semence de l'orge vulgaire hâtif ou printannier, *hordeum vulgare*, L. ; famille des Graminées, J. La connaissance de l'orge remonte à une si haute antiquité, et cette graminée est maintenant tellement répandue, qu'il est difficile d'indiquer d'une manière précise le pays d'où elle tire son origine. Si l'on en croit les anciens auteurs, et notamment Pline, elle aurait servi de première nourriture à l'homme. Du temps de ce naturaliste, la farine d'orge, mêlée à l'eau et réduite en pâte, était administrée aux chevaux sous forme de bols, pour développer leur énergie musculaire. Suivant le même auteur, les maîtres d'escrime, à Athènes, recevaient une pension annuelle d'orge, ce qui leur avait fait donner le nom d'*hordearii*, orgiers ; les vainqueurs aux courses participaient aussi à cette sorte de libéralité. Ce n'est pas que l'orge y fût en grande estime comme substance alimentaire, car elle était presque exclusivement réservée pour la nourriture des chevaux, et appelée, en conséquence, *blé de cheval* ; mais c'est qu'on lui attribuait, comme nous l'avons dit, une action toute spéciale sur le tissu musculaire.

La farine d'orge est bien inférieure en qualité à celle du blé et même du seigle. Elle est, comme on le dit vulgairement, plus courte et moins élastique ; sa blancheur est aussi moins éclatante, elle est même nuancée de rouge. La proportion très-faible de gluten qu'elle contient la rend peu propre à faire du pain ; aussi est-on généralement dans l'usage d'opérer son mélange, soit avec celle de froment, soit avec celle de seigle. Le pain qu'elle fournit isolément est assez nourrissant, mais, comme l'étymologie du mot *hordus* l'indique, pesant, et partant d'une difficile digestion. Cette sorte de résistance à l'action des voies digestives, prise au figuré, a fait dire proverbialement de ceux qui sont réfractaires à l'influence de l'éducation : *grossiers comme du pain d'orge.*

La farine d'orge, bien qu'émolliente, attendu qu'elle est formée d'une grande quantité de fécule amylacée et de mucilage, est rarement employée dans l'usage médical. Il n'en est pas de même du grain, lorsqu'il a été privé plus ou moins complètement de la partie corticale ; il constitue alors les orges mondé et perlé, dont nous allons bientôt parler. La farine brute d'orge contient en outre de l'hordéine ; ce principe, signalé d'abord par Proust, est une substance inodore, pulvérulente, non azotée, et conséquemment peu assimilable. Elle participe, suivant Berzélius, Raspail et Guibourt, plus de l'épicarpe que du fruit lui-même, et doit être plus abondante dans les orges couvertes que dans celles nues ; ce sont ordinairement ces dernières que l'on prend de préférence pour obtenir les orges mondé et perlé.

L'orge à laquelle on a enlevé l'écorce ou la pellicule externe, au moyen d'une meule courante dont l'action ne s'exerce qu'à la superficie du grain, prend le nom d'*orge mondé*. On nomme *orge perlé* celle dont le grain a été arrondi par l'action plus puissante de deux meules, dont l'une, supérieure et mobile, est rayonnée inférieurement de cannelures plus larges à la circonférence qu'au centre, et l'autre inférieure fixe, garnie d'un drap et d'un crin superposés, et destinés à garantir le grain, pendant l'opération, du contact trop rude et trop contondant de la meule inférieure. Cette fabrication, dont la Hollande a eu longtemps le monopole, s'effectue maintenant dans plusieurs fabriques de France qui fournissent presque aux besoins de la consommation.

L'orge mondé s'emploie exclusivement en médecine, comme rafraîchissant, et le plus souvent sous forme de décoction, dans la proportion de 15 grammes d'orge pour 1 kilogramme et demi d'eau, réduit à 1 kilogramme. Cette boisson simple était connue des Romains sous le nom de *ptisanne*, dénomination qui s'est conservée jusqu'à nous, et qui a été étendue à un grand nombre d'autres boissons médicinales : unie à la réglisse, l'orge forme la tisanne commune des hôpitaux.

L'orge perlé est employé, dans la même proportion, comme tisanne adoucissante et nourrissante. On l'édulcore, soit avec du sucre, soit avec le sirop d'orgeat même, qui, soit dit en passant, ne contient pas d'orge. Elle entre, en outre, dans le régime diététique comme adoucissant et nutritif; son usage tend à rétablir les forces affaiblies par de longues diètes, sans exercer de perturbation dans l'appareil digestif. L'orge perlé est en Allemagne l'objet d'une grande consommation comme substance alimentaire; il fait dans ce pays, sous forme de potage, la base du repas du soir.

L'orge est, après le blé, la semence ou le grain qui fournit le plus d'amidon; aussi l'emploie-t-on de préférence dans ce genre de fabrication, attendu aussi la modicité de son prix. Le plus ordinairement on lui associe les blés avariés dont on ne pourrait tirer d'autre parti.

Enfin l'orge est cultivée dans certaines contrées, et notamment en Angleterre, presque exclusivement pour la fabrication de la bière. Dans ce cas, on lui fait subir une germination artificielle qui la convertit en *malt*. Pour bien comprendre cette opération, il est bon de remarquer que la substance des cotylédons, qui, dans le grain confié à la terre, sert à la nourriture de la jeune plante, se convertit, sous l'influence de la chaleur et de l'humidité, en sucre et en mucilage. Le maltage effectué, soit dans les brasseries, comme on le pratique en France, soit dans des établissements spéciaux, comme cela a lieu en Angleterre, a pour effet d'obtenir artificiellement le même résultat. Dans ces deux opérations, c'est à la présence de la *diastase* dans les graines encore douées de vie, qu'est due, pendant la germination, la saccharification de la matière féculeuse. La bière, cette boisson si saine, si universellement connue, n'est donc autre chose

qu'une décoction d'orge germée, soumise à la fermentation pour développer le principe alcoolique qui constitue les boissons spiritueuses, boissons qui s'associent le plus utilement à tous les genres d'alimentation, lorsqu'on n'en fait pas un usage abusif. (V. *Bière, Malt, Fécule* et *Amidonnier*.)

COUVERCHEL.

ORGEAT (*pharm.*), s. m. On donne ce nom à un sirop fait avec une émulsion d'amandes douces, dans lequel entrait autrefois la décoction d'orge. Aujourd'hui on prépare ce sirop en pesant ensemble 500 grammes d'amandes douces mondées, 150 grammes d'amandes amères, et 500 grammes de sucre; on ajoute peu à peu 120 grammes d'eau pendant que l'on pile le mélange; ensuite on délaie la masse dans 1,500 grammes d'eau, on passe en exprimant la liqueur, et on ajoute à la coiature deux kilos et demi de sucre blanc; on fait cuire jusqu'à consistance de sirop, et on aromatise avant le refroidissement avec 250 grammes d'eau de fleurs d'oranger. Le sirop d'orgeat, qui est aujourd'hui employé autant comme comestible que comme médicament, est adoucissant et tempérant; on peut le prendre comme boisson dans les inflammations aiguës; il est digéré quelquefois avec difficulté dans certaines affections de l'estomac. J. B.

ORGELET ou **ORGEOLET** (*chir.*), s. m. On donne ce nom à de petits furoncles qui se développent sur le bord libre des paupières, et particulièrement vers l'angle interne de l'œil; la forme de ces petites tumeurs, qui ressemblent à un grain d'orge, leur a fait donner leur nom. Ces tumeurs, qui souvent sont très-douloureuses, se terminent comme le furoncle; quelques lotions adoucissantes, des cataplasmes émollients, et quelquefois l'ouverture de la tumeur, sont les moyens qu'il convient d'employer. (V. *Paupières*.) J. B.

ORICULE, ORICULAIRE (*anat.*), s. f. et adj. On donne le nom d'oricule ou d'auricule, selon l'étymologie latine *auricula*, à la conque ou pavillon de l'oreille; le mot oriculaire désigne les parties qui appartiennent à cet organe. (V. *Oreille* et *Audition*.)

ORIGAN (*bot.*), s. m., *origanum*. Cette plante a donné son nom à un genre de la famille des Labiées, didynamie gymnospermie, L.; son nom vient du grec *oros*, montagne, et *ganos*, joie, joie de la montagne, parce qu'elle croît principalement dans les lieux élevés, où ces belles fleurs pourpres embaument l'air. Les espèces de ce genre sont vivaces, à tiges herbacées, à fleurs en tête ou en épis serrés quadrangulaires, accompagnées de bractées colorées. Elles croissent surtout dans le midi de l'Europe et le bassin de la Méditerranée. Les propriétés de ces plantes sont semblables à toutes celles de la famille des Labiées; les diverses espèces les plus usitées sont :

L'ORIGAN, *origanum vulgare*, qui croît dans les bois montueux et secs, le long des haies et des fossés, dans les terrains arides, où il fleurit à la fin de l'été. Il a des tiges rameuses, étalées et pubescentes; les feuilles sont opposées, ovales et pétiolées; les fleurs sont paniculées, entourées chacune d'une grande bractée d'un rouge vineux, ovales, ramassées au sommet de la tige en petites têtes carrées, la corolle est blanche d'abord et rougissant en-suite. Dans l'arrière-saison, cette plante prend une couleur rouge qui s'observe surtout dans les feuilles. L'origan est aromatique, d'une saveur amère et un peu âcre; on l'emploie en infusion théiforme, et il jouit de presque toutes les propriétés des plantes de la famille dont il fait partie; on l'emploie surtout dans les catarrhes chroniques; il est aussi considéré comme antispasmodique, tonique, sudorifique et emménagogue. Par la distillation, on prépare une huile essentielle d'origan qui laisse déposer du camphre : cette huile s'emploie pour en imbiber du coton que l'on introduit dans la cavité des dents cariées, avantage qu'elle doit partager avec les huiles volatiles des autres plantes de la famille des Labiées.

MARJOLAINE, *origanum majorana*, plante annuelle, souvent confondue avec une autre espèce, l'*origanum majoranoïdes*, qui est vivace; elle présente les mêmes propriétés que l'espèce que nous avons décrite ci-dessus, et s'emploie dans les mêmes circonstances; elle est aujourd'hui peu usitée, quoiqu'elle ait joui d'une grande réputation autrefois. Elle entre dans la composition de la poudre sternutatoire, du sirop d'armoise et du baume tranquille. La marjolaine s'emploie aussi dans le midi de la France comme condiment, et on la mêle souvent aux pois et aux haricots.

DICTAMNE DE CRÈTE, *origanum dictamnus.* C'est aussi une espèce du genre origan. (V. *Dictamne.*)   J.-P. BEAUDE.

ORME (mat. méd.), s. m., *ulmus.* Qui ne connaît ce bel arbre que nous rencontrons à chaque pas dans nos promenades, sur les routes et dans les forêts? Il en existe plusieurs espèces qui paraissent avoir des propriétés analogues. L'*ulmus campestris* est l'orme et l'ormeau de nos contrées, dont la seconde écorce a été employée en décoction, en poudre et en extrait contre les affections de la peau; on en a porté quelquefois la dose jusqu'à deux onces en décoction; cette seconde écorce, qui est amère et un peu astringente, contient une quantité assez notable d'amidon; on l'emploie aussi en lotions à l'extérieur dans les mêmes maladies, et pour lotionner les plaies.

L'écorce d'orme d'Amérique, *ulmus americana*, plus mucilagineuse que la précédente, est employée pour des cataplasmes émollients dont on retire de grands avantages; elle peut même, en raison de la grande quantité de fécule qu'elle contient, servir à l'alimentation. Dioscoride dit que de son temps on mangeait les jeunes feuilles d'orme, que l'on dit être purgatives. Il se développe sur les feuilles de l'orme des excroissances en forme de galles, qui, lorsqu'elles sont sèches, contiennent une matière jaune qui est le *baume d'orme*, et que l'on employait dans les maladies de poitrine. Lorsqu'elles sont fraîches, ces excroissances laissent écouler une eau limpide que l'on a nommée *eau d'orme*, et qui était prescrite dans les maladies des yeux. Les Chinois emploient les excroissances qui viennent sur l'orme de Chine, *U. sinensis*, pour tanner les cuirs et pour la teinture; elle remplace pour eux la noix de galle. On a retiré de l'écorce des vieux ormes un acide que l'on a nommé *acide ulmique*, et qui, depuis, s'est retrouvé dans la

tourbe et dans plusieurs autres substances végétales.   J. B.

OROBE (bot. et mat. méd.), s. m., *orobus*; genre de plantes de la famille des Légumineuses, dont une seule espèce est employée en médecine, c'est l'*orobus vernus*, dont les graines sont noires, luisantes, ovoïdes et nombreuses dans leur gousse : on en prépare une farine qui est l'une des quatre farines résolutives; on la remplace quelquefois par la farine de la vesce, *vicia sativa.* Mérat et Delens, dans leur Dictionnaire de thérapeutique, prétendent que c'est la semence de l'ers, *ervum ervilia*, que l'on emploie sous le nom d'orobe, et non celle de l'*orobus vernus.* Cette distinction est du reste peu importante, les farines de ces deux plantes paraissant jouir des mêmes propriétés. En Écosse on mange, dit-on, les tubérosités radicales de l'*orobus tuberosus*, après les avoir fait cuire; on prépare aussi une boisson fermentée avec la même substance.   J. B.

ORONGE (bot.). (V. *Champignon.*)

ORPIMENT (chim.), s. m. C'est le sulfure jaune d'arsenic. (V. ce mot.)

ORPIN (bot. et mat. méd.), s. m., *sedum telephium.* On a donné aussi à cette plante le nom d'orpin commun, joubarbe des vignes, reprise; elle appartient au genre sédum de la famille des Crassulées ou joubarbes, et elle croît dans les bois secs et élevés, sur les coteaux; ses feuilles sont larges, ovales, sessiles, planes et dentelées; ses fleurs sont disposées en corymbe, et de couleur blanche ou rougeâtre. Les feuilles de cette joubarbe sont regardées comme favorisant la cicatrisation des plaies récentes; de là lui est venu le nom de reprise, d'herbe à la coupure; on les applique aussi sur les hémorrhoïdes douloureuses. Le suc d'orpin étendu d'eau a été conseillé dans les hémorrhagies de poitrine et la dyssenterie; ses feuilles appliquées sur les cors aux pieds les font, dit-on, disparaître. Cette plante, qui est confondue quelquefois avec la grande joubarbe, est le *sedum majus* des formulaires; elle est employée sous ce nom dans la préparation de l'onguent populéum.

ORPIN BRULANT, Orpin âcre, c'est le *sedum acre.* (V. *Petite joubarbe.*)   J. B.

ORTEIL (anat.), s. m. On donne ce nom aux doigts des pieds. (V. ce mot.)

ORTHOPÉDIE (pathol. chir.), s. f. Le mot orthopédie n'est pas très-ancien dans la science; Andry l'employa, pour la première fois, en 1741. Voici comment il en donne lui-même l'étymologie : « Je l'ai formé (ce mot) de deux mots grecs; savoir : d'*orthos*, qui veut dire *droit*, *exempt de difformité*, qui est selon *la rectitude*, et de *paidion*, qui signifie *enfant.* J'ai composé de ces deux mots celui d'*orthopédie*, pour exprimer en un seul terme le dessein que je me propose, qui est d'enseigner divers moyens de prévenir et de corriger dans les enfants les difformités du corps, etc.... » (L'*orthopédie*, etc., par Andry; Paris, 1741). Ce terme est aujourd'hui employé dans un sens plus étendu, et l'orthopédie ne s'adresse pas seulement aux enfants, mais encore aux adultes. Aussi, quelques auteurs ont-ils voulu changer un peu le mot en le généralisant; de là, les noms d'*orthomorphie*, *orthosomatique*, donnés à l'art qui a pour but de redresser les difformités du corps de l'homme.

Par difformité, il faut entendre toute déviation du type de configuration que présente l'homme à l'état normal. Ainsi, une courbure du rachis, une flexion vicieuse permanente, soit du cou, soit des membres, les luxations spontanées congénitales ou acquises, la saillie exagérée de certaines parties, des dents ou d'une mâchoire, par exemple, etc., sont autant de difformités. Parmi ces lésions, il en est d'incurables, celles, par exemple, qui résultent d'une hydrocéphale, d'un hydrorachis ; les courbures vertébrales qui résultent de la carie, les flexions articulaires provenant des ankyloses vraies. D'autres, au contraire, sont curables, et consistent presque toutes dans des flexions ou des configurations anormales des diverses parties du corps ; c'est à celles-ci que s'adresse surtout l'art de l'orthopédiste, qui, depuis quelques années, a fait de si remarquables progrès. Les résultats que l'on peut attendre de l'orthopédie, étant surtout en rapport avec les causes qui ont amené les déviations, nous devons dire un mot de ces causes, renvoyant pour les détails spéciaux aux mots *Rachis* (déviation du), *Pied-Bot* et *Torticolis*.

L'étude de l'étiologie a, dans ces derniers temps, excité de vives discussions ; quelques personnes ont voulu voir dans les déviations articulaires, les plus communes de toutes les difformités, une seule et même cause, la rétraction musculaire permanente : mais les causes sont bien plus nombreuses, et M. Gerdy, dans les derniers débats académiques relatifs à la ténotomie, les a passées toutes en revue en les classant dans l'ordre suivant. Ces causes sont 1° primitives ou éloignées et médiates ; 2° consécutives ou prochaines et immédiates.

Aux premières se rapportent 1° les déformations primitives des os des ligaments, des muscles et des aponévroses qui donnent lieu à la déviation des os ; 2° les attitudes et les mouvements vicieux qui agissent sur les os par l'intermédiaire des muscles ; 3° l'action des fardeaux, ou des pressions longtemps continuées ; 4° l'accroissement trop rapide ; 5° la paralysie ou la douleur de certains muscles, qui permet aux antagonistes d'entraîner les os de leur côté ; 7° des maladies du cerveau ou de la moelle épinière, qui produisent des paralysies ou des contractures musculaires, etc.

Aux causes immédiates ou prochaines se rapportent : 1° les flegmasies du tissu cellulaire et du tissu fibreux, d'où résultent des plaques, des bandes, des cordes dures et résistantes qui infléchissent les os, ou empêchent leur extension complète au bout de très-peu de temps ; 2° les indurations causées par des pressions et des frottements mécaniques, répétés et habituels ; 3° le raccourcissement des muscles par suite de leur rétraction ; l'atrophie des ligaments ou des os du côté infléchi ; 4° les ossifications des ligaments, les soudures des os, la rigidité des parties fibreuses qui entourent une articulation à la suite d'un repos prolongé.

De cette variété dans les causes, il découle, comme conséquence immédiate, de grandes différences dans le traitement ; du reste celui-ci est nécessairement hygiénique ou curatif.

Le traitement hygiénique a pour but de placer le sujet dans des conditions opposées à celles qui ont pu favoriser l'établissement des déformations. Ainsi, les sujets faibles, étiolés, seront soumis à un régime fortifiant et tonique ; un air pur, un exercice modéré et dirigé dans des vues spéciales, seront surtout avantageux. C'est dans les cas de cette espèce que M. Pravaz dit avoir retiré d'excellents effets des bains d'air comprimé.

Les attitudes vicieuses jouant un très-grand rôle dans la production des déviations osseuses, il faut surtout surveiller les jeunes enfants sous ce point de vue. Ainsi, on empêchera les jeunes sujets de se tenir de manière que tout le poids du corps repose sur une seule jambe, ce qui détermine une saillie anormale de la hanche opposée, et par suite une déviation du rachis dirigée en sens inverse. On exigera que, pendant leurs heures de travail, ils se tiennent assis, bien droits, sans se courber sur la table devant laquelle ils sont placés. Ces tables seront elles-mêmes assez élevées. La gymnastique sera ici d'un grand secours ; et, dans ces cas, le choix des exercices dépend du siège et de la nature de la lésion que l'on veut combattre. La disposition des vêtements est encore d'une haute importance. Il faudra éviter, chez les petits enfants, ces maillots qui étreignent les membres, s'opposent à leur libre accroissement, et peuvent les déformer. Chez les jeunes filles, on renoncera à ces corsets trop serrés, sources de tant d'accidents. C'est surtout pendant la période d'accroissement que ces recommandations doivent être prises en sérieuse considération.

Dans le traitement curatif, c'est particulièrement aux appareils qu'on a recours : on y a joint dans ces derniers temps une opération chirurgicale, qui a pour but de produire la section des muscles et cordes ligamenteuses qui ont déterminé ou ont été censés déterminer les déviations osseuses. Cette opération est connue sous les noms de *myotomie* (section des muscles) et de *ténotomie* (section des tendons). Disons seulement ici qu'on a singulièrement abusé, depuis quelques années, de ce moyen, et que le nombre des cas dans lesquels on peut l'employer, est plus restreint qu'on ne l'a cru pendant un certain temps.

Dans son excellente thèse de concours sur les appareils orthopédiques, M. le docteur Chassaignac a résumé d'une manière très-claire et très-exacte le mode d'action, les indications et les contre-indications des appareils orthopédiques. Nous lui emprunterons donc les lignes qui vont suivre.

Redresser les parties du corps qui sont déviées, telle est l'indication la plus générale des appareils orthopédiques. Ces appareils doivent leur principale puissance à ce qu'ils agissent : 1° avec une continuité plus constante que celle de beaucoup d'autres appareils de chirurgie ; 2° avec une graduabilité d'action qui permet de lutter d'une manière progressive en gagnant toujours du terrain, au fur et à mesure de la rétrocession des obstacles. On peut donc dire, d'une manière générale, qu'ils sont indiqués toutes les fois qu'il s'agit de produire sur nos organes, en vue de détruire une déviation, une action mécanique continue et graduée. Ainsi, par exemple, s'agit-il d'imiter ce fait si souvent reproduit dans l'organisme, de la dépression et de l'atrophie du système osseux : par une pression longtemps continuée, les appareils orthopédiques sont indiqués. S'agit-il de produire sur le même système un allongement dont nous voyons encore de fréquents exemples dans l'influence des causes purement mécaniques, l'indication est encore évidente

Ce n'est pas seulement pour des déviations purement osseuses que sont employés les appareils orthopédiques, c'est aussi pour les états particuliers aux organes musculaires et ligamenteux. En ce qui regarde les muscles, les appareils orthopédiques doivent avoir pour objet de remédier, 1° à leur état de contracture, qu'il ne faut pas confondre avec une rigidité purement spasmodique; 2° à une faiblesse relative qui nécessite l'action auxiliaire de certains appareils; 3° enfin, à un état de paralysie confirmée, dans lequel une puissance artificielle doit subvenir à l'absence complète des fonctions. Quant aux tissus ligamenteux (ligaments normaux rétractés, ligaments de formation nouvelle, brides, tissu inodulaire), ils peuvent aussi comporter l'application des appareils.

Parmi les circonstances formant contre-indication absolue à l'emploi des appareils orthopédiques, nous devons indiquer les dispositions organiques telles, que l'action des appareils ne peut détruire la difformité existante, qu'en lui substituant une lésion plus fâcheuse. Ainsi lorsque, dans certaines ankyloses très-anciennes, la configuration des surfaces a été altérée à un point tel qu'on ne peut détruire l'ankylose qu'en produisant une luxation, il ne faut pas recourir à l'emploi des appareils; d'autres contre-indications naissent de certains états morbides du système osseux et des articulations, ramollissements inflammatoires, destructions partielles, mal de Pott, certaines ankyloses, certaines cicatrices, etc.

Nous n'avons pas à entrer ici dans le détail des formes diverses que l'on peut donner à ces appareils, de leur mode d'application, de la direction des forces, etc. Tout cela est relatif au siège de la déviation, à la configuration des parties, à la résistance que l'on doit vaincre, etc. Pour ces questions encore, nous devons renvoyer aux mots *Pied-Bot*, *Rachis* et *Torticolis*.   BEAUGRAND.

ORTHOPNÉE (path.), s. f., du grec *orthos*, droit, et *pneo*, je respire. On désigne ainsi un état dans lequel le malade ne peut respirer que droit ou assis. (V. *Dyspnée*.)

ORTIE (bot. et mat. méd.), s. f., *urtica*. On désigne ainsi un genre de plantes qui donne son nom à une famille naturelle, celle des Urticées, monoéci-tétrandrie. Tout le monde a vu sur le bord des chemins, et dans les lieux incultes, dans les jardins, ces plantes dont les feuilles et les tiges sont pourvues d'aiguillons qui forment des petits canaux creux par lesquels s'écoule une liqueur âcre et brûlante qui est sécrétée par une glande située à la base; l'action de cette liqueur est si vive, qu'elle fait apparaître de la rougeur et des ampoules sur l'endroit de la peau qui a été piqué. Ces petites blessures très-douloureuses ont reçu le nom d'*urtication*. Ce genre de plantes est très-nombreux; il contient même des espèces exotiques dont la piqûre est très-venimeuse et peut donner lieu à des accidents graves. On prépare, avec la graine de certaines espèces, une huile qui est bonne à manger; la tige de quelques autres

contient des filaments analogues au chanvre, et peut être employée pour faire des cordes et des toiles.

GRANDE ORTIE, *urtica dioica, urtica major.* Cette espèce, qui croît spécialement dans les lieux incultes, est haute de deux à trois pieds; ses tiges sont carrées, couvertes de poils; ses feuilles sont opposées, marquées de grosses dents sur les bords; ses fleurs sont dioïques ou à sexe séparé, en grappes pendantes; ses aiguillons sont moins forts que ceux de l'ortie grièche, *urtica urens*, et leur piqûre est moins douloureuse. Cette plante a été regardée comme excitante, apéritive et astringente. Ses graines et ses racines ont été conseillées contre les vers des enfants; on l'a appliquée aussi pilée et en cataplasme sur les plaies gangréneuses, que l'on dit qu'elle guérit. Au rapport de Pallas, cette plante est encore employée, en Sibérie, comme plante textile; les anciens Égyptiens l'employaient au même usage, et préparaient une huile comestible avec ses graines. En Suède, on cultive cette plante comme plante fourragère, et on la donne aux bestiaux, auxquels elle est, dit-on, très-salutaire; le lait des vaches en est augmenté en qualité et en quantité; la graine y est mêlée à l'avoine des chevaux, lorsqu'on veut les vendre: ils en éprouvent une excitation marquée. Cette plante n'est plus usitée en médecine.

PETITE ORTIE, ortie grièche, *urtica urens, urtica minor.* Cette plante, qui, ainsi que l'indique son nom, est moins élevée que la précédente, croît dans les jardins au milieu des plantes cultivées; sa tige est haute d'un pied à 18 pouces, elle est arrondie et glabre, très-garnie d'aiguillons; les fleurs sont monoïques, et disposées en grappes simples; les graines ovales, aplaties, de couleur paille, luisantes et petites. Les aiguillons de cette plante, plus nombreux que dans l'espèce précédente, contiennent aussi une liqueur plus âcre et plus active, ce qui fait qu'on emploie cette plante de préférence lorsqu'il s'agit de pratiquer une opération qui a reçu le nom d'*urtication*, et qui consiste à frapper avec des orties la portion de la peau que l'on veut soumettre à une forte rubéfaction. L'urtication s'emploie, soit pour rappeler la sensibilité dans une partie paralysée, soit pour produire une dérivation forte et énergique; elle peut remplacer les sinapismes, les embrocations rubéfiantes; on en fait usage quelquefois dans les rhumatismes, dans les fièvres graves, et surtout pour rappeler les éruptions telles que la rougeole, la scarlatine, la variole; on l'a employée, mais sans résultat satisfaisant, dans la période algide du choléra.

La cause de l'excitation vive et brûlante que cause la piqûre de l'ortie, paraît être due à la présence du carbonate d'ammoniaque, que M. Salladin a reconnu exister dans cette plante, et surtout dans les glandes qui sont à la base des aiguillons, en plus grande proportion que dans l'espèce précédente. On conseille, pour faire disparaître la douleur que causent ces piqûres, de frotter rudement les endroits piqués, et de les laver ensuite avec de l'eau et du sel ou de l'eau de savon; on peut se contenter de les enduire de salive si l'on n'a pas un de ces liquides à sa disposition.

Cette espèce s'emploie peu à l'intérieur, et doit jouir avec plus d'activité des propriétés de la grande ortie. M. Fiart a rapporté dans le *Journal de*

Pharmacie, 1835, le cas d'un empoisonnement causé par une forte décoction de cette plante qui avait été prise au lieu de l'ortie blanche. La malade éprouva une anxiété extrême, avec fièvre, de la tuméfaction à la peau, avec une rougeur très-vive; mais ce que présenta de plus remarquable ce cas curieux, fut une tuméfaction des seins avec une sécrétion du lait, quoiqu'il y eût longtemps que cette femme ne fût accouchée. Cette propriété de l'*urtica urens*, qui s'accorde assez avec les observations faites en Suède sur l'usage de la grande ortie pour augmenter la quantité et la qualité du lait des vaches, peut faire de cette plante un médicament propre à rappeler la sécrétion laiteuse lorsqu'elle est supprimée.

J.-P. BEAUDE.

ORTIE BLANCHE (*bot. et mat. méd.*), s. f., *lmaium album*, ortie morte. C'est une plante vivace de la famille des Labiées, didynamie gymnospermie, L., que l'on rencontre dans notre pays le long des haies et des chemins : on la reconnaît à sa tige carrée et haute d'un pied à un pied et demi, rameuse et plus mince à la base, ce qui fait que la plante a de la peine à se soutenir; à ses feuilles opposées, velues, qui sont analogues pour la forme à celles de la grande ortie, mais qui sont plus molles et d'un vert plus tendre; ses fleurs sont blanches, mêlées à quelques points noirs et verticellées sur la tige. L'ortie blanche, ainsi que plusieurs autres espèces du genre *lamium*, sont considérées comme de faibles astringents; on les conseille dans les flueurs blanches, les hémorrhagies; on les emploie aussi pour préparer des cataplasmes et des fomentations résolutives; on fait usage des tiges et des feuilles.   J. B.

ORTICÉE ou **ORTIÉE** (fièvre). (V. *Urticaire*.)

ORVIÉTAN (*mat. méd.*), s. m. On nommait ainsi un électuaire composé d'une multitude d'ingrédients, tels que la vieille thériaque, les vipères sèches, l'opium, le romario, la cannelle, le genièvre, et qu'un charlatan d'Orviète apporta en France dans le XVIIᵉ siècle, comme un excellent contrepoison; il fit même des expériences sur lui qui donnèrent à sa drogue une grande réputation. Ce médicament tomba bientôt dans le mépris, et on lui préféra comme antidote la thériaque.   J. B.

OS (*anat.*), s. m., en grec *osteon*, en latin *os*. — Les os sont ces parties dures qui constituent la charpente du corps de l'homme, et dont l'ensemble se nomme squelette.

Le tissu osseux est le plus dur de tous les solides organiques de l'homme. Dépouillé du périoste qui le revêt, de la moelle qui le remplit dans les os longs, du suc graisseux qui remplit ses interstices, toutes choses qui ne font point partie de sa substance, il est d'un blanc jaunâtre, d'apparence fibreuse dans une foule de points de sa surface, un peu élastique, et fragile.

Ce tissu est composé de gélatine et d'une quantité plus grande encore de sels calcaires, tels que phosphates de chaux, carbonates, etc. C'est cette gélatine qui forme en quelque sorte la trame de l'os et qui donne la forme particulière que chacun d'eux présente.

Les os, sous le rapport de leur configuration extérieure, se partagent très-naturellement en trois grandes catégories : les *os longs, plats et courts*,

1° Dans les os longs, la dimension en longueur l'emporte de beaucoup sur toutes les autres : ils sont plus renflés à leurs extrémités qu'à leur partie moyenne appelée *corps* ou *diaphyse*. Le corps est en général cylindrique; aux extrémités se trouvent des renflements garnis de cartilages, et qui servent à l'articulation de l'os avec ceux qui sont situés à chaque bout. On rencontre surtout les os longs aux membres dont ils constituent la charpente; à mesure qu'ils s'éloignent du tronc ils diminuent quant au volume et augmentent quant au nombre. Le corps des os longs est ordinairement creusé d'une cavité cylindrique qui recèle une substance particulière appelée moelle.

2° Les os plats sont à peu près aussi larges que longs, et ont une épaisseur peu considérable : ils servent surtout à former les parois des cavités; tels sont les os de la tête et du bassin, tel est aussi l'omoplate.

3° Dans les os courts aucune dimension ne l'emporte d'une manière notable sur l'autre. Sous le rapport de la structure, ils ressemblent aux extrémités des os longs; ils n'ont pas de cavité médullaire, et le centre est formé du tissu canaliculaire ou spongieux. Ils sont toujours réunis en grand nombre, soit en longueur, comme à la colonne vertébrale, soit en largeur, comme à la main et au pied.

Les auteurs ont émis différentes opinions sur la structure des os; généralement on les regarde comme composés de tissu compacte formé lui-même de fibres ou de lamelles superposées, et de tissu diploïque ou spongieux constitué par des cellules plus ou moins considérables communiquant les unes avec les autres. Voici en quelques mots le résultat des recherches suivies auxquelles s'est livré M. Gerdy sur la structure des os, résultat qui diffère complètement de tout ce qui avait été fait jusqu'alors, et peut seul expliquer les désordres morbides dont le système osseux est si souvent le siège.

Suivant le célèbre professeur que je viens de nommer, les os sont composés, 1° de tissu compacte; 2° de tissu canaliculaire, 3° de tissu canaliculaire entrecoupé; 4° de tissu réticulaire.

1° Le *tissu compacte* n'est qu'un composé de tubes osseux très-fins et très-serrés, parallèles à l'axe de l'os dans les os longs, quelquefois convergents dans les os plats, vers les points primitifs d'ossification. Les sillons que l'on voit à la surface des os longs, de certains os plats comme les pariétaux, pénètrent souvent dans les canalicules du tissu compacte, et même dans le diploë (partie moyenne et spongieuse des os plats). 2° Le *tissu canaliculaire* est celui qu'on appelle mal à propos spongieux dans les os longs. C'est un ensemble de canalicules longitudinaux, criblés de trous dans leurs parois communes, en sorte qu'ils communiquent les uns avec les autres. 3° Le *tissu canaliculaire entrecoupé* est aussi formé de canalicules, mais de canalicules entrecoupés par des lames et des filets osseux qui leur donnent une apparence tellement celluleuse, qu'on pourrait encore l'appeler tissu aréolaire ou celluleux. On serait même d'autant mieux fondé, qu'il présente des aréoles arrondies et non tubulées. Ce tissu occupe les épiphyses (extrémités formées après la naissance) des os longs, les os courts, et les intervalles des lames des os plats. 4° Enfin, le *tissu réticulaire* est un réseau formé de filets osseux solides, qui occupent la cavité médullaire des os longs. On en trouve aussi dans les os courts qui ont une cavité médullaire, et c'est le plus grand nombre.

Les tissus organiques qui font essentiellement partie de la structure des os sont le périoste, les vaisseaux et la moelle.

A. Le *périoste* est constitué par une membrane fibreuse ; il enveloppe les os de toutes parts et y est attaché par un tissu cellulaire très-court et par les vaisseaux qui pénètrent dans le tissu osseux. Le périoste ne revêt pas les surfaces articulaires : arrivé à leur niveau, il passe d'un os à l'autre, soit tout d'une pièce, comme cela a lieu aux articulations immobiles, celles du crâne, par exemple ; soit par faisceaux séparés, comme aux articulations mobiles (V. *Ligaments*). Le périoste joue, dans l'accroissement et la reproduction des os, un rôle que nous examinerons plus bas.

B. Les *vaisseaux* présentent des réseaux très-fins, à parois excessivement minces, qui se répandent dans tous les canalicules, et qui s'y anastomosent sans cesse à travers les trous de communication dont j'ai parlé, et au sein de la moelle qui les environne.

Les artères pénètrent dans les os par trois divisions : 1° par des ramuscules fins et déliés ; 2° par des rameaux plus volumineux que l'on rencontre surtout à l'extrémité des os longs et sur les os courts ; 3° par des branches appelées nourricières, qui entrent ordinairement au moyen d'une ouverture oblique assez large dont est percée la partie moyenne des os longs. Les veines n'accompagnent que les artères de la troisième division. Il y a en outre un système veineux propre, qui a été pour la première fois décrit et figuré par Dupuytren.

C. *La moelle.* C'est une substance assez analogue à l'huile ou à la graisse, contenue dans les mailles d'une membrane fine et mince qui remplit la cavité des os cylindriques : de même que la graisse, elle est formée, suivant Meckel, de globules arrondis dont le volume varie beaucoup. La membrane qui renfermel a moelle a été nommée périoste interne, quoiqu'elle en diffère à beaucoup d'égards. C'est sur elle que se ramifie l'artère nourricière de l'os. Dans les extrémités des os longs et dans les os courts la moelle est disséminée dans les canalicules plus ou moins larges dont le tissu de ces parties est creusé.

Les anatomistes n'ont pu constater dans les os la présence des lymphatiques ni des nerfs.

Le développement des os est un phénomène qui a vivement préoccupé les physiologistes. Déjà le célèbre Duhamel avait, à l'aide d'expériences fort ingénieuses, avancé que l'os était sécrété par le périoste, qu'il s'accroissait, se régénérait sous l'influence de celui-ci. Cette théorie fut ensuite combattue par un grand nombre d'écrivains, parmi lesquels nous citerons W. Hunter, Bichat, Meckel, etc. Mais dans un travail récent, M. Flourens ayant répété et varié à l'infini les diverses expériences déjà tentées sur ce sujet, en est arrivé à conclure que le périoste est l'agent de la sécrétion osseuse, et que, par conséquent, l'os s'accroît en épaisseur par l'addition de couches concentriques, et en longueur par addition de couches terminales ; que la membrane médullaire est l'agent de la résorption des couches centrales, mais qu'en l'absence du périoste elle peut servir

à l'accroissement de l'os. Nous nous en tiendrons forcément à ces données générales, regrettant beaucoup de ne pouvoir entrer dans le détail des faits qui leur servent de base.

Os (maladies des).—Les os sont sujets aux mêmes maladies que les parties molles, a dit le grand Boerhaave (Aphor. 512), et cette proposition, paradoxale au premier coup d'œil, est aujourd'hui l'une des vérités le plus solidement assises de la pathologie. Nous aurons donc à étudier dans cet article des lésions *traumatiques* et des lésions *vitales.*

I. *Lésions traumatiques.* — *a.* Les contusions, quand elles sont violentes, peuvent entraîner l'inflammation de l'os, la suppuration, le décollement du périoste ou de la membrane médullaire, et par suite la mortification ou nécrose, comme on l'appelle, des parties superficielles ou profondes de l'os. Ici le traitement est celui de l'inflammation des os ou de la nécrose, suivant les cas.

Lorsqu'il y a dénudation de l'os, c'est-à-dire arrachement d'une portion plus ou moins étendue du périoste, la nécrose superficielle est presque inévitable ; du reste, la profondeur de la mortification de l'os est en rapport avec le degré de violence du corps contondant.

b. D'autres fois il y a *plaie* proprement dite, et la blessure peut être produite par un sabre, une épée, un couteau ou tout autre instrument piquant ou tranchant. Quand la solution de continuité est complète, c'est-à-dire qu'elle intéresse toute l'épaisseur de l'os, les indications sont les mêmes que dans les plaies des parties molles : il faut réunir, en d'autres termes affronter les surfaces séparées afin d'obtenir la réunion comme dans le cas de fracture. Nous renvoyons, du reste, à ce mot pour tous les détails des pansements qu'exigent les plaies des os avec lésion des parties molles.

c. Lobstein regarde comme une sorte d'usure la résorption qui se manifeste sur un os soumis à une compression plus ou moins énergique ; c'est ainsi que des tumeurs contenues dans le crâne se sont fait jour à l'extérieur après avoir perforé par leur pression la boîte osseuse qui les renfermait ; que des anévrysmes ont usé et perforé les côtes ou la colonne vertébrale, etc. Ce n'est pas là, à proprement parler, une maladie.

II. *Lésions vitales.*—A. OSTÉITE. La première et la principale de ces lésions est l'*inflammation des os* ou *ostéite*, dont nous emprunterons l'histoire aux recherches toutes récentes du professeur Gerdy. Par suite de l'abondance de leurs vaisseaux, dit ce chirurgien, les os s'enflamment très-facilement et beaucoup plus fréquemment qu'on ne le croit. Ces vaisseaux prennent alors, comme dans les parties molles, un développement extraordinaire. D'innombrables ruisseaux de sang qui pénètrent leur substance comme celle d'une éponge, vont y porter le principal élément de l'inflammation. Alors l'os se vascularise, se creuse de sillons, se crible de trous vasculaires multipliés, dus à l'augmentation du nombre et du volume des vaisseaux. La structure de l'organe est alors altérée et peut s'offrir sous différents aspects, dont l'origine, jusqu'à M. Gerdy, avait été mal déterminée. Ainsi, tantôt on trouve l'os tellement vasculaire, par le fait de la résorption qu'exercent les vaisseaux enflammés sur leurs parois osseuses, qu'il a notablement diminué de son poids et qu'il est devenu plus fragile ; c'est l'*ostéite raréfiante*. D'autres fois, au contraire, il y a sécrétion de sucs calcaires plus abondants ; le tissu prend plus de densité , il est plus compacte, plus dur , plus lourd ; c'est l'*ostéite condensante*. Enfin il peut y avoir érosion , ulcération véritable de l'os ; c'est la carie (V. ce mot) , *ostéite ulcérante* de M. Gerdy.

Les *causes* de l'ostéite sont le plus communément des coups, des blessures, des fractures, certains principes généraux de l'économie, tels que le principe rhumatismal ou goutteux, la scrofule, la syphilis, etc.

Les *symptômes* qui se manifestent sont ordinairement le gonflement de l'os, des douleurs spontanées, et souvent avec exacerbations nocturnes, dans le trajet de l'os malade.—Une tension luisante et élastique de la peau située au-dessus, quelquefois avec sensibilité extrême , chaleur ardente au toucher , et même avec inflammation des parties molles voisines, développement des capillaires et des veines de la peau. Rien n'est plus commun que la formation des abcès dans l'ostéite , et , ici, tantôt le pus provient de l'os lui-même (*abcès par congestion*), tantôt il se forme par sympathie dans les parties molles voisines enflammées , et il ne communique pas avec l'os (*abcès circonvoisins* de M. Gerdy).

La *marche* est très-variable : tantôt elle est aiguë, et peut atteindre son développement en quinze jours ou trois semaines ; mais le plus souvent elle est chronique, marche avec une extrême lenteur, d'une manière latente, reste masquée pendant des années entières , puis éclate avec plus ou moins de violence.

Le *traitement* est différent suivant la nature de la cause (scrofuleuse, scorbutique ou rhumatismale), suivant aussi le degré de force de l'individu, qui le rend plus ou moins accessible aux moyens thérapeutiques, et exige des modifications.

Quand les symptômes sont aigus , il faut avoir recours à un traitement antiphlogistique , plus ou moins actif, suivant le degré de force de l'individu : saignées, sangsues, ventouses scarifiées, cataplasmes, bains, etc. Si les symptômes accusent un état de chronicité, on aura recours aux fondants : pommades iodurées ou mercurielles, emplâtres résolutifs, frictions stimulantes, douches de vapeur ou minérales, et enfin exutoires, tels que les vésicatoires, mais surtout les cautères et les moxas, dont l'utilité est si grande dans les caries profondes. Quand ces moyens ne réussissent pas, on est souvent obligé, comme dernière ressource , d'en venir à une opération qui a pour but de *réséquer* seulement la partie malade de l'os, ou d'emporter tout le membre (amputation). Les soins hygiéniques seront dirigés d'après la cause présumée ou apparente de l'ostéite.

Il est rare que l'ostéite ne se complique pas de l'inflammation du périoste et de celle de la membrane médullaire : nous en parlerons au mot *Périoste*.

B. CARIE. L'*ostéite ulcérante* forme une variété très-distincte, qui a été décrite avec soin au mot *Carie ;* nous n'y reviendrons point.

C. NÉCROSE. Sous le nom de *nécrose* on désigne, depuis Louis , la mortification d'une portion ou de la totalité d'un os : c'est la *carie sèche* des anciens.

Le siège de la nécrose est surtout dans les os plats (les os du crâne), ou la partie moyenne des os longs (clavicule, fémur, tibia, humérus); rarement les os courts en sont affectés : le calcanéum fait exception.

Tout ce qui peut suspendre d'une manière lente ou rapide la circulation et la vie dans un os , doit être regardé comme *cause* de nécrose. Parmi les causes externes, nous citerons les contusions, les plaies qui dénudent l'os de son périoste dans une certaine étendue, ou qui déterminent un épanchement soit de sang, soit de pus sous le périoste, c'est-à-dire un décollement de cette membrane. C'est avec juste raison que l'on a regardé la syphilis constitutionnelle et la scrofule comme pouvant produire la nécrose. Quant aux autres affections générales (rhumatisme, scorbut, etc.), elles ne produisent pas directement et par elles-mêmes la mortification du tissu osseux, mais elles donnent lieu à des phlegmasies osseuses très-intenses, à des abcès sous-périostiques, etc., à la suite desquels la nécrose survient.

Si la nécrose est superficielle, elle ne tarde pas à se détacher; un réseau de vaisseaux se forme entre la partie vivante et la partie morte, et détache celle-ci ; la chute de la partie morte est connue sous le nom d'exfoliation ; du fond de la surface exfoliée s'élèvent des bourgeons charnus qui réparent la perte éprouvée par l'os.

Quand une portion d'os cylindrique vient à se nécroser, le périoste étant resté sain, celui-ci se sépare du *séquestre* (c'est ainsi que l'on nomme la partie mortifiée qui doit se détacher), sécrète un fluide qui se coagule , se transforme en tissu osseux , et enferme ainsi tout ce que la nécrose a frappé. La suppuration qui isole le séquestre se fait jour à travers le nouvel os, qui se trouve ainsi percé d'ouvertures plus ou moins larges (clapiers de Wiedmann), à travers lesquels le stylet du chirurgien peut aller reconnaître la nécrose. C'est par ces ouvertures, que l'on agrandit si besoin est, que le séquestre sort, ou est retiré artificiellement. La gaine accidentelle revient sur elle-même et remplace ce qui a été détruit. Si la moitié , le tiers ou le quart interne de l'épaisseur d'un cylindre osseux vient à être frappé de mort, il n'y a pas de reproduction, la partie saine se gonfle, se ramollit, s'isole, et joue le même rôle que l'ossification accidentelle du périoste dans le cas précédent.

Quand l'os nécrosé est resté recouvert par les parties molles, celles-ci se tuméfient; il s'y forme des abcès provenant ordinairement de l'os malade, et les ouvertures qui donnent passage au pus restent fistuleuses. Ce pus est quelquefois louable , mais le plus souvent il est sanieux et fétide. Un stylet introduit par l'orifice de la fistule va, quand le trajet n'est ni trop long ni sinueux, permettre de constater l'existence de la nécrose : celle-ci se reconnaît à la résonnance de l'os mortifié que heurte le stylet, et à la sensation de dureté éburnée éprouvée par la main qui tient l'instrument. Tel est, en effet, le caractère qui différencie la carie de la nécrose; de sorte que, dans celle-ci, la partie morte conserve les apparences de l'os sain, et ne présente pas les criblures , les vascularisations qui distinguent les esquilles de la carie. Ces phénomènes s'accompagnent souvent de fièvre ; quelquefois même, si la suppuration est sanieuse et abondante, de fièvre hectique ; enfin, si le séquestre est très-étendu, que la suppuration ne puisse avoir lieu, le sujet peut succomber dans le marasme.

Le *pronostic* de la nécrose est donc quelquefois grave, surtout quand cette lésion est assez étendue, et qu'elle se manifeste chez un sujet affaibli par une affection constitutionnelle grave (scorbut, scrofules).

Traitement. Le meilleur moyen de prévenir la nécrose, quand une plaie a déterminé un décollement de l'os, c'est de recouvrir celui-ci avec les parties molles : si on reconnait un épanchement de pus ou de sang entre le périoste et l'os, on l'ouvrira sur-le-champ, et, le liquide étant sorti, on appliquera le périoste décollé. Quand la nécrose est déclarée, on attaquera la cause générale s'il en existe une ; et, dans tous les cas, on attendra la mobilité du séquestre pour agir ; jusque-là on se contentera de simples topiques adoucissants. Une fois la séparation effectuée, il s'agit d'enlever la portion nécrosée. Rien de plus facile quand elle est à découvert ; mais si elle est renfermée dans un os de formation nouvelle, et que son étendue soit assez considérable pour qu'elle ne puisse sortir par les clapiers de Wiedmann (voyez plus haut), il faut agrandir ceux-ci, fractionner le séquestre à l'aide du trépan, ainsi que le faisait Dupuytren, et l'extraire par fragments. Ceci demande toute l'habileté d'un chirurgien exercé. On panse ensuite mollement, et après plusieurs extirpations successives, si la santé générale du malade n'est pas trop altérée, la plaie marche vers la cicatrisation.

D. L'hypertrophie des os, ou *hypérostose*, se distingue de l'exostose (V. ce mot) en ce que cette dernière forme une véritable tumeur assise sur l'os, tandis que, dans l'hypérostose, c'est l'os qui, dans sa presque totalité ou dans sa totalité, a augmenté de volume, en même temps qu'il est devenu plus dense, plus compacte. Dans l'ostéo-porose de M. Lobstein, le volume est augmenté, mais le tissu s'est raréfié, l'os est plus léger. Le traitement est celui de l'exostose.

E. D'autres fois il y a, au contraire, *atrophie*, résorption plus ou moins étendue de l'os. Cela arrive surtout chez les vieillards. Un effet de cette atrophie est de rendre les os plus fragiles ; aussi se fracturent-ils alors avec la plus grande facilité.

F. Ostéosarcome. On entend généralement par ce mot la dégénération cancéreuse des os. Quand l'affection est arrivée à un certain degré, le tissu de l'os a disparu en partie dans le point malade, et il est remplacé par une substance lardacée, fongueuse, encéphaloïde, etc., plus ou moins ramollie, offrant, en un mot, l'un des aspects si divers sous lesquels se montre le cancer. Cette maladie se manifeste par des douleurs ordinairement très-aiguës, présentant le caractère lancinant ; il y a tuméfaction et tension luisante des parties molles. Si on laisse marcher la maladie, la peau s'ulcère, un ichor sanieux s'écoule par l'ouverture, des fongosités issues de l'os s'en élèvent ; la diathèse cancéreuse se déclare, et l'individu succombe avec tous les symptômes propres à cette terrible affection (V. *Cancer*).

Le traitement général est celui du cancer ; quant au traitement local, c'est, le plus ordinairement, une opération qui a pour objet d'emporter la tumeur dégénérée, ou même, dans certains cas, le membre dans lequel elle siège.

G. Les *tubercules* (V. ce mot) peuvent aussi se développer dans le tissu des os ; c'est à Delpech, puis à MM. Nichet et Nélaton, que l'on doit d'avoir, dans ces derniers temps, appelé sur ces lésions l'attention des praticiens. M. Nélaton nous en a surtout donné une excellente histoire, pour laquelle nous renvoyons au mot *Tubercule*. Disons en passant qu'il est aujourd'hui bien reconnu que le plus grand nombre des cas dits de carie vertébrale, sont dus à des tubercules développés dans les vertèbres.

H. Spina-ventosa. Dans le spina-ventosa, le point de départ est dans la membrane médullaire : c'est elle qui devient le siège d'une dégénérescence cancéreuse ; alors la tumeur anormale refoule en dehors l'os qui l'enveloppe, l'amincit et le réduit à la minceur d'une coquille d'œuf. A l'intérieur de cette tuméfaction on trouve une matière sanieuse, et une bouillie provenant de la dégénérescence cérébriforme de la moelle de l'os.—Des douleurs dans le point malade, la tension du membre, des abcès qui restent fistuleux, tels sont les symptômes ordinaires de cette maladie, qui s'observe particulièrement aux doigts des pieds ou des mains chez les sujets jeunes et scrofuleux. Le traitement qu'il convient d'appliquer est donc spécialement celui de la scrofule ; on est souvent obligé, comme dernière ressource, d'emporter l'organe malade.

I. Du reste, les os peuvent encore être le siège de diverses tumeurs, mais qui leur sont communes avec les autres parties : des *anévrysmes*, des kystes séreux ou hydatiques peuvent s'y développer.

K. On a beaucoup discuté sur la question du ramollissement des os, ou ostéomalacie ; mais les détails relatifs à cette question trouveront mieux leur place au mot *Rachitisme*.   E. Beaugrand.

OSCHÉITE (*path.*), s. f. On donne ce nom à l'inflammation du scrotum, ou de la peau qui recouvre les bourses. (V. ce mot.)

OSCHÉOCÈLE (*chir.*), s. f. C'est un nom donné à la hernie inguinale chez l'homme, lorsqu'elle descend jusque dans le scrotum. (V. *Hernie*.)

OSEILLE (*mat. méd.*), s. f., *rumex acetosa*. C'est une plante de la famille des Polygonées, J., hexandrie trigynie, L., et du genre rumex. Elle a été désignée aussi sous les noms de surelle, vinette, etc. On la trouve à l'état sauvage, dans les bois et les prés. Cette plante, qui est vivace, est surtout cultivée dans les jardins ; on en forme des bordures pour les plates-bandes, et les feuilles, qui commencent à pousser dès les premiers jours du printemps, persistent fort avant dans l'automne ; elles repoussent avec une grande facilité de la racine, après qu'elles ont été plusieurs fois coupées. L'oseille, qui est à la fois une plante potagère et médicinale, n'est employée qu'à l'état frais : les feuilles sont les seules parties dont on fasse usage ; elles sont considérées comme antiscorbutiques, rafraîchissantes et délayantes ; elles doivent ces propriétés à l'oxalate acide de potasse qu'elles contiennent, ainsi que beaucoup de plantes du même genre. Pendant longtemps, ce sel, qui est employé dans les arts , a été retiré du suc de divers rumex ; il était d'un prix assez élevé , et connu dans le commerce sous le nom de sel d'oseille ; aujourd'hui on le prépare en grand , au moyen de divers procédés chimiques. (V. *Oxalique* (acide.)

Les feuilles d'oseille sont souvent employées comme aliment ; hachées et cuites avec les viandes, elles forment un assaisonnement avantageux qui est rafraîchissant et laxatif. Cependant, les personnes qui ont eu des affections de l'estomac, telles que gastrites et gastralgies , doivent se priver de cet aliment, qui, alors, détermine des douleurs assez vives de l'estomac. L'oseille est aussi employée comme antiscorbutique , et est mangée avec succès par les marins affectés du scorbut, à la suite de longues traversées ; elle entre également dans le jus d'herbes et dans plusieurs autres préparations. En faisant bouillir l'oseille avec d'autres plantes , auxquelles on joint quelque assaisonnement, on prépare une boisson qui a reçu le nom de bouillon aux herbes ; elle est délayante, et est usitée comme un moyen de préparation à l'action des purgatifs. (V. *Bouillon.*)

Prise habituellement, et en grande quantité , l'oseille peut avoir des inconvénients, soit en excitant vivement l'estomac et le disposant aux gastralgies, soit en introduisant dans l'économie une trop grande proportion d'acide oxalique ; elle forme alors un oxalate de chaux insoluble , qui souvent s'est déposé à l'état de gravelle ou de calcul dans la vessie. Notre très-savant collaborateur M. Magendie, a constaté l'existence d'une gravelle d'oxalate de chaux , survenue chez un individu qui , pendant un an, avait mangé chaque jour un plat d'oseille. Les accidents cessent naturellement lorsque l'on ne fait plus usage de cet aliment.

L'oseille a été aussi considérée comme un antidote du suc des plantes âcres et corrosives, telles que les euphorbes, le garou, l'arum. Missa , médecin de la faculté de Paris, éprouva un jour une tuméfaction énorme des lèvres, de la bouche et même du gosier , après avoir goûté seulement du bout de la langue la racine de l'*arum maculatum* ; aucun des moyens qu'il employa n'ayant pu amener de soulagement, il s'avisa de mâcher des feuilles d'oseille, et il fut soulagé immédiatement. Depuis, il répéta plusieurs fois cette expérience , il mâcha même du garou, et la tuméfaction, qui se manifesta d'une manière très-vive, disparut presque instantanément sous l'influence de l'oseille.

Il existe plusieurs plantes qui , sous le nom d'oseille , sont employées comme plantes comestibles ; elles jouissent des mêmes propriétés : telles sont l'oseille ronde, *rumex scutatus* ; l'oseille rouge , *rumex sanguineus* ; l'oseille à trois feuilles , *oxalis acetosella*, etc.   J.-P. BEAUDE.

OSMASOME (*chim.*), s. f. , du grec *osmè*, odeur, et *zomos*, bouillon. On donne ce nom à une substance qui existe dans le bouillon, et à laquelle il doit son arome. L'osmasome, qui a été découverte par Rouelle, et étudiée par Thénard, existe dans la proportion d'un dixième environ de l'extrait sec du bouillon ; on ne la considère pas comme nutritive , mais comme la partie de cet aliment qui lui donne ses propriétés toniques et exci-

tantes. L'osmasome n'existe en notable proportion que dans les viandes faites ; elle est très-peu abondante dans la chair des jeunes animaux ; ce qui explique pourquoi ces viandes sont moins excitantes que les précédentes. Son absence est aussi la cause des propriétés adoucissantes et laxatives du bouillon de veau et de poulet. (V. *Bouillon.*)
        J. B.

OSSELETS (*anat.*) , s. m. pl. On donne le nom d'osselets de l'ouïe à quatre petits os qui sont renfermés dans l'oreille , et qui sont le marteau , l'enclume , l'étrier et l'os lenticulaire. (V. *Audition.*)

OSSEUX (*anat.*) , adj. Se dit de ce qui a rapport aux os. On donne le nom de système osseux à l'ensemble de tous les os de l'économie. (V. *Os.*)

OSSIFICATION (*physiol.*) , s. f. On désigne ainsi le travail qui se fait dans les tissus pour leur transformation en os ; l'ossification est normale ou accidentelle ; la première doit s'entendre de la transformation des moules cartilagineux des os, chez les jeunes sujets , en os parfaits ; l'ossification commence dans ces cas par des points de départ, qui sont constamment les mêmes , et qu'on a nommés points d'ossification, et elle irradie ensuite de ces centres à la circonférence.

L'*ossification accidentelle* ou pathologique se développe dans des tissus fibreux et cartilagineux qui, dans l'état normal , doivent conserver leur nature ; on la voit souvent aussi se manifester dans les membranes séreuses, et surtout celles qui tapissent les grosses artères et les valvules du cœur ; elles envahissent souvent toute l'épaisseur des tuniques artérielles. Ces ossifications pathologiques se manifestent surtout chez les vieillards , et elles sont le résultat du racornissement qu'éprouvent les tissus vers les derniers temps de la vie. Ces accidents sont ordinairement la cause qui amène la mort par suite de l'extrême vieillesse (V. *Organisme*). Des inflammations chroniques qui ont amené l'épaississement et l'induration de certaines parties, en favorisent l'ossification, et peuvent causer des accidents plus ou moins graves , suivant les organes affectés. Les plèvres, la dure-mère et même l'arachnoïde , ont été souvent le siège de ces ossifications. (V. *Os.*)
        J. B.

OSTÉITE (*path.*), s. f. Se dit de l'inflammation de la substance même des os. (V. *Os.*)

OSTÉOCOPE (*path.*), adj., du grec *ostéon* , os, et *kopos* , fatigue. On désigne ainsi des douleurs vives qui se manifestent dans les os , et qui se font sentir surtout pendant la nuit. Les douleurs ostéocopes sont un des signes caractéristiques de la syphilis constitutionnelle. (V. *Syphilis.*)

OSTÉOGÉNIE (*physiol.*), s. f. , du grec *ostéon*, os, et *génésis*, génération. On donne ce nom au développement naturel et normal du système osseux chez les jeunes sujets. (V. *Os.*)

OSTÉOLOGIE (*anat.*), s.f. On désigne par ce mot la partie de l'anatomie qui traite de la description des os.

OSTÉOMALAXIE (*path.*) , s. f. On désigne sous ce nom et sous ceux de *Ostéomalacie* et *Ostéomassie* , une maladie du tissu osseux qui en déterminé le ramollissement. Cette maladie a quelquefois été confondue avec le rachitis. (V. *Os* (maladies des.)

OSTÉOSARCOME (*chir.*), s. m., du grec *ostéon*, os, et *sarx*, génit. *sarcos*, chair. C'est une maladie qui détermine une augmentation considérable du volume des os, en même temps qu'elle en transforme et ramollit le tissus. La plupart des auteurs ont regardé cette maladie comme analogue aux cancers qui affectent les autres tissus. (V. *Os* (maladies des.)

OTALGIE (*méd.*), s. f., de *ous*, *ôtos*, oreille, et *algos*, douleur. C'est une douleur vive de l'oreille, dont la cause paraît être purement nerveuse. (V. *Oreille* (maladies de l'.)

OTIRRHÉE ou **OTORRHÉE** (*path.*), s. f., de *ous*, *ôtos*, oreille, et *rhéô*, je coule. C'est un écoulement puriforme qui a lieu par le conduit auditif ; cet écoulement est ordinairement le résultat d'une otite chronique ou d'une carie des parties osseuses de l'oreille. (V. *Oreille* (maladies de l'.)

OTITE (*méd.*), s. f. On donne ce nom à l'inflammation de l'oreille. (V. ce mot.)

OUIE (*physiol.*), s. f. (V. *Audition.*)

OURAQUE (*anat.*), s. m. On désigne ainsi un conduit qui, dans le fœtus, se rend de la vessie dans une des vésicules du cordon ombilical ; l'ouraque, qui s'oblitère et qui prend la forme d'un cordon vers la fin de la vie fœtale, avait fait croire à quelques anatomistes que ce n'était qu'un cordon destiné à soutenir la vessie; mais, si l'on considère que chez certains animaux l'ouraque est un véritable conduit qui communique avec l'allantoïde, et que chez l'homme on a vu des cas de monstruosité dans lesquels des individus parvenus à l'âge adulte, n'avaient jamais rendu leurs urines que par l'ouraque, toute autre voie n'existant pas, il sera difficile de se refuser à admettre que, dans les premiers temps de la vie fœtale, l'ouraque ne soit un véritable conduit. (V. *Ovologie.*) J. B.

OVAIRES (*anat.*), s. m. pl., de *ovum*, œuf. Les ovaires font partie des organes génitaux de la femme ; ils sont parenchymateux, de forme ovoïde, aplatis latéralement, d'une nuance rouge pâle, offrant à peu près le volume d'un petit œuf de pigeon. On les a nommés les testicules de la femme (*testes muliebres*), et quelques analogies de fonctions justifient cette désignation. Ainsi, le testicule (V. ce mot) est l'organe qui, chez l'homme, fournit le sperme, matière fécondante dans l'acte de la génération; l'ovaire fournit chez la femme le petit œuf qui, fécondé, doit constituer le nouvel être. (V. *Ovologie.*)

Les ovaires sont situés de chaque côté de l'utérus, enveloppés dans ces replis du péritoine qu'on nomme ligaments larges, et dont ils occupent l'aileron postérieur. Chez les jeunes filles ces organes sont peu volumineux ; à l'époque de la puberté ils augmentent de volume, et présentent alors les dispositions anatomiques qui leur font jouer un si grand rôle dans la physiologie de la femme, et dont le secret n'a été réellement découvert que depuis quelques années par M. Négrier, d'abord, puis par MM. Gendrin, Pouchet (de Rouen), Bischoff, Raciborski, etc. Vers l'époque dont nous parlons apparaissent dans l'ovaire de petites poches à parois transparentes, nommées vésicules de Graaf, renfermant un liquide séreux, au sein duquel nage l'ovule (V. *Ovologie*). Chaque mois, et d'une manière régulière, une de ces vésicules arrive en quelque sorte à maturité, se rompt, laisse échapper un ovule qui se rend dans l'utérus, d'où il est sans doute expulsé par les voies génitales. L'excitation éprouvée par l'ovaire, au moment de ce travail, se transmet sympathiquement à l'utérus, et provoque l'éruption menstruelle. Ainsi, ce n'est pas, comme on l'avait cru jusqu'à ce jour, l'action d'un coït fécondant qui détermine la descente de l'œuf ; cette sorte de ponte a lieu mensuellement, chez les vierges aussi bien que chez les femmes mariées. Les cicatricules, connues des anatomistes sous le nom de *corps jaunes* (*corpora lutea*), que laissent après elles les vésicules rompues, ne sont donc pas l'indice de la fécondation, mais seulement des époques menstruelles. Ces observations expliquent pourquoi la fécondation a lieu si facilement à l'époque des règles; c'est qu'alors le sperme agit sur l'ovule déjà descendu dans la trompe de Fallope ou même dans l'utérus.

Dans la vieillesse, les ovaires se flétrissent et s'atrophient en quelque sorte. Pour compléter ces détails anatomiques, voyez le mot *Matrice.*

OVAIRES (Maladies des). — Elles sont assez nombreuses, et quelques unes offrent un grand intérêt.

1° *Inflammation des ovaires* (*ovarite, oophoritis*). Cette affection existe rarement seule ; presque toujours elle accompagne ces graves phlegmasies du petit bassin que l'on observe à la suite des couches, et qui comprennent l'utérus, les ligaments larges et le tissu cellulaire qui double ceux-ci. On cite cependant des observations qui prouvent que l'ovarite peut se développer isolément.

Lorsque l'inflammation a existé à l'état aigu, et que le sujet est mort peu de temps après l'apparition des premiers symptômes, on trouve l'ovaire rouge, infiltré de sang, tuméfié, et plus dense et plus friable qu'à l'état normal : la tuméfaction est telle, que, dans certains cas, l'organe acquiert en quelques jours le volume du poing. Plus tard on rencontre une sécrétion purulente, dont le produit se montre à différents états, suivant le degré plus ou moins avancé de la maladie. D'abord le pus est simplement à l'état d'infiltration ; plus tard, il est réuni en petits foyers, puis en abcès. Dans certains cas, l'ovaire formait une vaste poche contenant une grande quantité de liquide. Cet abcès peut s'ouvrir dans le péritoine, et occasionner une péritonite mortelle. Un cas plus heureux est celui où la poche devient adhérente à l'un des organes creux voisins (l'utérus, la vessie, le vagin, une anse intestinale, etc.), s'ouvre dans leur cavité, et se vide ainsi à l'extérieur.

La *cause* la plus commune de l'ovarite est certainement l'état puerpéral (V. ce mot). Quelquefois, cependant, l'ovarite se montre à la suite d'une phlegmasie développée dans le voisinage, un phlegmon du bassin, une vaginite, une blennorrhagie, etc. On l'a vue succéder à des excès vénériens, etc.

Le diagnostic a été surtout étudié avec soin par M. le docteur Leroy d'Étiolles. Voici les résultats auxquels il est arrivé (séance de l'académie de médecine, 1er septembre 1840) : la douleur dans l'ovarite est plus vive que dans l'inflammation du péritoine; elle est bornée aux flancs et aux lombes ; elle est tensive et expulsive à la fois. La pression sur l'abdomen, si sensible dans la péritonite, est supportable dans l'ovarite; la tympanite apparaît presque au début, et distend énormément le ventre : le pouls n'est pas serré, petit, fréquent comme dans la péritonite; il est même à peine fébrile ; la face, au lieu d'être grippée comme dans les autres phlegmasies sous-diaphragmatiques, est au contraire animée. A ces symptômes, on peut joindre la présence d'une tumeur douloureuse dans l'une des deux fosses iliaques.

Si la phlegmasie ne se termine point par résolution, qu'il y ait un abcès, nous avons vu qu'il pouvait se faire jour soit dans le péritoine, soit dans un organe voisin. Ce second cas est de beaucoup le plus favorable à la malade. Enfin, à l'ovarite aiguë peuvent succéder des dégénérescences de différentes formes, ou l'état chronique.

Dès le début, un traitement antiphlogistique, plus ou moins énergique suivant la force des sujets, doit être mis en usage. Beaucoup de médecins vantent les frictions mercurielles. M. Leroy d'Étiolles affirme avoir retiré d'excellents résultats des purgatifs. Après la période aiguë, M. Velpeau assure s'être parfaitement bien trouvé des vésicatoires volants pour résoudre l'engorgement. Quand l'abcès s'est formé, il faut tâcher de lui donner issue artificiellement ; si l'on craint que des adhérences ne se soient pas encore formées entre la poche ovarique et les parties voisines, la potasse caustique sera d'un grand secours. L'état chronique exige l'usage des fondants, des bains minéraux, etc.

2° *Lésions organiques*. L'ovaire peut devenir le siège de diverses dégénérescences, telles que le cancer, le tubercule, la mélanose, etc. Il s'y forme souvent aussi des kystes, dont il a été parlé avec détail au mot *Hydropisie*; nous n'y reviendrons donc pas.

3° *Déplacements, hernies de l'ovaire*. Les ovaires sont sujets à différentes sortes de déplacement. Ils peuvent alors devenir adhérents aux parties avec lesquelles ils ont contracté de nouveaux rapports. D'après les observations de la savante madame Boivin (*Recherches sur une des causes les plus fréquentes et les moins connues de l'avortement*), ils deviennent surtout adhérents aux trompes, à l'utérus, au rectum, au colon, etc. De ces déplacements résultent divers troubles fonctionnels dont on n'a le plus souvent la clef qu'après la mort de la malade. Enfin, l'ovaire peut faire hernie, soit par le canal inguinal, c'est le cas le plus fréquent ; soit par le canal crural, soit par le vagin, etc. Le diagnostic est ordinairement fort difficile, surtout quand il y a en même temps hernie des intestins ou de l'épiploon. La réduction et l'opération dans le cas d'étranglement n'offrent rien de bien spécial, et qui ne rentre dans les indications ordinaires aux hernies, mais surtout aux épiplocèles.   J.-P. BEAUDE.

OVALE (*anat.*), adj. On donne le nom de fosse ovale à une dépression qui existe en dedans de l'oreillette droite, dans la cloison qui la sépare de l'oreillette gauche, et qui indique l'endroit où existait chez le fœtus le trou de Botal qui faisait communiquer ensemble les cavités droite et gauche du cœur. (V. *Cœur* et *Circulation*.)—On a donné aussi le nom de trou ovale au trou sous-pubien ou obturateur. (V. ce mot.) — Il existe au sphénoïde un trou qui donne passage à la troisième branche du

nerf trifacial, et qui, à cause de sa forme, a reçu le nom de trou ovale.   J. B.

OVARITE (*méd.*), s. f. C'est l'inflammation de l'ovaire. (V. ce mot.)

OVIDUCTE (*anat.*), s. m., de *ovum*, œuf, et *ducere*, conduire. On donne quelquefois ce nom à la trompe de Fallope, parce qu'elle sert à conduire l'ovule de l'ovaire dans la matrice, où il doit se développer pendant la gestation. (V. *Génération*.)

OVIPARE (*physiol.*), s. et adj. Nom donné à toutes les espèces animales qui se reproduisent en émettant leurs œufs au-dehors, avant que le fœtus soit développé; tels sont les oiseaux, presque tous les reptiles, et les insectes. On donnait à ces espèces le nom d'ovipares, par opposition à celles qui mettent leurs petits au jour lorsqu'ils ont acquis un développement déjà avancé. On désignait aussi sous le nom d'*ovovivipares* les espèces dont les œufs éclosaient dans le ventre de la mère, telles que les vipères. L'expression d'ovipare doit être restreinte seulement au cas que nous avons d'abord établi ; car aujourd'hui il est prouvé que tous les animaux ont pour point de départ un œuf, et qu'il n'y a de différence entre les diverses espèces que dans l'instant de la séparation de la mère. (V. *Ovologie*, *Génération* et *Organisme*.)   J. B.

OVOLOGIE (*physiol.*), s. f., du grec *óon*, œuf, et *logos*, discours ; histoire de l'œuf. Or, sous le nom d'œuf, on désigne un corps qui se forme dans les ovaires des femelles de certains animaux, et qui renferme les éléments du nouvel être susceptible de se développer, si la fécondation a lieu. L'ovologie est cette partie de la physiologie qui traite du développement de cet œuf, qui nous fait connaître son organisation intime, qui le suit dans les modifications qu'il subit après la fécondation, et dans les changements successifs qu'éprouve le germe jusqu'à son entier accroissement.

Je regrette beaucoup que les étroites limites qui me sont imposées m'interdisent les développements que comporterait cette vaste et intéressante question. Je me bornerai donc à esquisser à grands traits les circonstances les plus importantes de l'évolution de l'œuf dans l'espèce humaine, renvoyant les personnes désireuses de plus amples détails à l'article *OEuf* que j'ai publié dans le *Dict. de méd.*, ou *Répertoire général des sciences médicales*, t. XXI.

À la surface de l'ovaire (V. ce mot) on voit de petites cellules ou vésicules enchâssées comme des perles dans la substance de l'organe. Ces vésicules (nommées *vésicules de Graaf*) contiennent un liquide transparent dans lequel flotte un petit corps sphéroïdal ; c'est l'ovule. La production de ce petit corps précède manifestement la fécondation. Il y a plus ; c'est qu'il n'est point besoin de l'acte fécondant pour qu'une vésicule vienne à se rompre et à laisser échapper l'ovule qu'elle renferme. Ce phénomène se manifeste tous les mois d'une manière régulièrement périodique, chez les femmes pubères, vierges ou non, et constitue la cause réelle de la congestion utérine qui produit le flux menstruel. Mais quand l'acte générateur a eu lieu, l'ovule qui s'échappe ou qui déjà s'était échappé de la vésicule rompue, devient apte à se développer.

On a indiqué, aux mots *Génération* et *Grossesse*, comment l'ovule pénétrait dans l'utérus par les trompes de Fallope, ou bien restait dans ces conduits, ou bien enfin tombait dans l'abdomen, circonstances d'où résultent les différentes sortes de grossesse *intra* ou *extra-utérine*. Combien faut-il de temps, dans les conditions ordinaires de la fécondation, pour que l'ovule accomplisse son trajet de l'ovaire à l'utérus? Chez les mammifères, la durée paraît être en raison de la durée de la gestation, et en constituer la septième partie. Mais on ne sait rien de précis à cet égard, surtout pour l'espèce humaine.

L'histoire de l'œuf, dans laquelle nous allons actuellement entrer, comprend deux parties fort distincte, l'étude des annexes du fœtus et l'étude du fœtus lui-même. Notre article sera donc partagé en deux sections.

§ I. *Des enveloppes et des annexes du fœtus.*— C'est particulièrement à l'ensemble des membranes dans lesquelles le fœtus est renfermé comme dans une poche, que l'on donne le nom d'œuf. Considérées dans leur réunion, ces membranes ont d'autant plus d'ampleur, d'épaisseur et de pesanteur, relativement au fœtus, que celui-ci est plus rapproché de l'époque de sa formation. A partir du troisième mois un rapport inverse s'établit. Ces membranes, qui sont au nombre de trois, vont d'abord fixer notre attention.

1° *Membrane caduque.* L'observation et les expériences démontrent qu'à la suite d'un coït fécondant l'utérus éprouve une excitation spéciale qui détermine, dans sa cavité, la sécrétion d'une matière séro-albumineuse qui ne tarde pas à se concréter, et forme ainsi une couche continue qui tapisse la surface interne de l'organe. C'est cette membrane que l'on nomme *caduque* (*epichorion* de Chaussier, *périone* de M. Breschet) : elle précède la descente de l'œuf. Ainsi, lorsque ce dernier arrive dans la matrice, il trouve fermé l'orifice de la trompe qui lui a servi de canal, et, pour pénétrer dans la cavité au sein de laquelle il doit se développer, il refoule devant lui la portion de caduque qui lui bouche le passage. Cette portion, repoussée de la sorte, s'accole à sa surface, et devient le feuillet fœtal ou la caduque *réfléchie*. A mesure que l'œuf fécondé augmente de volume, ce feuillet fœtal s'élargit, s'amincit, et finit par devenir contigu au feuillet extérieur qui est resté accolé aux parois de l'utérus. Enfin, vers le quatrième mois, la portion réfléchie a presque complètement disparu.

Les fonctions de la membrane caduque sont d'unir l'œuf à l'utérus, en circonscrivant le placenta aux limites duquel cette membrane s'arrête, et de concourir ainsi à fixer l'ovule fécondé sur un point déterminé des parois utérines.

2° Le *chorion*, *membrane moyenne* de Haller, *endochorion* de M. Dutrochet, forme l'enveloppe la plus extérieure de l'ovule. Il me paraît très-probable, d'après ce que l'on observe chez les batraciens et les oiseaux, que l'augmentation du volume de l'ovule, pendant son passage au travers de la trompe de Fallope, est due à une sorte d'exsudation muqueuse dont il s'enveloppe, et qui constitue la trame élémentaire des villosités qui recouvrent toute la surface de l'ovule peu après sa pénétration dans l'utérus. — Par sa face externe, le chorion est en rapport avec le feuillet réfléchi de la membrane ca-

duque, à l'exception du point par lequel l'ovule est resté adhérent aux parois de l'utérus, et où doit se former le placenta. Par sa face interne, il répond, pendant les premiers temps, à un intervalle qui le sépare de l'*amnios*, ou tunique interne. A mesure que le fœtus avance vers l'époque de la parturition, on voit le chorion s'amincir et s'accoler davantage à la caduque et à l'amnios par un tissu filamenteux très-court et très-délié. Au niveau du placenta, il est appliqué à la face fœtale de cette masse vasculaire jusqu'à l'insertion du cordon ombilical, sur lequel il se réfléchit, pour s'arrêter enfin à l'ombilic.

Le chorion est une membrane d'apparence celluleuse, dépourvue de nerfs et de vaisseaux : plusieurs observateurs lui refusent les attributs de l'organisation.

3° L'*amnios* est la membrane interne de l'œuf. Elle contient un liquide d'abord limpide et plus tard lactescent, visqueux et mêlé de flocons, au sein duquel l'embryon est plongé. L'amnios paraît être, dans l'origine, une partie intégrante de l'embryon, dont il se trouve ultérieurement isolé de plus en plus, à mesure que l'œuf se développe et que la quantité du liquide amniotique augmente. Dans les trois premières semaines l'amnios est toujours séparé du chorion par un intervalle rempli de liquide, intervalle qui est assez considérable par rapport au volume de l'œuf, mais qui s'efface de plus en plus jusqu'au quatrième mois : à cette époque l'amplitude de toujours croissante de l'amnios, par l'accumulation du liquide qu'il contient, met cette membrane en contact avec le chorion par tous les points de sa surface, et l'y fait adhérer.

Il résulte des recherches de M. Velpeau que, pendant les quinze premiers jours de la gestation, cette membrane n'a de rapports qu'avec la portion embryonnaire du cordon ombilical, sur lequel elle se replie à son point d'immergence dans l'embryon, et auquel elle forme ensuite une gaine à mesure que les vaisseaux ombilicaux s'allongent en s'implantant sur le chorion. La continuité de l'amnios avec l'épiderme du fœtus est très-vraisemblable.

Les eaux de l'amnios entretiennent l'isolement des parties extérieures de l'embryon et du fœtus, avant que la peau soit recouverte de l'enduit sébacé dont nous parlerons plus tard : elles le garantissent des chocs extérieurs, favorisent ses mouvements et son accroissement, en forçant l'utérus à se développer régulièrement autour de l'œuf. Ce liquide sert encore à l'accouchement, en déterminant la dilatation du col et en lubréfiant le vagin. Nous verrons plus tard si ce liquide sert à la nutrition du fœtus, comme beaucoup d'auteurs l'ont pensé.

4° Le *placenta* ou *délivre*, est une masse molle, spongieuse, formée essentiellement de vaisseaux sanguins, et qui constitue la principale connexion de l'œuf avec l'utérus. Je pense, avec M. Velpeau, que le développement du placenta coïncide avec la pénétration de l'ovule dans l'utérus ; évidemment les villosités du chorion en sont les premiers rudiments. Suivant l'auteur que je viens de citer, ces villosités ne peuvent être comparées, dans l'origine, qu'au chevelu des racines des plantes, et n'absorbent d'abord les éléments nutritifs que par un simple effet de capillarité : il ne s'y développe de vaisseaux qu'après la troisième semaine. Ces vaisseaux rudimentaires s'accroissent successivement, s'allongent;

bientôt les ramifications vasculaires deviennent plus touffues, moins distinctes, forment un tissu plus dense qui constitue le placenta proprement dit. Cette masse spongieuse, plate, arrondie en forme de gâteau, adhère habituellement au fond de l'utérus. Ses diamètres sont ordinairement, à l'époque de la parturition, de 6 à 8 pouces; son épaisseur de 12 à 15 lignes au centre, et de quelques lignes à la circonférence.

Le côté du placenta qui correspond à l'utérus, ou sa face utérine, est partagé en plusieurs lobes ou petites masses mamelonnées, réunies entre elles par un tissu couenneux et vasculaire très-mou, étendu en membrane sur toute cette face. Les auteurs ne sont pas d'accord sur l'origine de ce tissu : suivant moi, il provient d'une sécrétion plastique de l'utérus excité par la présence de l'ovule, et qui s'étend sur le placenta à mesure que celui-ci se développe. La face interne ou fœtale est lisse, recouverte par le chorion et l'amnios. Elle présente les ramifications nombreuses des artères et de la veine ombilicale dont l'insertion a lieu le plus souvent au centre du placenta. Chacun des mamelons dont se compose le placenta reçoit des troncs vasculaires spéciaux, veines et artères, qui s'y divisent à l'infini. La trame qui unit ces ramifications est un tissu cellulaire mou et spongieux. Quoi qu'on en ait dit, il est certain que le placenta ne contient ni filets nerveux provenant du fœtus, ni vaisseaux ou glandes lymphatiques.

L'organe dont nous parlons sert, avec le cordon ombilical, à établir la principale communication qui existe entre la mère et l'enfant ; et c'est sur cette communication que nous avons actuellement à nous expliquer. Nous avons vu que le placenta était formé de deux portions : l'une fœtale, formée par les ramifications des vaisseaux ombilicaux ; l'autre utérine, constituée par l'expansion membraneuse dont nous avons indiqué la nature, et qui reçoit des vaisseaux artériels et veineux provenant de l'utérus. Ce sont ces deux ordres de vaisseaux qu'on a nommés utéro-placentaires. D'après les recherches les plus récentes de MM. Velpeau, Jacquemier et Bonamy, il n'y a pas de communication directe entre les vaisseaux provenant de la mère (utéro-placentaires) et ceux qui proviennent du cordon ombilical. Comment le fœtus peut-il donc recevoir de la mère les éléments de nutrition qu'il en reçoit évidemment, si les conduits sanguins de l'un et de l'autre ne communiquent pas librement? Une particularité de structure constatée par M. Jacquemier, me paraît de nature à éclairer ce point d'ovologie encore si litigieux. Cet habile observateur a vu les villosités terminales des vaisseaux ombilicaux faire saillie dans l'intérieur des veines utéro-placentaires, au travers de leur membrane interne. Cette disposition anatomique ne fournit-elle pas l'explication la plus complète du mécanisme suivant lequel le sang de la mère est si rapidement transmis à l'enfant ?

5° Le *cordon ombilical* est le lien vasculaire qui unit le fœtus au placenta. Les recherches de M. Velpeau ont démontré que le cordon ombilical existe dès les premiers temps de la gestation, mais il est alors très-grêle, très-délié. Il renferme d'abord une partie de l'ouraque ou de l'allantoïde, le conduit de la vésicule ombilicale, une portion du canal intestinal, et les vaisseaux omphalo-mésen-

tériques. A partir du troisième mois le cordon n'est plus composé que des artères et de la veine ombilicales. Les autres canaux qu'il renfermait sont oblitérés, et l'intestin s'en est isolé et est rentré dans l'abdomen. Les radicules veineuses qui se ramifient à l'infini dans le placenta se réunissent d'un lobe à l'autre, se rejoignent vers la partie moyenne de ce même placenta, et donnent naissance à la *veine ombilicale*. Celle-ci entre dans le cordon, contourne en spirale les deux artères, pénètre par l'anneau ombilical, et se porte vers le foie dans lequel elle se distribue en partie et va se terminer en deux branches dont l'une, sous le nom de *canal veineux*, aboutit à la veine-cave, l'autre se jette dans la veine-porte. Les *artères ombilicales*, nées de l'aorte, montent dans le cordon en décrivant de nombreuses flexuosités, et vont se ramifier en s'anastomosant dans la masse placentaire. Pendant les premiers temps de la vie intra-utérine, on trouve encore dans le cordon les vaisseaux *omphalo-mésentériques*; ils sont au nombre de deux : une artère qui naît de l'artère mésentérique supérieure, et une veine qui aboutit à la veine-porte abdominale. Ces deux vaisseaux sont destinés à la vésicule ombilicale. Nous parlerons plus bas de l'ouraque.

Les vaisseaux du cordon sont entourés d'une substance semi-fluide, gélatiniforme, qu'on nomme gélatine de Warthon, et dont la quantité, plus ou moins considérable, fait varier le volume du cordon. Au moment de la naissance, le cordon ombilical est d'une longueur variable, qu'on estime généralement à vingt pouces ; il présente dans son trajet de nombreuses torsions et des bosselures qui lui donnent parfois l'aspect de ces pieds de table tournés en spirale.

6° La *vésicule ombilicale*, *vésicule vitellaire*, *intestinale*, *membrane du jaune*, etc., est une petite poche à parois minces et transparentes, située sur la face fœtale du placenta, contenant un liquide jaunâtre, trouble, quelquefois même floconneux, communiquant, par un pédicule canaliculé, avec la cavité de l'intestin. Cette poche préexiste très-vraisemblablement à toutes les autres parties de l'œuf, et, dans le principe, son volume est très-considérable par rapport à l'embryon. Elle offre ordinairement deux à trois lignes de diamètre ; son canal passe par le cordon aussitôt que celui-ci est formé, ainsi que les vaisseaux omphalo-mésentériques qui lui sont destinés. Je pense que l'embryon naît sur la vésicule ombilicale, dont le contenu passe en partie dans le corps du nouvel être, et lui fournit les premiers éléments nutritifs, comme le jaune les fournit à l'oiseau. Mais aussitôt que les vaisseaux ombilicaux se développent, et puisent les matériaux de la nutrition dans le sang de la mère, les fonctions de la vésicule cessent, de sorte que ses usages sont bornés à quelques semaines seulement.

7° L'*allantoïde*, dont l'existence avait été révoquée en doute par beaucoup d'anatomistes, doit, depuis les belles recherches de M. Velpeau, être regardée comme faisant réellement partie de l'œuf humain. Si l'on peut s'en rapporter à l'analogie, nous admettrons que, pendant les premiers jours qui suivent la fécondation, l'allantoïde est constituée par une vésicule située entre le chorion et l'amnios, dans l'intervalle qui sépare ces deux membranes; cette vésicule est très-vraisemblablement une

dépendance de l'embryon qu'elle embrasse ultérieurement en s'élargissant et s'affaissant sur elle-
même : bientôt on ne trouve plus entre le chorion
et l'amnios qu'un liquide analogue à l'humeur vitrée de l'œil , de nature albumineuse , incolore ou
jaunâtre. Ce fluide est renfermé dans un *tissu réticulé* qui le retient ainsi entre les deux membranes
de l'œuf. A mesure que l'on s'avance vers l'époque
de la parturition, ce corps s'efface progressivement,
et finit par disparaître tout-à-fait. L'ouraque, qui fait
suite à la vessie, communique-t-elle, chez l'homme,
avec la cavité de l'allantoïde, et le liquide renfermé
dans celle-ci est-il de l'urine ? Ce sont là deux
questions qui dépendent en quelque sorte l'une de
l'autre, et que les recherches modernes paraissent
avoir résolues négativement, mais dans l'examen
desquelles nous ne pouvons entrer ici.

§ II. — *Du fœtus*. Il est bien certain que l'ovule
préexiste à la formation de l'embryon humain ;
mais à quelle époque celui-ci commence-t-il à s'y
montrer à la suite d'un coït fécondant? C'est ce
qu'il est impossible de déterminer. D'après toutes
les recherches qui ont été tentées à cet égard , il
paraît évident que le nouvel être ne devient apparent que dans le cours de la seconde semaine. Quelles sont les parties primitivement formées, dans
quel ordre apparaissent-elles ? c'est ce que nous
ignorons encore aujourd'hui.

Des œufs humains, examinés vers le douzième
jour , à dater du moment de la conception , ont offert l'embryon sous une forme semi-elliptique,
c'est-à-dire sous l'aspect d'un petit haricot, dont
une extrémité plus renflée constitue la tête, et une
autre plus étroite, la partie inférieure du tronc. Les
membres ne s'y dessinent pas encore. Il peut avoir
dans cet état deux à trois lignes de longueur, tandis
qu'il en offrirait quatre à cinq s'il était redressé.
Il est formé par une petite masse creuse demi-transparente, contenant un fluide limpide au milieu duquel se voit un filet opaque, blanchâtre, qui est le
rudiment de l'axe cérébro-spinal. Du centre de la
concavité que présente la courbure que présente la courbure que présente la
se détache le cordon ombilical, dont la longueur est
déjà presque égale à celle de ce petit être, et qui va
s'implanter sur la vésicule ombilicale.

Dans le cours de la quatrième à la cinquième semaine, on voit poindre de petits appendices sous
forme de bourgeons , qui ne sont autre chose que
les membres à l'état rudimentaire. Les viscères de
l'abdomen et du thorax laissent apercevoir leurs
premiers linéaments, et la formation de ces deux
cavités écarte l'extrémité céphalique de l'extrémité
inférieure du tronc. Les yeux se manifestent sous
l'aspect de deux points noirs; les orifices du nez ,
de la bouche, se creusent au sein de la face, et , de
chaque côté, la saillie de deux petits mamelons annonce l'apparition des oreilles. Les observations de
M. Velpeau ont fait voir, contrairement à l'opinion
de quelques anatomistes, que le ventre et la poitrine étaient fermés dès l'origine.

De la fin de la quatrième semaine à la sixième ,
les bourgeons qui formaient le rudiment des membres se sont allongés et commencent à revêtir la
forme qu'ils doivent offrir plus tard. De la septième à la huitième semaine, de notables changements se sont accomplis : la longueur de l'embryon
est de quinze à dix-huit lignes. Le cordon ombilical

offre à son insertion un renflement en forme d'entonnoir, que les premiers rudiments des organes
génito-urinaires et les intestins remplissent peu à
peu. Dans les semaines suivantes, les traits de la
face se dessinent de plus en plus. Vers la huitième
semaine, un point noir, qui se montre auprès du
coccyx, indique la première trace de l'anus, et, au-
devant, un petit tubercule est l'origine des organes
génitaux ; mais il n'est pas encore possible de distinguer le sexe. Cette distinction ne peut se faire
que vers la onzième ou la douzième semaine. Cependant les membres, mais surtout les doigts, deviennent beaucoup plus apparents, et la configuration de la face mieux caractérisée. Le cordon commence à se contourner en spirale, et les organes
qu'il renfermait dans son insertion évasée rentrent
dans l'abdomen. Le volume de la tête est désormais
moins disproportionné. Enfin, au commencement
du quatrième mois, toutes les parties du fœtus sont
très-nettement accusées, deviennent de plus en
plus distinctes, et le nouvel être perd son nom
d'embryon pour prendre celui de *fœtus*. Sa longueur est alors de six à sept pouces, et son poids de
six à sept onces. Les paupières sont encore adhérentes, le nez est arrondi, écrasé; la langue forme
dans la bouche un petit mamelon saillant ; l'insertion
du cordon s'élève un peu ; les sexes sont parfaitement distincts, mais chez le mâle, les testicules ne
sont point encore descendus dans les bourses. Au
cinquième mois, le fœtus offre de huit à dix ou même onze pouces de long ; il pèse huit à dix onces.
La configuration du corps se rapproche davantage
de celle du fœtus à terme. A six mois, la longueur
est de douze à quatorze pouces, et le poids de douze
à seize onces. Les cheveux, les poils des sourcils,
commencent à se montrer; les ongles sont déjà assez solides : le fœtus pourrait vivre alors hors de
l'utérus.

C'est principalement dans le cours du septième
mois que toutes les parties prennent plus de consistance, de volume, que leurs contours s'arrondis-
sent, et que leurs dimensions respectives se propor-
tionnent davantage les unes par rapport aux autres.
Le fœtus acquiert de quatorze à seize pouces de
longueur environ ; les paupières s'entr'ouvrent, et
la membrane qui fermait l'ouverture pupillaire (V.
Iris) disparaît. La peau, qui était rouge, devient
plus rosée, et l'on trouve à sa surface cette matière
graisseuse dont l'enfant est communément enduit au
moment de la naissance. La descente des testicules
dans les bourses commence à s'effectuer. L'enfant
est désormais viable. Pendant le huitième mois il
s'accroît encore et se perfectionne de plus en plus, et
enfin, au neuvième mois, il est parvenu à son entier développement : il présente alors , terme
moyen, dix-huit à vingt pouces de longueur, et pèse
six à sept livres. Les poils très-distincts remplacent
le duvet qui existait aux sourcils et aux paupières ;
les ongles, qui ont commencé à paraître du troisième au quatrième mois, sont encore incomplets dans
leur développement ; mais cependant leur forme
est parfaitement distincte, et leur bord libre dépasse
souvent le niveau de l'extrémité des doigts. L'insertion du cordon à l'*abdomen, qui* s'est successivement éloignée de la région hypogastrique par
suite du développement des parties inférieures à cette insertion, correspond, d'après les recherches de

M. Moreau et les miennes, à sept ou huit lignes au-dessous du milieu de la longueur totale du corps.

Pendant les premiers temps de la grossesse, la tête de l'enfant est dirigée par en bas, c'est-à-dire vers le col de l'utérus. Plus tard, c'est-à-dire vers le troisième ou quatrième mois, le fœtus est flottant dans les eaux de l'amnios et change fréquemment de position. Mais, vers la fin de la gestation, il reprend son ancienne position, et, dans l'immense majorité des cas, la tête est placée à la partie la plus déclive. Les anciens accoucheurs attribuaient cette situation à la pesanteur de la tête ; mais, dans un travail fort intéressant sur ce sujet, M. P. Dubois fit voir que cette pesanteur relative étant moins marquée au neuvième mois que dans les périodes précédentes, cette cause n'était point aussi positive qu'on l'a dit. Puis, comparant les cas dans lesquels les fœtus expulsés avant terme étaient vivants, avec ceux dans lesquels ils avaient cessé d'exister, il reconnut que la présentation par la tête était peu commune dans ce dernier cas, et très-fréquente dans le premier : d'où il conclut que la présentation céphalique est le résultat d'une détermination instinctive du fœtus.

Ce serait ici le lieu d'examiner en détail le mode de développement qu'affecte chaque organe en particulier ; mais cette étude d'anatomie transcendante, comme on se plaît à le dire aujourd'hui, nous conduirait bien au-delà des limites dans lesquelles nous devons nous renfermer.

Un mot seulement sur le mode de nutrition du fœtus dans le sein de sa mère. Les physiologistes sont loin d'être d'accord à cet égard, et les opinions les plus opposées, j'ai presque dit les plus étranges, ont été émises pour expliquer ce phénomène. Mais si l'on s'en rapporte aux faits que l'observation directe permet de constater, on sera conduit à admettre que, dans les deux premières semaines, la nutrition du nouvel être a principalement lieu par l'absorption du fluide contenu dans la vésicule ombilicale ; qu'alors le liquide de l'allantoïde n'y est peut-être pas étranger, et que, dans la première moitié de la vie intra-utérine, il ne serait pas impossible que l'eau de l'amnios exerçât une action analogue ; mais que pendant toute la durée de la gestation, dès le moment où l'œuf devient villeux, et surtout dès l'époque où le sang commence à paraître dans l'embryon, les vaisseaux ombilicaux sont l'agent principal à l'aide duquel celui-ci puise dans le sang de sa mère ses éléments nutritifs, et renouvelle continuellement cette nourriture.

OLLIVIER (d'Angers),
Membre de l'Académie de Médecine et du Conseil de Salubrité.

OVULE (*physiol.*), s. m., petit œuf. On donne ce nom aux petites granulations qui sont contenues dans les vésicules de l'ovaire, et que l'on regarde comme les rudiments de l'œuf humain. (V. *Ovologie*.)

OXALATES. (V. *Oxalique*.)

OXALIQUE (Acide), s. m. Cet acide, dont le nom vient d'*oxalis*, oseille, parce qu'il fut découvert par Bergmann dans le sel d'oseille, existe dans plusieurs autres substances végétales, telles que les rumex, les lichens, les rhubarbes, les poils du pois-chiche. On l'obtient maintenant en traitant diverses substances végétales par les acides; telles que le sucre, la gomme, l'amidon, par l'acide azotique.

L'acide oxalique cristallise en longs prismes incolores, transparents et quadrilatères, terminés par des sommets dièdres; sa saveur est très-forte, et son action sur le tournesol est très-grande. Exposé à l'action du feu, il se fond dans son eau de cristallisation ; à 115 degrés, une partie se volatilise, et l'autre se décompose en donnant lieu à des vapeurs et à des gaz. La partie qui s'est volatilisée dans ces vapeurs se condense sous forme cristalline, et elle n'est plus combinée qu'à un atome d'eau ; tandis que, dans la cristallisation ordinaire de cet acide, l'eau existe dans la proportion de deux atomes par un atome d'acide. Lorsque la décomposition totale de l'acide oxalique a lieu; dans un tube rougi au feu, elle se fait sans laisser de charbon pour résidu, ce qui indique la grande proportion d'oxygène qu'il contient. Cette proportion est de trois atomes d'oxygène par quatre de carbone, ou, en poids, de 66,24 d'oxygène et de 33,76 de carbone; ce qui place l'acide oxalique entre l'acide carbonique et l'oxyde de carbone.

Cet acide est inaltérable à l'air ; il s'effleurit sensiblement lorsqu'il est cristallisé ; il est soluble dans huit fois et demie son poids d'eau, très-soluble dans l'eau bouillante, peu soluble dans l'alcool ; la présence d'un peu d'acide azotique augmente sa solubilité dans l'eau d'une manière considérable. Mis en contact à chaud avec 40 fois son poids d'acide sulfurique, il se décompose et disparaît peu à peu, en donnant naissance à du gaz acide carbonique et à de l'oxyde de carbone. L'acide oxalique a une tendance très-forte pour s'unir à la chaux ; il enlève cette base même au sulfate de chaux, et il forme un oxalate de chaux insoluble; aussi est-il, avec l'oxalate de potasse et d'ammoniaque, le meilleur réactif que l'on puisse employer pour reconnaître ce corps.

L'acide oxalique est très-employé dans les usages domestiques, surtout en Angleterre, pour nettoyer le cuivre ; l'*eau de cuivre* qui, importée d'Angleterre, commence à être répandue chez nous, n'est autre chose qu'une solution d'acide oxalique, environ 10 grammes pour 500 grammes d'eau : on frotte les objets de cuivre avec un linge imbibé de cette solution, on lave ensuite avec l'eau simple, et l'on essuie fortement. Ce simple procédé suffit pour entretenir le brillant du métal.

L'acide oxalique est un poison très-actif, et l'usage presque général que l'on fait en Angleterre de cette substance, a été cause d'accidents que sa ressemblance avec le sulfate de magnésie (*sel d'Epsom*) a quelquefois déterminés : divers individus ont pris, croyant se purger, des doses assez notables d'acide oxalique qui leur avait été livré par erreur pour du sulfate de magnésie. Les accidents déterminés par l'ingestion de cette substance sont très-rapides ; la mort arrive souvent en assez peu de temps pour qu'il soit presque impossible d'administrer des secours efficaces, surtout lorsque l'acide oxalique a été pris à doses élevées, telles qu'une demi-once, une once, qui est la proportion de sulfate de magnésie que l'on prend pour obtenir un effet purgatif.

Aussitôt après avoir pris ce poison, on sent une ardeur brûlante dans l'estomac et vers la gorge ; la douleur est violente, le malade est pris de vomissements et souvent de convulsions ; les matières vomies sont de couleur foncée, et quelquefois mêlées de sang; le pouls est petit, faible, et les mouvements du cœur cessent presque complètement. Un des effets les plus marqués de ce poison consiste à détruire la propriété contractile du cœur. Dans quelques cas, on a vu la mort arriver d'une manière très-rapide, dix minutes après l'ingestion du poison; d'autres fois, elle n'a eu lieu que 10 ou 12 heures après. Dans tous les cas, les accidents sont toujours en rapport avec la quantité de poison administrée, et surtout en raison de son état de concentration. Il corrode et détruit les membranes de l'estomac, lorsqu'il est dans cet état de concentration; lorsqu'il est plus étendu, son action est moins marquée sur les membranes de cet organe ; on n'observe qu'une simple injection artérielle et veineuse, et le poison agit seulement par le fait de son absorption.

Nous n'entrerons pas ici dans des détails de médecine légale étendus pour indiquer les moyens par lesquels on peut constater l'existence de ce poison dans la matière des vomissements, dans les liquides contenus dans l'estomac et les intestins ; ces procédés, qui sont fondés sur les propriétés chimiques de l'acide oxalique, consistent à précipiter l'acide par des sels de chaux, de magnésie, le nitrate d'argent, pour obtenir des oxalates de ces bases, dont il est ensuite facile de constater la nature. L'oxalate d'argent présente ce fait remarquable, qu'il est blanc, qu'il brunit légèrement par la chaleur, et détonne ensuite faiblement en se dissipant en vapeur.

Les secours que l'on doit administrer aux personnes empoisonnées par l'acide oxalique, doivent avoir pour but de déterminer le vomissement immédiat ou de le favoriser s'il existe; on devra préférer les moyens mécaniques, tels que l'introduction des doigts dans la bouche, plutôt que l'ingestion de boissons aqueuses et tièdes, qui ont pour inconvénient d'étendre l'acide et d'en favoriser l'absorption. Mais les moyens les plus efficaces sont les neutralisants, c'est-à-dire les substances susceptibles de saturer l'acide oxalique en formant un oxalate insoluble. La chaux est de toutes ces substances la plus efficace; la craie, le blanc d'Espagne, même le plâtre gratté des murs, peuvent être employés délayés à l'état de bouillie, et administrés sous cette forme : on devra renouveler l'administration de ces substances, favoriser leur rejet par les vomissements, et en administrer de nouvelles. Il faudra éviter, pour neutraliser l'acide oxalique, les alcalis caustiques et les carbonates de soude et de potasse, qui forment des oxalates solubles qui sont eux-mêmes délétères ; l'ammoniaque forme aussi un oxalate soluble, et, de plus, présente des inconvénients en raison de sa causticité. La magnésie a été conseillée par quelques toxicologistes, et M. Orfila la recommande; d'autres prétendent que l'on ne doit pas en faire usage, parce que son oxalate est en partie soluble. Nous pensons que le peu de solubilité de l'oxalate de magnésie n'est pas une contre-indication suffisante de son emploi, surtout dans un cas urgent; mais, lorsqu'on le pourra, il sera convenable de lui préférer la chaux et ses composés.

La médication à employer, lorsque le malade a

rejeté tout le poison, est essentiellement adoucissante et dérivative, suivant les exigences de sa situation ; ainsi des boissons émollientes, des pédiluves sinapisés, des sinapismes, quelquefois la saignée chez les individus pléthoriques ; c'est au médecin à juger de l'opportunité de ces divers moyens.

OXALATES. — Ces sels sont des composés d'acide oxalique et d'une base, ils sont assez nombreux. Quatre existent seulement dans la nature ; ce sont les oxalates de chaux, de potasse, de soude et de fer. Ces sels se trouvent combinés dans des substances végétales, telles que les oxalis, les rumex, les lichens ; on les trouve aussi dans certaines racines, telles que celles de l'iris de Florence. Les oxalates ne sont pas employés en médecine; l'oxalate de potasse et celui d'ammoniaque sont employés dans la teinture des étoffes; on fait souvent usage du premier à l'état de sur-oxalate, pour enlever les taches d'encre et de rouille sur le linge.

J.-P. BEAUDE.

OXYCRAT (*pharm.*), s. m., du grec *oxys*, aigre, et *crasis*, mélange. C'est un mélange d'eau et de vinaigre qui est souvent employé en boisson, et à laquelle on peut ajouter du sucre ; cette espèce de limonade vinaigrée peut se préparer directement avec le sirop de vinaigre. L'oxycrat peut être rendu astringent en augmentant la proportion de vinaigre qu'il contient; il s'emploie dans la plupart des cas où l'on fait usage de la limonade.   J. B.

OXYDES (*chim.*), s. m. pl. On désigne sous le nom d'oxydes, la combinaison des divers corps ordinairement métalliques avec l'oxygène. Les oxydes sont des composés binaires; tous les corps avec lesquels l'oxygène peut se combiner sont réputés corps combustibles, cette combinaison de l'oxygène constituant elle-même la combustion. L'oxygène peut se combiner en diverses proportions avec les corps, et l'on se sert pour désigner ces divers états des mots de protoxyde, deutoxyde, peroxyde, etc. Le protoxyde est l'oxyde qui contient le moins d'oxygène ; le deutoxyde en contient le double ; le sesquioxyde une fois et demie. Le peroxyde est toujours celui qui contient le plus d'oxygène. Plusieurs substances présentent à la fois deux, trois et même quatre degrés d'oxydation : le fer, le plomb, l'antimoine, l'azote. On dit aussi un oxyde au minimum ou au maximum, pour désigner les deux oxydes d'une même substance qui sert à chaque extrémité de l'échelle. Les oxydes se désignent aussi d'après leur couleur : ainsi on dit l'oxyde rouge de plomb pour le deutoxyde ; l'oxyde blanc d'antimoine pour le protoxyde; l'oxyde rouge de fer pour le peroxyde.

Certains oxydes sont de véritables acides, en ce sens qu'ils ne peuvent se combiner avec les acides, mais bien avec les autres oxydes, en raison de leur caractère électro-négatif : tels sont les deutoxyde et tritoxyde d'antimoine, qui forment l'acide antimonieux et l'acide antimonique ; les deux oxydes d'arsenic, qui forment l'acide arsénieux et l'acide arsénique. Les oxydes se combinent avec les acides, et forment des sels qui sont différents suivant les degrés de l'oxyde ; on les désigne sous le nom de proto et de deuto-sels, tels que proto-nitrate, deuto-itrate, per-sulfate, suivant qu'ils sont formés par un protoxyde, un deutoxyde ou un peroxyde. Tous les oxydes sont réductibles, c'est-à-dire qu'on peut en enlever l'oxygène et laisser le métal à nu; il en est quelques uns que l'on n'a pu réduire directement jusqu'à ce jour; tels sont le silicium, l'aluminium. Mais on a constaté l'existence de ces métaux par leur alliage avec d'autres métaux. La plupart des terres qui sont si abondantes à la surface du globe, ne sont rien autre chose que des oxydes métalliques dont la véritable nature n'a été reconnue que depuis trente années, tels que la chaux, l'alumine, la silice, la magnésie, etc., dont les métaux sont le calcium, l'aluminium, le silicium, le magnésium. Il en est de même des anciens alcalis, tels que la potasse et la soude. (V. ces mots.) — Pour chacun des oxydes en particulier, voyez les noms des substances qui forment leur base.

J.-P. BEAUDE.

OXYGÈNE (chim.), s. m. L'oxygène est un corps simple, gazeux, très-répandu dans la nature; il constitue pour plus d'un cinquième l'air que nous respirons (V. Air). Combiné avec les métaux, il forme les terres et les alcalis, ainsi que les oxydes métalliques (V. Oxydes). Avec les métalloïdes, il forme des oxydes qui, presque tous, sont des acides très-puissants; c'est même sur cette propriété qu'a été établi son nom, qui, dérivé du grec, signifie qui engendre l'acide. L'eau, cet agent si puissant de la vie et si commun à la surface de notre globe, est un oxyde d'hydrogène composé de deux parties d'hydrogène contre une d'oxygène. Enfin l'oxygène, soit seul, soit combiné avec l'hydrogène dans les proportions nécessaires pour la formation de l'eau, entre dans la composition de toutes les substances organiques. C'est à Priestley que l'on doit cette découverte, qui eut lieu en 1774; elle détermina la révolution dans les sciences chimiques qui se fit vers 1780, et de cette époque date la chimie pneumatique, dont Priestley, Scheele et Lavoisier furent les fondateurs.

L'oxygène est un gaz incolore, sans odeur et sans saveur, plus pesant que l'air, qui possède la propriété d'accélérer et de ranimer la combustion; il peut se combiner avec tous les corps simples pour former des oxydes et des acides. Ces combinaisons ont lieu avec dégagement de calorique, et souvent de lumière; c'est ce qui constitue la combustion. L'oxygène sert à la respiration des animaux et des plantes, c'est ce qui lui avait fait donner le nom d'air vital : toutes les fois qu'il cesse d'être en proportion convenable, les animaux meurent, et cette mort est ce que l'on nomme asphyxie. Lorsque l'on mêle de l'oxygène en trop grande proportion avec de l'air atmosphérique, les animaux qui respirent ce mélange éprouvent une excitation très-vive; le sang circule avec plus de force, les yeux s'injectent, les organes pulmonaires sont vivement stimulés, et l'animal ne tarderait pas à succomber s'il n'était soustrait à cette action si vive d'un air trop fortement oxygéné. La respiration (V. ce mot) est une véritable combustion du carbone que contient en excès le sang veineux; et cette combustion, qui revivifie ce sang, est en même temps une des sources de la chaleur animale.

Le gaz oxygène est sans usage dans la médecine et dans les arts; on ne l'extrait que pour des expériences de laboratoire, et il se retire du peroxyde de manganèse que l'on calcine au rouge dans une cornue de grès ou de fer placée dans un fourneau à réverbère. On s'aperçoit que l'oxygène se dégage en plongeant une allumette en combustion, mais dont on a éteint la flamme, dans l'éprouvette qui reçoit le gaz : si celle-ci contient de l'oxygène, la flamme se rallume à l'instant, et la combustion a lieu avec une extrême rapidité. Un fil de fer mince tourné en spirale, et plongé dans un flacon contenant de l'oxygène, brûle avec une extrême rapidité et un grand éclat, lorsqu'on l'a allumé au moyen d'un petit morceau d'amadou placé à son extrémité; l'extrémité supérieure devra être fixée dans un bouchon de liège destiné à fermer le flacon : pendant cette combustion, il tombe des petits globules fondus et enflammés, qui s'incrustent quelquefois dans les parois du flacon de verre qu'ils ont fondu à leur point de contact; ces globules sont formés par du deutoxyde de fer. L'oxygène se retire plus facilement de l'oxyde de manganèse, en y ajoutant trois parties d'acide sulfurique et chauffant légèrement dans une cornue de verre. On le retire aussi du chlorate et du peroxyde de mercure, en les soumettant à l'action de la chaleur.

J.-P. BEAUDE.

OXYGÉNÉE (Eau). (V. Eau.)

OXYMEL (pharm.), s. m. C'est un mélange que l'on prépare avec le miel et le vinaigre, et qui s'administre ordinairement en potions, ou mêlé aux tisanes. L'oxymel est simple lorsqu'il est fait seulement avec le miel et le vinaigre; lorsqu'on le prépare avec le vinaigre de colchique, de scille ou d'ail, il est dit oxymel colchique, scillitique, d'ail ou de sureau; il emprunte les noms des substances avec lesquelles il est fait.

On prépare l'oxymel en faisant bouillir dans une bassine d'argent deux parties de miel blanc avec une partie de vinaigre. L'ébullition doit être continuée jusqu'à ce que le mélange bouillant marque 31 degrés à l'aréomètre : on écume le liquide et on le passe à la chausse.

L'oxymel simple est rafraîchissant, et communique aux tisanes une acidité agréable; il peut être employé dans les phlegmasies aiguës, la fièvre inflammatoire, toutes les fois que la soif est vive et la saison chaude; la dose est de demi-once à deux onces (16 à 64 grammes) pour une pinte de tisane. L'oxymel scillitique s'emploie de demi-once à une once (16 à 32 grammes). Dans une potion, il est stimulant et expectorant; on l'emploie dans les catarrhes chroniques; il est également un puissant diurétique. L'oxymel colchique s'emploie à doses moitié moins élevées; on en fait usage comme purgatif drastique et diurétique dans les hydropisies et les affections rhumatismales. L'oxymel d'ail est anthelmintique à la dose de demi-once à une once; l'oxymel de sureau, qui est sudorifique, s'emploie aux mêmes doses que l'oxymel simple. J. B.

OZÈNE (path.), s. m., de ozô, sentir mauvais. On donne ce nom à des ulcérations de la membrane muqueuse des fosses nasales, qui font que l'individu qui en est affecté exhale une odeur infecte, qui a été comparée à celle d'une punaise écrasée. On désigne ordinairement ces individus sous le nom de punais. (V. Nez (maladies du.)

P

PAIN (*hyg.*), s. m., *panis*. C'est l'aliment le plus universellement répandu dans nos contrées ; partout où a pénétré la civilisation européenne, l'usage du pain s'y est introduit. La fable de Triptolème chez les Grecs, et les versions bibliques, nous montrent l'usage du pain connu dès la plus haute antiquité ; les tombeaux égyptiens renferment des morceaux de pain parmi les vivres et les objets à l'usage du défunt, que l'on déposait près de son corps. Mais, dans un article comme celui-ci, notre but n'est pas de nous occuper de l'histoire du pain, mais bien de sa préparation actuelle, de ses qualités, et des altérations dont il peut être l'objet.

Le pain se prépare avec les farines des céréales que l'on pétrit avec de l'eau, et que l'on fait cuire après que ce mélange a subi un commencement de fermentation : c'est cette fermentation qui fait lever la pâte, et qui donne au pain cet aspect léger et ces petites cavités ou cellules que l'on remarque dans son intérieur. Lorsque le pain est cuit sans être fermenté, il est mat, sans cellules, on le dit *pain azyme ;* et c'est ainsi que l'on fait le *pain à chanter* ou les hosties. Nous ne reviendrons pas ici sur ce qui a été dit par l'un de nous, M. Chevalier, à l'article *Farine ;* qu'il nous suffise de dire que le pain blanc se prépare avec la farine de la plus belle qualité, d'un blanc jaune, parfaitement privée de la partie corticale du grain. On délaye la farine dans l'eau, dans laquelle on a fait dissoudre du sel marin, environ cinq à six grammes pour un kilo de pain ; on y mêle également de la pâte déjà préparée et fermentée, ou levée, comme on le dit communément : cette pâte est désignée sous le nom de *levain ;* il est important qu'elle ne soit pas trop vieille, car elle donne alors au pain un goût désagréable. On pétrit ce mélange et, lorsque le pétrissage est terminé, on laisse reposer la pâte jusqu'à ce qu'elle soit levée. La pâte est alors placée dans des corbeilles, où elle achève de lever, et ensuite mise au four pour en opérer la cuisson. Le four ne doit pas être trop chaud, car il saisirait trop vivement la pâte, et brûlerait la croûte du pain avant que ce dernier ne fût cuit à l'intérieur : l'espèce d'art qu'il faut pour bien chauffer un four, et les mécomptes que l'on obtient souvent à la cuisson, ont

engagé à construire des fours où le pain est cuit par l'action de l'air chaud ; ces fours sont dits *aérothermes.*

Lorsque le pain est mal cuit, ou lorsque les farines ont été mouillées, la mie est molle, presque pâteuse ; elle s'affaisse facilement et ne présente pas d'une manière bien dessinée ces cellules ou cavités dont nous avons parlé ; de plus, il est indigeste et ne constitue pas un bon aliment. Lorsque le pain est mal levé, quoique bien cuit, il digère aussi moins facilement. Quelques peuples préparent encore le pain sans le faire lever, et cet usage était très-répandu chez les anciens : dans cet état, le pain se laisse pénétrer moins facilement par l'eau lorsqu'on l'y trempe ; il est peu propre à préparer des potages, et est d'une digestion difficile. Le *biscuit de mer* est une sorte de pain dont il a été déjà parlé à ce mot ; il digère plus facilement que le pain azyme, car la pâte a subi un commencement de fermentation ; il se détrempe bien pour faire les potages : c'est un aliment sain et fort utile dans la navigation et dans les expéditions lointaines à travers les terres, soit en guerre, soit en voyage.

La *farine* (V. ce mot) est composée, comme on le sait, de deux éléments principaux, et qui sont nutritifs à des degrés différents : ce sont le gluten et l'amidon ; plus le premier principe est abondant, plus le pain est nutritif : les blés durs d'Odessa sont ceux qui fournissent les farines les plus riches en gluten, principe azoté, visqueux, qui lie la pâte et lui donne cette élasticité qui la caractérise.

Pour faire le pain blanc, les farines doivent être parfaitement purgées de son. Le pain préparé avec ces farines, lorsqu'il est bien levé et bien cuit, est d'une couleur jaune dorée en dessus, sa croûte est cassante, il est blanc à l'intérieur, la mie élastique est criblée de trous, son goût est très-agréable, surtout lorsqu'il est frais ; il digère très-facilement, mais paraît moins apaiser le sentiment de la faim que celui préparé avec des farines qui retiennent encore quelques parties de son, ou qui sont mélangées avec de la farine de seigle. Le pain de ménage, que l'on prépare dans les campagnes avec des farines moins bien épuisées de l'enveloppe corticale du blé, et auxquelles on mêle des farines de seigle, est sain, nourrissant, apaise la faim pour un temps plus long; il reste plus longtemps frais, mais il ne saurait convenir aux estomacs faibles, aux convalescents, et aux personnes affectées de maladies chroniques de l'estomac. Certaines personnes digèrent cependant plus facilement le pain de seigle que le pain blanc; ces cas se sont observés dans des gastralgies et des névroses de l'estomac : et ces faits sont faciles à comprendre, lorsque l'on connaît la multiplicité d'altérations que peuvent présenter les fonctions de cet organe.

Altérations du pain. — Les altérations du pain peuvent être le résultat de la mauvaise qualité des farines, ou des mélanges de substances étrangères avec la pâte lors de la confection du pain. Les farines peuvent être vénéneuses, c'est-à-dire préparées avec des blés mêlés, lors de la récolte, avec l'ivraie, le seigle ergoté, le mélampyrum (*M. arvense*), nommé dans les campagnes blé de vache, rougeole. Cette dernière substance communique au pain une couleur rougeâtre, mais ne paraît pas avoir d'effet malfaisant; il n'en est pas de même de l'ivraie et du seigle ergoté, qui ont des effets toxiques très-marqués, et dont il est parlé dans les articles spéciaux qui leur ont été consacrés. Tout récemment, M. Bonjean de Chambéry a constaté que la préparation et la cuisson du pain faisaient perdre au seigle ergoté une partie de ses propriétés malfaisantes : une famille, dont chaque membre avait pris en trois jours près de quatre onces et demie de seigle ergoté mêlé au pain, ne fut affectée que d'accidents convulsifs; tandis que cette proportion, prise en nature, aurait fait succomber, dit-il, tous ces individus.

La mauvaise qualité du pain peut aussi être déterminée par des farines humides, ou qui sont restées longtemps en magasin, et qui ont subi un commencement de fermentation; c'est ce que, dans le commerce, on appelle des farines échauffées : par ce fait, les farines perdent une partie de leur gluten, et ne fournissent qu'un pain aigre, d'une saveur terreuse, peu nutritif, et malfaisant; souvent des fièvres de mauvais caractère, des affections abdominales, se manifestant d'une manière épidémique, ont été le résultat de cette alimentation vicieuse; et ces faits se sont surtout présentés dans les temps de disette, où la rareté des subsistances empêche que l'on ne se montre difficile dans leur choix.

Le pain préparé avec des farines mélangées de fécule de pommes de terre, de farine de fèves et d'autres légumineuses, est aussi moins nourrissant, d'un goût moins agréable, et il peut, lorsqu'il contient des farines de fèves, de pois, etc., donner lieu à des maladies du canal intestinal, qui souvent présentent de la gravité.

Lorsqu'il a été préparé depuis quelque temps, le pain est susceptible de s'altérer souvent avec une assez grande rapidité : il se forme alors des moisissures et de petits champignons qui lui communiquent des propriétés malfaisantes; ces faits s'observent surtout lorsque le pain a été préparé avec des farines avariées, lorsque trop d'eau a été mêlée à la pâte, lorsqu'il est mal cuit, ou que, par l'effet de la saison, les blés ont été altérés sur pied.

Cette dernière circonstance s'est fait remarquer d'une façon singulière en 1842. On observa que le pain de munition qui était préparé pour la garnison de Paris, alors fort nombreuse, se couvrait après un ou deux jours, d'une couche de poussière rouge, qui donnait au pain un aspect et un goût repoussants. Une commission fut nommée par le Ministre de la guerre pour reconnaître la cause d'une altération dont on ne pouvait se rendre compte, puisque l'administration de la guerre, à Paris, achète ses blés, qu'elle les réduit en farine dans les bâtiments de la manutention, où le pain est préparé par ses soins. M. Payen, nommé rapporteur de cette commission, reconnut que la poussière rouge observée sur le pain était formée par de petits champignons, dont l'espèce parut nouvelle, et qui reçut le nom d'*oïdium aurantiacum*. Le développement de ces cryptogames paraissait favorisé par l'humidité de l'atmosphère, l'hygromètre marquant 90°; par la température élevée, 30 à 40° centigrades; par l'action de la lumière, par une quantité plus abondante d'eau dans le pain, la mie contenant 46 d'eau pour 51 de substances sèches; et enfin par une abondance plus considérable de remoulage appliqué sur la croûte lors de la cuisson. Les champignons développés hors le contact de la lumière n'étaient point colorés; une heure et demie d'exposition à cet agent suffit pour leur donner leur couleur rouge orangée. L'analyse chimique fit reconnaître dans ces végétations de l'huile, de l'azote, et 5 pour cent de substances minérales, dans lesquelles le phosphate de chaux dominait.

M. Payen reconnut que ces végétations se développaient presque entièrement aux dépens de la substance du pain, et que, pendant la végétation, il se dégageait une notable quantité d'acide carbonique et de chaleur. Il constata également que les sporules qui donnaient naissance à ces champignons provenaient de l'enveloppe corticale du grain, ce qui expliquait pourquoi les pains sur lesquels on avait jeté une grande quantité de remoulage s'altéraient plus facilement que les autres. Il attribua à l'humidité extrême de l'année 1841 cette altération du blé; humidité qui, secondée par la chaleur, avait favorisé la végétation de ces champignons malfaisants. M. Payen, au nom de la commission, conseilla, pour remédier à ces inconvénients, de conserver les blés parfaitement secs, de les remuer souvent par le pelletage ou par d'autres moyens mécaniques, de n'employer les farines qui sortent de la mouture qu'après qu'elles auront été refroidies, de les épuiser de son dans une proportion plus grande qu'on ne le faisait ordinairement, de délayer moins la pâte, ou, en d'autres termes, de mettre moins d'eau dans le pain, de manière à ce qu'il ne contienne que 41 pour cent d'eau au lieu de 45 à 46. De ne point faire usage du remoulage pour saupoudrer le pain lorsqu'on le met au four, puisque, par ce moyen, on lui rend une partie de l'enveloppe corticale que lui avait enlevée la mouture, et que ce sont ces parties de grain qui contiennent une plus grande quantité de sporules. Enfin, de conserver le pain dans des lieux secs et aérés.

Ces prescriptions, qui eurent un plein succès, peuvent être regardées comme des bases qui serviraient à indiquer les règles à suivre dans des circonstances analogues. L'aspect et l'odeur repoussants qu'offrait le pain, dans le cas que nous venons d'indiquer, expliquent pourquoi on n'en fît point usage ; mais on comprend que dans d'autres circonstances, dans des cas de disette, on puisse tenter de se nourrir avec du pain déjà altéré par des champignons ou des moisissures ; il est hors de doute que cette alimentation donnerait lieu à des accidents plus ou moins graves ; des épidémies peuvent souvent n'avoir pas d'autres sources.

Les boulangers ont souvent mêlé des substances salines au pain, dans le but de le faire mieux lever, de lui donner plus de blancheur : ainsi, le carbonate de magnésie, de potasse, de soude ou d'ammoniaque, le sulfate d'alumine et même le sulfate de cuivre, le sulfate de zinc, ont été mêlés à la pâte. On comprend que s'il est de ces substances qui, en raison des petites proportions auxquelles on les emploie, ne peuvent présenter de graves inconvénients, il en est, au contraire, qui ne peuvent être employées sans danger : ainsi, le sulfate de cuivre a été souvent trouvé dans le pain dans des proportions assez notables pour donner lieu à des accidents. Il est d'une bonne hygiène et d'une sage administration de ne point souffrir que des substances étrangères soient mêlées au pain. A Paris, les boulangers sont dans l'usage de faire le pain avec l'eau des puits, qui contient une notable proportion de sulfate de chaux, et l'on attribue à la présence de ce sel l'aspect blanc et bien levé que présente le pain. Cette opinion n'est pas partagée par toutes les personnes qui se sont occupées de ces questions. L'un de nous, M. Chevalier, qui a fait de nombreux travaux sur le pain, pense que le pain de Paris serait tout aussi beau et de bonne qualité s'il était préparé avec l'eau de la Seine, qui est beaucoup plus pure. L'eau des puits, dit-il, est souvent altérée, et le sulfate de chaux qu'elle contient est sans efficacité, selon son opinion, pour ajouter à la qualité ou à l'aspect agréable du pain. Cette altération, autrefois assez fréquente, de l'eau des puits, a engagé l'administration à faire surveiller et examiner, par ses agents, l'eau des puits de tous les boulangers de Paris ; car souvent on en avait vu dont l'eau était altérée par des infiltrations de fosses d'aisances, et qui, cependant, étaient encore employés pour préparer le pain.

Dans ces derniers temps, on avait proposé, comme moyen hygiénique, l'emploi des pétrins mécaniques pour le travail de la pâte. Ce procédé, qui offrait l'avantage de faire préparer la pâte avec plus de propreté, et qui supprimait, dans le métier de la boulangerie, un travail dur et pénible, n'a point été couronné de succès, bien qu'on parvînt, par ce moyen, à préparer le pain aussi bien que par le pétrissage à bras. Des oppositions violentes et opiniâtres de la part des ouvriers boulangers, et de la part du public et de l'administration une indifférence que rien ne peut justifier, ont été cause de l'abandon d'un moyen qui ne présentait que des avantages.

A diverses reprises on a essayé à préparer le pain avec d'autres farines que celles que l'on obtenait des céréales : la fécule de pommes de terre, qui est si abondante et à si bon marché, paraissait devoir résoudre le problème ; on a aussi essayé la pomme de terre en cuisant, ayant déjà subi une première cuisson ; c'est sous cette forme que, dans les temps de disette, elle a été mêlée au pain, sans autre inconvénient que de le rendre un peu moins nutritif et d'une

digestion moins facile. La cause qui empêche que l'on ne puisse préparer un pain convenable avec la fécule de pommes de terre, consiste dans l'absence du gluten, cette matière plastique et azotée qui se trouve dans la farine. La fécule, délayée même avec du levain, ne fermente point ; donc la pâte ne lève point, et le pain a une consistance mate et compacte qui ne peut en faire qu'un mauvais aliment. En vain a-t-on essayé de remplacer le gluten par une substance azotée telle que la gélatine, afin d'obtenir du liant dans la pâte et un mouvement de fermentation : on n'a réussi que très-imparfaitement. Nous avons vu du pain qui, préparé par ce procédé, avait été soumis à l'Académie des sciences ; ce pain n'imitait que grossièrement le pain préparé avec les céréales ; cependant il avait levé, pouvait être mangé sans répugnance, et avait l'aspect assez blanc. Dans des temps d'extrême disette, peut-être ce pain pourrait-il être mangé sans inconvénient ; mais nous ne sachions pas que, jusqu'à ce jour, on ait fait quelques expériences suivies sur son emploi, et nous pensons qu'il serait plus avantageux, si ces cas malheureux se réalisaient, de mêler la fécule avec des farines de bonne qualité, que de l'employer seule ou de faire usage plutôt de farines avariées.

Pain médicamenteux. — On vient d'essayer de faire servir le pain à des usages médicamenteux ; on y a mêlé le fer, l'iode ; on a fait du pain ferrugineux et du pain iodé, au moyen de l'iodure de potassium ; quelquefois les doses du médicament unies au pain se sont trouvées tellement élevées, que le pain devenait d'un goût et d'un aspect désagréables. Ce moyen d'administrer un médicament ne peut être avantageux qu'autant qu'il ne dénature pas le goût du pain ; car on conçoit que pour les enfants, auquel il est spécialement destiné, il ne remplirait pas son but, qui est de déguiser la substance médicamenteuse, et que, d'un autre côté, il les dégoûterait du pain et pourrait nuire ainsi à leur nutrition en les privant d'un aliment aussi sain et aussi salutaire. Beaucoup d'autres médicaments pourraient être mêlés au pain : c'est un moyen thérapeutique nouveau, et qui peut rendre de grands services ; les essais qu'on en a faits jusqu'à ce jour ont été très-satisfaisants.

On prépare aussi avec des croûtes de pain que l'on fait bouillir dans l'eau, une tisane sous le nom d'*eau panée*, qui est rafraîchissante et adoucissante ; il convient de la sucrer un peu. — La mie de pain entre dans la décoction blanche de Sydenham et dans la préparation de quelques pilules. — Il est une maladie dans laquelle l'usage du pain est complètement proscrit, ainsi que celui de toutes les substances féculentes ; c'est le diabètes, dont il a été traité à ce mot.

A. Chevalier,   J.-P. Beaude,

Professeur à l'Ecole de Pharmacie,   Inspecteur des établissements d'eaux
Membre du Conseil de salubrité.   minérales, Membre du Conseil de
                                       salubrité.

PAIN A COUCOU (*bot.*). (V. *Allelaia.*)

PAIN AZYME (*hyg. et pharm.*). C'est un pain sans levain ; c'est ainsi que l'on prépare les hosties ou pain à chanter. (V. *Pain.*)

PAIN-D'ÉPICES (*hyg. et pharm.*), s. m., *panis mellitus*. Le pain-d'épices est connu depuis l'antiquité; les Grecs et les Romains le préparaient pour l'usage de leur table, et cette friandise était très-estimée. C'est avec la fleur de farine de seigle et le miel tel qu'il découle des gâteaux de cire, que l'on prépare le pain-d'épices; on y mêle aussi des épices de nature et de quantité variées, suivant les usages des pays, et c'est ce mélange qui, chez nous, lui a donné son nom. On comprend que les effets de cette pâtisserie doivent varier suivant la nature des substances qui la composent, et qu'elle doit être excitante dans quelques cas, tandis qu'elle n'est que laxative dans quelques autres. Chez nous, on prépare seulement le pain-d'épices avec le miel et la farine de seigle, et l'on n'y ajoute que très-peu d'aromates; il n'en est pas de même du pain-d'épices préparé dans les pays étrangers, où il est fortement aromatisé. Souvent à Paris on mêle de la mélasse au miel avec lequel on fait le pain-d'épices commun. Mangé en petite quantité, lorsqu'il est de bonne qualité, le pain-d'épices ne peut offrir d'inconvénients, même chez les enfants; il entretient même, dans quelques cas, la liberté du ventre. Lorsque les enfants en font trop souvent usage, et qu'ils en mangent en trop grande quantité, il détermine des indigestions et des irritations du canal intestinal qui peuvent avoir de fâcheuses conséquences.

Le pain-d'épices est quelquefois rendu médicamenteux au moyen de certaines substances actives que l'on mêle à la pâte. Le calomel et le jalap servent à préparer les pains-d'épices purgatifs; un ou deux grains de calomel, quatre à cinq grains de jalap par dose, sont les proportions employées: on fait usage trois ou quatre fois d'un de ces petits pains qui doit contenir une dose. La mousse de Corse et le semen-contra, unis au calomel, constituent le pain-d'épices vermifuge; on l'emploie de la même manière que le pain-d'épices purgatif. On dit que le pain-d'épices a été employé avec avantage comme substance alimentaire dans diverses maladies, et notamment dans certaines maladies de l'estomac ou des intestins; on en a fait aussi usage comme cataplasme maturatif sur certaines tumeurs. On conçoit qu'il puisse être utile dans quelques cas, mais ils ne sont pas assez déterminés pour que l'on puisse le recommander.

J.-P. Beaude.

PALAIS (anat.), s. m. On donne ce nom à la paroi supérieure de la bouche. (V. ce mot.)

PALATIN (anat.), adj., qui a rapport au palais. On donne le nom d'os palatins ou du palais, à deux petits os qui sont situés à la partie postérieure des fosses nasales: une portion de ces os est horizontale et forme la partie postérieure de la voûte du palais et du plancher des fosses nasales; l'autre portion, qui est supérieure et verticale, contribue à former les parois latérales externes des fosses nasales, et s'articule avec l'os maxillaire supérieur. — Les conduits palatins sont divisés en antérieur et postérieur: l'antérieur donne passage à des filets nerveux, et le postérieur à l'artère palatine supérieure et au nerf grand rameau palatin. — Les artères palatines sont divisées en supérieure et inférieure; toutes deux naissent de la maxillaire interne et se distribuent au voile du palais, aux amygdales et aux parties voisines. — Les nerfs palatins viennent de la cinquième paire, ou nerfs trijumaux; ils sont au nombre de trois, qui ont été désignés sous

les noms de grand rameau palatin, de rameau palatin moyen, et de petit palatin. Ces nerfs se distribuent à la membrane palatine et à la muqueuse des fosses nasales. — La membrane palatine est la portion de membrane muqueuse qui recouvre le palais. (V. Bouche.)
J. B.

PALATO-PHARYNGIEN (anat.), s. m. C'est un muscle situé verticalement dans la paroi latérale du pharynx et dans le voile du palais. (V. Pharynx.)

PALATO-STAPHYLIN (anat.), s. m. C'est un petit muscle qui s'étend de l'épine nasale postérieure à l'extrémité de la luette, dont il occupe l'épaisseur; on le nomme aussi releveur de la luette, parce qu'il communique le mouvement à cet organe.

PALES COULEURS (path.). (V. Chlorose.)

PALETTE (chir.), s. f. On donne le nom de palette, poêlette ou poilette, à un petit vase ordinairement en étain, dans lequel les chirurgiens recevaient autrefois le sang des saignées; ce vase, qui avait la forme d'un petit plat, pouvait contenir 120 grammes de sang (4 onces). Depuis, on a conservé l'usage du mot palette pour désigner la force d'une saignée; ainsi on dit une saignée de deux, trois, quatre palettes, pour indiquer que l'on doit tirer de la veine huit, douze ou seize onces de sang.

On a donné aussi le nom de palette à une plaque de bois mince qui est employée dans les pansements des fractures ou des brûlures de la main et des doigts, pour poser ces organes. — On dit dans le vulgaire la palette de l'estomac, de l'épaule et du genou, pour désigner le sternum, l'omoplate et la rotule. — Dans le massage, on se sert aussi d'une palette de bois, quelquefois entourée d'étoffe, pour stimuler certaines parties de la peau. Ce moyen était très-usité dans l'antiquité; les Grecs et les Romains s'en servaient avant le bain.
J. B.

PALEUR (physiol.), s. f. Tout le monde sait ce qu'on entend par ce mot; c'est une décoloration de la peau du visage qui peut être permanente ou accidentelle. La pâleur permanente annonce presque toujours une altération de la santé; elle indique que les fonctions vitales se font avec peu d'énergie, que l'hématose est lente et peu active. La convalescence d'une maladie grave, les saignées et les pertes de sang habituelles déterminent constamment la pâleur; il en est de même du séjour dans les lieux bas et humides, et de la soustraction des individus à l'action de la lumière du jour. Les affections chroniques des viscères abdominaux donnent au visage une teinte d'un pâle jaune ou livide, qui est un des caractères de ces maladies. La suppression de la menstruation détermine souvent chez les jeunes filles cette coloration d'une pâleur jaunâtre qui a reçu le nom de pâles couleurs, et dont il a été traité au mot Chlorose. Enfin, toutes les causes débilitantes qui ont pour résultat de ralentir l'énergie de la nutrition, telles que les douleurs physiques ou morales, déterminent la pâleur, et le moyen de faire cesser cet état consiste dans la disparition de la cause qui l'a déterminé, la pâleur n'étant qu'une des conséquences de l'affection principale.

La pâleur accidentelle est produite le plus ordinairement par des émotions morales très-vives, telles que la crainte, la douleur, souvent la colère; l'action du froid, l'immersion dans l'eau à une basse température, déterminent les mêmes résultats. La pâleur accompagne souvent le début des phlegmasies aiguës; on l'observe dans la période de froid des fièvres intermittentes, dans les syncopes, dans l'apoplexie cérébrale et pulmonaire, enfin dans tous les cas où le sang, violemment refoulé vers les organes intérieurs, cesse de se porter vers la peau.

D'après ce que nous venons de dire, il est facile de s'expliquer la cause de ce phénomène; il est dû à un afflux moins considérable de sang dans les capillaires du visage. Ainsi, soit que le sang cesse de se porter aussi abondamment vers les parties supérieures du corps, par suite de la diminution de l'énergie des mouvements du cœur, comme dans la syncope; ou bien qu'il soit attiré ou refoulé vers les organes intérieurs; dans tous ces cas il abandonnera les capillaires de la peau, qui alors présentera cet aspect décoloré qui constitue la pâleur. On voit que cet état du visage, qui souvent est une indication des impressions de l'âme, offre aussi aux médecins des signes qui sont souvent d'une grande importance, et dont ils savent tenir compte dans le diagnostic et le traitement des maladies.

J.-P. Beaude.

PALLIATIF (thérap.), adj. et s. Nom donné à des médicaments et à des moyens devant produire une palliation. (V. ce mot.)

PALLIATION (thérap.), s. f., en latin palliatio, de palliare, couvrir, masquer. C'est-à-dire ne faire disparaître que les apparences d'une maladie, ou l'amoindrir dans ses effets. On emploie ce mode de traitement dans les maladies incurables, ou dans celles qui ne pourraient guérir que par des moyens énergiques que l'état du malade ne permet pas souvent d'employer.

PALMA-CHRISTI (mat. méd.). (V. Ricin.)

PALMAIRE (anat.), adj. et s., palmaris, de palma, la paume de la main. On donne le nom de région palmaire à la paume de la main. Les anatomistes l'ont subdivisée en trois, qui sont la région palmaire interne, qui correspond au petit doigt; l'externe, qui correspond au pouce; et la moyenne, qui est ce que l'on nomme le creux de la main. Il existe, dans ces régions, une aponévrose et des ligaments qui ont reçu le nom de palmaires. Les terminaisons des artères cubitale et radiale ont reçu, en raison de leurs courbures, les noms d'arcades palmaires superficielle et profonde. (V. Main.) J. B.

PALME (Huile de) (mat. méd.), s. f. On donne ce nom à une huile concrète qui se retire par expression du fruit de l'elais guineensis, espèce de palmier qui croît, ainsi que l'indique son nom, dans l'intérieur de l'Afrique. L'huile de palme est d'une belle couleur orangée; elle devient liquide à 29 degrés. Les nègres, dit-on, l'emploient pour préparer leurs aliments. En France, on fait maintenant un grand usage de l'huile de palme pour préparer des savons qui conservent une belle couleur jaune et qui ont une odeur de violette qui les fait rechercher pour la toilette. L'huile de palme qui, comme tous les corps gras, est composée de stéarine et d'oléine, n'est employée en médecine que pour la préparation du baume nerval.   J. B.

PALMIER (bot.). On désigne ainsi une famille végétale qui renferme plus de 200 arbres, qui sont les plus beaux et les plus utiles que la nature produise sous les tropiques. Le palmier, qui est si élégant par son port et son feuillage, rend plus de services à l'homme des climats chauds, que les céréales ne sont utiles aux habitants de nos contrées. La nourriture, le vêtement et une foule d'objets d'utilité domestique, sont donnés par les diverses espèces de palmiers. Il suffit de dire que le dattier, le cocotier, le choux palmiste, sont des arbres de cette famille; que le sagou, des huiles, des graisses, de la cire, du vin, sont produits par d'autres espèces, et que l'utilité de ces arbres est si grande, que, dans certaines contrées, on se fait la guerre pour leur possession, et que, dans d'autres, ces arbres sont sacrés.

C'est surtout dans les îles basses et madréporiques de l'Océanie, que le palmier est indispensable à l'homme; ces populations tirent du palmier toutes les choses nécessaires à leur nourriture et à leurs besoins. Il suffit, pour juger de l'influence de ces arbres sur l'existence de ces peuplades, de comparer les descriptions faites par les premiers navigateurs qui découvrirent ces îles, et qui indiquent l'aisance et le bonheur dont jouissaient leurs habitants, avec l'état dans lequel l'homme fut trouvé sur les côtes de la Nouvelle-Hollande, où, en l'absence du palmier, il est obligé de ne se nourrir que d'une manière insuffisante avec des racines de fougères. Arrêté par la faim dans son développement comme espèce et comme population, l'homme de ces contrées est dans la condition la plus malheureuse, aucune peuplade sur le globe, même celles des régions polaires, ne pouvant lui être comparée.

Les diverses espèces de palmiers dont les produits sont employés comme aliments ou comme médicaments, ont été décrites au nom qui leur est propre.

J. B.

PALPÉBRAL (anat.), adj. et s., palpebralis, de palpebra, paupière, qui a rapport aux paupières. On désigne ordinairement sous le nom de région palpébrale, la partie antérieure de l'orbite qui est recouverte par les paupières. — Le muscle orbiculaire des paupières a reçu le nom de muscle palpébral; les aponévroses de ces muscles ont reçu le nom de ligaments palpébraux. — La conjonctive a été divisée en conjonctive oculaire et en palpébrale, selon qu'elle recouvre le globe de l'œil ou la face interne. des paupières. — Enfin, les vaisseaux qui se rendent dans les paupières ont reçu le nom d'artères et de veines palpébrales. (V. Paupières.)

PALPITATIONS (méd.), s. f. Dans l'état de santé habituelle, le cœur exécute ses mouvements sans qu'on s'en aperçoive, et sans qu'on en ait la conscience; mais la maladie peut apporter du changement dans les battements, qui deviennent plus fréquents, plus énergiques, et souvent même irréguliers : on donne alors à ces mouvements exagérés et désordonnés le nom de palpitations. Quelquefois elles sont sensibles pour le malade seul; d'autres fois, la main du médecin appliquée sur la région précordiale, peut apprécier la fréquence et l'irrégularité des mouvements du cœur. Ordinairement, en même temps qu'existent ces palpitations, les malades ressentent des douleurs, des élancements au cœur; ils éprouvent aussi un sentiment d'étouffement, souvent d'anxiété épigastrique ou de malaise général, et semblent sur le point de se trouver mal ; le moindre mouvement, la moindre émotion, exagèrent singulièrement les battements déjà trop accélérés, et les autres accidents.

Les palpitations surviennent souvent après un exercice violent, après une émotion morale vive, ou bien à la suite de quelques excès ; sous ce dernier rapport, on doit surtout noter les excès vénériens : quelques personnes ne peuvent pas se livrer au coït, sans ressentir immédiatement de violentes et douloureuses palpitations ; d'autres sont prises des mêmes accidents après avoir pris quelque boisson excitante, des liqueurs alcooliques, par exemple, du thé et surtout du café. Dans ces différents cas, les palpitations sont ordinairement passagères et ne persistent pas longtemps ; on les a désignées sous le nom de palpitations nerveuses. Dans d'autres circonstances, et c'est ce qui arrive le plus souvent, elles ont plus de persistance, et ne constituent pas par elles-mêmes une maladie, mais ne sont qu'un symptôme d'une autre affection, le plus ordinairement d'une maladie du cœur ou d'une altération du sang. Presque toutes les maladies du cœur donnent lieu à des palpitations, qui surviennent tantôt sans cause appréciable, tantôt après la moindre fatigue ou après une légère émotion morale. Dans la pléthore, on voit souvent aussi survenir des palpitations ; mais elles sont surtout fréquentes dans l'état opposé, dans l'anémie et dans la chlorose : dans ces dernières affections, comme pour les maladies du cœur, la plus légère émotion, le moindre exercice, suffisent pour les produire ou pour les augmenter ; l'action de monter un escalier est surtout une cause ordinaire de leur développement. Chez certaines femmes hystériques, on observe aussi des palpitations qui paraissent sous la dépendance de la maladie nerveuse dont elles sont affectées.

Les palpitations ne constituent pas par elles-mêmes un grave accident ; le pronostic qu'on doit porter de leur existence, dépend tout-à-fait de leur cause. Les palpitations nerveuses ont ordinairement peu d'importance, elles disparaissent promptement ; quant aux palpitations symptomatiques, celles qui dépendent d'une maladie du cœur s'accompagnent de plus de gravité que celles qui existent dans la pléthore, l'anémie et la chlorose, états contre lesquels on possède de puissants moyens thérapeutiques.

La diversité d'espèces des palpitations empêche de leur appliquer indistinctement le même traitement. Ne sont-elles qu'un symptôme d'une autre affection ? pour les faire cesser, il faut diriger les remèdes contre la maladie principale ; c'est ainsi que, dans la plupart des maladies du cœur, dans la pléthore, les saignées locales ou générales sont généralement utiles, et que, dans l'anémie et dans la chlorose, c'est de l'emploi des toniques et particulièrement des préparations ferrugineuses qu'on doit espérer le meilleur effet. Quant aux palpitations nerveuses, la première chose à conseiller, c'est d'éloigner la cause qui les a excitées ; persistent elles encore, on emploiera avec avantage la digitale pourprée, soit en pilules, soit en frictions à la région précordiale sous forme de teinture éthérée ; on y joindra un régime de nourriture doux, des bains, et surtout on conseillera le calme de l'es-

prit. Ce traitement, efficace pour les palpitations nerveuses, peut être aussi employé pour les palpitations symptomatiques, surtout pour celles qui dépendent d'une maladie de cœur ; sous son influence, on voit souvent les battements de cet organe reprendre leur rhythme et leur régularité, au moins pendant un certain temps. **A. Hardy,**
Médecin des hôpitaux de Paris.

PANAIS (*hyg.*), s. m., *pastinaca sativa*. Cette plante potagère, qui a donné son nom à un genre de la famille des Ombellifères, est bisannuelle, et croît abondamment dans nos contrées, où, modifiée par la culture, elle donne une racine fusiforme, blanche, charnue, d'une odeur musquée, et qui est très-nourrissante : le goût particulier que présente le panais, fait que beaucoup de personnes refusent d'en faire usage comme aliment. A Paris, on l'emploie généralement dans le pot-au-feu, pour donner du goût au bouillon. Quelques médecins pensent que l'usage de cette racine est utile aux phthisiques et aux calculeux ; les propriétés de cette plante sont sans doute fondées sur ses qualités nutritives, car elle est fortement azotée, et contient, dit-on, 12 pour cent de sucre cristallisable. Quelques auteurs ont dit que les vieilles racines de panais donnaient le délire ; mais cefait n'a pas été constaté. M. Orfila dit avoir reconnu que ce résultat était produit par une variété du panais, le *P. sativa annosa*. Les racines de grandes ciguës et de ciguës vireuses, ont été quelquefois confondues avec celles du panais, et leur ingestion a déterminé souvent des accidents mortels. On doit être d'autant plus en garde contre de semblables méprises, que le feuillage de ces plantes, qui ressemble assez à celui du panais, peut tromper des personnes peu habituées à les distinguer : mais l'odeur vireuse de la racine et des feuilles de ciguë, la longueur de ces dernières et leur couleur plus foncée, jointes à l'odeur musquée que présente la racine du panais, doivent empêcher toute espèce d'erreur lorsqu'on les examine avec attention. Les graines du panais ont été employées avec succès, dit-on, contre la fièvre intermittente, à la dose de 24 grains à 1 gros et demi (15 décig. à 6 gram.). Le panais sauvage a des racines petites, sèches et dures ; elles sont très-âcres et sans usage, ainsi que le reste de la plante. **J. B.**

PANARIS (*chir.*), s. m. On entend par ce mot l'inflammation aiguë des doigts ; je dis inflammation aiguë, parce que les doigts sont sujets à des inflammations chroniques tout-à-fait distinctes du panaris. La maladie appelée *panaris* comprend plusieurs affections très-différentes les unes des autres, et qu'il ne serait pas sans inconvénient de confondre.

Il existe au moins quatre espèces bien distinctes de panaris : l'une qui a son siège entre la peau et l'épiderme, une autre qui débute par la couche cellulo-graisseuse sous-cutanée, la troisième qui part des coulisses fibro-tendineuses, et la quatrième qui envahit de prime-abord le périoste.

Première espèce : *Panaris sous-épidermique.*—C'est à cette variété de la maladie qu'on a donné les noms de *tourniole*, de *mal d'aventure*, etc. ; elle est caractérisée d'abord par une douleur brûlante, superficielle, accompagnée de démangeaisons, et bientôt après d'un soulèvement de l'épiderme, d'une véritable phlyctène blanchâtre. C'est autour de l'ongle et sur la face dorsale des doigts qu'elle se manifeste ordinairement. Il n'est point rare cependant de la voir s'établir dès le principe en avant ou sur les côtés, vers la racine comme à la pulpe des doigts. Même quand elle occupe une large surface, elle ne se complique presque jamais d'un gonflement notable. Naturellement disposée à s'élargir, à s'étendre d'un côté ou d'une extrémité à l'autre du doigt en décollant l'épiderme, tournant autour de cet organe et de là à la base de l'ongle (d'où le nom de *tourniole*), cette variété du panaris ne *creuse* presque jamais la peau, et n'est guère susceptible de se transformer en panaris sous-cutané; mais elle a une tendance extrême à suivre l'épiderme du côté de l'ongle, qu'elle attaque ainsi très-facilement par les bords ou par la racine, qu'elle décolle enfin, de manière à en rendre la chute souvent inévitable.

Les *causes* du panaris sous-épidermique sont aussi nombreuses que variées. La malpropreté, les écorchures, les ébranlements de l'ongle, les déchirures de ces parcelles d'épiderme décollé qu'on appelle *envies*, tout ce qui est de nature, en un mot, à fixer sur un point quelconque des doigts une irritation superficielle, peut amener une *tourniole*.

Quoique de nature assez bénigne, le panaris sous-épidermique ne laisse pourtant pas que d'entraîner quelques inconvénients. Il expose, par exemple, ainsi que je viens de le dire, à la perte de l'ongle. Cette plaque cornée, qui ne repousse pas toujours, revêt au moins assez souvent, en se reproduisant, une forme inégale plus ou moins disgracieuse. Soit que l'ongle se détache, soit qu'il résiste, il arrive assez fréquemment que le bourrelet de téguments qui l'encadre s'ulcère, se boursouffle, se couvre de fongosités difficiles à guérir et fort douloureuses. Enfin, en s'étalant en arrière, du côté de la main, le panaris sous-épidermique détermine quelquefois une inflammation plus sérieuse, peut même aller jusqu'à produire un érysipèle.

Le *traitement* que réclame un pareil mal n'est pas le même à toutes les périodes. Si l'épiderme n'est pas encore soulevé, il convient de tenter la résolution de la phlegmasie. C'est le cas de tenir le doigt enveloppé de linges imbibés d'eau de Saturne ou d'une solution aluminée. En été surtout, des linges imbibés d'eau froide réussiraient également bien; des onctions avec l'onguent mercuriel, répétées trois fois le jour, conviennent aussi, et s'associent volontiers avec les cataplasmes de farine de graine de lin. Une précaution à prendre en pareil cas est de ne point placer le doigt dans une position déclive, et de tenir la main constamment dirigée au-dessus de l'horizon ou un peu en haut.

Aussitôt que les phlyctènes sont formées, il y a utilité de les ouvrir. J'ai l'habitude alors d'exciser, d'enlever soigneusement toute la portion d'épiderme décollé, puis de tenir le doigt enveloppé d'un large cataplasme émollient qu'on renouvelle matin et soir, et qu'on remplace bientôt par un pansement simple avec de la charpie enduite de cérat, ou une plaque d'onguent de la mère.

Si la racine de l'ongle est réellement décollée, on abrège la durée du mal en terminant avec de bonnes pinces l'ablation de l'organe ébranlé. On panse ensuite comme il vient d'être dit. Les fongosités,

quand il en existe, seraient souvent interminables si on ne prenait pas le parti de les cautériser avec l'azotate d'argent (pierre infernale). Pour réussir ici, il faut que le crayon, aminci en biseau, soit glissé profondément entre elles et l'ongle jusqu'aux dernières limites de la rainure sous-tégumentaire. Si, comme on le fait ordinairement, le caustique n'en touche que la surface visible, le mal repullule sans cesse, et on fait souffrir le malade en pure perte.

Deuxième espèce : Panaris sous-cutané.—Quand l'inflammation s'établit entre la peau et la gaîne des tendons, elle s'annonce ordinairement par des douleurs sourdes assez vives ; le doigt se gonfle, mais ordinairement entre deux articulations seulement, du côté de la face palmaire d'abord, et bientôt après sur une étendue plus ou moins large de la face dorsale. A la pulpe des doigts elle occasionne en général des douleurs extrêmement vives, et reste ordinairement confinée sur le devant de la dernière phalange. Il lui arrive souvent d'atteindre jusqu'à l'os, et de représenter là, en quelque sorte, les trois dernières espèces de panaris réunies. Sur le devant de la seconde phalange, elle est généralement moins douloureuse, et se termine souvent, quand le pus est formé, par une perforation du derme, puis par un soulèvement de l'épiderme qui la combine par avec le panaris de la première espèce. Enfin, sur le devant de la première phalange, l'inflammation peut s'étendre en arrière vers la paume de la main, et pénétrer dans la coulisse fibreuse des tendons. Le panaris sous-cutané est celui qui amène le plus de gonflement, et qui est caractérisé par les symptômes les plus marqués de l'inflammation, soit sur la face palmaire, soit sur la face dorsale des doigts.

Les *causes* du panaris sous-cutané sont également les irritations, les blessures diverses du doigt, les piqûres surtout, et certaines dispositions générales ou constitutionnelles, le plus souvent inconnues. On le distingue aux caractères anatomiques que je viens d'indiquer, et à l'absence de douleurs, d'inflammations dans la paume de la main et du côté du poignet.

Au début, il convient de l'attaquer par des sangsues appliquées sur le point même de la douleur, et par des cataplasmes émollients; l'eau froide, les linges imbibés de liquides astringents, peuvent également réussir ; les frictions avec l'onguent mercuriel opiacé, des cataplasmes fortement laudanisés, si les douleurs sont intenses, doivent être préférés un peu plus tard. Si le mal résiste, quand même il n'y aurait pas encore de pus formé, une incision de toute l'épaisseur de la peau devient alors le remède par excellence. Cette incision, qui doit avoir au moins un centimètre d'étendue, manque rarement d'arrêter le mal, et de l'empêcher de compromettre la coulisse tendineuse ou la surface de l'os, s'il existe sur la face de la dernière phalange. A plus forte raison faudrait-il se hâter de pratiquer cette incision si la suppuration était formée, c'est-à-dire après le quatrième ou le cinquième jour. Comme les brides qui attachent la peau sur le devant des articulations retiennent généralement le gonflement et le pus dans un espace fort limité, c'est presque toujours sur le milieu de la face palmaire de la phalange qu'il convient de pratiquer l'incision en pareil cas.

J'ajouterai que cette variété du panaris, qui, une fois établie sur la face dorsale des doigts, peut s'étaler fort loin dans toutes les directions, prend parfois la forme *gangréneuse* ou *anthracoïde*, c'est-à-dire que le tissu cellulaire qui en est le siège se mortifie assez vite, et que la peau ne tarde pas à s'ulcérer sur plusieurs points, à la manière des furoncles agglomérés ou de l'anthrax. C'est, au reste, une raison de plus pour recourir, dès qu'on s'en aperçoit, à l'incision dont il était question tout-à-l'heure.

Conduit de la sorte, le traitement du panaris sous-cutané procure, en général, une guérison assez prompte et ordinairement complète, c'est-à-dire une guérison qui permet au doigt de reprendre par la suite toutes ses fonctions.

Troisième espèce : *Panaris fibro-synovial.* — L'inflammation des gaînes tendineuses offre d'abord ceci de particulier, qu'elle n'est pas possible autour de la dernière phalange, par la raison toute simple que les tendons des doigts s'arrêtent sur l'extrémité supérieure de cet osselet. Comme la coulisse qui en est le siège se continue avec les tissus synoviaux en arrière, ce genre de panaris manque rarement de passer bientôt du doigt à la main, de la main au poignet, et du poignet à l'avant-bras. Il se distingue des autres, en ce que le gonflement ne gagne que très-tard le côté dorsal des régions malades ; en ce que la douleur et les autres symptômes inflammatoires envahissent promptement une partie ou la totalité de la paume de la main, puis le poignet, et quelquefois l'avant-bras ; en ce qu'il s'y ajoute souvent de la fièvre, et une réaction générale assez intense ; enfin, en ce que le gonflement, peu marqué d'ailleurs, conserve une certaine régularité sur le devant du doigt, au lieu de rester en quelque sorte bridé entre deux articulations, comme dans le panaris sous-cutané.

Outre les causes internes, les dispositions constitutionnelles ou générales qui peuvent le faire naître, ainsi que toute autre inflammation, le panaris fibro-synovial se développe surtout à l'occasion des plaies des blessures qui pénètrent jusqu'aux tendons des doigts ; dans certains cas aussi, il n'est que la suite du panaris sous-cutané, qui s'est transmis de proche en proche à l'intérieur de la gaîne tendineuse.

L'inflammation dont il s'agit est grave ; son extension à la paume de la main et à l'avant-bras remue quelquefois toute l'économie avec tant de violence, que la vie du malade peut en être compromise. Il en résulte des douleurs souvent si violentes, qu'une fièvre ardente et le délire ne tardent pas à survenir. Lorsque la suppuration s'établit entre tous les tendons de la main et du poignet, elle va souvent jusqu'à disséquer les muscles de l'avant-bras, et peut faire naître l'idée de l'amputation du membre ! Elle expose au moins, dans les cas les plus heureux, par suite des adhérences qui en résultent, à une raideur telle des tendons ou des muscles, que la flexion des doigts en reste perdue ou considérablement gênée pour le reste de la vie.

Nulle variété de panaris n'exige des secours plus prompts et mieux entendus que le panaris fibro-synovial. Au début, il importe de ne point ménager les émissions sanguines, soit locales, soit générales : dix, quinze, vingt, trente sangsues même doivent être placées, disséminées sur le doigt ou les autres régions enflammées. Il importe aussi de ne point reculer devant une ou plusieurs saignées du bras, pour peu qu'il y ait de fièvre, et que la constitution et l'âge du malade le permettent. Les topiques seront à peu près les mêmes que pour le panaris sous-cutané. Les réfrigérants continus peuvent être appliqués avec succès tout-à-fait au commencement, ou bien de larges onctions avec l'onguent mercuriel opiacé, ou même des cataplasmes émollients fortement laudanisés. Ici, les *incisions prématurées* m'ont toujours paru plus nuisibles qu'utiles ; elles n'empêchent point la suppuration de s'établir, ni l'inflammation de s'étendre vers la main et l'avant-bras, outre qu'elles forment un obstacle à la terminaison du mal par simple résolution. Je m'en tiens donc, pendant toute la première et une bonne partie de la seconde période, jusqu'à l'établissement manifeste de la suppuration, à l'emploi des moyens précédents contre cette espèce de panaris. Plus tard, et à mesure que des foyers purulents se montrent sur le doigt ou ailleurs, les incisions doivent être pratiquées sans hésiter. Dans la paume de la main, il est même urgent de ne pas trop attendre, parce que l'aponévrose palmaire, si peu extensible, favorise, en résistant à la collection du pus, les fusées de ce liquide vers le poignet et l'avant-bras. Du reste, on devine que de ce côté l'inflammation et les abcès ne font plus partie du panaris, ils constituent véritablement une autre maladie qui ne doit pas nous occuper dans cet article.

Lorsque les émissions sanguines et les topiques narcotiques ou émollients paraissent arrêter le mal, il convient d'en continuer assez longtemps l'usage, et l'on arrive ainsi à redonner au doigt toute sa souplesse et toute sa mobilité. Quand il n'a pas été possible, au contraire, d'empêcher la suppuration, la guérison du mal est nécessairement longue, sans exiger d'autres topiques que les cataplasmes émollients ou quelque contr'ouverture sur les points amincis de la peau. Il faut s'attendre alors à la mortification, et par suite à l'exfoliation des tendons fléchisseurs. On peut craindre aussi que les phalanges ne se dénudent et se nécrosent. Cependant il se peut que les os restent intacts, et les tendons finissent en quelque sorte par se *revivifier* malgré une suppuration longue et abondante. Toutefois, même dans cette dernière supposition, le doigt restera immobile et incapable de se fléchir, à cause des adhérences qui s'établissent nécessairement entre tous les tissus de sa région antérieure.

Quatrième espèce : *Panaris ostéo-fibreux.* — Assez rare comme inflammation primitive, cette variété du panaris peut être la suite du panaris sous-cutané de la pulpe des doigts et de toute leur région dorsale, de même que du panaris de la troisième espèce ou fibro-synovial dont je viens de parler. Il expose moins que le précédent à ces larges inflammations qui envahissent la paume de la main, le poignet et l'avant-bras. Il ne fait pas naître non plus avec autant de promptitude la fièvre et une vive réaction générale, mais il envahit facilement toute la longueur ou toute la surface d'une des phalanges ou de la totalité du doigt. Dénudant les os dès que la suppuration s'établit, il en produit presque inévitablement la nécrose. Il suit de là que le panaris de la quatrième espèce compromet encore plus que celui de la troisième, la contexture et les fonctions du doigt.

Douloureux comme le panaris sous-cutané, mais étalé d'une manière plus vague, et compliqué d'un gonflement moins inégal, le panaris ostéo-fibreux proémine tout aussi bien à la face dorsale qu'à la face palmaire du doigt. Il ne s'étend du moins que par exception dans la paume de la main et vers l'avant-bras. Il reste en quelque sorte confiné à la longueur du doigt ; tous ces caractères le distinguent du panaris fibro-synovial.

Les émissions sanguines, les topiques mercuriels, les cataplasmes laudanisés conviennent ici comme dans les deux espèces précédentes ; mais le panaris ostéo-fibreux est celui qui réclame avec le plus d'instance les incisions prématurées, dont les anciens chirurgiens ont tant parlé. Portées jusqu'à l'os, elles livrent une issue au pus déjà formé, s'il en existe, et préviennent ainsi, autant que possible, le décollement du périoste circonvoisin. Avant la suppuration, elles offrent encore l'avantage de concentrer en quelque sorte l'inflammation autour de la ligne qu'elles ont divisée. Elles n'empêchent d'ailleurs de continuer ni les émissions sanguines, ni les onctions résolutives, ni les cataplasmes émollients.

Soit qu'on arrive trop tard, soit que le traitement ait été mal dirigé, soit que le mal ait résisté à tout, si la phalange ou les articulations se trouvent dénudées au fond du foyer de la maladie, il ne faut pas perdre encore toute espérance. Peut-être l'amputation du doigt deviendra-t-elle nécessaire ; mais avec du temps, de la patience, des topiques, tantôt émollients, tantôt résolutifs, on arrive quelquefois à voir les parties molles se recoller aux os, et la guérison s'établir, comme si les phalanges n'avaient point été dénudées. Ce fait, tout insolite qu'il paraisse, n'en est pas moins incontestable, et j'en possède maintenant un certain nombre d'exemples parfaitement authentiques. Dans les cas moins heureux, la portion d'os dénudée s'isole de plus en plus, se sépare à la longue des tissus vivants, et finit par former un *séquestre* mobile au centre des parties molles. L'extraction en est alors assez facile, et, chose singulière, une fois qu'il en est débarrassé, le doigt se déterge, se resserre, reprend une telle consistance en se cicatrisant, qu'il peut assez souvent conserver une partie de ses mouvements et rester infiniment moins difforme qu'on ne l'aurait cru d'abord.

VELPEAU ,
Membre de l'Institut, Académie des Sciences , Professeur de clinique chirurgicale à la Faculté de Paris, Chirurgien à l'Hôpital de la Charité.

PANCRÉAS (anat.), s. m., du grec *pan*, tout, et *créas*, chair, qui est tout charnu. On a donné ce nom à un organe situé dans l'abdomen, au niveau de la deuxième vertèbre dorsale, et qui est entouré par les courbures du duodénum. Cet organe présente deux extrémités : une droite, qui a reçu le nom de tête, et une gauche, que l'on a nommée queue ; à droite est un prolongement qui a reçu de quelques anatomistes le nom de petit pancréas, et qui souvent a un conduit excréteur qui lui est propre. Le pancréas, qui présente une organisation glanduleuse analogue à celle des glandes salivaires, offre aussi un conduit excréteur qui sort de cet organe derrière la deuxième portion du duodénum , et va s'ouvrir dans le canal cholédoque, où s'unir à ce canal, pour s'ouvrir dans le duodénum. Lorsqu'il

existe un canal excréteur au petit pancréas, ce dernier se réunit au canal pancréatique, avant de s'ouvrir dans le duodenum.

Les fonctions du pancréas sont de sécréter un liquide transparent, filant, analogue à la salive, qui est versé immédiatement dans le duodénum et sert à la digestion. Quant à l'action particulière de ce *suc pancréatique* dans la digestion, on n'a que peu de données sur son action ; il sert sans doute à modifier l'action âcre et irritante de la bile sur la membrane muqueuse du duodenum.

Les artères, les veines et les nerfs qui se distribuent dans le pancréas ont reçu le nom de *pancréatiques* ; les artères viennent des artères splénique et hépatique, et les nerfs du plexus solaire.

PANCRÉAS (Maladies du). — Jusqu'à ces derniers temps, les maladies du pancréas ont été peu connues ; la profondeur à laquelle est située l'organe, le peu de connaissance de ses fonctions, avaient empêché l'attention de se fixer sur cet objet. Depuis, on a constaté un assez grand nombre d'affections de cet organe, parmi lesquelles la *pancréatite* ou inflammation du pancréas, joue un rôle important ; on a même constaté des métastases de l'inflammation des glandes salivaires sur le pancréas ; ce déplacement d'irritation entre deux organes qui présentent tant de similitudes comme organisation et comme fonctions, est un fait très-curieux, et qui vient encore à l'appui de cette idée qui fait considérer le pancréas comme une glande salivaire abdominale ; aussi la salivation est-elle un des symptômes les plus constants des affections du pancréas.

Nous n'entrerons point ici dans les détails d'une maladie qui, par sa rareté et l'obscurité des symptômes, peut être difficilement appréciée, même par les médecins ; qu'il nous suffise de dire que , si son diagnostic est obscur, son traitement est très-borné ; les moyens généraux sont les seuls que l'on peut employer pour combattre cette maladie ; la profondeur à laquelle est situé le pancréas, empêche que l'on ne puisse rien faire de bien direct dans son inflammation. Cependant, indépendamment des saignées générales , toujours efficaces, les applications de sangsues sur l'épigastre, siège ordinaire de la douleur, et les applications émollientes ne doivent point être négligées.

Indépendamment des lésions physiques qui sont très-rares, le pancréas peut être le siège de beaucoup d'affections , telles qu'hypertrophie, induration, tumeurs développées dans son épaisseur, ramollissement, atrophie, dégénérations squirrheuses ou cancéreuses, etc., qui toutes constituent des affections graves et pour lesquelles il est peu de moyens de guérison.   J.-P. BEAUDE.

PANCRÉATIQUE (anat. et physiol.), adj., qui a rapport au pancréas. (V. ce mot.)

PANCRÉATITE (path.), s. f.; c'est l'inflammation du pancréas. (V. ce mot.)

PANDÉMIE (méd.), s. f., du grec *pan*, tout, et *demos*, peuple. On désigne sous ce nom général, les maladies qui affectent une grande partie d'une population ; les pandémies sont divisées en *endémies*, ou maladies qui sont inhérentes aux localités, et *épidémies*, ou maladies qui apparaissent accidentellement, et qui sévissent sur un grand nombre d'individus. (V. ces deux mots.)

PANDICULATION (*physiol.*), s. f., *pandiculatio*, de *pandiculari*, s'étendre. On donne ce nom à un mouvement automatique par lequel les bras sont élevés, et le tronc ainsi que la tête renversés en arrière : ce mouvement, qui accompagne souvent le bâillement, et dans lequel les muscles se contractent fortement, a pour résultat de réveiller l'énergie musculaire et l'action vitale; il se manifeste ordinairement lorsque l'on éprouve le besoin du sommeil, la faim; il précède la syncope, les accès de fièvre intermittente, et plusieurs affections nerveuses. Les pandiculations, ainsi que chacun peut s'en convaincre, ne présentent rien d'inquiétant par elles-mêmes; c'est un symptôme qui n'a de valeur qu'autant qu'il est joint à d'autres affections. Dans les maladies nerveuses, qui se manifestent par accès, quelques pandiculations rapprochées annoncent presque constamment le retour de l'accès. Vers les convalescences, ce mouvement, ainsi que l'éternument et le bâillement, est toujours d'un augure favorable.   J. B.

PANNICULE (*anat.*), s. m., *panniculus*, de *pannus*, pièce de drap, d'étoffe. On a donné, par une espèce d'analogie, le nom de *pannicule graisseux* ou *adipeux*, à la couche de graisse et de tissu cellulaire qui, chez l'homme, est étendue sous la peau; quelques anatomistes ont aussi donné le nom de *pannicule virginal* à la membrane de l'hymen.

PANOPHOBIE (*physiol.*), s. f. On donne ce nom à un sentiment de frayeur subite et sans fondement, qui jette la terreur dans l'ame de ceux qui en sont atteints; les anciens croyaient que cette impression était inspirée par le dieu Pan. (V. *Peur.*)

PANSEMENT (*path. chir.*), s. m. On désigne sous ce nom certaines manœuvres de chirurgie, qui consistent dans l'application de divers objets, charpie, instruments, topiques, compresses, etc., qu'on laisse en contact avec nos organes, pendant un certain temps, pour les renouveler ensuite.

Pour pratiquer les pansements, certains instruments sont indispensables : ce sont, suivant les manœuvres que l'on doit pratiquer, des *ciseaux*, des *pinces*, des *aiguilles*, des *stylets*, des *sondes*, des *porte-mèches*, des *spatules*, etc., dont on trouvera la description aux divers articles qui les concernent. Quant aux objets eux-mêmes que l'on applique sur les parties, ce sont, ou bien des pièces d'appareil, telles que la *charpie*, le *coton*, les *compresses*, les *mèches*, les *bandes*, les *bandelettes* de linge, les *pelottes*, les *attelles*, les *plaques*, etc. (V. ces mots) ; ou bien des substances médicamenteuses employées sous les formes diverses de *cataplasmes*, d'*emplâtres*, de *fomentations*, de *lotions*, d'*injections*, de *sachets*, etc., suivant la consistance des médicaments employés. Arrêtons-nous ici un moment sur le mode d'emploi des topiques, mot par lequel on désigne toutes les substances que l'on doit appliquer à l'extérieur, sur la peau ou à l'entrée des conduits muqueux.

L'action des topiques est locale lorsque le médicament agit seulement sur le point précis où il est appliqué. Mais certaines substances sont prises, absorbées, comme on le dit, par les vaisseaux, portées dans le torrent de la circulation, et vont faire sentir leur effet, soit d'une manière spécifique sur un organe en particulier, soit d'une manière générale sur toute l'économie. Il est donc indispensable de connaître d'une manière précise quelles sont les propriétés des substances qui doivent être employées sous forme de topiques, avant de conseiller leur administration. On a vu des empoisonnements résulter de l'application mal dirigée de liquides ou d'emplâtres opiacés : c'est donc au médecin seul qu'il convient de déterminer les cas où les substances un peu actives doivent être apposées sur la peau, employées sous forme d'injection, etc. Du reste, cette propriété des médicaments de pouvoir être absorbés par la peau saine ou dépouillée de son épiderme, est souvent mise à profit dans la thérapeutique. (V. *Endermique* (méthode.)

Les pansements ont pour but d'agir sur nos organes, soit d'une manière dynamique, soit d'une manière mécanique. Expliquons cette distinction, qui n'a pas été nettement posée par les auteurs.

Par action *dynamique*, j'entends l'effet produit sur les propriétés vitales de nos tissus : ce sont les médicaments proprement dits, que l'on emploie dans cette intention. S'agit-il de calmer une excitation trop vive, on a recours aux calmants, substances émollientes ou narcotiques; veut-on, au contraire, stimuler une région, y appeler une fluxion sanguine, les rubéfiants, les excitants de toute sorte sont alors indiqués. Le relâchement est combattu par les applications astringentes ou toniques. Enfin, s'il faut anéantir les propriétés vitales dans une partie, tuer, en quelque sorte, les tissus, les caustiques de toute sorte répondent à cette indication. (V. *Cautérisation.*)

Les pansements peuvent encore, avons-nous dit, avoir une action purement *mécanique*. Ainsi, lorsqu'il faut affronter et mettre en rapport les lèvres d'une plaie pour en obtenir la cicatrisation, on met en usage un mode particulier de pansements, nommés *unissants* (V. *Plaie*). D'autres fois, on a un but tout opposé, on veut empêcher des parties séparées de se réunir : ainsi, par exemple, dans les brûlures à la main, il faut isoler bien soigneusement les doigts les uns des autres pour éviter des adhérences difformes; ou bien encore, on veut maintenir béante l'ouverture faite à un abcès; ce sont alors les pansements *divisifs* qui conviennent. Certaines ouvertures fistuleuses, certains conduits normaux rétrécis demandent à être dilatés pour guérir : ici encore, la chirurgie fournit des procédés mécaniques pour répondre à ces besoins. Ailleurs enfin, l'adhérence des parois d'un foyer ou d'un kyste, la cessation d'une hémorrhagie, l'affaissement d'une tumeur, ne peuvent être obtenus que par des pansements dits *compressifs*.

Il est encore un genre particulier de pansements qui prend place à côté des deux principaux que nous venons d'indiquer : ce sont ceux dans lesquels les substances appliquées agissent *chimiquement* sur nos tissus ou sur les produits anormaux des parties malades : tels sont les pansements *désinfectants*, dans lesquels le chlore et les chlorures jouent un si grand rôle.

Après avoir ainsi indiqué d'une manière sommaire les principales différences que peuvent offrir les pansements, il nous reste à parler des précautions à prendre dans l'exéution des manœuvres qui les constituent.

Certaines affections exigent *des pansements ré*

pétés plusieurs fois par jour. D'autres, au contraire, ne demandent le changement des pièces de l'appareil que tous les cinq, six, huit ou dix jours, etc. Généralement, les pansements se renouvellent une fois dans les vingt-quatre heures. En ville comme dans les hôpitaux, on choisit de préférence le matin ; cependant, comme le fait observer M. Gerdy (*Traité des Bandages et Pansem.*, t. II), ne serait-il pas convenable, lorsque les malades recommencent à souffrir, quelques heures après le pausement, de faire celui-ci le soir, afin de rendre les nuits plus calmes et de leur procurer quelques instants de sommeil? En général, quand les pansements produisent un soulagement de plusieurs heures, il est bon de les répéter deux fois par jour, le matin et le soir.

Une précaution qu'il est fort important de ne pas négliger, *avant* de procéder à l'application d'un appareil, c'est d'en préparer bien soigneusement toutes les pièces, et de les ranger sur une table ou sur un plateau, dans l'ordre précis suivant lequel elles doivent être utilisées. Certains pansements ne pourraient être faits par le chirurgien seul, il lui faut le concours de quelques aides; écoutons ici les conseils de M. Gerdy : « Il vaut mieux, dit-il, qu'on en ait trop (d'*aides*) que pas assez, surtout en ville ; mais on doit être prévenu que les personnes de la maison, les gens du monde, sont souvent plus propres à nous embarrasser qu'à nous servir. Aussi faut-il souvent les éloigner, dans certains pansements qui mettent à découvert de vastes plaies, de grands délabrements. La sensibilité des personnes étrangères à l'art, inaccoutumées à considérer un semblable spectacle, leur cause parfois des émotions si vives, qu'au lieu d'un auxiliaire pour un pansement, vous pourriez avoir une personne en défaillance, c'est-à-dire un malade de plus qui vous empêcherait de terminer un pansement commencé. »

Les parties sur lesquelles on applique des appareils, doivent être tenues avec beaucoup de propreté, surtout si elles sont le siège d'une sécrétion morbide. Ainsi, les plaies qui suppurent, les ulcères, les vésicatoires, seront lavés soigneusement avec de l'eau tiède simple ou médicamenteuse, suivant les indications. Pour ces ablutions on se servira soit d'un linge fin, soit d'une éponge. Dans le cas où les tissus sont intacts, et où l'on applique des topiques, il faudra, à chaque renouvellement de pansement, enlever avec soin les débris de la substance médicamenteuse qui reste collée à la peau; l'huile ou l'axonge sont très-utiles pour cela.

L'application des différentes pièces dont se compose le pansement, doit être faite avec beaucoup de précaution, afin d'éviter au malade des douleurs inutiles. La célérité que déploient certains chirurgiens, n'est pas un bon exemple à imiter ; le précepte donné par Boileau aux poètes, est ici tout-à-fait applicable, il faut se *hâter lentement*. Il faut éviter toutefois de laisser longtemps à l'air les plaies étendues, surtout si la température est froide. La promptitude dans le pansement dépend et de l'habitude, et de l'ordre que l'on a mis dans la préparation des objets qui doivent être employés.

Quand la partie est très-sensible, que le contact des couvertures est douloureux, il faut main-

tenir celles-ci relevées à l'aide d'un cerceau. Certaines conditions dépendant de la nature de la lésion, exigent que l'on donne au malade telle ou telle position. Ainsi, dans un engorgement inflammatoire de la main, de la jambe, des testicules, ces parties seront maintenues relevées à l'aide de coussins ; dans le cas d'abcès ouvert, au contraire, on s'arrangera de manière que le point occupé par l'ouverture soit dans une situation déclive, afin que le pus trouve un écoulement facile. Quand le malade souffre après l'application de l'appareil, il ne faut pas craindre de le défaire pour chercher la cause des douleurs qu'il occasionne; on le réapplique ensuite en le modifiant, si besoin est, suivant l'exigence des cas. Les appareils qui doivent rester plusieurs jours en place, demandent à être surveillés avec beaucoup de soin. C'est surtout aux pansements des fractures, que cette remarque est applicable. L'oubli de cette précaution a quelquefois occasionné de graves accidents. Il arrive souvent, par exemple, que, pendant les premiers jours, le membre fracturé augmente de volume, alors l'appareil devient trop serré, le malade souffre; si on laisse les choses en place, la gangrène s'empare des parties comprimées. D'autres fois les bandages se relâchent, et les fragments peuvent se déplacer et offrir ensuite de graves difficultés pour la réduction, ou même une conformation vicieuse du cal.

Il est une grave question fort controversée entre les chirurgiens, et relative à la levée tardive ou rapprochée du premier appareil dans les cas d'amputation; mais ce n'est point dans un ouvrage de la nature de celui-ci qu'il convient de l'aborder : il nous a suffi de poser ici quelques généralités, pour donner une idée de cette vaste question des pansements, qui n'occupe pas moins de deux volumes dans le traité classique du professeur Gerdy. D'après ce qui précède, on a pu voir que l'art des pansements n'exige pas seulement de la dextérité, mais encore des connaissances chirurgicales très-exactes, et surtout pratiques. Il faut donc que les élèves s'y adonnent avec plus de soin qu'ils ne le font d'ordinaire.

E. BEAUGRAND.

PAPAVÉRACÉES (*bot.*), s. f. pl. On donne ce nom à une famille de plantes dont le pavot a été pris pour type, et qui renferme plusieurs espèces qui rendent les plus grands services à la médecine. Les papavéracées, suivant Jussieu, sont des plantes dicotylédones, polypétales, à étamines hypogynes, qui ont pour caractères des fleurs terminales ou axillaires; un calice à deux sépales concaves et très-caduques; une corolle à quatre pétales diversement plissés dans le bouton avant son épanouissement; des étamines à filets grêles et capillaires; l'ovaire libre, uniloculaire, contenant un grand nombre d'ovules attachés à des trophospermes pariétaux, lamelliformes, saillants, en forme de cloisons ; le stigmate est sessile, les tiges sont herbacées, annuelles ou vivaces ; le fruit est une capsule arrondie, ou allongée en silique, s'ouvrant au moyen de valves ou de trous.

Toutes les plantes de cette famille contiennent un suc propre, qui varie de couleur du blanc au jaune rougeâtre, et qui jouit de propriétés vireuses, âcres et délétères ; c'est ce suc, dont les propriétés diffèrent suivant les espèces, qui constitue l'opium. Le coquelicot, qui couvre nos champs et qu'on emploie si fréquemment en infusion dans les catarrhes aigus et chroniques, est aussi une plante de cette famille.

J. B.

PAPIERS MÉDICAMENTEUX (*pharm.*). Les papiers les plus ordinairement employés sont destinés à mettre sur les vésicatoires et les cautères, dans le but d'en entretenir la suppuration. Ces papiers, qui peuvent être employés avec avantage, sont plus ou moins excitants, suivant la quantité de cantharides ou de garou qui entre dans leur composition ; ces dernières substances n'entrent point ordinairement dans la composition du papier à cautère. Les préparations qui sont destinées à être appliquées sur le papier doivent être étendues en couches minces, au moyen d'un pinceau ou d'un sparadrapier ; voici, d'après M. Soubeiran, la formule de quelques uns de ces papiers :

Papier à cautère : cire blanche, 10 parties ; blanc de baleine, 5 parties ; résine élémi, 5 parties ; térébenthine, 6 parties. On fait liquéfier à un feu doux et l'on passe ; on étend ensuite sur le papier.

Papier épispastique ou vésicant, préparé avec le *garou* : cire blanche, 18 parties ; huile d'olive, 9 ; galipot, 10 ; extrait alcoolique de garou, 1 partie dissoute dans 6 parties d'alcool à 31°. On fait fondre la cire et l'huile, on ajoute la solution alcoolique de l'extrait, on fait évaporer à une douce chaleur, on ajoute le galipot, et l'on passe à travers un morceau de flanelle ; on étend ensuite. On rend ce papier plus actif en conservant la dose de l'extrait de garou et diminuant d'un tiers la quantité des trois premières substances.

Le papier vésicant aux *cantharides* se prépare avec : cire blanche, 5 parties ; huile d'olive, 3 ; beurre de cacao, 4 ; blanc de baleine, 3 ; térébenthine, 1 ; cantharides, 1 ; eau, 8. On fait bouillonner doucement pendant deux heures ce mélange, on laisse reposer hors du feu et on passe comme ci-dessus : on étend de la même manière. En diminuant d'un tiers, comme pour le papier de garou, la proportion des substances autres que les cantharides et l'eau, on obtient un papier plus actif, que l'on désigne sous le nom de papier numéro 2.

Diverses autres substances emplastiques peuvent être étendues sur le papier, et elles produisent le même effet qu'étendues sur les bandes de toile et de taffetas, surtout lorsqu'elles ne doivent point être soumises à la distension ou à l'action de liquides qui pourraient délayer le papier.

J. B.

PAPILIONACÉES (*bot.*), adj. ; se dit de certaines fleurs qui ont quelque ressemblance avec la forme d'un papillon. Ces fleurs ont une corolle irrégulière à cinq pétales, dont l'un supérieur et plus grand a reçu le nom d'étendard, les deux latéraux sont nommés les ailes, et les deux inférieurs plus petits et déprimés par les ailes sont nommés la carène. Ces fleurs sont celles des pois, des fèves, des haricots, et de presque toute la famille des légumineuses.

J. B.

PAPILLAIRE (*anat.*), adj. ; qui a rapport aux papilles. (V. ce mot.)

PAPILLE (*anat.*), s. f., de *papilla*, le bout de la mamelle. On a donné le nom de papille à ces petites éminences qui s'élèvent de la peau, et qui sont

surtout évidentes à la pulpe des doigts et dans la paume de la main, où elles sont disposées en rangées qui affectent la forme de stries : les papilles existent aussi sur les membranes muqueuses ; elles garnissent toute la face supérieure de la langue et lui donnent cet aspect velouté que présente cet organe. Ces papilles paraissent formées par la terminaison des vaisseaux et des nerfs, elles sont le siège du sens du tact pour la peau, et du goût pour la langue. Dans ce dernier organe, elles sont susceptibles d'érection lorsque l'estomac est excité ; ce sont elles qui, par leur turgescence et leur gonflement, donnent au bord de la langue cet aspect rouge que l'on observe dans le cas d'irritation de l'estomac. (V. *Langue* et *Peau*.)

J. B.

PAPULE (*path.*), s. f., *papula*. On donne ce nom à de petits boutons qui se développent sur la peau et qui ne contiennent pas de sérosité. (V. *Peau* (maladies de la.)

PAPULEUX, EUSE (*path.*), adj., qui a rapport aux papules : on dit une éruption papuleuse. (V. *Peau* (maladies de la.)

PARACENTÈSE (*chir.*), s. f., du grec *para*, à travers, et de *kentein*, piquer. On donne ce nom à la ponction que l'on fait à l'abdomen, dans le cas d'hydropisie, pour évacuer le liquide. (V. *Hydropisie*.)

PARALYSIE (*méd.*), s. f., du latin *paralysis*, formé lui-même du grec *paralusis*, relâchement ; *paralysis, resolutio nervorum* de Celse ; *syderatio* de plusieurs autres.

Quelques auteurs ne donnent ce nom de paralysie qu'à l'abolition du mouvement ; mais avec le plus grand nombre, et avec le dictionnaire de l'Académie, nous prenons ce mot dans un sens plus vaste ; nous le définissons : l'abolition ou la diminution plus ou moins considérable du sentiment et du mouvement volontaire, ou de l'un des deux. Cette définition, au reste, a besoin de quelques mots d'explication. Faisons remarquer d'abord que la paralysie du mouvement ne doit pas être confondue avec toute espèce d'immobilité. Ainsi, quand il y a désorganisation complète des os et des muscles, comme à la suite de certaines blessures graves, et que tout mouvement est devenu impossible dans ces organes détruits, on ne dit pas qu'il y ait paralysie. Celle-ci suppose que les conditions mécaniques du mouvement subsistent encore dans les parties à mouvoir. Il n'y a pas davantage paralysie, lorsque l'immobilité vient d'un obstacle plus fort que les contractions musculaires. En disant que la paralysie consiste dans l'abolition du mouvement volontaire, on entend implicitement que la volonté puisse s'exercer : *Paralysis vocatur immobilitas nullo nexu voluntatis superanda*, a dit Boerhaave. Un idiot, un extatique restent quelquefois immobiles pendant fort longtemps, sans être paralysés. C'est la volonté de se mouvoir et non la possibilité qui leur manque. Par la même raison, on ne doit pas voir de paralysie là où l'absence de mouvement est le fait même de la volonté, comme dans les cas où, par suite de maladie, le déplacement pourrait être douloureux. Quant à ce qui concerne la paralysie du sentiment, il ne faut pas non plus la confondre avec toute absence de sensations. C'est dans le jeu des différentes parties du système nerveux que la paralysie suppose un trouble, depuis celles où l'impression est portée primitivement, jusqu'à celles qui sont chargées de la percevoir. Mais, lorsque cette impression n'a pas lieu, le défaut de sensation qui en résulte ne constitue pas un cas de paralysie. Ainsi, lorsque le cristallin, devenu opaque, empêche la lumière d'arriver jusqu'à la rétine, il y a cécité, mais non paralysie de l'œil. De même, dans les fortes contentions d'esprit : si alors certaines sensations n'ont point lieu, c'est que l'attention est à autre chose ; le désordre, quel qu'il soit, ne porte point sur la sensibilité ; il réside plus profondément dans les phénomènes de réflexion et de conscience ; et, bien qu'il soit difficile d'assigner entre ces phénomènes et la sensibilité proprement dite, de limite précise, on comprend qu'il y a une grande différence entre ne pas percevoir une impression parce que l'attention est ailleurs, et ne pas la percevoir quelque attention qu'on lui prête.

Ainsi définie, la paralysie constitue un état morbide très-fréquent. Exposons d'abord ses caractères principaux et ses causes.

La paralysie est complète ou incomplète, partielle ou à peu près générale. Partielle, elle s'étend à toute une moitié latérale du corps, ou bien elle existe des deux côtés, de bas en haut, jusqu'à une certaine hauteur. Dans le premier cas, on la nomme hémiplégie, dans le second paraplégie. D'autres fois elle est bornée à un membre, ou à une de ses parties, à l'une des moitiés de la face, à la langue, aux sphincters de la vessie ou du rectum, à quelques fibres musculaires seulement, ou à une portion de peau. Dans quelques cas plus rares, il y a paralysie transverse ou croisée, c'est-à-dire que les deux membres supérieurs ou inférieurs, ou bien le supérieur d'un côté, et l'inférieur de l'autre, sont affectés à la fois. Une forme plus rare encore, et plus compliquée, est celle dans laquelle, à cette disposition transverse ou croisée, se joint cette autre particularité, que d'un côté c'est le mouvement qui est aboli, et que de l'autre c'est le sentiment. Lorsque la paralysie est complète, c'est en vain que l'on pique ou l'on pince les téguments, et que l'on essaie les excitants les plus énergiques ; c'est en vain que le malade fait les efforts d'attention et de volonté les plus puissants : il ne sent rien, et ne peut exécuter aucun mouvement de la partie frappée. Celle-ci est ordinairement dans le relâchement. Si, au contraire, la paralysie n'est qu'incomplète, les sensations sont vagues, les mouvements incertains. Les muscles sont le siège d'un engourdissement plus ou moins prononcé ; de là, dans l'attitude, la marche, et une multitude d'actes, un cachet singulier d'hésitation et de faiblesse.

La prolongation d'un pareil état entraîne nécessairement plusieurs effets. Les plus ordinaires sont l'amaigrissement et le refroidissement de la partie paralysée. Les pulsations artérielles sont moins fortes ; il se fait dans le tissu cellulaire une infiltration séreuse que la gangrène vient quelquefois compliquer. Tous ces phénomènes tiennent au défaut d'action, et sont d'autant plus marqués que la paralysie est plus ancienne.

Tels sont les caractères principaux les plus apparents de cet état. Comme tous les troubles fonctionnels, celui-ci suppose une altération organique. Cette altération ne peut résider que dans les muscles ou dans le système nerveux. Exposons ce que l'expérience et le raisonnement nous apprennent à cet égard.

Au sujet des muscles, on sait que lorsqu'ils sont intacts, la contraction de ces organes suppose l'arrivée d'une quantité suffisante de sang doué de qualités excitantes, et la libre circulation de ce sang. Tout ce qui met obstacle à l'arrivée de ce fluide par les artères, et à son retour par les veines, peut donc amener la paralysie musculaire. Une profonde modification du sang qui le priverait de sa vertu stimulante produirait-elle quelque chose d'analogue ? Nous le pensons, mais alors la paralysie serait générale, et probablement accompagnée d'autres accidents.

La paralysie par dérangement de l'innervation est plus fréquente ; elle est avec ou sans lésion appréciable. Occupons-nous d'abord du premier cas.

Lorsqu'il s'agit d'un nerf, toutes les parties auxquelles, à partir du point lésé, il distribue des ramifications, sont paralysées. Il y a abolition du mouvement volontaire et du sentiment, ou de l'un des deux seulement, selon la nature du nerf, et la nature de celles de ses fibres qui sont intéressées. Abstraction faite des accidents inflammatoires ou autres, qui ne sont ni constants ni nécessaires, les phénomènes se réduisent à cela, et on le conçoit très-bien. Puisque les nerfs n'ont pas d'autres fonctions que de transmettre dans un sens les impressions, et dans l'autre l'influence de la volonté, il est clair que, détruits et désorganisés sur un point, ils ne peuvent remplir ni l'un ni l'autre de ces deux offices, et que c'est à cela que se bornent les effets nécessaires de cette désorganisation.

Dans la moelle épinière, les altérations locales n'ont pas tout-à-fait les mêmes résultats. En général, toutes les parties soustraites à l'action du cerveau sont paralysées, mais elles ne le sont pas au même degré, du moins après les premiers moments ; ainsi, dans l'hémiplégie, on voit ordinairement les membres inférieurs recouvrer la liberté des mouvements et le sentiment avant les supérieurs, comme si, indépendamment de l'influence de la volonté qui vient du cerveau, les muscles recevaient de la moelle un principe d'action et de force. A ces différences près, la paralysie se comporte, dans le cas de lésion de la moelle, comme dans celui de lésion des nerfs, et elle est d'autant plus étendue que la lésion est placée plus haut. Comme ce tronc considérable est composé des deux moitiés dont chacune envoie des nerfs à la moitié correspondante du corps, la paralysie est bornée à l'un de ces côtés, ou porte sur tous les deux, selon que l'altération ne comprend que l'une ou l'autre de ces moitiés, ou les atteint toutes deux. D'ailleurs, la nature de la paralysie varie en raison des cordons ou des fibres blessés.

Les racines antérieures des nerfs rachidiens sont-elles seules attaquées, la paralysie ne porte que sur le mouvement. Lorsque ce sont les racines postérieures, elle ne porte que sur le sentiment. Ce fait curieux est maintenant hors de doute.

L'abolition du mouvement volontaire et du sentiment est-elle, dans le cas de lésion de la moelle, l'unique effet produit, comme dans celui de lésion d'un nerf ? C'est ce qu'il ne nous paraît pas prudent d'affirmer. Différents troubles dans les phénonènes de la vie organique se joignent ordinairement à la paralysie, surtout lorsque la destruction est profonde, et cette influence s'explique, jusqu'à un certain point, par les connexions de la moelle avec les nerfs de la vie organique.

Dans la moelle allongée, ce nœud si compliqué de l'appareil sensitif, les lésions sont beaucoup plus graves ; elles entraînent une paralysie à peu près générale, et même la mort immédiate, aussitôt que le segment d'où naît la huitième paire est intéressé.

Dans le cerveau et le cervelet, la désorganisation produit encore la paralysie, mais d'une manière qui n'est ni aussi simple, ni aussi uniforme. En effet, différents troubles de l'intelligence s'associent alors à l'abolition du mouvement et du sentiment, et celle-ci varie beaucoup quant à son siège et à son étendue. A cet égard, l'on peut dire, en thèse générale, que plus on s'éloigne de la moelle allongée pour se rapprocher de la surface extérieure des hémisphères, moins la paralysie est considérable. Il arrive au-dessus du nœud central et en sens inverse la même chose qu'au-dessous. La distribution des fibres et des cordons rend parfaitement compte de ce fait.

Une autre circonstance qui se manifeste dès que la lésion porte dans le système nerveux au-dessus de la moelle épinière, c'est que la paralysie n'a plus lieu du même côté que la lésion, mais bien du côté opposé. Comme cet entrecroisement coïncide assez exactement avec l'entrecroisement de quelques faisceaux de la partie antérieure de la moelle, on l'a attribué à cette disposition anatomique ; mais alors la paralysie ne devrait pas être croisée à la face, et cependant elle l'est. Il est donc difficile d'ajouter foi à cette explication.

Tels sont, sous le rapport du sentiment et du mouvement volontaires, les effets principaux des altérations appréciables des diverses parties du système nerveux. Mais qu'on ne croie pas qu'il existe toujours des altérations de cette espèce quand il y a paralysie. Le contraire arrive fort souvent, et dans maintes occasions on ne peut constater ni désorganisation, ni altération de tissu, ni compression même légère. Le système nerveux paraît être dans l'état normal, et en y réfléchissant un peu, on voit qu'il n'y a rien là qui doive étonner. Puisque nous ne connaissons pas les conditions d'organisation intime qui président à l'accomplissement régulier des fonctions de ce système, il est tout simple que ces conditions puissent être dérangées sans que nous nous en apercevions. D'à côté des paralysies précédentes, il faut donc admettre celles qui ne s'accompagnent d'aucune lésion appréciable. Occupons-nous maintenant des circonstances au sein desquelles on voit se développer les unes et les autres.

La paralysie par interruption du cours du sang, reconnaît, pour causes ordinaires, la compression exercée par les sacs anévrismaux et par diverses autres tumeurs, la formation de caillots dans l'intérieur des artères, et aussi l'application des ligatures sur les principales artères des membres. Elle porte principalement sur les muscles.

Celle qui tient à des obstacles apportés à l'innervation est comparativement beaucoup plus fréquente, et, comme nous l'avons dit, ces obstacles consistent en lésions qui tantôt sont manifestes, et

tantôt ne le sont pas, ce qui permet de partager ces paralysies en deux classes ou espèces.

On rapporte à la première les paralysies produites par la compression des nerfs ou de la moelle, quelle que soit la cause de cette compression (tumeurs, exostoses, fragments d'os enfoncés, gibbosité). Celles que l'on observe dans les plaies de tête avec contusion ou compression du cerveau, dans les fortes congestions cérébrales, dans l'apoplexie, le ramollissement, etc.

A la seconde appartiennent d'autres espèces. Quelques unes semblent dépendre d'un changement dans la circulation du cerveau. Telle est celle qui a lieu quelquefois par anémie cérébrale. D'autres, comme celle qui survient après les excès de travail, de coït ou de masturbation, semblent l'effet d'une excitation trop vive suivie d'épuisement.

Dans des cas différents, l'abolition du mouvement et du sentiment se lie à l'hystérie, à l'épilepsie, à l'aliénation mentale, ou à quelques autres états nerveux produits par l'opium, la belladone, etc. Elle se montre aussi dans les cas graves de colique de plomb, de tremblement mercuriel, et sous l'influence de rhumatismes. Ce qu'on appelle paralysie de la face est souvent l'effet du froid. Enfin, cet état est quelquefois sympathique, notamment dans la dyssenterie, l'embarras saburral, les affections vermineuses, etc., etc.

Effet de tant de causes, la paralysie se présente naturellement sous différentes formes. Brusque ou lente, passagère ou durable, elle ne s'étend que progressivement, ou bien elle envahit tout d'abord les parties qu'elle doit occuper ; elle est sans douleur et accompagnée de relâchement, ou elle est douloureuse et compliquée de contracture. Elle est avec ou sans fièvre, et sa marche varie à l'infini, ainsi que son importance et le rôle qu'elle joue à côté des autres symptômes. Décrire ici chacune de ses espèces serait aussi long qu'inutile, et les courtes généralités qui précèdent suffisent pour donner de cet état une idée exacte. Nous renvoyons, pour les détails, à l'histoire particulière des affections auxquelles il appartient.

Dans tous les cas de paralysie, il est évident que cet état doit être envisagé par les médecins, et du point de vue séméiologique, comme pouvant fournir des lumières sur sa cause, et par conséquent sur la nature de la maladie dont il n'est qu'un symptôme, et aussi du point de vue thérapeutique, comme phénomène morbide à combattre. Commençons par ce qui concerne sa valeur séméiologique.

D'après ce qui précède, il est facile de comprendre l'utilité dont peut être, dans le diagnostic et le traitement de plusieurs affections, l'étude de la paralysie considérée sous le rapport de son siège, de son étendue, des formes qu'elle revêt, de la marche qu'elle suit, etc. Quelques exemples en fourniront la preuve. L'embarras de la langue est un des premiers indices de la congestion cérébrale forte : il fera donc craindre l'apoplexie, et conduira à l'emploi des moyens propres à la prévenir. La paralysie des extenseurs des poignets est caractéristique de la colique de plomb. La rétention d'urine et la faiblesse des extrémités inférieures annoncent ordinairement une lésion de la moelle épinière. Dans ce dernier cas, l'étendue de la paralysie et sa marche ascensionnelle indiquent le point où est placée l'altération, et les progrès de celle-ci vers les parties supérieures. Dans d'autres circonstances, on déduit du siège de la paralysie celui qu'occupe une altération dans le cerveau. Son apparition plus ou moins tardive, dans les plaies de tête, indique la compression par un os enfoncé, ou par un épanchement sanguin ou purulent. Les notions que fournit cette paralysie, combinées avec les autres circonstances du fait, ont été souvent mises à profit, dans les opérations pratiquées pour faire cesser la compression, donner issue à la matière épanchée, etc.

D'un autre côté, l'invasion et la disparition brusque de la paralysie, ses retours irréguliers, montrent, dans quelques occasions, qu'elle ne tient point à une altération profonde, et cela peut servir à faire reconnaître la nature hystérique ou autre de l'affection. Quelquefois, elle procède par attaques régulières, comme la fièvre intermittente, et tient aux mêmes causes. Il faut donc ne négliger aucune de ces diversités de forme ou de marche, et savoir les apprécier.

Considérons maintenant la paralysie comme état pathologique à combattre. Le traitement à lui opposer est évidemment celui de l'affection dont elle dépend, lorsqu'elle n'est qu'un symptôme. Ainsi, la paralysie apoplectique sera combattue par les moyens dirigés contre l'apoplexie; la paralysie saturnine le sera par ceux qui guérissent la colique de plomb; la paralysie vénérienne par les mercuriaux. Ce traitement, déduit des causes, constitue le traitement rationnel : mais ce n'est pas tout; à ces moyens on peut en ajouter d'autres, qui nous sont fournis par l'empirisme, et ont la propriété spéciale de réveiller la sensibilité ou la contractilité musculaire. Ceux-ci ont, à côté des précédents, plus ou moins de valeur; tantôt ils sont tout-à-fait inutiles, ou ne constituent que de simples adjuvants; tantôt, au contraire, ils sont les seuls que l'on puisse employer, et ils sont de la plus grande importance, soit que la paralysie existe seule, et ne puisse être rattachée à aucune affection déterminée, soit qu'elle ait d'abord été associée à d'autres symptômes et ne se soit pas dissipée comme eux. Ces moyens, d'ailleurs, sont nombreux. Les uns s'adressent à tel ou tel sens, comme les fortes odeurs, les sternutatoires, le chatouillement, l'application subite d'un froid vif ou de la chaleur. On y a recours au début des attaques nerveuses que la paralysie peut compliquer. D'autres, comme le musc, le camphre, l'assa-fœtida, l'éther, et autres antispasmodiques, s'administrent à l'intérieur aussi bien qu'à l'extérieur, sous forme de potions, d'eaux distillées, d'élixirs variés, et ils constituent des médicaments plus ou moins énergiques. D'autres encore ont un mode d'action différent, et conviennent surtout aux paralysies anciennes, suites d'affections rhumatismales, de vieilles blessures ou d'apoplexies guéries. Ce sont les eaux minérales prises en bains, en douches, et quelquefois à l'intérieur. De ces eaux, les plus efficaces sont celles de Bourbonne, de Bourbon- l'Archambault, de Barèges, de Néris ou du Mont-Dore. Comme tous les remèdes actifs, elles ne doivent être administrées qu'avec prudence. Les bains sulfureux, et autres eaux artificielles, sont aussi d'un grand usage. On prescrit quelquefois les bains de mer, les bains de sable, et ceux de marc de raisin; mais il importe, dans ces cas, de bien s'assurer de l'état des principaux viscères, et de prendre garde de ne pas produire trop d'excitation.

Enfin, l'on a recours aussi contre la paralysie chronique, à l'électricité, à l'électro-puncture, et à la noix vomique. Ces trois agents sont de puissants excitants de la contractilité musculaire, et nous les avons vu réussir dans plusieurs cas où les eaux minérales, conseillées par d'habiles médecins, avaient échoué. Plusieurs fois nous avons vu l'acupuncture rétablir l'entière liberté des mouvements dans des paralysies rhumatismales déjà anciennes. Quant à la noix vomique, dont l'emploi demande la plus grande réserve, elle a souvent réussi dans la paraplégie.

Il va sans dire que l'on secondera, dans l'occasion, ces moyens empiriques ou rationnels par divers topiques plus ou moins propres à fortifier les parties, à les assouplir, et à y entretenir la chaleur. Les huiles et les savons, sous forme d'onguent, de pommade ou de liniment, seront mis à contribution dans ce but. On prescrira des vêtements chauds, la laine, les bains locaux, des douches de vapeur, et aussi, quand la chose sera possible, un exercice modéré. Quant aux dérivatifs excitants, tels que moxas, sétons, vésicatoires, c'est d'après les considérations fournies par la nature de la maladie qu'on se décidera dans leur emploi.

A. DALMAS,
Médecin des hôpitaux de Paris.

PARAPHIMOSIS (*chir.*), s. m., du grec *para*, au-delà, et de *phimoô*, je serre, j'étreins. On donne ce nom à l'étranglement du gland par l'ouverture trop étroite du prépuce, étranglement qui donne lieu à du gonflement, de l'inflammation, et même quelquefois à la gangrène. (V. *Verge* (maladies de la.)

PARAPLÉGIE (*méd.*), s. f. C'est la paralysie des parties inférieures du corps. (V. *Paralysie*.)

PARENCHYMATEUX (*anat.*), adj. Se dit des organes qui sont formés d'un parenchyme. (V. ce mot.)

PARENCHYME (*anat.*), s. m., *parenchyma*, du grec *paregchuma*, effusion, épanchement. Parce que les anciens croyaient que les tissus parenchymateux étaient formés par du sang épanché. On donne ce nom aujourd'hui à des tissus souvent de nature glandulaire, composés de grains agglomérés réunis entre eux par du tissu cellulaire. Les organes parenchymateux, dont le foie, la rate et les reins nous offrent les exemples les plus évidents, sont en réalité composés d'un lacis de vaisseaux artériels, veineux, lymphatiques, quelquefois de vaisseaux propres qui charrient les fluides sécrétés, de nerfs qui sont réunis par un tissu cellulaire lâche et très-délié. Les organes parenchymateux sont toujours enveloppés d'une membrane qui leur est propre et qui sert à les contenir et à les protéger.

J. B.

PARIÉTAIRE (*bot.*), s. f., *parietaria officinalis*, perce-muraille, casse-pierre. C'est une plante vivace de la famille des Urticées, J.; polygamie monœcie, L. Elle est très-répandue dans nos climats et croît abondamment autour des habitations, dans les vieux murs, dans les puits, aux endroits exposés à l'ombre. Sa racine est grêle et chevelue ; ses tiges charnues et cassantes sont rameuses, hautes d'environ un pied, cylindriques, rougeâtres, velues, ainsi que toutes les autres parties de la plante. Les feuilles sont alternes, pétiolées, ovales, et terminées en pointe; les fleurs sont petites et réunies par groupes à l'aisselle des feuilles supérieures ; elles sont formées d'un calice tubuleux à quatre dents, de quatre étamines incluses, et d'un ovaire libre, surmonté d'un stigmate pistiliforme. Le fruit est renfermé dans l'intérieur du calice, qui est persistant.

Cette plante est fréquemment usitée comme émolliente, rafraîchissante et diurétique ; elle doit cette dernière propriété à la présence du nitrate de potasse, dont on a constaté l'existence dans toutes ses parties. Elle s'emploie en décoction à la dose d'une poignée dans un litre d'eau ; le suc exprimé de la pariétaire se prend aussi à la dose d'une à deux onces dans les affections des voies urinaires, la gravelle, l'hydropisie , etc. Cette plante fait partie des espèces émollientes, et, cuite, on l'applique en cataplasmes ; sa décoction est usitée en fomentation et en lavement. Répandue sur les tas de blé, on dit que la pariétaire en chasse les charençons : elle doit ses propriétés médicales au nitrate de potasse, ainsi qu'à la grande quantité de mucus végétal qu'elle contient. J. B.

PARIÉTAL (anat.), s. m., *parietalis*, de *paries*, muraille. Les pariétaux sont deux os plats quadrilatères, situés à la partie supérieure et latérale de la tête, qui concourent en grande partie à former le crâne. Ces os présentent deux faces, une extérieure, qui est en rapport avec les téguments , et l'autre interne, qui est en rapport avec la convexité du cerveau ; cette face est revêtue par la dure-mère, membrane qui enveloppe le cerveau. La partie antérieure des pariétaux s'articule avec le coronal, la partie postérieure avec l'occipital; par leur bord interne, les deux pariétaux s'articulent l'un avec l'autre; le bord externe ou inférieur s'articule avec le temporal et le sphénoïde. Les pariétaux présentent vers leur milieu cette bosse saillante qui s'observe sur les côtés de la tête, et que l'on nomme bosse pariétale : elle correspond à un enfoncement situé à la partie interne de cet os, que l'on a nommé par opposition fosse pariétale. Les fonctions du pariétal sont de contribuer à former le crâne, cette enveloppe osseuse et résistante destinée à protéger le cerveau. J. B.

PAROI (anat.), s. f., *paries*, mur, muraille. On donne ce nom à toutes les parties qui forment la clôture ou la limite d'une cavité. On dit les parois du crâne, de la poitrine, de l'abdomen, de l'estomac, etc.

PAROLE (physiol.), s. f. ; c'est la voix articulée. (V. *Voix.*)

PAROTIDE (anat.), s. f.; c'est une des glandes salivaires. (V. *Salivaires* glandes.)

PAROTIDE (path.), s. f., nom donné quelquefois à l'inflammation de la glande parotide, et à des tumeurs qui, dans des fièvres graves, se manifestent dans la région parotidienne, quoique souvent elles n'aient leur siège que dans le tissu cellulaire qui recouvre la glande. Ces tumeurs ont aussi été nommées *oreillons* ; mais ce dernier nom a été principale-

ment réservé pour l'inflammation du tissu cellulaire qui recouvre la glande parotide. L'inflammation idiopathique de cette glande sera décrite aux maladies des glandes salivaires.

Les oreillons ne se manifestent pas nécessairement pendant le cours d'une maladie grave, souvent ils apparaissent spontanément et comme maladie essentielle; quelquefois on les a vus régner d'une manière épidémique : ce sont principalement les enfants, et ceux du sexe masculin, qui sont affectés de cette maladie , qui se développe sur un seul ou sur les deux côtés de la face : elle est annoncée par un sentiment de gêne dans l'articulation de la mâchoire ; ensuite se manifeste un gonflement assez volumineux, qui quelquefois s'étend au-delà de la région parotidienne, et envahit une partie du côté du col ; la peau conserve sa couleur, mais elle est chaude , tendue et douloureuse au toucher ; quelquefois la tuméfaction s'étend à la face, qui est gonflée, et d'un rouge hideux. Les symptômes, qui ont acquis promptement leur intensité, en deux jours ou plus, ne tardent pas à diminuer après avoir été stationnaires pendant le même temps , et ces tumeurs se terminent presque toujours par résolution , rarement par suppuration. Une terminaison qui est encore très-fréquente, est celle qui a lieu par métastase , c'est-à-dire par déplacement ; souvent on voit ces tumeurs disparaître spontanément pour aller affecter le scrotum, les testicules, et quelquefois les grandes lèvres chez les jeunes filles.

Le traitement de cette affection consiste à faire boire des tisanes légèrement diaphorétiques, telles que des infusions de fleurs de bourrache et de tilleul; à faire sur ces tumeurs des applications de cataplasmes émollients, ou simplement des fomentations émollientes chaudes ; quelquefois, lorsque le gonflement est léger, il suffit de simples flanelles chaudes; il faut entretenir la liberté du ventre au moyen de lavements laxatifs. Si l'inflammation devenait plus grave , et s'il se manifestait des abcès , il faudrait employer des moyens appropriés à la nature et à l'importance de ces accidents. Ainsi, les saignées générales et locales, les bains, etc.

J.-P. BEAUDE.

PAROTIDIEN , PAROTIDIENNE (anat.), adj., qui a rapport à la parotide. La région parotidienne est celle qui est située sur les côtés du cou, derrière l'angle de la mâchoire, et au-dessous du conduit auditif.

PAROXYSME (path.), s. m., du grec *paroxysmos*, irritation. Ce mot est synonyme d'accès.

PART (accouch.), s. f. Sous ce nom, on désigne indistinctement l'accouchement et son produit, tel que le fœtus et ses enveloppes ; c'est sous ce nom qu'en médecine légale on désigne tous les faits relatifs à l'accouchement, qui a aussi reçu le nom de *parturition*. Il y a *suppression de part*, lorsque la mère ou ceux qui l'entourent ont fait disparaître l'enfant au moment de sa naissance. Il y a exposition de part lorsque l'enfant a été exposé ou délaissé dans un lieu, soit fréquenté, soit solitaire; la peine est plus grave dans ce dernier cas. Il y a *substitution de part*, lorsqu'au moment de l'accouchement on substitue un autre enfant à celui que la mère vient de mettre au monde. Enfin, il y a *supposition de part*, lorsqu'une femme simule un accouchement, et présente un enfant comme ayant été le résultat de cet accouchement supposé. Tous ces faits, qui sont punis par le code pénal, exercent souvent la sagacité des médecins légistes et des magistrats; mais, nous devons le dire, la science possède les moyens de dévoiler ces délits et crimes, qui, le plus ordinairement, n'ont que la cupidité pour but. Entrer dans des développements à ce sujet nous entraînerait hors des limites que nous imposent l'étendue et la nature de ce Dictionnaire.   **J. B.**

PARTURITION. C'est *l'accouchement.* (V. ce mot.)

PARULIE (*chir.*), s. f., du grec *para*, auprès, et de *oulon*, gencive. On donne ce nom à de petits abcès qui se développent sur les *gencives.* (V. ce mot.)

PAS-D'ANE (*bot.*). (V. *Tussilage.*)

PASSERAGE (*bot.*). (V. *Cresson alénois.*)

PASSIF (*path.*), adj., se dit d'un état ou d'une maladie qui a lieu par le relâchement ou la faiblesse des tissus. On dit une hémorrhagie passive, un anévrisme passif du cœur, pour indiquer l'opposition qui existe entre ces affections et les hémorrhagies et les anévrismes actifs, qui sont déterminés par une augmentation d'action dans l'énergie des organes affectés qui constitue une véritable irritation.

PASSION (*physiol.*), s. f. (V. *Psychologie.*)

PASSY (Eaux minérales de) (*thérap.*). Passy est une commune qui touche aux murs de Paris , et qui possède des eaux ferrugineuses connues depuis 1650. Les sources sont situées au bas d'un coteau calcaire sur lequel est construit le village; elles ont été distinguées en sources anciennes et en sources nouvelles. Les sources anciennes sont moins ferrugineuses et ne contiennent pas toutes les substances qui sont dans les sources nouvelles. Placées à la porte de Paris, les eaux de Passy ont excité depuis leur découverte l'attention des savants , et elles furent successivement examinées et analysées par Lémery en 1701, Brouzet, Reneaume, Geoffroy en 1724, Boulduc en 1726 , par Cadet, en 1755, Venel et Boyer, Demachy en 1756, Rouelle et Cadet en 1757 , Raulin en 1775, Planche , Deyeux et Barruel en 1809, et Henry fils en 1832. De toutes ces analyses, il semble résulter que les eaux de Passy ont subi quelques modifications à diverses époques; mais cependant on y a trouvé constamment le fer à l'état de sulfate, surtout dans les sources nouvelles.

Les sources sont au nombre de cinq ; deux sont dites les sources anciennes, et trois autres sont désignées sous les noms de sources nouvelles : on les distingue entre elles par leurs numéros; une sixième source, qui avait été découverte et analysée en 1755, a été abandonnée, quoique, d'après les analyses de Venel, Bayen , Rouelle et Cadet, elle contint les mêmes principes que les autres sources.

L'analyse la plus récente et la plus exacte, faite par M. Henry en 1832, donne les résultats suivants :

Comme gaz, de l'azote et de l'acide carbonique en quantité indéterminée; les substances salines sont des sulfates de chaux, de magnésie, de soude et d'alumine, des traces de sulfates d'alumine et de potasse, du proto et du persulfate de fer, du soustrito-

sulfate de la même base, du carbonate de chaux en très-petite quantité , des chlorures de sodium et de magnésie, de la silice et de la matière organique en quantité indéterminée. La quantité de sulfate de chaux varie dans les diverses sources, par litre d'eau, de 1 gramme 5, à 2 grammes 8; il en est de même des divers autres sels et des proportions de soustrito-sulfate de fer, qui s'élèvent de 29 milligrammes à 412 par litre.

Les eaux de Passy, qui sont prises en boissons, sont rarement bues dans l'état où les donne la source; elles sont ordinairement déposées dans de grandes jarres de grès, où, par l'action de l'air, elles laissent déposer une partie du fer qu'elles contiennent ; les eaux, après cette opération, sont dites dépurées , et c'est ainsi qu'elles sont vendues à Paris dans les dépôts d'eaux minérales. La dose à laquelle on les administre est de un à six verres le matin, et pendant la promenade. On commence ordinairement par les eaux épurées, et l'on ne boit les eaux telles qu'elles sortent de la source , que lorsque l'estomac s'est habitué aux premières; sans cette précaution, on s'exposerait souvent à des accidents : car les eaux de Passy, prises à la source, ont quelquefois la propriété émétique, et, dans tous les cas, l'estomac s'en accommode assez mal lorsqu'on les prend en certaine quantité. Souvent aussi elles produisent un effet purgatif, ce qui est dû à la quantité assez notable de sulfates et de chlorures qu'elles contiennent.

Les eaux de Passy s'administrent dans tous les cas où l'on fait usage des eaux ferrugineuses, c'est-à-dire toutes les fois qu'il est nécessaire de donner une activité plus grande à l'économie ; elles sont donc toniques et stimulantes. Comme premier effet, elles favorisent l'hématose , rendent le sang plus riche en principe colorant, excitent les sécrétions, et favorisent le jeu des fonctions; aussi sont-elles employées avec avantage dans les pâles couleurs , les affections lymphatiques, les leucorrhées, les écoulements muqueux , l'aménorrhée et les dérangements de la menstruation, l'atonie des organes digestifs. Elles conviennent également aux personnes d'un tempérament faible. Elles sont nuisibles aux personnes d'un tempérament sanguin ou disposées aux congestions apoplectiques, à celles qui sont affectées d'inflammation chronique conservant encore quelque chose du type aigu, aux personnes nerveuses et irritables , à celles qui sont menacées de phthisie pulmonaire, ou qui ont une affection aiguë des organes respiratoires , à celles qui sont menacées de maladies organiques du cœur ou des gros vaisseaux ; enfin, dans tous les cas où il y aurait danger d'accélérer la marche d'une maladie organique, ou de rappeler au type aigu une maladie chronique qui, sous cette nouvelle forme, pourrait présenter des chances fâcheuses.

L'établissement, qui est situé sur le quai de Passy, présente un beau jardin, disposé en amphithéâtre, dans lequel se promènent les buveurs, et d'où l'on peut contempler les belles plaines qui, de ce côté, environnent Paris. Les personnes pour lesquelles l'exercice sera recommandé feront bien, surtout l'été, d'aller boire les eaux à la source même ; les promenades pour y arriver sont toutes très-agréables, et la salubrité de l'air ne fera qu'ajouter à l'action bienfaisante des eaux.   J.-P. BÉAUDE.

PASTÈQUE (*bot.*, *hyg.*), s. f., melon d'eau, fruit du *cucurbita citrullus vel auguria*, L. ; famille des Cucurbitacées, J. La pastèque est généralement de forme ovoïde, son volume égale celui d'un fort melon ; elle est marquée d'un ombilic assez prononcé ; sa surface est divisée par des côtes peu saillantes, ou par des raies élégamment festonnées, de couleur vert foncé sur un fond plus clair ; elle est quelquefois mouchetée de points blancs ou grisâtres. La pulpe varie du vert clair au rose tendre, ou du blanc au rouge ; elle est très-succulente, et n'offre que peu ou point de cavité centrale, comme on en remarque dans les melons et potirons. Les graines varient du jaune au violet foncé ; elles établissent un caractère assez tranché entre cette espèce et les melons en général, dont les semences sont toujours de couleur moins foncée que la pulpe.

La profondeur des découpures des feuilles ne permet pas de confondre la pastèque avec le melon, lors même que le fruit n'est pas développé. On distingue deux variétés principales, qui sont : 1° la pastèque d'Italie ou de Provence, qui est ronde, très-grosse, à écorce verte, à chair rouge et à graines noires ; 2° celle d'Amérique, qui est plus petite, ovoïde, à écorce rayée de jaune verdâtre, à chair blanche et à graines rouges.

Ce fruit, très-recherché dans les contrées méridionales de l'Europe, telles que le midi de la France, l'Italie et l'Espagne, comme substance alimentaire pour les hommes et les animaux, ne l'est pas moins en Afrique et en Amérique, où il est l'objet d'une culture assez importante. Lorsque la pastèque a atteint son maximum de maturité, sa chair est tellement fondante, qu'on peut, au moyen d'une ouverture assez petite, et par la simple succion, la vider entièrement. Sa pulpe est douce, transparente ; elle étanche la soif, propriété bien précieuse dans les climats chauds. Les gens du peuple en font usage contre les fièvres ardentes ou inflammatoires ; à cet effet, ils prennent de préférence les variétés qui sont très-succulentes. Lorsqu'elles ont atteint leur maximum de maturité, et qu'elles sont même gâtées, ils en extraient le jus qu'ils mêlent à de l'eau de rose et du sucre. Les Européens, ou mieux les habitants des contrées septentrionales, ne doivent en user que très-modérément, et s'assurer si elles ont atteint leur maturité ; dans le cas contraire, elles donnent souvent lieu à des coliques et d'autres accidents morbides.

Les pastèques étant généralement inodores et conservant une couleur vert foncé, même après leur maturité, on est obligé d'avoir recours à divers indices pour la reconnaître ; ils consistent dans le dessèchement presque complet du pédoncule, dans l'absence d'une sorte de craquement qu'elles font entendre lorsqu'on les comprime avant qu'elles ne soient mûres.　　　　　　COUVERCHEL.

PASTILLES (*pharm.*), s. f. p. On comprend sous ce nom, dans le langage ordinaire, des médicaments solides et à base de sucre, que les pharmacologistes ont classés en deux espèces distinctes qu'ils appellent *pastilles* et *tablettes*. Nous les réunirons toutes deux dans cet article.

Les *pastilles* s'obtiennent par les cuits du sucre dans une eau aromatique ou chargée des principes médicamenteux solubles que l'on veut y introduire.

Pour les préparer, on prend de très-beau sucre qu'on réduit en poudre modérément fine, en la passant au tamis de crin ; on fait avec cette poudre et un peu d'eau une pâte que l'on chauffe dans un poêlon à bec jusqu'à ce qu'elle soit convenablement liquéfiée, sans avoir cependant amené encore la dissolution complète du sucre ; alors, au moyen du bec effilé dont le poêlon doit être pourvu, ainsi que d'un fil métallique qui règle l'émission du liquide, on le laisse écouler goutte à goutte, d'une manière aussi égale que possible, sur un marbre ou sur des tables de fer-blanc. Chaque goutte, en se refroidissant, devient une pastille. On ajoute dans le poêlon, au moment de les couler, les huiles essentielles auxquelles les pastilles doivent souvent leur saveur agréable et leur propriété.

Il faut d'ailleurs ne mettre à la fois, dans le poêlon, qu'une petite quantité de matière, afin qu'elle puisse être coulée avant qu'il ne se manifeste un commencement de refroidissement, pour ne point être obligé de la chauffer une seconde fois.

C'est ainsi qu'on prépare les *pastilles de menthe, de citron, de lactate de fer*, etc.

Les *tablettes* s'obtiennent entièrement à l'état solide ; on les pulvérise également, on choisit de très-beau sucre qu'on réduit en poudre bien fine. Comme les substances médicamenteuses qui en forment la base sont ordinairement à froid, on les réunit au sucre en triturant, et on fait repasser ensemble les deux poudres au tamis pour rendre leur mélange plus intime.

D'un autre côté, on a mis de la gomme adraganthe entière en contact avec huit fois son poids d'eau ; on choisit ordinairement une eau distillée d'une odeur agréable, telle que l'eau de rose ou de fleurs d'oranger, et lorsque la gomme est entièrement transformée en un mucilage épais, on la passe à travers un linge serré en l'exprimant fortement pour en séparer les impuretés qu'elle peut contenir. Alors on prend quantité suffisante de ce mucilage dans un mortier ; on commence à y incorporer, au moyen du pilon, le sucre et les poudres préparés comme il a été dit plus haut, et lorsqu'on a formé ainsi une masse de consistance suffisante, on les place sur un marbre et on continue à y incorporer du mélange pulvérulent en les pétrissant entre les mains jusqu'à ce qu'on en ait formé une pâte très-ferme, qu'on étend au moyen d'un rouleau de bois en la soupoudrant de sucre de temps en temps pour éviter qu'elle ne s'attache au marbre, jusqu'à ce qu'on soit arrivé à une épaisseur donnée par des baguettes plates que l'on passe à dessein de chaque côté ; alors, au moyen d'un emporte-pièce, on découpe dans cette masse des tablettes de la forme et de la grandeur voulues, que l'on pose avec précaution sur des châssis garnis de papiers sur lesquels elles commencent à sécher à l'air libre, pour être portées ensuite à l'étuve lorsque la température extérieure ne suffit pas.

Nous allons donner les formules des tablettes les plus usitées.

Tablettes de calomélas ou *pastilles vermifuges*. Pr. mercure doux divisé à la vapeur, 30 grammes ; sucre en poudre, 330 grammes ; gomme adraganthe, 3 grammes ; eau, 25 grammes. Faites des tablettes de 6 décigrammes, qui contiendront chacune 5 centigrammes de mercure doux.

Tablettes de guimauve. Pr. poudre de guimauve, 60 grammes ; sucre pulvérisé, 500 grammes ; gomme adraganthe, 4 grammes; eau, s. q.

Tablettes d'ipécacuanha. Pr. poudre d'ipécacuanha, 100 grammes; sucre très-blanc, 4,700 grammes ; gomme adraganthe, 60 grammes; eau de fleurs d'oranger, 400. Faites des tablettes de 6 décigrammes, qui contiendront chacune 1 centigramme 25 (un quart de grain) de poudre d'ipécacuanha.

Tablettes de magnésie. Pr. magnésie carbonatée, 80 grammes ; sucre en poudre, 500 grammes ; gomme adraganthe entière, 10 grammes; gomme arabique en poudre, 10 grammes; eau de fleurs d'oranger, 80 grammes. Formez des tablettes du poids de 8 décigrammes, qui contiendront chacune 1 décigramme de magnésie carbonatée.

Tablettes de soufre. Pr. soufre lavé, 60 grammes; sucre pulvérisé, 480 ; gomme adraganthe, 8 grammes; eau de roses, 60 grammes. Faites des tablettes de 1 gramme.

Tablettes de baume de Tolu. Pr. baume de Tolu sec, 30 grammes; alcool à 36°, 30 ; eau distillée, 60 grammes ; gomme adraganthe, 5,3 ; sucre en poudre, 500 grammes. Dissolvez dans une fiole le baume de Tolu dans l'alcool ; ajoutez l'eau distillée ; chauffez au bain-marie pour fondre la résine précipitée; filtrez la liqueur , et faites-en un mucilage avec la gomme adraganthe préalablement humectée avec un peu d'eau ; alors incorporez-y le sucre et formez des pastilles de 8 décigrammes.

Tablettes de Vichy. Pr. bicarbonate de soude, 100 grammes ; sucre en poudre, 1,900 grammes ; gomme adraganthe, 12 grammes; eau pure, 96 grammes. Faites des tablettes de 1 gramme dont chacune contiendra 5 centigrammes de bicarbonate de soude.   Vée,

Membre de la Société de Pharmacie.

PATATE (*bot.*), s. f., *convolvulus batatas*, L. ; patate douce, patate sucrée, patate de Malaga. On donne ce nom à une plante du genre convolvulus qui est originaire de l'Amérique du Sud, et dont les racines donnent des tubercules analogues à ceux de la pomme de terre. Ces racines sont allongées, tubéreuses et charnues ; leur intérieur présente une chair de couleur blanche, rouge ou jaune; elles sont abondantes en fécule, et, par conséquent, très-nourrissantes; aussi servent-elles à l'alimentation de presque toutes les peuplades de l'Amérique du Sud.

Les patates sont un peu sucrées et présentent le goût du fond d'artichaut lorsqu'il est cuit ; on les mange dans nos colonies et dans toute l'Amérique, soit dans les ragoûts , soit cuites sous la cendre ou dans l'eau; c'est un aliment bon et nourrissant , mais qui est moins estimé en Europe que la pomme de terre ; celle-ci est d'un goût plus agréable, d'une culture facile, et d'une production beaucoup plus considérable. La patate a été cultivée dans les contrées chaudes de l'Europe, et surtout aux environs de Malaga, où elle réussit, dit-on, très-bien. Dans le midi de la France, on a fait des essais de culture qui ont eu d'assez bons résultats; on peut la cultiver même dans le climat de Paris, mais elle n'y fleurit pas, et ne peut être reproduite que par ses tubercules. Les feuilles de patates se mangent cui-

tes comme les épinards ; on prépare au Brésil et à Java une boisson alcoolique par la fermentation des tubercules.   **J. B.**

PATES (*pharm.*), s. f. p. On donne ce nom à des médicaments d'une saveur agréable , qui doivent leur consistance à la gomme et au sucre dissous et rapprochés jusqu'au point convenable pour pouvoir être coupés par petits morceaux , que l'on laisse fondre dans la bouche pour calmer la toux dans les rhumes et autres maladies des bronches et de la poitrine.

Les conditions communes de la bonne préparation des pâtes sont d'abord le choix des gommes , qui doivent être complètement solubles et parfaitement débarrassées des corps étrangers qui adhèrent à leur surface ; elles seront ensuite concassées et dissoutes à froid , autant que possible. La solution passée sera laissée en repos pendant quelques heures pour faire déposer le sable fin qui adhère toujours à la gomme, quelque soin qu'on prenne de la nettoyer , et qui craque désagréablement sous la dent dans la pâte , lorsqu'on n'a pas pris cette précaution. Les solutions de gomme destinées à la préparation des pâtes transparentes , doivent être filtrées à la chausse, sans expression aucune.

Pâte de guimauve. Prenez gomme arabique blanche, 500 grammes ; sucre blanc, 500; eau de fleurs d'oranger, 60 ; blancs d'œufs, n. 6. Faites dissoudre la gomme et le sucre dans suffisante quantité d'eau ; évaporez avec précaution jusqu'à consistance de miel épais ; alors , introduisez les blancs d'œufs battus avec l'eau de fleurs d'oranger, jusqu'à ce qu'ils soient réduits en mousse très-blanche , et terminez la teinte de la pâte en la battant vivement avec la spatule, jusqu'à ce qu'elle n'adhère plus au dos de la main ; coulez-la alors dans des boîtes de fer-blanc saupoudrées d'amidon. On a depuis longtemps supprimé de la formule de cette pâte la décoction de guimauve, qui lui donnait une saveur désagréable sans rien ajouter à sa propriété.

Pâte de jujubes. Prenez jujubes, 500 grammes ; gomme arabique , 3,000 ; sucre blanc, 2,500 ; eau de fleurs d'oranger, 190. Faites une décoction avec les jujubes et suffisante quantité d'eau; passez, ajoutez le sucre et clarifiez au blanc d'œuf. Réunissez alors ce sirop à la solution de gomme, évaporez à consistance d'extrait mou, mêlez-y l'eau de fleurs d'oranger , et placez le tout dans le bain-marie d'un alambic qui sera chauffé à l'eau bouillante pendant une heure ; enlevez la pellicule qui se sera formée à la surface, et coulez la pâte bien claire et transparente dans des moules de fer-blanc , très-légèrement frottés d'huile d'amandes douces. Ces moules seront portés à l'étuve, où la pâte achèvera de prendre la consistance convenable.

Pâte de lichen d'Islande. Prenez lichen d'Islande, 500 grammes ; gomme arabique , 2,500 ; sucre, 2,000. Lavez le lichen à l'eau bouillante, faites ensuite avec de nouvelle eau une décoction prolongée que vous passerez , et à laquelle vous ajouterez le sucre et la gomme préalablement dissous avec la précaution indiquée. Évaporez alors en agitant continuellement jusqu'à consistance convenable, et coulez sur un marbre saupoudré d'amidon.

Pâte de réglisse. Prenez suc de réglisse, 84 grammes ; gomme arabique, 1,500 ; sucre blanc, 1,000 ; extrait d'opium, 1 ; faites dissoudre à part l'extrait d'opium et le suc de réglisse, passez et ajoutez le sucre et la solution de gomme ; terminez alors la pâte de la manière indiquée pour celle de lichen. Le Codex ne fait pas aromatiser ces deux pâtes ; elles sont pourtant beaucoup plus agréables et non moins efficaces, lorsqu'on y a ajouté, vers la fin de l'évaporation, un peu d'eau de fleurs d'oranger ou de teinture de baume de Tolu.   VÉE.

PATHÉTIQUE (*anat.*), adj. et s. Nom donné à la quatrième paire de nerfs qui naît derrière la partie postérieure des tubercules quadrijumeaux, et se distribue vers l'angle interne de l'œil au muscle grand oblique, ce qui a fait donner à ce muscle le nom de pathétique. Le sentiment qu'exprime l'œil lorsque le muscle se contracte, a donné lieu à la désignation du nerf qui lui communique le mouvement.

PATHOGNOMONIQUE (*pathol.*), adj., du grec *pathos*, maladie, et *gnosis*, connaissance ; se dit des signes caractéristiques d'une maladie.

PATHOLOGIE, s. f., du grec *pathos*, maladie, et *logos*, discours. On désigne sous ce nom la partie de la médecine qui traite de la connaissance des maladies. La pathologie est divisée en *pathologie interne*, ou médecine proprement dite, et *pathologie externe*, ou chirurgie. Sous la première désignation, on comprend généralement toutes les maladies qui affectent les organes internes, et dont les causes sont générales ou cachées ; sous la seconde, on range toutes les maladies qui affectent les organes extérieurs, ou dont les effets apparaissent à nos yeux. Cette division, qui est tout arbitraire, n'existe pas d'une manière aussi tranchée dans la nature, et ce n'est que par un accord tacite, mais qui n'a pas de bases exactes, que l'on a divisé ces deux parties de la médecine, dont les limites sont loin d'être bien tracées ; aussi, quoique souvent divisées dans la pratique, ces deux branches sont-elles confondues dans l'enseignement, puisqu'on exige la connaissance de ces deux parties d'une même science de la part des hommes qui se destinent à l'exercice de la médecine et de la chirurgie.

La *pathologie générale* est cette partie de la médecine qui traite des généralités propres aux maladies, à leurs causes, à leurs symptômes, à leur traitement, sans applications spéciales à l'une des branches dont nous venons de parler. On a désigné dans ces derniers temps sous le nom de *pathologie spéciale*, ou de *spécialités*, l'enseignement et la pratique de la médecine qui ne s'appliquait qu'à un ordre de maladies donné ; mais nous devons dire ici que la pathologie spéciale ne peut être, quant à son étude, que le complément de l'ensemble de toutes les études médicales (V. *Médecine, Chirurgie, Enseignement*, etc.)   J. B.

PATHOLOGIQUE, adj., qui a rapport à la maladie. On dit des *signes pathologiques*, des *phénomènes pathologiques*, pour indiquer les symptômes d'une maladie ; la maladie elle-même est un *état pathologique*.

PATIENCE (*mat. méd.*), s. f., *rumex patientia.* Plante du genre rumex, de la famille des Polygonées, J., hexandrie trigynie. Cette plante, qui est herbacée, ainsi que toutes celles qui composent le genre rumex, a une racine vivace, pivotante, grosse comme le pouce ou environ, fusiforme, quelquefois rameuse ; elle est inodore, noire en dehors, et jaunâtre en dedans, avec une ligne rose près de l'écorce ; son goût est d'abord fade, puis amer et styptique. La patience croît abondamment dans nos jardins, dans les pâturages, et autour des habitations. Sa racine est la seule partie de la plante qui soit employée en médecine ; elle sert de base à des tisanes qui sont très-fréquemment employées, surtout dans les hôpitaux, où on l'associe souvent à la bardane et à la réglisse. Sa décoction, dont l'amertume n'est pas désagréable, est colorée en rouge, et elle communique quelquefois cette couleur aux excréments, ce qui souvent a fait croire à des flux de sang.

La patience s'emploie à la dose d'une once sèche, et deux onces fraîche, en décoction dans un litre d'eau ; on l'emploie comme tonique et apéritive dans les affections atoniques de l'estomac et du canal intestinal ; elle est également usitée dans les maladies de la peau, l'engorgement des viscères. Arétée la prescrivait dans l'éléphantiasis. Pilée avec un corps gras, on l'employait dans le traitement de la gale. Deyeux dit avoir trouvé du soufre libre dans cette racine, ce qui explique sans doute ses propriétés antipsoriques.

Plusieurs autres rumex sont désignés sous le nom de patience : le *rumex crispus*, patience crépue ou frisée ; le *rumex aquatica*, grande patience ; le *rumex obtusifolius*, sont employés indistinctement pour remplacer la patience ; ils ont des propriétés analogues. Les feuilles du premier sont, dit-on, mangées dans certains pays sous le nom d'épinards immortels.   J. B.

PAUME DE LA MAIN. (V. *Main.*)

PAUPIÈRES (*anat. et path.*), s. f. Voiles mobiles destinés à protéger les globes oculaires, elles ont une forme presque demi-circulaire, se réunissant en dedans et en dehors par une double commissure ; ce sont les angles de l'œil.—Les paupières sont d'inégale dimension en hauteur ; la paupière supérieure est plus large et plus mobile. Les rides transversales sont manifestes lorsque les yeux sont à découvert, elles augmentent avec l'âge ; à la commissure externe, ces rides se confondent avec la peau des tempes, et prennent le nom vulgaire de *patte d'oie*.

La face interne des paupières est tapissée par une membrane muqueuse qui porte le nom de *conjonctive* ; elle est en contact avec le globe oculaire lui-même ; elle est toujours lubréfiée par une vapeur humide qui empêche la sécheresse de l'œil et favorise le glissement des paupières. La jonction des paupières, pendant l'occlusion de l'œil, met leur bord libre en contact. Celui de la paupière supérieure, disposé en biseau, favorise le cours des larmes, qui, sécrétées par la glande lacrymale placée à l'angle externe de l'orbite, se rendent dans les *points lacrymaux* à l'angle interne des paupières. Les deux points ne se touchent pas pendant l'occlusion des paupières, ce qui nuirait au rôle de syphon que les points lacrymaux remplissent : le supérieur est donc un peu plus en dehors que l'inférieur.

Les follicules de Méïbomius, disposés symétriquement le long du bord libre de chaque paupière, sécrètent cette humeur onctueuse connue sous le nom de *chassie*. Les *cartilages tarses*, qui servent de squelette aux paupières, logent les follicules sécréteurs, mais beaucoup plus près de la lèvre interne du bord libre que de la lèvre externe. Un feuillet aponévrotique ou fibreux part du cartilage tarse pour aller s'insérer au pourtour osseux de l'orbite. Par leur face antérieure, lisse et convexe, ces cartilages sont en rapport avec le muscle palpébral, et leur face postérieure présente les sillons qui reçoivent les glandes folliculaires.

Les paupières sont pourvues de deux muscles, le *palpébral* ou *orbiculaire*, qui est commun aux deux paupières, et le *releveur*, particulier à la paupière supérieure. Enfin, il est encore un très-petit muscle, muscle de *Horner*, situé à la base des points lacrymaux, et qui est l'accélérateur du cours des larmes.

Il va sans dire que des vaisseaux de diverses espèces et des nerfs entrent dans la composition anatomique des paupières. Le tissu cellulaire de ces régions est très-lâche, il se laisse distendre et infiltrer très-facilement. Une particularité essentielle, c'est une absence complète de substance graisseuse pendant toutes les périodes de la vie, circonstance nécessaire pour que les paupières ne soient jamais gênées dans leurs mouvements par un obstacle permanent.

La peau des paupières est lisse et fixe ; sur son bord libre, sont implantés les cils, beaucoup plus longs à la paupière supérieure qu'à l'inférieure, et beaucoup plus abondants près de l'angle externe ; ils cessent même dans le voisinage de la caroncule lacrymale à l'angle interne de l'œil.

Les fonctions des paupières sont donc de protéger les globes oculaires, de maintenir leurs surfaces incessamment lubréfiées, et de diriger les larmes, qui ne sont pas la seule ressource qui entretient l'humidité au-devant des yeux. C'est ainsi que se trouve modérée l'impression d'une lumière trop vive, et que ces organes sont préservés du contact des corpuscules qui voltigent dans l'air.

MALADIES DES PAUPIÈRES. — Ces voiles protecteurs renfermant dans leur composition anatomique un très-grand nombre de tissus, sont, par la même raison, exposés à toutes les maladies qui peuvent atteindre ces tissus situés dans d'autres régions de notre corps.

La laxité du tissu cellulaire palpébral en favorise le gonflement, les ecchymoses diffuses ou circonscrites, avec infiltration sanguine ou non. Les coups portés sur la tête, les fractures du crâne, surtout celles de la base, s'accompagnent toujours d'ecchymose aux paupières ; les coups de poing portés sur l'œil, sont de toutes les contusions immédiates les plus fréquentes ; rien ne s'accommode mieux aux sinuosités du pourtour orbitaire que la forme de la main fermée. Quand il y a une plaie dans le voisinage des paupières, sur le visage, il est facile de reconnaître l'origine de l'ecchymose : quand cette dernière est accompagnée de peu de gonflement avec absence de toute complication, surtout quand elle n'existe que d'un seul côté, on peut diagnostiquer un coup de poing porté sur l'œil. Le globe de l'œil appuyé en arrière sur un coussinet graisseux qui remplit le fond de l'orbite, ne prend aucune part dans ces sortes de lésions, si ce n'est par

une injection de la muqueuse qui se nuance différemment pendant chacun des jours qui succèdent.

Les contusions des paupières avec infiltration, quand elles ne sont pas sous la dépendance de coups portés sur le crâne ou de fractures, restent sans gravité et se dissipent aisément ; la teinte noire et livide de la peau n'est qu'un désagrément de huit à quinze jours de durée. Des compresses en fil imbibées avec du sous-acétate de plomb étendu d'eau (eau blanche), avec de l'eau-de-vie camphrée, très-peu chargée, avec de l'eau salée, de l'eau vineuse, ou simplement avec de l'eau de fontaine, et encore des lotions faites avec les uns ou les autres de ces liquides, suffisent amplement. Il est bien évident qu'une inflammation qui compliquerait des épanchements sanguins, exigerait des évacuations sanguines, qu'il ne faudrait pas pratiquer sur la peau voisine du siège de la maladie ; des ventouses scarifiées à la nuque, ou mieux encore des sangsues derrière les oreilles, seraient préférables. Dans le cas où des dépôts sanguins ou autres tarderaient trop à disparaître, que la fluctuation serait apparente, il faudrait les évacuer par une incision toujours pratiquée dans le sens des plis palpébraux, pour éviter toute cicatrice.

Les plaies des paupières doivent être traitées de la manière suivante. Les plus simples sont quand il n'y a pas de division opérée parallèlement à l'axe du corps. Mais quand le cartilage tarse a été coupé, autrement dit le bord ciliaire des paupières, il faut se hâter de pratiquer une suture, le plus près possible des cils, pour maintenir les lèvres de la division en contact, et empêcher une difformité des plus apparentes, dont un des degrés porte le nom de *Coloboma*. Les plaies dirigées obliquement et qui comprennent toute l'épaisseur de la paupière, exigent encore les mêmes précautions, et prises d'une manière aussi minutieuse, c'est-à-dire qu'il faut que l'aiguille traverse le cartilage tarse pour bien assujettir la suture, soit simple, soit entortillée.

Les brûlures des paupières doivent être traitées au moyen d'un topique des plus faciles à maintenir appliqué sur elles, tel que parties égales d'eau de chaux et d'huile d'olive, renouvelé trois à quatre fois par jour sans aucun bandage. Quand la brûlure compromet toute l'épaisseur des paupières, il en résulte un *ectropion* inguérissable.

Le *charbon ou anthrax malin*, prend souvent pour siège les paupières ; si l'affection est évidente, il ne faut pas hésiter à détruire, par le caustique, ce point de départ d'une affection des plus graves, et qui réagit très-rapidement sur le cerveau.

Des tumeurs très-variées se développent très-fréquemment sur les paupières ; tantôt elles proviennent d'une inflammation des follicules ciliaires ou des cryptes cutanées, tantôt des glandes de Meïbomius ; quelquefois elles sont formées d'une matière caseuse, et parfois tophacée. Ces tumeurs ont des noms différents, ordinairement en rapport avec leur forme ; de là les noms de *chalazion*, de *grêle*, de *grêlot*, orgeolet, *compère-loriot*, de *verrues*, de *kystes*, etc. Rien n'est plus simple que de débarrasser les individus des tumeurs pédiculées et d'un petit volume ; il faut les saisir avec une pince à dents de souris et les couper avec des ciseaux courbes sur le plat ; on peut encore les faire tomber par

T. II.   77 la ligature, mais ce procédé est plus lent, souvent plus dangereux, et amène quelquefois une inflammation consécutive. Les caustiques vantés par quelques oculistes sont infidèles, ils sont d'une douloureuse application, et il faut y revenir souvent. Il est des verrues de mauvaise nature, espèces de cancers cutanés; c'est pour celles-là qu'on réserve le caustique, et encore secondairement à l'emploi du bistouri, emportant, en forme de triangle, une partie de la peau circonvoisine.

Les kystes développés dans le tissu cellulaire des paupières, acquièrent un volume très-variable, depuis celui d'un grain de millet, jusqu'à celui d'un œuf de pigeon : ces derniers sont très-rares. Ces petits kystes roulent sous la peau par la pression du doigt, ils sont indolents et ne constituent qu'une défectuosité à peine apparente ; leur siège est très-variable. Ces tumeurs disparaissent souvent sans aucun traitement, et très-souvent pendant le cours de quelque maladie aiguë. Cependant on peut disposer de plusieurs moyens pour déterminer ou hâter la disparition de ces kystes. Telles sont les frictions avec les pommades mercurielles, ou celles composées avec addition d'hydriodate de potasse, d'iodure de plomb, de chlorure d'oxyde de sodium, des compresses imbibées dans une solution de sel ammoniaque, ou de vin chargé de litharge, etc. Toutefois, ce que l'on peut conseiller de plus utile, de plus radical, c'est un procédé opératoire, qui consiste tantôt à traverser la tumeur avec une aiguille ou un fil, tantôt dans une simple incision rendue ou non plus certaine par l'excision des parois du kyste et par la cautérisation de la poche, vidée de son contenu. On a tort d'insister pour arriver à la tumeur par la face interne des paupières : sans compter la difficulté de l'opération, quand on n'a pas affaire à une végétation de la muqueuse, il est encore une foule d'autres inconvénients, que l'on évite parfaitement en faisant l'incision par la surface externe de la peau ; il ne doit même point y avoir de cicatrice visible, quand l'incision a suivi la direction horizontale des plis de la peau. Cette opération ne peut être confiée qu'à un homme compétent, pour ne pas s'exposer à voir la paupière traversée de part en part comme j'en ai rencontré des exemples.

Les cils se dévient quelquefois, sans que pour cela le bord des paupières ait pris une direction vicieuse ; il n'est pas extrêmement rare de voir des personnes qui portent plusieurs rangées de cils disposés irrégulièrement : quand il arrive que quelques uns d'eux se portent sur l'œil, ils y déterminent de la gêne, du larmoiement, des inflammations de la cornée et son obscurcissement. Comme cette affection, connue sous le nom de *trichiasis*, est fréquente, un nombre infini de moyens ont été imaginés pour guérir cette maladie, depuis les Grecs qui se servaient d'emplâtres, pour ramener et retenir sur la peau la pointe des cils déviés, et qui devaient réussir quelquefois, jusqu'à nous qui nous contentons souvent, et avec raison, d'arracher les cils déviés un par un, en recommençant chaque fois qu'il est nécessaire, en ayant bien le soin de saisir le cil avec des pinces épilatoires, le plus près possible de son bulbe, et de l'arracher par un effort unique, saccadé, et suivant son axe. Dans les cas les plus graves, on se déciderait à couper une portion du cartilage tarse, qui porte les cils déviés, en prenant un point d'appui sur un fragment de corne polie et à cannelure, placée entre le globe oculaire et la paupière.

A la maladie précédente se rattache, à quelque chose près, une autre infirmité connue sous le nom d'*entropion*, et qui n'est encore que le frottement des cils contre l'œil, mais par suite du renversement en dedans du bord libre des paupières. Chez les vieillards, cette affection est très-fréquente, elle est la conséquence de la plus grande étendue et flaccidité de la peau des paupières. Des brides et des cicatrices vicieuses de la conjonctive, en raccourcissant cette muqueuse, en ramènent la peau en dedans.

Quand la peau des paupières s'est allongée par suite d'une maigreur subite, des lotions avec des liquides astringents, tels que la décoction de roses de Provins, de racine de ratanhia, additionnées par de l'alun, jointes à un bon régime, peuvent suffire. Un vésicatoire volant appliqué sur les paupières abaissées, resserre et endurcit la peau en se desséchant, et amène quelquefois la guérison.

Des bandelettes de taffetas d'Angleterre, de diachylum gommé, appliquées méthodiquement, maintiennent la paupière à sa place naturelle; mais on ne peut, avec raison, se fier à ces moyens pour obtenir une guérison radicale, non plus qu'à l'emploi d'une espèce de bandage en fil de fer dont l'une des extrémités vient abaisser la paupière, tandis que l'autre extrémité va prendre son point d'appui à l'occiput.

Contre l'*entropion*, il existe une indication formelle, évidente, qui se comprend par tout le monde : elle consiste à raccourcir la paupière de tout l'excédant de peau qui se renverse sur l'œil ; c'est une prompte opération chirurgicale qui ne dépasse pas l'épaisseur de la peau, et pour laquelle on a imaginé plusieurs procédés efficaces, et d'une grande simplicité. Chez des personnes trop craintives, on peut remplacer l'excision par la cautérisation avec un pinceau chargé d'acide nitrique.

Si le rebord des paupières peut être renversé en dedans, il peut aussi se dévier en dehors : c'est alors l'*ectropion*, très-rare pour la paupière supérieure ; à l'inférieure, il s'ajoute un inconvénient de plus, c'est un *éphiphora*, un larmoiement continuel, par suite de la déviation de l'orifice du point lacrymal inférieur. L'ectropion est dû à des cicatrices vicieuses, à des brûlures, à des boursoufflements et à diverses variétés de maladies de la muqueuse qui tapisse la face interne des paupières. L'ectropion peut ne compromettre qu'une partie de l'étendue de la paupière.

Lorsque la maladie est sous la seule dépendance de la membrane muqueuse altérée, des collyres secs, les poudres de calomel, d'oxyde de zinc, d'oxyde blanc de bismuth, bien porphyrisées et déposées une fois ou deux en vingt-quatre heures, suffisent le plus ordinairement ; la cautérisation avec le sulfate de cuivre, avec l'azotate d'argent, sont encore de bons auxiliaires. Enfin, il reste à se comporter ici en sens inverse de ce que l'on a fait pour l'entropion, c'est-à-dire que l'on fait l'excision du bourrelet exubérant de la muqueuse. Pendant ces dernières années, on a perfectionné et pour ainsi dire inventé des procédés opératoires nouveaux, sous le nom de *blépharoplastie*, restauration des paupières, afin de pallier la destruction des paupières que divers accidents peuvent avoir causée.

Des inflammations partielles du bord des paupières, suivies ou non d'ulcérations, déterminent à la longue, dans quelques cas, des adhérences aux commissures des paupières, dont elles rétrécissent ainsi l'ouverture; cette difformité porte le nom d'*ankyloblépharon*, interne ou externe suivant qu'il existe à l'angle interne ou à l'angle externe. Quelquefois cette adhérence est congénitale, mais alors l'ankyloblépharon est ordinairement interne. En outre de la difformité qui résulte du trop petit écartement des paupières, souvent la vision en est gênée, et il y a strabisme.

Le traitement exige une opération très-simple qui divise la réunion en suivant la ligne du bord palpébral. Quand on agit sur l'angle interne, il ne faut pas toucher aux points lacrymaux. Le 20 septembre 1843, j'ai pris cette précaution avec succès sur un jeune séminariste de Versailles, âgé de 16 ans, nommé Gongeard, et qui portait depuis l'âge de un an un ankyloblépharon interne à l'œil gauche, suite de brûlure par un éclat de charbon incandescent.

L'adhérence de la paupière au globe oculaire, le *symblépharon*, est une maladie d'une toute autre gravité, et son traitement chirurgical est subordonné à la plus ou moins grande intégrité de la cornée transparente.

Le bord des paupières, riche par la variété de ses tissus sur une aussi restreinte surface, est par là même malheureusement exposé à un plus grand nombre de maladies que les autres parties des paupières. La chute des cils est irrémédiable quand le bulbe est détruit, les yeux restent alors plus exposés aux inflammations, la lumière n'étant plus modérée, et l'air tamisé par les cils. La cause la plus générale de la chute des cils est due à des blépharites chroniques, à des ulcérations du rebord palpébral, dont quelques unes sont des espèces particulières, telles que la *teigne des paupières*; et d'autres sont dues à des insectes qui se multiplient sur cette région. La syphilis, les scrofules surtout entretiennent des blépharites chroniques.

Le traitement doit remonter aux causes : quant à celui que l'on dirige localement, rien ne saurait se comparer aux pommades à l'oxyde rouge de mercure, à l'azotate d'argent, au sulfate de cuivre, mêlés à la suie, à l'axonge, au beurre frais, en ajoutant du camphre ou du soufre, variés de nature et de quantité suivant le cas spécial. La cautérisation de chaque point ulcéré satisfait quelquefois rapidement.

En évitant de parler des maladies communes aux paupières et à d'autres régions, il resterait encore à dire un seul mot du spasme nerveux des paupières, du *clignotement;* c'est souvent un tic vicieux contracté en exerçant la vision sur certains travaux à l'éclat du soleil ou d'une vive lumière. Il faut suspendre le travail, prendre des bains de rivière, faire des lotions avec l'eau distillée de laurier cerise, et se livrer à des exercices gymnastiques, pour détruire la prédominance du système nerveux.

Pendant tout le cours de ma pratique, je n'ai rencontré qu'un seul cas unique de contraction spasmodique des orbiculaires des paupières, chez M. S., âgé de 35 ans, curé de Fouchères (Aube), homme fort et robuste. J'ai donné communication de ce fait rare à la Société médicale d'émulation de Paris, séance du 2 août 1843. Les auteurs n'avaient mentionné, jusqu'à présent, aucun fait de ce genre. CAFFE,

Docteur en médecine, ancien chef de clinique ophthalmologique à l'Hôtel-Dieu.

PAVILLON (*anat.*), s. m. On donne le nom de pavillon ou de conque de l'oreille à toute la partie interne et cartilagineuse de cet organe, qui est située sur les côtés de la tête (V. *Oreille*). — La partie libre, évasée et frangée des trompes de Fallope, trompes utérines, a reçu le nom de pavillon de de la trompe de Fallope (V. *Matrice*). — Le pavillon d'une sonde est la partie de l'instrument que l'opérateur tient dans sa main, et qui reste toujours au dehors de l'organe dans lequel elle est introduite.   J. B.

PAVOT (*bot. méd.*); s. m. Il est originaire de l'Orient, mais on le cultive maintenant dans presque toutes les contrées du globe. On en connaît deux espèces, qui sont le *pavot rouge* ou coquelicot, et le pavot somnifère, *papaver somniferum;* c'est de ce dernier dont nous allons plus spécialement nous occuper. Il offre deux variétés : le *pavot noir*, à fleurs rouges, à capsules arrondies, à semences noires; et le pavot blanc, à fleurs blanches, à capsules ovoïdes, et à semences blanches. Les capsules ou têtes du premier sont moins grosses; mais quelle que soit l'espèce ou la variété, la forme des capsules est constante; elles s'ouvrent au sommet par un opercule surmonté d'un têt radié formé des restes de la fleur, persistante; le péricarpe est mince et d'une consistance spongieuse; il est divisé intérieurement par des cloisons papyracées, qui ne se réunissent pas au centre; les graines sont très-petites, striées et réniformes. Le pavot blanc est généralement plus gros et plus allongé. Il jouit de la propriété narcotique ou somnifère à un plus faible degré que le pavot noir. Sa décoction fait la base du sirop diacode; elle entre dans la composition de certaines tisanes magistrales, et des cataplasmes calmants ou sédatifs.

Le pavot noir, dont la propriété somnifère est si énergique en Orient, et qui fournit l'opium, est surtout cultivé dans les contrées septentrionales de l'Allemagne et dans nos départements du Nord, pour sa graine, qui fournit une huile abondante et douce de couleur blanc-jaunâtre; cette huile est l'objet d'une grande consommation, soit dans l'économie domestique, soit dans les arts, elle est connue dans le commerce sous les noms d'*huile blanche* ou d'*œillette*.

Les semences de pavot que l'on mêle au millet pour donner aux oiseaux, ont eu, chez les Grecs et les Romains, une destination plus importante; elles sont encore pour les Indiens une ressource alimentaire assez précieuse.

M. Thiloy, de Dijon, s'est occupé avec succès de l'extraction de l'opium contenu dans les capsules de nos pavots. Cet opium indigène, s'il ne jouit pas à un aussi haut degré que l'autre de ses propriétés calmantes et narcotiques, est loin cependant d'être sans action. Ce pharmacien distingué, poussant plus loin ses recherches, a vu qu'il contenait une proportion de morphine assez notable, pour qu'on puisse l'extraire avec avantage, surtout si, par quelques circonstances, l'opium exotique venait à manquer.

COUVERCHEL.

PEAU (*anat.*), s. f., en latin *pellis* ou *cutis*. — On appelle ainsi un sac membraneux, sans ouverture, se continuant, aux orifices naturels, avec les membranes muqueuses (V. *Membranes*), et formant l'enveloppe extérieure du corps de l'homme et de la plupart des animaux. Chez les êtres inférieurs qui occupent les premiers degrés de l'échelle zoologique, tout le corps semble ne constituer qu'une masse homogène, et les tissus de la surface ne se distinguent, en aucune manière, du reste du parenchyme. Mous, spongieux, perméables comme celui-ci, ils jouissent aussi d'une contractilité plus ou moins prononcée, par suite de la fusion qui existe encore entre les divers éléments de l'organisme; mais en nous élevant quelque peu, et déjà chez les classes supérieures du type des animaux *rayonnés*, le tissu superficiel se condense en une couche plus ou moins distincte qu'on désigne sous le nom générique de tégument, et qui forme à l'animal une véritable enveloppe. Simple d'abord, et formée d'une seule couche dans les classes dont nous venons de parler, la membrane tégumentaire se complique beaucoup dans les ordres supérieurs, et surtout à mesure que ses fonctions deviennent plus délicates et plus nombreuses. C'est chez l'homme qu'elle acquiert son plus haut degré de développement; chez l'homme, en effet, elle n'est pas simplement un agent de protection, mais elle devient l'organe spécial du sens du toucher (V. ce mot), que seul l'homme possède à un degré éminent.

§ Ier. Pendant longtemps on ne reconnut à la peau que deux parties distinctes, le derme ou chorion, et l'épiderme (cuticule, sur-peau). Malpighi, savant anatomiste, découvrit la couche muqueuse qui sépare ces deux éléments; de là, le nom de corps muqueux de Malpighi, donné à cette substance intermédiaire, dans laquelle les anatomistes postérieurs décrivirent (Gaultier) jusqu'à quatre couches superposées.

Le *derme* forme la trame, la charpente du tissu cutané, dont il est la couche la plus profonde et la plus épaisse. Il est constitué par un tissu d'apparence fibreuse; ses faisceaux entrelacés laissent à la face profonde des mailles coniques, dont le sommet est dirigé vers l'extérieur, tandis que la base répond au pannicule graisseux ou celluleux situé sous la peau. Ces mailles sont elles-mêmes remplies de petites pelotes graisseuses, dont l'inflammation constitue le furoncle.

Au-dessus du derme, est le *corps papillaire*; il consiste dans un assemblage de petits pinceaux (papilles), formés par les extrémités des nerfs et des vaisseaux qui, après avoir passé par les mailles du derme, se sont groupés par petits bouquets rangés sur les élévations du derme. Les papilles sont surtout développées là où les propriétés tactiles de la peau sont le plus développées, à la face palmaire des doigts, aux lèvres, au mamelon, etc.

Vient ensuite le *corps muqueux* de Malpighi, dont les auteurs ont donné des descriptions très-différentes les unes des autres. Quelle est en réalité la disposition de cette couche? C'est ce qu'il est fort difficile de déterminer dans l'état actuel de la science, en dépit des recherches microscopiques et des emprunts faits à l'anatomie comparée. C'est dans cette couche muqueuse que se trouve le *pigmentum*, substance colorante de la peau, peu marqué chez le blanc, noir chez le nègre, rouge chez l'Américain, etc. (V. *Races humaines*). Les altérations du corps pigmentaire donnent lieu, dans la race blanche, à certaines taches, connues sous le nom d'éphélides, de lentigo, taches de rousseur, de vitiligo, etc.

L'*épiderme* recouvre le corps muqueux, dont il semble être la couche la plus superficielle, passée à l'état solide; adhérent d'une manière intime aux tissus sous-jacents, il en dessine exactement les plis et les inégalités; examiné au microscope, il paraît, disent les uns, formé de petites écailles imbriquées comme les tuiles d'un toit; tandis que, suivant les autres, il constitue une expansion membraneuse non in errompue. On a beaucoup parlé des pores de l'épiderme, pores qui serviraient de bouches d'excrétion pour la sueur. Quelques observateurs distingués, M. de Humboldt et Meckel, entre autres, les ont vainement cherchés à l'aide de forts grossissements. Suivant M. Breschet, la sueur formée par des glandes spéciales (*glandes sudoripares*), situées dans l'épaisseur de la peau, serait versée à la surface de l'épiderme au moyen d'un petit conduit s'ouvrant entre deux papilles. Cette membrane est généralement très-mince, homogène, demi-transparente, blanchâtre chez l'Européen, gris-clair chez le nègre. Elle est d'une remarquable épaisseur dans certains points, au talon par exemple, et à la paume des mains chez les ouvriers livrés à des travaux manuels très-durs, les serruriers, les forgerons, par exemple. On n'y voit ni vaisseaux, ni nerfs; l'épiderme est donc complètement inorganique et insensible.

Telle est en peu de mots, et sans entrer dans le détail des opinions actuellement en controverse, l'indication sommaire des parties qui entrent dans la composition de la peau : nous renvoyons aux mots *Ongles* et *Poils* pour les renseignements relatifs à ces appendices du système cutané.

Si, maintenant, nous examinons la peau d'une manière générale, nous verrons qu'elle est plus mince, plus souple, plus douce chez la femme que chez l'homme, chez l'enfant que chez l'adulte; qu'elle offre, suivant les différentes races, des caractères particuliers. (V. *Races humaines*.)

La surface de la peau présente des plis et des sillons dus à différentes causes, les uns dépendent des mouvements de la partie et de l'action des muscles sous-jacents, tels sont ceux qui se voient au niveau des articulations, à la face palmaire des doigts, par exemple; d'autres résultent d'une diminution de la graisse qui distendait le tégument; alors, quand celui-ci a perdu son élasticité, sa force de ressort, il ne peut revenir sur lui-même, il en résulte donc un froncement, plus ou moins apparent suivant que l'amaigrissement est plus considérable et la peau moins rétractile : c'est ainsi que se forment les rides chez les vieillards. Un troisième ordre de plis provient de la présence des papilles, sur lesquelles l'épiderme se moule, et trahit ainsi à l'extérieur leur présence par des rangées de petites éminences très-fines, très-menues, que séparent de légers sillons : cette disposition est surtout appréciable à la face palmaire des doigts, où l'on voit les papilles rangées par lignes ici parallèles, là concentriques.

§ II. La peau remplit plusieurs fonctions fort importantes pour l'économie; d'abord elle sert de membrane protectrice, d'enveloppe aux différents tissus ; puis elle est un organe de sécrétion pour la sueur qu'elle sépare et qui sert si souvent de voie d'élimination pour des produits anormaux renfermés dans l'économie. Une absorption fort active s'exerce à sa surface ; quelques auteurs ont même pensé que le tégument était une sorte de succédanée du poumon, et qu'il était le siège d'une respiration complémentaire. Enfin c'est lui qui est l'instrument des sensations tactiles. (V. *Sécrétion, Sueur, Tact.*)

Depuis longtemps les pathologistes ont constaté la solidarité qui lie les fonctions de la peau avec celles des organes intérieurs ; et, en effet, beaucoup de maladies succèdent à des refroidissements, à des suppressions de transpiration, ou, comme le dit le vulgaire, à des sueurs rentrées. De là encore l'utilité que présente la peau comme agent de *révulsion*, dans une foule de lésions internes, lorsqu'il s'agit de détourner une irritation qui siège dans un viscère important pour l'appeler à la peau. Telle est la théorie de ces médications si souvent et si utilement employées, et qui consistent dans l'usage des frictions, des bains locaux irritants, des sinapismes, des vésicatoires, etc. D'un autre côté, on met à profit les facultés absorbantes de la peau pour faire pénétrer dans l'économie certaines substances qui pourraient fatiguer le canal digestif, si on les administrait par les voies ordinaires. C'est sur cette donnée que repose la méthode endermique. Dans d'autres cas, on provoque des sueurs, soit à l'aide de boissons chaudes, soit au moyen de bains ou de fumigations, dans le but de faciliter l'élimination de certains principes morbifiques et de substances toxiques, etc., etc.

Peau (Maladies de la). — Le nombre et la fréquence des maladies de la peau en ont fait une des branches les plus importantes de la pathologie ; l'histoire de ces affections a été spécialisée par Alibert sous le nom assez heureux de *dermatologie*. Les étroites limites dans lesquelles nous devons nous renfermer, ne nous permettent pas d'entrer ici dans les développements que comporterait cette vaste question ; nous allons nous borner à quelques données générales.

Les lésions dont l'enveloppe cutanée peut être le siège, se rapportent à plusieurs chefs bien distincts. Tantôt la lésion est tout-à-fait locale et transitoire ; née sur une portion plus ou moins circonscrite de la peau, elle s'y développe et y meurt. Tels sont certains furoncles, certaines rougeurs érysipélateuses, certains érythèmes et autres affections fugaces et passagères. D'autres fois, elle est liée à un trouble général plus ou moins grave de l'économie, trouble dont elle n'est que le symptôme. C'est ainsi que, dans la variole et la rougeole, la scarlatine, les pustules, les plaques rouges, sont une manifestation morbide localisée de l'état fébrile général. C'est ainsi que les taches rosées lenticulaires de la fièvre typhoïde, les pétéchies du typhus, les ecchymoses du scorbut, ne sont que des symptômes de la maladie principale. Enfin, il est une dernière section qui renferme plus particulièrement les maladies comprises sous le nom de *dermatoses* : celles-ci se développent sous l'influence d'une disposition spéciale de l'économie, disposition que les anciens médecins humoristes appelaient *principe* ou *vice dartreux*, et dont les modernes, plus réservés, ont cependant constaté l'existence

sous le nom de phlegmasies ou affections *spécifiques* de la peau. Ces différentes maladies décrites aux mots *Herpès, Mentagre, Mélitagre, Lèpre,* celles dont il sera parlé aux articles *Pellagre, Prurigo, Teignes,* etc., appartiennent à ce groupe. Il est plusieurs affections, fort importantes d'ailleurs, qui prennent place entre la première et la seconde division ; ce sont, pour la plupart, des phlegmasies suivant une marche aiguë, et qui, ordinairement, dépendent d'une cause dont l'action s'est portée sur toute l'économie, mais dont le symptôme principal est un état morbide de la peau : tels sont le plus grand nombre des érysipèles, le pemphigus aigu, le zona, l'anthrax, etc., etc.

Les maladies de la peau se révèlent par des phénomènes physiques appréciables à la vue et au toucher, et dont la diversité a servi de base à certains classificateurs. Ces lésions qu'ils ont nommées élémentaires, se trouvant mentionnées dans la description particulière de chacune des dermatoses, il est important d'en donner le vocabulaire avec la définition détaillée. Elles sont au nombre de neuf principales. Nous les rangeons ici dans l'ordre adopté par Biett et les partisans français de la classification de Willan.

1° *Exanthèmes.* — Ce sont des taches rouges disparaissant sous la pression du doigt, de formes et de nuances différentes, irrégulièrement distribuées à la surface du corps, laissant entre elles des espaces dans lesquels la peau conserve sa couleur naturelle, et se terminant par une desquammation (V. plus bas *Squammes*) de la peau. Cette couleur rouge paraît due à l'injection sanguine de la couche vasculaire la plus superficielle du derme. L'érysipèle, la scarlatine, sont les types de cette forme morbide.

2° *Vésicules.* — On désigne sous ce nom de petits soulèvements de l'épiderme, constitués par un épanchement de sérosité que sécrète la couche vasculaire du derme enflammée ou non. La forme et le volume des vésicules sont très variables : tantôt arrondies et globuleuses, elles sont ailleurs acuminées et pointues ; ici à peine appréciables, là grosses comme de gros pois. Tantôt le liquide qu'elles renferment est clair et limpide comme de l'eau de roche, tantôt et le plus souvent jaunâtre, tantôt enfin lactescent ou brunâtre ; clair d'abord, il peut s'épaissir ensuite. Au bout d'un temps qui varie de quelques heures à quelques jours, la vésicule se rompt, laisse échapper le fluide qui se concrète sous forme d'écailles jaunâtres plus ou moins épaisses, plus ou moins étendues, suivant la quantité et la consistance du liquide. D'autres fois, le liquide est résorbé, la vésicule se flétrit, se vide, et l'épiderme soulevé se sèche, se brise, et est entraîné par une véritable desquammation. La base des vésicules repose quelquefois sur une peau saine ; d'autres fois, elles sont entourées d'une auréole inflammatoire. Du reste, elles sont diversement distribuées sur le tégument, tantôt rares et distantes, tantôt agglomérées par groupes plus ou moins étendus.

On désigne sous le nom d'*Olophlyctides* des vésicules assez volumineuses qui se développent quelquefois sur les lèvres des personnes jeunes, lymphatiques, et à peau délicate et blanche. Ces vésicules se montrent d'ordinaire à la suite d'accès de fièvre éphémère dont elles sont en quelque sorte la crise, lors des premiers froids, etc. (V. *Galo*, *Vari celle*, *Vaccine*, etc.)

3° *Bulles*. — Quand la vésicule atteint certaines limites, qu'elle prend les proportions d'une noisette, d'une noix, d'un œuf même, elle change de nom, et prend celui de bulle. Les bulles sont tantôt régulièrement globuleuses, tantôt irrégulières; cela tient à ce qu'elles sont alors formées de la réunion de plusieurs soulèvements qui se sont confondus et réunis. Du reste, elles se comportent comme les vésicules, dont elles sont le degré le plus élevé. (Pour plus de détails, voyez *Erysipèle*, *Pemphigus* et *Rupia*.)

4° *Pustules*. — La pustule semble être le produit d'une inflammation intéressant plus profondément les couches de la peau. Ainsi que l'indique son nom, elle est formée par une petite collection *purulente* qui soulève l'épiderme. Les dermatologues distinguent deux sortes de pustules : les premières, dites *phlyzaciées*, sont ordinairement assez larges, reposant sur une base circulaire, dure, plus ou moins épaisse, d'un rouge vif. Les secondes, ou pustules *psydraciées*, sont plus petites, le liquide est plutôt lactescent que constitué par du pus proprement dit. Ces pustules sont tantôt terminées en pointe, tantôt arrondies, quelquefois plates : dans certaines maladies (variole), elles présentent une dépression centrale, elles sont, comme on dit, *ombiliquées*. Quand la pustule s'est rompue, la matière qu'elle renfermait se concrète et forme une croûte assez épaisse, irrégulièrement arrondie et mamelonnée, ressemblant quelquefois à un petit morceau de gomme arabique ou de succin. Certaines pustules (celles de la syphilis) laissent à leur suite des ulcérations souventrebelles, dont la conséquence est une cicatricule plus ou moins profonde et apparente. (Pour les différentes formes de pustules, voyez *Herpès*, *Mélitagre*, *Menlagre*, *Phlyzacia*, *Variole*, etc.)

5° *Papules*. — Ce sont de petites élevures pleines, solides, résistantes, d'une grosseur variable, mais qui est ordinairement celle d'une tête d'épingle. Quand elles sont petites et réunies en grand nombre, elles donnent à la peau un aspect chagriné, surtout appréciable au toucher. Quelquefois rouges ou blanches, elles sont ordinairement de la couleur de la peau. Elles se terminent soit par résolution en disparaissant peu à peu, soit par desquammation. Rarement elles s'ulcèrent et suppurent, sauf dans certaines formes d'herpès lichenoïde. (V. *Prurigo*.)

6° *Squammes*. — On appelle ainsi des lames blanchâtres d'épiderme plus ou moins altéré, plus ou moins large, qui se détachent des couches sous-jacentes de la peau; c'est leur formation qui constitue le phénomène de la desquammation, si commun dans les affections cutanées. Les squammes sont de deux sortes : les unes larges, épaisses, quelquefois brillantes et nacrées, sont les squammes proprement dites; les autres, fines, déliées, constituées par l'épiderme brisé et réduit en une poussière blanchâtre : ce sont les *furfures*, d'où le nom de desquammation furfuracée que l'on emploie quand la peau présente ce phénomène. (V. *Herpès*, *Ichthyose*.)

7° *Tubercules*. — Ce sont de petites tumeurs arrondies, lisses ou mamelonnées, quelquefois aplaties, dures ou mollasses, pleines, solides, d'un volume qui varie depuis celui d'un pois jusqu'à celui

d'un œuf de pigeon. Leur couleur est très variable, ici rouges, ailleurs blanchâtres, là livides et violacés; tantôt ils se résolvent progressivement, tantôt ils se recouvrent de squammes, tantôt enfin ils s'ulcèrent. (V. *Eléphanthiasis*, *Esthiomène*, *Molluscum*, *Framœsia*).

8° *Macules*. — Ce sont des colorations ou des décolorations anormales de la peau, dont le siège paraît être dans la couche pigmentaire. Ces modifications dans la coloration du tégument constituent des taches ou plaques plus ou moins étendues, plus ou moins irrégulièrement circonscrites. (V. *Ephélides* et *Vitiligo*.)

Ce n'est point ici le lieu de discuter la valeur des classifications proposées par les différents auteurs : l'importance de ces débats ne peut être appréciée que par des médecins spéciaux; et d'ailleurs, cette question de philosophie pathologique exigerait trop de détails pour être convenablement approfondie dans un article de Dictionnaire.　E. BEAUGRAND.

PEAUCIER (*anat.*), s. m. On donne ce nom à un muscle plat et mince qui est situé immédiatement sous la peau, occupe les parties latérales du col, et se prolonge sur les côtés de la face. Ce muscle s'attache à la partie inférieure du menton, et à une ligne oblique située sur la face externe de la mâchoire inférieure; il a pour fonction de mouvoir la peau : aussi ce muscle, qui, pour ainsi dire, n'existe qu'à l'état rudimentaire chez l'homme, est-il puissamment développé chez les quadrupèdes.　J. B.

PÊCHE (*bot.*), s. f., fruit du pêcher, *amygdalus persica*, L.; arbre du genre amandier, famille des rosacées, J.

C'est une drupe charnue, arrondie, pubescente ou tomenteuse, divisée latéralement par un sillon dont la profondeur varie suivant les espèces et les variétés; sa chair est aussi plus ou moins ferme, d'un blanc jaunâtre, lavée de rouge vers le centre; elle enveloppe un noyau bivalve, sillonné, à sa surface, de profondes anfractuosités.

La pêche, importée de la Perse dans la Gaule à l'époque des Croisades, a acquis dans sa nouvelle patrie ses principales qualités. Elle ne diffère d'avec l'amande, *amygdalus communis*, avec laquelle elle a d'ailleurs une communauté d'origine, qu'en ce que son sarcocarpe est plus charnu, plus succulent et susceptible de maturation. La nuance, dans certaines variétés de pêcher et d'amandier, est si faible, qu'on a de la peine à en déterminer les caractères distinctifs et à effectuer leur classification. Ce fruit est sans contredit, par la beauté de sa forme, la vivacité de sa couleur, la délicatesse de son parfum, la suavité de son goût, l'un des plus savoureux de notre climat; la fugacité de son odeur, la délicatesse de sa peau, la mollesse de son parenchyme, ne permettent malheureusement pas de le conserver, mais on en prépare des compotes et des marmelades d'une utilité incontestable dans le régime diététique. La chair ou pulpe de pêche s'associe agréablement et utilement avec le vin, elle est, dans ce cas, moins froide, comme on le dit vulgairement, et partant d'une digestion plus facile.

Les noyaux de pêche entrent dans la composition de la liqueur alcoolique connue sous le nom d'*eau de noyaux de Phalsbourg*. On extrait des amandes qu'ils renferment une huile analogue à celle que fournissent les amandes amères, *amygdalæ amaræ*, et on a lui substitue souvent dans le commerce. On l'administrait autrefois comme fébrifuge, mais l'incertitude de son action, la proportion très-notable d'acide prussique qu'elle contient, en ont fait abandonner l'usage. C'est vraisemblablement à l'influence de cet acide, qui se fait sentir dans la pulpe même du fruit, que le pêcher qui croît en Perse a été signalé par Galien, Nicandre et l'école de Salerne, comme fournissant un fruit délétère. Si l'on en croit Olivier de Serre, il aurait en effet vu dans les jardins d'Hispahan des pêchers qui probablement avaient servi de souche à l'espèce importée en Europe, et qui lui étaient restés bien inférieurs en qualité. La supériorité de nos pêches est incontestablement due à l'usage inconnu des anciens, et si heureusement mis en pratique à Montreuil, de dresser ces arbres en espalier, et de les placer sous la protection bienfaisante de murs convenablement exposés; car le pêcher cultivé en plein vent ne présente pas seulement une végétation moins vigoureuse, exemple le *pêcher de vigne*, son fruit mûrit aussi moins complètement, surtout sous le climat de Paris.

On connaît un assez grand nombre de variétés de pêches. Duhamel en a fourni quatre catégories, les principales sont: les *pavies-perses* ou *pêches mâles*, dont la peau est couverte de duvet, la chair ferme presque cassante, et tellement adhérente au noyau qu'on l'en sépare difficilement; elles se conservent plus longtemps que les pêches ordinaires ou femelles, et acquièrent dans les contrées méridionales une grande suavité; et les *brugnons*, considérés en France comme une autre sous-variété, mais dans d'autres pays, et notamment en Angleterre, comme espèce distincte. Ils atteignent généralement un volume moins considérable que la pêche proprement dite; leur peau est lisse, luisante et dépourvue de duvet; leur chair peu savoureuse est adhérente au noyau. Par la coction, le brugnon prend du goût, et forme un aliment agréable et sain très-approprié à la suite des maladies inflammatoires; il est plus nourrissant, et partant moins laxatif que la pêche.

Les fleurs et les feuilles de pêchers sont réputées laxatifs et vermifuges. On prépare avec les premières un sirop purgatif que l'on administre aux enfants et aux personnes de constitution délicate ou affaiblies par de longues maladies.

La préparation du *sirop de fleurs de pêchers* consiste à prendre un kilogramme de fleurs récemment cueillies, à les faire infuser pendant douze heures dans trois kilogrammes d'eau pure, exprimant, laissant déposer et décantant; on fait ensuite dissoudre dans le macératum six kilogrammes cinq cents grammes de sucre blanc, on clarifie et on rapproche en consistance convenable. On administre ce sirop à la dose de quinze à soixante grammes.

COUVERCHEL,
De l'Académie de Médecine.

PECTINE (*chim.*), s. f., du grec *pectis*, gelée. Nom donné, par M. Braconnot, à un principe végétal qui est la gelée que l'on obtient du suc des fruits. La pectine existe abondante dans les groseilles; aussi M. Guibourt avait-il proposé de lui donner le nom de *grossaline*. La pectine, comme on doit le penser, joue un rôle important dans la confection des *gelées* et des *conserves*. (V. ces mots et *Groseilles*.) Cette substance, à laquelle on a reconnu quelques propriétés acides, a aussi été désignée sous le nom d'*acide pectique*.   J. B.

PECTINÉ (*anat.*), s. m. On donne ce nom à un muscle situé à la partie interne et supérieure de la cuisse; il se fixe supérieurement au corps du pubis, et inférieurement au fémur, à une ligne qui s'étend du petit trochanter à la ligne âpre de cet os. La partie inférieure de ce muscle est formée par un tendon aplati. Il contribue à fléchir la cuisse sur le bassin, à la rapprocher de celle du côté opposé, et à déterminer la rotation en dehors.   J. B.

PECTIQUE (Acide) (*chim.*). (V. *Pectine*.)

PECTORAL (*anat.*), adj. et s.; se dit des choses qui ont rapport à la poitrine. En anatomie, on désigne, sous les noms de grand et petit pectoral, deux muscles larges, aplatis, qui sont situés sur la partie antérieure et supérieure de la poitrine. — Le *grand pectoral* s'étend de la clavicule, de la face antérieure du sternum et des cartilages des six premières côtes, à la partie supérieure de l'*humérus*, à laquelle il s'attache par un tendon aplati au bord de la coulisse bicipitale de cet os. Le grand pectoral est un muscle puissant; il forme cette saillie que l'on observe à la partie supérieure et latérale de la poitrine; il contribue à rapprocher le bras du tronc, et sert à l'élévation des parois de la poitrine dans la respiration. — Le *petit pectoral* est situé au-dessous du précédent, et il s'étend des deuxième, troisième et quatrième côtes à l'apophyse coracoïde de l'omoplate. Ce muscle sert à fixer l'épaule au tronc, et il favorise la respiration en servant à l'élévation des côtes.

En matière médicale, on donne le nom d'*espèces pectorales* au mélange à parties égales de feuilles sèches de capillaire, d'hysope, de véronique et de lierre terrestre. Ces feuilles s'emploient en infusion dans les catarrhes et les affections des organes de la poitrine. — On a donné le nom de pastilles, de pâte et de sirop pectoraux, à une foule de préparations qui toutes ont pour but d'être employées dans les maladies de la poitrine.   J. B.

PECTORILOQUIE (*méd.*), s. f., voix venant de la poitrine; c'est un symptôme de la plus grande importance dans les maladies de poitrine. Il est perçu à l'aide du stétoscope, ou de l'oreille appliquée sur les parois de la poitrine. (V. *Auscultation*.)

PÉDICULAIRE (Maladie) (*méd.*), s. f. (V. *Phthiriase*.)

PÉDICULE (*bot. et path.*), s. m.; *pediculus*, petit pied. Le pédicule, en botanique, est cette partie étroite et grêle qui soutient certaines parties des végétaux. — En chirurgie, on donne le nom de pédicule à l'étranglement ou partie rétrécie qui soutient certaines tumeurs; on dit alors que la tumeur est pédiculée.

PÉDICURE (*chir.*), s. m. On donne ce nom à ceux qui exercent cette partie de la petite chirurgie qui consiste à soigner et enlever les cors et durillons qui existent aux pieds.

PÉDIEUX (*anat.*), s. m. Ce muscle, qui est situé à la face dorsale du pied, a été nommé, par Bichat, petit extenseur des orteils; il s'étend de la face externe du calcanéum aux phalanges des orteils, où il s'attache par des divisions tendineuses, étroites et grêles. — On a donné le nom d'*artère pédieuse* ou dorsale du tarse, à la continuation de l'artère tibiale antérieure, qui s'étend depuis la partie moyenne du coude-pied jusqu'à l'extrémité postérieure du premier os du métatarse, où elle pénètre à travers l'espace inter-osseux, pour se distribuer à la plante du pied. (V. *Pied.*)   J. B.

PÉDILUVE (*thérap.*), s. m. On donne le nom de pédiluves ou de bains de pieds à une immersion des pieds dans de l'eau chaude, soit simple, soit additionnée de substances médicamenteuses.

Au mot *Bain*, on a indiqué la plupart des bains de pieds mis en usage, et nous nous contenterons ici de donner quelques préceptes généraux sur l'usage des bains de pieds comme dérivatifs.

Les bains de pieds doivent être pris très-chauds et de peu de durée : dix à douze minutes sont le terme ordinaire. Les pieds doivent être plongés dans l'eau seulement jusqu'à la cheville, et l'eau doit être entretenue très-chaude pendant la durée du pédiluve. — On peut, afin d'éviter la sensation douloureuse que l'on éprouve en plongeant ses pieds dans de l'eau trop chaude, n'employer que de l'eau peu chaude d'abord, que l'on réchauffera avec de l'eau voisine de l'ébullition, et qui sera versée près des parois du vase dans lequel on prend le bain : un entonnoir est un moyen très-commode pour l'addition de cette eau très-chaude. Les pieds doivent être très-rouges lorsqu'on les retire du bain, et l'on peut ajouter à l'action de ce dernier, en les enveloppant de laine cardée ou en vêtissant des chaussettes de laine.

Les pédiluves, comme bains locaux, peuvent être tièdes et émollients, lorsqu'il s'agit de traiter une inflammation ou une lésion des pieds; ils rentrent alors dans ce qui a été dit de général sur les bains locaux. (V. *Bain* et *Manuluve.*)   J. B.

PÉDONCULE (*bot. et anat.*), s. m., *pedunculus.* En botanique, on donne le nom de pédoncule à la tige qui sert de support à une fleur ou à un fruit. — En anatomie, on a donné le nom de pédoncule du cerveau et du cervelet à des prolongements médullaires qui ont aussi été désignés sous les noms de bras et de cuisses de la moelle allongée.

PÉLICAN (*chir.*), s. m. C'est un instrument recourbé en forme de crochet, qui sert à l'extraction des dents; il est peu usité aujourd'hui.

PELLAGRE (*pathologie cutanée*), s. f., de deux mots italiens *pelle, agra,* qui signifient peau rude ou chagrinée. On désigne ainsi une maladie de la peau caractérisée par une inflammation chronique de cette membrane, avec rougeur et formation de squammes et de fissures, occupant particulièrement les parties exposées au soleil, accompagnée ou suivie de désordres fonctionnels ordinairement très-graves, du côté des appareils digestif et cérébro-spinal.

La pellagre a été regardée longtemps comme exclusivement endémique, et bornée à certaines loca-

lités de la Lombardie, de l'Espagne, au littoral des Landes et au bassin d'Arcachon en France. Cependant, quelques observations toutes récentes de MM. Th. Roussel, Gibert et Devergie, démontrent qu'elle peut se montrer ici, à Paris, d'une manière sporadique.

La maladie dont nous parlons se montre plutôt chez les adultes et les vieillards que chez les enfants, chez les femmes que chez les hommes. L'hérédité est une cause prédisposante très-énergique, généralement admise aujourd'hui. Quant aux causes directes ou efficientes, on a accusé l'action du soleil, l'usage de certains aliments (pain fait avec des céréales de mauvaise qualité, etc.), de certaines eaux; mais l'action la plus puissante paraît, comme l'a démontré tout récemment M. Léon Marchand, consister dans les conditions de *misère* au milieu desquelles vivent les habitants des contrées où la pellagre est endémique. Aussi l'auteur que nous venons de citer n'hésite-t-il pas à la nommer maladie de misère. Les désordres généraux dont nous allons parler, en décrivant la maladie, nous semblent appuyer cette manière de voir. — La marche de la pellagre peut être partagée en trois périodes ou degrés.

Première période. — La maladie débute par du malaise, de la soif, du dégoût pour les aliments, des lassitudes; les digestions sont difficiles; au bout d'un temps variable, les symptômes extérieurs apparaissent, ils se montrent presque toujours en mars ou avril, et cessent en juillet, août et septembre. La peau des mains, des pieds, de la face, du cou, et de la partie antérieure de la poitrine, devient rouge, tendue, brûlante. Bientôt cette rougeur disparaît, la peau se fendille, et l'épiderme s'en détache incessamment sous forme de squammes blanches, plus ou moins larges, quelquefois furfuracées. (V. *Peau.*) A l'automne, le malade semble guéri.

Deuxième période. — Au printemps suivant, les mêmes phénomènes reparaissent, mais avec plus d'intensité. Les digestions sont devenues très-laborieuses, le ventre est douloureux, etc. Dans cette période, des accidents du côté de l'axe cérébro-spinal se manifestent ; il y a des faiblesses dans les membres, des douleurs le long de la colonne vertébrale, et des secousses tétaniques qui tendent à renverser le tronc en arrière ; des maux de tête, des vertiges, des désordres de l'intelligence, qui sont particulièrement caractérisés par l'exaltation religieuse ; une mélancolie profonde et une tendance au suicide ; c'est ce qu'on nomme la *folie* ou *manie pellagreuse.* Rarement le délire est aigu. En même temps la peau est rude, rugueuse, fendillée, couverte de squammes. Ces phénomènes cessent de nouveau dans le milieu ou à la fin de l'été, et peuvent reparaître ainsi à la même époque pendant plusieurs années. Arrivée au second degré, il est rare que la maladie guérisse.

Troisième période. — Les symptômes déjà énoncés sont portés au plus haut point : la langue est sèche, quelquefois noire; la soif vive, l'appétit nul; diarrhée. La face livide et terreuse porte l'empreinte d'une décrépitude anticipée. La folie, parvenue à son apogée, pousse le malade au suicide ou même à l'homicide. Une circonstance assez singulière, c'est la similitude du genre de mort que choisissent ces malheureux : presque tous vont se noyer (hydromanie du docteur italien Strambio). La faiblesse des membres est telle, que l'usage en est presque entièrement aboli ; la peau est dure, épaisse, recouverte de squammes imbriquées et cornées. Si le malade ne se tue pas, il meurt épuisé par la diarrhée, dans le marasme le plus profond.

Cette maladie est, comme on le voit, fort grave ; si elle est prise à son premier degré, le malade peut guérir ; mais au second, cette espérance n'est plus permise, la terminaison fatale survient alors au bout d'un nombre d'années variable. Mais dans les derniers temps, le malade, dans l'intervalle des attaques, reste dans un état de faiblesse et d'idiotisme tout particulier.

D'après ce que nous avons dit des causes, on comprend que le premier soin du médecin doit être de placer le malade dans des conditions hygiéniques meilleures que celles au milieu desquelles il vivait : un air pur, des soins de propreté, une bonne nourriture, tels sont les premiers moyens à mettre en usage, si faire se peut.

Au début, si le sujet est vigoureux, on pourra faire une ou deux saignées : des bains adoucissants, des astringents, des narcotiques légers pour calmer la diarrhée, seront mis en usage dans la première période. Dans la seconde et la troisième, les accidents du côté de l'axe cérébro-spinal seront combattus par les révulsifs cutanés, les opiacés, etc. Mais, nous le répétons, à une époque avancée, la guérison est un fait excessivement rare et tout-à-fait exceptionnel.　　　　　E. BEAUGRAND.

PELLICULE (*anat.*), s. f. On donne ce nom à toute membrane mince ; c'est un diminutif de *pellis*, peau.

PELVIEN, PELVIENNE (*anat.*), adj., de *pelvis*, bassin ; se dit des organes qui ont rapport au bassin. La cavité du bassin est dite cavité pelvienne ; les membres abdominaux sont dits aussi membres pelviens, parce qu'ils sont la continuation du *bassin*. (V. ce mot.)

PELVIMÈTRE (*accouch.*), s. m. Nom donné à un instrument destiné à mesurer les diamètres du bassin. Il existe plusieurs pelvimètres ; un des plus usités est un compas d'épaisseur, dont une des branches s'applique sur la partie antérieure du pubis, et l'autre sur le sacrum, à la hauteur de la symphyse sacro-vertébrale, pour mesurer le diamètre antéro-postérieur, et l'on déduit ensuite l'épaisseur des os et des muscles, pour avoir le diamètre du détroit supérieur du bassin. Ce moyen, qui n'est pas d'une exactitude rigoureuse, avait déterminé Coutouly à inventer un instrument analogue au compas du cordonnier, et dont les branches, introduites dans le vagin, mesuraient par leur écartement le diamètre intérieur du détroit. Ce moyen désagréable, et quelquefois douloureux, peut être remplacé par l'introduction du doigt indicateur, dont l'extrémité est posée sur la symphyse sacro-illiaque, tandis que le bord radial est ramené au-dessous de l'arcade pubienne, avec l'ongle du doigt indicateur ; de l'autre main, on marque sur le bord du doigt l'endroit où touche le bord inférieur de l'arcade pubienne : la distance mesurée donne, moins six lignes réservées pour l'épaisseur du pubis, le diamètre antéro-postérieur du détroit supérieur. (V. *Bassin* et *Accouchement*.)　　J. B.

PEMPHIGUS (*path.*), s. m., du grec *pemphix*, bulle, ampoule. On désigne ainsi une maladie de la peau, aiguë ou chronique, caractérisée par la formation de bulles (V. *Peau*) analogues à celles que détermine l'action des cantharides ou de l'eau bouillante, lesquelles donnent lieu, après leur rupture, à une desquammation, suivie d'une légère maculature à la peau.

Cette même affection est encore décrite par les auteurs sous les noms de *pemphix*, *pompholix*, fièvre bulleuse (*febris bullosa*). Alibert la range dans l'ordre des *Ecxèmes*, et Willan dans l'ordre des *Squammes*.

Causes.—Les recherches de Billard et de M. Valleix ont prouvé que le pemphigus était assez commun dans la première enfance, particulièrement à l'état aigu. Chez les adultes, c'est la forme chronique qui domine. Il n'est pas démontré que les hommes y soient plus exposés que les femmes. On l'observe d'ordinaire pendant les chaleurs de l'été, particulièrement dans les régions froides ou tempérées, là où les habitants ne sont pas accoutumés à l'action du soleil. Une mauvaise nourriture, la misère, la malpropreté, des chagrins, certains états morbides généraux ou locaux, paraissent favoriser le développement du pemphigus. M. Plumbe l'a vu régner épidémiquement à Chelsea. — Il n'est pas contagieux.

Symptômes.—Ils diffèrent notablement, suivant que la maladie est à l'état aigu ou chronique.

1° *Pemphigus aigu.* — Il n'est pas commun ; quelques auteurs (Willan, Bateman) ont révoqué en doute son existence : mais les faits observés par Gilibert, Biett, Alibert, MM. Cazenave et Schedel, Gibert, etc., établissent parfaitement sa réalité. Nous-mêmes avons eu l'occasion d'en rencontrer un très-bel exemple à l'hôpital Saint-Louis sur un jeune homme d'une quinzaine d'années.

Les auteurs partagent la marche du pemphigus aigu en trois périodes. Dans la première, dite période d'*invasion*, le début est souvent marqué par du malaise, des douleurs vagues, de la fièvre, qui durent deux à trois jours. D'autres fois, la maladie débute tout-à-coup, et la seconde période (*éruption*) se montre d'emblée. Celle-ci est caractérisée par l'apparition sur plusieurs parties du corps, ordinairement sur le ventre ou la poitrine, ou même sur tout le corps, de plaques rouges plus ou moins rapprochées, et sur lesquelles l'épiderme ne tarde pas à se soulever par le fait d'un épanchement séreux. Le volume des bulles ainsi formées varie depuis la grosseur d'un pois jusqu'à celle d'une noisette ou d'une petite noix. Quelquefois, ces bulles sont groupées, et quelques unes peuvent se réunir en une seule, qui acquiert alors ou dépasse les dimensions d'un gros œuf. La sérosité épanchée est ordinairement jaunâtre et limpide, quelquefois lactescente. Vers le second ou troisième jour, les bulles commencent à se flétrir, et le cinquième ou sixième, elles se rompent et laissent échapper le fluide qu'elles contenaient. En même temps, sauf le cas de complication, les symptômes généraux, s'ils existaient, disparaissent complètement. Enfin, dans la troisième période, il se forme à la place de la bulle une petite écaille mince, qui ne tarde pas à être entraînée par une desquammation épidermatique. Des taches, d'un rouge obscur, persistent pendant quelque temps là où étaient les bulles. Plusieurs éruptions peuvent ainsi avoir lieu d'une manière successive, et la maladie, au lieu de durer huit à dix jours, peut durer trois et quatre semaines.

2° *Pemphigus chronique*. — Il est beaucoup plus commun que le précédent, et tantôt général, tantôt limité à une certaine portion de tégument. Il se montre surtout sur des sujets âgés, vivant dans la misère, et épuisés par la débauche et la crapule.

Le début a lieu à peu près comme dans le cas précédent, moins la fièvre. Des plaques rouges se forment à la surface de la peau, et se recouvrent d'une bulle. Celle-ci, au bout de quelques jours, se rompt, et laisse dans le point qu'elle occupait une place excoriée qui se recouvre de croûtes minces et brunâtres. A mesure que les bulles s'ouvrent et se cicatrisent, il s'en forme de nouvelles dans les parties voisines, et la maladie peut durer ainsi pendant des mois, des années. Quand le pemphigus est ancien et grave, toute la surface qu'il occupe est recouverte d'écailles larges, grisâtres ou jaunâtres, se recouvrant l'une sur l'autre, ce qui donne à la partie malade l'aspect hideux d'une peau de serpent ou de poisson.

Quand le pemphigus est très-étendu, le malade est souvent obligé de garder le lit : il y a alors ordinairement des accidents d'entérite chronique, de la diarrhée, de l'amaigrissement, et le malade finit par succomber dans le marasme et l'épuisement. Telle n'est pas, il faut le dire bien vite, la terminaison la plus ordinaire du pemphigus. Quand il est limité, on le voit, après une durée de temps variable, cesser progressivement, et la peau reprendre son apparence ordinaire.

L'affection qui nous occupe ne peut guère être confondue qu'avec le rupia syphilitique : mais dans ce dernier, les bulles sont plus petites, et donnent lieu à des ulcérations que recouvrent des croûtes brunes et épaisses. Quant à l'érysipèle bulleux, l'aspect général de la peau s'oppose à toute confusion. Lorsque la maladie dure depuis longtemps, les écailles dont nous avons parlé lui donnent une grande ressemblance avec l'herpès squammeux humide; mais la circonstance des bulles qui ont précédé les écailles, fera reconnaître le pemphigus.

Le *traitement* du pemphigus aigu n'exige pas un grand appareil thérapeutique. Une saignée ou une application de sangsues à l'anus, si le sujet est fort et la fièvre intense, commencera la cure. Dans les cas ordinaires, on aura simplement recours aux boissons délayantes, on piquera les bulles, et la sérosité une fois écoulée, on pansera avec un peu de cérat étendu sur un linge fenêtré.

Si le mal est chronique et peu considérable, quelques émollients, des bains, de légers laxatifs triompheront facilement du pemphigus. Mais dans les cas graves, on emploiera les bains adoucissants d'abord, puis alcalins. Des purgatifs seront administrés de temps en temps, à moins que l'état des voies digestives ne s'y oppose. Les démangeaisons vives qui existent quelquefois, seront calmées par des lotions narcotiques (jusquiame, morelle, pavot). A l'insomnie on opposera, mais avec réserve, les opiacés.

Quand il y a de la diarrhée, que le sujet soit âgé, misérable, on aura recours aux toniques, limonades vineuses, préparations de quinquina, ferrugineux. Enfin, le régime est ici d'une grande importance; le malade sera envoyé à la campagne, et sou-

mis à un régime doux et analeptique. Dans cette affection, il faut surtout craindre les récidives, et se tenir toujours prêt à les combattre par l'emploi des mêmes moyens.　　　　E. BEAUGRAND.

PÉNIL (*anat.*), s. m., éminence située au-dessus des organes génitaux et devant le pubis, qui, dans l'un et l'autre sexe, se couvre de poils vers l'âge de la puberté; chez les femmes, le pénil a reçu le nom de *mont de Vénus*.

PÉNIS (*anat.*), s. m., mot latin passé dans le langage anatomique pour désigner la verge, organe copulateur chez l'homme. Le pénis est situé au-dessous de la symphyse du pubis. Dans l'état ordinaire, il est mou, cylindroïde, terminé en avant par le gland, corps arrondi qui est recouvert par un repli de la peau que l'on nomme le prépuce. Le gland est lui-même percé, à son extrémité, par une ouverture qui est la terminaison du canal de l'urètre; à la base du gland sont les follicules muqueux qui sécrètent une matière épaisse, blanchâtre, fortement odorante.

Le pénis est formé par les corps caverneux qui s'étendent des branches de l'ischion jusqu'à la base du gland. Ce sont ces organes qui, par leur gonflement, déterminent l'érection. Le canal de l'urètre est situé à la partie postérieure de la verge, entre les deux corps caverneux; il se gonfle également dans l'érection, et c'est lui qui, par son épanouissement, forme le gland. L'artère dorsale de la verge est située à la partie antérieure du pénis, elle est assez volumineuse. Les fonctions du pénis sont de servir à la génération, en portant la semence dans les organes de la femme. (V. *Génération* et *Génitaux* (Organes.)

PÉNIS (Maladies du). — Les maladies du pénis, que les auteurs désignent ordinairement sous le nom de maladies de la verge, sont assez peu nombreuses; nous ne parlerons ici que des maladies qui sont spéciales à cet organe. En première ligne sont le phimosis et le paraphimosis, puis l'inflammation du pénis, ou phlegmon de cet organe, le cancer de la verge, etc.; la blennorrhagie est une maladie spéciale à l'urètre, et qui a été décrite au mot qui lui est propre, ainsi que les chancres.

Phimosis, du grec *phimosis*, de *phimos*, licou, bâillon; on donne ce nom à l'étroitesse de l'ouverture du prépuce qui empêche de découvrir le gland. Cette étroitesse de l'ouverture du prépuce peut être naturelle ou le résultat de chancres qui se sont développés sur le bord libre du prépuce, ou même de l'inflammation de cet organe, qui, en déterminant l'engorgement de ces parties, fait perdre aux tissus leur extensibilité naturelle. Le phimosis naturel et congénial ne présente aucun inconvénient tant que les parties qu'il recouvre ne sont point affectées d'inflammation ou d'ulcération ; quelques soins de propreté, des injections d'eau tiède par l'ouverture du prépuce suffisent pour empêcher l'accumulation de l'humeur sébacée qui, dans l'état ordinaire, est sécrétée à la base du gland. Lorsque l'on ne prend pas ces précautions, cette humeur peut contracter des propriétés âcres et irritantes qui peuvent déterminer une inflammation de la membrane muqueuse qui revêt la face interne du prépuce, et par suite, un écoulement purulent qui a été confondu avec la blennorrhagie, mais qui n'est que ce que les anciens auteurs ont nommé gonorrhée bâtarde, affection qui cède facilement à quelques bains, des lotions émollientes et des injections de même nature. Le phimosis congénial peut donner lieu, lorsque le prépuce a été ramené avec violence au-delà de la base du gland, à une autre maladie; c'est le paraphimosis, dont nous parlerons plus loin.

Lorsque le phimosis est déterminé par les causes dont nous avons parlé, telles qu'une inflammation du prépuce, ou le développement de chancres sur le bord de cet organe, il ne présente pas encore d'inconvénients sérieux tant qu'il n'existe pas d'ulcérations graves sur le gland, à sa base ou à la face interne du prépuce. Le traitement antiphlogistique est celui que l'on doit employer; les bains généraux et locaux, les injections émollientes suffisent souvent pour calmer les douleurs et guérir l'affection. Mais lorsque les ulcérations cachées sont rebelles, ou qu'il existe un gonflement inflammatoire considérable qui peut faire craindre des désordres, on doit alors avoir recours à l'opération qui a pour but d'ouvrir le prépuce et de mettre à découvert le gland. Cette opération, à laquelle on a donné le nom d'opération du phimosis, a pour but de diviser le prépuce et de laisser à découvert les parties qui sont au-dessous; elle se pratique en introduisant par l'ouverture de cet organe un bistouri à lame étroite, dont la pointe est masquée par une petite boule de cire : lorsqu'il est parvenu au fond du prépuce, on fait alors saillir la pointe en dehors, en ayant soin de ramener fortement le prépuce en avant; on le divise ainsi d'arrière en avant. D'autres chirurgiens pratiquent cette opération d'une manière analogue à la circoncision, en faisant l'amputation de l'extrémité rétrécie du prépuce; mais les résultats de cette opération sont moins sûrs, et la guérison de la plaie qui en résulte est souvent plus longue et plus difficile.

L'inflammation violente du prépuce dans le phimosis peut en déterminer la gangrène, et j'ai vu Dupuytren, dans un cas de ce genre, pratiquer l'ablation complète de l'organe; ce moyen nous paraît préférable à celui qui aurait pour résultat de laisser des lambeaux de prépuce, qui seraient une véritable incommodité après la guérison.

Paraphimosis. — Cette maladie est le plus souvent déterminée, chez les personnes dont l'ouverture du prépuce étroite, par l'action de ramener avec effort le bord libre du prépuce en arrière de la base du gland; elle peut avoir lieu aussi par des corps en forme d'anneaux dans lesquels l'extrémité du pénis aura été engagée. Dans ces diverses circonstances, le gland se gonfle, se tuméfie; l'étranglement qui existe à sa base empêche le retour du sang par les veines, l'inflammation se manifeste, et la gangrène devient inévitable si l'on ne pratique pas l'opération. Lorsque l'étranglement est produit par le prépuce, l'opération consiste à pratiquer des incisions de débridements sur le bord libre de cet organe qui forme l'étranglement, à augmenter ainsi son ouverture, puis saisissant le gland tuméfié dans la main recouverte d'un linge, de le comprimer fortement, de diminuer ainsi son volume en refoulant les liquides, et lorsque ce volume a été assez réduit, de repousser le gland en arrière en même temps que l'on ramène le prépuce en avant. Lorsque la réduction est opérée, on applique sur l'organe des compresses trempées dans une décoction émolliente.

Lorsque le paraphimosis est causé par des corps étrangers, il faut opérer la section de ces corps; ou, lorsqu'elle présente trop de difficultés, comprimer assez longtemps et assez fortement le gland pour qu'il puisse de nouveau franchir l'ouverture dans laquelle il a été introduit. J'ai vu Dupuytren opérer un paraphimosis de cette sorte, en dégageant le gland d'un jeune homme de quinze ans d'une bobèche de cuivre d'un assez fort volume. Ces opérations ne présentent pas de danger, mais elles sont très-douloureuses.

L'inflammation du pénis a le plus souvent pour point de départ les affections de nature siphylitique qui peuvent se manifester à la verge, telles que blennorrhagie, chancres, phimosis, etc. Lorsqu'elle est développée, on peut la combattre par les saignées générales et locales, les sangsues appliquées aux aines, au périnée, à la partie interne des cuisses, les bains locaux et généraux, les applications de fomentations émollientes, la situation du pénis tenu relevé et appliqué sur le ventre, ou, au moins, dans une position horizontale. Lorsqu'elle est négligée, cette maladie peut se terminer par la gangrène et déterminer la perte d'une partie de l'organe affecté.

Le *cancer du pénis* ne présente rien de remarquable; quant à son développement, à son traitement, il suit la marche de toutes les affections cancéreuses en général (V. *Cancer*). L'affection commence ordinairement par le gland, organe formé d'un tissu érectile analogue à celui des lèvres, et qui, sous ce rapport, est très-favorable au développement de cette affection. Dans le début, lorsque la maladie est encore très-limitée, on peut avoir recours aux caustiques pour détruire la partie affectée; plus tard, il faut recourir à l'amputation partielle de l'organe. Le cancer du pénis est heureusement une affection assez rare; comme toutes les affections cancéreuses, elle présente, même après les traitements les plus rationnels, et qui paraissent les plus heureux, des chances de récidives qu'il est souvent impossible de conjurer d'une manière toujours efficace.   J.-P. BEAUDE.

PENDAISON, PENDU. (V. *Strangulation*.)

PENSÉE (*bot.*), s. f (V. *Violette*.)

PERCECRANE (*accouch.*), s. m. On nomme ainsi un instrument qui est destiné à ouvrir le crâne d'un fœtus mort dans l'utérus, et dont la tête est trop volumineuse pour franchir les détroits du bassin. Ordinairement, on emploie un couteau droit entouré de linge jusqu'auprès de la pointe, qui est guidée par le doigt indicateur.

PERCEPTION (*physiol.*), s. f. C'est l'action par laquelle l'individu a la conscience des impressions physiques ou morales qui peuvent l'affecter. Les premières sont du ressort de la physiologie (V. *Sensations*); les secondes constituent la *psychologie*. (V. ce mot.)

PERCUSSION (*méd.*), s. f., *percussio*, du verbe latin *percutere*, frapper. On donne ce nom à un mode d'exploration des cavités, qui consiste à frapper sur leurs parois à déterminer, par le son qu'elles rendent, les lésions qui peuvent exister dans leur intérieur. Ce mode d'exploration, découvert par Avenbrugger, et mis en lumière au **commencement de**

ce siècle par Corvisart, a rendu d'importants services pour le diagnostic des affections de la poitrine; aujourd'hui il n'est plus qu'un des accessoires de l'auscultation. (V. ce mot.)   J. B.

PERFORANT (*anat.*), adj. et s. Des anatomistes ont donné le nom de muscle perforant au muscle fléchisseur profond des doigts, au fléchisseur commun des orteils. (V. ces mots.) Diverses artères ont reçu le nom d'*artères perforantes* : à la main, elles sont fournies par l'arcade palmaire profonde, et traversent les espaces et les muscles inter-osseux; au pied, ce sont les rameaux supérieurs et antérieurs de l'arcade palmaire; à la cuisse, trois ou quatre artères fournies par la crurale profonde, et qui traversent le muscle grand abducteur.   J. B.

PERFORATION (*path.*), s. f., *perforatio*, de *perforare*, percer. On donne ce nom à une ouverture accidentelle faite dans la continuité des organes, soit par cause interne, soit par cause externe; les perforations des organes sont toujours des lésions très-graves.

PÉRICARDE (*anat.*), s. m., du grec *péri*, autour, et *cardia*, cœur; autour du cœur. On appelle ainsi un sac séro-fibreux qui enveloppe le cœur et l'origine des gros vaisseaux qui en émanent.

Le péricarde est formé de deux membranes : l'une, extérieure, de texture fibreuse, d'un blanc nacré, plus large en bas où elle est étroitement unie au centre phrénique du diaphragme, plus étroite en haut où elle entoure la base du cœur et remonte jusqu'à un pouce de hauteur sur l'origine des gros vaisseaux, auxquels même elle fournit une gaine jusqu'à une petite distance.

La tunique interne est une membrane séreuse (V. *Membranes*) qui adhère intimement au feuillet fibreux dont nous venons de parler; un peu au-dessus de l'origine des gros vaisseaux, elle s'en détache, se replie sur les mêmes vaisseaux, tapisse exactement le cœur jusqu'à sa pointe, formant ainsi un sac sans ouverture dont on a donné la description au mot *Membranes* (p. 427 de ce vol.).

Le péricarde répond en avant au sternum et aux cartilages des quatre dernières vraies côtes; il est en partie couvert par le bord tranchant du poumon gauche, qui le sépare des parois du thorax dans une portion de son étendue. En arrière, il est en rapport avec la colonne vertébrale, l'œsophage et l'aorte; sur les côtés avec les poumons.

Le péricarde a pour usage de servir d'enveloppe au cœur; la séreuse qui forme sa tunique interne permet et facilite les mouvements incessants du centre circulatoire.

PÉRICARDE (Maladies du).—Les maladies du péricarde se rattachent à son inflammation aiguë ou chronique.

1° *Péricardite aiguë*.—Elle se montre, ainsi que la plupart des phlegmasies aiguës, chez les sujets jeunes, sanguins, etc., succède assez souvent à un refroidissement, à l'usage des boissons glacées, surtout pendant l'été, à l'abus des alcooliques, à des contusions, à des blessures de la région précordiale. Une cause assez fréquente de péricardite, c'est l'affection rhumatismale; chez un bon nombre de sujets atteints de rhumatisme articulaire aigu général, et avec fièvre intense, on voit survenir tous les symptômes d'une péricardite.

L'autopsie des sujets qui ont succombé à cette maladie donne les résultats suivants : la séreuse offre ordinairement une rougeur étalée ou disséminée par plaques, par arborisations; en même temps elle est poisseuse ou même enduite de fausses membranes analogues à de la crème de lait ou à du blanc d'œuf coagulé; elle se laisse aussi déchirer et isoler avec assez de facilité. Suivant le degré d'intensité de l'inflammation, on trouve une quantité plus ou moins considérable de sérosité claire ou floconneuse, ailleurs sanguinolente, sanglante même.

La péricardite débute par des frissons, une douleur vive, aiguë, déchirante à la région précordiale, s'irradiant quelquefois vers les parties voisines; les secousses de toux, les mouvements brusques l'augmentent au point de la rendre intolérable; le malade se tient courbé et couché sur le côté droit. Dans certains cas cependant, les douleurs sont moins vives. En même temps, les battements du cœur sont précipités, tumultueux; si l'on percute avec toutes les précautions convenables la région précordiale, on reconnaît une matité plus ou moins étendue qui décèle l'existence d'un épanchement plus ou moins considérable. L'auscultation fait reconnaître les modifications qu'a éprouvées le rhythme du cœur, et aussi divers bruits de frottement, de froissement, de râpe, etc. Les battements du cœur semblent d'autant plus profonds que l'épanchement est plus abondant. Lorsque celui-ci existe depuis quelque temps, il soulève les cartilages des côtes au niveau de la région précordiale, et détermine une *voussure* tout-à-fait caractéristique. La fièvre est d'ordinaire très intense; l'état tumultueux et irrégulier du cœur se traduit par la précipitation et l'irrégularité du pouls. Dans les cas graves, la dyspnée est très-marquée, le malade est dans un état d'angoisse inexprimable; il y a des syncopes, des lipothymies, quelquefois même des hoquets qui augmentent encore les souffrances. Au bout de quelques jours de cette affreuse situation, les extrémités se refroidissent, s'infiltrent, la face devient livide, violacée, et les sujets finissent par succomber. Dans beaucoup de cas, hâtons-nous de le dire, les accidents ne sont pas aussi formidables, et la guérison est obtenue par la résorption de l'épanchement et la formation de fausses membranes qui unissent les deux portions de la séreuse l'une à l'autre.

Le traitement est essentiellement antiphlogistique : saignées générales et locales répétées, non pas seulement plusieurs fois dans le courant de la maladie, mais plusieurs fois par jour; repos absolu, boissons délayantes, émulsionnées, nitrées; tels sont les moyens qu'il convient de mettre d'abord en usage; la dyspnée, les syncopes seront combattues par les sinapismes. La réaction fébrile ayant diminué, on favorisera la résorption de l'épanchement à l'aide des vésicatoires volants, des révulsifs intestinaux, etc.

Péricardite chronique. — Elle reconnaît à peu près les mêmes causes que la péricardite aiguë, à laquelle elle succède le plus ordinairement. C'est particulièrement dans cette forme que l'on trouve des épanchements séro-lactescents, des fausses membranes organisées, des plaques, des incrustations, etc., dans le péricarde.

Si la phlegmasie chronique succède à la forme aiguë, on a la continuation des phénomènes d'épanchement décrits plus haut, matité, voussure, etc. Si la maladie a débuté d'emblée par l'état chronique, le diagnostic est plus difficile. On a alors pour signes de l'oppression, un sentiment de gêne ou une douleur sourde à la région précordiale, des palpitations irrégulières, etc. À ces symptômes se joignent les signes locaux dont nous venons de parler. Si l'épanchement est très-abondant, et que l'on ne puisse en obtenir la résolution, on observe les phénomènes des maladies du cœur arrivées à leur dernière période : bouffissure et aspect violacé de la face, œdème des membres, dyspnée, position horizontale impossible, et le malade finit par succomber.

Ici les émissions sanguines sont moins indispensables; on devra cependant y avoir recours si le sujet n'est pas épuisé; mais il faut particulièrement compter sur les révulsifs énergiques appliqués à la région du cœur, vésicatoires et cautères. Les boissons laxatives et diurétiques sont très-utiles, les frictions sur la peau, quelques fumigations excitantes, convenablement administrées, sont encore employées ici avec avantage. C'est particulièrement dans ces cas que la digitale convient, à son double titre de sédative du système circulatoire et de diurétique. Dans les cas extrêmes, on a conseillé la ponction du péricarde. Cette opération a même été tentée avec succès. Une chose évidente pour nous, c'est que, quand la mort est certaine, toute chance de salut doit être mise devant les yeux du malade, et la ponction en est une.   J.-P. BEAUDE.

PÉRICARDITE (*méd.*), s. f. C'est l'inflammation du péricarde. (V. ce mot.)

PÉRICHONDRE (*anat.*), s. m., du grec *péri*, autour, et *chondros*, cartilage. C'est la membrane fibreuse qui entoure les cartilages, analogue au périoste qui enveloppe les os. (V. *Cartilage*.)

PÉRICRANE (*anat.*), s. m. On donne ce nom à la portion du périoste qui recouvre le crâne.

PÉRINÉAL (*anat.*), adj., se dit des choses qui ont rapport au périnée. (V. ce mot.) On dit la région périnéale, pour désigner le périnée et les parties qui l'avoisinent.

PÉRINÉE (*anat.*), s. m., *perineum*, du grec *péri*, autour, et *naiein*, habiter. On désigne ainsi l'espace qui est compris entre l'anus et les parties génitales ; le périnée présente, à sa partie moyenne, une ligne qui fait partie de la ligne médiane du corps, et que l'on nomme le *raphé*; l'espace formant le périnée ou *région périnéale* est très-important à connaître, en raison des opérations qui se pratiquent dans cette région, et des parties qui la forment. (V. *Pierre*.)   J. B.

PÉRIODE (*path.*), s. f., se dit des différentes phases d'une maladie; une période suppose un certain nombre de jours pendant lequel s'accomplit une des révolutions de la maladie; ainsi l'accroissement, l'état confirmé, qui est plus ou moins stationnaire, et le déclin, forment les trois principales périodes d'une affection. Le mot période peut aussi s'appliquer aux diverses phases d'un accès. Dans les accès de fièvres intermittentes, par exemple, il y a presque toujours une période de froid et une de chaleur. Le début d'une maladie reçoit aussi le nom

de *période d'invasion*; cet état dure ordinairement 24 ou 48 heures. — On a aussi nommé les fièvres intermittentes *fièvres périodiques*, parce que les accès reviennent d'une manière régulière ou périodique.   J. B.

PÉRIODIQUE (*path.*), adj. (V. *Période*.)

PÉRIOSTE (*anat.*), s. m., de *péri*, autour, *ostéon*, os; enveloppe des os. On appelle ainsi la membrane fibreuse qui revêt le système osseux dans toute son étendue. (V. *Os*.)

PÉRIOSTE (Maladies du). — Nous décrirons les deux principales :

1° *Périostite*, ou *inflammation aiguë du périoste*. — Cette maladie a été longtemps confondue avec les lésions du tissu osseux, et n'a été bien étudiée que dans ces derniers temps. Elle dépend quelquefois de causes extérieures, contusions, fractures, plaies, etc.; d'autres fois, et le plus souvent, elle résulte d'une affection constitutionnelle, et particulièrement de la syphilis; elle peut aussi se développer dans le cas de phlegmon profond ; enfin, on a accusé l'abus des mercuriaux.

Les traces que laisse cette maladie sont aisées à reconnaître : à un premier degré, on trouve le périoste injecté, et le tissu qui l'unit aux os infiltré d'une matière séreuse. A une période plus avancée la fibreuse est très-rouge, épaissie, soulevée par une lymphe plastique ; enfin, à un troisième degré, le périoste est ramolli et décollé par le pus, ulcéré détruit même; et au niveau de cette destruction, le tissu osseux, privé de son enveloppe, est frappé de mort. (V. *Nécrose*, au mot *Os*.)

Insensible à l'état normal, le périoste devient très-douloureux quand il est enflammé : il y a tuméfaction luisante, œdémateuse du membre, chaleur, impossibilité de mouvoir le membre à cause de la douleur; fièvre plus ou moins intense, formation d'abcès. La terminaison peut avoir lieu, soit par résolution, soit par suppuration, avec carie ou nécrose de l'os sous-jacent, soit enfin par la mort, si la périostite est très-étendue.

Le traitement de la périostite aiguë étant absolument le même que celui de l'ostéite (V. *Os*, p. 578), nous n'y reviendrons pas.

2° *Périostose*. — Ce nom désigne les différentes formes de tuméfaction dont le périoste peut être affecté. Assez souvent ces tumeurs résultent d'une phlegmasie chronique, dans laquelle la lymphe coagulable, sécrétée par le périoste et épanchée dans le tissu cellulaire qui sépare cette membrane de l'os, s'est concrétée et a passé à l'état cartilagineux ou osseux. Ces tumeurs seront combattues par les émollients d'abord, s'il y a de la douleur ; mais surtout par les résolutifs, les iodures et les mercuriaux en tête.

Sous le nom de tumeur ou périostose *gommeuse*, on désigne une tuméfaction du périoste avec infiltration d'une matière gélatiniforme dans le tissu cellulaire sous-jacent. Ces gommes sont ordinairement, on pourrait dire toujours, l'effet du virus syphilitique ; elles se montrent sur les os superficiels (crâne, clavicule, face interne du tibia) ; elles sont d'un volume qui varie depuis celui d'un pois jusqu'à celui d'un œuf de poule ; très-douloureuses, surtout la nuit (caractère propre aux affections syphilitiques). Tantôt la tumeur se résout à l'aide d'un traitement approprié, tantôt elle s'ouvre et suppure, tantôt enfin elle s'indure et prend les caractères de l'exostose. Le traitement qui convient ici consiste surtout dans l'usage des mercuriaux, des sudorifiques, de l'iodure de potassium, etc.

Il est des cas dans lesquels le périoste, au lieu de s'indurer, forme la base d'une végétation molle, blanchâtre, pulpeuse, analogue à un tissu cérébriforme : c'est le *fongus du périoste*. Cette maladie est fort grave et exige ordinairement le sacrifice du membre ou de la partie sur laquelle la tumeur fongueuse s'est développée.   E. BEAUGRAND.

PÉRIOSTITE (*méd.*), s. f. (V. *Périoste*.)

PÉRIOSTOSE (*path.*), s. f. On donne ce nom à une maladie du périoste avec tuméfaction et souvent altération des os. (V. *Périoste* (maladies du.)

PÉRIPNEUMONIE (*méd.*), s. f. (V. *Pneumonie.*)

PÉRISTALTIQUE (*physiol.*), adj., du grec *péri*, autour, et *stello*, je resserre; c'est un mouvement de contraction qui a lieu dans la circonférence des intestins, et qui a pour résultat de faire cheminer les aliments dans la cavité de ces organes. (V. *Digestion.*)

PÉRISTAPHYLIN (*anat.*), s. m., du grec *péri*, autour, et de *staphulè*, la luette. Il existe deux muscles péristaphylin, un interne et un externe; ces muscles s'attachent à la face intérieure de la portion de l'os temporal nommée le rocher, et au cartilage de la trompe d'Eustache; le second s'attache à la base de l'aile interne de l'apophyse ptérygoïde; tous deux à leur partie inférieure se perdent dans l'épaisseur du palais; ces muscles ont pour fonction de relever le voile du palais et de le tendre de manière à empêcher le passage des aliments dans les fosses nasales lors de la déglutition.   J. B.

PÉRITOINE (*anat.*), s. m., du grec *péri*, *autour*, et *téinô*, j'étends; j'étends à l'entour. Ce nom sert à désigner un immense sac sans ouverture qui tapisse d'une part la paroi, et de l'autre les viscères renfermés dans cette cavité; le péritoine répond, par sa face extérieure, à ces divers organes, et par sa face interne, toujours humectée d'une sérosité qui facilite les glissements, il est en rapport avec lui-même. Nous ne saurions, à moins de détails que ne comporte pas le plan de cet ouvrage, donner une idée un peu exacte de la disposition compliquée que présente cette tunique séreuse; nous nous bornerons donc à quelques généralités. Le péritoine ne s'applique pas exactement sur tous les viscères, de manière à les accoler à la paroi adjacente de l'abdomen, mais au niveau de tous ceux qui jouissent d'une certaine mobilité, les intestins par exemple, il forme des replis très-étendus qui permettent au tube digestif non-seulement de se mouvoir facilement, mais encore de se dilater; ce repli porte le nom de *mésentère* au niveau de l'intestin grêle, et de *mésocolon* et de *mésorectum* au niveau du colon et du rectum. Une autre grande duplicature a lieu, non plus cette fois en arrière, mais au-devant de l'estomac, de manière à constituer un vaste sac flottant sur la masse des intestins, c'est le *grand épiploon*; d'autres adossements du péritoine à lui-même existent, soit entre le foie et l'estomac, *épiploon gastro-hépatique*, soit entre la rate et l'estomac, *épiploon gastro-splénique*. De chaque côté de la vessie, dans les deux sexes, se voient encore des replis du péritoine; ce même disposition existe chez la femme pour l'utérus, et ici ces duplicatures très marquées de chaque côté constituent les ligaments larges qui recèlent dans leur intérieur les ovaires et les trompes de Fallope, etc.

Le péritoine est doublé, dans toute son étendue, par une lame fibreuse qui lui adhère très-intimement, et qui lui donne la force et la résistance qui manquent aux séreuses simples. La membrane ainsi constituée est unie aux parties voisines par un tissu cellulaire plus ou moins fin et serré, suivant les différentes parties.

Les usages du péritoine sont d'envelopper tous les viscères de l'abdomen, et de faciliter les mouvements multipliés dont ces organes sont continuellement le siège.   J.-P. BEAUDE.

PÉRITONITE (*path.*), s. f., formé du mot francisé *péritoine* et de la désinence *ite*, qui exprime l'inflammation; il désigne donc l'inflammation du péritoine. L'étude de cette maladie est partagée par tous les auteurs modernes en deux chapitres bien distincts, suivant que la phlegmasie est aiguë ou chronique.

Péritonite aiguë. — Elle s'observe à tous les âges de la vie, depuis la vie intra-utérine (Dugès, Billard, etc.), jusqu'à la vieillesse la plus avancée; mais c'est manifestement chez les adultes et chez les femmes qu'on la rencontre le plus fréquemment. On doit regarder les refroidissements brusques comme la cause la plus ordinaire de la péritonite; les blessures, et en particulier les plaies pénétrantes de l'abdomen, qui mettent la cavité du péritoine en rapport avec l'air extérieur, occasionnent très-souvent l'inflammation aiguë de cette membrane. C'est encore ainsi que les épanchements sanguins dus à cette cause, ou à la rupture d'une artère ou d'une veine, l'ouverture spontanée d'un abcès ou d'un kyste voisin, qui laissent épancher dans la séreuse la matière qu'ils renfermaient, la perforation traumatique ou spontanée des viscères creux, tels que la vessie et les intestins, d'où résulte le passage dans le péritoine de l'urine ou des matières fécales, produisent de violentes inflammations. Le rhumatisme alterne quelquefois avec une péritonite. De toutes ces causes, la plus commune (pour les femmes, bien entendu) est l'accouchement récent; mais ici la péritonite n'est ordinairement pas simple, elle n'est qu'un accident d'un état complexe que nous décrirons au mot *Puerpérale* (fièvre). Tout ce que nous dirons ici n'aura donc trait qu'à l'inflammation du péritoine considérée en généralité, sans acception de sexe; nous indiquerons au reste ses principales variétés.

Les désordres trouvés après la mort des sujets qui ont succombé à une péritonite, ne diffèrent pas de ceux que présentent, dans le même cas, les autres séreuses; c'est toujours cette rougeur diversement distribuée sur la membrane, ces dépôts de lymphe plastique sous forme de fausses membranes, molles et pulpeuses; si la mort est survenue au bout de peu de jours, plus fermes, plus consistantes, ayant subi un commencement d'organisation. Le tissu cellulaire sous-séreux est injecté et infiltré, dans certains cas, d'une sérosité sanguinolente. Dans l'intérieur de la cavité, on trouve un épanchement variable quant à la quantité et quant à la nature du liquide épanché; tantôt c'est une sérosité à peine lactescente, ailleurs plus épaisse et crémeuse; ici, sanguinolente, et, dans certains cas rares, constituée par du sang presque pur. Lorsque la maladie a été causée par la perforation d'un organe creux voisin, on trouve dans le péritoine la matière dont l'épanchement a été la source de tous les désordres : pus, urine, bile, matières fécales, etc.

Les symptômes de la péritonite aiguë intense, sont très-caractéristiques, et dans le tableau sommaire que nous allons en tracer, nous prendrons pour type le cas le plus grave. Tantôt la maladie est précédée de malaise, de fièvre, qui durent pendant quelques jours; d'autres fois le début est brusque, et la douleur aiguë et punitive qui caractérise cette affection, se manifeste d'emblée. Les souffrances locales dont le siège est ordinairement autour de l'ombilic, s'exaspèrent à la moindre pression, au point de rendre quelquefois intolérable pour le patient le poids de ses couvertures, qu'il faut maintenir relevées à l'aide d'un cerceau. Le moindre effet, la moindre secousse de toux ou l'éternuement, l'augmentent également. Le ventre, d'abord tendu, se gonfle de plus en plus et prend les caractères du ballonnement, du météorisme : en même temps, il y a des nausées, des vomissements muqueux, bilieux ou porracés; il y a de la constipation, si if vive, peau brûlante, aride et sèche, pouls petit, fréquent, serré : face pâle exprimant la souffrance, respiration gênée, suspirieuse.

Au bout d'un temps variable l'épanchement s'opère, le volume du ventre augmente encore, quelquefois sa tension et sa sensibilité diminuent, le pouls est plus mou, plus dépressible, laissant quelquefois sentir une fluctuation sourde, et rendant un son plus mat quand on peut percuter; les traits du visage prennent un aspect particulier, ils sont, comme on le dit, grippés. La peau est couverte d'une sueur froide, visqueuse, les vomissements continuent, le sujet s'affaiblit de plus en plus, et succombe ordinairement dans un état complet d'abattement. Dans des cas plus heureux, les accidents, au lieu d'aller en augmentant, s'amendent au contraire; la résolution du liquide épanché est obtenue et le malade guérit : ailleurs la maladie change de forme et passe à l'état chronique.

Il est quelques variétés que nous devons rapidement faire connaître. Ainsi, dans certains cas, l'inflammation n'occupe qu'une portion plus ou moins circonscrite du péritoine, les flancs, les hypochondres, par exemple; la péritonite est dite alors partielle. Le point affecté se reconnaît au siège de la douleur et des autres accidents locaux. Quand l'épanchement est constitué par du sang pur, il y a alors péritonite hémorrhagique; elle paraît occasionner des douleurs plus violentes que les autres formes de cette maladie, et déterminer une issue plus prompte et plus funeste. — La gangrène du péritoine se reconnaît à la cessation brusque des souffrances et au calme trompeur qui précède la mort.

La phlegmasie de la séreuse abdominale est quelquefois accompagnée de symptômes généraux qui rappellent les différents groupes de pyrexies établies par Pinel; ainsi, il y a tantôt forme inflam-

matoire bien tranchée; ailleurs, il y a état bilieux; ailleurs encore, de l'adynamie ou de l'ataxie, etc.

La durée de la péritonite est ordinairement de 10 à 15 ou 20 jours; si la maladie se prolonge au-delà d'un mois, elle doit être regardée comme chronique.

La péritonite est en général une affection grave; celle qui est spontanée offre plus de dangers que celle qui succède à une lésion traumatique légère; mais les plus redoutables sont les péritonites par perforation, et celles qui sont avec épanchement de sang et avec gangrène.

Traitement. — Comme le dit Broussais, la première chose à faire en abordant un malade affecté de péritonite, doit être d'écarter de lui tout ce qui peut comprimer le ventre, et, par conséquent, exaspérer les douleurs. Le malade sera placé sur le dos, dans l'immobilité la plus absolue. Pour peu qu'il ait de force, on pratiquera sur-le-champ une saignée qui sera répétée au besoin; mais on insistera particulièrement sur les émissions sanguines locales, sangsues sur l'abdomen, à la dose de 20, 30, 40, 50 et même 80, et cette application sera renouvelée suivant l'état du pouls. Les bains entiers tièdes, prolongés pendant plusieurs heures, sont ici d'une grande utilité, et soulagent beaucoup le malade. Les cataplasmes émollients seraient d'un grand avantage, si leur poids ne gênait douloureusement le malade. On les remplacera par des fomentations de même nature, tièdes ou même fraîches dans certains cas. Les boissons seront rafraîchissantes et délayantes, et changées suivant le goût des malades : quand les douleurs sont devenues moins violentes, et que les mouvements redeviennent possibles, on pourra administrer des lavements émollients ou même légèrement laxatifs pour vaincre la constipation. De doux purgatifs seront administrés dans le même but. On a beaucoup vanté, dans ces derniers temps, les frictions mercurielles; c'est là un moyen en effet très-puissant, et auquel on pourra avoir recours surtout dans les cas graves. Quand l'épanchement s'est formé, il s'agit de le faire résorber. Le traitement rentre alors dans celui de la péritonite chronique dont il nous reste à parler.

Péritonite chronique. — Elle est assez rarement primitive, le plus souvent elle succède à la forme aiguë. Les causes sont donc, d'une part, toutes celles de la péritonite dont nous venons de tracer l'histoire, et, en outre, des phlegmasies des viscères abdominaux, des productions accidentelles développées dans cette cavité, notamment les tubercules; puis les coups des contusions, les froissements répétés, etc.

L'autopsie des sujets morts de péritonite chronique fait reconnaître des désordres souvent assez considérables, des fausses membranes plus ou moins épaisses, plus ou moins organisées suivant le degré et l'ancienneté de la maladie, unissent des portions quelquefois très-étendues du péritoine. Celui-ci est le siège d'un épanchement variable, et pour la quantité, et pour l'aspect du fluide épanché. Ce fluide est tantôt clair et limpide, ailleurs trouble, laiteux, sanguinolent, noirâtre, analogue à du chocolat, etc.; enfin la séreuse est quelquefois formée de petites granulations de nature manifestement tuberculeuse. On a vu dans certain cas tout le paquet intestinal agglutiné en une seule masse.

Les douleurs sont bien loin d'être aussi violentes dans la péritonite chronique que dans l'aiguë; la douleur est ordinairement sourde, profonde, ne se manifestant que par les secousses, la toux, les efforts; enfin elle peut même manquer complètement. Il y a le plus souvent un épanchement qui se reconnaît par le volume du ventre, la matité à la percussion, et la fluctuation (V. *Ascite*); les digestions sont pénibles, laborieuses; le malade est faible; il y a un peu de fièvre revenant le soir par accès, de l'amaigrissement, quelquefois de la constipation, souvent, vers la fin, de la diarrhée, etc. Quand il n'y a pas d'épanchement, le ventre est affaissé, et le frottement des fausses membranes qui existent alors, se traduit souvent par une sensation particulière analogue au craquement du cuir neuf, et que l'on perçoit à l'extérieur.

La marche est ordinairement assez lente, et les malades finissent souvent par succomber soit dans le marasme, soit par un retour à l'état aigu.

Traitement. — Quand la péritonite chronique a débuté d'emblée et avec une certaine intensité, on aura recours aux sangsues, aux cataplasmes et aux bains comme dans le cas d'acuité, mais on insiste beaucoup moins sur les émissions sanguines.

Lorsqu'il y a apyrexie complète et peu de douleur, que les signes de l'épanchement existent, on aura particulièrement recours aux révulsifs cutanés: friction sèche ou avec des liniments excitants, la scille, les teintures de cantharides, la digitale; vésicatoires volants sur l'abdomen, bains de vapeur ou fumigations; boissons sudorifiques, etc.

Si l'épanchement est très considérable, qu'il y ait de l'oppression, on pourra avoir recours à la paracenthèse. Plusieurs auteurs ont blâmé ce moyen, et cité les accidents qui suivaient l'évacuation du liquide; on pourrait n'en évacuer qu'une portion, de manière à soulager seulement le malade, quitte à y revenir s'il le fallait. J.-P. BEAUDE.

PÉRITONÉAL (*anat.*), adj.; se dit des choses qui ont rapport au péritoine. La portion du péritoine qui revêt les intestins est nommée tunique péritonéale; l'intérieur du péritoine reçoit aussi le nom de cavité péritonéale. (V. *Péritoine.*)

PERLE (*mat. méd.*), s. f., *margarita*. On donne ce nom à des concrétions brillantes et nacrées qui se trouvent dans certains mollusques, et spécialement dans le *mytilus margariferus*. C'est dans ce dernier que l'on trouve les perles fines que l'on pêche dans l'Inde et dans le golfe du Mexique. D'autres mollusques, et quelquefois l'*ostra edulis*, huître commune, portent des perles dans leur intérieur, mais elles sont loin d'offrir la même beauté que les premières. Les perles, qui sont le produit d'une maladie des mollusques chez lesquels on les rencontre, sont de même nature que la nacre qui tapisse l'intérieur de la coquille; elles sont produites par une déviation de la sécrétion calcaire qui a lieu sur l'enveloppe de l'animal. Les perles ont été employées autrefois comme médicament, soit pilées, soit dissoutes dans un acide tel que le vinaigre, soit même calcinées; la nacre de perle avait été employée pour les remplacer, à cause de son prix peu élevé. Aujourd'hui on ne fait aucun usage de ces substances; les charlatans peuvent seuls les indiquer comme entrant dans leurs compositions: le carbonate et le phosphate de chaux jouissent d'autant de vertu, sous le

rapport médical, que les perles les plus belles et les plus rares. J. B.

PERNICIEUX (*méd.*), adj; se dit des accès de certaines fièvres intermittentes: on dit une fièvre pernicieuse, pour désigner ces fièvres intermittentes qui sont souvent mortelles au deuxième ou troisième accès, lorsque l'on n'empêche pas le retour des accès par l'emploi des antipériodiques. (V. *Fièvre intermittente.*)

PÉRONÉ (*anat.*), s. m., *fibula*, du grec *peronè*, agrafe. C'est un os long et grêle placé à la partie externe de la jambe; son nom a été emprunté à une espèce d'agrafe dont se servaient les anciens, le péroné imitant la portion la plus grêle de ces agrafes. Cet os est situé à la partie externe de la jambe, parallèlement au tibia, qui se trouve à la partie interne et avec lequel il est uni par des ligaments. La partie supérieure du péroné a reçu le nom de tête, la partie inférieure forme la malléole externe; il donne attache dans toute son étendue aux muscles de la jambe. Un ligament plat et mince, qui s'étend du péroné au tibia, augmente encore la surface des insertions musculaires; il a reçu le nom de ligament inter-osseux. Pour plus de détails et pour la fracture de cet os, voyez *Jambe*. J. B

PÉRONIERS (*anat.*), adj. et s. m. p., qui a rapport au péroné. On donne ce nom à trois muscles de la jambe qui s'attachent supérieurement au péroné. (V. *Jambe.*)

L'*artère péronière* naît de l'artère poplitée, et se trouve placée profondément à la partie externe et postérieure de la jambe; au-dessus de la malléole, elle se divise en deux branches, qui sont l'*artère péronière postérieure*, qui descend derrière l'articulation du péroné sur la face externe du calcanéum, et l'*artère péronière antérieure*, qui traverse la partie inférieure du ligament inter-osseux pour se distribuer à la face dorsale du pied. La veine péronière suit le même trajet que les artères de ce nom. J. B.

PERSIL (*mat. méd.*), s. m., *apium petroselinum*. Cette plante, du genre Apium, de la famille des Ombellifères, croit dans tous les jardins et sert à toutes les préparations culinaires; aussi nous garderons-nous bien d'en donner ici une description superflue. On dit qu'elle est originaire de Sardaigne, et qu'elle croit spontanément en Provence. Dans nos climats, elle est bisannuelle; elle est, dit-on, vivace à la Guyane. L'odeur de cette plante est très-forte, surtout lorsqu'on la froisse, et c'est à cette propriété qu'elle doit d'être employée comme condiment. Ses graines sont très-aromatiques, et l'on en retire une huile essentielle qui se concrète et que l'on dit carminative; elles font partie de ce que les anciens appelaient les quatre semences chaudes mineures. La racine de persil est diurétique et diaphorétique; dans quelques lieux on la mange bouillie comme le céleri; elle est l'une des cinq racines apéritives.

Le persil joue un rôle important dans la médecine populaire. On l'emploie écrasé ou haché, comme résolutif, sur les engorgements ou sur les contusions, et il est souvent d'un bon effet. On l'applique aussi sur les plaies, où il est loin de donner de bons résultats; car il irrite et enflamme leurs bords et nuit à leur réunion. Tissot dit que le persil est bon pour dissiper la douleur produite par les piqûres des cousins et des abeilles. Le suc de persil a été employé comme fébrifuge, au moment de l'accès, dans les fièvres intermittentes, et il paraît avoir produit de bons résultats. Nous n'avons pas besoin de dire que le persil ne peut être accusé de produire certaines maladies, telle que l'épilepsie ou des maux d'yeux ; prise en trop grande quantité, cette plante peut être échauffante, mais elle ne saurait produire les accidents que nous venons d'indiquer ; elle n'est funeste que pour le perroquets, dont elle détermine promptement la mort, même lorsqu'elle a été prise en petite quantité. J'ai vu un perroquet mourir en peu d'heures pour avoir mangé un morceau de pomme de terre sur lequel étaient quelques petites parties de feuilles de persil.   J. B.

PERSPIRATION (*physiol.*), s. f. On donne ce nom à l'exhalation insensible qui a lieu à la surface de la peau ou de diverses membranes.

PERTE (*path.*), s. f. (V. *Matrice* et *Menstruation.*)

PERTE BLANCHE. (V. *Leucorrhée.*)

PERVENCHE (*mat. méd.*), s. f., *vinex.* C'est un genre de plantes de la famille des Apocynées, J., pentandrie monogynie, L., qui croissent dans les bois et les haies, et sont cultivées dans les jardins comme plantes d'agrément. Deux espèces ont été principalement employées en médecine, la petite et la grande pervenche, *vinex minor* et *major.* Toutes deux jouissent des mêmes propriétés, elles sont amères et astringentes, ce qu'elles doivent à une quantité assez considérable de tannin et d'acide gallique que contiennent leurs feuilles ; aussi ont-elles été employées quelquefois au tannage des cuirs. A petite dose elle est tonique et astringente, à dose plus élevée elle est sudorifique et purgative ; et c'est à ces dernières propriétés qu'elle doit d'être regardée comme anti-laiteuse, en produisant une dérivation qui diminue la sécrétion du lait. On l'a employée aussi en infusion légère dans les maladies de poitrine, et madame de Sévigné, dans ses lettres, la recommande à sa fille ; cette autorité a sans doute plus contribué à son emploi que ses propriétés réelles.

Les feuilles contuses de cette plante ont été considérées comme un résolutif assez actif, appliquées sur les ecchymoses. La pervenche se prend en infusion et en décoction ; la dose s'élève à huit et dix grammes par litre d'eau, mais elle peut être prise à dose moindre ; elle agit d'une manière moins active prise en infusion que prise en décoction. Les vertus mystérieuses qu'à certaines époques on attribuait à la pervenche, l'ont fait appeler violette des sorcières.
          J. B.

PESANTEUR (*path.*), s. f. On donne ce nom à la sensation de quelque chose de lourd dans le corps ou dans un organe particulier. On dit des pesanteurs d'estomac, pour exprimer la sensation d'un corps lourd dans cet organe ; on dit des pesanteurs de tête, pour indiquer une douleur sourde et gravative dans cette partie. Lorsque l'on se meut avec peine, mais sans douleur marquée dans les membres, on dit que l'on éprouve un pesanteur générale : ce dernier état s'observe surtout pendant les digestions pénibles et laborieuses.   J. B.

PESSAIRES (*thérap.*), s. m., *pessarium*, en grec *pessos.* On donne ce nom à des instruments de

diverses formes, qui sont destinés, étant introduits dans le vagin, à soutenir la matrice dans les prolapsus de cet organe. Les pessaires sont ordinairement faits avec un tissu de fil, de soie ou de laine, que l'on recouvre de plusieurs couches d'huile siccative, et que l'on polit ensuite : ce sont ces instruments que l'on a improprement désignés comme étant en gomme élastique. On en fait aussi en ivoire, en liège enduit de cire, en ivoire ramollie par les acides, en éponge, en ressorts métalliques enduits de caoutchouc ; enfin, on en a préparé, dans ces derniers temps, tout en caoutchouc, en moulant ce dernier après qu'il a été ramolli par des procédés particuliers.

La forme des pessaires varie presque autant que leur nature ; il y en a de circulaires et déprimés, percés à leur centre par une ouverture, et dits en gimblette ; certains de ces pessaires présentent une forme ovale : les pessaires en gimblette étaient les plus communs et les plus employés jusqu'à ces derniers temps. D'autres sont allongés, cylindroïdes, et dits en bondons ; il y en a de sphériques, et ceux-là sont principalement usités en Angleterre. Il en est qui présentent une espèce de cuvette soutenue par plusieurs tiges se réunissant en une seule qui fait saillie hors du vagin : ces pessaires sont dits en bilboquet. M. Delan a inventé des pessaires métalliques élastiques, formés par un ressort tourné en hélice conique qui se développe dans l'intérieur du vagin ; ce ressort, qui est en fil métallique arrondi, est recouvert de caoutchouc pour qu'il ne puisse être altéré par les mucosités et les fluides sécrétés par ces parties. M. Jules Cloquet, pénétré des inconvénients graves que présentaient la plupart des pessaires, en a proposé une nouvelle espèce, calqués sur la forme du vagin, et qu'il nomme pessaires élythroïdes : ces pessaires sont cylindroïdes, aplatis d'avant en arrière, et courbés dans le sens de leur longueur, de telle sorte que la face postérieure est convexe, et la face antérieure concave. Ces pessaires, qui sont construits de manière à s'accommoder à la forme du vagin, présentent à leur partie supérieure une petite cavité pour recevoir le col de l'utérus.

Parmi les formes que nous venons d'indiquer, c'est au médecin à choisir quelles sont celles qui peuvent le mieux remplir le but qu'il se propose relativement à l'affection qu'il doit traiter ; généralement il évitera les pessaires d'un trop fort volume, de matière trop dure, qui, par leur contact, peuvent blesser le col de l'utérus, le rectum ou la vessie ; il devra préférer les pessaires cylindroïques, qui s'accommodent le mieux à la forme du vagin ; ils devront être, autant que possible, en caoutchouc : ce corps, qui se ramollit et augmente de volume par la chaleur, présente de grands avantages ; en raison du peu de compression qu'il produit, il soutient suffisamment l'utérus, et il a la propriété d'être très-peu altérable par les fluides de l'économie. Tous les pessaires doivent être percés à leur centre pour laisser écouler les règles et les matières sécrétées par l'utérus. Les femmes qui sont soumises à l'usage du pessaire doivent avoir de grands soins de propreté, faire souvent des injections dans la cavité vaginale ; les pessaires doivent être retirés tous les quinze jours ou trois semaines, pour être nettoyés et changés lorsqu'ils seront altérés ; il est même convenable d'en avoir plusieurs, afin de les remplacer lorsqu'on le juge convenable. Cette altération facile des pessaires et des liquides qui peuvent les imprégner, explique pourquoi on fait si peu d'usage des éponges et des pessaires de liège, qui peuvent se laisser facilement pénétrer, et dans lesquels les liquides sécrétés peuvent se décomposer.

Des pessaires ont souvent, par un séjour trop prolongé, donné lieu à des accidents graves. Quelquefois, ils ont déterminé un développement de végétations qui les enveloppaient, produit une sécrétion putride, qui ont fait croire à des affections cancéreuses du col de l'utérus ou du vagin. On cite l'exemple de pessaires en bilboquet qui ont percé, à la suite d'ulcération, le rectum et la vessie, et ont donné lieu à des fistules incurables de ces parties. Nous n'entrerons pas ici dans les détails des procédés opératoires employés pour l'introduction des pessaires ; on ne doit se confier, pour cette opération, qu'à un médecin ou à une sage-femme instruite; certaines personnes sont parvenues cependant à introduire leurs pessaires elles-mêmes ; mais elles ne doivent le faire qu'après avoir été guidées par leur médecin. Pour les cas dans lesquels on doit faire usage des pessaires, V. *Matrice* (maladies de la).   J.-P. BEAUDE.

PESTE (*méd.*), s. f., *pestis*. Le nom de peste est très-ancien. On le rencontre dans les prophètes, les poètes, les médecins, les philosophes, les historiens des temps les plus reculés. On le donnait, au sens physique, à toutes les maladies meurtrières ; au sens moral, à tous les mauvais sentiments : deux choses également funestes. Aujourd'hui, on désigne plus particulièrement, sous le nom de peste, une maladie dont le caractère est, en quelque façon, de n'en avoir aucun ; une maladie marquée par une multitude de symptômes, ou simultanés, ou successifs, indifférents, légers, graves, insidieux, terribles, mortels ; une maladie née, selon toute apparence, en Orient, comme la lèpre, le choléra, la variole, et qui, à raison de cette origine, est appelée peste orientale. C'est uniquement de cette peste que nous parlerons dans cet article.

La première de toutes les grandes pestes, est celle qui parut dans le monde sous Justinien, l'an 542 de notre ère, il y a précisément treize siècles. D'autres pestes avaient été vues. On en a eu la preuve dans des manuscrits découverts en 1831 : mais perdues en quelque sorte dans la foule des évènements ordinaires, ces rares pestes n'ont eu ni la même gravité, ni la même étendue, ni la même durée : aucune d'elles n'a laissé dans le souvenir des hommes des traces aussi profondes. A partir de cette époque, l'histoire de la peste est liée à celle de notre espèce dans toute l'Europe, et dans une partie de l'Asie et de l'Afrique. Elle s'est répandue des centaines de fois, par les voies de la guerre et du commerce, du sud au nord, de l'est à l'ouest, sur la surface de notre continent ; et, dans ces invasions successives, à travers tant de peuples divers, et à des intervalles souvent très-rapprochés, peut-être n'en est-il pas une seule où la peste ait exactement suivi la même marche, et présenté la même physionomie. La prodigieuse instabilité de ses symptômes, l'a rendue presque toujours si différente d'elle-même, que les plus habiles

médecins ou l'ont méconnue, ou l'ont prise pour d'autres maladies ; et cette confusion les a jetés dans des controverses pleines d'animosité. Leurs fatales divisions ont mis plus d'une fois en défaut la vigilance et les soins protecteurs de l'autorité. Elles ont plus d'une fois soulevé les peuples, non contre ceux qui les trompaient, en se trompant eux-mêmes, mais contre les hommes assez éclairés pour reconnaître le mal, et assez sincères pour le déclarer. Voilà ce qu'on a vu à Venise, en 1576 ; à Milan, en 1630 ; à Messine, en 1743 ; comme on l'a vu à Barcelone, et surtout à Tortose, en 1821, pour une autre maladie.

Cette extrême variété dans la nature, le nombre, le degré, l'association, la succession des symptômes, qui a mérité à la peste les épithètes d'incompréhensible et de scélérate, cette variété conduirait, ce me semble, à deux conclusions : la première que, qui n'aurait vu qu'une seule épidémie de peste, fût-elle aussi grande que celle dont Diemerbroëck a publié l'histoire, n'aurait peut-être de cette maladie qu'une connaissance incomplète. La seconde, qu'il sera toujours très-difficile, comme le remarquent Ramazzini et Dehaën, de donner de la peste une définition rigoureuse. Peut-être verra-t-on, dans le cours de cet article, à quoi tient cette difficulté. On me pardonnera, toutefois, d'emprunter ici la définition qu'Orrœus a consignée dans son ouvrage. Quelque affinité qu'ait la peste avec toutes les maladies, les p us dangereuses comme les plus bénignes, elle s'en distingue néanmoins par les caractères suivants :

1° Elle est éminemment contagieuse; 2° elle est pernicieuse au plus haut degré ; 3° elle est accompagnée de bubons, de charbons et d'exanthèmes divers, ou séparés, ou réunis.

Attachons-nous d'abord au premier de ces trois caractères, aujourd'hui si follement contesté, et le plus important à connaître pour le salut des peuples. Établissons, s'il se peut, la réalité de ce redoutable caractère ; et, du reste, comme l'étymologie fait dériver le mot contagion de celui de contact, et que la peste se communique, non-seulement par le toucher, mais encore par d'autres voies, qu'il me soit permis de substituer à une expression trop limitée, une expression plus générale et plus vraie, celle de transmission. La peste a donc, selon moi, la propriété de se transmettre ; et c'est, je le répète, cette propriété qu'il importe surtout de bien établir.

Commençons par reconnaître qu'en médecine principalement, les rapports réciproques de cause et d'effet, ne sont presque jamais susceptibles d'une démonstration directe, et qu'on n'en conçoit l'idée que par la constance que l'on remarque dans la succession des phénomènes : de telle sorte que deux phénomènes se présentant toujours l'un après l'autre, et dans un ordre invariable, le premier peut être considéré comme la cause du second, et le second comme l'effet du premier, sans que cet ordre de succession puisse éclairer d'ailleurs sur le pouvoir qu'a le premier de produire le second ; encore, telle est l'étonnante diversité, je devrais dire l'étonnante instabilité des organisations, que cette constance n'est presque jamais absolue, qu'elle n'est que trop souvent démentie, et que de cette rupture dans l'ordre le plus habituel des phénomènes, résulte ce qu'on appelle des exceptions, lesquelles déconcertent l'esprit dans ses raisonnements, et l'art dans ses opérations. C'est ainsi qu'une fièvre intermittente résiste ordinairement à l'action des amers indigènes, et cède à l'action du quinquina. Mais aussi c'est quelquefois l'inverse. Au nombre de ces fièvres, il en est de bénignes, que Cabanis a vues dans le bas-fond des vallées, et de pernicieuses qu'il a vues sur le sommet des collines. Ordinairement c'est le contraire : et pour rentrer dans la catégorie des maladies transmissibles, je citerai des exemples analogues. Une ferme est isolée, tout y fleurit de santé ; un homme y arrive ; il vient d'un lieu où règne une maladie : cette maladie éclate dans la ferme, elle en attaque tous les habitants, elle en enlève le quart, la moitié, les deux tiers. De cette ferme, et par des intermédiaires semblables, la maladie se montre ailleurs dans les fermes voisines, dans les villages, etc. Ce fait se reproduit des centaines de fois. Qu'en conclure ? Qu'apparemment la maladie ne se propage dans les fermes que par les communications qu'elles ont entre elles : conclusion qui n'est que le fait lui-même, et dans laquelle je m'affermirai d'autant plus, si je découvre qu'entre les fermes il en est qui, n'ayant point de communications, n'ont point la maladie : nouveau fait dont je tire une conclusion nouvelle ; c'est qu'apparemment le principe du mal n'est pas dans l'air, mais uniquement dans les personnes.

Ce que je viens de dire n'est point une fiction. Je ne rapporte que ce qu'on a vu des milliers de fois dans tous les pays du monde, pour la variole et le typhus ; que ce que j'ai vu en Espagne pour la fièvre jaune ; que ce qu'on a vu en France et en Suède pour le choléra. L'axiome *post hoc, ergo propter hoc*, est donc plus vrai qu'on ne pense ; et, lorsque la succession des phénomènes est constante, l'axiome est inattaquable. Un syphilitique ne devient tel, qu'après avoir reçu quelque peu d'un certain virus ; il cesse de l'être en prenant du mercure. Est-ce le virus qui l'a rendu malade ? Est-ce le mercure qui l'a guéri ? Je n'en sais rien ; mais je sais qu'à l'intromission du virus, et à l'emploi du mercure, ont succédé, dans le premier cas, la maladie, dans le second cas, la guérison. Or, pour la pratique, cela me suffit. On parle d'expérience, c'est cette *suite* qui la constitue, la médecine n'en a point d'autre. Au lieu de reposer, comme la géométrie, sur des vérités démontrées, elle ne repose que sur des probabilités ; et ces probabilités sont d'autant plus fortes, elles prennent d'autant plus un caractère de vérité, que les *suites* qui les autorisent sont plus constantes, et que le nombre en est plus considérable. N'objectez pas les exceptions, on en rencontre partout ; et si vous considérez la transmission des maladies, non comme un fait, mais une hypothèse, je dis que, dans toute autre hypothèse, les exceptions seront encore plus inexplicables. Une maladie, quelle qu'elle soit, dépend-elle d'une cause plus générale ? d'un vice de l'air, par exemple ? Comment comprendre que ce vice épargne personne ? Cependant, tout le monde n'en est pas frappé. C'est qu'en effet cette cause, bien qu'elle atteigne tous les hommes, n'est pas la même pour tous les hommes : indifférente pour l'un, dangereuse et mortelle pour l'autre, elle sera pour un troisième

une source de forces nouvelles. Dans des épidémies meurtrières, à Rome, à Cadix, on a vu des sujets, jusque-là faibles et délicats, prendre tout-à-coup plus de développement et d'énergie. Rien ne prouve mieux l'extrême diversité de nos états intérieurs ; je vois là un bienfait du Créateur, qui a voulu faire servir même le danger le plus grand à la perpétuité du genre humain. J'ajouterai que, dans de grandes épidémies, personne ne peut se flatter d'échapper au principe qui les fait naître et qui les entretient. S'il n'ôte pas brusquement la vie, s'il n'est pas élaboré, détruit, expulsé par une réaction vitale, ce principe, une fois reçu dans l'économie, peut s'y maintenir une longue suite de jours à l'état latent ; et, dans ce dernier cas, de trois choses l'une : ou il se décomposera, comme nos parties se décomposent, et, dissipé comme elles par la voie des excrétions, il n'aura sur l'économie aucune action sensible ; ou bien il ne se décomposera qu'en partie, et ne provoquera tôt ou tard qu'un simulacre plus ou moins prononcé de maladie ; ou bien enfin, il conservera toute son intégrité, et finira, même après des années, par une explosion aussi violente qu'elle l'eût été dans l'origine. On trouvera des preuves de ce que j'avance sur ces différents points, dans l'histoire de la syphilis et de la rage, dans celle de la fièvre jaune, de la fièvre intermittente ordinaire, du choléra de l'Inde, de la suette anglaise et de la dysenterie, mais surtout dans l'histoire du bouton d'Alep. Le germe de ce bouton, pris en Orient et transporté en Europe, à Marseille, à Paris, à Londres, ne s'y montrera qu'après un séjour, non-seulement de quelques mois, mais encore de quinze et de vingt années. C'est par une telle persistance que l'on peut comprendre comment des maladies étrangères à un pays s'y naturalisent, en faisant éclater de loin en loin des épidémies qui les renouvellent, comme l'a fait parmi nous la variole. Enfin, pour comble de singularité, il est des hommes tellement constitués, que leur rapprochement ou leur voisinage n'est pas sans danger pour les autres hommes. On l'a vu aux assises d'Oxford, à Otaïti, à Saint-Kilda ; comme on l'a vu sur des vaisseaux qui avaient reçu imprudemment en pleine mer des passagers inconnus.

Si, dans les maladies transmissibles que je viens de citer, les immunités sont plus apparentes que réelles, et si les objections qu'elles suggèrent contre la transmission n'ont que très-peu de valeur, elles en auront encore moins contre la plus transmissible des maladies, je veux dire contre la peste. Que la peste, une fois formée dans un lieu, soit, comme le typhus des hôpitaux, semée, pour ainsi dire, d'un point à un autre sur de grandes surfaces de terre, par les hommes et par les choses, c'est un fait consacré par les autorités les plus respectables, et surtout par le bon sens des peuples, lequel est ici la première des autorités. J'ai parlé ailleurs de la grande peste de 542, décrite par Procope, et mentionnée par Agathias et par Evagrius. On sait que, partie de Peluse, elle traversa la Méditerranée, pour se répandre dans toute l'Europe, depuis la mer Noire jusqu'à l'Océan : si cruelle pendant cinquante-deux années, qu'elle n'épargna aucune localité, et qu'elle menaça de détruire tout le genre humain. Était-elle transmissible ? on l'a nié, on l'a soutenu : mais en faveur de ce dernier sentiment, je ne m'appuierai, avec Friend, que sur une considération : c'est qu'avant de paraître sur un point quelconque du continent, elle commençait toujours par se montrer dans un port de mer. Ses invasions étaient donc successives ; autrement, elles auraient été simultanées. Or, c'est cette différence qui distinguera toujours les maladies transmissibles d'avec les maladies simplement épidémiques. Dans celles-ci, les invasions sont plus simultanées que successives ; dans celles-là, elles sont plus successives que simultanées. J'ajoute qu'en un seul jour, à Constantinople, cette peste enleva jusqu'à dix mille habitants ; excès de mal qui ne se rencontre que dans les maladies transmissibles, et qui, selon la remarque de Freitag, a souvent pour cause la trompeuse douceur des symptômes, et la fausse idée que la maladie ne se transmet pas.

Du reste, si l'origine de cette peste est connue, sa marche à travers les nations ne l'est qu'imparfaitement. Grégoire de Tours ne l'a point éclaircie. On ignore également quelle fut, en 825, la peste qui ravagea l'Allemagne et la France. Quant aux pestes qui ont si souvent affligé Venise, j'ose affirmer, sur la foi des historiens, et particulièrement sur la foi de leur fidèle interprète M. Daru, qu'elles ont toutes été puisées dans la même source, je veux dire en Orient, par les communications que rendent inévitables le commerce et la guerre. Ces déplorables calamités, venues ou de l'Egypte, ou de la Syrie, ou de la mer Noire, ou des îles de Candie, de Scio, etc., se sont renouvelées nombre de fois dans le cours de plus de six siècles. Elles ont coûté à la République, tantôt trente, quarante, tantôt soixante et cent mille habitants, et renversé pour un temps l'opulence de cette nouvelle Tyr, plus magnifique que l'ancienne, et la première qui ait donné au monde l'exemple des institutions sanitaires. J'ajoute que, pendant cette longue période, le mal, envahissant les États voisins, et, de proche en proche, les pays les plus éloignés, a dépeuplé à plusieurs reprises la Sicile, et Naples, et Rome, Florence, Pise, Parme, Gênes, en un mot tout le nord de l'Italie ; puis, franchissant les Alpes, la Savoie, le Dauphiné, les confins de la Gaule et de l'Espagne (car Barcelone entretenait un grand commerce avec le Levant) ; puis enfin la France, la Hongrie, l'Allemagne, la Hollande, l'Angleterre, l'Écosse, le Danemark, la Suède, et jusqu'à l'Islande, cette *ultima Thule* des anciens. Par quels intermédiaires ces tristes propagations se sont-elles opérées ? Les détails sur ce point seraient infinis : et dans cette foule d'histoires si malheureuses, j'en veux prendre une seule, qui fera comprendre toutes les autres. De 1539 à 1610, Félix Plater a vu sept fois la peste à Basle. La seconde s'y maintint quatre années ; la première, la cinquième, la sixième, trois années ; les autres, deux années seulement. Mais toutes avaient été importées à Basle par des fugitifs qui, venant de lieux infectés, l'étaient eux-mêmes, et infectaient les hôtelleries où ils étaient reçus. A cette époque, en effet, la peste régnait sur les bords du Rhin ; ce fut un tabellion qui, de retour d'un lieu où elle était, apporta la quatrième ; il en mourut, ainsi que sa femme et quelques personnes de sa famille. De celles-ci la maladie passa à d'autres, et

devint ainsi générale. Un fait que je ne dois pas négliger, c'est que la troisième de ces sept pestes fut la plus cruelle. Le père de Plater, que les deux premières avaient épargné, eut, avec la fièvre, un bubon et un charbon ; sa mère eut sept bubons ; leurs deux servantes, un serviteur et un enfant furent pris à leur tour. Aucun d'eux ne mourut ; mais ce singulier fait démontre du moins, avec beaucoup d'autres, que les organisations ou le principe de la peste n'ont pas toujours les mêmes degrés de résistance ou d'énergie, et que les variations réciproques de ces deux termes peuvent se prêter à des milliers de combinaisons, les unes favorables, les autres contraires ; d'où l'on voit que les immunités ne sont jamais absolues, et qu'après avoir survécu à vingt pestes, tel homme succombera dans la suivante, comme on l'a vu en dernier lieu dans la peste du Caire.

Dans ce court récit de Félix Plater, et dans ceux que je pourrais emprunter à Massaria, à Horstius, à Freitag, etc., et à beaucoup d'autres écrivains plus modernes, Mead, Chenot, Schreiber, Lange, Muratori, Mertens, Samoïlowitz, Orrœus, M. Desgenettes, M. Ségur Dupeyron, etc., on voit nettement qu'un homme qui a la peste la donne à un homme qui ne l'a point ; ou, si l'on veut, que rapproché d'un pestiféré, un homme sain devient pestiféré lui-même ; mais par ces récits on apprendrait qu'un homme, en mourant de la peste, laisse dans les vêtements qu'il a portés la funeste propriété de la transmettre. Ces vêtements achetés, transportés d'un lieu dans un autre, comme ils le sont par les juifs de Pologne, puis vendus publiquement ou introduits en contrebande ; les effets d'un mort remis imprudemment à sa famille, etc., tels sont, en quelque sorte, les fils souvent imperceptibles de ces réseaux de peste dont de vastes contrées ont été couvertes. En 1348, à Florence, des porcs se jouent avec les haillons d'un mendiant mort de peste ; presque aussitôt ils tombent sans vie sous les yeux de Boccace. En 1511, dit Fracastor, les Allemands et la peste occupaient la ville de Vérone ; la pelisse d'un mort devint l'héritage de vingt-cinq Allemands qui tous périrent de la peste. On a vu à Constantinople le doliman d'un pestiféré tuer ainsi l'un après l'autre cinq janissaires : pour arrêter le mal, on fit brûler le doliman. Des linges, des matelas de pestiférés, oubliés depuis un, et même depuis sept ans, et tirés de leur cachette, ont rallumé la peste. En 1596, des dépouilles apportées de Frandre à Santander, y apportèrent la peste, laquelle, dit Mercatus, pénétra jusqu'à Madrid, sous le masque d'angines, d'engorgements glandulaires, etc., comme on le vit à Vienne, en 1713. M. Desgenettes a raconté en pleine académie que la cravate d'un soldat mort de peste donna successivement une peste mortelle à dix soldats qui se l'étaient mise au cou. Un coffre renferme depuis quelques mois les effets d'une famille enlevée par la peste ; l'homme qui ouvre ce coffre est saisi de peste en quelques heures. Pareil évènement a été vu il y a peu d'années dans un couvent de Saint-Jean-d'Acre, presque sous les yeux d'un illustre voyageur français, M. Michaud. Un prêtre catholique, né en Syrie, et docteur en médecine, l'excellent père Raphaël Cubié, me racontait au Caire, qu'un jour de Pâques, à Damas, en temps de peste , une femme perd son mari ; elle quitte ses vêtements , les met bien pliés dans une caisse , et prend ceux des vêtements de deuil. Au jour de Pâques de l'année suivante, elle quitte ses vêtements de deuil , et reprend ceux qu'elle avait quittés à pareil jour l'année précédente. La peste n'était plus dans la ville. Cependant cette femme eut la peste; fait d'où je conclus que ces vêtements tenus sous clef renfermaient le principe de la peste; que ce principe y avait été déposé par elle ; que , pendant la peste, elle l'avait exhalé hors d'elle-même ; qu'ainsi , elle était pestiférée sans le savoir, et que, dans cette période de sa vie, elle aurait donné la peste sans l'avoir elle-même, au moins en apparence. Evagrius vit ainsi des hommes donner la peste sans l'avoir. D'autres l'ont vu comme lui, et pour la peste, et pour la variole, et pour la fièvre jaune. En 1829, à Larnaca, on me fit voir, dans la belle maison du consulat de France, la chambre qu'avait occupée en 1760 un homme qui venait d'Alep où régnait une peste violente. Cet homme avait toutes les apparences d'une santé parfaite. Cependant on le pria de se tenir quelque temps dans cette chambre sans communiquer avec personne. Au bout de huit jours, sa santé ne s'étant point démentie, le maître de la maison, M. Caliméri, crut que l'épreuve était suffisante. Il entre dans la chambre, s'entretient avec son hôte, et le met en pleine liberté. Le lendemain , M. Caliméri avait la peste. Il en mourut. Son fils, âgé de sept ans, fut pris lui-même, ainsi que les onze personnes qui composaient sa famille. La clôture de cet étranger dans cette chambre fut peut-être ce qui rendit sa personne plus dangereuse; elle l'eût été moins en plein air. Entassez les uns sur les autres les effets que laissent les pestiférés , le venin qu'ils renferment prend une activité redoutable. Des effets de cette nature avaient été mis en dépôt dans un grenier ; les soldats qui les gardaient s'y reposèrent, pour goûter un peu de sommeil : après quelques heures on les trouva morts.

Mais si la peste se communique par les malades et par les effets dont ils se sont servis, se communique-t-elle également par les marchandises? C'est un point contesté. Ceux qui contestent ne s'appuient que sur des faits négatifs. Je rappellerai seulement, d'après Lancisi, que c'est presque toujours par les ouvriers qui travaillent le lin , le coton , le chanvre envoyés d'Egypte, que la peste commence à Constantinople ; qu'en 1663, des matelots et des passagers, partis en temps de peste de Smyrne et d'Alger sur des vaisseaux hollandais, arrivèrent à Amsterdam avec la maladie ; qu'elle y débarqua avec eux, pour se répandre dans toute la ville , et par suite jusqu'à Leyde , à La Haye , à Dordrecht, etc.; mais que l'année suivante, elle fut portée, selon Hodges, en Angleterre, par des balles de coton , et qu'elle fut l'origine de cette grande peste que Sydenham a décrite. En 1665 et 1666, elle y infecta onze comtés ; sorte d'importation que Louis XIV redoutait pour la France, comme le prouve la lettre qu'il écrivit aux États-Généraux, afin de s'excuser de ne pas rétablir le commerce entre ces deux pays : « Il ne suffit pas, leur disait-« il, que le mal dont Dieu vous afflige ait diminué, « il faut qu'il cesse. Le malheur d'une seule étin-« celle (ce que personne ne voudrait répondre qui

« ne pût arriver) serait capable de ravager et de « dépeupler des provinces entières de notre État. » Paroles qu'inspirait sans doute à Louis XIV le souvenir des désastres qu'avaient essuyés Venise et la France elle-même. On raconte d'un autre côté, qu'en ouvrant des ballots venus du Levant, des portefaix ont été, les uns saisis de vertiges, les autres frappés de mort. Mead et Van-Swieten parlent de ces accidents comme de faits indubitables; et ce qui leur donne un grand degré de vraisemblance, c'est ce qu'on lit dans Fornès sur les premières victimes de Marseille en 1720, et c'est ce que rapporte d'Autrechaux sur ces habitants de Bandol qui vinrent la nuit voler dans l'île de Jarre des paquets de soie mis en quarantaine, et qui les partagèrent entre eux. Ils en reçurent la peste, en infectèrent leur famille, et moururent tous à Bandol, sauf un seul qui, peu de jours après les autres, mourut à Toulon, où il fit entrer la peste, et fut bientôt suivi de sa propre fille. Un navire génois se trouve à Patras où règne la peste. Un matelot y achète des caisses pleines de chiffons : ce matelot meurt en mer. Le navire arrive à Messine. On le met en quarantaine ; trois jours après, le capitaine et quelques matelots meurent. On brûle le navire; mais les chiffons avaient pénétré furtivement dans la ville. On les met en vente, et c'est dans le quartier où on les vend que la peste éclate. Après quoi toute la ville est envahie. La peste de Rome en 1656 y fut apportée de Naples par des marchandises. Il y a plus : en 1695, dans l'une des Bermudes, un sac rempli de coton fut débarqué en secret. Au bout d'un mois, des habitants l'ouvrirent, se le partagèrent, et bientôt l'île eut à peine assez de vivants pour enterrer les morts.

Ce dernier fait me rappelle ce que j'ai vu en 1815 à Bicêtre, et en 1821 à Barcelone, avec MM. François et Bally. Des papiers écrits , les uns dans des salles remplies de typhus, les autres dans l'air d'une ville ravagée par la fièvre jaune, ces papiers, imprégnés de miasmes et déposés dans un coin du laboratoire, ou cachés dans des malles , en étaient venus, par le repos et par le temps, à un degré d'infection intolérable ; ceux de Barcelone surtout, bien qu'exposés pendant un mois au grand air dans la belle solitude de Mont-Alègre, et transportés ensuite à quarante lieues de là, dans le fort de Bellegarde, sur le sommet d'un pyrénée, n'avaient rien perdu de leur mauvaise odeur : il fallut les transcrire et les brûler. Les gens du monde, qui n'ont point l'expérience de ces faits, n'en conçoivent pas la possibilité. Le linge qu'un varioleux a porté devient, par les mêmes circonstances, plus dangereux que le varioleux ne l'eût été lui-même, ainsi qu'on l'a vu, en 1718, au cap de Bonne-Espérance; et si j'en crois des témoins oculaires, c'est par de semblables intermédiaires qu'en 1828 et en 1832, la fièvre jaune a été introduite à Gibraltar, et le choléra de l'Inde dans une petite ville des Vosges. Evagrius, ai-je dit, a vu des hommes donner la peste sans l'avoir. Écoutez Palmarius, De morb. contag., pag. 348, édition de 1578 : « Les personnes familiarisées avec les pestiférés , médecins, chirurgiens, pharmaciens, ecclésiastiques, ouvriers, marchands, serviteurs, gardes-malades, etc., bien qu'épargnés par le mal, en répandant la cause autour d'elles, et la transmettent à ceux qui les approchent et qui n'y sont point accoutumés. » C'est aussi ce qu'on a vu des milliers de fois en Orient.

Je cite ce pêle-mêle d'exemples, quoique de natures très-diverses, parce qu'ils offrent une marche identique; et je pense, à l'égard de la peste, en avoir produit un assez grand nombre pour qu'il soit bien établi : 1° que la peste se transmet ; 2° qu'elle se transmet par les hommes; 3° par les effets; 4° par les marchandises. Que s'il restait quelque doute sur cette propriété de transmission, on veuille bien écouter les faits suivants.

Personne, à mon avis, ne contestera qu'une maladie que l'on peut inoculer est une maladie transmissible ou contagieuse. Or, voici ce que me racontait au Caire, le 21 novembre 1829, un médecin français qui, après avoir échappé à plusieurs épidémies de peste, a succombé à celle de 1835 :

« A Rahmanieh, en 1801, je faisais le service « d'un hôpital de pestiférés. Un jour, j'étais à ge- « noux devant un Arabe qui se tenait debout : je « lui ouvrais un bubon qu'il avait à l'aine. Près de « nous se tenait un autre Arabe qui, les bras croi- « sés, me regardait faire. L'idée me vint d'inocu- « ler cet homme, et, lui montrant la pointe de ma « lancette encore chargée de pus : « Veux-tu, lui « dis-je, que je te pique le bras avec cette lan- « cette? » Après un moment de silence, l'Arabe « me répond : « — Je le veux bien; mais combien « me donnerez-vous? — Ce que tu voudras. — « Deux piastres (c'est-à-dire 14 à 15 sous). — Fort « bien! Mais, prends-garde! tu seras peut-être « bien malade; peut-être mourras-tu. — Qu'im- « porte? » Cela dit, je lui ôis au bras droit une « scarification légère, j'y mis de la charpie impré- « gnée de pus, et je l'assujettis avec une bande. « Deux heures après, mal de tête, envie de vomir, « frisson, fièvre; le bubon parut, suppura, et tout « fut fini. J'ai inoculé de la même façon quatorze « Arabes; tous ont eu la peste : les uns moururent, « les autres guérirent. Un d'eux fut inoculé quatre « fois; la dernière a été mortelle : j'avais ainsi la « preuve que le même homme peut avoir la peste « plusieurs fois de suite. Du reste, les guéris se « moquaient de moi; ils avaient mes piastres.

« La même année, un médecin anglais, le doc- « teur W...., vint des Indes en Égypte : il y ap- « portait la vaccine. Il me fut recommandé par « M. Larrey, à qui le recommandait le docteur « Y.... Ce médecin voulait expérimenter sur lui- « même, en s'inoculant la peste : « Gardez-vous- « en bien! lui dis-je, vous mourrez. Faites ce que « j'ai fait : prenez des Arabes. » Il rejeta ce con- « seil, s'inocula, et mourut. »

J'avoue que la première partie de cette histoire me révolta. Mon interlocuteur s'en aperçut : « Je « lis sur vos traits la fâcheuse impression de mes « paroles, me dit-il ; mais j'étais jeune alors, j'a- « vais toute la *crudité* du doute, ou plutôt je ne « voulais croire que moi; aujourd'hui, je me con- « duirais autrement : *j'aime mieux vivre dans un* « *temps où de telles actions sont proscrites, que* « *dans un temps où elles seraient permises.* »

J'ajoute qu'en 1835, dans le cours de la dernière peste, on fit venir d'Abou-Zabel au Caire, vingt élèves pour le service des pestiférés : dix-neuf mou- rurent en assez peu de jours, et la personne qui me raconte le fait, et qui était sur les lieux, ne répon-

drait pas de la vie du vingtième. Cinq criminels ont été mis à la disposition des médecins; on a fait sur eux des expériences : quatre ont eu la peste, un seul est mort, le cinquième est resté sain et sauf. On a conclu de tout cela que la peste ne se trans- met point, qu'elle n'est pas contagieuse. J'avoue que je ne m'accommode point de cette logique, et que je conclus tout autrement.

Mais ce qui trancherait la question, ce sont les heureux effets de l'isolement. A Rome, à Londres, à Moscou, pendant que ces trois villes étaient li- vrées à la peste, les collèges, les hospices, les mo- nastères n'eurent pas de malades. En Orient, les chrétiens, qui, en temps de peste, se tiennent isolés, se sauvent; les musulmans qui font comme eux se préservent comme eux; et l'inverse. Dans les pestes d'Alep, les maisons consulaires se tiennent closes. Les Européens qui habitent montent le soir sur leurs terrasses, et causent impunément avec les habitants des maisons voisines : impunément, ai-je dit, parce que le principe du mal n'est pas dans l'air. Il en fut ainsi à Barcelone en 1821 : la prison fut épargnée, ainsi que la citadelle ; et la citadelle est assise dans le lieu le plus malsain de toute la ville, près de la mer, et près de l'embouchure du canal Condal, c'est-à-dire du ruisseau d'où l'on prétendait qu'était sortie la fièvre jaune. Les seuls couvents d'hommes ou de femmes où l'on vit des malades, et beaucoup, furent ceux dont les reli- gieux allaient confesser, ou dont les religieuses la- vaient le linge qu'on leur envoyait de la ville. En- fin, dans la dernière peste du Caire, la ville a vu ses habitants attaqués dans la proportion de 1 sur 3, tandis que dans les lieux que l'on tenait isolés, dans les écoles militaires, par exemple, la propor- tion était de 1 sur 400. On peut conclure de là que l'efficacité de l'isolement n'est pas toujours absolue. Non, sans doute, elle ne l'est pas ; et lorsqu'une grande épidémie de cette nature a envahi toute une ville, l'air chargé de miasmes, comme je l'ai vu à Barcelone, peut rencontrer ici ou là, dans ses mouvements divers, des organisations tout ouvertes à l'impression de ces miasmes; de là ces cas de ma- ladies spontanées en apparence, dont on a eu des exemples dans le port d'Alexandrie et dans d'autres ports. Mais ces cas prétendus spontanés seront tou- jours très-rares : ils ne sont presque rien en com- paraison des autres, et ils servent plutôt à faire ressortir qu'à infirmer les avantages de l'isolement. J'ajoute qu'on n'est jamais sûr que l'isolement ait été rigoureux, et que, soit par inadvertance, soit par quelques secrets motifs, on n'y ait pas fait quelque infraction.

Il est visible toutefois, comme le remarque Die- merbroeck, qu'une maladie transmissible commence toujours par un homme qui la donne sans l'avoir reçue, de même qu'elle se termine par un homme qui la reçoit sans la donner. En d'autres termes, dans l'origine, toute maladie contagieuse a été d'a- bord spontanée; elle s'est formée de toutes pièces dans une première organisation, d'où elle a passé à toutes les autres. Il s'agirait donc maintenant de chercher comment une première peste a pu se for- mer, ou plus généralement, quelles sont les causes de la peste. Ou il n'existe point de physique médi- cale, ou il faut reconnaître que, sans quelques res- trictions, ces causes sont celles qui produisent sous nos yeux le typhus des villes assiégées, Athènes, Bréda, Odzacow, etc., ou les typhus des armées, des hôpitaux, des prisons; l'encombrement des hommes, la misère, la malpropreté, la fatigue, la mauvaise nourriture, les peines de l'ame, la longue impression du froid et de l'humidité, un air chargé d'émanations putrides, etc. Que, si vous réduisez ces causes à un plus petit nombre, malpropreté, travail excessif, défaut d'aliments, air humide et chaud, et surtout effluves de cadavres humains en décomposition, je dis que vous aurez les vraies causes génératrices de la peste. J'insiste sur la pourriture des cadavres d'hommes, parce que, selon la remarque d'A. Paré et de quelques autres écrivains, cette cause funeste est la cause capitale, celle qui donne à la peste ses caractères propres, ou, si l'on veut, qui convertit le typhus en véritable peste. Partout où agira ce concours de causes, vous aurez ou la peste, ou des maladies pestilentielles; ainsi qu'on l'a vu pendant des siècles dans toute l'Europe, et particulièrement en France, à Pène, à Montpellier, à Paris, à Dijon, à Dunkerque, etc., lorsque de vastes et profonds cimetières étaient dans l'intérieur des villes, et que les églises étaient, pour ainsi dire, pavées de cadavres. Voyez sur ce point les observations de Dehaën, et le traité de Piattoli, traduit par Vicq-d'Azyr, sur les dangers des sépultures. On conçoit, du reste, qu'avec des causes transitoires ou permanentes, la peste est elle-même transitoire ou permanente. Dans notre Europe, la liberté, les lumières, le travail, l'aisance, la propreté, la bonne police des villes, et l'humanité des Gouvernements, ont fait disparaître ces causes presque entièrement; et malgré l'ignorance, la barbarie, les calamités du moyen âge, on peut dire que, parmi nous, les pestes *spontanées* ont été rares et de courte durée. Mais il est sur le globe une contrée dont l'histoire a célébré le savoir, la salubrité, la magnificence; que les guerres ont ravagée; que le fanatisme a plongée dans les ténèbres; où les véritables améliorations sociales n'ont pas encore pénétré, et où, depuis treize cents ans, les causes de la peste ont conservé toute leur énergie : je veux parler de l'Egypte. L'Egypte, surtout dans sa partie septentrionale, laquelle forme un triangle de cinquante lieues de côté, n'est, à la lettre, qu'un vaste cimetière; c'est une terre d'alluvion, unie, légère, friable, poreuse, d'une fécondité inépuisable et de l'aspect le plus riant, mais que treize siècles ont remplie et comme pétrie de matières animales, et spécialement de cadavres humains. Ces cadavres sont partout, autour des villages, élevés en pyramides; dans les dépôts communs de l'intérieur des villes, dans les caveaux des maisons de certains quartiers, sous le sol, à une petite profondeur; partout accessibles à l'humidité; souvent découverts par les eaux, et livrés après l'inondation à la tiédeur des hivers, et dès le mois de mars, et pendant les trois et quatre mois qui suivent, aux ardeurs d'un soleil brûlant. Les émanations qui s'en échappent s'insinuent dans les organisations, et, par degrés insensibles, les détériorent à ce point que la vie est sans cesse menacée, que la mortalité est extrême, surtout dans les enfants (*voyez* Volney et Desgenettes), qu'il se produit de moment en moment des maladies à tumeur du plus mauvais caractère, comme celles que l'on voit dans nos abattoirs; et qu'enfin l'accident le plus léger rompt brusquement

l'équilibre, et fait éclater la peste, de la même façon que, parmi nous, le typhus formé lentement dans les hôpitaux fait explosion, et prend tout-à-coup ses dangereux développements. Il y a plus: en Egypte, les effluves qui s'élèvent de la terre cultivée s'attachent à certaines plantes, à celles d'où l'on tire les fils dont on fabrique des cordons et des étoffes : le chanvre, le lin, le coton; j'y joindrai la laine des troupeaux. Ces marchandises sont entassées dans des magasins, mises en ballot, serrées dans des navires mal tenus d'ailleurs, pour être transportées au loin. Par le temps, le repos, la chaleur, les miasmes dont elles sont imprégnées réagissent les uns sur les autres, entrent dans des combinaisons que la chimie n'a pas encore étudiées; et dans la série de ces combinaisons, il en est dont le produit forme le poison le plus redoutable, analogue à ceux que recèlent les matelas, les vêtements, les effets des malades qu'ont enlevés le typhus, le choléra indien, la fièvre jaune et la variole. J'ai parlé, d'après Lancisi, du danger qu'apportent avec elles les matières textiles qui sont expédiées d'Alexandrie à Constantinople. J'ajoute ici ce que je tiens d'un homme qui, en qualité de consul général de France, a fait une longue résidence en Egypte, savoir : qu'un magasin rempli de cotons étant resté fermé quelque temps, l'homme qui l'ouvrit tomba mort. Apoplexie? asphyxie? Ce qui rend douteuses pour moi ces deux suppositions, c'est, d'une part, la cruelle aventure de ces deux soldats d'Orrœus, à qui un moment de sommeil sur des vêtements de pestiférés coûta la vie; c'est, de l'autre, le fait que Mead rapporte sur la foi d'un homme très-digne de la sienne. En 1726, le Caire avait sa peste (cette peste qui enleva le père Sicard. Voy. *Lettres édifiantes*, t. V, p. 295, édit. de Toulouse, 1810). Deux balles de laine furent embarquées au Caire pour Alexandrie. A Alexandrie, deux Turcs qui les ouvrirent pour les mettre à l'air, tombèrent morts, et des oiseaux qui volaient au-dessus d'eux s'abattirent à terre, également frappés de mort. Ce dernier fait rappelle celui de ces deux animaux que Boccace vit périr en quelques secondes. Du reste, des exemples de ces morts si rapides se rencontrent partout. Ce sont des empoisonnements qui tuent comme tuerait la foudre. Voyez sur ce point Valleriola, Duchesne, Mercurialis, Dodoëns, Diemerbroëck, Orrœus, etc. Le vénérable père Raphaël m'a plus d'une fois affirmé qu'en temps de peste, en Syrie, on voyait souvent dans les rues, dans les églises, des hommes tomber tout-à-coup à terre sans vie et sans mouvement. Des accidents semblables ont eu lieu, en 1801, à Xérès de la Frontera, lorsque cette ville fut envahie par la fièvre jaune. Nous verrons plus loin quelles conséquences on doit tirer de là.

La peste est donc endémique en Egypte. Elle y naît du sol. Les sucs qu'il renferme, les effluves qui s'en échappent sont absorbés par les plantes, et respirés par les animaux. L'homme en est tellement saturé, qu'outre les grandes épidémies qui détruisent la population, et que je compare aux incendies violents qu'allume dans des matières combustibles la plus légère étincelle, peut-être n'est-il pas en Egypte un seul jour de l'année, ni même une seule heure où il ne se montre, soit la peste, soit quelques unes de ces maladies qui ont tant d'affinité avec elle, et que je rencontrais, pour ainsi dire, à chaque pas; maladies marquées par des tumeurs au col, aux aisselles, à l'épigastre, aux aines, aux lombes; ou par des vergetures, des taches noires, des charbons, et surtout par leur issue si souvent funeste. N'en accusez ni l'air, ni les eaux, ni les autres conditions naturelles du pays. N'en accusez que l'homme, son ignorance, son entêtement, son fanatisme, sa malpropreté, cet incroyable oubli où il est de lui-même, et qui éclate dans l'insalubrité de ses villes et de ses moindres villages. J'en ai fait ailleurs une peinture trop fidèle pour qu'elle soit jamais démentie par les voyageurs. Là, rapprochant l'Egypte ancienne de l'Egypte moderne, j'ai fait voir que le ciel, la terre, le fleuve, la température étant restés les mêmes; la première l'emportait dans des proportions infinies sur la seconde par le grand système d'hygiène publique qu'elle avait institué, et dont faisait partie l'admirable police qu'elle portait dans les sépultures. Elle ne souffrait pas qu'un atome de matière putrescible fût reçu dans un champ que la main de l'homme pouvait cultiver, où l'homme pouvait planter un arbre et bâtir une demeure. Avait-elle appris qu'un cimetière cultivé ne donne que des produits dangereux? Elle exigeait même qu'avant d'entrer dans les sables qui l'environnaient, ou dans les carrières qu'elle avait creusées, le plus grand comme le plus petit des animaux, depuis le bœuf et le crocodile, jusqu'au rat et la sauterelle, fût altéré, desséché, saponifié par un sel alcalin; car c'est cette sorte de salaison si simple, si expéditive, si peu dispendieuse, et devenue par là si populaire, qui faisait le fond de ce qu'on désigne sous le nom fastueux d'embaumement. A ces soins pour le public, joignez pour le particulier les soins les plus minutieux d'une extrême propreté. Aussi la population de ces premiers temps était-elle, selon le témoignage d'Hérodote, une des plus saines de la terre. Aussi l'ancienne Egypte n'avait-elle jamais connu la peste. Elle ne l'a créée, pour la donner au monde, que cent ans après le renversement d'une police si bien entendue, lorsque le christianisme nouvellement introduit la condamna comme profane, et lorsqu'un faux zèle remplit de cadavres à fleur de terre, et les églises, et les champs voisins, et les maisons particulières, comme le font encore les Coptes d'aujourd'hui. Un des plus sûrs moyens, parmi beaucoup d'autres, de rendre à l'Egypte son ancienne salubrité, serait de recourir à l'ancien usage, ou d'établir un usage équivalent. Méhémet-Ali songeait à s'engager dans une si belle entreprise, plus utile pour l'Egypte, et plus glorieuse pour lui que ne l'ont été ses victoires. Mais des obstacles s'élèvent de partout. L'homme n'a de constance et d'habileté que pour se nuire; et quelque favorable qu'il soit aux intérêts de toutes les nations, il est probable qu'un projet si humain et si digne de ce grand prince ne sera jamais réalisé.

Il est également très-probable qu'en Egypte on a raisonné sur la transmission de la peste, comme on raisonnait tout récemment en France sur celle de la morve. Que des chevaux placés dans certaines conditions, et soumis à certaines influences, deviennent tous morveux; que peut avoir d'étrange, pour l'un plus que pour l'autre, la génération d'une telle maladie? Les causes ayant été communes à tous, l'effet est le même pour tous; et il n'est pas nécessaire de supposer que le second a été rendu malade par le premier, ni le troisième par le second; ainsi de suite pour tout le reste. On ne voit là que succession, ou, si l'on veut, simultanéité, comme pour les fièvres des marais; mais on ne voit ni transmission, ni contagion. Il en est de même, a-t-on dit, pour la peste: car enfin, s'il faut de toute nécessité qu'une première peste ait été spontanée, pourquoi ne le seraient-elles pas toutes? Il faut l'avouer, quelque réels que soient les avantages de l'isolement, il est une multitude de faits qui donneraient à ce raisonnement une grande vraisemblance. Il en est même qui feraient rejeter toute idée de contagion. Un mari bien portant se met au lit à côté de sa femme pestiférée, et ne prend pas la peste; et l'inverse. Une nourrice pestiférée ne rend pas malade l'enfant qu'elle allaite; et l'inverse. Une fille pestiférée déchire de ses dents le sein de sa mère; cette femme, qui avait déjà soigné son mari pestiféré, guérit promptement de la morsure de sa fille, et n'a point la peste. Il y a plus. Une femme grosse qui n'a pas la peste, met au monde un enfant qui a la peste. Je n'ai pas rencontré d'exemple en sens inversé; car, presque toujours, la peste provoque un avortement mortel pour l'enfant et la mère; et cependant un tel exemple peut exister, le propre des épidémies de cette nature étant d'offrir tous les contraires imaginables. Ces étonnantes singularités ne s'expliquent dans aucune hypothèse. Elles font voir seulement quelle est, comme je l'ai déjà dit, l'extrême diversité de nos aptitudes intérieures. Elles feraient penser que s'il est des sujets qui ne prennent pas la peste, il en est qui ne la donnent pas, ainsi que je l'ai vu plus d'une fois pour le typhus des armées. Quoi qu'il en soit, ce qu'on a constaté pour la morve, on n'a constaté pour la peste. Il est aujourd'hui démontré, d'une part, que la morve passe du cheval à l'homme, lequel ne l'aurait pas de lui-même, et que, par inoculation, elle retourne de l'homme au cheval; de l'autre, qu'un cheval morveux, dépaysé, vendu, mêlé à d'autres chevaux très-bien tenus et très-bien portants, sa maladie ne tarde pas à se répandre et à devenir la maladie de tous les autres. J'ajoute que les harnais laissés par un cheval mort de la morve, rendent malades tous ceux qui les portent après lui. Tout de même pour la peste. Ouvrez Massaria, ouvrez presque tous les loïmographes : vous y lirez qu'un premier pestiféré introduit dans une ville, commence par infecter sa propre famille, et que de cette famille, le mal passe à d'autres; tantôt se bornant à un petit nombre d'individus, à un quartier, à une maison, à un étage; tantôt devenant générale; tantôt n'épargnant personne, et tantôt n'affectant que les indigènes, et respectant les étrangers : toujours surprenante par la bizarrerie et la versatilité de ses caprices. Ce qu'on a vu à Vicence, on l'a vu partout, et même en Egypte, dans la dernière peste de 1835. Du reste, ceux qui font sur la spontanéité de toutes les pestes le raisonnement que je combats, conviennent que les vêtements des pestiférés, comme les harnais des chevaux morveux, mis en réserve, vendus, transportés hors de l'Egypte, au-delà de la Méditerranée, à Payas (V. Russel), à Smyrne, à Constantinople, comme ils l'ont été dans l'intérieur de l'Europe, en Pologne, en Allemagne, par des juifs brocanteurs, emportent dans leurs tissus des semences de peste, et que malheur à qui les achète pour s'en servir ! Mais ces semences, d'où viennent-elles? N'est-ce pas des pestiférés? Et que sont-elles? J'oserais presque dire que c'est le pestiféré lui-même, si ce n'est qu'il est encore là plus dangereux peut-être qu'il ne l'était avant de mourir. Et n'est-ce pas aller contre le plus simple bon sens, que d'ôter aux émanations d'un pestiféré le pouvoir de nuire au moment où elles sortent, et de le leur accorder lorsqu'elles en sont depuis longtemps séparées? S'il y avait là quelque différence, ce ne serait que du plus ou moins, et c'est sur quoi il n'est pas permis de disputer. Car, je le répète, que sont-elles? On ne peut nier qu'elles ne soient un venin très-redoutable; mais en quoi consiste ce venin? quelle en est la composition? On l'ignore, et tant qu'une chimie transcendante ne l'aura pas décomposé, n'en aura pas séparé les éléments, n'en aura pas mesuré les proportions dans toutes leurs variétés, j'ose dire qu'on ne hasardera sur ce point que des témérités peut-être aussi funestes que le venin lui-même : et, du reste, pour éclairer complétement une question si obscure et si complexe, il faudrait en pénétrer à la fois les deux termes, savoir : l'intime nature du poison pestilentiel, et les dispositions intérieures de notre économie. Or, par les observations les plus délicates, et par les plus subtils procédés, la médecine et la chimie parviendront-elles jamais jusque-là?

Une dernière réflexion, fondée sur une remarque de Lobb. Supposé qu'en Egypte toutes les pestes soient en effet spontanées, il sera permis de croire qu'il s'y mêle encore quelque ombre de contagion, dans ce sens qu'une première peste sera un auxiliaire qui accélère la seconde, la seconde la troisième, ainsi de suite; accélération d'autant plus rapide que le nombre des pestiférés sera plus grand ; de telle sorte, néanmoins, qu'un sujet tout préparé pour l'avoir, ne l'aura pas, s'il se met scrupuleusement à l'abri de cette sorte de cause impulsive : c'est ce qui prouverait la promptitude avec laquelle un homme qui s'est tenu dans l'isolement prend la peste, dès qu'il communique avec ceux qui l'ont.

Au reste, plus on insistera sur la spontanéité de la peste en Egypte, plus on prouvera qu'il y tient à des causes permanentes, qu'elle y est par conséquent endémique, et plus on donnera de force à une vérité qui n'avait point échappé à la sagacité de Montesquieu, et qui est aujourd'hui reçue dans presque tout l'Orient; savoir, que le foyer principal, et peut-être l'unique foyer de peste qui soit au monde, c'est l'Egypte ; de telle sorte que, quand le reste du monde ne l'aurait pas, l'Egypte l'aurait. Malgré toute son insalubrité, Constantinople n'est qu'un foyer secondaire, où la peste s'affaiblit et s'éteint par degrés, et où elle ne se renouvelle que par celle que l'Egypte lui envoie. A Smyrne, à Thessalonique, on prend peu de souci de la peste qui vient de Constantinople : on tremble dès qu'on apprend qu'elle est en Egypte, et que de moment en moment elle peut arriver. Cette terreur n'est-elle que l'effet d'un préjugé? est-elle le fruit de l'expérience? Pour décider cette question, il ne faudrait faire pour la peste que ce que j'ai fait pour la fièvre jaune. Je veux dire que, pour suivre toute la filiation des pestes, si l'histoire en était complète, il suffirait de rapprocher les lieux et les dates ; et

dans cette longue énumération, qui remonterait jusqu'au milieu du vi⁰ siècle, on aurait toujours quelque raison de présumer que l'Egypte est le point initial. C'est un fait indubitable pour la première de toutes les grandes pestes, celle de 542, laquelle allait, s'avançait dans tous les sens, revenait sur ses pas, se reproduisait, se remontrait çà et là, comme si elle eût renfermé plusieurs pestes en elle-même, ou comme si elle eût laissé derrière elle des germes qui devaient éclater plus tard. Si, dans les époques ultérieures, le vide des traditions ne rompt que trop souvent la chaîne des évènements, cette chaîne semble se renouer, au moins en partie, par les faits que je vais rapporter.

En 1346, la peste est en Egypte, en Turquie, en Grèce, en Syrie.

En 1347, elle est portée par des vaisseaux à Constantinople, en Sicile, à Pise, à Gênes.

En 1348, à Florence, à Venise, dans le nord de l'Italie, en Savoie, en Provence, dans le Dauphiné, dans la Catalogne, dans la Castille.

En 1349, en Hongrie, en Allemagne, en Flandre, en Angleterre, en Danemark, et jusqu'en Islande.

En 1453, elle revient du Nord à Venise.

Dans l'entrelacement de ces pestes nombreuses et cruelles qui, avec les famines et les guerres des xv⁰, xvi⁰ et xviii⁰ siècles, ont à la fois désolé et les villes maritimes, et tout l'intérieur de l'Europe, il est à peu près impossible d'indiquer nettement la marche de chacune d'elles ; et cependant un sentiment presqu'universel leur attribue une origine orientale. Venise était alors dans toute sa splendeur ; elle avait, par son commerce et par ses conquêtes, les relations les plus fréquentes et les plus étendues avec le Levant. La peste la menaçait de partout. Ces relations étaient-elles suspendues par les guerres? point de peste ; étaient-elles rétablies? presqu'aussitôt peste : et c'est principalement contre les provenances de l'Egypte, qu'en 1448 elle fit son bureau de santé, et en 1484, son lazaret. Il suffisait qu'un bâtiment vînt d'Alexandrie, même sous la garantie de ce qu'on appelle patente nette, pour qu'il fût soumis à toute la rigueur des quarantaines. Je reprends.

En 1700 et 1701, la peste est au Caire.

En 1701, elle est à Tripoli de Barbarie. Elle y était venue d'Alexandrie par deux navires, dont l'un, pendant la traversée, avait jeté à la mer 140 morts de peste.

En 1702, elle était à Constantinople, où l'a vue Paul Lucas.

En 1705, elle est en Egypte ; elle va à Constantinople, à Tocat, et dans les environs.

En 1706, elle est dans l'Asie Mineure, à Ereigli, à Tarsous ; elle a été vue dans tous ces lieux par le même voyageur.

Elle est, en même temps, portée à Lemberg, et de Lemberg, à Cracovie. (Actes de Leipsick, an 1710.)

Elle fut deux années à Lemberg ; elle y était donc en 1707.

En 1708, on la voit à Cronstadt. Elle est décrite par Koleser (Lange, édit. de 1784) dans le midi de l'Allemagne, à Augsbourg, où Benza l'a vue; dans la Prusse.

En 1709, elle est à Dantzick, à Hambourg, à Copenhague, dans toutes les villes du Nord. On savait qu'elle était venue de Constantinople, à travers la Pologne.

En 1710, elle paraît à Stockholm (*Rosen-Rosenstein*), puis à Carlscrône ; elle y fut portée par des fugitifs de Livonie.

En 1711, elle est à Reusbourg (Waldschmidt, coll. de Haller, t. v, p. 551) et dans toute l'Allemagne.

En 1718, la peste est au Caire ; elle est à Alep.

En 1719, elle est à Lataquié. De Lataquié à Limasol, en Chypre, une barque française perdit la moitié de son équipage.

En 1720, elle est encore à Alep, puis en Chypre, en Syrie ; et la même année et les deux années suivantes, elle est à Marseille ; et par Marseille, dans une partie de la Provence. Le souvenir de cette peste est encore tout vivant parmi nous.

En 1718, la peste était également à Cronstadt : elle y fut cruelle ; d'où venait-elle ? de l'Égypte ? Cela est fort douteux. Elle y avait été en 1708, je l'ai dit ; et l'y voir renaître de ses propres restes, après dix ans, ne serait pas plus extraordinaire que la réapparition de la peste à Vienne après 33 ans. Vienne l'avait eue en 1679 ; elle l'eut encore en 1712, et c'était la même. Cette nouvelle peste en produisit beaucoup d'autres dans le Holstein, dans le Hanovre, etc. Ce qui m'étonne, je l'avoue, c'est de voir la peste cesser dans une ville qu'elle a une fois ravagée ; mais elle cesse partout, excepté en Égypte : elle y est toujours.

En 1726, 1727, peste au Caire.

En 1728, elle est à Smyrne, à Payas, à Beylan, à Alep.

En 1729, encore à Alep et en Syrie.

En 1730, chez les Albanais, les Bosniens, les Dalmates.

En 1731, peste au Caire.

En 1732, à Saint-Jean-d'Acre, à Naplouse, à Rama.

En 1733, à Alep.

En 1736, peste au Caire ; elle monte à Girgé, à Akmin ; elle est en Chypre.

En 1737, à Smyrne.

En 1738, 1739, en Ukraine, à Odzacow. Elle est décrite par Schreiber.

En 1740, elle est au Caire, à Smyrne ; un navire français la porte d'Alexandrie dans la régence d'Alger.

En 1741, elle continue au Caire ; elle est en Syrie, en Morée, dans l'Archipel, à Zanthe.

En 1742, elle est encore au Caire ; elle y persiste l'année suivante.

En 1743, elle va à Patras, et de Patras à Messine, comme je l'ai dit précédemment. On la revoit cette année à Girgé, à Akmin, à Farshiout.

De 1741 à 1744, elle est à Alep (Russel).

En 1750, elle est au Caire et à Constantinople (Mordach Makenzie).

En 1752 et 1753, à Alger (Dehaën et Paris) ; elle y est apportée par des hadjis (pèlerins).

En 1754, encore au Caire.

En 1755, 1756, 1757, en Transylvanie (Adam Chenot).

En 1757, 1758, grande mortalité au Caire.

En 1758, peste à Alep (Russel).

En 1759, encore peste au Caire, cette fois plus terrible qu'aucune autre. Elle va jusqu'à la fin de juillet. Ce fut la fameuse peste du Corbeau, ainsi appelée parce que tel fut, toute l'année, l'excès de la mortalité, que les corbeaux s'étaient emparés de la ville pour y régner en maîtres.

Dès le mois de décembre suivant, la Syrie fut en proie à une fièvre du plus mauvais caractère : c'était un prélude de peste.

En 1760, véritable peste à Saint-Jean-d'Acre, à Alep, à Damas, qui eut jusqu'à 5,000 morts dans un jour.

Puis en Chypre, à Nicosie, à Larnaca (Mariti). J'ai déjà parlé de cette peste.

En 1762, elle va à Satalié, à Alexandrette ; elle y était encore l'année suivante, 1763.

Et probablement aussi à Constantinople : elle y était en 1764 ; un navire français y avait pris la peste et la portait à Larnaca.

En 1765, un autre navire part d'Alexandrie pour la même ville ; il y arrive, après avoir perdu six hommes, c'est-à-dire presque la moitié de son équipage.

En 1768, toujours peste au Caire.

En 1769 et 1770, elle est à Jassi ; elle va en Transylvanie, en Moldavie, en Valachie (Orrœus).

En 1771, elle est à Smyrne très-cruelle, dit Paris. Les Russes faisaient la guerre aux Turcs ; les dépouilles prises sur l'ennemi répandaient le mal partout. La peste va à Bukarest ; elle y est violente.

Elle gagne Kiow, et enfin Moscou (Orrœus, Samoïlowitz, Mertens).

Elle va de Moscou à Borowik, à Kaluga, à Tula, à Jaroslaw.

Veut-on des faits de détail, moins graves par leurs conséquences, mais en quelque façon plus décisifs ? En 1784, des pèlerins sont amenés d'Alexandrie à Tunis par le capitaine Gantheaume : ils sont admis sans quarantaine ; quelques jours après paraissent à Tunis des fièvres malignes, puis la peste.

En 1785, un navire part de Damiette pour Beyrut. Pendant le voyage, et les premiers jours après l'arrivée, tout l'équipage est mort ; des fièvres malignes, puis la peste elle-même éclatent dans la ville. Cela se passe en avril. En juin, des réfugiés de Beyrut portent la peste en Chypre, à Larnaca. En 1786, la peste désole la Syrie ; en 1787, elle pénètre à Alep.

De 1813 à 1825, la peste n'a pas quitté Alexandrie. En 1818, des pèlerins sont transportés de cette ville à Tanger par un navire anglais ; quelques jours après leur arrivée, la ville a quatre morts de peste ; elle perd ensuite le tiers de ses habitants. La maladie se répandit dans tout l'État de Maroc, et y persista deux années.

Je m'arrête sur ces tristes récits. Je pourrais multiplier ces citations, mais en les multipliant, je ne ferais que reproduire le même fait sous d'autres formes, et je tomberais dans des répétitions fastidieuses. Les répétitions sont, il est vrai, l'âme de l'expérience, et l'expérience est la chose qui persuade le plus : mais quelque persuasives qu'elles soient, les répétitions doivent avoir des limites, surtout dans un article fait pour un Dictionnaire. Que si l'on veut savoir d'où je tiens les détails que je viens de rapporter, je répondrai que mon très-honorable ami M. de Ségur en a puisé une partie dans la correspondance officielle des consuls, et que j'ai pris l'autre, soit dans les écrivains, soit dans les registres de l'état civil tenus au Caire depuis environ deux siècles, par les religieux de la Terre-Sainte : registres qui, malheureusement, ont beaucoup de lacunes. Il serait à souhaiter que les consuls généraux prissent soin d'en laisser de plus parfaits dans leurs archives, et qu'il fût permis aux voyageurs de les consulter.

Il résulte, ce me semble, de ce qui précède, que l'Egypte crée la peste ; qu'après l'avoir créée, elle la donne, et qu'elle l'a donnée assez souvent pour autoriser à croire qu'elle la donnera toujours. Je reconnais sans peine que ces fatales transmissions sont aujourd'hui plus rares que dans les derniers siècles. Le commerce de l'Europe était alors concentré sur la Méditerranée ; le nombre et le mouvement des hommes et des choses y étaient plus grands : les chances de bénéfices et de malheurs plus communes. Par la découverte des deux Indes, une immense diversion s'est opérée ; engagé dans des voies nouvelles, le grand commerce a presque déserté la Méditerranée. D'un autre côté, l'intérieur de l'Europe a pris une assiette plus tranquille, et la guerre un caractère moins opiniâtre et moins féroce. La culture des terres s'est plus étendue ; la police des villes comme celle des vaisseaux est devenue plus parfaite : on a mieux connu tous les avantages de la propreté, de cette vertu qui, dans l'ancienne Egypte, était la beauté par excellence, et qui, pour les peuples modernes, serait l'équivalent de toute civilisation. La peste est donc aujourd'hui moins à redouter que jamais. Il est encore un motif de sécurité que je ne puis taire, tout déplorable qu'il est ; c'est la dépopulation toujours croissante de l'Egypte. Moins elle aura d'hommes, moins elle aura de produits, et moins elle fera d'échanges. Les hommes sont, en effet, la première de toutes les richesses, comme je prenais, il y a quinze ans, la liberté de dire et de l'écrire au vice-roi : car on peut tout dire à ce grand homme ; ce sont les tracasseries de l'Europe qui l'ont empêché de faire le bien. Quoi qu'il en soit, tant que l'Egypte persistera dans l'état où je l'ai vue, tant que les habitants, accablés de maux, excédés de travail et mal nourris, croupiront dans la pourriture et la fange, je soutiens que les relations des peuples avec elle ne seront jamais sans danger ; et que si les Gouvernements européens sont tentés d'introduire dans leurs lois sanitaires quelques unes des modifications que leur propose je ne sais quelle turbulence d'esprit, ils ne doivent le faire qu'avec une extrême réserve. Proportionner le remède au mal, est un devoir ; détruire le remède avant d'avoir détruit le mal, serait le comble de l'imprudence et de l'inhumanité.

Je passe au second point de la définition que j'ai empruntée d'Orrœus. Que la peste soit une maladie pernicieuse, c'est ce dont on a la conviction, si l'on jette les yeux sur les pertes qu'ont faites les populations qu'elle a visitées. Ces pertes dépasseraient toute croyance, si elles n'étaient attestées par des autorités irrécusables : et sans parler des supputations peut-être exagérées des premiers temps, par exemple de la peste de 542, laquelle fit, dit-on, périr à Constantinople jusqu'à 10,000 personnes dans un jour, etc., je citerai celle de 1345, qui enleva à l'Europe le quart de ses habitants ; celle de 1348, dans laquelle Florence perdit 100,000 personnes, Naples 60,000, Sienne 80,000, Gênes 40,000. La petite ville d'Erfort eut 1,500 morts dans un jour. En 1382, Venise en eut 19,000, entre autres

le doge Morosini. Cette peste occupait la Grèce, l'Italie, l'Allemagne, l'Angleterre, la France, l'Espagne ; ici douce, là cruelle, selon Vinario. En 1413, Venise eut 40,000 morts, selon Sanuto : dix ans après, 15,300. En 1450, ce fut le tiers des hommes qui disparut, dans l'Asie, l'Illyrie, la Dalmatie, l'Italie, l'Allemagne. En 1479, l'Italie perdit 36,000 de ses habitants. En 1542, Breslau eut 5,900 morts : en 1575, Vienne en eut 6,000. L'année suivante, 1576, Venise en eut 100,000, entre autres le Titien : on en compta 40,000 dans les provinces. En 1706, Lemberg en eut 50,000. En 1707, Cracovie, 18,000 ; en 1718, 1719, Cronstadt en eut 18.000 ; Alep, 80,000.... Quelle fut la mortalité du Caire en 1759, par la peste du Corbeau ? Mais que dis-je ? et pourquoi insister sur la réalité de ces grands désastres, lorsqu'on les retrouve dans les calamités de Marseille en 1720 et 1721 ; et hier en quelque sorte, au Caire, en 1835 ?

Pour marquer par un dernier trait le caractère pernicieux de la peste, je dois dire que, par les plus insidieuses apparences, elle n'abuse que trop souvent les médecins et les familles ; prenant, comme on l'a déjà vu, le masque des maladies les plus disparates, et ne dépouillant ce masque qu'après un certain nombre de jours, et après un certain nombre de victimes ; cédant ou résistant aux traitements les plus opposés : tantôt faisant désespérer d'un malade mourant qui se sauve ; tantôt, au contraire, inspirant une confiance aveugle sur le sort d'un malade qui semble toucher à la guérison, et qui expire brusquement.

Ce serait ici le lieu d'exposer les symptômes de la peste. De tous les tableaux qu'on en a faits, Dehaën préfère celui qu'a donné Lommius ; et je n'hésite point à reproduire, à son exemple, les paroles de cet exact et élégant écrivain : « Lorsque la peste s'est « emparée d'un malade, elle se déclare par des bu-« bons, qui, sans cause manifeste, s'élèvent derrière « les oreilles, ou sous les aisselles, ou le plus sou-« vent aux aines ; elle se déclare encore avec plus « de certitude par des charbons dans différents points « de l'économie, ou par des exanthèmes pourprés « qui paraissent tout d'un coup ; une fièvre survient, « continue, aiguë, dans laquelle la chaleur, à peine « sensible au dehors, est traversée de temps en temps « par des sensations de froid, tandis qu'à l'intérieur « le malade est brûlé par une ardeur excessive. Il « est triste, désespéré, languissant, abattu, et pressé « d'un assoupissement qu'il ne peut surmonter. In-« certain, troublé comme un homme ivre, il a le re-« gard farouche, l'haleine mauvaise, la respiration pé-« nible, l'appétit détruit, des nausées fréquentes, et « des vomissements tels qu'on ne peut rien se pro-« mettre des meilleurs aliments. Le pouls est petit, « prompt, faible, fréquent, inégal. Les selles ont une « odeur repoussante. L'urine est tantôt jumenteuse, « trouble, crue, épaisse, fétide ; tantôt semblable à « celle d'un homme sain, et ne présentant aucune « mauvaise qualité. Si la fièvre est simple, si elle n'est « point compliquée d'une fièvre putride, elle s'en-« veloppe sous des apparences si obscures, qu'on « ne remarque ni chaleur vive, ni soif, ni dégoût ; « l'urine même ne paraît point altérée ; mais avec si « peu d'apparences alarmantes, le malade a des « défaillances, des vomissements, et une syncope « l'enlève à l'improviste.

« Dans cette fièvre toujours dangereuse, la mort
« est prompte et inévitable, si le cœur étant fort
« oppressé, il ne se montre au dehors ni bubon, ni
« charbon, ou si, après qu'ils ont paru, la ma-
« ladie n'est pas plus légère, ni le malade soulagé.
« C'est encore un signe mortel, si le bubon ou le
« charbon une fois formés, ils rentrent et dispa-
« raissent tout d'un coup; si l'haleine est fétide, les
« extrémités froides; si le malade vomit souvent;
« s'il a des syncopes. »

Lommius termine par ces cruelles illusions que
l'on se fait sur les malades qui vous échappent,
lorsque vous les croyez guéris.

Ce n'est pas tout. Voici les signes et les préludes
de peste, et de peste confirmée :

1° Douleurs vives, lancinantes, aux aines, aux
aisselles, sans fièvre.

2° Faiblesse extrême, vertige, étourdissement,
mal de tête ; et par la suite, céphalalgie violente,
délire phrénétique, puis sopor ou coma.

3° Sentiment de compression dans le cerveau,
comme si cet organe était réduit à un petit volume.

4° Yeux incertains, oscillants, louches, voilés, et
brillants tout ensemble, quelquefois farouches.

5° Langue blanche, quelquefois rayée de noir.

6° Dégoût, nausées.

7° Vomissements.

8° Bubons. Je dis bubons, au pluriel ; car les bubons sont très-souvent multipliés. J'ai compté seize
cicatrices de bubons sur une jeune fille du Liban.

9° Charbon.

10° Pétéchies ou vergetures.

11° Fièvre.

12° Pustules noires ; — et mort.

J'y joins : démarche chancelante, comme celle
d'un homme ivre. Ce seul signe fait quelquefois reconnaître un pestiféré dans les rues du Caire. Je sais
par ma propre expérience qu'il est alors impossible
de régler ses mouvements.

Et ne croyez pas que les choses suivent toujours
cet ordre, et que le mouvement fébrile entre nécessairement dans la maladie. Non. On voit souvent :
éruption de petits charbons, sans douleur et sans
fièvre; — bubon indolent, sans fièvre, sans autre
altération ; — bubons douloureux, qui se dissipent
sans suite funeste; — bubons indolents et fièvre ;
— bubons douloureux et fièvre; — fièvre, charbon ;
— bubons, fièvre, pétéchies, charbon ; — fièvre,
sans bubons, sans charbon, et mort; — fièvre,
mort, après quoi bubon ; — fièvre, mort, après
quoi pétéchies ; — fièvre, pétéchies, charbon ,
mort, après quoi bubon.

De là, plusieurs conséquences :

1° Dans une ville liée avec le Levant par le commerce, et des vaisseaux venant d'arriver, si vous
voyez quelques morts subites, quelques fièvres mortelles en vingt-quatre ou quarante-huit heures, ou
quelques maladies de nature pestilentielle; si, outre
cela, il se trouve dans la ville des personnes qui
aient eu la peste, qui aient des cicatrices de bubons,
et qui ressentent des douleurs dans ces cicatrices,
comme les ressentait Fabrice de Hilden, comme
les observait Vandermye, comme les éprouvait
Louis Franck, etc., prenez garde : la peste va paraître, ou plutôt, elle est déjà dans la ville.

2° Quant à l'incubation, c'est-à-dire quant au
temps qui se passe entre l'introduction du miasme
pestilentiel et le moment où la peste se déclare,
c'est une question qu'on agite et qui n'est pas encore
résolue. Ce qu'il y a d'étrange, c'est que les hommes
qui rejettent la contagion, admettent l'incubation ;
faisant ainsi d'une dispute de choses une dispute de
mots, ou l'inverse. Quoi qu'il en soit, il est clair que
pour ceux qui tombent morts avant d'être malades,
ce temps est égal à zéro. Ce temps va de zéro à
quelques minutes, à quelques heures, à un, deux,
trois, quatre, cinq, six, sept, huit, dix, douze et
quinze jours, pour ceux qui, ayant reçu le germe,
deviennent malades après des révolutions correspondantes de minutes, d'heures ou de jours. Sur ce
point donc, rien de régulier, de constant, d'absolu ;
tout est subordonné à deux choses que l'on ne connaît pas : à l'activité du miasme, et aux aptitudes
actuelles de l'économie. Sans parler des longues in-
cubations que l'on trouve dans Evagrius, dans
Massaria, dans Diemerbroëck, dans Schnurrer, je
me bornerai au fait suivant. En 1819, un jeune
Suédois vint d'Alexandrie à Marseille ; il entra au
Lazaret ; il y eut la peste et n'en sortit qu'après sa
guérison. Or, à cette époque, on n'avait point de
bateau à vapeur, et le voyage d'Egypte en France ne
prenait guère moins de trente jours. J'ai vu à la
hauteur de Candie un navire parti d'Alexandrie
depuis un mois ; il n'avait fait que cent lieues.

Si la durée de l'incubation est variable, celle
d'une peste individuelle, celle d'une épidémie de
peste importée, ne le sont pas moins. La première
de toutes les grandes pestes, celle de 542, a duré,
je l'ai dit, 52 ans; mais dans les temps modernes,
cette durée n'excède presque jamais deux ou trois
années; telle a été celle de Marseille, et celle que
j'ai vue en Syrie en 1829. Quant au traitement, je
n'en parlerai que pour avertir qu'il n'en est point
que l'on puisse proposer d'une manière générale.
Chaque peste individuelle, et chaque épidémie a un
caractère propre qui veut un traitement spécial ; et
ce traitement doit être toujours fort simple ; car, selon la remarque de Freitag, rien dans la peste n'est
plus pestilentiel qu'une multitude de remèdes. Au
reste, c'est dans la peste aussi bien que dans les
grandes épidemies qu'il importe, comme le recommande Hippocrate, de prendre en considération
l'état où se trouve l'économie, lorsqu'elle est saisie
de la peste. C'est sur la diversité de ces états que Paris
a fondé les distinctions qu'il établit entre les pestes.
Il en admet huit espèces : bénigne, interne, putride,
nerveuse, bilieuse, sanguine. Il y joint une peste intermittente, espèce que j'ai vue à Barcelone, en
1821, dans la fièvre jaune ; puis une peste causée
ou aggravée par les passions tristes. De son côté,
Freitag a observé dans la peste de 1634 à Ratisbonne,
que les sujets cachectiques avaient des charbons ;
les lymphatiques, des bubons et des parotides ; les
bilieux, des érysipèles, des pétéchies, des papules
pleines d'ichor. Un seul individu a eu à la fois parotides, bubons, charbons, pétéchies et pustules.
Les jeunes sujets prophétisaient comme dans le
causus d'Arétée.

Je ne parle point des maladies secondaires, ni des
ouvertures, lesquelles ne montrent que des effets
sans rien apprendre sur les causes, ni sur le traitement. Je ne dis rien non plus des mesures qu'il im-

porte aux Gouvernements d'adopter pour préserver les peuples de la peste. (V. *Prophylaxie*, *Quarantaines*, etc.)

P. S. Cet article n'est qu'une très-faible esquisse d'une histoire de la peste. Cette histoire serait inépuisable, bien que très-uniforme. Pariset,

Secrétaire perpétuel de l'Académie de Médecine ; membre de l'Institut, Académie des Sciences.

PESTILENTIEL (*méd.*), adj., se dit des choses qui ont rapport à la peste. On a donné vulgairement à la peste le nom de maladie pestilentielle, par analogie à quelques maladies réputées contagieuses. (V. *Peste* et *Contagion*.)

PÉTÉCHIAL (*path.*), adj., qui a rapport aux pétéchies. On a donné le nom de fièvre pétéchiale à des affections typhoïdes, parce qu'elles sont accompagnées d'une éruption de pétéchies. On désigne souvent ce dernier symptôme sous le nom d'éruption pétéchiale.

PÉTÉCHIE (*path.*), s. f., mot créé par les Italiens, *petechia*, chose petite, mesquine. On s'accorde aujourd'hui à désigner sous ce nom de petits épanchements sous-épidermatiques, de forme arrondie, dont la coloration rouge ne disparaît pas sous la pression du doigt, et qui se manifestent dans certaines fièvres graves et de mauvaise nature : le typhus, la peste, quelques rougeoles ou varioles graves, etc. Quant aux taches rosées lenticulaires, pâlissant sous la pression du doigt, qui se rencontrent dans la fièvre typhoïde, ce ne sont pas là de véritables pétéchies. Les ecchymoses plus larges et moins régulières du scorbut et du purpura forment aussi une catégorie à part. La pétéchie est donc, je le répète, la petite ecchymose qui se montre dans les fièvres de mauvais caractère ; tel est le sens restreint que les pathologistes lui donnent aujourd'hui.   E. B.

PETIT-CHÊNE (*bot.*), s. m. (V. *Germandrée*.)

PETIT-LAIT (*mat. méd.*), s. m. C'est le serum du lait. (V. *Lait*.)

PETITE-VÉROLE (*méd.*), s. f. (V. *Variole*.)

PÉTRÉ, ÉE, ou **PÉTREUX, EUSE** (*anat.*), adj., du grec *pétros*, pierre. On donne à la portion du temporal que l'on nomme le rocher, ou portion dure de cet os, et qui contient l'oreille interne, le nom d'apophyse pétreuse ou d'os pétreux ou pétré. (V. *Temporal*.)

PÉTREUX (Sinus) (*anat.*), s. m. On donne ce nom à quatre sinus ou veines de la dure-mère. (V. ce mot et *Sinus*.)

PÉTROLE (*mat. méd.*), s. m., *petroleum*, du grec *petros*, pierre, et *élaion*, huile, huile de pierre. On donne ce nom à des huiles volatiles que l'on extrait du bitume minéral. Il existe aussi des mines de pétrole. (V. *Naphthe*.)

PÉTRO-OCCIPITAL (*anat.*), adj. On donne ce nom à la suture qui unit l'occipital à la portion dure ou pétrée du temporal. La suture du sphénoïde avec le même os est nommée *pétro-sphénoïdal*.

PEUPLIER (*mat. méd.*), s. m., *populus*. On donne ce nom à un genre d'arbres de la famille des Amentacées, dont les individus sont très-abondants dans nos climats. Nous ne décrirons pas ici les diverses espèces de cet arbre si connu ; nous rappellerons seulement celles qui, par leurs propriétés,

présentent quelqu'intérêt en médecine. En tête, nous mentionnerons l'espèce la plus usitée.

Populus nigra, peuplier noir, peuplier franc. Cet arbre est indigène à la France et à une grande partie de l'Europe ; il croît dans les bois et le long des ruisseaux ; il est plus recherché que le peuplier d'Italie, à cause de la bonté de son bois. Ce sont les bourgeons de cet arbre qui sont employés en médecine sous le nom de bourgeons de peuplier ; on les recueille au printemps, et on les conserve dans la graisse jusqu'à ce que les autres végétaux propres à faire l'onguent populéum soient en floraison. On préparait aussi, avec ces bourgeons, une teinture alcoolique qui était employée en fusion dans le rhumatisme, et même contre la phthisie pulmonaire. L'analyse des bourgeons du peuplier a fait reconnaître qu'ils contenaient une huile essentielle odorante, une matière résineuse, de l'acide gallique, de l'acide malique, une matière grasse particulière, de l'albumine, des sels, et notamment du phosphate de chaux, de l'eau de végétation et un extrait gommeux.

Le peuplier blanc, *populus alba*, préau, ainsi nommé parce que ses feuilles sont blanches en dessous, est aussi très-commun dans nos climats. Les anciens le consacraient à Hercule ; son bois est tendre et sert à faire les nattes, des chapeaux et des objets de vannerie. M. le docteur Cottereau dit que ses feuilles sont un fébrifuge assez actif ; il a présenté, en 1835, un Mémoire sur ce sujet à l'Académie des sciences.

Nous ne citons le peuplier-baumier, *populus balsamifera*, originaire de la Sibérie et de l'Amérique Septentrionale, que parce que les Russes des bords de l'Irkutz font, dit-on, infuser ses bourgeons dans de l'alcool et en retirent, par distillation, une liqueur qui leur paraît agréable, et qu'ils emploient contre le scorbut et les rhumatismes ; ils le regardent aussi comme diurétique.

Quant au peuplier d'Italie ou de Constantinople, *populus fastigiata*, qui est cet bel arbre pyramidal que l'on rencontre le long des promenades, des canaux et des rivières, il est, jusqu'à ce jour, sans usage en médecine, et on ne le cultive que pour son bois, dont la croissance est très-rapide.

J.-P. Beaudé.

PEUR (*physiol.*), s. f. La peur a été classée, par les physiologistes, parmi les passions ; elle a sa source dans le sentiment de conservation. Inhérente à chaque être vivant, son action est plus puissante chez les animaux que chez l'homme, en effet est souvent soudain et presque toujours irrésistible ; elle agit avec plus d'action chez les personnes faibles, chez les enfants, chez celles dont l'intelligence est peu développée. L'imitation, l'exemple, agissent aussi d'une manière funeste pour développer la peur. Qui n'a vu avec quelle facilité ce sentiment se communique, comme par un mouvement électrique, dans une grande assemblée, à la foule ? Il s'accroît toujours plus par l'éloignement du danger que par son aspect : tel qui sentira renaître son courage à la présence d'un danger réel, fuira lorsque ce danger ne lui sera représenté que par son imagination. L'état de santé agit sur la facilité avec laquelle se développe ce sentiment : on sait que l'homme est plus accessible à la peur lorsqu'il éprouve quelque dérangement dans les fonctions digestives, dans l'état du ventre. Le jeûne, l'absence de la lumière favorisent la peur : tel est brave au grand jour, qui tremble dans l'obscurité. Quel est le militaire qui ne connaît l'effet des attaques de nuit? La peur peut être vaincue par le raisonnement, par l'habitude, et ce fait justifie ce mot de Caton, qui disait que le courage s'apprenait. Il est cependant des organisations malheureuses qui ne peuvent vaincre ce sentiment, et tous les peuples guerriers ont regardé comme honteux et dégradant, car il paralyse les forces, il anéantit le raisonnement. La peur, pour le Spartiate, pour le Gaulois, pour le Germain, c'est l'infamie. L'histoire est pleine de ces récits dans lesquels on voit des armées défaites se jeter dans un péril certain pour fuir les chances d'un combat qui pouvait peut-être encore les sauver. On a vu le sentiment de la peur porter ceux qui en étaient atteints jusqu'au suicide, tant cette passion anéantit toute action morale : elle peut porter à la cruauté et à l'oubli de tout devoir, au plus affreux égoïsme enfin.

Comme effet physiologique, la peur détermine la pâleur du visage et une crispation des muscles de cette partie; un mouvement spasmodique des muscles du corps, le tremblement, des contractions plus rapides du cœur, avec petitesse du pouls ; elle a même une action sur le canal intestinal, et elle détermine un relâchement des sphincters : on connaît cette plaisanterie militaire sur l'effet d'un premier coup de canon. Poussés à l'extrême, les effets de la peur peuvent devenir funestes et déterminer des affections cérébrales graves, auxquelles on a souvent vu les malades succomber. Chez les femmes grosses, la peur détermine souvent l'avortement ; c'est ce que l'on nomme un saisissement: aussi faut-il éviter de provoquer ce sentiment, surtout d'une manière soudaine, chez les femmes et les enfants, chez les individus faibles et valétudinaires. Aux enfants surtout, il faut éviter de conter des histoires de voleurs, de sorcellerie, qui défrayent si souvent dans les campagnes les longues veillées d'hiver, mais qui agissant avec force sur ces jeunes imaginations, rendent les enfants impressionnables à tous les sentiments de la peur, leur font redouter l'obscurité et trembler d'effroi au moindre évènement. Indépendamment du danger que cet état peut présenter pour leur santé, leur énergie morale est souvent compromise pour toute leur vie, et ce n'est que par les plus grands efforts de raisonnement que les plus intelligents et les plus courageux peuvent se débarrasser de ces terreurs imaginaires.

Poussée à un point extrême, la peur prend le nom de panophobie, elle devient une véritable maladie; ceux qui en sont affectés tremblent dans l'obscurité sans le moindre motif, ils redoutent la nuit et l'isolement ; dans leur sommeil, ils sont souvent poursuivis par des rêves pénibles et douloureux, dans lesquels il leur semble toujours qu'ils courent les plus grands dangers. Quelquefois cet état a conduit à l'aliénation mentale, d'autres fois il est précurseur de certaines maladies nerveuses ; on a remarqué qu'il précède ordinairement l'hydrophobie.

Pour combattre cette affection chez les enfants ou les personnes qui en sont affectées, il faut plus agir par le raisonnement, par l'exemple et la douceur, que par les menaces et les punitions, qui ont presque toujours un effet plutôt funeste qu'utile. Il faut éviter de laisser les enfants seuls dans l'obscurité, cesser d'agir sur leur imagination d'une ma-

nière fâcheuse, les engager, par l'exemple et la persuasion, à aller eux-mêmes au-devant du danger imaginaire qu'ils redoutent. Le ridicule et la honte sont aussi des moyens dont on pourra user, mais avec ménagement : car il faut éviter de trop les humilier aux yeux des autres ; il faut donner à ces enfants des forces pour vaincre un sentiment toujours involontaire à cet âge, et qui, à une autre époque de la vie, mérite au moins de la compassion.

Toutes les causes qui excitent l'économie rendent moins accessible à la peur: ainsi un bon repas, des boissons alcooliques prises avec modération; les exhortations, l'exemple, sont aussi d'un grand empire. Telle armée a vu s'accroître son courage et n'a dû la victoire qu'à un mot heureux, qu'à la présence d'un général.

Ainsi que toutes les passions, la peur est susceptible de divers degrés ; depuis l'appréhension, la crainte, jusqu'à la terreur, combien de nuances diverses! Ici elle est prudence, et son absence serait témérité; là elle est lâcheté, et sa conséquence, dans certaines positions, est le déshonneur et l'infamie. Ces divers degrés d'un sentiment qui est le même pour le physiologiste, ne peuvent être considérés comme analogues pour le moraliste ; car ce serait confondre ce qui est bon avec ce qui est mauvais, ce qui est sage et honorable avec ce qui est honteux et infâme. L'histoire physiologique et morale de l'homme est toute dans ces appréciations des tendances d'un même sentiment qui, dans de justes bornes, est une bonne action, et, qui, au-delà, est condamnable et devient souvent un crime ; c'est au philosophe et au moraliste qu'il appartient de poser les limites : sur ces bases repose l'édifice social. J.-P. BÉAUDE,

PHAGÉDÉNIQUE (chir.), adj. et s., du grec phagédœna, faim dévorante, dérivé de phagó, je mange. On donne ce nom à des ulcérations qui rongent et corrodent les parties voisines; on dit alors un ulcère phagédénique. — On donne le nom d'eau phagédénique à une solution qui a pour objet de détruire les chairs fongueuses : cette eau se compose avec deux grammes de sublimé corrosif (deutochlorure de mercure) en solution dans une quantité d'eau suffisante, que l'on mélange avec une livre d'eau de chaux. Lorsque l'on veut rendre cette eau plus active, on peut augmenter la proportion du sublimé. J. B.

PHALANGE (anat.), s. m. On donne ce nom aux os qui forment les doigts et les orteils. Ils sont au nombre de trois pour chaque doigt et orteil, et seulement de deux pour les pouces et les gros orteils ; on les désigne par leur numéro d'ordre de première, seconde et troisième phalange, en comptant depuis la main et le pied. Chaussier avait proposé de les nommer, dans le même ordre, phalange, phalangine et phalangette. (V. Doigt et Orteil.)

PHALANGOSE (path.), s. f. On donne ce nom à une maladie des paupières qui est une variété du trichiasis. (V. ce mot.)

PHARMACEUTIQUE (pharm.), adj. et s. Se dit des choses qui ont rapport à la pharmacie. (V. ce mot.)

PHARMACIE, s. f., du grec pharmakia. C'est l'art de préparer les médicaments, ou la profession de celui qui exerce cet art; nous la considérerons sous ce double point de vue dans cet article.

Recueillir un petit nombre de simples, s'en servir pour préparer quelques breuvages et quelques topiques, tels ont dû être sans doute les modestes commencements de la pharmacie. Dans ces temps primitifs, elle était confondue avec l'art médical; on trouvait tout naturel que le sage qui conseillait le remède le préparât et l'appliquât.

Plus tard, la thérapeutique venant à se compliquer de médicaments tirés de contrées lointaines, on vit se former des magasins de drogues, ou ce qu'on appelait alors des boutiques d'apothicairerie. D'après M. Hoëfer, ce sont les Arabes qui, les premiers, ont donné à ces pharmacies des règlements particuliers et en ont fait un art distinct de la médecine.

En France, dans le moyen âge, le commerce des médicaments paraît avoir été confondu avec celui de l'épicerie, les deux professions ayant été réunies dans la même corporation; cependant, si on voulait faire des recherches exactes, on trouverait probablement qu'il existait alors dans notre pays quelque chose d'analogue à ce qu'on voit encore en Angleterre, où deux ordres de praticiens livrent des médicaments au public : les uns, sous le nom de droguistes, exercent leur profession d'une manière complètement libre et vendent principalement les drogues simples et les préparations officinales ; les autres sont les chirurgiens-apothicaires : ils exécutent les prescriptions magistrales des docteurs et exercent eux-mêmes auprès des malades ; les derniers sont, en général, pourvus de brevets de capacité.

Chez nous aussi, et à une époque encore assez rapprochée, on a vu le public venir demander aux pharmaciens des services de garde-malade et certaines opérations de petite chirurgie ; quelques uns d'entre eux tenaient ouvertement chez eux bureau de consultations, et gagnaient ainsi de grandes fortunes, tandis que les médecins songeassent à les inquiéter. Cependant, dès lors, un état de choses plus régulier tendait à s'établir : d'une part, de l'autorité éclairée des parlements émanaient des règlements qui fixaient mieux les limites de la profession ; de l'autre, la pharmacie, qui concentrait presque à elle seule, dans ses laboratoires, le monopole des connaissances chimiques, avait produit des savants illustres, dont la position et l'exemple inspiraient à leurs confrères le sentiment de la véritable dignité de la profession, en même temps qu'ils la faisaient respecter davantage au dehors.

Une loi de germinal an XI a donné à la pharmacie son organisation actuelle, qui consiste tout entière dans certaines conditions d'aptitude et de surveillance que nous allons faire connaître.

La pharmacie ne peut être exercée avant l'âge de vingt-cinq ans accomplis, sauf les cas particuliers pour lesquels le Ministre de l'instruction publique accorde des dispenses d'âge ; le pharmacien doit être muni d'un diplôme, qui ne se donne qu'après avoir passé, d'une manière satisfaisante, quatre examens sur la pharmacie et les sciences accessoires, soit devant les écoles spéciales placées à Paris, Montpellier et Strasbourg, soit devant un jury départemental. Les diplômes délivrés par les écoles spéciales donnent le droit d'exercer par tout le royaume; ceux émanés des jurys ne sont valables que pour le département dans lequel ils ont été accordés.

Les aspirants au diplôme doivent prouver qu'ils ont résidé huit années, comme élèves, dans des pharmacies légalement établies, ou bien qu'avec trois années de résidence dans les pharmacies ils ont suivi assidûment, pendant trois autres années, les cours d'une école spéciale. Une ordonnance récente a agrégé ces écoles à l'Université, et exigé des aspirants au titre de pharmacien le diplôme de bachelier ès-lettres.

L'exercice de la pharmacie est, en outre, assujetti à certaines conditions légales : le pharmacien, avant d'ouvrir ou de gérer une officine, doit déposer son diplôme entre les mains du préfet du département, à Paris du préfet de police, et prêter serment devant ces magistrats. Il doit suivre, pour la préparation des médicaments officinaux, les règles posées par un *codex* rédigé par une commission nommée par le Gouvernement, et dont le travail est officiellement publié par lui ; enfin, les pharmacies doivent être visitées et inspectées chaque année, soit par les professeurs des écoles, soit par les membres des jurys d'examen.

Nous n'aurions pas fait connaître suffisamment ce qu'est actuellement la pharmacie en France, si, après avoir indiqué son organisation légale, nous ne disons quelques mots des conditions morales de son existence.

L'exercice de la pharmacie exige des connaissances étendues dans les sciences naturelles, physiques et chimiques. Elles sont nécessitées, non-seulement par l'obligation de reconnaître les substances médicamenteuses diverses, d'éviter leur confusion, de signaler les altérations, les fraudes dont elles sont souvent l'objet, de prévenir, de diriger les réactions qui s'opèrent dans les divers mélanges officinaux ou magistraux ; mais le pharmacien n'est pas seulement, comme on l'a dit dernièrement dans une de nos chambres législatives, un *marchand de médicaments;* son diplôme, le serment qu'il prête, lui donnent un caractère semi-officiel, qui le fait souvent appeler à des expertises judiciaires de la nature la plus délicate, et qui exige des connaissances étendues et le jugement le plus droit.

Des habitudes d'une religieuse exactitude ne sont pas moins nécessaires ici ; non-seulement le pharmacien ne doit épargner aucun soin, aucune dépense, pour la préparation des médicaments qu'il délivre au public, mais il est une sorte d'arbitraire contre lequel il doit d'autant plus se prémunir, qu'il pourrait se croire fondé à l'exercer sur les motifs les plus honorables ; c'est celui qui le porterait à réformer la composition de certains médicaments qui lui sont demandés, et dont les formules, il faut bien le dire, touchent quelquefois à l'absurde ; cependant, là aussi, le mieux est souvent l'ennemi du bien, et, à moins qu'il n'y ait impossibilité ou danger évident, ces formules doivent être minutieusement exécutées.

Ajoutons, au surplus, que la pratique de la pharmacie présente, de plus en plus, des difficultés extrêmes ; que, placé entre des lois rigoureuses, un public exigeant, obligé de résoudre en vue de l'intérêt et des besoins du malade une foule de cas fortuits qui engagent sa responsabilité légale ou sa conscience d'honnête homme, c'est surtout par la *prudence* que le pharmacien peut espérer se placer avec honneur dans sa profession.   V<small>ÉE</small>.

PHARMACIEN (*pharm.*), s. m., celui qui exerce la pharmacie. (V. ce mot.)

PHARMACOLOGIE (*pharm.*), s. f., du grec *pharmacon*, médicament, et de *logos*, discours. On désigne sous ce nom tout ce qui concerne la science de la pharmacie.

PHARMACOPÉE (*pharm.*), s. f., de *pharmacon*, médicament, et de *poïein*, faire. Ce mot, qui est synonyme de *codex*, sert à désigner un traité réunissant la collection de toutes les préparations médicamenteuses usitées dans un pays ; ainsi on dit la pharmacopée de Londres, d'Edimbourg. Pour la France, on dit *codex*. (V. ce mot.)

PHARMACOPOLE (*pharm.*), s. m, On donne ce nom à un vendeur de drogues, à un charlatan.

PHARYNGÉE, PHARYNGIEN (*anat.*), adj., qui a rapport au pharynx. Il existe deux artères pharyngiennes : une qui naît de la maxillaire interne, et qui a reçu le nom de *pharyngienne supérieure* ; elle se détache de la maxillaire interne au niveau de la fosse zygomatique, passe par le conduit ptérygo-palatin, et va se distribuer au pharynx et à la partie correspondante de la trompe d'Eustache. La *pharyngienne inférieure* naît de la carotide externe, au niveau de l'artère faciale ; elle monte le long de la partie latérale et postérieure du pharynx, et se divise en deux branches, l'une *pharyngienne* proprement dite, et l'autre méningée, qui se distribue à la dure-mère.—*Nerf pharyngien*. Il est fourni par le nerf pneumo-gastrique ; il descend derrière l'artère carotide, communique avec le nerf glosso-pharyngien, et se partage, au niveau du muscle constricteur du pharynx, en une multitude de filets qui s'anastomosent avec des filets du nerf glosso-pharyngien et du nerf laryngé supérieur du premier ganglion cervical ; il forme ainsi un lacis nerveux qui a reçu le nom de *plexus pharyngien*. Ce plexus envoie de nombreuses ramifications au pharynx.　J. B.

PHARYNGÉE (Angine). (V. *Angine* et *Pharynx.*)

PHARYNGIEN. (V. *Pharyngée.*)

PHARYNGITE (*pathol.*), s. f. C'est l'inflammation du pharynx. (V. *Angine* et *Pharynx.*)

PHARYNGO-STAPHYLIN (*anat.*), s. m. On désigne sous ce nom, ou sous celui de palato-staphylin, un muscle qui, du bord postérieur de la voûte palatine, s'étend au pilier postérieur du voile du palais et à la partie postérieure et supérieure du cartilage thyroïde.

PHARYNGOTOME (*chir.*), s. m. On donne ce nom à un instrument inventé par J.-L. Petit, et qui est destiné à ouvrir les abcès du pharynx ou des amygdales ; c'est une lame un peu courbe, terminée par une pointe de lancette, et qui se meut dans un étui d'argent ouvert à ses deux extrémités. L'opération que l'on pratique avec cet instrument se nomme *pharyngotomie*.

PHARYNGOTOMIE (*chir.*), s. m. (V. *Pharyngotome* et *Pharynx.*)

PHARYNX (*anat.*), s. m., du grec *pharynx*. Ce mot, emprunté aux Grecs, exprime le sac musculo-membraneux qui constitue l'arrière-bouche, et sert comme de vestibule à l'œsophage.

Le pharynx forme une cavité située en arrière du voile du palais. Sa surface présente une paroi antérieure où se trouvent les orifices postérieurs des fosses nasales, la face postérieure du voile du palais, la luette, l'ouverture buccale postérieure, la base de la langue, l'épiglotte et l'entrée du larynx. Les parois latérales, étroites et allongées, présentent, à leur partie supérieure, l'abouchement de la trompe d'Eustache ; la paroi postérieure, large, concave, se voit parfaitement bien quand la bouche est largement ouverte, et répond à la face antérieure de la portion cervicale de la colonne vertébrale. La paroi postérieure est appliquée sur l'apophyse basilaire de l'occipital ; et enfin la partie inférieure se continue avec l'œsophage.

Le pharynx est, avons-nous dit, un sac musculo-membraneux ; il entre donc dans sa structure des muscles et une membrane, laquelle est de nature muqueuse. Les muscles constituent de larges expansions divisées en trois faisceaux principaux qui, en raison de leurs fonctions, sont nommés *constricteurs*, et distingués, par rapport à leur situation respective, en *supérieur, moyen,* et *inférieur*. En avant, ces muscles tapissés par une muqueuse qui présente les mêmes caractères que celle de la bouche dont elle est la suite. Elle forme un tout non interrompu avec cette dernière, celle des fosses nasales, du pharynx et de l'œsophage. On y voit un grand nombre de glandules mucipares.

Le pharynx joue un grand rôle dans la déglutition des aliments, au moyen de ses muscles constricteurs qui saisissent le bol alimentaire et le jettent, par une sorte de secousse convulsive, dans le canal œsophagien par lequel il descend dans l'estomac.

PHARYNX (Maladies du). — Les maladies qui affectent le pharynx frappent particulièrement sa membrane muqueuse.

1° *Pharyngite*. — Elle se développe dans les mêmes conditions que l'*angine* ordinaire (V. ce mot). On distingue celle qui occupe la partie supérieure du pharynx visible au fond de la bouche, de celle qui se dérobe à la vue et est située inférieurement sur les limites de l'œsophage. La première (*angine pharyngée supérieure* de M. Chomel) est surtout caractérisée par un sentiment de cuisson, d'ardeur, avec sécheresse au fond de la gorge. A l'inspection, on voit la paroi postérieure du pharynx d'un rouge vif, luisante et enduite de mucosités dont la présence provoque à chaque instant des crachements pénibles. La déglutition est gênée, et les boissons sont quelquefois rendues par le nez. Dans l'angine *pharyngée inférieure* (Chomel), les symptômes sont les mêmes, seulement le siège est situé plus bas ; ils ont lieu vers la partie supérieure du cou : ici la déglutition est des plus difficiles et des plus douloureuses. Cette inflammation se termine ordinairement par résolution dans l'espace de quelques jours à un ou deux septenaires. Quelquefois il se forme sous la muqueuse de petits abcès qui s'ouvrent d'eux-mêmes.

La pharyngite complique souvent les autres sortes d'angines, et notamment l'amygdalite ou *angine tonsillaire* et l'*épiglottite*, étudiées dans ces derniers temps par M. Dezeimeris (*Journ. l'Expér.*, nov. 1839).

Le traitement est celui de l'angine ordinaire ;

nous ne répéterons donc pas ce qui a déjà été dit à cet égard.

2° *Pharyngite couenneuse.* Dans la diphtérite ou angine couenneuse, et dans le croup, on voit souvent la maladie débuter par des bandes de fausses membranes étendues sur les amygdales et sur le pharynx, et qui ensuite descendent dans les voies aériennes.

3° *Abcès rétro-pharyngiens.* M. Mondière, dont la science déplore la perte récente, a fait connaître, il y a deux ans (janvier 1842), une variété d'abcès aigus qui se forment derrière la couche musculeuse du pharynx, et dont il n'existait que quelques observations isolées. Ces abcès s'annoncent par de la douleur, de la gêne dans la déglutition, et autres symptômes de l'angine pharyngée ; puis viennent les battements et les signes ordinaires qui accompagnent la suppuration ; il y a empâtement du cou appréciable extérieurement, et à l'intérieur saillie très-prononcée de la paroi postérieure du pharynx, reconnaissable à la vue et au doigt. L'indication bien formelle est ici, quant les antiphlogistiques n'ont pu prévenir la suppuration, d'ouvrir l'abcès aussitôt qu'il est formé. C'est ce que l'on fait, soit avec un pharyngotome, soit, dans les cas urgents, avec un manche de cuiller ou un couteau ordinaire rond ou pointu, environné de linge jusqu'à quelques lignes de son extrémité. Si le pus se portait au dehors, il faudrait ouvrir sur les côtés du cou (*Journ. des conn. méd. prat.*, avril 1843).

4° *Ulcérations.* Dans les cas d'affections syphilitiques consécutives, le pharynx est souvent atteint d'ulcérations caractéristiques. (V. *Syphilis.*)

Le pharynx est quelquefois le siège d'abcès chroniques venant d'une affection tuberculeuse ou carie des premières vertèbres, de polypes, etc., dont l'histoire n'offre rien de particulier que la région dans laquelle se montrent ces désordres.

J.-P. Beaude.

PHÉNOMÈNE (*phys. et path.*), s. m., du grec *phainomai*, je parais. Dans la science, on donne ce nom à tout effet appréciable pour nos sens ; on l'emploie également et plus spécialement dans le langage usuel pour désigner tout effet extraordinaire. En médecine, le mot phénomène indique toutes les espèces de modifications que peuvent éprouver nos organes, soit en état de santé, soit dans la maladie. Ce mot, dans ce dernier cas, est toujours synonyme de signes, de symptômes, suivant la valeur du phénomène observé. J. B.

PHILTRE (*pharm.*), s. m., *philtrum*, du grec *phileô*, j'aime. On a donné ce nom à un breuvage que l'on croyait propre à se faire aimer. Il est inutile de dire que de semblables préparations n'ont jamais pu exister que pour les dupes et les charlatans.

PHIMOSIS (*chir.*), s. m. (V. *Pénis*, maladie du.)

PHLÉBITE (*méd.*), s. f. C'est l'inflammation des veines. (V. *Veines*, maladies des.)

PHLÉBOTOMIE (*chir.*), s. f. On donne ce nom à la *saignée*. (V. ce mot.)

PHLEGMASIE (*path.*), s. f. C'est le synonyme d'inflammation. On dit la phlegmasie du poumon, du foie, du cerveau, etc., pour désigner l'inflamma-

tion de ces organes. Les phlegmasies, comme on le voit, jouent un très-grand rôle dans la médecine, et elles forment une classe de maladies très-nombreuses. Les phlegmasies chroniques sont les inflammations des organes passées au type chronique. Elles sont très-fréquentes et d'un haut intérêt dans la pratique. (V. *Inflammation*, pour la description de la phlegmasie en général, et le nom de chacun des organes, pour les phlegmasies qui leur sont propres.) J. B.

PHLEGMATIE (*méd.*), s. f. (V. *Œdème.*)

PHLEGMATIQUE (*path.*), adj. Ce mot était employé comme synonyme de lymphatique, de pituiteux : on disait un tempérament phlegmatique, pour désigner le tempérament lymphatique.

PHLEGME (*méd.*), s. f. C'était une des quatre humeurs naturelles des anciens ; elle était considérée comme froide et humide. Toutes les humeurs aqueuses, toutes les sérosités, étaient autrefois considérées comme des phlegmes. Ce mot est encore usité, dans le vulgaire, pour désigner de la salive ou des liquides de l'estomac, qui sont rendus en abondance, surtout le matin. Il était aussi synonyme de *pituite.*

PHLEGMASIA ALBA DOLENS (*méd.*), s. f. Désignation latine qui sert à caractériser une affection œdémateuse aiguë, qui se manifeste ordinairement chez les femmes en couches, et dont la traduction est l'inflammation blanche douloureuse. Cette maladie, qui n'a été bien observée que dans ces derniers temps, est caractérisée par une œdématie douloureuse d'un des membres inférieurs ; la maladie ne se manifeste pas ordinairement dans les deux membres à la fois ; lorsqu'elle les affecte tous deux, ce n'est que successivement ; quelquefois aussi on l'a vue se développer dans l'une des extrémités supérieures, dans les bras ; c'est ordinairement quelques jours après l'accouchement que cette affection apparaît. L'impression du froid, de l'humidité, des manœuvres douloureuses pendant l'accouchement, un accouchement laborieux, la compression exercée sur les veines du bassin dans les derniers temps de la gestation, sont les causes les plus ordinaires de cette maladie, que quelques auteurs regardent comme déterminée par une phlébite des veines du bassin et des membres inférieurs, tandis que d'autres la regardent comme une inflammation des vaisseaux lymphatiques.

Ce qu'il y a de certain, c'est que l'examen des parties affectées a montré que souvent les veines et les lymphatiques présentaient des lésions importantes, mais plus marquées encore dans les premières que dans les derniers. Les désordres causés par cette maladie se sont souvent étendus aux organes contenus dans le bassin et dans l'abdomen, toujours par la continuité des veines ; souvent de larges abcès et de vastes collections purulentes se sont fait observer, soit à l'extérieur, soit à l'intérieur de cette cavité.

La *phlegmasia alba dolens* n'affecte pas seulement les femmes en couches ; je l'ai vue, dans un cas particulier, se manifester à la jambe et à la cuisse gauche chez un homme affaibli déjà par des maladies antérieures, et qui était retenu depuis plus de deux mois au lit pour une plaie par arme à feu de la main droite ; le malade, pendant tout ce temps, s'était principalement appuyé sur le côté gauche, et la compression permanente exercée sur ce côté paraît avoir été ici la cause principale de l'affection.

Les symptômes de la maladie sont la tuméfaction œdémateuse, avec douleur vive, augmentant à la moindre pression, souvent une douleur plus vive dans la direction des veines, avec sentiment dans le début d'une corde tendue suivant la direction de ces organes. La douleur varie quelquefois de caractère : tantôt c'est seulement un engourdissement; d'autres fois des élancements violents qui arrachent des cris aux malades; dans tous les cas, le membre est tuméfié, et la peau, loin de paraître rouge et enflammée, est, au contraire, plus pâle que dans l'état naturel. Cette affection est assez grave, surtout lorsque les deux membres s'affectent successivement; aussi est-il important de la combattre avec énergie dès le début. Les évacuations sanguines par les saignées et les applications de sangsues, sont les moyens reconnus jusqu'à ce jour comme les plus efficaces. Au demeurant, comme le traitement de cette maladie rentre complètement dans celui de la phlébite dont il sera traité au mot *Veines* (maladies des), nous y renvoyons nos lecteurs.

J.-P. Beaude.

PHLEGMON (*path. chirur.*), s. m., en grec *phlegmonè*, de *phlegó*, je brûle. On appelle ainsi en chirurgie l'inflammation du tissu cellulaire libre, c'est-à-dire celui qui est réuni en masses plus ou moins considérables, celui qui double la peau, par exemple. Le phlegmon se présente sous deux formes différentes qui méritent une description à part.

1°. La première forme est connue sous le nom de *phlegmon circonscrit* : ici l'inflammation est renfermée dans des limites bien déterminées. La partie malade présente tous les caractères de l'inflammation franche à laquelle elle sert de type (V. *Inflammation*). Ainsi, on voit une tuméfaction plus ou moins étendue, plus ou moins saillante, avec dureté, résistance à la pression, douleur ordinairement aiguë, avec battement, rougeur plus ou moins vive à la peau, chaleur brûlante. Cette tuméfaction est bien circonscrite, et sa base paraît s'enfoncer plus ou moins, et en élargissant, dans la profondeur des tissus. La pression est excessivement douloureuse si la phlegmasie est un peu considérable. Il y a en même temps réaction générale, courbature, fièvre, perte de l'appétit, etc. Le phlegmon se termine quelquefois par *résolution*, et alors les accidents se calment par degrés, la tumeur diminue et finit par disparaître; mais la terminaison la plus commune est la *suppuration*, et alors il se forme un abcès, etc., dont la production constitue ce que l'on nomme en chirurgie un abcès chaud (V. *Abcès*). Si l'inflammation est très-violente, ou si elle a lieu chez un sujet dont la constitution est profondément altérée, comme dans les fièvres graves, la *gangrène* peut survenir : quant à l'induration, elle est très-rare; on peut cependant poser une exception pour les sujets lymphatiques et scrofuleux.

2°. La seconde forme est désignée sous le nom de *phlegmon diffus*, ou d'*érysipèle phlegmoneux*. Ici l'inflammation est disséminée sur une large surface, et elle n'est pas nettement limitée comme dans le cas précédent; la rougeur est ordinairement intense, mais non pas uniforme; on voit souvent des plaques rouges ou violacées séparées par des intervalles rosés; des stries rouges, dures et noueuses, indiquent la part que les vaisseaux lymphatiques prennent à l'inflammation. La pression fait éprouver une sensation particulière de mollesse élastique; une douleur quelquefois très-vive, une chaleur intense, complètent l'ensemble des symptômes locaux. La maladie, d'abord peu étendue, gagne de proche en proche, ordinairement des extrémités vers le tronc, et peut ainsi envahir de larges surfaces; et en même temps se manifeste une réaction fébrile, en rapport avec l'étendue de l'inflammation : quand celle-ci est très-intense, il y a des symptômes généraux fort graves, de l'agitation, du délire même, des nausées, des vomissements..... Le plus souvent, le phlegmon diffus se termine par une suppuration étendue qui amène de vastes décollements de la peau avec issue de lambeaux de tissu cellulaire gangrené, et souvent alors le malade succombe, épuisé par la suppuration, lorsque la violence des accidents phlegmasiques ne l'a pas fait succomber dans les premiers temps.

Le phlegmon diffus est donc une affection fort grave, surtout si on le compare au phlegmon circonscrit, dont le pronostic est beaucoup moins sérieux.

Les *causes* du phlegmon sont toutes celles de l'inflammation; nous n'avons donc point à nous y arrêter. Nous noterons seulement, pour la seconde forme, qu'elle est plus commune chez les hommes que chez les femmes, chez les sujets adonnés à des travaux fatigants que chez ceux qui ont des occupations paisibles; que les ligatures ou les blessures des veines, que les grandes opérations, les contusions violentes, les morsures graves, les brûlures, les piqûres faites en disséquant, lui donnent plus particulièrement naissance.

Ce que nous avons à dire du traitement s'applique surtout à la seconde forme. Pour la première, nous ne pouvons que renvoyer aux mots *Érysipèle* et *Inflammations* en général. Dans tous les cas, il convient de débuter par les saignées générales et locales plus ou moins abondantes, répétées suivant l'intensité, l'étendue du mal, les conditions épidémiques ou sporadiques dans lesquelles il se développe, les forces du sujet, etc., etc.; dans les cas simples, on aura recours aux cataplasmes, aux fomentations émollientes à la situation élevée de la partie malade. Si l'abcès se forme, on l'ouvrira suivant les règles prescrites; mais si le phlegmon est diffus, qu'il occupe tout un membre, on pourra, suivant le procédé de M. Velpeau, tenter la compression, qui a déjà plusieurs fois réussi à cet habile chirurgien; des ponctions répétées, comme le fait le chirurgien anglais Dobson, sont ordinairement très-utiles. Les frictions mercurielles, les vésicatoires volants sur la partie malade, la cautérisation même avec le fer rouge, devront être successivement essayés pour tâcher de prévenir la suppuration. Si celle-ci se déclare, il faut alors avoir recours aux grandes incisions, faire toutes les contre-ouvertures nécessaires pour favoriser l'écoulement du pus. Si la suppuration se prolonge, on aura soin de soutenir les forces du malade à l'aide des toniques, des analeptiques. La convalescence exigera de grands soins; le séjour à la campagne, l'usage des eaux sulfureuses ou ferrugineuses, seront utiles pour rétablir la constitution.   E. BEAUGRAND.

PHLEGMONEUX (*chir.*), adj. Qui a rapport au phlegmon ; le phlegmon diffus a été appelé érysipèle phlegmoneux. (V. *Erysipèle.*)

PHLOGISTIQUE (*chim.*). Nom donné dans l'ancienne chimie à un principe imaginaire que l'on croyait combiné avec un grand nombre de corps de la nature, et à qui l'on faisait jouer un rôle important dans la combustion. Les corps brûlés étaient supposés déphlogistiqués. L'acide carbonique était nommé air déphlogistiqué.

PHLOGOSE (*path.*), s. f., en latin et en grec *phlogosis*, de *phlégô*, je brûle. On donne ordinairement ce nom à une inflammation peu intense dans laquelle il y a seulement chaleur et rougeur ; on dit d'un organe qui présente ces caractères, qu'il est phlogosé. La phlogose précède ordinairement l'inflammation, elle se manifeste dans l'érysipèle : souvent l'affection ne franchit pas ces premières limites et exige un traitement peu actif. La phlogose de la peau constitue l'affection que l'on nomme vulgairement coup de soleil. (V. *Insolation.*)

On se sert aussi quelquefois de ce mot comme synonyme d'inflammation. On dit dans ce cas d'un organe enflammé, qu'il est *phlogosé.* (V. *Inflammation.*)   J. B.

PHLYCTÈNE (*path.*), s. f. On donne ce nom au soulèvement de l'épiderme lorsqu'il y a de la sérosité épanchée au-dessous ; c'est ce que vulgairement on désigne sous le nom de cloche. (V. *Peau.*)

PHLYCTÉNOÏDE (*path.*), adj., qui a la forme d'une phlyctène, ou qui est caractérisé par des phlyctènes ; on dit une éruption phlycténoïde ; il existe une dartre phlycténoïde.

PHLYZACIA (*path.*), s. m.; en grec *phluzakion*, de *phluzô*, je bous. Nous avons dit, à l'article *Peau*, que l'on appelait pustules phlyzaciées celles qui étaient larges, volumineuses, reposant sur une base enflammée. Alibert a donné spécialement le nom de *phlyzacia* à une affection inflammatoire de la peau, caractérisée par une éruption de pustules phlyzaciées, discrètes, donnant lieu à une croûte brunâtre qui, en tombant, laisse à sa place une tache rouge et quelquefois même une cicatricule.

Les partisans français de la classification anglaise donnent à cette maladie le nom d'*ecthyma.*

Le phlyzacia attaque particulièrement les jeunes sujets; bien qu'il puisse attaquer tous les âges, il se montre de préférence sur les sujets qui vivent dans la misère et la malpropreté, qui font abus des liqueurs spiritueuses; chez certains individus livrés à des travaux pénibles, ou qui touchent habituellement des substances irritantes : tels sont les mineurs, les épiciers, les farinjers, les perruquiers, les maçons, les tailleurs de pierre, etc. Certains exanthèmes fébriles, la scarlatine, la rougeole, la variole, laissent souvent à leur suite des éruptions phlyzaciées. Cette maladie est souvent liée à un état cachectique général, à une affection chronique des voies digestives, surtout chez les jeunes sujets. Les frictions avec la pommade émétisée déterminent un phlyzacia artificiel.

Le siège de l'éruption qui nous occupe est d'ordinaire aux mains, aux avant-bras, aux cuisses : le tronc en est plus rarement atteint.

Relativement à la marche, on divise le phlyzacia en aigu et chronique.

1° Dans le premier cas, l'éruption, précédée assez souvent de malaise et de fièvre, se fait en une seule fois; elle consiste dans l'apparition des grosses pustules dont nous avons parlé en commençant; au bout de sept à huit jours, la matière purulente renfermée dans la pustule se change en croûtes brunes, épaisses, rugueuses, fortement adhérentes. A leur chute, qui a lieu vers le cinquième ou sixième jour de leur formation, succède une macule rouge ou violacée qui ne tarde pas à disparaître; et même, si le derme a été entamé, il reste une petite cicatrice blanche et fine. Cette éruption est ordinairement accompagnée de démangeaisons très-vives qui portent les malades à se gratter et à déchirer les croûtes, ce qui retarde la guérison.

2° Dans le phlyzacia chronique, qui coïncide bien souvent avec la gale, les éruptions sont semblables à celles de la forme que nous venons de décrire; seulement, il s'en reproduit de nouvelles au fur et à mesure qu'une autre s'éteint : la maladie peut alors envahir de larges surfaces, et durer plusieurs mois et même plus d'un an. La couleur livide des pustules, et l'état général des malades, ont fait donner par les Anglais, à quelques variétés de cette maladie, les noms d'*ecthyma luridum* et *cachecticum*.

Dans la forme aiguë, et quand il y a des symptômes inflammatoires, les antiphlogistiques et les émollients; dans la forme chronique, les résolutifs, les anti-herpétiques; chez les sujets débilités, les toniques et les fortifiants, telles sont les bases de la thérapeutique du phlyzacia. Nous ne pourrions, sans nous exposer à des redites continuelles, entrer dans des détails déjà donnés aux mots *Herpès*, *Mélitagre*, *Mentagre*, etc.   E. BEAUGRAND.

PHONATION (*physiol.*), s. f. On donne ce nom à ce qui a rapport à la voix et à la parole. (V. *Voix.*)

PHOSPHATES (*chim.*), s. m. pl. Ce sont des sels formés par l'acide phosphorique et une base. (V. *Phosphore.*)

PHOSPHORE (*chim. et mat. méd.*), s. m., du grec *phos*, lumière, et *phoros*, qui porte, qui porte la lumière. Le phosphore est un corps simple découvert en 1669 par Brandt, alchimiste de Hambourg, et dont la préparation fut un secret jusqu'en 1737, époque à laquelle il fut préparé par Hellot, en présence d'une commission de l'Académie des sciences. Le phosphore, dont le nom signifie porte-lumière, parce qu'il est lumineux dans l'obscurité, est rangé parmi les corps combustibles; il est solide à la température ordinaire, transparent et incolore lorsqu'il est pur et récemment préparé ; il a la consistance de la cire et se laisse plier facilement, à moins qu'il ne soit mêlé d'un peu de soufre, cas dans lequel il casse avec une grande facilité; son odeur rappelle celle de l'ail, et sa saveur est nulle. Exposé dans l'obscurité à l'air libre, il brille d'une lumière assez vive sans que sa température en soit sensiblement élevée. Cette lumière sans chaleur qui se manifeste aussi dans plusieurs autres corps, a reçu le nom de phosphorescence; elle est, pour le phosphore, le résultat d'une combustion lente qui a lieu par la combinaison du phosphore avec l'oxygène de l'air, pour former de l'acide phosphatique. Cette combustion n'a plus lieu dans l'air au-dessus de 5 degrés, de même qu'elle ne se produit pas dans le gaz oxygène pur; il faut que ce dernier soit mêlé à un autre gaz, comme il l'est dans l'air à l'azote, pour que ce phénomène puisse se produire. Ce corps s'enflamme dans l'air avec la plus grande facilité et à une température bien inférieure à celle de sa fusion, qui est de 43 à 45 degrés; le frottement favorise beaucoup sa déflagration. Le phosphore que l'on trouve dans le commerce est ordinairement sous forme de petits cylindres que l'on a moulés dans des tubes de verre et que l'on conserve sous l'eau ordinairement privée d'air. Lorsque le phosphore a été longtemps gardé dans la même eau, celle-ci s'acidifie par un mélange d'acide phosphorique, et les cylindres de phosphore se couvrent d'une couche blanche pulvérulente qui est un *hydrate de phosphore*. L'exposition du phosphore même à la lumière diffuse, lui donne, avec le temps, une coloration rougeâtre qui lui laisse encore de la transparence; cette coloration est souvent due à un mélange d'un peu de soufre : alors le corps a un aspect corné. Indépendamment de la couche blanche qui couvre le phosphore mis dans l'eau, il se forme souvent une couche rouge et pulvérulente qui recouvre la couche blanche (hydrate), et qui est un *oxyde de phosphore* qui se produit aussi dans d'autres circonstances, et qui s'observe également dans le résidu de la combustion vive du phosphore à l'air libre, ou dans un gaz mêlé d'oxygène. Au jour et à l'air libre, la combustion lente du phosphore donne des fumées blanches qui sont produites par la formation de l'acide hypophosphorique, qui est le résultat de la combinaison de ce corps avec l'oxygène.

Longtemps la préparation du phosphore a été un secret connu de quelques chimistes allemands, et ensuite d'un pharmacien anglais qui le fournissait à presque toute l'Europe à un prix très-élevé; on ne trouvait seulement alors le phosphore que dans le cabinet des curieux riches, ou dans les grandes collections scientifiques : c'est des urines que l'on laissait putréfier et que l'on rapprochait ensuite à la consistance d'extrait, que l'on tirait le phosphore.

Depuis que l'on découvrit que le phosphore entrait dans la composition des os, c'est principalement de ces derniers que le phosphore a été tiré. Dans ce procédé on calcine les os à blanc, on les réduit ensuite en poudre, et on en fait une pâte au moyen de l'acide sulfurique que l'on étend d'eau ensuite : dans cette dernière opération on transforme le phosphate de chaux insoluble des os en phosphate soluble, que l'on extrait en le dissolvant dans l'eau, et on le rapproche après en consistance pâteuse que l'on mêle avec le charbon, et que l'on traite dans un fourneau à réverbère pour en extraire le phosphore qui se distille et qui doit être reçu sous l'eau, pour empêcher sa combustion.

Le phosphore se combine avec un grand nombre de corps simples métalliques, et forme des *phosphures* que nous n'examinerons pas ici. Il se combine aussi en diverses proportions avec l'oxygène, pour former des acides qui sont au nombre de quatre, et un oxyde rouge de phosphore dont nous avons déjà parlé. Les acides sont : l'acide *phosphorique*, *hypophosphorique* ou *phosphatique*, *phosphoreux* et *hypophosphoreux*. Nous n'entrerons pas dans la description de ces différents acides, qui, d'ailleurs, ne sont pas employés en médecine. Il en est un même qui n'est pas admis par tous les chimistes : c'est l'acide hypophosphorique, que quelques uns regardent comme un mélange de l'acide phosphorique et phosphoreux, car il forme des sels qui se rapportent à ces deux acides; ces sels sont des phosphates et des phosphites. Nous ne dirons rien ici de la préparation de ces acides; ces faits ressortent de la chimie proprement dite.

Les acides du phosphore forment des sels par leur combinaison avec les bases salifiables désignées sous les noms de *phosphates* pour l'acide phosphorique, de *phosphites* pour l'acide phosphoreux, et *d'hypophosphites* pour le dernier acide. Nous n'entrerons pas dans la description de ces différents sels, et nous dirons seulement quelques mots de ceux qui se rapportent à notre sujet.

Le *phosphate de chaux* forme la base du système osseux de tous les animaux (V. *Os*); on le trouve sur quelques points du globe à l'état géologique, mais il est rare, comparé aux autres composés de chaux si abondamment répandus. Il est blanc, insoluble; c'est lui que l'on emploie, ainsi que nous l'avons dit, pour la préparation du phosphore.—Le *phosphate d'ammoniaque* existe dans l'urine de l'homme et de la plupart des animaux, souvent mêlé au phosphate de magnésie; il est soluble dans l'eau et cristallise en aiguilles prismatiques. Le phosphate ammoniaco-magnésien forme quelquefois la base des calculs ou concrétions pierreuses qui, chez l'homme, se forment dans la vessie.

Les *phosphates*, dont un assez grand nombre existent tout formés dans la nature, sont peu usités en médecine. Le phosphate de chaux a été employé sous la forme de poudre d'os calcinés, d'yeux d'écrevisses, de coquille d'œuf, substances dont il forme la base; soit comme poudre absorbante, soit pour introduire, suivant les idées théoriques de quelques médecins, du phosphate de chaux dans l'économie, dans le rachitisme, les fractures anciennes non consolidées, etc. Les phosphates de soude, d'ammoniaque, de magnésie, de fer, de mercure, ont été quelquefois employés, mais ils sont peu usités aujourd'hui ; ils partagent d'ailleurs les propriétés des divers sels de chacune des bases que nous venons de désigner. La fusibilité des phosphates par l'action de la chaleur, en a fait proposer, et surtout le phosphate d'ammoniaque, comme moyen convenable pour enduire les bois et les toiles des théâtres, afin de les préserver de l'incendie; le feu faisant fondre le sel, forme alors un vernis sur les substances charbonnées, qui arrête les progrès de la combustion; mais ce moyen vraiment efficace n'est point employé, sans doute à cause du prix assez élevé de ces substances.

Action thérapeutique du phosphore. — Le phosphore est regardé par des médecins comme un médicament très-efficace; d'autres le considèrent comme très-dangereux; dans tous les cas, ce n'est qu'avec la plus extrême circonspection que l'on doit recourir à son emploi. On a vu des accidents graves être la suite de l'ingestion du phosphore à trop haute dose et de son mélange imparfait avec les substances qui lui servaient de véhicule; des symptômes graves d'empoisonnement ont pu en être la suite. C'est en dissolution dans les huiles fixes, ou dans l'éther, et mêlé ensuite dans des potions, que le phosphore est administré à l'intérieur ; à l'extérieur on l'administre mélé avec la graisse ou les huiles ; dans ce cas il est indispensable que le mélange soit bien exact, car si des portions de phosphore non divisé étaient appliquées sur la peau, avec la graisse, ce corps pourrait brûler par le fait de son élévation de température, par la chaleur de la peau, et donner lieu à de graves brûlures.

Lorsqu'on l'administre à l'intérieur, la dose du phosphore est environ d'un grain par jour; mais on ne doit pas commencer par cette quantité, qui doit toujours être fractionnée : l'on a vu quelquefois un huitième de grain produire des accidents. Ces faits suffisent pour indiquer l'énergie et l'instabilité des effets de ce médicament, et pour rendre très-circonspect dans son emploi à l'intérieur. Considéré comme l'un des plus puissants excitants du système nerveux, le phosphore s'administre surtout dans les paralysies anciennes, dans les névroses chroniques, la mélancolie, l'épilepsie; on l'a employé aussi comme fébrifuge, antigoutteux, antirhumatismal, antichlorotique. Dans tous ces cas, nous regardons son action comme d'une efficacité au moins douteuse, et d'un effet souvent fâcheux. Aussi est-il convenable, même dans la paralysie, d'employer le phosphore plutôt à l'extérieur, soit en frictions, soit en embrocations huileuses, plutôt que de l'administrer à l'intérieur. Relativement à l'action aphrodisiaque du phosphore, qui, de toutes ses propriétés, est certainement la moins contestée, il est peu de cas dans lesquels on soit obligé d'en faire une application médicale. Quant à l'abus que l'on serait tenté d'en faire dans un autre but, nous dirons ici que des exemples funestes ont montré tous les dangers que l'on court à vouloir ranimer, par un moyen aussi énergique, des forces assoupies ou éteintes qui, attribut de la virilité, ne sont le résultat que du jeu libre des fonctions; elles ne sont possibles qu'avec une bonne santé et une surabondance de nutrition qui disparaît ordinairement par les glaces de l'âge.

L'acide phosphorique, qui a aussi été employé en médecine, est aujourd'hui tout-à-fait inusité.

J.-P. BEAUDE.

PHOSPHATE (*chim.*), s. m., sel formé avec l'acide phosphorique et une base. (V. *Phosphore.*)

PHOSPHITE (*chim.*), s. m., sel formé par l'acide phosphoreux. (V. *Phosphore.*)

PHOSPHOREUX, PROSPHATIQUE, PHOSPHORIQUE (Acides) (*chim.*), s. m., acides formés par le phosphore et des proportions diverses d'oxygène. (V. *Phosphore.*)

PHOSPHURE (*chim.*), s. m., composé binaire formé par le phosphore et un corps simple, métal ou métalloïde. (V. *Phosphore.*)

PHRÉNÉSIE (*méd.*), s. f., du grec *phrénitis*, de *phrénè*, esprit ; on désignait autrefois sous ce nom l'inflammation du cerveau ou de ses membranes. (V. *Fièvre cérébrale* et *Encéphalite.*)

PHRÉNÉTIQUE (*méd.*), adj. et s., qui est atteint de phrénésie. Comme la phrénésie était toujours accompagnée, dans l'opinion des anciens, d'un violent délire, on donnait le nom de phrénétiques aux individus atteints d'un violent délire ou d'une manie furieuse. (V. *Fièvre cérébrale*, *Maladies mentales*, et *Folie.*)

PHRÉNIQUE (*anat.*), adj., du grec *phrénos*, diaphragme, qui a rapport au diaphragme. On donne le nom de centre phrénique à l'aponévrose centrale de ce muscle ; le nerf diaphragmatique a aussi reçu le nom de nerf phrénique. (V. *Diaphragme.*)

PHRÉNITE (*méd.*), s. f., du grec *phrénès*, diaphragme. On donne ce nom ou celui de diaphragmite à l'inflammation du diaphragme.

PHRÉNOLOGIE (*physiol.*), s. f., du grec *phren*, esprit, et *logos*, discours. On désigne ainsi un système établi par Gall, et qui a pour objet de classer et de localiser toutes les fonctions de l'intelligence, tous les penchants, tous les appétits dans certaines portions du cerveau. L'idée première de ce système n'appartient pas à Gall; longtemps avant lui les philosophes et les physiologistes avaient cru à la possibilité de ces localisations ; ils pensaient que chaque portion du cerveau pouvait être destinée à une fonction spéciale de l'intelligence; Charles Bonnet disait de son temps, en parlant du cerveau, que le scalpel de l'anatomiste finirait par découvrir quelles sont les parties de cet organe qui sont plus spécialement affectées à telle fonction intellectuelle plutôt qu'à telle autre.

Cette opinion, émise plusieurs fois avant Gall, fut certainement la base de ce système, qui admet comme principe philosophique la division des facultés, et comme principe physiologique leur localisation et leur siège dans une portion matérielle du cerveau. Gall a fait lui-même l'histoire de ce qu'il appelle la découverte de son système; elle remonte à l'époque de son enfance: il avait remarqué, étant au collège, que quelques uns de ses condisciples obtenaient des succès constants dans leurs classes et le devançaient toujours, quoiqu'il mît une grande application à ses études, et qu'il ne leur reconnût d'autre avantage sur lui, qu'une facilité extrême à apprendre par cœur, sans qu'après un certain temps il restât davantage dans leur mémoire. Il remarqua que ces enfants avaient toujours de gros yeux saillants, et bien qu'il changeât plusieurs fois de collège, il était, comme je le lui ai entendu dire dans ses cours, toujours poursuivi par ces gros yeux de bœuf qui faisaient son désespoir.

Cette première impression, qui resta dans l'esprit de Gall, d'une faculté intellectuelle liée à une conformation physique dont il fit plus tard la mémoire des mots, l'engagea, lorsqu'il étudia la médecine, à vérifier si d'autres facultés ne se traduiraient pas à l'extérieur par des conformations qui leur seraient propres. Il visita les prisons de plusieurs villes d'Allemagne, les maisons d'aliénés ; il moulait les têtes ou recueillait les crânes des individus remarquables par des qualités extraordinaires ou de grands défauts. Il porta même ses études sur les animaux, et chercha si leurs instincts et leurs penchants n'étaient pas plutôt le résultat de la conformation de leur cerveau, que celui de leur organisation générale ; et il reconnut une analogie de conformation cérébrale entre tous les animaux doués d'instincts analogues ; bien plus, il retrouva chez l'homme les mêmes développements cérébraux qu'il qualifie du nom d'organes, coexistant avec les penchants correspondant aux instincts animaux qui avaient fait l'objet de ses premières déterminations.

Ainsi, l'organe de l'instinct carnassier, de la destructivité, se trouve au-dessus du conduit auditif chez l'homme comme chez le lion, et, suivant Gall, c'est un organe qui donne à la tête de tous les carnivores, cette largeur que l'on observe en dehors des tempes ; il en fut de même, suivant les espèces animales, des divers autres penchants ou instincts : par exemple, l'organe de la prudence ou de la circonspection, qu'il plaça à la bosse pariétale, était la cause du développement transversal que l'on observe à la tête des serpents. Il reconnut dans la corneille, dans l'hirondelle, l'organe de l'habitativité ou amour du pays, joint à celui de l'amour des voyages, ce qui explique, dit-il, et leur émigration, et leur retour constant aux mêmes lieux. Dans la pie, il constata l'organe du vol, qui devint plus tard l'amour de la propriété, organe qui détermine la passion des collections, le désir de s'enrichir, et qui fut ensuite nommé par ses disciples l'acquisivité.

Les facultés qui, chez l'homme, constituent des arts, furent aussi représentées par des organes chez les animaux qui étaient doués, dans certaines limites, de ces facultés ; il trouva chez le rossignol l'organe de la mélodie ; chez le castor, celui de la constructivité. Les passions se développent chez l'homme furent aussi représentées chez les animaux par des organes semblables, et ayant leur siège aux mêmes parties du cerveau : l'amour de la propagation de l'espèce eut son siège dans le cervelet, et le développement de cette partie de l'encéphale devint chez l'homme, comme chez les animaux, l'indice du degré d'énergie qu'ils apportaient aux plaisirs de l'amour.

Ce ne fut pas seulement chez les animaux que Gall choisit des exemples pour établir son système. Les hommes à caractères excentriques, les hommes d'un grand talent, les criminels, les mélancoliques, les fous, ainsi que les altérations pathologiques du cerveau, vinrent fournir des preuves à sa doctrine ; il consulta non-seulement les têtes et les crânes des contemporains, mais il choisit encore ses preuves dans l'histoire, en s'appuyant des portraits que nous avait laissés l'antiquité même la plus reculée.

Lorsque l'on contestait à Gall l'authenticité au moins douteuse des portraits d'Homère, de Solon, d'Antisthène, du Christ, etc., il répondait que bien qu'il fût possible que ces portraits ne fussent pas ressemblants quant aux traits du visage, ils devaient l'être quant à la forme de la tête, car l'artiste qui avait fait ces portraits, même lorsqu'il les aurait puisés dans son imagination, n'aurait pas manqué de mettre en relief les parties de la tête dont la conformation particulière se faisait surtout remarquer chez les individus doués des qualités qui avaient dominé chez son modèle. C'est ainsi qu'il trouvait un énorme développement de l'organe de la poésie dans le buste d'Homère, de celui de la causalité, de la métaphysique dans le buste de Socrate, de celui de la bonté, de la vénération dans la tête du Christ.

Dans les prisons, dans les bagnes, Gall allait examinant les têtes des criminels, et se faisait conter l'histoire de leur crime et des circonstances qui l'avaient accompagné. Le voleur de grand chemin lui présentait l'instinct du meurtre développé en même temps que celui du courage, tandis que ce dernier manquait ordinairement à l'empoisonneur.

Chez le voleur timide, il reconnaissait l'organe de la ruse avec celui de l'instinct de la propriété ; chez les hommes condamnés pour attentat à la pudeur, pour viol, il y avait toujours un développement considérable des fosses occipitales inférieures, et par conséquent du cervelet, qui est l'organe qu'elles doivent contenir.

Les fous lui fournissaient aussi des observations intéressantes : l'organe de la vanité lui paraissait développé chez ceux qui se croient rois, empereurs, etc.; celui de la vanité et de la religiosité chez ceux qui se croient papes, Christ, saints. La merveillosité, l'idéalité, qui, dans son système, forment le talent poétique, existaient chez ceux qui se disaient poètes, et qui toujours ne parlaient qu'en vers ou en style métaphorique.

Après avoir ainsi classé tous les organes de l'intelligence suivant son système philosophique et phrénologique, Gall arriva à déterminer une mimique de chaque passion ou de chaque faculté, dans laquelle l'organe phrénologique jouait le rôle le plus important. Ainsi, l'individu chez lequel l'organe de l'élévation de l'estime de soi sera développé, tiendra sa tête haute et même la renversera en arrière, sollicité par la puissance de l'organe qui occupe le sommet de cette partie du corps ; le calculateur, le musicien, renverseront leur tête du côté des organes en action, et même la soutiendront avec leur main, en portant cette dernière au point qui est le siège de leur faculté. Gall et ses disciples ont longuement développé cette mimique qu'ils disent propre à chaque organe, et en relations directes avec le lieu indiqué sur le crâne comme siège de l'organe phrénologique.

Spurzheim, qui fut le disciple et le collaborateur de Gall, apporta quelques modifications aux localisations indiquées par ce dernier : il augmenta le nombre des organes, il changea le siège de quelques uns ; mais tous les phrénologistes n'admettent pas les déterminations de Spurzheim ; et puisque nous voulons faire ici un exposé de la doctrine de Gall, nous ne mentionnerons que ses déterminations dans les figures que nous allons mettre sous les yeux de nos lecteurs ; elles sont une représentation exacte du siège des organes dans les diverses régions de la tête, tels que Gall les a placés, et nous indiquerons avec l'énoncé de l'organe, les sentiments et les actes auxquels il préside :

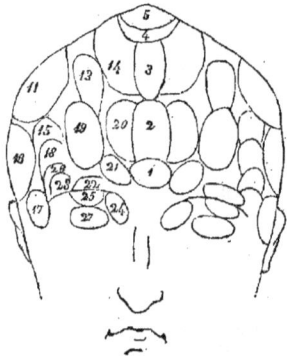

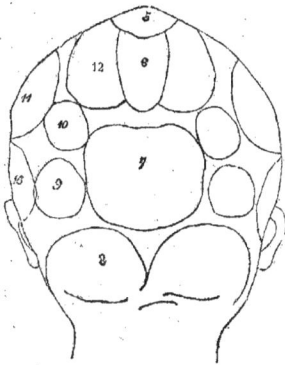

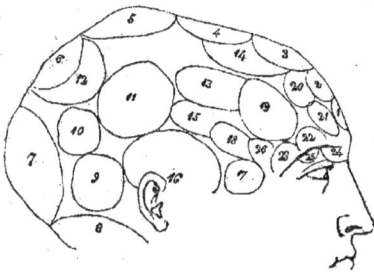

1. Mémoire des faits, éducabilité, sens des choses, perfectibilité, domesticité des animaux.
2. Esprit comparatif, sagacité comparative, sentiment des comparaisons.
3. Bonté, sentiment du juste et de l'injuste, esprit de justice, bienveillance, affabilité, sens moral.
4. Sentiment religieux, théosophie, attachement aux devoirs, vénération.
5. Fermeté, constance, persévérance, opiniâtreté, entêtement.
6. Sentiment des grandeurs, amour du pouvoir, de la domination, instinct de l'élévation, amour de l'indépendance, sentiment du grandiose, du sublime, sentiment de la propre dignité, estime de soi-même, fierté, orgueil, arrogance, dédain, présomption.
7. Amour de la progéniture, philogéniture, amour des enfants.
8. Amour de la propagation, amour.
9. Courage, instinct de sa propre défense, penchant à la rixe, à la querelle, taquinerie.
10. Attachement, instinct de la sociabilité, amitié, mariage.
11. Sentiment de la circonspection, prévoyance, prudence, hésitation, indécision, penchant au suicide.
12. Vanité, amour de la gloire, émulation, amour de l'approbation, fatuité, amour-propre.
13. Sentiment poétique, poésie, mysticisme, exaltation.
14. Imitation, sentiment de la mimique, faculté d'imiter.

15. Amour de la propriété, instinct de faire des provisions, convoitise, penchant au vol.
16. Esprit de destruction, instinct carnassier, penchant au meurtre.
17. Sens de la mécanique, esprit de construction, de composition, d'arrangement, sens des beaux-arts.
18. Ruse, adresse, savoir-faire, tact, finesse, hypocrisie, mensonge, fausseté, dissimulation, fourberie, astuce.
19. Esprit de saillie, esprit critique, penchant à la satire, causticité, esprit de répartie.
20. Métaphysique, esprit d'induction, idéologie, profondeur d'esprit.
21. Mémoire des lieux, instinct des voyages, facilité d'orientation, sentiment des rapports dans l'espace, amour du paysage.
22. Sentiment du coloris, harmonie des couleurs.
23. Mémoire des nombres, des dates, sentiment du calcul, mathématiques.
24. Mémoire des physionomies, sentiment des personnes, amour des portraits.
25. Mémoire des noms, sens des mots, facilité d'élocution, instinct des collections.
26. Sentiment de la musique, mélodie, sens des rapports des tons.
27. Sentiment des langues.

Aux vingt-sept organes de Gall, Spurzheim en avait ajouté dix. Nous allons donner la liste de la classification de Spurzheim, en commençant par les organes de la partie postérieure de la tête, c'est-à-dire par ceux qui occupent un rang moins élevé dans les facultés de l'homme, et qui sont le plus près des instincts bruts des animaux. Il est inutile de dire que les chiffres qui sont à côté de ces facultés ne correspondent à aucune des trois figures que nous avons données, et qui ne se rapportent qu'à la classification de Gall.

1. Amativité.	19. Idéalité.
2. Philogéniture.	20. Gaieté.
3. Habitativité.	21. Imitation.
4. Affectionivité.	22. Individualité.
5. Combativité.	23. Configuration.
6. Destructivité.	24. Etendue.
7. Sécrétivité.	25. Pesanteur et résistance.
8. Acquisivité.	
9. Constructivité.	26. Coloris.
10. Estime de soi.	27. Localité.
11. Approbativité.	28. Calcul.
12. Circonspection.	29. Ordre.
13. Bienveillance.	30. Eventualité.
14. Vénération.	31. Temps.
15. Fermeté.	32. Tons.
16. Conscienciosité.	33. Langage.
17. Espérance.	34. Comparaison.
18. Merveillosité.	35. Causalité.

A ces trente-cinq organes, Spurzheim en ajouta deux autres : 36 l'*alimentivité*, et 37 l'*amour de la vie*; le premier est placé au-dessous de la destructivité, et le second en avant de ce dernier organe, dans la fosse temporale. M. le docteur Imbert avait encore proposé l'admission d'un nouvel organe qu'il nommait *respirabilité*, et qui était destiné à juger les odeurs, comme l'organe du coloris jugeait des couleurs. Il plaçait cet organe sur les parties latérales du crâne correspondant aux grandes ailes du sphénoïde. Cet organe fut favorablement accueilli par les phrénologistes.

La doctrine de Gall, comme on le suppose facilement, n'a pas été sans soulever une vive opposition ; mais c'est surtout dans ces derniers temps que les plus rudes coups lui ont été portés ; l'attaque a principalement eu lieu sur la localisation des organes, et l'examen de plusieurs têtes d'hommes remarquables ou de grands criminels, qui n'avaient aucun des développements et des protubérances que devaient faire supposer leurs grandes qualités ou leurs crimes, n'a pas été sans porter atteinte à la phrénologie. Les lésions pathologiques du cerveau sont encore venues donner de nouvelles armes aux adversaires de la localisation. Ainsi, on a trouvé des épanchements sanguins, des tumeurs, des abcès, qui avaient détruit certaines parties du cerveau, sans que les facultés dont on les supposait le siège fussent altérées. Les visites des bagnes et des prisons, qui avaient servi si admirablement la phrénologie pendant sa période de croissance, furent retournées contre elle. On chercha avec autant de soin les cas dans lesquels de mauvais penchants existaient chez les individus sans développement des organes, que l'on avait pris de peine auparavant pour constater la coïncidence. Les expériences sur les animaux, et les travaux faits par MM. Flourens, Leuret, Burdach, J. Muller, établirent que l'ablation des parties du cerveau dans lesquelles la phrénologie plaçait certaines facultés, n'empêchait pas ces dernières d'exister, et qu'elles cessaient, au contraire, lorsque l'on blessait d'autres parties de cet organe qui n'avaient point été regardées comme le siège de ces facultés. De ces attaques on en vint à rejeter toute espèce de localisation, à dire que les fonctions du cerveau étaient le résultat d'un acte d'ensemble de l'organe : cette opinion, qui est celle de M. Flourens, est adoptée par M. Lélut, l'un des auteurs qui a attaqué avec le plus de force et le système philosophique, et l'organologie phrénologique de Gall et de ses disciples.

Le volume, la forme et le poids du cerveau des animaux ont été aussi l'objet de recherches dans le but de vérifier les assertions phrénologiques. On établit que certains animaux très-intelligents avaient souvent un cerveau moins développé que ceux qui l'étaient beaucoup moins ; que le développement le plus grand du cerveau n'était pas toujours dans le sens de l'organe qui devait présider à l'instinct le plus dominant : ainsi, on trouva les masses latérales du cerveau du bœuf, siège de l'organe du meurtre, plus considérables que celles du lion ; aussi en fit-on l'instinct de la destruction, en disant que le bœuf détruit aussi bien l'herbe qu'il mange, que le lion détruit les animaux qu'il dévore. La différence d'épaisseur des os du crâne fut aussi objectée aux phrénologistes comme donnant d'une manière incertaine l'état du véritable volume du cerveau, surtout sur le siège des sutures, sur la partie inférieure du front, et autour de l'orbite, où Gall et surtout Spurzheim avaient groupé tant de facultés. En effet, la saillie qui correspond à la mémoire des lieux est formée en grande partie par l'écartement des deux tables du coronal ; c'est une cavité que l'on nomme sinus frontal, et la plus ou moins grande saillie de la table externe de l'os

est déterminée plutôt par la grandeur de la cavité osseuse que par la masse cérébrale qui est située derrière la table interne du coronal.

Tous ces faits, et beaucoup d'autres que nous ne pouvons énumérer ici, tels que l'examen de la tête de Napoléon et celles d'hommes éminents par leurs qualités ; des cas pathologiques exhumés des fastes de l'art, comme celui présenté en 1844 à l'Académie des sciences, dans lequel le cerveau d'un enfant fut traversé, d'une tempe à l'autre, par une balle, sans que cet enfant ait succombé immédiatement, et surtout sans lésion des facultés intellectuelles jusqu'au neuvième jour, époque à laquelle l'enfant succomba aux suites de l'inflammation du cerveau ; tous ces faits, dis-je, firent perdre en peu de temps, à la phrénologie, le caractère de science qu'elle avait acquis il y a peu d'années, et une foule d'hommes recommandables qui s'étaient ralliés aux principes de cette doctrine, ont dû s'arrêter et examiner de nouveau.

Hâtons-nous de le dire, la partie la plus faible et la plus attaquable du système de Gall et Spurzheim était la localisation : parquer ainsi les facultés, grouper les organes de façon à ce que, dans le petit espace circonscrit dans l'arcade sourcillière et la voûte orbitaire, on plaçât des organes par douzaine, c'était aller au-delà de ce que l'induction physiologique permettait d'admettre. Aussi, dans la célèbre discussion qui eut lieu sur la phrénologie, à l'Académie de médecine, en 1836, la localisation fut-elle le terrain sur lequel les adversaires de la phrénologie l'attaquèrent avec succès, et ce fut le seul qu'ils trouvèrent réellement contestable. Broussais lui-même, si ardent partisan de la phrénologie vers la fin de sa vie, ne défendit pas la localisation, mais il établit l'action des masses d'ensemble qui caractérisent les formes extérieures de la tête, et qui agissent, disait-il, d'une manière marquée sur les facultés de l'homme et l'instinct des animaux.

Aujourd'hui, on est venu à contester même l'influence du volume et de la forme du cerveau dans les phénomènes de l'intelligence ; les doctrines toutes spiritualistes de la philosophie moderne, adoptées par les adversaires de Gall et Spurzheim, leur ont fait même rejeter les faits physiologiques qui paraissent aujourd'hui les plus constants et les mieux prouvés par l'observation : c'est-à-dire, que l'intelligence chez les animaux est en rapport avec le développement de leur système cérébral, l'organisation de leur cerveau, et surtout la multiplicité des circonvolutions de cet organe ; que chez l'homme l'intelligence paraît de même être en rapport avec le volume de la tête, et surtout le développement des parties antérieures du cerveau. Broussais citait, à l'appui de ces assertions, un fait qui, je crois, n'a pas été démenti, et qui est assez concluant : c'est que chez les jeunes gens dont l'esprit n'a pas été cultivé, le volume de la tête est moins considérable que chez ceux qui se sont livrés aux études ; il dit avoir constaté ce fait chez un nombre considérable de jeunes soldats enlevés aux travaux de la campagne, dont il a mesuré la tête comparativement à celles des jeunes gens sortant des collèges, et que, toutes choses égales d'ailleurs, il trouvait constamment les têtes de ces derniers supérieures par leur volume. J. Muller lui-même, qui rejette si vivement l'organologie et la localisation de Gall, dit, dans sa

Physiologie du système nerveux : « La capacité « du pouvoir de l'ame s'accroît manifestement dans « le règne animal avec l'étendue de la surface des « circonvolutions cérébrales. » M. Bourgery, dans un Mémoire qu'il vient de présenter à l'Institut, a également établi, par un examen comparatif, les rapports qui existaient chez les animaux entre le développement de l'instinct et celui de la masse cérébrale. Pour nous, nous croyons que ces faits sont aujourd'hui assez démontrés pour être acquis à la science ; de même qu'il reste plus que douteux que les facultés soient cantonnées dans des portions déterminées du cerveau, ainsi que Gall et plusieurs philosophes avant lui l'avaient pensé.

Cette question si importante, de l'intelligence et des fonctions du cerveau, est destinée à agiter longtemps encore les physiologistes et les philosophes; quelle est l'action du cerveau dans la production de la pensée? Question peut-être insoluble , et qui est maintenant l'énigme la plus indéchiffrable qui puisse occuper l'intelligence humaine. J.-P. BEAUDE.

PHTHIRIASE ou **PHTHIRIASIS** (*path.*), s. m. , de *phtheir*, pou. On appelle ainsi l'existence ou le développement d'une certaine quantité de poux sur une portion plus ou moins étendue de la peau. On donne encore à cette dégoûtante affection le nom de maladie *pédiculaire*, du mot latin *pediculus*, pou.

On rencontre sur l'homme trois espèces de poux : 1° le *pediculus capitis* (pou de la tête), qui se montre surtout chez les enfants pauvres, tenus malproprement, ou affectés de teigne. La présence de ces insectes cause de vives démangeaisons ; on ne parvient à les détruire qu'au moyen de grands soins de propreté, en peignant souvent les enfants. On est quelquefois obligé de raser la tête et d'avoir recours à des lotions de stéphysaigre ou de sulfure de potasse. L'onguent mercuriel , dont les effets sont certains, demande à être employé avec beaucoup de précaution, surtout chez les jeunes sujets.

2° *Pediculus corporis*. C'est la maladie pédiculaire. La présence des poux à la surface du corps est une des plus affreuses infirmités dont l'homme puisse être affecté; on ne l'observe guère que chez des sujets vivant dans la plus horrible malpropreté, ou chez certains vieillards usés de débauche et atteints de maladies cutanées ; c'est, dit-on, la maladie pédiculaire qui fit périr Sylla après son abdication. La maladie qui nous occupe est caractérisée par de vives et incessantes démangeaisons; les poux se réfugient surtout vers les aisselles et sur la poitrine. Les bains sulfureux répétés, les fumigations de même nature, sont le moyen le plus efficace de combattre cette horrible vermine. Les lotions avec l'infusion de tabac, les onctions avec la pommade de nicotiane ou avec l'onguent mercuriel, ne peuvent être employées sur de grandes surfaces sans exposer les malades à des accidents fort graves d'empoisonnement.

3° *Pediculus pudendi* (pou des organes de la génération , morpion). Cet insecte est beaucoup plus petit que ceux dont nous venons de parler; il se cache dans les poils des parties génitales , on le trouve aussi dans la barbe, dans les sourcils. Le prurit douloureux qu'il occasionne détermine souvent de petites élévations papuleuses que le malade déchire en se grattant. Le peu d'étendue que présente ici le siège du mal permet d'employer les onctions avec l'onguent mercuriel ; ce moyen l'emporte de beaucoup sur tous les autres.

       E. BEAUGRAND.

PHTHISIE (*méd.*), s. f. Le mot phthisie , à proprement parler synonyme d'étisie, de consomption, s'appliquait autrefois à plusieurs maladies chroniques de divers sièges et de diverses natures, ayant pour caractère commun la langueur de toutes les fonctions, l'amaigrissement extrême, et tous les phénomènes de la fièvre hectique. Aujourd'hui ce mot est presque exclusivement réservé à l'affection tuberculeuse des poumons, appelée communément phthisie pulmonaire ; ce n'est que dans quelques cas rares qu'on l'applique aux ulcérations tuberculeuses des intestins et à la carie vertébrale, désignées alors, les premières sous le nom de phthisie intestinale, la seconde sous le nom de phthisie dorsale. Dans cet article , nous ne nous occuperons que de la phthisie pulmonaire , renvoyant pour les autres maladies aux mots *Vertèbres*, *Intestins*, etc.

Dans l'état actuel de la science , la phthisie pulmonaire doit être considérée comme le résultat du développement d'un produit morbide particulier au sein du parenchyme pulmonaire ; ce produit morbide est le *tubercule* (V. ce mot), petit corps grisâtre, arrondi, qui, tantôt isolé, tantôt aggloméré par masses , envahit le tissu pulmonaire et les ganglions bronchiques : dans l'origine, dur, s'écrasant assez difficilement sous le doigt, il se ramollit plus tard , détruit le parenchyme du poumon au milieu duquel il se trouve, et creuse ainsi des petits foyers qui, se réunissant les uns aux autres, forment des excavations souvent très-vastes, connues sous le nom de *cavernes* ; cavités inégales, anfractueuses, tapissées par une fausse membrane, souvent traversées par des brides, vestiges d'un tissu pulmonaire non détruit ou de vaisseaux conservés, et dans lesquelles viennent aboutir un ou plusieurs tuyaux bronchiques. Ces cavités, quelquefois vides, contiennent, le plus ordinairement , un liquide puriforme composé de débris de matière tuberculeuse et du produit de la sécrétion de la membrane interne. Autour de ces cavernes , souvent on trouve un endurcissement formé , soit par du tissu pulmonaire condensé ou atteint d'inflammation chronique, soit , le plus ordinairement , par une infiltration tuberculeuse non encore ramollie. Dans le même poumon , il n'est pas rare de trouver à la fois des tubercules durs, des tubercules ramollis, et des cavernes. C'est presque exclusivement au sommet du poumon que se développent les tubercules ; quand il en existe dans tous les points de l'organe pulmonaire , c'est ordinairement vers le sommet qu'ils sont le plus avancés et le plus nombreux. Tantôt les tubercules ne se concentrent que dans un seul poumon , l'autre restant sain : dans ce cas, l'observation a fait connaître que le poumon gauche était le plus souvent atteint; tantôt ils existent des deux côtés, mais presque toujours , alors , ils sont en plus grand nombre et à un état plus avancé dans un poumon que dans l'autre. Souvent, en même temps qu'il existe des tubercules dans les poumons, on en rencontre dans d'autres organes, aucun n'en est exempt ; mais c'est particulièrement l'intestin grêle qui en est affecté. Les ulcérations intestinales dues au ramollissement de tubercules situés entre les tissus de l'intestin, sont très-fréquentes chez les phthisiques.

Les causes de la phthisie sont quelquefois assez difficiles à saisir : on doit cependant noter parmi les plus communes l'hérédité, le tempérament lymphatique, l'existence de quelque affection scrofuleuse, les excès, les chagrins, une nourriture insuffisante, l'habitation dans un lieu humide et mal aéré, et la privation d'exercice. Pour appuyer l'influence de ces dernières causes, nous dirons que la plupart des singes du Jardin des Plantes renfermés dans leur cabane, meurent phthisiques au bout de peu d'années, et qu'il en est de même des vaches de Paris, qui ne sortent jamais de leurs étables. En général, toutes les causes débilitantes, quelles qu'elles soient, peuvent développer la phthisie, d'autant plus facilement que le sujet y sera plus disposé par sa constitution, son tempérament, et surtout ses antécédents de famille. On a considéré aussi un refroidissement subit, une bronchite, une pneumonie, une pleurésie, comme pouvant amener la phthisie; mais le plus ordinairement ces causes n'agissent qu'accidentellement en aidant le développement des tubercules chez des sujets prédisposés, et ce n'est que dans des cas très-rares qu'on peut les considérer comme déterminant, à elles seules, la phthisie pulmonaire.

Aucun âge n'est exempt de la terrible maladie qui nous occupe; elle frappe depuis le fœtus dans le sein de sa mère, jusqu'au vieillard âgé de plus de soixante-dix ans; mais elle est surtout fréquente chez les jeunes gens de dix-huit à trente ans; elle s'observe aussi très-souvent chez les enfants au-dessous de dix ans. Attaquant les deux sexes, l'affection tuberculeuse du poumon est cependant plus commune chez les femmes. Elle se développe dans toutes les saisons, sous tous les climats, dans toutes les localités; si l'on en croit cependant quelques observations récentes, elle serait très-rare dans les pays marécageux, là où règnent habituellement les fièvres intermittentes.

Sous le rapport des symptômes et des signes physiques à l'aide desquels on peut la reconnaître, la phthisie présente trois périodes ordinairement assez marquées, mais dont la transition de l'une à l'autre est insensible. Dans la première, qui correspond à l'état cru des tubercules, on observe une petite toux sèche ou suivie d'une expectoration séreuse peu abondante, une légère dyspnée, quelques douleurs thoraciques et de l'amaigrissement; souvent ce dernier phénomène est le premier à paraître et reste seul pendant quelque temps : dans cette période apparaissent aussi souvent des hémoptysies plus ou moins abondantes, qui, quelquefois, se montrant au début seulement, ne se renouvellent pas dans les autres périodes, mais qui, dans d'autres circonstances, reparaissent de temps en temps jusqu'à la terminaison de la maladie. Les crachements de sang, parfois assez considérables et assez subits pour simuler les vomissements de sang, sont, en général, un signe fâcheux, et, lorsqu'ils apparaissent, surtout chez les hommes, ils doivent faire présumer l'existence des tubercules, sans que cependant ils l'indiquent d'une manière absolue : on a eu maintenant de fréquentes occasions de noter

des exceptions à la règle générale que nous exposions tout-à-l'heure. Dans la première période, il est rare qu'il y ait une fièvre continue, quelques accès fébriles se montrent à peine de temps en temps, et les fonctions digestives sont ordinairement intactes; il y a seulement un peu d'affaiblissement musculaire coïncidant avec la maigreur. Dans ces circonstances, la percussion et l'auscultation sont quelquefois impuissantes, et ne donnent aucun résultat, lorsque les tubercules sont isolés et en petit nombre; mais lorsque quelques tubercules sont agglomérés, alors la percussion rendant sous la clavicule ou dans la région sus-scapulaire d'un ou des deux côtés un son plus mat que normalement, et l'auscultation faisant entendre une augmentation du bruit expiratoire en intensité et en durée, un léger craquement sec ou un bruissement font reconnaître au médecin la présence de ces tubercules encore crus.

Dans la deuxième période, les tubercules se ramollissent, la toux devient alors plus fréquente, plus facile, plus grasse, l'expectoration est opaque, composée de crachats grisâtres ou verdâtres, striés, ne se mêlant pas bien les uns aux autres de manière à former une masse homogène; la dyspnée est plus considérable, la maigreur augmente, les forces diminuent, les fonctions digestives subissent souvent une altération caractérisée par une diarrhée qui revient de temps en temps, et la fièvre s'observe plus souvent, tantôt même devient continue avec des exacerbations le soir, tantôt prend une forme intermittente quotidienne, revenant chaque soir sous forme d'un léger frisson suivi de sueur occupant particulièrement les parties supérieures du corps. A ce moment, la percussion constate un son mat au sommet d'un ou des deux poumons, et l'auscultation fait entendre dans les mêmes points un craquement humide ou râle muqueux manifeste. Dans cette période, ordinairement, les femmes cessent de voir leurs règles, moins abondantes déjà depuis le début. Dans ce moment aussi se prononce cette singulière déformation des ongles qui se recourbent, et des doigts qui grossissent en massue à leur extrémité, déformation à laquelle on doit attacher une certaine importance pour le diagnostic de la maladie.

Dans la troisième période enfin, les cavernes sont formées, la dyspnée est très-grande, la toux très-facile fait expectorer des crachats opaques, qui quelquefois, entièrement purulents, se mêlent dans le crachoir sous forme de bouillie épaisse, mais sont cependant le plus ordinairement isolés les uns des autres, nageant dans une sérosité semblable à l'eau de gomme, et présentant, soit une forme arrondie qui les a fait comparer à des pièces de monnaie (crachats nummulaires), soit des bords déchiquetés qui les fait ressembler à des petites boulettes de coton, ou quelquefois à des corps étoilés. En même temps, le marasme se prononce de plus en plus, la diarrhée survient habituellement d'une manière continue, la fièvre s'établit pour ne plus cesser, une sueur abondante baigne chaque nuit le visage, les bras et surtout la poitrine; la faiblesse est extrême; et la mort arrive le plus souvent sans crise sous forme d'asphyxie lente.

Dans cette dernière période, le son entièrement mat à la percussion, dans les points du poumon malades, prend quelquefois un caractère de pot fêlé tout-à-fait remarquable ; l'auscultation fait entendre un gargouillement considérable, et une respiration caverneuse d'autant plus forte que la caverne est plus vaste et moins remplie de liquide. Lorsque le malade parle, sa voix semble entrer tout entière dans l'oreille de l'observateur, appliquée sur le point de la poitrine correspondant à la lésion ; phénomène connu sous le nom de *pectoriloquie*, et qui, pour être parfaite, réclame les mêmes conditions physiques que la respiration caverneuse. Ces signes, obtenus par la percussion et l'auscultation, ne laissent pas de doute sur l'existence d'une excavation pulmonaire ; l'étendue des points où on les perçoit donne une idée exacte de la grandeur de la caverne ; lorsque cette dernière est très-vaste, qu'elle est superficielle, et que ses parois sont résistantes, on peut entendre de plus un retentissement métallique.

Quelquefois la terminaison fatale est hâtée par une maladie intermittente qui vient compliquer l'affection principale ; les plus fréquentes sont la pneumonie, la pleurésie, la péricardite, le pneumothorax résultant de la perforation de la plèvre par un tubercule sous-pleural, la péritonite, suite de perforation intestinale, et diverses hydropisies.

La durée de chacune de ces périodes, et de toute la maladie, est assez variable ; on a des exemples de phthisies ayant duré plusieurs années : quelquefois on observe dans la première et la seconde période, des amendements qui suspendent pendant plusieurs mois les progrès du mal ; mais une fois la troisième période arrivée, la maladie fait chaque jour des progrès. Dans quelques circonstances, la phthisie a une marche véritablement aiguë, elle se déclare et se termine dans l'espace de six semaines à deux mois : on a donné à cette forme le nom de *phthisie galopante*.

La phthisie pulmonaire est une maladie excessivement grave ; mais doit-on la considérer comme nécessairement mortelle ? Nous ne le pensons pas ; en face des observations recueillies déjà par Laennec, et dans ces derniers temps d'assez nombreux médecins qui ont trouvé sur le cadavre, soit des excavations pulmonaires tapissées d'une membrane d'apparence muqueuse, soit des concrétions pierreuses, soit de véritables cicatrices, toutes altérations qu'on pouvait raisonnablement considérer comme le résultat de cavernes guéries, il n'est plus permis de douter de la possibilité de la guérison de la phthisie, lorsque les tubercules sont peu nombreux. Ces cas de guérison sont toutefois très-rares, mais il suffit qu'on puisse admettre leur possibilité pour espérer qu'un jour on trouvera peut-être un moyen thérapeutique de les rendre plus nombreux.

Quoiqu'il n'ait, pour ainsi dire, pas d'espoir de guérir son malade, le médecin ne doit cependant pas négliger le traitement d'un phthisique ; par une thérapeutique sage, prudente, appropriée à la forme de la maladie, on peut espérer entraver la marche de l'affection, adoucir les souffrances du malade, peut-être même le guérir, au moins pour quelques années. Les moyens sur lesquels on doit surtout compter pour arrêter les progrès du mal dans la première et la deuxième période, sont les exutoires placés au bras ou à la poitrine, les frictions irritantes sur la peau du thorax, les boissons adoucissantes alternant avec les boissons balsamiques, telles que l'eau de goudron, le lichen, la solution de sirop de Tolu ou de capillaire, ou même quelques amers, quelques antiscorbutiques ; et parmi ces derniers, je citerai surtout le suc de cresson. Le lait d'ânesse, les eaux sulfureuses d'Enghien, les Eaux-Bonnes, surtout, sont très-convenables. En même temps, on a souvent besoin d'avoir recours aux narcotiques pour calmer la toux et procurer un peu de repos et de sommeil aux malades : dans ce but, les préparations d'opium, celles de belladone, les pilules de cynoglosse, sont sur la même ligne, et le plus souvent doivent être conseillées successivement. Les antiphlogistiques ne sont indiqués que dans le cas d'hémoptysie ; il faut alors souvent avoir recours à une petite saignée du bras ou du pied, ou à une application de sangsues.

Il est très-important, d'un autre côté, de faire manger les malades de manière à ce que leur nutrition ne s'altère pas trop, de manière aussi à ce que les fonctions digestives ne soient pas troublées par un excès d'aliments. On doit leur prescrire des vêtements de flanelle sur la peau, leur conseiller d'éviter avec soin les occasions de refroidissement, et, lorsque leur position sociale le leur permet, on doit surtout les diriger vers un climat doux et tempéré, où l'hiver se fait à peine sentir ; sous ce rapport, Nice et les îles d'Hyères sont depuis longtemps en possession de la préférence des malades et des médecins. Si cependant les observations d'absence de phthisiques dans les pays à fièvres intermittentes se confirmaient, ne serait-ce pas vers ces endroits qu'il faudrait diriger les malades ?

Lorsque la phthisie est arrivée à la troisième période, on doit se borner à un traitement purement palliatif ; les tisanes adoucissantes, les narcotiques unis à quelques balsamiques en pilules ou en potions, sont presque les seuls moyens à employer ; à cette époque, les eaux sulfureuses sont généralement nuisibles, il faut bien se garder de les conseiller. Aux Eaux-Bonnes, les malades qui arrivent dans un état peu avancé éprouvent presque toujours de l'amélioration ; il n'est pas rare, au contraire, de voir mourir très-promptement ceux qui viennent prendre les eaux lorsqu'ils sont parvenus à la troisième période. Lorsque la fièvre hectique est déclarée, quelques accidents demandent quelquefois encore de la part des médecins une thérapeutique palliative spéciale : telle est surtout la diarrhée, qu'on cherche à modérer au moyen de lavements opiacés, d'un peu de thériaque ou de diascordium ; telles sont aussi les sueurs abondantes qui inquiètent et épuisent les malades, et qu'on peut quelquefois combattre avec une apparence de succès, au moyen de l'acétate de plomb donné à faible dose. En un mot, dans cette terrible maladie, le rôle du médecin est actif jusqu'à la fin ; et, quoique presque assuré de ne pouvoir l'emporter, il doit combattre jusqu'à la dernière extrémité, opposer un remède à chaque accident, et chercher au moins à apporter un peu de soulagement au malade dont il ne peut sauver les jours.   A. HARDY,
Médecin des hôpitaux de Paris.

PHYSIOLOGIE, s. f., du grec *phusis*, nature, et *logos*, discours. On donne ce nom à la science qui traite des phénomènes dont l'ensemble constitue la vie dans tous les corps organisés ; c'est la connaissance du jeu et des fonctions des organes, comme l'anatomie est la connaissance de leur forme et de leur structure. D'après cette définition, on voit que la physiologie doit présenter de grandes divisions, selon les corps organisés qu'elle doit étudier. Elle reçoit le nom de physiologie végétale lorsqu'elle traite des végétaux, de physiologie comparée lorsqu'elle est appliquée aux animaux, et de physiologie de l'homme, ou simplement physiologie, lorsque c'est l'homme qui devient l'objet de son étude. Des auteurs ont aussi admis une division de la physiologie, en générale et spéciale : la physiologie générale est la physiologie appliquée à tous les corps vivants, sans distinction d'espèces ; la physiologie spéciale est l'étude des phénomènes de la vie, circonscrite dans une seule espèce, soit animale, soit végétale.

La physiologie de l'homme, qui est la seule dont nous nous soyons occupé dans cet ouvrage, se divise en fonctions. La fonction est un ensemble de phénomènes du même ordre qui sont destinés à accomplir un des principaux actes de la vie : telle est la vision, la circulation, etc. Ces fonctions sont de trois ordres. Elles sont *organiques*, *nutritives*, lorsqu'elles ont rapport à l'entretien de la vie : telles sont la digestion, l'absorption, la respiration, la circulation, la nutrition et les sécrétions. Elles sont dites *animales* ou de *relation*, lorsqu'elles servent à mettre l'homme en rapport avec les objets extérieurs : tels sont le tact, la vue, l'audition, le goût, l'olfaction, l'intelligence, la voix, la locomotion. Enfin les fonctions sont dites de *reproduction* ou de *vie de l'espèce*, dans ce qui a lieu pour la perpétuité de l'espèce même, comme le rapprochement des sexes, la gestation et l'accouchement, la durée de la vie ; on y joint aussi l'histoire des tempéraments, des âges, des sexes, des races humaines. Chacun de ces sujets a fait l'objet d'un article spécial, que l'on trouvera au mot qui lui est propre ou à celui de l'organe qui est chargé de la fonction.   J. B.

PHYSIQUE, s. f., *physica*, du grec *phusis*, nature. C'est, à proprement parler, la science de la nature, ou la connaissance des propriétés naturelles des corps et des actions qu'ils exercent les uns sur les autres. Pour les anciens, la physique embrassait toutes les connaissances naturelles ; mais l'accroissement de ces connaissances a obligé les modernes à établir des distinctions entre toutes ces branches des connaissances humaines qui ont retenu d'une manière générale le nom de science physique ; telles sont l'astronomie, la géologie, la minéralogie, la chimie, la botanique, la zoologie, etc. Le nom de *physique* proprement dite a été spécialement réservé pour cette partie de la science qui considère les corps sous le rapport des masses ou des parties intégrantes et similaires, sans s'occuper de leur composition ni des actions réciproques de leurs éléments, qui constitue la *chimie ;* comme l'action de ces corps sous l'influence de la vie forme la *physiologie*. La *physique médicale*, qui est la seule dont nous ayons traité dans cet ouvrage, est cette partie de la physique qui sert à l'intelligence des phénomènes physiologiques et qui s'applique principalement aux fonctions de la vision, de l'audition et de la locomotion.   J. B.

PIAN (*méd.*), s. m. (V. *Framboesia*.)

PICA (*méd.*), s. m. C'est une affection de l'esto-

mac qui donne une sensation outrée de la faim. (V. *Faim canine*.)

PICOTEMENT (*path.*), s. m. C'est une variété à un faible degré de la douleur nommée pungitive ; cette douleur est quelquefois confondue avec celle que l'on éprouve dans une partie lorsque l'on en a comprimé le nerf quelque temps ; cette dernière reçoit le nom de fourmillement. (V. ce mot et *Douleurs*.)

PICOTTE (*zool.*), s. f. C'est une pustule qui se développe sur le pis de la vache, et qui, inoculé à l'homme, produit la vaccine. (V. ce mot.)

PICROMEL (*physiol.*), s. m. C'est un des principes trouvés dans la bile de l'homme et du bœuf. (V. *Bile*.)

PICROTOXINE (*chim.*), s. f. C'est un principe amer et vénéneux que l'on retire de la coque du Levant. (V. *Coque du Levant*.)

PIED (*anat.*), s. m., extrémité inférieure du membre abdominal, qui repose sur le sol dans la station et dans la marche. La forme du pied est allongée et aplatie : cet organe est articulé à angle droit avec l'extrémité inférieure de la jambe, qui, dans la station debout, lui transmet le poids du corps. La face supérieure, appelée *dos du pied*, est légèrement convexe ; cette conformation est surtout marquée au niveau de la portion qui s'unit avec la jambe et que l'on nomme *coude-pied*. La face inférieure, ou *plante* du pied, est concave dans sa partie moyenne, saillante et arrondie en arrière, au niveau du calcanéum, bombée également en avant, vers l'union des os du métatarse avec les orteils. De cette disposition il résulte que le pied ne touche pas le sol par toute sa surface plantaire, mais seulement par les parties saillantes que nous avons indiquées, et par les orteils. Les deux côtés ou bords du pied sont arrondis et légèrement sinueux ; le bord antérieur présente la rangée des orteils obliquement situés de dedans en dehors et d'avant en arrière.

Le pied comprend plusieurs ordres de tissus que nous allons rapidement indiquer. Les parties dures qui en constituent la charpente solide, appartiennent au système osseux : on les partage en trois sections bien distinctes. 1° Le *tarse* forme la partie la plus reculée ; il comprend sept os disposés sur deux rangs, et dont les noms indiquent la configuration extérieure. La rangée postérieure, qui s'articule avec les extrémités inférieures du tibia et du péroné, renferme l'astragale (*astragalos*, osselet) et le calcanéum (*calx*, talon) ; la seconde rangée ou la plus antérieure, est formée de cinq os : le scaphoïde (*scaphé*, barque, *eidos*, ressemblance), le cuboïde (*kubos*, cube, *eidos*, ressemblance), et les trois cunéiformes (*cuneus*, coin). 2° Au-devant du tarse est le *métatarse*, dont les os allongés, cylindroïdes, et au nombre de cinq, s'articulent avec ceux de la seconde rangée du tarse. Cette disposition des os du métatarse, leur forme allongée, leur parallélisme, les intervalles qui les séparent, donnent au squelette du pied une certaine ressemblance avec un gril. 3° Enfin les cinq orteils formés chacun de trois phalanges (à l'exception du gros orteil, qui n'en a que deux), terminent le pied en avant. Leur disposition anatomique les rapproche beaucoup des doigts de la main (V. *Doigts* et *Main*), à cette différence près, que ceux-ci sont beaucoup plus longs, plus déliés, et plus mobiles. Des ligaments fibreux, très-forts, très-résistants, plusieurs fois entrecroisés sur eux-mêmes, unissent solidement entre elles ces différentes pièces osseuses, mais surtout celles du tarse, qui sont étroitement liées et serrées les unes contre les autres.

Les parties molles comprennent les muscles, les vaisseaux, les nerfs, etc. Les muscles sont partagés en deux catégories. A la première se rattachent ceux qu'on nomme extrinsèques, et qui viennent de la jambe : ils meuvent le pied dans sa totalité. Les faisceaux attachés en haut, soit au tibia, soit au péroné, soit à leur ligament interosseux, viennent, par une expansion tendineuse, adhérer à l'un des os que nous avons mentionnés plus haut. Ce sont d'abord les jumeaux, le soléaire, le jambier postérieur, le long péronier latéral, le court péronier latéral, et le jambier antérieur, qui meuvent le pied dans différents sens ; puis le long extenseur commun des orteils et le plantaire grêle, le long fléchisseur commun des orteils, le long fléchisseur propre du gros orteil, et son extenseur propre, le péronier antérieur, qui, ainsi que l'indiquent leurs noms respectifs, agissent sur les orteils, et en même temps sur tout le pied.

Les muscles intrinsèques appartiennent seulement à l'organe dont nous parlons. On n'en trouve qu'un seul à la face dorsale : c'est le pédieux, mince et aplati, et divisé en quatre faisceaux assez grêles : tous les autres sont en quelque sorte réfugiés sous la voûte que forme le squelette du pied, et dans les intervalles des métatarsiens. Ce sont, *en dedans*, l'adducteur du gros orteil, le court fléchisseur du gros orteil, l'adducteur oblique, et l'adducteur transverse ; *en dehors*, l'abducteur et le court fléchisseur du petit orteil ; *au milieu* se trouve le court fléchisseur commun et ses accessoires, et enfin les lombricaux et les interosseux, distribués comme à la main. Des aponévroses très-fermes enveloppent et séparent les muscles de ces trois régions.

Les artères sont fournies par les tibiales antérieure et postérieure. La première fournit la *pédieuse*, qui se ramifie, en s'anastomosant dans les différents muscles que nous avons cités : la seconde se partage en deux branches, dont les noms indiquent suffisamment la situation et la direction : ce sont la *plantaire interne* et la *plantaire externe*. Cette dernière forme l'arcade plantaire, d'où émanent les *perforantes* et les *collatérales* des orteils.

Les *veines* forment deux couches, l'une superficielle, l'autre profonde. Celles du dos du pied se jettent dans les deux saphènes et dans les tibiales antérieures : celles de la plante s'abouchent dans les tibiales postérieures. Les *lymphatiques* sont nombreux et apparents.

Le tissu cellulaire, lâche et rare sur le dos du pied, est très-abondant et rempli de graisse à la face plantaire, surtout au niveau des deux saillies que nous avons mentionnées au commencement. Il y a là comme deux coussins qui amortissent la pression très-considérable que le pied supporte de la part du poids du corps. Mince à la face dorsale, la peau est très-dense, très-épaisse à la face inférieure, particulièrement au talon.

Le pied n'est pas susceptible de mouvements très-étendus, excepté dans le sens de la flexion et de l'extension ; il joue un grand rôle dans la marche (V. *Locomotion*). Pendant la station il transmet au sol le poids du corps, et résiste à cette pression par un mécanisme analogue au système des voûtes.

MALADIES DU PIED. — Elles sont nombreuses et ordinairement assez graves ; nous allons les indiquer sommairement.

1° *Inflammation*. Les inflammations superficielles ou profondes sont assez communes ; et, en raison de la disposition anatomique si compliquée du pied, elles offrent toujours, surtout les secondes, une certaine gravité. Nous nous en référons à cet égard, et pour le pronostic et pour le traitement, à ce que nous avons dit au mot *main* ; l'analogie est aussi exacte que possible.

2° Pour les *engelures*, l'*ongle* rentré dans les chairs, les *caries*, *nécrose*, *tumeurs blanches*, *cors* aux pieds, gangrène, etc., qui peuvent se développer aux pieds, voyez ces mots.

3° L'*entorse* ayant été traitée à part, nous n'avons pas à nous en occuper ici.

4° *Luxations*. Le pied peut se luxer en totalité sur la jambe, ou bien le déplacement peut seulement avoir lieu entre les différentes articulations des os du pied. Dans le premier cas, la luxation peut être complète et incomplète ; dans ces différents cas, le pied peut être porté en dedans ou en dehors, en avant ou en arrière. Déterminées le plus ordinairement par des violences extérieures considérables, elles doivent offrir souvent des complications graves de plaies, de fractures, etc.

Les conséquences de pareils désordres sont faciles à prévoir : des inflammations profondes, des abcès, des caries, la gangrène, obligent trop souvent le chirurgien à pratiquer l'amputation du pied, ou même de la partie inférieure de la jambe, si les désordres remontent un peu haut.

Les luxations partielles portent, soit sur l'astragale et le calcaneum, soit sur les os du tarse et du métatarse, soit sur les phalanges. La disposition étroitement serrée de ces articulations, la force des faisceaux fibreux qui les maintiennent unis, rendent la réduction très-difficile. Ici encore les complications de plaies sont très-fréquentes. Il est, parmi les accidents multiples qui peuvent se manifester, une lésion qui mérite de nous arrêter un moment. Je veux parler de la luxation sens dessus dessous de l'astragale : cet os se retourne sur lui-même, soit en partie par une déchirure des téguments. Si l'on ne peut réduire, ou que la plupart des liens ligamenteux soient rompus, il ne faut pas hésiter à emporter l'os, qui a ainsi culbuté sur lui-même. Cette opération a été maintes fois pratiquée avec un plein succès, et la plaie guérit par une ankylose de l'articulation du pied.

Quand les désordres sont considérables, on aura recours aux antiphlogistiques énergiques, saignées générales et locales abondantes, applications émollientes, etc. C'est ici surtout que l'irrigation tiède ou froide, employée d'une manière continue, pourra rendre de grands services.

5° Les *fractures* du pied sont ordinairement fort graves et produites par des causes directes très-violentes, telles que la chute sur la partie malade de corps durs, pesants : pavés, pierres de taille, pièces de bois. Des chutes d'un lieu élevé sur le talon produisent la fracture par écrasement du calcanéum, comme M. Malgaigne en a le premier publié des exemples. Ici encore, la conduite à tenir ne saurait être donnée d'une manière générale ; les indications sont dans ce cas excessivement variables, en raison de la multiplicité des complications qui peuvent survenir.

Amputation. Outre les opérations de ce genre qui peuvent être pratiquées sur les orteils, on peut encore réséquer la tête du premier métatarsien, amputer entre les os du tarse et ceux du métatarse (procédé de M. Lisfranc), ou enfin entre les deux rangées du tarse (amputation de Chopart). Cette dernière opération, qui est la plus facile, est aussi la plus usitée. Quand tout le pied est broyé, on préfère aujourd'hui l'amputation au-dessus des malléoles à la désarticulation tibio-tarsienne. Les jambes artificielles de M. Martin fournissent dans ce cas une ressource bien précieuse aux malheureux qui doivent subir cette mutilation. Pour les indications, voyez le mot *Amputation.*   J.-P. BEAUDE.

PIED-BOT (*path. chir.*). On appelle ainsi une déviation permanente du pied, dans laquelle cet organe étant renversé en bas, en haut, en dedans ou en dehors, force le malade à marcher sur les orteils, sur son talon, sur le bord externe ou sur le bord interne de son pied. A ces différentes sortes de déviations, dont chacune n'est que l'exagération et la persistance de l'un des mouvements naturels de l'organe, correspondent des noms particuliers. Nous allons d'abord établir les caractères extérieurs du pied-bot, nous parlerons ensuite de ses causes et de son traitement ;

1° *Du pied-équin, pes equinus* (pied de cheval) des auteurs ; *strephocatopodie* (du grec *strephô*, je tourne, *cató* en bas, *pous, podos*, pied). Le pied est dans une extension forcée, le talon plus ou moins élevé au-dessus du sol. Le coude-pied est bombé ; les orteils, fortement étendus et redressés, reçoivent le poids du corps ; dans quelques cas, les orteils sont fléchis fortement vers la face plantaire, et le malade marche alors sur leur face dorsale. La dureté et la résistance des muscles du mollet indiquent la part qu'ils prennent à cette déformation.

2° *Du varus,* mot latin de Celse adopté par les auteurs, *stréphendopodie* (*strephô* et *pous,* comme plus haut, et *endon,* en dedans). Le *varus* est le renversement du pied en dedans. Cet organe est disposé de telle sorte, que sa face plantaire regarde la malléole interne de la jambe opposée, le bord externe repose sur le sol, le bord interne est dirigé en l'air. Le talon est fortement tourné en dedans et relevé, la malléole externe touche presque le sol, tandis que l'interne en est très-éloignée ; en même temps, la jambe est maigre, sans mollet, et faible. Quand la déviation est fort intense, les malades marchent en partie sur la face dorsale de leur pied ; ici, les muscles rotateurs du pied en dedans (les jambiers antérieurs et postérieurs) sont contracturés, tandis que les péroniers sont mous et relâchés.

3° *Valgus,* mot latin emprunté à Celse, *stréphexopodie* (de *strephô*, *pous* et *exo* en dehors) de M. Duval. Cette difformité est précisément l'inverse de la précédente, c'est-à-dire que le pied est renversé en dehors. Sa face dorsale regarde la malléole interne de la jambe opposée, la face plantaire est tournée en dehors, le talon est dévié du même côté, le pied appuie par la moitié antérieure de son bord interne,

c'est-à-dire que le malade marche sur le gros orteil et sur une partie du premier métatarsien. Ce bord interne du pied est convexe, tandis que l'externe, dirigé en haut, est concave. Ici les péroniers sont durs et raccourcis.

4° *Talus, stréphanopodie* (*ano* en haut) de M. Duval. Le *talus* est au pied-équin ce que le valgus est au varus. Dans le pied-équin, le malade marche sur ses orteils ; ici c'est le contraire : les orteils sont dirigés en haut, le dos du pied regarde le devant de la jambe, la face plantaire est en avant, c'est par le talon seulement que le pied touche le sol. Dans ce cas, les extenseurs de la jambe sont fortement contracturés.

A ces quatre espèces admises par les auteurs, M. Duval en ajoute une cinquième, qu'il nomme déviation du pied en-dessous, ou *stréphypopodie* (*upo* dessous). Cette difformité consiste dans une sorte d'enroulement du pied autour du talon, de sorte que les orteils sont tournés sous celui-ci, et que le malade marche sur leur face dorsale qui repose sur le sol : c'est en quelque sorte l'exagération du pied-équin.

Ces différentes lésions existent rarement seules ; ainsi, le pied-équin est presque toujours compliqué de varus ou de valgus : ceux-ci, par la même raison, peuvent aussi être accompagnés d'une extension ou d'un redressement du pied plus ou moins marqués. Quant au degré de fréquence, le varus et le pied-équin sont les plus communs ; le talus est excessivement rare.

La nature de cet ouvrage nous interdit les développements dans lesquels il conviendrait d'entrer ici relativement aux désordres éprouvés par le système osseux dans les différentes formes du pied bot que nous venons de passer en revue. Nous devrons nous contenter de dire que les pièces osseuses dont se compose le pied, sont plus ou moins contournées et déformées suivant le degré de la déviation, sans pourtant qu'il y ait luxation, comme on l'a cru pendant longtemps. Mais Scarpa a très-bien fait voir que les os, et particulièrement le scaphoïde, le cuboïde et le cunéiforme, étaient tordus suivant leurs axes ; de là des modifications notables dans leurs rapports entre eux, de nouvelles facettes articulaires creusées par des contacts anormaux, des aplatissements partiels, etc., etc.

Causes. — Le pied-bot est congénital ou acquis : le varus et le valgus simples ou compliqués sont le plus souvent de naissance ; le pied-équin est ordinairement acquis, et la cause peut en être rapportée à une contracture musculaire essentielle, ou dépendant d'une lésion de quelque branche nerveuse ou des centres nerveux eux-mêmes. D'abord réductible, la difformité devient permanente à la longue, par suite de l'accroissement et du développement des os dans la situation vicieuse qu'ils occupent.

Le pied-bot congénital a été attribué à quatre causes différentes que nous allons passer rapidement en revue : 1° altération primordiale du germe, elle est prouvée par l'hérédité ; 2° compression mécanique des membres du fœtus dans la matrice. On se rappelle les débats que cette question a soulevés en 1838, au sein de l'Académie de médecine. M. Bouvier pense que cette cause, jointe à l'attitude vicieuse du fœtus dans le sein de sa mère, ou chacune de ces deux causes isolément, peut entraîner la difformité dont il s'agit ; M. Bruckner a rapporté des faits pour l'attitude vicieuse ; M. Cruveilhier a hautement appuyé cette théorie, elle compte donc de graves autorités en sa faveur. 3° Rétraction primitive des muscles : on a, dans les derniers temps, fait jouer à cette cause un rôle exagéré en y rapportant toutes les déviations ; mais aujourd'hui il est bien reconnu que, quelle que soit la valeur réelle et incontestable de la rétraction musculaire dans l'immense majorité des cas, il faut cependant convenir qu'elle n'agit pas toujours et qu'elle n'existe pas toujours seule. Jerg, Delpech, MM. Jalade-Lafond, J. Guérin, etc., pensent que cette rétraction est due à une lésion du système nerveux, dont il serait bien difficile de préciser la nature. 4° L'arrêt de développement. Existe-t-il réellement pendant la vie intra-utérine une époque à laquelle le fœtus présente une déviation des pieds ? et la lésion que nous observons au moment de la naissance n'est-elle qu'une persistance de cet état ? Nous ne le croyons pas ; mais en admettant cette hypothèse, d'origine germanique, comment expliquerait-on la manière dont s'établit la permanence du prétendu état transitoire ? Ne faut-il pas toujours en venir à l'action musculaire qui, se développant inégalement, ne redresse pas le pied, comme cela a lieu dans l'état normal, mais lui conserve sa déviation ?

Cette recherche de l'étiologie a-t-elle une grande importance pour la thérapeutique ? Nullement, et cela se conçoit : quelle que soit la cause, on ne pourra redresser les parties déviées qu'en allongeant les liens fibreux et musculaires qui les tiennent infléchis. Pendant longtemps on a confié aux seules machines le soin d'opérer cet allongement, et Dieu sait si les chirurgiens et les mécaniciens se sont fait faute de multiplier, pour ainsi dire à l'infini, les pantoufles et bottines à tiges élastiques, à ressorts, à pressions, etc., dans lesquelles on soumettait les pieds des patients à une véritable torture : le lecteur ne s'attend sans doute pas que nous en dressions ici l'interminable liste, nous allons d'ailleurs en reparler un peu plus bas.

Dominés par leurs idées théoriques sur la nature et les propriétés des tendons, les anciens n'auraient jamais osé en pratiquer la section. La première opération de ce genre remonte à 1789 ; dans un cas de varus très-développé, dit Thilénius, un chirurgien allemand nommé Lorenz, coupa le tendon d'Achille avec la peau ; le pied, qui était fortement renversé, reprit la direction normale et guérit. Michaëlis de Marbourg publia, en 1811, son Mémoire sur la section partielle du tendon pour redresser les membres infléchis ; depuis, Sartorius (1812) fit la section complète du tendon d'Achille ; mais ces opérateurs coupaient en même temps le tégument externe et le faisceau fibreux. Delpech apporta un notable perfectionnement à cette opération, en se bornant à *ponctionner* le membre de part en part pour aller agir sur le tendon en ménageant la peau qui le recouvre. Dans ces derniers temps, M. Stromeyer renouvela ces tentatives ; et aujourd'hui, grâce aux efforts de plusieurs orthopédistes et chirurgiens français, à la tête desquels nous citerons MM. Duval, Guérin, Bouvier, Scoutetten, etc., la section des tendons est enfin répandue parmi nous. (Pour les détails opératoires, V. *Ténotomie*.)

Les parties qui doivent être tranchées sont les muscles rétractés et dont le raccourcissement maintient les parties déviées : ainsi, pour le pied-équin, ce sera le tendon d'Achille ; pour le varus, le jambier antérieur ; pour le valgus, les péroniers latéraux, etc., etc. Des indications particulières, et dont le chirurgien est seul juge, peuvent se présenter à remplir pour cette opération ; par exemple, il faudra quelquefois couper l'aponévrose plantaire rétractée en totalité ou en partie, etc.

Les effets immédiats de l'opération sont fort peu de chose ; la petite plaie est fermée en 24 ou 48 heures, et le sang épanché entre les deux bouts du tendon est résorbé en huit ou dix jours.

Delpech et M. Stromeyer ont cru nécessaire de n'exercer l'extension sur le tendon que lorsque déjà les deux bouts paraissaient solidement réunis. M. Bouvier n'est pas de cet avis ; l'expérience lui a démontré que l'on pouvait tenter immédiatement le redressement à l'aide d'un appareil approprié. Au reste, la machine, quelle qu'elle soit, que l'on emploiera, doit avoir pour résultat de ramener et de maintenir le pied en sens inverse de la déviation. Dans le *pes equinus*, l'appareil ne doit pas seulement fléchir le pied, mais encore le porter en dedans, afin de prévenir l'inclinaison en dehors. Si la maladie est peu ancienne, il suffit de quelques jours pour ramener le membre à sa situation naturelle, et alors la machine n'est nécessaire que jusqu'à la consolidation du tendon. Si les os sont déviés, la cure est plus longue. Mais c'est surtout dans le *varus* que la disposition vicieuse des parties exige l'emploi prolongé de moyens de traitement. Aussi ne faut-il pas céder à l'impatience du malade, et laisser au redressement le temps de s'effectuer. Cette question est assurément une de celles dans lesquelles la chirurgie moderne a fourni les plus heureux résultats.

E. BEAUGRAND.

PIED-ÉQUIN. (V. *Pied-Bot*.)

PIED-DE-CHAT (*bot.*), s. m., *gnafalium dioicum*. C'est une plante composée de la famille des Composées corymbifères, section des Inulées : elle est petite, vivace, croît dans nos climats sur les pelouses sèches des montagnes ; ses tiges sont hautes de huit à dix centimètres, blanches, laineuses ; les feuilles sont écartées, linéaires, cotonneuses. Les fleurs sont en corymbes terminales, les unes fertiles, rougeâtres, les autres stériles, blanches ; le calice est simple, argenté ; les corolles sont très-petites, à quatre ou cinq dents égales, renfermant une aigrette simple, sessile. Cette plante fait partie des espèces pectorales : on en emploie seulement les sommités en infusions, que l'on doit passer avec soin, afin que le duvet et l'aigrette de la plante ne puissent irriter le fond de la gorge ; elle est peu usitée.

J. B.

PIED-D'ÉLAN (*mat. méd.*), s. m. On a employé autrefois la corne du pied d'élan (*cervus alces*) contre l'épilepsie. On disait que cet animal, atteint d'épilepsie, s'en guérissait en s'introduisant la corne de son pied dans l'oreille ; ce médicament est aujourd'hui tout-à-fait abandonné.

PIEDS-D'HIPPOCOMPES (*anat.*), s. m. p. Ce sont des protubérances qui existent à l'intérieur du cerveau, et que l'on a aussi nommées cornes d'Ammon. (V. *Cerveau*.)

PIED-DE-LOUP (*bot.*). (V. *Lycopode.*)

PIED-DE-VEAU (*bot.*), s. m., *arum vulgare.* (V. *Arum.*)

PIE-MÈRE (*anat.*), s. f. C'est une des membranes du cerveau, la plus interne et la plus mince. (V. *Méninges.*)

PIERRE (*chir.*), s. f., *lapis* en latin, *lithos* en grec. Les concrétions auxquelles on a donné le nom de pierres, se forment dans un grand nombre de nos organes, ainsi qu'il a été dit au mot *Calcul.* Ici, nous ne parlerons que des pierres urinaires.

Dans son état naturel, l'urine de tous les êtres humains contient en dissolution ou en suspension un grand nombre de sels, parmi lesquels plusieurs se déposent et forment des calculs. Sous quelles influences s'opère cette déposition et cette agglomération? Pourquoi n'ont-elles lieu que sur un très-petit nombre? Voilà ce que l'on ignore. On a cherché dans les climats, les eaux, les aliments, les boissons, la raison de la formation de la pierre; mais toutes ces influences ne peuvent agir que comme cause déterminante, car des milliers de personnes, dans une même localité, s'y trouvent soumises, et, sur ce nombre, on en voit à peine une ou deux affectées de la pierre. Il faut donc admettre une disposition primitive, originelle, que peuvent seconder l'alimentation et les habitudes de la vie.

Pour l'enfance, une mauvaise nourriture; pour l'âge adulte et la vieillesse, une nourriture succulente et fortement animalisée, jointe à une vie sédentaire, sont les conditions dans lesquelles les pierres se forment ordinairement. Il y a sur les causes de la formation des pierres bien des idées erronées répandues dans le public. On croit généralement que le sel commun donne la pierre; mais le chlorhydrate de soude, ou sel marin, ne se rencontre pas d'ordinaire dans les concrétions urinaires. Les poires sont aussi accusées de causer cette maladie; mais il suffit de savoir que les prétendues pierres des poires ne sont autre chose que du bois ou du ligneux analogue à celui dont la queue du fruit est formée.

L'enfance et la vieillesse sont les deux époques de la vie pendant lesquelles les pierres se forment le plus communément, mais elles n'ont pas la même composition à ces deux périodes.

Les concrétions urinaires ne sont pas toutes de même nature. Un grand nombre de sels entrent dans leur composition; cependant il en est trois surtout qui dominent et leur donnent leurs principaux caractères; ce sont: l'acide urique, l'oxalate de chaux, et les phosphates de chaux, d'ammoniaque et de magnésie. La dernière de ces trois espèces de concrétions ne se forme guère que secondairement, lorsque l'un des points des organes urinaires est depuis longtemps dans un état inflammatoire.

Les pierres formées d'acide urique sont de beaucoup les plus fréquentes; elles prennent toutes les couleurs de la terre cuite, et, comme la brique, elles varient par leurs teintes, depuis le nankin jusqu'au rouge brun.

Les pierres d'oxalate de chaux sont ordinairement brunes, et semblables à des truffes, non que ce soit la couleur propre de cette espèce de sel qui est blanc, mais elles prennent cette teinte dans les

organes urinaires par l'addition d'une matière colorante.

Les pierres formées de phosphate triple de chaux, d'ammoniaque et de magnésie, sont d'un blanc grisâtre, et ressemblent à du plâtre par leur aspect et leur consistance.

Il y a des pierres à la formation desquelles concourent ces trois espèces de sels; ils s'y déposent ordinairement par couches successives. On donne le nom de pierres à ces calculs.

Les pierres sont tantôt solitaires et tantôt multiples; lorsqu'il y en a plusieurs, elles sont communément formées par l'acide urique: leur nombre s'est élevé quelquefois jusqu'à plusieurs centaines contenues dans la même vessie; on conçoit qu'alors elles devaient être petites et ne pouvaient être considérées que comme des graviers.

Les pierres brunes formées par l'oxalate de chaux sont ordinairement mamelonnées à leur surface et semblables à des mûres, ce qui leur a fait donner le nom de *mûrales.* Les pierres grisâtres, dans lesquelles dominent les phosphates, sont lisses à leur surface, bien qu'elles soient un peu poreuses comme la pierre pouce.

Quant aux pierres jaunes et rougeâtres formées d'acide urique, leur surface est rugueuse et chagrinée quand elles sont solitaires; mais quand il y en a plusieurs, elles sont polies et présentent quelquefois des facettes résultant de leur contact prolongé avec d'autres calculs. La dureté des pierres urinaires est très-variable: les plus dures sont ordinairement les brunes, dites mûrales, formées par l'oxalate de chaux; les plus friables sont les pierres plâtreuses formées par les phosphates terreux.

Les pierres ne restent pas stationnaires dans les organes urinaires, elles grossissent par la déposition des sels de l'urine: cet accroissement est plus ou moins rapide en raison de la nature des concrétions. Les pierres brunes mûrales grossissent très-lentement, tandis que les pierres grisâtres formées de phosphate terreux augmentent rapidement de volume; on en a vu quelques-unes aussi grosses que des œufs d'autruche. Les pierres d'acide urique jaunâtres ou briquetées dépassent rarement le volume d'un œuf de poule. Quand elles sont à l'état de graviers, elles ont le volume d'un noyau de cerise ou même d'un grain de millet.

Les pierres brunes mûrales sont ordinairement rondes; les pierres jaunâtres d'acide urique sont presque toujours des ovoïdes aplatis; et les pierres plâtreuses formées de phosphates terreux affectent la forme d'une poire.

Les pierres peuvent se développer dans tous les points de l'appareil urinaire, c'est-à-dire dans les reins, organes chargés de la sécrétion, de l'élaboration de l'urine; dans les urètères, tubes longs et minces qui amènent l'urine des reins à la vessie; dans la vessie, qui sert de réservoir à l'urine, et dans l'urèthre, autre conduit par lequel ce liquide est expulsé du corps. Les pierres, suivant qu'elles occupent ces divers organes, produisent des symptômes différents. Dans les reins et les urètères, elles donnent lieu à la colique néphrétique, c'est-à-dire à des douleurs violentes dans le bas du dos et dans les flancs, avec vomissements et fièvre quelquefois.

Les pierres de la vessie manifestent leur présence par une douleur à l'extrémité du gland au moment de l'émission des dernières gouttes d'urine. Pourquoi la sensation est-elle éprouvée là et non dans la vessie elle-même ? C'est ce que l'on n'explique pas d'une manière satisfaisante. C'est une de ces douleurs pour lesquelles on a créé le mot de sympathique. Ce symptôme n'est pas le seul par lequel les pierres de la vessie dénotent leur présence : les secousses d'un cheval, d'une voiture, la marche même, causent de la douleur et font pisser du sang. Le jet de l'urine s'interrompt brusquement pour reprendre ensuite son cours ; cette interruption est surtout produite par les petites pierres rondes. Les besoins d'uriner deviennent de plus en plus fréquents et douloureux, à mesure que la pierre augmente de volume, la vessie s'enflamme, les urines se troublent et deviennent muqueuses, glaireuses, purulentes ; le sommeil se perd, une fièvre lente survient, et le malade finit par succomber au milieu de souffrances atroces.

Telle est l'inévitable terminaison de cette maladie, si elle est abandonnée à son cours naturel ; heureusement que la chirurgie est puissante contre elle, surtout si l'on invoque son secours dès son début, avant que la pierre ait acquis un trop grand volume, et que la vessie soit enflammée. Lors donc que les symptômes dont nous venons de faire l'énumération persistent pendant deux ou trois mois, il importe d'explorer la vessie avec une sonde métallique ; car on ne peut acquérir la certitude de l'existence d'une pierre que par cette opération. Si une première recherche ne fait rien découvrir, et que les symptômes persistent, il conviendra d'en faire une seconde, et même d'en confier le soin à un autre chirurgien, car il arrive fréquemment qu'une pierre échappe à une première exploration, et soit rencontrée dans une suivante, ou par une main différente.

Puisque les pierres développées dans les organes urinaires ne peuvent y séjourner sans causer à la longue une altération et leur destruction, il est indispensable de les en retirer. Lorsqu'elles sont petites, on peut favoriser leur sortie par les voies naturelles au moyen des injections : c'est un procédé qu'employait les Égyptiens il y a plusieurs siècles ; mais quand il y a disproportion trop grande entre le volume des calculs et le diamètre de l'urèthre, il faut ou bien ouvrir une issue plus large pour les extraire entiers, ou bien diminuer la pierre et la réduire au point de sortir sans incision : pour obtenir cette réduction, deux moyens ont été essayés : la dissolution et la division mécanique.

La dissolution de la pierre a été le rêve de tous les âges ; des centaines de substances prises dans les trois règnes de la nature, ont été tour-à-tour essayées, vantées et oubliées. Les unes, telles que le suc d'ognon, sont insignifiantes ; d'autres sont diurétiques, c'est-à-dire augmentent la secrétion de l'urine : tels sont les cloportes, l'uva ursi, le sel de nitre.

Dans l'ignorance où l'on était, jusqu'à la fin du dernier siècle, sur la véritable composition des pierres, on avait agi au hasard, et parfois le hasard avait mis sur la voie ; ainsi la chaux, dont Pline a vanté les bons effets, et qui formait la base du fameux remède de mademoiselle Stephens, acheté, il y a cent ans, par le Parlement d'Angleterre ; la chaux, disons-nous, exerce une action dissolvante,

lente à la vérité, sur l'espèce de calcul la plus fréquente, sur l'acide urique.

Lorsque, grâce aux travaux de Scheel, de Fourcroy, de Vauquelin, de Wollaston, la nature chimique des concrétions urinaires fut connue, l'on s'imagina que désormais leur dissolution allait devenir facile ; les deux célèbres chimistes français surtout la poursuivirent avec ardeur, mais ils finirent par reculer devant les difficultés de cette entreprise. En effet, si les réactifs sont administrés par la bouche, l'altération qu'ils subissent dans le travail de la digestion atténue, modifie leur action, et la rend presque nulle, lorsque, après les nombreux détours qu'ils sont obligés de faire, ils arrivent à se trouver en contact avec la pierre dans les reins et la vessie. Cette réflexion avait, dès longtemps, fait naître l'idée d'injecter dans le réservoir urinaire les réactifs ; mais leur action, bien que directe et immédiate, fut encore insuffisante : l'auteur de cet article, en se servant d'une sonde à double courant, a fait passer successivement dans la vessie de personnes affectées de pierres plusieurs centaines de litres d'eau alcaline, sans arriver à dissoudre ces concrétions. Une seule fois il est parvenu, au moyen de lotions abondantes faites avec de l'eau acidulée par deux centièmes d'acide azotique (eau forte), à dissoudre une pierre de phosphate terreux que les instruments ne pouvaient saisir, parce qu'elle était enchatonnée dans une cellule de la vessie.

Ce qui explique la résistance des pierres urinaires, c'est que les molécules salines dont elles sont formées, sont unies entre elles par une substance animale que l'on nomme mucus, et que ce mucus est presque insoluble dans les réactifs qui pourraient exercer une action dissolvante sur les sels, s'ils étaient isolés.

Dernièrement on a beaucoup parlé de dissolutions de pierres, opérées par certaines eaux minérales alcalines, celles de Vichy par exemple ; mais ce n'est pas d'hier que l'on a fait prendre les eaux alcalines aux personnes affectées de pierre : d'âge en âge on en a raconté des merveilles, et d'âge en âge les calculeux ont été forcés d'invoquer le secours plus cruel, mais plus certain, de la chirurgie. Ce qui a fait croire à la dissolution, c'est que les esprits prévenus ont considéré comme des noyaux de pierres volumineuses dissoutes, des graviers entiers entraînés par l'abondance de l'urine. Les expériences mêmes que l'on a faites pour démontrer l'action dissolvante des eaux minérales, seraient, au contraire, propres à prouver leur insuffisance ; car des fragments de pierre, plongés dans l'une des sources de Vichy, soumis à une température de 40 degrés, sans cesse agités par le bouillonnement et l'effervescence du gaz qui s'y dégage, ne purent être complètement dissous par quarante jours d'immersion.

Ces eaux minérales sont utiles pour prévenir la formation des pierres, pour combattre la gravelle, mais elles sont impuissantes à dissoudre les véritables calculs, et la persistance trop longtemps prolongée dans leur emploi peut compromettre le succès des opérations chirurgicales.

Il y a peu de mois, on crut enfin avoir résolu le problème, au moyen du suc gastrique dont l'action digestive est si puissante ; on l'assura même à l'Académie des sciences. Mais cette espérance s'évanouit dès le lendemain devant les expériences négatives de l'auteur de cet article.

Il est possible que l'on trouve par la suite un médicament véritablement lithontriptique, mais jusqu'ici cette découverte est encore à faire.

La science possède aujourd'hui un moyen plus sûr que les dissolvants pour diviser et réduire les calculs vésicaux, au point de faire sortir leurs débris par les voies naturelles. Ce moyen, c'est *la lithotritie*. On a cherché à faire remonter à des temps reculés la découverte de cette méthode; on a cru en avoir trouvé la trace dans les ouvrages des Égyptiens, et en particulier dans les écrits d'Aboul-Kassem, mais il a été reconnu que l'on avait donné à ses paroles une fausse interprétation.

La pensée de détruire mécaniquement les pierres de la vessie a dû certainement venir à l'esprit de toutes les générations de chirurgiens, mais elle n'a été réalisée que depuis vingt ans. Des discussions fort animées se sont élevées au sujet de l'invention de la lithotritie. L'Académie des sciences, appelée à juger cette question, a fait la part de chacun, elle a décerné à l'auteur de cet article une récompense pour avoir imaginé les instruments qui ont rendu cette opération possible; une autre récompense à M. Civiale, pour avoir le premier appliqué ces instruments sur l'homme vivant; une autre, enfin, à M. Heurteloup, pour les avoir perfectionnés. La lithotritie fut pratiquée d'abord avec une pince droite, formée de trois branches élastiques, chargées de saisir la pierre, tandis qu'une fraise, mise en mouvement par une manivelle ou un archet, perforait et morcelait la pierre. Aujourd'hui ce procédé a été abandonné pour un autre qui consiste à écraser le calcul en le comprimant entre deux branches courbes d'acier, glissant l'une dans l'autre, comme les deux parties du compas des cordonniers; des vis ou des pignons rendent cette pression plus énergique.

Si la résistance de la pierre est très-grande, on est parfois obligé, pour la briser, d'employer la percussion, qui se fait ou bien avec un marteau, l'instrument étant tenu immobile par un étau, ou bien avec une détente qui s'adapte au brise-pierre, et fait corps avec lui pour éviter l'ébranlement: les débris de calculs sont entraînés par l'urine, ou évacués artificiellement par des sondes appropriées.

Lorsque la pierre est petite, c'est-à-dire quand elle ne dépasse pas le volume d'un œuf de pigeon, elle peut être détruite par une seule application; mais quand elle dépasse ce volume, sa pulvérisation demande plusieurs séances, éloignées par un intervalle de deux ou trois jours.

Lorsque la lithotritie est pratiquée avec les précautions convenables, pour une pierre moyenne, dans une vessie saine encore, elle est peu grave, peu douloureuse, et l'on ne pourrait sans prévention, sans aveuglement, faire entrer en parallèle avec elle l'opération de la taille: mais il n'en est plus de même lorsque, par la négligence des malades, par la sécurité fâcheuse dans laquelle les ont plongés des explorations insuffisantes, la pierre a pris un volume considérable et la vessie s'est altérée: alors le broiement a perdu beaucoup de ses avantages, et il vient un instant où l'extraction par une incision

présente plus de chances de guérison. Nous allons parler maintenant de cette opération.

On a donné le nom de *taille* à l'opération qui consiste à extraire par une plaie les pierres développées dans la vessie; son origine se perd dans la nuit des temps, car elle était connue avant Hippocrate. Bien des procédés ont été mis en usage pour pénétrer jusqu'à la vessie. La nature de cet ouvrage ne nous permet pas de les décrire. Ils se résument en deux principaux: la taille périnéale, qui se pratique entre l'anus et les bourses; la taille hypogastrique, dans laquelle l'incision se fait à la partie inférieure du ventre. Cette dernière, qui date seulement de quatre siècles, a été imaginée par Franco, pour extraire de la vessie d'un enfant une grosse pierre qui ne pouvait sortir par en bas, et depuis on y a eu recours dans les cas de calculs volumineux.

Les opérations de la lithotritie et de la taille se pratiquent aussi sur les femmes, mais avec quelques modifications; ce sexe est, au reste, beaucoup moins exposé à la pierre: sur cent personnes qui en sont atteintes, il n'y a pas ordinairement plus de quatre femmes.

Les calculs développés dans les reins sont peu accessibles aux opérations chirurgicales. On connaît l'histoire racontée par Monstrelet, d'un franc archer condamné à mort, auquel on promit sa grâce s'il voulait se soumettre à une opération nouvelle. On suppose qu'il s'agissait de la néphrotomie, ou incision du rein, le patient ne succomba pas, mais cet exemple ne parut pas suffisant pour engager à renouveler cette tentative: c'est que l'on ne peut, dans le rein, comme on le fait dans la vessie, acquérir par la sonde la certitude de la présence de la pierre, et l'opération est trop grave pour que, dans le doute, il soit permis de l'entreprendre.

LEROY D'ÉTIOLLES.
Docteur en médecine.

PIERRE-D'AIGLE (*mat. méd.*), ou *Ætite*, du grec *aëtos*, aigle; c'est une variété d'oxyde de fer, autrefois employée en médecine, et que l'on trouvait, disait-on, dans l'aire des aigles.

PIERRE D'AIMANT. (V. *Aimant.*)

PIERRE D'ARMÉNIE (*mat. méd.*) (V. *Bol d'Arménie.*)

PIERRE DE BOLOGNE. (V. *Baryte*, sulfate de.)

PIERRE CALCAIRE, PIERRE A CHAUX. (V. *Chaux*, carbonate de.)

PIERRE CALAMINAIRE (*mat. méd.*). C'est la calamine ou oxyde de zinc carbonaté et hydraté. (V. *Zinc.*)

PIERRE A CAUTÈRE (*mat. méd.*). C'est la potasse caustique. (V. *Potasse.*)

PIERRE INFERNALE (*mat. méd.*). C'est le nitrate ou azotate d'argent fondu. (V. *Argent.*)

PIERRE A PLATRE (*min.*). C'est le gypse ou sulfate de chaux. (V. *Chaux.*)

PIERRE DE SOUDE (*mat. méd.*). C'est la soude du commerce, ou carbonate de soude impur. (V. *Soude.*)

PIERRES D'ÉCREVISSES (*mat. méd.*). Ce sont les yeux d'écrevisses. (V. *Écrevisses.*)

PIGNON DOUX (*bot. méd.*), s. m. Fruit du *pinus pinea*, L.; famille des Conifères, J.

Le pin pignon est originaire du bassin de la Méditerranée. Lorsque son fruit a atteint tout sondéveloppement, il présente la forme d'un cône régulier obtus, long de cinq à six pouces; en le décomposant, on trouve les graines ou meules placées deux à deux à la base interne des écailles. Ces graines sont de forme ovoïde, de couleur jaunâtre, de contexture ligneuse et dure : elles ne mûrissent qu'après la troisième année. L'amande qu'elles renferment est blanche, charnue, d'une saveur douce, agréable, rappelant néanmoins l'odeur de la térébenthine. Bien que le nom de pignon doux appartienne plus spécialement au fruit, on le donne aussi à ces amandes qui, comme celles de l'amandier commun, *amygdalus communis*, en Espagne et en Italie principalement, à faire des nougats et des dragées ; réduites en pâte, et mêlées à l'eau, elles forment des amandées ou émulsions adoucissantes. Elles doivent à cet effet être employées très-récentes, car elles passent assez facilement à la rancidité. C'est à cet inconvénient qu'elles doivent d'être tombées en désuétude dans l'usage médical. Elles fournissent par la pression une huile assez douce; mais attendu qu'elle conserve l'odeur térébenthineuse du fruit, elle ne sert guère qu'à faire des vernis.

COUVERCHEL.

PIGNON D'INDE. C'est le fruit du médicinier curcas, ou *jatropha curcas*. (V. *Médicinier*.)

PILE DE VOLTA, PILE GALVANIQUE. (V. *Galvanisme.*)

PILEUX (Système) (*anat.*), s. m. On désigne sous ce nom l'ensemble de tous les poils qui existent à la surface du corps ; ces poils varient de forme et de longueur, suivant les régions du corps qu'ils occupent. A la tête, où ils ont le plus de développement et de longueur, on les nomme cheveux; à la partie inférieure et latérale de la face, on les nomme barbe; au bord libre des paupières, ils reçoivent le nom de cils; à l'arcade orbitaire le nom de sourcils; dans toutes les autres parties du corps, on les désigne sous le nom générique de poils. Les ouvertures naturelles, telles que les narines, les oreilles, le mamelon, l'anus, sont garnies de poils autour de leurs circonférences; les poils existent aussi en quantités assez considérables et doués d'une certaine longueur, sous les aisselles, au pubis dans les deux sexes, au scrotum chez l'homme, et aux grandes lèvres chez la femme. Chez certains sujets, et surtout chez l'homme, les poils occupent une partie de la région comprise entre le pubis et l'ombilic ; ils couvrent souvent la partie antérieure de la poitrine, la région postérieure des omoplates, la face dorsale des extrémités supérieures, et la face antérieure des extrémités inférieures; on a vu les poils de ces régions, surtout ceux de la poitrine, acquérir souvent une longueur de plus de deux pouces. Toutes les autres parties du corps, à l'exception de la face des paupières, de la face dorsale des deuxième et troisième phalanges des doigts, de la paume des mains et de la plante des pieds, sont couvertes d'une espèce de duvet que l'on nomme poils follets.

Ainsi qu'il est facile de s'en convaincre par la seule inspection, les poils présentent des caractères particuliers, suivant les régions qu'ils occupent : longs et souples à la tête, souvent lisses et brillants, ils sont plus courts, plus durs, plus rudes au visage, et la barbe ne présente jamais l'aspect lisse et brillant des cheveux; les cils sont courts, raides et légèrement courbés; les sourcils courts et moins rudes que la barbe. Les poils des autres parties du corps se rapprochent plus par leur aspect de la barbe que des cheveux; ils sont plus ou moins frisés, et ils sont moins nombreux sur une surface donnée qu'à la tête et au visage.

Les poils et les cheveux présentent aussi des aspects divers, suivant les races et leurs diverses variétés : ils sont blonds et lisses chez les peuples du Nord, plus longs et souvent frisés dans les races germaines, noirs et rudes chez les peuples méridionaux, crépus et noirs dans la race nègre, noirs et lisses dans la race américaine. Ces différences, sur lesquelles nous pourrions nous étendre davantage, seront reproduites avec les autres caractères distinctifs des diverses branches de l'espèce humaine, au mot *Races humaines.*

Les divers aspects que présentent les poils ont pour cause la variété de leur structure intime, sur laquelle nous allons dire quelques mots.

Tous les poils sont composés de deux parties, le bulbe ou la racine, et la tige : le bulbe est cette partie renflée, blanchâtre, qui vient plus ou moins complètement avec l'extrémité du poil lorsqu'il est arraché ; la tige est toute la portion qui fait saillie hors du bulbe et sort de la peau; elle varie de longueur ainsi que nous l'avons déjà dit. Le *bulbe* est logé dans un enfoncement de la peau qui a reçu le nom de follicule, et qui est une espèce de dépression du derme, plus large vers son fond que vers l'ouverture qui est rétrécie ; il est enveloppé d'une membrane mince contenant la pulpe du poil, qui, sous le nom de substance médullaire, pénètre dans la cavité du poil lui-même ; cette substance se prolonge un peu sur la tige du poil ; l'extrémité de la tige du poil dans le bulbe s'écarte et forme un renflement qui a reçu le nom de bouton du poil. La *tige*, qui est le poil proprement dit, représente un tube dont l'extérieur est formé par une substance cornée que l'on a nommée corticale, et dont l'intérieur est rempli par une espèce de moelle nommée substance médullaire, qui, ainsi que nous venons de le dire, vient du bulbe, et qui a une coloration différente suivant la couleur des cheveux : c'est même à elle que les cheveux doivent principalement leur couleur, car la substance corticale est bien moins colorée que la substance médullaire. La substance corticale est elle-même, suivant quelques anatomistes, recouverte d'une membrane mince que l'on nomme épiderme. La tige des cheveux et des poils est ordinairement arrondie; souvent il existe une dépression qui fait paraître sa section réniforme, ovale ou aplatie : les cheveux frisés ont cette dernière forme ; les cheveux droits sont ronds; les cheveux fins et soyeux ont un aplatissement assez marqué.

Les poils et les cheveux ne sont doués d'aucune sensibilité; le bulbe seul reçoit des capillaires sanguins et des filets nerveux. Quelques anatomistes pensent que ces organes ne vont pas au-delà de la papille qui est au fond des follicules; mais indépendamment de ce qu'on a constaté l'existence des nerfs dans les bulbes de la moustache des phoques, j'ai moi-même reconnu l'existence de petites arté-rioles adhérentes à des bulbes arrachés des poils de la barbe, et j'ai reconnu leur pénétration dans le bulbe. La douleur qui se manifeste souvent, lorsque l'on touche les poils dans certaines dispositions de la peau, tient à l'ébranlement que la tige commu-nique au bulbe ; le hérissement des poils et des cheveux tient à la contraction de la peau et au hé-rissement des papilles de cet organe, comme on le remarque dans cet état de la peau que l'on nomme chair de poule.

Abandonnés à eux-mêmes, les poils et les che-veux ont un développement en longueur qui varie suivant les sujets et les diverses parties du corps ; lorsqu'on les coupe fréquemment, leur développe-ment paraît indéfini, car on sait avec quelle régu-larité et quelle énergie repousse la barbe qui tombe tous les jours sous le rasoir. L'arrachement des poils n'entraîne pas leur destruction, et tant que le bulbe n'a pas été atrophié, le poil repousse. Un fait que j'ai constaté sur moi-même un grand nombre de fois, c'est que, lorsque le poil a été ar-raché à plusieurs reprises, il repousse avec moins d'énergie, il est moins adhérent au bulbe, et son ex-traction cesse d'être douloureuse.

Les poils et les cheveux sont sujets à quelques mala-dies, toutes dépendant du bulbe, qui est la seule partie vivante dans ces organes : les principales sont l'*alopécie*, qui est la chute des cheveux et des poils ; elle est générale ou partielle, et il en a été traité au mot qui lui est propre ; la *canitie*, ou blanchiement des cheveux ; la *plique*, ou feutrage des cheveux avec altération du bulbe ; la *teigne faveuse*, qui paraît être une altération du bulbe causée par des micodermes ou petits champignons qui se déve-loppent dans le follicule et le bulbe (V. ces divers mots). Indépendamment de ces affections, on ob-serve quelquefois une sécheresse des cheveux et des poils qui les rend rudes et cassants ; cette ma-ladie paraît dépendre de l'absence de la substance médullaire grasse qui doit exister dans la cavité de ces organes, à laquelle ils doivent leur sou-plesse, et, ainsi que nous l'avons dit, leur colora-tion. Quelquefois cette substance transsude à tra-vers l'enveloppe corticale, et c'est à cette cause que les cheveux doivent cet aspect gras que l'on remar-que chez certains individus.

Les changements de couleur du système pileux n'ont pas seulement lieu en blanc, où on les a vus quelquefois passer très-rapidement. Alibert cite des cas dans lesquels on a vu des cheveux blonds devenir noirs, et des cheveux noirs devenir roux. On a vu également des cheveux blancs tomber et repousser noirs. Chez les femmes blondes dans leur jeunesse, il est assez commun de voir les che-veux devenir d'un châtain foncé vers l'âge de 25 à 30 ans, et quelquefois après les premières couches, surtout lorsqu'elles ont été suivies de la chute même partielle des cheveux. On peut aussi changer arti-ficiellement la couleur des cheveux ; la teinture des cheveux en noir est une chose vulgaire ; mais ce qu'on ne sait ordinairement pas, c'est qu'avec de l'eau chlorée on peut faire passer des cheveux noirs au roux et au blond. M. Orfila, qui a fait un Mémoire in-séré dans les *Annales d'hygiène*, sur les altérations

des cheveux, a indiqué tous ces faits, en même temps qu'il a signalé l'espèce de sécheresse et de détérioration des cheveux qui suit l'emploi de ces moyens.

Les soins qu'il faut prendre des cheveux se bor-nent le plus ordinairement à des précautions de propreté et de toilette ; ainsi, il faut entretenir la tête dans un grand état de propreté au moyen du peigne fin et de la brosse, éviter de soumettre les cheveux à l'action d'un fer chaud pour les friser, ne point pratiquer cette espèce de feutrage que l'on nomme crépé et qui les brise. Chez les personnes qui ont les cheveux gras, il est convenable de laver la tête une fois par semaine ou tous les quinze jours avec un jaune d'œuf et de l'eau tiède. Celles qui ont la tête sèche pourront se contenter des premiers moyens que nous avons indiqués, et elles pourront y mettre un peu de pommade, surtout si elles por-tent les cheveux longs. Dans ce dernier cas, il arrive quelquefois que les cheveux se fendent à leur extrémité, ce qui indique toujours un défaut de nutrition dans le bulbe ; il faut alors raccour-cir les cheveux, les enduire légèrement de pom-made, et faire une ou deux fois par jour des frictions sur la tête avec une brosse dure. Ce dernier moyen est très-avantageux ; il excite la vitalité du cuir chevelu, y appelle le sang et ranime la nutrition languissante dans les bulbes ; il peut même contri-buer à retarder l'atrophie des bulbes qui a lieu, comme on le sait, par les progrès de l'âge, et il est préférable aux pommades et aux substances soi-disant philogènes, qui, le plus ordinairement, ne profitent qu'aux charlatans qui les vendent. (V. les mots *Alopécie, Calvitie, Canitie*, etc.)

J.-P. BEAUDE.

PILULAIRE (*pharm.*), adj., qui a rapport aux pilules ; on dit en pharmacie *masse pilulaire* pour désigner le mélange, la pâte destinée à faire les pi-lules. (V. *Pilules*.)

PILULES (*pharm.*), s. f. p. Ce sont des médica-ments de consistance telle, cependant, qu'ils puis-sent se malaxer entre les doigts, et prendre la forme de petites masses sphériques, ordinairement du poids de cinq à quarante centigrammes, qui sont, à proprement parler, les *pilules* ; au-dessus de ce poids, ces mêmes médicaments prennent le nom de *bols*, et doivent recevoir la forme d'o-lives.

En général, les médicaments qu'on amène à la consistance et à la forme pilulaires sont des subs-tances actives et d'une saveur désagréable, dont on veut rendre ainsi l'administration plus facile.

Il n'y a guère que la térébenthine cuite à la-quelle on puisse donner la forme pilulaire sans y rien ajouter. Il suffit, en effet, de la ramollir par la chaleur et de lui donner la forme convenable, qu'elle conserve en se solidifiant par le refroidissement.

En général, les pilules sont formées d'une *base* et d'un *excipient* : les substances actives qu'on a en vue d'administrer sont la base des pilules ; l'ex-cipient sert à leur donner la consistance convena-ble. Ainsi, pour les substances sèches et pulvéru-lentes, pour quelques extraits de consistance trop solide, l'excipient sera un sirop, et, au besoin, un peu de gomme arabique. Pour les extraits mous et autres médicaments du même aspect physique, on ajoute des poudres inertes, telles que celles de guimauve et de réglisse, jusqu'à ce qu'on ait formé une masse ductile et non adhérente. Les corps gras sont aussi employés comme excipients; ainsi, on ramollit le savon médicinal avec quelques gouttes d'huile d'amandes douces; le beurre de cacao a souvent été prescrit pour lier quelques poudres, mais il demande beaucoup d'habitude pour l'employer convenablement. On s'est servi de la mie de pain avec avantage pour absorber des solutions très-actives; c'est ainsi qu'on fait des pilules avec le sublimé corrosif, dissous dans quelques gouttes d'eau au moyen d'une petite proportion de sel ammoniac. Quel que soit le moyen mis en usage pour former la masse pilulaire, elle doit être triturée et battue pendant longtemps, et jusqu'à ce qu'elle soit devenue parfaitement homogène; on la forme alors en cylindres allongés, qu'on divise au moyen d'un instrument en métal nommé *pilulier,* en autant de parties qu'on veut former de pilules; on arrondit celles-ci en les roulant entre les doigts, et on les saupoudre de lycopode ou de réglisse pulvérisés, pour les empêcher d'adhérer les unes aux autres.

Quelquefois, pour leur donner un aspect plus agréable et mieux déguiser leur odeur et leur saveur, on les agite, encore légèrement humides, dans une boîte sphérique en bois, avec des feuilles d'or ou d'argent, jusqu'à ce qu'elles soient recouvertes de ces mixtures et parfaitement brillantes. On parvient encore mieux à masquer complètement leur saveur par le moyen indiqué récemment par M. Garat; il consiste à placer les pilules sur la tête d'une longue aiguille, et à les plonger ainsi dans une solution chaude de gélatine; on les retire en laissant écouler l'excès de gélatine, et on plaque l'aiguille sur une pelote, jusqu'à ce que la gélatine soit sèche : on retire alors la pilule, qui se trouve parfaitement vernie, et peut ainsi être avalée sans laisser après elle de saveur désagréable. On substitue, dans certains cas, avec avantage, à la gélatine pure, un mélange de cette substance avec de la gomme et du sucre, ou tout simplement avec de la pâte de jujubes.

La forme pilulaire est une des plus usitées en médecine pour l'administration des médicaments; elles sont trop nombreuses pour que nous essayons ici de donner la composition même des plus usitées d'entre elles; elles ne sont d'ailleurs point données sans la prescription spéciale d'un médecin.

VÉE.

PIMENT DES ABEILLES, ou Piment des ruches; c'est la mélisse officinale. (V. ce mot.)

PIMENT ANNUEL (*bot. méd.*), s. m., *capsicum annuum*, L.; piment des jardins, poivre de Guinée, famille des Solanées, J. Le fruit qu'on nomme vulgairement *poivre long*, bien qu'il n'offre qu'une analogie de saveur avec le *piper longum*, est formé d'une baie sèche ou capsule oblongue, lisse, luisante, tantôt verte, tantôt rouge de corail, d'où lui vient le nom de corail des jardins. Il renferme des semences plates, réniformes, fixées à un placenta commun. Vert, on le confit dans une saumure, ou on l'associe comme condiment au vinaigre dans lequel on conserve les cornichons. Ce fruit, lorsqu'il a atteint son maximum de maturité, fait, après avoir été pisé, la base des sauces si apéri-

tives que les Anglais associent à presque tous leurs mets. On doit à M. Braconnot l'analyse du poivre long; ce chimiste, indépendamment d'une matière résineuse, d'une huile âcre de gomme, de matière animale et de sels à base de potasse, y a décelé la présence d'un principe *sui generis*, qu'il a appelé capsicine.   T. C.

Propriétés hygiéniques et médicales. — Cette plante, qui remplace le poivre avec avantage, était connue des Romains, qui l'employaient comme condiment. Dans l'Inde, dans les Antilles et sous le climat des tropiques, on fait usage du piment comme favorisant la digestion et stimulant les fonctions de l'estomac; il est mêlé aux aliments et sert d'assaisonnement dans tous les mets. Il est à remarquer que le piment est facilement supporté par les organes digestifs dans les climats chauds, tandis que dans nos contrées, où il a moins d'énergie, il irrite violemment la bouche, détermine une sécrétion abondante de salive et un sentiment d'ardeur et de brûlure dans l'arrière-bouche, qui persiste souvent pendant plusieurs heures. C'est surtout réduit en poudre ou coupé en morceaux dans les aliments, que l'on fait usage du piment; on le fait aussi confire dans le vinaigre avec des fruits verts et des légumes, sous le nom d'*atchare*. Le piment a été quelquefois employé comme médicament dans la dyspepsie ou langueur d'estomac, dans la paralysie, les fièvres de mauvais caractères, l'hydropisie; c'est un puissant stimulant qui peut être administré avec avantage dans les pays chauds, mais qui est peu usité dans nos climats; cependant il a été employé quelquefois comme moyen de rubéfaction sur la peau, dans les cas où les sinapismes n'agissaient pas avec assez d'énergie. Le suc de piment étendu d'eau a été aussi ordonné en collyre dans des ophthalmies chroniques.

Comme condiment, le piment, qui est sans doute avantageux dans les pays chauds, ne convient point à nos climats, il détermine fréquemment des irritations gastriques et intestinales; je l'ai vu, chez une jeune dame créole qui était nourrice, communiquer au lait des qualités tellement irritantes, que l'enfant qu'elle allaitait alors, âgé de quelques semaines, eut une gastro-entérite très-grave, qui ne cessa que lorsque la mère se fut mise à un régime doux et rafraîchissant. Si le piment est toléré et même utile sous les climats des tropiques, où il ranime les fonctions de l'estomac débilité par les sueurs et l'état de relâchement de la peau, il doit être proscrit dans notre zône tempérée, où sa trop grande énergie peut notablement altérer la santé.   J. B.

PIMENT BRULANT. (V. *Persicaire*.)

PIMENT ENRAGÉ (*mat. méd.*), s. m. C'est le *capsicum minimum*, espèce de piment à petit fruit que l'on cultive dans le midi de la France, et qui est beaucoup plus actif que le piment ordinaire. L'ardeur brûlante qu'il cause dans la bouche; lorsqu'on le mâche, est si vive, que la sensation en dure plusieurs jours; il est usité comme condiment, et l'on comprend que l'on ne doit en user qu'avec réserve.   J. B.

PIMENT DE LA JAMAÏQUE (*bot. méd.*), s. m. Fruit du *myrtus pimenta*, L. Le poivre de la Jamaïque, tabago, toute-épice, est de la famille des Myrthes, J. Il doit cette dernière dénomination à son arôme, qui rappelle à la fois ceux de la cannelle, du girofle et de la muscade. Ce fruit s'offre sous la forme de baies dispermes, recouvertes d'une coque rugueuse, et séparées par une cloison à deux loges presqu'égales, contenant chacune une amande. On récolte ordinairement ces baies avant leur maturité, et on les fait soigneusement sécher sur des nattes ou des planches exposées à l'ombre. En quelques jours, leur surface se ride, et elles passent en même temps du rouge-pourpre au brun-foncé. Quelquefois on les fait sécher au four; mais si l'opération est plus prompte, elle a l'inconvénient de faire perdre au fruit une partie de son arôme, et conséquemment de sa qualité.

Les coques du *myrtus pimenta* sont dures, ligneuses; leur saveur est forte, plus aromatique que celle des amandes. Elles fournissent une matière huileuse assez abondante, dans laquelle réside plus particulièrement la saveur âcre et piquante du fruit. Il résulte, en effet, d'une analyse que l'on doit à M. Bonastre, que le fruit entier fournit cent parties sur mille d'une huile essentielle limpide, presque incolore, plus pesante que l'eau, d'une saveur âcre, brûlante, et d'une odeur assez suave, qui rappelle celle du girofle. Le même chimiste a obtenu des amandes une huile essentielle, moins abondante, mais aussi aromatique. Ces deux huiles servent souvent à sophistiquer celle de girofle, dont elles rappellent toutes l'odeur suave.

T. C.

PIMENT DES JARDINS. (V. *Piment.*)

PIN (*mat. méd.*), s. m., *pinus.* On désigne sous ce nom un genre de plantes de la famille des Conifères, J.; monoécie monadelphie, L., qui donne ces beaux et grands arbres, toujours verts et à formes pyramidales, qui se rencontrent dans presque toutes les forêts, et qui parviennent à leur plus grande élévation dans les contrées du Nord et sur les flancs élevés des montagnes: dans ce genre sont compris les sapins, les cèdres, les mélèzes, etc.

Les pins sylvestres et maritimes, qui sont les plus communs dans nos contrées, donnent un grand nombre de produits à l'industrie et à la médecine. Les bois servent à la construction, et les plus élevés fournissent les mâts de vaisseaux; dans le Nord, et lors des temps de disette, la seconde écorce du pin sylvestre sert d'aliment, surtout celle des jeunes branches; elle est réduite en farine et mêlée au pain. Par la combustion du bois des pins, on obtient la poix et le goudron; par des incisions faites aux troncs de ces arbres, on en retire la térébenthine, qui, séchée et épurée, donne la poix blanche ou poix de Bourgogne, et qui, distillée, donne la résine et l'huile essentielle que l'on emploie dans la peinture. Les cônes du pin cultivé, *pinus pinea*, nommés vulgairement pommes de pins, contiennent entre leurs écailles des amandes bonnes à manger, que l'on désigne sous le nom de *pignons doux*; on en retire une huile fixe analogue à l'huile d'amandes douces; on les emploie aussi à préparer des émulsions.

Les produits du pin, employés en médecine, sont l'écorce, que l'on dit fébrifuge, et que l'on peut administrer dans les fièvres intermittentes, soit en poudre, soit en extrait; les graines, dont nous venons de parler sous le nom de pignons doux. Les jeunes pousses et les bourgeons du pin sylvestre sont employés, sous le nom de bourgeons de sapin du Nord, comme diurétiques et antiscorbutiques, ils servent aussi à la préparation de la bière. La térébenthine, employée dans les affections des voies urinaires; l'huile essentielle de térébenthine, administrée dans les névralgies; la poix de Bourgogne, avec laquelle on fait les emplâtres; le goudron, employé à l'extérieur dans quelques maladies de la peau, et à l'intérieur, sous forme d'eau de goudron, dans les catarrhes pulmonaires, sont aussi des produits des pins, ainsi que la résine ou brai sec qui, sous le nom de colophane, sert à arrêter les hémorrhagies des petits vaisseaux dans les opérations chirurgicales. Les espèces du genre pin sont très-nombreuses, et elles fournissent presque toutes les mêmes produits. Pour la description des substances dont nous venons de parler, voyez chacun de ces mots en particulier.

J.-P. BEAUDE.

PINCE (*chir.*), s. f. On donne ce nom à des instruments dont on se sert en chirurgie pour un grand nombre d'usages. Les unes servent à panser les plaies, et ont reçu le nom de pinces à *pansement* ou à *anneaux*; les autres servent aux ligatures des artères, et sont nommées pinces à *ligatures* ou à dissection. La forme des pinces varie suivant l'usage auquel on les destine; il y en a de longues et de courtes: les pinces sont ordinairement à anneaux et sont montées comme des ciseaux, les autres sont à ressorts. La forme des pinces à ressorts varie peu, celle des pinces à anneaux a été plus modifiée; parmi ces dernières sont les *pinces à polypes*, destinées à extraire ces corps parasites, et les pinces de Museux, pourvues à leur extrémité d'une double érigne, qui sont destinées à saisir les tumeurs que l'on veut extraire. Il y a aussi des pinces droites, courbes, etc. La pince dite *de Hunter*, ou plutôt de Hales, son inventeur, sert à extraire les calculs engagés dans l'urèthre. Nous n'entrons pas ici dans des détails sur la description et l'usage des diverses sortes de pinces, il est parlé de ces instruments dans la description des opérations auxquelles on les emploie.

J. B.

PINCÉE (*pharm.*), s. f. On se sert de cette désignation pour indiquer la quantité de substance qui peut être embrassée avec l'extrémité des trois premiers doigts; ordinairement ce sont les fleurs et les feuilles que l'on prescrit par pincées, et dans le but d'en faire des infusions ou des décoctions: une pincée varie en poids de six à huit grammes, suivant la pesanteur de la substance employée. Ce mode de prescrire un médicament est peu exact, aussi ne s'emploie-t-il que pour des substances peu actives et dont l'excès ne peut être nuisible.

J. B.

PINÉALE (*anat.*), s. f., *pinealis.* On a donné le nom de glande pinéale à un petit corps conique rouge, molasse, situé dans le cerveau entre la voûte à trois piliers et les tubercules quadrijumeaux. Ce corps, dont nous ignorons encore les fonctions, était regardé par Descartes comme le siège de l'ame ; on trouve quelquefois de petites concrétions dans son épaisseur. (V. *Cerveau.*)

PIONE (*mat. méd.*), s. f. (V. *Pivoine.*)

PIPÉRIN (*chim.*), s. m. Substance active et cristallisée découverte par OErsted dans le poivre noir. (V. *Poivre.*)

PIQURE (*chir.*). (V. *Abeilles, Insectes* et *Plaie.*)

PIRIFORME (*anat.*), adj., *piriformis* (de *pirum*, poire), qui a la forme d'une poire. On se sert souvent de ce mot en anatomie, pour désigner la forme qu'il indique comme moyen de peindre la configuration d'un organe d'une façon qui fait image.

PISSEMENT DE SANG. (V. *Hématurie.*)

PISSENLIT (*bot. et mat. méd.*), s. m., *leontodon taraxacum*; dent de lion, syngénésie polygamie égale, L.; famille des Chicoracées, J. Tout le monde connaît cette plante vivace qui croît si abondamment sans culture dans les champs, dans les jardins, qui se fait remarquer par ses feuilles allongées, dentelées, radicales, et disposées en rosette à la surface du sol. Du milieu de ces feuilles s'élève une hampe fistuleuse, ou tige creuse haute de six à dix pouces, qui supporte une fleur jaune assez large, et qui disparaît pour faire place à ces aigrettes arrondies qui se dispersent si facilement au plus léger souffle : ce sont les graines de la plante. La racine est de la grosseur du petit doigt, fusiforme, blanche intérieurement, et recouverte à l'extérieur d'un épiderme noir. Toute la plante contient un suc blanc laiteux, qui a une saveur amère.

Le pissenlit est antiscorbutique, diurétique, fébrifuge, apéritif et dépuratif. On administre la racine en décoctions à la dose d'une demi-once à une once (16 à 32 gram.) pour une pinte d'eau (un litre). Les feuilles se prennent également en décoction à la même dose; mais souvent on en exprime le suc, que l'on administre à la dose de deux à quatre onces, soit seul, soit coupé avec du lait. On prépare avec toute la plante fraîche un extrait qui s'administre à la dose d'un à deux gros. C'est surtout dans les affections chroniques des viscères abdominaux, dans leurs engorgements, dans le scorbut, es fièvres intermittentes et les maladies de la peau, que l'on fait usage de cette plante. Les jeunes pousses de pissenlit et les feuilles étiolées de cette plante sont mangées en salade : cet aliment est sain, dépuratif, mais ne convient pas aux estomacs faibles et irritables.   J. B.

PISTACHE (*bot. méd.*), s. f., fruit du pistachier térébinthe, *pistachia vera*, L.; famille des Térébinthacées, **J**. On lui donne vulgairement le nom de noix pistache ; c'est en effet un drupe sec, qui a la forme et le volume d'une olive ; le brou est peu épais, de couleur cramoisi tendre ; la coque blanche et ligneuse, elle s'ouvre en deux valves. L'amande, comme celle de la plupart des fruits à noyaux, ne commence à prendre de la consistance que lorsque celui-ci est formé ; elle est anguleuse, recouverte d'une pellicule verte qui se détache assez facilement lorsqu'on la plonge dans l'eau chaude. Elle a une saveur douce, très-agréable, qui rappelle celle de la noisette ; mais elle est plus aromatique.

Le pistachier fut, dit-on, apporté à Rome par Vi-

tellius, gouverneur de la Syrie. Pline conseille l'usage de l'amande pour anéantir l'effet vénéneux de la morsure des serpents. Elle devait alors jouir d'une énergie bien puissante, ou le venin de ces animaux devait être bien innocent, car, telle que nous la connaissons, elle est loin de posséder cette précieuse propriété.

La Sicile est en possession de fournir les pistaches aux besoins de la consommation, qui n'est néanmoins pas très-considérable. Le plus grand emploi de ce fruit est dans l'art culinaire ; il sert à farcir certaines viandes ; on en fait également usage dans l'office pour aromatiser des glaces, des sorbets, des crèmes, garnir des pièces de pâtisserie. Enveloppées de sucre amidonné, les amandes de pistache forment des dragées très-fines et très-estimées ; roulées dans le chocolat attiédi et dans la nonpareille, elles forment les diablotins ; pilées enfin avec certaines proportions de sucre et d'eau, elles donnent une émulsion verte, qui fait la base du looch vert, ou amandée composée : l'usage de cette sorte de préparation est depuis longtemps tombé en désuétude, et c'est avec raison, car elle est d'un aspect moins agréable que le looch blanc, n'est pas plus sédative, et se conserve moins longtemps encore.

Les propriétés médicinales de l'amande pistache sont d'être adoucissantes, fortifiantes et aphrodisiaques ; elle fournit, par expression, une huile verdâtre assez aromatique, d'une saveur douce ; mais elle a, comme l'amande qui la fournit, et cela se comprend, l'inconvénient de rancir assez facilement.   COUVERCHEL,

De l'Académie de Médecine.

PITUITAIRE (Glande) (*anat.*), s. f., ou corps pituitaire. On donne ce nom à un corps arrondi, réniforme, d'un gris rougeâtre, qui paraît être une dépendance du cerveau, avec lequel il communique au moyen d'un prolongement nommé tige pituitaire. Ce corps, dont on ignore les fonctions, est logé dans un renfoncement situé à la partie supérieure du sphénoïde, qui a été nommé, à cause de sa forme, selle turcique. (V. *Cerveau.*)   J. B.

PITUITAIRE (Membrane). (V. *Nez.*)

PITUITE (*méd.*), s. f., *pituita*, synonyme de phlegmes. On donne ce nom aux matières muqueuses filantes, qui sont rendues par expectoration ou par régurgitation chez les personnes affectées de catarrhes chroniques. On appelait *maladies pituiteuses*, celles dans lesquelles les malades rendaient des matières analogues à celle dont nous venons de parler. Le nom de *fièvre pituiteuse* a été donné à la fièvre muqueuse.   J. B.

PITHYRIASIS (*méd.*), s. m. C'est la dartre furfuracée. (V. *Herpès.*)

PIVOINE (*bot. et mat. méd.*), s. f., *pœnia officinalis*, pione, péone. Cette plante donne son nom à un genre de la famille des Renonculacées, section des Helléboracées, J. La pivoine officinale est une plante vivace qui croît dans les bois et les lieux stériles du midi et du milieu de la France ; elle est également abondante dans le midi de l'Europe. Ses racines sont grosses, réunies en paquets, jaunâtres, lisses en dehors, et blanches en dedans; elles sont cassantes, et exhalent une odeur forte lorsqu'elles sont fraîches. Les feuilles sont alternes, pétiolées, découpées, à folioles ovales. La tige est haute de un à deux pieds, les fleurs sont grosses, d'une belle couleur purpurine, et varient de teinte jusqu'au blanc; elles ont une odeur désagréable; le calice est à cinq folioles persistantes, la corolle à sept ou huit pétales. Cette plante, dont les racines ont été autrefois employées en médecine, dans la paralysie, l'épilepsie et l'hypochondrie, est aujourd'hui peu usitée. Mérat et Delens disent que le motif de cet abandon vient de ce que l'on emploie la racine sèche, et que c'est étant fraîche qu'il faudrait en faire usage.

La pivoine, qui est très-commune, se cultive aujourd'hui seulement pour l'agrément des jardins, à cause de ses belles fleurs qui doublent facilement. La variété que l'on appelle pivoine femelle, se distingue par des graines de couleur noirâtre et luisante de la variété pivoine mâle, qui les a rouges, et qui est plus estimée pour l'usage médical. La racine se récolte en automne; étant fraîche, elle est nauséeuse, amère et presque vireuse; le suc en a été prescrit à la dose de deux gros à une once. Les anciens attribuaient des propriétés merveilleuses à cette plante, qui devait être récoltée avec des précautions superstitieuses pour qu'elle pût jouir de toutes ses propriétés.   J. B.

PLACENTA (*accouch.*), s. m. On donne ce nom, et vulgairement celui d'arrière-faix ou de délivre, à une masse charnue, vasculaire, qui est contenue dans l'utérus avec le fœtus: c'est le placenta qui établit la communication entre la mère et le fœtus, par l'intermédiaire des vaisseaux ombilicaux (V. *Accouchement, Délivrance, Ovologie.*)

PLAIE (*chir.*), s. f., en latin *plaga*, *vulnus*, en grec *trauma*. On désigne ainsi en chirurgie les solutions de continuité des parties molles, produites par une violence mécanique; toutefois, les auteurs rangent parmi les plaies, les contusions simples dans lesquelles il n'y a pas de division apparente. (V. *Contusion, Chute.*)

Pour mettre plus d'ordre dans notre exposé, nous suivrons la division adoptée par les chirurgiens qui classent les plaies d'après la nature de l'instrument vulnérant. Cette classification est très-naturelle, puisque les phénomènes et le traitement sont différents, suivant que la blessure est produite par un instrument tranchant, piquant ou contondant. Dans un dernier article, nous examinerons les différences des plaies dans les principales régions du corps. Nous devons exprimer ici le regret de ne pouvoir qu'indiquer d'une manière sommaire les points principaux de l'histoire des plaies: cette étude complète ferait aisément la matière d'un volume.

DES PLAIES EN GÉNÉRAL. — 1° Lorsqu'un instrument *tranchant*, tel qu'un sabre, un couteau, un rasoir, etc., a porté son action sur nos organes, on observe les phénomènes suivants: les tissus se rétractent en sens opposés, et les lèvres de la blessure restent béantes; en même temps, une douleur plus ou moins vive, suivant la sensibilité propre des sujets, et due à la section des nerfs, se manifeste dans le point lésé; enfin la division des vaisseaux artériels et veineux donne lieu à un écoulement

sanguin qui, lorsqu'il est très-abondant et qu'il résulte de l'ouverture d'un vaisseau volumineux, prend le nom d'*hémorrhagie* (V. ce mot). Contenu dans de justes bornes, cet écoulement est avantageux, en ce qu'il dégorge les parties voisines et prévient une inflammation trop violente.

La gravité des plaies par instrument tranchant dépend surtout de l'importance des organes qui en sont affectés. Ainsi, aux membres, quand une grosse artère ou que la veine principale n'est point intéressée, la blessure guérit facilement. Cependant il faut ici faire une remarque; c'est que chez tous les sujets la cicatrisation ne s'effectue pas avec la même facilité; aussi, dans le vulgaire, a-t-on remarqué qu'il était des personnes douées, comme on le dit, d'une *bonne charnure*, et chez lesquelles les plaies guérissent facilement, tandis que chez d'autres, au contraire, on ne peut obtenir la cicatrisation d'une plaie, même légère, qu'après une perte de substance et des accidents inflammatoires quelquefois longtemps prolongés. Quant aux phénomènes de la cicatrisation et aux circonstances qui peuvent la favoriser ou l'entraver, nous renvoyons au mot *Cicatrice.*

Les blessures par instrument tranchant peuvent être *simples*, c'est-à-dire consister simplement dans une division plus ou moins profonde de nos tissus, ou bien être avec perte de substance, c'est-à-dire qu'une portion plus ou moins considérable de peau, de tissu cellulaire, de muscles, etc., a été emportée. C'est ce qui arrive, par exemple, dans les grandes opérations chirurgicales, après l'amputation d'un membre, d'un sein, l'extirpation d'une tumeur volumineuse, etc.; cette différence est à noter pour le traitement, parce que la conduite à tenir n'est pas la même dans les deux cas.

2° On appelle *plaies par instruments piquants*, celles qui sont produites par des instruments de forme allongée et terminés en pointe (stylets, épées, baïonnettes), qui pénètrent dans les organes, en écartant ou même en déchirant les fibres qui les composent. On considère généralement les piqûres comme plus graves que les coupures, à cause des accidents qui peuvent en être la suite; la douleur est ordinairement beaucoup plus vive dans les premières, et les accidents inflammatoires s'y développent bien plus fréquemment et avec bien plus de violence. C'est ainsi que l'on voit une simple piqûre d'aiguille au doigt déterminer un panaris, et même par suite un phlegmon de la main et de l'avant-bras; une piqûre au pied donner naissance à un tétanos mortel! L'écoulement sanguin est d'ordinaire peu considérable, et on en conçoit la raison; les vaisseaux sont plutôt écartés et déchirés que coupés: aussi, pour dégorger la partie lésée et prévenir l'inflammation, a-t-on l'habitude de faire saigner la blessure autant que possible, à l'aide d'une pression ménagée, et même de la succion; cette pratique a aussi pour objet de faire sortir les petits corps étrangers ou les ordures qui pourraient s'être introduits avec l'instrument vulnérant. Les ventouses récemment proposées dans cette dernière intention par M. Réveillé Parise, peuvent être très-utiles.

3° Les *contusions* et les *plaies contuses* sont produites par des instruments de forme irrégulière, arrondie, anguleuse, et qui déchirent et écrasent les tissus; les premières se distinguent des secondes en ce qu'il n'y a pas de solution de continuité apparente ; ce sont seulement les petits vaisseaux situés sous la peau, et le tissu cellulaire qui double cette région, qui se trouvent dilacérés et rompus ; de là ces épanchements de sang qui se révèlent à l'extérieur par des tuméfactions et la coloration noire ou bleue de la peau, et qui constituent les *ecchymoses*, quand le sang est seulement infiltré dans les mailles du tissu cellulaire, et les *bosses sanguines*, quand il s'est épanché en foyer. Il ne faut pas toujours croire qu'une contusion est légère parce qu'elle ne laisse pas de traces sur la peau; un exemple éclaircira cette proposition. Un homme reçoit dans le ventre un violent coup de pied ; les parois de l'abdomen qui se trouvaient relâchées dans le moment, se laissent déprimer, et toute l'intensité du choc est transmise aux viscères intérieurs, qui peuvent être contus et déchirés : c'est ainsi que l'on a vu la vessie, l'intestin, etc., être rompus par des violences qui n'avaient laissé aucune trace à l'extérieur.

Les plaies déterminées par l'action des corps contondants ont ordinairement leurs bords irréguliers, comme mâchés; d'autres fois, au contraire, la section est aussi nette que si elle eût été faite par un couteau bien tranchant; cela arrive quand l'instrument vulnérant est mu avec une grande vitesse et frappe un peu obliquement. Ces blessures sont en général plus dangereuses que les autres, la douleur y est plus vive, et la guérison s'en fait plus longtemps attendre ; quelquefois même le coup a été si violent, que la partie lésée est frappée de mort; dans d'autres cas il n'y a que stupeur, et on peut encore rappeler à la vie l'organe blessé par des frictions et des lotions irritantes d'eau-de-vie ou de vin chaud ; mais dans le premier cas la gangrène est inévitable, et si la blessure occupe un membre, l'amputation est le seul moyen d'empêcher l'extension des accidents et la mort du sujet. Dans certains cas moins graves, il y a seulement un large lambeau détaché ; ce lambeau peut quelquefois se recoller, mais souvent aussi la gangrène s'en empare, et on est obligé de l'emporter.

On range parmi les blessures par instruments contondants les *plaies par armes à feu*. Quand il y a seulement contusion, que le projectile lancé par la poudre à canon ne pénètre pas dans les tissus, tout ce que nous avons dit en parlant des contusions simples, est applicable ici ; mais s'il y a plaie, la manière dont cette plaie est produite nous offre plusieurs choses à considérer.

D'abord examinons les projectiles. Les balles dont on se sert à l'armée sont de forme sphérique et en plomb. On a cru que les balles mâchées devenaient vénéneuses, c'est une erreur; les balles mâchées ne déterminent des blessures plus graves que les autres, qu'en raison de la forme irrégulière qu'elles acquièrent alors et de la déchirure qu'elles produisent dans les parties qu'elles atteignent ; c'est par la même raison que les armes de guerre chargées de lingots de fer, de clous, etc., que les balles forcées dans des canons rayés, entraînent des blessures tellement dangereuses, que l'amputation du membre déchiré par ces projectiles est quelquefois le seul remède.

Quant au phénomène que présentent ces plaies, nous noterons d'abord la forme arrondie de l'ouver-

ture d'entrée de la balle, et la couleur noire due à l'attrition qu'elle produit dans les tissus à travers lesquels elle se fraye violemment un passage ; si la balle ressort, l'ouverture de sortie se reconnaît à ce que les bords en sont renversés en dehors et moins régulièrement tranchés.

Du reste, que la balle reste engagée dans nos organes, ou qu'elle s'en échappe, rien de plus varié, de plus bizarre, que le trajet qu'elle peut parcourir, suivant qu'elle est déviée dans sa marche par la résistance que lui opposent des parties osseuses ou fibreuses : c'est ainsi qu'on a vu le crâne contourné dans presque toute sa circonférence ; qu'un projectile entré par le bras est ressorti par le cou. Ailleurs, la balle se coupe sur une crête osseuse en deux ou plusieurs fragments, qui peuvent percer isolément la peau et déterminer ainsi plusieurs orifices de sortie, etc., etc.

Les symptômes qui accompagnent ces blessures sont d'ordinaire fort graves ; presque aussitôt après l'accident, il survient de la stupeur et des phénomènes nerveux qui avaient fait croire aux anciens chirurgiens que ces plaies étaient envenimées, et qu'il fallait détruire le venin par la cautérisation ; de là une pratique barbare que fit disparaître le génie d'A. Paré. — L'hémorrhagie est généralement peu considérable, à moins qu'un gros tronc vasculaire n'ait été lésé. Quant à la douleur, elle est d'ordinaire assez vive, et l'inflammation qui se manifeste au bout de quelques jours est le plus souvent très-intense.

Lorsque la blessure est produite par un boulet, on conçoit quels désordres doit déterminer une masse semblable animée d'une telle vitesse. Aussi, quand un membre est atteint, est-il immédiatement broyé, souvent même emporté, et si le tronc est frappé, la mort arrive, sinon instantanément, du moins en fort peu de temps. Toutefois, quand le boulet est arrivé à la fin de sa course, s'il est mort, comme on le dit, il produira seulement une contusion ; ce sont de semblables contusions que l'on attribuait autrefois au vent du boulet, qui, passant très-près d'une partie, pouvait, disait-on, la contondre par l'intermédiaire de l'air : déjà depuis longtemps cette erreur n'a plus cours que dans le vulgaire.

4° Il est une dernière classe de blessures dont nous ne dirons que quelques mots. Je veux parler des *plaies par arrachement*. Ces lésions sont d'ordinaire assez graves, et présentent à peu près les mêmes phénomènes que les plaies contuses ; cependant on a vu guérir très-bien des individus dont un membre, pris, par exemple, dans les rouages d'une machine, avait été violemment arraché du tronc. Une circonstance qu'il est fort intéressant de noter, c'est que, dans les blessures de ce genre, l'hémorrhagie est très-peu abondante.

5° Quant aux *blessures envenimées*, voy. *Abeilles*, *Hydrophobie*, *Insectes*, *Ortie*, *Vipère*, *Virus*, etc.

Les principales complications des plaies sont les suivantes : le *délire*, la *gangrène*, l'*hémorrhagie*, l'*inflammation*, la *paralysie*, la *pourriture d'hôpital*, la *résorption purulente*, le *tétanos*. Comme ces différentes lésions forment autant d'articles spéciaux, nous ne pouvons qu'y renvoyer le lecteur.

TRAITEMENT. — Dans toute blessure, la première chose à faire, c'est de nettoyer celle-ci avec de l'eau tiède, si l'écoulement sanguin n'est pas très-considérable, fraîche et même froide, si le blessé perd beaucoup de sang; il faut avoir bien soin de la débarrasser des caillots sanguins et des corps étrangers qu'elle peut renfermer. Un mot sur ces corps étrangers : tantôt ils proviennent des tissus mêmes dans lesquels siège la blessure; ainsi, un coup de sabre, après avoir divisé les chairs, peut atteindre l'os, et, sans le fracturer, en détacher quelques parcelles qui restent au fond de la plaie; ces esquilles, ne tenant plus à l'enveloppe nourricière de l'os, ou *périoste* (V. *Os*), deviendraient nuisibles, et pourraient s'opposer à une prompte réunion; on doit donc les enlever. J'en dirai autant des portions de tissu cellulaire, de muscles, etc., qui seraient écrasées et séparées des bords de la plaie, comme cela a souvent lieu dans les contusions violentes. D'autres fois, c'est l'instrument vulnérant qui a entraîné dans la plaie des portions de vêtements, des cheveux, etc., ou qui, même, s'est brisé, comme cela a lieu assez souvent dans les piqûres; aussi, faut-il examiner minutieusement l'instrument, et s'il est épointé, ébréché, etc., rechercher avec soin la portion qui manque. C'est surtout dans les blessures déterminées par des éclats de verre, que cette investigation est importante, non pas que le verre soit vénéneux, comme certaines personnes le pensent, mais parce qu'il se brise facilement, et que son séjour dans la plaie peut occasionner des abcès, des fistules, et retarder de longtemps la guérison. Assez souvent on lave les plaies avec de l'eau et du sel, de l'eau et de l'eau-de-vie, etc. Cette pratique a un grave inconvénient, c'est d'irriter les parties blessées, de les prédisposer à l'inflammation, et enfin d'empêcher l'agglutination immédiate. Nous proscrirons de même ces topiques, prétendus vulnéraires, tels que le persil haché avec du sel, qui font suppurer des plaies que l'on pourrait guérir en quelques jours. Ainsi, on devra se borner à l'usage de l'eau pure, sans addition de substances irritantes. — Le traitement n'étant pas le même pour chaque espèce de blessures, nous allons reprendre l'ordre que nous avons suivi pour exposer leurs phénomènes.

1° *Coupures.*—Si la plaie est sans perte de substance, que les bords en soient bien nettement tranchés, il faut les rapprocher et les réunir aussi exactement que possible, afin d'obtenir ce qu'on appelle une *réunion immédiate*. On arrive à ce résultat à l'aide de plusieurs moyens qui varient suivant les cas. Si la plaie est peu profonde, on maintient les lèvres en contact au moyen d'un emplâtre agglutinatif, tel que le sparadrap de diachylon gommé, ou le taffetas d'Angleterre; et si le sujet est dans de bonnes dispositions, la guérison peut être obtenue dans l'espace de quelques jours. Si la blessure est plus profonde, il faut avoir recours à des procédés qui puissent déterminer la réunion du fond de la plaie en même temps que celle des bords; c'est ce que l'on obtient en appliquant divers bandages, nommés bandages unissants, et variés à l'infini, suivant la disposition du siège et l'étendue de la solution de continuité; c'est encore dans les cas de ce genre que l'on a recours avec succès aux *sutures* (V. ce mot.), petite opération chirurgicale qui con-

siste à coudre de différentes manières les lèvres d'une plaie. Une circonstance dont les chirurgiens tiennent encore sérieusement compte, c'est la situation à donner à la partie blessée.

Si la blessure est avec perte de substance, et qu'il soit impossible d'en rapprocher les bords, la cicatrice ne pourra être obtenue qu'après suppuration; c'est ce qu'on appelle la réunion par seconde intention. On devra alors panser la plaie de la manière suivante : on la recouvrira d'un linge percé d'une multitude de petits trous, et enduit de cérat; par-dessus on disposera une masse de charpie mollette, recouverte de quelques compresses destinées à la maintenir; le tout sera fixé et retenu en place par une bande dont les jets sont disposés de différentes manières, suivant la disposition de la partie lésée. Cet appareil est destiné à absorber le pus à mesure qu'il se forme; si la plaie s'irrite, si elle devient rouge, douloureuse, on calmera ces accidents par des lotions émollientes de guimauve; on appliquera des cataplasmes de farine de graine de lin, ou mieux encore de fécule de pommes de terre. Dans d'autres cas, la plaie, au lieu d'offrir l'aspect vermeil qu'elle devrait présenter, est pâle, blafarde, elle se recouvre de végétations molles, livides et fongueuses; le pus, loin d'être épais et crémeux, est comme de l'eau, jaunâtre ou roussâtre. Il faut alors une médication tout opposée : on réprimera les chairs fongueuses avec la pierre infernale, ou bien on saupoudrera la plaie avec de la poudre d'alun. C'est ici le lieu d'appliquer des topiques excitants, tels que le styrax, de laver la plaie avec du vin ou la décoction de quinquina.

2° Dans les *piqûres*, il n'y a pas lieu à réunir, la plaie est trop petite d'ordinaire pour que ce précepte soit applicable; les tissus sont revenus sur eux-mêmes, et la petite ouverture s'est refermée spontanément. Mais il faut ici éviter les accidents inflammatoires; c'est pourquoi les applications d'eau froide, ou même à la glace, seront utilement employées d'une manière continue pendant plusieurs jours (V. *Irrigation*); il est clair que je parle ici des piqûres un peu profondes et faites avec un instrument d'un certain volume. Si, malgré ces précautions, l'inflammation survient, on emploiera les antiphlogistiques. Dans certaines parties même, là où il y a des aponévroses, on sera obligé d'avoir recours à des incisions de débridement qui s'opposent à ce que les parties profondes, gonflées par l'inflammation, ne soient étranglées par ces toiles inextensibles. Dans des cas plus graves enfin, quand un vaisseau d'un certain calibre a été ouvert, il se forme un épanchement sanguin plus ou moins considérable au fond de la plaie : c'est alors au chirurgien de se décider à la compression ou à la ligature du vaisseau lésé, soit dans la plaie même, soit au-dessus, suivant les indications.

3° Les *contusions* proprement dites réclament un traitement analogue; comme l'inflammation est l'accident le plus à redouter dans ces lésions, il faut aussi tâcher de la prévenir par des applications d'eau froide, pure ou blanchie par l'addition de quelques gouttes d'extrait de saturne (acétate de plomb), qui est un excellent astringent; mais, en général, les réfrigérants ne sont applicables que dans les premiers temps. Si ces moyens échouent et que la contusion soit très-douloureuse, que la peau soit rouge et tendue , les émollients et les sangsues sont préférables; si, au contraire, les premiers jours écoulés, il ne survient aucun accident, on facilitera la résorption du sang épanché au moyen d'application de linges trempés dans des liqueurs résolutives , telles que l'eau animée avec de l'eau-de-vie camphrée.

Dans les plaies contuses graves, il est quelquefois impossible de tenter une réunion immédiate ; on joindra donc ici le traitement des contusions à celui des plaies par instruments tranchants, c'est-à-dire qu'on pansera la plaie avec du cérat et de la charpie, et qu'on recouvrira le tout de compresses imbibées d'eau froide et renouvelées fréquemment, ou de cataplasmes émollients. Les accidents dont nous parlions à l'occasion des piqûres se combattent par les mêmes moyens.

Relativement aux *plaies d'armes à feu*, le traitement est encore le même que celui des plaies contuses; nous rejetons , dans la pratique civile ordinaire, les débridements toujours douloureux et si souvent inutiles : nous pensons que les antiphlogistiques, employés à propos, valent mieux qu'une incision pour prévenir et arrêter des accidents inflammatoires, et qu'il est toujours temps d'y avoir recours, si l'état des choses le réclame. C'est ici surtout qu'il est important d'examiner si le projectile n'est pas resté engagé dans la plaie. L'extraction des balles se fait au moyen de divers instruments nommés *tire-balles*, inventés dans ce but : dans certains cas, si le corps étranger est très-près de la peau et très-loin de l'ouverture d'entrée, si le trajet est sinueux, on pratiquera une incision au point où l'on reconnaît sa présence, et on l'extrait directement.

PLAIES DES DIVERS RÉGIONS. — Après avoir ainsi exposé d'une manière générale l'histoire des plaies, il nous reste à indiquer ce qu'elles peuvent offrir de particulier, suivant qu'on les observe à la tête, à la poitrine, au ventre et aux membres.

1° *Plaies de la tête.* — Les blessures peuvent intéresser seulement les parties molles qui recouvrent le crâne, ou cette boîte osseuse elle-même ; de là une distinction bien importante pour la pratique.

Dans le premier cas, si la plaie consiste dans une piqûre, il arrive parfois quelques accidents, tels que de la douleur et de l'inflammation avec étranglement. Il faut alors, si, malgré les émollients et les antiphlogistiques , le phénomène d'étranglement continue , débrider les parties à l'aide d'une incision cruciale. Les *coupures* sont généralement moins graves; si la plaie est bien nette, bien tranchée, on la réunira à l'aide de quelques bandelettes, après avoir coupé et rasé les cheveux à l'entour. Un lambeau sera recollé par les mêmes moyens, et au besoin maintenu avec un point de suture. Les contusions sont plus sérieuses à cause du retentissement qui a quelquefois lieu sur le cerveau, quand l'agent extérieur a frappé la tête avec violence. Les bosses sanguines qui en résultent seront traitées par les résolutifs, et au besoin inciser.

Les blessures avec lésion du crâne offrent généralement un caractère de haute gravité, surtout s'il y a fracture. Les chirurgiens grecs avaient dressé une liste de toutes les formes que peuvent offrir les différentes blessures de la voûte osseuse du crâne, depuis la simple éraillure jusqu'au fracas de l'os, et ils avaient donné à toutes ces lésions

les noms les plus bizarres, qui, bien que tirés de la langue la plus harmonieuse de l'univers, n'en étaient pas moins d'une affreuse dureté. Ainsi , l'eccopé, le diacopé, l'aposképarnismos , le trichismos, le rhogma, etc., etc., semblent plutôt empruntés au vocabulaire barbare de quelque peuplade herse ou scandinave, qu'au doux parler de la molle Ionie. Les blessures qui n'atteignent que la surface du crâne guérissent en général assez facilement, bien que, dans certains cas, il y ait *exfoliation* de la partie blessée; mais dans les fractures proprement dites, c'est-à-dire quand la continuité de l'os est interrompue , le chirurgien doit apporter la plus grande attention, surtout si le crâne est brisé en plusieurs parties, si des esquilles ont pénétré dans les membranes ou même dans les couches les plus superficielles du cerveau. Quelquefois, par suite d'un choc violent, il y a enfoncement du crâne sans fracture ; la voûte osseuse offre alors une dépression semblable à celle qui est produite sur une feuille de cuivre dans le procédé mécanique de l'estampage. Dans d'autres cas, les sutures sont écartées, ce qui pourrait faire croire à une fracture longitudinale. Enfin, l'os peut être rompu à une certaine distance du point frappé ; c'est ce que l'on nomme fracture par contre-coup, phénomène dont le mécanisme est encore fort obscur. Ces différentes lésions sont graves, surtout en raison des complications qui en sont la conséquence presque inévitable. En effet, on sait que dans la boîte osseuse du crâne est renfermé l'organe des perceptions et de la volonté; on peut donc deviner à l'avance la nature des désordres qui accompagneront les blessures graves de cette région : ainsi, qu'un homme reçoive un coup violent à la tête, il en résultera aussitôt un ébranlement général du cerveau ; les facultés intellectuelles seront momentanément abolies, et les fonctions qui sont sous la dépendance de la volonté, la locomotion spécialement, seront suspendues, le blessé, privé de connaissance, tombera à la renverse. Cet état dure habituellement quelques heures; on l'a vu se prolonger pendant deux ou trois jours, mais ces cas sont fort rares. Si le choc est excessivement intense, la secousse peut être telle qu'une mort immédiate en soit le résultat. Dans des cas moins graves, il n'y a qu'un éblouissement, une faiblesse passagère. C'est à cette perte de connaissance complète ou incomplète, mais subite et due à l'ébranlement du cerveau, qu'on donne le nom de *commotion ;* il ne faut pas la confondre avec celle qui survient quelquefois au bout d'un certain temps, et qui est due à ce que les vaisseaux du cerveau ayant été rompus, le sang s'épanche dans cet organe, le comprime et donne lieu à des symptômes analogues ; enfin, au bout de quelques jours, le cerveau peut s'enflammer, et il en résultera un ensemble de phénomènes décrits au mot *Cérébrale* (fièvre). Outre ces accidents si graves, les plaies de tête sont encore exposées à une complication toujours fâcheuse et quelquefois mortelle. Je veux parler de l'érysipèle, qui survient surtout quand on a l'imprudence d'appliquer sur la blessure de ces topiques irritants dont nous avons condamné l'usage. Ici il faut des réfrigérants sur le point blessé, des saignées abondantes et fréquemment répétées, des dérivatifs sur le canal intestinal, tels que l'eau de veau émétisée, des lavements purgatifs, etc. On devra encore donner des bains de pieds irritants, en un mot prévenir par tous les moyens possibles l'inflammation du cerveau. Des vésicatoires appliqués à la nuque nous ont plusieurs fois très-bien réussi pour faire revenir la connaissance et empêcher l'irritation de se fixer sur l'encéphale. Quand le crâne est fracturé, ou que le chirurgien reconnaît qu'un épanchement existe dans un certain point, le trépan devient applicable, et les auteurs sont remplis de faits excessivement remarquables dans lesquels son emploi a été suivi d'un brillant succès. Nous ne parlons pas ici de ces liqueurs vulnéraires que l'on fait prendre au malade dans le but de prévenir la formation d'abcès, et dont l'usage est plutôt nuisible qu'utile : formées en grande partie de plantes aromatiques infusées dans de l'alcool, leur action sur l'estomac est d'y déterminer une irritation plus ou moins vive dont le retentissement sur le cerveau peut entraîner précisément les accidents que l'on veut éviter. Aussi devra-t-on mettre le malade à une diète sévère, aux boissons délayantes, et lui interdire même quelque temps après la guérison l'usage du vin et des alcooliques, dont les effets sur le cerveau sont connus de tout le monde.

2° *Blessures de la poitrine*. — Les plaies qui ne pénètrent pas dans la cavité de la poitrine présentent les indications que nous avons exposées en parlant des plaies en général ; nous ne nous y arrêterons pas. Occupons-nous seulement des cas dans lesquels l'instrument, et c'est presque toujours un instrument piquant, après avoir traversé toute l'épaisseur des parois de la poitrine, va blesser quelqu'un des organes si importants qu'elle renferme. Les anciens chirurgiens attachaient une grande importance à savoir si une plaie était ou non pénétrante ; mais les moyens mis en usage pour s'en assurer ayant été reconnus entachés de graves inconvénients, et le traitement ne se basant que sur les symptômes ressentis par le malade, on a renoncé aujourd'hui à de dangereuses manœuvres d'exploration. Quant aux symptômes fournis par le blessé, si, après l'accident, il éprouve de la suffocation, s'il crache du sang vermeil écumeux, que de l'air s'échappe par la plaie, ce qui se reconnaît à l'agitation de la flamme d'une bougie qu'on en approche, on peut croire que le poumon est blessé. S'il est pris de faiblesse, qu'il pâlisse, que ses extrémités deviennent froides et que sa peau se recouvre d'une sueur glacée, il est à craindre qu'un gros vaisseau n'ait été ouvert, et qu'une hémorrhagie ne se fasse à l'intérieur. Ce diagnostic fâcheux sera surtout confirmé si l'examen de la poitrine fait reconnaître les signes d'un épanchement. Toutefois, n'oublions pas que l'état moral dans lequel se trouve le blessé, que la colère, la terreur, etc., peuvent donner lieu aux accidents nerveux que nous venons de signaler ; enfin, quand on voit des syncopes répétées, que les battements du cœur sont tumultueux, irréguliers, il est permis de croire à une lésion du cœur ou seulement de son enveloppe, le péricarde.

Une complication assez commune des plaies pénétrantes et même non pénétrantes de la poitrine, c'est l'*emphysème* ; on désigne par ce mot une infiltration de l'air, provenant soit de l'extérieur, soit, et c'est le cas le plus commun, du poumon blessé, et qui se répand dans l'épaisseur des parois de la poitrine. Cette infiltration peut ne pas se borner au voisinage de la partie blessée, mais s'étendre au col, au visage, etc. On reconnaît l'emphysème au soulèvement de la peau et au bruit de craquement que fait entendre l'air passant dans les cellules du tissu cellulaire quand on vient à comprimer les parties tuméfiées.

Traitement. — Dans les cas douteux, il faut agir comme si la plaie était pénétrante et avec lésion de viscères importants ; ainsi, dès le moment de l'accident, saignées générales abondantes, que l'on peut hardiment renouveler. Ces saignées sont d'autant plus utiles, que dans les premiers moments l'émotion qui accompagne la blessure fait refluer le sang vers les organes centraux de la respiration, c'est-à-dire vers le poumon, occasionne de la suffocation, et prédispose à l'inflammation de l'organe blessé. Le repos le plus absolu sera ordonné ; le malade sera condamné à un silence rigoureux et à une diète sévère ; la moindre infraction à ce régime peut être mortelle. Des boissons adoucissantes, fraîches l'été et tièdes l'hiver, seront accordées au malade. Le chirurgien devra surveiller bien attentivement l'état de la poitrine, voir si le poumon s'enflamme, ou si la poitrine se remplit de sang. Dans ce dernier cas, c'est à sa sagacité de décider s'il convient de donner issue au sang épanché par la plaie ou par une opération, ou si la résorption peut en être espérée.

3° *Plaies de l'abdomen*. — Ici encore nous ne parlerons que des plaies pénétrantes ; toutefois, nous rappellerons ce que nous avons déjà dit plus haut, que des contusions violentes peuvent blesser gravement les viscères contenus dans le ventre, sans que les parois en soient le moins du monde affectées.

Quand la plaie pénétrante a été faite par un instrument tranchant, les intestins s'échappent presque toujours par l'ouverture qui vient de leur être offerte, et viennent saillir au-dehors ; il faut alors examiner soigneusement s'ils ne sont pas blessés, les laver avec de l'eau tiède s'ils sont souillés par de la terre, du sable, etc., et, dans le cas où leur intégrité est constatée, les faire rentrer dans le ventre à l'aide de pressions doucement ménagées. Cette réduction des intestins herniés doit être faite le plus tôt possible, afin que le contact de l'air n'irrite pas la membrane d'enveloppe des viscères, toujours si disposée à s'enflammer, et dont les inflammations sont si graves. Si l'intestin est ouvert dans une portion de son étendue, une suture sera pratiquée pour obtenir le recollement des bords de la solution de continuité, puis les fils qui ont servi à la suture seront laissés hors de la plaie, de manière à maintenir au niveau de cette même plaie la portion blessée de l'intestin que l'on a fait rentrer dans le ventre ; alors, dans les cas heureux, il s'établit un travail d'adhésion entre les bords de la blessure d'une part, et de l'autre entre l'intestin et l'orifice interne de la plaie, et une guérison complète peut ainsi être obtenue. Dans certains cas, la portion de viscère qui est sortie ne pouvant plus rentrer à cause de l'étroitesse relative de l'ouverture qui leur a donné passage, on est obligé d'avoir recours à une incision de débridement.

Si c'est un instrument piquant qui a blessé, il n'est pas toujours facile de savoir quel est l'organe qui a été blessé ; mais à peu de chose près les indications sont toujours les mêmes. Du reste, ces blessures sont d'ordinaire fort graves, et cependant on cite des cas de guérison vraiment extraordinaires d'individus qui ont eu le corps traversé de part en part par des balles, des épées, etc.

Le traitement est ici, à quelques nuances près, le même que celui des plaies pénétrantes de poitrine ; c'est ainsi que, si les intestins, et surtout l'estomac, sont blessés, on prescrira une diète rigoureuse ; les liquides pouvant s'échapper par l'ouverture du tube alimentaire, s'épancher dans la cavité du ventre, et causer des accidents peut-être mortels, l'usage des boissons sera interdit ; on trompera la soif des malades en leur faisant sucer des tranches d'orange ou de citron, des morceaux de glace pilée, en leur permettant de se laver souvent la bouche avec de l'eau acidulée ; les bains seront aussi d'un grand secours (V. *Absorption*), tant pour calmer la soif que pour prévenir ou adoucir l'inflammation de l'enveloppe péritonéale des viscères. Dans ce même but, les sangsues appliquées en grand nombre seront ici préférées aux saignées générales.   BEAUGRAND.

PLANTAIN (*bot. et mat. méd.*), s. f., *plantago*, genre de plantes de la tétrandrie monogynie, L., qui a donné son nom à la famille des Plantaginées, J. Quelques espèces de ce genre sont employées en médecine et sont réputées astringentes et fébrifuges.

GRAND PLANTAIN, *plantago major ;* il croît dans les prés, dans les jardins et dans tous les lieux cultivés ; c'est une plante annuelle, à feuille pétiolée, ovale, large, inégalement dentée, à hampe cylindrique, haute d'un pied environ ; on dit qu'en Laponie elle acquiert jusqu'à 4 ou 5 pieds de hauteur : elle est surmontée d'un épi linéaire de fleurs blanches, accompagnées de bractées, calice et corolle à quatre divisions, quatre étamines, un style et capsules à deux loges polyspermes. Le petit plantain, *plantago lancillata*, et le moyen plantain, *plantago media*, sont deux espèces vivaces ; le premier a les feuilles lancéolées, et le second, nommé aussi plantain blanc à cause des poils qui couvrent ses feuilles et ses tiges, a des épis ovoïdes. Les trois espèces paraissent jouir des mêmes propriétés ; on prépare une eau distillée avec la racine du plantain moyen, qui est plus grosse que celle des espèces précédentes, que l'on emploie principalement dans les collyres. Les feuilles de plantain ont été employées en cataplasmes sur les vieux ulcères, dont on dit qu'elles hâtent la cicatrisation. La décoction de la racine et des feuilles a été employée dans les fièvres intermittentes ; le suc de plantain a été prescrit à la dose de 2 à 3 onces ; le sirop et l'extrait ont été employés dans les mêmes cas que le suc de plantain, c'est-à-dire comme astringent et fébrifuge.

PLANTAIN DES SABLES, psyllium, *plantago psyllium*, ou vulgairement herbe-aux-puces, à cause des ses graines qui ressemblent à ces insectes ; il peut être employé comme succédané de la graine de lin, à cause de la grande quantité de mucilage que contiennent ses graines.

PLANTAIN D'EAU, *alisma plantago ;* c'est une plante de la famille des Alismacées, qui est d'une saveur aqueuse et âcre ; ses feuilles rubéfient fortement la peau ; sa racine, qui est bulbeuse, a été recommandée en Russie comme propre à guérir la rage, mais elle est sans action.   J.-P. BRAUDE.

PLANTES (*bot.*), s. f. Les plantes sont des êtres organisés, privés de sensibilité et de mouvement, qui constituent le règne végétal. Leur nombre est très-considérable ; elles varient de forme et de caractère suivant les climats et les localités ; aussi les a-t-on divisées par familles, par genre et par espèces, et les botanistes les ont groupées en prenant comme moyens de classification certains caractères généraux de leur organisation. Nous n'entrerons pas dans l'exposition de ces systèmes ou méthodes de classification, dont les principaux sont dus à Linnée, à Tournefort et à Jussieu. Le système de Linnée, fondé sur le nombre des étamines et des pistils des fleurs, a été, pendant de longues années, le seul suivi par les botanistes ; il est encore employé aujourd'hui ; aussi l'avons-nous indiqué concurremment avec la méthode de Jussieu, beaucoup plus moderne, imitée en partie du système de Tournefort, et qui classe les plantes par famille, en raison de leurs analogies. Cette classification a reçu le nom de méthode naturelle, parce qu'elle est fondée sur les caractères naturels des plantes, n'offre pas dans son ensemble les mêmes disparates que présente souvent le système de Linnée. On trouvera dans les traités de botanique l'exposition de ces diverses classifications, avec l'ensemble des faits qui ont servi à les établir.

Les plantes ont été aussi divisées, en raison de la durée de leur existence, en annuelles, bisannuelles et vivaces ; on se sert même de signes particuliers dans les traités de botanique et dans les ouvrages de matière médicale, pour indiquer ce caractère des plantes : le signe qui signifie annuel est représenté par un cercle avec un point au centre ⊙ ; c'est le symbole de l'année ; celui de bisannuel, par le signe de la planète Mars ♂, qui achève sa révolution en près de deux années ; celui de vivace, par le signe de la planète Jupiter ♃, dont la révolution est de onze années ; enfin le signe de Saturne ♄ indique les plantes ligneuses, sans doute parce que, plus que les autres, elles peuvent braver la faulx du temps.

C'est parmi le règne végétal que l'homme trouve les plus grandes ressources pour ses besoins ; sa nourriture, ses remèdes, ses vêtements sont en grande partie empruntés aux plantes ; aussi les a-t-on divisées sous ces rapports en plantes alimentaires, médicinales, et économiques. Souvent une même plante, sous ses diverses parties, remplit les trois destinations que nous venons d'indiquer. Toutes les parties des plantes peuvent être utilisées dans les trois catégories ci-dessus : les fruits : les feuilles et les racines servent ordinairement d'aliments ; les fleurs, les tiges, les racines, les bois, les écorces, les sucs qui en découlent sont le plus souvent employés sous le rapport médical et économique. Un long ouvrage suffirait à peine pour indiquer toutes les ressources que l'homme tire des végétaux. Dans ce Dictionnaire nous avons surtout insisté sur toutes les plantes qui sont employées comme aliment ou comme médicament; nous avons même indiqué les services que ces végétaux peuvent rendre à l'industrie; mais nous avons négligé de traiter des plantes qui n'ont qu'un usage purement industriel, pensant que leur description appartient soit aux traités de botanique appliquée, soit aux ouvrages purement de technologie. J.-P. Beaude.

PLANTES MÉDICINALES (*pol. méd.*). La vente des plantes médicinales a constamment excité l'attention de l'autorité. On comprend que plusieurs de ces plantes pouvant donner lieu à des accidents en raison de leur nature vénéneuse, on dut imposer des conditions spéciales aux individus qui sont chargés de ce commerce; aujourd'hui les pharmaciens et les herboristes sont seuls autorisés à vendre ces plantes, et les herboristes ne doivent même vendre que des plantes indigènes. Nous allons rappeler ici les principales dispositions qui règlent l'exercice de cette dernière profession, renvoyant pour le reste au mot *Pharmacien.*

L'exercice de la profession d'herboriste a été réglé pour la première fois par la loi du 21 germinal an XI. Il est à croire que cette profession se confondait avec celle de pharmacien, en ce sens que les pharmaciens vendaient presque exclusivement les plantes qui faisaient partie du domaine de la pharmacie. Ce privilège paraîtrait même leur avoir été concédé par les anciens règlements: nous trouvons, en effet, dans les statuts et ordonnances rendus pour les *marchands apothicaires - épiciers* et les *marchands épiciers* de la ville de Paris, des privilèges accordés pour les *simples qui s'appliquent au corps humain pour l'entretenement et conservation de la santé*; les mêmes statuts défendent *de s'entremettre et entreprendre de composer, vendre et distribuer, soit publiquement, soit autrement, aucune médecine, drogues, épiceries simples ou composées, conserves, etc., servant à la confection des dites médecines, si on n'a été apprenti, fait chef-d'œuvre et reçu maître apothicaire-épicier* (Statuts de 1638).

De nombreux abus durent nécessairement résulter de cette confusion inexplicable de deux professions si différentes l'une de l'autre, les pharmaciens et les épiciers. Ces abus portèrent principalement sur la vente des plantes médicinales; elle finit insensiblement par être distraite de la pharmacie, par être confiée à des gens sans connaissance de la matière, et enfin par être abandonnée aux épiciers, auxquels les règlements postérieurs à ceux que nous venons de citer avaient reconnu le droit de vendre en détail et au poids médicinal la manne, la rhubarbe, le séné, la casse, ainsi que les bois et racines. (Déclaration du roi du 20 avril 1777.) Les dispositions de la loi du 21 germinal an XI et de l'arrêté du 25 thermidor suivant, durent donc avoir d'excellents résultats pour la santé publique. Suivant ces actes, nul ne peut exercer la profession d'herboriste ni vendre des plantes ou des parties de plantes médicinales, indigènes, fraîches ou sèches, sans avoir subi auparavant, dans une des écoles de pharmacie, ou par-devant un jury de médecine, un examen qui prouve qu'il connaît exactement les plantes médicinales et les précautions nécessaires pour leur dessication et leur conservation. Les frais de cet examen sont de 50 francs à Paris et de

30 francs dans les départements. Il est délivré aux herboristes un certificat d'examen par l'école ou le jury par lesquels ils ont été examinés, et ce certificat doit être enregistré à la mairie du lieu où ils s'établissent; l'enregistrement a lieu à la préfecture de police pour les herboristes qui s'établissent dans le ressort de cette administration.

Les herboristes sont, en outre, soumis aux visites annuelles prescrites pour les pharmaciens. Chacun d'eux paie 4 francs de rétribution annuelle pour cette visite, conformément aux lois de finances.

Dans le ressort de la préfecture de police, une ordonnance, en date du 14 nivôse an XII, défend aux herboristes de cumuler d'autre commerce que celui de grainetier.

Cette disposition est en harmonie avec celle qui défend aux pharmaciens de faire dans leur officine aucun autre commerce que celui des drogues et préparations médicamenteuses. Il y a souvent trop de rapports apparents entre les substances alimentaires et les substances médicinales, pour qu'elles soient concurremment vendues par le même individu. D'un autre côté, on a voulu que l'herboriste fût entièrement livré aux soins qu'exige sa profession, et n'en fût pas distrait, du moins dans le même local, par des occupations qui fussent par trop étrangères à l'herboristerie.

Les herboristes doivent se conformer aux dispositions de la loi du 21 germinal an XI, concernant la conservation et la vente des substances vénéneuses, sous peine d'encourir les peines portées par cette loi. Nous devons ajouter que la cour de cassation a décidé, par un arrêt du 29 décembre 1820, que les dispositions de la loi du 21 germinal an XI s'appliquaient non-seulement aux poisons minéraux, mais à tous les poisons, de quelque nature qu'ils fussent, par conséquent aux poisons végétaux vendus soit par les pharmaciens, soit par les herboristes.

A Paris, il existe un marché spécialement consacré à la vente des plantes médicinales. Les herboristes peuvent avoir une place sur ce marché en justifiant qu'ils font valoir en plantes médicinales au moins 25 ares 50 centiares de terrain. La police de ce marché est réglée par une ordonnance de police en date du 14 nivôse an XII.

A. Trébuchet.

PLATINE (*chim.*), s. m. C'est un métal rangé par Thénard dans la 6e section, qui est celle qui renferme les métaux les moins oxydables. Le platine a été découvert, en 1741, par Wood, essayeur à la Jamaïque. Ce métal, qui est infusible à nos feux de forge les plus intenses, est seulement fusible au chalumeau à gaz hydrogène et oxygène; son infusibilité et son inaltérabilité l'ont fait employer pour confectionner des instruments de chimie, des vases à distiller les acides dans les grandes manufactures: son haut prix, qui est de plus de trois fois celui de l'argent, ne l'a pas empêché d'être employé même pour les plus grands vases distillatoires, tant les services qu'il rend sont inappréciables. Le platine, qui n'est point employé en médecine, a remplacé en chirurgie l'or avec lequel on confectionnait certains instruments destinés à séjourner dans les tissus ou dans les cavités naturelles; il est employé avec avantage dans l'art du dentiste. Les principales mines de platine sont

PLE   PLE   671

en Sibérie dans la chaîne de l'Oural, et au Pérou.
On a remarqué que ce métal avait dans ces localités
un gisement semblable ; on le trouve en pépites mêlées aux sables qui sont immédiatement au-dessous
de la terre végétale.   J. B.

PLESSIMÈTRE (*méd.*), s. m., du grec *plesseïn*,
frapper, et *métron*, mesure. On donne ce nom à un
petit disque d'ivoire d'une ligne d'épaisseur et de
deux pouces de largeur, que l'on applique sur les
parois de la poitrine, et sur lequel on frappe pour
pratiquer la percussion. Cet instrument a pour objet d'empêcher le choc douloureux des doigts sur
la poitrine du malade que l'on examine. (V. *Percussion* et *Auscultation.*)   J. B.

PLÉTHORE (*path.*), s. f., *plethora*, du grec
pléthô, je remplis. On désigne ainsi une surabondance de sang dans le système circulatoire, qui est
ordinairement caractérisée par la rougeur de la
peau, le gonflement des vaisseaux sanguins superficiels, la dureté du pouls, une augmentation de
la chaleur animale, la tendance aux hémorrhagies
actives, des douleurs vagues dans les membres, de
la pesanteur de tête, de la somnolence, quelquefois
même des vertiges, la rougeur et le gonflement des
yeux et de la face, le battement des artères carotides. Cet état, qui se développe ordinairement chez
les personnes d'un tempérament sanguin, doit
laisser craindre qu'il ne se manifeste sous son influence, soit une congestion cérébrale, soit une inflammation d'un organe important comme le poumon, les plèvres, le péritoine, le cerveau et ses
membranes.

Les moyens que l'on peut employer pour combattre la pléthore sont les évacuations sanguines, le
régime, quelquefois les purgatifs. L'hygiène a l'action la plus efficace pour modifier les dispositions
du tempérament pléthorique : il est important
d'éviter les aliments trop nourrissants et trop substantiels, les boissons fermentées, les liqueurs alcooliques, le café, qui activent la circulation et qui
ajoutent encore aux inconvénients de la pléthore.
On devra également éviter le plus qu'il sera possible de trop rapprocher les évacuations sanguines
par la lancette ou les sangsues, afin de ne point
y habituer le sujet. On favorisera, au contraire,
les évacuations sanguines périodiques, telles que
les flux menstruels, les flux hémorrhoïdaux. Bien
que les épistaxis soient souvent très-avantageux,
et qu'ils aient quelquefois conjuré des accidents
graves vers le cerveau, il n'est pas toujours prudent de les provoquer ; il est plus convenable de
remplacer ce moyen, qui joue un rôle très-important dans la médecine des Orientaux, par des
saignées déplétives et dérivatives, telles que des
applications de sangsues à l'anus, des saignées du
pied, des ventouses scarifiées, etc.

La pléthore a reçu le nom de *pléthore locale*,
lorsque la congestion sanguine a lieu spécialement
sur un organe ; cet état local peut se manifester
lors même qu'il n'existe aucun symptôme de pléthore générale ; il précède ordinairement l'inflammation des organes, et l'accompagne dans tous les
cas. (V. *Irritation, Inflammation.*)   J. B.

PLÉTHORIQUE (*path.*), adj. Se dit d'un individu sujet à la pléthore. (V. ce mot.)

PLEURÉSIE (*méd.*), s. f. La pleurésie est l'inflammation de la plèvre. Cette maladie, connue depuis la plus haute antiquité, décrite par Hippocrate,
Cœlius Aurelianus, Galien, etc., a néanmoins souvent été confondue avec la pneumonie, ces deux affections ayant des symptômes à peu près semblables
et existant souvent ensemble ; mais cette erreur ne
peut plus être commise actuellement, grâce aux lumières acquises par de nombreuses autopsies, grâce
surtout aux moyens plus parfaits de diagnostic que
nous possédons depuis l'application de la percussion et de l'auscultation à l'étude des maladies.

Les caractères anatomiques de la pleurésie sont
faciles à saisir : ils consistent dans un état de rougeur de la surface séreuse enflammée, rougeur due
à l'injection des vaisseaux du tissu cellulaire sous-
séreux, dans la présence de fausses membranes à
la surface interne de la plèvre, et dans l'existence
d'un épanchement liquide. Les fausses membranes,
molles et faciles à détacher au début de l'inflammation, deviennent plus tard solides, adhérentes
aux deux faces de la plèvre, et demeurent même
après la guérison sous forme de brides ou de lames
celluleuses qui obturent la cavité pleurale. L'épanchement, dont la quantité varie infiniment, est tantôt composé de sérosité limpide, tantôt d'un liquide
sanguinolent (*pleurésie hémorrhagique*), tantôt d'un
liquide lactescent ou même purulent. C'est surtout
dans la pleurésie chronique que le liquide a l'apparence du pus ; dans une autre variété de cette
forme de maladie, on trouve des tubercules tapissant les surfaces pleurétiques et les fausses membranes elles-mêmes : c'est la *pleurésie tuberculeuse*.
Par suite de la présence de l'épanchement, le poumon se trouve comprimé et réduit à un petit volume. Dans les pleurésies chroniques, il devient
quelquefois si petit, et il est tellement recouvert
par une fausse membrane, qu'au premier abord on
ne l'aperçoit pas. C'est dans des circonstances semblables qu'on a cru qu'il avait été fondu par la suppuration.

Les altérations anatomiques caractérisant la pleurésie, se rencontrent dans un espace plus ou moins
grand, et indiquent au juste par leur présence l'é-
tendue de la maladie. Elles peuvent exister sur toute
la surface d'une des plèvres, quelquefois même
dans les deux (*pleurésie double*) ; d'autres fois,
elles n'occupent que le tiers, la moitié d'une des
membranes séreuses ; et dans quelques cas rares,
elles sont encore plus bornées, et ne se trouvent
que sur la surface de la plèvre correspondant au
diaphragme (*pleurésie diaphragmatique*), ou sur
la portion pleurale située entre la scissure qui sépare les lobes du poumon (*pleurésie interlobaire*) ;
ces pleurésies partielles, qui provoquent peu de
symptômes locaux, sont très-difficiles à reconnaître pendant la vie, et ne sont le plus souvent aper-
çues qu'à l'autopsie.

La pleurésie survient quelquefois à la suite d'une
contusion d'un des côtés de la poitrine, à la suite
d'une plaie pénétrante de la poitrine, soit par un
instrument piquant ou tranchant, soit par une arme
à feu ; dans ces cas on lui donne le nom de *pleurésie traumatique*. Le plus ordinairement, elle est
causée par l'action du froid, et surtout du froid
humide. Un refroidissement subit, lorsque le corps
est en sueur, est souvent le point de départ de cette

maladie, qu'on désigne alors vulgairement sous le nom de *sueur rentrée*. Dans d'autres circonstances, la pleurésie ne survient plus comme maladie isolée, elle est consécutive à une autre affection ; telle est celle qui se déclare pendant le cours d'un rhumatisme articulaire aigu, et celle qui accompagne la présence des tubercules pulmonaires : cette maladie, en effet, est très-fréquente chez les phthisiques, ainsi que le prouvent les autopsies qui nous montrent si souvent sur le cadavre des tuberculeux des fausses membranes pleurétiques, traces d'anciennes pleurésies ; c'est à cette dernière affection, qui vient compliquer la principale, que sont dues les douleurs éprouvées par les phthisiques dans différents points de la poitrine. Les perforations du poumon, soit par suite de tubercules, de gangrène, d'abcès, d'hydatides, etc., donnant lieu à un épanchement de matière plus ou moins irritante dans la cavité de la plèvre, sont aussi des causes de pleurésie, causes rares d'ailleurs, comme l'accident qui les produit.

La pleurésie attaque les deux sexes, elle survient à tous les âges, dans toutes les saisons, et chez les gens de tout tempérament ; toutefois, comme pour la plupart des inflammations, l'âge adulte, le tempérament sanguin, le sexe masculin, une vie active, paraissent être des causes prédisposantes ; le printemps et l'hiver sont aussi les saisons pendant lesquelles on observe le plus de pleurésies.

Ordinairement, la pleurésie débute par un frisson assez violent et d'une durée assez longue : au frisson succède de la fièvre, puis apparaissent comme symptômes plus spéciaux de la maladie une petite toux sèche ou suivie d'une expectoration incolore et spumeuse, une douleur de côté, dont le siège d'élection est au-dessous du mamelon du côté malade, et une légère difficulté de respirer. Dans la matière expectorée, quelquefois se trouvent quelques filets de sang, mais jamais le sang ne compose le crachat entier, à moins de complication. La douleur dont nous venons de parler est ordinairement lancinante, aiguë, quelquefois elle s'étend dans tout le côté, mais le plus souvent, comme nous l'avons dit, elle siège sous le sein. Dans les pleurésies circonscrites, cependant, telles que celles qui surviennent fréquemment chez les phthisiques, la douleur se fait sentir dans le lieu affecté. La toux, l'éternuement, les mouvements brusques accroissent cette douleur, qui, dans les premiers jours, est aussi augmentée par la pression exercée sur le côté malade ; c'est pour éviter cette pression que le malade se couche habituellement alors sur le dos ou sur le côté sain. Plus tard, la douleur est moins aiguë, la pression n'est plus douloureuse, mais l'étouffement est souvent plus considérable ; c'est alors aussi que le malade se couche sur le côté malade : la respiration étant gênée, le côté sain de la poitrine a besoin d'être dilaté en entier pour que le poumon puisse prendre le plus d'air possible, ce qui n'aurait pas lieu si ce côté était appuyé sur le lit.

La fièvre est ordinairement assez forte dans les premiers jours, le malade ressent de la soif, de la chaleur par tout le corps, et le pouls, fort, plein, fréquent, s'élève souvent jusqu'à cent ou cent vingt pulsations. Au bout de quelques jours, surtout si le malade a été soumis à un traitement antiphlogistique, le pouls devient moins fort et moins fré-

quent, et la fièvre peut même cesser entièrement ; il est rare néanmoins qu'elle ne reparaisse pas de temps en temps, surtout le soir, sous la forme d'accès caractérisés par un léger frisson suivi de malaise et d'un peu de chaleur ou de moiteur. Ces accès peuvent ainsi figurer une sorte de fièvre intermittente quotidienne, qui, si elle est jointe à un point de côté et à l'étouffement, doit faire rechercher s'il n'existe pas une pleurésie.

Les symptômes que nous venons d'exposer sont souvent assez peu marqués ; quelques uns des plus caractéristiques, tels que le point de côté et l'étouffement, appartiennent à d'autres affections : aussi la pleurésie serait-elle souvent méconnue, car cela a dû arriver plus d'une fois avant la découverte de l'auscultation, si nous n'avions, au moyen des signes physiques, la possibilité d'arriver à constater positivement l'existence de l'épanchement liquide qui est la suite presque inévitable de toute inflammation pleurétique. Je dis presque inévitable, parce que, dans quelques cas rares, la maladie, désignée alors sous le nom de *pleurésie sèche*, ne s'accompagne d'aucun épanchement ; dans cette variété, les symptômes ne durent ordinairement que quelques jours, et on peut considérer la maladie comme étant avortée.

Les signes physiques qui ont le plus de valeur sont ceux qu'on obtient à l'aide de la percussion et de l'auscultation : du côté malade, le son, au lieu d'être clair et naturel, acquiert de la matité ; c'est surtout au moyen de la percussion médiate qu'on peut apprécier ce changement, sensible d'abord en bas, en arrière, et sur les côtés, et indiquant la présence d'un épanchement dans la partie la plus déclive de la plèvre. Si le liquide augmente de quantité, la matité augmente aussi d'étendue, et peut s'étendre ainsi à toute la partie postérieure et latérale de la poitrine, et même en avant, jusque sous l'aisselle. La matité est toujours facile à apprécier par la comparaison du son avec celui du côté opposé resté normal ; lorsque la pleurésie est double, cette comparaison ne peut plus avoir lieu, on doit alors juger de l'état du son d'une manière absolue, et l'appréciation plus difficile pourrait exposer à l'erreur, si l'on n'avait pas d'autres sources de diagnostic à consulter.

Dans les parties occupées par l'épanchement, le poumon est refoulé, comprimé, la respiration se fait incomplètement, ou ne se fait plus du tout, et par l'auscultation on constate la diminution ou même l'absence du bruit respiratoire dans l'étendue occupée par la matité : en même temps, lorsque l'épanchement est considérable, de l'autre côté on entend une respiration plus forte qu'à l'état naturel, une respiration dite *puérile*, et qui atteste le surcroît d'activité du poumon resté libre et obligé de suppléer au défaut de fonction de l'autre. Dans certains cas, du côté malade, à l'endroit où le poumon comprimé touche l'enveloppe thoracique, en arrière, près de la colonne vertébrale, on entend un souffle tubaire, indiquant que l'air ne pénètre pas dans les vésicules et s'arrête dans les grosses bronches ; toutefois, ce signe n'est pas constant, le plus ordinairement il y a seulement absence de bruit respiratoire sans aucun autre bruit.

Lorsque l'épanchement est peu considérable, et qu'il n'occupe que le tiers ou la moitié d'une des cavités pleurales, on peut encore quelquefois constater un phénomène d'auscultation caractéristique de la pleurésie : pendant que le malade parle, si on applique l'oreille vers l'angle inférieur de l'omoplate, on entend sa voix saccadée, chevrotante, et assez semblable à celle d'une personne qui parlerait en ayant un jeton entre ses lèvres. Ce phénomène dont on ne connaît pas bien la cause, et qui est connu sous le nom d'*égophonie*, manque souvent; il est d'ailleurs assez fugace, et ne dure que quelques jours ; lorsque l'épanchement augmente, il cesse, pour reparaître quelquefois vers le déclin de la maladie lorsque l'épanchement diminue.

Aux signes que nous venons d'indiquer, si nous joignons la dilatation du côté malade, en cas d'épanchement considérable et durant longtemps, si nous ajoutons aussi l'absence du frémissement vibratoire qu'on sent à la main appliquée sur la poitrine lorsqu'une personne parle, frémissement qui n'existe plus lors de l'épanchement, nous aurons exposé les signes les plus certains de la pleurésie, ceux à l'aide desquels on peut reconnaître cette affection, et la différencier des autres maladies de poitrine, avec lesquelles elle a quelques points de ressemblance.

La marche de la pleurésie est tantôt aiguë, tantôt chronique : dans la forme aiguë, les symptômes sont bien plus prononcés, la fièvre a presque toujours le caractère inflammatoire lors du début ; la durée de cette maladie est assez prolongée ; l'épanchement une fois formé est le plus souvent long à disparaître complètement; et, malgré les moyens les mieux appropriés, la guérison n'est pas obtenue avant un mois, quelquefois même six semaines ou deux mois. Dans la forme chronique, qui tantôt succède à la forme aiguë, d'autres fois débute par être chronique, la durée de la maladie est illimitée; souvent, alors, l'épanchement qui se fait insensiblement, donne lieu à peu de symptômes ; on observe des cas dans lesquels il n'existe qu'un peu d'essoufflement, et c'est aux signes physiques seuls qu'on doit de reconnaître la maladie.

La pleurésie aiguë simple est une maladie assez grave, parce qu'elle fait souffrir et qu'elle dure quelque temps, mais il est rare qu'elle se termine d'une manière fâcheuse; il n'en est pas de même lorsqu'elle existe dans les deux plèvres, le danger alors est grand. Chez les sujets disposés à la phthisie, la pleurésie acquiert aussi un plus grand degré de gravité, souvent cette maladie est le début de la tuberculisation des poumons. La pleurésie chronique est presque toujours grave; quelquefois elle est entretenue par des tubercules de la plèvre (*pleurésie tubercule*); dans d'autres cas, l'épanchement est formé par un liquide purulent, toutes circonstances fâcheuses. Les pleurésies, suite de perforation pulmonaire, sont presque toujours mortelles.

Dans la pleurésie aiguë, le traitement doit être antiphlogistique et proportionné au degré de la maladie, à la force et au tempérament du malade. Souvent on se trouve bien au début d'une ou de deux saignées générales, mais c'est surtout aux évacuations sanguines locales qu'on doit avoir recours : il est rare qu'on ne soit pas obligé de revenir plusieurs fois à des applications de sangsues ou de ventouses scarifiées sur le côté malade. En même temps, ce traitement actif sera secondé par

le séjour au lit, la diète, l'usage des boissons délayantes, et l'emploi de quelques cataplasmes émollients appliqués sur la poitrine. Plus tard, lorsque la fièvre est moins forte, lorsque la douleur de côté a diminué d'acuité, on se trouve bien, pour favoriser l'absorption de l'épanchement, de l'application de plusieurs vésicatoires assez larges placés successivement sur le côté, et entretenus pendant quelques jours. Il faut alors aussi se relâcher un peu du régime sévère conseillé dans le commencement, et permettre des potages légers, des fruits cuits et quelquefois même des légumes. A ce moment, on se trouve bien aussi de la prescription de quelques boissons légèrement diurétiques , telles que les infusions de chiendent, de queue de cerise, de busserole, dans lesquelles on peut ajouter un peu de nitre. Dans la convalescence, on doit surtout éviter les refroidissements.

Dans la pleurésie chronique, il faut être assez réservé sur les émissions sanguines ; lorsque la douleur est vive, il est bon cependant d'avoir recours à une ou deux saignées locales modérées. On doit surtout employer les révulsifs, les vésicatoires entretenus sur le côté, les cautères, les sétons placés au même lieu ; les diurétiques, tels que le nitrate de potasse, la digitale, sont aussi quelquefois utiles ; quant au régime de nourriture , il doit être doux, peu abondant, mais cependant il faut soutenir un peu le malade, qui ne doit pas non plus rester toujours au lit : dans les saisons chaudes, une promenade, un petit voyage sont souvent même favorables.

Dans la pleurésie aiguë et chronique, lorsqu'il y a menace de suffocation imminente par suite de la quantité du liquide épanché, lorsque surtout on soupçonne que ce liquide est purulent, la ponction de la poitrine entre les côtes forme une dernière ressource qu'on doit employer, mais dont le succès est douteux (V. *Empyème*). Quelques résultats heureux obtenus récemment sembleraient, dans des pleurésies aiguës, devoir encourager à tenter cette opération toutes les fois que la dyspnée devient extrême.

Hydrothorax. — L'hydrothorax, ou hydropisie des plèvres, consiste dans l'accumulation de sérosité dans les cavités pleurétiques, sans inflammation ; rarement, peut-être même jamais, cette maladie n'est primitive , elle est la conséquence d'une autre affection qui, produisant l'hydropisie générale, amène en même temps l'épanchement pleurétique ; c'est ainsi qu'on la retrouve dans les affections organiques du cœur, dans la maladie de Brigt. Les signes qui font reconnaître l'hydrothorax, sont la matité de la poitrine à la percussion, et l'absence de respiration reconnue par l'auscultation dans les points occupés par l'épanchement. Comme l'hydrothorax est presque toujours double, ces caractères physiques existent des deux côtés : en même temps le malade éprouve une dyspnée résultant de la compression du poumon par le liquide épanché, et dont le degré est en rapport avec la quantité de l'épanchement. L'hydrothorax est presque toujours une maladie grave; son pronostic dépend d'ailleurs tout-à-fait de la cause organique qui produit l'épanchement : cette cause étant le plus ordinairement une maladie incurable, il en résulte qu'on doit généralement avoir peu d'espoir de voir guérir les malades atteints de la maladie qui nous occupe.

Le traitement de l'hydrothorax est celui de toutes les hydropisies ; il consiste principalement dans l'emploi des diurétiques, des purgatifs et des vésicatoires sur la poitrine ; mais ces moyens sont peu efficaces et servent tout au plus à modérer la quantité de l'épanchement. Pour que la guérison pût avoir lieu, il faudrait pouvoir éloigner la cause, ce qui, le plus souvent, est au-dessus des forces de la médecine. A. HARDY,

Médecin des hôpitaux de Paris.

PLEURÉTIQUE (*méd.*), adj. Se dit d'un sujet affecté de la pleurésie, ou des phénomènes qui appartiennent à la pleurésie. On désigne sous le nom de point pleurétique la douleur de côté qui se fait sentir dans la pleurésie. (V. ce mot.)

PLEURODYNIE (*méd.*), s. f., du grec *pleuro* côté, et *odynè* douleur ; fausse pleurésie, pleurésie rhumatismale. On donne ce nom à une douleur de côté, produite par une affection rhumatismale des muscles intercostaux. La pleurodynie a été prise quelquefois pour une pleurésie ; mais l'absence de fièvre, de difficulté dans la respiration, la douleur qui est superficielle et qui augmente par la pression et le mouvement des muscles de la poitrine, suffisent pour faire reconnaître ses véritables caractères ; l'existence d'affections rhumatismales qui ont précédé ou qui accompagnent la maladie, contribuent également à la faire reconnaître ; les cataplasmes émollients, les applications de sangsues et même les vésicatoires volants sont les moyens les plus avantageux de combattre cette affection, dont le traitement rentre complètement dans celui du rhumatisme. (V. ce mot.) J. B.

PLEUROTHONOS (*méd.*), s. m. C'est une des variétés du tétanos. (V. ce mot.) J. B.

PLÈVRE (*anat.*), s. f. On appelle plèvres deux membranes séreuses, demi-transparentes, formant deux sacs sans ouvertures, et tapissant d'une part la face interne du thorax, et de l'autre la face externe des poumons qu'elles enveloppent de tous côtés, excepté à l'endroit dit *racine du poumon*, endroit par lequel pénètrent dans cet organe les branches, les vaisseaux et les nerfs qui se distribuent dans le tissu pulmonaire. Les plèvres ne communiquent pas entre elles, mais elles s'adossent cependant l'une à l'autre en avant et en arrière ; et de cette jonction, qui a lieu à angle aigu, résulte entre chacune d'elles, en avant et en arrière, deux espaces appelés, l'un médiastin antérieur, l'autre médiastin postérieur : le premier loge le cœur, son enveloppe et les gros vaisseaux qui en sortent ; dans le second se trouvent l'aorte descendante, l'œsophage, le canal thoracique et les nerfs pneumo-gastriques.

MALADIES DES PLÈVRES. — Comme toutes les membranes séreuses, les plèvres sont sujettes à l'inflammation, à l'hydropisie et au développement de plusieurs produits nouveaux, parmi lesquels les plus fréquents sont les fausses membranes, suites de l'inflammation : l'histoire de ces fausses membranes rentre dans celle de la pleurésie, disons seulement qu'elles peuvent quelquefois devenir cartilagineuses, et même osseuses, et que c'est à cette

transformation qu'on doit attribuer l'existence de ces plaques osseuses, espèces de plastrons, qu'on a trouvées dans la plèvre. Le cancer rarement, plus fréquemment les tubercules, peuvent affecter le tissu-cellulaire extérieur à la plèvre : la présence de ces derniers produits constitue ce qu'on a appelé la pleurésie tuberculeuse ; des kystes séreux, des hydatides peuvent encore se développer dans la plèvre ; mais toutes ces maladies sont très-rares et méritent à peine une mention ; dans la pathologie de la plèvre, une maladie est surtout dominante par sa fréquence : cette maladie est la pleurésie, dont nous avons traité ainsi que de l'hydropisie de la plèvre ou *hydrothorax*. (V. *Pleurésie*.) H.

PLEXUS (*anat.*), s. m., mot latin dérivé du verbe *plectere*, entrelacer. On donne ce nom à un entrelacement de nerfs ou de vaisseaux. Les principaux plexus ont été indiqués aux mots qui leur sont propres. Les plexus nerveux, qui sont les plus nombreux, prennent presque toujours le nom des organes dont ils sont voisins.

PLIQUE (*path.*), s. f., du latin *implicare*, mêler, embrouiller (*trichoma* d'Alibert). On désigne ainsi une modification particulière du système pileux, dans laquelle les cheveux s'agglutinent et se feutrent en quelque sorte. Cet état est quelquefois accompagné d'un suintement fétide ou nauséeux, et de sensibilité à la racine des cheveux. La plique s'observe plus particulièrement en Pologne ; de là les noms de *plica polonica, sarmatica*, etc., que lui ont donné les auteurs.

Les auteurs, dit M. Gasc, ne sont pas d'accord sur la nature et les caractères de cette affection ; les uns l'ont considérée comme une maladie réelle existant par elle-même, c'est-à-dire comme une maladie *sui generis*, qui comporte une diathèse particulière et possède en soi la faculté de se propager par contagion et d'une manière héréditaire, tandis que les autres ont cru que ce n'était point une maladie, mais un accident borné à la chevelure et produit par la malpropreté, la négligence et par quelques pratiques superstitieuses. (*Prix de la Soc. de méd.* Paris, 1817.) Cette divergence existe encore parmi les médecins, bien que le plus grand nombre se soient aujourd'hui rangés de l'avis de ceux qui regardent la plique comme un simple accident, déterminé par l'horrible malpropreté dans laquelle vivent les paysans et les juifs polonais et les Tatars, qui ont en outre l'habitude de se couvrir la tête, en tout temps, d'un épais bonnet fourré qu'ils n'ôtent presque jamais. A cette cause générale et prédominante, viennent se joindre les pratiques superstitieuses de ces peuples qui, croyant voir dans la plique une crise salutaire, favorisent sa formation à l'aide d'applications extérieures, bizarres et dégoûtantes ; c'est à cette circonstance que l'on doit attribuer les cas de plique observés chez des gens riches. Il faut rattacher à la plique ce feutrage des cheveux qui survient chez plusieurs personnes, et notamment chez les femmes, à la suite des maladies pendant lesquelles on n'a pu, ou, d'après certains préjugés, on n'a pas voulu se peigner.

Rien de plus bizarre que la diversité d'aspect que présentent les cheveux entrelacés et agglutinés par l'intermédiaire d'une sécrétion visqueuse. Ces différences paraissent déterminées par des conditions mécaniques dont l'action est facile à comprendre. Des cheveux rares tombant sur le front, sur les tempes, sur la nuque, se mêlent en forme de mèches, de faisceaux séparés, parce que ces cheveux avaient déjà cette disposition, et que les individus à qui la plique survient, ne faisant jamais usage du peigne, dessinent avec les doigts, en se grattant, la forme dont nous parlons. D'autres fois, toute la chevelure forme une masse compacte, une sorte de perruque, c'est la *plique mâle*, par opposition à la première assez ridiculement nommée *plique femelle;* on a vu dans certains cas les cheveux ainsi agglutinés descendre par derrière les épaules ou s'élever sur la tête en forme de bonnet d'un aspect monstrueux et repoussant. La sécrétion qui accompagne souvent la plique est quelquefois assez abondante et très-variable quant à la couleur et à l'odeur. Chez certains sujets, il y a au bout d'un certain temps de l'amaigrissement, une sorte de colliquation, mais le plus souvent la santé est excellente.

Parmi les complications, il faut ranger d'abord la présence des poux, qui souvent fourmillent en quantité innombrable sous les masses feutrées, puis diverses formes de teignes, de dartres, auxquelles il faut probablement attribuer le suintement dont nous avons parlé. Les gens du pays ont regardé comme accident de la plique une foule de maladies qui n'en sont évidemment que des complications.

Une foule de moyens plus ou moins ridicules ont été proposés contre la plique; mais, comme le disait plaisamment le spirituel Desgenettes, le traitement de cette affection revient de droit aux perruquiers. C'est qu'en effet la section des cheveux et des soins de propreté suffisent presque toujours pour amener une prompte guérison. Du reste il faut avoir égard aux complications de teigne dont nous parlions tout-à-l'heure, et les combattre à l'aide d'un traitement approprié (V. *Teigne*). Si la sécrétion avait été trop brusquement supprimée, on pourrait, sans inconvénient, administrer quelques purgatifs, voir même appliquer un vésicatoire à la nuque; mais, je le répète, il faut bien se tenir en garde contre les préjugés populaires, et ne pas accorder à cet *accident* plus d'importance qu'il n'en comporte.   E. BEAUGRAND.

PLOMB (*chim. hyg.* et *mat. méd.*), s. m., *plumbum*, Saturne des anciens. Le plomb est un métal connu de toute antiquité; il est d'une couleur blanche-bleuâtre, brillant; il est ductile et s'étend plus facilement sous le laminoir qu'à la filière; il est mou et se laisse facilement rayer avec l'ongle; lorsqu'on le frotte dans les mains, il les tache en gris et il leur communique une odeur sensible; sa pesanteur est de 11,352, celle de l'eau étant prise pour unité; il entre en fusion à 260 degrés, et il cristallise en pyramides quadrangulaires. A l'air sec, le plomb n'éprouve pas d'altération, mais, sous l'influence de l'air humide, il se couvre d'une légère couche d'oxyde, qui, à l'air libre, se combine avec l'acide carbonique, et forme une couche mince d'oxyde et de carbonate de plomb qui protège les parties du métal qui sont au-dessous et empêche leur altération; cette circonstance, jointe à sa ductilité et au bas prix de la matière, l'a fait employer à une foule d'usages dans les arts économiques; on s'en sert pour couvrir les édifices, les terrasses,

pour doubler l'intérieur des réservoirs et faire des conduites pour les eaux.

Bien que le plomb soit usité dans ces circonstances depuis le temps le plus reculé, cependant son usage n'est pas sans quelques inconvénients; lorsqu'il est employé pour garnir l'intérieur des citernes, faire les conduites qui servent aux eaux potables en contact avec l'eau aérée, le plomb s'oxyde aussi facilement qu'à l'air humide, surtout si l'eau contient de l'acide carbonique, comme cela a souvent lieu dans les eaux de sources, ou dans les réservoirs et les citernes où se développent des végétations confervoïdes; l'acide carbonique en excès peut rendre solubles des portions de carbonate de plomb, et altérer d'une manière notable la pureté des eaux destinées à l'usage alimentaire. L'analyse chimique a montré la présence du plomb dans de l'eau qui avait séjourné dans des conduites et des réservoirs de ce métal, et même dans l'eau de pluie qui avait été recueillie après avoir coulé sur des toits ou des terrasses recouverts de plomb.

L'emploi des cuves de plomb dans la préparation ou la conservation du cidre, de la bierre, du vin, peut donner lieu à des inconvénients; les poteries vernies avec les oxydes de plomb s'altèrent aussi par l'action des acides et de quelques sels; aussi les proscrit-on dans certaines industries, telles que celle des charcutiers, à qui des règlements de police défendent d'employer des vases vernis par des préparations de plomb.

Oxydes de plomb. — A l'état de fusion et en contact avec l'air, le plomb s'oxyde facilement, et il forme un corps jaune pulvérulent qui est de l'oxyde de plomb; cet oxyde qui est jaune est le *protoxyde*, et dans les arts il est connu sous le nom de *massicot;* il sert à la peinture. Fortement chauffé et en partie fondu, cet oxyde se cristallise en paillettes de couleur blanche ou rouge, et il forme la litharge avec laquelle on fait les huiles grasses pour la peinture, l'acétate de plomb (extrait de Saturne), et les emplâtres employés en médecine.

Le deutoxyde de plomb est rouge; il a reçu le nom de *minium;* il contient moitié plus d'oxygène que le protoxyde. M. Dumas nie son existence, et prétend qu'il n'est que le résultat de l'union du protoxyde avec le tritoxyde. Le minium s'obtienten soumettant le massicot très-divisé à la chaleur d'un four; il est souvent nécessaire de répéter cette calcination plusieurs fois: le plus beau et le plus pur que l'on prépare est celui que l'on obtient par la calcination du carbonate de plomb très-divisé, c'est celui que l'on emploie dans la peinture sous le nom de mine-orange. Le minium s'emploie aussi pour vernir les poteries, pour faire les émaux; mêlé avec l'huile, il sert à faire les joints des chaudières à vapeur et des tuyaux d'ajustage. En médecine, il entre dans la préparation de quelques emplâtres et onguents.

Le tritoxyde de plomb est de couleur puce: il a été découvert par Schéele et examiné par Berzélius. Il s'obtient en traitant le minium à une douce chaleur par six fois son poids d'acide azotique (nitrique) étendu d'eau; il contient le double d'oxygène que le protoxyde; il est sans usage en médecine et dans les arts.

Sels de plomb. — Le plomb se combine avec un grand nombre de corps, et principalement avec les acides pour former des sels; l'un des plus répandus est le *carbonate de plomb*, désigné dans le commerce sous les noms de blanc de céruse, blanc d'argent; il se trouve à l'état naturel, mais celui que l'on emploie dans les arts est préparé en grand dans les fabriques; il sert pour la peinture, et il entre dans la préparation de quelques emplâtres. Sa fabrication occasionne des accidents chez les ouvriers qui sont soumis à son action, ainsi que chez les peintres qui en font usage; ces accidents, désignés sous le nom de maladie saturnine, coliques de plomb, de coliques des peintres, et qui peuvent être déterminés par l'absorption de toutes les préparations de plomb, ont été décrits aux mots *Cérusier* et *Coliques*.

L'acétate de plomb, ou extrait de saturne, est préparé avec la litharge et le vinaigre. On distingue un sous-acétate, un acétate neutre et un sur-acétate. Le sous-acétate, qui est avec excès d'oxyde de plomb, est celui que l'on emploie ordinairement en médecine; il sert à préparer l'eau blanche ou eau de Goulard, qui est un liquide résolutif et astringent; il suffit de verser 10 grammes d'une solution concentrée d'acétate de plomb dans 500 grammes d'eau, pour obtenir un liquide suffisamment résolutif; quelquefois on y ajoute un peu d'alcool camphré. C'est surtout dans les contusions avec ecchymose, dans les distensions des articulations, dans les entorses, que ce résolutif est employé.

Toxicologie. — Toutes les préparations de plomb, prises à l'intérieur, agissent d'une manière fâcheuse sur l'économie, aussi sont-elles regardées comme de véritables poisons. L'action du poison se manifeste d'une manière lente ou rapide: le plomb a-t-il été pris en petites proportions et pendant longtemps, comme cela a lieu pour les professions où l'intoxication est accidentelle et lente? Les symptômes sont alors ceux qui ont été décrits pour la colique de plomb. Le poison a-t-il été pris à dose plus considérable et capable de produire immédiatement des accidents? On observe alors des vomissements avec des coliques très-vives et accompagnées de tension et de rétraction du ventre, la sécheresse de la bouche, un sentiment de constriction à la gorge, le hoquet, des vertiges, de la constipation, de la rétention d'urine, de l'aphonie, et enfin des sueurs froides et la mort.

Lorsque l'on observe des symptômes aigus qui permettent de supposer qu'un individu a été empoisonné par une préparation de plomb, il deviendra utile de s'assurer de la nature véritable de la substance toxique. Les sels de plomb sont solubles et insolubles; si la substance est insoluble, elle aura été mêlée aux aliments, et c'est parmi ces derniers que l'on devra chercher le métal toxique; si elles sont solubles, on devra le chercher dans les boissons. Si l'on trouve le poison en substance, il sera facile de réduire le métal par l'action du feu et du charbon. Lorsqu'on opère sur de petites quantités, l'emploi du chalumeau et du charbon, d'après la méthode de Berzélius, est un moyen commode et qui permet d'opérer avec sûreté, sur les plus petites proportions; l'emploi des petites coupelles de Lebaif permettra de constater la formation de l'oxyde jaune de plomb qui se forme sur les coupelles par la décomposition des sels de plomb qui a lieu sous l'influence de la flamme du chalumeau. Nous avons souvent employé ce moyen

pour reconnaître la présence des préparations de plomb employées pour colorier les bonbons que vendent les confiseurs à l'époque des étrennes. Si les préparations de plomb ont été employées à l'état liquide, et c'est ordinairement l'acétate de plomb qui est mis en usage, il sera facile d'en reconnaître l'existence par l'emploi des hydrosulfates qui forment immédiatement dans la liqueur un précipité noir de sulfure de plomb; les sulfates y forment un précipité blanc, le chromate de potasse un précipité jaune. Si le poison est mêlé à un liquide coloré, comme le vin et le café, on devra le décolorer par le moyen du charbon, et le filtrer avant de faire les essais. Dans tous les cas où l'on voudra constater la présence du plomb sous le rapport médico-légal, il sera important, lorsque les quantités de matière toxique le permettront, de répéter les essais faits par le chalumeau, en employant les réactifs par la voie humide, et réciproquement pour ces derniers; ce procédé, qui permet de contrôler les expériences, met les résultats obtenus à l'abri de toutes causes d'erreurs.

Le traitement à employer dans les cas d'empoisonnement par les préparations de plomb, varie suivant le mode d'ingestion de la substance toxique: si l'on suppose qu'elle existe encore dans l'estomac, on devra favoriser les vomissements et administrer des boissons mucilagineuses, ainsi qu'il l'a été dit à l'article *Empoisonnement*; si la préparation de plomb est un sel soluble, on devra opérer sa décomposition au moyen d'un sulfate soluble qui ne sera pas de nature à exciter vivement l'estomac, et M. Orfila conseille les sulfates de magnésie, de soude ou de potasse, à la dose d'un ou deux gros par pinte d'eau: dans ce cas, on devra faire boire le malade abondamment, de manière à pouvoir décomposer tout le sel de plomb contenu dans l'estomac; mais, ainsi que nous venons de le dire, il est toujours utile de provoquer et favoriser le vomissement. Si l'intoxication a été lente, ou que les phénomènes généraux de l'empoisonnement par le plomb se soient déjà manifestés, il faudra alors avoir recours au traitement de la colique de plomb par les purgatifs, qui a été déjà décrit au mot *Colique*. (V. ce mot.)　　　　　　　　　J.-P. BEAUDE.

PLOMBIÈRES (Eaux minérales de). Plombières est situé sur le versant occidental de la chaîne des Vosges, à une hauteur de 421 mètres au-dessus du niveau de la mer; la ville et l'établissement de bains, qui est au centre, se trouvent encaissés dans une gorge profonde, dans laquelle coule une petite rivière que l'on nomme l'Augrone. Quoiqu'il ne reste pas de vestige des thermes bâtis par les Romains, cependant dom Calmet parle de l'existence d'anciennes constructions faites pour préserver les sources des infiltrations des eaux, qui, par leur importance et leur grandeur, ne peuvent qu'être attribuées aux Romains; une plaque votive trouvée dans la petite rivière, et mentionnée par le même auteur, ne permet pas de douter que Plombières n'ait été un des établissements thermaux les plus importants des Gaules, surtout lorsque l'on sait le soin avec lequel les Romains recherchaient les sources chaudes pour y créer ces bains magnifiques dont les débris sont si nombreux dans notre pays. Après la domination romaine, on a des preuves de l'existence des bains de Plombières et de leur fréquentation dès le VIIe siècle, lorsque saint Romaric fit bâtir le monastère d'Habende, devenu depuis la célèbre abbaye de Remiremont. A la fin du XIIIe siècle, un duc de Lorraine fit bâtir un château fort, pour la sûreté des baigneurs, au-dessus du bourg de Plombières, alors nommé *Plumières*; il était situé à gauche de la route de Luxeuil. Michel Montaigne, qui avait visité presque tous les bains importants de l'Europe, cite *Bagnères* et *Plombières* comme ceux où il avait trouvé le *plus de commodité de vivre et de compagnie, et le plus d'aménité de lieu.*

Situé dans le département des Vosges où il est chef-lieu de canton, Plombières, qui a environ 1,500 habitants, est à cinq lieues d'Épinal, à deux lieues de Remiremont, quatre de Luxeuil, trois de Bains, et 103 de Paris. La ville se compose de près de trois cents maisons qui sont groupées autour des bains; il y a près de la ville des promenades agréables ; les baigneurs peuvent se loger dans les maisons particulières ou dans de bons hôtels ; les bains sont très-fréquentés, la saison commence au 15 mai et finit au 15 octobre.

Les eaux de Plombières sont salines et thermales; les sources sont nombreuses ; plusieurs sont froides; une d'elles est ferrugineuse, c'est la source *Bourdeille*.—Les bains formés par les principales sources thermales sont le *Grand Bain*, le *bain des Romains*, le *bain des Pauvres*; ils sont alimentés par deux sources : la température de l'une est de 62 degrés, celle de l'autre est de 55 degrés ; elles se réunissent dans trois bassins dont la température est de 37 à 46 degrés. Des cabinets, des douches et un étuve, existent dans ce bain. — Le *Bain neuf* ou *tempéré* est alimenté par quatre sources, dont la température varie de 45 à 32 degrés; l'eau est reçue dans quatre piscines dont la température est différente et graduée ; de plus, ce bain a quinze baignoires et six douches. — Le *bain des Capucins*, *petit bain*, *bain des gouttes*; il communique avec le précédent par un couloir, il est séparé en deux cases dans lesquelles l'eau a des températures différentes, 40 et 32 degrés. L'eau de ce dernier bain est tempérée par une source froide; c'est dans ce bain qu'est situé le trou *des Capucins* ou de la *stérilité*. C'est, dit Martinet, qui a écrit un bon ouvrage sur les eaux de Plombières, « un trou rond taillé dans une des pierres du fond du bassin, et qui donne entrée à l'eau d'une source, où l'on voit l'eau bouillonner et chasser des bulles de gaz ; quand le bassin est vide, ce qui a lieu tous les jours vers onze heures ou midi, des malades du sexe féminin peuvent alors prendre des bains d'étuve locale en s'asseyant sur ce trou; ce bain de vapeur peut être utile dans certaines affections de l'utérus. » Mais il est à craindre, dit de son côté M. Patissier, que la chaleur vive et subite qui frappe les organes génitaux, ne provoque leur inflammation au lieu de remédier à la stérilité. — Le *bain des Dames*, ainsi nommé parce qu'autrefois il appartenait aux dames chanoinesses de Remiremont, est alimenté par une seule source dont la température est de 62 degrés ; il est formé par une piscine divisée en deux parties, dont la température varie de 37 à 35 degrés. Il y a dans ce bain une douche ascendante et des douches descendantes. — Le *bain des Princes* contient deux piscines et un cabinet de douches. La *piscine royale* est un bas-

sin de forme carrée divisé en deux parties, une pour les hommes et l'autre pour les femmes ; autour de ce bassin sont seize baignoires et trois cabinets de douches. Ce bain communique avec les étuves.

Les *étuves*. — Les deux principales sont l'étuve d'*Enfer* et l'étuve de *Bassompierre*; ces étuves sont alimentées par des sources particulières, et elles servent aux bains de vapeur : la température de la première source est de 65 degrés, et celle de la seconde de 63 degrés. Quoique d'une température très-voisine, l'étuve d'Enfer est beaucoup plus chaude et plus difficile à supporter que l'étuve de Bassompierre.

Les sources savonneuses, celle du Crucifix, et la source ferrugineuse, sont prises en boissons. Les sources *savonneuses* sont au nombre de deux principales; elles sont froides et laissent déposer un sédiment blanc, pulvérulent, onctueux, qui hape à la langue et qui est composé d'alumine, de magnésie et de silice ; c'est à ce sédiment qui se retrouve aussi dans les eaux thermales, et à la matière organique assez abondante qui entre dans leur composition, qu'elles doivent leur nom. — La *source du Crucifix* ou *bain du Chêne* est également administrée en bains, quoiqu'elle soit le plus ordinairement prise en boisson. Sa température est de 50 degrés ; il y a deux sources qui communiquent ensemble. L'eau du Crucifix a été analysée par Vauquelin, et dans ces derniers temps par M. O. Henry; c'est la seule dont on ait une analyse exacte. Voici celle de M. O. Henry, qui est la plus récente; pour un litre d'eau il a trouvé :

Gaze acide carbonique, un treizième du volume de l'eau.	
Bicarbonate de soude anhydre.......	0,1683 gram.
— de chaux.................	0,0187
— de fer....................	0,0007
Sulfate de soude anhydre............	0,8009
— de chaux, des traces......	»»
Chlorure de sodium et de magnésium.	0,0012
Silice.	0,0012
Matière organique azotée............	0,0079
Alumine et traces de phosphate......	8,0008

Cette eau, qui, comme on le voit, contient fort peu de principes minéralisateurs, puisqu'ils ne s'élèvent qu'à environ 36 centigrammes par litre, est cependant très-active. Du reste, l'eau des autres sources thermales est analogue, quant à la composition, à celle du Crucifix.

La *source ferrugineuse* ou de *Bourdeille*, fontaine de Stanislas, est froide ; la température est de 15 degrés et laisse déposer un sédiment ocracé qui est formé par les principes dont nous avons déjà parlé, auquel est joint du carbonate de fer. La saveur de cette eau est astringente et atramentaire, ainsi que toutes celles des sources ferrugineuses.

Les eaux de Plombières sont limpides, onctueuses, inodores ; leur saveur est nulle, à moins qu'on ne les laisse exposées à l'air, alors elles deviennent fades et nauséeuses. La quantité d'eau fournie par les diverses sources est, dit M. Lonchamps, de 250 mètres cubes en vingt-quatre heures (250,000 litres). Ces eaux s'emploient, ainsi qu'on a pu déjà le voir, en bains, douches, vapeur, et en boissons. Sous cette dernière forme, on en prend de deux à six verres à la source; on peut aussi en mêler avec le lait, le petit-lait, l'eau de chiendent et le sirop de gomme; aux repas, on fait quelquefois usage de l'eau refroidie, mais plus ordinairement on boit l'eau de la source ferrugineuse.

Les eaux de Plombières, quoique contenant, ainsi que nous l'avons déjà dit, peu de principes minéralisateurs, n'en sont pas moins très-actives sur l'économie ; elles accélèrent la circulation, agissent en augmentant la sécrétion de la sueur et de l'urine, et ne produisent point le relâchement du ventre ; souvent même elles produisent la constipation : en bains, elles rendent la peau plus douce et plus onctueuse. Les maladies dans lesquelles on les administre, sont les affections chroniques des organes digestifs, les engorgements chroniques des organes abdominaux, les affections rhumatismales, les engorgements et les tumeurs des articulations ; les engorgements glandulaires lymphatiques, les affections scrofuleuses, les maladies de l'utérus, la chlorose, les névralgies, et certaines paralysies. La grande proportion de matière organique que contiennent ces eaux, et qui les rend douces et savonneuses, les fait aussi employer avec succès dans quelques maladies de la peau.

J.-P. BEAUDE.

PLUMASSEAU (*chir.*), s. m., en latin *plumaceolus, linteamen.* Les plumasseaux sont des couches plus ou moins épaisses formées de brins de charpie à peu près parallèles, adhérents les uns aux autres, et dont on a replié les extrémités. Ils servent à recouvrir les plaies, les ulcères, à suspendre les hémorrhagies peu abondantes, etc. On les enduit souvent de substances médicamenteuses, telles que le cérat, le styrax, des poudres astringentes, etc. (V. *Charpie* et *Pansement.*) J. B.

PNEUMA (*méd.*), s. m., mot grec transporté de toutes pièces dans la langue française ; il signifie air, souffle: c'est le *spiritus* des Latins. Il a reçu dans l'antiquité plusieurs significations:ainsi, tantôt on désignait par ce mot l'air atmosphérique, tantôt un éther subtil qui était censé circuler dans le corps par les conduits artériels. Cette dernière opinion était propre à l'une des grandes écoles d'Alexandrie qui avait pour chef le célèbre Erasistrate : l'origine des idées émises par les Erasistratéens sur le pneuma, remonte à Zénon de Cyttium, fondateur de la secte stoïcienne. On sait que dans cette secte, l'*air igné* (*pneuma pureoïdès*) jouait un grand rôle dans l'explication des phénomènes de la nature. J. B.

PNEUMATIQUE(*méd.* et *phys.*), adj. Nom donné anciennement à la secte médicale qui regardait le pneumo comme le lien des principaux agents de la vie. Depuis, ce même nom a été donné à la science qui s'occupe des propriétés de l'air et des gaz. Enfin, on donne le nom de machine pneumatique à un instrument de physique destiné à faire le vide.

PNEUMATOCÈLE (*chir.*), s. f., de *pneuma* air, *kèlè* tumeur. C'est une distension de la tunique vaginale du testicule par un gaz. Cette affection, assez rare, peut simuler au premier abord l'hydrocèle ; mais la légèreté de la tumeur et sa résonnance sous le doigt décèlent bientôt sa véritable nature. (V. *Scrotum.*)

PNEUMATOSE (*méd.*), s. f., même racine que les mots précédents. On appelle de ce nom le développement spontané des gaz dans nos organes :

L'estomac et le reste du tube intestinal sont le siège le plus ordinaire des pneumatoses.

PNEUMO-GASTRIQUE (*anat.*), adj. et s. m. C'est le nerf vague ou de la huitième paire des anatomistes français. Chaussier lui a imposé le nom de *pneumo-gastrique*, parce qu'il se distribue au poumon (en grec *pneumôn*) et à l'estomac (*gaster*). Il naît de la partie supérieure de la moelle allongée derrière les éminences olivaires, près des corps restiformes ; puis, sortant du crâne par le trou déchiré postérieur, il descend dans les parties antérieures et latérales du cou, donne un rameau au pharynx (V. *Pharyngien*), le rameau laryngé supérieur et le laryngé récurrent, forme avec son congénère un plexus inextricable qui envoie de nombreux filets aux poumons, puis les ramifications du plexus se réunissent de nouveau et forment deux cordons qui descendent le long de l'œsophage, et vont se distribuer à l'estomac et aux plexus ganglionnaires de l'abdomen. J. B.

PNEUMONIE (*méd.*), s. f. La pneumonie est l'inflammation du poumon ; connue de tout temps, elle a souvent été confondue avec la pleurésie, ainsi que nous l'avons déjà dit en parlant de cette dernière maladie, ces deux affections ayant des symptômes à peu près semblables et existant même souvent ensemble ; dans ce dernier cas, la maladie prend le nom de *pleuro-pneumonie.*

Les causes les plus communes de la pneumonie sont celles qui résultent de l'action du froid ; les contusions du thorax donnent lieu aussi quelquefois à des pneumonies dites traumatiques ; on a observé encore ces affections à la suite d'excès, d'émotions morales violentes, de suppressions d'hémorrhagie habituelle. Souvent aussi il est impossible de remonter à la cause, et la pneumonie existe sans qu'on puisse savoir à quoi l'attribuer. Cette maladie s'observe à tous les âges ; mais elle est plus fréquente chez l'adulte ; tous les tempéraments, toutes les constitutions sont à peu près également frappés : l'homme, en raison probablement de ses occupations actives, y est plus sujet que la femme. C'est en hiver et au printemps qu'on voit généralement le plus grand nombre de pneumonies ; dans certaines circonstances, elles sont assez nombreuses pour faire admettre une influence épidémique : c'est ainsi qu'en 1837, en même temps que régnait la grippe à Paris, on a observé une véritable épidémie de pneumonie.

Avant d'exposer les symptômes et les signes caractéristiques de la pneumonie, il est nécessaire de dire un mot de l'état anatomique du poumon dans cette affection. Cet état se présente sous trois degrés différents. Dans le premier, appelé *engouement*, le tissu pulmonaire crépite encore entre les doigts ; lorsqu'on l'incise, on voit de la section sortir du sang spumeux ; si on jette les morceaux de poumon dans un vase plein d'eau, ils surnagent comme le feraient des portions de poumon sain. Par le lavage, on parvient à débarrasser le tissu pulmonaire du sang et de la sérosité visqueuse qu'il contenait, et on peut lui rendre l'apparence qu'il a dans l'état sain. Ainsi, dans ce premier degré, il paraît y avoir seulement congestion, afflux plus considérable de sang dans l'organe, sans altération profonde de son tissu ; mais, dans les deux degrés suivants, il y a changement total d'organisation, il y a combinaison intime du tissu pulmonaire avec du sang ou avec du pus. Dans le deuxième degré, appelé *hépatisation rouge*, le poumon ne crépite plus; jeté dans un vase plein d'eau, il gagne le fond de ce vase; à l'incision, il présente une surface rougeâtre, marbrée, solide, ordinairement granulée, surtout si on la déchire, et dont l'aspect rappelle la structure du foie, d'où le mot d'*hépatisation*. Dans le troisième degré, le poumon de même ne crépite pas, ne surnage pas sur l'eau; à l'incision, il présente aussi un aspect solide, granulé, mais, au lieu d'être rouge, il est d'une couleur grise, et cette altération paraît le résultat d'une composition intime du pus et du tissu pulmonaire. Très-souvent, dans un poumon ou dans les deux, on trouve réunis ces divers degrés, dont la présence indique que les différents points affectés ont été envahis successivement; entre ces états, la transition est alors peu tranchée, et ces degrés se fondent insensiblement l'un avec l'autre. Dans quelques cas rares, on trouve dans les poumons frappés d'inflammation des collections purulentes, de véritables abcès, qui paraissent être la terminaison de l'inflammation pulmonaire. Ces abcès sont assez fréquents dans le cas d'injection purulente, de phlébite (V. ce mot); ils sont rares dans la pneumonie ordinaire. Dans quelques cas exceptionnels encore, on trouve, au milieu d'un tissu pulmonaire enflammé, une partie gangrenée; mais, le plus ordinairement, lorsqu'il y a gangrène, cette maladie a été primitive, et ne peut être considérée comme une terminaison de la pneumonie.

La pneumonie, à divers degrés, peut être double, et attaquer les deux poumons; d'autres fois, ce qui est le plus ordinaire, elle n'atteint qu'un seul ou même qu'une portion, qu'un lobe d'un seul poumon; elle peut même être encore plus bornée, et se présenter sous forme de noyaux inflammatoires développés dans les lobules pulmonaires. Cette variété de la maladie, qui constitue la pneumonie *lobulaire*, s'observe surtout chez les enfants; elle se termine plus facilement par de véritables abcès. Lorsque la pneumonie est bornée à un lobe du poumon, elle occupe ordinairement le lobe inférieur; et quand tout un poumon est affecté, on peut voir encore, par le degré plus avancé de l'altération anatomique, que la maladie a commencé par la partie inférieure.

La pneumonie débute ordinairement par un frisson, de la céphalalgie, du malaise général, de l'inappétence, quelques nausées ou même quelques vomissements; puis surviennent une toux légère et une douleur de côté, douleur qui est ordinairement moins fixe, moins aiguë que dans la pleurésie; bientôt la toux augmente de force et de fréquence; l'expectoration pénible fait rejeter quelques crachats visqueux, transparents et colorés par du sang, qui, intimement mêlé à la mucosité bronchique, donne à la matière expectorée une couleur de rouille ou de sucre d'orge; rarement les crachats sont composés de sang pur. Quelquefois cependant, la pneumonie débute par une hémoptysie, circonstance ordinairement fâcheuse, et indiquant la gravité de l'affection. Dans quelques circonstances, la maladie commence comme un simple rhume, puis, au bout de quelques jours, l'expectoration devient ca-

ractéristique, le point de côté se prononce, et la pneumonie se déclare complètement. Ordinairement la dyspnée est assez légère; les malades ne s'aperçoivent même pas qu'ils sont gênés pour respirer, à moins qu'on n'appelle leur attention sur ce point; mais le médecin peut toujours constater une augmentation de fréquence des mouvements respiratoires. Dans le cas de pneumonie double, cependant, la dyspnée est considérable. Dès le début, et pendant tout le cours de la maladie, la fièvre existe, et ordinairement un caractère inflammatoire bien tranché: la face est rouge, la pommette est quelquefois plus colorée du côté malade que de l'autre, la peau est chaude, souvent sèche, quelquefois cependant couverte d'une légère moiteur; la soif est assez vive dans le commencement; le pouls est fort, résistant et fréquent. Dans quelques cas, il existe du délire et quelques convulsions, particulièrement dans les pneumonies du lobe supérieur du poumon. Les phénomènes de réaction générale sont plus prononcés chez les jeunes gens et chez les adultes; ils sont d'ailleurs habituellement en rapport d'intensité avec l'étendue et la gravité de la maladie; chez les vieillards, la pneumonie existe quelquefois sans beaucoup de fièvre, et avec si peu de symptômes, qu'elle serait souvent méconnue sans le secours de la percussion et de l'auscultation, dont il nous reste à indiquer les beaux résultats, résultats qui, dans cette maladie, permettent de suivre pas à pas, et avec une exactitude rigoureuse, les diverses altérations anatomiques du poumon.

Dans le commencement de la maladie, lorsque le poumon n'est qu'engoué, la percussion ne donne aucun signe bien positif; le son est conservé normal, et tout au plus si le doigt qui percute perçoit une petite diminution dans l'élasticité des parois thoraciques. Mais plus tard, lorsque l'hépatisation arrive, il existe de la matité à l'endroit de la poitrine qui correspond à la partie du poumon malade, et, dans ce point, la percussion constate aussi la perte de l'élasticité perçue par le doigt dans l'état normal. Au moyen de l'auscultation, on peut entendre des bruits caractéristiques de la maladie, et indiquant même son degré. Le poumon n'est-il qu'engoué, on entend, à l'inspiration et à l'expiration, mais surtout à l'inspiration, une crépitation fixe, sèche, dont toutes les bulles paraissent égales, et qui ressemble parfaitement au bruit qu'on produit en froissant un mèche de cheveux.

Au second degré de la maladie, cette crépitation cesse et fait place à une respiration bronchique, sèche, rude, et qu'on peut comparer, pour le timbre, au bruit qu'on détermine en soufflant avec force dans un tube de métal. Cette respiration, ce *souffle tubaire*, comme on l'appelle, se rencontre avec le second et le troisième degré de la maladie; elle coexiste avec un retentissement de la voix du malade, qui arrive à l'oreille de l'observateur rude, forte et un peu métallique, comme si le malade parlait dans une trompette d'enfant: c'est la bronchophonie. Dans le cas où il existe une pleuro-pneumonie, le retentissement participe de la bronchophonie et de l'égophonie; la voix est alors rude et un peu chevrotante. Lorsqu'arrivée au second degré, la maladie rétrograde et marche vers la résolution, le souffle tubaire et la bronchophonie disparaissent, et le râle crépitant revient , mais ordinairement un peu moins fin que celui du début ; on l'appelle alors râle crépitant de retour.

Comme on le voit, les signes physiques particuliers pour le premier degré de la pneumonie sont semblables dans le deuxième et dans le troisième degré, et ne peuvent servir en rien à faire distinguer l'une de l'autre ces deux phases de la même affection ; on comprendra facilement cette identité de résultats, si on remarque que l'état physique du poumon est le même dans le deuxième et le troisième degré ; dans ces deux états , il est, en effet, également solidifié, *hépatisé* comme on dit ; seulement, dans le deuxième degré, l'hépatisation est le résultat de la combinaison du parenchyme pulmonaire avec du sang (*hépatisation rouge*) ; dans le troisième degré, l'état anatomique est le résultat de l'infiltration du pus au milieu du tissu pulmonaire (*hépatisation grise*). Cette identité de signes physiques rend souvent difficile, pendant la vie, la distinction du second et du troisième degré de la pneumonie ; toutefois, souvent il est possible de reconnaître le dernier état à l'existence de quelques phénomènes généraux et locaux ; ainsi la prostration extrême, la faiblesse du pouls, l'expectoration de crachats noirâtres semblables à du jus de pruneaux, peuvent souvent faire penser que la pneumonie est arrivée à son dernier degré.

La pneumonie est ordinairement une maladie de courte durée ; quand elle se termine bien, l'amélioration survient du septième au dixième jour ; quand la terminaison est funeste, elle a lieu à peu près à la même époque. Quelquefois cette maladie se termine par quelque phénomène particulier qu'on peut considérer comme une crise. C'est ainsi qu'on a noté comme coïncidant avec l'amélioration dans l'état du malade, l'apparition d'un épistaxis, d'une sueur abondante, d'une diarrhée ; mais ces faits sont rares, et le plus souvent l'amélioration arrive peu à peu et sans crise ; dans ces cas, le mieux est ordinairement annoncé par l'état du pouls qui devient moins fréquent, alors même que les signes physiques locaux obtenus par la percussion et l'auscultation sont les mêmes ; on doit donc considérer, dans la pneumonie, comme un signe très-favorable, la diminution du nombre des pulsations artérielles.

La pneumonie peut-elle exister à l'état chronique? C'est une question qui n'est pas encore résolue complètement ; la plupart des faits qu'on nous a donnés comme exemples de pneumonies chroniques, doivent être rapportés à la phthisie. Dans quelques cas cependant , le doute n'est pas permis, et tout en considérant la pneumonie chronique comme très-rare, on doit croire qu'elle peut exister. Cette forme se caractérise par les signes physiques d'une hépatisation pulmonaire persistant très-longtemps et s'accompagnant d'une fièvre lente.

La pneumonie aiguë se développant chez un homme adulte , et traitée peu de temps après son début par les moyens que l'expérience a fait reconnaître comme convenables, est une maladie dont on obtient généralement la guérison : des circonstances assez nombreuses peuvent d'ailleurs faire varier ce pronostic. Dans les deux extrêmes de la vie , la maladie est plus grave ; un grand nombre d'enfants et de vieillards sont emportés par des pneumonies d'autant plus graves qu'elles ne se révèlent que par peu de signes, et que, facilement méconnues, elles sont laissées sans traitement. Chez les sujets affaiblis par une cause quelconque, la pneumonie est dangereuse ; chez les personnes prédisposées à la phthisie pulmonaire, la pneumonie a principalement une grande gravité ; à sa suite se développent souvent les signes de la tuberculisation du poumon. Quant à la maladie elle-même, elle a d'autant plus de gravité qu'elle est plus étendue ; la pneumonie double est toujours accompagnée d'un grand danger. Quelques médecins pensent que la pneumonie attaquant le lobe supérieur est plus grave que celle qui se développe dans les autres points du poumon ; cela est vrai seulement pour les malades prédisposés à la phthisie ; la pneumonie est alors là souvent le premier signal de la maladie organique qui va se développer. La prostration extrême des forces , le délire et les mouvements convulsifs sont des phénomènes généraux qui doivent faire porter le pronostic grave. La forme chronique est plus dangereuse que la forme aiguë ; on a cité cependant des observations de guérison obtenue après deux ou trois mois de maladie.

Le traitement qui réussit le mieux dans la pneumonie est , sans contredit , le traitement antiphlogistique : les saignées générales et locales en forment la base. Dans toute pneumonie, à moins de contre-indication toute spéciale, on doit débuter par une saignée du bras, qu'il faut le plus souvent répéter deux ou trois fois dans les quarante-huit heures ; c'est dans cette affection que les saignées dites *coup sur coup* ont un résultat véritablement efficace ; il ne faut pas craindre, lorsque la maladie est un peu étendue, et lorsque les phénomènes de réaction générale sont bien caractérisés, de faire les deux premiers jours une saignée, matin et soir ; puis ensuite, le troisième et le quatrième jour, de tirer encore du sang, soit par la section de la veine, soit par l'application de sangsues ou de ventouses scarifiées sur la poitrine. Il est assez commun d'être ainsi obligé de faire cinq à six saignées générales et deux ou trois locales ; ces saignées ainsi répétées n'ont pas d'ailleurs besoin d'être très-abondantes, l'essentiel est de les rapprocher. L'expérience maintenant a prononcé sur la valeur de ces émissions sanguines ainsi formulées, contre lesquelles l'opinion publique médicale s'était d'abord fortement élevée, lorsqu'elles ont été proposées par M. le professeur Bouillaud. Il est certain qu'avec ce moyen , qu'on doit d'ailleurs proportionner à l'intensité de la maladie et à la force de résistance du malade, on obtient une amélioration plus rapide que par toute autre médication , et que la convalescence n'est pas plus longue que lorsqu'on ne fait qu'une ou deux saignées.

Le bon effet des émissions sanguines est d'ailleurs secondé par des boissons chaudes et émollientes, par quelques lochs, quelques potions gommeuses légèrement opiacées ; dans certains cas, on joint avec avantage à ces potions une légère dose de kermès ou de l'oxyde blanc d'antimoine ; ce dernier médicament est surtout recommandé pour les enfants. La diète , les précautions les plus minutieuses contre le froid, sont aussi des moyens adjuvants qu'il ne faut pas négliger.

Lorsqu'il existe une grande prostration , ou lorsque les saignées ont été employées inutilement, on doit alors avoir recours à l'émétique à haute dose, moyen contre-stimulant préconisé par l'école italienne, vanté par Laennec, qui le mettait au-dessus des saignées dans le traitement de la pneumonie, et encore employé de nos jours par beaucoup de praticiens. Nous sommes loin de contester le bon effet de cette médication ; toutefois nous pensons qu'elle ne doit être qu'accessoire pour ainsi dire, et que les émissions sanguines doivent toujours occuper la première place dans le traitement de la pneumonie. Nous en dirons autant, à plus forte raison, des vésicatoires appliqués sur le thorax et entretenus pendant quelques jours; ils ont été souvent utiles pour hâter la résolution d'une pneumonie trainant en longueur, et doivent être surtout employés chez les enfants, les gens affaiblis et les malades disposés aux tubercules, toutes personnes qui supporteraient mal les émissions sanguines un peu fortes.

Dans la pneumonie chronique, les boissons légèrement expectorantes, les potions kermétisées et les vésicatoires fréquemment renouvelés, doivent former la base du traitement.   A. HARDY,
Médecin des hôpitaux de Paris.

PNEUMO-THORAX (*path. int.*), s. m., de *pneuma* air, et *thorax* poitrine ; de même que l'on appelle hydro-thorax l'épanchement d'eau dans la poitrine, de même, depuis Itard, on appelle pneumothorax les collections aériformes qui se développent dans les plèvres.

PODAGRE (*méd.*), s. et adj., de *pous, podos* pied, *agra* proie, capture. On appelle ainsi la goutte lorsqu'elle attaque les articulations des pieds ; par extension, on donne ce nom à la goutte en général, et enfin on en fait quelquefois, dans le langage vulgaire, un adjectif auquel on donne quelquefois le sens très étendu de souffreteux, d'infirme, mais qui désigne le plus souvent l'individu affecté de la goutte; cette acception du mot n'est pas admise en médecine.   J. B.

POIGNÉE (*pharm.*), s. f., se dit pour désigner d'une manière approximative la quantité d'une substance végétale que l'on doit employer. C'est tout ce qui tient dans la main.

POIGNET (*anat.*), s. m. C'est le nom vulgaire du carpe ou de l'articulation de celui-ci avec les os de l'avant-bras. (V. *Avant-bras* et *Main*.)

POIL (*anat.*). (V. *Pileux*. (système)

POILETTE ou **POÊLETTE**. (V. *Palette*.)

POINT DE COTÉ (*méd.*), s. m. Douleur fixe, aiguë, pongitive, fixée dans un côté de la poitrine et occupant un espace très-circonscrit. Le point de côté est un des signes de la pleurésie ; il existe aussi dans la pleurodynie. (V. ces mots.)

POIRE (*bot. méd.*), s. f., fruit du poirier, *pyrus*, L. ; fam. des Rosacées, J. On en connaît un grand nombre de variétés. Toutes sont alimentaires, soit telles que la nature nous les offre, c'est-à-dire crues, soit cuites ; il en est même qui ne pourraient entrer dans le régime diététique sans avoir été soumises à la coction. Pour que ce fruit jouisse de toutes ses qualités, il faut que la saison n'ait été ni trop humide ni trop sèche; dans le premier cas, les poires sont fades, indigestes, et se conservent difficilement ; dans l'autre, elles ne grossissent pas,

et deviennent souvent pierreuses. Ce caractère et la plus grande densité de leur chair les distinguent essentiellement des pommes. Les Romains connaissaient trente-six espèces de poires; ils leur donnaient, comme nous, les noms de ceux qui faisaient connaître de nouvelles espèces, ou ceux des lieux d'où on les avait importées. C'est ainsi que notre Bon - Chrétien, importé de la Calabre par saint Vincent-de-Paul, était leur Pompéienne ; no-Saint-Martin leur poire d'Arménie ; notre Cuisse-Madame leur Onichyne, ainsi appelée parce qu'elle avait la couleur des ongles ; notre Beurré leur Volumnium, parce qu'elle remplissait, en quelque sorte, la paume de la main. En général, les caractères qui distinguent les variétés de poires sont plus tranchés que dans le genre pomme; en effet :

> La poire se distingue, ici par sa grosseur,
> Là par son coloris, plus loin par sa douceur;
> L'une mûrit l'été, l'autre tombe en automne ;
> Celle-ci, dans l'hiver, à la main s'abandonne.

Toutes les variétés de poires peuvent être rangées en deux grandes séries : celles d'été et celles d'hiver. Les premières, qui comprennent les Muscat, les Jargonelles, les Bergamottes, les Beurrés Chaumontels, etc., figurent avec honneur sur nos tables, et sont, pour les personnes les plus délicates, d'une assez facile digestion ; celles d'hiver, et notamment les Bon-Chrétien, les Catillard, les Colmar, les Rousselet, etc., n'y figurent le plus ordinairement que sous forme de compottes, soit simples, soit suivant la méthode d'Appert, ou bien encore cuites au four, et à l'état de poires tapées. Coupées par tranches et cuites dans le moût du jus de raisin, les poires d'hiver forment une sorte de conserve molle bien connue des gens du peuple sous le nom de raisiné.

Depuis quelques années, la culture des poires a pris une grande importance dans certaines contrées. Généralement plus sucrées que les pommes, elles fournissent une boisson alcoolique ou poiré, qui perd, presqu'aussitôt sa fabrication, ce nom pour prendre, suivant les lieux et les besoins du commerce, ceux de vin blanc et même de vin mousseux de Champagne, si la fermentation a été suspendue à propos. Le poiré est réputé agir sur les nerfs ; mais, généralement plus léger et plus alcoolique que le cidre, il passe mieux, et n'a que l'inconvénient de déterminer plus facilement l'ivresse (V. *Cidre*).   T. COUVERCHEL.

POIRÉE (*bot.*), s. f. (V. *Bette*.)

POIS (*bot. méd.*), s. m., cultivé, *pisum sativum*, L. ; fam. des Légumineuses, J. Le pois comestible est incontestablement l'un des fruits légumineux les plus estimés et les plus utiles. Il s'offre sous la forme de gousses renfermant des graines globuleuses ou pois. Lorsque les pois n'ont pas atteint leur maximum de volume et de maturité, ils prennent le nom de *petits-pois*, et alors sont plus agréables que nourrissants. Lorsque le pois est mûr et sec, il renferme une proportion relativement-très-considérable de principes nutritifs, et est alors d'une digestion assez difficile pour produire, chez les personnes délicates, des flatuosités et des borborigmes. Depuis quelques années, on effectue, par un moyen assez ingénieux, la décortication des pois ; cette opération rendant leur digestion plus facile, permet d'en introduire l'usage dans le régime diététique. Le pois, à l'état sec, forme une ressource alimentaire assez importante pour les gens peu aisés et pour les habitants des campagnes ; la facilité avec laquelle il se conserve permet de le mettre à profit dans les expéditions maritimes.

L'importance du pois dans l'alimentation a fixé l'attention des chimistes, et notamment de Braconnot, Einoff et Davy. Le premier a signalé dans ce fruit la présence d'un principe nouveau, qu'il a nommé *légumine*, et qui se rencontre dans toutes les graines à cotylédons charnus de la famille des légumineuses. Il a vu, en outre, que 100 grammes de pois fortement desséchés ne perdaient que 12 gr. 50 c. d'humidité, ce qui établit, comme on voit, une proportion très-considérable des autres principes, et explique la propriété éminemment nutritive de ce fruit.

Bien qu'on rapporte aux contrées méridionales de l'Europe la patrie originaire du pois, rien ne l'établit cependant d'une manière précise. Il était connu des Romains, mais on ignore si la dénomination *cicer* s'applique à notre pois chiche ou à notre pois commun. Les variétés sont nombreuses, et quelques unes bien caractéristiques, car on en voit dont la tige s'élève de dix à douze pieds, et d'autres à deux seulement ; les unes très-sucrées, d'autres très-féculeuses ou farineuses.

Pois CHICHE ou CICHE, *cicer arietinum*. Il se distingue par ses gousses courtes, velues, renfermant une ou deux semences irrégulières ; la gousse, au lieu d'être, comme dans l'espèce précédente, marquée d'une saillie dorsale, est simplement sillonnée. Les pois chiches sont cultivés de temps immémorial en Egypte, dans le Levant et dans le midi de l'Europe ; ils figurent au nombre des aliments dont ces peuples font usage. Ils sont moins nourrissants que le pois ordinaire ou cultivé, plus difficiles à digérer, et conséquemment peu propres à la nourriture des personnes qui ne sont pas douées de constitutions aussi robustes.

Réduits en farine, et appliqués extérieurement sous forme de cataplasme, ils agissent comme émollients et résolutifs ; mais leur usage, très-répandu et très-réputé autrefois, est maintenant complètement tombé en désuétude.

Lorsque la rareté des denrées coloniales obligeait de leur chercher des succédanés, l'attention s'est fixée sur le pois chiche torréfié pour remplacer le café ; mais la prohibition ayant cessé, on a bientôt abandonné l'usage de tous les cafés indigènes, comme on les appelait alors, pour recourir à la fève exotique, qu'ils ne remplaçaient que fort imparfaitement.

Pois A GRATTER, *dolichos pruriens*, L.; originaire de l'Amérique Méridionale. Il s'offre sous la forme d'une gousse ou légume assez long, d'un brun grisâtre, hérissé de poils peu adhérents. Les graines sont arrondies, entourées d'une cicatrice linéaire.

On fait peu d'usage de la graine, mais les poils qui revêtent la gousse sont employés aux Antilles, où ce fruit croît abondamment et spontanément, dans le traitement des vers intestinaux ; toutefois, leur action paraît être simplement mécanique. Le mode d'administration consiste à faire macérer les gousses dans l'eau ; lorsque les poils sont détachés, on agite et on décante. On sucre ce macératum, et on le fait prendre à la dose de deux à trois cuillerées, suivant la force de l'individu. On facilite ordinairement l'action de ce remède au moyen d'un purgatif doux, l'huile de ricin, par exemple. On administre encore les poils du *dolichos pruriens* mêlés au miel, sous forme d'opiat. On est dans l'usage d'en faire suivre immédiatement l'administration d'une pincée de farine de manioc, pour éviter sans doute l'irritation que leur passage pourrait produire dans la gorge. Enfin, on prépare aux Barbades une bière médicamenteuse, en faisant infuser ces gousses dans la bière ordinaire ; on l'administre contre l'hydropisie.

Les poils de pois à gratter sont vendus, sur nos places publiques, par les charlatans et les escamoteurs, sous le nom de poudre à démanger. Les indigènes de l'Amérique Méridionale, dans leurs jeux tant soit peu sauvages, appelés *carnes tollendas*, remplissent de poils du *pica pica dolichos pruriens*, des espèces de tubes de papier ou de feuilles, et, soufflant par une extrémité, les lancent à la figure des passants. Nos gens du peuple en font aussi un usage fort abusif quelquefois. Nous croyons utile d'indiquer le moyen d'anéantir l'active démangeaison que produit leur contact. Il consiste à appliquer de la cendre chaude sur la partie endolorie : le soulagement immédiat qu'elle produit tend à faire croire que le prurisme est dû à une sécrétion du poil, analogue à celle que produit le pois chiche. Cette sécrétion résisterait, si l'on en croit certains voyageurs, à l'action dissolvante de l'eau, et produirait sur ceux qui se baignent dans les rivières qui charrient ces gousses velues, un prurit insupportable.

COUVERCHEL,

De l'Académie de Médecine.

POIS A CAUTÈRES. (V. *Cautère*.)

POISON. (V. *Empoisonnement*.)

POISSONS (*hist. nat.* et *hyg.*), s. m. pl., en latin *pisces*, en grec *ichthus*. Les poissons forment, dans la classification de Cuvier, la quatrième classe des animaux vertébrés. Ils habitent dans l'eau, sont ovipares, à sang froid, respirent l'air contenu dans l'eau au moyen de feuillets, composés eux-mêmes de lamelles dans lesquelles se distribuent d'innombrables vaisseaux sanguins, et que l'on nomme *branchies*. Les poissons se meuvent au moyen de nageoires formées de rayons et offrant à peu près la figure d'un éventail. Ces instruments de locomotion représentent chez eux les membres antérieurs et postérieurs des mammifères.

Cuvier a partagé les poissons en deux grandes séries, suivant que leur squelette est formé de tissus osseux ou cartilagineux ; ces deux divisions principales sont elles-mêmes subdivisées d'après des caractères tirés de la disposition des branchies.

Les poissons jouent un grand rôle dans l'alimentation ; il est certains peuples, habitant le rivage de la mer, qui en font leur nourriture presque exclusive, et que, pour cette raison, on nomme ichthyophages (*ichthus* poisson, *phagô* je mange). Il paraît, et notre collaborateur et ami M. le docteur Ch. Martin a eu l'occasion de le constater dans ses voyages en Norwège, il paraît, dis-je, que l'on se dégoûte très-promptement de la chair de poisson ;

aussi la plupart des peuples dont nous venons de parler ont-ils pris l'habitude de laisser pourrir le poisson avant que de le manger. Ils lui font perdre ainsi sa saveur fade, mais en même temps cette nourriture devient très-malsaine et engendre diverses maladies qui affectent plus particulièrement le système cutané. On a cru remarquer que les peuples ichthyophages étaient très-prolifiques, ce que l'on a attribué à des propriétés excitantes et aphrodisiaques que l'on dit exister dans la chair des poissons ; mais ces propriétés sont révoquées en doute par beaucoup de personnes.

On regarde généralement les poissons comme constituant un aliment sain et léger très-convenable pour les convalescents et les personnes qui ont une santé délicate ; mais il ne faut admettre ce principe qu'avec de grandes restrictions.

Ainsi, parmi les poissons d'eau douce, nous conseillerons la perche, le goujon, l'ombre, la truite et l'alose : le brochet et la carpe sont de facile digestion, mais moins que les précédents ; enfin, l'anguille, la lamproie, mais surtout le saumon et l'esturgeon, sont de très-difficile digestion et occasionnent, particulièrement les deux derniers, de fréquentes et graves indigestions.

Plusieurs poissons de mer sont très-légers et bien utiles pour les convalescents : nous citerons en tête l'éperlan, le merlan, la limande, le rouget ; viennent en seconde ligne, la raie, la sole, le turbot, le hareng, la sardine, la morue : ces trois derniers à l'état frais ; enfin, le maquereau est excessivement lourd et ne peut être mangé sans inconvénient que par des personnes en bonne santé et douées d'un bon estomac.

Les poissons fumés, salés, marinés, sont très-excitants et ne conviennent nullement aux malades. Parmi les poissons marinés, nous signalerons particulièrement le thon (bien qu'il appartienne à la famille des cétacés ou de la grande classe des mammifères) comme étant d'une digestion très-difficile ; aussi ses différentes préparations doivent-elles être plutôt employées comme assaisonnement que comme aliment véritable. Ajoutons que pour nous qui n'avons pas les habitudes des Kamschadales, des Lapons ou des Groënlandais, les poissons doivent être servis très-frais, sans quoi les plus digestifs deviendraient excessivement malsains. Il est donc un double choix à faire, d'abord relatif à l'espèce du poisson, puis à sa qualité.   J.-P. Beaude.

POITRINE (*anat.*), en latin *pectus*, en grec *thôrax* ; ce dernier mot a été conservé en français, et on l'emploie comme synonyme de poitrine. On appelle ainsi la seconde des trois grandes cavités splanchniques. Elle est formée, en arrière, par les vertèbres dorsales, les omoplates et une portion des côtes, latéralement par ces dernières, et, en avant, par les cartilages costaux et le sternum. Elle est limitée en haut par les clavicules et le cul-de-sac supérieur des plèvres, en bas par le diaphragme. Sur le squelette, la disposition des côtes simule tout-à-fait les grilles d'une cage ; de là le nom de cage osseuse que l'on donne parfois à la charpente de cette cavité. La poitrine renferme les grands viscères centraux de la circulation, le cœur, l'origine des artères et les gros aboutissants veineux, les poumons et l'œsophage. Par maladies de la poitrine, on entend plus particulièrement les affections du poumon et du cœur. (V. ces mots.) J.B.

POIVRE (*bot. méd.*), s. m., fruit du poivrier noir ou aromatique, *piper nigrum*. Il s'offre sous la forme d'une petite baie globuleuse, pisiforme, à péricarpe un peu charnu et monosperme ; le parenchyme est blanc et onctueux, l'écorce est ridée, parce qu'en général on effectue la récolte avant la maturité ; elle est très-aromatique.

La plante qui fournit le poivre est sarmenteuse, originaire de l'Inde, et notamment de Sumatra, de Java et de Bornéo, d'où elle a été transportée à la Jamaïque. Le fruit est réuni en grappes ; il passe du vert au rouge, et offre alors l'aspect le plus séduisant ; puis au vert bouteille ou noir par la dessication.

C'est avec la même espèce, et conséquemment avec le poivre noir, qu'on fait le *poivre blanc*. Le procédé consiste à faire macérer les baies dans de l'eau salée ou de mer ; la pellicule noire et ridée qui les revêt se gonfle et se détache, et il ne reste plus, après qu'on a criblé et vanné, qu'une sorte de graine blanche qu'on nomme improprement poivre blanc, puisque ce n'est réellement que la partie interne du fruit. Le principe aromatique résidant plus particulièrement, ainsi que cela a lieu pour la plupart des fruits, dans la partie corticale, le poivre perd par cette opération une grande partie de son arôme. Mais ce sacrifice est imposé par l'usage qui fait préférer, dans l'art culinaire et principalement pour le service de la table, le poivre improprement appelé blanc au poivre noir.

L'usage du poivre est d'une nécessité indispensable dans les pays chauds ; par sa propriété stimulante, il excite les organes digestifs, qu'une élévation de température constante tend à débiliter, et qui, sans ce puissant stimulant, resteraient sans action, et réfractaires, pour ainsi dire, aux aliments aqueux et féculeux. On ne l'emploie pas seulement en poudre, pour rehausser la saveur des mets, on le fait entrer entier dans l'assaisonnement de certaines charcuteries ; concassé assez finement, il prend le nom de mignonette. C'est à tort qu'on regarde le poivre comme un rafraîchissant ; c'est un de ces préjugés qu'une connaissance plus exacte des principes que contiennent les substances végétales doit détruire infailliblement.

Le poivre doit son odeur aromatique à une huile essentielle concrète, et sa saveur âcre à une résine verte, soluble dans l'alcool. Il contient, en outre, un principe particulier qu'Oësterdt, qui l'a découvert, a nommé *pipérin*, et qu'il croyait renfermer un principe âcre ; mais M. Pelletier, ayant repris ce travail, est parvenu à séparer complètement la résine, et à obtenir le pipérin dans toute sa pureté, c'est-à-dire cristallisé en prismes quadrangulaires, et formant une base salifiable. Ce principe est soluble dans l'alcool, et très-peu soluble dans l'eau ; l'acide acétique concentré le dissout en assez forte proportion.

On a, dans ces derniers temps, et notamment en Italie, attribué au pipérin la propriété de guérir les fièvres intermittentes. Il résulte des observations faites par M. Gordini, à l'hôpital de Livourne : 1° que le pipérin guérit les fièvres intermittentes à la dose de 3 à 4 décigrammes ; 2° qu'il agit mieux en poudre qu'en pilules ; 3° qu'il guérit dans certains cas où le sulfate de quinine échoue ; 4° enfin qu'il prévient les récidives mieux encore que ce dernier médicament. COUVERCHEL.

POIX (*pharm*), s. f., en latin *pix, pissa* en grec. Substance résineuse provenant de divers arbres de la famille des Conifères. On en distingue plusieurs espèces.

1° *Poix blanche*, *poix jaune*, *poix de Bourgogne* (*pix Burgundica*). C'est une résine blanchâtre ou jaunâtre, dure, tenace, très-fusible par la chaleur, d'une saveur amère, et d'une légère odeur de térébenthine. Elle découle de quelques conifères, notamment du pin maritime et du sapin, et se récolte pendant l'hiver. On appelle *galipot* la résine non purifiée. Avec cette poix, on forme divers médicaments destinés à être employés en topiques, emplâtres, onguents, etc.

2° *Poix noire*, *pix nigra*. Substance résineuse d'un beau noir brillant, cassante à froid, mais se ramollissant par la moindre chaleur, et adhérant fortement aux corps sur lesquels on l'applique : son odeur est très-forte, désagréable, et sa saveur amère. Elle se prépare en faisant brûler les filtres de paille qui ont servi à la purification du galipot, ainsi que les éclats de bois qui proviennent des entailles faites aux pins ou sapins pour l'écoulement de la résine. La poix noire est plus particulièrement usitée dans les arts. En médecine, on l'emploie à la préparation de quelques onguents. (V. *Pin*.)
J.-B.

POLLUTION. (V. *Onanisme*.)

POLYGALA (*bot.*), s. m., *Polygala*. — Famille des Polygalées, J.; diadelphie octandrie, L. On en emploie deux espèces en médecine.

Polygala amer, polygala amara. — Petite plante qui croît dans plusieurs contrées d'Europe. Fleurs d'un beau bleu, en épi terminal, racine vivace, rameuse, blanchâtre, donnant naissance à plusieurs tiges couchées dans leur partie inférieure et redressées au sommet. Les feuilles caulinaires sont alternes, lancéolées, aiguës ; les radicales obtuses et comme spatulées ; c'est ce dernier caractère qui distingue le polygala amer du polygala vulgaire, qui jouit à peu près des mêmes propriétés et qui est plus commun ainsi que son nom l'indique. La partie usitée de la plante est la racine. Ces racines se présentent dans le commerce unies à leur tige ; elles sont longues d'un pouce, d'une ligne à une ligne et demie de diamètre, portant des fibres ramifiées, noueuses, mais moins que celles du polygala de Virginie ; d'une couleur foncée extérieurement, elles sont blanchâtres intérieurement, d'une odeur faible et d'une saveur très-amère et un peu âcre. Cette substance est employée comme tonique ; elle est en même temps un peu purgative ; on en fait usage de la même manière et qui est plus commun, dont il nous reste à parler.

Polygala de Virginie, ou *polygala seneka*. — Cette plante nous vient de l'Amérique Septentrionale ; la racine, seule partie usitée, varie de la grosseur d'une plume à celle du petit doigt. Elle est rameuse, irrégulièrement contournée, et couverte de rugosités transversales, en anneaux. Son écorce est dure, épaisse ; c'est elle qui renferme le principe actif, l'intérieur est blanc. La saveur, d'abord douceâtre,

devient bientôt âcre, amère et irritante. La plante récente est employée par les Sauvages contre les morsures des serpents venimeux. Ici on l'a beaucoup vantée, et vantée outre mesure, contre certaines affections aiguës et chroniques de la poitrine, telles que la pleurésie, la pneumonie, l'asthme, le catarrhe, etc. Au total, elle paraît jouir de propriétés excitantes assez marquées. A faible dose, elle détermine la transpiration ; à dose plus élevée elle est purgative et émétique. Aujourd'hui on l'emploie plus particulièrement contre la bronchite chronique. On la donne en décoction à la dose de 30 grammes pour 1,500 grammes d'eau que l'on fait réduire d'un tiers. La poudre, moins usitée, se prend à la dose de 1 à 2 grammes ; enfin, on prépare un vin de polygala en faisant macérer 120 grammes de racine dans 500 grammes de vin. J.-P. BEAUDE.

POLYGONUM (*bot.*), s. m., genre qui donne son nom à la famille des Polygonées, et qui renferme plusieurs espèces très-employées en médecine, la bistorte, le sarrasin, ou la renouée-poivre d'eau. (V. ces mots.)

POLYPE (*chir.*), s. m. — Ce mot, tiré du grec (*polu* beaucoup, *pous* pied) et emprunté à l'histoire naturelle, désigne en chirurgie des excroissances pédiculées, des tumeurs saillantes à la surface des cavités muqueuses ou vasculaires de notre corps. Les polypes ont été ainsi appelés parce que, dit-on, les anciens ont cru leur trouver quelque ressemblance avec le poulpe, espèce de mollusque céphalopode à longs bras.

La situation des polypes est extrêmement variable. On les observe presque seulement dans les cavités tapissées par des membranes muqueuses, et dans la matrice, où se fait aussi une sécrétion de mucosités parfois abondantes. Mais par cela même que ces cavités sont fort nombreuses, les polypes occupent ainsi des régions et des organes très-différents. Ils se développent même dans le conduit auditif externe qui n'est pas revêtu par une membrane précisément semblable aux tuniques muqueuses, ainsi que dans le cœur et les vaisseaux où ils diffèrent des autres polypes.

Les polypes sont très-communs dans les fosses nasales. On ne les rencontre même nulle part plus fréquemment. On ne les trouve encore que trop souvent dans les sinus maxillaires. On les rencontre dans ceux du front. Enfin, ils peuvent se développer dans ceux du sphénoïde. On en a vu dans le sac lacrymal et au grand angle des paupières. Ceux du conduit auditif ne sont pas rares. Ils se montrent aussi dans le pharynx, dans l'œsophage, dans l'estomac, les intestins et dans le rectum. Il en vient dans le larynx, la trachée artère. On en trouve dans la vessie ainsi que dans l'urèthre. Ils sont communs dans l'utérus et le vagin. On en voit quelquefois à la vulve ; enfin, ils ne sont pas très-rares dans le cœur.

Sous le rapport de leur siège, je distingue les polypes en deux ordres : 1° les polypes extérieurs, qui peuvent se montrer à l'extérieur et être enlevés par le chirurgien, quoique prenant naissance à l'intérieur ; 2° les polypes intérieurs, qui sont inaccessibles à nos moyens chirurgicaux. Il ne sera question que des premiers.

Le nombre des polypes est assez limité, quoique

la même personne puisse en porter plusieurs, soit dans le même endroit, soit dans différentes cavités. Levret en a vu jusqu'à sept dans les fosses nasales et leurs dépendances ; on en a observé à la fois dans l'utérus et les fosses nasales.

Leur volume est très-variable, et relatif à leur ancienneté et à la liberté qu'ils ont de s'accroître. Ils sont d'autant moins gros qu'ils sont moins anciens, et que la cavité où ils ont pris naissance et où ils se trouvent est moins extensible ; aussi les polypes du sac lacrymal ou du conduit auditif ne parviennent-ils point à un aussi grand volume que ceux des sinus maxillaires ou de l'utérus.

Quand ils sont très-étendus pour la cavité qu'ils occupent, on les trouve enflammés, ulcérés, ramollis, indurés, cartilagineux, pierreux ou osseux dans certains points, et les parois de cette cavité, violemment distendues, peuvent présenter des altérations analogues.

La forme des polypes est subordonnée à leur âge, à celle de la cavité qui leur sert de berceau, à la forme des cavités, des fosses, des sinus, des fentes et des anfractuosités où ils s'étendent. D'abord globuleux ou pyriformes, ils finissent par se mouler, dans la cavité qui le recèle, par la pression même qu'ils exercent sur les parois de celle-ci. Les productions qui nous occupent ont cela de commun dans leur forme, qu'elles présentent généralement des tumeurs ou des prolongements renflés, fixés primitivement, par un seul point plus ou moins étroit qu'on appelle pédicule, sur le lieu d'où ils naissent ; ils sont ordinairement libres par le reste de leur étendue. Les polypes peuvent avoir plusieurs pédicules, mais ils ne les ont jamais eu primitivement. Cette apparence provient d'adhérences contractées sur la surface des polypes avec les parois de la cavité qu'ils habitent, ou par des adhérences contractées entre plusieurs polypes originairement distincts. La surface de ces productions est tantôt lisse, polie, luisante, tantôt fongueuse, tantôt vésiculeuse, mamelonnée, fendue, parsemée de fissures, d'échancrures ou de grandes divisions qui les partagent en lobes. Certains polypes sont mous, d'autres, au contraire, sont très-durs. Il en est dont la couleur est pâle ; il en est de grisâtres, de rouges ou de livides ; il en est, enfin, de légers et de pesants.

Sous le rapport de la structure intérieure, je partage les polypes en quatre genres principaux ; ce sont : 1° les polypes mous, cellulo-membraneux et muqueux, ou lardacés ou fongueux, ou granuleux ; 2° les polypes durs et charnus ou fibreux ; 3° les polypes cartilagineux, osseux, pierreux ; 4° les polypes mixtes, ou composés des genres précédents.

Ces polypes cellulo-membraneux sont formés d'une membrane ou de tissu cellulaire imprégné d'un fluide ; tels sont ceux que l'on nomme muqueux. Les polypes lardacés ou fongueux sont formés des mêmes éléments ; mais le tissu cellulaire en est altéré et plus compacte dans les premiers, plus vasculaire dans les seconds. Les polypes durs sont formés d'une membrane et d'un tissu fibreux jaune, blanc, gris ou rouge.

Symptômes. — Ils sont locaux, fonctionnels et généraux, ou sympathiques. 1° Les excroissances dont nous parlons forment des tumeurs ou des prolongements plus ou moins considérables, sensibles ou non au toucher, qui remplissent en partie ou en en-

tier la cavité où ils sont nés. Parvenus à un certain volume, ils en distendent péniblement, douloureusement les parois, y déterminent une sécrétion plus abondante ; ils enflamment les parties qu'ils pressent, y déterminent une inflammation suppurative et ulcérante, s'enflamment, suppurent, s'ulcèrent eux-mêmes, et peuvent encore se gangrener : pressés ou étranglés par les parties qu'ils distendent très-fréquemment, ils causent des hémorrhagies, soit que le sang vienne exclusivement d'eux, soit qu'il vienne de la cavité qui les renferme, soit enfin qu'il coule de ces deux sources. Mais parmi ces polypes, il en est qui saignent facilement, souvent, et quelquefois avec une abondance extrême. S'ils occupent des cavités osseuses, ils amincissent leurs parois, les perforent même par résorption ; enfin, ils ramollissent, ils disjoignent les os et parfois les fracturent.

2° Les polypes gênent ou empêchent constamment, suivant leur volume, les fonctions des parties ou des organes où ils siègent et où ils se sont étendus. Ils gênent d'abord et empêchent enfin au nez l'olfaction ou l'odorat ; au pharynx la déglutition, au rectum la défécation, au larynx la production de la voix et la respiration, etc., etc.

3° Parvenus à un volume suffisant pour irriter douloureusement, par la distension, les parties au sein desquelles ils semblent végéter, ils déterminent une fièvre plus ou moins vive, des accidents graves, un affaiblissement progressif, et la mort.

Leurs symptômes se montrent d'autant plus tôt, que la cavité est plus étroite et leur accroissement plus rapide. La marche se partage toujours en deux périodes : une d'*innocuité*, où ils sont assez petits pour n'occasionner aucun ou presque aucun accident grave, et une autre de *malignité*, où leur volume les rend malins, comme l'ont dit les auteurs qui ont fait de cette malignité un de leurs caractères essentiels.

Empressons-nous de dire cependant que la marche des polypes n'est pas toujours aussi funeste. La nature parvient parfois à s'en débarrasser spontanément, soit par suite d'une inflammation gangreneuse, soit par suite de l'allongement, de l'amincissement, et enfin de la rupture spontanée de leur pédicule.

Causes. — Rien de plus incertain et de moins connu que ces causes. On voit assez souvent la naissance d'un polype précédée d'engorgements inflammatoires aigus ou chroniques, scrofuleux ou syphilitiques ; 2° d'une violence physique ou mécanique, capable de produire elle-même des engorgements inflammatoires. Dans ce cas, y a-t-il une simple coïncidence *accidentelle* ou une coïncidence de causalité ? Ne peut-il pas se faire que, dans le premier cas, l'inflammation soit elle-même le résultat de la lésion vitale qui produit le polype, ou même encore qu'elle soit l'effet du polype ? Je l'ignore ; et comme les lumières me manquent pour résoudre ces difficultés, comme j'ai une invincible antipathie pour les hypothèses, j'abandonne la solution de ces questions épineuses à ceux qui sont plus éclairés que je ne le suis.

Les polypes cellulo-membraneux sont produits par un vice de nutrition et d'accroissement ou de formation, dans le point de la membrane muqueuse ou du tissu cellulaire où ils se développent. Sous l'influence de cette lésion, inconnue dans son essence, la membrane et le tissu cellulaire s'altèrent et se développent avec excès. Ils s'altèrent, car ils deviennent beaucoup plus friables qu'ils ne le sont dans l'état sain, et subissent d'ailleurs d'autres changements, suivant que le polype est muqueux, lardacé ou fongueux.

Les polypes durs sont produits en général par le même vice dans le tissu fibreux sous-muqueux, c'est-à-dire dans un tissu plus ferme et plus solide que les précédents; ce qui explique la différence de structure des uns et des autres.

Diagnostic. — La plupart des polypes ne peuvent point être reconnus dans les premiers temps de leur naissance, parce qu'ils échappent à nos sens, et que rien n'éveille l'attention de celui qui les porte. Il n'en est pas de même lorsqu'ils le gênent assez pour l'obliger à réclamer les conseils des médecins. Alors tous ceux qui sont accessibles aux sens, comme ceux du nez, du pharynx, du rectum, de la vulve, etc., peuvent être reconnus par le secours de la vue ou du toucher. Mais il ne suffit pas de les voir de loin ou de les toucher du bout des doigts pour savoir tout ce qu'il est important d'en connaître. Il faut les examiner à une vive lumière, et quelques uns au *speculum*. Il faut au moyen du doigt, de la sonde ou même d'un stylet délié, tâcher d'en reconnaître exactement la situation, l'étendue, la forme, le pédicule, les adhérences, la consistance et la nature; car toutes ces connaissances sont de la plus haute importance pour le pronostic et pour le traitement.

Le diagnostic des polypes est plus facile encore lorsqu'ils sont arrivés à un développement excessif; néanmoins, il est des cas douteux et embarrassants, parce qu'il est des affections qui peuvent simuler les polypes.

Le *pronostic* des polypes est subordonné au siège, au nombre, à l'étendue, à la marche, mais surtout à la nature des polypes. En général, les polypes extéro-intérieurs sont moins graves que les polypes intérieurs, parce que ceux-ci sont inaccessibles aux moyens chirurgicaux. Les polypes nombreux, étendus, à pédicule multiple, à phénomènes graves, à marche rapide, sont toujours plus dangereux que les autres, et ils le sont d'autant plus que le sujet est plus faible et plus incapable de résister à la maladie, aux douleurs, aux hémorrhagies de l'opération, ainsi qu'à l'inflammation, à la suppuration et à la fièvre qui pourrait suivre.

Traitement des polypes. — Les indications thérapeutiques ne laissent ici aucune incertitude. Tout polype doit être détruit si l'on peut y parvenir. Or, on peut ordinairement y parvenir par des médicaments et par des opérations chirurgicales.

A. Les médicaments ne sont pas totalement impuissants contre les polypes, ainsi qu'on pourrait le croire. On conçoit d'abord aisément que des polypes peu considérables, engendrés sous l'empire d'une maladie vénérienne constitutionnelle ou de la scrofule, peuvent guérir sous l'influence d'un traitement approprié, et qu'il serait rationnel d'y avoir recours. Il est des faits qui permettent de croire que l'on peut en guérir quelques uns, soit dans les fosses nasales, soit dans les organes de la génération. Quels que soient au reste ces succès, je ne pense pas que l'on puisse rien espérer de l'emploi des médicaments contre de gros polypes.

Je rapporte aux médicaments les succès obtenus par les astringents et les styptiques, c'est-à-dire par la méthode qu'on appelle assez improprement l'*exsiccation.*

B. Les opérations chirurgicales employées contre les polypes sont assez nombreuses; ce sont : 1° la *cautérisation,* qui consiste à détruire le polype par les caustiques et par le cautère actuel; 2° l'*excision,* qui l'emporte en le coupant d'un seul trait à la racine, ou en le coupant d'abord par portions pour achever d'en trancher enfin le pédicule; 3° l'*arrachement,* qui l'enlève en rompant son pédicule par de violentes tractions ou de violentes impulsions qui lui sont communiquées en deux sens opposés; 4° le *déchirement,* qui consiste à user, à ulcérer, à faire suppurer le pédicule d'un polype par de rudes frottements; 5° l'*emploi du séton,* qui, par son contact, ulcère et fait aussi suppurer les polypes pour les détruire peu à peu; 6° la *ligature,* au moyen de laquelle on étrangle ou frappe de mort le polype auquel on l'applique; 7° la *compression,* à laquelle on le soumet pour l'atrophier à la longue; 8° les *opérations mixtes* ou composées, qui résultent de l'emploi successif ou simultané de plusieurs de ces différentes méthodes.

Mais, quand on a guéri des polypes par ces opérations, ils peuvent encore repulluler, surtout si le pédicule n'a pas été bien détruit. Et si, lorsque sa destruction a été parfaite, il repullule, il est bien à craindre qu'il ne revienne encore une troisième fois, car une première repullulation amène une disposition particulière des organes à produire des polypes.　　　　　　　　　　　P.-N. GERDY,

Professeur de pathologie à la Faculté de Médecine de Paris, chirurgien à l'hôpital de la Charité, membre de l'Académie de Médecine, etc.

POLYPHAGIE. (V. *Faim canine.*)

POLYPHARMACIE (*pharm.*), s. f., du grec *polus* beaucoup, *pharmacon* remède. Ce mot signifie multiplicité de médicaments, et, par extension, emploi d'un grand nombre de substances médicamenteuses. Ainsi, les recettes anciennes renferment une multitude de remèdes dont souvent quelques uns s'excluent. C'est surtout dans Galien que l'on trouve de ces formules-monstres, augmentées peut-être encore par les médecins galéniques du moyen âge et de la renaissance. Aujourd'hui, les formules ont été beaucoup simplifiées, et les découvertes chimiques, en mettant à nu les parties actives des substances végétales, ont encore contribué à la grande réforme opérée dans la posologie.　　J. B.

POLYPODE (*bot.*), s. m., *polypodium.* Genre de plantes de la famille des cryptogames, L.; de la famille des Fougères, J. Le polypode commun ou polypode de chêne, croît abondamment sur les vieux murs et sur les troncs des arbres dans les taillis. Sa souche horizontale, ou racine, est épaisse, charnue, brune, tuberculeuse et écailleuse à l'extérieur, blanchâtre intérieurement, et de la grosseur d'une plume d'oie. Ses feuilles sont longues de 8 à 12 pouces, pétiolées, lancéolées, profondément pinnatifides. Cette plante est aujourd'hui peu employée, on la regardait comme laxative. — *Polypodium filix mas.* (V. *Fougère.*)

POLYSARCIE. (V. *Obésité.*)

POMMADE (*pharm.*), s. f. Médicaments destinés

à l'usage externe, et dont les parties actives sont mélangées, dissoutes ou combinées avec des corps gras; leur consistance, leur usage ne diffère pas beaucoup de celui des onguents; la seule différence établie par les pharmacologistes, consiste en ce que ces derniers renferment des substances résineuses que l'on ne fait pas entrer dans la composition des pommades. Cette distinction, tout artificielle, leur a fait classer parmi les pommades, ainsi que nous le verrons tout-à-l'heure, plusieurs médicaments qui, dans l'usage habituel, portent le nom d'onguents. Il paraît, au surplus, que dans l'origine ces médicaments avaient une odeur agréable, comme ceux dont l'emploi s'est conservé d'une manière si étendue dans la parfumerie, et qu'on la leur communiquait ordinairement au moyen du suc de pomme dont ils ont conservé le nom.

Relativement à leur préparation, on divise les pommades en trois espèces, selon qu'elles sont obtenues par simple mélange des principes médicinaux, par solution, ou par combinaison chimique; d'autres les séparent en deux classes, celles qui contiennent ou ne contiennent pas de substances minérales : ce sont des distinctions artificiellement établies, dans lesquelles il est assez difficile d'établir des limites parfaitement basées sur la nature des choses. Nous allons indiquer quelques formules des pommades dont l'emploi est le plus fréquent.

Pommade au garou. — **Pr.** graisse de porc 480 grammes, cire blanche 50, écorce de garou 125 ; on incise l'écorce de garou et on la pile avec un peu d'alcool jusqu'à ce qu'elle soit réduite en pâte ; on la fait alors digérer au bain-marie pendant douze heures ; on passe et on fait refroidir lentement pour laisser déposer et s'épurer les impuretés, et on fait fondre de nouveau en y ajoutant la cire.

Pommade épispastique douce. — **Pr.** cantharides grossièrement pulvérisées 4 parties, graisse de porc 64, cire jaune 8, curcuma pulvérisé 1, essence de citron 1/2. On procède comme il vient d'être dit pour la pommade de garou; le curcuma communique à la graisse sa couleur jaune. On aromatise avec l'essence de citron, lorsque la pommade est presque refroidie.

Pommade épispastique forte. — **Pr.** cantharides en poudre fine 20 grammes, cire jaune 80, onguent populeum 560. On fait liquéfier la cire et l'onguent populeum, et on y mélange exactement la poudre de cantharides, en agitant le mélange jusqu'à refroidissement.

Pommade de concombres.—**Pr.** graisse de porc 4 kilogr., suif de veau préparé 1. Faites fondre, passez et laissez refroidir; ajoutez alors, en malaxant avec les mains, suc de concombres 3 kilogrammes. On laisse en contact pendant vingt-quatre heures, on remplace alors le suc de concombres par d'autre récemment exprimé, et on réitère cette opération un grand nombre de fois, jusqu'à ce que les graisses aient suffisamment acquis l'odeur du concombre. On les fait fondre alors au bain-marie avec 80 grammes d'amidon, destinés à en séparer l'eau et le mucilage du concombre, et on les coule dans des pots. Au fur et à mesure des besoins, on en prend une partie qu'on bat vivement avec une spatule pour y interposer de l'air, et lui donner la blancheur et la légèreté qui la font rechercher.

Pommade rosat. — **Pr.** graisse de porc recuite et bien purifiée 1 kilogramme, pétales frais de roses pâles 1 kilo. Contusez les roses mélangées à l'axonge, et laissez en contact pendant deux jours ; liquéfiez à une douce chaleur, et réitérez une seconde fois cette opération avec la même graisse et des roses fraîches. Faites fondre une troisième fois la pommade, et mettez-y macérer 30 grammes d'orcanette concassée qui lui communique une belle couleur rose ; passez et coulez dans un pot.

Pommade soufrée. — C'est un simple mélange d'une partie de soufre sublimé et lavé, et de trois parties d'axonge ou de pommade de concombre.

Pommade mercurielle (onguent mercuriel). — **Pr.** mercure pur et axonge de porc, de chaque, partie égale ; on triture le mercure avec une petite quantité de graisse, dans un mortier de marbre, et avec un pilon de buis, jusqu'à ce que le mercure soit tellement divisé dans la graisse, qu'on n'en aperçoive plus aucun globule, même avec une forte loupe ; alors on y ajoute le reste de la graisse. Cette opération est extrêmement longue, surtout quand on opère sur de certaines quantités. On l'abrège considérablement en triturant d'abord le mercure avec un peu d'onguent mercuriel anciennement préparé, ou de graisse rance. On a proposé, pour l'extinction du mercure, l'emploi d'un grand nombre d'intermédiaires étrangers, tels que l'huile d'amandes douces, l'huile d'œufs, les térébenthines, l'onguent cédrat, l'oxyde de mercure, le styrax, etc. Mais celui que nous indiquons, sans introduire dans l'onguent des substances étrangères, réussit le plus certainement. On ne pourrait faire d'objection fondée sur la rancidité de la graisse, car il est certain qu'en l'employant à l'état frais, il faut la triturer si longtemps, qu'elle n'éteint le mercure que lorsqu'elle a déjà contracté de la disposition à rancir.

M. Coldfy d'Arly a donné un excellent procédé pour les préparations de la graisse destinée à l'extinction du mercure : il la fait couler chaude dans l'eau très-froide, de manière à la diviser en globules que l'on recueille sur un tamis, et on l'expose dans cet état pendant quinze jours ou trois semaines à la cave. Il suffit d'un seizième de cette graisse pour éteindre rapidement une partie de mercure.

Pommade ammoniacale (ou de Gondret). **Pr.** graisse de porc 8 grammes, suif de mouton 2, ammoniaque liquide à 22°. On fait fondre la graisse et le suif dans un flacon à large ouverture, et lorsqu'ils sont revenus à une température très-douce, sans être encore figés, on y verse l'ammoniaque et on bouche vivement. On agite le flacon sous un filet d'eau froide, jusqu'à ce que le mélange soit refroidi et la combinaison opérée. Cette pommade s'emploie avec avantage pour obtenir de promptes vésications dans des cas pressants, et dans ceux où l'action des cantharides peut être à craindre.   Vée,

Membre de la Société de pharmacie.

POMME (*bot. méd.*), s. f., fruit du pommier, *pyrus malus*, L.; fam. des Rosacées, J. On en distingue un grand nombre d'espèces et une quantité presqu'innombrable de variétés. L'analogie qu'offrent les pommes et les poires les a longtemps fait confondre. On désignait autrefois sous le nom de pommes femelles les pommes proprement dites, et les poires sous celui de pommes mâles, attendu que l'arbre qui les produit présente une végétation plus vigoureuse, un port plus élevé et des feuilles plus résistantes. Les pommes et les poires, qui se ressemblent sous tant de rapports, offrent cependant des différences très-remarquables dans leur forme, la composition de leur tissu cellulaire et leur pesanteur spécifique. Les premières ont toujours leur base creusée d'une cavité plus ou moins profonde, dans laquelle s'implante le pédoncule; elles sont généralement sphéroïdes; tandis que la poire, au lieu d'être creusée à sa base, se prolonge toujours plus ou moins vers la queue, et représente assez exactement une pyramide, forme à laquelle elle doit évidemment son nom.

Les pommes sont connues de temps immémorial; les écrivains de l'antiquité en font mention, et signalent même plusieurs variétés qu'il est facile de reconnaître. C'est, sans contredit, l'un des premiers fruits dont les hommes aient fait usage. Le pommier est naturel aux forêts de l'Europe; dans cet état sauvage, il fournit des fruits âpres, dont les animaux sont avides, mais que la culture et surtout la greffe modifient d'une manière très-heureuse, et appropriée à nos goûts et à nos besoins. Ce fruit si utile partage avec la poire l'honneur d'orner nos tables; c'est celui qui se conserve le plus longtemps et qui exige le moins de soins. Les pommes crues sont rafraîchissantes; la coction les rend laxatives; elles forment, dans l'un et l'autre cas, et surtout dans le dernier, un aliment sain, d'une digestion assez facile pour pouvoir entrer dans le régime diététique qui doit suivre les grandes maladies. Certaines espèces, et notamment celle dite *reinette,* sont employées pour faire des tisanes béchiques et pectorales; leur décoction fait la base du *sirop de pomme composé*, si communément administré aux enfants et aux vieillards. Quelquefois on applique comme topique émollient la pomme de reinette cuite ou sa pulpe sur certaines tumeurs inflammatoires, et particulièrement dans l'ophthalmie récente et palpébrale. On attribuait encore d'autres propriétés aux pommes chez les anciens : c'est ainsi qu'une loi de Solon obligeait les nouveaux mariés à faire usage, l'un de pomme, l'autre de coing, avant d'entrer dans la couche nuptiale. Ce législateur, se fondant sur les propriétés opposées de ces deux fruits, et voulant les faire tourner au profit de la génération future, croyait ainsi amortir l'ardeur inféconde de l'un, et exciter chez l'autre des désirs qu'un sentiment trop exalté de pudeur pouvait anéantir.

On faisait autrefois bouillir les pommes ou leur suc avec des corps gras, tels que le suif et l'axonge, et on employait ceux-ci comme adoucissants dans le pansement de certains ulcères. On a donné à ces médicaments le nom de *pommade*, qui est resté à des préparations dont les corps gras font la base, mais dans lesquels les pommes n'entrent plus. Il est vrai de dire cependant qu'autrefois on donnait le nom de pomme à tous les fruits sphéroïdes succulents. La pommade de concombre serait, dans ce cas, la seule préparation pharmaceutique qui justifierait cette dénomination.

Il est superflu de faire remarquer que le bonbon vendu par les confiseurs sous le nom de *sucre de pomme*, ne contient pas plus les principes de ce fruit que le sucre d'orge ne participe de ceux de l'orge. C'est simplement un sirop de sucre de canne ou de betterave rapproché au *grand cassé*, et qui ne diffère du sucre que parce qu'il est aromatisé.

On divise les pommes en pommes douces ou à couteau, en pommes acides ou à cuire (compotes et marmelades), et en pommes âpres ou amères. Ces dernières, lorsqu'elles sont mêlées dans une proportion convenable avec les pommes douces, fournissent, par le pressurage, une boisson alcoolique bien connue sous le nom de *cidre*, et qui sert à étancher la soif d'un quart environ des habitants de la France. (V. *Cidre*.)   T. COUVERCHEL,

De l'Académie de Médecine.

POMMETTE (*anat.*), s. f. On appelle ainsi une saillie légèrement arrondie en forme de pomme, que présente la face au-dessous de l'angle externe de l'œil; elle est formée par le relief que présente sur le squelette un os quadrilatère nommé os malaire. (V. *Malaire* et *Face*.)

POMPHOLYX (*path*), s. m. (V. *Pemphygus*.) On a aussi donné le nom de pompholyx (en grec, *pompholux* signifie bulle d'air) à l'oxyde de zinc obtenu par sublimation. (V. *Zinc*.)

PONCTION (*chir*.), s. f., *punctio*, de *pungere* piquer. Opération qui consiste à plonger un instrument piquant dans une cavité naturelle ou accidentelle, pour en faire sortir le produit liquide ou gazeux qu'elle renferme. La ponction se pratique soit avec une lancette, soit avec un bistouri, soit enfin avec un trois-quarts. (V. *Abcès*, *Hydropisie*, etc.)

PONGITIVE (*path*.), adj., *pungens*. On qualifie ainsi une sorte de douleur très-aiguë, semblable à celle que produirait l'introduction dans les tissus d'un instrument acéré. (V. *Douleur*.)

PONT-DE-VAROLE (*anat*.), s. m., partie du cerveau située à la base de cet organe. (V. *Cerveau*.)

POPLITÉ (*anat*.), adj., du latin *poples, poplites*, jarret. On appelle creux poplité, ou espace poplité, la face postérieure du genou; elle constitue un creux qui dépend principalement du relief que forment de chaque côté les tendons des muscles biceps en dehors, et couturier, droit interne, demi-tendineux et demi-membraneux en dedans. Dans cette région, très-nettement circonscrite, on trouve différents organes qui lui empruntent leur nom; ce sont:—1° Le *muscle poplité* (fémoro-poplité-tibial de Chaussier), qui s'étend du condyle externe du fémur à la ligne oblique du tibia. — 2° L'*artère poplitée*, qui n'est autre que la continuation de la crurale ou fémorale : elle prend ce nom au moment où elle traverse l'anneau du grand adducteur au tiers inférieur de la cuisse, se place à la partie postérieure du genou, descend jusqu'au quart supérieur de la jambe, où elle se divise en trois branches, les tibiales antérieure et postérieure, et la péronière. Dans son trajet elle fournit au genou les cinq artères articulaires. On a très-souvent l'occasion de lier l'artère poplitée, soit pour des anévrismes du creux du jarret, soit pour des blessures de cette partie. — 3° La *veine poplitée* accompagne l'artère. —4° Les deux *nerfs poplités* provenant de la subdivision du grand nerf sciatique, et désignés, suivant leur position, en interne et externe.   J. B.

POPULÉUM (*mat. méd.*) s. m., (onguent populéum) Ce mot est transporté du latin et signifie peuplier;

on désigne sous le nom d'onguent populéum un composé pharmaceutique dont voici la formule : bourgeons de peuplier récent 500 grammes, feuilles récentes de pavot noir, de belladone, de jusquiame et de morelle noire, de chaque 125 grammes. Cet onguent ou plutôt cette pommade (V. *Onguent*) estem ployée comme topique, en frictions pour calmer les douleurs, dans les cas d'hémorrhoïdes, de gerçures du sein, etc.   **J. B.**

PORACÉ. (V. *Porracé*.)

PORE (*anat.*), s. m., du grec *poros* trajet, passage. On désigne sous le nom de pores, en physique, les intervalles qui existent entre les molécules constituantes des corps. Par extension, les anatomistes ont donné ce même nom aux orifices fins et déliés par lesquels les vaisseaux exhalants et absorbants viennent s'aboucher à la surface de la peau. Le microscope seul permet de voir ces très-petites ouvertures, sur la disposition réelle desquelles les micrographes ne sont pas d'accord.   **J. B.**

PORPHYRE (*pharm.*), s. m., de *porphura* pourpre. Le porphyre est une pierre très-dure, de couleur rouge, susceptible de recevoir un très-beau poli, et dont on fait de petites tablettes sur lesquelles les pharmaciens écrasent les substances qui doivent être réduites en poudre impalpable. L'instrument dont on se sert pour cette trituration est un petit cône tronqué de même substance, et qu'on nomme mollette. On appelle, par extension, porphyre, ces instruments eux-mêmes, alors même qu'ils sont en verre ou en granit. Porphyriser, c'est réduire en poudre très-fine ; l'action elle-même est la porphyrisation.   **J. B.**

PORRACÉ (*path.*), adj., de *porum* poireau. La qualification de porracé, qui signifie vert de poireau, s'applique à la bile et à certains liquides rendus par les selles, mais surtout par le vomissement, et qui ont une couleur verte.

PORRIGO. (V. *Teigne*.)

PORTE (*anat.*), s. f., *porta*. — On appelle veine-porte, système de la veine-porte, un appareil veineux particulier qui se ramifie exclusivement dans l'abdomen. Les racines de la veine-porte naissent dans tous les viscères du bas-ventre, à l'exception des reins, de la vessie et de l'utérus ; après s'être réunies plusieurs fois, elles forment deux troncs principaux qui sont les veines spléniques, qui proviennent plus particulièrement de la rate, et la mésentérique supérieure ou grande mésaraïque, qui reçoit les veines des intestins. Ces deux vaisseaux se réunissent en un tronc commun, qui constitue la *veine-porte*. Ce tronc se dirige vers le foie ; arrivé à l'extrémité droite du sillon transversal de cet organe, il se divise en deux branches qui s'écartent à angle presque droit, et forment en cet endroit un canal horizontal sous le foie appelé *sinus de la veine-porte*. Ces deux branches pénètrent dans la substance du foie et s'y ramifient à l'infini, enveloppées partout par la capsule de Glisson. La veine-porte forme donc un arbre véritable, qui a ses racines dans la plupart des viscères abdominaux, et ses branches dans le foie. On appelle *éminences-portes* deux saillies de la face inférieure du foie qui bornent, l'un en avant, l'autre en arrière, le sillon transversal. (V. *Foie*.)   **J. B.**

PORTE-CAUSTIQUE (*chir.*), s. m. Instrument de chirurgie disposé de manière à porter un caustique plus ou moins profondément dans le canal de l'urèthre, sans toucher aux parties saines, et de manière à n'agir que sur le point malade.

PORTE-MÈCHE (*chir.*), s. m. Petite tige d'acier ou d'argent, terminée à l'une de ses extrémités par un bouton, et à l'autre par une bifurcation, et dont on se sert pour porter une mèche de charpie repliée sur elle-même dans le rectum, dans des plaies profondes qu'on veut maintenir béantes, etc.

PORTE-PIERRE (*chir.*), s. m. Instrument en forme de porte-crayon, et dans lequel se place un petit bâton de pierre infernale ou nitrate d'argent fondu.

POSOLOGIE (*pharm.*), s. f., de *posos* mesure, et *logos* discours ; indication des doses auxquelles les médicaments doivent être administrés.

POTASSE (*chim.*), s. f., *potassa*, mot tiré de l'arabe. C'est la combinaison de l'oxygène avec le potassium. On distingue trois espèces de potasse :

La *potasse du commerce*, formée en grande partie de sous-carbonate de potasse, qui est une combinaison de l'acide carbonique avec l'oxyde de potassium. Pour l'obtenir, on fait brûler et incinérer des bois et divers végétaux, on traite les cendres qui en résultent par l'eau, puis on fait filtrer et évaporer jusqu'à siccité les solutions : ce résidu est encore calciné dans un four à réverbère pour détruire les matières qui auraient pu échapper à la combustion, et ce qui reste est la potasse proprement dite, qui n'est pas l'oxyde de potassium pur, mais un mélange de potasse réelle, de carbonate et de sulfate de potasse, de chlorure de potassium et de certaines substances insolubles, telles que la silice, l'alumine, quelques sels de chaux, etc.

La *potasse à la chaux*, c'est la précédente dont on a séparé l'acide carbonique, qui en tient la plus grande partie à l'état de carbonate. Pour la préparer, on traite la potasse du commerce par la chaux qui s'empare de l'acide carbonique ; reste donc l'oxyde de potassium, plus les sels dont nous avons parlé. Ce produit est connu en pharmacie sous le nom de *pierre à cautère* (V. *Cautère*). Sa causticité est des plus prononcées.

La *potasse à l'alcool* est la plus pure de toutes. C'est l'oxyde lui-même débarrassé de toutes substances qui l'altéraient. On la désigne aussi sous le nom d'hydrate de potasse, parce qu'elle retient toujours de l'eau en combinaison. Sa préparation est fondée sur la propriété qu'a l'alcool de dissoudre l'oxyde de potassium, et non les autres sels ou oxydes avec lesquels il est mélangé. On verse sur la pierre à cautère de l'alcool à 36° dans la proportion de 4 pour 1. On décante la solution alcoolique, qu'on distille dans une cornue ; puis, lorsque l'on a recueilli les deux tiers de l'alcool employé, on fait évaporer le reste dans un bassin d'argent, et quand la matière est chauffée presque au rouge, on la coule sur des tablettes de marbre où elle se prend en couche mince que l'on casse, et dont les fragments sont enfermés dans des flacons bien bouchés.

La potasse pure est solide, blanche, douée d'une saveur excessivement caustique, absorbe avidement l'humidité de l'air ; elle est très-soluble, jouit, ainsi que sa dissolution, des propriétés alcalines, ne forme que des sels solubles, précipite par l'acide tartrique très-concentré, précipite en jaune par l'hydrochlorate de platine. Elle se combine avec les corps gras, et forme des savons qui n'ont jamais la dureté de ceux faits avec la soude. Mise en contact avec les tissus organisés, elle les décompose très-rapidement ; de là son utilité pour cautériser ou pour ouvrir des abcès, des exutoires, etc.

À l'intérieur, la potasse agit à la manière des poisons corrosifs ; on l'a cependant administrée, mais à l'état de dissolution très-étendue, comme anti-acide, diurétique et lithontriptique ; dans ce cas, c'est toujours le sous-carbonate ou le bi-carbonate dont il est convenable de faire usage. On l'a aussi conseillée dans certaines affections cutanées, mais son emploi ne tarde pas à fatiguer l'estomac ; aussi faut-il le surveiller avec beaucoup d'attention quand on se détermine à l'administrer.

Le bi-carbonate entre dans la composition anti-émétique de Rivière ; on l'emploie en solution pour la préparation des bains dits alcalins, et pour les lotions alcalines employées dans les maladies de la peau. La potasse caustique unie à la chaux vive à parties égales, constitue le caustique de Vienne, si employé dans ces derniers temps de préférence à la potasse caustique, dont il est moins facile de limiter l'action.　　　　　　　　　J.-P. BEAUDE.

POTASSIUM (*chim.*), s. m. Métal découvert, en 1807, par M. Davy. C'est le radical de la potasse ; il est tellement avide d'oxygène, qu'il brûle dans l'eau en enflammant l'hydrogène qu'il dégage.

POTELÉE. (V. *Jusquiame*.)

POTENTIEL (*chir.*), adj. Nom donné à un mode de cautérisation par les agents chimiques. (V. *Cautère*.)

POTENTILLE (*bot.*), s. f. Genre de plantes de la famille des Rosacées, J.; icosandrie polygynie, L. Deux espèces, douées de propriétés astringentes, sont employées en médecine ; ce sont l'argentine ou l'arsénine, *Potentilla anserina*, qui ressemble assez au fraisier ; ses feuilles sont pennées et couvertes d'un léger duvet blanc et soyeux ; elle s'emploie dans tous les cas où il est nécessaire de stimuler ou tonifier un organe ; on fait aussi usage, comme cosmétique, de son eau distillée ; — LA QUINTEFEUILLE, *p. reptans*, habite le long des haies et des fossés ; elle est vivace, très-commune : autrefois on en faisait usage contre les fièvres intermittentes ; on l'a employée comme astringent dans les diarrhées et les dysenteries.　　　　　　　　　　　　J. B.

POTION (*pharm.*), s. f. Quoique ce nom seul désigne tous les liquides destinés à l'usage interne, on l'applique seulement en médecine à des médicaments qui peuvent être pris en une ou plusieurs fois, mais qui s'administrent le plus ordinairement par cuillerée à bouche dans l'espace de vingt-quatre heures.

Dans la première catégorie se trouvent les potions purgatives vulgairement appelées *médecines*, dont l'usage, quoique moins répandu qu'autrefois, est pourtant encore assez fréquent. Leur préparation demande quelque précaution pour être opérée convenablement ; ainsi, si les follicules de séné doivent subir une ébullition légère en raison de la den-

sité de leur texture, on soumettra les feuilles de séné, et surtout la rhubarbe concassée à une simple infusion, à la fin de laquelle, et pendant que le liquide est encore chaud, on ajoutera la manne et les sels pour les faire dissoudre ; on passera ensuite avec expression à travers un linge, on laissera déposer un moment ; après avoir décanté on ajoutera les liquides aromatiques qui auront pu être prescrits pour déguiser la saveur nauséabonde des purgatifs.

Les autres potions sont ordinairement composées d'eau distillée, de sirops, de teinture, de poudres, d'extraits, et en général on y introduit fréquemment, sous une forme ou sous une autre, tous les médicaments actifs qui peuvent être dissous ou suspendus dans un liquide ; c'est une des préparations que la pharmacie a le plus souvent occasion d'exécuter, et qui, dans certains cas, demande le plus d'habitude et de dextérité.

On commence toujours la préparation d'une potion en pesant les sirops et les substances actives; les sirops, par leur viscosité, favorisent la division et le mélange des médicaments qui doivent rester en suspension dans la potion. C'est ainsi qu'on divise préalablement par leur intermédiaire, les gommes, les poudres insolubles, les huiles essentielles, les résines, qui se séparent des teintures alcooliques ou éthérées qu'on incorpore d'abord au sirop avant d'ajouter les liquides aqueux.

Lorsque des huiles fixes sont prescrites dans les potions, les médecins y ajoutent presque toujours de la gomme pour suspendre ou *émulsionner* les huiles. Cette opération ne réussit jamais qu'imparfaitement avec la gomme adragant he : on doit commencer par bien développer le mucilage de cette dernière avec une partie des eaux distillées ; alors, on ajoute l'huile par petites portions, en triturant vivement sur les lies, et lorsque le mélange devient trop épais, on ajoute successivement de l'eau et de l'huile, jusqu'à ce que tout ce qui doit entrer dans le mélange ait été absorbé.

Avec la poudre de gomme arabique, on peut obtenir une émulsion parfaite. La meilleure manière d'opérer est celle qui a été conseillée par M. Mialhe : on commence par mélanger l'huile et la gomme, et on ajoute ensuite, en une seule fois, une quantité d'eau qui soit au moins le double de poids de la quantité de gomme employée ; on triture vivement dans un mortier jusqu'à ce que le mucilage de la gomme, complètement développé, ait formé avec l'huile un mélange visqueux parfaitement homogène : on peut ajouter alors rapidement, en remuant toujours, le reste de l'eau et du sirop ; l'huile a complètement disparu, et on obtient une émulsion d'une grande blancheur.

Les formules de potions sont tellement multipliées, que nous n'en citerons aucune en particulier; en général, elles sont prescrites et modifiées par les médecins pour chaque cas spécial.　　　VÉE.
[Membre de la Société de Pharmacie.]

POTIRON (*bot. méd.*), s. m., sorte de courge fournie par le *cucurbita pepo*, L.; famille des Cucurbitacées de J. Son volume et sa rapide croissance le distinguent de tous les autres fruits. Sa forme est généralement globuleuse, sa surface est lisse, marquée de côtes peu saillantes ; sa chair, de couleur jaune rougeâtre, est fade, nourrissante ; elle devient plus savoureuse par la cuisson.

L'usage alimentaire du potiron est assez répandu : cuit au lait, il forme un potage sain et agréable, qu'on ne met peut-être pas assez souvent à profit dans le régime diététique. On en prépare, en outre, une sorte de conserve, en l'unissant au sucre dans des proportions convenables ; quelques personnes le font entrer dans la composition de la conserve populaire connue sous le nom de *raisiné*. Il ne la rend pas seulement plus douce et plus laxative, mais, en outre, plus économique.

Les semences que renferme la pulpe sont blanches, obovales, comprimées, entourées d'une épaisse marge ; elles font partie des *quatre semences froides*. L'amande qu'elles contiennent est blanche, formée de mucilage et d'huile, et conséquemment émulsive. Réduites en pâte et mêlées à l'eau, elles forment une amandée ou émulsion tempérante, que quelques praticiens, et surtout ceux des campagnes, mettent à profit pour combattre les maladies inflammatoires, et notamment celles qui affectent les voies urinaires.

Soumises à la pression après avoir éprouvé une demi-dessication, les semences de potiron fournissent une huile assez douce pour être employée dans les usages domestiques et alimentaires.

COUVERCHEL.

POU. (V. *Insectes* et *Phthyriasis*.)

POUCE. (V. *Main*.)

POULAIN. (V. *Bubon*.)

POULET (*hist. nat.*), s. m. Oiseau de la famille des gallinacées. Sa chair tendre et gélatineuse est de très-facile digestion ; on en prépare des bouillons légers et rafraichissants. (V. *Bouillon*.)

POUMONS (*anat*.), s. m. pl. Les poumons, organes de la respiration, sont deux corps celluleux, contenus dans la poitrine dont ils occupent la plus grande partie ; ayant la forme d'un cône à base inférieure, chacun des poumons est recouvert extérieurement par un feuillet de la plèvre, et séparé de celui du côté opposé par le médiastin et le cœur. Chez le fœtus qui n'a pas encore respiré, la couleur des poumons est d'un rouge obscur ; après la naissance, elle devient rosée, puis d'un blanc grisâtre ; à leur surface extérieure, chez les sujets adultes surtout, il est ordinaire d'observer des lignes de matière colorante grise ou noire, qui, en s'entrecroisant, forment des sortes d'hexagones. Chez le fœtus, la pesanteur spécifique du poumon est plus grande que celle de l'eau ; mais, lorsque la respiration a eu lieu, cette pesanteur diminue beaucoup, les poumons placés dans l'eau surnagent à la surface du liquide.

Les deux poumons ne sont pas entièrement semblables ; le gauche, plus long, plus étroit, à cause de la présence du cœur, est divisé dans son milieu par une scissure, qui le sépare en un lobe supérieur et un inférieur : le poumon droit, plus épais, est aussi plus court ; il s'étend moins en bas, l'hypochondre droit étant occupé par le foie ; ce poumon est divisé en trois lobes par deux scissures.

Le tissu du poumon a une apparence spongieuse ; par la pression, il fait entendre une crépitation, résultat de la présence de l'air dans son tissu. Lors-

que la mort a été lente, et que, dans les derniers temps, la respiration a été gênée, il est ordinaire de trouver le poumon gorgé d'un sang noir, qui s'écoule en assez grande abondance, lorsqu'on y pratique une incision.

La structure intime du poumon est assez compliquée ; on y rencontre des canaux aériens, des vaisseaux sanguins de plusieurs sortes, des vaisseaux et des ganglions lymphatiques, des nerfs, et un tissu cellulaire au milieu duquel se ramifient toutes ces parties. Les canaux aériens sont les bronches, continuation de la trachée-artère ; ils se divisent dans le poumon en une multitude de ramifications, jusqu'à ce qu'ils se terminent en une espèce de cul-de-sac dit cellule pulmonaire (**V.** *Bronches*). Organe de l'hématose, le poumon est traversé par toute la masse du sang, qui, sortie des cavités droites du cœur, va se rendre dans les cavités gauches ; on doit donc trouver dans le poumon une grande quantité de vaisseaux sanguins. Il en existe, en effet, de plusieurs sortes : d'abord les divisions de l'artère pulmonaire, qui portent au poumon le sang noir venu des diverses parties du corps dans les cavités droites du cœur ; puis, les veines pulmonaires, qui ramènent dans l'oreillette gauche le sang rendu rouge par suite de l'action du poumon ; enfin, les artères et les veines bronchiques destinées à la nutrition du poumon lui-même, lesquels vaisseaux communiquent cependant avec les artères et les veines pulmonaires. Des vaisseaux lymphatiques en grand nombre rampent aussi au milieu du tissu pulmonaire, et viennent se rendre dans des ganglions dits bronchiques, qu'on trouve dans le tissu cellulaire qui environne les grosses bronches. Enfin, le poumon reçoit des filets nerveux qui, émanant du pneumo-gastrique et surtout du grand sympathique, forment, avant de pénétrer dans le poumon, un réseau nommé plexus pulmonaire.

Pour réunir tous ces éléments, on trouve du tissu cellulaire qui, formant une couche extérieure au poumon, existe aussi à son intérieur, et paraît être le siège d'une matière colorante noire particulière, qui se rapproche de la mélanose, et colore le tissu pulmonaire de manière à former extérieurement des dessins dont nous avons déjà parlé. Nous devons dire aussi que, par la manière dont sont arrangées, les unes par rapport aux autres, les vésicules pulmonaires, elles forment, par leur agrégation, un petit groupe dont toutes les vésicules sont indépendantes, et communiquent cependant les unes avec les autres au moyen du rameau bronchique, tronc commun des ramuscules plus petits qui les produisent ; ce groupe constitue le *lobule ;* les lobules réunis les uns aux autres constituent le *lobe*. Les artères pulmonaires pénétrant dans les lobules, se distribuent à l'extérieur des vésicules elles-mêmes, et se changent alors en capillaires veineux, radicules des veines pulmonaires. C'est donc principalement en rampant à l'extérieur des vésicules que le sang paraît subir l'influence vivifiante de l'air atmosphérique, influence qui se fait sentir aussi bien sur sa couleur que sur sa composition. Nous n'avons pas à parler ici de cette action physiologique si importante, qui est le but de la *respiration ;* nous renvoyons à ce dernier mot pour tout ce qui touche à l'action des poumons ; nous ne voulions que dire quelques mots sur son

anatomie, avant d'arriver à l'histoire de son inflammation ou de la pneumonie. (V. ce mot.) HARDY,
Médecin des hôpitaux de Paris.

POURPIER (*bot.*), s. m., *portulaca oleracea.* Plante de la famille des Portulacées, J., et de la dodécandrie monogynie, L. C'est une plante annuelle herbacée, que l'on dit originaire des Indes-Orientales, mais aujourd'hui parfaitement naturalisée chez nous: on en connaît plusieurs variétés. Le pourpier est employé comme aliment, soit en salade, soit cuit, et assaisonné de différentes manières ; il a une saveur un peu âcre, que dissipe la cuisson. Ses feuilles mâchées passent pour antiscorbutiques. Il était usité autrefois comme vermifuge et diurétique, mais l'expérience a démontré que ces vertus étaient imaginaires ; aussi est-il rayé de la liste des substances usitées en médecine. J. B.

POURPRE. (V. *Purpura.*)

POURRITURE D'HOPITAL (*chir.*), s. f., *putredo.* Sous les noms divers de *pourriture d'hôpital, dégénérescence putride des plaies, typhus traumatique, gangrène humide d'hôpital*, etc., on désigne une désorganisation particulière des parties molles, qui se convertissent en une sorte de gelée putride et homogène.

Cette lésion se montre à peu près exclusivement dans les hôpitaux et dans les localités où il y a encombrement de blessés ou de malades, surtout lorsque ces localités sont mal situées, mal aérées; on la voit particulièrement régner dans les camps après de grandes batailles, s'emparer des plaies par armes à feu, et attaquer plus particulièrement les sujets affaiblis par les fatigues, la mauvaise nourriture, les chagrins, etc. : aussi a-t-on remarqué que les blessés d'une armée vaincue y étaient plus exposés que ceux de l'armée victorieuse. Le défaut de soin, la malpropreté dans le pansement y prédisposent également. La pourriture d'hôpital est-elle contagieuse ? Les avis sont très-partagés à cet égard, et en présence des éléments contradictoires de ce problème, il est impossible de donner une solution générale et absolue.

Relativement aux symptômes, la maladie présente deux formes, tantôt bien distinctes, et qui parfois semblent se confondre.

1° *Forme ulcéreuse.* — Ici la pourriture débute par un ou plusieurs points d'ulcération excessivement douloureux, au niveau desquels la plaie offre de la rougeur et un enfoncement circulaire, à bords aigus et relevés, et au fond duquel on trouve un ichor brunâtre et tenace. L'ulcération s'agrandit très-rapidement et finit par envahir toute la plaie par sa seule extension, ou par sa réunion avec les points voisins, lorsqu'il y en avait plusieurs. Dans certains cas le mal est borné à une partie seulement de la plaie, dans d'autres elle l'envahit d'emblée dans toute son étendue.

2° *Forme pulpeuse.* — Elle débute aussi, soit par plusieurs points séparés, soit par un seul, soit par toute la solution de continuité. Dans la partie qu'une douleur insolite signale à l'attention du praticien, on voit une légère teinte violacée qui prend un aspect terne et grisâtre, comme si la partie était recouverte d'une couche de pus concret ; cet enduit se détache sous forme de lambeaux pseudo-membraneux, minces et assez adhérents aux bourgeons charnus de la plaie. Au bout d'une dixaine de jours, celle-ci devient plus douloureuse, les bords s'engorgent, la fausse membrane prend plus d'épaisseur et se convertit en une bouillie grisâtre, la surface malade laisse exhaler un ichor sanieux et fétide. Parfois même la destruction des tissus amène des hémorrhagies répétées qui peuvent devenir fatales au malade.

Tandis que l'affection locale ronge et détruit la plaie, des symptômes généraux se déclarent : ce sont ordinairement ceux du typhus, ou parfois ceux du scorbut. Il faut le dire cependant, suivant les conditions générales plus ou moins défavorables qui ont présidé au développement de l'affection, ces accidents peuvent manquer, et, dans les cas (les plus fréquents) où ils se montrent, ils précèdent ou suivent la lésion locale et peuvent entraîner la mort. Dans un bon nombre de cas, la plaie finit par se déterger, elle reprend un meilleur aspect, et la guérison a lieu.

Traitement. La première chose à faire dans le traitement de cette maladie, c'est d'assainir la localité dans laquelle elle se manifeste : ventilation, fumigations chlorurées, propreté extrême, soins hygiéniques bien entendus, voilà ce dont il faut d'abord s'occuper. La dispersion des malades est encore une chose indispensable.

Vient ensuite le traitement local : ici la cautérisation, mais surtout avec le fer rouge, les applications antiseptiques de quinquina, de poudre de charbon, de compresses imbibées d'eau chlorurée, les acides, tels que le citron, le vinaigre, etc., sont les moyens qu'il convient de mettre en usage. Le traitement général est celui de la fièvre typhoïde ou scorbutique, que présente la maladie. E. BEAUGRAND.

PRÉCIPITÉ (*chim.*), s. m. Dépôt solide qui se forme et tombe au fond du vase, quand on mêle ensemble certaines substances tenues en dissolution. Les précipités sont d'une grande importance pour déterminer la nature de certains corps. La plupart des substances solubles sont ainsi reconnues par les chimistes.

PRÉCIPITÉ BLANC. (V. *Mercure.*) PRÉCIPITÉ JAUNE, *id.* PRÉCIPITÉ ROUGE, *id.*

PRÉCORDIAL (*path.*), adj., *præcordialis*, qui a rapport au diaphragme ; en latin *præcordia.* On appelle encore région précordiale, l'espace situé au-dessus de l'ombilic, au-dessous du sternum et entre les rebords des fausses côtes ; région qui porte aussi le nom d'épigastrique. On dit douleur précordiale, anxiété précordiale, pour exprimer les souffrances et un état particulier de malaise, dont la localité que nous venons d'indiquer est fréquemment le siège dans les maladies. J. B.

PRÉDISPOSANT (*path.*), adj. On appelle causes prédisposantes toutes celles qui préparent sourdement l'économie à l'action d'agents morbifiques qui font déclarer la maladie, et que, pour cette raison, on a nommées causes efficientes ou déterminantes. (V. *Causes.*)

PRÉDISPOSITION (*path.*), s. f., *prædispositio*, de *præ* d'avance, *disponere* disposer. Aptitude particulière de l'économie à subir l'influence de telle ou telle cause morbifique.

PRÊLE (*bot.*), s. f. Petite famille de plantes cryptogames, composée uniquement du genre *equisetum*, en français *prèle*. Ce genre renferme des espèces très-reconnaissables à leurs tiges garnies de rameaux verticillés, qui leur donnent quelque analogie avec la queue d'un cheval, d'où le nom latin *equisetum*, de *equus* cheval. Les prêles passent pour astringentes, et M. Lenhossek, de Vienne, leur attribue des propriétés diurétiques très-prononcées, sans qu'elles exercent d'action irritante sur l'intestin.   J. B.

PRÉPARATION (*anat.* et *chim.*), s. f., de *præparatio*, de *præ* d'avance, *parare* apprêter. On appelle *préparations anatomiques*, l'art de disséquer ou de placer des pièces d'anatomie dans des conditions telles qu'elles puissent se conserver : assez souvent même le mot préparation s'applique à la pièce elle-même.—Les préparations sont encore des opérations chimiques ou pharmaceutiques, qui consistent à disposer convenablement les substances qui doivent être employées. Les principales préparations sont, dans ce cas, le lavage, l'exsiccation, la pulvérisation, la solution, etc.   J.B.

PRÉPUCE. (V. *Penis.*)

PRESSE-ARTÈRE (*chir.*), s. m. Instrument destiné, comme l'indique son nom, à comprimer une artère ; cette compression a lieu immédiatement sur les parois du vaisseau, que l'on applique ainsi à elles-mêmes. On trouve au *presse-artère* l'avantage de prévenir une section trop brusque.

PRESSE-URÈTHRE (*chir.*), s. f. Sorte de pince en fer élastique, dont les branches sont garnies de peau de buffle, et à l'aide de laquelle on comprime doucement la verge, de manière à oblitérer momentanément le canal de l'urèthre dans certains cas d'incontinence d'urine.

PRIAPISME (*path.*), s. m., *priapismus*, du grec *Priapos*, Priape, fils de Vénus et de Bacchus, emblème de la génération, et représenté sous la forme de son organe actif chez l'homme. Le priapisme consiste dans une érection permanente, douloureuse du pénis, sans désir vénérien ; il diffère donc du *satyriasis*, dans lequel on observe un penchant insatiable pour le coït. Le priapisme n'est pour nous qu'un symptôme de différentes affections morbides, et non une maladie spéciale comme le satyriasis, qui est chez l'homme le pendant de la nymphomanie (V. ce mot). Les causes qui déterminent le priapisme sont les phlegmasies des organes voisins, tels que la prostate, la vessie, surtout vers son col ; la présence d'un calcul, l'usage répété des purgatifs drastiques ou de lavements irritants, une uréthrite sur-aiguë, l'empoisonnement par les cantharides, etc. On peut encore donner le nom de priapisme à l'érection qui s'observe d'une manière si fréquente dans les lésions traumatiques de la partie supérieure de la moelle épinière, bien encore que cette érection ne soit pas douloureuse.

Le traitement du symptôme dont nous parlons ici est, en général, celui des affections qui le produisent, en insistant particulièrement sur les antiphlogistiques, tels que les sangsues au périnée, les lotions ou fomentations fraîches, les bains généraux et locaux à peine tièdes, les boissons délayantes prises froides, etc. Si l'on emploie les topiques réfrigérants tels que la glace, il ne faut pas en interrompre brusquement l'usage, une fois la sédation obtenue ; autrement la réaction qui succède à l'action des réfrigérants très-énergiques ferait reproduire l'érection : on emploiera donc à la suite de la glace, de l'eau froide, puis fraîche, puis tiède, et l'on en suspendra alors définitivement l'usage.   J.-P. BEAUDE.

PRIMEVÈRE (*bot.*), s. f., *primula officinalis*; famille des Primulacées, J., ou de la pentandrie, monogynie, L. Cette plante est vulgairement nommée *coucou*, herbe à la paralysie, etc. Elle est un peu excitante et légèrement diaphorétique, plus usitée parmi le peuple que par les médecins, qui lui reconnaissent peu de vertu.

PRIMIPARE (*accouch.*), adj. et s. f., *primipara*, de *primus* premier, *parere* enfanter. Femme qui accouche pour la première fois.

PRINCIPE (*chim.*), s. m., *principium*, commencement, origine. L'expression de principe est, en chimie, à peu près synonyme d'élément; je dis à peu près, car, comme nous le dirons dans l'article suivant, ce mot est quelquefois appliqué à certaines substances composées.

PRINCIPES IMMÉDIATS (*chim.*). On appelle ainsi, en chimie, des substances composées de trois éléments au moins, que l'on retire des animaux ou des végétaux, sans altération, et, pour ainsi dire, immédiatement ; tels sont l'albumine, la gélatine, le sucre, la gomme, les huiles, etc. Le nombre des principes immédiats éprouve une fluctuation permanente qui tend, d'une part, à l'augmenter par la découverte de nouvelles substances de ce genre; de l'autre, à le diminuer, parce que certains principes sont reconnus composés eux-mêmes d'autres principes. Du reste, bien que la chimie organique ait fait de grands progrès, surtout depuis quelques années, la science est loin d'être assise à cet égard.
                                    J. B.

PROCÉDÉ, s. m., de *procedere* marcher en avant. On appelle procédé l'ensemble des manœuvres destinées à accomplir toute opération chirurgicale, physique, chimique, pharmaceutique, etc.

PROCÈS CILIAIRE (*anat.*). C'est une des parties constituantes de l'œil. (V. *Ciliaire* et *Œil.*)

PROCIDENCE (*path.*), s. f., *procidentia*, de *procidere* tomber. C'est la chute d'un organe qui quitte sa position pour descendre ; ainsi, on dit procidence de l'iris, de la luette, de la matrice. (V. ces mots.)

PRODROMES. (V. *Invasion.*)

PRODUCTION (*anat.* et *path.*), s. f., *productio.* On désigne sous le nom de production des appendices provenant d'un organe : ainsi le mésentère est une production du péritoine. On appelle productions accidentelles certains tissus anormaux qui se forment au sein de l'économie vivante; tels sont le cancer, le squirrhe, le lipôme, etc.

PROFOND (*anat.*), adj., *profundus*. Cette qualification est donnée à certains organes situés vers le centre des membres ou du tronc, par opposition à ceux qui sont à la circonférence, et que, pour cette raison, on nomme *superficiels*. Ainsi il y a des muscles, des veines, des artères, des nerfs profonds. Le pouls profond est celui qui se fait sentir comme si l'artère était très-enfoncée sous la peau.

PROLAPSUS (*path.*), s. m., mot latin conservé en français, et qui est à peu près synonyme de procidence : c'est la chute d'un organe par suite de son relâchement.

PROLIFIQUE (*physiol.*), adj., de *proles* race, génération, et *facere* faire, qui a la faculté, la puissance d'engendrer ; se dit des hommes et des animaux, de leurs spermes ou semences ; se dit aussi des substances auxquelles on attribue la vertu d'augmenter la force génératrice. (V. *Aphrodisiaque.*)

PROMONTOIRE (*anat.*), s. m., saillie de la paroi interne du tympan. (V. *Audition.*) Les accoucheurs appellent aussi promontoire la saillie qui existe à l'union de la base du sacrum avec la dernière vertèbre lombaire.

PRONATEUR (*anat.*), adj. et s. m., *pronator*, qui fait pencher en avant. Ce nom s'applique à deux muscles de l'avant-bras qui déterminent le mouvement de pronation (V. ce mot). Ces muscles sont : 1° le *rond pronateur*, grand pronateur de Bichat, épitrochlo-radial de Chaussier, allongé, aplati, plus gros en haut qu'en bas, s'étend depuis la tubérosité interne de l'humérus (épitrochlée), d'où il se porte obliquement en bas et en dehors, jusqu'à la partie moyenne de la face externe du radius ; 2° le *carré pronateur*, petit pronateur de Bichat, cubito-radial de Chaussier, situé à la partie antérieure et inférieure de l'avant-bras, de forme carrée, s'attache en dedans au quart inférieur de la face antérieure du cubitus, en dehors au quart inférieur de la face antérieure du radius.   J.B.

PRONATION (*physiol.*), s. f., *pronatio*, de *pronus*, penché en avant. Mouvement par lequel la main exécute un mouvement de rotation sur l'avant-bras, de telle sorte que le pouce est dirigé du côté du corps, et le petit doigt à l'extérieur : ce mouvement est opposé à celui de supination. (V. ce mot.)

PRONONCIATION. (V. *Voix.*)

PRONOSTIC. (V. *Maladie*.)

PROPHYLACTIQUE. (V. *Traitement.*)

PROPRIÉTÉ, s. f., *proprietas*, de *proprius* qui appartient en propre. On appelle propriété, dans les corps, tout ce qui est une conséquence de leur manière d'être, ou cette manière d'être elle-même ; ainsi, dire que les propriétés de la matière sont l'étendue, l'impénétrabilité et la divisibilité, n'est-ce pas donner une véritable définition du corps dont on ne pourrait autrement concevoir l'existence ? Il y a des propriétés essentielles, ce sont celles dont nous venons de parler, et des propriétés générales, communes à tous les corps, mais qui ne sont pas indispensables à leur existence ; et enfin des propriétés relatives ou *facultés*, et qui se manifestent par l'action réciproque des corps les uns sur les autres. Le mot faculté donne l'idée de force, dont l'effet est l'action. — *Propriétés physiques*, celles qui s'exercent par l'action respective des corps. — *Propriétés chimiques*, celles qui résultent des actions moléculaires des corps, d'où les compositions, les combinaisons, les décompositions, etc. — *Propriétés vitales*, celles qui distinguent les êtres or-

ganisés de ceux qui appartiennent au monde organique, la sensibilité, la contractilité.   J. B.

PROSECTEUR (*anat.*), adj., *prosector*, *pro* pour, *secare* couper. Celui qui est chargé, dans les écoles de médecine, de préparer les pièces anatomiques pour la leçon du professeur, et d'exercer les élèves aux dissections.

PROSTATE (*anat.*), s. f., *prostata*, du grec *prostatès*, qui préside, qui est placé devant. On appelle ainsi un corps glanduleux qui embrasse le col de la vessie de l'homme, tantôt complètement, à la manière d'un anneau plus renflé d'un côté que de l'autre ; tantôt incomplètement, comme le ferait un croissant. Cette glande n'existe pas autour du col de la vessie de la femme.

On suppose que la prostate a pour fonction de sécréter et de verser dans l'urèthre une liqueur visqueuse et limpide qui lubréfie ce canal et favorise le glissement et la projection du sperme ; du moins on ne lui connaît pas d'autre usage. Peut-être cette liqueur donne-t-elle à la semence, par son mélange, des qualités particulières. Peut-être exerce-t-elle une grande influence sur le phénomène de l'érection. La diminution des facultés viriles qu'entraînent presque toujours à leur suite les maladies de la prostate, son atrophie, son défaut de développement chez les eunuques, tendraient à le faire croire. Toujours est-il qu'elle est liée intimement aux fonctions génératrices.

Très-petite et rudimentaire dans l'enfance, la prostate augmente de volume dans l'âge adulte, et dans la vieillesse elle acquiert le maximum de son développement : mais en augmentant de volume, elle subit des changements, des altérations de texture, ce qui expliquerait pourquoi, malgré son accroissement, les facultés viriles vont en diminuant avec l'âge.

MALADIES DE LA PROSTATE. Elles ont été, jusqu'au commencement de ce siècle, presqu'aussi inconnues que le sont encore les fonctions de l'organe. La plupart des rétentions d'urine des vieillards, que nous savons aujourd'hui être occasionnées par la tuméfaction, par l'engorgement de cette glande, étaient toujours attribuées à l'affaiblissement, à la paralysie de la vessie. Galien avait bien dit quelques mots des fongosités, des carnosités situées au col de la vessie. Le médecin de Henri IV, Bonnet, ainsi que Morgagni, avaient, il est vrai, cité des exemples de rétention d'urine produite par des tumeurs de même nature ; mais on était loin de soupçonner toute l'influence que les altérations de forme et de texture de la prostate peuvent avoir sur le phénomène d'émission de l'urine, avant la publication du livre de E. Home sur ce sujet. Pourtant, le médecin anglais est parti d'une erreur anatomique, en admettant que la glande est composée de trois lobes, et que c'est le développement du troisième lobe qui produit ces tumeurs par lesquelles l'ouverture de l'urèthre du côté de la vessie est fermée comme par une soupape, tandis qu'en réalité, la prostate n'étant formée que de deux lobes, cette tumeur est le produit d'un développement anormal auquel convient mieux le nom de lobe pathologique.

Quelle que soit au surplus l'origine de ce lobe, le point important est de connaître le rôle qu'il joue dans les rétentions d'urine.

La marche de l'engorgement et du développement maladif de la prostate peut-être divisée en trois époques. Les symptômes vagues et fugitifs de la première sont facilement confondus avec ceux du rhumatisme et de la névralgie de la vessie, c'est-à-dire qu'il y a besoin plus fréquent d'uriner, difficulté plus grande d'y résister, légère douleur au commencement et à la fin de la mixtion, sentiment de pesanteur au périnée, sensations pénibles aux aines et au pubis; l'introduction du doigt dans l'anus peut seule préciser la nature de la maladie, et la faire distinguer des deux autres.

Dans la seconde période, le tissu de la prostate commence à se développer vers le col de la vessie, et ordinairement au bas de l'ouverture de l'urèthre dont elle diminue le diamètre et altère la forme. Il y a parfois alors incontinence d'urine, plus souvent ce liquide n'est pas expulsé en totalité; la portion qui n'est point évacuée se décompose, elle laisse déposer des mucosités, l'ammoniaque s'y développe, la membrane muqueuse s'enflamme, et le catarrhe de la vessie survient. Pour connaître si ce catarrhe dépend de l'engorgement de la prostate, il faut, lorsque le malade vient d'uriner, introduire une sonde en gomme souple au mandrin, dont le passage n'est point douloureux : si par cette sonde s'écoule une quantité notable d'urine, un verre, un demi-verre par exemple, on pourra supposer que le dépôt muqueux catarrhal dépend de la stagnation de cette urine dans la vessie, et de son altération : on en sera certain si, renouvelant pendant trois ou quatre jours, matin et soir, l'introduction de la sonde, épuisant par conséquent l'urine, on la voit devenir limpide comme dans l'état de santé.

Pour éveiller l'attention des personnes dont les urines sont ainsi glaireuses, et prévenir le développement d'autres maladies plus graves encore, soit dans la vessie, soit dans les reins, on ne saurait trop répéter que le plus grand nombre des catarrhes vésicaux dépendent de cette cause et disparaissent par l'épuisement complet de la vessie.

Dans la troisième période, la tumeur ou lobe pathologique de la prostate a pris plus de développement encore, elle ferme entièrement l'ouverture de l'urèthre et la rétention d'urine est complète. Le plus grand nombre des malades voyant survenir tout d'un coup cette rétention, s'imaginent que leur vessie a été subitement frappée de paralysie; mais s'ils fouillaient dans leurs souvenirs, ils trouveraient que depuis un ou deux ans, plus quelquefois, les besoins d'uriner sont plus fréquents; que la nuit ils ont été éveillés par ce besoin un plus grand nombre de fois d'année en année, que leur urine perdait peu à peu sa transparence et prenait une odeur désagréable. Ils comprendront alors que le mal a marché sourdement à leur insu, et qu'ils ont fait attention seulement à la goutte d'eau qui a fait déborder le vase.

Les moyens d'obtenir la diminution de l'hypertrophie de la prostate, sont de deux sortes : les uns médicaux, les autres chirurgicaux. Dans la première catégorie sont les fondants et surtout l'iode, qui a sur les glandes une action spéciale.

La chirurgie, jusqu'à ces dernières années, ne possédait qu'un seul procédé pour combattre les effets de l'engorgement de la prostate; il consiste à introduire une sonde en gomme par l'urèthre jusque dans la vessie, et à l'y laisser tant que la faculté d'uriner n'a pas reparu, si toutefois l'inflammation produite par sa présence n'y met pas obstacle. Dans le cas où la rétention persiste après un mois de séjour de la sonde, on la retire, puis on la réintroduit toutes les fois que le besoin d'uriner se fait sentir. D'autres moyens ont été récemment ajoutés à celui-là, imaginés presque tous par l'auteur de cet article ; ce sont : 1° l'abaissement de la tumeur avec un instrument qui, introduit courbe, se redresse après être arrivé dans la vessie. 2° La compression de la glande entre le précédent dépresseur et un cylindre placé dans le rectum. 3° Les irrigations continues sur le col de la vessie, espèces de douches intérieures avec une sonde à double courant, c'est-à-dire partagée en deux canaux, suivant sa longueur, par une cloison moyenne, de telle sorte que le liquide arrive par un des côtés du tube et revient par l'autre. 4° Les scarifications faites sur le col de la vessie avec des instruments qui agissent par l'urèthre, sans incision extérieure.

Ces moyens conviennent quand la tumeur a une large base ; lorsqu'elle est portée par une portion plus étroite, on peut la faire tomber soit en écrasant le pédicule, soit en le liant avec des instruments disposés à cet effet : la tumeur est extraite ensuite par trituration, comme le serait une pierre.

Des abcès se forment parfois dans le tissu de la glande prostate ; ils sont fort douloureux, à cause des enveloppes fibreuses de la glande qui s'opposent au développement inflammatoire, comme la peau du doigt dans le panaris. Ces abcès se font jour tantôt dans le rectum, plus souvent au col de la vessie : le pus, dans ce dernier cas, est mêlé à l'urine ; quand ils s'ouvrent dans le canal, le pus s'écoule continuellement, de même que le mucus de la blennorrhagie, mais en plus grande abondance.

Des calculs se développent quelquefois dans la prostate ; ils sont presque toujours formés de phosphate de chaux blanc à l'intérieur, et recouverts d'une couche noirâtre lisse, semblable à un vernis.

L'inflammation chronique des canaux excréteurs de la prostate donne lieu à des écoulements rebelles parfois, qui font le désespoir des malades et des chirurgiens, contre lesquels on a fait un grand usage de la cautérisation, et que l'on parvient quelquefois à faire cesser en portant sur le col de la vessie une pommade dans laquelle entrent la gomme de kino, le sulfate de zinc et l'axonge. Les écoulements de mucus prostatique sont fréquemment confondus avec les pertes séminales dont on a tant parlé depuis quelques années.

Nous aurons encore l'occasion de revenir sur les ulcérations de la prostate à l'article *Rétention d'urine*. Le Roy d'Etiolles.

PROSTATIQUE (*anat.*), adj. et s., *prostaticus*, qui appartient à la prostate. On dit en portion prostatique de l'urèthre, pour désigner la portion de ce canal qui est embrassée par la prostate.

PROSTATITE. (V. *Prostate* [Maladies de la].)

PROSTRATION (*path.*), s. f., *prostratio*, de *prosternere* renverser, terrasser. La prostration est l'abattement des forces musculaires qui rend le malade incapable de mouvement; la prostration est un phénomène ordinaire dans les fièvres graves fièvre typhoïde, typhus, peste, etc. Il ne faut pas la confondre avec la paralysie. (V. ce mot.)

PROTHÈSE (*chir.*), s. f., *prothesis*, du grec *pro* pour, à la place de, et *tithêmi* je mets; partie de la thérapeutique chirurgicale qui a pour objet de remplacer, par des moyens artificiels, les organes enlevés dans une opération ou détruits par une maladie. L'application des bras et des jambes artificiels, des yeux d'émail, des fausses dents, etc., sont de la prothèse; l'autoplastie, qui emprunte aux parties voisines des tissus vivants pour réparer ceux qui ont été perdus ou altérés, est encore de la prothèse. J.B.

PROTUBÉRANCE (*anat.*), s. f., *protuberantia*, de *pro* au-devant, *tuber* bosse, tumeur. On appelle ainsi les saillies que présente la surface du crâne; une certaine portion de l'encéphale est connue sous le nom de protubérance annulaire (V. *Cerveau*). Les protubérances crâniennes jouent un grand rôle dans la doctrine phrénologique de Gall. (V. *Phrénologie*.)

PRUNE (*bot. méd.*), s. f., fruit du prunier domestique, *Prunus domestica*, L.; famille des Rosacées, J.—C'est une drupe charnue, renfermant un noyau qui prend la forme du fruit, et qui, lui-même, contient une amande blanche, bilobée, plus ou moins amère, suivant les variétés. Nos meilleures espèces de prunes sont originaires de la Grèce et de l'Asie; le prunier croît naturellement aux environs de Damas; il y est si abondant et si bien naturalisé, qu'on a dit en langage figuré:

De Damas la prune est une colonie.

C'est aux croisés que nous devons l'introduction en France de cet excellent fruit; la culture a singulièrement multiplié ses variétés: c'est ainsi qu'il y en a de forme ovoïde, oblongue ou ronde; de saveur acerbe, acide, fade, douce, sucrée et parfumée. Leur peau ou épicarpe est lisse et sans duvet. Dans certaines variétés elle est couverte d'une sorte d'efflorescence de couleur gris-perle, qu'on désigne sous le nom de *poussière glauque*; cette substance paraît destinée ou à garantir le fruit d'une trop grande influence de l'humidité, ou à empêcher une exhalaison trop grande de l'eau de végétation; sa nature résineuse rend l'une et l'autre hypothèse très-vraisemblable. Cette sorte de fard, indice de fraîcheur, est peu adhérent : il cède au plus léger frottement.

Les prunes sont généralement d'une saveur sucrée, acidule, lorsqu'elles ont atteint leur maturité; leur suc ou jus est moins fluide que celui des cerises, et moins mucilagineux que celui des abricots : elles sont alimentaires, soit fraîches, soit sèches. Elles ont le grand avantage de pouvoir, sans exiger beaucoup de soin, être conservées pendant l'hiver. La simple exposition alternative au soleil et au four suffit pour convertir les prunes en *pruneaux*. Elles forment, dans cet état, un aliment d'autant plus utile, qu'il s'applique à tous les régimes : les pruneaux sont l'objet d'un commerce assez important pour plusieurs de nos départements. La Touraine est depuis longtemps en possession de fournir les plus estimés.

PRUNEAUX. — Les meilleures espèces de prunes forment aussi les meilleurs pruneaux : cependant, dans les pays où se fait ce commerce, ou plutôt où

on se livre à ce genre de préparation économique, certaines espèces sont préférées. Au premier rang sont les *gros Damas de Tours*, la *Sainte-Catherine*, la *prune de Brignolles*, l'*Impératrice* et la *Quetsch*. On prépare avec la *prune Saint-Julien* et les petites espèces de Damas, les petits pruneaux à médecine : ils sont assez laxatifs. On assure que les Arméniens, pour rendre leurs prunes plus purgatives, avaient coutume de percer le tronc des pruniers en deux ou trois endroits, et d'y introduire de la scammonée ou toute autre résine drastique; ils couvraient ensuite ces ouvertures d'une terre grasse ou argileuse, et la cicatrisation ne tardait pas à s'effectuer. Toute séduisante que paraisse cette pratique, nous croyons qu'elle aurait besoin d'être répétée pour acquérir quelque crédit. Il est fort douteux, en effet, qu'un suc végétal épaissi, tel dilué qu'il soit, puisse, par une sorte de transfusion, communiquer ses propriétés à un organe aussi complexe que le fruit.

PRUNELLE (*bot. méd.*), s. f., fruit du prunier épineux, *Prunus spinosa*, L. — C'est une drupe globuleuse de la grosseur d'une cerise. Cette prune sauvage est très-commune dans les haies et dans les bois; comme tous les fruits acidules, elle est très-recherchée des enfants qui en font quelquefois un usage abusif, et chez lesquels elle détermine alors des constipations rebelles. Dans quelques contrées septentrionales, et notamment en Allemagne et en Russie, on en obtient, par la fermentation, une liqueur alcoolique qui est d'autant plus agréable, que le fruit a été préalablement exposé à une température plus basse, celle des fortes gelées, par exemple, qui lui fait perdre une grande partie de sa stypticité; cette boisson offre de l'analogie avec le cidre, le poiré et surtout le cormé. Soumise à la distillation, elle fournit un alcool qui rappelle par son arôme cyanique celui du kirsch.

C'est avec le suc du prunier épineux qu'on prépare en Allemagne le suc épaissi connu sous le nom d'*acacia nostras*. On le trouve dans le commerce, renfermé dans des vessies; il est en général rouge, brun ou noir, suivant qu'il a été préparé avec plus ou moins de soin; il est dur lorsqu'il a été anciennement extrait. Il est peu soluble dans l'eau et dans l'alcool. Bien qu'on n'en ait pas fait l'analyse, on sait cependant qu'il contient beaucoup de tannin et d'albumine; il abandonne ces principes par l'ébullition dans l'eau, et perd une partie de ses propriétés, et notamment sa propriété astringente. Il servait autrefois à falsifier l'*acacia vera*, suc extrait de l'acacia vrai ou gommier rouge qui croît en Egypte et au Sénégal. Mais l'usage de ce dernier étant tombé en désuétude, l'un et l'autre sont devenus très-rares.   COUVERCHEL,
Membre de l'Académie de Médecine.

PRUNELLE (*anat.*), s. f. Nom vulgaire donné à la pupille. (V. *OEil*.)

PRUNIER. (V. *Prune*.)

PRURIGINEUX (*path.*), adj., de *prurigo* démangeaison, qui cause de la démangeaison; douleur prurigineuse.

PRURIGO (*path.*), s. m., mot latin qui signifie démangeaison, et qui a été conservé en français pour désigner une affection de la peau caractérisée par une éruption de papules (V. *Peau*) ordinairement de la couleur de la peau, et offrant à leur sommet une petite gouttelette de sang noir et coagulé qui résulte de l'action des ongles.

Le prurigo s'observe plus particulièrement chez les enfants et les vieillards, chez les sujets qui ont la peau fine et délicate. Une mauvaise nourriture, la malpropreté, les habitudes crapuleuses y donnent souvent naissance; disons, toutefois, qu'on l'observe dans des conditions tout opposées. Cette maladie peut se transmettre par l'hérédité et même par contagion. Cette dernière est niée par quelques auteurs, mais notre expérience personnelle nous porte à l'admettre comme démontrée.

Le prurigo se montre rarement à la face, il occupe surtout la partie postérieure du tronc et la face dorsale des membres. Le pourtour de l'anus, le scrotum chez l'homme, et la vulve chez la femme, en sont très-fréquemment atteints.

L'éruption des papules ne se fait pas tout d'un coup, mais par portions. Ces petites élevures sont d'abord discrètes, éloignées, puis elles se rapprochent, occasionnant des démangeaisons tantôt supportables, tantôt intolérables, et qui forcent les malades à se gratter avec fureur, soit à l'aide de leurs ongles, soit avec des brosses ou des corps durs. Ces exacerbations de prurit ont lieu plus particulièrement le soir, sous l'influence de la chaleur du lit.

Quelquefois la maladie se termine en quinze, vingt ou vingt-cinq jours, mais le plus ordinairement elle passe à l'état chronique, et devient une véritable torture pour les malheureux qui en sont affectés. Les éruptions se multiplient et s'accompagnent même parfois de pustules, de furoncles, par suite de l'irritation qui existe.

Les auteurs admettent plusieurs variétés de cette maladie : les unes sont relatives aux symptômes qu'elle présente, les autres au siège qu'elle occupe.

A. Parmi les premières, nous citerons 1° le *prurigo mitis* ou bénin. Les papules sont rares, la démangeaison peu vive, la durée courte.

2° Le *prurigo formicans*, caractérisé par la violence du prurit, le nombre et la largeur des papules. On l'observe plutôt chez les vieillards; il paraît souvent tenir à un mauvais état des voies digestives.

3° Le *prurigo senilis* (des vieillards), ou *pedicularis* (V. *Phthiriasis*). Ici, aux accidents de la forme précédente s'ajoutent la production et la multiplication de myriades de poux. Cette dégoûtante infirmité, qui se rencontre surtout chez les sujets âgés et ayant vécu dans la plus affreuse misère, est très-rebelle, on peut même dire incurable.

4° Le *prurigo latent* offre ceci de particulier, que les démangeaisons existent sans que les papules caractéristiques se soient développées.

B. Les variétés, quant au siège, sont celles dont nous avons déjà parlé, et dans lesquelles la maladie attaque le pourtour de l'anus et les parties génitales, soit de l'homme, soit de la femme. C'est dans cette forme surtout que la démangeaison peut être portée à son plus haut degré, et donner lieu à des exacerbations qui poussent les malades à se déchirer avec une sorte de volupté. Ces démangeaisons répétées peuvent, par le siège qu'elles affectent, produire des effets faciles à prévoir, le priapisme chez les hommes, et une véritable nymphomanie chez les femmes.

Le prurigo est une maladie ordinairement très-rebelle, très-opiniâtre, qui exige beaucoup de soins de la part des médecins. Si le sujet est jeune, vigoureux, on se trouvera bien de quelques saignées et d'un régime rafraîchissant, secondé par l'usage des bains simples, tièdes, et des lotions fraîches. Si le mal est plus invétéré, que le sujet soit âgé, affaibli, on aura recours aux dérivatifs sur le tube intestinal, aux bains alcalins ou sulfureux, avec addition de gélatine, aux lotions savonneuses, aux onctions calmantes, voir même opiacées, si l'étendue du mal est peu considérable. Enfin, les soins de propreté et le régime complèteront l'ensemble des moyens.   E. BEAUGRAND.

PRURIT (*path.*), s. m., du latin *pruritus* démangeaison. Le mot prurit n'est pas précisément synonyme de démangeaison, il s'y joint l'idée d'une sensation plus vive, plus pénible, plus douloureuse, que n'est la simple démangeaison.

PRUSSIATE (*chim.*), s. m. On donne le nom de prussiates, d'hydrocyanates ou de cyanhydrates, à des sels composés d'acide hydrocyanique et d'une base; ces composés ne sont point employés en médecine. Le *cyanure de potassium*, qui s'obtient par la calcination du prussiate ferrugineux de potasse dans une cornue de grès ou de porcelaine soumise à un feu vif et soutenu, a été proposé par Robiquet comme pouvant remplacer l'acide cyanhydrique, parce qu'il se conserve plus facilement; mais l'incertitude d'action de ce médicament l'a fait presque complètement abandonné. Lorsqu'il est pur, ce composé agit avec une grande énergie. On l'emploie à la dose de quelques centigrammes, en solution dans une potion : son action est semblable à celle de l'acide cyanhydrique.

Le *Bleu de Prusse*, si connu dans les arts, est un prussiate ou cyanhydrate de fer et de potasse; il se prépare en grand pour les besoins du commerce, en calcinant dans des fours des matières animales mêlées à du carbonate de potasse; on obtient par la solution et l'évaporation de ce produit un sel jaune cristallisant en cubes, qui est le cyanhydrate ferrugineux de potasse, qui, traité par un sel de fer et ordinairement le sulfate, donne le bleu de Prusse; il est nécessaire de laisser quelque temps ce mélange exposé à l'air, afin que le fer, qui n'est qu'à l'état de protoxyde dans le sulfate du fer du commerce, puisse passer à l'état de peroxyde; car les persels de fer donnent seuls une belle coloration bleue avec le prussiate de potasse.   J. B.

PRUSSIQUE (Acide) (*chim.*), s. m. On désigne sous ce nom et sous celui d'acide hydrocyanique ou cyanhydrique, un composé acide formé de cyanogène et d'hydrogène, découvert par Schéele vers la fin du siècle dernier, et étudié par Gay-Lussac dans le commencement de celui-ci. L'acide prussique est un des corps les plus intéressants que nous offre la chimie. C'est dans le bleu de Prusse que Schéele constata d'abord son existence, et il ne l'obtint qu'uni à une grande quantité d'eau; depuis, M. Gay-Lussac l'a obtenu pur, et il constata que ce corps était formé de carbone, d'azote et d'hydrogène; un volume de vapeur de carbone, uni à un volume d'azote condensé en un seul volume, forme le cyanogène, qui, combiné à une partie d'hydrogène, constitue l'acide hydrocyanique, ou cyanhydrique, nom sous lequel il est le plus généralement connu aujourd'hui.

L'odeur de l'acide hydrocyanique est celle des amandes amères, mais tellement forte, qu'elle détermine des étourdissements et des nausées; il est même très-dangereux de s'exposer pendant quelques minutes à son action ; sa pesanteur est de 0,705, celle de l'eau étant prise pour unité. Cet acide, qui rougit faiblement la teinture de tournesol, se trouve exister à l'état naturel dans plusieurs plantes, telles que les fleurs et les feuilles de pêcher (*amygdalus persica*), les feuilles du laurier-cerise (*lauro-cerasus*), dans les amandes amères (*amygdalus communis*), et les liqueurs obtenues par leur formation ou leur macération alcoolique. Il se forme aussi dans diverses opérations des arts chimiques, et notamment dans la préparation du fulminate de mercure, et rend dangereux l'emploi, comme boisson, des alcools qui ont servi à ces préparations; car la volatilité de l'acide cyanhydrique empêche que, par la distillation, l'alcool ne puisse être débarrassé de ce principe dangereux.

L'acide hydrocyanique, ce poison si énergique qui devient quelquefois un médicament fort utile, ne se prépare que pour les usages de la médecine ; on l'obtient en décomposant le cyanure ferruré de potasse par l'acide sulfurique; obtenu par cet acide, il se décompose promptement par l'action de l'air et de la lumière, en hydrocyanate d'ammoniaque et en acide asulmique; aussi, pour le conserver, on est obligé de l'étendre d'eau et de le renfermer dans des flacons de verre noir parfaitement bouchés : ainsi étendu, l'acide prussique est dit acide prussique médicinal, lorsqu'il contient une partie d'acide sur six d'eau.

Action toxicologique et médicale. — L'acide hydrocyanique est un des poisons les plus énergiques que l'on connaisse ; une goutte d'acide pur, appliquée sur une membrane muqueuse, suffit, par son contact, pour déterminer une mort presque instantanée, tant l'absorption et l'effet de ce poison sont rapides. Des expériences ont montré que quelques gouttes de cet acide, appliquées sur la langue d'un cheval, déterminent sa mort presque instantanée ; elle est accompagnée de mouvements tétaniques qui ne durent qu'un instant, l'animal tombe, et ses mouvements sont suivis d'un trouble de la respiration, qui dure plus ou moins suivant la dose et l'énergie du poison. Injecté dans les veines, l'acide prussique est encore plus rapidement mortel; il tue immédiatement après qu'a été faite l'injection.

Soit que l'acide prussique ait été introduit dans l'estomac ou injecté dans les veines, il laisse dégager une forte odeur d'amande amère lorsque l'on procède à l'ouverture des animaux qui ont succombé à ce poison. Duhamel, en faisant des expériences avec l'huile de laurier-cerise, qui, comme on le sait, contient de l'acide prussique, dit qu'il pensa être suffoqué par l'odeur forte d'amande amère, en faisant l'ouverture d'un chien qu'il avait tué avec ce poison. Un moyen conseillé pour reconnaître l'existence de l'acide prussique dans les cas d'empoisonnement, consiste à mettre les matières contenues dans l'estomac et cet organe lui-même, ou la partie du canal digestif que l'on suppose avoir été en contact avec le poison, dans une cornue de verre ; l'organe aura dû être coupé en morceaux et mêlé, ainsi que les matières, avec une certaine quantité d'eau. On distille à feu doux, et l'acide hydrocyanique passe mêlé avec l'eau dans un récipient que l'on aura eu soin de refroidir avec de la glace pilée. Le nitrate d'argent, le deuto-sulfate de cuivre, et surtout le pro-sulfate acide de fer, décèleront facilement la présence de cet acide ; le dernier réactif forme un beau précipité bleu qui est le bleu de Prusse.

Le traitement de l'empoisonnement par l'acide prussique présente peu de chances de succès, lorsque le poison a été pris à des doses assez fortes pour que la mort soit prompte, la rapidité des symptômes ne laissant point au médecin le temps d'opérer ni de préparer des secours. Lorsqu'au contraire la mort n'est point instantanée, on peut agir avec quelques chances de succès. Beaucoup de substances ont été vantées contre cet empoisonnement; la plupart sont inefficaces. Nous allons indiquer ici les moyens proposés par M. Orfila dans sa toxicologie. « Le médecin appelé dans un empoisonnement de ce genre se hâtera d'administrer un émétique fort, ou un laxement purgatif s'il est appelé trop tard; après quoi il emploiera des frictions sur les tempes avec la teinture de cantharides et l'ammoniaque, des sinapismes aux pieds et des boissons mucilagineuses; la saignée à la jugulaire, ou l'application des sangsues derrière les oreilles, seront indiquées pour combattre les symptômes de la congestion cérébrale. » M. Orfila ne pense pas que l'ammoniaque et le chlore soient des antidotes efficaces dans ces cas, le premier en formant un composé inoffensif par sa combinaison avec l'acide cyanhydrique, le second en décomposant par son action ce même acide.

Nous partageons cette opinon relativement à la première de ces deux substances ; quant à la seconde, le chlore, nous savons qu'il vient d'être signalé depuis peu de temps comme étant d'une grande efficacité ; j'ai vu moi-même en 1822 des expériences faites à l'hôpital Saint-Louis, par un élève en pharmacie, sur des rats qu'il paraissait rappeler à la vie après les avoir tués en leur versant une goutte d'acide cyanhydrique dans l'œil : des lotions générales avec l'eau chlorée, la respiration du chlore qui s'en dégageait, faisaient disparaître immédiatement tous les symptômes de l'empoisonnement. Ces moyens, qui sont rationnels et qui ne peuvent présenter de danger, nous paraissent devoir être employés avec avantage dans les empoisonnements par cet acide.

En médecine, l'acide cyanhydrique ne peut être employé qu'avec la plus grande circonspection; des accidents fâcheux peuvent être le résultat de son usage, et la plupart des médecins ont encore présents à l'esprit les résultats funestes qu'eut son emploi, en juin 1828, sur quelques épileptiques de l'hospice de Bicêtre. L'acide hydrocyanique médicinal qui, ainsi que nous l'avons dit, est composé d'une partie d'acide sur six d'eau, ne s'emploie, d'après M. Magendie, qu'à la dose de 15 gouttes dans une potion de 100 grammes, à prendre une cuillerée à bouche toutes les trois heures, et en ayant soin d'agiter la bouteille chaque fois afin de favoriser le mélange ; on prépare aussi un sirop également d'après la formule de M. Magendie, qui contient 25 centigrammes d'acide médicinal pour 32 grammes de sirop simple. L'acide prussique agit comme calmant et sédatif du système nerveux; il est employé contre l'irritabilité nerveuse de certains organes; on en fait aussi usage contre la phthisie pulmonaire, mais malheureusement sans beaucoup de succès.

L'eau et l'huile de laurier-cerise, les amandes amères, et l'huile essentielle d'amandes amères, n'agissent principalement d'une manière funeste sur l'économie que par l'acide prussique qu'elles contiennent. Les accidents qu'elles pourraient causer doivent donc être traités d'une manière analogue aux empoisonnements par cet acide. (V. ces mots.)   J.-P. BEAUDE.

PSEUDARTHROSE (*chir.*), s. f., du grec *pseudès* faux, et *arthron* articulation : fausse articulation, articulation anormale, contre nature. On appelle ainsi un mode particulier d'union qui s'établit entre les deux fragments d'un os fracturé et qui ne s'est point consolidé convenablement, ou entre la tête d'un os luxé et non réduit et un os voisin. Dans le cas de pseudarthrose, suite de fracture non consolidée, une foule de moyens ont été proposés : nous n'avons point à les discuter ici, il nous suffit de les énumérer, en prévenant que le chirurgien ne doit les employer que dans des conditions spéciales dont il est l'unique juge. Ces moyens sont 1° le frottement répété des deux fragments; 2° la compression surtout dans un appareil inamovible ; 3° les vésicatoires au niveau du point lésé; 4° le séton passé entre les deux fragments à travers l'épaisseur du membre; 5° la cautérisation, et 6° enfin la résection des extrémités osseuses vicieusement consolidées.   J. B.

PSEUDO-MEMBRANE. (V. *Membrane.*)

PSOAS (*anat.*), s. m., du grec *psoai* les lombes. On donne ce nom à deux muscles situés dans le bassin, à la partie postérieure et moyenne de cette cavité.

Le *grand psoas*; il occupe la partie latérale et inférieure de la colonne vertébrale, la partie latérale du détroit supérieur du bassin, et la partie supérieure et antérieure de la cuisse. Il est allongé, fusiforme, s'attache en haut aux apophyses transverses des quatre premières vertèbres lombaires, à leur corps et à celui de la dernière dorsale, en bas au sommet du petit trochanter. Ce muscle fléchit la cuisse sur le bassin.

Petit psoas. Ce muscle n'existe pas toujours, il est situé au-devant du précédent, très-allongé, très-grêle : il s'étend depuis le corps de la dernière vertèbre du dos jusqu'à l'éminence ilio-pectinée, et à la partie externe du corps de pubis.   J. B.

PSOÏTE (*path.*), s. f., ou **PSOÏTIS**, s. m. C'est l'inflammation du muscle psoas, ou plutôt du tissu cellulaire interposé entre ses fibres.

Cette inflammation se montre plus particulièrement chez les hommes et chez les adultes. De grands mouvements du tronc sur le bassin, des efforts pour soulever des fardeaux, les coups, les chutes, les contusions et le rhumatisme, telles sont les causes ordinaires de cette affection; chez la femme, elle peut succéder au travail de l'accouchement.

Le psoïtis s'annonce par une douleur sourde, quelquefois très-vive, occupant la région lombaire du côté malade, et gagnant de là l'aine correspon-

dante. Quand l'inflammation est intense, tout mouvement de la partie souffrante est impossible, et le malade se tient immobile, la cuisse relevée le long du bassin. La pression à travers la fosse iliaque augmente la douleur et fait reconnaître une tumeur s'étendant vers la région inguinale. La fréquence du pouls, la chaleur, la soif, le malaise général sont en rapport direct avec la violence de la phlegmasie. Si le psoïtis siège à gauche, il y a constipation; puis, au bout de quelques jours, des battements se font sentir dans la tumeur, qui, elle-même, augmente de volume; il y a des frissons irréguliers, puis une tumeur fluctuante vient faire saillie dans l'aine. C'est un signe que l'inflammation s'est terminée par suppuration. Dans d'autres cas plus rares, les accidents cessent peu à peu d'eux-mêmes au bout de quelques jours. L'abcès, après avoir été ouvert, peut, dans certaines circonstances graves, devenir fistuleux, et la source du pus ne se tarissant pas, amène le marasme, la colliquation et la mort.

La nature inflammatoire de cette maladie commande impérieusement une médication antiphlogistique : les saignées générales, les sangsues en grand nombre ou les ventouses scarifiées sur la région iliaque, les bains entiers ou de fauteuil, les cataplasmes émollients, sont les moyens qu'il convient de mettre en usage aussitôt qu'on est appelé auprès du malade. On seconde l'usage de cette médication par les boissons délayantes, les lavements émollients ou légèrement laxatifs, une diète sévère, un repos absolu. Si un abcès s'est formé, il convient de l'ouvrir le plus tôt possible. Si l'abcès devient fistuleux, on favorisera le recollement des parois au moyen de la compression et du régime analeptique, qui rend l'embonpoint au malade. Dans le même but on placera le sujet dans les meilleures conditions hygiéniques possibles.   E. BEAUGRAND.

PSORIASIS. (V. *Herpes.*)

PSORIQUE (*path.*), adj., de *psora* gale; qui appartient à la gale. (V. ce mot.)

PSYDRACIA (*path.*), s. m., nom donné par Batman et Willan, pour désigner des pustules petites, irrégulièrement circonscrites, et qui, par leur dessication, forment des croûtes écailleuses et irrégulières. Ce genre de pustules s'observe dans l'impétigo. (V. ce mot.)

PTÉRYGION (*path.*), s. m. On donne ce nom à une excroissance variqueuse de la conjonctive, de forme triangulaire, ordinairement développée dans l'angle de l'œil, d'où elle s'étend sur la cornée; quelquefois on a vu plusieurs ptérygions exister sur le même œil, et empêcher la vision. Scarpa conseille contre cette maladie, que les anciens appelaient panicule, les collyres résolutifs, les collyres secs et l'excision.   J. B.

PTÉRYGOÏDE (*anat.*), adj., du grec *pterux*, *pterugos* aile, et *eidos* forme, apparence; qui a la forme d'une aile. On appelle *apophyses ptérygoïdes* deux saillies en forme de gouttière, qui descendent perpendiculairement de la face inférieure de l'os sphénoïde. La gouttière prend le nom de fosse ptérygoïde ou ptérygoïdienne.

PTÉRYGOÏDIEN (*anat.*), adj., mêmes racines. Cette qualification s'applique à plusieurs organes en rapport avec les apophyses ptérygoïdes.

Voici les principaux : 1º *muscles ptérygoïdiens*, distingués en *grand* et *petit*. Le premier ou grand ptérygo-maxillaire de Chaussier, *ptérygoïdien interne* de quelques anatomistes, occupe le fond de la fosse zygomatique ; il est allongé, quadrilatère, prend naissance dans la fosse ptérygoïde et descend s'attacher à la face interne de la branche de la mâchoire inférieure. Le second ou petit ptérygo-maxillaire (Chauss), *ptérygoïdien externe* de certains auteurs, s'attache d'un côté à la face externe de l'apophyse ptérygoïde, et, de l'autre, à la partie antérieure du col de la mâchoire.—2º *Artère ptérygoïdienne*, née de la maxillaire interne dans la fosse sphéno-maxillaire ; elle traverse le conduit vidien, canal dont est percée la base de l'apophyse ptérygoïde, et va se distribuer à la trompe d'Eustache et à la voûte du pharynx. On appelle aussi artères ptérygoïdiennes, les rameaux très-petits d'ailleurs, et en nombre variable, que cette même maxillaire interne donne aux deux muscles que nous avons décrits plus haut. 3º *Nerfs ptérygoïdiens*, issus des maxillaires inférieurs, et qui se distribuent aux muscles décrits plus haut.   J. B.

PTÉRYGO-PALATIN (*anat.*), adj., qui a rapport à l'apophyse ptérygoïde et au palais. Le *conduit ptérygo-palatin* est un petit canal osseux à la formation duquel concourent le sphénoïde et l'os du palais ; il donne passage à l'artère *ptérygo-palatine*, formée par l'artère maxillaire interne au sommet de la fosse zygomatique.

PTÉRYGO-PHARYNGIEN (*anat.*), adj., qui a rapport à l'apophyse ptérygoïde et au pharynx. Les divers faisceaux musculaires auxquels on a donné ce nom, font partie du muscle constricteur supérieur du pharynx. (V. ce mot.)

PTÉRYGO-STAPHYLIN. (V. *Péristaphylin*.)

PTILOSE (*path.*), s. f., du grec *ptilosis* ; chute des cils par suite d'une affection chronique du bord des paupières. (V. *Paupières*.)

PTYALISME. (V. *Salivation*.)

PUBERTÉ. (V. *Age*.)

PUBESCENCE (*anat.*), s. f., de *pubescere* avoir du poil ; apparition ou existence de poils sur une partie quelconque du corps.

PUBIEN (*anat.*), adj., qui appartient au pubis : *symphyse pubienne*, articulation qui unit en avant les deux os pubis. *Arcade pubienne*, intervalle de forme triangulaire que présente en avant le bassin entre les deux os pubis, et dans lequel sont placés les organes externes de la génération. *Région pubienne*, c'est la partie moyenne et inférieure de la région hypogastrique. Les *ligaments pubiens* sont deux faisceaux fibreux, placés l'un au-devant, l'autre au-dessous de la symphyse pubienne qu'ils consolident.   J. B.

PUBIS (*anat.*), s. m., mot latin conservé en français, de *pubescere*, se couvrir de poils, parce que la région qu'il désigne est en effet couverte de poils, à l'époque de la puberté. Le pubis se nomme aussi pénil et mont de Vénus chez la femme. On donne le nom d'os pubis à la portion antérieure de l'os des îles. (V. ce mot.)

PUERPÉRAL (*méd.*), adj., *puerperalis*, de *puer-pera*, femme en couches. Qui a rapport à l'accouchement ou à ses suites.

PUERPÉRALE (Fièvre). On appelle ainsi une fièvre fort grave, avec phlegmasie des organes du petit bassin, qui survient assez souvent chez les nouvelles accouchées. Ce terme était employé fort anciennement ; mais, vers le commencement de ce siècle, les travaux des localisateurs portèrent à fixer le siège de cette affection, soit dans le péritoine, soit dans le tissu utérin, soit seulement dans les veines ou les vaisseaux lymphatiques, d'où les noms divers de *péritonite métrite* ou *métro-péritonite puerpérale*, de *phlébite* ou *lymphite* utérine, sous lesquels on l'a désignée, suivant la prédominance de telle ou telle lésion anatomique trouvée à l'autopsie. Mais cette diversité des désordres se montrant dans les mêmes circonstances, l'état puerpéral, la gravité et la constance des troubles généraux, les suppurations trouvées dans différents organes loin des parties malades, provoquèrent de nouvelles recherches qui aboutirent, par un de ces retours si fréquents dans l'histoire des sciences, à nous ramener au point de départ. Aujourd'hui les auteurs commencent donc à s'entendre pour admettre l'existence d'une fièvre puerpérale, véritable maladie générale affectant les principaux viscères de l'économie, bien que les altérations les plus profondes se retrouvent du côté des organes qui ont particulièrement souffert au moment de la parturition.

L'étude des causes est bien faite pour confirmer encore ces idées : ainsi, la misère, l'épuisement, une alimentation insuffisante ou de mauvaise nature, les chagrins prolongés ou les travaux excessifs pendant la grossesse, les accouchements laborieux, les avortements, l'habitation dans un endroit malsain, bas, étouffé, mal éclairé, et surtout l'entassement des nouvelles accouchées dans une même pièce, telles sont les circonstances qui prédisposent, le plus ordinairement, à la fièvre puerpérale.

A ces causes, il faut joindre l'influence épidémique ; cette maladie règne très-souvent en effet d'une manière générale, et elle revêt le caractère que nous venons d'indiquer ; quant à la contagion, on en cite des exemples qui semblent bien réels, mais qui peuvent être attribués à l'influence épidémique, car dans une foule de cas cette cause n'existe manifestement pas. Y a-t-il là ce qui arrive dans plusieurs maladies, qui tantôt revêtent, tantôt dépouillent le caractère contagieux ? Cette question est difficile à résoudre, car c'est surtout dans les affections qui peuvent prendre le caractère épidémique, qu'il est difficile de déterminer les cas dans lesquels elles sont contagieuses.

Les désordres trouvés à l'autopsie, nous l'avons déjà dit, sont assez variables : tantôt ce sont ceux d'une péritonite plus ou moins intense ; tantôt les traces d'une métrite ; ailleurs, une inflammation suppurée ou non des vaisseaux veineux ou lymphatiques de l'utérus ; enfin, fort souvent on a rencontré du pus dans le bassin et dans les articulations, des abcès métastatiques dans les poumons, des ramollissements du foie et de la rate, etc.

Relativement aux symptômes, ils consistent, au début, dans des frissons irréguliers survenant quelques jours après l'accouchement, suivis de douleurs dans l'abdomen, les lochies se suppriment et la fièvre s'allume ; celle-ci revêt tantôt les caractères d'une fièvre simplement *inflammatoire*, et la guérison s'obtient assez souvent ; mais dans les cas plus graves, surtout dans les temps d'épidémie, on observe tous les symptômes de la fièvre *typhoïde*, avec prédominance *adynamique*, vomissements violents, ballonnement du ventre, délire, diarrhée abondante, formation d'eschares, etc. La mort survient très-fréquemment dans ces circonstances. On a vu dans certains cas une forme véritablement *bilieuse*.

La fièvre puerpérale est une affection fort grave, surtout dans les temps d'épidémie ; on conçoit que les sujets épuisés par la misère ou les fatigues doivent y succomber plus facilement que les femmes placées dans de meilleures conditions.

Ce que nous avons à dire du traitement se borne à peu de chose ; c'est en partie celui de la péritonite, modifié suivant les conditions particulières que le génie épidémique imprime à la maladie.

On a recommandé plus spécialement, dans certains cas, les purgatifs répétés, mais surtout après les émissions sanguines ; les frictions mercurielles ont aussi fourni de bons résultats ; mais ici, je le répète, il faut tenir compte de la forme revêtue par la maladie. L'ipécacuanha a été employé avec succès par Doucet, dans les épidémies de cette affection qui étaient autrefois si fréquentes à l'Hôtel-Dieu ; moi-même je l'ai employé plusieurs fois avec avantage chez des femmes de constitution faible et épuisée, chez lesquelles les émissions sanguines eussent été plus fâcheuses qu'utiles. Les moyens prophylactiques sont l'isolement, la situation dans un endroit bien sain, bien aéré, etc. Mais c'est surtout avant l'accouchement que les femmes doivent être mises dans de bonnes conditions pour empêcher le développement de cette terrible maladie.

J.-P. Beaude.

PULLNA (Eaux minérales de). Pullna est un petit village situé près de la route de Tœplitz à Carlsbad, à une demi-lieue de Brux en Bohême ; les sources sont situées dans une prairie et creusées à une profondeur de trois mètres. Les puits sont au nombre de douze, ils sont construits en maçonnerie et ont un diamètre de 2 mètres environ ; le sol est volcanique et formé des déjections des montagnes voisines qui, par leurs formes, annoncent l'existence d'anciens volcans, aujourd'hui complètement éteints. Les eaux de Pullna ne sont connues que depuis peu de temps : la première analyse en fut faite en 1810, à Prague ; depuis, elles furent analysées en 1819, par Tormsdorf, à Erfurth, et par Steinmann, à Prague ; en 1821, par Pleischel, à Prague ; en 1826, par Struve, à Dresde ; en 1829, par Barruel, à Paris ; et en 1837, par Ficinus, à Dresde. Toutes ces analyses ont constaté que les eaux de Pullna sont des eaux salines amères ; elles sont froides et contiennent un peu d'acide carbonique et d'azote, le premier à l'état de bicarbonate ; ces eaux se conservent plusieurs années sans s'altérer et sans perdre sensiblement de leurs propriétés. Elles sont plus purgatives que les eaux de Sedlitz et de Seidschutz, car elles contiennent plus de substances salines. Voici l'analyse qui en a été faite par Barruel, les sels ont été pesés à l'état cristallisé :

Carbonate de chaux.	0,010 gram.
Carbonate de fer.	0,001
Carbonate de magnésie.	0,340
Chlorure de sodium.	3,000
Chlorure de magnésium.	1,360
Sulfate de chaux.	1,184
Sulfate de soude.	21,889
Sulfate de magnésie.	33,536
Matière organique.	0,400
	62,440

M. Ficinus, dans son analyse, a de plus que M. Barruel trouvé de l'acide carbonique, un pouce cube par litre, du bromure de magnésie, du nitrate de magnésie, du crémate de magnésie, du phosphate de soude et d'alumine, et des traces de lithine.

Les principes trouvés, par l'analyse, dans les eaux de Pullna, justifient et expliquent parfaitement son action thérapeutique ; cette eau est purgative et altérante, c'est-à-dire qu'elle purge et modifie l'économie d'une manière remarquable. En Allemagne, on en fait un grand usage dans les engorgements des viscères et dans les affections des glandes lymphatiques. Dans les affections scorbutiques, dartreuses, catarrhales et rhumatismales, l'efficacité de l'eau de Pullna a été également constatée. Comme purgatif, cette eau minérale agit avec plus d'efficacité que les autres eaux employées dans le même but ; la dose est de un à trois verres le matin à jeun ; un verre suffit lorsque l'on ne veut produire qu'un effet laxatif, deux verres à un quart d'heure d'intervalle sont la dose ordinaire pour purger convenablement un adulte, et on ne doit prendre un troisième verre que lorsque les deux premiers n'ont pas produit d'effet : la dose doit être moitié moindre pour les enfants. Il est convenable de seconder l'effet purgatif par des bouillons de veau aux herbes, pris à des intervalles de 25 à 30 minutes, ou bien un verre entre chaque purgation.

Lorsque l'on fait usage de l'eau de Pullna comme résolutif ou altérant, il suffit d'en prendre un verre le matin à jeun, pendant douze ou quinze jours. Si l'eau produit une excitation trop vive sur le canal digestif, il sera convenable de suspendre pendant un certain nombre de jours, et de reprendre ensuite son usage pendant un temps à peu près égal. L'eau de Pullna peut même, chez les personnes facilement irritables, être prise à des intervalles moins rapprochés. Je connais une personne qui fut guérie d'une vieille dartre qu'elle prenait longtemps, par un verre d'eau de Pullna qu'elle prenait deux fois par semaine ; deux à trois mois de ce traitement opérèrent, sans accident, une cure complète.

L'eau de Pullna est souvent sophistiquée dans certaines pharmacies, c'est-à-dire que l'on vend de l'eau artificielle pour de l'eau naturelle, et souvent on a soin de la mettre dans les véritables vases qui ont contenu de l'eau de Pullna. On reconnaîtra les cruchons de grès qui contiennent l'eau naturelle, aux caractères suivants : ces cruchons sont carrés ; sur une des faces est un timbre rond portant à son centre un *a, u,* en caractères allemands, et autour en légende *Pulnare bitter Wasser*. Au-dessous est un petit timbre ovale portant *A. Ulbrich*, nom du propriétaire de la source. Le goudron qui est sur le bouchon est brun et porte un cachet formé par les initiales *A*, *U*, en caractères cursifs, sur un fond azuré; le bouchon, à sa partie inférieure, est marqué du mot *Pullna* imprimé avec un fer chaud. L'eau naturelle est d'une couleur légèrement ambrée, tandis que l'eau factice est incolore.   J.-P. BEAUDE.

PULMONAIRE (*anat.*), adj. *pulmonaris*, de *pulmo*, poumon; qui a rapport au poumon. Ainsi, on appelle *plèvre pulmonaire* celle qui revêt immédiatement les poumons (V. *Plèvre*). *Phthisie pulmonaire* (V. *Phthisie*). — *Artère pulmonaire*. C'est un vaisseau artériel qui naît de la partie supérieure du ventricule droit du cœur, remonte un peu du côté gauche, et se divise bientôt en deux grosses branches, une pour chaque poumon, organes dans lesquels il se ramifie à l'infini. Cette artère leur porte le sang veineux qui doit y subir sa transformation par l'acte de la *respiration* (V. ce mot). Le sang, devenu vermeil, est repris par d'autres vaisseaux qui se réunissent en rameaux, en branches et en deux troncs principaux, deux pour chaque poumon, lesquels viennent verser le sang qu'ils renferment dans l'oreillette gauche du cœur. Ce sont les *veines pulmonaires*. (V. *Poumon*.) J. B.

PULMONAIRE DE CHÊNE. (V. *Lichen*.)

PULMONIE, nom vulgaire donné à la *phthisie*.

PULPE (*bot.*), s. f. On appelle ainsi la partie charnue des fruits. Ainsi, la pomme, la poire, la prune ont une pulpe, c'est la portion qui se mange. — Par extension, on a donné le nom de pulpe à la substance un peu molle qui constitue le cerveau, on dit la *pulpe cérébrale*. — La *pulpe des doigts* est leur extrémité molle et arrondie qui sert au toucher.

PULSATIF (*path.*), adj., *pulsativus*, de *pulsare* pousser, frapper. On appelle *douleur pulsative*, une douleur avec battement; elle se montre souvent dans une partie enflammée qui va suppurer.

PULSATILLE. (V. *Anémone*.)

PULSATION (*path.*), s. f., de *pulsare* frapper. On appelle ainsi la sensation de soulèvement que l'on éprouve en posant le doigt sur une artère, et qui est produite par le passage de l'ondée sanguine lancée à chaque contraction du cœur (V. *Pouls*).

PULTACÉ (*path.*), adj., de *pulta* bouillie. On caractérise ainsi, en anatomie pathologique, les substances qui ont la consistance de bouillie; *ramollissement pultacé* du cerveau, *fausse membrane pultacée*.

PULVÉRISATION (*pharm.*), s. f., de *pulvis*, poussière. Action de réduire un corps en poussière (V. *Poudre* et *Porphyre*).

PULVÉRULENT (*pharm.*), adj., de *pulvis*, poussière. Etat d'un corps réduit en poussière.

PUNAIS. (V. *Ozène*.)

PUPILLAIRE (*anat.*), adj., de *pupilla* pupille; qui a rapport à la pupille. *Membrane pupillaire* (V. *Iris*).

PUPILLE ou **PRUNELLE**. (V. *Iris* et *Vision*.)

PURGATIF (*thérap.*), adj. et s. m., *purgans*, *purgativus*; de *purgare* purger. On donne dans la matière médicale le nom de purgatifs à des substances le plus ordinairement végétales ou minérales, dont l'action sur l'économie détermine des évacuations alvines plus ou moins répétées.

L'usage des purgatifs est très-ancien dans la médecine, les plus anciens historiens parlent de leur emploi; les Egyptiens, avant les Grecs, en faisaient usage même comme moyen hygiénique, et la loi prescrivait de se purger au moins une fois par mois. Dans les temps modernes, les purgatifs ont été aussi très-répandus, et c'est surtout lorsque dominaient les doctrines de la médecine humorale, qu'on en a fait le plus grand abus. Presqu'abandonnés pendant que la médecine physiologique jouissait de tout son crédit, les purgatifs ont été employés de nouveau avec succès dans des cas où leur action avait été reconnue efficace dans tous les temps, mais que l'influence des doctrines régnantes avait pour ainsi dire fait oublier.

Les substances auxquelles on reconnaît des propriétés purgatives sont nombreuses; on les divise suivant leur mode d'action, et l'on désigne aussi sous les noms de *minoratifs* et de *laxatifs*, et en purgatifs plus actifs, qui ont reçu le nom de *drastiques;* quelques auteurs admettent une classe intermédiaire entre les deux que nous venons d'indiquer: ce sont simplement les *purgatifs* qui sont plus actifs que les laxatifs, et moins irritants que les drastiques. Toutes ces classifications sont plus ou moins arbitraires, et il est des médicaments qui sont placés dans l'une ou l'autre de ces divisions, suivant l'opinion des auteurs et les effets qu'ils en ont observés.

Le plus grand nombre des purgatifs est emprunté au règne végétal. Parmi les substances minérales qui jouissent des mêmes propriétés, on peut citer les sels de potasse et de soude, tels que les sulfates, les tartrates, les hydrochlorates et les acétates, le sulfate et le carbonate acide de magnésie, le calomel ou protochlorure de mercure. Certaines eaux minérales sont aussi des minoratifs et des purgatifs assez actifs, surtout celles qui contiennent des sulfates de soude et de magnésie, telles que les eaux de Pullna, Sedlitz et Seidchutz; l'eau de la mer agit aussi comme purgatif en raison de l'hydrochlorate de soude qu'elle contient. Mais c'est surtout parmi les végétaux que sont les purgatifs les plus actifs et les plus nombreux: la manne, la casse, le tamarin, l'huile de ricin et plusieurs autres huiles fixes, jouissent de propriétés simplement laxatives; le séné, la rhubarbe, le nerprun, etc., jouissent de propriétés purgatives plus marquées; les drastiques sont presque tous des purgatifs résineux: ainsi la scammonée, le jalap, l'aloès, la gomme gutte, l'ellébore: la coloquinte, le colchique, l'huile de *croton tiglium* sont aussi des purgatifs tellement énergiques, qu'à dose un peu élevée ils peuvent déterminer des accidents funestes. Nous n'entrerons pas ici dans l'énumération de toutes les substances purgatives employées dans la médecine; leur histoire se trouvera à chacun des mots qui leur sont propres.

Les purgatifs, ainsi que nous l'avons dit, ont pour effet de déterminer des évacuations alvines, et le résultat de l'action se nomme purgation; c'est en agissant sur le canal digestif, en augmentant la sécrétion des glandes et des follicules de la membrane muqueuse intestinale, qu'ils produisent leur action.

Les divers purgatifs n'agissent pas de la même manière sur toutes les parties du tube digestif: les uns agissent spécialement sur les intestins grêles, et les autres sur les gros intestins; les purgatifs résineux, l'aloès, sont dans ce dernier cas; quelques drastiques agissent sur toute la continuité des intestins, mais c'est généralement sur les dernières portions des intestins grêles et sur les gros intestins. Si les purgatifs agissent trop vivement sur l'estomac, ils sont vomis, et leur effet est complètement nul; s'ils excitent trop peu les voies digestives, ils sont digérés et ne produisent également aucune action. D'autres fois, des substances très-énergiques ne purgeraient pas certains sujets qui le sont avec un purgatif d'une action beaucoup plus faible; c'est que le médicament détermine, dans le premier cas, une espèce d'orgasme dans le canal intestinal qui paralyse l'action spécifique du purgatif. Il faut donc que ces médicaments soient appropriés à la susceptibilité des individus; il faut demander aux malades s'ils sont faciles à purger, et quel est le médicament qui leur a réussi le mieux, lorsqu'on les a purgés antérieurement.

Tous les purgatifs n'agissent pas de la même manière sur l'économie; il en est qui purgent doucement, facilement et presque sans coliques; dans ce nombre sont les sels neutres de potasse, de soude et surtout de magnésie, l'eau magnésienne saturée, les potions de magnésie hydratées, le calomel, etc. Les purgatifs drastiques, au contraire, donnent des coliques souvent très-douloureuses, de la chaleur et de la sécheresse à la bouche, un sentiment de soif, des tenesmes, de l'ardeur et de la chaleur à l'anus, de la sécheresse de la peau; aussi ces purgatifs ne doivent-ils être employés que lorsqu'il est nécessaire de produire une forte dérivation sur le canal intestinal.

Dans la pratique, on associe souvent ensemble diverses substances purgatives, et l'on modifie ainsi leur action qui est trop active; autrefois, on préparait des apozèmes connus vulgairement sous le nom de médecines noires, et qui avaient pour résultat d'inspirer une grande répugnance aux malades, sans jouir de propriétés purgatives plus efficaces que des substances beaucoup moins désagréables à prendre. Les purgatifs s'administrent quelquefois en poudre, soit en mêlant cette poudre à un liquide, ou bien en l'introduisant dans un pruneau ou de la gelée de fruit; cette dernière manière peut être préférable, et elle s'emploie souvent pour administrer aux enfants le calomel, qui purge facilement sous un petit volume. On prépare aussi des biscuits et des pains d'épice purgatifs; sans blâmer l'emploi de ces moyens, nous ne saurions recommander leur usage, par le peu de facilité que l'on a pour doser le purgatif, et l'incertitude où est toujours le médecin sur la quantité de substances actives contenues dans ces préparations. Les pilules sont un moyen de purgation commode et souvent fort efficace; beaucoup de médecins administrent les purgatifs sous cette forme et en obtiennent de bons résultats: c'est surtout lorsque l'on veut faire employer souvent cette médication, et lorsqu'il faut purger à des époques très-rapprochées et entretenir une dérivation presque continuelle sur les intestins, que ce mode de purgation, qui inspire peu de répugnance au malade, peut être employé avec avantage. Certaines personnes ne prennent les pilules qu'avec les plus grandes difficultés; chez d'autres, surtout chez les personnes nerveuses, elles produisent trop d'orgasme, de la douleur, du malaise, et passent sans produire de purgation; dans ce cas, il faut étendre les purgatifs, ou avoir recours aux purgatifs salins, aux eaux minérales qui purgent facilement sans produire les inconvénients dont nous avons parlé.

Les cas dans lesquels on doit employer les purgatifs sont nombreux, mais ceux dans lesquels on en abuse le sont peut-être davantage: ces médicaments ont toujours été les remèdes héroïques des charlatans. Ainsi, les poudres d'Ailhaud, les sels de Guindre, la médecine de Leroy, l'élixir antiglaireux de Guillé, toutes ces préparations sont éminemment purgatives, et quelques unes même sont des solutions alcooliques de gommes résines qui sont des purgatifs drastiques. Le succès que toutes ces préparations ont obtenu dans leur temps, s'explique facilement par la passion qu'ont les gens ignorants pour les purgations. Le vulgaire est exclusivement partisan de la médecine humorale; si on l'en croit, toutes ses maladies sont causées par les humeurs, et le seul remède efficace est celui qui doit procurer leur évacuation. De là l'abus immodéré que l'on a fait dans tous les temps des purgatifs: on veut se débarrasser de ses humeurs, erreurs favorisées par les doctrines des anciens humoristes, et l'on revient aux purgations jusqu'à ce qu'on ait déterminé une affection grave du canal intestinal qui oblige d'avoir recours aux soins du médecin.

Si les purgatifs sont l'objet d'un tel engouement, c'est que dans beaucoup de cas ils sont le remède le plus actif et le plus efficace que l'on puisse opposer à un grand nombre d'affections; ainsi, ils réussissent dans les embarras gastriques et intestinaux. Dans la fièvre typhoïde, les purgatifs salins sont presque toujours suivis de succès; dans les affections du foie, dans les engorgements des viscères abdominaux, dans les hydropisies, les purgatifs sont un des moyens les plus actifs de combattre la maladie; mais dans tous ces cas, il faut juger du moment où il est opportun d'appliquer ce moyen, et c'est toujours lorsque la maladie a cessé d'exister à l'état aigu; les employer plus tôt aggraverait souvent l'état du malade. Vers la fin des divers phlegmasies aiguës de poitrine, un purgatif débarrasse souvent beaucoup mieux le malade que de nouvelles évacuations sanguines, ou des dérivatifs extérieurs. Dans les affections du cerveau ou de ses membranes, on emploie souvent les purgatifs qui produisent une révulsion salutaire sur les intestins et dégagent les organes affectés.

Les purgatifs produisent souvent aussi une déplétion qui les fait employer avec avantage dans les étourdissements avec congestion cérébrale: la quantité de sérum soustraite au sang par les selles copieuses, donne du jeu à la circulation, et ainsi se trouve justifié cet ancien adage: *Purger, c'est saigner.*

Les purgatifs ne réussissent pas également chez tous les sujets; les individus d'un tempérament sec irritable les supportent moins facilement que ceux d'un tempérament lymphatique, d'une constitution molle. Dans les climats froids et humides, ils sont plus efficaces que dans les climats chauds et secs; aussi sont-ils beaucoup plus employés en Angleterre et en Hollande que dans aucun autre pays. Tous les moments ne sont pas convenables pour l'administration de ces médicaments ; ainsi les femmes ne doivent pas les prendre pendant la période menstruelle ou peu de jours avant; on devra aussi les éviter vers l'époque d'un flux hémorrhoïdal, qu'ils pourraient supprimer et non sans danger. Il faut les prendre le matin à jeun, lorsque le corps est bien reposé, se tenir au lit ou chaudement vêtu, éviter les impressions de l'air, surtout lorsqu'il est froid et humide, et, dans ce dernier cas, éviter même de sortir après l'effet du purgatif. Il est à remarquer que l'effet du purgatif augmente d'une manière notable la susceptibilité de la peau, et développe sa faculté absorbante; ce dernier motif doit engager les médecins à être circonspects sur l'emploi des purgatifs dans les temps d'épidémie miasmatique, car l'observation a démontré qu'ils favorisaient le développement de la maladie régnante, en diminuant la force de résistance de l'économie, et en favorisant l'absorption des émanations miasmatiques.

On est dans l'usage de favoriser l'effet des purgatifs par des boissons mucilagineuses et acidules, telles que le bouillon aux herbes, le bouillon de veau, de poulet, auxquels on joint des herbes fraîches de la saison; on fait prendre ces boissons un ou deux jours avant la purgation, trois ou quatre verres par jour sont suffisants. Pendant l'effet du purgatif, on favorise son action par une tasse de ces bouillons entre chaque purgation ; mais il faut éviter d'en surcharger l'estomac, ainsi que le font certaines personnes.

Nous ne dirons ici que peu de chose des médecines de précaution, et de la nécessité où l'on croit être de prendre les purgations par deux, en laissant un jour d'intervalle entre chacune. Les purgatifs ne doivent être pris que lorsqu'ils sont nécessaires ; les employer sans utilité, c'est s'exposer à tous les inconvénients graves qui peuvent être le résultat de leur abus, et ces inconvénients sont si sérieux, que la plupart des individus qui se purgent habituellement, sont le plus souvent malades par l'effet des médicaments qu'ils emploient : en voulant se guérir par de nouvelles purgations, ils ne font qu'aggraver leur état, et ils déterminent des affections chroniques des intestins qui sont fort graves, tandis qu'ils auraient guéri avec la plus grande facilité, s'ils avaient cessé l'usage de leurs dangereux remèdes.

J.-P. BEAUDE.

PURIFORME (*path.*), adj., *puriformis*, qui a l'aspect du pus. Crachats puriformes, ceux qui sont formés d'un mucus épais ressemblant au pus ; les *crachats purulents* en contiennent réellement.

PURPURA (*path.*), s. m. Mot latin conservé dans la pathologie et qui signifie *pourpre*. C'est une affection caractérisée par des taches rouges ou livides d'une grandeur variable, discrètes ou rapprochées, et formées par un épanchement de sang entre le derme et l'épiderme. Cette maladie s'appelle encore *pourpre hémorrhagique*, *morbus maculosus*, *maladie tachetée* de Werlhoff, péliosis (Alibert), etc.

Le pourpre hémorrhagique se montre surtout chez les vieillards, les individus affaiblis par la misère, les maladies , le mauvais régime, etc. Quelquefois, cependant , il attaque un sujet jeune , vigoureux , et placé dans de bonnes conditions. Du reste, on en distingue plusieurs variétés.

1° *Le pourpre simple* (*purpura simplex*) se montre chez les jeunes sujets , chez les personnes douées d'une peau blanche et fine, et qui ont été soumises à des causes débilitantes, dans les pays froids ou dans les saisons froides et humides ; il attaque plus particulièrement les membres inférieurs.

L'éruption est quelquefois précédée de malaise sans fièvre ; d'autres fois elle a lieu brusquement et se montre , comme nous l'avons dit , sous la forme de taches rouges irrégulières, ne pâlissant pas sous la pression du doigt. Au bout de quelques jours, ces taches prennent une teinte plus foncée , puis elles jaunissent et finissent par disparaître. Plusieurs éruptions semblables peuvent ainsi se montrer successivement.

2° *Pourpre hémorrhagique* proprement dit (*purpura hemorrhagica*). — C'est à lui que s'applique la synonymie que nous avons donnée plus haut, on lui a même donné le nom de *scorbut de terre*. C'est ici surtout que la maladie se montre dans les conditions *d'atonie* dont nous parlions en commençant, et les éruptions s'accompagnent d'hémorrhagie des gencives, des narines, du gosier, des lésions de l'oreille, des voies digestives, urinaires et respiratoires , d'épanchements sanguins dans différents viscères; il y a faiblesse très-grande du pouls, abattement physique et moral; le visage prend une teinte livide et plombée, le sujet maigrit, les jambes se gonflent, et la mort survient au milieu d'un état d'adynamie très-marquée; mais cette terminaison fatale est loin d'être constante, beaucoup de malades recouvrent la santé au bout d'un temps plus ou moins long.

Le traitement varie suivant que le *purpura* se montre sur des sujets vigoureux ou affaiblis : dans le premier cas, on aura recours à la saignée, aux bains, aux boissons acidulées, aux laxatifs légers. Si , au contraire, il s'agit d'individus débilités, comme cela a généralement lieu dans le pourpre hémorrhagique, l'état des malades réclame un traitement *tonique* analogue à celui du scorbut (V. ce mot).

E. BEAUGRAND.

PUS (*path.*), s. m. On donne ce nom à un liquide blanc jaunâtre, de consistance crémeuse, qui exsude des plaies et des surfaces membraneuses enflammées. Examiné au microscope, on trouve que ce liquide est composé de deux parties distinctes : une partie séreuse, dans laquelle nagent des globules qui ont quelque analogie avec ceux du sang, mais qui sont plus volumineux; avec ces globules s'observent aussi des granules beaucoup plus petits, formés par l'albumine et la matière grasse qui est contenue dans le pus. Le pus contient aussi presque tous les sels qui existent dans le sang ; ce sont des sels de soude, de potasse, de chaux, d'ammoniaque; mais on n'y trouve pas les sels de fer qui paraissent inhérents aux globules du sang. La formation du pus a été pendant longtemps un sujet de controverse parmi les physiologistes ; quelques uns ont pensé que les globules du sang passaient à travers les extrémités capillaires des vaisseaux enflammés où ils subissaient une modification qui les transformait en globules de pus. Mais l'examen microscopique a fait voir que le volume de ces derniers globules était de près du double de ceux du sang, ce qui ne permettait pas de supposer qu'ils lui dussent leur origine. M. Bérard, dans un important article qu'il a fait sur le pus, a dit que le pus était formé par le sérum du sang qui suinte à travers les extrémités capillaires des vaisseaux enflammés : ces extrémités ne donnent point passage aux globules du sang, et la fibrine du sang est dissoute dans le sérum ; c'est aux dépens de la fibrine que s'organisent les globules dont nous avons parlé.

Le pus ne présente pas toujours les caractères que nous avons indiqués : souvent il est séreux, presque transparent; d'autres fois, il s'altère et laisse exhaler une odeur d'ammoniaque ou d'hydrogène sulfuré très-prononcée. Mais l'altération la plus fréquente du pus, est celle qui est produite par le contact de l'air dans les abcès par congestion, et qui est due au développement de l'ammoniaque dans cette humeur, développement qui a lieu par un commencement de décomposition de ses parties constitutives; l'activité du pus est souvent si prononcée, qu'il devient caustique, et irrite fortement les parties sur lesquelles il coule. Lorsque le pus est de bonne qualité, on dit qu'il est louable, et ce caractère de la suppuration est fort important dans le pronostic que l'on doit porter sur les plaies. Le pus sanieux, qui est mêlé de sang, se fait remarquer dans la suppuration que produisent certains ulcères fongueux qui existent sur des organes très-vasculaires; on l'observe aussi dans les ulcères variqueux et dans les dégénérescences fongueuses ou carcinomateuses de certains organes. Le pus ichoreux est rougeâtre, liquide, séreux ; il a subi un commencement de décomposition et est fortement alcalinisé ; il irrite les parties sur lesquelles il coule. Dans les affections scrofuleuses, le pus est généralement plus liquide que celui que l'on observe dans les affections phlegmasiques aiguës; souvent il est mêlé de concrétions albumineuses qui lui donnent un caractère particulier et qui servent à caractériser ces maladies.

Le pus est le véhicule le plus ordinaire des virus, tels que ceux de la variole, de la vaccine, de la syphilis, de la morve. L'examen microscopique et l'analyse chimique n'ont fait, dans ces cas, constater aucune différence entre le pus virulent et celui qui ne l'est point. Il est bien démontré que ces virus peuvent exister indépendamment du pus; car lorsque les vésicules produites par la plupart de ces virus ne contiennent que de la sérosité qui ne présente que peu de globules purulents, il n'en jouit pas moins d'une activité très-grande qui a été constatée par l'inoculation.

Avant que Hunter n'eût montré que les membranes muqueuses pouvaient sécréter le pus, on attachait une grande importance, dans les affections de poitrine, à reconnaître si du pus n'était pas mêlé aux matières muqueuses qui constituent les crachats; car, comme on pensait que le pus ne pouvait être produit que par des parties ulcérées, il s'ensuivait un pronostic plus grave de l'affection lorsque l'on avait constaté la présence de ce liquide. L'examen microscopique ne fournit pas toujours des renseignements suffisants, puisqu'il est reconnu que des globules purulents sont mêlés constamment, en plus

ou moins grand nombre, aux mucus sécrétés par les membranes des bronches, des fosses nasales, etc. Un moyen des plus simples, et qui même était connu, dit-on, depuis Hippocrate, consiste à agiter les crachats dans l'eau ; les globules du pus, qui sont plus pesants, tombent au fond du vase, tandis que le mucus surnage. Un petit tube est un instrument très-commode pour cette expérience.

La suppuration peut avoir lieu soit à l'extérieur, soit à l'intérieur de nos parties. Lorsqu'elle a lieu à l'intérieur, elle forme des amas de pus qui détruisent les tissus des organes et auxquels on donne le nom de foyers purulents ou abcès (Voy. ce mot). Ces sortes d'affections guérissent le plus ordinairement en donnant issue au liquide par une ouverture qui communique avec l'extérieur. D'autres fois, et ce cas est le plus rare, le pus est résorbé, porté dans le torrent de la circulation, et rejeté au-dehors par les évacuations naturelles.

La résorption du pus, lorsqu'il est de bonne nature, ne peut donner lieu à des accidents; mais il n'en est pas de même lorsqu'il a été vicié par l'air, et c'est ce que l'on observe dans les abcès par congestion : tant que la collection purulente existe sans communication avec l'extérieur, le malade paraît jouir de toute la santé désirable ; mais aussitôt que l'air a pénétré par l'ouverture de l'abcès, le pus contracte de l'odeur et même de la fétidité. Cette altération est peut-être autant due à l'inflammation, par l'action de l'air, des parois du foyer, qu'à la viciation du liquide lui-même. Les conséquences de la résorption du pus altéré sont graves. Il se développe de la fièvre, qui détermine de l'amaigrissement, la coloration jaune de la peau ; la fièvre prend le caractère de la fièvre hectique, et a même été caractérisée par le nom de fièvre de résorption. Lorsque la cicatrisation du foyer ne fait pas cesser les symptômes, le malade meurt d'épuisement dans un temps peu éloigné.

Il est aussi une autre affection que l'on croyait autrefois être le résultat de l'absorption du pus, et que l'on nommait métastase purulente, parce que l'on pensait que le pus formé dans une partie était absorbé pour aller former d'autres abcès dans différentes parties. Aujourd'hui, cette affection est regardée comme une affection de la membrane interne des vaisseaux sanguins, qui, enflammée, sécrète le pus que l'on rencontre dans leur cavité. C'est une inflammation des veines qui sera décrite au mot *Veine*.   J.-P. Beaude.

PUSTULE MALIGNE (*chir.*), s. f. On appelle ainsi une inflammation de nature gangréneuse produite par l'application sur la peau d'un principe virulent particulier provenant des animaux.

Causes. — C'est dans les contrées où l'on élève beaucoup de bestiaux et où ceux-ci sont exposés à être atteints d'affections charbonneuses, que se rencontre la pustule maligne. On l'observe donc plus particulièrement dans les cas d'épizooties, développée, pour l'ordinaire, dans les lieux bas et humides ou dans les saisons mauvaises, alors que les fourrages ont été altérés et rendus malsains. La Lorraine, la Franche-Comté, mais surtout la Bourgogne sont les localités où elle se montre le plus ordinairement : elle se présente aussi dans les autres provinces de la France, quoique plus rarement,

Les bergers, les bouchers y sont le plus exposés. Elle attaque encore ceux qui touchent les dépouilles récentes et même anciennes, tels que les tanneurs, les mégissiers, les cardeurs de matelas, etc.... La pustule maligne peut-elle se communiquer de l'homme à l'homme? Thomassin, Hufeland, Mancourt en citent des exemples; d'autres le nient; le fait n'est donc pas hors de toute contestation. Quant au principe virulent lui-même qui produit la pustule maligne, il est entièrement inconnu dans son essence, et appréciable seulement par ses effets. On sait qu'il n'a pas besoin pour agir d'être porté sur la peau dépouillée d'épiderme, et qu'il fait également sentir son action sur la peau saine.

Le *siége* de la maladie est donc le plus habituellement sur les parties découvertes, là où la peau offre plus de délicatesse, au visage, au col, aux bras, plus rarement aux mains.

La marche de la pustule maligne est, d'après la description, demeurée classique, d'Enaux et de Chaussier, partagée en quatre périodes.

Dans la *première*, qui succède à l'action du virus, on voit, au bout de deux ou trois jours, quelquefois plus tôt, se développer sur le lieu contaminé une petite vésicule accompagnée de démangeaison. Cette vésicule est déchirée par les ongles du malade et laisse écouler un peu de sérosité roussâtre. La *seconde période*, qui commence de vingt-quatre à trente-six heures après l'apparition des premiers symptômes, est caractérisée par un accroissement de la démangeaison qui se change en un sentiment de brûlure et de cuisson; à la place de la vésicule apparaît une tache livide, reposant sur un tubercule induré : la peau environnante présente une auréole d'un rouge violacé, d'un aspect luisant, et recouverte de petites phlyctènes qui ne tardent pas à se réunir. Cette période ne dure ordinairement que quelques heures. Bientôt commence la *troisième* : la tache s'agrandit ainsi que l'auréole rouge et vésiculeuse qui la cerne, et forme autour d'elle un bourrelet saillant. Le tissu sous-jacent est envahi, il s'infiltre et devient dur, résistant. A la cuisson succède un sentiment de pesanteur et d'engourdissement dans la partie malade. Si le sujet est vigoureux, cet état peut durer jusqu'à trois ou quatre jours; mais ordinairement il ne s'étend pas au-delà de quelques heures. Alors survient la *quatrième période* : la tache centrale, transformée en escharre, se détache; la gangrène s'empare de la peau adjacente et du tissu cellulaire situé au-dessous; enfin, les phénomènes généraux d'adynamie et d'ataxie, déjà signalés au mot *Anthrax malin*, les sueurs colliquatives, le délire, les syncopes, se manifestent, et le malade ne tarde pas à succomber.

Dans des cas plus heureux, la maladie s'arrête à la troisième période, l'escharre se limite, les parties frappées de mort se séparent et le malade peut ainsi guérir par les seuls efforts réactionnels de la nature. Mais, dans un grand nombre de cas, il n'en est pas ainsi, et le malade meurt. Dans certains cas, les périodes se succèdent avec tant de rapidité, qu'en vingt-quatre ou trente-six heures le sujet a succombé aux progrès incessants du mal. C'est donc une affection fort grave et qui réclame les secours prompts et énergiques de la chirurgie.

Nous n'avons aucune confiance dans les moyens antiphlogistiques, sangsues, scarifications, qu'à une époque d'engouement pour les doctrines Broussais, on n'a pas craint de proposer contre la pustule maligne. A quelque période que l'on soit appelé, il faut commencer par fendre l'escharre à l'aide d'une incision cruciale, et on cautérise avec un fer rougi. On conçoit que la cautérisation doit être faite d'autant plus profonde et plus énergique, que la maladie est plus avancée. A la troisième et à la quatrième période, il ne faut pas craindre d'inciser profondément en différents sens la tumeur, et d'y étendre plusieurs cautères chauffés non à blanc, mais à rouge, afin que l'escharre ne soit pas trop promptement formée. Dans ce cas, pour calmer et modérer la réaction, on appliquera ensuite de l'eau fraîche fréquemment renouvelée. C'est à l'aide de ces moyens, en apparence barbares, qu'on peut arrêter les progrès du mal et sauver la vie au patient.

Les caustiques, tels que le beurre d'antimoine (*chlorure d'antimoine*), le chlorure de zinc, la potasse caustique et le caustique de Vienne (mélange de chaux et de potasse caustique), peuvent aussi être employés avec succès, et toujours après avoir ouvert et fendu la tumeur; mais la difficulté de limiter leur action fait qu'on leur préfère toujours le fer rouge, que l'on dirige facilement, comme l'on juge convenable, et dont on limite l'effet suivant la volonté. Les caustiques ne doivent être réservés que pour les personnes dont on ne pourrait vaincre la répugnance pour l'application du feu.

Quant aux accidents généraux, ils seront combattus par les toniques et les excitants : le quinquina, la thériaque, le vin, l'ammoniaque, etc. (Voyez d'ailleurs *Anthrax malin*.)   J.-P. BEAUDE.

PUSTULE. (V. *Peau*.)

PUSTULEUX, adj., qui a rapport aux pustules.

PUTRÉFACTION (hyg.), s. f. On désigne par ce mot la décomposition des corps organisés après la mort; c'est la réaction par laquelle ces corps, soumis jusqu'alors aux lois de la vitalité, redeviennent soumis à l'action des lois physiques générales. Aussi, la putréfaction chez l'homme a-t-elle été considérée comme le signe le plus certain de la mort et même le seul auquel on doit avoir complètement égard; il se manifeste plus ou moins rapidement chez les sujets, suivant la nature de la maladie à laquelle ils ont succombé, l'âge, les influences de température, de sécheresse ou d'humidité, etc. L'art de l'embaumement a pour objet de préserver le corps de la putréfaction (V. *Mort*).   J. B.

PUTRIDE (path.), adj., *putridus*, pourri, corrompu. On appelait fièvre putride une forme de fièvre grave attribuée à la putréfaction des humeurs; c'est la fièvre adynamique de Pinel, et une variété de la fièvre typhoïde ou dothinentérie.

PUTRIDITÉ (path.), s. f., *putriditas*. C'est l'état dans lequel les substances élémentaires des corps vivants réagissent les uns sur les autres, comme dans les corps que la vie a abandonnés; c'est ce qui arrive dans la gangrène.

PUTRILAGE (path.), s. m., *putrilago*. On appelle ainsi l'état de ramollissement et de putréfaction dans lequel tombent les tissus gangrénés. (V. *Gangrène*.)

PYLORE (*anat.*), s. f. (V. *Estomac.*)

PYLORIQUE (*anat.*), adj., du grec *pulé*, porte, qui appartient au pylore. On dit l'*orifice pylorique*, pour désigner l'espace rétréci par lequel l'estomac s'abouche dans le duodenum ; l'*artère pylorique* est une branche de l'hépathique qui se distribue au pylore et à la petite courbure de l'estomac.

PYOGÉNIE (*path.*), s. f., du grec *puon*, pus, et *génésis*, génération, formation du pus. La génération du pus dans les tissus enflammés.

PYRAMIDAL (*anat.*), adj. et s., de *pyramis*, pyramide, ce qui a la forme d'une pyramide. — *Os pyramidal*. C'est le troisième os de la première rangée du carpe (V. *Main*). — *Muscles pyramidaux du nez* (*fronto-nazaux* de Chaussier), de forme triangulaire, ayant le sommet en haut et la base en bas, ils se confondent supérieurement avec l'occipito-frontal, et, en bas, avec le dilatateur du nez. —*Muscles pyramidaux de l'abdomen* (*pubio-sous-ombilicaux* de Chaussier). Ils n'existent pas toujours; ils sont aussi triangulaires, s'attachent à la ligne blanche, et vont de là se rendre au pubis. J. B.

PYRAMIDE (*anat.*), s. f., *pyramis*. On appelle ainsi une petite saillie osseuse qui se trouve dans la caisse du tympan. On donne encore ce nom à des éminences de la protubérance annulaire (V. *Cerveau*).

PYROLE (*bot.*), s. f., plante de la famille des Erycinées, J., de la décandrie digynie, L. La *pyrole à feuilles rondes* était très-employée autrefois comme astringent; inusitée aujourd'hui. — La *pyrole en ombelle* n'est employée que dans l'Amérique Septentriona'e; elle passe pour diurétique.

PYAOSIS. (V. *Cardialgie*).

Q

QUADRIJUMEAUX (*anat.*), adject., lat. *quadrigemini.* On appelle, d'après Riolan, muscles quadrijumeaux, quatre muscles de la région pelvitrochantérienne (région extérieure et latérale du bassin) qui sont : le pyramidal, les deux jumeaux et le carré crural. — Le nom de tubercules quadrijumeaux (éminences bigéminées de Chaussier) est donné à quatre éminences appartenant à la protubérance cérébrale et sur lesquelles repose la partie postérieure de la glande pinéale. (V. *Cerveau.*) J. B.

QUARANTAINE. (V. *Peste, Contagion* et *Sanitaires* [lois]).

QUARRÉ. (V. *Carré.*)

QUARTE (Fièvre) (*méd.*), s. f. C'est une fièvre intermittente dont les accès reviennent en laissant entre eux deux jours d'intervalle. Dans la fièvre double-quarte, sur quatre jours, le troisième est seulement exempt de fièvre; dans la fièvre triple-quarte, il y a un accès chaque jour, celui du premier jour ressemblant à celui du quatrième. La fièvre quarte revêt encore différentes formes auxquelles on donne le nom de quarte doublée, de quarte triplée, lorsqu'il y a deux et trois accès le quatrième jour, etc. (V. *Fièvres intermittentes*).
J. B.

QUASSIA (*bot. méd.*), s. m.; bois de Surinam, *simaruba amara.* On donne ce nom à un arbrisseau originaire de la Guyane, qui appartient à la famille des rutacées, tribu des simaroubées (*décandrie monogynie*, L.), et qui a donné son nom au genre quassia; cette plante, qui se plaît au bord des eaux, était employée comme fébrifuge dans la médecine des naturels de la Guyane; les racines de cet arbrisseau ont été d'abord employées, et, depuis, on a fait usage du bois, et c'est seulement cette partie de ce végétal qui est envoyée en Europe; le bois se trouve en morceaux dont les plus petits sont de la grosseur du pouce; ils sont longs de deux ou trois pieds, blanc-jaunâtres, légers, d'une saveur amère très-marquée. Le quassia est revêtu d'une écorce d'un gris-jaunâtre, mince, fibreuse, adhérant peu au bois, sans odeur, et d'une amertume excessive; l'écorce est piquetée de petits points noirs et l'on n'y observe point de lichen, ce qui est un des caractères qui permettent de distinguer le vrai quassia du faux. L'amertume du quassia est si considérable, qu'une partie de ce bois communique cette saveur, et d'une manière très-marquée, à cent parties d'eau. Cette substance était usitée dans la médecine des indigènes comme fébrifuge et tonique. On en faisait un plus grand usage autrefois que de nos jours : on l'employait en infusion à la dose d'un à deux gros dans une pinte d'eau ou en extrait aqueux ou alcoolique; on prépare un vin de quassia avec trente-deux grammes de cette substance, autant d'alcool et un litre de vin blanc.

Le quassia est employé dans tous les cas où l'on fait usage des amers; il est stomachique et antifébrile : on l'ordonne quelquefois contre la goutte et aussi dans les langueurs de l'estomac. Tompson a découvert dans le quassia un principe immédiat très-amer, soluble dans l'eau, auquel il a donné le nom de *quassine.* Le quassia s'emploie souvent pour donner à la bière de mauvaise qualité un goût amer qui la fait supporter; cette sophistication, qui était très-usitée en Angleterre, a été sévèrement défendue. L'infusion de quassia a été aussi employée pour détruire les insectes dans les herbiers; la poudre du quassia, mêlée avec de l'eau et un peu de sucre, est, dit-on, une excellente mort aux mouches.
J. B.

QUEUE (*anat.*), s. f. du latin *cauda.* C'est le prolongement des os coccygiens qui terminent postérieurement le tronc de beaucoup d'animaux. — On appelle queue de cheval le faisceau de nerfs (les nerfs lombaires et sacrés) qui termine inférieurement la moelle épinière chez l'homme.— On appelle vulgairement queue du fruit ce que les botanistes appellent pédoncule, et queue d'une feuille, les pétioles.

QUININE (V. *Quinquina*).

QUINQUINA (*mat. méd.*), s. m. On donne ce nom à l'écorce de plusieurs arbres de la famille des Rubiacées, de la tribu des cinchonées et du genre cinchona, qui croissent dans l'Amérique du Sud et spécialement au Pérou. C'est en 1638 que les propriétés du quinquina furent, dit-on, connues, pour la première fois, des Européens ; une comtesse de Cinchona, vice-reine du Pérou, fut guérie par un corrégidor de Loxa d'une fièvre intermittente qui mettait ses jours en danger. Cette écorce fut bientôt connue en Europe, et deux ans après, en 1640, elle fut apportée par les jésuites; le quinquina fut alors désigné sous le nom de poudre des jésuites, poudre de la comtesse, écorce du Pérou ; son véritable nom est *Kina-Kina* ou *Kinkin*, écorce des écorces ; c'est celui que lui donnent les naturels de l'Amérique du Sud.

Il existe dans le commerce une très-grande variété de quinquinas qui jouissent de propriétés qui diffèrent beaucoup quant à leur énergie, mais qui tous appartiennent à la tribu des cinchonées et principalement au genre cinchona. Les pharmacologistes ont groupé ces différentes variétés en trois genres principaux qu'ils désignent sous le nom de quinquina gris, de quinquina jaune et de quinquina rouge, auxquels on joint l'orangé; certains auteurs ne reconnaissent même que ces trois espèces de quinquina officinal, et ils les rapportent aux cinchona *condaminea*, *cordifolia* et *obtusifolia*. Cette classification ne sert le plus ordinairement, ainsi que nous l'avons déjà dit, qu'à désigner des groupes dans lesquels viennent se ranger les espèces connues qui ne sont qu'au nombre de huit ou dix dans le commerce, tandis que quelques pharmacologistes sont parvenus jusqu'à en réunir 53 espèces.

Les quinquinas se récoltent par des hommes que l'on désigne sous le nom de *cascarillos*, de *cascarilla*, nom générique de toutes les écorces que l'on récolte dans cette partie de l'Amérique. Ces hommes vont dans les forêts où croissent les cinchonées, essaient si l'écorce est bonne en en enlevant une portion qu'ils exposent au contact de l'air; si elle rougit, c'est une preuve qu'elle est mûre, et on l'enlève en faisant des incisions aux branches et au tronc. La récolte a lieu du mois de septembre au mois de novembre ; on sèche ensuite les écorces au soleil ; ou les trie lorsqu'elles sont sèches, on rejette les mauvaises écorces, et on en fait des paquets dans lesquels les écorces sont assorties d'après leur aspect, plutôt que d'après leur provenance, et on les expédie en Europe. On voit que, en raison de ces circonstances, il est souvent très-difficile de distinguer les diverses variétés de même couleur qui nous sont envoyées.

QUINQUINA GRIS. C'est l'espèce la plus connue et la plus usitée; elle se compose d'écorces assez minces, peu fibreuses, plus astringentes qu'amères, grises en dehors et rouges en dedans, donnant une poudre d'une couleur grisâtre et contenant les trois alcaloïdes découverts dans le quinquina : la cinchonine, la *quinine* et l'*aricine*. Le quinquina *Loxa*, le *faux Loxa*, le *Lima* ou *Huanaco*, le quinquina *Jean*, l'*Humalies* sont compris dans ce genre. La première et la troisième espèce sont les seules qui, dans ce groupe, possèdent des qualités bien marquées. Le faux Loxa et l'Humalies ne contiennent que de la cinchonine ; le quinquina Jean ou quinquina d'Arica ne contient ni quinine ni cinchonine, mais un autre alcaloïde désigné sous le nom d'*aricine*.

QUINQUINA JAUNE ; les quinquinas qui forment ce groupe sont plus épais que les quinquinas gris,

ils sont plus fibreux, leur saveur est moins astringente et plus amère, la couleur de la poudre est jaune fauve ou jaune orangé; ce sont les quinquinas qui contiennent le plus de quinine; les bonnes espèces se reconnaissent facilement par un précipité qu'elles forment avec le sulfate de soude en solution, à cause de la quantité considérable de quinate de chaux et de quinine qu'elles contiennent. Les espèces comprises dans ce genre sont : le quinquina *Calysaya* ou *Jaune royal*, le *Calysaya léger* ou *Jaune orangé*, le quinquina *Jaune du roi d'Espagne*, celui d'*Antiochia* ou *Jaune fibreux*, et le quinquina *Carthagène*. Tous ces quinquinas sont de bonne qualité et contiennent de fortes proportions de quinine, à l'exception du calysaya léger, qui contient davantage de cinchonine et le Carthagène qui paraît ne contenir que de faibles proportions de quinine ; certaines variétés de ce quinquina n'en présentent même que des traces.

QUINQUINA ROUGE. Les espèces de quinquina rouge sont bien moins nombreuses que celles des deux groupes précédents. Mérat et Delens n'en admettent qu'une seule espèce; mais M. Guibourt en distingue plusieurs espèces qu'il divise en deux sections sous les noms de quinquinas rouges vrais et officinaux, et de quinquinas rouges inférieurs. Les deux espèces officinales sont le quinquina rouge verruqueux, et le rouge non verruqueux. Les quinquinas rouges sont amers et astringents; ils tiennent le milieu, par leur texture fibreuse, entre les gris et les jaunes; leur poudre est d'un rouge plus ou moins vif; ils contiennent de la quinine et de la cinchonine en quantité assez marquée; la matière résineuse, qui existe dans tous les quinquinas, y est aussi en proportion plus notable; les écorces sont généralement plus épaisses, et les plus grosses contiennent souvent encore des portions d'aubier qui y sont adhérentes : cette espèce est assez estimée.

En général, les bonnes écorces des diverses espèces de quinquina doivent être saines, lourdes, moyennes en grosseur, roulées, d'une odeur particulière, d'une amertume franche, et privées le plus possible de lichens. Ce médicament est souvent altéré dans le commerce par son mélange avec d'autres écorces qui n'appartiennent pas à la famille des rubiacées, et qui ne jouissent point des propriétés du quinquina. Aujourd'hui, on a des moyens certains de reconnaître la qualité du quinquina par des analyses d'essais dans lesquelles on détermine, sur de certaines quantités de cette écorce, la proportion de quinine qu'elle peut contenir.

L'analyse du quinquina a démontré qu'il était composé, indépendamment du ligneux et des substances qui se trouvent ordinairement dans les végétaux : d'acide quinique, de quinine et de cinchonine, à l'état de quinates, substances dans lesquelles résident les propriétés actives ; plus, d'une substance nommée rouge cinchonique, qui est de deux espèces, l'une soluble et l'autre insoluble; et enfin d'une combinaison de ce rouge cinchonique avec la quinine et la cinchonine; d'une matière colorante jaune et d'une matière grasse verte.

La QUININE a été découverte par Pelletier et Caventou. C'est un alcaloïde dans lequel réside la propriété active du quinquina, et qui permet d'administrer, sous un petit volume, un médicament énergique, et qui représente des doses trente à quarante fois plus considérables des quinquinas les plus actifs. Cette quinine est blanche, cristallisée sous forme de houppes soyeuses, ou d'aiguilles radiées dérivant de prismes à six pans, très-amère, presque insoluble dans l'eau, qui n'en dissout qu'un centième, soluble dans l'alcool et l'éther ainsi que dans les huiles grasses et volatiles; elle ramène au bleu les papiers de tournesol rougis par les acides. Combinée avec les acides, la quinine forme des sels la plupart solubles, et qui, à cause de cette propriété, sont employés en médecine de préférence à la quinine pure; le sous-sulfate est surtout celui dont on fait presque exclusivement usage. On augmente sa solubilité en le rendant acide au moyen de petites quantités d'acide sulfurique.

Les sels de quinine cristallisent facilement; ils ont un aspect nacré, une saveur amère; leurs solutions ont un aspect opalin: ils précipitent, par les alcalis, les oxalates et les tartrates; l'infusion de noix de Galles et le tannin décèlent la présence de la quinine jusqu'à 1/2000 dans une liqueur; c'est même au moyen de ce procédé, indiqué par M. Henry, que l'on détermine la qualité des quinquinas, et que l'on constate s'ils sont riches en quinine et en cinchonine.

La quinine se prépare en traitant le quinquina, réduit en poudre grossière, par l'eau additionnée d'acide chlorhydrique, 64 gram. pour 12,000 gram. d'eau. On traite trois fois le quinquina par décoction, avec chaque fois le tiers du mélange ci-dessus; on réunit les décoctions, et l'on ajoute ensuite à chaud 100 parties de chaux vive délayée dans cinq à six fois son poids d'eau. La chaux doit être ajoutée jusqu'à précipitation complète de la quinine. On lave le dépôt, on le met égoutter sur des toiles et l'on comprime fortement, puis on fait sécher à l'étuve; on traite ensuite plusieurs fois par l'alcool bouillant qui enlève la quinine au précipité calcaire. On distille, et l'on obtient, pour résidu, la quinine brute, qui a l'aspect d'une résine de couleur brune, et qui est quelquefois employée en médecine dans cet état, sous le nom de quinine brute.

Pour préparer le sulfate de quinine, on met la quinine brute dans une bassine avec environ vingt fois son poids d'eau distillée; on porte à l'ébullition, et l'on ajoute ensuite la quantité d'acide sulfurique nécessaire pour dissoudre toute la quinine. On projette du noir d'os en poudre, environ 80 gram. pour 1,000 gram. d'eau; on laisse bouillir deux minutes, et l'on filtre. Le sulfate qui cristallise est loin d'être pur; il est encore coloré, et on ne l'obtient blanc et bien cristallisé en houppes soyeuses, qu'après l'avoir fait dissoudre et porté à l'ébullition deux ou trois fois dans de l'eau acidulée et additionnée de noir animal.

La quantité de quinine contenue dans les quinquinas varie dans des proportions considérables: elle est de 24 à 30 gram. par kilo pour les meilleures espèces, e elle descend à quatre gram. seulement pour les espèces inférieures. Les autres sels de quinine que l'on prépare pour l'usage médical sont le chlorhydrate, l'acétate, le nitrate, l'hydrocyanate et l'iodure d'iodhydrate de quinine; mais ils sont bien moins employés que le sulfate. Le valérianate et le lactate de quinine de l'iodure de fer et de quinine ont aussi été employés dans ces derniers temps. Les deux premières prépara-

tions ont été proposées par le prince L. Lucien Bonaparte; les médecins qui en ont fait usage disent que, dans certains cas, elles sont plus actives que le sulfate de quinine.

La *cinchonine* s'obtient par les mêmes procédés que la quinine; seulement, lorsqu'on veut la préparer on prend des quinquinas qui sont plus riches en cinchonine qu'en quinine, tels que les quinquinas loxa: elle est amère, peu soluble dans l'eau; elle cristallise en prismes quadrilatères; elle est incolore, inodore et translucide; sa saveur amère est plus longue à se développer que celle de la quinine. Son action médicale est analogue à celle de la quinine, mais moins active; on est obligé de l'employer à doses doubles. Elle est peu soluble dans l'éther et les huiles fixes et volatiles; elle se dissout mieux dans l'alcool, surtout à chaud. On prépare des sels de cinchonine qui jouissent des mêmes propriétés que les sels de quinine, mais toujours avec moins d'énergie.

L'*aricine* qui s'extrait du quinquina d'arica est un alcaloïde qui crystallise comme la cinchonine en belles aiguilles appiaties, qui jouit de quelques unes des propriétés chimiques de cette dernière base; elle se distingue de la quinine et de la cinchonine par l'iodure de potassium ioduré qui forme avec elle un précipité d'une belle couleur jaune qui ne change point à l'air, tandis qu'il se forme un précipité bleu noirâtre, poisseux, avec les deux autres bases. L'aricine est, jusqu'à présent, sans usage en médecine.

Action médicale du quinquina et de la quinine. — Avant la découverte de la quinine, et lorsque l'on faisait usage du quinquina en substance, il était employé, dans un grand nombre de cas, comme tonique antiseptique, amer, antipériodique; aujourd'hui, c'est presque exclusivement comme antipériodique que l'on fait usage du sulfate de quinine, et tout récemment on l'a proposé à haute dose dans les affections rhumatismales et la fièvre typhoïde. L'analyse chimique et l'observation clinique ayant prouvé que toutes les propriétés actives et utiles du quinquina résidaient dans la quinine, on a dû renoncer à administrer le quinquina en substance, tel qu'on l'administrait autrefois en poudre, et souvent jusqu'à la dose de 30 grammes.

Les préparations de quinquina, telles que les extraits, le sirop, le vin de quinquina, sont encore employées, mais plutôt comme toniques et stimulants, que comme antipériodiques, la quinine et ses préparations étant presque exclusivement, ainsi que nous l'avons déjà dit, consacrées à cette médication. Le quinquina, lorsqu'il est administré en substance est difficilement supporté par l'estomac, il détermine un sentiment de chaleur et d'oppression souvent suivi de nausées et de vomissements. Le sulfate de quinine est très-bien supporté à dose modérée; à haute dose, il détermine des phénomènes physiologiques qu'il n'est pas inutile d'indiquer ici. Ils ont principalement lieu sur l'encéphale: ce sont des vertiges, des tintements, des bourdonnements d'oreille continuels et très-fatigants, de la dureté de l'ouïe, et quelquefois de la surdité passagère, du trouble dans la vue, la dilatation de la pupille et même l'amaurose incomplète. Ces accidents ne sont point de nature à donner de l'inquiétude, ils sont la preuve de l'action du médicament et disparaissent après son action; rarement quelques uns de ces phénomènes persévèrent, et si cela a lieu, ils cèdent facilement à un léger traitement. Les mouvements du cœur sont aussi ralentis par l'action de ce médicament ; le pouls baisse quelquefois jusqu'à cinquante pulsations ; la peau devient pâle, fraîche, et le malade éprouve un sentiment de faiblesse et de prostration ; l'estomac et le tube digestif sont aussi le siège d'irritations vives qui peuvent quelquefois dégénérer en phlegmasies. Enfin, à des doses très-élevées, telles que quatre et cinq grammes, on a vu le sulfate de quinine, chez des individus non affectés de fièvres intermittentes, déterminer des accidents mortels.

Dans les fièvres intermittentes, le sulfate de quinine est plus facilement toléré ; on l'administre presque toujours associé à l'opium depuis 25 à 30 centigrammes jusqu'à 2 grammes, en plusieurs prises, dans l'intermittence de l'accès ; c'est immédiatement après la cessation d'un accès, et le plus loin possible de l'accès suivant que l'on doit commencer à le donner. Dans les fièvres rémittentes, on l'administre dans le cours de l'accès et lorsqu'il commence à faiblir ; il doit en être de même dans les fièvres intermittentes dont les accès sont très-rapprochés et qui ne laissent que peu d'intervalle de complète rémission. Loin de favoriser le gonflement de la rate qui se manifeste souvent dans les fièvres d'accès, ainsi que l'ont avancé quelques médecins, le sulfate de quinine et les préparations de quinquina contribuent, au contraire, à le faire disparaître, cette tuméfaction a été regardée, on le sait, par quelques auteurs comme la cause et non comme l'effet des fièvres intermittentes. V. ce mot.

La forme sous laquelle on prend ce médicament est très-variable : on l'administre en pilules, en potions, en lavements, et par la méthode endermique. M. Bouchardat a donné, dans son *Manuel de matière médicale*, une formule de pilules de sulfate de quinine opiacées, dans lesquelles, dit-il, le sulfate de quinine réussit à faibles doses. Voici cette formule : ℞ sulfate de quinine, 70 centigr. ; extrait gommeux d'opium, 5 centigr. ; sirop de gomme et poudre de réglisse, q. s. pour 12 pilules. Le premier jour, on prend 4 pilules, une chaque heure, en commençant le plus loin possible de l'accès à venir ; le second et le troisième jour, 3 pilules seulement ; et le quatrième, les deux dernières. Pour tisane, pendant le traitement, et quinze jours ou un mois après, on boit une infusion de centaurée. M. Bouchardat a vu ce traitement, peu dispendieux, réussir très-bien en Bourgogne, dans des épidémies de fièvres intermittentes bien caractérisées. Le sulfate de quinine s'emploie aussi en teinture alcoolique, en vin, en sirop, en pastilles, en pommade. La quinine brute s'emploie aussi en pilules, qui se préparent très-bien en ramollissant cette substance avec les doigts ; Comme elle paraît sans saveur puisqu'elle n'est pas soluble dans la salive, elle peut être très-utile dans la médecine des enfants ; elle a été employée avec succès à la dose de 10 centigrammes à l'âge de quatre ans, dans des fièvres intermittentes.

La *teinture de quinine* se prépare avec : quinine, 30 centigr. ; alcool à 36 degrés, 30 gram. La *teinture de sulfate de quinine* se prépare avec les mêmes proportions de sulfate et d'alcool ; les doses sont 1 à 15 gram. dans une potion. Le *vin de sulfate de quinine* se prépare avec sulfate de quinine 30 centigr., vin de Madère 1 litre ; la dose est de 50 à 100 gram. Le *sirop de sulfate de quinine* se prépare avec 20 centigr. de sulfate de quinine, que l'on fait dissoudre dans une petite quantité d'eau au moyen de quelques gouttes d'acide sulfurique étendu, et que l'on mêle à 120 gr. de sirop de sucre blanc ; la dose est de 20 à 50 grammes. Les *pastilles* se préparent avec 2 gram. de sulfate de quinine pour 500 grammes de sucre et gomme adragante q. s. ; l'on fait des pastilles d'un grain. La *pommade de sulfate de quinine* se prépare avec 4 gram. de sulfate dissous au moyen de l'alcool et de quelques gouttes d'acide sulfurique, l'on incorpore avec 16 grammes d'axonge.

La *cinchonine* s'emploie de la même manière que le quinine et dans les mêmes cas. Cependant, Bally dit avoir coupé avec le sulfate de cinchonine des fièvres d'accès qui avaient résisté à des doses beaucoup plus fortes de sulfate de quinine. On fait avec la cinchonine les mêmes préparations qu'avec la quinine ; seulement, lorsqu'on les administre, il faut ordinairement le faire à dose double pour avoir des effets aussi marqués qu'avec la quinine. (V. *Fièvres intermittentes*.)   J.-P. BEAUDE.

QUINTE-FEUILLE. (V. *Potentille*.)

QUINTESSENCE (*mat. méd.*), s. f. On appelait ainsi autrefois certaines liqueurs composées d'alcool chargé de principes médicamenteux. Ce sont les teintures ou alcoolats des pharmaciens modernes. Le nom de quintessence s'appliquait aussi aux principes les plus subtils des corps.

QUOTIDIEN (*path.*), adj., de *quotidianus*, ce qui revient chaque jour. Cette qualification s'applique aux accès fébriles et aux symptômes, quels qu'ils soient, qui se montrent tous les jours, d'où les noms de fièvre quotidienne, accès quotidien, type quotidien, etc. (V. *Fièvres intermittentes*.)

R

RABIQUE ou **RABÉIQUE** (*path.*), adj., de *rabies*, rage, qui appartient à la rage (V. *Hydrophobie.*)

RACES HUMAINES (*physiol.*) Lorsque l'on jette les yeux sur l'ensemble des êtres animés qui couvrent le globe, on est tout d'abord frappé de l'analogie de structure et de conformation qui rapproche certains de ces êtres de manière à en constituer de grandes familles. Ainsi, les mammifères, les oiseaux, les poissons, les reptiles, etc., présentent entre eux des traits de ressemblance qui nous obligent instinctivement à les classer par groupes principaux. Puis, descendant plus avant dans l'examen de chacune de ces grandes familles, on voit bientôt que les individus qui les composent ne se ressemblent pas tous, mais qu'ils forment de nouveaux groupes différents les uns des autres, et dans les catégories ainsi formées, on trouve encore à diviser, à distinguer jusqu'à ce que l'on arrive à l'extrême limite de cette analyse qui est l'individu. Ainsi, parmi les mammifères, on reconnaîtra que le lion, le tigre, le jaguar, la panthère, le chat, ont la même configuration et constituent une véritable tribu ; mais que le lion n'est pas identique avec le tigre, le tigre avec la panthère ou avec le chat, et que, par conséquent, il faut créer de nouvelles divisions pour y placer les êtres qui ont entre eux la plus grande ressemblance possible. Un caractère fort remarquable de ces groupes depuis longtemps apprécié par les naturalistes, c'est que les animaux qui les constituent se perpétuent *tels* par voie de génération, les parents donnant toujours naissance à un produit qui leur est tout à fait pareil et capable lui-même de transmettre les mêmes caractères à sa progéniture. La reproduction constante du même type par l'accouplement avec son semblable est ce qui fonde essentiellement l'*espèce*. Des animaux appartenant à des espèces très-voisines peuvent quelquefois s'unir et procréer ensemble ; mais les produits sont des bâtards, des métis ordinairement inféconds. Cependant, il arrive que le bâtard, s'accouplant à l'une des deux espèces pures qui lui ont donné naissance, peut donner lieu à un produit qui tend à revenir au type de l'une ou de l'autre espèce.

Considéré à ce point de vue, l'homme qui appartient à la grande famille des mammifères, constitue une *espèce* à part ne pouvant fructueusement s'unir à aucune autre : mais, dans une même espèce, il est des différences dépendant de causes variables et qui établissent ce que l'on appelle des *variétés*, lesquelles forment ainsi de petits groupes, dans lesquels les caractères distinctifs se transmettent encore par la génération. Dans les variétés, les croisements sont communs et féconds. Parmi les chiens, par exemple, les caniches, les mâtins, etc., peuvent s'allier entre eux, et les produits féconderont à leur tour. Chez l'homme, les variétés que l'on observe dans les différentes parties du globe constituent précisément ce que l'on entend par le mot *race*. Ainsi, par un premier aperçu, il est facile de voir que les Chinois, les habitants noirs du Sénégal et les Européens ne se ressemblent pas les uns aux autres, bien que présentant les traits distinctifs du genre humain, et qu'ils se ressemblent entre eux et cela d'une manière *héréditaire*. Ce sont donc là autant de races distinctes qu'il s'agit d'étudier ici.

Notre savant collaborateur, M. Lagasquie, a surtout étudié l'homme (V. ce mot) au point de vue psychologique ; nous devons ici nous attacher à l'examen de ses caractères physiques, ou, si l'on veut, zoologiques.

L'homme, cet *animal à deux pieds et sans plumes*, comme le définissait Platon, est placé, sous le nom de *bimane*, en tête de la grande classe des mammifères. Voici comment les naturalistes le décrivent comme être zoologique : tête arrondie, couverte de cheveux ; yeux disposés dans des orbites et destinés à regarder en avant ; oreilles à conque peu développée, bordées et lobulées ; dents verticales au nombre de 32, dont on donne ainsi la formule : incisiv. 4/4, canines 1-1/1-1, molaires 5-5/5-5 ; membres supérieurs complètement détachés, servant uniquement à la préhension et au toucher, aidés, dans leurs mouvements, par la présence de clavicules ; doigts onguiculés, séparés ; pouce opposable aux autres doigts ; station droite, verticale, assurée par la position de la colonne vertébrale relativement à la tête et à son annexion au bassin ; jambes servant exclusivement à la marche, pieds articulés à angle droit avec la jambe et reposant sur le sol par toute leur face plantaire. Mamelles au nombre de deux, situées en avant sur la poitrine; peau presque entièrement nue, lisse, de couleur variable; enfin l'existence d'un seul estomac, et d'un *cœcum* muni d'un appendice vermiforme, complètent l'ensemble des traits qui distinguent l'homme physique des autres animaux.

L'homme, au moment de sa naissance, est faible et débile; il tette environ un an, ne commence à marcher que vers l'âge de dix-huit mois à deux ans, entre dans l'adolescence vers seize ans, dans la virilité à trente, dans l'âge mûr à quarante, dans la vieillesse à soixante, et décroît alors rapidement vers le terme de son existence. Comme cela a déjà été dit à l'article cité plus haut, l'homme est cosmopolite, c'est-à-dire que son organisation est appropriée à tous les climats; il vit sous l'équateur, dans les zones tempérées, comme sous les climats rigoureux du Nord et du Sud. Il ne paraît cependant pas passer le 55ᵉ degré de latitude australe, ni le 65ᵉ de latitude boréale, et, comme l'ont démontré les économistes, Malthus entre autres, il se multiplie d'autant plus que la terre qu'il habite est plus fertile et le climat plus doux. Il est polyphage ou s'accommode de tous les genres de nourriture, quoiqu'il vive principalement de fruits et de graines farineuses.

Dans l'espèce humaine, la portée est généralement d'un seul petit, cependant les grossesses gémellaires ne sont pas rares; quant aux portées de trois, quatre et même cinq fœtus, elles sont tout-à-fait exceptionnelles, et d'ordinaire les produits viennent au monde morts ou non viables. Les garçons sont partout supérieurs en nombre aux filles dans une proportion minime, il est vrai, de 21 à 20, ou pour la France 17 à 16 (*Annuaire du bur. des longit.*, 1838). On a aussi remarqué que les mois d'hiver donnaient le plus grand nombre d'accouchements, tandis qu'ils étaient bien moindres en été.

La taille de l'homme est très-variable, cependant les tailles extrêmes ne sont pas aussi éloignées que tendraient à le faire croire les récits mensongers de quelques voyageurs anciens et les traditions des peuples. On sait aujourd'hui à quoi s'en tenir sur les contes des nains et des géants. Il est bien constaté maintenant que les peuplades errantes dans la partie la plus méridionale de l'Amérique, et connues sous le nom de grands Patagons (1), ne

(1) Un mot sur cette diversité d'opinions relative à la stature des Patagons. Il est en effet très-curieux de voir, entre les différents voyageurs, des divergences aussi prononcées. Pigafetta, secrétaire de Magallaës, qui les vit le premier dans le port Saint-Julien, leur donne huit palmes ou sept pieds de hauteur en 1519; Sebald de Wert, dix ou onze pieds en 1598, dans la baie Verte; Olivier de Noort, dans le port Désiré, onze à douze pieds, également en 1598. Aris-Clasz, commis sur la flotte de Lemaire et Schouten, en 1615, onze à douze pieds, d'après des ossements trouvés dans des sépultures; Narborough, en 1696, une taille médiocre; Degennes, la même année, moins de six pieds; le commodore Byron, en 1764, sept pieds passés; Wallis et Carteret, en 1757, cinq pieds et demi aux plus grands qu'ils virent dans la baie d'Elisabeth; Bougainville, en 1767, cinq pieds dix pouces; Cook, en 1769, dans la baie de Bon-Succès, cinq pieds 8 pouces, etc. Ces différentes évaluations sont bien faites pour intriguer les observateurs; mais, d'abord, on voit qu'en se rapprochant de notre temps les voyageurs donnent des appréciations beaucoup plus restreintes. Ainsi, mettant de côté les exagérations des Hollandais, on voit que tantôt on rencontre sur les côtes de la Patagonie des hommes d'une taille de six à sept pieds, tantôt des hommes d'une taille ordinaire. Cela tient à ce que le pays est parcouru par des peuplades errantes appartenant à des tribus

présentent pas une taille plus élevée que deux mètres et quelques centimètres; que les Lapons, les Esquimaux, les Bochismans du cap de Bonne-Espérance ont au moins un mètre trois à quatre décimètres (environ quatre pieds). Mais, en général, la stature de l'homme est de un mètre soixante-deux ou soixante-trois centimètres. Les peuples les plus petits habitent, pour la plupart, les limites extrêmes de l'hémisphère boréal. Cependant, nous avons vu que les Bochismans du cap avaient une taille très-peu élevée. Outre les Patagons, on peut citer, comme s'élevant au-dessus de proportions ordinaires, les Caraïbes et les Arkansas de l'Amérique; en Europe, les Suédois, les Danois, les Polonais, les Saxons, les Hollandais; en Asie, les montagnards du Coimbetore et du Boutan; en Afrique, certaines tribus de la Cafrerie. Dans l'Océanie, les habitants appartenant aux classes supérieures de Taïti et de diverses autres îles des groupes environnants.

Ces dernières considérations nous conduisent directement à l'objet spécial de cet article, la distinction des différentes races qui habitent le globe.

Quelles sont les données qui doivent servir de base à une pareille classification? Il faut évidemment s'en référer ici aux formes extérieures, et la configuration de la tête, ainsi que la couleur de la peau, fournit les caractères qui servent à distinguer les différentes races les unes des autres. Depuis quelques années, un nouvel élément est venu s'introduire dans la solution du problème pour en faciliter la solution. Je veux parler de l'étude comparée des langues parlées chez les divers peuples; nous en tiendrons compte. Disons toujours, en attendant, que les langues, ainsi envisagées, présentent deux sortes de rapports: d'*affinité*, quand, outre une grande conformité de structures grammaticales, elles ont un nombre considérable de racines communes et de termes identiques; d'*analogie*, quand la ressemblance n'existe que sous le rapport des tournures grammaticales sans qu'il y ait des mots communs.

Les variétés de l'espèce humaine qui vont nous occuper sont-elles dérivées d'une même famille et ne sont-elles que le résultat de modifications acquises par l'influence prolongée des localités et des habitudes; modifications transmises par l'hérédité et rendues ainsi permanentes? C'est ce que pensent certains auteurs, Prichard entre autres; d'autres, au contraire, et nous penchons volontiers vers cette opinion, d'autres admettent que, dès le principe, le monde a été peuplé de familles différentes, dont les traits distinctifs, altérés par divers mélanges, ont cependant conservé jusqu'à nous leur type originel. Une circonstance dont il faut tenir compte, négligée par la plupart des auteurs, et que M. Gerdy a peut-être exagérée, c'est précisément cette influence des mélanges sur les types primitifs. Ce savant physiologiste a consacré dans son ouvrage un long article rempli d'érudition pour démontrer que les différentes peuplades s'étant, par l'émigration ou la conquête, continuellement croisées les unes avec les autres, les caractères spéciaux, propres à chacune d'elles, ont dû se trouver profondément altérés. Mais ces mélanges, incontestables

différentes; les unes formées d'une race d'hommes d'une taille réellement très-élevée, les autres d'hommes d'une taille médiocre.

d'ailleurs, ayant été quelquefois très-peu considé-rables, ayant eu lieu dans d'autres cas entre des po-pulations de même sang, le effets n'ont pas dû être aussi marqués que l'a prétendu M. Gerdy. Un fait incontestable, c'est que le Chinois ne ressemble pas au Nègre, le Nègre à l'Américain rouge, et ce der-nier à l'Européen ou à l'Arabe. Ainsi, tout en ad-mettant que des variétés ont disparu confondues les unes dans les autres, qu'un certain nombre de peu-ples sont ainsi de véritables métis auxquels il est impossible d'assigner un rang exclusif; il faut re-connaître cependant que les grandes classes subsis-tent encore comme pour attester la diversité de leur origine.

Il existe un grand nombre de classifications. Ce-pendant, il en est deux entre lesquelles se parta-gent les savants : celle de Blumenbach, qui admet cinq races : la *Caucasienne*, la *Mongolique*, la *Ma-laise*, l'*Américaine* et l'*Éthiopienne* ou *Nègre*; et celle de Cuvier, qui n'en admet que trois fondées plus particulièrement sur la couleur de la peau, et qui sont la *blanche* plus ou moins brune ou cauca-sique, la *jaune* ou mongolique, la *noire* ou éthio-pique. La première division est plus répandue en Allemagne; la seconde est généralement adoptée en France; seulement, il faut y ajouter la race *rouge* ou américaine. Pour nous conformer à l'usage, nous suivrons celle de Cuvier, tout en prévenant que, par les raisons exposées tout-à-l'heure, une catégorisa-tion rigoureuse est chose complètement impossible.

RACE BLANCHE OU CAUCASIENNE. — Ainsi nom-mée parce que les traditions les plus reculées font remonter son origine aux peuples qui habitent les chaînes du Caucase. Elle est ainsi caractérisée : tête ovale, angle facial de 80 à 85 degrés, peau blanche ou brunie par des conditions diverses, mais repre-nant sa blancheur quand les sujets sont soustraits aux causes qui l'avaient altérée. Nez effilé et allongé, joues colorées, lèvres vermeilles, cheveux longs, souples, lisses, du blond clair au noir foncé. Enfin, c'est dans cette race que se rencontre le type de ce que, dans nos idées, nous avons appelé beauté, à cause de la régularité des traits et la proportion des formes. On distingue ici plusieurs rameaux.

1° *Rameau Aruméen* ou *Syrien.*—Comprend les peuples de l'Asie-Mineure, Assyriens, Chaldéens, Phéniciens, Juifs, Arabes et les Abyssins (1), colonie de ceux-ci. Il est probable que les anciens Egyptiens en faisaient partie.

2° *Rameau Indien, Germain et Pélasgique.* — Ces dénominations indiquent suffisamment les peu-ples qui en font partie. On y rattache les Celtes, les Cantabres, les Perses.

3° *Rameau Scythe et Tartare.* — Renferme les Scythes, les Parthes, les Turcs, diverses nations si-

(1) Les naturalistes placent les Abyssins parmi les peuples de race blanche. Mais c'est là, je crois, une erreur de leur part. Le mot Abyssinie, qui vient de *Habesch* (peuples mé-langés), sous lequel les Arabes désignent les habitants de l'ancienne Éthiopie, indique déjà, *à priori*, qu'il s'agit d'une race métisse. J'ai actuellement sous les yeux les dessins et les notes qu'a bien voulu me communiquer M. le lieutenant de vaisseau Lefebvre, de retour d'un voyage en Abyssinie, dans lequel a péri si malheureusement mon courageux ami, le docteur Petit. Eh bien, il résulte d'un examen attentif de ces documents que les Abyssins sont le produit d'un mélange de peuples blancs (Arabes, Juifs et Grecs) émigrants ou conqué-rants, et de nègres aborigènes dont l'élément se trouve sur-tout dans les provinces les plus éloignées du littoral, et qui existe presque pur chez les Gallas et les Changallas de l'Ouest et du Midi.

tuées au nord et à l'est de la mer Caspienne. Les Finlandais et les Hongrois en paraissent des peu-plades détachées et en quelque sorte enchâssées au milieu des tribus esclavones et teutoniques. M. Les-son, dont on connaît les savantes recherches d'an-thropologie, rattache à ces rameaux les deux varié-tés suivantes :

« 1re *variété*, rameau *Malais*. — Les peuples appelés Malais ont, jusqu'à ce jour, été réunis sous le nom de *race* malaise, quoiqu'ils ne diffèrent presque point des Hindous (V. zoologie du voyage de *la Coquille*, p. 36 à 44), ils forment seulement une variété de ce peuple distinct et présentant qua-tre types qui sont : le Malais propre, le Javanais, le Macassar ou Boudjis, et l'Amboinais ou Timorien. Cette variété est confinée sur les îles équatoriales de l'archipel des Indes ou Malaisie, ainsi que nous la nommons; depuis Madagascar à l'est, les Philip-pines à l'ouest, la presqu'île de Malak au nord et les terres des Papous au sud. »

« 2e *variété*, rameau *Océanien*. — Cette variété, que les auteurs plaçaient dans la race Malaise, n'est qu'une variété de la grande famille Hindoue dont elle a tous les caractères. Elle est disséminée sur les îles éparses dans l'immense mer du Sud, et peuple, en grande partie, toutes les terres de l'Océanie, de-puis les îles Sandwich jusqu'à la Nouvelle-Zélande et l'île de Pâques. (Lesson, *Manuel de mammalogie*, p. 24). »

B. RACE JAUNE, OU MONGOLIENNE. — On la recon-naît aux caractères suivants : visage aplati, comme triangulaire, large aux pommettes et plus étroit au menton; les yeux étroits et bridés remontant obli-quement vers les tempes, nez aplati, écrasé, che-veux droits et noirs, barbe très-fournie et le plus souvent très-grèle, teint olivâtre ou jaune-brun de suie, angle facial de 75 à 80 degrés. La taille est assez généralement médiocre, le corps large et ro-buste. Cette race occupe la plus grande partie de l'Asie surtout vers l'Orient et le Nord. Elle présente trois variétés.

1° Rameau *Mantchoux*. — Comprend les Kal-moucks, les peuples de la Bucharie et de la Daourie, au nord de la Chine, et ceux qui s'étendent de la mer Caspienne au Japon.

2° Rameau *Sinique*.—Occupe l'antique et vaste empire de la Chine, le Japon, la Corée, etc.

3° Rameau *Hyperboréen* ou *Eskimau*. — A été regardé par plusieurs auteurs comme une race à part, mais ce n'est pas évidemment qu'une variété de la Mongolie. Ici se trouvent les peuples qui occu-pent les extrêmes confins de la partie boréale de l'Europe, de l'Asie et de l'Amérique; on les connaît sous les noms de Lapons, Samoïèdes, Eskimaux, Kamschadales, etc. Ils sont de très-petite stature, ont le visage plat et court, le nez écrasé, la peau très-brune et les cheveux noirs.

C. RACE NÈGRE, ÉTHIOPIQUE ou mieux MÉLA-NIENNE. — Le type de cette race se trouve dans toute sa pureté chez les nègres de l'Afrique Occiden-tale. Ses caractères sont on ne peut plus distincts. Mâchoire saillante en avant, dents proclives, men-ton fuyant, ce qui donne à la face une certaine ana-logie avec le museau du singe; lèvres épaisses, nez épaté, front plat, cheveux noirs, quelquefois lisses et rudes, mais le plus souvent courts, crépus, lai-neux; peau noire ou noirâtre, angle facial de 70 à

75 degrés. Plusieurs peuples de cette race sont grands et très-vigoureux.

On y reconnaît sept divisions principales (Lesson) dont plusieurs sont évidemment des produits de divers mélanges, et par conséquent des peuples hybrides.

1er Rameau. *Ethiopien*. — C'est, nous l'avons dit, le type de la race Mélanienne. Elle a pour signes distinctifs une couleur noir foncé de la peau, la tête étroite, les pommettes saillantes, les mâchoires et les lèvres portées en avant, peu de barbe, les hanches larges, les jambes arquées, le mollet élevé et peu développé. Elle occupe plus particulièrement l'Afrique occidentale (Guinée, Congo, Sénégal, etc.).

2e Rameau. *Cafre*. — Les Cafres occupent la partie méridionale et orientale de l'Afrique; ils sont grands, bien faits, et leur peau est d'un gris noirâtre.

3e Rameau. *Hottentot*. — Ce rameau est le plus disgrâcié sous le rapport des formes; on le rencontre vers le cap de Bonne-Espérance. Les Hottentots ont environ cinq pieds de hauteur; l'angle facial a au plus 75 degrés, le front est proéminent, les cheveux courts, laineux, implantés en demi-cercle; la peau d'un brun noir, couleur de suie; mais ce qui les distingue plus particulièrement, suivant M. Lichstenstein, c'est d'avoir, comme les singes, les os propres du nez soudés, et la cavité olécranienne de l'humérus percée d'un trou (Lesson). Parmi les Hottentots, les Bochismans ont des femmes fort remarquables par un prolongement énorme des petites lèvres et par une gibbosité graisseuse sur les fesses.

4e Rameau. *Papou*. — Ils ont les plus grands rapports avec les nègres Cafro-Madécasses, tant par la configuration extérieure que par les habitudes. Ils habitent la terre des Papous ou Nouvelle-Guinée, la Nouvelle-Calédonie, la Nouvelle-Irlande, les Hébrides, les îles de Salomon, en un mot la portion occidentale de l'Océanie, ou Mélanésie de certains auteurs modernes (D. d'Urville, Rienzi, etc.).

5e Rameau. *Tasmanien*. — Offre quelques rapports avec les Papous, occupe la terre de Van-Diemen ou Tasmanie.

6e Rameau. *Alfourous-Endamène*, ou simplement *Endamène* (nom que leur donnent les Papouas). — Ils ont la peau d'un noir jaunâtre ou bistré, les pommettes saillantes, les cheveux droits et rudes, la barbe épaisse et très-noire; ils se passent un bâton dans la cloison du nez. Ils sont réfugiés dans la partie centrale de plusieurs grandes îles dont le littoral est occupé par les Papouas, leurs vainqueurs.

7e Rameau. *Australien*. — Voici le portrait qu'en trace M. de Rienzi : « Ils sont moins noirs que les noirs d'Afrique, mais d'une teinte plus jaunâtre que les Papouas... La boîte osseuse du crâne passablement ronde, le front fuyant en arrière, les cheveux floconnés et ordinairement crépus; leurs bras sont très-longs, leurs jambes grêles encore plus longues; ils sont généralement velus; mais plusieurs sont glabres : ils ont la bouche d'une grandeur démesurée, le nez fort large et épaté, les narines également larges, les dents un peu proclives mais d'un bel émail. Chez quelques uns, la mâchoire inférieure très-avancée leur donne beaucoup de ressemblance avec les Hottentots, et leur visage, vu de profil, est hideux d'animalité. (D. de Rienzi, l'*Océanie*, t. I,

p. 22). » Ils habitent la Nouvelle-Hollande ou Australie.

D. RACE AMÉRICAINE. — Quelques auteurs la rattachent à la race Mongole; mais assez généralement on lui accorde un rang à part, bien que les divers peuples qui la composent n'aient pas entre eux une ressemblance bien frappante, et que beaucoup de traits les rapprochent des Mongols. Ils se distinguent par la teinte rouge cuivrée de leur peau, leur chevelure noire, longue et lisse, la forme saillante du nez, la largeur du visage dont les pommettes ne sont pas marquées. M. Bory de Saint-Vincent y reconnaît trois variétés : 1° le rameau *Colombique*, qui, descendu des Apalaches, se serait répandu vers la Floride, les Antilles et la Guyane; 2° l'*Américain* proprement dit, qui occupe la plus grande partie de l'Amérique méridionale, les bords de l'Orénoque et de l'Amazone, le Brésil, etc.; et enfin 3° le rameau *Patagon*, vers l'extrémité australe de l'Amérique.

Si maintenant nous examinons ces différentes variétés sous le rapport de leur intelligence, de leur sociabilité, de leurs mœurs, de leur langage, nous verrons que la race blanche tient incontestablement le premier rang, et que le rameau germain-pélasgique est celui qui s'est avancé le plus loin dans la civilisation, les arts, les sciences et la philosophie. Le rameau Syrien ou Arabe vient ensuite. C'est bien encore le même génie progressif, mais avec une plus grande tendance au mysticisme. La langue est riche, les termes et la structure en sont régies par les lois de la grammaire. Les Scythes, les Tatars, se distinguent par leur mobilité, leur amour pour la vie errante et vagabonde. Cet esprit de sociabilité et de civilisation, qui distingue la race blanche, se retrouve dans les sauvages de l'Océanie proprement dite, qui occupent les îles de la Société, des Amis, etc., et qui sont unis par le lien commun du *tabou* (1).

La race Mongole vient ensuite; les Chinois et les Japonais qui en forment la variété la plus importante, ont ceci de particulier, qu'après avoir poussé les sciences, les arts et la civilisation assez loin, ils restent complètement stationnaires, comme s'ils avaient atteint une certaine limite qu'ils ne pussent pas franchir d'eux-mêmes. Un caractère particulier de leur langue, c'est d'être seulement monosyllabique : les mots sont des monosyllabes sans désinences spéciales, et dont les rapports sont exprimés par des intonations particulières; elles ne s'écrivent pas au moyen d'un alphabet, mais de signes idéographiques analogues aux hiéroglyphes.

Les monuments si remarquables que nous ont laissés les anciens habitants du Mexique prouvent que des peuples assez avancés ont occupé cette contrée avant la grande invasion Aztèque. Quant aux peuplades qui y existent encore, elles se distinguent par un amour passionné de la liberté, la ruse et une grande valeur. Leur langue est formée de longs mots polysyllabiques qui, pour exprimer les différents modes de l'idée primitive, offrent une multitude d'inflexions différentes : elles admettent une variété presqu'infinie de terminaisons et de variations de structure.

---

(1) Sorte de *veto* religieux qui se met sur les personnes et sur les choses, et qui les rend sacrées et inviolables.

Enfin, au dernier degré de l'échelle se trouve la race Mélanienne, qui semble ne pouvoir entrer d'elle-même dans les voies de la civilisation et qui n'y marche qu'autant qu'on l'y pousse. Mais, parmi les nègres, ce sont plus particulièrement les Hottentots, les Endamènes et les Australiens qui sont plongés dans la plus affreuse barbarie; jamais ils ne forment de corps de nation, ils vivent en tribus peu nombreuses, ils vont nus ou à peine couverts, beaucoup ne savent pas même se construire des huttes. Les uns, dit M. de Rienzi, ont un idiome doux et sonore qui n'a d'analogie avec aucun de ceux qui nous sont connus; les autres (par exemple dans la baie des Verreries) emploient un idiome plein de sifflements et de battements de langue, et dont certains mots appartiennent plutôt à la bête qu'à l'homme.

Nous regrettons beaucoup que la nature de cet ouvrage ne nous ait pas permis d'entrer dans de plus amples développements. Il nous a fallu esquisser à grands traits et indiquer seulement les principales questions que soulève l'étude comparée si curieuse et si attachante des différents peuples. Nous aurions bien voulu examiner les effets combinés de l'influence de race et de climat sur les mœurs des peuples, mais cette question de philosophie historique sortirait du cadre qui nous est tracé.

E. BEAUGRAND.

RACHIDIEN (anat.), adj., du grec *rachis*, qui signifie colonne vertébrale ; qui appartient, qui dépend du rachis; canal rachidien, canal dont est creusée l'épine dans toute son étendue. (V. *Colonne vertébrale*.)

RACHIS (anat.), s. m., mot grec conservé dans le langage médical, et sous lequel on désigne la *colonne vertébrale*. (V. ce mot.)

RACHIS (Déviations du). — On désigne, en orthopédie, sous les noms de *déviation*, *incurvation*, *courbure du rachis ou de l'épine*, *gibbosité*, etc., les différentes déformations dont cette colonne peut être le siège, et qui consistent dans une ou plusieurs inflexions anormales plus ou moins considérables, dirigées en différents sens et sans lésion organique (telles que carie, tubercule, etc.), des tissus, des vertèbres et de leurs ligaments ; il est bien entendu aussi que les déformations, succédant à des fractures ou à des luxations, ne doivent pas figurer parmi les déviations.

Depuis Galien, on partage en trois genres principaux les difformités du rachis, suivant le sens dans lequel les courbures que s'est effectuées. Ce sont : 1° la *cyphose*, quand la courbure est dirigée directement en arrière; 2° la *lordose*, quand la courbure est en avant ; 3° la *scoliose*, quand la déviation est de côté.

Examinons rapidement les caractères anatomiques et symptomatologiques de ces différents genres de difformité.

1° *Cyphose* ou *déviation postérieure*. — On la rencontre surtout à la portion dorsale ou à l'union des régions dorsale et cervicale du rachis qui sont naturellement saillantes en arrière ; il est bien rare de là trouver aux lombes où existe une courbure naturelle en sens inverse. Quand elle existe dans toute l'étendue de la colonne vertébrale, celle-ci est transformée en un arc véritable dont la concavité est dirigée en avant ; le squelette du célèbre Séraphin (qui importa chez nous les ombres chinoises), déposé dans le musée Dupuytren, présente une disposition de ce genre. Quand la cyphose est bien prononcée, les côtes se trouvent tiraillées en arrière, et la poitrine, aplatie sur les côtés, est, contrairement à la disposition naturelle, agrandie d'arrière en avant. En même temps, la tête est enfoncée entre les épaules, le menton proéminent en avant sur le sternum, lui-même saillant en forme de carène, ce qui donne aux sujets atteints de cette difformité une ressemblance grotesque avec le polichinelle. Les organes thoraciques n'étant pas ici très-notablement comprimées, il n'y a pas de troubles marqués du côté de la respiration et de la circulation. Quand la cyphose est très-considérable, le corps se trouvant fortement projeté en avant, la marche devient impossible sans l'aide d'un bâton.

La cyphose se montre plus particulièrement chez les très-jeunes enfants et chez les vieillards. Dans le premier âge, la colonne vertébrale est tout-à-fait droite ; mais quand l'enfant n'est pas soutenu, que la tête est très-volumineuse, comme chez les hydrocéphales, alors la tige rachidienne se courbe en avant comme le tronc flexible d'un arbre trop chargé. Dans la jeunesse, des attitudes vicieuses, comme pour écrire ou dessiner, peuvent produire la même difformité; enfin, dans la vieillesse, les muscles ayant perdu leur ressort, le poids des parties antérieures entraîne le corps en avant et le courbe de telle sorte qu'un soutien devient nécessaire. Des douleurs rhumatismales lombaires, des contusions violentes sur cette partie peuvent, en paralysant les muscles redresseurs de l'épine, favoriser la formation d'une cyphose.

Pour combattre cette difformité chez les jeunes sujets, on ordonnera un régime fortifiant, l'habitation à la campagne, dans un air pur, et un traitement tonique anti-scrofuleux. (V. *Scrofule*.) On fera des frictions excitantes sur la colonne vertébrale. On fera coucher le sujet sur un lit de crin ou en élastique, bien ferme et horizontal. Enfin, comme gymnastique, on conseillera l'exercice militaire, l'ascension par les mains à une corde ou à une échelle, de manière à déterminer le renversement de la tête en arrière. La natation sera très-utile dans ce but. Andry a imaginé un moyen assez ingénieux, c'est de faire porter sur la tête un corps léger qu'il s'agit de maintenir en équilibre et sans le laisser tomber.

Quant aux moyens mécaniques, on a construit divers appareils de redressement qui ont surtout pour objet de forcer la tête à se maintenir droite ou légèrement renversée en arrière. Mais, comme nous le dirons plus loin, il ne faut avoir recours à ces moyens qu'à la dernière extrémité. Un corset bien fait, dont les brassières sont fixées solidement en arrière, suffit dans bien des cas, combiné avec les moyens généraux de traitement dont nous avons d'abord parlé. On conçoit que, chez les vieillards, il n'y a rien à faire qu'à soutenir le poids du corps avec une canne.

2° *Lordose*, ou *déviation antérieure*. — Cette variété est excessivement rare ; les auteurs n'en citent que quelques exemples, et encore, dans la plupart de ces cas, la déviation occupant la région des reins, elle n'est que l'exagération de la courbure lombaire normale. Alors le ventre est jeté en avant, les fesses forment une saillie plus considérable que de coutume, les épaules et le dos sont fortement portés en arrière, tandis que la tête se ramène en avant pour maintenir l'équilibre. Si la déviation occupe la partie supérieure de la colonne vertébrale, là où existe naturellement une saillie en avant, la tête est portée en arrière, la face dirigée en haut, ce qui donne au sujet atteint de cette déviation l'attitude d'un homme qui regarde au plafond d'un appartement. Dans les cas exceptionnels où la lordose siégeait à la région dorsale, la poitrine était notablement déformée ; d'où gêne dans la respiration, toux, crachats sanguinolents et autres signes d'un engorgement du poumon (Delpech, *de l'Orthomorphie*, t. I, p. 350.)

La lordose se montre souvent chez les personnes qui se tiennent habituellement courbées en arrière, comme les marchandes des rues, qui portent des éventaires appuyés sur leur ventre, et chez les sujets affectés d'hydropisie ascite. Quelquefois la lordose lombaire est le résultat d'une cyphose dorsale. On comprend, en effet, que cette dernière ayant pour résultat de rejeter la partie supérieure du corps en avant, le mouvement de redressement n'est obtenu que par une courbure exagérée des lombes, qui reporte en arrière toute la partie supérieure du tronc.

Nous ne dirons rien de particulier des moyens de traitement, ce sont ceux de la cyphose ; seulement les appareils doivent agir en sens inverse et ramener le corps en avant.

3° *Scoliose* ou *déviation latérale*. Nous arrivons à la plus fréquente des trois formes d'incurvation du rachis ; c'est celle qui constitue l'immense majorité, j'ai presque dit l'universalité des déviations ; c'est à elle que s'adressent ces moyens mécaniques si nombreux, et pour la plupart si inutiles, imaginés dans ces derniers temps.

Sur un même sujet, il est rare qu'il y ait une seule courbure, ou bien alors elle est très-légère ; mais le plus souvent elles sont au nombre de trois : une supérieure dont la convexité regarde à gauche, comprend les dernières vertèbres cervicales et les deux ou trois premières dorsales ; une seconde, moyenne, la plus considérable de toutes, ayant sa convexité dirigée à droite, occupe toute la région dorsale ; la troisième, inférieure, est la plus faible de toutes, sa convexité regarde à gauche, et elle est formée par la dernière dorsale et les cinq lombaires.

Le rachis est quelquefois énormément infléchi au niveau des courbures ; il semble, dans certains cas, que la colonne ait été pliée en deux, tant les branches qui constituent chaque partie de l'incurvation sont rapprochées l'une de l'autre. Il en résulte alors une difformité des plus choquantes et un raccourcissement du tronc, qui peut avoir ainsi perdu le tiers ou la moitié de sa hauteur. Au niveau de chaque inflexion, les vertèbres sont comme tordues sur elles-mêmes, de sorte que le corps est rejeté sur la convexité, tandis que l'apophyse épineuse est entraînée du côté concave ; la *torsion* est surtout marquée au sommet de chacune de ces courbures ; les vertèbres reprennent leur direction là où le rachis reprend ou tend à reprendre sa direction normale. Le thorax subit d'ordinaire une déformation très-caractérisée ; les côtes, du côté concave, sont entraînées en arrière et en dedans, elles s'allongent et se redressent, et si la déviation est considérable, elles finissent par

se toucher. Du côté opposé, les côtes sont fortement attirées en arrière et en dehors, leur angle postérieur est beaucoup plus saillant que de coutume, et, par le fait de la torsion des vertèbres, elles semblent s'enrouler autour de ces dernières, d'où résulte un relief très-marqué en arrière. Au total, la poitrine se trouve aplatie sur les côtés, bombée en arrière du côté convexe, et déprimée du côté opposé ; en outre la hauteur verticale est nécessairement diminuée : de là, gêne dans la respiration, engorgement habituel des poumons, désordres du côté du cœur, symptômes d'hypertrophie, pâleur et lividité du visage, engorgement œdémateux des membres inférieurs, etc. Ces lésions expliquent l'état de faiblesse habituel des bossus, l'impossibilité dans laquelle sont la plupart d'entre eux de pouvoir courir, monter rapidement un escalier. La saillie des côtes et des vertèbres du côté convexe soulève l'omoplate et l'épaule correspondantes, ce qui augmente encore les dimensions de la gibbosité. Enfin, les cordons nerveux du côté concave sont aplatis et comme écrasés à leur sortie des vertèbres par le rétrécissement des trous de conjugaison, ce qui produit cet affaiblissement et une atrophie dans les muscles qui reçoivent la vie de ces cordons nerveux.

L'aspect de l'individu atteint de scoliose portée à un certain degré est bien connu de tout le monde : la tête se trouve comme enfoncée dans les épaules ; le menton, avancé et pointu, descend devant la poitrine ; le nez est effilé, les pommettes saillantes, le torse ayant perdu une grande partie de sa hauteur, tandis que les membres ont conservé la leur ; les bras et les jambes paraissent d'une longueur extrême, bien qu'ils n'aient réellement que leurs dimensions normales. Il y a disproportion, mais non pas allongement réel des membres ; si le tronc reprenait sa rectitude et sa hauteur, il n'y aurait plus disparate. L'épaule droite étant élevée, le bras de ce côté paraît plus court, tandis que, la gauche étant déprimée, le bras correspondant semble plus long.

En outre des lésions de la circulation et de la respiration, les fonctions digestives sont souvent altérées, et le sujet offre une apparence débile et chétive.

Avant d'aller plus loin, disons immédiatement comment se forment les trois courbures dont nous avons parlé, et qui existent dans la plupart des cas. Une seule est primitive ou essentielle ; les autres sont secondaires, et destinées à maintenir l'équilibre du tronc, d'où les noms de courbures de *balancement*, d'*équilibre* ou de *compensation* que les orthopédistes leur ont donnés. Supposons le cas le plus simple : une première courbure se forme à gauche à la région dorso-lombaire de la colonne vertébrale, le torse, suivant dans sa direction la partie supérieure de la courbure, se trouve porté fortement à droite, de sorte que la partie supérieure du corps dépasserait de ce côté la ligne de gravité, si elle n'était ramenée en sens opposé par les puissances musculaires. De là, déjà une seconde courbure dorsale : que celle-ci devienne considérable, et la tête serait trop fortement déjetée à gauche, si, par l'effet d'une troisième inflexion cervico-dorsale, faisant suite à la seconde, et produite par le même mécanisme qu'elle, l'extrémité supérieure du rachis et la tête n'étaient ramenées vers la ligne verticale.

Diagnostic. Les déviations de la colonne épinière ne seront pas confondues avec les effets du *rachitisme*, dont nous parlerons plus loin , et qui consistent dans une flexion, une torsion des différentes pièces osseuses du squelette.

La cyphose et la lordose sont très-faciles à reconnaître, la première pourrait tout au plus être confondue avec la gibbosité résultant du mal de Pott (V. *Colonne vertébrale*) , si l'existence d'une saillie angulaire, d'abcès par congestion, la paralysie des membres inférieurs, etc., ne caratérisaient suffisamment cette dernière.

La scoliose ne saurait être méconnue , mais elle peut être simulée, et nous devons parler ici, d'après un très-bon mémoire de M. J. Guérin sur ce sujet. Quand les déviations sont simulées, il n'y a qu'une seule courbure, comprenant un grand nombre de vertèbres des régions dorsales et lombaires. Les vertèbres conservent leur configuration normale, ne sont pas tordues au niveau des courbures, et ne font point saillie en arrière ; il n'y a point de déformation du thorax, les sillons de la peau du côté concave sont dans la région du flanc, tandis qu'ils sont plus élevés dans les déviations réelles. La tête est penchée du côté de la concavité de la courbure, parce que, ici , il n'y a pas de courbure de compensation (Guérin, *Mém..sur les déviat. simulées de la col. vert.*). Ces notions suffisent pour déceler la simulation.

Causes. On rencontre plus particulièrement la scoliose sur les sujets de 10 à 15 ans, à une époque où les vertèbres sont encore molles et spongieuses , où les muscles n'ont pas encore acquis toute leur vigueur, toute leur élasticité. Les jeunes filles. qui présentent ces conditions à un plus haut degré que les garçons, sont aussi bien plus souvent affectées de déviations rachidiennes. On peut en quelque sorte dire, à cet égard, que les difformités forment chez l'homme une véritable exception. La constitution lymphatique, toutes les causes d'affaiblissement, telles que la convalescence d'une grave maladie, une croissance trop rapide, la mauvaise nourriture, la masturbation , l'inaction prolongée, prédisposent singulièrement aux inflexions de l'épine. L'hérédité est une cause très-commune et admise par tous les orthopédistes. La scoliose est souvent déterminée par la claudication, qui, faisant pencher le corps d'un même côté, entraîne des courbures de la colonne vertébrale ; il en est de même de l'habitude de porter des fardeaux d'un même côté. Les attitudes vicieuses agissent sans contredit pour dévier le rachis , mais on a beaucoup exagéré leur influence, et elles sont bien souvent plutôt l'effet que la cause d'une déviation.

La détermination de certaines causes efficientes a produit , dans ces derniers temps , d'orageuses discussions entre les orthopédistes. Il est à regretter que les bornes dans lesquelles nous devons nous renfermer, s'opposent à ce que nous entrions ici dans les développements étendus que réclame l'examen de pareilles questions. Nous dirons seulement, parce que cette théorie conduit à de graves conséquences thérapeutiques , que certaines personnes ont voulu voir, dans la plupart des déviations de l'épine, l'effet d'une rétraction musculaire qui entraîne la colonne du côté rétracté, comme une corde attachée aux deux extrémités

d'une tige flexible , la courbe quand elle vient à être raccourcie. Pour renverser cette théorie, il suffirait de faire voir que le rachis n'est point incliné dans le sens où l'on prétend que les muscles rétractés auraient dû l'entraîner, mais dans un autre. Il est bien vrai que les portions musculaires et fibreuses qui existent dans la concavité des courbures sont raccourcies ; mais c'est là un effet consécutif à la courbure elle-même , et qui résulte de ce que, les extrémités des muscles qui s'insèrent aux extrémités de la tige infléchie se trouvant rapprochées, la nutrition se modifie de manière à les accommoder au moindre espace qu'ils doivent désormais occuper. Ainsi ils ne restent pas relâchés, ils se raccourcissent, et, de plus, le défaut d'action les atrophie et finit souvent par les transformer en tissus cellulo-fibreux ; mais, je le répète, ce sont là des effets et non les causes de la déviation.

Les gibbosités n'ont rien de grave par elles-mêmes, et cependant nous avons vu que les désordres qu'elles amènent dans la configuration de la poitrine peuvent produire des troubles notables dans la circulation et la respiration ; des affections chroniques graves des poumons, mais surtout du cœur, peuvent donc être la conséquence de ces difformités. Aussi , les ressources que la science moderne met entre les mains de l'orthopédiste, n'eussent-elles pour résultat que de rendre à la poitrine sa forme naturelle, en *corrigeant*, sans la *détruire* entièrement , la déviation du rachis , ce serait déjà un grand bienfait. Aussi, après avoir examiné avec soin la question , après avoir, chez plusieurs chefs d'établissements orthopédiques, étudié et suivi les effets du traitement, sommes-nous arrivé aux conclusions suivantes : 1° les difformités légères et prises à temps peuvent s'effacer d'une manière complète ; 2° si l'on ne guérit pas entièrement les difformités graves, on améliore, dans la plupart des cas, la position du sujet, et l'on parvient à lui rendre une santé dont il n'eût jamais pu jouir sans le traitement employé.

Ces deux principes bien établis, nous allons passer à l'examen rapide des moyens que nous croyons les plus convenables pour combatre les difformités de l'épine.

Le traitement général doit être essentiellement tonique et fortifiant : la campagne, l'exposition au midi , l'usage des toniques à l'intérieur, les bains froids , sulfureux ou alcalins, les douches fraîches sur le rachis, les bains de mer sont employés avec un grand avantage. Le lit doit toujours être ferme et presque horizontal : ainsi, les sujets dormiront sur un matelas étendu sur une planche, et il viendront s'y reposer plusieurs fois dans le courant de la journée. Les attitudes vicieuses seront soigneusement corrigées.

La gymnastique joue un grand rôle dans le traitement de la scoliose. Les exercices que l'on emploie ordinairement ont pour objet de soustraire le plus possible les parties inférieures du corps au poids des parties supérieures. C'est ce que l'on obtient en faisant suspendre les sujets par les mains à une perche horizontale assez élevée pour que les pieds ne touchent pas le sol ; en les faisant monter à des mâts, à des échelles verticales, etc.

Le redressement des gibbosités, à l'aide des moyens mécaniques, ne doit être tenté que sur des individus âgés au moins de 10 ans, et de 18 ou 20 au plus , et cela seulement quand la courbure a au moins huit lignes de flèche et qu'elle ne s'efface pas par la situation horizontale sur le ventre.

Les machines , que nous ne décrirons pas ici , agissent de trois manières différentes : 1° par *extension* , 2° par *compression* , 3° par *redressement direct*.

1° *Appareils extensifs*. Ils consistent soit dans des lits résistants, sur lesquels, le malade étant situé , se trouve saisi à la ceinture et autour du cou par des courroies artistement disposées, qui tirent le tronc en sens inverse et tendent à l'allonger ; soit dans des ceintures armées latéralement de tuteurs qui , garnis de crosses placées sous les aisselles , soulèvent celles-ci en prenant leur point d'appui autour des hanches, et repoussent ainsi, en haut, les membres supérieurs. Les *minerves*, si usitées autrefois, sont aujourd'hui abandonnées. Les lits extensifs ont l'inconvénient d'exiger une force considérable pour amener un résultat médiocre, de mettre les sujets dans une situation très-gênante et dont ils ne tirent pas grand profit. Quant aux ceintures à tuteurs , ce sont des adjuvants du traitement , mais ils ne sauraient en former la base.

2° *Appareils compressifs*. Ici des plaques saillantes et élastiques ou soutenues par des ressorts, des tampons diversement constitués, appuient sur le sommet des courbures, et, en les refoulant, tendent à les redresser. Ces moyens compressifs sont disposés sur des lits, et aujourd'hui on combine leur action avec les moyens extensifs qui , alors , acquièrent plus de valeur.

3° *Appareils à redressement direct*. Ce sont ceux qui sont fondés sur le renversement direct des courbures. Quand on veut redresser un arc , on appuie le genou contre la partie moyenne de sa convexité , tandis qu'avec les mains on tire perpendiculairement sur les deux extrémités en sens inverse de la courbure. On s'est efforcé d'imiter ce procédé à l'aide de lits diversement configurés , mais qui tous ont les inconvénients attachés au système des lits. Des ceintures de formes variées ont été imaginées par Delpech et M. Mellet, et enfin par M. Hossard. C'est, nous l'avouons, à la ceinture de ce dernier , telle qu'elle est employée aujourd'hui par M. Tavernier, avec les modifications que lui a fait subir cet habile orthopédiste, que nous accordons la préférence sur tous les moyens précités. En deux mots, cet appareil est constitué par une ceinture très-large et rembourrée, qui s'adapte autour du bassin. Une tige d'acier est fixée à la partie postérieure du côté de la convexité de la courbure principale , et s'élève obliquement jusqu'au-dessus de l'épaule du côté concave. Une ou plusieurs courroies , suivant le cas, partent de la partie antérieure de la ceinture, et vont, en passant sur la convexité de chaque inflexion, se fixer à la tige postérieure.

La ceinture à inclinaison possède incontestablement l'avantage d'agir directement sur les courbures et d'employer à leur redressement les forces musculaires qui tendent à renverser l'épine en sens inverse des incurvations anormales. Ce mécanisme tout physiologique, dont la nature est elle-même le modérateur, est certainement préférable aux forces physiques et aveugles employées dans les autres appareils. Un avantage réel que possède la ceinture

à inclinaison, c'est que le redressement s'opère tandis que le sujet est debout et peut se livrer à des exercices actifs qui favorisent le rétablissement des forces et de la nutrition dans les parties affaiblies ; tandis que, avec l'usage des lits, le rachis, distendu et relâché, tend à reprendre ses courbures dès qu'il est abandonné à lui-même. Enfin , par cette méthode, le malade est soustrait aux ennuis et aux inconvénients d'un repos trop longtemps prolongé.

On a proposé, dans ces derniers temps, de combattre les déviations du rachis à l'aide d'une opération qui consiste à couper, sous la peau, les muscles que l'on disait, *théoriquement*, être rétractés. Nous avons déjà combattu la doctrine ; la pratique ne vaut pas mieux. D'après les faits rigoureusement établis dans une discussion récente sur la *myotomie rachidienne*, c'est le nom donné à cette opération (V. ténotomie), il est bien constant que les malades opérés ne guérissent ou ne voient leur état s'améliorer que quand ils ont été soumis, pendant plusieurs mois ou un an, à des appareils mécaniques. A quoi donc sert l'opération ?... Cette méthode est d'ailleurs presque universellement rejetée par les orthopédistes.

E. Beaugrand.

RACHITIS ou **RACHITISME** (*path.*), s. m., du grec *rachis*, colonne vertébrale. D'après cette étymologie, on pourrait croire qu'il s'agit ici d'une affection particulière à la colonne dorsale ; il n'en est rien : on désigne sous le nom de rachitis, une affection spéciale à l'enfance, caractérisée par la courbure, la torsion en différents sens de différents os du corps, accompagnées de troubles fonctionnels dont nous allons donner la description. Comme la colonne vertébrale est souvent contournée dans le rachitisme, les anciens avaient confondu sous ce nom toutes les déviations du rachis dont il a été parlé précédemment (V. *Rachis*) ; mais aujourd'hui les progrès de la science ont permis de faire une distinction , et le rachitisme , expression mauvaise, d'ailleurs, a pris rang à part dans la science.

Les symptômes du rachitisme peuvent être partagés en trois périodes :

1° Il se montre soit d'emblée, soit pendant le cours d'une de ces maladies si communes dans la première enfance , les gastro-entérites chroniques, les bronchites, etc... L'enfant devient triste, morose ; son teint pâlit et prend une teinte blafarde ; la moindre fatigue l'épuise, il transpire avec facilité , les digestions s'accomplissent avec gêne , il y a de la soif et souvent de la diarrhée , les sujets se plaignent de douleurs dans les jointures et dans le trajet des os longs. Cette période varie de six semaines à cinq ou six mois.

2° Les os commencent à se déformer, et, comme le dit le vulgaire, les enfants se *nouent ;* c'est qu'aussi les extrémités articulaires des os longs se gonflent , et que les sujets présentent aux poignets, aux coudes, aux genoux, aux malléoles, des sortes de nodosités; les os eux-mêmes se courbent en différents sens et semblent parfois comme tordus sur leur axe ; les jambes, qui sont le plus fréquemment affectées, sont arquées en dedans; les cuisses subissent une incurvation semblable , et alors, tantôt les genoux et les pieds se touchent, et les membres inférieurs présentent ainsi deux ovales superposés, ou bien chaque membre forme un grand arc, les genoux sont écartés et les pieds se touchent seuls. On conçoit quelles allures bizarres ces déformations doivent apporter et apportent en effet dans la marche des enfants ainsi contournés. Les avant-bras, mais surtout les clavicules se courbent à leur tour, quoique plus rarement. La colonne vertébrale peut participer à ces désordres; de là, les différentes altérations des côtes et du sternum dont nous avons parlé à propos des déviations du rachis. Les os plats, ceux des épaules par exemple (omoplates), se laissent aussi déformer, mais une altération assez curieuse est celle que subissent les os du crâne. Quand les fontanelles ne sont pas encore ossifiées, les os se laissent écarter et distendre par l'action de grossissement du cerveau; ils prêtent en quelque sorte, et la tête acquiert souvent des dimensions énormes qui, avec les autres altérations, concourent à donner aux rachitiques un aspect monstrueux. Ce développement du cerveau a pour conséquence une grande activité de l'intelligence; aussi les enfants rachitiques sont-ils renommés pour la précocité de leur esprit. Plus tard, quand les os du crâne sont ossifiés, cet effet n'aurait plus lieu.

Les os du bassin sont très-fréquemment altérés dans leur configuration; le bassin se trouve aussi rétréci en différents sens; on conçoit les dangers que, par la suite, ces lésions pourront amener chez les sujets du sexe féminin dans les cas de grossesse.

Au total, la déformation des os des rachitiques marche habituellement de bas en haut. Les exceptions à cette loi sont très-rares.

La durée de la seconde période est très-variable. Quand la marche est aiguë, tout le squelette peut être déformé dans l'espace de quelques mois, mais dans les cas les plus ordinaires, il se passe plusieurs années avant que les désordres soient arrivés au point qu'ils doivent atteindre.

3° Ici la disposition morbide s'arrête, les effets sont produits : et tantôt la maladie tend à la guérison, ce qui se reconnaît à la vigueur nouve que prennent les sujets, et au redressement des os altérés; tantôt les déformations tendent à persister, et alors le sujet reste faible, souffrant; il peut même succomber dans le marasme, ou bien il reprend un peu de force, mais il reste pour toute sa vie dans l'état hideux que nous avons décrit.

Suivant M. Guérin, auquel nous devons d'intéressantes recherches sur le rachitisme, cette maladie résulte anatomiquement d'un ramollissement du tissu osseux avec dépôt dans son tissu, en quelque sorte dédoublé d'un liquide coagulable qui subit différentes transformations.

Causes. Le rachitisme s'observe surtout depuis l'âge de six à huit mois jusque trois ou quatre ans; au-delà, la maladie est plus rare. On a trouvé des fœtus vivants ou morts déformés. Sur 346 sujets atteints de la maladie en question, on a trouvé 148 garçons et 198 filles (J. Guérin). Les autres causes sont à peu près celles de la scrofule (Voy. ce mot), surtout avec la disposition héréditaire. On y joint encore une cause qui, suivant M. Guérin, serait très-puissante : une nourriture trop forte donnée aux enfants très-jeunes, et l'oubli de conditions hygiéniques.

Pour le traitement, c'est en grande partie celui de la scrofule auquel nous renvoyons ici; quant aux appareils destinés à redresser les jambes, nous n'y avons que très-rarement recours, et jamais chez les jeunes enfants. L'expérience nous a appris que, dans l'immense majorité de cas, l'habitation à la campagne et un régime approprié, suffisaient pour rendre à l'organisme le degré d'énergie suffisant pour amener un redressement dû aux seules puissances physiologiques.

J.-P. BEAUDE.

RACINE (*bot.*), s. f., en latin *radix*, en grec *riza*. La racine est la partie inférieure des végétaux qui plonge dans un autre corps, le plus souvent dans la terre, où elle puise sa nourriture. Un très-grand nombre de racines sont employées en thérapeutique; on en trouvera la description au nom de la plante qui les fournit. — Par analogie, on appelle en anatomie racine, le prolongement de certains organes qui vont s'implanter dans les tissus. Ainsi, les racines des cheveux, des poils, sont dans les bulbes; les racines des dents dans les alvéoles, etc. On appelle aussi racines d'un cancer ou d'un polype, les expansions qu'il envoie dans les parties voisines. J. B.

RADEZYGE. (V. *Lèpre.*)

RADIAIRES (*hist. nat.*), s. m. pl., de *radius*, rayon. Les radiaires ou rayonnés constituent une grande division du règne animal, formée des individus dont les parties, au lieu d'être disposées parallèlement des deux côtés d'un axe médian, sont placées circulairement autour d'un point central, tels sont les zoophytes.

RADIAL (*anat.*), adj., de *radius*, rayon (un des deux os de l'avant-bras), qui appartient au radius. Ce nom s'applique à la région occupée par le radius ou qui en dépend; ainsi le bord radial de la main est le côté de ce membre qui se continue avec le radius. — *Muscles radiaux, artère radiale, veine radiale, nerf radial*, etc. (Pour les détails sur ces organes, voy. *Avant-bras.*)

RADICAL, adj. et s., de *radix*, racine. C'est ce qui constitue la racine, le fondement d'une chose. — En botanique, on appelle feuilles radicales celles qui naissent sur la racine d'une plante. — En chimie, le radical est l'élément qui, combiné avec l'oxygène, peut donner lieu à un acide : le soufre est le radical de l'acide sulfurique. — On appelle *cure radicale*, en thérapeutique, un traitement qui extirpe, en quelque sorte, les dernières racines de la maladie et la guérit entièrement. La cure palliative ne fait que calmer les accidents. J. B.

RADIS (*bot. hyg.*), s. m., de *radix*, racine; nom vulgaire de quelques crucifères appartenant au genre *raphanus* (V. *Raifort*).

RADIUS (*anat.*) s. m. mot latin qui signifie rayon, conservé en anatomie pour désigner l'un des deux os de l'avant-bras (V. ce mot). Le radius est un os long, irrégulier, prismatique, triangulaire à la partie moyenne et un peu courbé en dedans; un grand nombre de muscles s'insèrent sur les trois faces de cet os et sur son bord antérieur, le bord interne, qui est le plus mince et comme tranchant est dirigé en dedans et sert d'attache au ligament inter-osseux qui le réunit au cubitus ; à son extrémité supérieure se trouve une petite cavité arrondie qui reçoit la petite tête de l'humérus. Cette extrémité est soutenue sur un col ou portion rétrécie, ce qui donne à cette extrémité la forme d'un godet de bilboquet. L'extrémité inférieure ou carpienne est plus large, quadrilatère, présentant d'abord en bas une cavité superficielle partagée par une ligne et qui reçoit en dehors le scaphoïde, en dedans le semi-lunaire ; puis, à la partie interne, est une surface étroite qui s'unit avec l'extrémité inférieure du cubitus. En avant, en arrière et en dehors, existent des gouttières pour le passage de plusieurs des muscles de l'avant-bras.

RADIUS (maladies du). (V. *Avant-bras* et *Coude.*)   J. B.

RAFRAICHISSANT (*mat. méd.*), adj., Il ne faut pas confondre les rafraîchissants avec les réfrigérants ; la première qualification appartient à des médicaments pour l'usage interne, et qui ont pour propriété de calmer la soif, telles sont les boissons acidulées prises fraîches. Nous verrons plus bas que le nom de réfrigérant s'applique à l'action thérapeutique du froid à l'extérieur.

RAGE. (V. *Hydrophobie*).

RAIFORT (*bot.*), s. m. On en connaît deux espèces bien distinctes :
1° RAIFORT CULTIVÉ, *raphanus sativus*, tétradynamiesiliqueuse, L.; famille des Crucifères, J. Cette plante est originaire de la Chine et du Japon, où elle est, dit-on, très-commune. On la cultive en Europe, et c'est sa racine, connue sous le nom vulgaire de radis, qui se sert comme hors-d'œuvre sur nos tables. On connaît beaucoup de variétés de radis de forme et de couleurs variables, roses, rouges, violets, et arrondis, fusiformes, etc. La chair, est dans tous les cas, blanche, tendre, cassante dans les jeunes racines ; filandreuse ou spongieuse, creusée de cavités dans les vieilles. Le goût est, en général piquant; mais le principe volatil âcre est masqué par une grande quantité d'eau. On connaît sous le nom de radis noirs ou gros raiforts, une variété du *raphanus sativus*, remarquable par son volume considérable et sa saveur très-piquante.
Les radis sont d'assez difficile digestion, ils occasionnent des rapports désagréables, et ne conviennent point aux estomacs délicats ; du reste, ils jouissent de propriétés anti-scorbutiques comme la plupart des autres crucifères.
2° RAIFORT SAUVAGE. (V. *Cochlearia.*)   J. B.

RAIPONSE (*bot.*), s. f., *campanula rapunculus ;* petite plante de la famille des Campanulacées, J., pentandrie monogynie, L. Sa racine est allongée, fusiforme et blanche, les feuilles sessiles, lancéolées ; elles passent pour rafraîchissantes ; on les mange en salade avec les racines.

RAISIN (*bot. méd.*), s. m., *uva*, fruit de la vigne, *vitis vinifera*, L.; fam. des Vignes, J. Il s'offre en grappes formées de la réunion d'un grand nombre de baies fixées à un pédoncule commun (*rafle*).

Le volume, la couleur et la saveur du raisin varient suivant les variétés que produit la culture; c'est ainsi que les grains sont ronds ou ovales, de couleur verdâtre ou jaune d'or, rouge, rouge pourpre ou noir, plus ou moins savoureux, d'autant plus sucrés qu'ils sont plus mûrs. Cet excellent fruit jouit de propriétés différentes, suivant qu'il est vert ou mûr ; dans le premier cas, il est astringent; dans l'autre, il est laxatif et apéritif. Le raisin, par son utilité dans l'économie domestique, par les nombreux produits qu'il fournit aux arts, est incontestablement l'un des fruits les plus précieux que l'on connaisse. C'est avec raison que le poète des *Jardins* a dit, en partant de la vigne :

> La poésie, enfin, dans un ingrat oubli,
> Peut-elle, sans honneur, laisser enseveli
> L'arbuste tortueux dont la grappe féconde
> Verse l'espoir, l'audace et l'allégresse au monde.

Le raisin est sans contredit, après le blé, le fruit le plus utile ; lorsque l'un fournit au cultivateur un aliment sain et substantiel, l'autre rafraîchit son palais, étanche sa soif et ranime ses forces. Mais c'est principalement à l'état de demi-dessication que le raisin est employé en médecine. Il fait partie des quatre fruits pectoraux, et figure sur nos tables parmi les fruits secs dits *quatre-mendiants*. La grande proportion de principe sucré qu'offre le raisin dans les pays chauds, rend sa conservation assez facile : aussi est-ce surtout l'Égypte, la Grèce, la Calabre, l'Espagne et la Provence qui sont en possession de fournir aux besoins du commerce. On distingue cinq sortes principales de raisin sec : 1° Le *raisin de Smyrne* ou de *Damas* : ses grains sont gros, aplatis, rougeâtres, demi-transparents, leur saveur rappelle celle du muscat; 2° le *raisin d'Espagne* ou de *Malaga*; 3° le *raisin de Calabre ;* 4° celui de *caisse* ou de *Provence*. C'est le plus commun. C'est à Roquevaire principalement qu'on effectue sa dessication. On choisit de préférence les espèces connues sous les noms de *pansos, panse,* qui réunissent à une proportion très-notable de principe sucré, l'avantage d'avoir de gros grains clair-semés sur la grappe et peu fournis de pépins. Lorsque ce raisin approche de sa maturité, on tord la grappe et on effeuille en partie le ceps, pour permettre au soleil d'exercer son influence sur le raisin, soit en favorisant la réaction des principes, soit en soustrayant l'humidité surabondante; on procède ensuite à la cueille, qui doit s'effectuer avec soin : on sépare les grains gâtés et on plonge les grappes dans une lessive de cendres de sarment ou de chaux. On suspend ensuite les grappes, ou on les place sur des claies pour égoutter. Si la saison ou le climat sont favorables, la dessication se fait au soleil ; dans le cas contraire, on a recours au feu. On estime que 150 kilog. de raisin n'en fournissent guère que cent après la dessication.
Le *raisin de Corinthe* se distingue du précédent en ce que ses grains sont beaucoup plus petits, de couleur bleue noirâtre ; mielleux, leur saveur est sucrée et d'une odeur qui tient du muscat et de la violette ; cette odeur se perd malheureusement assez promptement, et nous ne connaissons guère ce raisin qu'avec une odeur vineuse, résultant évidemment d'une certaine altération. Corinthe n'est plus en possession de fournir le commerce ; c'est de Zanthe que nous vient maintenant ce raisin. Les Anglais

en font une grande consommation ; il entre dans la composition de certaines tisanes béchiques, et surtout dans la confection des babas , pâtisserie en grande faveur dans ce pays, et que l'on doit à Stanislas Ier, roi de Pologne.

Depuis quelques années les raisins secs servent à falsifier et même à fabriquer les vins de liqueurs étrangers ; on peut les employer plus utilement, lorsque le prix n'en est pas très-élevé, en les associant à d'autres fruits secs pour faire des boissons vineuses , bien préférables , sous le rapport sanitaire, aux vins frelatés qui se débitent dans les cabarets.

RAISINÉ.—On prépare avec le raisin une confiture composée, dans laquelle ce fruit ne sert pour ainsi dire que d'excipient. Il est en effet rare que cette conserve soit simple, d'abord parce qu'elle resterait peu consistante, et qu'ensuite sa saveur serait trop fade. Pour éviter ce dernier inconvénient, on y fait infuser des citrons ou des cédrats, ou mieux encore on coupe ces fruits par tranches, et on les y laisse, après avoir fait évaporer toutefois leur humidité surabondante. Dans les contrées septentrionales, où le raisin est peu sucré et très-acide, on y ajoute des quartiers de poires, de pommes, de coings, et quelquefois du miel ou de la cassonnade.

La préparation du raisiné offre l'avantage de pouvoir mettre à profit les fruits tombés , lorsque déjà ils ont atteint un degré de maturité suffisant. Cette confiture est, dans certains pays, l'objet d'un commerce assez important : elle offre une utile ressource aux gens peu aisés ; elle les aide à nourrir leurs enfants pendant la saison rigoureuse ; elle leur entretient le ventre libre ; mais elle doit néanmoins leur être donnée avec discernement, car il est des circonstances dans lesquelles son usage pourrait être dangereux, surtout si l'on n'a pas le soin d'enlever de sa surface la pellicule formée par l'accumulation de sels de tartre, et conséquemment très-purgative.

T. COUVERCHEL,
De l'Académie de Médecine.

RALE (path.), s. m. (V. Agonie et Auscultation.)

RAMEAU (anat.), s. m. , du mot latin ramus. On appelle rameaux d'un arbre les divisions secondaires des branches. Il en est de même en anatomie pour les artères, les veines et les nerfs qui forment de véritables arbres divisés en troncs , branches et rameaux.

RAMIFICATION (anat.), s. f., se dit des divisions des rameaux vasculaires ou nerveux.

RAMOLLISSEMENT (path.) , s. m., se dit de la diminution de consistance d'un organe, soit par l'inflammation , soit par une altération toute spéciale de la nutrition de la partie ramollie. On a donné plus particulièrement le nom de ramollissement à une maladie de l'encéphale. (V. Cerveau [maladies du]).

RAMPANT (chir.) , adj., de reptans. On appelle ainsi en chirurgie un bandage en spirale, dont les circonvolutions laissent entre elles des espaces découverts.

RANINE (anat.), adj. et s., de rana, grenouille. L'artère ranine est la terminaison de l'artère lin-

guale, qui s'avance entre le génio-glosse et le lingual, jusqu'à la pointe de la langue. La veine ranine accompagne l'artère.

RANULE. (V. Grenouillette.)

RAPHANIA (path.), s. m., convulsio raphania. Maladie décrite par Linnée, qui a été observée épidémiquement en Suisse et en Allemagne, et que l'on croit occasionnée par le raphanistrum, ou rave sauvage, dont les graines se seraient trouvées mêlées avec le seigle. Elle est caractérisée par la contracture des membres , avec agitation convulsive et des douleurs atroces dont les retours sont périodiques. La durée de la maladie est de 10 jours à 3 mois (V. Seigle ergoté.)   J. B.

RAPHÉ (anat.), s. m., du grec raphé, suture, réunion par couture. On appelle ainsi, en anatomie, certaines arêtes saillantes semblables à une couture; on les trouve ordinairement sur la ligne médiane du corps ou des organes symétriques. Tel est le raphé périnéal ou scrotal qui s'étend depuis l'anus jusqu'à la naissance de la verge et sépare le périnée et les bourses en deux parties latérales. On appelle encore raphé les deux lignes saillantes dirigées d'avant en arrière que l'on observe au milieu du corps calleux (V. Cerveau.)   J. B.

RAPPORT. (V. Aigreurs, Éructations.)

RAPPORT (méd. lég.), s. m. Le médecin est souvent appelé à remplir une fonction importante dans l'administration de la justice criminelle. C'est à lui que, dans certains cas, les tribunaux demandent l'élément le plus essentiel de la conviction du juge, la constatation du corps de délit; c'est lui qu'ils chargent de recueillir et de préciser les faits scientifiques qui, plus tard, devront servir à la manifestation de la vérité. Dans l'intérêt de la société, dans l'intérêt des accusés, l'homme de l'art ne peut donc apporter trop d'impartialité, trop d'attention et de sollicitude dans l'accomplissement de la mission dont il est investi.

Cet article a pour but d'indiquer quels sont, au point de vue légal, les devoirs du médecin expert; dans quel esprit et dans quel but doivent être rédigés les rapports que lui demande l'autorité judiciaire.

Il est un premier point que le médecin expert ne doit pas perdre de vue, c'est qu'il n'est pas juge d'une question de culpabilité, mais seulement d'un fait scientifique, d'un résultat matériel. C'est pour avoir méconnu cette limite de leurs pouvoirs, que des experts se sont souvent exposés à égarer la justice et à se méprendre eux-mêmes sur les conséquences à tirer de leurs observations. Quelles que soient les preuves extérieures qui semblent révéler l'existence d'un crime, quelles que soient les charges qui pèsent sur un accusé, l'expert ne doit prendre en considération ni ces preuves, ni ces charges, qui ne sont pas de son domaine. Appelé à rechercher la constatation du délit, ses circonstances, ses causes, il ne doit pas procéder, dans cet examen, sous l'influence d'une idée préconçue et diriger ses recherches de façon à confirmer les présomptions étrangères au fait même de la constatation qu'on lui demande. Il doit s'isoler, autant que possible, de toutes les préoccupations que peut faire naître en lui une conviction anticipée de la culpabilité, et ne rechercher qu'une chose, la constatation exacte du corps de délit.

C'est sur ce point seulement qu'il est consulté et qu'il doit répondre. Mais ce n'est pas simplement une conclusion qu'il doit fournir aux débats ultérieurs de la justice criminelle ; car non-seulement il n'est pas juge de la culpabilité, il n'est pas même juge souverain de la question de fait sur laquelle on l'appelle à se prononcer. Il faut donc qu'il ne se borne pas à formuler une opinion, car cette opinion ne doit pas enchaîner le juge ; il faut qu'il recueille et transmette à l'autorité judiciaire tous les faits qui sont de nature à provoquer plus tard la controverse. Ce n'est pas un jugement, c'est un rapport qu'on lui demande, un rapport sur lequel devra plus tard s'établir le débat contradictoire devant les tribunaux ; car si le médecin se bornait trop exclusivement à justifier par les faits qu'il constate les conclusions de son rapport, il s'ensuivrait que les éléments de controverse pourraient plus tard échapper, et qu'ainsi, et involontairement, l'expert paralyserait les droits de l'accusation ou de la défense.

Nous disons que le médecin expert n'est pas juge souverain du fait sur lequel il a mission de prononcer ; il en résulte pour lui une autre obligation : c'est de mettre son rapport à la portée de ceux qui, plus tard, seront appelés à l'apprécier. Les magistrats, les jurés sont étrangers aux connaissances médicales ; les rapports doivent être rédigés pour eux, et le langage du médecin, tout en conservant sa forme scientifique, doit être clair, élémentaire en quelque sorte et parfaitement compréhensible pour des hommes que leurs études n'ont point familiarisés avec toutes les difficultés de la science médicale.

Il y a des cas dans lesquels le médecin expert n'a qu'un fait simple à constater. Ainsi, par exemple, en matière d'empoisonnement, d'assassinat, il a simplement à rechercher si la mort est le résultat de l'administration d'une substance vénéneuse, d'un coup porté par une main étrangère. Dans d'autres cas, sa mission est plus difficile, et il peut avoir à se prononcer sur des faits complexes.

Ainsi, par exemple, en matière de coups et blessures ayant occasionné la mort sans intention de la donner, ou ayant entraîné une incapacité de travail pendant plus de vingt jours, le médecin expert ne doit pas se contenter de répondre d'une manière absolue et sans appréciation des faits concomitants à la question qui lui est posée.

En effet, les coups et blessures changent de caractère, au point de vue de la loi pénale, non pas en raison de la volonté de celui qui les a donnés, mais en raison des conséquences qu'ils ont entraînées. La criminalité, dans ce cas, dépend, non de l'intention, mais du fait matériel. Or, un fait qui peut avoir une telle influence sur la criminalité, qui peut modifier la peine depuis le simple emprisonnement jusqu'aux travaux forcés, un tel fait, disons-nous, demande dans son appréciation beaucoup de soins et de discernement ; car, il faut le reconnaître, le système de la loi pénale est déjà par lui-même assez exorbitant pour que l'application n'aggrave pas encore les inconvénients sérieux qu'il présente.

En effet, comme nous venons de le dire, la criminalité dérive moins de l'intention que du résultat ; son intensité se mesure d'après la terminaison matérielle de l'acte, non d'après le but intentionnel que le coupable se proposait d'atteindre. Ainsi, un coup porté à un individu qui se trouvera dans telles ou telles conditions de santé, lui donnera la mort ou entraînera une incapacité de travail de plus de vingt jours, tandis que ce même coup, porté à un autre, ou à ce même individu, dans une autre condition de santé, n'aurait entraîné qu'une blessure légère, qu'une maladie de quelques jours. Enfin, telle blessure, si elle est combattue par un traitement convenable, si le malade ne commet pas d'imprudences, ne durera que quinze à seize jours, et le coupable ne subira qu'une peine correctionnelle ; tandis qu'il sera puni de cinq à dix ans de réclusion, si, à défaut d'un traitement convenable, si, par suite d'une imprudence ou d'un vice de constitution, la maladie dure plus de vingt jours. Ainsi, le coupable serait d'autant plus puni, que le médecin aurait été moins habile, le malade plus rebelle et moins vigoureux.

Ce que nous disons n'est pas une critique de la loi pénale. Il vaudrait mieux, sans doute, que les actions humaines ne fussent jugées que par leur appréciation morale, et que la criminalité fût tout entière dans l'intention de l'agent coupable, abstraction faite de ses résultats : mais il ne peut en être ainsi dans tous les cas, et la nature du préjudice, du tort fait à l'individu ou à la société, devait aussi avoir son influence sur la pénalité.

Mais, en acceptant la loi telle qu'elle est, il faut que la justice soit mise à même de l'appliquer avec intelligence et dans d'équitables proportions. C'est pour cela que l'expert, appelé à se prononcer sur l'un des cas dont nous venons de parler, doit constater soigneusement toutes les circonstances concomitantes du fait matériel. S'il s'agit, par exemple, d'apprécier l'état d'un blessé, la nature des coups qu'il a reçus, et les résultats que ces coups ont pu avoir sur la durée de la maladie ou de l'incapacité de travail, le médecin ne devra pas se contenter d'indiquer la direction, la forme, la profondeur des blessures, et d'établir ensuite la durée de la maladie, ou le fait de la mort ; il devra recueillir tous les détails antérieurs ou postérieurs au crime qui auraient pu exercer quelque influence sur la durée de la maladie ou sur sa terminaison fatale. Ces circonstances sont essentielles au corps du délit, et il se peut qu'elles exercent plus tard une grande influence sur l'appréciation de la culpabilité.

Nous n'avons pas à indiquer ici les devoirs spéciaux du médecin expert d'après la nature particulière des faits qu'il est appelé à constater. Cet examen se rattache à cette partie de la médecine légale, qui ne peut être convenablement traitée que par un homme de l'art. Nous avons voulu seulement rappeler quels sont, au point de vue purement judiciaire, les devoirs du médecin.

Nous croyons que ces devoirs peuvent se résumer par ces mots que nous avons déjà écrits plus haut :

Le médecin est expert : il n'est pas juge.

PAILLARD DE VILLENEUVE,

Avocat à la Cour royale, rédacteur en chef de la *Gazette des Tribunaux*.

RARÉFACTION, s. f., *rarefactio*. Circonstance qui amène la dilatation d'un corps et le rend plus volumineux en écartant les molécules sans ajouter de la matière, ou bien qui, laissant au corps son volume primitif, lui retire de ses molécules, le rend plus spongieux. Le premier cas est un phénomène physique produit par le calorique ; le second a souvent lieu en pathologie lorsque, sous l'influence d'un travail de résorption, un grand nombre de molécules sont retirées d'un organe sans que les dimensions de celui-ci diminuent. C'est ce qui arrive souvent dans l'inflammation osseuse (V. *Os*). J. B.

RARÉFIANT, adj. On appelait autrefois médicaments raréfiants ceux que l'on croyait doués de la propriété de dilater le sang ou les autres humeurs. M. Gerdy appelle *ostéite raréfiante*, celle dans laquelle les os sont rendus plus spongieux.

RASION (*pharm.*), s. f., de *radere*, raser, râper. La rasion est une opération de pharmacie dans laquelle on réduit une substance en parties plus ou moins fines en la frottant avec une lime ou une râpe.

RATAFIA (*hyg.*), s. m. On désigne sous ce nom des liqueurs préparées avec l'alcool, le sucre et certains fruits. On prétend que l'étymologie de ce mot vient de *rhum* et *tafia*, qui servaient autrefois à la préparation du ratafia. Le mode de préparation de ces liqueurs est fort simple : il consiste à faire macérer les fruits dans l'alcool à vingt-deux degrés ; puis, lorsqu'ils sont suffisamment macérés, on exprime le suc alcoolisé des fruits, on filtre à la chausse de laine, et l'on sucre d'une manière convenable. On prépare des ratafias d'angélique, d'anis, de café, de cassis, de cédrat, de cerise, de coing, de cacao, de six-graines ou de rossolis, de framboise, de genièvre de Grenoble ou de merises, de noyaux, de brou de noix, d'orange, d'œillets, de pêche, d'escubac, de vespetro, etc. Nous ne décrirons pas ici, en particulier, les diverses préparations de ces ratafias qui rentrent dans l'art du liquoriste. Quant à leur action sur l'économie, elle est tout-à-fait semblable à celle de toutes les liqueurs alcooliques, et nous renvoyons à ce mot. (V. *Alcooliques*.) J. B.

RATANHIA (*mat. méd.*), s. m. Mot péruvien qui signifie plante rampant sous terre ; c'est la racine du *Krameria triandra* des auteurs de la Flore du Pérou, qui appartient à la tétrandrie monogynie, L., à la famille des *Polygalées*, J. Cette plante se trouve dans les contrées arides et sablonneuses du Pérou, et c'est aux auteurs de la Flore du Pérou, à Ruiz, en particulier, que nous sommes redevables des notions de botanique et de thérapeutique que nous possédons sur cette plante.

Le ratanhia se présente dans le commerce sous forme de racines grosses comme le doigt, très-longues, ligneuses, composées d'une partie corticale d'un rouge brun, et d'un corps ligneux à peine rougeâtre, odeur terreuse, saveur de l'écorce amère et très-astringente, celle du corps ligneux est bien moins prononcée. C'est l'écorce qui est la partie la plus active de la plante. Analysé par M. Vogel, le ratanhia a fourni sur 100 parties : tannin modifié, 40 ; gomme, 1,50 ; fécule, 0,50 ; matière ligneuse, 48 ;

acide gallique, des traces ; eau et perte, 0,10. M. Peschier, de Genève, a cru y reconnaître la présence d'un nouvel acide qu'il nomme *kramerique*.

Quoi qu'il en soit, le ratanhia est un astringent d'une grande énergie, et qui rend de grands services à la médecine. On l'emploie plus particulièrement contre les diarrhées chroniques rebelles, contre les leucorrhées, les hémorrhagies passives, les flux muqueux, etc. Dans ces derniers temps, M. Trousseau, d'après M. Bretonneau, l'a mis en usage avec succès contre la fissure à l'anus. Le ratanhia s'administre par la bouche en décoction à la dose de 15 à 30 grammes pour 500 grammes d'eau ; cette tisane se prend par demi-verres dans la journée. On en prépare une teinture et un extrait qui possèdent, sous un petit volume, les propriétés de la plante. Cet extrait sert souvent à préparer des lavements dans le cas de diarrhée, ou une liqueur astringente pour arrêter les écoulements sanguins peu considérables ; la dose de l'extrait serait à l'intérieur de 1 à 2 grammes. Enfin, on peut encore composer un sirop pour édulcorer des tisanes astringentes, ce qui augmente leur action. J. B.

RATE (*anat.*), s. f., *lien* des Latins, *splen* des Grecs. La rate est un organe mou, spongieux, profondément placé dans l'hypochondre gauche et dont les fonctions sont peu connues. Elle est arrondie, ovalaire, aplatie transversalement, longue de sept à huit pouces sur quatre à cinq de largeur et deux d'épaisseur vers sa partie moyenne. Les bords sont plus minces que le centre. Sa face externe, convexe, est en rapport avec le diaphragme et les neuvième, dixième et onzième côtes gauches. La face interne est partagée en deux parties par un sillon appelé *scissure* ou *hile* de la rate que remplissent des vaisseaux sanguins ; cette face répond en arrière avec la colonne vertébrale, en avant avec le grand cul-de-sac de l'estomac auquel elle est unie par l'épiploon gastro-splénique, l'artère gastro-épiploïque gauche et les vaisseaux courts.

La rate est enveloppée par le péritoine comme les autres viscères de l'abdomen. Sa membrane fibreuse ne se borne pas à lui former un étui, elle envoie dans l'intérieur une foule de prolongements en forme de lames ou de fibres qui s'entrecroisent de mille manières et constituent ainsi des mailles, des cellules, des vacuoles. Les divisions de la veine splénique, ramifiées à l'infini dans cette charpente fibreuse, s'y anastomosent largement ensemble, formant même des cavités assez considérables qui renferment une substance d'un rouge noirâtre, épaisse et visqueuse (boue splénique). De cette structure il résulte l'aspect spongieux que présente la rate quand on vient de la couper. L'artère splénique offre aussi une disposition spéciale ; elle se ramifie en pénétrant dans la substance du rein et se termine en formant des pinceaux vasculaires qui ne s'anastomosent jamais entre eux ; ils viennent se perdre dans l'épaisseur des parois veineuses. Enfin on a encore décrit de petits corps mous, grisâtres, demi-transparents, peu nombreux, disséminés dans le tissu de la rate, mais dont tous les anatomistes n'admettent pas l'existence.

Quelles sont les fonctions de la rate? La plus grande incertitude règne à cet égard parmi les physiologistes. On pense qu'elle exerce une modification particulière sur le sang, et l'on ne peut dire en quoi consiste réellement cette modification ; est-ce pour le rendre apte à sécréter la bile dans le foie ? Plusieurs l'avancent. Est-ce pour former les vésicules du sang, comme le disent MM. Mandl et Gros ? La chose n'est pas encore démontrée. Ce qu'il y a de certain, c'est que l'ablation de la rate chez des animaux ne les empêche pas de vivre, et que ce même accident arrivé à l'homme par suite de blessures de l'abdomen n'a entraîné aucun désordre dans les fonctions de l'économie.

RATE (Maladies de la).—1° *Inflammation.* L'inflammation de la rate est connue sous le nom de *splénite (splen,* la rate, avec la désinence *ite,* qui indique l'inflammation). Son histoire est encore entourée d'obscurités que les recherches modernes n'ont pu dissiper entièrement. Quoi qu'il en soit, voici en peu de mots ce que l'on sait sur cette affection. Elle se montre le plus ordinairement à la suite de blessures, de contusions, de secousses violentes. M. Roche l'a vue chez une jeune fille après une course rapide. Elle est souvent la suite de l'extension d'une phlegmasie péritonéale. Enfin, les fièvres intermittentes, en donnant à la rate un volume plus considérable, prédisposent aux inflammations de cet organe. Quand on ouvre les sujets qui ont succombé à l'inflammation de la rate, on la trouve ordinairement ramollie et transformée, en totalité ou en partie, en une bouillie noirâtre ou lie de vin ; d'autres fois cette bouillie est mêlée de pus, ou bien enfin le pus peut être réuni en foyers et constituer de véritables abcès, abcès qui peuvent s'épancher dans le péritoine, s'ouvrir à l'extérieur ou dans les organes voisins.

Les symptômes qui indiquent l'existence d'une splénite consistent surtout dans une douleur plus ou moins intense s'irradiant plus ou moins loin et qui siège dans l'hypochondre gauche. La rate est augmentée de volume, elle dépasse le rebord des fausses côtes, ce dont on s'assure par la palpation et la percussion. La fièvre varie d'intensité, elle est ordinairement continue ; cependant MM. Nelet et Piorry l'ont vue offrir une marche franchement intermittente. Quand la suppuration survient, elle est annoncée par des douleurs sourdes, des battements dans la partie malade, avec frissons irréguliers, etc.

La splénite est donc une affection assez grave à cause de la possibilité de la terminaison par suppuration, cas toujours très-sérieux.

Saignées générales et locales, sangsues, ventouses, cataplasmes, bains, boissons rafraîchissantes, lavements émollients et légers laxatifs, tels sont les moyens qui conviennent dans la splénite. Si la fièvre offrait de l'intermittence, on aurait recours au sulfate de quinine. Des frictions avec la pommade stibiée, des vésicatoires à l'hypochondre gauche, des purgatifs seraient employés si la maladie se prolongeait.

2° *Engorgement,* hypertrophie, obstruction de la rate. Sous ces différents noms et sous celui de *splénite* chronique, bien que l'inflammation ne paraisse pas y avoir part, on réunit les cas dans lesquels la rate a augmenté de volume, que son tissu soit plus dur ou plus mou.

Et, en effet, on trouve tantôt la rate doublée ou triplée de volume, offrant un tissu ferme, résistant, parfois aussi dur que celui du foie, ne laissant presque pas écouler de sang quand on vient à le couper. D'autres fois, au contraire, la rate est plus molle, et semble, dit M. Andral, contenir un sang plus fluide. Enfin, dans certains cas, la consistance n'a pas changé. On a vu des rates saines en apparence présenter jusqu'à 12, 15 et même 20 pouces de long sur 7 ou 8 de large, et peser 5, 6, 7 et 8, et même 10 livres.

Ces lésions s'observent surtout dans l'âge adulte et chez les hommes plutôt que chez les femmes. Les miasmes des marais paraissent exercer une véritable prédisposition ; mais de toutes les causes, la plus fréquente est sans contredit la fièvre intermittente ; il n'est guère de fièvres d'accès qui ne s'accompagne de gonflements de la rate, de là l'opinion de ceux qui placent dans cet organe le point de départ des fièvres intermittentes. La rate a été très-souvent rencontrée ramollie et tuméfiée dans la fièvre typhoïde. Enfin, les maladies du cœur et du foie, amenant un trouble notable dans la circulation, peuvent déterminer l'hypertrophie de la rate.

Les sujets atteints de cette lésion ressentent une douleur sourde, profonde, consistant quelquefois dans un sentiment de gêne, augmentant par la marche et par la pression. En même temps, la rate est augmentée de volume, elle descend au-dessous du rebord des fausses côtes et pénètre jusque dans le flanc gauche, et vient occuper une partie de l'abdomen. La percussion est ici d'un grand secours pour constater l'étendue de ces désordres. Quant aux symptômes généraux, ils sont très-peu marqués. Les malades peuvent être atteints en même temps de troubles du côté de la digestion, de diarrhées, d'hématémèses. Il y a quelquefois de l'hydropisie ; mais un signe assez constant, c'est l'existence d'une coloration bleuâtre de la peau, quand la maladie dure depuis longtemps : c'est ce qu'on a appelé ictère bleu.

Le traitement de l'hypertrophie de la rate nécessite bien rarement l'emploi de la saignée ; les fondants, les eaux minérales de Vichy, du Mont-Dore, les vésicatoires, les moxas, les cautères, sont plus spécialement indiqués ; le sulfate de quinine est très-bon quand la maladie dépend d'une fièvre intermittente.

3° *Rupture de la rate.*—Elle peut avoir lieu dans le cours d'une fièvre intermittente, surtout pendant le stade de froid, pendant la concentration, ou à la suite d'un coup, d'une chute, etc. Il en résulte un épanchement de sang qui est plus ou moins promptement mortel.

4° *Névralgies.*—Elles coexistent et alternent le plus souvent avec d'autres névralgies viscérales, et se reconnaissent surtout à une douleur vive, aiguë, sans gonflement de la rate et sans fièvre. Ces douleurs reviennent quelquefois le soir. Le traitement est celui des névralgies ; vésicatoires avec morphine sur la région malade. S'il y a de l'intermittence, on s'adressera à l'anti-périodique, le sulfate de quinine.

5° *Les productions accidentelles.* — Le cancer, les hydatides, se montrent parfois dans la rate ; mais il est très-difficile de les reconnaître.

6° *Les blessures* de la rate ne sont pas communes ; elles se compliquent souvent d'hémorrhagies. Quant aux contusions, elles ont surtout pour effet la splénite, que nous avons décrite plus haut. J. B.

RAUCITÉ (*path.*), s. f., *raucitas, raucedo*. La raucité est une modification de la voix, qui devient plus sourde et comme voilée dans la plupart des affections du larynx.

RAVE (*bot.*), s. f., c'est une variété du *raifort* cultivé (Voy. ce mot).

RAYONNÉ (*anat.*), adj., qui est disposé en forme de rayons. Se dit, en anatomie, de certaines parties qui affectent cette disposition : tels sont les ligaments qui unissent les vraies côtes au sternum.

RÉACTIFS (*chim.*), s. m. pl., *reagentia*, substances qui réagissent. On appelle ainsi en chimie les corps qui modifient d'une manière sensible les propriétés matérielles des corps avec lesquels on les met en contact. Ainsi, lorsque l'on verse quelques gouttes d'acide sulphydrique dans la solution aqueuse d'un sel de plomb, il se forme un précipité noir qui trouble la liqueur ; on dit alors que l'acide que je viens de nommer est un réactif des sels de plomb, etc. Lorsque l'on veut reconnaître si une substance est acide ou alcaline, on la met en contact avec la teinture de tournesol et le sirop de violettes : si elle rougit la première, c'est un acide ; si elle verdit le second, c'est un alcali ; la teinture de tournesol et le sirop de violettes sont donc les réactifs des acides et des alcalis, etc. (Voy. aussi *Empoisonnement*.) J. B.

RÉACTION (*path.*), s. f., mouvement en sens inverse d'un premier mouvement, sorte de contrecoup. On appelle ainsi l'action organique et vitale qui se produit sous une cause quelconque, et tend à rejeter de l'économie la cause morbifique qui l'a fait naître. On dit aussi qu'il y a réaction quand un organe irrité réfléchit cette irritation sur un autre organe. C'est ainsi que l'on dit qu'une inflammation locale produit une réaction fébrile.

RÉALGAR. C'est un sulfate d'arsenic. (V. *Arsenic*.)

REBOUTEUR, s. m. On donne le nom de renoueurs, de rebouteurs, de rhabilleurs, à des charlatans ignorants et grossiers qui font profession de remettre les membres cassés ou luxés. Les hommes qui font ce métier sont ordinairement des forgerons ou des maréchaux, auxquels les gens du peuple, mais même des personnes d'une classe plus éclairée, se confient avec une foi superstitieuse qui fait honte à l'intelligence humaine. C'est surtout pour les entorses qu'ils jouissent d'une grande réputation. Les gens crédules qui se livrent à eux s'imaginent qu'ils savent remettre des nerfs déplacés. Or, comment admettre un seul instant que ces rebouteurs, qui ne savent même pas ce que c'est qu'un pied, anatomiquement parlant, quels sont le nombre et la disposition des os du pied, qui ne savent pas ce que c'est qu'un nerf, qu'un tendon, iront remettre une chose qu'ils ne connaissent pas à une place qu'ils ignorent. Pourtant on vous assure qu'ils guérissent en 24 heures des entorses violentes : cela n'est pas vrai ; nous avons eu trop souvent à soigner des malheureux qui avaient passé par les mains de ces grossiers charlatans, et qui étaient affectés d'inflammations graves des membres, pour ne pas protester énergiquement contre les dangers

des manœuvres auxquelles ils se livrent. Quand donc l'action d'une loi répressive viendra-t-elle arrêter d'une manière efficace ces usurpations de l'ignorance et du charlatanisme sur le savoir et la raison !

J.-P. BEAUDE.

RÉCEPTACLE (*bot.*), s. m., de *recipere*, recevoir, admettre. En botanique, on appelle réceptacle : 1° le fond du calice sur lequel reposent les organes de la fructification ; 2° la partie interne du péricarpe à laquelle la graine est attachée ; 3° la partie d'une fleur composée qui porte les fleurons et demi-fleurons.

RECETTE, s. f. Ce mot est synonyme de *formule* (Voy. ce mot) ; mais il se prend ordinairement en mauvaise part, et s'applique surtout aux collections de remèdes préconisés par les charlatans.

RECHUTE (*path.*), s. f., *re* itératif, et *cadere*, tomber, tomber de nouveau. La rechute est le retour d'une maladie qui venait de guérir ; elle a lieu pendant la convalescence, et diffère de la *récidive* qui indique la réapparition d'une maladie au bout d'un temps plus ou moins long après la guérison complète.

RECIPE (*pharm.*), s. m., verbe latin à l'impératif, qui signifie *prends* ou *prenez* et par lequel on commence les formules. Ainsi, pour faire une potion, on dira : *Recipe* eau distillée de tilleul, de fleurs d'oranger, etc. Le mot *recipe* s'écrit en abrégé par un R dont la seconde jambe est barrée.

RÉCIPIENT (*chim.*), s. m., de *recipere*, recevoir. Vase ordinairement en verre et de forme sphéroïdale, qui sert à recevoir le produit d'une distillation.

RÉCRÉMENT (*physiol.*), s. m. On appelle récrément une humeur qui, après avoir été séparée du sang par un organe sécréteur, y est ramenée par l'absorption. (V. *Sécrétion*.)

RECRUDESCENCE (*path.*), s. f., de *re*, de nouveau, *crudescere*, s'irriter ; c'est la réapparition, pendant le cours d'une maladie, de certains symptômes graves qui avaient cédé momentanément. La recrudescence diffère donc de la rechute et encore bien plus de la récidive. (Voy. plus haut *Rechute*.)

RECTITE. C'est l'inflammation du *rectum*. (V. ce mot.)

RECTO-VAGINAL (*anat.*), adj., qui appartient à la fois au rectum et au vagin. La *cloison recto-vaginale* sépare ces deux conduits l'un de l'autre. La *fistule recto-vaginale* est une ouverture accidentelle qui les fait communiquer ensemble.

RECTO-VÉSICAL (*anat.*), adj., qui dépend du rectum et de la vessie. La cloison *recto-vésicale* résulte de l'adossement des parois du rectum et de la vessie : la *taille recto-vésicale* est un procédé opératoire dans lequel on pénètre dans la vessie par le rectum.

RECTUM (*anat.*), s. m., mot latin conservé en français et qui signifie droit. Ce nom a été donné à la terminaison de l'intestin, à cause de sa direction *presque* droite, bien qu'elle ne le soit pas réellement ; le rectum succède à l'S iliaque du côlon (V. *Côlon*), et il est obliquement dirigé de haut en bas et de gauche à droite jusqu'à l'anus ; il est situé dans l'excavation du sacrum, à la courbure duquel il s'accommode ; et enfin il présente, à son abouchement à l'anus, un petit retrait en arrière. Il est cylindrique, mais renflé au-dessus de son orifice terminal, surtout chez les vieillards ; chez l'homme, il est situé derrière la vessie et la prostate ; chez la femme, derrière l'utérus et le vagin. Dans les deux sexes, il est, postérieurement, en rapport avec le sacrum, auquel se fixe un repli du péritoine appelé méso-rectum. Sa surface extérieure ou péritonéale (V. *Intestin* et *Péritoine*) est lisse et polie. L'interne, ou muqueuse, est munie de plis longitudinaux appelés colonnes du rectum ; la muqueuse forme des plis transversaux incomplets, occupant à peu près la moitié de la circonférence de l'intestin. Les fibres musculaires longitudinales ne forment point ici de bandelettes séparées comme sur le côlon ; elles forment une couche épaisse et uniforme derrière les fibres circulaires, qui sont presque toutes, inférieurement, au niveau du sphincter. Les artères du rectum viennent de la mésentérique inférieure, de l'hypogastrique et de la honteuse interne ; elles sont collectivement désignées sous le nom d'hémorroïdales. Quelques unes de ces veines vont se jeter dans l'hypogastrique ; le plus grand nombre concourt à former la mésentérique inférieure. Ces nerfs proviennent, pour la plupart, du grand sympathique ; il en reçoit aussi plusieurs des nerfs sacrés.

RECTUM (Maladies du).—Nous en ferons trois groupes : les vices de conformation, les lésions organiques et vitales et les lésions traumatiques.

§ 1. VICES DE CONFORMATION. 1⁰ *Imperforation.* — Il n'est pas rare de voir chez les enfants, au moment de la naissance, une imperforation du rectum ou plutôt de l'anus ; cet orifice peut être simplement rétréci, ou bien entièrement oblitéré. Quand il y a simple rétrécissement, l'ouverture de l'anus est convertie en un pertuis très-étroit dans lequel on peut à peine introduire un stylet. Les matières fécales ne peuvent sortir, ou elles ne sortent qu'en très-petite quantité ; alors le ventre se gonfle, se ballonne ; il survient des vomissements, le visage rougit, les veines du cou se tendent, les yeux sont rouges et saillants ; l'examen des langes de l'enfant prouve d'ailleurs qu'il ne rend pas le méconium, ou qu'il n'en rend qu'une trop faible quantité. Dans ce cas, il faut dilater l'anus avec des mèches, des suppositoires formés de corps qui se gonflent par l'humidité, tels que l'éponge préparée et la racine de gentiane. Si l'ouverture était très-étroite, que les accidents fussent très-marqués, il faudrait ouvrir l'anus d'un coup de bistouri, et panser ensuite avec une mèche pour maintenir l'orifice convenablement ouvert. On renouvelle le pansement à chaque selle, et pendant quelque temps, afin de prévenir le rétrécissement consécutif.

D'autres fois, l'imperforation est complète, et alors il peut se présenter deux cas. Dans l'un, l'obstacle est tout-à-fait extérieur, il n'y a point de traces d'anus ; la peau se continue dans l'intervalle des fesses, au lieu de rentrer au niveau de l'anus. Cette membrane obturatrice est donc formée par le derme lui-même ; elle est d'ailleurs plus ou moins épaisse. Dans le second cas, l'obstacle existe à une certaine hauteur ; l'orifice anal existe, mais il se

termine en cul-de-sac à une hauteur variable. De quelque manière que le rectum soit oblitéré, l'enfant, ne rendant pas de méconium, éprouve les accidents indiqués plus haut ; alors, l'examen des parties fait reconnaître la cause de ces phénomènes. Dans l'oblitération externe, le diagnostic est très-facile, la simple inspection suffit ; mais quand l'obstacle réside à une certaine hauteur, il faut introduire dans l'ouverture le petit doigt, ou bien une sonde en gomme élastique terminée par une boule de métal, et on sent une membrane repoussée dans les efforts que fait l'enfant pour aller à la selle.

Le traitement est ici bien nettement indiqué par la nature de la maladie : il faut ouvrir un passage aux matières fécales, et, quand il n'y a extérieurement qu'une simple membrane ou une peau peu épaisse, on l'incise crucialement et on réséque les lambeaux ; alors, l'écoulement continuel des matières empêche le recollement de l'ouverture. Quand il n'y a pas de traces d'anus, il faut inciser à l'endroit où il devrait être ; puis, avec un trois-quarts, perforer dans la direction du rectum, de manière à atteindre cet intestin et à y pénétrer. Mais cette opération est parfois très-difficile, et, si elle n'est pas faite à temps, il est rare que l'enfant y survive. Quand l'oblitération siège à une certaine hauteur, on peut encore la détruire avec un instrument aigu, conduit avec précaution sur le petit doigt.

2⁰ *Absence du rectum.* Dans certains cas, on ne trouve pas de traces de rectum, l'anus manque complètement ; et, quant au rectum lui-même, il se termine inférieurement en cul-de-sac, à un pouce et même plus au-dessus de l'ouverture ordinaire ; ou bien il peut s'ouvrir, soit dans la vessie ou le vagin, soit à l'extérieur, aux lombes, dans le flanc gauche, à la partie antérieure de l'abdomen, etc.; enfin, il peut manquer complètement, et c'est alors le côlon qui se termine en cul-de-sac.

Ces différents cas sont fort graves. Quand l'abouchement a lieu dans la vessie, les enfants ne tardent pas à succomber ; mais, quand c'est dans le vagin, la vie peut se prolonger jusqu'à un âge très-avancé pourvu que l'ouverture soit large. Quand le rectum manque, et que l'on ne peut, à l'aide d'une opération convenable, rétablir l'ouverture dans son siège habituel, il faut avoir recours à l'établissement d'un anus artificiel, soit par la méthode de Littre, qui consiste à inciser par la région de l'aine, à aller chercher le côlon que l'on fait aboucher au niveau de cette partie, soit par celle de Callisen, qui pratiquait son incision en arrière, dans la région des lombes ; procédé qui a été modifié dans ces derniers temps par M. Amussat, et qui a fourni entre ses mains plusieurs bons résultats.

§ 2. LÉSIONS VITALES ET ORGANIQUES.—Les *inflammations* du rectum lui-même n'ont rien de particulier ; il n'en est pas de même de celles du tissu cellulaire graisseux qui l'entoure, surtout à la partie inférieure, là où ce tissu est très-abondant. Il en résulte des abcès qui sont ordinairement très-douloureux ; ils peuvent devenir gangréneux, soit par le passage des matières fécales provenant du rectum perforé, soit par la violence même de l'inflammation. Ces abcès succèdent à des coups, des chutes, des froissements, ou bien à des perforations de l'intestin par des corps étrangers. Il faut les ouvrir ces abcès de bonne heure et assez largement pour que le pus ait un écoulement facile. Ils sont fréquemment liés à l'existence d'une fistule à l'anus. (V. *Fistule.*)

Rétrécissement du rectum. Il ne s'agit pas ici de ce rétrécissement congénial de l'anus dont nous avons parlé, mais d'une affection organique du rectum qui se trouve resserré d'une manière plus ou moins étroite et à une hauteur variable. Ces coarctations sont occasionnées par des inflammations de la muqueuse rectale et du tissu sous-muqueux, et qui épaissit les parois de l'intestin par des abcès, des ulcérations qui, après la guérison, ont formé des brides; par des excroissances syphilitiques, des productions accidentelles, squirrheuses ou cancéreuses. Ces différentes lésions ont pour résultat commun de gêner, ou même d'empêcher l'issue des matières stercorales.

Dans les premiers temps, il y a simple difficulté dans la sortie des fèces, dont le calibre se trouve diminué, et qui, plus tard, sont tellement minces, qu'elles semblent passées à la filière. Il y a constipation habituelle; des coliques avec tension du ventre et borborygmes, revenant et disparaissant d'une manière irrégulière. La défécation a lieu avec difficulté. Quand ces accidents durent depuis quelque temps, les malades commencent à s'inquiéter, et alors ils consultent; et le chirurgien, introduisant son doigt dans le rectum, trouve, à une hauteur variable, une saillie anormale, un anneau induré, un infundibulum aboutissant à une partie rétrécie, ou bien enfin des brides tendues, des saillies inégales, irrégulières ou arrondies et polypiformes, suivant la nature de la lésion qui a produit le rétrécissement. Quand la maladie dure depuis un certain temps, les malades sont pâles, amaigris; la langue est sale, la bouche amère ou pâteuse; ils ont du dégoût pour les aliments, etc.

Il existe parfois des rétrécissements à diverses hauteurs, ce qui rend le diagnostic plus difficile, et surtout le traitement; car, après avoir détruit celui qui est le plus inférieur, il en reste alors au-dessus dont on ne soupçonnait pas l'existence.

Le pronostic des rétrécissements est toujours assez grave; mais la gravité du pronostic est toujours en rapport avec la nature de la maladie, qui en est le point de départ. Ainsi, les végétations syphilitiques, les rétrécissements, suite des phlegmasies chroniques; les productions polypeuses pourront céder à un traitement approprié. Le cas est bien plus grave s'il s'agit d'un squirrhe ou d'un cancer; la maladie est ordinairement alors au-dessus des ressources de l'art. C'est à une affection de ce genre qu'à succombé le célèbre Broussais.

Le traitement est général ou local. Les moyens généraux consistent dans l'emploi de bains émolliénts, d'un régime rafraîchissant et adoucissant, des laxatifs. Quant aux moyens locaux, ce sont d'abord les lavements dont le malade fait de lui-même un fréquent usage; *la dilatation* pratiquée soit, à l'aide de mèches, dont on augmente graduellement le volume, soit au moyen de bougies ou d'appareils particuliers, tels que celui qui a été imaginé par M. Costallat; la cautérisation et les scarifications qui s'emploient à peu près de la même manière que dans les rétrécissements de l'urèthre et de l'œsophage (V. *Rétrécissement*), et avec des

instruments analogues. Dans l'emploi de ces divers moyens, il y a une foule de nuances à saisir, de précautions à prendre dont le détail nous en traînerait trop loin, et qui, d'ailleurs, n'entrent pas dans le plan de cet ouvrage. Les rétrécissements causés par la syphilis constitutionnelle, par exemple, exigeront un traitement général approprié; l'hydriodate de potasse et la préparation mercurielle pourront rendre ici de grands services.

Prolapsus ou *chute du rectum.* Cette lésion consiste dans le déplacement de la muqueuse, qui glisse sur la membrane musculeuse en raison de la manière lâche dont elles sont unies, et qui vient sortir par l'anus où elle forme un bourrelet plus ou moins considérable.

Le prolapsus du rectum est très-fréquent chez les enfants, sans doute à cause de la faiblesse des sphincters, de la laxité du tissu sous-muqueux, et des fréquents efforts de défécation. On l'observe aussi très-souvent chez les vieillards, et on l'attribue alors à la constipation ou à la consistance des matières fécales et aux efforts que nécessite leur expulsion. En général, le relâchement de la muqueuse peut être produit, chez les sujets faibles, cachexiques, dans les diarrhées abondantes, dans la dysenterie chronique. Les affections qui exigent de violents efforts de défécation, la constipation habituelle; les affections calculeuses, les maladies vermineuses, l'accouchement, etc., produisent le même effet: enfin, la muqueuse pourra être mécaniquement entraînée par des tumeurs de diverses sortes, polypes, hémorrhoïdes, etc.

Le bourrelet que forme la muqueuse rectale est d'abord peu considérable, et ne se montre qu'au moment de la défécation; il est rougeâtre, épais, mollasse, gluant. Plus tard, à mesure qu'une quantité plus considérable de muqueuse est chassée au-dehors, la tumeur devient plus volumineuse; cependant elle peut encore rentrer sous la pression des doigts. Enfin, à une période avancée, la tumeur ne rentre que difficilement; elle s'excorie, s'ulcère, devient fongueuse, saignante au moindre froissement, et peut finir par épuiser le malade et le faire périr dans le marasme. La tumeur peut aussi se gangréner; il en résulte alors de graves accidents.

Il faut d'abord réduire la tumeur; ce que l'on fait, en plaçant le sujet dans une situation convenable, en prenant doucement la tumeur entre les doigts enduits de cérat ou d'huile; puis quand elle est rentrée, on la maintient avec une pelote reposant sur l'anus et serrée par un bandage en T. On favorisera le resserrement des parties relâchées, au moyen de lotions astringentes, d'eau blanche, de décoction d'écorce de chêne, d'extrait de ratanhia, de suppositoires de même nature; la pommade au ratanhia pourra être utile dans ce cas; les malades prendront des lavements pour éviter les efforts de défécation, et quand ces moyens échoueront, on aura recours à certaines opérations chirurgicales, qui ont pour objet de resserrer le pourtour de l'anus; la cautérisation avec le fer rouge, la ligature, l'excision partielle de la tumeur, et enfin la rescision des plis rayonnés de l'anus imaginée par Dupuytren, et exécutée plusieurs fois par lui avec succès.

Invagination du rectum. Ici, ce n'est plus seulement la muqueuse qui se renverse, c'est l'intestin

tout entier. Il faut ici, comme dans les cas précédents, réduire la tumeur et la maintenir réduite.
Dans certains cas, l'intestin invaginé l'étrangle et se
gangrène ; la mort en est souvent·le résultat.

Rectocèle. (V. *Vagin.*)

Productions accidentelles du rectum. Il s'y développe parfois des polypes, surtout chez les jeunes
enfants ; il faut alors les lier ou les exciser. Les tumeurs vénériennes ou les végétations syphilitiques
seront traitées de la même manière.

Le *cancer* est une grave maladie qui a ordinairement pour conséquence la mort des sujets. La nature
des douleurs, le rétrécissement du rectum et le toucher font reconnaître cette fâcheuse affection. Le
traitement du cancer lui est en général applicable
(V. *Cancer*) ; mais, de plus, on peut, dans certains
cas, essayer l'extirpation de la partie malade tentée
par M. Lisfranc, et qui, souvent, peut amener une
guérison sinon radicale, au moins temporaire. Si la
tumeur siégeait trop haut et que l'obstacle au cours
des matières fécales fût interrompu, on ouvrirait,
comme l'a fait avec succès M. Amussat, un anus
artificiel par la méthode de Callisen. Ce moyen ne
guérit pas le cancer assurément, mais il peut permettre au malade de vivre encore plusieurs années.

§ III. LÉSIONS TRAUMATIQUES.—Les *plaies* du rectum sont rarement isolées ; presque toujours il y a
en même temps blessure des parties voisines, et alors
le danger résulte en grande partie du passage des
matières fécales hors du rectum dans l'organe, avec
lequel la blessure l'a fait communiquer, la vessie
par exemple. Pour rétablir le cours naturel des matières, Dupuytren conseillait de fendre largement les
sphincters, alors la blessure avait le temps de se
guérir.

Corps étrangers. Ils peuvent avoir été introduits
par la bouche, enfoncés dans les intestins même ;
ou bien, ce qui est le plus commun, ils ont été placés là à travers l'anus, et l'on ne saurait croire à
quelles bizarreries ont conduit les goûts dépravés
de certaines personnes. C'est ainsi que l'on a
extrait de l'anus des pots de confitures, des fioles,
des morceaux de bois, et enfin dans ces derniers
temps des verres à boire, et chez un de ces malheureux , un de ces grands verres à bière nommés
choppes. On comprend de quelles précautions il faut
s'entourer dans ces opérations : un verre brisé dans
des tentatives d'extraction a produit des accidents
mortels.   J.-P. BEAUDE.

RÉCURRENT (*anat.*), adj. et s., *recurrens*, qui
revient sur ses pas, qui se replie sur soi-même. —
Artères récurrentes; on appelle ainsi plusieurs artères qui, en se recourbant, semblent remonter vers
leur origine. Telles sont, autour du coude, les *récurrentes radiale* et *radiale postérieure*, et les *récurrentes cubitale antérieure* et *postérieure*. Au
genou, il y a la *récurrente tibiale*. Enfin, il y a le
nerf *laryngé récurrent.*

REDOUBLEMENT (*path.*), s. m., retour d'un
accès de fièvre.

REDOUL (*bot.*), s. m., nom vulgaire du *corya-
ria myrtilus*, de la décandrie pentandrie. Arbrisseau dont les feuilles et toutes les autres parties
sont très-fortement astringentes, et qui sont quelquefois mêlées avec le séné.

T. II.

RÉDUCTION (*chir.*), s. f., *reducere*, ramener.
— Manœuvres employées par le chirurgien pour
remettre en place les fragments d'un os cassé, ou
la tête d'un os déplacé (V. *Fracture* et *Luxation*).
L'opération du taxis, à l'aide de laquelle on fait
rentrer une hernie, est encore une réduction. (V.
Hernie.)

RÉFRIGÉRANT (*mat. méd.*), s. et adj. On
appelle réfrigérants l'ensemble de substances capables d'amener un refroidissement plus ou moins
intense dans les parties sur lesquelles on les applique. Telles sont les compresses trempées dans l'eau
glacée et renouvelées souvent, les vessies remplies
de neige ou de glace pilée, les mélanges de neige ou
de glace et de certains sels qui produisent un abaissement très-notable de température et que l'on
emploie dans certaines phlegmasies très-intenses,
surtout celles de l'encéphale ou plutôt de ses enveloppes, dans les cas de hernies étranglées, etc...
Les réfrigérants sont d'un usage externe, et diffèrent par conséquent des rafraîchissants. (Voy. ce
mot.)   J. B.

RÉGALE (Eau) (*chim.*), de *rex*, *regalis*, royal.
C'est un mélange d'acide chlorhydrique et d'acide
nitrique (V. ces mots) qui a la propriété de dissoudre l'or, roi des métaux. L'eau régale est un caustique très-énergique, mais excessivement douloureux, qu'on a employé contre certaines ulcérations
de mauvaise nature, et nommément contre l'esthiomène. Il doit être employé rarement et avec beaucoup de ménagement.   J. B.

RÉGÉNÉRATION (*path.*), s. f., *regeneratio*,
reproduction. C'est la reproduction d'une partie
détruite. Peu d'organes sont susceptibles de se reproduire chez l'homme, et il paraît même que les
os jouissent seuls de ce privilège. A mesure que
l'on descend dans les classes inférieures, la régénération devient plus facile ; enfin, dans les dernières
classes, les parties détachées d'un animal se refor-
ment très-promptement et très-aisément, de même
que repousse une branche d'arbre coupée. Souvent
même, comme on l'observe dans les polypes, une
portion de l'animal suffit pour produire un animal
entier et parfait.   J. B.

RÉGIME (*hyg.*), s. m., *regimen*, de *regere*, régler, gouverner. On entend par le mot régime
l'emploi méthodique et raisonné des aliments et des
choses nécessaires à la vie dans l'état de santé ou de
maladie. Le mot régime est en médecine synonyme
de diète, expression qui ne signifie pas toujours *privation*, mais usage réglé des aliments. Ainsi considérée, l'étude du régime constitue l'une des parties
les plus importantes de l'hygiène. Forcés que nous
sommes de nous renfermer dans d'étroites limites,
nous devons nous borner ici aux généralités les plus
élevées qui dominent la question.

L'homme, dans l'état de santé, est assujetti à une
multitude de besoins qui doivent être satisfaits. Mais
dans quelle mesure doivent-ils l'être? Là est toute la
question. Nous noterons d'abord que les besoins ne
sont pas identiques dans les différents individus. Forts
chez les uns, ils sont faibles chez d'autres, et déjà
surgit une première difficulté quand on veut tracer
des règles générales et absolues. En second lieu, à
côté des besoins naturels, comme ceux de boire et de

manger, il est des besoins factices, l'usage du tabac par exemple, qui par habitude sont devenus aussi impérieux que les premiers. Cela posé, on comprend combien il est difficile de donner des préceptes absolus. Nous ferons donc remarquer, avec l'auteur de l'article *Longévité*, que la devise *omnia mediocriter*, ou en français *de tout avec modération*, est celle qu'il convient d'adopter, chacun en raison de ses aptitudes ; ce qui est excès pour l'un n'est, pour un autre, qu'un emploi très-modéré ; dès lors ce qu'il faut consulter avant tout, ce sont les dispositions individuelles. Ici, se placent les différences, suivant les âges, pour lesquelles nous renvoyons aux mots *Enfant, Vieillard, Virilité*, suivant les sexes (V. *Femme, Homme*), etc. Un mot sur les différences suivant les climats. On sait que, dans le Nord, l'appétit est beaucoup plus vif, plus développé; que la nourriture animale y est plus répandue et plus abondante que dans les pays chauds. Les septentrionaux font aussi un plus grand usage des alcooliques et autres excitants. Dans le Midi, l'activité des fonctions cutanées détourne à son profit l'activité des fonctions digestives. L'estomac languirait si on ne le stimulait par l'usage des aliments fortement épicés par le poivre, le piment, etc. Les toniques diffusibles y sont aussi très-employés et très-nécessaires. Relativement aux tempéraments, le régime ne saurait non plus être le même. Les sujets athlétiques ont besoin d'aliments réparateurs et d'une quantité de nourriture bien supérieure à celle qui convient aux autres hommes. Cependant, comme l'excès même de leurs forces peut leur devenir nuisible, il est bon de tempérer l'extrême vigueur de ces tempéraments par l'usage des végétaux, l'abstinence du vin et des alcooliques. C'est surtout chez les personnes nerveuses, que la plus grande réserve doit être apportée dans l'emploi des excitants. Le thé, le café, les liqueurs fortes déterminent une stimulation qui exagère et exalte encore leur susceptibilité naturelle. Cependant et précisément à cause de cette susceptibilité, qui est d'autant plus grande que le corps est plus faible, les substances douées de propriétés nutritives très-prononcées leur sont tout-à-fait appropriées. L'exercice modéré, les distractions doivent leur être recommandés. Plus que tous les autres, ils doivent éviter les excès. Les personnes bilieuses ont besoin d'un régime rafraîchissant, les fruits, les acidules leur conviennent plus particulièrement, les substances irritantes seraient pour elles très-nuisibles. L'usage répété des bains est ici très-important. Le tempérament sanguin prédispose beaucoup aux inflammations, aux hémorrhagies. Les rafraîchissants sont donc encore ici parfaitement indiqués. Une nourriture trop abondante et surtout trop animalisée augmenterait encore ces fâcheuses dispositions. La constitution lymphatique est donc à peu près la seule qui demande l'usage des stimulants. Chez les personnes de ce tempérament, les viandes très-chargées de principes nutritifs, le vin, les divers stimulants sont ici tout à fait en rapport avec les exigences de l'économie.

Quant aux besoins factices dont nous parlions plus haut, ils doivent être respectés quand ils ont malheureusement pris assez d'empire pour être transformés en besoins naturels. Seulement il faut engager les personnes qui les présentent à les combattre, en diminuant chaque jour les concessions que l'on est obligé de leur faire, jusqu'à ce que, enfin, l'habitude ait été perdue, ce qui est quelquefois possible.

Mais c'est surtout dans l'état de maladie que l'étude du régime acquiert de l'importance. Les anciens s'en étaient beaucoup occupés, et, depuis les divers traités sur le régime que renferme la collection hippocratique, une foule d'auteurs ont écrit sur ce sujet. Du reste, tout le monde est assez généralement d'accord sur les règles qu'il convient de suivre, surtout dans les maladies aiguës.

C'est là qu'une diète sévère est de rigueur ; mais, comme l'a dit avec raison M. Chomel, dans sa pathologie générale, il est deux inconvénients également fâcheux qu'il faut éviter avec le même soin : celui de nourrir trop le malade et celui de ne le pas nourrir assez. Ramazzini s'est élevé avec raison contre l'un et contre l'autre, lorsqu'il a dit, que les pauvres succombaient souvent à leurs maladies pour avoir trop mangé, et les riches par la diète trop sévère à laquelle ils étaient soumis. On était surtout tombé dans ce dernier excès, il y a quelques années, lors de la vogue de la médecine dite physiologique. Au moindre accès de fièvre, on criait à la gastrite, et le malade était assujetti à une abstinence complète ; à peine l'eau gommée lui était-elle permise. De là bien des irritations de l'estomac qui étaient le fait de la méthode. Aujourd'hui, tout le monde sait que, quand l'affection inflammatoire est peu intense, que la réaction fébrile est modérée, on peut accorder au malade une alimentation légère de bouillon de poulet ou de veau, quelques fruits rouges, la cerise surtout, du chasselas bien mûr, quelques tranches d'orange, etc. Mais, quand les accidents sont graves, la diète doit être très-sévère ; alors, comme on l'a déjà dit avec vérité, en accordant des aliments, ce n'est pas le malade que l'on nourrit, mais la fièvre. Il est à cet égard un fâcheux préjugé répandu dans le monde. Quand, dans une affection aiguë, vous mettez un malade à la diète, tous les assistants de s'écrier : Vous allez l'affaiblir ! Eh bien ! c'est précisément dans ce but que la diète est ordonnée. L'abstinence des aliments agit dans le sens des émissions sanguines et des autres antiphlogistiques. Saigner et nourrir, ce serait défaire d'une main ce que l'on ferait de l'autre. L'abstention de toute substance alimentaire est surtout indispensable dans les maladies du tube digestif, aiguës ou même chroniques. On était autrefois très-sévère pour les opérés : ils étaient privés pendant plusieurs jours de toute substance alimentaire, solide ou même liquide ; en agissant ainsi, on favorisait singulièrement les accidents fort graves connus sous le nom de résorption purulente. Aujourd'hui, on évite bien souvent cette terrible complication, en accordant de bonne heure de la nourriture aux opérés.

Dans la plupart des affections chroniques, il faut, au contraire, nourrir le malade, et c'est sur une alimentation à la fois douce et réparatrice qu'il convient d'insister. Les tuberculeux phthisiques ou scrofuleux ont plus particulièrement besoin d'un régime tonique et fortifiant. Du reste, ce régime des affections chroniques, que nous ne pouvons qu'indiquer d'une manière générale et très-sommaire, se trouve décrit pour chaque maladie en particulier.

Quant au régime de la convalescence, voy. ce mot.

BEAUGRAND.

RÉGION (*anat.*), s. f., *regio*, contrée. On appelle ainsi en anatomie des portions du corps plus ou moins exactement circonscrites, le plus souvent renfermées entre des lignes conventionnelles ; c'est ainsi que l'abdomen est partagé en neuf régions (V. *Abdomen*). Ces distinctions sont très-utiles en chirurgie pour l'établissement des rapports respectifs des organes dans chaque région, ce qui aide au diagnostic différentiel des maladies dans chacune d'elles, et donne plus de précision au manuel des opérations qui doivent s'y pratiquer.   **J. B.**

RÈGLES. (V. *Menstruation*.)

RÉGLISSE (*mat. méd.*), s. f., *glycyrriza*, de deux mots grecs *glucos* doux,-sucré, et *riza*, racine; racine sucrée. *Glycyrriza glabra* de la diadelphie décandrie, L.; famille des Légumineuses, J. Cette plante est originaire d'Espagne et des contrées méridionales de la France, de l'Italie, et en général des bords de la Méditerranée. Le goût sucré de la racine est d'autant plus marqué, que la plante a été récoltée dans une région plus chaude. Ces racines sont traçantes, et s'étendent parfois à une grande distance ; elles sont ramifiées, cylindriques, ordinairement de la grosseur du doigt, revêtues d'un épiderme brunâtre ridé par la dessication et composées intérieurement de couches ligneuses d'un jaune clair. La tige est droite, d'un mètre environ de hauteur; les feuilles semblables à celles de l'acacia ; les fleurs, papilionacées et violettes, sont disposées en épis axillaires.

La saveur des racines est sucrée et mucilagineuse, quelquefois mêlée d'un peu d'âcreté. D'après l'analyse faite par plusieurs chimistes, la réglisse contient de l'asparagine, une matière âcre et un principe ou sucre particulier, la *glycyrrizine*.

Il est peu de substances plus usitées que la réglisse ; on en fait une énorme consommation pour sucrer les tisanes adoucissantes et mucilagineuses ; mais, comme cette racine contient un principe âcre, soluble par l'ébullition, il faut faire seulement infuser la réglisse dans les tisanes qu'on veut édulcorer, ou bien ajouter à la fin de la décoction. Il faut aussi avoir la précaution de la ratisser exactement et de la fendre en petites buchettes. La réglisse macérée dans l'eau et à laquelle on ajoute un peu de coriandre, constitue la boisson populaire connue sous le nom de *coco*.

C'est en Italie et en Espagne que l'on prépare, par décoction et évaporation, dans des bassines de cuivre, le *suc* ou *jus de réglisse*, dont on fait en France, et depuis bien longtemps, une si grande consommation dans les rhumes ordinaires. C'est un extrait noir, solide, roulé en magdaléons, d'une saveur de réglisse très-prononcée, et que l'on distingue, dans le commerce, en suc de réglisse de Bayonne ou d'Espagne, et en suc de réglisse de Calabre. Ce dernier est le plus estimé, il est plus ferme, plus cassant et d'un goût beaucoup plus agréable que le premier. C'est à l'aide de cet extrait que l'on prépare les grains de réglisse anisés et la pâte de réglisse.

Quant aux propriétés réelles de la réglisse, tout au plus peut-on avancer quelle est adoucissante, *expression* aussi vague en elle-même que sont incertaines et douteuses les vertus de cette plante. Tout ce que l'on peut dire, c'est que si elle ne fait pas de bien, elle ne saurait faire de mal.

Le suc ou jus de réglisse est pectoral et réussit assez bien dans les légers rhumes. Enfin, avec la racine dont nous parlons, on fait une poudre qui sert à donner de la consistance aux pilules et à les rouler pour les empêcher de s'agglutiner entre elles. On emploie aussi beaucoup cette poudre en hippiatrique.   **J. - P. BEAUDE.**

RÉGULE (*chim.*), s. m., de *rex*, *regis*, roi. Les anciens alchimistes, qui avaient établi une nomenclature si bizarre parmi les métaux dont l'or était le *roi*, appelaient *régules* ou *petits rois* les substances métalliques pures, qu'ils plaçaient après l'or. Ainsi le régule d'arsenic était l'arsenic métallique, le régule d'antimoine, l'antimoine, etc.

RÉGURGITATION (*path.*), s. f., *regurgitatio*, action opposée à celle de l'ingurgitation, et par laquelle des matières quelconques ressortent de la gorge, c'est-à-dire du conduit œsophagien. C'est une sorte de vomissement, mais beaucoup plus doux, sans efforts, sans secousses. La régurgitation est très-commune chez les très-jeunes enfants qui rejettent ainsi les aliments pris en excès. Cela a lieu surtout pendant l'allaitement.   **J. B.**

REINS (*anat.*), s. m. pl., *ren*, *renis*, en grec *néphros*. Les reins sont des organes glanduleux destinés à la sécrétion de l'urine et situés dans la région lombaire, de chaque côté de la colonne vertébrale ; quelquefois les deux reins réunis n'en forment qu'un, qui est situé sur la ligne médiane du corps ; leur forme est celle d'un haricot dont l'échancrure regarde en dedans. Ils sont situés hors du péritoine dans un tissu cellulaire graisseux très-abondant ; ils répondent en arrière aux deux dernières côtes, au diaphragme, au muscle carré des lombes et au bord externe du muscle psoas. La face antérieure est en rapport avec le côlon lombaire, à gauche avec la rate et la grosse tubérosité de l'estomac, à droite avec le foie et la seconde partie du duodénum. Les deux extrémités sont arrondies: la supérieure, plus grosse, est coiffée de la capsule surrénale, comme d'un casque ; le bord externe est épais et arrondi ; l'intérieur est plus mince, il présente au milieu une échancrure (*scissure*) par laquelle pénètrent les vaisseaux et les nerfs et d'où sortent les uretères. Les reins chez l'adulte ont ordinairement quatre pouces de long sur deux de large et ils ont environ un pouce d'épaisseur à leur partie moyenne ; leur poids est de 60 à 120 grammes. Leur consistance est très-ferme, et leur couleur d'un rouge tirant sur le brun. Une tunique cellulaire fibreuse, mince, transparente et peu extensible les enveloppe, s'enfonce dans la scissure et se réfléchit sur le bassinet.

La texture du rein présente deux substances, l'une extérieure ou substance *corticale*, l'autre intérieure ou substance *tubuleuse*. La première est d'un fauve brunâtre ou rougeâtre; elle constitue, autour de l'autre, une couche de deux à trois lignes d'épaisseur, de laquelle se détachent des cloisons qui pénètrent entre les faisceaux de la substance tubuleuse. Elle paraît formée de petites granulations que forment les extrémités des capillaires et des veines. La substance *tubuleuse* est d'un rouge pâle, ferme, résistante ; elle est composée de faisceaux coniques enveloppés par la substance corticale et dont la base est dirigée en dehors, tandis que le sommet converge en dedans. Ses sommets sont terminés par une espèce de mamelon auquel viennent aboutir les tubes; c'est à l'ensemble des mamelons qui seuls ne sont pas enveloppés par la substance corticale, que l'on a donné le nom de substance mamelonnée. Tantôt chaque cône à son mamelon, tantôt il y en a deux pour un seul cône. Ceux-ci sont formés par un grand nombre de petits canaux ou tubes convergents, dans lesquels l'urine paraît être sécrétée; ils s'ouvrent, vers leur sommet, à l'intérieur des calices par des orifices très-serrés. Les *calices* (*infundibula*) sont de petits conduits membraneux, au nombre de six à douze, d'un diamètre variable, embrassant d'un côté la circonférence des mamelons, ouverts, de l'autre, dans le bassinet. Celui-ci (*pelvis*) est un petit réservoir membraneux, placé à la partie postérieure de la scissure du rein derrière les vaisseaux, de forme irrégulièrement ovalaire, allongée et aplatie, recevant les calices et donnant naissance à l'uretère, qui conduit jusque dans la vessie l'urine versée des calices dans le bassinet. (V. *Sécrétion*, *Uretère*.)

L'artère du rein ou *rénale* vient de l'aorte; elle est très-grosse, et se partage en plusieurs branches, qui pénètrent dans la scissure et vont se ramifier à l'infini dans la substance corticale : la *veine rénale* ou *émulgente* formée par la réunion des veinules nombreuses qui accompagnent les divisions artérielles, va se jeter dans la veine-cave ; les lymphatiques sont peu connus; les nerfs viennent du plexus solaire.

REIN (Maladies du). Elles sont graves, nombreuses; nous devrons donc y consacrer un article d'une certaine importance.

§ I. VICES DE CONFORMATION. Ces lésions étant au-dessus des ressources de l'art, et pour la plupart ne troublant pas l'exercice des fonctions, nous nous bornerons à les mentionner. Il arrive, parfois, qu'un rein fait défaut ; alors son congénère, obligé de le suppléer, est beaucoup plus gros. On conçoit qu'une maladie du rein unique apporterait une grande perturbation dans la sécrétion urinaire. Les deux reins peuvent-ils manquer ? Un fait du docteur Moulin de Trèves semblerait le prouver (*Archiv. de Méd.*, t. XXVII). D'autres fois, comme nous l'avons dit, ils sont réunis et placés au-devant de la colonne vertébrale. Leur situation dans l'abdomen peut offrir de grandes variétés; il n'est peutêtre pas un point de cette cavité où on ne les ait rencontrés.

Les reins, mais surtout le droit, peuvent présenter une mobilité anormale; il glisse sous le péritoine, et peut ainsi aller et venir dans une certaine étendue; d'autres fois, Louis en cite un exemple, il flotte à une espèce de mésentère que lui forme le péritoine en l'embrassant, au lieu de passer simplement par dessus. Tantôt ces déplacements ne donnent lieu à aucun accident ; tantôt ils déterminent des douleurs, des tiraillements, ou même des phlegmasies péritonéales. Le palper peut faire reconnaître une tumeur mobile. Dans ce cas on soupçonnera la nature réelle de la maladie contre laquelle on ne peut guère employer qu'une ceinture à ventrière qui maintient exactement l'abdomen.

§ II. LÉSIONS TRAUMATIQUES. — Une chute d'un

lieu élevé sur le siège, une violente secousse, une équitation prolongée, peuvent amener une *commotion* du rein qui se révèle par des douleurs plus ou moins vives et de l'hématurie. Le repos, les saignées, les bains, les boissons rafraîchissantes, sont indiqués pour combattre cette lésion.

Un coup violent sur la région lombaire, le passage d'une roue de voiture sur le ventre, peuvent agir sur le rein et le *contusionner*, le *déchirer* même. Les accidents sont ici ceux de la commotion, mais à un degré plus élevé. La déchirure peut, parfois, amener une hémorrhagie interne trèsabondante. Le traitement est à peu près le même que dans le cas précédent ; seulement les émissions sanguines seront employées d'une manière beaucoup plus énergique. Il est bon, dans ce cas, de s'abstenir des diurétiques et des boissons trop abondantes, pour ne pas trop exciter l'activité du rein qui n'est que trop disposé à s'enflammer par le fait de la contusion. Si l'hémorrhagie est abondante, on pourra appliquer de la glace pilée sur la région lombaire. Les abcès qui se formeraient dans cette partie seront ouverts avec les précautions voulues, et si le sang s'était coagulé dans la vessie, on l'en fera sortir par des injections.

Malgré leur situation profonde, les reins peuvent être atteints de *plaies* dans une foule de circonstances différentes : un coup d'épée, de sabre, de fleuret, de baïonnette, peut pénétrer jusqu'à cet organe; dans d'autres cas, c'est un coup de feu, etc. La douleur qui en résulte s'étend parfois jusqu'au testicule qui peut être rétracté. L'hématurie vient encore ici éclairer le diagnostic, souvent fort difficile, et que le siège, la situation et la direction de la blessure ne parviennent pas toujours à élucider complètement. Le traitement est précisément celui des deux lésions que nous venons d'examiner.

§ III. LÉSIONS VITALES. —*Inflammation*. Elle peut résider autour du rein, occuper le parenchyme de cet organe, ou seulement les parties membraneuses (calices et bassinet). Cette triple distinction n'était pas admise autrefois, on les confondait toutes sous le nom collectif de *néphrite* ; c'est surtout à M. Rayer que l'on doit d'avoir complètement élucidé cette question dans son bel ouvrage sur les maladies des reins.

a. Périnéphrite. — (*péri*, autour, *nephros*, rein, avec la terminaison *ite*, qui indique l'inflammation.) M. Rayer appelle ainsi l'inflammation : 1° de la couche celluleuse qui unit la substance du rein à la tunique fibreuse ; 2° de cette dernière, et 3° du tissu cellulaire qui enveloppe le rein. Cette phlegmasie accompagne parfois celle du rein ; dans d'autres cas, elle est le résultat d'une contusion, d'une perforation du rein ou du bassinet; enfin, elle peut être idiopathique et développée sous l'influence des causes générales de toutes les inflammations.

La périnéphrite est caractérisée par une douleur sourde plus profonde que celle du rhumatisme lombaire, et ici on n'observe pas d'altération dans les urines comme dans la néphrite ; plus tard la région lombaire se gonfle, un engorgement pâteux, un véritable œdème se manifeste dans toute cette partie ; enfin, l'inflammation n'ayant pas été arrêtée, il se forme un véritable abcès; de la fluctuation se fait sentir, et si l'art ne vient au secours de la nature, si l'abcès n'est pas ouvert par le chirurgien, il peut s'ouvrir à l'extérieur au lieu le plus favorable, ou bien dans l'intérieur, se vider dans l'intestin, la vessie ou même les bronches, cas dans lesquels la guérison peut encore être obtenue ; mais, si l'épanchement se fait dans le péritoine, la mort en est presque nécessairement le résultat. Quand la périnéphrite succède à une rupture du rein ou du bassinet, l'urine s'épanchant dans le tissu cellulaire ambiant, l'inflammation de celui-ci est bien plus violente, le pus de l'abcès exhale l'odeur gangreneuse, et les accidents ont été précédés par les symptômes d'une maladie du rein.

Le *traitement* est bien simple : saignées générales et locales, bains, applications émollientes ; puis, si l'abcès se forme, ouverture de celui-ci.

Néphrite. — C'est l'inflammation du parenchyme du rein, c'est-à-dire de la substance corticale et de la substance tubuleuse. Cette phlegmasie peut être aiguë ou chronique.

La *néphrite aiguë* reconnaît les *causes* suivantes : l'âge adulte ou la vieillesse, le sexe masculin, des plaies, contusions ou commotions, la présence de calculs dans les bassinets, l'accumulation de l'urine dans ces conduits par suite d'un obstacle dans les uretères ou par toute autre cause, la myélite, par exemple. Une blennorrhagie peut s'étendre par continuité de tissu jusqu'au rein lui-même. Certaines substances irritantes, la térébenthine, le nitrate de potasse à haute dose, etc., peuvent amener cette inflammation. M. Rayer a établi quelques formes de néphrite suivant qu'elles sont occasionnées par la goutte ou le rhumatisme, ces distinctions sont plus apparentes que réelles.

Les *altérations anatomiques* de cette affection sont très-nettement caractérisées. A un premier degré, c'est une augmentation de volume du rein, ou de la partie malade du rein, qui est rouge-brun à l'extérieur, soit d'une manière uniforme, soit par plaques, par arborisation, etc. A l'intérieur, on voit les deux substances plus consistantes, plus friables, plus rouges que dans l'état normal. Plus tard, quand la suppuration s'est manifestée, on trouve le pus réuni en petits foyers solitaires ou multiples, parfois réunis en une collection plus considérable ; mais c'est plutôt dans la *pyélite*, dont nous parlerons plus bas, que l'on trouve ces vastes suppurations qui envahissent tout le rein et le convertissent en une vaste poche purulente. La terminaison par gangrène est excessivement rare.

Les *symptômes* qui caractérisent l'inflammation du rein sont les suivants : au début, un frisson plus ou moins violent, plus ou moins prolongé, suivi d'une douleur, sourde d'abord, continue et profonde, qui occupe la région lombaire d'un seul côté ou des deux à la fois. Cette douleur est exaspérée par la pression, les mouvements brusques, la flexion du tronc ou le coucher en supination. Cette douleur s'étend assez souvent vers les aines, dans le testicule chez l'homme, ou dans la cuisse du côté malade. La sécrétion de l'urine est peu abondante, et même elle peut être supprimée si les deux reins sont malades. Cette urine est elle-même très-rouge, très-épaisse, quelquefois sanguinolente. Aujourd'hui que les investigations chimiques sont à la mode, nous dirons que l'on y reconnaît parfois, à l'aide de l'acide nitrique, un peu d'albumine, mais d'une manière passagère ; qu'elle est moins acide que d'habitude, qu'elle peut même être alcaline. Quant à la purulence, elle est rare dans la néphrite proprement dite. Les symptômes généraux sont en rapport avec l'étendue et la violence de l'inflammation : il y a ordinairement fièvre assez intense, perte de l'appétit, nausées, vomissements, constipation opiniâtre. Le coma, le délire, les accidents de putridité ou de malignité sont assez rares ; on les observe cependant quand les deux reins sont simultanément et violemment enflammés. La néphrite se termine ordinairement par résolution, et alors les accidents se dissipent graduellement et finissent par disparaître. Quand la suppuration survient, on le reconnaît à la persistance de la fièvre, à des frissons irréguliers, aux transpirations abondantes qui surviennent alors, etc. Dans les cas graves, les accidents typhoïdes peuvent se déclarer et le malade être entraîné au tombeau.

Quand le sujet est âgé, quand l'inflammation est très-violente et n'a pu être enrayée, quand, enfin, les deux reins sont pris en même temps, le pronostic peut être grave.

Le *traitement* ne diffère pas de celui de la périnéphrite ; on insistera donc sur les émissions sanguines générales et locales, suivant l'acuité du mal et la force du sujet : les applications émollientes, les bains tièdes prolongés, les lavements, les laxatifs, les boissons adoucissantes, mauve, gomme, violette, etc., seront employés. Si les accidents typhoïdes se déclarent, on essaye alors les toniques, mais le plus souvent sans succès.

La *néphrite chronique* succède ordinairement à la précédente ; les causes sont donc les mêmes, et quand elle se développe d'une manière primitive, c'est que les causes susdites ont agi avec moins d'activité que dans le cas précédent.

Les *caractères anatomiques* de cette phlegmasie sont l'induration, l'hypertrophie de la substance du rein, mais plus particulièrement de la corticale, qui est ordinairement décolorée, et, dans d'autres cas, il y a une diminution de volume, une véritable atrophie. Des douleurs habituelles d'un côté ou des deux côtés des lombes, coïncidant avec la diminution de l'acidité, avec l'état neutre, mais surtout avec l'alcalinité de l'urine (qu'il existe ou non une rétention de ce liquide), et un sentiment de faiblesse dans les membres inférieurs : tels sont, dit M. Rayer, les principaux *symptômes* de la néphrite chronique.

Le traitement demande à être conduit avec beaucoup de soins et de prudence ; des applications de sangsues ou de ventouses scarifiées sur les lombes au début ou quand les douleurs s'exaspèrent ; les bains, les émollients seront alors employés avec avantage ; mais quand la chronicité est bien établie, on aura recours aux révulsifs appliqués sur la région des reins, tels que les vésicatoires, mais surtout les moxas ou cautères que l'on entretient et que l'on fait suppurer, et enfin le séton même : les toniques, les amers, les préparations ferrugineuses, une observation rigoureuse des lois d'une bonne hygiène viendront relever les forces chez les sujets affaiblis et épuisés. On fera porter de la flanelle, on conseillera les frictions sur tout le corps, le massage ; on évitera, en sondant souvent le malade s'il le faut, que les urines ne séjournent trop longtemps dans la vessie.

Pyélite. — C'est l'inflammation des calices et du bassinet. M. Rayer lui a donné ce nom dont l'étymologie est le mot grec *puélos*, bassinet, avec la désinence *ite* qui indique l'inflammation. La pyélite simple est produite par les mêmes causes que la néphrite, et quelquefois par l'extension d'une inflammation blennorrhagique ; les phénomènes anatomiques consistent surtout dans la rougeur de la membrane qui tapisse les calices et les bassinets, et les symptômes se confondent avec ceux de la néphrite ordinaire. Ils ne s'en distinguent que par une sécrétion plus ou moins abondante de mucus purulent qui se trouve mêlé avec les urines. Parmi les formes que la pyélite peut revêtir, nous nous arrêterons à la suivante qu'on peut regarder comme type du genre.

Pyélite calculeuse. C'est la néphrite calculeuse des auteurs, et la plus fréquente de toutes. On la rencontre à tous les âges, mais surtout dans la vieillesse , chez les femmes comme chez les hommes : un régime trop substantiel, en un mot, toutes les causes de la *gravelle* (Voy. ce mot), pourront produire la pyélite ; et en outre les secousses, l'équitation prolongée, en agitant les calculs dans le rein, provoqueront l'irritation et l'inflammation des réservoirs qui les renferment. On a dit que cette inflammation était plus commune à gauche qu'à droite, mais les observations modernes n'ont pas confirmé cette assertion. Le dépôt et l'agrégation des sels dans le calice et le bassinet sont, dit M. Rayer, rendus plus faciles, non-seulement par certaines constitutions de l'urine, mais encore par la présence habituelle dans cette humeur de matières animales étrangères, telles que du sang, du mucus, du pus, etc. Aussi a-t-on vu des pyélites calculeuses survenir après la blessure du bassinet, à la suite de coups sur la région rénale, ou après de fortes contractions des muscles de la région lombaire.

Quand l'inflammation est aiguë, on trouve la membrane muqueuse qui tapisse le bassinet et les calices d'une rougeur uniforme et par plaques, ou dispersée en arborisation et ponctuation, etc... ; ailleurs il y a de véritables ecchymoses, et même des épanchements de sang ; la muqueuse est épaissie, ramollie, quelquefois tapissée de pseudo-membranes. Les calices et le bassinet ont subi une ampliation plus ou moins considérable. A l'état chronique, la muqueuse est d'un blanc mat ou ardoisé. Souvent il y a une ampliation très-considérable des réservoirs de l'urine, ou bien un resserrement produit par l'épaississement de leurs parois ; les ulcérations sont assez communes dans le cas de calculs, et ces ulcérations peuvent s'ouvrir soit dans le tissu cellulaire ambiant, soit dans le péritoine, soit dans le duodenum et l'estomac, soit dans le gros intestin et même dans le poumon à travers le diaphragme. C'est presque toujours après la dilatation des cavités naturelles, l'atrophie de la substance parenchymateuse du rein et la transformation de l'organe en une vaste poche multiloculaire remplie de pus ou d'urine purulente, que ces perforations ont lieu. Le volume que le rein ainsi dilaté acquiert, dans certains cas, est tel, qu'il peut remonter (le gauche) jusqu'au diaphragme, et des deux côtés descendre dans la fosse iliaque, où le toucher fait reconnaître la présence d'une tumeur. Le bassinet et les calices renferment du pus, de

l'urine purulente, des mucosités plus ou moins épaisses, du sang plus ou moins altéré et divers corps étrangers, tels que des calculs, des vers, etc. Les calculs sont ordinairement irréguliers, comme rameux, et semblent se mouler sur la forme des cavités qui les recèlent. Il y a aussi très-souvent, dans le bassinet du gravier très-fin et une sorte de matière plâtreuse formée de phosphate de chaux.

Les symptômes de la pyélite calculeuse se montrent d'ordinaire brusquement et sans préparation, à l'occasion d'une secousse, d'un mouvement brusque, etc., qui a déplacé un calcul ; on voit alors survenir les accidents de la colique néphrétique, qui peuvent disparaître en très-peu de temps : c'est qu'alors le calcul a été expulsé ou qu'il se tient parfaitement immobile ; mais d'ordinaire des symptômes d'inflammation ne tardent pas à se manifester, le malade ressent une douleur aiguë et pongitive dans le rein affecté, s'étendant parfois jusqu'à la vessie ; l'urine est en petite quantité, rendue goutte à goutte, avec un sentiment d'ardeur et renfermant du mucus et un peu de sang. Il y a en même temps un appareil fébrile en rapport avec l'acuité et surtout la prolongation de la douleur ; le pouls, d'abord petit et déprimé, devient bientôt plus fréquent et plus développé. Ces accidents peuvent cesser à la suite de l'apparition dans les urines d'un ou de plusieurs graviers pour reparaître souvent plus tard dans les mêmes circonstances. Si quelques pierres résident dans le rein d'une manière permanente, la phlegmasie devient chronique, la douleur est peu marquée, ce n'est qu'un sentiment de pesanteur, mais elle se réveille souvent à la moindre secousse, à la suite d'un excès de table ; cette douleur a généralement pour caractère de se prolonger jusqu'à l'aine, au testicule ou à la cuisse du côté malade ; l'urine est habituellement chargée de mucus qui se dépose par le refroidissement ; une urine acide, offrant des cristaux rhomboïdaux d'un jaune rougeâtre, indique la présence de calculs d'acide urique ; tandis que l'alcalinité de ce même liquide et son aspect trouble annoncent que les graviers sont phosphatiques. La maladie faisant toujours des progrès, le rein devient le siège d'un endolorissement continuel avec sensation de tension et de battements où même de froid, qui souvent se propage dans la cuisse correspondante ; l'urine est blanchâtre, trouble, floconneuse, laissant précipiter un dépôt purulent ; cet état se complique d'exacerbations et de retours à l'état aigu ; enfin les symptômes phlegmasiques peuvent acquérir une grande intensité ; alors le pouls est petit, misérable, les extrémités se refroidissent, il survient de l'anxiété, du hoquet, et le malade succombe. A cette même période et dans d'autres circonstances, les calices et le bassinet se dilatent, la substance du rein s'atrophie, et l'organe se transforme graduellement en une vaste poche purulente de forme bosselée, que l'on peut sentir dans le flanc du côté malade. Cette tumeur peut refouler les organes voisins, remonter jusqu'au diaphragme ou descendre dans la fosse iliaque. On a vu le rein ainsi transformé peser jusqu'à 30, 40, et 50 livres ; les urines sont habituellement purulentes et sanguinolentes, à moins que leur passage ne se trouve complètement intercepté dans les uretères. Quand les choses sont à ce point, la mort peut survenir soit par l'exacerbation des accidents aigus, soit par la rupture de la poche dans l'abdomen ; le contraire peu encore avoir lieu ; c'est-à-dire que le rein malade s'atrophie, s'applique exactement sur les calculs et forme une sorte de coque indurée ; et alors il est rare, quand le rein opposé est bien sain, que cette lésion soit accusée par des symptômes appréciables.

Le pronostic est grave quand la pyélite est passée à l'état chronique, ce qui se reconnaît au caractère de la douleur et à l'état des urines que nous venons de décrire.

Nous avons peu de chose à dire ici du *traitement:* la pyélite, en tant que phlegmasie, se traite comme la *néphrite* ordinaire, aiguë ou chronique, et, quant à la complication calculeuse, c'est le traitement de la gravelle (V. ce mot). Rappelons seulement ici l'utilité que l'on retire de l'emploi de certaines eaux minérales, telles que celles de Vichy, de Contrexeville. M. Rayer, pour modifier la sécrétion des urines, avait essayé les baumes de térébenthine, de copahu, le cubèbe, la tisane de bourgeons de sapins du Nord, etc.; mais, comme les attaques étaient plus rapprochées, il en est revenu aux tisanes adoucissantes, de lin, de lait, etc. Quand la tumeur est bien accusée et fluctuante, il faudra l'ouvrir soit avec le bistouri, soit, ce qui est préférable, au moyen d'applications successives de potasse caustique ou de pâte de Vienne.

Un mot actuellement sur quelques variétés de pyélite admises par M. Rayer.

Pyélite blennorrhagique. Elle se montre le plus souvent dans le cas de chaudepisse cordée. Douleurs de reins, besoin fréquent d'uriner, urine peu colorée et chargée de mucus, douleurs et spasmes après l'émission des dernières gouttes d'urine ; parfois des pollutions nocturnes et même diurnes. Le baume de copahu est ici spécialement indiqué.

Pyélite gangréneuse. C'est quelquefois la terminaison d'une pyélite simple ou calculeuse, tantôt elle se montre à la suite d'une affection générale grave, une fièvre purulente ou une maladie charbonneuse : alors les urines rendues ont l'odeur gangréneuse ; en même temps cessation des douleurs, petitesse et concentration du pouls, prostration, sueurs froides...; la mort en est la conséquence nécessaire.

Congestions sanguines ou *hypérémies du rein.* — Il peut y avoir seulement afflux sanguin plus considérable que de coutume, comme dans l'albuminurie ou maladie de Bright (V. plus bas). Dans certaines affections organiques du cœur, dans l'œdème, qui survient chez les enfants à la suite des fièvres éruptives, dans l'asphyxie, etc.,... le rein est alors gorgé de sang qui ruisselle quand on coupe l'organe. A part quelquefois un peu de pesanteur vers les reins, les congestions ne donnent pas lieu à des symptômes particuliers.

Si l'afflux sanguin est très-considérable, il y a ce que l'on a appelé *apoplexie du rein,* et alors le sang peut s'épancher à l'extérieur de la capsule des reins, à leur surface, dans leur substance même où il forme de véritables foyers apoplectiques, et enfin dans l'intérieur du bassinet et des calices. Le seul symptôme auquel on puisse s'arrêter, c'est la présence du sang dans les urines (V. *hématurie*).

Hypertrophie. — Le rein peut être trouvé d'un volume plus considérable qu'à l'état normal, ou,

au contraire, d'un moindre volume (*atrophie*). Ces différentes lésions sont très-difficiles à reconnaître sur le vivant et ne réclament aucun traitement particulier.

Hydropisie du rein, hydronéphrose. — On appelle ainsi une collection de sérosité dans les cavités naturelles du rein, par suite de l'oblitération des voies qui conduisent l'urine dans la vessie. Alors l'urine s'accumule lentement dans les calices ou le bassinet, ou dans ces divers réservoirs à la fois, perd peu à peu ses qualités urineuses ; le rein, énormément distendu, s'atrophie et finit par disparaître entièrement, métamorphosé en une vaste tumeur ordinairement bosselée, inégale, dont l'intérieur est partagé en loges plus ou moins considérables, ne communiquant point entre elles, mais se réunissant toutes au bassinet dilaté. Bien que séreux en apparence, ce liquide, suivant M. Rayer, renferme encore de l'urine ; on y reconnaît aussi de l'albumine. Quand l'hydronéphrose n'a lieu que d'un seul côté, elle se montre ordinairement à la suite de douleurs dans la région du rein ; alors survient une tumeur plus ou moins volumineuse, que le palper fait reconnaître à travers les parois de l'abdomen. Quand la maladie a lieu des deux côtés, le diagnostic est très-difficile. Faut-il ponctionner cette tumeur ? Oui, mais par la région lombaire et seulement alors que la tumeur est très-volumineuse ou qu'elle s'enflamme, et que l'on craint de graves accidents ?

Névralgie du rein, néphralgie. — On explique par une névralgie du plexus rénal certaines douleurs violentes observées dans cette région chez quelques femmes hystériques.

Dégénérescence granuleuse des reins, *maladie de Bright, albuminurie, néphrite albumineuse.* — Les auteurs anciens avaient bien reconnu que certaines affections des reins pouvaient donner lieu à de l'hydropisie ; mais ils n'avaient nullement spécifié la nature de la lésion et le signe (urines albumineuses) à l'aide duquel on peut la reconnaître. C'est le docteur Bright qui, vers 1827, en donna la première description exacte. Cette maladie a été depuis parfaitement étudiée par MM. Grégory et Christison, en Angleterre ; Rayer, Martin-Solon, Becquerel, etc., en France.

L'albuminurie frappe tous les âges, et s'observe chez de très-jeunes enfants ; mais elle est plus commune dans l'âge adulte. Elle se montre dans les climats froids et humides ; aussi est-elle plus commune en Angleterre que chez nous. Et, en France, elle est plus commune dans les régions septentrionales que dans le midi, enfin elle se montre plutôt l'hiver que l'été ; les refroidissements, les professions qui exposent à l'humidité et au froid sont des causes prédisposantes très-actives. A ces différentes causes, on peut joindre les excès alcooliques, la mauvaise nourriture, les contusions, les chutes, en un mot, les violences extérieures sur la région lombaire, etc. A cela se borne à peu près tout ce que l'on sait sur l'étiologie de cette affection.

M. Malmsten, de Stockholm, a publié, dans le *Journal des Connaissances médicales pratiques* (t. x, p. 225, 257), un excellent mémoire à la fin duquel se trouve un tableau résumé des principales circonstances observées par lui sur 69 sujets atteints de la maladie de Bright. Voici ce que nous trouvons pour les causes ; ici les chiffres parlent haut : Sur 69 sujets, 47 hommes, 22 femmes. Au-dessous de 10 ans, un seul cas ; de 10 à 20 ans, 8 cas ; de 20 à 30 ans, 25 cas ; de 30 à 40 ans, 23 cas ; de 40 à 50 ans, 10 cas ; de 50 à 60 ans, 2 cas. Refroidissements, 29 cas ; abus de boissons alcooliques, 19 ; pauvreté, 32 ; causes inconnues ou insignifiantes, 30.

Les altérations anatomiques qui caractérisent la maladie de Bright peuvent être ramenées à cinq formes, ou plutôt à cinq degrés, qui se succèdent dans l'ordre suivant ; nous les désignerons sous les appellations spéciales, pour que la mémoire les con-serve mieux :

a. Etat hypérémique. Le poids et le volume des reins ont augmenté et quelquefois doublé ; leur consistance est plus ferme ; ils sont rouges et pique-tés de brun à l'extérieur ; on reconnaît à la coupe que la substance corticale s'est hypertrophiée, qu'elle est plus rouge, comme gorgée de sang , et aussi piquetée de brun ; la substance tubuleuse est également plus rouge qu'à l'état normal, mais non augmentée de volume.

b. Etat marbré. On voit à la surface du rein (toujours plus gros) une teinte jaunâtre avec des marbrures rouges ; intérieurement , la substance corticale hypertrophiée présente le même aspect, le même mélange d'anémie et d'hypérémie qui tranche vivement sur la substance tubuleuse restée d'un rouge brun.

c. Etat jaunâtre. Le poids et le volume étant toujours plus considérables , les marbrures rouges ont disparu , et la substance corticale n'offre plus qu'une teinte pâle jaunâtre ou légèrement rosée (chair d'anguille). La substance tubuleuse est com-primée, refoulée vers la scissure ; elle est d'un rouge moins foncé.

d. Etat granuleux. La substance corticale, tou-jours jaunâtre et hypertrophiée, offre, à l'extérieur comme à l'intérieur, de petites taches blanches, laiteuses, de la grandeur d'une tête d'épingle, que Bright a désignées sous le nom de granulations, bien que ce ne soient pas réellement des granula-tions dans le sens propre du mot : ce sont des gru-meaux blancs, pultacés, crèmeux ; la substance tu-buleuse est toujours rougeâtre.

e. Dégénérescence. Ici se rangent différentes al-térations dont le rein peut devenir le siège à la suite des lésions précédentes: l'atrophie ou l'hyper-trophie considérable des reins , leur induration , l'état bosselé de leur surface , la formation de kystes, etc. Les deux reins sont toujours affectés en même temps , mais souvent à des degrés différents.

Les *symptômes* se partagent en deux formes ou périodes : la première (*aiguë*) répond aux deux premiers états anatomiques ci-dessus décrits ; la seconde (*chronique*) , aux trois autres.

L'état *aigu* débute souvent à la manière des affections phlegmasiques , par un frisson suivi de chaleur à la peau, de soif, de fréquence et de du-reté du pouls ; en même temps l'urine est moins abondante que de coutume, plus brune, quelquefois légèrement sanguinolente. Au bout de quelques jours , elle prend une teinte citrine, mais elle rede-vient parfois sanguinolente dans les exacerbations ; les urines renferment déjà de l'albumine , ce qui les rend plus mousseuses ; en même temps le ma-

lade éprouve dans la région lombaire une douleur peu intense ou du moins un sentiment de gêne et de pesanteur. Dès que l'urine a été modifiée, l'œdème commence à se montrer ; il se déclare à la face qui est pâle et bouffie, ou sur les membres d'où il s'étend aux autres parties ; il y a parfois des alternatives d'infiltration et de résorption. Enfin, le pouls peut être plus ou moins accéléré, avec chaleur et sécheresse à la peau , rougeur ou état muqueux de la langue, anorexie, nausées, etc. Une circonstance à noter , c'est que d'abord le sang tiré de la veine est couenneux , et que le sérum est plus ou moins chargé d'albumine suivant que les urines en contiennent une moindre ou une plus forte proportion. Arrivée à ce point , la maladie peut se terminer : 1° par résolution, et alors les symp-tômes diminuent peu à peu et finissent pas dispa-raître en deux , trois ou quatre septénaires ; 2° par la mort, ce qui est assez rare dans cette période, et alors celle-ci survient par l'effet d'une complication phlegmasique du côté du cerveau, des poumons, de la plèvre ou du péricarde ; 3° enfin, par l'état chro-nique : c'est le cas le plus ordinaire.

La forme *chronique* succède donc à la précéden-te, ou bien, et c'est peut-être le plus ordinaire, elle débute d'emblée. Ses lésions anatomiques sont plus particulièrement celles des trois derniers états que nous avons décrits. Le seul symptôme précurseur est la présence de l'albumine dans les urines. Quant aux symptômes locaux , nous noterons une dou-leur sourde, profonde et peu intense dans le tiers environ des cas , ou même quarante-six fois sur soixante-neuf, suivant M. Malmsten, c'est-à-dire dans les deux tiers des cas. Mais les deux symp-tômes caractéristiques de cet état sont l'état des urines et l'hydropisie: l'*urine* est plus mous-seuse que de coutume et cette mousse persiste plus longtemps ; sa quantité est réduite de près d'un tiers , sa couleur est jaune pâle légèrement louche, la densité en est diminuée (de 1,020 à 1,024, état normal, elle est tombée à 1,013 et même à 1,005); enfin, elle contient de l'*albumine* , ce qui se recon-naît quand on la soumet à l'action de la chaleur , alors il s'y forme un coagulum plus ou moins épais ; l'acide nitrique ajouté goutte à goutte produit le même effet. Tandis que l'albumine est en plus grande quantité, la progression des sels, mais sur-tout de l'urée, diminue d'une manière très-sen-sible. Notons que, dans le même temps , le sang devient plus fluide, il s'appauvrit ; il renferme d'au-tant moins d'albumine que l'urine en contient da-vantage , et , par contre , l'urée qui manque dans cette dernière semblerait, suivant M. Christison, se retrouver dans le sang.

L'*hydropisie* commence, ainsi que nous l'avons vu, par un œdème partiel de la face ou des mem-bres, des malléoles , par exemple, quand le malade s'est tenu longtemps debout. L'action du froid ac-célère beaucoup la marche de l'anasarque ; la ré-nitence est d'abord peu marquée, mais plus tard la peau est très-tendue et se laisse plus difficilement déprimer. Les parties infiltrées sont moins volumi-neuses, mais se dégonflent plus difficilement par le repos que dans l'œdème des maladies du cœur. Les collections séreuses dans les cavités se forment après l'infiltration. Sur ses soixante-neuf cas , M. Malmsten a trouvé l'anasarque soixante-sept fois, l'ascite trente fois, l'hydrothorax huit fois, l'hydropéricarde trois fois, et une seule fois l'hydrocéphale. On a constaté la présence de l'urée dans la sérosité de ces épanchements (Guibourt, Barlow).

Parmi les autres symptômes les plus constants, nous noterons une suppression presque complète de la transpiration cutanée, une dyspnée habituelle, la bronchite, des vomissements, de la diarrhée, enfin, parfois, des accidents cérébraux dont l'invasion est brusque et très-grave.

La *durée* de la forme chronique est très-variable. Tantôt l'hydropisie se montre peu de temps après que l'on a constaté la présence de l'albumine dans les urines; tantôt il s'écoule plusieurs mois avant qu'elle apparaisse. Une fois déclarée, elle peut disparaître par le traitement, ou bien offrir des intervalles de rémission.

Le *pronostic* est généralement grave, mais surtout pour la forme chronique. Le signe le plus favorable est la diminution de l'anasarque, coïncidant avec la *diminution de l'albumine dans les urines*. M. Malmsten a, sur soixante-neuf cas, perdu trente-trois malades, près de moitié. Dans ce nombre, vingt sont morts dans un état comateux, cinq par affaiblissement, et huit par complications; des trente-six autres malades, vingt-trois ont guéri, treize ont vu leur état s'améliorer.

Quant à la *nature* de la maladie, sans entrer ici dans une discussion que ne comporte pas le plan de cet ouvrage, nous dirons que, contrairement à l'opinion de M. Rayer, nous ne la regarderons pas comme étant de nature inflammatoire, du moins dans la grande majorité des cas.

Traitement. Quelle que soit l'opinion que l'on se forme sur la nature de la maladie de Bright, tout le monde s'accorde à reconnaître l'utilité des antiphlogistiques dans la période aiguë : saignées, sangsues, ventouses scarifiées aux lombes, diète surtout lactée ; les purgatifs conviennent particulièrement pour faire diminuer l'œdème, qui se montre dès les premiers instants. Les bains de vapeur, les diaphorétiques paraissent très-utiles pendant cette période. S'en référant aux causes, on donnera une large part aux soins hygiéniques. Dans la forme chronique, si, au début, il y a quelques symptômes de réaction, on aura recours aux antiphlogistiques, mais plus ménagés que dans le cas précédent. On a vanté ici une foule de médications et de médicaments dont le grand nombre prouve l'inefficacité. Les diurétiques de toutes sortes, y compris même la racine de raifort, vantée par M. Rayer, ont échoué ; les purgatifs, utiles dans certains cas, ont amené de la diarrhée ou l'ont augmentée si elle existait déjà ; les ferrugineux peuvent être utiles dans certaines conditions, mais non dans tous les cas. M. Martin Solon a préconisé des pilules résolutives de mercure et de savon, etc. Au total, les sudorifiques, et en particulier les bains de vapeur, sont les moyens qui paraissent avoir fourni les meilleurs résultats. Quant aux révulsifs, vésicatoires, cautères, on n'en a pas retiré de très-bons effets. Il y a déjà assez longtemps, nous avons proposé théoriquement l'emploi de l'eau albumineuse en boisson ; nous nous proposons d'employer ce moyen à la première occasion.

I. *Dégénérescences graisseuse, cartilagineuse, osseuse.* Elles n'offrent rien de bien particulier à noter.

4° *Productions accidentelles.* Le *cancer* est très-rarement primitif dans le rein ; il est presque constamment symptomatique d'une diathèse cancéreuse ; ainsi, par exemple, il succède souvent au sarcocèle. L'hématurie et la présence d'une tumeur bosselée, lancinante, dans la région des lombes, peuvent faire reconnaître la maladie chez un sujet déjà cancéreux.

Les *tubercules* ne sauraient être diagnostiqués.

Les *kystes*, renfermant une matière gélatineuse, ne sont pas rares dans le rein ; mais on ne les reconnaît qu'à l'autopsie. Quant aux hydatides, il faut qu'elles se soient fait jour par les voies urinaires. Si la tumeur était très-prononcée vers les lombes et menaçait de se rompre, il faudrait l'ouvrir.

Vers. On a rencontré plusieurs espèces de vers dans les reins de l'homme : ainsi le *strongle géant*, le *spiroptère*, et peut-être le *dactylius aculeatus*. (V. *Vers*.)   E. BEAUGRAND.

RELACHANT (*mat. méd.*), adj., *laxans*. Qualification donnée aux médicaments qui ont pour effet de diminuer l'état de tension ou d'éréthisme dans lequel se trouvent les organes. Tels sont les mucilagineux, les corps gras, surtout quand on les emploie tièdes. Ils sont opposés aux astringents.

RELACHEMENT (*pathol.*), s. m., *relaxatio*, état d'un corps dont les moyens d'union avec les parties supérieures sont affaiblis, relâchés ; c'est le premier degré du *prolapsus* (V. ce mot). C'est ainsi que l'on dit : le relâchement de la luette, de l'utérus, etc. On appelle aussi, en physiologie, relâchement des muscles, leur état de repos, opposé à leur état d'activité ou de contraction.

RELEVEUR (*anat.*), s. m., *elevator*. Ce nom de releveur a été appliqué à beaucoup de muscles qui ont plus particulièrement pour fonctions d'entraîner en haut les parties auxquelles ils s'insèrent inférieurement. Aujourd'hui que, d'après Chaussier, on désigne la plupart des muscles par leurs attaches, ces noms de releveur, d'élévateur, d'abaisseur sont beaucoup plus rarement employés en myologie ; on décrit cependant encore sous ce nom, dans les traités d'anatomie, les releveurs communs de l'aile du nez et de la lèvre supérieure (grand sur-maxillo-labial de Chaussier), le releveur de l'anus (sous-pubio-coxygien de Chaussier), etc.   J. B.

REMÈDE (*thérap.*), s. m., *remedium*. Ce mot n'est pas tout-à-fait synonyme de médicament, il semble signifier quelque chose de plus. Dans le monde, on appelle plus particulièrement remède une substance que l'on regarde comme capable de *guérir* une maladie donnée ; aussi, à tout instant on nous demande un remède pour calmer tel ou tel accident morbide ; mais, hélas ! nous avons plus de médicaments que de remèdes. Quant au mot remède employé comme synonyme de lavement, voyez *Lavement*.   J. B.

RÉMISSION (*path.*), s. f., *remissio*, de *remittere*, relâcher. État de diminution plus ou moins marqué, mais non de cessation complète, des phénomènes fébriles entre les accès d'une fièvre rémittente. On appelle aussi rémission, la diminution temporaire des accidents morbides dans une maladie continue, aiguë ou chronique.

RÉMITTENT (*path.*), adj. Les fièvres rémittentes sont celles qui, sans cesser d'être continues, présentent des redoublements réguliers ou irréguliers, et avec les trois stades des fièvres d'accès : froid, chaud et sueur. (V. *Fièvre intermittente.*)

RÉNAL (*anat.*), adj., de *ren*, le rein, qui dépend du rein. Les *artères rénales* ou *émulgentes* sont au nombre de deux, une pour chaque rein; elles sont très-grosses, très-courtes, se détachent de l'aorte presque à angle droit, et, en pénétrant dans la scissure du rein, se divisent en plusieurs grosses branches.—*Veines rénales*; elles vont se jeter dans la veine-cave inférieure.—*Plexus rénal* ou *rénaux*; ils sont au nombre de deux, un de chaque côté; ils sont formés par des nerfs du plexus solaire, cœliaque, des ganglions semi-lunaires; ils sont, ainsi que ces nerfs, une dépendance du trisplanchnique ou grand sympathique; les filets de ces plexus pénètrent dans les reins avec les artères rénales dont ils accompagnent les divisions.—*Calcul rénal.* On désigne ainsi des pierres formées dans les reins. (V. *Reins.*)   J. B.

RÉNIFORME (*anat.*), adj., se dit des choses ou des organes qui ont la forme d'un rein.

RÉNITENT (*path.*), adj., renitens, de *reniti*, résister activement, faire effort contre. On dit qu'une tumeur est rénitente quand elle fait éprouver au doigt qui la presse un léger sentiment de répulsion comme si on appuyait sur un ressort très-tendu et très-peu flexible.

RENONCULE (*bot.*), s. f., *ranunculus*, genre principal de la famille des Renonculacées, J., à laquelle il donne son nom; appartient à la polyandrie polygynie, L. C'est une plante herbacée, à feuilles alternes et de formes variables; fleurs régulières, douées de couleurs très-vives, jaunes, rouges ou blanches; étamines nombreuses; pistils en nombre variable. Les renoncules sont remarquables par l'existence d'un principe âcre vénéneux, qui existe dans toutes les parties de la plante, mais surtout dans la racine. Ce principe se trouve à son plus haut degré de développement dans la variété nommée *renoncule scélérate.* Appliquée sur la peau, cette plante produit une véritable vésication. Les renoncules sont généralement vénéneuses; M. Orfila les a rangées dans la classe des poisons âcres. L'eau pure ou rendue légèrement mucilagineuse, prise en abondance, paraît être le meilleur contre-poison qu'on puisse administrer aux personnes qui seraient empoisonnées par cette plante. Certaines espèces sont cependant employées comme un fourrage; telle est la renoncule aquatique.

L'éclat et la beauté de ses fleurs lui ont donné une place dans les parterres où la culture produit avec facilité le doublement de ses fleurs.   J. B.

RENOUÉE. (V. *Bistorte.*)

RENOUEUR. (V. *Rebouteur.*)

RENVERSEMENT (*path.*), s. m., dérangement survenu dans la situation d'un organe, par suite duquel la partie supérieure est devenue inférieure, ou bien la partie postérieure se trouve être antérieure, etc. C'est ainsi qu'il y a des renversements de la matrice, de la paupière, de la vessie, etc. (Voy. ces mots.)

RENVOI. (V. *Eructation.*)

RÉPERCUSSIF (*mat. méd.*), adj. et s., *repercutiens* qui repousse. Les médicaments répercussifs sont ceux qui ont pour propriété de chasser les fluides du lieu sur lequel on les applique, tels sont les réfrigérants, les astringents; en resserrant les tissus, ils expriment les liquides renfermés dans la partie, et les forcent d'en sortir.

RÉPERCUSSION (*thérap.*), s. f., *repercussio.* C'est l'action produite par les répercussifs. Il s'y joignait autrefois une idée théorique : on pensait que le principe morbifique chassé par les répercussifs allait se jeter sur un organe intérieur et y déterminait une maladie plus grave que celle que l'on voulait combattre. Le fait est que les répercussifs, imprudemment employés dans une fièvre éruptive, la rougeole, par exemple, peuvent amener la disparition brusque de l'exanthème, et par suite des accidents fort graves et peut-être mortels, dont le sujet ne sera débarrassé que par le retour de l'éruption cutanée. Il est donc bien vrai que la répercussion mal dirigée peut entraîner de graves conséquences.   J. B.

REPOS. (V. *Sommeil.*)

RÉPLÉTION. (V. *Pléthore.*)

REPOUSSOIR (*chir.*), s. m., *repulsorium.* Instrument dont se servent les dentistes pour extraire les chicots restés dans les alvéoles. C'est une tige d'acier solidement fixée dans un manche d'ébène, et terminée par deux petits crochets.

REPRODUCTION (*physiol.*), s. f., *regeneratio.* C'est l'acte par lequel les êtres vivants perpétuent leur espèce; il est synonyme de génération : mais ce dernier s'applique plutôt aux animaux, tandis que le mot reproduction est plus spécialement consacré aux végétaux; ainsi on dit que les plantes se *reproduisent* par graines, par caïeux, par boutures, par greffes, etc.

RÉSEAU (*anat.*), s. m., *reticulum*, diminutif de *rete* filet. On appelle réseau, en anatomie, un entrelacement de vaisseaux ou de nerfs qui, en s'unissant, en s'anastomosant mille et mille fois les uns avec les autres, forment de véritables mailles plus ou moins régulières, qui donnent à cet entrelacement l'aspect d'un filet. C'est ainsi que l'on trouve à la base du cerveau le *réseau admirable*, formé par les anastomoses des artères carotides internes avec la vertébrale.   J. B.

RÉSECTION (*chir.*), s. f., *resectio*, de *resecare* couper. Le mot résection s'applique plus particulièrement à l'ablation des extrémités articulaires des os, et aussi à la section des os longs dans leur continuité, et même à l'extirpation de certains os dans leur totalité, sans amputation des parties molles. Cette opération, dont on trouve quelques traces dans l'antiquité, a été de nouveau pratiquée dans le milieu du dernier siècle par White, en Angleterre, et en même temps par Vigarous et David, en France. Mais c'est surtout aux remarquables travaux de MM. Moreau père et fils, de Bar-le-Duc, et à ceux de M. Roux, que sont dues les connaissances actuelles relatives aux résections.

Cette opération se pratique surtout dans les cas de caries osseuses circonscrites et dans lesquelles le désordre des parties molles n'est pas trop considérable : dans les ostéo-sarcomes et autres dégénérations des os, dans les blessures avec esquilles et en quelque sorte broiement des os, les tissus mous n'étant pas trop endommagés.

Si l'on compare l'amputation avec les résections, ces dernières offrent l'immense avantage de ne pas emporter tout le membre, et, par conséquent, d'épargner au malade une affreuse mutilation. On peut donc y recourir quand les indications, dont le chirurgien est le seul juge, paraissent la réclamer. Disons toutefois que l'on semble généralement d'accord pour la proscrire dans les maladies des grosses articulations des membres inférieurs, tels que le genou et la hanche ; mais ici encore telle circonstance peut rendre l'opération justifiable ; on ne peut donc tracer des règles absolues et immuables. On

Relativement au manuel opératoire, nous dirons d'une manière très-générale, que l'os ayant été mis à découvert par des incisions convenables, plus ou moins étendues, suivant l'étendue réelle ou présumée du mal, il faut bien s'assurer des limites de celui-ci, afin de ne rien laisser qui soit altéré. Alors, à l'aide de scies ordinaires ou de scies à chaînettes glissées sous l'os, ou bien encore au moyen de la gouge et du maillet, on emporte les portions altérées, en ayant bien soin de ménager les parties molles. On rapproche les extrémités osseuses réséquées, et ensuite on réunit la plaie avec des bandelettes ou par une suture. Les membres seront placés dans une situation convenable : les membres inférieurs dans l'extension, les membres supérieurs, pour le coude en particulier, à demi fléchis. On obtient quelquefois, après la résection du coude, une fausse articulation qui permet des mouvements d'extension et de flexion de l'avant-bras, de telle sorte que le malade n'est point privé de l'usage de son membre. C'est en cela que consiste la supériorité de la résection sur l'amputation.   J. B.

RÉSERVOIR (anat.), s. m., de *reservare* conserver. On appelle ainsi en anatomie les cavités où s'amassent les produits liquides des sécrétions. Ainsi, le sac lacrymal est le réservoir des larmes ; la vésicule du fiel, le réservoir de la bile ; la vessie, le réservoir des reins, etc.... On appelle *réservoir de Pecquet*, du nom de l'anatomiste qui l'a découvert, une dilatation en forme d'ampoule que présente le canal thoracique au devant de la région lombaire de la colonne vertébrale. On avait donné aussi à cette dilatation le nom de *réservoir du chyle*.   J. B.

RÉSIDU (chim.), s. m., *residuum*, ce qui reste au fond du creuset ou de l'alambic après une opération chimique. Ce résidu, contrairement à une idée des anciens alchimistes qui a longtemps retardé les progrès de la chimie, ce résidu est souvent fort important, et peut être utilement employé.

RÉSINE (pharm.), s. f., *resina*. Les résines sont des produits végétaux fusibles par la chaleur, ce qui les différencie des gommes, mais ne devenant jamais parfaitement fluides, ce qui les distingue des corps gras. Elles sont en général jaunes ou brunes, solides, cassantes, s'électrisant d'une manière négative par le frottement, inflammables, insolubles dans l'eau, solubles dans l'alcool, l'éther, les corps gras et les bitumes. Elles paraissent être le résultat de l'épais-

sissement par oxydation des huiles volatiles. M. Bonastre, qui s'est beaucoup occupé de ces produits (1824), a donné le nom de *sous-résines* à des matières qui se déposent sous forme de cristaux des solutions résineuses alcooliques. M. Deville, dans ses recherches, a fait voir que les résines donnent, par la distillation sèche, des produits huileux, de véritables huiles essentielles qui peuvent être considérées comme le point de départ des résines qui n'ont acquis ce dernier caractère que par la fixation de l'oxygène. Tout le monde n'admet pas, au reste, cette identité entre les huiles obtenues des résines par la distillation, et celles qui auraient été la matière élémentaire de ces dernières.

Les résines se recueillent sur un grand nombre de plantes des pays chauds. Les familles végétales dans lesquelles on en rencontre le plus sont, d'abord, les térébinthacées, les conifères, et, en second lieu, les légumineuses, les rutacées, etc. Quelques résines exsudent naturellement de la surface des arbres ; mais le plus grand nombre sont obtenues à l'aide d'incisions pratiquées sur l'écorce. Elles en découlent sous forme d'un liquide clair (ou térébenthine) en dissolution dans une huile essentielle ; les gommes, avec lesquels on les confondait si souvent autrefois, sont au contraire laiteuses au moment de leur sortie. Le suc résineux se concrète, se durcit au contact de l'air, et quand il reste dans un état de demi-fluidité, il prend le nom de *térébenthine* (V. ce mot).

Quelques résines sont de véritables produits de l'art, et s'obtiennent dans le laboratoire des pharmaciens. Après avoir épuisé par l'alcool à 36 degrés les substances qui les fournissent, on distille aux trois quarts ; on ajoute au résidu un volume égal d'eau distillée ; on recueille le dépôt résineux qui se forme, on le lave dans l'eau chaude, puis on le met dans des assiettes que l'on porte dans des étuves, où on les laisse jusqu'à ce que la résine ainsi obtenue soit cassante.

Enfin, il est des résines qui se rencontrent dans le règne minéral et qu'on nomme *fossiles* (bitume, succin). Il est assez probable qu'elles doivent leur origine à des végétaux anté-diluviens.

En général, les résines jouissent de propriétés stimulantes ; quelques unes sont purgatives (résine de jalap, de scammonée) ; d'autres caustiques (résine de garou). Elles servent surtout à la préparation des onguents (Voy. ce mot) ; enfin elles sont très-employées dans les arts pour faire des vernis, des savons, du gaz pour l'éclairage, etc.

Un mot sur les principales résines.

Résine copal, ou gomme copal. La plus répandue vient de l'Inde ; on l'extrait soit de l'*elœocarpus copallifera*, soit du *rhus copallinus*. Elle est d'un blanc jaunâtre ou jaune fauve vitreux, très-dure, presque inodore et insipide à froid. Elle n'est qu'imparfaitement soluble dans l'alcool et les huiles volatiles ; ne se dissout dans les huiles fixes qu'à l'aide d'une préparation particulière, et forme la base des vernis gras.

Résine élémi. On en connaît deux variétés : 1° *Élémi du Brésil* qui provient de l'*icitaicicariba*, de la famille des térébinthacées ; molle d'abord, elle devient sèche et cassante par la suite ; elle est demi-transparente, d'un blanc jaunâtre, mêlé de points verdâtres, d'une odeur agréable et analogue à celle du fenouil. 2° *Résine élémi en pains*. Elle est en masse de 500 grammes à un kilog., de forme très-angulaire, enveloppée dans des feuilles de palmier ou de canne de l'Inde ; elle est opaque, verdâtre et d'une odeur de fenouil plus prononcée que la précédente. On a proposé, mais sans succès, de substituer la résine élémi au baume de copahu. Elle entre dans la composition du baume d'arcane, du styrax et du beaume de Fioraventi.

Résine mastic, Myrrhe. (Voy. ces mots.)

Résine tacamaque. Il y en a plusieurs sortes ; la plus commune, que l'on attribue au *fagara octandra* (térébinthacées), est en masses irrégulières jaunâtres ou verdâtres, demi-transparentes à l'intérieur, ondulées de zones blanchâtres, grisâtres et farineuses à l'extérieur, d'une odeur de térébenthine, et d'une saveur peu marquée d'abord, mais qui devient bientôt très-âcre. Les résines tacamaques étaient très-employées dans l'ancienne pharmacopée, elles sont excitantes comme la myrrhe et autres résines, et aujourd'hui très-peu usitées. Les tacamaques entrent dans la composition du baume de Fioraventi. J.-P. BEAUDE.

RÉSOLUTIF (*thérap.*), adj., *resolvens*, L. On range sous le nom de résolutifs ou de fondants les substances plus ou moins stimulantes qui ont pour effet de favoriser la résorption des liquides épanchés ou infiltrés dans les tissus, et de déterminer la résolution, c'est-à-dire la fonte, la diminution graduelle, et enfin la disparition des engorgements ou indurations. Quand la tumeur est à l'état inflammatoire aigu, les antiphlogistiques et les émollients jouent le rôle de résolutifs; mais, le plus ordinairement, c'est à la catégorie des excitants que les résolutifs sont empruntés, et les tumeurs, les engorgements contre lesquels on les emploie sont de nature atonique, ou du moins des phlegmasies passées à l'état chronique. Ils sont très-employés contre les collections séreuses formées dans les cavités normales ou accidentelles, pour combattre les œdèmes du tissu cellulaire sous-cutané, les infiltrations et les épanchements de sang qui constituent les ecchymoses et les bosses sanguines, etc. ; ils sont très-utiles dans les entorses, les foulures, quand la période d'acuité est passée. Le traitement local de la scrofule repose presque entièrement sur les résolutifs. Il en est de même pour la plupart des tumeurs anormales qui peuvent se développer dans nos tissus. Pour expliquer l'action des résolutifs, on suppose que l'excitation toute particulière déterminée par eux se porte sur les vaisseaux absorbants, et que ceux-ci reprennent les substances épanchées ou infiltrées qui déterminaient la tuméfaction et la collection liquide que l'on veut faire disparaître ; mais ce n'est là qu'une hypothèse.

Les résolutifs les plus actifs et les plus employés sont : le mercure, l'iode et leurs préparations, les savons, l'acétate de plomb, l'emplâtre de ciguë, l'emplâtre de Vigo, l'hydrochlorate d'ammoniaque, les carbonates alcalins, etc. J. B.

RÉSOLUTION (*physiol. path.*), s. f., *resolutio.* C'est l'acte par lequel s'accomplit la disparition d'un épanchement ou d'un engorgement, c'est la terminaison des inflammations, quand celles-ci diminuent peu à peu et finissent par disparaître sans laisser de traces ; tous les efforts des médecins doivent tendre à l'obtenir. (V. *Inflammation.*)

RÉSORPTION (*physiol.*), s. f., *resorptio*, de *resorbere* boire de nouveau. La résorption, c'est l'*absorption* (Voy. ce mot) des molécules solides ou liquides épanchées dans les cavités ou les tissus.

RESPIRATION (*physiol.*), s. f., *respiratio.* C'est la fonction par laquelle le sang veineux, formé des fluides réparateurs et des résultats de l'absorption interne, est changé en sang artériel. Ce changement se nomme hématose ; il est accompli dans le poumon et sous l'influence de l'air extérieur.

L'air est indispensable à tous les êtres vivants. Faites le vide dans une cloche où vous aurez placé un animal ou même une plante, et vous ne tarderez pas à les voir périr. Quel rôle joue donc l'air dans l'économie? Il leur cède un de ses éléments constitutifs, l'oxygène. Ce fait se démontre par les expériences suivantes : si l'on met un végétal ou un animal dans un espace où l'air ne peut être renouvelé, il périt au bout d'un temps plus ou moins long et en rapport avec le volume de l'animal, le degré qu'il occupe dans l'échelle des êtres et le volume de l'air laissé à sa disposition ; alors, faisant l'analyse du gaz renfermé dans le lieu circonscrit, on reconnaît que l'air a perdu presque tout son oxygène, tandis qu'il s'est enrichi de gaz acide carbonique. Enfin, l'air fait subir au sang veineux une modification, une élaboration particulière ; car aussitôt qu'il est en contact avec ce fluide, il en change l'aspect, et, comme nous le verrons plus bas, il agit sur sa composition intime.

Rangés d'après leur action sur l'homme ou les animaux, les gaz se partagent en trois catégories : 1° *Gaz respirable* et permettant d'entretenir la vie, un seul, l'air, par l'oxygène qu'il renferme ; 2° *Gaz impropres à la respiration,* qui ne tuent pas par des propriétés délétères, mais parce qu'ils ne sont pas capables d'entretenir la vie, l'azote et l'hydrogène; 3° *Gaz délétères,* tuant par un véritable empoisonnement, gaz hydrogènes carboné, phosphoré, sulfuré, arsenié, oxyde de carbone, cyanogène, acide carbonique : ces gaz injectés dans les veines font périr les animaux comme s'ils les eussent respirés ; il est même certains gaz délétères que l'on ne peut respirer en grande quantité, à cause des spasmes de la glotte et de la suffocation convulsive qu'ils produisent instantanément : tels sont le chlore, le gaz oxyde nitrique, l'ammoniaque, etc.

La respiration est en quelque sorte la digestion de l'air par le poumon. C'est donc ce gaz qui est l'aliment ; la *trachée* et les *bronches* sont les canaux qui le conduisent dans les organes élaborateurs, les *poumons,* et qui, la modification accomplie, lui servent d'issue. Nous avons donc trois actions à étudier : 1° l'entrée de l'air ou *inspiration;* 2° l'action qui s'exerce sur le sang dans les poumons, ou *hématose;* 3° et enfin la sortie de l'air ou *expiration.* Occupons-nous d'abord des deux phénomènes mécaniques de l'intromission et de l'expulsion de l'air.

1° *Inspiration.* L'air ne pouvant entrer dans le poumon que par un acte de notre volonté, il faut qu'une sensation vienne nous avertir de la nécessité de son introduction ; c'est le *besoin de respi-*

rer. A ce besoin, comme à tous les autres de l'économie, est attaché un sentiment agréable quand on y obéit, pénible, douloureux même, quand on y résiste; ce besoin naît aussitôt que la portion d'air introduite dans le poumon a été employée, et comme cette consommation a lieu d'une manière presque instantanée, il s'ensuit que ce besoin doit se manifester très-souvent (15 à 20 fois par minute). Du reste, cette fréquence varie suivant l'état de force ou de faiblesse des individus, le degré d'activité du poumon et la richesse plus ou moins grande de l'air inspiré. Le siège de cette sensation paraît être dans le poumon, ou plutôt dans la muqueuse des ramifications bronchiques; les nerfs de la huitième paire y président très-probablement.

Chez l'homme et chez les mammifères, la pénétration de l'air dans la poitrine a lieu par un mécanisme analogue au jeu d'un soufflet; le thorax se dilatant, l'air se précipite dans le poumon; puis le thorax venant à se contracter, il comprime le poumon, et l'air en est chassé. C'est l'entrée de l'air que l'on nomme *inspiration*; la sortie s'appelle *expiration*. Deux ordres de puissance, le diaphragme et la cage osseuse du thorax avec ses moteurs musculaires, concourent à ce mouvement. Le diaphragme, qui forme à la base de la poitrine une voûte saillante dans celle-ci, se contracte, devient plane, la voûte s'efface donc, et le diamètre vertical de la poitrine est augmenté : en même temps les côtes, qui sont très-inclinées de chaque côté, sont tirées en haut, se redressent; le sternum se soulève et la capacité du thorax se trouve par conséquent agrandie dans les diamètres transversal et antéro-postérieur.

Le poumon doit nécessairement profiter de l'ampliation du thorax pour se dilater : l'air qu'il contient se raréfie, cesse de faire équilibre à l'air extérieur, qui se précipite à travers la glotte, dont les lèvres s'écartent d'elles-mêmes (V. *Larynx*), et, par son action de dedans en dehors, facilite l'action des muscles inspirateurs. Quand l'inspiration se fait par la bouche, le voile du palais se relève presque horizontalement; quand elle se fait par les fosses nasales; ce voile mobile s'abaisse et se porte vers l'intérieur de la bouche; en même temps, quand l'inspiration est un peu forcée, les ailes du nez se dilatent.

Jusqu'où pénètre l'air dans le poumon? Assurément il ne va pas toujours jusqu'aux dernières ramifications des bronches; car il restait déjà de l'air de la dernière inspiration. Est-ce parce qu'il est poussé par plusieurs inspirations successives, qu'il pénètre jusqu'aux vésicules pulmonaires? Quel temps faut-il pour cela?... On ignore ces détails intimes. On admet plusieurs variétés dans la force des inspirations : une inspiration est dite : 1° *ordinaire*, quand il y a action du diaphragme et élévation peu marquée des côtes; 2° *grande*, quand à l'abaissement du diaphragme se joint une ampliation marquée du thorax; 3° *forcée*, quand toutes les puissances musculaires capables de la produire sont en jeu. On comprend que, entre ces diverses formes, il y a beaucoup de degrés intermédiaires. Pendant la veille, le diaphragme agit presque seul, tandis que, pendant le sommeil, ce sont plutôt les intercostaux : du reste, ces différentes puissances se suppléent au besoin.

On a essayé de déterminer par le calcul ou par le raisonnement de quelle quantité le thorax peut se dilater : les uns ont dit un douzième, d'autres un cinquième. On n'est pas plus d'accord sur la forme que prend le thorax : devient-il carré, comme le veut Willis, ou bien n'est-ce pas plutôt un cylindre elliptique, comme le croit Bernouilli? De même, pour la quantité d'air introduit à chaque inspiration; les uns ont évalué cette quantité à 12 ou 13 pouces (Menziès), d'autres à 20 (Jussieu), d'autres de 16 à 17 (Cuvier), etc., etc. Ces dissidences ne doivent pas surprendre, si l'on veut faire la part des individualités et de la quantité plus ou moins grande de sang à vivifier. Borelli, dans sa manie d'appliquer les lois de la physique et des mathématiques aux fonctions de l'économie, s'est amusé à calculer la force de dilatation de la poitrine, ayant égard à la pression de l'atmosphère sur les parois du thorax, et il l'évaluait à 32,040 livres; dans ce beau calcul, il oubliait tout simplement que l'air, en pénétrant dans le poumon, fait équilibre à celui du dehors, et *annule*, par conséquent, en grande partie, la pression atmosphérique.

2° *L'expiration* est également sollicitée par un besoin qui se fait sentir quand l'air qui avait été inspiré doit être expulsé; elle a lieu presque immédiatement après l'inspiration, le tissu pulmonaire, ou plutôt celui des ramifications bronchiques, qui est très-élastique, revient sur lui-même et contribue à l'expulsion de l'air; en même temps, les agents qui avaient produit l'inspiration cessant d'agir, le thorax retourne mécaniquement à ses dimensions premières, le diaphragme contracté revient sur lui-même; ce mouvement est facilité par le retrait des parois abdominales distendues. Dans certains cas, le resserrement du thorax a lieu d'une manière active par l'action de certains muscles, dits expirateurs, qui abaissent les côtes et le sternum : tels sont le triangulaire du sternum, les muscles larges du ventre, le grand dorsal, le sacro-lombaire, le dentelé postérieur et inférieur. On a voulu encore ici évaluer la quantité d'air exhalé, et les expérimentateurs sont arrivés à des résultats très-différents les uns des autres; il reste seulement de constaté que la quantité de gaz rejetée est moins considérable que celle qui a été introduite. Quant à l'air expulsé, il subit, par son passage à travers le larynx, la bouche et les fosses nasales, quelques modifications dont nous parlerons plus bas.

La succession des deux ordres de mouvements que nous venons d'examiner a lieu de quinze à vingt fois par minute; et de cinq en cinq fois environ, il y a une inspiration plus profonde que les autres. Cet acte s'accomplit sous l'influence de la volonté; mais l'habitude fait que la fonction a lieu sans que nous ayons à nous en préoccuper, et qu'elle se continue parfaitement bien pendant le sommeil. Enfin, les muscles, qui doivent concourir à la respiration, devant agir de concert, la nature a uni les différents nerfs qui les régissent par des connexions sympathiques intimes, qui ont été surtout bien appréciées par le célèbre physiologiste anglais Ch. Bell.

3° *Respiration proprement dite*, ou *hématose*. On a longtemps séparé l'hématose en général de l'hématose en particulier, appelant du premier nom la conversion du chyle et de la lymphe en sang, et du second celle du sang veineux en sang artériel; mais ces deux actions s'accomplissant presque dans le même temps, nous les réunirons. Les anciens croyaient que la respiration avait pour but de rafraîchir, par le contact de l'air, le sang échauffé par le frottement dans les canaux de la circulation. Mais depuis les admirables découvertes de Lavoisier, depuis l'analyse de l'air, il est reconnu que la respiration a pour but de transformer, au moyen de l'oxygène contenu dans ce gaz, les trois fluides, le chyle, la lymphe et le sang veineux, en sang artériel. Il y a donc ici deux choses à étudier : les changements éprouvés par l'air, et les changements éprouvés par le sang veineux dans le poumon.

L'air introduit dans le poumon perd de l'oxygène ; ce fait est prouvé par l'expérience directe. Quand on place un animal dans un espace clos renfermant une quantité donnée d'air, et qu'on analyse l'air au bout d'un certain temps, on voit d'une part que de l'oxygène a été absorbé, et de l'autre que de l'acide carbonique a été émis. Or, ce dernier gaz est impropre à la respiration ; de là la nécessité de renouveler l'air au bout d'un certain temps, si l'on ne veut pas que l'animal périsse ; de là ces exemples d'asphyxie chez des malheureux enfermés dans des espaces très-étroits. Relativement aux quantités de ces deux gaz absorbées et émises dans un même temps, la plus grande diversité règne parmi les observateurs ; seulement, il paraît constaté qu'il se produit plus d'acide carbonique qu'il ne disparaît d'oxygène. L'air perd-il ou gagne-t-il de l'azote dans la respiration ? Les uns disent qu'il en perd, d'autres qu'il en gagne. M. Edwards concilie ces différents résultats en disant qu'il y a des cas où l'exhalation de l'azote est plus active que l'absorption de ce gaz, et d'autres dans lesquels le contraire a lieu. Une chose certaine, c'est que le poumon absorbe la plupart des gaz : de là des empoisonnements quand on respire des gaz délétères mêlés à l'air atmosphérique ; d'un autre côté, il exhale des substances ingérées par une autre voie : ainsi l'haleine des personnes auxquelles on fait prendre des lavements de musc ou de camphre est fortement empreinte de l'odeur de ces substances. Enfin, dans l'expiration, il y a toujours une certaine quantité de sérosité en vapeur que l'on voit se condenser sous forme de nuage hors de la bouche dans les temps froids.

Les modifications subies par le sang veineux sont très-importantes, et consistent dans la transformation de ce fluide en sang artériel, c'est-à-dire que de noir-violet qu'il était, il devient vermeil, rutilant, écumeux, plus léger, plus chaud de deux degrés, et enfin qu'il devient apte à nourrir et à vivifier les différentes parties de l'organisme. Empêchez la transformation en oblitérant les voies aériennes d'un animal, le sang veineux passera avec ses caractères à travers le poumon, retournera au cœur et de là dans les artères (V. *Circulation*) qui le répartiront dans le reste du corps, où il portera un fluide impropre à l'entretien de la vie, ou, en d'autres termes, mortel. La mort qui survient par la non-artérialisation du sang est dite par asphyxie (Voy. ce mot).

Que s'est-il passé dans l'acte de l'hématose ou de l'artérialisation du sang? Nous l'avons dit plus haut : de l'oxygène a été pris, de l'acide carbonique a été

émis. L'oxygène pris par le poumon se combine-t-il sur-le-champ avec le carbone que renferme le sang veineux pour donner lieu à l'acide carbonique qui est exhalé ? ou bien, l'oxygène circule-t-il avec le sang artériel jusque dans les capillaires où il se combinerait avec du carbone, de manière à former le gaz acide carbonique, lequel circulerait avec le sang veineux pour être expulsé à son arrivée dans le poumon ? Les observateurs sont ici en dissidence marquée ; de là, ces nombreuses théories chimiques de la respiration dont nous ne parlons pas, parce qu'il n'y a rien de prouvé à cet égard, que tout est encore en question, et qu'ici, dans un article aussi restreint, nous devons nous borner aux faits bien constatés.

Du reste, comme le dit Muller, on se ferait une bien fausse idée si l'on s'imaginait que, pendant l'inspiration, l'oxygène de l'air passe à travers les tuniques des vaisseaux capillaires dans les parois des cellules pulmonaires, pour arriver jusqu'au sang, et que, pendant l'expiration, celui-ci laisse échapper de l'acide carbonique qui traverse à son tour les parois des vaisseaux. Ce travail a lieu continuellement et sans la moindre interruption, tant dans l'expiration que dans l'inspiration : le poumon n'est jamais vide d'air, et sans qu'il cesse d'y avoir d'un côté de l'oxygène admis dans le sang, et de l'autre de l'acide carbonique d'exhalé, il contient et de l'air atmosphérique et de l'acide carbonique. L'expiration n'entraîne au-dehors que de l'air vicié, et celui qu'elle laisse dans les poumons se mêle au nouvel air atmosphérique respirable.

Les mouvements musculaires nécessaires à l'entrée ou à la sortie de l'air s'accomplissent sous l'influence des nerfs cérébraux ou rachidiens qui se distribuent à ces parties ; c'est à tel point, qu'une lésion de la partie supérieure de la moelle peut suspendre les mouvements respiratoires et amener la mort par asphyxie ; mais l'acte de l'hématose est-il purement chimique ? Si l'on examine les résultats obtenus par les observateurs qui ont étudié cette question, on voit que la section des nerfs de la huitième paire fait périr les animaux par une réunion de circonstances nuisibles et contraires à la respiration : 1° la paralysie incomplète des mouvements propres à changer la forme de la glotte ; 2° les exsudations dans le poumon ; 3° le changement du travail chimique qui s'accomplit dans les organes ; 4° enfin la coagulation du sang : le rôle de la huitième paire sur l'hématose est donc incontestable.

A cela se borne ce que nous avons à dire sur la respiration. En dehors des faits dont nous avons présenté le tableau en abrégé, il n'y a que des hypothèses plus ou moins probables, mais non encore démontrées ; et nous avons coutume de nous arrêter là où manquent les preuves.

J.-P. BEAUDE.

RESTAURATION (*path.*), s. f., *restauratio*. Sous ce terme général on comprend toute opération de chirurgie ayant pour objet de ramener à l'état primitif ou à l'état normal une partie altérée dans sa forme. C'est un art qui, depuis un certain nombre d'années, a pris beaucoup d'extension. Ainsi, par suite d'une brûlure, la partie inférieure de la face est devenue adhérente au sternum, le menton semble se confondre avec la poitrine. Le chirurgien coupe, dissèque les brides, relève la tête, et tout revient dans l'ordre, ou à peu près. C'est aux restaurations qu'appartiennent les nombreux procédés d'*autoplastie* imaginés de nos jours. L'autoplastie consiste à réparer une portion de peau enlevée ou détruite par une cause quelconque, au moyen d'une portion égale de peau prise sur les parties voisines. Certes, cette pratique, déjà bien ancienne et usitée dans l'Inde pour le nez, a été beaucoup exagérée dans ces derniers temps, surtout pour ce qui a rapport à la rhinoplastie (V. *Nez*). Mais on ne peut nier qu'elle n'ait produit d'excellents résultats dans plusieurs circonstances. Ainsi, quand une portion de paupière a été détruite par un charbon, on se trouve très-bien de remplacer la partie manquante au moyen d'un lambeau de peau pris à la tempe ou sur la joue. On évite ainsi les renversements de la paupière qui laissent l'œil à découvert, et causent l'inflammation et quelquefois la perte de cet organe. Mais on a beaucoup abusé de ces moyens ; il faut donc se tenir ici dans de justes limites, et ne pas compromettre une chose utile en l'employant mal à propos.   J. B.

RESTIFORME (*anat.*), adj., *restiformis*, en forme de corde. On appelle corps restiforme la partie supérieure des cordons postérieurs de la moelle épinière qui forment les pédoncules inférieurs du cervelet.

RÉTENTION (*chir.*), s. f., *retentio*. Action de retenir. On dit qu'il y a rétention quand un liquide ne peut sortir de la cavité ou réservoir qui n'est destiné à le contenir que momentanément. Ce mot s'applique plus spécialement, en pathologie, aux empêchements apportés à la sortie libre de l'urine.

RÉTENTION D'URINE. — Desault la définit une maladie dans laquelle les urines sont arrêtées dans quelqu'un des conduits destinés à la transmettre au dehors ; la différence du siège où peut résider l'accumulation, la variété infinie des causes morbides qui peuvent la produire et qui sont des maladies elles-mêmes, font que la rétention doit être regardée comme un symptôme plutôt que comme un état pathologique essentiel.

Les anciens avaient établi trois degrés dans la rétention : 1° la *dysurie*, simple difficulté d'uriner, le jet du liquide étant très-mince et contourné en spirale ; 2° la *strangurie*, ici l'urine est rendue goutte à goutte avec chaleur, douleur, ténesme vésical ; 3° enfin, l'*ischurie*, impossibilité d'uriner, c'est la rétention proprement dite. Celle-ci peut être complète ou incomplète : dans le premier cas, il ne sort rien ; dans le second, il y a bien un écoulement, mais goutte à goutte et d'une manière involontaire ; c'est le trop-plein de la vessie qui sort ainsi par regorgement.

L'urine peut être retenue : 1° dans *les reins*, c'est par l'effet d'une compression de l'uretère à sa sortie de l'organe, la présence d'un calcul ou tout autre corps étranger dans le même conduit. Il est rare que cette rétention soit double : si elle a lieu d'un seul côté, le rein intact supplée l'autre, et les urines sont rendues par la vessie et par l'urèthre, comme de coutume. Si elle est double, il ne sort rien. Dans tous les cas, le rein où s'accumule l'urine se distend, suppure et peut se transformer en

une vaste poche remplie d'urine et de pus dont la résorption entraînerait la mort. La ponction lombaire est indiquée dans ce cas. (V. *Reins, Uretère*.)

2° *Dans l'uretère*. Ici la rétention a lieu, comme l'a dit Desault, par trois ordres de causes : des corps étrangers qui remplissent le canal, l'engorgement des parois de celui-ci, et leur compression par une tumeur voisine. Le diagnostic en est très-difficile, parce que c'est ordinairement d'un seul côté que la rétention a lieu. (V. *Uretère*.)

3° *Dans la vessie*. C'est le cas le plus commun ; elle est occasionnée par les *rétrécissements* de l'urèthre, les diverses maladies de celui-ci, lesquelles peuvent oblitérer son canal, les corps étrangers, les tumeurs de la prostate, la paralysie de la vessie, et enfin des compressions exercées par des tumeurs situées à l'entour. Nous décrirons les symptômes de la rétention d'urine dans la vessie à propos des maladies de cet organe.

4° *Dans l'urèthre*. Elle provient d'un obstacle intérieur ou extérieur qui bouche ce conduit. Pour les particularités relatives à ces différentes variétés de rétention d'urine, voy. *Prostate, Reins, Rétrécissements, Uretère, Urèthre, Vessie*.   J.-P. BEAUDE.

RÉTICULAIRE (*anat.*), adj., *reticularis*, de *rete*, filet en forme de réseau. Expression surtout employée en anatomie vétérinaire.

RÉTINE (*anat.*), s. f., *retina*. Expansion pulpeuse du nerf optique étalée en membrane et située entre la choroïde et le corps vitré. (V. *OEil*.)

RÉTRÉCISSEMENTS (*chir.*) ou *angusties de l'urèthre*, s. m. pl. Cette maladie si commune de nos jours, était inconnue avant la fin du XVᵉ siècle, c'est-à-dire avant l'invasion de la syphilis en Europe. Il y avait bien dans les temps plus reculés des rétentions d'urine, mais elles dépendaient d'autres causes, telles que l'engorgement de la prostate et la paralysie de la vessie. Voilà pourquoi l'on trouve dans les ouvrages de Celse, de Galien, la description des sondes métalliques, pourquoi l'on en a découvert de toute forme dans les ruines de Pompeia ; tandis que nulle part on ne rencontre ni l'indication des symptômes particuliers aux rétrécissements, ni la trace des instruments propres à les guérir. Aldereto, professeur à l'université de Salamanque, vers 1520, paraît être l'inventeur des bougies emplastiques ; et, quant à la description de la maladie, elle se montre pour la première fois dans les écrits d'Amatus, de Ferry, de Hery, d'Ambroise Paré.

Les angusties sont presque toujours produites par la blennorrhagie, surtout quand elle a duré très-longtemps, et que des injections fortement astringentes ont été faites dans le but de les supprimer : des chirurgiens d'un grand mérite ont pensé que la blennorrhagie seule et sans les injections, ne donne pas lieu aux rétrécissements ; mais des faits nombreux prouvent le contraire. Il importe toutefois d'ajouter, particulièrement dans l'intérêt de la paix des ménages, que les angusties peuvent quelquefois reconnaître d'autres causes que la blennorrhagie, telles sont, par exemple, les chutes sur le périnée, les contusions, etc.

La formation des rétrécissements est ordinairement lente ; il est rare que plusieurs années ne s'écoulent pas entre l'action de la cause et la première apparence de la diminution du jet de l'urine ; pareil laps de temps s'écoule encore avant que l'urèthre soit complètement oblitéré.

On a beaucoup disserté sur la nature des rétrécissements ; les anciens qui les nommaient caroncules, carnosités, les regardaient comme des végétations. Aujourd'hui nous considérons cette forme comme la plus rare, et nous avons constaté que le plus ordinairement les angusties consistent tantôt dans une tuméfaction vasculaire de la membrane muqueuse par laquelle l'urèthre est tapissé, tantôt dans une transformation fibreuse des tissus sous-muqueux ; ces dernières sont les plus difficiles à guérir.

Les rétrécissements de l'urèthre se manifestent par la diminution du jet de l'urine et sa déformation contournée d'abord en spirale ou en vrille ; il se bifurque plus tard et s'échappe par deux jets, puis par plusieurs, comme ferait un arrosoir ; plus tard, enfin le liquide ne tombe plus que goutte à goutte, et enfin, le canal se fermant tout-à-fait, la rétention d'urine a lieu. Les angusties de l'urèthre ne produisent pas seules tous ces symptômes ; nous avons dit, en parlant de la prostate (Voy. ce mot), que les engorgements de cette glande peuvent également y donner lieu. Il faut donc, pour savoir à laquelle des deux maladies l'on doit les rapporter, introduire dans l'urèthre une bougie ou une sonde de moyen calibre. Si l'instrument rencontre un obstacle en deçà de six pouces (16 millimètres), il est probable que c'est un rétrécissement ; s'il pénètre jusqu'à huit pouces, c'est ordinairement un engorgement de la prostate. Le diagnostic des angusties serait donc très facile à établir, si ce n'étaient les spasmes ou contractures de l'urèthre avec lesquels on peut les confondre, mais auxquels le traitement des angusties ne conviendrait nullement. Un médecin peut seul distinguer sûrement les unes des autres, et leur appliquer le traitement convenable.

La guérison des rétrécissements est facile lorsque leur formation est récente, mais lorsqu'après des années écoulées ils sont devenus fibreux ou calleux, il est beaucoup plus difficile de les effacer ; leur cure radicale peut même alors devenir impossible ; heureux encore si l'on prévient les accidents qu'ils produisent à la longue, c'est-à-dire les fistules urinaires, les catarrhes et les perforations de la vessie, les néphrites purulentes. Il importe donc d'appliquer de bonne heure le traitement si l'on veut qu'il soit efficace.

Les rétrécissements de l'urèthre peuvent disparaître sous l'influence de moyens divers : la dilatation, la cautérisation, la scarification et la résection. Les chirurgiens du XVIe siècle, qui, comme nous l'avons dit, voyaient dans les carnosités ou végétations la cause habituelle de l'obstruction de l'urèthre, employaient pour les détruire des bougies, dans la composition desquelles ils faisaient entrer des substances plus ou moins corrosives, telles que l'alun, l'orpiment, l'antimoine, etc. Plus tard, la véritable nature des obstacles ayant été mieux connue, la simple dilatation avec des bougies de cire, puis des sondes en gomme, remplaça la cautérisation comme méthode habituelle. Toutefois, comme il arriva qu'un certain nombre d'angusties se montrèrent rebelles à la dilatation,

l'on exagéra ces insuccès ; l'on déclara cette méthode insuffisante, et l'on revint à l'emploi des caustiques, non plus pour détruire des carnosités auxquelles on avait cessé de croire, mais pour enlever les portions épaissies des parois de l'urèthre formant des viroles ou bourrelets saillants dans sa cavité : des caustiques plus actifs, la pierre infernale, ou nitrate d'argent fondu, la potasse caustique, furent substitués aux escarrhotiques des anciens ; et pour les appliquer avec certitude, l'on imagina des instruments plus ou moins bien appropriés à cet usage ; tels sont les porte-caustiques directs de Loiseau, Hunter, Leroy d'Etiolles ; les porte-caustiques latéraux de Ducamp, Lallemand, Ségalas, etc.; le porte-caustique rétrograde de Leroy d'Etiolles.

Il est de fait que certains rétrécissements rebelles à la dilatation guérissent par la cautérisation. Mais il est de fait également que si l'on voulait les traiter tous par cette dernière méthode, plus de la moitié d'entre eux seraient aggravés ou rendus incurables.

Un troisième fait capital dans le traitement des angusties, c'est que, bien rarement il est possible de distinguer de prime-abord celles qui doivent guérir par la dilatation, d'avec celles auxquelles la cautérisation est applicable. Il est donc rationnel, dans cette incertitude, de tenter la méthode qui, si elle ne guérit pas toujours, est du moins exempte de dangers, c'est-à-dire la dilatation, sauf à la compléter par la cautérisation dans le cas où elle serait insuffisante.

La dilatation se fait de diverses manières. Tantôt les sondes restent à demeure pendant plusieurs semaines, et l'augmentation de leur volume a lieu tous les quatre ou cinq jours ; c'est la dilatation permanente lente : tantôt la succession des sondes à demeure a lieu d'une manière plus rapide, c'est la dilatation permanente brusque : d'autres fois, les bougies ne séjournent que pendant une demi-heure à une heure chaque jour, c'est la dilatation temporaire. Enfin, l'obstacle est surmonté brusquement et violemment avec des sondes métalliques de divers calibres, soit coniques, soit cylindriques ; c'est la dilatation forcée. Chacun de ces procédés a ses applications spéciales et ses espèces de rétrécissements auxquels il convient plus particulièrement ; savoir distinguer les unes des autres ces variétés de la maladie, afin de leur appliquer un mode approprié de traitement, est un point très-important ; mais l'on comprend que ces nuances, difficiles à saisir, et ces règles pratiques d'une observation minutieuse ne sauraient être exposées dans un article nécessairement aussi restreint que celui-ci doit l'être.

La cautérisation peut être pratiquée de trois manières : d'avant en arrière, c'est ainsi qu'elle a été tentée d'abord par Alphonse Ferri ; latéralement, c'est celle que l'on applique la plus communément ; d'arrière en avant, cette dernière plus récente a été proposée par l'auteur de cet article.

La scarification, de même que la cautérisation, est une méthode supplémentaire qui n'est pas primitivement applicable à la généralité des rétrécissements ; toutefois, elle a une supériorité incontestable pour la cure des angusties de l'orifice extérieur de l'urèthre et des brides très-minces ou valvules développées dans la cavité de ce canal ; contre ces deux espèces, la première surtout, la dilatation est impuissante et la cautérisation dangereuse.

Les instruments qui servent à la guérison des rétrécissements sont tellement nombreux que nous devons renoncer même à les indiquer. Ainsi il n'y a pas moins de vingt scarificateurs de mécanismes divers qui tous, suivant leurs auteurs, présentent des avantages sur tous les autres; il en est de même des porte-caustiques, des sondes et des bougies. Si dans ce chaos les médecins ont bien de la peine à se reconnaître, comment les personnes étrangères à notre art pourraient-elles distinguer le bon du mauvais, et se défendre de l'entraînement que manquent rarement de produire les assertions d'imprudents novateurs ? Notre rôle, ici, doit donc se borner à leur signaler les conséquences des rétrécissements de l'urèthre, les dangers d'une trop longue attente ; à leur faire connaître les signes qui dénotent leur formation, et à leur conseiller de se confier, pour le traitement, à des médecins expérimentés.   LE ROY D'ETIOLLES.

RÉTROCESSION (*path.*). (V. *Métastase*.)

RÉTROVERSION (*path.*), s. f., *retro versio*, de *retro vertere*, retourner. La rétroversion, c'est le renversement d'un organe ; ce mot s'applique plus particulièrement à la *matrice*. (Voy. ce mot.)

RÊVASSERIE (*séméiol.*), s. f. C'est une espèce de *subdelirium* dans lequel le malade reste à moitié endormi et parle à demi-voix et sans suite, comme il arrive dans les rêves.

RÊVE. (V. *Sommeil*.)

RÉVEIL. (V. *Sommeil*.)

RÉVEILLE-MATIN. (V. *Euphorbe*.)

RÉVULSIF (*thérap.*), adj., *revellens*, de *revellere*, repousser. On appelle médicaments révulsifs tous ceux qui, étant appliqués sur un organe, peuvent, en excitant celui-ci, détourner le travail morbide qui s'était établi sur un autre organe plus ou moins éloigné. Les révulsifs appartiennent tous à la classe des excitants. (V. *Révulsion*.)

RÉVULSION (*thérap.*), s. f., *revulsio*, même racine que le mot précédent. La révulsion est un phénomène par lequel, une modification survenant d'une manière spontanée ou artificielle dans un organe, il en résulte une diminution notable ou même la cessation des accidents morbides dont un autre organe plus ou moins éloigné était le siège. La modification dont nous parlons est presque toujours une excitation plus ou moins vive. *Deux douleurs existant en même temps dans deux endroits du corps plus ou moins éloignés, la plus forte fait cesser la plus faible.* Cet aphorisme d'Hippocrate, tant de fois cité par les auteurs, est la véritable base de la révulsion. Ainsi, les sinapismes, les bains de pieds, irritants que l'on emploie dans les maux de tête, dans les congestions cérébrales, dans les angines, etc., ont pour but d'attirer vers les extrémités inférieures une partie de l'excitation anormale qui s'est développée à la tête ou à la gorge. Les vésicatoires, les moxas, les sétons, les cautères, ces ressources si puissantes de la thérapeutique dans les affections de la poitrine, du cerveau, etc., ne sont autre chose que des révulsifs qui, dit-on, appellent à l'extérieur l'irritation morbide siégeant à l'intérieur ; les purgatifs et les vomitifs remplissent le plus souvent la même indication. Enfin, on doit ranger parmi les révulsifs, les diurétiques et les sudorifiques, qui, provoquant une sécrétion abondante de la part des reins et de la peau, agissent comme de véritables stimulants de ces organes. L'art ne fait ici qu'imiter ces crises malheureusement si rares et si patiemment attendues par les anciens, ces crises dans lesquelles on voit une maladie s'arrêter et guérir au moment où un flux intestinal, des sueurs abondantes ou une sécrétion urinaire anormale viennent à se manifester.

On avait établi autrefois une distinction entre la révulsion et la dérivation. On disait que la première avait lieu quand la stimulation était appliquée loin du lieu malade, et dérivation quand elle était appliquée très-près ; mais c'est là une de ces subtilités que les écoles modernes ont bannies avec juste raison. Ces deux mots sont aujourd'hui synonymes. Quant à l'expression de *révulsion déplétive* appliquée aux cas dans lesquels il y a eu sécrétion abondante, comme lors de l'emploi des purgatifs ou des diurétiques, elle peut très-bien être conservée. On a parlé aussi de saignées révulsives et dérivatives ; nous pensons que les saignées sont à peu près uniquement déplétives. Tout au plus l'expression de révulsive pourrait-elle convenir aux applications de sangsues ou de ventouses, à cause de l'irritation locale qu'elles déterminent.

En résumé, la révulsion peut être établie : 1° directement, soit sur la peau par les rubéfiants, les vésicants et les caustiques, soit sur la muqueuse gastro-intestinale par les vomitifs et les purgatifs ; 2° indirectement et par l'intermédiaire de l'absorption et du système circulatoire, comme quand on emploie les diurétiques et les diaphorétiques. Plusieurs auteurs modernes n'acceptent pas l'explication que nous avons donnée plus haut de l'action des révulsifs, et regardent ces déplacements, ces voyages de l'irritation, comme n'étant nullement démontrés ; ils appliquent à la méthode révulsive le nom plus général de méthode *perturbatrice*, qui indique le fait sans impliquer d'idée théorique. Dans notre aversion pour tout ce qui tient à l'hypothèse, nous ne serions pas éloignés d'adopter cette expression ; mais nous pensons que l'usage prévaudra encore longtemps, et que longtemps encore le mot de *révulsion* restera dans la science avec les idées qui s'y rattachent et que nous avons résumées aussi brièvement qu'il nous a été possible.
       E. BEAUGRAND.

RHAGADES (*path.*), s. f. pl., du grec *rhagas* rupture. Les rhagades sont de petites ulcérations de nature vénérienne, longues et étroites, de véritables gerçures qui siègent entre les plis de l'anus. (V. *Fissure* et *Syphilis*.)

RHAPONTIC. (V. *Rhubarbe*.)

RHINITE (*path.*), s. f., de *rhin* nez, avec la désinence *ite* qui indique l'inflammation ; c'est le synonyme de *coryza*. (Voy. ce mot.)

RHINOPLASTIE. (V. *Nez*.)

RHOMBOÏDE (*anat.*), adj. et s., de *rhombos* et *eidos*, forme, ressemblance; qui a la forme d'un *rhombe*. On appelle ainsi, en géométrie, une figure quadrilatère dont les côtés opposés sont égaux et parallèles, et qui a deux angles aigus et deux angles obtus opposés deux à deux. *Muscle rhomboïde;* il est situé à la partie postérieure et inférieure du cou, et postérieure et supérieure du dos; il s'étend du ligament cervical postérieur et des apophyses épineuses de la dernière cervicale, et des cinq premières dorsales aux quatre cinquièmes inférieures de l'interstice de la base de l'omoplate. Ce muscle contribue à fixer l'omoplate et à lui faire opérer un mouvement de bascule qui rapproche son angle inférieure de l'épine dorsale.   J. B.

RHUBARBE (*mat. méd.*), s. f., *rheum.* Sous le nom de rhubarbe, on désigne la racine de plusieurs plantes du genre *rheum*, famille des Polygonées, J., ennéandrie trigynie, L. Ce nom de rheum vient de *Rha* qui est l'ancien nom du Volga, d'où *rha Barbarum*, rha des Barbares, parce qu'une espèce de rhubarbe (*rhapontic*), connue des anciens, croissait sur les bords du Volga, et que les habitants de ce pays étaient appelés Barbares. Suivant d'autres, la véritable étymologie serait le mot grec *reô* je coule, à cause des propriétés purgatives de cette plante.

Les plantes du genre rheum sont vivaces et prennent souvent des proportions très-considérables; les feuilles qui naissent de la partie inférieure de la tige sont excessivement larges, pétiolées et engaînantes; tantôt ondulées (R. *ondulatum*) et presque velues; tantôt palmées, c'est-à-dire divisées jusqu'au milieu en sept lobes aigus, couvertes de petites aspérités (R. *palmatum*); tantôt, enfin, lobées ou simplement dentées, très-obtuses, glabres et luisantes (R. *compactum*). Les fleurs sont nombreuses, groupées en palmicules rameuses et allongées à l'extrémité de la tige. Chaque fleur est petite et ressemble à celle du genre patience (*rumex*), seulement elles ont neuf étamines au lieu de six; le fruit est muni d'angles très-saillants et membraneux. Aux trois variétés que nous avons mentionnées d'après la forme des feuilles, *rheum undulatum, palmatum* et *compactum*, il faut joindre le R. *rhaponticum*, qui donne des feuilles très-grandes, lisses, cordiformes et d'un vert foncé et portées sur de longs pétioles sillonnés.

La partie usitée de la plante est la racine; on en connaît, dans le commerce, plusieurs variétés provenant des différentes espèces dont nous venons de parler, mais qui empruntent leur nom aux pays d'où on nous les apporte. On en fait d'abord deux grandes classes, suivant qu'elles sont exotiques ou indigènes.

RHUBARBES EXOTIQUES. — Deux principales variétés. 1° *Rhubarbe de Chine* ou des *Indes.* Elle vient de la Chine méridionale par Kanton, elle est en morceaux cylindriques, d'un jaune terne à l'extérieur, d'une texture compacte et serrée intérieurement, et à marbrures d'une couleur de brique. Elle est souvent percée d'un trou dans lequel on trouve quelquefois les débris de la corde qui servait à la suspendre pendant la dessication. Son odeur est très-prononcée et sa saveur amère, elle croque très-fort sous la dent et colore la salive en jaune orangé, la couleur de sa poudre tient le milieu en-

tre le jaune fauve et l'orangé. Cette rhubarbe est terne d'aspect et présente des morceaux sains, d'autres altérés; l'espèce qui la produit a été décrite par des botanistes anglais de l'Inde, sous le nom d'*émodi* (nom du pays), ou de R. *australe.*

2° *Rhubarbe de Moscovie* ou de *Bukharie.* Elle provient aussi de la Chine, mais par l'intermédiaire de la Russie : elle est en morceaux aplatis, irréguliers, anguleux, mondés au vif et percés de trous comme dans l'espèce précédente; mais ces trous sont plus grands et plus nets; la texture est moins compacte, plus légère, d'un jaune vif à l'extérieur, offrant intérieurement des marbrures linéaires jaunes, rouges et blanches irrégulières ou étoilées; odeur prononcée, saveur amère et astringente; elle croque sous la dent et colore la salive en jaune safran; sa poudre est d'un jaune pur. Cette racine est la plus estimée de toutes, et provient du *rheum palmatum.* Une société bukhare a reçu du gouvernement chinois le monopole de son exportation, et la répand en Russie par Katcha en Sibérie : là est un pharmacien entretenu par le gouvernement russe, qui examine sous toutes les racines, et fait brûler celles qui sont défectueuses; de là la belle qualité de la rhubarbe moscovite.

RHUBARBES INDIGÈNES. — 1° *Rhubarbes d'Europe.* Elles proviennent de différents rheum modifiés par le climat. 2° *Rhubarbe de France*, *rhapontic.* Ses racines sont en morceaux très-gros, imitant à l'extérieur les rhubarbes exotiques, mais plus ligneuses intérieurement; ici les marbrures sont en cercles concentriques, elles croquent peu sous la dent, teignent peu la salive, leur odeur et leur saveur ne sont pas très-prononcées, la poudre est rougeâtre.

— Plusieurs chimistes ont fait l'analyse de la rhubarbe, et on y a constaté une huile douce, de l'amidon, de la gomme, du tannin, de l'oxalate de chaux et quelques autres sels, plus un principe jaune particulier, nommé par M. Henry père, qui l'a trouvé le premier, *caphopicrite*, et que M. Caventon a reconnu plus tard être formé d'une substance jaune peu soluble dans l'eau froide, et qu'il nomme *rhabarbarin*, plus, un autre principe insoluble dans l'eau, très-purgatif, c'est la *rhabarbarine.*

La rhubarbe est un médicament très-employé en médecine, moins cependant aujourd'hui qu'il ne l'était autrefois; son action varie suivant la dose à laquelle on l'emploie. Donnée à la dose de 30 à 60 centigrammes, elle est tonique, et convient surtout pour stimuler les estomacs paresseux, et en particulier chez les vieillards, les enfants et les convalescents. Employée ainsi comme tonique, la rhubarbe est très-utile dans les flux muqueux atoniques, dans les maux d'estomac causés par les flueurs blanches, dans certaines diarrhées sans irritation intestinale, dans la chlorose, chez les scrofuleux, etc. A la dose de 4, 6 et 8 grammes, la rhubarbe est purgative; mais son action tonique se fait toujours sentir, de là cette constipation qui succède souvent à la purgation : aussi ne faut-il pas l'employer dans les cas d'irritation gastro-intestinale. Le mode d'administration est variable. Comme tonique, la meilleure manière, c'est de prendre une prise en poudre (3 à 6 centig.) dans la première cuillerée de soupe. Certaines personnes s'habituent à en mâcher de petits fragments qu'elles avalent.

D'autres fois, c'est en infusion; on fait macérer 2 à 4, 6 ou 8 grammes de rhubarbe concassée dans une carafe d'eau, et au bout de quelques jours, quand l'eau a pris une teinte jaunâtre, on en avale chaque jour quelques petites tasses. Enfin, on se sert de vin, de teinture, de sirops contenant de la rhubarbe. Ce médicament entre dans la fameuse potion purgative connue de nos pères sous le nom de *médecine noire*; elle fait aussi partie de quelques autres médicaments.   J.-P. BEAUDE.

RHUE. (V. *Rue*.)

RHUM. (V. *Alcool*.)

RHUMATALGIE (*path*.),s.f., de *rheuma* fluxion, et *algos* douleur; douleur de nature rhumatismale.

RHUMATISANT (*path*.),adj., qui est affecté de rhumatismes. (Voy. ce mot.)

RHUMATISMAL (*path*.), adj., qui appartient au rhumatisme; douleurs rhumatismales.

RHUMATISME (*path*.), s. m., de *rhéô*, je coule. C'est une expression empruntée à l'ancien humorisme, qui ne voyait dans une foule de maladies, que les mouvements, les voyages d'une humeur morbide. Le rhumatisme est une affection essentiellement mobile affectant plus particulièrement les parties fibreuses des jointures et les muscles, et caractérisée par une douleur plus ou moins vive, à laquelle se joignent assez souvent des symptômes inflammatoires.

Le rhumatisme présente deux grandes variétés, suivant qu'il affecte les articulations ou les muscles, distinction très-naturelle et que nous suivrons dans cet article.

1° *Rhumatisme articulaire*. C'est l'*arthritis* d'Hoffmann et de beaucoup d'auteurs anciens, l'*arthrite rhumatismale* de M. Roche, l'*arthro-rhumatisme* de M. Requin, etc.

Pour que le rhumatisme se développe, il faut nécessairement une prédisposition; sans elle, les *causes* efficientes les plus énergiques resteraient sans effet. Cette aptitude toute spéciale de l'économie de certains sujets est favorisée en outre par certaines conditions individuelles. Ainsi, les hommes sont plus exposés aux rhumatismes que les femmes. Il est rare que cette maladie se montre pendant la première jeunesse : c'est ordinairement de quinze à trente ans que les premières attaques ont lieu, et ce sont plutôt les sujets d'un tempérament sanguin qui en sont affectés. L'hérédité, quoi qu'en aient dit certains auteurs, exerce une influence très-grande, et que nous regardons comme incontestable. Vainement arguerait-on de la fréquence du rhumatisme pour dire qu'il y a simple coïncidence; on voit trop souvent de très-jeunes sujets nés de parents rhumatisants, être pris de cette affection *en l'absence de toute autre cause*, pour ne pas admettre l'influence héréditaire. Certains auteurs même, d'après des relevés, la font entrer pour moitié dans les causes qui produisent le rhumatisme (Chomel). Les climats froids et humides y prédisposent bien plus que les climats froids seulement; aussi cette maladie est-elle plus commune en Angleterre, en Hollande, en France, en Allemagne, qu'en Russie : elle est rare en Espagne et en Italie.

Enfin, les excès de tout genre, mais surtout les excès alcooliques joueraient un certain rôle. De toutes les causes déterminantes, il n'en est pas de plus active que l'action du *froid humide* sur le corps échauffé ; de là la fréquence des rhumatismes pendant les saisons qui présentent ce double caractère; de là des rhumatismes chez les personnes qui ont l'imprudence d'habiter des maisons à peine terminées et dont les plâtres ne sont pas encore secs. Toutes les autres causes signalées par les auteurs, les suppressions de flux habituels, les répercussions, etc., etc., n'ont, suivant nous, qu'une influence bien secondaire, si tant est qu'elles agissent. Une aptitude spéciale, l'hérédité et le froid humide sont, à nos yeux, les trois causes prédominantes, et peut-être les seules réelles.

L'anatomie pathologique des lésions que peut laisser à sa suite le rhumatisme est très-peu avancée ; car, fort heureusement, on a rarement l'occasion de faire l'autopsie de sujets ayant succombé au rhumatisme. Peut-on trouver les lésions propres à l'inflammation telles que des infiltrations sanguines, ou de matière plastique, et surtout des suppurations ? Certains auteurs le nient, d'autres l'affirment. Or, puisque le rhumatisme prend parfois les caractères de l'inflammation, pourquoi n'en offrirait-il pas les produits ? Il se fait souvent dans l'arthrite rhumatismale des épanchements articulaires; ces épanchements peuvent-ils être purulents ? Pourquoi ne le seraient-ils pas, puisqu'ils naissent sous l'influence d'une irritation phlegmasique ? Quant aux arthrites chroniques, tout le monde reconnaît qu'elles peuvent donner lieu à des résorptions de cartilage, à des inflammations des tissus articulaires, etc. (V. *Tumeurs blanches*.)

Les *symptômes* diffèrent suivant que la maladie est aiguë ou chronique.

A. *Le rhumatisme articulaire aigu* débute ordinairement par un état de malaise, d'inappétence, avec des frissons irréguliers, et souvent une gêne, une roideur inaccoutumées dans les articulations qui doivent être envahies. Au bout de 24 ou 48 heures, quelquefois moins, une douleur vive, aiguë, s'empare d'une ou plusieurs articulations : ces douleurs sont parfois intolérables et arrachent des cris aux malades. Dans l'immobilité, les souffrances diminuent beaucoup, mais le moindre mouvement les exaspère; la pression est aussi très-douloureuse ; enfin, elles sont plus marquées la nuit que le jour. Le volume augmente ordinairement, et la peau devient lisse, tendue, rosée, plus chaude quelquefois d'un degré, ou même de deux degrés de plus que dans l'état normal. On remarque dans les alentours, et au niveau de la jointure affectée, un gonflement notable du système veineux ; les artères y battent plus fort que de coutume ; enfin, on entend quelquefois dans l'articulation, en lui imprimant de légers mouvements, un bruit de craquement ou de frottement très-bien décrit par M. Bouillaud. En même temps que ces symptômes évidemment phlegmasiques se manifestent, il y a de la fièvre; l'intensité de celle-ci est en rapport avec le violence du mal, l'étendue, le volume et le nombre des jointures affectées. Le pouls est plein, développé, fréquent. Le sang offre ceci de particulier, que, tiré de la veine, il se prend en caillot ferme, résistant, et couvert d'une couenne inflammatoire, comme dans la pneumonie. La soif est en général très-vive ; mais il n'y a ni nausées, ni vomissements, ni diarrhée ; les urines sont épaisses, rouges, peu abondantes, et laissent déposer un nuage briqueté très-épais, surtout s'il y a, comme c'est l'ordinaire, des sueurs très-abondantes ; dans ce dernier cas, la peau se couvre de sudamina. Quand les douleurs sont très-vives, il y a de l'insomnie, de l'anxiété, mais rarement du délire. La marche du rhumatisme offre souvent de notables irrégularités ; il reste parfois stationnaire, *fixe*, comme on le dit, dans une seule articulation, et il y reste alors opiniâtrément ; mais, le plus souvent, après avoir occupé, pendant plusieurs jours, une, deux, trois articulations, il s'étend à d'autres, soit en persistant dans celles qui étaient primitivement affectées, soit en les abandonnant. Enfin, quand il diminue, l'état fébrile diminue aussi, et ne disparaît que quand les accidents de l'acuité ont disparu. Il arrive parfois que toutes les articulations sont dégagées et que la fièvre persiste, c'est que la maladie n'est pas terminée ; on peut être sûr alors de voir reparaître les accidents dans les mêmes jointures ou dans d'autres ; et même, suivant M. Bouillaud, pendant cette apparente suspension, la fièvre indique une de ces complications intérieures dont nous allons parler, et sur lesquelles les recherches de ce praticien ont jeté une si vive lumière.

Il arrive souvent que, dans le cours du rhumatisme articulaire aigu, il survient de l'irrégularité dans les battements du pouls, qui sont plus fréquents ; il y a de l'anxiété, les battements du cœur perçus par la main sont superficiels, violents, tumultueux, le stéthoscope fait reconnaître un bruit de soufflet, etc. Il y a *endocardite*, c'est-à-dire que la membrane interne du cœur est enflammée ; d'autres fois c'est une péricardite (V. *Cardite* et *Péricardite*). Suivant M. Bouillaud (et cette assertion, niée d'abord par plusieurs observateurs, est généralement admise aujourd'hui), dans le rhumatisme articulaire aigu, intense, la coïncidence des inflammations du tissu fibro-séreux du cœur est la règle, et la non-coïncidence, l'exception ; dans les rhumatismes légers, c'est l'inverse. Du reste, M. Bouillaud pense, et, suivant nous avec raison, que le rhumatisme occupe le cœur au même titre que les jointures ; d'autres fois c'est une pleurésie qui se développe. La même disposition peut se manifester sur les enveloppes du cerveau, d'où délire, côma et même la mort (Hervez de Chégoien). Les intestins peuvent-ils être affectés ? Plusieurs personnes le pensent ; mais cela n'est pas encore prouvé d'une manière péremptoire. Il en est de même pour les veines et les artères.

Le rhumatisme aigu généralisé a une *durée* qui est ordinairement de deux à trois septenaires, quelquefois plus ; celui qui est *fixe* peut durer pendant plusieurs mois.

Dans l'immense majorité de cas, le rhumatisme se termine par la guérison ; mais cependant une des complications survenues du côté du cœur ou du cerveau peut, comme nous l'avons vu, donner lieu à une terminaison funeste. Guéri, le rhumatisme est très-sujet à récidiver, et enfin il laisse souvent à sa suite des lésions organiques du cœur et surtout des valvules ; fait très-important qui a été surtout très-bien établi et démontré par les belles recherches de M. Bouillaud ; le pronostic a donc toujours une certaine gravité.

B. Dans la forme *chronique*, la douleur est habituellement bien moins marquée ; elle existe cependant, elle peut même offrir des exacerbations qui l'élèvent presque au degré d'intensité qu'elle présente à l'état aigu ; il y a parfois augmentation pendant la nuit : mais presque toujours le mal apparaît quand le sujet s'est refroidi, dans les changements brusques de l'atmosphère et dans les temps froids et humides. Il y a parfois du gonflement dû tantôt à un épanchement intra-articulaire, tantôt à un engorgement de parties molles, sans rougeur, sans chaleur à la peau. Quand ces douleurs et les lésions qui les accompagnent se prolongent pendant longtemps, il en résulte souvent une forme de *tumeur blanche* (Voy. ce mot) que nous décrirons ailleurs. Dans d'autres cas, les sujets succombent à une affection organique du cœur ; enfin ils peuvent vivre avec cette infirmité pendant de longues années, mais alors la constitution finit par s'épuiser au milieu de ces souffrances continuelles. Chez certains individus, il y a seulement gêne et roideur de quelques articulations, avec exacerbation revenant de temps en temps.

Traitement. Le traitement du rhumatisme articulaire aigu intense est, dans les premiers temps, essentiellement antiphlogistique. Cependant nous ne pensons pas que l'on puisse porter les émissions sanguines aussi loin que le fait M. Bouillaud. Deux ou trois saignées au plus, pendant les premiers jours, si le sujet est très-fort, des applications de sangsues en grand nombre ou de ventouses scarifiées, des applications émollientes et légèrement narcotiques, tels sont les moyens qu'il convient d'employer au début.

Existe-t-il un remède spécifique du rhumatisme aigu ? On a préconisé l'émétique à haute dose, qui ne paraît pas avoir répondu aux espérances que les premiers expérimentateurs, Laënnec entre autres, en avaient conçues. Le sulfate de quinine, également à doses très-élevées, a été employé dans ces derniers temps avec succès par plusieurs personnes ; mais quelques accidents graves survenus pendant l'emploi de cette méthode, et la mort de deux sujets, ont effrayé beaucoup de praticiens. Il faut dire que le sulfate de quinine avait été donné jusqu'à la quantité de 6 grammes ; cependant on doit reconnaître que cette méthode a des avantages réels, pourvu que le sel de quinine soit employé plus modérément : 2 grammes dans une potion prise par cuillerées dans les vingt-quatre heures nous ont très-bien réussi, et nous n'hésiterions pas à l'employer de nouveau. J'en dirai autant du nitrate de potasse (à la dose de 15 à 60 grammes dans une tisane) dont M. Martin Solon a retiré de bons effets. L'opium a été beaucoup vanté et on en a donné jusqu'à 50 et 60 centigrammes dans les vingt-quatre heures (Corrigan) ; mais nous n'approuvons pas ces témérités thérapeutiques ; l'opium donné par pilules de 2 centigrammes et demi, de manière que le malade en prenne 25 à 30 centigrammes au plus, est très-utile, non comme spécifique, mais dans les cas où les douleurs sont très-aiguës, lorsqu'il y a insomnie, agitation, anxiété.

D'autres médicaments ont encore été proposés : le colchique, la digitale, l'aconit-napel, les frictions mercurielles, etc. Mais leur peu d'efficacité nous oblige de n'en pas parler autrement que comme simple mention. On a conseillé les bains tièdes; mais le déplacement est très-douloureux d'une part, et, de l'autre, il est à craindre que le malade ne se refroidisse en sortant. Les boissons délayantes légèrement diurétiques sont très-convenables. Les sudorifiques, au contraire, n'ont pas ici la valeur qu'on leur a attribuée, car les malades suent abondamment et d'eux-mêmes sans être soulagés pour cela. Les laxatifs sont utiles, non comme méthode absolue de traitement, mais dans le cas de constipation. Au reste, les complications doivent nécessairement modifier le traitement.

Dans l'*état chronique*, les émissions sanguines ne conviennent point, à moins qu'il n'y ait des exacerbations : ici on aura surtout recours aux frictions articulaires, aux liniments ammoniacaux ou camphrés, ou dans d'autres cas opiacés. Tout le monde connaît l'efficacité des douches de vapeur, des bains de vapeur simple ou aromatique, des fumigations stimulantes, des bains sulfureux ou alcalins, des eaux minérales d'Aix en Savoie, de Bourbonne, de Néris, d'Uriage, de Plombières, etc. Quand les douleurs sont fixées sur certaines articulations, on pourra avoir recours aux révulsifs, vésicatoires, cautères ou moxas répétés. On a aussi conseillé l'acupuncture et l'électricité, le massage, et ces moyens excitants ne sont pas sans efficacité. En même temps, on aura recours à des moyens hygiéniques, le malade se tiendra bien chaudement, fera usage d'une nourriture saine, évitera les stimulants, se couvrira de flanelle, fera souvent usage de frictions sèches, etc.

Enfin, dans tous les cas de rhumatismes aigus ou chroniques, quand, la douleur ayant disparu, on craindra une métastase vers un organe important, on s'efforcera de rappeler le rhumatisme au dehors à l'aide des sinapismes, des vésicatoires appliqués sur les articulations anciennement malades, etc.

Rhumatisme musculaire. — Il est caractérisé par une douleur plus ou moins violente, fixe ou mobile, occupant un ou plusieurs muscles; les *causes* sont celles des rhumatismes articulaires. Quant à l'anatomie pathologique, il ne paraît pas que l'autopsie d'individus atteints de rhumatisme musculaire et ayant succombé à une autre maladie ait fait reconnaître de traces d'inflammation, surtout de suppuration, comme on l'a prétendu. Les exemples de suppuration rapportés par quelques auteurs semblent appartenir à des phlegmons intramusculaires ou sous-aponévrotiques.

Il est bien rare que des symptômes précurseurs annoncent le début de l'affection; une douleur ordinairement assez vive, quelquefois sourde et obtuse, ailleurs aiguë et déchirante, se manifeste sur le trajet d'un ou de plusieurs muscles, ou même parfois dans quelques faisceaux d'un seul. La moindre contraction des muscles souffrant augmente à tel point la douleur que les malades restent dans une immobilité absolue. La pression calme ou augmente les douleurs, et d'autresfois elle est indifférente. Le rhumatisme musculaire diffère de celui qui attaque les articulations, en ce que, quelque vive que soit la douleur, il n'y a ni rougeur, ni tuméfaction, ni chaleur au niveau de la partie affectée; que la réaction fébrile et les symptômes généraux manquent complètement : les exceptions à cette règle

sont fort rares. Du reste, il peut y avoir complication d'arthrite ou de goutte.

La durée de cette affection est très-variable. Elle peut se terminer au bout de quelques jours ou de quelques semaines, et alors elle est dite *aiguë*; ou bien elle se prolonge pendant des mois, des années, et on l'appelle *chronique*. Le pronostic n'a donc d'autre gravité que celle qui résulte de souffrances répétées ou continuelles; car le rhumatisme musculaire est par lui-même incapable de produire la mort : il n'y a pas ici de ces complications du côté du cœur ou des séreuses, comme dans la forme articulaire.

On distingue quelques *variétés* de cette affection, suivant le *siège* qu'elle occupe. 1° Les muscles de la tête et surtout l'occipito-frontal peuvent être seuls affectés, alors la tête est douloureuse à la partie supérieure. 2° Quand ce sont les muscles du cou et en particulier le sterno-mastoïdien, il y a ce que l'on appelle *torticolis* (Voy. ce mot). 3° La *pleurodynie* : c'est le rhumatisme des muscles intercostaux, il est très-fréquent, et s'annonce par une douleur vive aiguë près du sein, véritable point de côté très-semblable à celui de la pleurésie; la respiration, la toux sont gênées par l'exaspération de la douleur, à cause des mouvements que ces actes nécessitent. 4° Si les muscles antérieurs du ventre sont affectés, c'est le rhumatisme *pré-abdominal* de M. Requin; on pourra croire alors à une péritonite; mais la face n'est point pâle ni grippée, il n'y a pas de vomissement, pas de ballonnement du ventre; la douleur ne s'exaspère que médiocrement par la pression, mais elle augmente beaucoup dans les mouvements du tronc ou par une pression oblique; enfin il n'y a pas de fièvre. 5° On désigne sous le nom de *lumbago* le rhumatisme des muscles de la région lombaire. Cette affection est caractérisée par une douleur ordinairement très-vive, occupant un seul côté ou les deux côtés de la colonne vertébrale, s'exaspérant par le mouvement de flexion, mais surtout de redressement du tronc, a tel point que, quand le rhumatisme est violent, le malade ne peut se lever ni marcher, il est cloué immobile dans son lit. Cette forme est ordinairement très-rebelle, très-tenace et très-sujette à récidiver. 6° Quant aux rhumatismes des membres, les généralités de notre article leur sont plus spécialement applicables.

Rhumatismes viscéraux. Ils ont été admis par analogie surtout pour les parties qui comme les intestins, la vessie, l'utérus, le cœur, présentent des fibres musculaires dans leur texture; on ne saurait cependant non plus les rejeter d'une manière absolue : ce sont là des questions à élucider.

Le rhumatisme musculaire nous paraît, comme le précédent, une affection *sui generis*, tout-à-fait à part, mais elle ne se complique jamais d'accidents inflammatoires.

Le *traitement* est exactement celui du rhumatisme articulaire chronique, auquel nous renvoyons sans avoir rien à y ajouter ou à en retrancher.

J.-P. BEAUDE.

RHUME. (V. *Catharre pulmonaire.*)

RICIN COMMUN (*bot. méd.*), s. m. C'est le fruit du *ricinus communis*, L.; famille des Euphorbiacées, J.

Le ricin ou palma-christi est originaire d'Egypte;

son fruit est épineux, composé de trois coques mono-spermes ; les graines ou semences qu'il renferme sont lisses, luisantes et oblongues : leur tunique externe est mince, dure et cassante ; leur volume est celui d'une petite fève ; l'amande est blanche, d'une saveur douceâtre, un peu âcre. Ce sont ces dernières qui, soumises à la presse, après avoir été débarrassées de leur enveloppe externe, four-nissent l'huile purgative de ricin ou palma-christi. On a longtemps cru que, pour l'obtenir douce, il convenait d'en séparer l'embryon ; mais MM. Henry et Boutron, après avoir soumis une quantité no-table de germes à la presse, ont obtenu une huile aussi douce que celle fournie par le périsperme seulement ; d'où ils ont conclu que le principe âcre n'était pas tout formé, dans la semence du ricin, mais bien qu'il pouvait se développer pendant l'extraction, lors surtout qu'on employait des pro-cédés défectueux. C'est ainsi qu'ils ont remarqué qu'en soumettant la graine à une température trop élevée, l'huile qui en résultait acquérait une âcreté qui, dénaturant les propriétés, d'un purgatif doux en faisait un drastique violent.

On a proposé plusieurs modes d'extraction, plus ou moins heureux, pour obtenir l'huile de ricin ; le plus anciennement connu, et qui est encore en usage en Amérique, consiste à broyer les semen-ces de manière à les réduire en pâte, à faire bouil-lir celle-ci avec de l'eau, et à enlever l'huile qui s'en sépare à mesure qu'elle surnage le liquide. Ce procédé très-défectueux est maintenant presque complètement abandonné, surtout en France. Le second procédé consiste à réduire la graine en pâte au moyen du mortier, à soumettre à la presse et à filtrer ; l'huile ainsi obtenue est très-douce et administrée avec succès. Le troisième procédé que l'on doit à M. Faguer, est fondé sur la propriété qu'a cette huile de se dissoudre en toute proportion dans l'esprit de vin. Il consiste à délayer à froid une livre de pâte de semences privées de leur en-veloppe corticale, dans 125 grammes d'acool à 36 degrés, et à soumettre à la presse après l'avoir in-troduit dans un sac de coutil ; on obtient, par ce procédé, 312 grammes d'huile pour 500 de graine.

L'huile de ricin, lorsqu'elle est récemment extraite, forme un purgatif doux et d'une admi-nistration assez facile, car on peut l'associer au bouillon, ou sous forme d'émulsion au moyen d'un jaune d'œuf ; mêlée à l'éther, dans certaines pro-portions, on l'emploie contre les vers, et quelque fois avec succès pour l'expulsion du tœnia. Les médecins anglais en font grand usage dans leur pratique et la désignent assez improprement sous le nom de *castor oil ;* la dose est de 30 à 60 gram-mes, suivant l'âge et la constitution du malade. On l'a proposée pour faciliter, dans certaines pré-parations officinales, la division du mercure ; sa consistance et sa viscosité justifient cette préfé-rence sur les autres corps gras.   COUVERCHEL.

RIDE (*anat.*), s. f., *ruga.* Les rides sont les plis de la peau ou des diverses membranes offrant un sillon entre deux élevures.

RIGOR (*path.*), mot latin francisé, par lequel on désigne le froid accompagné de frisson qui se développe au début des accès de *fièvre.* (Voy. ce mot.)

RIS ou **RIRE** (*physiol.*), s. m., de *risus.* Il con-siste dans un mouvement convulsif des muscles de la face, accompagné de secousses saccadées dans les mouvements respiratoires et de contractions dans le diaphragme et les muscles du bas-ventre : c'est ordinairement l'expression de la joie, de la gaie-té. Le rire peut être volontaire ou involontaire, pro-voqué par l'aspect d'un ridicule, pour ou par un su-jet de joie ; souvent il est complètement imitatif, et il suffit, dans une assemblée, que quelques person-nes rient avec éclat, pour provoquer une explosion que la volonté ne saurait dominer. Des chatouille-ments à la plante des pieds, aux genoux ou sur les flancs, provoquent, par un effet sympathique, des accès de rire, qui, lorsqu'ils sont prolongés, peuvent prendre le caractère convulsif et déterminer des accidents sérieux. Reydelet dit, dans son article *Rire,* du *Grand dictionnaire des sciences médi-cales,* qu'il fut témoin de la mort d'une femme qui fut prise à table d'un rire tellement violent, qu'elle tomba morte au bout de quelques minutes ; la mort avait pu se produire dans ce cas, soit par une atta-que d'apoplexie, soit par un effet spasmodique ayant pour résultat de suspendre les mouvements du cœur et de la respiration. Quoique des accidents aussi graves que ceux rapportés par Reydelet soient très-rares, on doit cependant éviter de provoquer le rire chez les enfants et les jeunes gens, ainsi qu'on le fait souvent dans les jeux de cet âge, par des at-touchements saccadés et trop longtemps prolon-gés, afin d'éviter les accès convulsifs qui peuvent en être le résultat, surtout chez les sujets nerveux.

Le rire ne se provoque pas avec la même faci-lité à tous les âges de la vie ; il est facile, bruyant chez les enfants. Chez les femmes, qui, par la sus-ceptibilité de leur système nerveux, conservent plus longtemps la mobilité du jeune âge, le rire est plus facile, et il conserve pendant plus longtemps ces éclats bruyants et cette intempérance que l'on ob-serve dans l'adolescence. Chez les vieillards, le rire est rare, et il se manifeste plutôt par le mouvement des muscles de la face, que par la contraction des muscles du bas-ventre et du diaphragme : c'est le sourire bienveillant ou ironique qu'ont tempéré les glaces de l'âge et les orages des passions. Quelques individus, doués d'un heureux caractère et qui presque toujours se rapprochent du type du tempé-rament sanguin, conservent, jusque dans un âge assez avancé, toute la fraîcheur de leur gaieté et toute leur première susceptibilité d'impression ; ces personnes, que l'on recherche à cause de leur vieil-lesse aimable, forment de rares exceptions que l'on regrette de ne point voir se reproduire plus sou-vent.

Le rire peut aussi être un symptôme morbide. On appelle *ris sardonien* ou *sardonique* une sorte de spasme convulsif des lèvres et des joues, qui s'obser-ve, dit-on, chez les personnes qui ont mangé une sorte de renoncule qui vient en Sardaigne. Quoi qu'il en soit de cette étymologie plus ou moins exacte et authentique, le ris sardonique a été quelquefois observé dans divers états pathologiques. On l'at-tribuait autrefois à l'inflammation du diaphragme ; mais il ne se montre réellement que dans certains états nerveux ou ataxiques, dans le délire, etc.

                         J.-P. BEAUDE.

RIZ (*bot. méd.*), s. m , *oriza*, L.; famille des Graminées de J. Il est originaire de l'Inde et de la Chine, où il croît spontanément ; on le cultive maintenant dans le monde entier, et il nourrit la moitié des habitants du globe. Les différences de climat et de culture ont produit un assez grand nombre de variétés de riz ; mais cette partie de son histoire n'entrant pas dans le cadre qui nous est tracé, nous nous bornerons à parler de la semence, et notamment des deux sortes que l'on trouve dans le commerce, celui de Caroline et celui de Piémont. Le premier, qui est aussi le plus estimé, est blanc, transparent, anguleux et allongé ; l'autre, plus obtus, moins blanc et opaque. Tous deux sont alimentaires et employés en médecine.

Des essais plus ou moins heureux ont été tentés pour faire du pain de riz, en opérant le mélange de sa farine avec celle du blé. Les proportions suivantes, que l'on doit à M. Arnal, paraissent remplir les conditions fort importantes de nutrition, de salubrité et d'économie ; il a trouvé qu'en composant la pâte, de 6 kilog. de farine de froment, 1 kilog. de farine de riz et 6 kilog. d'eau, on obtenait 12 kilog. de pain ; tandis que 7 kilog. de farine de froment et 6 kilog. d'eau n'en donnent ordinairement qu'environ 9 kilog. ; il attribue ce résultat à la fixation d'eau ou à une sorte d'hydratation de la fécule. On pourrait peut-être, avec plus de raison, l'attribuer à la proportion plus grande de fécule amylacée qui existe dans la farine de riz que dans celle de blé. Quoi qu'il en soit, cette théorie, fondée comme on le voit sur un *rendement* plus considérable, qui n'est pas lui-même incontestable, a besoin d'être confirmée par l'expérience. Nous pensons, en outre, qu'on ne peut raisonnablement appeler pain de riz celui dans lequel cette substance n'entre que pour un septième ; il serait plus judicieux de le désigner sous le nom de *pain au riz*.

La lecture des observations de M. Arnal et la présentation à l'Académie de médecine de pain préparé ainsi qu'on l'a vu plus haut, ont été l'objet d'une assez vive controverse entre les partisans de la propagation du riz en France et ceux qui repoussent sa culture comme étant une cause puissante d'insalubrité. Suivant les témoignages de MM. Larrey, Laudibert et Planche, l'usage exclusif du riz aurait été peu favorable aux soldats, tant dans les villes assiégées que dans les longues courses qu'ils firent, soit pour défendre le territoire menacé, soit pour effectuer des conquêtes ; suivant ces judicieux observateurs, ils éprouvèrent une sorte de débilité et d'affaissement analogues à ceux qu'on remarque chez les Orientaux et notamment chez les Indiens, pour lesquels cette nourriture est presque exclusive. Quant à la question d'économie agricole, elle est suffisamment résolue par le danger qu'offre le voisinage des rizières. Au lieu de rendre les eaux de nos rivières stagnantes, comme l'exige ce genre de culture, desséchons plutôt nos marais et cultivons-y le froment, cette céréale indigène, la plus précieuse des graminées et incontestablement la plus appropriée à la nourriture de l'homme et des animaux. Gardons-nous de porter trop loin la manie des importations agricoles, augmentons nos ressources en améliorant nos produits ; laissons à l'Indien la nourriture débilitante et la vie contemplative qui en est la con-

séquence, et qui a tant de charmes pour lui ; propageons chez nous le froment, cette source abondante d'énergie musculaire, cet agent si puissant d'activité, qui ont bien aussi leurs avantages : il vaut toujours mieux être peuple conquérant que peuple conquis, surtout lorsqu'on a le savoir et la civilisation à échanger contre la barbarie. La démoralisation conduit assez vite à l'asservissement sans qu'on y joigne une nourriture débilitante ; et d'ailleurs nos besoins étant fondés le plus souvent sur des habitudes, il n'est pas toujours sage de changer les moyens de les satisfaire, et surtout trop brusquement.

La décoction de riz forme une tisane vulgairement connue sous le nom d'eau de riz, que l'on administre avec succès dans les irritations intestinales ; on l'édulcore avec le sirop de gomme, ou plus économiquement la racine de réglisse. Cuit dans l'eau, on l'applique sous forme de cataplasme résolutif.

On nomme rack ou arack une liqueur alcoolique résultant de la distillation du riz fermenté. Cette liqueur, préparée généralement avec peu de soin, conserve une odeur d'empyreume peu flatteuse, et partant elle est peu goûtée des Européens.
COUVERCHEL.

ROB ou **ROOB** (*pharm.*), s. m. Ce mot, emprunté aux Arabes, sert à désigner un suc de fruit quelconque, épaissi par l'évaporation jusqu'à la consistance du miel. Le suc de raisin cuit et épaissi comme nous venons de le dire se nomme *sapa*; à un degré inférieur, c'est le *defrutum*.

ROCHER (*anat.*), s. m. Nom que donnent les anatomistes à l'une des trois portions de l'os temporal. (V. *Temporal*.)

ROIDEUR (*physiol.*), s. f. On appelle ainsi la résistance que les corps opposent aux puissances qui tendent à les fléchir. La *roideur cadavérique*, c'est l'état de tension ou de *rigidité* qui s'empare du cadavre quelques heures après la mort.

ROMARIN (*mat. méd.*), s. m., *rosmarinus*, rose marine, de la famille des Labiées, J.; diandrie monogynie, L. Arbrisseau qui croît spontanément sur toutes les collines pierreuses des côtes de la Méditerranée. Il est cultivé dans les jardins à cause de son odeur. Il se présente sous forme d'une plante ligneuse; toutes les parties de cette plante sont d'un vert blanchâtre et exhalent une forte odeur aromatique; les feuilles sont roides, linéaires; les fleurs bleuâtres ou blanches, verticillées dans l'aisselle des feuilles à l'extrémité des branches. L'odeur forte et la saveur amère et camphrée du romarin sont dues à la présence d'une huile volatile très-abondante, et qui est employée dans la parfumerie. Les sommités fleuries du romarin s'emploient comme stimulants, mais très-rarement; on leur préfère la menthe et la sauge. Du reste, le romarin entre dans plusieurs préparations plus ou moins usitées, telles que l'eau de la reine de Hongrie, le sirop d'érysimum, etc., il fait aussi partie de divers cosmétiques.   J. B.

RONCE (*bot. méd.*), s. f., des haies ou frutescente, *rubus fruticosus*, L., famille des Rosacées, J.

Le fruit se compose d'un grand nombre de petites baies ovales soudées ensemble et renfermant chacune une graine. Bien que la ronce ait une saveur assez fade, elle n'en est pas moins très-recherchée par les enfants; son usage abusif détermine même souvent chez eux des accidents, et notamment la constipation. Ce fruit jouit, comme toutes les autres parties de la plante, de la propriété détersive à un assez haut degré pour qu'on ait cru devoir le faire entrer, ou plutôt sa décoction, dans la composition des gargarismes détersifs astringents. On y ajoute quelque fois l'infusion des feuilles de la plante qui jouit des mêmes propriétés. Ces gargarismes sont administrés avec succès dans les inflammations de la gorge.

On préparait autrefois un sirop de ronce officinal; mais comme celui de mûres jouit des mêmes propriétés, on le prescrit plus fréquemment, attendu qu'on est plus certain de le trouver dans les pharmacies. **T. C.**

ROND (anat.), adj., teres, rotundus. On donne ce nom à des faisceaux musculaires ou ligamenteux qui ont une forme arrondie. — Muscle petit rond (teres minor; petit sous-scapulo-trochiterien, Chauss.); il s'étend de la partie inférieure de l'omoplate à la tubérosité externe de l'humérus. Muscle grand rond (teres major; scapulo-huméral, Chauss.), attaché d'une part à la partie inférieure et au bord axillaire de l'omoplate, et de l'autre à la coulisse bicipitale de l'humérus. Il concourt à former la partie postérieure de l'aisselle. — Muscle rond pronateur. (V. Pronateur.) — Ligaments ronds de la matrice. (V. Matrice.)—On appelle encore ligament rond un ligament de l'articulation radio-cubitale, qui va de l'apophyse coronoïde au bas de la tubérosité du radius. **J. B.**

RONFLEMENT (physiol. path.), s. m., ronchus, en grec renchos, bruit qui se produit dans l'arrière-gorge par la vibration du voile du palais lorsque l'air traverse l'arrière-bouche : il a lieu pendant le sommeil. On l'observe surtout dans le coryza, on le rencontre aussi dans le côma produit par quelques affections cérébrales.

RONGEANT (path.), adj., exedens; se dit de certaines ulcérations, qui vont toujours en creusant les tissus sur lesquels elles siègent. Dartre rongeante. (V. Esthiomène, Ulcère, Chancre.)

ROQUETTE (bot.), s. f., eruca sativa, famille des Crucifères, J.; tétradynamie siliqueuse, L. Elle croît naturellement dans les lieux incultes du midi de l'Europe et du nord de l'Afrique. Cultivée dans les jardins, elle produit un grand nombre de variétés, jouit des propriétés excitantes communes à la plupart des crucifères, et n'est guère employée que comme assaisonnement. On lui croyait autrefois des propriétés aphrodisiaques, de là ce vers :

Excitat ad venerem tardos eruca maritos.

Mais il en est de cette plante comme de tant d'autres : ses propriétés ne gisent que dans l'imagination et la crédulité. **J. B.**

ROSAT (pharm.), adj. Cette qualification s'applique à la plupart des compositions dans lesquelles il entre des roses; ainsi on dit: Miel rosat, onguent rosat, vinaigre rosat.

Le miel rosat se prépare avec pétales de roses de Provins desséchées 1,000 gram., eau bouillante et miel blanc, de chaque, 6,000 gram. Faites infuser les roses dans l'eau pendant vingt-quatre heures, passez avec expression, laissez reposer, décantez et ajoutez le miel à la liqueur; faites cuire ensuite en consistance de sirop, et passez.

Le vinaigre rosat se prépare avec pétales de roses rouges de Provins, 50 gram., vinaigre rouge très-fort, 500 gram.; faites macérer huit jours, et décantez. Une cuillerée de ce vinaigre pour un verre d'eau forme une lotion usitée chez les femmes pour la toilette. On l'emploie aussi en injection dans la granulation du col de l'utérus.

Le vin rosat se prépare avec pétales sèches de roses de Provins, 120 gram.; vin rouge généreux, un litre; faites macérer à vase clos huit jours. Employé pour l'usage externe et en injections.

L'onguent rosat se prépare avec axonge, 1,000 gram., roses rouges récentes et mondées, 500 gram., roses pâles, 500 gram.; on pile les roses, on en met une partie dans une bassine avec la graisse, et l'on fait bouillir légèrement pendant un quart d'heure; on passe avec expression, on sépare l'eau, et l'on chauffe de nouveau avec le reste des roses; on passe et l'on fait fondre avec racine d'orcanette pulvérisée grossièrement, 30 gram.; on passe de nouveau et l'on sépare l'humidité par le refroidissement; on fait fondre une dernière fois, et l'on coule dans un pot. Mêlé à un peu de cire et d'huile, cet onguent peut faire une pommade employée contre les gerçures des lèvres. **J. B.**

ROSE (bot. et mat. méd.), s. f., rosa, en grec rodon. Le genre rose est le type de la famille des Rosacées, J., appartient à l'icosandrie polygynie, L. Il en existe une multitude de variétés; nous ne parlerons ici que de celles qui sont employées en médecine.

Rose rouge ou rose de Provins (rosa gallica). On récolte ces roses avant qu'elles soient épanouies; on les trouve dans le commerce séparées de leur calice. Elles sont d'un rouge foncé et comme velouté, et d'une odeur très-suave. M. Cartier les a analysées, et y a trouvé du tannin, de l'acide gallique, une matière colorante, une huile volatile, une matière grasse, de l'albumine et divers sels de potasse, de chaux, etc. Les roses de Provins jouissent de propriétés astringentes assez caractérisées, et on les emploie très-fréquemment sous forme de décocté, en lotions, en injections, dans les hémorrhagies passives, les flueurs blanches; en lavements, dans les diarrhées muqueuses. On en prépare un vinaigre et un vin qui servent aux mêmes usages, un mellite fort employé en gargarismes dans les angines légères, etc. (V. Rosat.)

Rose pâle, rose des quatre-saisons, rose de Puteaux (rosa damascena), est originaire de l'Asie Mineure, très-cultivée en Europe à cause de l'odeur délicieuse qu'exhalent ses fleurs. Les pétales sont couleur de chair; leur saveur est légèrement amère et astringente. La rose pâle est laxative; on en fait un sirop usité surtout pour les enfants, pour les convalescents ou les personnes qui ont les voies digestives très-irritables. C'est avec ces roses que l'on prépare les différents cosmétiques auxquels on veut donner une odeur agréable ; enfin, elles servent à faire cette fameuse essence de roses si répandue dans l'Orient.

Rose sauvage ou *églantine* (*rosa canina*). C'est un arbrisseau très-commun dans les haies et les buissons de toute l'Europe, il fleurit en mai, et porte des fruits en septembre : les fleurs sont grandes, un peu rougeâtres, sont légèrement purgatives; mais ce sont particulièrement les fruits qui sont employés dans la matière médicale, on les connaît sous le nom plus que vulgaire de *gratte-culs*, ou sous celui plus élégant de *cynorrhodon*, qui signifie rose de chiens. Ces fruits ovoïdes, d'un beau rouge, ont une saveur acidulée et astringente. Quand la gelée a passé dessus, ils deviennent mous, sucrés et de couleur brune; on en fait une pulpe avec laquelle on prépare la conserve de cynorrhodon, très-employée, surtout autrefois, comme astringent dans les diarrhées chroniques à la dose de 8 à 30 grammes.

Rose trémière, Althæa rosea. Ce nom a été donné mal à propos à une plante de la famille des mauves, qui jouit de propriétés émollientes.

J.-P. BEAUDE.

ROSEAU (*mat. méd.*), s. m., *arundo*, famille des Graminées, J.; triandrie dygynie, L. Il y en a deux variétés employées en médecine : 1° *le roseau des jardins* ou *canne de Provence* (V. *Canne*); 2° *le roseau à balais*. C'est le roseau qui croît sur le bord des étangs; sa racine, et plus spécialement la partie inférieure du chaume, passent pour dépuratives et antisyphilitiques, mais fort mal à propos. Elle forme la base de la fameuse drogue connue sous le nom de rob de *Lafecteur*.   J. B.

ROSÉOLE (*médec.*), s. f. La roséole est une affection légère de la peau, fugace, non contagieuse, et caractérisée par de petites taches roses, irrégulièrement circulaires et très-peu saillantes. Cette éruption paraît souvent comme phénomène accessoire dans le cours de quelques maladies graves, et notamment du rhumatisme, de la goutte, du choléra, etc. Elle peut compliquer aussi la petite vérole et la vaccine. L'usage du copahu détermine quelquefois une roséole spéciale. A certaines époques, elle règne épidémiquement. Elle peut se répéter plusieurs fois chez le même individu. Les alternatives brusques de froid et de chaleur, l'usage des boissons glacées après un exercice violent, paraissent avoir provoqué, dans certains cas, le développement de cette éruption.

Lorsqu'elle existe seule, la roséole se montre principalement chez les enfants, soit au moment de la dentition, soit pendant l'été ou l'automne, précédée d'une fièvre légère, et disparaissant spontanément du troisième au cinquième jour, sans qu'il soit nécessaire d'employer aucun moyen actif.

La roséole doit être distinguée de l'érythème, avec lequel elle offre une certaine ressemblance, par l'étendue beaucoup moins considérable, le nombre plus grand et la couleur moins foncée des taches, et de la rougeole, dont elle pourrait simuler la forme la plus bénigne, par l'absence de catarrhe, la brièveté et le peu d'intensité des phénomènes précurseurs, la forme irrégulière des taches, leur largeur plus grande, et la non-contagion de la maladie. La teinte de la peau, dans la scarlatine, est

plus animée, plus persistante, et plus uniformément répandue que dans la roséole. La desquamation, qui est nulle, ou a peu près nulle dans l'affection qui nous occupe, est des plus évidentes, et en quelque sorte caractéristique dans la scarlatine.

Le traitement de la roséole est extrêmement simple : une diète légère, des boissons délayantes ou acidulées, une température modérée, et le repos au lit ou au moins à la chambre, pendant deux ou trois jours, suffisent pour combattre la maladie.

G. BLACHE.

ROT. (V. *Eructation.*)

ROTATEUR (*anat.*), adj., *rotator*, qui fait tourner, de *rota* roue. On appelle ainsi certains muscles qui ont pour action de faire tourner le membre ou la partie à laquelle ils s'attachent : ainsi on a appelé grand et petit rotateurs de l'œil le muscle grand et petit obliques de l'œil. (V. *Oblique*.)

ROTATION (*physiol.*), s. f., *rotatio*, mouvement d'un corps qui tourne sur son axe, de *rota* roue. La tête, le tronc, les membres, exécutent, à l'aide de certains muscles spéciaux, des mouvements de rotation sur leur axe.

ROTULE (*anat.*), s. f., diminutif de *rota*, petite roue, nommée par les Latins *patella*. C'est un os plat, court, arrondi, qui est situé à la partie antérieure du genou dans l'épaisseur du tendon de l'extenseur de la cuisse qu'il termine ; le tendon sous-rotulien le fixe en bas à la partie antérieure et supérieure du tibia.

ROTULE (Maladies de la). La rotule, en raison de sa situation superficielle, est assez souvent le siège de fractures et de luxations.

1° *Fracture de la rotule.* Elle est le plus souvent transversale, parfois oblique ou même longitudinale, enfin la rotule peut être brisée en plusieurs fragments. Les fractures reconnaissent ordinairement pour cause une chute sur les genoux ou une contusion violente, l'action d'un projectile lancé par la poudre à canon, etc. La fracture transversale a quelquefois lieu par l'action musculaire dans une violente contraction des muscles extérieurs, comme il arrive quand on veut se retenir pour ne pas tomber en arrière.

Les *symptômes* sont assez faciles à saisir : le sujet ne peut se tenir debout sur la jambe malade, ni s'en servir pour la marche; l'écartement des fragments en est le signe le plus apparent, et leur mobilité que l'on constate en les saisissant entre les doigts et en les faisant jouer en différents sens achève de compléter le diagnostic.

Les auteurs ont beaucoup discuté sur la manière dont se réunissent les fragments de la rotule; les pièces pathologiques prouvent que c'est par l'intermédiaire d'un tissu fibreux. Le *pronostic* varie suivant que la fracture est simple ou compliquée. Dans ce dernier cas, quand la rotule est brisée en morceaux, que l'articulation du genou est ouverte, comme il arrive à la suite d'une plaie par arme à feu, le pronostic est très-grave, les accidents qui surviennent alors peuvent nécessiter l'amputation de la cuisse.

Le *traitement* est aussi modifié par la nature de la fracture : dans tous les cas, la jambe sera placée dans l'extension, et les fragments seront rapprochés au moyen des appareils nommés bandages unissants, et dont la disposition a été modifiée à l'infini par les chirurgiens. Dans les cas difficiles, on pourra avoir recours à un instrument particulier, la *griffe*, qui a été imaginé par M. Malgaigne.

2° *Luxations.* Elles se produisent en dedans ou en dehors; elles n'ont guère lieu que quand la jambe est étendue, alors le ligament de l'extenseur est relâché, la rotule devient saillante, très-mobile, et un choc violent sur son bord externe, mais surtout sur son bord interne, qui est plus saillant, portera cet os en dedans ou en dehors des condyles du fémur. Les signes les plus caractéristiques de cette luxation consistent dans la déformation du genou; on trouve une dépression là où devrait être la rotule, et, au fond de cette dépression, les parties osseuses qui constituent l'articulation fémoro-tibiale; puis en dedans ou en dehors de cette dépression, suivant que la luxation est interne ou externe, existe une saillie anormale, dure, osseuse, dans laquelle la main exercée du chirurgien a bientôt reconnu la rotule. Il y a en même temps douleur vive, impossibilité de marcher, etc.

La réduction dans ces déplacements est pour l'ordinaire assez facile. Un aide, élevant le talon, place le tendon de l'extenseur dans le plus grand relâchement possible; alors l'opérateur, à l'aide de pressions ménagées, repousse doucement la rotule à sa place, elle y revient ordinairement avec facilité et sans qu'il faille déployer beaucoup de force. Aussitôt la rotule réintégrée dans son siège ordinaire, la douleur disparaît, et le malade peut marcher. On maintient ensuite pendant quelques jours le genou un peu serré à l'aide d'une genouillère.

Du reste, la contusion, si elle était violente, sera traitée par les moyens ordinaires.

                      J.-P. BEAUDE.

ROTULIEN (*anat.*), adj., qui appartient à la rotule, *ligament rotulien.* (V. *Rotule.*)

ROUGEOLE (*méd.*), s. f., *rubeola morbillis, febris morbillosa,* etc. La rougeole est une fièvre éruptive, caractérisée par de petites taches rouges, inégalement disséminées sur toute la peau, et accompagnée le plus ordinairement d'une fluxion catarrhale vers les yeux et les membranes muqueuses des voies respiratoires.

La rougeole peut être sporadique ou épidémique; elle se montre très-fréquemment sous cette seconde forme, et plus souvent alors à la fin de l'hiver ou au commencement du printemps et vers le mois de septembre, comme Sydenham l'observait en 1670 et en 1674, et comme nous l'avons vu nous-mêmes en 1840. Il serait difficile de préciser les conditions atmosphériques qui en favorisent le développement. Mais on peut dire qu'il n'est pas rare de voir l'apparition des exanthèmes en général coïncider avec une constitution catarrhale assez marquée.

Comme la scarlatine et la variole, la rougeole nous paraît être constamment le résultat d'une contagion; mais en disant que les fièvres éruptives sont contagieuses, il faut sous-entendre certaines circonstances accessoires, le plus souvent indispensables, c'est-à-dire la prédisposition et peut-être aussi les conditions atmosphériques. La contagion s'exerce pour

la rougeole par infection et par contact direct ou indirect, ordinairement plus facile vers le déclin de la maladie. Nous avons parlé des constitutions qui président à son développement. Quant à la prédisposition qui aide si puissamment l'action du contagium, elle peut être acquise soit par l'influence d'une maladie antérieure et l'affaiblissement qu'elle laisse après elle, soit par un état habituel de la constitution, une fatigue forte pour des tempéraments incapables de la supporter. La rougeole peut atteindre tous les âges; elle est néanmoins beaucoup plus commune dans l'enfance, plutôt après qu'avant la première dentition, quoique Vogel et Sydenham l'aient observée chez des enfants nouveau-nés; et que M. Guersaut ait eu occasion de la voir chez un enfant qui l'apporta en naissant, l'ayant gagnée de sa mère. La rareté relative de cette affection dans l'âge adulte tient en grande partie à l'immunité qui paraît acquise aux personnes qu'elle a déjà une fois atteintes. Cependant cette règle n'est pas sans exception, et nous avons plus d'une fois rencontré des exemples de récidive. Certaines personnes même semblent avoir une facilité extrême à contracter des exanthèmes. Quant aux causes occasionnelles, leur influence, d'ailleurs très-faible dans toutes les maladies générales, n'a qu'une part tout-à-fait secondaire dans la production de la rougeole.

La rougeole peut être régulière et simple, ou irrégulière.

ROUGEOLE SIMPLE. La rougeole, comme toutes les fièvres éruptives, se divise naturellement en trois périodes ou stades: celle qui précède l'éruption, celle pendant laquelle l'éruption a lieu, celle où elle se termine, ou stade de desquammation.

Première période. — Les premiers symptômes de la rougeole, qui débute assez brusquement après une incubation dont la durée est variable, sont une fièvre en général assez forte et continue, du mal de tête, une toux caractéristique, sèche, quinteuse, rauque, quelquefois de la dyspnée, et une douleur s'étendant comme une barre à la base de la poitrine, une vive rougeur des yeux, du larmoiement, de l'enchifrenement et de fréquentes envies d'éternuer; souvent, comme l'a enseigné M. Guersaut, un piqueté rose de la muqueuse palatine; des lassitudes, un sentiment de brisement dans les membres; une langue large, blanche, humide, rarement des nausées, presque constamment de la constipation, et seulement dans quelques cas en général graves, de la diarrhée; enfin, chez les jeunes enfants quelquefois des convulsions qui cessent ordinairement d'elles-mêmes au moment de l'éruption.

Deuxième période. — Du troisième au quatrième jour, rarement le second, plus rarement encore, à moins d'anomalies souvent funestes, le septième et même le onzième ou le quinzième jour, ainsi que nous l'avons observé avec M. Guersaut, on voit paraître de petites taches rouges, inégales, d'un diamètre peu considérable, irrégulièrement arrondies, peu proéminentes. Elles se montrent d'abord à la face et successivement sur le col, le tronc et les membres. Ces taches ne tardent pas à s'élargir, elles se réunissent en groupes irréguliers. Leur couleur, qui acquiert la plus grande intensité du deuxième au troisième jour de l'éruption seulement, et qui est toujours moins vive que celle de la scarlatine, disparaît par la pression ; dans leurs intervalles la peau est saine. Quelques unes des taches présentent un léger relief au-dessus du niveau de la peau, relief appréciable au toucher; dans certains cas même elles forment de véritables élevures, et l'on désigne alors l'éruption sous le nom de *rougeole boutonneuse*. En même temps, on peut voir sur le voile du palais de petites taches semblables, dont le développement cause aux malades une gêne assez grande. La fièvre ne cède pas en général au moment de l'apparition de l'exanthème ; elle continue encore jusqu'au moment où l'éruption est terminée. La toux persiste, mais elle devient plus grasse ; l'oppression est beaucoup moindre. Les taches pâlissent vers le troisième ou le quatrième jour de la maladie ; elles disparaissent même quelquefois plus tôt ; dans les cas très-légers on les voit souvent s'évanouir sans retour après quarante-huit heures.

Troisième période. — Lorsque la maladie est arrivée à son déclin, la peau perd sa sécheresse, l'épiderme se détache en pellicules furfuracées, qui ne sont pas toujours visibles sur tous les points qu'a atteints l'éruption. Cette desquammation, qui n'est pas constante, commence en général le cinquième jour de l'éruption et se prolonge quelquefois durant plusieurs jours. La fièvre est nulle ; la peau commence alors à s'humecter de sueur, la constipation cesse. La toux diminue ou s'accompagne d'une expectoration variable, mais quelquefois aussi tellement caractéristique, qu'elle peut servir, comme nous le verrons plus loin, à reconnaître la nature de l'affection éruptive. La maladie se termine ainsi en général par le retour à la santé, après avoir duré de dix à quinze jours.

Rougeole irrégulière. La rougeole peut offrir un grand nombre de variétés et de complications plus ou moins importantes.

La rougeole grave est souvent très-irrégulière dans sa marche ; les prodromes, quelquefois très-longs, s'accompagnent de délire, de convulsions, de vomissements, de diarrhée, d'épistaxis répétées et abondantes. L'éruption est rare, incomplète, quelquefois compliquée d'autres éruptions telles que des vésicules miliaires ; d'autrefois les taches sont teintes en noir par du sang infiltré et deviennent livides. Dans d'autres cas, au moment où tous les symptômes, et en particulier l'exanthème sont à leur summum d'intensité, les taches disparaissent brusquement sous l'influence d'un refroidissement ou de toute autre cause ; la gêne de la respiration augmente, de la diarrhée, du délire, des convulsions surviennent, et la mort suit rapidement, à moins qu'on ne parvienne à rappeler l'éruption ou à faire disparaître les complications.

Une anomalie plus rare et moins dangereuse, consiste dans la transformation de certains caractères propres à la rougeole. Ainsi, on voit la fluxion catarrhale manquer complètement, ou bien l'éruption morbillaire s'accompagner de tous les signes généraux de la scarlatine.

Enfin, tous les symptômes de la rougeole peuvent se montrer, moins l'éruption. Ces faits de rougeole sans éruption sont hors de doute, lorsqu'on peut les rattacher à une contagion directe. C'est surtout dans les rougeoles épidémiques que l'on observe ces différentes anomalies.

Les complications les plus fréquentes de la rougeole sont des ophthalmies simples ou purulentes, des inflammations des bronches, du poumon, du larynx, quelquefois avec formation de pellicules pseudo-membraneuses, comme dans le croup ; enfin des stomatites gangréneuses, que l'on voit survenir chez les très-jeunes enfants à la fin de la maladie. La rougeole peut se développer en même temps qu'une scarlatine ou une petite vérole. Dans le premier cas, les caractères propres aux deux fièvres se développent simultanément ; dans le second, M. Rayer dit avoir observé que l'éruption variolique se suspendait.

La rougeole laisse souvent à sa suite des affections secondaires, contre lesquelles on doit toujours être en garde. Sans parler d'embarras gastriques, d'éruptions de furoncles ou de pustules d'ecthyma, de blépharites, d'ophthalmies ou d'otites chroniques, on peut voir la rougeole favoriser chez les enfants le développement des tubercules. Il n'est malheureusement pas rare, en effet, d'observer à sa suite de véritables phthisies aiguës, ou, chez des individus tuberculeux, une activité plus grande et toujours funeste dans la marche de leur maladie. Enfin, quoique plus rarement qu'après la scarlatine, une anasarque, avec ou sans la présence de l'albumine dans l'urine, peut succéder à la rougeole dont la convalescence est mal soignée. Par un effet contraire, la rougeole peut avoir une influence salutaire sur la marche d'affections anciennes de la peau, et mettre fin à certaines maladies convulsives, telles que la coqueluche et la chorée.

Diagnostic. Le diagnostic différentiel de la rougeole, n'offre guère de difficultés qu'avant l'éruption. Elle se distingue des autres fièvres éruptives par le catarrhe qui lui est propre. L'état de la langue et de la muqueuse pharyngienne, l'absence de stupeur, et enfin l'éruption, la différencient suffisamment de la fièvre typhoïde, avec laquelle on l'a quelquefois confondue. L'éruption peut être prise pour celle de la scarlatine, ou même de la variole au début ou avec certaines formes d'érythème. Mais l'époque plus tardive de son apparition et l'absence d'angine, dans le premier cas, sa marche dans le second, les symptômes concomitants et la durée, dans le troisième, suffisent pour caractériser la maladie. Enfin, après l'éruption, la forme de la desquammation, la nature des affections secondaires, pourront permettre d'établir de quelle espèce de fièvre éruptive un malade aura été atteint. Dans les cas où il resterait quelques doutes, et en particulier dans la rougeole sans éruption, l'examen des crachats viendrait éclairer le diagnostic, au moins chez les individus qui peuvent ou qui savent cracher. On sait, en effet, que très-rarement les enfants crachent avant l'âge de huit à dix ans. Cette particularité de l'expectoration dans la rougeole a surtout fixé l'attention de M. Chomel, qui la décrit ainsi dans ses leçons cliniques : « Les crachats ont un aspect et un caractère tout spéciaux. Aux yeux d'un médecin qui ne serait pas prévenu, il semblerait que ce fussent des crachats de phthisiques, tant ils ont de rapports avec ceux que rendent les malades à une certaine période de la phthisie pulmonaire. Ils sont, en général, déchiquetés, opaques, et traversés par des stries plus opaques et plus jaunes : il y surnage un liquide muqueux, abondant, demi-transparent, visqueux, un peu opalin, semblable à de l'eau gommeuse légèrement blanchie avec quelques gouttes de lait ; d'autres fois, ce liquide est plus fluide, moins visqueux et presque semblable à du petit lait. On sait que, dans la phthisie pulmonaire, au lieu d'être opalin, le liquide, fort muqueux et dans lequel nagent les crachats, est tout-à-fait transparent. »

Pronostic. La rougeole simple n'a par elle-même aucune gravité ; mais elle peut en acquérir par ses suites et ses complications. La forme épidémique, toutes choses égales d'ailleurs, expose à des accidents plus redoutables. L'état puerpéral, les âges extrêmes, une maladie antérieure, le séjour dans un hôpital, sont des circonstances propres à aggraver la maladie. Les signes pronostiques les plus fâcheux sont la longue durée des prodromes, l'oppression, le délire, la diarrhée, les anomalies ou la rétrocession de l'exanthème, la persistance du mouvement fébrile après la desquammation, ou les convulsions et le délire survenant à la fin ou dans le cours de l'éruption.

Traitement. Lorsque la rougeole est bénigne et marche régulièrement, elle peut être, pour ainsi dire, abandonnée à elle-même. Tout le traitement consiste à maintenir le malade au lit, à la diète, à l'abri des refroidissements et d'une lumière trop vive, et à donner une infusion chaude de fleurs de mauve ou de violettes, ou une décoction de fruits pectoraux sucrée avec le sirop de gomme ou de guimauve, et quelques lavements émollients. La convalescence demande des soins particuliers. Pour prévenir tout accident, et surtout l'action du froid, à moins que la maladie n'ait été très-légère, on ne permettra la sortie que quinze ou vingt jours après la desquammation terminée, après avoir fait prendre un ou deux bains tièdes et un léger purgatif, qui est presque toujours utile. Lorsque l'éruption est tardive, et que les prodromes sont graves et accompagnés d'un mouvement fébrile très-intense, quelquefois la saignée favorise le développement de l'exanthème. Si l'éruption est incomplète ou confluente à la face, et rare sur le reste du corps ; si elle disparaît en même temps que des symptômes thoraciques ou cérébraux se prononcent, des sinapismes promenés sur les membres inférieurs, ou des vésicatoires placés aux mollets, et quelquefois des bains tièdes, conviendront pour régulariser l'éruption et combattre ces phénomènes graves. Les complications phlegmasiques franches réclament l'emploi des émissions sanguines, mais avec réserve et modération. L'isolement doit toujours être opposé aux progrès de la contagion, que l'on pourrait essayer de prévenir, dans les épidémies, au moyen de l'inoculation, si l'on s'en rapporte à quelques essais tentés en Allemagne en pareille circonstance.

G. BLACHE.

ROUGEUR (*path.*), s. f., *rubor.* La rougeur est un des caractères principaux de l'inflammation ; elle est due à l'afflux du sang dans les vaisseaux capillaires.

ROUSSEUR (Taches de). (V. *Ephélides.*)

RUBÉFACTION (*physiol.*), s. f., *rubefactio*, de *rubor* rougeur. C'est le changement de couleur d'une partie qui devient plus ou moins rouge ; la rubéfaction a lieu par l'effet d'un afflux sanguin.

RUBÉFIANT (*thérap.*), adj., *rubefaciens*, qui fait rougir. On donne ce nom, en thérapeutique, aux médicaments qui irritent la peau, de manière à produire un afflux de sang dans la partie irritée. Les rubéfiants appartiennent à la grande catégorie des révulsifs, dont nous avons parlé ailleurs (V. *Révulsif*), et ils présentent en grande partie les avantages attachés à la méthode révulsive. Voici comment M. Gerdy en parle dans son traité des pansements. « Ils offrent cet avantage, que déterminant une action révulsive assez prononcée, on peut les répéter fréquemment, les faire agir sur une très-large surface, sur une partie ou même sur la presque totalité du corps. Mais encore ici il faut surveiller leur action ; car la douleur qu'ils occasionnent peut, dans la période fébrile des maladies aiguës, amener une réaction qui augmente le mal au lieu de le diminuer. Il est bien entendu aussi que, lorsqu'on fait agir les rubéfiants sur une très-large surface, leur action doit être très-affaiblie. (T. II, p. 199.)'» Les rubéfiants les plus employés sont, pour toute la peau : les bains de vapeur, ou d'eau rendue irritante *par une addition de sel ou d'un alcali*, les affusions, l'urtication, les frictions. Comme rubéfiants locaux, on emploie journellement les sinapismes, les bains de pied à la farine de moutarde et à la potasse, les emplâtres de poix de Bourgogne et les liniments ammoniacaux, les cataplasmes de raifort, d'ail, l'essence de térébenthine, l'acide acétique et l'acide hydrochlorique étendue d'eau, etc.   J. B.

RUE (*anat. méd.*), s. f., *ruta*, genre type de la famille des Rutaciés, J.; décandrie monogynie, L., dont l'espèce *ruta graveolens*, rue odorante, est cultivée dans les jardins, à cause de ses propriétés médicinales. La rue est un arbuste indigène des contrées méridionales de l'Europe, dont toutes les parties répandent, surtout quand on les froisse, une odeur particulière très-désagréable ; la saveur de cette plante est amère et chaude, qualité qui est due à une huile volatile fort abondante qui réside dans une multitude de vésicules glandulaires fort apparentes sur toute la surface. L'analyse a fait reconnaître, dans cette partie, de l'huile volatile, de la chlorophylle, de l'albumine végétale, de l'extractif, de la gomme, une matière azotée, de l'amidon, etc.

La rue est un excitant très-énergique, elle a été conseillée dans une multitude d'affections ; on l'a donnée à l'intérieur comme emménagogue chez les jeunes filles mal réglées, comme vermifuge, comme diaphorétique ; en frictions elle a été employée contre la gale et pour tuer les poux ; en lavements, contre la rétention des matières fécales par inertie des intestins, etc.; les feuilles se donnent en poudre à la dose de 6 décigrammes à 2 grammes, en bols et sous forme d'électuaire ; la décoction se prend à la dose de 1 à 4 grammes et plus dans un litre d'eau à prendre par petites tasses ; l'eau distillée entre dans des potions ; l'huile se prescrit par gouttes, 3 à 12 dans des potions ou en pilules. Enfin cette substance entre dans différentes compositions, telles que le vinaigre des quatre-voleurs.

        J. B.

RUGINE (*chir.*), s. f. On donne ce nom à un instrument dont on se sert en chirurgie et en anatomie pour racler les os et en enlever le périoste. Les rugines varient beaucoup dans leurs formes : on se sert aussi de petites rugines pour nettoyer les dents.

RUPIA (*path.*), s. m., du grec *rupos*, ordures, impuretés. Ce mot a été employé par Bateman pour caractériser une maladie de la peau que Willan et après lui Alibert ont confondue avec l'*ecthyma* ou *phlyzacia*. (Voy. ce dernier mot.)

Le rupia se reconnaît à des bulles ou ampoules (V. *Peau*) larges et aplaties, se développant sur diverses parties du corps, particulièrement sur les membres inférieurs, mais sans devenir jamais confluentes et habituellement en petit nombre. Leur base est plus ou moins enflammée, et elles contiennent une matière ichoreuse qui, plus tard, s'épaissit et devient purulente, mais avec beaucoup de lenteur. Ces bulles finissent par se rompre et par donner issue à cette humeur qui se dessèche sous forme de croûtes brunâtres plus ou moins épaisses, assez semblables à une coquille d'huître ou une patelle, sous lesquelles on trouve une ulcération, tantôt superficielle et tendant assez facilement à la guérison (*Rupia simplex*); tantôt, au contraire, une rongeante profonde et dont la cicatrisation se fait assez longtemps attendre (*Rupia proeminens* et R. *escharrotica*). Le point sur lequel elle siégeait conserve, pendant un temps plus ou moins long, une tache d'un rouge pourpré ou même une cicatrice.

Le rupia pourrait être confondu avec le pemphygus; mais, dans ce dernier, les bulles sont remplies d'une sérosité plus claire. Les croûtes ne sont pas épaisses et ne recouvrent pas une surface ulcérée; d'ailleurs il y a souvent dans le pemphygus aigu un état fébrile qui manque dans le rupia. Il est encore une forme de cette maladie qui sera décrite à propos des syphilides.

Le rupia paraît dépendre assez souvent de certains états cachectiques de l'économie. On le rencontre, aux deux extrêmes de la vie, sous l'une des trois formes admises par les pathologistes. Ainsi le *rupia proeminens*, qui est caractérisé par une croûte très-épaisse et une ulcération très-difficile à guérir, se montre surtout chez les vieillards ou les sujets dont la constitution a été profondément altérée par la misère, la mauvaise nourriture, l'habitation dans les lieux bas et humides. Le *rupia escharrotica* est caractérisé par des bulles élevées sur des plaques livides et remplies d'une liqueur trouble et noirâtre, suivies d'ulcérations rongeantes et accompagnées de douleurs fort vives Ce rupia s'observe chez les jeunes enfants cachectiques; il a été surtout étudié par les pathologistes anglais. En France, le *rupia simplex* a été plus fréquemment rencontré dans ces conditions; il est encore venu compliquer la convalescence de diverses maladies, et notamment la variole ou la scarlatine. Les saisons froides et humides prédisposent au rupia; de là sa fréquence plus grande en Angleterre. Quant au rupia syphilitique, voy. *Syphilides*.

Le pronostic du rupia est très-variable. Le rupia simplex est, comme l'indique son nom, une affection très-peu grave. Il n'en est pas de même des deux autres formes; mais c'est surtout le *rupia escharrotica* qui doit inspirer de sérieuses inquiétudes. On a vu de très-jeunes enfants, atteints de cette maladie, succomber dans l'espace de huit à quinze jours.

Dans le traitement, il faut avoir égard aux causes prédisposantes de la maladie. Ainsi, on se hâtera de placer le sujet dans des conditions plus favorables ; on lui fera habiter un endroit sec et chaud ; on relèvera ses forces par un régime substantiel. Des bains simples, des lotions aromatiques ou avec du vin chaud, quelques légères cautérisations avec la pierre infernale achèveront facilement la cure dans le cas de *rupia simplex*. Le *rupia proeminens* exige, outre le régime fortifiant, des soins locaux plus actifs. On fera tomber les croûtes au moyen de cataplasmes ; on pansera les ulcérations avec du cérat saturné ou mélangé de styrax, ou avec des pommades au proto-iodure ou même au deuto-iodure de mercure. Des cautérisations avec le nitrate d'argent, ou bien au besoin avec le nitrate acide de mercure, seront pratiquées sur l'ulcère, pour modifier la surface et amener la tendance à la cicatrice. Dans le *rupia escharrotica*, les émollients paraissent convenir pour abattre l'irritation violente qui accompagne la formation des bulles et calmer les douleurs de l'irritation.

E. BEAUGRAND.

RUPTURE (*path.*), s. f., *ruptura*, de *rumpere* rompre, briser. On appelle ainsi, en pathologie, toute solution de continuité survenue spontanément, c'est-à-dire sans cause extérieure, dans les muscles de la vie animale ou organique. C'est ainsi que l'on dit *rupture musculaire*, du cœur, de l'*utérus*, etc. (Voy. ces mots.) Le mot de *rupture* était autrefois synonyme de *hernie*.

J. B.

S

SABINE (*bot.* et *mat. méd.*), s. f., *juniperus sabina*, famille des Conifères, J.; diœcie monadelphie, L. C'est un genévrier qui se montre sous forme d'arbrisseau s'élevant à la hauteur de deux mètres environ. Il croît sur les montagnes arides et pierreuses des contrées méridionales de l'Europe, en Espagne, en Italie, et surtout dans l'ancien pays des Sabins, d'où il tire son nom. Ses feuilles sont très-petites, squammiformes, imbriquées sur la tige; les fruits, du volume d'un petit pois, sont noirs, charnus, et contiennent deux noyaux. Les jeunes rameaux ont une odeur fétide, résineuse, surtout quand on les frotte; cette odeur se perd en partie par la dessiccation.; leur saveur est âcre, chaude et amère. La sabine contient de la résine, une huile essentielle très-âcre, qui, suivant M. Dumas, présente la même composition que l'essence de térébenthine.

Employée à l'extérieur, la sabine est très-irritante, et sert à réprimer les bourgeons charnus de mauvaise nature et les chairs baveuses qui se montrent sur les ulcères atoniques, dont elle excite en même temps la vitalité. A l'intérieur, elle agit : 1° comme irritant des voies digestives avec lesquelles elle se trouve en contact, et peut déterminer l'empoisonnement à la manière des irritants (*Journ. des conn. méd. prat.*, janv. 1846, p. 138); 2° elle exerce une action spéciale sur l'utérus; c'est un emménagogue puissant. On s'est plusieurs fois servi de cette plante pour déterminer des contractions utérines dans un but criminel. Reconnaissons, toutefois, qu'elle est très-utile dans les cas d'aménorrhée avec atonie. Les docteurs Gunther et Sauther l'ont prescrite avec avantage dans les métrorrhagies. MM.. Gendrin et Aran, en France, ont répété ces expériences avec un plein succès. M. Aran la prescrit à la dose de 1 gramme à 1 gramme et demi dans les vingt-quatre heures. La sabine a encore été conseillée dans la goutte, le rhumatisme, dans les fièvres intermittentes, mais sans résultat bien marqué. On l'administre, en poudre, à la dose de 1 à 4 ou 5 décigrammes, associé au carbonate de fer, dans l'aménorrhée. L'huile se donne par gouttes (6 à 10) dans une potion emménagogue ou antispasmodique.   J. B.

SABLE (Bain de) (*thérap.*). On se sert très-rarement du bain de sable proprement dit en thérapeutique, car on ne saurait donner le nom de bain à la pratique qui consiste à entourer un membre, ou même une partie du corps, de sachets pleins de sable chaud, comme on le fait à la suite de l'opération de l'anévrysme et dans certaines affections algides, comme le choléra. — Le bain de sable est très-employé en chimie pour faire chauffer ou maintenir certaines substances à une température donnée. J. B.

SABURRE (*path.*), s. f., *saburra*, gravier. On donnait ce nom, dans la médecine humorale, à des matières viciées que l'on supposait être contenues dans les premières voies gastriques, ce qui, disait-on, provenait, soit d'une sécrétion altérée, soit des détritus de la digestion. On désigne encore, sous le nom d'état saburral, une affection particulière que nous avons décrite sous le nom d'embarras gastrique. (V. *Embarras*.)   J. B.

SAC (*anat.*), s. m., *saccus*. On appelle ainsi, en anatomie, une poche membraneuse. *Sac lacrymal*. (V. *Lacrymal*). *Sac herniaire* (V. *Hernies*), etc.

SACCHARIN (*pharm.*), adj., *saccharinus*, qui est sucré, qui est de la nature du sucre.

SACRÉ (*anat.*) adj., *sacer*, qui a rapport à l'os *sacrum* (Voy. ce mot).—*Nerfs sacrés*. Au nombre de cinq ou six, ils terminent la moelle épinière, passent par les trous sacrés. Les quatre premiers de ces nerfs et le cordon lombo-sacré concourent à former le *plexus sacré*. Ce plexus est situé à la partie postérieure de l'excavation du bassin, sur le muscle pyramidal, derrière les vaisseaux hypogastriques, la vessie, le rectum et l'utérus chez les femmes; il donne les nerfs hémorrhoïdaux, vésicaux, utérins et vaginaux; les nerfs honteux, fessier inférieur, et enfin le grand nerf sciatique, qui peut en être regardé comme la continuation. — *Ganglions sacrés*. Ils dépendent du grand sympathique, sont situés au-devant du sacrum, au nombre de trois ou quatre de chaque côté; leurs filets communiquent entre eux, avec les nerfs sacrés, et vont former le plexus hypogastrique. — *Artère sacrée antérieure* ou *moyenne*.

Elle naît de l'aorte, au-devant de la quatrième vertèbre lombaire, et se rend dans le sacrum par les trous sacrés antérieurs pour se distribuer aux enveloppes de la moelle. — *Artère sacrée latérale.* Tantôt il n'y en a qu'une, tantôt il y en a deux de chaque côté de la ligne médiane. Elles naissent, soit de l'ilio-lombaire, soit de la fessière, soit de l'hypogastrique, se divisent et s'anastomosent avec la précédente au-devant du sacrum, et pénètrent par les trous sacrés antérieurs; elles envoient des ramifications aux nerfs et ganglions sacrés.   **J. B.**

SACRO-COCCYGIEN (*anat.*), adj., *sacro-coccygius*, qui dépend du sacrum et du coccyx. — *Articulation sacro-coccygienne.* Elle unit l'extrémité inférieure du sacrum avec la face supérieure du coccyx, au moyen de deux ligaments dits *sacro-coccygiens antérieur et postérieur.*

SACRO-ÉPINEUX (*anat.*), adj., *sacro-spinosus.* — *Ligaments sacro-épineux.* Ce sont des cordons fibreux qui s'étendent des épines postérieures (supérieure et inférieure) de l'os des îles aux parties latérales et postérieures du sacrum.

SACRO-FÉMORAL (*anat.*), adj., *sacro-femoralis.* C'est le nom donné par Chaussier au muscle grand-fessier.

SACRO-ILIAQUE (*anat.*), adj. *Articulations* ou *symphyses sacro-iliaques.* Elles ont lieu entre les faces latérales du sacrum et les parties correspondantes de l'os iliaque; elles sont maintenues par les ligaments sacro-épineux, sacro-iliaques, qui unissent directement les deux os et les ligaments sacro-sciatiques.

SACRO-LOMBAIRE (*anat.*), adj., *sacro-lumbalis;* muscle pair, allongé, situé sur les parties postérieures du tronc, de chaque côté de la colonne vertébrale; il s'étend de la partie postérieure du sacrum et des parties attenantes à l'os iliaque au sommet des apophyses transverses des vertèbres lombaires, à l'angle des deux dernières côtes et aux tubercules postérieures des apophyses transverses des cinq dernières cervicales. C'est la portion dorso-trachélienne du sacro-spinal de Chaussier.   **J. B.**

SACRO-SCIATIQUE (*anat.*), adj., *sacro-ischiaticus.* — *Ligaments sacro-sciatiques.* Ce sont deux faisceaux fibreux étalés en membrane; l'un est antérieur, c'est le plus grand; l'autre, plus petit, est postérieur.

SACRO-VERTÉBRAL (*anat.*), adj., *sacro-vertebralis.* — *Articulation sacro-vertébrale.* C'est celle de la face inférieure de la dernière vertèbre lombaire avec la face supérieure du sacrum. — L'*angle sacro-vertébral* est la saillie que forment ces deux os à l'intérieur du bassin.

SACRUM (*anat.*), s. m., neutre de *sacer, os sacrum*, os sacré, en grec *iéron ostéon*, qui a la même signification. On l'a nommé ainsi, dit-on, parce qu'il contribue à protéger les organes génitaux qui étaient sacrés chez les anciens. Cet os est impair, symétrique, situé à la partie postérieure du bassin, au-dessous de la colonne vertébrale, et au-dessus du coccyx. Il est pyramidal et triangulaire, aplati d'arrière en avant. La face postérieure présente de haut en bas, sur la ligne médiane, une

rangée de quatre à cinq éminences, quelquefois soudées entre elles et faisant suite aux apophyses épineuses des vertèbres; au-dessous est une gouttière qui termine le canal sacré; sur les côtés, dans une dépression verticale, on trouve les quatre *trous sacrés postérieurs* qui donnent passage aux quatre branches sacrées postérieures; en avant, la surface est concave de haut en bas, et présente, dans quatre gouttières transversales, la double série des trous sacrés antérieurs pour les branches antérieures des nerfs sacrés; de chaque côté, deux surfaces ovalaires, inégales, rugueuses, s'articulant avec l'os iliaque. La base ovalaire présente l'orifice du canal sacré qui se continue avec le canal vertébral. Le sacrum est dirigé en bas, et son sommet tronqué s'unit au coccyx. Le sacrum est manifestement formé de plusieurs vertèbres soudées ensemble. Il renferme la fin de la queue de cheval, et sert au passage et à la sortie des nerfs sacrés. (V. *Moelle épinière* et *Colonne vertébrale.*)

SACRUM (Maladies du).—Outre les diverses maladies propres au système osseux, carie, nécrose, exostose, etc., le sacrum peut être atteint de fracture, mais assez rarement cependant, malgré sa position superficielle. Il ne faut pas moins que l'action d'une cause très-violente pour déterminer sa fracture. Le diagnostic est très-difficile, à moins que la lésion n'ait lieu très-bas; on pourrait alors constater la mobilité des fragments. Le traitement est celui des fractures du bassin et de la colonne vertébrale.   **J. B.**

SAFRAN (*mat. méd.*), s. m., *crocus sativus*, famille des Iridées, J.; triandrie monogynie, L. Il croît spontanément dans les basses montagnes de l'Attique; on le cultive dans plusieurs contrées de la France et de l'Europe, et particulièrement dans le Gâtinais. Le mot safran vient de l'arabe *assfar*, qui signifie jaune, et le mot crocus du grec *krokè*, filament. Ses stigmates, triés et séchés avec soin, sont la substance connue, dans le commerce, sous le nom de safran. Ce sont des filaments élastiques, d'un beau jaune orange, d'une odeur très-suave, et d'une saveur aromatique et amère. Il teint la salive en jaune doré. La poudre est d'un jaune rutilant. Il doit sa couleur à une substance particulière nommée polycroïte.

Le safran est un stimulant assez énergique dont l'action se porte particulièrement sur le système nerveux et l'utérus. Respiré en grandes masses, il produit du délire, des vertiges, un rire convulsif, et à la suite un état comateux, qui, dit-on, peut être mortel. Administré à l'intérieur à haute dose, 4 à 8 grammes, il produit les mêmes effets, et en outre des nausées et des vomissements. Le safran est conseillé comme tonique pour fortifier l'estomac, dans certaines névroses, mais surtout comme emménagogue. On l'emploie sous différentes formes : en poudre, à la dose de 2 à 6 décigrammes; en infusion, 6 décigrammes à 1 gramme pour 1 kilogramme d'eau. La teinture (safran 1 part., alcool à 810, 4 p.) s'administre en potion, 5 à 8 décigrammes, en sirops, etc.... Le safran entre dans la composition du laudanum de Sydenham, de l'élixir de Garus, de la confection hyacinthe, etc., etc. On préfère généralement le safran du Gâtinais.   **J. B.**

SAGAPENUM (*mat. méd.*), s. m., *sagapenum.*

C'est une gomme-résine qui se recueille en Perse sur le *ferula persica* (famille des Ombellifères) : on la nomme aussi gomme-séraphique. Elle est en masses granuleuses et poisseuses, ressemblant assez au galbanum ; mais elle en diffère par sa couleur jaune rougeâtre et son odeur d'assa-fœtida ; sa saveur est âcre. Le *sagapenum* est regardé comme excitant et antispasmodique ; mais aujourd'hui il est très-peu employé, excepté pour la préparation de l'emplâtre diachylon gommé, dans la composition duquel il entre dans une certaine proportion. ·J. B.

SAGE-FEMME (*path.*), s. f., *obstetrix* en latin, *maias* en grec. On appelle ainsi des femmes livrées à la pratique des accouchements. Cette institution date de la plus haute antiquité ; il en est question dans les livres sacrés : on sait que les Grecs en possédaient, et que la mère de Socrate exerçait cette profession à Athènes. Les Romains avaient également : aujourd'hui, les dispositions relatives à l'instruction, à la réception et à l'exercice des sages-femmes, sont régies par la loi du 29 ventôse an XI et l'arrêté du 20 prairial, même année (10 mars et 7 juin 1803). J. B.

SAGITTAL (*anat.*), adj., *sagittalis*, de *sagitta* flèche. On appelle suture sagittale, celle qui unit les deux pariétaux sur le sommet de la tête et s'étend d'avant en arrière. La gouttière sagittale est une dépression qui, à la partie intérieure de la voûte du crâne, répond à la suture.

SAGOU (*hygiène*), s. m., substance féculente obtenue de la partie centrale du tronc de divers palmiers, et particulièrement de ceux du genre *sagus* (sagouier), de la monœcie hexandrie, L. Ce genre renferme un petit nombre d'espèces qui croissent dans les contrées tropicales de l'Afrique et de l'Asie. On distingue trois espèces principales : 1° le *sagus raphia*, à stipe droit, de moyenne grandeur ; on le trouve dans les diverses contrées de l'Inde orientale et de l'Afrique ; il affectionne le bord des rivières ; 2° le *sagus pedunculata*, qui paraît être une variété du précédent. Originaire de Madagascar, il a été transporté d'abord à Bourbon et à l'île de France, et de là dans les colonies de l'Amérique, où il s'est très-bien acclimaté ; 3° le *sagus Rumphii*, ainsi nommé du savant qui l'a décrit le premier. C'est un palmier peu élevé qui croît dans les Moluques, et qui fournit la variété de sagou la plus blanche et la plus estimée.

Le sagou est la partie médullaire qui forme la plus grande partie du tronc des sagouiers. Pour l'obtenir, on fend l'arbre en long, puis on écrase la partie interne qui est tendre et pulpeuse. On réunit cette pulpe dans des espèces de tamis faits d'écorce, on lave et l'on entraîne la partie la plus blanche qui se dépose. Ce dépôt est recueilli dans des linges, puis séché au soleil, et il se présente alors sous la forme de petits grains gros comme une tête d'épingle, arrondis, blanchâtres, ou d'un gris rougeâtre, demi-transparents, assez durs. L'eau froide ne les dissout pas, l'eau bouillante les ramollit et les fait crever.

Aux Moluques, et dans les autres localités de l'Inde où se trouve le sagou, cette substance est très-employée comme aliment. On en fait des sortes de pains ou de galettes, des bouillies avec le lait ; on le mêle dans les ragoûts avec la viande. On mange aussi la tige même de l'arbre qui le fournit, en la faisant griller par tranches.

En France, le sagou est employé en potage à l'eau, au lait ou au bouillon ; on l'ordonne aux phthysiques, aux convalescents, aux personnes affectées de maladies gastriques, d'irritations gastro-intestinales ; cependant, comme l'écorce des grains est peu attaquable par les liquides et notablement par l'estomac, les autres matières féculentes vaudraient peut-être mieux. On fait avec le sagou un chocolat qui est restaurant, analeptique, etc..., surtout dans les prospectus des marchands. On peut faire avec 8 à 10 grammes de sagou concassé, dans 500 grammes d'eau bouillante, une tisane légèrement nourrissante et adoucissante , très-utile dans des vives irritations gastriques.

Disons, en terminant, que les habitants des Moluques et de quelques autres contrées font, avec la sève du sagouier et avec le fruit, une liqueur fermentée, pétillante, qui enivre facilement.
J.-P. BEAUDE.

SAIGNÉE (*thérap.*), s. f., *sanguinis emissio*, émission sanguine. On appelle saignée l'évacuation d'une quantité plus ou moins considérable de sang provoquée par l'art : la saignée est partagée en deux grandes catégories, suivant que le sang est tiré de vaisseaux d'un certain calibre, artériels ou veineux, ou des capillaires (V. *Circulation*). Dans le premier cas, elle est dite *générale*, parce qu'elle porte sur la grande circulation et que la déplétion se fait sentir dans toute l'économie. La seconde est dite *locale*, parce qu'elle agit, surtout, en dégorgeant la partie sur laquelle elle est pratiquée.

La *saignée générale* est indiquée quand on veut soustraire sur-le-champ une portion un peu considérable de la masse du sang ; elle se fait surtout dans les cas d'inflammation des gros viscères, dits viscères parenchymateux, et surtout le poumon, dans la pneumonie, dans la céphalalgie avec menace de congestion cérébrale, dans les apoplexies, les épanchements sanguins, ou certaines hémorrhagies, les affections organiques du cœur ; dans les affections générales, telles que la fièvre typhoïde de forme inflammatoire, chez les sujets vigoureux ; dans cet état de plénitude des vaisseaux sanguins connu sous le nom de pléthore, dans l'asphyxie, etc. En thèse générale, et à part les indications particulières, la saignée générale est contre-indiquée chez les très-jeunes enfants, chez les sujets faibles, débiles, épuisés par diverses circonstances, chez les vieillards cacochymes, et dans ces différents cas la *saignée locale* est préférable. Cette dernière convient même dans les phlegmasies purement locales et superficielles , quand une phlegmasie a résisté aux émissions sanguines générales, et que le sujet est trop affaibli pour que l'on puisse répéter celles-ci.

La saignée est dite *dérivative* ou *révulsive* (Voy. ce dernier mot) quand elle détourne le sang de la partie où il tend à se porter ; ainsi, dans la congestion cérébrale, on saigne du pied ou on applique les sangsues aux malléoles ou à l'anus. Il faut dire que, aujourd'hui, ces idées théoriques sur la révulsion ne sont guère appliquées, et que, dans les cas particuliers dont nous parlions, on saigne tout aussi bien du bras que de la jambe ; on s'attache plutôt à cette circonstance de la saignée, qu'elle désemplit le système sanguin, d'où le nom de saignée *déplétive* ou *spoliative*. Cependant, il est certains cas, où les saignées paraissent réellement attirer le sang du côté où l'émission a eu lieu ; ainsi, chez les jeunes filles aménorrhéiques, on se trouve bien, pour faire venir les règles, d'une petite saignée du pied, ou d'une application de sangsues, en petit nombre, aux aines ou bien aux cuisses.

Ces remarques générales sont assurément bien incomplètes , mais elles suffisent pour donner une idée des conditions et des intentions qui guident le praticien dans le choix de tel ou tel mode particulier d'émission sanguine. Voyons actuellement de quelle manière se pratiquent les saignées.

Les saignées locales consistent dans l'emploi des *sangsues*, des *scarifications* ou des *ventouses* scarifiées. Nous renvoyons à ces trois articles pour les détails. Quant aux saignées générales, elles se pratiquent sur les veines ou sur les artères ; la saignée des veines prend le nom de phlébotomie (*phlebs* veine, *temnô* je divise) ; la seconde, d'*artériotomie*.

PHLÉBOTOMIE.—Elle peut se pratiquer sur toutes les veines superficielles assez volumineuses pour donner une certaine quantité de sang, et disposées de telle sorte qu'on puisse exercer une compression momentanée au-dessus du point où la piqûre doit être faite. Les anciens ouvraient beaucoup de veines: ils saignaient au front, au grand angle de l'œil, au-dessous de la langue, au cou, au pli du bras, à l'avant-bras, au poignet, à la face dorsale du pénis, à la jambe et sur le dos du pied. Aujourd'hui, les chirurgiens ayant reconnu l'inanité des idées théoriques qui indiquaient telle ou telle saignée, se sont réduits à trois, et au plus à quatre régions. Ce sont, dans l'ordre de fréquence, le pli du bras, le pied, le cou, et parfois le poignet.

Pour pratiquer la saignée, il faut, 1° une *ligature* qui, comprimant la veine au-dessus du point où l'ouverture doit être faite, y retienne le sang qui revient des extrémités vers le cœur, fasse gonfler le vaisseau et favorise l'écoulement du sang; 2° une *lancette* (Voy. ce mot): pour les saignées ordinaires, nous préférons une lancette de grain d'orge à lame large, qui, par une simple ponction, donne une ouverture suffisante sans qu'il soit besoin de l'agrandir en traînant ou en soulevant l'instrument ; 3° enfin un vase de capacité variable pour recevoir le sang, et une compresse et une bande pour appliquer sur la partie où la saignée a été faite. Prenons pour exemple la saignée du bras.

Saignée du bras. — On trouve au pli du bras cinq veines que l'on peut ouvrir; la radiale , la médiane céphalique, la médiane basilique, la médiane commune, résultant de la jonction des deux précédentes, et la cubitale. La médiane basilique étant située au-dessus de l'artère humérale, ne peut pas être ouverte sans que l'on s'expose en même temps à léser l'artère ; c'est cependant cette veine que l'on saigne le plus ordinairement, parce qu'elle est très-superficielle, volumineuse, et qu'elle donne beaucoup de sang. Du reste, ces vaisseaux présentent une foule d'anomalies qui feront nécessairement varier le choix du chirurgien.

On commence par examiner les deux bras , afin de choisir celui où les veines sont le plus apparentes;

on retrousse la manche à cinq ou six travers de doigt au-dessus du pli du coude , en ayant soin qu'elle n'exerce pas une compression circulaire , car alors elle ferait l'office de ligature et empêcherait le sang de s'arrêter au moment voulu. On s'assure, par le toucher, de la situation de l'artère, afin de ne pas s'exposer à la blesser en piquant la veine que l'on a choisie ; puis on applique la ligature à deux travers de doigt au-dessus du pli du bras , et on serre de manière que les veines se gonflent suffisamment sans que l'artère cesse de battre, ce dont on s'assure au poignet. Alors l'opérateur applique la main du malade sous son aisselle droite s'il saigne le bras gauche, et *vice versa*, et avec la main correspondante il embrasse le membre au niveau du point où la piqûre doit être faite , le pouce appliqué sur la veine qu'il veut ouvrir et les autres doigts derrière le coude ; alors saisissant avec la main opposée la lancette qu'il avait placée tout ouverte à sa bouche, il la tient , par le talon de la lame, entre le pouce et l'index , et la plonge dans le point qu'il a déterminé à l'avance. Le sentiment d'une résistance vaincue, l'écoulement d'une goutte de sang sur les côtés de la lame , lui annoncent qu'il a pénétré dans le vaisseau ; il retire alors l'instrument en agrandissant l'ouverture, si la lame de la lancette n'est pas de nature à la faire suffisamment large. En même temps, il applique le pouce au-dessous de la piqûre, afin d'empêcher le sang de jaillir de suite et de donner à l'aide le temps de présenter le vase. On cesse de comprimer : le sang s'écoule en jet arrondi et d'une manière continue. Pour favoriser l'écoulement du sang , on fait exécuter au malade des mouvements avec sa main, par exemple en lui faisant tourner un lancetier ou une bande roulée ; alors le sang passe plus aisément des veines profondes dans les veines superficielles, et, retenu par la ligature, il s'échappe facilement par la plaie.

Quand la piqûre faite à la peau n'est pas parallèle à la plaie de la veine , le sang s'écoule difficilement et tend à s'infiltrer sous les téguments; le chirurgien tirant alors la peau du côté convenable, rétablit le parallélisme. Si la ligature était trop serrée, on la relâcherait ; trop lâche, on la resserrerait. Quelquefois , chez les personnes très-grasses , il se présente dans la petite plaie un peloton graisseux qui gêne l'écoulement du sang et qu'il faut repousser avec un stylet ou une tête d'épingle , ou bien même exciser avec des ciseaux . Quand on a retiré la quantité de sang voulue , on ferme l'ouverture avec le pouce ; puis on ôte la ligature et on fait plier l'avant-bras pendant quelques instants ; le sang s'arrête alors de lui-même. On lave les alentours de la partie opérée, on essuie soigneusement, puis on peut appliquer sur la petite plaie un morceau de taffetas d'Angleterre , ou, mieux encore, une compresse maintenue par une bande en 8 de chiffre. On fait fléchir l'avant-bras, et le malade doit garder cette position jusqu'au lendemain.

La saignée est très-difficile chez certaines personnes , surtout chez celles qui sont très-grasses ; les veines alors sont très-profondes : il faut, dans ce cas, appliquer une ligature fortement serrée , chercher exactement avec le doigt, dans le pli du bras, si l'on sent un cordon dur et tendu disparaissant quand on relâche la ligature et reparaissant quand on la resserre; un sentiment de fluctuation et de rénitence est souvent un guide sûr, pour des chirurgiens très-exercés. Parfois, il est impossible de trouver un vaisseau; il faut alors saigner ailleurs. Chez d'autres sujets, les vieillards, par exemple, les veines sont bien apparentes, mais elles roulent facilement et peuvent échapper à la lancette. Il faut donc les fixer avec le pouce au-dessous du point que l'on doit ouvrir, et faire l'ouverture plutôt en long qu'en travers.

Certains accidents plus ou moins graves peuvent accompagner la saignée ou plutôt la suivre. Nous citerons d'abord la *douleur*, que les auteurs attribuent à la section incomplète d'un filet nerveux, accident tout-à-fait indépendant de l'opérateur, et qui exige l'emploi des émollients unis aux narcotiques; si ce moyen échoue, on fait une incision transversale comprenant le nerf blessé. Il est des personnes, même courageuses, qui ne peuvent être saignées sans se trouver mal. Alors on les étend sur le dos, la tête basse, on leur fait respirer des sels, on leur jette de l'eau à la figure, etc.(V. *Syncope*). D'autres fois, lorsque le sang continuera de couler, on pincera la peau au niveau de la piqûre entre deux doigts, et on fera fléchir fortement le bras; il faut bien s'assurer en même temps que rien ne comprime le membre au-dessus de la saignée. Au bout de quelques instants on lâche la peau; l'écoulement est alors arrêté; s'il continuait, une légère compression avec quelques rondelles d'agaric suffirait pour le suspendre définitivement. On désigne sous le nom de *thrombus* une infiltration de sang dans le tissu cellulaire sous-cutané qui entoure la piqûre; il se forme là une petite tumeur qui gêne l'écoulement du sang et nécessite parfois que l'on saigne ailleurs. Le thrombus ne réclame tout au plus que l'emploi de compresses trempées dans quelque liqueur résolutive, eau blanche, eau salée, eau de boule de Nancy, etc. L'ecchymose, qui se forme à la suite du thrombus ou qui a lieu sans lui, se traite de la même manière.

Un accident plus sérieux, c'est l'inflammation qui s'empare de la petite plaie; quand cette inflammation est très-limitée, très-circonscrite, elle n'a rien de bien grave, et quelques applications émollientes en font promptement justice; mais si elle s'étend à la veine, il en résulte alors une phlébite, c'est-à-dire une des maladies les plus graves dont on puisse être attaqué. Hâtons-nous de dire que la phlébite est une complication très-rare et qui ne se montre que dans certaines conditions spéciales (V. *Veines*). Reste enfin la blessure de l'artère, accident aussi très-grave, auquel on peut quelquefois remédier immédiatement par la compression, mais qui détermine souvent un anévrysme faux et rend indispensable la ligature de l'artère au-dessus du point blessé (V. *Anévrysme*).

Saignée du pied.—Se fait sur la saphène interne ou externe, mais plutôt la première qui est plus volumineuse. Pour la pratiquer, on fait asseoir le malade sur son lit ou sur une chaise, et on lui fait mettre les pieds dans un seau d'eau chaude. Quand les veines sont bien gonflées, on fait choix du membre, on essuie le pied et on applique une ligature à deux travers de doigt au-dessus des malléoles; puis on pique la veine comme dans le cas précédent, et on remet le pied dans l'eau qui doit être seulement tiède. On laisse couler le sang jusqu'à ce que l'eau ait pris une teinte plus ou moins rouge, qui apprend au chirurgien s'il est temps

d'arrêter l'écoulement. Une compresse et un bandage nommé l'*étrier*, servent à fermer la petite plaie. La saignée du pied donne beaucoup moins de sang que la saignée du bras, elle est moins facile à pratiquer; aussi est-elle plus rarement employée. Les accidents sont ordinairement peu marqués, à part la douleur qui se montre quelquefois.

Saignée du cou. — Dans cette région, c'est la jugulaire externe que l'on ouvre. Cette saignée se fait aussi très-rarement. On applique au-dessus de la clavicule et sur le trajet de la veine, une compresse pliée en plusieurs doubles, que l'on fixe avec une bande qui, passant sur le côté du cou où l'on veut saigner, est nouée sous l'aisselle opposée. On fixe la veine gonflée entre le pouce et l'index, et on l'ouvre soit avec la lancette soit avec le bistouri; le sang s'écoule souvent en nappe, et on le fait couler dans le vase en le recueillant au sortir de la plaie dans une carte pliée en gouttière. La quantité de sang voulue étant retirée, on ôte la bande et on ferme la plaie avec un petit morceau de taffetas d'Angleterre ou de sparadrap de diachylon gommé.

ARTÉRIOTOMIE.—Elle est plus rarement usitée encore que la saignée, et nous ne la citons que pour mémoire. Une seule artère, la temporale ou une de ses divisions, est ouverte dans cette opération. Ici il n'est pas besoin de ligature préalable. Le vaisseau, reconnu à ses battements, est ouvert d'un coup de bistouri donné en travers de sa direction, et le sang est également reçu au moyen d'une carte; puis on couvre la plaie de compresses graduées, serrées fortement au moyen d'un bandage compressif accommodé à la région, et que les chirurgiens connaissent sous le nom du *nœud* d'emballeur. Cette saignée est quelquefois employée dans les céphalalgies intenses, les phlegmasies cérébrales, mais on lui préfère la saignée du bras et les sangsues, ou les ventouses à la base du crâne. J.-P. BEAUDE.

SAIGNEMENT (*path.*), s. m., *sanguinis effusio, fluxus*, écoulement de sang. Ce mot, synonyme d'*hémorrhagie* (Voy. ce mot), ne s'emploie guère en médecine que quand on parle du saignement du nez. Quelques personnes s'imaginent à tort que l'on doit dire saigner au nez pour exprimer l'*epitaxis*; c'est une faute, on ne saigne pas au nez, mais du nez.

SAIN-BOIS ou **SAINT-BOIS**. (V. *Garou*.)

SAINDOUX. (V. *Axonge*.)

SAINT-ALBAN (Eaux minérales de) (*thérap.*). Saint-Alban est un hameau composé entièrement d'hôtels et d'hôtelleries qui ont été fondés pour loger les malades qui fréquentent ses sources minérales; il est situé à deux lieues de Roanne, dans la commune de Saint-André-d'Apchon, au pied de la chaîne de montagnes qui ferme la plaine du côté de la rive gauche de la Loire. Les promenades y sont agrestes et agréables, surtout celle de la vallée du Désert, remarquable par ses rochers et ses ombrages. Dans le voisinage sont des châteaux en ruines, qui attirent les promeneurs par l'aspect pittoresque de leurs débris.

Les eaux de Saint-Alban paraissent avoir été fréquentées depuis une antiquité assez reculée: des monnaies romaines trouvées dans les sources, et que la piété des buveurs jetait comme offrande à la divinité qui présidait à ces fontaines, suffiraient pour attester ce fait, si deux grandes piscines de construction romaine, ne prouvaient que ce lieu fut autrefois le siège d'un de ces nombreux établissements thermaux dont les Romains couvrirent les Gaules.

Les eaux de Saint-Alban sont limpides, transparentes, aigrelettes et agréables à boire ; elles laissent ensuite un goût austère, dû sans doute au fer qui entre dans leur composition ; leur température est de 18°,7 centigrades. Les sources sont au nombre de trois ; elles présentent, dit-on, la même composition, et laissent dégager à leur surface des nombreuses bulles d'acide carbonique ; un sédiment rougeâtre se dépose sur les parois des bassins. Les eaux de Saint-Alban ont été plusieurs fois analysées. MM. Orfila, Barruel et Soubeiran, ont trouvé qu'elles étaient composées, pour un litre d'eau, de :

Bicarbonate de soude...	1,gr.	213
— de magnésie..............	0,	894
— de chaux..................	0,	423
— de fer.................	0,	080
Gaz acide carbonique pur, une quantité considérable.		

M. Barbe, pharmacien à Roanne, a fait une autre analyse, dans laquelle il ne constata pas l'existence de la magnésie, mais où il trouva en plus que dans l'analyse précédente, du sulfate de chaux, du nitrate de chaux et de la terre argileuse. Ces variations dans les analyses peuvent s'expliquer, si les auteurs n'ont pas pris de l'eau de la même source, car rien n'est commun comme le changement dans l'existence de quelques principes, même pour des sources qui sont très-voisines ; et cette opinion peut acquérir encore plus de probabilité, lorsqu'on saura que les trois sources de Saint-Alban sont considérées comme ayant chacune des propriétés spéciales. Ainsi, le *Puits-Rond* fournit l'eau pour la boisson, le *Puits-du-Galeux* sert aux lotions, et le *Grand-Puits* sert à alimenter les bains. Richard de la Prade, qui, en 1774, a fait une analyse des eaux de Saint-Alban, y avait aussi reconnu l'existence de la sélénite ou sulfate de chaux.

Les eaux de Saint-Alban sont employées en lotions, en bains et en boisson ; elles sont diurétiques, apéritives, toniques et stimulantes ; c'est surtout dans les affections chroniques de l'estomac et des intestins, dans les engorgements chroniques des viscères, tels que le foie, la rate, les reins, la matrice, que l'on a constaté son efficacité ; elles sont également efficaces dans les engorgements lymphatiques et glanduleux, dans les catarrhes chroniques de la vessie, dans la gravelle et les affections calculeuses. On les dit aussi très-utiles dans les affections chroniques de la peau, dans certaines dartres, et la gale très-ancienne, etc. On en fait aussi usage dans la chlorose, la suppression des règles, les flueurs blanches et les blennorrhées. Elles sont, dit-on, contre-indiquées dans les névralgies, les affections nerveuses et les maladies de poitrine.

Le gaz acide carbonique qui se dégage des sources a été employé directement en inspiration dans les affections de poitrine et de l'utérus, et même en douches, dans ces dernières maladies. Au moyen d'entonnoirs placés au fond des puits, et surmontés de tuyaux qui se rendent sous un vaste gazomètre, on recueille tout le gaz qui sort des sources, et, au moyen de conduits spéciaux, on le dirige soit pour être inspiré, soit pour les douches par injections.

La dose à laquelle on boit les eaux est de cinq à six verres le matin ; aux repas on peut mêler l'eau au vin, et elle lui communique une couleur violacée. La durée du traitement est de 20 à 25 jours ; la saison commence au 15 mai et finit au 15 septembre. Les bains de Saint-Alban sont très-fréquentés, surtout par les habitants des départements voisins. Les eaux sont exportées, et il en existe à Paris dans les dépôts d'eaux minérales ; il y a même un dépôt spécial de ces eaux.

J.-P. Beaude.

SAINT-ALLYRE (Eaux minérales de) (*thérap.*). Saint-Allyre est une fontaine située dans un des faubourgs de Clermont-Ferrand, et qui jouit d'une réputation presque européenne, moins pour ses vertus médicales que par la singulière propriété que présentent ses eaux de pétrifier, ou plutôt d'incruster les objets que l'on y immerge. L'eau fournie par cette fontaine est de 1440 litres par heure ; sa température est de 24 degrés centigrades, quelle que soit celle de l'atmosphère. Les eaux, à leur sortie, sont limpides, elles ont une saveur aigrelette et laissent dégager une faible odeur bitumineuse ; lorsqu'on les agite, on voit surgir une assez grande quantité de bulles de gaz, formé par de l'acide carbonique qui sert à retenir en dissolution les carbonates terreux que déposent ces eaux. « Ce dépôt est si « abondant, dit Buc'hoz, en 1785, dans son Dictionnaire hydrologique, qu'il a formé une muraille « de plus de cent quarante pas de long, haute de « quinze à vingt pieds en certains endroits, et large « de dix ou douze. Depuis quelque temps on fait « couler l'eau de cette fontaine, tantôt par un endroit du jardin, tantôt par un autre, afin d'éviter « à l'avenir de pareille pétrification ; et comme, près « de l'endroit où l'eau de cette fontaine se jetait « dans un fossé, il y avait une planche pour en « faciliter le passage, l'eau coula enfin sur cette « planche, et y laissant peu à peu des concrétions « pierreuses, a fait un pont très-curieux qu'on appelle *Pont de la Pierre*. On dit que Charles IX fut « curieux de voir cette merveille. »

Cette propriété que possèdent les eaux de Saint-Allyre n'est pas rare, surtout en Auvergne ; mais peu de fontaines la possèdent à un degré aussi énergique. M. Girardin, qui a fait l'analyse de l'eau de Saint-Allyre, pense qu'elles ont perdu de leur propriété incrustante, et qu'aujourd'hui elles déposent moins de travertin qu'autrefois. Le fossé dont parle Buc'hoz est le ruisseau de Tirtaine, sur lequel est jeté le pont naturel dont il explique la formation.

MM. Patissier et Boutron-Charlard, dans leur Manuel des eaux minérales, disent que l'on a établi près de la fontaine, des chambres d'incrustation où l'eau de la source est dirigée par une rigole dans des cuves assez profondes, d'où elle se répand sous forme de pluie sur tous les corps environnants ; par suite de la grande surface qu'elle présente à l'air, elle se dépouille promptement de son excès d'acide carbonique, et les carbonates insolubles se déposent sur les objets mouillés par l'eau. Ces objets sont ordinairement des grappes de raisin, des fruits, des chardons, des nids d'oiseaux, des feuillages, des fleurs, des corbeilles, et même de petits animaux : plus les corps sont volumineux, plus il faut de temps pour les incruster; un chien de moyenne taille exige environ trois mois.

L'analyse des eaux de Saint-Allyre a été faite en 1799 par Vauquelin, et depuis, avons-nous dit, par M. Girardin, professeur de chimie à Rouen ; nous donnerons cette dernière analyse comme la plus récente :

Eau, un litre.

Acide carbonique libre.....................	0,lit.710
Carbonate de chaux......................	0,gr.6342
— de magnésie....................	0, 3856
— de soude....................	0, 4886
— de fer....................	0, 1410
Sulfate de soude......................	0, 2895
Chlorure de sodium....................	1, 2519
Silice......................	0, 3900
Matières organiques non azotées.........	0, 0130
Phosphate de magnésie.....	} 0, 0462
Carbonate de potasse.....	
Crénate et apocrénate de fer...........	
	4, 6400

Dans ces derniers temps, il paraît que l'on a utilisé, sous le rapport médical, les eaux de Saint-Allyre : des baignoires, des douches, et des douches de vapeur ont été disposées ; on fait chauffer l'eau à vase clos dans un appareil particulier; dans quelques cas on prend les bains à la température de la source. M. Bertrand, qui, en 1842, a publié une Notice sur les eaux de Médague et de Saint-Allyre, dit avoir retiré de bons effets de ces eaux, dans des entorses négligées, dans des tumeurs blanches, des articulations, dans des raideurs articulaires à la suite de fractures et de luxations, dans des affections rhumatismales chroniques; il dit que sur lui-même, il constata l'efficacité de ces eaux dans une névralgie cubito-radicale du côté droit, qui fut traitée par les douches de vapeur. Les douches aqueuses en arrosoir, les bains et les demi-bains lui ont paru efficaces dans des cas de leucorrhée et d'aménorrhée.

J.-P. BEAUDE.

SAINT-AMAND (Eaux minérales de) (*thérap.*) Les eaux de Saint-Amand sont surtout célèbres par les boues minérales qui sont spécialement usitées depuis les conquêtes de Louis XIV, en Flandre. Saint-Amand, département du Nord, est une ville de 8,000 habitants, située à 3 lieues de Valenciennes, 6 de Lille et 50 de Paris. Une ancienne abbaye fondée en 639 par saint Amand, évêque de Maëstricht, qui obtint du roi Dagobert une terre inculte et sauvage arrosée par la Scarpe et la petite rivière d'Elnore, donna son nom à la ville et aux sources qui n'étaient qu'à une demi-lieue de cette abbaye.

Les sources de Saint-Amand, que l'on désignait autrefois sous le nom générique de *fontaines-bouillons*, à cause des bulles nombreuses qui se dégageaient des eaux, étaient, en 1750, au nombre de cinq, désignées sous les noms suivants : 1° de *Fontaine-bouillon*, ou grand bassin ; 2° du *Pavillon ruiné*, à cause d'un pavillon de bois qui, bâti en 1716, s'écroula en 1736 ; 3° de la fontaine d'*Arras*, parce qu'un évêque de cette ville y recouvra, dit-on, la santé ; 4° de la source de *la Chapelle*, qui servait autrefois à laver ceux qui sortaient des boues ; 5° enfin de la source ferrugineuse, dont

le nom indique suffisamment les propriétés. MM. Patissier et Boutron-Charlard, dans leur Manuel des eaux minérales, édition de 1837, n'indiquent que trois sources, les deux premières que nous avons citées, et une troisième qu'il nomme fontaine de *Vérité*, ce qui permettrait de croire que deux de ces sources ont été négligées ou abandonnées.

Les eaux de Saint-Amand sont limpides, d'une température de 26 à 28° centigrades ; elles répandent une odeur d'hydrogène sulfuré qu'elles perdent bientôt lorsqu'on les expose à l'air libre : leur saveur est celle d'œufs pourris. L'eau de la Fontaine-bouillon a été analysée en 1805 par M. Drapier, et en 1822 par M. L. Pallas. Voici le résultat de cette dernière analyse pour un litre d'eau :

Acide carbonique.....................	0,lit.278
Sulfate de magnésie.................	0,lit.4370
— de chaux.................	0, 6162
Chlorure de sodium.................	0, 0380
— de magnésie.................	0, 0500
Carbonate de chaux.................	0, 1935
— de magnésie.................	0, 0390
Silice.................	0, 0250
Fer.................	0, 0250
Matières résineuses.................	traces.
Perte.................	0, 0213
	1, 4499

Les boues, dont la température est de 25° centig., sont contenues dans un bassin recouvert d'un grand bâtiment en forme de hangar; elles se composent de trois couches : la plus extérieure est une tourbe argileuse, la 2ᵉ est argileuse, la 3ᵉ est formée par un mélange d'un sable quartzeux très-fin et de carbonate calcaire. Voici l'analyse de ces boues, faite par M. Pallas. Pour 100 grammes :

Acide carbonique.....................	0,gr.010
Hydrogène sulfuré.....................	0, 033
Eau.....................	55, 000
Matières extractives.....................	1, 220
— végéto-animales.............	0, 805
Carbonate de chaux......	1, 569
— de magnésie.................	0, 568
Fer.....................	1, 450
Soufre.....................	0, 200
Silice....................	30, 400
Perte.....................	2, 745
	100, 000

Les eaux de Saint-Amand s'administrent en boissons, en bains et douches: il existe un établissement dans lequel sont disposées des baignoires et des douches. Cet établissement, qui autrefois était à l'Etat, a été cédé avec les boues au département du Nord, qui maintenant est chargé de son entretien. Ces eaux sont principalement employées dans le chlorose, les scrofules, la gravelle. Gosse, qui en 1750 a publié des observations sur les eaux de Saint-Amand, dit qu'il les a employées avec succès dans les affections chroniques du ventre, dans la dysenterie, l'hypochondrie, les engorgements du foie, les flux bilieux, l'asthme, les dérangements de la menstruation, les fleurs blanches ; il les prescrivait souvent coupées avec du lait.

Les boues s'emploient dans les affections rhumatismales chroniques, les blessures anciennes, les contractures des membres, l'atrophie, les engorgements lymphatiques, les ankyloses incomplètes. On y plonge les malades, qui éprouvent d'abord une

sensation de froid et de frisson, et on les laisse jusqu'à ce que la réaction se manifeste, ce qui ne tarde
pas à avoir lieu; il se manifeste alors de la chaleur
et de la rougeur à la peau, qui est ordinairement
suivie d'une éruption après quelques unes de ces
immersions. Ces boues sont surtout très-efficaces
contre les rhumatismes contractés au bivouac, et
ces faits furent constatés lors des campagnes de
Flandre sous Louis XIV, et après la campagne de
Hollande de 1794. Elles sont contre-indiquées dans
les affections de poitrine et surtout dans les paralysies, dans les affections cérébrales ou lorsqu'il
existe des signes de congestion vers le cerveau. On
cite des exemples d'individus qui ont succombé à
des attaques d'apoplexie pendant l'immersion dans
ces boues.

Les eaux, dans les premiers jours de leur administration, sont assez fortement laxatives et excitent
l'appétit. Les habitants du hameau où sont situées les
sources en font leur boisson habituelle, sans qu'on ait
remarqué qu'il en résultât d'inconvénient. Les animaux boivent l'eau des sources qui sont recueillies
dans un grand réservoir, et on les y fait baigner
lorsqu'ils ont des engorgements aux jambes. La
température de l'eau des sources étant inférieure à
celle à laquelle on doit prendre les bains, on fait
chauffer l'eau, qui dans cette opération doit perdre
une partie du principe sulfureux qu'elle contient;
il faudrait, pour éviter cet inconvénient, la faire
chauffer à vase clos. On ne fait usage de l'eau en
boisson qu'à la source, pour éviter la déperdition des
principes volatils. La saison commence le 15 juin et
finit le 1er septembre; il y a un médecin inspecteur
attaché à l'établissement.   J.-P. BEAUDE.

SAINT-GALMIER (Eaux minérales de) (thérap.). Saint-Galmier est une petite ville du département de la Loire, à sept lieues de Lyon et à trois lieues
de Montbrison et de Saint-Etienne. Elle est située sur
le penchant d'un coteau près duquel coule la petite
rivière de Coise. Il existe, dit-on, dans cette ville,
une porte bâtie par les Romains, qui est d'un effet
très-pittoresque. La source minérale que l'on nomme
la Fonte-Forte, est dans un faubourg de la ville,
près de la rivière; son eau est froide, limpide, gazeuse, acidule. Il s'élève de la source de grosses
bulles de gaz acide carbonique qui crèvent à sa
surface.

Les eaux de Saint-Galmier ont été plusieurs fois
analysées, notamment par Richard de la Prade, médecin-intendant des ces eaux, et plus récemment,
en 1839, par M. O. Henry, au nom de l'académie
de médecine. Nous donnerons cette dernière analyse : pour un litre d'eau minérale ou 1,000 gram.

Acide carbonique (plus d'un litre).....	2,gr.	082
Bicarbonate de chaux...............	1,	037
—— de magnésie.............		
—— de soude anhydre........	0,	238
—— de strontiane.............	0,	007
—— de fer..................	0,	009
—— de manganèse..........		
Nitrate de magnésie................	0,	060
Chlorure de sodium................	0,	216
Sulfate de soude anhydre.............	0,	180
Phosphate soluble...................	traces.	
Silice et alumine....................	0,	036
Matière organique non azotée........	0,	024
Eau pure.........................	996,	034
	1,000,	000

Ces eaux ont une antique réputation dans le Fo-
rez ; elles sont très-usitées, non-seulement comme
boisson médicamenteuse, mais encore comme boisson d'agrément. On en fait usage pour la table à
Saint-Etienne et à Lyon, comme on use de l'eau
de Seltz, à laquelle on l'a comparée, bien que les
principes qui entrent dans sa composition lui donnent un caractère différent ; car dans cette eau le
bicarbonate de chaux existe à dose assez élevée, tandis que le chlorure de sodium est en petite quantité,
ce qui est l'inverse dans les eaux de Seltz. Ce qui
n'empêche pas que, comme boisson d'agrément et
dans certains cas, cette dernière eau ne puisse avec
avantage être remplacée par l'eau de Saint-Galmier.
Les eaux de Saint-Galmier sont employées dans
les affections chroniques des organes digestifs, dans
les leucorrhées et les dérangements de la menstruation, dans les affections de la vessie, dans la gravelle et les affections scrofuleuses, dans les rétentions
d'urine; on l'a également employée avec succès dans
les rhumatismes. L'eau se prend le matin, à jeun,
par verre, et également aux repas ; la quantité doit
en être réglée par les prescriptions du médecin.
Elle est contre-indiquée dans les névralgies, les
affections inflammatoires aiguës et les maladies de
poitrine.   J.-P. BEAUDE.

SAINT-GERVAIS (Eaux minérales de) (thérap.).
C'est un village de la province de Faucigny, en Savoie, à 4 lieues de Chamouny, à une lieue de Sallan-
ches et 11 lieues de Genève; il est situé dans un lieu
agréable et pittoresque. Les sources sont au nombre de sept : 1° la source Bonnant ; 2° la source
du Bonhomme ; 3° celle de Gontard ; 4° la source
du Montblanc ; 5° la source de Mont-Joly ; 6°
celle de la Bonneville ; et 7° celle de Bonnefoi.
Les eaux de ces sources sont très-abondantes, surtout celle de Gontard, qui suffit presque seule aux
besoins de l'établissement.

La saveur des eaux est saline, un peu amère ;
son odeur est légèrement sulfureuse ; des bulles de
gaz acide carbonique sortent par bouffées et à intervalles presque égaux du fond du bassin. La
pesanteur spécifique de cette eau, comparée à celle
de l'eau distillée, est de 10,043, la première étant
10,000; leur température est de 41°,2 centig. L'a-
nalyse des eaux, faite par M. Pictet, a donné les
résultats suivants pour un litre d'eau :

Acide carbonique...............	quantité indéterminée.	
Sulfate de chaux mêlé de carbonate.......	1,gr.	21
—— de soude....................	2,	15
Chlorure de sodium.................	1,	04
—— de magnésium.................	0,	35
Pétrole............................	des traces.	
	4,	75

Ces eaux sont efficaces dans les maladies de la
peau, et notamment les dartres ; on les emploie
dans les paralysies, les engorgements des organes
du bas-ventre, les catarrhes pulmonaires chroniques, et contre les affections variées du système
nerveux. Elles se prennent en boissons, en bains
et en douches ; la dose en boisson varie depuis
trois onces jusqu'à deux litres ; à la dose de cinq à
six verres, elles sont purgatives, et l'on favorise
souvent cette action en y ajoutant quelques gros de
sulfate de soude.

Le climat de Saint-Gervais est doux, sain, mais

un peu humide. Les bains sont très-fréquentés dans la belle saison, et principalement depuis le mois de mai jusqu'au mois d'octobre. Les communications sont très-faciles par Genève ; les logements, à Saint-Gervais, sont commodes et bien meublés. Outre les bains d'eau thermale, on trouve encore dans l'établissement des bains de vapeur, des bains d'air et des bains de lait. J.-P. BEAUDE.

SAINT-MYON (Eaux minérales de) (*thérap.*). Saint-Myon est un village du département du Puy-de-Dôme, situé à deux lieues de Riom, qui possède une source d'eau minérale alcaline froide et acidule, qui jouissait autrefois d'une grande réputation. Un rocher, au pied duquel coule la rivière de Morge, présente un assez grand nombre de petites sources dites Raulin, desquelles sort de l'eau semblable à celle de la source principale. Cette eau est très-limpide, aigrelette et très-agréable à boire ; et Raulin, dans son *Traité des eaux minérales*, fait un parallèle de cette eau avec celle de Seltz, et lui donne la préférence. L'eau de Saint-Myon a été analysée plusieurs fois ; mais il n'en existe pas d'analyse récente. Raulin donne les analyses de Dufour, médecin-intendant de ces eaux, et de Costel, desquelles il paraît résulter que l'eau de Saint-Myon contient du bicarbonate de soude, du bicarbonate de chaux, de l'hydrochlorate de soude ou sel marin, de la silice, de la matière organique, et une grande quantité d'acide carbonique.

Les eaux de Saint-Myon étaient très-anciennement connues, lorsque le grand Colbert renouvela leur célébrité par la confiance qu'il avait en elles. Depuis, elles ont perdu, sans doute bien a tort, de leur réputation. Ces eaux, dit l'auteur que nous avons cité, sont tempérantes, rafraîchissantes et diurétiques ; on les emploie dans les affections chroniques des organes digestifs, dans les engorgements des viscères abdominaux, dans les règles abondantes et dans les flux hémorrhoïdaux excessifs, dans les flueurs blanches et les blennorrhées anciennes, dans les affections spasmodiques. Elles favorisent les digestions, et sont très-efficaces dans la gravelle et la goutte. Les eaux de Saint-Myon se prennent en boisson par verre, et de une à deux pintes le matin à jeun; on en prend un verre tous les quarts d'heure, et l'on conseille de se reposer une demi-heure lorsque l'on a pris la moitié de la prise habituelle. On peut également en faire usage aux repas, et coupées avec le vin ; si on trouve cette eau trop excitante, on peut la couper avec un tiers ou moitié d'eau ordinaire, d'eau d'orge, de petit lait, etc. La durée du traitement est de vingt jours.

J.-P. BEAUDE.

SAINT-NECTAIRE (Eaux minérales de) (*thérap.*). Saint-Nectaire est un bourg du département du Puy-de-Dôme, situé à 4 lieues de Clermont-Ferrand et à 3 lieues du Mont-d'Or; il est situé dans une vallée. Les sources sortent de la côte dans une étendue d'environ deux kilomètres; elles sont au nombre de sept : le *gros Bouillon*, la *vieille Source*, la source de la *Côte*, celle du *Rocher*. La température de ces sources est de 38°,75. La source de la côte donne 17 mètres cubes dans les 24 heures. La température de la source *Pauline* est de 35°, celle de la source de la *Voûte* et celle du *Chemin*, de 25°.

Deux établissements thermaux existent dans cette vallée : celui de Saint-Mandou, qui paraît construit sur d'anciens thermes romains, et celui de Boëtte. La température des eaux de ce dernier paraît plus élevée. M. Rigal, médecin-inspecteur, dit que les eaux de Boëtte ont 48°,75, tandis que Delonchamps, à qui nous avons emprunté la température des sources que nous avons énumérées, n'admet que 38°,75 comme le point le plus élevé.

Les eaux ne sont pas très-limpides ; leur saveur est salée, mêlée d'un goût alcalin quoique très-sensiblement acidule. Leur couleur, dit M. Patissier, est celle du petit lait clarifié ; elles sont couvertes d'une pellicule grasse onctueuse, leur odeur est celle de l'hydrogène sulfuré ; leur pesanteur spécifique est de 1,035. Lorsqu'on les fait chauffer, il se dégage une proportion notable d'acide carbonique, et elles se troublent et deviennent alcalines.

Les eaux de Saint-Nectaire ont été analysées par plusieurs chimistes : Chomel en fit une analyse qu'il consigna dans l'histoire de l'Académie des sciences de 1713. Nous allons donner l'analyse faite par M. Berthier en 1820, qui a trouvé une grande analogie entre l'eau des diverses sources, ce qui lui fit penser qu'elle venait d'un réservoir commun. Voici leur composition pour un litre d'eau :

Acide carbonique........................	0,lit.372

	Sels secs.
Bicarbonate de soude...............	2, gr.8330
Chlorure de sodium...............	2, 4200
Sulfate de soude..................	0, 1560
Carbonate de chaux..............	0, 4400
— de magnésie...........	0, 2400
Silice............................	0, 1000
Oxyde de fer.....................	0, 0140
	6, 2030

MM. Boulay et Henry père et fils ont analysé, en 1824, l'eau de deux nouvelles sources, et ils ont obtenu les résultats suivants ; pour un litre :

Azote........................	quantités appréciables.
Acide hydro-sulfurique....	quantités indéterminées.
Acide carbonique..............	0,lit.474

Bicarbonate de soude..................	0,gr.9480
— de magnésie.............	0, 7800
Sulfate de soude...................	0, 0100
Chlorure de sodium...............	4, 5300
Oxyde de fer.....................	0, 0080
Silice...........................	0, 1170
Alumine..........................	0, 0030
Matières organiques solubles et insolubles.	traces.
	6, 3930

On voit qu'il existe une différence notable entre ces deux analyses : la première indique plus de chlorure de sodium et de bicarbonate de magnésie, moins de bicarbonate de soude et de sulfate de soude ; elle indique peu de bicarbonate de chaux, et elle démontre en plus la présence de l'alumine et de l'hydrogène sulfuré.

Les eaux de Saint-Nectaire, qui sont alcalines-gazeuses, sont surtout employées dans les rhumatismes, les paralysies avec excitation cérébrale, l'aménorrhée, la leucorrhée, les scrofules et les dartres ; on les emploie aussi dans les affections des organes digestifs et les affections chroniques de l'utérus ; mais c'est surtout dans la gravelle qu'elles ont, dit-on, un grand succès ; elles sont contre-indiquées dans les affections de l'encéphale et de la poitrine.

Les eaux de Saint-Nectaire se prennent en bains,

en douches et en boissons. Les bains doivent durer une heure ; la quantité d'eau que l'on doit boire peut aller jusqu'à six verres, pris le matin à jeun ; on commence par un verre et l'on augmente graduellement. Lorsqu'on ne peut supporter les eaux pures, on les coupe avec l'eau ordinaire ou une tisane adoucissante. La saison commence le 15 juin et finit le 15 octobre.

On emploie aussi, dit-on, en cataplasmes sur des ulcères atoniques et sur les engorgements scrofuleux, la boue qui se dépose dans les réservoirs. Les eaux de Saint-Nectaire sont aussi incrustantes, mais à moindre degré que celles de Saint-Allyre ; ce phénomène doit surtout s'observer dans les sources qui contiennent le bicarbonate de chaux.

J.-P. BEAUDE.

SAINT-PARDOUX (Eaux minérales de) (*thér.*). C'est un petit hameau situé à 3 lieues de Bourbon-l'Archambault, qui possède une source d'eau minérale gazeuse et ferrugineuse. On ne fait point usage de cette eau sur les lieux, mais elle s'exporte et se boit aux repas, surtout par les baigneurs qui font usage des eaux de Bourbon-l'Archambault. On la prend aussi le matin à jeun, à une dose de quelques verres que l'on peut porter jusqu'à deux litres. Cette eau a une saveur piquante aigrelette ; elle est limpide et laisse dégager un grand nombre de petites bulles d'acide carbonique ; elle se trouble et devient jaunâtre pendant les orages et l'extrême sécheresse ; elle dépose sur les parois des vases dans lesquels on la renferme, sans être bien bouchée, de l'oxyde de fer et du carbonate de chaux ; elle contient de l'acide carbonique, du carbonate de chaux et du carbonate de fer. Cette eau se conserve très-bien lorsqu'elle est bouchée hermétiquement. On en exporte, dit-on, en Allemagne , en Pologne et en Italie. J. B.

SAINT-SAUVEUR (Eaux minérales de) (*thérap.*). Saint-Sauveur est une ville du département des Hautes-Pyrénées, bâtie à 770 mètres au-dessus du niveau de la mer. Elle est située dans la vallée de Lavédan, et dans une position très-pittoresque, sur le bord du Gave de Gavarnie, qui coule au bas de la terrasse des bains, à deux cent cinquante pieds au-dessous ; elle est à une lieue de Barèges et à un quart de lieue de Luz. La découverte de la source de Saint-Sauveur date de la même époque que celle de Barèges , mais elle fut plus longtemps que cette dernière à acquérir de la célébrité. Il n'y a guère plus d'un demi-siècle , écrivait Désessarts en 1808 , que l'établissement de Saint-Sauveur , encore informe, consistait tout simplement en un seul et grand bassin recouvert d'une voûte en partie creusée dans le roc , où l'eau minérale était retenue avec son sédiment jusqu'à une profondeur d'environ trois pieds. C'est dans cette espèce d'entonnoir , qui ne garantissait que faiblement des injures du temps, que les habitants de la vallée venaient quelquefois prendre des bains par agrément et par propreté , plutôt que pour leur propriété curative. Tel était l'état d'abandon de cette source , seulement fréquentée par quelques rhumatisants du voisinage, lorsque l'abbé Besagua , professeur de droit à l'université de Pau, après avoir fait inutilement usage des eaux de Barèges pour

une maladie des reins et de la vessie, descendit à Luz , et se fit porter chaque jour à la source de Saint-Sauveur ; il guérit bientôt par l'usage de ces eaux. La reconnaissance de l'abbé lui fit un devoir de publier les vertus de la source bienfaisante à laquelle il devait la santé. Depuis cette époque la réputation des bains de Saint-Sauveur n'a fait que s'accroître ; ils sont aujourd'hui l'un des établissements thermaux des Pyrénées le plus fréquentés.

Il n'existe à Saint-Sauveur qu'une seule source ; l'eau sort par un jet qui a près de trois pouces de diamètre et qui produit en 24 heures 140 mètres cubes d'eau (140,000 litres) ; il se divise en plusieurs embranchements auxquels on a donné les noms de la *Châtaigneraie , Besagua,* la *Terrasse,* et la *Chapelle* , et qui sont destinés aux différents services, tels que la douche, la buvette et les bains ; ces derniers contiennent seize baignoires en marbre gris poli.

L'eau de Saint-Sauveur est claire , limpide , grasse et onctueuse au toucher et au goût ; elle a l'odeur et la saveur de l'eau de Barèges. Le 14 septembre 1821, M. Lonchamps a trouvé sa température de 34° 50 centig. prise au robinet de la douche. La température est un peu moindre dans les bains , elle est de 30 à 33° 7. L'eau, près de la source, laisse dégager une quantité assez notable de bulles qui sont formées par du gaz azote.

L'eau de Saint-Sauveur a été soumise plusieurs fois à l'analyse ; l'une des plus récentes est celle de M. Lonchamps ; la voici pour un litre d'eau :

Azote..............................	0, lit. 004
Sulfure de sodium....................	0,gr. 025360
Sulfate de soude.....................	0, 038690
Chlorure de sodium...................	0, 073898
Silice...............................	0, 050710
Chaux...............................	0, 001847
Magnésie,..........................	0, 000242
Soude caustique.....................	0, 005210
Potasse caustique...................	}
Barégine...........................	} traces.
Ammoniaque.........................	}
	0, 195638

Cette eau est, comme on le voit , chargée de très-peu de principes minéralisateurs , puisqu'elle ne contient que 19 centigrammes 5 , par litre d'eau ; elle contient aussi moins de soufre que l'eau de Barèges. Cette opinion , qui était celle d'Anglade, a été justifiée par les travaux de M. Fontan, qui n'a trouvé que 0,0200 gram. de sulfure de sodium, tandis que l'eau de Barèges en donne 0,0384 gram. ; mais elle contient beaucoup plus de barégine, ou de cette matière organique que l'on rencontre dans les eaux sulfureuses , et spécialement dans l'eau de Barèges, ce qui lui donne une apparence grasse, onctueuse et douce, qui, avec sa température moins élevée, et la petite proportion de son principe sulfureux, la rendent si éminemment utile dans les affections nerveuses , qui affluent d'une manière presque exclusive à l'établissement de Saint-Sauveur.

Ces eaux sont surtout administrées dans les affections spasmodiques et hypochondriaques, dans les névroses, dans les engorgements des viscères du bas-ventre, les maladies des voies urinaires , les céphalalgies, la migraine ; dans les affections rhumatismales et névralgiques, dans les dérangements de la menstruation, et les écoulements leucorrhoïques qui, dit-on, résistent rarement à l'emploi des douches et des injections faites avec ces eaux minérales. On les emploie également en boisson dans les maladies chroniques des organes digestifs, dans les gastralgies et les entéralgies. Le médecin-inspecteur fait souvent commencer la boisson des eaux par la dose d'un demi-verre, que l'on coupe avec du lait, de l'eau d'orge, du chiendent ou du sirop de gomme, suivant les susceptibilités des individus; ou augmente ensuite successivement la dose d'eau minérale, et l'on diminue celle des substances étrangères qui y sont mêlées.

Souvent on joint au traitement des eaux de Saint-Sauveur, prises en bains ou en douches, l'usage des eaux de Bonnes en boisson, ou de l'eau ferrugineuse de Viscos; ces modifications doivent être, suivant les cas, prescrites par le médecin-inspecteur chargé du traitement des malades à la source. Enfin, pour caractériser l'action des eaux de Saint-Sauveur, nous nous servirons d'une expression empruntée à M. Léon Marchand, dans son livre sur l'action thérapeutique des eaux minérales. « Ces eaux, dit-il, sont tempérantes et douces, tandis que celles de Barèges sont excitantes et fortes. »   J.-P. BEAUDE.

SAISONS (V. *Climat, Météorologie*).

SALEP (*mat. méd.*), s. m. ; *salep, salap* ou *sahleb*, etc. On donne ce nom aux bulbes desséchés d'orchis, qui nous viennent de la Turquie, de l'Asie Mineure et de la Perse. Plusieurs espèces fournissent ces bulbes; mais il paraît que l'*orchis mascula* (famille des Orchidées, J.; gynandrie monogynie, L.) donne le meilleur rendement. L'orchis qui fournit le salep étant récolté, on sépare les bulbes charnus du bulbe flasque et ridé qui a servi au développement de la tige; puis on plonge les premiers dans l'eau bouillante: l'enveloppe se détache; ensuite on les fait sécher sur des toiles ou suspendus et enfilés comme des grains de chapelet. On les reçoit ici en petits morceaux ovales, de la grosseur d'un haricot, d'une couleur blanchâtre ou jaunâtre, quelquefois demi-transparents, durs, cornés, d'une très-faible odeur et d'un goût qui rappelle celui de la gomme adragante. Ces bulbes, ainsi préparés, sont composés presque entièrement de matière féculante; ils peuvent donc très-bien servir à faire des potages au bouillon ou au lait, à la fois adoucissants et très-restaurants. Le salep est recommandé dans les mêmes circonstances que le sagou (Voy. ce mot).

Certaines personnes le croient doué de vertus aphrodisiaques très-énergiques; mais c'est là une erreur: le salep, pas plus que toute autre substance amylacée, ne jouit des propriétés excitantes qu'on lui attribue; il nourrit sans fatiguer l'estomac, et voilà tout. Aussi faut-il regarder comme de véritables déceptions toutes les pompeuses annonces de ces préparations au *salep d'Orient* qui raniment les vieillards, etc., etc. Ce sont là des vérités de prospectus. Il n'est pas de peuple plus disposé que le peuple français à s'engouer de tout ce qui vient de loin. Le salep d'Orient est très-recherché et on le paye assez cher. Eh bien! en France, et particulièrement dans le Cantal, nous possédons les orchis qui le

fournissent. Ces orchis, préparés comme on le fait dans le Levant, jouissent identiquement des mêmes propriétés; dès le siècle dernier, Geoffroi l'a démontré. M. Chevalier a repris cette question depuis quelques années, et pourtant nous allons toujours le chercher en Turquie et en Perse! Le salep sert à faire des gelées, des potages, des chocolats. J. B.

SALICINE. (V. *Saule*.)

SALIVAIRES (*anat.*), adj., *salivaris*, qui a rapport à la salive. — *Glandes salivaires*. Elles sont au nombre de six, trois de chaque côté du cou, occupant des régions auxquelles elles ont donné leur nom. Ce sont les parotides, les sous-maxillaires, les sous-linguales. Toutes les trois viennent verser le produit de leur sécrétion dans la cavité buccale.

1° *Glandes parotides*. Elles sont situées dans un espace triangulaire qui se trouve entre le conduit auditif externe et le bord postérieur de la branche de la mâchoire, et de haut en bas, depuis l'arcade zygomatique jusqu'à l'angle de la mâchoire. Leur forme est celle d'une pyramide à trois pans, dont le sommet est dirigé vers le fond de l'excavation parotidienne, et la base regarde en dehors, et est recouverte presque immédiatement par la peau. Elle est enveloppée par une aponévrose assez épaisse. L'artère carotide externe traverse son bord profond ou passe dans une gouttière qui s'y trouve. L'artère temporale, la transverse de la face, etc., sont souvent, à leur origine, logées dans son intérieur. Le nerf facial la traverse d'avant en arrière. La glande parotide est formée de lobes divisés en lobules que séparent des cloisons émanées de l'enveloppe générale. Chaque lobule fournit un petit canal excréteur dont la réunion forme le canal d'un lobe; enfin la réunion de ces derniers constitue le canal parotidien ou de Sténon. Ce conduit, d'une ligne de diamètre environ, sort de la partie antérieure et externe de la parotide, au-dessous de l'arcade zygomatique, rampe sur la joue, contourne le muscle masseter, traverse le buccinateur, et va s'ouvrir en dedans de la bouche, en face de la première grosse molaire.

2° *Glande sous-maxillaire*. Elle est bien moins volumineuse que la parotide; et, comme l'indique son nom, elle est située en bas et en dedans du corps de la mâchoire, entre celui-ci et les muscles génio-hyoïdien, hyo-glosse et digastrique. La structure de cette glande est tout-à-fait pareille à celle de la parotide; son canal excréteur, connu sous le nom de *canal de Warthon*, naît d'une multitude de radicules provenant des lobules et granulations, remonte entre la glande sublinguale et le génio-glosse, et vient s'ouvrir sur les côtés du frein de la langue par un orifice très-étroit percé au sommet d'un petit tubercule ou papille.

3° *Glande sublinguale*. Plus petite encore que la précédente, elle est placée immédiatement sous la muqueuse du plancher de la bouche, au niveau de la partie antérieure de la langue, derrière l'arcade dentaire inférieure; elle repose sur le muscle génio-glosse. Elle est constituée comme les autres glandes salivaires; seulement ses conduits ne se réunissent pas en un canal principal, ils s'ouvrent séparément dans la muqueuse buccale;

quelquefois il se forme un conduit assez volumineux formé par la réunion de plusieurs petits. C'est le canal de *Bartholin*.

SALIVAIRES (Maladie des organes). Les glandes salivaires peuvent être affectées de toutes les maladies communes aux glandes , et particulièrement l'inflammation et le cancer (V. *Parotide*); leurs conduits peuvent être atteints de fistules (V. *Fistules*) ou d'obstructions (V. *Grenouillette*).

J.-P. BEAUDE.

SALIVATION (*path.*), s. f., *salivatio*. Sous les noms de salivation, ptyalisme, flux salivaire, on désigne une augmentation morbide de la sécrétion salivaire. Il convient d'en distinguer deux formes : suivant qu'elle est produite par le mercure ou par d'autres causes.

1° *Salivation mercurielle.*—Elle se montre chez ceux qui ont fait abus des préparations mercurielles. Le calomel est, de toutes ces préparations, celle qui la détermine le plus promptement; viennent ensuite les frictions avec l'onguent napolitain, les pilules de Belloste, etc. Les ouvriers qui travaillent le mercure (V. *Doreurs*) en sont parfois atteints, mais plus rarement ; il est des individus tellement prédisposés, qu'une dose ordinaire de calomel, six ou huit décigrammes et même moins, suffit pour déterminer chez eux la salivation. Les anciens chirurgiens, dans le traitement des affections vénériennes, avaient coutume de pousser les mercuriaux jusqu'à la salivation ; ils pensaient ne pouvoir obtenir la guérison qu'à ce prix. Aujourd'hui on est revenu de ce dangereux préjugé, et la salivation est beaucoup plus rare qu'elle ne l'était autrefois. Elle est caractérisée par une inflammation avec tuméfaction et ramollissement des gencives ; celles-ci ne tardent pas à s'ulcérer, à se séparer des dents, qui deviennent vacillantes; la bouche exhale une fétidité particulière que l'on a comparée à l'odeur du gaz hydrogène phosphoré. La muqueuse buccale est couverte d'une fausse membrane blanchâtre, et enfin la salivation se déclare: un flux de salive visqueuse s'échappe continuellement; des malades en rendent quelquefois de pleines cuvettes. La langue se tuméfie, et peut quelquefois être à peine contenue dans la bouche ; la face se gonfle, les malades ne peuvent goûter un instant de repos. Ils ne peuvent ni boire ni manger... Enfin, à un degré plus avancé, les dents tombent les unes après les autres, les os maxillaires peuvent même se carier et se nécroser ; le marasme et la mort peuvent survenir. Aujourd'hui cette fâcheuse terminaison est excessivement rare ; le plus ordinairement la maladie se termine au bout de quelques jours. (Pour plus de détails, voy. *Stomatite*.)

Dès que les premiers symptômes de la salivation se manifestent, c'est-à-dire dès que les gencives deviennent sensibles et tuméfiées, il faut suspendre l'emploi des mercuriaux. On fera très-souvent laver la bouche avec de l'eau de guimauve ; on prescrira les bains de pied irritants, les purgatifs; on cautérisera, avec beaucoup d'avantage, la muqueuse buccale à l'aide d'un pinceau trempé dans l'acide chlorhydrique pur. Si l'inflammation se déclare, on aura recours aux antiphlogistiques généraux ou locaux, suivant les cas, saignée, sangsues, cataplasmes émollients. La salivation est, en outre,

T. II,

combattue par les collutoires astringents avec l'acétate de plomb ou l'alun ; on saupoudrera les gencives de poudre d'alun, etc. Quelques personnes ont retiré de bons effets des bains de vapeur.

2° *Ptyalisme* proprement dit. L'exagération de la sécrétion salivaire qui se rencontre dans une foule de circonstances, est plus particulièrement désignée sous le nom de ptyalisme, du mot grec *ptuô*, je crache, d'où *ptuelon*, salive, crachat. Le ptyalisme donc se montre dans les différentes formes de stomatite, dans l'inflammation de la langue, dans les douleurs de la dentition chez les enfants, dans les cancers et les hypertrophies de la langue, dans la variole, dans les névralgies du nerf de la cinquième paire. Outre ces lésions locales qui agissent par continuité de tissu ou par influence de voisinage sur les glandes salivaires, il faut aussi mentionner certains états généraux, certaines fièvres intermittentes ou continues, et enfin l'hystérie et la grossesse. Une circonstance digne de remarque, c'est que les maladies du pancréas s'accompagnent d'un flux salivaire plus ou moins abondant. Enfin, il est des cas exceptionnels dans lesquels le ptyalisme est idiopathique, c'est-à-dire ne se rattache à aucune lésion voisine ou éloignée, à aucun état morbide général ou local que l'on puisse apprécier; mais, dans l'immense majorité des cas, il est symptômatique.

Les sujets atteints de cette affection sont tourmentés par un crachotement continuel, bien qu'une portion de la salive sécrétée en excès soit avalée. Pendant le sommeil une partie s'écoule hors de la bouche en bavant; ou bien il en tombe dans le larynx, et le malade se réveille en sursaut au milieu d'un accès de suffocation. La salive rejetée est ordinairement claire, aqueuse, bien que parfois mêlée de mucus. Son odeur et sa saveur sont le plus souvent nuls, mais parfois il y a de la fétidité. La quantité rejetée dans les 24 heures peut s'élever à deux ou trois livres; mais cela est rare, hors le cas de salivation mercurielle. Il est aussi très-rare que la sécrétion soit portée au point de gêner les fonctions digestives et d'amener l'amaigrissement; sauf, cependant, les cas dans lesquels l'affection se prolonge pendant plusieurs mois. Le plus ordinairement la durée est de deux ou trois septénaires ; quelquefois la cessation est brusque, et alors on voit apparaître un flux diarrhéique ou une sueur abondante qui joue le rôle de crise.

Les moyens locaux, tels que les collutoires astringents avec l'acétate de plomb, l'alun, les décoctions d'écorce de chêne, de ratanhia, de feuille de noyer, seront très-utiles; mais il est surtout nécessaire de provoquer les phénomènes critiques dont nous venons de parler : c'est dans ce but que l'on conseille les sudorifiques, mais surtout les bains de vapeur, les diurétiques et les purgatifs salins. Du reste, il faut toujours avoir en vue la maladie à laquelle on doit rapporter la cause du ptyalisme.

BEAUGRAND.

SALIVE (*physiol.*), s. f., *saliva*. On appelle ainsi un fluide sécrété par un appareil glandulaire, multiplié et versé dans la bouche par des conduits particuliers. (V. *Salivaires* [*Glandes*].)

Etudiée à l'état sain, la salive se montre sous forme d'un fluide transparent, bleuâtre en grande

97

masse, devenant facilement spumeux quand il est agité, inodore, visqueux, se mêlant assez difficilement à l'eau, et constamment uni à du mucus qui provient de la bouche et des conduits salivaires eux-mêmes. La salive est un peu plus dense que l'eau (1,0043 à 1,0061). Examinée au microscope, on y aperçoit des grumeaux arrondis, transparents, d'un volume variable, mais dont la plupart sont plus gros que les globules du sang (L'Héritier, *Traité de chimie path.*). On remarque parfois à leur centre une tache simulant le *nucleus*. On y trouve aussi quelquefois des lamelles qui ne paraissent être autre chose que des débris d'épithelium. Les physiologistes ne sont pas d'accord sur la question de savoir si la salive est acide ou alcaline. M. Magendie semble les mettre d'accord en disant que, dans les intervalles des repas, elle est acide, et alcaline pendant la mastication ; cependant, le plus grand nombre des observateurs modernes, MM. Donné et L'Héritier entre autres, la regardent comme alcaline.

M. Berzélius en a donné l'analyse suivante: sur 1,000 parties de salive, il a trouvé: eau 992,9 ; substance particulière , pepsine de quelques auteurs, 2,9; mucus, 1,4; extrait animal avec lactate alcalin 0,6 ; chlorure de sodium 1,7, et soude, 0,2. Tout récemment M. Mialhe a trouvé dans la salive un principe particulier qu'il nomme *diastase animale*, et qui convertit les substances féculentes en dextrine. Les expériences de ce chimiste ont été répétées et en partie confirmées par MM. Lassaigne et Magendie. Ainsi la salive jouerait dans la digestion un rôle plus actif que celui qu'on lui avait attribué, elle servirait à décomposer les substances amylacées et les rendrait aussi plus assimilables.

On a voulu estimer la quantité de salive sécrétée dans les 24 heures, et, d'après des expériences et des calculs, MM. Burdach et Donné sont arrivés à peu près au même résultat (de 390 à 400 grammes). Notons que cette sécrétion est plus abondante aux heures des repas, augmentée par certaines substances d'un goût piquant ou d'une consistance plus ferme. L'imagination seule suffit pour exciter cette sécrétion. C'est ainsi que penser à certaines saveurs fait, comme on le dit, venir l'eau à la bouche. D'un autre côté les émotions vives, l'action de parler, de chanter pendant longtemps, rendent la salive plus rare, plus épaisse, plus écumeuse.

Certaines conditions morbides rendent la salive plus abondante; nous en avons parlé avec détails au mot *Salivation*. Il est beaucoup de maladies qui, au contraire, semblent la tarir. Ainsi, dans les fièvres graves, le typhus, les hydropisies, le diabètes, chez les sujets atteints de la maladie de Bright, ou d'inflammation gastro-intestinale vive, la langue est sèche et aride. Cet état de la langue est toujours interrogé par les médecins; il rend d'ordinaire le pronostic plus grave. Il faut bien noter, cependant, qu'il perd de sa valeur chez les sujets qui dorment et respirent la bouche ouverte.

Dans une série de recherches très-intéressantes sur la salive, M. Donné avait cru reconnaître que, dans les irritations phlegmasiques de l'estomac, la salive devenait acide; mais ce résultat, qui eût été important pour le diagnostic, ne s'est pas confirmé.

Les anciens excitaient quelquefois la sécrétion de la salive à l'aide de collutoires excitants, désignés sous le nom de sialagogues : ils avaient pour but de provoquer une crise salutaire dans certaines maladies. Mais ce moyen est trop peu efficace, il est aujourd'hui banni de la thérapeutique, et quand on a besoin de provoquer une sécrétion, on préfère agir sur les reins, la peau ou les intestins, qui fournissent une quantité de liquide bien plus considérable.

J.-P. BEAUDE.

SALPÊTRE. (V. *Nitre*.)

SALSEPAREILLE (*mat. méd.*), s. f., racine du *smilax salsaparilla*. C'est un arbuste grimpant de la famille des Asparaginées, J.; diœcie hexandrie, L., qui est originaire du Nouveau-Monde et se trouve au Brésil, au Pérou, au Mexique et dans toute l'Amérique centrale. On en distingue dans le commerce trois variétés principales, provenant de différentes espèces de *smilax*.

1° *Salsepareille de Honduras*, que l'on attribue au *smilax salsaparilla* ou *sarzaparilla*; c'est la salsepareille officinale. Elle vient en bottes de près d'un mètre de longueur, formées par les racines repliées et garnies de leur souche. Ces racines sont de la grosseur d'une plume d'oie, ridées longitudinalement; l'épiderme est grisâtre, terreux ; le méditullium ou cœur ligneux, d'un blanc rosé; son odeur est particulière et nauséeuse, sa saveur fade et visqueuse.

2° *Salsepareille rouge* ou de la *Jamaïque*. Elle est semblable à la précédente; seulement, à l'extérieur, elle est d'un rouge terne ou orangé. Son odeur et sa saveur sont beaucoup plus marquées. C'est l'espèce la plus estimée ; mais il en vient peu en France.

3° *Salsepareille du Brésil* ou du *Portugal*. Elle nous arrive du Brésil par la voie de Lisbonne; elle est rouge comme la précédente, mais plus petite, chevelue, et en longues bottes serrées par une liane roulée en spirale; elle est dépourvue de ses souches. On la regarde comme étant d'une qualité inférieure aux précédentes. J'en dirai autant de la *salsepareille caraque*, qui se trouve aussi quelquefois dans le commerce.

Les propriétés de la salsepareille résident spécialement dans l'écorce ; le méditullium ne contient que du ligneux et de la substance amylacée. Deux savants italiens, MM. Folchi et Palotti, ont publié presque en même temps une analyse de la salsepareille, de laquelle il résulte qu'ils ont trouvé chacun de leur côté un principe particulier, nommé par le premier *smilacine*, et par le second *parigline*, dans lequel paraissent résider les propriétés thérapeutiques de la salsepareille. Ce principe est appelé aujourd'hui salseparine par M. Thubœuf.

D'après les expériences de M. Palotti, la salsepareille ou son principe, administrée à une certaine dose, déterminerait des nausées, de l'abattement, un ralentissement notable de la circulation ; il serait donc hyposthénisant (V. *Solidarisme*). La salsepareille est depuis bien longtemps administrée comme sudorifique. Lors de son introduction dans la thérapeutique, au seizième siècle, on la regardait comme un puissant antisyphilitique, et la vogue fut telle, que la supériorité du mercure se trouva pendant un moment mise en question. Aujourd'hui, on est bien revenu de cet engouement. La salsepareille est cependant toujours employée en quelque sorte par routine. On l'administre dans la syphilis constitutionnelle, concurremment avec les mercuriaux ; elle est aussi donnée comme dépurative dans les affections dartreuses invétérées, et elle forme la base d'une foule de drogues préconisées par les charlatans. Enfin ses propriétés sudorifiques réelles et prétendues l'ont fait prescrire dans le traitement des maladies goutteuses et rhumatismales, mais sans résultat marqué.

Cette substance s'administre sous différentes formes : 1° en tisane, à la dose de 60 à 100 gram. dans 1,500 grammes d'eau, que l'ébullition a fait réduire à 1,000 gram. Cette décoction concentrée, contenant de la fécule, est plus lourde sur l'estomac, et en même temps cette décoction prolongée fait évaporer, dit-on, les principes actifs. Il vaudrait donc mieux faire la tisane par infusion ; ce mode de préparation fournit, en effet, une liqueur plus odorante et plus sapide. Quel que soit le mode de préparation, cette tisane s'administre par tasses, deux ou trois par jour. On en fait aussi un vin assez peu usité, un sirop qui l'est au contraire très-fréquemment, surtout celui qui est connu sous le nom de *sirop de cuisinier* ou de *salsepareille composé ;* et enfin, des extraits aqueux ou alcooliques qui servent pour les préparations officinales.

J.-P. BEAUDE.

SALSES (Eau minérale de). Salses est un village à deux lieues de Perpignan , qui présente, près de la grande route de Narbonne, deux sources salines remarquables par leur volume, et surgissant à un quart de lieue l'une de l'autre ; l'une est nommée *Font-Estramé* , et l'autre *Font-Dame*. Cette eau est claire, limpide, d'une température de 19° cent.; elle est d'une saveur fortement salée et amère ; elle présente une grande analogie avec l'eau de mer , ainsi que le démontre son analyse faite par Anglada ; pour un litre, elle contient :

Acide carbonique........... : quantité indéterminée.	
Chlorure de magnésie...................	0,gr.516
— de sodium....................	1, 727
Sulfate de soude.....................	0, 096
— de magnésie...................	0, 075
— de chaux...................	0, 169
Carbonate de chaux...................	0, 066
Silice...........................	0, 010
	2, 659

Cette eau jouit à peu près des mêmes propriétés que l'eau de mer ; elle ne se prend pas sur les lieux ; on l'expédie dans des bouteilles bien bouchées ; elle se conserve longtemps.　J. B.

SALSIFIS (*mat. méd.*), s. m. Nom vulgaire donné à la racine du tragopogon, plante herbacée de la famille des Synanthérées , tribu des chicoracées. Cette racine est très-analogue, par les propriétés et les usages, à celle de la scorsonère.

SALUBRITÉ (*hyg.*), s. f., *salubritas ;* condition dans laquelle se trouve tout ce qui peut être avantageux pour la santé.

SALVATELLE (*anat.*), s. f., *salvatella*, de *salvare* sauver. Ce nom a été donné par les anciens à une veine du poignet, parce que, dans leurs idées théoriques, la saignée pratiquée sur cette veine devait guérir certaines maladies telles que l'hypo-

chondrie. La salvatelle commence à la face dorsale des doigts par un grand nombre de radicules ; celles-ci se réunissent près du bord interne de la main, en un tronc commun qui monte ensuite le long de la partie interne de l'avant-bras, où la veine prend le nom de cubitale-postérieure.　J. B.

SAMOËNS (Eau minérale de). Samoëns est un village de Savoie , près duquel sort une source sulfureuse en usage dans la contrée. Il y a douze ans que cette eau fut importée à Paris et employée avec assez de succès dans les affections herpétiques. Cette eau est limpide, froide. Voici son analyse, faite en 1834 par M. Soubeiran ; pour un litre d'eau :

Hydrogène sulfuré..	0,lit.016
Chlorure de sodium....................	0,gr.012
Sulfate de soude.....................	0, 754
— de chaux....................	1, 420
Bicarbonate de chaux.................	0, 449
— de magnésie...............	0, 020
Matière organique...................	traces.
	2, 655

Il serait convenable d'ajouter à ces substances la silice, que nous avons obtenue, ayant répété cette analyse, dans la proportion de trois à quatre centigrammes pour un litre d'eau. Cette eau , qui appartient à la classe des eaux sulfureuses accidentelles ou formées par la décomposition d'un sulfate, a été employée pendant quelques années à Paris ; elle ne se trouve plus actuellement dans les dépôts d'eaux minérales.　J. B.

SANDARAQUE (*hist. nat.*), s. f., *vernis, resina sandaracha*. C'est une résine qui découle d'une variété du *juniperus communis* , et suivant Desfontaines, du *tuya articulata*. Cette résine, réduite en poudre et étendue sur le papier, empêche celui-ci de boire. — Inusitée en médecine.

SANG (*physiol. path.*), s. m., *sanguis* en latin, en grec *aima*. Le sang est un fluide particulier circulant dans toute l'économie au moyen de conduits spéciaux, et destiné à vivifier les organes, à fournir à chacun des éléments de leur nutrition, de leurs sécrétions, etc. On peut voir, aux mots *Respiration* et *Circulation*, comment le sang se modifie dans son trajet circulaire, et de quelle manière il accomplit son parcours; nous n'avons pas besoin de le rappeler ici : notons seulement que le sang diffère suivant qu'il est recueilli dans les veines ou dans les artères.

Considéré d'une manière générale, le sang est un fluide visqueux, d'un rouge plus ou moins foncé, d'une pesanteur spécifique qui varie entre 1,050 et 1,079 ; sa saveur est salée et légèrement nauséeuse; son odeur est toute particulière, et sa température est en moyenne de 36 degrés cent. au-dessus de 0. Le caractère spécial du sang consiste dans la faculté dont il jouit de se *coaguler* quand il est tiré de ses vaisseaux. Cette coagulation commence au bout de 4 à 5 minutes, et elle est terminée au bout d'un quart d'heure environ. C'est d'abord toute la masse du sang qui est prise comme une gelée, aspect qu'elle doit à ce que l'un de ses éléments, la fibrine, passe à l'état solide et forme un réseau ou plutôt une masse spongieuse à mailles assez larges, dans lesquelles se trouvent les autres parties constituantes du sang.

La matière fibrineuse ne tarde pas à être prise d'un mouvement de retrait, qui chasse de ses aréoles la partie séreuse. Cette rétraction est complète au bout de 36 à 48 heures, et alors le sang est partagé en deux parties : le caillot et le sérum. Du reste, la coagulation est accélérée ou retardée par différentes circonstances, telles que la nature du vase, la température de l'air, etc. Enlevez la fibrine par l'action du battage, et il n'y aura pas de caillot : les globules, par l'effet du repos, se précipiteront au fond du vase à cause de leur densité supérieure à celle du sérum.

Il y a dans le sang deux parties à examiner : le caillot et le sérum.

Le *caillot* est formé d'un réseau de fibrine, retenant, comme nous l'avons dit, dans ses mailles, les globules sanguins et un peu de sérosité. En le soumettant dans un nouet à l'action de l'eau, on en sépare la fibrine et les globules ; ceux-ci se précipitant au fond du vase. Ils sont formés eux-mêmes d'albumine et d'une matière colorante nommée *hématosine*, dans laquelle on trouve un peu plus de 7 pour 100 de fer métallique.

Le *sérum* est un liquide transparent, citrin, d'une densité de 1,028 à 1,036. L'analyse chimique y démontre la présence de l'albumine, d'une matière colorante jaune, de six matières grasses distinctes, savoir : la séroline, la cholestérine, une graisse phosphorée, un sel de soude à acide gras, volatil, odorant, du margarate et de l'oléate de soude ; enfin, un grand nombre de sels à base alcaline, tels que les carbonate, phosphate, chlorhydrate et lactate de soude, les carbonate et phosphate de magnésie, le carbonate et le phosphate de chaux, le sulfate, l'hydrochlorate de potasse et le chlorhydrate d'ammoniaque. Quelques chimistes ont cru trouver tout formés dans le sang les différents principes qui doivent être déposés dans les organes ou qui sont destinés à être sécrétés ; mais ces résultats demandent à être confirmés.

Au total, les analyses faites par les chimistes les plus distingués donnent en moyenne les proportions suivantes : sur 1,000 parties de sang, matériaux solides du sérum, albumine, sels, etc. 80 parties, dont 8 pour les éléments organiques ; fibrine, 3 parties ; globules, 127 parties ; eau, 790 parties. En outre de ces principes constituants, le sang, placé dans le vide, laisse échapper certains gaz tels que l'oxygène, l'azote, l'acide carbonique.

Nous arrivons à l'examen microscopique du sang qui a tant occupé les observateurs modernes. Si l'on place sur le porte-objet du microscope une goutte de sang fraîchement tirée de la veine, on aperçoit deux sortes de corpuscules, les uns incolores, plus gros et infiniment plus rares que les autres qui sont colorés. Les premiers présentent quelquefois un noyau central qui est coloré ; d'autres fois ce noyau manque et ne devient apparent que par l'action de l'acide acétique. Les autres corpuscules sont les globules du sang proprement dits ; ils sont plats, arrondis en forme de disque d'un diamètre qui varie de 1/220 à 1/1 141 de millimètre. Abandonnés à eux-mêmes, ils se crispent par la concentration du sérum, et finissent par se dissoudre. L'eau les gonfle et leur donne une forme sphéroïdale ; la distension peut être telle qu'ils éclatent, et laissent échapper la matière colorante qu'ils contiennent. Divers réactifs exercent des modifica-

tions sur l'aspect de ces corpuscules. Les micrographes ne sont pas d'accord sur la constitution des globules. Y a-t-il réellement un noyau ? Cela est loin d'être prouvé. Les globules sanguins présentent parfois une surface granulée ou framboisée, que M. Andral attribue à un accolement de corpuscules incolores.

La matière colorante du sang ou *hématosine*, extraite des globules, se montre sous forme solide ; elle est insipide, inodore, de couleur brune, soluble dans l'ammoniaque liquide et la solution de potasse, auxquels elle donne une teinte rouge de sang. Brûlée, l'hématosine laisse un résidu de cendres qui forment le dixième de son poids, et qui sont constituées par un peroxyde de fer.

Ces globules sanguins éprouvent, sous l'influence de certains agents, un changement de couleur très-remarquable : ainsi, de bruns ils deviennent d'un rouge écarlate sous l'influence de l'oxygène, ils *s'artérialisent*, comme on le dit ; tandis que le sang vermeil prend une teinte brune par l'action de l'acide carbonique. Dans ces cas, il n'est pas bien certain que l'hématosine subisse une altération réelle dans sa couleur. M. Henle pense qu'il faut attribuer ce changement à des différences dans le mode d'agrégation de la matière colorante.

Le *sang artériel* est d'un rouge plus vermeil que le sang veineux ; son odeur est plus forte, il est également plus chaud. Suivant MM. Dumas et Prévost, Lecanu, etc., la proportion des éléments fixes est plus considérable, et pour les globules en particulier il y a une différence de 1 pour 100. La proportion de fibrine est également plus forte, et présente quelques différences dans ses réactions chimiques. (V. *Respiration*.) Enfin, les rapports entre les éléments du sang varient d'une manière notable suivant les individus, l'âge, le sexe, etc. En général, le sang est plus riche en globules et en matières fixes chez l'homme que chez la femme, chez l'adulte que chez le vieillard ou l'enfant, chez les sujets sanguins et les individus soumis à un régime substantiel que chez les individus lymphatiques ou mal nourris.

Le sang est-il doué de propriétés vitales ? Cette question est très-difficile à résoudre ; cependant une chose qui paraît bien évidente, c'est que l'état de vie est ce qui maintient le sang sous la forme liquide, puisqu'il n'est coagulé que quand il est extrait des vaisseaux de l'animal ; qu'après la mort le sang est d'autant plus prompt à se coaguler que la cause de la mort a agi avec plus de lenteur ; et par conséquent, les propriétés vitales ont pu s'éteindre successivement, et déjà depuis un certain temps ; tandis que si la mort est instantanée, comme celle du bœuf que l'on assomme, la vitalité persistant pendant plus longtemps dans les organes, le sang est alors plus long à se coaguler. Mais de là à faire du sang un liquide réellement vivant, il y a encore une certaine distance. Ces idées sur la vitalité du sang ne sont pas nouvelles ; on sait qu'un illustre physiologiste, Bordeu, l'appelait une *chair coulante*. Suivant M. Guérard, la coagulation est pour le sang ce que la roideur cadavérique est pour le système musculaire : l'un et l'autre sont la dernière manifestation de l'influence de la vie sur la constitution interne des organes. Elles marquent toutes deux le passage du règne de la chimie vivante à celui de la chimie morte, qui, sous le nom de putréfaction, vient restituer au monde inorganique les éléments que l'animal lui avait empruntés pendant son existence passagère.

Il est intéressant d'étudier comment se forme le sang. L'examen des phénomènes de la digestion apprend que le chyle, recueilli et épuré par les villosités intestinales, se rend dans les chilifères intestinaux et traverse les ganglions où il doit subir une première élaboration. Ce chyle se trouve de plus en plus purifié à mesure qu'il chemine vers le canal thoracique; il se concentre par la résorption des principes aqueux qui le diluent; l'analyse chimique le montre de plus en plus riche en fibrine, en cruor et en sels. Les globules qui, dans une abondante quantité de sérum, étaient sphéroïdaux, prennent une forme d'autant plus aplatie qu'on s'approche du canal thoracique. Il reste encore une chose dont on ignore l'explication, c'est le mode de formation de la matière colorante; et pourtant elle existe déjà dans le canal thoracique : on trouve là un liquide lactescent, blanc rosé, dont le caillot prend une teinte vermeille en se contractant sous l'influence de l'air extérieur. Il est assez rare de trouver dans le sang les corpuscules du chyle; cependant, selon quelques physiologistes, on en rencontrerait après la digestion. Les modifications éprouvées par la lymphe sont tout-à-fait analogues à celles du chyle. Des différents éléments qui entrent dans la composition du sang, les globules sont les plus longs et les plus difficiles à réparer, c'est ce qui se voit chez les sujets qui ont été saignés plusieurs fois ou qui ont perdu beaucoup de sang par des hémorrhagies.

Du sang dans les maladies. — Nous avons actuellement à faire connaître les particularités que peut offrir le sang dans les maladies. Cette question, qui depuis bien longtemps a préoccupé les savants, a été étudiée d'une manière tout-à-fait neuve et spéciale par MM. Andral et Gavarret. Ne pouvant entrer ici dans les détails approfondis des moyens qu'ils ont employés pour arriver aux résultats intéressants annoncés par eux, nous nous bornerons à mentionner ces résultats d'une manière sommaire.

Disons d'abord qu'il est deux états opposés de l'économie qui ne sont pas tout-à-fait incompatibles avec la santé, bien qu'ils soient sur la limite de la maladie, je veux parler de la *pléthore* et de l'*anémie* (Voy. ces mots). Dans ces deux états, la différence porte plus particulièrement sur les globules. Ainsi, dans la pléthore, le chiffre des globules s'élève de 127, moyenne de l'état normal (Voy. plus haut), à 131 et même 154, tandis que, dans l'anémie, il descend à 109, et même à 65 dans le cas d'anémie confirmée. Une chose digne de remarque, c'est que, quand le nombre des globules est ainsi diminué, le cœur et les artères font entendre un bruit de souffle particulier.

Les lésions que peut offrir le sang dans les maladies portent surtout sur la différence de proportion de ses éléments; ainsi, 1° la *fibrine*, dont la moyenne à l'état physiologique est représentée par le chiffre 3,0, peut, dans les inflammations, augmenter notablement et s'élever jusqu'à 10,0 et même 10,5. Cet accroissement dans les proportions de la fibrine est pathognomonique des phlegmasies, et ne s'observe que dans cette classe d'affections ou dans les derniers temps de la grossesse. Quand

la moyenne s'élève au-dessus de 5,0, on peut être sûr, quels que soient les symptômes, qu'il existe une inflammation. L'excès de fibrine dont nous parlons donne lieu à un phénomène fort curieux et bien connu; je veux parler de la *couenne* ou couche jaunâtre qui recouvre le caillot. Cette couenne est produite par le mécanisme suivant : quand la fibrine est très-abondante, que le sang s'est écoulé largement de la veine, et que la totalité de sang tiré l'a été en peu de temps, la masse de liquide étant au repos, la coagulation de la fibrine commence à s'effectuer, mais plus lentement qu'à l'état normal. Alors les globules qui, à raison de leur densité, tendent à gagner le fond du vase, ont déjà quitté la surface du liquide quand la coagulation commence, et cette dernière ayant lieu, les mailles fibrineuses qui se forment surprennent les globules au moment de leur descente. Ainsi les couches moyennes mais surtout inférieures du caillot, en contiennent beaucoup; elles sont très-rouges, très-molles, et nécessairement les mailles y sont plus écartées, tandis qu'à la surface il n'y a que de la fibrine sans matière colorante, et cela dans une épaisseur plus ou moins considérable : c'est la *couenne parfaite*. En même temps, le caillot est fortement rétracté, les bords sont relevés comme ceux d'un chapeau de champignon retourné. Quand l'excès de fibrine n'est pas très-marqué, ou que le sang s'est écoulé par un jet très-fin, alors la coagulation commençant pendant l'écoulement lui-même, retient à la surface les globules avant qu'ils aient eu le temps de descendre. La surface du caillot est alors seulement irisée, et présente çà et là des plaques verdâtres. On avait noté avec étonnement que, dans certaines affections avec débilité, on trouvait une couenne dite inflammatoire, dans la chlorose, l'anémie, par exemple. Aujourd'hui ce phénomène s'explique très-bien : dans ces affections, les globules de sang sont plus rares; dès lors leur précipitation a lieu plus facilement, et le caillot, quand il se forme, n'en retient pas à sa partie supérieure; il y a donc couenne sans inflammation. Ce fait démontre très-clairement qu'il ne faut pas, pour juger de la nature d'une maladie, s'en rapporter à l'examen des caractères physiques du sang, mais en faire l'analyse quantitative, comme l'ont proposé MM. Andral et Gavarret. Une circonstance fort remarquable, c'est que l'excès de fibrine dans les inflammations se montre très-promptement; ainsi, que l'on pratique une saignée à un malade peu de temps avant le début d'une phlegmasie, et une autre quelques heures après, la première ne contiendra que les proportions ordinaires de l'élément fibrineux, tandis qu'il sera déjà en excès dans la seconde.

Au lieu d'être augmentée, la fibrine peut être diminuée d'une façon relative ou absolue. Alors, on le conçoit, le caillot sera étalé, mou, mollet; ses aréoles très-larges, très-amples, contiendront à peine la masse des globules, et ceux-ci auront beaucoup de tendance à se mêler au sérum. Cette diminution s'observe surtout dans les fièvres graves, les affections typhoïdes, les varioles, les scarlatines, etc., et elle est d'autant plus marquée, que les symptômes sont plus alarmants, et plus particulièrement encore quand ils revêtent la forme adynamique. Ce phénomène avait déjà été entrevu par les anciens, qui avaient beaucoup parlé de la *dissolution* du sang dans les fièvres de mauvais caractère. Du reste, cet abaissement du chiffre de l'élément coagulable n'est pas constant; ce qui prouve que ce n'est point à lui qu'il faut attribuer la cause des maladies en question, dont il est bien plutôt l'effet. On le rencontre encore d'une manière primitive dans certaines hémorrhagies passives, comme celles du scorbut ; dans ce dernier cas, MM. Andral et Gavarret ont constaté le fait d'une plus grande alcalinité de sang. Enfin, la moindre proportion de fibrine existe dans les asphyxies par les acides carbonique et sulfhydrique, dans les affections virulentes et miasmatiques, à la suite des perturbations profondes du système nerveux, etc.

2° Les *globules* peuvent également être en plus ou en moins. Ils sont rarement augmentés, sauf dans la pléthore et dans les cas d'hémorrhagies qui se lient avec cet état. Mais, le plus ordinairement, le chiffre des globules est diminué ; c'est ce qui a lieu dans la chlorose, dans l'anémie qui succède aux grandes hémorrhagies, dans l'intoxication saturnine, dans la phthisie tuberculeuse dès le début, à une certaine période des affections cancéreuses, et, enfin, dans beaucoup de névroses. Cet abaissement peut être très-considérable : M. Andral n'a trouvé que 21 (au lieu de 127) de globules chez une femme qui avait eu des pertes très-abondantes. Avec cette diminution, on voit souvent coïncider un bruit de souffle particulier dans les artères, bruit de souffle qui s'explique quand on sait que le frottement d'un liquide dans les vaisseaux détermine un bruit de frottement ou de souffle d'autant plus marqué, que ce liquide est moins dense. Enfin, dans le même cas, on rencontre parfois sur les caillots une couenne dont nous avons décrit tout-à-l'heure l'origine et le mécanisme.

3° L'*albumine* diminue dans le sang chez les sujets affectés de la maladie de Bright (V. *Reins*). M. Andral a constaté le même phénomène chez les moutons mal nourris et devenus hydropiques, ayant des douves dans le foie ou des hydatides dans les poumons.

4° La proportion de la *partie aqueuse* varie dans une foule de circonstances. Ainsi, dans le choléra, elle est promptement diminuée par ces effrayantes évacuations qui tourmentent tant les malades. D'un autre côté, elle est notablement augmentée dans les cas de pertes de sang considérables. Et alors la proportion du fer diminue en même temps que celle des globules.

Le sang peut, dans des affections très-différentes, renfermer une matière grasse qui lui donne un aspect lactescent. De l'urée a été trouvée dans le sang d'individus atteints de gravelle, de goutte et de la maladie de Bright ; tandis que, chez les ictériques, on y a rencontré quelques uns des matériaux de la bile.

5° On a rencontré dans le sang plusieurs principes nouveaux. Ainsi, du pus a été reconnu dans le sang à la suite d'états différents (V. *Pus*). On y a aussi décelé l'existence de matière encéphaloïde (V. *Cancer*), de la matière tuberculeuse. Divers autres produits, et notamment des gaz, peuvent se former dans le sang ou y être introduits (V. *Veines*).

Les virus introduits dans le sang communiquent ordinairement au sujet la maladie dont ils sont à la fois le produit et la cause, et le sang des sujets ainsi infectés peut, étant injecté dans les veines, transmettre encore leur maladie à des individus sains.

Transfusion du sang.—Ces effets de l'injection de certains principes dans le sang nous conduisent à parler d'une expérience fort curieuse tentée autrefois, puis abandonnée, et enfin reprise de nos jours avec quelque apparence de succès ; je veux parler de la transfusion du sang. Tout le monde sait qu'au dix-septième siècle un certain Denis eut l'idée de faire passer dans les veines d'un animal le sang d'un autre, afin, disait-il, de rafraîchir et de rajeunir celui du premier. Des tentatives pareilles furent faites sur l'homme. Quelques malheureux, gagnés par l'appât d'une récompense, se laissèrent transfuser du sang que l'on tirait de l'artère d'un veau; tous moururent en quelques jours, dans le délire et les convulsions, et le Parlement fut obligé d'intervenir pour défendre de pratiquer cette opération sous les peines les plus sévères. Voici à quoi tenait l'insuccès des premiers expérimentateurs. Les globules du sang diffèrent notablement par leur forme et leur volume, suivant les diverses espèces d'animaux. Or, si l'on vient à transfuser dans les veines d'un animal du sang provenant d'une espèce différente et dont les globules ne soient pas pareils, il en résultera des accidents formidables du côté de l'innervation, et, très-promptement, la mort. Mais si l'on agit avec du sang de la même espèce d'animal, on réussira parfaitement. Voici comment s'expriment à cet égard MM. Prevost et Dumas, qui ont fait beaucoup de recherches sur cette question. « Lorsqu'on saigne un animal jusqu'à syncope, que tout mouvement musculaire est aboli, que l'action du cœur et la respiration demeurent suspendues pendant quelques minutes, il est presque certain que la vie est pour toujours éteinte en lui. Alors, si l'on injecte un liquide quelconque, soit de l'eau pure, soit du sérum du sang à 38° cent., la mort n'en est pas moins la conséquence de l'hémorrhagie qu'il a souffert ; mais si l'on injecte du sang d'un *animal de la même espèce*, chaque portion de sang injectée ranime sensiblement cette espèce de cadavre, et ce n'est pas sans étonnement qu'après lui en avoir rendu une quantité égale à celle qu'il a perdue, on le voit respirer librement, se mouvoir avec facilité, prendre de la nourriture et se rétablir complètement, lorsque l'opération a été bien conduite (*Annal. chim. et phys.*, t. XVIII, première série). » La condition du succès est la suivante : il faut que les globules du sang transfusé soient de même forme et de même volume que ceux du sang qu'il s'agit de remplacer. L'opération pratiquée de *l'homme à l'homme*, à la suite d'une hémorrhagie très-abondante, offre donc de grandes chances de succès, et même elle a été plusieurs fois tentée et exécutée avec un résultat tout-à-fait favorable.

J.-P. BEAUDE.

SANG-DRAGON (*mat. méd.*), s. m. C'est une substance résineuse d'un rouge de sang, inodore, insipide, dure, friable, inflammable, brûlant avec une odeur balsamique agréable. On l'obtient de plusieurs espèces de végétaux qui se trouvent dans les régions équatoriales du globe. Ainsi il se tire 1° des fruits du *calamus-rotang* (petit palmier des Indes-Orientales), que l'on fait cuire après les avoir concassés ; 2° de fissures naturelles au tronc du *dracœna-draco* de la famille des Asparaginées ; 3° enfin du *pterocarpus-draco* (légumineuse). Il existe dans le commerce en bâtons comme ceux de la cire à cacheter, en petites masses ovales ou arrondies (celui du calamus, et c'est le plus estimé) en pains, en galettes, etc. Le sang-dragon est un astringent qui était autrefois très-employé dans les hémorrhagies passives, les diarrhées chroniques, etc. Mais il est très-peu usité ; on lui substitue avec avantage d'autres substances astringentes indigènes, d'un prix moins élevé et pour la plupart plus actives. Il n'est guère employé aujourd'hui que pour la préparation de certains opiats, de certaines poudres dentifrices ; il entre aussi dans la composition de quelques préparations anti-blennorrhagiques.

J. B.

SANGLOT (*physiol.*), s. m., *singultus*. Contraction convulsive, brusque et instantanée du diaphragme, immédiatement suivie d'un mouvement de relâchement, par lequel le peu d'air que la contraction avait fait entrer dans la poitrine est chassé avec bruit. Le sanglot diffère du soupir, en ce que ce dernier est volontaire et se fait avec lenteur. Le sanglot accompagne les pleurs dans les chagrins violents.

SANGSUE (*hist. nat. méd.*), s. f., *sanguisuga*, *hirudo*, en grec *bdella* ; genre de la classe des annélides, et donné comme type à la famille des *Hirudinées* de Lamarck.

Le genre sanguisuga (*iatrobdella* de M. de Blainville) offre les caractères suivants : corps allongé, un peu déprimé, composé de 98 segments égaux, courts, saillants sur les côtés, et terminé par deux extrémités tronquées, susceptibles de s'étaler en un disque charnu qui se fixe en opérant le vide au moyen d'une forte succion, comme une ventouse. La ventouse orale, où se trouve la bouche, est peu concave, présente deux lèvres dont la supérieure est très-avancée : la bouche est grande ; les mâchoires sont au nombre de trois ; les dents sont armées de denticules aiguës, nombreuses, disposées sur deux rangs, et d'autant plus grosses et plus acérées, qu'elles sont plus rapprochées du bord extérieur.

Ce genre renferme plusieurs espèces ; les plus usitées sont : 1° la *sangsue officinale* (*hirudo officinalis*), ou sangsue verte, qui se trouve dans le midi de la France : elle a de quatre à cinq ou six pouces de longueur lorsqu'elle se développe ; sa robe est d'un brun verdâtre assez clair ; le dos est sillonné de six bandes longitudinales, couleur de rouille, marquées de points noirs ; le ventre est olivâtre, non tacheté, limité de chaque côté par deux lignes noires.

2° La *Sangsue médicinale*, ou grise (*sang. medicinalis*), forme la deuxième espèce ; elle habite les contrées moyennes ou méridionales, et est plus petite que la précédente ; son dos est d'une couleur verte plus ou moins foncée, strié de quatre bandes longitudinales, d'un rouille clair ; ventre vert sale, bordé de deux larges raies noires. Outre ces deux espèces, il y a encore la *S. verbana*, la *S. interrupta*, etc., qui sont propres à sucer le sang, mais à un moindre degré que les deux dont nous venons de parler.

D'après les recherches de MM. Huzard fils et Pelletier, confirmées par celles de M. Moquin-Tandon, auquel on doit d'excellentes recherches sur les sangsues, la *sangsue noire*, dite de *cheval*, que l'on croyait apte à mordre et à tirer du sang, offre des denticules émoussées qui ne lui permettent pas d'entamer la peau des animaux vertébrés. L'enveloppe tégumentaire des sangsues est très-sensible, très-irritable ; au moindre contact, elles rapprochent leurs extrémités et prennent la forme d'une olive. Quant aux autres sens, ils paraissent nuls, ou du moins très-obtus.

Les sangsues habitent les étangs, les marécages et mêmes certains ruisseaux. Mais c'est plus particulièrement dans les eaux stagnantes qu'on les rencontre. A l'époque où le système de Broussais régnait en France, où les moindres accidents, les moindres symptômes étaient attaqués sur-le-champ avec des poignées de sangsues, on fit une si effroyable consommation de ces annélides, qu'ils devinrent extrêmement rares. La France fut dépeuplée ; on alla en chercher en Espagne, puis en Bohème, et enfin en Turquie et en Asie-Mineure !... Tout y passait. Aujourd'hui que l'on est revenu de cet engoûment, les sangsues vont pouvoir se reproduire et reparaître. D'un autre côté, l'Algérie nous en fournit de très-bonnes.

Les sangsues se pêchent de différentes manières : tantôt on les prend à la main, tantôt au moyen de filets de crin tendus sur des cerceaux. Ces procédés valent mieux que celui qui consiste à jeter dans des marais des foies d'animaux sur lesquels les sangsues vont s'attacher ; car celles que l'on pêche ainsi étant gorgées de sang, ne sont pas disposées à mordre. Elles se conservent en grand dans des viviers disposés à cet effet ; et chez les pharmaciens on les met dans des vases dont l'eau est renouvelée souvent. M. Soubeiran, à Paris, et M. Dousseaux-Vallettes, pharmacien à Montereau, ont inventé des vases à compartiments pour la conservation des sangsues, qui sont d'une grande commodité. Ce dernier ajoute un lit de mousse de fougère ou de cresson bien lavée à l'eau, dans laquelle il conserve les sangsues pendant un certain temps. Les meilleures sangsues sont d'une taille médiocre ; ce sont aussi celles qui se meuvent dans le bocal avec agilité et qui ont été pêchées récemment.

Les sangsues qui ont déjà mordu peuvent-elles servir de nouveau ? Cette question si importante divise les pharmaciens, si intéressés à la solution de ce problème. Les uns, tels que M. Henry fils, s'appuyant sur une série d'expériences, sont pour la négative ; d'autres, et à leur tête le docteur Pallas et notre collaborateur M. Bouchardat, affirment qu'à l'aide de soins et de précautions on peut obtenir leur réemploi. Suivant M. Bouchardat, six mois de séjour dans des bassins glaisés et un mois dans l'eau suffisent pour les rétablir complètement et pour éloigner toutes les chances de danger qui pourraient suivre leur emploi ultérieur. (*Journ. des Conn. méd. prat.*, t. v, p. 248.) Quelques auteurs disent qu'en les pressant convenablement entre les doigts, on les fait dégorger avec facilité, et que les sangsues ainsi vidées peuvent prendre de nouveau avec beaucoup de facilité. « On favorise le dégorgement des sangsues, dit M. Dorvault dans son excellent ouvrage intitulé *L'Officine*, en les plongeant deux ou trois minutes dans l'eau tiède, ou en les exposant à la vapeur d'eau ; lorsque la pression est exercée avec précaution , les sangsues peuvent subir plusieurs fois ce mode de dégorgement, mais elles meurent après un certain nombre de fois. On a proposé aussi , pour dégorger les sangsues , l'eau tiède salée , le vin étendu d'eau , la poudre de sel marin , le tabac , les cendres , le nitrate de potasse ; M. Bouchardat , ainsi que nous l'avons dit , les met pendant un mois entre deux couches d'argile humide. Lorsqu'elles sont dégorgées , on doit les mettre dans l'eau claire aérée et renouvelée souvent. »

Il est une fraude qui se commet actuellement dans le commerce des sangsues, et qui a été signalée par notre collègue M. Chevallier. Elle consiste à tremper les sangsues dans du sang de bœuf et à les laisser se gorger ; comme les sangsues se vendent au poids dans le commerce , on comprend tout ce que cette fraude peut donner de bénéfice illicite ; les sangsues, ainsi gorgées, prennent mal et sont d'un mauvais usage. Pour reconnaître cette fraude , il suffit de prendre la sangsue par sa petite extrémité, et de la comprimer entre le pouce et l'index en la faisant glisser jusqu'à la tête ; on lui fait ainsi rendre un sang noir, épais , qui est celui dont elle a été gorgée. Il ne faut pas confondre avec ce sang une matière vert-olive qui provient des substances qui ont pu servir à la nourriture de ces annélides.

On a cherché à évaluer la quantité de sang que peut tirer une sangsue ; mais cette appréciation est très-difficile. Il faut surtout tenir compte des individualités. Il est des personnes dont la peau est très-vasculaire et chez qui les piqûres saignent abondamment ; chez d'autres, au contraire, les morsures laissent à peine écouler quelques gouttes de sang après la chute de l'annélide, et se referment aussitôt. Enfin, certaines parties mieux remplies de vaisseaux donnent plus de sang que d'autres : le pourtour de l'anus est parfaitement disposé à cet égard. Cependant , il résulte d'expériences faites avec des sangsues hongroises, que celles dites *grosses moyennes* tirent cinq à six fois leur poids de sang , soit 6 à 7 grammes; lorsque le sang des piqûres coule bien, on peut l'évaluer à la même quantité. Les *petites moyennes* tirent quatre à cinq fois leur poids, soit 4 à 5 grammes. Ces données peuvent servir de bases à des approximations exactes , lorsque les sangsues sont bonnes et qu'elles se remplissent bien.

En thèse générale, les sangsues sont ordonnées dans deux intentions différentes: ou bien pour obtenir un dégorgement local, et alors on les applique sur l'endroit ou très-près de l'endroit malade ; ou bien pour déterminer une révulsion ou une dérivation, et alors on les met à une certaine distance : c'est ainsi qu'on les pose à l'anus ou aux jambes, dans les cas de congestion cérébrale.

Quelles sont les parties où on peut les appliquer ? Quelles sont celles qui se refusent à l'action de ce moyen thérapeutique ? C'est ce que nous allons examiner.

Les sangsues ne doivent pas, autant que possible, être placées sur les points où la peau est très-sensible, comme au sein chez les femmes, sur la verge chez les hommes , ou bien sur les portions de tégument que double un tissu cellulaire lâche et mo-

bile, aux paupières, par exemple, ou bien au scrotum. Dans ce cas, il survient une infiltration ecchymotique qui peut être portée au point de déterminer des escarres gangreneuses. De là aussi le précepte de ne jamais les employer sur les parties œdémateuses ou fortement ecchymosées; on s'exposerait au même accident. Chez les jeunes femmes, il faut avoir soin de ne point les mettre sur les parties habituellement découvertes : au cou, à la partie supérieure de la poitrine. Ces points sont assez généralement accordés; il n'en est pas de même pour la question de savoir si les sangsues doivent mordre sur les places enflammées elles-mêmes. Dans les cas d'érysipèle, par exemple, quand l'inflammation est intense, il est certain que les morsures sont très-douloureuses, qu'il peut en résulter des furoncles également fort douloureux, et, dans certains cas, de petites escarres : or, comme l'application des sangsues autour du mal produit un dégorgement aussi abondant sans offrir les inconvénients que nous venons de signaler, nous nous déclarons hautement partisans de ce dernier mode d'application. Cette remarque convient encore aux hernies étranglées, et en général aux parties sur lesquelles on peut être appelé à pratiquer une opération, comme à la région antérieure et moyenne du cou dans le cas de croup. On a conseillé les applications de sangsues sur quelques parties internes recouvertes d'une muqueuse, accessibles à l'action du moyen dont nous parlons. Ainsi, M. Cruveilher a proposé de les mettre à l'orifice des fosses nasales dans les cas d'apoplexie ou de congestion cérébrale. Ce moyen, quoique pouvant offrir des avantages réels, n'a pas été adopté, sans doute à cause de la difficulté de cette petite opération, et de la gêne extrême qui en résulte pour le malade. Il en est de même de l'application des sangsues aux gencives et aux amygdales ; cette méthode est très-peu usitée et rencontre beaucoup de répulsion de la part des malades. Plusieurs personnes les mettent au col même de l'utérus, dans le but de dégorger cet organe. On a signalé les inconvénients de cette pratique, on a montré que des ulcérations pouvaient en être la suite. Ce dernier accident est surtout à craindre quand il y a tendance à la dégénérescence cancéreuse. Ceci nous conduit à parler de l'opinion de certaines personnes, qui ne veulent pas mettre de sangsues immédiatement sur les bubons, dans la crainte que les morsures ne se changent en chancres spécifiques, accident que l'on dit être arrivé quelquefois. Nous pourrions nous étendre encore beaucoup sur ce sujet, mais nous nous contenterons de cette dernière remarque, que les sangsues doivent être le moins possible appliquées sur des portions de tégument que double un tissu cellulaire graisseux abondant, non qu'il en puisse résulter quelque accident, mais parce que l'écoulement sanguin est alors peu considérable. Si, pourtant, quelque indication impérieuse forçait d'agir ainsi , il faudrait doubler ou tripler le nombre des sangsues jugées nécessaires.

Mode d'application. — Si la partie sur laquelle doivent être appliquées les sangsues est couverte de poils, il faut commencer par la raser bien exactement, puis on la lave avec de l'eau tiède, en ayant soin de la frotter légèrement, si rien ne s'y oppose, de manière à la faire rougir un peu et à exciter ainsi l'avidité des sangsues. Cette précaution suffit, sans qu'il soit besoin d'onctions avec du lait ou même avec du sang d'animal, conseillées par quelques personnes. On est aussi dans l'usage de les affamer, c'est-à-dire de les tirer hors de l'eau quelques heures avant le moment de les employer, et de les rouler dans un linge sec et chaud. L'application se fait ordinairement au moyen d'un verre dans lequel on met les annélides en question, et que l'on renverse sur la partie où ils doivent s'attacher. Quelques personnes conseillent une pomme dans laquelle on fait une excavation où on place les sangsues ; celles-ci ne pouvant se fixer aux parois du fruit à cause de son acidité, s'attachent à la peau qu'elles piquent très-promptement : ce moyen nous a très-souvent réussi. On vient de conseiller, dans le même but, un petit vase en fil de fer très-fin ; c'est une espèce de toile métallique à laquelle ne peuvent s'attacher les sangsues ; elles sont obligées également de se fixer à la peau. M. Gerdy indique, dans son ouvrage sur les pansements, un moyen employé dans les hôpitaux, et qui est très-simple ; c'est de se servir d'une petite compresse, au centre de laquelle on place les sangsues, que l'on maintient ensuite avec la main, en appuyant sur les bords du linge, afin qu'elles ne s'écartent pas et n'aillent pas mordre plus loin qu'il ne faut. Ce procédé a, de plus, l'avantage de s'adapter à la forme de toutes les régions. Quand on se décide à les mettre au col de l'utérus, il faut se servir du spéculum. Pour les amygdales, ce serait un tube de verre; mais ici nous préférons de beaucoup les scarifications.

Les sangsues, une fois fixées, se gonflent avec plus ou moins de lenteur, et restent quelquefois si longtemps attachées, qu'on est obligé de leur faire lâcher prise en leur mettant sur le corps quelques grains de sel ou de tabac. L'écoulement sanguin est favorisé au moyen d'un bain tiède général ou local, de fumigations ou de lotions émollientes, et enfin, ordinairement, de cataplasmes de farine de graine de lin que l'on renouvelle à mesure qu'ils sont imbibés de sang. Les lotions et les bains ont cet avantage, qu'ils ne permettent pas la coagulation du sang à la sortie de la morsure, et dès lors ils s'opposent à la prompte oblitération de celle-ci. Enfin, on obtient un écoulement de sang très-abondant en appliquant, si la disposition des parties le permet, des ventouses sur les petites plaies. (GERDY, *Traité des pansements*, t. II, p. 342.)

Lorsque le sang a coulé pendant un espace de temps en rapport avec l'effet que l'on veut produire, et dans tous les cas subordonné à l'âge, aux forces, etc., du malade, il s'agit d'arrêter le sang. Le plus ordinairement, cet écoulement s'arrête de lui-même ou à l'aide de quelques lotions fraîches. Mais, chez les personnes dont la peau est fine, délicate, et le système capillaire très-développé, les enfants, par exemple, on a souvent beaucoup de peine à fermer les petites ouvertures qui laissent couler le sang. Plusieurs moyens ont été proposés dans ce but. Ainsi, dès la plus haute antiquité, on a conseillé de couvrir les morsures de charpie, de toile d'araignée imbibée de vinaigre, d'éponge récente brûlée. (ANTYLLUS dans Oribase, *Collect. méd.*, lib. VII, cap. XXI.) Aujour-

d'hui, on emploie le plus souvent d'abord l'agaric, puis la poudre de gomme, de colophane, et enfin celles d'alun ou de sulfate de fer, dont on saupoudre les petites plaies. Quand ces moyens échouent, il faut, avant de recourir à la cautérisation avec le nitrate d'argent ou le stylet rougi, moyens toujours douloureux et suivis d'inflammation, il faut, dis-je, tenter plusieurs petits moyens proposés par divers auteurs : le plus simple est de pincer, entre le pouce et l'indicateur, la morsure saignante, ou bien, s'il y a un os situé peu profondément, comme aux apophyses mastoïdes, de poser le doigt sur l'ouverture et de maintenir une compression assez forte pendant sept à huit minutes. Dans certains cas, notamment chez les très-jeunes sujets, il faut quelquefois prolonger cette compression pendant un quart d'heure à vingt minutes. D'autres proposent de saisir les bords de l'ouverture entre les mors d'une pince à torsion, et de fermer celle-ci au moyen du valet ; ce moyen est douloureux, mais il vaut mieux encore que la cautérisation. Autenrieth, cité par S. Cooper, roule entre les doigts de très-petites boulettes de charpie qu'il pousse dans la petite plaie. M. Vidal (de Cassis) emploie un procédé fort simple que nous avons vu plusieurs fois mettre à exécution avec avantage : il taille de petits cônes durs d'agaric, les place dans les morsures triangulaires, les recouvre de poudre styptique et place par-dessus un morceau plus grand d'agaric, qu'il maintient très-serré, soit avec la main, soit avec un bandage, si la disposition des parties le permet. D'autres ont proposé de passer une aiguille ou une épingle à travers les lèvres de la morsure, et de les serrer avec un fil disposé à peu près comme dans la suture entortillée. Un moyen qui m'a réussi très-souvent, consiste à placer sur la piqûre plusieurs petits morceaux d'amadou, ou bien d'agaric des pharmacies, à les recouvrir d'un morceau plus large et à les maintenir en comprimant; d'appliquer ensuite sur le tout une cuiller d'argent assez fortement chauffée pour qu'on ne puisse y endurer la main, et de la maintenir en place pendant cinq à six minutes, en comprimant l'amadou. Ce moyen détermine la formation d'un petit caillot, en coagulant le sang par l'effet de la chaleur ; il réussit presque constamment, à moins que le sang ne soit d'une telle fluidité, qu'il ne puisse se former de caillot, ce qui a lieu chez les anémiques, ou ceux qui ont subi de grandes pertes de sang.

Très-souvent, à la suite des morsures de sangsues il survient des démangeaisons très-vives, d'autres fois un prurit désagréable ; enfin, l'irritation peut être portée au point qu'il se forme de petits furoncles. Des onctions avec l'huile d'amandes douces, la pommade de concombre ou le beurre de cacao, des lotions émollientes de guimauve ou de son, ou légèrement astringentes (eau blanche), peuvent calmer ou même empêcher ces accidents. Les ulcérations qui se forment quelquefois au niveau des piqûres seront pansées avec le cérat ordinaire ou de Saturne. Les petits tubercules charnus qui succèdent parfois à ces mêmes piqûres, seront réprimés avec la pierre infernale.

Il est des personnes auxquelles les sangsues causent une telle appréhension, que leur application détermine des accidents spasmodiques, des convulsions même ; dans ce cas, il faut s'abstenir de ce moyen, il ferait plus de mal que de bien : on aura recours à un autre mode d'évacuation sanguine. (V. *Saignée, Ventouses.*)

On a dit que des sangsues ayant été appliquées sur des sujets atteints de syphilis, pouvaient donner lieu à des chancres vénériens ; on a cité des faits à l'appui. Certes, une telle communication est possible; cependant nous devons dire que les faits rapportés par les auteurs n'offrent pas toute l'exactitude désirable. Il est un autre accident qui a été signalé dès la plus haute antiquité, et dont on observe assez fréquemment des exemples dans les campagnes, mais surtout en Algérie : quand on boit sans précaution l'eau des étangs dans lesquels habitent des sangsues, on est exposé à avaler de ces annélides, qui, alors, s'attachent dans la gorge, dans l'œsophage et même dans l'estomac, et donnent lieu à de graves hémorrhagies. M. Guyon en a vu s'introduire dans les voies aériennnes, et il fallut pratiquer la trachéotomie. D'autres fois c'est dans le rectum que l'introduction a lieu. Si l'animal est à portée des instruments, on l'extraira avec des pinces, mais avec précaution, pour ne pas l'arracher trop violemment; s'il est profondément situé dans l'œsophage, on fera prendre de la décoction de tabac ou de la solution de sel marin et un vomitif. Dans le rectum, on administrera un lavement de tabac ou d'eau salée.   J.-P. BEAUDE.

SANGUIFICATION (*physiol.*), s. f., *sanguificatio*, de *sanguis*, sang, et *facere*, faire, action de faire le sang, synonyme d'*hématose*. (V. *Respiration.*)

SANGUIN (*anat.* et *physiol.*), adj., *sanguineus*, qui a rapport au sang.— *Vaisseaux sanguins*, se dit des artères et des veines, en un mot des vaisseaux qui charrient du sang rouge, par opposition aux vaisseaux lymphatiques.— *Tempérament sanguin*, celui dans lequel domine l'appareil circulatoire. (V. *Tempérament.*) — *Maladies sanguines*, celles qui sont occasionnées par une surabondance du sang ou un trouble dans la circulation de celui-ci.
           J. B.

SANGUINOLENT (*path.*), adj., *sanguinolentus*, teint de sang; se dit des crachats, du pus, de la sérosité et des autres fluides de l'économie, lorsqu'ils contiennent une certaine quantité de sang.

SANIEUX (*path.*), adj., *saniosus*, qui présente les caractères de la sanie, de l'ichor : suppuration sanieuse.

SANITAIRES (Lois) (1). Sous le nom de lois ou mesures sanitaires, on désigne l'ensemble des moyens adoptés par le Gouvernement pour s'opposer à l'introduction des maladies réputées contagieuses. Ces moyens sont : pour les provenances de la mer, les *quarantaines;* pour les provenances de terre, les *cordons sanitaires*.

§ I. *Des quarantaines.* On appelle quarantaine

(1) Cet article, il sera facile de le voir, a été fait dans des idées opposées à celles qui ont guidé notre savant maître, l'auteur de l'article PESTE. Ces doctrines, dont nous n'acceptons pas toute la responsabilité, ont trop fait de bruit dans le monde savant et politique pour que nous ne croyions pas devoir leur consacrer une place dans ce Dictionnaire.   J. B.

le séjour dans un lieu isolé où l'on renferme les personnes atteintes de maladies regardées comme contagieuses, ou venant d'un pays où règnent ces maladies. Le mot quarantaine vient de ce que, dans l'antiquité, l'école pythagoricienne, et d'après elle Hippocrate, regardaient le nombre de quarante jours comme nécessaire à l'accomplissement de certaines choses. Ainsi, on pensait que quarante jours d'observation et de pratiques, dont nous allons parler, étaient nécessaires pour purifier les personnes ou les choses infectées.

Les premières indications que l'on trouve sur l'usage de séquestrer des individus affectés de maladies dont on craint la transmission, se trouvent dans les livres sacrés; nous en avons parlé au mot *Lèpre*. Ces mesures de précaution restèrent inconnues aux peuples païens et civilisés de l'antiquité ; ce n'est que pendant les ténèbres du moyen âge, époque de barbarie et de superstition, que nous voyons paraître les lazarets. Le plus ancien est celui de Venise (1403), vient ensuite celui de Gênes (1467), puis Marseille (1476), qui, dès 1383, avait établi des infirmeries; enfin, l'Espagne n'en posséda qu'en 1494, deux ans après la complète expulsion des Maures. Ce qu'il y a de curieux, et les chiffres sont là pour le prouver, c'est que les pestes devinrent peut-être encore plus fréquentes après la formation des lazarets. Les contagionistes l'ont noté sans s'en apercevoir, en relatant la série des épidémies qui ont frappé ces différentes localités ; ainsi, le docteur Frari, de Venise, contagioniste prononcé, a écrit sur ce sujet, d'après des pièces très-authentiques recueillies dans les archives bien conservées de Venise, et a constaté que, de 938 à 1403, ou pendant 365 ans, il y eut 11 épidémies de peste, dont 3 lui paraissent même douteuses; tandis que, de 1403, époque de la création des lazarets, à 1630, ou pendant 227 ans seulement, il y eut 16 épidémies. Pour Gênes, les chiffres sont très-peu élevés ; cela tient à l'excellente situation de la ville. Voyons Marseille. Bertrand, le célèbre contagioniste, a relevé les pestes qui, depuis J. C. jusqu'à 1720, ont sévi à Marseille ; il en compte 20 ainsi réparties : 6 avant le lazaret (en 1,476 ans!) et 14 après (en 244 ans!). Mais en voilà assez sur cet historique; nous en déduirons plus loin les conséquences pratiques. Ces mesures, adoptées par la plupart des peuples de l'Europe pour les provenances du Levant et des Antilles, constituèrent, jusqu'à nos jours, une sorte de pacte sanitaire conclu tacitement sans engagements réciproques. Aujourd'hui, convaincues de l'inutilité des mesures quarantenaires, et voyant leurs effets désastreux pour le commerce, l'Angleterre et l'Autriche arrivèrent à rompre le pacte; mais disons d'abord en quoi consistent ces mesures. Nous prendrons pour exemple Marseille, qui est le lieu où elles s'exécutent le mieux.

Quand un vaisseau part de l'un des ports des pays où sévissent habituellement les affections graves (peste, fièvre jaune), le résident de sa nation lui remet un papier renfermant l'indication de l'état sanitaire de ce même port; c'est la *patente*. Si une maladie, crue contagieuse, règne actuellement, la patente est dite *brute;* s'il y a seulement quelques cas qui fassent craindre une épidémie, ou que celle-ci ait presque entièrement disparu, la patente est *suspecte;* enfin, si la santé publique est bonne, la patente délivrée alors est dite *nette*. C'est la nature de la patente qui détermine la durée de la quarantaine et la sévérité des précautions exigées avant le débarquement, tant à l'égard des voyageurs qu'à l'égard des marchandises.

Patente brute. Paquebots français, 19 jours de quarantaine après le débarquement des effets au lazaret ; et les vaisseaux de guerre, 17 seulement. Les passagers font, dans les deux cas, 17 jours de quarantaine. Cette durée est réduite à 14 dans le cas où leurs effets ont été *plombés* ou bien quand ils font le *spoglio*. Pour les pèlerins, 25 jours.

Patente suspecte. Les paquebots 15 jours, les vaisseaux de guerre 14. Les passagers font 14 jours de quarantaine et 12 avec *plombage* ou *spoglio* ; les pèlerins 20 jours.

Patente nette. Paquebots, 12 jours après le débarquement, et les passagers 9 jours.

Quant aux marchandises, elles sont partagées en trois classes : les *susceptibles*, que l'on croit capables de garder caché le virus pestilentiel ; les *douteuses* et les *non-susceptibles*. Sur quoi repose cette classification ? Sur rien, absolument rien. Ainsi, parmi les objets *susceptibles* de donner la peste, je vois les chandelles et les bougies, et parmi les *non-susceptibles*, le suif et la cire. On regarde particulièrement comme susceptibles les laines, les cotons et autres matières poreuses ; mais le sparte, le jonc, les cordes goudronnées sont innocents. Il faut redouter les étoffes feutrées, les cuirs secs tannés, les basnes ; mais on n'a rien à craindre des cuirs salés et mouillés. Quant aux objets douteux, ce sont le corail brut, les dents d'éléphant, le tabac en balles, le café, le sucre, les cornes, etc. Le vermillon est douteux ; mais les potasses et le salpêtre n'offrent aucun danger !... Nous le répétons, l'imagination, la fantaisie seules ont réglé tout cela. On a mis les liquides parmi les non-susceptibles ; pourquoi ? Parce que cela a passé par la tête de messieurs de l'intendance sanitaire. Au total, les matières susceptibles sont soumises au *maniement* et aux *sereines*.

Nous devons maintenant l'explication de quelques mots que nous avons soulignés. Le *plombage* consiste dans l'apposition sur la malle d'un sceau de plomb au moment du départ ; l'intégrité de ce sceau prouve que la malle n'a pas été ouverte. D'après les idées des contagionistes, les virus renfermés fermentent et prennent une nouvelle activité, au point que l'ouverture d'une malle peut renverser mort celui qui la fait. Eh ! bien, l'intendance sanitaire regarde cette précaution comme très-bonne et devant faire abréger le temps de la quarantaine. Pourquoi ?...

Le *spoglio* consiste à prendre un bain, après lequel on revêt des habits qu'on vous *loue* dans le lazaret, car tout cela se paye ; ce qui prouve l'importance qu'on attache à ces pratiques et explique l'obstination où l'on met à les maintenir.

Manier les marchandises, c'est les développer, les retourner, pour leur faire prendre l'air ; les *sereiner*, c'est les exposer à l'air.

Voilà pour les hommes et les choses à l'état ordinaire, et tout cela n'est que ridicule. Mais quand il se trouve à bord des pestiférés que l'on transporte au lazaret, l'inhumanité vient s'y mêler. Le pestiféré est transporté dans une chambre isolée, le plus près possible des barrières de fer où il doit se traîner, s'il le peut, pour se faire voir à 12 mètres de distance par les médecins chargés de constater la nature de l'affection dont il est atteint. Un individu revêtu d'un accoutrement de toile cirée, vient lui porter, au bout d'une planche, les boissons dont il a besoin, puis l'abandonne à lui-même. S'il y a un bubon, on *engage* le malade à l'ouvrir lui-même, pendant qu'il lui reste assez de force pour le faire, et lorsqu'il est besoin du secours manuel de quelque chirurgien, on *invite* un élève en chirurgie à s'enfermer avec le malade. « *Mais*, dit le règlement de l'intendance, *ce n'est jamais qu'à la dernière extrémité qu'on en vient là* (art. 614). » Les opérations sont faites avec des instruments à *longue queue* !... Et cela se passe en plein XIXe siècle ! Sont-ce là les exemples légués par les médecins attachés à l'expédition d'Egypte, et ceux plus récents de nos confrères pratiquant en Egypte, pendant l'épidémie de 1835 ? Dignes successeurs des Larrey, des Desgenettes, ils soignaient et consolaient les pestiférés, les touchaient de la main, s'asseyaient au besoin sur leur lit. Opposons enfin aux règlements barbares de l'intendance dite sanitaire de Marseille, le fait déjà ancien du dévouement des médecins restés ou envoyés à Marseille pendant l'affreuse épidémie de 1720.

Disons-le, cependant, une disposition votée par la Chambre vient de diminuer considérablement les entraves apportées au commerce et aux relations internationales, en réduisant la durée des quarantaines, c'est-à-dire en faisant compter la durée du voyage. C'est qu'en effet les circonstances étaient urgentes : l'Angleterre, l'Autriche, violant le pacte sanitaire dont nous avons parlé en commençant, avaient en quelque sorte aboli les quarantaines. L'Angleterre avait déclaré que dans le cas de patente brute, la quarantaine serait de quatorze jours, le temps du *voyage compris* : or il faut *quinze* à *seize* jours pour aller d'Alexandrie à Southampton ; n'est-ce donc pas là une véritable abolition ? L'Autriche avait fait de même pour Trieste.

On comprend facilement ce qui dut résulter d'un pareil état de choses. Les mesures sanitaires étant toujours rigoureusement observées à Marseille, la ligne française des paquebots se trouva abandonnée pour les lignes anglaise et autrichienne. Et, en effet, moyennant les quarantaines, il fallait 35 jours pour venir d'Alexandrie à Paris par Marseille, et 19 jours par les paquebots anglais. Il en résultait chaque année une perte de plusieurs millions pour les entreprises des paquebots français. Aujourd'hui, grâce à la disposition nouvelle, l'équilibre est rétabli.

Mais, dira-t-on peut-être, nous courons grand risque de voir la peste se déclarer dans nos ports et envahir la France ! Qu'on se rassure : grâce aux recherches modernes, et en particulier au travail d'une commission instituée par l'Académie de médecine, il est bien reconnu : 1° que la peste n'est pas transmissible par les hardes ou marchandises ; et la preuve, c'est ce qui se passe en Orient, où les effets ayant appartenu à des pestiférés sont vendus et transportés dans différentes localités, sans jamais donner naissance à la maladie. C'est encore ce qui a eu lieu à Marseille même, où il est constaté que jamais un seul des portefaix ayant travaillé au *débarquement* ou au *maniement* des marchandises infectées, n'a été attaqué de la peste.

2° Que rien ne prouve que la peste ait été communiquée d'un lieu infecté à un lieu sain. Ainsi, en Égypte, jamais la peste ne franchit la première cataracte ; jamais elle ne va à Cosseïr, ni en Arabie, ni en Abyssinie, malgré des communications incessantes. Près de Constantinople il y a un village situé sur une montagne à 500 toises au-dessus du niveau de la mer ; dans les grandes épidémies on s'y réfugie, des pestiférés vont y mourir, et jamais ils ne donnent la peste. A Malte il y a un lieu appelé *Safi* (pur) pour la même raison. La peste ne pénètre jamais à Ispahan en Perse, et les villes les plus occidentales en sont attaquées de temps en temps, sans que les relations soient interrompues. La peste ne se développe donc que dans les localités où elle trouve des conditions spéciales de misère, de malpropreté, d'encombrement. C'est ce qui a été bien évident pour Londres, anciennement ravagé par la peste, ainsi que se répandît dans les autres villes : notez-le bien. Un incendie détruit, en 1666, toutes les rues sales, étroites, infectes ; la ville est rebâtie dans de meilleures conditions, et la maladie disparaît. Pourquoi la peste, si fréquente dans les villes d'Europe pendant le moyen âge, est-elle si rare aujourd'hui ? Cela tient, non pas aux lazarets, nous l'avons vu plus haut, d'après les dates, mais aux mesures de salubrité et à l'observation plus rigoureuse des lois de l'hygiène, qui sont l'essence de la civilisation.

Quelles seraient donc, suivant nous, les véritables mesures sanitaires à prendre contre les maladies dites contagieuses ? Celles précisément que l'on prend contre le typhus : l'assainissement, l'aération des localités, la dispersion des malades.

§ II. Quant aux *cordons sanitaires*, ce sont des lignes de soldats placées autour des pays où règne une maladie regardée comme pestilentielle. Or, concentrer ainsi les malades dans le foyer de l'épidémie, c'est assurément le meilleur moyen d'augmenter l'intensité de celle-ci. Au reste, ces cordons sanitaires ont souvent été utiles aux gouvernements comme mesures politiques. Ainsi, le cordon sanitaire établi par Louis XVIII sur la ligne des Pyrénées en 1821, pendant la fièvre jaune de Barcelone, ne fut que le prélude du rassemblement de l'armée qui devait envahir l'Espagne.

En résumé, les lazarets peuvent être encore conservés, moins pour leur utilité réelle que pour rassurer les populations contre les terreurs d'une importation de maladies pestilentielles. Mais la véritable base des quarantaines doit être, non la contagion, mais la durée de l'incubation de la peste. Or, de l'aveu même des contagionistes de bonne foi, cette durée est de huit jours au plus. Donc, quand un vaisseau a quitté un port infecté, et qu'au bout de huit jours, ou de dix si vous voulez, il ne s'est pas déclaré un seul cas de maladie, il n'y a plus de danger, le bâtiment peut entrer en libre pratique. Cela réduirait donc la durée de la quarantaine à dix jours, le voyage compris. Si la peste, comme il arrive quelquefois, se déclarait sur un vaisseau, eh bien ! alors, à son arrivée, l'intendance sanitaire se conduirait comme elle l'entendrait pour la durée de la quarantaine ; mais à la condition de faire donner aux malades les soins que prescrit l'humanité, et que l'on donne dans toutes les autres affections ; à la condition aussi de ne pas les enfermer dans un lazaret, mais de les envoyer dans des lieux élevés, secs, bien aérés et disposés à cet effet. (V. *Typhus*.)

E. BEAUGRAND.

SANTAL (*mat. méd.*.), s. m. On appelle ainsi en pharmacie trois sortes de bois que l'on distingue par leur couleur. *Santal blanc*, *santalum album*, famille des Santalées, J., tétrandie monogynie, L. C'est le bois d'un arbre qui croît dans les grandes îles de la mer, des Indes, et particulièrement à Timor. Il est très-peu usité et semble n'être qu'une variété du suivant, qui est beaucoup plus estimé.

Santal citrin.—Il est produit par le même arbre ou par une espèce très-voisine. Il vient des mêmes localités et des îles Sandwich. On le trouve dans le commerce en bûches décortiquées, longues de 50 centim. à 1 mètre, et de 10 centim. de diamètre et plus, d'un jaune fauve et d'une odeur roséemusquée fort agréable. Il est aujourd'hui beaucoup plus employé dans la tabletterie qu'en médecine. Cependant il entre dans la composition du sirop de rhubarbe ou de chicorée composé, et de pastilles odorantes. Il répand en brûlant une odeur très-agréable, et sert à parfumer les appartements.

Santal rouge (Bois de), *pterocarpus santalinus*, famille des Légumineuses, J. ; diadelphie décandrie, L. C'est un arbre très-élevé qui croît dans les Indes-Orientales, surtout à Coromandel et dans l'île de Ceylan. Il vient en morceaux équarris, brut à l'extérieur, rouge de sang à l'intérieur, fibreux, résineux, d'une odeur faiblement parfumée, d'une saveur astringente. Il contient une matière résinoïde colorante, à laquelle Pelletier a donné le nom de santaline. Ce bois est aussi très-peu usité en médecine ; il ne sert qu'à colorer quelques poudres dentifrices. Dans les arts il est très-employé par les ébénistes. J. B.

SANTÉ (*hyg.*), s. f., *sanitas*. État dans lequel toutes les fonctions s'exécutent librement et facilement : c'est l'état normal. Quant aux moyens de conserver ce précieux état, voy. *Hygiène*.

SANTOLINE (*mat. méd.*), s. f., *santolina chamæci parissus*, de la famille des Synanthérées, J., syngénésie égale, L. Vulgairement *citronelle*, *aurore femelle*, *garde-robe*. C'est un petit arbrisseau qui croît spontanément dans les contrées méridionales de l'Europe. Sa saveur est amère, très-aromatique ; son odeur, pénétrante ; elle est stimulante, anthelmintique, et jouit des propriétés de la tanaisie. (V. *Armoise*.) J. B.

SAPHÈNE (*anat.*), s. f., *saphena*, du grec *saphès*, évident. On appelle ainsi deux veines de la jambe, très-apparentes sous la peau. 1° *Grande saphène* ou *s. interne* (tibio-malléolaire, Chauss.). Ses racines viennent des orteils internes, et surtout du gros orteil ; au niveau du coude-pied elle communique avec la saphène externe, passe au-devant de la malléole interne, monte le long de la partie interne de la jambe et de la cuisse, reçoit plusieurs veines sous-cutanées et va s'ouvrir dans la veine crurale, au niveau de l'arcade de ce nom. 2° *Petite saphène*, *saphène externe* (péronéo-malléolaire Chauss.). Commence sur la partie externe du dos du pied par un grand nombre de ramifications, se porte derrière la malléole externe, monte le long de la face externe de la jambe, et gagne le creux du jarret où elle se jette dans la poplitée. — C'est surtout sur la saphène interne que se pratique la saignée du pied. (V. *Saignée*.)   J. B.

SAPIDITÉ (*phys.*), s. f., *sapiditas*. Propriété des corps doués de saveur. (V. *Goût*.)

SAPIN. (V. *Pin*.)

SAPINETTE (*pharm.*), s. f. On donne le nom de sapinette à une bière antiscorbutique, obtenue en faisant macérer pendant quatre jours dans 2,000 de bière récente : feuilles de cochlearia 30, racines de raifort 60, bourgeons de sapin 30. On en donne de 60 à 100 grammes par jour dans les affections scorbutiques. Cette bière est très-utile sur les vaisseaux, dans les voyages de long cours. (V. *Bière*.)   J. B.

SAPONAIRE (*bot.* et *mat. méd.*), s. f., *saponaria officinalis*. Plante de la famille des Caryophyllées, J.; décandrie digynie, L. Elle croît spontanément dans toute l'Europe, sur le bord des champs cultivés. Ses racines sont vivaces, longues de deux à trois pieds, de la grosseur du petit doigt, entourées d'une écorce rougeâtre; la partie intérieure est blanche et fibreuse. Les feuilles sont ovales, aiguës, glabres, entières, etc. Le suc de la saponaire, l'infusion de ses feuilles et la décoction de ses racines, sont fréquemment employés comme dépuratifs dans les scrofules, les maladies de la peau, la syphilis constitutionnelle, les affections goutteuses, etc. Cette plante contient un principe amer, et un autre principe mucilagineux qui fait mousser l'eau et lui donne l'apparence d'une dissolution de savon : ce principe savonneux a été nommé saponine par M. Bucholz, qui a donné, d'ailleurs, une très-bonne analyse de la saponaire. Le suc de cette plante s'administre souvent mêlé à celui de la fumeterre, de la chicorée et du pissenlit. Pour les tisanes, l'infusion de la racine doit être prolongée; il faut 15 à 30 grammes pour un litre d'eau; l'extrait se donne quelquefois en pilules.   J. B.

SAPONIFICATION (*chim.*), s. f., de *sapo* savon, *facere* faire. Action de préparer le savon. (Voy. ce mot.)

SAPOTILLIER (*bot.*), s. m., *achras sapota*. C'est un arbre de la famille des Sapotées, J., hexandrie monogynie, L., qui se trouve dans les contrées chaudes de l'Amérique. Il donne un fruit pulpeux très-estimé et qui est servi comme dessert dans les Antilles. Son écorce a été vantée comme fébrifuge.

SARCOCÈLE. (V. *Testicule* [Maladies du].)

SARCOMATEUX (*path. chir.*), adj., qui a rapport au sarcome; se dit de certaines productions accidentelles qui tendent à dégénérer : tels sont certains polypes.

SARCOME (*chir.*), s. m., *sarcoma*, du grec

sarx, chair. Les anciens appelaient ainsi les tumeurs formées de tissus accidentels et offrant la consistance et l'aspect de la chair. Cette expression est peu employée aujourd'hui, depuis que Laënnec a classé et dénommé la plupart des formations anormales.

SARCOPTE. (V. *Acarus*.)

SARDONIQUE. (V. *Rire*.)

SARRASIN (*bot.* et *hyg.*), s. m., blé noir, blé de Barbarie. *Polygonum fagopyrum*, Linn., famille des Polygonées de Juss. La graine est de forme ovale, anguleuse, de couleur noirâtre, du volume d'un grain de chenevis. Le parenchyme dont elle est en grande partie formée est blanc et farineux.

L'importation de cette substance de l'Asie, dont elle est originaire, est un don précieux fait à l'Europe. On la doit à un croisé flamand, dont les cendres reposent obscurément dans le cimetière d'un village de Flandre appelé Zindeppe. Peut-être les bienfaits obtenus par la culture de cette plante alimentaire compenseront-ils un jour les sacrifices immenses qu'ont coûtés les brillantes croisades du XIIIe siècle.

Dans quelques unes de nos provinces, et notamment en Bretagne, le sarrasin forme la nourriture presque exclusive des habitants. On en prépare un pain ou des galettes qui, bien qu'assez peu appétissantes pour les estomacs inaccoutumés à ce régime, n'en sont pas moins, lorsque surtout le lard ou le beurre ont servi à les oindre, très-goûtées de ce peuple frugal. La rusticité de la plante, qui croît là où aucune espèce de céréale ne viendrait, la propriété nutritive du grain, en font une ressource d'un grand prix dans les pays où la terre semble réfractaire à la culture des céréales.

Le sarrasin est souvent employé à la nourriture des volailles qu'il engraisse, et auxquelles il communique un goût assez suave.   COUVERCHEL.

SARRIETTE (*bot.*), s. f., *satureia hortensis*, plante de la famille des Labiées, J., didynamie gymnospermie, L., qui croît dans l'Europe méridionale, et que l'on cultive beaucoup dans les jardins. Sa tige est dressée, rameuse, haute d'un pied environ; les fleurs sont très-petites, violettes, et dans les aisselles des feuilles supérieures. La sarriette a, de même que toutes les autres plantes de cette famille, une odeur et une saveur aromatiques très-prononcées. Elle ressemble, du reste, beaucoup au thym pour ses propriétés, et elle est surtout employée comme condiment.   J. B.

SASSAFRAS (*mat. méd.*), s. m. On appelle ainsi la racine et le bois munis de leur écorce du *laurus sassafras* de la famille des Laurinées, J., ennéandrie monogynie, L. Cet arbre, qui s'élève à la hauteur de 30 ou 40 pieds, se trouve dans l'Amérique méridionale. Son bois nous arrive en bûches irrégulières; le tissu en est léger, rosé, et d'une odeur de camphre assez agréable; l'écorce est épaisse, légère, cassante, rougeâtre, et de la même odeur que le bois. Cette odeur est due à une huile volatile qui s'y trouve en très-grande quantité. Trois kilogrammes de bois en renferment 45 grammes (M. Guibourt). Le sassafras est surtout employé, comme sudorifique, dans la syphilis constitutionnelle, les rhumatismes et les dartres. On le prescrit aussi dans certaines hydropisies passives. Il fait partie des quatre bois sudorifiques. On le donne surtout en tisane, à la dose de 4 à 10 ou 15 grammes, en fragments infusés dans un kilogramme d'eau. On l'associe très-souvent au gaïac et à la salsepareille.   **J. B.**

SATIÉTÉ (*physiol.*), s. f., *satietas.* État de réplétion accompagné de dégoût, qui suit ordinairement l'ingestion d'une grande quantité d'aliments ou de boissons.

SATYRIASIS (*path.*), s. m., *satyriasis*, du grec *saturoï*, les satyres, que la mythologie nous représente comme fortement enclins à la lubricité, et que les monuments antiques figurent presque toujours avec le membre viril en érection, si bien que l'on fait remonter l'étymologie du nom de satyre au mot *sathé* qui signifie le pénis. Le satyriasis est une affection spéciale à l'homme, caractérisée par une érection permanente du pénis, avec un penchant insatiable au coït et faculté d'y satisfaire. Le satyriasis est une affection essentielle, et non un symptôme comme le priapisme; c'est de tout point l'analogue de la nymphomanie chez la femme. Aussi, ce que nous avons dit des causes de cette dernière affection, s'applique-t-il très-bien ici : excitation cérébrale avec penchant aux idées lubriques, lecture de livres de l'amour physique est l'objet des détails les plus obscènes, amour contrarié : telles sont les causes les plus ordinaires du satyriasis. Il faut y joindre certains aphrodisiaques, tels que les cantharides, dont l'action a été d'ailleurs évidemment exagérée.

Rien ne saurait donner une idée de la fureur des transports auxquels se livre l'individu affecté de satyriasis. On a vu, dit-on, des hommes mariés exécuter 20, 30 et 40 fois l'acte vénérien en une même nuit, et réduire leurs femmes à un état qu'il est facile de concevoir. Quelques auteurs affirment que, dans cette maladie, les excès de coït n'épuisent point les sujets; d'autres, au contraire, et nous sommes de ce nombre, disent qu'à la suite des excès on voit un collapsus, un abattement profond, et parfois des inflammations des organes génitaux qui peuvent déterminer jusqu'à la gangrène de ces parties. Cet accident se montre surtout chez ceux qui ont fait usage de cantharides : c'est là l'heureux résultat qu'ils retirent de ce philtre dangereux.

Le pronostic de cette affection est donc très-grave, dit Frank (*Epitome de méd.*, t. II). On a assuré avoir vu des individus guérir à la suite de nombreuses évacuations spermatiques. Cette terminaison, en quelque sorte critique, peut être vraie pour ceux qui tombent dans le satyriasis par suite d'un penchant amoureux contrarié, ou par suite d'une continence forcée ou volontaire, comme il est arrivé chez certains ecclésiastiques (PINEL, *Nosogr. phil.*, t. III). On conçoit que, dans des cas analogues, le coït puisse être recommandé comme préservatif.

Quant au traitement, éloigner les causes, combattre l'éréthisme au moyen des antiphlogistiques, des rafraîchissants. Il n'y a rien ici qui diffère de ce que nous avons dit au mot *Nymphomanie.*
            E. BEAUGRAND.

SAUGE (*bot. et mat. méd.*), s. f., *salvia officinalis*, plante de la famille des Labiées, J., diandrie monogynie, L. C'est un petit arbuste qui, de même que la plupart des plantes aromatiques, croît spontanément dans les contrées méridionales de l'Europe. Il est très-cultivé dans les jardins. Les feuilles et les sommités fleuries de la sauge ont une odeur forte et une saveur amère, chaude et très-aromatique. Ces qualités sont dues à la présence d'une huile volatile qui leur donne des propriétés toniques et excitantes qu'elles partagent, mais à un degré très-développé, avec les autres plantes de cette même famille. La *petite sauge* ou *thé d'Europe*, car elle est vulgairement connue sous ces divers noms, a été vantée contre une foule d'affections diverses, et le nom de *salvia*, de *salvare* sauver, prouve que les anciens la regardaient comme un médicament héroïque. Du reste, il est incontestable qu'elle possède réellement des propriétés stimulantes très-marquées, tant sur le tube digestif que sur la circulation; elle paraît modifier aussi assez avantageusement l'influx nerveux. Elle est recommandée avec succès dans les cas de digestions difficiles tenant à une atonie de l'estomac, dans les diarrhées causées également par asthénie; elle est utile dans les vomissements nerveux, la céphalalgie, etc. On l'emploie très-souvent vers la fin des pneumonies, mais surtout dans les catarrhes chroniques. Enfin, elle est indiquée dans les cas de débilité bien constatée, chez certains vieillards épuisés, chez les enfants scrofuleux, les jeunes filles chlorotiques, dans les hydropisies passives, etc.; dans ces derniers cas, on associe l'usage intérieur de la sauge aux lotions extérieures, soit sur les parties tuméfiées dans les cas d'œdème, soit en frictions sur la colonne vertébrale chez les sujets anémiés ou rachitiques.

Les sommités fleuries de la sauge s'administrent de différentes manières. En poudre, à la dose de 3 à 4 décigrammes à 1 gramme; en tisane, on fera infuser 5 à 10 ou même 15 grammes de la plante dans un kilogr. d'eau. On en fait encore du vin, une teinture, un vinaigre. L'huile sert plutôt à aromatiser certaines substances désagréables, qu'à des usages médicamenteux. Enfin, la sauge fait partie de plusieurs préparations officinales, telles que l'eau vulnéraire, le vin vulnéraire, le vin aromatique, le sirop d'érysimum composé, etc.

La SAUGE DES PRÉS (*salvia pratensis*), la SAUGE HORMIN (*salvia horminum*), la SAUGE SCLARÉE (*salvia sclarea*), vulgairement nommée orvale, qui croissent dans l'Europe méridionale et tempérée, jouissent, à peu de chose près, des vertus de la sauge officinale.   **J.-P. BEAUDE.**

SAULE (*bot. et mat. méd.*), s. m., *salix.* Genre de plantes de la famille des Salicinées, auquel il sert de type; diœcie diandrie, L. Quelques botanistes en font une tribu de la famille des Amentacées, J. Quoi qu'il en soit, les saules sont des arbres ou des arbrisseaux qui habitent les lieux humides; on les trouve surtout sur le bord des rivières, des ruisseaux, des marais. Le nombre des espèces est très-considérable. Le *saule blanc*, *salix alba*, le seul qui doive nous occuper ici, à cause des propriétés médicinales de son écorce, s'élève presque à 8 ou 10 mètres de hauteur. Les écorces, recueillies sur des rameaux de 4 ou 5 ans ; sont roulées sur elles-mêmes, épaisses de quelques millimètres, lisses, grisâtres, un peu fendillées à l'extérieur, brunes en dedans, d'une saveur amère et astringente assez prononcée ; odeur nulle. Cette écorce renferme du tannin, de la gomme, une matière colorante, etc. , plus, un principe particulier auquel elle doit ses propriétés : c'est la salicine découverte par Fontana.

L'écorce, en raison de ses vertus toniques et astringentes, peut être employée dans les affections caractérisées par la débilité ; mais c'est surtout dans les fièvres intermittentes qu'on l'a préconisée à la dose de 4 à 8 grammes dans un véhicule, et répétée toutes les trois ou quatre heures pendant l'intervalle des accès ; cependant c'est plutôt à la salicine qu'il conviendrait alors d'avoir recours.

La salicine est un principe azoté, neutre, cristallisant en aiguilles fines, blanches, légèrement nacrées, d'une saveur amère et aromatique, soluble dans cinq fois son poids d'eau. et en toute proportion dans l'eau bouillante ; très-soluble dans l'alcool, insoluble dans l'éther. La salicine, donnée à la dose de 1 gramme et au-delà, peut triompher des fièvres intermittentes de divers types, et quelques auteurs la mettent presque sur la même ligne que le sulfate de quinine. Cependant elle est généralement peu employée, et l'immense majorité des médecins lui préfère le sulfate de quinine, qui agit à plus faible dose et d'une manière beaucoup plus certaine. J. B.

SAUT. (V. *Locomotion*.)

SAVEUR. (V. *Goût*.)

SAVON (*pharm.* et *mat. méd.*), s. m., *sapo.* On croyait autrefois que les savons étaient les résultats d'une combinaison des corps gras avec les alcalis : mais il résulte des travaux de M. Chevreul que, quand les huiles ou les graisses sont traitées par les oxydes (ou bases salifiables), elles éprouvent, dans leurs éléments, une réaction qui les transforme en acides gras, tels que les acides margarique, stéarique, oléique, etc. Les acides, ainsi formés, s'unissent aux oxydes pour former des sels, qui constituent alors des margarates, des oléates, etc. Les savons sont donc de véritables sels mixtes, que l'on nomme *stéarates* ou *oléostéarates*. On donne le nom de *savons acides* aux combinaisons des huiles grasses avec les acides, et celui de *savonnules*, aux produits qui résultent de la combinaison des huiles essentielles avec les bases salifiables. Nous ne parlerons ici que des principaux savons employés en médecine.

1° *Savon acide d'Achard*. Il provient de la réaction de l'acide sulfurique sur l'huile d'olive. Il est surtout employé pour l'usage externe, et en frictions dans les ophthalmies chroniques, la gale, la paralysie. Carminati l'a employé à l'intérieur dans des cas d'hydropisie, à la dose de 10 à 15 décigrammes.

2° *Savon ammoniacal*. Il existe en pharmacie un assez grand nombre de savons à base d'ammoniaque ; les uns, préparés avec les huiles essentielles , sont regardés comme excitants diffusibles, et s'administrent à l'extérieur ou à l'intérieur. Les autres se préparent avec des corps gras et servent exclusivement pour l'usage externe comme résolutifs et fondants. Sous le nom de *savon ammoniacal*

camphré, on désigne le baume opodeldoch. (V. *Opodeldoch*.)

3° *Savon amygdalin*. — *Savon d'huile d'amandes douces, savon médicinal*. Sous ces différents noms, on désigne un savon préparé avec l'huile d'amandes douces et la soude caustique. Ce savon est solide, blanc, opaque, et se dissout aisément dans l'eau pure et l'alcool affaibli ; exposé à l'air, il finit par se dessécher, jaunir et prendre une odeur de rance.

Ce savon est assez usité ; il est stimulant, facilite les digestions, donne quelquefois lieu à des évacuations alvines. Si l'on en continue l'usage pendant quelque temps, il détermine un état général analogue à celui du scorbut. On le donne comme fondant et diurétique à l'intérieur sous forme de pilules, à la dose de 3 à 6 ou 10 décigrammes, et même plus. Il fait souvent partie de liniments résolutifs.

4° *Savon marbré*. C'est le savon ordinaire, le savon des blanchisseuses. Il sert à composer des emplâtres fondants. Du savon râpé et mêlé avec de l'eau-de-vie sert très-souvent dans les entorses, les contusions, etc.

Il est encore une foule d'autres savons, mais qui rentrent tout-à-fait dans la pharmacie proprement dite.   J.-P. BEAUDE.

SAXIFRAGE (*bot.* et *mat. méd.*), s. f., *saxifraga* (brise-pierre), famille des Saxifragées, J., décandrie digynie, L. C'est une plante assez commune dans les bois de nos contrées. Au collet de sa racine sont réunis un assez grand nombre de petits tubercules rougeâtres, amers, et légèrement astringents. On les regardait autrefois comme souverains pour faire dissoudre la pierre ; d'où le nom de saxifrage. — Plante aujourd'hui inusitée.   J. B.

SCABIEUSE (*bot.* et *mat. méd.*), s. f., *scabiosa*, de *scabies*, gale ; famille des Dipsacées, J. ; tétrandrie monogynie, L. La scabieuse des champs ou des prés (*scabiosa arvensis*), et la scabieuse succise (*scabiosa succisa*), étaient autrefois très-usitées comme dépuratives, dans le traitement des maladies de la peau et surtout de la gale, d'où le nom de scabieuse ; mais aujourd'hui ces plantes, réellement sans efficacité, ne sont plus employées que par quelques empiriques ignorants.   J. B.

SCABIEUX (*path.*), adj., de *scabies*, gale, qui a rapport à la gale. Alibert a établi, dans sa classification, une famille de dermatoses scabieuses, caractérisée par des éruptions avec démangeaisons vives.

SCALÈNE (*anat.*), adj. et s., *scalênos*, boiteux. Ce nom s'applique à deux muscles triangulaires de la partie latérale et postérieure du cou. Le premier muscle, *scalène antérieur*, s'étend des apophyses transverses des 3e, 4e, 5e et 6e vertèbres cervicales, au milieu du bord interne et de la face supérieure de la première côte. —Le second, M. *scalène postérieur*, s'attache supérieurement aux apophyses transverses des six dernières vertèbres cervicales, et en bas à la face supérieure des deux premières côtes. Chaussier avait réuni ces deux muscles sous le nom de *costo-trachélien*.   J. B.

SCALPEL (*chir.*), s. m., de *scalpere*, couper. On appelle ainsi un instrument formé d'une lame droite ou légèrement recourbée, tranchant des deux côtés ou d'un seul, fixée d'une manière immobile sur un manche, et qui sert aux dissections anatomiques.

SCAMMONÉE (mat.méd.), s. f., scammonium. C'est une gomme résine obtenue par incision de divers végétaux. On en connaît trois espèces :

Scammonée d'Alep.—Elle est fournie par le Convolvulus scammonia, famille des Convolvulacées, J., pentandrie monogynie, L. C'est une plante grimpante, commune dans l'Asie Mineure, surtout aux environs d'Alep. La gomme résine que l'on en retire est en morceaux assez volumineux, secs, spongieux, friables, à cassure terne et d'un gris noirâtre. Elle s'émulsionne facilement dans l'eau ; sa saveur est âcre. Elle vient en pains ou en coquilles. Cette dernière variété est la plus estimée.

Scammonée de Smyrne.— Elle est produite par le *periploca scammone*, de la famille des Apocynées, J., pentandrie monogynie, L. Elle est en fragments irréguliers, durs, pesants, très-poreux, très-friables, d'un brun terne et d'une saveur âcre et amère. Peu estimée.

Scammonée de Montpellier.—Elle provient du cynanchum monspelianum ; elle est en galettes noires, dures et compactes ; elle n'est pas employée.

Suivant une analyse de M. Guibourt, la scammonée est composée, sur 100 parties , de : résine particulière, 75 ; extrait alcoolique, 6,25 ; extrait gommeux , 3,12 ; matière végétale insoluble , 7,25 ; matière terreuse , 8,38.

La scammonée est un purgatif drastique très-énergique, connu et employé depuis très-longtemps. C'était l'*el sachmunia*, le purgatif par excellence des Arabes. Elle est toujours employée , quoique plus rarement, mais presque jamais seule. Son action sur les intestins est très-irritante ; elle occasionne des coliques, et provoque une sécrétion biliaire abondante ; elle convient dans les cas où une forte révulsion sur le canal intestinal (supposé sain) est indiquée, par exemple dans les affections cérébrales , les hydropisies passives, les engorgements viscéraux , les coliques saturnines, etc. , etc. Du reste la scammonée est moins constante dans ses effets que la résine de jalap. — On la donne le plus souvent en poudre, à la dose de 3 à 8 décigrammes , en pilules , ou dans une potion émulsionnée. La résine pure, étant plus active, se prend à la dose de 2 à 3 ou 5 décigrammes. La scammonée entre dans plusieurs préparations composées, dans les pilules mercurielles, dans les pilules de Belloste, de Bontius, dans le purgatif des peintres, etc. On l'associe encore au jalap et au calomel. J.-P. BEAUDE.

SCAPHOÏDE (anat.), s. et adj., scaphoïdes, de scaphè, barque, et eidos forme, apparence. On a nommé ainsi deux petits os, dont l'un entre dans la composition du tarse au *pied*, l'autre dans la composition du carpe à la *main*. Ce dernier est le premier de la première rangée du métacarpe. Il est court, un peu allongé, convexe d'un côté, concave de l'autre. Il s'unit supérieurement au radius, inférieurement au trapèze et au trapézoïde, en dedans avec le semi-lunaire et le grand os. — Le scaphoïde du tarse est situé à la partie moyenne et interne de

cette région ; il est aplati, ovalaire, articulé en avant par trois facettes aux trois os cunéiformes, en arrière avec l'astragale. J. B.

SCAPULAIRE (anat.), s. m., scapularis, qui tient au scapulum ou omoplate (Voy. ce dernier mot). — *Artères scapulaires*, distinguées en supérieures, inférieures et postérieures. La première naît de l'artère sous-clavière , ou de la thyroïdienne inférieure ; la seconde naît de la partie inférieure de l'artère axillaire. L'artère scapulaire postérieure et la scapulaire transverse ont été décrites sous les noms de *Cervicales postérieures et transverses.*— Il existe une aponévrose scapulaire qui s'insère à l'épine de l'omoplate, et s'étend sur les muscles voisins, ainsi que sur le deltoïde. — On donne aussi le nom de scapulaire à un bandage qui est destiné à jouer le même rôle que les bretelles, et qui, passant par dessus les épaules, va se fixer en avant et en arrière à un bandage de corps, pour l'empêcher de descendre. J. B.

SCAPULUM. (V. *Omoplate.*)

SCARIFICATEUR (chir.), adj., scarificatorium, du grec scaripheuën, inciser. On appelle scarificateur un instrument destiné à pratiquer sur la peau un certain nombre de petites incisions d'un seul coup. Il consiste ordinairement en une petite boîte de cuivre de forme cubique, dont une des faces est percée de 10, 12 ou 16 petites fentes, desquelles sortent à la fois autant de pointes de lancettes, quand on vient à presser un ressort. On en comprend l'emploi : la boîte est appliquée sur la peau par sa face percée, dans le point où l'on veut faire une scarification : on fait jouer la détente et, à l'instant même, les incisions sont pratiquées. J. B.

SCARIFICATION (chir.), s. f., scarificatio, même racine. On appelle scarifications, de petites incisions superficielles n'intéressant d'ordinaire que la surface de la peau, et destinées à favoriser l'écoulement du sang quand on applique des ventouses (Voy. ce mot). On les pratique soit avec la lancette, soit avec le bistouri, soit avec la lame d'un rasoir, ou bien avec le scarificateur. Quand on fait des piqûres multipliées avec une lancette pour dégorger le tissu cellulaire sous-cutané dans les cas d'œdème, par exemple, ou d'infiltration gazeuse, on les appelle mouchetures. J. B.

SCARLATINE (méd.), s. f., scarlatina. La scarlatine ou *fièvre rouge* est une éruption très-contagieuse, qui doit son nom, comme la rougeole, à la couleur de la peau des malades. Rougeur écarlate générale, piquetée, ou en très-larges plaques, mal de gorge et fièvre plus ou moins forte : tels sont ses principaux caractères.

Les historiens des fièvres éruptives les font volontiers venir d'Asie, et ils fixent le moment où elles vinrent au monde ; mais il en est de ces maladies comme des Turcs, dont l'extrait de naissance n'est jamais fort en règle : leur âge est un mystère, et il est plus que probable que leur origine se perd dans la nuit des temps. Si l'on s'en rapportait sur ce point aux premières traces scientifiques de la scarlatine, elle ne serait, au contraire, pas très-vieille, puisque l'ouvrage où, pour la première fois, elle est distinguée nettement de la rougeole avec laquelle on la confondait, date seulement du seizième siècle ; en France, c'est un médecin de Poitiers, Jean Coyttar, qui, à ce qu'on croit, l'aurait décrite le premier en 1578.

Quoi qu'il en soit de l'exactitude de ces dates, ou de l'orgne plus ancienne attribuée à la scarlatine par certains auteurs, qui ont prétendu en retrouver des indices chez les Juifs, ou chez les Grecs, dans les œuvres de Thucydide, la maladie a *trois périodes:* la première, dite d'invasion, comprend tous les phénomènes qui se manifestent avant l'éruption ; la seconde est caractérisée par l'éruption elle-même; à la troisième, nommée période de desquammation, on rapporte tout ce qui se passe entre la période précédente et le retour à la santé.

Une courbature générale très-forte, des nausées ou des vomissements, de la douleur dans les reins, une fièvre plus ou moins intense et du mal de gorge, sont les *phénomènes avant-coureurs* de l'éruption. Quelquefois c'est le mal de gorge qui prédomine, et l'on pourrait croire que l'on n'aura affaire qu'à une esquinancie ordinaire.

Le plus souvent, vingt-quatre heures après ces premiers accidents, quelquefois douze heures seulement, et quelquefois trente-six, mais fort rarement davantage, l'*éruption* se montre. Elle consiste en un nombre infini de petits points rouges qui reposent sur un fond rose et qui n'offrent pas de saillie visible ou sensible au toucher. Le pointillé forme très-rapidement des plaques étendues, dont la réunion, également fort rapide, communique à la peau une couleur écarlate uniforme : la peau est en même temps brûlante, sèche, et parfois rude comme dans la chair de poule ; elle est le siège d'une vive démangeaison et d'un léger gonflement beaucoup plus marqué aux mains, que le malade a de la peine à fermer.

La membrane muqueuse, qui tapisse la bouche et le canal digestif, a été appelée une peau interne ; et, en effet, cette membrane semble participer à la maladie du tégument extérieur : comme lui, elle a une rougeur excessive ; les amygdales sont très-rouges et très-gonflées, et elles forment sous la mâchoire des tumeurs grossies par l'engorgement simultané des ganglions et du tissu cellulaire environnant. La langue a aussi une teinte rouge foncée toute particulière, qu'on n'observe guère que dans la scarlatine ; elle est lisse comme si elle avait été enduite d'un vernis, et parfois la saillie de ses papilles la fait ressembler à une fraise.

L'éruption de la scarlatine est presque toujours compliquée de vésicules miliaires très-nombreuses, reconnaissables à leur saillie, siégeant surtout aux aisselles, au pli des bras et au cou. C'est au troisième ou quatrième jour que la rougeur de la peau est le plus marquée ; elle est toujours plus vive à l'aine et au bas-ventre, et elle dure plus longtemps dans ces points ; elle est plus prononcée quand le malade crie et s'agite, ou le soir pendant le redoublement de la fièvre ; cette coloration écarlate est alors assez foncée pour justifier la comparaison qu'on a faite du patient avec une écrevisse cuite.

Dans cette seconde période, la forte fièvre du commencement a continué ; le corps est d'une chaleur extrême. Dance a cité un cas où cette chaleur était si intense, qu'on la sentait à un pied du malade. L'auteur anglais James Currie, et, plus récemment, le docteur H. Roger (*Arch. génér. de méd.*, 1844-45), ont apprécié au thermomètre l'accroissement de température que donnent les formes graves de la maladie, et ils ont constaté que la chaleur animale pouvait alors s'élever d'au moins 5 degrés au-dessus de la moyenne normale, 37 degrés centigrades, augmentation considérable et une des plus fortes températures que l'on puisse observer.

Quand l'affection est un peu grave, la figure exprime la souffrance et l'inquiétude ; les yeux sont animés et brillants ; il y a de l'agitation, du délire pendant la nuit et une insomnie que rien ne peut vaincre. L'angine suit son cours, et son aggravation constitue une complication quelquefois très-fâcheuse ; les amygdales gonflées, rétrécissant les voies supérieures de l'air, la respiration est gênée et bruyante.

Du quatrième au neuvième jour, la rougeur s'éteint graduellement, elle devient violacée ou un peu cuivrée, et le malade commence à faire peau neuve.

La *desquammation*, d'abord apparente au cou et à la face, devient bientôt générale ; l'épiderme se détache, tantôt en farine furfuracée, tantôt sous forme de petites écailles sèches et blanchâtres, tantôt enfin en squammes plus ou moins larges. Dans les régions où l'épiderme a le plus d'épaisseur, aux pieds et aux mains, il tombe en lamelles étendues, en lambeaux qui gardent la forme des parties, des doigts, de la paume des mains, de la plante des pieds, lambeaux que les malades s'arrachent eux-mêmes, et qu'on a vu avoir jusqu'à dix-neuf centimètres de longueur sur huit de largeur. Cette chute de l'épiderme, qui laisse parfois une grande sensibilité dans la peau, dure huit à quinze jours, et, dans des cas exceptionnels, trente ou quarante ; l'on observe alors plusieurs exfoliations successives. Vers la même époque, la fièvre a baissé, les amygdales ont diminué, et les plaques blanchâtres et molles qui les recouvraient ont disparu ; en un mot, la *convalescence* s'établit.

La scarlatine présente des *variétés* nombreuses : quelquefois l'éruption est partielle et bornée au cou, aux aines, au pli des bras, où elle forme des plaques rouges d'une étendue variable. D'autres fois, la couleur de la peau, au lieu d'être écarlate, est à peine rosée ; dans quelques cas graves, elle a une teinte livide, violette, qu'on a comparée à celle de la robe d'un évêque.

Dans des *épidémies* de scarlatine, chez quelques individus qui ont été exposés à la contagion de cette maladie, on voit se développer un appareil fébrile intense, avec angine et autres phénomènes précurseurs de l'éruption : mais cette éruption, comme enfermée au sein de l'économie, n'apparaît point au-dehors ; c'est ce qu'on a appelé des *scarlatines sans scarlatine*. Nous avons vu quelques faits de ce genre, dans les familles composées de plusieurs enfants, et leur réalité ne nous semble pas contestable ; mais le nombre en a été singulièrement exagéré, et il a dû arriver fort souvent qu'on croyait à l'absence de l'éruption, alors seulement que, très-légère et très-fugace, elle échappait à une observation incomplète.

La scarlatine est dite *angineuse*, quand le mal

de gorge est très-fort, avec formation de fausses membranes sur les amygdales, et parfois terminaison par gangrène; elle est *maligne*, quand elle se compose de délire, de prostration et autres phénomènes nerveux graves, ou du gonflement énorme, avec suppuration, des ganglions sous-maxillaires. Une autre complication dangereuse est l'hydropisie générale qui se développe chez quelques scarlatineux pendant la convalescence; très-souvent elle naît chez eux à la suite d'un refroidissement, et on l'a vue, entre autres exemples, commencer à la face chez un enfant qui, pendant une pluie d'hiver, voulant regarder à travers une fenêtre fermée, avait appliqué sa joue sur la vitre froide.

La scarlatine qui débute seulement par de la fièvre, n'a rien, le premier jour, qui la distingue d'une inflammation ni d'une autre fièvre éruptive, et il faut le coup d'œil exercé d'un praticien habile, pour saisir et apprécier, dans leur ensemble, les simples nuances qui peuvent alors indiquer telle de ces maladies à l'exclusion des autres. S'il y a dès le commencement mal à la gorge, il est fort difficile de décider quelle en est la nature. Si le malade est un peu âgé, s'il est sujet aux esquinancies, s'il a eu antérieurement la scarlatine, ou s'il ne s'y est pas exposé récemment, si une seule amygdale est rouge et grosse, si les ganglions sous-maxillaires ne sont pas gonflés, il s'agit d'une angine ordinaire, tandis que, avec des conditions inverses, on peut croire que l'angine est scarlatineuse. Une fois l'éruption parue, la scarlatine est facilement reconnaissable à la rougeur excessive et uniforme de la peau : ce caractère et l'angine concomitante la différencient de la rougeole, qui s'annonce par une toux spéciale et par de petites taches rondes, d'abord isolées et se réunissant ensuite en demi-cercles à bords déchiquetés. Dans certains cas, la rougeur de la figure et la teinte généralement rosée de la peau pendant un accès de fièvre, peuvent, surtout chez les enfants et les jeunes filles, en imposer pour une scarlatine commençante; mais c'est là une erreur d'un moment, qui se dissipe au moindre examen un peu attentif; nous en dirons autant de celle que le professeur Joseph Franck signalait à ses élèves, et qui est relative à la teinte rougeâtre des mains et des bras chez les cuisinières et les blanchisseuses.

La *scarlatine est une affection toujours sérieuse:* dans la majorité des cas, lorsqu'elle est régulière et sans complications, elle se termine après une durée d'une quinzaine de jours par la guérison; mais fréquemment aussi elle se complique d'accidents nerveux, d'angine grave (gangréneuse dans certaines épidémies); l'éruption se fait mal, elle disparaît brusquement; la peau, au lieu d'avoir une teinte rouge franche, a une coloration livide, violette, ou elle est parsemée de points rouges qui ne sont autres que de petits épanchements de sang. Ces complications sont toujours dangereuses, souvent mortelles, et le malade succombe, tantôt par une suffocation rapide ou graduellement croissante, tantôt au milieu d'accidents nerveux.

Le praticien qui soigne un malade atteint de scarlatine simple et en apparence bénigne, ne doit pas jeter imprudemment l'alarme, pour la *possibilité* d'un danger qui, selon toute probabilité, ne se montrera point; mais tant que la maladie n'est point en-

tièrement terminée, il ne saurait être exempt de toute inquiétude, et il devra mettre de la réserve dans son jugement; car cette affection est une des plus perfides : telle scarlatine s'annonce le plus innocemment du monde; qui soudain change de face et devient excessivement grave. Dans des cas heureusement exceptionnels, il est arrivé à un médecin même expérimenté de se retirer le soir, avec l'espérance fondée d'une cure prochaine, et de laisser dormant d'un sommeil paisible un malade qui ne se réveillait plus (*consanguineus lethi sopor*). Ce malheur est arrivé à un des plus célèbres et des plus consommés praticiens de toute l'Europe, à Pierre Franck, qui, dans cette triste circonstance, ne fut coupable que d'avoir trop justement espéré; le fait est trop curieux pour ne pas le citer ici.

« Dans l'année 1820, raconte Joseph Franck, la dernière, hélas! que je passai à Vienne avec mon père, il arriva qu'il fut appelé en consultation pour un jeune homme de dix-sept ans, fils d'un marchand grec, et atteint de scarlatine. C'était le cinquième jour de la maladie, et elle paraissait des plus bénignes : tout semblait promettre une heureuse issue. Aussi mon père, prescrivant seulement le régime convenable, s'efforça de rendre la sécurité à la famille qui était très-inquiète. Mais on lui répondit avec incrédulité : Prenez garde, Monsieur, de n'être point induit en erreur, car, il y a peu de jours, le jeune frère du malade s'est trouvé tout-à-fait dans la même position, et néanmoins il a succombé tout-à-coup. Le médecin ordinaire confirma le fait. Là-dessus nouvel examen du malade, avec même résultat : la scarlatine parut être légère, et non-seulement sans le moindre danger, mais même sans le moindre symptôme douteux. Les médecins convinrent de revenir le lendemain; ils revinrent, mais pour être témoins de l'agonie et de la mort du jeune homme. »

Il peut y avoir place à un certain reste d'inquiétude jusque dans la convalescence la plus franche apparemment. Qu'une imprudence soit commise, qu'un refroidissement, même léger, surprenne le corps à l'époque où tombent les écailles scarlatineuses, et une hydropisie très-grave pourra survenir. Que cette hydropisie, par une préférence fatale et qui ne saurait être prévue, se fasse dans la gorge (sous la membrane muqueuse du larynx) ou au cerveau, et la mort pourra enlever en quelques heures un individu qui semblait complètement rétabli.

Par une compensation qui, malheureusement aussi, est fort rare, la scarlatine peut avoir des résultats favorables sur la santé de ceux qu'elle a atteints. Nous l'avons vue, par exemple, chez des enfants, couper brusquement des coqueluches ou des danses de Saint-Guy, dont la guérison tardait beaucoup.

La scarlatine est produite par un *principe contagieux*, dont l'essence est inconnue, mais dont les effets ne sauraient être contestés, quoiqu'ils aient été révoqués en doute par quelques auteurs. Du reste, elle est moins fréquente que les autres fièvres éruptives, la rougeole et la petite-vérole. Dans des familles nombreuses, nous avons vu, beaucoup plus souvent que pour la rougeole, un seul enfant être atteint, et les autres être épargnés, bien qu'on n'eût pris aucune précaution d'isolement. On a aussi calculé que la scarlatine ne sévissait que sur un dixième de la population ; mais nous ne savons sur quelles bases cette évaluation repose.

D'un autre côté, l'action du poison scarlatineux semble être assez rapide : nous avons vu des enfants être atteints après avoir été deux jours seulement exposés à la contagion. Cette incubation a cependant, dans la majorité des cas, de trois à sept jours de durée. A quelle période la contagion est-elle le plus à craindre, et jusqu'à quelle époque la maladie est-elle susceptible de communication ? C'est ce qu'on ne sait pas d'une manière positive ; toutefois, le fait suivant, que nous avons observé, prouve que la propriété contagieuse n'est pas toujours éteinte après plus d'un mois : dans une famille où il y avait quatre enfants, l'un d'eux fut pris de scarlatine, et dès l'instant même isolé des autres ; au bout de trois semaines il prit sept à huit bains, puis il retourna auprès de ses frères, et bientôt après ceux-ci furent atteints à leur tour. Le virus scarlatineux conserverait sa puissance beaucoup plus longtemps et pourrait être transporté à d'assez grandes distances, si l'observation d'Hildenbrand était parfaitement authentique : « Un habit noir que j'avais en visitant une malade attaquée de scarlatine, raconte-t-il, et que je portai de Vienne en Podolie, sans l'avoir mis depuis plus d'un an et demi, me communiqua, dès que je fus arrivé, cette maladie contagieuse , et je la répandis ensuite dans cette province où elle était jusqu'alors presque inconnue. » N'est-il pas plus probable que, dans ce cas, la scarlatine s'est développée spontanément ou par une autre voie qui a échappé à Hildenbrand?

La scarlatine se montre dans toutes les saisons ; la comparaison des épidémies prouve néanmoins qu'elle débute plus souvent au printemps ou en été, plus rarement en automne, et presque jamais en hiver ; on l'observe d'ailleurs sous tous les climats, sous le ciel brûlant du Brésil, où elle est très-commune parmi les nègres, comme dans les plus froides contrées. J. Frank l'a vu à continuer à Wilna par un froid de 25 à 30 degrés centigrades. Ce dernier, qui a pratiqué la médecine en Russie, en Allemagne et en Italie, nie qu'elle soit plus grave dans les pays septentrionaux.

L'*influence épidémique* est celle qui est la plus puissante de toutes pour le développement de la scarlatine : le germe funeste croît plus ou moins longtemps en silence, et tout d'un coup il se montre et sévit avec fureur ; et non-seulement cette cause inconnue fait, à un temps donné, pour ainsi dire lever un grand nombre de scarlatines, mais encore elle imprime à chacune de ces épidémies un cachet particulier. On sait que parmi ces épidémies, les unes sont remarquables par leur grande bénignité, et les autres par leur gravité extrême. Tantôt presque tous les malades guérissent ; tantôt, au contraire, autant reçoivent l'atteinte, presque autant meurent, comme on l'a vu ce printemps (1846), à Louviers, où souvent tous les enfants de la même famille, pauvres fleurs éphémères, étaient moissonnés dans le même jour.

Le sexe n'a aucun privilège en fait de scarlatine, et hommes et femmes sont également exposés. Aucun âge non plus n'en est exempt : l'enfant nouveau-né est atteint sur le sein maternel et suce la mort à ces sources mêmes de la vie ; l'adolescent et

l'homme mûr sont emportés, l'un au milieu de ses espérances , et l'autre de ses projets accomplis ; et le vieillard, qui s'avançait à pas lents vers la tombe, y est précipité !

A la mère, dont l'enfant traverse cette maladie dangereuse , le médecin peut offrir une consolation, c'est qu'il est de règle qu'une première atteinte de scarlatine préserve d'une seconde. Les exemples de récidive sont excessivement rares : William n'en a pas observé un seul sur deux mille malades ; et, dans cette loterie fatale , bien peu sont forcés de prendre deux billets, comme un médecin allemand, le docteur Heyfelder , qui eut la scarlatine une première fois à cinq ans, et une seconde fois à trente-deux.

Traitement. — Si la scarlatine était et devait rester simple, très-simple serait la *médication,* et le rôle de l'art serait uniquement de surveiller la nature sans chercher à entraver mal à propos sa marche tranquille. Des boissons adoucissantes ou rafraîchissantes, modérément chaudes ou à la température de la chambre, si la saison le permet ; le repos au lit et une diète absolue, suffisent au commencement, avant l'éruption et à son début. Une chaleur médiocre de 16 à 18 degrés cent. doit être entretenue autour du malade, qu'on aura soin seulement de préserver des courants d'air. Si l'angine est légère, on se contentera de gargarismes avec une décoction mucilagineuse (eau de guimauve et lait), ou un peu astringente (sirop de mûres, alun, etc.), et, chez les jeunes enfants, d'injecter doucement ces mêmes liquides au fond de la gorge. Tant que l'affection suit régulièrement son cours, ces petits moyens, auxquels on ajoute, s'il y a lieu, quelques lavements, suffisent à la cure. Cette médication très-simple est la meilleure, et c'est le cas de répéter l'aphorisme : *Quod potest fieri per pauoa, non debet fieri per multa.*

Mais il n'en est plus de même dans les scarlatines graves et quand surviennent des complications : si, par exemple, les amygdales et le pharynx se couvrent de plaques blanchâtres pseudomembraneuses, il faut les cautériser immédiatement, une ou deux fois par jour, avec du jus de citron ou plutôt avec une forte solution de nitrate d'argent ; si l'angine devenait gangréneuse, les gargarismes que nous avons indiqués devraient être remplacés par des gargarismes avec une décoction de quinquina ou avec de la liqueur de Labarraque, et la cautérisation serait faite avec l'acide chlorhydrique pur ou mélangé d'eau par moitié.

Lorsque les symptômes inflammatoires prédominent, et que la chaleur du corps est excessive, une saignée moyenne peut quelquefois avoir de grands avantages. Dans la scarlatine maligne, avec délire, il est rarement utile, à moins d'une réaction générale très-vive, de tirer du sang, et l'on s'en tiendra aux bains sous-tièdes ou presque frais et aux révulsifs (sinapismes et vésicatoires) sur les extrémités inférieures. Dans ces sortes de cas aussi, nous nous sommes servi avec succès de bains d'eau fraîche, ou d'affusions froides. On sait que c'est Currie, auteur d'importantes recherches thermométriques dans les fièvres, qui a le premier proposé et mis en usage ce mode de traitement ; il prêcha d'exemple, car il l'employa sur ses propres enfants atteints de scarlatine grave : chez eux, la température s'élevait jusqu'à 42° cent.; on leur fit un grand nombre d'affusions tièdes ou froides, et l'aîné, âgé de cinq ans, en eut pour sa part quatorze en trente-deux heures; tous deux guérirent rapidement. La même méthode lui aurait réussi d'une façon merveilleuse sur 150 malades qu'il eut à soigner à Liverpool, de 1801 à 1804. Quoi qu'il en soit, il faut réserver, nous le répétons, cette médication énergique pour les cas très-graves, dans les épidémies meurtrières, et surtout chez les sujets où la fièvre, la sécheresse de la peau et la chaleur générale sont considérables.

Parfois, dès le début de l'éruption, il existe une faiblesse excessive; l'efflorescence est pâle ou violacée, le pouls est à peine sensible, les nausées ou les vomissements sont fréquents, les nausées san-guines seraient alors contraires; les révulsifs ex-térieurs, et à l'intérieur les toniques, nous semblent les moyens les plus convenables. C'est dans les mêmes circonstances qu'on a vanté à bon droit l'administration du carbonate d'ammoniaque, con-tinué tant que dure le danger.

Si l'impression d'un air froid avait fait diparaître l'éruption, un bain chaud, des sinapismes couvrant une grande étendue du corps, la flagellation avec des orties, en favoriseraient le retour. Si cette dispa-rition prématurée tenait au développement de quel-que inflammation, il faudrait, avant tout, traiter cette complication aussi énergiquement que dans les cas ordinaires, à moins de contre-indication dans la faiblesse générale du malade.

Quand la scarlatine a cessé naturellement, dans la convalescence franche, des frictions douces à la peau, et principalement les bains tièdes, aidés d'un régime simple, constituent la seule médication à mettre en usage; quelquefois un léger laxatif con-vient. C'est pendant cette période qu'il faut surtout prémunir les malades contre l'impression du froid et de l'humidité: les hydropisies dont nous avons parlé ne surviennent guère, sous l'influence de cette cause, avant deux ou trois semaines, passé l'éruption; aussi, en hiver, quand la saison est froide et pluvieuse, ce ne sera pas trop sévère que de permettre la sortie du convalescent au bout de six semaines seulement; dans les pays tempérés, et pendant les chaleurs de l'été, une rigueur pa-reille serait excessive; néanmoins, pour se mettre à l'abri de tout accident et de tout reproche, nous ne pensons pas qu'on doive fixer cette réclusion à moins de trois semaines, et encore l'heure de la première sortie devra-t-elle être choisie, et les pré-cautions les plus minutieuses devront-elles être prescrites pour cette première épreuve. Que si, malgré tous ces soins, ou avant qu'on ait eu oc-casion de les ordonner, l'hydropisie venait à se manifester, on la combattrait par le traitement ordinaire (V. *Anasarque*, *Hydropisie*), et princi-palement par les bains de vapeur.

Que dire maintenant des différents moyens pro-posés, surtout dans certaines épidémies meurtrières, pour préserver de la scarlatine les individus qui n'en avaient pas encore été atteints? Doit-on, comme on le faisait jadis pour la petite-vérole, inoculer la maladie, dans l'espoir que cette scarlatine, pour ainsi dire artificielle, aura plus de bénignité? Les expériences qui ont été faites à cet égard, n'ont pas réussi, ou ne nous semblent pas concluantes. Il nous paraît plus sûr, au lieu de prendre ainsi le

fléau corps à corps, de fuir et de se soustraire à ses coups: les héros de l'*Iliade*, même les plus braves, ne procédaient pas autrement vis-à-vis de l'ennemi dont ils reconnaissaient la supériorité; nous conseillerons d'imiter cette prudence antique et très-saine, de se dérober, par l'isolement, à la contagion de la scarlatine, et, si faire se peut, de s'éloigner au plus tôt du foyer de l'infection.

La belladone a été vantée comme un spécifique dont la vertu préservative était infaillible. Quelques médecins allemands sont allés même jusqu'à la com-parer à l'admirable découverte de Jenner, à la vaccine (par une sorte de blasphème, a dit avec raison un praticien célèbre). Dans les cas où l'isole-ment n'est pas possible, nous usons assez vo-lontiers de cette substance, dont l'administration, surveillée avec soin, est sans inconvénient, et dont nous nous sommes quelquefois bien trouvé.

BLACHE,
Médecin du comte de Paris et de l'Hôpital des Enfants.

SCHERLIÉVO (*path.*), s. m. Ce nom a été donné à une forme particulière et très-grave de la syphilis observée en Illyrie, et qui présente plutôt les for-mes de la syphilis constitutionnelle. (Voy. ce mot.) Il règne beaucoup d'obscurité sur l'histoire de cette affection. On pensait qu'elle pouvait se transmettre sans contact immédiat; cette opinion avait aussi été admise pour la syphilis lors de son apparition vers la fin du XVe siècle. Les principaux symptômes du scherliévo sont les douleurs ostéocopes, l'ulcération du pharynx, des pustules et des fongosités sur les diverses parties du corps. (V. *Syphilis*.)   J. B.

SCHINZNACH (Eaux minérales de) (*thérap.*).— Schinznach est un village du canton d'Argovie, si-tué à 1,100 pieds au-dessus du niveau de la mer, à 3 quarts de lieue de Broug, à 3 lieues d'Arau, à 2 lieues et demi de Baden, et à 7 lieues de Zurich. La grande route d'Arau et de Bonne à Broug et à Schaffhouse, est à deux minutes des bains; le pays est agréable, le climat est doux. L'établissement contient 60 cabinets de bains et douches, des bains de gaz et de vapeur. La source est à 200 pas des bains; l'eau y est conduite au moyen d'une pompe. L'eau est claire et limpide à la source; mais, ex-posée à l'air, elle se trouble et se couvre d'une pellicule; son odeur est celle de l'hydrogène sul-furé; son goût est amer et désagréable; sa cha-leur ordinaire est de 31° 2 centig. Il se forme dans les tuyaux des bains une concrétion blanche, glai-reuse, qui, séchée, brûle comme le soufre.

La température de cette source est trop faible pour que l'on puisse donner les bains sans faire chauffer l'eau dans des chaudrons; ce mode de chauffage permet à l'eau de se décomposer: aussi se sert-on du limon pour en faire des cataplasmes. On pourrait remédier à ce grave inconvénient en faisant chauffer l'eau à vase clos, par le moyen de la vapeur, comme on le fait à l'établissement d'Enghien, près Paris. Les eaux minérales, et no-tamment les eaux sulfureuses de la nature de cel-les de Schinznach et d'Enghien, et que quelques chimistes ont nommées accidentelles, car le principe sulfureux qui paraît n'y être développé que par la décomposition du sulfate de chaux et de soude par

des matières organiques , se décomposent facilement par l'action de la chaleur lorsqu'elles sont au
contact de l'air. Nous avons nous-même élevé jusqu'à 80° centig. de l'eau sulfureuse accidentelle
sans qu'elle se soit décomposée , tandis qu'elle
l'avait été à la température ordinaire et en peu de
temps par le seul contact de l'air.

L'eau de Schinznach , suivant une analyse que
l'on doit à M. Bouchof , présente , pour un litre
d'eau, la composition suivante :

Acide hydrosulfurique	0,lit. 254
— carbonique	0, 093
Sulfate de chaux	0,gr. 743
— de soude	0, 681
— de magnésie	0, 145
Chlorure de sodium	0, 561
— de magnésium	0, 328
Carbonate et sulfate de chaux	0, 107
— de magnésie	0, 102
Oxyde de fer	0, 017
Terre ampélite (bitumineuse)	0, 012
	2. 696

Ces eaux sont plus énergiques que celles de Baden ; elles activent la circulation , elles sont prescrites dans les affections rhumatismales , les maladies de la peau et les affections scrofuleuses ;
on les recommande dans le désordre de la menstruation, les leucorrhées, les maladies syphilitiques anciennes, et celles dans lesquelles on a fait
abus de mercure. On dit aussi que leur usage est
très-avantageux dans les maladies des organes digestifs avec atonie. La saison des bains commence
au mois de mai , et finit à la fin de septembre.
J.-P. Beaude.

SCHWALBACH (Eaux minér. de). Schwalbach
est un bourg du duché de Nassau, à une lieue de
Schlangenbad , et à égale distance de Wisbade et
d'Ems ; il y existe plusieurs sources minérales froides. Les eaux sont gazeuses et ferrugineuses ; elles
sont, dit-on, analogues à celles de Spa, dont elles
partagent les propriétés. Elles contiennent de l'a-
cide carbonique, du carbonate de chaux, de soude
et de magnésie, de l'hydrochlorate et du sulfate de
soude, de l'oxyde de fer. Ces eaux jouissent d'une
certaine réputation en Allemagne ; on en exporte
une assez grande quantité ; il en existe dans les
dépôts de Paris.   **J. B.**

SCIATIQUE (anat.), adj., *ischiaticus*, du grec
ischion la hanche. Ce mot est formé par contraction
d'ischiatique, assez souvent employé lui-même. Il
s'applique à ce qui appartient à l'os de la hanche
(V. *Iles* (Os dès) et *Ischiatique*). — *Nerf sciatique.*
C'est le plus considérable de l'économie ; il naît du
plexus sacré, sort du bassin par la grande échancrure
ischiatique, et descend le long de la partie postérieure
de la cuisse. Arrivé au jarret, il se divise en deux
grandes branches nommées l'une nerf poplité interne, l'autre nerf poplité externe. (V. *Cuisse*.)
J. B.

SCIATIQUE (Névralgie) (*méd.*), s. f. On appelle
ainsi la névralgie du nerf sciatique. Très-souvent
même, on la désigne par le simple mot sciatique, qui
désigne l'organe et non la maladie ; c'est la névralgie
fémoro-poplitée de Chaussier, et *l'ischias nervosa* de

Cotugno, qui l'a le premier décrite et distinguée des
autres maladies qui peuvent la simuler.

La névralgie sciatique paraît être plus fréquente
chez l'homme que chez la femme, et chez les sujets
compris entre l'âge de vingt ans et soixante, que chez
les jeunes sujets et les vieillards. L'habitation dans
un lieu froid, sombre, humide, mal éclairé, les saisons
froides et humides y disposent d'une manière très-
manifeste ; enfin, l'exposition aux intempéries de
l'air, surtout le corps étant échauffé, en est une cause
très-commune : au total, ces différentes causes sont
précisément celles des rhumatismes.

La douleur qui caractérise cette affection ne
frappe pas avec une égale intensité toute l'étendue
du nerf sciatique ; elle part souvent d'un point qui
lui sert comme de foyer, pour s'étendre de là aux
autres parties du nerf. Tantôt, elle semble partir de la
fesse, ou même de la région lombaire, pour gagner
le jarret (Voy. plus haut la description du nerf sciatique), et même se prolonger jusqu'au pied en suivant l'une des divisions du nerf. D'autres fois, ce
qui est plus rare, la douleur remonte des divisions
vers le tronc. Ordinairement, elle est graduelle
dans son développement ; ainsi, faible , sourde et
continue dans les premiers temps, elle devient plus
intense, plus violente au bout de quelques jours ou
même de quelques semaines, offre des rémissions
ou des exacerbations, lesquelles ont souvent lieu le
soir , et pendant la nuit. La pression sur le trajet
du nerf, les mouvements, les secousses de toux, les
efforts l'augmentent et l'exaspèrent au point de
faire jeter des cris au patient. Pendant ces crises,
les souffrances sont très-aiguës, le membre malad e
est parfois le siège de crampes très-intenses. Il
n'est pas rare de rencontrer des sujets qui se
plaignent d'un sentiment de froid, lequel même peut
être appréciable à la main. Quand les souffrances
sont très-vives, les malades sont condamnés à un
repos presque absolu. Du reste, il n'y a extérieurement rien d'apparent du côté du membre, pas de
gonflement , de tension , pas de symptômes généraux.

Suivant quelques personnes, la sciatique affec-
terait plutôt le côté gauche que le côté droit; on l'a
vue occupant à la fois les deux membres.

On remarque que la durée de cette maladie est
très-variable ; s'il est des cas où elle ne dure que quelques semaines ou même quelques jours, le plus ordinairement elle tourmente les malades pendant des
mois et des années ; on l'a vue durer vingt et trente
ans, et quelquefois sans relâche. Disons, cependant, que, prise à temps et traitée d'une manière
convenable, elle guérit souvent très-bien.

Le diagnostic de la sciatique est ordinairement
facile : le siège de la douleur, son extension dans le
trajet du nerf sciatique ou de ses divisions, cette circonstance que la pression ne réveille la douleur que
sur certains points déterminés, au niveau de ces
foyers dont nous avons parlé ; toutes ces circonstances suffisent pour la distinguer du rhumatisme
musculaire ; mais, comme cette dernière maladie la
complique parfois, il devient alors fort difficile de
distinguer la part qui revient à l'une et à l'autre.

Nous l'avons dit, prise à temps, la sciatique peut
très-bien guérir ; mais trop souvent son opiniâtreté
fait le désespoir des malades et des médecins. Elle
n'entraîne pas de dangers ; cependant, quand elle

dure depuis très-longtemps, qu'elle s'accompagne de paroxysmes très-intenses, elle finit par fatiguer la constitution et amener un commencement de paralysie dans le membre attaqué.

Quant aux lésions anatomiques, de même que les autres névralgies, la sciatique ne s'accompagne d'aucune lésion du nerf qui est le siège de la maladie. Quelle que soit l'ancienneté des douleurs, le nerf, à l'autopsie, paraît parfaitement sain.

Traitement. Quand on a affaire à une sciatique récente, légère, des frictions avec un liniment ammoniacal, l'application de sinapismes sur le siège de la douleur, suffisent quelquefois pour faire disparaître les accidents; des bains, des douches de vapeur peuvent suffire également. Mais, quand le mal est intense, il faut avoir recours à des moyens plus énergiques. Quelques applications de sangsues sur les points douloureux, les opiacés à l'intérieur et à l'extérieur, seront très-utiles; mais, pour peu que l'affection ait de l'intensité, il faut, de suite, avoir recours au moyen que Cotugno a proposé, et qui, encore aujourd'hui, compte le plus de succès; je veux parler des vésicatoires volants appliqués sur les points douloureux, et avec lesquels on peut suivre la douleur de foyer en foyer. Ces vésicatoires doivent être employés avec persévérance, et ils finissent souvent par triompher du mal. Enfin, s'ils échouent, on a recours à des moyens plus actifs, aux moxas, ou même à la cautérisation transcurrente avec le fer-rouge, à laquelle M. Jobert a dû plusieurs succès dans des cas rebelles.

On a beaucoup vanté l'usage intérieur de la térébenthine; MM. Récamier et Martinet ont particulièrement insisté sur l'emploi de ce moyen : ils l'administrent en looch, en potion, en opiat, à la dose de 8 à 10 grammes par jour. Ce moyen a fourni de bons résultats; mais il a paru fatiguer l'estomac chez un certain nombre de sujets. L'opium et les préparations de morphine ne sont que des calmants pour apaiser les douleurs quand elles sont trop intenses, et procurer un peu de repos et de sommeil. Enfin, le sulfate de quinine est un moyen héroïque, dans les cas où la névralgie affecte une forme intermittente.

En même temps que l'on met en usage les moyens dont nous venons de parler, il est important d'insister sur les soins hygiéniques. Ainsi, le malade sera placé dans un endroit sec et chaud; on le couvrira de flanelle, on entretiendra la liberté du ventre avec de légers purgatifs, etc. Ces moyens doivent être continués pendant quelque temps encore après la guérison.   J.-P. BEAUDE.

SCIE (*chir.*), s. f., *serra*. On appelle ainsi un instrument formé d'une lame d'acier garnie de dents. On se sert beaucoup de la scie dans les opérations chirurgicales et dans les dissections anatomiques. On a modifié cet instrument de beaucoup de manières pour l'accommoder aux exigences diverses des cas dans lesquels on l'a employé. Ainsi, tantôt c'est une lame maintenue à ses deux extrémités par un arbre d'acier; ailleurs, la scie est faite comme un couteau; d'autres fois, elle est formée de pièces articulées mobiles et taillées à dents sur un côté : c'est la scie à chaînette. On a des scies en rondache, d'autres tournant comme la molette d'un éperon, etc.
                                        J. B.

SCILLE (*mat. méd.*), s. f., *scilla maritima*, Plante de la famille des Liliacées, J.; hexandrie monogynie, L. On la rencontre sur les plages sablonneuses de la Méditerranée et de l'Océan, surtout en Bretagne et en Normandie. C'est un gros ognon allongé en forme de cône ou de poire, revêtu de plusieurs tuniques rougeâtres, papyracées, inertes, qui en recouvrent d'autres d'un blanc rosé, charnues, d'une saveur âcre et caustique, usitées en médecine; celles du centre sont plus charnues, mucilagineuses. Suivant M. Vogel, les squammes moyennes de scille contiennent un principe très-fugace, âcre, irritant; principe blanc et solide, à cassure résineuse, d'une saveur âcre, amère, qu'il a nommé *scillitine*, et dans lequel résident les propriétés de la plante. On y trouve encore de la gomme, du tannin, des sels et de la fibre ligneuse.

Les squammes ou écailles de scille doivent au principe reconnu par M. Vogel, des propriétés très-irritantes; appliquées fraîches sur une partie, elles en déterminent la rubéfaction et même la vésication; à l'intérieur, et à la dose de 4 à 5 décigrammes, la scille irrite beaucoup l'estomac, détermine des nausées, des vomissements, de la diarrhée. Elle provoque la sécrétion urinaire d'une manière très-marquée, et passe pour augmenter la sécrétion bronchique, et faciliter ainsi l'expectoration. Enfin, à dose élevée, elle peut produire l'empoisonnement à la manière des poisons narcotico-âcres. Ces propriétés sont mises à profit dans plusieurs maladies, et cela, depuis l'antiquité la plus reculée. On la conseille comme diurétique dans les hydropisies passives, dans les engorgements chroniques avec œdème. On la donne très-fréquemment associée à diverses substances, dans les bronchites chroniques, ou vers la fin des pneumonies, quand les crachats sont très-épais. Toutes les fois qu'on emploie cette substance pour l'usage interne, il faut avoir soin de bien examiner l'état des voies digestives, parce qu'elle est très-irritante. Pour l'usage extérieur, on en fait des teintures alcooliques très-employées en frictions sur les parties qui sont le siège d'infiltrations séreuses.

La scille s'administre de différentes manières, très-rarement en tisane : la dose est alors de 2 à 6 ou 8 grammes pour 1 kilog. d'eau (faites infuser). Le plus souvent c'est en poudre, de 3 à 6, 8 ou 10 centigrammes et plus, mêlée à des sucs ou à de la gomme dans un peu d'eau sucrée, ou dans une enveloppe quelconque, prunes, pommes cuites, confitures, etc. On ordonne assez souvent des pilules à la même dose; on associe alors la scille à du savon, du nitre, de la gomme, etc. La teinture alcoolique s'emploie pour l'usage extérieur, ou par gouttes sur du sucre ou dans une potion. On en a préparé un miel, mais surtout un oxymel très-usité dans les affections de poitrine, à la dose de 4 ou 5 grammes dans un julep ou dans une potion.

                                J.-P. BEAUDE.

SCISSURE (*anat.*), s. f., *scissura*, fente. On appelle, en anatomie, scissure ou fissure, de petites fentes dont les os sont percés, et qui servent au passage de filets nerveux ou de ramifications vasculaires. On donne aussi ce nom à des sillons plus ou moins profonds, qui creusent certains organes et séparent des lobes; telles sont la grande scissure du foie, la scissure du rein, du poumon, la *scissure de Sylvius* au cerveau, etc.   **J. B.**

SCLÉROTIQUE (*anat.*), s. f. C'est une des membranes de l'*œil.* (Voy. ce mot.)

SCOLOPENDRE (*mat. méd.*), s. f., *scolopendrium officinale*. Nommée aussi vulgairement langue-de-cerf ou langue-de-bœuf. C'est une espèce de la famille des Fougères, qui croît sur les murs humides, et en particulier sur ceux des vieux puits. Elle se présente sous forme de longues feuilles vertes portant sur leur dos les organes de la fructification disposés sur deux rangs. Cette plante a une saveur douce un peu astringente; elle était autrefois recommandée dans les engorgements viscéraux ; elle n'est plus guère employée aujourd'hui : cependant, elle fait partie de certaines préparations, telles que l'électuaire lénitif, le sirop de chicorée composé, etc.   **J. B.**

Scolopendre (*hist. nat.*). (V. *Insectes.*)

SCORBUT (*path.*), s. m. Ce mot est, dit-on, dérivé du danois ou du hollandais *scorbeck* ou *schorbect*, qui signifie maladie par *déchirement* ou *ulcération*. Quoi qu'il en soit de cette étymologie, le mot scorbut sert à désigner une affection caractérisée par un affaiblissement musculaire très-considérable des hémorrhagies capillaires dans diverses régions, mais surtout par la tuméfaction et le ramollissement fongueux des gencives.

Il est évident que le scorbut a été connu de toute antiquité ; mais on n'a de description exacte qu'à dater de l'époque de saint Louis, dont l'armée fut en proie à cette grave maladie sous les murs de Damiette. Depuis, on l'a observée lors des grands voyages nautiques, lors de la découverte du passage aux Indes par le cap de Bonne-Espérance, et dans les navigations autour du monde. C'est ainsi que les équipages de Vasco de Gama, de Magellan, et, plus tard, ceux d'Anson, de Vancouver, etc., furent décimés par le scorbut.

Les causes les plus puissantes de cette maladie, consistent dans l'action du froid humide et d'un air vicié ; aussi, la voit-on surtout se développer dans les contrées froides et humides de l'Europe, telles que la Hollande; commencer en automne et cesser au printemps ; sévir dans l'habitant des localités basses et malsaines, surtout s'ils y sont entassés. L'ennui, le chagrin, les privations, la mauvaise nourriture, favorisent puissamment sa manifestation. On a dit que l'usage des viandes fumées, salées, était une des causes les plus actives du scorbut : ce n'est pas seulement à cause du sel, comme on l'a cru longtemps, mais parce que les viandes ainsi préparées sont de difficile digestion, et finissent par fatiguer les estomacs les plus robustes. On comprend maintenant comment il se fait que le scorbut se déclare si souvent chez les prisonniers, dans les armées assiégées ou dans celles qui sont soumises à de nombreuses privations dans des localités malsaines, surtout s'il s'y joint la tristesse et le découragement qui accompagnent la défaite ; pourquoi il sévit avec tant de violence sur les navigateurs qui ne prennent pas, pour s'en garantir, les précautions dont nous parlerons plus loin, à propos du traitement. Quant à la

contagion, il est bien démontré aujourd'hui qu'elle n'existe pas.

Les anciens avaient établi quelques distinctions que l'on doit rejeter comme étant sans fondement ; ainsi ils avaient établi un *scorbut de terre* et un *scorbut de mer*. Une observation rigoureuse démontre qu'il y a identité entre ces deux formes. Ils admettaient aussi un *scorbut chaud* et un *froid*; mais la présence des phénomènes inflammatoires qui constituent le premier est tout simplement une complication qui ne change rien au fond de la maladie. Nous n'avons donc qu'une seule forme à décrire.

Le début de l'affection qui nous occupe est caractérisé par de la faiblesse, de la lassitude, un insurmontable sentiment de paresse et d'abattement moral. Il y a, en même temps, pâleur de la peau ; les yeux sont cernés, le visage plombé. Bientôt, les gencives deviennent douloureuses, molles, elles s'ulcèrent, se couvrent de fongosités, saignent au moindre contact et acquièrent la plus repoussante fétidité ; des taches rouges ou bleuâtres dues à des épanchements sanguins se forment sur diverses parties du corps, et notamment sur les membres inférieurs, qui deviennent en même temps le siège de douleurs très-vives, et s'œdématient. Des hémorrhagies plus ou moins abondantes ont lieu par diverses muqueuses, celles des fosses nasales et de la bouche, par exemple, et par des ulcérations de la peau. A cette époque, l'appétit est encore conservé ; il y a le plus souvent de la constipation. Plus tard, les dents s'ébranlent, se déchaussent, la face est bouffie, boursouflée ; l'infiltration œdémateuse des membres fait des progrès; les mouvements sont difficiles et très-douloureux ; le malade est épuisé par le moindre effort ; il éprouve des palpitations fréquentes, des syncopes, des lypothymies ; des hémorrhagies ont lieu par les différentes voies que nous avons signalées et avec plus d'abondance, souvent par l'intestin, d'où il résulte un véritable méléœna. Les dents tombent, les gencives ulcérées laissent à nu des portions de l'os maxillaire qui peuvent se carier. Des caries, des fractures spontanées ont lieu dans différentes parties de l'appareil osseux. L'infiltration séreuse fait des progrès, et, enfin, le malade, épuisé par tant de souffrances, finit par succomber, ou plutôt par s'éteindre, en conservant jusqu'au dernier moment toute la netteté de son intelligence. Ces phénomènes sont parfois compliqués de ceux du typhus.

Les lésions trouvées après la mort consistent surtout dans des infiltrations, des épanchements d'un sang noir, fluide, grumeleux ; la plupart des viscères sont ramollis, et quelques uns même réduits à un état pultacé (la rate). Les membres présentent, en outre, des traces de l'œdème dont ils étaient affectés. Les cavités splanchniques contiennent une sérosité citrine ou sanguinolente. Il y a des décollements des épiphyses ou des cartilages, etc. Ce n'est pas seulement en apparence que le sang est altéré ; suivant les recherches de M. Andral, il a perdu notablement de sa fibrine et de ses globules. Aussi, la presque universalité des médecins n'hésitent-ils pas à regarder le scorbut comme consistant dans une altération du sang.

Le pronostic est donc très-grave, à moins que la maladie ne soit prise à temps, et que les malades ne soient placés dans de meilleures conditions; mais alors même, la convalescence est souvent fort longue.

Le *traitement* du scorbut, outre la cure proment dite, comprend encore la prophylaxie, c'est-à-dire l'ensemble des moyens propres à s'en préserver. L'énoncé des causes fait voir en quoi doivent consister ces moyens. L'habitation dans un endroit sain et bien aéré, la plus grande propreté, tout en évitant l'humidité et surtout le froid humide. On aura soin de se couvrir chaud - ment et de changer de vêtements aussitôt qu'ils sont mouillés. Les fruits, les légumes peuvent être utiles, mais avec les conditions que nous venons d'exposer. La nourriture fraîche est encore très-importante. Les conserves que l'on embarque aujourd'hui contribuent puissamment à rendre les cas de scorbut très-rares dans les voyages de long cours. Il faut encore égayer l'esprit par des distractions de tout genre : de là la musique, les spectacles, les danses, que l'on improvise à bord pour charmer les ennuis d'une longue route. L'exercice est aussi d'une très-grande utilité.

Quant au traitement proprement dit, il consiste surtout dans l'usage de boissons acides, les limonades de citron ou d'orange ; le suc de citron paraît, en particulier, doué d'une grande efficacité. Les boissons adoucissantes, le lait, par exemple, peuvent être très-utiles dans certains cas. Les substances dites antiscorbutiques, raifort, cresson, cochléaria, seront administrées sous forme de tisane, de vin, de sirop. Des toniques amers, tels que le quinquina, sont ici parfaitement indiqués. Des potages aux herbes, des végétaux frais, les viandes blanches, un peu de bon vin, devront composer le régime. Nous devons citer ici, parmi les végétaux, l'emploi des pommes de terre, dont la conservation est si facile à bord ; M. Roussel de Vauxème, qui a publié le premier les avantages de cet aliment, dit avoir vu, à bord des baleiniers chez lesquels le scorbut se manifeste si facilement pendant leurs longues navigations, les accidents disparaître par l'usage des pommes de terre, soit cuites, soit mangées crues ; il appliquait même de la pulpe de pomme de terre sur les ulcérations : cuites avec la viande du bord, c'est un préservatif efficace, en même temps que c'est un aliment sain et nutritif. (*Journ. des Connaissances médicales*, t. I, p. 297.)

Quelques lésions locales demandent des soins particuliers : les hémorrhagies seront combattues par les toniques et les astringents ; les ulcérations de la bouche se trouveront très-bien des gargarismes émollients ou acidulés d'abord, mais surtout de cautérisations légères avec l'acide chlorhydrique ; les hydropisies des membres seront traitées par des frictions sèches ou aromatiques, les lotions toniques de vin ou d'eau-de-vie, etc. Il faut bien se garder de saigner les malades ; les vésicatoires, les purgatifs sont encore formellement contre-indiqués.

J.-P. BEAUDE.

SCORBUTIQUE (*path.*), adj., qui appartient au scorbut, ou qui présente les caractères, les symptômes de cette maladie. Individu scorbutique.

SCORPION (*hist. nat.*), s. m., *scorpio.* Animal venimeux de la classe des arachnides, ordre des

pulmonaires, famille des pédipalpes (Latreille). Le scorpion d'Europe a le corps long d'un pouce environ, terminé par une queue composée de six nœuds dont le dernier, plus ou moins ovoïde, finit en une pointe arquée très-aiguë, sous l'extrémité de laquelle sont deux petits trous qui donnent passage à une liqueur vénéneuse contenue dans un réservoir intérieur. Le scorpion existe dans le midi de la France et dans les régions tropicales ; il habite les endroits humides ; on le trouve sous les pierres et jusque dans l'intérieur des maisons. Les piqûres qu'il fait avec sa queue tuent les petits animaux ; chez l'homme, elles déterminent de la rougeur, du gonflement, et parfois de la fièvre avec frissons, tremblements, engourdissements, nausées, vomissements même. L'intensité des accidents est en rapport avec le volume de l'animal. Il est aussi d'observation que, plus le pays est rapproché de l'équateur, plus la piqûre est grave. Le traitement consiste surtout dans une cautérisation superficielle avec la pierre infernale ou l'ammoniaque, et dans l'emploi de quelques sudorifiques (V. *Serpent*).

J. B.

SCORSONÈRE (*bot.* et *mat. méd.*), s. f., *scorsonera*, vulgairement *salsifis noir* ou salsifis d'Espagne; famille des Synanthérées, tribu des chicoracées, J.; syngénésie égale, L. Cette plante croît sans culture dans le midi de l'Europe, mais surtout en Espagne ; sa racine est allongée, pivotante, noire à l'extérieur, blanche et charnue en dedans ; sa saveur est douce et sucrée, surtout quand elle est cuite. On l'emploie comme aliment (V. *Salsifis*). Quant aux propriétés médicamenteuses qu'on lui attribuait autrefois, elles sont tout-à-fait nulles.

J. B.

SCROFULAIRE (*mat. méd.*), s. f., *scrofularia nodosa*, famille des Scrofularinées, J.; didynamie, angiospermie, L. Cette plante se plaît dans les endroits sombres et humides. Employée autrefois comme fondant dans les affections scrofuleuses, elle est aujourd'hui complètement inusitée.

SCROFULES ou **SCROPHULES** (*path.*), s. f., du latin *scrofa*, truie (parce que les sujets atteints de cette maladie ont souvent le cou tout gonflé par des glandes indurées, analogues à celles que présentent aussi les porcs). Ce mot est encore synonyme d'*écrouelles*, de *strumes*, d'*humeurs froides*.

Les auteurs les plus anciens, à commencer par Hippocrate, ont parlé des scrofules ; mais cette maladie n'a été réellement bien étudiée que depuis le siècle dernier, et c'est aux travaux de Kortum, de Hufeland, de M. Baudelocque, mais surtout de notre ancien maître M. Lugol, que la science est redevable des connaissances que l'on possède aujourd'hui sur cette maladie. Toutefois, malgré les intéressantes publications des médecins que je viens de citer, il faut convenir que bien des points restent encore à éclaircir, tant sous le rapport des causes que sous celui des lésions diverses que l'on peut y rapporter. Enfin, chose bien plus fâcheuse encore, le traitement de cette affection est loin d'être posé d'une manière fixe, et l'efficacité d'une foule de moyens proposés pour la combattre est plus que contestable. C'est ce que nous nous efforcerons de faire ressortir dans le cours de cet article.

Mais d'abord, *qu'est-ce que la scrofule?* en quoi consiste-t-elle? peut-on en donner une définition précise? Si, pour donner une bonne définition d'une maladie, il faut énumérer ses principaux caractères, la grande variété de phénomènes que présente la scrofule rendrait cette tâche bien difficile à remplir en une seule phrase. Aussi, nous contentons-nous de dire que la scrofule est une affection générale et constitutionnelle de l'économie, présentant diverses affections des membranes muqueuses, du tissu cellulaire, des ganglions lymphatiques et des os, et consistant plus particulièrement dans la présence de tubercules. Cette dernière lésion est même, pour certains auteurs, la condition *sine qua non* de la scrofule. Ainsi, pour M. Lugol, dont nous invoquerons souvent l'autorité, la maladie en question est une affection congéniale, caractérisée par le tubercule. Nous ne sommes pas aussi explicites; car il est des cas de scrofules bien manifestes, dans lesquels on ne trouve pas toujours des tubercules.

Causes. Nous n'avons pas l'intention de passer en revue toutes les opinions qui ont été émises sur l'origine de la scrofule et sur les conditions qui ont été regardées comme présidant à son développement. Cet examen nous entraînerait beaucoup trop loin. M. Baudelocque, dans son excellent ouvrage : *Études sur les causes de la maladie scroph.*, Paris, 1834, n'y consacre pas moins de 200 pages ; et M. Lugol vient, tout récemment (1844), de publier un important volume sur ce sujet. Nous nous attacherons donc seulement à l'examen des causes auxquelles nous attribuons une influence réelle, et nous énumérerons rapidement ensuite celles qui, suivant nous, doivent être rejetées. On comprend toute l'importance qui s'attache à cet examen, car les indications curatives en découlent.

En tête de ces causes, comme la plus fréquente, la plus active, nous placerons *l'hérédité.* Cette expression doit être prise ici dans un sens plus large que celui qu'on lui donne ordinairement : elle ne signifie pas seulement que la scrofule a été transmise directement des parents à leurs enfants, mais encore que certaines conditions défavorables de santé dans lesquelles se trouvent les parents ont eu pour résultat la production de la scrofule chez les enfants. Des individus sains, d'ailleurs, peuvent donc donner naissance à des sujets scrofuleux. Ainsi agira la disproportion d'âge entre les époux : par exemple, le père est jeune et vigoureux, mais la femme est âgée de plus de quarante-cinq ou cinquante ans, c'est-à-dire qu'elle est arrivée à une époque où la nature retire ordinairement aux femmes la faculté d'être fécondes, ou du moins de l'être fructueusement. Réciproquement, une femme jeune et forte unie à un vieillard, pourra mettre au monde des enfants scrofuleux. D'autres fois, il faut accuser ces mariages précoces qui, rapprochant des sujets à peine nubiles, donnent si souvent lieu à des produits faibles, étiolés, et condamnés d'avance à traîner une existence misérable et chétive. Ailleurs, ce sont des vieillards, et ici la conséquence ressort des faits que nous venons d'exposer. L'état de faiblesse, de mauvaise santé des parents, agit dans le même sens. On comprend, en effet, que la débilitation produite par des maladies longues et douloureuses, par des affections vénériennes répétées, par des excès de tout genre, n'est, en quelque sorte, qu'une vieillesse anticipée, et doit agir comme le ferait celle-ci. Ainsi, dans une foule de circonstances, les scrofules dépendraient de l'état de force et de santé des parents. Mais en est-il toujours ainsi? M. Lugol le pense ; mais nous avouons n'avoir pas été entièrement convaincus par les preuves nombreuses, d'ailleurs, qu'il apporte à l'appui de sa doctrine. Il est, suivant nous, des causes qui peuvent agir sur des individus nés sains, et déterminer chez eux l'apparition de la scrofule. Quelles sont ces causes? C'est ce qu'il nous faut examiner ici.

L'action réunie du froid et de l'humidité peut-elle engendrer la scrofule? La plupart des auteurs sont d'accord pour répondre par l'affirmative ; quelques autres, cependant, et à leur tête M. Lugol, rejettent cette action, en l'absence des causes congéniales que nous venons d'énoncer. Il est une chose certaine, c'est que ces causes seules, et sans une prédisposition particulière, ne produisent pas la scrofule. Il en est ici de cette maladie comme de toutes les autres, qui ne se manifestent sous l'action des causes extérieures qu'autant qu'il y a une aptitude organique pour en favoriser le développement ; mais cette aptitude n'est pas toujours un fruit de l'hérédité. Ainsi, pour nous, l'habitation dans un lieu humide, froid et malsain, peut être une cause de scrofules, surtout s'il s'y joint l'absence de la lumière solaire. Il est certain que chez les enfants du peuple, élevés dans ces logements bas et sombres, comme sont malheureusement trop souvent les loges des portiers, et ces petites boutiques des fruitières, des charbonniers, etc., la plupart des enfants sont frappés de scrofules ; on sait aussi que cette maladie se montre souvent chez les prisonniers placés dans des conditions analogues. La viciation de l'air est une cause qui agit dans le même sens. M. Baudelocque lui attribue la plus large part dans le développement de la scrofule ; mais nous pensons qu'il a beaucoup exagéré une chose vraie en elle-même. La viciation de l'air agira surtout quand elle se joindra à ces conditions d'habitation dont nous venons de parler ; alors, en effet, les phénomènes de la scrofule seront presque inévitables. J'en dirai autant d'une mauvaise alimentation : seule elle ne produirait certainement pas la maladie qui nous occupe, et la preuve, c'est que les paysans de certaines contrées, qui se nourrissent fort mal, mais qui vivent dans un air pur, sont sains et assez vigoureux. Mais, réunie aux influences débilitantes que nous passons en revue, elle s'ajoute nécessairement à leur action et la rend plus active et plus certaine. On le voit, prises isolément, ces différentes causes resteraient, sinon peut-être toujours, du moins le plus souvent, sans effet ; mais leur assemblage leur donne une incontestable puissance. Notons, en effet, qu'il n'est malheureusement que trop commun de rencontrer cette fâcheuse réunion d'une mauvaise nourriture et d'encombrement dans des lieux insalubres. Ajoutons, enfin, les chagrins, les passions tristes, compagnes inséparables de la *misère,* et nous aurons dans cette dernière expression la cause positive, incontestable, de la scrofule dans un grand nombre de circonstances ; scrofules qui se transmettent surtout avec une extrême énergie par voie d'hérédité. De là cette perpétuité de la maladie dans certaines localités et dans certaines familles. Nous ne terminerons cependant pas ce paragraphe sans faire remarquer que la scrofule se montre parfois en l'absence des deux ordres de causes que nous venons d'énumérer. Ainsi, on la rencontre chez des enfants 1° nés de parents sains, 2° vivant au sein de l'aisance, et entourés de tous les soins de l'hygiène la mieux entendue et la plus scrupuleusement observée.

La maladie ne se déclare pas indifféremment à tous les âges : ainsi, elle est très-rare dans les deux premières années de la vie ; le plus souvent, c'est de deux ou trois ans à dix ou onze qu'elle se manifeste ; elle est également très-commune de dix à vingt et même vingt-cinq ans. A cette époque, sa fréquence diminue avec les années ; cependant plusieurs observateurs l'ont rencontrée chez des vieillards, à Bicêtre et à la Salpêtrière, par exemple. Mais, d'une part, ces cas sont rares ; de l'autre, on voit qu'ils ont été rencontrés sur une population malheureuse. On a dit que le nombre des femmes scrofuleuses était plus considérable que celui des hommes, et on s'est appuyé sur des tableaux comparatifs pour le démontrer.

La plupart des auteurs qui ont écrit sur la scrofule ont donné, comme signe caractéristique de la prédisposition à cette maladie, le tempérament lymphatique (cheveux blonds, peau blanche et fine, teint rosé, cils très-longs, lèvres épaisses, etc.). Il suffit de jeter un coup d'œil sur une salle de scrofuleux pour être convaincu de la fausseté de cette assertion, admise sans examen et répétée sans critique. Plusieurs relevés faits à différentes époques dans le service de M. Lugol, et dont l'ensemble porte sur un total de 196 sujets, m'ont donné une moyenne de 5|8 en faveur des malades aux cheveux noirs ou châtain-foncé à la peau brune, aux lèvres minces, à la constitution sèche. On peut, je crois, se rendre compte de cette erreur en la considérant comme une proposition émise *à priori*, pour appuyer la théorie que les auteurs se font de la scrofule. Cette maladie étant regardée par eux comme une affection du système lymphatique, elle devait nécessairement attaquer les tempéraments dans lesquels domine ce système. Enfin, il faut aussi tenir compte du climat dans lequel on observe ; car si l'on étudie la scrofule dans le Nord, on aura une majorité de blonds, tandis que dans les contrées méridionales, en Espagne, par exemple, le plus grand nombre des scrofuleux auront la peau brune et les cheveux noirs. Une forte preuve que la constitution lymphatique n'est pas une prédisposition aussi active qu'on la prétendu, c'est que, suivant la remarque du docteur J. Vaust (de Liège), la scrofule est très-rare en Hollande, dont les habitants présentent cependant le tempérament lymphatique à un degré très-prononcé (*Annales de la soc. de méd. d'Anvers,* mars 1846).

Tant que l'on a admis l'existence d'un virus scrofuleux, on a cru à la contagion de la maladie ; mais aujourd'hui des expériences que nous regardons d'ailleurs comme très-blâmables, et qui seraient criminelles si elles eussent réussi, ont démontré que l'on pouvait impunément inoculer du pus scrofuleux à des sujets sains, faire coucher ceux-ci avec des sujets infectés, etc... Il n'y a donc pas de contagion. Mais il est une sorte de contagion à laquelle nous attachons une importance réelle : c'est l'état de santé des nourrices. L'allaitement joue nécessairement un grand rôle dans la santé future des enfants, et nous pensons que, chez un enfant d'une constitution déjà un peu délicate, le choix d'une nourrice malsaine, scrofuleuse ou cacochyme, peut entraîner les accidents de la maladie qui nous occupe. Il nous suffit de signaler un pareil fait pour en faire comprendre toute la portée et les conséquences qui en découlent.

Telles sont, en résumé, les causes qui, suivant nous, peuvent donner naissance à la scrofule : 1° l'hérédité, et nous nous sommes expliqués sur ce mot ; 2° la réunion des conditions débilitantes, tels que l'habitation dans une localité basse, sombre, froide et humide ; la mauvaise nourriture, les ennuis, les chagrins etc. ; et 3° peut-être l'allaitement par une nourrice malsaine. Comme favorisant le développement de la maladie, nous citerons la jeunesse et le sexe féminin. Quant aux autres causes, tels que la dégénérescence du virus syphilitique, l'abus des purgatifs, la masturbation, etc., nous les rejetons formellement et en masse. On a regardé certaines maladies, telles que les fièvres catarrhales, la dentition, les affections vermineuses, comme pouvant déterminer la scrofule ; c'est là une erreur : ces maladies sont communes à l'enfance, la scrofule aussi. Il y a donc simplement coïncidence. On a vu plusieurs fois la scrofule se déclarer à la suite de la rougeole, de la scarlatine, de la variole. Y a-t-il là un rapport de cause à effet ? Nous ne le pensons pas. Tout ce que l'on peut dire, c'est que le germe existant déjà dans l'économie par le fait d'une des causes déjà indiquées, la perturbation apportée par la fièvre exanthématique en a favorisé la manifestation. Une autre maladie, telle qu'une fièvre typhoïde, eût certainement agi de la même manière. M. Lugol a fait la curieuse remarque que les premiers accidents de scrofule se montraient parfois dans le cours d'une première grossesse. Quant aux idées ridicules qu'ont émises certaines personnes sur la prétendue influence du vaccin, il n'y a que l'ignorance ou la mauvaise foi la plus insigne qui aient pu enfanter une pareille assertion. Non, le vaccin n'a pas et ne peut avoir pour effet de produire la scrofule, et l'on pourra voir ailleurs (V. *Vaccine*) que le vaccin pris sur l'enfant le plus malsain, sur un enfant rongé de scrofule, est aussi bon, aussi efficace que celui provenant d'un enfant bien portant.

Si nous nous sommes longuement arrêtés à l'étiologie, c'est que c'est, avec le traitement, la partie la plus importante de l'histoire de la scrofule.

Symptômes et marche. — Les premiers phénomènes de la maladie scrofuleuse se montrent d'ordinaire au printemps, soit brusquement, soit succédant à quelques accidents généraux, tels que l'abattement, la fatigue, l'amaigrissement, la perte de l'appétit et autres symptômes généraux qui annoncent l'existence d'un travail morbide intérieur dont il est impossible de préciser la nature. Au bout d'un temps variable, on voit apparaître différentes altérations *locales*, tels que les engorgements des ganglions du cou, des aisselles, des aines, des indurations celluleuses, des abcès froids dans différentes parties du corps, des gonflements articulaires, des tuméfactions sur le trajet des os des membres. En même temps, et pourvu que ces lésions ne soient pas trop multipliées, et surtout que les suppurations ne soient pas trop abondantes, les symptômes généraux semblent s'améliorer : l'état fébrile irrégulier qui existait auparavant disparaît ; l'appétit devient ordinairement assez vif. Arrivée à ce point, la maladie a une grande tendance à persévérer. Les lésions ne sont pas toujours bornées à une seule partie ; souvent, en même temps que les ganglions du cou sont engorgés, il y a, soit des caries, soit des abcès froids, etc., etc. La maladie dure ordinairement ainsi pendant plusieurs années. Si elle est très-légère, les accidents cessent ordinairement pendant l'été pour reparaître ensuite à l'automne, mais surtout à la fin de l'hiver. Si elle est plus grave, il y a seulement rémission des accidents pendant la saison chaude. Dans tous les cas, la maladie offre des alternatives diverses d'aggravation, de diminution, et enfin, au bout d'un temps parfois très-long, au bout de trois, quatre, six, huit, dix, quinze, vingt ans et plus, la maladie peut s'amender progressivement, et la santé se rétablir parfaitement. D'autres fois, elle fait des progrès continuels ; des abcès, des fistules, des ulcérations s'établissent successivement dans différentes parties du corps ; plusieurs os peuvent se carier, se nécroser, et le malade finit par succomber, en proie à un marasme profond, épuisé par des diarrhées et autres phénomènes de colliquation. Le plus ordinairement, il y a complication de tubercules pulmonaires, et, s'ils se sont ramollis en même temps que marchaient les autres accidents, le malade meurt phthisique. D'autres fois, chez les jeunes enfants surtout, c'est une méningite tuberculeuse qui termine la scène, etc.

Jetons maintenant un coup d'œil rapide sur les différentes lésions qui se montrent dans la scrofule. Nous les rangerons en deux classes ; nous placerons dans la première celles qui sont caractéristiques de la maladie, dans la seconde celles qui ne sont qu'accessoires.

I. Les accidents scrofuleux par excellence sont, dans l'ordre de fréquence : 1° les tuberculisations ganglionnaires ; 2° les engorgements celluleux et les abcès froids ; 3° les exostoses, les caries et autres lésions du système osseux ; 4° et enfin différentes affections de la peau.

A. L'engorgement des ganglions lymphatiques du cou est assurément la lésion la plus commune que présente la scrofule et qui lui sert comme de type. Elle est vulgairement connue sous le nom d'écrouelles. Les Latins la désignaient par le mot strumæ, de struo, je construis, comme qui dirait monceaux, amas. Quelques auteurs les appellent adénites, du grec adèn, glande. Ces glandes tuméfiées occupent ordinairement les parties latérales du cou, les alentours de la mâchoire inférieure ; elles sont d'abord grosses comme de petites noisettes, isolées, roulant sous la peau, et peuvent rester ainsi stationnaires pendant des mois, des années. Mais, dans les cas graves, et c'est de ces derniers que nous devons nous occuper ici, les ganglions grossissent, se rapprochent les uns des autres, s'agglomèrent, et peuvent ainsi former sur les côtés du cou des masses du volume du poing. Quelquefois les deux côtés du cou sont envahis, et la tête offre un aspect monstrueux ; tantôt il n'y a qu'un seul côté d'affecté, et la tête s'incline du côté opposé. Ces masses sont arrondies, bosselées, et on reconnaît très-bien au toucher la manière dont elles sont formées. Il arrive quelquefois que ces tumeurs finissent par se résoudre : alors la masse diminue de volume, elle se décompose ; les tumeurs qui la constituent se séparent, redeviennent petites, isolées, roulantes, et finissent par disparaître ; mais, le plus souvent, l'inflammation s'empare, d'une manière plus ou moins active, de quelques uns des ganglions, les plus superficiels ordinairement ; ils deviennent douloureux, la peau rougit au niveau de ce point, puis le ramollissement a lieu, la fluctuation se manifeste, et si l'on n'ouvre pas l'abcès avec l'instrument tranchant, la peau s'amincit, s'ulcère dedans ou dehors, se rompt, et il s'écoule un pus séreux mêlé de flocons blanchâtres, et dont l'aspect a été fort exactement comparé à du petit lait non clarifié. Quand l'inflammation a été vive, le pus est plus épais, plus crémeux, mais toujours floconneux. Il est rare que la peau se recolle immédiatement ; il y a presque toujours une suppuration qui se prolonge pendant longtemps. D'autres ganglions se ramollissent également, et le pus s'écoule par la première ouverture restée fistuleuse. Il y a souvent ainsi, sur les parties latérales du cou, des trajets fistuleux, des décollements de la peau, des ulcérations, etc., dont la guérison est très-difficile à obtenir, et qui laissent à la suite des cicatrices plus ou moins difformes, mais toujours indélébiles.

Ce que nous venons de décrire pour le cou peut avoir lieu pour les ganglions des aisselles ou des aines. Ajoutons que les traînées ganglionnaires cervicales peuvent s'étendre jusque dans la poitrine. Enfin, quand ce sont les ganglions du mésentère qui sont affectés, la maladie prend le nom de Carreau (Voy. ce mot).

Quant aux lésions anatomiques que présentent les ganglions ainsi altérés, on les trouve d'abord gonflés, rougeâtres, puis ils prennent l'aspect de la châtaigne ; enfin, dans l'immense majorité, sinon dans la totalité des cas, on y reconnaît la matière tuberculeuse (V. Tubercule).

B. Engorgements celluleux et abcès froids. — Il se forme dans différentes parties, sur le tronc, dans le trajet des membres, etc., des tumeurs d'abord petites et fermes qui augmentent peu à peu de volume, et finissent quelquefois par devenir assez grosses ; puis, au bout d'un temps qui peut être très-long, ces tumeurs se ramollissent avec lenteur du centre à la circonférence, se transforment en pus, et la peau s'étant amincie et rompue, il en sort un liquide analogue à celui dont nous avons parlé plus haut, une sorte de petit lait trouble. Ces abcès donnent également lieu à des fistules, à des ulcérations plus ou moins étendues, avec décollement de la peau, etc. (V. Fistules, Ulcères.)

C. Maladies des os et des articulations. — On trouvera aux mots carie, os, tubercule et tumeurs blanches, l'indication détaillée des lésions dont les os et les articulations peuvent être le siège par le fait de la scrofule.

D. Affections de la peau. —Elles consistent presque toujours dans la forme tuberculeuse et rongeante qui a été décrite au mot esthiomène. Quant aux autres formes, elles sont plus rares, et n'appartiennent pas exclusivement à la scrofule. Ainsi, les différentes sortes d'herpès, la teigne, se montrent souvent chez les scrofuleux, ou compliquent assez communément les affections spéciales que nous venons de rappeler. Mais c'est là une simple complication qui peut être aggravée, au reste, et rendue plus opiniâtre par le fait de la maladie principale. (V. *Esthiomène, Herpès, Teigne.*)

II. Les phénomènes secondaires ou accessoires de la scrofule consistent surtout dans différentes affections des *membranes muqueuses*. Rien n'est plus commun, en effet, que les irritations, mais surtout avec sécrétion des différentes muqueuses, dans la maladie qui nous occupe. Tantôt ce sont des *ophthalmies* avec épaississement et induration du bord des paupières, chute des cils, etc. ; tantôt des *coryzas* chroniques, des écoulements par les oreilles, des embarras gastriques, des diarrhées plus ou moins fréquentes, plus ou moins abondantes, des écoulements leucorrhéiques chez les femmes, et souvent chez les jeunes filles, bien avant la puberté. Ces lésions ne sont pas essentielles à la maladie scrofuleuse, mais elles s'y rattachent fort souvent, soit la précédant, et pouvant quelquefois faire craindre son imminence sur des sujets prédisposés, soit l'accompagnant, et compliquant les accidents plus graves dont nous avons parlé.

M. Dubois d'Amiens a cru reconnaître que le sang des scrofuleux était à un état avancé était plus séreux, plus diffluent, moins coagulable ; que la matière colorante paraissait être en dehors des globules, et que les globules lenticulaires semblaient altérés dans leur forme, les sphéroïdaux étant sains. Ce sont là des faits à vérifier de nouveau. On a signalé l'acidité de la plupart des sécrétions. Chez les sujets scrofuleux, dont la santé générale n'a pas été ébranlée, les urines sont en moindre quantité, plus acides, plus odorantes, plus pesantes, contenant parfois un peu d'albumine ; et quand les sujets sont dans l'état cachectique, l'urine est pâle, aqueuse, plus légère que dans l'état sain (Becquerel).

Tels sont d'une manière assurément bien abrégée, bien incomplète, les principaux phénomènes que présente la scrofule. Nous regrettons vivement que les bornes étroites qui nous sont imposées ne nous permettent pas de donner à cette immense question une partie seulement des développements dont elle est susceptible.

Pronostic.—La scrofule est assurément une maladie fort grave ; un grand nombre de sujets sont emportés par les lésions dont nous avons parlé, et, parmi ceux qui guérissent, il en est beaucoup qui conservent toute leur vie, outre les traces matérielles de l'affection (cicatrices, tales à la cornée, ankyloses, etc.), une santé frêle, débile ; presque tous, enfin, ont le funeste privilège de transmettre à leurs enfants la maladie dont ils sont eux-mêmes débarrassés. Ainsi, la maladie détruite dans l'individu se reproduit dans l'espèce par la génération. C'est donc une chose grave à considérer dans le mariage, que la question de savoir si l'un des deux époux a été affecté de scrofules ; car il doit s'en suivre une postérité vouée d'une manière en quelque sorte nécessaire aux cruels accidents de ce fléau de l'espèce humaine.

Traitement.—Il a pour but de guérir la maladie chez les sujets malades, et de la prévenir chez ceux que l'on peut croire menacés. Comme le traitement préventif ou prophylaxique est aussi très utile dans le traitement de la scrofule, nous en parlerons à la fin, sous le titre de *Soins hygiéniques ;* car c'est, en définitive, à cela qu'il se réduit

Traitement médicamenteux.—Il consiste surtout dans l'emploi de toniques; ainsi, tous les médecins mettent les scrofuleux à l'usage des tisanes amères, de houblon, de pensées sauvages, de centaurée, etc., etc.; des sirops ou vins antiscorbutiques, de quinquina et de gentiane. Une foule de préparations ont été conseillées comme spécifiques. Ainsi, on a vanté les ferrugineux, et dans quelques cas, associés à d'autres substances, il ont fourni d'assez bons résultats ; mais seuls ils seraient manifestement insuffisants. Le chlorure de barium a été préconisé par M. Baudelocque, qui l'administre à la dose de 5 à 20 ou 25 centigrammes à l'intérieur. Pendant notre internat dans le service de M. Baudelocque, nous avons suivi avec soin l'administration de ce remède qui, manié avec habileté par ce praticien distingué, fournit d'excellents résultats. Mais, de tous les moyens indiqués contre la scrofule, le plus actif est assurément l'iode; et dans le traitement de la maladie qui nous occupe, c'est encore à lui que j'accorde la préférence. Son action sur l'estomac n'est pas aussi irritante que certaines personnes l'ont dit, et que je le croyais moi-même, avant de l'avoir vu employer à l'hôpital Saint-Louis, sur des centaines de malades, par M. Lugol qui, le premier, a régularisé et systématisé son emploi.

L'iode, donné à l'intérieur en solution aqueuse (V. *Iode*), excite l'appétit, favorise les digestions souvent si laborieuses chez les scrofuleux, et ce n'est que dans des cas bien rares que des douleurs épigastriques, des accidents d'irritation intestinale obligent d'en suspendre l'emploi. Mais c'est surtout dans son emploi extérieur que ses avantages sont marqués : en lotions sur les yeux affectés d'ophthalmie, en injections dans les trajets fistuleux et les foyers d'abcès froids, en bains locaux dans les cas de tumeurs blanches, enfin comme caustique pour toucher les ulcérations des paupières et de la peau, les tubercules qui constituent la scrofule cutanée et l'esthiomène. La marche du traitement par l'iode peut être partagée en deux périodes : l'une, assez courte, d'un mois à six semaines, par exemple, dans laquelle les symptômes diminuent rapidement, et même, dans certains cas, de plus de moitié; l'autre, beaucoup plus longue, de plusieurs mois, quelquefois même de plusieurs années, dans laquelle l'amélioration suit une marche lente, progressive, quelquefois interrompue par des exacerbations ou un état stationnaire, à la suite desquels elle reparaît de nouveau et le malade doit guérir. Dans des cas plus rares, on observe tout le contraire : un, deux et même trois mois se passent sans que la maladie reçoive des modifications sensibles de la part du traitement; puis, tout-à-coup, et comme si l'économie y eût été sourdement préparée, on voit la maladie marcher avec promptitude vers la guérison.

Un moyen employé pour la première fois par M. Borson de Chambéry, et qui paraît destiné à rendre des services réels dans le traitement de la scrofule, c'est l'infusion de feuilles de noyer (une pincée pour 25 grammes d'eau) ; on l'extrait de

cette plante à la dose de 40 à 80 centigr. M. Négrier, professeur fort distingué de l'école d'Angers,
en a retiré d'excellents résultats, que la pratique
de M. Guersent a confirmés; mais ces praticiens
conviennent que l'action se manifeste avec une
extrême lenteur.

Toute l'Allemagne a retenti des éloges prodigués
par une foule de médecins à une drogue, fort dégoûtante d'ailleurs, l'huile de foie de morue. Cependant, en faisant la part de l'exagération, il est certain que l'huile de foie de morue est utile chez les
individus attaqués de scrofules, particulièrement en
fortifiant la constitution. Ainsi, associée à un traitement local par l'iode, elle pourra triompher de certains cas rebelles à d'autres moyens. Il est important, dans une maladie d'aussi longue durée que la
scrofule, d'avoir à son service un certain nombre
de moyens efficaces; car le traitement devant souvent durer plusieurs années, on peut alors varier
les médications sans laisser à l'économie le temps
de s'habituer à aucune d'elles. L'huile de foie de
morue étant très-désagréable à prendre, pourra
être donnée en capsules, comme on fait pour le
baume de copahu.

Peut-on user des émissions sanguines chez les
scrofuleux? Rarement, très-rarement même, et
seulement quand il y a indication urgente; elles
sont inutiles ou nuisibles chez les individus affaiblis, chez ceux qui portent d'abondantes suppurations. Les exutoires (cautères, sétons, vésicatoires)
peuvent être avantageux chez les sujets bouffis,
lymphatiques, ou chez lesquels on vient, en peu de
temps, de tarir une suppuration abondante et qui
avait déjà une date ancienne.

Il y a, dans le traitement général de la scrofule,
quelques indications réclamées par certaines complications particulières à cette maladie. Ainsi, les
scrofuleux sont pris quelquefois de maux de cœur,
d'envies de vomir, avec digestions lentes et pénibles. Ces symptômes n'ont nullement le caractère
inflammatoire; la langue est blanche, plate, molle;
le pouls est lent et dépressible. Ici les rafraîchissants et les antiphlogistiques seraient plus nuisibles
qu'utiles; et on emploie avec succès, dans cette variété de l'embarras gastrique, le tartre stibié à dose
vomitive. D'autres fois, ce sont des diarrhées muqueuses, qui cèdent très-bien à l'emploi des toniques, tels que la rhubarbe et le quinquina. Une indication d'une très-grande importance, c'est de
purger de temps en temps le malade avec l'eau de
Sedlitz, de Pullna, le sulfate de magnésie ou tout
autre sel cathartique qui produit l'effet désiré sans
fatiguer les malades.

Relativement aux moyens locaux à employer
dans les différentes lésions de la scrofule, ce sont
ceux qui sont réclamés par la lésion elle-même;
c'est, en d'autres termes, le traitement des tumeurs
indurées, des abcès, des caries, des tumeurs blanches, de l'esthiomène, de l'ophthalmie, etc. (Voy.
ces différents mots.)

2° *Traitement hygiénique.* Dans notre conviction bien sincère, les médicaments, fort actifs
d'ailleurs, que nous avons passés en revue, seraient
presque sans résultat si l'on n'y joignait les soins
d'une hygiène bien entendue. Le malade sera placé
à la campagne, dans un endroit sec et élevé, exposé
aux rayons du soleil. Il devra faire, le plus souvent

possible, de l'exercice au grand air, et surtout au
soleil, dont la chaleur vivifiante donne aux organes
cette tonicité qui leur manque. La course, l'équitation, une gymnastique modérée et bien dirigée, seront très-utiles, non-seulement aux sujets disposés
aux scrofules, mais aux scrofuleux eux-mêmes.
C'est à M. Lugol que doit être rapporté le précepte de faire marcher et exercer les scrofuleux,
même ceux qui sont affectés de tumeurs blanches.
Il faut avoir été témoin des admirables résultats
obtenus par cette méthode, pour en comprendre
toute l'importance. Ainsi, j'ai vu bien des fois arriver à Saint-Louis et à l'hôpital des enfants, des
malades atteints de caries articulaires, épuisés, et
comme étiolés par un long séjour au lit, reprendre
des forces et de l'embonpoint dès qu'ils commen-
çaient à se lever et à marcher, soit seuls, soit à l'aide
de béquilles. Chez les scrofuleux, les inflammations
osseuses n'ont pas un caractère franchement inflammatoire; elles sont, en quelque sorte, froides;
aussi, tous les praticiens s'accordent-ils à les traiter
par les excitants, pommades résolutives, douches
de vapeur, etc. Et quel meilleur excitant pour un
membre malade, qu'un exercice modéré? Aussi je
regarde comme un véritable contre-sens l'usage
d'une médication tonique et stimulante combinée
avec un repos absolu.

Les bains de rivière, mais surtout les bains de
mer, avec la natation, seront recommandés pour
l'été. Pendant l'hiver, on les remplacera par des
bains de sel et de gélatine, les fumigations aromatiques ou sulfureuses, les eaux minérales sulfureuses;
celles des Pyrénées, d'Aix, d'Uriages, seront d'un
grand secours. On emploie encore les frictions sèches, le massage, etc. On comprend toute l'utilité
que peut offrir ici l'hydrosudopathie. (V. *Transpi-*
ration.)

Enfin, tout le monde sait que la nourriture doit
être substantielle, composée plus particulièrement
de viandes rôties; que les vins généreux, ceux de
Bordeaux entre autres, sont recommandés par tous
les médecins. Les sujets seront vêtus chaudement,
porteront de la flanelle, etc. C'est à l'aide de ces
moyens, minutieusement observés, et secondés des
médications dont nous avons parlé plus haut, que
l'on peut obtenir la guérison. Mais, nous le répétons
en finissant, sans hygiène, pas de succès possible; et
s'il nous fallait opter entre les moyens fournis par
la matière médicale et ceux que nous donne l'hygiène, nous n'hésiterions pas un seul instant, nous
nous déciderions en faveur de ces derniers.

E. BEAUGRAND.

SCROFULEUX (*path.*), *scrofulosus*, qui appartient à la scrofule, ou qui présente les caractères
de cette maladie; symptômes scrofuleux, sujets
scrofuleux. (V. *Scrofules.*)

SCROTUM (*anat.*), s. m. On donne ce nom à
la peau qui enveloppe les bourses. (V. *Bourses* et
Testicules.)

SCRUPULE (*pharm.*), s. m, ancienne mesure
de poids valant 24 grains, et qui équivaut environ
à 12 décigrammes.

SÉBACÉ (*anat.*), adj., *sebaceus*, de *sebum*, suif,

qui est de la nature du suif, qui rèssemble au suif. On appelle *follicules sébacés*, *glandes sebacées* de petites poches glanduleuses situées dans l'épaisseur de la peau, sécrétant une humeur grasse, huileuse, qui s'échappe par un petit canal excréteur. Ces glandes sont très-abondantes autour des ouvertures des muqueuses, autour de l'anus, de la vulve chez la femme, et sur les ailes du nez; plus abondantes chez les personnes à peau brune, que chez celles qui ont la peau blanche et fine. C'est l'écoulement de la substance huileuse qui donne aux téguments des premières un aspect gras et luisant. Quand cette même substance vient à s'épaissir dans ses utricules, celles-ci se gonflent, font une petite saillie sous la peau, et un point noir marque l'ouverture du conduit excréteur où la matière sébacée, convertie en une espèce de suif, a pris une teinte noirâtre due au contact de l'air; alors, en pressant sur les côtés de la petite tumeur, on la vide en faisant sortir cette matière concrétée, qui, se moulant sur le conduit, s'échappe sous forme d'un petit ver. Quand ces amas sont très-considérables, la tumeur prend le nom de *tanne*. On est alors obligé d'ouvrir la poche avec l'instrument tranchant, et, pour empêcher qu'elle ne se remplisse de nouveau, on la fait adhérer avec elle-même en la cautérisant. Les personnes qui aiment les recherches microscopiques apprendront avec un vif plaisir que plusieurs micrographes ont trouvé dans les follicules sébacés de petits animalcules parasites; on en a vu jusqu'à vingt dans un seul follicule.   J. B.

SEBESTE (*bot. méd.*), s. m., fruit du sebestier, *cordia sebestena*, L.; famille des Borraginées suivant les anciens botanistes, et notamment Jussieu. et des Sebestiers d'après les modernes. Il s'offre sous la forme d'une drupe ovale allongée, piriforme. et du volume d'une petite prune. Originaire de l'Inde, où son fruit est alimentaire, le sebestier, qui doit son nom à la culture abondante qui s'en faisait aux environs de Sebaste ou Samarie, ville de la Palestine, croît aussi en Égypte. Dans ce dernier pays, on en extrait, par la fermentation, une liqueur alcoolique d'un goût assez agréable, et dont l'usage est très-répandu. Les sebestes, que l'on trouvait autrefois rarement frais dans le commerce, ne s'y rencontrent même plus à l'état sec. Cette circonstance est regrettable, car leur saveur douceâtre, leur pulpe très-mucilagineuse, les avait fait ranger parmi les fruits pectoraux, et on les administrait, en outre, comme astringents, contre les diarrhées rebelles qui accompagnent les maladies de poitrine.   T. C.

SÈCHE (*hist. nat.*), s. f., *sepia*. On donne ce nom à un animal de la classe des mollusques et de l'ordre des céphalopodes, dans le dos duquel se trouve une large plaque de nature calcaire qui porte dans le vulgaire le nom de l'animal. L'os de sèche était autrefois employé comme absorbant; aujourd'hui il est exclusivement consacré à l'usage des petits oiseaux, et des serins en particulier, qui s'amusent à y frotter leur bec. Ce produit est aussi employé dans l'industrie.   J. B.

SÉCRÉTEUR (*physiol.*), adj., *secretarius*, de *secernere*, séparer. Ce mot s'applique aux organes chargés de l'importante fonction de la *sécrétion*. (Voy. ce mot.)

SÉCRÉTION (*physiol.*), s. f., *secretio*, de *secernere*, isoler, séparer. La sécrétion est une fonction par laquelle un organe fabrique, avec le fluide vivifiant ou sang, un liquide particulier qui n'existait point dans ce dernier avec ses propriétés caractéristiques.

Cette fonction est une des plus générales du règne organique; on la rencontre même sur les plantes, qui empruntent à la sève les matériaux des fluides qu'elles sécrètent. Chez les animaux, mais chez l'homme en particulier, on admet trois sortes de sécrétion; 1° les exhalations ou perspirations; 2° les sécrétions folliculaires; et 3° les sécrétions glandulaires.

Exhalations. — Supposez une membrane mince, transparente, étalée en surface, ou formant les parois de cellules nombreuses, vous aurez l'élément le plus simple de la sécrétion. Ces membranes étant en rapport avec les dernières divisions des vaisseaux sanguins qui s'y ramifient à l'infini, elles laissent, en quelque sorte, transsuder la partie séreuse du sang à peine modifié par un appareil aussi simple. Ainsi, la sérosité, qui est nécessairement versée dans les membranes séreuses ou dans les mailles, les spongiosités du tissu cellulaire, le mucus qui est versé à la surface des membranes muqueuses, sont autant regardés comme de simples exhalations, de simples transpirations, que comme des sécrétions. Cependant, ces liquides sont plus animalisés que le sérum du sang. Telle est encore la matière de l'exhalation pulmonaire, de la sueur, etc. La graisse est sécrétée dans les mailles vésiculeuses du tissu cellulaire.

Sécrétions folliculaires. — Une sécrétion d'un ordre plus élevé est celle qui a lieu dans les *follicules*. On appelle follicules, de petites poches, de petites outres membraneuses présentant un orifice plus ou moins large, tubuleux ou non. Ces follicules ou cryptes existent, surtout à la peau, dans les membranes muqueuses; ils versent à la surface de ces membranes un liquide ordinairement onctueux qui sert à les assouplir, à les lubréfier. (V. *Cryptes*.)

Sécrétions glandulaires. — Les glandes sont les appareils sécrétoires les plus compliqués; elles se composent d'une multitude de ces follicules arrondis en ampoule et terminés par un tuyau excréteur; ailleurs ce sont de véritables tubes terminés en cul-de-sac. Imaginez des milliers de ces vésicules ou de ces tubes réunis par groupes formant des lobules, dont les conduits s'ouvrent par embranchement les uns dans les autres, de manière à former un ou plusieurs canaux principaux qui sortent de la glande, pour verser au-dehors le produit de la sécrétion! Ajoutez ensuite qu'autour de ces petites ampoules ou de ces tubes, se ramifient et s'anastomosent les capillaires artériels et veineux! et vous aurez l'idée des organes glanduleux. Le liquide est sécrété dans ces culs-de-sac ou dans ces tubes, et il sort par le canal excréteur: tels sont le pancréas, les glandes salivaires, lacrymales, le foie, les reins, etc. (Voy. ces mots.)

Comment s'accomplit l'acte de la sécrétion dans ces différentes parties? Quelques auteurs ont avancé que les organes dans lesquels se passe cette fonction étaient des espèces de cribles, de tamis, qui agissaient sur le sang comme un filtre sur le liquide que l'on y place, et qu'ils laissaient ainsi passer le produit de la sécrétion en le séparant du sang. Mais, pour que cela fût vrai, il faudrait deux choses : d'abord, que le liquide filtré fût plus clair, plus ténu que le sang ; en second lieu, que ce même liquide existât tout formé dans le sang. Or, cela n'est vrai que pour les sécrétions de la première classe ; aussi regarde-t-on celles-ci autant comme des *perspirations* que comme des sécrétions véritables. Et, en effet, si la matière aqueuse exhalée dans les séreuses, le mucus clair produit par les muqueuses, si la matière de la sueur sont plus clairs que le sang, et se retrouvent dans la partie séreuse de ce fluide, il n'en est pas moins vrai que la sérosité exhalée par les membranes et le mucus, sont plus *animalisés* que ne l'est le *sérum* du sang ; il n'y a donc pas de simples filtrations, mais un travail particulier qui a modifié les matériaux fournis par le sang. Ceci devient encore bien plus évident pour les produits des organes folliculaires et glanduleux proprement dits. Vainement, on a prétendu que le sang contient quelques uns des éléments immédiats de ces fluides : si le sang renferme quelques uns des principes de la bile, de l'urine, il ne renferme pas de la bile ou de l'urine : il a donc fallu que l'organe fît subir au sang et aux éléments qu'il lui fournit une élaboration particulière, et c'est précisément ce travail, cette mise en œuvre, qui modifie et change en quelque sorte un liquide en un autre, qui constitue la sécrétion. Où s'accomplit ce travail ? Dans une épaisseur en quelque sorte inappréciable, au niveau de la surface des membranes, des vésicules ou des tubes sécréteurs. Dans les vaisseaux sanguins, le plus loin possible, au niveau de la partie chargée du travail élaborateur, vous ne trouverez que du sang. Recueillez le liquide au moment où il se sépare de la membrane sécrétante, à l'extrémité la plus reculée des culs-de-sac des conduits excréteurs, et vous y trouverez déjà le fluide sécrété avec tous ses caractères. Il se passe donc là un acte réellement vital, inconnu dans son essence comme tous les autres actes vitaux, mais qui n'est manifestement ni un phénomène physique de filtration, ni une action purement chimique. Appelez cela, si vous le voulez, de la *chimie vivante*, soit ! mais reconnaissez que l'acte s'effectue sous l'influence des propriétés inhérentes à la vie, qui commencent avec elle, entretiennent son exercice et finissent avec elle. Une chose certaine, c'est que les nerfs exercent une action très-marquée sur la fonction qui nous occupe. Tiedemann et Gmelin, M. Brodie, etc., ont fait voir que la section du nerf vague suspend la sécrétion du suc gastrique. La sécrétion de l'urine est modifiée après la section des nerfs des reins (Krimer, Müller et Peipers). On connaît l'influence qu'exercent les affections nerveuses sur la sécrétion de diverses glandes ; les émotions morales agissent sur l'appareil lacrymal, sur celui de l'urine, et même sur le foie. C'est donc là un fait bien constaté.

Pouvons-nous maintenant pénétrer plus avant dans le mécanisme des sécrétions ? On a proposé successivement un certain nombre de théories, mais qui n'ont pu être démontrées d'une manière rigoureuse. On se demande quel rôle peut jouer l'électricité dans de semblables phénomènes ; cet agent universel de composition et de décomposition dans le règne inorganique, ne préside-t-il pas à des phénomènes du même ordre dans les corps organisés ? l'abondance des nerfs dans les glandes, leur structure si variée, ne peuvent-elles pas permettre de supposer que ces organes sont destinés à remplir des fonctions analogues à celles des appareils dont la chimie moderne s'est servie pour démontrer les vraies lois de l'affinité ? Ces idées qui, dans l'état actuel de la physiologie, ne sont que de pures hypothèses auxquelles nous accordons quelque probabilité, ne pourraient prendre rang dans la science qu'appuyées sur des faits et des démonstrations rigoureuses.

Les Allemands, se fondant sur des recherches microscopiques, ont donné une nouvelle explication des sécrétions, qui consiste à les faire regarder comme une destruction continuelle du parenchyme cellulaire des glandes. Ces cellules, dit M. Mandl, mûrissent, se détachent des parois des canalicules sécréteurs, et tombent dans les canalicules excréteurs, pour crever plus tard et répandre leur contenu ; ce qui fait que la plupart des liquides sécrétés charrient les débris de ces cellules ou même les cellules entières. Les glandes se renouvellent donc toujours comme la peau, qui n'est elle-même qu'une glande étalée en membrane. Il est certains liquides qui ne présentent jamais ces débris ; c'est qu'alors les utricules crèvent dans les canaux excréteurs, et qu'un obstacle quelconque s'oppose à ce qu'ils soient entraînés au-dehors ; c'est ce qui a lieu pour la bile et l'urine. Nous donnons cette théorie sans nous en porter garant ; elle offre cependant quelques probabilités en sa faveur. D'abord plusieurs savants, sans s'être entendus, l'ont présentée à peu près dans le même temps et dans les mêmes termes ; puis elle a de nombreuses analogies avec divers modes de formation organique déjà connus.

Un mot actuellement sur les produits des sécrétions : on les distingue en deux classes, suivant les usages qu'ils remplissent. 1° On appelle liquides *excrémentitiels* ceux qui doivent être rejetés hors de l'économie, tels que la sueur, l'urine, la bile, etc. Ces liquides sont destinés soit à dépurer le sang (urine) ; soit à la digestion (bile, salive) ; soit à la génération (sperme) ; soit à faciliter des glissements (mucus, larmes) ; soit à l'entretien de la température du corps (transpiration cutanée, perspiration pulmonaire). Ils sont produits par des organes exhalants, folliculaires ou glandulaires. 2° On nomme fluides *récrémentitiels* ceux qui sont sécrétés, puis repris et absorbés de nouveau, tels que la lymphe, la sérosité, la synovie, la graisse, etc. Ces humeurs remplissent deux sortes d'offices : les uns locaux, relatifs à l'organe où elles sont produites ; les autres généraux, relatifs à toute l'économie dans laquelle elles retournent. Elles ont presque exclusivement pour agents des organes exhalants.

Telles sont, en résumé, les notions générales que nous possédons sur l'importante fonction des sécrétions. Quant aux sécrétions anormales, voyez surtout *Pus, Transpiration, Urine*, et le mot *Inflammation*.   J.-P. BRAUDE.

SÉDATIF (*mat. méd.*), adj., *sedans*, de *sedare* calmer, apaiser. On appelle ainsi des médicaments propres à modérer l'état de surexcitation dans lequel les organes ou les fonctions peuvent être par suite d'un état morbide. Si c'est le système nerveux qui est dans un état d'éréthisme, les antispasmodiques, les narcotiques deviennent de véritables sédatifs (Voy. ces mots). Si c'est la circulation qui se trouve accélérée, s'il y a fièvre, état phlegmasique, alors les saignées, les rafraîchissants et les réfrigérents seront encore ici les sédatifs. Cependant l'usage général restreint d'ordinaire cette dénomination aux calmants du système nerveux. J. B.

SÉDIMENT (path.), s. m., *sedimentum*, de *sedere*, s'asseoir. Le sédiment n'est autre chose que le dépôt qui se forme dans un liquide quand des matières plus lourdes et tenues en suspension viennent à se précipiter. Cette expression s'applique surtout à l'urine, et l'on désigne ainsi le dépôt qui se forme souvent au fond du vase qui la reçoit. (V. *Urines*).

SEDLITZ (Eaux minérales de) (*thérap.*). Sedlitz est un village de la Bohême, à 2 milles de Tœplitz. et à 9 milles de Prague, très-renommé par ses eaux minérales purgatives, qu'Hoffmann fit connaître en 1721 : ces eaux sont froides, limpides, transparentes, sans odeur, d'un goût amer et salé ; elles ont été plusieurs fois analysées par Hoffmann, Neumann, plus récemment par Bouillon-Lagrange, et enfin, dans ces dernières années, par Steimann. Cette dernière analyse paraît la plus complète ; la voici. Pour une livre de 16 onces (489 gram.).

Sulfate de magnésie	79, gr.	555
Hydrochlorate de magnésie	1,	061
Carbonate de magnésie	0,	201
Sulfate de potasse	4,	414
— de soude	17,	446
— de chaux	4,	144
Carbonate de chaux	5,	297
— de strontiane	0,	009
— de protoxyde de fer... manganèse	0,	050
Alumine et extractif		
	112,	177
Acide carbonique	3,	461

Cette analyse, qui donne environ 13,50 gramm. de sels pour un litre d'eau, est de beaucoup inférieure, quant à la quantité des sels, à celle de Bouillon-Lagrange, qui avait trouvé 33 gramm. 57 cent. par litre. Il est probable que M. Steimann aura pesé les sels secs, et que M. Bouillon-Lagrange les aura pesés cristallisés. Cette différence dans le mode de procéder, a souvent apporté de graves erreurs dans les analyses des eaux minérales, surtout lorsque les auteurs, comme cela a lieu dans ce cas, et ainsi que nous l'avons déjà signalé pour l'analyse des eaux de Pullna, faite par M. Barruel, n'ont pas soin d'indiquer s'ils ont pesé les sels secs ou cristallisés, et de dire même à quelle température ils ont été séchés. Aujourd'hui, il est d'usage de sécher les sels à la température de l'eau bouillante ; par ce moyen, on a une base fixe, et l'on évite ainsi l'incertitude sur la quantité plus ou moins considérable due à l'eau de cristallisation qui a pu rester combinée avec ces sels.

L'eau de Sedlitz est purgative à la dose de trois quarts de litre environ ; elle n'est même usitée parmi nous que dans ce but. Par verre pris un ou deux chaque matin ; elle est purgative, laxative et fondante ; on l'emploie chez les personnes qui ont le ventre paresseux, chez les hypochondriaques, les enfants lymphatiques ou qui ont des affections vermineuses. On dit que, chauffée au bain-marie, elle a une action purgative plus marquée. Mérat et Delens disent qu'elle est moins chargée de sel aujourd'hui que du temps d'Hoffmann ; car pour une livre de 12 onces, il trouva plus de 2 gros de sulfate et de muriate de magnésie. Mais l'on peut répondre par l'observation que nous venons de faire, en comparant les résultats des deux analyses de MM. Bouillon-Lagrange et Barruel.

On prépare en pharmacie de l'eau de Sedlitz artificielle qui est beaucoup plus gazeuse que l'eau naturelle. Le plus ordinairement, c'est simplement une solution de sulfate de magnésie saturée de quatre à cinq volumes de gaz acide carbonique. La dose ordinaire est de 32 grammes de sulfate de magnésie cristallisée pour 3 quarts de litre d'eau ; on peut augmenter cette dose, et elle varie de 8 à 45 et 50 gramm., suivant l'effet que l'on veut produire et la difficulté que présentent les sujets pour être purgés. L'addition d'une forte proportion d'acide carbonique, qui rend l'eau de Sedlitz artificielle pétillante comme l'eau de Seltz factice, fait qu'elle inspire moins de répugnance au goût, et par conséquent elle peut être prise avec plus de facilité. Souvent on augmente l'activité purgative de l'eau de Sedlitz naturelle, en ajoutant par pinte 8 à 16 grammes de sulfate de magnésie.

L'eau de Sedlitz s'exporte avec la plus grande facilité ; elle est peu altérable, et l'on en trouve dans tous les dépôts à Paris ; mais on fait un bien plus grand usage de l'eau factice que de l'eau naturelle, à cause de la facilité que l'on a d'en augmenter ou d'en modérer l'action, en faisant varier les doses de sulfate de magnésie qui entrent dans sa composition. J.-P. BEAUDE.

SEIDLITZ (Sel de). C'est le sulfate de magnésie. (Voy. ce mot.)

SEIDSCHUTZ ou SAIDCHITZ (Eau minérale de) (*thérap.*). Seidschutz est un bourg de la Bohême, voisin de Sedlitz, et qui possède une source minérale froide et saline. Cette source est située au-dessus de celle de Sedlitz, dont elle est assez voisine pour que Hoffmann, qui, le premier, a préconisé ses eaux, ait pensé qu'elles avaient la même origine. Comme l'eau de Sedlitz, les eaux de Seidschutz sont purgatives, mais d'une manière plus active, car elles contiennent un tiers de substances salines de plus que celle de Sedlitz ; c'est du moins ce qui résulte des analyses de Steimann et de Berzélius, qui ont trouvé 178 grains de substances salines par livre de 16 onces, pour l'eau de Seidschutz ; tandis qu'ils n'ont trouvé que 112 grains pour la même quantité d'eau de Sedlitz ; ce qui équivaut, pour l'eau de Seidschutz, à 23 gram. 26 centig. par litre d'eau. Bergmann, dans son analyse de cette eau, avait trouvé 21 grammes 75 centig. ; mais il est un assez grand nombre de substances qu'il n'indique pas, et qui ont été trouvées depuis par Steimann et par Berzélius. Nous allons donner ces deux analyses, afin que l'on puisse juger de leur différence ; les voici, rapportées à leur proportion pour un litre d'eau.

Analyse de Berzélius.

Sulfate de potasse.........................	0,gr.	5334
— de soude..........................	0,	0978
— de chaux..........................	1,	8122
— de magnésie.......................	10,	9892
Nitrate de magnésie.......................	3,	2778
Chlorure de magnésie......................	0,	2825
Carbonate de magnésie....................	0,	6492
Crénate de magnésie......................	0,	1369
Silice..	0,	0047
Oxyde de fer et de manganèse carbonaté..	0,	0026
Oxyde d'étain et de cuivre.................	0,	0040
Iodure de magnésie........................	0,	0048
Brome, fluor et ammonium, à peine quelques traces.		
	23,	2670

Analyse de Bergmann.

Acide carbonique........................	0,lit.	040
Sulfate de magnésie......................	20,gr.	226
— de chaux..........................	0,	576
Chlorure de magnésium.................	0,	512
Carbonate de chaux......................	0,	144
— de magnésie..................	0,	294
	21,	752

On doit ajouter de plus, pour l'analyse de Berzélius, l'acide carbonique, dont la quantité n'est pas indiquée dans l'analyse que nous avons sous les yeux, et qui est extraite d'une notice publiée par la direction des sources, mais dont certainement la quantité a été déterminée par cet habile chimiste.

Suivant la notice que nous venons de citer, les eaux de Seidschutz s'emploient contre la constipation provenant de l'atonie des intestins, contre les accumulations de matières saburrales dans les intestins, contre la pléthore veineuse abdominale, dans l'hypochondrie, les hémorrhoïdes, les engorgement du foie, de la rate, les calculs biliaires, la goutte, la gravelle, contre les flueurs blanches, les affections dartreuses, les éruptions, l'obésité, etc.

Nous étendrions d'une manière considérable la liste de ces affections, si nous indiquions tous les cas dans lesquels on dit que les eaux de Seidschutz ont été efficaces ; il suffit, pour nous résumer, de dire qu'elles sont employées dans tous les cas où l'on fait usage des eaux salines et où l'on veut produire un effet purgatif. On ne fait usage de ces eaux qu'en boisson ; on en prend depuis un verre le matin à jeun jusqu'à un litre ; lorsque l'on veut en continuer l'usage, il est convenable de ne les boire qu'à doses modérées. J.-P. BEAUDE.

SEIGLE (*bot. méd.*), s. m., *secale cereale*, L., famille des Graminées, J. Cette semence occupe, après le froment, le premier rang parmi les graines céréales. Si elle est inférieure au blé sous quelques rapports et notamment quant à la quantité relative de principe nutritif et à la blancheur de sa farine, elle a l'avantage d'être moins difficile sur le choix des terrains ; ceux en effet qui sont les plus arides, les climats même les plus rigoureux sont encore propres à la culture du seigle, lorsqu'ils sont pour ainsi dire réfractaires à celle du froment. Le seigle fait la base de la nourriture d'un grand nombre d'habitants des contrées septentrionales de l'Europe. Sa farine, moins riche en gluten que celle du froment, fournit un pain mat, brun si elle est pure, d'une assez difficile digestion, et mieux ap-

propriée à la nourriture des animaux qu'à celle de l'homme qui trop souvent est obligé de s'en contenter. Si on fait entrer dans le pain de seigle de la farine de froment, il prend une teinte bi-e et devient substantiel et savoureux. La proportion varie suivant la richesse agricole du pays ; le pain dit de ménage, dans une grande partie de la France, est composé de parties égales de farine de seigle et de blé, il exige une plus longue cuisson et se maintient plus longtemps frais que celui de pur froment.

La farine de seigle est rafraîchissante, résolutive, et employée comme telle sous forme de cataplasmes, pour résoudre certaines tumeurs de caractère inflammatoire.

Le seigle est incontestablement, de toutes les graines céréales, celle qui passe le plus facilement à la fermentation ; aussi, et attendu la modicité de son prix, l'emploie-t-on généralement de préférence pour obtenir des boissons alcooliques et acéteuses, *l'eau-de-vie* et le *vinaigre de grain*.

Soumis à une torréfaction bien ménagée, le seigle prend une odeur qui rappelle celle du café ; aussi l'a-t-on proposé lors de la guerre continentale comme succédané de cette semence exotique ; mais, bien que de tous ses succédanés, elle fut l'un de ceux qui réunissaient les conditions les plus favorables, son emploi était plutôt de nature à faire oublier l'usage de cette liqueur intellectuelle, comme on l'a poétiquement appelée, qu'à le faire conserver. COUVERCHEL.

SEIGLE ERGOTÉ (*mat. méd.*), *Secale cornutum*. Sous ces noms et ceux d'*ergot de seigle*, de *seigl. noir*, de *blé farouche*, *hâve* ou *avorté*, de *chambucle*, *secale luxurians*, *clavus secalinus*, *sphacelia segetum*, etc., on désigne une production accidentelle qui se développe entre les valves florales de plusieurs graminées, et notamment du seigle.

L'ergot de seigle est long de 2 à 3 centimètres au plus, fusiforme, recourbé en ergot de coq, strié suivant la longueur, d'un brun violacé extérieurement, d'un blanc grisâtre intérieurement ; la cassure est nette et cornée. L'odeur n'est appréciable que quand l'ergot est réuni en certaine quantité, elle est alors vireuse et approchant du moisi ; quant à la saveur, elle est légèrement âcre et mordicante.

Cette production accidentelle se montre surtout dans les années pluvieuses, sur les terrains bas, humides, sablonneux ; aussi la rencontre-t-on souvent en Sologne. Beaucoup de suppositions ont été faites sur sa nature ; mais, aujourd'hui, on s'accorde généralement à la regarder, d'après M. de Candolle, comme un champignon développé dans l'ovaire même et qui végète aux dépens du grain dont il tient la place.

Cette substance, dont nous aurons plus loin à étudier les remarquables propriétés, a été soigneusement examinée par les chimistes. Nous nous arrêterons surtout aux travaux récents de M. Bonjean, de Chambéry, qui paraissent les plus complets. Cet habile observateur établit que l'ergot de seigle renferme deux principes distincts : 1° *l'huile ergotée*, dans le rapport de 35 pour 100, blanche, épaisse, un peu âcre, perdant ses propriétés à une température de 80 ou 100 degrés. Elle est douée de propriétés toxiques et parait plus particulièrement porter son action sur le système nerveux. 2° Un *extrait hémostatique* ; c'est le principe actif de l'ergot, dans lequel il entre pour un cinquième ; il est rouge brun, d'une odeur de viande rôtie qu'il doit à la présence d'une certaine quantité d'osmazôme ; sa saveur est légèrement piquante et amère.

L'ergot récolté dans les années très-humides ne vaut pas celui des années sèches ; on a remarqué aussi que, pour être efficace, il devait être récemment pulvérisé.

D'après MM. Barbier (d'Amiens) et Payan (d'Aix), le seigle ergoté exerce une action spéciale sur la moëlle épinière, d'où résultent diverses actions secondaires sur les muscles qui dépendent de celle-ci. Cette théorie paraît la plus probable de toutes celles qui ont été émises touchant l'action du seigle ergoté ; et en effet cette substance, administrée à trop haute dose, produit de l'agitation, des fourmillements, des mouvements spasmodiques dans les membres inférieurs ; l'usage du pain de seigle altéré par l'ergot détermine des accidents nerveux dont nous parlerons plus loin ; et enfin, l'ergot, employé dans certaines paralysies dépendant de la moëlle épinière, a fourni de bons résultats. Cependant il faut, en outre, admettre une action élective spéciale sur l'utérus.

Au reste, quelle que soit la théorie que l'on admette, la substance dont nous parlons a été employée avec succès dans plusieurs circonstances différentes.

Comme *stimulant du système nerveux ou musculaire.* Le seigle ergoté a été surtout employé dans les cas d'inertie de l'utérus, alors que l'accouchement se trouve suspendu parce que la matrice cesse de se contracter ou se contracte trop faiblement pour chasser l'enfant. Prescott, médecin américain, est l'un des premiers qui aient fait connaître les propriétés de ce médicament restées jusque là secrètes et peu connues. Pour l'employer, il faut d'abord que le travail soit commencé, les membranes rompues et la tête engagée ; en second lieu, qu'aucun vice de conformation du bassin ou de la vulve ne s'oppose à la sortie du fœtus ; enfin, que celui-ci soit bien conformé et se présente d'une manière naturelle. Il serait dangereux d'administrer le seigle ergoté chez certaines femmes très-susceptibles, très-nerveuses, chez les femmes pléthoriques disposées aux congestions cérébrales ; ici la saignée serait plus utile. Relativement aux cas qui, tels que l'éclampsie, l'hémorrhagie utérine, peuvent réclamer une prompte délivrance, c'est à l'accoucheur à se décider, d'après les indications, pour le seigle ergoté, le forceps ou toute autre manœuvre obstétricale. Le seigle ergoté peut être encore très-utile pour favoriser l'expulsion du placenta ou d'une môle hydatique, pour chasser des caillots sanguins qui causent des coliques, pour favoriser l'issue de polypes que l'on voudrait extirper, dans les cas d'accouchement prématuré, artificiel, etc. Nous pourrions bien parler de certains cas où l'on n'a pas craint d'employer cette substance dans une intention criminelle ; mais on comprendra la réserve qui nous est imposée ici. Notons seulement que, le plus ordinairement, il ne remplit pas alors le but coupable que l'on se proposait et qu'il expose gravement la santé des malheureuses qui ont osé se soumettre à ces tentatives. L'ergot de seigle, étant administré dans ces différentes circonstances, fait ordinairement sentir son action au bout de 15 à 20 minutes ; alors les dou-

leurs sont rapprochées, se répètent coup sur coup, pendant environ une heure ou une heure et demie, temps suffisant pour la délivrance. On pourrait d'ailleurs au besoin répéter la dose.

Diverses observations rapportées par M. Payan (d'Aix) et par d'autres observateurs prouvent que le seigle ergoté peut être utile dans les paralysies dépendant d'une lésion de la moëlle épinière ; le mouvement peut être rétabli tant dans les membres que dans les fonctions de la vessie et du rectum. Des paralysies de vessie, comme on en observe chez les vieillards, ont encore été guéries par le même moyen.

Comme astringent. C'est surtout contre les hémorrhagies de la matrice que l'ergot de seigle a été employé, et nous devons dire que, dans la grande majorité des cas, il a rendu de grands services, soit que l'hémorrhagie fût liée à l'état puerpéral, soit qu'elle eût lieu hors du cas de grossesse ou d'accouchement.

Plusieurs praticiens ont conseillé ce même médicament dans d'autres hémorrhagies, dans les épistaxis, les hémoptysies, les hématémèses, les hématuries, etc. Mais ici les faits sont trop peu nombreux ou trop peu probants, pour qu'ils puissent inspirer une grande confiance. Nous en dirons autant de l'emploi de l'ergot dans divers écoulements, tels, que les leucorrhées, les blennorrhagies, où il ne paraît pas avoir répondu à l'attente des expérimentateurs.

L'ergot de seigle a été proposé par Spajrani d'abord, puis par M. Arnal, comme un excellent résolutif dans les engorgements de l'utérus. Les observations de M. Arnal sont déjà assez nombreuses, et les succès qu'il rapporte doivent engager les praticiens à essayer ce moyen curatif.

Enfin, le seigle ergoté a encore été employé dans l'aménorrhée, comme emménagogue, et, dit-on, avec avantage ; mais, nous nous arrêterons là. Rien n'est plus nuisible pour la réputation d'un médicament, que de vouloir en faire une panacée universelle.

Le seigle ergoté s'administre ordinairement en poudre dans un véhicule quelconque à la dose de 1 à 2 grammes, qui se prennent en une ou plusieurs fois, suivant les indications. D'autres fois, c'est sous forme de tisane en infusion ou en décoction, 4 grammes pour 500 grammes d'eau. L'huile préparée par M. Bonjean se donne en pilules ou en potion à faible dose ; l'extrait s'emploie en potion (1 à 2 décigrammes pour 120 grammes de véhicule) ; en sirop (50 centigrammes d'extrait pour 300 grammes de sirop) ; en pilules, etc.

Action toxique du seigle ergoté. — Lorsque le seigle qui est destiné à faire du pain contient une certaine quantité d'ergot, il en résulte pour ceux qui en font usage une maladie déjà anciennement connue, et que l'on a désignée sous les noms divers de raphania, maladie céréale, mal de Sologne, et enfin d'*ergotisme*, nom aujourd'hui adopté.

L'ergotisme règne souvent d'une manière épidémique ; il a été surtout observé en Sologne, dans la Picardie, dans la Champagne, dans l'Artois, dans l'Angoumois, etc. Ce sont principalement les classes pauvres qui en sont atteintes, et on a remarqué que l'épidémie était d'autant plus grave, que l'on était plus rapproché de l'époque de la moisson, ce qui s'explique par la remarque que nous avons déjà faite, savoir que l'action de l'ergot est d'autant plus marquée, que celui-ci est plus récent.

Relativement aux *symptômes*, on distingue deux variétés d'ergotisme, le *convulsif* et le *gangreneux*.

Ergotisme convulsif (raphania, convulsio cerealis).—L'invasion des accidents est souvent précédée de douleurs dans les membres, de fourmillements, de maux de tête; puis les convulsions se déclarent, tantôt sous forme épileptique, tantôt sous forme spasmodique, comme dans le tétanos. Dans les intervalles des accès les malades sont brisés de fatigue, la plupart ont des vertiges, et beaucoup un délire qui peut être porté jusqu'à la fureur; enfin, il peut y avoir un état comateux. Les troubles des autres fonctions sont très-variables, quelquefois nuls. Les malades qui succombent sont emportés soit au milieu d'un accès, ou bien ils périssent lentement, dans un état de collapsus et de paralysie. Quand la guérison doit avoir lieu, les accès s'éloignent, diminuent d'intensité et finissent par disparaître.

Ergotisme gangreneux. — Cette forme débute comme la précédente, seulement le fourmillement et les douleurs convulsives dans les membres sont plus marqués; quelquefois même ces prodrômes manquent complètement; en tout cas, des douleurs très-vives se manifestent dans les extrémités, mais surtout dans les pieds; ces parties, à commencer par les orteils, prennent une teinte violacée, se couvrent de phlycténies, la gangrène s'en empare. A mesure que la mortification marche vers le tronc, elle éteint les douleurs dans la partie dont elle s'empare; celles-ci la précèdent, elle suit. Des membres entiers peuvent être envahis, et si la gangrène ne se limite pas, le sujet succombe avec le symptôme d'affaissement propre à cette grave lésion (V. *Gangrène*). Dans les cas les plus favorables, les parties sphacélées se détachent; mais ici encore, si la mortification est très-étendue, le malade ne peut suffire au travail réparateur et il meurt dans l'épuisement.

En quoi consiste l'ergotisme convulsif ou gangreneux? On s'accorde assez généralement aujourd'hui pour admettre une sorte d'empoisonnement par infection du sang.

Le *traitement* de l'ergotisme ne paraît pas donner des résultats bien satisfaisants. L'état de faiblesse et d'atonie dans lequel sont plongés les individus atteints de cette maladie, permet rarement d'employer les émissions sanguines. Les émollients, les bains entiers, mais surtout les narcotiques, et particulièrement l'opium, paraissent le meilleur moyen à opposer à la forme convulsive. La gangrène sera prévenue par des applications toniques et excitantes, les frictions sèches ou aromatiques sur les parties qui sont menacées; un régime analeptique et fortifiant est ici de rigueur, surtout dans les cas où l'amputation est jugée indispensable.   J.-P. BEAUDE.

SEIN. (V. *Mamelle.*)

SEL (*chim.*), s. m., *sal.* On donne, en chimie, le nom de sel au produit de la combinaison des bases salifiables avec les acides. Ces bases salifiables sont les oxydes métalliques, l'ammoniaque et certains principes végétaux découverts dans ces derniers temps, tels que la morphine, la quinine, la strychnine, etc. Nous renvoyons aux traités de chimie

pour les divisions nombreuses introduites aujourd'hui dans la division et la classification des sels.

SEL MARIN, *sel de cuisine, sel commun.* C'est le chlorydrate de soude. (V. *Soude* et *Condiments.*)
           J. B.

SÉLÉNITE. (V. *Sulfate de chaux.*)

SELLE (*anat.*), s. f. On donne en anatomie le nom de *selle turcique* à une excavation située à la base du cerveau, et qui loge la glande pituitaire.

SELTZ ou SELTERS (Eau minérale de) (*thérap.*). Niederseiters est un bourg du duché de Nassau, situé dans la vallée de l'Emsbach, au pied de la chaîne du Taunus. C'est de la base de ces montagnes volcaniques que s'échappe la source de Seltz ou mieux de Selters. Cette source est abondante, limpide, d'une température un peu supérieure à la température moyenne : ce qui annonce qu'elle surgit d'une grande profondeur et qu'elle est un peu thermale. Cette température a été trouvée de 16 à 19° centigr. par divers observateurs. Bischof, qui s'est occupé d'une manière spéciale des eaux de cette source, a trouvé que sa température était de 15°,60 centig., la température de l'air étant de 10°. Des bulles nombreuses de gaz acide carbonique se dégagent du fond de la source et viennent se dégager à sa surface. Cette eau, qui est très-agréable à boire, jouit d'une grande réputation en Allemagne, et même dans toutes les contrées civilisées du globe; on l'exporte dans des cruchons d'un grès rouge, que tout le monde connaît, et qui sont de la contenance d'environ deux litres. C'est surtout dans les climats chauds que l'on fait un grand usage de l'eau de Seltz; on la boit coupée avec du vin et surtout le vin blanc. C'est une boisson agréable, rafraîchissante, diurétique et légèrement stimulante.

La source de Selters paraît avoir été connue depuis des temps très-reculés. On dit que dès l'an 1000, cette source, qui alors appartenait à la commune de Niederselters, réunissait autour d'elle les paysans des environs qui venaient s'y divertir et boire de son eau; plus tard, vers le XVIe siècle, on commença à s'occuper de cette eau sous le rapport médical. Plusieurs fois analysée, l'eau de Seltz le fut principalement par Bergmann en 1775, qui la trouva composée, pour 1000 parties que l'on a ramenées au litre, de :

Acide carbonique......................	0, lit. 580
Carbonate de soude	0, gr. 5685
— de chaux..................	0, 401?
— de magnésie...............	0, ?...s
Chlorure de sodium..................	2, ?970
	5850
	4, 2493

Cette analyse fit longtemps a... science; ce fut elle que l'on sui... ...torité dans la l'eau de Seltz factice, qui fu... ...vit pour préparer usages vers le commenceme... ...troduite dans nos tard, des chimistes é... ...at de ce siècle. Mais, plus l'analyse, se livrèrent... ... clairés par les progrès de 1813, Westrumb v... à de nouveaux examens. En que n'avait po... y découvrit le sulfate de soude, Kastner y... ...nt vu Bergmann; Bischof, Struve, velles sur... ...écouvrirent successivement de nou- récent... ...stances. L'analyse de ce dernier est la plus ...e, et paraît la plus complète; elle a été faite sur une très-grande quantité d'eau, ce qui a permis de reconnaître et d'apprécier des quantités de substances que l'on n'avait point trouvées dans les analyses antérieures ; voici cette analyse, pour une livre d'eau de 16 onces (489,50 gram.).

GAZ.

Acide carbonique	30, 0100 pouces cubes (1).
Azote	0, 0258
Oxygène	0, 0046

ÉLÉMENTS FIXES.

	grains.
Carbonate de soude	6, 15750
— de lithine	0, 00032
— de strontiane	0, 00798
— de chaux	1 85730
— de magnésie	1, 68750
— de protoxyde de fer	0, 07850
— d'oxyde de magnésie	0, 00230
Sulfate de soude	0, 26180
Phosphate de soude	0, 27750
— de lithine	0, 00010
— de chaux	0, 00035
— d'alumine	0, 00015
Silice	0, 25000
Fluorure de calcium	0, 00100
Chlorure de sodium	17, 22885
— de potassium	0, 28900
Bromure de sodium	0, 00015
Total des éléments fixes	28, 10000

On est étonné, à la lecture de cette analyse, de la multiplicité des substances qui entrent dans la composition de l'eau de Seltz, et surtout de la proportion si minime de quelques unes. On serait en droit de douter de l'exactitude de ces proportions, si l'on ne savait que M. Kastner a pu opérer sur de grandes quantités d'eaux minérales, et si l'on ne connaissait, d'ailleurs, l'exactitude scrupuleuse des chimistes allemands. Il reste maintenant à se demander quelle action peuvent avoir sur l'économie des millièmes et des dix millièmes de grains de lithine, de strontiane, de bromure de sodium, etc. Pour nous, nous avouons que nous ne somme pas suffisamment édifié sur l'action dynamique de substances même très-actives prises en si petites proportions. Cependant, si l'on fait attention à la grande quantité d'eaux minérales bues dans certains cas par les malades, peut-être pourra-t-on penser qu'il est juste de ces substances qui n'est pas sans action sur l'économie, surtout après un long usage des eaux.

Il ressort encore un fait de ces analyses, c'est la difficulté d'imiter d'une manière exacte les eaux minérales naturelles. Les eaux factices ne doivent être considérées que comme des approximations qui ne peuvent tenir lieu des eaux naturelles, que lorsqu'il est impossible de se procurer ces dernières ; la multiplicité des principes que les chimistes trouvent aujourd'hui dans presque toutes les eaux minérales confirme jusqu'à l'évidence ces faits, que nous n'avançons pas aujourd'hui pour la première fois.

Les eaux de Seltz sont rafraîchissantes et diurétiques, légèrement stimulantes ; elles s'emploient dans un grand nombre de cas, mais c'est surtout dans les dérangements des fonctions des organes digestifs. Hufeland la conseillait dans les maladies

chroniques des poumons, dans la phthisie pulmonaire, conjointement avec le lichen d'Islande et le lait d'ânesse : il prescrivait même de couper avec ce lait l'eau de Seltz. On l'emploie aussi avec avantage dans la période aiguë des maladies inflammatoires, soit pure, soit coupée avec des tisanes ou des sirops. Dans les affections de l'estomac avec vomissement opiniâtre, l'eau de Seltz est d'un usage très-efficace ; c'est souvent la seule boisson que l'estomac ne rejette pas. Pendant l'épidémie du choléra, cette eau a rendu d'immenses services ; refroidie jusqu'à la température de la glace fondante, elle empêchait les vomissements, ranimait les malades en même temps qu'elle calmait le sentiment de la soif, qui était souvent si impérieux dans cette funeste maladie. On l'emploie aussi dans la gravelle, les affections calculeuses et les maladies de la vessie ; dans la fièvre hectique, dans les diarrhées bilieuses ; elle est également regardée par les navigateurs comme un préservatif du scorbut et de la dysenterie. Dans les catarrhes chroniques, dans les leucorrhées, dans les flux hémorrhoïdaux, dans les dérangements de la menstruation, dans les affections de l'utérus, l'eau de Seltz, dit M. Velter, est employée avec beaucoup de succès. Enfin, pour nous résumer, nous citerons cette phrase d'un rapport fait à l'Académie de médecine par MM. Marc, Gasc, François et Caventou. « Nous ne pensons pas, disent les commissaires, qu'il existe d'eau minérale qui convienne à un plus grand nombre d'individus. Elle restaure sans irriter, favorise les sécrétions, particulièrement celles des membranes muqueuses, et excite surtout les voies urinaires. »

Ce n'est pas seulement en état de maladie que l'eau de Seltz est efficace, elle fait partie du régime de beaucoup de personnes qui, par son emploi, conjurent des indispositions qui souvent seraient assez incommodes. Il est important, lorsque l'on fait habituellement usage de l'eau de Seltz, de ne pas prendre indifféremment de l'eau de Seltz factice pour de l'eau naturelle ; l'eau factice, telle qu'on la prépare le plus ordinairement, n'est qu'un simple mélange d'eau commune et de gaz acide carbonique: c'est là l'eau de Seltz que l'on prépare pour la table. On ajoute à cette eau les sels indiqués par Bergmann, lorsque l'on veut préparer l'eau de Seltz factice pour les besoins des pharmaciens ; mais il est facile de voir que, dans aucun cas, on n'a une eau analogue à l'eau de Seltz naturelle, puisqu'il existe dans cette eau des principes que la chimie aurait beaucoup de peine à y introduire, si même elle y pouvait parvenir.

L'eau factice est rafraîchissante, agréable et utile pour beaucoup de personnes, surtout pendant les chaleurs de l'été; elle favorise la digestion chez les personnes qui ont l'estomac paresseux ; mais il est important de n'en point faire un usage exagéré, car souvent elle irrite l'estomac. J'ai connu beaucoup de personnes qui ne pouvaient pas faire usage plusieurs jours de suite de l'eau de Seltz factice sans ressentir un état d'agitation extrême, une chaleur brûlante à la paume des mains, de l'insomnie, de l'irritation à l'estomac. Est-ce à la quantité trop considérable d'acide carbonique que contient l'eau de Seltz factice qu'était dû cet état? nous le pensons : car l'eau de Seltz factice contient jusqu'à 4 et 5 volumes de gaz acide carbonique, tand s

(1) Chaque pouce cube vaut (19,81 centimètres cubes.)

que l'eau naturelle, conservée dans les cruchons, en contient environ un demi volume. Par opposition, à la vérité, l'eau factice laisse dégager son gaz avec une grande facilité, tandis que l'eau naturelle le conserve mieux. Cependant il est une limite à cette déperdition du gaz; car j'ai exposé dans des verres à expérience de l'eau factice et de l'eau naturelle à l'air libre pendant six jours, et, après ce temps, l'eau de Seltz factice précipitait aussi abondamment par l'eau de chaux que l'eau naturelle, ce qui semblait annoncer qu'il existait dans ces eaux la même proportion d'acide carbonique ou de bicarbonate.

Ce qui explique pourquoi l'eau factice devient si fade lorsqu'elle a perdu une grande partie de son gaz; c'est que, même préparée dans les meilleures fabriques, elle est loin de contenir la même proportion de substances salines que l'eau naturelle. Lorsqu'on y met ces proportions, l'eau factice, lorsqu'elle a perdu une partie de son gaz, contracte quelquefois une saveur urineuse qui la rend désagréable, et l'on évite cet inconvénient en la préparant plus douce; aussi, l'eau de Seltz douce des fabricants est-elle presque la seule qui soit livrée au commerce même dans les meilleurs fabriques.

Si l'eau de Seltz factice peut être avantageuse dans beaucoup de cas, il n'en est pas de même d'une boisson que l'on prépare avec le bicarbonate de soude et l'acide tartrique, et que l'on nomme très-improprement *poudre de Seltz*; cette préparation n'a rien qui la rapproche de l'eau de Seltz, si ce n'est le gaz qu'elle contient : il se forme, par la décomposition du bicarbonate de soude par l'acide tartrique, un tartrate de soude acide, et de l'acide carbonique qui se trouve en dissolution dans le liquide. Cette boisson, qui est purgative, car elle contient près de quatre grammes de tartrate acide de soude, peut être utile pour les personnes qui ont le ventre paresseux, mais elle ne saurait remplacer l'eau de Seltz, et le plus souvent elle doit être nuisible, surtout chez les personnes irritables ou qui ont des digestions difficiles.

L'eau de Seltz se prend de bien des manières différentes, ainsi que nous l'avons dit dans le cours de cet article : ce n'est pas seulement à la source que l'on en fait usage, mais dans tous les lieux où se transportent les vases qui la contiennent, c'est-à-dire dans tout le monde civilisé. On en boit plusieurs verres le matin à jeun ; et l'on peut en boire, dans certains cas, jusqu'à deux litres. On en fait également usage pendant les repas, soit coupée avec le vin, soit pure, soit coupée avec les diverses boissons que nous avons indiquées.

Tout ce que nous avons dit de l'eau de Seltz et de son efficacité dans beaucoup de cas, n'est pas complètement et d'une manière exclusive applicable à cette seule source ; en faisant cette histoire, nous avons fait en partie celle des eaux salines alcalines gazeuses, qui sont nombreuses en Allemagne et surtout en France. Mais l'eau de Seltz est la plus connue et paraît réunir d'une manière plus générale les qualités que l'on trouve dans un grand nombre de nos sources. Ronlin, qui a fait un parallèle des eaux de l'Allemagne et des eaux alcalines gazeuses de l'Auvergne, donne même l'avantage à ces dernières. M. le docteur Lanyer, aujourd'hui conseiller d'État, a fait une comparaison des eaux de Saint-Galmier et de celles de Seltz, en donnant la préférence aux premières, bien qu'elles contiennent une quantité assez notable de carbonate de chaux, dont la présence en quantité notable ne nous paraît pas avantageuse dans une eau minérale. En général, les eaux minéralisées par les sels de chaux nous paraissent moins facilement supportées par l'estomac, que celles qui le sont par les sels de soude ; elles s'assimilent moins et ont une action dynamique moins puissante. Mais tout le sol volcanique de l'Auvergne et du Bourbonnais est riche en eaux minérales, qui peuvent parfaitement soutenir la concurrence avec les sources les plus renommées de l'Allemagne. Et parmi nos eaux minérales, nous pourrions citer Vichy, Contrexeville, Bussang, Saint-Alban, Hauterive, Saint-Myon, et beaucoup d'autres sources qui, bien que peu connues, n'en jouissent pas moins de propriétés très-remarquables, et qui n'ont d'autre tort que de sourdre sous nos pieds et au milieu de notre pays.   **J.-P. Beaude.**

SÉMÉIOTIQUE (*path.*), s. f., *semeiotica*, du grec *séméion*, signe. On désigne en pathologie générale, sous les noms de *séméiotique*, *sémiotique*, *séméiologie*, la partie de la médecine qui traite des signes des maladies.

SEMENCE (*bot.* et *physiol.*), s. f., *semen*. En botanique on donne le nom de semence aux graines des plantes. Les anciens pharmacologistes avaient réuni par groupes un certain nombre de ces graines qu'ils désignaient d'après leurs propriétés réelles ou supposées. Ainsi, il y avait les *semences chaudes majeures* (anis, fenouil, cumin, carvi) ou *mineures* (ache, persil, ammi, carottes), les *semences froides majeures* (concombre, melon, citrouille, courge), et *mineures* (laitue, pourpier, endive et chicorée sauvage).—Le mot semence est pris par les physiologistes comme synonyme de *sperme*. (Voy. ce mot.)   **J. B.**

SEMI-LUNAIRE (*anat.*), adj., *semi-lunaris*, en forme de demi-lune. Se dit de plusieurs organes qui affectent cette forme.— *Os semi-lunaire*, le second os de la première rangée du carpe (V. *Main*). — *Cartilage semi-lunaire*, se trouve dans l'articulation du genou. *Ganglion semi-lunaire* (V. *Nerf sympathique* (grand). *Valvules semi lunaires* (V. *Cœur*).

SEMINAL (*physiol.*), adj., *seminalis*, qui a rapport à la semence, soit dans les plantes pour les graines, soit chez les animaux pour le sperme.

SÉMINIFÈRES (*anat.*), adj., de *semen*, semence, et *ferre*, porter, qui porte la semence. — *Conduits séminifères* (V. *Testicule*).

SÉNÉ (*mat. méd.*), s. m., *sennæ folia* ou *folliculi*. Sous le nom de séné, on comprend les folioles détachées de plusieurs arbrisseaux que Linné avait confondus en une même espèce sous le nom de *cassia senna* (famille des Légumineuses. J.; décandrie monogynie, L.). On a distingué depuis ces espèces en plusieurs principales : Cassia *acutifolia* ou à feuilles aiguës, C. *obovata* ou à feuilles ovalaires, et C. *lanceolata* ou à feuilles en forme de lance. Ces plantes croissent dans le Levant et particulièrement en Égypte, en Syrie et en Arabie ; on les trouve aussi dans les autres régions intertropicales. On en fait un objet de commerce assez considérable avec ces pays qui nous envoient les folioles et les fruits en follicules.

On distingue dans la pharmacie plusieurs espèces de séné.

1° *Séné de la Palthe.* C'est un mélange des folioles des trois espèces que nous avons indiquées. Celles qui proviennent du *cassia acutifolia* et qui sont les plus estimées, sont ovales, aiguës, longues de 8 à 15 lignes, d'une couleur jaunâtre en dessus vert-pâle en dessous ; celles du *cassia obovata* sont ovalaires, plus larges supérieurement qu'inférieurement, très-obtuses et longues d'un pouce environ : enfin celles du *cassia lanceolata* sont plus étroites et plus longues, leur pétiole est glanduleux. Ces folioles sont ordinairement plus ou moins brisées et mêlées de petites buchettes et de feuilles étrangères que l'on enlève par le triage. Le produit ainsi épuré se nomme *séné mondé*.

2° *Le séné de Tripoli.* Il est moins estimé que le précédent; on l'attribue au *cassia æthiopica.* Ce séné est encore plus brisé que le précédent ; les folioles sont plus petites, plus aiguës, plus vertes, d'une odeur herbacée plus prononcée.

Il y a en outre les *sénés d'Italie*, *d'Alep*, de *Moka*, de *l'Inde* et de la *Sénégambie;* mais on ne les rencontre dans le commerce que d'une manière accidentelle.

Quant aux gousses ou follicules, on en reconnaît trois sortes dans le commerce : les *follicules de la Palthe* qui sont grandes, larges, d'un vert foncé, noirâtres, lisses et aplaties; 2° les *follicules de Tripoli* qui sont plus petites et d'un vert fauve, et 3° les *follicules d'Alep* qui sont très-étroites, presque noires et contournées.

Ces différents produits, folioles et follicules, ont une odeur qui n'est pas désagréable et une saveur particulière amère et visqueuse. L'analyse chimique fait reconnaître dans le séné un principe particulier nommé *cathartine*, de la chlorophylle, un peu d'huile volatile, une matière muqueuse, de l'albumine et des sels de chaux et de potasse. La cathartine, qui est la partie active du séné, est en masses amorphes, assez semblables à de la gomme arabique, neutre, d'une saveur amère et nauséeuse, soluble dans l'eau et l'alcool, insoluble dans l'éther.

Le séné est un purgatif fort actif, qui paraît avoir été introduit dans la thérapeutique par les Arabes. Il cause assez souvent des coliques, de la soif, en un mot, une irritation assez vive du tube digestif. Les Anglais, pour éviter cet inconvénient, associent fréquemment cette substance à quelques plantes aromatiques comme l'anis, le carvi, le gingembre, la cannelle. Chez nous, pour mitiger son activité, on y joint un autre purgatif plus doux, quelque sel neutre, le tamarin, la manne. Les follicules sont plus douces et occasionnent moins souvent des coliques.

On ordonne le séné à la dose de 8 à 15 grammes dans 125 grammes d'eau: il faut faire infuser pendant une demi-heure et passer ; on aromatise avec une eau aromatique, ou mieux encore on peut prendre de l'infusion de café pour excipient. Comme nous l'avons dit plus haut, on l'associe souvent à d'autres purgatifs. Il entrait dans la fameuse *médecine noire*. Aujourd'hui on n'emploie plus les poudres, les extraits et le vin de séné. Enfin on l'ordonne souvent en lavement à la même dose de 8 à 15 grammes dans 250 grammes d'eau; il faut toujours faire infuser parce qu'en décoction il perd ses propriétés, à moins qu'on ne le laisse bouillir que 3 à 4 minutes.

SÉNEVÉ. (V. *Moutarde.*)

SÉNILE (*physiol.*), adj., *senilis*, de *senex*, vieillard, qui a rapport à la vieillesse. *Affections séniles, démence sénile, gangrène sénile*, etc.

SENS. (V. *Sensation.*)

SENSATION (*physiol.*), s. f., *sensatio.* Suivant les physiologistes, la sensation serait une impression reçue, transmise et perçue. Telle n'est pas, suivant moi, l'idée qu'on s'en fait généralement; je pense, au contraire, que l'on comprend par sensation une excitation dont on a la conscience, et que l'on rapporte à l'organe excité. Disons, pour en donner une formule abrégée, qu'aux yeux du monde et dans toutes les langues, c'est *une excitation perçue dans l'organe excité*, quoique la perception s'accomplisse dans le cerveau. Aussi, l'homme le plus instruit, comme le plus ignorant, dit à tout moment : Je l'ai senti, je l'ai touché du doigt, ma main est sensible, la peau est une partie très-sensible. En disant main sensible, n'est-ce pas dire : C'est la main qui sent, c'est dans la main que se passe la sensation. Dans la réalité, cependant, lorsque nous percevons une impression, lorsque nous brûlons les doigts, par exemple, il y a une impression reçue par un organe, transmission de cette sensation au cerveau par un nerf, enfin, excitation sur le cerveau, et perception, ou conscience de la sensation par le cerveau. Ne pourrait-on pas désigner ce phénomène complexe sous le nom de *perception sensoriale?*

Si l'on croit généralement, par ignorance, que dans les impressions perçues il y a perception dans les parties sensibles, on n'applique donc sciemment le nom de sensation, ni dans le monde, ni dans aucune langue, à l'ensemble des phénomènes qui se succèdent dans la perception sensoriale, que les physiologistes seuls connaissent. Oui, sans doute, et c'est surtout à ce qui se passe dans l'organe excité que l'on donne le nom de sensation; car on ignore généralement la transmission sensoriale qui s'opère dans les nerfs, et la perception qui s'accomplit dans le cerveau. C'est conséquemment à cette idée que l'on dit sensibles les parties qui éprouvent une sensation, et que les physiologistes eux-mêmes, sans s'en apercevoir, désignent à tout moment par sensation le premier acte du phénomène complexe de la perception sensoriale. Ne disent-ils pas tous, en effet, que le cerveau perçoit les sensations reçues par les organes? N'est-ce pas dire que la sensation est distincte de la perception, et qu'elle est formée déjà quand la perception s'accomplit? Telle est aussi la vérité; car le cerveau perçoit et ne sent pas. Le rustre le plus ignorant sait bien qu'il sent par la peau, goûte par la bouche, flaire par le nez, entend par les oreilles, voit par les yeux ; il sait bien qu'il n'éprouve pas de sensation dans le crâne.

Sensation et perception ne sauraient être parfaitement synonymes; car il y a des perceptions qui ne viennent pas par la voie des sens. Ainsi, un souvenir est une perception de sensation antérieure, mais non une sensation actuelle. Pour moi, je n'étendrai jamais le nom de sensation à la transmission et à la sensation qui la suivent, parce que tout le monde et les physiologistes eux-mêmes n'appliquent dans ce cas l'épithète *sensible* qu'à l'organe sentant, parce qu'ils ne peuvent la donner ni au nerf conducteur qui transmet la sensation toute faite, ni au cerveau qui la perçoit et ne la sent pas. Enfin, je ne reconnaîtrai la sensation que dans les parties douées de sensibilité, parce que ce serait continuer à obscurcir le langage que d'en agir autrement.

Si nous passons maintenant à l'analyse des différents modes, des différentes manières d'être que peuvent offrir les sensations, nous verrons qu'il en est qui n'arrivent pas au cerveau, et qui, par conséquent, ne sont pas perçues, tandis que les autres sont transmises, comme on le dit, et sont *perçues*.

A. Je rapporte aux *sensations non perçues* : 1° L'excitation qui détermine la contraction d'un muscle involontaire. Ainsi, quand on pique et qu'on irrite sur un animal les fibres du cœur, l'animal n'accuse aucune souffrance, mais le cœur se contracte plus vivement, plus fréquemment. 2° La contraction des muscles d'un membre qu'on vient de séparer du corps ou d'un animal qui vient de mourir. L'excitation éprouvée dans ce cas par les organes contractiles n'est assurément pas transmise et ne peut être perçue, puisque la continuité est interrompue ou que la vie est éteinte, et cependant il y a contraction, et souvent contraction très-énergique. C'est donc que les muscles ont *senti* les excitations portées sur eux. 3° L'impression que la brûlure fait nécessairement sur un membre dont les nerfs sont liés ou comprimés momentanément. Brûlez le bout des doigts d'un animal, il criera et retirera la patte ; vous dites qu'il la retire parce qu'il a senti la chaleur. Mais si vous liez ou comprimez les troncs nerveux qui se distribuent dans la partie lésée, l'animal restera immobile, bien que vous brûliez le membre profondément ; mais que vous cessiez tout-à-coup la compression, l'animal donnera aussitôt les témoignages d'une vive douleur. Il est évident, pour moi, que quand on brûle la patte dont les nerfs sont liés, il se passe, dans ces organes, le même phénomène que quand la libre communication existait entre lui et le cerveau ; seulement ce dernier ne pouvait en avoir la connaissance, puisque la transmission sensoriale était interceptée. 4° Enfin, je rapporte aux sensations non-perçues, l'action d'un virus qui détermine sur le point contagionné un travail morbide dont nous n'avons pas la conscience ; les effets spéciaux de certains médicaments, tels que les purgatifs qui provoquent la sécrétion intestinale, les diurétiques qui produisent une sécrétion urinaire plus abondante que de coutume, etc.

B. Arrivons aux sensations perçues. J'en fais plusieurs groupes.

1° *Sensations physiques* ; elles sont *générales* ou *spéciales*. — Les premières sont produites par des actions physiques ou chimiques : la chaleur, des chocs électriques, la pesanteur, etc... Ces sensations n'ont pas été étudiées jusqu'ici par les physiologistes. Elles ne nous donnent guère que l'idée de l'impression, l'idée de la présence d'un agent excitateur ; mais elles ne nous font pas connaître ces agents. Ainsi, soit une plaie récente ou déjà enflammée, soit un nerf mis à nu, si on les touche avec un instrument quelconque, le patient reconnaît ordinairement le contact d'un corps étranger, mais il ne distingue pas ce corps ; il ne peut pas reconnaître sa forme, sa nature, etc... Les *sensations physiques spéciales* sont des impressions déterminées par un agent spécial sur un ou quelques organes particuliers : telles sont la vision, l'audition, l'odoration, etc. A ces sensations spéciales bien connues. J'ajouterai quelques sensations particulières, telles que le chatouillement, l'impression des vapeurs irritantes de l'ammoniaque sur la conjonctive. Elles se distinguent de celles éprouvées par les *cinq sens*, qui donnent des notions exactes sur les qualités des corps dont elles sont appelées à juger. Enfin, à ces sensations spéciales on peut ajouter les impressions perçues, et qui, pour la plupart, sont causées par des médicaments. Ainsi les opiacés, administrés à doses légères, produisent un engourdissement particulier de l'organe de la pensée qui provoque le sommeil ; ils causent aussi un engourdissement général dont la sensation n'est pas sans charme. Les boissons alcooliques produisent des effets analogues, qui sont la source des jouissances des ivrognes. Sans qu'il soit besoin de plus amples détails, on doit voir que la sensibilité physique n'est pas une faculté unique comme on le croirait à la lecture des ouvrages de physiologie. Elle est bien plus étendue, plus variée qu'on ne le pense, et comprend beaucoup d'espèces différentes et indépendantes les unes des autres.

2° *Sensations d'activité organique.* Elles donnent à tout moment conscience de la vie. Je suis étonné que les auteurs n'en parlent pas, car elles sont très-évidentes, elles se distinguent très-bien dans les muscles en contraction ; elles contribuent à nous donner, et surtout celles de la marche et de la course, les idées de la distance et de l'espace. Nous sentons aussi parfaitement bien les actes et les émotions de l'entendement ; nous les sentons si bien, que nous pouvons les étudier par l'observation, les distinguer par l'analyse, les juger et les connaître. Nous sentons isolément l'activité de la poitrine, du larynx, des organes de la parole, dans la production de la voix et de la prononciation ; l'activité de plusieurs organes digestifs pendant la digestion. Nous nous sentons respirer ; mais nous ne sentons habituellement ni l'action des poumons, ni celle du cœur, et jamais celle des vaisseaux, ni des glandes, ni des parenchymes. L'état d'activité des organes reproducteurs ne se dérobe, au contraire, qu'en partie à notre sensibilité.

3° *Sensations de fatigue.* Elles naissent de l'excès d'action des organes soit dans l'intensité, soit dans la durée de leur exercice. On ne les observe que dans les organes qui se reposent et veillent tour-à-tour, mais non dans ceux qui ne se reposent jamais, comme le cœur et les poumons. Légères, elles sont supportables ; fortes, elles sont douloureuses au point de forcer les organes à devenir inactifs. La fatigue est une limite que la nature semble avoir mise à l'activité des animaux et de l'homme. C'est le repos qui répare ou renouvelle les forces des organes épuisés.

4° *Besoins physiques.* J'appelle ainsi, par opposition aux besoins moraux et intellectuels, ceux qui nous portent à respirer, à manger, à nous mouvoir, etc... Ce sont des sensations qui naissent du repos des organes et sont ainsi opposées aux précédentes, qui naissent de l'excès de leur action. J'en fais deux espèces : 1° *Besoins naturels.* Ce sont ceux qui se développent spontanément chez tous les hommes ; tels sont ceux de sentir, de penser, de se mouvoir. de manger, de boire, de respirer, etc .. Satisfaire ces besoins avec modération est une source de plaisir et de santé; mais y résister est pénible et même dangereux parfois pour la vie. N'est-il point remarquable que la nature n'ait point abandonné à la négligence ou aux caprices de notre volonté le plus impérieux de tous ces besoins, celui de la respiration, et qu'elle ait destiné à le satisfaire des actions instinctives ou automatiques et involontaires. 2° Les *besoins artificiels* sont ceux de fumer, de priser, de prendre des liqueurs fortes. Une fois développés, ils sont aussi tyranniques, aussi impérieux que les besoins naturels : ils nous tourmentent, nous jettent dans une foule d'inquiétudes, d'ennuis, de mélancolies insupportables, et finiraient par troubler la santé s'ils n'étaient satisfaits.

5° *Sensations spontanées.* Ce sont en général des sensations morbides, bien qu'elles puissent se présenter momentanément dans l'état sain. Leur permanence constituerait et constitue réellement une maladie par la gêne qu'elle cause, par les troubles qui peuvent en être la suite. Ces sensations forment d'ailleurs plusieurs espèces distinctes. Ce sont des démangeaisons, des picotements, des fourmillements, des frissons, des chaleurs, des douleurs même très-variées, et quelquefois des accès morbides particuliers, comme celles de l'*aura epileptica* , de la boule hystérique, de l'étourdissement, des congestions cérébrales, etc... Je pense qu'en bonne logique, et pour ne point aller au-delà des faits fournis par l'observation, il ne faut les attribuer qu'à l'altération de la sensibilité sans lésion matérielle.

Il est encore quelques modes particuliers des sensations que nous ne pouvons passer sous silence.

6° *Sensations attentives.* Ces sensations, comme l'indique leur nom, sont nécessairement compliquées d'attention ; elles le sont presque toujours encore d'actes de volonté réfléchis et irréfléchis et instinctifs, qui donnent lieu à des mouvements également volontaires ou involontaires destinés à l'accomplissement de la sensation. Elles paraissent beaucoup plus vives, plus distinctes, plus parfaites en un mot que les sensations inattentives ; mais nous allons prouver que cette apparence n'est qu'une illusion. Lorsqu'un objet, un oiseau, par exemple, vient à passer devant nous, quand nous sommes inattentifs nous serions fort embarrassés de dire à quelle espèce il appartient, quelle est sa forme, son plumage ; mais, dès que notre attention est éveillée, nous le suivons du regard et nous pouvons apprécier les détails qui jusqu'alors nous avaient échappé. L'attention est en quelque sorte un verre grossissant qui nous présente les objets avec plus de netteté. Est-ce que l'attention rend les sensations plus vives et plus prononcées? Nullement. Mais, en éveillant l'intelligence, elle donne à celle-ci toute sa puissance pour juger ce que lui

apportent les sens. C'est là ce qui a été mal apprécié par les physiologistes.

Des sensations répétées ou accoutumées. La répétition des excitations sur les sens ou l'habitude de leur exercice produit des effets divers. Tantôt elle en exalte la sensibilité : ainsi une lumière trop vive peut enflammer les yeux ; d'autres fois elle les émousse; c'est ce que l'on voit chez les forgerons qui touchent impunément des fers brûlants. Dans quelques cas, elle rend désagréables des sensations qui plaisent pour l'ordinaire ; d'autres fois, enfin, c'est le contraire qui a lieu : ainsi, beaucoup de personnes, qui d'abord ne pouvaient prendre de liqueurs fortes, finissent par y prendre goût et ne plus pouvoir s'en passer. Un fait général et fort remarquable, c'est qu'il n'y a pour le goût que les choses très-sapides qui puissent devenir agréables, quelquefois même nécessaires ; au moral comme au physique, on ne se passionne pas pour des choses insipides.

Au total, toutes ces modifications si variées, toutes ces espèces de sensations, à l'exception de celles que déterminent l'attention et l'habitude, appartiennent à autant de propriétés distinctes les unes des autres. Il y a donc une multitude de sensibilités diverses dans l'économie animale, au lieu d'une seule, comme on pourrait le croire en jugeant d'après nos physiologies qui rapportent toutes les sensations à un principe unique, la *sensibilité*, ou tout au plus encore à une deuxième propriété mal fondée, la *sensibilité organique* de Bichat.

Pour les sens proprement dits, voy. *Audition, Goût, Olfaction, Toucher, Vision.*

P. N. Gerdy,

Professeur de pathologie externe à la Faculté de méd de Paris, chirurg. de l'hôp. de la Charité

SENSIBILITÉ (*physiol.*), s. f., *sensibilitas*, aptitude des organes à percevoir les impressions. (V. *Sensation.*)

SENSITIF (*physiol.*) , adj., qui appartient aux sens et aux sensations.

SENSORIUM (*physiol.*), s. m., mot latin intraduisible; il s'applique à l'organe qui perçoit la sensation, et, par conséquent, au cerveau; c'est comme qui dirait le *sentoir*.

SEPTENAIRE (*path.*), s. m., intervalle de sept jours ou d'une semaine. On attribuait, dans l'antiquité, une grande valeur à certains nombres ; c'était là un reste des doctrines pythagoriciennes. On croyait que les maladies marchaient ainsi par septenaires, et que les jours critiques tombaient précisément à l'une de ces époques fatales. On a reconnu aujourd'hui toute l'inanité de ces idées théoriques.

SEPTIQUE (*toxicol.*), adj., *septicus*, du grec *septein*, corrompre, gâter. On appelle septiques les substances qui amènent une viciation du sang révélée par des gangrènes, etc. Les matières introduites dans l'économie, le virus de la *morve*, le venin de la *vipère* (V. *Serpent*), sont des poisons septiques.

SEPTUM (*anat.*), s. m., mot latin conservé en

français, qui signifie cloison, séparation. Il y a dans le cerveau le *septum lucidum* qui sépare les deux ventricules latéraux. Le *septum medium* partage le cœur en deux moitiés; le diaphragme est quelquefois appelé *septum* transverse, etc.

SÉQUESTRE. (V. l'article *Nécrose*, au mot *Os*.)

SÉREUX (V. *Membrane*).

SÉROSITÉ (*physiol.*), s. f., *serum*. La sérosité ou le serum est la partie la plus aqueuse, la plus tenue des humeurs de l'économie. Elle est ordinairement limpide, jaunâtre et de la consistance de l'eau : c'est elle qui s'épanche dans les *hydropisies*, les *œdèmes*, qui forme la matière des *vésicules*, des *bulles* (V. *Peau*.). Pour plus de détails, voy. *Lait* et *Sang*.

SERPENT (*hist. nat.*), s. m., *serpens*, en grec *ophis*. Les serpents ou ophidiens forment un des quatre ordres dans lesquels est divisée la classe des reptiles. Ils sont caractérisés par leurs corps allongés, dépourvus de pieds. Ces animaux inspirent une horreur que justifie assez leur aspect repoussant, cette peau nue, froide et visqueuse ou couverte d'écailles d'une teinte livide; cette agilité, cette souplesse de mouvements qui les rend si redoutables, et enfin ce venin dont plusieurs espèces sont armées. Chez les peuples païens le serpent est le symbole de la ruse, l'emblème par lequel ils personnifient le génie du mal, et même dans les traditions originelles de notre religion, le serpent est appelé à jouer un rôle odieux.

Nous parlerons dans cet article des espèces qui, munies de crochets venimeux, peuvent faire des blessures graves et souvent mortelles; les principales sont la vipère et le serpent à sonnettes.

1° *Vipère*. Elle appartient à la famille des hétérodermes, se distingue de la couleuvre par ses crochets venimeux. Son corps est cylindrique, écailleux; sa tête est courte, obtuse, en forme de cœur; la queue est également courte; le dessous du corps est garni d'une double rangée de plaques. A la mâchoire supérieure se trouvent deux dents recourbées, longues, excessivement aiguës, et percées d'un canal qui donne issue à un liquide sécrété par une glande située sous l'œil. C'est ce liquide qui, versé dans la plaie au moment de la morsure, occasionne les formidables accidents dont nous parlerons plus loin.

Le genre vipère renferme les cinq espèces suivantes : 1° Le *trigonocéphale* ou *serpent fer de lance;* il est d'un gris jaunâtre, ou gris foncé; il peut atteindre la longueur de six ou sept pieds, mais habituellement il en a trois ou quatre. Il habite exclusivement les Antilles et en particulier la Martinique. 2° Le *plature*, dont le corps est strié de bandes noires; il dépasse rarement la longueur de deux pieds, et se trouve dans la mer des Indes. 3° Le *naja*, qui renferme la fameuse vipère *naja* des Indiens, ou *serpent à lunettes;* il existe aux Indes, sur la côte de Coromandel et dans le nord de l'Afrique. 4° L'*elaps* de la Guyane. Et 5° enfin, la *vipère* commune ou *vipère d'Europe;* sa tête est déprimée et comme tronquée en avant, couverte d'écailles granulées, et offrant à sa partie supérieure deux lignes noires réunies en forme de V; les yeux sont vifs, étincelants; la langue gris noir, molle, bifurquée, très-mobile; le corps, long de 18 pouces à deux pieds, est brun avec

une raie noire en zigzag le long du dos, et une rangée de taches noires sur chacun des flancs; le ventre est gris ardoisé; le dessus du corps est garni d'écailles petites, ovalaires, imbriquées, et le dessous de plaques transversales.

Les vipères sont très-communes en Europe, et particulièrement en France, où on les rencontre à Fontainebleau, en Bourgogne et dans plusieurs provinces du Centre et du Midi. Elles habitent les lieux secs et arides, exposés aux rayons du soleil; elles se nourrissent de rats, de grenouilles, de lézards, d'insectes, de vers, etc. Pendant l'hiver elles se réunissent et se groupent en faisceaux entrelacés, restant ainsi immobiles, engourdies dans les trous ou des cavités de rochers.

Le nom de vipère (*vivi parus*, qui enfante vivant) leur a été donné parce qu'elles sont du petit nombre des reptiles qui ne pondent point d'œufs; mais, au moment de la naissance, l'œuf qui renfermait la vipère se rompt, et l'animal sort vivant et nu du corps de sa mère.

2° *Serpent à sonnettes* ou *crotale*. On en connaît deux espèces principales : le *boïquira*, qui est d'un brun cendré avec une rangée de taches noires le long du dos, et le *duressus*, d'un gris jaunâtre avec plus de vingt bandes noires irrégulières et transversales sur le dos; la longueur des crotales dépasse rarement cinq à six pieds. Ces différentes espèces ont pour caractère commun la disposition de la queue qui est armée de grelots. Ces grelots consistent dans de petites pyramides, creuses, en matière cornée, emboîtées les unes dans les autres au moyen de bourrelets qui s'adaptent à des cavités de la pyramide voisine; ainsi ces pyramides se tiennent sans être liées ensemble; de là, le bruit de frottement que fait entendre l'animal quand il remue la queue, et qui a été comparé à celui que font des haricots agités dans leur enveloppe sèche. Du reste, ce bruit a été exagéré; il faut être très-près de l'animal pour l'entendre, à moins qu'il ne s'agite violemment, et alors on entend à quatre ou cinq mètres. Mais habituellement il révèle plutôt sa présence par l'odeur infecte qu'il exhale. Les crotales ne se trouvent que dans l'Amérique intertropicale, et surtout à Cayenne, dans la Guyane. Quant aux crochets venimeux, ils offrent la même disposition que ceux de la vipère.

Le *venin* des serpents, sécrété par la glande dont nous avons parlé, est un liquide huileux, jaunâtre, analogue à la gomme. Ce fluide est sans action sur les animaux à sang froid, mais il agit sur les animaux à sang chaud avec d'autant plus d'activité que l'animal blessé est plus jeune, plus petit, et que le serpent est plus âgé, plus irrité, et qu'un temps plus long s'est écoulé depuis qu'il n'avait mordu. Inoculé, le venin agit même quand il a été desséché et conservé; mais, dans l'estomac, il est décomposé par le suc gastrique et il perd ses propriétés. Il faut un demi-milligr. de venin pour tuer un moineau, il en faut 3 pour un pigeon, d'où Fontana calcule qu'il faudrait 15 centigrammes pour faire périr un homme, et 60 pour tuer un bœuf. Or, comme la vipère commune ne fournit qu'un décigramme environ, il est rare quelle puisse tuer un homme; mais le trigonocéphale et le serpent à sonnettes, étant beaucoup plus gros, fournissent une quantité de venin suffisante pour causer la mort de l'homme et des gros mammifères ; mais, ici encore, il faut tenir compte de l'activité du venin qui est, comme nous l'avons dit, en rapport avec l'âge et le degré de colère de l'animal.

Les serpents venimeux fuient presque toujours et ne poursuivent *jamais* l'homme; mais lorsqu'on les attaque ou que, sans les voir, on vient à les toucher, ils s'enroulent sur eux-mêmes, forment plusieurs cercles concentriques au centre desquels la tête se trouve placée, puis se débandant comme le ferait un ressort, ils s'élancent sur leur adversaire, la gueule béante et les crocs redressés de manière à les enfoncer dans la partie du corps qu'ils veulent atteindre. Du reste, le serpent ne s'élance jamais à une distance plus considérable que la longueur de son corps, car il ne quitte pas la terre où il est appuyé sur sa queue. S'il a manqué son coup ou s'il est très-irrité, il s'enroule de nouveau avec une remarquable agilité pour s'élancer encore de la même manière.

Les *symptômes* varient suivant l'espèce d'animal qui a fait la blessure. Supposons le cas le plus simple, la vipère commune. Il y a d'abord une douleur, d'ordinaire assez vive, occupant quelquefois tout le membre. Une auréole inflammatoire ne tarde pas à se former autour de la piqûre; cette partie se gonfle, et dans l'espace de quelques heures un engorgement mou et pâteux s'empare de tout le membre blessé. En même temps, il survient du malaise, de l'anxiété, des nausées, des vomissements bilieux, de la céphalalgie, une grande tendance aux syncopes. La partie blessée devient livide; il s'y forme parfois des phlyctènes; l'état général peut faire des progrès; les syncopes se répètent; il y a refroidissement; plusieurs symptômes d'une fièvre pernicieuse algide; teinte jaune de la peau, etc. La mort peut survenir dans l'espace de quelques jours; mais le plus ordinairement il y a guérison: les accidents se dissipent peu à peu et finissent par disparaître. Quand le serpent est plus volumineux, s'il s'agit d'un trigonocéphale, par exemple , les accidents sont encore les mêmes, plus graves, et la mort peut survenir dans l'espace de quelques heures. Quant aux cas de mort subite, suivant M. Rufz, savant médecin de la Martinique, il faut les attribuer à la frayeur. La mort a lieu soit par le fait des accidents nerveux que nous avons signalés, soit par une congestion pulmonaire, soit par des phlegmons diffus qui se forment aux alentours de la partie blessée, etc. Une circonstance également notée par M. Rufz, c'est l'état de fluidité du sang qui est infiltré dans tous les tissus. Cet état de diffluence annonce l'altération profonde éprouvée par ce liquide. Enfin, dans le cas de morsure par le crotale, la mort survient quelquefois en peu de minutes, environnée d'un cortège de symptômes effrayants, soif dévorante, langue énormément tuméfiée, gangrène de la partie blessée, exsudation d'un sang noir à la surface du corps, etc.

Traitement. —Laissant de côté toutes les médications vantées contre la morsure des serpents , et dont l'efficacité n'est rien moins que démontrée, nous dirons seulement ce que nous enseigne la saine raison appuyée sur l'expérience. La première chose à faire quand on a été mordu, c'est d'appliquer une ligature au - dessus de la partie lésée. Un cordon, un bout de ficelle, un morceau d'étoffe que l'on déchire en forme de ruban ; tout est bon en pareille occurrence. Si la blessure est à la tête ou au tronc, on comprimera autour avec les deux mains. On pourra sucer et faire sucer la plaie, à moins que l'on n'ait quelque écorchure à la bouche, auquel cas on courrait risque de s'inoculer le venin. On lavera la plaie à grande eau et on la fera baigner le plus possible. Quant au chirurgien, il commencera par agrandir la piqûre avec le bistouri, afin de pouvoir faire dégorger plus aisément les parties et cautériser plus profondément et plus exactement; le dégorgement pourra être facilité par l'application d'une ventouse. Il s'agit ensuite de cautériser : on a préconisé une foule de substances, et surtout l'alcali volatil (ammoniaque liquide), qui est très-employé en Amérique et dans le centre de la France par les chasseurs contre la morsure de la vipère; mais, comme il a été dit à l'article *Pustule maligne* (Voy. ce mot.), il faut préférer, lorsqu'on le peut, le fer rouge. On fera ensuite à l'entour de la blessure des lotions stimulantes avec du jus de citron, de l'eau-de-vie, de l'eau de Cologne, etc., et on laissera sur ce même point des compresses imbibées de ces liquides. Le malade devra rester au lit, où on lui fera prendre quelques boissons chaudes, animées avec de l'ammoniaque, de l'esprit de Mindererus, ou tout autre stimulant, afin de provoquer la sueur. Si la frayeur avait été très-vive, on ranimerait les forces avec un peu de vin sucré, ou de l'eau et de l'eau-de-vie. Les accidents généraux graves dont nous avons parlé, se combattent par les toniques, le quinquina, les vins généreux , les cordiaux. Quant aux complications, telles que abcès, gangrène, etc., on aura recours aux moyens ordinaires qu'enseigne la chirurgie , et , s'il est besoin , à l'amputation. Ajoutons enfin que les morsures des serpents venimeux laissent parfois à leur suite des accidents nerveux , tels que des céphalalgies et des amauroses dont il est très-difficile de débarrasser les malades.   J.-P. BEAUDE.

SERPENTINE (*bot.*), s. f. *ophioxylon.* On donne ce nom à un genre de plantes de la famille des Apocynées, J., et de la polygamie monœcie, L. Le bois d'une de ces espèces, nommé bois de serpent (*ophioxylon, serpentinum*), qui se récolte à Ceylan, a été employé comme emménagogue, sudorifique et fébrifuge ; il est inusité aujourd'hui.

SERPIGINEUX (*path.*), adj., *serpiginosus.* On désigne ainsi certaines ulcérations qui, à mesure qu'elles se cicatrisent d'un côté, s'étendent de l'autre sur les téguments sains ; ces ulcérations sont étroites, longues en forme de bandes irrégulièrement contournées, ce qui leur donne quelque apparence d'aspect avec les circonvolutions d'un serpent. Certains ulcères syphilitiques affectent souvent la forme serpigineuse.   J. B.

SERPENTAIRE. (V. *Aristoloche.*)

SERPOLET (*mat. méd.*), s. f., *thymus, serpillum*, petite plante de la famille des Labiées, J., didynamie gymnospermie, L. Elle est aromatique, légèrement stimulante, et s'emploie dans les mêmes circonstances que les autres plantes de cette précieuse famille, telles que la lavande, la menthe, la mélisse, l'origan, la sauge, le romarin, etc.

SERRE-NŒUD (*chir.*), s. m. On appelle serre-nœud divers instruments imaginés par les chirurgiens pour maintenir la constriction exercée par une ligature autour d'une tumeur à pédicule. Les plus usités sont ceux de Desault et de Deschamps.

SERUM. (V. *Sérosité*.)

SÉSAMOÏDE (*anat.*), adj., *sésamoïdes*, du grec *sésamé*, sésame (sorte de graine), et *eïdos*, forme, apparence; qui ressemble à une graine de sésame. On appelle ainsi, en anatomie, de petits corps ostéo-fibreux développés dans l'intérieur des tendons, au voisinage de certaines articulations. Ils paraissent destinés à donner plus de force aux muscles dont ils dépendent. On en trouve souvent au niveau des articulations de la main et du pied. **J. B.**

SÉTON (*chir.*), s. m., *seto*, *setaceum*, de *seta*, soie. Le séton est, à proprement parler, une mèche de soie ou de coton, une bandelette de linge effilée sur les bords, que l'on passe sous la peau, préalablement percée en deux endroits avec le bistouri ou une aiguille acérée et tranchante, dans le but d'y faire naître et d'y entretenir une suppuration (V. *Exutoire*). Par extension, le mot séton s'applique journellement à l'exutoire lui-même, et c'est dans ce sens que nous l'emploierons ici.

Le séton s'applique ordinairement à la nuque; on peut encore le placer sur la poitrine, à l'abdomen, au niveau du foie, à la région des reins, à la tempe, etc., suivant les indications qui le réclament et la disposition des parties. Le manuel de son application est des plus simples : on pince la peau de manière à lui faire faire un pli plus ou moins étendu, suivant les proportions que l'on veut donner au séton; une aide tient une des extrémités de ce pli, le chirurgien tient l'autre de la main gauche, tandis que la droite, armée d'un bistouri, traverse d'un seul coup la base du pli, et il agrandit l'ouverture ou la laisse de la largeur de l'instrument, suivant les cas. Sans retirer le bistouri, on glisse sur sa lame un stylet boutonné portant une mèche enduite de beurre ou de cérat; puis on retire le bistouri, et on passe la mèche dans la plaie sous-cutanée. Au lieu de bistouri, on peut se servir d'une aiguille en forme de lancette, mais à forte arrête, dont la base, percée d'un chas, porte la mèche. Celle-ci doit être assez longue; elle dépasse, d'un côté, l'une des ouvertures dans l'étendue de quelques centimètres; le reste est roulé et placé sur un plumasseau de charpie qui recouvre les deux ouvertures. Des compresses et un bandage approprié maintiennent l'appareil. Au bout de cinq à six jours, quand la suppuration est bien établie, on lève les pièces du pansement avec beaucoup de précaution, et en ayant soin de les mouiller avec de l'eau tiède si elles sont collées par du sang desséché. L'exutoire, mis à nu, est lui-même lavé soigneusement, puis on graisse de cérat une portion de la mèche restée dehors, et, à l'aide d'un mouvement doux et lent, afin d'éviter les douleurs que cause le passage de la mèche à travers la plaie, on entraîne au dehors la portion de celle-ci qui était restée dans la plaie, on la coupe avec des ciseaux, et on remet le même appareil. On panse ainsi toutes les vingt-quatre heures. Quand la longue portion de mèche qui était restée hors de la plaie est épuisée, on en coud ou en attache une nouvelle avec un fil à l'extrémité de l'ancienne, et la nouvelle s'épuise ainsi successivement

et par portions. Si la suppuration languissait, que la plaie fût pâle, blafarde, on l'exciterait en enduisant la mèche de pommade épispastique. Quand on veut faire cicatriser le séton, on retire la mèche et on panse à plat en exerçant une légère compression.

Le séton peut occasionner quelques accidents dont il faut être bien prévenu. D'abord, un rameau artériel peut être ouvert et donner lieu à de l'hémorrhagie; une compression modérée exercée sur la plaie en fera promptement justice. Mais, le plus souvent, c'est une inflammation érysipélateuse et quelquefois phlegmoneuse qui s'empare de l'exutoire et des alentours. Cette inflammation cède, d'ordinaire, assez facilement à la médication émolliente. Dans des cas rares et tout-à-fait exceptionnels, on a vu la gangrène s'emparer de la portion de peau soulevée par la mèche, ou bien le tétanos survenir après l'opération. L'accident le plus ordinaire, mais qui est sans aucun inconvénient, c'est le gonflement des ganglions lymphatiques voisins.

La suppuration provoquée dans le tissu cellulaire par la mèche est un excellent moyen de révulsion dans une foule de circonstances où les exutoires sont indiqués, et plus particulièrement dans les cas d'affections viscérales chroniques, ramollissement du cerveau, hydrocéphalie, épilepsie, les différentes formes d'ophthalmie ancienne, les otites, les otirrhées, les pleurésies et les pneumonies chroniques, les engorgements du foie, de la rate, les maladies organiques des reins, de la vessie, les caries, les ostéites profondes, etc., etc.

En chirurgie, le séton (c'est-à-dire la mèche) est très-fréquemment employé, comme dans les kystes, dans diverses collections séreuses, dans les abcès froids, pour irriter les parois du foyer et en favoriser le recollement, ou pour faciliter l'écoulement du liquide. On l'emploie pour faire fondre, par la suppuration, certaines tumeurs indurées, des goîtres, des tumeurs érectiles; dans certaines fistules, telles que la fistule lacrymale ou salivaire, pour rétablir le cours du liquide, etc., etc. **J.-P. BEAUDE.**

SEXE. (V. *Femme* et *Homme*.)

SEXUEL (*physiol.*), adj., *sexualis*, qui a rapport au sexe, qui caractérise le sexe; organe sexuel. Ce sont, pour les animaux, les organes de la génération; pour les végétaux, les pistils et les étamines.

SIALAGOGUE (*mat. méd.*), s. m. et adj., *sialagoga*, du grec *sialon*, salive, et *ageïn*, chasser, expulser ; on donne ce nom à des médicaments qui provoquent la sécrétion de la salive (Voy. ce mot).

SIAM (Mal de). (V. *Typhus d'Amérique*.)

SIBBENS, SIWENS, SIWIN, noms donnés par les Ecossais à une variété de la syphilis.

SIGILLÉE. (V. *Terre sigillée*.)

SIGMOÏDE (*anat.*), adj., de la lettre grecque Σ (*sigma*), et de *eïdos*, forme, qui a la forme d'un sigma. On appelle 1° *cavités sigmoïdes*, deux cavités qui sont creusées à l'extrémité supérieure du cubitus (Voy. ce mot.); 2° *valvules sigmoïdes*, les replis valvulaires qui se trouvent dans le ventricule droit du cœur, à la naissance des artères pulmonaires, et dans le ventricule gauche, à l'origine de l'aorte (V. *Cœur*.) **J. B.**

SIGNE (*path. gén.*), s. m., *signum*, en grec *sémeion*. On appelle signe, en pathologie, tout phénomène percevable par les sens et qui sert à nous faire connaître la nature de la maladie. Le signe diffère du symptôme; celui-ci est l'effet morbide qui, apprécié par les sens, est converti par l'esprit en signe, lequel n'a de valeur que par le raisonnement. Les signes se rapportent aux différentes phases de l'histoire des maladies : il y a des signes diagnostics pour faire reconnaître la nature de l'affection, des signes pronostics qui font présager ce qui adviendra, etc. Un *signe pathognomonique* est celui qui donne d'une manière certaine la connaissance d'une maladie : ainsi la mobilité de fragments osseux est le signe pathognomonique d'une fracture. L'étude des signes constitue une des branches les plus importantes de la pathologie générale ; les auteurs s'en sont beaucoup occupés sous le nom de *séméiologie*.   J. B.

SILICE (*chim.*), s. f., de *silex*, caillou. C'est un oxyde métallique qui se rencontre très-abondamment répandu dans la nature, pur dans le cristal de roche, le quartz hyalin; mélangé de différentes substances dans le sable, le silex ou pierre à fusil, la pierre meulière, les chalcédoines, agathes, cornalines, etc. On a regardé, pendant assez longtemps, la silice comme un corps simple; mais Berzélius est parvenu à la décomposer en oxygène et en métal ou *silicium*. La silice joue le rôle d'acide avec les bases alcalines ou terreuses, et ses composés forment des *silicates*.   J. B.

SILLON (*anat.*), s. m., *sulcus*. On appelle sillons des cavités longues et étroites qui se rencontrent sur divers organes, les os, le foie, etc.

SIMAROUBA (*mat. méd.*), s. m., *quassia simaruba*. C'est un arbre très-élevé de la famille des Simaroubées, J., décandrie monogynie, L. On le rencontre dans les contrées sablonneuses de la Guyane et des Antilles. L'écorce de cet arbre est usitée depuis longtemps par les habitants de la Guyane dans leurs maladies. Elle vient en plaques longues, roulées ou repliées sur elles-mêmes; elle est légère, grisâtre, très-fibreuse, irrégulière, d'un rouge brun ou jaunâtre à l'extérieur, blanchâtre intérieurement : l'odeur est nulle, et la saveur d'une amertume extrême. Suivant M. Morin, cette écorce contient un principe amer (la quassine), une résine, une huile volatile ayant l'odeur du benjoin, divers sels, du ligneux.

Le simarouba a été très-usité autrefois, surtout dans les dysenteries; aujourd'hui il n'est plus guère employé; on le donne cependant encore comme tonique dans certaines diarrhées séreuses, soit en tisane à la dose de 5 à 6 ou 8 grammes pour un kilogr. d'eau (décoction légère) ; soit en lavements, 15 à 25 ou 30 grammes pour un kilogr. d'eau. J. B.

SIMPLES (*mat. méd.*), s. f. pl. Nom vulgaire donné aux plantes médicinales. (V. *Plantes*.)

SIMULÉ (*méd. lég.*), adj., *simulatus*. On appelle, en médecine légale, maladies simulées, celles dont certains individus se disent attaqués pour s'exempter d'une peine ou d'une charge, pour exciter la compassion, en un mot, dans un intérêt quelconque. Elles diffèrent donc complètement des maladies *dissimulées*, puisque, au contraire, dans ce

---

dernier cas, les individus s'efforcent de cacher la maladie dont ils sont réellement atteints.

Les auteurs partagent les maladies simulées en deux classes : 1° celles qui le sont par *imitation*, et 2° celles qui le sont par *provocation*. Dans le premier cas le sujet est parfaitement bien portant, il cherche à imiter les symptômes, les phénomènes de l'état morbide dont il se prétend affecté, les convulsions, l'épilepsie, par exemple. Dans le second, il y a réellement des accidents, mais ils ont été artificiellement provoqués, c'est ainsi que des conscrits se font venir des varices aux jambes en se serrant au-dessous du genou avec des liens étroits, que des mendiants se font pousser des vésicules, des pustules avec des poudres irritantes, etc. Il est un certain nombre de préceptes généraux à l'aide desquels on peut découvrir l'erreur. Il faut d'abord s'assurer si la maladie est de nature à pouvoir être simulée : ainsi on peut feindre les affections qui n'ont pas de signes appréciables, telles que les douleurs nerveuses, l'aphonie, etc. Mais comment feindre la phthisie, une fièvre grave? On se demandera ensuite si le sujet, en raison de son âge, de son sexe, de son tempérament, peut être exposé à la maladie dont il se plaint, et s'il a un intérêt à s'en dire attaqué. Pour démasquer la fraude, si on la soupçonne; il faudra étudier avec soin les causes et la marche des accidents mentionnés par le sujet. Voir si l'ordre de succession des symptômes est bien celui qui doit avoir lieu, si ces symptômes eux-mêmes sont bien groupés comme ils doivent l'être en réalité; on tendra des pièges à l'individu, on le fera tomber dans des contradictions, on lui fera dire, par exemple, qu'il éprouve tel ou tel phénomène incompatible avec la maladie qu'il accuse ; on l'effrayera par l'annonce de remèdes désagréables ou douloureux, et l'on parviendra, par ce moyen, à découvrir la fraude.   J. B.

SINAPISME. (V. *Moutarde*.)

SINCIPUT (*anat.*), s. m., mot latin par lequel on désigne le sommet de la tête ou vertex.

SINDON (*chir.*), s. m. Nom donné à une petite pièce de toile arrondie et tenue par un fil à sa partie moyenne, que l'on introduit dans l'ouverture faite au crâne après l'opération du trépan.

SINUS (*anat.*), s. m. Le mot *sinus* a été conservé du latin; il sert à désigner toute cavité dont l'intérieur est plus évasé que l'entrée. Ce sont tantôt des cavités osseuses comme les sinus maxillaires et frontaux (V. *Maxillaire* et *Coronal*), ou bien des espaces vasculaires comme les sinus de la dure-mère (V. *Méninges*), le sinus de la veine-porte (V. *Porte*), etc.

SIROPS (*pharm.*), s. m. pl. Les sirops sont des médicaments liquides, de consistance onctueuse qu'ils doivent au sucre ou au miel qu'ils contiennent en dissolution. Le but de leur préparation n'est souvent que de pur agrément; mais ordinairement les médecins en tirent un parti avantageux, soit pour faciliter la conservation des substances médicamenteuses, soit pour aider à leur administration, en la rendant plus agréable.

Nous allons décrire la préparation du sirop simple qui sert de base à la plupart des autres; nous indiquerons ensuite, d'une manière générale, en donnant leur classification, celle des autres sirops médicamenteux.

Pour préparer le sirop simple, on prend une quantité indéterminée de sucre, vingt kilogrammes, par exemple, et la moitié de son poids ou dix kilos d'eau de fontaine, dans laquelle on délaie trois blancs d'œufs; on pulverise grossièrement le sucre et on le place sur le feu dans une bassine, avec cinq kilos de l'eau albumineuse qui a été préparée d'avance. On modère le feu pendant la dissolution du sucre, et, lorsque celle-ci est opérée, on active la chaleur pour amener le liquide à l'ébullition; il monte alors jusqu'au bord de la bassine, mais on l'apaise en y jetant de haut, une partie de l'eau albumineuse qui a été gardée en réserve. On réitère cette affusion chaque fois que l'ébullition se manifeste de nouveau, jusqu'à ce qu'on ait employé toute l'eau albumineuse, et on termine par une petite quantité d'eau pure. A chacune de ces affusions, l'albumine, en se coagulant, entraîne les impuretés du sucre, et vient former à la surface du sirop une écume épaisse, tandis que le liquide doit apparaître parfaitement limpide; on enlève alors l'écume et on s'assure de la cuite, c'est-à-dire de la densité du sirop, en y plongeant un aréomètre qui doit y marquer 30 degrés à la température de l'ébullition. S'il y avait excès de densité, on y ajouterait de l'eau pour la diminuer; si, au contraire, il marquait un degré trop élevé, on continuerait à le faire bouillir pour chasser l'excès du liquide. Lorsqu'il a atteint le degré convenable, il ne reste plus qu'à le passer à travers une étoffe de laine assez serrée pour retenir les parties d'écume qui n'auraient pu en être autrement séparées.

Une fois le sirop de sucre obtenu, pour préparer la plupart des sirops médicamenteux, il suffit d'ajouter, dans les proportions indiquées par le formulaire, certains sels dissous dans une petite quantité d'eau, pour obtenir à l'instant même les *sirops de quinine, de morphine, de codéine, d'acide tartrique, citrique*, etc. On dissout aussi certains extraits dans l'eau, ou filtre et on ajoute au sirop, qu'on fait bouillir quelques instants pour faire évaporer, une quantité d'eau équivalente à celle qui a servi à la dissolution; tel est le mode de préparation du *sirop d'opium, de pavots blancs, de thridace, de salsepareille*, etc. Le sirop de gomme se prépare aussi par simple solution.

Autrefois on faisait subir une décoction aux parties des plantes que l'on destinait à la préparation des sirops, et on ajoutait à ces décoctions du sucre que l'on clarifiait au blanc d'œufs: ce procédé est restreint maintenant à un petit nombre de cas, car on a reconnu qu'on obtenait ainsi des sirops de conservation difficile et relativement peu actifs, l'albumine pouvant enlever par décoction, en se coagulant, quelques principes importants. Pourtant on préfère soumettre les substances végétales à une infusion prolongée au filtre en papier : le liquide obtenu, on le réunit au sirop de sucre et on fait pressurer jusqu'à consistance requise. Nous donnerons comme exemple de ce mode de préparation les *sirops de gentiane*, de *douce amère*, de *saponaire*, de *guimauve*.

On prépare de la même manière, mais en substituant à l'infusion le suc exprimé et filtré des plantes fraîchement récoltées, les *sirops de fumeterre*, de *bourrache*, etc.

Les sirops qui ont pour base des eaux distillées,

des infusions aromatiques, des liquides alcooliques, se préparent en faisant dissoudre le sucre pulvérisé dans ces liquides renfermés dans un vase bien clos, que l'on expose à la chaleur du bain-marie. Lorsque le sirop est complètement refroidi, on le clarifie en le filtrant au papier dans des entonnoirs couverts. Tel est le mode de préparation des *sirops de fleurs d'oranger*, de *menthe*, de *baume de Tolu*, de *safran*, de *quinquina au vin*, et autres analogues.

C'est aussi par solution que se préparent les sirops de sucs de fruits acides, de *groseilles*, *framboises*, *cerises*, etc.; mais on fait bouillir légèrement et la clarification s'opère d'elle-même. Comme ces sucs ont déjà par eux-mêmes une densité assez considérable, on emploie une moindre proportion de sucre, c'est-à-dire de 900 à 940 grammes pour 500 grammes de suc de fruits.

Enfin il est des sirops qui, ayant pour base plusieurs substances médicamenteuses, exigent un mode de préparation plus compliqué, et en rapport avec la nature diverse des principes actifs qui doivent communiquer leurs propriétés au sirop qu'on veut obtenir. Prenons pour exemple le *sirop antiscorbutique*. On pile du raifort, du cresson, du cochléaria, on coupe par tranches des oranges amères, on concasse de la cannelle, et on met le tout en macération dans du vin blanc, en observant les proportions relatives indiquées au codex ; on distille ensuite au bain-marie, et on obtient un liquide alcoolique chargé du principe volatil, âcre et odorant de plantes antiscorbutiques. On en prépare un sirop en y faisant fondre le double de son poids de sucre dans un vase fermé, ainsi que nous l'avons indiqué plus haut; on passe au blanchet le liquide resté dans le bain-marie, et on soumet les plantes à la presse; on ajoute à cette liqueur la quantité de sucre prescrite, et on prépare alors, par ébullition et clarification au blanc d'œufs, un second sirop qui contient les principes fixes amers, que l'on réunit au premier pour compléter la préparation du sirop antiscorbutique.

Les sirops fermentent facilement à une certaine température; ils doivent se conserver dans des vases bien remplis et placés dans un endroit frais; contrairement à l'opinion des anciens pharmacologistes, aussitôt leur préparation il faut les introduire, le plus chaud possible, dans des bouteilles que l'on bouche et que l'on goudronne immédiatement; on les place ainsi dans les mêmes conditions de durée que les sucs de fruits conservés par le procédé d'Appert; c'est un procédé, comme chacun sait, très-simple et très-efficace. Véz.

SIRVENS, SIWINS (V. *Sibrens*.).

SODA. (V. *Pyrosis*.)

SODA-WATER (*hyg.* et *pharm.*), s. m. On donne ce nom à une boisson préparée avec le bicarbonate de soude et l'eau saturée d'acide carbonique ; le soda-water, qui est d'origine anglaise, ainsi que l'indique son nom qui signifie eau de soude, est très-usité après le repas chez nos voisins d'outre-Manche ; il favorise la digestion en stimulant légèrement l'estomac, il agit comme l'eau de Seltz unie aux pastilles de Darcet ; mais il a surtout de l'analogie avec l'eau de Vichy ; on le prépare avec bicarbonate de soude, 1 à 2 grammes, eau gazeuse chargée d'acide carbonique à quatre volumes, au litre. Le soda-water peut convenir dans certaine gastralgie, dans quelques affections de la vessie et dans la gravelle. **J. B.**

SODIUM (*chim.*), s. m.; c'est le nom du métal radical de la *soude;* il fut découvert par Davy, en 1806. (V. *Soude.*)

SOIF (*physiol.*), s. f., *sitis.* Le besoin de réparer les pertes continuelles que nous faisons de la partie liquide du sang par les sueurs, les urines, etc., est annoncé par une sensation particulière appelée *soif*. Elle est de deux sortes: l'une qui a lieu pendant les repas et qui résulte du besoin qu'ont les aliments solides d'être délayés; la seconde a lieu dans les intervalles des repas, c'est celle qui nous occupe ici. Elle varie suivant l'état de santé ou de maladie. Les affections dans lesquelles il y a réaction fébrile vive, sont ordinairement caractérisées par une soif très-intense; il y a ordinairement aussi de la soif quand le sujet a fait des pertes considérables de liquides par les sueurs, les urines, les selles; de là la soif inextinguible des diabétiques et des cholériques. Ce besoin est un des plus impérieux de l'économie; quand on ne peut y satisfaire, la sensation, dont le siège paraît résider dans le pharynx, se change en une véritable douleur, la bouche et l'arrière-gorge se sèchent et peuvent devenir le siège de phlegmasie et même de gangrène; en même temps le sujet est en proie à une exaltation extrême portée dans certains cas jusqu'au délire frénétique, dont la mort est la terminaison terrible et inévitable. Le siège de la soif paraît résider dans l'arrière-gorge; le fait est que des applications faites sur cette partie la calment; mais cette sensation est également calmée, quel que soit le mode d'introduction de l'eau, par les injections dans les veines, par les bains, etc. Quant à sa cause essentielle, on a proposé différentes hypothèses dont aucune n'est à l'abri d'objections. **J. B.**

SOLAIRE (PLEXUS). (V. *Sympathique* [*grand*].)

SOLÉAIRE (*anat.*), s. m., *soleus*, de *solea*, semelle. On donne ce nom à un muscle très-puissant situé à la partie postérieure de la jambe et dont la forme ressemble assez à celle d'une semelle de soulier; il est large, aplati, presque ovale en haut; il se fixe au bord postérieur et supérieur du péroné et à la partie interne postérieure et supérieure du tibia. En bas, il se termine par un large tendon qui se réunit à celui des muscles jumeaux, et sous le nom de tendon d'Achille, se fixe à la partie postérieure du calcaneum. Ce muscle sert à étendre le pied sur la jambe; c'est un des agents les plus puissants de la station, de la marche et du saut. **J. B.**

SOLIDISME (*méd.*), s. m., de *solidus*, solide, qui a de la fermeté, de la consistance, opposé à *humeur* ou *liquide.* Le corps humain, en tant que matière, est formé de solides et de liquides; de là deux grandes doctrines, entre lesquelles se sont partagés les médecins à différentes époques. Les uns, plaçant le point de départ des maladies dans les humeurs, ont pris le nom d'humoristes; l'ensemble de leur doctrine constitue l'*humorisme*. (Voy. ce mot.) Les autres ont attribué la cause des maladies aux altérations des solides; ils ont pris le nom de solidistes, et leur système celui de *solidisme*. Enfin, on doit compter une troisième secte, celle des auteurs qui ont été chercher en dehors de la matière la source de leurs explications; ce sont les animistes ou vitalistes. Il en a été parlé au mot animisme. Nous allons compléter ici ce qui a été dit aux deux articles cités plus haut, en passant rapidement en revue les principaux systèmes enfantés par le solidisme.

Cette doctrine remonte à Érasistrate, un des fondateurs de la fameuse école d'Alexandrie et rival d'Hérophile. Erasistrate regarde les nerfs, les veines, les artères comme le siège de toutes nos maladies. De l'air circule dans les vaisseaux artériels, et du sang dans les veines; si le sang vient prendre la place de l'air, il en résultera des inflammations, la fièvre, etc. Plus tard, Asclépiade jeta les fondements d'un système qui s'est encore reproduit de nos jours sous une forme différente; je veux parler du méthodisme, qui fut surtout développé par son disciple Thémison de Laodicée. Suivant eux, la régularité des fonctions s'accomplit sous l'influence d'une propriété particulière des tissus organisés, et qu'il nomme *tonicité*, et par les relations sympathiques qui s'établissent entre les différents organes. Si la tonicité est augmentée, il y a resserrement du tissu organique (*strictum*); si, au contraire, elle est diminuée, il y a relâchement (*laxum*). Thémison n'admettait donc que deux groupes principaux de maladies; cependant, comme il observait quelquefois des phénomènes de resserrement dans une partie, alors qu'il y avait relâchement dans une autre, il admit, sous le nom de *mixtum* (mixte), un troisième groupe dans lequel se rangeraient ces cas de complication. Le méthodisme s'éteignit dans les premiers siècles du moyen-âge, écrasé sous le système de Galien qui n'admettait pas seulement les altérations des humeurs, comme on l'a prétendu à tort, mais qui, en sa qualité d'éclectique, reconnaissait aussi les lésions des solides; mais nous ne parlons que des solidistes purs. Malgré les efforts de P. Alpin (1611), ce n'est que vers la fin du XVIIe siècle que les solidistes reparaissent dans la personne de Baglivi, qui admet deux sortes de maladies des solides, par tension ou par relâchement, puis dans celle de Fréd. Hoffmann, qui ne veut voir dans la pathologie que le *spasme* et l'*atonie*, lésions qui ont leur origine dans le système nerveux. Cullen adopta les idées d'Hoffmann, et sa *Nosologie* repose entièrement sur cette base. Deux hommes célèbres, dont les doctrines se sont succédé presque sans intervalle, ont, sous des noms différents, reproduit les mêmes principes. Brown avance que la vie s'entretient par une propriété de la matière qu'il nomme incitabilité (c'est la tonicité de Thémison); son exagération ou *sthénie* (*strictum* des méthodistes), son affaiblissement ou *asthénie* (*laxum*), sont la source de toutes les maladies. Broussais prend le même point de départ, s'empare de l'*irritation* de Haller qu'il substitue à la sthénie de Brown, de même qu'il appelle abirritation l'*asthénie*, et voilà un système nouveau. Seulement comme nous l'avons dit ailleurs (V. *Irritation*), tandis que Brown voyait partout l'asthénie, Broussais voyait partout l'irritation. Les théories des médecins italiens modernes sur les stimulants et les contre-stimulants ne diffèrent guère de celle de Brown et de Broussais. C'est surtout sur l'action des médicaments qu'ils ont des idées à part, attribuant des propriétés affaiblissantes ou contre-stimulantes à une foule de substances que nous regardons comme stimulantes ; ils diffèrent encore de nous par les *doses* élevées auxquelles ils les administrent, par leurs idées sur la *tolérance*, etc. Cependant, il faut le dire, l'exactitude de leurs idées a déjà été vérifiée pour plusieurs substances.

Aujourd'hui les solidistes exclusifs sont peu nombreux ; ils forment encore une petite église à part sous le nom d'organiciens, refusant d'admettre comme cause des maladies, tout autre lésion que celle des solides ; mais les tendances éclectiques de notre époque se répandent de plus en plus, et la grande majorité des médecins reconnaît que, l'économie vivante offrant des *solides* et des *liquides* doués de *propriétés*, il peut y avoir trois ordres de lésions, suivant que les solides, les liquides ou les propriétés ou fonctions sont seules lésées, et c'est en effet ce que la raison avait dit depuis longtemps. Le vieil aphorisme est toujours vrai dans les sciences comme dans les mœurs et la politique : *in medio stat virtus.*

E. BEAUGRAND.

SOLITAIRE (VER). (V. *Tænia.*)

SOLUTION (*path.* et *chim.*), s f., *solutio.* Ce mot est pris en différentes acceptions en pathologie ; il signifie la terminaison, l'issue d'une maladie. On appelle, en chirurgie, solution de continuité toute lésion dans laquelle la continuité d'un organe se trouve interrompue par une division ; telles sont les plaies, les fractures.— Enfin, on appelle solution, en chimie, l'acte par lequel un corps solide passe à l'état liquide sous l'influence d'un liquide. C'est ainsi que le sucre, le sel sont en solution dans l'eau. J. B.

SOMMEIL (*physiol.*), s. m., *somnus.* Le sommeil est un état de repos des organes des sens et de l'intelligence, pendant lequel toutes les relations avec le monde extérieur sont interrompues, et les mouvements volontaires suspendus. Cet état de repos de l'organisme ne s'observe pas seulement chez les animaux, mais même chez les plantes. On voit en effet les végétaux qui, pendant la veille, tiennent la face supérieure de leurs feuilles tournée vers la lumière, les redresser pendant la nuit et les appliquer les unes contre les autres le long de la tige. Dans cet état, ils émettent de l'acide carbonique et absorbent de l'oxygène, tandis que c'est précisément le contraire dans la veille.

C'est ordinairement la nuit qui est le temps contraire au repos pour tout le règne organique. On conçoit, en effet, que, dans cette période, les excitants sont en bien moins grand nombre que pendant le jour. Cependant, les causes les plus puissantes du sommeil résident dans les corps organisés eux-mêmes, et consistent dans la fatigue qu'amène l'action longtemps prolongée des organes des sens et du mouvement. Certains individus font de la nuit le jour ; mais c'est le plus souvent aux dépens de leur santé. Il est cependant des animaux nocturnes qui normalement dorment pendant le jour.

Les personnes replètes et à tempérament sanguin, les jeunes sujets, sont plus particulièrement disposés au sommeil. On sait que les enfants nouveau-nés passent à dormir presque tout le temps qu'ils n'emploient pas à téter, fonction qu'ils accomplissent même parfois tout en dormant. Certaines circonstances peuvent provoquer le sommeil : un repas copieux, l'abus des boissons alcooliques, et enfin, les narcotiques ou hypnotiques.

Tout le monde connaît les phénomènes qui annoncent le sommeil : les yeux se voilent, la pensée s'alourdit, les membres cessent d'obéir à l'influence de la volonté, qui, elle-même, est réduite à l'inaction, les paupières s'appesantissent ; enfin, tout semble s'anéantir, et on tombe dans le sommeil. Dans cet état, les actions organiques continuent à s'accomplir, mais avec moins d'activité ; la digestion, commencée pendant la veille, s'achève ; les battements du cœur et les mouvements respiratoires sont moins fréquents ; la calorification diminue ; aussi, quand on dort, a-t-on besoin d'une température plus élevée que pendant la veille. Les sécrétions ont lieu, mais moins abondantes, les absorptions continuent.

Souvent, surtout dans la première période du sommeil, les idées sont complètement éteintes. Mais assez souvent aussi, surtout chez les personnes nerveuses, quand l'esprit a été pendant le jour vivement préoccupé de pensées tristes ou gaies, d'un travail important, etc., les idées continuent de se produire : il y a ce qu'on appelle des rêves, des songes. Ces rêves ne sont autre chose que la reproduction des idées acquises par les sens pendant la veille. Ainsi, les évènements bizarres ou naturels, heurtés, saccadés, interrompus ou suivis, qui se présentent à nous dans les rêves, ne sont que des composés d'idées ou de faits qui nous sont arrivés, que nous avons lus, vus, et auxquels nous avons pensé ; de même que les romans ne sont que des composés imaginaires d'évènements et de caractères réels, disposés dans un ordre particulier, suivant le génie de l'auteur. Une circonstance assez ordinaire dans les songes, quand on perçoit une sensation quelconque, c'est de la rapporter à l'une des causes qui, dans l'état de veille, auraient pu la produire. Ainsi, que nous éprouvions une douleur spontanée ou accidentelle dans une partie, et nous nous imaginerons que nous y avons reçu un coup, une blessure, et, le cerveau, brodant sur ce thème, nous représentera une querelle, une rixe, une chute, etc., qui amènera la lésion nécessaire pour expliquer la douleur. L'excitation des parties génitales, ordinairement occasionnée par la continence et accrue par la chaleur du lit, nous entraîne à des rêves lascifs, dans lesquels nous réalisons par la pensée l'acte qui doit satisfaire nos désirs. On a beaucoup parlé de pressentiments qui se sont manifestés dans les rêves. Tel évènement qui nous était arrivé en dormant nous arrive réellement tôt ou tard... On conçoit parfaitement que dans la multitude d'aventures qui se déroulent pendant les rêves, le hasard peut bien faire que des coïncidences plus ou moins exactes, plus ou moins forcées, s'établissent entre le songe et la réalité. Mais les esprits sérieux ne peuvent voir là qu'une coïncidence toute fortuite, sur laquelle on s'est arrêté par suite de ce penchant de l'esprit à généraliser les faits exceptionnels ou accidentels qui nous frappent d'autant plus vivement qu'ils sont plus rares. Nous nous en tenons rigoureusement à l'adage trivial : *Tous les songes sont mensonges.* Quant au *somnambulisme*, voy. ce mot.

Tantôt, au réveil, nous avons un souvenir exact de ce qui nous est arrivé pendant notre sommeil, tantôt ce souvenir s'efface et disparaît entièrement. Ce réveil est tantôt calme et paisible : c'est la cessation du sommeil ; tantôt il est brusque, instantané ; il a lieu, comme on le dit, en sursaut : c'est ce qui arrive souvent dans les rêves pénibles. En tout cas, une fois le sujet rendu au monde extérieur, les idées renaissent, les membres engourdis reprennent leur activité après quelques mouvements de flexion et d'extension, par lesquels ils semblent essayer leurs ressorts. L'homme rentre alors dans l'activité qui constitue la veille.

La durée du sommeil est très-variable, suivant les individus et les âges. Certaines personnes dorment à peine deux ou trois heures par nuit ; d'autres, au contraire, huit à dix heures ; mais la durée moyenne du sommeil chez l'homme adulte est de six à sept heures. Chez les vieillards, le sommeil est très-court, inquiet, interrompu, tandis que chez les enfants, il est très-long et continu. Les auteurs ont rapporté quelques exemples très-curieux de sujets qui ont dormi pendant des mois, des années même, se réveillant de temps en temps pour manger, et se replongeant aussitôt dans le sommeil. Malheureusement, tous ces faits n'ont pas un cachet d'authenticité qui puisse les faire admettre sans discussion.

A côté du sommeil, on peut placer les engourdissements que certains animaux éprouvent pendant une partie de l'année : les loirs pendant l'été ; les ours, les marmottes, etc., pendant l'hiver.

Un mot sur les particularités que présente le sommeil au point de vue pathologique. Il est ordinairement troublé ou même suspendu dans les affections aiguës, surtout celles qui s'accompagnent de douleurs, comme les rhumatismes, ou quand il y a une grande exaltation du système nerveux. On sait que les fous, les maniaques dorment peu. Le sommeil est généralement interrompu par un réveil en sursaut dans les maladies du cœur. Il est, au contraire, lourd, pesant dans certaines affections cérébrales, avec compression du cerveau ; le sujet tombe alors dans un état particulier désigné sous le nom de *côma*. (Voy. ce mot.)   BEAUGRAND.

SOMNAMBULE (*physiol. path.*), adj., de *somnus*, sommeil, et *ambulare*, se promener, littéralement qui se promène en dormant. Cette expression s'applique à l'état de certains individus qui, étant endormis, se lèvent, marchent, et peuvent faire toutes les actions d'un homme éveillé. On les appelle aussi quelquefois *noctambules* ; mais cet adjectif, dont le sens est *qui marche* pendant la nuit, s'appliquant tout aussi bien à ceux qui sont éveillés qu'à ceux qui dorment, ne saurait être accepté. Enfin on appelle *somniloques* ceux qui parlent en dormant. C'est là le premier degré du somnambulisme, et qui le précède souvent. On sait que beaucoup de personnes causent pendant leur sommeil, et répondent pertinemment aux questions qui leur sont adressées.

Le somnambulisme est *naturel*, c'est-à-dire qu'il se développe spontanément ; ou bien il est provoqué par certaines manœuvres, c'est le *somnambulisme artificiel* ou *magnétisme* animal.

§ *Du somnambulisme naturel.* — On trouve dans les auteurs une multitude de récits plus ou moins authentiques, des actions curieuses et extraordinaires auxquelles se seraient livrés certains somnambules. Dans l'impossibilité de donner une description générale de ces diverses actions, et qui puisse s'appliquer à tous les cas, nous citerons quelques uns de ces faits. Nous n'avons que l'embarras du choix ; mais nous ne garantissons pas toujours l'exactitude de ces faits, qui ont été souvent recueillis par des personnes peu habituées à l'observation. Il faut enfin faire la part de l'amour du merveilleux, qui porte à grossir, à exagérer l'importance des phénomènes qui sortent de la ligne ordinaire.

Laudensis, jurisconsulte, rapporte qu'il a vu à Paris un Anglais qui avait coutume de monter en dormant sur le toit de la maison, et de s'en aller dans les églises les plus éloignées de chez lui. Marianus, autre jurisconsulte, raconte qu'il connaissait dans son voisinage une jeune fille qui, la nuit, sortait de son lit et pétrissait de la farine sans s'éveiller. Guill. Fabrice de Hilden, célèbre chirurgien du XVIIe siècle, rapporte qu'il y avait dans le district de Bâle (Suisse), une paysanne qui se levait souvent pendant la nuit, et faisait son ménage en dormant ; que quelquefois même, ainsi endormie, elle avait été trouver aux champs ceux qui y travaillaient. Voici quelques faits plus compliqués. Un écolier studieux, dit Gab. Clauder (*Eph. nat. cur. dec.* II. an 5, p. 380), avait eu de son maître plusieurs fois des thèmes à mettre en latin qu'il remettait à faire le matin ; mais en se levant au point du jour pour y travailler, il trouvait achevé ce qu'il avait laissé à faire. Surpris d'une chose aussi extraordinaire, il soupçonne que le diable y a part, et en avertit son maître, lequel recommande à deux de ses camarades de l'examiner attentivement pendant son sommeil. En effet, ils le virent, après une ou deux heures de sommeil, se lever, entrer dans la classe, où, en dormant et sans le savoir, il fit son thème ; après quoi il sortit et vint se recoucher. — Je connais, dit Henry de Heers, un vieillard avec lequel je suis lié depuis l'enfance ; il a fait des choses singulières en dormant. Comme il s'appliqua de bonne heure à la poésie, après avoir travaillé inutilement pendant le jour à retoucher des vers qu'il avait composés, il lui arriva de réussir mieux en dormant : il sortit de son lit, ouvrit son pupitre, écrivit, et relut plusieurs fois à haute voix ce qu'il venait d'écrire, et se donna de grands éloges accompagnés de grands éclats de rire... Ceux qui l'ont vu marcher et lire assurent qu'il avait *les yeux très-ouverts*. (*Bibl. choisie de méd.* Planque, art. *Somnambule*.)

Lorsque les somnambules sont dans des endroits dangereux, comme sur un toit, une fenêtre, ou suspendus à une corde, il ne faut pas les éveiller, dit Sennert, mais les laisser où ils sont, parce qu'ils tomberaient certainement et se tueraient. On a beaucoup parlé de l'adresse merveilleuse des somnambules, et beaucoup de personnes croient que, livrés à eux-mêmes, il ne leur arrive jamais d'accident. C'est là une grave erreur. Libavius a connu une servante somnambule, qui voulant mettre la tête à une fenêtre fermée, en brisa la vitre et se blessa. Le même rapporte qu'un tailleur, dans le même cas prit le rebord d'une fenêtre pour son lit, et voulant se recoucher tomba sur le pavé et fut longtemps à se remettre de sa chute. (Planque, *loc. cit.*) Une jeune fille, dit notre collaborateur M. Deslandes (*Manuel d'hygiène*, p. 530), se lève tout endormie, se dirige vers une cheminée, tombe, brise l'angle de la tablette de cette cheminée et se fracture plusieurs dents, etc. On doit donc approuver la conduite de ce seigneur italien sujet à des accès de somnambulisme, et qui faisait habituellement envelopper son lit d'un fort réseau en filet de cordes, ce qui l'empêchait d'en sortir et le forçait à s'éveiller par les efforts qu'il faisait pour s'en débarrasser.

Du reste, comme nous le disions, on a beaucoup exagéré ces phénomènes, surtout quand on a voulu les exploiter dans l'intérêt d'une doctrine; aussi faudrait-il bien se garder d'accepter sur parole tout ce que l'on raconte à cet égard. « J'ai vu, dit Voltaire, un somnambule; mais il se contentait de se lever, de s'habiller, de faire la révérence, de danser le menuet assez proprement, après quoi il se déshabillait, se recouchait et continuait de dormir.

« Cela n'approche pas du somnambule de l'Encyclopédie. C'était un jeune séminariste qui se relevait pour composer un sermon en dormant, l'écrivait correctement, le relisait d'un bout à l'autre, ou du moins croyait le relire, y faisait des corrections, raturait des lignes, en substituait d'autres, remettait à sa place un mot oublié; composait de la musique, la notait exactement, après avoir réglé son papier avec sa canne, et plaçait les paroles sous les notes sans se tromper, etc., etc.

« Il est dit, continue le sceptique philosophe, qu'un archevêque de Bordeaux a été témoin de toutes ces opérations et de beaucoup d'autres aussi étonnantes. Il serait à souhaiter que ce prélat eût donné lui-même son attestation, signée de ses grands vicaires ou du moins de monsieur son secrétaire. » (*Dict. philos.*, art. *Somnambule*).

C'est en effet là ce qui manque le plus souvent, c'est l'autorité d'un nom qui garantisse l'exactitude des faits; et notez bien que ce sont toujours les faits les plus extraordinaires qui se glissent ainsi sans ce cachet d'authenticité que Voltaire exigeait avec tant de raison. Nous devons ajouter que les somnambules qui lisent ainsi ou écrivent, le font les yeux tout grands ouverts, et souvent allument une chandelle ou une lampe pour s'éclairer. Ils se *placent donc dans la même condition que les individus éveillés.* Quant à l'explication du phénomène, nous disons avec Voltaire, qu'un somnambule est un homme qui *songe* plus fortement qu'un autre. Ainsi c'est un *rêve en action*, et pas autre chose.

Somnambulisme artificiel. — Sous ce nom, ou plutôt sous celui de *magnétisme animal*, on a désigné plusieurs phénomènes bizarres, exceptionnels, miraculeux du système nerveux, attribués à certaines manœuvres particulières qui jettent le sujet dans un sommeil artificiel.

Tout le monde connaît le baquet de Mesmer et les jongleries à l'aide desquelles le célèbre Allemand agissait sur ses magnétisés. Aujourd'hui c'est au moyen de *passes*, c'est-à-dire de mouvements de la main au devant du visage et du corps du sujet, que l'on obtient ce sommeil extraordinaire, pendant lequel s'accomplissent tant de miracles. Ce livre étant destiné aux questions utiles et scientifiques, n'admet pas les longs détails dans lesquels il faudrait entrer pour tracer l'histoire complète du magnétisme animal; aussi devons-nous nous borner à un court résumé des faits. Nous en ferons deux catégories où nous rangerons : 1° ceux qui paraissent assez bien démontrés; 2° ceux qui ne sont nullement prouvés.

1° La personne soumise aux passes magnétiques est prise de bâillements, de pandiculations, et s'endort : pendant son sommeil elle peut parler, entendre les questions qu'on lui adresse, y répondre, se lever, marcher, se rasseoir, etc.; elle éprouve quelquefois des malaises, des mouvements convulsifs. Disons tout de suite que les passes ne produisent ces effets que sur un petit nombre de personnes délicates, nerveuses, impressionnables, sur des femmes particulièrement; mais que, dans la grande majorité des cas et sur les sujets du sexe masculin et les individus bien constitués, ces manœuvres demeurent sans effet.

2° Quant aux faits que nous ne pouvons admettre, non pas seulement parce qu'ils sont contraires aux lois bien connues de la nature, mais *parce qu'ils n'ont jamais pu être authentiquement démontrés*, nous noterons comme tels la vue sans le secours des yeux, soit de près, soit à distance, et à travers des corps opaques, la prophétisation, la divination de la pensée, ou le diagnostic de la nature et du siège des maladies par des individus qui n'ont pas étudié la médecine. Nous le savons, beaucoup de personnes de très-bonne foi ont croyance dans ces phénomènes; mais bien que nous respections leur conviction, parce qu'elle est sincère et désintéressée, nous ne pouvons nous empêcher de leur dire qu'elles se trompent, ou plutôt qu'elles ont été trompées par l'adresse et les ruses des somnambules. *Observer* et *voir* sont, on l'a déjà dit, deux choses fort différentes, et le talent de bien observer n'est pas donné à tout le monde; c'est là une science qui a ses règles et ses principes. Eh bien! les personnes du monde, généralement amies du merveilleux, sont dans de très-mauvaises conditions pour observer rigoureusement; ce que nous avons vu dans plusieurs séances de magnétisme nous l'a bien démontré.

Dans ces dernières années, M. le docteur Burdin, membre de l'Académie de médecine, proposa un prix de trois mille francs pour le somnambule qui serait reconnu capable de lire sans le secours des yeux. Le concours resta ouvert pendant trois ans. Quelques champions, et notamment mademoiselle Pigeaire, se présentèrent pour le disputer; mais ils échouèrent complétement devant la commission nommée pour décerner la récompense promise. Dans les différentes expériences qui eurent lieu chez le docteur Frappart, on observa plusieurs somnambules qui semblaient répondre aux conditions du programme : ainsi, plusieurs lisaient ou jouaient aux cartes avec un bandeau ou des pièces de taffetas d'Angleterre sur les yeux; mais on ne tarda pas à reconnaître que le bandeau se dérangeait, que les pièces de taffetas se décollaient. M. le professeur Gerdy d'abord, puis MM. Peisse et Dechambre, répétèrent ces expériences sur eux-mêmes, et, parfaitement éveillés, ils purent accomplir les mêmes prodiges que les somnambules. Depuis cette grande déconvenue, le magnétisme, banni de la science, s'est réfugié dans les salons, où il est destiné à concourir, avec les cosmoteurs, à l'amusement des gens désœuvrés.

Disons-le en terminant, si les miracles du magnétisme étaient vrais, ils seraient admis aujourd'hui, depuis plus de 60 ans qu'on lutte pour les faire accepter. Les grandes vérités, et il en est très-peu qui aient été repoussées dès l'abord, n'ont jamais été si longtemps à se produire et à prendre rang dans les sciences. Parmi les faits certains que renferme la médecine, il en est à peine deux ou trois pour lesquels on ait combattu pendant plusieurs années; et quant à la vaccine que l'on cite parfois comme exemple de la difficulté que l'on éprouve à faire accepter la vérité par les corps savants, on sait qu'au bout de *quatre ans* elle était admise, pratiquée et propagée par tout ce que la médecine comptait d'hommes éminents. Les faits extraordinaires du magnétisme doivent donc être comparés, non à ces grandes découvertes, mais à quelques chimères encore poursuivies par certains esprits, telles que la quadrature du cercle et la pierre philosophale.

J.-P. BEAUDE.

SOMNAMBULISME (V. *Somnambule.*)

SOMNIFÈRE (*mat. méd.*), adj., *somnifer*, qui provoque le sommeil. Nom donné à certaines substances médicamenteuses qui possèdent cette propriété. (V. *Narcotiques*.)

SOMNOLENCE (*path.*), s. f. C'est un état intermédiaire entre le sommeil et la veille; la somnolence se manifeste surtout dans les affections des organes cérébraux; c'est généralement un symptôme grave, surtout chez les enfants.

SON (*phys.*), s. m., *sonus*. C'est le mouvement vibratoire d'un corps élastique, qui, transmis par l'air, vient faire impression sur l'organe de l'ouïe. Pour l'histoire physique et physiologique du son, voyez l'article *Audition* de notre savant collaborateur M. Gerdy.

SON (*mat. méd.*), s. f. C'est l'enveloppe ou périsperme des céréales lorsqu'il a été brisé par la meule; il sert ordinairement à la nourriture du bétail; la décoction de son est quelquefois employée en lavement, et elle est légèrement laxative et émolliente. L'eau de son s'emploie en bain: elle est adoucissante. Le son doit ses propriétés à la farine qu'il contient encore malgré le bluttage.

SONDE (*chir.*), s. f., *specillum*. On appelle sonde un instrument de chirurgie consistant ordinairement en une tige métallique plus ou moins longue, pleine ou creuse, diversement configurée et destinée à être introduite dans les cavités naturelles ou accidentelles du corps, soit pour en explorer la forme ou le contenu, soit pour remplir une indication curative. On connaît un grand nombre de sondes, destinées à différents usages. La sonde que l'on introduit dans la vessie est un tube d'argent ou de gomme élastique creux et fermé à l'une de ses extrémités, ouvert par l'autre. La portion fermée est destinée à être introduite dans la vessie; elle est courte et percée latéralement de deux trous ou *yeux* par lesquels l'urine doit sortir. Un stylet glisse dans la sonde: c'est le mandrin. Pour l'introduction de cet instrument, voyez *Cathétérisme*. La sonde peut être droite. Pour les détails des variétés infinies que peuvent présenter les différentes espèces de sondes, nous ne pouvons que renvoyer aux traités de chirurgie.

J. B.

SONDER (*chir.*), v. a. C'est proprement introduire une sonde dans un organe; mais il s'applique surtout à l'urèthre (V. *Cathétérisme*).

SOPHISTICATION (*pharm.*), s. f., *sophisticatio*, synonyme d'altération (Voy. ce mot).

SOPORATIF (V. *Narcotique*).

SOPOREUX (*path.*), adj., *soporosa*, de *sopor*, sommeil. On appelle maladies soporeuses celles qui sont caractérisées par un état d'assoupissement ou même de côma plus ou moins profond.

SORBIER (*bot.*), s. m., *sorbus*, genre de plantes de la famille des Rosacées, J.; icosandrie trigynie, L. Le cormier, *sorbus domestica*, et le sorbier à fruits rouges ou sorbier des oiseleurs, *sorbus acuparia*, sont utilisés pour préparer certaines boissons qui sont produites par la fermentation des fruits mis en macération dans l'eau pendant un certain nombre de jours. Ces boissons sont un peu sucrées et acidules; il est des contrées en France où on en fait usage. Elles ne causent pas d'inconvénients, excepté lorsqu'elles sont trop acides, ce qui a lieu par un excès de fermentation. On retire de cette espèce de cidre une eau-de-vie de médiocre qualité, dont on fait usage dans le nord de l'Europe. On fait aussi en Suède, dit-on, du pain avec les fruits, après les avoir séchés et pulvérisés. M. Sauvan, pharmacien à Montpellier, a proposé, il y a peu de temps, l'emploi des sorbes en sirop, destinés à être employés dans la dysenterie et la diarrhée chronique; on prépare ce sirop avec 1,000 grammes de suc de sorbes et 1,750 grammes de sucre; ce sirop est astringent et contient de l'acide malique.

J.-B.

SORDIDE (*path.*), adj., *sordidus*, de *sordere*, être malpropre. On appelle ulcères sordides des ulcérations à fond grisâtre, à bords renversés, et fournissant une suppuration sanieuse, fétide et de mauvaise nature.

SOUBRESAUT (*path.*), s. m., *subsaltus*. C'est un mouvement brusque et involontaire des muscles et des tendons qui s'observe surtout dans les affections cérébrales, dans les fièvres de mauvais caractère, etc.

SOUCHET (*mat. méd.*), s. m., *cyperus*, de la famille des Cypéracées, J.; triandrie monogynie, L. Trois espèces sont usitées: — *Souchet long* (*cyperus longus*). Cette plante se trouve au bord des ruisseaux, dans les contrées méridionales et tempérées de l'Europe; sa racine, ou rizome, rampe obliquement sous la terre; elle est brunâtre, rameuse, cylindrique, marquée d'anneaux, recouverte d'une écorce roussâtre et offrant intérieurement un parenchyme de la même couleur. Elle présente une odeur aromatique et une saveur également aromatique et amère. Elle jouit de propriétés stimulantes. Elle n'est guère employée aujourd'hui que par les parfumeurs. Lorsqu'elle a été soumise à une légère torréfaction, elle exhale une odeur fort agréable et a été proposée comme un succédané du café.

Souchet rond, cyperus rotundus. La racine

se présente sous forme de tubercules arrondies, réunies par une racine ligneuse. L'odeur est légèrement aromatique ; cuit, il peut servir à l'alimentation. Cette plante nous vient d'Egypte.

Souchet comestible, *cyperus esculentus*. Les rizomes sont formées de fibres menues, à l'extrémité desquelles se trouvent des tubercules arrondis contenant une matière amylacée qui les rend comestibles.   **J. B.**

SOUCI (*mat. méd.*), s. m., *calendula*, famille des Synanthérées, J.; syngénésie superflue, L. — Le *souci officinal* (*calendula officinalis*) est une plante indigène annuelle qui croît dans les lieux cultivés, et dont les sommités fleuries, douées d'une saveur amère, ont été employées comme stimulantes et surtout comme emménagogues. Le *souci des champs* (*calendula arvensis*) peut être employé aux mêmes usages. On fait infuser une pincée des fleurs dans 500 gr. d'eau bouillante.   **J. B.**

SOUDE (*chim. et pharm.*), s. f., *soda*. On appelle ainsi le résultat de la combinaison de l'oxygène avec le sodium. La soude existe naturellement en grande quantité dans différentes plantes marines, et notamment dans le *salsola-soda*, le *salicornia*, de la famille des *atriplicées* et dans les *varecs*. Enfin elle forme la base du sel marin ou sel gemme si abondamment répandu dans la nature. Les eaux minérales contiennent la soude à l'état de sulfate, de carbonate, d'hydrochlorate et même de silicate. Les immenses gisements de sel gemme sont formés principalement d'hydrochlorates. De même que pour l'oxyde de potassium, on distingue plusieurs sortes de soudes.

Soude du commerce. Elle est formée de carbonate de soude, auquel il faut joindre différents sels qui existaient dans les plantes d'où on la tire. On l'obtient, comme la potasse, de la combustion et de la calcination de ces mêmes plantes. Aujourd'hui, on ne connaît plus guère que la *soude factice*, qui se prépare en décomposant le sel marin ou hydrochlorate de soude par l'acide sulfurique, et en traitant le sulfate de soude ainsi obtenu, par le charbon et de la craie, dans des fours disposés à cet effet.

Soude à la chaux. Elle résulte du traitement par la chaux, de la soude obtenue des cendres sodifères ou du carbonate de soude du commerce; le procédé est le même que pour la préparation de la potasse. (Voy. ce mot).

Soude à l'alcool. C'est la préparation précédente purifiée par sa dissolution dans l'alcool. Pour ces deux préparations, voy. *Potasse.* La manipulation est exactement la même. Ces différents produits sont toujours à l'état d'hydrate, c'est-à-dire qu'ils contiennent une proportion d'eau évaluée à 22 pour 100. Leur avidité pour l'eau est extrême.

La soude pourrait être très-facilement confondue avec la potasse, dont elle présente l'aspect physique ; mais différents caractères chimiques l'en séparent : ainsi, la solution concentrée de potasse précipite en jaune-orangé par le bichlorure de platine, et celle de soude ne donne aucun précipité. Quelques gouttes de la première, ajoutées aux solutions d'acide tartrique, donnent par l'agitation un précipité blanc, cristallisé, de bi-tartrate de po-

tasse ; tandis que la solution de soude ne produit pas de précipité dans les mêmes conditions.

Les usages de la soude sont encore les mêmes que ceux de la potasse, soit comme caustique, soit pour préparer les savons ; mais la potasse est beaucoup plus usitée par les chirurgiens, tandis que, pour la saponification, on préfère la soude; enfin elle entre dans la composition des glaces et du verre ordinaire.

Sels de soude. — Les acides forment avec la soude différents sels qu'il est important de mentionner à cause de leurs usages en médecine. Ces sels sont en général plus solubles que ceux de potasse ; ils sont incolores, d'une saveur salée et amère ; leur solution n'est point précipitée par les carbonates solubles, ce qui les distingue des sels de lithine, ni par le chlorure de platine, ce qui les distingue des sels de potasse.

Les sels de soude ont donc des caractères pour ainsi dire négatifs, et l'on conclut l'existence de la soude dans un sel, par l'absence de réaction de la base.

L'acide carbonique forme trois sortes d'espèces de sels bien distinctes. — Le *sous-carbonate*, qui forme la base de la soude du commerce : il se trouve naturellement en dissolution dans certains lacs, et dans les cendres des plantes marines ; le *sesqui carbonate*, peu usité ; le *bicarbonate*, il existe naturellement en solution dans les eaux de Vichy et du Mont-Dore, et dans toutes les eaux minérales qui contiennent de la soude et de l'acide carbonique. Il s'obtient artificiellement en faisant passer un courant d'acide carbonique à travers des cristaux de sous-carbonate de soude qui, après s'être combinés avec ces gaz, abandonnent une partie de leur eau de cristallisation et deviennent efflorescents ; ils contiennent le double d'acide carbonique. L'utilité de ce sel dans le traitement des affections calculeuses, est un fait aujourd'hui hors de contestation ; la dose est de 4 à 5 grammes par litre d'eau, à prendre dans les vingt-quatre heures. A petite dose, c'est un excellent digestif, qui favorise et excite les forces de l'estomac sans l'irriter ; aussi a-t-on mis cette propriété à profit dans la composition des *pastilles de Darcet* ou de *Vichy*, dont chacune contient cinq centigrammes (1 grain) de bi-carbonate. Enfin, le bi-carbonate est encore usité pour retarder la coagulation du lait. (Voy. ce mot.)

Le *sulfate de soude* ou *sel de Glauber*, *sel admirable* des anciens chimistes, existe à l'état solide, sous forme pulvérulente, ou en masses cristallisées, dans le voisinage de certaines eaux minérales, et en dissolution dans celles de Püllna, de Sedlitz et un grand nombre d'autres, auxquelles il communique des propriétés purgatives. Le sulfate de soude est une des substances purgatives dont on fait le plus habituellement usage ; on le donne à la dose de 30 à 60 gr. en dissolution dans une bouteille d'eau, à boire en plusieurs verres ou dans quelques tasses de bouillon aux herbes. Son action est constante et peu irritante pour les voies digestives. Le *phosphate de soude* jouit des mêmes propriétés ; il est encore plus doux que le précédent, et s'administre aux mêmes doses. Enfin, c'est encore comme purgatif que le *tartrate de potasse et de soude* ou *sel de Seignette*, est employé en médecine.

Le *sous-borate de soude*, connu dans le commerce

sous le nom de *borax*, est astringent ; on en fait un gargarisme assez souvent administré contre les angines qui se prolongent, et contre les ulcérations aphtheuses de la bouche et de la gorge. Ce gargarisme est composé de 2 à 4 grammes de borax pour 250 grammes d'eau. On en fait aussi des lotions dans certains cas de dartres farineuses, d'éphélides avec prurit, etc.

Sous le nom d'*hydrochlorate*, de *chlorhydrate*, de *muriate de soude*, de *sel commun* ou *sel marin*, *sel de cuisine*, on désigne un composé qui présente les caractères des sels, et que cependant les chimistes modernes regardent comme un *chlorure de sodium*, c'est-à-dire un simple composé binaire de *chlore et de sodium*. Ce composé existe très-abondamment dans la nature, soit à l'état solide et formant des masses immenses, qui constituent des mines exploitées dans certains pays, surtout en Pologne et en Allemagne (c'est ce qu'on nomme le sel gemme) ; soit à l'état de dissolution, dans les eaux de la mer, de quelques grands lacs ou des sources salées. Tout le monde connaît les usages du sel, tant pour la conservation des viandes, que comme assaisonnement pour les aliments. Le sel relève le goût fade de la plupart des substances alimentaires, et facilite les digestions. En médecine, on l'emploie quelquefois comme purgatif, surtout en lavement. On l'a conseillé contre la phthisie, mais sans plus de succès qu'une foule d'autres substances. (V. *Condiment*.)

J.-P. Beaude.

SOUFRE (*chim.* et *mat. méd.*), s. m., en latin *sulfur* (tiré du grec *olon* tout, *pur* feu), et en grec *théion*. Ce corps, très-abondamment répandu dans la nature, a été connu de toute antiquité. Il existe : 1° à l'état de liberté et en masses cristallisées ; c'est le *soufre natif*. On le rencontre ainsi dans le voisinage des volcans, particulièrement auprès du Vésuve, de l'Etna, de l'Hécla en Islande, etc. ; 2° à l'état de combinaison avec différents métaux, ce sont les *sulfures naturels*, ou *pyrites* quand l'association a lieu avec le fer. Enfin, combiné avec l'oxygène, il constitue des acides qui forment, avec un grand nombre d'oxydes métalliques, des sels (sulfates) très-répandus dans la nature.

Certaines eaux minérales contiennent du soufre combiné avec l'hydrogène, ce qui leur donne une odeur et des propriétés particulières. Le soufre entre dans la composition de certaines plantes, telles que les crucifères, les légumineuses liliacées, et dans quelques produits animaux, les œufs, les matières fécales, etc.

Le soufre est solide, d'un beau jaune citron, cassant à cassure vitreuse, inodore, insipide ; frotté, il devient électro-résineux. Sa densité, comparée à celle de l'eau, est 1,99. Il fond vers 105 à 106 degrés ; à une température plus élevée, à 180°, il devient pâteux. Si, lorsque, après avoir été fondu, et que par le refroidissement il commence à se solidifier, on rompt la croûte qui se forme, et qu'on laisse écouler la partie liquide qui se trouve au centre, on voit les parois du vase dans lequel la fusion a été opérée, tapissées d'aiguilles prismatiques jaunes, disposées très-régulièrement. Maintenu pendant quelque temps à une température comprise entre 220 et 250 cent., le soufre acquiert une mollesse qu'il conserve pendant plusieurs jours après son refroidisse-

ment, ce qui le rend très-apte à prendre des empreintes. Il se volatilise à 316°. Enfin, quand il brûle au contact de l'air, il dégage une flamme bleue et donne naissance à du gaz acide sulfureux, reconnaissable à son odeur piquante.

Mis en rapport avec différents corps, le soufre s'unit à eux pour former des composés qui, pour la plupart, jouent un grand rôle dans la chimie et dans la thérapeutique. Ainsi, avec l'oxygène, il forme des acides dont le nombre est aujourd'hui porté à six, par les recherches des chimistes modernes ; ce sont les acides sulfurique, hypo-sulfurique, sulf-hypo-sulfurique, hypo-sulfurique bi-sulfuré, sulfureux et hypo-sulfureux. Avec l'hydrogène, il forme l'acide sulfhydrique, autrefois hydrogène sulfuré ; avec les métalloïdes, les métaux et des oxydes métalliques, il donne naissance à la grande famille des *sulfures*.

Pour obtenir le soufre, on fait chauffer fortement dans des chaudières en fonte les mines terreuses qui le contiennent. Ces chaudières communiquent, par leur partie supérieure, avec une vaste chambre munie de soupapes qui s'ouvrent dedans et dehors : on peut ainsi avoir le soufre soit à l'état pulvérulent, c'est le soufre sublimé, soit en canons ou cylindres, en le coulant liquide dans des moules en sapin.

Effets et usages.—Le soufre était autrefois très-employé en médecine. Administré à l'intérieur, à la dose de 4 à 8 grammes, il est purgatif ; mais les selles ont une odeur d'œufs pourris très-infecte ; il y a même souvent alors des éructations désagréables de cette même odeur ; aussi est-il rarement employé en France de cette manière. Administré, comme la rhubarbe, à petite dose, de 2 à 5 décigrammes, il est excitant, il stimule l'action des organes digestifs, le pouls est plus plein, plus fréquent, la perspiration cutanée et les sécrétions muqueuses sont augmentées, et les produits de ces différentes sécrétions prennent l'odeur désagréable d'œufs pourris dont nous parlions. Si son usage est continué pendant trop longtemps, il peut donner lieu à une véritable pléthore.

Aujourd'hui le soufre ne se donne guère à l'intérieur que sous forme de pastille dans les catarrhes chroniques. Mais le plus grand emploi consiste dans des applications extérieures. On sait, en effet, que cette substance jouit d'une grande efficacité : d'abord contre la gale (Voy. ce mot), dont il est, en quelque sorte, le spécifique, et contre la plupart des dermatoses dartreuses. Le soufre, dans ces différents cas, s'administre sous forme de topique, soit en pommade (4 à 8 grammes de soufre pour 30 grammes d'axonge), soit associé à l'alun, au carbonate de potasse, au savon, etc.

C'est à la présence du soufre et de ses composés, surtout des hydrosulfates, que plusieurs sources d'eaux minérales doivent leurs propriétés actives (V. *Eaux minérales*, et spécialement celles d'Aix, de Bagnères, de Barèges, de Bonnes, de Cauterets, d'Enghien, etc.).

Le soufre est encore administré dans les maladies de la peau, sous forme de fumigations ; mais ici ce n'est pas le soufre pur qui baigne par sa vapeur la surface de la peau, mais le gaz acide sulfureux qui s'est formé par la combustion du soufre dans la boîte fumigatoire.

Des acides du soufre. — Deux seulement doivent nous occuper ici : ce sont les acides sulfurique et sulfureux.

Acide sulfurique. — Il est connu depuis très-longtemps. C'est le *vitriol* ou *huile de vitriol* des anciens chimistes. On le trouve dans la nature, surtout à l'état de combinaison avec les oxydes métalliques (sulfates), et pur dans certains volcans et dans quelques eaux minérales.

Il se présente sous forme d'un liquide incolore, inodore, d'une consistance huileuse, d'une saveur acide excessivement prononcée, et telle qu'une goutte suffit pour donner de l'acidité à une masse d'eau considérable. Sa pesanteur spécifique est de 1,85. Il agit sur les matières organiques en les carbonisant ou en les transformant en d'autres composés solubles. Son affinité pour l'eau est très-grande. Mêlé avec ce liquide, il y a réduction du volume total et dégagement très-considérable de chaleur. Il absorbe avidement l'humidité de l'air ; une forte chaleur le décompose en gaz acide sulfureux et en oxygène. Traité par l'eau de baryte, il forme un précipité de sulfate de baryte blanc, insoluble dans l'eau et dans l'acide nitrique. — Avec les bases salifiables il forme des sels très-abondamment répandus dans la nature et très-usités dans les arts et en médecine (V. *Sulfates*).

Cet acide s'obtient en mettant en contact le gaz acide sulfureux et le gaz acide nitreux ; le premier s'empare d'une partie de l'oxygène du second, et passe à l'état d'acide sulfurique, qui se montre d'abord sous forme de cristaux, bientôt liquéfiés.

Nous avons dit que l'acide sulfurique carbonise les substances organiques ; de là les accidents qu'il produit quand on le met en contact avec nos tissus. A l'intérieur, il détermine la mort par inflammation et corrosion de l'estomac, à la manière des poisons irritants les plus violents. Pour les symptômes et les moyens de combattre cet empoisonnement, voy. *Acides* et *Empoisonnement.*

Etendu d'eau dans une très-forte proportion, l'acide sulfurique constitue une boisson rafraîchissante, connue sous le nom de limonade minérale, qui a été conseillée avec avantage, dit-on, contre les coliques de plomb ; mais on doit lui préférer l'acide hydrosulfurique et l'hydrosulfate de soude.— Pris sous cette forme, il stimule les organes digestifs, et, à la longue, il finit par amener de la cardialgie, de l'amaigrissement et une altération des forces digestives.

La limonade minérale est très-utile dans les fièvres bilieuses, le scorbut, les diarrhées et les dysenteries rebelles, dans les hémorrhagies passives, etc. On la prépare en versant 10 à 25 gouttes d'acide dans 1 kilog. d'eau sucrée ; l'acide sulfurique entre dans la composition de l'eau de Rabel ; puissant astringent, usité dans les hémorrhagies de l'estomac et des bronches.

Les propriétés astringentes de l'acide sulfurique ont été mises à profit dans des hémorrhagies extérieures, en lotions d'eau plus fortement acidulée que pour l'usage intérieur. — Enfin, l'acide sulfurique peut être employé comme caustique ; il faut alors le mêler à une substance qui lui donne de la consistance, à la poudre de safran, par exemple, comme le fait avec avantage M. Velpeau.

Gaz acide sulfureux. — On ne le trouve pur dans la nature qu'aux alentours des volcans et dans les solfatares. Il se présente à l'état gazeux, incolore, d'une saveur forte, d'une odeur vive, pénétrante et qui excite la toux (c'est celle du soufre qui brûle) ; sa pesanteur spécifique est de 2,23 ; il rougit, puis jaunit la teinture de tournesol. La chaleur ne le décompose pas. Soumis à un froid de — 20°, il se liquéfie, devient très-volatil, et produit par la rapidité de son évaporation, un froid susceptible de congeler le mercure. L'eau en dissout 37 fois son volume. A une haute température, il est décomposé par l'hydrogène et le charbon.

On obtient ce gaz en faisant brûler du soufre au contact de l'air, ou bien en décomposant, à l'aide de la chaleur et dans un appareil disposé à cet effet, de l'acide sulfurique, au moyen d'un corps combustible, tel que de la sciure de bois, de la paille, du charbon, etc. ; quand on fait passer le gaz ainsi préparé à travers des flacons qui contiennent de l'eau, on a l'acide sulfureux liquide.

L'acide sulfureux est surtout employé dans les arts pour le blanchiment des laines et des tissus de soie. — En médecine, il est très-usité sous forme de fumigation, ainsi que nous l'avons dit en parlant du soufre ; ces fumigations sont très-avantageuses contre la gale, le prurigo et plusieurs affections rebelles de la peau, surtout dans les formes sèches et squammeuses. On les ordonne encore avec avantage contre diverses maladies caractérisées par l'atonie et l'engorgement des tissus blancs, dans la scrofule, diverses hydropisies passives, quelques rhumatismes chroniques, des engorgements viscéraux, etc. La stimulation que le gaz sulfureux exerce sur la peau est très-utile dans ces différents cas.

Le gaz dont nous parlons était autrefois employé comme désinfectant ; mais aujourd'hui on lui préfère, avec juste raison, le chlore et ses composés.

Nous ne parlons pas ici de l'acide hydrosulfurique, il en a été traité à part. (V. *Hydrosulfurique* (acide).)

Des sulfures. — Le soufre, en se combinant avec les métalloïdes et les métaux, forme ce qu'on nomme les *sulfures*, dont quelques uns sont usités en médecine. Ceux qui jouent un rôle dans la thérapeutique sont plus particulièrement les *sulfures alcalins* de potassium, de sodium et de calcium, substances avec lesquelles le soufre se combine dans diverses proportions ; ce sont ces composés que les anciens désignaient sous le nom de *foies de soufre* ; ils sont solubles, et quand ils sont en dissolution dans l'eau, il y a décomposition de l'eau. L'hydrogène s'unit au soufre pour former de l'acide hydrosulfurique, et l'oxygène se porte sur le métal pour le transformer en oxyde. Ce n'est donc plus un sulfure en dissolution, mais un hydrosulfate très-reconnaissable à son odeur d'œufs pourris.

Sulfures alcalins.— *Sulfure de potasse*, ou *foie de soufre.* Il s'obtient en faisant fondre à une chaleur graduée, dans un vase de terre cuite, un mélange de 1 de soufre sublimé avec 2 de carbonate de potasse. Le sulfure obtenu est en masses ou en plaques d'une couleur assez analogue à celle du foie, ce qui lui a valu son nom ; plus tard, il devient jaune verdâtre ; il est soluble dans l'eau. — Le foie de soufre s'administre quelquefois à l'intérieur, à la dose de 5 à 15 centigrammes, comme stimulant, mais surtout comme favorisant la sécrétion de la muqueuse bronchique, dans les anciens catarrhes.

On l'avait beaucoup vanté dans le croup, et on en avait même préparé un sirop; mais les résultats n'ont point répondu aux espérances que l'on avait conçues. Du reste, ce médicament est aujourd'hui très-rarement employé à l'intérieur; on en fait, au contraire, un grand usage à l'extérieur, sous forme de bains, de lotions, de fomentations, de pommades, etc. Ces préparations sont surtout usitées dans les affections dartreuses passées à l'état chronique, la gale, les affections scrofuleuses, et tous les cas d'atonie dans lesquels l'action excitante et tonique de ce sulfure peut être indiquée. Voici la dose ordinairement employée pour bains: 100 à 200 grammes de sulfure en dissolution dans 500 grammes d'eau que l'on verse dans l'eau du bain. C'est l'eau de Barèges artificielle.

Dans le but de tempérer l'action stimulante de ce bain, on a souvent l'usage d'y ajouter 250 grammes à un kilogramme de gélatine concassée. — *Pour les lotions*, 2 à 6 grammes de sulfure pour 500 grammes d'eau.

Quand on fait usage des sulfureux, il faut avoir bien soin de se servir de vases en bois ou en zinc, et faire attention de mettre de côté les bagues et les bijoux, qui prendraient une couleur noire.

Les *sulfures de soude* et *de chaux* s'emploient de la même manière et dans la même proportion que celui de potasse. Anglada a proposé l'emploi du sulfure ou sulfhydrate de soude cristallisé pour préparer les bains de Barèges factice; on l'emploie à la dose de 100 à 120 grammes pour bain; il sert à préparer les eaux minérales sulfureuses, et il est préférable au sulfure de potasse.

Les sulfures alcalins dont nous venons de parler ont quelquefois donné lieu à des empoisonnements, surtout par des malentendus, alors que l'eau pour bains était administrée à l'intérieur. Les symptômes de cet empoisonnement sont assez souvent promptement mortels : ils sont caractérisés par les phénomènes déjà mentionnés à l'occasion des poisons irritants (*Voy. Empoisonnement*), auxquels il faut joindre l'exhalaison, par la bouche, d'une odeur marquée d'œufs pourris. Quand on a affaire à un empoisonnement de cette espèce, il faut sur-le-champ administrer de l'eau tiède en abondance, afin de délayer et de faire rejeter la substance ingérée. M. Devergie a conseillé le chlore liquide. Les acides seraient ici fort dangereux.

Quant aux sulfures d'*antimoine*, de *mercure*, etc., voy. ces mots.   J.-P. BEAUDE.

SOULTZ-LES-BAINS (Eaux minérales de) (*thérap.*). Cette source est située dans un vallon près de Molsheim (Bas-Rhin); ses eaux sont salines et d'une température de 18°,7 ; elles présentent une grande analogie avec celles de Niederbronn, et elles avaient autrefois une grande réputation. L'analyse en a été faite par M. Berthier. Près de la source est un établissement qui contient seize cabinets de bains, et qui peut loger trente personnes. Cette source n'est fréquentée aujourd'hui que par quelques baigneurs.   J. B.

SOUPIR (*séméiol.*), s. m., *suspirium*. Le soupir n'est autre chose qu'une inspiration profonde (V. *Respiration*), à laquelle prennent part le diaphragme et les intercostaux, et dans laquelle les poumons, amplement dilatés, permettent au sang accumulé dans les cavités droites du cœur de passer librement dans les cavités gauches. Le soupir a lieu dans les affections tristes de l'âme, qui paraissent avoir précisément pour effet une accumulation, une concentration anormale du sang dans les organes circulatoires centraux. Cette accumulation se traduit par un sentiment de gêne et d'oppression que fait disparaître le soupir en ouvrant aux liquides une voie plus facile.   J. B.

SOURCIL (*anat.*), s. m., *supercilium*. Les sourcils sont deux éminences courbes situées au-dessus de l'orbite et garnies de poils courts, droits et couchés de dedans en dehors. Les mouvements du sourcil sont produits par un muscle particulier, le sourcilier; ils expriment très-vivement les passions de l'âme, et sont d'une puissante ressource dans la mimique des comédiens. On peut aussi les étudier dans certaines maladies. Ainsi, les sourcils sont relevés dans le délire furieux et chez les maniaques; déprimés dans la mélancolie et la céphalalgie intense; offrant des mouvements alternatifs d'élévation et d'abaissement pendant l'inspiration et l'expiration quand il y a gêne des mouvements respiratoires; enfin, dans la paralysie de la face, le sourcil du côté malade est abaissé et ne peut se rapprocher de celui du côté opposé.   J. B.

SOURCILIER ou **SURCILIER** (*anat.*), adj., *superciliaris*, qui a rapport aux sourcils. — *Arcades sourcilières;* ce sont les deux éminences osseuses recourbées que le frontal présente au-dessus des orbites. — *Muscle sourcilier*, situé au-devant de l'arcade précédente, s'attache en dedans à l'extrémité interne de l'arcade, et l'autre extrémité se perd dans les muscles orbiculaire et occipito-frontal.

SOUS-CLAVIER (*anat.*), adj., *sub-clavius*, qui est situé sous la clavicule. — Il y a un muscle *sous-clavier* qui s'étend du cartilage de la première côte à la partie inférieure et externe de la clavicule. — *Artères sous-clavières;* celle du côté droit naît du tronc innominé, et celle du côté gauche, de la crosse de l'aorte. Elles se dirigent en dehors, et, parvenues dans le creux de l'aisselle, elles prennent le nom d'*axillaires*. — *Veines sous-clavières*. Font suite aux veines axillaires; elles se terminent en formant par leur abouchement la veine cave supérieure.   J. B.

SOUS-COSTAUX (*anat.*), adj., *infra-costales*. On appelle ainsi de petits appendices musculaires situés à l'intérieur de la poitrine et allant d'une côte à l'autre.

SOUS-CUTANÉ (*anat.*), adj., *sub-cutaneus*, qui est sous la peau. Se dit de tous les organes superficiellement situés et que la peau seule recouvre.

SOUS-ÉPINEUX (*anat.*), adj., *infra-spinalis*, qui est placé sous l'épine de l'omoplate, telle que la fosse *sous-épineuse* (V. *Omoplate*). Le muscle sous-épineux est logé dans cette fosse, et il s'insère, d'une part, aux trois quarts inférieurs du bord postérieur de l'omoplate, et, de l'autre, à la grosse tubérosité de l'humérus.

SOUS-MAXILLAIRE (*anat.*), adj., *sub-maxillaris*. Ce nom a été donné à deux glandes situées de chaque côté en dedans de l'angle et du corps de la mâchoire inférieure, et donnant naissance à un conduit excréteur nommé canal de Warthon, qui va s'ouvrir sur les côtes du frein de la langue. Ces glandes sécrètent la salive (Voy. ce mot), et l'oblitération du canal de Warthon donne naissance à une maladie particulière (V. *Grenouillette*). — Il y a aussi un *ganglion sous-maxillaire*, qui est un ganglion nerveux, situé auprès des glandes dont nous venons de parler et qui leur envoie des ramifications.   J. B.

SOUS-OCCIPITAL (*anat.*), adj., *infra-occipitalis*. On appelle ainsi deux nerfs qui naissent des parties latérales et supérieures de la moelle-épinière, au-dessous de son renflement supérieur.

SOUS-ORBITAIRE (*anat.*), adj., *infra-orbitalis*, qui est situé sous l'orbite. — Le *canal sous-orbitaire* est un petit conduit creusé dans l'épaisseur du maxillaire supérieur au-dessous de l'orbite, auquel il aboutit en dedans. Il offre deux parties : l'une, qui s'ouvre au-dessous de l'orbite dans la fosse canine; l'autre, qui descend dans la paroi antérieure du sinus maxillaire; il reçoit l'artère et le nerf sous-orbitaires.   J. B.

SOUS-PUBIEN (*anat.*), adj., *infra-pubianus*, qui est au-dessous du pubis. — *Trou sous-pubien*, ouverture ovalaire que présente en avant l'os des iles (Voy. ce mot), au-dessous de la branche du pubis. — Il y a un *ligament sous-pubien*, une *fosse sous-pubienne*.

SOUS-SCAPULAIRE (*anat.*), adj., *infra-scapularis*, qui est sous le scapulaire. — La *fosse sous-scapulaire* (V. *Omoplate*.) renferme un muscle de même nom, qui naît des trois quarts internes de cette fosse et va se terminer à la petite tubérosité de l'humérus. — Quant à l'artère sous-scapulaire, c'est la scapulaire commune ou inférieure de quelques anatomistes.

SPA (Eaux minérales de) (*thérap.*). Spa ou Spaa est une petite ville de la province de Liège, en Belgique, qui est célèbre depuis plusieurs siècles par ses eaux minérales; elle est à trois lieues de Verviers, sept lieues de Liège et dix d'Aix-la-Chapelle. La ville est placée dans une vallée profonde, entre deux montagnes, sur une petite rivière que l'on nomme la Vèse. Philippe de Limbourg, qui, en 1756, a publié un traité des eaux de Spa, dit qu'il existait près de Spa une carrière de marbre noir, et que ses environs fournissaient beaucoup de mines de fer; autrefois, dit-il, elles ont donné du soufre, du plomb et de l'étain. Le terrain est gypseux et aride. Les sources sont nombreuses, et elles sont situées dans la ville et aux environs, qui sont assez pittoresques. On en trouve même et en assez grande quantité, dans les caves des maisons bâties sur la même ligne géologique que la fontaine du Pouhon. La ville est bien bâtie et contient de très-beaux hôtels; c'est à un incendie qui la consuma presque complètement en 1807, que l'on doit la disparition des vieilles maisons qui formaient autrefois le bourg de Spa, qui faisait alors partie du marquisat de Franchimont.

Les eaux de Spa sont froides, acidules et ferrugineuses. Les principales sources sont : le Pouhon, la Géronstère, la Sauvenière le Grœsbeck, le Tonnelet et le Watroz. Le *Pouhon* est situé au centre de la ville; son nom lui vient d'un mot wallon, *pouhir*, qui signifie puiser, car c'est à cette fontaine que l'on puise presque toute l'eau que l'on boit à Spa, et c'est aussi la seule eau que l'on exporte sous le nom d'eau de Spa. L'eau sort des fentes d'un rocher, et est contenue dans un puits quadrangulaire; elle est de toutes les sources la plus ferrugineuse, et celle qui contient le plus de sels; il en est qui contiennent plus de gaz acide carbonique. Près de cette source, est une salle où se rassemblent, dans les mauvais temps, les personnes qui font usage des eaux minérales. Voici l'analyse de cette eau, faite en 1829, par P.-J. Monheim. Pour une livre d'eau (16 onces) :

Acide carbonique......................	21, p. c. '68
Carbonate de soude..................	0, gr. 9055
Muriate de soude....................	0, 2042
Carbonate de protoxyde de fer......	0, 8750
Carbonate de chaux.................	0, 7500
Carbonate de magnésie..............	0, 3125
Alumine.............................	0, 0312
Silice.	0, 2812
	3, 5596

Il n'est pas fait mention, dans cette analyse, du sulfate de soude trouvé par Jones en 1816, et qui paraît exister dans l'eau de cette source.

La *Géronstère* est située à 3/4 de lieue de Spa, au sud; c'est la source la plus en réputation après le Pouhon; elle est sur le flanc d'une montagne, au milieu d'un bois; son eau répand une odeur sulfureuse; sa saveur est acidule et ferrugineuse, mais elle est moins gazeuse que celle du Pouhon. Exposée à l'air, elle laisse dégager des bulles de gaz, se trouble et dépose un sédiment roussâtre, formé sans doute par les carbonates de chaux et de magnésie unis à l'oxyde de fer. Son odeur sulfureuse tient probablement à la décomposition du sulfate de soude qui entre dans sa composition.

La *Sauvinière*, située sur la même côte que la précédente, exhale une odeur sulfureuse qui disparaît, dit-on, aussitôt qu'elle a été puisée; elle est acidule, piquante, et moins ferrugineuse que celle du Pouhon; elle pétille dans le verre, et dépose un sédiment analogue à celui de la Géronstère.

Le *Grœsbeck* est situé tout près de la Sauvinière; son eau est plus gazeuse que celle de cette dernière. Après la première source du Tonnelet, c'est la plus gazeuse des sources de Spa. Mais c'est une de celles qui contiennent le moins de sels et de carbonate de fer. Philippe de Limbourg dit qu'elle est très-diurétique, et que de son temps on en faisait usage pour faire passer l'eau de la Sauvinière.

Le *Tonnelet* est à une demi-lieue de la ville, un peu à la gauche du chemin de la Sauvinière; son nom lui vient de ce que le réservoir de la source avait autrefois la forme d'un tonneau. Les sources sont au nombre de deux. L'eau de la première est très-abondante et très-gazeuse; c'est celle qui, à l'analyse, a donné la plus forte proportion d'acide carbonique; elle a aussi une légère odeur sulfureuse. La deuxième est aussi gazeuse que celle du Pouhon, mais elle ne paraît pas contenir tous les sels que renferme cette dernière. Les eaux de ces deux sources sont employées en bains chauds ou froids, suivant la saison, ou les indications pour lesquelles on les prescrit.

Le *Watroz* est situé dans une prairie à mi-chemin du Tonnelet et de la Sauvinière ; son eau est peu gazeuse; mais c'est l'une des plus ferrugineuses; la source est, dit-on, mal entretenue et presque inusitée ; la quantité d'eau qu'elle fournit est peu considérable.

La température des diverses sources est d'environ 10° centigrades ; dans la saison des pluies, les eaux de ces sources, et surtout celle du Pouhon, perdent une partie de leurs qualités; elles sont troubles, moins gazeuses et moins ferrugineuses; ce qui tient certainement au mélange de l'eau de pluie avec celle des sources. Ces eaux, lorsqu'on les abandonne à elles mêmes, se couvrent d'une pellicule irisée qui paraît formée par le crénate de fer qu'elles doivent contenir, mais que l'analyse n'y a point encore démontré.

Toutes les analyses qui ont été faites des eaux de Spa, y compris celle de Bergman et de Monheim, nous paraissent incomplètes. Nous allons donner, comme assez exacte pour l'époque, une analyse faite en 1816 par sir Edwin Godden Jones, qui entreprit l'examen des eaux des diverses sources ; nous indiquerons seulement cette analyse pour les trois sources les plus importantes. La voici telle que nous l'avons extraite du Manuel de MM. Patissier et Boutron-Charlard. Pour un litre d'eau :

SUBSTANCES CONTEN.ES DANS LES EAUX.	POUHON.	GÉRONSTÈRE.	SAUVINIÈRE.
Acide carbonique........	1,lit.134	0,737	1,043
Sulfate de soude........	0,gr.0115	0,0069	0,0005
Chlorure de sodium......	0, 0130	0,0070	0,0032
Carbonate de soude......	0, 0259	0,0163	0,0068
Carbonate de chaux.....	0, 1143	0,0602	0 0403
Carbonate de magnésie...	0, 0207	0,0123	0,0067
Oxyde de fer...........	0, 0608	0,0109	0 0242
Silice.................	0, 0259	0,0161	0,0043
Alumine...............	0, 0034	0,0022	0,0010
Perte.................	0, 0342	0,0122	1,0102
Totaux........	0, 3097	0,1440	0,0974

Comme toutes les eaux minérales ferrugineuses gazeuses, les eaux de Spa sont stimulantes et toniques ; dans certains cas elles sont résolutives, apéritives et diurétiques. On en fait usage dans une foule d'affections, et principalement dans les affections chroniques des organes digestifs, dans les langueurs d'estomac; mais il convient, dans ces cas, d'en surveiller l'emploi, afin qu'elles ne dépassent point le but qu'elles sont destinées à atteindre ; on les administre dans les flueurs blanches et la blennorrhée, les engorgements chroniques de l'utérus, dans les engorgements des viscères abdominaux, dans la jaunisse, l'hypochondrie, les coliques néphrétiques, les affections lymphatiques et scrofuleuses; on la dit aussi très-efficace contre les vers et le tœnia. On l'administre en lavement contre les ascarides vermiculaires.

Philippe de Limbourg attribue à chaque source une action spéciale dans certaines affections. Ainsi, dit-il, l'eau du *Pouhon* convient aux personnes robustes qui ont des obstructions du bas-ventre,

dont l'estomac est bon et peut supporter cette eau ; on l'emploie dans les dérangements de la menstruation, dans les engorgements du foie, de la rate, dans les gonorrhées, les pollutions; c'est elle que l'on administre en lavement contre les ascarides. La *Géronstère* convient aux estomacs faibles, aux personnes délicates, chez lesquelles il y a relâchement, et où l'inflammation n'est pas à craindre; dans les vomissements , les pertes d'appétit, dans l'hystérie, la suppression des règles, l'hydropisie, les maladies nerveuses ; elle est efficace contre le tœnia et les vers lombrics. La *Sauvinière* convient dans les maladies de la peau, les fievres lentes, les consomptions, le scorbut, la gravelle; on la substitue à l'eau des deux sources précédentes, chez les personnes irritables et qui les supportent mal. On la dit efficace dans la stérilité. La *Groœsbeck* s'emploie dans les mêmes cas que la Sauvinière, mais elle est moins bien supportée; elle est plus active, plus diurétique, et paraît mieux résoudre les engorgements abdominaux. Le *Tonnelet* s'emploie en bains froids ou chauds : l'eau de la première source, qui est très-gazeuse, se mêle à la boisson, au vin, au sirop de groseille, de framboise, etc., et est très-estimée des étrangers, dont, dit l'auteur, elle fait les délices. Le *Watroz* : cette eau n'est point purgative par sa nature, ainsi qu'on l'avait prétendu, mais bien par les dispositions des personnes qui en font usage , ce qui est également vrai pour les autres sources.

Ces eaux sont contre-indiquées dans les maladies aiguës et inflammatoires , dans les affections rhumatismales, dans les affections cancéreuses, dans la phthisie, dans les affections chroniques ayant encore un certain degré d'acuité, dans les congestions cérébrales et les affections aiguës de la peau. L'eau du Pouhon, dit-on, détermine le priapisme. Enfin, on peut appliquer aux eaux de Spa ce que nous avons déjà dit, soit en général, soit en particulier, sur les eaux ferrugineuses acidules.

J.-P. BEAUDE.

SPARADRAP (*pharm.*), s. m., *sparadrapum*. On appelle ainsi des bandes de toile ou de taffetas recouvertes d'une couche mince de matière emplastique. On les prépare à l'aide d'instruments particuliers nommés sparadrapiers, et qui servent à étendre la composition agglutinative sur l'étoffe. Le sparadrap, pour être bon, doit être souple, se ramollir à la température de la main, supporter des variations (peu étendues) de température sans offrir de changement trop considérable dans sa consistance; l'emplâtre ne doit point s'en détacher par plaques, par écailles, ni rester adhérent aux surfaces sur lesquelles on l'applique; enfin, il doit être partout d'une égale épaisseur. Le sparadrap est très-employé en chirurgie pour réunir les lèvres béantes d'une plaie, fixer sur la peau différents topiques ou des pièces de pansement, etc. On emploie surtout le sparadrap diachylon (V. *Diachylon*) et le taffetas d'Angleterre (V. *Taffetas*). Pour plus de détails, voyez aussi *Emplâtre*. J. B.

SPASME (*path.*), *spasmus*, du grec *spasmos*, de *spaó*, je tire, je contracte. Les auteurs ne sont pas d'accord sur le sens que l'on doit attacher au mot spasme. Les uns appellent ainsi les mouvements convulsifs des organes musculaires qui ne sont pas soumis à l'empire de la volonté ; pour d'autres, c'est un état de contraction permanente des muscles volontaire ; enfin, il en est qui en font un synonyme de convulsion. Il est fort difficile de se démêler au milieu d'une pareille confusion, que vient encore augmenter le sens qu'on donne dans le monde au mot spasme et qui exprime ces différentes formes de l'état nerveux que l'on appelle aussi *vapeurs*. Cependant, prenant en considération l'étymologie du mot et le sens que lui donnaient les anciens Grecs, par lesquels il fut employé d'abord, nous pensons que le mot spasme est tout simplement l'équivalent du mot convulsion. Nous distinguerons donc deux espèces de spasmes : 1° *toniques*, quand les muscles sont contractés d'une manière permanente, comme dans le *tétanos* (Voy. ce mot) ; 2° *cloniques*, quand il y a des alternatives de relâchement et de tension, comme dans les convulsions ordinaires, dans l'hystérie, l'épilepsie, etc. Les muscles de la vie animale, qui ne sont pas soumis à l'empire de la volonté, peuvent être pris de spasmes ; et nous avons dit que c'était plus particulièrement à eux que le mot était appliqué par certaines personnes : c'est ce que prouve l'émission du sperme, de l'urine ou des matières fécales dans des accès d'épilepsie. L'urèthre est quelquefois le siège d'un mouvement de resserrement spasmodique qui rend l'introduction d'une sonde momentanément très-difficile. Dans certains cas la gêne de la respiration paraît due à une contraction également spasmodique des petites divisions des bronches ; l'œsophage est pris aussi de resserrements qui rendent impossible le passage des boissons ou du bol alimentaire ; enfin, le vomissement n'est autre chose qu'une convulsion de l'estomac. Quant à l'application du mot spasme aux états d'anxiété, de malaise, de souffrance morale et physique des personnes nerveuses, voyez *Nerfs, Hypochondrie* et *Vapeurs*.   J. B.

SPASMODIQUE (*path.*), adj., *spasmodicus*, qui tient au spasme ; état spasmodique, contraction spasmodique, etc.

SPATULE (*chir.*), s. f., *spatula*, diminutif de *spatha*, en grec *spathê*, qui signifie épée. C'est un instrument de chirurgie et de pharmacie plat à l'une de ses extrémités, arrondi à l'autre, ayant à peu près la forme d'une petite pelle, et à l'aide duquel on étend sur du linge ou de la peau les substances emplastiques, le cérat, les pommades, etc.

SPÉCIFIQUE (*thérap.*), s. m. et adj., *specificus*. On appelle spécifiques les médicaments dont l'efficacité dans le traitement d'une maladie donnée est, sinon constante, du moins presque constante : le spécifique est pour une maladie ce que l'antidote est pour un poison ; ainsi le mercure est le spécifique des affections vénériennes, le soufre de la gale, le sulfate de quinine des affections intermittentes. Tels sont, au reste, à peu près les seuls spécifiques que nous possédions ; les autres sont des remèdes, des médicaments dont l'action est malheureusement trop souvent infidèle.   J. B.

SPECULUM (*chir.*), s. m., mot latin conservé en français et qui signifie miroir. On appelle ainsi des instruments, ordinairement en forme de tubes, destinés à dilater certaines ouvertures naturelles afin d'en laisser explorer le fond. Les anciens avaient imaginé de ces instruments pour la plupart des orifices naturels du corps : pour l'œil, pour l'oreille, pour la bouche, pour l'anus et le vagin. Aujourd'hui, il n'y a guère que ceux de ces deux dernières cavités qui soient en usage, et surtout le second, pour lequel les chirurgiens ont déployé un luxe d'imagination vraiment effrayant.

Le *spéculum ani* est, comme l'indique son nom, destiné à dilater l'orifice de l'anus pour laisser voir l'intérieur du rectum. Il consiste dans deux valves en gouttières dont la réunion forme un cylindre complet ; ces valves sont adaptées à des leviers joints par une charnière, et, en pressant sur ces leviers, on peut écarter les lames à volonté. Pour le placer, on fait mettre le sujet sur les genoux et sur les mains, on écarte les fesses, et, l'instrument étant bien graissé et muni d'un embout, on l'introduit doucement, on retire l'embout, et, pressant sur les leviers, on fait écarter les valves ; on peut ainsi, en tournant l'instrument dans différents sens, explorer les parois du rectum. Ce spéculum a été modifié de différentes manières.

Speculum uteri. Il est fondé sur le même principe que le précédent. C'est à M. Récamier que l'on doit d'en avoir rétabli l'usage. Cet instrument était depuis longtemps tombé dans l'oubli. Nous n'avons pas l'intention de décrire ici l'infinie variété de spéculums proposés par les chirurgiens. Chacun a le sien qu'il a allongé, élargi, courbé, divisé, subdivisé à sa fantaisie ; mais, au total, on peut les réduire à deux formes principales : le spéculum plein et le spéculum à valves. Le premier est tout simplement un tube creux, légèrement conique. Muni à la partie la plus large qui doit rester à l'extérieur d'un manche plus ou moins long, soudé à angle droit. Le spéculum à valves possède deux, trois ou un plus grand nombre de lames ou valves réunies de différentes manières, pouvant s'ouvrir en s'écartant ou en se déroulant, fixées sur le manche ou susceptibles de basculer, etc. Pour introduire cet instrument, la femme étant couchée en travers sur un lit, les tubérosités sciatiques au niveau du bord, les cuisses relevées, écartées, et les pieds posés sur deux chaises ; l'instrument bien huilé, muni ou non d'un embout, est tenu par le chirurgien de la main droite, tandis que la gauche écarte les grandes et les petites lèvres, et permet ainsi l'introduction de l'instrument. Cette introduction se fait avec lenteur et précaution. A mesure que l'instrument avance, on voit au fond du spéculum se dérouler la muqueuse vaginale, dont on étudie les dispositions ; puis on arrive enfin sur le col de l'utérus, qui doit être enchâssé par l'extrémité interne de l'instrument. Alors, plaçant une bougie devant l'orifice externe, on aperçoit très-distinctement le museau de tanche, et l'on peut en examiner la surface, voir s'il est sain, ou bien rouge, granuleux, ulcéré, etc. A l'aide de ce même appareil, on peut porter sur l'utérus des caustiques ou toute autre préparation médicamenteuse.

On a certainement abusé de l'emploi du spéculum depuis quelques années ; mais on ne peut disconvenir qu'il ne soit très-utile et qu'il n'ait rendu de grands services à l'art de guérir. Aussi pensons-nous que son usage pourra être plus restreint, mais qu'il doit rester désormais dans la pratique.

                    J.-P. Beaude.

SPERMACETI, c'est le blanc de baleine. (V. *Adipocire*.)

SPERMATIQUE (*anat.*), adj., *spermaticus*, qui appartient à l'organe spermatique ou générateur du sperme, c'est-à-dire aux testicules. *Cordons spermatiques.* (V. *Testicule*). — *Artères spermatiques;* elles sont au nombre de deux, très-grêles, très-longues, naissent de l'aorte ventrale et des artères rénales, descendent sur les côtés de la colonne vertébrale, et se comportent différemment suivant le sexe. Chez l'homme, elles sortent par l'anneau inguinal, font partie du faisceau connu sous le nom de cordon spermatique, et, arrivées au testicule, se perdent dans ces organes et dans l'épididyme. Chez la femme, elles vont à l'ovaire, au ligament rond et aux trompes de Fallope. — *Veines spermatiques*, au nombre de deux ou trois de chaque côté; nées du testicule, elles remontent dans le cordon avec l'artère et vont s'ouvrir, celles du côté droit dans la veine cave inférieure, celles du côté gauche dans la veine rénale correspondante. Au-dessus du testicule, elles forment le plexus spermatique, et au-devant des psoas les plexus pampiniformes. Chez les femmes, ces veines naissent des ovaires. — *Nerfs spermatiques;* ce sont des filets nerveux qui accompagnent chaque artère spermatique, issus du plexus spermatique, dépendant du plexus rénal : ils descendent jusqu'au testicule ; y pénètrent-ils ? n'y pénètrent-ils pas? c'est que leur ténuité ne permet pas de décider.   **J. B.**

SPERMATOCÈLE (*path.*), s. m. On a donné ce nom à un gonflement du testicule par excès de continence. (Voy. ce mot.)

SPERMATORRHÉE (*path.*), s. f., du grec *sperma*, semence, sperme, et de *rhéô*, je coule; écoulement de sperme. Sous ce nom et sous celui de *pollution*, de *pertes séminales*, on désigne une excrétion du fluide spermatique qui n'a pas été sollicitée par le coït ou par les manœuvres provoquant l'éjaculation. Cette affection était connue dès la plus haute antiquité; mais c'est aux travaux des modernes, tels que Wichmann, notre collaborateur M. Deslandes, et enfin aux ingénieuses et savantes recherches de M. Lallemand, de Montpellier, que sont dues les connaissances que l'on possède actuellement sur cette maladie.

On sait que les hommes sains et vigoureux, vivant dans la chasteté, éprouvent de temps en temps, pendant la nuit, au milieu de rêves lascifs, une éjaculation de sperme, qui, loin de les affaiblir, les rend plus actifs, et les débarrasse de plusieurs incommodités qui parfois les tourmentent. Mais quand cet écoulement a lieu d'une manière fréquente et rapprochée, que le sujet se trouve affaibli, en un mot, qu'il en résulte des inconvénients pour la santé, il y a alors réellement spermatorrhée ou perte séminale.

Existe-t-il des *lésions anatomiques* qui rendent compte de cette maladie? On a bien trouvé des rougeurs, des ulcérations dans divers points des conduits éjaculateurs; des traces d'inflammation ont encore été trouvée dans les vésicules séminales, l'épididyme, le testicule, etc. Mais ces lésions ne sont pas constantes, et d'ailleurs y avait-il sperma-

torrhée chez les sujets qui les ont présentées ? Les *causes* peuvent être partagées en trois catégories: la première comprend toutes les causes locales, telles sont les blennorrhagies répétées, les rétrécissements de l'urèthre, l'accumulation de matière sébacée sous le prépuce, les métastases goutteuses, rhumatismales, dartreuses, etc. Les excès vénériens, la masturbation, sont peut-être la cause la plus fréquente de cette maladie. Il faut y joindre tout ce qui provoque les désirs, comme les lectures érotiques, l'habitude de se complaire dans des idées lascives, une continence forcée, une alimentation très-substantielle, etc., enfin, la constipation, la fissure à l'anus, l'habitude de la station assise, l'équitation, les hémorrhoïdes, les oxyures ou les ascarides dans les plis de l'anus, en un mot, tout ce qui peut échauffer ou exciter directement cette région. Dans la seconde catégorie, se rangent certaines affections des centres nerveux, qui réagissent sur les organes génitaux. Dans la troisième, enfin, diverses dispositions originelles, mais surtout l'hérédité.

Les symptômes sont locaux ou généraux. Les symptômes locaux consistent plus particulièrement dans l'écoulement de la semence, ou *pollution*. Ces pollutions sont en général *nocturnes*. Pendant les premiers temps, c'est au milieu d'un rêve lascif que la semence est rejetée; la verge est en érection, il y a sensation de plaisir qui réveille le sujet; mais, à mesure que l'affection fait des progrès, les signes d'excitation disparaissent, et même le sperme est rendu sans rêve, sans plaisir, sans turgescence de la verge; le malade n'a connaissance de ce qui lui est arrivé que quand il se réveille, parce qu'il se sent mouillé ou que son linge est taché. Le sperme perd lui-même sa consistance, son odeur spéciale; il devient plus clair, comme séreux. Le matin, le malade se sent très-fatigué et ne se lève qu'avec peine. Plus tard, aux pollutions nocturnes se joignent ordinairement les *pollutions diurnes*. Alors, pendant le jour, en allant à la selle, en montant à cheval, en allant en voiture, pendant l'émission des urines, au plus léger frottement contre le gland, le malade rend du sperme. Ces émissions, d'abord accompagnées de sensations voluptueuses, ont lieu, par la suite, sans qu'on en ait la conscience. Un des premiers effets de la spermatorrhée, c'est une diminution notable de la puissance génitale, qui finit par dégénérer en une véritable impuissance. L'examen microscopique du liquide rendu, soit seul, soit mêlé aux urines, révèle la présence du sperme et la nature de la maladie. Les effets consécutifs et généraux de la spermatorrhée sont précisément ceux que notre collaborateur, M. Deslandes, a décrits au mot *Onanisme :* un affaiblissement général de l'économie, avec pâleur, amaigrissement, vertiges, perte progressive des facultés intellectuelles, faiblesse de la vue, tristesse, mélancolie profonde, et enfin marasme et même la mort. (V. *Onanisme*.)

Les pollutions offrent dans leur nombre et leur durée de grandes variations. Une foule de modifications dans l'état atmosphérique, dans les conditions hygiéniques et surtout de régime dans lesquelles vivent les malades, apportent des modifications dans la fréquence et l'abondance des pertes séminales. Tantôt la marche est rapide et continue, tantôt lente, interrompue par des améliorations, etc. La guérison est assez difficile à obtenir, et les sujets, à moins qu'ils ne soient jeunes, recouvrent bien rarement leurs forces et leur santé première. C'est chez de jeunes sujets que l'on a vu le coït rétablir la régularité des sécrétions spermatiques, et amener la guérison. Plus tard, le rapprochement sexuel, outre qu'il est parfois impossible, serait, dans la plupart des cas, plus nuisible qu'utile.

Traitement. Quand la spermatorrhée tient à des causes locales, telles que des hémorrhoïdes, des oxyures dans le rectum, un rétrécissement de l'urèthre, une accumulation de matière sébacée derrière le gland, il suffit d'éloigner ces causes pour faire disparaître la maladie ; ce que nous avons dit des causes indique suffisamment ce qu'il faut éviter. Quand il y a des caractères de phlegmasie chronique des voies génito-urinaires, M. Lallemand s'est très-bien trouvé de la cautérisation dans le canal de l'urèthre. S'il y a susceptibilité nerveuse très-prononcée, ce sont les calmants les antispasmodiques, les opiacés même qui conviennent. M. Lallemand a préconisé, dans les cas de ce genre, l'introduction lente et graduée d'une sonde dans le canal de l'urèthre. S'il y a état d'atonie, soit des organes eux-mêmes, soit dépendant d'une affection des centres nerveux ou de toute la constitution, le régime tonique, fortifiant, l'usage des ferrugineux, du vin pur, etc., rendent à l'économie et aux organes génitaux la force qui leur manque. C'est dans ces cas que les bains frais, les bains de mer ou de rivière, les applications réfrigérantes sur la région lombaire, les douches et surtout les douches sulfureuses peuvent fournir de bons résultats. Ces moyens, que nous ne faisons qu'énumérer, doivent être variés, modifiés à l'infini par les praticiens ; c'est à eux qu'il appartient de saisir une foule de nuances et de particularités qui commandent des moyens thérapeutiques particuliers ; aussi est-il fort difficile, dans un article comme celui-ci, de donner des détails rigoureux et précis, quand la nature est elle-même si variable et si changeante.

J.-P. BEAUDE.

SPERME (*anat.*), s. m., *sperma, semen,* en grec *sperma,* de *speirô,* je sème. Le sens littéral du mot sperme est donc *semence.* On appelle ainsi le fluide générateur sécrété par les testicules. Au moment de son émission, ce fluide se trouve mêlé à des produits de sécrétion qui sont versés dans les canaux qu'il doit parcourir avant que d'être rejeté au-dehors. Ces produits additionnels sont ceux du canal déférent, des vésicules-séminales, des glandes de Cowper et de la prostate. Ainsi composé, il est formé de deux parties bien distinctes : l'une fluide, lactescente ; l'autre transparente, visqueuse, glutineuse, analogue à du blanc d'œuf. Quand le sperme est abandonné à lui-même, ces deux liqueurs, d'abord distinctes, deviennent plus fluides et se mêlent intimement. Si on le laisse évaporer, il se dessèche en formant de petits cristaux ; mêlé avec de l'eau, il se putréfie très-promptement.

A l'état frais, le sperme a une odeur analogue à celle que l'on obtient en sciant les os, ou à celle du châtaignier en fleurs. Examiné au microscope, on trouve ce liquide rempli d'une multitude d'animalcules découverts par le célèbre Leuwenhoeck Ils ont été très-bien étudiés dans ces derniers temps, depuis que la passion du microscope s'est emparée

des physiologistes. On les nomme des zoospermes (*zoon,* animal). Examinés à un grossissement de trois à quatre cents diamètres, ils présentent un renflement ovalaire qu'on appelle *tête,* avec un appendice filiforme qui s'atténue en s'éloignant du renflement : c'est la *queue.* Leur longueur est de 0,048 à 0,058 de millimètre, longueur dans laquelle la queue entre pour les neuf dixièmes.

Ces animalcules sont très-agiles, et, par leurs formes et leurs mouvements, ils ressemblent au têtard de la grenouille ; ils continuent à s'agiter pendant un temps plus ou moins considérable et qui varie suivant l'élévation de la température; souvent quelques heures, quelquefois une journée, même après la mort de l'individu ou après qu'ils sont sortis de leurs réservoirs. Plusieurs liquides organiques et l'eau paraissent les tuer ; mais les observateurs ne sont pas d'accord à cet égard. Enfin, on les retrouve encore dans du sperme desséché depuis longtemps, et délayé avec de l'eau. Le microscope fait encore reconnaître dans le sperme des globules de mucus et de graisse, des lamelles d'épithélium, des particules organiques très-petites, offrant un mouvement moléculaire, et aussi des granules particuliers arrondis, de 0,007 à 0,008 de millimètre de diamètre, appelés par Wagner granules spermatiques. Suivant MM. Mandl, Henle, etc., les animalcules se développeraient dans ces corpuscules vésiculaires, dont même on retrouverait les débris autour d'eux. Le développement paraît s'en faire dans le testicule, mais ce n'est guère que dans l'épididyme et seulement dans le canal déférent, que leurs mouvements apparaissent.

L'analyse chimique donne de l'albumine, du mucus, des sels de soude, de chaux, et une matière particulière appelée *spermatile,* dont la composition ét l'action sont encore inconnues.

Le fluide spermatique peut être altéré; mais en quoi consistent ces altérations? quelles sont les lésions qui leur donnent lieu? c'est ce qu'on ignore à peu près. La principale de ces altérations a été décrite au mot *Spermatorrhée.* On a constaté dans quelques cas l'absence des animalcules spermatiques, et l'on dit que ce fait coïncidait avec la stérilité ; ces observations ont besoin d'être confirmées. Quant aux considérations médico-légales sur le sperme, et particulièrement aux moyens de le reconnaître quand il est desséché sur le linge, les détails relatifs à ces questions seront donnés au mot *Viol.* Enfin, pour le rôle qu'il joue dans la génération, voy. ce mot.   J.-P. BEAUDE.

SPHACÈLE (V. *Gangrène*).

SPHÉNO-ÉPINEUX (*anat.*), adj., *spheno-spinosus,* qui a rapport avec l'épine du sphénoïde. Le trou *sphéno-épineux* ou *petit rond* est percé à la partie postérieure du sphénoïde, derrière l'apophyse d'Ingrassias; il donne passage à l'artère *sphéno-épineuse* ou *méningée-moyenne,* division de l'artère maxillaire interne, qui va se distribuer à la dure-mère.

SPHÉNOÏDAL (*anat.*), adj., *sphenoïdalis,* qui a rapport à l'os sphénoïde. (Voy. ce mot.)

SPHÉNOÏDE (*anat.*), s. f. et adj. Os *sphénoï-*

dal, du grec *sphén*, coin à fendre le bois. Cet os, appelé aussi *os basilaire*, *os cunéiforme*, est un os impair, symétrique et irrégulier, enclavé à la partie moyenne et inférieure du crâne ; sa forme bizarre l'a fait comparer à une chauve-souris. Il présente une partie moyenne ou corps et deux parties latérales déployées en formes d'*ailes* dont elles portent le nom.

Le corps se divise en six faces : 1° la *supérieure* fait partie de la base du crâne ; elle présente sur les côtés, l'orifice des trous optiques, au milieu la *selle turcique* ou *fosse pituitaire*, comprise entre les apophyses *clinoïdes* antérieures et les apophyses *clinoïdes* postérieures ; au-dessous des apophyses d'*Ingrassias* sont les deux *fentes sphénoïdales* ; 2° la face antérieure présente au milieu une saillie en forme de crête, qui s'articule avec la lame perpendiculaire de l'ethmoïde ; sur les côtés, se voient les orifices des *sinus sphénoïdaux*, cavités creusées dans le corps de l'os, séparées par une cloison médiane et fermées en bas par les *cornets sphénoïdaux* ou de Bertin ; 3° la face inférieure porte également une crête à sa partie moyenne, qui est reçue dans un écartement correspondant du vomer ; en dehors existent les deux canaux *ptérygo-palatins* ; 4° la face postérieure, inégale, s'unit à l'apophyse basilaire de l'occipital ; 5° et 6° les deux faces latérales donnent naissance aux *grandes ailes*.

Les grandes ailes présentent, 1° une face supérieure ou cérébrale concave, terminée en arrière par *l'épine du sphénoïde*. Près de cette épine est le trou, petit-rond ou *sphéno-épineux* ; plus en dedans, est le trou ovale, au devant le trou grand-rond, et tout-à-fait antérieurement, au-dessous de l'apophyse d'Ingrassias, est la fente sphénoïdale. 2° Une face externe, divisée en deux portions par une crête ; la supérieure fait partie de la fosse temporale, et l'inférieure de la fosse zygomatique ; en arrière, sont les trous petit-rond et ovale. 3° Une face antérieure ou orbitaire, qui fait partie de la partie externe de l'orbite et se trouve limitée en bas par une crête qui concourt à former la fente sphéno-maxillaire ; tout-à-fait en dedans et au-dessous de cette crête, on trouve les orifices antérieurs 1° du trou grand rond, 2° du canal vidien, 3° du canal ptérygo-palatin.

Les apophyses ptérygoïdes naissent des parties latérales du corps du sphénoïde, au-dessous des grandes ailes ; leur base est traversée d'avant en arrière par un canal appelé ptérygoïdien ou vidien. Ces apophyses offrent, en arrière, deux saillies ou deux ailes ; l'intervalle forme une sorte de gouttière appelée fosse ptérygoïdienne.

Le sphénoïde est un des os les plus compliqués du crâne, et il s'articule avec tous les os de la tête, au centre de laquelle il se trouve placé comme un coin, d'où son nom de sphénoïde.   J. B.

SPHÉNO-PALATIN (*anat.*), adj., *sphenopalatinus*, qui appartient au sphénoïde et au palais. Il y a un muscle sphéno-palatin, c'est le péristaphylin interne (Voy. ce mot), et une artère *sphéno-palatine*, terminaison de la maxillaire interne qui se rend dans les fosses nasales en pénétrant par le trou sphéno-palatin ; enfin, le ganglion *sphéno-palatin* ou de Meckel est un petit ganglion nerveux triangulaire, situé en dehors du trou sphéno-palatin, dans la fente

ptérygo-maxillaire, et qui fournit des rameaux sphéno-palatins, des rameaux palatins et le nerf vidien ou ptérygoïdien.   J. B.

SPHINCTER (*anat.*), s. m., en grec *sphinctér*, de *sphingeïn*, lier, serrer. Ce nom a été donné à des muscles qui sont placés à l'entrée de quelques ouvertures naturelles du corps qu'ils ont pour mission de fermer par leur contraction. Ceux auxquels on réserve plus particulièrement ce nom sont les sphincters de l'anus et du vagin. (Voy. ces mots.)

SPINA-BIFIDA (*chir.*), mots latins conservés dans notre langue, et qui signifient épine divisée. En effet, la maladie ainsi appelée est caractérisée par l'absence, la déviation ou l'écartement d'une ou de plusieurs lames vertébrales, d'où résulte ordinairement la présence d'une ou de plusieurs tumeurs, situées sur la longueur du rachis et remplies d'un liquide séreux qui communique avec celui que contient la cavité des membranes de la moelle épinière. De là le nom d'*hydrorachis* que porte aussi cette affection, laquelle est, d'ailleurs, presque toujours congénitale.

Les causes sont peu connues : l'hydropisie a-t-elle précédé, et doit-on attribuer à la saillie formée par la tumeur aqueuse le défaut de développement des lames vertébrales ? ou bien est-ce un arrêt survenu dans l'ossification des vertèbres qui a permis l'accumulation du liquide ? Ces diverses questions sont insolubles dans l'état actuel de la science.

Le plus ordinairement, la tumeur occupe la région lombaire, moins souvent la région dorsale, assez souvent ces deux parties à la fois, on la voit rarement dans la partie cervicale de l'épine ; le volume est très-variable, depuis celui d'une noisette jusqu'à celui d'une tête d'adulte. D'ordinaire, sa forme est arrondie, à base large ou pédiculée ; ailleurs c'est un ovoïde plus ou moins allongé, suivant le nombre des lames vertébrales qui manquent ou sont désunies. Enfin, quand la colonne est bifide dans toute sa longueur, il y a, depuis la nuque jusqu'au sacrum, une saillie longitudinale, plus ou moins renflée. Dans quelques cas de genre, il n'y a pas d'hydropisie, et, au lieu d'une tumeur, c'est une gouttière qui règne tout le long de la partie postérieure de la colonne vertébrale. Tantôt la peau qui recouvre la tumeur a son épaisseur et sa consistance naturelles ; tantôt elle est amincie et presque transparente, ailleurs elle est rouge, livide et prête à s'ouvrir. Quand il y a plusieurs tumeurs, en pressant sur l'une d'elles, on fait gonfler les autres par le reflux du liquide qui, chassé de celle que l'on comprime, passe dans les autres. De même, quand l'enfant est tenu debout, la tumeur inférieure se tend, et réciproquement si on lui met la tête plus bas que le bassin. Dans le cas d'hydrocéphalie, on fait aussi gonfler les tumeurs du rachis en pressant sur la tête et réciproquement. Cependant, dans ce dernier cas, la communication n'a pas toujours lieu, et le phénomène que nous indiquons peut manquer. D'un autre côté, les mouvements respiratoires influent souvent sur le volume des tumeurs qui se soulèvent pendant l'expiration et s'affaissent pendant l'inspiration.

Au bout d'un temps variable, la tumeur grossit

la peau s'amincit, s'ulcère, et une sérosité plus ou moins abondante s'écoule ; puis le liquide devient trouble, fétide; des accidents nerveux, convulsions, spasmes tétaniques se déclarent, ou bien l'enfant tombe dans un profond état d'affaissement, et, dans les deux cas, ne tarde pas à succomber. Ces phénomènes fâcheux sont dus à une méningite spinale et cérébro-spinale consécutive à l'entrée de l'air qu'occasionne l'ouverture de la poche séreuse. Telle est l'issue, on peut dire constante, de l'hydrorachis, à moins que le sujet ne succombe à une affection intercurrente avant la rupture de l'une des poches. Il y a des exemples de cette rupture dans le sein de la mère, et alors l'entrée de l'air n'ayant pas lieu, le sujet ne succombe qu'après l'accouchement. Dans ces cas, la cicatrisation peut se faire, et la guérison avoir lieu avant que le fœtus ne soit venu au monde. On a vu des sujets venus au monde avec une spina-bifida, vivre trois, quatre, six et même dix ou quinze ans; mais cela est très-rare.

Si nous examinons anatomiquement cette maladie, nous verrons 1º que le *rachis* peut offrir l'une des trois lésions suivantes : soit une division complète d'une ou plusieurs vertèbres, le corps compris; soit l'absence d'une partie plus ou moins considérable des arcs latéraux ; soit enfin un défaut d'union des arcs d'ailleurs bien développés.

2º Le *liquide* est une sérosité tantôt limpide, citrine ; tantôt floconneuse et même sanguinolente. Le plus souvent elle est contenue dans la cavité de l'arachnoïde ; mais on en trouve aussi entre cette membrane et la pie-mère. Le liquide communique parfois avec celui des ventricules du cerveau.

3º La *moelle épinière* est tantôt saine, tantôt plus ou moins altérée. Ainsi elle est parfois aplatie, comme étalée en membrane; ailleurs, on la voit divisée en deux portions latérales : quand la tumeur siége à la région lombaire, les nerfs lombaires et sacrés et l'extrémité de la moelle elle-même sont confondus et adhèrent avec les parois de la tumeur. Enfin, la moelle peut être ramollie, détruite même au niveau de la poche séreuse. Quant aux nerfs spinaux, ils ont souvent subi des déplacements : on les trouve comme perdus dans les parois de la tumeur, et quelquefois ils y entraînent le cordon rachidien

Traitement. Peut-on guérir le spina-bifida? On a proposé plusieurs moyens : la compression, qui paraît avoir fourni quelques résultats heureux, surtout quand la tumeur est circonscrite et peu volumineuse. Les ponctions pratiquées avec une aiguille ont aussi amené quelques guérisons. Le séton et les ligatures ont déterminé des phlegmasies promptement mortelles. Dans ces derniers temps, on a eu l'idée de favoriser le rapprochement des vertèbres en réunissant la peau qui formait la poche, après avoir vidé celle-ci, et d'en obtenir la cicatrisation ; alors, dit-on, les vertèbres se rapprocheront; comme il arrive pour les os maxillaires, dans le cas de bec-de-lièvre compliqué de la séparation de ceux-ci, quand la réunion a été obtenue. M. Dubourg, et après lui quelques personnes, ont essayé la section et avec des succès très-variés. D'autres ont proposé de comprimer la tumeur entre des baguettes serrées par des fils. Enfin, nous-même, pour éviter ces inconvénients de fils traversant la tumeur et pouvant déterminer l'inflammation, accident le plus à craindre pour le succès de l'opération, nous avons proposé

de serrer progressivement la tumeur seulement de dehors en dedans avec les branches d'une pince analogue à celle dont se sert M. Breschet pour le varicocèle, mais faite en bois. Il y a beaucoup de modes de traitement à tenter, et ici, il faut le dire, on doit se les permettre, puisqu'il s'agit d'une maladie presque nécessairement mortelle.   E. BEAUGRAND.

SPINA-VENTOSA. C'est une maladie des os. (*V. Os.*)

SPINAL (*anat.*), adj., de *spina*, épine, qui a rapport à la colonne vertébrale.—*Artères spinales.* Ce sont deux branches que l'artère vertébrale fournit dans le crâne : l'une, *antérieure*, descend sur la face antérieure de la moelle, s'unit avec celle du côté opposé au niveau du trou occipital, pour former un tronc commun qui descend jusqu'à l'extrémité inférieure du cordon rachidien. La *postérieure* descend sur la face postérieure de la moelle, parallèlement avec sa congénère.—*Nerf spinal* (accessoire de Willis, nerf de la onzième paire). Il naît sur les parties latérales de la moelle, au niveau de la quatrième vertèbre cervicale, remonte dans le crâne par le grand trou occipital, se porte en dehors et en avant, ressort par le trou déchiré postérieur, traverse le muscle sterno-mastoïdien et va se perdre en se ramifiant dans le muscle trapèze. Ch. Bell, le regardant comme un des principaux moteurs des forces respiratoires, l'a désigné sous le nom de *nerf respiratoire supérieur du tronc.*   J. B.

SPIRITUEUX. (V. *Alcoolique.*)

SPLANCHNIQUE (*anat.*), adj., *splanchnicus*, du grec *splangchnon*, viscère. — *Cavités splanchniques.* On appelle ainsi les trois grandes cavités du corps où sont logés les viscères ; ce sont : le crâne, la poitrine et l'abdomen.—Les *nerfs splanchniques* sont les divisions importantes du grand sympathique. (Voy. ce mot.)

SPLANCHNOLOGIE (*anat.*), s. f., de *splangchnon*, viscère, *logos*, discours; discours sur les viscères ; c'est la branche de l'anatomie qui traite des viscères.

SPLEEN (*path.*), s. m., mot anglais, dérivé lui-même du latin, ou, si l'on veut, du grec *splén*, la rate. C'est une forme de l'hypochondrie avec tendance au suicide, assez commune chez les Anglais. Ce nom lui vient de l'ancienne théorie qui plaçait dans la rate la bile noire ou mélancolie, dont l'action sur le cerveau déterminait, suivant les humoristes, les accidents de tristesse, de morosité, qui constituent ce que nous appelons, d'après la même origine, mélancolie (*mélaïna kolê*, bile noire). (V. *Hypochondrie.*)   J. B.

SPLÉNIFICATION (*anat. path.*), s. f., *splenificatio*, de *splén*, rate, *facere*, faire. On appelle ainsi, en anatomie pathologique, une transformation du tissu d'un organe qui devient semblable à celui de la rate. C'est ce qui arrive au foie et quelquefois au poumon.

SPLÉNIQUE (*anat.*), adj., *splenicus*, du grec

splèn, rate. On donne ce nom à une artère et à une veine qui se rendent à la rate. — L'*artère splénique* naît de la cœliaque, marche de droite à gauche, en formant beaucoup de flexuosités le long du bord supérieur du pancréas, qui la loge dans un sillon. Parvenue à la sissure de la rate, elle se divise en plusieurs branches, qui pénètrent dans cet organe. Dans son trajet, l'artère splénique fournit les arteres pancréatiques, gastro-épiploïque gauche et les vaisseaux courts. — La *veine splénique* naît de la rate, et va se réunir à la veine mésentérique supérieure pour former la veine-porte abdominale ; elle accompagne l'artère splénique et reçoit les veines correspondant aux vaisseaux courts, les gastro-épiploïques droit et gauche, les duodénales, pancréatiques, coronaire-stomachique et mésentérique inférieure. — Le *plexus splénique* est un lacis nerveux qui vient du plexus cœliaque, et qui accompagne l'artère splénique en envoyant des plexus secondaires à chacune de ses divisions.
J. B.

SPLÉNITE, c'est l'inflammation de la rate. (V. *Rate.*)

SPLÉNIUS (*anat.*), s. m. Mot latin dérivé de *splen*, la rate. On appelle ainsi un muscle auquel on aura sans doute trouvé une ressemblance avec la rate, bien qu'il ne s'en rapproche guère. Ce muscle occupe la partie postérieure du cou, il s'étend obliquement des apophyses épineuses des cinq premières dorsales et de la dernière cervicale, au sommet des apophyses transverses des deux premières vertèbres cervicales, à l'apophyse mastoïde du temporal et à la face postérieure de l'occipital. Quelques anatomistes en font deux muscles distincts. J. B.

SPLÉNOCÈLE (*path.*), s. f., de *splèn*, rate, *kèlè*, tumeur. Tumeur ou hernie de la rate. (Voy. ce mot.)

SPOLIATIF (*thérap.*), adj., *spoliativus*, de *spoliare*, dépouiller. S'applique à la saignée, quand elle a surtout pour but de retirer du corps une certaine quantité de sang. (V. *Saignée.*)

SPONGIEUX (*anat.*), adj., *spongiosus*, de *spongia*, éponge. S'applique aux tissus qui présentent une multitude d'aréoles comme les éponges. *Tissu spongieux des os*, *os spongieux* (V. *Os*) ; *Tissu spongieux du pénis.* (V. *Pénis.*)

SPORADIQUE (*path.*), adj., *sporadicus*, du grec *speïrô*, je sépare, je disperse. Les maladies sont dites sporadiques, par opposition aux maladies épidémiques, quand elles attaquent des individus isolés et qu'elles se montrent en dehors des influences extérieures qui constituent les épidémies.

SPUMEUX (*path.*), adj. On donne ce nom aux crachats et aux matières qui sont mêlées d'air.

SPUTATION (*path.*), s. f., *sputatio*, de *sputare*, cracher ; action de cracher. (V. *Crachat.*)

SQUAMME (*path.*), s. f., *squamma*, écaille. S'applique à certaines altérations de la peau. (V. *Peau.*)

SQUAMMEUX (*path.*), adj , qui a rapport aux squammes. (V. *Peau* et *Dartres.*) On dit la portion squammeuse du temporal, pour désigner la portion mince et supérieure de cet os. (V. *Temporal.*)

SQUELETTE (*anat.*), s. m., *sceletus*, du grec *skeletos*, aride, desséché. Un squelette est un cadavre dont les parties molles ont été enlevées, et dont il ne reste plus que la charpente osseuse. Celle-ci, quand les ligaments sont conservés, constitue un tout continu, qui rappelle très-bien les dimensions et les principales parties du corps. La tête, qui forme le sommet de l'édifice, constitue une véritable boîte exactement fermée, qui loge le cerveau, c'est-à-dire l'organe de la pensée, dont la délicatesse avait besoin d'une protection suffisante. La tête est unie à la poitrine par la série de vertèbres cervicales qui représente le cou. La poitrine ou thorax est déjà moins solidement formée que le crâne. Les côtes, séparées par des intervalles égaux à peu près à leur largeur, ne remplissent que d'une manière incomplète leur mission d'organes protecteurs ; mais, par leur mobilité, elles donnent à la poitrine cette faculté d'ampliation et de resserrement nécessaire pour les actes respiratoires. Au-dessous est le bassin réuni à la poitrine par la colonne lombaire, seul paroi résistante que l'abdomen possède en arrière; et, sur les côtes, la cavité du ventre profite des fausses côtes qui s'avancent sur les régions hypochondriaques qu'elles constituent et auxquelles elles offrent un abri ; le bassin renferme les organes de la génération, surtout chez les femmes, et il sert en même temps de base à l'ensemble du tronc, qui repose entièrement sur lui par l'intermédiaire de la colonne lombaire; sur les côtes de la poitrine et en haut, sont appendus les membres supérieurs faiblement attachés aux omoplates, tandis que les parties latérales du bassin offrent un réceptacle profond dans lequel est solidement enchâssé le fémur qui commence les membres inférieurs auxquels il transmet le poids du corps entier. Les membres offrent ceci de particulier, qu'ils vont en quelque sorte en se ramifiant comme le font les vaisseaux. Ainsi, à l'humérus, seul os du bras succèdent le radius et le cubitus, os de l'avant-bras , et à ceux-ci, les os du carpe sur deux rangées, et enfin, les cinq métacarpiens qui donnent naissance aux phalanges des doigts. Pour les membres inférieurs, même disposition : un seul os à la cuisse, deux à la jambe, puis le tarse et le métatarse. Pour les détails plus étendus, voy. *Crâne*, *Bassin*, *Poitrine*, et chacun des différents membres en particulier. J. B.

SQUINE (*mat. méd.*), s. f., *smilax china*, famille des Asparaginées, **J.**; diœcie hexandrie, **L.** Cette plante, qui est congénère de la salsepareille, croit dans l'Inde orientale, à la Chine et en Amérique. Ses racines sont environ du volume du bras, noueuses, genouillées, un peu comprimées, longues de 25 à 30 centimètres, tuberculeuses, d'un brun rougeâtre extérieurement, blanches ou d'un blanc rosé à l'intérieur, spongieuses, féculentes ; ou bien , au contraire, dures et compactes. Elles donnent à l'analyse beaucoup d'amidon, de la gomme, et un principe rouge, astringent, insoluble dans l'eau. Cette racine était autrefois très-usitée comme dépurative dans les affections dartreuses et syphilitiques, dans la goutte et le rhumatisme, en un mot, dans les mêmes cas que la salsepareille. Elle est aujourd'hui peu employée; elle fait partie des quatre bois dits sudorifiques (salsepareille, gaïac, sassafras, squine). En Chine, elle est employée comme aliment à cause de la grande quantité de fécule qu'elle contient. — La dose est, en décoction, de 60 à 90 grammes pour 1,500 grammes d'eau que l'on fait réduire aux deux tiers. On en fait aussi un sirop.   J. B.

SQUIRRHE (*anat. path.*), s. m., *squirrhus*, *scirrhus*, en grec *skirrhos*, de *skiros* marbre. Ce nom a été appliqué, dès la plus haute antiquité, à des tumeurs très-dures se développant dans nos tissus, et pouvant offrir la dégénérescence cancéreuse. Sa formation était attribuée, dans les écoles galéniques, à la mélancolie ou bile noire.

SQUIRRHEUX (*path.*), adj., *scirrhosus*, qui appartient au squirrhe, tumeur squirrheuse.

STADE (*path.*), s. m., *stadium*, du mot grec *stadion*, qui désignait l'arène dans laquelle luttaient les athlètes dans les jeux olympiques, à cause de sa longueur, qui était exactement de la mesure appelée *stade*. Ce mot est employé en pathologie pour désigner chacune des trois époques ou périodes dont se compose un accès de fièvre intermittente. On dit stade de froid, stade de chaleur, stade de sueur.   J. B.

STAGNATION (*path.*), s. f., *stagnatio*, de *stagnare*, former étang ou marais, rester immobile comme l'eau d'un marais. Ainsi, il y a stagnation du sang qui ne coule pas ou ne coule que très-lentement dans une partie engorgée ou enflammée.

STAHLIANISME, doctrine de Stahl. (V. *Animisme*.)

STAPHISAIGRE (*bot. méd.*), s. f., fruit ou semence du *delphinium staphisagria*, L.; fam. des Renonculacées de J.; polyandrie trigynie, L. Ses graines sont triangulaires, ridées, de couleur gris-brun au dehors, blanc sale au dedans; d'une odeur forte particulière; d'une saveur excessivement amère et âcre; elles sont douées d'une grande énergie, et sont pour l'homme et les animaux un violent poison.

Il résulte d'expériences toxicologiques et physiologiques faites par M. Orfila, 1° que la staphisaigre n'est pas absorbée, et que ses propriétés délétères dépendent de l'irritation locale qu'elle détermine, et de la lésion sympathique du système nerveux; 2° que c'est la partie soluble dans l'eau qui est la plus active; aussi, les effets locaux de son administration sont-ils plus intenses lorsqu'on l'humecte, avant de l'appliquer sur le tissu cellulaire. La staphisaigre entrait autrefois dans la composition d'un onguent mercuriel appelé *unguentum ad phtiriosin*. On a voulu l'administrer comme émétique; mais l'irritation qu'elle produisait sur les premières voies en a bientôt fait abandonner l'usage.

Ses semences contiennent beaucoup d'huile; mais on n'en opère pas l'extraction, parce qu'on entraînerait sans doute avec elle le principe âcre, et que cette huile deviendrait conséquemment d'un usage dangereux. Cependant, ce principe étant, comme on vient de le voir, soluble dans l'eau, il ne serait peut-être pas impossible de l'en priver par son mélange à froid ou à chaud avec ce liquide, en effectuant ensuite la séparation par décantation.

Bien qu'en médecine vétérinaire on administre quelquefois la staphisaigre comme purgatif drastique, cependant son usage le plus ordinaire est sous forme de pommade, pour développer, au besoin, une légère éruption cutanée, et surtout pour détruire la vermine; dans ce cas, on réduit la semence en poudre, et on la mêle à de la poudre à poudrer ou à de l'axonge, pour en faire une pommade.

M. Brandt, qui, après MM. Lassaigne et Féneuille, a fait l'analyse de la staphisaigre, l'a trouvée composée d'un principe amer brun, d'un principe amer jaune, d'une huile volatile et d'une huile grasse, d'albumine, d'une matière amylacée, d'un mucoso sucré, d'un alcaloïde auquel ces deux derniers chimistes ont donné le nom de *delphine*, et d'un principe résineux.   J.-P. BEAUDE.

STAPHYLIN (*anat.*), adj., *staphylinus*, du grec *staphylè*, la luette, qui appartient à la luette.

STAPHYLINO-PHARYNGIEN (*anat.*), adj., *staphylino-pharyngeus*, qui appartient à la luette et au pharynx.

STAPHYLOME (*path.*), s. m., *staphylôma*, du grec *staphylè*, grain de raisin. Ce nom a été donné à plusieurs maladies de l'œil, à cause de leur ressemblance avec le fruit indiqué.

Staphylôme de la cornée transparente. — C'est une tumeur saillante de la cornée; cette tumeur est tantôt inégale, bosselée, tantôt sphéroïdale, ailleurs enfin conique; d'un volume variable; tantôt blanchâtre, tantôt bleuâtre, et s'avançant plus ou moins à travers les paupières. On l'observe quelquefois à la suite d'ophthalmies avec ulcération de la cornée, comme il arrive dans la variole. On a remarqué que les enfants y étaient plus exposés que les adultes. Cette maladie apporte nécessairement un trouble très-grand dans la vision qui est ordinairement perdue. Le traitement consiste dans l'ablation de la tumeur, ce qui entraîne la sortie des humeurs de l'œil et la fonte de celui-ci. Certains malades préfèrent garder cette infirmité plutôt que de se soumettre à une opération. Depuis quelques années, on a beaucoup parlé de la *kerato-plastie*, qui consiste à remplacer la cornée malade enlevée par une cornée saine prise sur un animal vivant. Des expériences faites sur les animaux ont réussi. Faut-il espérer qu'il en serait de même chez l'homme?

Staphylôme de la sclérotique. — Il consiste également en une saillie anormale de la membrane sclérotique (V. *Œil*); la tumeur est ordinairement bleuâtre, quelquefois brune; son volume est rarement assez considérable pour dépasser les limites des paupières. On conçoit que quand le staphylôme a lieu sur une portion de la sclérotique cachée dans l'orbite, on ne peut le reconnaître; il n'est apparent que quand il occupe la portion antérieure de la sclérotique. Le traitement n'offre rien de particulier.

Staphylôme de l'iris. (V. *Iris* [maladies de l']).   J. B.

STAPHYLORAPHIE (*path*), s. f., de *staphulé*, luette, *raphé*, réunion ; on appelle ainsi l'opération qui a pour but de réunir la luette divisée. (V. *Luette*.)

STASE (*path*), s. f., *statio*, du grec *stasis*, qui exprime l'action de s'arrêter. La stase des humeurs, c'est leur séjour dans une partie quelconque du corps, à cause de la cessation ou du ralentissement extrême de leur mouvement circulatoire.

STATION (*phys.*), s. f., du latin *statio*. C'est la fonction par laquelle l'homme se tient debout et se livre aux diverses attitudes et exercices. (V. *Attitude* et *Locomotion*.)

STATIONNAIRE (*path.*), adj., *stationarius*, de *stare*, s'arrêter. On dit qu'une maladie reste stationnaire, lorsqu'elle reste dans le même état sans s'améliorer et sans s'aggraver.

STÉARINE (*chim.*), s. f., dérivé du grec *stear*, suif. M. Chevreul a donné ce nom à la partie solide des graisses de divers animaux. C'est une matière grasse, blanche, fusible à 44°, susceptible de cristalliser en aiguilles fines. Chauffée, au contact de l'air elle brûle comme du suif et acquiert de l'odeur. La stéarine est soluble dans l'alcool ; la potasse la transforme en glycérine, en acide stéarique, margarique et oléique. L'eau ne la dissout pas. Elle est formée, d'oxygène, 9,484; d'hydrogène, 11,770, et de carbone, 78,776. On l'obtient en traitant la graisse par l'alcool. C'est avec l'acide stéarique que l'on fait ces bougies qui sont aujourd'hui d'un usage si général. L'acide stéarique et la stéarine sont quelquefois employés dans la préparation du cérat.
J. B.

STÉATOME (*chir.*), s. m., nom donné à une sorte de tumeur graisseuse. (V. *Loupe*.)

STERCORAL (*path.*), adj., de *stercus*, excrément. On dit les matières stercorales, pour les excréments. — *Embarras stercoral* pour désigner l'accumulation de ces matières dans les intestins, chez des sujets depuis longtemps constipés.— *Fistules stercorales*, celles qui, situées à l'anus, communiquent avec le rectum et laissent passer les matières fécales. (V. *Fistules*.)
J. B.

STÉRILE (*physiol.*), adj., *sterilis*, qui ne porte point de fruits, contrairement à sa destination. *Femme stérile. Arbre stérile.*

STÉRILITÉ. (V. *Impuissance*.)

STERNAL (*anat.*), adj., *sternalis*, qui appartient au *sternum* ; côtes sternales, appendice sternal.

STERNALGIE, *sténocardie*, synonyme d'*angine de poitrine*. (Voy. ce mot.)

STERNO-CLAVICULAIRE (*anat.*), adj., *sterno-clavicularis*, qui appartient au sternum et à la clavicule. — *Articulation sterno-claviculaire* ; c'est celle qui unit le sternum à la clavicule ; elle est fortifiée par deux ligaments, l'un antérieur, l'autre postérieur, et qu'on nomme ligaments *sterno-claviculaires rayonnés*.

STERNO-CLEIDO-MASTOÏDIEN (*anat.*), s m. et adj.—*Sterno-cleido-mastoïdeus*. On appelle ainsi un muscle très-fort, très-apparent, qui, partant de la ligne courbe de l'occipital et de l'apophyse mastoïde, va s'insérer, par deux faisceaux distincts, au *sternum* et à la *clavicule* ; de là son triple nom. Ce muscle est quelquefois rétracté, soit d'une manière aiguë, soit d'une manière chronique. Cette lésion constitue ce qu'on appelle le *torticolis*. (Voy. ce mot.)
J. B.

STERNO-HYOÏDIEN (*anat.*), adj., *sterno-hyoïdeus*. Muscle qui s'étend de la partie inférieure du corps de l'os hyoïde , à la partie supérieure et postérieure du sternum.

STERNO-THYROÏDIEN (*anat.*), adj., *sterno-thyroïdeus*. Muscle qui va du cartilage thyroïde à la partie postérieure et supérieure du sternum.

STERNUM (*anat*), s. m., *sternum*, mot latin conservé en français, et dérivé du grec *sternon*, qui signifie la partie antérieure de la poitrine. C'est un os impair, symétrique, aplati, allongé, dirigé obliquement en bas et en avant, et fermant en avant la poitrine. Sa face antérieure est recouverte par la peau et offre quatre saillies transversales ; sa face postérieure est en rapport avec le médiastin ; les bords latéraux présentent sept cavités articulaires qui reçoivent les cartilages des vraies côtes. L'extrémité supérieure, échancrée au milieu, offre de chaque côté deux excavations qui logent les extrémités internes de la clavicule. L'extrémité inférieure donne naissance à un cartilage triangulaire, ayant son sommet dirigé en bas et qu'on appelle appendice xiphoïde.

STERNUM (Maladies du). *Fractures.* — Elles ont lieu ordinairement par le fait d'une violence extrême qui vient frapper l'os dans sa continuité, comme cela a lieu dans une chute du corps en avant sur une partie saillante ; par l'effet d'un projectile, une pierre, un morceau de bois, un projectile lancé par la poudre à canon ; d'autres fois, mais bien rarement, la fracture a lieu par une sorte de mouvement d'extension, comme quand on fait un violent effort pour soulever un fardeau. Ces fractures sont souvent transversales, parfois obliques ou étoilées. Les rapports du sternum avec les organes qu'il recouvre (cœur et gros vaisseaux) peuvent entraîner des conséquences très-graves, quand la cause fracturante a agi avec beaucoup de violence Ainsi, on a vu la mort subite en être la conséquence, surtout s'il y a eu enfoncement des fragments ; d'autres fois, ce sont des phlegmons et des abcès du médiastin, etc.

Ces fractures se reconnaissent aisément à la déformation de la partie antérieure de la poitrine. L'enfoncement s'accompagne d'oppression, de toux, et même de crachement de sang.

On réduit les fractures en faisant opérer au tronc divers mouvements qui permettent l'écartement des fragments, et on maintient avec un bandage de corps diversement modifié, suivant les indications. Ici, plus que dans tout autre lésion, il faut faire usage de la saignée et des autres antiphlogistiques, afin d'éviter les accidents qui pourraient se manifester du côté des organes placés dans la poitrine.

Luxations. — Elles sont assez rares, ont même été niées par quelques auteurs. Cependant, dans ces dernières années, M. Maisonneuve a prouvé que la première pièce du sternum pouvait se luxer sur les autres. On réduit en redressant et en courbant fortement le tronc en arrière.

Carie. — Cette maladie a été l'objet de recherches intéressantes de la part de pathologistes. Cette affection est grave et peut être spontanée, comme il arrive chez les scrofuleux, ou bien consécutive à une lésion traumatique. Elle présente les phénomènes ordinaires de la *carie* (Voy. ce mot et *Os*), et exige aussi le même traitement général et local. Ainsi, on sait que Galien a osé amputer le sternum. Cette audacieuse opération a été répétée depuis par M. Genouville, en présence de Boyer. Dans des cas plus communs, il a fallu appliquer le trépan.

J.-P. BEAUDE.

STERNUTATOIRES (*mat. méd.*), adj., *sternutatorius*, de *sternutare*, éternuer. On appelle ainsi des substances qui ont pour propriété de provoquer l'éternuement, telles que le tabac, la poudre de bétoine, d'asaret, de marjolaine, de muguet, d'euphorbe, etc. On prépare avec ces substances des poudres dites sternutatoires. Celles de Saint-Ange ont eu une certaine réputation; en voici la préparation : poudre d'asaret et d'ellébore blanc, de chaque partie égale. On varie beaucoup la composition de ces poudres en leur conservant leur nom; mais l'asaret en fait presque toujours la base, et on y associe les autres substances dans des proportions diverses. Il est important de ne point abuser des poudres sternutatoires, elles déterminent souvent des congestions et des irritations vers le cerveau.

J. B.

STERTOREUX (*path.*), adj., de *stertor*, ronflement. Se dit de la respiration dans plusieurs affections, surtout dans les maladies cérébrales. Respirations stertoreuses.

STÉTHOSCOPE (*path.*), s. m., mot imaginé par Laennec et formé des mots grecs *stethos*, poitrine, et *scopeïn*, examiner, pour désigner l'instrument à l'aide duquel on applique son admirable découverte de l'*auscultation* (V. ce mot.)

STHÉNIE (*path.*), s. f., *sthenia*, du grec *sthenos*, force. On appelle sthénie, dans le langage de Brown, l'état de surexcitation des forces organiques; c'est l'opposé de l'*asthénie*, qui en est la diminution (V. *Solidisme*).

STIBIÉ (V. *Antimoine*).

STIMULANT (*thérap.*), adj., *stimulans*, de *stimulus*, aiguillon. On donne ce nom aux médicaments qui ont pour caractère d'exciter les propriétés vitales. Appliqués sur une partie, ils en augmentent la chaleur, y appellent le sang et en augmentent les sécrétions si c'est un organe sécrétoire ; en un mot, ils accroissent la vitalité des tissus normaux, et modifient celle des tissus malades. A l'intérieur, ils accélèrent la respiration, accroissent la calorification, donnent plus d'activité au système nerveux, rendent l'appareil locomoteur plus fort, plus énergique. Aussi, ces médicaments conviennent-ils dans les cas de faiblesse locale ou générale. Les stimulants ont été partagés, quant à leur action, en deux grandes classes : *les stimulants diffusibles*, qui ont une action de peu de durée ; ils paraissent agir d'une manière sédative sur le système nerveux. Tels sont, surtout, l'ammoniaque et ses composés salins, les alcooliques, le camphre, etc., les *stimulants persistants*, dont l'action est plus durable ; on range, dans cette catégorie, les plantes aromatiques appartenant à la famille des labiées, les semences des ombellifères, la cannelle, le gérofle, la muscade, en un mot, les aromates et les épices, la plupart des résines, etc.

J. B.

STIMULUS (*path.*), s. m., mot latin qui signifie aiguillon. C'est le principe excitateur qui met en jeu l'excitation organique (V. *Solidisme*).

STOMACACE (*path.*), s. m., des mots grecs *stoma*, bouche, et *kakos*, mauvais. On appelle ainsi certaines ulcérations de mauvaise nature de la muqueuse buccale (V. *Bouche*).

STOMATITE (*path.*), s. m., inflammation de la bouche (V. *Bouche*).

STORAX (V. *Styrax*).

STRABISME (*chir.*), s. m. Dans l'état normal, l'œil est mis en mouvement par six muscles.

Outre leurs fonctions spéciales, qui sont de diriger l'organe en tous sens, ces muscles ont encore, d'après les physiognomonistes, des fonctions expressives. Ainsi, l'élévateur (*quem etiam superbum dixerunt et potuissent admiratorem dicere*) exprime l'admiration, l'étonnement et l'orgueil ; l'abaisseur (*humilis*), la modestie, la crainte et l'humilité ; l'abducteur (*indignatorius*), la colère et l'indignation, tandis quel'adducteur (*amatorius seu bibitorius*) concourt avec les muscles obliques (*pathetici*) à l'expression des passions tendres.

Enfin, et c'est sur ce fait qu'est basée l'opération toute nouvelle de la myopie, ces muscles modifient la distance qui existe entre les milieux réfringents et la rétine, absolument comme on change le foyer d'une lunette d'approche en allongeant ou en raccourcissant les tubes.

C'est le défaut d'antagonisme entre des muscles dont la puissance de contraction devrait être égale, qui constitue, dans l'immense majorité des cas, le *strabisme*, ou, pour parler plus vulgairement, la *loucherie*, la *biglerie* (στραβός — *luscus* — *bi-oculi*.)

L'absence d'équilibre entre les cordes musculaires pouvant avoir lieu en quatre sens principaux, il en résulte que la déviation de l'œil peut exister tantôt en dedans, *strabisme convergent*; tantôt en dehors, *strabisme divergent*; tantôt en haut, *strabismus sursum vergens*; tantôt en bas, *deorsum vergens*. Enfin, ces variétés de strabisme peuvent s'unir entre elles et se confondre pour constituer des loucheries mixtes, des strabismes complexes, dans lesquels l'œil est entraîné en même temps en dehors et en bas, en dehors et en haut, en dedans et en haut, etc., etc.

En résumé, sans qu'il soit besoin d'expliquer le mécanisme de tous les cas de loucherie, on peut dire que l'œil sera toujours porté dans la direction du muscle ou de la diagonale des muscles dont la puissance est exagérée de manière à rompre l'équilibre

Ces différents types ne sont pas également fréquents. Le strabisme convergent, c'est-à-dire celui dans lequel l'œil est tourné vers le nez, est sans contredit le plus commun. Et effectivement, le muscle adducteur qui entraîne l'œil en dedans est plus large, plus court, et composé de fibres plus nombreuses que l'abducteur qui l'entraîne en dehors. En outre, si l'on examine attentivement les yeux en repos dans le regard direct, on verra qu'il existe déjà dans l'état normal une certaine convergence naturelle des deux yeux, et qu'on peut, à volonté, loucher en dedans, c'est-à-dire exagérer cette convergence, tandis que, malgré tous nos efforts, il nous est impossible de faire diverger les axes visuels, c'est-à-dire de loucher en dehors.

Le strabisme peut être congénital, c'est-à-dire naître avec l'enfant, et les muscles de l'œil peuvent être, pendant la vie intra-utérine, contractés d'une manière permanente, comme le sont les muscles de la jambe ou du cou, dans le pied-bot ou dans le torticolis de naissance.

Il peut être même héréditaire, et l'on conçoit très-bien que, si les mêmes habitudes morales ou intellectuelles peuvent se transmettre dans le sein de la mère, à plus forte raison les mêmes dispositions physiques.

On doit ranger sous le même ordre le strabisme par imitation. « Il aduient souuent aux petits enfants, » dit Ambroise Paré, « vne maladie dicte strabimus, qui est vne distorsion contraincte auec inégalité de la veue; nous les appelons en françois lousches ou bigles. Le plus souuent, telle maladie aduient pour auoir mal situé le berceau de l'enfant, soit de nuict ou de jour, le mettant à costé de la lueur; qui fait que pour voir la dicte lueur, il est contraint de retourner ses yeux à costé d'icelle, estant tousiours désireux de la regarder, ou bien pour ce que la nourrice est lousche, qui fait que l'enfant la contrefaict. »

Le plus souvent, comme le dit le naïf chirurgien de Henri II, la loucherie se manifeste dans le premier âge, soit que le berceau ait été mal placé relativement à la lumière, soit que les regards aient été longtemps portés vers un objet particulier qui exigeait un mouvement continuel de latéralité, ou une convergence trop grande des yeux.

Dans d'autres circonstances, ce n'est point un excès de force musculaire qui sera le point de départ de la loucherie, mais une certaine rétraction convulsive survenue dans le jeune âge pendant le travail de la dentition, ou par la présence des vers dans le tube digestif, ou plus tard, par suite d'accès nerveux, parmi lesquels il faut ranger la colère et l'ivresse. Le cerveau ne pouvant plus commander aux muscles, l'équilibre cesse de se faire dans leurs contractions réciproques, et il en résulte un strabisme passager, peu apparent, en raison de l'occlusion spasmodique des paupières, mais qui se manifeste surtout par la double vue.

La paralysie native ou accidentelle d'un des muscles de l'œil pourrait produire aussi une déviation dans le sens opposé au muscle privé de mouvement; mais cette cause doit être très-rare.

Il en est de même de la myopie. Le myope qui ne fait pas usage de verres concaves rapproche tel-

lement les yeux de l'objet, qu'il détruit le parallélisme des axes visuels; mais sans doute il faut le concours d'autres circonstances pour que cette convergence produise le strabisme permanent; car on rencontre tous les jours une foule de myopes qui ne sont pas louches.

Par la même raison, le strabisme peut succéder indirectement à la presbytie. La plupart des presbytes qui ne portent pas de verres convexes, ne regardant que d'un œil lorsque leur vue s'exerce sur de petits objets, l'œil condamné à l'inaction finit par devenir myope et par dévier.

Parfois aussi, cette inégalité de puissance focale tient à la légèreté avec laquelle on choisit les verres destinés à rectifier les imperfections de la vue; soit que, la force des yeux étant égale, l'opticien ait donné des verres à foyers différents; soit, et ceci arrive assez souvent, que, l'un des yeux étant myope et l'autre presbyte, on ait pris deux verres concaves ou deux verres convexes, suivant la prédominance de l'une ou l'autre modalité.

Le symptôme le plus frappant du strabisme est, sans contredit, le défaut d'harmonie du regard et cette déviation choquante d'un œil qui, se tenant presque constamment caché, donne aux traits du visage l'expression la plus irrégulière et la plus disgracieuse. Mais la diminution de la faculté visuelle est un inconvénient plus grave encore que l'absence de la beauté, et chez presque tous les louches il existe entre les deux yeux une très-grande différence de puissance optique. Chez presque tous, l'œil dévié dans le strabisme simple, ou l'œil le plus dévié dans le strabisme double, se trouvent impropres à la vision, et cette diminution de la faculté visuelle est quelquefois poussée si loin, que, l'œil sain étant fermé, il serait impossible de se conduire avec l'autre. Toutefois, hâtons-nous de le dire, loin d'être une difformité, le strabisme, quand il n'affecte qu'un œil et qu'il est très-peu prononcé, constitue au contraire un genre de beauté fort à la mode autrefois à la cour de Louis XIII ; c'est ce qu'on appelait le *faux trait*, ou le *regard à la Montmorency*.

D'après ce que j'ai dit plus haut sur le rôle que jouent les muscles de l'œil dans l'expression des passions, on comprend tout de suite que le *faux trait*, pour être favorable à la physionomie, doit prendre sa source dans une légère prédominance des muscles grand oblique ou adducteur (*patheticus, amatorius*); si la déviation est légère, il en résulte dans le regard quelque chose de vague et de tendre, que l'artiste a sans doute exprimé dans la *straba Venus*.

On peut rapporter à deux ordres les procédés employés anciennement pour la guérison de la loucherie. Dans le premier, on cherchait à obtenir le regard direct en limitant l'entrée des rayons lumineux; dans le deuxième, on produisait une déviation momentanée dans le sens opposé à la déviation permanente.

Sans vouloir discuter le mérite de tous ces moyens, je dirai qu'on ne les voit presque jamais réussir, mais que, dans les cas rares où le strabisme paraîtrait dû à une puissance inégale des deux yeux, on devrait, avant de recourir au bistouri, faire usage de lunettes dont les verres auraient un foyer différent.

C'est l'insuccès des méthodes en usage qui inspira (en 1820) à Dieffenbach l'idée d'appliquer à la guérison du strabisme les procédés de sections musculaires inventées en 1828 par Stromeyer, chirurgien de Hanovre.

Le nombre des louches guéris à Berlin était de sept cents, lorsque la nouvelle méthode fut véritablement connue à Paris; et l'on s'est étonné, à bon droit, qu'avec une aussi grande masse de faits, l'opposition de plusieurs maitres de la science ait été si violente. Mais, par un retour assez fréquent dans les opinions humaines, les plus hardis opposants devinrent bientôt les plus zélés fauteurs de la nouvelle méthode; et, quelques mois après, sept cents louches avaient été opérés par un seul chirurgien, le docteur Baudens, maintenant chirurgien en chef du Val-de-Grâce.

Mon but, on le pense bien, n'est pas de décrire l'opération dans ses détails; je dirai seulement que, les paupières étant écartées par un aide, et le globe de l'œil fixé avec une érigne ou une petite pince, le muscle est mis à découvert par une incision, et tranchée d'un seul coup. La petite plaie est alors examinée avec attention, et s'il reste quelques fibres musculaires, si minimes qu'elles soient, il faut les couper, sous peine de voir la déviation se reproduire. Le plus souvent, il s'écoule seulement quelques gouttes de sang; une petite compresse, imbibée d'eau fraiche, est maintenue sûr l'œil avec un bandeau, et le malade peut immédiatement, et sans plus de précautions, se livrer à ses occupations habituelles, pourvu qu'elles n'exigent pas une trop grande application de la vue, ce qui produirait la convergence des axes visuels, et ramènerait le strabisme.

Voici, du reste, une précieuse relation faite par un opéré lui-même, l'un de nos collaborateurs, M. le docteur Caffe, que sa qualité de professeur d'ophthalmologie mettait mieux que personne à même d'apprécier toutes les circonstances relatives à la maladie et à l'opération.

« C'est après avoir assisté à une quantité innombrable d'opérations de strabisme, dit le docteur Caffe; c'est après avoir moi-même opéré plusieurs fois, en présence de médecins instruits, que je me suis décidé à subir cette opération.

« Le 11 juin 1841, à midi, dans mon cabinet d'étude, je me plaçai assis en face d'une croisée, de manière à recevoir directement la lumière sur les yeux. M. Charles Philipps appliqua les deux ophthalmostats sur les paupières de l'œil gauche; M. Bouvier voulut bien se charger de les maintenir. Malgré l'habitude très-grande que M. Bouvier a de ces sortes d'opérations, malgré l'extrême précaution qu'il prenait pour éviter toute pression inutile, surtout en épargnant de comprimer la partie cutanée correspondant au trajet du nerf frontal, malgré l'interposition d'un tampon de coton, c'est cependant à ce temps de l'opération que se rapporte la sensation la plus pénible que j'aie éprouvée. Les deux piqûres faites par les érignes pour saisir la muqueuse sclérotique furent à peine sensibles. Le repli de la muqueuse produit par la tension de deux érignes, et la section de ce repli avec les ciseaux, furent à peine douloureux. Le muscle droit externe réuni en un seul faisceau et à terminaison tendineuse très-prononcée, fut facilement placé par M. Philipps sur le crochet-mousse, et divisé par des ciseaux courbés sur le plat. La section de ce muscle

et celle du nerf moteur oculaire externe ne sont que très-instantanément douloureuses; mais une des impressions pénibles ressenties pendant l'opération, fut pour moi le bruit que faisaient les ciseaux. L'extrémité scléroticale du muscle fut également excisée par M. Philipps, et lorsque je l'examinai entre mes doigts, je lui trouvai plus de deux millimètres d'étendue. Il s'écoula à peine une gouttelette de sang pendant tout le temps de l'opération. Les instruments et les ophthalmostats furent aussitôt enlevés, et la direction de l'œil ne laissait reconnaître aucune amélioration. Mais, d'après l'avis de M. Bouvier, et sur mon insistance, on se décida à diviser l'aponévrose. La seconde application des ophthalmostats fut beaucoup moins douloureuse que la première. Une seule érigne a suffi pour tirer légèrement l'œil gauche en dedans. Dès que les ciseaux eurent achevé la division de l'aponévrose en bas, l'œil cessa de diverger, et les mouvements d'abduction restèrent incomplets. Le succès de l'opération fut déclaré immédiat, et, depuis, il ne s'est pas démenti.

« Des compresses imbibées d'eau fraiche, et des affusions froides faites avec une éponge, furent renouvelées fréquemment pendant les premières vingt-quatre heures. La diète fut observée. Le jour même, je pus vaquer à mes occupations de cabinet, recevoir plusieurs personnes à ma consultation. La douleur n'avait rien que de très-supportable; de temps à autre, quelques élancements fugitifs se faisaient sentir au niveau de l'angle orbitaire externe gauche. La nuit fut parfaitement tranquille et permit un sommeil complet. Deux pédiluves furent pris dans les vingt-quatre heures, ainsi qu'un purgatif salin le lendemain de l'opération. Je pus écrire plusieurs lettres dans la journée, en me servant seulement de l'œil droit. Dès le troisième jour, les douleurs furent nulles, si ce n'est lorsque je pressais sur la paupière supérieure gauche.

« L'œil, examiné à plusieurs reprises par MM. Bouvier, Philipps, Bonnet (de Lyon), et par un grand nombre d'autres, a toujours conservé le bénéfice de l'opération, qui date déjà de seize mois. La vue reste également très-bonne, et sous aucun rapport ne laisse rien à désirer. »

Nous avons vu plus haut que le strabisme pouvait être complexe, c'est-à-dire produit par plusieurs muscles en même temps. Or, l'expérience montre que, dans ces cas, la section de tous les liens qui retiennent l'œil dévié est le seul moyen de parfaite guérison.

Dieffenbach n'a jamais coupé que deux muscles, aussi lui a-t-on reproché un assez grand nombre d'insuccès, que la malveillance attribuait à sa méthode, et qu'il faut attribuer à la rétraction de plusieurs muscles. Dans les cas rebelles, le docteur Baudens en a coupé jusqu'à cinq.

En thèse générale, ces sections multiples n'amènent jamais d'accident; mais l'exophthalmie, c'est-à-dire la saillie de l'œil qui doit résulter de la section de plusieurs muscles *droits*, produit dans la physionomie une difformité presque équivalente au strabisme.

Mais que deviennent ces muscles coupés? Si les mouvements de l'œil peuvent se faire sans leur concours, ils étaient donc inutiles; et s'ils se soudent pour reprendre leur action, le strabisme peut donc renaître? Telle est l'argumentation spécieuse qu'il est facile de réfuter.

Lorsque la section a été complète, les deux bouts du muscle ne se joignent pas, comme on l'a cru, à l'aide d'une substance intermédiaire, ou du moins cette substance ne peut qu'à la longue en souder les extrémités; et ce n'est pas elle qui, dans les premiers temps, rétablit le mouvement par la continuité du tissu; mais l'extrémité postérieure du muscle se greffe avec le globe de l'œil, et la contraction spasmodique n'existant plus, il survient, d'après Stromeyer, un allongement aux dépens de sa rétraction vitale. Plus tard, les liens celluleux s'unissent à la partie antérieure du muscle coupé, et il en résulte une corde continue qui a recouvré les qualités dynamiques normales. C'est ce que j'ai fait constater à mes élèves sur des animaux que nous avions fait loucher à dessein. Le muscle qui produisait le strabisme ne peut donc le reproduire, puisqu'il a acquis des rapports nouveaux et une longueur convenable. Quant aux mouvements de l'œil, ils peuvent, il est vrai, s'effectuer sans le concours des muscles coupés, mais ce n'est ni avec la même force, ni dans la même étendue: et bien que, par leur mode d'insertion, les muscles élévateur et abaisseur puissent porter l'œil en dedans avec leurs fibres internes, en dehors avec les externes; cependant, l'œil ne recouvre la plénitude de ses mouvements qu'au bout de sept à huit jours, c'est-à-dire lorsqu'il s'est fait une greffe solide entre le muscle coupé et le globe oculaire.

D'après une statistique publiée par M. le docteur Caffe, et parfaitement raisonnée, de manière à laisser une juste appréciation des différentes causes de succès et d'insuccès, ainsi que des différentes causes de strabisme; cette dernière connaissance est toujours de la plus grande importance avant de se décider à l'opération et de faire choix d'une méthode; d'après, dis-je, cette statistique, les trois quarts des sujets opérés du strabisme guérissent parfaitement bien, et nul doute que la méthode de Stromeyer ne soit appelée, comme la découverte de Jenner, à produire une véritable amélioration physique des races, en faisant disparaître une grave difformité du cadre des transmissions héréditaires.

H. LANDOUZY *de Reims*,
Membre correspondant de l'Académie de Médecine.

STRAMOINE ou **STRAMONIUM**. (V. *Datura*.)

STRANGULATION. (V. *Suspension*.)

STRANGURIE (*path*.), s. f., *stranguria*, du grec *stranx*, goutte, et *ouron*, urine. C'est une sorte de rétention d'urine dans laquelle ce liquide sort goutte à goutte, avec douleur et difficulté extrême. (V. *Rétention*.)

STRIÉ (*anat*.), adj., *striatus*. Se dit des corps qui présentent des lignes diversement colorées, des cannelures, etc. *Corps striés du cerveau, crachats striés de sang*, etc.

STRONGLE (*hist. nat. méd*.). Sorte de ver. (V. *Ver*.)

STROPHULUS (*path*.), s. m., mot donné par

Willan à l'éruption qui accompagne souvent la dentition chez les enfants. (V. *Feux*.)

STRUMEUX (*path*.), adj., synonyme de scrofuleux. (V. *Scrofules*.)

STRYCHNINE (*chim*.), s. f. Principe actif de la noix vomique. (V. *Noix vomique*.)

STUPEUR (*path*.), s. f., *stupor*. On appelle stupeur un état d'affaiblissement, d'engourdissement de l'intelligence, dans lequel la physionomie exprime une sorte d'étonnement stupide. Il est caractéristique du typhus.

STYLET (*chir*.), s. m., *stylum*. On appelle ainsi une petite tige métallique fine, flexible, terminée, à l'une de ses extrémités, par un renflement olivaire, et dont l'autre est quelquefois percée d'un trou allongé. Le stylet sert à sonder les trajets fistuleux, les plaies, etc., et à passer les mèches, des sétons.

STYLO-GLOSSE (*anat*.), adj., *stylo-glossus*, de deux mots grecs *stylos* stylet, et *glossa* langue. C'est un muscle qui, de l'apophyse-styloïde du temporal, descend se perdre dans la langue par deux faisceaux, dont l'un va à la pointe, l'autre à la base de l'organe.

STYLO-HYOÏDIEN (*anat*.), adj., *stylo-hyoïdeus*. C'est un muscle allongé qui s'étend de l'apophyse styloïde au côté de l'os hyoïde, en se laissant traverser par les tendons du digastrique.

STYLOÏDE (*anat*.), adj., *styloïdes*, de *stylos*, stylet, et *eidos* ressemblant, qui ressemble à un stylet. On appelle apophyse styloïde, une saillie grêle et aiguë qui se trouve à la partie inférieure du rachis, et deux autres saillies des extrémités carpiennes du radius et du cubitus.

STYLO-MASTOÏDIEN (*anat*.), adj., *stylo-mastoïdeus*, qui appartient à l'apophyse styloïde et à l'apophyse mastoïde. — Trou *stylo-mastoïdien*, ouverture de la face inférieure du rocher qui termine l'aqueduc de Fallope et donne passage au nerf facial. Artère *stylo-mastoïdienne*. C'est un rameau de l'auriculaire qui passe par l'aqueduc de Fallope.

STYLO-MAXILLAIRE (*anat*.), adj., *stylo-maxillaris*, qui a rapport à l'apophyse styloïde et à l'os maxillaire. —Ligament *stylo-maxillaire*. C'est un cordon fibreux, étendu de l'apophyse styloïde à l'angle de la mâchoire inférieure.

STYLO-PHARYNGIEN (*anat*.), adj., *stylo-pharyngeus*. C'est un muscle très-grêle, qui, de l'apophyse styloïde, va se perdre dans les parois du pharynx.

STYRAX ou **STORAX** (*pharm*.), s. m. Le styrax ou storax est connu et employé dès la plus haute antiquité. Il y en a de deux sortes :

Styrax ou *storax* solide (styrax calamil). — C'est un baume qui, dit-on, s'obtient d'incisions faites au *styrax officinal*, arbrisseau de la famille des Ébénacées, J., décandrie monogynie, L. ; plante qui croît dans les contrées méridionales de l'Europe et dans tout le bassin de la Méditerranée. On en connaît trois espèces : 1° *le styrax en larmes*, il est en petites masses, se réunissant par la chaleur, d'une odeur aromatique agréable ; 2° le *styrax amygdaloïde*, en masses d'un brun noirâtre, sèches et cassantes ; 3° *styrax du commerce* en forme de gâteaux, d'un rouge brun, mêlés de sciure de bois, c'est celui qu'on trouve le plus habituellement. Il n'est guère employé comme médicament aujourd'hui, mais plutôt comme aromate.

Styrax liquide, liquidambar, huile de copalme.—C'est un baume attribué au *liquidambar styraciflua*, de la famille des amentacées J., qui croît dans l'Amérique centrale ; ce baume est d'une consistance demi-liquide, très-glutineuse, grisâtre, opaque, soluble dans l'alcool, l'éther, les huiles. Employé autrefois à l'intérieur comme excitant balsamique, il n'est guère employé aujourd'hui que dans les plaies ou les ulcères compliqués d'atonie. Dans les cas d'affection gangréneuse il est assez utile pour rendre aux tissus la vitalité qui leur manque, et favoriser la séparation des eschares.   J. B.

SUB-INFLAMMATION (*path.*), s. f., *subinflammatio*, de *sub*, au-dessous. C'est un état des tissus dans lequel l'inflammation existe, mais à un degré très-faible. (V. *Inflammation*.)

SUB-INTRANT (*path.*), adj., *sub-intrans*. Se dit des fièvres dont les accès se renouvellent sans laisser d'intervalles, mais en empiétant les uns sur les autres ; de sorte que chaque accès se manifeste avant que le précédent soit terminé.

SUBLIMÉ. (V. *Mercure*.)

SUBLINGUAL (*anat.*), adj., *sublingualis*, qui est sous la langue ; glande sublinguale, voy. *Salivaire.* — *Artère sublinguale ;* c'est une division de la linguale.

SUBMERSION. (V. *Asphyxie*.)

SUC (*pharm.*), s. m., *succus*. On appelle ainsi la partie liquide exprimée des organes des végétaux ou des animaux. Mais il s'applique plutôt aux liquides des végétaux. M. Recluz les classe suivant leurs propriétés et leurs réactions chimiques, en sucs acides, alcalins amers, aromatiques, résineux, sucrés, salins, etc. Ces liquides sont tous plus ou moins aqueux ; mais il en est d'autres qui sont huileux (V. *Huile*) ; d'autres qui constituent des résines. (V. *Résine, Térébenthine*.) — Pour exprimer les sucs dont nous avons parlé, il suffit, la plupart du temps, d'une forte pression, comme pour certains fruits, les limons, les oranges, etc. ; d'autres fois, il faut les triturer dans un mortier (cresson, cochlearia, etc.) Enfin, quand les sucs sont épais, mucilagineux, on est obligé d'y ajouter un peu d'eau. Certaines parties de végétaux doivent, pour donner leurs sucs, être soumis à la macération ; il en est d'autres qu'il faut faire cuire, d'autres qui doivent être soumis à la fermentation (le raisin par exemple). Certains sucs sont troublés par des parenchymes, de la matière colorante, des fécules, etc. ; il faut alors les dépurer, soit seulement par le repos, qui laisse déposer les matières impures, soit par la filtration, ou bien en chauffant le liquide, ce qui

fait coaguler certains principes ; d'autres fois, en clarifiant avec le blanc d'œuf, les poudres alcalines, le charbon animal, les acides, suivant la nature des matières dont on veut se débarrasser.

Les sucs servent dans l'usage médicinal pour la préparation de la plupart des sirops, etc. On les conserve soit par la méthode Appert, soit dans des bouteilles à long col, en versant à leur surface un peu d'huile d'olives ou d'amandes douces.

On appelle *sucs d'herbes* les sucs exprimés des plantes antiscorbutiques, telles que le cresson de fontaine, le cochlearia, le trèfle d'eau. (V. *Herbes*).

En anatomie, on appelle sucs, certains produits de sécrétion, *suc gastrique, suc pancréatique*.   J. B.

SUCCÉDANÉ (*thérap.*), adj., *succedaneus*, de *succedere*, succéder, prendre la place. On appelle ainsi les médicaments que l'on peut substituer à d'autres, parce qu'ils ont les mêmes propriétés.

SUCCIN (*mat. méd.*), s. m., sous les noms de *succin, ambre jaune, karabé, électrum*, on désigne une substance bitumineuse qui se trouve à peu près partout enfouie dans la terre ou en morceaux roulés sur les bords de la mer. Elle est surtout abondante sur les bords de la mer Baltique ; on en trouve encore beaucoup en Sicile.—Le succin est dur, cassant, mais non friable, susceptible de recevoir le poli. Le plus pur est transparent, d'un jaune doré particulier ; qui sert de type (couleur d'ambre). Il est quelquefois opaque d'un jaune pâle ou de couleur orange, quelquefois il renferme des insectes très-bien conservés.

Lorsque l'on frotte l'ambre, il s'électrise résineusement, et de cette propriété résulte son nom de *karabé* qui, en langue persane, signifie *attire-paille ;* et du mot *électron*, par lequel on le désigne en grec, on a fait *électricité*, parce que c'est sur ce corps que les propriétés dites électriques ont été d'abord observées.

Le succin n'a ni odeur ni saveur ; il se ramollit par la chaleur, et brûle en exhalant une odeur forte et non désagréable. Suivant M. Berzélius, il contient une huile volatile odorante, une résine jaune et une autre résine blanche, de l'acide succinique, etc.

Les produits que le succin donne par la distillation étaient autrefois très-employés dans la thérapeutique comme toniques, antispasmodiques et même comme aphrodisiaques. Mais aujourd'hui il est à peu près inusité, sauf dans quelques médicaments composés. Il sert plutôt à fabriquer des objets d'art, ou à faire des bouts de tuyaux de pipes ou des colliers pour les enfants. Il n'est pas besoin de dire que ces colliers, sortes d'amulettes, n'ont aucune des propriétés que le vulgaire leur attribue.   J. B.

SUCCION (*physiol.*), s. f., *succio*. On appelle ainsi le mouvement d'aspiration par lequel on attire un liquide dans la bouche en faisant le vide dans cette cavité par un mouvement d'inspiration.

SUCRE (*chim.*), s. m., *saccharum*, en grec *sacchar*. Substance végétale neutre pouvant, à l'aide d'un ferment, de l'humidité et d'une température de 15°, se transformer en alcool et en acide carbonique. Le sucre, à l'état de pureté, est habituellement cristallisé ; dans quelques cas cependant, il offre un aspect gras et pulvérulent sans traces de cristaux. Certains sucres ont une saveur à peine douceâtre; enfin, le sucre de lait n'est pas susceptible de subir la fermentation alcoolique.

On distingue plusieurs espèces de sucre; nous ne parlerons que des principales.

SUCRE DE CANNE. — Il paraît avoir été connu des anciens Grecs. Et, en effet, la plante qui le produit étant originaire de l'Inde, les relations ouvertes par les conquêtes d'Alexandre donnèrent quelques notions à cet égard. Le fait est que Dioscorides en parle d'une manière très-nette et très-précise à propos du miel (lib. II, cap. 75); mais c'est surtout à la suite des croisades que le sucre est devenu l'objet d'un commerce très-considérable entre les Grandes-Indes, l'Arabie et l'Europe. Enfin, les cannes à sucre ayant été naturalisées dans les colonies américaines, ce sont ces dernières qui ont, en quelque sorte, le monopole d'approvisionner l'Europe.

La canne, qui est si fructueusement cultivée dans les régions tropicales, est une plante de la famille des Graminées, J.; triandrie digynie, L., *arundo saccharifera;* voici quelques notions sur les procédés que l'on emploie pour la fabrication du sucre:

Les cannes étant coupées le plus près possible de la racine et les sommités qui fournissent peu de sucre étant enlevées, on les réunit par bottes, et on les soumet à une forte pression sous des cylindres de fer ou de bois très-dur: le suc qui s'en écoule est reçu dans des rigoles creusées à cet effet. Les cannes, ainsi dépouillées de leur suc, et que l'on nomme *bagasses,* sont employées au chauffage. Quant au suc lui-même, auquel on donne le nom de *vesou,* on le met dans des chaudières disposées les unes à la suite des autres sur un fourneau long. On porte successivement le vesou de chaudière en chaudière en y ajoutant du lait de chaux pour favoriser sa dépuration, et on enlève l'écume qui se forme alors, et qui renferme de la fécule, du mucilage, des débris de végétaux. Quand il est épuré, on le fait cuire dans une quatrième ou cinquième chaudière jusqu'à consistance convenable. On le porte ensuite dans des rafraichissoirs, caisses doublées en plomb laminé, et dont le fond présente une sorte de gouttière. Le sucre s'y cristallise, et au bout de vingt-quatre heures on ouvre la gouttière afin de faire écouler une sorte d'eau sucrée qui n'a pu cristalliser et qui constitue la mélasse. Après cette première cristallisation le sucre est à l'état *brut,* c'est la *cassonade* ou *moscouade,* et il nous arrive ainsi des colonies. Il s'agit de le clarifier entièrement: c'est le *raffinage.* On fait bouillir la cassonade avec du lait de chaux dans des appareils diversement combinés, on y ajoute du sang de bœuf délayé qui s'empare de toutes les matières impures, et l'écume est enlevée avec soin. Aujourd'hui on fait bouillir le sucre dans le vide au moyen de la vapeur dans un appareil particulier inventé par Bernard Derosne. Le sucre bout à une température assez faible, 40 à 45 degrés, et il est soustrait au contact de l'air qui avait pour effet d'en convertir une portion notable en sucre incristallisable ou mélasse; ce procédé, comme on le voit, est très-expéditif et très-économique.

Quand l'épuration est complète et que l'ébullition a été portée au point convenable, on verse le sirop dans des formes coniques dont la base est tournée en haut et qui sont percées à leur sommet d'un trou que l'on tient bouché avec une cheville: on *mouve* le cône très-fréquemment afin de produire une cristallisation en grains très-fins, puis on retire la cheville et on recueille la partie restée liquide. Ensuite on *terre* les cônes, c'est-à-dire que l'on applique sur leur base une couche de terre glaise détrempée. Celle-ci cède peu à peu son eau au sucre et entraîne des portions de mélasse adhérentes aux cristaux. Cette opération du *terrage* se répète ordinairement à plusieurs reprises. Enfin le sucre est retiré des formes et il est en pains coniques que l'on achève de faire sécher dans des étuves.

A l'état de pureté le sucre est solide, blanc, inodore, d'une saveur douce qui sert de type (saveur sucrée), jetant une lueur phosphorescente quand on le frotte dans l'obscurité. Chauffé à sec, il se fond et se colore en brun et en noir, c'est le caramel; chauffé encore plus fortement, il brûle avec flammes. Il est soluble dans l'eau, mais surtout dans l'eau bouillante. Sa dissolution marquant 35° à l'aréomètre constitue les *sirops;* plus concentrée, elle laisse déposer des cristaux prismatiques, à six faces, terminées par un sommet dièdre ou trièdre; (sa forme primitive est le prisme tétraèdre ayant pour base un rhombe); ces cristaux sont bien connus sous le nom de *sucre candi.* Son poids spécifique est 1,606. Suivant les analyses de M. Berzélius, il est formé de carbone, 44,200; oxygène, 49,015; hydrogène, 6,785. Traité par l'acide nitrique, il donne de l'acide oxalique; mais jamais de l'acide mucique. Traité par les alcalis, il perd la propriété de cristalliser; mais si on neutralise ces alcalis par un acide, il reprend cette propriété. Porté à l'ébullition au contact de l'air, il perd en partie la propriété de cristallisation et forme la mélasse qui, par ses propriétés chimiques, ressemble au sucre cristallisable, et, par ses propriétés optiques, au sucre de raisin, de fécule, et à tous les sucres incristallisables.

Une circonstance assez curieuse, et que tout le monde connaît, c'est que le sucre pulvérisé sucre moins que celui qui est en morceaux, bien qu'on n'en sache pas au juste le motif.

A côté du sucre de cannes, il faut placer le sucre de betteraves qui lui est identique. Nous ne dirons rien du mode particulier d'extraction de sucre de betteraves, il ressemble beaucoup à celui que nous avons décrit pour le sucre de canne. On a dit que le premier sucrait moins que ce dernier; c'est une erreur, il est seulement plus léger.

On sait quelle énorme consommation on fait du sucre dans l'art culinaire et dans l'art du confiseur, du patissier, etc. Ce produit est aussi très-usité en médecine pour édulcorer les tisanes, servir à la confection des sirops, des tablettes, des pastilles, etc. On s'est demandé si le sucre pouvait servir à la nourriture; on a fait des expériences sur des chiens, et les ayant vu succomber au bout d'un mois dans un état de faiblesse et de maigreur extrême, on en a conclu pour la négative. Nous pensons que c'est une erreur. Ces expériences ne prouvaient qu'une chose, c'est qu'une seule substance ne peut pas servir à l'alimentation des animaux, et d'ailleurs ne peut-on pas admettre que ce qui ne convient pas aux chiens peut être accommodé à la nature de l'homme. Il est très-certain aujourd'hui que le sucre est nourrissant. Il est la nourriture en quelque sorte exclusive de quelques vieillards ou convalescents. Mangé en trop grande quantité, il peut s'acidifier dans l'estomac, et, par des régurgitations, agacer les dents, les attaquer et en faciliter la carie. Le sucre est d'autant plus nuisible aux animaux qu'ils s'éloignent davantage de l'homme ; ainsi, il purge la brebis, et, dit-on, fait périr les animaux à sang froid, (grenouilles, lézards, etc.), même lorsqu'il est appliqué sur le corps.

On fait avec le sucre *cuit* ou *cassé* plusieurs préparations particulières bien connues et très-usitées. 1° *Sucre d'orge.* Le sucre étant cuit comme on le dit, au cassé, on le coule sur une table de marbre huilée , et pendant qu'il est encore chaud on le coupe par portions que l'on roule en bâtons. 2° *Sucre de pomme.* On le coule dans des moules en fer blanc cylindriques et huilés ; on le coule aussi dans des moules carrés et plats. 3° *Boules de gomme.* On les obtient en coulant le sucre dans des espèces de moules à balles. 4° *Sucre rosat.* C'est le même sucre fondu et coloré en rouge par de la cochenille et aromatisé à la rose. 5° *Sucre tors.* Il se prépare comme le sucre de pomme ; mais quand il a été coulé sur le marbre on lui ôte sa transparence en le prenant entre les mains, et en l'étendant vivement de l'une à l'autre jusqu'à ce qu'il soit suffisamment blanchi ; alors on en forme des cylindres que l'on tord ensuite deux à deux.

Ces différentes sucreries peuvent être aromatisées à volonté avec de la vanille, de la rose, de l'essence de bergamotte, de citron, etc. Autrefois, dans le sucre d'orge et dans celui de pomme, on faisait entrer une décoction d'orge ou de pommes. Aujourd'hui on néglige cette addition ; mais le nom est toujours resté. Quant aux boules de gomme des confiseurs, il n'y entre pas un atome de gomme.

Sucre de raisin ou de fruits. — La plupart des fruits quand ils sont arrivés à leur parfaite maturité doivent leur saveur sucrée à un sucre d'une nature particulière, et qui subit avec une grande facilité la fermentation alcoolique. C'est surtout du raisin qu'on peut l'extraire. Lors de la guerre de Napoléon contre les Anglais, les communications avec les colonies étant interceptées, on fit grand usage de sucre et de sirop de raisin ; mais cette fabrication dut être arrêtée lors de la découverte des procédés pour la préparation du sucre de betteraves. Le sucre de raisin s'obtient de la manière suivante : on traite le jus par un excès de carbonate de chaux (craie ou marbre en poudre) qui neutralise les tartrates acides qu'il contient. L'effervescence terminée, on décante et clarifie à l'aide des blancs d'œufs ou du sang de bœuf, puis on laisse prendre la masse par le refroidissement. Ce sucre cristallise en granules ou en aiguilles. Sa saveur est fraîche et sucrée. Il est moins soluble que le sucre de canne.

Le *sirop* s'obtient par le même procédé que le sucre ; seulement il faut le traiter par l'acide sulfureux qui, s'emparant de l'oxygène de l'air, empêche celui-ci d'agir sur le ferment. Une autre différence, c'est que le sucre se fait évaporer quand le liquide bouillant marque 35 à l'aéromètre, tandis que pour le sirop, il suffit de 32.

Sucre d'amidon, de *fécule* ou de *pomme de*

terre. — Il a été découvert par Kirchoff, pharmacien russe. Ce produit résulte de la réaction de l'acide sulfurique affaibli sur l'amidon. Dans la préparation en grand, on fait bouillir un mélange de 10 kilogrammes d'amidon ou de fécule de pommes de terre dans 40 kilogrammes d'eau aiguisée de 200 grammes d'acide sulfurique ; quand le liquide a suffisamment bouilli, on sature l'acide avec de la craie et on clarifie comme pour les cas précédents. Le sucre d'amidon est identique avec celui de raisin ; il est très-usité dans les pays vignobles pour donner plus de feu au vin. Il sert aussi à faire de l'alcool.

4° Sucre de lait. La saveur douceâtre du lait est due à un principe sucré que l'on obtient très-facilement en faisant évaporer jusqu'à un certain point le petit lait, et en laissant cristalliser la liqueur par le refroidissement. Ce produit cristallise ordinairement en parallélipipèdes réguliers terminés par des pyramides à quatre faces. Ces cristaux sont inodores, inaltérables à l'air, blancs, demi-transparents ; si on les fait caraméliser, ils deviennent plus solubles dans l'eau, perdent la propriété de cristalliser et sont convertis en une substance analogue à la gomme. Projetés sur des charbons ardents, ils décrépitent, se boursoufflent et laissent du charbon pour résidu. Traités, par l'acide nitrique il donnent les mêmes produits que la gomme, c'est-à-dire de l'acide mucique (ce qui les distingue du sucre de cannes) ; des acides acétiques, maliques, etc. Suivant MM. Gay-Lussac et Thenard, le sucre de lait est ainsi composé : carbone, 38,825 ; oxygène, 53,834 ; hydrogène, 7,341.

Le sucre de lait est peu employé en médecine ; on a proposé de le faire dissoudre dans de l'eau avec quelques sels pour faire un petit lait extemporané ; mais on se procure si facilement du lait et du petit lait que ce projet est resté sans exécution. Le sucre de lait servait, lorsque le sucre était d'un prix élevé, à augmenter le volume de la cassonade, fraude qu'il était facile de reconnaître. Les homœopathes en font aujourd'hui un grand usage pour leurs ridicules préparations. Ainsi, au résumé, le sucre de lait n'est guère employé qu'à tromper le public.

Sucre de diabétès. — L'urine des sujets atteints de diabétès contient une matière sucrée analogue au sucre de raisin ; pour l'obtenir, on fait évaporer une certaine masse d'urine jusqu'à consistance sirupeuse, puis on laisse déposer les cristaux qu'on redissout par l'alcool bouillant. Faisant ensuite évaporer, on obtient des cristaux très-blancs (V. *Diabétès* et *Urine.*)

On fait encore du sucre avec les *champignons*, les *châtaignes*, la *gélatine*; mais nous ne laisons que le mentionner.   J.-P. BEAUDE.

SUDAMINA (*path.*), s. m. pl., mot latin, nominatif, pluriel de *sudamen*, qui vient de *sudor*, sueur. On appelle ainsi de petits soulèvements de l'épiderme par une sérosité transparente, qui, au premier abord, a l'apparence de gouttelettes de sueur ; on ne les rencontre guère que quand il y a transpiration abondante, comme l'a démontré M. Bouillaud ; alors l'étymologie est bien exacte : ce sont réellement des gouttelettes de sueur qui ont soulevé une lame mince de l'épiderme. Elles sont comme de petites perles jetées sur la peau ; souvent on ne peut les voir qu'en regardant la peau obliquement à sa surface; le moindre attouchement brise l'enveloppe, et le liquide s'épanche. On les rencontre dans plusieurs affections aiguës ou chroniques accompagnées de sueurs copieuses : dans la pneumonie, le rhumatisme, la fièvre typhoïde, etc. On les trouve plutôt chez les femmes que chez les hommes, sur le ventre et sur la poitrine que partout ailleurs.

D'après l'étymologie latine que nous rappellions au commencement, on doit dire, en parlant d'une de ces vésicules, un *sudamen*, et ce n'est qu'au pluriel que l'on peut employer l'expression de *sudamina*; cette affection est sans gravité et n'exige pas de traitement particulier.   E. B.

SUDORIFIQUES (*thérap.*), adj., *sudificus*, de *sudor.* sueur, et *facere* faire, qui fait suer. On appelle sudorifiques les médicaments qui jouissent de la propriété de provoquer la transpiration. Certains auteurs pensent que cette propriété est tout-à-fait illusoire, et qu'il n'existe pas de sudorifiques réels. La plupart des substances auxquelles on attribue cette vertu sont données en boissons et à une température élevée, et, dit-on, c'est l'eau chaude qui agit plutôt que le médicament lui-même. Ainsi, la bourrache, le sureau, le coquelicot, les bois de gaïac, de sassafras, etc., n'auraient aucune action s'ils n'étaient étendus dans un véhicule chaud et aqueux, et si le sujet n'était placé dans de bonnes conditions pour transpirer. Nous n'avons nullement l'intention de discuter ici cette question, et, d'ailleurs, nous devons dire que l'on manque d'expériences rigoureuses et précises pour la résoudre. Quant aux moyens à l'aide desquels on peut le mieux provoquer la sueur, nous en parlerons à l'article *Transpiration*, auquel nous renvoyons pour la physiologie et la pathologie de l'exhalation cutanée, ainsi que pour l'histoire d'une méthode nouvelle connue sous le nom d'*hydropathie* ou *hydrothérapie*.   J. B.

SUETTE (*path.*), s. f., *sudor anglicus, malus sudatorius.* L'histoire de cette maladie a été faite complètement au mot *Miliaire.* (Voy. ce mot.)

SUEUR. (V. *Transpiration.*)

SUFFOCANT (*path.*), adj., *suffocans*, qui produit l'étouffement, la suffocation. *Catarrhe suffocant*, variété très-grave du catarrhe pulmonaire; c'est la fausse pneumonie des anciens, et la bronchite capillaire des auteurs actuels.

SUFFOCATION (*physiol.*), s. f., *suffocatio.* État de quelqu'un qui éprouve une gêne extrême dans la respiration (V. *Asphyxie, Dyspnée.*)

SUGILLATION (*path.*), s. f., *sugillatio*, de *sugere*, sucer. On appelle *sugillations* les petites infiltrations sanguines qui se forment sous l'épiderme soit à la suite d'une contusion (V. *Ecchymose*), soit spontanément. Ce nom, synonyme du mot vulgaire suçon, leur a été donné parce qu'en suçant fortement la peau pendant quelque temps, on détermine un appel du sang avec rupture des petits vaisseaux, ce qui produit une tache de couleur lie de vin; c'est en réalité une petite ecchymose.   J. B.

SULFATES (*chim.*), s. m. On appelle ainsi les sels résultant de la combinaison de l'acide sulfurique avec une base. On les partage en deux classes, suivant qu'ils sont solubles ou insolubles dans l'eau. Les premiers précipitent en blanc par les sels de Baryte ; et le précipité, formé de sulfate de Baryte, n'est soluble dans aucun réactif. Le précipité, recueilli et traité par le charbon à une température élevée, donne du sulfure de barium, reconnaissable à son odeur d'œufs pourris. Les sels insolubles traités par le charbon, donnent le même résultat, c'est-à-dire qu'ils se transforment en sulfures.

Les sulfates les plus usités des médecins sont ceux d'*alumine*, de *cuivre*, de *fer*, de *magnésie*, de *mercure*, de *morphine*, de *potasse*, de *quinine*, de *zinc*. (Voy. ces mots.)   J. B.

SULFURES (*chim.*). (V. *Soufre.*)

SULFURIQUE (Acide) (*chim.*). (V. *Soufre.*)

SUMAC (*mat. méd.*), s. m., *rhus*, genre de plantes de la famille des Térébinthacées, J., et de la pentandrie trigynie, L. On en distingue plusieurs espèces principales.

Sumac des corroyeurs, rhus coriaria. — C'est un arbrisseau de dix à douze pieds qui se trouve dans les parties les plus chaudes du bassin de la Méditerranée. Toutes les parties de cette plante sont fortement astringentes, à cause de la grande quantité de tannin et d'acide gallique qu'elles renferment. Mais il est très-peu usité en thérapeutique ; il est surtout employé au tannage des cuirs.

Sumac vénéneux, rhus radicans, rhus toxicodendron. — C'est un arbrisseau indigène de l'Amérique Septentrionale, qui vient très-bien en Europe. Le suc qui suinte des différentes parties de cette plante est excessivement âcre, son contact sur la peau détermine une vive irritation érysipélateuse. On dit que les émanations elles-mêmes de cette plante suffisent pour produire le même effet à la surface du corps de ceux qui y ont été exposés, surtout pendant la nuit ou à l'ombre, conditions dans lesquelles la plante exhale de l'hydrogène carboné et un principe volatil très-irritant. Des expériences de M. Orfila, il résulte que le rhus, outre l'action locale, extérieure dont nous venons de parler, exerce, en outre, une action stupéfiante sur le système nerveux, quand il a été absorbé. Cependant cette substance a été employée à l'intérieur contre des affections herpétiques invétérées, l'épilepsie et autres affections du système nerveux ; mais c'est un médicament dangereux et souvent infidèle. L'extrait se donne à la dose de 8 décigrammes ou 1 gramme, à 2, 4 et 6 grammes, répétée deux ou trois fois dans la journée.   J. B.

SUPERFÉTATION (*accouch.*), s. f., *superfœtatio*, de *superfœtare*, concevoir de nouveau. La superfétation est la conception d'un nouveau fœtus pendant le cours de la grossesse. Niée par quelques personnes, la possibilité des superfétations a été soutenue par d'autres qui ont allégué des faits en faveur de leur manière de voir. Cependant, quelques faits bien observés paraissent résoudre la question par l'affirmative. (V. *Grossesse.*)   J. B.

SUPERPURGATION (*path.*), s. f., *superpur-*

gatio. Purgation trop abondante résultant d'une médication trop active ordonnée mal à propos. (V. *Purgatif.*)

SUPINATEUR (*anat.*), adj., *supinator*, de *supinus*, qui est couché sur le dos. On appelle ainsi les muscles de l'avant-bras, qui font exécuter à la main le mouvement de *supination* (Voy. ce mot). On en distingue deux : 1° *Grand supinateur;* il est situé à la partie externe et antérieure de l'avant-bras, allongé ; il s'étend de la partie inférieure du bord externe de l'humérus au bord antérieur de l'extrémité inférieure du radius. 2° *Petit supinateur,* situé à la partie supérieure externe et postérieure de l'avant-bras, court, aplati, triangulaire. Il s'attache, d'un côté, à la tubérosité externe de l'humérus et à une petite portion de la face postérieure et supérieure du cubitus ; de l'autre, au tiers supérieur de face postérieure et externe du radius.   **J. B.**

SUPINATION (*physiol.*), s. f., *supinatio*, même étymologie. On appelle supination le mouvement par lequel la paume de la main est tournée en avant et en haut, de telle sorte que le petit doigt est dirigé du côté du corps, tandis que le pouce regarde en dehors. C'est la position du pauvre qui tend la main.—On appelle aussi supination la position d'un malade couché sur le dos ; il indique un état de faiblesse et de prostration profonde. J. B.

SUPPOSITION DE PART (*méd. lég.*). (V. *Part.*)

SUPPOSITOIRE (*pharm.*), s. m., *Suppositorium,* de *supponere,* mettre dessous. Les suppositoires sont des médicaments de consistance solide et analogue à celle des emplâtres, de forme conique, et de la longueur du doigt. Les suppositoires sont destinés à être introduits par l'anus dans le rectum, afin d'exciter des évacuations alvines ou d'agir comme adoucissants, comme astringents, etc. On les prépare avec du miel, du suif, du beurre de cacao, du savon, auxquels on peut incorporer des substances médicamenteuses douées des propriétés que l'on veut mettre en jeu. Comme purgatifs, on emploiera les suppositoires faits avec les poudres d'aloès, de scammonée, de coloquinte, d'agaric blanc, les huiles d'euphorbe, de croton-tiglium, etc. Comme astringents, les poudres de ratanhia, de sang-dragon, de cachou, etc., et tout ce qui peut être utile contre les hémorrhoïdes fluantes, par exemple. Comme narcotiques, les extraits de belladone ou de morelle, etc. Quand on emploie le savon, on taille cette substance en cône avec un couteau ; quand c'est le beurre de cacao, on fait fondre cette matière concrète et on y incorpore la solution indiquée ; le miel sera soumis à la coction et coulé dans des moules de papier huilé. Les suppositoires de savon et de beurre de cacao s'emploient souvent seuls comme laxatifs.   **J. B.**

SUPPRESSION (*path.*), s. f., *suppressio*, de *supprimere,* faire disparaître. On dit qu'il y a suppression d'une hémorrhagie, d'un écoulement habituel, d'une sécrétion, quand cet écoulement, cette sécrétion, vient à être suspendus brusquement. C'est là une cause fréquente de maladies. Il y a aussi suppression d'un exanthème, quand une rougeole, une scarlatine qui avait commencé de paraître, vient

tout-à-coup à s'effacer, accident très-grave, comme on le sait.—La suppression d'urine, c'est l'absence complète de sécrétion ou de l'excrétion urinaire. (V. *Rétention.*)   **J. B.**

SUPPRESSION DE PART (*méd. lég.*). (V. *Part.*)

SUPPURATIF (*thérap.*), adj., *suppurativus,* médicament qui hâte ou favorise la suppuration ; telles sont les pommades au garou, les divers épispastiques, etc. (V. *Vésicatoire.*)

SUPPURATION (*path.*). (V. *Pus* et *Exutoire.*)

SURCILIER (*anat.*) (V. *Sourcilier.*)

SURDENT (*path.*), s. f. On appelle surdent toute dent surnuméraire. Lorsqu'une dent de la première dentition n'est pas tombée à l'époque voulue et que la dent nouvelle pousse à côté, l'ancienne, qui est déviée, esta la surdent.

SURDITÉ (*path.*). (V. *Oreille.*)

SUREAU (*bot. méd.*), s. m., *sambucus nigra;* Famille des Caprifoliacées, J. pentandrie trigynie, L.

Les fleurs de sureau sont rarement employées fraîches ; leurs propriétés se concentrent par une dessication bien ménagée, c'est dans cet état qu'on les conserve pour l'usage médical. De blanches qu'elles sont sur l'arbrisseau qui les fournit, elles passent au jaune et acquièrent une odeur assez forte. Leur infusion aqueuse fait la base des prescriptions magistrales connues sous les noms de collyres et de lotions ; plus rarement, on emploie leur eau distillée. Dans les usages économiques, elles servent à aromatiser certaines liqueurs et notamment le *vin cuit,* auquel elles communiquent un goût de muscat ; elles servent aussi à aromatiser quelques vinaigres pour la table.

On employait autrefois l'écorce moyenne du sureau comme diurétique et purgative ; mais on lui a substitué l'usage des baies, qui jouissent de ces propriétés à un plus haut degré. Ce fruit s'offre sous la forme sphéroïde ; il est uni-loculaire, du volume d'un pois, d'abord rouge, puis noir, renfermant, au milieu d'un suc aqueux de couleur jaune rougeâtre, trois à cinq graines convexes d'un côté, anguleuses de l'autre, attachées par un placenta filiforme à l'axe du fruit ; chacune d'elles est monosperme.

Les baies de sureau mûrissent en septembre ; ceux qui en font la récolte pour les livrer au commerce y joignent souvent celles de l'hyèble, *sambucus abulus,* dont les propriétés sont bien plus faibles ; mais la fraude est assez facile à distinguer, car ces dernières teignent les doigts en rouge et les autres couleur feuille morte.

La baie de sureau a une odeur faible et une saveur acidulée ; prise en petite quantité, elle ne paraît pas désagréable ; mais, si l'on en prend plusieurs, elles excitent le dégoût et souvent des nausées. Le suc exprimé purge à la dose d'une demi-once ou deux onces ; il peut, à défaut d'autre purgatif, être administré avec succès lorsqu'il s'agit de procurer seulement une sorte de désobstruction ou le jeu des organes sécréteurs. Rapproché à une consistance convenable, il forme, sous le nom de rob de sureau, une préparation officinale qui était autrefois très-réputée comme apéritive.

Rob de sureau. On prend pour le préparer des bales de sureau bien mûres, on les pile dans un mortier de bois, avec précaution pour ne pas écraser les graines ; on laisse le suc se déféquer par le repos, on passe ensuite au travers d'un linge, et on fait évaporer jusqu'à consistance de miel ; on reconnaît que la cuisson est complète et que la conservation peut s'effectuer lorsque, en en plaçant un peu sur du papier non collé, l'humidité ne traverse pas. Cette préparation agit comme sudorifique ; à la dose d'un gros, à quatre ou six, elle purge assez énergiquement.

COUVERCHEL.

SUR-ÉPINEUX (anat.). (V. *Sus-épineux.*)

SURRÉNAL (anat.), adj., *supra-renalis*, qui est au-dessus du rein. — *Capsules surrénales* (V. *Capsules*).

SULTZBACH (Eaux minérales de) (thérap.). Sultzbach est une petite ville du département du Bas-Rhin, située à trois lieues de Colmar et à une lieue de Munster ; elle est située dans un vallon entouré de sites agréables ; les sources minérales sont au nombre de six, dont l'une, appelée *la Meilleure*, est administrée comme boisson : la grande source, qui est publique, sert aux bains. Ces eaux ont de l'analogie avec celles de Bussang, et elles sont surtout administrées dans la mélancolie et les affections mentales ; ce qui a fait donner à Sultzbach le nom de *bains des fous.* Les eaux de Sultzbach sont gazeuses, d'une saveur fraîche et agréable ; leur température est de 10° cent. La source où l'on puise l'eau qui sert à la boisson, laisse déposer un sédiment ocracé, formé, sans doute, de carbonate de chaux, de magnésie et d'oxyde de fer : c'est, du moins, ce que paraît indiquer la composition de ces eaux, dont voici l'analyse pour un litre d'eau :

Acide carbonique	0,lit.	714
Carbonate de soude	0,	09
— de chaux	0,	22
— de magnésie	0,	14
Sulfate de soude	0,	40
Silice	0,	07
	1,	92

Ces eaux sont employées en bains et en boissons dans l'hypochondrie, l'hystérie et la manie, ainsi que nous l'avons dit plus haut ; on l'administre aussi dans les engorgements des organes du ventre et dans la leucorrhée ; on en fait aussi également usage en bains dans les rhumatismes et la paralysie.

J. B.

SURVIE (méd. lég.), s. f. Le médecin légiste est souvent appelé par les tribunaux à les éclairer sur les cas de survie, c'est-à-dire, à prononcer sur ce fait : si des individus d'une même famille, et appelés à succéder les uns aux autres, ont succombé dans un malheur commun, tel qu'un naufrage, un incendie, l'écroulement d'une habitation, etc., quels sont ceux qui ont dû succomber les premiers, et ceux qui ont dû survivre les derniers. Dans quelques cas, les circonstances du fait et l'examen des cadavres peuvent jeter des lumières sur la question et diriger le médecin légiste ; dans d'au-

tres, au contraire, tels qu'un naufrage en mer, toutes les circonstances du fait peuvent être soustraites à l'appréciation, et l'on en est réduit à des suppositions basées sur l'énergie et le degré de résistance vitale, fondées sur l'âge et le sexe des individus. A cet égard, le législateur n'a pas voulu laisser chaque cas spécial à l'appréciation des tribunaux ; il a établi des règles fixes fondées sur des données physiologiques, qui décident dans quel ordre doivent s'ouvrir les successions, ce qui, hypothétiquement, admet l'ordre dans lequel ont dû succomber les individus. Voici ces dispositions législatives, telles qu'elles sont formulées dans le Code civil :

« Art. 720. Si plusieurs personnes appelées à la succession l'une de l'autre, périssent dans un même évènement, sans qu'on puisse reconnaître laquelle est décédée la première, la présomption de survie est déterminée par les circonstances du fait, et, à leur défaut, par la force de l'âge et du sexe. »

« Art. 721. Si ceux qui ont péri ensemble avaient moins de quinze ans, le plus âgé sera présumé avoir survécu. — S'ils étaient tous au-dessus de soixante ans, le moins âgé sera présumé avoir survécu. — Si les uns avaient moins de quinze ans et les autres plus de soixante, les premiers seront présumés avoir survécu. »

« Art. 722. Si ceux qui ont péri ensemble avaient quinze ans accomplis, et moins de soixante, le mâle est toujours présumé avoir survécu, lorsqu'il y a égalité d'âge, ou si la différence qui existe n'excède pas une année. — S'ils étaient du même sexe, la présomption de survie qui donne ouverture à la succession dans l'ordre de nature, doit être admise ; ainsi le plus jeune est présumé avoir survécu au plus âgé. »

Il est bien entendu que ces règles ne sont applicables que lorsque, par témoins ou par l'inspection des cadavres, on ne peut établir avec certitude quels sont les individus qui ont succombé les premiers, et ceux qui ont survécu. Dans une foule de cas il est possible, par l'examen des faits, d'établir des bases presque certaines ; ainsi, chez des individus assassinés, la nature des blessures plus ou moins promptement mortelles, la quantité de sang perdu, la situation des cadavres et les efforts qu'ont dû faire les individus assassinés pour se soustraire au danger. Dans un incendie, le degré de combustion des corps, et les phénomènes de réaction qui ont pu se manifester sur les parties incomplètement atteintes par les flammes, les progrès et la marche de l'incendie comparés au lieu où se sont trouvés les corps. Dans la submersion, le degré d'impressionnabilité des individus, leur courage, leur force, s'il en est qui aient plusieurs fois reparu à la surface de l'eau, leur habitude dans l'art de la natation, etc.

Tous ces faits, ainsi que nous l'avons déjà fait pressentir, ne donnent que bien rarement des certitudes, et les médecins légistes sont partagés sur le degré de confiance que l'on peut leur accorder ; car la plupart de ces appréciations peuvent donner lieu à des controverses qui doivent avoir pour résultat de jeter les magistrats dans la plus grande incertitude. Fodéré est d'avis que l'on doit toujours chercher la preuve des survies dans les faits, même en l'absence des témoignages, et que les dispositions du Code civil ne doivent s'appliquer que lorsqu'il y a impossibilité d'établir des probabilités ayant quelque caractère de certitude. Belloc, Mahon, Orfila et Devergie ne partagent pas cet avis, et, pénétrés de la difficulté qui existe dans la plupart des cas de prononcer avec certitude, ils sont d'avis que, toutes les fois qu'il peut y avoir doute, il convient mieux d'appliquer les dispositions du Code civil.

Le cas de survie s'est également présenté à la suite de l'accouchement. Quelquefois, dans un accouchement clandestin, ou lorsque la femme s'est trouvée isolée et privée de secours, la mère et l'enfant sont morts dans un temps peu éloigné l'un de l'autre. Les témoins de l'évènement, s'il s'en est trouvé, n'ont pas remarqué l'ordre des décès, troublés qu'ils étaient, ou bien incapables de constater avec certitude l'instant où les derniers signes de la vie ont dû abandonner les sujets. Dans ces cas, et en l'absence de toutes preuves, les magistrats doivent prononcer que la mère a survécu, car elle est supposée avoir plus de force que l'enfant qui vient de naître; et, bien que le Code civil n'ait pas mentionné le cas où des individus de moins de quinze ans et au-dessous de soixante viendraient à succomber dans un même évènement, prononcer ainsi, c'est juger d'une manière conforme à l'esprit et à la lettre de l'art. 720, qui dit que, à défaut des circonstances du fait, la force de l'âge et du sexe détermine les présomptions de survie. Cette opinion est aussi celle de Chabot de l'Allier, dans son Commentaire sur les successions, et elle est partagée par presque tous les médecins légistes, quoique l'on cite un arrêt de la Chambre impériale de Wetzlar, qui ait jugé d'une manière opposée.

Dans l'accouchement aussi, il existe, dans les circonstances des faits, des preuves qui peuvent souvent fixer d'une manière certaine le médecin légiste, tels que des signes de mort observés sur l'enfant, établissant qu'il a succombé dans l'utérus; le cordon tourné autour du col du fœtus; l'asphyxie en sortant du sein de la mère, et quelquefois avant que l'enfant n'ait respiré. Les signes qui peuvent faire croire que la mère a succombé la première sont moins probants : ainsi une maladie aiguë qui a pu épuiser les forces de la mère, une hémorrhagie utérine, des convulsions, etc. Mais ces matières, ainsi que le dit M. Orfila, sont toujours très-hypothétiques, et l'on doit le plus souvent s'en rapporter aux dispositions de la législation à ce sujet.

J.-P. BEAUDE.

SUSCEPTIBILITÉ (*physiol.*), s. f. C'est la propriété dont jouissent les tissus de recevoir les impressions qui mettent en jeu les actions organiques. (V. *Sensibilité* et *Sensation.*)

SUS-ÉPINEUX (*anat.*), adj., *supra-spinosus*, qui est au-dessus de l'épine de l'omoplate. *Fosse sus-épineuse.* (V. *Omoplate.*) — *Muscle sus-épineux*; il est situé dans la fosse sus-épineuse, allongé, épais, pyramidal; il s'attache en dedans aux deux tiers de la fosse sus-épineuse, et en dehors à la grosse tubérosité de l'humérus.

SUS-ORBITAIRE (*anat.*), adj., *supra-orbitalis*, qui est au-dessus de l'orbite. — *Trou sus-orbitaire;* on appelle ainsi une échancrure convertie en trou par un faisceau ligamenteux et qui existe au tiers interne de l'arcade orbitaire, qui donne passage à l'artère sus-orbitaire et au rameau frontal du nerf ophthalmique.

SUSPENSEUR (*anat.*), adj., de *suspendere*, suspendre, attacher en haut. On donne ce nom à plusieurs ligaments qui ont en effet pour fonction d'attacher un organe à une partie plus élevée: *ligament suspenseur de la verge*, *ligaments suspenseurs de la matrice.*

SUSPENSOIR (*chir.*), adj. On appelle ainsi un bandage particulier destiné à tenir les bourses soulevées chez les sujets affectés de différentes maladies de cet organe. Le suspensoir consiste en une sorte de poche en toile ou en tricot de soie ou de coton, dans laquelle les bourses sont renfermées assez exactement, sans toutefois être comprimées. Une ouverture pratiquée à la partie antérieure sert au passage de la verge; enfin, cet appareil est maintenu par des cordons ou rubans de fil qui vont s'attacher à une ceinture, et par des sous-cuisses. Les rubans qui se rendent à la ceinture, tirant les bourses par en haut, les *suspendent* véritablement et empêchent que, livrées à leur propre poids, elles ne pendent entre les cuisses.

« Ce bandage est non-seulement commode pour ceux qui sont affectés d'un gonflement lourd et volumineux des testicules, mais il est extrêmement avantageux pour prévenir les contusions, les compressions que peuvent éprouver ces organes lorsque les bourses sont longues et pendent comme cela a lieu ordinairement par les temps chauds. En soutenant le scrotum, il paraît favoriser d'ailleurs la circulation dans les testicules et le retour du sang veineux : le fait est qu'il est plus facile à l'inflammation de se développer dans les testicules lorsqu'on ne porte pas de suspensoir que dans le cas contraire. Ainsi, les uréthrites, les blennorrhées en d'autres termes, sont bien plus fréquemment suivies de gonflements inflammatoires des testicules lorsque les bourses ne sont pas soutenues, que lorsqu'elles le sont, et c'est même ce fait seul qui légitime la précaution de recommander l'usage de cet appareil à ceux qui sont affectés de l'inflammation de l'urèthre. Ainsi les douleurs aux testicules se dissipent, un léger engorgement se dissout fréquemment très-promptement, ou reste stationnaire par l'emploi d'un suspensoir pendant un certain temps » (Gerdy, *Traité des bandages*, t. I). Nous avons à dessein cité ces paroles de l'un des chirurgiens les plus compétents en fait de bandages, à cause de l'importance du sujet. L'emploi du suspensoir est, en effet, d'une grande utilité dans une foule de circonstances, comme dans la blennorrhagie, pour éviter l'orchite, accident connu sous le nom de *chaudepisse tombée* dans les bourses, dans les cas de varicocèle, d'hydrocèle, de sarcocèle, dans le cas de hernie inguinale, chez les personnes qui montent à cheval, etc. On comprend, d'après ce qui a été dit plus haut, le mode d'action du bandage dans ces différentes circonstances.

E. BEAUGRAND.

SUSPENSION (*méd. lég.*), s. f. Mort par suspension ou par strangulation. Sous ce mot, nous allons parler d'une des questions qui ont le plus agité les médecins légistes. Les causes qui amènent la mort et les phénomènes qui l'accompagnent, les signes auxquels on peut distinguer le suicide de l'homicide, et ceux auxquels on peut reconnaître si un individu a été pendu vivant ou après la mort; tels sont les points sur lesquels s'est exercée la sagacité des médecins.

Quelles sont les causes qui amènent la mort? Tout le monde sait ce qui se présente de plus apparent dans la pendaison. Le corps est suspendu au-dessus du sol par un lien qui enveloppe le cou, l'étreint fortement, et l'extrémité de la corde remonte ordinairement vers l'occiput, ou quelquefois vers un des côtés de la tête. Dans cette situation, les veines jugulaires sont fortement comprimées, ainsi que les artères carotides et les nerfs qui suivent une partie de leur trajet; le larynx est déprimé et quelquefois fracturé si le lien a été placé bas; le lien étant placé plus haut, les muscles de la base de la langue, et tous ceux qui se fixent à l'os hyoïde, sont ramenés en haut et en arrière, et appliqués sur la partie antérieure de la colonne vertébrale. Dans cette situation, ils déterminent une occlusion plus ou moins complète du larynx, suivant le degré de force avec lequel la corde a été serrée, et suivant aussi le lieu où elle a été appliquée.

Comme conséquence de ces faits, le sang, qui est toujours amené vers le cerveau par les artères vertébrales, qui échappent à la compression en raison de leur situation dans un canal osseux, distend fortement les veines et les sinus du cerveau, s'accumule dans les vaisseaux capillaires de cet organe, ne pouvant être ramené vers le cœur par les veines importantes du cou, qui toutes sont comprimées. La respiration, rendue impossible ou très-notablement amoindrie par l'effet de la compression du larynx ou par l'oblitération plus ou moins complète de la glotte, résultant de la compression des muscles que nous avons indiqués, tend à augmenter encore cette congestion, et détermine l'asphyxie.

Ainsi, les deux causes les plus ordinaires de la mort dans la suspension, sont d'abord l'apoplexie, puis l'asphyxie. Ces deux causes peuvent agir isolément, et elles suffisent chacune pour déterminer la mort; mais, le plus ordinairement, elles agissent simultanément, et s'ajoutent l'une à l'autre. Il est important de noter que, dans ce que nous appelons apoplexie, nous ne désignons pas un épanchement de sang dans le cerveau avec désorganisation d'une partie de cet organe, mais bien une congestion avec engorgement, qui suffît pour amener la mort.

Aux causes que nous venons d'indiquer, nous devons joindre quelquefois la déchirure des ligaments qui unissent les deux premières vertèbres cervicales, et leur luxation, qui détermine une mort instantanée, par la compression de la moelle épinière. Cette luxation des vertèbres est assez rare dans la pendaison; elle s'observe plutôt lorsqu'elle a eu lieu d'une manière violente, que lorsqu'elle a eu lieu par suicide. La plupart des auteurs de médecine légale l'ont même niée dans ce dernier cas; mais Mahon l'a admise un des premiers: il rapporte même, à ce sujet, une consultation d'Antoine Petit, pour les parents d'un individu qui s'était pendu à Liège, et que l'on accusait de l'avoir assassiné. Le chirurgien qui avait fait le rapport s'étant appuyé sur l'existence d'une luxation de la première vertèbre sur la

seconde pour admettre l'homicide, Antoine Petit prouva, dans son Mémoire, que cette luxation pouvait être le résultat de la chute du corps retenu par la tête à une solive à laquelle était fixé le lien. Mahon entre à ce sujet dans quelques considérations qui démontrent la possibilité de ce fait dans les cas qu'il détermine.

Louis, dans son Mémoire sur les pendus, a le premier démontré les véritables causes de la mort dans le supplice de la pendaison. Il a montré qu'elle n'avait pas toujours lieu par les mêmes causes : il dit, à cette occasion, que les exécuteurs de Paris et de Lyon avaient chacun une façon différente de pratiquer ce supplice, et il décrit leur manière d'opérer. Les criminels exécutés à Paris avaient tous des fractures et des luxations des premières vertèbres; aussi périssaient-ils instantanément : ceux de Lyon avaient des fractures et des écrasements du larynx; leur mort était moins prompte; ils succombaient à l'engorgement cérébral et à l'asphyxie. Nous ne décrirons point ici les phénomènes de l'asphyxie par suspension; ils sont les mêmes que ceux de l'asphyxie par strangulation, si bien décrits par notre célèbre collaborateur Marc, au mot *Asphyxie*.

Les médecins légistes ont cherché, dans l'examen des cadavres des individus morts par la suspension, les moyens de reconnaître si la mort avait été le résultat d'un suicide ou bien d'un crime, en un mot, à distinguer si la suspension avait été volontaire ou violente. La direction du sillon de la corde, l'existence de traces démontrant que la strangulation a précédé la suspension, l'indication de violences extérieures, telles que le désordre et la déchirure des vêtements, des contusions et des blessures, peuvent être des indices qui mettent sur la voie de la vérité. On devra aussi examiner quels sont les moyens à la portée de l'individu qui ont pu lui servir pour accomplir le suicide, s'il a pu en faire un usage utile, et enfin si la suspension a été possible sans intervention étrangère. On comprend qu'il est difficile d'admettre que le corps d'un individu dans la force de l'âge ne présente pas des traces de violence, si la suspension n'a pas été volontaire, et qu'il se sera laissé pendre sans opposer une résistance désespérée. Cependant il est possible d'admettre que, chez des individus faibles et pusillanimes, chez des femmes, à qui le nombre et la force des assassins ont pu imprimer une forte terreur, et ne leur laisser, pour ainsi dire, que le choix du genre de mort, on ne trouve pas les traces de violences dont nous parlons. L'astuce des meurtriers peut aller même jusqu'à disposer près de la victime des objets destinés à faire croire qu'elle a succombé par le suicide. On comprend avec quel soin et quelle réserve le médecin doit observer et apprécier les circonstances des faits, afin d'émettre une opinion qui ne puisse pas égarer la justice.

On a nié, à l'occasion d'un suicide célèbre, la possibilité qu'un individu périt par la suspension, lorsqu'une portion de son corps posait encore sur le sol; mais les exemples de suicides dans de semblables circonstances sont nombreux. Marc, dans un Mémoire publié à l'occasion de la mort du dernier prince de Condé, cite quatorze cas dans lesquels la suspension partielle fut suivie de mort, bien qu'une notable portion du corps ne pesât pas sur le lien. M. Devergie, dans son Traité de médecine légale, cite plusieurs cas de mort par suspension, les individus étant assis, à genoux et même couchés. On a trois ou quatre cas d'individus qui se sont pendus dans les hôpitaux à la corde placée au milieu du ciel du lit, et qui était destinée à favoriser les mouvements qu'ils faisaient pour se mettre sur leur séant. Dans ces cas, le poids de la partie supérieure du corps a suffi pour déterminer, au moyen de la corde, une compression du col assez puissante pour amener la mort.

Un des points les plus importants à déterminer dans la question qui nous occupe, est de décider si le sujet a été pendu pendant la vie, ou bien si, pour cacher un crime, des assassins n'ont pas pendu le corps de leur victime, dans le but de faire croire à une mort volontaire. Il existe des signes tellement certains de la mort par suspension, qu'il est presque impossible de les confondre avec tout autre genre de mort violente. Ainsi l'injection et l'engorgement des veines et des sinus du cerveau, le gonflement de la face, la saillie de la langue et des yeux, le gonflement du col, la forme et l'aspect du sillon de la corde, l'état des fractures du larynx lorsqu'elles existent, quelquefois le gonflement des extrémités inférieures et des éjaculations de liqueur spermatique dont les traces sont facilement reconnaissables, forment un ensemble de signes qui permettent bien rarement l'erreur. De tous ces signes, il en est beaucoup qui ne sont pas constants, et il est bien rare qu'on les trouve réunis ; les plus constants sont l'engorgement cérébral et les signes d'asphyxie dans les poumons ; car la face peut rester pâle, les yeux et la langue ne pas former de saillie, le col n'être point gonflé, les fractures du larynx peuvent ne point exister lorsque le lien a été appliqué au-dessus de cet organe ; mais lorsqu'elles existent, les membranes et les parties molles qui les avoisinent présentent des traces d'injections auxquelles il est facile de reconnaître que ces lésions ont eu lieu pendant la vie. Il en est de même du sillon formé par la corde ; souvent il ne présente ni gonflement ni ecchymoses, ainsi que l'admettaient les anciens auteurs ; le fond de sa cavité est brun, la peau est déprimée et comme parcheminée, phénomène qui s'observe également lorsque la suspension a eu lieu peu de temps après la mort ; mais en examinant la peau à contre-jour, dans le point où elle a été légèrement excoriée par la corde, dit M. Devergie, on la trouve présentant l'aspect d'un réseau rouge, phénomène qui est le résultat de l'injection des vaisseaux capillaires pendant la vie.

Esquirol, l'un des premiers, signala l'absence des ecchymoses dans le sillon formé par la corde ; M. Orfila l'indiqua également et se livra à des expériences sur des cadavres peu de temps après la mort, et il montra l'analogie qui existait dans beaucoup de cas entre l'aspect des sillons formés pendant la vie et après la mort. Nous-même, à l'occasion d'une observation sur un pendu dans lequel nous avions trouvé la face pâle et le sillon de la corde sec et non ecchymosé, nous avons répété quelques unes des expériences de M. Orfila, et nous sommes arrivé aux mêmes résultats ; seulement nous avons été amené à des conclusions différentes, relativement à la manière dont se produit l'asphyxie. Nous avons constaté qu'elle n'a pas lieu lorsque le lien est appliqué au-dessus du larynx, seulement par le refoulement de la base de la langue et l'abaissement de l'épiglotte, opinion admise d'après un Mémoire de M. Deslandes, publié dans la *Revue médicale* en 1824, mais qu'elle pouvait avoir lieu par la compression et le refoulement des muscles de la base de la langue sur la colonne vertébrale. Notre Mémoire a été publié en 1826, dans la Bibliothèque médicale.

Lorsque la mort a eu lieu par strangulation avant la suspension, il devient plus difficile de déterminer si la suspension a eu lieu pendant la vie ou après la mort ; mais, dans ce cas, la trace d'un double sillon, l'un qui sera circulaire et qui aura été produit par l'étranglement, et l'autre qui devra être oblique puisqu'il sera produit par la suspension du corps, est un signe caractéristique ; si l'on joint à cela la direction du sillon s'il est unique, qui est toujours horizontale, et lorsque le lien fortement serré par la strangulation ne s'est pas déplacé, ce sont là, avec les traces de violences extérieures qui ne peuvent manquer d'exister dans ces cas, des signes qui serviront à guider et à éclairer les médecins légistes.

Nous dépasserions de beaucoup les bornes qui nous sont imposées dans un article de la nature de celui-ci, si nous voulions examiner avec quelques détails les cas principaux qui peuvent se présenter en médecine légale, dans l'importante question de la mort par suspension. Nous ne croyons devoir mieux faire que de renvoyer ceux de nos lecteurs qui désireraient des renseignements plus étendus, aux importants ouvrages de M. Orfila et de M. Devergie, sur la médecine légale.

Nous ne devons point terminer cet article sans parler des secours que l'on doit administrer dans les cas de pendaison. Le premier devoir est de couper la corde, de détacher le lien du col ; si l'individu a perdu connaissance, on devra le coucher sur un lit, réchauffer le corps ; dans tous les cas, pratiquer une saignée à la jugulaire, au bras ou au pied, suivant qu'on le jugera convenable ; injecter de l'air pur dans les poumons, faire des frictions générales sur la surface du corps, sur la poitrine, avec des substances spiritueuses et excitantes ; enfin se conduire de la manière indiquée au mot *Asphyxie*.

Les fastes de la médecine contiennent beaucoup d'exemples d'individus rappelés à la vie après la pendaison, même comme supplice, et après être restés plusieurs heures, et même près d'un jour, suspendus. Louis, dans son Mémoire sur les pendus, rapporte l'histoire de ce meunier d'Abbeville qui, passant près d'un endroit où un voleur avait été pendu la veille, le détacha, soupçonnant qu'il n'était pas mort ; il l'emmena chez lui dans sa charrette, lui donna des soins qui le rappelèrent à la vie, et lorsque, quinze jours après, il était sur le point de le congédier, ce misérable, profitant de l'absence de son libérateur, le vola et s'enfuit. Le meunier irrité courut après lui avec ses deux fils, ils l'atteignirent à une lieue de là, et, dans le premier mouvement de leur indignation, ils le ramenèrent au poteau d'où ils l'avaient détaché quinze jours auparavant, et ne le quittèrent que lorsqu'ils se furent assurés qu'il était bien mort. Ils furent bien conseillés, dit Louis, de se soustraire à la justice, jusqu'à ce qu'ils eussent obtenu des lettres de rémission.

Mahon, dans sa Médecine légale, cite l'histoire d'un employé des fermes qui, livré, après avoir été pendu, à la confrérie des pénitents blancs, à laquelle il appartenait, fut porté dans une chapelle où des chirurgiens lui donnèrent des secours et le rappelèrent à la vie; mais ces chirurgiens n'ayant pas jugé convenable de le saigner à la jugulaire, il s'endormit pour ne plus s'éveiller. Il cite encore l'histoire de Gordon, ce boucher de Londres, qui, joignant à sa profession celle de voleur de grands chemins, avait amassé une fortune considérable; il fut arrêté et condamné à être pendu. Voulant se soustraire au supplice, même aux dépens de sa fortune, il fit des offres considérables pour séduire ses juges ou des personnes importantes qu'il croyait capables de le sauver. N'ayant pu réussir, il accepta les secours d'un jeune chirurgien qui, par des expériences sur les animaux, démontra à sa famille la possibilité de le sauver, en lui introduisant une petite canule dans la trachée-artère, ce qui lui permettrait de respirer, même à la potence. Le chirurgien, introduit dans la prison la veille du supplice, pratiqua en secret l'opération. Le lendemain, le corps fut livré aux parents, puis immédiatement porté dans un lieu où l'attendait le chirurgien, avec tous les secours nécessaires. Gordon, après avoir été saigné à la jugulaire, donna quelques signes de vie; mais la mort arriva bientôt, déterminée sans doute par l'état apoplectique du cerveau. Ces faits, dont il serait facile de multiplier les exemples, si nous ne voulions seulement qu'intéresser nos lecteurs, montrent que, dans les cas de suspension, on doit toujours donner des secours, surtout quand on est assez heureux pour arriver lorsque peu de temps s'est écoulé depuis que le corps a été pendu.   J.-P. Beaude.

SUSPIRIEUX (physiol. path.), adj., suspiriosus, de suspirium, soupir. On appelle suspirieuse la respiration des sujets qui, dans certains états morbides, font entendre à chaque expiration une sorte de soupir plus ou moins bruyant et prolongé.

SUS-PUBIEN (anat.), adj., supra-pubianus, qui est au-dessus du pubis. S'applique surtout à l'anneau inguinal que l'on appelle quelquefois sus-pubien. — Région sus-pubienne, celle qui est au-dessus du pubis.

SUS-SCAPULAIRE (anat.), adj., supra-scapularis, qui est au-dessus du scapulum. Se dit surtout de la région supérieure de l'épaule.

SUTURE (chir.), s. f., sutura, de suere, coudre. La suture est une petite opération de chirurgie qui consiste à coudre ensemble les lèvres d'une plaie, pour les maintenir plus exactement rapprochées et obtenir une consolidation immédiate. On appelait autrefois cette sorte de suture, sanglante, par opposition à l'emploi des emplâtres agglutinatifs qui constituaient la suture non sanglante.

On distingue plusieurs sortes de suture que nous ne ferons qu'indiquer très-brièvement, renvoyant aux traités de chirurgie, pour les détails que comporte cette question.

1° Suture à points séparés ou entrecoupés. Avec une grosse aiguille et ordinairement courbée, armée d'un fil ciré fort ou de cordonnet, on traverse les deux lèvres de la plaie, perpendiculairement à

la direction de celle-ci; le centre du fil est donc dans la plaie, et les deux bouts, qui passent d'un côté et de l'autre, sont ramenés l'un vers l'autre et noués au niveau de la solution de continuité. On peut appliquer ainsi plusieurs points suivant l'étendue de la blessure.

2° Suture du pelletier ou en surjet. Ici l'aiguille est enfilée d'un fil long et on la porte toujours du même côté, traversant obliquement les bords de la plaie, à des distances plus ou moins rapprochées, de telle sorte que le fil forme une spirale passant alternativement dans la blessure et par dessus ses bords; c'est, comme l'indique le nom, le véritable surjet des couturières.

3° Suture entortillée. On traverse, perpendiculairement à leur direction, les bords de la plaie avec une aiguille disposée à cet effet; on environne les bouts de cette aiguille qui dépassent avec des anses de fil qui, se croisant au niveau de son milieu, et, par conséquent, au niveau de la plaie, forment un véritable 8 de chiffre. On place ainsi plusieurs épingles à côté les unes des autres, suivant la longueur de la blessure.

4° Suture enchevillée ou emplumée. Comme dans le premier procédé, on passe les fils, qui doivent être doubles, et on forme ainsi plusieurs points séparés; puis, dédoublant le bout qui passe hors des bords de la plaie, on y place un rouleau de diachylum gommé, une petite baguette de bois, ou un morceau de sonde de gomme élastique, etc. On serre les fils que l'on noue, et, en serrant les nœuds, les deux petits cylindres placés de chaque côté tendent à se rapprocher et mettent, par conséquent, les bords dans un contact parfait.

Les deux premières sutures, dans lesquelles des fils seuls sont passés dans la plaie, sont peu usitées, parce que les fils tendent à couper la chair et que cette section peut avoir lieu avant la cicatrisation. La suture entortillée est très-employée pour les réunions exactes, dans le bec-de-lièvre, par exemple. Mais la meilleure, celle qui remplit le mieux les conditions d'une bonne coaptation, est assurément la suture dite enchevillée, à cause des petites chevilles dont on se sert. Les bords sont rapprochés, et les points de suture, ne formant pas un cercle complet, la peau ne saurait être coupée. Du reste, le chirurgien peut combiner ensemble ces différents procédés, choisir celui qui est le mieux adapté au cas qu'il a sous les yeux, etc. Ce sont là des questions dans lesquelles l'opportunité est tout; les règles générales doivent bien souvent se taire devant les indications particulières.

E. Beaugrand.

SYLVANÈS (Eaux minérales de) (thérap.). Sylvanès est un village du département de l'Aveyron, situé à trois lieues de Vabres, quatre de Saint-Affrique et six de Rodez; ce village est agréable, dans une position élevée de 400 mètres au-dessus de la mer, et très-salubre.

Les eaux de Sylvanès sont thermales, sulfureuses et ferrugineuses; les sources sont au nombre de trois, qui jaillissent au pied d'une colline. L'une, enfermée dans les bâtiments de l'établissement thermal, sert aux bains : c'est le grand réservoir; l'autre, située sur le bord de la petite rivière de Sylvanès, coule à l'air libre et est prise en boisson : on la nomme Petite Fontaine; au-dessus de ces deux sources, on en trouve une troisième, que l'on nomme les *Petites Baignoires*. Ces eaux sont limpides et ont une odeur sulfureuse très-prononcée; leur goût est douceâtre; mais, retenues dans la bouche, elles ont une saveur ferrugineuse très-marquée; le fond du réservoir présente un sédiment d'un jaune rougeâtre et onctueux. La température de la première source ou du grand réservoir est de 38°; celle de la seconde, de 34°. Les Petites Baignoires ont 33°.

L'analyse de ces eaux a été faite par MM. Bérard de Montpellier et Coulet. En voici le résultat pour un litre d'eau :

Acide carbonique......................	0lit.200
Acide hydrosulfurique.................	0, 030
Carbonate de fer......................	0,gr.0405
— de chaux.....................	0, 1250
— de magnésie.................	0, 2300
— de soude....................	0, 0054
Sulfate de soude......................	0, 0370
Chlorure de sodium....................	0, 2530
	0, 6900

Les eaux de Sylvanès sont employées en boissons et en bains. On en boit de trois à quatre verres, et souvent on les coupe avec un tiers de lait. Les bains se prennent à une température assez élevée, dans des baignoires et des piscines; l'usage de ces eaux est, dit-on, associé à celui des eaux acidulées de Camarès, qui sont sur le revers opposé de la colline. C'est surtout dans les affections nerveuses, les rhumatismes chroniques, la paralysie, les maladies scrofuleuses, les affections cutanées, les ulcères opiniâtres, la contraction des membres, les fausses ankiloses, que l'on emploie ces eaux. Celles de la Petite Fontaine sont recommandées dans les catarrhes pulmonaires chroniques, les flueurs blanches et la suppression des règles. La saison, ou le temps pendant lequel on doit prendre les eaux, est de 15 à 20 jours; on peut faire deux saisons lorsqu'il y a indication. **J.-P. BEAUDE.**

SYMÉTRIE (*anat.*), s. f., *symetria*, du grec *sun*, avec, *metros*, mesure, qui se fait d'une manière régulière. Ce mot se dit ordinairement d'un objet dont les deux moitiés se répètent exactement. Ainsi les deux moitiés du corps sont symétriques; un organe situé sur la ligne médiane du corps est symétrique quand ses deux moitiés sont semblables entre elles, le cerveau, le rachis, etc. Bichat a remarqué que c'étaient surtout les organes appartenant à la vie animale ou de relation qui étaient symétriques. **J. B.**

SYMPATHIE (*physiol.*), s. f., *sympathia*, du grec *sun*, avec, et *patheïn*, souffrir. En physiologie, le mot *sympathie* exprime le rapport qui lie certains organes, de telle sorte que l'action vitale de l'un ne peut être modifiée que l'autre ne s'en ressente. Plusieurs organes peuvent être ainsi liés entre eux sans que l'on puisse expliquer, pour la plupart du temps, la cause de cette relation. Ces retentissements ont lieu soit dans l'ordre physiologique, soit dans l'ordre pathologique. Parmi les phénomènes les plus curieux de sympathie que puissent nous offrir les organes dans l'état physiologique, nous citerons : la simultanéité du mouvement des deux yeux, alors que l'on veut n'en faire mouvoir qu'un seul; le gonflement des mamelles au commencement de la grossesse ou même seulement dans le cas de rétention des règles. En pathologie les faits sont plus nombreux et plus apparents. Comme l'a fait le grand Hunter, on peut partager les sympathies en trois catégories, suivant qu'elles ont lieu : 1° dans des organes *continus*, comme quand la douleur se répand dans tout le trajet d'un nerf qui vient d'être piqué ou contus; comme lorsqu'on souffre du gland à l'occasion d'une pierre dans la vessie; 2° dans des organes *contigus* : irritation de la vessie et rétention d'urine dans les gonflements hémorrhoïdaux; 3° dans des organes *éloignés* : vomissements dans les phlegmasies cérébrales, dilatation de la pupille dans certaines affections vermineuses, douleur de l'épaule droite dans l'hépatite, etc. Ces différents phénomènes sont d'une grande importance pour la pathologie, et demandent une étude sérieuse. On en retire de grandes lumières pour le diagnostic des maladies. **J. B.**

SYMPATHIQUE (*anat.*), adj., *sympathicus*, mêmes racines; qui a rapport à la sympathie. On appelle phénomène sympathique, celui qui résulte de la sympathie qui lie l'organe qui le présente avec un autre organe primitivement affecté. C'est ainsi que le vomissement est un phénomène sympathique de l'inflammation des méninges.

SYMPATHIQUE (nerf grand) (*anat.*), s. m. Sous les noms de nerf grand sympathique, de système nerveux ganglionnaire, est comprise une portion fort intéressante du système nerveux; et qui consiste dans une série de ganglions réunis par des filets nerveux minces et déliés et desquels partent d'autres filets qui se distribuent aux viscères placés sous l'empire de la vie organique (V. *Nerfs*).

En anatomie, on appelle ganglions des renflements gris rougeâtres, plus ou moins volumineux, placés sur le trajet des nerfs. Bien que ce système ait son origine dans le système cérébro-rachidien auquel il emprunte à tout moment ses éléments, comme les cordons qui émanent des centres nerveux sont, en quelque sorte, modifiés dans leur structure par ces ganglions qu'ils traversent, il convient de mettre à part le grand sympathique, et lui consacrer une description spéciale bien que très-succincte. Les *nerfs ganglionnaires* sont plus grêles, plus déliés que ceux des centres cérébro-rachidiens. Ils sont plutôt applatis que ronds, et peu consistants. Quant aux *ganglions*, ce sont, avons-nous dit, des corps gris, rougeâtres, formés par un lacis, des touffes de filets nerveux séparés par une matière grise; les micrographes modernes ont décrit des granulations analogues à celles de la substance grise du cerveau.

Le grand sympathique présente cinq portions, suivant qu'on l'étudie à la tête, au cou, à la poitrine, à l'abdomen.

Ganglions céphaliques. — Nous trouvons d'abord le ganglion *ophthalmique* situé dans l'orbite, au côté externe du nerf optique; il reçoit des racines du nerf nazal et du moteur oculaire commun; puis le ganglion *sphéno-palatin* ou de Meckel, qui est près du trou du même nom; le ganglion *otique* ou d'Arnold, placé au côté interne du nerf maxillaire inférieur, sous le trou ovale; le *sous-maxillaire* que l'on trouve sur le trajet du nerf lingual, près ou au niveau de la glande sous-maxillaire. Ces différents ganglions reçoivent des filets des nerfs cérébraux qui les avoisinent, communiquent entre eux et envoient les filets dans les principales parties situées dans leur voisinage.

Ganglions cervicaux. — On en connaît trois et souvent deux seulement : on les distingue en supérieur, moyen et inférieur. Des ganglions cervicaux émanent les *nerfs cardiaques* qui sont au nombre de trois, qui vont former le *plexus cardiaque*, qui est un lacis nerveux très-considérable situé derrière la crosse de l'aorte et qui envoie des filets au plexus pulmonaire du pneumó-gastrique, au cœur et à l'origine des gros vaisseaux.

Ganglions thoraciques. — Au nombre de douze, quelquefois seulement dix, ils forment une chaîne située sur les côtés de la colonne vertébrale, chaque ganglion répondant à un espace intercostal, se continuent les uns avec les autres et avec les précédents, reçoivent des rameaux des branches antérieures des nerfs dorsaux. Ce sont ces ganglions qui fournissent les deux nerfs grand et petit splanchnique, dont le premier se rend au ganglion semi-lunaire de l'abdomen, le second se subdivise pour s'anastomoser avec le grand splanchnique, tandis que l'autre portion va se perdre dans le plexus rénal.

Ganglions abdominaux. — Il y a d'abord à considérer les *ganglions semi-lunaires*, couchés en partie sur les piliers du diaphragme, en partie sur l'aorte au niveau du tronc cœliaque ; ces ganglions reçoivent les nerfs grands splanchniques, et envoient des rameaux pour former le *plexus solaire* situé au-devant de la colonne vertébrale et de l'aorte, derrière l'estomac, et dont les divisions forment des plexus secondaires tels que le *Plexus sous-diaphragmatique*, le *P. cœliaque*, le *P. coronaire stomachique*, le *P. hépatique*, le *P. splénique*, le *P. mésentérique supérieur*, le *P. mésentérique inférieur*, le *P. rénal* ou *émulgent*, et enfin le *P. spermatique*, qui sont chargés d'alimenter de leurs filets les organes dont ils portent le nom, en suivant les divisions de l'artère qui s'y distribue.

Ganglions lombaires. — Ils sont au nombre de cinq de chaque côté, ils continuent la chaîne des ganglions thoraciques que terminent les trois ou quatre *ganglions sacrés*.

Tel est, vu dans son ensemble, ce nerf sympathique qui a tant fixé l'attention des anatomistes et des physiologistes, et sur lequel les auteurs sont loin d'être d'accord. Cependant, il est généralement admis aujourd'hui que le nerf grand sympathique, ou système nerveux ganglionnaire, est une dépendance de l'appareil cérébro-spinal ; qu'il préside au mouvement, à la nutrition et aux fonctions des organes qui ne sont pas soumis à l'empire de la volonté, non pas d'une manière spéciale, absolue, mais qu'ils y prennent une part plus grande que celle des nerfs encéphalo-rachidiens ou de la vie animale ; il se passe donc, dans ce système, quelque chose de particulier, de spécial, mais qui n'a pas encore été nettement défini. Sous peine de tomber dans l'hypothèse, nous devons nous arrêter à ces notions un peu vagues, mais qui ont pour elles l'expérience, et qui résument ce que l'on sait réellement sur la question. C'est là un vaste champ de recherches ; mais nous devons tout attendre de l'expérimenta

tion et de l'analyse ; l'imagination ne saurait les devancer qu'aux dépens de la vérité.

J.-P. BEAUDE.

SYMPHYSE (*anat*), s. f., *symphysis*, du grec *sumphuô*, je réunis. On entend par symphyse l'ensemble des moyens ligamenteux qui tiennent en contact les surfaces articulaires de deux os. A l'exclusion de toutes les autres articulations, on appelle plus particulièrement symphyses celles qui réunissent les os du bassin, celle qui unit le sacrum et l'ilium *Symphyse du pubis*, c'est celle qui réunit antérieurement les deux pubis ; *symphyse sacroiliaque*. J. B.

SYMPHYSÉOTOMIE ou **SYMPHYSIOTOMIE** (*accouch.*), s. f., du mot précédent *symphyse*, lui-même tiré du grec, et de *temnô*, je coupe, je divise. C'est la division des moyens d'union des deux os pubis sur la ligne médiane. Cette opération se pratique dans le but d'agrandir le diamètre du bassin, et de faciliter l'accouchement. Cette opération, imaginée et pratiquée dans le siècle dernier par Sigault, et qui donna lieu alors à de si scandaleux débats, est très-rarement usitée aujourd'hui. Elle n'est guère convenable que quand la tête, étant fortement engagée, est trop serrée dans le détroit supérieur rétréci, ou qu'elle est arrêtée par un rétrécissement transversal du détroit inférieur, et encore faut-il que la quantité de dilatation nécessaire pour le passage de l'enfant soit peu considérable.

La symphyséotomie se pratique à l'aide d'un bistouri, avec lequel on coupe la peau et les ligaments qui unissent les deux os pubis. Depuis que le mérite des incisions sous-cutanées a été mis hors de doute dans une foule de circonstances, on a proposé de pratiquer l'opération à l'aide d'une simple ponction faite à la peau. Cette importante et ingénieuse modification mettrait à l'abri des accidents d'inflammation et de suppuration que l'on a justement reprochés à la symphyséotomie. Mais, je le répète, les occasions de pratiquer cette opération sont très-rares. J. B.

SYMPTOME (*path.*), s. m., en grec *sumptôma*, de *sun*, avec, et de *piptô*, je tombe, qui tombe avec, *accident concomitant*. On appelle ainsi tout changement survenu dans la disposition matérielle d'une partie ou dans une fonction à l'occasion d'une maladie. Comme nous l'avons dit ailleurs, il ne faut pas confondre les signes et les symptômes. Le signe est tout ce qui, venant impressionner notre esprit, nous conduit à la connaissance d'un fait plus caché, ou à une conclusion que l'esprit tire des symptômes, tandis que le symptôme n'est que la simple constatation du dérangement matériel ou fonctionnel. Ce dernier appartient davantage aux sens, le signe davantage au jugement ; en un mot, le signe est un *symptôme apprécié*.

Les symptômes, disons-nous, appartiennent soit aux organes, soit aux fonctions. Pour les premiers, ils consistent dans une modification appréciable aux sens du médecin. Ainsi, dans un érysipèle, la peau devient plus rouge, plus ferme, plus tendue, plus chaude, il y a de plus certains troubles fonctionnels. Dans les inflammations du cerveau ou de ses enveloppes, il y a des désordres de l'intelligence, de la sensibilité et du mouvement, en un mot des fonctions auxquelles préside l'organe affecté. Dans la néphrite, la sécrétion urinaire est diminuée ou suspendue, et toujours altérée, et ainsi de suite. On comprend dès-lors l'importance d'une connaissance exacte de la valeur des symptômes, de ces *cris de souffrance des organes malades*, suivant l'énergique expression de Broussais. C'est par eux que l'on arrive à la détermination de la nature de la maladie que l'on observe; ils forment, quand ils ont été convertis en signes, les éléments du diagnostic. C'est à l'étude rigoureuse des symptômes que les médecins modernes se sont particulièrement attachés, et cette étude, qui constitue la *séméiotique*, a pris, grâce aux travaux des Corvisart, des Bayle, mais surtout des Laennec, des Andral, des Louis, des Bouillaud, des Piorry, etc., etc., une précision presque mathématique. Les admirables procédés de l'auscultation et de la percussion ont permis d'interroger directement des organes profondément enfouis au sein des grandes cavités; le spéculum a rendu visible des parties ordinairement dérobées aux regards; enfin les secrets de la nature morbide ont été arrachés et divulgués par les habiles et infatigables observateurs que nous venons de nommer. Sous ce point de vue, nous le disons sans crainte d'être démentis, la médecine a fait plus de progrès depuis cinquante ans, qu'elle n'en avait fait depuis Hippocrate, et nous ajoutons, avec orgueil, que c'est presque exclusivement à des médecins français que la science est redevable du pas immense qui a été franchi depuis cette époque. C'est surtout, en s'appuyant de l'anatomie pathologique qu'une foule de phénomènes, jusque-là mal compris, mal jugés, ou qui même avaient passé inaperçus, ont été placés au rang des symptômes et des signes, et que, enfin, le diagnostic a été établi sur les bases larges et solides qu'il présente aujourd'hui.

E. BEAUGRAND.

SYNARTHROSE (anat.), s. f., *synarthrosis*, du grec *sun*, avec et *arthrôsis*, articulation. On appelle ainsi les articulations immobiles. (V. *Articulation*.)

SYNCOPE (path.), s. f., du grec *sugkopè*, qui se prononce *suncopé*, et signifie retranchement, soustraction. C'est le nom que l'on donne depuis Galien, à un état morbide caractérisé par une perte complète, et plus ou moins subite de connaissance, avec abolition du sentiment et du mouvement, suspension des battements du cœur et des mouvements respiratoires. On dit qu'il y a *lipothymie*, quand la respiration et la circulation continuant, le sentiment et le mouvement ne sont pas complètement anéantis. C'est le cas le plus ordinaire des *évanouissements*, ou de ce qu'on appelle *se trouver mal*.

Les *causes* de la syncope portent plus particulièrement sur le système circulatoire ou le système nerveux : une plaie du cœur, les épanchements dans le péricarde ou dans le plèvre, qui compriment cet organe; différentes maladies du centre circulatoire, l'anémie, surtout celle qui est produite par des hémorrhagies abondantes, sont des causes très-ordinaires de la syncope. On verra encore celle-ci survenir après une déplétion brusque, comme après l'évacuation des eaux d'une ascite, une transpiration

très-abondante, une copieuse évacuation de matières stercorales chez un sujet constipé depuis longtemps, etc. D'autres fois, comme nous l'avons dit, la cause porte sur le système nerveux; telles sont les émotions morales vives de plaisir ou de peine, les surprises, les frayeurs, certaines impressions de la pensée, la vue de certains objets; les fatigues très-grandes, les excès de table ou de coït; certaines névralgies, l'hystérie, entre autres; enfin, la syncope s'observe dans plusieurs états morbides graves de l'économie, comme dans les fièvres de mauvais caractère, dans la peste, après la morsure de quelques animaux venimeux, etc...

La syncope se manifeste assez souvent d'une manière brusque et inopinée; d'autres fois, elle est précédée de malaise, d'un état pénible d'anxiété; il y a des vertiges, des bourdonnements dans les oreilles, des mouvements spasmodiques, les facultés intellectuelles s'obscurcissent, et l'individu tombe privé de connaissance. Alors le visage pâlit, les lèvres sont blanches, le corps, mais surtout la tête, se couvre d'une sueur froide, les extrémités se refroidissent, les battements du cœur sont suspendus, le pouls ne se fait plus sentir, les mouvements respiratoires semblent anéantis; cet état est l'image de la mort, et on croirait que le sujet a cessé de vivre si de petits mouvements convulsifs dont les paupières, les narines ou les lèvres sont fréquemment le siège, ne venaient attester que la vie ne s'est pas encore retirée. Quelques fonctions intérieures d'absorption et d'exhalation continuent à s'effectuer comme pendant le sommeil.

Il est rare que cet état dure plus de quelques secondes ou de quelques minutes, au plus. Les idées, le sentiment reparaissent avec plus ou moins de promptitude, et l'individu revient à lui et rentre dans son état normal, mais, le plus souvent, avec un état de fatigue et de courbature plus ou moins marqué. On a vu la syncope se prolonger pendant des heures entières; mais ce cas est excessivement rare. Enfin, la mort peut en être la suite.

Il est des sujets qui, ce sont plus particulièrement des femmes délicates et nerveuses, qui sont très-sujets aux syncopes; mais, dans ce cas, la perte de connaissance ne dure que quelques secondes; il y a plutôt lipothymie, état d'anéantissement dans lequel la syncope, proprement dite, n'apparaît que pendant un instant.

La syncope est parfois un état assez grave, assez inquiétant; mais, dans une foule de circonstances, elle est absolument sans danger et parfois même favorable. C'est ainsi que la syncope survenant chez une femme en mal d'enfant, vers la fin de l'accouchement, lui épargne les douleurs des derniers moments. Celle qui se montre chez un blessé peut suspendre une hémorrhagie qui eût été mortelle, etc. Chez des individus morts par syncope on a trouvé les principaux organes, excepté le cœur, plus ou moins complétement privés de sang.

Traitement. — Bichat a parfaitement démontré que la syncope se produisait par l'interruption de l'action du cœur; la cessation des phénomènes intellectuels est due à ce que le sang n'arrive plus au cerveau. Le traitement offre donc une double indication : réveiller l'action du cœur et ranimer le cerveau en favorisant l'afflux du sang vers cet organe. Cette dernière condition sera remplie en faisant coucher

T. II.

le malade sur un plan horizontal, la tête étant même placée un peu plus bas que les pieds ; en même temps ou le débarrassera des vêtements qui peuvent comprimer la poitrine et gêner la respiration; on ouvrira les portes, les fenêtres afin de favoriser l'arrivée d'un air frais autour du malade ; si la température était très-élevée, on agiterait l'air autour de lui avec des éventails, un mouchoir, etc. Si la syncope se prolonge, car la situation horizontale suffit souvent, seule, pour la faire cesser, on fera respirer des sels, du vinaigre très-fort, de l'eau de Cologne, de l'ammoniaque; on pourra faire brûler sous son nez des plumes, et on préférera ces excitants à la vapeur qui s'exhale des allumettes soufrées que l'on fait quelquefois brûler dans des cas de ce genre. Enfin, on pourra pratiquer des frictions sur la région du cœur, avec de l'eau-de-vie, de l'eau de Cologne, du vinaigre; on projettera avec les doigts de l'eau très-froide à la face. Il est bien rare que ces moyens ne suffisent pas pour ramener le sentiment. Quand la connaissance est revenue, on laissera le malade encore couché pendant quelques instants, on lui fera boire un peu d'eau fraîche ou quelque liqueur cordiale stimulante, suivant la nature de la cause qui a donné lieu à la syncope.

J.-P. Beaude.

SYNERGIE (*path.*), s. f., *synergia*, du grec *sun*, avec, et *ergon*, travail. On appelle ainsi l'action simultanée, le concours d'action entre divers organes, soit à l'état de santé, soit, comme l'admettent certains auteurs, à l'état de maladie.

SYNOQUE (*path.*), s. f. et adj., *synocha*, du grec *sunéchès*, continu. Les anciens appelaient *synoques* toutes les fièvres continues ; ils en admettaient plusieurs espèces (V. *Fièvre*).

SYNOVIAL (*anat.*), adj., *synovialis*, qui appartient à la synovie : *appareil synovial*, *membranes synoviales* (V. *Membrane*).

SYNOVIE (*anat.*), s. f., *synovia*, du grec *sun*, avec, *ôon*, œuf. On appelle ainsi le fluide exhalé par les membranes qui revêtent l'intérieur des articulations, à cause de sa ressemblance avec le blanc d'œuf (V. *Articulation* et *Membrane*).

SYNTHÈSE (*philos. méd.*), s. f. Ce mot est dérivé du grec, *sun*, avec, *tithémi*, je mets, je pose; il indique la *réunion*, la *composition*; c'est l'opposé de l'analyse, qui est la décomposition. Il a été pris dans plusieurs acceptions différentes ; en philosophie médicale, il indique le procédé à l'aide duquel, réunissant les éléments épars d'une question, on vient à la constituer dans son ensemble. — En chimie, c'est l'action par laquelle on réunit les corps simples pour en former des composés, ou des corps composés pour donner lieu à des produits plus complexes. — En chirurgie, la synthèse est la réunion des parties divisées, comme dans les plaies, dans les fractures, etc.   J. B.

SYPHILIS et **SYPHILIDE** (*méd.*), s. f., du grec *syphilès*, SYPHILÈDES, s. f. p., dénominations consacrées pour exprimer les formes variées sous lesquelles peut se présenter la maladie vénérienne,

soit qu'il s'agisse d'accidents immédiats, soit qu'il s'agisse d'accidents éloignés ou secondaires.

Le mot *syphilis*, qui se dit toujours au féminin singulier, a une acception très-générale. Cette expression est synonyme de maladie vénérienne. Son étymo'ogie est peu connue. On attribue son origine à Fracastor.

Le mot *syphilide*, créé par Alibert, a une acception très-restreinte. Elle ne s'applique qu'aux symptômes de la maladie vénérienne qui apparaissent à la peau sous forme d'éruption ; aussi dit-on, dans le langage médical, *une syphilide*, *les syphilides*.

Une syphilide est donc la conséquence de la syphilis, ce qui justifie suffisamment le rapprochement que nous avons fait de ces deux articles, afin de présenter un ensemble des principales notions que comporte la maladie vénérienne dans ses formes diverses.

Les opinions sont encore aujourd'hui très-partagées sur l'origine de cette maladie en France et dans le reste de l'Europe, où, durant le xvᵉ et le xviᵉ siècle, elle fit de si affreux ravages : les uns pensent qu'elle a préexisté à la découverte du nouveau monde ; les autres, au contraire, croyent qu'elle a été importée en Europe par les troupes qui ont fait la conquête de l'Amérique.

Au surplus, ces détails historiques importent peu dans un ouvrage où il s'agit surtout d'envisager les faits sous le rapport hygiénique.

La syphilis reconnaît pour cause un agent insaisissable, qui tantôt manifeste sa présence par des symptômes très-appréciables, et tantôt reste des années dans l'économie sans manifester aucun désordre, pour, sous l'influence d'une cause tout accidentelle, se montrer avec les formes les plus graves et souvent les plus hideuses. On a donné à cette cause le nom de *virus*, parce que les produits morbides auxquels elle donne lieu peuvent développer le même mal chez un individu sain sous l'influence d'une contagion.

Toutefois, parmi les médecins, deux opinions ont été émises à cet égard. Les uns, et c'est la grande généralité, admettent l'existence d'un virus syphilitique ; les autres la nient. Cette dernière manière de voir a surtout été soutenue par des hommes très-distingués, à cette époque où la médecine physiologique était en faveur en France. Mais aujourd'hui que l'enthousiasme pour ces doctrines trouve peu d'adhérents, on compterait les médecins qui nient l'existence du virus. Il est vrai de dire que, dans les siècles précédents, et notamment à l'époque où cette maladie faisait de grands ravages, alors qu'elle avait atteint les plus grandes familles de France, ainsi que le fait une véritable épidémie, l'attention des médecins était tellement appelée sur ce mal, que tout symptôme était à leurs yeux de nature syphilitique. Ce fut Hunter qui, le premier, sut détruire des idées aussi erronées, en démontrant que, parmi les nombreux phénomènes morbides que l'on rapportait au virus, il en existait quelques-uns dont la nature non vénérienne était évidente.

Cette route une fois ouverte, des hommes sérieux y entrèrent avec fruit. L'un des moyens qui fut mis en usage pour arriver à ce résultat est encore employé de nos jours ; c'est l'inoculation, et M. Ricord est un de ceux qui l'ont pratiquée le plus souvent. Il semble, en effet, que ce soit le moyen à la fois le plus rationnel et le plus probant. Mais ce moyen, outre les inconvénients graves qu'il peut avoir, n'est certain dans ses résultats qu'autant que ces derniers sont positifs ; et j'ai besoin d'entrer dans quelques détails à cet égard. Le pus d'un chancre est inoculé par une piqûre sous-épidermique ; il se développe un chancre au siège de la piqûre, il est évident qu'il ne saurait y avoir de doutes sur la nature de l'ulcération qui a fourni le pus, et la nature vénérienne du chancre primitif est démontrée.

Mais à la suite de l'inoculation, il ne se développe pas de chancre. Faut-il en conclure que le chancre primitif n'était pas vénérien? Evidemment non; car le plus beau bouton-vaccin peut ne pas se reproduire par inoculation, soit que cela dépende de l'individu sur lequel l'inoculation a été pratiquée, soit que cela résulte de la faute de l'opérateur et des mauvaises conditions dans lesquelles il s'est placé. Et cela est si vrai, que l'inoculation qui n'est pas toute récente a réussi ou a été tout-à-fait suivie d'insuccès dans les mains d'hommes dont on ne peut suspecter ni la bonne foi ni l'habileté. Si donc l'inoculation n'est pas infaillible comme succès d'opération, ce mode de détermination de la nature vénérienne du chancre devient tout-à-fait infidèle, et partant elle constitue, dans beaucoup de cas, une expérimentation inutile.

Les partisans de l'inoculation établiront que, dût-elle ne pas réussir, il faut encore la pratiquer, car elle devient tout-à-fait probable lorsqu'elle est suivie de succès. J'accéderais volontiers à cette proposition, si l'opération était sans aucun inconvénient.

Mais d'abord, je demanderai si ce n'est pas un inconvénient de multiplier les chancres chez un sujet qui n'en a qu'un seul. On me répondra négativement en disant qu'on fait avorter par la cautérisation tout chancre vénérien inoculé ou non inoculé. Cela est vrai dans la très-grande généralité des cas; mais j'ai eu l'occasion de soigner à l'hôpital Saint-Louis, il y a cinq ans, un jeune homme auquel l'un des propagateurs de l'inoculation avait fait deux opérations de ce genre. En vain il avait cherché à arrêter les progrès de ces chancres par inoculation, ils persistaient depuis six mois, quelques moyens que l'on eût employés.

J'ai été assez heureux pour guérir ce jeune homme, dont le moral était profondément altéré par la persistance de ces accidents.

Ne peut-on pas, d'ailleurs, se demander si l'établissement de deux ou trois nouveaux chancres ne sont pas trois voies de plus pour l'absorption virulente et pour l'infection générale? Est-ce donc là une circonstance sans importance pour le malade? Ne vaut-il pas mieux, dans les cas douteux, lui faire suivre un traitement, sans inconvénient d'ailleurs lorsqu'il est bien administré, que de soumettre tout son avenir aux chances d'une inoculation incertaine?

Mais il y a plus : il est des symptômes syphilitiques qui, au moyen de l'inoculation, ne développent presque jamais aucun accident. Tous les jours je vois à l'hôpital Saint-Louis, et mes collègues sont avec moi unanimes sous ce rapport, je vois des syphilides qui n'ont jamais reconnu pour cause qu'une gonor-

rhée de date plus ou moins éloignée. Or, d'après les opinions du jour, le pus de la gonorrhée ne développe pas de chancre par l'inoculation. On ne peut cependant se refuser à admettre qu'il existe des gonorrhées syphilitiques; mais alors on ajoute que, dans ces sortes fort rares, il existe un chancre dans le canal de l'urètre; supposition toute gratuite dans un grand nombre de cas, puisqu'on ne peut pas constater la présence du chancre, si ce n'est par l'inoculation. C'était la seule explication possible pour sortir d'embarras; on l'a adoptée, quoique ce soit une supposition.

Ainsi, en résumé, l'inoculation dont on a fait tant de bruit est une opération le plus souvent inutile, sans but certain, et qui n'est pas sans danger. Quelques médecins n'ont pas hésité à la traiter d'immorale, et je ne vois pas ce qu'il y a d'exagéré dans cette expression.

Résumons donc notre pensée à cet égard et disons que, tout en admettant que les mêmes symptômes peuvent être ou ne pas être vénériens, l'inoculation est une faible ressource et une ressource fâcheuse pour arriver à les distinguer,

La syphilis se transmet par le contact ; mais il faut que le symptôme qui la transmet donne un produit de sécrétion pour que l'infection ait lieu ; d'où il résulte que des rapports peuvent exister sans infection entre une personne saine et une personne malade, si les symptômes qui existent sur la personne infectée ne sont pas de nature à donner un produit de sécrétion.

L'infection ne saurait s'opérer par le contact de la peau saine avec une partie où existerait un symptôme syphilitique sécrétant.

Si la peau offre la plus légère excoriation, l'infection peut avoir lieu avec la plus grande facilité et même plus rapidement que par l'intermédiaire des membranes muqueuses. Les exemples en sont nombreux, et la perte de l'un de nos collègues les plus honorables, M. le docteur H......., médecin de l'hospice de Lourcine, en est malheureusement une preuve encore toute récente. L'infection peut s'opérer par l'intermédiaire des membranes muqueuses, et c'est même là la voie la plus commune par laquelle elle a lieu : ainsi de parties génitales à parties génitales, des parties génitales à l'anus, de bouche à bouche.

Il est un tissu intermédiaire, sorte de tissu de transition entre la peau et les membranes muqueuses et qui les relie entre elles. C'est encore une question pour quelques médecins, que celle de savoir si l'infection peut s'opérer par ces tissus. Il en est qui vont jusqu'à dire qu'il faut, pour que l'infection ait lieu, qu'il y ait une certaine turgescence accidentellement développée dans les parties qui reçoivent le virus. Ceux-là, évidemment, nient la possibilité de la transmission de l'infection vénérienne d'un enfant au sein de la nourrice qui l'allaite. Pour nous, nous admettons tous ces modes possibles. Médecin, pendant plusieurs années, de la Direction des nourrices, nous avons pu constater de la manière la plus évidente et à plusieurs reprises ce dernier mode de transmission ; nous admettons même qu'il suffit du dépôt du fluide infecté sécrété sur un corps inerte, comme un verre, une cuillère, pour que l'infection s'opère par le contact de la bouche avec ces vases ou ustensiles. C'est qu'en effet pour l'infection il ne faut que deux choses, le fluide infecté et une surface absorbante d'une certaine puissance. Or, si, par son organisation, la peau n'est pas dans des conditions suffisantes d'absorption, il n'en saurait être de même de la jonction de la peau du prépuce avec la membrane muqueuse de l'urètre par l'intermédiaire du tissu qui tapisse le gland, ou de la peau des lèvres, ou du tissu qui recouvre le mamelon.

Parmi les nombreux symptômes que peut faire naître le virus syphilitique, il en est qui se montrent peu de temps après l'absorption du virus; il en est d'autres qui ne se développent que secondairement ou consécutivement aux premiers. On nomme ceux-ci *accidents secondaires*, on appelle ceux-là *accidents primitifs*. On a cru devoir même établir trois catégories de ces accidents, dans ces dernières années, en distinguant des accidents primitifs, secondaires et tertiaires ; ces derniers ne se développent qu'après des traitements, le plus souvent mercuriels, employés pour combattre la maladie syphilitique, et, par conséquent, après un certain laps de temps écoulé depuis le développement des accidents primitifs, souvent même après des années. Les accidents tertiaires auraient principalement leur siège dans les os ; ils dénoteraient une altération plus ou moins profonde de l'économie, et par le virus, et, d'après beaucoup de médecins, par les remèdes employés à les combattre. Mais comme il est, suivant nous, impossible d'établir une délimitation tranchée et toujours certaine entre les symptômes secondaires et tertiaires ; comme d'ailleurs cette distinction ne conduit pas directement à la thérapeutique, puisque le traitement à faire suivre est dans ces sortes de cas toujours une conséquence des traitements antérieurs, nous pensons qu'il n'y a pas lieu d'y attacher une grande importance.

Ces notions préliminaires exposées, passons successivement en revue les principaux symptômes de la syphilis et les caractères qui leur sont propres.

Blennorrhagie, gonorrhée. — vulgairement désignée sous le nom de *chaude-pisse*, affection qui se caractérise par un écoulement ou sécrétion muco-purulente ayant son siège primitif dans le canal de l'urètre chez l'homme et chez la femme. Chez la femme on la divise en deux sortes distinctes, par rapport à son siège, suivant qu'elle existe dans le vagin seulement ou dans le canal de l'urètre ; de là les noms de blennorrhagie urétrale ou vaginale; mais il est rare que la blennorrhagie urétrale ne devienne pas vaginale; et quand la blennorrhagie vaginale existe depuis longtemps, elle envahit souvent le canal de l'urètre. Cette maladie, n'étant que le résultat de l'inflammation d'une membrane muqueuse peut être ou n'être pas de nature syphilitique. Si, de même que chez l'homme, l'abus de la bière et d'autres causes tout-à-fait étrangères à la syphilis peuvent amener un écoulement muqueux et purulent du canal de l'urètre, de même des causes physiques ou chimiques peuvent déterminer une blennorrhagie non vénérienne chez la femme. — Dans toutes les blennorrhagies, quelle que soit leur nature, il existe deux sortes de sécrétion, l'une muqueuse, l'autre purulente, en sorte qu'il est impossible, dans l'état actuel de la science, d'établir une distinction tranchée entre une blennorrhagie syphilitique et une blennorrhagie non syphi-

litique. Certes, si à la blennorrhagie vient se joindre un ou plusieurs chancres, il ne peut plus y avoir d'incertitude sur la nature de la maladie; mais, dans le cas de la négative, il n'y a plus que doute ou présomption. Ainsi l'énergie dans le développement de l'écoulement, lequel écoulement ne se sera montré que plusieurs jours après le coït ; la violence des douleurs qui l'accompagnent, l'intensité des phénomènes inflammatoires coïncidants, la durée et la tenacité de l'écoulement, sont autant de circonstances qui peuvent faire croire à la nature syphilitique de cette maladie ; d'où le précepte sage de se borner à faire disparaître l'écoulement par des moyens autres que des mercuriaux, lorsqu'il s'agit de personnes qui, par leur âge et leur position, peuvent s'exposer plus ou moins à contracter de nouvelles blennorrhagies ; — et, par contre, le précepte plus sage encore de faire subir un traitement mercuriel aux personnes qui sont atteintes de cette maladie, ou qui en ont été atteintes avant leur mariage. — On considère la fosse naviculaire du canal de l'urètre de l'homme comme étant le siège principal de l'écoulement, et quelques médecins ont même pensé que ce point du canal de l'urètre qui avoisine l'extrémité de la verge en était le siège exclusif. C'est là une erreur née d'une observation incomplète, en ce sens que la maladie débute par ce point, et qu'elle y dure encore alors que le reste du canal en est exempt; mais c'est une erreur, en cet autre sens que tout le canal peut participer à la maladie. En effet, l'infection s'opère par la fosse naviculaire en contact direct avec la matière contagieuse. Là se fait le premier travail morbide. La maladie gagne peu à peu et successivement toute l'étendue ou une partie de l'étendue du canal, suivant son intensité, et, tout en se prolongeant au-delà de son point de départ, elle continue à persister dans la fosse naviculaire. Dans la période décroissante, les points de la membrane muqueuse qui ont été moins longtemps malades, sont ceux sur lesquels elle cède plus facilement, c'est-à-dire que ce sont les points les plus profonds du canal de l'urètre qui se guérissent en premier, et par conséquent le point de départ du mal est le plus long et le plus difficile à guérir.

La maladie suit, en général, une marche ascendante durant les douze à quinze premiers jours; elle reste stationnaire à l'état aigu pour décroître et disparaître graduellement dans l'espace de trente à quarante jours. Dans la première huitaine, elle sécrète une mucosité très-liquide, empesant peu le linge. Elle donne un pus bien élaboré pendant le second et le troisième septénaire, et dans les deux derniers, un pus mêlé d'un sérum qui devient de plus en plus visqueux et qui finit par agglutiner les lèvres de l'ouverture du canal de l'urètre. C'est ordinairement l'indice de la terminaison de l'écoulement. Le régime, l'emploi d'une tisane rafraîchissante, quelques bains, un exercice modéré, amènent ces résultats dans la généralité des cas ; mais il n'en est pas toujours ainsi : l'écoulement peut persister et durer des mois et des années; ou bien il peut se réduire à un suintement séro-purulent que le malade observe chaque matin en comprimant le canal de l'urètre d'arrière en avant; c'est ce que l'on désigne communément sous le nom de *goutte militaire*. Enfin, ce n'est quelquefois qu'un suintement muqueux qui cesse quelques jours pour reparaître ensuite.

La blennorrhagie a ses terminaisons fâcheuses dans bon nombre de cas, et elles sont dues à plusieurs causes dont je vais énumérer successivement les principales. Il est une pratique qui compte aujourd'hui quelques partisans, et qui consiste à couper, comme on le dit, dès le début la blennorrhagie. Tantôt on emploie à cet effet des moyens externes comme les injections, tantôt des moyens internes comme le copahu à haute dose dans la potion de Chopart ou dans celle de Cadet. Si l'injection ou l'administration du baume de copahu supprime complètement l'écoulement, la guérison est immédiatement obtenue ; mais le plus souvent la suppression est incomplète et momentanée. Alors on voit reparaître avec plus de vigueur l'écoulement, en même temps qu'il présente une ténacité et une durée plus grandes. Parfois aussi les injections, qui ont presque toujours pour base le nitrate d'argent, amènent des accidents assez graves, qui consistent surtout dans des inflammations très-vives du canal de l'urètre, des testicules, des ganglions des aines et de toutes les annexes des parties génitales.

La méthode la plus rationnelle, la plus sûre de guérir un écoulement, c'est de laisser marcher l'inflammation en se bornant à en calmer les symptômes par des émollients locaux et généraux, tant à l'extérieur qu'à l'intérieur, y joignant d'ailleurs une hygiène bien entendue sous le rapport de la nourriture et du repos autant que possible. — Lorsque l'inflammation est arrivée à sa période décroissante, lorsque les douleurs en urinant ont notablement diminué, que la chaleur et la démangeaison du canal de l'urètre ont perdu de leur intensité, qu'enfin le pus a pris de la consistance en même temps que sa production est moins grande, alors on attaque avec grand succès l'écoulement au moyen du baume de copahu, pris d'abord à petite dose, augmenté graduellement jusqu'à suppression de l'écoulement, et prolongé pendant un certain temps au-delà de toute cessation de suintement, soit purulent, soit muqueux. Enfin quelques injections légèrement astringentes, mises en usage dans les derniers jours du traitement, donnent à la membrane muqueuse du canal de l'urètre une tonicité qu'elle a perdue pendant la durée, souvent prolongée, de la blennorrhagie. Inutile de dire que tout acte de coït, opéré pendant l'existence d'une blennorrhagie, tend à l'accroître quelquefois au point de lui faire prendre les formes les plus graves, ou à la perpétuer si la maladie existait à l'état chronique. C'est à cette cause qu'est due le plus souvent une inflammation excessive du canal de l'urètre et de la verge, en vertu de laquelle cette partie acquiert une roideur considérable avec œdème du prépuce, torsion ou inflexion du membre, état que l'on a désigné sous le nom de *chaude-pisse cordée*. Il s'opère alors une sorte d'étranglement du canal de l'urètre par le prépuce, et des débridements avec le bistouri deviennent nécessaires pour s'opposer à une gangrène parfois imminente.

Dans d'autres circonstances, et sous l'influence d'une marche forcée, de la station debout longtemps prolongée, de l'exercice à cheval, etc., l'écoulement se supprime, un des testicules s'enflamme et prend un volume plus ou moins considérable. C'est la chaude-pisse *tombée dans les bourses*. — Souvent les ganglions inguinaux s'engorgent, et si, par négligence, défaut de soins, on n'arrête pas les progrès de ces engorgements, on court le risque de les laisser se prolonger quelquefois indéfiniment, tout en voyant paraître et se former des abcès d'étendue variable. La prostate peut encore devenir le siège d'engorgements plus ou moins considérables qui s'opposent à l'émission de l'urine et donnent lieu à de véritables rétentions. Enfin un des accidents les plus graves de cette maladie, est l'ophthalmie purulente, qui se développe par suite du transport de la matière purulente du canal de l'urètre aux yeux par l'intermédiaire des doigts. Aussi ne saurait-on trop recommander les soins de propreté les plus grands aux personnes qui sont atteintes de cette affection.

Ainsi qu'on a dû le voir par cette esquisse rapide, la blennorrhagie, phénomène morbide le plus commun et le plus simple en apparence de la maladie syphilitique, peut acquérir une grande gravité dans certaines circonstances ; il veut donc pour son traitement des soins éclairés et une direction médicale bien entendue.

La blennorrhagie, chez la femme, présente encore plus d'incertitude dans le diagnostic, quant à sa nature syphilitique, que chez l'homme. Chez beaucoup de femmes, les flueurs blanches prennent une grande intensité sous le rapport de l'écoulement : le défaut de soins, des exercices violents, des surexcitations accidentelles, amènent une inflammation plus vive qui change bientôt l'écoulement muqueux des flueurs blanches en un écoulement purulent. La marche de la maladie est la même ; mais celle-ci prend à chaque époque menstruelle une recrudescence marquée, qui devient souvent la cause d'une prolongation plus ou moins considérable de l'affection. Les indications thérapeutiques sont les mêmes ; mais il est nécessaire de soutenir et d'employer plus longtemps les injections astringentes.

Chancre. — Un second symptôme primitif de la maladie vénérienne est le chancre. Ici, comme pour la blennorrhagie, on admet des chancres syphilitiques et non syphilitiques. L'inoculation décide la question aux yeux de certains praticiens ; nous avons vu plus haut ce que l'on devait en penser. La généralité des médecins établit son diagnostic sur une série de symptômes que nous allons énumérer, réunis d'ailleurs aux antécédents du malade. Ainsi : début du chancre vers le cinquième ou le sixième jour de l'infection, siège de l'ulcération à la base du gland ou au voisinage du frein de la verge, aspect grisâtre de l'ulcère, bords arrondis et taillés à pic et plus ou moins rouges ; ces bords, peu engorgés à l'origine, deviennent peu à peu le siège d'une induration. Du reste, quoique de nature vénérienne, ils peuvent offrir entre eux de grandes variétés. Les uns sont indolents, les autres sont très-inflammatoires ; ceux-ci ne s'accroissent, soit en largeur, soit en profondeur, que dans un espace de temps fort long ; ceux-là rongent, perforent et détruisent les parties avec une rapidité extrême, au point d'effrayer et le malade et le médecin.

Eu égard à leur temps d'invasion, on considère les chancres comme pouvant être primitifs ou secondaires ; ces derniers surviennent presque constamment dans un point éloigné de l'organe où l'infection a eu lieu. C'est ainsi qu'on les voit le plus souvent se manifester à la gorge, derrière les amygdales et à leurs dépens , à la voûte du palais , dans l'intérieur des fosses nasales.

Tout chancre abandonné à lui-même fait des progrès pendant un certain laps de temps , détruit ou respecte les parties, et reste ensuite stationnaire ; puis , sous l'influence de soins de propreté , d'émollients et de repos , il se cicatrise, en laissant toutefois une induration qui peut persister pendant des années. C'est à cette marche, à cette guérison spontanée possible, qu'il faut attribuer les succès de la méthode antiphlogistique pure. Pendant un certain temps , elle a compté des partisans assez nombreux, et des statistiques considérables ont été dressées sur les succès qu'on lui rapportait. Quant aux récidives nous avons cherché à prouver qu'elles étaient beaucoup moins fréquentes que par les traitements mercuriels locaux et généraux, qui, durant les années antérieures aux époques où régnaient les doctrines de Broussais, étaient employés d'une manière presque absolue, et dont on faisait souvent abus.

Mais, dans ces statistiques , comme dans toutes celles qui soulèvent une question d'avenir, que d'erreurs commises! Nous en avons tous les jours la preuve à l'hôpital Saint-Louis. Là, les syphilides se montrent, ainsi que nous le dirons plus loin, après des années écoulées depuis l'invasion, et surtout après un traitement mercuriel effectué plutôt qu'accompli.

Quoi qu'il en soit, une saine pratique médicale veut que, dès l'abord, et durant la période inflammatoire du chancre, les malades soient soumis à un traitement antiphlogistique local et général. Lorsque l'état aigu est tombé, alors on peut, sur les chancres, appliquer des pommades mercurielles, en même temps que l'on donne à l'intérieur des préparations de même genre. La durée du traitement mercuriel préservatif de récidives doit être de deux mois au moins.

C'est ici le lieu d'émettre notre opinion sur la cautérisation des chancres au début, dans le but de les guérir en deux ou trois fois vingt-quatre heures, en un mot, de les faire avorter. S'il en était d'un chancre comme de la piqûre d'un insecte ou d'un animal venimeux, comme de la morsure par un chien enragé, nous serions les premiers à recommander la cautérisation dans les conditions mêmes où on la pratique pour ces sortes de cas, c'est-à-dire dans les quarante-huit heures au plus tard de l'invasion, et le plus généralement dans les premières heures. Mais on ne peut cautériser les chancres avant qu'ils aient manifesté leur présence par des phénomènes locaux. Or, déjà cinq à six jours se sont écoulés depuis l'infection; on admet aussi que tout chancre peut être utilement cautérisé tant qu'il n'est pas le siège d'induration; dès lors, on ajoute un certain nombre de jours à ceux qui constituent la période d'incubation. On a posé cette limite à l'opportunité de la cautérisation, parce que l'on a compris qu'à l'instar de toute piqûre ou morsure d'animaux venimeux, il y avait, dans l'infection vénérienne, un moment où elle devait être totalement accomplie. C'est, dit-on d'après l'expérience, que l'induration a été jugée la limite à l'efficacité de la cautérisation. Eh bien! nous voyons tous les jours dans notre service des malades avec des accidents secondaires , chez lesquels la cautérisation d'un chancre a été pratiquée par ceux-là mêmes qui ont mis en avant les doctrines que nous combattons. Qu'est-ce, d'ailleurs, qu'une expérimentation de six, huit, dix ans même, pour la maladie syphilitique? Ainsi, suivant nous , nous ne proscrivons pas d'une manière tout-à-fait absolue la cautérisation : dans le cas, par exemple, d'une invasion très-rapprochée du coït, et de l'apparition des petits vésicules ou excoriations qui annoncent le chancre. Nous la proscrivons en thèse générale comme dangereuse, et d'autant plus dangereuse, qu'elle est plus tardive. Nous la qualifions ainsi, parce qu'elle expose l'individu infecté à voir surgir des accidents syphilitiques à une époque de sa vie où la position sociale qu'il occupe vient ajouter les conséquences les plus graves aux phénomènes morbides dont il est atteint.

Il n'en est plus de même lorsqu'on pratique la cautérisation, et que l'on fait suivre un traitement méthodique au malade. Mais alors il faut être bien sûr que ce dernier se soumettra à un traitement suffisamment prolongé, malgré *l'absence complète de tous phénomènes morbides extérieurs.*

Bubon. — Un troisième phénomène primitif de l'infection vénérienne, c'est le bubon d'emblée. Ce que l'on nomme bubon consiste dans l'engorgement des glandes inguinales internes de l'aîne, engorgement le plus souvent suivi d'abcès. Les détails dans lesquels nous sommes entrés font assez pressentir qu'il existe encore aujourd'hui des personnes qui rejettent le bubon d'emblée, c'est-à-dire la possibilité de ce symptôme primitif. Tout en reconnaissant qu'il suit le plus souvent l'apparition d'une gonorrhée ou d'un chancre, nous n'hésitons pas à le considérer comme un des accidents de la maladie vénérienne capable de se montrer, indépendamment de la préexistence de tout autre accident de même nature. Le bubon d'emblée suit d'ailleurs la marche de tous les engorgements glanduleux, gonflement, chaleur, douleur des glandes, formation d'une tumeur plus ou moins volumineuse à l'un des côtés de la région inguinale ou aux deux côtés; puis douleur lancinante, puis pulsative, puis point fluctuant, formation de pus en quantité plus ou moins considérable, décollement de la peau dans une étendue variable, ouverture de l'abcès, soit sans gangrène, soit avec gangrène du tissu cutané ; puis dégorgement graduel, guérison sans état fistuleux, mais souvent aussi guérison très-difficile, et même impossible , sans excision de la portion de peau dénudée.

Pustules. — Enfin, un quatrième symptôme essentiellement primitif, ce sont les pustules humides ou pustules plates. Elles se montrent sur le gland, au pourtour de l'anus, en dedans des grandes lèvres chez les femmes, et au pourtour des mamelons chez les nourrices. Elles ont de huit à douze millimètres de largeur, elles se groupent entre elles, sont blafardes, sécrètent un fluide muqueux très-consistant et très-épais qui répand une odeur *sui generis*. Ces sortes d'accidents peuvent être consécutifs ; mais alors ils ont le plus souvent d'autres sièges, notamment au pourtour des parties génitales et aux fesses.

Après avoir fait connaître, avec quelques détails, les symptômes primitifs de la **maladie** vénérienne, je me bornerai à une exposition très-succincte des accidents secondaires, que l'étendue de ce livre ne me permet pas de décrire.

Les *végétations* ou développements de productions rugueuses dures au toucher, sans sécrétion. On les désigne aussi sous le nom de poreaux. Elles se montrent au voisinage des ouvertures naturelles, à la base du gland, sur le prépuce et sur le gland. — Les excroissances, qui ne sont que des végétations du tissu cutané, avec les apparences de la peau saine, sans sécrétion d'ailleurs. — La récidive d'ulcères aux parties sexuelles. — Les ulcérations de la bouche, de la gorge, du voile du palais, de la cloison des fosses nasales, et celles de tout autre point de la peau succédant à des abcès, ou survenant spontanément. — Les pustules plates. — Les condylomes ou raghades, ulcères avec fissures. —Le coryza chronique.—L'angine ou rougeur violacée du voile du palais et du rebord de la voûte palatine. — Les tumeurs gommeuses du cuir chevelu. — L'iritis. — L'amaurose. — La surdité. — La calvitie. — L'alopécie. — La chute des ongles. — Les douleurs ostéocopes. — La céphalée nocturne. — Les exostoses. — Les périostoses. — La carie. —Enfin, les syphilides, dont nous nous occuperons tout-à-l'heure.

Il n'est pas un de ces accidents qui ne mérite des détails d'exposition importants pour la pratique. Nous ne pouvons même pas les résumer. Abordons donc d'une manière générale la thérapeutique des maladies syphilitiques, plutôt sous forme d'indications à remplir, que comme un résumé fidèle des nombreux moyens qui ont été préconisés jusqu'à présent pour combattre ces affections.

Traitement.—Les médecins reconnaissent qu'il existe aujourd'hui en thérapeutique deux antisyphilitiques puissants : le mercure et l'iode. Le premier compte en sa faveur l'expérience de plusieurs siècles. Les cures opérées, depuis plusieurs années, avec une rapidité vraiment remarquable, au moyen de l'iode, surtout lorsque le mercure a déjà été employé, prouvent qu'il a autant d'efficacité que le mercure pour combattre la maladie syphilitique. On a dit que l'iode était peut-être supérieur au mercure, en ce sens qu'il guérissait là où le mercure avait échoué; mais nous n'hésitons pas à affirmer que le mercure guérit là où l'iode a été impuissant : sous ce rapport, nous ne reconnaissons pas de supériorité à l'iode. On a formulé une autre opinion, en disant que l'iode était l'antidote des accidents *secondaires*, notamment de ceux que l'on a cru devoir dénommer sous le titre de *tertiaires*, tandis que le mercure était l'antidote des accidents primitifs. Cette assertion est beaucoup mieux fondée; mais nous craignons que l'on n'ait cherché à établir, à l'égard de ces deux médicaments, des propositions trop générales.

Quoi qu'il en soit, il est constant que le mercure conserve le rang qu'une longue pratique lui a valu dans la science; seulement les praticiens modernes, et notamment M. Ricord, ont fait voir tout le parti que l'on pouvait tirer des préparations de l'iode dans le traitement des accidents syphilitiques. Cette efficacité des deux agents thérapeutiques a fait naître la pensée de les associer dans le traitement : de là est né l'emploi de plusieurs composés mixtes qui jouissent aujourd'hui d'une certaine faveur; tels

sont le protoiodure de mercure, l'iodo-hydrargyrate de mercure, et l'iodure ammoniacal de mercure. Les médications antisyphilitiques peuvent donc avoir pour base 1° le mercure, 2° l'iode, 3° les préparations iodo-mercurielles. Nous allons envisager la thérapeutique sous ce triple rapport.

Médication mercurielle. — Il est, suivant moi, un principe de thérapeutique dont le médecin ne doit jamais se départir, c'est de s'adresser à la préparation la plus soluble de l'agent médicamenteux, de préférence à tout composé insoluble ou peu soluble. En effet, l'absorption est complète, l'influence médicamenteuse se fait sentir sur toute l'économie, et le médecin est alors en état de doser d'une manière plus rationnelle le médicament qu'il emploie, à cause des effets toujours identiques qu'il produit. Un composé insoluble est toujours absorbé en partie seulement ; il est rejeté en partie ou en totalité par le canal intestinal, en raison de mille circonstances accidentelles dans l'acte de la digestion ; c'est en vertu de ce principe que nous avons constamment employé et préconisé le sublimé corrosif. On a reproché à cet agent de donner lieu à des accidents, soit du côté de la poitrine, soit du côté de l'estomac. Faisons remarquer, à ce sujet, que les doses médicamenteuses ont, durant les siècles derniers et les premières années de ce siècle, été portées trop haut ; que la forme sous laquelle on l'administre influe beaucoup sur ses effets locaux ; que, donné seul ou uni aux opiacés, il constitue un agent tout différent. Or, nous poserons en principe que le sublimé ne doit jamais être donné sans addition d'opium, et que, dans cette condition, il ne cause jamais d'accident. C'est ce que nous a démontré une expérience de longues années.

Quant à la dose, elle doit varier en raison de l'âge de l'individu, de sa force, de l'état des voies digestives et de celui de la poitrine. Un médicament produit les mêmes effets chez un individu très-faible, que ceux qu'il détermine chez un individu très-fort, quoique les doses soient dix fois plus petites pour le premier que pour le second ; c'est ce qui est surtout très-prononcé à l'égard de l'opium : on voit ce médicament, à un dixième de grain, occasionner le narcotisme chez quelques femmes très-nerveuses.

Pour un adulte, la dose du sublimé doit être d'un sixième de grain pour commencer le traitement ; on la porte successivement à un cinquième, un quart, et, par exception, à un tiers. La forme pilulaire est préférable à toute autre, pourvu que la préparation ne soit pas trop ancienne ; elle a l'avantage de faire parcourir au médicament une grande étendue du tube intestinal, et par cela même elle fatigue moins l'estomac. On associe à la préparation mercurielle une tisane légèrement sudorifique.

Pour qu'un traitement mercuriel ait du succès, il faut moins augmenter les doses du médicament, que soutenir pendant longtemps son action. J'ai souvent eu occasion de donner des soins à des malades auxquels, par mesures de prudence, avait-on dit, on avait fait prendre des préparations mercurielles pendant quinze jours ou trois semaines ; autant vaut ne rien administrer. Un traitement mercuriel doit avoir deux mois au moins de durée. Quelques praticiens très-distingués pensent même que, dans beaucoup de cas de syphilis ancienne, il ne faut pas craindre de le prolonger durant 4 à 0 mois. Je partage cette opinion et j'ai cité des faits très-remarquables de guérison obtenue au moyen de cette persévérance soutenue ; mais je dois dire qu'alors les doses seront très-fractionnées.

Médication iodée. — Elle a pour base l'iodure de potassium, composé soluble, sel neutre, qui se trouve dans les conditions les plus favorables à une saine thérapeutique. C'est surtout dans les cas où les préparations mercurielles ont échoué, que ce médicament développe ses puissants effets. Il ne peut rien ou presque rien contre les accidents primitifs. Il est tout-puissant lorsqu'il s'agit de combattre des accidents secondaires et ceux que l'on nomme tertiaires. On a, il faut le dire, singulièrement abusé de ce médicament en exagérant les doses de son administration. Il est bien vrai que jusqu'à cinq décigrammes par jour ses effets sont peu dessinés ; mais à partir du moment où le malade prend tous les jours cinq décigrammes d'iodure de potassium, on peut être assuré de retrouver cette substance dans l'urine. Cette circonstance d'excrétion prouve à nos yeux une action marquée sur toute l'économie, car elle est le fait de la circulation de la substance médicamenteuse et d'un défaut d'assimilation. Loin de moi la pensée que l'on doive s'arrêter à cette dose ; mais cette condition d'excrétion prouve au moins qu'il suffit de la dépasser dans une limite raisonnable pour obtenir toute la puissance du médicament. A un gramme cinq décigrammes, j'ai toujours atteint ce but, et si je vais à deux grammes dans quelques cas, c'est pour m'assurer que même une dose considérable ne saurait avoir de résultat plus avantageux. Cependant on emploie tous les jours l'iodure de potassium à la dose de trois, quatre et six grammes, sans tenir compte des effets fâcheux que cet agent produit alors. J'ai entendu des malades me dire : Le nom seul de l'iodure de potassium me répugne, tant ce médicament m'a incommodé. Il détermine souvent, il faut savoir le dire, des gastralgies très-intenses et très-rebelles, dont la durée peut être de plusieurs mois. Chez les femmes surtout, il est difficilement supporté. Son mode d'administration se fait en mélangeant l'iodure à un verre de tisane sucrée.

Médication mixte, protoiodure de mercure. — Ce médicament, si souvent employé aujourd'hui, a des inconvénients graves à mes yeux. Ces inconvénients résultent : 1° de son insolubilité. Où est, en effet, la mesure d'absorption d'un médicament insoluble ? Aussi est-on obligé de faire prendre aux malades jusqu'à 10 et 15 centigrammes d'iodure de mercure par jour, c'est-à-dire une dose douze fois plus forte que celle du sublimé. 2° De son état variable comme composé mercuriel : ce corps s'obtient par double décomposition ; l'un des deux sels employés à sa préparation est toujours mis en excès : de là des lavages rendus indispensables. Si les lavages sont complets, le sel est neutre ; si les lavages sont incomplets, et c'est toujours le cas le plus commun, il y a prédominance soit d'iodure de potassium, soit de sel mercuriel. Dans ce dernier cas, on a un sel beaucoup plus actif que dans le premier ; et comme c'est là ce qui a lieu le plus communément, il s'ensuit des accidents mercuriels. Voilà ce qui explique les salivations si fréquentes que l'on observe dans l'administration du protoiodure de mercure.

Il n'en est pas de même des deux autres sels mixtes dont j'ai parlé. Ceux-là sont à l'état de sels solubles ; ils sont donnés à même dose que le sublimé ; ils peuvent lui être substitués. Je ferai connaître, à l'occasion des syphilides, le traitement mercuriel et iodé que j'emploie depuis nombre d'années, et qui compte tellement de succès, qu'il est extrêmement rare que j'aie recours à l'iodure de potassium seul.

SYPHILIDES. — Les syphilides sont des formes morbides de la peau, qui reconnaissent pour causes le virus syphilitique. Or, en pathologie cutanée, on admet des affections exanthémateuses, vésiculeuses, bulleuses, pustuleuses, papuleuses, squammeuses et tuberculeuses, qui constituent autant de groupes de maladies diverses de la peau, ayant chacune leurs caractères distinctifs. Alibert, qui, le premier, a appelé l'attention sur les maladies cutanées syphilitiques, a proposé de les nommer syphilides ; Biett a cherché à établir des corrélations entre les formes des maladies cutanées syphilitiques, et celles des maladies cutanées non syphilitiques. Les recherches et les observations ultérieures n'ont fait que corroborer les travaux de Biett.

Depuis plusieurs années, je me suis attaché à donner à ces affections des caractères communs, que j'ai reproduits tous les ans dans mes leçons cliniques des maladies de la peau. Et, en effet, le praticien qui a une grande habitude du diagnostic dans ces affections, est tout d'abord frappé d'un certain cachet qui l'impressionne assez fortement, pour amener le malade à des aveux qu'il n'aurait jamais fait spontanément. Les caractères que j'assigne aux syphilides, quelles que soient d'ailleurs leurs formes morbides, se tirent : A. Du *siège de l'affection* que l'on rencontre toujours sur le front, et surtout aux tempes, au voisinage de la naissance des cheveux ; à l'angle interne des yeux ; au pourtour des ailes du nez ; aux commissures des lèvres ; à la partie postérieure et supérieure du cou ; au milieu de la poitrine ; le long et au-devant du sternum ; aux plis de flexion des membres, et le long de leur surface interne. — B. De la *disposition et de l'arrangement des productions morbides cutanées.* Il est d'observation que, toutes les fois que la syphilide se montre avec des productions morbides à formes circonscrites, chaque production est disposée en lignes courbes, de forme elliptique, et régulièrement espacées les unes des autres ; non pas que toutes les productions morbides soient nécessairement linéaires, mais la forme linéaire domine suffisamment pour que le médecin soit vivement impressionné par cette disposition. — C. De la *coloration.* On assigne depuis fort longtemps une teinte cuivrée à toutes les productions syphilitiques ; les uns rapprochent cette teinte de celle du cuivre rouge, les autres de celle du cuivre jaune. C'est que la teinte n'est pas toujours uniforme, c'est que ce n'est ni la teinte du cuivre jaune ni celle du cuivre rouge, mais bien une coloration fauve, assemblage de rouge, de jaune et de brun, et que l'on ne saurait peindre exactement en la comparant à une *couleur donnée.* Toutefois, elle est telle, qu'elle est facilement reconnue par un médecin qui a quelque expérience de ces formes morbides de la peau.

Ces caractères, vraiment pathognomoniques des syphilides, se retrouvent dans chacune des formes qu'elles affectent dans leur manifestation à la surface cutanée. Ainsi, d'après ce que j'ai dit plus haut, nous reconnaîtrons des syphilides exanthémateuses, bulleuses, tuberculeuses, etc., etc. Je ne saurais, dans un ouvrage de la nature de celui-ci, décrire avec détails toutes ces formes; je les passerai rapidement en revue, signalant ce que chacune d'elles offre de plus important à connaître. 1° *Syphilide exanthémateuse*. Elle est caractérisée par des taches irrégulières d'un rouge obscur, disparaissant lentement et incomplètement sous la pression du doigt. C'est à cette forme que se rattache la *roséole* syphilitique. 2° La *syphilide vésiculeuse*. Est assez rare; une de ses formes les plus intéressantes, est celle qui se manifeste par des cercles arrondis, n'ayant pour caractère bien tranché que la coloration spécifique, et qui constitue l'*herpès* syphilitique. 3° A la *syphilide bulleuse* se rapporte le *pemphigus* des nouveau-nés, caractérisé par l'apparition, à la naissance, d'une ou plusieurs bulles de la grosseur d'une aveline, situées ordinairement à la paume des mains ou à la plante des pieds. 4° La *syphilide pustuleuse* renferme les formes correspondantes à l'impetigo et à l'ecthyma (V. *Mélitagre* et *Phlyzacia*). 5° La *syphilide tuberculeuse*, se reconnaît à de petites tumeurs pleines, solides, résistantes, de grosseur variable, tantôt disséminées, tantôt disposées en groupes, et affectant dans la plupart des cas une tendance à s'ulcérer, à détruire les tissus qu'elles attaquent. C'est à cette forme qu'il faut rapporter ces ulcérations dont les progrès incessants dévorent une partie du visage, et laissent l'affreux spectacle d'une destruction sans remède. 6° Des papules tantôt très-petites, comme coniques, groupées en grand nombre, tantôt assez larges, isolées, discrètes, constituent la *syphilide papuleuse*. 7° Dans la *syphilide squammeuse*, je ne signalerai que cette variété qui siège vaguement à la paume des mains ou à la plante des pieds : elle se développe par des points cuivrés, élevés, souvent arrondis, recouverts de squammes dures, formant quelquefois par leur réunion une plaque qui se fendille et devient douloureuse : c'est la *syphilide squammeuse cornée*.— De ces différentes formes, la papuleuse et la pustuleuse m'ont paru les plus fréquentes; je les ai souvent trouvées réunies sur le même individu.

Ainsi, en ajoutant à chacune de ces formes les vrais caractères du siège, de la disposition et de la coloration, le médecin qui a quelque habitude de ce genre d'observation pourra, à l'aspect seul de l'éruption cutanée, en déterminer la nature. C'est ce que j'ai journellement l'occasion de faire voir aux personnes qui assistent à mes consultations et à mes leçons cliniques.

La cause des syphilides est le virus syphilitique : elles sont un signe d'infection générale. L'époque de leur apparition a lieu plus ou moins longtemps après l'invasion des symptômes primitifs (chancres, blennorrhagie, etc.). Et c'est parfois à la suite d'une émotion vive, d'un écart de régime, de fatigues excessives, qu'on voit la peau devenir le siège de ces éruptions spécifiques. Par elles-mêmes, les sy-

philides n'ont, en général, rien de grave; quelques-unes cependant, en raison de leur tendance à l'ulcération et à la destruction des parties qu'elles attaquent, offrent un véritable danger ; telle est, par exemple, la syphilide tuberculeuse. Certaines formes sont passagères, rapides ; d'autres, et c'est le plus grand nombre, sont tenaces, et résistent parfois longtemps à un traitement méthodique. La contagion des syphilides est possible selon certains auteurs ; sans la nier d'une manière absolue, je dirai qu'elle est rare, et que nous ne connaissons pas bien encore les conditions dans lesquelles elle peut s'effectuer.

D'après ce qui précède, il est facile de comprendre que le traitement des syphilides doit être identique à celui de la syphilis, les syphilides n'étant qu'une manifestation spéciale de cette affection. En effet, on ne les rencontre que chez les individus qui ont présenté antérieurement des symptômes primitifs, et souvent les syphilides ne sont alors que les premiers signes d'infection générale. C'est donc contre la maladie constitutionnelle qu'il faut diriger les moyens thérapeutiques ; et ma pratique est basée sur ce principe. Je rejette d'une manière à peu près exclusive les médicaments topiques. Quant au traitement général, une longue expérience m'a appris que l'association du mercure et de l'iodure de potassium est le moyen le plus efficace pour triompher des syphilides. Je l'administre à doses faibles, mais longtemps soutenues : chaque jour 50 centigr. d'iodure de potassium, et 12 milligr. de sublimé associé à l'opium et à un extrait amère. Comme adjuvant, je prescris une tisane sudorifique et l'usage des bains de vapeur. Ce traitement, ordinairement bien supporté par les malades, a besoin d'être continué au moins deux mois pour les cas les plus simples : souvent j'ai dû le prolonger au-delà de trois à quatre mois et plus, dans ces cas en apparence rebelles aux agents médicamenteux. Il faut, dans le traitement des syphilides, souvent lutter de ténacité avec le mal ; et je dirai que jamais je n'ai eu à me repentir d'avoir insisté bien au-delà des limites d'un traitement ordinaire, chez des sujets dont la maladie avait résisté à des moyens analogues, mais continués trop peu de temps. Le mode d'administration thérapeutique que j'emploie, permet d'en prolonger l'usage tout le temps nécessaire, sans inconvénient pour les sujets soumis à cette médication.   A. Devergie,

Médecin de l'hôpital Saint-Louis.

SYROP. (V. *Sirop.*)

SYSTÈME (*philos. méd.*), s. m., *systema*; ce mot a la même étymologie que le mot synthèse (*sun*, *tithêmi* ou *istêmi*, qui a la même signification, mettre avec, rassembler). C'est, dans l'acception favorable du mot, la réunion, la coordination des principes d'une science ramenée ainsi à l'unité, de manière à constituer un corps de doctrine. Pour l'étude des principaux systèmes de médecine, voy. *Animisme, Eclectisme, Humorisme, Solidisme.*

Dans les sciences naturelles, on appelle *système* une classification des êtres, fondée sur un petit nombre de caractères analogues : tandis que la mé-

thode consiste dans le classement d'après un ensemble de caractères fondamentaux.

Le mot système est souvent pris en mauvaise part, comme exprimant une hypothèse toute gratuite à l'aide de laquelle on veut expliquer les phénomènes.

Enfin, en anatomie, on appelle système, un ensemble d'organes de texture analogue ou destinés à remplir des fonctions semblables, *système nerveux, système circulatoire.* J.-B.

SYSTOLE (*physiol.*), s. f., *systole*, du grec *sustolê*, de *sustelló* je ressens; c'est le nom donné à la contraction du cœur, qui chasse le sang dans les artères (V. *Circulation*).

T

TABAC (*hyg. et mat. méd.*), s. m., *nicotiana tabacum*, nicotiane, petun. Cette plante, qui fait partie du genre nicotiane de la famille des Solanées, J., pentandrie monogynie, L., a été introduite en France par Jean Nicot, ambassadeur de France à la cour de Portugal, en 1558. Elle est originaire d'Amérique, où les Espagnols la découvrirent près de Tabaco, au Brésil, et non pas Tabago (île des Antilles), ainsi qu'on l'a souvent imprimé par erreur. Cette plante a une odeur vireuse, une saveur amère, âcre, surtout étant sèche; ses fleurs sont roses, longues; ses feuilles sont ovales, aiguës et pubescentes; ses tiges sont droites, branchues, visqueuses et velues. Plusieurs espèces de ce genre jouissent des mêmes propriétés, et croissent dans diverses contrées où elles sont employées comme le tabac; tels sont les *N. rustica*, le *N. paniculata*, le *N. glutinosa*, le *N. fruticosa*, le *N. quadrivalvée*, etc.

Lorsque Nicot introduisit le tabac en France, il y fut connu sous le nom d'*herbe à l'ambassadeur*, d'*herbe à la reine*, d'*herbe du grand prieur*; parce que Nicot l'offrit d'abord à la reine Catherine de Médicis et au grand-prieur, qui en firent usage. L'amiral Drake en apporta, dit-on, de la Virginie en Angleterre, avant l'ambassade de Nicot en Portugal. Chardin dit que le tabac croît naturellement en Perse, et que lors de son voyage, en 1660, on en faisait usage depuis plus de quatre siècles dans ce pays. En Amérique, les naturels usaient du tabac lors de la découverte, et l'on dit que les prêtres mexicains puisaient leurs inspirations fanatiques en respirant la fumée de cette plante, qui les jetait dans une espèce de fureur. Depuis, l'usage et la culture du tabac se sont répandus presque dans tout l'univers, et il est peu de contrées où l'on ne consomme cette plante, qui est devenue la source d'un commerce immense. L'on a dit du tabac avec raison qu'il a conquis le monde en moins de deux siècles; son usage ne fait que s'étendre de plus en plus dans notre pays; Mérat, en 1832, disait que la consommation du tabac était quatre fois plus considérable à cette époque qu'en 1788. Que serait-ce donc aujourd'hui, où l'on consomme, en France, près de trois fois la quantité de 1832? Ce serait admettre que la consommation est plus que décuplée depuis environ cinquante ans.

Dans l'usage ordinaire, le tabac s'emploie de trois manières, soit en le fumant, soit en le prisant, soit en le chiquant. Chacun de ces modes d'usage exige une préparation de tabac différente; les deux premières manières d'user du tabac sont répandues aujourd'hui dans toutes les classes de la société; la troisième n'est mis en usage que par les classes inférieures et les populations maritimes. Chacun de ces modes d'user du tabac a une influence particulière sur l'économie animale, et ne convient pas à tous les tempéraments; nous allons les examiner successivement.

Ce sont les Sauvages qui ont enseigné aux Européens à *fumer* le tabac; ils le brûlaient dans une pipe qu'ils nommaient *petun*, et ils donnèrent ce nom au tabac lui-même. Ce fut sous cette forme qu'il se généralisa d'abord en Europe, et il est encore aujourd'hui des pays où l'on n'en fait usage que de cette manière. Chez les personnes qui n'y sont point encore habituées, la fumée du tabac détermine des étourdissements avec douleurs de tête, des nausées et des vomissements. Ces effets se produisent plus promptement lorsque l'on fume le tabac dans une pipe, que lorsqu'on le fume en cigarre, espèce de cylindre en forme de fuseau, qui est fait avec les feuilles du tabac roulées sur elles-mêmes. Lorsque l'on a résisté à ces premières impressions désagréables, le tabac cesse de produire les mêmes effets; il détermine une légère excitation cérébrale, avec un sentiment de bien-être; il stimule la sécrétion de la salive, que les personnes habituées à fumer ne rejettent point complètement, mais qu'elles déglutissent, quoiqu'elle soit toujours mêlée de fumée de tabac. Dans ces conditions, l'usage du tabac n'est point malfaisant, lorsqu'il est pris avec modération; il est même des conditions dans lesquelles il est utile, et des tempéraments auxquels il convient. Ainsi, les personnes d'une constitution molle et lymphatique, celles qui ont été soumises à des causes débilitantes, qui habitent des lieux bas et humides, qui se livrent à des travaux sur les rivières, ou qui vivent sur les bords de la mer; ceux qui s'adonnent à la pêche ou à la navigation; toutes ces personnes trouvent dans la fumée du tabac un stimulant léger et efficace pour combattre les causes débilitantes, en même temps qu'elles y trouvent une cause de distraction qui récrée leur esprit et soutient leur moral.

Pris en trop grande proportion, et surtout chez les personnes d'un tempérament nerveux, sec et irritable, le tabac détermine des accidents qui sont l'effet de l'état de narcotisme habituel dans lequel il jette le cerveau. Les individus éprouvent de la douleur et de la pesanteur de tête, des vertiges ; ils sont dans un état d'hébêtement continuel et comme demi-apoplectique ; ils perdent l'appétit et maigrissent, souvent épuisés par la quantité de salive qu'ils sont obligés de rejeter. Les gens qui sont dans l'habitude de fumer ont presque tous constaté cet effet du tabac, qui a pour résultat de faire cesser le sentiment de la faim ; cet effet est produit par l'action narcotique de la fumée du tabac qui pénètre dans l'estomac, mêlée à la salive. Le tuyau de la pipe détermine souvent l'usure des dents qu'il échancre en rond comme si elles l'avaient été avec une lime ; Percy, et depuis d'autres chirurgiens, ont vu quelquefois le cancer des lèvres être déterminé par la compression habituelle de ce tuyau, et par l'irritation que cause les produits empyreumatiques qui s'en écoulent.

L'action narcotique et nuisible du tabac est encore favorisée par l'élévation habituelle de la température et l'usage des boissons fermentées ou alcooliques. On en supportera plus facilement l'usage très-fréquent, par une température froide et humide, que dans un climat chaud et sec, ce qui explique l'usage excessif que font de la pipe les habitants des pays du Nord, tandis que ceux du Midi ne font usage que de cigarres ou de cigarrettes. Les Orientaux, qui poussent l'usage de la pipe presque jusqu'à l'abus, en ont corrigé les effets de diverses façons : ainsi ils font plus spécialement usage du chibouck, espèce de pipe munie d'un long tuyau, dans lequel la fumée se refroidit et dépose les huiles empyreumatiques et les matières volatiles qu'elle entraîne. L'extrémité ou le bouquin est en ambre ou en ivoire, et n'est seulement saisi que par les lèvres ; ils ont même la précaution de ne jamais brûler complètement le tabac que contient le fourneau de la pipe, afin d'éviter plus efficacement cette saveur âcre et mordante des produits liquides de la combustion. Ils poussent le raffinement de la sensualité si loin dans l'art de fumer, qu'ils font usage du *narguillé*, appareil particulier dans lequel la fumée passe dans un vase plein d'eau, souvent de l'eau de rose, afin qu'elle se dépouille plus complètement de ses qualités irritantes. Toutes les populations musulmanes ont encore un moyen qui est très-efficace pour combattre les effets narcotiques du tabac : c'est l'usage presque continuel qu'ils font du café, et la privation des boissons fermentées. Le café, ce puissant antidote des narcotiques, est d'un usage général en Orient ; il est, avec la pipe, la formule de politesse imposée à tout individu qui offre l'hospitalité ; c'est le cérémonial et l'acte le plus important dans une visite, et c'est une grossièreté que de manquer à cet usage. Il est certain que l'abus que font les Orientaux du tabac aurait eu de très-funestes résultats, s'ils ne l'avaient conjuré en grande partie par les moyens que nous venons d'indiquer.

Malgré ces précautions, le tabac exerce sur les populations de l'Orient un effet bien fâcheux ; il contribue à entretenir l'état de langueur et d'apathie dans lequel elles sont plongées ; il favorise la pa-

resse, par le temps énorme consacré à la satisfaction d'un besoin qui est considéré comme de première nécessité : aussi, plusieurs fois, les sultans défendirent-ils l'usage du tabac ; quelques uns même portèrent la peine de mort contre ces infractions. Le sultan Mahmoud, le dernier souverain et le réformateur de l'empire turc, défendit, parmi ses premières réformes, l'usage du tabac, sous les peines les plus sévères. Déjà, en Europe, le tabac avait été autrefois proscrit par des souverains ; Christian IV, roi de Danemark, et Jacques Ier, roi d'Angleterre, l'avaient défendu dans leurs États ; le grand duc de Moscovie et un roi de Perse l'avaient également proscrit, sous peine de la vie et d'avoir le nez coupé ; le pape Urbain VIII fulmina une bulle qui défendait l'usage du tabac dans les églises, sous peine d'excommunication. Un arrêté du prévôt des marchands, de 1635, défendait à Paris l'usage du tabac dans les lieux publics, sous peine de la prison et du fouet. Malgré toutes ces proscriptions, le tabac sortit toujours vainqueur de la lutte, tant son usage, lorsqu'il est sanctionné par l'habitude, a de puissance sur la volonté de ceux qui y sont soumis.

Lorsque le tabac se respire en poudre par le nez, c'est ce que l'on appelle *priser* ; ce fut même sous cette forme qu'il se répandit d'abord dans la bonne compagnie. Molière, dans la peinture de ses marquis petits-maîtres, les représente le nez barbouillé de tabac, de cette herbe puante dont l'usage, disait une femme célèbre de ce temps, ne pouvait durer ; la tabatière était une râpe montée sur une espèce de gouttière en bois ou en ivoire, sur laquelle on râpait la carotte de tabac, et on en offrait à tout son entourage, ainsi que l'attestent les vers du *Don Juan*.

L'usage du tabac à priser a été un remède efficace dans quelques cas ; il a fait souvent disparaître des céphalalgies opiniâtres ; il a été quelquefois utile comme dérivatif dans quelques ophthalmies chroniques, dans des affections anciennes de l'oreille. Il agit comme sternutatoire, et quelquefois par ses propriétés narcotiques ; ces dernières, il faut le dire, lorsque l'on fait un grand usage du tabac, sont plus souvent fâcheuses qu'utiles, car c'est par leur action que se détermine l'état de congestion, de somnolence et d'hébétude, qu'amène l'abus de cet excitant. La sécheresse de la membrane pituitaire, des coryzas chroniques, quelquefois même des polypes, peuvent se joindre aux inconvénients graves que nous venons d'indiquer. Enfin, nous croyons pouvoir dire, sans tenir compte de la malpropreté qu'entraîne souvent l'usage du tabac, qu'il est bien plus de cas dans lesquels il est du devoir du médecin d'en faire cesser l'usage, qu'il n'en est dans lesquels il croit devoir le prescrire.

Nous dirons peu de mots de la *chique ;* on comprendra que, si de toutes les manières d'user du tabac c'est la plus dégoûtante, c'est aussi la plus fâcheuse ; le tabac, ainsi qu'on le verra plus loin, est une véritable substance toxique, et, malgré la précaution qu'ont les chiqueurs de rejeter leur salive, il est impossible qu'il ne s'en introduise pas une certaine quantité dans l'estomac. On cite même des cas où des accidents graves se sont manifestés à la suite de chiques avalées par accident. La chique n'est guère en usage que parmi les marins ou les individus de basse condition ; quelques auteurs d'hygiène navale ont prétendu qu'elle pouvait être efficace à bord, dans les longues navigations, dans les climats froids, brumeux et humides, et que c'était un stimulant qui contribuait à garantir les équipages du scorbut. Quoique, par notre position, nous soyons peu compétent pour juger une semblable question, nous avouons cependant que nous avons beaucoup de peine à croire à l'efficacité de ce préservatif.

Chez les personnes qui y sont adonnées, et n'importe sous quelle forme, le besoin du tabac est si impérieux qu'il y a souvent danger à en vouloir priver complètement les individus. Mérat rapporte une anecdote de sa jeunesse, qui peut faire voir quelles sont la puissance et l'empire de cette habitude. Il herborisait dans la forêt de Fontainebleau, et il aperçoit un homme couché sans mouvement sur le sol; il le croit mort, s'approche, et s'aperçoit que cet homme n'est qu'évanoui; il veut lui donner des secours, et le moribond, se soulevant à peine, lui demande s'il a du tabac. Sur sa réponse négative, cet homme se laisse retomber sur la terre, sans ajouter un mot. Mérat revient vers lui et lui amène un bucheron qu'il a trouvé dans la forêt, il avait du tabac: l'individu en prend alors avidement quelques prises, il est bientôt ranimé. Il conte alors que, parti de chez lui de grand matin sans emporter sa tabatière, il avait marché tant qu'il avait pu sans prendre de tabac, espérant arriver bientôt au terme de son voyage; mais que, vaincu par cet impérieux besoin, il n'avait pu aller plus loin, et qu'il était tombé à l'endroit où on l'avait trouvé; qu'il y serait mort, disait-il avec l'exagération que lui causaient les souffrances qu'il avait éprouvées, sans les secours inespérés qui lui avaient été prodigués. Ce fait, bien que l'imagination ait augmenté de beaucoup les souffrances réelles de cet individu, montre cependant quelle est la puissance d'un besoin qui n'a d'autre réalité que celle que lui a donné l'habitude.

Chez les malades, la cessation du désir de prendre du tabac annonce ordinairement que l'affection est profonde; c'est un symptôme grave: par opposition, lorsque le besoin se manifeste de nouveau, c'est le signe d'un retour vers la santé. Dans les maladies longues, on ne doit pas faire cesser d'une manière complète l'usage du tabac chez les individus qui en font un usage habituel; on en éprouverait souvent de fâcheux résultats, par l'état de morosité et presque de désespoir profond dans lequel cette privation les jette. Il en est de même des personnes qui, après avoir fait un usage habituel du tabac veulent en cesser l'emploi; il faut alors en diminuer successivement l'usage et finir par se contenter seulement d'en respirer l'odeur. D'autres personnes ont abandonné brusquement le tabac sans inconvénients. Dans le même but, on a mêlé quelquefois au tabac des poudres désagréables dont on augmente la proportion jusqu'à ce que le tabac finisse par inspirer du dégoût.

Les ouvriers qui travaillent le tabac sont soumis à des affections toutes particulières, dont les médecins, et principalement Ramazzini, se sont particulièrement occupés. Ces indispositions sont principalement des vertiges, des nausées, des irritations des voies respiratoires, des céphalalgies très-

intenses. Fourcroy, dans sa traduction de Ramazzini, dit que la petite fille d'un marchand de tabac mourut dans des convulsions, pour avoir couché dans une chambre où on avait râpé une grande quantité de tabac. Ramazzini dit avoir vu une jeune fille avoir de violentes envies d'uriner, aller fréquemment à la selle, et rendre beaucoup de sang par les vaisseaux hémorrhoïdaux, pour s'être reposée sur des paquets de tabac en cordes. Beaucoup d'individus ont été gravement indisposés et ont eu des convulsions, pour avoir pris du tabac mêlé à leurs aliments ou à leurs boissons. On se rappelle la mort du poète Santeuil, qui mourut parce que des seigneurs avec lesquels il faisait débauche mêlèrent du tabac d'Espagne à son vin. Les habitants de tout un quartier de Paris, celui qui avoisine la manufacture des tabacs au Gros-Caillou, ont été très-longtemps et gravement incommodés par l'odeur de la fumée qui se dégageait de la combustion des côtes du tabac, que l'administration fait brûler, ne pouvant les employer, et ce n'est que lorsque le fourneau où s'opérait cette combustion fut rendu complètement fumivore, que les accidents cessèrent.

M. Mélier, dans un mémoire publié récemment sur la santé des ouvriers qui travaillent le tabac, dit que, dans les manufactures royales de France, la fabrication y a reçu un grand perfectionnement sous le rapport de la santé des ouvriers, mais que l'on n'a pu remédier à tous les inconvénients.

Ainsi, on observe encore des céphalalgies, des nausées, la perte de l'appétit et du sommeil, de la diarrhée; ces accidents durent ordinairement de huit à quinze jours et disparaissent ensuite. Comme accident consécutif, on observe une altération particulière du teint qui prend une nuance grise; ce fait, on le remarque qu'après un temps assez long. M. Mélier l'attribue à la présence de la nicotiane absorbée, et que M. Boudet croit avoir retrouvée dans les urines. Ces maladies, dit le même auteur, sont loin d'avoir la gravité de celles qui se manifestent dans d'autres professions, dans celle par exemple où l'on fait usage des préparations de plomb et de mercure. L'influence des émanations du tabac, par compensation, préserve, dit-on, de certaines maladies, telles que des fièvres intermittentes, des rhumatismes, des épidémies de Suette, et même de la phthisie, disent certains médecins.

Le tabac cause quelquefois des accidents graves en contact seulement avec la peau; on a vu des céphalalgies intenses être causées par le tabac que les militaires mettent dans leurs schakos pendant les marches et lorsque la température est très-élevée. Les produits empyreumatiques du tabac, ce *jus* qui se condense dans le tuyau de la pipe, jouit d'une action toxique très-énergique; des individus ont éprouvé des accidents graves et même ont succombé après en avoir avalé même en petite quantité. Ces accidents sont dus à l'*huile empyreumatique* que contient cette substance; Brodie a tué un jeune chien en dix minutes avec deux gouttes de cette huile: la même quantité donnée en lavement à un chien, le tua en deux minutes et demie.

USAGE MÉDICAL DU TABAC. — Le tabac est aussi employé en médecine, quoique son usage soit assez borné; mais, à diverses époques, et surtout lors de sa découverte, il était si usité, qu'on lui donna le nom d'*herbe à tous maux*. Il renferme divers principes actifs, qui ont été isolés par l'analyse chimique. Voici les principes trouvés par Vauquelin, et ensuite par Posselt et Riemann : nicotine, nicotianine, extractif, gomme, chlorophylle, albumine, gluten, amidon, acide malique, muriate d'ammoniaque, nitrate et muriate de potasse, et autres sels. Parmi ces substances, les deux seules qui présentent de l'intérêt sont les deux premières, qui paraissent propres aux diverses espèces de tabacs, et qui, jusqu'à ce jour, n'ont pas encore été trouvées dans d'autres plantes que celles du genre nicotiane.

La *nicotine* a été extraite en quantité assez considérable par M. Barral, qui, en 1846, a présenté, à l'Académie des sciences, le résultat de ses travaux. Il en a obtenu 16 grammes par kilogramme de feuilles de tabac de Flandre. Le mode d'extraction de cette substance est assez long et compliqué ; il faut, vers la fin des opérations, opérer à l'abri du contact de l'air, qui altère la nicotine en la rendant brune et en l'épaississant. C'est un liquide transparent, incolore, assez fluide, et ne contenant point d'eau dans sa composition ; il se congèle à 10° au-dessous de zéro, et se volatilise à 250°, en laissant un résidu charbonneux, dont l'odeur est âcre, et ne rappelle pas celle du tabac; sa saveur est brûlante : c'est un poison d'une extrême violence ; moins d'un demi-centigramme mis sur la langue d'un chien de moyenne taille, le tue en moins de 3 minutes. Cette substance se comporte comme les alcalis fixes ; elle bleuit le papier de tournesol, et forme des sels avec les acides, en dégageant de la chaleur ; elle précipite de leur dissolution l'alumine et tous les métaux. La médecine, jusqu'à ce jour, n'a pas encore cherché à tirer parti de cet agent redoutable.

La *nicotianine* est solide, d'une odeur de tabac, d'une saveur amère, insoluble dans l'eau, soluble dans l'alcool et l'éther ; c'est une espèce d'huile volatile concrète qui se fond à une douce température, ce qui l'avait fait nommer par Hermbstaed, qui en fit la découverte, *camphre du tabac*. On la prépare en distillant à plusieurs reprises de l'eau avec du tabac, et elle surnage à la surface de l'eau distillée ; prise à la dose de cinq centigrammes, elle cause de violents vertiges ; elle est, ainsi que la précédente substance, sans usage en médecine.

Le tabac a été employé en lotions dans la gale et quelques maladies de la peau ; mais son usage n'est pas sans inconvénient : on cite plusieurs cas où des individus furent pris de vertiges, de nausées et de vomissements, à la suite de lotions de tabac faites sans ménagement. Murray rapporte l'histoire de trois enfants qui furent pris de vomissements, de vertiges, de sueurs abondantes, et qui moururent en vingt-quatre heures, pour avoir eu la tête frottée avec un liniment de tabac employé pour les guérir de la teigne. Valterbat cite un petit garçon qui mourut en trois heures, après qu'on lui eut répandu du suc de tabac sur des ulcères teigneux. Ces faits montrent avec quelle circonspection il faut faire usage du tabac, même appliqué à l'extérieur. Les lotions ont été aussi recommandées dans un grand nombre de maladies; dans les dysenteries et dans les affections vermineuses, on a appliqué sur le ventre des fomentations de tabac.

On a employé le tabac en lavement dans la paralysie et les affections nerveuses. La décoction, mélangée à la farine de graine de lin, a été mise en usage comme cataplasme dans les affections rhumatismales, et l'on dit en avoir obtenu de bons effets. M. Mélier dit que les ouvriers qui travaillent dans les manufactures royales se couchent sur une balle de tabac lorsqu'ils sont pris de rhumatismes, et qu'ils font très-souvent cesser les douleurs par ce moyen. Le tabac, mélangé avec la graisse, a été employé en pommade pour détruire les poux de la tête et du pubis. La fumée de tabac est usitée en lavement dans l'asphyxie. (Voy. ce mot.)

Les doses auxquelles on emploie le tabac doivent être très-modérées. Nous empruntons au *Traité de Thérapeutique* de M. Bouchardat, une observation rapportée par M. Tavignot : c'est un cas de mort qui suivit l'administration du tabac en lavement à la dose de 60 gr. Les symptômes qui furent subits, se succédèrent avec une effrayante rapidité; il se manifesta de la pâleur avec stupeur, de la gêne de la respiration, qui fut toujours croissante, une abolition complète de l'intelligence ; à ces accidents se joignit un tremblement convulsif des bras d'abord, des jambes, puis de tout le corps, qui augmenta pendant dix minutes, et auquel succéda un état de prostration extrême ; le coma et la résolution de tous les membres terminèrent l'agonie. En douze minutes tout fut fini ; il n'y avait pas eu de vomissements.

Mérat et Delens, dans leur *Dictionnaire de thérapeutique*, disent que, pour les lotions et les fomentations extérieures, la dose de tabac en infusion et en décoction ne doit jamais passer 8 grammes pour un litre d'eau, et qu'il en est de même pour les lavements. En décoctions à l'intérieur, on ne doit jamais aller au-delà de deux grammes en plusieurs prises, toujours pour la même quantité de liquide, et souvent il faut en donner moins. En poudre, à l'intérieur, il ne doit être administré qu'à la dose d'un à deux grains. La teinture de tabac a été administrée à la dose de 20 gouttes, dans l'ischurie. Fowler l'a employée à celle de 40 à 80 gouttes dans l'hydropisie. En donnant cette dose deux fois par jour, on obtient un effet diurétique très-marqué. Cette teinture se prépare avec deux gros de tabac mis dans quatre onces d'eau bouillant pendant une heure ; on passe et on ajoute deux onces d'alcool. Lorsque l'on prépare des pommades avec la poudre de tabac, on doit se rapprocher, pour les doses, des quantités indiquées ci-dessus pour l'usage extérieur. Le tabac est, dans tous les cas, un médicament dont on ne saurait trop surveiller l'emploi, à cause des accidents graves qu'il peut occasionner.   J.-P. BÉAUDE.

TABES (*path.*), s. m., mot latin conservé dans la langue médicale, pour exprimer l'état de marasme dans lequel tombent les sujets atteints de maladies consomptives.

TABLE (*anat.*), s. f., de *tabula*. On appelle ainsi les lames de tissus compactes qui revêtent les faces internes et externes des os du crâne.

TABLETTE (*pharm.*). (V. *Pastille*.)

TACT (*physiol.*), s. m., *tactus*, de *tangere* toucher. Le tact est le sens spécial qui nous fait apprécier les propriétés tactiles des corps, telles que l'étendue, la forme, l'état poli ou rugueux de la surface, l'état d'humidité ou de sécheresse, la consistance, etc.

Des corps étrangers. qui touchent la surface d'un ulcère ou d'une plaie, l'irritent peu ou vivement, et nous donnent une idée vague de leur présence et de leur contact avec nos organes. Si l'on interroge le malade sur les corps avec lesquels on a été obligé de le toucher, il lui est impossible de déterminer précisément la forme, la nature, les actions et les qualités des corps avec lesquels on l'a touché. Il n'en a reçu que des notions très-vagues et beaucoup moins précises que celles qu'il acquiert par la peau, par la *surface* de cette membrane, et surtout par la pulpe du bout des doigts. Ces sensations n'appartiennent donc pas au sens du tact ou du toucher, comme on l'a enseigné jusqu'à ce jour. Elles dérivent d'un sens différent et moins parfait, que nous appelons sens du *tact général*, parce qu'il appartient à un bien plus grand nombre de parties. Le choc d'un corps, l'action d'un caustique, d'un corps très-chaud ou très-froid, du mercure congelé, par exemple, ne nous donnent aucune notion positive ni spéciale du corps qui l'engendre. Ces notions sont si incertaines, que des personnes ont reçu du mercure congelé dans leur main, et se sont cru brûlées. Je me la suis aussi procurée, cette sensation, pour l'étudier; j'ai reçu dans mes mains, j'ai pressé entre mes doigts de l'acide carbonique et du mercure congelés, et, quoique j'apportasse beaucoup d'attention à l'impression que je ressentais, elle m'a paru ressembler beaucoup plus à celle du feu qu'à celle de la glace.

Les sensations *tactiles générales* s'observent dans toutes les parties sensibles à l'action de la plupart des agents physiques; mais on ne les observe habituellement que dans la peau, parce que les parties sous-cutanées ne sont pas habituellement à nu. Or, la sensibilité d'où elles dérivent dans la peau n'est pas égale. Une pression prolongée ou des chocs violents déterminent de la douleur dans les points où ces actions s'exercent, mais plus ou moins, suivant la partie; la douleur est très-vive dans les points qui reposent sur des os, comme au crâne, aux coudes, aux genoux et au-devant des jambes : la peau du visage est d'une extrême sensibilité. Quoi qu'on en ait dit, la peau de la paume de la main et même de la pulpe des doigts, n'a qu'une sensibilité tactile générale, obscure. Ce fait est d'autant plus remarquable, qu'on a toujours présenté, sans distinction aucune, la sensibilité des mains et des doigts comme fort délicate. Un léger coup au visage produit une vive douleur; au bout du nez, il nous arrache des larmes; à la pulpe des doigts et surtout à la paume des mains, on ne fait que le sentir. Qui oserait recevoir sur les joues les férules que le magister administre correctionnellement à ses écoliers?...Comment se fait-il que les physiologistes se soient complu à vanter sans distinction la haute sensibilité des mains et des doigts, et à la vanter comme étant plus délicate que celle de toutes les autres parties de la peau? Que des philosophes soient tombés dans cette erreur, c'est tout naturel; ils méditent et n'observent pas : mais les physiologistes! comment ont-ils fait?... C'est qu'ils ont confondu les diverses sensibilités de la peau les unes avec les autres ; c'est encore que, dans la question qui nous occupe, au lieu

d'étudier tout simplement la sensibilité dans les diverses parties de la peau, ils l'ont étudiée dans le développement proportionnel de nerfs et des papilles nerveuses, et qu'à l'expérimentation directe, ils ont substitué les inductions à *priori*.

Au mot *Sensation* nous avons vu qu'il fallait distinguer une foule de formes et de variétés de sensations fort diverses, et que les auteurs avaient jusqu'ici confondues. Appliquant ces principes à la peau en particulier, nous reconnaîtrons qu'elle peut éprouver quatre ordres de sensation.

1° Les *sensations tactiles générales* si vagues, dont nous venons de parler.

2° Les *sensations de chatouillement*. Les impressions que causent les mouvements des barbes d'une plume promenée sur les lèvres, d'un cheveu tombé sur le visage, des doigts passés légèrement sous la plante des pieds, ne sauraient être confondues avec aucune autre. Notez que ces sensations n'existent point, ou du moins presque point à la paume des mains ou à la pulpe des doigts, tandis qu'elles sont très-développées au visage, dans les narines, aux flancs, aux genoux, etc. Ces sensations éclairent peu l'intelligence ; elles ne lui donnent nullement la connaissance de l'objet qui les produit, ce qui les distingue des sensations tactiles proprement dites, et n'éveillent en nous que des mouvements instinctifs involontaires.

3° *Sensations de volupté*. Destiné à favoriser la multiplication de l'espèce par l'attrait des plaisirs, le sens de la volupté, dont je n'hésite pas à faire un sens, n'est point fait pour éclairer l'intelligence. Il a son siège dans les membranes muqueuses des organes de la reproduction, et dans les tissus érectiles qui appartiennent à ces organes. Les sensations de volupté diffèrent par leur nature agréable des sensations *tactiles générales*, qui sont indifférentes ou douloureuses ; elles diffèrent des sensations du *chatouillement*, qui sont toujours fatigantes, souvent insupportables. Enfin elles diffèrent des *sensations tactiles proprement dites*, dont il nous reste à parler, qui fournissent beaucoup d'idées à l'intelligence, tandis que les sensations voluptueuses, non-seulement ne l'éclairent point, mais quelquefois même l'affaiblissent, et portent le trouble dans la santé, au point d'amener la mort par les pernicieuses habitudes qu'elles engendrent.

Voilà assurément plus de différence qu'il n'en faut pour justifier et légitimer la distinction de ce sens, déjà admise, du reste, par quelques physiologistes anciens.

4° *Sensations tactiles proprement dites. — Du tact et du toucher*. Disons tout de suite ici que, contrairement à la plupart des physiologistes, nous distinguons le *tact* du *toucher* ; pour nous, le *tact* est l'impression produite par ces qualités des corps que nous avons appelées tactiles, en l'absence de notre volonté ; la perception a lieu, mais elle n'est pas nette et rigoureuse : le *toucher*, c'est le *tact attentif* ; les connaissances qu'il fournit sont nécessairement plus précises, plus exactes. Nous y reviendrons, d'ailleurs, un peu plus bas.

Organe du tact. L'épiderme répandu à la surface de la peau et de l'origine des membranes muqueuses, protège ces membranes contre les excitants qui mettent en jeu la sensibilité. Ces membranes, néanmoins, en ressentent l'action affaiblie et émoussée, sans que l'on sache si, dans le fait de la sensation, il se passe autre chose que l'impression même reçue par le derme.

Propriétés appréciées par le tact. Les sensations tactiles sont déterminées par des agents nombreux et variés. Nous allons les passer rapidement en revue. 1° La *température* donne lieu aux sensations de froid ou de chaleur, suivant son élévation thermométrique. Les physiciens expliquent la température des corps par la présence du calorique, libre ou manifeste dans ces corps, et les degrés de leur température, par la quantité relative de leur calorique libre : le froid, par des quantités d'autant plus faibles de calorique, que le corps est plus froid. Son appréciation, par le tact, varie beaucoup suivant les individus, l'état de santé ou de maladie, etc. Néanmoins, il est des températures au-dessus et au-dessous desquelles on éprouve constamment une sensation de froid ou de chaleur ; on a dit que le terme moyen, qui nous est à peu près indifférent, serait 13 ou 14+0 R. Pour nous, nous pensons que le point de départ réel est celui de la température du corps. Ce qui est au-dessus, nous paraît réellement chaud ; ce qui est au-dessous, nous fait éprouver une sensation qui varie de la fraîcheur au froid.

2° La *sécheresse et l'humidité* donnent lieu, comme le froid et la chaleur, à des sensations tactiles que tout le monde connait, et dont il serait impossible de donner une idée par des définitions à qui ne les aurait pas éprouvées.

3° La *pesanteur* d'un corps agit sur la sensibilité tactile générale de nos parties, et aussi sur la sensibilité tactile proprement dite, mais seulement lorsque ces parties sont comprimées entre un plan solide qui les soutient et le corps pesant qui les presse. La *consistance* est la résistance que nous oppose la cohésion des corps, lorsque nous les comprimons et que nous faisons effort pour séparer leurs particules. Cette propriété est surtout appréciée par la sensation d'activité organique musculaire qu'il nous faut déployer pour arriver à ce résultat. Le *mouvement* agit comme les excitants dont nous venons de parler. Le tact les connait rapidement et sans travail de la pensée ; il n'en est pas de même des propriétés suivantes : je veux parler de la *forme*, de l'*étendue*, de la *direction*, de la *situation* relative des corps, etc. Elles exigent, pour être appréciées, un jugement de l'esprit. C'est ce que nous allons voir à propos du toucher.

A. *Du tact inattentif.* Lorsqu'un corps nous touche, inopinément et instantanément, lorsque nous en sommes brusquement heurtés, sans penser à son action, nous en éprouvons une sensation, qui tantôt éveille notre attention, tantôt est trop faible pour y parvenir. Lorsque la sensation est assez vive pour exciter l'attention, l'intelligence apprécie confusément la sensation ; elle l'apprécie mal, faute d'une durée suffisante dans la sensation. Dans ce cas, cependant, il est encore possible que nous prenions une idée assez exacte de la consistance, de la pesanteur, de la sécheresse, de la température, du mouvement des corps, surtout si nous sommes déjà parvenus à un âge où nous avons déjà acquis une certaine expérience. Ainsi, quand nous nous appuyons un instant à terre avec la main pour nous asseoir, il n'est pas nécessaire que nous soyons at-

tentifs pour reconnaître si notre main porte à nu sur une ou plusieurs pierres, ou sur une couche molle de feuilles et de mousses, et pour reconnaître si les pierres sont grosses ou petites, unies ou raboteuses, etc. Nous apprécions tout cela sans attention préliminaire ni simultanée à la sensation, par suite de l'expérience que nous a donné l'habitude de sentir.

Le tact inattentif ne donne guère que les idées qui découlent immédiatement et directement des sensations physiques générales. Ces sensations ne nous fournissent jamais que des données vagues et peu précises, et nous nous tromperons toujours sur leur évaluation rigoureuse.

B. *Du tact attentif* ou *toucher*. Le toucher n'est autre chose que le tact attentif ; ce n'est pas plus un sens que l'action de regarder, d'écouter, de flairer, de goûter. Attention, mouvements volontaires ou instinctifs, sensations et souvent sensations de diverses espèces ; telles sont les phénomènes qui se passent simultanément dans ce tact composé. Les mouvements promènent le sens du tact sur les corps et l'y font pour ainsi dire pénétrer ; quand ces corps sont fluides, le tact recueille alors une moisson d'impressions que l'attention fait apprécier à l'intelligence. Les mouvements sont instinctifs, quand nous les faisons pour obéir à un sentiment irréfléchi de curiosité. Le toucher nous fait connaître les propriétés tactiles des corps avec bien plus de précision que le tact, quoiqu'à lui seul il ne puisse nous donner des idées parfaites. Il peut fournir des notions assez exactes sur les dimensions, la direction, la situation respective de quelque corps, pourvu qu'il n'y ait rien de compliqué. Il fait, jusqu'à un certain point, connaître la forme des corps en explorant avec attention toutes leurs parties, leurs prolongements, leurs saillies, leurs anfractuosités, leurs bords, etc. Si l'on en croyait certains auteurs, le toucher pourrait à cet égard fournir des lumières si vives à l'intelligence, que l'on aurait vu le sculpteur Ganibasius, modeler, quoique aveugle, des bustes parfaitement ressemblants, par le seul secours du toucher. J'avoue que cela me paraît peu probable ; cependant, ce sens, en apparence si grossier, si inférieur aux autres sens pour le vulgaire, a parfois assez de finesse pour distinguer même quelques couleurs. Mais on est tombé à cet égard dans des exagérations qu'expliquent aisément cet amour du merveilleux si naturel aux hommes. Je ne saurais non plus accepter ce qu'ont dit certains philosophes du siècle dernier, Buffon, entre autres, qui ont voulu donner au toucher la prééminence sur tous les autres sens, même sur celui de la vue. Nous y reviendrons en parlant de ce dernier sens. (V. *Vue.*)

Outre les déceptions dans lesquelles le sens du toucher peut être entraîné, il se présente aussi des cas où il s'exerce d'une manière inexacte et incomplète ; ainsi, par exemple, on touche mal avec une main enduite par le froid ou revêtue d'un gant. Ceci nous conduit à parler de l'organe spécial du toucher, les mains. Si, malgré leur *sensibilité tactile générale* obtuse, les mains sont le principal organe du toucher, elles le doivent surtout à leur forme, à leur grande mobilité, qui leur permet de s'appliquer à la surface des corps, à s'y mouler, pour ainsi dire, plus exactement que toute autre partie, et à leur *sensibilité propre*. Cette sensibilité spéciale est la *sensibilité tactile proprement dite*, que la main paraît posséder à un plus haut degré qu'aucune autre partie, et dont le siège est constitué par les coussins moelleux qui tapissent l'extrémité des doigts. Placées à l'extrémité des membres supérieurs qui sont plus légers, plus mobiles, plus adroits, plus libres, et presque aussi longs que les membres inférieurs, la main se porte aussi plus rapidement, avec plus d'adresse et plus loin que ne le pourrait faire le pied, d'ailleurs, toujours fixé sur le sol : elle se porte plus loin, parce que le corps en se levant ou en s'abaissant, se penchant ou se redressant, ajoute ses mouvements à ceux du bras qu'il allonge. La simultanéité de ces mouvements augmente le rayon à l'extrémité duquel la main se meut et s'applique aux objets. Elle les touche avec beaucoup de légèreté, parce que le bras est parfaitement libre de ses mouvements, et qu'elle-même est fort adroite.

Après la main, le visage, et surtout la lèvre et les pieds, sont les organes du toucher les plus parfaits. On peut aussi y ajouter la langue qui, par sa forme, sa mobilité, peut donner quelques notions sur la forme et quelques autres propriétés d'un corps situé dans la bouche.

P.–N. GERDY,

Professeur à la Faculté de médecine de Paris,
chirurgien de l'hôpital de la Charité.

TACTILE (*physiol.*). (V. *Tact.*)

TAFFETAS MÉDICAMENTEUX (*pharm.*), *taffetas agglutinatif*, *taffetas d'Angleterre.* — Pour confectionner ce taffetas, on prend : colle de poisson, 32 grammes; eau, 250 grammes; alcool à 22°, 250 grammes. On chauffe le tout au bain-marie fermé; quand la dissolution est bien opérée, on passe à travers un linge, et on étend la solution, à l'aide d'un pinceau, sur un taffetas de couleur variable; on laisse sécher, puis on étend successivement ainsi plusieurs couches, jusqu'à ce que l'enduit soit suffisamment épais. Il sert comme agglutinatif; mais, avant de l'employer, il faut avoir soin de le ramollir en le mouillant. Le taffetas d'Angleterre est bon pour de petites coupures; mais pour les solutions de continuité étendues et profondes, le sparadrap de diachylon (Voy. ce mot) est bien préférable.

Taffetas épispastique. — Il est destiné à remplacer les emplâtres vésicants ordinaires. Pour le faire, on épuise des cantharides en poudre au moyen de l'éther, et on distille pour retirer une portion de l'éther qui peut servir de nouveau ; le reste est évaporé au bain-marie jusqu'à consistance huileuse ; on fait fondre cette huile avec deux fois son poids de cire, et on étend ce mélange sur une bande de taffetas ou de toile cirée ou vernie (V. *Vésicatoire*). **J. B.**

TAFIA (*hyg.*), s. m. Nom que l'on donne en Amérique à l'eau-de-vie retirée de la canne à sucre par la fermentation ; c'est une espèce de rhum. (V. *Alcool*.)

TAIE (*path.*), s. f., de *tegere*, couvrir. On appelle ainsi vulgairement les opacités qui se forment sur la cornée transparente à la suite de phlegmasie, d'ulcération, etc. (V. *OEil.*)

TAILLE (*chir.*), s. f., synonyme de lithotomie, de *cystotomie*, etc. C'est l'opération à l'aide de laquelle on extrait la pierre de la vessie. (V. *Pierre.*)

TALON (*anat.*), s. m., *talus*, *calx*. C'est la partie postérieure du pied ; il est formé par la saillie de l'os *calcaneum*. (Voy. ce mot.)

TAMARIN (*bot. méd.*), s. m., fruit du *tamarindus Indica*, L.; famille des Légumineuses, J. Originaire de l'Inde et naturalisé en Afrique, il s'offre sous la forme d'une gousse solide, à valves épaisses, longues de 10 à 15 centimètres s'il s'agit du tamarinier de l'Inde; de 8 à 10, et ne contenant que trois à quatre semences, s'il s'agit de celui d'Afrique. La pulpe qui provient de ces deux espèces est noire pour la première, et rouge pour l'autre, c'est-à-dire celui d'Afrique. Cette dernière est apportée sur les marchés du Caire par les caravanes qui viennent de l'intérieur, et surtout par les nègres du Darfour. On en fait en Egypte un usage assez fréquent pour l'assaisonnement des viandes. Macéré et uni au sucre, dans certaines proportions, il forme un sirop ou sorbet qui, étendu d'eau, est très-recherché sous ce brûlant climat.

Le tamarin d'Afrique était autrefois préféré à celui de l'Inde ; mais depuis qu'on le falsifie avec la pulpe de pruneaux et l'acide tartrique, il a singulièrement perdu de sa faveur. On doit le croire onctueux au toucher, d'une odeur particulière, d'une saveur acide agréable, sans toutefois agacer les dents. Il est formé de filaments fibreux, de graines plates quadrangulaires de couleur rouge corail, et d'une pulpe plus ou moins noire. La pulpe de tamarin, pour être conservée et livrée au commerce, est soumise à une sorte de concentration dans des vases de cuivre, qui cèdent souvent une partie de leur substance ; aussi n'est-il pas rare d'y trouver des traces de ce métal. Sa présence pouvant avoir des conséquences graves, nous allons indiquer les moyens de l'en séparer : on délaye à cet effet la pulpe dans une quantité suffisante d'eau, on y plonge des lames ou spatules de fer bien décapées, et on les y abandonne. Le cuivre, en raison de sa grande affinité pour ce métal, se précipite sur les lames, et abandonne la pulpe ; on les retire et on fait ensuite rapprocher convenablement.

Pour l'usage médical, on prépare en pharmacie une sorte de pulpe épurée ou conserve de tamarin, en mettant la pulpe du commerce dans un pot de faïence avec un peu d'eau; on fait digérer sur des cendres chaudes jusqu'à ce qu'elle soit ramollie bien également : on presse ensuite au travers d'un tamis pour en séparer les noyaux et les filaments. On fait ensuite rapprocher en consistance de miel épais, après avoir ajouté une partie et demie de sucre sur une de pulpe, et on obtient une sorte de conserve de tamarin, dont l'action est à la fois plus douce et plus certaine, et qui purge à la dose de 30 à 60 grammes.

La tisane de tamarin s'obtient en délayant dans un kilogramme d'eau bouillante, 30 grammes de pulpe du commerce, et passant dans une étamine après refroidissement ; elle est laxative, rafraîchissante et antiputride ; elle étanche la soif et calme les ardeurs d'estomac et d'entrailles.

La pulpe de tamarin augmente par sa présence l'action des purgatifs, tels que la manne et la casse, et affaiblit celle des cathartiques ou drastiques résineux. On doit se garder de l'associer avec des sels à base de potasse, car il s'opère dans ce cas une décomposition du sel. L'acide tartrique du fruit, s'unissant à la potasse, forme un surtartrate de potasse qui se précipite, et qui n'est pas seulement un embarras pour les voies digestives, mais diminue d'autant l'action du médicament.

Cent parties de pulpe de tamarin du commerce sont composées, suivant Vauquelin, de sucre 12,5, gomme 4,7, gelée végétale (bassorine) 6,2, matière ou fibre ligneuse 36,5, acide malique 0,4, acide citrique 9,4, acide tartrique 1,5, tartre 3,2, eau 36,5, excès 5,6.

COUVERCHEL,
De l'Académie de Médecine.

TAMBOUR (anat.), s. m., tympanum ou tympan. C'est la cavité de l'oreille moyenne. (V. Audition.)

TAMPONNEMENT (chir.), s. m. Le tamponnement est une opération de chirurgie qui consiste à bourrer de charpie disposée de diverses manières, une plaie ou une cavité naturelle, pour suspendre une hémorrhagie. Ainsi, dans les cas d'épistaxis prolongée, on procédera au tamponnement des fosses nasales ; certaines hémorrhagies de l'utérus sont arrêtées par le tamponnement du vagin ; de même pour le rectum après diverses opérations pratiquées dans ces parties pour l'enlèvement des tumeurs hémorrhoïdales, de cancer, etc.   J. B.

TAN (mat. méd.), s. m. (V. Chêne.)

TANAISIE (mat. méd.), s. f., tanacetum, famille des Synanthérées corymbifères, J., syngénésie superflue, L. C'est une plante herbacée qui croît abondamment dans les lieux incultes de l'Europe sur les bords des chemins. Les sommités fleuries ont une odeur camphrée, forte et désagréable ; leur saveur est amère, âcre et chaude ; elle doit ses propriétés à une huile volatile dont elle renferme une assez forte proportion. On ne l'emploie guère aujourd'hui que comme vermifuge, et dans certain cas d'aménorrhée. Elle s'administre en poudre, à la dose de deux à quatre grammes ; en tisane ou en lavement, à la dose de deux à quatre pincées par livre d'eau.   J. B.

TANNIN (mat. méd.), s. m., tannicum, principe particulier qui se trouve dans beaucoup de végétaux, et particulièrement dans les écorces de chêne, d'abricotier, de cerisier, de saule, d'érable, de marronnier ; dans la bistorte, la tormentille, le cachou, la noix de Galles, etc. Toutes les substances qui le présentent sont douées de propriétés astringentes qui les rendent très-précieuses et très-usitées en médecine. (V. Galle [noix de].)   J. B.

TAPIOCA (mat. méd.), s. m. (V. Médicinier.)

TARENTISME (path.), s. m. On donne ce nom aux accidents produits par la piqûre de la tarentule. (V. Araignée.)

TARENTULE (hist. nat.), s. f. (V. Araignée.)

TARSE (anat.), s. m., tarsus, en grec tarsos, de tarsoô, j'entrelace en forme de claie. C'est la partie postérieure du pied formée de sept os fortement articulés et enchevêtrés les uns avec les autres. (V. Pied.) — Cartilage tarse, on appelle ainsi deux lames fibro-cartilagineuses situées dans le bord libre de chaque paupière, et qui la maintiennent dans un certain état de fermeté. (V. Paupière.)   J. B.

TARSIEN (anat.), adj., qui appartient au tarse ; articulations tarsiennes, ce sont celles des os du tarse. Os tarsien, etc.

TARTRATE (chim.), s. m., tartras. On appelle ainsi les sels formés d'acide tartrique et d'une base alcaline. Ce sont les tartres des anciens chimistes. Les tartrates sont neutres ou acides. Les tartrates neutres solubles sont rendus moins solubles par un excès d'acide, tandis que ceux qui sont insolubles sont rendus solubles par un excès d'acide. Les solutions aqueuses des tartrates précipitent en blanc par l'eau de chaux, précipité qui se dissout dans un petit excès d'acide, ce qui les distingue des oxalates. Les tartrates les plus usités sont les suivants :

Tartrate acide de potasse (bitartre de potasse, crème de tartre).— Ce sel existe tout formé dans le raisin ; lors de la fermentation, le sucre, se changeant en alcool, empêche le liquide de dissoudre le tartrate, et celui-ci se précipite. On le trouve adhérant aux parois des tonneaux, et très-souvent à la surface inférieure des bouchons en contact avec le vin dans les bouteilles. Il cristallise en petits prismes à quatre pans coupés de biais, il croque sous la dent ; très-peu soluble dans l'eau froide, il l'est davantage dans l'eau bouillante. On le rend plus soluble par l'addition d'une partie d'acide borique sur quatre parties de tartrate ; c'est ce qui constitue la crème de tartre soluble, usitée en médecine comme purgatif. On l'administre à la dose de 15 à 60 grammes dans un véhicule aqueux ; comme laxatif, on fait très-souvent prendre 4 à 8 grammes de crème de tartre dans du petit lait ou une tisane rafraîchissante.

Tartrate de potasse neutre. — Sel végétal ; il cristallise sous forme de prismes rectangulaires, à quatre pans aplatis, terminés par des sommets dièdres. Il a une saveur amère, un peu désagréable, soluble dans l'eau froide, plus soluble dans l'eau chaude, etc. On l'obtient en traitant une solution de carbonate de potasse par des surtartrates de potasse pulvérisés. Ce sel est purgatif à la dose de 8 à 30 grammes. Son action est très-douce et sans coliques.

Tartrate de potasse et d'antimoine (émétique) (V. Antimoine.)

Tartrate de potasse et de soude, sel polychreste, sel de Seignette.—Il fut découvert en 1672, par un pharmacien de La Rochelle, nommé Seignette. Il est sous forme de cristaux prismatiques, à 8 ou 10 pans inégaux, transparents, inaltérables à l'air, d'une saveur légèrement amère. On l'obtient en saturant l'excès d'acide de la crème de tartre avec du carbonate de soude ; il agit comme le tartrate de potasse et se donne aux mêmes doses.

Tartrate de potasse et de fer, tartre martial, tartre chalybé soluble. — Ce sel est sous forme de petites aiguilles verdâtres ou d'une poudre d'un brun tirant sur le vert ; inodore, d'une saveur styptique, très-déliquescent et par conséquent très-soluble. On l'obtient en faisant bouillir dans 7 parties d'eau 2 de limaille de fer et 5 de tartrate acide de potasse, jusqu'à ce que la liqueur ne soit plus acide. Le tartrate de potasse et de fer agit comme les autres préparations martiales, c'est-à-dire comme tonique et emménagogue. On le donne à la dose de 5 à 6 décigrammes, à 1 et même 2 grammes, en dissolution ou en pilules. On en fait une teinture et un vin (vin chalybé).

Tartrate de potasse et de fer solide. (V. *Boules de Mars.*)   J.-P. Beaude.

TARTRE (*chim.*), s. m., *tartras.* C'est le nom donné au tartrate acide de potasse impur qui se dépose au fond des cuves et sur les parois des tonneaux dans lesquel on renferme le vin. (V. *Tartrates*).

Le *tartre dentaire* est un enduit *phosphato-calcaire* qui se dépose à la base de la couronne des dents et les incruste. Ce produit doit être enlevé avec soin, autrement il recouvre les dents, auxquelles il forme une enveloppe brunâtre d'un aspect malpropre et désagréable.   J. B.

TARTRIQUE (Acide) (*chim.* et *pharm.*) ou *acide tartarique.* Il ne se trouve dans la nature qu'à l'état de sel, uni à la potasse ou à la chaux. Il cristallise en prismes hexaèdres aplatis, terminés par des pyramides triangulaires. Il est un peu déliquescent ; sa saveur est très-acide, mais agréable. Bouilli avec l'acide sulfurique il se change en vinaigre, l'acide nitrique le change en acide oxalique. Il précipite en blanc les sels de potasse, précipité insoluble dans un excès d'acide. Il ne précipite pas la chaux des sels minéraux. On l'obtient en traitant le tartrate de chaux par l'acide sulfurique étendu d'eau. Ce dernier s'empare de la chaux, avec laquelle il forme un composé insoluble, et laisse l'acide tartrique libre.

Cet acide est très-usité comme rafraîchissant sous forme de limonade. 2 à 4 grammes suffisent pour acidulcer une livre d'eau. On en fait un sirop très-commode pour faire une limonade extemporanée ; il est très-bon dans les phlegmasies gastriques, les fièvres bilieuses, etc.   J. B.

TAXIS (*chir.*), s. m., mot grec dérivé de *tassô* j'arrange. On appelle taxis les manœuvres méthodiques à l'aide desquelles on fait rentrer une hernie (V. *Hernie*).

TÉGUMENT (*anat.*), s. m., *tegumentum*, de *tegere* couvrir ; c'est le synonyme de *peau.*

TEIGNE (*path.*), s. f., *tinea*, mot introduit dans la langue médicale par les médecins du moyen âge, et qui, suivant Lorry, serait une corruption et une altération des mots arabes *sahafati* ou *alvathim*. Un autre médecin, non moins érudit que Lorry, le célèbre Mercuriali, avait déjà émis sur l'étymologie du mot teigne une opinion beaucoup plus simple, et que nous adoptons volontiers. Suivant Mercuriali, les auteurs du moyen âge, comparant les ravages produits par certaines maladies cutanées sur le cuir chevelu à ceux que l'insecte nommé teigne (*tinea*) produit sur les vêtements, auraient donné à la maladie le nom de l'insecte. Cette étymologie ressemblerait alors à celle du mot *Cancer.*

Quoi qu'il en soit, par le mot *teigne*, on doit entendre, en pathologie cutanée, *diverses affections du cuir chevelu propres à l'enfance.* Nous en ferons deux classes bien distinctes : 1° les *teignes vraies*, comprenant le *favus* et ses variétés ; 2° les *pseudo-teignes*, qui ne sont autre chose que différentes maladies de la peau déjà décrites (V. *Herpes*, *Mélitagre*), affectant le cuir chevelu.

Vraies ou fausses, les teignes ont ceci de commun, qu'elles se montrent plus particulièrement dans l'enfance, bien que les adultes puissent, par exception, en être atteints ; une chose à noter, c'est que ce sont plutôt les teignes *fluentes*, herpétiques ou mélitagreuses que l'on rencontre dans la première jeunesse, tandis que les teignes *sèches* et furfuracées se rencontrent aussi chez les vieillards. Ces diverses circonstances ont, depuis longtemps, porté les observateurs à penser que les teignes constituaient un mouvement dépurateur établi par la nature, et dont il ne faudrait pas trop promptement entraver la marche. Beaucoup d'auteurs sont d'avis, dit Alibert, « qu'elles peuvent affranchir l'économie d'une foule d'accidents qui ne manqueraient pas d'avoir lieu dans un âge plus avancé. *Prodest porrigo capitis* (le porrigo de la tête est utile), est un axiome généralement reçu par les médecins anciens aussi bien que par les modernes. Cette opinion était jadis tellement accréditée, qu'Ambroise Paré, le père de la chirurgie française, ne voulait pas qu'on songeât à guérir la teigne; il l'envisageait comme un tribut de l'enfance, comme un phénomène purificateur, ou plutôt comme un résidu excrémentiel dont la sortie soulage l'organisation.» Ce mouvement vers la tête s'explique du reste très-bien par la vitalité si active, l'accroissement et les proportions si remarquables de cet organe dans la première période de la vie. Toutefois, et l'auteur que nous venons de citer en convient, s'il est important de ne pas faire disparaître trop promptement, non pas une teigne, mais une pseudo-teigne, il serait non moins imprudent de les laisser s'invétérer trop profondément dans l'économie, et leur donner le temps de déterminer dans la constitution une perturbation que leur séjour prolongé amènerait nécessairement. Du reste, les influences extérieures agissent pour leur part, car les teignes fausses ou vraies se montrent plus particulièrement chez les enfants pauvres, mal nourris, tenus dans la malpropreté, logés dans des habitations basses, sombres et humides.

Toutes les teignes sont-elles *contagieuses?* Le vulgaire le croit ; mais nous verrons plus bas que la contagion n'a lieu que pour la teigne vraie ou *favus.*

Le rapport des différentes espèces de teignes entre elles a été établi par M. Mahon jeune, d'après un relevé de 39,719 cas, et il a trouvé que les teignes vraies sont aux fausses dans le rapport de 75 à 25, c'est-à-dire précisément de 3 à 1. Mais il faut noter que parmi les fausses teignes se rangent les *gourmes* (voy. ce mot), pour lesquelles les mères réclament rarement un traitement.

1° Teignes vraies. — C'est le favus, dont on trouvera l'histoire précisément au mot *Favus*, qui a été composé par notre habile et savant maître, feu le professeur Alibert.

2° DES PSEUDO-TEIGNES.—Nous en admettons trois principales : A. *Teignes squammeuses.* C'est la dartre squammeuse humide affectant le cuir chevelu. On la voit surtout chez les enfants à la mamelle ou à l'époque de la seconde dentition. Elle affecte particulièrement les sujets blonds, lymphatiques et scrofuleux. Elle se montre le plus souvent à l'entour des oreilles, au front, à la nuque et jusque sur la face. La peau rougit, se boursoufle et donne lieu à un suintement visqueux qui colle les cheveux et se concrète sous forme de larges écailles jaunâtres ; la tête est en proie à une démangeaison excessive, et, quand les enfants ont les mains libres, ils en profitent pour se mettre la tête en sang avec leurs ongles. Quand l'inflammation de la peau est très-vive, il se forme souvent de petits abcès sous-cutanés ; les ganglions de la nuque et du cou se gonflent assez fréquemment aussi ; enfin, il n'est pas rare de voir dans ce cas la tête couverte de poux.

Si l'écoulement vient à être supprimé brusquement, soit d'une manière spontanée, soit d'une manière artificielle, il est très-commun de voir l'enfant maigrir, être pris de diarrhée, d'accidents du côté des poumons, etc., accidents qui disparaissent quand l'éruption reparaît. Il est d'observation encore que tant que dure le suintement, les enfants jouissent d'une excellente santé ; de là ces idées de dépuration dont nous avons parlé.

Quand la maladie n'a pas été convenablement traitée, le suintement devient moins abondant, et la tête se recouvre d'écailles minces et blanchâtres : la maladie est alors passée à l'état chronique. C'est à cette forme chronique que la plupart des auteurs modernes rattachent la variété décrite avec tant de talent par le professeur Alibert, sous le nom de teigne amiantacée, et « qui, dit-il, est ordinairement caractérisée par des écailles ou membranes micacées, luisantes, argentines, qui unissent et séparent les cheveux par mèches, les suivent dans tout leur trajet et dans toute leur longueur. »

Traitement. — Dans les premiers temps, il faut s'en tenir aux soins de propreté ; on tiendra les cheveux coupés très-courts, on fera de fréquentes lotions avec une eau émolliente ; le son, la guimauve, le sureau conviennent très-bien. On appliquera sur la tête des cataplasmes de farine de graine de lin ou de fécule de pommes de terre, pour faire tomber les croûtes, les empêcher de s'amonceler et calmer l'irritation et les démangeaisons. Si l'inflammation est très-violente, et qu'il se forme de petits phlegmons sous la peau, on pourra appliquer une ou deux sangsues dans le voisinage, suivant la force des sujets. Quand la maladie dure depuis un certain temps, et que l'on juge qu'il est temps de la soumettre à un traitement curatif, on aura recours aux lotions sulfureuses, aux onctions avec la pommade soufrée, on fera prendre de légers purgatifs. Si l'enfant est à la mamelle, on lui continuera le lait de la nourrice, mais on aura soin de lui faire prendre dans la journée quelques cuillerées d'eau d'orge ; s'il est sevré, on rendra son alimentation plus rafraîchissante et moins substantielle. Quand l'éruption se supprime brusquement, on la rappellera au moyen de topiques gras, tels que le beurre,

l'axonge, qu'on laisse séjourner assez longtemps sur la peau, de manière à les laisser devenir irritants par rancidité ; on pourrait même, au besoin, ajouter un peu de pommade épispastique. Enfin, si ces applications excitantes échouaient, on placerait un vésicatoire à la nuque ; on a réussi à l'aide de ce moyen à rappeler des éruptions supprimées spontanément, et dont la suppression avait été le signal d'accidents plus ou moins graves.

Quand la maladie existe chez les adultes, il faut déployer plus d'activité et traiter dès le principe et par des moyens analogues, mais plus énergiques.

Enfin, si l'affection a revêtu la forme chronique, c'est le traitement des dartres dans toute sa rigueur : tisanes amères, purgatifs de temps en temps, cheveux tenus très-courts ; cataplasmes pour faire tomber les croûtes, onctions avec les pommades sulfureuses, ioduro-sulfureuses, au calomel, etc. ; lotions d'eau de Barège ou d'Enghien, bains sulfurogélatineux, etc.

B. *Teignes croûteuses.* — Il y en a deux variétés très-distinctes : la *teigne muqueuse* décrite au mot *gourme*, et la *teigne granulée* dont nous allons parler.

Teigne granulée, ou *porrigo-granulata* d'Alibert, *impetigo granulata* de l'école anglaise (*galons du vulgaire*). La teigne granuleuse affecte plûtot les enfants de trois à six ans, pauvres et élevés dans la malpropreté ; elle débute aussi par une irritation inflammatoire du cuir chevelu avec démangeaison, formation de petites pustules enchâssées dans le derme, qui fournissent un liquide visqueux plus ou moins abondant. C'est ce liquide qui, en se concrétant, forme de petites croûtes arrondies, brunâtres, irrégulières, agglutinant les cheveux par paquets. Ces croûtes sont quelquefois assez molles, d'autres fois très-dures, collées et comme suspendues à la partie moyenne des cheveux ou à leur extrémité ; leur volume est peu considérable ; elles ressemblent un peu, pour les dimensions, à des graines de chenevis. Lorsque cette teigne est humide et mal soignée, elle exhale une odeur nauséabonde très-désagréable ; elle s'accompagne aussi très-souvent de l'existence de poux très-nombreux.

Le *traitement* est le même que celui de la *teigne squammeuse* ; nous n'y reviendrons donc pas.

C. *Teigne furfuracée* ; c'est le *pityriasis capitis* de l'école anglaise.

On observe cette forme particulière chez les enfants à la mamelle et chez les vieillards ; les adultes n'en sont point exempts. Elle semble coïncider avec un défaut d'activité des bulbes pilifères ; le fait est qu'on la rencontre et sur la tête d'enfants qui n'ont pas encore beaucoup de cheveux, et à un âge avancé quand le cuir chevelu s'est dégarni.

La teigne furfuracée n'a guère, pour symptômes qu'une démangeaison plus ou moins vive, avec l'existence, sur le cuir chevelu, de petites écailles blanches, farineuses, analogues à du son. (Voy. au mot *Herpes* la description de la dartre farineuse qui s'y applique exactement.)

Un accident qui succède souvent aux différentes sortes de teignes vraies ou fausses, c'est l'alopécie, dont plusieurs auteurs ont voulu faire une espèce à part, *porrigo decalvans* ou *tonsurans*, mais qui n'est qu'un effet de la maladie sur les bulbes pilifères. (V. *Alopécie.*)

Le *traitement* de la teigne furfuracée n'exige pas
un grand déploiement de moyens médicamenteux;
des lotions alcalines, ou savonneuses, ou aromatiques, suffisent souvent pour faire disparaître la
desquammation épidermatique qui la constitue.

E. Beaugrand.

TEINTURE (pharm.), s. f., *tinctura*, de *tin-
gere*, teindre. On appelle ainsi, en pharmacie, des
solutions de divers médicaments dans l'alcool ou
l'éther; de là les noms de *teintures alcooliques* ou
éthérées. Les teintures alcooliques s'appellent aujourd'hui alcoolés, les secondes éthérolés; mais ces
mots n'ont pas été universellement adoptés. Ce sont
particulièrement les substances végétales que l'on
prépare ainsi en solutions alcooliques ou éthérées, à
la condition, bien entendu, que la partie active de
ces substances est soluble dans ces deux liqueurs.

J. B.

TEMPÉRAMENT (physiol.), s. m., *tempera-
mentum*; en grec, *krasis*, mélange. — On entend
par tempérament la disposition d'organisation propre à chaque homme. Quoique cette disposition
varie autant que les individus, il en est qui présentent une coexistence de caractères extérieurs qui les
distinguent d'une manière tranchée. Ces constitutions
sont des tempéraments *simples* et *déterminés*. Il
en est d'autres qui sont moins tranchés, et où les
traits des constitutions précédentes s'unissent et se
mêlent; ce sont les tempéraments *mixtes* ou *composés*. Enfin, il en est d'autres encore qui n'ont point
de caractères tranchés; ce sont les tempéraments
vagues et indécis. Les premiers sont dus à la prédominance de plusieurs parties organiques semblables, plus développées que les autres; et les tempéraments indécis, à une sorte d'équilibre entre toutes
les parties de l'organisation.

Tempéraments simples et déterminés. Il y en a
cinq. On les désigne d'après les parties qui les caractérisent par leur prédominance.

1° *Tempérament athlétique ou musculeux.*
C'est la constitution des athlètes; il appartient exclusivement à l'homme, et il est essentiellement
caractérisé par des os volumineux et des muscles
énormes. L'athlétique a la tête petite, le cou court,
les cheveux serrés et touffus, le front peu découvert, la face large, les tempes saillantes ou peu déprimées, les traits gros et lourds, la barbe abondante, le corps velu, les épaules et la poitrine très-
larges, le ventre peu saillant, les membres forts et
les jointures volumineuses.

Les athlètes ont généralement la sensibilité obtuse, l'intelligence médiocre, les passions difficiles à
émouvoir et quelquefois difficiles à apaiser. Ils sont
souvent la dupe d'un être beaucoup plus faible qui
les abuse, et c'est le caractère que l'antiquité a
donné à Hercule et à Samson.

2° Le *tempérament nerveux* est ainsi appelé,
parce que l'on suppose que le système nerveux est
très-développé chez les hommes de ce tempérament, et on le suppose, parce qu'il paraît exalté
dans ses fonctions. Si la prédominance du système
nerveux n'est pas aussi évidente qu'on pourrait le
désirer, l'ensemble des caractères que je vais exposer n'en est pas moins réel.

Les hommes du tempérament nerveux ont assez

généralement les cheveux noirs, droits, longs et
peu touffus; la figure maigre et pâle, l'œil brillant,
les traits un peu concentrés sur la ligne médiane,
exprimant la souffrance et la mélancolie. Ils ont rarement beaucoup d'embonpoint, et souvent les veines se dessinent par des traces bleuâtres à travers
la peau blanche qui recouvre leurs membres.

Ils ont d'ailleurs beaucoup d'intelligence, et tant
de susceptibilité, qu'elle les tourmente et les égare
assez souvent, au point de les jeter dans une incurable mélancolie. Cette vive sensibilité, qui est alors
pour eux la source de mille maux, est souvent aussi
le principe d'une éloquence extraordinaire, qui y
puise sans cesse de nouveaux traits et un nouvel
éclat. C'était là le caractère du célèbre J.-J. Rousseau. Ce tempérament appartient à la femme autant qu'à l'homme.

3° *Tempérament bilieux.* Chez le bilieux, ce
n'est point la bile qui prédomine, comme on pourrait
le croire, mais bien la substance noire qui colore ses
cheveux, ses poils, sa peau et ses yeux, et que les
anatomistes désignent sous le nom de pigment,
pigmentum; du moins, le fait est très-probable.
Peut-être le foie y a-t-il aussi plus d'activité que
chez les autres.

Ce tempérament appartient généralement aux
bruns, et plus à l'homme qu'à la femme. Les cheveux sont ordinairement noirs, droits ou crépus, et
presque toujours durs et roides, les yeux enchâssés
profondément dans leur orbite, les arcades sourcilières et orbitaires assez souvent distinctes, les traits
en général assez gros, l'iris et la peau d'un brun
jaunâtre plus ou moins foncé, avec une pupille d'un
beau noir, une barbe de même couleur, et une physionomie tout entière, sérieuse, réfléchie et imposante. Le corps du bilieux a ordinairement les formes un peu rudes et anguleuses, la peau brune, les
veines des membres saillantes et visibles.

Les hommes de ce tempérament montrent beaucoup d'intelligence et de capacité, beaucoup d'ambition et d'opiniâtreté pour la satisfaire. Aussi, c'est
généralement parmi eux que se trouvent ces despo-
tes de la terre, qui l'ont ravagée par leur ambition
ou l'ont opprimée par leur tyrannie. C'est aussi
parmi eux que se rencontrent les ennemis les plus
implacables de ces derniers, ces hommes au caractère inflexible, qui, avec peu de moyens matériels,
leur ont souvent opposé d'insurmontables obstacles.
C'est à ce tempérament que devaient appartenir un
Brutus, un Sylla, un Marius, un César, un Charlemagne, un Cromwel; c'était celui de Bonaparte.
Les climats du Nord peuvent bien modifier et pâlir
la peau et une chevelure déjà blonde, mais ils
n'empêchent pas que les traits du visage ne conservent de la sévérité, de la fermeté, et les formes du
corps, l'âpreté de celle du tempérament bilieux.

4° Le *sanguin* a les formes plus gracieuses, plus
arrondies que ne les a le bilieux. Ses cheveux sont
ordinairement châtains, souples et mollement bouclés; sa peau est unie, douce, blanche, ou nuancée
d'une légère teinte de rose, mais communément assez tranchée aux joues; le contour des orbites est
moins apparent, et l'œil enchâssé moins profondément que chez le bilieux. Il a aussi le regard plus
doux, la physionomie plus gaie, comme le caractère
plus aimable et plus enjoué. Il n'a ni moins d'intelligence ni moins d'imagination; mais comme il

est moins opiniâtre dans sa volonté, plus léger dans ses résolutions, et moins constant dans ses entreprises, il n'est point fait pour les premiers rôles qui se jouent sur la scène du monde, à la face des nations.

5° Les personnes du *tempérament lymphatique* ont ordinairement les cheveux blonds, fins et bouclés; la peau, d'une teinte blanche, leur est propre, et les distingue des autres personnes. Elles ont les formes arrondies du sanguin, mais leur peau est plus fine et plus mince, et leurs chairs ont moins de fermeté. Elles ont souvent plus d'éclat dans le visage, parce que le pourpre de leur sang y brille sur l'albâtre de leur peau. Chez elles, d'ailleurs, les ailes du nez, les lèvres, les paupières, les joues et les lobes des oreilles ont souvent plus d'épaisseur ; même le blanc de leurs yeux, et l'iris, surtout, sont fréquemment teints en bleu, et, quelquefois, le bord de leurs paupières offre une légère nuance de rouge. Leur figure, enfin, exprime la mollesse et l'apathie de leur caractère. Elles ne manquent pas d'intelligence, elles ont même de l'esprit; mais comme elles ont peu de passion pour l'animer, elles fuient et laissent passer volontiers les occasions d'en faire usage.

Tempéraments composés. Ce sont ceux où plusieurs systèmes de l'organisation prédominent à la fois sur les autres. Ces constitutions ne sont guère moins communes que les précédentes, et les plus communes de ces constitutions combinées sont, je crois, celles des tempéraments lymphatiques avec le sanguin, et, ensuite, du sanguin avec le musculeux.

Tempéraments indécis. Ces tempéraments sont les plus nombreux de tous. Ils tiennent à ce que les parties de l'organisation sont dans un équilibre de développement tellement exact, qu'il est impossible de dire qu'elle est celle qui prédomine sur les autres.

En voilà assez sur un sujet où l'on a toujours à craindre de tomber dans le vague où sont tombés la plupart des auteurs qui ont traité. En général, le plus grand tort de ces auteurs est de n'avoir pas distingué, entre les autres, les tempéraments indécis. Il en résulte que tous les lecteurs un peu sévères ne peuvent s'empêcher de leur adresser le reproche de prendre les cas les moins communs pour sujet de leurs descriptions, et d'appliquer ensuite hardiment à tous les hommes des descriptions devenues infidèles, parce que ni l'une ni l'autre ne peut s'appliquer au plus grand nombre, et que le plus grand nombre ne retrouve pas son portrait dans leurs tableaux.
P.-N. GERDY,
Professeur à la Faculté de médecine de Paris, chirurgien à l'hôpital de la Charité, membre de l'Académie de médecine, etc.

TEMPÉRANT (*thérap.*), adj., *temperans*, de *temperare*, modérer. On appelle médicaments tempérants, ceux qui ont pour effet de modérer la trop grande activité des organes, et qui agissent surtout pour diminuer la rapidité de la circulation et apaiser la production anormale, la chaleur et la soif; en un mot, de calmer l'état fébrile. On les appelle encore *rafraîchissants*, *antiphlogistiques*. La plupart de ces médicaments appartiennent au règne végétal, et tous doivent leurs propriétés à la proportion d'acide qu'ils renferment. Tels sont les citrons, les oranges, les cerises, les groseilles, la pulpe de tamarins, etc. Parmi les minéraux, on ne compte guère que l'acide borique qui soit employé comme tel. Cependant les acides forts, tels que le sulfurique, l'hydrochlorique fortement étendus d'eau peuvent servir de tempérants. Il est bien entendu que toutes les substances tempérantes sont données en tisanes froides.

L'usage prolongé de ces substances acidules finit par agacer et fatiguer notablement les organes digestifs; il s'ensuit de la pâleur, de l'amaigrissement, de la diarrhée, etc... Il faudra donc être assez réservé sur leur emploi, et les associer à une médication émolliente qui, sans neutraliser leur action thérapeutique, empêche les inconvénients que nous venons de signaler. J. B.

TEMPES (*anat.*), s. f. pl., *tempora*. On donne le nom de tempes à la dépression comprise de chaque côté de la tête, entre les yeux, le front et les oreilles; leur nom vient du mot latin *tempus*, qui signifie temps, parce que les cheveux qui recouvrent cette partie de la tête sont les premiers qui commencent à blanchir, et qu'ils indiquent, par conséquent, les différents âges de la vie. J. B.

TEMPORAL (*anat.*), adj. et s. m., *temporalis, os temporal.* — Les os temporaux, au nombre de deux, sont placés de chaque côté de la tête, sur les parties latérales et inférieures du crâne. Ils sont irréguliers, aplatis de dedans au dehors, offrant à la partie interne une saillie anfractueuse très-considérable connue sous le nom de rocher; on divise le temporal en trois parties.

1° *Portion supérieure* ou *écailleuse*; aplatie, mince, formant une portion de cercle. Sa face interne fait partie de la cavité du crâne; la face externe présente l'apophyse zygomatique avec ses deux racines, l'orifice du conduit auditif et la cavité glénoïde qui reçoit le condyle de la mâchoire inférieure.

2° *Portion postérieure et inférieure* ou *mastoïdienne.* — On y remarque l'apophyse mastoïde, grosse tubérosité osseuse dirigée en arrière et en bas; au-dessous est la rainure digastrique, et en arrière le trou mastoïdien.

3° *Portion pierreuse* ou *rocher.* — C'est une sorte de pyramide à trois pans, anfractueuse, irrégulière, s'avançant transversalement en dedans du crâne, dont elle concourt à former le plancher. Le rocher renferme les organes de l'audition. (Voy. ce mot.) Du reste, nous n'essaierons pas d'en donner une description; il faudrait pour cela entrer dans des détails que ne comporte pas cet ouvrage, et nous renvoyons aux traités d'anatomie accompagnés de planches, sans lesquelles tous les détails seraient inintelligibles.

Fosse temporale. — Dépression que l'on trouve de chaque côté de la tête et qui loge le *muscle temporal*, qui, naissant de la circonférence de la ligne courbe temporale, va se fixer à l'apophyse coronoïde de l'os maxillaire inférieur. Ce muscle est encore appelé *crotaphyte* ou temporo-maxillaire.

Artère temporale. — C'est une terminaison de l'artère carotide externe qui parcourt cette région et que l'on ouvre quelquefois pour pratiquer l'artériotomie ou saignée de l'artère temporale. (V. *Artériotomie.*)

Nerfs temporaux. — Il y a le *superficiel* qui fournit, derrière le condyle de la mâchoire, le rameau maxillaire inférieur du trifacial, et les nerfs *temporaux profonds*, antérieurs et postérieurs, fournis par le même nerf à la sortie du crâne. J.B.

TEMPORO-MAXILLAIRE (*anat.*), s. m., *temporo-maxillaris*. Le muscle *temporo-maxillaire* n'est autre que le temporal. (Voy. ce mot.) *Articulation temporo-maxillaire*, c'est celle qui est constituée, d'une part, par la cavité glénoïde creusée dans la face externe du temporal, et, de l'autre, par le condyle de la mâchoire inférieure. (V. *Mâchoire.*)

TEMPS (*thérap.*), s. m., *tempus*. Il y a, dans le traitement des maladies, deux sortes de temps : l'un dit de *nécessité*, dans lequel l'indication donnée doit être remplie sans délai; l'autre, d'*élection*, c'est celui qui a été choisi à la convenance du praticien, parce que la médication ou l'opération que l'on propose réussira mieux à une époque qu'à une autre. On appelle aussi *temps* les différentes phases d'une opération. J. B.

TENACITÉ (*phys.*), s. f., *tenacitas*. C'est une propriété des corps, par laquelle ils résistent avec plus ou moins d'efficacité aux causes qui tendent à disjoindre leurs molécules et à rompre violemment la cohésion qui les unit.

TENAILLES (*chir.*), s. f. pl., *tenacula*. On appelle ainsi des espèces de pinces à mors tranchants dont on se sert pour couper des fragments osseux ou des cartilages.

TENDINEUX (*anat.*), adj., *tendinosus*, qui a la structure ou l'apparence d'un tendon.

TENDON (*anat.*), s. m., *tendo*, en grec *ténôn*, qui vient de *teinô*, je tends. On entend par tendons des portions de tissus fibreux, plus ou moins allongées, arrondies ou aplaties, d'un blanc nacré ou jaunâtre, formées de fibres parallèles. A l'une de ses extrémités viennent s'insérer les fibres charnues d'un muscle. Le tendon adhère ordinairement, par son autre extrémité, à un os que le muscle est chargé de mouvoir.

Le *tendon d'Achille* n'est autre chose que le tendon des muscles jumeaux et soléaires, qui va s'attacher au calcaneum. Tout le monde connaît l'origine de cette dénomination. (V. *Achille* [tendon d'].) J. B.

TENESME (*path.*), s. m., *tenesmus*, en grec *tenesmos*, et *teinô*, je tends. On appelle tenesme un besoin d'aller à la selle, continuel, très-pénible et rarement suivi d'effet. Le *tenesme visical* est un besoin d'uriner accompagné de douleur.

TENETTES (*chir.*), s. f. pl., *tenacula*. Sorte de pinces qui servent à extraire les calculs de la vessie dans l'opération de la taille.

TENIA. (V. *Vers.*)

TÉNOTOMIE (*chir.*), s. f., mot nouveau formé du grec *ténôn*, tendon, et *temnô*, je coupe, section de tendon. C'est le nom que l'on donne depuis plusieurs années à une opération fort en vogue pendant quelques moments, et qui consiste à diviser un tendon ; ce même mot s'applique souvent à la section des muscles (ou *myotomie*), des ligaments (*syndesmotomie*), et des aponévroses (*aponévrotomie*). Comme le plus ordinairement cette section a lieu sous la peau, on l'appelle *ténotomie sous-cutanée.*

Comme il arrive habituellement, quand une méthode vient d'être découverte, ou tout au moins d'être mise à la mode, une foule de questions de priorité s'élevèrent entre plusieurs praticiens relativement aux modifications et aux applications dont la ténotomie peut être l'objet. Ces discussions se rattachent trop directement à l'histoire de l'art pour que nous n'en disions pas quelques mots, en nous bornant à fixer les droits réels des principaux inventeurs.

Hunter, l'un des plus grands génies dont la chirurgie puisse s'honorer, s'étant rompu le tendon d'Achille en 1776, cet accident lui donna l'idée d'examiner par quel mécanisme se réunissent les deux bouts d'un tendon divisé. Pour cela faire, il coupa le tendon d'Achille sur plusieurs chiens avec une aiguille à cataracte, qu'il introduisit au-dessous de la peau, à quelque distance du tendon. En agissant ainsi, Hunter avait surtout pour but de soustraire les tendons divisés à l'action de l'air; car c'est encore lui qui, le premier, fit connaître les inconvénients du contact de l'air avec les plaies, et qui fit remarquer que, quand ce contact n'avait point lieu, la plaie guérissait le plus souvent (et non toujours comme on l'a dit), sans inflammation. Ce principe adopté, surtout en Angleterre et à Montpellier, trouva quelques applications : diverses opérations, des sections de veines ou de brides ligamenteuses furent faites sous la peau. Partisan passionné de Hunter, Delpech fit revivre et développa l'opinion déjà ancienne, que beaucoup de déviations dépendaient de rétractures musculaires; de là l'indication de couper ces muscles rétractés, et de les couper sous la peau, afin d'éviter les accidents. C'est ce que fit Delpech en 1816, il coupa le tendon d'Achille dans un cas de pied-bot, en faisant seulement deux incisions latérales pour faire passer l'instrument. Depuis (1831), M. Stromeyer substitua deux piqûres étroites aux incisions de Delpech, et enfin plusieurs chirurgiens, renchérissant encore sur M. Stromeyer, se bornèrent à une seule piqûre, celle nécessaire à l'entrée de l'instrument. Tels sont les principes qui ont guidé MM. Dieffenbach et Stromeyer, en Allemagne; Duval, Bouvier, Guérin, Bonnet, etc., en France.

Nous avons dit ce que c'était que la ténotomie, comment elle était née, comment elle avait marché; il nous reste à dire rapidement comment elle se pratique, et quelles sont ses principales applications. Une petite ponction est faite à la peau avec une lancette, au niveau du point où l'on veut pratiquer la section du tendon ou du muscle ; par cette ouverture on glisse un bistouri très-étroit, boutonné à son extrémité (c'est le *ténotome*), et on coupe le tendon, soit en agissant de la peau vers la partie profonde, soit, au contraire, des parties profondes vers la peau. Un petit claquement et une dépression qui se montre au niveau du point où l'instrument a agi, annoncent que le tendon est coupé. Il est bien rare qu'il s'écoule une quantité assez considérable de sang pour constituer une hémorrhagie; cet accident ne s'est guère rencontré que dans la section des muscles et en particulier de la langue. L'instrument retiré, on presse sur la peau afin de faire sortir l'air qui aurait pu s'introduire au-dessous, et on ferme la petite ouverture avec un morceau d'emplâtre agglutinatif.

La ténotomie a, pendant quelques années, de 1838 à 1843, joui d'une vogue poussée jusqu'à l'exagération. Toute difformité était attribuée à une rétracture musculaire, et on coupait, on coupait!...

Les premières applications de la ténotomie furent, il faut le dire, très-rationnelles; le pied-bot, dû souvent, en réalité, à des rétractions musculaires, fut traité par la ténotomie; les tendons rétractés furent coupés, et des guérisons eurent lieu; le torticolis (Voy. ce mot), qui résulte d'un raccourcissement du muscle sterno-mastoïdien, fut heureusement attaqué de la même manière; puis, ce furent certaines difformités articulaires, dépendant de la même cause et analogues au pied-bot, des contractures de la main et des doigts; et, ici, quelques succès eurent encore lieu; mais déjà les applications n'étaient pas toujours aussi bien fondées. Vint le strabisme et la fièvre de strabotomie; ici encore, à côté d'indications réelles et positives, se trouvèrent des tentatives hasardées. Nous renvoyons au mot *Strabisme* l'histoire curieuse des mécomptes d'une foule de pauvres gens qui, d'abord, louchant en dehors, louchèrent ensuite en dedans ou en haut, ou bien encore, dont l'œil se promenait vaguement dans l'orbite; de plusieurs autres qui, guéris momentanément, redevinrent ensuite plus louches que jamais.

Puis, ce furent les tentatives de myotomie rachidienne, que nous avons appréciées dans notre article *Rachis*. Enfin, dans un fatal accès de manie ténotomique, il passa par la tête d'un chirurgien alemand que le bégaiement pourrait très-bien aussi tenir à quelque rétraction spasmodique des muscles linguaux, et il se mit à couper en travers des portions de la langue. Jaloux sans doute d'avoir été devancés dans cette voie, plusieurs chirurgiens français s'y précipitèrent à l'envi, et, par leur activité à couper des langues, cherchèrent à se faire pardonner leur apparition tardive sur la scène. Malheureusement, de graves revers eurent lieu, quelques sujets succombèrent, soit d'hémorrhagie, soit avec les phénomènes de la résorption purulente... Et cette opération, présentée et soutenue avec tant de ferveur par quelques personnes, est aujourd'hui complètement abandonnée par ses fauteurs eux-mêmes.

En définitive, la ténotomie, telle qu'on la pratique aujourd'hui sous la peau, et avec une seule ou deux *ponctions* au plus, est une excellente acquisition de la chirurgie moderne, qui s'applique rationnellement et avec succès au pied-bot, au torticolis, à quelques difformités articulaires des membres par contracture, à la réduction de quelques fractures ou luxations anciennes, à certains cas de strabisme. Hors ce cas et quelques autres peut-être placés dans des conditions exceptionnelles, dont le chirurgien est seul juge, la ténotomie devient une opération inutile ou dangereuse.

E. BEAUGRAND.

TENSION (*physiol. path.*), s. f., *tensio*, de *tendere* tendre. État des parties qui ont perdu leur souplesse, leur élasticité, et qui sont comme tendues par suite de leur gonflement ou par un tiraillement exercé sur leurs extrémités.

TENTE (*chir.*), s. f., *turunda*, *penicillum*. On appelle ainsi de petites masses de charpie de forme cylindrique ou pyramidale que l'on met dans les plaies ou les ulcères profonds, seules ou enduites de poudre ou de pommades médicamenteuses, soit pour arrêter une hémorrhagie légère, soit pour empêcher la surface de se réunir avant le fond. Pour les retirer avec plus de facilité, on les attache par le milieu avec du fil. — On appelle en anatomie *tente du cervelet*, un large repli de la dure-mère qui sépare la partie postérieure du cerveau de la surface du cervelet. J. B.

TÉPLITZ. (V. *Tœplitz.*)

TÉRÉBENTHINES (*pharm.* et *mat. méd.*), s. f. p., *terebenthinæ*. Ce sont des *résines* (Voy. ce mot) auxquelles une huile fixe ou volatile donne une consistance demi-fluide; aussi, M. Guibourt les a-t-il nommées des *oléo-résines*. Les térébenthines ont été longtemps confondues avec les *baumes*, qui s'en distinguent par la présence de l'acide benzoïque. Incolores au moment où elles exsudent des plantes qui les fournissent, elles prennent, avec le temps, une couleur jaune plus ou moins foncée. Leur saveur est chaude, âcre; leur odeur, pénétrante. Elles possèdent, d'ailleurs, les propriétés que nous avons assignées aux résines. Comme ces dernières, elles découlent naturellement ou s'obtiennent artificiellement par des incisions de l'écorce des plantes de la famille des térébenthacées, et des conifères, notamment le pin, le sapin et le mélèze.

On distingue, dans le commerce de la pharmacie, plusieurs espèces de térébenthines, dont nous mentionnerons seulement les principales.

Térébenthine d'Amérique. — Il y en a deux: celle du *Canada* s'obtient d'incisions pratiquées au tronc du *pinus balsamea*, ou en crevant les utricules qui se forment dans l'écorce du tronc et des branches de cet arbre. Elle est généralement transparente, très-tenace, d'une saveur amère et d'une odeur fort agréable, surtout celle qui provient des utricules. La *térébenthine de Boston* provient du *pinus australis;* elle a une odeur suave, une amertume médiocre, et contient 17 pour cent d'huile volatile. — Il y a encore celle de *Frayleson* (Colombie), inconnue en Europe.

Térébenthine de La Mecque. — Connue aussi sous les noms de *baume de la Mecque*, de *Judée*, ou de *Giléad*, d'*opobalsamum*. Elle se retire de l'*amyris opobalsamum*, arbrisseau de la famille des Térébenthacées, qui croît en Ethiopie et dans l'Arabie-Heureuse. Elle nous vient dans des flacons en étain; elle a une consistance sirupeuse; son odeur est anisée et pénétrante; sa saveur est âcre, amère et aromatique.

Térébenthine de Chio. — C'est la plus anciennement connue; on l'extrait du *pistacia terebinthus* très-répandu dans les îles de l'Archipel grec. Elle est d'une consistance assez considérable, d'une couleur verdâtre. Ici, l'odeur est beaucoup plus agréable que dans les espèces précédentes, et la saveur dépourvue d'âcreté et d'amertume ; aussi est-elle très-estimée.

Térébenthine de Venise, de Briançon ou de mélèze.—C'est un produit du mélèze (pinus laryx) si commun dans les Alpes de la France et de la Suisse, plus liquide que la précédente ; son odeur est aussi moins agréable, et sa saveur est, comme celle des autres espèces, âcre et amère. On en faisait autrefois un grand commerce à Venise. Elle nous vient aujourd'hui directement de Briançon.

Térébenthine de Bordeaux. — Elle est très-répandue dans le commerce et provient du *pinus maritima* cultivé très-abondamment dans la Dordogne et dans les Landes. Elle est blanchâtre, trouble, d'une odeur forte et d'une saveur excessivement amère. Elle donne 20 pour cent d'huile volatile.

Térébenthine de Strasbourg. —Le sapin (*abies pectinata*), qui se rencontre en si grande quantité dans le Jura, dans les Vosges, fournit cette térébenthine, dont la consistance est peu considérable, la couleur claire, l'odeur forte, désagréable, et la saveur âcre, tenant à la gorge. C'est la plus usitée en pharmacie.

Térébenthine de copahu. (Voy. ce mot.)

Action physiologique et emploi de la térébenthine.—Appliquée extérieurement, cette substance rougit la peau, l'enflamme et peut même, si le contact est suffisamment prolongé, produire une éruption de vésicules. A l'intérieur, elle irrite l'estomac et produit souvent des garde-robes avec coliques assez vives ; de plus, elle stimule toute l'économie, amène la fréquence du pouls, de la chaleur, de la soif, parfois de la sueur, ou même une éruption cutanée. L'action retentit, dans certains cas, sur l'appareil génito-urinaire ; les urines sont plus rares, rendues avec un sentiment de chaleur ou même de douleur, et elles exhalent une odeur de violette très-marquée.

Ces différentes propriétés sont assez souvent utilisées en thérapeutique. Ainsi, on emploie localement la térébenthine en frictions, en qualité de révulsif, surtout sur la poitrine, dans les affections catarrhales invétérées, dans les coqueluches, etc. A l'état d'onguent styrax ou de baume d'Arcæus, elle sert à stimuler les plaies languissantes, blafardes et donnant une suppuration de mauvaise nature. La faculté dont jouit la térébenthine d'exciter les muqueuses génito-urinaires, a fait conseiller ce médicament dans les affections chroniques de ces parties, quand il y a défaut d'irritation et qu'une stimulation est nécessaire. De là, l'emploi de la térébenthine dans les catarrhes vésicaux, dans les blennorhées, les flueurs blanches et certaines affections des autres muqueuses caractérisées par l'atonie. Des bronchorrhées, des diarrhées rebelles ont cédé à l'emploi de ce médicament. A l'intérieur, on l'administre ordinairement sous forme de pilules, dans lesquelles la térébenthine est solidifiée à l'aide de la magnésie. Ces pilules sont ordinairement du poids de deux décigrammes ; on les fait prendre le matin et le soir et dans la journée, jusqu'à ce que l'on soit arrivé à 4, 6 ou 8 grammes par jour.

Essence de térébenthine, huile essentielle de térébenthine.—C'est le produit de la distillation de la térébenthine, particulièrement celle de Bordeaux.

Elle est très-fluide, incolore, d'une odeur forte et désagréable, très-inflammable, insoluble dans l'eau, peu soluble dans l'alcool, très-soluble dans l'éther, se mêlant facilement aux huiles grasses ou volatiles.

Cette essence est un excitant très-actif ; elle rubéfie promptement la peau ; à haute dose, elle purge abondamment. Ses propriétés vermifuges sont incontestables ; enfin, elle est très-souvent employée contre les affections névralgiques, notamment contre la sciatique ; mais sa saveur désagréable en rend l'usage difficile.

Cette substance s'administre à peu près comme la térébenthine et dans les mêmes cas, surtout à l'extérieur. Dans la névralgie sciatique, elle se donne à la dose de 6 à 8 grammes incorporés à du miel rosat, à prendre en trois fois, à quatre heures d'intervalle (Récamier). Comme ténifuge, les Anglais l'administrent à la dose de 15 à 20 ou même 30 grammes. On l'a fait prendre en lavement, suspendue dans un jaune d'œuf, contre les ascarides ou les oxiures vermiculaires (V. *Vers*). L'essence de térébenthine jouit d'une grande réputation contre les coliques hépatiques attribuées aux calculs biliaires : c'était la base du fameux remède de Durande.　　　　　　　　　　　　J.-P. BEAUDE.

TERRE (*hist. nat.*), s. f., *terra, tellus.* C'est la planète que nous habitons. — Dans les doctrines de la physique ancienne, la terre était un des quatre éléments ; ce n'est que dans ces derniers temps que les découvertes chimiques ont démontré la fausseté de cette théorie. Les chimistes des derniers siècles appelaient *terres* un certain nombre d'oxydes métalliques, tels que la chaux, la soude, la potasse, la strontiane, etc., dont une analyse plus savante a fait connaître la composition.—Un certain nombre de médicaments portaient le nom de terres, telles que les *terres foliées* de *tartre*, de *chaux*, etc. ; la *terre magnésienne*, etc.; ces locutions sont abandonnées.　　　　　　　　　　　　J. B.

TERRE SIGILLÉE (*mat. méd.*). (V. *Sigillée*.)

TERREUR PANIQUE (*physiol.*). (V. *Peur.*)

TESTICULE (*anat.*), s. m., *testiculus*, diminutif de *testis*, témoin, parce que les testicules rendent témoignage de la virilité. — En grec, *orchis, didumos.*—On appelle ainsi l'organe glanduleux sécréteur du sperme ; c'est donc lui qui est la source de la fécondation.

Les testicules sont au nombre de deux, ils sont situés dans les replis de la peau des parois abdominales qui pendent au-dessous de la verge et que l'on nomme bourses ou scrotum. (V. *Bourses*.) On a déjà remarqué que les bourses n'étaient pas suspendues à la même hauteur, que la gauche descendait plus bas que la droite. On ne peut qu'admirer ce moyen si simple employé par la nature pour empêcher que ces organes si délicats et si sensibles ne fussent pressés l'un contre l'autre dans le rapprochement des cuisses.

La forme des testicules est celle d'un ovoïde comprimé latéralement et à surface lisse, arrondie ; ils présentent deux faces latérales, légèrement convexes, un bord inférieur incliné en avant, un bord supérieur dirigé en arrière et côtoyé par l'épididyme, une extrémité supérieure regardant en haut, et une inférieure tournée en arrière.

Le testicule est revêtu d'une coque fibreuse ou *tunique albuginée*. Cette tunique offre intérieurement, au bord supérieur de l'organe, un renflement particulier perforé pour le passage d'une multitude de conduits muqueux, dont nous parlerons tout-à-l'heure ; on le nomme *corps d'Hyghmore*. La substance propre du testicule est formée d'une immense quantité de filaments très-grêles, très-tenus, flexueux, entrelacés, repliés mille et mille fois les uns autour des autres. Ces filaments ne sont autre chose que des conduits séminifères, dans lesquels est sécrété le sperme. Ils se dirigent vers le bord supérieur du testicule, se réunissent de manière à former des troncs plus volumineux qui, en s'approchant du corps d'Hyghmore, cessent d'être flexueux ; en entrant dans celui-ci, ils forment un réseau composé de sept à dix-huit ou vingt tubes droits ou onduleux, qui se rassemblent enfin pour donner naissance au conduit qui forme l'épididyme. Les conduits séminifères, dans le testicule, forment des lobules séparés par des cloisons détachées de la paroi interne de la tunique fibreuse. Examinés au microscope, ces conduits paraissent formés d'une membrane anhyste et hyaline, dont l'épaisseur est de 0,001 de ligne. On trouve parfois dans son épaisseur des noyaux de cellules en nombre peu considérable. Chez les enfants, ces canalicules sont remplis par des cellules qui ressemblent aux corpuscules du mucus ; chez l'adulte on trouve un épithélium à cylindres sur la paroi, et, dans la cavité, des cellules spermatiques et des filaments à l'état de développement complet. (V. *Sécrétion* et *Sperme*.)

Le long du bord supérieur du testicule, et le surmontant comme un cimier surmonte un casque, se trouve l'*épididyme*, petit corps oblong, vermiforme, mince au milieu, renflé à ses extrémités. La supérieure ou *tête* naît de l'extrémité correspondante du testicule, dont elle reçoit les troncs séminifères ; la partie inférieure ou *queue* se continue avec le canal déférent ; elle est seulement adhérente au testicule au moyen d'un tissu cellulaire très-serré ; la partie moyenne, ou *corps*, est libre d'adhérences et n'y tient que par un repli de la tunique vaginale. (V. *Bourses*.) Au total, l'épididyme est dans un canal très-flexueux, qui reçoit les conduits séminifères, forme de nombreuses flexuosités, et se continue avec le *canal déférent* qui se joint au cordon spermatique, pénètre dans l'abdomen par le canal inguinal, descend dans le bassin, s'accole à la vessie, passant entre la couche musculeuse de celle-ci et la séreuse, contourne sa paroi postérieure et inférieure, et s'avance en dedans des *vésicules séminales*, reçoit leur canal excréteur, et se continue sous le nom de *conduit éjaculateur*. Celui-ci, formé par la réunion du conduit excréteur de la vésicule séminale et du canal déférent, est conique, long d'un pouce environ, s'adosse à celui du côté opposé et va s'ouvrir dans l'urètre sur les parties latérales du *verumontanum*. Quant aux vésicules séminales, ce sont deux poches membraneuses, du volume du doigt, et d'un pouce et demi à deux pouces de longueur, appliquées sur le bas-fond de la vessie, et s'ouvrant, comme nous l'avons dit, dans le canal déférent ; elles servent de réservoir au sperme.

Le canal déférent et la vésicule sont constitués par deux tuniques, l'une externe, fibreuse, albuginée, l'autre interne, muqueuse.

Sous le nom de *cordon des vaisseaux spermatiques*, on désigne l'assemblage de l'artère et de la veine spermatiques, de vaisseaux lymphatiques, de rameaux nerveux et du canal déférent, parties qui sont unies entre elles par un tissu cellulaire lâche, et revêtues de gaînes membraneuses. Les organes qui les composent se réunissent au niveau de l'orifice interne du canal inguinal, franchissent cet anneau, descendent verticalement dans les bourses jusqu'au bord supérieur du testicule par lequel pénètrent les vaisseaux et les nerfs.

TESTICULE (Maladies des). Elles sont assez nombreuses, et quelques unes ont assez de gravité pour exiger l'ablation de l'organe ; opération qui constitue la castration, et dont nous parlerons en terminant cet article.

I. Au lieu de descendre dans le scrotum vers l'époque de la naissance, comme cela a lieu d'ordinaire, les testicules restent quelquefois renfermés dans l'abdomen, derrière l'anneau inguinal, et l'on donne le nom de *crypsorchides* aux individus qui présentent cette disposition. Quand le testicule vient à s'engager dans l'anneau pour sortir, il forme une tumeur que l'on pourrait prendre pour une hernie, mais que l'on en distingue par la nature des douleurs que provoque la pression. S'il y avait étranglement, il faudrait le lever à l'aide de l'opération du débridement.

II. *Les plaies, les contusions* du testicule sont ordinairement très-douloureuses, et produisent souvent une inflammation violente. Quand la tunique albuginée a été ouverte, les filaments sortent quelquefois ; mais alors il faut bien se donner de garde de les tirer au dehors, car on déviderait ainsi toute la masse des conduits séminifères, et l'on viderait le testicule. Il est très-rare que les désordres soient tels que l'amputation du testicule devienne nécessaire ; presque toujours, à force de soins et par des pansements méthodiques, on parvient à le conserver, et il peut reprendre ses fonctions.

III. On désigne sous le nom d'*orchite* l'inflammation du testicule ; quand elle n'est que partielle et n'affecte que l'épididyme, c'est l'*épididymite*. Comme toute inflammation, l'orchite se présente sous les deux formes, aiguë ou chronique.

Orchite aiguë. — Elle est dite *simple* quand elle succède à une blessure, à une contusion directe, à des efforts répétés, comme pour soulever des fardeaux, à l'action du froid sur le scrotum, à certaines irritations de l'urèthre, comme, par exemple, celles qui sont causées par le séjour d'une sonde, etc. Cette orchite peut régner épidémiquement, alterner avec des phlegmasies de la parotide, des arthrites, etc. Mais, le plus souvent peut-être, l'orchite succède à la suppression brusque d'une blennorrhagie datant déjà de quelques semaines ; c'est l'*orchite blennorrhagique, testicule vénérien*, ou, plus vulgairement, la *chaudepisse tombée dans les bourses*. La constipation, les violences extérieures, mais surtout le défaut d'un bon suspensoir, sont alors les causes les plus ordinaires de cette complication. L'inflammation passe de l'urèthre au testicule, soit par sympathie, soit en gagnant de proche en proche ; mais il ne paraît pas qu'il y ait métastase, comme on le pensait autrefois. C'est le plus ordinairement par l'épididyme que la phlegmasie attaque le testicule, souvent même elle reste bornée à cette partie. Suivant M. Ricord, le côté gauche est plus fréquemment affecté que le droit. Du reste, il n'est pas commun de voir alors le testicule enflammé dans toute son épaisseur. Le gonflement qui s'observe dans le cas d'orchite, est dû le plus ordinairement à un épanchement séreux ou séro-sanguinolent dans le testicule.

Qu'elle soit simple ou blennorrhagique, l'orchite débute par une douleur plus ou moins vive dans le testicule. Celui-ci se gonfle, devient chaud, très-sensible à la pression, surtout en arrière, au niveau de l'épididyme; quelquefois il n'y a pas de changement de couleur à la peau; dans d'autres cas, au contraire, les bourses deviennent rouges. La douleur et l'engorgement remontent parfois dans l'aine, le long du cordon testiculaire, et lorsque l'anneau inguinal le comprime, il en résulte des douleurs très-vives, du hoquet, des vomissements. La douleur s'étend aussi très-fréquemment jusque dans la région des reins. Enfin, cette phlegmasie, pour peu qu'elle soit intense, s'accompagne d'une réaction fébrile souvent très-vive. C'est parfois dans un espace de temps très-court, quelques heures, par exemple, que l'on voit se développer tout cet appareil de symptômes. D'autres fois ce n'est qu'en quelques jours que les accidents sont arrivés à leur plus haut période. Au bout d'un temps variable, l'orchite se termine le plus ordinairement soit par la disparition successive des symptômes, soit par une induration chronique; mais dans quelques cas où l'inflammation est très-violente, il se forme des abcès, et enfin la gangrène peut survenir; mais cela est excessivement rare.

L'orchite n'est point grave par elle-même, cependant elle est fâcheuse par la facilité avec laquelle elle passe à l'état chronique.

Le traitement est éminemment antiphlogistique. La saignée du bras, répétée s'il est besoin, les sangsues aux aines si le sujet est trop faible; ou après la saignée, pour compléter le dégorgement, les cataplasmes émollients, les bains, les boissons laxatives, le repos au lit, les bourses relevées, tels sont les moyens qui conviennent d'abord; puis on aura recours aux pommades fondantes, à l'emplâtre de Vigo surtout, employé en bandelettes comme appareil compressif; enfin on insistera beaucoup sur l'emploi du suspensoir. Quand l'inflammation est très-intense, que le testicule est très-tendu, on peut y pratiquer quelques petites incisions ou mouchetures, comme l'a fait avec succès M. Vidal (de Cassis).

Orchite chronique. — Elle est souvent engendrée par la même cause que l'orchite aiguë, à laquelle elle succède le plus ordinairement. L'affection consiste dans une douleur légère avec engorgement du testicule. C'est surtout par les fondants, la compression modérée, l'usage des purgatifs et le repos au lit que cette maladie doit être combattue; les antiphlogistiques, à part quelques applications de sangsues dans les premiers temps, sont rarement utiles. Les cataplasmes et les emplâtres résolutifs peuvent être employés avec succès.

IV. *Du sarcocèle.* — Sous le nom de sarcocèle on désigne les diverses dégénérescences cancéreuse

ou tuberculeuse du testicule; de là deux sortes de sarcocèle.

Sarcocèle cancéreux. — Il présente les différentes altérations connues sous le nom de cancer, squirrhe, encéphaloïde, état lardacé, matière colloïde, mélanose, séparées ou réunies, et, suivant l'ancienneté de la maladie, à différentes phases de développement.

Il se montre surtout de l'âge de 25 à 40 ou 50 ans, époque de la grande activité des organes génitaux. On l'observe chez des sujets qui ont antérieurement éprouvé des contusions, des froissements du testicule, des engorgements vénériens, etc.; mais, dans tous les cas, il faut une disposition individuelle ou acquise par l'hérédité. Il est très-rare que les deux testicules soient pris simultanément ou successivement, et même, quand le cancer ayant été enlevé, il y a récidive, c'est plutôt sur un organe éloigné que sur l'autre testicule.

Ordinairement, la maladie commence par le corps du testicule, et de là s'étend à l'épididyme; il y a un peu d'engorgement, une petite dureté qui augmente peu à peu. Bientôt tout l'organe et l'épididyme sont envahis; on sent alors une tumeur dure, pesante, irrégulièrement bossuée, peu ou point douloureuse. Plus tard, quelquefois au bout de plusieurs années, des élancements douloureux commencent à se manifester, d'abord de temps à autre, puis d'une manière continue. La tumeur se ramollit dans quelques points et devient comme fluctuante. La peau du scrotum, autrefois mobile sur la tumeur, devient adhérente, violacée; les veines voisines deviennent variqueuses; la tumeur finit par envahir le corps caverneux et l'urèthre, et attire la peau environnante; alors les douleurs s'étendent dans le trajet du cordon et jusque dans la région lombaire. Le cordon lui-même s'engorge, devient dur, noueux, la peau se fendille vers les points violacés, il en découle de la sérosité et il se forme des ulcères cancéreux à bords durs et renversés, auxquels succède l'engorgement des ganglions lymphatiques du côté malade, dans l'aine et jusque dans l'abdomen. A une époque plus ou moins avancée surviennent les symptômes de la cachexie cancéreuse; en même temps les ulcérations du scrotum s'agrandissent en détruisant les parties voisines, d'où résultent des hémorrhagies parfois très-abondantes, qui soulagent mais épuisent considérablement les malades; d'autres fois cette ulcération est le point de départ d'un véritable fongus. Enfin, la mort arrive au milieu des plus vives souffrances.

Le plus souvent, dans le cas de sarcocèle, la face interne de la tunique vaginale devient adhérente avec elle-même, et cette poche séreuse se trouve ainsi oblitérée. Mais, dans certains cas, une irritation par contiguïté de tissus s'y développe et y fait naître un épanchement de sérosité; mais ici l'hydrocèle n'est qu'un épiphénomène du sarcocèle, produit sous l'influence de celui-ci. C'est ce qu'on nomme *hydro-sarcocèle*, ou mieux, comme le propose M. Roux, *sarco-hydrocèle.* (V. *Hydrocèle.*)

Le sarcocèle peut être confondu avec l'hydrocèle; cependant il en diffère par plus de dureté, plus de pesanteur, par sa configuration bossuée, sa marche de haut en bas; au lieu que l'hydrocèle marche de bas en haut. L'absence de douleurs et la transparence de l'hydrocèle sont encore de bons caractères distinctifs; mais en cas de doute, comme il arrive dans certaines hydrocèles enkystées, une ponction exploratrice est le meilleur moyen de faire cesser l'incertitude.

Comme toute affection cancéreuse, le sarcocèle est incurable quand il a une fois pris un certain développement. Tout au plus, à l'aide de quelques résolutifs, pourrait-on réduire le volume de la tumeur : il faut donc, sans trop de retard, avoir recours à l'opération. Le volume de la partie malade, les adhérences qu'elle peut avoir contractées, son état d'ulcération, ne sont pas des contre-indications. Il n'y a de contre-indication réelle que l'engorgement du cordon, et encore quand il s'étend au-dessus de l'anneau. L'opération est encore contre-indiquée quand la maladie existe en même temps dans l'abdomen ou dans toute autre partie, et quand l'état cachectique s'est déclaré.

Sarcocèle tuberculeux. — Il résulte du développement de matière tuberculeuse dans l'épididyme. On l'observe surtout chez des sujets encore jeunes, lymphatiques ou scrofuleux; il peut attaquer les deux testicules, soit simultanément, ce qui est assez rare, soit successivement; enfin, il succède parfois à un engorgement chronique.

Le sarcocèle tuberculeux débute avec beaucoup de lenteur sur le testicule ou sur l'épididyme, ou sur tous les deux à la fois. La partie malade est tuméfiée, dure, inégale, bosselée, présentant comme plusieurs petites tumeurs isolées : ici la sensibilité est peu marquée et il n'y a jamais de douleurs lancinantes. Plus tôt ou plus tard, la matière tuberculeuse se ramollit par places, et il se forme des abcès ayant leur foyer principal sur le testicule ou sur l'épididyme. L'ouverture de ces abcès, d'ordinaire peu volumineux, soulage le malade, et donne issue à un liquide séro-purulent entraînant avec lui des flocons jaunâtres de consistance caséeuse (matière tuberculeuse). Il se forme après cela des fistules fournissant chaque jour un peu de pus mal élaboré, et peut-être un peu de sperme. Quelquefois la maladie s'arrête là, les fistules finissent par se tarir, mais alors le testicule reste en partie atrophié, et ses fonctions sont amoindries en proportion. D'autres fois il y a fonte complète du testicule ; mais ici la maladie n'est jamais mortelle par elle-même, elle ne l'est que par des complications du côté des poumons et tenant à la disposition tuberculeuse générale.

Le traitement est celui des affections scrofuleuses, c'est-à-dire les anti-scrofuleux intérieurement, et les fondants locaux. Du reste, on ouvrira les abcès chaque fois qu'il s'en formera, etc., etc. Ici la castration n'est pas formellement indiquée, et beaucoup de chirurgiens pensent qu'on ne doit pas la tenter. Nous serions assez de cet avis, sauf, comme toujours, les indications particulières.

V. *Fongus du testicule.* — On voit quelquefois, à la suite d'une violence extérieure ou d'une orchite blennorrhagique, la substance glandulaire du testicule, tuméfiée et fongueuse, se faire jour à travers un déchirement de la tunique albuginée, traverser le scrotum ulcéré et venir faire saillie à l'extérieur, sous forme d'un champignon solide, ferme, peu sensible et peu sujet à saigner. Cette maladie a été surtout décrite par les Anglais (S. Cooper, W. Lawrence,

etc.); ils disent que cette tumeur tend d'elle-même à la guérison, quoiqu'avec une extrême lenteur ; que, coupée ou cautérisée, elle ne repullule pas, et que la cicatrisation s'en fait alors avec facilité.

VI. *Névralgie du testicule.* — Sous le nom de *testicule douloureux (irritabile testis)*, A. Cooper a décrit une maladie du testicule qui consiste surtout dans une sensibilité extrême de cet organe, qui, du reste, est à peine gonflé. Mais des douleurs très-vives y sont ressenties, surtout sous l'influence de la pression, de la marche, des changements atmosphériques, etc. Les souffrances sont parfois intolérables, et s'étendent souvent jusque dans le dos et la région du rein. Cette affection, quand elle se prolonge, jette les malheureux malades dans un état d'abattement poussé jusqu'à l'hypochondrie ; beaucoup demandent à grands cris à ce qu'on les débarrasse de l'organe cause de leurs souffrances.

Le sulfate de quinine, les ferrugineux, l'arsenic, les narcotiques, mais surtout la ciguë associée à l'opium et à la belladone, tant à l'intérieur qu'à l'extérieur, ont fourni d'excellents résultats. A. Cooper se loue beaucoup de l'emploie de la glace. Un exutoire établi dans le voisinage du scrotum, tel qu'un vésicatoire aux cuisses, a quelquefois amené la guérison. Enfin, si tous les remèdes échouent, que les douleurs ne donnent aucun instant de relâche au malade, et que celui-ci le réclame, on aura recours à l'opération de la castration qui a déjà été pratiquée avec succès dans des cas de ce genre.

Telles sont les principales maladies du testicule; quant aux tumeurs enkystées ou hydatiques, aux varices, aux ossifications, à l'atrophie, etc., elles n'offrent ici rien de particulier ; pour les varices du cordon, voy. *Varicocèle.*   J.-P. BEAUDE.

TÉTANOS (*path.*), s. m., mot grec conservé en latin et en français, dérivé de *teinô*, je tends, et par lequel on exprime une convulsion spasmodique permanente et douloureuse, d'une partie ou de l'ensemble des muscles soumis à la volonté.

Le tétanos s'observe rarement à Paris; mais il est commun dans les pays chauds, dans les régions tropicales, là où les alternatives du chaud pendant le jour, et du froid pendant la nuit, sont très-brusques, dans les contrées marécageuses et sur le littoral. On l'observe plutôt dans l'enfance et la jeunesse que dans l'âge adulte et la vieillesse, les hommes y sont plus sujets que les femmes, les sujets vigoureux que les individus faibles. On a accusé la présence de vers dans le tube digestif : cette cause ne peut être indirectement révoquée en doute ; mais elle se montre très-rarement. Une constipation prolongée, des émotions morales tristes, peuvent encore produire la maladie qui nous occupe. De toutes ces influences, les plus actives sont assurément l'âge et les brusques alternatives de chaud et de froid. Développé dans ces conditions ou sans cause appréciable, le tétanos est dit *simple, idiopathique* ou *spontané;* mais le plus ordinairement il se manifeste à l'occasion d'une blessure, et alors il est dit *symptomatique,* ou mieux *traumatique.* Le tétanos traumatique est aussi plus fréquent dans les contrées où les vicissitudes atmosphériques sont plus considérables. Il se montre plutôt l'hiver, et surtout dans les hivers rigoureux. Il est souvent la suite de blessures qui intéressent beaucoup de nerfs ou de tissus fibreux ;

les piqûres y donnent plus souvent lieu que les autres plaies, et surtout les piqûres des extrémités ; j'en dirai autant des plaies par arrachement, ou dans lesquelles il est resté des corps étrangers, comme du verre, des esquilles d'os, etc.

Le tétanos peut être aigu ou chronique ; mais il affecte le plus souvent la première forme, et on a cité des cas où il y avait une intermittence réelle.

Le tétanos prend différents noms suivant la partie qu'il affecte ; ainsi, la contraction isolée des muscles de la mâchoire se nomme *trismus ;* celle des extenseurs de la tête et de la partie postérieure du tronc, *opisthotonos ;* de la partie antérieure du corps, *emprosthotonos ;* et enfin la contraction des muscles latéraux du tronc se nomme *pleurosthotonos ;* mais à part le mot trismus, qui est assez employé, les autres formes sont habituellement désignées sous le terme générique de tétanos.

Sait-on en quoi consiste la lésion anatomique du tétanos ? En présence d'une affection caractérisée par cet état spasmodique douloureux, on s'est demandé si les centres nerveux et surtout le cordon rachidien n'étaient pas irrités, enflammés ; et les recherches dirigées de ce côté ont bien fait découvrir dans quelques cas des ramollissements partiels de la moelle épinière, des traces de méningite rachidienne ; mais, dans le plus grand nombre des cas, on ne saurait assigner au tétanos de lésion spéciale. On ne trouve habituellement que les désordres qui succèdent à l'asphyxie.

Le tétanos débute quelquefois brusquement ; mais assez souvent il est précédé de malaise, de tristesse profonde, d'anxiété, d'insomnie ; puis survient de la gêne dans la déglutition, de la raideur dans le cou ; bientôt, les mâchoires se serrent avec quelques alternatives de relâchement d'abord , puis d'une manière permanente (trismus) ; de là, le tétanos gagne les muscles des gouttières vertébrales, puis s'étend sur les parties antérieures du tronc, et occupe enfin les membres en intéressant les extenseurs et les fléchisseurs. Dans cet état, les membres sont plus souvent raidis que fléchis. La rigidité est telle que, quand le tétanos est général, le tronc est tout d'une pièce, et peut être enlevé par la tête ou par les pieds, comme une statue de pierre. En vain on essaierait d'écarter les mâchoires ou de faire fléchir un membre ; on déchirerait plutôt les muscles que de les faire céder. Les parties ainsi convulsées sont ordinairement le siège de douleurs vives ou de crampes ; elles présentent quelques courts intervalles de rémission, après lesquels la contraction reparaît plus énergique que jamais. La figure est pâle, quelquefois animée, les sourcils sont froncés, le front plissé, les yeux fixes ou agités de mouvements convulsifs, le nez est tiré en haut, les joues tirées vers les oreilles ; tantôt il y a constriction de l'anus tellement forte, que la canule la plus déliée ne saurait être introduite ; il y a rétention des gaz et des matières fécales ; d'autres fois il y a émission involontaire des urines et des excréments. Chez l'homme, on a rencontré des érections avec ou sans pollutions. Le pouls est généralement petit, fréquent, souvent irrégulier, sans qu'il y ait fièvre proprement dite ; la respiration, gênée par l'état convulsif des muscles du tronc, est courte, fréquente, saccadée ; la peau se couvre de sueur ; la soif est d'autant plus vive que la constriction des

mâchoires s'oppose à l'introduction des boissons ; dans certains cas on a noté l'hydrophobie. Enfin, les facultés intellectuelles sont ordinairement intactes. A mesure que la maladie fait des progrès, les rémissions deviennent de plus en plus courtes et éloignées ; alors la face pâlit, l'anxiété est à son comble, la respiration devient de plus en plus gênée, anxieuse , et le malade succombe par une sorte d'épuisement nerveux, mais le plus souvent par une véritable asphyxie.

Le tétanos est assurément une des maladies les plus graves que l'on connaisse, surtout quand il est général ; la mort en est la conséquence en quelque sorte nécessaire : vers le quatrième, cinquième ou sixième jour, à peine sauve-t-on un dixième ou un vingtième des malades. Rarement il se prolonge au-delà ; passé le douzième ou quinzième jour, il est moins grave, et l'on peut conserver quelque espoir de guérison.

Ce que nous avons à dire du traitement se réduira donc à peu de chose. Une foule de moyens opposés ont été mis en usage, et tous comptent des succès ; mais que sont ces quelques exemples de réussite à côté de la masse énorme des insuccès ! Ainsi, les saignées générales ou locales répétées, l'opium à haute dose, les mercuriaux jusqu'à salivation, les bains simples, les bains de vapeur, les bains froids, les affusions, les purgatifs, les toniques, les sudorifiques, et une foule d'autres médications qu'il serait trop long et superflu d'énumérer, ont été vantées par autant d'auteurs différents et à titre à peu près égal. Que faut-il donc faire ? suivre les indications prescrites par l'état du malade ; saigner, s'il est très-vigoureux, s'il y a turgescence ; employer l'opium si l'état nerveux prédomine ; avoir, dans certain cas, recours aux bains de vapeur et aux sudorifiques ; d'autres fois aux affusions froides ; tels sont les moyens qui nous paraissent devoir être recommandés de préférence.

J.-P. BEAUDE.

TÊTE (*anat.*), s. f., *caput ;* en grec *képhalé.* C'est l'extrémité supérieure du corps, qui comprend deux parties, le *crâne* et la *face* (Voy. ces mots). — On appelle tête d'un os son extrémité renflée, arrondie, et ordinairement portée sur un col ou portion rétrécie : tête de l'humérus, du fémur, etc.

TEXTURE (*anat.*), s. f., *textura.* On appelle texture la disposition matérielle intime des organes, comprenant le mode de distribution des vaisseaux et des nerfs, et l'arrangement des différents tissus, etc. L'anatomie de texture, ou *histologie* (de *istos*, toile , trame de tisserand , et *logos*, discours), forme , depuis Bichat, une partie très-importante des sciences anatomiques. J. B.

THÉ (*mat. méd.* et *hyg.*), s. m., *thea chinensis*, ou mieux *sinensis*, famille des Camellées, J. ; polyandrie trigynie, L. La plante qui fournit le thé est un arbre de médiocre grandeur, que l'on cultive abondamment en Chine et au Japon. Le tronc est divisé en branches nombreuses, alternes, d'une couleur cendrée, garnies de feuilles portées sur de courts pétioles, longues de deux à trois pouces, sur un pouce de large, oblongues , lancéolées, dentées en scie, glabres, luisantes, d'un vert sombre, marquées d'une forte côte médiane, de laquelle partent des nervures latérales. Linnée avait établi deux espèces botaniques de thé; mais il paraît bien constaté aujourd'hui qu'il n'en existe qu'une seule, laquelle produit un petit nombre de variétés. Quant aux formes diverses sous lesquelles le thé se présente dans le commerce, ces différences sont dues, non à l'arbre qui les produit, mais plutôt aux modifications que la culture fait subir à la plante, au mode de préparation et aussi aux végétaux avec lesquels les Chinois les aromatisent.

On a débité une foule de contes sur la récolte du thé et sur la manipulation qu'on lui fait subir : nous devons donc en dire ici quelques mots justifiés par l'importance de cette plante si usitée aujourd'hui. L'arbre à thé n'est guère cultivé qu'en Chine, à cause du commerce d'exportation dont il est l'objet; au Japon, il croît naturellement; on en fait des haies de bordures aux champs de riz ou de blé. Dans les champs cultivés en Chine, la graine de thé est placée dans des trous disposés à une certaine distance les uns des autres. On peut cueillir la feuille au bout de trois ans, et quand l'arbre a atteint six ou sept pieds. Vers l'âge de huit ou dix ans, on le coupe au pied pour le renouveler. Cet arbuste supporte très-bien les variations de température; cependant il croît de préférence dans les contrées moyennes de la Chine, dans le district de Nankin.

On fait habituellement trois récoltes de feuilles : la première, vers la fin de février ; les feuilles jeunes et tendres ont une plus grande valeur que celles qui se récoltent plus tard; la seconde cueillette se fait au commencement d'avril, époque à laquelle une grande partie des feuilles est arrivée à maturité; les plus jeunes sont mises à part : c'est le *thé impérial*; enfin, la dernière récolte a lieu dans le mois de juin, les feuilles ont alors acquis toute leur maturité, elles forment un thé grossier destiné aux dernières classes du peuple. Quelquefois on ne cueille qu'en février et avril, ou une seule fois dans l'été. Toutes ces feuilles sont cueillies à la main, et toujours on fait un triage de celles qui sont plus ou moins mûres, pour en composer les différentes sortes de thé que l'on trouve dans le commerce.

Les feuilles doivent, sous peine de perdre de leurs qualités, être placées immédiatement sur des plaques de fer inclinées et chauffées modérément par dessous. Quand elles sont chauffées au point que la main puisse à peine en endurer la température, on les confie à des femmes dont le métier est de les rouler entre leurs doigts, puis on les enferme dans des boîtes ou dans des pots de porcelaine, suivant la valeur des différentes sortes. Les thés que l'on expédie en Europe sont mis dans des boîtes carrées, enveloppés de plomb laminé, de feuilles sèches ou de papier.

Pour aromatiser le thé et lui donner un goût particulier, les Chinois ont coutume d'y mêler les fleurs de différentes plantes : ainsi, ils y mettent les fleurs d'une espèce d'olivier (*olea fragrans*) qu'ils nomment *lan-hoa*, une espèce de camellia du lieu même, les fleurs du *nyctanthes*, du *vitex pinnata*, du *chloranthus inconspicuus*, des racines d'iris et de curcuma.

Dans le commerce on partage les sortes de thés en deux classes, les thés *verts* et *noirs*.

Les *thés verts* sont en général bien roulés, verts,

d'une odeur agréable, d'une saveur âpre, astringente, aromatique; ils donnent à l'eau une couleur jaune doré. On en distingue plusieurs variétés : 1° le *thé hyswen* ou *hysson*, très-répandu; ses feuilles sont roulées dans le sens longitudinal et contournées, d'un vert plombé; 2° le *thé perlé*, en petits grains presque globuleux, d'un gris cendré; 3° le *thé poudre à canon*, petit, bien roulé, en grains, variété très-estimée; 4° *thé impérial*, etc.

Les *thés noirs* ont subi une torréfaction plus considérable; aussi sont-ils moins excitants que les thés verts; ils sont en général plus friables, d'une teinte plus foncée, et mêlés à des débris de pétiole. Ils offrent les sortes suivantes : 1° *thé bouy* ou *bohea*, odeur peu prononcée, saveur légèrement amère; 2° *thé saout-chong* ou *souchon*, feuilles roulées avec soin; la couleur de l'infusion est verdâtre, la saveur en est très-estimée; 3° *thé pékao*, roulé très-petit, mêlé de débris de fleurs, odeur qui rappelle celle de la violette; également très-estimé, etc., etc.

Les Chinois falsifient souvent eux-mêmes les thés en y mêlant des feuilles de diverses plantes; cependant cette fraude paraît assez rare dans le commerce d'exportation.

Les Chinois et les Japonais emploient le thé depuis un temps immémorial, et ils lui attribuent une foule de propriétés; c'est presque une panacée universelle. On doit aux Hollandais d'avoir importé en Europe cette précieuse plante vers le milieu du dix-septième siècle. On prétend qu'ils faisaient d'abord un commerce d'échange, cédant en place de la sauge, à laquelle ils donnaient encore plus de vertus que les Chinois n'en accordent au thé lui-même; mais les Chinois ne tardèrent pas à se dégoûter de la plante européenne, tandis que notre goût pour la plante chinoise se propageait avec une grande rapidité, surtout en Angleterre. Personne n'ignore que c'est à l'occasion de la taxe exorbitante que les Anglais avaient mise sur le thé, que les colonies américaines se soulevèrent, que Boston commença cette guerre qui s'est terminée par l'émancipation des États-Unis d'Amérique. En France, le goût ne s'en est répandu que depuis une trentaine d'années, mais il fait chaque jour de nouveaux progrès.

Le thé est généralement pris comme boisson d'agrément; c'est un excitant diffusible; mais à haute dose il agit fortement sur le système nerveux, et, à peu près à la manière du café, il éveille l'esprit, détermine une agitation qui commande le mouvement, cause de l'insomnie, etc. On l'a quelquefois donné comme sudorifique; mais alors il est permis de croire qu'il doit surtout ses propriétés à l'eau chaude qui lui sert de véhicule. Tout le monde l'emploie comme délayant et légèrement stimulant dans les indigestions, et ses avantages sont alors incontestables. En vertu de ses propriétés stimulantes, le thé convient parfaitement aux constitutions molles, lymphatiques, aux habitants des climats froids, humides et brumeux. Du reste, l'analyse chimique n'a signalé dans cette plante aucune substance active; on y reconnaît du tannin, de la gomme, du ligneux, des sels, une résine soluble dans l'alcool avec une odeur de thé très-agréable. M. Oudry a reconnu dans le thé l'existence d'une base particulière nommée *théine*.

Quant aux doses et au mode d'administration,

c'est toujours en infusion de 3 à 4 grammes pour un demi-litre d'eau bouillante. L'usage très-répandu de cette préparation a fait donner le nom d'infusion théiforme aux infusions qui se font de la même manière.   **J.-P. Beaude.**

THÉNAR (anat.), s. m., mot grec qui signifie la paume de la main ou la plante du pied. On lui donne en anatomie un sens plus restreint : on appelle éminence thénar, la saillie qui se trouve à la paume de la main, à la base du pouce, et qui est formée par les muscles du pouce. (V. *Main.*)

THÉORIE (philos. méd.), s. f., du grec *theoria*, contemplation, rapport établi entre un fait général ou un petit nombre de faits généraux constatés par l'observation, et l'ensemble des faits particuliers qui en dépendent. Ainsi, le tonnerre, les trombes, les courants magnétiques, etc., se rattachent à la théorie de l'électricité. En médecine, il faut en convenir, nous avons peu de théories, c'est-à-dire d'explications solides et fondées ; ce sont, pour la plupart, autant de *systèmes*, dans lesquels les faits particuliers ont été reliés plus ou moins arbitrairement à une idée première, souvent établie *à priori*.   **J. B.**

THÉRAPEUTIQUE, s. f., *thérapeutice*, du grec *therapeuein*, traiter, faire une cure. La thérapeutique est cette partie de la médecine qui s'occupe du traitement des maladies ; c'est donc la plus importante de toutes, celle vers laquelle doivent surtout tendre nos efforts. Si nous cherchons par l'étiologie à bien connaître les causes des maladies, c'est afin de mieux détruire leur influence ; si, par la symptomatologie et le diagnostic nous cherchons à apprécier les désordres qu'entraîne une affection donnée, et à la distinguer de toutes les autres, c'est afin de ne pas nous égarer dans le traitement que nous devons lui appliquer, et de pouvoir la combattre d'une manière plus efficace, ne la confondant pas avec une autre. Ainsi, les diverses parties des connaissances médicales tendent toutes vers la thérapeutique, elles sont les moyens et celle-ci le but. Mais la thérapeutique n'exige pas seulement des connaissances relatives à l'homme malade, c'est-à-dire à la pathologie ; elle demande encore que nous connaissions les agents thérapeutiques eux-mêmes que nous devons employer. Ainsi le règne végétal nous fournissant de nombreux médicaments, il faut des notions de botanique ; l'action des substances minérales et de leur combinaison ne peut être appréciée que quand on sait la chimie ; la physique elle-même et les grandes influences dont elle comprend l'étude, nous sont également indispensables. Enfin, à la thérapeutique se rattachent encore et la matière médicale et la pharmacologie, c'est-à-dire l'étude des propriétés et des caractères des substances médicamenteuses, et la manière de la préparer pour les rendre propres à être administrées. On voit quel vaste ensemble de connaissances se groupe sous ce seul mot, thérapeutique, et de combien d'études cette étude doit être précédée. Mais les travaux qu'elle exige ne sont-ils pas bien à la hauteur du but que l'on se propose ? et si la santé est, comme on l'a dit, le premier des biens, la science qui rend la santé n'est-elle pas la première et la plus précieuse des sciences ?   **J. B.**

THÉRIAQUE (pharm.), s. f., *thériaca*, de *thér*, bête féroce, et *akémaï*, je guéris, parce que l'électuaire qui constitue la thériaque, était regardé comme l'antidote de toute espèce de poison ou de toute espèce de venin. On attribue sa composition à Mithridate, le célèbre roi de Pont ; la formule en ayant été revue par Andromaque, médecin de Néron, on lui donna le nom de thériaque d'Andromaque ; c'est ainsi que la nomme Galien, qui nous a laissé de longues dissertations sur ce médicament.

La thériaque est assurément le produit pharmaceutique le plus composé que nous ait légué l'antiquité, fort riche en produits de ce genre. Il n'y entre pas moins de 70 ou 80 substances que l'on peut ranger en plusieurs catégories : les toniques et astringents, les aromates, les baumes, les émollients, et enfin l'opium dans une forte proportion. Ces différentes substances ont pour excipients le miel et le vin d'Espagne. Il y a pour 4 grammes (1 gros) de thériaque, 5 centigrammes d'opium brut (1 grain) ou 25 millièmes (1 demi-grain) d'extrait de cette substance. La thériaque, ce *monstrum pharmaceuticum*, comme on l'a judicieusement nommée, est regardée comme calmante, narcotique et cordiale. On l'emploie à l'intérieur dans les troubles de la digestion dus à une névrose, dans certaines diarrhées chroniques avec atonie ; à l'extérieur, en épithème dans les gastralgies, et sur la poitrine dans les toux nerveuses ; on peut alors l'associer au laudanum. On la donne à la dose d'un ou deux grammes, enveloppée dans du pain enchanté, ou entre deux soupes de pain.   **J. B.**

THERMES (hyg.), s. m. pl., *thermœ*, du grec *thermos* chaleur, ou *thermaï* étuves, thermes, nom que l'on donnait autrefois aux établissements de bains. L'histoire en a été donnée d'une manière complète et détaillée au mot *Bains*. (V. aussi *Eaux minérales*.)

THERMOMÈTRE (phys.), s. m., du mot *thermos*, chaleur, *metron*, mesure. C'est un instrument destiné à mesurer le calorique libre des corps. Cet instrument se compose d'un tube terminé inférieurement par une ampoule, et qui contient du mercure ou de l'alcool coloré. Sa construction est fondée sur la propriété dont jouissent tous les corps, de se dilater par la chaleur. La tige porte des graduations auxquelles on donne le nom de degrés ; par l'effet de la chaleur, le liquide contenu dans l'ampoule se dilate et occupe plus de place, il monte dans le tube, et les graduations indiquent le degré de la température. Diverses échelles ont été employées dans la graduation des thermomètres ; les principales sont l'échelle Réaumur, celle centigrade et celle de Fahrenheit. Les deux premiers ont leur zéro à la température de la glace fondante. Le terme de l'ébullition de l'eau à 76 centimètres de pression barométrique, est à 80 degrés de l'échelle Réaumur et 100 degrés de l'échelle centigrade ; le rapport de ces deux échelles est donc de 4 à 5 degrés. Aujourd'hui on ne fait plus usage dans les sciences et dans la météorologie que du thermomètre centigrade. Les Anglais et les Américains se servent encore de l'échelle Farenheit. Le zéro de cette échelle est à peine de 18 degrés au-dessous de zéro centigrade.

et le terme de l'eau bouillante marque 211 degrés. Les thermomètres à mercure sont les plus exacts pour les hautes températures, ceux à l'alcool ne s'emploient que pour les très-basses températures. On a fait depuis quelques années beaucoup de recherches sur la température des corps aux différents âges et dans différentes maladies ; mais cette question est encore à l'état d'expérimentation. J. B.

THORACIQUE (*anat.*), adj., de *thorax*, cuirasse ou poitrine, qui appartient à la poitrine. On appelle les membres supérieurs, membres thoraciques, parce qu'ils sont articulés avec la poitrine. *Artères thoraciques*, on en décrit trois : 1° l'*interne*, qui provient de la sous-clavière ; 2° l'*externe supérieure*, branche de l'axillaire ; 3° l'*externe inférieure*, qui en provient également. — Le *canal thoracique* est le tronc principal des lymphatiques du corps. (V. *Lymphatiques*.) J. B.

THORAX (*anat.*), s. m., synonyme de poitrine.

THRIDACE. (V. *Laitue.*)

THYM (*bot.*), s. m., *thymus*, famille des Labiées, J. ; didynamie gymnospermie, L. — Cette plante, originaire des bords de la Méditerranée, est aujourd'hui cultivée dans presque tous les jardins. De même que les autres plantes de la famille des labiées, elle est aromatique, et l'odeur très-forte qu'elle exhale est due à une huile essentielle très-abondante. Elle n'est guère employée que dans l'art culinaire, comme condiment. L'huile essentielle de thym est quelquefois employée pour aromatiser certaines pommades médicamenteuses. J. B.

THYMUS (*anat.*), s. m., *thymus*, en grec *thumos*. On appelle ainsi un corps glandiforme situé à la partie supérieure de la poitrine, derrière le sternum, dans l'écartement antérieur du médiastin, et à la partie inférieure du cou, où il est recouvert par les muscles sterno-hyoïdien et sterno-thyroïdien. Cet organe n'existe que chez les fœtus et pendant les premières années de la vie ; il commence à paraître vers le troisième mois de la vie intra-utérine. Au neuvième mois, son développement est très-considérable ; il pèse de 15 à 20 grammes. Il paraît certain qu'il s'accroît encore après la naissance jusqu'à l'âge de deux ans. Il commence alors à s'atrophier, il se dessèche ; après douze ans il n'en reste plus de traces. Le thymus est formé de deux lobes réunis inférieurement par un tissu cellulaire dense et serré, et qui présentent en haut un écartement où se trouve la trachée artère. Ces deux lobes sont formés de lobules qui paraissent contenir eux-mêmes de petites vésicules, qui, suivant certains auteurs, s'aboucheraient avec une cavité centrale creusée dans chacun des deux lobes : elles renferment un liquide épais et blanchâtre. Du reste, le thymus est très-irrégulier dans sa forme, d'un blanc rougeâtre et d'une consistance molle. C'est l'organe qui, chez le veau, constitue le *ris*. Plusieurs physiologistes ont émis des hypothèses sur les fonctions du thymus. Le fait est que l'on ignore encore à quoi sert cet organe dans la vie fœtale et après la naissance.

THYMUS (Maladies du). Quelques auteurs allemands, Kopp, Hirsh, etc., ont décrit, sous le nom d'*asthme thymique*, une affection suffoquante de la première enfance, et qu'ils attribuent à l'hypertrophie du thymus.

Suivant M. Krause, le thymus acquerrait dans ces cas jusqu'à 20, 30 et 55 grammes ; on l'a vu descendre jusqu'au diaphragme, refouler les poumons et le cœur, soit en conservant sa structure normale, soit induré et dégénéré. Les symptômes auxquels cet état donne lieu, sont, d'après les auteurs cités, des accès de suffocation avec crises, respiration sifflante comme dans la coqueluche, et se compliquant, quand ils sont violents, d'accidents épileptiformes ; puis ces accès se rapprochent de plus en plus, et l'enfant finit par succomber.

Cette maladie n'est pas encore admise chez nous, car personne n'a eu en France l'occasion de l'observer ; aussi les pathologistes français pensent-ils qu'il s'agissait d'une névrose convulsive du larynx, dans laquelle l'hypertrophie du thymus jouait le rôle de simple coïncidence. J.-P. BEAUDE.

THYRO-ARYTÉNOÏDIEN (*anat.*), adj., *thyro-arytenoïdeus*, qui a rapport aux cartilages thyroïde et aryténoïde : *muscle thyro-aryténoïdien* ; il s'étend de l'angle rentrant du cartilage thyroïde à la partie antérieure et inférieure de l'aryténoïde ; *ligament thyro-aryténoïdien*, voy. *Larynx.*

THYRO-HYOÏDIEN (*anat.*), s. et adj., *thyro-hyoïdeus*, qui a rapport au cartilage thyroïde et à l'os hyoïde. *Muscle thyro-hyoïdien :* il s'étend de la face antérieure du cartilage thyroïde au bord inférieur du corps de l'os hyoïde et à la partie antérieure de la grande corne.

THYROÏDE (*anat.*), adj., du grec *thuros*, bouclier, et *eïdos*, ressemblance, qui ressemble à un bouclier. — Cartilage thyroïde, cartilage qui entre dans la structure des parois du larynx. (Voy. ce mot.)

CORPS THYROÏDE. — On appelle ainsi un corps glandiforme, situé à la partie antérieure du cou, au-devant de la trachée, offrant à peu près la forme d'un croissant à concavité supérieure. Sa partie étroite, ou *isthme*, est au-devant des premiers anneaux de la trachée ; les parties latérales ou *lobes* s'élèvent sur les côtés du larynx et du pharynx, par une pointe plus ou moins allongée qu'on nomme ses *cornes*. La face postérieure du corps thyroïde est concave et embrasse la trachée. Sa couleur est tantôt jaune, jaunâtre, ou quelquefois rouge-brun. Il est composé de lobules que quelques anatomistes regardent comme renfermant des vésicules ; ces vésicules, dit-on, communiquent entre elles dans chaque lobe en particulier, tandis qu'il n'y a pas de communication entre celles du côté droit et celles du côté gauche. Le parenchyme est homogène, d'un rouge pâle, d'une consistance assez grande, laissant écouler, à la section, un liquide séreux ; une capsule assez large l'enveloppe de toutes parts. Les usages de ce corps sont inconnus comme ceux du thymus, avec lequel il a beaucoup d'analogie. On le croit un organe de l'hématose, chargé de faire subir au sang qui lui est apporté par quatre artères considérables, une modification quelconque. Comme il n'y a point de canal excréteur, on ne peut le regarder comme une glande.

THYROÏDE (Maladies du corps). Cet organe peut être atteint de plusieurs affections, dont quelques unes sont très-graves. L'*hypertrophie* a déjà été décrite sous le nom de *goître* (voy. ce mot). D'autres fois, il s'y forme des kystes simples ou hydatiques, qui lui donnent un volume considérable. La ponction, l'évacuation, et quelquefois des injections légèrement excitantes, avec l'iode, par exemple, pour déterminer l'adhésion des parois, sont les moyens qu'il convient d'employer. D'autres fois, le corps thyroïde subit la dégénérescence cancéreuse, et alors plusieurs auteurs n'ont pas craint de proposer et d'exécuter l'extirpation de l'organe, malgré les difficultés et les dangers dont cette opération est entourée, surtout quand la tumeur est considérable et qu'elle pénètre profondément dans la partie antérieure du cou. Quelques succès ont été obtenus, notamment par Desault, par Hedenus de Dresde ; mais, malgré ces réussites, peu de chirurgiens ont osé tenter cette ultime ressource, qui, dans d'autres cas, a eu des suites promptement mortelles.   J.-P. BEAUDE.

THYROÏDIEN (*anat.*), *thyroïdeus*, qui a rapport au cartilage et à la glande thyroïde. — Artères thyroïdiennes. Il y en à deux de chaque côté: les *supérieures* viennent de la partie antérieure de la carotide externe, et vont se rendre à la partie supérieure du corps thyroïde après avoir fournis les rameaux larygéet crico-thyroïdien ; les *inférieures* viennent de la sous-clavière ; elles sont plus volumineuses que les précédentes et vont se rendre à la partie inférieure de la glande thyroïde. — *Veines thyroïdiennes*, trois de chaque côté : la *supérieure* et la *moyenne* s'ouvrent dans la jugulaire interne ; l'*inférieure* gauche se rend dans la sous-clavière, et la droite dans la veine cave supérieure.   J. B.

TIBIA (*anat.*), s. m., du mot latin *tibia*, flûte. Un des deux os de la jambe. (V. *Jambe.*)

TIBIAL (*anat.*), adj., *tibialis*, qui appartient à la jambe. Pour les *artères*, les *veines* et les *nerfs tibiaux*, voy. *Jambe.*

TIBIO-TARSIENNE (*anat.*), s. f., qui a rapport au tibia et au tarse ; on donne ce nom à l'articulation du pied. (V. *Pied.*)

TIC (*path.*), s. m. On donne vulgairement le nom de tic à un mouvement convulsif local et habituel qui affecte certains muscles, surtout ceux de la face. En pathologie on a conservé le nom de *tic douloureux* à la *névralgie faciale* ou *trifaciale*, parce que c'est le nerf trifacial, ou nerf de la cinquième paire, qui en est affecté.

Cette affection paraît résider uniquement dans une lésion de la sensibilité du nerf de la cinquième paire ; car, à part les cas exceptionnels dans lesquels on a trouvé des tumeurs qui comprimaient les nerfs douloureux, ou une atrophie de ces nerfs, les sujets qui ont succombé avec une névralgie faciale n'ont présenté dans les troncs malades aucune lésion à laquelle la souffrance pût être rapportée.

Les névralgies du trifacial sont assez communes, et constituent une des maladies les plus pénibles

dont on puisse être affecté. On les observe à peu près également chez les deux sexes ; les femmes y sont peut-être un peu plus exposées. La maladie paraît quelquefois être héréditaire. Les saisons froides et humides, mais surtout l'impression directe du froid humide, en sont assurément les causes les plus fréquentes.

On l'a vu succéder à une frayeur vive, à la carie des dents ; la présence d'un corps étranger, d'une tumeur comprimant un nerf, ou quelque dégénérescence de celui-ci, peuvent encore donner lieu à la névralgie qui nous occupe.

Il est rare que toutes les divisions du nerf trifacial soient simultanément affectées ; il n'y a d'ordinaire que quelques rameaux. Dans certains cas, la direction de la douleur, indiquée par le malade, permet de suivre le trajet des rameaux malades avec autant d'exactitude qu'on le ferait le scalpel à la main. En général les douleurs sont aiguës, déchirantes, revenant et disparaissant tantôt d'une manière irrégulière, tantôt à heure fixe et par périodes d'une intermittence bien réglée. Dans d'autres cas, les douleurs sont fixes, contusives ; elles n'occupent pas tout le trajet du nerf, elles se bornent habituellement à plusieurs points que l'on découvre en pressant avec le doigt ; mais de là elles s'irradient dans la direction des rameaux. Suivant M. Valleix, auquel nous devons cette remarque, le toucher peut faire découvrir au moins onze foyers douloureux : 1° le *sus-orbitaire*, immédiatement à la sortie du nerf frontal, au niveau du sourcil ; 2° le point *palpébral*, siégeant le plus souvent sur la paupière supérieure ; 3° le point *nasal*, à la partie latérale et supérieure du nez ; 4° le point *sous-orbitaire*, à la sortie du nerf de ce nom, au-dessus de l'orbite ; 5° le point *malaire* est plus rare ; il siège au bord inférieur de la pommette ; 6° le point *dentaire* ou *alvéolaire* ; ici la douleur occupe tout un côté de la mâchoire ; 7° quelquefois, mais très-rarement, un point douloureux à la *lèvre supérieure* ; 8° à la *voûte palatine* et à la *langue* ; 9° un point *temporal*, au bas de la tempe et au-devant de l'oreille ; 10° un point *mentonnier* à la sortie du nerf dentaire inférieur ; 11° enfin un point *pariétal* qui se retrouve aussi dans la névralgie cervico-occipitale ; il occupe le confluent des nerfs frontal, temporal, superficiel et sous-occipital.

Quand les douleurs sont très-intenses, il y a souvent des mouvements convulsifs dans le côté de la face qui est affecté ; mais il est rare que la peau rougisse ou s'échauffe ; les yeux s'agitent et deviennent larmoyants, la narine correspondante est le siège d'une sècheresse incommode ou d'une sécrétion séro-muqueuse plus ou moins abondante ; d'autres fois, les douleurs suivent le trajet du nerf dentaire ; les dents deviennent d'une sensibilité très-incommode, et peuvent même devenir vacillantes. Quand la douleur siège plus haut vers les tempes, les bulbes des cheveux deviennent d'une extrême sensibilité ; on a vu les cheveux comme hérissés dans des accès violents, et même, si la maladie dure depuis longtemps, ils peuvent blanchir avant l'âge. — Il n'y a pas de fièvre ; seulement, quand les douleurs se prolongent, les sujets éprouvent du malaise, de l'inappétence.

Cette affection n'est pas grave, en ce sens qu'elle ne met pas la vie des malades en danger, puisqu'il est sans exemple qu'elle ait jamais occasionné la mort; mais, par sa durée, qui peut s'étendre à plus d'une année, elle est une source de tourments et d'ennuis cruels pour le patient. C'est cette persistance, cette opiniâtreté qui, dans certains cas, la rend rebelle aux moyens les mieux combinés et la fréquence des récidives, qui font de la névralgie faciale une des affections les plus incommodes et les plus pénibles.

Il n'y a guère que l'odontalgie qui puisse être confondue avec la névralgie faciale; et notez que cette confusion existe dans la nature elle-même, puisque des dents gâtées peuvent produire le tic douloureux. Cependant on reconnaît l'odontalgie proprement dite à l'absence de petits mouvements convulsifs dans le côté malade, et à ce que l'on peut découvrir, en percutant les dents avec un stylet, quelle est celle qui est le point de départ de la douleur. L'extraction de la dent malade fait alors cesser tous les accidents.

Le *traitement* du tic douloureux ne diffère pas sensiblement de celui des autres névralgies; il exige aussi beaucoup de tâtonnements, d'essais souvent infructueux d'une foule de moyens, avant que l'on ait rencontré celui qui convient. Les antiphlogistiques sont ordinairement plus nuisibles qu'utiles; cependant il est des personnes qui se trouvent soulagées par la saignée ou par des applications de sangsues. Les narcotiques et calmants, l'opium, les pilules de Méglin, les sels de morphine, la belladone, le stramonium, le cyanure de potassium, la ciguë, la térébenthine, et dans ces derniers temps le valérianate de zinc ont assez souvent fourni de bons résultats; ces divers moyens doivent être employés les premiers. Si la maladie résiste, on aura recours aux vésicatoires volants ou à demeure, et pansés avec la morphine appliquée plus particulièrement sur les points douloureux. Dans des cas très-rebelles, les souffrances étant très-vives, on serait autorisé à imiter soit M. Jobert, qui applique le fer rouge, soit A. Bérard, qui réséquait le nerf malade.

Quand la névralgie est intermittente, on aura recours au sulfate de quinine, seul ou associé à l'opium. Ce moyen est très-efficace et nous a réussi dans un grand nombre de cas.

Nous avons parlé de l'action du froid humide, c'est dire assez que le malade doit éviter soigneusement cette influence, se couvrir la tête d'un bonnet de laine, porter un bandeau de mousseline qui couvre la joue malade, même quelques jours après la guérison, car très-souvent nous avons vu un léger refroidissement faire reparaître l'affection. Quant au régime, il doit être seulement adoucissant; éviter les excitants tels que les liqueurs, le café, le thé, etc. Ce sont là les seules précautions hygiéniques exigées pour cette maladie. Mais, nous le répétons en terminant, le médecin, et surtout les malades, doivent s'armer de patience, car c'est une affection souvent très-opiniâtre. J.-P. BEAUDE.

TINTEMENT. (V. *Bourdonnement.*)

TIRE-BALLE (*chir.*), s. m. Instrument en forme de pince, qui sert, en chirurgie, à extraire les balles demeurées dans les tissus.

TIRE-FOND (*chir.*), s. m. Instrument consistant en une tige de fer, terminée par une vis qui s'enfonce dans un os pour le relever; on se sert de cet instrument dans l'opération du trépan.

TISANE (*phar.*), s. f., *ptisanna*, du grec *ptissané*, orge. Les tisanes sont des médicaments liquides, dont l'eau forme toujours la base, et qui contiennent les principes médicamenteux en solution très-étendue. Elles sont prescrites soit pour servir de boisson ordinaire au malade, soit parce que certains principes actifs s'administrent mieux sous cette forme.

On comprend plus particulièrement sous le nom de tisane, le produit de la macération, de l'infusion ou de la décoction aqueuse des substances végétales; cependant les *limonades*, les *solutions* gommeuses, sucrées, salines ou acides, les *bouillons* animaux, peuvent être aussi considérés comme des tisanes; mais comme il en a été traité dans des articles spéciaux, c'est à la première catégorie surtout que nous voulons nous attacher ici.

Le but principal que l'on doit se proposer dans la préparation des tisanes, doit être, en leur procurant toutes les propriétés actives qu'elles doivent avoir, de les rendre agréables ou au moins de les faire tolérer le plus possible par les malades.

Les règles générales de la préparation des tisanes se rapportent au choix et aux modifications préalables à faire subir aux ingrédients qui doivent entrer dans leur composition, et, en second lieu, à la manière de les mettre en contact avec l'eau qui doit en extraire les principes médicamenteux.

Relativement au premier point, on ne doit prendre que des parties végétales, feuilles, fleurs, fruits, bois ou racines, en très-bon état de conservation, et bien pourvus de la couleur et de l'arome qui leur sont propres. Il est bon de faire remarquer, au surplus, que, contrairement à un préjugé assez répandu, les plantes sèches sont plus propres à la préparation des tisanes que les vertes, c'est-à-dire celles qui sont pourvues encore de leur eau de végétation; elles conservent alors un reste d'énergie vitale qui les empêche de céder facilement leurs principes actifs aux menstrues aqueuses. On doit, dans tous les cas, les monder soigneusement de toutes les parties étrangères qu'elles pourraient contenir; on ne doit conserver que les feuilles, fleurs et sommités des plantes, et rejeter les tiges et les pédicules, à moins qu'ils n'aient été formellement prescrits. Les feuilles doivent être incisées; les bois, les racines, les écorces, coupés en tranches minces et même concassés sous le pilon lorsque la dureté de leur texture rend cette précaution nécessaire.

A moins d'indication contraire, les tisanes doivent être fort légères : dans un litre d'eau, la dose de quatre grammes de feuilles et de fleurs, celle de huit grammes de bois, écorces ou racines, est en général suffisante, quoique, pour ces derniers et surtout pour les tisanes sudorifiques, telles que celles de gayac et de salsepareille, il soit surtout utile d'élever la dose à quinze et même trente grammes.

Le mode le plus général de préparation des tisanes, et surtout de celles qui ont pour base des feuilles et des fleurs aromatiques, est l'infusion en vaisseau clos. On doit, lorsque l'infusion est terminée, les passer à travers un linge fin, ou mieux encore les filtrer au papier lorsque le temps le permet.

La simple macération à l'eau froide convient à la préparation des tisanes de *rhubarbe*, de *réglisse*, de *gentiane* et de toutes les substances qui cèdent facilement leurs principes ; cependant, l'infusion dans l'eau bouillante est encore le mode le plus généralement préféré pour préparer les tisanes avec les autres bois et racines. Pour la tisane de *salsepareille*, il faut prolonger longtemps la chaleur de l'infusion, en plaçant le vase qui la contient sur des cendres chaudes. Les tisanes de *gayac* et de *lichen d'Islande*, se préparent par une décoction prolongée. Le lichen doit être soumis d'abord à une ébullition légère dans une première eau qui entraîne un principe amer fort désagréable, et qu'on doit rejeter pour cette raison, à moins qu'il n'entre dans la vue du médecin de le conserver, ce qu'il prescrit alors spécialement.

Outre les tisanes simples dont la préparation peut être soumise, comme nous venons de le dire, à des règles générales, on donne aussi le nom de tisane à des apozèmes chargés des principes d'un assez grand nombre de substances. Nous allons donner les formules des plus usitées.

Tisane royale. C'est un purgatif fort usité autrefois, et que quelques médecins prescrivent encore. Pr. séné, sulfate de soude, de chaque 15 grammes ; coriandre, 4 grammes ; cerfeuil récent, pimprenelle, de chaque 15 grammes. Faites infuser vingt-quatre heures dans un litre d'eau tiède, passez ensuite le liquide, qui sera pris par verres dans la matinée.

Tisane de Feltz. Prenez salsepareille, 60 grammes ; colle de poisson, 10 grammes ; sulfure d'antimoine, 80 grammes ; eau commune, deux litres. On fait bouillir préalablement pendant une heure le sulfure d'antimoine dans un litre d'eau que l'on rejette ; on renferme ensuite le sulfure dans un nouet de linge fin, et on le fait bouillir de nouveau avec la salsepareille et la colle de poisson dans les deux litres d'eau prescrits, jusqu'à réduction de moitié ; on passe le liquide, on laisse déposer pendant une heure, et on décante pour l'usage.

Cette formule est celle du *Codex* ; mais la recette primitive de la tisane de Feltz contenait des écorces de buis et de lierre, auxquelles quelques personnes tiennent encore. On conteste aussi l'utilité de faire subir au sulfure d'antimoine une ébullition préalable ; on lui enlève ainsi des parties essentielles, dont quelques thérapeutistes regardaient la présence comme éminemment utile.

VÉE.
Membre de la Société de Pharmacie.

TISSU (*anat.*), s. m., *textus.* On appelle généralement du nom de tissu, l'élément anatomique d'un organe. Ainsi, on dit tissu cellulaire, tissu fibreux, tissu osseux. L'étude des tissus primitifs dont nos organes sont composés, constitue l'*histologie* (*istos* tissu, *logos* discours), ou anatomie générale. Les auteurs reconnaissent un nombre assez considérable de tissus élémentaires ; mais, à commencer par Bichat, le créateur de l'anatomie générale, ils ont le tort de ranger parmi les tissus simples, des organes éminemment composés, comme les vaisseaux, les nerfs, les glandes. Aujourd'hui, l'histologie s'est beaucoup enrichie des ressources que lui ont fournies la chimie et le microscope. Seulement, il ne faut pas s'exagérer les ressources de ces deux puissants moyens d'investigation, dont le dernier surtout, mal employé, est sujet à tant d'illusions, à tant de mécomptes.

Outre les tissus normaux qui constituent nos organes à l'état physiologique, il y a encore les tissus accidentels, qui sont constitués par des productions morbides. Ces tissus accidentels sont de deux sortes, comme l'a parfaitement établi Laënnec ; les uns analogues à ceux de l'état sain, comme le tissu muqueux qui se développe sur les plaies anciennes, le tissu cartilagineux ou osseux qui se forme dans les artères, etc. D'autres n'ont point d'analogue dans l'état sain, comme le squirrhe, l'encéphaloïde. Le mot tissu suppose l'organisation du produit morbide ; ainsi le tubercule n'est point un tissu.

J. B.

TITILLATION (*physiol. path.*), s. f., *titillatio.* Sorte de chatouillement léger et agréable.

TŒPLITZ (Eaux minérales de) (*thérap.*). Tœplitz, Téplitz ou Téplice, est une petite ville de Bohême dans le cercle de Leimeritz, à cinq lieues et demie de cette dernière ville, et à dix et demie de Dresde ; elle a 2,600 habitants et est située dans une vallée charmante, élevée d'environ 140 mètres au-dessus du niveau de la mer. Cette vallée est arrosée par le Saubach, et est bornée au nord et à l'est par la chaîne de l'Erzgebirge. Les sources sont nombreuses et sourdent d'un sol volcanique ; leur température est élevée ; un grand nombre de bains ont été établis dans la ville et les faubourgs, et sont appropriées à toutes les conditions.

Les sources de la ville sont au nombre de trois, elles sont les plus élevées en température ; on les regarde comme les sources principales ; celles des faubourgs sont au nombre de onze : cinq dans le faubourg proprement dit, et six dans le Schoenau, qui est considéré comme le second faubourg de Tœplitz ; la température de ces sources varie de 48°, 9 centigrades, à 26°, 2. L'eau de ces diverses sources présente à l'analyse la même composition, quoique l'on ait attribué, suivant l'usage, une vertu particulière dans certaines maladies à chacune d'elles. Cette eau est limpide, sans odeur, d'une couleur verdâtre, elle a une saveur salée et légèrement alcaline ; elle est un peu gazeuse et jaillit avec force de la source principale ; la quantité de gaz acide carbonique que contient l'eau de Tœplitz va en diminuant dans les autres sources, suivant qu'elles sont plus éloignées de cette source principale. Berzélius a analysé l'eau de la fontaine de *Steinbad*, qui est la principale du faubourg de Schoenau, et dont la température est de 47°, 7 cent., et il a trouvé qu'elle était composée, pour un litre d'eau, de :

Sulfate de potasse	0,gr.001
— de soude	0, 071
Carbonate de soude	0, 348
— de chaux	0, 063
— de magnésie	0, 037
Chlorure de sodium	0, 055
Phosphate de soude	0, 002
Oxyde de fer	} 0, 003
Sous-phosphate d'alumine	
Silice	0, 042
Matière extractive	
	——————
	0, 622

Berzélius n'indique pas la quantité de gaz acide carbonique qu'il a trouvé dans ces eaux, mais Ambrozi, qui en a également fait l'analyse, dit en avoir trouvé 14° 19 pouces cubes par livre d'eau. Ficinus a trouvé du gaz azote et de l'oxigène mêlé à l'acide carbonique.

Les bains de Tœplitz sont très-anciens, on dit que les sources ont été découvertes en 762; ils ont acquis une grande réputation en Allemagne, quoique ce pays renferme un grand nombre de sources analogues. Nos sources de l'est et du centre de la France possèdent des propriétés analogues, et peuvent remplacer la plupart de ces eaux d'Allemagne, qui jouissent d'une si grande réputation , qu'elles doivent surtout à la vogue et aux frais que l'on fait dans la plupart des établissements pour y divertir les étrangers. Il y a à Tœplitz de beaux et de grands établissements, et entre autres deux hôpitaux militaires entretenus, l'un par l'Autriche et l'autre par la Prusse.

C'est surtout dans les rhumatismes, la goutte, les paralysies, les ankiloses, les contractures musculaires, et les rigidités des articulations, que l'on prescrit les eaux de Tœplitz; on les administre aussi dans les affections chroniques des organes digestifs, dans les affections nerveuses, les affections lymphatiques et scrofuleuses. Elles sont contre-indiquées dans les affections inflammatoires, les congestions cérébrales, les affections de poitrine; les eaux s'administrent en boissons, en bains et en douches, on les associe quelquefois avec les eaux de Bilin et Kissingen.　　　　J.-P. BEAUDE.

TOMATE (*bot. méd.*) , s. f., fruit du solanum lycopersicum, L.; famille des Solanées, J. Il s'offre sous la forme d'une baie glabre , déprimée à la base et au sommet, offrant des côtes très-saillantes ; sa peau est résistante; d'abord de couleur verte, elle prend, lors de la maturité , une belle teinte rouge pourpre. Cette baie est divisée en plusieurs loges gorgées de suc, au milieu duquel nagent des semences velues , de couleur jaune et de forme lenticulaire.

La tomate, qu'on nomme aussi pomme d'amour, est abondamment cultivée dans les jardins potagers ; elle est fort innocente, quoique de la stupéfiante famille des Solanées. On n'en fait guère usage que dans l'art culinaire ; elle a une saveur acerbe , qu'elle doit à la présence de l'acide malique ; on en prépare des sauces , dont la saveur aigrelette s'associe parfaitement avec certains aliments fades ; elle les rend plus savoureux , et , partant, d'une digestion plus facile. Les Italiens mangent ce fruit en salade , à peu près comme nous le faisons des concombres ; mais ils n'attendent pas, dans ce cas, qu'il ait atteint toute sa maturité. On en fait quelquefois usage comme topique, ou en décoction, sous forme de collyre, dans les ophthalmies rebelles.　　　　T. C.

TOMENTEUX (*anat.*), adj. *tomentosus*, de *tomentum* duvet. Cette qualification se donne aux corps qui sont recouverts de poils doux et serrés, ce qui leur donne l'aspect du velours ou du duvet. Les membranes muqueuses ont l'aspect tomenteux.

TON (*physiol.*), s. m ., *tonus* , du grec *tonos* , tension. Etat de résistance et d'élasticité des organes dans l'état de santé. Cependant, ce mot s'applique autant aux propriétés physiologiques qu'aux propriétés physiques; ainsi le ton d'un organe, c'est cet état dans lequel l'organe accomplit ses fonctions avec régularité sous l'influence d'une faculté que l'on nomme tonicité.

TONGRES (Eaux minérales de) (*thérap.*). Tongres est une ville de Belgique à cinq lieues de Maëstricht. Les sources sont au nombre de deux et situées à un quart de lieue de la ville; ces eaux sont fort anciennes et étaient célèbres du temps des Romains. Pline en parle dans son traité d'histoire naturelle; quelques auteurs pensent que l'on doit entendre, sous la désignation de Pline, les sources de Spa, qui sont voisines de Tongres et qui sont plus importantes. Ces eaux sont gazeuses, ferrugineuses et magnésiennes , elles peuvent être employées avec avantage comme toniques et stimulantes dans les engorgements chroniques, la chlorose et les affections lymphatiques. Voici leur analyse faite par M. Payssé :

Fontaine de Pline.

Carbonate de fer......................	0,gr.113
— de magnésie.................	0, 168
Perte.................................	0, 016

Deuxième fontaine.

Carbonate de fer......................	0,gr.145
— de magnésie.................	0, 131
Perte.................................	0, 021

Cette analyse n'indique pas la quantité d'acide carbonique ; mais son existence est incontestable en présence du carbonate de fer et de magnésie qui ne peuvent être rendus soluble que par un excès très-notable d'acide carbonique.　　　　J. B.

TONICITÉ (*physiol.*), s. f. , *tonicitas*, de *tonos* ton, tension. C'est cette faculté départie à tous les organes vivants, de maintenir les parties qui les composent dans un état de resserrement convenable au libre exercice des fonctions. Ces mots ton et tonicité nous viennent de l'école méthodique de Themison (V. *Solidisme*). C'est, du reste, une expression assez vague, dont il est très-facile de fausser le sens. Quand ce que l'on nomme la tonicité vient à être exagéré, il en résulte l'éréthisme de la partie, l'orgasme. Dans le cas contraire, il y a relâchement ou *atonie*.　　　J. B.

TONIQUE (*physiol.*) , adj., *tonicus* , qui a rapport au ton. *Forces toniques.* — *Spasmes* ou *convulsions* toniques , quand il y a contraction permanente , comme dans le *tétanos*. (Voy. ce mot.)

TONIQUE (*mat. méd.*), adj. On appelle médicaments toniques ceux qui ont pour propriété d'augmenter le ton , l'action physiologique des organes, quand celle-ci est descendue au-dessous de son type normal. Ils n'accélèrent pas les mouvements vitaux , comme les excitants ou stimulants; cependant, ils pourraient agir dans le sens de ces derniers , si on les appliquait sur un organe déjà surexcité. Les toniques n'agissent pas en resserrant les tissus, comme le font les astringents, mais en augmentent la rénitence et la force élastique. Les toniques sont encore nommés *corroborants* ou *fortifiants*.

Les médicaments dont nous parlons sont surtout tirés du règne végétal; et ils se distinguent par un caractère commun à tous, c'est l'amertume. Du règne animal, il n'y a guère que le fiel de bœuf qui ait été employé comme tonique, et il rentre dans la règle relative à l'existence du principe amer. Parmi les minéraux, le fer seul et ses préparations peuvent être rangés parmi les toniques.

Ainsi que nous l'avons dit, les médicaments toniques agissent en augmentant l'activité fonctionnelle des organes, sans les irriter; ainsi, ils rendent l'appétit plus vif, les digestions plus faciles, plus promptes. L'énergie du système circulatoire est augmentée, sans que les battements du cœur soient plus précipités, ils facilitent l'hématose, et le fer, en particulier, rend, à ce que croient certaines personnes, le sang plus riche en globules. La nutrition et la calorification reçoivent également une influence favorable de cette médication.

Les toniques sont donc indiqués toutes les fois qu'il s'agit de relever les forces, d'activer les fonctions, et de leur rendre l'énergie qui leur manque. Ils sont usuellement employés avec succès dans les cas d'inappétence, par faiblesse de l'estomac, dans les diarrhées séreuses chroniques, dans les scrofules, le scorbut, la chlorose, l'anémie, les hydropisies passives. On comprend encore leur utilité dans la convalescence de beaucoup d'affections aiguës, la fièvre typhoïde, par exemple, lorsque l'état d'excitation fébrile et d'irritation locale a complètement disparu. Quant aux contre-indications, elles sont faciles à saisir, si l'on se rappelle ce que nous avons dit en commençant, savoir : que les toniques employés dans les cas d'éréthisme des organes, agissaient dans le sens de l'affection, en l'augmentant par conséquent.   J.-P. BEAUDE.

TONSILLAIRE (*anat.*), adj., *tonsillaris*, qui a rapport aux amygdales, (V. *Amygdales*). — *Artère tonsillaire*. Elle provient de la labiale. — *Angine tonsillaire*, c'est l'inflammation des amygdales. (V. *Angine*.)

TONSILLE, synonyme d'*amygdale*. (Voy. ce mot.)

TOPHACÉ (*path.*), adj., de *tophus*, qui signifie tuf. Les concrétions tophacées sont des dépôts durs, ordinairement d'urate de soude, qui se forment autour des articulations chez les goutteux. (V. *Goutte*.)

TOPHUS (*path.*), s. m. Mot latin conservé en français, et par lequel on désigne les concrétions de la goutte (V. *Goutte*.)

TOPIQUE (*thérap.*), s. m. et adj., *topicus*, du grec *topos*, lieu. On appelle médicaments topiques, ceux qui s'appliquent extérieurement sur une partie malade; tels sont les cataplasmes, les emplâtres, les onguents, les pommades, les liniments, les lotions, les caustiques, etc. (Voy. ces mots)

TORMENTILLE (*mat. méd.*), s. f. *potentilla tormentilla*, famille des Rosacées, J.; icosandrie

polygynie, L. Petite plante vivace, très-commune dans les bois de l'Europe. Ses racines sont presque cylindriques, plus grosses dans leur partie supérieure, souvent arrondies, de la grosseur du doigt, noueuses, courtes, contournées, brunes et écailleuses extérieurement, d'un rouge foncé à l'intérieur. Ses racines sont fortement astringentes, ce qui les fait employer pour tanner les cuirs; elles sont aussi usitées en médecine, associées à la bistorte en décoction, à la dose de trente à soixante grammes. On les emploie assez souvent dans les diarrhées chroniques. Cette racine entre, en outre, dans les espèces astringentes du *Codex* et dans le diascordium. On en prépare un extrait et une poudre qui sont assez fréquemment usités.   J. B.

TORPEUR (*path.*), s. f., *torpor*. Engourdissement, état d'affaissement intellectuel dans lequel se trouvent les malades atteints de certaines affections cérébrales, de fièvres de mauvaise nature, ou à la suite d'une commotion morale très-violente.

TORRÉFACTION (*pharm.*), s. f., *torrefactio*, de *torrefacere*, faire griller; torréfier, c'est exposer au feu une substance solide, minérale, végétale ou animale, soit pour en séparer quelques principes volatils, soit pour y développer un principe nouveau, soit pour en déterminer l'oxydation. Le mot *grillage*, qui est synonyme de torréfaction, est plutôt employé pour les mines.

TORTICOLIS (*path.*), s. m., *obstipitas, caput obstipum, obstipité*. On appelle ainsi une inclinaison involontaire et permanente de la tête vers l'une ou l'autre épaule. Cette déviation peut dépendre de différentes causes : d'abord, d'une luxation accidentelle ou spontanée de la partie supérieure de la colonne vertébrale, ou bien d'une lésion des parties molles, telle qu'une cicatrice vicieuse du cou qui fait pencher la tête de son côté; et enfin, une rétraction d'un ou de plusieurs muscles du cou. Nous ne parlerons ici que de ces dernières variétés.

Cette rétraction musculaire peut avoir lieu dans deux circonstances différentes et en quelque sorte opposées. Ainsi, les muscles d'un côté sont paralysés : ceux du côté sain agissant seuls, et ne trouvant pas de résistance dans leurs antagonistes, la tête se penche du côté sain : ou bien c'est par le fait d'une rétraction morbide, d'une contracture, que la tête est entraînée par l'excès d'action des muscles *contracturés*. Dans le premier cas, la tête revient très-facilement, et sous l'influence des moindres efforts, à sa direction habituelle. On ne sent pas du côté de l'inclinaison, ces cordes dures et tendues qui se montrent dans le second cas, et du reste, l'état de paralysie des muscles du côté opposé peut être facilement constaté.

La rétraction morbide ou contracture peut dépendre de différentes causes. Quelquefois c'est l'effet d'un rhumatisme aigu, partiel, et alors la douleur des muscles affectés, et les autres phénomènes du rhumatisme musculaire, indiquent suffisamment la nature du mal, auquel le traitement ordinaire du rhumatisme est applicable. D'autres fois, l'affection est congénitale, et tient à une rétraction convulsive du muscle sterno-cléido-mastoïdien, auquel, dans l'immense majorité des cas, il faut attribuer la déviation. Enfin, dans un bon nombre de circonstances, le raccourcissement des muscles dépend, soit d'un rhumatisme chronique, soit d'un état convulsif devenu permanent, et dont la cause première n'est guère plus facile à déterminer que pour le pied-bot.

Dans ces cas, comme dans le pied-bot seul, le traitement consiste dans l'emploi d'une opération chirurgicale, dans la section du muscle rétracté. Le plus souvent, comme nous l'avons dit, c'est le sterno-cléido-mastoïdien, quelquefois le trapèze, ou le scalène; et même, quand il s'agit du premier de ces muscles, il n'est pas rare de voir que l'obstipité est dû à la contraction d'un seul des deux faisceaux qui composent le muscle, et le plus souvent c'est le faisceau sternal qui est ainsi rétracté.

L'idée de couper le muscle malade remonte à une époque déjà assez ancienne. Tulpius paraît être le premier qui l'ait pratiquée. Depuis, d'autres chirurgiens hollandais y ont eu recours, mais en coupant le muscle et la peau. Dupuytren, en 1822, coupa le muscle en introduisant le bistouri à l'aide d'une simple ponction à la peau. Plus récemment, MM. Stromeyer, Dieffenbach, en Allemagne, MM. J. Guérin, Bouvier, L. Fleury, etc., en France, ont agi de même avec succès, et ont apporté au procédé opératoire d'importantes modifications. Aujourd'hui, il est bien reconnu que, dans le torticolis, le muscle ou les muscles rétractés doivent être coupés suivant les règles ordinaires de la ténotomie sous-cutanée, à l'aide d'une simple piqûre à la peau. M. Guérin, auquel on doit d'importantes recherches sur ce sujet, établit fort judicieusement qu'il vaut mieux diviser le tendon du muscle que le muscle lui-même, et n'opérer la section que de l'un des faisceaux quand ils ne sont pas rétractés tous les deux.   J.-P. BEAUDE.

TORTUE (*hist. nat. méd.*), s. f., *testudo*. La tortue fait partie de la classe des reptiles, et de l'ordre des Chéloniens (du grec *chélonè*, tortue). Ces animaux ont le corps recouvert d'une sorte de cuirasse solide, nommée *carapace*, dont la partie inférieure qui revêt l'abdomen et la face inférieure de la poitrine, se nomme *plastron*. La carapace est ovale ou orbiculaire, plus ou moins bombée, formée d'écailles jointes ensemble, d'une grande dureté, noirâtres, semées de points ou de marbrures de différentes nuances, mais habituellement jaunâtres. La chair des tortues est blanche, très-riche en gélatine. Elle était autrefois très-usitée pour préparer des bouillons que l'on préconisait dans les maladies de poitrine. Aujourd'hui, on y a à peu près renoncé, vu le prix élevé de cette substance, et son inefficacité bien constatée; elle peut être remplacée par les viandes blanches, et notamment par le veau.   J. B.

TOUCHER (*physiol.*) (V. *Tact*.)

TOUCHER (*accouch.*) s. m. On donne ce nom à une opération qui consiste à explorer avec un ou plusieurs doigts les organes sexuels de la femme. Le toucher se pratique, soit pour constater l'état de grossesse, ses modifications, soit pour reconnaître l'existence des maladies de l'utérus ou du vagin; il est, avec l'emploi du spéculum, le moyen le plus efficace pour établir le diagnostic de ces affections.

Toucher vaginal ou toucher proprement dit. —

Position de la femme. — Quand la femme enceinte est affectée d'ascite, d'hydrothorax, d'asthme, de lésion organique du cœur ou des gros vaisseaux; lorsque sa respiration ne se fait qu'avec difficulté, elle doit rester debout pendant qu'on la touche, afin d'éviter la fatigue et même les dangers que pourrait entraîner la position horizontale. Si elle est faible, au contraire; s'il y a menace de syncope, d'hémorrhagies, de convulsions; si l'utérus est fortement incliné en avant, ou si, par une autre cause, le col est déjeté très-loin en arrière, il est mieux de la faire coucher. Enfin, si l'on éprouve quelques difficultés, s'il reste quelques doutes, on doit l'examiner alternativement dans l'une et dans l'autre de ces deux positions. Les muscles sont d'abord mis dans le relâchement. Si la femme est couchée, on lui fait fléchir à demi les jambes et les cuisses, ainsi que la tête et la poitrine, qu'on relève légèrement à l'aide d'oreillers ou de traversins. Dans le cas contraire, on la fait placer contre un mur, un meuble, un corps solide quelconque qui puisse la soutenir. Ensuite, elle écarte et fléchit les jambes et les cuisses, en même temps qu'elle incline un peu la poitrine et la tête en avant. Pour prévenir l'embarras d'une semblable posture, on lui permet de s'appuyer des coudes ou des mains sur les bras de quelque autre personne, ou tout simplement sur les bords d'une commode, ou de deux chaises placées exprès à ses côtés.

Au demeurant, quand la femme est couchée, le relâchement des muscles permet mieux, qu'il y ait grossesse ou non, de constater l'état des organes que dans la position opposée, et c'est ainsi que je touche presque toujours.

Avant de commencer l'opération, il faut s'enduire les doigts de mucilage de graine de lin ou de racine de guimauve, d'huile d'olive ou d'amande, de beurre ou de saindoux, de cérat, de blanc-d'œuf, ou d'une graisse quelconque. Le mucilage est ce qu'il y a de meilleur; mais quand on n'en a pas sous la main, peu importe la substance à laquelle on ait recours, pourvu qu'elle soit onctueuse et non irritante.

Sans cette précaution, on pénétrerait moins facilement dans le vagin. Les grandes lèvres et les poils qui les ombragent pourraient être tiraillés. Si l'accoucheur avait quelque excoriation au doigt, l'enduit gras dont je parle serait un moyen de ne pas s'exposer à contracter les maladies contagieuses dont la femme pourrait être affectée. On aurait tort d'admettre cependant qu'une telle précaution est indispensable. Il serait souvent possible, au contraire, de s'en abstenir sans inconvénient. C'est à titre de moyen utile qu'il faut la recommander; mais l'entrée du vagin est en général assez humide pour que je n'y aie presque jamais recours.

Il faut savoir toucher aussi facilement de la main gauche que de la main droite. Une position forcée de la femme, une difformité, une maladie, une altération momentanée quelconque de la main habituelle, feraient bientôt regretter de ne pas s'y être exercé.

Pour introduire le doigt, on peut le tenir étendu et fortement écarté des autres, ou bien fléchir ces derniers, de telle sorte que le pouce se trouve caché dans la paume de la main.

Il n'est jamais indispensable de découvrir la femme pour cette opération. Quand elle est couchée, on se place à côté de son lit. La main portée sous la couverture gagne la vulve en passant sous le jarret correspondant. Si la femme reste debout, on doit mettre un genou en terre.

L'indicateur, disposé comme il a été dit, ayant son bord radial tourné vers le sommet de l'arcade pubienne, est d'abord porté sur le périnée, ou à la partie postérieure de la vulve. On en ramène ensuite la pulpe, en la traînant en avant pour la glisser entre les grandes lèvres, et pénétrer dans le vagin.

Avant de chercher le col, il est bon d'explorer l'état du rectum, du bas-fond de la vessie, des colonnes longitudinales du vagin, la conformation des détroits et de l'excavation du bassin.

On passe ensuite à l'examen du museau de tanche. On évalue l'épaisseur et la longueur, soit absolues, soit relatives, des lèvres de cet orifice, leurs bosselures ou leurs tubercules, et leur dépression, leur état de régularité ou d'irrégularité, la forme de l'orifice et sa direction. Enfin on tente de déterminer la longueur du col, ainsi que le volume de la matrice, qu'on soulève pour en reconnaître la pesanteur.

Avec ces précautions, il est souvent possible, dès la fin du troisième mois, lorsque la femme est maigre, et que les parois du ventre offrent une certaine souplesse, de saisir l'utérus par son col et par son fond simultanément, de le faire basculer en arrière ou de côté, et d'en apprécier la mobilité, la forme et le volume, d'en mesurer d'une manière fort exacte et la longueur et le poids, de s'assurer s'il est ou n'est pas dans l'état naturel, et si la substance qui le remplit est fluide ou non.

Le *toucher par le rectum* est trop négligé. Il donne une grande liberté pour reconnaître la mobilité ou la fixité, le degré d'inclinaison, de sensibilité, de volume et de densité de l'utérus pendant le premier tiers de la grossesse.

Le pouce porté en même temps dans le vagin, permet d'explorer, avec tout le soin désirable, la cloison recto-vaginale, ainsi que la longueur et le volume du col.

Jusqu'à deux ou trois mois, le toucher par le vagin ou par l'anus ne peut pas, plus que les signes rationnels, donner la certitude de l'existence ou de la non-existence de la gestation. Il permet quelquefois d'établir un diagnostic plus ou moins probable, mais jamais parfaitement certain; en sorte que, sans des raisons puissantes, on ne doit pas y soumettre les femmes, si le toucher ou le *palper* abdominal ne pouvait pas y être associé.

Plus tard, si le praticien ne peut pas affirmer positivement s'il est sous son aide qu'il existe un fœtus dans la matrice, il lui est du moins permis de s'assurer que cet organe a beaucoup augmenté de volume. Dès lors il ne s'agit plus que de distinguer la gestation véritable d'avec les maladies que l'on confond quelquefois avec elle.

On ne tarde pas, au surplus, à pouvoir exécuter le ballottement, à reconnaître les mouvements spontanés, à entendre les bruits du cœur de l'enfant, seuls phénomènes qui prouvent sans réplique que la grossesse a lieu.

Toucher ou palper abdominal. — L'exploration du ventre doit en outre être constamment ajoutée au toucher. Elle est d'un trop grand prix à mes yeux pour que je n'essaie pas de la tirer de l'oubli où elle est tombée parmi nous. Nul changement un peu con-

sidérable de l'utérus ou de ses dépendances ne peut échapper à l'exploration abdominale bien pratiquée.

Lorsqu'on veut procéder utilement à l'exploration abdominale, il importe que la femme soit couchée, et qu'elle n'exerce aucune espèce d'effort.

Le ballottement et l'opération nécessaire pour déterminer les mouvements du fœtus, permettraient seuls, dans certains cas, de la laisser debout, afin que le poids du fœtus tendît à le ramener vers le col et non du côté des lombes.

Il faut qu'elle ait les jambes et les cuisses fléchies, en un mot qu'elle soit placée comme pour la réduction d'une hernie. L'opération est plus facile à jeun, de même que dans l'état de vacuité du rectum et de la vessie. Le toucher abdominal seul comprend plusieurs nuances. En faisant faire quelques inspirations profondes à la femme, pendant qu'une main reste étalée entre le pubis et l'ombilic, on distingue la matrice à sa fixité dans le centre de l'excavation ou de l'hypogastre. Une pression douce permettrait de toucher, dans toute leur profondeur, les fosses iliaques, d'atteindre sans peine l'angle sacro-lombaire, et toute la portion abdominale du rachis, il est impossible de ne pas rencontrer l'utérus dans le détroit ou au-dessus, s'il a pris quelque développement.

Dans les trois ou quatre premiers mois, il se présente sous l'aspect d'une tumeur dure, et plus ou moins arrondie, un peu plus près du promontoire que des pubis, quelquefois sur la ligne médiane et souvent un peu de côté. A mesure que la grossesse avance ensuite, au lieu d'une masse solide, on y trouve un corps rénitent qu'il faut s'attendre à trouver entre l'ombilic et les pubis, ou vers l'une des fosses iliaques. On le distingue des autres viscères à ses circonscriptions, à sa régularité, à son aspect d'ovoïde, à sa tension. La pression directe en arrière, avec une main d'abord, avec les deux mains ensuite, conduit bientôt sur quelques saillies de l'enfant, dont on apprécie ainsi jusqu'au volume après le cinquième mois, et qui se retire brusquement dans certains cas, ou du moins qui exécute presque toujours alors des mouvements assez manifestes pour être reconnus. Il résulte de ces détails, que l'exploration abdominale est un excellent moyen de constater l'existence de la grossesse, et que, dans plusieurs circonstances, elle peut tenir lieu du toucher interne auquel elle fournit d'ailleurs un puissant secours. Je m'empresse d'ajouter toutefois qu'elle n'est pas applicable à tous les cas. Les parois abdominales sont tellement épaisses chez les femmes grosses, et tellement denses ou résistantes chez celles qui sont robustes et fortement musclées, qu'elles détruisent tous les effets de la pression.

Une grande irritabilité, une douleur dans quelque point du ventre, une maladie avec altération organique quelconque des viscères, une grande quantité d'eau avec un petit fœtus dans une matrice mince, en rendent aussi l'emploi ou difficile ou peu concluant. Dans les autres cas, le toucher abdominal, aidé du toucher vaginal, permet de si bien apprécier l'état de l'utérus, que la grossesse peut être ainsi diagnostiquée dès le troisième mois.

VELPEAU.

Membre de l'Institut, professeur à la Faculté de Médecine de Paris, chirurgien de l'hôpital de la Charité.

TOURNESOL (*chim.*), s. m. Le tournesol est

une substance colorante, dont on distingue deux sortes : 1° le *tournesol en pain*, rectangulaire, de couleur bleue-cendrée, qui se prépare en Auvergne, avec différents lichens que l'on traite par les cendres gravelées et l'urine. On en fait une teinture qui sert de réactif pour les acides. 2° Le *tournesol* en drapeaux : ce sont des chiffons de vieux linge, que l'on trempe dans le suc du *croton tinctorium* (famille des Euphorbiacées, J.; monœcie monadelphie, L.), et que l'on expose ensuite aux vapeurs de l'urine et de la chaux vive, jusqu'à ce qu'ils aient pris une teinte violette. Ces deux substances sont complètement inusitées en médecine. La première, ainsi que nous l'avons dit, sert à préparer une teinture et du papier qui forment les réactifs les plus sensibles pour reconnaître la présence d'un acide. Le tournesol est rougi par les acides même les plus faibles. Les alcalis ramènent au bleu le tournesol qui a été rougi. Ce réactif, comme on le voit, peut servir à faire connaître les acides ou les bases qui sont en excès dans une solution.   J. B.

TOURNIOLE (*path.*), s. f., synonyme de *panaris*. (Voy. ce mot.)

TOURNIQUET (*chir.*), s. m., *torcular*. C'est un instrument de chirurgie destiné à arrêter les hémorrhagies. Le tourniquet le plus simple consiste en deux pelotes, dont l'une appuie sur le vaisseau par lequel l'hémorrhagie a lieu, l'autre sur le point opposé : une courroie fait tout le tour du membre et serre les deux pelottes, qu'elle tend à rapprocher l'une de l'autre, et vient s'adapter à une plaque de cuivre placée au-dessus de la pelotte compressive ; une vis de rappel traverse cette plaque, et s'implante dans la pelotte, qu'elle appuie avec plus de force, suivant qu'on lui imprime un plus grand mouvement à gauche. Le tourniquet, imaginé par J.-L. Petit, a subi, depuis un siècle, une foule de modifications.   J. B.

TOXICOLOGIE (*méd. lég.*), s. f., du grec *toxikon*, poison, *logos*, discours. C'est la partie de la médecine légale qui traite des poisons : la chimie, la pathologie et la physiologie sont les connaissances préliminaires indispensables pour l'étude de cette branche de la médecine. (V. *Empoisonnement*.)

TOXIQUE (*méd. lég.*), s. m., *toxicum*, de *toxikon*, poison ; c'est le synonyme de poison. On dit indifféremment substance vénéneuse ou substance toxique.

TRACHÉE (*anat.*), s. f., *trachea*, *aspera*, *arteria* des anciens. La trachée-artère est la portion du conduit aérien, comprise entre le larynx (Voy. ce mot) et les bronches. Elle est constituée par un tube fibro-cartilagineux et membraneux, cylindrique dans ses trois quarts antérieurs, plane dans son quart postérieur, qui repose sur la colonne vertébrale depuis la cinquième vertèbre du cou, jusqu'à la troisième du dos. La portion antérieure est constituée par des anneaux fibro-cartilagineux, au nombre de quinze à vingt, et dont le quart postérieur manque. Ils sont placés horizontalement les uns au-dessus des autres, séparés par des intervalles étroits que remplit une membrane fibreuse. Les extrémités de chaque anneau sont

unies par des fibres musculaires transversales, qui constituent le plan postérieur. Intérieurement, la trachée est tapissée par une membrane muqueuse qui fait suite à celle du larynx. L'origine supérieure de la trachée est au-dessous du cartilage cricoïde (V. *Larynx*), et elle s'arrête là où l'arbre aérien se divise en deux branches ou *bronches* qui se rendent dans les poumons. (V. *Bronches* et *Poumons*.)

TRACHÉE (Maladies de la). Elles n'offrent pas une importance spéciale ; ses inflammations se confondent soit avec celles du larynx, soit avec celles des bronches. Ses phlegmasies chroniques avec ulcération ont été indiquées à propos de la phthisie laryngée, au mot *Larynx*.

Corps étrangers. — Les liquides ou les gaz qui pénètrent dans la trachée et jusque dans les bronches, peuvent, par leurs propriétés excitantes, déterminer des secousses de toux, d'anxiété qui cessent promptement après l'expulsion du fluide, mais qui peuvent amener l'inflammation de ce conduit.

Les corps étrangers solides qui s'introduisent dans les voies aériennes viennent habituellement du dehors et pénètrent dans le larynx dans un mouvement brusque d'inspiration ou de déglutition. C'est ainsi qu'on a vu pénétrer un haricot, un pois, une petite pièce de monnaie, un fragment de châtaigne, un épi de blé, un noyau de cerise, etc.; d'autres fois c'était des vers remontés de l'estomac et entrés ainsi dans les larynx. Pour qu'un corps étranger pénètre ainsi, il faut qu'il n'ait pas plus d'un pouce de diamètre.

Si l'on se rappelle ce que l'on a éprouvé pour avoir *avalé de travers*, comme on le dit, un peu de vin ou même de salive, on doit comprendre les effets que peut produire un corps étranger solide, une fève de haricot, par exemple, introduite dans la trachée. Secousses de toux convulsives, suffocation, anxiété extrême, tels sont les phénomènes qui se manifestent. Ces accidents s'interrompent souvent pendant un temps variable pour reparaître ensuite avec plus ou moins de violence ; les secousses de toux font bailoter le corps étranger dans la trachée ; on l'entend parfois monter et descendre, en appliquant l'oreille au-devant du cou. Si les efforts sont violents, ils peuvent suffire quelquefois pour l'expulser au dehors. Quand le séjour se prolonge, et cette prolongation peut s'étendre à plusieurs années, on voit ordinairement survenir des accidents analogues à ceux de la phthisie, qui disparaissent, et sont suivis du retour complet à la santé, lorsque par une circonstance quelconque, le plus souvent pendant une quinte de toux, le corps étranger est rejeté. Dans d'autres cas encore plus graves, il peut oblitérer la glotte et amener une asphyxie mortelle.

Le *traitement* repose sur une seule indication : faire sortir le corps étranger le plus promptement possible. On a essayé la secousse imprimée au tronc à l'aide d'un coup de poing dans le dos, le plan incliné qui place le patient la tête en bas et les jambes en l'air, qui réussit parfaitement chez le fameux ingénieur Brunel, qui s'était introduit une pièce d'or dans la trachée. Mais le moyen par excellence, c'est celui qui consiste à aller chercher directement le corps étranger au moyen de la trachéotomie. (V. *Bronchotomie*.)

TRACHÉOTOMIE (*chir*.), s. f., *trachéotomia*, de *tracheia* trachée, et *temno* je coupe ; section de la trachée. (V. *Bronchotomie*.)

TRAGUS (*anat*.), s. m. Mot latin conservé dans le langage médical, et dérivé du grec *tragos*, bouc. On appelle ainsi le petit lobule saillant qui est à la partie antérieure de l'oreille, et qui se couvre de poils chez les vieillards. (V. *Oreille*.)

TRANCHÉES (*path*.), s. f. pl., *tormina*. Ce sont des coliques très-fortes. Tranchées utérines, douleurs que l'utérus éprouve après l'accouchement, pour se débarrasser des caillots qu'il contient. (V. *Accouchements*.)

TRANSFUSION (*physiol*.), s. f., *transfusio*, de *transfundere*, faire passer d'un vase dans un autre. Ce mot s'applique surtout à la transfusion du sang. Nous en avons parlé au mot *Sang*.

TRANSPIRATION (*physiol*.), s. f., *transpiratio*. La transpiration est une exhalation continuelle et insensible de vapeur aqueuse à la surface de la peau. Quand elle est plus abondante, qu'elle devient appréciable au toucher, il y a ce que l'on nomme *moiteur*. Enfin, quand des gouttelettes s'élèvent à la surface tégumentaire, c'est la *sueur*.

La transpiration ou perspiration cutanée insensible, constitue l'état normal ; la sueur n'est qu'exceptionnelle.

Enfin, il y a encore une autre transpiration qui a lieu à la surface des bronches dans l'acte de la respiration (voy. ce mot) ; c'est la *transpiration pulmonaire*.

Nous avons vu, au mot *Sécrétion*, que les liquides rejetés par l'économie peuvent être ce que nous avons appelé *excrémentitiels*, c'est-à-dire qu'ils sont le produit de décompositions faites dans l'intérieur du corps, qui ont pour but de rejeter au dehors les matériaux inutiles. Les appareils chargés de cette expulsion, que l'on pourrait appeler dépuratoire, sont la peau et les reins. On peut y joindre aussi les poumons. L'urine, que nous étudierons plus tard, et la matière de la transpiration cutanée et pulmonaire, sont donc des liquides excrémentitiels, contenant les substances extraites des aliments, et qui ne peuvent pas ou qui ne peuvent plus servir à la stimulation et à la réparation de nos organes.

Transpiration cutanée. — Elle a lieu sur toute l'étendue de la surface du corps; on peut recueillir son produit au moyen d'un vase dans lequel un membre se trouve exactement renfermé. Cruikshank, qui a fait ces expériences en plaçant différentes parties de son corps dans un grand cylindre de verre exactement adapté aux téguments au moyen d'une vessie, et refroidi extérieurement par de la glace, vit la surface intérieure du cylindre se couvrir de vapeurs qui ne tardèrent pas à se transformer en gouttelettes, lesquelles se réunirent au fond du cylindre. Cette vapeur aqueuse traversait sans difficulté son bas, traversait une peau de chamois, et finissait par se faire jour à travers le cuir de sa

botte. C'est ainsi que l'on a pu constater que ce liquide contenait de l'eau avec de l'acide carbonique ou solution et à l'état gazeux, des sels, tels que le chlorure de sodium, du phosphate sodique, et une matière animale que l'odorat décèle habituellement. Outre l'acide carbonique, plusieurs observateurs ont reconnu que, dans certaines circonstances, la peau exhalait de l'azote et de l'hydrogène. Collard de Martigny croit avoir reconnu que l'azote était plus fréquemment exhalé après une nourriture animale, et l'acide carbonique après la nourriture végétale.

La transpiration cutanée paraît plus abondante quand l'air est sec que dans les conditions opposées: l'agitation de l'air et une moindre pression atmosphérique l'augmentent aussi. Les personnes grasses transpirent beaucoup plus que les personnes maigres, les hommes plus que les femmes. Tout le monde sait que, l'été, l'exhalation cutanée se fait avec beaucoup plus de force que pendant l'hiver.

Sanctorius, qui passa trente années de sa vie à se peser dans une balance, après ses repas, pour savoir quelle était la perte que nous faisons par la transpiration insensible, avait établi que de huit livres d'aliments solides et liquides pris en 24 heures, cinq se dissipent par la transpiration, et trois seulement par les selles et les urines. Mais Sanctorius n'avait pas tenu compte de la transpiration pulmonaire. Ses expériences ont été reprises avec beaucoup plus de précaution et d'exactitude, par Lavoisier et Séguin. Pour distinguer les effets de la transpiration de ceux qui appartiennent à la perspiration pulmonaire, Séguin employa un vêtement de taffetas gommé, imperméable à l'air, ouvert par le haut, et ayant pour la bouche une ouverture entourée de cuivre. Après qu'il avait revêtu cette enveloppe, on la fermait en haut par une forte ligature et il collait l'embouchure de cuivre autour de sa bouche ; puis il se mettait sur le plateau d'une balance, restait plusieurs heures en repos, et se faisait peser de nouveau. La différence entre les deux pesées donnait la perte que la perspiration pulmonaire avait occasionnée dans leur intervalle. Alors Séguin quittait l'habit de taffetas, se faisait peser, puis se remettait dans la balance au bout d'un temps déterminé. La différence entre ces deux dernières pesées indiquait la perte résultant à la fois, et de la perspiration pulmonaire, et de la transpiration cutanée. Enfin, retranchant de cette somme totale le résultat obtenu dans la première expérience relative à la perte par les poumons, on avait la perte par la peau. Ces expériences, suivies pendant longtemps, ont donné les résultats suivants : 1° Quelle que soit la quantité des aliments, un homme qui se tient tranquille en revient au même point au bout de vingt-quatre heures. 2° Si, toutes choses égales d'ailleurs, la quantité des aliments varie, ou si cette quantité restant la même, celle de l'exhalation augmente ou diminue, la quantité des excréments diminue ou augmente, de manière que le même poids se trouve à peu près rétabli dans le même laps de temps. D'où il suit que, chez l'homme bien portant, les diverses fonctions s'entr'aident et se suppléent. 3° Quand la digestion est mauvaise, l'exhalation diminue. 4° Lorsque la digestion s'accomplit bien, la quantité des aliments n'exerce pas une grande influence sur l'exhalation. 5° C'est immédiatement après avoir mangé qu'on exhale le moins.

6° C'est.pendant la digestion que la perte de poids occasionnée par l'exhalation est le plus considérable. 7° La plus grande perte de poids déterminée par l'exhalation est de 2,500 grammes en 24 heures ; la moindre, de 860 grammes. 8° La transpiration cutanée dépend de l'état de l'atmosphère et de celui du corps. 9° La moyenne de la perte de poids par l'exhalation est de 0,98 centigr., dont 0,60 pour la transpiration cutanée, et 0,38 centigr. pour la perspiration pulmonaire.

La transpiration se produit par le même mécanisme que les autres exhalations (V. *Sécrétion*). Elle paraît avoir pour organes des glandules spéciales constatées dans la peau par Eichorn et Breschet, et dont nous avons parlé au mot *Peau*. Incessamment formée dans ces appareils, elle est poussée par les conduits des glandes jusqu'à la surface lisse des téguments, où elle sort par de petits orifices entre les lamelles de l'épiderme.

Nous avons vu quelles étaient les circonstances qui faisaient varier l'abondance de la transpiration. Nous ajouterons qu'elle exhale une odeur particulière suivant les individus. Musquée chez quelques personnes, elle est au contraire d'une extrême fétidité chez d'autres. Les historiens ont parlé de l'odeur de bouc qu'exhalait Henri IV. On sait que chez les enfants elle a une odeur de lait aigri, qu'elle est acide chez les femmes à l'approche de leurs règles, etc. Chez les nègres, elle a aussi une odeur fort repoussante. Quant à cette horrible puanteur des Esquimaux, des Samoïèdes, des habitants de la Terre de Feu, et de quelques autres peuplades sauvages, il faut se rappeler que ces peuples vivent de poisson pourri, de graisse rance, et croupissent au sein de la plus horrible malpropreté.

DE LA SUEUR. — Ainsi que nous l'avons dit plus haut, la sueur n'est autre chose que la transpiration devenue assez abondante pour se rassembler en gouttelettes à la surface du corps. Nous allons l'étudier chez l'homme à l'état de santé et de maladie.

La sueur est générale ou partielle ; partielle, elle se montre surtout à la paume des mains, aux pieds, au-devant de la poitrine, à la tête, aux aisselles et aux aines ; elle se montre habituellement plutôt la nuit que le jour. Tantôt la durée n'est que de quelques minutes, d'autrefois de plusieurs jours, plusieurs mois, et enfin on en a vu durer des années entières. Son abondance est aussi très-variable ; il est certaines maladies aiguës, telles que le rhumame, la pneumonie, où les sueurs sont très-abondantes ; dans la fièvre intermittente, elles constituent un stade spécial. Parmi les affections chroniques, il n'y a guère que la phthisie où la transpiration soit portée à un très-haut point ; enfin, il y a une maladie presque exclusivement constituée par la sueur, c'est la suette miliaire. (V. *Miliaire*.)

Dans d'autres maladies, la sueur, au lieu d'être augmentée est, au contraire, diminuée ou même supprimée. C'est ce qui a lieu dans le diabètes, les affections chroniques de la moelle épinière avec paralysie, l'ichthyose, etc.

La matière de la transpiration est ordinairement d'un goût salé, quelquefois âcre ou nauséeux ; elle est aussi le plus souvent aqueuse, tenue, ou bien visqueuse, collante : dans ce cas, elle est souvent froide. On a vu des sueurs vertes, bleues, rousses, noirâtres mêmes, etc. Quant aux sueurs de sang, il y

a ici abus de mots ; il s'agit d'une *hémorrhagie* par la peau et non d'une transpiration proprement dite.

Les praticiens se sont beaucoup attachés à distinguer l'odeur de la sueur dans différentes maladies, comme pouvant servir de moyen diagnostique. Elle est fétide dans les fièvres graves; analogue à celle de la moisissure dans certains exanthèmes, la rougeole, la scarlatine; à celle du foin dans le typhus et les affections cérébrales (ici il faut noter que les malades urinent souvent dans leur lit); à celle de la paille moisie dans la suette, etc. Habituellement *acides*, les sueurs deviennent quelquefois *alcalines*; dans l'ictère elles contiennent les matériaux de la bile; dans la goutte, de l'acide phosphorique et des phosphates.

On ne croit plus guère aujourd'hui à ces histoires de sueurs laiteuses et urineuses dont il a tant été parlé autrefois, et qui disparaissent devant un examen sévère et attentif. Cependant, dans la rétention complète de l'urine dans la vessie, les sueurs contractent l'odeur urineuse, ce qui est dû à ce que l'urée est moins complètement éliminée du sang par les reins, et aussi à une résorption de l'urine accumulée dans la vessie.

Une transpiration abondante s'accompagne ordinairement de l'éruption de ces petites vésicules nommées *sudamina* (Voy. ce mot), et d'éruptions diverses, notamment aux aisselles; quand on a beaucoup sué, la peau paraît comme macérée et pénétrée par l'eau.

La production de la sueur s'accompagne souvent d'un sentiment de calme et de bien-être; d'autres fois, au contraire, il y a agitation, malaise, anxiété, angoisse; presque toujours il y a soif. Enfin, si la sueur est très-abondante, elle est suivie d'un grand sentiment de faiblesse qui peut aller jusqu'à la syncope.

Les sueurs paraissent faire équilibre aux autres sécrétions; ainsi, quand elles sont abondantes, la sécrétion urinaire diminue, et *vice versâ*. Cependant, d'après les recherches de M. Louis, la diarrhée n'influe en rien sur la transpiration, qui, malgré celle-ci, peut continuer à être très-copieuse.

On a depuis bien longtemps fait jouer un grand rôle à la suppression des sueurs générales ou partielles dans la production des maladies : les anciens avaient assurément exagéré ce rôle ; mais il n'en est pas moins parfaitement démontré que, dans un très-grand nombre de cas, une transpiration brusquement supprimée par l'action du froid, devient la cause d'affections, d'ailleurs fort diverses, suivant la prédisposition du sujet. Les inflammations des membranes muqueuses, les bronchites, les pneumonies, les pleurésies et les douleurs rhumatismales et névralgiques, sont souvent la suite d'une suppression de la transpiration.

Ce n'est pas non plus sans dangers que l'on peut faire disparaître une transpiration habituelle, telles que celles qui ont lieu aux pieds et aux mains chez certains individus. On a vu des affections de la peau, des dartres, des névralgies, des paralysies, être la suite de cette suppression, et la maladie ne cédait que lorsque l'on était assez heureux pour faire reparaître la sueur supprimée.

On a beaucoup parlé aussi de sueurs critiques, qui, survenant à certains jours, étaient dites favorables et devaient enlever, ou, comme on le disait, *juger* la maladie. Il y a eu là encore beaucoup d'exagération. Cependant il faut convenir aussi que, dans bien des cas, on a vu l'apparition d'une transpiration abondante coïncider avec la cessation des accidents. Qu'il y ait ou non rapport de cause à effet, c'est ce qu'il est fort difficile de décider; mais, jusqu'à démonstration du contraire, on peut très-logiquement admettre que l'évacuation produite par la diaphorèse a agi d'une manière favorable sur la maladie.

Dans les maladies, quand les sueurs sont trop abondantes, que le malade, loin d'en être soulagé, se trouve au contraire épuisé par elles, il faut les modérer; et ici les astringents, et surtout l'acétate de plomb, trouvent leur application naturelle. Si elles sont modérées, on les favorisera en couvrant modérément le malade, et administrant des boissons chaudes. On changera souvent le linge du malade, avec la précaution de ne pas le refroidir.

Quand on veut provoquer les sueurs ou en rappeler qui ont été supprimées, il faut alors avoir recours à des moyens internes ou externes propres à remplir ce but. Tels sont les bains de vapeur, les fumigations, les briques chaudes, les sachets de sable chaud, placés dans le lit près du malade. La chaux vive humectée, placée dans des bouteilles de grès, une petite lampe à l'alcool, isolée convenablement et mise sous les couvertures; on joint encore à ces moyens les frictions sèches ou humides, la réaction par le froid, etc. Parmi les sudorifiques internes, nous citerons les boissons chaudes et aromatiques. On a beaucoup parlé de la bourrache, du sureau, etc.; mais les vertus diaphorétiques de ces plantes sont au moins douteuses, et, pour la plupart du temps, elles ne doivent les vertus dont on les prétend douées, qu'à l'eau chaude qui leur sert de véhicule.

A l'occasion des moyens propres à provoquer la sueur, nous pensons devoir parler d'un traitement nouvellement proposé, et qui paraît jouir en effet d'une certaine efficacité dans beaucoup de cas.

DE L'HYDROTHÉRAPIE. — Sous les noms divers d'*hydrothérapie, hydrosudothérapie, hydrosudopathie, hydropathie*, etc., on désigne une méthode complexe de traitement, imaginée par un paysan silésien nommé Priessnitz. Dans cette méthode, l'inventeur se propose un double but: d'abord, d'obtenir la *dépuration du sang* à l'aide des sueurs, et en second lieu, de tonifier l'organisation par le froid, le régime et l'exercice. Voyons quels sont les moyens à l'aide desquels il espère remplir cette double indication. Ne voulant pas entrer ici dans le fastidieux détail de toutes les modifications apportées aux procédés de Priessnitz par les hydropathes ses élèves, nous nous en tiendrons surtout aux pratiques usitées à Grafenberg, là où se trouve l'établissement fondé et dirigé par Priessnitz lui-même.

Pour provoquer la sueur, les hydrothérapistes s'y prennent de différentes manières: d'ordinaire, le malade, entièrement nu, se couche sur une couverture de laine que l'on replie autour de lui de manière à l'emmailloter complètement, à l'exception de la tête qui doit être libre; la portion qui dépasse les pieds est ramenée vers le haut des jambes et repliée autour d'elles. Cette enveloppe doit serrer le corps assez fortement pour que l'air ne puisse circuler entre elle et les téguments, mais pas cependant au point de gêner la respiration. Si une première couverture ne suffit pas, on en ajoute une seconde. Il est quelques malades très-impressionnables qui ne peuvent supporter le contact immédiat de la laine; dans ce cas, on les enveloppe dans un drap mouillé et fortement exprimé, puis dans des couvertures de laine. La durée de la sueur est très-variable: quelquefois on ne veut que déterminer un commencement de transpiration; d'autres fois on l'entretient pendant plusieurs heures, en faisant prendre au malade, de quart d'heure en quart d'heure, un demi-verre d'eau fraîche.

L'eau froide s'administre à l'extérieur de plusieurs manières: en bains entiers ou en lavages à grande eau, en bains partiels, en topiques, en douches. Les bains froids se prennent habituellement tandis que le corps est en sueur. Le malade se débarrasse rapidement de ses couvertures et se plonge dans une grande cuve d'eau froide placée dans sa chambre; et là, pendant les quelques minutes que dure ce bain, il se frotte vivement toutes les parties du corps avec ses mains, s'agite, se donne du mouvement, nage même si les dimensions de la cuve le permettent. Pendant ce bain, il faut avoir soin de plonger la tête dans l'eau à plusieurs reprises, autrement on s'exposerait à des congestions cérébrales. Dans certains cas, le malade, dépouillé de tout ce qui l'enveloppe, est placé dans une baignoire, et on lui verse sur le corps plusieurs seaux d'eau froide. La durée de l'immersion ne doit pas, avons-nous dit, durer au delà de quelques minutes; il ne faut pas attendre que le frisson survienne, autrement on s'exposerait à une réaction trop vive. A la sortie de l'eau, on s'essuie bien exactement avec un linge parfaitement sec, on reprend ses vêtements qui doivent être chauds et épais, puis on fait, à grands pas et au grand air, une promenade d'une demi-heure ou d'une heure. Quant à la température de l'eau, c'est de 6 à 12 degrés qu'à Grafenberg Priessnitz fait administrer ses bains froids. Mais on comprend qu'une foule de circonstances individuelles doivent faire varier cette température.

Nous avons vu que, pour provoquer la sueur, on entourait quelquefois le malade d'un drap mouillé. Ce même drap, mouillé et exprimé, peut être employé dans une autre intention, dans le but de rafraîchir le corps quand toute la surface tégumentaire est le siège d'une chaleur âcre, brûlante et incommode pour le malade. Dans ce cas, il faut avoir soin de changer le drap à mesure qu'il s'échauffe. Au bout d'une heure ou d'une heure et demie, l'effet sédatif est ordinairement obtenu; alors on laisse le malade dans le dernier drap, et là il transpire pendant quelques heures, suivies le plus souvent, dit-on, d'un sommeil réparateur. Enfin le drap mouillé sert encore à pratiquer des frictions sur toute la surface du corps.

Localement, on emploie l'eau de différentes manières: en bains de siège, dont la durée ne doit pas excéder 10, 15 ou 20 minutes, et qui sont destinés à provoquer une congestion vers le bassin, dans les cas de céphalalgie, par exemple, ou pour rappeler les règles. D'autres fois, c'est un pédiluve, un maniluve administré très-froid, et seulement pendant cinq à six minutes. Dans le cas de douleur locale rhumatismale, inflammatoire, névralgique, etc., on applique des compresses imbibées d'eau froide ou tiède et que l'on renouvelle très-souvent. Pour les douches froides, les hydrosudopathes ont mis à contribution toutes les formes déjà connues de ce mode d'administration de l'eau : douches en colonne, en arrosoir, en nappe, en ondée, en pluie, etc., etc.

L'eau se prend, à l'intérieur, par demi-verres ou par verres, à plusieurs reprises dans le courant de la journée, mais surtout pendant que le malade transpire dans le maillot. C'est la seule boisson permise aux repas. Les lavements, les injections à l'eau froide sont ordonnés pour calmer les irritations intérieures dans les dysenteries, les hémorrhoïdes par exemple. On comprend que la température de l'eau ainsi administrée, doit varier à l'infini suivant les indications.

Quant au régime, il est très-frugal à Grafenberg, bien que Priessnitz conseille à ses malades de manger abondamment. Du laitage et des fruits avec du pain noir, font tous les frais du déjeuner et du souper. Au dîner, des viandes bouillies et rôties, quelques légumes farineux, composent l'ordinaire. Du reste, les déperditions par les sueurs, les promenades répétées, l'air vif que l'on respire dans les établissements hydrothérapiques, excitent fortement l'appétit des malades, et favorisent singulièrement les digestions.

En résumé, voici comment est employée la journée des malades à l'établissement de Grafenberg : 1° A quatre heures du matin, réveil, emmaillottement, transpiration, bain froid, puis une promenade ; 2° à huit heures, nouvelle promenade ; 3° à midi la douche ou un bain de siège suivis de l'exercice au grand air ; 4° à une heure, le dîner, promenade ; 5° la digestion faite, nouvel emmaillottement, ou bien applications locales par douches, bains partiels, etc.; 6° souper à sept heures, puis coucher.

On voit que, dans la méthode de Priessnitz, on se propose (en outre de la transpiration) d'exercer, à l'aide d'un seul agent, l'eau froide, soit une action sédative par l'emploi continu de cet agent, soit une action révulsive par le froid temporaire. Il paraît que l'excitation produite par les applications faites à la manière de Priessnitz, peut déterminer des éruptions pustuleuses ou furonculeuses que l'on regarde comme critiques. Enfin, dans certains cas, ce sont de véritables abcès, quelquefois assez volumineux, qui se déclarent, et terminent, dit-on, la série des accidents éprouvés par le malade. Ce dernier point a besoin, pour être admis, d'être étudié plus sérieusement qu'il ne l'a été.

Si maintenant nous passons à l'application pratique, nous serons fort embarrassé; car, il faut bien l'avouer, les faits nous manquent. Il est absolument impossible de tirer parti des observations que renferment les différentes brochures publiées sur l'hydrothérapie ; et, quant à celles plus détaillées et plus positives que contient l'ouvrage de M. Scoutetten, elles sont trop peu nombreuses, d'une part, et, de l'autre, n'offrent pas toujours l'ensemble des éléments nécessaires pour asseoir un jugement. Nous serons donc obligés de raisonner *à priori*, et de dire que les moyens puissants d'action dont peut disposer l'hydrothérapie, semblent devoir convenir dans beaucoup d'affections chroniques, telles

que la goutte, le rhumatisme, les névroses, les engorgements viscéraux, et notamment ceux du foie, certaines entérites chroniques, quelques formes de maladies de la peau, désignées vulgairement sous le nom de dartres. Parmi ces affections chroniques, il est une classe particulière sur laquelle l'hydrothérapie paraît exercer une influence réelle. Je veux parler de l'hypochondrie et des accidents dont elle s'accompagne. Or, l'hypochondrie affecte surtout les personnes appartenant aux classes élevées de la société, celles dont l'esprit est cultivé, et, partant, plus soumis à l'influence des impressions morales ; celles que tourmentent les passions, fruit de l'oisiveté ; celles enfin dont les sens sont blasés par l'abus de tous les plaisirs, de toutes les jouissances. Telle est, en effet, la société qui fréquente les établissements hydrothérapiques d'Allemagne, et il est facile de comprendre les effets que doivent produire sur de pareilles constitutions les pratiques si actives, si multipliées de Priessnitz, secondées encore par un régime sévère, un exercice soutenu et pris au milieu de l'air pur des montagnes.

Quant aux contre-indications, elles ne paraissent pas très-nombreuses. D'abord, il faut exclure les maladies de poitrine aiguës et chroniques, les fièvres éruptives, etc. Peut-être, dans certains cas de fièvres graves de forme typhoïde, lorsque la chaleur cutanée est extrême, sera-t-il convenable de recourir à l'enveloppement, avec le drap mouillé et exprimé, pour rafraîchir le malade, calmer l'ardeur du mouvement fébrile, apaiser la soif, et favoriser les sueurs; nous avons vu à l'Hôtel-Dieu M. Récamier employer dans ce même but les effusions froides : mais tout ce qui regarde ces moyens de réfrigération est en dehors de l'objet spécial de cet article, consacré à l'histoire de la transpiration. Au total, l'emploi des sueurs dans l'hydrothérapie se trouve nécessairement borné aux cas qui réclament l'usage des sudorifiques, et dont nous avons donné plus haut une liste abrégée.

J.-B. BEAUDE.

TRANSPORT (*path.*). s. m. Synonyme vulgaire de délire. (Voy. ce mot.)

TRANSVERSE (*anat.*), adj., *transversus*, qui est en travers. La qualification de *transverse, transversal*, est appliquée à plusieurs organes. Celle de *transversaire* est plutôt donnée aux parties qui ont rapport aux apophyses transverses des vertèbres. — *Muscle tranverse*. C'est un des muscles des parois abdominales, il y a aussi le *transverse du périnée*. On connaît des artères *transverses de la face* et du *périnée*, etc.   J. B.

TRAPÈZE (*anat*), adj. et s. m., *trapezius*, qui a la forme d'un *trapèze*, quadrilatère dont deux côtés seulement sont parallèles. — *Os trapèze*. C'est le premier de la seconde rangée du carpe. (V. *Main*.) — *Muscle trapèze*; situé à la partie postérieure et supérieure du tronc, il s'y s'attache, d'une part, au tiers interne de la ligne courbe occipitale supérieure, au ligament cervical postérieur, aux apophyses de la septième vertèbre cervicale, et à toutes celles du dos et des lombes ; de l'autre, à l'épine de l'omoplate, à l'acromion, et au bord postérieur de la clavicule. Ce muscle fait exécuter des mouvements en arrière et latéraux à l'épaule et à la tête.   J. B.

TRAPEZOÏDE (*anat.*), adj. et s. m., *trape-zoïdes*, qui ressemble à un trapèze. — *Os trape-zoïde.* C'est le second os de la seconde rangée du carpe. (V. *Main.*)

TRAUMATIQUE (*path.*), adj., *traumaticus*, du grec *trauma*, blessure, qui a rapport aux blessures. — *Fièvre traumatique*, *lésions traumatiques*, etc.

TRÈFLE D'EAU ou **MÉNYANTHE** (*bot.*), s. m. famille des Gentianées, J.; pentandrie monogynie, L.; plante herbacée qui croît dans les localités aquatiques, et particulièrement dans les eaux stagnantes de l'Europe et de l'Amérique septentrionale. Ses feuilles amplexicaules, portées sur un long pétiole et formées de trois folioles ovales, arrondies, sont d'une amertume franche et très-intense. Analysées par Tromsdorff, elles ont fourni une matière féculente, de l'albumine, de la chlorophylle, un extractif amer très-azoté, une gomme brune, de l'acide malique, une fécule blanche, du ligneux et divers sels.

Ces feuilles sont assez souvent employées comme tonique et fébrifuge, et dans tous les cas où les amers sont indiqués. On les administre en infusion. Dans quelques pays, elles servent à donner de l'amertume à la bière. Le suc de trèfle d'eau se prescrit à la dose de 15 à 60 grammes, soit seul, soit mêlé à celui d'autres plantes. L'extrait se prépare avec le suc dépuré; on le donne à la dose de 50 centigrammes à 2 grammes. C'est sous cette forme que l'on administre le plus ordinairement cette plante, qui entre aussi dans la préparation du sirop antiscorbutique. Les racines ou rhizômes, qui contiennent beaucoup de fécule, sont employées dans le Nord comme aliment.   J. B.

TRÈFLE MUSQUÉ. (V. *Mélilot.*)

TREMBLEMENT (*path.*), s. m., *tremor*. Le tremblement consiste dans une agitation faible et involontaire, attribuée à la contraction et au relâchement alternatif des muscles. Le tremblement peut affecter tout le corps ou seulement un membre; s'il n'empêche pas les mouvements, c'est un indice de faiblesse ou de lésion grave des parties centrales du système nerveux. On l'observe chez les convalescents à la suite de maladies longues et graves, chez les vieillards; c'est un des symptômes qui accompagnent le frisson initial dans les fièvres intermittentes. Il s'observe chez les sujets qui font abus des liqueurs alcooliques (V. *Delirium tremens*), qui ont été soumis à l'action des vapeurs mercurielles (V. *Doreurs*) ou des préparations de plomb. (V. *Cérusiers, Colique, Plomb.*)   J. B.

TRÉPAN (*chir.*), s. m., *trepanum*, du grec *trupanôn*, tarière. On appelle ainsi un instrument en forme de vilebrequin, à l'aide duquel on perfore les os, ceux du crâne en particulier. Ce mot s'applique aussi à l'opération elle-même. Ainsi, on dit indifféremment pratiquer le trépan et appliquer le trépan. L'extrémité du trépan, celle qui doit agir sur les os, est en forme de couronne dentée en scie. Le mouvement circulaire de l'arbre du vilebrequin fait tourner cette scie circulaire qui emporte ainsi

toute la portion d'os comprise dans sa circonférence. On a des couronnes de différents diamètres, dont le plus grand ne dépasse pas un pouce. Quand on veut emporter une portion considérable de l'os, il faut appliquer plusieurs couronnes.

Au crâne, les cas d'indication du trépan étaient autrefois très-multipliés. A la moindre fracture du crâne on le mettait en usage. Depuis Desault, son emploi a été bien restreint, et on peut dire même que l'on est tombé dans l'excès contraire. Cependant on l'applique encore dans des fractures avec enfoncement des os; dans le cas de compression, suite de contusion violente, quand on peut soupçonner le siège de l'épanchement; dans les nécroses, les caries profondes. Enfin on n'a pas craint de le proposer pour remédier à la compression qui résulte de la turgescence de l'encéphale dans les phlegmasies, dans les attaques d'apoplexie, etc.

Au sternum, on emploie le trépan quand il y a une carie que l'on veut emporter, ou pour perforer cet os dans le cas d'abcès du médiastin.

Enfin, le trépan a encore été appliqué aux *lames des vertèbres* dans des fractures de la colonne vertébrale, avec esquilles, compression de la moelle; sur l'*omoplate*, pour donner issue au pus d'abcès profonds, ou emporter des caries; *aux os longs*, pour ouvrir leur cavité remplie de pus, etc., etc. Il existe une disposition du trépan qui permet de n'enlever que la couche superficielle des os; ce trépan est nommé *exfoliatif.*   J. B.

TRESSAILLEMENT (*path.*), s. m., *subsultus*, mouvement brusque causé par une émotion de surprise. Frémissement avec horripilation qui parcourt tout le corps. (V. *Soubresaut.*)

TRIANGULAIRE (*anat.*), adj., *triangularis*, qualification donnée à plusieurs organes qui offrent cette forme. — *Muscle triangulaire du nez. Muscle triangulaire du sternum*, etc.

TRICEPS (*anat.*), adj. et s. m., *triceps*, à trois têtes, mot latin conservé dans la langue anatomique, et appliqué à divers muscles qui présentent trois divisions. — *Muscle triceps brachial.* C'est un muscle situé à la partie postérieure du bras, et qui s'insère en haut par trois faisceaux : 1° au bord axillaire de l'omoplate, 2° au bord externe de l'humérus, 3° au bord interne du même os; ces trois chefs sont plus bas réunis en un seul muscle qui va s'insérer à l'apophyse olécrane du cubitus; ce muscle étend l'avant-bras sur le bras. — *Muscle triceps crural*, ou *crural antérieur*, s'attache supérieurement aux faces antérieure, interne et externe du fémur, et aux deux bords de la ligne âpre, et inférieurement par un large tendon à la rotule et aux tubérosités tibiales. Ce muscle puissant étend la jambe sur la cuisse, et il agit d'une manière très-active dans la marche et le saut.   J. B.

TRICHIASIS (*chir.*), s. m.; c'est une maladie de l'œil déterminée par le renversement des cils. (V. *Paupières.*)

TRICHOMA (*path.*), s. m., synonyme de plique. (Voy. ce mot.)

TRICHOCÉPHALE (*hist. nat. méd.*), sorte de ver. (V. *Ver.*)

TRICUSPIDE (*anat.*), adj., *tricuspis, de treis* pour *tres* trois, *cuspis* pointe, à trois pointes. *Valvules tricuspides*. On appelle ainsi, ou bien *valvules triglochines*, les trois replis membraneux triangulaires, qui sont placés à l'orifice auriculo-ventriculaire droit. (V. *Cœur*.)

TRIGONE (*anat.*), s. m., *trigonus*. Nom donné par Lieutaud à un espace triangulaire situé à la partie inférieure de la vessie; dont les angles sont formés en arrière par l'ouverture des deux uretères, et en avant par l'ouverture du canal de l'urèthre; c'est le *trigone vésical*. (V. *Vessie*.)

TRIJUMEAU (*anat.*), s. m., *tergeminus*. On donne le nom de *trijumeau* ou *trifacial* aux nerfs de la cinquième paire, parce que, dès avant leur sortie du crâne, ils se divisent en trois branches. Prenant naissance assez profondément dans le tissu cérébral, ce nerf se détache de la protubérance annulaire près de son bord externe, et constitue un gros cordon aplati qui, dans la fosse temporale interne, forme une sorte de ganglion ou renflement grisâtre, d'où se détachent les trois branches suivantes :

1° La *branche ophthalmique*, qui fournit le rameau *lacrymal* à la glande *lacrymale* et à la paupière supérieure, le rameau *frontal* au front et à la paupière supérieure, et un rameau *nasal* pour les fosses nasales et le nez;

2° La *branche maxillaire supérieure*, qui pénètre dans la fosse sphéno-maxillaire par le trou grand rond, et fournit un rameau *orbitaire* dans l'orbite; des rameaux *dentaires postérieurs* et *supérieurs* aux trois dernières dents molaires et aux gencives; un rameau *dentaire antérieur*, aux dents incisives, à la canine et aux deux petites molaires, et des rameaux *sous-orbitaires*, qui sortent par le trou de ce nom, et se répandent dans la joue, jusqu'à la lèvre supérieure;

3° La *branche maxillaire inférieure*. C'est la plus grosse. Elle sort du crâne par le trou ovale, et se divise dans la fosse zigomatique en deux troncs, l'un supérieur, qui donne naissance aux rameaux *temporaux profonds, massélerin, buccal* et *ptérygoïdiens*, et l'autre, *inférieur*, fournit les nerfs *lingual, dentaire inférieur*, et *auriculaire*, dont les noms indiquent suffisamment la destination.
J. B.

TRISMUS (*path.*), s. m.; c'est le premier symptôme du *tétanos*. (Voy. ce mot.)

TRISPLANCHNIQUE (*anat.*), adj. un des noms du nerf *grand sympathique*. (Voy. ce mot.)

TRITURATION (*pharm.*), s. f., *trituratio*, action de réduire une substance en poudre, en la broyant dans un mortier. (V. *Pulvérisation*.)

TROCHANTER ou **TROKANTER** (*anat.*), s. m., en grec *trochantèr*, de *trochaô*, je tourne. Deux apophyses situées à la partie supérieure du fémur, portent le nom de grand et de petit *trochanter*. (V. *Fémur*.)

TROCHISQUES (*pharm.*), s. m. pl., *trochisci*, du grec *trochos*, roue. Ce sont des médicaments composés de substances sèches réduites en poudre, et auxquels on donne la forme de cônes, de pyramides, de boules, etc., à l'aide d'un intermède approprié, un sirop, par exemple, ou du miel. Les trochisques étaient autrefois très-usités; ils sont aujourd'hui presque complètement abandonnés, à l'exception des trochisques caustiques de *minium* ou de *sublimé*.
J. B.

TROIS-QUARTS ou **TROCAR** (*chir.*), s. m., *triquetrum*. Le trois-quarts est un instrument constitué par un poinçon monté sur un manche et renfermé dans une canule. La pointe du poinçon, qui dépasse l'extrémité de la canule, est formée de *trois* pans tranchants sur ses arêtes, d'où le nom de trois-quarts. Cet instrument sert à donner issue à certains liquides épanchés, quand on ne veut pas faire une grande ouverture, et surtout quand on ne veut pas que l'air pénètre dans le foyer. L'instrument étant plongé dans le foyer, on retire le poinçon et on laisse la canule jusqu'à ce que le liquide soit écoulé. On l'emploie dans l'hydropisie ascite, dans les épanchements pleurétiques, l'hydrocéphale, l'hydrorachis, l'hydrocèle, les tumeurs enkystées, quelques abcès profonds, etc... On donne à cet instrument différentes formes; quelquefois il est courbé comme celui qui sert pour la ponction de la vessie. Ses dimensions varient aussi beaucoup, suivant l'usage auquel on le destine. On emploie souvent aujourd'hui des trois-quarts fins comme une aiguille, et qu'on nomme explorateurs; ils servent à déterminer l'existence ou la non-existence d'un liquide dans les tumeurs de nature douteuse où on les plonge.
J. B.

TROMPE (*anat.*), s. f., *tuba*. On appelle ainsi divers conduits tubuleux qui se trouvent dans l'économie.—*Trompe d'Eustache*, conduit qui va du pharynx à la caisse du tympan. (V. *Oreilles*.) — *Trompes de Fallope*, conduits membraneux qui vont de l'utérus aux ovaires.

TROU (*anat.*), s. f. On appelle ainsi, en anatomie, des ouvertures dont sont percées des parois plus ou moins épaisses, ou bien des orifices de canaux. *Trou de Botal* (V. *Cœur*), *trou borgne, trou ovale*, etc.

TROUSSE-GALANT (*path.*), s. m., nom donné à diverses épidémies graves, et notamment au choléra sporadique.

TRUFFE (*hyg.*), s. f., *tuber cibarium, Persoon vel Lycoperdon tuber*.

Ce produit est bien certainement celui dont la classification a le plus embarrassé les naturalistes. En effet, l'absence complète des organes qui constituent les végétaux, le mode d'accroissement, la forme même, tout concourait à faire ranger les truffes parmi les êtres inorganiques. Mais une investigation rigoureuse a démontré que leur développement s'effectuait par intussusception et non par juxta-position. Cette ligne de démarcation bien tranchée entre les végétaux et les minéraux, a fait ranger ces sortes de tubercules souterrains parmi les premiers. M. Turpin est, de tous les nouveaux observateurs, celui qui a le mieux décrit leur organisation, et le mieux défini leur mode d'accroissement. Suivant lui, le tissu de la truffe est formé de filaments ou tubes cylindriques articulés et diversement unis entre eux par leurs extrémités, blancs, transparents, et ne renfermant aucun corps étranger; entre ces filaments se trouvent des vésicules sphériques plus ou moins formées, dans l'intérieur desquelles se développent les corps reproductifs. Ce sont de petites sphères brunes, dont la surface est déjà hérissée comme celle des truffes, et qu'il nomme truffinelles. Ces corps reproducteurs se répandent dans le sol après la destruction de la truffe-mère, qui se réduit en une sorte de pâte ou bouillie, et sert d'engrais approprié.

Suivant une théorie plus récente, fondée sur la présence, dans l'intérieur des truffes, de diverses substances, et notamment de pierres ou cailloux, ce produit appartient plutôt au règne animal, et devrait être rangé parmi les polypiers. La faculté d'enfermer, en se développant, les corps étrangers qui l'avoisinent (Pline cite le fait d'une pièce de monnaie trouvée dans une truffe), et la proportion si considérable de carbonate d'ammoniaque que fournit ce tubercule lorsqu'on le soumet à la distillation sèche, sont de nature à faire considérer en effet cette substance alimentaire comme un produit quaternaire ou animal. La difficulté de reproduction de la truffe, à moins de division de sa substance même, est, suivant M. Porcelet, un nouveau témoignage en faveur de cette théorie; car c'est ainsi que se multiplient les polypes et lombrics, ou vers de terre. Considérée d'abord, attendu son aspect, comme appartenant au règne minéral, la truffe se trouve à la fois avoir été admise et repoussée dans et de chacun des règnes.

On distingue plusieurs variétés de truffes : 1° la truffe noire, comestible ou gourmande, *tuber nigrum, tuber esculens vel cibarium*; 2° la truffe musquée, *tuber moschatum;* 3° la truffe grise ou à odeur d'ail, *tuber griseum;* 4° la truffe blanche, *tuber niveum.* La première étant incontestablement la plus intéressante, et celle d'ailleurs que l'on trouve le plus généralement dans le commerce, nous nous en occuperons exclusivement. On a même considéré avec beaucoup de vraisemblance les dernières comme étant la même espèce, à des degrés différents de maturation ou de développement.

La truffe noire, *tuber nigrum,* est surtout remarquable par la rugosité de sa surface, qui semble formée de petits tubercules pointus (les autres variétés sont lisses); la pellicule corticale qui la revêt est de couleur brun foncé extérieurement, et brun noirâtre dans l'épaisseur de sa substance; la chair est ferme, de couleur brun grisâtre, marbrée de stries plus ou moins foncées, quelquefois blanches. Son odeur, lorsqu'elle est dans sa période de maturité, est particulière, pénétrante et suave; elle semble agir simultanément sur l'organe de l'odorat et sur celui du goût. Son volume varie de la grosseur d'un œuf de poule à celle du poing; quelquefois cependant elle dépasse ces limites. Dans ce cas, on se garde bien de l'employer à farcir des volailles; on l'en farcit, au contraire, après l'avoir vidée : cette préparation culinaire est d'autant plus suave, que le siège de l'arôme est principalement

sous l'enveloppe corticale; elle est très-estimée des gastronomes.

La connaissance de cette sorte de champignon, que les anciens désignaient sous la dénomination un peu ambitieuse de diamant végétal, est vraisemblablement due au hasard, car son siège à 15 ou 20 centimètres dans l'intérieur de la terre, ne permettait guère de soupçonner sa présence. C'est aux sangliers et aux pourceaux qu'on doit sa découverte; moins dédaigneux de ce tubercule que de perles, ces animaux le recherchent avec avidité. Cette faculté instinctive, cet appétit, ont été mis à profit pour en effectuer la recherche; mais la consommation ayant pris une grande extension, on a dû avoir recours à des chasseurs plus alertes, plus éducables et moins voraces. On dresse des chiens à cet usage, et, pour développer chez eux un appétit qui ne leur est pas naturel, on en mêle à leurs aliments; conduits ensuite dans les bois, on remarque avec soin les endroits où ils grattent la terre, et on en opère la récolte, en ayant le soin de ne prendre que les plus belles; on leur abandonne les petites, pour entretenir chez eux cet appétit factice.

L'extrême fugacité de l'arôme des truffes ne permet guère de les conserver plus d'une année; on a cependant essayé divers moyens, mais ils donnent en général des résultats peu satisfaisants : ils consistent à les placer dans du sable, du grès ou même du son, ou bien encore à les confire dans l'eau-de-vie, l'huile, la graisse, le vinaigre ou la saumure. Quelques personnes les enveloppent de papier ciré, mais ces procédés ne sont pas exempts d'inconvénients : car ou ils ne s'opposent pas à la déperdition de l'arôme, ou ils communiquent à ce tubercule un goût étranger. Les truffes consommées sur les lieux et dans la saison, diffèrent essentiellement, pour les connaisseurs, de celles que fournit le commerce, tant leur arôme est fugace.

Les truffes sont comestibles et fort innocentes; elles tendent à conserver les volailles qui en sont farcies, et en rendent la digestion plus facile; elles constituent un aliment à la fois sain et agréable. Quant à la propriété échauffante et aphrodisiaque qu'on leur attribue de temps immémorial, et particulièrement les peuples gastronomes, au rang desquels figurent les Romains du temps d'Auguste, elle est contestée par une autorité qui, pour être plus moderne, n'en est pas moins puissante, et qu'on ne saurait récuser sans injustice. « La truffe, dit le spirituel auteur de la *Physiologie du goût*, n'est point un aphrodisiaque positif, mais elle peut, dans certaines occasions, rendre les femmes plus tendres et les hommes plus aimables. » Le même auteur, que nous nous plaisons à citer, et qui était si bon juge, résout négativement la question de savoir si les truffes sont indigestes : « Cette décision officielle et en dernier ressort, dit-il, est fondée : 1° sur la nature de l'objet même à examiner (la truffe est un aliment facile à mâcher, léger et froid, et qui n'a en soi rien de dur et de coriace); 2° sur nos observations depuis plus de cinquante ans, qui se sont écoulés sans que nous ayons vu en indigestion aucun mangeur de truffes; 3° sur l'attestation des plus célèbres praticiens de Paris, cité admirablement gourmande et truffivore par excellence; 4° enfin sur la conduite journalière de ces docteurs de la loi, qui, toutes choses égales, consomment plus de truffes qu'aucune autre classe de citoyens ; témoin entre autres le docteur M.....t, qui en absorbait des quantités à indigérer un éléphant, et qui n'en a pas moins vécu jusqu'à quatre-vingt-dix ans. »

Les truffes du Périgord, d'Angoulême et d'Espagne, sont très-réputées. Les environs d'Avignon, de Grenoble, les montagnes des Cévennes, du Jura, l'Alsace et le Piémont en fournissent aussi, mais leur arôme est moins suave ; elles sont plutôt consommées sur les lieux que dirigées sur la capitale, si ce n'est comme substitution.

COUVERCHEL,
Membre de l'Académie de Médecine et de la
Société de Pharmacie.

TUBE (*anat.*), s. m., *tubus*, canal ou conduit. On dit le *tube digestif*, pour l'ensemble du canal intestinal ; le *tube laryngien*, pour le larynx, etc.

TUBERCULE (*path.*), s. m., *tuberculum*, diminutif de *tuber*, grosseur, bosse (c'est le *pnuma* des Grecs). Le tubercule est donc une petite tumeur ; pendant longtemps il a eu seulement cette vague signification, et ce n'est guère que vers le dernier siècle qu'on lui a donné une acception plus restreinte. Enfin le tubercule a pris une signification spéciale, à dater des travaux de Bayle et de Laënnec. Pour nous, aujourd'hui, le tubercule est une production accidentelle consistant en une matière jaunâtre ou grisâtre, sans apparence d'organisation, d'une consistance ferme au début, mais friable, et déposée dans les organes, soit en petites masses isolées et ordinairement arrondies, soit à l'état d'infiltration. Les tubercules se terminent ordinairement par ramollissement ; alors ils se vident à l'extérieur à la manière des abcès, et laissent dans le lieu qu'ils occupaient une cavité ou caverne plus ou moins étendue, susceptible de s'agrandir par ulcération, ou bien ils durcissent et prennent l'apparence d'un petit os ou d'un morceau de craie.

Pour étudier leur anatomie pathologique, nous les distinguerons, comme l'a fait Laënnec, en deux formes principales, *isolés*, *infiltrés*.

1° Le tubercule isolé, examiné à l'époque où il devient apparent à l'œil nu, se montre sous forme d'une petite granulation grise, demi-transparente, grosse comme une tête d'épingle ou un grain de chenevis ; ce sont les *tubercules miliaires* de Laënnec, ou *granulations grises* de M. Louis. Plus tard, c'est une petite masse globuleuse, du volume d'un noyau de cerise, d'une aveline, d'une amande, constituée par une matière d'un blanc jaunâtre, homogène, d'un aspect mat, friable, se laissant écraser sous le doigt comme du fromage ou de la châtaigne bouillie. C'est là ce que l'on nomme l'état de *crudité*. Assez souvent aussi, ces petites masses sont réunies, de manière à former des amas plus ou moins considérables, quelquefois du volume d'une grosse noix. Tantôt les tubercules isolés sont en contact immédiatement avec la substance de l'organe dans lequel ils se sont développés, tantôt ils sont entourés d'une membrane ou kyste. Quand ils sont très-gros, ils ont refoulé à l'entour d'eux le parenchyme de l'organe.

2° Au lieu d'être disposée en corps régulièrement circonscrits, la substance tuberculeuse peut être en masses irrégulières *infiltrées* dans la trame des organes, offrant çà et là des points miliaires. Cette matière grise, qui donne lieu à l'infiltration tuberculeuse, s'étale quelquefois en nappe sous les séreuses, à la surface des poumons, par exemple sous le péritoine ; plus tard elle augmente de volume, prend la teinte jaunâtre, la friabilité, etc., que nous avons reconnues comme propres au tubercule isolé.

On s'est beaucoup occupé de savoir quelle était l'origine, le point de départ du tubercule, que nous avons étudié, arrivé déjà à l'état de granulation grise. Les auteurs varient beaucoup à cet égard ; les uns voient là une hydatide, d'autres une gouttelette de pus qui s'est concrétée. Suivant M. Rochoux, là où doit se déposer la matière tuberculeuse, on verrait d'abord de petits corpuscules rougeâtres, tenant aux parties voisines par des filaments celluleux ou vasculaires, et gros comme le quart d'un grain de millet. Mais je le répète, le tubercule n'est appréciable que quand il a pris l'aspect de la granulation grise demi-transparente. A l'état de crudité telle que nous l'avons décrite, la matière tuberculeuse, examinée au microscope, présente des granules moléculaires, une substance interglobulaire hyaline, et enfin des corpuscules ou globules propres aux tubercules. Ces derniers ont de $0^{mm}005$ à $0^{mm}010$: leur forme est irrégulière, à angles arrondis, leurs contours ordinairement très-distincts. Ils renferment dans leur intérieur jaunâtre un pus opalin, un certain nombre de globules moléculaires, mais point de noyaux. Ainsi on ne peut plus dire que le tubercule est du pus concrété, puisque les globules tuberculeux sont d'un quart ou d'un tiers plus petits que les globules purulents (Lebert). Enfin l'analyse chimique y fait reconnaître, sur 100 parties : matière animale, 98 ; chlorhydrate de soude, 0,15 ; phosphate et carbonate de chaux, 1,85 ; oxyde de fer, des traces (Thénard). D'un autre côté, M. Hecht, de Strasbourg, a trouvé le tubercule cru (car c'est toujours de celui-là qu'il s'agit) composé uniquement d'albumine, de gélatine, de fibrine et d'eau. Quant à l'accroissement, il a lieu par la juxta-position de couches périphériques successives.

Voyons maintenant ce que devient cette matière tuberculeuse ainsi constituée : 1° elle peut se ramollir ; 2° passer à l'état crétacé.

1° Le *ramollissement* survient au bout d'un temps variable ; il commence à se manifester au centre de la masse tuberculeuse, qui devient plus humide, plus onctueuse au toucher, semblable à du fromage mou ou à une bouillie purulente. Arrivée à cet état, la matière liquide tend, comme celle des abcès, à se faire jour au dehors ou à s'ouvrir dans la cavité la plus voisine, ce qui a lieu en effet par ulcération progressive. Là où était la matière tuberculeuse, il n'y a plus qu'une ulcération si la production accidentelle avait son siège dans un tissu membraneux ou à la surface d'un organe, et une véritable caverne (V. *Phthisie*) si elle siégeait dans le sein d'un parenchyme.

Le plus souvent les parois de ces cavernes continuent de suppurer, et elles se revêtent d'une sorte de membrane pyogénique ; quelquefois ces parois se rapprochent successivement, il se forme des adhérences, et une guérison a lieu. Ce ramollissement est-il le résultat d'un travail spécial inhérent au tubercule et dont la force est dans celui-ci, ou bien est-il la suite d'une inflammation circonférentielle et d'une suppuration dont le produit liquéfie en quelque sorte la matière crue? Cela est douteux. Faisons seulement remarquer que si cette dernière hypothèse était fondée, le ramollissement aurait lieu de la circonférence au centre, tandis qu'il a lieu du centre à la circonférence.

Dans des cas malheureusement bien plus rares, il se forme une matière crétacée qui se substitue au tubercule, et celui-ci se trouve alors guéri. Cette matière est constituée par du chlorure de sodium et du sulfate de soude, qui en forme les sept dixièmes (F. Boudet).

Ainsi envisagé au point de vue de sa marche et de sa terminaison, le tubercule peut parcourir différentes périodes : ou bien il passe de la période de *crudité* à celle de *ramollissement* et d'*élimination*, ou bien l'état *crétacé* succède à l'état de crudité.

Il est bien rare qu'il n'y ait qu'un seul tubercule dans un organe; presque toujours il y en a un certain nombre; enfin l'organe peut en être, comme on le dit, *farci*. Ils se montrent ordinairement alors à différents degrés de formation : là sous forme de granulations grises, plus loin sous la forme crue, ailleurs enfin ramollis, ou même ayant subi la transformation crétacée.

Si l'on ne sait pas au juste quel est le tissu élémentaire dans lequel se développe le tubercule, il n'en est pas de même pour le degré de fréquence suivant lequel les différents organes peuvent en être affectés. En tête se trouvent les poumons, les ganglions lymphatiques, puis les plèvres, les intestins, la rate, le foie, le péritoine, les méninges, l'encéphale et les os, le péricarde; — l'estomac, les reins, le pancréas, etc., en offrent beaucoup plus rarement. Suivant une loi formulée par M. Louis, et qui paraît constante, quand, *chez l'adulte*, on trouve des tubercules dans un organe quelconque, on peut être sûr qu'il y en a aussi dans les poumons. Cette loi n'est pas vraie chez l'enfant.

Les *symptômes locaux* produits par les tubercules varient beaucoup, suivant les organes. Quelquefois, surtout dans les premiers temps, rien n'annonce leur présence ; cependant, quand ils ont acquis un certain volume, qu'ils sont nombreux, ils déterminent ordinairement de la douleur, de la gêne, du trouble dans les fonctions de l'organe altéré; aux poumons ils produisent de la toux, de la difficulté dans la respiration, des hémoptysies ; dans le cerveau, divers désordres de l'intelligence et de la locomotion ; dans les os, des douleurs, des formations d'abcès, etc. Mais c'est surtout par leur ramollissement qu'ils donnent lieu à de graves accidents.

Les *symptômes généraux* sont habituellement très-marqués. Pendant que les tubercules se développent, on observe un état d'affaiblissement, de langueur; la peau pâlit, il y a de l'amaigrissement, les fonctions languissent. Plus tard, quand la période de ramollissement s'est déclarée, il y a de la fièvre, et enfin, après l'élimination, on observe les phénomènes de la fièvre hectique et le marasme, si caractérisés dans la phthisie et qui entraînent le malade au tombeau. C'est à cet ensemble de caractères graves que l'on donne le nom de cachexie tuberculeuse. MM. Andral et Gavarret ont noté qu'au commencement de la tuberculisation le nombre des globules du sang diminuait, la quantité de fibrine restant la même. Si plus tard, à l'époque du ramollissement, la fibrine se montre en excès, cela tient au travail inflammatoire qui détermine cette fonte. (V. *Sang*.)

Rien de plus variable que la *marche* des tubercules : tantôt ils envahissent brusquement plusieurs organes à la fois, et l'éruption est abondante ; tantôt ils apparaissent lentement, dans un seul organe, où ils restent pendant très-longtemps sans faire de progrès. Dans d'autres circonstances, le ramollissement survient assez promptement; et tandis que les tubercules déjà formés se ramollissent et s'éliminent, il se forme de nouvelles éruptions, et, comme nous l'avons dit, les cavernes résultant de l'élimination peuvent se cicatriser ou faire périr le sujet. Enfin, circonstance heureuse, la matière crue subit quelquefois la transformation crétacée.

Les *causes* de la tuberculisation sont à peu près les mêmes que celles dont on a parlé avec beaucoup de détails à propos de la scrofule. Nous n'y reviendrons donc pas. Notons seulement, relativement aux âges, et d'après les laborieuses recherches de M. Papavoine, puis de M. E. Boudet, sur les sujets morts dans les hôpitaux, que, dans les deux premières années de la vie, les tubercules sont très-rares; que de deux à quatre ans leur fréquence augmente ; que de quatre à treize ans ils attaquent près des deux tiers des sujets qui succombent à cet âge : la fréquence augmente encore au-delà de cette époque, jusque vers la soixantième année, passé laquelle ils deviennent très-rares. Du temps de la médecine physiologique, on faisait jouer à l'inflammation un grand rôle dans la production des tubercules ; mais il est bien reconnu aujourd'hui qu'ils naissent sous l'influence d'un état général ou constitutionnel, en un mot d'une *diathèse*.

Si les causes de la tuberculisation sont les mêmes que celles de la scrofule, il est clair qu'il existe entre ces deux maladies une grande affinité, pour ne pas dire une identité complète. Aussi le traitement de celle-ci est-il applicable à celle-là ; ainsi le grand air, l'exercice, le régime fortifiant, les amers, les toniques, etc. Nous n'insistons pas plus longtemps, renvoyant, pour plus de détails, aux mots *Carreau, Phthisie, Scrofules*.   J.-P. BÉAUDE.

TUBERCULEUX (*path.*), adj., *tuberculosus*, qui a rapport aux tubercules. *Sujet tuberculeux, affections tuberculeuses*, etc.

TUBÉROSITÉ (*anat.*), s. f., *tuberositas*. Éminence ou saillie arrondie d'un os, à laquelle s'attachent ordinairement des muscles ou des ligaments.

TUE-CHIEN (*bot.*), s. m. (V. *Colchique*.)

TUE-LOUP (*bot.*), s. m. (V. *Aconit*.)

TUMÉFACTION (*path.*), s. f., *tumefactio*, de *tumor*, tumeur, gonflement, et *facio*, je fais. C'est l'augmentation de volume d'une partie.

TUMEUR (*chir.*), s. f., *tumor*, de *tumescere*, s'enfler. On a donné beaucoup de définitions différentes du mot tumeur ; mais la définition la plus simple et la plus générale à la fois, est assurément celle-ci : *Toute éminence contre nature qui se manifeste dans une partie quelconque du corps;* elle comprend toutes les formes, toutes les variétés de tumeurs qui peuvent se rencontrer. On a aussi proposé un certain nombre de classifications: après les avoir examinées avec attention, et remarqué qu'elles pèchent presque toutes, soit par le trop grand nombre de classes que l'on a établies, soit par le défaut de fixité des bases sur lesquelles on s'appuyait, nous proposons, à notre tour, la suivante, imitée de celle de M. Bouisson de Montpellier, mais réduite à un moins grand nombre de genres.

Premier genre. — Tumeurs formées par des *corps étrangers venus du dehors ou formés dans l'économie.* Qu'une balle lancée par la poudre à canon soit violemment introduite dans nos tissus, venant s'ajouter aux parties déjà existantes, elle manifeste sa présence par une éminence appréciable à l'extérieur. Certains êtres vivants, tels que la chique, le dragonneau, peuvent encore faire saillie au-dehors. Enfin, des productions émanées de l'économie elle-même, des concrétions calculeuses, des séquestres de nécrose, etc., peuvent encore *soulever* les tissus qui les recouvrent.

Deuxième genre. — *Déplacement d'une partie hors de son siège habituel.* Une partie de muscle qui passe à travers une aponévrose rompue, une anse intestinale qui franchit l'anneau inguinal ou crural, l'utérus tombé de sa place, l'extrémité articulaire d'un os chassée de son articulation, les fragments d'un os brisé, etc., sont autant de causes de tumeurs. (V. *Hernie, Prolapsus, Luxation, Fractures.*)

Troisième genre. — *Tumeurs formées par l'infiltration, l'épanchement des fluides hors de leurs canaux,* ou *par leur accumulation dans ceux-ci.* Ici se rangent l'emphysème, la tympanite, les œdèmes, les hydropisies, les ecchymoses, le céphalamatôme, les anévrysmes, les tumeurs stercorales, etc.

Quatrième genre. — Tumeurs *produites par la fluxion inflammatoire.* Au mot *Inflammation,* nous avons vu que cet état morbide s'accompagne d'un afflux considérable, d'où résulte une augmentation de volume de l'organe ou de la partie d'organe enflammée. (V. *Erysipèle, Phlegmon, Abcès, Panaris, Furoncle,* etc.)

Cinquième genre. — *Excès de nutrition.* C'est l'hypertrophie proprement dite; la structure de l'organe hypertrophié n'a pas changé; seulement l'organe est en totalité ou en partie plus gros qu'il ne doit l'être.

Sixième genre. — *Productions morbides accidentelles.* Pour beaucoup de personnes, ce sont là les seules tumeurs que l'on doive admettre. On peut en faire deux sous-genres :

1° *Productions morbides formées d'un tissu ayant son analogue dans l'état sain.* Tels sont les lipômes ou tumeurs graisseuses, les exostoses ou tumeurs osseuses, les périostoses et les verrues, les cors aux pieds, etc. ;

2° *Les productions sans analogue* avec l'état

sain, telles que les squirrhes, l'encéphaloïde, la mélanose, la plupart des polypes, les tubercules, les loupes enkystées, etc.

D'après ce simple exposé, et vu l'infinie variété de formes et surtout de natures que présentent ces différentes sortes de tumeurs, on comprend qu'il nous est impossible de rien dire qui puisse s'appliquer d'une manière générale à toutes ces lésions qui n'ont de commun que de former une éminence, une saillie là où il ne doit point y en avoir. Que dire du traitement qui leur est applicable ? Traite-t-on une hydropisie comme un anévrysme, comme un phlegmon, comme un cancer? Nous nous arrêtons donc ici, bornant notre tâche à dire ce qu'il faut entendre par le mot tumeur, et à offrir le tableau raccourci de la multitude d'affections diverses qui sont réunies sous ce terme réellement trop vague à cause de sa généralité. Aussi, sommes-nous de l'avis de ceux qui voudraient restreindre le sens du mot tumeur, et l'appliquer aux seules productions accidentelles.   E. BEAUGRAND.

TUMEUR BLANCHE. Ce que nous disions en terminant l'article précédent s'applique très-bien à cette appellation vague de tumeur blanche, que l'on donne depuis Wiseman aux engorgements chroniques des articulations. Et pourquoi le nom de tumeur blanche appliqué à ces engorgements siégeant aux articulations, quelquefois caractérisés par un développement de fongosités *rouges,* plutôt qu'à des productions accidentelles de couleur blanche, comme l'encéphaloïde, par exemple ? Mais enfin, on s'entend sur la valeur de ce terme ; acceptons-le donc.

On donne comme synonyme au mot tumeur blanche, les mots *arthrocace* ou *arthrite chronique ;* je préférerais, malgré sa dureté, la première appellation, parce qu'elle ne présage pas la nature du mal, et qu'en effet il n'y a pas toujours inflammation de la jointure malade.

Causes.—Les articulations qui sont le plus souvent affectées, sont assurément les gynglimoïdales, et celles dans lesquelles se passent les mouvements les plus étendus et les plus fréquents. Les articulations des membres inférieurs, et surtout le genou, jouissent à cet égard d'un bien fâcheux privilège. La maladie dont nous parlons est beaucoup plus commune chez les enfants que chez les adultes, chez les femmes que chez les hommes ; du reste, pour éviter des redites inutiles, nous noterons que, d'après leurs causes, les tumeurs blanches peuvent être partagées en quatre groupes principaux, ainsi qu'il a été établi dans un mémoire publié dans les *Archives* par le docteur Beaugrand, d'après les leçons cliniques du professeur Gerdy. Ces quatre groupes sont dans l'ordre de fréquence : 1° les tumeurs blanches scrofuleuses; 2° les tumeurs blanches rhumatismales; 3° les tumeurs blanches traumatiques ; 4° celles assez rares qui succèdent aux fièvres éruptives. D'après les recherches consignées dans le mémoire en question, les premières commenceraient par le tissu osseux, et les autres par les parties molles. On le voit donc, les causes des tumeurs blanches sont précisément celles des scrofules, des rhumatismes, des lésions extérieures, et, dans certains cas, les fièvres éruptives ; et pour les détails nous n'avons qu'à renvoyer à ces différents articles.

Symptômes.—La maladie débute souvent par de la gêne ou de la douleur dans les mouvements de la jointure ; les mouvements de flexion et d'extension deviennent moins étendus ; des gonflements ne tardent pas à se manifester ; la partie est tuméfiée, dure et résistante, ou molle et empâtée, ailleurs d'une résistance élastique ; au-dessus, le membre semble se rétrécir, s'étrangler ; cela est surtout apparent pour le bas de la cuisse quand c'est le genou qui est malade. Les douleurs augmentent, et, chose digne de remarque, se font quelquefois sentir dans l'articulation inférieure; le membre perd ses mouvements , il est rare qu'il demeure dans l'extension, presque toujours il est fléchi, soit à angle droit, soit même dans un degré de flexion très-considérable ; dans ce cas, il y a contraction réelle des muscles fléchisseurs. La nutrition s'altère dans le membre malade, il maigrit, et la tumeur n'en paraît que plus grosse ; elle est alors couverte de veines dilatées. Quand les ligaments articulaires sont ramollis ou même détruits, les têtes osseuses abandonnent quelquefois leurs rapports respectifs et se déplacent : c'est ce que l'on nomme les *luxations spontanées*, surtout communes à la hanche. Arrivée à ce degré, il est rare qu'il ne survienne pas de l'inflammation, non dans toute l'étendue de la tumeur, mais dans divers points ; il se forme alors de ces abcès, ne communiquant point encore avec le foyer de la maladie, et que M. Gerdy nomme abcès circonvoisins ; enfin, des abcès plus profonds viennent s'ouvrir au-dehors, et mettent en rapport, par un trajet fistuleux, la jointure malade avec l'air extérieur. Ces fistules peuvent se refermer pour se rouvrir encore à l'occasion de nouveaux abcès ; l'articulation en est quelquefois criblée ; plusieurs s'agrandissent, s'ulcèrent, donnent naissance à des fongosités. Au bout d'un temps variable, la suppuration devient de plus en plus abondante, les douleurs sont parfois d'une violence extrême, surtout la nuit ; le sujet s'épuise, maigrit; les digestions deviennent difficiles, les sueurs et la diarrhée colliquatives se déclarent, et la mort survient au milieu du marasme, comme dans la carie, la phthisie et autres affections consomptives.

Nous n'insistons pas ici sur les différences que présentent les tumeurs blanches suivant leurs causes. Nous noterons seulement les particularités suivantes : 1° Dans les tumeurs blanches *scrofuleuses*, on a constaté préalablement les causes et les conditions de la scrofule. Les os sont les premiers affectés, ils se tuméfient avant les parties molles ; les douleurs sont profondes, et le tissu cellulaire ambiant présente une résistance élastique due à une infiltration gélatiniforme ou sanguine et analogue au tissu érectile. 1° Dans les tumeurs blanches *rhumatismales*, on a déjà observé des douleurs erratiques, des accès de rhumatisme : l'affection débute par la synoviale et les parties molles ; il y a des craquements douloureux dans la marche et souvent des épanchements articulaires ; 3° dans les tumeurs blanches traumatiques, et 4° celles qui succèdent aux fièvres éruptives, la marche est la même que dans le cas d'affection rhumatismale.

Anatomie pathologique.—Si l'on vient a examiner *anatomiquement* une articulation malade à une époque assez avancée, on trouvera les lésions suivantes : La *peau* est d'un blanc mat, ou, au con-

traire, rosée ; percée de fistules à orifices étroits, ou bien plus ou moins largement creusée d'ulcérations à l'entour desquelles elle est décollée, amincie et violacée. On y voit souvent apparaître des fongosités rougeâtres saignant facilement. Le *tissu cellulaire* est, à une certaine profondeur, infiltré de sérosité ; mais à mesure que l'on se rapproche de l'articulation, il est plus dense, plus ferme, quelquefois lardacé. Ailleurs, il est très-friable, surtout là où il se continue avec les ulcérations et les fongosités ; il est parfois transformé en une sorte de gelée tremblante.— Assez souvent les aponévroses et les tendons des muscles restent intacts; mais souvent aussi les tissus fibreux sont épaissis, devenus friables, gélatineux et comme confondus avec le tissu cellulaire. Les *ligaments articulaires* sont eux-mêmes ramollis, rouges, comme infiltrés de sang, et se laissant rompre et déchirer avec la plus grande facilité. Ils ont quelquefois entièrement disparu. — La *synoviale* est rouge en dedans et en dehors, et le tissu cellulaire qui la double est infiltré d'une matière rougeâtre et comme gélatineuse qui augmente son épaisseur. Elle peut aussi avoir disparu. — On a beaucoup parlé du ramollissement des *cartilages* et des fongosités qui s'en élèvent; nous avons, dans le mémoire cité, fait justice de cette erreur ; les cartilages ne sont pas doués de la vie, et ne peuvent offrir les lésions vitales qu'on leur attribue ; tout au plus, dans des cas très-rares, peut-on les trouver ramollis. Voici ce que M. Gerdy a parfaitement reconnu : Le tissu cellulaire qui unit le cartilage à l'os, peu apparent dans l'état sain, s'injecte, se gonfle dans les maladies; les vaisseaux nouveaux qu'il renferme alors résorbent par places le cartilage, donnent naissance à des fongosités qui, passant à travers les ouvertures de celui-ci, semblent s'élever de sa surface. Un fait certain, c'est que les derniers vestiges de cartilage que l'on rencontre dans les articulations sont fermes, durs, offrent, en un mot, leurs caractères normaux. — Dans la *cavité articulaire*, on trouve une matière purulente épanchée ; ordinairement c'est une sérosité floconneuse, quelquefois sanguinolente, plus rarement du pus de bonne nature. Il est rare qu'à ce degré les os ne soient pas altérés ; mais ils le sont bien davantage quand la maladie a commencé par eux. Alors, souvent il y a des portions qui se nécrosent avant que d'avoir été enflammées : elles se séparent, et ce sont ces fragments qui donnent lieu aux abcès par lesquels s'échappent les esquilles mortifiées. La tête osseuse est elle-même poreuse, légère ; les canalicules sont très-développés, ainsi que nous l'avons indiqué à propos de l'ostéite (V. *Os*). A l'intérieur, la moelle est injectée, transformée en une bouillie rougeâtre. On trouve dans l'os des infiltrations purulentes, des tubercules, etc. (V. *Carie*.)

Le *pronostic* est généralement grave; il varie cependant suivant l'espèce de tumeur blanche à laquelle on a affaire. Les scrofuleuses sont beaucoup plus graves que les rhumatismales et les traumatiques. L'altération des os ajoute beaucoup à la gravité de la maladie ; cependant, alors même qu'ils sont affectés, on ne doit pas perdre toute espérance de guérison. On l'a vu survenir quelquefois d'une manière inattendue, et le plus ordinairement avec ankylose de l'articulation malade. Aussi , quand on voit la maladie marcher vers la guérison, faut-il faire tous ses efforts pour empêcher l'ankylose, en imprimant de temps en temps des mouvements à la jointure; et s'il y a adhérence des surfaces articulaires, il faut au moins tâcher qu'elle ait lieu dans la situation la plus avantageuse pour le membre affecté : dans l'extension pour le genou, dans les demi-flexions pour le coude, etc. De la sorte, les fonctions des membres ne sont pas perdues.

Traitement. — Si la tumeur blanche est d'origine *scrofuleuse*, il faut agir sur la constitution en général ; ainsi on conseillera une bonne nourriture, l'habitation à la campagne, l'usage habituel du vin, de la bière pour tisane, l'exercice lorsque l'inflammation et la douleur ne s'y opposent pas. Si la tumeur blanche est *rhumatismale*, on aura recours aux bains et douches de vapeur, aux fomentations aromatiques sur la partie malade ; on fera porter autour de celle-ci des flanelles recouvertes d'une pièce de taffetas gommé pour entretenir la chaleur : c'est ici que la compression paraît utile. Dans les tumeurs blanches *traumatiques*, les antiphlogistiques et les émollients, puis les fondants, sont surtout indiqués.

Ces généralités une fois posées, passons en revue quelques uns des moyens actifs de traitement proposés contre les tumeurs blanches :

1° Les *antiphlogistiques* employés localement, les sangsues et les ventouses scarifiées, conviennent quand il y a phlegmasie évidente, et que la constitution du sujet n'est pas épuisée; on y aura recours le moins souvent possible chez les scrofuleux. Les émissions sanguines, quand elles sont indiquées, doivent être répétées de temps en temps, jusqu'à ce que l'organe inflammatoire soit détruit. Nous avons vu, au mot *Scrofule*, que le repos combiné avec les excitants qui conviennent dans les tumeurs blanches de cet ordre, constituait un véritable contre-bon-sens thérapeutique. Le *repos* est, au contraire, une condition de rigueur dans les tumeurs blanches rhumatismales et traumatiques ; seulement, comme nous venons de le dire plus haut, on fera exécuter au membre quelques mouvements, pour prévenir l'ankylose.

2° La *compression* convient très-bien pour les derniers ordres de tumeurs blanches que nous avons indiqués, et dans lesquels la maladie a commencé par les parties molles. La *malaxation* est un moyen dont on peut tirer d'excellents résultats.

3° Il ne faut pas oublier que, quand la phlogose a été abattue et pendant que l'on applique la compression, les pommades *fondantes* doivent être employées en frictions.

4° Les auteurs ne sont pas d'accord sur l'emploi des exutoires; beaucoup; et nous sommes du nombre, vantent les vésicatoires volants appliqués autour de l'articulation, ou les moxas; ces moyens sont surtout très-utiles quand les parties profondes sont attaquées. Notons que les exutoires sont généralement mauvais dans les affections scrofuleuses; ils favorisent cette tendance de l'économie vers la suppuration, à laquelle elle n'est déja que trop portée par le fait de la constitution.

Quand ces moyens ont échoué, que la maladie est arrivée à ce point que la guérison est jugée impossible, il faut *amputer*. Quelques chirurgiens veulent opérer de bonne heure; d'autres veulent attendre que l'économie soit épuisée par la suppu-

ration. L'expérience a appris que c'est à cette dernière doctrine qu'il faut s'arrêter. Les succès obtenus par M. Gerdy chez des sujets arrivés au marasme, tandis que l'opération échouait chez d'autres plus vigoureux, ont confirmé cette opinion.
J.-P. BEAUDE.

TURGESCENCE (*path.*), s. f., *turgescentia*, de *turgescere* s'enfler. Abondance d'humeurs dans une partie, d'où résulte l'augmentation de volume de celle-ci.

TUSSILAGE (*mat. méd.*), s. m., *tussilago*, famille des Synanthérées corymbifères, J.; syngénésie superflue, L. Cette plante, connue encore sous le nom vulgaire de *pas-d'âne*, croît dans les localités humides, et particulièrement dans les terrains calcaires. Ses fleurs exhalent une odeur agréable qu'elles conservent par la dessication ; leur saveur est douce et un peu aromatique. Elles font partie des espèces pectorales ou *quatre-fleurs*, et s'emploient comme adoucissant dans les irritations de poitrine. Le mode d'administration est une infusion théiforme. Seulement il faut avoir la précaution de passer l'infusion dans un linge fin, afin d'en séparer les poils de l'aigrette, qui pourraient irriter la gorge et augmenter la toux, que, suivant son nom, elle doit au contraire faire cesser (tussilage vient de *tussis* toux, *agere* chasser).— La racine du *tussilage petasite*, qui est amère, était autrefois ordonnée comme apéritive; elle est aujourd'hui complètement abandonnée.   J. B.

TUTIE ou **TUTHIE** (*chim.*), s. f., *tuthia*, cadmie de fourneau ; c'est le nom ancien de l'oxyde de zinc. (Voy. ce mot.)

TYMPAN (*anat.*), s. m., de *tympanum*, tambour. Membrane du tympan, caisse du tympan; ce sont des parties de l'oreille moyenne. (V. *Audition*.)

TYMPANITE (*méd.*), s. f., *tympanitis*. C'est une maladie déterminée par l'accumulation du gaz dans les intestins. (V. *Intestins* [maladies des].)

TYPE (*path.*), s. m., *typus*, du grec *tupos*, empreinte. Le type est l'ordre de succession dans lequel se montrent les symptômes d'une maladie. *Type continu, intermittent*. (V. *Fièvre*.)

TYPHOÏDE (Fièvre) (V. *Dothinentérite*). — *État typhoïde*, état maladif désigné autrefois sous le nom d'état adynamique. (V. *Adynamie* et *Dothinentérite*.)

TYPHUS (*path.*), s. m., *typhus*, du mot grec *tuphos*, stupeur. Sous le nom de *puretos tuphôdes*, fièvre typhoïde ou avec *stupeur*, les médecins grecs confondaient toutes les affections fébriles graves, accompagnées d'une notable diminution dans les facultés intellectuelles. Souvent même, par cette expression, on a entendu désigner toute maladie très-grave régnant épidémiquement. C'est ainsi que l'on a appelé la *peste, typhus d'Orient*; la fièvre jaune, *typhus d'Amérique*, nom sous lequel elle sera décrite ici; et même le *choléra, typhus d'Asie*. Depuis Hildenbrand, le mot typhus a été employé d'une manière plus restreinte, et il sert à caractériser une maladie à part, dont nous allons d'abord nous occuper. Nous dirons ensuite quelques mots d'une sorte de typhus peu connue jusqu'à ces derniers temps, et qui règne habituellement en Angleterre, en Irlande, aux États-Unis ; c'est le *typhus fever*. Enfin on terminera par le *typhus d'Amérique* ou *icterodes*, qui n'est autre que la fièvre jaune.

TYPHUS D'EUROPE. — C'est une fièvre à type continu ou rémittent, contagieuse, accompagnée d'une stupeur profonde et d'une éruption spéciale, qui se manifeste sous l'influence de miasmes délétères, surtout ceux qui se développent dans les cas d'encombrement, comme dans les hôpitaux, les prisons, etc. Cette affection a été décrite sous une foule de noms différents. On l'a appelée *fièvre des hôpitaux, des camps, des vaisseaux ; typhus carcéral, nosocomial, typhus des vaisseaux, fièvre pétéchiale, ponctuée ou tachetée, peste militaire*, etc.

La *cause* ordinaire, on peut même dire constante du typhus, c'est l'encombrement, l'accumulation d'un trop grand nombre d'individus dans un espace donné. Eh bien ! c'est ce qui arrive dans une foule de cas, soit dans les camps, soit dans les villes assiégées, soit dans les vaisseaux, les prisons, les hôpitaux, etc. Notez qu'à ces circonstances de l'encombrement, se joignent souvent, dans les conditions que nous venons de rappeler, la misère, la tristesse, l'ennui et les privations de tout genre. Comment agit l'encombrement ? Évidemment par la viciation de l'air qui résulte des émanations des corps ainsi agglomérés dans un espace trop restreint, surtout quand, aux produits de la transpiration cutanée et pulmonaire, s'ajoutent les exhalaisons des plaies, des suppurations, des déjections alvines, etc. Ainsi, le point de départ du typhus est constant et uniforme ; ce sont toujours les miasmes exhalés par les corps vivants.

Les miasmes produits par d'autres causes peuvent entraîner différentes maladies, mais non le typhus. Dans les conditions spéciales dont nous venons de parler, le siège de l'encombrement devient le foyer d'*infection* où la maladie ne tarde pas à se développer, et d'où elle se propage par *contagion*. La contagion devient donc une cause secondaire d'extension ajoutée à la première. On a certainement beaucoup exagéré les propriétés contagieuses du typhus. Ainsi, la plupart des faits que l'on cite ont trait à des individus qui ont contracté la maladie en soignant les malades au *sein du foyer de l'infection ;* ils ont été lors pu contracter la maladie e tout aussi bien par le fait de l'infection que par le fait de la contagion. Mais des faits plus probants, ceux qui donnent un cachet de certitude à la propriété transmissible du typhus, c'est le développement de la maladie par le fait de malades qui ont été transportés *hors du foyer d'infection,* et qui l'ont communiquée à des individus sains et placés dans ces conditions hygiéniques favorables ; et c'est ce qui arrive quand, par exemple, une armée atteinte de typhus laisse des malades dans les villages qu'elle traverse ; ces malades transmettent l'affection à ceux qui les soignent dans ces différentes localités. Mais l'extension se borne là d'ordinaire, et, s'il n'y a pas encombrement, il ne se forme pas

de foyer secondaire. Au contraire, un seul sujet atteint du typhus peut le donner dans un hôpital rempli outre mesure. En effet, là se trouvent réunies les conditions qui président au développement de la maladie. Cette contagion est donc bien moins redoutable qu'on ne l'avait prétendu.

Une circonstance digne de remarque, c'est que, sauf des exceptions excessivement rares, le typhus n'atteint pas deux fois les mêmes personnes.

Relativement à ses symptômes et à sa marche, le typhus peut être partagé en trois périodes.

Première période. — Prodrômes. — Au bout d'un temps variable, après que l'on est entré dans un foyer d'infection ou que l'on a été en rapport avec un sujet malade, temps qui varie de quelques heures à huit, dix ou quinze jours, le sujet est pris de malaise, de frissons suivis de fièvre avec céphalalgie intense, accablement profond ; bientôt survient une congestion vers la face, qui se colore ; les yeux s'injectent, deviennent larmoyants ; il y a enchifrènement, gène dans la déglutition ; de la toux, de l'oppression, souvent des vomissements ; la céphalalgie acquiert une grande intensité ; le malade tombe dans la stupeur ; il se montre alors ordinairement une épistaxis. Vers le troisième ou quatrième jour, survient sur le corps et aux membres l'éruption de *pétéchies*, véritables ecchymoses sous-épidermatiques. En même temps que se montre cette éruption, les symptômes catarrhaux s'amendent d'ordinaire ; mais la fièvre, quelquefois après une légère rémission, augmente de violence ; le pouls est souvent à 130, 140 pulsations ; la soif devient très-vive ; la langue se sèche ; le sang tiré de la veine, qui était d'abord couenneux, devient plus fluide, et ne se coagule qu'avec une extrême lenteur. Cette période dure de six à sept jours.

Deuxième période. — État. — Cette seconde phase de la maladie est marquée par l'exacerbation des symptômes, à laquelle succède quelquefois une rémission passagère. Le pouls devient souvent plus faible et moins fréquent. La prostration est extrême ; le délire consiste dans une sorte de rêvasserie continuelle (typhomanie) ; très-rarement, il est violent ou furieux ; enfin, le malade est parfois dans un coma profond ; il éprouve souvent des tremblements des membres, des secousses convulsives, des soubresauts. L'haleine et les évacuations alvines sont d'une extrême fétidité : le malade exhale une *odeur de souris* très-prononcée. Très-fréquemment, on voit survenir le hoquet, du météorisme ; les selles ou les urines sont rendues sans que le malade en ait la conscience, et c'est surtout à cette émission involontaire que certains auteurs ont attribué l'odeur de souris : à cette époque, le sang est noir et fluide. On observe aussi, dans certains cas, des phlegmasies du côté de l'encéphale ou de la poitrine. Cette période dure à peu près autant que la précédente.

Troisième période. — Déclin. — Vers le quatorzième ou quinzième jour, la maladie doit avoir une issue funeste, les phénomènes de stupeur et les accidents nerveux font de nouveaux progrès, et le malade succombe le plus ordinairement au milieu d'un coma profond. La mort est quelquefois précédée d'hémorrhagies abondantes, d'une extension très-grande de l'éruption pétéchiale, de la formation de plaques gangréneuses, etc.

Mais si, au contraire, le malade doit guérir, les accidents si graves que nous avons indiqués diminuent progressivement d'intensité ; le malade sort de son accablement comme d'un rêve ; il se manifeste assez souvent alors des phénomènes que l'on a regardés comme critiques ; des sueurs abondantes, des parotides, des hémorrhagies nazales, des urines sédimenteuses, un flux bilieux, etc.

Cette marche est souvent modifiée, dans certaines épidémies, par des accidents particuliers ; mais telle est celle que suit généralement le typhus : cette maladie est aussi, assez fréquemment, compliquée de quelques autres affections plus ou moins graves, dont les plus communes sont la dysenterie et la pourriture d'hôpital.

La convalescence est souvent très-longue, très-pénible, et la maladie peut laisser à sa suite des stigmates indélébiles de son passage, un affaiblissement des facultés intellectuelles, par exemple.

Anatomie pathologique. — Les lésions trouvées après la mort offrent aussi quelques particularités dignes de remarque. Les cadavres ont une grande tendance à la putréfaction. L'encéphale présente quelquefois des traces manifestes de congestion, voire même de phlegmasie, par exemple des infiltrations purulentes et même des abcès. On a trouvé des épaississements, des ramollissements, des muqueuses pituitaire et pharyngienne ; les bronches sont encore brunes ou violacées, les poumons gorgés de sang. On trouve, dans les intestins, différentes traces de congestion ou d'inflammation, et même les altérations des plaques de Peyer propres à la fièvre typhoïde ; mais cette lésion n'est pas constante, comme on l'a dit à tort. Il en est de même de la rate, qui, constamment tuméfiée dans la fièvre typhoïde, est souvent exempte d'altération dans le typhus. Il y a souvent des congestions sanguines dans les différentes viscères. Enfin les lésions les plus communes portent sur le sang, qui est noir et diffluent.

Pronostic. — Le typhus est une des maladies les plus graves que nous connaissions, tant par le nombre des sujets qu'il atteint, que par le nombre de ceux qu'il fait périr. On l'a vu décimer des armées, des villes assiégées, emporter la moitié, les deux tiers de ceux qu'il frappait ; on comprend que la violence du mal est d'autant plus grande, que l'encombrement est plus considérable, et qu'à cette circonstance s'ajoutent la mauvaise situation des lieux, la mauvaise nourriture et les peines morales de toutes sortes.

Traitement. — D'après ce que nous avons dit, que l'accumulation d'un trop grand nombre d'individus était la cause à peu près constante du typhus, on comprend que, pour éviter cette maladie, il n'y a qu'à éviter l'encombrement : c'est là le conseil que donnent les médecins. Mais on sait avec quelle négligence ces conseils sont trop souvent suivis par l'autorité ; et les épidémies qui, de nos jours, se déclarent encore de temps à autre, surtout dans les prisons, attestent le peu d'égards que l'on a pour les lois de l'hygiène et les intérêts de l'humanité.

La première chose qu'il y ait à faire quand se déclare une épidémie de typhus, c'est de disséminer les malades, de les envoyer le plus loin possible du foyer primitif d'infection ; plus ils seront isolés, moins il y aura de chances de voir la maladie s'étendre et se propager. Pour placer les malades, il faudra surtout choisir des localités élevées, où l'air soit sec et vif, et très-fréquemment, sinon continuellement renouvelé. Dans les hôpitaux, où ils seront forcément réunis en nombre assez considérable, on aura soin d'établir une ventilation permanente, des fumigations avec le chlore ; on arrosera fréquemment le plancher avec la liqueur de Labarraque ; partout régnera la plus stricte propreté. Ces soins de propreté sont surtout nécessaires pour les personnes que la nature de leurs fonctions oblige de s'approcher des malades. On empêchera, autant que possible, les relations entre l'extérieur et le foyer d'infection.

Quant à la maladie elle-même, le typhus étant une affection à période, comme les fièvres éruptives et la dothinentérie, on ne peut pas espérer de l'entraver dans sa marche ; il faut qu'il parcoure ses différentes phases. On doit se borner à combattre les accidents les plus prononcés. Les saignées plus ou moins répétées, seulement pendant la première période, sont généralement peu avantageuses. Les vomitifs et surtout l'ipécacuanha ont été vantés par Hildenbrand. Les symptômes nerveux, qui se déclarent dès les premiers jours, seront attaqués par des révulsifs, vésicatoires à la nuque, etc., les antispasmodiques et surtout le camphre à l'intérieur. Quand la prostration est très-grande, les toniques, le quinquina, les vins généreux sont alors parfaitement indiqués, et ils ont fourni d'excellents résultats. Les chlorures pourraient encore être employés dans le but combattre la putridité. Les ulcérations et les eschares seront pansées avec grand soin, saupoudrées de poudre de quinquina et de charbon ou de camphre ; les préparations de fer, les lotions chlorurées pourront être très-utiles. Du reste, les complications seront combattues suivant les indications qu'elles présentent, et la convalescence sera suivie avec grand soin. C'est alors surtout que le repos et les précautions de l'hygiène la mieux entendue sont indispensables. (V. *Hygiène militaire*, *Méphitisme*, *Miasmes*.)

Comparaison du typhus et de la fièvre typhoïde. — Les anciens confondaient, sous les noms de synoque putride, fièvre typhoïde, plusieurs sortes de fièvres graves. A mesure que la science médicale fit des progrès, on alla toujours distinguant les maladies les unes des autres ; et dans le siècle dernier, Hildenbrand isola le typhus des affections avec lesquelles on l'avait jusque-là confondu. Or, quelques auteurs modernes, en particulier M. Gaultier de Claubry, voudraient ramener les médecins à fondre ensemble le typhus et la fièvre typhoïde, comme n'étant qu'une seule et même maladie, et c'est là ce que nous ne pouvons admettre. Examinant parallèlement ces deux maladies, nous croyons pouvoir poser, d'une manière formelle, les conclusions suivantes :

1° *Quant aux causes.* Le typhus est contagieux, la fièvre typhoïde ne l'est pas, ou, si l'on veut, ne l'est que dans des conditions tout-à-fait exceptionnelles. Le premier résulte à peu près exclusivement de l'encombrement, atteint tous les âges, mais non avec la même intensité, ne se montre pas deux fois sur le même sujet, tandis qu'il peut frapper les personnes qui ont eu antérieurement la fièvre typhoïde.

2° *Quant aux lésions anatomiques.* Le typhus peut présenter quelques unes des lésions propres à la fièvre typhoïde, mais non toutes ces lésions; souvent même, la plus importante, celle des plaques de Peyer, manque complètement.

3° *Quant aux symptômes.* Les phénomènes cérébraux, mais surtout la stupeur, sont d'ordinaire plus marqués dans le typhus; les phénomènes abdominaux sont d'ordinaire moins intenses. En outre, l'éruption pétéchiale, l'odeur de souris, la rareté des eschares au sacrum et sur les surfaces dénudées, sont particulières au typhus.

4° *Quant à la marche.* Elle est, en général, plus rapide dans le typhus.

5° *Quant au pronostic.* Il est plus grave dans le typhus.

·6° *Quant au traitement.* Les toniques sont d'un usage plus avantageux dans le typhus que dans la fièvre typhoïde.

Enfin, on ne saurait dire que le typhus est le degré le plus intense de la fièvre typhoïde; car on voit tous les jours des cas très-graves, ou des épidémies très-meurtrières de cette dernière, dans lesquelles ne se rencontrent pas les caractères du typhus; et réciproquement, on voit des cas légers de typhus, dont les symptômes ne se confondent pas avec ceux de la fièvre typhoïde ordinaire. Ce n'est pas tout: dans les temps d'épidémie de typhus, on voit les fièvres typhoïdes suivre leur marche habituelle, sans être influencées par celui-ci. On peut donc dire que ces deux maladies appartiennent à la même famille, mais non que ce sont deux degrés de la même affection; leur relation est d'ailleurs parfaitement exprimée par le nom de fièvre typhoïde, généralement donné à la dothinenterie.

TYPHUS FEVER. — On désigne sous ce nom une fièvre spéciale à l'Angleterre: cette maladie avait été confondue, par les médecins anglais, avec la fièvre typhoïde ordinaire, lorsque, dans ces dernières années, M. Shattuck de Boston ayant eu l'occasion d'en recueillir quelques observations, dans un voyage qu'il fit à Londres, M. Valleix se livra à l'analyse rigoureuse de ces faits, et conclut à la non identité du *typhus fever* et de la fièvre typhoïde. Ne voulant pas reproduire ici ce long parallèle, nous en donnerons seulement le résumé succinct que voici: Ce qui distingue cette affection de toutes celles qui pourraient avoir quelque ressemblance avec elle, et notamment de la fièvre typhoïde, c'est, pendant la vie: 1° l'éruption si caractéristique (*pétéchies*); 2° l'absence presque complète des symptômes fournis par les organes des sens; 3° la faiblesse comparative de certains symptômes cérébraux; 4° l'absence des symptômes abdominaux (*diarrhée, météorisme*) pendant un temps considérable, leur petit nombre et leur peu de gravité pendant tout le temps de la maladie. Après la mort, on reconnaît le typhus à l'éruption pétéchiale chez un certain nombre de sujets (c'est là le signe positif), et à l'absence de toute lésion constante caractéristique, telle que celle des plaques de Peyer (c'est là le signe négatif). Ajoutons que le typhus fever affecte tous les âges, et qu'il est éminemment contagieux. Pour nous, le typhus fever n'est en réalité qu'une forme particulière de typhus; il n'est donc pas étonnant qu'il diffère de la fièvre typhoïde. Le traitement est celui du typhus. E. BEAUGRAND.

TYPHUS D'AMÉRIQUE OU FIÈVRE JAUNE. — Sous

ces noms, et sous ceux de *mal de Siam, fièvre ictérique, matelotte, vomito negro* ou *pricto* des Espagnols, etc., on désigne une affection fébrile grave, ordinairement épidémique, se montrant dans les pays chauds, et caractérisée par la couleur jaune de la peau et des vomissements noirs.

Il est bien certain, malgré quelques prétentions contraires, que la fièvre jaune n'a été signalée qu'à partir de la découverte de l'Amérique, et les premières descriptions un peu exactes ne remontent pas au-delà du milieu du dix-septième siècle. Dans un travail très-considérable, M. Moreau de Jonnès a fait un relevé des grandes épidémies qui ont régné depuis la fin du quinzième siècle jusqu'en 1819, et il n'en compte pas moins de 274, ainsi réparties: Amérique, 227; Afrique, 4; Europe, 43. En Amérique, ces épidémies ont été fort inégalement distribuées: 116 pour les Antilles; 92 pour l'Amérique du Nord, et 19 seulement pour l'Amérique du Sud. La plus haute latitude boréale où la fièvre jaune se soit montrée, est par le 43°, à Québec, dans le Canada. Elle paraît très-rare dans l'Amérique du Sud. Enfin, on en cite à peine quelques exemples dans les Indes. Son théâtre habituel est donc l'Amérique, et en Amérique, les Antilles. En Europe, elle ne s'est montrée que sur le littoral de l'Espagne et de l'Italie, et peut-être à Rochefort. De même, en Afrique, on l'a rencontrée seulement sur les côtes du Sénégal, à Sierra-Léone.

Causes. — Ainsi, déjà ce premier aperçu nous permet de constater que, dans tous les lieux où elle sévit, la fièvre jaune se montre sur le littoral et ne pénètre guère dans l'intérieur des terres. Quelles sont donc les causes qui président à son développement? On a accusé la chaleur; elle habite, il est vrai, dans les régions inter-tropicales; mais, nous l'avons vu, elle ne s'y montre pas partout: les Indes orientales, l'Arabie, la côte orientale d'Afrique, en sont exemptes. Sont-ce les effluves marécageuses? Elles paraissent, dans beaucoup de cas, jouer un rôle certain, mais non toujours. Elle se développe parfois là où il n'y a pas de marais, et réciproquement, respecte des contrées marécageuses. Notons cependant que la proximité de la mer doit avoir là une action bien réelle. Aussi, M. J. Wilson l'attribue-t-il à la décomposition des palétuviers alternativement couverts et exposés à un soleil ardent par le flux et le reflux. Ces végétaux abondent, dit-il, dans les contrées du Nouveau-Monde où se montre la fièvre jaune; il ajoute que, dans d'autres endroits, la maladie débute constamment près des ports, le long des jetées, là où il y a des bois en destruction. Mais il y a des bois en décomposition en Egypte, sur la mer Rouge, et ces localités sont exemptes de la fièvre jaune. Une chose curieuse à noter, c'est que la maladie envahit souvent, en pleine mer, un navire à la voile; du reste, cet accident n'a lieu que dans les parages où règne la fièvre jaune, dans le grand Océan-Atlantique, et surtout dans le grand golfe qui sépare les deux Amériques. De même, quand un vaisseau prend la maladie dans l'un des ports où elle règne, il l'emporte avec lui.

La fièvre jaune est-elle contagieuse?... Cette question a soulevé une grave et longue controverse, qui, après maints débats, s'est terminée par l'entière défaite des contagionistes. Vainement, ils ont cherché à s'abriter derrière une foule d'anecdotes plus ou moins controuvées, dans lesquelles on racontait comment la maladie avait été donnée de Pierre à Paul. Comme tous ces faits s'étaient passés dans des foyers d'infection, on comprend qu'ils ne prouvaient absolument rien. Vainement, on a cherché à établir que la fièvre jaune, développée dans tel ou tel port, y avait été apportée par tel vaisseau, tel ballot de marchandises. Une enquête sévère faisait bientôt justice de toutes ces allégations, et, en dehors de toutes ces histoires particulières, restait toujours le grand fait inexplicable dans l'hypothèse de la contagion, savoir : que quand la maladie ravage une ville du littoral, elle ne s'étend pas dans l'intérieur des terres, bien que les communications ne soient pas interrompues, bien que des individus affectés sortent du foyer d'infection pour aller mourir dans les localités salubres. Ainsi, la contagion, telle qu'on l'entend, n'a pas lieu pour la fièvre jaune, comme elle aurait lieu, par exemple, pour la variole, maladie réellement contagieuse. Maintenant, peut-on dire d'une manière formelle, absolue, que la fièvre jaune ne *peut pas* se communiquer d'individu à individu dans une localité infectée ? Non, assurément ; mais qu'il y a loin de la question posée dans ces termes à celle que posaient les contagionistes avec tant d'assurance, quand ils disaient qu'un individu malade, qu'un vêtement ayant servi à un sujet atteint de fièvre jaune, pouvaient répandre la maladie dans toute une contrée.

Nous citons, à cette occasion, un fait qui nous a été rapporté par un officier de la marine royale, M. M..., capitaine de vaisseau. Il était, en 1821, officier sur la frégate *l'Africaine*, qui relâcha, au mois de juillet, à Saint-Thomas. La fièvre jaune était dans l'île, et la frégate, à l'ancre depuis plus de quinze jours, n'avait pas vu un seul cas de fièvre jaune se déclarer parmi son équipage. Il est vrai que ni officiers, ni matelots n'avaient été à terre. Un officier important de l'île vient à mourir de la maladie épidémique, le gouverneur fait inviter l'état-major de la frégate à assister à l'enterrement de cet officier. Deux jours après la fièvre jaune se déclare à bord de la frégate parmi les officiers qui avaient assisté à la cérémonie funèbre; les domestiques et les matelots qui soignaient les officiers furent successivement atteints, et, bien que le bâtiment eût levé l'ancre et fût en pleine mer, la maladie ne continua pas moins à sévir. Une grande partie de l'équipage fut attaquée, et les ravages de la maladie furent si graves et si continus, que l'on fut obligé de faire évacuer le bâtiment afin d'arrêter la destruction. Les matelots malades furent évacués à l'hôpital de la Basse-Terre, à la Guadeloupe : ceux qui les portèrent furent presque tous affectés de la fièvre jaune; la garde, composée de vingt-quatre matelots et d'un officier, que l'on envoyait chaque jour sur la frégate, avait presque toujours un assez grand nombre de malades au retour; on en compta une fois dix-huit sur vingt-quatre. Il est difficile de ne point reconnaître ici la contagion par centre d'infection, c'est-à-dire dans un cercle donné et secondairement infecté. Cependant cette contagion, par centre d'infection, a ses limites; car on ne voit jamais la maladie s'éloigner du littoral, ni se montrer sur les plateaux élevés qui sont voisins de la mer.

C'est à l'honorable Chervin, c'est à ses efforts

incessants, c'est à cette lutte, dans laquelle il a dépensé toute sa fortune et usé sa santé, que la science et l'humanité sont redevables du résultat que nous pouvons formuler ainsi : La fièvre jaune n'est point contagieuse; donc les lazarets sont le plus souvent inutiles contre cette maladie.

Quant aux causes occasionnelles, on sait fort peu de chose; seulement, on a remarqué que les fatigues excessives, les excès, la misère, les privations, les chagrins, une peur extrême de l'épidémie, enfin toutes les causes débilitantes favorisaient le développement de la maladie. De même, on a remarqué, en Amérique, que les Européens nouvellement débarqués étaient atteints dans une bien plus forte proportion que les colons, ou que les personnes acclimatées par un séjour déjà ancien.

Symptômes. — Nous ne pouvons décrire ici les différentes formes que peut affecter la fièvre jaune dans les différentes épidémies; qu'il nous suffise de présenter le tableau de ce que l'on observe le plus généralement. La maladie peut, pour l'étude, se partager en deux périodes bien tranchées.

Première période. — Le début est souvent brusque, et surprend le malade au milieu de la plus parfaite santé; il survient une céphalalgie intense, avec frissons, courbature; bientôt la chaleur succède aux frissons; la figure s'injecte; les yeux deviennent rouges, larmoyants; il y a de la soif et de la douleur à l'épigastre, suivie de nausées et de vomissements blanchâtres; l'insomnie et l'anxiété sont souvent très-considérables; d'autres fois il y a torpeur, engourdissement; le pouls est plein, régulier; rarement plus fréquent qu'à l'état normal, il peut même être plus lent; la peau est injectée de sang.

Deuxième période. — Elle est caractérisée par les deux principaux phénomènes de la maladie, et qui lui ont valu les appellations différentes sous lesquelles on la désigne. Vers le quatrième jour, la peau prend une *teinte jaune*, et les vomissements deviennent *noirâtres*, puis *noirs*, semblables à du chocolat ou à du marc de café; les déjections alvines sont également noirâtres; la face se déprimant encore davantage, l'anxiété redouble, il y a du hoquet, la chaleur tombe, les urines cessent de couler; il se forme des pétéchies, des ecchymoses, et même des plaques gangréneuses à la surface du corps; parfois même il survient un délire violent; des hémorrhagies ont lieu par le nez, par les selles, souvent aussi par les émonctoires ouverts à la peau, et le malade succombe au milieu de cet effrayant cortège de symptômes. Dans d'autres cas plus heureux, les accidents s'amendent graduellement, et le malade est enfin rendu à la santé, après une convalescence ordinairement très-longue et très-pénible.

La *marche* de la fièvre jaune est continue; elle offre cependant assez souvent des rémittences; l'intermittence réelle est beaucoup plus rare : on l'observe cependant quelquefois, à la première période surtout, pendant les premiers temps de l'épidémie. Et même, suivant plusieurs médecins recommandables, Chervin entre autres, la maladie qui nous occupe ne serait que le degré le plus élevé des fièvres intermittentes et rémittentes, d'origine paludéenne, que l'on observe dans les pays chauds. Chervin s'appuie, pour prouver cette assertion, sur ce que les épidémies de fièvre jaune sont souvent précédées de fièvres intermittentes, puis rémittentes, qui prennent progressivement les caractères de continuité, et révèlent les caractères de la maladie principale, et enfin sur ce que, vers la fin de l'épidémie, les remittentes reparaissent.

Du reste, la *durée* de la maladie est de cinq à huit ou dix jours, dans les cas graves, moindre dans les cas bénins. On a vu aussi des individus succomber en peu de jours, ou même être frappés et périr en quelques heures.

Anatomie pathologique. — Les lésions trouvées après la mort, méritent d'être notées. On retrouve sur le cadavre la coloration jaune et les pétéchies ecchymotiques observées pendant la vie. Le sang est fluide, noirâtre; souvent il congestionne plusieurs organes, et notamment les poumons et le cerveau; l'estomac est ordinairement distendu par du sang brunâtre, plus ou moins altéré, quelquefois pur. La muqueuse gastro-intestinale en est parfois imbibée par plaques; il y a même, dans certains cas, des plaques rouges et ramollies; mais les caractères inflammatoires n'y sont pas bien tranchés, ni bien intenses. Une lésion assez constante, que M. Louis serait porté à regarder comme caractéristique de la fièvre jaune, c'est la décoloration du foie, qui offre une teinte paille, beurre frais ou jaune de rhubarbe. Cependant, quelques auteurs (M. Rufz entre autres) ont reconnu que cette altération manquait une fois sur trois, ce qui lui ôte la valeur que l'on a voulu lui assigner. La rate est ordinairement saine, mais augmentée de volume.

Le *pronostic* est assurément très-grave, aussi grave que celui de la peste et du typhus. La mortalité varie de un sur trois à un sur cinq ou six, quelquefois plus, quelquefois moins, suivant les épidémies et les conditions dans lesquelles la maladie sévit.

Traitement. — De même que pour le typhus, il est prophylactique ou curatif:

1° Relativement à *la prophylaxie*, nous avons à donner à peu près les mêmes conseils que pour le typhus. Disséminer les malades, les emmener hors du foyer; faire, si cela se peut, évacuer la ville affectée, c'est là le seul moyen d'éviter la propagation du fléau et d'affaiblir son action. De même, pour les vaisseaux, il faudra les évacuer, les ventiler et les laver avec soin.

2° Si les phénomènes généraux de la fièvre jaune diffèrent suivant les épidémies, offrant ici une forme inflammatoire, là une congestion, ailleurs une prédominance des accidents nerveux, on comprend que les indications curatives doivent également varier.

On s'accorde à reconnaître que la saignée géné-rale est souvent (mais non toujours) utile pendant la première période; quelques personnes mêmes, et M. Rochoux le premier, ne craignent pas de la répéter jusqu'à 4 et 5 fois. Les saignées locales sont nuisibles, elles peuvent amener des eschares ou des hémorrhagies graves. Des boissons acidulées, des frictions avec du jus de citron (traitement des mulâtresses) paraissent fort utiles; les bains tièdes ou frais seront encore employés. Tout le monde n'est pas d'accord sur la question des vomitifs, dont quelques uns se louent beaucoup, tandis que d'autres personnes craignent les secousses qu'ils occasionnent. Il n'en est pas de même pour les purgatifs: on est assez généralement d'accord sur l'utilité de leur emploi. M. Dalmas conseille l'huile de ricin fraîche, par cuillerées à café toutes les heures. M. Tézard propose l'huile de croton tiglium par gouttes sur la langue; M. Bohc, médecin anglais, les purgatifs salins; d'autres enfin (M. Gilikrest), le calomel.

On a proposé les vésicatoires sur la tête contre les accidents nerveux, et à l'épigastre ou sur le trajet de la colonne vertébrale, pour calmer les vomissements; mais les exutoires, on le sait, ont des inconvénients graves, quand il y a tendance à la gangrène. Enfin, du camphre associé à la rhubarbe et au calomel, a été préconisé par M. Dalmas.

Quand la seconde période est arrivée, et qu'il y a prostration des forces, il faut avoir recours aux toniques: le quinquina, dont on a tant abusé autrefois, mais qui cependant peut être utile dans des cas donnés, le sulfate de quinine surtout, précieux dans les cas où l'intermittence est manifeste, les vins généreux, les sels ammoniacaux. Si les phénomènes nerveux prédominent, les antispasmodiques seront mis en œuvre, et, parmi eux, la valériane, le camphre, le musc, le castoreum. Enfin, nous le répétons, il faut, dans le traitement de cette maladie, suivre surtout les indications fournies par le génie épidémique spécial.

Nature de la fièvre jaune. — De même que les autres typhus (typhus d'Europe, peste), la fièvre jaune doit être regardée comme un empoisonnement miasmatique, infectant toute l'économie, et non comme une fièvre résultant de la réaction d'une affection locale; ni l'intestin, ni le foie, ne sont et ne peuvent être le point de départ des accidents que l'on observe. De même que les maladies que nous venons de citer, la fièvre jaune récidive très-rarement; presque toujours une première atteinte, même légère, met désormais à l'abri celui qui en a été frappé.   J.-P. BEAUDE.

U

ULCÉRATION (*path.*), s. f., *ulceratio*. On appelle ainsi un travail morbide accompli par les forces vitales dans un point quelconque de l'économie, qui a pour effet de produire une solution de continuité sécrétant une matière purulente, séreuse ou ichoreuse. (V. *Ulcère*.)

ULCÈRE (*chir.*), s. m., *ulcus*, en grec *elkos*. — J'appelle ulcère toute solution de continuité des parties molles, donnant lieu à une sécrétion puriforme ou ichoreuse, et entretenue par une cause locale ou générale. La différence fondamentale qui sépare la plaie suppurante de l'ulcère, c'est que la plaie abandonnée à elle-même tend incessamment vers la guérison, tandis que l'ulcère tend à rester stationnaire, ou même à s'accroître. Sous le nom d'ulcération, on désigne le travail morbide accompli par les forces vitales, et qui a pour objet de produire l'ulcère.

Tous les tissus, à l'exception de l'épiderme, des poils, des ongles, parties qui ne sont pas douées de la vie, peuvent être le siège de l'ulcération. Mais elle s'attaque plus particulièrement à la peau et aux membranes muqueuses, puis aux parenchymes et aux os. Certains tissus, les tissus fibreux par exemple, résistent, en général, assez bien, et il n'est pas rare de voir les tendons et les aponévroses parfaitement intacts au milieu de parties profondément dévorées. Les tissus accidentels, tels que le squirrhe, l'encéphaloïde, la membrane qui forme les cicatrices, s'ulcèrent avec une grande facilité. C'est ce que J. Hunter avait déjà noté, en disant que l'ulcération est très-commune sur les tissus qui n'entrent pas dans la composition originelle des corps.

En quoi consiste le travail morbide qui nous occupe ? On a émis bien des hypothèses pour expliquer le mécanisme de cette destruction, de cette érosion des tissus. On a invoqué des humeurs âcres ou corrosives, des ferments, etc. J. Hunter, et cette opinion a été généralement adoptée, voyait là un phénomène d'absorption progressive, accompli par les vaisseaux. Ce travail exige habituellement, sinon toujours, le concours de l'inflammation. Quand une partie va être ulcérée, la peau, par exemple, on la voit rougir ; il s'y forme un soulèvement épidermatique contenant du pus ; d'autres fois, c'est un abcès véritable qui s'ouvre à l'extérieur, laissant une solution de continuité qui va s'agrandissant avec plus ou moins de rapidité. Dans d'autres cas, la peau, légèrement excoriée, sécrète une matière purulente, qui se durcit en forme de croûte, sous laquelle le travail d'érosion s'accomplit. Ailleurs, c'est à la chute d'une eschare gangréneuse. Dans certains cas, enfin, la solution de continuité existait ; c'était une plaie qui marchait vers la guérison ; puis, par l'effet de quelqu'une des influences dont nous allons bientôt parler, la cicatrisation se suspend et la plaie se creuse et s'agrandit, en un mot devient ulcéreuse.

Assez ordinairement, le travail d'absorption s'effectue en quelque sorte molécule à molécule, de manière que le tissu malade est repris, et dévoré en quelque sorte sans laisser des traces, et la solution de continuité devient de plus en plus large et profonde. D'autres fois, il s'établit une véritable destruction des tissus situés à la surface de l'ulcère, un travail éliminatoire les sépare des parties sous-jacentes qu'ils recouvrent sous forme d'un détritus putrilagineux. Ce qui se passe dans ce dernier cas, est tout-à-fait semblable aux phénomènes de la gangrène.

Les *causes* qui produisent l'ulcération peuvent être de deux sortes : les unes, purement *locales*, et agissant au sein de la partie malade elle-même ; les autres affectent toute l'économie, et leur détermination vers l'extérieur se produit sous la forme ulcéreuse.

1° Les causes locales sont toutes celles qui peuvent exagérer ou affaiblir la vitalité de la partie affectée. Pour qu'une solution de continuité se cicatrise, il lui faut un certain degré d'inflammation, au-dessus ou au-dessous duquel le travail réparateur ne saurait avoir lieu. Que, par une cause extérieure quelconque, des pansements irritants par exemple, une plaie soit très-vivement enflammée, elle ne se guérira pas, et se transformera en ulcère. Dans le cas opposé, qui est assurément le plus fréquent, la même chose aura lieu. Ainsi, la gêne, l'embarras de la circulation dans une partie, l'engorgement des tissus, qui en est la suite, y affaiblissent la vitalité, et à la place d'une inflammation cicatrisante, il s'établira une inflammation ulcérante. Bien souvent cet affaiblissement est dû à de mauvaises conditions d'existence de la part de celui qui le présente, misère, chagrins, habitation malsaine, travaux pénibles, vieillesse, etc. Quoique rentrant par le fait dans les causes générales, ces conditions sont cependant rattachées à l'état d'atonie locale, qu'elles déterminent, et qui vient compliquer la solution de continuité déjà formée. On peut en dire autant de certaines fièvres graves, la fièvre typhoïde, le typhus, par exemple.

2° Les causes générales sont des affections de toute l'économie, qui ont pour effet de produire spontanément l'ulcération. Telles sont la syphilis, la scrofule, le scorbut, la diathèse cancéreuse ou tuberculeuse, etc.

Relativement à leur nombre, à leur marche, à leurs caractères, etc., les ulcérations offrent une foule de différences, dans le détail desquelles nous ne pouvons entrer ici. Il en a été question à l'occasion de maladies des différents organes. (V. *Estomac*, *Intestins*, *Larynx*, etc.) Ici nous n'avons à nous occuper que des ulcères qui siègent sur la peau, et tout au plus à l'orifice des membranes muqueuses, et nous les rangeons, suivant l'usage, en deux classes, suivant qu'ils dépendent d'une cause locale ou générale.

I. *Ulcères entretenus par une cause locale.* — On les rencontre à la surface du corps, mais non indifféremment sur toutes les parties; leur siège le plus ordinaire est aux membres inférieurs, et le motif de cette préférence est facile à comprendre. La circulation dans les extrémités du corps est moins active qu'ailleurs, et parce que le sang lancé par le cœur n'y arrive qu'après avoir perdu de sa vitesse, et parce que l'habitude de la station debout gêne notablement le retour du sang, forcé de remonter dans les veines contre son propre poids. De là il résulte que la vitalité est moins active que dans les autres parties du corps, et que les solutions de continuité, résultant de plaies, d'ouvertures, d'abcès, d'escharres gangréneuses, etc., tendront à persister dans un état stationnaire qui constitue précisément l'ulcère; en outre, les plaies, les contusions, étant assez fréquentes aux membres inférieurs, ces diverses lésions auront, par les circonstances que nous exposions tout-à-l'heure, une grande disposition à dégénérer en ulcères.

La forme et l'aspect de ces ulcères offrent beaucoup de variétés; on peut cependant les décrire d'une manière générale. Ils se présentent ordinairement sous l'apparence d'une solution de continuité plus ou moins profonde et de dimension variable. Tantôt ils n'ont que quelques centimètres de diamètre, tantôt jusqu'à deux et même trois décimètres. Leur configuration offre plusieurs circonstances importantes à noter : tantôt ils sont oblongs, ovalaires ou de forme à peu près carrée; ailleurs, irréguliers, anfractueux; ailleurs, enfin, assez régulièrement circulaires. Cette dernière circonstance est généralement regardée comme défavorable : la guérison,

dans ce cas, se fait plus longtemps attendre. Les bords sont ordinairement tuméfiés, ce qui fait paraître l'ulcère plus profond et plus étendu qu'il ne l'est réellement. Le fond est d'un rouge grisâtre ou violacé, couvert de granulations plus ou moins volumineuses, et qui donnent naissance à une suppuration claire, tenue ou épaisse, et qui s'en échappe en quantité variable. En général, ces ulcères sont peu douloureux, et, chez beaucoup de personnes, ils ne révèlent leur présence que par la gêne qu'ils déterminent pendant la marche ou la station debout trop longtemps prolongées.

La durée de cette affection peut être très-considérable : tous les jours on voit des vieillards qui en sont atteints depuis dix, quinze, vingt ans, et même plus. Cette permanence d'une suppuration chez le même individu a donné lieu à une question pratique du plus haut intérêt. On s'est demandé si les ulcères invétérés ne devaient pas être comparés aux exutoires anciens, et, par conséquent, s'il ne serait pas dangereux, en les guérissant, de supprimer tout-à-coup une suppuration à laquelle l'économie était habituée? Voici ce que les faits ont répondu à cet égard. Dans la grande majorité des cas, la cicatrisation des vieux ulcères s'est effectuée sans accident; mais dans quelques cas particuliers, chez des sujets placés antérieurement dans de mauvaises conditions de santé, et dont l'état s'était amélioré lors de l'établissement de l'ulcère, chez des sujets atteints d'affections organiques viscérales, enfin dans des cas où aucune de ces circonstances n'avait lieu, on a vu la guérison d'un ulcère ancien être suivie de symptômes du côté du cerveau, tels que des congestions; du côté de la poitrine, tels que de la toux, de l'oppression; du côté du ventre, tels que des phénomènes d'entérite chronique, etc.; et la preuve que ces accidents divers dépendaient bien réellement de la suppression brusque d'une suppuration habituelle, c'est qu'ils cédaient à l'ouverture d'exutoires, ou à la réapparition de l'ulcère sur le lieu qu'il occupait antérieurement.

Au total, et pour se mettre à l'abri de ces accidents, il est prudent de faire suivre aux malades que l'on traite pour des ulcères anciens, un régime particulier, et qui consiste dans l'emploi des purgatifs, et parfois même à ouvrir un exutoire temporaire dans le voisinage.

Voyons maintenant quelles sont les conditions *locales* qui peuvent entretenir les ulcères.

II. *Ulcères sous-cutanés ou fistuleux.* — Un abcès froid ou chaud se forme dans une partie; il n'est pas ouvert en temps utile, le tissu cellulaire qui double la peau est détruit, la peau elle-même est amincie, elle devient rouge-violette, se rompt et laisse s'écouler le pus par une ouverture plus ou moins large; mais les bords de cette ouverture restent amincis, décollés, ils ne se réunissent pas avec le fond. La sécrétion purulente continue, il se forme un véritable ulcère, dont la portion centrale est seule découverte, toute la circonférence restant cachée sous la peau dénudée et amincie. Des ulcères semblables peuvent succéder à des phlegmons diffus, à des inflammations gangréneuses, qui ont détruit au loin le tissu cellulaire sous-cutané, à des contusions violentes avec épanchement sanguin, etc.

Dans le traitement de ces ulcères, il faut d'abord examiner si la peau conserve encore assez de tissu cellulaire pour que l'on puisse espérer d'en obtenir le recollement. Quand cette circonstance favorable a lieu, on tente la guérison en irritant l'intérieur du foyer avec quelques injections légèrement caustiques, celles de teinture d'iode, par exemple. On ravive ainsi la vitalité des parties suppurantes, et on détermine une inflammation favorable à la cicatrisation. La consolidation des parois du foyer est encore aidée puissamment par une compression légère et méthodique, qui met en contact parfait les parties dont on veut obtenir la réunion.

Quand la peau est complètement dénudée de son tissu cellulaire, qu'elle est très-amincie et d'une couleur violacée, il ne faut pas espérer de la voir se réunir avec le fond ; le mieux est alors de l'exciser avec des ciseaux ou avec le bistouri. L'ulcère est ensuite pansé à plat avec la charpie sèche ou enduite de styrax, ou bien encore avec les bandelettes de diachylon, suivant le procédé de Baynton, que nous indiquerons tout-à-l'heure.

Quand la portion de peau dénudée forme un trajet étroit, sinueux, c'est alors une fistule souscutanée. Il en a été question ailleurs. (V. *Fistules*.)

Ulcères atoniques. — On désigne ainsi les ulcères entretenus par un état sub-inflammatoire chronique, dont l'activité est au-dessous du degré nécessaire pour la cicatrisation. On les rencontre d'ordinaire aux membres inférieurs, et surtout aux jambes, chez les sujets âgés, vivant dans la misère et la malpropreté, habitant des lieux bas et humides, exerçant des professions qui exigent la station debout longtemps continuée, tels que les imprimeurs, les blanchisseuses, etc. Le fond de ces ulcères est grisâtre, offrant des bourgeons charnus, larges, plats et mollasses, sécrétant une sanie claire, peu abondante, et quelquefois fétide ; les bords sont irréguliers, d'un rouge sale. Quelquefois la peau environnante est couverte de squammes eczémateuses. (V. *Herpes*.)

Après le repos au lit, qui convient dans toutes les formes d'ulcères, le traitement doit avoir plus particulièrement pour but de réveiller l'action vitale, et de produire le degré d'inflammation sans lequel la cicatrisation ne pourrait avoir lieu. On y parvient à l'aide des topiques excitants, tels que la charpie imbibée de liqueur chlorurée, de décoctions aromatiques, de quinquina, de feuilles de noyer, etc., ou enduite d'onguent styrax. C'est ici surtout que convient l'emploi des bandelettes, suivant le procédé imaginé par Baynton, et que M. Roux a fait connaître en France, à la suite de son voyage en Angleterre. Ce procédé consiste à placer sur le membre malade une série de bandelettes de diachylon gommé, dont le milieu est appliqué sur le point du membre opposé à l'ulcère, et dont les extrémités viennent se croiser au niveau de celui-ci. Ces bandelettes doivent empiéter un peu les unes sur les autres, et recouvrir ainsi très-exactement toute la solution de continuité. Ce moyen offre ceci d'avantageux, qu'il n'exige pas un repos aussi absolu que les autres, et que les malades ainsi traités peuvent se livrer à quelques occupations. Le pansement est renouvelé tous les trois ou quatre jours. On a proposé aussi de recouvrir exactement la surface de l'ulcère avec une feuille de plomb, maintenue à l'aide d'un bandage roulé, légèrement compressif. Ce

procédé compte également des succès, mais il est moins généralement employé que le précédent.

Les ulcères *calleux* et *fongueux* ne sont guère que des variétés de la forme atonique. Dans le premier cas, le fond de l'ulcère repose sur une base indurée ; les bords sont relevés, épais, durs, offrant, comme l'indique leur nom, des espèces de nœuds ou callosités ; la peau environnante est souvent d'un rouge violacé, lisse, tendue, luisante, présentant quelquefois des veines variqueuses. La compression exercée avec les bandelettes, à la manière de Baynton, est ordinairement très-efficace pour dégorger les parties indurées. Si ce dégorgement ne pouvait pas être obtenu ainsi, il faudrait avoir recours à des scarifications pratiquées sur les callosités elles-mêmes.

Les *ulcères fongueux* sont ceux dans lesquels les bourgeons charnus, larges et mollasses, des ulcères atoniques ont pris un développement insolite et font saillie en forme de champignons, à la surface de la solution de continuité. Il faut ici détruire ces végétations anormales à l'aide de la cautérisation, pratiquée avec la poudre d'alun, du nitrate d'argent ou de mercure. On peut encore les couper avec des ciseaux courbes sur leur plat. Ce dernier moyen est surtout très-bon quand il existe en même temps des indurations ; car l'écoulement sanguin qui résulte de l'extraction des fongosités, facilite le dégorgement des parties dures et tuméfiées.

Ulcères variqueux. — La présence des veines variqueuses dans un membre, et surtout aux extrémités inférieures, détermine un ralentissement dans la circulation et une disposition aux engorgements œdémateux, qui rend, dans ces parties, la vitalité languissante, et les prédispose singulièrement aux ulcères. Vienne une écorchure, une plaie, une contusion, la cicatrice ne se fera pas, et la solution de continuité tendra, au contraire, à s'agrandir et à suppurer. D'autres fois, l'ulcération a lieu par un mécanisme différent. Elle survient à la suite de la rupture d'un renflement variqueux ou d'un abcès formé autour d'une veine enflammée. Les sujets exposés aux varices, par une disposition organique spéciale, ou par leur profession (V. *Varices*), seront donc ceux qui présenteront les ulcères dont nous parlons actuellement.

Leurs caractères sont ordinairement ceux des ulcères atoniques et calleux, auxquels se joint l'existence, sur le membre malade, de veines dilatées à un degré plus ou moins considérable et en nombre plus ou moins grand. Un inconvénient assez grave de cette affection, c'est de donner lieu, parfois, à des hémorrhagies, par le fait de ruptures veineuses.

Le traitement consiste surtout à diminuer l'engorgement du membre malade. On y parvient par le repos au lit, le membre étant dans la position horizontale, ou mieux, un peu élevée ; par l'emploi des émollients, s'il y avait quelques phénomènes inflammatoires, et, enfin, par la compression pratiquée au moyen du bandage roulé méthodique, ou des bandelettes agglutinatives. La guérison n'est ordinairement pas très-difficile à obtenir ; mais la récidive est très-fréquente, à cause de la persistance des conditions qui donnent naissance à ces ulcères ; aussi doit-on conseiller toujours l'emploi d'un bas lacé, afin de lutter sans cesse contre la réplétion des veines, et l'engorgement du membre qui en est la conséquence.

On a encore décrit, comme autant de causes capables d'entretenir les ulcères, l'inflammation aiguë, la gangrène, les vers, la carie d'un os sous-jacent, etc. Il faut convenir que ce sont plutôt là des accidents, des complications ; disons cependant quelques mots des effets produits par ces diverses influences.

Ulcères dits inflammatoires. — Lorsque, par le fait d'écarts de régime répétés, d'efforts, de mouvements, de fatigues, d'applications irritantes, de frottements, de contusions, etc., un ulcère déjà existant, ou une entamure accidentelle de la peau vient à s'enflammer, on voit survenir les phénomènes suivants. Le fond de la solution de continuité se tend, devient douloureux, rougit, laisse échapper une suppuration sanieuse ou sanguinolente, tantôt plus abondante, tantôt moins abondante que précédemment ; d'autres fois, il y a arrêt de la sécrétion purulente, et alors le fond est rouge-brun, sec, luisant ; les bords se gonflent, durcissent, prennent un aspect érysipélateux, qui s'étend plus ou moins loin sur les parties voisines. Les antiphlogistiques, les applications émollientes, la saignée ou les sangsues autour de l'ulcère, suivant les cas, mais, avant tout, le repos le plus absolu, tels sont les moyens à l'aide desquels on fera cesser cette complication.

Ulcères dits gangréneux. — La gangrène se montre dans les ulcères sous l'influence de plusieurs causes différentes. Tantôt, c'est à la suite d'une inflammation très-violente, et alors le fond de la solution de continuité se dessèche, devient brunnoirâtre, et se transforme en eschare ; tantôt c'est sur un sujet débilité, placé dans de mauvaises conditions hygiéniques, atteint de fièvre grave, etc. ; dans ce cas, l'ulcère prend une teinte grise, verdâtre, sa suppuration devient tenue, fétide, et les tissus gangrénés, au lieu de former une véritable eschare, s'en vont en détritus, sous forme d'une bouillie putrilagineuse. C'est ainsi que l'on voit souvent, dans les fièvres typhoïdes, les surfaces dénudées par un vésicatoire être prises d'une ulcération de mauvaise nature. A ces cas, et dans des conditions spéciales, se rattache la *pourriture d'hôpital.* (V. *Gangrène, Pourriture d'hôpital.*)

On a voulu aussi faire une classe à part des ulcères entretenus par la *carie* d'un os sous-jacent, par la dénudation d'un tendon ou d'une aponévrose, par la présence d'un corps étranger, etc. L'ulcère n'est ici que secondaire : enlevez la portion d'os cariée, reséquez le tendon dénudé, extrayez le corps étranger, et la guérison suivra nécessairement.

A plus forte raison peut-on en dire autant des *ulcères vermineux.* La présence de vers dans un ulcère n'est qu'une simple complication tout-à-fait accidentelle. Disons seulement ici qu'il faut se hâter de faire disparaître cette complication à l'aide de lotions camphrées, avec la décoction de quinquina, avec des solutions mercurielles, ou toute autre substance capable de faire périr les larves d'insectes.

II. *Ulcères entretenus par une cause générale.* — Dans cette classe se rangent tous ceux qui sont produits directement ou indirectement par une

cause interne, telle que le vice scrofuleux ou dartreux, le virus vénérien, le scorbut, la diathèse cancéreuse, etc. Tantôt, comme nous venons de l'indiquer, ces ulcères se forment par l'effet direct de la cause générale dont ils sont une manifestation ; tantôt, une solution de continuité accidentellement formée ; une écorchure, par exemple, revêt les caractères particuliers que lui imprime l'affection générale à laquelle l'économie est en proie : c'est ce qui se voit très-souvent pour la syphilis, le scorbut, les scrofules. Les ulcères directs peuvent, dans les premiers temps, être purement locaux, bien que dépendant d'une cause dont le caractère est d'affecter toute la constitution ; et la preuve qu'il en est ainsi, c'est qu'ils peuvent guérir par des moyens exclusivement topiques. On le voit tous les jours pour les chancres vénériens primitifs. Cependant, il ne faut pas avoir grande confiance dans cette localisation passagère, et la prudence veut que les ulcères appartenant à la classe dont nous parlons, soient soumis à un traitement général approprié à la nature de la cause spéciale qui les produit.

Chacune de ces variétés d'ulcères est reconnaissable à des caractères particuliers. Le tableau en a été tracé à l'occasion des différentes maladies dont ils sont la manifestation. (V. *Esthiomène, Cancer, Chancre, Syphilis, Scrofule, Scorbut,* etc.) Nous n'avons donc pas à nous en occuper ici avec détails, puisque leur histoire a été déjà donnée ailleurs.

Jules CLOQUET,
Professeur de clinique chirurgicale à la
Faculté de médecine de Paris.

UNGUINAL. (V. *Unguéal.*)

UNGUÉAL (anat.), adj., de *unguis,* ongle. *Phalanges unguéales,* celles qui terminent les doigts et sur lesquelles s'implantent les ongles (V. *Mains*).

UNGUIS (path.), s. m. On a donné ce nom à une maladie de l'œil, qui a été aussi désignée sous le nom de ptérygion. (Voy. ce mot.)

UNGUIS (anat.), s. m., mot latin qui signifie ongle. On a donné ce nom à un os désigné aussi sous le nom d'os lacrymal ; il est mince, situé à la partie interne et antérieure de l'orbite ; il concourt à la formation de la gouttière lacrymale et du canal nasal.

UNISSANT (chir.), adj. On appelle bandages unissants ceux qui sont destinés à maintenir rapprochées les parties divisées. Ils diffèrent suivant que la blessure dont on veut obtenir le rapprochement est placée sur le membre en long ou en travers. 1° Le bandage unissant des plaies longitudinales se fait avec une bande de 10 à 12 mètres, dont l'extrémité est fendue en plusieurs chefs. A une distance de ces chefs, telle que la portion de bande intermédiaire puisse envelopper les trois quarts du membre, on fait autant de boutonnières qu'il y a de chefs. Alors on applique le plein de la bande à la partie du membre opposée à la plaie, on met sur les côtés des compresses graduées, puis, passant les chefs par les boutonnières, on tire en sens inverse la bande ainsi invaginée en elle-même, et on termine par des circulaires avec la partie restante de la bande. 2° Bandage unissant des plaies transversales; il est formé par deux pièces de linge plus ou moins larges, terminées l'une par plusieurs chefs, toutes par un nombre égal de boutonnières. Les deux pièces de linge étant fixées par des circulaires, l'une au-dessus, l'autre au-dessous de la plaie, on engage les lanières de l'une dans les boutonnières de l'autre, et, tirant en sens inverse, on entraîne les uns vers les autres les tissus de la partie supérieure et de la partie inférieure du membre, et on ferme ainsi la plaie. On en maintient le rapprochement à l'aide de nouvelles circulaires.　　　E. B.

UPAS (*toxic.*), s. m. , nom que les naturels de l'île de Java donnent à divers poisons dont ils se servent pour empoisonner leurs armes de guerre ou de chasse. Les premiers voyageurs qui ont parcouru les Indes, ont raconté une foule d'anecdotes remplies d'exagérations et de mensonges sur ce poison. Ainsi, Foersch, médecin de la compagnie hollandaise, avait fait une peinture fort touchante de ces malheureux, dont la condamnation à la peine capitale était commuée en un sort presque aussi cruel, puisqu'ils n'avaient qu'une chance extrêmement douteuse de résister à l'action de l'*upas*, qu'ils étaient chargés de recueillir. L'arbre croissait dans une vallée de désolation, où nul être animé ne pouvait prolonger son existence; les oiseaux qui, par hasard, traversaient les airs au-dessus de ces arbres funestes, tombaient asphyxiés, les poissons qui habitaient les ruisseaux d'alentour en ressentaient aussi la redoutable influence!.... Mais les observateurs modernes, Leschenault et Horsfield, ont réduit tout ce roman à sa juste valeur. Il est très-vrai que les substances vénéneuses connues sous le nom d'upas, sont douées d'une effrayante activité, mais seulement quand elles ont été introduites dans les tissus et absorbées. Du reste, elles n'agissent nullement par leurs émanations, et Leschenault a pu recueillir impunément le suc de l'upas antiar sur l'arbre qui le fournit.

Il y a deux sortes principales d'upas : l'*antiar* et le *tieuté*.

Upas antiar. — C'est un suc gommo-résineux provenant de l'*antiaris toxicaria* (Leschenault), de la famille des Urticées, arbre qui croît dans les grandes îles de l'Océan Indien, Java, Soumâdra, Kalémantan ou Bornéo, etc... Les Javanais préparent leur poison de la manière suivante : ils le recueillent, dans la soirée, le suc d'antiar, qu'ils mettent dans un bambou, et le lendemain ils y ajoutent le suc exprimé de certains végétaux aromatiques broyés et triturés avec soin, tels que le *kœmpferia galauga*, l'*amonium zerumb th*, une espèce particulière d'arum, de l'ail, du poivre noir. Le poison préparé ainsi se conserve dans des tiges de bambou, que l'on bouche hermétiquement aux deux extrémités. D'après l'analyse de MM. Pelletier et Caventou, ce suc contient une matière gommeuse, une résine élastique différente du caoutchouc, et une substance amère, soluble dans l'eau et l'alcool, qui est l'agent toxique. Cette substance diffère de la strychnine et paraît être un nouvel alcali végétal. MM. Magendie, Delille et Orfila, en Europe; MM. Leschenault et Horsfield, à Java, ont expérimenté l'*upas antiar*, et ils ont reconnu qu'il est vénéneux pour tous les animaux, mais à un degré

moindre que le *tieuté*. Huit gouttes ont tué un cheval en une minute et demie; 75 milligrammes ont fait périr un chien en quatre minutes. L'absorption est très-rapide par les plaies, et beaucoup plus lente par les voies digestives. Il en résulte des mouvements convulsifs, des secousses tétaniques, et la mort par asphyxie.

Upas tieuté. — Ce poison est tiré du *strychnos tieuté* (Leschenault), sorte de liane, ou arbuste sarmenteux, qui se trouve dans les épaisses forêts des îles de Java, Bornéo, etc. Les Javanais nomment cette substance tsheïtik. Pour l'obtenir, ils séparent l'écorce de la racine, et la font bouillir pendant environ une heure dans une certaine quantité d'eau, puis ils filtrent, font réduire à la consistance d'extrait mou, et ajoutent les mêmes ingrédients que pour l'upas antiar. Son action sur l'économie est des plus violentes, et la même que celle de la strychnine. (V. *Noix vomique.*)

Si quelqu'un était blessé par une arme empoisonnée au moyen de l'upas, il faudrait, comme pour les morsures de serpent, empêcher l'absorption au moyen d'une ligature ou d'une ventouse. Plus tard, il faudrait employer le traitement approprié à l'empoisonnement par la strychnine, purgatifs réitérés, et même, au besoin, on pourrait tenter de pratiquer la trachéotomie pour prévenir l'asphyxie.
　　　　　J.-P. BEAUDE.

URATES (*chim.*), s. m. pl. , du grec *ouron*, urine. On a donné ce nom aux sels qui résultent de la combinaison de l'acide urique avec les bases salifiables. (V. *Urique.*)

URÉE (*chim.*), s. f. , de *ouron*, urine; substance particulière qui se trouve dans l'urine. Elle a été découverte, en 1773, par Rouelle, et étudiée depuis avec soin par plusieurs chimistes, notamment par Fourcroy, Vauquelin, Proust, Berzélius, etc... Plusieurs procédés ont été proposés pour l'extraction de cette substance. Voici celui de M. Berzélius : il traite l'urine concentrée par une dissolution saturée d'acide oxalique; il se précipite de l'oxalate d'urée, que l'on décolore par du charbon de bois, que l'on décompose par digestion avec de la craie en poudre, qui s'empare de l'acide oxalique et laisse l'urée à nu.

Cette substance, à l'état de pureté, cristallise en aiguilles fines et soyeuses; elle est inodore, d'une saveur fraîche et piquante, qui rappelle celle du nitre; déliquescente à l'air chaud et humide, très-soluble dans l'eau, un peu moins dans l'alcool, et à peine dans l'éther. Projetée sur des charbons ardents, elle donne des vapeurs d'une odeur fortement ammoniacale. Suivant M. Bérard, elle est composée de : azote, 43,40 ; oxygène, 26,40 ; carbone, 19,40, et hydrogène, 10,80.

L'urée se trouve exclusivement dans l'urine de l'homme et des animaux, et dans le sang des animaux privés de reins, ou des individus dont une maladie a rendu les reins impropres à la sécrétion urinaire. On en trouve dans le sang des personnes atteintes de la maladie granuleuse de Bright. (V. *Reins.*)

D'après les expériences de M. Ségalas, l'urée, injectée dans les veines, augmente la sécrétion urinaire; ce serait donc un diurétique. Cependant, les essais tentés avec cette substance, dans quelques maladies où elle paraissait indiquée, n'ont pas fourni les résultats qu'on en attendait.   **J. B.**

URETÈRE (*anat.*), s. m., *ureter*, en grec *ourêtér*, de *ouron*, urine. On appelle ainsi le canal membraneux qui conduit l'urine sécrétée par les reins jusque dans la vessie. Les uretères font suite au bassinet, avec lequel ils se continuent au moyen d'une dilatation située à une partie supérieure, et qui est en forme d'entonnoir (*infundibulum*). Au sommet de l'entonnoir est un rétrécissement qui marque le point où commence l'uretère proprement dit. Ce canal, long de dix à douze pouces et gros comme un tuyau de plume, se dirige obliquement de haut en bas, et de dehors en dedans, gagne la vessie, pénètre obliquement dans l'épaisseur des parois de cette poche membraneuse, y rampe dans l'étendue d'un demi-pouce environ, s'y rétrécit notablement, et vient enfin s'ouvrir à l'un des deux angles postérieurs du trigone vésical.

Deux tuniques entrent dans la composition de l'uretère. L'une, extérieure, cellulo-fibreuse, très-résistante, mais aussi très-extensible; l'autre, intérieure, muqueuse et blanchâtre; elle fait partie du système muqueux génito-urinaire, et se continue, d'une part, avec les tuniques internes du bassinet, et de l'autre, avec celles de la vessie.

URETÈRE (*Maladies de l'*). Les maladies d'un organe aussi délié, et aussi profondément enfoui au sein des organes du petit bassin, doivent être très-difficiles à diagnostiquer et à traiter. C'est ce qui a lieu, en effet.

L'*inflammation* des uretères est ordinairement due à l'extension d'une inflammation du bassinet (V. *Reins*) ou de la vessie, ou bien être encore le résultat de la présence d'un calcul issu du rein et descendant vers la vessie. Nous parlerons un peu plus bas de ces calculs. Quant à l'inflammation ordinaire, elle se combat comme celles de l'organe dont l'uretère est la suite. (V. *Reins.*)

On a parlé de *spasmes* de l'uretère, et on a attribué à cette affection la diminution dans la quantité de l'urine, sa couleur pâle, sa limpidité et des douleurs dans le trajet de ces canaux. Il est probable que ce spasme n'est autre chose que l'irritation produite par la présence d'un calcul dans le trajet de l'uretère.

L'uretère peut être fermé, soit par un corps étranger, tel que des grumeaux de sang, du mucus épaissi, des hydatides, du pus, des vers, des pierres, etc.; arrêté dans sa capacité, soit par une tumeur qui le comprime, soit par l'épaississement de ses parois. Cette lésion est tout-à-fait au-dessus des ressources de l'art.

D'autres fois, il est, au contraire, plus ou moins dilaté, et cette dilatation peut être portée à un degré énorme: c'est ce qui arrive, par exemple, à la partie supérieure d'un uretère dont le calibre est fermé dans un point de son étendue; l'urine, venant du rein, s'accumule au dessus du point oblitéré, et le distend en forme de poche. D'autres fois, la dilatation occupe tout l'uretère: c'est ce que l'on voit dans certains cas de rétention complète d'urine; l'obstacle siégeant, par exemple, au com-

mencement du canal de l'uretère, alors ce liquide s'accumule dans la vessie; puis celle-ci étant remplie et distendue, c'est l'uretère qui, à son tour, se remplit et se distend. Comment reconnaître une pareille lésion?... Et d'ailleurs, en supposant que l'on pût y parvenir, comment la combattre?

J'arrive enfin aux *corps étrangers* engagés dans l'uretère, et parmi eux nous citerons en particulier les calculs. Quand ces calculs sont petits et lisses, ils peuvent laisser passer les urines, et ne donnent pas lieu ordinairement à des accidents appréciables; mais quand ils sont plus gros, ils gênent l'écoulement de l'urine, produisent cette dilatation de l'uretère dont nous parlions, et même, s'ils sont aigus, anfractueux, ils irritent et enflamment le canal qui les renferme; de là des douleurs parfois très-vives, s'étendant dans le flanc, jusqu'aux organes de la génération ou dans la cuisse correspondante. Il y a de la fièvre, parfois de la strangurie; les urines sont claires et limpides, parfois sanguinolentes, puis troubles et muqueuses. Enfin, si le calcul n'arrive pas dans la vessie, il peut survenir une suppuration du rein, des uretères, des abcès, et par suite la mort. Le traitement de cette affection est celui des calculs rénaux. (V. *Reins*, art. Pyélite calculeuse.)   **J.-P. BEAUDE.**

URÈTHRE ou **URÈTRE** (*anat.*), s. m., de *ouron*, urine. L'urèthre est le conduit musculo-membraneux destiné à l'émission du sperme et de l'urine; il s'étend du col de la vessie à l'extrémité de la verge chez l'homme, et à la vulve chez la femme, où il est très-court.

Urèthre de l'homme.—Il constitue un canal assez large, long de 8 à 9 ou 10 pouces, rarement plus. Oblique en avant, et en bas à son origine; il traverse d'abord la prostate, s'engage ensuite dans la symphyse du pubis, remonte au-devant d'elle, entre les deux racines du corps caverneux (V. *Pénis*), et descend dans la gouttière de la face inférieure de celui-ci jusqu'à l'extrémité du gland, où il s'ouvre par un orifice allongé de haut en bas et d'arrière en avant. On distingue à l'urèthre trois portions.

La portion prostatique. C'est la portion de l'urèthre renfermée dans la prostate. Elle est longue de 15 à 18 lignes. D'abord évasée en entonnoir à son union avec la vessie, elle se rétrécit, puis s'élargit de nouveau pour se rétrécir encore. Elle offre, dans toute l'étendue de sa face inférieure, une saillie longitudinale située sur la ligne médiane: c'est le *veru-montanum*. Là, s'ouvrent les orifices des conduits éjaculateurs, des conduits de la prostate et ceux des glandes de Cowper.

La portion membraneuse rétrécie fait suite à la précédente; elle a environ 8 à 10 lignes; elle est placée sous l'arcade du pubis et répond en arrière au rectum. Cette portion est embrassée par le muscle de Wilson, et un plan musculaire émané du tissu vésical s'épanouit à sa surface; il est lui-même doublé par un plan fibreux provenant de la gaîne fibreuse de la prostate.

La portion spongieuse occupe tout le reste de l'étendue de l'urèthre; elle est située dans la gouttière du corps de la verge. A son union avec la portion membraneuse, elle présente un renflement appelé le *bulbe* de l'urèthre; il est placé au-dessous de l'angle de réunion des racines du corps caverneux ; il se termine en avant par le *gland*, autre renflement beaucoup plus considérable que le premier, et qui termine la verge. C'est au sommet de cet organe que s'ouvre le canal de l'urèthre par une fente longitudinale qu'on nomme le méat urinaire ; dans l'intérieur du gland, le canal présente une dilatation connue sous le nom de *fosse naviculaire.*

L'urèthre est tapissé intérieurement par une membrane muqueuse très-fine, continue avec celle qui tapisse le gland, et avec celle qui revêt la face interne de la vessie. Elle est plissée dans le sens de sa longueur, et offre un grand nombre de petits trous qui sont les orifices de conduits obliques nommés *lacunes de Morgagni ;* des plans fibreux, et même musculaires, recouvrent cette membrane. Dans toute la portion dite spongieuse, l'urèthre a de plus, pour parois, du tissu de nature spongieuse et érectile ; épais au niveau du bulbe, il forme ensuite une couche mince et cylindrique jusqu'au niveau du gland, qu'il forme par un renflement très-considérable, et où il se termine.

Les artères de l'urèthre viennent de la honteuse interne ; ses veines suivent le trajet des artères, et les nerfs émanent des nerfs honteux et fessier inférieur.

Urèthre chez la femme. — Ici, le méat urinaire est placé au bas du vestibule (V. *Vulve*), au-dessus de l'ouverture du vagin. Le canal de l'urèthre est long d'un pouce, très-large à son origine ; il descend obliquement en avant au-dessus du vagin et sous le pubis et les corps caverneux du clitoris. Ce canal, qui est très-court comparé à celui de l'homme, est aussi très-extensible ; ce qui explique la rareté des affections calculeuses chez la femme, qui peut rendre par le canal les petites pierres qui restent dans la vessie de l'homme.

Urèthre (Maladies de l'). 1° *Vices de conformation.* — L'urèthre peut s'ouvrir sur le gland par plusieurs orifices ; d'autres fois, deux canaux parcourent parallèlement la verge ; mais l'un des deux se termine en cul-de-sac, tandis que l'autre seul s'abouche avec la vessie. Quelquefois, le canal, au lieu de s'ouvrir au gland, s'ouvre à la surface inférieure de la verge ; c'est l'*hypospadias.* Il peut même en résulter, si la verge est mal conformée, des apparences du sexe féminin (V. *Hermaphrodite*). L'hypospadias est guéri moyennant une opération dans laquelle on complète la portion absente du canal avec la peau de la verge. L'*épispadias* a lieu quand l'urèthre s'ouvre à la face supérieure de la verge; ce cas est très-rare. D'autres fois, l'urèthre manque en partie, ou bien il est oblitéré : l'intervention de la chirurgie est indispensable dans ce cas ; car alors la rétention d'urine qui en résulte ferait nécessairement périr l'enfant. L'opération consiste à établir un nouveau cours pour l'urine. Enfin, l'urèthre peut présenter, dans sa structure, différentes modifications qui deviennent très-incommodes quand on veut pratiquer le cathétérisme.

2° *Rétrécissement de l'urèthre.* — Cette affection a été traitée par notre habile collaborateur M. Leroy d'Etioles, qui en a fait l'objet de recherches spéciales. (V. *Rétrécissement.*)

3° *Corps étrangers dans l'urèthre.* — Ils peuvent venir du dehors ou de la vessie. Parmi les premiers, nous citerons de longues épingles , des fragments de bois, des épis de graminées, etc., qui, portés dans le canal, soit par curiosité, soit pour satisfaire des goûts bizarres et dépravés, sont échappés des doigts qui les tenaient, et ont pénétré à des profondeurs variables. D'autres fois, ce sont des instruments chirurgicaux qui se sont brisés entre les mains des opérateurs. L'extraction de ces corps étrangers , quelquefois assez facile à l'aide d'instruments particuliers , exige parfois une opération sanglante, et que l'on ouvre l'urèthre au niveau du corps étranger, afin de pouvoir le retirer directement. Des *calculs* venant de la vessie peuvent s'engager dans l'urèthre et s'y trouver retenus; il en résulte des douleurs très-vives, la rétention plus ou moins complète de l'urine, et même des abcès et des perforations. Il faut donc débarrasser le canal de ces calculs : on y parvient soit par l'extraction , soit par le broiement dans le lieu même où ils se trouvent. Une foule d'instruments et de procédés divers ont été imaginés dans ce but, et ils ont donné d'excellents résultats ; enfin, ici encore, il faut quelquefois avoir recours à l'incision, qui met le calcul à découvert.

4° *Productions accidentelles.* — Des carnosités, des fongosités, des formations vasculaires ou polypeuses, peuvent se développer dans l'urèthre et en oblitérer plus ou moins exactement le calibre. Ces cas sont assez rares, et déterminent divers accidents, dont le principal est une rétention d'urine en rapport avec l'obstruction du canal. La ligature, l'excision ou la cautérisation sont employées pour détruire ces végétations.

5° *Plaies de l'urèthre.* — Quand elles siègent profondément, elles ont ceci de grave, qu'elles peuvent amener des infiltrations urineuses ; c'est ce qui se voit, par exemple, à la suite de certaines opérations pratiquées au périnée , ou quand une pierre arrêtée dans la portion membraneuse a perforé cette portion du canal. Ces plaies, qui déterminent souvent des fistules urinaires, doivent être traitées comme elles.

6° *Fistules urèthrales.* — Elles proviennent d'un abcès , d'une rupture par contusion , d'une plaie , d'une perforation par un calcul, etc. L'écoulement d'urine auquel elles donnent incessamment lieu, les fait aisément reconnaître. On peut les guérir , soit en rapprochant les bords qu'on réunit ensuite avec une suture , soit en les fermant avec un lambeau de peau pris dans le voisinage. (V. *Fistules.*)

                             J.-P. BEAUDE.

URÉTHRITE (*path.*), s. f., c'est l'inflammation de l'urèthre ; elle se trouve décrite au mot *Blennorrhagie.*

URÉTHRORRHAGIE (*path.*), s. f., *urethrorrhagia* , hémorrhagie qui a lieu par le canal de l'urèthre. Elle survient souvent dans les blennorrhagies, ou à la suite de blessures, de contusions, de froissements, comme dans certains cas de cathétérisme difficile , quand le canal contient des concrétions polypiformes , des végétations , etc. Les réfrigérants à l'intérieur et à l'extérieur sont alors indiqués.   J. B.

URÉTHRORRHÉE (*path.*), s. f., *urethrorrhea*, écoulement par l'urèthre; c'est le synonyme peu usité du mot blennorrhée ou blennorrhagie chronique.

URÉTHROTOME (*chir.*), s. m., du grec *ourèthra*, urèthre, et *temno*, je coupe; nom donné par Lecat à un instrument qu'il avait imaginé pour diviser l'urèthre dans le procédé de lithotomie dont il était l'auteur.

URIAGE (Eaux minérales d'). Uriage est un petit village à trois lieues de Grenoble, qui renferme des eaux minérales sulfureuses et ferrugineuses. Des restes de constructions romaines et des débris d'antiquités trouvés dans les fouilles que l'on fit pour isoler les sources sulfureuses et construire les bâtiments nouveaux, montrent que ces eaux furent fréquentées par les Gallo-Romains, et que des bains y furent construits. On a même trouvé un ancien fourneau qui servait, croit-on, à chauffer l'eau de la source, dont la température n'est que de 22 degrés. C'est à la marquise de Gautheron, et à son héritier, M. de Saint-Ferriol, que l'on doit la restauration de ces bains, qui, depuis leur ruine, étaient complètement abandonnés, ou seulement fréquentés par les habitants des villages voisins, qui en faisaient usage sans discernement, sous le nom d'eau salée, et avec tous les moyens imparfaits de la localité. Les eaux étaient altérées par leur mélange à des eaux de sources étrangères, et en partie décomposées par leur contact avec l'air. La restauration de ces bains commença en 1822. Depuis 1823, cet établissement a été très-fréquenté. En 1839, dit le docteur Vulfranc-Gerdy, l'inspecteur actuel, l'établissement avait distribué 19,349 bains ou douches, et 234 indigents y avaient été traités gratuitement.

La situation d'Uriage est très-pittoresque : il est placé dans une vallée, au pied de la chaîne des Alpes dauphinoises, et il est environné de bois et de rochers, qui donnent à ce site quelque chose d'imposant et de magnifique. Plusieurs hôtels ont été construits pour y recevoir les voyageurs qui, avec les agréments de la vie, y trouvent le voisinage d'une nature forte et agreste, un air pur, et la tranquillité si nécessaire aux traitements des maladies chroniques; car le repos ne se trouve pas toujours dans les établissements thermaux en renom ; ils sont souvent consacrés aux plaisirs qu'aux règles sévères de l'hygiène.

L'établissement peut aujourd'hui loger convenablement plus de 500 baigneurs. Un grand nombre de cabinets de bains, et des douches de diverses espèces, ont été successivement établis, et présentent toutes les ressources nécessaires aux traitements variés auxquels doivent être soumis les malades. La saison des eaux commence le 25 mai, et finit le 30 septembre. Mais les mois les plus favorables sont ceux de juin, juillet et août. On communique facilement avec Grenoble, au moyen de voitures qui font le trajet plusieurs fois par jour.

Des deux sources d'Uriage, l'une est sulfureuse saline, et sert pour administrer les bains ou les douches; l'autre est ferrugineuse, et n'est prise qu'en boisson. L'eau de la première est limpide à la sortie de la source; sa température est de 22

à 25 degrés centig., suivant la saison. Sa densité est de 1,007; son odeur pénétrante annonce la présence de l'hydrogène sulfuré. Sa saveur est celle des eaux salines hydrosulfurées; elle noircit promptement l'argent avec lequel elle est en contact. Par suite de son exposition à l'air, elle laisse déposer du soufre et un peu de carbonate de chaux et de magnésie. Ce dépôt brûle sans laisser presque de résidu. La source fournit, dans les 24 heures, près de 1,600 hectolitres d'eau ; et, par suite de fouilles qui viennent d'être entreprises par M. Gueymard, ingénieur en chef du département, qui déjà s'était occupé d'une manière active de la restauration des bains d'Uriage, on est parvenu, par une galerie de 300 mètres, creusée dans les flancs de la montagne, à saisir la source à sa sortie du rocher; elle est, dit-on, quatre fois plus abondante; elle est aussi plus chaude et plus riche en principes minéralisateurs.

L'eau d'Uriage a déjà été soumise plusieurs fois à l'analyse chimique. La dernière analyse est due à M. Berthier, de l'Institut, et a été complétée par MM. Berton et Gueymard ; la voici : pour un litre d'eau, les sels ont été pesés anhydres.

Carbonate de chaux	0,gr.120
— de magnésie	0, 012
Sulfate de chaux	0, 710
— de magnésie	0, 396
— de soude	0, 840
Muriate de soude	3, 860
Hydrogène sulfuré libre	0, 013
Hydrosulfate de chaux et de magnésie	0, 110
Acide carbonique	des traces.
Azote	6 cent. cub.
	5 760

Dans les grandes sécheresses de l'année 1839, M. V. Gerdy dit qu'il trouva jusqu'à 8 gramm. 250 milligr. de sels desséchés et cristallisés. La quantité des sels anhydres donnée dans l'analyse ci-dessus, équivaut à 7 grammes 625 milligr. de sels secs et cristallisés.

Une polémique s'est élevée entre M. Dupasquier, de Lyon, et M. V. Gerdy, au sujet des qualités sulfureuses des eaux d'Uriage, le premier chimiste contestait d'une manière absolue, ne leur reconnaissant que des propriétés salines. Nous pensons que M. Dupasquier a été induit en erreur par l'examen d'une eau qui aura séjourné quelque temps au contact de l'air. Les eaux hydrosulfatées se décomposent, ainsi qu'on le sait, par le contact de l'air; et le moyen que l'on employait à Uriage, pour chauffer l'eau sulfureuse, devait accélérer cette décomposition. Cette eau était chauffée par la vapeur, et contenue dans une capacité cubique en cuivre, soutenue par un réservoir de maçonnerie où l'air avait un libre accès. A Enghien, où l'on fait chauffer l'eau sulfureuse, elle est renfermée dans des cuves en bois hermétiquement fermées ; des soupapes sont disposées pour laisser échapper les gaz et l'air dilaté, mais elles s'opposent à l'introduction de l'air extérieur. Nous avons nous-mêmes fait chauffer de l'eau hydrosulfatée, qui marquait 54 degrés au sulfhydromètre. Cette eau, qui se décomposait rapidement à l'air libre, n'a éprouvé aucune altération jusqu'à 40 degrés centig. Elle était, il est vrai, complètement soustraite au contact de l'air. Au surplus, les travaux de MM. Berthier, Berton,

Gueymard, Chevalier et V. Gerdy, ne laissent aucun doute sur la nature sulfureuse de la source d'Uriage.

La source ferrugineuse parait contenir du carbonate de fer, mais il n'en a pas été fait d'analyses exactes qui aient été publiées. M. V. Gerdy, qui a fait des recherches sur cette source, parait croire qu'elle est formée par les eaux pluviales qui descendent de la montagne, et qui, traversant un sol chargé d'oxyde de fer, y puisent de l'acide carbonique et du carbonate de fer, par suite de la réaction des principes organiques que contient la terre végétale. Il dit l'avoir employée avec avantage dans la chlorose, les débilités de l'estomac, l'amennorrhée, etc.

Les eaux sulfureuses d'Uriage s'emploient en boissons, en bains et en douches; la quantité que l'on boit est de 6 à 10 verres, le matin. Cette dose doit toujours être réglée par le médecin de l'établissement; elle peut être diminuée ou augmentée. M. Gerdy dit avoir vu des individus qui en avaient pris jusqu'à 35 verres sans accidents et même sans être purgés. Quoique repoussante par son goût et son odeur, l'eau d'Uriage se digère facilement, et excite la soif par les sels qu'elle contient. Elle est apéritive et stimule la membrane muqueuse intestinale; elle purge à un degré assez marqué, quelquefois seulement à la dose de trois verres. Elle produit une excitation générale assez marquée, et, chez quelques personnes, elle détermine une espèce d'ivresse semblable à celle que l'on observe avec quelques autres eaux minérales.

L'influence des bains est variable, suivant les individus; quelquefois ils produisent une surexcitation cérébrale, avec de l'insomnie, de l'agitation nocturne et des picotements à la peau. Ces phénomènes disparaissent le plus ordinairement après quelques jours. D'autres fois, ils déterminent une stimulation tonique, qui augmente les forces, excite les fonctions, et produit dans toute l'économie un bien-être très-marqué. Rarement, dit M. Gerdy, les voit-on déprimer la puissance musculaire, et en diminuer l'énergie et l'activité. Un effet curieux et assez rare de ces bains, est l'action purgative qu'ils déterminent; ce qui s'explique par l'effet de l'absorption. La *poussée* se manifeste souvent par l'effet des eaux, et elle est presque toujours salutaire. On comprend que dans les affections chroniques, la dérivation produite vers la peau, par une aussi vive éruption, doive opérer une puissante et salutaire révulsion. L'énergie des bains peut être diminuée par de l'eau ordinaire, chauffée à un degré convenable; ce qui permet de graduer leur action. L'eau qui sert à ce mélange est tellement pure, qu'elle peut, pour ainsi dire, être regardée comme de l'eau distillée. M. V. Gerdy dit qu'il n'y a trouvé que deux à trois centigrammes de substances salines par litre.

L'eau d'Uriage est employée dans les maladies de la peau et les diverses espèces de dartres, les affections scrofuleuses, les inflammations cutanées chroniques, les écoulements muqueux, les affections rhumatismales et nerveuses, certains engorgements chroniques, les affections chroniques de l'utérus, et quelques cas de syphilis constitutionnelle. J.-P. BEAUDE.

URINAIRE (*anat.*), adj., *urinarius*, qui a rapport à l'urine. *Voies urinaires, appareil urinaire.* On donne ce nom à l'ensemble des organes destinés à la sécrétion et à l'excrétion de l'urine (V. *Reins, Uretères, Vessie, Urèthre*). *Méat urinaire*, orifice extérieur du canal de l'urèthre chez la femme. (V. *Urèthre.*)

URINAL (*chir.*), s. m., *urinatorium*, en grec *ourêtris;* sorte de bouteille inclinée très-obliquement, en porcelaine ou en faïence, en métal ou en cuir durci, qui sert à recevoir l'urine sans que les malades aient besoin de se lever.

URINE (*chimie org.*), s. f., *urina* en latin; *ouron* en grec. L'urine est le produit d'une sécrétion excrémentielle accompli par les reins, conduite dans la vessie par l'uretère, et expulsée par l'urèthre. (V. *Reins, Sécrétion.*)

L'urine, chez l'homme sain, varie selon l'époque à laquelle elle est rendue. De là la distinction établie par les anciens entre l'urine rendue immédiatement après le repas, qui est claire, aqueuse (*urine des boissons*), ou celle qui est rendue quelques instants après, qui est déjà plus animalisée (*urine du repas ou de digestion*), et enfin celle qui est rendue le matin et qui est le produit de l'élaboration, pour ainsi dire complète, que les reins ont fait subir au sang (*urine du sang*). En général, elle est transparente, variant suivant les conditions que nous venons d'énumérer, du jaune clair au jaune orangé, d'une odeur particulière, *sui generis*, d'une saveur âcre, salée: récente, elle rougit le papier de tournesol; abandonnée à elle même, elle laisse déposer un léger sédiment jaunâtre, quelquefois briqueté, composé d'acide urique et quelquefois phosphorique; alors l'urine est devenue alcaline. Par suite, elle se décompose, donne naissance à de l'ammoniaque; en même temps il se forme un dépôt d'urate d'ammoniaque, de phosphate de chaux et de phosphate ammoniaco-magnésien. La densité moyenne est de 1,017 (Lecanu et Becquerel) à 1,018 (Rayer). L'analyse suivante, donnée par Berzelius, a été adoptée par tous les auteurs. Sur 1,000 parties d'urine : eau, 933,00 ; — urée, 30,10 ; — sulfate de potasse, 3,71 ; — sulfate de soude, 3,16 ; — phosphate de soude, 2,94 ; — hydrochlorate de soude, 4,45 : — phosphate d'ammoniaque, 1,65 ; — hydrochlorate d'ammoniaque, 1,50 ; — acide, lactique libre, lactate d'ammoniaque, matière animale soluble dans l'alcool, urée qui ne peut être séparée de cette matière, 17,41 ; — phosphate de magnésie avec phosphate de chaux, 1,00 , acide urique, 1,00 , mucus de la vessie, 0,32 ; silice , 0,03.

La somme des urines rendues en 24 heures a été évaluée très-diversement par les auteurs : dans des recherches récentes, M. le docteur A. Becquerel a donné pour moyenne 1267,3 gr. chez les hommes, et 1371,7 chez les femmes; les limites extrêmes étaient 900 et 1400 gr.

Dans l'état naturel, plusieurs circonstances peuvent faire varier les propriétés physiques et chimiques de l'urine. D'abord la quantité : les boissons abondantes, surtout celles qui sont aqueuses et contiennent beaucoup d'acide carbonique, augmentent notablement la sécrétion urinaire. Une température élevée augmente les sueurs, diminue la quantité de l'urine ; il en est de même de l'abstinence des boissons et d'une nourriture fortement animalisée. Sa couleur est modifiée par certaines substances prises à l'intérieur : l'indigo la rend bleue, la garance, la racine de fraisier, le bois de campêche, les mûres, les framboises la teignent en rouge ; la rhubarbe la teint en jaune ; la casse, les préparations de fer, lui donnent une couleur noirâtre. D'un autre côté, l'essence de térébenthine, même seulement absorbée par la peau et les poumons, lui fait exhaler une odeur de violette très-marquée, tandis que les asperges la rendent d'une insupportable fétidité, et que le copahu lui communique son odeur aromatique. Toutes les substances ingérées dans l'estomac, et qui ne sont point assimilées, se retrouvent dans les urines ; ainsi, les substances minérales, les ferrugineux, l'arsenic, les poisons, etc. C'est le mode d'élimination le plus actif de l'économie. Les reins, en secrétant l'urine, séparent du sang tous les matériaux impropres à la nutrition.

Les acides minéraux ne changent en rien les propriétés de l'urine, mais les acides végétaux rendent sa réaction acide plus prononcée, et les alcalis lui font prendre des propriétés alcalines qu'elle ne possède pas d'habitude. Ainsi, on voit que, hors l'état de maladie, l'urine peut offrir une foule de modifications dont le médecin doit être prévenu, afin qu'il ne mette pas sur le compte d'un état morbide particulier, ce qui n'est que l'effet de l'un des agents dont nous venons de parler.

De l'urine dans les maladies. — Dès la plus haute antiquité, les médecins ont étudié les modifications que les propriétés physiques de l'urine peuvent offrir dans les maladies aujourd'hui. On a complété ces notions, et on y a ajouté l'examen chimique et microscopique.

L'urine est notablement augmentée dans certaines maladies, telles que la polydipsie et le diabètes, l'hystérie ; elles diminuent, au contraire, dans les affections fébriles aiguës, quand il y a des évacuations abondantes par d'autres voies, comme dans le choléra, ou qu'il y a des sueurs abondantes ; elles sont rares dans les hydropisies. Acres, acides ou alcalines, suivant différentes circonstances, elles deviennent sucrées dans le diabétes.

C'est surtout sous le rapport de leur consistance et des dépôts auxquels elles donnent lieu, que les urines avaient été étudiées autrefois. Claires et tenues, ce sont les urines de l'état de *crudité* ; plus épaisses, ce sont celles de la *coction* ; elles sont dites *jumenteuses* quand , déjà troubles, elles contiennent, en outre, des flocons épais : relativement aux dépôts, les auteurs anciens avaient admis plusieurs couches. La première , ou superficielle , nageant à la surface, est la *pellicule* ou *cremor* ; elle est très-mince et offre parfois des gouttes huileuses. Vers le tiers supérieur, des flocons légèrement opaques et suspendus , constituent le *nuage*. Dans sa persistance ou sa précipitation plus rapide, ils voyaient une terminaison éloignée ou prochaine de la maladie. Au tiers inférieur, des flocons plus épais forment l'*énéorème* (de *anaireō*, je suspends), ou nuage inférieur dont la légèreté était regardée comme un signe de durée. Toutes ces remarques paraissent de simples jeux de l'imagination , sans fondement expérimental. Mais il n'en est pas de même des *sé-*

diments ou *dépôts* de l'urine au fond du vase. Ce dépôt est formé, soit d'acide urique ou de divers sels, soit de matières étrangères à l'urine, telles que le mucus, le pus et le sang.

La présence du *mucus* a lieu dans les phlegmasies des voies urinaires. On le reconnaît à ce qu'il trouble le liquide et à son caractère propre. S'il est peu abondant, l'urine soumise au microscope laisse apercevoir des lamelles d'épithélium et des globules de mucus arrondis, mamelonnés, demi-transparent , offrant des points opaques et comme déchiquetés à leur pourtour.

Le *pus* indique une lésion plus ou moins profonde. Ici encore le microscope est très-utile pour faire reconnaître la nature des globules. J'en dirai autant pour le cas où du sang se trouve en très-faible quantité. Cette existence du *sang* annonce une lésion grave de la vessie ou des reins , assez souvent un calcul. Disons enfin que les dépôts sédimentaux renferment assez souvent des graviers. (V. *Gravelle*.)

Il est des substances qui, pour être reconnues, demandent des recherches chimiques. Ainsi , l'*albumine*, caractéristique de la maladie de Bright, est décelée par l'action de la chaleur et de l'acide nitrique , qui ont pour effet de déterminer un coagulum (V. *Reins*). La matière *grasse* que contient normalement l'urine , peut être très-augmentée ; l'éther permet de constater cette particularité.

Le *sucre* dans le diabète, ou glucosurie, se reconnaît en versant dans l'urine une petite quantité d'une solution de sulfate de cuivre et de carbonate de potasse. En faisant chauffer l'urine , elle reste bleue si elle ne contient pas de sucre, mais elle prend une couleur rouge brun produite par la réduction de l'oxyde de cuivre, si l'urine contient du sucre. En se servant de liqueurs d'essais titrées , on peut ainsi déterminer la quantité de sucre que contient l'urine. Frommhers, à qui l'on doit ce procédé, prépare sa liqueur avec le sulfate de cuivre et le tartrate de potasse, et il dissout le précipité qui se forme dans cette liqueur par la potasse caustique. Nous avons vu le premier procédé réussir très-bien entre les mains du Dr Mialhe, à qui l'on doit de travaux importants sur ce sujet. Notre savant collaborateur, M. Bouchardat, a publié un Mémoire sur la glucoserie, dans l'*Annuaire de thérapeutique* de 1846.

D'autres fois, c'est de *la bile* ; soupçonnée à la teinte verte que prend le liquide. La présence de ce produit est décidée par l'acide nitrique qui augmente encore la couleur verte. Si l'urine contient du *chyle*, comme on en cite plusieurs exemples , on le reconnaît par l'existence de l'albumine et d'une matière huileuse , et par l'examen microscopique qui fait apercevoir des globules analogues à ceux du sang. On a parlé d'urines *laiteuses*, mais rien ne prouve qu'il y eût réellement du lait ; il s'agissait très-probablement de chyle. Quand du *sperme* est mêlé à l'urine , c'est encore au microscope qu'il faut avoir recours, et la présence des animalcules caractéristiques lève tous les doutes.

Nous bornons là ce que nous aurions à dire de l'examen des urines dans les maladies. On voit que ces faits , réellement scientifiques , n'ont rien de commun avec les jongleries de certains charlatans qui se vantent de deviner toutes les maladies à l'inspection des urines. L'examen de ce liquide joue un certain rôle dans le diagnostic des maladies, mais seul il ne pourrait en faire reconnaître qu'un très-petit nombre. J.-P. BEAUDE.

URINEUX (*path.*), adj., qui a rapport à l'urine. (Voy. ce mot.)

URIQUE (Acide) (*chim.*). Nom donné à un acide qui existe dans l'urine. Cet acide a été découvert par Schèele, qui le nomma acide lithique ; il existe dans l'urine de l'homme et des animaux carnivores, mais non dans celle des mammifères herbivores. Soit seul, soit uni à l'ammoniaque, il forme certains calculs (Voy. ce mot). Uni à la soude, il entre dans la composition des concrétions arthritiques et des tophus des goutteux (V. *Goutte*). M. Chevallier l'a trouvé dans une sécrétion produite par les pores du cuir chevelu. Enfin, on l'a rencontré aussi dans certains produits animaux.

Cet acide est sous forme de petits cristaux, sans saveur ni odeur ; il rougit le papier de Tournesol et est très-peu soluble. Il n'est pas encore bien certain si, dans l'urine, il est à l'état libre ou combiné avec des matières animales. En tout cas, d'après des recherches récentes, sa proportion est de 0,4 et 0,6 pour toute l'urine rendue en vingt-quatre heures.

Voici un procédé fort simple pour l'obtenir : Ajoutez à l'urine une petite quantité d'acide chlorhydrique concentré ; au bout d'une heure ou deux on obtient un précipité formé par une matière cristalline rougeâtre, qui n'est autre chose que l'acide urique mélangé avec une certaine quantité de matière colorante. On l'en débarrasse en le dissolvant dans la potasse caustique, et le précipitant de nouveau par l'acide chlorhydrique. Le précipité est ensuite recueilli et lavé sur un filtre. (Lhéritier, *Chimie pathol.*, p. 436.)

Examiné au point de vue *pathologique*, l'acide urique offre quelque intérêt. Il augmente de quantité chez les personnes qui sont soumises à une alimentation très-excitante et fortement réparatrice, dans les fièvres aiguës, mais surtout dans la goutte et le rhumatisme. Sa quantité diminue dans les affections caractérisées par la débilité et l'atonie, la chlorose, les hémorrhagies, dans les convalescences, etc.

L'acide urique, combiné avec les bases salifiables, donne lieu aux *urates ;* on trouve dans l'urine les *urates de soude, de chaux, de potasse et de magnésie.* Ce sont eux qui constituent en partie les *sédiments* dont nous avons parlé à propos de l'urine. L'urate d'ammoniaque se trouve tout formé et en grande quantité dans les excréments des serpents.
J.-B.

URTICAIRE (*path.*), s. f., *urtica*, ortie. On nomme ainsi une maladie de la peau non contagieuse, caractérisée par des taches proéminentes plus ou moins larges, plus rouges ou plus pâles que la peau environnante, précédée ou suivie d'un état fébrile, accompagnée d'une démangeaison des plus incommodes, disparaissant et reparaissant avec une grande facilité.

Le nom d'urticaire a été donné à cette maladie à cause de la ressemblance très-grande qui existe entre les plaques élevées qui la caractérisent et celles qui résultent de la piqûre de l'ortie (*urtica urens*). C'est l'essera des Arabes, la porcelaine, la fièvre or-

tiée de plusieurs auteurs, le *cnidosis* de Ploucques et d'Alibert. Willan la place parmi les exanthèmes, et Alibert parmi les dermatoses eczémateuses.

L'urticaire peut attaquer tous les âges. Cependant on l'observe plus particulièrement chez les enfants et les vieillards. Les femmes, les personnes sanguines et nerveuses y sont exposées de préférence. Il est des individus tellement prédisposés, que le moindre frottement à la peau, le séjour dans un endroit très-chaud, un salon, une salle de spectacle, etc., déterminent sur-le-champ l'éruption. Les émotions vives de plaisir ou de peine peuvent encore y donner lieu. Les indigestions sont quelquefois suivies d'une éruption ortiée, surtout celles qui sont déterminées par les moules, dont l'action spéciale à cet égard est bien connue des médecins. Enfin, l'urticaire se montre quelquefois comme compliquant diverses maladies.

L'éruption est assez souvent précédée de malaise, de douleurs épigastriques, de fièvre ; d'autres fois elle se manifeste tout-à-coup. Une démangeaison, ordinairement très-vive, se montre sur divers points de la peau ; le sujet se gratte, et cette action détermine la sortie des plaques, arrondies, saillantes, dures, larges de quelques lignes à un pouce et plus, blanches au centre, rosées ou même rouges à la circonférence et aux alentours. Cette éruption occupe une surface plus ou moins étendue, et dure ordinairement quelques heures, pour reparaître ensuite soit dans le même endroit, soit ailleurs. C'est surtout pendant la nuit que, dans la plupart des cas, elle tourmente les malades ; d'autres fois c'est le matin. Enfin on l'a vue affecter la forme intermittente.

L'urticaire peut être *aiguë* ou *chronique*. A la première variété se rattache *l'urticaire fébrile* ou *fièvre ortiée* proprement dite, et celle qui vient par indigestion et par l'action des moules. On la voit aussi assez souvent pendant les grandes chaleurs de l'été. Sa durée ne s'étend guère au-delà de trois à quatre jours.

D'autres fois, l'affection est chronique, et peut ainsi durer des mois, des années entières, en faisant le tourment de ceux qu'elle affecte. Alibert a cité des cas très-curieux à cet égard, entre autres celui d'une malheureuse femme doublement à plaindre, qui, depuis dix années, ne pouvait ouvrir la bouche pour parler sans qu'aussitôt elle ne fût couverte d'ébullitions ortiées. Cette cruelle infirmité l'avait plongée dans une mélancolie profonde.

L'urticaire chronique est liée parfois à divers dérangements dans les voies digestives.

Quand l'urticaire est aiguë et simple, elle n'exige pas un traitement proprement dit : une diète légère, quelques bains, quelques lavements émollients, une tisane rafraîchissante, composent tout le traitement. S'il y a indigestion, on fera d'abord rejeter les matières contenues dans l'estomac au moyen d'un vomitif; puis, on ordonnera une infusion légère de thé, de camomille ou de tilleul. Cependant, si l'affection avait une certaine activité, que la fièvre fût marquée, on aurait recours à la saignée ou à une application de sangsues à l'anus, et à l'usage des purgatifs salins. Le prurit cutané serait combattu par les bains émollients d'eau de son ou de gélatine. Si les démangeaisons étaient très-vives, on les calmerait au moyen de lotions fraîches acidulées avec du vinaigre ordinaire.

L'urticaire chronique exige souvent des soins très-longtemps prolongés. Après avoir abattu par les moyens indiqués plus haut l'orgasme inflammatoire, on aura recours aux bains minéraux, alcalins ou sulfureux, aux bains de mer. Si la maladie dépend surtout d'une constitution détériorée, il faudra alors la rétablir au moyen d'un régime approprié; s'il y a de l'intermittence, on aura recours au sulfate de quinine. E. BEAUGRAND.

URTICATION (*thérap.*), s. f., *urticatio*, de *urtica*, ortie. On appelle ainsi un procédé de révulsion qui consiste à frapper une partie du corps avec des orties fraîches, afin d'y appeler une vive irritation. Ce moyen est rangé parmi les rubéfiants. (V. *Ortie.*)

USSAT (Eaux minérales d') (*thérap.*). Ussat est un petit village du département de l'Ariège, à deux kilomètres de Tarascon, et à trois lieues d'Ax. Les bains sont sur les bords de l'Ariège, au pied d'une montagne, dans un lieu champêtre et agréable. Les eaux sont thermales et salines. Les baignoires sont creusées dans le sol, et les côtés sont formés de larges plaques d'ardoises; le fond de la baignoire est le sol même, où vient sourdre un des griffons de la source. 32 baignoires sont ainsi construites ; 8, dit-on, ne sont pas utilisées, parce que l'eau qu'elles contiennent est mêlée et refroidie par de l'eau des sources voisines ; 24 baignoires servent constamment, et l'eau y est renouvelée d'une manière continue. Delonchamps dit que la source produit 500 mètres cubes par 24 heures. Un griffon particulier a été consacré à la buvette.

Les eaux d'Ussat sont limpides; elles ont peu de saveur et point d'odeur; elles sont douces, onctueuses au toucher, et laissent dégager des bulles de gaz qui viennent crever à la surface. La température varie dans chaque baignoire, de 28 à 38 degrés cent., suivant, sans doute, que les griffons sont éloignés de la source principale. Un sédiment de matière gluante, demi-transparente, analogue à la barégine, se dépose au fond des baignoires à mesure que les eaux se refroidissent.

L'analyse de ces eaux, faite par M. Figuier, pharmacien à Montpellier, a montré qu'elles étaient composées pour un litre de :

Acide carbonique..................	quantité indéterminée
Chlorure de magnésie.............	0, 035
Sulfate de magnésie...............	0, 282
— de chaux.................	0, 313
Carbonate de chaux...............	0, 274
— de magnésie.............	0, 010
Perte..........................	0, 005
	0, 910

Cette analyse est celle de l'eau qui sert pour les bains; celle de la buvette présente les mêmes éléments, mais contient 27 milligram. de moins de résidu. Cette différence est insensible, quant aux résultats thérapeutiques; elle sert à confirmer l'opinion que la source est unique, et que tous les différents griffons sont des déviations d'une seule et même source.

Cent parties du sédiment que déposent ces eaux, analysées par le même chimiste, ont paru compo-

sées de : alumine, 40 ; carbonate de chaux, 20 ; sulfate de soude, 10 ; fer oxydé ou carbonaté, 2 ; silice, 28. L'examen de ce résidu montre que l'analyse que nous avons rapportée, et qui remonte à 1810, n'est pas complètement satisfaisante. Il existe dans les eaux d'Ussat des principes dont l'action est incontestable, et dont la présence est attestée par le résidu qu'elles laissent dans les baignoires. Ainsi, la soude et la silice, l'alumine et le fer, sont des corps qui se retrouvent en solution dans beaucoup d'eaux minérales, et dont il serait important de déterminer la quantité; on le peut, maintenant que l'on possède des méthodes d'analyse plus rigoureuses que celles dont on disposait il y a quarante ans.

Les eaux d'Ussat sont employées comme calmant le système nerveux : les bains sont doux et tempérés ; ils fortifient, dit-on, sans irriter ; ils agissent spécialement sur la peau, dont ils rappellent les fonctions à leur type normal. On les conseille aux personnes fatiguées par les travaux de cabinet, les veilles, le chagrin; à celles qui ressentent des douleurs vagues sans affection caractérisée. On les dit très-efficaces dans les affections hystériques, les spasmes, la danse de Saint-Guy, le tic facial ; dans l'hypochondrie, les gastralgies, les coliques, les douleurs rhumatismales et névralgiques ; dans les flueurs blanches et les ménorrhagies dépendant d'un excès de sensibilité de l'utérus.

C'est principalement en bains que l'on fait usage de ces eaux : on prend deux bains par jour, un le matin et l'autre le soir. La durée des bains est ordinairement assez longue ; ce qui peut s'expliquer par la facilité avec laquelle on peut y rester sans que l'eau se refroidisse, puisqu'elle se renouvelle constamment. La durée de la saison est ordinairement de quinze à dix-huit jours; passé ce temps, on se repose pour recommencer, ou l'on quitte l'établissement. Les premiers bains produisent quelquefois un peu de fatigue et augmentent les douleurs nerveuses; mais au bout de quelques jours il survient du calme, le sommeil et la digestion s'améliorent. L'eau d'Ussat n'est pas fréquemment administrée en boisson, c'est principalement sous la forme de bains qu'elle a le plus d'efficacité. Il n'existe point de douches dans l'établissement. Les bains appartiennent à l'hôpital de Pamiers, qui y envoie des indigents pour y être traités gratuitement; c'est même une des conditions imposées par le bienfaiteur, qui fit la donation de la source à l'hôpital. J.-P. BEAUDE.

USTION (*path.*), s. f., *ustio*, de *urere*, brûler, synonyme de *brûlure*. (Voy. ce mot.)

UTÉRIN (*anat.*), adj., *uterinus*, qui a rapport à *l'utérus*. *Sinus utérins*, ou *veines utérines*. (V. *Matrice.*) *Fureur utérine*. (V. *Nymphomanie*).

UTÉRUS (V. *Matrice*).

UVÉE (*anat.*), s. f., de *uva*, grain de raisin. C'est un nom donné par quelques anatomistes à la membrane choroïde de l'œil, à cause de l'enduit noir dont elle est tapissée. (V. *OEil.*)

V

VACCIN (Virus) (*méd.*), s. m. (V. *Vaccine*).

VACCINE (*méd.*), s. f., *vaccina*, de *vacca*, vache. On désigne ainsi une petite opération qui consiste à inoculer le pus d'une pustule particulière qui se développe sur les pis de la vache, dans le but de préserver de la petite vérole.

Depuis plusieurs siècles, la petite vérole, fléau horrible venu d'Asie, ravageait les populations de l'Europe.

L'inoculation, pratiquée de temps immémorial en Orient, importée en Europe en 1717, était le seul moyen atténuateur des terribles et nombreux désastres produits par la variole. Cette opération, qui consistait à produire artificiellement la variole par l'insertion du virus variolique sur des sujets bien portants et préparés, présentait incontestablement d'immenses avantages ; mais l'expérience de son application générale la montrait entourée, accompagnée d'inconvénients, de dangers graves et incontestables ; aussi était-elle devenue, de la part des observateurs et des philanthropes, pendant presque tout le siècle dernier, le sujet des contestations et des controverses les plus actives et les plus passionnées, lorsqu'en 1798 eut lieu la découverte de la vaccine.

L'histoire de la découverte de la vaccine est aujourd'hui trop connue, pour que nous entrions longuement dans les détails des circonstances qui l'ont accompagnée ; tout le monde sait que depuis longtemps les paysans de diverses contrées avaient remarqué que les vaches étaient parfois atteintes, sur leurs trayons, de pustules contagieuses, qui transmettaient, par le contact pendant l'action de les traire, de semblables pustules aux mains, quelquefois écorchées, des personnes chargées de l'extraction du lait. L'expérience avait fait remarquer que ces mêmes personnes n'étaient jamais défigurées par les cicatrices, traces très-générales alors de la petite vérole, et que pendant les épidémies elles étaient préservées.

En France et dans divers autres pays, les hommes instruits avaient porté leur attention sur les observations des habitants des campagnes, mais personne jusque-là n'en avait fait une application. En 1798, Edouard Jenner, médecin à Berkeley, dans le comté de Glocester, où la maladie pustuleuse des vaches, connue depuis longtemps dans les provinces occidentales de l'Angleterre, se présenta à lui d'une manière évidente, eut l'idée heureuse d'inoculer la matière des pustules à des enfants qui n'avaient pas eu la petite-vérole. Il obtint une éruption remarquable et semblable à celle des vaches. Avec le pus des pustules de ces enfants, il en inocula d'autres, et parvint ainsi à propager artificiellement la maladie à l'aide d'inoculations successives.

Jenner et George Pierson s'assurèrent, en inoculant plus tard le virus de la *petite-vérole* aux enfants qui avaient subi l'inoculation du virus de la vache, et chez lesquels s'étaient développées des pustules, que cette première éruption était complètement préservative de la petite-vérole. — *La vaccine* (c'est ainsi qu'elle fut nommée) était découverte !

Telle était la terreur produite par les désastres de la petite-vérole, telle était la consternation en face des épidémies de cette cruelle maladie, qu'à l'inverse de toutes les grandes vérités de la science et des arts, toujours si longues et si lentes à se propager, la vaccine, malgré de faibles résistances, fut presqu'immédiatement accueillie de l'Europe entière, et propagée, on peut le dire, dans le monde entier, avec une rapidité et un enthousiasme dignes de la grandeur de la découverte.

Des comités s'organisèrent partout pour constater, par mille expériences, la réalité des effets préservatifs de la vaccine, et l'innocuité de son application.

En France, sous la protection du gouvernement consulaire, époque féconde en grandes choses, le comité central, organisé dans ce but, multiplia à l'infini ses expériences, et poussa admirablement à la propagation de la vaccine, proclamée une grande vérité.

Dès lors, de tout côté, dans tous les pays, la vaccine fut propagée, les épidémies désastreuses de variole cessèrent ; les non-vaccinés seuls furent atteints par la maladie ; la confiance dans la vaccine devint générale, et le monde fut rassuré.

Mais tout était-il fait pour la vaccine ? Avions-nous le dernier mot sur sa puissance et sa durée ? Les faits devaient donner à une génération nouvelle des sujets de méditations profondes dans l'intérêt de la conservation de la grande découverte, et exalter nos laborieux efforts pour apporter, en opposition à un enthousiasme trop absolu, un complément nécessaire aux travaux de nos devanciers.

Une quinzaine d'années s'était à peine écoulée depuis la propagation de la pratique de la vaccination, que quelques cas, d'abord rares, plus nombreux de jour en jour, de petites-véroles apparaissant chez des vaccinés, vinrent jeter l'inquiétude et des doutes sur la puissance de la vaccine, proclamée jusqu'alors infaillible : il est vrai que, dans la plupart de ces cas, la maladie, moins grave et moins longue par sa durée éruptive, prouvait encore l'influence avantageuse de la vaccine. Pour expliquer cette faillibilité, les uns s'en prenaient à la possibilité d'une vaccination mauvaise et incomplète (argument sans valeur). — Les autres firent de cette variole modifiée, que l'on nomma varioloïde (diminutif de variole), une maladie nouvelle, indépendante de la variole elle-même, défendant ainsi la puissance absolue d'une bonne vaccination.

Cependant, en 1822 à Paris, et en 1828 à Marseille, se déclarèrent deux grandes épidémies de variole. — Beaucoup de vaccinés dans l'une et l'autre furent atteints, surtout à Marseille; chez la plupart, la variole mitigée fut peu grave; mais cependant, un certain nombre de sujets, bien et dûment vaccinés, présentèrent des petites véroles complètes, et plusieurs succombèrent.

C'est dès cette époque que commença une deuxième période pour l'étude et l'histoire de la vaccine, période qui ne s'est terminée qu'en 1845, par le rapport de l'Académie des sciences.

La nouvelle école, dont nous nous honorons d'avoir été l'un des plus fervents, des plus constants promoteurs, prit pour base l'expérience des faits naturels et l'expérimentation.

Le virus vaccin en France n'avait jamais été renouvelé depuis celui apporté d'Angleterre, par le docteur Woodeville, en 1800. — Partout, à l'Académie de Médecine surtout, dans les comités chargés par le Gouvernement de conserver la vaccine, un jugement absolu était porté sur l'inutilité de ce renouvellement.

L'étude de la maladie des vaches qui produit le fluide préservatif si précieux de la variole, avait été et était complètement négligée. Les rapports officiels repoussaient toute idée d'un renouvellement du vaccin pris à la source, et l'on se contentait de piquer des bras et de dénombrer les vaccinations.

Pour procéder logiquement, nous avions pensé que, d'abord par de nombreuses observations recueillies dans l'histoire des diverses épidémies et des faits rassemblés de toutes parts, nous devions bien établir la faillibilité de la vaccine, augmentant au fur et à mesure que l'on s'éloignait de l'époque de la découverte. Une fois cette majeure bien posée dans notre esprit, nous avons recherché activement les causes de cette dégradation, de cette insuffisance de la vaccine.

Et nous avons dit : 1° En France, où le vaccin n'a pas été renouvelé, l'impuissance de la vaccination provient de la dégénération du virus. — Un virus pris sur un animal, la vache, il y a 30 ans, transporté et entretenu sur l'homme par des transmissions successives, doit être dégénéré. Il faut le renouveler.

2° Dans les pays où la vaccine a été renouvelée et où cependant des vaccinés ont été frappés de la petite vérole, il faut chercher une autre cause : nous nous sommes demandé et avons voulu voir si l'action modificatrice de la vaccine sur l'homme ne serait pas temporaire. — Et encore ici l'observation et l'expérimentation nous ont démontré que l'impression préservative produite par la vaccine sur un enfant, peu de mois après sa naissance, tend à s'effacer progressivement à mesure qu'il avance dans l'âge adulte, c'est-à-dire que cette puissance médicatrice de la nature qui, dans un but providentiel, efface les maladies de l'enfance, agit également sur la vaccine et rend nécessaire une deuxième vaccination.

C'est par l'application de ces deux propositions : 1° renouveler le vaccin en le reprenant sur les vaches; 2° vacciner à deux époques de la vie, que nous avons cru rendre à la vaccine toute sa puissance préservatrice.

Pour démontrer la dégénération de la vaccine expérimentalement, nous avons établi les caractères différentiels de développement, de marche et de durée de la vaccine produite comparativement sur le même sujet, avec un vaccin ancien et un vaccin nouveau; nous avons fait ressortir surtout, comme preuve de dégénérescence, l'abréviation de la durée éruptive, abréviation qui se rencontre également dans la variole modifiée, établit parfaitement les caractères de bénignité de la varioloïde, et la différence entre la variole et la vaccine. Singulier rapport entre la variole et la vaccine, mais inverse dans leur application. L'activité, l'intensité morbide de la première, si redoutable, devient, dans la seconde, la source, le principe essentiel de son admirable puissance préservatrice !

Mais, pour lui donner toute cette puissance et pour renouveler le vaccin, il était nécessaire d'étudier et d'établir son origine. Sur la foi des premiers expérimentateurs de la vaccine, l'étude de ce sujet avait été négligée. Jenner, Loy Sacco, la disaient provenir de la maladie appelée les eaux aux jambes du cheval, transmise par infection aux vaches, et transformée en une éruption que les Anglais ont appelée cow-pox (vérole des vaches); d'autres, Robert de Marseille particulièrement, l'attribuaient à la petite vérole humaine, contagieuse pour les vaches, et dulcifiée par cette transition.

Dans le but d'éclairer complètement cette intéressante question, à la suite de nos recherches sur les diverses affections éruptives des vaches, commencées en 1825, nous avons, en 1832 et 1833, inoculé la matière des eaux aux jambes du cheval et la matière de la variole de l'homme à des vaches, un grand nombre de fois, sans avoir jamais pu produire des traces d'éruption. D'autres, après nous, ont répété nos expériences, et n'ont pas obtenu plus de résultats.

L'ensemble de ces recherches nous a porté à professer : que la vaccine est naturelle à la vache; qu'elle se développe spontanément sur cet animal au moment où la sécrétion du lait s'établit après le vêlage, sous certaines influences de saisons, de température, de nourriture, de fatigue, etc.; qu'elle est contagieuse de vache à vache, et nous avons tracé les caractères qui la distinguent des autres éruptions, parfois semblables, dont cet animal est atteint.

Ainsi, le renouvellement du virus vaccin, démontré nécessaire, devient plus facile et plus certain.

Quant à l'action temporaire de la vaccine et à la nécessité de la revaccination, elles sont démontrées d'une part, par l'apparition d'autant plus fréquente de la variole sur les vaccinés, qu'ils sont plus éloignés par l'âge (jusqu'à 25 ou 30 ans cependant) de l'époque de la vaccination ; d'autre part, par l'expérimentation, c'est-à-dire par la possibilité de reproduire l'éruption vaccinale elle-même, par la revaccination sur les sujets vaccinés enfants, depuis 12 à 15 ans.

Sans parler de nos expériences personnelles, nous dirons que, sur cette question, les documents sont immenses : ils sont arrivés de toutes parts et de tous les pays, et l'on ne saurait conserver de doutes sur la nécessité de se faire vacciner à deux époques de la vie : la première, deux ou trois mois après la naissance ; la deuxième, de 12 à 15 ans.

Cependant, pendant le cours et au centre des grandes épidémies de petite-vérole, il est prudent de revacciner cinq ou six ans après la première vaccination.

Nous ne terminerons pas ces réflexions sur les revaccinations, sans produire ici une observation éminemment utile et pratique, qui nous est personnelle, et qui résulte de très-nombreuses expériences que nous avons faites en commun avec M. le professeur Magendie.

La forme, la marche et la durée éruptives de la revaccination, n'ont aucune importance, relativement à l'action préservatrice de cette opération. Très-rarement la deuxième vaccination affecte la forme, la marche et la durée de la première vaccine. Ce qui prouve l'insignifiance des caractères de l'éruption, c'est que, toutes les fois que nous avons obtenu par la revaccination une éruption quelconque, signe suffisant d'une insertion vaccinale, nous avons pratiqué impunément, et sans qu'il en résultât la moindre éruption, l'inoculation du virus de la petite vérole ; tandis que les choses se passaient autrement sur les vaccinés adultes qui n'avaient pu préalablement subir la vaccination.

Ces expériences démontrent encore victorieusement l'efficacité et la nécessité de la revaccination, et doivent enlever à nos confrères les derniers doutes qui restaient dans beaucoup d'esprits sur cette efficacité, à cause de la différence qu'ils observent des caractères de la deuxième éruption, avec ceux de la vaccine ordinaire.

Enfin, après quinze années d'études et de luttes académiques, nous avons eu la satisfaction et le bonheur de voir l'Académie des Sciences couronner nos travaux et nos efforts, et proclamer, en 1845, la dégénérescence de la vaccine, et la nécessité du renouvellement du virus vaccin ;

L'action temporaire de la vaccine, et la nécessité de la revaccination.

Nous allons indiquer d'une manière sommaire la petite opération par laquelle on pratique l'inoculation de la vaccine, et exposer brièvement les caractères de l'éruption qui en est la suite.

C'est du huitième au dixième jour d'une éruption régulière, que la pustule vaccinale ouverte donne une liqueur limpide, douée de toute sa virulence : plus tôt (quoiqu'on ait écrit le contraire) et plus tard, le succès de la vaccination est moins certain. C'est au moment où la pustule est arrivée à sa maturité, que, comme pour tous les fruits, elle donne la semence parfaite qui sert à la reproduire. Nous donnerons plus loin les caractères de cette régularité et de cette maturité de l'éruption.

L'enfant qui va être vacciné doit avoir ses deux bras dépouillés de tout vêtement. L'opérateur place sa main gauche sous le bras de l'enfant, et attire, en le serrant, les tissus au-dessous, de manière à tendre la peau de la partie supérieure. De la main droite, il trempe l'extrémité d'une lancette, bien acérée et bien propre, dans le liquide qui s'écoule d'une pustule ouverte, et pratique avec cette lancette trois piqûres sur chaque bras, à 2 centimètres environ de distance les unes des autres. Ces piqûres, profondes de 2 millimètres, doivent être pratiquées obliquement, de manière à introduire légèrement la pointe de l'instrument entre l'épiderme et le derme, sans produire d'hémorrhagie.

La rougeur produite par chaque piqûre s'éteint au bout de quelques heures. Les petites blessures paraissent guéries le lendemain ; c'est la *période d'incubation*. Mais à la fin du troisième jour, une nouvelle rougeur se développe et entoure chaque piqûre. Le quatrième jour, la rougeur s'étend, et en passant les doigts sur le bras, l'on sent une petite dureté, et une élevure d'un rouge clair tarde peu à se manifester. Le cinquième jour, une petite pustule, déprimée à son centre de trois millimètres de largeur, entourée d'une auréole inflammatoire accompagnée de démangeaisons, prouve que l'opération a réussi ; c'est la *période d'éruption et d'inflammation*. Le sixième jour, la pustule, dont le bourrelet circulaire de couleur blanche proémine sur le centre plus déprimé et grisâtre, a 4 millimètres de diamètre, et l'auréole rose qui l'entoure a plus d'étendue. Le septième jour, la pustule tout entière s'agrandit, le bourrelet circulaire qui peind une teinte argentine s'aplatit, l'auréole s'accroît aussi. Le huitième jour, la pustule acquiert de 6 à 7 millimètres de largeur ; le bourrelet circulaire, toujours plat et argenté, paraît contenir une matière liquide, limpide ; le centre, plus large, moins déprimé, a toujours une teinte jaune grisâtre légère. Un cercle blanc, d'un centimètre de diamètre, remplace la rougeur qui entourait la pustule, et est entouré lui-même de l'auréole d'un rouge vif, qui, en s'agrandissant, a acquis 3 à 4 centimètres de largeur ; le bras est sensible et douloureux.

Le neuvième jour, la pustule grandit encore, et les accidents inflammatoires acquièrent plus d'intensité. Le tissu cellulaire du bras s'engorge, les glandes axillaires, quelquefois tuméfiées, sont douloureuses ; l'enfant a de la fièvre, il est agité et altéré. Le dixième jour, la pustule acquiert de 9 à 10 millimètres de largeur ; elle présente plus de relief ; le point central, un peu plus foncé, s'est élargi aussi ; l'auréole, d'un rouge moins vif et plus foncé, tend à s'éteindre. Le onzième jour, la pustule ne grandit plus ; le centre seul gagne en étendue et se fonce un peu plus ; la tumeur, dure au toucher, paraît adhérer fortement à la peau ; le liquide qu'elle contient paraît moins abondant et moins fluide. Le douzième jour, commence la *période de dessication;* un .cercle, d'un rouge foncé et peu étendu, entoure la pustule ; les phénomènes inflammatoires sont éteints ; le bourrelet circulaire perd de sa transparence et se rétrécit ; le liquide qu'il contient paraît plus concret ; le centre, qui gagne en étendue, se fonce davantage, et prend l'aspect d'une croûte. Le treizième jour, la dessication, qui s'accroît du centre à la circonférence, envahit le bourrelet, dont la coloration devient jaunâtre et s'entoure de petites exfoliations de l'épiderme légèrement écailleuses, au milieu du cercle rouge foncé qui l'entoure. Le quatorzième jour, la pustule, entourée de son cercle rouge, a encore un centimètre de largeur ; le bourrelet circulaire, presque desséché, se dessine encore ; le centre a pris une coloration jaune plus foncée. Le quinzième jour, le bourrelet a disparu ; l'épiderme desséché s'écaille et prend un aspect blanc au niveau de la peau ; la croûte proéminente, formée par le centre, n'a plus que 5 millimètres de largeur ; elle est encore jaune foncé. Le seizième jour, la croûte, entourée d'une auréole bleuâtre légère et de l'épiderme qui s'exfolie, est noire au centre, et jaune encore à la circonférence. Le dix-septième jour, la croûte, toujours ombiliquée, est noire ; sa dessication est complète ; elle est encore adhérente à la peau, qui a repris son niveau, et sur laquelle elle proémine.

C'est là, c'est le dix-septième jour, le terme rigoureux que nous assignons à la durée éruptive d'une bonne vaccine. Du vingtième au vingt-huitième jour, la croûte se détache, laissant ordinairement après elle une autre petite croûte jaunâtre, qui, à son tour, tarde peu à tomber ; après sa chute, la peau présente une cicatrice indélébile et profonde, divisée en nombreuses dépressions, et que l'on a, avec assez de justesse, appelée *gauffrée.*

Cette description, nous l'avons tracée d'après nos observations personnelles et les beaux dessins que nous conservons, exécutés d'après l'éruption vaccinale que nous développâmes en 1844 avec le *cow pox* (vaccin naturel), que nous découvrîmes et recueillîmes sur une vache appartenant à M. le professeur Magendie.

Telle est la nature d'une éruption vaccinale complète et régulière. Le volume et le développement des pustules, les symptômes inflammatoires, varient d'intensité, selon la constitution et l'âge des sujets ; mais ce qui ne doit pas varier, c'est la marche et la durée surtout de l'éruption.

Toutes les piqûres pratiquées ne sont pas suivies d'un même développement vaccinal sur le même sujet et sur le même bras ; mais il suffit d'une seule pustule bien régulière dans sa marche et sa durée, pour déclarer l'individu bien et duement vacciné.

L'on a appelé fausses vaccines toutes les éruptions qui s'éloignent de cette régularité ; nous signalerons seulement celles qui, accompagnées d'un prurit intolérable, se développent du premier au troisième jour, sans incubation, dont la pustule affecte la forme bullaire uniloculaire, d'une teinte orange, sans point central ombiliqué, et dont la dessication prématurée commence après le septième ou le huitième jour, etc.

Les complications qui surviennent dans quelques saisons, de légers eczémas gourmeux qui accompagnent et entourent les pustules, d'ailleurs très-régulières, ne sont point un obstacle à l'action vaccinale, et ne doivent pas porter à suspecter son action préservative.

C'est surtout, nous le répétons, la durée éruptive qui caractérise une bonne vaccination.

Dans les cas douteux, il faut vacciner de nouveau.

Pour recueillir, conserver et transporter l'humeur vaccinale, on a recours à divers moyens.

Cette humeur se conserve à l'état fluide, ou à l'état sec et concret. Pour ce dernier cas, l'on se sert de deux petites plaques de verre carrées, que l'on humecte avec le fluide qui s'écoule d'un bouton-vaccin ouvert, que l'on accolle l'une à l'autre, et que l'on recouvre et enveloppe d'une feuille d'étain. Le vaccin, humeur gommeuse, se dessèche entre ces deux plaques, et peut se conserver actif pendant assez longtemps. Pour l'employer, on décolle les deux plaques, et, délayant la matière avec une très-petite quantité d'eau, l'on procède à l'inoculation.

Pour le conserver à l'état fluide, on s'est servi pendant longtemps d'un instrument fort ingénieux, inventé par M. Bretonneau : c'est le tube capillaire. Ce tube en verre, renflé à son milieu, a 3 à 4 centimètres de long ; par la puissance de la capillarité, son extrémité, posée dans l'humeur qui s'écoule d'un bouton-vaccin ouvert, aspire l'humeur vaccinale et s'en emplit ; puis, fondant les extrémités de ce tube à la flamme d'une lumière, il se trouve hermétiquement fermé. Pour le vider, il faut briser les deux extrémités ; puis, avec un autre tube de verre adapté à l'une des extrémités, on souffle pour chasser le liquide et le répandre sur une plaque de verre, où il sert à vacciner.

Cet instrument présente quelques inconvénients : 1° Il est souvent long à emplir, et, sous ce rapport, les cris de l'enfant, l'impatience des mères, s'opposent à une récolte suffisante du liquide que l'on veut conserver ; 2° en fondant les deux extrémités à une lumière, l'humeur, trop rapprochée de la flamme, subit une cuisson, une décomposition qui l'altère, et souvent, dans certaines parties, une concrétion qui rend l'extraction du liquide fort difficile. Aussi cet instrument, long à emplir et difficile à vider, nous a porté à en imaginer un autre qui échappe à ces inconvénients, et que l'expérience a démontré, depuis une vingtaine d'années, d'une application parfaite et utile. Dans nos expériences sur les vaches (en 1828), nous éprouvions le besoin, pour nous soustraire à l'impatience de l'animal et au danger de ses mouvements, d'un moyen prompt et facile à manier ; pour cela, nous eûmes l'idée de l'instrument suivant : un tube de verre de 5 à 6 centimètres de longueur, et de 1 à 2 millimètres de largeur, surmonté d'une ampoule sphérique de 5 à 6 millimètres de diamètre, ayant la forme d'un petit matras, ou plutôt celle du tube thermométrique. — En raréfiant l'air contenu dans l'ampoule par la chaleur de la bouche, la condensation qui se produit immédiatement en l'exposant à l'air par la température ambiante, fait qu'immédiatement aussi la pression atmosphérique pousse dans le tube l'humeur vaccinale dans laquelle la pointe est plongée. L'action est aussi prompte que la pensée. Nous avons appelé cet instrument *tube pneumatique*.

1° *Pour le charger :* un bouton vaccin étant ouvert, une grosse goutte de liquide étant formée, prenant le tube par la tige entre le pouce et l'index, à 2 centimètres de son extrémité, il faut raréfier l'air contenu dans l'ampoule, en l'exposant trois ou quatre secondes seulement à la chaleur de la bouche, puis promptement poser la pointe et l'ouverture du tube dans l'humeur que l'on veut recueillir ; aussitôt elle est aspirée ou plutôt poussée dans ce vase par petites colonnes. On doit avoir soin cependant de ne pas produire une trop grande raréfaction de l'air par une trop grande chaleur, car, dans ce cas, le liquide voyagerait trop brusquement et trop loin ; il irait se perdre dans l'ampoule, d'où il serait impossible de l'extraire. Enfin les doigts posés, à cause de leur chaleur, au-dessous des colonnes de vaccin contenues dans la tige, il faut pour luter le tube, fondre sa pointe à une lumière. La facilité et la promptitude avec lesquelles l'humeur est recueillie permettent d'en faire sur un seul enfant une ample provision.

2° *Pour le vider :* les doigts encore posés, avec les mêmes précautions, au-dessous des colonnes du liquide, il faut briser la pointe du tube avec les doigts ou des ciseaux , puis appliquer les doigts chauds, ou la chaleur de la bouche, sur l'ampoule, afin, en raréfiant l'air qu'elle contient, de chasser le vaccin sur une plaque de verre, pour charger la lancette et pratiquer la vaccination. De cette manière, suivant le degré de chaleur appliquée, on en fait jaillir plus ou moins promptement le quart, la moitié ou la totalité de la lymphe. L'on peut en garder en réserve pour d'autres vaccinations, refermant toutefois le tube à la flamme d'une bougie, et fractionner ainsi sa petite provision.

L'expérience prouve que le vaccin recueilli ainsi par cet instrument, peut être conservé liquide et actif pendant six mois; il nous a réussi après plus d'une année, en ayant soin de tenir les tubes dans une température modérée et égale.

M. le ministre de la marine a fait constater l'efficacité de ce moyen de conservation, en en expédiant avec succès dans les diverses colonies. M. le docteur Gaimard a obtenu aussi des résultats parfaits, dans ses voyages de circumnavigation, avec le vaccin contenu et conservé dans le *tube pneumatique.*

FIARD,

Docteur en médecine, lauréat de l'Académie de médecine, deux fois lauréat de l'Académie des sciences pour ses travaux sur le vaccin.

VAGIN (anat.) s. m. *Vagina,* du mot latin qui signifie gaîne, fourreau. — Le vagin est un canal membraneux étendu de la vulve à l'utérus, et qui est destiné à recevoir le membre viril dans l'acte de la génération. Il commence à la base du col de la matrice, l'entoure et forme autour du museau de tanche une rainure circulaire : c'est là le point où le vagin a le plus d'ampleur. De là il descend vers la vulve, adossant sa paroi postérieure à la paroi antérieure du rectum à laquelle l'unit une couche de tissu cellulaire lamelleux, et il est en rapport, en avant, avec la paroi postérieure de la vessie. Le vagin constitue un conduit très-dilatable

dirigé en arrière, de sorte que sa paroi antérieure est de beaucoup plus courte que la postérieure. L'extrémité vulvaire ou extérieure du vagin est notablement plus étroite que le reste du canal; elle forme là une ouverture ou fente dirigée obliquement en arrière et en bas. Chez les vierges cet orifice est en partie fermé par un repli de la muqueuse en forme de croissant, que l'on nomme membrane hymen. Notons, au reste, que cette sorte de valvule dont nous parlerons ailleurs (V. *Vulve*) peut manquer originellement sans que pour cela la femme ait perdu sa virginité. Ailleurs le vagin est complétement obturé par elle.—Dans l'état ordinaire les deux parois antérieure et postérieure du vagin sont appliquées l'une contre l'autre. A l'intérieur, sur chaque paroi on observe un repli médian formant un relief très-apparent, surtout en avant, et de nombreuses rides transversales.

Le vagin est constitué 1° par une membrane cellulovasculaire assez épaisse ; 2° par un tissu spongieux érectile qui est très-marqué à la partie inférieure; 3° enfin, il est tapissé intérieurement par une membrane muqueuse rouge et vermeille en bas, où elle se continue avec celle de la vulve ; blanchâtre ou grisâtre à l'intérieur et vers l'utérus. On y voit les deux saillies et les rides dont nous avons parlé, et de plus les orifices de nombreux follicules destinés à sécréter le mucus qui lubréfie ce conduit.—En outre, son orifice est fermée par un muscle ovalaire spécial, nommé constricteur du vagin. Ses artères, très-nombreuses, lui viennent de l'hypogastrique; ses nerfs sont fournis par le plexus sciatique.

VAGIN (maladies du) 1° *Vices de conformation.* — Ce que nous avons dit relativement au rectum, peut en grande partie s'appliquer ici.

Le vagin est quelquefois rétréci originellement ou par suite de maladie. Les lésions qui produisent ce rétrécissement sont des inflammations, des ulcérations vénériennes ou autres qui ont laissé des cicatrices vicieuses, l'usage inopportun de lotions astringentes, etc... Quand le vagin est tellement étroit qu'il ne peut pas admettre le membre viril, il faut le dilater soit avec des racines qui se gonflent par l'humidité du canal lui-même, soit à l'aide de l'éponge préparée. Quelquefois il faut se servir du bistouri et panser ensuite avec une grosse mèche afin de maintenir le canal dilaté. Cette opération est quelquefois nécessaire au moment de l'accouchement.

D'autres fois il y a oblitération par une membrane plus ou moins épaisse qui existe plus ou moins haut; on s'aperçoit ordinairement de ce vice de formation à l'époque des règles : il y a alors, aux époques menstruelles, des malaises, des coliques, le ventre grossit; enfin, à l'examen on reconnaît la membrane obturatrice dont nous avons parlé, ou bien une adhérence des grandes et des petites lèvres. C'est à l'aide d'une opération que l'on parvient à rétablir les choses dans l'état où elles devraient être; la membrane est fendue crucialement, les parties adhérentes sont désunies, etc., et il faut avoir grand soin de s'opposer à la réunion secondaire à l'aide d'un pansement approprié. Dans d'autres cas, ce sont des cicatrices, suite de plaies ou d'ulcérations, qui ferment le vagin. Ces brides, ces cicatrices seront également divisées avec l'instrument tranchant.

Une circonstance beaucoup plus fâcheuse est celle où l'on voit manquer entièrement le conduit vaginal dans une étendue plus ou moins considérable. C'est encore à l'aide de l'instrument tranchant qu'il faut aller à la recherche de l'utérus, afin de constituer de toutes pièces un canal artificiel. C'est ce que dans ces derniers temps M. Villaume de Metz a été assez heureux et assez habile pour accomplir avec succès sur une jeune fille.

En résumé, la plupart de ces vices de conformation ne révèlent leur existence qu'à l'époque de la puberté, en raison de l'obstacle qu'ils apportent soit à l'écoulement des règles, soit à l'accomplissement du devoir conjugal.

2° *Rupture.* — Lorsque, dans l'accouchement, le volume de l'enfant est en disproportion avec le vagin qu'il doit traverser, dans l'hydrocéphale, par exemple ; ou bien lorsque des manœuvres imprudentes ont été faites avec maladresse, il peut en résulter une rupture du vagin ; accident généralement grave et souvent suivi de la mort de la mère et de l'enfant. Le plus souvent, en effet, l'enfant et le placenta tombent dans la cavité abdominale ; ou bien une hémorragie se fait dans l'abdomen, et la femme succombe d'épuisement ; enfin il peut survenir une péritonite mortelle. D'autre fois, et cela est moins grave, la rupture a lieu dans la cloison recto-vaginale, ou bien à l'extérieur en intéressant aussi la vulve et le périnée. Dans ces derniers cas, et même dans le premier, la guérison est possible ; mais nous devons dire ici que les ruptures du vagin dans l'accouchement sont très-rares, tant ce canal est extensible et se prête avec facilité à la plus grande dilatation.

On a vu des femmes se perforer le vagin en tombant sur des corps allongés qui, par une sorte d'empalement, pénétraient dans le vagin et le traversaient. La lésion du vagin dans ces cas n'est pas la plus dangereuse, et celle des organes voisins, tels que la vessie le rectum, l'utérus, etc., présente de bien plus fâcheuses conséquences.

Quand la rupture a lieu dans l'accouchement, il faut s'occuper d'extraire l'enfant, puis on s'oppose, autant que possible, aux accidents d'hémorragie d'issue des intestins, etc. — Enfin, dans tous les cas on peut, pour obtenir la réunion, pratiquer la *suture* des parties divisées, comme l'a fait avec succès Saucerotte, de l'ancienne académie de chirurgie.

3° Les *fistules* du vagin ont été traitées au mot FISTULE. Nous n'y reviendrons pas.

4° De même que le rectum, le vagin peut éprouver un *relâchement* ou une *chute* ; c'est-à-dire qu'il se déplace en totalité ou en partie, et vient faire saillie à la vulve. Cette lésion s'observe chez des femmes qui ont eu beaucoup d'enfants, qui ont habituellement une leucorrhée abondante, qui ont abusé du coït, ou bien à la suite d'efforts violents pour soulever un fardeau, pour aller à la selle, etc. Dans les cas de ce genre il faut réduire, puis maintenir les parties réduites à l'aide d'un pessaire, et en donnant surtout du ton aux membranes par le moyen des astringents en lotions et en injections. Enfin on peut, comme Dupuytren l'avait fait pour l'anus, exciser une partie de la muqueuse, ce qui amène le resserrement du canal.

5° *Hernies.* — Sous le nom de *hernie vaginale* on désigne le refoulement des membranes qui constituent le vagin par les intestins, mais surtout par la vessie. On réduit à la manière ordinaire et on maintient les parties réduites au moyen du pessaire. On donne le nom spécial de cystocèle-vaginal à la hernie formée par la vessie. On doit d'excellents documents à cet égard à une sage-femme distinguée, madame Rondet, au Dr Rognetta, et à quelques autres observateurs. Si le rectum vient ainsi faire saillie, c'est le rectocèle très-bien étudié par M. Tanchou et surtout par M. Malgaigne.

6° Des *corps étrangers* peuvent être introduits dans le vagin comme médication, et l'on a vu des pessaires, des éponges oubliés dans ces organes y donner lieu à des accidents plus ou moins graves ; ailleurs, ces corps étrangers ont été placés là par suite de manœuvres honteuses. On sait l'histoire de cette jeune fille chez laquelle il fallut extraire des aiguilles échappées d'un étui qui s'était ouvert dans le vagin. Dupuytren un jour à retirer de là un pot de pommade qui y avait été introduit avec force. On m'a cité un cas dans lequel Boyer fut appelé pour extraire certaine boule chinoise qu'on avait introduit à une dame dans un but de libertinage. L'orgasme déterminé par la présence de ce corps singulier avait produit une contraction si forte du muscle constricteur du vagin, qu'il fut obligé d'employer les réfrigérents pour faire cesser ce spasme et l'état convulsif qui l'accompagnait.

7° Nous indiquerons plus bas au mot *vaginite* l'inflammation du vagin.

8° Les *tumeurs du vagin* peuvent être de différentes sortes ; ce sont parfois des *kystes*, des *loupes*, des *tumeurs graisseuses*, ailleurs des *tumeurs cancéreuses* ou des *polypes*. Le traitement ordinaire à ces différentes sortes de tumeurs est ici parfaitement applicable. (V. les articles qui sont relatifs à ces affections.)   J. P. BEAUDE.

VAGINAL (anat.), adj., *vaginalis*, de *vagina*, le vagin qui a rapport à ce conduit membraneux. — *Artère vaginale* ; elle est d'origine variable, provenant soit de la honteuse, soit de l'hémorrhoïdale, soit de l'ombilicale, soit enfin de l'obturatrice ; elle se ramifie dans les parois du vagin. — *Glande vaginale.* Elle est située à l'entrée de ce conduit, grosse comme une amande d'abricot et munie d'un canal excréteur qui vient aboutir à la vulve. L'action de cette glande semble ne s'éveiller qu'à l'époque de la puberté, en même temps que l'utérus et les ovaires ; alors, elle commence à sécréter du mucus ; mais c'est surtout au moment de l'orgasme excité par le coït, que son action est manifeste ; découverte par un ancien anatomiste, Gasp. Bartholin (vers 1620), elle avait été oubliée depuis, et c'est M. Huguier qui vient de la remettre en lumière. (Acad. de méd., 31 mars 1846.) — Le mot *vagina* signifiant enveloppe, on appelle *tunique vaginale* l'enveloppe séreuse du testicule. (V. ce mot.)   J. B.

VAGINITE (path.), s. f., du mot *vagin*, avec la désinence *ite*, qui exprime l'inflammation. C'est donc l'inflammation du vagin. Cette phlegmasie se divise en deux espèces fort différentes, suivant qu'elle est le résultat d'un coït impur ou d'une simple irritation. Dans le premier cas, l'affection est de mauvaise nature, elle est syphilitique, c'est la *blennorrhagie;* dans le second, elle constitue la vaginite proprement dite. Les symptômes, à l'acuité près, étant les mêmes que ceux de la *blennorrhagie*, nous renvoyons à ce mot pour l'histoire de cette affection. **J. B.**

VAGISSEMENT (*physiol.*), s. m., de *vagitus*, qui a la même signification. C'est le cri des enfants nouveau-nés.

VAGUES (*anat.*), adj., *nerfs vagues*. (V. *Pneumo-Gastrique.*)

VAISSEAU (*anat.*), s. m., du latin *vas*, qui signifie *vaisseau*, pris dans le sens de *vase*, et non de navire. On appelle vaisseaux, en anatomie, les canaux membraneux dans lesquels circulent les liquides de l'économie. (V. *Vasculaire tème.*)

VALÉRIANATES (*chim. méd.*), s. m. pl. On appelle ainsi les composés d'acide valérianique (V. *Valériane*) avec les bases salifiables. Ces composés ont été récemment préparés par le prince L. Bonaparte ; ceux qui ont particulièrement attiré l'attention de l'illustre chimiste et des praticiens, sont les suivants :

Valérianate de zinc : il s'obtient en saturant l'acide valérianique avec de l'oxide de zinc très-pur et récemment précipité. On favorise l'action au moyen de la chaleur ; on filtre la dissolution chaude et on laisse cristalliser. Le sel se présente sous forme de paillettes brillantes nacrées, d'une blancheur éclatante et d'une grande légèreté ; il est neutre, soluble dans l'eau plus à chaud qu'à froid ; soluble dans l'alcool, les éthers et les huiles.

Ce sel a été employé à-peu-près dans les mêmes cas que la valériane (V. plus bas), mais surtout dans les névralgies, les migraines, certaines névroses à formes intermittentes. On doit à M. Devay (de Lyon) d'intéressantes recherches à ce sujet. Le médicament s'administre sous différentes formes : 1° En pilules de 5 centigr. à prendre, une le matin et une le soir ; 2° en poudre mêlée avec le sucre, et divisée en prises de 2 centigr. 1/2 : en prendre de une à quatre par jour, suivant les cas; et 3° enfin, en potion, 1 décigr. dans 120 gram. d'eau distillée édulcorés avec 30 gram. de sirop de sucre, à prendre par cuillerée toutes les demi-heures.

Le *valérianate de quinine*, dû également au prince L. Bonaparte, a été étudié plus particulièrement par M. Devay. On peut l'obtenir par voie de double décomposition en faisant réagir le sulfate de quinine sur le valérianate de chaux; mais le meilleur procédé est le suivant : On ajoute une légère addition d'acide valérianique à un soluté alcoolique concentré de quinine ; on étend le mélange de deux fois son volume d'eau distillée, on fait bouillir dans une étuve, et à mesure que l'alcool s'évapore, le sel se dépose. Il est en cristaux octaédriques ou hexaédriques, quelquefois en masses soyeuses; il a une légère odeur d'acide valérianique et la saveur amère du quinquina ; il est soluble dans l'eau, l'alcool et l'huile.

Il a été conseillé dans les névralgies, dans les af-

fections intermittentes, les fièvres de mauvais caractère. Le valérianate de quinine étant susceptible de se décomposer facilement, il faut l'administrer sous la forme la plus simple, en soluté aqueux par exemple, et aux mêmes doses que le valérianate de zinc, et en pilules. Comme ce sel est soluble dans l'huile, on peut l'employer en frictions;

Le *valérianate de fer* est moins employé que les précédents. Il s'obtient par double décomposition, en mélangeant du valérianate de chaux avec du chlorhydrate de sesquioxide de fer (Guillermond) ; ainsi obtenu, il est sous forme de point rouge brun, d'une odeur très-prononcée. Sa cherté en rendra toujours l'emploi assez difficile. V. *Valérianique* (acide).

J. P. Beaude.

VALÉRIANE (*mat. méd.*), s. f., *valeriana*. Plante de la triandrie monogynie, L., famille des valérianées, J. Une espèce est très-employée en médecine, c'est la valériane officinale. C'est une grande et belle plante qui croît abondamment dans les bois humides de l'Europe. La partie usitée est la racine. Cette racine est petite, formée d'un collet écailleux très-court, entouré de tous côtés de radicules blanches, cylindriques. A l'état récent elle est inodore ; mais par la dessiccation elle acquiert une odeur d'une fétidité particulière, qui cependant plaît beaucoup aux chats ; elle a une saveur douceâtre ou sucrée qui se change bientôt en amertume. L'analyse y fait découvrir une huile volatile, un acide particulier, l'acide valérianique, d'une odeur très-forte et très-désagréable ; une résine noire, âcre, d'une odeur de cuir, de l'extractif aqueux, une matière particulière, de l'amidon, etc.

La valériane est excitante et antispasmodique. C'est assurément l'une des substances les plus efficaces que possède la matière médicale. Elle accélère la respiration, provoque l'appétit, excite les sécrétions; mais c'est surtout sur le système nerveux qu'elle agit; à dose élevée elle produit des vertiges, des étourdissements. La valériane est donc surtout indiquée dans les affections purement nerveuses, et, avant tout, dans celles qui sont caractérisées par des mouvements spasmodiques, tels que l'hystérie et ce nom nombreux cortége d'affections connues dans le monde sous le nom de *vapeurs, maux de nerfs, spasmes, etc.* On l'emploie dans la catalepsie, la chorée, l'asthme convulsif, la coqueluche, le hoquet continu, les vomissements nerveux, les gastralgies, quelques troubles de la vue, etc. On l'a encore préconisée dans les fièvres intermittentes, et son action s'explique par le rôle que joue le système nerveux dans les fièvres d'accès. Enfin, on la regarde comme un bon anthelmintique : ainsi, elle fait la base d'un tænifuge acheté il y a quelques années par le Gouvernement prussien.

Cette substance s'administre de différentes manières. En poudre, à la dose de 1 gram. à 15, et même 20 et 30 gram. par jour en plusieurs prises délayées dans un liquide, enveloppées dans une pulpe de fruit ou sous forme de bols. C'est surtout dans l'épilepsie que l'on porte la valériane à des doses élevées. M. Chauffard en a donné jusqu'à 3 et

4 kilogr. sans inconvénients; mais généralement, dans les affections nerveuses ordinaires, on ne dépasse pas 15 gram. Dans les fièvres intermittentes, la poudre de valériane est souvent associée à la gentiane. — En tisane, la dose est de 5 à 10 gram. pour un litre d'eau. On en prend une ou deux tasses par jour, et surtout le soir en se couchant; on peut l'édulcorer avec un sirop antispasmodique. — Le sirop et l'extrait aqueux sont rarement employés; l'extrait alcoolique est préférable comme plus actif. Les teintures alcooliques et éthérées se donnent en potion, à la dose de 10 à 20 ou 25 gouttes. L'eau distillée de valériane peut servir de base à des potions antispasmodiques. On en ordonne de 30 à 60 gram. V. *Valérianates* et *Valérianique* (acide).   **J. P. Beaude.**

VALÉRIANIQUE (Acide) (*chim. méd.*), s. m. Cet acide est extrait de la racine de Valériane en traitant l'huile essentielle de cette plante par l'eau et la magnésie; l'on agite quelque temps, et l'on distille; l'huile volatile se dégage par la distillation, et l'acide valérianique reste combiné à la magnésie; on le sépare par un acide, en distillant de nouveau. L'acide valérianique, découvert par Pentz, ressemble beaucoup aux acides gras; il est liquide, oléagineux, d'une odeur repoussante et qui rappelle celle de la valériane, il est soluble dans 30 parties d'eau, et en toute proportion dans l'alcool et l'éther.

M. Bouchardat pense, par suite de ses expériences, que l'acide valérianique, ainsi que l'huile essentielle, n'existent pas tout formés dans la plante, et qu'ils sont le résultat des réactions auxquelles elle est soumise pendant leur préparation : le même résultat s'observe pour l'huile volatile d'amandes amères. L'emploi très-fréquent que l'on fait aujourd'hui de l'acide valérianique pour obtenir des valérianates a obligé de recourir à un mode de préparation différent de celui que nous avons indiqué plus haut. Il consiste à faire macérer la racine de valériane sèche et concassée pendant quarante-huit heures dans l'eau; ensuite on ajoute 10 gram. d'acide sulfurique par litre d'eau, on porte à l'ébullition et l'on distille; l'eau distillée contient l'acide valérianique que l'on sature par un carbonate alcalin, et l'on évapore. On traite ensuite par l'acide sulfurique, pour rendre libre l'acide valérianique, et l'on distille de nouveau. On sature avec l'oxide de zinc, si l'on veut obtenir un sel de cette base, ou par la chaux, si l'on veut préparer des valérianates de quinine ou de fer. (V. *Valérianates*.)
J. B.

VALÉTUDINAIRE (*physiol. path.*), adj., *valetudinaris*, de *valetudo*, santé : se dit d'un homme habituellement souffrant.

VALS (Eaux minérales de) (*thérap.*). Vals est un bourg du département de l'Ardèche, dont la population est de 2,500 habitants environ; il fait partie du canton d'Aubenas, dont il n'est qu'à une lieue, et de l'arrondissement de Privas, dont il est à six lieues. La situation de ce bourg est agréable; il est dans un vallon entouré de montagnes couvertes de végétations; les environs sont pittoresques et présentent ces vieux cratères volcaniques

du Vivarais qui ont si vivement excité la curiosité des géologues.

Les sources de Vals sont au nombre de 6; elles sont situées sur les bords d'un ruisseau torrentiel que l'on nomme la Volane, près du bourg; l'hiver elles sont souvent submergées, dit-on, par les eaux de cette petite rivière, qui déborde. Ces six sources sont : la source de la *Marquise*, qui est la plus considérable, et qui à elle seule fournit à la consommation de presque tous les buveurs; la source *Marie* et la source de *la Camuse*, qui sont peu importantes; celles de *St-Jean* et de la *Madelaine*, qui sont peu usitées. La source *Dominique* jouit de propriétés particulières, et elle laisse déposer beaucoup d'oxide de fer. Le produit des six sources, disent MM. Patissier et Boutron-Charlard, d'après le Dr Ambry, n'est que 7 mètres cubes par 24 heures; ce qui ne peut permettre de les administrer en bains.

Les eaux de Vals sont froides, acidules, alcalines et ferrugineuses; elles sont limpides et laissent dégager une quantité assez marquée de gaz acide carbonique; après avoir été exposées à l'air pendant un certain temps elles laissent déposer un précipité ocracé contenant de l'oxide de fer. Ces eaux sont fortement alcalines, et la source de la Marquise est une de celles qui, en France, renferment le plus de bicarbonate de soude. Elle en contient même plus que la source des Célestins de Vichy, ce qui explique la réputation dont ces eaux ont joui pendant longtemps. Aujourd'hui elles ne sont plus fréquentées que par les habitants du Midi. M. Lonchamp, dans son Annuaire des eaux minérales pour 1831, dit que ces sources en 1820 ne furent fréquentées que par dix-huit cents personnes, la plupart ne faisant que passer en revenant de la foire de Beaucaire.

M. Berthier, de l'Institut, a analysé l'eau de la source de la Marquise, dont voici la composition pour un litre d'eau.

	Sels anhydres. gram.	Sels cristallisés. gram.
Bicarbonate de soude.........	7, 157	9, 701
Chlorure de sodium	0, 160	0, 160
Sulfate de soude.............	0, 053	0, 120
Carbonate de chaux..........	0, 180	0, 180
— de magnésie.......	0, 125	0, 125
Silice.......................	0, 116	0, 116
Oxide de fer	0, 015	0, 014
	7, 806 — 10, 417	

La composition des autres sources paraît être analogue à celle de la *Marquise*; Roulin, qui les a examinées vers la fin du siècle dernier, avait reconnu cette analogie, excepté cependant pour la source *Dominique*, dont il donne une analyse particulière faite par Mitouard, démonstrateur de chimie, et de laquelle il résulte qu'indépendamment du résidu ferrugineux analogue à celui de la source de la Marquise, et qui était de 9 grains 1/4 pour six pintes d'eau, on a obtenu, par l'évaporation de l'eau après la filtration, des cristaux de vitriol vert (sulfate de fer) mêlés à quelques cristaux d'alun. Cette eau du reste avait précipité en noir par l'infusion de noix de galle, tandis que l'eau des autres sources n'avait donné qu'une coloration orangée.

Ces faits suffisent pour démontrer que l'eau de la source Dominique n'est point semblable à celles des autres sources ; ils expliquent d'une manière suffisante les phénomènes de vomissements que l'on a observés après son usage, et dont les médecins qui se sont occupés de ces eaux ne pouvaient se rendre compte d'une manière satisfaisante.

Les eaux de Vals sont seulement administrées en boisson ; il faut les prendre à petites doses, de trois à six verres ; les eaux de la source *Dominique* se prennent à trois verres seulement pour les tempérament ordinaires, et on en fait usage, disent les auteurs que nous avons déjà cités, comme émétique dans les maladies aiguës ; elles tourmentent moins les malades que les autres vomitifs, et leurs effets sont plus puissants. Les eaux de la source *Marie*, mêlées de sirop, forment une limonade agréable, et ce mélange ne nuit en rien à l'action des eaux ; Roulin avait déjà observé que l'eau de cette source était plus diurétique et plus rafraîchissante que celle des autres, et notamment celle de la Marquise ; les eaux de la source *St-Jean* et de la *Camuse* sont analogues pour leurs effets à celles de la source de la *Marquise ;* elles sont laxatives et employées avec succès dans les affections chroniques du bas-ventre, dans les engorgements des viscères, dans ceux de la rate, et à la suite des fièvres intermittentes. On les administre aussi dans les dérangements des organes digestifs, dans l'ictère, la chlorose, l'hypochondrie, la stérilité, etc.

La quantité considérable de bicarbonate de soude presque pur que contiennent la plupart de ces sources doivent rendre les eaux de Vals très-utiles dans les affections des voies urinaires, la gravelle, les calculs et même la goutte, que l'on dit être traitée avec tant d'avantages par les eaux de Vichy. A l'exception des bains que l'on trouve dans ce dernier établissement, les eaux de Vals peuvent dans la plupart des cas remplacer les eaux de Vichy. On dit qu'elles se décomposent par la chaleur ; mais cette décomposition n'est que le résultat de la précipitation du fer et des carbonates terreux par le fait du dégagement de l'acide carbonique. Si ces eaux étaient assez abondantes, elles pourraient, étant chauffées d'une manière convenable, être administrées en bains sans perdre de leurs propriétés alcalines.   **J. P. BÉAUDE.**

VALVULE (*anat.*) s. f., *valvula*, diminutif de *valvæ*, battants de portes. On appelle valvules, des replis membraneux situés dans l'intérieur des vaisseaux ou de certains conduits, et qui s'opposent au mouvement rétrograde du fluide ou des matières que contiennent ces canaux ; ainsi, au cœur, à l'orifice de l'artère pulmonaire et de l'aorte, il y a les *valvules sygmoïdes ;* entre les oreillettes et les ventricules il y a d'un côté les *valvules tricuspides* et de l'autre les *valvules mitrales.* (V. *Cœur.*) — Dans l'intestin, à l'union du cœcum avec l'intestin grêle, il y a la *valvules de Bauhin.* (V. *Intestins.*) — Dans les veines il y a aussi des *valvules.* (V. *Veines.*)
                                        J. B.

VANILLE (*bot. méd.*), s. f., fruit du vanillier *Epidendrum vanilla* L. fam. des orchidées J.

La vanille s'offre sous la forme d'une capsule siliqueuse, droite bivalve, longue de 20 à 25 cent., de couleur rouge brun, ridée et sillonnée dans le sens de sa longueur ; elle renferme une pulpe molle, onctueuse, d'une odeur suave particulière, d'une saveur chaude, aromatique et douceâtre ; cette pulpe enveloppe des très-petites semences noires et luisantes.

Le vanillier est une plante sarmenteuse qui croît spontanément sur les rives de l'Orénoque, dans les andes de la Nouvelle-Grenade ; on la cultive dans plusieurs contrées de l'Amérique septentrionale et surtout au Mexique. On trouve dans le commerce trois sortes de vanille : la première est nommée *pompona* ou *bova* par les Espagnols ; ses gousses sont grosses, renflées ; elles contiennent une liqueur de couleur rougeâtre assez fluide. La seconde, appelée *vanilla ley* ou légitime, est estimée ; ses gousses sont minces, résistantes, de couleur rouge brun extérieurement, noires intérieurement , grasses au toucher ; la pulpe qu'elles renferment est roussâtre, moins fluide que celle de la précédente ; les semences sont noires et luisantes. Cette vanille est nommée aussi vanille givrée, parce qu'elle est généralement couverte de petites aiguilles blanches, brillantes, imitant le givre ; la formation de ces aiguilles est due à une portion d'acide benzoïque qui se porte à la surface du fruit ; on s'oppose à cette déperdition d'arôme en frottant les siliques avec une huile fixe. Cette espèce a une odeur très-suave qui rappelle celle du baume du Pérou. La troisième espèce , ou *vanille bâtarde*, est d'un rouge plus clair que les précédentes ; elle est aussi généralement plus petite, plus sèche, moins odorante, et privée de givre.

Le principe aromatique de la vanille réside tout entier dans la pulpe ; le péricarpe n'est odorant que parce qu'il est perméable à l'acide benzoïque qui cristallise comme nous l'avons dit à la surface. Cet arôme est très-suave et plaît généralement ; on l'emploie principalement pour aromatiser le chocolat, les glaces, les crèmes ; on lui attribue la propriété aphrodisiaque à un degré assez prononcé ; elle entre à cet effet dans la préparation de certains bonbons excitants, et notamment de ceux appelés *diabolinis ;* elle sert aussi à aromatiser des liqueurs de table et les pommades cosmétiques.

La difficulté que l'on éprouve à la diviser et à opérer son mélange avec les substances qui entrent dans plusieurs de ses préparations a fait naître l'idée d'en préparer un sirop qui rend son emploi beaucoup plus commode. On peut d'ailleurs, en faisant entrer dans sa préparation la vanille et le sucre dans des proportions déterminées, savoir combien une once de sirop contient de vanille ; rien de plus facile ensuite que d'aromatiser plus ou moins en variant les doses de ce sirop.

Sirop de vanille. — Pour l'obtenir on prend : vanille 60 gr. ; sucre très-beau et inodore 530 gr. ; eau-de-vie à 20 degrés, 24 gram. eau 280 gram. On coupe la vanille d'abord longitudinalement, puis transversalement, aussi menu que possible ; on la triture dans un mortier en ajoutant alternativement un peu de sucre et un peu d'eau-de-vie pour former une pâte molle et homogène, on introduit ce mélange dans un flacon avec le restant du sucre et de l'eau ; d'autre part on délaye un blanc d'œuf dans aussi peu d'eau que possible, et on l'ajoute au mélange ; on place au bain-marie, ou mieux encore à l'action du soleil, pour favoriser la combinaison, et au bout de 24 heures on passe au travers d'une étamine.

Baume de Vanille. — On récolte et l'on conserve sous ce nom au Brésil une liqueur très-suave qui découle et suinte des siliques lors de leur complète maturité; elle serait d'un emploi plus commode que la vanille en substance, mais elle n'est pas versée dans le commerce, attendu sa rareté.

T. COUVERCHEL,
Membre de l'Académie de médecine, etc.

VAPEURS (*phys. méd.*) s. f. pl., *vapores.* On appelle ainsi en physique des fluides élastiques non permanents, c'est-à-dire susceptibles de passer à l'état liquide, sous l'influence d'un abaissement de température ou de la compression. Les vapeurs sont *sèches* ou *humides* : humides quand elles proviennent d'un liquide qui soumis à une température élevée s'est transformé en fluide aériforme, l'eau, l'alcool, l'éther etc.; sèches quand elles proviennent directement d'un corps solide, tel que le soufre, le camphre, les sulfures, les iodures etc. Les vapeurs sont fréquemment employées en médecine sous forme de bains locaux ou généraux: on en a parlé au mot *Bains.*

Dans le monde on donne parfois le nom de *vapeurs* à divers états nerveux, que l'on a aussi appelés spasmes : ils se composent d'un ensemble de symptômes variés à l'infini, suivant les individus, ce qui en rend la description impossible. (V. *Nerfs* et *Hypochondrie.*)   J. B.

VARAIRE (*bot.*). V. *Veratrum.*

VAREC (*mat. méd.*), s. m., genre de plantes marines, de la famille des algues, genre *fucus*. Sous ce nom on groupe un nombre considérable d'espèces de formations différentes. Généralement elles adhèrent aux rochers ou aux corps sous-marins par un pédicule quelquefois très-long, et qui permet aux frondes, c'est-à-dire à la partie plane, de venir flotter à la surface de l'eau. Quelques varecs sont divisés en segments très-ténus. D'autres forment des filets très-fins. Leur consistance, leur couleur offrent également une foule de variétés. Ces plantes renferment un mucilage très-nourissant qui pourrait servir d'aliment, s'il n'était habituellement accompagné d'une huile fétide qui s'oppose à son emploi. Voici les principales variétés qui peuvent offrir de l'intérêt en médecine.

Fucus helminthocorton ou *mousse de Corse.* (V. ce dernier nom.)

Fucus crispus, carragahen. — C'est une mousse marine perlée, qui croît abondamment sur les bords de la mer du Nord, notamment en Irlande. On la trouve dans le commerce, sèche, crispée, papillotée, élastique, d'un blanc jaunâtre, d'une odeur faible, d'une saveur mucilagineuse. Cette plante est une des plus mucilagineuses que l'on connaisse; plongée dans l'eau, elle se gonfle et devient blanche et gélatineuse; si l'eau est bouillante, elle se dissout en presque totalité. Elle ne contient pas d'iode, pas d'huile fétide; aussi est-elle employée comme aliment par la population pauvre du littoral des pays où elle croît. C'est un excellent médicament mucilagineux et un analeptique très-

précieux dans les maladies chroniques du poumon et surtout dans la phthisie pulmonaire. — Elle se donne en décoction à la dose de 8 à 10 ou 15 gram. dans un litre d'eau; on peut couper cette tisane avec du lait. Cuite dans du bouillon, elle forme un aliment léger et excellent pour l'estomac. On en fait aussi une gelée convenablement édulcorée et aromatisée.

Fucus vesiculosus. — Il est vert-brun, d'une forte odeur de marée et d'une saveur nauséabonde. M. Gaulthier de Claubry y a trouvé une matière sucrée (mannite), de l'albumine, une matière colorante verte, de l'oxalate, du malate et du sulfate de potasse, des sulfates de soude et de magnésie, des hydrochlorates de potasse, de soude et de magnésie, de l'hyposulfate de soude, des carbonates de potasse, de l'iodure de potassium et d'autres sels à base de potasse, de chaux, etc. Cette composition et surtout la présence de l'iode, expliquent les succès que l'on a obtenu des cendres de cette plante donnée à l'intérieur comme fondant dans les affections scrofuleuses, le goître, les tumeurs lymphatiques etc.

Un assez grand nombre de fucus sont employés comme substances alimentaires dans les contrées maritimes du nord de l'Europe et de l'Asie. Nous citerons le *Fucus esculentus,* le *F. dulcis,* le *F. Palmatus,* le *F. saccharinus,* le *F. serratus.* En Ecosse, en Irlande et même en Suède, on réduit en farine quelques-uns de ces fucus, et on la mêle à la farine des céréales pour confectionner le pain. Ces fucus servent aussi à l'alimentation des bestiaux. En Sibérie, au Kamschatka, à la Chine, au Japon, on fait aussi usage des fucus comme substance alimentaire.

Sous le nom d'*Hutchinsie brun-rougeâtre,* on désigne une sorte de petite algue desséchée, brune, d'une forte odeur de marée et d'une saveur salée; elle contient aussi de l'iode, et s'emploie dans les mêmes cas que la précédente. Elle fait partie de la poudre de *Sancy* contre le goître.

J.-P. BEAUDE.

VARICES (*path.*), s. f. pl. *Varix,* en grec *kirsos.* On donne le nom de *varices* à la dilatation permanente des veines. M. Briquet, dans une excellente dissertation, leur a imposé le nom de *phlebectasie.*

Cette dilatation peut affecter toutes les veines du corps, mais avec une fréquence inégale. Ainsi on l'observe surtout aux membres inférieurs où elle sert de type. Elle est assez fréquente au cordon testiculaire (V. *Varicocèle*), aux veines du rectum (V. *Hémorrhoïdes*); on la rencontre à la vulve, aux parois de l'abdomen, assez rarement à la tête, bien qu'elle se rencontre assez souvent à la conjonctive dans les ophthalmies chroniques, très-rare aux membres supérieurs.

Quand une veine est variqueuse, ses *parois* peuvent être à l'état normal, mais le plus ordinairement elles sont épaissies, hypertrophiées, comme on le dit; elles ont acquis la consistance et l'apparence artérielles; quand on coupe la veine dilatée, elle reste béante au lieu de s'aplatir, comme cela a lieu dans l'état normal. Quelquefois, au contraire, les tuniques sont amincies, atrophiées. En même temps, la longueur du vaisseau a augmenté; de là ces flexuosités qu'il présente dans son trajet. Par suite de cette ampliation du vaisseau, les valvules sont allongées, tiraillées, et deviennent insuffisantes pour retenir le sang. Ailleurs elles sont détruites en partie, ou bien, au contraire, épaissies, transformées en brides fibreuses, etc. Quelquefois, sur les parois des veines dilatées, on observe des renflements en forme de sacs, analogues aux anévrismes des artères et communiquant avec le calibre des vaisseaux par une ouverture étroite : ils sont formés par l'expansion des tuniques interne et externe, la moyenne étant rompue.

Le sang qui remplit la veine reste longtemps fluide et continue d'y circuler ; mais quand les veines sont devenues très-flexueuses, la marche du liquide étant très-lente, il en résulte une formation de caillots, qui souvent finissent par oblitérer le vaisseau et le rendre imperméable, c'est dans ce cas que l'on rencontre assez souvent des concrétions pierreuses appelées *phlébolithes*. (V. *Veines*.) Ordinairement le tissu cellulaire voisin s'infiltre de lymphe coagulable, et devient engorgé, dur, résistant. Les os superficiels, au niveau desquels on trouve des varices, sont creusés de cavités et de canaux pour les loger.

Causes. —Les varices s'observent surtout chez les adultes ; chez les vieillards elles restent stationnaires ou même diminuent de volume. Elles paraissent plus fréquentes chez les hommes que chez les femmes ; l'hérédité mais surtout les professions jouent ici un grand rôle. Toutes les professions dans lesquelles il faut rester longtemps debout prédisposent singulièrement aux varices. Aussi les portefaix, les imprimeurs, les blanchisseuses, en sont-ils fréquemment atteints. Elles attaquent assez souvent les veines dans lesquelles le sang circule difficilement et contre son poids. Celles des membres inférieurs sont dans ce cas.

Les *causes efficientes* sont d'abord l'inflammation, qui agit en ramollissant les parois veineuses et les rendant plus dilatables ; ensuite, tout obstacle au cours du sang veineux : ainsi des jarretières trop serrées causent souvent des varices aux jambes ; la grossesse, occasionnant une gêne dans la circulation du bassin, amène la distension des veines des membres inférieurs et même des parois abdominales. Quand un travail vital, physiologique ou morbide, devient plus actif, règne dans une partie, il en résulte un afflux de sang qui produit l'ampliation des veines voisines ; ainsi autour des seins chez les femmes qui nourrissent, au niveau des phlegmasies chroniques pour l'œil, et la vessie, par exemple, autour des masses cancéreuses, etc.

Symptômes. — Au début, les varices sont reconnaissables à l'augmentation de volume des veines dans les parties où la maladie se développe ; ces conduits forment des tumeurs noueuses disparaissant sous la pression, et laissant voir à travers la peau leur couleur bleuâtre. Ces renflements, ces nodosités, qui se trouvent surtout au niveau des valvules, augmentent progressivement de volume ; en même temps la veine semble se replier, s'enrouler sur elle-même, jusqu'à constituer des masses volumineuses, bosselées, et que l'on dirait formées de reptiles entrelacés ; de là la comparaison que l'on a faite souvent entre ces faisceaux veineux et la chevelure de la tête de Méduse. Alors, en compri-

mant, on perçoit une sorte de frémissement ou d'ondulation qui résulte du reflux du sang chassé par la main qui comprime ; ce mouvement indique que le sang est encore fluide. Il arrive un moment où la masse, par sa fermeté, annonce la coagulation du sang. Dans le commencement, les veines sont indolentes, mais plus tard elles deviennent le siége de douleurs sourdes, ou parfois d'élancements, surtout quand la partie malade éprouve une secousse ou une contusion même légère, quand le sujet se livre à des efforts, à une marche forcée, pour les varices des membres inférieurs , par exemple. Si le malade continue à se fatiguer sans suivre aucun traitement, la peau, qui était restée mobile sur les veines, devient adhérente, s'amincit, prend une coloration brune, et se rompt souvent sous l'influence d'un effort ou d'une contusion. L'hémorragie qui en résulte peut être fort grave et fort difficile à arrêter ; on l'a vue devenir mortelle. Qand les veines se rompent sous la peau, il en résulte une infiltration sanguine du membre, parfois énorme, et qui peut occasionner des phlegmasies, des abcès, la gangrène même. Un autre accident assez commun dans les varices anciennes, c'est l'ulcération de la peau ; cette lésion est bien connue sous le nom d'ulcère variqueux. (V. *Ulcères*.)

Les varices offrent donc une certaine gravité, suivant leur ancienneté et le siége qu'elles occupent.

Traitement. — Il est *palliatif* ou *curatif*.

Le traitement palliatif est le seul auquel se bornent beaucoup de chirurgiens ; il consiste dans l'emploi d'un appareil de compression, tel qu'une bande roulée méthodiquement des orteils aux genoux, pour la jambe, ou un bas lacé, soit en coutil, soit en peau de chien, soit, comme on l'a proposé dans ces derniers temps , en caoutchouc. Ces moyens sont aidés du repos et d'une position horizontale , au moins pendant quelque temps. Si le malade exerce une profession qui l'oblige à se tenir debout, il est souvent obligé d'y renoncer.

Quand la compression n'est pas bien faite, elle peut amener des douleurs, des excoriations ou des irritations de la peau, surtout si le malade n'observe pas une rigoureuse propreté, s'il n'a pas le soin de changer souvent l'appareil, de placer du coton fréquemment renouvelé autour des parties saillantes, les malléoles, par exemple, afin que le bandage comprime partout d'une manière bien uniforme. Chez certains sujets, quand les varices sont très-volumineuses, très-anciennes , ce n'est pas impunément que l'on fait brusquement rentrer dans la circulation, par cette compression, le sang contenu dans les veines dilatées ; on a vu des congestions pneumoniques ou cérébrales , en être la suite : il faut donc, dans ces cas, procéder d'une manière graduée. Quand les varices sont fortement tendues, enflammées , il faut commencer par dégorger la partie malade, au moyen du repos , des antiphlogistiques, et, au besoin, en piquant les veines les plus tuméfiées. Ce n'est qu'ensuite que la compression est employée.

Le traitement curatif a pour but de guérir radicalement la maladie au moyen de diverses opérations, dont quelques-unes remontent à la plus haute antiquité, et qui, pour la plupart, ne sont pas sans danger. Ainsi on a conseillé depuis bien longtemps l'extirpation des masses variqueuses, et Plutarque raconte que Marius, vivement tourmenté de cette affection, ayant confié une de ses jambes au chirurgien, j'allais dire à l'exécuteur, supporta, sans sourciller, cette douloureuse opération; mais qu'il refusa de livrer l'autre jambe, disant que le remède était pire que le mal. L'extirpation n'est praticable que dans le cas de tumeur bien isolée, bien circonscrite et peu volumineuse. D'autres veulent *fendre* les veines *en long*, les vider, et les panser à plat pour obtenir leur occlusion par cicatrice. D'autres les *coupent transversalement*, soit en intéressant la peau, soit par la méthode sous-cutanée. Ces différentes pratiques peuvent avoir pour résultat l'inflammation des veines, maladie fort grave (V. *Veines*), des hémorrhagies, des phlegmons, etc. Nous les rejetons, sinon absolument, du moins dans la grande majorité des cas. La cautérisation, connue du temps de Celse, a été renouvelée dans ces derniers temps par MM. Bonnet de Lyon, Laugier et Auguste Bérard, à Paris. Elle se pratique, soit avec la potasse caustique, soit avec la pâte de Vienne. Ces cautérisations ont parfois entraîné des phlébites, ou des phlegmons étendus; elles offrent donc des dangers réels; elles n'amènent qu'une amélioration passagère, et même beaucoup de malades n'en tirent aucune espèce de profit. Souffrances en pure-perte, dangers par suite de l'opération, tels sont les effets si vantés de la cautérisation.

Viennent ensuite : 1° la *ligature*, qui s'applique soit en mettant la veine à nu, soit en liant sous la peau ; 2° l'*acuponcture* pratiquée avec des épingles qui traversent la veine en différents sens, et que l'on serre en la comprimant à l'aide de fils entrecroisés. Ici encore se présentent les mêmes dangers; ces opérations ont été quelquefois suivies de mort, et je crois qu'il convient de s'en abstenir.

On a proposé la *compression* circonscrite ; ce moyen est au moins innocent, mais il est inefficace.

En résumé, nous pensons que les opérations proposées pour la cure radicale doivent être rejetées pour tous les cas de varices un peu étendues, et que dans l'immense majorité des cas il faut s'en tenir à la cure palliative, c'est-à-dire à l'emploi des bas compresseurs appliqués très-exactement et d'une manière méthodique.

E. BEAUGRAND.

VARICELLE (*méd.*). s. f. *varicella*, *petite vérole volante*, *vérolette*, *variolette*, *swine-pox* et *chicken-pox* des Anglais. Ce mot de varicelle et les autres synonymes que nous venons d'énumérer expriment que la maladie dont il s'agit est un diminutif de la variole proprement dite. Elle est constituée par un état fébrile accompagné d'une éruption de vésicules, quelquefois d'apparence pustuleuse, dont la dessication a lieu sans fièvre secondaire, du cinquième au septième ou huitième jour.

Cette affection s'est montrée très-probablement en même-temps que la variole; le fait est que certaines descriptions d'épidémies de petite vérole tracées par les auteurs des deux derniers siècles semblent bien se rapporter à la varicelle. Plusieurs médecins, dans ces derniers temps, ont

voulu établir une identité de nature entre la variole et la varicelle : cette question est très-vivement controversée. Ceux qui rejettent cette identité font observer que l'on a vu des épidémies de varicelles non accompagnées de varioles ; que cette maladie attaque fréquemment des sujets qui n'ont été ni vaccinés ni variolés, et que chez eux l'éruption ne diffère en rien de ce que l'on observe chez les individus qui l'ont consécutivement à la variole ou à la vaccine. Un point fort important est celui-ci : l'inoculation de la matière de la varicelle peut-elle produire la variole, et réciproquement? Si ce fait était établi, l'identité serait démontrée; mais, nié par les uns, affirmé par les autres, on manque de données suffisantes pour résoudre le problème. Ainsi nous ne pouvons nous prononcer.

Laissons donc de côté ces points en litige et abordons l'histoire de la maladie. La petite vérole volante se montre plus particulièrement chez les enfants ; cependant les adultes n'en sont point exempts : on la rencontre plus particulièrement au printemps et dans le temps d'épidémies de varioles, bien qu'elle puisse régner seule. Quant à la contagion, elle n'est pas démontrée; ceux qui l'affirment et qui prétendent l'avoir inoculée avec succès et même avoir donné lieu à des varioles légitimes ont peut-être commis un erreur de diagnostic et pris la varioloïde (V. ce mot) pour la varicelle.

Symptômes. — On peut les partager en trois périodes : 1° *La période d'invasion* est caractérisée par de la fièvre, des malaises, de la céphalalgie, il y a souvent des douleurs épigastriques ; enfin il y a parfois aussi de l'agitation, des vomissements. 2° Au bout de vingt-quatre à quarante-huit heures au plus tard la fièvre cesse pour ne plus reparaître, et l'*éruption* se déclare: elle est caractérisée par l'apparition de petites taches rouges qui ne tardent pas à devenir le siége de vésicules conoïdes remplies d'une sérosité lactescente, ou de pustules coniques et globuleuses dont le liquide se dessèche également au bout de quelques jours. Plusieurs auteurs ont beaucoup insisté sur ces différentes formes, vésiculeuses, pustuleuses, papuleuses même. Nous y attachons d'autant moins d'importance que très-souvent elles sont réunies sur le même individu, et qu'elles ne modifient en rien le traitement. Au total, ces vésicules sont ordinairement accompagnées d'une démangeaison assez vive, et qui porte les malades à se gratter avec violence. 3° Au bout de deux ou trois jours le liquide se concrète, se transforme en petites croûtes qui tombent dès le huitième ou dixième jour, laissant quelquefois de très-légères cicatrices.

Les vésicules simples ou pustuleuses de la varicelle se distinguent des boutons de la varioloïde en ce que ces derniers sont ombiliqués et que les autres ne le sont jamais.

Le *pronostic* est des plus favorables et le *traitement* des plus simples : il consiste dans le repos au lit, l'emploi des boissons délayantes et émollientes, une diète proportionnée à l'intensité des éruptions, quelques sinapismes et quelques lavements suivant les indications.

E. BEAUGRAND

VARICOCÈLE (*chir.*), s. m. On désigne sous ce nom toutes les varices des bourses. Sans contredit le mot *Cirsocèle*, appliqué autrefois aux seu les varices du cordon, serait, grammaticalement parlant, de meilleur aloi ; mais, en vertu même de son étymologie hybride, le mot varicocèle, plus intelligible pour tous, est resté d'un usage général.

Bien que le varicocèle puisse se déclarer à tout âge, cependant il se manifeste surtout depuis l'époque de la puberté jusqu'à trente ans. Avant dix ans, les organes de la génération sont trop peu développés pour que les causes organiques agissent de manière à favoriser puissamment les causes occasionnelles ; et, passé trente ans, ces causes occasionnelles se présentant plus rarement, cette affection doit être aussi beaucoup plus rare. L'opinion de Delpech, qui regarde le varicocèle comme rare chez les jeunes gens, est donc complétement erronée.

Parmi les circonstances anatomiques qui peuvent prédisposer au varicocèle, il faut noter surtout la situation déclive des veines spermatiques, leur longueur, la faiblesse de leurs parois, relativement au trajet qu'elles ont à parcourir, l'absence des valvules et surtout les alternatives si fréquentes de réplétion et de vacuité auxquelles elles sont soumises, selon les diverses attitudes du corps, la température à laquelle il est exposé, et les passions qui l'agitent. Mais la circonstance anatomique la la plus favorable à la production du varicocèle est sans contredit l'énorme quantité de veines qui, sous le nom de *plexus pampiniforme*, donnent naissance aux veines testiculaires.

Outre la longueur des veines spermatiques, qui diminue beaucoup leur ressort et la résistance de leurs parois, je ferai remarquer la pression de la colonne de sang, qui, de la deuxième vertèbre dorsale environ, pèse sur la pyramide vasculaire formée par le plexus pampiniforme pression qui, suivant une loi bien connue d'hydrostatique, doit être assez notable pour entrer en ligne de compte comme cause organique.

La disposition anatomique des parties explique aussi jusqu'à un certain point la plus grande fréquence du varicocèle à gauche : en effet, à droite la veine spermatique se rend dans la veine cave descendante, dans une direction presque parallèle à l'axe de vaisseau, direction très favorable au cours du sang, tandis qu'à gauche elle se jette à angle droit dans la veine émulgente en sens perpendiculaire au courant qui revient du rein, ce qui doit nécessairement ralentir la circulation.

En dehors de ces causes prises dans l'organisation même, il en est d'autres plus directes qu'on peut diviser en deux ordres bien distincts. Les unes agissent en facilitant l'afflux du sang vers les partie génitales, les autres en empêchant son retour vers le cœur. Ces deux ordres de causes peuvent exister séparément ou se combiner chez le même individu.

Au nombre des premières, il faut mettre surtout l'abus des plaisirs vénériens, la masturbation, les passions de l'âme, qui entretiennent un orgasme génital trop fréquent, l'équitation, la danse, les marches forcées, les contusions violentes sur les bourses, l'inflammation du scrotum ou des testicules, enfin toutes les circonstances qui, maintenant pendant long temps un afflux de sang considérable dans les vaisseaux testiculaires, peuvent

finir par en augmenter le calibre ou par les rendre plus sensibles aux causes de dilatation accidentelle.

Les causes du second ordre sont beaucoup plus fréquentes puisqu'elles embrassent toutes celles qui peuvent mettre obstacle au retour du sang vers le cœur. Ainsi certaines tumeurs de l'abdomen, les hernies inguinales ou crurales, le gonflement des ganglions lombaires, les tumeurs adossées au cordon, l'hydrocèle, la compression produite par des bandages mal faits ou par des vêtements trop serrés, etc., etc.

Il est peu de maladies dans lesquelles les symptômes primitifs soient moins prononcés ; chez presque aucun des malades, ce n'est ni une sensation de gêne ou de douleur, ni même la perception d'une tumeur anormale, qui leur avait révélé cette infirmité ; mais les uns, en prenant un bain, les autres, à une visite de médecin faite dans un tout autre but ; la plupart, au conseil de révision, apprenaient pour la première fois le genre de maladie dont ils étaient atteints.

Un sentiment de pesanteur au testicule, à l'aine et jusqu'à la région lombaire, une gêne insolite et des tiraillements incommodes dans le trajet du cordon ; la longueur des bourses qui sont molles et pendantes ; l'accroissement rapide de leur volume par la chaleur ou par des courses forcées, tels sont les premiers symptômes par lesquels s'annonce le plus souvent le varicocèle. Ajoutons encore un symptôme moins appréciable, mais qui, en l'absence de causes capables de produire une orchite, me paraît caractéristique du varicocèle à son début, c'est le besoin qu'éprouvent les malades de porter à chaque instant la main aux bourses, comme pour leur donner une position plus favorable, et les mieux soutenir au moyen des vêtements.

Si le malade marche peu, si son attitude la plus ordinaire est la station assise ; si enfin, soit par l'habitude de sa vie, soit par des précautions bien entendues, il éloigne toutes les causes qui pourraient augmenter son mal, l'affection peut rester longtemps bornée à ces signes, et ne constituer qu'une simple infirmité plus gênante que douloureuse, et à laquelle un suspensoir peut être un remède suffisant ; mais, le plus souvent, il n'en est pas ainsi, et le malade, trompé par l'innocuité apparente des premiers symptômes, attend avec sécurité que la maladie soit plus avancée pour chercher à en suspendre la marche. Alors, le varicocèle devient une maladie des plus incommodes et des plus graves par ses résultats éloignés ; une marche un peu longue devient une véritable fatigue. On voit arriver, après la moindre course, les malades haletants, les traits visiblement altérés, la figure baignée de sueur, inquiète et troublée, comme s'il s'agissait d'une profonde lésion de l'organisme. Un malade que j'ai opéré avec M. Breschet, et dont l'observation se trouve dans mon *Traité du Varicocèle*, nous donnait une idée de ses souffrances en disant, qu'après une course de deux cents pas, il était *comme le poisson sur le sable*, c'est-à-dire qu'il éprouvait une gêne tellement générale, qu'il ne savait à quelle position s'arrêter.

Quand le varicocèle est porté à ce haut degré de développement, non-seulement la moindre course est impossible sans le secours d'un suspensoir; mais il est des malades qui, sans cette ressource, ne pourraient faire deux pas dans leur chambre, même en sortant du lit, c'est-à-dire dans un moment où les veines sont encore peu dilatées. Aussi, la plupart de ceux chez lesquels le varicocèle est arrivé à une certaine période ont pour habitude de mettre leur suspensoir avant de descendre du lit, et quelquefois même de le garder pendant la nuit. Car ce n'est pas seulement une marche forcée, ou même une simple course, qui produit, en pareil cas, cette fatigue et cette anxiété extrême dont nous parlions tout-à-l'heure, mais l'action seule de se tenir debout ou de marcher quelque temps dans une chambre, même avec le suspensoir. Ainsi, l'un de nos plus célèbres auteurs dramatiques, qui ne pouvait composer qu'en marchant à grands pas dans son cabinet, en était venu au point de ne pouvoir plus même se tenir debout sans éprouver la gêne la plus incommode; la source des inspirations était tarie, et le poëte était en proie à la plus profonde mélancolie, lorsqu'il apprit le succès du procédé de M. Breschet; quoique cette méthode fût encore toute nouvelle, et à peine sanctionnée par l'expérience, il s'y soumit avec empressement. Le succès répondit à ses espérances, et bien des productions nouvelles ont témoigné depuis que l'auteur péripatéticien avait pu sans gêne et sans douleur recommencer ses marches poétiques autour de sa chambre.

Quoique la marche du varicocèle soit lente, en général, cependant son développement est, dans certains cas, assez rapide pour produire en plusieurs mois l'atrophie du testicule et pour donner lieu à des symptômes de la plus grande intensité.

Diminuer la gêne que détermine le varicocèle, combattre les causes prédisposantes ou occasionnelles, éloigner toutes les circonstances qui peuvent l'aggraver, telles sont les seules indications qu'on puisse se proposer dans la cure palliative de cette affection. Un suspensoir léger, exact, d'un tissu frais et élastique, est le meilleur moyen de diminuer la gêne. Le choix et l'application du suspensoir sont, du reste, beaucoup plus importants qu'on ne le pense généralement; la plupart de ces bandages compriment l'anneau inguinal au lieu de soutenir seulement les bourses, et augmentent ainsi le mal au lieu de le diminuer.

Les bains frais, les lotions froides fréquemment répétées sur le scrotum, avec l'eau pure ou un liquide légèrement astringent, soulagent beaucoup les malades, en facilitant la rétraction des tissus, et en augmentant la contractilité des muscles du testicule.

Malgré les soins hygiéniques les mieux entendus et l'emploi le plus suivi des palliatifs, il arrive souvent que les progrès du varicocèle augmentent d'une manière effrayante : le malade demande à grands cris à être délivré de ses souffrances; enfin on est forcé d'en venir à une opération décisive.

Avant les travaux de M. Breschet, travaux auxquels nous nous glorifions d'avoir pris une assez grande part, cette opération n'était autre que la cautérisation des veines, l'ablation ou la ligature des vaisseaux spermatiques; l'excision d'une partie du scrotum, la castration, etc., procédés dont plusieurs sont aussi dangereux qu'irrationnels.

La méthode de M. Breschet consistait d'abord dans la compression lente des veines variqueuses, à l'aide de l'entérotôme de Dupuytren ; mais bientôt la douleur produite par cette constriction graduée et irrégulière, la lenteur de la cicatrisation, la forme vicieuse des cicatrices, et surtout la situation déclive du segment inférieur du scrotum me portèrent à substituer à ce procédé la constriction portée immédiatement aussi loin que possible : je remplaçai donc l'entérotôme par des pinces disposées de manière à étreindre les tissus d'une manière plus nette, sans cependant les couper de suite, à laisser intact le bord externe du scrotum et à éviter ainsi les défauts de la première méthode.

Depuis la publication de mon Traité sur la cure radicale du varicocèle, un grand nombre de procédés nouveaux ont été proposés par MM. Fricke, Grossheim, Davat, Velpeau, Reynaud, Ricord, Ratier, Vidal de Cassis, etc. De ces nouvelles méthodes, celle de M. Vidal, qui consiste dans la ligature sous-cutanée, combinée avec l'enroulement des veines du cordon, est évidemment la meilleure; mais, si l'on considère que l'application des fils d'argent est aussi douloureuse que l'application des pinces, que le séjour des fils dans la plaie est plus long que le séjour des pinces, et la cicatrisation plus lente après les fils qu'après l'incision nette et régulière faite par mon instrument, on hésitera à substituer à une méthode complétement inoffensive une méthode qui n'est pas, selon nous, sans quelque danger. En effet, outre que notre procédé n'expose pas, comme ceux dans lesquels les tissus sont percés, à piquer une veine et à produire une phlébite par le séjour du fil métallique dans le calibre du vaisseau, la compression par les pinces aura toujours l'avantage immense d'agir sur les veines d'une manière médiate, quoique prompte et énergique, et d'en produire l'oblitération avant d'en atteindre les parois.

H. LANDOUZY,

Professeur à l'école de médecine de Reims, membre correspondant de l'Académie royale de médecine, etc., etc.

VARIOLE (*méd.*) s. f. La variole ou petite vérole est une fièvre éruptive, caractérisée par une éruption de pustules suivie d'une fièvre de suppuration et de gonflement de la face et des extrémités.

Bien que quelques auteurs, et particulièrement Willan, aient cru trouver dans les écrits des anciens la preuve qu'ils avaient observé la variole, il faut reconnaître que c'est seulement par les Arabes que cette maladie a été réellement signalée; et qu'après avoir paru pour la première fois en Orient vers la fin du sixième siècle, à l'époque de la naissance de Mahomet, elle s'est introduite en Europe environ un siècle plus tard. Par malheur, une fois introduite dans nos climats, elle y a exercé les plus cruels ravages jusqu'au moment où l'immortelle découverte de Jenner, en 1798, est venue diminuer le nombre de ses victimes. Néamoins la variole est encore une maladie assez fréquente et l'une des plus graves qui puisse affecter l'espèce humaine.

La seule cause déterminante de la variole est la contagion qui s'exerce par contact direct ou indirect et par inoculation. Dans le premier cas, elle est surtout facile à la période de suppuration ou de dessiccation. L'état de faiblesse, de maladie antérieure, favorise l'action du contagium qui ne trouve d'obstacles que dans la vaccination, une variole antérieure, ou enfin dans une immunité spéciale. La variole se montre à tous les âges; elle atteint même le fœtus, et cela quelquefois sans frapper la mère qui le porte. On doit remarquer toutefois qu'elle est plus fréquente après la sixième année. Elle est tantôt sporadique, paraissant dans toutes les saisons et dans tous les climats; tantôt épidémique, et affectant principalement les saisons chaudes.

Après une incubation, dont la durée varie entre sept et quinze jours pour la variole naturelle, ou deux à six pour la variole artificielle ou inoculée, la maladie débute par des nausées, des vomissements, des douleurs de reins fixes et violentes, s'étendant quelquefois dans la poitrine, le ventre, les membres; de la prostration, de l'assoupissement, une constipation opiniâtre. La langue sale, rouge à la pointe, du mal de gorge, plus rarement du larmoiement, des sueurs, de l'agitation, du délire; enfin, surtout à la fin de cette période, des convulsions qui ne paraissent pas plus fréquentes chez les enfants. Ces symptômes ne sont pas toujours réunis, et leur nombre et leur intensité ne présagent rien d'absolument certain sur la violence de l'éruption. Ils peuvent acquérir une gravité telle que la mort arrive avant l'éruption elle-même.

Celle-ci paraît le troisième ou le quatrième jour, plus rarement le second, affectant deux formes principales qui ne sont pas toujours nécessairement en rapport avec la gravité de la maladie. Tantôt peu abondante (variole discrète), elle commence autour des lèvres, sur toute la face, puis sur le cou, la poitrine, les membres, par de petites élevures rouges, isolées, qui deviennent plus proéminentes, vésiculeuses au sommet, renfermant un liquide citrin, qui, vers le quatrième jour se changent en pustules ombiliquées entourées d'une auréole inflammatoire assez étendue. Tantôt très considérable, elle débute par une teinte érythémateuse générale de la face ou du tronc sur laquelle s'élèvent les pustules qui se rapprochent et se confondent en groupes plus ou moins étendus (variole confluente), et couvrent les paupières, le front, l'orifice des narines, etc. Les parties de la peau qui étaient le siège de quelque irritation sont celles où se montrent surtout les pustules; elles pénètrent jusque dans la bouche, dans l'arrière-gorge et même dans le larynx, déterminant ainsi une gêne considérable de la déglutition et de la respiration. On distingue sur la membrane muqueuse buccale des pustules qui se présentent sous forme d'élevures circulaires blanches ou grisâtres, se détachant sur la teinte rouge foncée de la membrane. A mesure que l'éruption se développe, les symptômes fébriles offrent une rémission en général assez marquée jusqu'au cinquième ou sixième jour de cette période. En effet, à cette époque, la fièvre redouble et ramène un léger frisson suivi de sueurs; la céphalalgie, la dyspnée, augmentent; il survient quelquefois de l'agitation, du délire, une salivation abondante qui se montre aussi, mais moins constamment, chez les enfants, paraît en même temps qu'une tuméfaction considérable,

avec rougeur de la face, et plus tard des mains et des pieds, gonflement douloureux qui n'est pas en rapport avec le nombre des pustules et qui déforme le visage en lui donnant un aspect caractéristique : pendant ce temps les pustules se sont élevées, sont devenues presque globuleuses, et la sérosité qu'elles renferment s'est transformée en un liquide purulent. La suppuration des pustules s'opère ainsi successivement dans l'espace de cinq ou six jours. Dans les cas graves la fièvre secondaire se prolonge, le gonflement de la face détermine des accidents cérébraux très-graves, et la mort peut terminer ici la maladie.

Après avoir subi la transformation purulente, les pustules, en suivant l'ordre de leur apparition, se dessèchent et se recouvrent d'une croûte humide, qui, dans la variole confluente, forme sur la face un masque noirâtre. Une odeur particulière, nauséabonde, s'échappe du corps des malades, une démangeaison vive se fait sentir. Les croûtes se détachent peu à peu, s'amincissent en se renouvelant et laissent, après leur chute, tantôt de simples taches violacées qui pâlissent lentement, tantôt des cicatrices profondes caractéristiques. Bien que la guérison suive en général la chute naturelle des croûtes, on peut voir, principalement dans la variole confluente, survenir avec un petit mouvement de fièvre une diarrhée rebelle; le malade s'affaiblit et succombe après un temps plus ou moins long. La mort survient souvent plus rapidement, lorsqu'à la fin de la période de suppuration, les pustules s'affaissent sans se dessécher. Elle est précédée alors de convulsions ou de coma, ou bien emporte subitement le malade. Enfin nous devons ajouter que même dans les varioles les plus régulières, il n'est pas très-rare d'observer des morts subites dont on ne peut trouver la raison que dans la nature même de la maladie.

La variole ne suit pas toujours cette marche régulière. On voit quelquefois les pustules avorter et rester plates ou se remplir d'un sang noir en même temps que des pétéchies, des épistaxis, des selles sanguinolentes, de l'hématurie paraissent comme caractères d'une variole hémorragique toujours excessivement grave.

Des symptômes d'invasion très-violents peuvent être suivis d'une éruption très-peu abondante. Celle-ci peut même manquer complètement. La maladie consiste alors en une véritable *fièvre varioleuse* (variole sans éruption), accompagnée de salivation et rarement de gonflement des extrémités.

La petite vérole peut être compliquée d'inflammation des intestins, d'hémorragies, de fluxion de poitrine; et, plus rarement, chez les enfants placés dans de mauvaises conditions hygiéniques, de gangrène de la bouche, ou de la membrane muqueuse laryngo-trachéale, et quelquefois aussi des organes génitaux.

Au moment de l'invasion, le diagnostic peut rester incertain entre une variole, une méningite, une fièvre typhoïde, ou une fièvre éruptive quelconque. Mais le peu de persistance des accidents cérébraux, l'état de la langue, les douleurs de reins, l'état de la peau permettent d'attendre sans trop d'incertitude l'éruption caractéristique.

La variole discrète, régulière, n'a que peu de gravité, tandis que la variole confluente présente toujours une gravité extrême. Quant aux varioles irrégulières et compliquées, leur terminaison est la plupart du temps funeste.

La petite vérole, lorsqu'elle est simple, régulière et discrète, peut être abandonnée à elle-même, et ne réclame qu'un régime hygiénique bien entendu, des boissons délayantes ; pendant la convalescence, un ou plusieurs bains et des purgatifs. La variole confluente doit être traitée plus activement. Quelquefois une ou plusieurs saignées au début ; des bains prolongés, si l'éruption tarde à paraître, ou si, une fois parue, elle est très-abondante et accompagnée d'une violente inflammation de la peau ; des boissons douces ou acidules, des gargarismes et des lavements émollients : des sinapismes promenés sur les membres inférieurs, si les symptômes cérébraux sont trop violents: tels sont les moyens généraux employés dans le cours de la variole grave. Quant au traitement local des pustules, qui ne saurait être trop recommandé dans les varioles confluentes, il consiste soit simplement en des lotions ou des onctions émollientes; soit plutôt dans l'ouverture des pustules pratiquée au moment de la suppuration, afin d'en absterger le pus au moyen d'un liquide adoucissant. On peut aussi, dans le but de prévenir la formation de cicatrices difformes, faire avorter les pustules, ou du moins celles de la face, en les cautérisant dès leur apparition au moyen du nitrate d'argent, ou en les recouvrant de pommades ou d'emplâtres mercuriels méthodiquement appliqués. Chez les enfants, il est très-important, toutefois, de surveiller l'emploi de ce dernier moyen, qui peut déterminer des accidents cérébraux, ou une éruption vésiculeuse spéciale produite par le mercure.

L'inoculation du vaccin pendant la période d'invasion de la variole a quelquefois paru en modifier avantageusement la marche; mais, dans quelques cas, cette pratique n'a pas été complètement exempte de reproche de dangers, et la science n'a pas encore dit son dernier mot à cet égard.

Enfin, il est presque inutile de rappeler que le meilleur moyen de combattre la variole est d'en prévenir le développement par la vaccine, dont la vertu préservatrice, sans être absolue et illimitée, est encore si puissante !

Dr BLACHE,
Médecin du Comte de Paris et de l'Hôpital des enfants,

VARIOLEUX (*path.*), adj. *variolosus*, qui est atteint de la variole. (*V. ce mot.*)

VARIOLOIDE (*méd.*), s. f. *varioloida*. Mot hybride, formé du latin *variola*, variole, petite vérole, et du grec *éidos*, forme, apparence, *qui ressemble à la variole*. C'est la *varioline* de quelques auteurs, *varicelle pustuleuse* ou *ombiliquée* de quelques autres, etc. Suivant l'ingénieuse remarque d'Alibert, les affections morbides sont des produits de la vie, que la nature agrandit ou rapetisse à son gré. L'existence d'une affection moins grave que la variole, différant de celle-ci par l'*irrégularité extrême et la rapidité de la marche*, par l'*absence de fièvre secondaire et une issue presque constamment heureuse*, a fixé l'attention des observateurs depuis

la belle découverte de Jenner (V. *Vaccine*). Quelle est donc cette forme particulière? est-ce une maladie à part? quelques personnes l'ont pensé; mais une observation plus rigoureuse est venue démontrer l'*identité* de la variole et de la varioloïde. Le pus d'un sujet affecté de cette dernière, inoculé à un sujet vierge de toute infection virulente, vaccinale ou variolique, donne lieu à une variole légitime. Les expériences de MM. Lafont-Gouzi (de Toulouse), Dugat (d'Orange), et de quelques praticiens de Marseille, ne laissent aucun doute à cet égard. Ainsi, la varioloïde n'est, en réalité, qu'une variole mitigée. Si cette maladie ne se montrait que chez les vaccinés, on pourrait croire qu'elle est le produit de la modification imprimée à l'économie par l'inoculation du virus vaccinal, le résultat d'une sorte de lutte entre le principe variolique et ce dernier ; mais quelques observations tendent à faire croire que la varioloïde peut, dans des temps d'épidémie, se montrer à côté de la variole, comme la cholérine à côté du choléra, et atteindre des sujets non vaccinés. Ainsi Pariset, dont la science et les lettres déplorent la perte récente, l'a rencontrée en Orient dans des localités où la découverte de Jenner n'avait jamais pénétré. Cependant, il faut en convenir, la varioloïde se montre en immense majorité sur les sujets vaccinés.

Quels sont donc les caractères différents qui séparent cette affection de sa terrible sœur? Les symptômes précurseurs sont les mêmes, quoique moins violents. L'éruption a lieu de la même manière, les pustules sont pareilles ; il y a gonflement du visage et des mains ; seulement les pustules arrivent plus promptement à maturité ; du reste, elles peuvent être discrètes ou confluentes. Cette période ressemble donc beaucoup à celle qui lui correspond dans la variole ; mais ici les différences cessent : la fièvre, qui avait disparu au moment de l'éruption, ne *reparaît plus*. Il n'y a donc pas cette fièvre de suppuration si caractéristique de la variole. Les pustules ne tardent pas à sécher ; le liquide qu'elles renfermaient se coagule et forme de petites croûtes demi-transparentes, d'un aspect corné ou analogues à des grains de succin. Leur chute a lieu vers le onzième ou douzième jour de la maladie, et à leur place on voit de petites taches rouges et violacées quand il fait froid ; ces taches persistent souvent pendant plusieurs mois et ne laissent presque jamais de cicatrices. Vacciné quelques mois après la naissance, en 1809, j'ai été atteint d'une varioloïde confluente très-intense, en septembre 1825, lors de la grande épidémie qui régna à Paris à cette époque. L'invasion avait été caractérisée par des symptômes généraux peu marqués, sauf une violente céphalalgie et un sentiment inexprimable de faiblesse; du reste, tout se passa comme nous venons de le dire : les croûtes tombèrent, laissant les taches, qui persistèrent presque tout l'hiver, sans laisser des cicatrices profondes et si remarquables de la variole, mais seulement sur les ailes du nez de petites marques linéaires comme des traces de coups de canif ou de poinçon.

La varioloïde est presque toujours bénigne. Dans certaines épidémies cependant elle a été mortelle, et à Marseille, en particulier, en 1828, elle fit périr quarante-cinq sujets vaccinés. Ajoutons bien vite que sur un nombre moindre de sujets non vaccinés, il périt quatre cent quarante-huit personnes, ce qui, eu égard au nombre relatif des premiers aux seconds, rend la perte des vaccinés *cent vingt-huit fois moindre* que celle des sujets non vaccinés.

Quant au traitement, c'est celui des varioles bénignes ou discrètes : diète, repos au lit, boissons délayantes, quelques lavements, quelques sinapismes au besoin, c'est-à-dire plutôt des soins qu'un traitement proprement dit.

E. BEAUGRAND.

VARIOLIQUE (*path.*), adj. qui a rapport à la variole; on dit *pustule variolique, virus variolique.* (V. *Variole.*)

VARIQUEUX (*path.*), adj. *varicosus,* qui a rapport aux varices, *ulcère variqueux, veines variqueuses.*

VASCULAIRE (Système) (*anat.*), adj. de *vas,* vaisseau. On donne le nom de système vasculaire à l'ensemble des conduits dans lesquels est charrié le fluide nutritif. Ce sont ces canaux qui, prenant le sang et la lymphe à leur origine, les portent au centre circulatoire qui, à son tour, les envoie aux poumons pour être vivifié. (V. *Respiration.*) De là ils reviennent au cœur, qui les envoie de nouveau à tous les organes. Ce système se partage en trois classes : 1° les *veines,* qui conduisent au cœur le sang provenant des organes ; 2° les *lymphatiques* ou *absorbans,* qui portent aux veines les produits de la digestion (le chyle) ou les débris de la nutrition des organes (la lymphe) : les lymphatiques sont, pour beaucoup d'auteurs, une annexe du système veineux; 3° enfin, viennent les *artères* qui prennent le sang lancé par le cœur, et vont le distribuer dans toute l'économie. — V., pour les détails, les mots *Artères, Lymphatiques* et *Veines.*

Meckel a donné quelques lois générales relatives à l'appareil vasculaire qui méritent d'être rapidement énumérées. 1° *La forme du système vasculaire est celle d'un arbre.* A partir du cœur, il présente un tronc qui se partage en branches, rameaux, ramuscules, dont le calibre va toujours en diminuant. Cependant, si l'on se représente toutes ces divisions réunies, on n'obtiendra pas un cylindre, mais un cône, dont le sommet est en haut, tandis que la base est vers la surface du corps. Chaque vaisseau est à-peu-près cylindrique avant les divisions ; il diminue à mesure qu'il se ramifie.

2° *Il règne une communication entre les diverses parties du système vasculaire.* Ce sont ces connexions qui constituent les *anastomoses.* Elles ont lieu le plus souvent en arcades, plus rarement à angles. Les anastomoses se multiplient à mesure que les vaisseaux deviennent plus petits; de sorte que vers leur terminaison elles forment un lacis, un véritable réseau inextricable.

3° *Les vaisseaux marchent généralement en ligne droite.* Cela est surtout vrai pour les troncs et les branches un peu volumineuses.

4° *Considéré d'une manière générale, le système vasculaire est symétrique.* Du reste, cette symétrie est moins exacte que pour le système veineux.

Relativement à leur *texture,* les vaisseaux offrent plusieurs tuniques : 1° une *interne,* qui règne sans

interruption dans toute l'étendue du système en se continuant avec celle du cœur; elle est lisse, mince, blanchâtre, homogène, sans apparence d'organisation; 2° une tunique *externe* ou celluleuse. C'est la seule qui soit commune à tout le système, car les artères en présentent une fibreuse intermédiaire. Les vaisseaux sont eux-mêmes nourris par des vaisseaux particuliers qu'on appelle *vasa vasorum,* qui naissent dans le voisinage, mais rarement des vaisseaux mêmes auxquels ils se distribuent. Les nerfs qu'ils reçoivent émanent plus particulièrement du grand sympathique.

Les branches les plus déliées des vaisseaux prennent le nom de *capillaires.* Bichat en fait un système à part. Autenrieth va plus loin : suivant lui, les dernières ramifications artérielles s'unissent aux premières du système capillaire, puis celles-ci se réunissent pour former des troncs, se ramifier de nouveau et s'unir aux veines; mais rien ne prouve ce mode de distribution. Voici ce que l'observation microscopique apprend à cet égard. Les dernières ramifications vasculaires, comme nous l'avons dit, s'anastomosent mille et mille fois les unes avec les autres : au-dessous du diamètre 0,01 à 0,02 de ligne, il est impossible de distinguer les divisions des artères de celles des veines. Elles forment des tubes tellement fins, que la membrane interne paraît exister seule, et que les globules sanguins y marchent les uns à la suite des autres. Dans certains endroits, la membrane interne paraît manquer, et alors il n'y a plus que des canalicules où passent les globules sanguins.

Le système vasculaire paraît être le premier qui apparaisse dans le développement de l'œuf humain. Peut-être, comme chez les oiseaux, les veines se forment-elles avant les artères ; mais cela n'est pas démontré. Nous ne nous étendrons pas davantage sur les généralités du système vasculaire, et nous renvoyons, pour les détails, aux mots que nous avons indiqués au commencement de cet article.

J.-P. BEAUDE.

VASTE (*anat.*), adj. *vastus,* qui a la même signification. On donne le nom de *vaste interne* et *vaste externe* au *triceps fémoral* (V. ce mot).

VÉGÉTAL (*hist. nat.*), adj. *vegetalis,* qui a rapport aux végétaux. Le règne végétal est une des deux grandes divisions du règne organique, l'autre étant formée par le règne animal. Bien tranché dans ses caractères lorsqu'on observe des végétaux parfaits, le règne végétal se confond avec les deux autres lorsque l'on arrive à ses limites : il est des corps pour lesquels les naturalistes sont très-embarrassés lorsqu'il s'agit de fixer leur place dans la classification, tant ils semblent participer à chacun des autres règnes, sans avoir cependant les caractères distinctifs d'aucun : ce sont ces corps qui forment les transitions entre les grandes classes des êtres de notre globe. (V. *Organisme.*)

La médecine puise dans les végétaux la plus grande partie de ses médicaments, et même les plus efficaces et les plus actifs; les principes immédiats des végétaux possèdent sous un petit volume toute l'énergie des substances végétales dont on les extrait, et souvent on parvient ainsi à isoler le principe actif d'un végétal des principes nuisibles qui peuvent y être unis. (V. *Médicaments*.)

La vie végétale est une élaboration qui prépare les subtances minérales à être assimilées par les animaux. On reconnait là cet ordre admirable de la nature qui subordonne ainsi toutes les classes d'êtres, les fait exister l'une par l'autre, les fait réagir les uns sur les autres ; car les animaux rendent ensuite aux végétaux les principes d'activité et de vie qu'il en ont reçu.

On se sert aussi du mot végétal pris dans un sens absolu pour désigner une plante. — Pour indiquer certaines parties de la science des végétaux, on dit l'*anatomie*, la *physiologie végétale*, etc.   **J. B.**

VÉGÉTALE (Colique) (*path.*), s. f. Nom donné, à la Guyane, à une maladie analogue à la colique de Madrid et de Poitou. Ségond, médecin en chef de la colonie de Cayenne, a décrit cette maladie en 1837, dans un fort bon mémoire, sous le nom de Névralgie du grand sympathique. (V. *Colique*.)

VÉGÉTATION (*physiol.*), s. f. *vegetatio*. C'est la vie des végétaux. En *pathologie*, on appelle végétations des productions accidentelles qui semblent prendre racine dans des tissus normaux où elles sont alimentées par des vaisseaux propres. On désigne plus particulièrement sous ce nom les bourgeons vasculaires qui se développent à la surface des plaies.

VÉGÉTO-MINÉRALE (Eau) (*pharm.*), s. f. On donne ce nom à l'eau additionnée d'acétate de plomb (extrait de saturne) ; on l'emploie comme résolutive dans les contusions, les entorses, les ecchymoses, les brûlures, etc. (V. *Plomb*.)

VÉHICULE (*pharm.*), s. m. *vehiculum*, de *vehere*, voiturer, tout ce qui sert à transporter, à conduire. L'air est le *véhicule* du son. En pharmacie, on appelle véhicule les excipients liquides qui servent à tenir en dissolution ou en suspension les matières médicamenteuses. Ainsi, dans une potion avec le sulfate de quinine, je suppose, l'eau distillée est le véhicule de ce sel. Les corps susceptibles de servir de véhicule sont nombreux : ainsi l'eau sous toutes ses formes, comme infusion, décoction, les eaux distillées des plantes, l'eau à l'état de vapeurs, etc., c'est le véhicule le plus commun et le plus usité ; ensuite viennent l'alcool, l'éther, les vins, les vinaigres, les huiles, la cire, les graisses, les savons, etc. On varie le véhicule suivant la solubilité du corps et les effets que l'on veut obtenir.   **J. B.**

VEINES (*anat.*) s. f. pl. *vena*, en grec *phlebs*. Les veines sont les canaux chargés de rapporter au cœur le sang noir qu'ils prennent dans les organes: de là le nom de Système à sang noir que Bichat leur donnait. (V. *Circulation*, *Respiration*, *Sang*, *Vasculaire*.)

Les veines diffèrent des artères tant sous le rapport de leur disposition que sous celui de leur structure.

A. *Quant à la disposition extérieure*. — 1° Les veines sont *plus nombreuses* et *plus amples* que les artères. Outre les veines *profondes* qui accom-

pagnent les artères et qui ont un calibre plus grand que celles-ci, il y a, surtout aux membres, des veines isolées, *superficielles*, qui forment des troncs parfois très-considérables, et souvent même l'emportent sur les veines profondes.

2° Les veines *accompagnent* ordinairement les artères ; elles sortent par le même orifice qui sert d'entrée à ces dernières ; il y a cependant de notables différences à cet égard. 3° Étant pour la plupart *plus superficielles*, elles sont nécessairement moins abritées, moins bien défendues contre les agents extérieurs que les artères. 4° Elles *marchent* plus en *ligne droite* que celles-ci, ce qui facilite beaucoup le cours du sang dans leur intérieur. Elles se ramifient comme les artères ; seulement il n'y a pas un rapport aussi constant entre la capacité des branches et celle du tronc. Cela tient à ce que les veines se laissent distendre très-facilement et pour la moindre cause. Les rameaux et les branches sont plus amples à proportion des troncs, parce que les veines d'une partie et même celles du corps entier ne se réunissent jamais en un nombre de troncs communs aussi petit que celui des vaisseaux principaux qui donnent naissance aux branches artérielles. Ainsi, le caractère des veines est de se *ramifier*, et celui des artères de se *concentrer*. 5° Les *anastomoses* sont plus *nombreuses* et plus *générales* que dans le système artériel. Cela tient à cette loi, que les anastomoses se multiplient partout où le cours du sang dans les vaisseaux veineux devient moins facile, et par défaut d'impulsion, et par l'absence de moyens qui favorisent sa marche. 6° Le système veineux est *plus compliqué* que le système artériel sous le rapport de son étendue. Ainsi l'artère pulmonaire et l'aorte forment chacune un arbre simple, tandis que le système des veines du corps embrasse dans la cavité péritonéale un second arbre qui se subdivise d'une manière particulière : c'est la veine *porte*. (V. ce mot.)

B. *Quant à la structure intime*. — 1° La membrane interne est plus mince, plus délicate, plus extensible, moins fragile, moins sujette aux ossifications. Cette membrane interne forme des replis très-nombreux connus sous le nom de valvules, et les valvules n'existent dans le système à sang rouge qu'à l'origine de l'artère pulmonaire et de l'aorte, là où ces vaisseaux sortent des ventricules du cœur, tandis qu'elles sont très-répandues dans le système à sang noir. Leur forme est à peu près parabolique ; le bord adhérent est convexe et le bord libre droit ou un peu échancré ; leur direction résulte du cours du sang, le bord libre et le fond du petit godet qu'elles constituent sont tournés vers le cœur. Ces replis sont destinés à favoriser la marche du sang en l'empêchant de rétrograder ; aussi se montrent-elles très-nombreuses là où le cours du sang est très-difficile, dans les veines superficielles, par exemple : elles sont plus nombreuses dans les rameaux que dans les troncs, enfin elles manquent dans certaines parties : d'abord dans tout le système de la veine porte, puis dans la veine pulmonaire, dans les veines du cerveau et de la moelle épinière etc. Assez communément on les rencontre là où une veine subordonnée s'abouche avec une plus grosse.

2° *La membrane fibreuse*. Elle diffère très-notablement de celle des artères; elle est d'abord beaucoup plus mince, et paraît même manquer dans les petites veines; elle est formée de fibres longitudinales, tandis que dans les artères les fibres sont plutôt circulaires, et encore ne sont-elles pas liées entre-elles de manière à former un plan continu, excepté dans les gros troncs; elles sont d'ailleurs plus rougeâtres, plus molles, plus faciles à déchirer.

3° Enfin *la tunique celluleuse* est aussi plus mince, moins dense, moins solide; il en part, ce qui ne s'observe pas dans les artères, des prolongements qui vont gagner la membrane fibreuse et qui s'étendent même jusqu'à la membrane interne. Elle manque dans les veines du cerveau.

Les veines, étant moins épaisses que les artères, reçoivent moins de vaisseaux sanguins, *vasa vasorum.* (V. *Vasculaire.*)

Leurs nerfs, tant ceux qui proviennent du grand sympathique que ceux émanés du centre cérébro-rachidien, sont aussi moins nombreux.

Les veines sont très-extensibles, beaucoup plus que les artères, et dès-lors moins élastiques. Elles sont encore susceptibles de contractions vitales, ce qui est très-apparent dans les troncs. Quant à leur sensibilité elle est très-obtuse.

VEINES (maladies des). — I. *Vices de conformation.* Les vices de conformation des veines consistent surtout dans des anomalies de situation ou d'origine, qui n'impliquent pas de maladies, et ne peuvent être constatées qu'après la mort. Nous ne devons donc pas nous en occuper.

II. *Inflammation des veines.* — C'est la phlébite (*phlebs*, veine, avec la désinence *ite*, qui indique l'inflammation). C'est à J. Hunter qu'appartient l'honneur d'avoir, le premier, fait connaître la phlébite, et depuis nous devons à Breschet, à Ribes, à Dance, à Maréchal, à MM. Blandin, Cruveilhier, Bouillaud, etc., les travaux qui ont si bien éclairé son histoire.

Voici ce que les recherches cadavériques des auteurs que je viens de citer nous ont appris sur l'anatomie pathologique de cette maladie. Au début, l'intérieur de la veine présente une injection par plaques plus ou moins étendue. Extérieurement, la veine offre une nuance rosée; plus tard les parois s'infiltrent de sucs coagulables, s'épaississent et prennent l'aspect des artères. Il peut même y avoir du pus sécrété entre les tuniques; les valvules sont souvent rouges, épaissies, quelquefois ramollies et détruites. Le sang se coagule: c'est là, disent les auteurs, le premier effet de la phlébite. Ce caillot devient adhérent à l'intérieur de la veine, finit par s'organiser, par revenir sur lui-même, et avec le temps par oblitérer la veine qui se transforme en un cordon fibreux. Quelquefois le caillot se creuse d'un canal au centre et la circulation continue plus ou moins gênée; enfin dans certaines circonstances il semble se résorber. Quand la veine a suppuré, le pus se trouve là à différents états: quelquefois combiné avec le sang qui est transformé en une sorte de sanie rougeâtre ou lie de vin, ailleurs il est pur. Tantôt libre dans la capacité du vaisseau, mais alors ordinairement retenu entre des caillots adhérents aux deux extrémités de l'espace qu'occupe l'inflammation; dans certains cas, c'est au centre des caillots qu'on le

rencontre. Chez beaucoup de sujets, la surface intérieure de la veine présente une fausse membrane plus ou moins épaisse; cette fausse membrane sert souvent à rendre plus intimes les adhérences du caillot avec la veine.

L'inflammation, d'abord limitée au vaisseau, peut s'étendre au tissu cellulaire environnant; de là engorgement, état phlegmoneux, et même infiltration purulente et abcès dans celui-ci. Mais, de toutes les lésions qu'entraîne la phlébite, il n'en est pas de plus curieuse que celle qui consiste dans la formation d'abcès petits et multiples dans les différents organes de l'économie. Ces abcès, connus sous le nom d'*abcès métastatiques*, se montrent surtout à la suite des plaies graves qui amènent l'inflammation des veines, de grandes opérations, par exemple. On les rencontre plus particulièrement dans le poumon, qui en est parfois véritablement farci, dans le foie, la rate, dans le cerveau, et jusque dans les muscles. C'est encore à la suite de la phlébite que l'on trouve des épanchements séro-purulents dans les cavités séreuses, surtout dans la plèvre et dans les articulations.

Ces abcès sont-ils dus au transport en nature du pus comme leur nom de *métastatique* semblerait l'indiquer, et comme on le croyait autrefois? dépendent-ils d'une réaction sympathique, ou bien plutôt sont-ils l'effet d'une disposition générale de l'économie à sécréter du pus, ou diathèse purulente? Ce n'est pas ici le lieu de discuter ces graves questions de physiologie pathologique.

Les causes de la phlébite sont très-nombreuses; les plus communes de toutes ces causes sont assurément les violences extérieures, les piqûres, et surtout les grandes plaies accidentelles ou faites à dessein, comme dans les opérations chirurgicales: viennent ensuite les ligatures, l'action des caustiques, l'introduction dans les veines de liquides irritants; nous citerons encore l'état particulier qui suit l'accouchement et appelé puerpéral; enfin les inflammations dans le voisinage des grosses veines. Assez souvent, dans les hôpitaux surtout, il faut accuser une véritable influence épidémique.

La phlébite occupe ordinairement une portion assez considérable d'une veine, et quelquefois même plusieurs veines à-la-fois.

Symptômes. — Les accidents qui caractérisent la phlébite se partagent en deux périodes très-distinctes; dans la première il n'existe encore que des accidents locaux; dans la seconde la maladie s'est généralisée.

1re *Période. Symptômes locaux.* — Le premier phénomène de la phlébite est une douleur parfois très-aiguë dans le trajet de la veine malade. Si celle-ci est située superficiellement, de telle sorte que l'on puisse examiner les changements qu'elle subit dans son état matériel, on la voit devenir dure, tendue, formant sous la peau comme une corde noueuse; quelquefois la rougeur se manifeste sur le tégument et forme une ligne qui suit le trajet de la veine affectée; à l'entour il y a souvent de l'empâtement, surtout si le vaisseau est un peu considérable: on observe parfois en même temps du malaise et un peu de fièvre. Arrivée à ce point, la maladie peut guérir avec ou sans oblitération de la veine affectée: il se peut aussi qu'une suppuration se soit formée et reste renfermée entre deux caillots adhérents. Une fluctuation assez manifeste l'annonce; on pique la veine, et le pus s'écoule : d'autres fois ce liquide se fait jour dans le tissu sous-cutané, et il se forme là un petit abcès que l'on doit ouvrir. Mais il n'en est pas toujours ainsi; il semble que le pus, sécrété par la veine, ou transporté par la circulation, soit mêlé au sang, et qu'il en résulte une sorte d'empoisonnement par altération des liquides : c'est ce que l'on a appelé l'*infection purulente*.

2e *période.—Symptômes généraux*, ou *d'infection*. Cette seconde période se montre quelquefois très-promptement, mais le plus ordinairement au bout de trois ou quatre jours. Elle débute par des frissons, suivis de chaleurs et de sueurs; ces accès sont ordinairement irréguliers, mais parfois ils ont des périodes réglées, de manière à simuler une fièvre intermittente. En même temps les facultés intellectuelles éprouvent des dérangements, les idées se troublent, il y a des rêvasseries, du délire sans exaltation ; la face est pâle, amaigrie, terreuse ; la langue sèche, encroûtée, tremblotante ; les dents fuligineuses ; quelquefois des vomissements, mais presque toujours une diarrhée noirâtre et fétide. Le pouls est petit et fréquent, il y a un extrême abattement, une prostration profonde ; souvent la peau prend une teinte jaunâtre comme ictérique. En même temps il survient quelques désordres du côté des grandes cavités, là où doivent se former ces petits abcès dont nous avons parlé, et quelques signes particuliers peuvent faire soupçonner leur formation. Le côma et la perte de la sensibilité et du mouvement, annoncent que le travail morbide a lieu dans le cerveau; des douleurs dans la poitrine et de l'oppression, qu'il a lieu dans le poumon ; de la gêne dans l'hypocondre droit, que c'est dans le foie, etc. Enfin le malade s'affaiblit de plus en plus, et la mort survient de la même manière que dans les affections typhoïdes graves. Disons cependant que cette terminaison n'est pas fatalement nécessaire, et on cite quelques exemples, très-peu nombreux à la vérité, dans lesquels la seconde période s'étant déclarée, les malades ont guéri néanmoins.

La phlébite est donc une maladie excessivement grave, surtout quand la seconde période s'est manifestée. Aussi la distinction de l'inflammation des veines, en *phlébite adhésive* et *phlébite suppurée*, est-elle très-importante pour le pronostic et le traitement, car la première est peu grave, tandis que la seconde est presque toujours mortelle, sauf le cas signalé plus haut, dans lequel le foyer purulent reste circonscrit.

Traitement.—Au début il est essentiellement antiphlogistique. Il ne faut pas craindre de pratiquer de fréquentes et copieuses évacuations sanguines, tant générales que locales. — Les réfrigérants, en déterminant la coagulation du sang et en apaisant l'inflammation, peuvent être très-utiles dans cette maladie, concurremment avec les émissions sanguines. On aurait surtout recours ici à l'irrigation continue. — De même que dans toutes les autres phlegmasies, on peut essayer les onctions mercurielles qui favorisent l'effet des autres antiphlogistiques. — Les narcotiques seront utiles dans certains cas où les douleurs sont très-vives.

La cautérisation par le fer rouge des veines malades a été récemment proposée par M. Bonnet, de Lyon, et il cite plusieurs cas dans lesquels cette pratique hardie a été suivie de succès.

Dans la seconde période, on a surtout pour but de combattre la viciation du sang par le pus, mais cette *dépuration*, comme on le disait autrefois, est quelque chose de bien difficile. En général, c'est vainement que les sudorifiques, les purgatifs répétés, les larges exutoires (vésicatoires volants) ont été employés pour faire sortir cette matière dangereuse ; que M. Piorry gorge ses malades de boissons, afin de délayer le principe infectieux, et de rendre son action moins nuisible sur l'économie ; que d'autres ont essayé les chlorures pour neutraliser ce même principe ; que d'autres encore ont employé l'émétique à haute dose, etc. Dans la plupart des cas ils ont échoué. Convenons cependant que dans quelques circonstances, ainsi que nous l'avons dit, la guérison a été obtenue ; mais dans ces cas, en quelque sorte exceptionnels, est-ce à la nature ou au remède qu'il faut en faire grâce ?... Tout récemment M. Paul Tessier, auquel la science doit de belles recherches sur l'infection purulente, a proposé l'aconit et il se loue de l'action de cette substance ; espérons que le succès couronnera cette nouvelle tentative ; mais, jusqu'à preuve du contraire, nous n'osons croire à cette spécificité. Tant de promesses semblables ont été déçues, que notre scepticisme est bien excusable.

En tout cas, dans cette période, l'affaissement du malade indique surtout l'emploi des médicaments toniques ; c'est là ce qui nous paraît le plus rationnellement établi.

III. *Lésions traumatiques,*—1° Les *plaies* des veines offrent des différences notables de gravité, suivant la nature de l'instrument qui les a produites. Une simple piqûre par une aiguille, ou par une épingle, se referme sans donner lieu au moindre écoulement de sang. — Si l'instrument est à la fois piquant et tranchant, et que la plaie soit dans le sens de la longueur, les fibres longitudinales de la veine qui existent à peu près seules, agissent sur les extrémités de la solution de continuité, de manière à fermer celle-ci à peu près comme on ferme une boutonnière, en tirant en sens inverse sur les deux extrémités. L'écoulement sanguin est peu considérable, et la cicatrisation se fait rapidement; mais quand la blessure est très-oblique ou transversale, ces mêmes fibres longitudinales coupées en travers se rétractent en écartant les bords de la plaie, la rendent béante et favorisent l'hémorrhagie. Celle-ci est d'autant plus abondante, que la veine est plus volumineuse, plus rapprochée du cœur, qu'un tissu cellulaire ferme et serré la maintient adhérente aux parties voisines, et tient en même temps ses parois écartées (V. *Hémorrhagie*). Cependant, soit que l'on exerce la compression sur l'ouverture saignante, soit par la coagulation du sang qui franchit l'ouverture, celle-ci ne tarde pas à être oblitérée par un caillot sanguin qui devient adhérent aux parties voisines, s'organise et se transforme en une membrane mince: le calibre de la veine reste donc conservé. Quand celle-ci a été coupée en travers, la cicatrisation se fait, comme pour les artères, par un caillot qui sert de bouchon et qui s'organise.

Après l'hémorrhagie, les accidents qu'il faut le

plus redouter, dans les plaies des veines sont l'inflammation, et l'entrée de l'air dans ces conduits. (V. plus bas.) Le traitement des plaies des veines est celui des plaies en général et des hémorrhagies en particulier. Seulement pour les veines la compression doit être préférée à tout autre moyen.

2° *Rupture et déchirement des veines.* — Les veines peuvent être rompues ou déchirées par différentes causes : les plus ordinaires sont des contusions, des secousses violentes, des efforts pour soulever un fardeau très-lourd. Les ruptures sont encore plus faciles quand la veine a été amincie ou ulcérée, qu'elle a été ramollie par une maladie antérieure, etc. Nous en reparlerons plus bas à l'occasion des veines. Le danger de ces ruptures dépend en grande partie du volume et de la situation des vaisseaux blessés. Si c'est une grosse veine des grandes cavités du ventre, ou de la poitrine, la mort peut en être la conséquence presque immédiate. Du reste les lésions dont nous parlons n'exigent pas d'autre traitement que celui des plaies.

IV. *Ulcération des veines.* — On peut en faire deux catégories; à la première se rattachent les ulcérations qui se forment primitivement à la surface interne de la veine, et se portent ainsi de dedans en dehors. Elles sont assez rares et peuvent, comme conséquence, amener la perforation du vaisseau et une hémohrragie plus ou moins grave. Dans la seconde section rentrent tous les cas dans lesquels la veine a été rongée de dehors en dedans. On a vu aussi des abcès perforer les parois veineuses, et, chose assez curieuse, cet accident a été plus particulièrement observé au cou pour la jugulaire.

V. *Gangrène.* — Elle n'attaque les veines que quand tout un membre est frappé de sphacèle, elle ne doit donc pas fixer spécialement notre attention. (V. *Gangrène.*)

VI. *Oblitération des veines.* — Elle peut avoir lieu par plusieurs mécanismes différents : ou bien, un caillot, suite d'inflammation, est devenu adhérent aux parois vasculaires dont il ferme le calibre; ou bien, c'est une lymphe plastique qui s'y est organisée et qui produit le même effet : ou bien encore, les parois veineuses ayant été mises en contact, comme il arrive par exemple quand une tumeur comprime un vaisseau sanguin, ces parois se sont accolées l'une à l'autre.

Dans ces différents cas la veine est devenue imperméable au sang, et si elle est un peu volumineuse, il doit en résulter un certain trouble dans la partie à laquelle elle appartient. Ces accidents consistent le plus souvent dans l'hydropisie de cette même partie. Ainsi l'occlusion de la veine principale d'un membre amènera l'œdème de ce membre. La veine porte oblitérée occasionne l'ascite etc. (V. *Hydropisie*). Dans beaucoup de cas une circulation collatérale supplémentaire s'établit et des veines petites ordinairement se dilatent, et remplissent les fonctions de la veine obturée.

VII. *Dilatation des veines.* (V. *Varices.*)

VIII. *Atrophie et hyperthrophie.* — Les épaississements et les amincissements des parois veineuses se montrent surtout dans les varices.

IX. *Productions accidentelles:* — Les tuniques des veines sont, bien plus rarement que celles des artères, le siége d'ossifications, ou plutôt de dépôts de matières calcaires. Quelquefois ces concrétions sont en partie libres et flottantes dans la cavité veineuse, retenues seulement par un pédicule que leur forme la membrane interne qui les enveloppe. On désigne ces concrétions sous le nom de phlébolithes (*phlebs*, veine *lithos*. pierre) quand elles sont libres dans le canal des veines. On les trouve surtout dans les veines du bas-ventre; elles sont en général formées de sels calcaires; leur forme est arrondie, globuleuse; elles sont d'un gris jaunâtre, et quant à leur structure elles offrent des couches concentriques déposées autour d'un noyau central. Du reste, de même que toutes les autres formations calcaires, on les trouve plus souvent chez les vieillards que chez les jeunes sujets.

Les phlébolithes, primitivement formés dans les parois, s'en détachent-ils ensuite pour tomber dans la cavité de la veine, comme le dit M. Andral, se forment-ils au contraire au milieu d'un caillot par suite d'un dépôt de sels calcaires, ainsi que le veulent Béclard, Otto, Robert-Lee etc.? c'est ce qu'il est très-difficile de déterminer d'une manière absolue. Peut-être serait-il sage d'admettre ces deux modes de production.

X. *Dégénérescence des veines.* — Les tubercules sont très-rares, si tant est que l'on en ait trouvé dans les veines : je n'en connais pas d'exemple. Mais il n'en est pas de même du *cancer.* Les veines y participent très-promptement, et même il n'est pas rare, quand un cancer existe dans une partie, de voir des masses de même nature se prolonger dans les veines voisines, ce qui fait que plusieurs auteurs ont regardé ces vaisseaux comme le point de départ des affections cancéreuses.

XI. *Entrée de l'air dans les veines.* — Quand une veine rapprochée du cœur et soumise au reflux du sang noir est ouverte, l'air peut y pénétrer surtout quand les parties voisines sont adhérentes aux parois veineuses, ce qui les empêche de revenir sur elles-mêmes. Cette entrée de l'air est favorisée par la dilatation du thorax dans l'inspiration. Cet accident, qui est arrivé plusieurs fois dans des opérations chirurgicales, est annoncé par un sifflement aigu ou sourd, ou par un bruit analogue au lappement d'un chien qui boit, ou bien, enfin, au claquement d'une soupape. Le sang introduit dans la veine arrive avec le sang noir en masse spumeuse dans les cavités droites du cœur, d'où il passe aux poumons. Cet accident produit habituellement une syncope plus ou moins prolongée, qui peut se terminer par la mort. Dans certains cas même, on a vu le malade pousser un grand cri, en s'écriant : *Je me meurs!* et succomber instantanément.

Quand l'introduction de l'air a lieu, il faut d'abord fermer l'ouverture de la veine avec le doigt, placer le malade dans une position horizontale, employer les moyens les plus propres à ranimer ses forces, puis on pourra mettre en usage les compressions du thorax , l'aspiration de l'air avec un tube adapté à une seringue, et, enfin, la compression de l'aorte proposée par M. Mercier, mais qui n'a pas encore été employée.

J. P. BEAUDE.

VEINEUX (*anat.*), adj. *venosus*, qui appartient aux veines, *Sang veineux, système veineux.* On appelle spécialement *canal veineux* un conduit situé dans la partie postérieure du sillon horizontal du foie qui, chez le fœtus, fait communiquer la veine ombilicale à la veine-cave inférieure. Il s'oblitère après la naissance. On appelle *canaux veineux*, ceux qui sont creusés dans les os. (V. *Os.*) J. B.

VÉLAR (*mat. méd.*), s. m. *Erysimum officinale*, plante de la famille des crucifères, J., tétradynamie siliqueuse, L. Cette plante, vulgairement nommée *herbe au chanteur*, tortelle, etc., est très-commune dans les lieux incultes et sur les bords des chemins; les feuilles sont irrégulières, les fleurs sont jaunes, petites disposées en longs épis aux extrémités des branches; le fruit est une silique. Le vélar ne présente pas cette saveur âpre et piquante commune aux crucifères; il est légèrement astringent, béchique et antiscorbutique. On le regarde dans le vulgaire comme excellent dans les affections de poitrine et pour rendre la voix claire : de là le nom d'herbe au chanteur qui lui a été donné. On en fait un sirop, *sirop d'erysimum*, très-usité, mais assurément fort innocent des grandes vertus qu'on lui attribuait autrefois. Il est cependant très-efficace dans les irritations légères des organes de la voix.   J. B.

VENDOME (Eau minérale de la rue de) (*thérap.*). En 1843, M. Lacarrière, en construisant son hôtel, rue de Vendôme à Paris, découvrit une source de nature sulfureuse, qui surgissait des fouilles et des terrains qui paraissaient formés par des décombres accumulés; cette eau, examinée par les réactifs chimiques, fut trouvée sulfurée par le sulphydrate de chaux, et elle présentait à un degré fort énergique la plupart des propriétés de l'eau sulfureuse d'Enghien. Comme on pouvait penser que cette eau n'était rendue sulfureuse que par la décomposition des matières organiques qui se trouvaient accumulées dans ce lieu, qui avait été, dans les xvᵉ et xviᵉ siècles, une décharge publique située hors la ville; on poursuivit les fouilles jusqu'à une couche d'argile, qui paraissait faire le fond d'un ancien marais et située à plus de six mètres au-dessous du pavé de la rue. Après avoir percé cette couche imperméable, on vit surgir une source d'un volume considérable; l'eau était mêlée d'un sable siliceux blanc, que M. Rivière, aide naturaliste pour la géologie au Jardin-des-Plantes, reconnut être le sable de Beauchamps. Diverses analyses de cette eau furent faites par MM. Pelouse, Henry et Chevalier, Barruel. Nous même, chargé de l'examiner comme inspecteur des eaux minérales du département de la Seine, nous reconnûmes qu'elle était fortement sulfureuse; elle donnait en moyenne 62 degrés au sulf-hydro-mètre.
Cette eau était froide, limpide, de couleur citrine, exhalant une forte odeur d'hydrogène sulfurée, se troublant assez promptement au contact de l'air et laissant déposer du soufre et de carbonate de chaux, en même temps qu'elle perdait rapidement une grande partie de son principe sulfureux. La source, d'après un jaugeage exact fait en notre présence, donnait à son point d'émergence jusqu'à 322,500 lit. par 24 heures. Sa température était de 12° centig. Voici l'une des analyses,

celle faite par MM. Henry et Chevalier, pour un litre d'eau :

Acide hydrosulfurique	des traces légères
Acide carbonique	très-peu.
Hydrosulfate d'ammoniaque	0,030
Sulfure de calcium (hydrosulfate de chaux)	0,131
Sulfate de chaux	1,410
Sulfate de soude }	0,480
— de magnésie }	
Carbonate de chaux }	0,420
— de magnésie.3 }	
Chlorure de sodium	0,320
— de magnésium }	0,170
— de calcium }	
Silice et oxide de fer (très-peu)	0,022
Matière organique très-sensible et inappréciée	» »
	2,983

Cette eau qui est, ainsi que nous l'avons déjà dit, analogue à l'eau d'Enghien, paraît formée par la décomposition des eaux qui s'écoulent des hauteurs qui avoisinent Paris, après s'être saturées de sulfate de chaux; leur caractère sulfureux tient évidemment à la décomposition du sulfate par des matières organiques avec lesquelles elles se trouvent en contact; l'ammoniaque paraît aussi provenir de la même source.
Ces eaux n'ont point été utilisées sous le rapport médical. M. Lacarrière a fait capter la source en faisant construire un puits en maçonnerie qui permettra d'avoir à l'avenir l'eau minérale pure de tout mélange avec les eaux d'infiltration des couches supérieures. Nous pensons que cette eau aura de propriétés très-énergiques, administrée en bains comme l'eau d'Enghien; elle nous paraît trop active pour être bue pure. Nous faisons des vœux dans l'intérêt de la population de Paris pour la voir utiliser; elle remplacerait avec avantage les bains sulfureux factices, que sont obligés de prendre les malades qui ne peuvent s'éloigner de Paris.
J. P. BEAUDE.

VÉNÉNEUX (*path.*), adj. *venenosus*, de *venenum*, poison : qui agit comme poison sur l'économie vivante. *Substance vénéneuse.*

VÉNÉRIEN (*physiol. path.*), adj. *venereus*, de *Vénus*, la déesse de la volupté. On donne ce nom à tout ce qui a rapport aux plaisirs de l'amour : *désirs vénériens, excès vénériens.* On appelle la syphilis *maladie vénérienne*, à cause de son origine. — Pour les abus et excès vénériens, V. *Onanisme* et *Incontinence.*

VENIMEUX (*hist. nat. méd.*), adj. Se dit des animaux qui sécrètent une substance nuisible ou venin. Il ne faut pas confondre le mot *venimeux* avec le mot *vénéneux*. (V. *Venin.*)

VÉNIN (*hist. nat. méd.*) s. m, *venenum*. Malgré l'identité des termes latins, le mot Venin n'est point synonyme du mot Poison. Le venin est cette liqueur que sécrètent certains animaux, et qui, inoculée dans nos tissus, peut occasionner des accidents plus ou moins graves, et même la mort. Ainsi, le venin est bien un poison; mais tout poison n'est pas un venin. (V. *Insectes* et *Serpents*; V. aussi *Virus.*)   J. B.

VENT (*path.*). s. m. *ventus*. On donne ce nom aux grands mouvements des masses d'air atmosphérique.—On appelle aussi *vents*, les gaz qui, suivant l'expresion de l'abbé Beaugénie, s'*échappent par en bas*, ceci exige quelques développements.

Sous les termes vulgaires de vents, de flatuosités, ou sous le terme plus scientifique de pneumatose, on désigne la formation ou la présence de gaz dans les voies digestives. Rien de plus erroné que les idées d'une foule de personnes, relativement à l'existence des produits gazeux dans l'économie. Tous les jours une douleur dans un côté de la poitrine, à l'épaule, etc., est rapportée à la présence de vents placés *entre cuir et chair*, comme le disent les gens du peuple. Or les gaz, quand ils se développent ou plutôt quand ils s'infiltrent dans le tissu cellulaire sous-cutané, constituent un accident particulier l'*emphysème*, dont nous avons tracé l'histoire avec tous les détails convenables. Des gaz peuvent se former dans la cavité des plèvres : c'est là une complication de certaines pleurésies chroniques ; le même accident se montre encore dans certaines maladies du poumon, alors que cet organe, par suite d'une gangrène, de la rupture d'un foyer tuberculeux ramolli, de l'ouverture d'une vomique, vient à être mis en communication avec la cavité des plèvres : c'est ce que l'on a nommé pneumo-thorax. La quantité de l'air peut être telle que le poumon se trouve comprimé et qu'il faille lui donner issue par une ponction ; mais cela est excessivement rare. D'autres fois, des gaz s'accumulent dans les intestins, c'est là le cas le plus commun, et il en a été question à l'occasion des maladies des *intestins*. (V. § II p. 303.) Toutefois, comme beaucoup de personnes sont tourmentées par ces productions gazeuses, nous devons encore en parler ici.

Ce sont plus particulièrement les personnes nerveuses qui sont tourmentées de cette maladie, et en particulier les hypochondriaques : on l'a vue aussi être héréditaire, et enfin elle affecte habituellement les personnes dont les voies intestinales sont en mauvais état ; chez lesquelles les digestions sont pénibles, etc. Les gaz intestinaux sont donc *un effet* de plusieurs affections, ou dispositions particulières de l'économie, et à leur tour, par leur accumulation dans le tube intestinal, par la distension qu'ils lui font subir, ils deviennent la cause de coliques assez vives, douloureuses, accompagnées de ce grondement, de ce murmure particulier, heureusement exprimé par un mot tiré du grec *borborygme*, qui fait très-bien onomatopée. Il est des personnes tellement sujettes à ce développement de gaz dans les intestins que la nécessité dans lesquelles elles se trouvent presque continuellement de les rendre, les prive d'aller dans le monde ou de recevoir de la société. Cela, joint à d'autres phénomènes du côté de l'intelligence, contribue souvent à cette tristesse, à ce besoin d'isolement que l'on remarque chez les hypochondriaques.

Quel est le mécanisme de cette exhalation de fluides aériformes?.. Proviennent-ils des aliments comme on le croyait anciennement? Certaines substances, les farineux, par exemple, les choux, et quelques autres légumes, favorisent en effet leur développement ; mais ils s'observent également chez des personnes qui ne font pas usage de ces

substances, qui suivent un régime tonique ; ils se montrent chez des individus depuis longtemps à la diète. Ce n'est donc là qu'une cause accidentelle. Ils paraissent bien manifestement être le produit d'une exhalation gazeuse à la surface de l'intestin, sans que nous puissions dire quels en sont les éléments.

Nous avons donné ailleurs le traitement de la tympanite (V. *Intestins*, p. 304); nous avons peu de chose à y ajouter ici. Faisons observer que les personnes sujettes aux flatulences, doivent s'abstenir soigneusement des aliments dont nous parlions tout-à-l'heure, et qui favorisent leur production; qu'elles doivent de préférence faire usage de viandes rôties ; elles rejetteront les vins blancs et mousseux, et prendront des vins généreux de Bordeaux ou de Bourgogne. Les individus sujets à de mauvaises digestions devront s'observer soigneusement, ne pas faire d'excès, prendre après leur repas une ou deux petites tasses d'une infusion aromatique de camomille ou de thé; chez les sujets débilités ces boissons conviennent très-bien; on pourra encore donner celles qui sont connues sous le nom de *carminatives*, telles que l'anis, la menthe, la cannelle, l'angélique, etc. Ces infusions doivent être prises bien chaudes quelques heures après le repas. Quand le ventre est très-distendu et qu'il y a des coliques, on se trouve souvent très-bien de l'application de serviettes aussi chaudes que le malade peut les endurer; on pourra encore faire sur le ventre des frictions avec une flanelle imprégnée d'une vapeur aromatique, de celle, par exemple, qui s'exhale de baies de genièvre placées sur des charbons ardents; enfin on pourra donner des lavements avec les différentes infusions aromatiques que nous avons énumérées plus haut. Pour les autres moyens de traitements. (V. *Intestins*.)

E. BEAUGRAND.

VENTILATEUR (*hyg.*), s. m. *ventilare*, donner du vent. On appelle ainsi des appareils diversement disposés, et destinés à renouveler l'air dans des endroits où une grande réunion de personnes amènerait une prompte viciation du gaz respirable. Ces appareils sont surtout utiles dans les prisons, les salles d'écoles, les salles de spectacle, dans les mines, dans les vaisseaux, etc..... Les progrès de la physique moderne, l'appréciation plus exacte et mieux connue du mouvement des fluides élastiques, ont fait imaginer une foule de moyens ingénieux pour arriver à ce but. L'emploi des ventilateurs ne saurait être trop multiplié dans les conditions qui exigent leur emploi. (V. *Typhus*.)

J. B.

VENTOUSE (*chir.* et *thérap.*), s. f. *cucurbitula*. On appelle ventouses des cloches en verre de dimensions variables, et que l'on applique sur diverses parties du corps, après y avoir raréfié l'air, de manière à soustraire la partie circonscrite par l'orifice de la cloche à pression atmosphérique. Ce défaut de pression dans la portion occupée par la ventouse y détermine un afflux plus ou moins considérable de sang, suivant que le vide est plus parfait dans la ventouse, et que celle-ci est plus grande.

On sait que la colonne d'air qui nous comprime de toutes parts s'oppose au mouvement d'expansion qui tend à changer les liquides en gaz. Si du milieu

dans lequel nous vivons habituellement nous passons dans un milieu plus rare, comme il arrive
dans les ascensions aérostatiques ou sur les hautes
montagnes, le phénomène d'expansion dont nous
parlions se révèle par les hémorrhagies qui ont lieu
à la surface de la plupart des muqueuses; mais si,
au lieu d'une simple raréfaction, on vient à faire
le vide sur un point donné de la peau, on devra y
observer les phénomènes de l'ascension du liquide
dans les pompes, c'est-à-dire que dans la partie
soustraite à la pression atmosphérique on verra
les humeurs affluer avec force, et la partie grossir, se tuméfier; dès-lors cette même partie sera
le siége d'une véritable fluxion qui détournera du
torrent circulatoire une certaine quantité de sang,
c'est-à-dire qu'il y aura révulsion dans toute l'é-
tendue du mot.

Les ventouses dont on se sert communément
sont des cloches ou cucurbites de verre de forme
à-peu-près sphéroïdales, de deux pouces à trois
pouces et demi de diamètre, et présentant une
embouchure ou goulot cylindrique très-courte,
d'un diamètre variable de un à trois pouces. Il y
a plusieurs manières de faire le vide dans la ventouse : habituellement on fait brûler dans l'intérieur un peu de papier ; mais ce papier fournit
beaucoup de fumée, et retombe souvent encore allumé sur la peau qu'il brûle. Un moyen préférable,
c'est de placer dans la ventouse un petit morceau
bien effilé d'étoupe ou de coton imprégné d'eau-de-
vie ou d'alcool, et d'y mettre le feu ; cette flamme
ne dure qu'un instant, et ne donne pas de fumée.
Mais le meilleur moyen, c'est de présenter l'ouverture de la ventouse à la flamme d'une lampe à l'esprit de vin. Dans tous ces cas, aussitôt que l'on
suppose le vide fait ou à-peu-près fait, on renverse
brusquement la ventouse sur le point où l'on veut
l'appliquer. D'autres ont imaginé d'adapter un corps
de pompe à la cucurbite, et de faire le vide par un
mouvement de piston comme dans la machine pneumatique. Mais ces appareils coûtent assez cher, et ce
procédé ne vaut pas mieux que ceux que nous venons de décrire, surtout celui de la lampe, d'autant mieux qu'il faut souvent appliquer dix, quinze
ou vingt ventouses et plus. Aussitôt que la cloche
est appliquée sur la peau, celle-ci se boursoufle,
se gonfle et monte dans la ventouse à une hauteur
d'autant plus considérable que le vide est plus
parfait ; elle rougit, et le malade éprouve un sentiment de tension en rapport avec le degré de
boursouflement. Au bout de huit à dix ou quinze
minutes, durée ordinaire de l'application, on enlève la ventouse : pour cela, on l'incline de côté, et
en même temps on déprime assez fortement la
peau avec un doigt du côté où le bord du goulot
s'élève et tend à se détacher du tégument. De ce
double effort en sens inverse, il résulte que la peau
se sépare du goulot dans le point comprimé, l'air
s'y précipite en sifflant, et la ventouse se détache.

Bornée à cette simple application, la ventouse
est dite *sèche*; mais dans certains cas, on profite
de l'afflux de sang pour pratiquer, soit avec la lancette, soit avec le bistouri ou tout autre instrument bien affilé, des *scarifications* qui n'intéressent
que très-superficiellement l'épaisseur de la peau
dans le point congestionné. On se sert, pour pratiquer cette petite opération, d'un instrument

dont nous avons parlé au mot *Scarificateur*. Quoi
qu'il en soit, aussitôt que les sacrifications ont été
faites, on applique une nouvelle ventouse à leur
niveau, et le sang qui y afflue de nouveau sort par
les petites incisions. C'est là un moyen de provoquer une émission sanguine locale qui peut remplacer les sangsues, mais qui donne généralement
moins de sang. Les ventouses, ainsi appliquées,
prennent le nom assez impropre, grammaticalement parlant, de *ventouses scarifiées*.

Les ventouses sèches sont indiquées dans les
mêmes conditions que les *révulsifs* et les *rubéfiants*
(V. ces mots). Bien que leur action soit très-douce,
elles sont cependant assez utiles, mais il faut les
appliquer en grand nombre. Dans les congestions
cérébrales ou pulmonaires, chez les sujets trop
faibles pour supporter les émissions sanguines, chez
les femmes ou les jeunes sujets, les ventouses pourront rendre de vrais services.

Les *ventouses scarifiées* s'emploient dans toutes
les circonstances qui réclament les émissions sanguines locales.

Ventouses-Junod.—Le peu d'activité des ventouses sèches ordinaires a engagé M. le Dr Junod à chercher un moyen de rendre ces moyens de révulsion
plus puissants, et il y est parvenu par la confection
de ses grandes ventouses qui peuvent embrasser
tout un membre.

Ces nouveaux appareils à raréfaction consistent
en de gros cylindres de cuivre ou de cristal, fermés
à l'une de leurs extrémités et ouverts par l'autre.
Ces cylindres doivent être assez grands et assez
larges pour recevoir le bras ou la jambe que l'on y
a introduit par le côté ouvert. Une manchette en
caoutchouc, qui s'adapte d'un côté à l'ouverture et
de l'autre à la surface du membre, au niveau de
cette même ouverture, empêche toute communication entre l'air extérieur et le membre emprisonné
dans les cylindres. Un tube flexible, partant du
cylindre, va se rendre au corps de pompe qui sert
à faire le vide. Au réservoir est fixé un manomètre
qui donne le degré de tension de l'air contenu dans
l'appareil.

Les effets de ces ventouses sont en quelque sorte
instantanés; les tissus renfermés dans les cylindres
rougissent, se gonflent et éprouvent un sentiment
de tension et de picotement insupportables; la
quantité de sang soustraite à la circulation est telle,
que le sujet éprouve une tendance à la syncope.
Ces révulsions, réellement puissantes, peuvent être
employées avec avantage dans les congestions cérébrales ou pulmonaires, dans les maladies du
cœur, la céphalalgie, la dyspnée, etc.

J. P. Beaude.

VENTRE (*anat.*), s. m., *venter*, *alvus*. C'est proprement la cavité *abdominale;* mais, par analogie,
on appelle ventre tout ce qui offre un renflement.
Aussi on dit le ventre d'un muscle pour désigner sa
partie renflée.

VENTRICULE (*anat.*), s. f., *ventriculus*, diminutif de ventre; on appelle souvent ainsi l'estomac.
On appelle aussi ventricules certaines cavités qui se
trouvent dans les organes, *ventricules du larynx*,
ventricules du cerveau, ventricules du cœur. (V. *Cerveau, Cœur, Larynx.*)

VENTRILOQUE (physiol.), s. m., ventriloquus, de venter, ventre, et loqui, parler, parler du ventre. On appelle ventriloquie ou engastrimysme la faculté que possèdent certains individus de modifier leur voix, de manière que cette voix semble venir d'un endroit plus ou moins éloigné. Les physiologistes ne sont pas d'accord sur le mécanisme de ce phénomène. Les uns, M. Magendie entre autres, pensent que les sons produits par les ventriloques ne sont que des modifications du timbre de ceux auxquels l'organe vocal donne naissance. D'autres croient qu'ils ont une origine particulière, qu'ils tiennent, par exemple, à ce que le sujet articule pendant l'inspiration. M. Muller pense que l'engastrimysme résulte de l'aspiration lente de l'air après une grande inspiration, le sujet contractant et resserrant les lèvres de la glotte pendant qu'il parle. Parmi les effets que produisent les ventriloques, dit Muller, il en est beaucoup qu'il faut attribuer à de simples illusions des autres sens, de l'oreille par exemple, comme quand le sujet fait entendre des paroles qui ont l'air de venir d'un endroit déterminé. En général, nous distinguons très-peu la direction du son, et quand notre attention est dirigée vers un point, notre imagination est prête aussitôt à y rapporter ce que nous entendons (Manuel de physiol.). Ainsi, pour la ventriloquie comme pour les scènes de somnambulisme et autres jongleries, notre imagination, toujours complaisante quand il s'agit du merveilleux, se prête beaucoup à l'effet que l'on veut produire.   J. B.

VÉNULE (anat.), s. f., venula, diminutif de vena, petite veine. On appelle ainsi les ramifications veineuses peu considérables.

VER (hist. nat. méd.), s. m. (V Vers.)

VÉRATRINE (chim. méd.) s. f. C'est un alcaloïde découvert par MM. Pelletier et Caventou, et qui se rencontre dans la cévadille, la racine d'hellébore blanc (veratrum), et le colchique. Elle est blanche, pulvérulente, inodore, peu soluble dans l'eau froide, un peu plus soluble dans l'eau bouillante, très-soluble dans l'alcool, moins dans l'éther. Appliquée à la muqueuse des fosses nasales, elle provoque de violents éternuments ; sa saveur est très-désagréable, âcre, brûlante, faisant éprouver un sentiment de strangulation. A une dose un peu élevée elle porte son action sur le système nerveux, détermine des accidents tétaniques violents et la mort. M. Orfila a rangé cette substance parmi les narcotico-âcres. C'est donc une substance très-active et dont il faut user avec beaucoup de ménagements à peu près pour comme la strychnine et l'acide cyanhydrique. On a conseillé la vératrine dans diverses affections du système nerveux (V. Cévadille), pour vaincre la constipation chez les vieillards apoplectiques. La dose ordinaire est une pilule de un centigramme environ dans les vingt-quatre heures. On fait des frictions avec une pommade composée de trois à quatre ou cinq décigrammes dissous dans l'alcool et incorporés dans trente grammes d'axonge. C'est du reste un médicament peu employé.   J. B.

VERATRUM. (mat. méd.) s. m., veratrum album, vératre ou hellébore blanc, genre de plante de la famille des colchicacées J. Polygamie, monoecie L., qui croît dans les pâturages des hautes montagnes en Auvergne, dans les Vosges, les Alpes et les Pyrénées. La partie usitée est la racine qui nous vient, sèche sous forme de souches tronquées de la grosseur du pouce, écailleuses à leur partie supérieure, noires, blanches à l'extérieur et féculentes intérieurement. Elle est inodore, d'une saveur douceâtre d'abord, puis âcre et corrosive. Elle renferme de la vératrine.

Le veratrum est un purgatif très-violent à très-faible dose, cinq à dix centigrammes environ : ses propriétés vénéneuses font qu'il est très-dangereux à manier : aussi les praticiens l'emploient-ils fort rarement.

On en fait une pommade contre les poux et certaines maladies cutanées, dans laquelle sa poudre entre pour un huitième ; mais cette préparation n'est pas non plus sans inconvénient ; et comme une foule de substances peuvent suppléer l'hellébore blanc avec avantage, nous pensons qu'il vaut mieux ne pas y avoir recours.

C'est cette substance qui, dans les temps anciens, jouissait d'une si haute réputation dans le traitement de la folie.   J. B.

VERGE (anat , s. m. (V. Pénis.)

VERGETURE (path. et méd. lég.) s., f., vibices. On appelle ainsi les petites ecchymoses qui résultent de l'action des verges ou du fouet. On donne encore ce nom aux lividités que l'on observe aux parties déclives sur le cadavre. (V. Ecchymose.)

VERJUS. s. m. (bot. méd.) Vitis L. famille des Vignes J. Ce fruit s'offre en grappes lâches ; les grains ou baies sont gros, oblongs ; la pellicule qui les revêt est ferme et résistante ; le suc qu'ils contiennent est très-acide ; on l'emploie à l'instar de celui de citron, pour assaisonner les viandes et les légumes ; il sert aussi à relever la saveur fade de certains fruits, et notamment des cerneaux. Il est formé d'acide tartrique, d'acide malique, d'eau et de gélatine ; la grande proportion de ce dernier principe permet d'en faire de très-belles confitures.

Suc de verjus ; pour l'extraire on fait la récolte du fruit avant qu'il ait atteint son maximum de maturité, c'est-à-dire lorsque les grains offrent encore une sorte d'opacité. On choisit les grappes les plus saines, on les égrène et on rejette soigneusement les grains qui offrent la plus légère trace d'altération ; on introduit les autres dans un mortier de bois et on pile pour en extraire le suc ; on passe au travers d'un linge ou mieux d'un tamis de crin, puis on filtre ; on l'introduit ensuite dans des bouteilles préalablement soufrées ; on verse un peu d'huile d'olives à la surface pour empêcher tout contact avec l'air, puis on bouche soigneusement et on conserve dans un lieu frais pour éviter tout développement de fermentation.

Le suc de verjus est, de temps immémorial, réputé comme vulnéraire ; on l'administre après les chutes suivies ou non de contusions, on lui attribue la propriété de rétablir la circulation ou mieux de la régulariser. On en prépare un sirop rafraîchissant, qui peut être substitué au sirop tartrique, attendu que sa composition et ses propriétés sont les mêmes.

La propriété qu'ont certains acides de dissoudre le principe actif de l'opium (morphine) explique la faveur dont jouit en Angleterre, la préparation officinale connue sous les noms de *black drops*, gouttes noires, gouttes de Lancaster. On l'obtient en faisant bouillir de l'opium dans du suc de verjus, en ajoutant une certaine proportion de levure pour y développer la fermentation acéteuse, puis aromatisant avec la muscade et le safran. Les phénomènes chimiques qui se passent dans cette opération consistent principalement dans la formation d'acide acétique qui décompose le codéate d'opium, composé, auquel l'opium doit toute son énergie.

COUVERCHEL.
de l'Académie de médecine et de la Société de pharmacie.

VERMICULAIRE (*anat.* et *physiol.*) adj., *vermicularis*, qui tient du ver qui ressemble à un ver. Ce nom a été donné à quelques parties du corps, à un appendice du *cœcum*, à une saillie du cervelet, etc. On appelle mouvement vermiculaire une petite oscillation semblable au froncement de la peau qui s'observe sur un ver pendant la reptation. Le pouls est dit vermiculaire quand il est petit et ondulant.   **J. B.**

VERMIFUGE (*thérap.*) adj., *vermifugus.* On donne le nom de *vermifuge* ou *anthelmintique* à une classe de médicaments qui ont pour propriété de déterminer l'expulsion des vers qui se forment et vivent dans les voies intestinales. Ce sont, en général, des purgatifs très-énergiques, pris, pour la plupart, dans le règne végétal. (V. *Vers.*)

VERMILLON (*chim.*) s. m. C'est le sulfure de mercure rouge réduit en poudre très-fine. (V. *Mercure.*)

VERMINEUX (*path.*), adj. *verminosus*, qui a rapport aux vers, *maladies vermineuses*. (V. *Vers.*)

VERNET (Eau minérale de) (*thérap.*). Le Vernet est un village situé au pied du Canigou, dans les Pyrénées-Orientales ; il est à une lieue de Villefranche, à deux lieux de Prades et à huit lieues de Perpignan; les sources sont à peu de distance du village et placées dans un vallon pittoresque et agréable. Depuis quelques années cet établissement a pris de l'importance par les travaux qu'y ont fait exécuter les propriétaires actuels; les anciennes sources ont été déblayées et améliorées, et de nouvelles ont été découvertes. Ces bains sont très-anciens. Anglada cite, d'après Carrère, un titre qui prouve qu'ils existaient en 1377. Les eaux sont sulfureuses, et avant la restauration dont nous venons de parler, il n'existait que quatre sources ; aujourd'hui il y en a huit, dont la température varie de 56 à 33 degrés centigrades.

Ces eaux sont limpides, incolores, onctueuses, leur saveur et leur odeur ont été comparées à celle d'un jaune d'œuf récemment durci par la cuisson;

La quantité d'eau fournie par les huit sources est, d'après M. François, ingénieur des mines, de plus de 102,000 litres en 24 heures. Voici l'analyse de ces eaux faites par Anglada; pour un litre :

Glairine	0,0090
Hydrosulfate de soude cristallisé	0,0593
Carbonate de soude	0,0571
Sulfate de soude	0,0291
Chlorure de sodium	0,0121
Silice	0,0496
Carbonate de chaux	0,0008
Sulfate de chaux	0,0037
Carbonate de magnésie	traces
Perte	0,0051
	0,2258

M. Bouin, professeur de chimie à Perpignan, a fait, en 1837, l'analyse d'une des anciennes sources du Vernet, celle désignée par Anglada sous le nom de source n° 2, et il a reconnu l'existence de tous les principes indiqués par ce chimiste, mais dans des proportions différentes, plus des traces de carbonate de potasse. La quantité des substances minéralisatrices paraît légèrement varier suivant les sources, ce qui fait dire que cet établissement renfermait des eaux analogues à la plupart de celles qui sont disséminées dans les Pyrénées.

Les eaux du Vernet s'emploient dans la plupart des cas où l'on fait usage des eaux sulfureuses; dans les affections chroniques des organes abdominaux, les rhumatismes, certaines paralysies avec absence d'excitation cérébrale, les affections chroniques des bronches et du larynx ; on les dit aussi efficaces dans la phthisie pulmonaire. Les propriétaires du Vernet, favorisés par le climat de la localité qui est fort doux, ont cherché à utiliser leur établissement, même pendant l'hiver ; des calorifères ont été établis dans le bâtiment des bains, qui a été complétement isolé de l'extérieur, de façon à y entretenir une température douce pendant le temps que durent les froid. Les beaux jours, qui sont fréquents, même pendant la mauvaise saison, permettent de prendre souvent l'exercice de la promenade, si nécessaire à l'action des eaux thermales.

J. P. BEAUDE.

VÉROLE (*path.*) s. f. synonyme de *syphilis*. (V. ce mot.)—Petite Vérole. (V. *Variole.*)—Petite Vérole volante. (V. *Varicelle.*)

VÉROLIQUE (*path.*), adj., qui a rapport à la vérole; synonyme de *syphilitique*. (V. *Syphilis.*)

VÉRONIQUE (*mat. méd.*), s. f. *veronica*, genre de la famille des scrofulariées, J., diandrie monogamie, L., petite plante vivace très-commune dans les bois de l'Europe, où elle fleurit pendant une partie de l'été. — Les feuilles et les jeunes tiges de véronique ont une saveur légèrement amère et astringente : elles contiennent un peu d'acide gallique et de tannin. Cette plante fait partie des espèces vulnéraires ; donnée en infusion théiforme, elle est très-légèrement excitante et diaphorétique, mais son action est bien inférieure à celle des plantes de la famille des labiées, sauge, menthe, etc. Aussi est-elle très-peu employée aujourd'hui.   **J. B.**

VERRE D'ANTIMOINE (*chim*). V. *Antimoine.*

VERRUE (*path.*), s. f., *verruca, porros.* On appelle ainsi de petites excroissances brunâtres qui se forment dans l'épaisseur de la peau et viennent faire saillie à sa surface.

Les verrues peuvent se rencontrer sur tous les points de l'enveloppe tégumentaire, mais surtout à la face dorsale des mains et des doigts. Rarement il n'y en a qu'une seule, presque toujours il y en a plusieurs, quelquefois même elles sont tellement rapprochées, qu'elles finissent par se confondre et former de larges plaques non interrompues.

Ces excroissances peuvent, d'après leur structure, être partagées en deux variétés.

Verrues proprement dites. — Elles sont plus ou moins arrondies, blanchâtres, molles, assez souvent pédiculées, irrégulières et comme chagrinées à leur surface; offrant un aspect grenu, analogue à celui de certains fruits, des mûres, par exemple. Elles sont constituées extérieurement par une enveloppe continue à la peau, dont elles semblent ne pas différer, et à l'intérieur par un tissu mou, dépressible, dans lequel rampent et se ramifient de petits vaisseaux; elles ont pour caractère de rester indéfiniment stationnaires après leur entier développement.

Poireaux. — Ils sont aplatis, durs au toucher, lisses à leur surface, d'un rouge brunâtre; ils sont formés intérieurement de filaments fibreux, disposés à peu près comme le chevelu de la racine du poireau; ceux-ci tombent quelquefois d'eux-mêmes, ce qui n'arrive jamais aux précédentes.

L'épaisseur de ces diverses formes d'excroissances dépasse rarement quelques millimètres; quant à la largeur, elle est variable. Les verrues ne donnent pas lieu à de la douleur; jamais elles ne subissent la dégénérescence cancéreuse. Elles ont seulement pour inconvénient de déformer les mains. Cependant quand elles siégent à la plante des pieds ou à la paume des mains, elles peuvent gêner et même occasionner de la douleur.

Le plus souvent le développement des verrues est tout-à-fait spontané; cependant les frottements répétés, la malpropreté paraissent quelquefois y donner lieu. Un préjugé vulgaire leur attribue à tort des propriétés contagieuses. Il est une variété particulière de verrue occupant les parties génitales qui sont dues à la syphilis; nous n'avons point à en parler ici. (V. *Syphilides.*)

Traitement. — Il consiste dans la destruction de ces petites productions accidentelles, soit par la cautérisation, soit par l'instrument tranchant, soit par la ligature.

La cautérisation se pratique de différentes manières. On a proposé le suc de diverses plantes de la famille des euphorbiacées, telles que le réveille-matin, le tithymale, la grande chélidoine, etc. Mais ces moyens sont trop lents. Il vaut mieux agir tout de suite avec un acide fort; tel que l'acide nitrique ou chlorhydrique, le nitrate acide liquide de mercure que l'on applique avec un petit pinceau ou bien dont on insinue une goutte avec un petit bâton pointu ou un curedent. Il est bon, pour préserver les parties voisines, de les enduire préalablement d'une couche d'huile ou de cire. La cautérisation peut être répétée deux ou trois fois suivant le volume de la tumeur, et sa profondeur au sein de la

peau. Lorsque le poireau et dur et comme corné, il est convenable de le ramollir par des lotions chaudes et savonneuses, à moins qu'on ne préfère exciser la surface, comme il sera dit plus bas.

L'*excision* a, pour beaucoup de personnes, l'inconvénient d'être une opération sanglante; c'est cependant un très-bon moyen pour faire disparaître les verrues. On la pratique avec des ciseaux courbes, et elle doit être préférée, lorsque la verrue est tuméfiée, douloureuse, rouge et enflammée : je l'ai pratiquée, dans ce cas, plusieurs fois avec succès. Les ciseaux courbes ne suffisent pas toujours pour cette opération, et l'on est obligé souvent de cerner la verrue d'un coup de bistouri, afin de l'isoler de la peau et de faciliter l'extraction des racines. C'est souvent à la suite de tentatives infructueuses de cautérisation que s'enflamment les verrues. Les verrues que j'ai excisées avaient été enflammées et hypertrophiées à la suite de cautérisations avec le nitrate d'argent : aussi est-il préférable de recourir à un acide puissant que l'on doit employer avec la plus grande circonspection. Ces cautérisations faites par des mains mal habiles ont souvent donné lieu à des accidents fâcheux; il est quelquefois nécessaire d'y recourir à plusieurs fois jusqu'à la chute complète des racines.

Lorsque les verrues sont situées soit sur les articulations des doigts, soit dans le visage ou autres parties délicates, il est convenable de ne confier la petite cautérisation qu'à un médecin; l'excision sanglante ne peut également être faite que par lui. On peut aussi associer en partie l'excision avec la cautérisation; pour cela on coupe la verrue couche par couche de manière à arriver jusqu'au point où elle est près de saigner; on s'arrête alors et on touche avec un caustique liquide qui va détruire les racines profondes. Le nitrate d'argent fondu, que l'on emploie quelquefois, n'agit pas assez profondément pour qu'il soit toujours efficace.

La *ligature* n'est applicable que quand les tumeurs sont pédiculées. Mais elle est quelquefois fort douloureuse. C'est donc en résumé la cautérisation qui doit être préférée. Il faut être bien prévenu d'une chose, c'est de la facilité extrême avec laquelle les verrues repoussent chez certains sujets.

J. P BEAUDE.

VERS (*hist. nat. méd.* et *path*), s. m. pl. *Vermes.* On les appelle aussi *helminthes*, du grec *elmins, elminthos* qui a la même signification. Ce nom de vers a été donné à certains entozoaires à cause de l'analogie qui existe entre eux et les *annelides*, ou vers proprement dits; mais l'identité n'est pas complète, et il y a deux différences suffisantes pour établir une classe à part, dont nous avons donné les généralités au mot *Entozoaires.* Les entozoaires n'ont pas, comme les vers proprement dits, une chaîne de ganglions nerveux, leur sang n'est pas rouge, ils n'ont pas de membres sétifères, etc.

Nous ne devons, dans cet article, nous occuper que des vers qui se rencontrent chez l'homme. Déjà aux mots *Acéphalocystes, Hydatides, Dragonneau*, nous en avons décrit certaines espèces. Il nous reste à parler ici des variétés qui se montrent dans le tube digestif.

VERS INTESTINAUX. — On les distingue en trois genres d'après la forme de leur corps : 1° *Ascari-*

des; 2° *Trichocéphale*; 3 °*Tœnia*. Nous allons nous occuper successivement de ces trois espèces.

Il y en a deux espèces d'ascaride, l'ascaride lombricoïde et l'ascaride vermiculaire ou oxyure.

Ascaride Lombricoïde. — Cet entozoaire a été connu dès la plus haute antiquité; nous possédons une lettre fort curieuse d'Alexandre de Tralles sur ce sujet. Les anciens le confondaient avec le ver de terre (Lombric): seulement ils le croyaient modifié dans les intestins. L'Ascaride Lombricoïde, habite surtout dans l'intestin grêle; il est cylindrique, long de 15 à 20 ou 24 centimètres sur 2 ou 5 millimètres d'épaisseur : il est blanchâtre et la demi-transparence de son corps permet d'apercevoir une partie de ses viscères et surtout l'œsophage et les organes de la génération. L'extrémité antérieure, plus mince, se termine par trois tubercules qui forment la bouche. Le postérieur présente, chez le mâle, une fente transversale pour l'anus, et au-dessus le pénis sous forme d'un petit crochet. Les cordons spermatiques sont enroulés autour des organes digestifs. Chez la femelle, un peu en avant de la moitié antérieure du corps est l'orifice du vagin qui conduit à un utérus bicorne; les ovaires filiformes embrassent aussi l'intestin.

Ascaride vermiculaire ou *oxyure.* — Très-petit, assez commun chez les enfants, se montre surtout dans le rectum. Le mâle est beaucoup plus petit que la femelle ; il n'a que 3 à 4 millim. de longueur, tandis que celle-ci en a 8 ou 10. Ces helminthes ont le corps très-mince, élastique; la tête obtuse est munie de deux, quelquefois trois tubercules transparents; l'extrémité caudale se termine en pointe très-déliée. Ils sont d'une extrême vivacité:

Trichocéphale. — A été trouvé par Rœderer et Vagler, lors de la fameuse épidémie de Goettingue, si bien décrite par eux, et ils le désignèrent d'abord sous le nom de *trichuris*: il a de 3 à 6 centim. de longueur ; très-mince, filiforme dans les deux tiers antérieurs de son corps, où se trouve la tête; le tiers postérieur est renflé. Les sexes sont distincts, et le mâle est ici encore plus petit que la femelle. Ce ver se rencontre dans le gros intestin, surtout dans le cæcum ;

Tœnia ou *ver solitaire.* — On a, sous ce nom, confondu deux espèces que l'on distingue aujourd'hui, mais qui ont beaucoup de caractères communs. Les tænias ont le corps très-long, 6 à 8 mètres, quelquefois plus, aplati en forme de ruban (*Tœnia,* bandelette). La tête est tuberculeuse, portée sur une partie rétrécie ou col, terminée antérieurement par une bouche ou trompe placée entre quatre suçoirs, avec ou sans crochets rétractiles, appréciables seulement à la loupe. Tout le corps est formé d'une série d'articulations ; chaque portion ressemble à un grain de courge, d'où le nom de vers *cucurbitains* donné aux fragments qui se détachent souvent du tænia. Sur les bords de chaque entre-nœud on distingue des papilles regardées aujourd'hui comme les stigmates par lesquelles le ver respire. Presque toujours la queue se termine brusquement, ce qui tient à ce qu'un certain nombre d'anneaux se sont détachés du corps. Un canal digestif traverse les tænias dans toute leur longueur. On les dit ovipares et hermaphrodites; mais cette question

n'est pas encore résolue. Le caractère principal sur lequel est fondée la distinction de ce genre en deux espèces, est la présence de crochets que l'on remarque autour de la bouche, chez le *tænia solium*, ou appelé aussi, par cette raison, *tænia armé,* et l'absence de ces mêmes crochets chez le *tænia non armé,* désigné aussi sous le nom de *bothriocéphale.* Le premier a le corps blanc, tandis que le second l'a grisâtre ; enfin, celui-ci est très-rare en France, et très-commun dans les contrées septentrionales, tandis que celui-là se rencontre à-peu-près exclusivement chez nous.

Histoire pathologique des vers intestinaux. — Il y a dans cette histoire beaucoup de circonstances communes que nous devons exposer afin d'éviter les redites à l'occasion des différentes espèces de vers.

Causes. — Au mot *Entozoaires,* nous avons vu que l'on en était réduit à des hypothèses sur le mode de génération de ces parasites. Cependant, tout porte à croire qu'il y a réellement là génération spontanée. Quelles sont les circonstances qui paraissent favoriser cette production ? Ici , on est plus avancé, car cette question peut se résoudre par des faits. Voici ce qu'ils répondent à cet égard.

Les vers se montrent surtout dans les climats froids et humides. Ainsi, en Europe, la Suisse et la Hollande sont les pays où on les rencontre le plus souvent. Les saisons froides et humides, les habitations malsaines situées dans le voisinage des marais, agissent dans le même sens. Cela s'observe surtout parmi les bestiaux dans les années pluvieuses. Les enfants sont beaucoup plus souvent affectés de vers que les grandes personnes, les femmes que les hommes. Les sujets faibles, scrofuleux, rachitiques, que les sujets forts et bien constitués. Une mauvaise alimentation paraît disposer à la production des helminthes. Ainsi, pour les Suisses, on a accusé le laitage, les fromages. Chez d'autres, ce sont dit-on les légumes féculents, les boissons acidulées, fermentées, etc. Mais je crois qu'ici les localités ont réellement plus d'influence que la nourriture, car des peuples qui ont le même genre d'alimentation sont complétement exempts de vers. Convenons cependant que les conditions réunies d'habitation insalubre et de nourriture malsaine, peuvent avoir une action réelle. On cite des épidémies d'affections vermineuses; mais les vers paraissent avoir été plutôt des complications que l'élément essentiel de la maladie. A Genève, sur les bords du lac, le tænia est très-fréquent : faut-il attribuer cette fréquence à l'usage des poissons dans lesquels on trouve souvent des tænias? Les tænias d'une espèce animale peuvent-ils se développer dans une autre espèce, et l'eau dont on fait usage, en contenant les germes, irait-elle les développer chez des individus qui y seraient prédisposés? Ici tout est mystère, car sur la génération de ces êtres, ainsi que nous l'avons déjà dit, l'on en est encore réduit à des conjectures.

Symptômes. — Beaucoup d'auteurs et surtout d'auteurs anciens ont manifestement exagéré la fréquence et la gravité des accidents produits par les vers; mais, comme il arrive si souvent, l'exagération ayant été signalée et reconnue, on est tombé dans un excès contraire, et on a été jusqu'à nier l'existence des maladies vermineuses. C'est là une grave erreur. Il est vrai, très-vrai que la présence des vers dans le canal digestif peut donner lieu à des phénomènes plus ou moins redoutables, et, dans ces derniers temps, un médecin, dont la science déplore la perte prématurée, Mondière, a publié (*Gazette des Hôpitaux*) un savant Mémoire dans lequel il a réuni une foule de faits pour faire voir combien de maladies peuvent être produites par les vers intestinaux.

Les symptômes ordinaires qui annoncent l'existence de ces êtres parasites dans les voies digestives sont locaux ou généraux.

Les *symptômes locaux* consistent dans des douleurs sourdes, quelquefois assez vives à la région ombilicale, s'accompagnant parfois de ballonnement et de tension du ventre, ou de sensations particulières de fourmillement, de pincements dans les intestins, dues fort souvent, il faut le dire, à l'imagination des malades quand ils croient avoir des vers. Les selles sont assez souvent liquides, glaireuses, d'un jaune verdâtre, surtout chez les enfants, et offrant parfois des vers ou des débris de vers. La langue est souvent blanchâtre et l'haleine exhale une *odeur fade et aigre* tout à la fois, caractéristique dans beaucoup de cas; l'appétit est tantôt nul ou diminué, tantôt augmenté; il y a des nausées, des envies de vomir, parfois des vomituritions, ou des vomissements de matières claires et filantes.

Les *symptômes généraux* ou sympathiques portent sur les différents appareils de l'économie. Ainsi, la face est souvent pâle, plombée, les yeux sont cernés; on a noté les dilatations de la pupille comme un signe pathognomonique. Mais ce signe fait souvent défaut. Il y a dans certains cas du strabisme. Un signe donné encore comme très-bon, mais que les enfants présentent dans une foule d'affections différentes, c'est une démangeaison plus ou moins vive vers l'orifice des fosses nasales, qui porte les sujets à se frotter le nez incessamment. Il y a parfois une toux sèche, ailleurs de la gêne dans la respiration, des hoquets, des palpitations, etc. On a beaucoup parlé des effets produits sur le système nerveux, et il offre en effet des circonstances dignes de fixer l'attention des médecins; tels sont : de l'agitation, de l'insomnie, des grincements de dents, du délire, enfin des convulsions. Mais ici encore on a beaucoup exagéré, ou plutôt on a rapporté à la présence des vers des accidents par une affection cérébrale, dont les vers n'étaient qu'une simple complication et non la cause: cependant je le répète encore, ces mêmes désordres peuvent être réellement la conséquence d'une affection vermineuse. Enfin, on a encore signalé, comme pouvant se rapporter à la même cause, certains cas de surdité, d'amaurose, d'aphonie, de danse de saint-guy, d'hypochondrie, etc.

Les vers peuvent produire divers accidents tout spéciaux dont il est bon de faire mention ici. On les a vus s'amasser en grand nombre dans l'intestin, former des espèces de pelotons capables d'obstruer le passage des matières fécales, c'est ce que les bonnes gens appellent la poche aux vers; ou bien ils peuvent donner lieu à des inflammations, à des

ulcérations, et même à des abcès qui, par suite d'adhérence avec les parois abdominales, viennent s'ouvrir à l'extérieur, et laissent sortir les hôtes parasites qui ont causé tout ce désordre. On a même prétendu que des vers pouvaient perforer ainsi seuls le tube digestif, passer dans la cavité du ventre, et s'ouvrir un passage à l'extérieur, ou bien pénétrer dans la vessie, dans la poitrine, etc. Cela est moins prouvé, ou plutôt ce passage avait eu lieu par suite d'ulcérations perforantes ou de ramollissement dans quelque point des voies digestives. On a vu, des lombrics surtout, pénétrer dans les voies biliaires et les obstruer ou servir de noyau à des calculs biliaires; d'autres fois ils remontent à la gorge et peuvent, par la simple compression, gêner la respiration, et, s'ils sont en grand nombre, amener la suffocation. On en a vu pénétrer dans les voies aériennes par le larynx, causer des accès de toux suffocante, l'asphyxie et même la mort.

Un mot sur les particularités que présente chaque espèce de vers.

L'ascaride lombricoïde ou lombric est assurément le plus commun de tous les vers : on en a rencontré des centaines chez le même individu. Il habite particulièrement l'intestin grêle, c'est lui qui remonte parfois jusque dans la bouche ou les fosses nasales. Il s'observe surtout chez les enfants, et notamment chez ceux de neuf à dix ans. C'est plus particulièrement à ces vers que se rattachent les symptômes locaux et généraux que nous avons mentionnés.

L'ascaride vermiculaire, ou oxyure, réside plus spécialement dans le gros intestin, dans le rectum et entre les plis de l'anus; certains sujets en ont rendu par myriades : ils ne produisent pas de phénomènes généraux, mais des accidents locaux, souvent très-marqués. Ce sont particulièrement des démangeaisons, un prurit ou des douleurs parfois intolérables, se développant de préférence pendant la nuit, sous l'influence de la chaleur du lit. L'irritation qu'ils déterminent à l'anus peut amener la formation de tumeurs hémorrhoïdales; d'autres fois, réagissant sur les organes génitaux, ils provoquent des pollutions et des pertes séminales chez l'homme; et, chez la femme, des désirs vénériens très-vifs, une irrésistible propension au coït ou à la masturbation, des fleurs blanches, et enfin, la nymphomanie; dans ce cas les accidents sont souvent causés par les vers eux-mêmes, qui passent de l'anus à la vulve.

Les trichocéphales sont très-rares chez l'homme ; ils ont été rencontrés dans certaines épidémies de fièvres graves, dans lesquelles leur rôle était très-problématique. Ils sont parfois fort nombreux et ont pour siége le gros intestin, et, de préférence, le cœur.

Le tænia a son siége dans l'intestin grêle, et il est très-commun dans certaines contrées, en Suisse, par exemple. Chez certains peuples, il est tellement répandu, que ceux qui n'en sont pas atteints sont l'exception. Ce fait curieux se présente en Abyssinie : les étrangers eux mêmes ne tardent pas à en présenter les symptômes quand ils ont séjourné dans le pays. La plupart des phénomènes que nous avons décrits d'une manière générale sont applicables au tænia. Voici ceux qui paraissent en caractériser la présence : Coliques plus ou moins vives sans diarrhée, souvent du prurit à l'anus et parfois aux fosses nasales, appétit irrégulier, souvent exagéré; certains accidents nerveux, tels que de la céphalalgie, des bourdonnements d'oreille, de la tendance aux syncopes, divers troubles de la vue, des douleurs épigastriques, etc... Mais le signe réellement pathognomonique, c'est la sortie de fragments de vers semblables à des graines de courge (*cucurbitains*). D'autrefois ce sont de longs rubans ou fragments du ver, qui ont souvent plusieurs mètres.

Traitement.— L'indication est ici bien formelle, bien positive; il y a des vers, véritables corps étrangers qui occasionnent des accidents; il faut les expulser au moyen de l'une des nombreuses substances que nous offrent la matière médicale sous le nom d'*anthelmintiques*. On les divise en deux classes, suivant qu'ils peuvent tuer le ver (*vermicides*), ou seulement le faire rejeter audehors (*vermifuges*). Comme ces substances sont généralement plus au moins irritantes pour l'intestin, les auteurs veulent qu'avant de les employer, on se soit bien assuré si les intestins ne sont pas le siége d'une inflammation qu'elles pourraient aggraver. Ce conseil est assurément fort sage; mais il faut être prévenu que les vers donnent lieu parfois aux symptômes d'une inflammation intestinale assez vive, qui n'a guéri que par l'emploi des anthelmintiques. Et d'ailleurs, le ver une fois expulsé, on pourra mettre le malade à un régime adoucissant qui ne tardera pas à faire disparaître l'excès d'irritation que la médication aurait pu occasionner. On est du reste, aujourd'hui, bien revenu des terreurs que l'école physiologique avait répandues au sujet des phlegmasies gastro-intestinales.

Les *anthelmintiques vermicides* sont très-nombreux, et fournis pour la plupart par le règne végétal. Ce sont particulièrement les infusions d'absinthe, de mousse de corse, de semen-contra, de racine de fougère mâle, de racine d'écorce fraîche de grenadier, de valériane, d'armoise, de tanaisie, d'ail, de brou de noix, le camphre, etc., et par le règne minéral, tels que les décoctions de mercure métallique, l'eau salée, l'eau froide, le calomel, l'huile de pétrole, l'étain, le soufre, l'éther, etc., etc.

Les *vermifuges* sont destinés à expulser le ver; ils agissent donc comme les purgatifs : aussi les substances purgatives remplissent-elles parfaitement cet emploi. On les administre souvent après les vermicides, quand ceux-ci n'ont pas, par euxmêmes, la faculté de faire rejeter le ver. Les substances qu'on emploie le plus souvent sont : l'huile de ricin, le calomel, le jalap, la scammonée, les sels cathartiques. Ces purgatifs et les vermicides s'emploient sous une multitude de formes ; en sirop, en pastilles, en tablettes, en pilules, en chocolat, en biscuit, en infusions, en lavements, etc. Nous ne saurions entrer dans de pareils détails, pour lesquels nous renvoyons d'ailleurs à chaque substance en particulier, où l'on trouvera les doses et le mode d'administration.

L'*ascaride lombricoïde* réclame plus particulièrement l'emploi des préparations de semen-contra, d'absinthe, de tanaisie, de mousse de corse et de fougère; et pour chasser le ver, les différents purgatifs dont nous avons parlé, sous forme de sirops,

d'électuaires ou de bols : le calomel est ici très-usité.

L'*ascaride vermiculaire ou oxyure* étant à portée des agents anthelmintiques, on le combattra surtout par les lotions ou les lavements vinaigrés, salés, sulfureux, camphrés, faits avec la décoction de tabac; et par les onctions avec une pommade mercurielle ou camphrée. Rarement il est nécessaire d'avoir recours aux purgatifs.

Le *trichocéphale*, quand il sera reconnu, sera traité comme les ascarides ou le tænia.

Le *tænia* est ordinairement très-rebelle. On lui oppose les moyens déjà énoncés plus haut ; mais surtout la fougère mâle, la mousse de corse, l'éther, l'étain. Le médicament qui paraît mériter la préférence est, pour nous, l'écorce *fraîche* de racine de grenadier; il nous a constamment réussi à la dose de 30 à 60 gram. Nous avons quelquefois obtenu de bons résultats de l'écorce sèche; mais elle a été souvent sans effet, et l'on doit toujours employer l'écorce fraîche (V. *Grenadier*). Un excellent remède, qui malheureusement est tenu secret et coûte fort cher, est la potion de Darbon. Il serait bien à désirer que le *kosso*, le *besenna*, le *metchametcho* et autres plantes anthelmintiques très-efficaces qui se trouvent en Abyssinie, et qui sont employées contre le tænia, fussent naturalisées chez nous.

D'après ce que nous avons dit des causes, on comprend que le malade doit, avant tout, être soustrait aux conditions qui peuvent favoriser la production du ver ou déterminer la récidive.

J. B. BEAUDE.

VERSION (*accouch.*) s. f. *versio*, de *vertere*, tourner. La version est une manœuvre obstétricale qui a pour but de ramener au détroit supérieur l'une des deux extrémités de l'enfant quand il est mal situé pour l'accouchement. Il y a donc deux sortes de version ; l'une *podalique* ou *pelvienne* dans laquelle on va chercher les pieds ; l'autre, *céphalique*, dans laquelle on amène la tête au détroit supérieur.

Quand la version doit être pratiquée il faut d'abord prévenir la femme de ce que l'on va faire, l'avertir des nécessités qui commandent cette opération, et la rassurer sur les suites qu'elle doit avoir. On la place ensuite en travers sur son lit, les épaules soulevées par des oreillers, le sacrum reposant sur le bord de manière à ce que la vulve et le périnée soient très en relief, les pieds posés sur deux chaises maintenues par deux aides. L'opérateur doit ôter son habit afin de pouvoir retrousser les manches de sa chemise, car il est nécessaire qu'il introduise un bras jusqu'au coude dans les parties génitales afin de pouvoir manœuvrer en liberté.

Sans entrer ici dans le détail de cette manœuvre, nous noterons seulement les généralités suivantes :

1° *version céphalique*. Elle peut être employée d'abord dans les présentations irrégulières du sommet, et ce n'est alors réellement qu'un redressement de la tête, ensuite dans certaines situations vicieuses de la face, dans la présentation du tronc avant le travail, ou pendant le travail, soit avant, soit après la rupture des membranes, mais seulement dans le cas de vices de conformation du bassin. Quant aux présentations du siége, qui, suivant quelques auteurs indiquent la version, elles se terminent presque toujours par la sortie spontanée de l'enfant.

2° La *version pelvienne* ne doit être pratiquée que quand le col est déjà dilaté ou qu'il se laisse facilement ouvrir, quand la partie qui se présente n'est pas engagée trop avant dans l'excavation, et surtout qu'elle n'a pas franchi le col de l'utérus, car alors il serait impossible de les refouler pour aller saisir les pieds, et enfin il faut que le bassin soit assez bien conformé pour permettre la libre sortie de la tête. La version est surtout mise en usage dans les présentations vicieuses du sommet et de la face, et avant tout peut-être dans les présentations des épaules et du dos.

Quelques circonstances rendent la version très-laborieuse. Ces circonstances sont la rigidité de la vulve et du col, l'insertion du placenta sur l'orifice du col, la contraction violente de l'utérus, la brièveté du cordon, etc. La difficulté de ces manœuvres et la fatigue qu'elles occasionnent à l'opérateur exigent souvent la présence d'un second accoucheur. CAFFE.

VERT-DE-GRIS. (*chim.*). (**V.** *Cuivre.*)

VERTÉBRAL (anat.) adj., *vertebralis*, qui appartient aux vertèbres, *canal vertebral, artères vertébrales, ligaments vertébraux, colonne vertébrale*, etc. (**V.** *Colonne vertébrale.*)

VERTÈBRES (anat.) s. f., *vertebræ*, en grec *sponduloï*. Les vertèbres sont les os dont la superposition constitue la colonne vertébrale. (V. ce mot.) Chaque vertèbre représente une petite masse symétrique percée d'un trou et ressemblant de fort loin à un anneau. On y distingue les parties suivantes : d'abord, en avant, une portion plus volumineuse, épaisse, convexe en avant, concourant en arrière à former le trou vertébral : c'est le corps; il est arrondi ou ovalaire transversalement. De chaque côté de sa partie postérieure se détache une portion osseuse, étroite et mince, qui porte les deux masses apophysaires; celles-ci offrent, 1° sur les côtés les deux apophyses transverses dirigées en dehors, et 2° les quatre apophyses articulaires, deux de chaque côté, une dirigée en haut, l'autre regardant en bas. Enfin, à la partie postérieure est l'apophyse épineuse, dirigée en arrière et plus ou moins oblique suivant la région où on l'observe : elle est formée par la réunion de deux lames qui, se détachant des masses apophysaires et se soudant pour former l'apophyse épineuse, ferment en arrière le trou vertébral et complètent l'anneau.

On distingue trois sortes de vertèbres, suivant la région qu'elles occupent : 1° *sept cervicales* plus petites, dont le corps est allongé transversalement, l'apophyse épineuse horizontale et bifurquée ainsi que les apophyses transverses. — 2° *douze dorsales*, corps allongé d'avant en arrière, plus gros que dans les précédentes; apophyses épineuses longues, prismatiques et triangulaires, tuberculeuses à leur sommet et inclinées en bas; sur chaque côté du corps deux demi-facettes pour l'articulation des côtes. — 3° *cinq lombaires*, corps très-gros, étendu

transversalement, trou triangulaire, apophyse épineuse, large, aplatie latéralement, horizontale, quadrilatère, apophyses transverses, larges et horizontales.

Enfin, il est deux vertèbres qui méritent une mention spéciale, ce sont *l'atlas* et *l'axis*, qui ont été décrites à part. (V. ces mots ; voyez en outre *Colonne vertébrale* et *rachis* pour la pathologie.)
J. B.

VERTEX (anat.), s. m., mot latin qui signifie le *sommet*; il désigne pour les accoucheurs le sommet de la tête.

VERTIGE (*path.*), s. m., *vertigo*, de *vertere*, tourner. Le vertige est une sorte d'illusion de la vue, dans laquelle on croit voir les objets tourner autour de soi, ou être soi-même entraîné dans un mouvement de rotation ; cet état est presque toujours accompagné de battements du cœur et de défaillances. Si en même temps il y a obscurcissement de la vue comme si les yeux étaient couverts d'un voile, le vertige est dit ténébreux (*Capitis obnubilatio*). Le vertige se montre quelquefois assez facilement chez certains sujets, quand ils se relèvent après être restés longtemps baissés la tête en bas, quand ils regardent d'un lieu élevé, à la suite d'une rotation rapide, etc. Il est très-commun au début des affections fébriles graves, du typhus, de la peste, par exemple, et il se reproduit dans le cours des maladies quand le malade veut se tenir sur son séant ou qu'il fait quelque mouvement. Enfin, on l'observe encore dans la convalescence des maladies longues et graves, après les hémorrhagies, en un mot, quand les forces sont abattues. Le vertige, accompagné de perte subite de connaissance et suivi d'une céphalalgie qui dure plusieurs minutes avec un sentiment d'étonnement, constitue une forme particulière d'épilepsie assez grave, et dont l'aliénation mentale est la suite fréquente. Lorsque le vertige n'est qu'un symptôme, c'est contre l'affection principale qu'il faut diriger les moyen de traitement; lorsqu'il est déterminé par une congestion cérébrale habituelle, on pourra employer les évacuations sanguines modérées, de petites saignées, une application de sangsues à l'anus et les dérivatifs, tels que les pédiluves sinapisés, les légers purgatifs,etc. J. B.

VERVEINE (*bot. méd.*), s. f., *vérbena officinalis*, famille des verbénacées, J., didynamie angiospermie, L., c'est une plante vivace très-commune dans les lieux incultes et sur les bords des chemins, des haies et fossés. L'odeur faible et la saveur légèrement astringente et amère de cette plante indiquent suffisamment le peu d'énergie de ses propriétés, aussi, est-elle complétement négligée aujourd'hui, ce qui n'empêche pas qu'elle n'ait eu autrefois une grande réputation, et on l'avait appelée *herbe à tous maux;* les anciens en avaient fait une *herbe sacrée*. On dit que son nom vient d'*herba veneris*, herbe de Vénus ; les Gaulois, dans leur cérémonies religieuses, en faisaient usage, et ne cueillaient cette plante qu'avec des formes mystérieuses comme pour le *guy* et le *sélago*. La verveine jouait aussi un grand rôle dans les enchantements : c'est là tout ce que nous avons à en dire. J. B.

VÉSANIE (*path.*), s. f., *vesania*, trouble des facultés intellectuelles sans fièvre. Sous le nom de *Vésanies*, Pinel réunissait toutes les différentes formes de l'aliénation mentale, avec la mélancolie, l'hypocondrie, etc. (V. *Folie.*)

VESCE (*bot. méd.*), s. f., *vicia*, famille des légumineuses, J., diadelphie décandrie. L. La graine est noire, ronde, lisse et farineuse ; elle est employée pour engraisser les pigeons. La farine est résolutive et employée quelquefois comme telle dans des cataplasmes, à la place de celle de l'orobe, qui est moins commune.

VÉSICANT (*thérap.*), adj., *vesicans*, de *vesica*, vessie. On appelle médicaments vésicants tous ceux qui, appliqués sur la peau, l'enflamment au point de déterminer une sécrétion séro-albumineuse qui soulève l'épiderme en forme d'ampoule ou de vessie. — On peut produire la vésication, d'abord au moyen de la chaleur, avec l'eau bouillante, par exemple, ensuite par l'action irritante de certaines substances, telles que l'ammoniaque, les cantharides, le garou. (V. *Vésicatoire*.) J. B.

VÉSICATION (*path.* et *thérap.*), s. f., *vesicatio*, même racine que le mot précédent. La vésication est l'action que le topique vésicant exerce sur la peau pour l'enflammer et produire l'ampoule.

VÉSICATOIRE (*thérap*), s. m., *vesicatorium*, de *vesica*, vessie. — On appelle vésicatoires les substances qui produisent la vésication (V. *Vésicant*) ; mais ce nom s'applique plus habituellement à la plaie superficielle de la peau, qui succède à l'enlèvement de l'épiderme, produite sous l'influence des vésicants.

Les vésicatoires sont un des agents de révulsion les plus actifs que possède la matière médicale. Les cas qui réclament leur application peuvent être ramenés aux suivants :

1° Détruire ou diminuer par la révulsion les phlegmasies aiguës, mais surtout chroniques, des viscères ou des membranes qui les enveloppent, les névralgies, les rhumatismes, une lésion organique comme la phthisie, une maladie générale comme une fièvre grave; 2° rappeler à l'extérieur une phlegmasie qui s'est portée vers l'intérieur et qui attaque un organe important ; 3° troubler, ou perturber, comme on le dit, certaines inflammations superficielles, telles que des érysipèles, des dartres ; 4° déterminer une excitation générale, comme dans les affections adynamiques ; ou locale, comme dans certaines paralysies, celle de la vessie, par exemple ; 5° enfin on les emploie encore pour faciliter l'introduction de certaines substances médicamenteuses, qui, appliquées sur la surface dénudée, pénètrent dans l'économie par voie d'absorption. Voyez *Endermique* (méthode).

Le vésicatoire a été appliqué sur toutes les parties du corps depuis le sommet de la tête jusqu'aux extrémités inférieures ; le siége de l'application est déterminé par l'effet que l'on veut atteindre. Lorsqu'il s'agit de faire une révulsion énergique et que l'on ne craint pas que la stimulation produite par le topique n'aille retentir sur l'organe malade et n'augmente l'affection dont il est atteint, on place le vésicatoire le plus près possible du lieu malade, quelquefois même à son niveau, dans les érysipèles et les dartres, par exemple. Mais quand il s'agit d'une révulsion plus douce, ce sera à la face externe du bras, à la face interne de la cuisse ou de la jambe. Cependant rien n'est plus commun que d'appliquer un large vésicatoire sur les parois de la poitrine dans le cas de pleurésie aiguë déjà modifiée par les antiphlogistiques, et même sur la tête dans le cas de méningite.

Suivant le but que l'on se propose, le vésicatoire doit être formé promptement ou avec une certaine lenteur.

Vésication ex-temporanée. — Quand on a besoin d'une vésication très-prompte, dans l'apoplexie par exemple, ou pour employer la méthode endermique, on peut avoir recours aux moyens suivants :

On étend sur un linge, taillé dans les dimensions du vésicatoire que l'on veut obtenir, une couche très-mince de la pommade ammoniacale de Gondret (parties égales d'ammoniaque et d'axonge), et on l'applique sur le lieu choisi. Une chaleur avec douleur assez vive se manifeste, la peau rougit, et bientôt l'épiderme s'en sépare; cette petite opération est ordinairement terminée au bout de quinze à vingt minutes. On enlève le linge, et on arrache avec les doigts ou avec une pince à pansement l'épiderme soulevé. On peut obtenir le même résultat en appliquant sur la peau un linge pareil trempé dans l'ammoniaque pure. M. Pigeaux a proposé un moyen assez bon quand on n'a pas d'ammonniaque. C'est d'imbiber d'alcool, d'eau de-vie ou d'eau de Cologne le linge en question, de l'appliquer sur la peau et d'y mettre le feu. L'ignition ne dure pas une minute, et au bout de ce temps l'épiderme est entièrement détaché. Enfin, on peut encore employer une compresse en plusieurs doubles trempée dans l'eau bouillante, un marteau également chauffé par l'eau à l'état d'ébullition ; mais ce dernier moyen doit être employé avec précaution, car on a vu son application, surtout lorsque le marteau avait un certain volume, déterminer la destruction complète de toute l'épaisseur de la peau.

Vésication lente. — De toutes les substances vésicantes, celles dont on fait le plus fréquemment usage sont assurément la cantharide et ses préparations. La certitude et la puissance de leur action les rend préférables à tous les autres médicaments que l'on a représentés comme doués des même propriétés. Les cantharides s'emploient dans tous les cas où une vésication lente est nécessaire, et, de plus, dans quelques circonstances spéciales, où l'on met à profit la propriété dont elles sont douées d'irriter l'appareil urinaire : tels sont certains cas d'inertie ou même de paralysie de la vessie. (Voy. *Cantharides*.)

Les cantharides, finement pulvérisées, peuvent s'employer de différentes manières : 1° on en saupoudre un emplâtre de cire et de poix blanche, étendu sur de la peau ou sur un morceau de sparadrap ; 2° on se sert d'un emplâtre à vésicatoire tout préparé (Voy. *Emplâtre*); 3° ou enfin de taffetas vésicant.

La partie sur laquelle le vésicatoire doit être appliqué sera rasée, s'il y a des poils, et au besoin excitée par des frictions sèches ou à l'aide d'un linge trempé dans du vinaigre ou de l'eau-de-vie. On fait légèrement chauffer l'emplâtre et on l'accole a la peau, où il adhère par sa composition même. Pour rendre l'adhésion plus grande encore, on place par-dessus deux bandes de sparadrap de diachylon en croix; chaque extrémité de ces bandelettes dépassant l'emplâtre de trois à quatre centimètres, l'agglutition à la peau maintient l'appareil. Il est très-important de bien fixer le vésicatoire afin qu'il ne glisse pas, et, par conséquent, qu'il n'étende pas son action sur une surface plus considérable qu'il ne convient. On peut aussi, pour atteindre ce but, étendre l'emplâtre sur du sparadrap de diachylon, dont les bords excèdent la circonférence de l'emplâtre de un à deux centimètres; le vésicatoire adhère alors assez fortement par sa circonférence.

Outre leur effet local, qui est d'enflammer la peau et de déterminer la formation d'une large ampoule remplie de sérosité, les vésicatoires aux cantharides produisent encore une réaction fébrile en rapport avec les dimensions de l'emplâtre et la susceptibilité du sujet, et enfin ils agissent sur la vessie, l'excitent au point même de provoquer quelquefois une sécrétion pseudo-membraneuse, très-bien décrite sous les derniers temps par M. Morel-Lavallée (V. *Cantharides*). Pour éviter ces accidents, on a coutume, soit d'interposer une feuille de papier huilé qui semble diminuer l'intensité des effets spéciaux, ou, bien mieux encore, de saupoudrer la surface de l'emplâtre d'une couche de camphre.

Le pansement des vésicatoires varie suivant que l'on se propose de faire sécher immédiatement la surface irritée de la peau, ou d'en entretenir la suppuration pendant un temps plus ou moins long.

On appelle *vésicatoires volants* ceux qu'on laisse sécher aussitôt que la vésication a eu lieu. Dans ce cas, après avoir enlevé l'emplâtre cantharidé, on perce avec des ciseaux la poche séreuse à son point le plus déclive, et l'on fait écouler le liquide quelle renferme; d'autres fois, pour obtenir une irritation plus vive, on enlève l'épiderme, comme nous allons le voir à propos du vésicatoire permanent; mais dans tous les cas on procède aux pansements de la même manière. On enduit d'une couche de cérat pour les vésicatoires volants, ou de beurre bien frais, quand on veut les laisser suppurer quelques jours, un morceau de linge, une feuille de papier brouillard, ou bien encore une large feuille de poirée dont on a aplati et écrasé les nervures en faisant rouler dessus un corps cylindrique, tel qu'un verre de table, un gros étui, une fiole à eau de cologne, etc. Cette pièce d'appareil, linge, papier ou feuille doit être taillée dans des dimensions un peu supérieures à celle du vésicatoire, afin d'en dépasser les bords qui sont eux-mêmes toujours plus ou moins irrités. Après l'application, on recouvre d'une compresse pliée en deux ou quatre, et on maintient le tout au moyen d'une bande roulée pour les membres et le col, et d'une serviette munie d'une bande en forme de bretelles, pour le tronc. Ce pansement doit être renouvelé tous les jours soir et matin jusqu'à l'entière dessiccation du vésicatoire, qui

ne se fait guère attendre plus de six à huit jours. Alors on remplace le corps gras par un linge fin dont on couvre encore la partie pendant quelques jours pour éviter des frottements douloureux.

Les *vésicatoires permanents* sont ceux que l'on fait suppurer pendant un temps plus ou moins long. Ici, il faut de toute nécessité enlever l'épiderme : pour cela on saisit largement celui-ci qui est tout soulevé, avec des pinces à pansement; puis, avec des ciseaux, courbes sur leur plat, on le coupe tout autour sur les limites de ses adhérences avec les parties restées saines ; on l'emporte d'un seul coup si cela est possible. Mais il n'en est pas toujours ainsi : des adhérences partielles, par exemple, exigent quelquefois que l'épiderme soit détaché partie par partie, mais toujours avec précaution et lenteur, afin d'éviter des douleurs inutiles. Quand l'épiderme a été enlevé et que le corps muqueux se trouve à nu, il en résulte une douleur très-vive surtout pour les enfants, les femmes nerveuses et délicates. Aussi, dans ce cas, peut-être vaudrait-il mieux détacher seulement l'épiderme sans l'enlever, et panser tout de suite le vésicatoire avec les pommades épispastiques dont l'action se faisant sentir à travers l'épiderme, entretiendrait une suppuration qui empêcherait celui-ci de se recoller. Alors il se détacherait sous les pièces de pansement, mais à un moment où la surface qu'il recouvre aurait été préparée à l'action de l'air par la suppuration datant de quelques jours. Dans les circonstances ordinaires, l'épiderme étant enlevé, on met en usage, pendant un ou deux jours, le pansement au cérat et au beurre frais, que nous avons indiqué pour les vésicatoires volants. Puis, on panse avec les pommades épispastiques, dont la formule a été donnée au mot *Pommade*, soit pures, soit, pour le premier jour, mélangées d'un peu de beurre ou de cérat pour adoucir leur action. Ces pommades s'emploient comme le cérat, étendues sur un linge ou sur une feuille de papier brouillard.

Depuis près de 30 ans on s'est, avec juste raison, beaucoup occupé de simplifier le mode de pansement des vésicatoires, et on a imaginé dans ce but des taffetas ou des papiers tout imprégnés de substances épispastiques, de sorte qu'il n'y a plus qu'à les appliquer sur la surface suppurante. Ainsi, M. Vée a donné (*Journ. des Conn. méd. prat.*, avril 1837) la formule d'une préparation de papier épispastique offrant trois degrés successifs d'activité en rapport avec le degré d'irritation nécessaire pour l'entretien de la suppuration. (V. *Papier*.)

Ces procédés sont beaucoup plus expéditifs que ceux qui consistent à étaler des pommades sur une feuille de poirée ou de papier : aussi en fait-on aujourd'hui un grand usage. Ils ont, en outre, l'avantage de ne pas laisser sur la surface dénudée, ou à l'entour, des dépôts de matières graisseuses qui rendent plus difficiles les soins de propreté. Du reste, quelle que soit la méthode que l'on emploie, il est indispensable de couvrir les vésicatoires de compresses pliées en plusieurs doubles destinées à absorber la suppuration, et de maintenir le tout à l'aide d'un bandage approprié à la disposition des parties. Le linge et surtout le vieux linge est très-préférable à ces compresses de papier non collé dont on a proposé l'emploi. Le nombre et l'épaisseur des compresses, la fréquence des pansements sont en rapport avec l'abondance de la suppuration, l'odeur qu'elle porte et le degré de la température. Pendant les grandes chaleurs de l'été, des pansements fréquents sont indispensables.

Dans le pansement des vésicatoires il peut se présenter plusieurs circonstances dont il est important d'être bien averti : quelquefois la surface dénudée devient douloureuse, d'un rouge vif, se couvre de petites granulations écarlates saignant avec facilité, et elle cesse de suppurer; il y a là une irritation trop vive qu'il faut calmer à l'aide de lotions émollientes de guimauve ou de lait, et de cataplasmes de fécule de pommes de terre; l'excès d'irritation abattu, on reprend le pansement ordinaire. D'autres fois, des fausses membranes, des couches blanches ou grisâtres, analogues à du blanc d'œuf cuit, se forment sur le vésicatoire. On fera tomber ces plaques membraneuses à l'aide de cataplasmes, puis on excitera plus vivement la surface du vésicatoire avec une pommade épispastique très-active, ou le degré le plus fort des papiers ou taffetas dont nous avons parlé. Enfin dans d'autres cas, ce sont des fongosités molles et saignantes qui s'élèvent de la plaie; il faut les réprimer alors avec la pierre infernale, des poudres d'alun ou de sulfate de cuivre, etc. Chez les personnes nerveuses les vésicatoires causent quelquefois de vives douleurs; il faut dans ce cas faire des lotions répétées d'eau de têtes de pavot ou d'eau de guimauve additionnée de quelques gouttes de laudanum de Sydenham. Dans certaines affections graves, les fièvres typhoïdes particulièrement, les vésicatoires ont une grande tendance à passer à l'état gangréneux; cette fâcheuse disposition est combattue par le pansement avec le charbon, la poudre de quinquina, les acides végétaux, et quelques tranches de citron, etc. Il est des cas où la suppuration exhale une odeur fétide ; on y remédie par des pansements fréquents, des lotions simples ou même chlorurées.

Quand la surface tend à se rétrécir, il faut l'exciter sur les bords avec la pommade épispastique dont on enduit la circonférence du papier ou du taffetas employé. Si au contraire il s'agrandit, on pansera les bords avec du cérat étendu sur une feuille de papier brouillard, percée à son centre pour laisser une portion à découvert où sera le papier épispastique.

Quand on veut faire sécher le vésicatoire, il faut le panser avec du cérat simple ou de Goulard, le laver avec de l'eau de saturne ou légèrement chlorurée ; les bourgeons charnus trop saillants seront reprimés avec la pierre infernale.

Enfin la suppression d'un vésicatoire appliqué depuis plusieurs années pouvant, comme toute suppression brusque d'une sécrétion à laquelle s'était habituée l'économie, entraîner des accidents, il est prudent de purger le malade à deux ou trois reprises en même temps que l'on procède à la cicatrisation. Ce sont du reste de ces choses qu'on ne doit pas faire légèrement et sans avoir consulté son médecin.   **J. P. BEAUDE.**

VÉSICULE (anat.), s. f., *vesicula*, petite vessie. On donne ce nom en anatomie à différentes petites poches membraneuses. *Vésicule biliaire*

(V. *Foie*). — *Vésicule ombilicale* (V. *Ovologie*). — *Vésicules séminales* (V. *Testicules*).

— On appelle aussi vésicule, en pathologie, de petits soulèvements de l'épiderme par de la sérosité. (V. *Peau*.)

VESSE-LOUP (bot.) s. f., *lycoperdon*. C'est une espèce de champignons angiocarpes et renfermant une poussière noire ou verte, abondante et entremêlée de filaments. L'effet qu'ils produisent, quand on les écrase après la maturité, leur a fait donner par les Latins le nom de *crepitus lupi*, que depuis on a traduit littéralement par *vesse-de-loup* et même mis en grec pour rendre plus scientifique cette expression tant soit peu triviale et que le mot éminemment euphonique *lycoperdon* remplace avec avantage. Le lycoperdon, est complètement inusité.   **J. B.**

VESSIE (anat.) s. f., *vesica*. La vessie est un réservoir musculo-membraneux qui reçoit l'urine apportée du rein par les uretères, et l'expulse ensuite par l'urètre. (V. *Reins*, *Uretère*, *Urètre*.) Elle est située derrière le pubis et au-devant du rectum chez l'homme et de l'utérus chez la femme. Sa forme est cylindroïde chez les enfants, conoïde chez l'homme, et sphéroïde chez la femme. Sa direction est presque verticale, un peu oblique de haut en bas et d'avant en arrière, et légèrement inclinée à gauche.

La face *antérieure* de la vessie n'est pas recouverte par le péritoine. Cette membrane se détachant de la partie inférieure de la paroi antérieure de l'abdomen, recouvre le sommet et la partie postérieure. Les régions *latérales* sont recouvertes par le péritoine. Elles sont côtoyées par les artères ombilicales ou les cordons ligamenteux qui les remplacent; chez l'homme, par les canaux spermatiques et déférents.

On désigne sous le nom de *bas-fond* de la vessie toute la partie de cette poche qui s'étend depuis le point où le péritoine l'abandonne jusqu'à son entrée dans la prostate. Sur les côtés le bas-fond est en rapport, chez l'homme, avec les vésicules séminales, et en arrière et dans l'intervalle avec le rectum; chez la femme la vessie est contiguë au vagin.

Le *sommet* de la vessie est recouvert par le péritoine ; l'ouraque (V, ce mot), qui s'en détache, va se perdre dans la cicatrice ombilicale.

La surface interne de la vessie est tapissée par une membrane muqueuse, veloutée, ridée, offrant quelquefois des saillies en forme de réseau, qui peuvent être très-considérables. Vue à l'intérieur, la vessie présente vers sa base trois ouvertures : d'abord, en arrière, les orifices des deux uretères, et, en avant, le commencement du canal de l'urètre. Ces trois ouvertures occupent les angles d'un triangle équilatéral, à surface lisse et unie. C'est le *trigone-vésical* ou de *Lieutaud*. La base de ce triangle qui est située en arrière est constituée par une ligne en relief qui s'étend d'un uretère à l'autre. Au niveau de l'urètre est le *col de la vessie*. Il a la forme d'un croissant dont le contour est assez épais et qui embrasse un petit tubercule appelé *luette vésicale*.

La vessie, examinée quant à sa *structure*, présente trois tuniques principales : 1° une muqueuse qui la tapisse intérieurement et qui fait partie de la muqueuse génito-urinaire, laquelle commence aux reins et finit au gland chez l'homme, tandis que chez la femme elle rêvet en outre le vagin. Cette muqueuse est assez épaisse, présentant peu de follicules : elle est unie à la musculeuse par un tissu-cellulaire lamelleux assez lâche, et dans lequel rampent beaucoup de vaisseaux et de nerfs. 2° la *tunique musculeuse* est formée par des fibres réunies en faisceaux aplatis, dont la plupart sont dirigées dans le sens longitudinal; elles forment le plan externe, tandis que les circulaires forment le plan interne. Les fibres transversales ou circulaires sont surtout abondantes vers le col de la vessie, où elles constituent un anneau que certains auteurs décrivent comme un muscle à part sous le nom de *sphincter* de la vessie. Parfois les faisceaux charnus sont très-épais et font saillie dans l'intérieur de la poche urinaire; les vessies où se rencontre cette disposition sont dites *vessies à colonnes*.

La tunique *séreuse* est fournie par le *péritoine* et est unie à la précédente par des liens celluleux assez lâches; elle ne recouvre, avons-nous dit, que les portions supérieures, postérieures et latérales de la vessie.

Les artères de la vessie lui viennent des hypogastriques et de ses branches. Les veines se portent au plexus veineux hypogastrique. Les nerfs émanent du plexus sciatique et hypogastrique.

VESSIE (Maladies de la).—1° *Vices de conformation.* — Ils sont assez nombreux et constituent pour la plupart de très-fâcheuses infirmités. D'abord la vessie peut manquer en totalité, et alors les uretères s'ouvrent soit directement dans l'urètre, soit dans le rectum, qu'ils transforment ainsi en un cloaque analogue à celui des oiseaux. Ces cas sont excessivement rares. On avait parlé de vessies doubles ou triples, mais il est évident que dans ces cas on s'était mépris, et qu'il s'agissait de vessies séparées en plusieurs loges par des cloisons. La vessie peut, au lieu de se continuer avec l'urètre, s'ouvrir dans le rectum chez l'homme et dans le vagin chez la femme. D'autres fois enfin, c'est à l'ombilic, et par le canal de l'ouraque qui s'est conservé, que la vessie vient s'aboucher.

Sous le nom d'*inversion congénitale* ou d'*extroversion de la vessie*, on désigne la lésion anatomique suivante : la paroi antérieure manque ; et il existe en même temps une division de la paroi abdominale, ou un écartement des os du pubis au niveau de la vessie, de sorte que cet organe présente au dehors de l'abdomen la face interne de sa paroi postérieure qui est rougeâtre et mamelonnée, et où se voient ordinairement les deux orifices des uretères par lesquels l'urine vient sourdre continuellement. Ce vice de conformation est très-rare dans le sexe féminin.

La plupart de ces désordres sont au-dessus des ressources de l'art, qui ne saurait refaire des organes aussi complétement déformés. Il y a cependant dans certains cas quelques améliorations à attendre des ressources de la chirurgie.

2° *Plaies de la vessie.* — Elles se reconnaissent à l'écoulement de l'urine par l'ouverture extérieure,

à moins que le péritoine n'ait été lésé : alors l'épanchement de l'urine se fait dans l'abdomen, ce qui donne lieu à une péritonite mortelle. L'inflammation qui se déclare ordinairement demande à être combattue par des moyens antiphlogistiques très-énergiques. Une sonde à demeure empêche la sortie de l'urine par la blessure. Si, malgré ces précautions le liquide s'infiltre dans les tissus, on pratiquera de profondes scarifications pour provoquer un prompt dégorgement.

3° *Rupture de la vessie.* — Elle peut avoir lieu soit parce que la vessie aura été distendue outre mesure par le liquide qu'elle renferme, soit par l'effet d'un violent exercice. La conséquence est un épanchement de l'urine dans le péritoine ou une infiltration urineuse dans le petit bassin, accident ordinairement mortel.

4° *Corps étrangers dans la vessie.* — Ce sont des caillots de sang organisés, des calculs, des corps venus du dehors, ou introduits par l'urètre, comme des épingles, de petits morceaux de bois, des fragments de sonde ou d'instruments lithotriteurs brisés; ou bien poussés avec violence à travers les parois de l'abdomen, comme des balles ou des grains de plomb, l'extrémité rompue d'une épée ou d'un poignard. Ces corps étrangers se retirent par les procédés ordinaires de la lithotritie ou de la taille. (V. *Pierre.*)

5° *Inflammation de la vessie.* (V. *Cystite.*)

6° *Catarrhe de la vessie.* (V. *Cystite.*)

7° *Abcès de la vessie.* — Cet accident peut être la suite d'une inflammation violente, de la présence d'un calcul, etc. Le pus se forme et s'amasse entre les tuniques de la vessie, et s'ouvre une issue soit dans la cavité même, soit dans l'un des organes voisins, le rectum, le vagin, l'utérus, ou même dans la cavité du péritoine, cas fort grave. L'issue du pus par l'urètre, le vagin ou le rectum, succédant à des symptômes de cystite, fait présumer la nature de la maladie.

8° *Gangrène de la vessie.* — Elle est très-rare et peut succéder à une cystite intense, à une rétention d'urine, etc. L'épanchement ou l'infiltration de l'urine qui en sont la conséquence sont promptement mortels.

9° *Ulcères de la vessie.*—Cette affection est également assez rare. Ces ulcères consistent dans l'érosion avec suppuration de la membrane muqueuse. Elle peut se former spontanément (V. *Ulcération*), ou bien succéder à l'action d'un calcul provenant de la rupture d'un abcès, etc. Une douleur plus ou moins vive dans la vessie, l'état purulent des urines, leur fétidité, tels sont les signes fort douteux, fort incertains qui d'ailleurs font présumer l'existence d'une ulcération de la vessie.

On a proposé une foule de moyens pour combattre cette affection : les injections émollientes et détersives, l'usage intérieur des baumes, de la térébenthine en particulier, les révulsifs, les bains ou de siége, etc., etc.

10° *Fistules de la vessie.* (V. *Fistules.*)

11° *Paralysie de la vessie.*—S'il faut s'en rapporter aux recherches de M. Mercier, les symptômes que les chirurgiens auraient depuis si longtemps rapportés à une paralysie de la vessie dépendraient d'un obstacle matériel au libre exercice des fonctions de ces organes. L'assertion de M. Mercier doit être vraie quelquefois; M. Leroy d'Etiolles a fait des travaux et a produit des cas dans lesquels il a démontré que beaucoup de rétentions d'urines attribuées à des paralysies de la vessie étaient le résultat d'un engorgement de la prostate. (V. ce mot); mais il n'en est pas moins certain que dans beaucoup de circonstances il y a bien réellement paralysie. Cette affection est caratérisée par la difficulté de l'émission des urines qui s'accumulent dans leur réservoir dont la force contractile a diminué ou disparu. Alors cette poche se distend et forme dans le ventre une tumeur parfaitement appréciable. Le traitement consiste dans le cathétérisme plus ou moins répété, l'emploi des sondes à demeure. Les injections froides; les vésicatoires sur la région du pubis ont parfois, réussi à rétablir la contractilité de la vessie.

12° *Hernie de la vessie.*—De même que les autres viscères de l'abdomen, la vessie peut s'échapper par les ouvertures naturelles qui sont dans son voisinage. Tels sont les anneaux inguinal, crural et le périnée. Chez la femme, on voit la vessie repousser la paroi antérieure du vagin. Dans quelque lieu qu'elle se montre, la hernie de la vessie forme une tumeur molle, fluctuante, d'autant plus remplie, qu'il s'est écoulé un temps plus long depuis que le malade n'a uriné, se vidant en totalité ou en partie quand le malade a rendu ses urines, et se vidant par l'urètre quand on la comprime. Ces divers phénomènes s'expliquent très-bien. Une portion de la poche urinaire s'est engagée dans une ouverture, le liquide que les reins envoient à leur réservoir habituel passe dans la portion herniée, et fait sentir la fluctuation. Quand le malade urine, la poche se vide en partie, et se remplit quand il n'a pas satisfait depuis longtemps à ce besoin.—Ces hernies se réduisent et se maintiennent réduites comme les autres hernies. (V. ce mot.)

13° *Lésions organiques.* — Sous ce nom, on désigne le développement *variqueux* des veines de la vessie par suite d'irritations prolongées; la formation de *fongosités*, de *polypes*, etc., dus ordinairement à la même cause, c'est-à-dire une irritation plus ou moins prolongée, ou bien à une disposition individuelle. A l'aide de la sonde on parvient quelquefois à reconnaître la présence de tumeurs molles, plus ou moins sensibles, donnant du sang qui sort par l'urètre après l'exploration. En touchant par le rectum on peut encore reconnaître ces tumeurs, mais cela est fort difficile. Il est bien plus dificile encore de poser les indications thérapeutiques qu'il convient de suivre pour remédier à ces dangereuses affections.

14° Quant aux *dégénérescences* proprement dites *cancer*, etc., on conçoit ici qu'il n'y a rien à tenter chirurgicalement parlant; ces cancers sont d'ailleurs presque toujours la suite d'un cancer de l'utérus chez la femme ou du rectum chez l'homme.

J. P BEAUDE.

VESTIBULE (nat.), s. m, *vestibulum.* On appelle ainsi l'espace triangulaire compris entre la partie supérieure des grandes lèvres (V. *Vulve*). On donne encore ce nom à la petite cavité arrondie qui fait partie du labyrinthe de l'oreille. (V. *Audition.*)

VÊTEMENTS (*hyg.*), s. m. pl. *vestimenta.* On appelle ainsi les différentes pièces qui servent à protéger les diverses parties du corps. Les vêtements prêtent aux plus importantes considérations hygiéniques, et méritent que nous nous y arrêtions un moment.

L'homme est-il destiné par sa nature à aller nu? nous n'avons pas à examiner ici cette question; nous ferons seulement remarquer que, s'il est vrai que dans des pays très-chauds certains peuples plongés dans la plus profonde barbarie vont ainsi sans vêtements, il n'en est pas moins vrai que dès ses premiers pas dans la civilisation l'homme commence par chercher un abri et par se construire une hutte, puis par se couvrir de feuillages, de nattes, de peaux d'animaux, jusqu'à ce qu'enfin il arrive par son industrie à se fabriquer des étoffes. L'intelligence a été donnée à l'homme pour qu'il emprunte au monde extérieur tout ce qui lui manque dans son organisation physique. Quand l'homme reste nu, c'est qu'il ne peut pas faire autrement. Et que l'on n'invoque pas ici les raisons de pudeur, les conventions sociales que l'on appelle ainsi sont de date bien postérieure à l'invention des vêtements.

Les vêtements ont pour objet de nous préserver des intempéries atmosphériques chaudes ou froides. Examinons donc les conditions qui doivent présider à leur confection et à leur disposition, dans le pays ou dans les temps chauds, dans les pays ou dans les temps froids:

Dans les contrées où la température ordinaire est égale ou supérieure à la température du corps, il faut des vêtements larges et lâches, de telle sorte que l'air, qui est mauvais conducteur du calorique, puisse circuler librement. On devra également préférer la couleur blanche qui absorbe peu de chaleur; les tissus blancs protègent donc efficacement le corps contre les rayons du soleil qu'ils réfléchissent en plus grande partie; en même temps la tête devra être abritée par un chapeau à larges bords qui la défende suffisamment contre l'ardeur du soleil; la paille tressée est ce qui convient le mieux pour cette coiffure, elle se laisse facilement traverser par l'air et présente beaucoup de légèreté. Un principe général, qui s'applique très-bien ici, c'est, pour les étrangers, d'adopter la mode des pays dans lesquels ils vont résider.

2° Dans les pays froids il faut, au contraire, des vêtements étroits et serrés qui ne permettent pas à l'air de s'introduire entre eux et le corps. On se servira d'étoffes de laine ou de coton, qui, par leur épaisseur, par le velu qui hérisse leur surface, s'opposent à la déperdition de la chaleur naturelle et la concentrent en quelque sorte. Les peaux d'animaux munies de leur pelage sont d'une ressource bien appréciée dans les régions qui avoisinent le pôle. Dans les étoffes la couleur blanche doit encore être préférée, parce que les substances qui présentent cette nuance absorbent moins facilement la chaleur du corps pour la transmettre à l'extérieur qui est à une température plus basse. Le blanc est donc la couleur qui convient le mieux pour préserver du froid et du chaud. Le chapeau que nous portons, trop chaud et trop lourd en été, ne préserve nullement, dans la saison froide, le cou et les oreilles, parties très-impressionnables.

On portait autrefois une coiffure très-commode que je verrais volontiers remettre en usage, surtout en hiver, je veux parler du *capuchon* fixé à la partie supérieure du dos. Un vêtement emprunté aux Arabes, le burnous, dont l usage commence à se répandre parmi nous, offre ce capuchon si aimé dans le moyen-âge et avec une si juste raison.

Ce que nous disons des climats doit aussi s'entendre des saisons ; mais où il faut redoubler de soins et de précautions, c'est dans les contrées ou dans les moments de l'année qui offrent de brusques alternatives atmosphériques. Il faut être bien pénétré de cet axiome capital en fait d'hygiène, savoir : que le froid n'est pas à craindre par lui-même quand il est permanent ou qu'il est venu par degrés ; mais que ce qu'il faut redouter par-dessus tout, c'est l'intervention du froid au moment où le corps est échauffé, en un mot, c'est le refroidissement. Ainsi il est beaucoup de pays, particulièrement ceux qui sont situés sur les bords de la mer, dans lesquels, à certaines heures de la journée ou sous l'influence de certains vents, le thermomètre baisse tout-à-coup de 10, 15 degrés et même davantage ; il faut se tenir prêt à ces subites transmutations en portant avec soi un manteau, une couverture, dans laquelle on puisse s'envelopper aussitôt que le froid se fait sentir. Quelque chose d'analogue existe chez nous dans les saisons de transition, au printemps et à l'automne, où des soirées et des nuits très-fraîches succèdent à des journées quelquefois brûlantes. Conserver pendant toute la journée des vêtements légers serait alors d'une grande imprudence, et il faut, dans ces saisons, toujours se munir d'un double vêtement comme en-cas.

Quand la peau est mouillée par de la sueur, l'évaporation de ce liquide amène nécessairement un refroidissement très-considérable, surtout si l'on se place dans un courant d'air qui active cette évaporation ; aussi donne-t-on le conseil aux personnes qui transpirent abondamment, ou que leurs occupations obligent à de brusques alternatives de mouvement et de repos, surtout si ce repos doit avoir lieu dans un endroit aéré ou froid, de porter de la flanelle sur la peau. Cette flanelle, en s'imbibant du produit de la transpiration, sèche la peau et s'oppose par conséquent à cette évaporation dont nous venons de parler. Mais il faut être prévenu que quand on a pris l'habitude de porter de la flanelle on ne peut la quitter brusquement sans s'exposer à de graves accidents.

Des vêtements mouillés ne doivent jamais séjourner sur le corps, il faut les quitter le plus promptement possible pour en prendre de secs ; ce sont là des choses que tout le monde sait. Mais il est, à l'égard des vêtements, quelques autres considérations moins bien appréciées en général, et qu'il est cependant très-utile de connaître.

Les vêtements peuvent être très-nuisibles par la compression qu'ils exercent sur les différentes parties du corps. A la tête, une *coiffure* trop serrée cause de vives douleurs et peut amener une inflammation grave. Percy raconte qu'une jeune personne, la veille d'une cérémonie religieuse, ayant, pour conserver sa frisure, appliqué un bandeau autour de sa tête, le serra tellement qu'il en résulta une gangrène à la peau du crâne ; de violentes douleurs de têtes et des congestions célébrales sont les accidents le plus souvent observés à la suite de cette habitude fâcheuse.

La *cravate*, quand elle étreint le cou, peut avoir de graves inconvénients : la stase du sang à la tête, qui en résulte, amène des congestions cérébrales et quelquefois même l'apoplexie. Ce vêtement, inconnu à nos ancêtres, doit être en général très-léger, étroit et à peine serré.

Nous ne reproduirons pas ici tout ce que l'on a écrit sur ou plutôt contre les *corsets* dont les femmes font un si déplorable abus, ni ce que nous avons dit dans ce dictionnaire à l'article propre à ce mot ; nous dirons seulement, quant aux dangers des corsets trop étroitement appliqués, que l'autopsie a démontré chez les femmes qui s'étaient ainsi déformé la taille sous prétexte de l'amincir, un chevauchement des côtes, un rétrécissement de la poitrine, divers déplacements et des altérations dans la structure des organes de la poitrine et du bassin. Enfin, on a vu des femmes mourir subitement pour s'être fait trop fortement comprimer dans leur corset. (Amb. Paré.)

La *culotte* de nos pères offrait l'inconvénient d'une constriction trop forte au-dessous du genou et au niveau du bas-ventre ; on y a renoncé, et le pantalon l'a remplacée avec avantage. Mais grâce aux ridicules exigences de cette sotte déesse, ou plutôt de cette déesse des sots, qu'on appelle la mode, le pantalon est devenu, comme la culotte, un véritable instrument de torture. A voir nos élégants raides et tendus comme des arcs, avec leur pa talon tiré en haut par les bretelles et retenu en bas par les sous-pieds, ne pouvant s'asseoir que tout d'une pièce, incapables de se baisser et de se mouvoir, on se demande si les vêtements sont faits pour gêner ou pour être commodes ?

En général la *ceinture*, pourvu qu'elle soit très-large et médiocrement serrée, est très-utile pour soutenir le foie, les intestins et donner aux mouvements du corps de la souplesse et de la légèreté. Quant aux jarretières, nous pouvons renvoyer au mot *varices* pour indiquer d'un seul coup ce qui peut résulter de leur emploi quand elles étreignent trop fortement la jambe ; aussi, vaut-il mieux en général, excepté cependant chez les personnes très-grasses, les appliquer au-dessus du genou qu'au-dessous, il est important qu'elles soient élastiques.

Que dirai-je des chaussures trop étroites ? qui n'a éprouvé le supplice que nous infligent si souvent les cordonniers et les bottiers sous un vain prétexte d'élégance ? Cette étroitesse si douloureuse des chaussures amène indispensablement le chevauchement des orteils, des cors, des durillons, l'incarnation de l'ongle, etc. Une chaussure bien faite doit embrasser exactement le pied de manière à le maintenir sans l'étreindre douloureusement ; le cuir doit en être souple et extensible, enfin, quelle que soit à cet égard la mode du moment, le bout doit être carré, plus ou moins large cependant. Beaucoup de personnes ont l'excellente habitude de mettre pendant l'hiver une semelle de liège dans leur chaussure afin de se préserver de l'humidité. Il faut seulement avoir soin de les retirer chaque soir afin de les faire sécher, ou de les changer ; sans cela, renfermée dans la chaussure elles peuvent conserver l'humidité de la transpiration ou du sol, et être alors plus incommodes qu'utiles.

J. P. BEAUDE.

VIABLE (*méd. lég.*) adj., *viabilis*, de *via*, chemin, qui peut suivre son chemin, qui peut parcourir sa carrière. Se dit des enfants qui au moment de leur naissance se présentent dans des conditions telles qu'ils paraissent aptes à vivre comme les autres enfants. — Dans la loi civile un enfant est déclaré viable quand il est né après le 180ᵉ jour de la conception, et en physiologie la vialabilité de l'enfant est déterminée par le degré de son développement, et nullement par l'époque de la grossesse.

Pour qu'un enfant soit physiologiquement viable, il faut qu'il soit assez développé pour agiter les membres, crier et respirer librement, que la peau ait perdu sa transparence, qu'elle soit veloutée ou couverte d'un enduit sébacé, que la tête présente un commencement de chevelure; que les os du crâne se touchent par de larges surfaces; que l'enfant rende le méconium et les urines; enfin, que l'ombilic soit situé à-peu-près au milieu de l'espace compris entre le sommet de la tête et les pieds.

Quant aux vices de conformation qui peuvent empêcher l'enfant de vivre, il en a été parlé au mot *Monstres*. J. B.

VIANDE (*hyg*), s. f., *caro*, en grec, *sarx*. La *viande* ou *chair* est la partie musculeuse des animaux qui sert en grande partie à notre alimentation. Quoi qu'en aient dit quelques-uns de ces philosophes rêveurs qui font de la science avec leur imagination, Rousseau, entre autres, la nourriture animale est essentielle à l'homme; c'est elle qui forme la partie la plus utilement réparatrice de notre alimentation et qui, sous un plus petit volume, offre le plus de matière assimilable. Si examinant les animaux qui sont le plus rapprochés de nous, les mammifères, nous les étudions au point de vue de leur alimentation, nous voyons qu'ils se partagent en trois classes, les carnivores, les herbivores et les omnivores. La structure de l'appareil digestif diffère notablement dans ces trois classes. Les substances végétales étant plus difficiles à convertir en chyle, le tube intestinal des herbivores est excessivement long et présente *plusieurs* poches ou estomacs particuliers dans lesquels l'élaboration des matières végétales s'accomplit. Chez les carnivores, au contraire, les aliments qui sont de nature animale étant plus facilement transformés en sucs assimilables, il n'y a qu'un seul estomac, et le tube digestif est très-court. Enfin, chez les omnivores, la structure des voies intestinales est en quelque sorte intermédiaire; il y a un seul estomac, mais le conduit est plus long que chez les carnivores proprement dits, et plus court que celui des herbivores.

L'homme offre précisément cette configuration mixte qui le rend propre à digérer les deux sortes d'aliments : il est donc à-la-fois herbivore et carnivore : il *lui faut* donc des substances végétales et animales. Suivant une loi d'anatomie physiologique découverte par Cuvier, il y a une solidarité complète entre les différentes parties d'un appareil destiné à une certaine fonction, et

ces parties sont en rapport avec toutes les actes et toutes les circonstances de cette même fonction. Ainsi, nous avons vu que le canal digestif diffère suivant l'espèce d'alimentation ; il en est de même des dents ; elle ne sont pas, chez les carnassiers, ce qu'elles sont chez les herbivores et, chez l'homme elles offrent encore un caractère mixte.

Mais dira-t-on. certain peuples vivent presque exclusivement de végétaux, cela est vrai; il faut dire aussi que ces peuples ne forment pas la majorité des hommes ; il n'y a guère que les Brahmes et certaines sectes religieuses qui se sont astreints à ce régime; tels étaient les anciens pythagoriciens, les cénobites de la Thébaïde par exemple. C'est donc là l'exception. On a fait remarquer encore que l'alimentation purement végétale n'avait guère été rencontrée que dans les pays tropicaux où la sobriété est une vertu moins méritoire que dans le nord; mais quels en sont les effets? On connaît la mollesse et la faiblesse de l'Hindou. tandis que les hommes qui se nourrissent de viande, sont beaucoup plus forts, plus énergiques et peuvent se livrer à des travaux plus soutenus. Des économistes sont allés jusqu'à calculer à quelle somme de travail répondait la quantité de viande servant à la nourriture. En Angleterre et en France certains établissements métallurgiques nourrissent leurs ouvriers pour être sûr qu'il prendront une quantité convenable de viande et de boissons fermentées ; on a remarqué que ces ouvriers étaient moins souvent malades, et soutenaient mieux le travail.

Sans pousser plus loin cette discussion qui nous entraînerait au-delà des bornes qui nous sont prescrites, nous dirons que la viande fait indispensablement partie du régime alimentaire de l'homme, mais que la proportion peut varier suivant le climat et le genre de vie, elle sera toujours moins considérable au midi que dans les régions septentriona'es, et pourra être moins abondante chez l'homme inactif que chez celui qui mène une vie laborieuse. L'usage abondant des viandes constitue même une méthode de traitement dans les gastralgies et la phthisie pulmonaire dont les résultats sont souvent satisfaisants.

Les différentes sortes de viandes dont l'homme peut se nourrir sont tirées des différentes classes d'animaux, mais plus particulièrement des mammifères, des oiseaux et des poissons. Les reptiles et les crustacés fournissent un contingent beaucoup plus restreint.

Mammifères. —Leur chair a pour base la fibrine unie à une quantité variable de gélatine, d'osmazôme et de graisse. Les quantités excitantes et nutritives sont en raison de la prédominance de la fibrine et de l'osmazôme ; plus celles ci sont abondantes, plus la chair est brune, substantielle et stimulante. Leur proportion, celle de l'osmazôme particulièrement, paraît tenir à l'âge et au genre de vie que mènent les animaux. Chez les animaux domestiques on en trouve beaucoup moins que chez les animaux sauvages et dans un même animal, les muscles qui ont le plus d'exercice sont aussi ceux qui présenteront les éléments réparateurs dans une plus forte proportion. Chez les jeunes animaux la proportion d'osmazône et de principes actifs est plus faible que chez les animaux adultes. De là une classification très-naturelle des viandes, en viandes de boucherie et gibier, et en viandes blanches et viandes brunes. Les viandes de boucherie comprennent les viandes *blanches*, celles du veau, de l'agneau, du chevreau et les viandes *brunes* celles du bœuf et du mouton. Le gibier forme les viandes *noires*.

Chez le *veau*, comme chez tous les jeunes animaux, la gélatine est très-abondante, et la fibrine n'a point encore sa consistance normale : aussi la chair offre-t-elle un aspect blanc et est-elle un peu mollasse; elle est de tres-facile digestion, et tout-à-fait appropriée aux estomacs fatigués ou peu énergiques. Sous ce rapport elle rend de grands services aux convalescents; son bouillon est à-la-fois nourrissant, léger et rafraîchissant.

Le *bœuf* est l'animal dont la chair est le plus communément employée chez nous; elle est très-nourrissante et d'une digestion facile pour tout estomac placé dans les conditions normales. Son bouillon est très-nourrissant, un peu excitant, et ne convient pas d'emblée aux convalescents; rôtie elle forme un des aliments les plus sains et les plus substantiels que l'on puisse choisir; bouillie elle se digère plus facilement, mais elle est moins nourrissante.

Le *mouton* est plus excitant, et au moins aussi nourrissant que le bœuf; il se rapproche du gibier : aussi est-il pour beaucoup de personnes plus difficile à digérer. Nous devons dire, cependant, que, pour beaucoup de personnes affectées de langueur d'estomac et d'affections névralgiques de cet organe, les viandes brunes rôties se digèrent quelquefois plus facilement que les viandes blanches. Dans les convalescences lorsque l'estomac commence à supporter les viandes brunes, on doit les donner, car elles sont très-promptement réparatrices. L'*agneau* moins riche en principes nutritifs est aussi moins fatigant pour l'estomac; mais il constitue une viande blanche et il est bien moins nourrissant que le mouton. On fait une très-grande consommation de moutons dans les pays méridionaux,

Un mot sur le *mode de préparation* de ces différentes viandes. Bouillies, elles ont perdu en grande partie leurs sucs nutritifs, ainsi que l'a judicieusement fait observer un gourmand célèbre, Brillat-Savarin. C'est alors dans le bouillon que résident les éléments réparateurs. Cependant quand l'ébullition n'a pas été trop longtemps prolongée, la chair est encore bonne à manger, nutritive, et fournit un chyle de bonne qualité.

Rôtie ou grillée, elle conserve tous ses principes; mais il faut que sous le couteau elle offre une teinc rouge ou rosée : elle est alors éminemment réparatrice. Que de personnes dont l'estomac affecté de névralgie méconnue avaient été débilitées par les antiphlogistiques, ont vu leurs forces se rétablir et la maladie disparaître comme par enchantement sous l'influence de la viande rôtie. Quant aux ragoûts, comme ils sont aujourd'hui moins fortement épicés qu'ils ne l'étaient autrefois, ils sont moins irritants et moins nuisibles. Il ne faudrait cependant pas en faire sa nourriture habituelle.

En général les viandes blanches exigent un degré de cuisson beaucoup plus considérable que les viandes brunes.

La chair des animaux sauvages est en général très-brune; il y a cependant des exceptions : ainsi le lapin a des muscles blancs; aussi est-il moins stimulant, plus léger que le lièvre, par exemple, dont la chair offre tout les caractères de celle du gibier. Le cerf, le chevreuil, etc., sont très-nourrissants; mais ils ne sauraient former la base de l'alimentation : l'estomac en serait bientôt fatigué; ces viandes bien que fortement réparatrices, sont trop excitantes pour qu'on en fasse un usage habituel.

On peut placer à part la *charcuterie*. C'est qu'en effet la viande de porc offre un caractère particulier; la graisse est presque toute rejetée à l'extérieur de l'animal, sous la peau, ou se concentre dans certaines parties et les muscles prennent une consistance ferme et serrée. La digestion en est assez pénible : aussi serait-il mauvais d'en faire sa nourriture habituelle Une chose digne de remarque, c'est que les grands législateurs religieux de l'Orient, Moïse et Mahomet, ont formellement proscrit dans leurs codes l'usage du porc; il paraît en effet peu convenable aux peuples des pays méridionaux.

Les *oiseaux* offrent aussi deux classes : les oiseaux domestiques parmi lesquels se rangent les poules, l'oie, le canard, le coq-d'inde. Et les oiseaux sauvages, tels que les cailles, les perdrix, les faisans, les bécasses etc.

Les premiers, d'un usage plus ordinaire, sont aussi d'une plus facile digestion, les poules et les dindes particulièrement. Les seconds comme tout gibier, ont une chair plus brune et plus stimulante. Nous ne répéterons pas ici ce que nous avons dit plus haut sur les jeunes animaux et sur les qualités de leur viandes : il est évident que ces réflexions s'appliquent aux oiseaux comme aux mammifères.

Nous n'avons rien à ajouter ici à ce que nous avons déjà dit pour les *poissons*. (V. ce mot.)

Parmi les autres classes, il est quelques animaux dont l'homme se nourrit accidentellement. Dans les *reptiles* nous citerons la *tortue*, qui donne un aliment très-substantiel, mais dont la digestion n'est pas toujours facile à cause de la graisse : la grenouille est un manger très-délicat, éminemment approprié aux estomacs débiles ou surexcités; on en fait un bouillon plus léger encore que celui du poulet. Les *crustacés* nous fournissent le homard, viande sucrée, compacte, dont beaucoup de personnes sont très-friandes et qui ne passe pas toujours très-bien; l'écrevisse et la crevette sont beaucoup moins lourdes; on fait avec la première un bouillon excellent.

Nous ne parlerons pas ici des huîtres, moules, etc. : il en a été question au mot *Mollusque*.

J. P. BEAUDE.

VIBRATION (*physiq.*) s. f. *vibratio*, de *vibrare*, balancer. On appelle ainsi le mouvement alternatif des molécules d'un corps. De la vibration des corps, quand le nombre en dépasse quinze par seconde, résulte le *son*; passé un certain nombre, que Savart a fixé à 48,000, les vibrations ne sont plus perceptibles pour l'oreille. — Les vibrations jouent aujourd'hui un grand rôle dans le physique, on leur attribue la production de la lumière et de la chaleur. (V. *Lumière*.) — On dit du pouls qu'il est vibrant, lorsque l'artère frappe le doigt avec force comme le ferait une corde d'instrument en vibration.   **J. B.**

VICHY (Eaux minérales de) *(thérap.)*. Vichy est une petite ville du département de l'Allier, située à 16 lieues de Moulins, 8 de Ganat, 1 de Cusset, et 86 de Paris. On la dit très ancienne, et l'on croit que son nom vient de *Vicus calidus*. Des médailles trouvées dans des fouilles, des restes de poteries et de constructions romaines, attestent que Vichy a été un lieu fréquenté par les baigneurs pendant la période gallo-romaine, et que ses sources thermales, ainsi que les plus importantes que contenait la Gaule, ont été utilisées par le peuple conquérant, qui répandit sur presque tout le monde connu alors ses mœurs et ses usages.

Situé sur la rive droite de l'Allier, Vichy paraît avoir eu, aux xv⁰ et xvi⁰ siècles, plus d'importance comme ville qu'il n'en a aujourd'hui. Ses sources n'ont jamais cessé d'être fréquentées. La situation de Vichy est agréable. La ville est placée dans un petit bassin entouré de hauteurs. Les environs sont pittoresques, et présentent plusieurs lieux que leur réputation ont faits des buts de promenade. L'établissement a été reconstruit : commencé en 1784, il n'a été terminé que depuis près de vingt ans ; il est spacieux et bien aménagé ; il renferme soixante-douze cabinets de bains et quatre douches, et il est alimenté par la source du grand bain, qui produit 180,000 litres d'eau en vingt-quatre heures. L'établissement de l'hôpital contient douze cabinets de bains et trois douches : il est alimenté par la source de l'hôpital, qui produit 50,000 litres en vingt-quatre heures. Sept sources existent à Vichy, et donnent une quantité d'eau assez considérable pour satisfaire à l'affluence considérable de baigneurs qui chaque année viennent à l'établissement.

Des expériences faites dans ces derniers temps par MM. Brosson, anciens fermiers de Vichy, prouvent que l'on pourrait augmenter encore la quantité de ces eaux si l'on en éprouvait le besoin ; car, en faisant pratiquer un trou de sonde dans une propriété qu'ils possédaient près de l'établissement des bains, ils ont obtenu un jet ascensionnel d'eau alcaline gazeuse, d'une température inférieure à celle de l'eau des sources maintenant utilisées. L'opinion de F. Brosson, qui fut un homme distingué par ses connaissances scientifiques, est que tout le bassin de Vichy présente à une certaine profondeur une nappe formée par l'eau thermale qui alimente les bains. L'analyse chimique de l'eau de la source forée par MM. Brosson a donné des résultats semblables à ceux obtenus sur les sources de l'établissement : on y a trouvé les mêmes principes, avec des variations analogues à celles que présentent ces sources entre elles. Cependant elle ne fut point utilisée, et un ordre de l'administration supérieure enjoignit de la fermer, se fondant sur le préjudice qu'elle causait à l'une des sources de l'établissement, dont elle diminuait, disait-on, la quantité.

Les eaux de Vichy sont, ainsi que nous l'avons dit, thermales et alcalines gazeuses ; elles sont claires, limpides, onctueuses, d'une saveur un peu lexivielle. Le gaz acide carbonique qu'elles con-

tiennent est abondant, très-pur, et il vient crever en bulles à la surface des sources. La température varie environ de 44° à 19° centig. La quantité d'eau fournie par les sources est, suivant M. Longchamps, de 260,000 litres en vingt-quatre heures.

Les sources de Vichy sont au nombre de sept, dont voici les noms : — Le *Grand Puits carré* ou *Bassin des bains* : sa température est 44°,88 ; elle fournit, ainsi que nous l'avons déjà dit, l'eau des bains et des douches de l'établissement.—Le *Puits Chomel* ou *Petit Puits carré* : il est placé près de la source de la Grande Grille ; sa température est de 39°,26 ; la quantité d'eau qu'il fournit est peu considérable, 2,000 litres ; on ne l'emploie qu'en boisson. — La *Grande Grille*, ainsi nommée parce qu'elle est entourée d'une grille de fer : elle dégage une grande quantité de gaz acide carbonique ; sa température est de 39°,18 ; elle fournit 17,000 litres d'eau en vingt-quatre heures ; on l'emploie en boisson.—La *Fontaine des Acacias* ou *Petit Boulet* : elle est peu éloignée de la Grande Grille, et située sur la route de Cusset ; elle est formée par deux bassins de forme ronde, qui reçoivent les eaux ; leur température est de 27°,75. Source *Lucas*, voisine de la précédente ; sa température est de 29°,75. L'eau de ces deux sources est utilisée en boisson : elles ont un goût sulfureux assez marqué que ne présentent point les autres.— La source de *l'Hôpital* ou *Gros Boulet* est située sur la place Rosalie, en avant de l'hôpital : les eaux sont reçues dans un vaste bassin circulaire ; le dégagement de gaz est considérable, et une matière verte animalisée est constamment rejetée sur les bords de ce bassin ; la température de l'eau est de 35°,25 ; elle est prise en boisson, et sert à alimenter, ainsi que nous l'avons déjà dit, les bains et les douches de l'hôpital.—La *Fontaine des Célestins* est située à l'extrémité opposée de la ville, à celle qu'occupe l'établissement, dans un petit pavillon placé au bas d'un roc : cette source dépendait autrefois du couvent dont elle a conservé le nom ; sa température est de 19°,75. Elle est très-fréquentée par les buveurs, tant à cause de la plus grande quantité de bicarbonate de soude qu'elle contient, qu'à cause de sa température presque froide et du goût aigrelet et agréable que présentent ses eaux.

Les eaux des diverses sources de Vichy ont diminué de température, disent quelques auteurs ; ils se fondent sur les observations de Lasserre, et sur celles de Desbrets, qui les étudia en 1777, vingt-sept ans après, et qui les trouva moins chaudes que Lasserre. On prétend que depuis cette dernière époque leur chaleur a encore diminué : il serait important de faire des expériences positives à ce sujet. Depuis plus de vingt ans que M. Lonchamps a relevé d'une manière exacte la température des diverses sources, il est facile de voir si elles ont varié, ou bien si les différences indiquées par les anciens auteurs ne tiennent pas à l'imperfection des instruments qu'ils ont employés.

Ces eaux ont été analysées plusieurs fois par Raulin, Desbrets, Geoffroy, Berthier et Puvis, et enfin, plus récemment, par M. Lonchamps. Voici les analyses de ce dernier pour les principales sources, la quantité étant d'un litre d'eau :

Substances contenues dans les eaux.	Grande grille.	Grand bassin.	Hôpital	Célestins.
	litres.	litres.	litres.	litres.
Acide carbonique.	0,475	0,534	0,494	0,562
	gram.	gram.	gram.	gram.
Carbonate de soude	4,9814	4,9814	5,0513	5,3240
— de chaux	0,3498	0,3429	0,5223	0,6103
— de magnésie . .	0,0849	0,0867	0,0952	0,0725
Chlorure de sodium	0,5700	0,5700	0,5426	0,5790
Sulfate de soude	0,4725	0,4725	0,4232	0,2754
Oxide de fer	0,0029	0,0066	0,0020	0,0059
Silice	0,0736	0,0726	0,0178	0,1131
Totaux. . . ,	6,5351	6,5327	6,6814	6,9802

Outre ces substances, les eaux de Vichy contiennent une matière végéto-animale qui leur donne leur onctuosité; cette matière, qui est très-abondante dans la source de l'hôpital qu'elle recouvre d'une écume verdâtre, a paru à Vauquelin présenter de l'analogie, quant à sa composition, avec l'albumine; il y a trouvé aussi des acétates de potasse et de chaux que M. Soubeiran croit formés par la décomposition de cette matière animalisée qui laisse écouler un liquide qui paraît rouge, vu par réflexion, et vert par transmission. Par la calcination, cette matière a donné à Vauquelin un résidu formé de carbonate de chaux, d'alumine et d'oxide de fer.

M. Soubeiran, que nous avons déjà cité, dit que les eaux de Vichy, qui se conservent bien et se transportent facilement, sont loin d'avoir, dans ces cas, les caractères qu'elles présentent à la source; on n'y retrouve, dit-il, ni la température, ni le goût bitumineux qui ont sans doute l'une et l'autre une grande influence tant sur les propriétés de l'eau que sur la possibilité qu'ont les malades d'en supporter de grandes quantités. Berzelius, par l'analogie de ces eaux avec celles de Carlsbad, croit qu'elles doivent contenir du chlorure de calcium, du phosphate de chaux et du carbonate de strontiane. M. O. Henry, qui a fait l'analyse de l'eau de la source forée par MM. Brosson en 1823, a trouvé qu'elles contenaient outre les substances indiquées par M. Lonchamps, du bicarbonate de lithine de strontiane, de fer, de manganèse, du chlorure de potassium et du silicate de soude et d'aluminium; plus des traces de brômures, d'iodures et de phosphate. L'eau de la source de la Grande Grille, dont il fit aussi l'analyse par ordre du gouvernement, lui a présenté, outre les substances qui avaient été trouvées par M. Lonchamps, toutes les substances nouvelles qu'il avait reconnues dans l'eau de la source de MM. Bresson. Ces derniers trouvèrent également dans une petite commune des environs de Vichy, à Vesse, par suite d'un sondage, une source semblable à celles de Vichy. L'analyse faite par M. O. Henry, établit l'identité des principes de cette source avec ceux des sources des environs.

Propriétés médicales. — Les eaux de Vichy sont employées spécialement dans les engorgements chroniques des organes abdominaux, dans les maladies de la vessie, dans les affections calculeuses, dans la goutte et les rhumatismes. Les anciens médecins disaient ces eaux fondantes et apéritives. Lassone, qui avait été à Vichy en 1750 et qui avait fait sur ces eaux de nombreuses observations, qu'il

publia dans un Mémoire spécial, dit qu'elles réussissent dans les engorgements lymphatiques et abdominaux, pourvu qu'ils ne soient pas de nature squirrheuse. Les eaux de la fontaine, ou, comme il dit, du rocher des Célestins, sont salutaires dans les maladies des reins et la gravelle, et a il vu pendant son séjour un malade rendre une pierre grosse comme une olive. C'est surtout dans les affections calculeuses et dans la goutte que l'eau de Vichy a été le plus préconisée dans ces derniers temps; son action, dans ces cas, tient à la présence du bicarbonate alcalin, qui existe en proportion notable dans l'eau de chacune des sources. Une polémique assez vive a été soulevée à cette occasion entre M. Charles Petit, médecin, inspecteur adjoint de Vichy, et M. Leroy d'Étioles. Ce dernier prétendait que, loin de dissoudre les calculs de la vessie, l'eau de Vichy, dans beaucoup de cas, pouvait au contraire favoriser leur accroissement. Il citait, pour appuyer cette opinion, des cas dans lesquels il avait constaté, dans des calculs, la présence du carbonate de chaux et de l'urate de soude, dont il attribuait la formation à l'action des eaux de Vichy. Cependant il convenait que, quelquefois et lorsque les calculs ne sont pas volumineux, les eaux alcalines peuvent être très-utiles, et il disait en avoir lui-même prescrit l'emploi à des malades, surtout dans les cas de gravelle et de calculs commençants. M. Petit répondit à ces expériences faites à la source de la Grande Grille, sur l'eau minérale directement, et les observations recueillies sur des malades.

Les deux opinions, prises d'une manière absolue, ne sont ni l'une ni l'autre dans la vérité. Il est incontestable que les eaux de Vichy, comme toutes les eaux fortement alcalines, même prises loin de la source, peuvent, en rendant les urines alcalines, empêcher la formation de la gravelle rouge surtout (V. *Gravelle*), qui est formée de l'acide urique presque pur. Elles peuvent diminuer et favoriser l'expulsion des petits calculs, surtout de ceux qui sont formés d'acide urique et de phosphate ammoniaco-magnésien; elles peuvent également favoriser la disgrégation des autres en attaquant et dissolvant le mucus qui unit les diverses couches, ou quelquefois les granulations dont sont formés les calculs. Ainsi toutes les fois qu'un calcul n'est pas très-volumineux, qu'il ne donne pas lieu à des accidents qui annoncent l'inflammation des membranes de la vessie et un commencement d'altération dans leur texture, on peut essayer l'emploi des eaux alcalines à hautes doses lorsqu'on est à la source, et M. Petit les a ordonnées jusqu'à six et sept litres en vingt-quatre heures. Loin de la source, il serait imprudent d'essayer leur usage à une dose aussi élevée, car, ainsi que nous l'avons déjà dit, elles se digèrent avec moins de facilité.

D'Arcet, et notre savant collaborateur M. Chevalier ont, chacun de leur côté, expérimenté l'action des eaux de Vichy sur l'économie animale. Ils ont constaté que l'alcalinité de l'urine se manifeste, soit que l'on prenne l'eau en boisson, soit que l'on prenne des bains; lorsque l'on joint ces deux moyens, l'alcalinité est plus marquée et persiste plus longtemps. Deux verres d'eau de Vichy pris à jeun, après le bain, suffisent, dit d'Arcet, pour rendre l'urine alcaline, et elle ne redevient acide que 9 heures après. Lorsque l'on en prend une plus grande quantité, cinq verres par exemple, l'urine reste alcaline plus de 24 heures. La soude, qui est à l'état de bicarbonate dans l'eau, se retrouve seulement à l'état de carbonate simple dans l'urine; elle a perdu son excès d'acide carbonique, et cette modification favorise son action. La sueur devient également alcaline par l'action de ces eaux minérales, mais d'une manière moins prompte que l'urine.

L'alcalinité de toutes les humeurs a été constatée par le fait de l'usage suivi des eaux de Vichy; ainsi, tant que dure le traitement par les eaux, le malade se trouve dans de nouvelles conditions dont il est impossible de nier l'influence; de là les effets nombreux et si marqués qui ont suivi leur usage. La goutte (v. ce mot), cette affection si rebelle et si douloureuse, a été puissamment modifiée; on le comprend, lorsqu'on sait que les concrétions tophacées qui se déposent dans les articulations à la suite de cette maladie, sont formées par l'urate de soude, de potasse et de chaux. La soude, en se combinant à l'acide, se convertit en un sel soluble qui est expulsé par les sécrétions; alors cessent de se former ces concrétions des petites articulations qui sont si douloureuses et qui paralysent leurs mouvements.

Ainsi que pour toutes les eaux minérales, l'action des eaux de Vichy se prolonge au-delà du temps pendant lequel on en fait usage, et c'est souvent deux ou trois mois après avoir cessé le traitement, que l'on en constate le plus les bons effets, par la modification importante que leur action continue à porter dans l'économie animale.

Nous n'entrerons pas dans des détails plus étendus sur l'action des eaux de Vichy; nous pourrions indiquer ici les cas dans lesquels ces eaux si actives et si salutaires ont été employées contre les tumeurs abdominales, les engorgements de la rate à la suite des fièvres intermittentes, les engorgements chroniques de l'utérus, les tumeurs des ovaires, la chlorose, l'aménorrhée, les gastralgies, quelques maladies de la peau; propriété qu'elles partagent avec un grand nombre d'autres eaux.

Elles sont contre-indiquées toutes les fois qu'il existe encore des symptômes d'acuité dans l'inflammation, ou des dispositions aux congestions ou des excitations cérébrales; dans ces cas elles pourraient réveiller le molimen inflammatoire et donner lieu à des accidents graves. Il en est de même des affections du cœur et des gros vaisseaux. On comprend qu'en activant la circulation et en augmentant l'excitation générale, les eaux de Vichy, ainsi que toutes les eaux thermales, ne pourraient avoir dans ces cas que des résultats fâcheux.

La saison des eaux commence le 15 mai et finit le 15 septembre. Les médecins inspecteurs actuels de l'établissement sont M. Prunelle et M. Petit, adjoint. J. P. BÉAUDE.

VIC-LE-COMTE (Eaux minérales de) (*thérap.*) C'est un bourg à 3 lieues d'Issoire, département du Puy-de-Dôme, qui possède des eaux minérales acidules, fournies par deux fontaines désignées sous les noms de *Fontaine Sainte-Marguerite* et de *Fontaine du Tambour*. Cette eau, d'après une analyse

faite par Duclos dans le siècle dernier paraît contenir du carbonate de chaux et de fer, plus une forte proportion d'acide carbonique qui tient ces substances en dissolution. Ces eaux sont très-employées par les habitants du voisinage. Elles sont fréquentées depuis le mois de juin jusqu'au mois de septembre. J. B.

VIC-SUR-CÈRE (Eaux minérales de (*thérap.*). Vic-sur-Cère, ou Vic en Carladès, est un chef-lieu de canton de l'arrondissement d'Aurillac, département du Cantal. qui est traversé par la route de St-Flour à Aurillac. La situation de ce bourg qui renferme 1,900 habitants, est des plus agréables; il y existe des sources minérales qui paraissent avoir été connues des Romains, d'après les médailles des empereurs trouvées dans les fouilles. L'eau est froide, gazeuse, acidule et ferrugineuse. Les sources sont au nombre de quatre et sont reçues dans des bassins en pierre, situés sous une voûte qui sert de promenade aux buveurs. Cette eau est limpide, fortement acidule ; sa température est de 12°; on dit qu'elle exhale une odeur de chlore, lorsque les bassins ne contiennent qu'une petite quantité d'eau. D'Arcet a reconnu que l'eau de Vic contient beaucoup d'acide carbonique libre, de bicarbonate de chaux, de fer, et de l'hydrochlorate de chaux ; M. Beauchamps dit qu'elle contient aussi du sulfate de soude et de magnésie.

Ces eaux qui ne se prennent qu'en boissons sont excitantes et toniques ainsi que toutes les eaux acidules ferrugineuses ; elles excitent l'appétit , favorisent la digestion, et servent de boissons habituelles aux habitants du voisinage; on les boit comme nous faisons usage de l'eau de seltz. On les emploie médicalement dans les gastralgies, les fièvres intermittentes chroniques, l'aménorrhée, les fleurs blanches, le catarrhe vésical: on boit ces eaux pendant dix jours. Cette source a été fréquentée en 1835 par environ six cents malades. Il y a un médecin inspecteur. J. B.

VIDANGES (*hyg. pub.*). (V. *Vidangeurs.*)

VIDANGEURS (Maladie des), (*méd. et hyg.*). Nous traiterons dans cet article de tout ce qui est relatif aux vidanges, aux fosses d'aisances et à la désinfection des matières fécales. Les hommes qui se livrent à la vidange des fosses d'aisances, au curage des égouts, des puits et des puisards, sont souvent exposés à de redoutables accidents. Les plus graves sont les asphyxies, qui peuvent être produites par la nature des gaz qui se dégagent des matières organiques en décomposition dans ces cloaques. Les gaz qui déterminent l'asphyxie avaient été désignés autrefois sous le nom de *plomb*, comme on désigne dans les mines les gaz asphyxiants sous le nom de *grisou* ; l'acide sulfhydrique (*hydrogène sulfuré*), et le sulfhydrate d'ammoniaque sont les gaz qui produisent le plus souvent ces accidents, et le nom de *plomb* leur a été donné sans doute à cause des traces noirâtres et de couleur plombée qu'ils laissent sur la plupart des métaux et sur les peintures faites avec des sels métalliques. Dans les puisards où les matières en décomposition sont le plus souvent de nature végétale, les gaz produits sont l'hydrogène carboné, quelquefois l'acide carbonique et l'azote. Aux mots *Asphyxie*, *Méphitisme* et *Mines*, nous avons parlé des accidents produits par ces gaz et des moyens d'y remédier.

Les maladies qui peuvent affecter les ouvriers vidangeurs sont, comme on le voit, communes aux ouvriers égoutiers, puisatiers, quelquefois aux maçons, enfin à tous ceux qui travaillent dans des cloaques où sont des matières organiques en décomposition. Pour se faire une idée de la nature des causes en action et de la façon dont elles peuvent agir, il est nécessaire d'indiquer la manière dont se faisait autrefois la vidange des fosses dans Paris, procédé qui est encore usité dans plusieurs villes. Plus loin, nous indiquons les moyens que l'on a employés pour assainir et perfectionner la vidange des fosses, ainsi que les moyen de désinfection mis aujourd'hui en usage.

Dans nos habitations, les latrines communiquent par des tuyaux de descente, qui ordinairement sont en fonte, avec une ou plusieurs fosses voûtées, construites en matériaux imperméables, et qui ainsi forment des citernes étanches et complétement fermées ; à la partie supérieure de la voûte, est pratiquée une ouverture carrée, sur laquelle est scellée une dalle de pierre : c'est par là que se fait la vidange de la fosse lorsqu'elle est pleine.

Les fosses bien construites sont ordinairement en contre bas du sol des caves, de façon que, s'il se fait des infiltrations, elles ne puissent se répandre dans les caves et les infecter. A Paris, l'administration de la préfecture de police impose aux propriétaires des maisons des conditions de construction et d'entretien des fosses, qui déterminent la manière dont elles doivent être construites, le lieu qu'elles doivent occuper et la nature des matériaux à employer. Toutes les maisons nouvellement édifiées ont des fosses conformes aux prescriptions administratives ; toutes les fosses mal construites doivent être rebâties selon les mêmes prescriptions. A cet effet un architecte de la Préfecture visite, après la vidange opérée, toutes les fosses de Paris, et il n'est permis de sceller la pierre qui doit clore la fosse qu'après cette visite, et sur l'autorisation qui en est donnée.

Lorsqu'une fosse est pleine on procède à sa vidange. Voici l'ancienne méthode : on lève la pierre qui clôt la fosse, et pendant quelque temps en laisse les gaz se dégager ; cette opération doit se faire avec précaution, si l'on en ouvre une ancienne et qui n'a pas été vidée depuis très-longtemps. Lorsque l'on suppose que l'on a jeté dans la fosse des matières susceptibles de produire des gaz délétères ou de favoriser leur développement, on prend des précautions ; un brasier allumé est, dans ce cas, placé près de la fosse, de façon à brûler les gaz qui s'enflamment en sortant, et qui détonnent quelquefois avec force ; on introduit ensuite le brasier dans la fosse, puis on crève une couche solide qui s'est formée à la partie supérieure des matières qui ont subi une fermentation ; cette croûte se nomme le *chapeau*, le brasier brûle les gaz qui doivent se dégager. Cette dernière opération est souvent la plus dangereuse.

L'ouverture de la fosse n'ayant présenté aucun des accidents que nous venons de signaler, ou bien la fosse ayant été purifiée, ce que l'on juge par la facilité avec laquelle la combustion s'entretient à la surface des matières (pour cela l'on jette des papiers enflammés, l'on descend un brasier, ou une chandelle allumée), on procède à l'extraction des matières liquides, que l'on nomme *vanne* ou *eaux vannes*, ce que l'on fait au moyen d'un seau fixé à une corde qui passe sur une poulie. Les matières liquides extraites, on enlève les matières solides que l'on nomme *heurte*, *boule* ou *botelé* : ce dernier nom a été donné sans doute à cause des bottes que porte l'ouvrier qui fait ce travail ; pour cela un homme descend dans la fosse, et charge les matières dans le seau. Quelquefois, lorsque les fosses ne sont pas imperméables et qu'elles laissent échapper la matière liquide, ce qui se rencontre encore quelquefois dans les anciennes constructions, il reste au fond de la fosse une matière durcie que l'on est obligé d'enlever avec des instruments tels que la bêche ou la pioche, c'est ce que l'on nomme le *grattin*. Les matières extraites sont renfermées dans des vases de bois cerclés de fer, cylindriques, plus larges à leur base qu'à leur partie supérieure : c'est ce que l'on nomme les *tinettes* ; elles sont fermées par un couvercle en bois, et scellées avec du plâtre, puis portées dans un lieu de décharge qui, à Paris, est la voirie de Montfaucon.

Parmi les accidents qui peuvent résulter de ces opérations, le plus redoutable est certainement l'asphyxie ; elle était autrefois même assez commune, et il ne se passait pas d'années sans que l'on eût, à Paris, à déplorer la perte de plusieurs des malheureux ouvriers qui se dévouaient à ce pénible métier. Souvent le dégagement du gaz délétère n'avait pas lieu au moment de l'ouverture de la fosse ni lorsque l'on crevait la couche solide formée au-dessus des matières. Il se manifestait pendant le travail, et surtout lorsqu'un ouvrier descendait dans la fosse pour en extraire les matières à demi solides dont nous avons parlé. Les secours à donner dans ces cas, sont ceux que notre savant collaborateur Marc a indiqués au mot *Asphyxie*.

Les précautions préventives consistent, lorsqu'on a des soupçons, à attacher l'ouvrier à un cordage au moyen d'une ceinture munie d'un anneau à sa partie postérieure, de façon à le remonter facilement s'il éprouve un accident ; cette précaution se nomme le *bridage*, et nous devons dire que les ouvriers s'y refusent ordinairement par un faux sentiment de courage, trouvant quelque vanité à braver le danger. Des crochets doivent être disposés pour enlever, par leur vêtements, les hommes asphyxiés, qui ne seraient pas pourvus du bridage, car il y a le plus grand danger de pénétrer dans la fosse ; souvent on a vu jusqu'à cinq et six ouvriers succomber successivement, en voulant porter secours à l'un d'eux, qui venait d'être frappé par le gaz délétère. Les précautions, comme on le voit, ne sauraient être trop nombreuses ; l'aérage de la fosse, la ventilation au moyen du brasier, sont les seuls moyens que l'on mettait autrefois en usage. Aujourd'hui on y a joint les moyens désinfectants, les neutralisants chimiques. qui agissent en se combinant avec les gaz délétères ou bien qui les décomposent.

Le premier moyen rationnel de désinfection a été employé par MM. Thénard et Dupuytren, il y a près de quarante ans : c'est le chlore, alors désigné sous le nom d'acide muriatique oxigéné ; les fumigations de Guyton-Morveau, avec le même corps, pour détruire les miasmes des prisons et des hôpitaux durent mettre sur la voie. Plus tard, en 1830, MM. Laurent et Filière avec M. Labarraque, employèrent le chlorure de chaux étendu d'eau, que l'on jeta dans la fosse. Dans ces deux procédés, le chlore se combine avec l'hydrogène qui fait la base du gaz délétère, et laisse en liberté les corps qu'il tient en combinaison, tels que le soufre et l'ammoniaque : par ce moyen on parvint à opérer la vidange d'une fosse sans que même l'odeur se répandît à l'extérieur. L'emploi du chlorure de chaux est encore très-utile, employé dans les appartements des maisons où l'on vide les fosses, pour empêcher l'action de l'hydrogène sulfuré qui noircit les peintures, l'argenterie et les dorures; il suffit d'en délayer dans des assiettes que l'on remplit d'eau, et que l'on place, pendant la nuit, dans les diverses parties de l'appartement : 10 à 15 gram. par assiette sont une proportion suffisante. J'ai moi-même employé plusieurs fois ce moyen, qui m'a toujours très-bien réussi; aucune odeur ne se faisait sentir; les portes et les fenêtres doivent être fermées avec soin.

Dans ces derniers temps on a employé d'autres substances pour désinfecter les fosses : on a proposé le proto-sulfate et le pyrolignite de fer; ces substances dissoutes dans l'eau, quelquefois à l'état sec pour le proto-sulfate de fer, sont jetées dans les fosses au moment de la vidange, d'autres fois 24 heures auparavant, afin que la combinaison puisse se faire plus complètement. Ces deux procédés ont l'avantage de détruire à la fois les émanations d'hydrogène sulfuré et d'ammoniaque, puisque l'oxide de fer se combine avec l'acide sulfhydrique, tandis que l'ammoniaque se combine avec les acides devenus libres, qui formaient les sels de fer. Comme membre du conseil de salubrité, nous avons vu employer ces procédés qui ont donné des résultats satisfaisants.

On a employé aussi, pour désinfecter les fosses et les matières fécales récemment extraites, la poudre de charbon, le noir animal, la tourbe carbonisée, les cendres de tourbes, la terre végétale calcinée au rouge; tous ces moyens réussissent assez bien. M. Siret, pharmacien à Meaux, a proposé il y a peu d'années une poudre formée avec le proto-sulfate de fer, le sulfate de zinc et le charbon; un kilogramme de cette poudre, délayé dans deux kilog. a suffi pour enlever l'odeur infecte que présentait une fosse, et un kilog. et demi, dont le prix est de 2 centimes, jeté chaque jour dans ces mêmes latrines, a empêché que l'infection se soit renouvelée. Le sulfate de fer et le pyro-lignite de fer ont été employés aussi d'une manière suivie et périodique pour désinfecter les fosses; ces expériences ont été faites en grand, et aujourd'hui M. Coutoret, l'un des inventeurs, l'applique à un grand nombre de maisons.

M. Kraff, dans une fabrique de sels ammoniacaux, située près de Paris, emploie le protoxide de fer hydraté comme moyen désinfectant. Il décompose le proto-sulfate de fer par l'ammoniaque qu'il a séparé des eaux vannes au moyen de la chaux; il forme ainsi du sulfate d'ammoniaque, et le protoxide

de fer se précipite. Ce protoxide de fer est mêlé aux eaux vannes qui arrivent dans l'établissement, et il décompose l'acide sulfhydrique pour former du sulfure de fer. Ce sont ces eaux que l'on traite ensuite par la chaux pour en dégager, ainsi que nous venons de le dire, l'ammoniaque.

Cette possibilité de désinfecter les matières fécales immédiatement soit dans les fosses, soit à leur sortie, a fait proposer, par un grand nombre d'industriels, la suppression des voiries en désinfectant immédiatement, et convertissant en engrais, qui sont d'un prix assez élevé, les matières qui, par leur accumulation, sont aujourd'hui une cause d'infection pour les villes dans le voisinage desquelles elles sont situées : telle est la voirie de Montfaucon pour Paris. Plusieurs établissements préparent aujourd'hui hors Paris les engrais que nous venons d'indiquer; le fameux engrais Baronnet est préparé par ces procédés.

Indépendamment de ces moyens de désinfection on s'est occupé depuis un certain nombre d'années de perfectionner les modes de vidanges: ainsi celui que nous avons décrit n'est plus usité à Paris; on ne l'emploie que dans les communes rurales, on dans quelque villes des départements. Aujourd'hui les eaux vannes s'enlèvent au moyen d'une pompe qui les conduit dans une large tonne pouvant contenir de deux à trois mètres cubes; des tuyaux munis d'ajustage à vis et en bronze font communiquer la tonne avec la fosse, et les ouvriers n'ont plus qu'à manœuvrer une pompe. Les gaz et l'air qui s'échappent de la tonne passent à travers un foyer de charbon incandescent qui brûle les gaz; il n'y a plus de répandu dans l'air que les gaz qui s'échappent de la fosse et ceux qui se dégagent vers la fin de l'opération; car une fois les matières liquides enlevées, il reste au fond de la fosse environ un cinquième de matières demi-solide ou en bouillie que l'on ne peut extraire qu'au moyen de seaux, et que l'on porte avec des hottes de bois dans les grandes tonnes. Cette partie de l'opération se nomme, ainsi que nous l'avons dit, le botelé; comme elle termine la vidange, elle n'a lieu qu'à une heure assez avancée de la nuit; mais tout le temps qu'elle dure les gaz se dégagent avec abondance et répandent une grande infection.

Nous avons vu expérimenter il y a deux ou trois ans, comme membre d'une commission du conseil de salubrité, un système qui consistait à opérer la vidange dans un bâti complétement fermé. C'était une machine formée par des augets en fer montés sur une double chaîne, comme les machines à draguer les rivières; deux hommes faisaient mouvoir une manivelle extérieure qui imprimait un mouvement de rotation à la chaîne et faisait ainsi se déverser les augets dans une trémie terminée par un tuyau de cuir qui, au moyen d'une embouchure en bronze, se fixait sur l'ouverture des tonneaux, que l'on fermait aussitôt qu'ils étaient pleins. Le bâti en bois, couvert de toiles imperméables, disposé au-dessus de la fosse, enveloppait toutes les pièces de l'appareil, et ne laissait sortir que le tuyau de cuir. Les gaz qui pouvaient se dégager de la fosse devaient trouver des matières susceptibles de les décomposer. Les matières qui restaient dans la fosse, et dont la hauteur ne s'élevait qu'à un décimètre environ, étaient désinfectées et extraites par les moyens ordinaires. Ce procédé paraît assez satisfaisant, et les opérations auxquelles nous avons assisté, faites en plein jour, n'ont donné lieu à aucune mauvaise odeur pouvant incommoder.

Plus récemment encore, vers la fin de 1845, le conseil de salubrité a expérimenté à la maison royale de santé, rue du Faubourg-St-Denis, un nouveau système dit *Vidange atmosphérique*. M. Guérard, membre de la commission, a rendu compte de cette expérience dans le trente-cinquième volume des *Annales d'hygiène*, p. 77. Le procédé consiste à faire monter les matières des fosses d'aisances dans une tonne de fer dans laquelle on fait préalablement le vide. Des tuyaux en cuivre font communiquer cette tonne avec la fosse. Lorsque la fosse est convenablement disposée, il n'est pas nécessaire de l'ouvrir pour la vider; il suffit qu'un tuyau dont l'extrémité est garnie d'une espèce de pomme d'arrosoir percée de trous assez larges, plonge jusqu'au fond de la fosse; des ajustages de bronze réunissent ces tuyaux. La tonne est en forte tôle et à la forme d'une chaudière à vapeur; elle peut contenir deux mille litres; une pompe fixée à la partie supérieure de cette tonne fonctionne pendant l'opération pour extraire l'air des tuyaux et les gaz qui peuvent se dégager; ces gaz passent à travers un foyer incandescent qui les brûle. On opéra avec ce système en plein jour; les tonnes de vingt hectolitres étaient remplies en trois minutes, il ne fallut qu'une heure pour faire arriver dix voitures, les remplir et les faire sortir de l'établissement. « Ainsi, dit M. Guérard, on enleva dans ce court intervalle vingt mètres cubes ou deux cents hectolitres de matière en plein jour, sans donner lieu au dégagement d'aucune mauvaise odeur. » Le tube manométrique, appliqué sur les tonnes qui gardaient bien le vide, indiquait qu'il était fait à soixante-neuf et soixante-dix centimètres.

Ce n'est pas seulement sur le mode plus ou moins parfait de vidange que se sont portées les recherches; on a d'abord tâché d'améliorer et même de supprimer les fosses d'aisances. En 1785, Goulet, architecte, dans une brochure in-8° de 62 pages, intitulée *Inconvénients des fosses d'aisances et moyens de les supprimer*, proposait de les remplacer par des fosses mobiles. Il s'exprimait ainsi : « On a déjà l'expérience que, pendant la durée de la vidange des fosses ou pendant leur reconstruction, on les remplace par un tonneau qu'on met sous la chute et que l'on renouvelle autant de fois qu'il en est besoin : à la vérité, ce moyen est très-désagréable; mais qu'au lieu d'un tonneau on établisse, sous la chute des sièges, un réservoir y soit joint hermétiquement et qu'il soit d'une matière impénétrable aux odeurs et invariable aux impressions de la sécheresse et de l'humidité, qu'il soit assez grand pour y rester au moins quinze jours, et assez petit pour être transporté par deux hommes, que lorsqu'il sera plein il puisse être promptement et exactement bouché, qu'il puisse être déplacé facilement pour être remplacé par un autre pareil, et l'on reconnaîtra bientôt l'inutilité des fosses d'aisances. » Goulet propose ensuite un vase de cuivre étamé, pouvant contenir deux pieds cubes de matière; terminé à sa partie supérieure par une ouverture de trois pouces, s'ajustant avec un tuyau

de descente au moyen d'un mécanisme simple, qu'il indique et qui consiste à mouvoir le réservoir entre deux jumelles de bois, au moyen du plateau sous lequel est placée une vis qui sert à l'élever et à l'abaisser. Il est facile de voir dans cette description tout un système de fosses mobiles qui n'a été réalisé que quarante ans plus tard, et encore d'une manière moins satisfaisante que ne l'indique la description que nous venons de donner.

En 1786, Géraud, docteur-régent de la Faculté de médecine de Paris, proposait un système de fosses mobiles analogues à celles indiquées par Goulet; seulement il se contentait d'un tonneau, d'une tinette, ou toute autre capacité en métal ou en bois. Mérat, qui cite le passage de l'ouvrage de Géraud, intitulé *Essais sur la suppression des fosses d'aisances* (in-12, Paris 1786), paraît avoir ignoré la brochure dont nous avons parlé, car il attribue à ce dernier une invention que d'autres, dit-il, se sont depuis appropriée sans citer le nom de celui à qui ils la devaient.

Cette époque est remarquable par le grand nombre d'écrits et de systèmes qui furent proposés pour remédier aux inconvénients des fosses d'aisance; en 1778, Laborie, Cadet de Vaux et Parmentier publièrent leurs observations sur les fosses d'aisances. Hallé et Fourcroy, un peu plus tard, donnèrent leurs travaux. Un architecte nommé Géraud, proposa en 1786 de séparer les matières solides des matières liquides au moyen d'un filtre placé dans un tonneau. Gourlier, architecte à Versailles, frappé de l'idée que ces matières liquides étaient en très-grande quantité comparées aux matières solides, proposa de les séparer au moyen d'une cloison en maçonnerie, qui devait diviser la fosse et permettre le déversement des liquides.

Toutes ces idées d'améliorations furent en partie abandonnées pendant l'agitation politique qui succéda à cette époque; mais l'idée de séparer les matières liquides des matières solides dans les fosses donna lieu à divers systèmes indiqués dans un excellent rapport fait au conseil de salubrité, en 1835, par Parent Duchatelet, au nom d'une commission composée de MM. Labarraque et Chevalier, et inséré dans le 14me vol. des *Annales d'Hygiène*. Le dernier et le plus complet de ces systèmes a été réalisé par M. Huguli, en 1840: il consiste dans l'emploi d'un vase en fer galvanisé, qui communique avec un tuyau de descente du même métal; le tuyau entre à baïonnette dans le vase; ce dernier est muni d'un filtre cylindrique intérieur qui permet aux liquides de s'écouler et qui ne retient que les matières solides; cet appareil peut être disposé dans une cave ou même dans les anciennes fosses; nous en avons vu un ainsi disposé à l'hôpital Beaujon, lorsqu'avec D'Arcet et M. Labarraque nous avons examiné ce système au nom du conseil de salubrité. Un réservoir en métal ou en maçonnerie reçoit les liquides; un tuyau qui plonge dans le réservoir arrive jusque sur la voie publique, et au moyen d'une pompe on enlève ces liquides que l'on fait entrer dans des voitures d'un aspect extérieur qui n'a rien de désagréable; elles contiennent un réservoir métallique et des vases pour les matières solides, destinés à remplacer ceux qui sont remplis: ces vases sont solidement et hermétiquement fermés. Ce système qui supprime complétement les fosses d'aisances, a l'avantage de ne laisser se répandre aucune odeur dans les appartements; on pourrait même, pour les matières solides, y ajouter les moyens désinfectants dont nous avons parlé, ou ceux proposés par MM. Salomon, Payen et Burand.

Ces deux derniers ont eu aussi la pensée de désinfecter les matières au moment même ou elles tombent dans la fosse, et ils avaient proposé, il y a plus de douze ans, un siége muni d'une trémie qui enveloppait les matières de poudre désinfectante au moment de leur chute. Divers essais de désinfection des matières au moment de leur production ont été tentés, et ce système, qui serait très-avantageux puisqu'il ferait disparaître sous ce rapport toutes les causes d'insalubrité dans les habitations, ne tardera pas, nous en sommes convaincu, à devenir général; il ne manque aux moyens qui ont été proposés, que de devenir d'une application facile, peu dispendieuse, mais surtout usuelle, et la soustrayant aux causes de négligence difficiles à prévenir pour des objets de cette nature.

Les nombreux perfectionnements apportés dans la construction des fosses et dans les divers modes de vidange que nous avons indiqués, ont rendu extrêmement rares les accidents d'asphyxie des vidangeurs; M. Guérard, qui en 1844 a cité deux exemples d'asphyxie de ce genre, dit avec raison qu'ils sont aussi rares aujourd'hui qu'ils étaient fréquents autrefois : « Depuis quatorze ans que je suis, dit-il, à l'hôpital Saint-Antoine, ce sont les deux seuls cas que j'aie vus. J'ai demandé à plusieurs confrères des hôpitaux, qui m'ont dit n'avoir pas eu encore occasion d'en observer. » Ce fut dans une fosse de la commune de Vincennes qu'eurent lieu ces deux accidents. Les moyens que M. Guérard mit en usage dans les circonstances dont nous parlons, furent les frictions fortes et générales avec de l'eau froide et vinaigrée (on était au 4 juillet), des aspersions de chlorure de chaux liquide autour du malade, lavement d'eau salée, sinapismes aux extrémités ; au moment de la réaction, envelopper les malades dans une couverture de laine. Tels furent les premiers soins administrés, ils étaient parfaitement entendus. Des deux malades, l'un qui avait séjourné dix minutes asphyxié dans la fosse, guérit; l'autre qui n'y était resté que fort peu de temps, puisqu'il y était descendu pour secourir son compagnon et qu'il en fut retiré le premier, mourut, bien qu'il fût d'une constitution plus forte et très-pléthorique, ce qui avait donné lieu à des symptômes pour lesquels on cru devoir faire une application de sangsues et une saignée. M. Guérard, comme tous les médecins qui ont soigné des asphyxiés dans les égouts et les fosses d'aisances, ne se loue pas de l'emploi de la saignée dans ces maladies, et nous partageons complétement son opinion.

Une autre affection, beaucoup moins grave que l'asphyxie puisqu'elle ne compromet pas la vie, attaque assez souvent les ouvriers vidangeurs ; c'est la *mitte* ou ophthalmie des vidangeurs et des égoutiers. Cette maladie est une inflammation de la conjonctive oculaire et palpébrale déterminée par l'ammoniaque ou plutôt par le sulfhydrate d'ammoniaque qui se dégage des matières fécales ou animales en putréfaction. Il est peu de personnes

qui en entrant dans un cabinet d'aisances mal tenu n'aient senti une odeur infecte et piquante qui exerçait surtout son action sur les yeux et les narines; cet effet est produit par l'ammoniaque qui se trouve toujours dans ce cas mêlé à l'hydrogène sulfuré.

Lorsque, dans une fosse d'aisances ou dans un égout, les ouvriers sont quelque temps soumis à l'action de ce gaz, ils ressentent des picotements dans les yeux, accompagné d'une cuisson qui peut devenir extrême en quelques minutes; quelquefois ils éprouvent un sentiment de fraîcheur dans les yeux qui annonce l'invasion de la maladie; mais ce symptôme n'est pas constant. Bientôt le globe de l'œil et les paupières deviennent rouges; il y a en même temps embarras dans le nez, enchifrenement; une douleur vive se manifeste vers le fond de l'orbite et se propage au-dessus des yeux. Quelquefois le malade cesse subitement de voir et cette cécité dure souvent deux ou trois jours. Les malades éprouvent quelquefois de telles douleurs qu'ils ne peuvent supporter même la lumière adoucie du jour; ils s'agitent dans leur lit, en poussant des cris arrachés par la douleur. Cet état continue jusqu'à ce que les larmes coulent, ce qui a lieu au plus tôt un temps plus ou moins long, suivant le sujet, mais qui se manifeste ordinairement du deuxième au troisième jour. A dater de cet instant les douleurs cessent, la sécrétion des larmes et du mucus nasal devient abondante, et ce soulagement marche d'une manière progressive. Ces sortes d'ophthalmies, qui sont le plus souvent de peu de durée, ont quelquefois un caractère plus sérieux, et Ramazzini a cité des exemples de cécité absolue observée chez des vidangeurs et qu'il croit être le résultat de ces affections.

Le traitement à diriger contre cette maladie consiste d'abord à se soustraire à l'action des causes aussitôt qu'elles viennent à agir : c'est ce que font les ouvriers vidangeurs aussitôt qu'ils sentent des douleurs aux yeux, déterminées par le picotement dont nous avons parlé; ils sortent de la fosse, se lavent les yeux avec de l'eau froide et se promènent un quart-d'heure ou une demi-heure au grand air, pur et frais, en ayant soin d'éviter les lumières ; pendant ce temps les yeux pleurent, le nez coule et ils sont promptement soulagés. Ils renouvellent ces moyens autant de fois qu'ils se sentent pris des symptômes précurseurs de la mitte. Quelquefois la maladie ne s'annonce pas par des douleurs vives; après le sentiment de picotement succède le sentiment de fraîcheur dont nous avons parlé, ou bien la cessation de toute douleur; alors la maladie ne se développe que quelques heures après le travail. Mais dans tous les cas il est à remarquer qu'elle diminue aussitôt qu'a lieu l'écoulement des larmes et que cesse l'orgasme, comme si cette sécrétion et celle de la muqueuse oculaire entraînaient l'ammoniaque absorbé et retenu par l'irritation spasmodique qu'il détermine dans les vaisseaux de ces organes. Il est à remarquer que les larmes recueillies ont une odeur infecte très-marquée.

Les remèdes à employer sont fort simples : les vidangeurs se contentent de se laver les yeux avec de l'eau fraîche ; quelquefois ils appliquent des feuilles de choux, toujours pour diminuer le sentiment d'ardeur et de douleur qu'ils ressentent; ils ont soin de s'enfermer dans une chambre complétement obscure, afin d'éviter l'action irritante de la lumière. Rarement les ouvriers vidangeurs sont obligés de recourir aux soins du médecin pour cette affection, qui est presque toujours de peu de durée : c'est pour ainsi dire une intoxication passagère de l'œil. Mais on conçoit que si après les premiers jours, l'affection, par une cause quelconque, venait à se prolonger, il faudrait alors la traiter comme une ophthalmie ordinaire et varier le traitement suivant les indications présentées par la maladie.

J.-P. BEAUDE.

VIDIEN (anat.), adj —On appelle d'après *Vidus-Vidius*, célèbre anatomiste, *trou vidien*, le trou creusé à la base de l'apophyse ptérygoïde. (V. *Sphénoïde*.) — Il y a aussi l'*artère* et le *nerf vidiens*.

VIE (physiol.), s. f. *vita*, en grec *bios*. C'est proprement le mode d'existence des corps organisés: aussi l'étude des lois de la vie a-t-elle été faite au mot *Organisme*.

VIEILLESSE (physiol.), s. f. (V. *Age*.)

VIF (physiol.), adj., *vividus*. Cet adjectif s'applique au pouls quand il est fréquent et fort sans dureté.

VIF-ARGENT. (V. *Mercure*.)

VIGNE. (V. *Raisin* et *Vin*.)

VIGNE BLANCHE.—VIGNE-VIERGE. (V. *Clématite*.)

VILLEUX (anat.), adj., *villosus*, de *villus*, poil; qui a rapport aux villosités. *Membrane villeuse*, celle qui présente des villosités.

VILLOSITÉS (anat.), s. f., *villositas*, même racine que le mot précédent; ce sont de petites saillies qui s'observent sur les membranes muqueuses. (V. *Membranes* et *Intestins*.)

VIN (chim. hyg.), s. m. On donne le nom de vin au produit de la fermentation alcoolique des différentes variétés de raisins. Je vais dans cet article étudier la composition chimique des vins, énumérer les différentes conditions qui ont une importance réelle dans la production des diverses espèces de vins, indiquer le rôle des vins dans la nutrition, fonder sur des bases physiologiques leur classification ; puis je m'étendrai sur les falsifications qu'on leur fait subir, et sur les moyens de reconnaître et de prévenir ces falsifications.

Composition des vins. —Voici les principales substances qui entrent dans la composition des vins :

1° De l'alcool dont la proportion varie communément de 5 à 15 pour cent; 2° du tannin, les vins rouges en contiennent plus que les vins blancs; 3° une ou plusieurs matières colorantes; 4° de l'acide malique ; 5° de l'acide tartrique ; 6° de l'acide œnanthique et de l'éther œnanthique; 7° du sucre liquide en proportion variable suivant la nature des vins ; 8° une substance particulière à laquelle M. Fauré a donné le nom d'œnanthène; principe qu'on n'a signalé que dans les vins des premiers crus de la Gironde : c'est lui qui leur donne l'onctuosité et le velouté; 9° l'arôme ou bouquet qui n'a pu être isolé que de quelques vins rouges des premiers crus : ce parfum paraît être produit par une huile essentielle particulière qui ne se forme que sous certaines influences, et dont les éléments variables résident dans la pellicule du raisin ; 10° le bitartrate de potasse ; 11° le tartrate de chaux ; 12° le tartrate d'alumine ; 13° le tartrate de fer ; 14° le sulfate de potasse ; 15° le chlorure de sodium ; 16° le chlorure de potassium ; 17° le phosphate de chaux et d'autres phosphates.

Conditions principales qui influent sur la qualité des vins. — Les conditions principales qui influent sur la qualité des vins sont : 1° la contrée de production ; 2° la nature du terrain ; 3° l'exposition ; 4° le mode de culture ; 5° les procédés de vinification ; 6° l'année de la récolte, et par-dessus tout la nature du cépage. Je vais particulièrement insister sur ce dernier objet.

On est loin au premier abord de soupçonner l'importance de la question que je vais traiter. Généralement, les consommateurs de nos grandes villes pensent que les vins diffèrent surtout par les contrées qui les ont produits: ainsi on distingue parfaitement les vins de Bourgogne, de Bordeaux, de Suresne, etc.; et l'on tient peu de compte des cépages qui les ont fournis, qu'ils soient pineaux, verreaux, gouais ou gamays. Peu importe ; ce sont des vins de Bourgogne ou d'une autre contrée qu'on demande ; cependant j'ai établi que le cépage a, pour le centre de la France, beaucoup plus d'importance que le climat.

Si on cultivait le pineau à Suresne ou à Argenteuil, on y recueillerait dans les années favorables, comme on l'a fait autrefois, des vins d'une qualité très-passable ; et si on arrachait les pineaux des collines bourguignonnes pour les remplacer par des gamays ou des gouais, on aurait bientôt des vins qui pourraient rivaliser avec ceux d'Argenteuil.

En remarquant cette différence dans la qualité des produits des différents cépages, on a naturellement la pensée de remplacer ceux qui fournissent de mauvaise piquette par les plants qui donnent des vins d'une qualité éprouvée; mais on est bien vite arrêté dans ces projets de réforme par les questions de quantité : il est, en effet, des cépages qui, toutes choses égales d'ailleurs, fourniront 15 hectolitres de vin par hectare, tandis que d'autres en donneront 150.

On comprend sans peine combien il importe d'avoir des données positives sur la valeur des divers cépages. On pourrait penser que les vignerons sont parfaitement éclairés sur la nature de leurs produits, et que des recherches scientifiques entreprises dans cette direction ne nous apprendront rien d'utile.

Je crois que c'est se défier injustement de la science : si les laboureurs ceux qui vont bien souvent les errements d'une routine obstinée, les vignerons sont encore plus stationnaires; ou s'ils entreprennent quelques essais, c'est habituellement sans suite, et ils se pressent trop de conclure de faits particuliers, qui souvent n'ont pas de valeur parce qu'ils sont mal observés.

J'ai entrepris d'éclairer ce sujet par l'expérience.

L'appareil de polarisation de M. Biot m'a été d'un grand secours pour apprécier immédiatement la quantité de sucre contenue dans les sucs des raisins fournis sur les différents cépages. J'ai pu ainsi déterminer avec précision et en très-peu de temps la quantité d'alcool que fournira après la fermentation un suc donné ; voici le résultat général auquel je suis arrivé :

En examinant dans un tube de 500ᵐᵉˢ à une température de 15 degrés du suc d'un raisin dont on aura éliminé l'acide tartrique à l'aide de l'acétate de plomb basique et qui aura été décoloré au noir animal, 2 degrés de l'appareil de M. Biot correspondent très-approximativement à 1 pour cent d'alcool.

J'ai étudié les produits des dix cépages le plus généralement cultivés dans le centre de la France. Voici les résultats principaux que j'ai obtenus.

Gouais blanc. Ce cépage bien cultivé fournit en moyenne 140 hectolitres de vin par hectares, contenant 7 hect 88 d'alcool ; 112 kil. 4 d'acide tartrique et malique, et 15 kil. 300 de potasse.

Le gouais se rapidement la terre ; il n'est productif qu'autant qu'on le fournit de terre neuve, d'engrais et de cendres ; il donne plutôt une liqueur propre à faire de la limonade que du vin. Je lui ai assigné un usage limité mais très-avantageux ; étendu de trois fois son poids d'eau, c'est la boisson la plus salutaire que l'on puisse donner aux moissonneurs exposés à l'ardeur du soleil ; l'association des acides tartrique et malique avec un peu d'alcool est très-favorable aux travailleurs qui supportent une chaleur élevée.

Le gros gamay fournit en moyenne 160 hect. de vin à l'hectare. Cette quantité de vin contient 8 hect. 18 d'alcool, 67 kil. 2 d'acide tartrique et malique et 9 kil. 440 de potasse. Le gros gamay fournit dans les mauvaises années (semblable à celle où je l'ai d'abord étudié) un vin qui n'est pas potable, plus nuisible à l'estomac que profitable ; ce cépage exige d'abondants engrais et après trente ans il faut l'arracher ; mais comme il est très-productif, sa culture s'étend chaque année.

Le gros verreau fournit en moyenne 90 hectolitres de vin à l'hectare. Cette quantité de vin contenait, en 1845, 6 hect. 28 d'alcool, 90 kil. d'acide tartrique et malique et 5 kil. 130 de potasse. Pour maintenir cette production élevée, il faut ne pas laisser vieillir sa vigne plus de 40 ans, la fumer et la terrer très-abondamment. Plusieurs propriétaires qui ont voulu s'affranchir de ces dépenses ont vu décroître leurs récoltes, et ils ont ainsi dénaturé la qualité sans augmenter la quantité moyenne.

Le petit verreau donne des récoltes moins abondantes que le gros, mais elles sont plus sûres et la qualité est meilleure. On peut compter sur 60 hectolitres de vin à l'hectare pour une vigne plantée en petit verreau et bien soignée. Cette quantité de vin renfermait 4 hect. 92 d'alcool, 20 kil. d'acide tartrique et 3 kil. 916 de potasse.

Le petit verreau convenablement provigné peut

résister plus d'un siècle dans le même sol ; en le cultivant avec intelligence, en opérant la fermentation en vase clos, en l'associant surtout au côt ou auxerrois, on obtiendra un produit abondant d'une bonne qualité et qui servira un intérêt élevé.

Le côt ou auxerrois. Ce raisin a une riche couleur, un goût agréable ; si isolément il donne un vin moins estimé que celui du pineau, il a aussi des qualités qui lui sont spéciales ; il relève la couleur et donne du corps aux vins obtenus avec des raisins plus faibles tels que les verreaux. Le côt produit en moyenne 60 hectolitres à l'hectare.

Le melon cultivé en bon sol et en bonne exposition est un cépage très-précieux payant un gros intérêt ; il fournira du bon vin blanc en quantité satisfaisante ; il est peu sujet à manquer ; il peut résister plusieurs siècles sans avoir besoin d'être arraché. Dans des conditions favorables on peut espérer 80 hectolitres de vin à l'hectare, et la richesse alcoolique de 9, 1 p. c. : cela nous donne 7 hectolitres 28 d'alcool par hectare et seulement 24 kil. 800 d'acide tartrique et 3 kil. 92 de potasse. Le melon épuise peu la terre, on peut le provigner modérément ; il est bon de terrer et de fumer convenablement.

Le pineau noir, ou plan noble, produit peu, mais il donne un vin excellent ; il résiste plusieurs siècles sans avoir besoin d'être arraché. On peut fixer à 20 hectolitres la production d'un hectare de vigne plantée en pineau ; cette quantité de vin m'a donné 2 hectolitres 12 d'alcool, 4 kil. 20 d'acide tartrique et malique, et 0 kil. 74 de potasse. Cette faible production nous montre que le pineau peut croître dans des terres légères et peu profondes, sur le flanc des montagnes, qu'il peut se passer d'engrais ; mais si on ne veut pas voir s'abaisser encore le chiffre de sa récolte, il faut le provigner souvent, le terrer abondamment. Ce cépage réussit encore le mieux sur le flanc des montagnes abruptes, et cette culture est le moyen le plus efficace d'empêcher et la dénudation des montagnes et les inondations dans les vallées. Dans les localités où les engrais sont communs, le gamay remplacera toujours le pineau. Dans les environs de Paris, depuis un siècle environ, le gamay a chassé les derniers pineaux, et lui-même est supplanté par les pommes de terre, qui donnent plus de produit.

Le pineau blanc a toutes les qualités du pineau noir, peut-être même à un degré plus remarquable ; mais son produit moyen est encore plus faible. On peut compter à peine dans une vigne bien cultivée sur 15 hectolitres de vin à l'hectare, 1 hect. 52 litres d'alcool, 3 kil. 9 d'acide tartrique ou malique, et seulement 0 kil. 651 de potasse. La culture du pineau blanc est peu profitable ; elle le serait davantage si le consommateur savait apprécier et demander au producteur l'admirable vin blanc qu'il fournit.

Le pineau blanc est aussi peu exigeant que le pineau rouge ; il résiste des siècles dans la même vigne ; il se contente de peu d'engrais, pourvu qu'il soit provigné et terré avec de la terre neuve. Le propriétaire jaloux de donner à ses vins rouges une qualité supérieure de feu et de légèreté, conserve un huitième au moins de pineau blanc dans ses plants.

Du rôle des vins dans la nutrition. Je vais m'occuper d'abord à préciser avec soin le rôle de l'alcool, qui est le principe le plus important; puis j'arriverai à apprécier l'influence des principaux vins.

Les boissons alcooliques, prises en quantité modérée et convenablement étendues d'eau, sont immédiatement absorbées aussitôt leur introduction dans l'estomac, sans nécessiter aucun travail digestif; transportées dans le sang, elles sont rapidement brûlées en produisant de la chaleur et de la force. Parmi tous les aliments, aucun n'a un effet aussi prompt et aussi actif, mais aussi il n'en est pas dont l'utilité soit plus passagère.

Les alcooliques, pris en quantité trop élevée, peuvent déterminer la mort dans un espace de temps très-court, et agir alors comme des poisons très-énergiques. Nous pouvons nous rendre compte avec précision du mode d'action de l'alcool : introduit dans le torrent circulatoire, c'est sur lui que se porte immédiatement l'action comburante de l'oxigène, et les globules, étant privés de l'influence de ce principe vivificateur, ne prennent plus leur couleur vermeille : ils sont asphyxiés, et l'animal meurt comme si on l'avait plongé dans de l'air privé d'oxigène.

J'ai étudié à plusieurs reprises les modifications que l'usage immodéré des alcooliques fait éprouver à la sécrétion urinaire; voici les résultats les plus saillants de cette étude.

L'usage immodéré des boissons alcooliques a pour effet d'augmenter la proportion d'acide urique et de diminuer la proportion d'urée rendue dans les vingt-quatre heures. On peut expliquer ces résultats en disant : quand de l'alcool est introduit dans la circulation, l'action comburante de l'oxigène s'exerce d'abord sur lui, les matières albumineuses sont moins complétement modifiées par lui, d'où augmentation dans la quantité d'acide urique et diminution dans celle de l'urée.

En appliquant cette théorie, j'ai donné des conseils suivis d'heureux effets à des malades affectés de goutte ou de gravelle urique. Je conseille comme base de traitement un exercice journalier suffisant et la suppression ou au moins la diminution considérable des boissons alcooliques. Les médecins ajoutent pour l'ordinaire à ces prescriptions la diminution de l'alimentation azotée; quand le malade peut travailler et s'exercer, cette recommandation est inutile : les animaux carnivores ne sont jamais incommodés par l'accumulation de l'acide urique dans leur économie. Ce sont les boissons alcooliques qui déterminent le plus fréquemment dans l'espèce humaine cette accumulation. On m'objectera peut être un fait rapporté par M. Liebig, que la gravelle est inconnue dans certaines contrées rhénanes, et cela à cause de l'usage général d'un vin qui possède la vertu de la prévenir. Ce fait est confirmé par M. le comte Odart, qui rapporte que le vin produit par le cépage connu sous le nom d'*olwer* (Haut et Bas-Rhin), *oberlander* (dans quelques autres vignobles de l'Allemagne), a la réputation d'être favorable aux personnes attaquées de gravelle. Pline reconnaissait déjà cette propriété à un vin produit par un cépage particu-

culier. Mais je répondrai : ce n'est pas à l'alcool contenu dans ces vins, mais bien à des sels à base alcaline qu'ils renferment, que l'on peut rapporter cette utile influence. Toujours est-il que je me suis bien trouvé de défendre aux goutteux et aux graveleux l'usage de l'eau-de-vie et des liqueurs, et de ne leur permettre du vin qu'en quantité modérée et très-étendu d'eau.

Je n'ai traité jusqu'ici des alcooliques que sous le point de vue de leur action sur les appareils de la vie organique; leur influence sur le système nerveux et le cervelet en particulier n'est pas moins remarquable et généralement bien connu depuis les belles observations de M. Flourens. Je ne rappellerai pas les symptômes de l'ivresse, je ne ferai que mentionner les maladies qui sont sous la dépendance de l'excitation incessamment renouvelée de l'appareil nerveux par l'abus des alcooliques, ce *delirium tremens* qui résiste souvent avec tant d'opiniâtreté à tous nos agents thérapeutiques, ces convulsions et cette épilepsie encore plus fatale encore et plus difficile à traiter. Disons-le bien, et ce fait a de l'importance, c'est plutôt l'abus de l'alcool étendu d'eau (eau-de-vie, kirsch, rhum) qui détermine promptement ces accidents, que celui du vin; nous indiquerons plus loin les causes de ces différences.

Sans produire des ébranlements nerveux aussi prompts et aussi funestes, l'abus des alcooliques peut avoir des effets qui ne sont pas moins désastreux. L'estomac, par ses pneumo-gastriques, est sous la dépendance immédiate de l'encéphale. Prend-on habituellement des substances qui agissent sur le système nerveux central comme l'opium, le hachisch, l'alcool, le suc gastrique n'est plus sécrété en quantité convenable, l'appétit diminue, la digestion est troublée, la nutrition n'est plus normale, l'individu dépérit, ses facultés intellectuelles comme ses fonctions physiques décroissent chaque jour en puissance, il s'abrutit et meurt. L'alcool en excès est moins promptement funeste à l'espèce humaine que l'opium et le hachisch; car l'alcool est au moins encore un aliment, tandis que l'opium et le hachisch troublent le système nerveux et ne nourrissent pas.

Parmi les accidents qui sont la suite de l'abus des alcooliques, je dois mentionner ces dérangements dans l'appareil de la circulation qui sont peut-être sous la dépendance immédiate d'un vice de nutrition et de l'altération du sang qui en est la suite; le cœur devient malade, les urines albumineuses apparaissent, les reins se désorganisent, et l'ivrogne incorrigible meurt hydropique. L'alcool étendu d'eau (eau-de-vie, rhum) n'est utile à l'homme que pris *en quantité modérée* et dans des circonstances particulières, pour animer les forces quand on doit immédiatement les utiliser, pour donner de la chaleur quand on doit être exposé à un grand froid; à part ces conditions, l'alcool étendu est beaucoup plus nuisible que profitable. Il est plus dangereux dans les climats chauds que dans les contrées froides; l'abus des liquides alcooliques a fait plus de victimes dans notre Algérie que le plomb des Arabes.

Sans contredit, un individu qui est accoutumé à des libations alcooliques journalières copieuses supporte plus d'alcool sans éprouver les symptômes de l'ivresse qu'un buveur novice. Sous ce rapport, l'alcool se place à côté de tous les agents perturbateurs du système nerveux; mais est-il donné en une seule fois en quantité suffisante pour déterminer l'asphyxie, comme toutes les substances qui agissent immédiatement sur les appareils de la vie de nutrition, il est rebelle à l'accoutumance, et on ne peut dépasser la dose qui peut causer l'asphyxie. Je ne crois guère possible l'accumulation de l'alcool dans l'économie, et à moins de modifications singulières dans les conditions de nutrition, je ne saurais attribuer à une imprégnation alcoolique ces combustions spontanées dont des auteurs dignes de foi nous ont transmis la relation.

Classification des vins. — Sans doute l'alcool joue dans les vins le rôle le plus important; mais les autres substances que ce liquide contient lui sont très-heureusement associées. On y remarque du bitartrate de potasse, des acides organiques, du tannin, une matière aromatique.

Les acides libres agissent comme tempérants; ils modèrent l'action de l'alcool en saturant partiellement l'alcali du sang; ils rendent la destruction de l'alcool plus lente et plus durable. Le vin agit moins rapidement que l'alcool étendu, mais son effet est plus modéré et plus continu. L'influence excitatrice sur le système nerveux, qui est toujours mauvaise lorsqu'elle sort des limites, est moins à craindre avec le vin qu'avec l'alcool étendu.

Sous le point de vue des différences dans leurs effets physiologiques, je distribue les vins en quatre groupes : 1° vins acides; 2° vins alcooliques; 3° vins sucrés; 4° vins mixtes ou parfaits. Je vais indiquer ces différences principales.

Vins acides. — Il est des vins fournis par certains cépages, tels que les gouais et les gamays parisiens, qui contiennent ordinairement un grand excès de crème de tartre et d'acides libres. Ces vins ne conviennent pas pour l'usage ordinaire de la vie; ils peuvent avoir une action purgative ou tempérante exagérée, ils délabrent l'estomac et ne donnent pas de force. A l'article *Gouais,* je leur indique un usage intéressant; ils conviendraient beaucoup mieux pour l'Algérie que ces vins du Midi et que cette liqueur d'absinthe qu'on y consomme en si grande quantité.

Vins alcooliques. — Ils contiennent un grand excès d'alcool qui a souvent été ajouté après la fermentation; la crème de tartre et les acides organiques y sont en trop faible proportion; ils ont la plupart des inconvénients de l'alcool étendu d'eau.

Vins sucrés. — Ils pèchent en général par le défaut d'acides libres et par l'excès d'alcool qui préserve le sucre en excès de la fermentation alcoolique.

Nos expériences sur les animaux nous ont montré que l'intervention du sucre en quantité un peu élevée retardait l'absorption de ces vins, qui séjournent alors plus longtemps dans l'appareil digestif et qui arrivent en proportion plus notable dans les intestins. Malgré l'utilité de cette cause retardatrice, ces vins possèdent la plupart des inconvénients des vins alcooliques.

Les *vins mixtes ou parfaits* sont remarquables par l'heureuse harmonie des principes qui les composent; l'alcool y existe en quantité moyenne de 10 p. c.; les acides libres et la crème de tartre ne s'y trouvent qu'en proportion modérée pour donner à cette boisson une agréable acidité suffisante pour ralentir après leur absorption la combustion trop vive de l'alcool, mais pas assez pour troubler la digestion. Le tannin et la matière colorante qu'ils renferment sont favorables à l'estomac; le principe aromatique qui s'y développe avec le temps flatte singulièrement le goût, et doit avoir une influence des plus favorables sur la nutrition en facilitant la digestion des aliments réparateurs. Une des observations les plus intéressantes contenues dans le rapport qu'a fait M. Magendie à l'Académie des sciences, au nom de la commission dite de la gélatine, est celle qu'une proportion infiniment petite de la matière aromatique du bouillon suffisait pour compléter la nutrition à l'aide de certains aliments qui, donnés exclusivement, ne préservaient pas les animaux de l'inanition. Ces matières aromatiques qui flattent si agréablement notre palais, qu'on trouve dans le bouillon et dans les bons vins, ont pour effet de faciliter la sécrétion d'un suc gastrique normal comme la vue d'un mets appétissant fait couler la salive dans la cavité buccale et sécréter aussi le liquide de l'estomac. C'est au moins ainsi que je m'explique leur utilité.

Les bons vins de ce groupe peuvent être considérés comme un aliment tout préparé qui peut offrir une ressource précieuse pour les malades menacés d'inanition, dont les fonctions digestives sont affaiblies, parce que les organes ne sécrètent plus ces liquides qui contiennent ces matières spéciales possédant la propriété admirable de favoriser la dissolution des aliments solides; c'est dans ce sens qu'on a pu dire avec une grande raison que le bon vin était le lait des vieillards.

Je vais maintenant aborder une question qui a de l'intérêt pour tous, et qui cependant est généralement bien mal appréciée aujourd'hui.

Parmi les vins mixtes, quel est celui que le consommateur doit préférer ?

Je place en première ligne le vin produit par le *pineau de Bourgogne* récolté une année favorable, venu dans les terres calcaires et à une heureuse exposition. Aucun vin ne réunit mieux, cinq ans après sa récolte, toutes les qualités que j'ai énumérées. C'est en vieillissant que le bouquet se développe; souvent avec lui apparaît une saveur légèrement amère que beaucoup de connaisseurs regardent comme défavorable pour le vin; mais quand cette amertume est peu développée, elle plaît aux personnes qui y sont habituées, et je regarde son effet comme salutaire.

Les vins de Bordeaux produits par les *cabernets* crus en sol calcaire et en bonne exposition ont aussi un caractère propre bien remarquable qui leur assigne un rang des plus distingués dans la classe des vins mixtes; ils contiennent de l'alcool et des acides en juste proportion, du tannin, du fer, une matière aromatique particulière, une substance organique que M. Fauré a nommée *œnanthine.* Ils conviennent surtout aux malades, aux glucosuriques, pour lesquels une quantité élevée de vin est indispensable pour les préserver de l'inanition. Nul vin ne peut remplacer pour eux les vieux vins de Bordeaux produits par les cabernets.

Mélanges et commerce des vins. — Les consommateurs les plus éclairés achètent du vin en cercle en désignant la contrée viticole qu'ils désirent, et aussi quelquefois l'année qu'ils préfèrent : ainsi ils demandent du vin de Nuits, de Beaune ou de Mâcon, de telle ou telle récolte, sans se préoccuper de l'exposition et de la nature du cépage. Voici les inconvénients de cette manière de procéder : on paie sur les noms des prix de fantaisie des vins souvent très-médiocres, tandis qu'en précisant la nature du cépage, toutes choses étant égales d'ailleurs, on est beaucoup plus sûr d'obtenir un vin excellent pour un prix modéré.

Je vais vous donner un exemple pour mieux faire comprendre ma pensée : vous demandez du vin de Beaune ; si le propriétaire de ce pays est un vigneron, qui, infidèle aux vieilles traditions de la localité, a arraché son pineau pour le remplacer par du gamay, vous donnerez un prix élevé d'un vin médiocre. Si on vous présente du vin d'Avallon ou de Tonnerre, vous l'estimerez moins, d'après son nom, que le vin de Beaune ; et, cependant, s'il provient de pineaux venus en bonne exposition et en bonne année, il sera infiniment préférable aux gamays beaunais. Je me résume en conseillant aux consommateurs riches et instruits de se préoccuper davantage du plant, de l'exposition et de l'année, que du pays de production.

Je viens de parler de vins en nature qui ne comportent aucune addition et aucun mélange, car ce serait beaucoup les déprécier que de les associer inconsidérément ou d'y introduire des substances étrangères ; mais, il faut le reconnaître, c'est de beaucoup la plus faible quantité des vins consommés dans Paris. Je vais chercher dans ce qui va suivre à faire connaître les mélanges et les falsifications les plus ordinaires, à dire leurs inconvénients et à indiquer les moyens de les connaître. Commençons par les mélanges qui ne produisent que de bons effets, et qui, par conséquent, sont légitimes. Un vin a passé son temps, il tourne à l'amertume, il est trop dépouillé de ses matières colorantes et de son tartre : on le rajeunit en le mélangeant avec 1/10 ou 1/5 d'un vin plus nouveau ou plus corsé. Après trois ou quatre mois, un collage et soutirage, on a un produit meilleur que les deux composants. Un vin fourni par le cépage le *cabernet* n'a pas assez d'étoffe ; on y ajoute 1/10 de vin produit par le cépage nommé *côt;* on lui donne ainsi du corps et on assure sa conservation. Un vin récolté dans une année défavorable contient un grand excès d'acide libre ; il pèche par le défaut d'alcool et de matière colorante ; on y ajoute 1/20, 1/15, 1/10 d'un vin à la fois alcoolique, sucré et très-coloré. On conserve en vase clos et dans une cave fraîche ; on attend trois ou quatre mois pour laisser se terminer une nouvelle fermentation que le mélange développe souvent ; on colle, on soutire, et on a un produit plus salutaire et plus agréable que les deux vins intervenants. Un vin manque-t-il d'aromate, on y ajoute de l'esprit de framboise ou d'autres substances aromatiques dont l'habitude a consacré l'usage. Voilà des mélanges qui s'opèrent journellement dans les pays de production, et que, loin de blâmer, on doit éclairer et encourager, parce qu'ils tendent à perfectionner des produits naturels.

J'arrive maintenant aux mélanges qui sont communément employés pour fabriquer le vin que consomme la masse des Parisiens ; je les diviserai en deux séries : dans la première je rangerai les mélanges de vins naturels ; dans la seconde des mélanges de vins renforcés d'alcools et d'eau. J'espère exposer avec clarté les principes fondamentaux de la science de nos marchands de vin.

Parlons d'abord du mélange de vins de différents crus, susceptibles, comme on le dit dans le commerce, de se bonifier, de se compléter les uns par les autres.

Aux vins de *gamay*, faible et plats, au vin de *cabernet*, cru en plaine et en terre argileuse, qui manque également de feu, et que l'on désigne dans le commerce sous le nom de *petit bordeaux*, on ajoute des vins blancs alcooliques pour donner au mélange de l'énergie, du vin rouge produit par le cépage *côt*, désigné dans le commerce sous les noms de *vins de Cahors* ou *vins du Cher*, suivant la provenance, pour donner au produit du corps et un bon goût.

On y ajoute souvent encore des vins sucrés alcooliques du Languedoc, pour flatter le palais du Parisien. On décore ce nouveau vin d'un nom commercial modeste : ainsi, selon que le gamay ou le cabernet domine, c'est du petit bordeaux ou du mâcon ordinaire ; et le consommateur qui veut toujours avoir du même vin, s'accommode à merveille de ce mélange, qui, quelle que soit l'année, est toujours semblable à lui-même, car le marchand intelligent sait, pour atteindre ce but, varier les proportions des vins qu'il emploie. Il est inutile de dire que les vins mélangés se troublent, qu'il est nécessaire de les coller et de les soutirer avant de les livrer à la consommation. Quand la quantité de vins de Languedoc est trop élevée, après quelques jours, le sucre en excès n'étant plus préservé par un excès d'alcool, une nouvelle fermentation se déclare, et heureux encore quand elle n'est qu'alcoolique.

Ce sont ces inconvénients qui ont conduit les marchands expérimentés à ne faire entrer dans leurs mélanges que des vins faits, qui ne contiennent pas de sucre en excès, tels que les produits des gamays, des cabernets et des côts associés à des vins blancs ; ils ne sont plus exposés aux plaintes justement méritées de ce défaut capital de non-conservation.

Tous ces mélanges, même les plus heureusement faits, sont bien loin d'égaler sous aucun rapport des vins de pineau ou de cabernet de bon sol et de bonne exposition, bien dépouillés et devenus stables par une conservation de quatre ou cinq ans et des soutirages exécutés à propos. Ces pratiques sont cependant indispensables pour aider à la consommation des vins inférieurs qu'on récolte en abondance.

Falsification des vins. — J'arrive maintenant à des mélanges que je réprouve, parce qu'en général ils sont hygiéniquement mauvais, et qu'ils tendent à détruire ce principe conservateur d'égalité devant la loi et devant la taxe.

On choisit, dit M. Lanquetin, des vins renforcés en alcool, ou bien on opère soi-même ce vinage et on le renouvelle au besoin plusieurs fois ; puis on fait entrer dans Paris ce vin surchargé d'alcool en ne payant *que le droit imposé sur les vins naturels;* on l'étend *d'eau* dans une proportion qui en réduit la force au degré du vin naturel, et on y associe les vins que j'ai précédemment indiqués. S'ils sont bien dépouillés, non sucrés, bien collés et soutirés, on a un mélange qui se conserve encore assez bien, et qui, hygiéniquement, peut n'être pas mauvais; mais, si les vins employés sont trop jeunes, si, comme cela est ordinaire, les vins sur-alcoolisés sont sucrés, le mélange fermente très-rapidement, il ne se conserve plus, et au moment de la consommation on a un vin acide, débilitant, d'une très-mauvaise qualité.

C'est un grand mal que cette faculté laissée au commerce d'aviner les vins, avant leur introduction dans l'enceinte des villes, jusqu'à 26° d'alcool. C'est la principale cause de ces mélanges d'eau au vin commercial que je trouve mauvais; parce qu'on ôte au vin mélangé ses chances de conservation, parce qu'on trompe et le fisc et le consommateur, et parce que cette fraude fait une concurrence déloyale et désastreuse aux vins naturels, aux producteurs et aux marchands de bonne foi.

J'ai cherché à reconnaître ces vins mélangés d'eau. J'avoue que le problème est d'une solution bien difficile : cependant j'ai été assez heureux pour le résoudre souvent avec bonheur. Voici d'après quels principes. Je compare par la dégustation l'échantillon soupçonné avec un échantillon type; mais je n'ai besoin de dire que cette science tant prônée du dégustateur est loin d'être infaillible; je détermine la proportion d'alcool contenue dans le vin; je fixe exactement la proportion de résidu solide laissée par le vin examiné. J'attache de l'importance à ce caractère : les vins non sucrés, assez dépouillés pour être potables, laissent en général 22 gr. p. 1000 de résidu sec; les vins étendus d'eau, qui, lorsqu'ils sont faits avec intelligence pour être conservés, ne sont pas sucrés, ne m'ont laissé que 14 à 16 gramm. de résidu (cela se conçoit facilement, car l'eau en laisse de 0,1 à 0,5 p. mille). Je compare ce résidu avec celui d'un vin normal.

Je décolore avec le chlore un échantillon de vin normal et un échantillon de vin soupçonné; j'ajoute dans les deux liqueurs un excès d'oxalate d'ammoniaque, et j'estime la quantité d'oxalate de chaux précipité. J'attache beaucoup de prix à ce caractère. En effet, les vins naturels potables qui sont conservés sans addition aucune au moins pendant deux ans sont dépouillés, par les dépôts et par les soutirages successifs, de la plus grande partie des sels calcaires qu'ils contenaient, qui se sont précipités à l'état de tartrate de chaux, et ils donnent un précipité très-faible, tandis que les vins allongés le sont ordinairement avec de l'eau de puits qui contient des sels calcaires. Ces vins nouvellement *faits* ne sont pas dépouillés de leurs sels de chaux introduits avec l'eau, et ils précipitent abondamment par l'oxalate d'ammoniaque. La réunion de ces essais m'a permis de porter un assez bon nombre de jugements exacts.

Les discussions inopportunes et les exagérations irréfléchies sur les falsifications des vins ont eu pour résultat de ranimer de fâcheux préjugés. On répète à l'envi que les marchands de vin en détail ne vendent que des vins fabriqués sans raisin, de l'eau alcoolisée et acidulée teinte avec du campê-

che, et souvent associée avec des substances nuisibles. J'ai examiné à bien des reprises ces vins suspectés; je n'ai jamais rien rencontré de pareil. Le commerce de vins de Paris est fait par des négociants honnêtes, dont quelques-uns peuvent avoir des préjugés et de mauvaises habitudes, qui exploitent à leur profit de vicieuses dispositions légales, mais qui ne se rendent pas coupables de fraudes pareilles. S'il y a eu de très-rares exemples de vins ainsi composés, elles ont été opérées, comme l'assure un homme très-compétent, M. Lanquetin, non par le commerce en détail, mais par quelques rares fraudeurs qui n'écoulent qu'à grand'peine les produits de leur fabrication en les offrant à bas prix à de pauvres petits marchands peu experts.

Pour compléter cet article sur les falsifications des vins, il me reste à dire quelques mots de ces vins fabriqués par de très-rares fraudeurs qui n'écoulent qu'à grand'peine les produits de leur coupable industrie.

La plus criminelle de ces falsifications consiste dans l'addition de la litharge ou oxide de plomb, introduite dans le but de masquer l'acidité d'un vin tourné à l'aigre. Voici le meilleur moyen pour s'assurer qu'un vin a été frelaté avec un composé de plomb : On ajoute dans le vin blanc ou dans le vin rouge décoloré à l'aide du chlore, une dissolution de sulfure de calcium dans l'acide tartrique étendu d'eau. Cette dissolution précipite le plomb à l'état de sulfure noir, tandis que le fer qui peut se trouver naturellement dans le vin reste dissous dans l'acide chlorhydrique.

Voici le procédé qu'on emploie pour reconnaître les vins frauduleusement colorés :

On dissout d'abord une partie d'alun dans onze parties d'eau, et une partie de carbonate de potasse dans huit parties d'eau. On mêle le vin avec un volume égal de la dissolution d'alun qui rend sa couleur plus claire. Puis on y verse peu-à-peu de la dissolution alcaline, en ayant soin de ne pas précipiter la totalité de l'alumine. L'alumine se précipite alors avec le principe colorant du vin à l'état d'une laque dont la nuance varie avec la nature de la matière colorante, et qui prend, sous l'influence d'un excès de potasse, une autre teinte qui varie aussi en raison du principe colorant combiné avec l'alumine. Pour procéder à cet essai il faut faire une expérience comparative avec du vin rouge naturel, parce qu'il n'est pas possible d'établir des comparaisons exactes entre des couleurs qu'on retient seulement dans la mémoire. La comparaison se fait le mieux de onze à vingt-quatre heures après la précipitation. Le précipité que fournit le vin rouge non frelaté est d'un gris salé tirant visiblement sur le rouge, et la liqueur devient incolore à mesure que la précipitation de l'alumine s'effectue. Des portions du même vin, colorées par les matières suivantes, ont produit les réactions que voici : Le vin coloré par les pétales du coquelicot a donné un précipité gris bleuâtre. Le vin coloré par des baies de troëne a donné un précipité d'un violet brunâtre et une liqueur violette. Le vin coloré par les pétales de la passerose a offert la même réaction. Le vin coloré par les baies de myrtille a donné un précipité gris bleuâtre. Le vin coloré par les baies d'ièble a donné un précipité violet et une liqueur de même couleur d'un gris bleuâtre par l'action de la potasse. Le vin coloré par les cerises a fourni un précipité d'une belle couleur violette. Le vin coloré par le bois de Brésil a été précipité en gris violâtre, et celui qui est coloré par le bois de Fernambouc a donné un précipité rose.

BOUCHARDAT,

Professeur agrégé à la Faculté de médecine
de Paris, pharmacien en chef de l'Hôtel-Dieu.

VINAIGRE (*hyg.* et *pharm.*), s. m. *acetum*. Au mot *Acétique* (acide), nous avons traité du vinaigre qui n'est que de l'acide acétique faible, et auquel sont mêlés les divers principes qui entrent dans la composition des liquides alcooliques qui, par une seconde fermentation dite acide, passent à l'état de vinaigre. Dans cet article, nous indiquerons les principales sophistications que l'on fait subir au vinaigre, et nous parlerons des vinaigres composés ou médicamenteux.

FALSIFICATION DU VINAIGRE — « Le vinaigre, dit M. Guibourt dans un excellent mémoire publié dans le *Journal de Pharmacie*, et reproduit dans le *Journal des Connaissances médicales pratiques*, en janvier 1847, devrait toujours être, ainsi que l'indique son nom, le résultat de l'acidification du vin; mais de tout temps on en a fabriqué avec le cidre, le poiré et la bière dans les contrées où ces boissons remplacent le vin, et, depuis quelques années, on en obtient de grandes quantités par la fermentation du glucose ou de matières sucrées quelconques, telles que les mélasses, etc. » L'acide acétique retiré du bois sert aussi à rehausser l'acidité de toutes ces espèces de vinaigres. Deux moyens ont été proposés pour déterminer le degré de force des vinaigres, car le goût n'est souvent qu'un mode d'exploration trompeur. Ces deux moyens sont, l'un, la connaissance du degré de densité du liquide, et l'autre, sa saturation par un alcali.

Le premier moyen est sujet à erreur, bien qu'on en fasse usage comme indication; car si le bon vinaigre doit avoir une densité déterminée, et que sa faiblesse indique sa mauvaise qualité, d'un autre côté, la fraude peut avec trop de facilité augmenter la densité de ces liquides pour que l'on doive s'en rapporter seulement à ce mode d'exploration. La saturation par un alcali est le moyen le plus exact. La soude caustique, le carbonate de chaux, le carbonate de potasse et celui de soude ont été proposés par divers chimistes comme agents d'essai pour les vinaigres. M. Guibourt préfère le carbonate de soude, qui avait été proposé par M. Chevallier, et il constate en centièmes de carbonate de soude la proportion d'acide acétique contenu dans le liquide.

Voici comme on opère : on fait dissoudre 50 gr. de carbonate de soude bien sec, et qui vient d'être chauffé au rouge, dans 500 gram. d'eau distillée : c'est la liqueur d'essai; un centimètre cube de cette liqueur contient 5 décigram. de carbonate de soude sec. On met de cette dissolution dans un tube gradué contenant de 70 à 75 centimètres cubes, et dont chaque degré représente 10 centimètres cubes ou 50 centigram. de carbonate de soude; chacun de ces degrés est divisé en dix parties. On pèse 50 gram. de vinaigre, et on en mesure 49 centimètres cubes d'une densité moyenne de 1018 à 1020;

on met le vinaigre dans un petit matras, et l'on y verse la liqueur d'essai en agitant avec un tube de verre. Lorsque le vinaigre arrive près de son point de saturation, il prend une couleur de vin de Malaga; on fait chauffer pour chasser l'acide carbonique, et l'on sature jusqu'à ce que le liquide ne rougisse plus le papier de tournesol. Le bon vinaigre exige un peu plus de 6 degrés ou de 30 centimètres cubes de liqueur d'essai pour être saturé, ce qui correspond à plus de 6 centièmes, ou à 3 gram. de carbonate de soude sec. Chaque centième de carbonate de soude, qui représente 50 centigram. de ce sel, correspond à 1,132 d'acide acétique monohydraté.

D'autres chimistes ont proposé de mêler la teinture de tournesol au vinaigre, et de s'arrêter lorsque, par l'addition de la liqueur alcaline, elle reprendrait sa coloration bleue. M. Bouchardat propose de mêler la teinture de tournesol à de l'ammoniaque liquide et titré. On en mesure une certaine quantité, et l'on verse du vinaigre jusqu'à ce que la teinture de tournesol passe au rouge; la quantité de vinaigre est en raison inverse de sa richesse en acide acétique.

Les substances que l'on mêle au vinaigre dans un but de fraude ont pour résultat d'augmenter son acidité ou sa densité. Le vinaigre de bois, l'acide tartrique, l'acide sulfurique, l'acide chlorhydrique et le sulfate de chaux sont celles dont on fait le plus souvent usage, et elles offrent plus ou moins de danger, suivant leur nature. Le vinaigre de bois ne présenterait d'autre inconvénient, s'il était bien pur, que de ne point offrir cet arôme que l'on recherche dans le vinaigre de vin; mais le plus souvent, et par l'effet des substances employées dans sa préparation, il contient de l'acide sulfurique, quelquefois même on en a trouvé qui contenait de l'acide arsénique : c'est ce qui a lieu lorsque l'acide sulfurique employé pour le préparer a été fait avec des pyrites, qui toujours sont arsénifères.

L'acide tartrique est mêlé au vinaigre pour en augmenter la densité et l'acidité; on le reconnaît en faisant évaporer le vinaigre au quart de son volume, laissant déposer le bitartrate qui se forme naturellement. On ajoute ensuite du chlorure de potassium, et s'il se forme un nouveau précipité de crème de tartre, c'est que l'acide tartrique a été ajouté au vinaigre. Du reste, cette sophistication est celle qui présente le moins de danger.

Les acides minéraux mêlés au vinaigre agissent fortement sur les dents et les agacent. On reconnaît l'*acide sulfurique* au moyen d'un procédé indiqué par M. Chevallier : on traite évaporer le vinaigre aux sept huitièmes; on traite la portion qui reste par cinq ou six fois son volume d'alcool, qui dissout l'acide sulfurique; on verse ensuite du chlorure de barium, et l'on obtient un précipité de sulfate de baryte. Comme dans ce procédé, M. Guibourt dit que les sulfates qui existent dans le vinaigre, ou qui y auraient été mêlés, peuvent, ayant été rendus acides, céder de l'acide sulfurique. Il propose de traiter directement le vinaigre par le nitrate de baryte; le précipité qui se forme abondamment, joint à l'action que l'acide sulfurique exerce sur l'émail des dents, sera toujours une indication suffisante pour reconnaître la présence de l'acide sulfurique. Dans le vinaigre de bonne qualité, le précipité ne se forme que lentement, et n'est que très-léger : deux gouttes d'acide sulfurique sur 100 gram. de vinaigre ont été facilement reconnues par ce moyen.

Le *sulfate de chaux* se trouve quelquefois mêlé accidentellement au vinaigre dans certains procédés de fabrication ; on le reconnaît en précipitant le vinaigre par le nitrate de baryte, qui forme un précipité blanc et abondant, et en traitant une antre portion par l'oxalate d'ammoniaque, qui forme un précipité d'oxalate de chaux également blanc. Deux grammes de sulfate de chaux par litre de vinaigre donnent un précipité très-abondant.

L'*acide chlorhydrique* se reconnaît, soit en traitant directement le vinaigre par le nitrate d'argent, soit en distillant le vinaigre, et en traitant le produit de la distillation par le même réactif. Dans ces deux cas, il se forme un précipité qui est très-abondant, même pour deux gouttes d'acide chlorhydrique ajoutées à 100 gram. de vinaigre. Le vinaigre pur de vin ne précipite pas immédiatement par le nitrate d'argent, seulement, après quelques instants, il se forme un léger nuage.

Voici, du reste, quels sont les caractères du bon vinaigre de vin : il est limpide, d'un jaune fauve et assez foncé, d'une densité de 1018 à 1020 (2 degrés 50 à 2 degrés 75 du pèse-vinaigre de Baumé); il a une saveur très-acide, mais dépourvue d'âcreté, et ne rendant pas les dents rugueuses au toucher de la langue ; il se trouble un peu par le nitrate de baryte et l'oxalate d'ammoniaque, et très-faiblement par le nitrate d'argent; il sature 6 à 8 centièmes de son poids de carbonate de soude desséché ; il prend, en se saturant, une couleur de vin de Malaga, et acquiert une légère odeur vineuse sans mélange d'odeur empyreumatique ; il contient 2 gram. 5 de bi-tartrate de potasse par litre, et ne renferme ni matière gommeuse, ni dextrine, ni glucose ; il ne contient également aucune substance métallique qui puisse produire une couleur brune noirâtre par les sulfhydrates alcalins, ou rouge brique par le cyanure ferruro-potassique. Tout vinaigre qui aurait des qualités opposées à celles que nous venons d'indiquer doit être regardé comme de qualité inférieure, ou comme suspect de falsification.

VINAIGRES COMPOSÉS. — Le vinaigre, ainsi que le vin, l'alcool, etc., est un excipient souvent employé en médecine ; comme il dissout les résines, les gommes résines, les huiles volatiles, l'extractif, on peut faire avec le vinaigre un grand nombre de préparations. On emploie deux procédés pour préparer les vinaigres : la distillation ou la macération. Les vinaigres composés sont, ou comestibles, ou de toilette, ou médicamenteux ; les vinaigres comestibles sont ceux que l'on prépare avec les fleurs de sureau, dit vinaigre surar, avec l'estragon, les cornichons ; ces vinaigres servent pour la table ; d'autres se préparent avec les framboises, et servent comme boisson d'agrément. Les sirops de vinaigre et de vinaigre framboisé sont aussi employés dans le même but ; on s'en sert également en médecine pour préparer des espèces de limonades. Les vinaigres de toilette, tels que ceux de lavande, rosat, de romarin, de sauge, des quatre-voleurs, d'œillet, sont employés pour l'usage extérieur. Les vinaigres médicamenteux, tels que le vinaigre aro-

matique, de colchique, camphré, d'ellébore, de myrrhe, de pyrèthre, d'opium, de seille, etc., sont habituellement employés dans la matière médicale, et sont plus ou moins actifs en raison des substances qui entrent dans leur composition. Lorsque l'on prépare des vinaigres par macération ou par distillation, les substances végétales que l'on emploie doivent être sèches, afin de ne pas affaiblir le vinaigre ; ce dernier doit être pur, fort, limpide et exempt de tout mauvais goût. Lorsque l'on fait des distillations, il est important de ne recueillir que les deux premiers tiers des produits, car ce qui passe vers la fin de l'opération a toujours contracté une odeur empyreumatique, qu'il est important d'éviter. Souvent, après quelque temps de préparation, les vinaigres se troublent parce qu'ils abandonnent une partie des principes qu'ils avaient en suspension ; dans ce cas, il faut les décanter, les filtrer, et ils peuvent se conserver de nouveau longtemps sans s'altérer.

En décrivant chacune des substances qui forment la base des vinaigres que nous avons indiqués, nous avons montré dans quelle proportion elles pouvaient entrer dans la composition des diverses préparations médicamenteuses ; ici nous allons donner la formule de quelques vinaigres composés des plus usités.

Vinaigre aromatique. — On fait macérer pendant vingt-quatre heures, dans un litre de bon vinaigre blanc, 125 gram. d'espèces vulnéraires; on passe, on filtre et on ajoute 32 gram, d'alcoolat vulnéraire. On l'emploie à la dose de deux cuillerées dans un verre d'eau : on le prescrit aussi pour combattre les démangeaisons.

Vinaigre antiseptique, dit *des Quatre-Voleurs.* — On prend sommités sèches de grande absinthe, de petite absinthe, de romarin, de sauge, de menthe, de rue, de lavande, de chaque 64 gr. ; calamus, aromaticus, cannelle, girofle, muscade, ail, de chaque 8 gram. ; camphre, 16 gram. ; acide acétique. 64 gram. ; vinaigre très-fort, 4 kilogr. Faites macérer ces plantes pendant quinze jours, passez avec expression, ajoutez le camphre que vous avez fait dissoudre dans l'acide acétique, et, après quelques heures de contact, filtrez. Ce vinaigre est loin de posséder les propriétés merveilleuses dont on l'avait doué ; il est encore employé pour stimuler la membrane pituitaire dans les cas de syncopes et pour masquer les mauvaises odeurs.

Vinaigre de pyrèthre. — Il se prépare avec racine de pyrèthre, 30 gram.; opium, 30 centigr. ; vinaigre, 375 gram. ; on fait macérer les racines de pyrèthre, on filtre, on ajoute l'opium et l'on conserve pour l'usage. Ce vinaigre est employé pour calmer les douleurs de dents. On prépare aussi un vinaigre aromatique de pyrèthre, dans lequel n'entre point l'opium, et qui est employé par les femmes comme objet de toilette ; on lui attribue la propriété de raffermir et de donner une force tonique particulière aux parties sur lesquelles il est appliqué.

Vinaigre d'ellébore. — On le prépare avec racine fraîche d'ellébore noir, 100 gram. ; alcool, 64 gram. ; vinaigre, 1 litre; ce vinaigre se prépare par la macération, pendant vingt-quatre heures, et il s'emploie dans tous les cas où l'on fait usage de l'ellébore. (V. ce mot.)

Les vinaigres faits avec les *plantes aromatiques*, tels que ceux de *lavande*, de *romarin*, de *sauge*, les pétales de *rose*, d'*œillet*, se préparent en mettant de 100 à 125 gram. de ces plantes sèches en macération dans un litre de vinaigre, pendant vingt-quatre ou quarante-huit heures ; on décante et l'on conserve pour l'usage. On peut aussi préparer ces vinaigres en employant les alcoolats des substances que nous venons d'indiquer, et les mêlant dans une proportion convenable au vinaigre. Au moment du mélange, il apparaît quelquefois une teinte laiteuse produite par l'huile essentielle non dissoute ; mais elle disparaît au bout de quelques jours, et le vinaigre reprend sa transparence.

Vinaigre aromatique anglais. — Il se prépare en pulvérisant dans un mortier, à l'aide d'un peu d'acide acétique, 64 gram. de camphre; on l'introduit dans un flacon bouché à l'émeri ; on ajoute 625 gram. d'acide acétique très-concentré, 5 décigr. d'huile volatile de lavande, 2 gram. d'huile volatile de girofle, 1 gram. d'huile volatile de cannelle ; après quinze jours, on décante et l'on conserve pour l'usage. Ce vinaigre, que l'on renferme dans des flacons de cristal, et qui est destiné à être respiré; comme on le voit, est préparé avec l'*acide acétique pur*, et doit être considéré comme un supplément à cet article.

J. P. Beaude.

VIOL (*méd. lég.*), s. m. On désigne ainsi l'acte de la copulation exécuté avec violence; c'est un crime puni par la loi des peines les plus sévères, et pour la constatation duquel la justice a toujours recours aux lumières des médecins. Il en est peu pour lesquels les hommes de l'art éprouvent souvent plus d'embarras et de difficultés, pour reconnaître la réalité du crime ; tant les circonstances physiques et morales qui l'accompagnent peuvent souvent induire en erreur.

La réforme apportée dans le code pénal en 1831 a distingué l'attentat à la pudeur avec violence du viol proprement dit, que l'ancienne législation confondait et punissait de la même peine. Voici les dispositions du code de 1831 :

Art. 331. Tout attentat à la pudeur consommé ou tenté sans violence sur la personne d'un enfant, de l'un ou de l'autre sexe, âgé de moins de onze ans, sera puni de la réclusion.

Art. 332. Quiconque aura commis le crime de viol sera puni des travaux forcés à temps. Si le crime a été commis sur la personne d'un enfant au-dessous de l'âge de quinze ans accomplis, le coupable subira le *maximum* de la peine des travaux forcés à temps. Quiconque aura commis un attentat à la pudeur, consommé ou tenté avec violence contre des individus de l'un ou de l'autre sexe, sera puni de la réclusion. Si le crime a été commis sur la personne d'un enfant au-dessous de quinze ans accomplis le coupable subira la peine des travaux forcés à temps.

Lorsqu'un homme de l'art aura été chargé de visiter une personne qui sera présumée avoir été l'objet d'une tentative de la nature de celles qui viennent d'être énoncées, il devra d'abord s'informer de l'état antérieur de la santé de la partie plaignante; examiner sa force, sa constitution, ses moyens de résistance à une attaque de vive force, enfin se faire narrer l'événement, afin de déterminer si la nature des lésions coïncident avec les plaintes qui sont faites à la justice. Si c'est une jeune fille non nubile, indépendamment des renseignements que nous venons d'indiquer, il aura soin d'examiner si dans les discours de l'enfant il n'y a point de ces détails, de ces expressions, de ces mots qui sembleraient indiquer que les plaintes lui ont été ou suggérées dans l'intention coupable d'accuser un innocent, ou qu'elles ont été modifiées involontairement par des questions indiscrètes dont le résultat a été de donner en apparence au délit un caractère plus grave que celui qu'il a véritablement. Bien que le médecin ne soit pas le juge de toutes ces circonstances, et qu'elles doivent être en définitive appréciées par les magistrats et le jury, elles n'en doivent pas moins servir à le guider dans ses recherches, à l'éclairer dans ses conclusions; l'exemple de tous les médecins légistes, à prendre depuis Paul Zacchias jusqu'aux hommes les plus instruits de notre époque, est une autorité suffisante.

Après ces renseignements préalables, le médecin devra procéder à la visite des parties, objets des violences; ici la plus grande circonspection et les précautions les plus minutieuses devront être apportées dans ces recherches; car il pourrait quelquefois arriver que dans cette exploration, faite sans ménagement chez une jeune fille vierge, des lésions produites par les attouchements des experts fussent prises pour des faits résultant des sévices dont elle est supposée être la victime. On comprend aussi que le caractère des lésions locales peut varier suivant l'âge, le tempérament, l'état de santé ou de maladie de la personne violée. L'on doit même tenir compte de toutes ces circonstances pour le sujet qui est accusé du crime. On peut supposer qu'il est certains cas où la faiblesse de l'accusé comparée à la force de la prétendue victime, ne devra laisser aucun doute sur le consentement de cette dernière lors même que l'on aurait trouvé des traces récentes de défloration. La comparaison de l'ampleur et du volume respectif des parties est aussi très-important à constater, puisqu'il est telles circonstances dans lesquelles le viol n'aurait pu avoir lieu sans de graves désordres chez une fille non vierge, tandis qu'il en est d'autres où le viol aurait pu avoir lieu et être complétement consommé, sans que les désordres locaux fussent trop considérables. L'exiguïté ou le volume considérable du pénis peuvent concourir à constituer ces faits aussi bien que l'état de virginité ou de défloration, d'étroitesse ou d'amplitude de l'ouverture vaginale.

Lorsque le médecin est appelé à visiter une jeune fille vierge, victime d'un viol, ordinairement il trouve les parties sexuelles dans l'état suivant : les grandes lèvres sont contuses et tuméfiées, les nymphes excoriées, rouges et souvent déchirées, la membrane de l'hymen rompue et présentant encore les traces de déchirures, le méat urinaire rouge et enflammé, le clitoris quelquefois écorché et participant à la tuméfaction générale, la fourchette écorchée et quelquefois détruite.

Le col de l'utérus, quoi qu'en aient dit quelques auteurs, ne présente point ordinairement de modification dans son état; cependant on comprend qu'il peut exister telle circonstance où il participe ainsi que le vagin à la tuméfaction des parties externes; ce fait pourra se faire remarquer surtout lorsque les efforts violents du ravisseur auront coïncidé avec un volume relativement considérable de l'organe ayant servi à la défloration. A ces signes, on doit joindre aussi les traces de violences qui auront dû précéder l'accomplissement du crime; ainsi, des contusions à la partie interne des cuisses, sur les bras, les jambes, la poitrine, et quelquefois le visage; ces traces devront être d'autant plus évidentes, que l'on pourra supposer, en comparant la force des deux individus, une lutte plus longue et soutenue avec avantage pendant un certain temps.

Souvent tous ces signes de violence ne se présentent pas à la fois, et nous avons indiqué les causes qui dans un certain nombre de cas peuvent en faire manquer quelques-uns. Indépendamment de ces causes, il en est qui sont relatives aux personnes victimes du viol; ainsi la membrane hymen, dont la déchirure est considérée par quelques auteurs comme un signe évident de défloration, peut, dans certaines circonstances, subsister, quoiqu'il y ait eu viol, d'autres fois ne point exister, et faire supposer à tort qu'il y a eu cohabitation antérieure, et conséquemment défloration, avant l'attentat objet de la plainte.

Les causes qui peuvent détruire la membrane hymen, avant qu'il y ait eu cohabitation, sont l'existence de fleurs blanches âcres et corrosives, des ulcérations sur cet organe, des exercices violents, un coup, une chute, l'exercice du cheval à califourchon, l'introduction d'un corps plus ou moins volumineux dans l'intérieur du vagin, et souvent dans un but de lascivité. Dans ces cas, le médecin pourra ne trouver d'autre vestige de l'hymen que les caroncules myrtiformes, sans que pour cela la personne visitée ait cessé d'être vierge, dans le sens moral du mot. D'un autre côté, on a vu des femmes conserver l'hymen intact, quoiqu'elles aient subi nombre de fois les approches de l'homme. Le relâchement de cet organe, causé par l'humidité entretenu par des fleurs blanches ou par l'écoulement menstruel, a quelquefois pu permettre à cette membrane de céder et de s'étendre sans se rompre, et la femme a pu présenter ce signe apparent de virginité, quoiqu'elle fût réellement déflorée. Marc a cité, le cas d'une jeune fille de douze ans, qui entra à l'hôpital de la Pitié pour se faire traiter d'une affection syphilitique, et qui, après avoir cohabité pendant plusieurs mois avec un jeune garçon un peu plus âgé qu'elle, puis avec le père de ce jeune homme, présenta, après un séjour de quelque temps dans l'hôpital, l'existence de la membrane hymen, qui n'avait point été remarquée d'abord, vu l'état d'affaiblissement et de relâchement dans lequel elle se trouvait. Il arrive d'autres fois que la membrane hymen persiste par une raison tout opposée, c'est-à-dire par la rigidité et la résistance qu'elle présente aux efforts du coït; les auteurs citent plusieurs cas dans

lesquels cette membrane présenta même assez de ténacité pour s'opposer aux efforts de l'accouchement.

On voit que les signes que l'on pourrait tirer de la présence ou de l'absence de l'hymen, dont plusieurs anatomistes ont même nié l'existence, sont fort équivoques, et que l'on ne peut, sur ce fait, établir l'état de virginité ou de défloration. Les auteurs, pénétrés de ces doutes, ont cherché à joindre d'autres signes à celui qui manquait si souvent; l'état du cou, de la voix, des seins, a été présenté comme offrant des caractères non équivoques; mais ces signes, signalés par les médecins anciens et même adoptés par quelques médecins modernes, sont loin d'avoir la valeur qu'on a voulu leur attribuer; ils donnent encore moins de garantie que celui que nous venons d'indiquer. L'état des parties sexuelles, lorsque la cohabitation a été fréquente et qu'elle date depuis quelque temps, donne des indices plus certains. Ainsi les grandes lèvres sont moins rapprochées et plus ouvertes que chez la jeune fille non déflorée; elles sont aussi plus affaissées et moins fermes, leur partie interne est moins vermeille; les caroncules sont moins saillantes, plus affaissées; la fourchette est plus relâchée, l'ouverture vaginale moins resserrée et souvent assez large. Cependant ces signes assez certains de l'introduction souvent répétée d'un corps dur dans les parties de la génération peuvent disparaître lorsque, chez de jeunes filles, une continence assez longue a succédé à une débauche anticipée, mais peu prolongée. Parmi les signes de la virginité que nous avons énoncés, il en est qui persistent avec l'âge; d'autres, au contraire, qui disparaissent. L'hymen est de tous ces signes celui qui souvent se conserve le plus longtemps, et quelquefois alors qu'aucun autre signe ne permettrait de en soupçonner l'existence; l'on a vu de vieilles filles le conserver, même jusqu'à soixante ans.

Les signes que nous avons indiqués comme pouvant faire reconnaître une cohabitation violente et forcée varient, comme on peut le penser, suivant les âges et suivant les états. Ainsi les désordres qui seront nombreux et graves chez une jeune fille vierge et non pubère sont moins étendus chez une fille adulte, et à plus forte raison chez une femme vivant dans l'état de mariage ou ayant déjà eu des enfants. Cependant, dans ces derniers cas, les traces de violence n'en existent pas moins sur les parties sexuelles et surtout sur les parties environnantes ainsi que sur les membres dont le ravisseur aura dû s'assurer, afin de pouvoir commettre son crime.

L'inflammation et l'écoulement purulent qui souvent, chez de très-jeunes filles, sont la suite du viol, ont quelquefois laissé croire qu'il y avait infection vénérienne, et ont concouru à aggraver la position du coupable. Il est important de réformer ces erreurs de diagnostic, dont les conséquences peuvent être si graves; car il est à remarquer que ces sortes d'écoulements, qui sont le résultat de l'attrition à laquelle les parties ont été soumises, cèdent avec facilité à un traitement antiphlogistique continué pendant peu de temps. D'autres fois, l'existence de semblables écoulements, déterminée par une affection catarrhale, vermineuse ou par toute autre cause interne, a fait supposer qu'il y avait infection directe et tentative de viol. De là des accusations qui, d'abord soulevées légèrement, ont été ensuite poursuivies avec mensonge et mauvaise foi.

Il est des cas dans lesquels il est nécessaire de procéder à l'autopsie dans le fait de viol, soit lorsque la femme a succombé immédiatement aux violences dont elle a été l'objet, soit lorsque ce crime a été suivi d'un assassinat et qu'il est nécessaire de le constater, afin de mettre la justice sur les traces du coupable. Outre les signes que nous avons indiqués, l'état de l'utérus, plus ou moins phlogosé, l'état des trompes, une conception récente, peuvent éclairer le médecin. La présence de la liqueur séminale dans le conduit vaginal et dans l'utérus pourra aussi être constatée par l'examen microscopique et les réactifs chimiques. (V. *Sperme.*) Il en serait de même des taches que présenterait le linge d'une jeune fille que l'on supposerait victime de violences érotiques,

Les viols peuvent être aussi commis par menaces, abus d'autorité, poisons stupéfiants, etc.; dans ces circonstances la violence a été toute morale, ou la femme violée a été mise dans l'impossibilité physique de faire aucune résistance. C'est surtout dans cette classe de viols qu'il est important de bien distinguer les cas dans lesquels il y a eu violence réelle de ceux dans lesquels le viol peut avoir été consenti, car il est des cas dans lesquels la haine, la cupidité peut faire supposer des viols qui n'ont point existé; il en est d'autres ou une femme abusée volontairement, puis abandonnée, cherche à se venger en voulant perdre l'homme qu'elle regarde comme la cause de son déshonneur et, quoique l'homme soit coupable aux yeux de la morale, il ne l'est certainement pas comme le veut la loi. Aussi faut-il, disent les auteurs, ne juger qu'avec la plus grande circonspection certaines traces de violence qui peuvent fort bien n'être que le commencement d'une résistance qui a bientôt cessé pour faire place à un volontaire abandon, et qui ainsi ne peuvent établir les caractères de violence qui constituent un viol réel. C'est dans ces circonstances qu'il est important d'apprécier l'état de moralité des plaignantes, qui plus que tous autres faits peut jeter de vives lumières sur ces questions. Le médecin, dans tous ces cas, devra toujours se pénétrer de la difficulté de consommer un viol lorsque les forces ne sont pas énormément disproportionnées, et lorsque le ravisseur n'a pas été aidé par quelques circonstances ou par des complices.

Il est des attentats à la pudeur, qui peuvent être commis sur les personnes d'un autre sexe, que la loi punit avec une égale sévérité; le médecin pourra les constater par les déchirures qui existeront à la marge de l'anus, et l'inflammation dont ces parties devront être le siège. Ces sortes de crimes, qui heureusement sont rares, ont quelquefois été simulés par des personnes qui se livraient passivement à ces honteuses débauches, et qui, dans un but aussi vil que cupide, accusaient des individus riches d'avoir arraché avec violence ce qu'ils offraient volontairement. L'on doit à Cullerier une observation qui sert à reconnaître ces

hommes dépravés, c'est que chez eux l'anus a la forme d'un entonnoir et se rapproche par sa conformation des formes extérieures de la vulve; cette déformation s'explique facilement par l'introduction souvent répétée d'un corps dur, qui distend et relâche le sphincter de l'anus; aussi chez ces sujets est-il facile de faire pénétrer le doigt dans le rectum. Il arrive quelquefois qu'une infection syphilitique peut être la suite de l'attentat dont nous venons de parler. Dans ces cas, des ulcérations, un écoulement purulent, des pustules muqueuses, des végétations, se font remarquer à la marge de l'anus; cependant, lorsqu'il y a infection générale par une autre voie, les deux derniers symptômes que nous venons d'indiquer peuvent se manifester sans qu'il soit permis de supposer une cause directe.

J. P. BEAUDE.

VIOLETTE (*mat. méd.*), s. f., *viola.* Famille des violariées, J. Syngénésie, monogamie, L. C'est une plante herbacée, vivace, qui croît abondamment et naturellement dans les bois, dans les prés et les haies de l'Europe. Tout le monde connaît le délicieux parfum qui décèle au loin sa présence. Elle est très-cultivée dans les jardins, non pas seulement à cause de son odeur, mais encore en raison de ses propriétés pharmaceutiques, qui en font l'objet d'un commerce assez considérable. Deux parties de cette plante sont usitées dans la matière médicale, les racines et les fleurs.

Les *racines* de la violette (rhizomes) sont blanchâtres, ou jaune pâle, cylindriques, ridées, de la grosseur d'une plume à écrire. L'écorce paraît jouir de propriétés analogues à celle de l'ipécacuanha, et déjà, dans le siècle dernier, le célèbre Linnée l'avait proposée comme vomitive. Coste et Willemet, par des expériences directes, démontrèrent qu'à la dose de 2 grammes, elle avait déterminé un vomissement et trois déjections alvines, et qu'à la dose de 4 grammes on arrivait jusqu'à six vomissements. L'analogie chimique est venue confirmer ces données de l'expérience. M. Boullay y a trouvé un principe particulier, la *violine,* qui présente des caractères semblables à ceux de l'émétine tirée de l'ipécacuanha. Ce chimiste propose de nommer le nouveau produit *émétine indigène.* La violine est blanche, pulvérulente, d'une saveur âcre et amère, peu soluble dans l'eau, plus cependant que l'émétine. Elle tue un chien à la dose de 3 à 5 décigrammes; à la même dose, chez l'homme, elle détermine des vomissements et des selles. L'écorce de racine de violette ou son principe la violine sont indiqués dans les mêmes cas que les autres vomitifs. Dans la dyssenterie, elle donne les mêmes succès que l'ipécacuanha. La racine s'administre en décoction à la dose de 8 à 12 grammes pour 180 gram. d'eau, et la poudre à la dose de 4 à 8 gram. Nous avons vu plus haut à quelle dose la violine pouvait être administrée.

Fleurs. — Rien de mieux connu que la forme et l'odeur des fleurs de la violette; quand elles sont desséchées cette odeur se modifie sans cesser d'être agréable. On se sert autant que possible des fleurs du printemps, que l'on fait sécher avec grand soin dans des étuves. Quand la violette est rare, on peut lui substituer sans inconvénient la pensée cultivée (*viola tricolor*), ou la *viola calcarata*, très-commune dans les Basses-Alpes et dans le Jura.

L'infusion de fleurs de violettes est très-adoucissante et mucilagineuse. On l'emploie dans les irritations des bronches, dans les bronchites aiguës, la pneumonie, la pleurésie. Elle est aussi très-usitée dans les fièvres éruptives, telles que la variole, la rougeole, la scarlatine, tant pour combattre la toux ordinaire à ces affections, à la rougeole surtout, que pour faciliter l'éruption comme léger sudorifique. On en fait un sirop employé pour édulcorer les potions ou les juleps béchiques, et qui sert aussi comme réactif des alcalins qui font, avec une grande facilité, passer la solution violette à une teinte verte très-marquée.

J. P. Beaude.

VIOLINE (*mat. méd.*), s. f. (*V. Violette.*)

VIPÈRE (*zool.*), s. f. (*V. Serpent.*)

VIREUX (*path.*), adj., *virosus*, qui tient à un virus *poison*, qui est doué de propriétés nuisibles toxiques. — *Substance vireuse, odeur vireuse*, odeur nauséabonde qui semble annoncer les qualités malfaisantes du corps qui la présente.

VIRIL (*anat. physiol.*), adj., *virilis*, de *vir*, homme, qui appartient à l'homme. *Membre viril*. (*V. Pénis.*) *Age viril* (*V. Age.*)

VIRULENT (*path.*), adj., qui a rapport au virus. (*V. ce mot.*)

VIRUS (*pathol.*), s. m. Mot latin qui signifie poison, matière corrompue, et qui a été conservé dans le langage médical, mais avec une acception plus rigoureusement spécifiée. Le virus est un principe inconnu dans son essence, qui se développe dans certaines maladies, et qui, inoculé à un individu sain, transmet précisément cette même maladie. Ainsi, la salive d'un chien enragé inoculée à l'homme ou à certain animal donne la rage. Le pus d'un ulcère syphilitique donne la syphilis. Le vaccin, la variole, la morve, ont aussi un virus. On voit la différence qui sépare le virus, produit morbide, du *venin*, produit normal sécrété par un organe spécial chez un animal parfaitement sain.

J. B.

VISCÈRE (*anat.*), s. m., *viscus* (en grec *splanchnon*), de *vesci*, se nourrir, parce que primitivement on donnait le nom de *viscère* aux entrailles, c'est-à-dire à l'appareil digestif. Aujourd'hui ce mot est pris dans une acception plus étendue, il désigne les organes logés dans les trois grandes cavités dites splanchniques ou viscérales; à savoir : le crâne qui contient le cerveau et le cervelet; le thorax qui renferme les poumons et le cœur; et enfin le ventre qui contient les intestins, le foie, la rate, les reins, etc.   J. B.

VISCOSITÉ (*physiol.*), s. f., *visciditas*, de *viscus*, glu. On appelle viscosité l'état glutineux ou collant que présentent certains corps.

VISION (*physiol.*), s. f., *visio*, de *videre*, voir. C'est l'action de voir (V. plus bas). On appelle aussi *visions* de fausses perceptions de la vue, ou plutôt de l'imagination, qui nous représentent des objets qui n'existent pas. (*V. Hallucinations.*)

VISION (*physiol.*), s. f. On appelle *vision* l'acte complexe par lequel l'œil reçoit l'impression de la lumière et la transmet au cerveau qui la perçoit. Nous renvoyons aux mots *Météorologie* et *OEil* pour les détails relatifs aux phénomènes physiques de la lumière et à la structure de l'œil, détails dont la connaissance est indispensable pour comprendre le mécanisme suivant lequel les rayons lumineux traversent l'œil, en s'y réfractant de différentes manières, et se peignent enfin sur la rétine.

On conçoit que dans un ouvrage comme celui-ci, nous ne pouvons entrer dans l'examen approfondi de ce mécanisme; nous nous bornerons donc à exposer les généralités qui se rapportent au phénomène de la vision, et les questions que nous aurons à examiner suffiront et au-delà à défrayer cet article.

PHÉNOMÈNES DE LA VISION. — 1° *Nos yeux ouverts embrassent un espace plus ou moins étendu, suivant l'étendue de l'horizon*, suivant, en effet, que nous portons nos regards sur une vaste plaine, ou sur les murailles d'un appartement étroit. Et cet espace, quel qu'il soit, que nous embrassons à-la-fois avec nos yeux immobiles, constitue ce que l'on nomme le champ de la vision. Chacun de nos yeux également immobiles en embrasse plus de la moitié, ainsi qu'on peut s'en assurer en les fermant et en les rouvrant tour-à-tour. On reconnaît que chacun d'eux empiète sur la moitié de l'espace correspondant à l'œil opposé et vers une partie du champ de la vision de l'autre œil.

2° *Nous voyons les objets dans leur situation réelle, bien qu'ils fassent au fond de l'œil une image renversée;* mais il ne faut pas prendre cette image notre propre figure que nous voyons en regardant les yeux de nos semblables.

Lorsque nous portons nos regards sur un arbre, son image se peint renversée au fond de l'œil comme au fond d'une chambre obscure dont un volet est percé d'une ouverture étroite. Ce phénomène provient de ce qu'alors le pied de l'arbre se trouve au-dessous de l'axe visuel qui traverse l'œil par son centre d'avant en arrière; de ce que parmi les rayons de lumière qui partent du pied de l'arbre, dans tous les sens, ceux-là seuls qui peuvent entrer obliquement de bas en haut dans la pupille, pénètrent dans l'œil, et vont peindre le pied de l'arbre à la partie supérieure de cet organe; de ce que le sommet de l'arbre se trouvant au-dessus de l'axe visuel parmi les rayons qu'il réfléchit, ceux-là seuls qui peuvent entrer obliquement de haut en bas par la pupille vont peindre le sommet de l'arbre à la partie inférieure de l'œil; de ce que tous les points intermédiaires se peignent par le même mécanisme et dans l'ordre respectif où ils se trouvent, les uns en bas, les autres en haut, au fond de l'organe de la vue, c'est-à-dire d'autant moins haut et d'autant moins bas qu'ils sont plus rapprochés de l'axe visuel; de ce que l'image du point qui se trouve sur l'axe visuel va se peindre à l'extrémité de cet axe, jusqu'au fond de l'œil.

Mais alors, s'est-on dit, puisque les images sont

renversées dans l'œil, les objets doivent nous paraître renversés; pourquoi n'en est-il pas ainsi? Les choses les plus simples sont toujours celles qu'on comprend le moins. Il y a deux faits pour un, qui, chacun en particulier, préviennent cette erreur. Et d'abord, si nous regardons un arbre au milieu de la campagne, il se point renversé au fond de notre œil, avons-nous dit; mais par la même raison que le pied va se peindre à la partie supérieure de l'œil, la terre, encore plus bas, va se peindre encore plus haut; par la même raison qu'il réfléchit son sommet à la partie inférieure de l'œil, il réfléchit plus bas encore la voûte du ciel qui est plus élevée. L'arbre n'a donc pas changé de rapport avec les objets qui l'environnent; il a toujours dans l'image de la nature tracée au fond de l'œil ses racines dans la terre et son sommet dans le ciel, et en le voyant dans cette situation nous le voyons tel qu'il est réellement.

Mais la meilleure explication à donner du phénomène en question, c'est de faire observer que nous voyons les objets dans la direction suivie par les faisceaux lumineux à leur entrée dans l'œil, comme si la rétine sentait cette direction; et que l'esprit place toujours les objets dans le prolongement direct des rayons à leur entrée dans l'œil. Ainsi nous jugeons le ciel au-dessus de nous, parce que nous le voyons au bout des rayons qui en apportent l'image dans nos yeux, et qui, relativement à notre œil, sont dirigés en haut. Nous jugeons la terre à nos pieds, parce que nous la voyons aussi au bout des rayons qui nous en apportent l'image et qui viennent de bas en haut. Nous voyons toutes les parties de notre corps de la même manière, sans déplacement et sans erreur. De même si les rayons lumineux émanés d'un corps ne parviennent à nous qu'après s'être déviés et réfractés, comme on le dit, nous voyons l'objet sur le prolongement de la ligne qui vient en dernier lieu aboutir à notre œil. C'est ainsi qu'au lever de l'aurore nous apercevons le soleil à l'horizon avant qu'il y soit réellement parvenu.

3° *Nous voyons nettement la forme et la couleur des corps par la lumière qui arrive à notre œil, bien qu'elle s'y décompose.* Cela tient à ce que dans son admirable disposition, de courbure, de densité, etc., les différents milieux de l'œil corrigent les aberrations de sphéricité et de réfrangibilité qui, dans les lunettes non achromatiques, font voir les objets avec une frange irisée. L'œil est un instrument achromatique, sans que l'on ait jamais démontré d'une manière mathématique les conditions qui le rendent tel.

4° *Nous voyons différemment, suivant l'attention que notre esprit apporte à la sensation.* — Lorsque nous voyons sans attention et que nous sommes préoccupés, nous voyons confusément les objets, et ils ne font pas d'impression nette, ou même ils n'en font pas du tout sur notre esprit. Aussi nous serions incapables d'en rendre un compte exact. Néanmoins, si, sans être attentifs, nous ne sommes pas distraits et préoccupés, nous apercevons avec quelque exactitude les objets qui nous environnent, leur grand ou leur petit nombre, leur direction, leur situation respective, leur étendue, leurs formes, leurs couleurs, et, quoique nous les voyions plus ou moins confusément, nous recevons de cette vue confuse des notions très-importantes dans la pratique de la vie.

Dans la *vision attentive*, l'œil se portant à la recherche des impressions lumineuses, exécute les mouvements à l'aide desquels il recueille en quelque sorte les sensations visuelles. Ces mouvements sont au nombre de quatre, élévation, abaissement, et transport à gauche ou à droite; ils ont pour objet de diriger l'axe antéro-postérieur des yeux perpendiculairement sur les objets, et c'est ce qui constitue le *regarder*.

Tantôt les yeux, volontairement dirigés vers les objets, les parcourent si rapidement que nous en prenons seulement une vue générale, une vue d'ensemble toujours un *peu confuse;* tantôt, au contraire, nous les regardons avec attention, et alors nous en prenons une vue *distincte.* Dans ce dernier cas, nous fixons particulièrement nos regards sur un point de ces objets, de manière que l'axe de chacun de nos yeux ou d'un seul touche directement sur ce point.

5° *Nous regardons tantôt avec un seul œil, tantôt avec les deux yeux.* D'après ce que nous avons dit en terminant le dernier paragraphe, on voit qu'il y a deux manière différentes de regarder. J'appelle *regard convergent*, ou *par les deux yeux*, celui dans lequel l'axe de chacun des yeux converge au même point; et *regard par un seul œil*, ou *regard parallèle*, celui dans lequel l'axe d'un seul œil aboutit au point regardé, parce qu'alors l'axe de l'œil opposé est parallèle à l'axe du premier.

Quelques personnes ont nié la vision avec un seul œil; elle se prouve d'abord par le parallélisme des deux yeux dans l'action de regarder, un seul œil ayant son axe dirigé vers l'objet, et ensuite par une expérience bien simple et qui consiste à glisser successivement une carte au-devant des deux yeux; quand on tombe sur celui qui regardait, l'objet disparaît tout-à-coup.

Ce phénomène de la vision par un seul œil ou par les deux yeux a lieu pour les objets éloignés ou très-rapprochés. La vision par les deux yeux est plus claire et plus étendue; mais dans certain cas la vision par un seul œil est plus sûre; par exemple on ne peut se servir que d'un seul œil pour aligner des jalons ou ajuster un coup de fusil.

6° *Lorsque nous regardons un objet nous n'en regardons qu'un point à-la-fois.* Ouvrez un livre et arrêtez-y vos yeux, vous reconnaîtrez bientôt qu'ils sont fixés sur un seul mot en particulier; que, dans ce mot, ils le sont plus particulièrement sur une lettre et même sur un point infiniment petit de cette lettre; que c'est aussi ce point que vous voyez très-distinctement quand vous êtes attentif; qu'au contraire, vous voyez les autres lettres et les autres mots de moins en moins distinctement, à mesure qu'ils sont plus éloignés du point distinct; qu'il faut deux conditions pour voir distinctement: diriger les yeux sur un ou plusieurs points successivement et être attentif à ce qu'on voit. Il y a donc, dans le regarder, vue distincte d'un point infiniment petit, et vue de plus en plus confuse de ce point à la circonférence.

Il y a donc une *vue distincte* et une *vue confuse.*

— La première s'accomplit soit par un seul œil, soit par les deux; la seconde s'accomplit aussi des deux manières. Comme la saillie du nez borne beaucoup le champ de la vision de chacun des deux yeux en dedans, chacun de ces organes embrasse un espace plus étendu en dehors, et chacun d'eux y aperçoit exclusivement les objets placés de son côté, tandis qu'en dedans ils les voient en commun, mais sous une perspective un peu différente.

Quelque imparfaite que la vue confuse puisse paraître comparativement à la vue distincte par l'inexactitude des notions qu'elle fournit à l'intelligence, il s'en faut bien qu'elle lui soit inférieure en utilité, comme on pourrait le croire à la première pensée.

En effet, tandis que la vue distincte est si limitée qu'elle n'embrasse qu'un point infiniment petit et en quelque sorte mathématique, la vue confuse s'étend à tout le champ de la vision, et si elle ne distingue réellement rien parfaitement, elle en voit assez près du point de vue distinct, et fournit des lumières assez vives à l'intelligence pour que celle-ci devine une multitude de choses qui lui sont déjà connues et familières. Ainsi quand vous regardez une lettre dans un mot, vous devinez aisément les deux lettres suivantes, souvent même le mot tout entier; mais vous le devinez réellement et ne le distinguez pas. Ainsi, encore par la vue confuse, nous reconnaîtrons un objet voisin de celui que nous regardons; nous distinguerons facilement, en marchant et en lisant dans la rue, un homme d'un enfant ou d'une femme, et nous éviterons de les heurter. Nous reconnaîtrons aussi d'autant mieux les objets ou les corps environnants, qu'ils sont plus brillants, plus gros, moins éloignés de nous et plus éloignés les uns des autres.

En résumé, tandis que la vue distincte ne nous fait connaître que *successivement* le nombre, la situation, l'étendue, la direction, la forme ou la figure des choses et leur couleur, la vue confuse nous fait connaître *immédiatement*, jusqu'à un certain degré d'exactitude, la plupart de ces caractères.

7° *Bien que chacun des yeux, regardant le même objet*, dans le champ commun de la vision, *en reçoive en apparence une image et une impression semblable*, ou même identique, *les deux images sont néanmoins souvent un peu différentes* l'une de l'autre sous le rapport de la situation et de la forme de l'objet qu'elles représentent.

Ces différences viennent de ce que, les yeux étant un peu écartés l'un de l'autre, ils voient chacun de leur côté le même objet dans un alignement un peu différent avec les objets placés par derrière, et de ce qu'ils les voient sous une perspective ou par des côtés qui ne sont pas les mêmes pour l'un et l'autre de chacun d'eux.

8° *Quoique chacun des deux yeux apercevant le même objet en reçoive une impression particulière, nous n'avons cependant la conscience que d'un objet*, soit que nous le voyions d'une manière distincte, soit que nous l'apercevions d'une manière confuse, comme les objets placés latéralement à une certaine distance de la ligne visuelle. Ainsi l'esprit ne se trompe pas sur le nombre réel des objets qui frappent la vue. Cette discordance

entre le nombre des impressions ou des images reçues par les yeux et l'unité de l'objet perçu a toujours embarrassé les physiologistes et les physiciens. Or, en examinant le phénomène par la voie de l'analyse, je veux dire par l'étude des éléments dont il se compose, nous y avons remarqué d'abord un fait de vision et un fait d'intelligence; et comme l'impression, double chez nous, est multiple chez les animaux qui ont les yeux multiples, tandis que la perception est toujours unique, nous avons dû penser que l'unité de la perception dépendait plus de l'intelligence que des yeux, Au total, voici le résultat des recherches minutieuses que nous avons entreprises sur cette question. Il y a deux causes pour lesquelles un objet est vu seul, quoiqu'il fasse deux impressions sur les yeux : 1° une cause *négative* qui n'est pas constante, l'identité ou du moins la grande analogie de forme, de grandeur, de couleur etc. que chacune des deux impressions d'un même objet fait sur chaque œil; 2° Une *positive* bien plus importante, l'attention, qui, ne pouvant s'appliquer à deux choses à la fois, ne peut apercevoir en même temps deux impressions semblables, venant d'un même objet, quoiqu'elle puisse se porter vaguement sur plusieurs choses différentes en même temps.

9° *Visions des objets plus ou moins éclairés et à diverses distances.* Nous voyons les objets d'autant plus nettement qu'ils sont plus éclairés. Ils nous paraissent en outre d'autant plus étendus et plus éloignés qu'ils sont plus obscurs. Nous les voyons d'ailleurs d'une distance d'autant plus grande que leur lumière est plus vive.

Les distances modifient l'apparence des objets sous trois rapports différents: 1er *la couleur des objets est d'autant plus distincte qu'ils sont plus rapprochés de la distance de la vue distincte qui est de 8 à 10 pouces (20 à 25 cent.). Les couleurs se voient d'ailleurs d'un point d'autant plus éloigné qu'elles sont plus éclatantes; celles plus claires sont plus frappantes que les couleurs foncées.

2° Les objets nous paraissent d'autant plus *petits*, d'autant moins distincts, qu'ils sont plus éloignés, parce que les rayons qui émanent des points opposés de leurs contours visibles forment en arrivant à l'œil des *angles visuels* plus aigus, plus petits, et forment par suite, sur la rétine, des images plus aiguës et plus petites.

3° La *netteté* de la vision attentive est déterminée par la distance des objets à l'œil et par leur étendue ou leur volume. On a coutume de dire que c'est à 8 à 10 pouces que la vue est le plus distincte. Cela est vrai pour les objets déliés et petits; mais pour les objets d'une grande étendue, un vaste édifice, par exemple, il faut, au contraire, se placer à une certaine distance pour pouvoir l'examiner dans son ensemble. Il est clair qu'ici nous ne tenons pas compte de certains désordres de la vue connus sous les noms de *myopie* et de *presbytie*. (V. ces mots.)

10° *Vision des objets en mouvement.* Bien que l'impression de la lumière semble très-fugitive, la vue des corps qui se meuvent avec une grande vitesse prouve que la sensation de la lumière persiste après la disparition de la lumière, quoique sa durée soit excessivement courte. Si, par exemple, on fait tourner rapidement un charbon incandescent, il dessine à nos yeux un cercle de feu; n'est-il pas évident, dès lors, que si nous voyons la lumière du charbon dans tous les points où il a passé, quand, cependant il ne peut être que dans un seul point de l'étendue du cercle qu'il parcourt, c'est que l'impression faite sur l'œil par le passage du charbon enflammé n'est pas encore effacée quand il repasse par les mêmes points du cercle et renouvelle la sensation prête à s'éteindre. Une étoile qui file, la foudre qui sillonne la nue, produisent en grand les mêmes apparences que le charbon de feu produit en petit.

11° *Les sensations de la vue sont transmises au cerveau par les nerfs optiques.* Les désordres apportés dans la vision, et son abolition même par les lésions de ces nerfs, démontrent surabondamment cette proposition.

12° *Parallèle de la vue et du toucher.* Certains auteurs d'une grande autorité, Lecat et Buffon entre autres, ont prétendu que la vision était un sens trompeur, et que le *toucher*, chargé de rectifier ses erreurs, était le premier, le roi des sens. Je ne saurais partager cette opinion, et je regarde, au contraire, la vue comme l'emportant de beaucoup sur tous les autres sens physiques, parce que la vision est la plus puissante et la plus féconde des sensations de ce genre. J'ai tracé ailleurs (*Physiol. philosophique des sensat. et de l'intelligence.* — Paris 1846, 1 vol. in-8) le parallèle détaillé de la vue avec les différents sens; je ne puis en reproduire ici que quelques traits détachés.

La vision est pour moi la plus remarquable de toutes les sensations, parce qu'elle est la plus féconde et la plus instructive pour l'entendement; parce qu'il n'en est point qui procure plus de jouissance, point qui fournisse à la mémoire des impressions plus durables, point qui fournisse autant de matériaux à l'imagination, point qui agisse aussi souvent sur notre affectivité et remue si fréquemment les passions du cœur humain. Par la vision, en effet, nous apprenons à connaître le nombre des parties analogues ou diverses d'un ensemble; elle nous en fait découvrir la situation et nous en révèle jusqu'à un certain point l'étendue et la direction. En nous faisant connaître successivement la disposition des surfaces, des bords et des angles des objets, les prolongements qui en hérissent la circonférence, les cavités creusées dans leur sein, elle offre au jugement les éléments nécessaires pour apprécier la forme de ces objets; c'est elle exclusivement qui sent les couleurs et leurs nuances légères et infinies; elle seule encore est capable d'apprécier avec quelque justesse les phénomènes visibles des corps, leurs mouvements, leur direction, leur vitesse.

Apercevant par la vue les parties d'un système, nous apercevons aussi les différentes parties de l'univers, les règnes divers de la nature; nous voyons la terre qui nous porte et les minéraux qu'elle recèle, les montagnes qui la hérissent, les vallées qui la sillonnent, les fleuves qui l'arrosent, les lacs et les mers qui la baignent et brillent à sa surface, les plantes qui la couvrent et la décorent; les animaux, qui, toujours remuant, toujours actifs, et rompant à tout moment le silence et le calme de la nature, lui donnent le mouvement et la vie. Qu'est-ce que les autres

sens pourraient nous apprendre de toutes ces merveilles?

L'œil abandonne-t-il la terre, s'élance-t-il dans l'espace? il mesure la vaste étendue des cieux et embrasse à la fois des mondes innombrables.

Ainsi, tandis que l'ouïe, l'odorat ne peuvent sentir leurs excitants qu'à peu de distance de leur origine; tandis que le goût ne peut jouir des saveurs que lorsque des corps sapides baignent la surface de la bouche; tandis qu'enfin le toucher ne peut reconnaître les qualités des corps qu'autant qu'il s'y applique immédiatement et rampe, pour ainsi dire, à leur surface, la vue, s'élançant dans les plaines du ciel, les franchit d'un mouvement sans durée, y distingue les astres immobiles de ceux qui se promènent silencieux dans les déserts de l'infini, et en embrasse plus en un coup-d'œil que la main n'en pourrait toucher pendant l'éternité des siècles.

Des physiologistes réclament en faveur du sens de l'ouïe la prééminence que nous accordons à la vue. Suivant eux, par suite de cette prééminence de l'ouïe, les aveugles-nés surpassent beaucoup les sourds-muets, parce que les aveugles s'instruisent à tous les moments de leur vie par la conversation de leurs semblables, tandis que les sourds sont privés de cette source incessante d'instruction.

Il y a du vrai dans cette observation; mais que de réflexions elle soulève! D'abord tous les aveugles dont on parle ne sont point des aveugles-nés; ensuite les aveugles n'ont cultivé qu'un petit nombre de sciences et quelques arts. Si les aveugles ont, jusqu'à la fin du dix-huitième siècle, surpassé les sourds-muets, c'est seulement sous le rapport de l'instruction et dans certains arts; mais ils leur sont toujours restés inférieurs dans la pratique des arts, des métiers et des actes les plus indispensables à la conservation de la vie, à la défense de soi-même; et maintenant que l'on a inventé des moyens de faire participer les sourds-muets aux bienfaits de l'instruction, ils rivalisent de savoir et d'intelligence avec les aveugles, et les surpassent dans la pratique de tous les arts, à l'exception de la musique. S'il est vrai que les aveugles puissent s'instruire par la conversation de leurs semblables, les sourds-muets tirent les mêmes avantages de la conversation avec les gestes conventionnels et de la lecture de nos livres.

A voir le malheureux aveugle, agenouillé devant le dernier des passants, on le dirait avili aux yeux de sa propre conscience, témoignant de l'humiliation où il se sent plongé, de l'obligation où il est de confesser aux plus faibles des hommes sa faiblesse plus grande encore, sa misère sans limites, et l'impossibilité où il est, malgré le secours de ses oreilles, de se passer des secours de ses semblables pour subsister, et des yeux d'un chien pour se conduire.

Le sourd-muet, au contraire, pouvant pratiquer presque tous nos arts, peut vivre du travail de ses mains et des ressources de son intelligence. Il peut élever sa famille, conserver noblement son indépendance personnelle, et, quelque misérable que vous le supposiez, il ne sera jamais avili dans sa dignité d'homme au point d'être obligé de s'abandonner à l'intelligence d'une bête pour éclairer sa marche et diriger ses pas. En un mot, tandis qu'on ne peut concevoir l'existence d'une société exclusivement composée d'aveugles, il est très-facile de comprendre celle d'un peuple de sourds-muets et même de le concevoir riche et puissant.

P. N. GERDY.

Prof. de path., ext. à la Faculté de médecine de Paris, chir. de l'hôpital de la Charité, etc.

VITAL (*physiol*), adj., *vitalis*, de *vita*, vie, qui appartient à la vie, *air vital, principe vital*, etc.

VITALISME (*philos. méd.*), s. m. (V. *Animisme*.)

VITALITÉ (*physiol*), s. f., *vitalitas*, de *vita*, vie. C'est l'action vitale en exercice.

VITILIGO (*path.*), s. m. Mot latin francisé, par lequel on désigne une décoloration de la peau occupant des espaces plus ou moins étendus ; c'est l'*achrome vitiligue* d'Alibert. Il ne faut pas confondre ces plaques blanches *partielles* avec la décoloration universelle et congénitale du tégument que présentent les *Albinos* (V. ce mot). Il ne faut pas non plus les confondre avec les taches blanches qui se montrent dans certaines formes de *lèpre* (V. ce mot). Le vitiligo consiste donc dans la présence de taches d'un blanc laiteux, plus ou moins petites et irrégulières, formant parfois de larges plaques, sans augmentation de volume ni dépression, sans perte de la sensibilité de la peau à leur niveau. Ce phénomène se présente parfois chez les nègres, et alors la couleur noire du reste du tégument fait mieux encore que chez nous ressortir la blancheur des taches vitiligineuses : ce sont les *nègres pies*. Le vitiligo constitue plutôt une difformité qu'une maladie ; il n'y a donc pas de traitement à lui opposer. E. B.

VITRÉ (*anat.*), adj., *vitreus*, qui ressemble au verre, se dit d'une masse transparente, corps vitré, qui existe dans l'œil. (V. ce mot.)

VITRIOL (*chim.*), s. m. On donne ce nom à l'acide sulfurique et à plusieurs de ses exposés. (V. *Soufre*.) *Huile de vitriol*, c'est l'acide sulfurique ; *vitriol-vert*, c'est le sulfate de fer. (V. *Fer*.) *Vitriol-bleu, Vitriol de Chypre*, c'est le sulfate de cuivre (V. *Cuivre*.) *Vitriol-blanc*, c'est le sulfate de zinc. (V. *Zinc*.)

VIVIPARE (*hist. nat.*), adj. m. s., *viviparus*, de *vivus*, vivant, et *parere*, enfanter ; se dit des animaux qui mettent au monde leurs petits tout vivants, par opposition aux ovipares, qui pondent des œufs.

VIVISECTION (*physiol.*), s. f., *vivisectio*, de *vivus*, vivant, *secare*, couper, l'action de disséquer ou d'opérer des animaux vivants. Les vivisections jouent un grand rôle dans les études physiologiques ; mais ces derniers temps on a beaucoup exagéré leur nécessité, et on a surtout exagéré les conséquences qu'il est permis d'en tirer. Comment conclure de ce qu'on observe chez un pauvre animal soumis à d'affreuses tortures, à ce qui se passe non pas seulement chez le même animal en l'état sain, mais encore chez l'homme ?... Les vivi-

sections sont certainement très-utiles pour élucider certaines questions ; mais ce moyen d'investigation peut quelquefois conduire à de graves erreurs.

J. B.

VOCAL (*physiol.*), adj., *vocalis*, qui a rapport à la voix.

VOIE (*anat.*), s. f., *via*. On appelle voies la série de conduits ou d'organes creux que parcourt un fluide ou une matière quelconque de l'économie vivante. On dit les *voies biliaires*, les *voies circulatoires*, les *voies digestives*, les *voies urinaires*.

VOILE (*anat.*), s. m., *velum*, s'applique surtout à cette cloison flottante située dans le pharynx, et que l'on nomme *voile du palais*. (V. *Bouche*.)

VOIX (*physiol.*), s. f., en latin *vox*, en grec *phôné*. La voix consiste dans la production d'un son par le larynx. C'est le plus puissant instrument d'expression que la nature ait accordé aux animaux ; simple et dépouillée du caractère de la parole, elle exprime presque toutes les émotions dont notre âme peut être agitée, et même elle en réveille d'assoupies dans l'âme des autres ; aussi est-elle vive et agréable dans la joie ; traînante, plaintive, et quelquefois déchirante dans la douleur ; convulsive, entrecoupée dans le rire, et sanglotante dans les pleurs ; douce et séduisante dans l'amour ; dure et parfois terrible dans la colère : faible et basse dans la timidité ; forte et élevée dans l'orgueil et dans l'audace. Saisissable pour l'oreille, elle échappe à tous les autres sens ; messagère mystérieuse de nos sentiments, elle se répand dans l'air de tous côtés, passe invisible partout autour de nous, et communique nos émotions à toutes les oreilles placées dans la sphère de son activité.

Revêtue du caractère de la parole, la voix acquiert bien plus de puissance d'expression, et surtout bien plus de précision encore ; par elle, l'homme traduit aisément au-dehors tout ce qui se passe en secret dans son cœur et dans son esprit ; par elle, il exprime clairement les idées les plus abstraites et les plus profondes, comme les plus simples et les plus communes, les nuances les plus délicates du sentiment comme de la pensée.

Le son de la voix, ce phénomène si merveilleux, est bien plus complexe que l'on ne paraît le soupçonner, et exige le concours d'un grand nombre d'organes divers : de la poitrine, des poumons qui jouent le rôle de soufflet d'orgue, de la trachée-artère, véritable tuyau qui conduit l'air dans le larynx, où il doit, par ses vibrations, produire le son, et dans la gorge, la cavité de la bouche et les fosses nasales, où se produit le phénomène de la parole.

J'aurais bien à parler ici du *bruit* et du *son*, considérés sous le rapport physique ; mais j'ai donné à cet égard, à l'article *Audition*, les détails nécessaires pour l'intelligence de ce qui va suivre. Un mot seulement sur la manière dont le son est produit dans les différents instruments auxquels on a comparé le larynx. 1° Dans les *instruments à cordes*, le son est produit par les vibrations de celles-ci, et le nombre des vibrations varie suivant leur longueur, leur diamètre et leur tension. 2° Dans les *instruments à vent*, du genre des flûtes et des flageolets, les nombres de vibrations varient d'après la longueur des tubes, et sont, pour des tubes de diamètre égal, en raison inverse de la longueur. 3° Dans les *instruments à anches*, le son est produit par le passage alternatif et périodique de l'air par une rigole que les oscillations d'une languette ou d'une *anche* ferment et rouvrent tour-à-tour; le son dépend de ces chocs et de ces retours plus ou moins rapides. 4° Enfin dans l'*appeau*, qui est une caisse hémisphérique ou cylindrique, faite de bois, de métal, et que l'on fait aussi avec un simple noyau d'abricot percé de deux trous vis-à-vis l'un de l'autre aux deux surfaces opposées, on produit des sons divers en faisant passer un courant d'air avec une certaine rapidité à travers ses ouvertures.

On a successivement comparé le mode de production du son dans le larynx, à la manière dont il se forme dans ces différents appareils; mais c'était restreindre beaucoup trop un phénomène éminemment complexe, et dans lequel il faut faire entrer un plus grand nombre d'éléments que n'en ont généralement admis les auteurs qui ont écrit sur ce sujet. Quant à nous, d'après un grand nombre de recherches et d'expérimentations faites sur nous-même, et dont nous avons donné l'analyse détaillée dans notre *Physiologie médicale* (t. I, p. 753 et suiv.), nous sommes arrivé aux conséquences suivantes :

Quand l'homme vient à parler soit à voix haute, soit à voix basse, en un mot, du moment que sa voix se fait entendre: 1° l'air expiré l'est avec plus d'activité que dans la respiration ordinaire ; 2° les lèvres de la glotte se tendent et deviennent plus élastiques; 3° elles entrent en vibration ; 4° les parois des ventricules du larynx et de son ouverture supérieure se tendent aussi ; 5° l'orifice de la glotte se resserre en travers; 6° des vibrations très-sensibles à la main, au moins dans la voix haute, agitent toute la région du pharynx et de la gorge; 7° le son retentit au dehors par la bouche et par le nez, dans les poumons et la poitrine, par la trachée-artère et par les bronches, en faisant vibrer les parois de ces cavités ; 8° et tous ces organes, les poumons, la trachée, le larynx et le pharynx, se fatiguent et s'irritent par ces exercices.

De tous ces phénomènes, il en est d'indispensables à la production de la voix. Ce sont : une respiration active, la tension et les vibrations des lèvres inférieures de la glotte et son resserrement. Ces quatre conditions sont les causes de la voix. Ce n'est pas qu'on ne puisse faire résonner la glotte en se bornant à en rapprocher les lèvres et y soufflant avec force ; au contraire, on fait ainsi crier un mort ; mais c'est d'une voix aiguë et rauque, parce que son larynx résonne aussi par le mécanisme des anches : ce n'est point là la voix humaine, telle qu'on l'entend habituellement. Coupez les nerfs du larynx à un animal, et il sera muet. Divisez sur un autre les lèvres inférieures de la glotte dans toute leur épaisseur, la voix s'éteindra. Quant aux vibrations de ces lèvres de la glotte, on ne peut les empêcher sans étouffer le son à sa naissance.

Parmi les autres phénomènes de la voix, il en est qui ne sont point indispensables à sa production, c'est la tension des parois des ventricules, des lèvres supérieures de la glotte, et des bords de l'ouverture supérieure du larynx : aussi on peut les diviser sans détruire la voix ; mais cette division l'altère.

D'après tous ces faits, il me paraît que la voix est produite ou par les vibrations que le frôlement de l'air sur les lèvres inférieures de la glotte détermine dans ces organes, on par les vibrations que l'air éprouve en se brisant contre ces mêmes organes, car il est permis de douter que des lames aussi courtes puissent produire des sons par leurs vibrations, et surtout les sons de la voix.

Des divers modes de la voix et de leur mécanisme. — La voix offre mille modifications chez les divers individus, et encore chez le même individu, suivant les passions qui l'agitent, suivant l'impression qu'il reçoit ou qu'il veut communiquer et produire, et suivant une infinité de circonstances.

De la voix forte et de la voix faible. — La voix forte s'entend de beaucoup plus loin que la voix faible ; dans la voix forte, l'air est chassé de la poitrine avec plus d'énergie et de rapidité que dans la voix faible. Ce n'est pas cependant la seule circonstance qui lui donne ces caractères ; car, s'il est vrai que la force de la voix ait une certaine proportion avec la force et la faiblesse des individus, il est vrai aussi que l'on observe quelquefois précisément l'inverse. Le timbre des sons sonores paraît augmenter leur force et leur éclat.

De la voix haute et de la voix basse. — La voix haute diffère de la voix basse par sa force et son étendue ; mais elle en diffère probablement davantage par son timbre, et c'est peut-être surtout la différence du timbre qui les caractérise. Aussi la voix basse n'est pas nécessairement plus faible que la voix haute, et nous pouvons préférer à voix basse des sons plus forts que les plus faibles sons de la voix haute.

Des voix sonores et harmonieuses. — Le timbre, d'ailleurs, varie beaucoup dans la voix chez les divers individus ; il peut être plus ou moins sonore, plus ou moins doux et agréable. Il est sûr que ces différentes qualités dépendent de la structure des organes de la voix ; mais il nous est impossible d'en préciser les causes.

De la voix nasillarde. — Le timbre de la voix devient nasillard quand le son retentit dans les fosses nasales, soit parce qu'il s'écoule en grande partie par leur cavité, soit parce que leur rétrécissement ou leur oblitération le retenant, comme dans une caisse, il en fait alors résonner les parois : aussi les sent-on vibrer lorsqu'on parle volontairement en nasillant, et qu'on prononce ainsi des sons qui ne sont pas naturellement articulés par le nez, comme le sont ceux qu'on nomme *nasaux*.

De la voix grave et de la voix aiguë. — Nous pouvons prendre à notre volonté une voix grave ou une voix aiguë, car la voix humaine parcourt, même aisément, une étendue de trois octaves, chez un même individu, et de quatre chez deux individus différents, dont l'un a la voix naturellement grave et l'autre naturellement aiguë. Dans les *sons graves* qui donnent la *voix de poitrine*, l'air est expiré et chassé de la poitrine avec peu de force et de rapidité; les lèvres de la glotte se tendent à peine, leurs vibrations sont peu rapides, celles du larynx et de toute la région de la gorge sont très-sensibles à la main, l'isthme du gosier est largement ouvert et le voile du palais abaissé et en repós; l'ouverture de la glotte est béante et peu resserrée; les lèvres qui ne se touchent pas restent libres dans toute leur longueur, le larynx se tient abaissé par les sterno-thyroïdiens et aussi les scapulo et sterno-hyoïdiens; mais le premier de ces muscles le dilate en ouvrant les ailes du thyroïde.

Dans les *sons aigus* qui forment la *voix de tête* et au-delà de celle-ci le *fausset*, l'air est expiré avec un effort et une rapidité très-variable, s'écoulant tantôt doucement et avec lenteur, et tantôt violemment et avec vitesse. Cependant les lèvres inférieures de la glotte sont fortement tendues, les vibrations excessivement rapides, la glotte se resserre en travers et se rétrécit par l'application de ses lèvres l'une contre l'autre, d'avant en arrière, et plus elle se raccourcit plus les sons deviennent aigus et perçants; les parois des ventricules, les lèvres supérieures de la glotte et les bords de l'ouverture supérieure du larynx se tendent également, et cette action resserre et efface même en partie la cavité des ventricules. Le larynx et le pharynx s'élèvent et se resserrent en même temps. La trachée-artère elle-même, tirée en haut, se rétrécit un peu. Cependant le voile du palais s'élève, s'étend et se courbe en voûte; la luette se raccourcit etc...

Le *cri* semble la forme de la voix la plus naturelle, la plus instinctive, la moins perfectionnée par la civilisation; il semble aussi que ce soit celle où le timbre est le moins modifié par le corps de résonnement. Néanmoins il est loin d'être identique et varie déjà lui-même beaucoup suivant les individus et les causes qui le provoquent. Il en est de même de l'intensité et du ton. Les causes prochaines qui les déterminent y apportent mille nuances dont l'expérience seule peut nous donner le sentiment et qui nous remuent de mille manières.

Voix de chant.—Ornée des agréments du chant, la voix frappe notre oreille de sons résonnants, prolongés et continus, infiniment plus agréables par leur résonnement, leur continuité, que les sons secs et entrecoupés de la parole, qui ressemble plus à une suite de bruits divers qu'à de véritables sons. Cette différence est si considérable qu'on ne saurait préjuger la voix de la parole d'après la voix du chant, ni celle-ci d'après la première. Elle est telle encore, qu'une personne dont la voix parlée est désagréable à entendre, peut être douée d'une voix de chant délicieuse. C'est sous cette forme que la voix humaine révèle toute sa puissance, parce que la voix de chant est une langue passionnée; sous cette forme elle réveille notre âme engourdie, dissipe ses chagrins, égaie ses ennuis, abrége pour elle le temps de la vie, la plonge dans les ravissements de l'extase, ou l'endort aux charmes magiques des chansons.

Voix de la parole ou parole. Enrichie des articulations de la parole, la voix ne donne plus qu'une série de sons saccadés, entrecoupés et dépouillés de cette résonnance harmonieuse si agréable à l'oreille dans la voix du chant; mais si la parole n'est pas la langue des passions, elle offre à l'esprit une précision qui en fait la langue de l'intelligence. Cette articulation des sons, ou *prononciation*, est la modification que le pharynx, la bouche et les fosses nasales impriment simultanément à la voix produite par le larynx pendant le phénomène de l'ex-

piration : les deux premiers de ces organes par leurs mouvements, et le troisième par ceux du voile du palais.

Il y a une autre prononciation bien singulière, qui s'exécute pendant l'inspiration de [l'air que le larynx doit mettre en vibration; en sorte que si habituellement la parole est produite par le pharynx ou la bouche, qui pétrissent, si je puis employer cette expression, les sons à leur passage, il est cependant, jusqu'à un certain point, possible aussi de prononcer les sons pour ainsi dire avant qu'ils soient nés.

L'analyse a deux choses à examiner dans la prononciation : la production des sons et leur conjugaison.

La parole se compose de deux ordres de sons distincts : les voyelles et les consonnes. La doctrine que je professe à cet égard diffère entièrement de ce que nous enseignent les grammairiens et les physiologistes. Je regrette que le défaut d'espace m'empêche de développer actuellement comme je l'ai fait dans ma *Physiologie médicale*, les principes sur lesquels je m'appuie. Cependant je vais donner ici le tableau des voyelles et des consonnes, telles que je les admets, renvoyant pour les détails à l'ouvrage précité (t. I, 2ᵉ part., p. 777 et suiv.).

Les voyelles sont : 1° *a*, *é*; 2° *é*, *i*; 3° *o*, *ou*, *eu*, *u*; 4° *in*, *an*, *on*, *un*.

Les consonnes sont : 1° les *labiales b*, *p*; 2° les *dento-labiales v*. *f*; 3° *c* des Espagnols dans *cinco* (cinq), *z* du même peuple dans *zona*, *th* des Anglais dans *that*; 4° les *linguales antérieures sifflantes z*, *s*, *j*, *ch*, de *char*; 5° les *linguales antérieures muettes l*, *r*, *d*, *t*; 6° les *linguales ye* de *moyen*. *Dieu, tieu* de *Mathieu*, prononcé en une seule syllabe, *ch* du mot allemand *licht* (chandelle); *lle* de *feuille*, *g* de *gand*, *q* de *quai*; 7° les *gutturales j* des Espagnols dans *juez* (juge); ou *ch* des Allemands dans *machen* (faire); *x* doucement grasseyé; 8° les *nasales m*, *n*, *gne* de *ligne*; 9° *h* aspirée.

La *conjugaison des sons* consiste dans la prononciation successive des voyelles et des consonnes, ou mieux, des syllabes de la parole humaine. Tous les sons prononcés séparément les uns des autres, quoique les uns après les autres, forment des syllabes. Ainsi dans *abandonner* il y a quatre syllabes, parce que l'on prononce séparément et l'un après l'autre les sons *a-ban-don-ner*. La conjugaison des syllabes est plus difficile que leur prononciation séparée, parce que, chaque syllabe exigeant des mouvements différents, il est plus difficile de passer de l'une à l'autre que de la prononcer. L'articulation est d'ailleurs d'autant plus difficile, que les mouvements diffèrent davantage. C'est pourquoi les bègues, qui prononcent si aisément les syllabes séparées, ont tant de peine à les prononcer de suite et à les conjuguer avec précision sans s'interrompre.

Parole accentuée. La parole accentuée passe légèrement sur certains sons articulés, appuie davantage sur d'autres, prononce d'une manière *brève* et rapide certaines syllabes, en articule d'autres plus lentement et plus longuement. Ce mode de langage s'observe surtout dans les pays méridionaux, où les passions comme l'esprit ont plus de vivacité que dans les contrées septentrionales. On dirait que l'expression propre à chaque mot de la langue en usage y étant insuffisante pour l'abondance, la vivacité du sentiment et de la pensée, les habitants y suppléent par l'addition des accents.

Déclamation. La voix de la déclamation tient au cri par les éclats, au chant par la résonnance des sons, à la parole par son articulation, et à la parole accentuée par ses inflexions. C'est le langage de la passion qui s'observe et qui cherche à modifier le langage simple de la nature. Du reste, il ne paraît guère moins naturel à l'homme sauvage qu'à l'homme civilisé; il naît des circonstances: un Barbare qui porte à d'autres Barbares des offres de paix ou des menaces de guerre, déploie dans son débit une pompe qu'il ne met assurément pas pour parler au sauvage son voisin.

On a voulu comparer l'instrument de la voix humaine à différents instruments de musique. Pour nous, et c'est par cela que nous terminerons, nous pensons qu'il participe de plusieurs, tout en différant trop notablement de chacun d'eux, pour que l'on puisse établir un parallèle sérieux.

P. N. GERDY

Professeur de pathologie externe à la Faculté de médecine de Paris, chirurgien de l'hôpital de la Charité, etc.

VOLATIL (*physiq.*), adj., *volatilis*, qui se transforme facilement en vapeur ou en gaz. Alcali volatil. (V. *Ammoniaque.*)

VOLTAÏQUE (*phys.*), adj. Se disait des phénomènes électriques qui se rapportent à la pile de Volta; ce mot est synonyme de *galvanisme.* (V. ce mot.)

VOLVULUS (*path.*), s. m. On donne ce nom à une maladie caractérisée par des coliques violentes et profondes, souvent accompagnées de vomissements; il est synonyme d'*Ileus.* (V.*Colique* et *Intestin.*)

VOMER (*anat.*), s. m, mot latin conservé en français et qui signifie soc de charrue; c'est le nom donné à un os très-mince, quadrilatère, placé de champ dans les fosses nasales, dont il forme la cloison dans leur partie la plus reculée. Son bord supérieur se dédouble en deux lames, reçues chacune dans un sillon creusé à la partie inférieure du sphénoïde. Son bord inférieur est reçu dans une rainure qui existe à l'union des deux os palatins. Le bord postérieur est libre et regarde la cavité gutturale; l'antérieur s'unit avec la lame perpendiculaire de l'ethmoïde et avec le cartilage de la cloison. J. B.

VOMIQUE (*path.*), s. f., *vomica*, de *vomere*, vomir. Les anciens donnaient ce nom aux abcès développés dans tout organe parenchymateux, il s'applique plutôt aujourd'hui aux collections purulentes formées dans le poumon. (Voy. *Pneumonie.*)

VOMISSEMENT (*physiol. path.*), s. m., *vomitus*, en grec *émétos.* Le vomissement est un phénomène convulsif qui a pour résultat l'expulsion par la bouche des matières contenues dans l'estomac. Le vomissement est précédé d'une sensation interne très-pénible, très-désagréable, qui en marque le besoin: c'est la *nausée*; elle est du reste indéfinissable comme toute sensation; mais il n'est

personne qui ne l'ait éprouvée, et qui, l'ayant éprouvée, n'en conserve parfaitement le souvenir. Nous verrons plus bas, à l'occasion du vomissement considéré sous le rapport pathologique, quelles sont les *causes* qui peuvent le produire.

Les auteurs ne sont pas d'accord sur le mécanisme du vomissement. Autrefois on regardait généralement ce phénomène comme résultant d'un mouvement de contraction de l'estomac, qui, au lieu de se faire de l'embouchure de l'œsophage vers le pylore par le mouvement normal ou *péristaltique*, avait lieu en sens inverse, c'est-à-dire du pylore vers le cardia par un mouvement *antipéristaltique* : alors, disait-on, les matières renfermées dans le ventricule sont refoulées dans l'œsophage, d'où elles arrivent jusque dans le pharynx et enfin dans la bouche. Bayle, Chirac, Sénac ont avancé que l'estomac était passif dans l'acte du vomissement, et que les matières étaient chassées par la contraction du diaphragme et des muscles de l'abdomen. D'un autre côté Littre, Haller, Lieutaud, combattirent cette doctrine, qui a été reprise de nos jours par M. Magendie.

Dans une série d'expériences très-bien faites, Béclard ayant étudié l'action des puissances qui peuvent produire le vomissement, est arrivé aux conclusions suivantes : l'estomac n'agit pas activement, il est seulement l'organe duquel émane l'irradiation sympathique qui fait contracter les muscles voisins. *Dans un premier temps*, l'estomac est pressé, comprimé par ces muscles (diaphragme, muscles abdominaux) et tiraillé par l'œsophage qui en retire les matières qui y sont renfermées. *Dans un second temps*, ces matières arrivées dans l'œsophage sont rejetées à l'extérieur par la contraction antipéristaltique de ce dernier. Le mécanisme par lequel ces matières sont rejetées au-dehors, est précisément l'inverse de celui de la déglutition; mais comme ici les mouvements sont irréguliers et convulsifs, la glotte n'est pas toujours très-exactement fermée et il peut y pénétrer quelques par celles des matières vomies, qui tombent jusque dans le larynx et les voies aériennes, d'où résultent des accidents de suffocation. Du reste cette occlusion spasmodique de la glotte dans le vomissement amène la coloration de la face, le gonflement des veines, il y a sécrétion de larmes, etc. Des vomissements violents ont donné lieu à des accidents de diverses natures; d'abord les contractions violentes et générales des muscles ont déterminé la rupture des muscles droits antérieurs de l'abdomen. On a vu, dans les mêmes circonstances et par suite de la gêne de la circulation résultant de l'occlusion de la glotte, survenir une rupture du cœur, une attaque d'apoplexie, etc.

En général le vomissement s'accompagne d'un sentiment d'angoisse et d'anxiété très-pénible, le corps se couvre de sueur, et une fatigue plus ou moins grande, quelquefois avec douleur à la région épigastrique et dans les muscles abdominaux, en est la conséquence.

Les matières rejetées par le vomissement sont de diverses sortes : 1° tantôt ce sont des substances qui se rencontrent normalement dans l'économie, telles que des mucosités, de la bile, du sang, purs ou mélangés entre eux; 2° ailleurs, ce sont des produits anormaux ou accidentels, du pus, provenant le plus souvent d'un abcès qui s'est fait jour dans l'estomac et venant d'un organe plus ou moins éloigné ; des fausses membranes, des hydatides, des vers, etc. ; 3° ailleurs enfin, ce sont des matières étrangères venant du dehors, des aliments à différents degrés d'assimilation, voire même des matières fécales, des boissons, différents corps étrangers avalés ou ayant pénétré dans l'estomac par une voie quelconque.

Envisagé au point de vue de ces causes, le vomissement est idiopathique ou essentiel, symptomatique ou sympathique.

1° J'appelle *idiopathique* ou *essentiel*, celui qui ne peut être rapporté à une maladie de l'estomac et qui ne s'accompagne d'aucun autre symptôme : tels sont certains vomissements purement nerveux, et ceux qui succèdent à l'absorption des substances vomitives, l'émétique par exemple. Enfin il faut peut-être regarder comme essentiels les phénomènes si connus du mal de mer. V. *Mer* (Mal de).

2° Le vomissement *symptomatique* dépend d'une maladie de l'estomac : c'est l'embarras gastrique, la gastrite simple et spontanée ou suite d'empoisonnement ; le ramollissement, le cancer de l'estomac, etc.

3° Enfin le vomissement est dit *sympathique* quand il est occasionné par l'action d'un organe plus ou moins éloigné : ainsi tout le monde sait que le chatouillement de la gorge avec les barbes d'une plume suffit pour déterminer ; les maladies de différents organes réagissent sur l'estomac de manière à produire le même phénomène. C'est ce qui arrive communément dans les inflammations du cerveau et ses membranes ; dans certaines irritations de l'œil, dans beaucoup de bronchites, dans la coqueluche, dans les irritations et inflammations du foie, des reins, du péritoine, de la vessie, de la matrice ; dans les maladies des intestins, surtout quand il y a obstruction de cours des matières dans ceux-ci, comme dans l'iléus, les hernies étranglées, etc. Le vomissement est un phénomène sympathique presque pathognomonique de la grossesse, ou de la suppression des menstrues. Quelquefois il dure pendant toute la gestation.

Enfin, il s'observe dans beaucoup de maladies générales, et surtout dans les névroses, dans l'hystérie, dans la colique de plomb, dans le choléra-morbus ; à la suite des émotions morales, vives, par l'effet de l'excitation cérébrale qui accompagne les troubles violents de l'âme.

Le rôle que joue le vomissement dans ces différentes circonstances démontre l'importance et la valeur de ce symptôme dans le diagnostic et le pronostic des maladies ; mais nous ne pouvons pas nous y arrêter ici.

Envisagé au point de vue de la *thérapeutique*, le phénomène qui nous occupe donne prise à des considérations qui se rattachent à deux intentions tout-à-fait différentes. 1° Traiter le vomissement comme accident, morbide pour le faire cesser ; 2° se servir du vomissement comme moyen curatif pour traiter des états pathologiques divers.

1° Pour combattre le vomissement il est indispensable de remonter à la cause, et d'établir s'il est essentiel, symptomatique d'une maladie de l'estomac, ou bien sympathique. Le premier, l'essentiel

ou idiopathique, se traite par les médications anti-vomitives proprement dites, la diminution de boissons, l'usage de la glace à l'intérieur par petits fragments, l'eau de seltz, de la potion de Rivière, des acides ; et, même dans certains cas, et en vertu d'un vieil aphorisme (*Vomitus vomitu curatur*), on pourra employer les vomitifs eux-mêmes : le succès de cette médication a été bien évident pour nous dans certains cas de choléra. Si ces moyens échouent il faut quelquefois avoir recours à des moyens extérieurs, l'application de la glace sur la région de l'estomac, des révulsifs énergiques sur cette même partie, vésicatoires, voire même moxas ou les cautérisations par le fer rouge. La potion de Rivière se compose avec 8 gram. de bicarbonate de potasse et une once de suc de citron, ou de sirop de limon ; elle agit par le gaz acide carbonique qui se développe dans l'estomac ; elle peut être remplacée par l'eau de seltz, ou tout autre eau, contenant une proportion notable d'acide carbonique.

Le vomissement symptomatique d'une affection organique de l'estomac exige que l'on traite la maladie principale. J'en dirai autant de celui qui est symptomatique de l'affection d'un organe plus ou moins éloigné.

2° On se sert du vomissement dans des intentions différentes.

a. Tantôt c'est pour faire rejeter un corps étranger introduit dans l'estomac, ou bien des substances vénéneuses, ou pour faciliter l'expulsion de fausses membranes, comme dans le croup.

b. D'autres fois c'est pour réveiller la vitalité endormie de l'estomac, modifier ses propriétés vitales par une perturbation. C'est ce qui arrive dans l'embarras gastrique, dans la colique des peintres, dans certaines dyssenteries rebelles, etc.

c. Enfin, c'est comme révulsif, dans diverses affections d'organes plus ou moins éloignés, dans les maladies des yeux par exemple, certaines céphalalgies, etc., etc.

E. BEAUGRAND.

VOMITIF (*thérap.*), s. f., *vomitorius*, de *vomere*, vomir. On donne ce nom à toute substance jouissant de la propriété de provoquer les vomissements. Le nombre des substances vomitives employées en médecine est très-peu considérable ; c'est qu'en effet l'émétique (V. *Antimoine*) remplit si bien l'indication du vomissement, et d'une manière si certaine, si constante, qu'il n'est pas nécessaire d'avoir à son service un grand nombre de succédanés. Généralement les praticiens lui préfèrent l'ipécacuanha chez les jeunes enfants et chez les femmes délicates ; on croit l'action de ce dernier plus douce.

Outre leur effet local, qui est de provoquer les secousses convulsives de l'estomac, les vomitifs, mais surtout l'émétique, ont une action générale ou dynamique, qui consiste dans un malaise général, sentiment marqué de faiblesse, ralentissement du pouls, sueurs froides, partielles, refroidissement des extrémités, en un mot, symptômes d'abattement que l'école italienne désigne sous le nom d'*hyposthénisation*. C'est surtout quand l'émétique est administré à haute dose, que ces accidents se manifestent, et souvent alors il n'y a pas de vomissement.

Quant aux circonstances qui réclament l'emploi des vomitifs, V. *Vomissement.* J. B.

VOMITURITION (*physiol. path.*), s. f., *vomituritio.* Effort répété pour vomir, mais sans expulsion de matières au-dehors, ou avec éjection peu abondante.

VOUTE (*anat.*), s. f., *fornix.* Se dit de la paroi supérieure de toute cavité qui est concave en dedans, convexe en dehors. *Voûte du crâne, voûte à trois piliers, voûte palatine.*

VUE (*physiol.*), s. f. (V. *Vision.*)

VULNÉRAIRE (*mat. méd.*), adj., *vulnerarius*, de *vulnus*, blessure, qui a rapport aux blessures. On désignait autrefois sous ce nom les baumes que l'on croyait propres à la cicatrisation des plaies (V. ce mot), et certains aromates dont l'infusion était donnée dans les contusions, comme devant favoriser la résorption des sucs épanchés et s'opposer à la formation des abcès. On donnait aussi le nom d'espèces vulnéraires à la réunion de ces plantes, avec lesquelles on préparait aussi une eau spiritueuse que nous avons décrite au mot *Eau vulnéraire.* Le fameux vulnéraire suisse ou *Falltranck*, de deux mots allemands *fall*, chute, et *tranck*, boisson, est composé de diverses manières : voici une formule que nous extrayons de la pharmacopée universelle de. M. Jourdan :

Fleurs de primevère, d'oreille-d'ours, de bouillon-blanc, de mélilot, de chaque une demi-livre ; de millepertuis, quatre onces : de pied-de-chat, dix onces ; feuilles d'aspérule odorante, une livre ; fleurs d'arnica, deux onces ; de merisier à grappe, deux gros ; de rose rouge, un gros ; sommités de thym des Alpes, demi-livre ; sommités de serpolet, quatre onces.

Hipp. Cloquet indique une autre formule, dans laquelle il fait entrer la bétoine, le bugle, la pervenche, la verveine, diverses espèces d'armoises, des menthes, des véroniques, etc. On peut dire du vulnéraire ou thé suisse, que ses formules sont aussi variées que ses effets sont nuls, et même quelquefois nuisibles ; parce qu'ils endorment la prudence et empêchent de recourir à des moyens plus efficaces. J. B.

VULTUEUX (*séméiol.*), adj., *vultuosus*, de *vultus*, visage, comme qui dirait : qui a beaucoup de visage ; on dit que la face est vultueuse quand elle paraît élargie, qu'elle est rouge, que les yeux sont vifs et comme saillants ; cet état s'observe dans certaines réactions fébriles vives.

VULVAIRE (*mat. méd.*), adj. *chenopodium vulvaria.* Plante de la famille de chénopodées J. pentandrie digynie L. Cette plante est très-commune dans les lieux incultes, le long des chemins ; elle est étoilée à toutes ses feuilles ; quand on la froisse elle répand une odeur très-désagréable, analogue à celle du poisson pourri et à celle de la sécrétion de follicules de la vulve, d'où son nom de vulvaire. Elle était autrefois employée en lavement comme anti-spasmodique. J. B.

VULVE (*anat.*), s. f., *vulva, pudendum muliebre, cunnus.* On appelle ainsi l'ensemble des parties externes de la génération chez la femme. Elle comprend plusieurs parties : d'abord à la partie supérieure au niveau du pubis, le *mont de Vénus* ou *pénil*, éminence formée par un peloton graisseux plus ou moins épais : la peau est là couverte de poils. Du mont de Vénus partent, de chaque côté deux replis tégumentaires dans l'épaisseur desquels existe une couche de graisse ; ces replis ou *grandes lèvres* se réunissent en s'amincissant vers l'anus, et forment là la commissure postérieure de la vulve ou *fourchette*, arrondie en forme de croissant. Entre la fourchette et la membrane hymen qui ferme l'entrée du vagin, est un petit intervalle concave que l'on nomme *fosse naviculaire.* La commissure antérieure est tout-à-fait angulaire et se perd dans le mont de Vénus. En dedans des grandes lèvres sont deux replis de la membrane muqueuse que sépare un tissu spongieux érectile : on le connaît sous le nom de *petites lèvres* ou *nymphes.* Elles simulent deux crêtes dont la partie moyenne et antérieure est la plus large, la partie inférieure se perd insensiblement autour de l'orifice du vagin, et l'extrémité supérieure se bifurque pour envelopper la base du *clitoris.* Celui-ci est un petit tubercule plus ou moins saillant, analogue à la verge de l'homme, qu'il représente en petit. Il naît comme lui des branches de l'ischion par deux racines qui se réunissent bientôt au-devant de la partie inférieure de la symphyse pubienne, à laquelle il est attaché par un ligament suspenseur. C'est là que réside en partie la sensibilité vénérienne chez la femme. Il est formé d'un tissu érectile analogue à celui du pénis. Au-dessous du clitoris est un tubercule sur lequel existe l'ouverture extérieure du canal de l'urètre, c'est le *méat urinaire.* Tout cet espace triangulaire situé au-dessus du vagin limité latéralement par les petites lèvres, constitue le *vestibule.* Au-dessous est l'orifice du vagin (V. ce mot), au-devant duquel est placée la membrane hymen, sorte de repli membraneux de la muqueuse de la vulve, affectant une forme semi-lunaire ou parabolique. Sur le côté sont des petits tubercules au nombre de deux à cinq, rougeâtres, plus ou moins saillants, regardés à tort comme les débris de la membrane hymen ; ce sont les *caroncules myrtiformes.*

La muqueuse, qui tapisse toute la vulve, est rouge, lisse, luisante, offrant surtout aux grandes lèvres un grand nombre de follicules qui sécrètent une matière muqueuse dont l'odeur est bien connue. Pour la glande récemment retrouvée par M. Huguier. (V. *Vagin.*)

VULVE (Maladies de la). — 1° *Vices de conformation.* — La vulve peut manquer complètement, et alors le vagin s'abouche dans le rectum ou dans la vessie : cette lésion est excessivement rare et elle n'est reconnue qu'à l'époque où les règles doivent se montrer pour la première fois. D'autres fois, les grandes lèvres sont adhérentes : on les sépare avec le bistouri.

2° *Inflammations et abcès de la vulve.* — Les grandes lèvres, à la suite d'une contusion, d'approches conjugales trop répétées, ou même sans causes appréciables peuvent être le siège d'une inflammation phlegmoneuse qui se termine par un abcès. Boyer a vu de ces abcès revenir tous les mois au moment des règles. Le traitement est essentiellement antiphlogistique ; quand on sent la fluctuation, on ouvre largement par la face interne de la grande lèvre.

3° *Inflammations des follicules muqueux de la vulve.*—Cette maladie récemment découverte par M. Robert, consiste dans une phlegmasie ordinairement chronique d'un plus ou moins grand nombre des follicules muqueux qui tapissent la vulve. Cette affection est causée assez ordinairement par une blennorrhagie, un accouchement laborieux, ou bien par une affection de l'utérus; elle a pour symptômes, de la douleur, de la cuisson, et souvent un prurit insupportable dans différents points de la vulve. En examinant attentivement les parties on voit des points rouges, desquels la pression fait sortir un liquide blanchâtre; un stylet très-fin entre dans les orifices de ces follicules et cause une assez vive douleur. Le traitement consiste à inciser ces follicules et à cautériser l'intérieur avec le nitrate d'argent.

4° *Dartres de la vulve.* — Les différentes formes dartreuses ; mais surtout la squammeuse humide peuvent siéger sur la vulve. Les caractères et le traitement de ces dartres n'offrent rien de particulier. Notons seulement qu'elles s'accompagnent souvent de démangeaisons véritablement intolérables.

5° *Plaies et déchirures.*—Les premières approches de l'homme , des chutes sur le périnée , mais surtout l'accouchement quand le volume de l'enfant est considérable, occasionnent des plaies ou ruptures de la vulve. Ces ruptures ont constamment lieu à la partie postérieure, surtout dans les accouchements; et même dans ce dernier cas, alors que le plancher périnéal est fortement distendu par la tête de l'enfant, la rupture peut se faire par le centre même de cette région, en laissant intacts la fourchette et l'orifice de l'anus. La possibilité de cet accident, niée par certains accoucheurs, est aujourd'hui constatée par des observations authentiques. Si la plaie est récente on la réunit immédiatement à l'aide de la suture enchevillée. Si elle est ancienne il faut ordinairement en rafraîchir les bords avant d'en essayer l'agglutination.

6° *OEdème des grandes lèvres.* — On le rencontre surtout chez les femmes enceintes et dans les hydropisies générales. La compression ou des mouchetures, si les grandes lèvres ne se dégor-gent pas , les laxatifs, les lotions et les applications résolutives, sont les moyens à employer.

7° *Gangrène de la vulve* (cancer aqueux des Allemands). — C'est là une affection qui n'a été bien connue que depuis les travaux de Richter sur la question. On observe cette gangrène plus particulièrement chez les enfants élevés au sein de la misère et des privations , habitant des localités sombres, froides et malsaines. La maladie débute par un gonflement œdémateux avec tension et rougeur livide des grandes lèvres , puis apparaît une tache noirâtre qui s'étend et finit par envahir une partie plus ou moins étendue de la vulve. Des cautérisations avec le fer rouge peuvent borner les progrès du mal; mais quand la mortification s'est arrêtée, les chlorures liquides ou pulvérulents doivent plus particulièrement être employés; en même temps des applications anti-septiques et un régime tonique seront de rigueur.

8° *Tumeurs des grandes lèvres.* — Il se développe dans ces parties; 1° des kystes séreux que l'on excise ou que l'on ouvre et dont on irrite l'intérieur par des injections iodées pour en obtenir le recollement ; 2°, des tumeurs fibreuses , dures et résistantes qu'il faut emporter,

9° *Cancer des grandes lèvres et de la vulve.* — Il n'offre rien de particulier; mais ici on peut l'opérer facilement.

10° *Hernie vulvaire.* — Elle est très-rare. L'intestin sorti entre le vagin et la branche de l'ischion vient faire saillie dans la grande lèvre. Après la réduction il faut maintenir les parties à l'aide d'un bandage approprié.

— Le clitoris peut acquérir un volume très-considérable soit par l'effet d'une simple hypertrophie comme cela s'est vu chez certaines femmes dépravées appelées *tribades* par les Grecs, soit par le fait d'une maladie, d'un squirrhe , par exemple : dans ces différents cas on a proposé l'amputation.

Les nymphes peuvent aussi acquérir des dimensions énormes, comme cela se voit dans la race des Boschismans : ici encore le bistouri ou les ciseaux ramèneront les choses à l'état normal.

J. P. BEAUDE.

VULVO-UTÉRIN (*anat.*), adj., *vulvo-uterinus*, qui a rapport à la vulve et à l'utérus : cette qualification de *canal vulvo-utérin* a été donnée au vagin.

W

WEILBACH (Eau minérale de) (*thérap.*). C'est une petite ville du duché de Nassau, à deux lieues de Wisbade et trois lieues de Mayence, où se trouve une source minérale sulfureuse, froide, connue sous le nom de *Source-pourrie* (*Faulborn*). Cette eau, qui est analogue aux eaux sulfureuses, dites secondaires, ou qui sont produites par la décomposition des sulfates par les matières organiques, est composée d'après MM. Crève et Eberlin, pour 32 livres allemandes, de :

Gaz hydrogène sulfuré	288 pour cube.	
Acide carbonique	128	
Carbonate de chaux	68 grains.	
Id. de magnésie	40	
Id. de soude	144	
Sulfate de soude	33	
Muriate de soude	24	
Id de magnésie	30	
Résine sulfurée	12	
Total	351 id.	

poids équivalent à 18 gram. 60 centigr., ce qui fait sur 32 livres allemandes de 12 onces, ou 11 litres 136 millilit.; 1 gram. 67 centigr. de substances minéralisatrices, sans compter les gaz. L'eau de Weilbach s'emploie, dit-on, spécialement contre les hernies. Les habitants, quoique cette eau soit peu agréable, en font usage dans leur vin. Cette eau s'emploie en bains et en boissons; la source restaurée en 1809 exporte, dit-on, 40 mille cruchons d'eau par année.   J. B.

WILDUNGEN (Eau minérale de) (*thérap.*). Wildungen est un bourg de la principauté de Waldeck, situé entre la Prusse et la Hesse électorale; ce bourg est à trois lieues sud de la petite ville de Waldeck, et à six lieues de Stuttgard; il est peu éloigné de Pyremont, dans la même principauté, dont les eaux minérales jouissent d'une si grande célébrité. Les eaux de Wildungen sont, dit-on, très-efficaces dans les affections catharrales de la vessie, dans la blennorrhagie, dans les affections chroniques des muqueuses. W. Hufeland, en 1832, en a parlé dans son *Journal de médecine pratique*. Wickmann, à la fin du dernier siècle, les avait recommandées comme très-efficaces dans les affections de poitrine. Voici l'analyse de ces eaux,

publiée par Fr. Dreve, et A. Wggers, en 1835, à Gœttingue. Pour un litre d'eau :

Acide carbonique	3,26600
Carbonate de soude	0,05477
Sulfate de soude	0,05296
Sulfate de magnésie	0,02161
Chlorure de sodium	0,00926
Carbonate de fer	0.01797
Carbonate de magnésie	0,00688
Carbonate de chaux	0,49295
Carbonate de magnésie	0.34835
Silice	0,03627
Alumine	0,00102
Eau	995,69196
Total	1000,00000

Cette eau, qui est fortement gazeuse, contient, comme substances actives les plus marquées, le carbonate de chaux, de magnésie. Les substances qui la numéralisent, en défalquant le poids de l'acide carbonique, ne sont que de 1,04204, un peu plus d'un gramme. Elle doit être légèrement purgative; nous pensons qu'il est beaucoup de nos eaux minérales qui pourraient la remplacer avec avantage.   J. B.

WISBADE ou **WISBADEN** (Eaux minérales de) (*thérap.*). Wisbade, Wisbaden, Wisbad et aussi Weisbad, est la capitale du duché de Nassau, située à huit lieues nord de Mayence et à sept lieues ouest de Francfort, sur le versant du mont Taunus. La ville est agréable et ses environs sont pittoresques. Ses bains étaient déjà célèbres sous la domination romaine, et Pline en a parlé sous le nom d'*Aqua Mattiacis*. On compte, dit-on, dans la ville cinq sources principales et onze sources secondaires, sans compter deux sources d'eau sulfureuse froide, et l'autre gazeuse, qui est située en boissons. La source du bouillon *Bruelbrunnen* est la plus chaude de toutes; sa température est de 66 degrés centigrades. La source de l'Aigle, *Adler-quelle* est à 60 degrés, celle de *Schwitzenhof-quelle* à 47 degrés. Les sources de Wisbade sont très-abondantes et produisent 640 pouces d'eau, ce qui peut être estimé à plus de 195,000 litres en vingt-quatre heures; elles sont très-fréquentées et jouissent d'une grande réputation en Allemagne.

Jusqu'à ces derniers temps on avait dit les eaux de Wisbaden sulfureuses. Alibert d'après M. Regnard l'avait imprimé dans son *Précis des eaux minérales ;* on disait même qu'elles laissaient déposer du soufre dans les conduits qui alimentent les bains ; mais les travaux plus récents des chimistes, et surtout les analyses de M. Kastner, ont montré l'erreur à ce sujet. D'après ce chimiste, les eaux de Wisbade laissent dégager à la source une assez grande quantité de gaz, formé par un mélange d'acide carbonique et d'azote, dans la proportion de 54 à 46. Ces eaux, lorsqu'elles sont exposées au contact de l'air, présentent à leur surface une pellicule jaunâtre ocracée, formée sans doute par la matière organique, le carbonate de chaux et de fer qu'elles contiennent ; leur saveur est saline et assez semblable à celle du mauvais bouillon de viande. Elles laissent déposer un limon ferrugineux avec lequel le Dr Peez, médecin du duc de Nassau, a fait préparer un savon qu'il prescrit dans les affections rhumatismales, cutanées et lymphatiques. Voici l'analyse de la principale source thermale de Wisbade, le *Kachbrunnen,* faite par M. Kastner, pour une livre d'eau :

Carbonate de chaux........	1,650 grains
— de fer..................	0.078
Sulfate de soude	0,700
— de chaux..............	0,420
Murlate de chaux..................	5,480
— de magnésie	0,790
— de potasse..............	1,200
— de soude	44.224
Silicate de magnésie	0,600
Substance organique	1,750

$$\text{Total........ 56,892}$$

Il faut ajouter à ces substances les gaz acide, carbonique et azote, que nous avons déjà indiqués comme existant dans ces eaux ; plus une certaine quantité de bromure, découvert quelques années plus tard par MM. Kastner; enfin du fluor et du manganèse, trouvé par le professeur Léopold Gmelin, dans le dépôt formé par les eaux.

Les eaux de Wisbade, qui sont, comme on le voit, salées et un peu alcalines, s'administrent en bains, en douches, et en boisson ; c'est principalement dans les affections rhumatismales et arthritiques que l'on en fait usage ; on les administre aussi dans la paralysie, les contractures des membres, à la suite de plaies d'armes à feu, dans les affections lymphatiques et scrofuleuses, les tumeurs blanches. On prescrit ces eaux en boissons dans la gravelle, dans quelques affections des reins et de la vessie, les hémorrhoïdes ; elles sont contre-indiquées chez les individus sanguins, et disposés aux affections cérébrales, de même que chez ceux qui sont affectés de phlegmasies aiguës ou disposés à des congestions inflammatoires.

Les eaux de Wisbade, renfermées dans des cruchons bien bouchés, se conservent assez longtemps, sans perdre le gaz qu'elles contiennent.

J. P. BEAUDE.

WOARARE ou **CURARA** (*toxic.*), s. m., nom sous lequel les sauvages de l'Amérique du Sud désignent le suc épaissi de l'écorce d'une plante qui paraît être une espèce du genre *Rouhamon* d'Aublet, voisin des *Strychnos.* Ce végétal est une liane très-abondante dans les forêts de Javita et sur la rive gauche de l'Orénoque au-delà du Rio-Amaguaca. Les indigènes lui donnent le nom de *Bejuco de Mavacure.* L'écorce étant, par la percussion, réduite en filaments très-minces, on place la masse filandreuse dans une sorte de filtre-entonnoir. On y ajoute de l'eau froide qui passe goutte à goutte et donne un liquide jaunâtre, que l'on concentre par l'évaporation, et qu'on épaissit par l'addition du suc très-gluant d'une plante nommée dans le pays *Kiracaguéro.* L'extrait ainsi obtenu ressemble à l'opium; son goût est d'une amertume franche. On le regarde comme un excellent stomachique ; car, semblable au venin des animaux, il peut être avalé impunément pourvu que l'on n'ait pas d'écorchure à la langue ou aux gencives, qui en facilitent l'introduction dans les voies circulatoires. C'est qu'en effet, introduit directement par absorption dans les vaisseaux, il est promptement mortel, et tue avec la même promptitude que l'*upas* (V. ce mot) : aussi les indigènes ont-il l'habitude d'en imprégner leurs flèches quand il vont à la chasse : les animaux tués par ce moyen, sont très-bons à manger, et n'offrent aucune trace du poison qui les a fait périr. Les grands oiseaux, tels que les hoccos, piqués à la cuisse, périssent en deux ou trois minutes, et un cochon en dix ou douze.

Les individus blessés par le woarare périssent à-peu-près de la même manière, et avec les mêmes symptômes, que ceux qui ont été mordus par des serpents venimeux. Congestions à la tête, vertiges, nausées, vomissements, prostration extrême. Les sauvages disent que le sucre appliqué sur la plaie est le meilleur antidote ; mais les médecins européens lui préfèrent, avec raison, l'incision et la cautérisation.

J. B.

WORMIENS (*anat.*), adj. On appelle *os wormiens,* d'Olaüs-Wormius, anatomiste danois, qui les a décrits le premier, de petits os irréguliers situés entre les sutures du crâne.

X. Y. Z.

XÉRASIE (*path.*), s. f., *xérasia.* du grec *xéros* sec. On donne ce nom à une maladie des cheveux dans laquelle ils deviennent secs et cassants ; ils sont alors remplacés par un léger duvet. Galien rangeait cette maladie parmis les alopécies. Son traitement est le même que celui de cette dernière maladie. (V. ce mot.)

XÉROPHTHALMIE (*path.*), s. f. On donne ce nom à une inflammation sèche de l'œil. (V. *Ophthalmie.*)

XIPHOÏDE (*anat.*), adj., *xiphoideus*, du grec *xiphos* épée, *eidos*, forme. On appelle ainsi le petit appendice qui termine inférieurement le sternum. (V. ce mot.)

XIPHOÏDIEN (*anat.*), adj., même racine. *Ligament xiphoïdien.* C'est celui qui va du cartilage de la 7ᵉ côte à la face antérieure de l'appendice xiphoïde.

YAWS (*path.*), s. m. (V. *Frambœsia.*)

YÈBLE. (*path.*), s. f. (V. *Hièble.*)

YEUX D'ÉCREVISSES (*mat. méd.*). On appelle ainsi de petites concrétions calcaires au nombre de deux, qui existent de chaque côté de l'estomac des écrevisses à l'époque où ces animaux changent de test. Ces concrétions disparaissent après la mue ; elles sont formées de couches concentriques, et intérieurement composées de carbonate calcaire, dont les particules sont unies par du mucus animal. On leur attribuait autrefois des vertus merveilleuses ; mais aujourd'hui que l'observation rigoureuse et exacte des faits a remplacé la crédulité et l'amour de merveilleux, les yeux d'écrevisses ne sont plus employés que comme absorbants, et la craie ou la magnésie les remplacent très-bien. Elles entrent dans quelques préparations dentifrices.   J. B.

ZEDOAIRE (*mat. méd.*), s. f. *zedoaria.* On donne le nom de zédoaire aux racines de différentes plantes de la famille des cannées ou amomées J., de la monandrie monogynie L. On en distingue dans le commerce plusieurs variétés.

1° *Zédoaire ronde* ou *officinale.* — C'est la racine plutôt le rhizôme du *kœmpferia rotunda* (amomées). Elle nous vient des Indes sous forme de quartiers qui ont appartenu à des tubercules de la grosseur d'un œuf de poule et offrent à la surface des cicatricules qui marquent la place des radicules. La couleur est grise extérieurement, blanchâtre intérieurement, d'une odeur analogue à celle du gingembre.

2° *Zédoaire longue.* — Elle paraît être la racine du *curcuma zedoaria* offrant, à part la forme allongée des racines, les mêmes caractères que les précédentes.

3° *Zédoaire jaune*, ou *racine du Bengale* ou *cassumuniar.* — C'est un curcuma souvent mélangé avec les racines de zédoaire ronde.

La racine de zédoaire est un excitant autrefois très-usité, et qui entre dans quelques composés polypharmaques, tels que l'élixir de longue-vie, le baume de Fieraventi, etc.   J. B.

ZEST (*not. méd.*), s. m., *intricula.* On donne ce nom à l'écorce jaune et odorante de l'orange et du citron. (V. ces mots.)

ZINC (*chim.* et *mat. méd.*), s. m. Le zinc est un métal d'un blanc bleuâtre, plus dur que le plomb, dont il a presque la couleur et qui ne se rencontre pas dans la nature à l'état natif ; on le trouve le plus ordinairement à l'état de sulfure (*blende*), ou à l'état de carbonate mêlé à la silice (*calamine*). Les mines les plus riches de calamines existent dans le pays de Liége, où le zinc est exploité en grand. La texture du zinc est cristalline, sa cassure est brillante et offre de gros cristaux ; à la température ordinaire il se gerce sous le marteau, mais chauffé à la température de 100 degrés il est très-malléable et il peut être réduit par le laminoir en lames minces ou en fils déliés par la filière. A 205°, il redevient cassant et il peut être pilé dans un mortier chauffé. La densité de ce métal est de 6,86 à 7,21, suivant qu'il n'a été que fondu ou bien martelé ; il est fusible à 412° et prend feu à 505° : il produit alors une belle flamme blanche brillante, dont les artificiers font usage dans les pièces d'artifices, et il répand dans l'air des flocons blancs qui sont de l'oxide de zinc, nommé par les anciens chimistes *pompholix, nihil album, lana philosophica*; chauffé à vase clos dans une cornue à une forte chaleur, le zinc se volatilise et se distille; c'est sur cette propriété qu'est fondée son extraction : pour l'avoir pur on le soumet à une nouvelle distillation.

Le zinc paraît avoir été connu des anciens suivant M. Hœfer : les Grecs et les Romains faisaient usage de l'oxide de zinc; allié au cuivre le zinc constitue le laiton ou cuivre jaune, connu de toute antiquité. C'est à Paracelse que l'on doit la découverte du zinc dans les temps modernes, ou du moins il est le premier qui l'ait indiqué sous ce nom. Exposé à l'action de l'air et de l'humidité, le zinc se couvre d'une couche grise qui devient blanchâtre: c'est de l'oxide de zinc qui passe assez promptement à l'état de carbonate; cette couche acquiert une assez grande dureté et préserve le métal d'une altération plus profonde.

A la température ordinaire, le zinc décompose l'eau d'une manière lente ; cette décomposition est plus rapide lorsque l'on élève la température. Tous les acides, même les plus faibles, attaquent le zinc ; l'acide sulfurique étendu d'eau le convertit en sulfate, en laissant dégager de l'hydrogène, l'oxigène de l'eau s'étant combiné au zinc pour le convertir en oxide qui se combine lui-même avec l'acide sulfurique pour former le sulfate. Ce moyen est usité dans les laboratoires pour se procurer de l'hydrogène; c'est sur lui qu'est basé l'appareil de Marsh (V. ce mot) pour reconnaître la présence de l'arsenic dans les substances organiques.

Depuis quelques années l'emploi du zinc s'est répandu d'une manière générale: d'abord borné, et depuis les temps anciens, à la confection du laiton, on l'a employé, depuis qu'on a pu le préparer en larges plaques, successivement à la confection de vases domestiques et d'objets d'ornements, à la couverture des maisons, à la fabrication des tuyaux de conduite. Dans ces derniers temps on l'a employé pour recouvrir le fer, comme on avait fait de l'étain pour le fer et le cuivre. Ce fer recouvert de zinc comme d'un étamage a reçu le nom de fer galvanisé, et l'on a présenté comme une nouvelle invention un fait connu depuis un siècle , car Malouin en parle dans son Mémoire sur l'analogie de l'étain et du zinc, présenté à l'Académie des sciences en 1742. Le même auteur dit également, d'après un ancien ouvrage qu'il cite, que « le zinc était autrefois fort en usage pour couvrir les églises, mais qu'on a cessé de le servir, parce que, étant arrivé des incendies à ces églises, on avait trouvé que le zinc y était dangereux ». En effet dans les incendies, les couvertures de zinc brûlent avec la plus grande facilité et lancent des flammes assez loin.

Le zinc est employé comme alliage avec plusieurs métaux ; nous avons dit qu'avec le cuivre il forme le laiton ; il forme aussi le *similor*, suivant les proportions des deux métaux. Combiné avec le cuivre et le nikel il constitue un métal blanc imitant l'argent, et que l'on a nommé argentan d'Allemagne, cuivre blanc, foutenague chinois, pachefonte, et enfin maillechort ou mailchior , alliage

qui prend fort bien la dorure, qui s'argente facilement et dont l'usage est aujourd'hui fort répandu pour confectionner des couverts et autres instruments pour la table. Le zinc a été aussi allié au plomb pour lui donner de la dureté, et à l'étain comme moyen de fraude en raison de son prix peu élevé. Mais on doit se garder de ces fraudes, car le zinc ne jouit pas de l'innocuité de l'étain et ne saurait être employé sans inconvénient à l'étamage des vases de cuisine. Ses sels sont émétiques et se forment facilement avec les acides végétaux et les acides gras; aussi l'étamage avec l'alliage d'étain, de plomb et zinc, ne s'emploie que pour les baignoires et les vases de cuivre ou de fer qui ne doivent point servir à contenir des substances alimentaires.

A l'état métallique, le zinc est peu employé en médecine; on l'a quelquefois prescrit comme vermifuge, et la limaille de zinc, à la dose d'une once, mêlée à deux onces de sirop, a été employée contre le ver solitaire. Ce médicament était précédé et suivi de purgatifs doux, tels que l'huile de ricin.

L'oxide et les sels de zinc sont beaucoup plus usités, et nous allons en parler successivement :

Oxide de zinc. — Nous en avons donné la synonymie au commencement de cet article : ce corps est blanc, disposé en filaments, ce qui lui donne l'aspect floconneux; il résiste à une température très-élevée sans se fondre ni se volatiliser; lorsqu'on le chauffe il devient jaune et reprend ensuite la couleur blanche en se refroidissant; cet oxide se prépare en chauffant le zinc jusqu'au point de le volatiliser; en l'exposant à un courant d'air, il brûle, et l'oxide se manifeste sous formes de flocons légers jaunâtres qui se répandent dans l'air, si l'on n'a point disposé d'appareil pour les recueillir. C'est sans doute à cette disposition qu'il doit le nom de *nihil album* qui lui avait été donné autrefois. Il existe un oxide de zinc impur qui se forme et se condense dans les cheminées des fourneaux où l'on soumet au grillage les composés métalliques qui contiennent du zinc ; cet oxide est grisâtre, dur, compacte et se présente par masse chagrinée, c'est *la tuthie* ou *cadmie des fourneaux*, désignée ainsi , par opposition à la *cadmie* ou *tuthie naturelle* ou *fossile*, qui est un oxide de zinc impur qui se trouve dans la nature.

L'oxide de zinc s'emploie en médecine à l'extérieur et à l'intérieur ; à l'extérieur on le fait entrer dans la composition de diverses pommades, onguents et emplâtres réputés détersifs, dessiccatifs, astringents, antiophthalmiques, etc. On le fait entrer également dans des collyres secs ou poudres que l'on insuffle dans les yeux , dans certains cas d'ophthalmie chronique; la tuthie naturelle, ou la cadmie des fournaux sont principalement employées dans ces cas.

A l'intérieur l'oxide de zinc s'administre comme antispasmodique , et c'est, dans ce cas, les fleurs de zinc ou oxide de zinc dont on fait usage; celui qui est obtenu par la décomposition d'un sel de zinc, par la potasse, tels que le sulfate, le chlorure etc., a été quelquefois préféré. On le donne dans la névralgie, l'épilepsie , la toux convulsive, les névroses, la danse de St-Guy. La dose varie de 5 à 20 centigrammes et même jusqu'à deux grammes. Dans ces derniers temps on a associé l'oxide de zinc à l'acide valérianique, et l'on a retiré de grands avantages de cette préparation. (V. *Valéria-*

nate.) Il existe un *sous-oxide* et un *sur-oxide* de zinc, qui sont sans emploi en médecine. L'oxide blanc de zinc a été proposé pour remplacer dans la peinture à l'huile le blanc de plomb, dont il est loin de présenter les inconvénients.

Sulfate de zinc. — Vitriol blanc, couperose blanche. Il se prépare dans les établissements métallurgiques en faisant griller le sulfure de zinc ou *blende* avec le contact de l'air à une chaleur ménagée; on lessive le liquide et l'on évapore; pour l'avoir plus pur on peut le faire dissoudre et cristalliser de nouveau. Le sulfate le plus pur, celui dont on doit faire usage dans la pharmacie, peut se préparer en traitant directement le zinc par l'acide sulfurique étendu d'eau. Le sulfate de zinc est incolore, il cristallise en prismes à quatre pas terminés par une pyramide à quatre faces; il se dissout dans 2 parties 1/2 d'eau chauffée; il fond au feu dans son eau de cristallisation; il est inodore, d'une saveur âcre et styptique.

Le sulfate de zinc a été employé en médecine à l'extérieur comme astringent et à l'intérieur comme émétique, surtout dans les cas d'empoisonnement, en raison de son action immédiate; Guersent l'a conseillé dans le croup, toujours à cause de la rapidité de son action; il se donne à la dose de 5 à 15 grains, suivant l'âge des enfants. (25 à 80 centigr). Chez les adultes on l'a administré dans des cas d'empoisonnement jusqu'à 2, 4 et 6 grammes avec succès. On l'a employé aussi comme antispasmodique, associé à quelque extrait, à la dose de 5 à 20 centigr.; comme astringent dans les fleurs blanches, la blennorrhée, la diarrhée rebelle; on l'a administré également dans les fièvres putrides et malignes, la phthisie, etc. A l'extérieur, ce médicament entre dans la composition de collyre, de gargarisme, de lotions et d'injections astringentes, à la dose de demi-gram. à 1 gram. pour 100 gram. d'eau; on l'associe à des eaux distillées, à des infusions, à des décoctions; il entre aussi dans la composition de pommades et d'emplâtres.

Chlorure de zinc. — Ce corps est solide, blanc, fusible, déliquescent, très-soluble dans l'eau, où il passe à l'état de chlorhydrate; il se dissout également dans l'alcool et l'éther; ce chlorure est un véritable caustique, analogue, quant à ses effets au beurre d'antimoine, et préférable au sublimé-corrosif et au nitrate d'argent; on l'emploie le plus ordinairement en poudre : on en étend une couche sur la partie malade, que l'on recouvre d'un emplâtre agglutinatif; en six ou huit heures on obtient une escarre d'un blanc grisâtre, dure, élastique, qui tombe ordinairement au bout de sept à huit jours et laisse une plaie de bonne nature promptement cicatrisée. Mêlé à un corps gras, le chlorure de zinc, comme la pommade stibiée, peut produire une rubéfaction et une éruption dérivative. Le *cyanure*, l'*acétate* et le *sous-carbonate* de zinc ont aussi été employés en médecine, mais ils sont très-peu usités; on les administrait contre les affections nerveuses, la cardialgie, l'épilepsie, etc.

J. P. Beaude.

ZONA ou **ZOSTER** (*path.*), s. m., des mots grecs *zoné* ou *zoster*, qui signifient ceinture, bau-

drier. On appelle ainsi une inflammation vésiculeuse de la peau, occupant ordinairement l'une des moitiés du tronc, sous forme de demi-ceinture, large de trois à quatre travers de doigts. Cette même affection a été désignée sous les noms différents de *ignis sacer, ignis volatilicus, zincilla, circinus* etc.

Le zona se montre surtout chez les jeunes sujets (de 15 à 25 ans) plus souvent chez les hommes que chez les femmes; plutôt pendant l'été ou l'automne que dans toute autre saison. Des refroidissements, des émotions morales vives ont pu parfois lui donner naissance. Enfin, suivant Bateman, il aurait terminé d'une manière critique certaines affections internes, de la poitrine particulièrement.

Le zona débute souvent d'une manière locale, souvent aussi il est précédé de phénomènes généraux de malaise et de fièvre. Dans tous les cas la maladie se déclare par un sentiment de chaleur vive au niveau du point qui doit être affecté. Plusieurs taches rouges s'y manifestent et ne tardent pas à se réunir; en larges plaques sur lesquelles apparaissent des groupes de petites vésicules; et, en trois ou quatre jours, l'éruption continuant, se présente sous la forme dont nous avons parlé, celle d'une demi-ceinture qui embrasse la moitié du tronc, surtout au niveau de la poitrine, allant de la colonne vertébrale au sternum. Les vésicules peuvent être confluentes par leur base et former ainsi de véritables ampoules ou bulles. Tantôt le liquide qu'elles contiennent se dessèche sous forme de croûte: d'autres fois il s'écoule, et le lieu qu'occupait la vésicule est le siége d'une ulcération qui laissera plus tard une cicatrice. La durée de ces éruptions successives est de quinze jours à trois semaines et même d'un mois; mais souvent tout se termine dans un laps de temps beaucoup plus court. Dans d'autres cas, au contraire, l'éruption se fait à intervalles plus ou moins rapprochés pendant des mois entiers.

Un fait digne de remarque, c'est que les douleurs persistent souvent pendant des années, après que la phlegmasie cutanée a été guérie. C'est là un fait dont il faut être bien averti afin que l'on n'impute pas au médecin un accident qui fait partie de la maladie.

Le traitement ne diffère pas beaucoup de celui de l'érysipèle; une saignée, si le sujet est vigoureux et qu'il y ait réaction fébrile, des boissons délayantes, le petit-lait, la limonade, l'eau de groseille, l'eau de poulet, le repos, la diète, les bains tièdes, tels sont les moyens qu'il convient de mettre en usage. On a proposé la cautérisation avec le nitrate d'argent, moyen assez douloureux qui, si j'en juge par ce qui a lieu dans l'érysipèle, ne serait pas d'une grande efficacité. Quand il y a chaleur ardente et douleur vive, on calme ces accidents par des lotions d'eau fraîche vinaigrée. Quand les douleurs persistent, on a conseillé les vésicatoires volants; nous avons déjà proposé ailleurs le pansement avec la morphine par la méthode endermique.

E. Beaugrand.

ZOOLOGIE (*hist. nat.*), s. f., de *zôon*, animal, *logos*, discours. La zoologie est cette branche de l'histoire naturelle qui traite des animaux, de leur classification, de leur structure, de leur fonctions. (V. *Animal.*)

ZOONOMIE (*hist. nat.*), s. f., du grec *zôon*, animal, et *nomos*, loi. On désigne ainsi la science des lois qui régissent les actes organiques des animaux: c'est la physiologie générale.

ZOOPHYTE (*hist. nat.*), s. m., *zoophytum*, de *zôon*, animal, et *phuton*, plante, littéralement *animal-plante*. Ce sont les êtres placés sur la limite entre les végétaux et les animaux, bien qu'ils appartiennent au règne animal : telles sont les actinies, les radiaires, les lithophytes, les cératophytes, etc.

ZOSTER (*path.*), s. m. (V. *Zona.*)

ZOSTÈRE (*bot.*), s. m. *zostera oceanica*, famille des naïadées : c'est une sorte d'algue dont les poils abondants et déliés de la base, entremêlés et en quelque sorte feutrés par l'action des vagues, forment ce qu'on a appelé pelotes de mer (*pila ma-rina*). On les trouve sur les bords de la mer.

Torréfiées et réduites en poudre, les pelotes de mer ont été conseillées contre le goître et la scrofule; leur efficacité se conçoit dans ces maladies puisqu'elles contiennent de l'iode.

Les feuilles longues et effilées du zostère sont depuis quelques années employées avec avantage pour remplir des matelas et des oreillers. Cette fourniture est bien préférable à la paille d'avoine pour le coucher des enfants.   **J. B.**

ZYGOMATIQUES (*anat.*), adj., *zygomaticus*, du grec *zeugnuô*, j'unis. On appelle apophyse *zygomatique* une large saillie osseuse qui du temporal se porte en avant pour s'unir à l'os malaire et former la saillie de la joue (arcade zygomatique). — *Fosse zygomatique*, c'est l'espace compris entre l'aile externe de l'apophyse ptérygoïde et la crête, qui descend de la tubérosité malaire au bord alvéolaire supérieur.— *Muscles grand et petit zygomatiques* : ce sont des muscles qui de l'os de la pommette se rendent à la commissure des lèvres.

J. B.

FIN

SUPPLÉMENT

AU

DICTIONNAIRE DE MÉDECINE.

A—Z

SUPPLÉMENT

AU

DICTIONNAIRE DE MÉDECINE.

Les articles précédés d'un astérisque (*) ont déjà été traités dans le corps du Dictionnaire, et ne sont que des compléments devenus nécessaires par suite des progrès de la science, ou bien ils sont destinés à réparer des omissions.

* ABCÈS MÉTASTATIQUE (*path.*). On appelle ainsi de petits abcès en nombre ordinairement considérable, qui se forment dans différents viscères, et particulièrement dans le poumon et le foie, à la suite des grandes plaies accidentelles ou résultant d'une opération chirurgicale. Cette qualification de *métastatique* leur a été donnée parce que beaucoup d'auteurs ont pensé que le pus renfermé dans ces petits abcès avait été transporté en nature de la surface de la plaie au sein de l'organe dans lequel on le rencontre. (Voy. pour plus de détails l'article *Veines* à propos de l'inflammation de ces vaisseaux.) **J. B.**

* ACÉTIQUE (Acide) (sophistication *de l'acide acétique*) et vinaigre médicamenteux.(V.*Vinaigre.*)

ACONITINE (*chim.*). Principe actif de l'aconite reconnu par Brande dans l'aconit napel. (V.*Aconit.*)

AFFINITÉ (*chim.*), s. f. En chimie on désigne ainsi la force en vertu de laquelle des molécules de différente nature se combinent ou tendent à se combiner; cette force, regardée par les anciens chimistes comme mystérieuse, est considérée aujourd'hui comme purement électrique.

AIGUE-PERSE (Eaux minérales d'). C'est une petite ville à trois lieues de Riom (Puy-de-Dôme), où se trouve une eau minérale gazeuse et froide qui n'est employée que par les habitants du voisinage.

AIGUILLON. (V. *Abeille.*)

ALAMBIC. (V. *Distillation.*)

ALBUM GRÆCUM(*mat. méd.*). Les anciens désignaient par ces mots latins la partie blanche et sèche des excréments du chien. Cette substance, formée par le phosphate de chaux provenant des os mangés par les chiens, a été quelquefois employée comme médicament; il est inutile de dire qu'elle est complètement inusitée aujourd'hui.

ALBUMINURIE (*path. int.*), s. f., composé des deux mots *albumine* et *urine*, ou *urine albumi-*

neuse. M. Martin-Solon a proposé ce nom pour caractériser une maladie découverte par le célèbre Bright il y a une vingtaine d'années, et qui consiste en une altération particulière des reins avec hydropisie et présence insolite d'albumine dans les urines. Cette affection est encore désignée sous les noms de *Néphrite albumineuse* et de *Maladie de Bright.* Elle est décrite tout au long à l'article *Reins.* **J. B.**

ALBINISME (*physiol.*), s. m. On a donné de nom à une anomalie d'organisation dans laquelle la partie pigmentaire de la peau est complétement blanche. L'albinisme s'observe dans presque toutes les classes d'animaux vertébrés. (V. *Albinos.*)

ALCOOLÉ (*pharm.*), s. m. On a proposé de donner ce nom à tous les composés alcooliques chargés de principes médicamenteux qui ont été préparés par solution, macération ou digestion. (V. *Alcoolats, Eaux spiritueuses,* etc.)

ALCOOLISATION (*chim.*), s. f. C'est le développement dans un liquide des principes qui constituent l'alcool. L'alcoolisation se développe par la fermentation dans tous les liquides qui contiennent un principe sucré. (V. *Alcool.*)

ALIBILE (*physiol.*), adj. (*alibilis*, de *alere*, nourrir); se dit de la partie des aliments pouvant servir à la nutrition: un aliment est plus ou moins alibile suivant qu'il contient plus ou moins de substances nutritives; par extension on a dit : un chyle, un sang alibile, pour indiquer que ces humeurs étaient riches de principes nutritifs. (V. *Nutrition et Aliment.*) **J. F**

* ALLAITEMENT ARTIFICIEL. Il y a deux sortes d'allaitements, l'allaitement *naturel* et l'alimentation *artificielle.* Dans le premier, l'enfant puise directement le lait à sa source, c'est-à-dire au mamelon qui lui est offert par une femme ou par un animal, une chèvre par exemple; dans le second, le lait tiré de la mamelle est pris par l'enfant à l'aide d'un petit appareil particulier connu sous le nom de biberon, ou tout simplement bu à même une tasse; enfin ces deux modes peuvent être réunis. C'est l'allaitement mixte. Dans l'article (T. I, p. 79 et suiv.) dont celui-ci est le complément, il n'a été question que de l'allaitement maternel. Nous devons donc dire ici quelque chose sur celui qui a lieu par un animal, et donner ensuite quelques détails sur l'alimentation de l'enfant au moyen du biberon.

Allaitement au moyen d'un animal. — Lorsque, par une réunion de circonstances que nous n'avons pas à examiner ici, on se décide à faire nourrir le nouveau-né par un animal, le choix doit nécessairement tomber sur celui des animaux qui, vivant près de nous dans la domesticité, peut le mieux se prêter par ses allures et ses proportions à la fonction que l'on exige de lui. Or la chèvre semble réunir au plus haut degré toutes les conditions favorables ; aussi est-elle que l'on préfère généralement, et avec un peu de patience, on parvient à la dresser en très-peu de temps à cet exercice, si bien, qu'au moindre cri de l'enfant on la voit accourir et présenter le pis avec une adresse et une complaisance bien dignes de curiosité et d'intérêt.

La chèvre que l'on doit préférer est, autant que possible, celle qui a déjà allaité, et dans tous les cas elle ne doit pas être à sa première portée, elle doit être âgée de trois à quatre ans, offrir les apparences d'une bonne et vigoureuse constitution, etc. Si elle devient en chaleur pendant la lactation, on lui en substituera une autre dont on fera également l'éducation. Il faut veiller avec beaucoup de soin sur la nourriture des chèvres-nourrices. De l'herbe courte et drue, de la luzerne bien fournie, des feuilles de choux, de navets, du son délayé dans de l'eau, une sorte de soupe de pain et d'eau, telles sont les substances qu'il convient de leur donner.

Quant à l'influence que l'on a attribuée au lait de chèvre sur le caractère de l'enfant, qui devient, dit-on, plus vif, plus pétulant, c'est là une assertion qui n'est pas prouvée, et qui, jusqu'à démonstration, demeure à l'état de préjugé.

L'allaitement par un animal, quoique inférieur à celui que donne la mère et dans lequel l'enfant, porté dans ses bras, réchauffé sur son sein, reçoit le bienfait d'une sorte d'incubation, est cependant encore préférable aux suivants.

Allaitement artificiel. — Il y a ici deux choses importantes à considérer : le lait et le vase dans lequel on le sert à l'enfant, c'est-à-dire l'aliment et le mode d'administration.

1° Le lait donné à l'enfant devra autant que possible être récemment tiré du pis de la chèvre ou de la vache. Il sera à la température qu'il présente au moment de sa sortie : s'il s'est refroidi, il vaut mieux y ajouter de l'eau sucrée ou une décoction d'orge ou de gruau très-chaude, que de le mettre sur le feu. L'ébullition, contrairement à l'opinion vulgaire, rend le lait plus lourd en le privant de ses principes aqueux et des gaz qu'il renferme, et, en outre, elle lui retire ses principes balsamiques. Dans le premier mois, le lait ne sera pas donné pur, mais coupé comme nous venons de le dire. Si l'enfant était malade, on ajouterait au lait une solution médicamenteuse appropriée à son état.

2° Le vase qui sert à administrer le lait porte le nom de *biberon;* sa supériorité sur la cuiller est aujourd'hui bien constatée. Le biberon le plus simple, celui qui était anciennement usité, et dont on se sert encore aujourd'hui dans les campagnes et dans le peuple, consiste en une fiole au goulot de laquelle on adapte une éponge taillée en cône et recouverte d'un linge fin. Ce cône d'éponge simule le mamelon et sert à l'enfant pour sucer le liquide contenu dans la fiole.

Cet appareil tout grossier offre une foule d'inconvénients, parmi lesquels nous citerons surtout la malpropreté; le mauvais goût de l'éponge et l'écoulement trop abondant du lait par les vacuoles de celle-ci. On a donc cherché à le modifier et à le rendre plus conforme au but que l'on doit se proposer. Il y a déjà un certain nombre d'années, Mme Breton, sage-femme, imagina d'adapter à un flacon de cristal un mamelon en tétine de vache ; ce mamelon coiffe en quelque sorte l'extrémité d'un bouchon de cristal entrant à frottement dans le goulot et traversé, suivant son axe, par un canal qui met en communication l'intérieur du flacon avec l'extérieur, et permet au lait de s'écouler dans la bouche de l'enfant par le petit trou dont est percé le mamelon en tétine. La fiole présente elle-même un petit trou à l'endroit où commence le goulot, afin de laisser entrer de l'air à mesure que le lait en sort. Le biberon en tétine demande à être tenu avec la plus grande propreté, lavé avec de l'eau fraîche, chaque fois qu'on s'en est servi. Le mamelon doit également être nettoyé avec grand soin et toujours dans de l'eau fraîche, autrement il s'altère assez promptement. Le trou qui est percé sur le côté du flacon permet l'entrée de l'eau quand on fait chauffer le lait dans un bain-marie, et laisse écouler le lait quand on porte sur soi l'appareil. Ce sont là des inconvénients assez sérieux. Aux bouts de sein en tétine de vache de Mme Breton, M. Darbo a substitué le liége élastique. Ici l'entrée de l'air, pour permettre l'écoulement du liquide, a lieu par un conduit en spirale percé dans une pièce d'ivoire ou de bois qui s'adapte au flacon en forme de bouchon, sur laquelle est fixé le bout de sein en liége. Plus récemment, M. Charrière à eu l'heureuse idée de substituer à la tétine et au liége des mamelons en ivoire ramolli, et a rendu plus simple et plus facile l'entrée de l'air dans le flacon, au moyen d'un petit trou creusé sur un des points de la circonférence du bouchon. Dans ces divers appareils, l'enfant ne peut téter qu'autant que le flacon est tenu penché sur sa bouche, comme quand on boit à même le goulot d'une bouteille. Un appareil tout récent remédie à ces inconvénients ; un tube qui termine le bouchon se continue avec le canal central et plonge jusqu'au fond du flacon et le mamelon, est placé sur un embout que supporte un petite tige élastique fixée sur l'un des côtés du bouchon, de la sorte ce bout de sein est mobile et se meut indépendamment de la fiole qui peut être maintenue droite, tandis que le lait arrive dans la bouche de l'enfant sous l'influence de la succion et peut ainsi s'écouler jusqu'à la dernière goutte par le tube plongeant dont nous venons de parler. C'est, je crois, à ce dernier appareil heureusement modifié par M. Thiers, qu'il convient de s'arrêter. Seulement, au mamelon de liége qu'il emploie, il conviendrait de substituer le bout de sein en ivoire ramolli de M. Charrière. Ainsi composé, l'appareil réunirait toutes les conditions que l'on peut désirer dans un bon biberon, sauf peut-être le prix, qui est assez élevé.

Dans le premier mois on présentera le biberon à l'enfant, toutes les fois que par ses cris il manifestera ses besoins; mais vers le troisième mois il conviendra de régler ses repas et de ne lui donner du lait que de trois en trois heures ; c'est là une habitude qu'il est bon de lui faire prendre.

A part tous les inconvénients inhérents à ces différents appareils, l'inconvénient le plus sérieux que présente l'allaitement artificiel, c'est d'offrir à l'enfant une nourriture qui n'est pas entièrement appropriée à son organisation. On cite beaucoup d'exemples dans lesquels ce mode de nourriture a parfaitement réussi, mais on tait en même temps ses nombreux insuccès. La cause la plus ordinaire qui fait périr les enfants qu'on élève ainsi, ce sont des maladies d'intestins occasionnées précisément par cette nourriture, qui ne saurait leur convenir. Voici du reste des chiffres cent fois plus éloquents que toutes les déclamations que nous pourrions faire en faveur de l'allaitement naturel; ils ont été publiés par M. l'abbé Gaillard. Dans l'hospice d'une localité dont M. Gaillard a cru devoir taire le nom, sur 244 enfants naissants, il en est mort au bout de l'an 197. Ce qui fait 80 pour cent, tandis qu'à Parthenay la proportion est de 35 pour cent, et à Poitiers moins encore. Or, dans ces divers lieux, la surveillance, les soins sont les mêmes. Mais la seule différence consiste en ce que, dans le lieu qui n'est pas nommé, les enfants sont élevés au biberon, tandis qu'à Poitiers et à Parthenay ils sont allaités. Cet effrayant résultat ne justifie-t-il pas cette inscription que l'on proposait de mettre sur le frontispice de cet établissement: *Ici on fait mourir les enfants aux frais du public!...* (Londe. *nouv. élém. d'Hygiène*, t. II, p. 741).

Allaitement mixte. C'est celui dans lequel l'enfant, tout en continuant de prendre le sein de sa mère ou de sa nourrice, reçoit en même temps une nourriture complémentaire qui, suivant l'âge et le degré de force auquel il est parvenu, consiste dans du lait ou des bouillies, des fécules, etc.

Quand, dès les premiers mois, la quantité de lait fournie par la mère n'est pas en rapport avec les besoins de l'enfant, il faut avoir recours au biberon pour compléter son alimentation. Plus tard, vers le huitième ou dixième mois, il est bon de commencer à donner à l'enfant de petits potages au lait ou à l'eau, bien légers. De la biscote, du pain séché au four et pulvérisé conviennent très-bien à cet âge. Enfin, à mesure que l'on approchera de l'époque du sevrage, c'est-à-dire vers le quatorze ou quinzième mois, on donnera des potages au gras et même quelques aliments solides, du pain, des fruits cuits, etc. Ce mode d'allaitement qui présente moins de dangers que l'allaitement artificiel, et qui même peut-être employé avec avantage pour les enfants forts et vigoureux, ne saurait convenir aux sujets faibles et débiles; pour ceux-là il faut une nourrice ayant un lait substantiel et abondant. J'ai vu des enfants faibles et grêles au moment de leur naissance se développer comme par enchantement sous l'influence d'un bon allaitement: aussi est-il convenable que la tendresse des mères cède aux exigences de la santé de leur enfant.   J. P. BÉAUDE.

ALLELUIA (*bot.*), s. m. On désigne sous ce nom et sous celui de saxelle l'*oxalis acétosella*, plante de la famille des géraniées et du genre oxalis. C'est une plante vivace qui croît abondamment en Europe dans les prés et les bois; elle est acide ainsi que l'indique son nom; la saveur de ses feuilles est acide, piquante et agace les dents; elle contient abondamment du suroxalate de potasse ou sel d'oseille qu'autrefois on extrayait en grande quantité en Suisse, avant que l'on eût pratiqué la fabrication de l'acide oxalique par le sucre et l'acide nitrique. Cette plante, qui se trouve sous toutes les latitudes en Europe, est anti-scorbutique et rarafraîchissante : Peyrilhe la nommait le citron du Nord. Le capitaine Baudin, dans son voyage de circumnavigation, en trouva au port Vestern ; ses équipages, privés de vivres frais depuis quelque temps, en mangèrent abondamment et firent disparaître les symptômes de scorbut qui déjà les affectaient. L'oxalis acétosella peut remplacer l'oseille dont il possède presque toutes les propriétés ; il est seulement beaucoup plus acide.   J. B.

* **ALLUMETTES** (*Maladies des ouvriers qui préparent les*) (*Hyg. pub.*). Lorsque nous avons publié le premier volume de ce Dictionnaire, l'usage des allumettes fulminantes ou phosphorées, dites *allumettes chimiques*, n'était pas encore très-répandu. Depuis, cette fabrication a pris un développement considérable ; et aujourd'hui il existe une assez grande quantité de fabriques : quelques-unes sont mêmes très-importantes. On a pu, dans ces conditions, observer un assez grand nombre d'accidents produits soit par l'usage des allumettes, soit dans leur fabrication ; et enfin on a constaté des maladies particulières qui se développent chez les ouvriers qui préparent ces allumettes. Pour faire comprendre ces diverses choses, il est important que nous donnions quelques notions sur la manière dont se préparent les allumettes chimiques.

C'est à un Français, Savaresse, mort il y a peu de temps, et connu par beaucoup de travaux intéressants et ingénieux, que l'on doit l'invention des allumettes à frictions, après avoir cherché assez longtemps pour résoudre ce problème, d'avoir une allumette qui renferme en elle-même tous les principes d'une inflammation rapide, que l'on pût déterminer spontanément et à volonté par les moyens les plus simples. Il vendit son procédé à des Anglais et à des Allemands, ceux-ci allèrent l'exploiter à Vienne. Après quelques années, et comme cela a presque toujours lieu pour nos inventions, ces allumettes nous revinrent d'Allemagne. Aussi furent-elles désignées sous le nom d'allumettes chimiques *allemandes*.

Voici de quelle manière on procède à leur fabrication : les allumettes sont d'abord préparées comme par l'ancien procédé ; seulement elles sont plus courtes et soufrées à une seule extrémité : c'est cette extrémité qui est destinée à être trempée dans une pâte liquide formée de phosphore, de chlorate de potasse, d'un mucilage tel que la gomme arabique, la gomme adragante ou la gélatine, d'une matière colorante et d'eau. L'allumette est ensuite séchée à l'étuve, mise en boîte ou en paquet et livrée au commerce. Ces diverses opérations exposent les ouvriers à des dangers, surtout sous le rapport des explosions du mélange du phosphore avec le chlorate de potasse, soit lorsque ce mélange s'opère le phosphore étant en fusion, soit lorsqu'il a été étendu sur une table de marbre pour le trempage des allumettes, et qu'il s'en est séché quelque partie. La première opération se faisait autrefois dans un ballon de verre ; on mêlait avec de l'eau le chlorate de potasse et le phosphore immédiatement et avant que ce dernier fût en fusion. La fusion s'opérait, soit à feu nu, soit sur un bain de sable ; plusieurs fois il est arrivé que le ballon a fait explosion, et le phosphore enflammé a été projeté sur l'ouvrier et dans l'atelier : il a causé ainsi des brûlures très-graves et des incendies considérables. Aujourd'hui, pour éviter ces inconvénients, on fait fondre le phosphore avec l'eau gommée dans un ballon de cuivre, et l'on ajoute ensuite le chlorate de potasse en pâte lorsque le phosphore encore liquide est refroidi.

Des marbres sur lesquels on avait étendu le mastic ou la pâte phosphorée que nous venons d'indiquer, soit pour la broyer, ainsi que cela se faisait autrefois, soit pour le trempage des allumettes, ont souvent été brisés par l'explosion de cette pâte; il suffisait pour cela qu'un peu de mastic séché eût été frotté avec force, ou eût subi une percussion, pour que toute la matière fût enflammée avec détonation; le marbre était brisé et les éclats projetés de manière à blesser les ouvriers. On cite même l'exemple d'une fabrique qui fut entièrement enlevée et détruite par le fait d'une semblable explosion. Les précautions que l'on prend aujourd'hui, et qui consistent à ne faire le mélange que dans le ballon de cuivre, le chlorate ayant été d'abord réduit à part en poudre et en pâte, et à n'opérer le trempage des allumettes que dans des petites cuvettes en cuivre qui n'ont qu'un centimètre de profondeur environ et que l'on lave ensuite, ont empêché les accidents dont nous venons de parler de se reproduire; ils ont eu souvent lieu dans le commencement de la fabrication des allumettes fulminantes.

Après le trempage, les allumettes sont portées à l'étuve pour sécher. Il existe encore dans cette opération des chances d'incendie, soit par le fait des allumettes qui peuvent tomber sur le sol, soit par le poêle employé pour chauffer l'étuve. Aussi exige-t-on que le sol soit couvert de sable, afin d'empêcher que ces allumettes ne soient écrasées et enflammées; que le foyer qui chauffe l'étuve soit convenablement isolé; que les baties et les rayons des étuves soient, autant que possible, en fer et en tôle, afin d'éloigner ainsi, le plus que l'on peut, les chances d'incendie.

Les allumettes phosphorées présentent encore de nombreuses chances d'incendie après leur fabrication. Ainsi, souvent on se contente de les mettre en paquet, seulement enveloppées d'une feuille de papier; ces paquets sont placés ensuite dans de grands paniers ou mannes et transportés chez les débitants. Les allumettes ainsi expédiées sont dites en vragues, et c'est de cette façon qu'elles occasionnent le plus grand nombre d'accidents. Celles mises en boîtes présentent moins c chances d'incendie ; car, si par le fait d'un choc vif une boîte vient à s'enflammer, tout le mastic déflagre, mais les allumettes ne brûlent pas, parce qu'elles sont privées d'aïr pour entretenir la combustion.

Des accidents nombreux ont été le résultat du transport des allumettes chimiques par le roulage et les diligences. Des chargements entiers et même les voitures ont été souvent brûlées par le fait d'un seul colis d'allumettes qui n'avait pas été expédié avec les précautions convenables. Des voyageurs eux-mêmes ont vu leur malle incendiée par la seule présence d'allumettes emportées pour leur usage. Aussi est-il convenable, lorsque l'on emporte de ces allumettes en voyage, de les enfermer dans un étui ou une boîte métallique. Nous nous sommes très-bien trouvé nous-même le fait d'une semblable précaution. Dans un voyage que nous fîmes à Londres en 1845, la mer ayant été fort agitée pendant la traversée de Douvres à Calais, je fus fort étonné, en ouvrant un nécessaire dans lequel était un de ces petits briquets anglais en tôle, recouvert de maroquin chagriné et qui contenait des allumettes en cire à friction, de trouver tous les objets en argent du nécessaire noircis. En ouvrant le briquet, je vis que les allumettes s'étaient enflammées. Sans doute, par l'effet du choc en mer, la cire avait fondu, mais les allumettes n'avaient pas brûlé. J'avais cependant déjà porté ce briquet dans plusieurs voyages, sans que cet accident fût arrivé.

Les dangers d'incendies sont si grands avec les allumettes à friction, que plusieurs gouvernements en ont interdit la vente. En France, on a fait des règlements sur leur mode de fabrication et sur leur transport. Le conseil de salubrité a fait de nombreux travaux sur ce sujet, dont les plus importants sont dus à MM. Chevallier, Payen, Gauthier de Claubry, etc.

Les allumettes phosphorées présentent aussi certains dangers pour ceux qui en font usage : souvent elles déflagrent avec force, et la matière enflammée peut être projetée sur les mains, les vêtements, le visage : des brûlures graves sont souvent le résultat de ces projections du phosphore enflammé. On cite même des exemples d'individus chez lesquels la matière fut projetée sur les yeux, et il en résulta la perte d'un des organes. J'ai vu de ces brûlures qui sont circonscrites et profondes, car le phosphore adhère en brûlant, et quoique la combustion soit très-rapide, comme la chaleur est très-intense, la brûlure intéresse ordinairement une grande partie de l'épaisseur de la peau. Ces brûlures doivent être traitées comme des brûlures au troisième degré (V. ce mot), et si un organe aussi intéressant que l'œil vient à être atteint, on devra approprier le traitement à l'inflammation qui pourrait en être la suite. Un linge mouillé, appliqué, lorsqu'on le peut, sur les portions de mastic projeté enflammé, est le meilleur moyen d'éteindre ces matières si combustibles. Pour éviter ces inconvénients, qui pourraient être communs, aujourd'hui que l'on fait un si grand usage des allumettes chimiques, il ne faut employer que des allumettes qui ne contiennent qu'une petite proportion de mastic, et que ce mastic s'enflamme sans détonation; les allumettes qui ne font point de bruit en s'enflammant ne produisent point de ces projections, et l'on en fait aujourd'hui un usage général en Allemagne. Savaresse nous disait que l'on obtenait facilement ce résultat en diminuant la proportion de chlorate de potasse qui entre dans la composition du mastic; il nous indiqua même la composition d'allumettes qui s'enflammaient aussi par friction et qui ne contenaient pas de phosphore, cause des accidents que nous venons d'indiquer. Ces allumettes qui ont été employées en Angleterre, sont préparées avec le sulfure d'antimoine et le chlorate de potasse.

Le phosphore n'agit pas seulement pour produire des accidents dans la fabrication des allumettes comme cause d'incendie ; il détermine aussi par son action chimique des maladies qui n'ont fixé l'attention des médecins que depuis peu de temps. Ce sont surtout les ouvriers qui trempent dans le mastic, qui travaillent dans l'étuve, ceux qui démontent les presses et qui mettent les allumettes en paquets ou en boîte, qui éprouvent l'action fâcheuse des vapeurs phosphoriques.

Ces maladies sont déterminées par les vapeurs acides qui sont le résultat de la combustion lente du phosphore à l'air libre (V. Phosphore); elles paraissent formées par l'acide hypophosphorique. Cet acide, introduit dans les voies respiratoires, a déterminé des bronchites chroniques, des palpitations et de l'emphysème des poumons. M. Gendrin en a signalé plusieurs cas dans son service de l'hôpital de la Pitié. Les vapeurs du phosphore, mêlées à la salive par le passage de l'air dans la bouche pendant la respiration et converties par ce contact de l'air en acide phosphorique, sont introduites dans l'estomac par la déglutition constante et involontaire de la salive : portées de cet organe dans la suite des voies digestives, elles sont absorbées et introduites dans la circulation générale, où elles modifient la nutrition. On attribue à cette cause le teint jaune et maladif des ouvriers exposés à ces vapeurs; des diarrhées colliquatives ont également paru produites par la même cause.

Mais c'est principalement sur les dents, les gencives et sur les mâchoires inférieure et supérieure que l'acide hypophosphorique paraît avoir une action élective; cette action doit avoir lieu par l'intermédiaire de la salive, les gencives sont ramollies et quelquefois ulcérées, les dents affectées de carie, l'os maxillaire frappé de nécrose ; des abcès et des fistules sont les résultats de cette dernière altération, et elles persistent tant que l'on n'a pas extrait la portion d'os nécrosé. (V. Nécrose.) On a remarqué que l'altération de l'os maxillaire était beaucoup plus rapide chez les ouvriers qui avaient des dents gâtées et que ce mauvais état de la bouche favorisait également l'apparition du premier symptôme. C'est d'abord en Allemagne, à Vienne et à Nuremberg, que l'on a observé les maladies que nous venons de signaler ; ensuite elles furent observées à Strasbourg par M. Sédillot, qui pratiqua avec succès l'opération du séquestre pour des nécroses de l'os maxillaire, produites par cette cause.

Les docteurs Heyfelder, Sthrol et Sédillot, paraissent être les premiers qui se soient occupés de ces maladies. M. Sthrol donna même une théorie sur l'étiologie de cette affection; il admet que l'acide phosphorique dissous dans la salive pénètre entre la dent et ses alvéoles jusqu'à l'os maxillaire, où, par son action, il détermine la mort de l'os.

En 1846, M. Théophile Roussel publia dans le cahier de mars de la Revue médicale un mémoire très intéressant sur ces maladies; le conseil de salubrité, à Paris, avait déjà fixé son attention dès 1845 sur ces altérations, que l'on devait nécessairement observer d'abord en Allemagne, puisque c'est dans ce pays et en Angleterre que la fabrication des allumettes phosphorées avait commencé par prendre un grand développement.

Les moyens préventifs à employer pour prévenir ces accidents consistent surtout dans la ventilation des ateliers; il est aussi très-important de ne pas employer toujours les mêmes ouvriers, et ce sont le plus souvent des femmes, aux opérations les plus insalubres, tandis qu'il en est qui sont complétement sans inconvénients, telles que le rangement des allumettes dans les presses qui doivent les contenir pour le trempage. Aujourd'hui dans quelques fabriques on simplifie beaucoup la manipulation dans la préparation des allumettes : on a supprimé les presses et la mise en paquet ou en boîte; les allumettes taillées, dans de petits cubes de bois blanc, sont adhérentes entre elles par une leurs extrémités, où le bois n'est pas complétement coupé ; les paquets sont ainsi tout formés, et c'est dans cet état que les allumettes sont soufrées, trempées, séchées à l'étuve et livrées à la vente. Ce procédé réduit à près de moitié les frais de fabrication, et il présente moins d'inconvénients sous le rapport de la santé des ouvriers.

M. Sthrol a conseillé les préparations iodées pour combattre les effets fâcheux de cette maladie lorsqu'elle est développée. M. Heyfelder a prescrit, guidé par les mêmes indications, l'iodure de potassium et l'huile de foie de morue, mais sans beaucoup de succès ; M. Sthrol, après avoir essayé l'huile de foie de morue, administra l'iode mêlée à de l'huile d'olive, préparation qui lui paraissait devoir posséder la propriété de l'huile de foie de morue sans en avoir le goût détestable; il la formulait ainsi: iode, 20 centigrammes; huile d'olive, 200 gramm; à prendre deux cuillerées à bouche chaque jour. Des gargarismes chlorurés sont joints au traitement, et il fait pratiquer dans les trajets fistuleux qui communiquent jusqu'à l'os nécrosé des injections avec un mélange de créosote, 10 gouttes ; alcool, 30 grammes; eau commune, 200 gram. Lorsque ces moyens de traitement n'ont point réussi, on n'a plus qu'à recourir à l'opération du séquestre, pour enlever l'os mort et arrêter ainsi les ravages de la maladie.

Les fabriques d'allumettes chimiques ont donné lieu à la rédaction de plusieurs arrêtés et ordonnances de police relativement aux précautions à prendre dans les fabriques qui ont été rangées dans la deuxième classe des établissements insalubres, et surtout au transport et à la vente de ces produits qui, depuis quelque temps, ont été une cause si fréquente d'incendie.   J.-P. BEAUDE.

ALTHÆA (bot.). C'est le nom latin de la guimauve. (V. ce mot.)

ALTHÆINE (chim.), s. f. C'est une matière découverte dans la racine de guimauve, et que Bacon, qui la trouva en 1826, crut être un principe immédiat particulier. Plisson qui l'examina plus tard, reconnut que c'était un mélange de nitrate de magnésie et d'une substance qu'il considère comme étant de l'asparagine. (V. *Guimauve*.)

* **AMMONIAQUE** (*chim. et physiol.*). Dans l'article Ammoniaque, fait par notre savant collaborateur M. Bouchardat, il disait en parlant des propriétés du gaz ammoniaque, que ce gaz doit être employé avec la plus grande circonspection, et que les vapeurs ammoniacales avaient été employées avec avantage comme stimulantes dans les affections des membranes de l'œil et des fosses nasales. Nous croyons devoir consigner ici comme développement de ces idées les observations recueillies par M. C. James, dans un voyage qu'il fit à Naples en 1843 sur la grotte d'ammoniaque, et qui furent reproduites dans le *Journal des Connaissances médicales pratiques*, en janvier 1844.

« A peu de distance de la Grotte du Chien, et au pied d'un petit tertre remarquable par sa riche végétation se trouve la Grotte d'Ammoniaque. La découverte de cette grotte ne remonte qu'à une douzaine d'années, et est due au hasard. Le prince de Capoue, frère du roi actuel, venait de faire construire paès du lac d'Agnano un élégant pavillon pour la chasse au canard sauvage. Des ouvriers étaient occupés à des plantations d'arbres autour, lorsque tout-à-coup. en creusant une fosse, ils se sentirent suffoqués par des émanations gazeuzes qui s'échappaient du sol. Le voisinage de la Grotte du Chien leur fit croire à un phénomène de même nature. En effet, des animaux déposés dans la fosse mouraient très-rapidement asphyxiés. Toutefois, le gaz soumis à l'analyse, on reconnut que ce n'était point de l'acide carbonique, mais bien de l'ammoniaque ; de là le nom par lequel on désigne aujourd'hui la grotte édifiée sur l'emplacement de la fosse.

L'intérieur de la grotte a l'aspect d'une fosse à peu près carrée, d'un mètre de profondeur, que recouvre une voûte en maçonnerie, haute de trois mètres environ. On y pénètre par une petite porte, que le gardien n'ouvre qu'en exigeant un assez fort péage. Il a cela de commun avec son collègue de la Grotte du Chien et avec tous les ciceroni d'Italie. En entrant, vous ne distinguez rien qui annonce la présence du gaz. L'atmosphère est partout transparente ; point d'odeur tant que vous restez debout. Le sol est sec, brunâtre, pulvérulent, sans aucune trace de végétation. Où donc se trouve le gaz ? A la partie inférieure de la grotte. J'aurais cru, au contraire, qu'en raison de sa légèreté spécifique, il aurait gagné la partie supérieure. La disposition inverse tient à quelque combinaison physique ou chimique dont je n'ai pu me rendre compte, et qui nécessiterait un nouvel examen. Il est à présumer que le gaz existe à l'état de carbonate.

On sait que l'ammoniaque, de même que l'acide carbonique, est impropre à la combustion. Allumez une torche ; aussitôt que vous approchez la flamme de la surface du gaz, elle fume et s'éteint. Cette expérience me servit à mesurer la hauteur de la couche d'ammoniaque. Je constatai que le gaz remplit la fosse en totalité. Je m'assurai de plus qu'il ne s'échappe point par le seuil de la porte ni

par aucune autre issue. Quand on détermine son écoulement au dehors, la fosse se remplit à mesure qu'on chasse le gaz, de sorte que celui-ci reprend bientôt son premier niveau. Alors la sécrétion s'arrête, comme si l'air, saturé d'ammoniaque, ne pouvait en admettre davantage.

Il n'y a aucun danger à se plonger la tête dans la couche d'ammoniaque, pourvu qu'on ne respire pas, sans quoi on risquerait d'être suffoqué. Il est bon également de se tenir les narines bouchées, car le contact du gaz sur la membrane pituitaire déterminerait une chaleur vive et de l'éternument.

Pendant que je recueillais mes notes et mes observations, un étranger entra dans la grotte, arrivant de Naples. Ma qualité de médecin et la sienne de malade nous eurent promptement mis en rapport.

Il me raconta que, depuis plus d'un an, il était atteint d'un engorgement chronique des paupières, avec injection de l'œil et affaiblissement de la vue, sans qu'aucun traitement eût encore pu le soulager. C'est alors qu'il avait quitté le climat humide et froid de l'Angleterre, pour voyager en Italie. Il vint à Naples. Etant allé visiter, dans une de ses excursions, la Grotte d'Ammoniaque, il entendit dire que plusieurs personnes, ayant comme lui mal aux yeux, s'étaient guéries par des fumigations avec le gaz de la grotte. Il en essaya, et, au bout de peu de jours, s'en trouva très-bien.

Ainsi je constatai que la conjonctive avait à peu près repris sa teinte blanchâtre. Il ne restait plus que quelques vaisseaux variqueux et mobiles, s'entrecroisant à la partie externe de l'œil droit. Le gauche était mieux encore : la vision avec beaucoup plus forte de chaque côté. Les pupilles, quoique un peu dilatées, offraient leur contractilité normale.

Le malade en était à sa quatorzième séance. Voici donc je le vis faire ses fumigations :

Il s'inclinait le visage dans la couche d'ammoniaque, le nez et la bouche hermétiquement fermés. Au bout de sept à huit secondes, il se dressait pour respirer ; après quoi il reprenait la même attitude. Cependant ses yeux se remplirent de larmes. Celles-ci commencèrent à tomber par gouttes, qui se succédèrent bientôt avec une telle abondance qu'on aurait dit de deux ruisseaux. Le clignement des paupières était devenu involontaire et très-rapide. Après plusieurs immersions dans le gaz, il se lava les yeux avec de l'eau bien fraîche, mit des lunettes de verre bleu garnies de taffetas noir sur les côtés et sortit de la grotte.

Pendant une demi-heure encore, ses yeux restèrent rouges et les pupilles fortement contractées. Il y avait de la cuisson et quelques élancements. Mais peu-à-peu tous ces phénomènes se dissipèrent, excepté le larmoiement, qui d'ordinaire se prolongeait le reste de la journée.

Comment agissent de semblables fumigations ? En ramenant momentanément à l'état aigu certaines ophthalmies chroniques caractérisées par l'engorgement passif de la membrane. Quand les parois des capillaires ont perdu de leur ressort élastique, vous préférez aux topiques mucilagineux et relâchants une médication stimulante qui réveille la vitalité des tissus. Le nitrate d'argent en collyre, la poudre de calomel en insufflation sont alors fort utiles. La vapeur d'ammoniaque devra produire les mêmes résultats, peut-être même de plus avantageux encore, puisqu'on active de la sorte la circulation des petits vaisseaux, sans introduire dans l'œil des substances étrangères, dont l'action est toujours difficile à graduer.

Le gardien de la grotte me dit avoir vu guérir bon nombre d'amauroses ainsi traitées. Il me raconta l'histoire d'un homme entièrement aveugle, qui avait recouvré la vision par le seul fait de ces fumigations. Je ne trouve, dans de pareilles cures, rien de bien extraordinaire. Il y a longtemps, qu'à l'exemple de Scarpa, la médecine emploie avec avantage la vapeur d'ammoniaque pour combattre certaines paralysies de la rétine et de l'iris.

Les expériences dont je venais d'être témoin me dispensèrent d'en faire d'autres sur moi-même. Quant au gardien, il n'en montre aucune. Il n'a pas même de chien ; car, vu la rareté des visiteurs, l'animal lui coûterait plus à nourrir qu'il ne lui rapporterait à asphyxier. Heureusement que j'avais apporté des lapins.

J'en plaçai un au fond de la fosse. Il se mit aussitôt à courir dans tous les sens, cherchant une issue pour fuir ; puis il tomba sur le côté, se grattant vivement le nez avec ses pattes de devant. Respiration haletante, extrême anxiété. Il se relève à moitié, chancelle comme dans un état d'ivresse, retombe. Il pousse ces cris de détresse que nous savons être l'indice d'une mort prochaine, et reste étendu, l'œil ardent, la bouche entr'ouverte, le corps agité d'un tremblement rapide et convulsif. Une minute s'est à peine écoulée qu'il est déjà mort.

J'essayai vainement de le rappeler à la vie en lui insufflant de l'air dans la poitrine. Ce moyen si puissant échoua, ainsi que tous les autres qui m'avaient réussi dans la Grotte du Chien, sur des animaux exposés depuis plus longtemps à l'action du gaz. L'asphyxie de la Grotte d'Ammoniaque est donc bien plus terrible.

Ces différences tiennent à la nature même des corps gazeux, et à leur mode spécial d'activité. Tel gaz est seulement impropre à la respiration ; tel autre exerce de plus une action délétère. Mettez un animal sous une cloche remplie d'azote, un autre sous une cloche remplie d'acide carbonique, tous les deux seront asphyxiés, mais le premier beaucoup moins vite que le second. C'est que le gaz acide carbonique est délétère, et que l'azote ne l'est point.

Les gaz délétères ne le sont pas tous au même degré. Ainsi, l'ammoniaque est plus dangereux que l'acide carbonique, l'hydrogène sulfuré plus dangereux que l'ammoniaque.

Je fis l'autopsie du lapin qui venait de périr dans la grotte. Ses poumons étaient à peine engorgés ; les autres organes me parurent sains. L'absence de lésion est due à l'instantanéité de la mort. Si l'animal eût eu à lutter contre une agonie plus longue, j'aurais rencontré ces transsudations, ces épanchements qui caractérisent l'asphyxie. Le sang, devenu incoagulable, offrait les conditions physiques les plus propres pour s'imbiber. Il ne lui avait manqué que le temps. La preuve, c'est qu'ayant de nouveau examiné le poumon un quart d'heure après, j'y constatai tous les signes de la pneumonie par extravasion.

On peut donc établir en principe que, dans l'asphyxie, les altérations des organes seront d'autant moins apparentes que la mort aura été plus rapide.

Au moment où je retirai le lapin de la grotte,

ses yeux étaient rouges, tuméfiés, presque sortis de l'orbite. La cornée avait perdu sa transparence ; une matière visqueuse collait les paupières et obstruait les narines. Nous n'avons point trouvé ces lésions au même degré dans la Grotte du Chien, parce que l'acide carbonique n'a pas les propriétés caustiques de l'ammoniaque. J'ai dû signaler cet état particulier des yeux, qui, dans certains cas de médecine légale, pourrait peut-être servir à faire reconnaître le gaz de l'asphyxie.

Je plaçai un second lapin dans la grotte. Il mourut aussi rapidement que le premier et avec les mêmes symptômes. J'en restai là de ces expériences qui, ne m'apprenant plus rien de nouveau, auraient inutilement fait souffrir de pauvres animaux.

Cependant je fus curieux encore de voir comment se comporterait une grenouille au milieu de la couche d'ammoniaque. Elle y était à peine, qu'elle se mit à faire des bonds avec une force et une agilité d'élan dont je ne l'aurais jamais crue capable. C'est que sa peau, mal protégée par un épiderme muqueux, était le siége de douloureux picotements. En une minute la grenouille mourut. La rapidité de la mort ne peut être attribuée seulement à l'action asphyxiante de l'ammoniaque sur l'appareil pulmonaire. Il est évident que le gaz, absorbé en même temps par toute la surface de la peau, circulait avec le sang, portant ses ravages dans tous les organes.

Voici maintenant la liste des animaux que le gardien a vu placer dans la Grotte d'Ammoniaque avec l'indication de la durée de l'asphyxie. En rapprochant cette liste de celle que j'ai publiée dans mon travail sur la Grotte du Chien, on aura un tableau comparatif de l'activité des deux gaz.

Chien	2 minutes.
Lapin	1 —
Chat	3 —
Poule	2 —
Grenouille	1 —
Couleuvre	4 —

Ainsi, tous ces animaux ont été beaucoup plus rapidement asphyxiés par l'ammoniaque que par l'acide carbonique. Ils ont offert comme caractère pathologique commun la perte de coagulabilité du sang, et les troubles de la circulation capillaire qui en sont la conséquence inévitable.

J'étais tout entier à mes expériences, lorsque je m'aperçus que j'en avais fait en même temps sur moi-même sans m'en douter. En effet, je ressentais depuis un instant dans les membres inférieurs une chaleur pénétrante, accompagnée de démangeaison et de cuisson vers la peau. Je sortis, attribuant ces sensations à la température de la grotte dont je supposais l'aire brûlante comme celle de la Grotte du Chien. Cependant les mêmes phénomènes persistèrent, bien que je restasse dehors. Je remarquai de plus que la plante de mes pieds, ainsi que les autres parties recouvertes par la chaussure, n'étaient pas plus chaudes que de coutume. Ce que j'éprouvai ne provenait donc pas du calorique du sol.

Mon thermomètre marquait 25° centig. à l'ombre. Je le place dans la grotte en différents endroits : le mercure ne monte pas seulement d'une fraction de degré. Je touche le sol avec la main : il est froid.

Nul doute que je n'eusse attribué à un phénomène de température ce qui était le résultat de l'action physiologique de l'ammoniaque. J'éprouvais par conséquent quelque chose de ce que je venais de faire si cruellement sentir à la grenouille. Mais s'il est aisé de comprendre pourquoi la peau d'un batracien se laisse facilement traverser par le gaz, on ne voit pas aussi bien comment l'épiderme solide qui revêt la nôtre ne leur oppose point un obstacle infranchissable.

On attribue, dit-il, dans le pays une grande vertu à la Grotte d'Ammoniaque pour combattre les douleurs, l'engourdissement et la paralysie des membres. Le gardien et les mariniers me racontèrent des guérisons vraiment surprenantes. A les entendre (ce qui n'était pas toujours très-facile), il paraîtrait que ce gaz a été surtout utile dans les paraplégies anciennes, dans la raideur et l'engorgement des articulations par suite des vieilles affections goutteuses et rhumatismales. L'un d'eux me dit aussi avoir été guéri d'une sciatique rebelle jusqu'alors à tous les traitements. Il m'indiquait parfaitement avec son doigt le trajet du nerf, et, avec l'expression si animée de ses traits, les élancements de la douleur propre à la névralgie. Je regrette de ne pouvoir reproduire ici quelques-uns des faits qui me furent racontés. Toutefois, je dois dire que plusieurs me semblèrent empreints d'exagération, car, vers la fin, les histoires devinrent de plus en plus extraordinaires ; chaque interlocuteur réclamait ensuite la *bona mane*, comme si je devais mesurer le salaire du récit aux prodiges de la cure.

Voici la manière de prendre ces bains de gaz. On s'assied au milieu de la grotte, dans une chaise, et on tient plongée dans la couche d'ammoniaque la partie malade. La peau s'échauffe et rougit graduellement au point d'offrir une teinte erythémateuse. Une vive démangeaison s'y fait sentir. On active les phénomènes par des frictions sèches avec la flanelle ou seulement la main, et on les continue jusqu'à ce qu'il se soit développé une sorte d'horripilation. Cependant la chaleur devient de plus en plus aiguë et profonde, comme si la peau était en contact avec une atmosphère brûlante. La bouche se sèche, les tempes battent, les oreilles teintent, des étincelles phosphorescentes traversent les yeux. C'est le moment de sortir de la grotte. Le malade s'entoure de flanelle, boit une tisane sudorifique, et, s'il peut, provoque la transpiration par de légères promenades.

On prend un bain semblable tous les jours. Si l'excitation était trop forte, il faudrait mettre un ou deux jours d'intervalle. La durée du bain est d'un quart d'heure à vingt minutes.

J'aurais bien désiré reconnaître par des expériences positives, ainsi que je l'avais fait pour la Grotte du Chien, le mode de production et d'exhalation du gaz de la Grotte d'Ammoniaque. Y aurait-il là quelque dépôt profond de matières animales en fermentation ? Le voisinage du lac d'Agnano semble devoir donner à cette supposition quelque vraisemblance qu'infirme ensuite l'examen des localités. Pour moi, je pense qu'il faut bien chercher la source du gaz dans la conformation physique et les révolutions du sol.

En effet, non loin de la Grotte d'Ammoniaque se trouve la Solfatara (*forum Vulcani* de Strabon) dont les communications souterraines s'étendent dans un vaste rayon où l'on rencontre à chaque pas des eaux thermales, des fumaroles et des émanations salines. Les crevasses du volcan fournissent, entre autres principes, des sels d'ammoniaque. Tout à côté de la grotte, vous avez les fameuses étuves de Saint-Germain, incrustées d'efflorescences ammoniacales. Ne devient-il pas dès-lors très-probable que le gaz de la grotte n'est lui-même autre chose qu'une sublimation volcanique ?

La Grotte d'Ammoniaque est située entre la Grotte du Chien et les Etuves de Saint-Germain : trois curiosités géologiques offrant chacune un intérêt spécial et différent. C'est que le terrain de ces contrées a été tourmenté sans cesse par des phénomènes volcaniques dont il conserve les stigmates. Ne sait-on pas qu'une montagne voisine poussa en une nuit, le 29 septembre 1538, et d'un seul jet, sur l'emplacement d'un vallon, soulevant un lac, le Styx, qui en couronna la cime ? Cette montagne, que son apparition spontanée fit nommer le *Monte nuovo*, combla le port Jules et engloutit le village de Tripergole. »

Depuis M. C. James, M. Smée s'est occupé aussi en Angleterre de l'action du gaz ammoniaque sur l'économie, et il a constaté son efficacité dans les affections chroniques des membranes muqueuses. Il a reconnu aussi son utilité comme contre-poison employé contre le brôme et l'acide hydrocyanique.
J.-P. BEAUDE.

AMMONIURE (*chim.*), s. m. On donne ce nom à un composé formé par l'ammoniaque et un oxide métallique. L'ammoniure de cuivre est liquide, d'une très-belle couleur bleue, ce qui lui a fait donner le nom d'eau céleste. Les ammoniures d'or et d'argent, de platine et de mercure, forment des poudres fulminantes d'une effrayante activité. Les ammoniures ne sont point employées en médecine ; l'eau céleste l'a été quelquefois dans l'usage extérieur comme astringent.
J. B.

AMNESIE (*path.*), s. f., *amnesia*, du grec *a* privatif et *mnésis*, mémoire. On désigne ainsi la perte de la mémoire. L'amnésie est un symptôme que l'on observe souvent dans les maladies mentales, à la suite de l'apoplexie, de méningite, ou de chutes, qui ont déterminé des lésions du cerveau ou de la voûte du crâne.

AMORPHE (*phys.*), adj., du grec *a* privatif, et *morphé*, forme, sans forme ; se dit des objets qui n'ont point de forme déterminée.

ANESTHÉSIE (*physiol.*), s. f., du grec *a* privatif et de *aisthésis*, sensibilité, privation de sensibilité. On entend par ce mot toute privation générale ou particulière de la faculté de percevoir la douleur ; il y a dans ce cas absence complète de la sensibilité. Cet état se manifeste dans la catalepsie ; il peut aussi être déterminé par l'action de l'éther ou du chloroforme respiré à l'état de vapeur. (V. ces mots au supplément.)
J.-B.

ANSERINE (*bot.*), s. f., *chenopodium*. Genre de plantes de la famille des chénopodés. J. pentendrie digynie L. Plusieurs espèces sont employées. L'Ansérine-bon-Henri, *chenopodium-bonus-Henricus*, croît sur les montagnes et autour des lieux habités ; on en mange les feuilles comme des épinards. — L'Ansérine vermifuge, *Ch. anthelminthium*, est une plante fortement odorante que l'on récolte en Pensylvanie. Les semences sont usitées contre les vers, ainsi que l'indique son nom. — *Chenopodium vulvaria*, plante d'une odeur particulière et fétide, décrite à son nom français. (V. *Vulvaire*.)   **J. B.**

ANTHRAKOKALI (*mat. méd.*), s. m., mot tiré du grec *anthrax, anthracos*, charbon, et *kali*, potasse, pour exprimer tout simplement un carbure de potassium. Cette substance préparée pour la première fois par un médecin allemand, le Dᴿ Polya, a été, pendant un moment, prônée avec enthousiasme contre les affections de la peau. On la donnait à l'intérieur, à la dose de 1 décigr., trois ou quatre fois par jour, associée à de la poudre de réglisse, et à l'extérieur sous forme de pommade. Mais malgré ce nom bizarre que l'on dirait emprunté au cri de quelque batracien, l'anthrakokali n'a pas fait fortune, car il est aujourd'hui à-peu-près complétement inusité.   **J. B.**

ANTHRACOSE DES POUMONS (*path. int.*). On appelle ainsi la présence de poussière charbonneuse dans les poumons; il faut bien distinguer cette affection de la mélanose, avec laquelle elle a été confondue. C'est aux travaux de MM. Marshall, Graham et Grégory, en Angleterre; Béhier, Rilliet et Natalis Guillot, en France, que l'on est redevable des connaissances assez exactes que l'on possède aujourd'hui sur cette affection.

On l'a rencontrée chez des mineurs, chez des charbonniers, des fondeurs en cuivre, etc. On conçoit que cette accumulation de charbon, quand elle est un peu considérable, doit gêner la respiration. Les recherches de M. N. Guillot, faites à l'Hospice de la Vieillesse, lui ont démontré que cette accumulation pouvait avoir lieu chez des individus qui n'avaient jamais respiré une atmosphère chargée de particules charbonneuses, comme des cochers, des jardiniers, des employés, etc. Comment alors expliquer ce phénomène?.. Suivant M. Guillot, il se produit et s'accumule continuellement, dans les organes respiratoires de l'espèce humaine, pendant l'âge mur et la vieillesse, du charbon en nature et dans un état excessif de division. Ce produit, déposé dans l'épaisseur même des tissus, ne vient pas de l'extérieur, il doit provenir des décompositions successives de certains matériaux de l'organisme; il s'amasse souvent dans le parenchyme pulmonaire, au point de le rendre imperméable à l'air, et de déterminer la mort des vieillards qui sont atteints de cette infirmité.

Ainsi le charbon peut se rencontrer au sein des poumons dans deux circonstances bien différentes : 1° venu du dehors, il tapisse les voies aériennes, et on l'observe chez des individus qui, par leur profession, respirent habituellement un air chargé de molécules charbonneuses. C'est l'anthracose des mineurs ou des charbonniers; 2° formé spontanément dans le poumon par le fait des phénomènes chimiques de l'hématose, il se trouve alors non plus dans les voies aériennes, mais dans le parenchyme des poumons, et existe surtout chez des vieillards, quelle qu'ait été d'ailleurs leur profession.   **J. B.**

ANTIAR VÉNÉNEUX (*bot.*). V. *Upas-Antiar.*

APEPSIE (*méd.*), s. f., *apepsia*, du grec *a* privatif et *pepsis*, digestion, coction, mauvaise digestion. Quelques auteurs se servent de ce mot comme synonyme de *dyspepsie*. (V. ce mot.)

APPAREIL DE MARSH. (V. *Marsh.*)

ASARET (*bot.*), s. m. (V. *Cabaret.*)

ASPIC (*zool.*), s. m. (V. *Serpent.*)

ATROPINE (*chim.*), s. f. Nom donné par Brandes à un principe immédiat, qu'il a retiré de la belladone. (V. ce mot.)

AUTOPLASTIE (*chir.*), s. f. (V. *Néoplastie.*)

AZOTATE (*chim.*), s. m. (V. *Nitrate.*)

AZOTIQUE (Acide) (*chim.*), s. m. (V. *Nitrique* (Acide).

B

BAIN DE MAINS. (V. *Manuluve.*)

BAIN DE PIEDS. (V. *Pédiluve.*)

BAIN DE MER. (V. *Mer* (Eau de mer.)

BASSORINE (*chim.*), s. f. Principe découvert par Vauquelin, dans la gomme de Bassora, et retrouvé depuis dans la plupart des gommes résines, dans la gomme adragante et dans quelques mucilages végétaux.

BAUME D'ARCŒUS (*pharm.*), s. m. On donne ce nom à un onguent composé de suif de mouton, 125 gram. résine élémi, 95 gram., graisse de porc, 64 gram. L'on fait fondre ensemble ces diverses substances. Ce baume s'emploie quelquefois dans le pansement des plaies anciennes et des ulcères atoniques.

BAUME DU COMMANDEUR (*pharm.*), s. m. C'est une solution de diverses gommes résines dans l'alcool, telles que la myrrhe, l'oliban, le benjoin, le baume de tolu, auxquels on joint l'aloès, l'angélique, le millepertuis. Ce baume est stimulant; on le donne à l'intérieur, à la dose de 10 à 40 gouttes, comme stimulant et antispasmodique.

BAUME DE FIORAVENTI (*pharm.*), s. m. On donne ce nom à un produit de la distillation de plusieurs gommes résines, de la térébenthine et d'un grand nombre de substances végétales; on fait macérer dans l'alcool pendant plusieurs jours, et l'on distille ensuite au bain-marie; le premier produit est dit le baume de fioraventi spiritueux. On distille ensuite au bain de sable ou sur des cendres chaudes, et l'on obtient un produit plus dense, dit baume de fioraventi huileux. Enfin, la dernière opération ce fait à feu nu, et l'on en retire une partie huileuse noirâtre et de l'eau de la même couleur; la première partie est dite baume de fioraventi noir, et est seule employée, l'autre est rejetée. Aujourd'hui on ne fait guère usage que du baume de fioraventi spiritueux : il est employé comme stimulant dans les affections rhumatismales, dans les amauroses commençantes; on l'administre en friction dans ces divers cas, ou pour les maladies des yeux : on le fait vaporiser dans le creux de la main que l'on porte ensuite devant les yeux.   J. B.

BAUME NERVAL ou **NERVIN** (*pharm.*). V. *Nervin.*

BAUME OPODELDOCH (*pharm.*), s. m. (V. *Opodeldoch.*)

BAUME DU SAMARITAIN (*pharm.*), s. m. On donne ce nom à un mélange d'huile et de vin, employé autrefois pour panser les plaies. Aujourd'hui on fait encore usage de ce baume pour les embrocations extérieures.

BAUME DE SOUFRE (*pharm.*). On donne ce nom à une solution de soufre dans une huile essentielle, le plus ordinairement l'huile de térébenthine; le baume de soufre anisé était fait avec l'huile essentielle d'anis. Le baume de soufre de Ruhland, était préparé avec l'huile de noix. Ce baume a une belle couleur rouge; le soufre est dissous dans l'huile, qui, elle-même, a subi une modification. Ce baume était autrefois très-employé, comme excitant et carminatif; il entre encore dans la préparation des pilules de Morton.   J. B.

BAUME TRANQUILLE (*pharm.*), s. m. On donne ce nom à une préparation dont plusieurs plantes aromatiques font la base; voici sa préparation : on prend huile d'olive, 3 kilos; feuilles fraîches-de-belladone, de jusquiame, de morelle, de nicotiane, de pavot et de stramonium, de chaque 25 grammes; on fait cuire à un feu doux, et l'on laisse ensuite digérer pendant deux heures; on passe avec expression et l'on verse ensuite l'huile chaude sur les sommités sèches d'absinthe, de lavande, d'hysope, de marjolaine, de menthe aquatique, de menthe coq, de millepertuis, de rue, de sauge, de thym, et de fleurs sèches de sureau et de romarin, de chaque 32 gram. On laisse macérer un mois au soleil et en vaisseau clos. On passe et l'on conserve pour l'usage dans des bouteilles, à l'abri du contact de l'air et de la lumière. Le baume tranquille est d'une couleur vert foncé, aromatique; il est calmant et anodin; on l'emploie pour l'usage extérieur comme calmant la douleur.   J. B.

BENJOIN (*mat. méd.*), s. m. Voyez à la fin de la lettre B. dans le Dictionnaire : c'est à cette place qu'a été rejeté l'article Benjoin.

BIBERON (*hyg.*), s. m. (V. *Allaitement artificiel.*) (Supplément.)

BIÈRE (*hyg.*). *Action de la bière comme boisson.* —La bière agira différemment sur l'économie, suivant qu'elle sera forte ou faible. Aussi, au point de vue de l'hygiène, partage-t-on les bières en deux classes, d'après leur richesse en alcool et en éléments fermentescibles.

1° Les *bières fortes* comprennent plusieurs bières blanches de Belgique, le *faro*, les bières brunes ou colorées de France, le *porter* des Anglais, le *mummi* des Allemands.

La bière forte contient de 4 à 6 et 6,80 d'alcool. Elle stimule l'économie, et, par les principes nutritifs qu'elle renferme, favorise l'accumulation de la graisse, au point que l'obésité en peut être la suite : c'est du moins à cette cause que l'on attribue généralement l'embonpoint si remarquable des peuples du Nord, des Hollandais, par exemple, qui en font habituellement usage et en ingèrent d'énormes quantités. — Prise en trop grande abondance, surtout par des personnes qui n'y sont point habituées, les bières fortes produisent une ivresse beaucoup plus grave que celle du vin; cette ivresse est d'ordinaire accompagnée d'indigestion et dure très-longtemps. Il faut se tenir pour bien averti à cet égard.

Quand, ce qui arrive encore assez souvent à ce qu'il paraît, les bières ont été mal préparées, qu'elles contiennent de la levure en suspension, qu'elles ont été mal clarifiées, elles déterminent divers accidents du côté des voies intestinales : des coliques, des développements de gaz fort incommodes, du météorisme même; des troubles dans la digestion, de la diarrhée, etc. Un autre inconvénient que l'on reproche à la bière, même bien préparée, c'est d'agir sur les voies génitales, de manière à provoquer chez l'homme des écoulements urétraux, qui simulent la blennorrhagie, et de véritables flueurs blanches chez la femme. Ces accidents peuvent être portés au point d'amener des rétentions d'urine plus ou moins douloureuses. Quand ces phénomènes se manifestent, il faut interrompre l'usage de la bière, y substituer le vin, ou du moins, si l'on ne peut se procurer ce liquide, de l'eau-de-vie coupée avec de l'eau et sucrée. On voit alors en peu de temps se dissiper ces accidents dont nous venons de parler.

2° Les *petites bières*, les *bières blanches* et mousseuses ne contiennent guère que de 1,28 à 2,0 pour 100 d'alcool. Aussi leur action est-elle beaucoup moins énergique que celle des précédentes. Contenant moins de substances nutritives, elles sont digérées aussi plus facilement. Mais, d'un autre côté, cette faiblesse et cette petite quantité d'alcool les rendent, comme on le dit, *froides* pour l'estomac et impropres à favoriser la digestion chez les personnes habituées au vin. C'est une des boissons qui conviennent le mieux pour désaltérer promptement pendant les grandes chaleurs de l'été. Cependant il ne faut pas en faire abus, car alors elle pourrait déterminer, du côté des organes génitaux, ces accidents que nous reprochions tout-à-l'heure aux bières fortes, c'est-à-dire des écoulements.

On ordonne assez souvent l'usage de la bière aux enfants faibles et lymphatiques, pour les tonifier. C'est surtout ici, par les principes amers qu'elle contient, que son emploi peut être utile. Du reste, les enfants s'y habituent assez promptement.

La question importante, dans tous les cas, est donc de s'assurer que la bière dont on fait usage a été bien préparée, et qu'au lieu de houblon, on n'a pas employé quelque principe amer, celui du buis, par exemple, qui peut exercer une action fâcheuse sur l'économie. C'est probablement pour éviter les inconvénients qui résultent de ces falsifications, que l'autorité vient de prendre la sage mesure de diminuer les droits d'entrée dont étaient frappés les houblons. C'est là une mesure d'une philanthropie bien entendue, car la bière peut être une grande ressource pour les classes peu aisées de la société.   J.-P. BEAUDE.

BITUME (*mat. méd.*), s. m. (V. *Naphte.*)

BITUME DE JUDÉE (*mat. méd.*). (V. *Asphalte* et *Naphte.*)

BLANC DE BALEINE (*mat. méd.*), (V. *Adipocire.*)

BLANC D'ARGENT (*chim.*). C'est un des noms du sous-carbonate de plomb, ou blanc de céruse.

BLANC DE CÉRUSE (*chim.*). C'est le sous-carbonate de plomb. (V. *Plomb.*) — Maladie causée par le blanc de céruse. (V. *Cérusiers* (maladie des).

BLASTODERME (*physiol.*),s.m. C'est une des membranes de l'œuf (V. ce mot.)

BLÉ (*hyg.*), s. m. (V. *Froment* et *Farine.*)

BLENDE (*minér.*), s.f. On donne ce nom à un sulfure de zinc naturel. (V. *Zinc.*)

BLEU DE PRUSSE (*chim.*), s .m. On donnait autrefois ce nom au cyanure de fer et de potasse. Le bleu de Prusse a été employé contre l'épilepsie par les médecins allemands, qui disent en avoir obtenu de bons résultats. Ces succès ne se sont point confirmés en France.

BONNE-DAME (*bot.*), s. f. (V. *Arroche.*)

BORATE DE SOUDE (*chim.*). (V. *Borax.*)

BOTANIQUE (*hist. nat.*), s. f. On donne ce nom à la partie de l'histoire naturelle qui traite de végétaux. (V. *Plantes.*)

BOUILLON (Tablettes de) (*hyg.*). V. *Gélatine.*

BROME (*chim.*), s. m., du grec *brômos,* mauvaise odeur. On donne ce nom à un corps simple, découvert en 1826, par Balard, dans les eaux mères de plusieurs salines, et plus tard dans les eaux de la mer. Le brôme est liquide à la température ordinaire, très-volatile, de couleur brune; il est analogue à l'iode pour la plupart de ses propriétés; on l'a trouvé à l'état de bromure, dans quelques eaux minérales.   J. B.

BROMURE (*chim.*), s. m. On donne ce nom à des corps composés de brôme et d'un corps simple.

BRONCHOPHONIE (*méd.*), s. f. Nom donné par Laënnec, à une résonnance de la voix dans les bronches, que l'on perçoit au moyen du stéthoscope. (V. *Auscultation.*)

BRONCHORRHÉE (*path.*), s. f., de *bronchoi,* les bronches, et *réô,* je coule. On appelle ainsi une variété du catarrhe pulmonaire avec expectoration très-abondante.

BULBE (*anat.*), s. m. On donne ce nom à une agglomération de nerfs et de vaisseaux, unis par du tissu cellulaire, et qui forme la base et le point de départ des poils et des dents. (V. ces mots.) — On donne le nom de bulbe de l'urètre à un renflement par lequel commence la partie spongieuse de l'urètre. — L'ensemble de l'œil est quelquefois désigné par les anatomistes, sous le nom de bulbe de l'œil.   J. B.

BULBO-CAVERNEUX (*anat.*), s. m. Nom donné à un muscle qui s'étend du bulbe de l'urètre au corps caverneux, Chaussier, l'avait nommé bulbo-urétral; ce muscle qui n'existe que chez l'homme est remplacé chez la femme par le muscle constricteur du vagin; il est situé au périné, au-dessous et de chaque côté de l'urètre; ses fonctions sont d'accélérer l'émission du sperme et de l'urine, aussi a-t-il reçu de quelques anatomistes le nom de *muscle-accélérateur.*   J. B.

BUXÈNE (*chim.*), s. f. C'est une substance, pulvérulente, rousse, amère, soluble dans l'alcool, dans l'eau bouillante et les acides, qui ramène au bleu la teinture de tournesol; elle forme un sulfate et un acétate incristallisables très-amers; elle est précipitée de ses solutions acides par l'ammoniaque: cette substance a été trouvée par Fauré dans l'écorce du buis. (V. ce mot.)   J. B.

C

CADMIE (*chim.*), s. f. On a donné le nom de cadmie des fourneaux à un oxide de zinc impur, qui se produit pendant le grillage de certains minéraux, et qui se dégage et se condense dans la cheminée des fourneaux. (V. *Zinc.*) On désignait aussi sous le nom de cadmie d'arsenic, l'oxide de ce métal condensé après le grillage. Les anciens désignaient en général sous le nom de cadmie ce qu'ils croyaient une suie métallique.   J. B.

CADMIUM (*chim.*), s. m. Nom donné à un métal découvert en 1818, par Hermann et Stromeyer, dans une mine d'oxide de zinc. Ce métal est blanc brillant, solide, inodore, analogue à l'étain, ductile et malléable; il fond facilement et bout à une température voisine de celle du mercure. Il est ainsi que ses composés sans emploi en médecine.

CADUQUE (Membrane) (*anat.*), s. f. On désigne sous ce nom une des membranes de l'œuf qui se développe dans l'utérus aussitôt la fécondation. (V. *Ovologie.*)

CAFÉINE (*chim.*), s, f. On a donné ce nom à une substance blanche, soyeuse, qui cristallise en aiguilles, volatile, soluble dans l'alcool et dans l'eau; neutre, mais pouvant se dissoudre dans les acides; elle cristallise facilement. Cette substance qui s'extrait du café torréfié, a été découverte en 1821, par Pelletier et Robiquet. (V. *Café.*)

CAILLOT (*physiol.*), s. m. Masse formée par la fibrine et les globules du sang, lorsque le sang se refroidit et cesse de vivre; les caillots jouent un grand rôle dans l'oblitération des vaisseaux après des blessures de ces organes. (V. *Hémorrhagie, Sang* et *Vaisseaux* (plaies des).

CAINÇA ou **CAHINÇA** (*mat. méd.*), s. m. Racine du *chiococca anguifuga*, famille des rubiacées J., pentandrie monogynie L. Arbrisseau qui croît aux Antilles dans l'Amérique Méridionale, et surtout au Brésil, où son usage médical est très-répandu.

La racine de cabinça est rameuse, composée de radicules grosses comme le doigt, et le plus souvent contournées; l'écorce est grisâtre et le corps ligneux blanc. Cette écorce est très-amère et paraît contenir le principe actif en plus grande quantité que le bois. Ce principe, extrait par MM. Pelletier et Caventou, est cristallisable, amer et sature les alcalis: on l'a nommé *acide-caincique.* Brandes a aussi obtenu un alcaloïde qu'il regarde comme analogue à l'émétine.

Le caïnça est purgatif et vomitif, il augmente la transpiration cutanée, et souvent la sécrétion urinaire. Les selles qu'il procure ne sont pas accompagnées d'irritation comme cela a lieu avec les drastiques. Son usage n'est guère répandu chez nous que depuis un certain nombre d'années; on l'a employé plus particulièrement dans les hydropisies, où il a fourni de bons résultats, probablement en à cause de sa propriété purgative.

On le donne en poudre à la dose de 2 à 4 grammes ou à la même dose en électuaire deux fois par jour; en décoction, écorce de cabinça de 8 à 10 gr. pour 250 gr. d'eau à prendre en deux fois; on en fait aussi un vin et un sirop.

Au Brésil on regarde l'application de cette racine sur les morsures des serpents venimeux comme souveraine; cette vertu est au moins douteuse.
J. B.

CAJEPUT (Huile de) (*mat. méd.*), s. f. C'est une huile fournie par la distillation des feuilles et des rameaux d'un arbre des Moluques, le *mélaleuca Cajeputi.* Cette huile a une odeur pénétrante, elle est soluble dans l'acool et l'éther; sa couleur, qui est ordinairement verte, est produite par du cuivre qui s'y trouve mélangé pendant la fabrication: on l'en sépare facilement par la rectification. L'huile de cajeput, qui est usitée dans la médecine des Indiens, a été employée pendant le choléra, soit à l'extérieur en friction mêlée avec des corps gras, soit à l'intérieur comme stimulant à la dose de quelques gouttes sur du sucre, dans une potion, ou dans la tisane chaude. On la dit aussi très-efficace, soit seule, soit associée au quinquina dans les fièvres intermittentes.
J. B.

CALAMINE (*chim.*), s. f. Nom donné à un produit naturel, formé de carbonate de zinc, ou d'oxide du zinc silicaté. (*V. Zinc.*)

CALAMUS-SCRIPTORIUS (*anat.*), nom latin donné à une des parties du cerveau à cause de sa ressemblance avec le bec d'une plume à écrire. (V. *Cerveau.*)

CALCANÉO-ASTRAGALIENNE (*anat.*), s. f. On désigne ainsi l'articulation de la face supérieure du calcanéum avec la face inférieure de l'astragale. (V.*Pied.*)

CALCANÉO-CUBOIDIENNE (*anat.*), s. f. C'est l'articulation de la face antérieure du calcanéum avec la face postérieure du cuboïde. L'articulation *calcanéo scaphoïdienne* est celle qui unit le calcanéum avec le scaphoïde. (V. *Pied.*)

CALCIUM (*chim.*), s. m. Nom donné au métal qui est le radical de la *chaux.* (V. ce mot.)

CALLEUX (Corps) (*anat.*), s. m. On donne ce nom, ou celui de *mésolobe,* de *grande commissure cérébrale* à une large bande de substance médullaire. qui réunit les deux hémisphères du cerveau. (V. ce mot.—**CALLEUX**, en chirurgie, se dit des ulcères qui présentent des *callosités.* (V. ce mot.)

***CAMPHRE.** L'extension que la médication au moyen du camphre a prise depuis cinq ou six ans dans le public, nous engage à revenir ici sur le mot *Camphre,* pour ajouter quelques détails à ceux qui ont été donnés à l'article spécial consacré à cette substance (V. t. I, p. 278.) par notre savant collaborateur M. Vée.

Les gens du monde qui, généralement, ne savent de la médecine que ce que leur en apprennent les réclames des journaux et les affiches des charlatans, les gens du monde s'imaginent que le camphre est un médicament en quelque sorte tout nouveau ou du moins dont les propriétés nous ont été révélées seulement depuis quelques années. C'est là une grande erreur. Dans l'excellent résumé de matière médicale de MM. Milne Edwards et Vavasseur (édit. de 1828), on lit à propos du camphre : « Ce médicament est employé à l'extérieur, et souvent avec succès, dans les affections nerveuses, spasmodiques, telles que les névralgies, les spasmes de la vessie et de l'œsophage, la danse de St-Guy, etc. On l'a souvent administré dans la fièvre typhoïde, pour combattre les symptômes nerveux et surtout le délire, les soubresauts des tendons, etc. A l'extérieur on s'en sert beaucoup d'avantage dans les douleurs rhumatismales, la goutte, les névralgies, etc. C'EST UN DES MÉDICAMENTS LES PLUS EMPLOYÉS. (*Manuel de mat. méd.* p. 364, 2e édit. 1828). » Dans un très-bon article sur le camphre, inséré dans le *Dictionnaire de médecine*, en 30 volumes et qui a paru en 1834, M. Guersant passe en revue la liste très-nombreuse des maladies contre lesquelles on a essayé le camphre, et celles dans lesquelles il est journellement administré. On en trouve encore un résumé bien fait dans le *Dictionnaire des dictionnaires de médecine* de M. Fabre (t. II, p. 254), publié en 1840.

Ainsi le camphre a été employé avec succès,

sous forme de pommade, dans les érysipèles et autres phlegmasies cutanées, les inflammations gangréneuses de la peau; les éruptions dartreuses avec démangeaisons violentes ont été traitées avec succès par le même moyen. — MM. Marjolin, Récamier et Roux, ont constaté les bons effets du camphre dans les engorgements des mamelles, connus sous le nom de *poil*. Ici le médicament était dissous dans un jaune d'œuf et réduit en une sorte de pommade, avec laquelle on faisait plusieurs frictions par jour sur la mamelle malade.— Les affections rhumatismales aiguës ou chroniques, articulaires ou musculaires, les névralgies, et notamment la sciatique ont été traitées avec le plus grand avantage au moyen du camphre, administré en vapeur sur le malade, ou en friction sous forme de liniment.—Les gargarismes camphrés ont donné d'heureux résultats dans les inflammations couenneuses ou gangréneuses de la bouche et du larynx. On les a surtout vantés dans l'angine varioleuse et le même médicament a été utile sous forme de collyre dans les ophthalmies graves qui accompagnent souvent cette éruption. — Les ophthalmies aiguës et chroniques, les ophthalmies purulentes, les amauroses, congestives ou hypérémiques sont traitées avec un avantage incontestable à l'aide du camphre à haute dose, sous forme de pommade, dont on frictionne abondamment plusieurs fois par jour le tour de l'orbite, les paupières, la tempe et le front. (Rognetta, *Traité d'ophthalmologie*, 1839).— Les propriétés du camphre ont été de tout temps vantées contre les affections gangréneuses, particulièrement quand celles-ci dépendent d'une phlegmasie aiguë. — Mais c'est surtout dans les affections nerveuses que le camphre, à cause de ses vertus anti-spasmodiques, jouit d'une réputation méritée. Le hoquet spasmodique, maladie si incommode et si opiniâtre quelquefois (Sterne, *clinical. exp.*, p. 193), l'asthme convulsif (Millar, *on asthma*, etc., p. 104), l'épilepsie (Wilson *Edimb. med. comment.*, t. II), la chorée ou danse de St-Guy (Locher, *obs. prat.*, p. 42), le *delirium tremens*, plusieurs variétés de la folie et notamment la manie hystérique (Esquirol), le mal de dents (Cullen, *mat. méd.*, p. 322), le satyriasis ou priapisme, la nymphomanie, ont reçu un grand soulagement quand ils n'ont pas été guéris par l'usage du camphre. Ce n'est pas tout encore : le camphre a été administré avec succès contre les céphalalgies. On est quelquefois parvenu à faire avorter les pustules de la variole avec la pommade camphrée (Borsieri, *Institut. de méd. prat*, t. III, p. 261).— Qui ne sait que depuis bien longtemps ce médicament a été employé comme vermifuge.

Le camphre en vertu de ses propriétés antiputrides a été très-souvent ordonné dans les fièvres graves, nommées autrefois putrides et aujourd'hui typhoïdes et dans les varioles confluentes. Voyez à cet égard le long article que Cullen a consacré dans sa matière médicale (1789) à la substance dont nous parlons. Ajouterai-je que Pouteau préconisait le camphre dans la fièvre puerpérale (*mél. de chir.*). Rappellerai-je enfin la multitude des travaux qui ont été publiés sur ce sujet, les expériences nombreuses dont le camphre a été l'objet,

tant de la part des anciens que de la part des modernes ? La liste seule de ces travaux, de ces recherches, dépasserait de beaucoup les limites d'un article de dictionnaire. Arrêtons-nous donc : ce qui précède suffit je crois pour faire voir combien est peu fondée l'opinion de ceux qui regardent le camphre comme un médicament dont les propriétés étaient inconnues aux médecins.

Restent quelques mots à dire sur les inconvénients que le camphre peut offrir quand on en fait un usage immodéré ; des observations assez nombreuses, et les effets sédatifs bien connus de cette substance contre les excitations trop vives de l'appareil génital prouvent que le camphre jouit réellement, sinon constamment, du moins dans un grand nombre de cas, de la propriété que lui était attribuée par l'école de Salerne, de diminuer la puissance virile chez l'homme et l'ardeur des désirs vénériens chez la femme. Il paraîtrait même que chez les premiers, cette diminution peut conduire à l'impuissance. Avis aux amateurs de la médecine camphrée, qui tiennent à conserver intactes leurs facultés génératrices.

Je ne parle pas ici du nouveau mode d'administration de cette substance. On connaît l'eau sédative composée plutôt d'ammoniaque que de camphre, et qui est imitée des solutions alcalines du docteur Turck. Ses effets réellement avantageux chez certaines personnes, surtout dans les céphalalgies, ont été nuisibles chez d'autres, et son application a été suivie d'une irritation très-vive. Quant à la doctrine, au système, comme on le dit, sur lequel repose la médication camphrée universelle, cette doctrine ne soutient pas le plus léger examen; la discuter serait lui supposer une valeur que son auteur ne lui accorde assurément pas lui-même : il connaît trop bien les hommes pour ne pas savoir que la vérité est le plus mauvais moyen de les séduire et de captiver leurs suffrages.

E. BEAUGRAND.

CANNELÉS (Corps), s. m. p. On nomme ainsi, ou corps striés, ou grands ganglions supérieurs du cerveau, deux éminences piriformes, qui font partie du plancher des ventricules latéraux du cerveau. (V. ce mot.)

CANTHARIDINE (*chim.*), s. f. On donne ce nom à un principe extrait des cantharides et auquel elles doivent leurs propriétés épispastiques. La cantharidine est blanche, en lames minces, micacées, volatile, insoluble dans l'eau et soluble dans l'alcool bouillant, l'éther, les huiles et les graisses. On l'extrait de la poudre de cantharide par l'alcool et l'éther. (V. *Cantharide.*)   J, B.

CAPRIER (*bot. et mat. méd.*), s. m., *capparis spinosa*. C'est un sous-arbrisseau de la polyandrie monogynie de Linnée, famille des capparidées de Jussieu, qui croît dans le midi de la France; les jeunes boutons de fleurs confits dans le vinaigre portent le nom de *câpres*, et servent comme assaisonnement pour les mets fades et les viandes blanches. — L'écorce de la racine qui est amère, d'une saveur âcre et piquante, se trouve dans le commerce en plaques grises, roulées, quelquefois d'une couleur violacée. C'était autrefois une des cinq racines apéritives mineures. On en prépare un sirop, qui sous le nom de sirop des cinq racines est encore usité.   J. B.

CAPSULES - MÉDICAMENTEUSES (*pharm.*). Depuis quelques années les pharmaciens ont imaginé d'envelopper dans de petites capsules de gélatine de la grosseur d'un haricot les substances dont le goût désagréable en rend l'administration difficile. Ces capsules sont faites à l'aide d'un petit moule en métal, que l'on trempe dans un mélange de gélatine et de pâte de jujubes. Quand ces capsules sont sèches on y verse la substance liquide ou solide que l'on veut y renfermer, et l'on bouche l'ouverture avec un petit morceau de gélatine sèche dont on favorise l'adhérence au moyen d'une goutte de gélatine liquide. La première idée de ces capsules est due au D* baron Heurteloup, qui enveloppa dans des capsules de baudruche, faites avec des intestins de petits animaux, du baume de copahu liquide ; depuis, ce procédé fut imité par des individus qui se l'approprièrent et se firent délivrer un brevet d'invention. On remplace quelquefois ces capsules en trempant dans de la gélatine fondue les substances que l'on veut envelopper et que l'on a soin de rouler en forme de bols ou de petites olives.

Les substances que l'on administre ainsi sont particulièrement le baume de copahu, la térébentine, l'huile de foie de morue : on peut encore faire prendre par ce moyen le sulfate de quinine et quelques autres médicaments d'un goût très-désagréable, la valériane, l'assa fœtida, etc. Ces capsules s'avalent avec facilité ; la gélatine est promptement attaquée et dissoute par les sucs de l'estomac, et le médicament mis à nu est absorbé avec facilité.   J. B.

CAPUCINE (*bot.*), s. f. *tropæolum* L. C'est une plante de l'octandrie monogynie L. famille des géraniées J. Il en existe deux espèces, la grande et la petite capucine. La première, qui est originaire du Pérou, est aujourd'hui cultivée dans toute l'Europe comme plante potagère et comme plante d'ornement. Toutes les parties de cette plante ont une saveur âcre et piquante assez agréable, qui fait que l'on emploie ses fleurs et ses fruits comme condiments; les premières sont mêlées aux salades, dont elles relèvent le goût et facilitent la digestion; les fruits sont confits dans le vinaigre et mêlés aux cornichons ou aux autres légumes qui subissent la même préparation, et ils ont une action analogue. Cette plante, ainsi que la petite capucine, qui a la même origine, est anti-scorbutique, et l'on pourrait en faire usage avec avantage si la nature n'avait répandu avec une sorte de profusion dans nos climats les plantes qui jouissent de ces mêmes propriétés.   J. B.

* **CARDON** (*bot.*), s. m. *Cynara cardunculus*, c'est une plante du genre cynara de la famille des cynanthérées, tribu des carduacées J. Syngénésie polygamie égale L. Le nom de ce genre vient du grec *cyon*, chien, à cause des épines du calice comparables aux dents de chien. Le cardon est originaire de la Barbarie, de la Sardaigne et du Midi de la France; il est vivace et se cultive dans les jardins où l'on étiole ses feuilles en les couvrant d'une masse de terreau pour en manger les larges et épais pédoncules qui sont après cette opération beaucoup plus tendres et sans amertume. On fait cuire les cardons à l'eau ou plutôt dans le bouillon ; on les prépare au jus. C'est un aliment sain, doux, de facile digestion, mais peu nourrissant : il convient assez aux malades. Il ne faut pas confondre le cardon avec la *carde poirée* dont il a été question au mot *Bette*. — Le *cynara scolymus* est l'artichaut dont il a été traité à ce mot.   J. B.

CARLSBAD (Eau minérale de). Carlsbad est une ville de Bohême, située à 60 milles de Vienne, à 16 milles de Prague ; elle est adossée à de hautes montagnes, et est entourée de bois et de rochers ; sa situation est dans une vallée étroite et profonde que traverse la Topel avant de se jeter dans l'Eger. Ses eaux thermales furent dit-on découvertes en 1370 par l'empereur Charles IV, qui y prit des bains pour une infirmité; il était impotent d'une jambe, et il obtint d'heureux résultats ; de là, le nom de cette petite ville, *Bain de Charles*. Les eaux sont salines, gazeuses, et d'une température élevée; elles sont fréquentées par un nombre considérable de personnes de la haute société.

Les sources sont nombreuses; elles paraissent avoir formé par leur dépôt tout le sol sur lequel est construite la ville ; elles sourdent de beaucoup d'endroits; les principales sont 1° le *Brudel* ou *Sprudel*, la plus ancienne et la plus chaude de toutes : sa température est de 73°, 7 ; elle jaillit avec force et abondance au centre de la ville dans un bassin qui porte le nom de *Sprudel Kessel* (chaudron du Sprudel) : on la dit la plus efficace de toutes les sources; 2° la *Muhl* ou *Muhlenbad* bain du moulin : elle alimente les bains établis par le gouvernement; elle est la plus laxative; sa température est de 53° 7 : 3° le *Neubrunnum* (nouvelle source), très-employée depuis quelques années; sa température est de 62° 5 ; 4° le *Thereseinbrunum*, source de Marie-Thérèse, particulièrement fréquentée par les dames, sa température est de 51°. Indépendamment de ces sources, on en cite aussi plusieurs autres, telles que le *Spital-Sbrunnen*, source de l'hôpital : elle est affectée au traitement des pauvres. Le *Bernharsbrunnen*, source de Saint-Bernard ; le *Garten-Brunnen* ou la source du Jardin.

L'eau de toutes ces sources est limpide, inodore, et offre, dit-on, la saveur du bouillon de poulet avec un arrière-goût alcalin; ces eaux déposent une assez grande quantité de matières terreuses pour incruster, ainsi que les eaux de la fontaine de Saint-Alyre, près de Clermont en Auvergne, les corps que l'on y laisse séjourner. On en retire aussi un sel qui est un mélange de carbonate et de sulfate de soude, dans les proportions où on les trouve dans ces eaux ; ce sel est quelquefois administré dans le début du traitement par les eaux ; il est laxatif et a reçu le nom de sel *thermarum carolinarum*.

L'analyse des eaux de Carlsbad a été faite par Hoffmann, Buher, Klaproth, et dans ces derniers temps, en 1822, par Berzelius; voici cette dernière analyse pour un litre d'eau :

	Litres
Acide carbonique	0,40
	Grains.
Sulfate de soude desséchée	2,58713

Carbonate de soude id............	1,26237
Chlorure de sodium...............	1,03842
Carbonate de chaux...............	0,30840
Carbonate de magnésie	0,17834
Silice...........................	0,07515
Carbonate de fer.............‹....	0,00362
Id. de manganèse...........	0,00084
Id. de strontiane...........	0,00096
Fluate de chaux..................	0,00320
Phosphate de chaux..............	0,00022
— d'alumine avec excès de base.	0,00903
	5,45927

Les eaux de Carlsbad sont stimulantes et légérement purgatives; elles produisent des selles assez liquides, mais sans coliques; il est très-rare qu'elles déterminent des nausées, si ce n'est chez les personnes délicates ou qui sont prédisposées à une irritation de l'estomac. Elles provoquent d'une manière très-marquée les secrétions urinaires et cutanées; mais elles accélèrent le pouls, causent souvent des palpitations et des congestions cérébrales. Pendant la durée du traitement, les malades se trouvent lourds; ils éprouvent de la douleur et de la pression dans l'abdomen, qui se gonfle si les évacuations alvines n'ont pas lieu. La purgation n'est pas un effet nécessaire ni indispensablement utile pour la réussite du traitement, et, bien qu'on la favorise quelquefois par l'usage du sulfate de soude ajouté aux eaux, souvent la crise a lieu par les urines qui coulent en abondance, d'autres fois par les sueurs, quelquefois même par ces divers moyens combinés. La pléthore est le phénomène qui se manifeste le plus ordinairement par l'action des eaux; quelquefois il faut avoir recours à la saignée et suspendre l'usage des eaux.

Les eaux de Carlsbad sont prescrites dans diverses affections du bas-ventre, dans les embarras muqueux des voies digestives, les flatuosités, la constipation, les obstructions du foie, de la rate, du mésentère, de l'épiploon, dans les affections biliaires, l'hypocondrie, les hémorroïdes sèches ou fluentes; dans les dartres, les scrofules, les vers, la leucorrhée, les pâles couleurs, les vices de la menstruation, la stérilité, les affections ca'culeuses. Elles sont contre-indiquées toutes les fois qu'il existe des symptômes de congestion, de la fièvre, de l'éréthisme; elles sont d'un effet fâcheux dans la phthisie pulmonaire, la syphilis, le cancer, le squirre, les hydropisies, le scorbut et les affections du cœur ou des gros vaisseaux.

Les eaux sont prises en boisson et en bains; en boisson elles sont ingérées à une température si élevée qu'il faut les porter par petites portions à la bouche pour pouvoir les avaler. Ces eaux doivent être administrées à petites doses, et lorsqu'elles ne purgent pas, on est dans l'usage de déterminer cet effet par deux gros de sulfate de soude ajoutés au premier verre d'eau. L'énergie de ces eaux est si grande que l'on commence d'abord par les moins fortes et que l'on augmente ensuite et de quantité et d'énergie, en prenant l'eau des sources dont la température est la plus élevée; ce sont celles dont les eaux sont les plus actives.

Les bains se prennent au Sprudel et au Muhlenbad, ainsi que dans des maisons particulières, où l'on reçoit l'eau des sources par des conduits souterrains. L'eau de Carlsbad ne se transporte pas enfermée dans des bouteilles; elle se décompose

assez promptement et laisse déposer un sédiment épais en même temps que, par la décomposition d'une partie du sulfate de soude, elle laisse se dégager une notable quantité d'acide sulfhydrique.
                          J. P. BEAUDE.

CARPE (*anat.*), s. m. C'est la partie que l'on nomme vulgairement le poignet. (V. *Main.*)

CARPIEN (*anat.*), adj., qui appartient au carpe.

CASSAVE (*hyg.*), s. f. (V. *Manioc.*)

CATHÉRÉTIQUE (*thérap.*), adj. et s. On donne ce nom à des caustiques faibles, employés en petite quantité pour détruire des chairs fongueuses. (V. *Caustique.*)

CAUCHEMAR (*physiol.*), s. m. On donne ce nom à un sentiment d'oppression qui se manifeste pendant le sommeil, et qui est ordinairement accompagné de rêves pénibles; le cauchemar se produit souvent par l'effet d'une mauvaise digestion, d'un embarras dans la circulation; il coïncide souvent avec une affection du système circulatoire; ce phénomène, que l'on n'a pas encore expliqué d'une manière satisfaisante, est déterminé, à n'en pas douter, par une congestion cérébrale momentanée. (V. *Sommeil.*)   J. B.

CÉLIAQUE (*anat.*) (V. *Cœliaque.*)

CELLULEUX (*anat.*), adj., *cellulosus*, qui abonde en cellules. On avait donné le nom de substance celluleuse, ou tissu celluleux des os; aux parties dans lesquelles ces organes présentent dans leur texture un nombre considérable de petites loges ou cellules. (V. *Os.*)

CÉPHALÆMATOME (*path*), s. m., du grec *képhalé*, tête, et *aimatemata*, tumeur formée par le sang. C'est un auteur allemand, Zeller, qui a donné ce nom, généralement adopté aujourd'hui, aux tumeurs sanguines qui se rencontrent assez souvent sur le crâne des nouveau-nés. Cette affection, déjà connue des anciens accoucheurs, n'a été bien étudiée que dans ces derniers temps, par MM. Zeller, Michaelis et Burchard, en Allemagne; Paletta, en Italie; Valleix et P. Dubois, en France.

La *cause* des céphalæmatomes est assez obscure; on serait assez naturellement porté à l'attribuer à des pressions violentes éprouvées par la tête du fœtus pendant le travail de l'accouchement. Mais il a été constaté que cette affection pouvait exister chez des enfants venus très-facilement au monde, et même avant la naissance. Il y a donc là matière à beaucoup de recherches.

Ces tumeurs siégent habituellement sur l'un ou l'autre pariétal, et plutôt à droite qu'à gauche. On peut les rencontrer sous le cuir chevelu, sous l'aponévrose crânienne, entre le péricrâne et l'os, et enfin en dedans de la boîte osseuse du crâne, entre celle-ci et la dure-mère. Ces tumeurs sont constituées par une collection sanguine, qui, suivant l'époque plus ou moins reculée à laquelle remonte la maladie, peut s'offrir sous trois états; encore liquide, déjà coagulée, et enfin ramenée à une masse ferme, fibro-gélatineuse, ou même *cartilagineuse*.

Le céphalæmatome extra-crânien se montre sous l'apparence d'une tumeur de volume très-variable, quelquefois aussi petite qu'une noisette, couvrant dans d'autres cas tout un pariétal. Cette tumeur apparaît ordinairement quelques jours après la naissance; toutefois on a vu des fœtus venir au monde avec cet épanchement, bien que l'accouchement eût eu lieu avec la plus grande facilité; enfin on a constaté leur existence chez des enfants encore contenus dans le sein de leur mère. Le volume de la tumeur augmente pendant quelques jours plus en hauteur qu'en largeur, présente à sa circonférence un bourrelet très-résistant et de la fluctation au centre. Au bout de deux ou trois semaines, la tumeur commence à décroître sans présenter jamais dans son cours la moindre trace d'inflammation ni de suppuration; dans le cas où la marche de la maladie a été abandonnée à elle-même, la guérison a été généralement accomplie entre la septième et la neuvième semaine.

Ces tumeurs doivent être examinées avec beaucoup de soin, afin qu'on ne les confonde pas avec une *hernie du cerveau;* on évitera cette erreur, si l'on fait attention que les céphalæmatomes ne se montrent jamais au niveau des sutures par lesquelles se font le plus souvent les *encéphalocèles,* et d'ailleurs, dans ces dernières, on peut, par un toucher attentif, constater la perforation du crâne, tandis que dans les collections sanguines dont nous parlons, en déprimant le centre on finit par rencontrer l'os. Les *loupes,* les *tumeurs érectiles* ne présentent pas de fluctuation, et ne sont pas entourées d'un bourrelet résistant. Les *fungus de la dure-mère,* outre qu'ils sont excessivement rares dans l'enfance, offrent une perforation du crâne qui n'existe pas ici. Quant aux *abcès,* nous avons dit que le céphalæmatome ne présentait jamais de phénomènes inflammatoires, et d'ailleurs les abcès ne sont pas entourés d'un rebord dur.

Les céphalæmatomes intra-crâniens ne faisant pas tumeur à l'extérieur, et ne donnant lieu qu'à des accidents de compression, ne peuvent être reconnus d'une manière certaine pendant la vie.

Le pronostic de cette affection n'est pas très-grave. On cite cependant quelques exemples d'enfants qui ont succombé, mais pendant les premiers instants de la vie extra-utérine; au moment de la naissance, la vie des enfants est si précaire, qu'il est bien difficile de faire la part que la tumeur a pu prendre dans la mort des enfants dont on parle.

Traitement. — Quand la tumeur est peu considérable, on se borne à l'application de compresses trempées dans une décoction vineuse chaude de substances aromatiques. Si la tumeur est volumineuse, l'épanchement considérable, il vaut mieux avoir recours à l'incision; le recollement se fait d'ordinaire avec facilité. Si, dans l'opération, une artériole était ouverte, il faudrait la lier ou la tordre.   J. P. BEAUDE.

CÉPHALOTRIBE (*accouch.*), s. m., du grec *képhalé* tête, et *tribô,* je broie. On a donné ce nom à un instrument destiné à broyer la tête du fœtus afin d'en réduire le volume, dans certains cas d'accouchement où l'enfant ayant déjà succombé dans le sein de la mère, par l'effet de l'étroitesse du diamètre du bassin, il importe de terminer l'accouchement pour assurer les jours de la mère; cet instrument a été inventé par M. Baudelocque neveu.   J. B.

CÉRÉBRO-SPINAL (*anat.*), adj. On a donné le nom *d'axe cérébro-spinal* à la réunion des deux principaux centres nerveux, le cerveau et la moelle épinière. C'est de ces deux centres que partent seulement les nerfs du sentiment et du mouvement. Il existe un troisième ordre de nerfs qui appartient à la vie de nutrition; c'est le grand sympathique. (V. ce mot.)

CÉTINE (*chim.*), s. f. C'est un des principes qui constitue le blanc de baleine. (V. *Adipocire.*)

CHENOPODIUM (*bot.*). V. *Ansérine* (Supplément) et *Vulvaire.*

CHEVILLE DU PIED (*anat.*), s. f. (V. *Malléole.*)

CHLORHYDRATE (*chim.*), s. m. Nom donné aux sels composés d'acide chlorhydrique et d'une base); ce mot est synonyme d'hydrochlorate et de muriate. (V. *Hydrochlorate.*)

CHLORHYDRIQUE (*chim.*), s. m. C'est le nom nouveau de l'acide hydrochlorique. (V. ce mot.)

CHLOROFORME (*chim.*), s. m. C'est un corps liquide éthéré, produit par la réaction du chlore sur l'acide formique. C'est de là que lui vient son nom. Il fut découvert, en 1831, par M. Soubeiran. M. Liébig s'en occupa en 1832, et Dumas en détermina sa composition en 1835. Il fut pendant longtemps, comme ces corps nombreux que l'on obtient en chimie avec les substances organiques, un simple objet de curiosité scientifique; cependant un médecin, M. Guillot, l'avait essayé à petites doses administré à l'intérieur, dans l'asthme et avait obtenu des résultats assez satisfaisants.

Ce corps est liquide, incolore, très-volatil, d'une odeur assez agréable, d'une saveur sucrée et brûlante très-peu soluble dans l'eau, non inflammable, d'une pesanteur plus considérable que l'eau, puisque sa densité est de 1,480, celle de l'eau distillée étant de 1,000. Sa préparation paraît assez difficile et l'on n'en obtient que de petites quantités; ce n'est plus par l'intermédiaire de l'acide formique qu'on le prépare. M. Soubeiran l'obtient en distillant, à feu doux, 10 parties de chlorure de chaux délayées dans 60 d'eau et mêlée avec 2 parties d'alcool à 850 degrés; il se produit ordinairement dans la cornue vers la température de 90 degrés une réaction et un boursouflement qui nuit à l'opération : il faut alors retirer le feu et laisser marcher la distillation. Il passe dans le récipient des portions d'alcool qui sont mêlées au chloroforme produit : dans ce cas il faut rectifier, et l'on peut employer l'eau qui dissout l'alcool; on sature l'excès de chlore par le carbonate de soude en solution, on ajoute du chlorure de calcium après la décantation, et l'on rectifie de nouveau.

M. Flourens, le premier, expérimenta le chloroforme sur des animaux, afin de déterminer le sommeil avec absence de sensibilité, connu sous le nom d'éthérisme ou d'anesthésie; il obtint un succès complet, et il fit part de ses résultats à l'Académie des sciences, dans la séance du 8 mars 1847. Plus tard M. Simpson expérimenta ce moyen sur des malades, et il remarqua que le chloroforme agissait plus rapidement que l'éther, et qu'il ne présentait aucun des inconvénients de ce dernier moyen. Il fit plusieurs opérations avec succès ; ses résultats furent pleinement confirmés par les expériences que l'on fit en France vers la fin de 1847. Aujourd'hui c'est un moyen complétement substitué à l'éther. Nous ne décrirons pas ici ses effets, et nous renverrons cette partie au mot *Éthérisation.*

J.-P. BEAUDE.

CHLOROPHYLLE (*chim.*), s. f.. C'est le nom donné à la matière verte des végétaux; c'est elle qui colore l'emplâtre de ciguë et l'onguent populéum; elle paraît sans action sur l'économie et n'est point employée isolément en médecine.

CHLOROTIQUE (*méd.*), adj. et s., qui a rapport à la chlorose, se dit des individus affectés de cette maladie. (V. *Chlorose.*)

CHOLÉRINE (*méd.*), s. f. On a donné ce nom pendant l'épidémie du choléra, en 1832, à Paris, à une variété de la grippe accompagnée de quelquesuns des symptômes du choléra. (V. ce mot.)

CHOLÉRIQUE (*méd.*), adj. et s., se dit des choses qui ont rapport au choléra; on désigne aussi par ce mot la personne affectée de cette maladie.

CHONDRITE (*méd.*), s. f. On a donné ce nom à l'inflammation des cartilages ; quelques médecins n'en admettent point l'existence. (V. *Cartilages.*)

CHRONICITÉ (*path.*), s. f. C'est l'état des maladies chroniques. (V. *Chronique.*)

CHRONIQUE (*path.*), adj., du grec *chronos*, temps ; se dit des maladies dont la marche est lente ; l'état chronique est l'opposé du type aigu. (V. *Maladie.*)

CIGARES MÉDICAMENTEUX (*pharm. et thérap.*). C'est là un mode d'administration de certaines substances, trop en rapport avec les goûts du jour pour qu'il ne réussisse pas. Ajoutez d'ailleurs que ce même mode d'administration offre réellement des avantages lorsqu'il s'agit de faire pénétrer diverses vapeurs médicamenteuses dans la gorge, le larynx et les voies aériennes.
C'est du reste une innovation pharmaceutique empruntée aux Orientaux. On fait des cigares de belladone, de jusquiame, etc., très-utiles dans l'asthme et les toux nerveuses. On peut aussi faire des cigarettes avec quelques substances minérales, dont la solution imbibe du papier ou des feuilles de tabac privés de nicotine. On a conseillé aussi des cigarettes arsénicales, 5 centigr. par cigarette: on n'aspire quelques gorgées qu'on ne fait pénétrer dans les voies aériennes. On dit ce moyen très-utile dans l'asthme. M. Bernard a aussi imaginé des cigarettes mercurielles, qui contiennent 4 centigr. de deuto-chlorure de mercure et qu'il emploie dans les ulcérations de la gorge et du larynx.
Enfin il y a les fameuses cigarettes de camphre de M. Raspail, qui ont au moins cet avantage, que si elles ne font pas de bien, elles ne peuvent assurément pas faire de mal : à part quelques cas de névroses des voies aériennes dans lesquelles le camphre peut avoir une action sédative réelle, nous ne pouvons voir là qu'une exploitation de la crédulité publique. E. B.

CIMETIÈRE (*hyg.*), s. m. (V *Inhumation.*)

CINCHONINE (*mat. méd.*), s. f. C'est un des principes actifs du quinquina. (V. ce mot.)

CITRATE (*chim.*), s. m. On désigne ainsi des sels formés par l'acide citrique et une base ; les citrates jusqu'à ce jour avaient été inusités en médecine, lorsque, il y a peu de temps, on proposa de faire usage du *citrate de magnésie* comme purgatif : ce sel se prépare avec le sous-carbonate de magnésie hydraté et l'acide citrique ; il doit y avoir excès d'acide afin de rendre le citrate soluble, et de lui donner cette saveur acide, qui ne laisse au médicament que le goût et l'aspect d'une limonade, lorsque l'on y a ajouté une quantité suffisante de sucre et qu'on l'a aromatisé avec l'essence ou l'écorce de citron. 40 gram. de citrate de magnésie dans 500 à 750 gr. d'eau, sont un purgatif aussi actif qu'une bouteille d'eau de sedlitz à 32 gram. Chez quelques personnes même ils produisent une purgation plus marquée. Il est important que ce médicament ne soit pas anciennement préparé, car alors il contracte un goût assez désagréable produit par la réaction de l'huile essentielle et du sucre sur le citrate de magnésie. C'est à M. Rogé, pharmacien à Annecy-le-Château (Aisne), que l'on doit l'invention de ce médicament, qui est le purgatif le plus agréable dont on puisse faire usage.
Le citrate de magnésie peut s'obtenir encore par différents procédés : 1° en saturant l'acide citrique par la magnésie calcinée; 2° en saturant l'acide citrique par de la magnésie en gelée; 3° par double décomposition du sulfate de magnésie et d'un citrate.
Le citrate neutre est blanc, amorphe, inodore, insipide, insoluble dans l'eau, soluble à l'aide d'un excès d'acide. J. B.

CLAVICULAIRE (*anat.*), adj, se dit des choses qui ont rapport à la clavicule.

CLINIQUE (*path. génér.*), adj. et s. f., du grec *cliné*, lit. On donne le nom de clinique aux leçons sur l'art de guérir, faites au lit des malades ; on dit une leçon clinique, ou simplement le clinique. Les cliniques peuvent être spéciales ; ainsi on dit clinique de chirurgie, d'accouchement ; de maladies de la peau, de maladies des enfants, etc.
J. B.

CLINOÏDE (*anat.*), adj., du grec *cliné*, lit ; *éïdos*, forme, qui a la forme d'un lit. On donne ce nom à quatre apophyses que l'on observe sur la face supérieure du corps du sphénoïde parce qu'elle laisse entre elle un espace quadrilatère, analogue à un lit. (V. *Sphénoïde.*)

CLITORIDIEN (*anat.*), adj., qui a rapport au clitoris; il existe une artère clitoridienne qui vient de la branche supérieure de l'artère honteuse interne, et un nerf clitoridien qui est un rameau du nerf honteux.

CLITORISME (*physiol*), s. m. Quelques médecins désignent ainsi l'abus que certaines femmes font du clitoris, lorsque cet organe a un développement considérable.

CLOCHE (*path.*), s. f. Dans le langage populaire on donne ce nom à une *ampoule*. (V. ce mot.)

COBALT (*chim.*), s. m.. *cobaltum*. C'est un métal blanc rosé, grenu à l'état natif, oxidable, difficile à fondre et qui souvent se trouve mélangé avec l'arsenic. Le cobalt a été découvert en 1733, par Bandt, ou plutôt c'est lui qui a fixé l'attention sur ce corps qui était connu depuis le xve siècle. Le cobalt, qui est sans usage en médecine, est très-usité dans les arts; c'est avec son oxide que l'on obtient ces beaux émaux bleu d'azur, que l'on observe sur la faïence et la porcelaine; il colore également le verre en bleu foncé; en peinture il forme le bleu de cobalt, fort employé avant la découverte de l'outremer artificiel. La *poudre aux mouches* est une mine de cobalt fortement arsénicale. (V. *Arsenic.*) **J. B.**

COCHENILLE (*mat. méd.*), s. f., *coccus*. C'est un insecte hémiptère, qui produit la belle couleur rouge employée dans la teinture. (V. *Insecte.*)

CODÉINE (*mat. méd.*) s. f. On a donné ce nom à un des principes actifs de l'*opium*. (V. ce mot.)

COL (*anat.*), s. m. (V. *Cou.*) On donne le nom de col du *fémur*, col de l'*humérus*, à des parties rétrécies de ces os qui sont au-dessous de l'extrémité articulaire supérieure, ou tête de ces os. (V. ces mots.) Plusieurs autres os ont aussi des parties rétrécies qui ont reçu le nom de col. — On nomme col de la matrice l'extrémité inférieure de cet organe qui fait saillie dans le vagin ; l'ouverture du col forme le museau de tanche. (V. *Utérus.*) **J. B.**

COLCHICINE (*chim.*), s. f. On a donné ce nom à un alcaloïde découvert par Geiger et Hesse, dans les bulbes du colchique et que l'on croit être la substance active de cette plante si énergique. (V. *Colchique.*)

COLCOTHAR (*chim.*), s. m. On donnait autrefois ce nom au peroxide de fer, produit par la décomposition du sulfate de fer par le feu : il est tonique et astringent ; mais aujourd'hui on lui préfère d'autres préparations de fer. (V. ce mot.)

* **COLIQUE DE PLOMB.** — COLIQUE DES PEINTRES. — COLIQUE MÉTALLIQUE. — COLIQUE DE POITOU.— COLIQUE DE MADRID. — COLIQUE DE DEVONSHIRE. On désigne sous ce nom la même affection qui a été indiquée au mot *Colique* et au mot *Cérusiens* (maladie des). Sous les trois dernières dénominations et sous celle de *colique végétale*, Segond voit une névralgie du nerf grand sympathique; il a publié un excellent Mémoire en 1836 sur cette affection, qu'il avait observée à Cayenne.

COLIQUE NÉPHRÉTIQUE. — On désigne ainsi une douleur vive qui a son siége dans les reins, et qui est produite soit par l'inflammation de cet organe, soit le plus souvent par la présence d'un calcul, quelquefois par une cause rhumatismale. V. *Reins* (maladies des). **J. B.**

COLIQUES (artères) (*anat.*), adj. Nom donné à des artères qui sont au nombre de six : trois viennent de l'artère mésentérique supérieure, et trois de l'artère mésentérique inférieure; elles se rendent toutes à l'intestin colon. — Les *veines coliques* correspondent aux artères de ce nom, et elles se déchargent dans les veines grandes et petites mésaraïques. — On donne aussi le nom de *lobe colique du foie*, au grand lobe de cet organe qui se trouve en rapport avec le colon. **J. B.**

COLLIQUATIF, IVE, (*path.*), adj. On dit une diarrhée ou une sueur colliquative pour indiquer l'abondance des liquides rejetés dans ces affections lorsqu'elles ont une grande intensité.

COLLUTOIRE (*pharm.*), s. m. Médicament destiné à agir sur les gencives et dans l'intérieur de la bouche ; il diffère du gargarisme en ce que ce dernier doit principalement agir sur la gorge. (V. *Gargarisme.*)

COMPRESSEUR (*chir.*), s. m. On a donné ce nom à un instrument destiné soit à comprimer un membre pour en engourdir la sensibilité au moment de pratiquer une opération, soit à comprimer une artère pour suspendre le cours du sang et prévenir l'hémorrhagie. (V. *Tourniquet.*)

COMPRESSION (*physiol.* et *chim.*), s. f., *compressio*. On donne ce nom à l'action qu'exerce une force à la surface du corps ou d'une de ses parties. La compression la plus forte qui soit exercée sur les corps, mais qui est inaperçue parce qu'elle est habituelle et uniforme, est celle de l'air atmosphérique. On a évalué à plusieurs milliers de kilogrammes la pression totale qui se fait à la surface du corps ; cette pression peut même encore être considérablement augmentée sans que l'on en soit incommodé. On constate ce fait dans les mines profondes où le baromètre, en raison de la compressibilité de l'air, s'élève à une hauteur beaucoup plus considérable qu'à la surface de la terre. Dans ces derniers temps, on a fait des expériences qui prouvent que le corps peut supporter des pressions atmosphériques trois, quatre et cinq fois plus considérables que dans les circonstances ordinaires, sans que les fonctions en soient gênées: ainsi, au moyen d'une pompe à air mise en mouvement par une machine à vapeur, on a comprimé de l'air jusqu'à quatre et cinq atmosphères, dans des cloches métalliques et résistantes, dans lesquelles on enfermait un individu dans un but de traitement; sous l'influence de cette pression, la respiration devenait plus facile, l'audition était plus claire. C'est surtout comme moyen thérapeutique dans les affections de poitrine et dans celles de l'oreille, que ce moyen, qui je crois est presque abandonné aujourd'hui, avait été employé.

Il n'en n'est pas de même lorsque la pression diminue par le fait de la raréfaction de l'air. L'on connaît les symptômes que l'on éprouve lorsque l'on a gravi une montagne élevée ; gêne dans la respiration, lassitude, accablement, sueur, vertige, congestion cérébrale et pulmonaire, tels sont les phénomènes observés.

Lorsque sur une place déterminée de la surface du corps, on diminue la pression de l'air par le fait de la ventouse, on observe un boursouflement de la peau, et un afflux des liquides, qui ont fait de cette opération un moyen thérapeutique fort énergique, surtout lorsqu'il est appliqué sur une portion notable du corps, telle qu'un membre. (V. *Ventouse*.)

La *compression* exercée au moyen d'un bandage est un moyen employé avec succès dans plusieurs affections chirurgicales. Dans les cas de varices, d'œdème, de faiblesse musculaire, d'un membre ou d'une articulation, un bandage roulé pratiqué au moyen d'une bande ou par un bas lacé, est un moyen très-efficace ; on emploie aussi la compression pour favoriser la guérison de certains ulcères, et pour maintenir d'anciennes cicatrices. La compression s'emploie aussi pour maintenir les parois abdominales relâchées, pour contenir les hernies; appliquée sur les artères, elle modère ou retient le cours du sang : enfin c'est un des moyens dont la chirurgie use le plus fréquemment et avec le plus de succès.

La compression modérée a pour effet d'augmenter le ressort et la force tonique des parties, d'y causer une excitation salutaire, d'y favoriser la circulation des liquides et principalement du sang veineux et artériel, d'augmenter la vitalité de la peau. Elle est contre-indiquée toutes les fois qu'il y a des symptômes d'inflammation aiguë ; dans ces cas elle est douloureuse, insupportable et peut produire l'étranglement et la gangrène ; trop forte et continuée trop longtemps, même dans les cas où elle est le plus indiquée, elle peut déterminer l'atrophie. **J. P. BEAUDE.**

CONCOMITANT (*path.*), adj., du latin *concomitans*, qui accompagne; se dit des symptômes et des signes qui accompagnent les phénomènes essentiels d'une maladie, mais qui ne caractérisent point l'affection et qui ne sont qu'accessoires.

CONCRÉTION (*path.*), s. f., *concretio* ; se dit de la formation de tout corps solide et inorganique qui a lieu dans l'épaisseur des tissus ou dans la cavité des organes; les calculs et quelques tubercules sont des concrétions. On dit cependant des concrétions osseuses, quoique ces dernières soient organisées. **J. B.**

CONDIT (*pharm.*), s. m., *conditus*. On donne ce nom en pharmacie à toutes les substances végétales recouvertes de sucre cristallisé. Les condits sont plutôt servis sur les tables qu'administrés comme médicament ; quelques pâtes pectorales ont été ainsi préparées : elles n'en sont que d'un usage plus agréable. **J. B.**

CONDYLOIDIEN (*anat.*), adj. Nom donné à quatre trous de l'os occipital, à cause de leur voisinage des condyles de cet os; ils donnent passage à des artères qui se rendent au cerveau. (V. *Occipital*.)

CONGÉNÈRE (*anat.*), adj. On donne, en anatomie, le nom de muscles congénères, à ceux qui concourent à produire le même effet, par opposition aux muscles qui agissent en sens contraire, et qui sont nommés antagonistes.

CONICINE (*mat. méd.*), s. f. On désigne ainsi et sous le nom de *conine*, *conéine* et *cicutine*, un alcaloïde trouvé dans les racines, les feuilles et les semences de la grande ciguë (*Conium maculatum*). Cette substance est liquide, elle a l'aspect huileux, et est plus légère que l'eau, dans laquelle elle se dissout en partie; elle est soluble dans l'alcool, l'éther et les huiles volatiles. Sa saveur est âcre, chaude, brûlante ; son odeur est celle de la souris ; elle est volatile et incristallisable ; combinée aux acides elle forme des sels, dont quelques-uns ont une apparence de cristallisation. Cette substance est très-vénéneuse, et elle constitue sans doute le principe vireux de la ciguë. Elle est sans emploi en médecine, on lui préfère l'extrait hydro-alcoolique de ciguë. (V. ce mot.) **J. B**

CONNIVENT (*anat.*), adj., *connivens*, de *connivere*, qui signifie clignoter, fermer à demi. On donne le nom de *valvules conniventes* à des replis qui s'observent dans les intestins depuis le pylore jusqu'à leur extrémité et qui ont pour fonction de ralentir le cours des aliments et de favoriser l'absorption du chyme. (V. *Intestin*.) **J. B.**

CONSERVES (*thérap.*), s. f. p. (V. *Lunettes*.)

CONSOMMÉ (*hyg.*), s. m. (V. *Bouillon*.)

CONSTITUTION (*physiol.*) V. *Tempérament*.

CONSTITUTIONNEL (*path.*), adj., qui tient à la constitution. On donne ce nom à des maladies qui ont fini par devenir inhérentes à la constitution et qui affectent tous les organes : constitutionnel sous ce rapport est synonyme de diathèse; cependant on dit une *syphilis constitutionnelle* et une *diathèse cancéreuse*. (V. *Diathèse*.) **J. B.**

CONTENTIF (*chir.*), adj. se dit d'un bandage ou d'un appareil destiné à maintenir des parties divisées, telles que les bords d'une plaie, une fracture, une luxation.

CONTRE-INDICATION (*thérap.*), s. f., circonstance qui empêche de faire ce que semblerait indiquer la nature de la maladie.

CONVOLVULACÉES (*bot.*), s. f. p. Nom donné à une famille de plantes dycotylédonées, monopétales à étamine hypogyne, dont fait partie le liseron (*convolvulus*), qui lui a donné son nom. Nous ne donnerons pas ici les caractères de cette famille qui fournit plusieurs espèces à la médecine et entre autres le jalap (*convolvulus jalappa*). **J. B.**

CORACO-CLAVICULAIRE (*anat.*), adj. C'est le nom d'un ligament qui unit l'apophyse coracoïde de l'omoplate avec les clavicules (V. ce mot.)

CORACOIDIEN (*anat.*), adj. C'est un ligament qui convertit en trous l'échancrure de l'omoplate (V. ce mot.)

CORDE (*anat et path.*), s. f., *funis, funiculus*. On nomme *cordes vocales* ou de *Ferrin* les deux ligaments inférieurs de la glotte que l'on croit jouer un rôle important dans la production des sons. (V. *Larynx*. — La *corde du tympan*, est un filet du nerf vidien qui pénètre dans la caisse du tympan, par une ouverture nommée fissure de Glasser. — Les *cordes sonores* sont des petits conduits membraneux contenus dans les canaux demi-circulaires de l'oreille interne. (V. *Oreille.*) — Lorsque l'urètre est vivement enflammé dans la blennorrhagie il présente la forme et la sensation d'une *corde tendue,* ce qui a fait donner autrefois le nom de *chaudepisse cordée* à ces affections. (V. *Blennorrhagie.*)   J. B.

CORDÉE (*path.*), adj. (V. *Corde.*)

CORMIER (*bot.*), s. m., *sorbus domestica* (V. *Corme.*)

CORNICHONS (*hyg.*), s. m. p. (V. *Concombres.*)

CORONOIDE (*anat.*), adj. *coronoïdes.* On a donné le nom d'*apophyses coronoïdes,* à la partie antérieure de l'extrémité articulaire supérieure du cubitus, et à deux prolongements situés à la partie antérieure des branches de l'os maxillaire inférieur : les apophises coronoïdes de la mâchoire inférieure donnent attache au tendon du muscle temporal.   J. B.

CORPS SIMPLES (*chim.*), s. m. p. (V. *Métal* et *Métalloïdes.*)

COSTAL (*anat.*) adj., qui appartient aux côtes. Les cartilages costaux sont des prolongements des côtes qui les unissent au sternum en leur laissant une grande mobilité; ils sont au nombre de douze de chaque côté (V. *Côtes*). — La *plèvre costale* est la portion de cette membrane qui tapisse les côtes (V. *Plèvre*). — Les nerfs costaux sortent des trous de conjugaison de la région dorsale de la colonne vertébrale, et se répandent dans les parties voisines.   J. B.

COTYLOIDE (*anat.*), adj. On nomme ainsi une cavité articulaire située sur l'os coxal à la réunion des trois parties dont il est composé et qui reçoit l'extrémité supérieure ou la tête du fémur; le *ligament cotyloïdien* entoure cette cavité. (V. *Coxofémorale* (articulation).

COUCHER (*hyg.*), s. m. (V. *Lit.*)

COULEUVRÉE (*bot.*), s. f. (V. *Bryone.*)

COXAL (Os) (*anat.*), s. m. V. *Iles* (os des).

CRANIOSCOPIE (*physiol.*), s. f. (V. *Phrénologie.*)

CRÉOSOTE (*mat., méd.* et *thérap.*), s. f. C'est le produit de la distillation du goudron. Voici comment on prépare cette substance.

On distille du goudron de bois, avec la précaution de changer plusieurs fois de récipient jusqu'à ce que le résidu ait acquis la consistance de la poix noire; on recueille la couche inférieure, huileuse et pesante, du produit de la distillation qu'on agite avec une petite quantité d'acide sulfurique concentré, puis avec son volume d'eau. On rectifie ensuite dans de petites cornues; on traite par la dissolution chaude de potasse le produit qui gagne le fond du vase, et après avoir répété plusieurs fois ces rectifications et distillations successives, la créosote est obtenue.

C'est un liquide huileux, incolore, d'une saveur caustique très-marquée, d'une odeur tenace et très-désagréable de suie, à-peu-près insoluble dans l'eau, soluble dans l'alcool.

Lorsque la créosote a été introduite dans la thérapeutique, il y a une quinzaine d'années, il n'était pas de maladies qu'elle ne pût guérir. Cancer, phthisie, scrofules, caries, ulcères, dartres, etc., etc. Toutes ces affections si rebelles avaient cédé à ce remède universel, la panacée était enfin trouvée.... mais on est très-revenu aujourd'hui de ce ridicule engouement. La créosote, dont les propriétés caustiques sont incontestables, n'est plus employée que pour combattre les douleurs de la carie dentaire, et il faut convenir qu'elle se montre ici réellement efficace. Quelques gouttes de créosote en dissolution dans l'alcool, dont on imbibe un morceau d'amadou ou de coton, qu'on introduit dans la partie cariée, suffisent souvent pour arrêter à l'instant une douleur fort vive, et qui durait depuis quelque temps. Nous en avons fait très-souvent l'épreuve.   E. B.

CRIBLÉ (*anat.*), adj., percé de trous. On a donné le nom de *lame criblée* à la partie supérieure de l'os ethmoïde parce qu'elle est percée de trous par lesquels les nerfs olfactifs sortent du crâne pour se rendre dans les fosses natales.

CRICO-ARYTHÉNOIDIEN (*anat.*), adj. On désigne sous ce nom plusieurs muscles du larynx qui se rendent du cartilage cricoïde au cartilage arythénoïde; on les divise en supérieurs, postérieurs et latéraux. — Le muscle *crico-thyroïdien* se rend du cartilage cricoïde au cartilage thyroïde. (V. *Larynx.*)   J. B.

CRISTA-GALLI (*anat.*). Mots latins qui signifient crête de coq. On donne ce nom à une apophyse de la lame criblée de l'ethmoïde.

CRUCIFÈRES (*bot.*), s. f. p., *cruciferæ,* de *crucis,* croix. On a donné ce nom à une famille de plantes de la classe des dycotylédones polypétales à étamines hypogènes. Cette famille, qui renferme un grand nombre de plantes antiscorbutiques, a reçu ce nom à cause de la disposition en croix des pétales de ses fleurs.   J. B.

CUCURBITACÉES (*bot.*), s. f. p., *cucurbitaceæ,* de *cucurbita,* courge. C'est une famille de la classe des dicotylédones polypétales, à étamines pérygènes. Cette famille est formée par des grandes plantes herbacées velues, souvent volubiles, ayant des vrilles simples ou rameuses, qui naissent à côté des pétioles. Le melon, la courge, les concombres, font partie de cette famille, qui fournit quelques espèces à la médecine, telles que la coloquinte, la bryone, etc.   J. B.

CUIVRE (Maladies des ouvriers qui travaillent le). (*path.*) Nous désignons dans cette classe les fondeurs, les tourneurs, les chaudronniers; enfin tous ceux qui, par leur profession, sont habituellement en contact avec des poussières ou des émanations de ce métal.

Ramazzini, dans son livre des maladies des artisans, indique, un assez grand nombre d'infirmités, comme étant le résultat des émanations du cuivre. Les ouvriers, dit-il, ont le teint d'un jaune vert, les yeux et la langue de la même couleur, les cheveux sont verdâtres, les excréments, les urines et les crachats sont imprégnés de la même couleur. Ils sont petits, maigres, et comme raccourcis; la plupart de leurs enfants deviennent rachitiques. Les vapeurs du cuivre absorbées amènent un état sénile très-précoce. Ces ouvriers sont vieux à 40 et 50 ans, quelquefois ils sont décrépits. Ce tableau des artisans livrés au travail d'un métal si employé et qui, par conséquent, sont très-nombreux, a paru chargé à quelques auteurs. M. Chevallier s'est livré à des recherches sur ce sujet, et ayant eu l'occasion de consulter les médecins qui habitent le bourg de Villedieu-les-Poêles départ. de la Manche, où l'on confectionne la plupart des ustensiles de cuivre qui sont employés dans nos cuisines, et qui n'est presque habité que par ces ouvriers, il recueillit les documents suivants, qu'il publia dans les *Anales d'hygiène*, décembre 1843 :

« Le nombre des ouvriers qui travaillent le cuivre à Villedieu est de 311. Ces ouvriers sont divisés en trois catégories : 1° Les chaudronniers : ceux-ci ne travaillent guère que le cuivre rouge; ils confectionnent des bassinoires, des bassines, dès casseroles, des plateaux de balance, des chaudières : cette catégorie comprend 160 ouvriers. 2° Les fondeurs : ceux-ci s'occupent de la confection des robinets, des flambeaux de table, des poids, des charnières et garnitures de meubles, des chandeliers d'église, des cloches; cette catégorie comprend 73 ouvriers. 3° Les poêliers : ces ouvriers ne travaillent que le cuivre jaune; ils confectionnent des chaudières, des grands bassins appelés *poêles* : ces ouvriers qui, en 1789, étaient à Villedieu au nombre de 300, ne sont plus que 78. Il est probable que d'ici à trente ans, les ouvriers qui s'occupent de ce genre d'ouvrages seront réduits à 0. L'apprentissage commence, dans les deux premières classes, à l'âge de 8 à 9 ans, et dans la troisième, à l'âge de 15 ans. L'apprenti ouvrier des première et deuxième catégories, n'est sujet à aucun inconvénient déterminé par la profession : il acquiert le développement des autres hommes de la localité. Il n'en est pas de même pour l'apprenti poêlier, ainsi qu'on le verra plus loin.

La colique métallique est assez rare chez les ouvriers de la première catégorie, un peu moins dans la deuxième, plus commune dans la troisième : elle est aujourd'hui moins fréquente chez ces ouvriers, appréciation faite de la diminution de leur nombre.

Cette colique a, dans sa marche, ses symptômes, sa durée, sa terminaison, son traitement, une complète identité avec la colique de plomb. M. Piédoye, médecin à Villedieu, pense que c'est toujours à tort que les auteurs qui ont écrit sur cette maladie signalent le *dévoiement* dans la colique cuivreuse comme un symptôme caractéristique et différentiel de la colique saturnine ; il dit aussi que c'est à tort qu'un auteur a inséré dans le *Dictionnaire pratique de médecine*, sur la foi de Dubois, qu'il avait publié une thèse, intitulée : *Observations et réflexions sur la colique de Poitou ou des Peintres*, qu'à Villedieu on mangeait du pain imprégné de cuivre.

Les récidives de la colique de cuivre sont rarement annuelles : elles amènent à la longue une paralysie des muscles extenseurs de la main, mais jamais la mort.

Les chaudronniers et les fondeurs ne présentent rien de différent des ouvriers qui, à Paris, par exemple, se livrent à la même industrie : bien plus, la profession de chaudronnier, telle qu'elle est exercée à Villedieu, exige que l'ouvrier prenne des attitudes variées qui doivent favoriser le jeu des organes. Ce développement des organes est tellement remarquable, qu'il y a quelques années, un général qui assistait à la visite des conscrits, comme membre du conseil de révision, après le tirage, en fut frappé en comparant les jeunes gens de Villedieu avec ceux des communes rurales environnantes, et assimilait les travaux auxquels ils se livrent à une gymnastique qui favorise le développement du corps.

La profession de poêlier, rangée dans la troisième catégorie, et bien loin d'avoir des résultats aussi avantageux pour l'économie, le genre d'exercices auxquels ses ouvriers sont forcés de se livrer, apporte peu-à-peu des changements notables dans l'habitude extérieure ; mais, pour bien apprécier ces changements, il faut dire quelques mots sur la manière dont ils travaillent.

Deux ouvriers sont simultanément employés à la fabrication des poêles, et se relèvent alternativement dans leurs fonctions. L'un d'eux, *le batteur*, est assis, et tient sur une enclume, avec ses mains et ses genoux, un morceau de cuivre jaune qu'il dirige convenablement sous les coups du marteau ; l'autre ouvrier, *le trousseur*, est debout en face de son compagnon ; il a les jambes écartées, et tient à deux mains un marteau d'un poids qui varie entre 5 et 6 kilogrammes ; il frappe à coups redoublés sur le métal en imprimant au tronc un mouvement alternatif d'élévation et d'abaissement.

La première position, *celle du batteur*, entraîne les genoux en dedans, courbe l'épine dorsale, et donne lieu à une inclinaison de la tête sur le côté gauche ; la deuxième position, *celle du trousseur*, détermine un ballottement continuel du ventre, que M. Piédoye considère comme la cause la plus déterminante des coliques.

La position des trousseurs accroît aussi le développement des muscles dorso-lombaires et huméro-scapulaires, voûte le haut du corps, amène une rétraction considérable des tendons des doigts, notamment de l'annulaire et du petit doigt, courbe le carpe et le métacarpe dans le sens de la flexion, maintient l'avant-bras dans une sémi-pronation, donne de la raideur à l'articulation du coude, et rend incomplets les mouvements d'extension du membre. Chez ces ouvriers, les impressions sont peu nombreuses, toujours identiques ; aussi l'intelligence subit l'influence du cercle borné de leurs idées.

Les cheveux, et surtout ceux à *teintes claires*, prennent un ton verdâtre ; ce phénomène, qui était autrefois bien prononcé, alors qu'on portait les cheveux à la française, n'est aujourd'hui bien appréciable que chez les vieillards, en raison de la moindre fréquence dans la coupe de leurs cheveux. Le tartre des dents présente la même coloration.

Le bruit auquel sont exposés ces ouvriers amène promptement la dureté de l'ouïe, leur donne l'habitude d'élever la voix, accentue fortement la prononciation, exagère les gestes dans la communication des idées, sans doute pour suppléer à l'insuffisance de la parole étouffée par le bruit; on observe ces derniers phénomènes aussi chez les vieux chaudronniers, mais à un moindre degré. Enfin chez ces ouvriers, la vieillesse est anticipée en ce sens que peu d'entre eux sont capables de se livrer encore au travail du troussieur, à 60 ans, sans qu'on puisse cependant constater qu'il abrége la durée de la vie. C'est ici le cas de dire que l'apprenti poëlier serait certainement arrêté dans son développement, si avant 18 ans il employait la moitié de sa journée aux fonctions de *troussieur*, comme cela a lieu chez les ouvriers plus âgés.

Outre les notions qui nous ont été transmises par MM. Piédoye et Baudry, M. Noyon a aussi de son côté pris des renseignements près des ouvriers des trois catégories : de ces renseignements il résulte que *les ouvriers chaudronniers*, lorsqu'ils sont atteints de la colique de cuivre, en sont violemment affectés; que ces ouvriers travaillent jusqu'à 60 ans; qu'au moment où les renseignements furent pris, 7 sur 160 ouvriers avaient des difformités aux mains, résultant, selon lui, de l'ébranlement communiqué au manche du marteau. Que *les ouvriers fondeurs* sont plus exposés aux maladies que ne le sont les chaudronniers, qu'ils travaillent moins longtemps que les ouvriers chaudronniers; *que les ouvriers poëliers*, sont peu sujets aux coliques métalliques; que sur 78, il n'y en a pas deux par an qui soient atteints de cette maladie; qu'ils vivent très-vieux, et travaillent jusqu'à 60 ans; que sur les 78 ouvriers existant au moment de cette enquête, 30 avaient au moins cinquante ans.

La peau des ouvriers qui travaillent le cuivre ne diffère en rien de celle des autres personnes de la localité, c'est-à-dire, qu'elle est généralement blanche : si chez quelques-uns elle est différente, on doit l'attribuer à un défaut de propreté. M. Noyon fait la même observation par rapport à la couleur des cheveux.

Nous avions demandé à M. Noyon si des expériences chimiques avaient été faites sur les humeurs et les excrétions des ouvriers qui travaillent le cuivre à Villedieu; mais M. Piédoye nous a répondu que le défaut d'appareils et de réactifs n'avait pas permis de tenter des recherches de ce genre, recherches qui seraient assez curieuses si on en juge par la découverte que fit Laugier en 1825, en trouvant du cuivre dans les cheveux d'un fondeur en cuivre, qui avait été traité d'une amaurose à l'Hôtel-Dieu, en 1826 (*Journal de chimie médicale*, t, ii, 1826, p. 119).

Il est difficile, on le voit, de concilier les assertions de Ramazzini avec les faits rapportés par M. Chevallier: le premier fait un tableau effrayant des accidents causés par les émanations du cuivre; le second constate que ces ouvriers sont souvent plus forts et plus vigoureux, et que les maladies auxquels ils sont sujets sont principalement la colique métallique, et encore est-ce chez les fondeurs et les poëliers qu'elle se manifeste le plus souvent : elle est plus rare chez les chaudron-

niers. Il est évident, en lisant les observations de M. Chevallier, qu'il y a eu exagération dans le tableau que Ramazzini trace des accidents produits par le cuivre ; entraîné par son imagination, l'auteur italien aura sans doute imputé aux émanations du cuivre des accidents produits par beaucoup d'autres causes, telles que l'intempérance, la débauche, la malpropreté, l'ivrognerie, qui malheureusement se font si souvent remarquer dans les classes laborieuses, pour lesquelles une sévère hygiène est indispensable afin de combattre les causes de maladies auxquelles elles sont si souvent soumises.

L'influence du climat ne suffit pas non plus pour rendre raison de ces différences, en supposant qu'une température atmosphérique élevée peut favoriser l'action délétère des émanations métalliques. Les ouvriers de Villedieu et ceux des ateliers de notre capitale se trouvent pendant l'été soumis à une température, qui souvent peut être comparée à celle du climat de l'Italie, et l'on n'a point constaté que pendant cette saison ils se trouvaient soumis à des accidents plus fréquents.

Ce qui paraît constaté, c'est que les émanations cuivreuses donnent quelquefois lieu à une colique métallique semblable à la colique de plomb et que l'on traite par les mêmes moyens. Les soins de propreté, la tempérance, les boissons adoucissantes et surtout les eaux minérales sulfureuses prises à l'intérieur, sont les moyens préventifs les plus efficaces.

Dans les fonderies il est nécessaire d'opérer la fusion du cuivre sous de larges hottes, convenablement disposées pour que la ventilation soit active ; on cite l'exemple d'un fondeur de laiton (cuivre jaune), qui chaque fois qu'il fondait était pris d'un léger accès de fièvre qui lui durait 24 heures. Est-ce à l'émanation du cuivre ou à celle du zinc, beaucoup plus volatil, qui s'échappaient du creuset, qu'il faut attribuer cet effet? Nous pensons que, pour répondre d'une manière certaine à cette question, il faudrait que ces expériences fussent répétées et que les observations fussent plus nombreuses ; mais il demeure établi qu'une hotte, avec un bon tirage, est une précaution qu'il est indispensable de prendre.

Il est une opération que l'on fait subir aux objets de cuivre qui ont été soumis à l'action du feu, qui n'est pas sans danger pour les ouvriers, c'est le *dérochage*. Cette opération consiste à tremper dans un mélange d'acide sulfurique et d'acide nitrique, étendu d'eau, les objets que l'on veut décaper, c'est-à-dire leur donner le brillant métallique, en enlevant la couche d'oxide formée à leur surface. Il se dégage pendant cette opération des vapeurs d'acide nitreux, qui agissent d'une manière fâcheuse sur la respiration et les organes de la poitrine, lorsque les ouvriers restent soumis à leur action. Chez quelques fabricants cette opération se fait en plein air, afin que ces vapeurs plus disséminées agissent d'une manière moins énergique : ce moyen, comme il est facile de le comprendre, est loin d'être satisfaisant, car les vapeurs nitreuses répandues dans l'air peuvent encore incommoder d'une manière notable. Le procédé le plus avantageux pour faire le dérochage sans inconvénients consiste à pratiquer cette opération sous la hotte d'un fourneau d'appel, de façon à ce que toutes les vapeurs soient portées dans la cheminée, et répandues à une certaine hauteur dans l'atmosphère, afin que leur dissémination soit complète et sans inconvénients.

Le cuivre à l'état métallique présente infiniment moins de danger qu'on ne l'avait cru pendant longtemps; ainsi qu'on l'a vu à l'article empoisonnement au mot *Cuivre* de ce dictionnaire, ce sont les sels de cuivre qui sont dangereux. A l'état métallique le cuivre a été ingéré sans danger; des pièces de monnaies, de la limaille de cuivre ont été avalées et sont restées assez longtemps dans l'estomac sans donner lieu à des accidents d'empoisonnement : Douard a répété ces expériences un grand nombre de fois sur des chiens; il a ouvert ces animaux après que des pièces de cuivre avaient séjourné un certain temps dans l'estomac; quelquefois il a trouvé ces pièces encore brillantes, d'autres fois couvertes d'une couche brune, due à la formation d'un sulfure de cuivre.

MM. Chevallier et Boys de Louris ont présenté il y a peu de temps à l'Académie des sciences un travail sur l'action du cuivre, comme cause de maladies chez les ouvriers qui travaillent ce métal, et ils ont établi, ainsi que nous l'avons déjà dit, que les accidents nombreux et redoutables signalés par Ramazzini, et après lui par les médecins qui ont suivi ses doctrines, sont tout-à-fait imaginaires; que les accidents vrais étaient une colique métallique, analogue, si ce n'est semblable, à la colique saturnine; que cette maladie était même assez rare et que le meilleur moyen pour la prévenir, si ce n'est pour la combattre, consistait dans l'emploi des eaux sulfureuses naturelles ou artificielles, tel que les eaux d'Enghien, Barèges, Bagnières, Bonnes, Cauterets, etc. Ils ont d'ailleurs indiqué toutes les précautions hygiéniques qu'il convient de prendre, et qui sont de la nature de celles qui sont indiquées dans cet article. Ce travail, qui n'est point encore publié, est soumis au jugement de la commission des prix Montyon.

J.-P. BEAUDE.

CURCUMA (*bot. et mat. méd.*), s. m. Genre de plante de la famille des balisiers J. monandrie monogynie L. Il en existe deux espèces dans le commerce : le *curcuma longa* et le *curcuma rotunda*, qui correspondent à deux plantes du même nom, qui croissent dans les Indes-Orientales. La forme de la racine de ces plantes qui est la seule partie usitée, est cause de la désignation de chacune d'elles. Ces racines, qui sont ou allongées ou arrondies et de la grosseur d'un œuf de pigeon, sont recouvertes d'une écorce grise; leur intérieur est d'un jaune orangé foncé, leur odeur rappelle celle du gingembre, leur saveur est chaude et aromatique; lorsqu'elles sont mâchées quelques instants, elles teignent la salive en jaune. Le curcuma, qui est regardé comme stimulant et aussi comme antiscorbutique, n'est plus employé aujourd'hui que comme matière colorante et comme réactif dans les expériences chimiques; il sert à reconnaître les substances alcalines qui lui communiquent une couleur brune. Pour cet objet on fait usage d'un papier coloré en jaune par une décoction de cette racine.

J. B.

CUTANÉ (*anat.*), adj., *cutaneus*, de *cutis*, peau. Se dit des choses ou des organes qui ont rapport à la peau. On dit souvent l'enveloppe cutanée, pour désigner la peau.— Les *nerfs cutanés* sont au nombre de deux, l'un interne et l'autre externe; ils sont fournis par le plexus brachial, et se distribuent à la peau du bras et de l'avant-bras.

CYANOGÈNE (*chim.*), s. m., du grec *kyanos*, bleu, *gynnao*, j'engendre. Ce corps qui est gazeux et composé d'azote et de carbone (*azoture de carbone*) a été découvert en 1814 par Gay-Lussac; il est un des éléments de l'acide prussique et du bleu de Prusse, d'où lui vient son nom. C'est un gaz incolore d'une odeur pénétrante, plus pesant que l'air, soluble dans l'eau et l'alcool etqui brûle avec une flamme bleuâtre pourprée. Il se combine à plusieurs corps pour former des cyanures; à l'oxigène pour former l'*acide cyanique*; à l'hydrogène pour former l'acide *cyanhydrique*, désigné aussi sous le nom d'acide *prussique* ou *hydrocyanique*. L'étincelle électrique et une forte chaleur décomposent ce gaz; un fort abaissement de température, ou une pression de 3 à 4 atmosphères, le condense en un liquide incolore, qui reprend bientôt son état gazeux. Ce corps qui s'obtient en décomposant le cyanure de mercure par la chaleur est sans usage à l'état simple. Il a été parlé de ses combinaisons aux mots *Acide prussique* et *Prussiates*.

J. B.

CYANIQUE (Acide) (*chim.*), s. m. (V. *Cyanogène.*)

CYANHYDRIQUE (Acide) (*chim.*), s. m. V. *Prussique* (acide).

D

DAX (Eau minérale de) (*thérap.*). Dax est une ville du département des Landes, située sur l'Adour, à 10 lieues de Bayonne et 34 de Bordeaux; elle est célèbre depuis longtemps pour ses eaux minérales, dont la température est assez élevée. On les désignait sous le nom d'*Aquæ Tarbellicæ*. Les sources y sont nombreuses; les principales sont : 1° La *Fontaine chaude*, autrefois la fontaine de *Nelse*, dont la température a été trouvée par Seconda de 46 degrés Réaumur (70° centig.), à l'ouverture de la source, et de 49° R. (61° centig.), à la surface du bassin. Cette eau analysée par Jean Thore et Meyrac, contient par litre :

Chlorure de sodium	0,032
— de magnésium sec	0,095
Sulfate de soude	0,151
— de chaux	0,170
Carbonate de magnésie	0,027
Total	0,475

L'eau de Dax, comme on le voit, est très peu chargée de principes salins ; elle est limpide, d'une saveur peu agréable, d'une odeur particulière et qui se dissipe à mesure que l'eau se refroidit ; elle contient de l'acide carbonique, qui n'a pas été indiqué à l'analyse, mais dont l'existence est constatée par des bulles qui viennent crever à la surface du bassin, et par la présence du carbonate de magnésie en dissolution. Il existe dans le bassin, et en plus grande abondance près du griffon de la source, une plante particulière, connue sous le nom de *tremella thermalis*, et désigné par Hill sous celui de *tremella reticulata* à cause de sa forme réticulaire ; le canal de décharge de cette source renferme une conferve particulière, nommée *conferva tremelloïdes*.

2° La *source des fossés* est située dans les anciens fossés de la ville, elle est peu usitée ; 3° La *source des Baignots*, qui est à quelque distance de la ville, a des bains commodes et très-fréquentés, ainsi que des boues, des bains de vapeur et des douches ; 4° Les *sources Adouriennes* ont reçu ce nom à cause de leur voisinage de l'Adour ; elles ne sont point utilisées.

La température des eaux des diverses sources varie entre 31° et 65° centig. Les eaux de la Fontaine chaude sont les seules qui aient été analysées, et encore cette analyse laisse-t-elle beaucoup à désirer. La composition de l'eau des autres sources paraît être analogue à celle de la Fontaine chaude.

Les eaux de Dax sont employées en bains, en douches et en bains de vapeur ; on utilise aussi les boues que l'on applique en topiques, sur les parties malades. Ces eaux qui sont peu usitées en boisson se prennent dit-on toute l'année, mais principalement au printemps ; on les emploie dans les affections rhumatismales chroniques, les suppressions de transpiration, les paralysies, les contractures des muscles et les ulcères chroniques. Le séjour de la ville est agréable, et, dit-on, peu coûteux.   J.-P. BEAUDE.

DÉLIVRE (*accouch.*), s. m. C'est le placenta. (V. *Accouchement* et *Délivrance*.)

DENT-DE-LION (*bot.*), s. m. (V. *Pissenlit*.)

DÉPLACEMENT (Méthode de) (*pharm.*). V. *Extrait, Macération*.

DERMATALGIE (*path.*), s. f., du grec *dermos*, peau, et *algos*, douleur, douleur à la peau. La dermatalgie se manifeste souvent dans les affections rhumatismales.

DERMATOLOGIE (*anat.*), s. f., du grec *dermos*, peau, *logos*, discours. Traité anatomique et physiologique sur la peau et ses fonctions.

DERMITE (*path.*), s. f., de *derma*, peau avec la désinence, *ite*, qui indique l'inflammation. C'est

l'inflammation de la peau. (V. ce mot et *Érysipèle, Érythème, Dartres*, etc.)

DEXTRINE (*chim.*), s. f. On donne ce nom à la transformation que subit la partie interne de la fécule, sous l'influence des acides et de la chaleur. La dextrine est une matière gommeuse qui peut remplacer le gomme arabique dans quelques circonstances. La dextrine s'emploie pour réunir et coller les diverses pièces des appareils inamovibles que l'on applique dans les fractures.   J. B.

DIABÈTE (*méd.*), s. m. Pour les nouvelles idées sur le diabète, V. *Glucosurie* de ce Supplément.

DIGESTION (*pharm.*), s. f. On donne ce nom à une opération qui consiste à extraire les principes actifs des substances végétales, médicamenteuses, en les maintenant pendant plusieurs heures et quelquefois plus longtemps dans un liquide chauffé ou à une température de 35 à 40 degrés. La digestion diffère de la macération en ce que cette dernière opération se fait à la température ordinaire. Les liquides que l'on emploie pour la digestion sont l'eau, le vin, l'alcool, l'éther, le vinaigre, etc.   J. B.

DIGITALINE (*chim.*), s. f. C'est le principe actif de la digitale pourprée (V. ce mot.)

DISLOCATION (*path.*) s. f. (V. *Luxation*.)

DISTILLATION (*chim.* et *pharm.*), s. f., *distillation*. C'est une opération qui consiste à séparer à vase clos et par l'action de la chaleur, un principe volatil des corps auxquels il est mêlé, ou dans lesquels il existe à l'état naturel. La distillation se pratique à feu nu, au bain de sable ou au bain-marie, suivant la nature des corps soumis à cette opération, ou suivant la nature de ceux que l'on veut extraire. La distillation s'emploie quelquefois comme moyen de purification ou de concentration des corps. Ainsi en chimie on distille l'eau pour l'avoir pure et la séparer des sels qu'elle contient ordinairement, on distille le vinaigre pour l'avoir plus concentré, l'alcool, l'éther pour les rectifier. Cette opération, qui est très-fréquemment employée en pharmacie et en chimie, se pratique au moyen de deux vases séparés par des allonges : l'un est la cornue ou l'alambic qui contient la liqueur à distiller ; l'autre est le récipient dans lequel se condensent, par l'effet du refroissement, les vapeurs produites par la distillation. Le récipient est quelquefois séparé de l'alambic par un appareil réfrigérant, destiné à activer la distillation en condensant les vapeurs : c'est le serpentin. Nous n'entrerons pas ici dans des détails plus étendus sur une opération purement pharmaceutique ou technologique, et qui, dans la chimie expérimentale, ne s'exécute ordinairement que sur une échelle très-restreinte.

La distillation sèche, ou la calcination à vase clos, s'emploie dans les arts, pour la houille dont on extrait le gaz d'éclairage, pour le bois que l'on charbonne ainsi en recueillant les produits de la combustion, tels que l'acide pyro-acétique, une espèce d'alcool, le goudron, etc. ; dans les laboratoires c'est par la distillation du peroxyde de manganèse dans un fourneau à réverbère que l'on obtient l'oxigène. Le soufre, le phosphore, le mercure, l'arsénic le zinc, ainsi que tous les autres corps volatils à la température de nos fourneaux, peuvent-être soumis à la distillation.

J.-P. BEAUDE.

DOGMATIQUE ((*physiol. méd.*), adj. Nom d'une ancienne secte de médecins, ainsi nommée parce qu'ils s'occupaient à rechercher par le raisonnement l'essence et la cause des maladies, plutôt que de s'en rapporter à l'observation, ainsi que le faisaient les empiriques; ceux-ci à leur tour avaient le tort de s'en tenir seulement à l'observation sans vouloir s'aider des raisonnements dont abusaient les dogmatiques.

J. B.

DOUVE (*zool.*), s. f. C'est le nom d'un entozooaire que l'on trouve quelquefois dans les canaux biliaires et le foie du cheval et du mouton, mais rarement chez l'homme. (V. *Hydatide.*)

DUODÉNAL (*anat.*), adj. Se dit des organes qui appartiennent ou qui sont en rapport avec le duodénum. (V. ce mot.)

DUODÉNITE (*path.*), s. f. On donne ce nom à l'inflammation du duodénum. (V. ce mot.)

DYSCRASIE (*path.*), s. f., *dyscrasia*, du grec *dys* difficilement, et *krasis* tempérament. Ce mot signifie mauvais tempérament, mauvaise constitution.

DYSPHONIE (*path.*), s. f., *dysphonia*, du grec *dys*, difficilement, et *phoné*, voix, voix difficile. On donne ce nom à une altération de la voix ou de la parole.

E

EAU (*thérap.*), s. f. Traitement par l'eau ou hydrothérapie. (V. *Sueur.*)

EAU DE BOTOT (*pharm.*). V. *Odontalgie.*

EAU CAMPHRÉE (*pharm.*), s. f. On prépare cette eau en mettant dans une livre d'eau distillée 4 grammes de camphre que l'on a trituré dans un mortier avec un peu d'alcool, pour le réduire en poudre. On agite l'eau plusieurs fois pendant 48 heures, et après ce temps on filtre l'eau, qui retient un gramme et demi de camphre. (V. *Camphre*. Dictionnaire et Supplément.)

J. B.

EAU DE GOULARD (*pharm.*), s. f. (V. *Eau blanche.*)

EAU-DE-VIE ALLEMANDE (*pharm.*), s. f. (V. *Jalap.*)

EAU MAGNÉSIENNE (*pharm.*), s. f. C'est une dissolution de magnésie dans de l'eau saturée d'acide carbonique; il se forme un carbonate acide de magnésie, qui est soluble dans l'eau tant qu'il y a excès d'acide. On peut ainsi mettre en solution, dans une bouteille d'eau, de 750 grammes jusqu'à 32 gram. de carbonate sec de magnésie; ces eaux sont purgatives et peuvent remplacer l'eau de sedlitz, dont elles n'ont pas l'amertume. (V. *Magnésie.*)

J. B.

ÉCLAIRAGE (*hyg.*), s. m. (V. *Méphitisme.*)

ÉCOLE DE MÉDECINE. V. *Médeince* (Enseignement de la).

ÉCONOMIE ANIMALE (*physiol.*), s. f. On désigne sous ce nom, et plus souvent par abréviation sous celui d'*Economie*, le corps humain et l'ensemble de ses fonctions; c'est le corps vivant. (V. *Organisme.*)

ÉDÈME. (V. *Ædème.*)

EFFLUVE (*hyg.*), s. m. (V. *Miasme.*)

ÉLÉMENTS (*chim.*), s. m. p. (V. *Corps simples.*)

* EMBAUMEMENT (*hyg.*). Dans le Dictionnaire nous avons écrit, à ce mot, les procédés employés par les anciens, jusqu'à l'application si généralisée aujourd'hui des embaumements par injection de sels métalliques, qui sont un si puissant moyen de conservation : les nouveaux procédés ont été décrits dans divers articles du Dictionnaire, au mot *Inhumation*, à la description de celui de M. Gannal; celui de M. Suquet a été indiqué à l'article *Zinc* (Chlorure de).

EMPLATRE-VESICATOIRE (*pharm.*), s. m. (V. *Cantaride* et *Vésicatoire*)

EMPROSTHOTONOS (*path.*). C'est une variété du tétanos, dans lequel le corps est courbé en avant. (V. *Tétanos.*)

EMS (Eau minérale d') (*thérap.*), s. f. Ems est un ancien village, aujourd'hui une ville du duché de Nassau, située dans une petite vallée sur la rive droite de la Lahn, à 2 lieues de Coblentz. La vallée est ouverte à l'ouest, ce qui rend, pendant une partie de l'année, la température de ce lieu un peu humide et quelquefois brumeuse; la chaleur et le froid y sont assez modérés, c'est pourquoi l'on y reste quelquefois jusqu'à une époque assez avancée de l'automne.

Les sources minérales qui existent dans ce lieu sont, dit-on, fort anciennement connues, des médailles, des tombeaux, et des débris d'antiquités romaines trouvés dans les fossés d'un ancien fort, permettent de supposer que, pendant l'occupation romaine Ems avait été fréquentée pour ses sources thermales. Des doccuments authentiques établissent qu'en l'an 1355 de notre ère, l'emploi des eaux d'Ems, comme moyen de traitement, était déjà en usage. Presque aussitôt la découverte de l'imprimerie il fut publié des dissertations sur les propriétés médicales des eaux d'Ems. Depuis cette époque la réputation de ces eaux a subi les vicissitudes auxquelles sont soumis ces sortes d'établissements, qui souvent doivent leur célébrité à la mode, à l'engouement, à des occasions de plaisir et de distractions tout-à-fait étrangères aux résultats que l'on doit se proposer dans l'emploi des eaux minérales.

Les eaux d'Ems sont aujourd'hui en grande faveur et fréquentées par la haute société : on s'y rend de l'Allemagne, de la France et de l'Angleterre. Une bonne musique, une société brillante et des jeux, aujourd'hui prohibés dans la plupart des grands États européens, expliquent cette vogue, qui n'est devenue générale que depuis quelques années.

Les eaux sont alcalines, gazeuses et thermales; leur température varie suivant les sources, qui aujourd'hui sont au nombre de six dont trois principales : le *Krœchen*, le *Kesselbrunn*, le *Früstenbrunn*; les trois autres sont : le *Wappenbrunn*, le *Marienbrunn*, *Wilhelmbrunn*. Ces sources fournissent de l'eau pour les bains qui sont distribués dans quatre établissements : le *Kurhaers*, la *Maison de pierre*, l'*Hospice du bain des pauvres*, les *Quatre trous*; pendant longtemps le *Krœchen*, à cause de son goût plus agréable, fut la seule source dont on faisait usage pour la boisson, mais aujourd'hui on fait usage également du *Kesselbrunn*, du *Früstenbrunn* et du *Wappenbrunn*.

L'eau des sources est limpide, gazeuse, inodore; des bulles assez nombreuses s'attachent aux parois du verre lorsque l'on vient de la puiser; exposée à l'air libre pendant quelque temps, elle forme un dépôt de couleur jaune cannelle, qui se précipite au fond du vase, en même temps que l'eau prend une teinte bleuâtre. La saveur de l'eau récemment puisée est agréable et semblable à celle d'un bouillon faiblement salé, mais avec un arrière-goût alcalin. Mêlée à du vin du Rhin, c'est une boisson très-rafraîchissante, moussant légèrement quand on y ajoute du sucre et prenant une teinte noirâtre et trouble quand on laisse ce mélange longtemps exposé à l'air.

L'eau, en sortant des sources, dégage une quantité assez considérable de gaz quelquefois si abondante que l'on pourrait croire qu'elle est en ébullition. Dans les tuyaux de conduite l'eau forme un dépôt assez abondant, qui s'attache aux parois; il est de couleur rouille, et il a donné à l'analyse du carbonate de chaux pour plus de 9/10°, du carbonate de magnésie, de strontiane, de l'oxide de fer et de manganèse, du phosphate d'alumine, des carbonate, sulfate et chlorhydrate de chaux, de fluorure de chaux et de la silice.

Voici pour les trois principales sources les indications de température, de pesanteur spécifique et d'analyse, recueillies en 1838 et 1839, par Jung, pharmacien de Hochheim. L'analyse est indiquée pour une livre d'eau de 16 onces, et c'était pour la première fois que la source de Früstenbrunn, était analysée :

	Krœchen	Kesselbrunn	Früstenbrunn
Température en degrés centigrades..	32° 5	45° 9	35° 6
Pesanteur spécifique l'eau distillée étant 1,000	1,0037	1,0038	1,0042
ANALYSE.	pouces cubes.	pouces cubes.	pouces cubes.
Acide carbonique libre............	26,816	16,418	17,434
Gaz dégagé par l'ébullition.			
Acide carbonique...	20,340	12,913	13,958
Air atmosphérique..	3,100	2,212	4,068
Azote	00,003	0,052	0,063
Principes fixés.	grains.	grains.	grains.
Carbonate de soude.	12,5108	14,7418	16,5526
Sulfate de soude....	0,3981	0,3538	0,3678
Chlorure de magnésium.	0,3758	0,3318	0,5248
Chlorure de sodium.	6,3349	7,0216	0,8335
Carbonate de lithium	traces.	traces.	traces.
Silice............	0,8342	0,3684	0,4342
Carbonate de protoxide de fer avec traces d'oxide de manganèse......	0,0096	0,0576	0,0195
Alumine............	0,0526	0,1184	0,0789
Carbonate de chaux avec traces de strontiane......	1,4400	1,4474	1,5263
Carbonate de magnésie	0,4975	0,3200	0,6206
	22,1033	24,7608	26,9582

La proportion des substances salines, comme il est facile de le constater par le tableau précédent, varie peu suivant les sources. Les principes dominants sont l'acide carbonique, le bicarbonate de soude, le chlorure de soude et le carbonate de chaux et de fer. Ces eaux se conservent très-bien, surtout celle du Krœchen, dans des cruchons de grès qui contiennent près de deux pintes de liquide, et l'on peut avec avantage les employer loin de la source.

Les eaux d'Ems s'administrent sur les lieux, en boissons, en bains et en douches. Ainsi que nous l'avons indiqué, il existe plusieurs établissements où l'on prend des bains de douches. Les sources dont on fait le plus d'usage en boissons, sont les trois dont nous avons donné l'analyse. On boit les eaux deux fois par jour, le matin, entre 6 et 8 heures, et le soir, de 6 à 7 heures; on en boit de 3 à 8 verres, contenant chacune environ 200 grammes de liquide, et le soir on n'en prend que la moitié de cette quantité. Vogler qui a écrit de bonnes considérations sur les eaux d'Ems, dit que l'on ne doit jamais passer cette quantité et il blâme avec raison l'usage qui existait autrefois d'en boire des quantités plus considérables, quoique Weigel, qui dans le dix-septième siècle était médecins des eaux d'Ems, dit qu'à cette époque les malades buvaient dans la journée jusqu'à 36 verres d'eau sans en être incommodés.

Une précaution que recommande encore le premier auteur que nous avons cité, c'est de laisser refroidir l'eau à une température convenable et de la boire à petits coups; beaucoup de buveurs se sont gravement indisposés pour avoir bu l'eau à une température trop élevée et en avoir ingéré avec trop de rapidité une quantité assez notable.

C'est surtout dans les affections des organes

respiratoires, telles que les phthisies commençantes, les affections asthmatiques, les laryngites chroniques et les angines laryngées que l'on fait usage de ces eaux; c'est surtout l'eau du *Krœchen* que l'on recommande dans ces cas; ordinairement on termine la cure par l'eau du *Kesselbrunn*, qui est plus ferrugineuse.

On emploie aussi les eaux d'Ems dans les engorgements chroniques du ventre, dans la gastralgie, et les phlegmasies chroniques de la muqueuse intestinale, dans les dérangements des fonctions digestives. Elles jouissent également d'une grande réputation dans les affections calculeuses, la gravelle; mais il faut dans ces cas, dit Vogler, que l'action des eaux soit secondée par un changement complet dans le régime habituel du malade. Le catarrhe vésical, les leucorrhées vaginales, les aménorrhées et les métrorrhagies, cèdent souvent aussi à l'action des eaux d'Ems; il faut, lorsqu'il y a atonie, faire usage des eaux ferrugineuses, qui sont beaucoup plus efficaces.

Ems, comme la plupart des sources, dit le médecin que nous avons déjà cité, Vogler, et auquel nous empruntons tout ce que nous disons sur la thérapeutique de ces eaux si vantées, a aussi sa *Bubenquelle* (source des Garçons), qui jouit de la réputation de faire cesser la stérilité. On y emploie les injections, les douches ascendantes vaginales, qui quelquefois, lorsqu'elles sont appliquées inconsidérément, loin de produire l'effet que l'on désire, déterminent une congestion locale et un orgasme que l'on est ensuite obligé de combattre par des moyens appropriés. Nous devons dire que notre auteur n'a pas une grande foi dans la vertu prolifique de cette source et, qu'en praticien judicieux et éclairé, il attache une plus grande importance à l'examen des organes sexuels, et aux modifications qu'a pu leur faire subir l'état pathologique.

Les affections scrofuleuses ont été souvent modifiées avec avantage par l'emploi de ces eaux; mais c'est dans la phthisie mésentérique que l'on a obtenu le plus de succès, et il ne se passe pas d'années, dit Vogler, sans que l'on obtienne quelques cas de guérison de cette maladie. Il dit avec une bonne foi fort remarquable chez un médecin qui parle de sa source et qui en vante les propriétés, n'avoir pas obtenu de résultats satisfaisants dans la chlorose, les affections nerveuses, la chorée; ces malades, dit-il, sont souvent repartis dans un état plus fâcheux que celui dans lequel ils étaient arrivés.

La saison la plus favorable pour prendre les eaux d'Ems est depuis la mi-juin jusqu'à la mi-août. La saison d'hiver est non-seulement la moins propice, mais encore la plus dangereuse. La température d'Ems est très-modérée pendant l'été, et elle convient beaucoup aux phthisiques. Le séjour d'Ems est très-agréable dans la belle saison; on évalue à 1700 au moins le nombre d'appartements meublés que l'on peut offrir aux étrangers.   **J.-P. BEAUDE.**

ÉMULSINE (*chim.*), s. f. Nom donné par Liébig au principe albumineux qui existe dans les amandes et qui mêlé avec l'eau forme l'émulsion. (V. ce mot.)

ENCLAVEMENT (*accouch.*), s. m. On donne ce nom à une disposition de la tête du fœtus dans l'accouchement lorsqu'elle est fortement engagée dans la cavité du bassin et qu'elle ne peut être ni poussée en avant, ni dans aucun sens : l'application du forceps et quelquefois la mutilation du fœtus sont les moyens de remédier à cet accident. (V. *Accouchement.*)   **J. B.**

ENDOCARDITE (*path.*), s. f. On donne ce nom à l'inflammation de la membrane interne du cœur qui tapisse ces cavités; cette membrane a été nommée *endocarde*. (V. *Cœur.*)

ENDOSMOSE (*phys.*), s. f. C'est un phénomène physique, découvert par Dutrochet; il avait reconnu que, lorsque deux liquides hétérogène et miscible sont séparés par une cloison membraneuse, il s'établit à travers les conduits capillaires de cette cloison deux courants dirigés en sens inverse et inégaux en intensité. Le courant plus fort est celui qui aujourd'hui a reçu le nom d'*endosmose* et le plus faible est désigné sous celui d'*exosmose*. Ces deux actions jouent un rôle important dans les phénomènes physiologiques des diverses classes des êtres organisés.   **J. B.**

ENTENDEMENT (*physiol.*), s. m. (V. *Phrénologie.*)

ENSEIGNEMENT MÉDICAL. V. *Médecine* (Enseignement de la).

ENSIFORME (*anat.*), s. m. Nom donné à l'appendice cartilagineux et inférieur du sternum à cause de sa forme, du latin *ensis*, épée, et *forma*, forme.

ENTROPION (*path.*), s. m., du grec *en*, en dedans, et *tripô*, je tourne. On donne ce nom à un renversement des paupières vers le globe de l'œil : c'est l'opposé de l'ectropion, où la paupière est renversée en dehors.

ÉPHIDROSE (*path*), s. f., de *épi*, qui indique l'augmentation, et *idroô*, je sue, sueurs très-abondantes. (V. *Transpiration.*)

ÉPIGASTRALGIE (*path.*), s. f. On désigne ainsi une douleur dans la région de l'épigastre.

ÉPITHÉLIUM (*anat.*), s. m. On appelle ainsi l'épiderme mince qui recouvre les membranes muqueuses; il a la même organisation que l'épiderme de la peau (V. *Membrane* et *Peau*.)

ÉPIZOAIRE (*hist. nat.*), s. m. p. On donne ce nom aux animaux parasites qui vivent à l'extérieur de la peau, tels que le pou, la puce, ou qui se logent sous l'épiderme, comme l'acarus de la gale. (V. *Insecte* et *Acarus.*)

ÉRÉTHISME (*path.*), s. m. L'éréthisme est l'exaltation des phénomènes vitaux dans un organe; il est souvent produit par l'irritation.

ERGOTINE (*chim.*), s. f. C'est une matière pulvérulente d'un rouge brun, amère, âcre, nauséabonde; insoluble dans l'alcool et dans l'éther, mais soluble dans l'eau; trouvée par Wiggers dans l'ergot du seigle. (V. *Seigle ergoté.*)

EROTOMANIE (*path.*), s. f., du grec *éros*, amour, *mania*, manie, folie. C'est une aliénation mentale causée par l'amour, ou caractérisée par un délire érotique. V. *Mentales* (Maladies).

ERYSIMUM (*bot.*). Nom latin du *vélar*. (V. ce mot.)

ESPRIT DE VINAIGRE (*chim.*). C'est l'acide acétique rectifié. (V. ce mot.)

ESPRIT VOLATIL de corne de cerf (*mat. méd.*). C'est du carbonate d'ammoniaque produit par la distillation de la corne de cerf. (V. *Ammoniaque.*)

ESTRE. (V. *OEstre* et *Insectes.*)

ÉTHÉRISATION (*physiol.*). Les nouvelles applications que l'on a faites des propriétés stupéfiantes de l'éther, et les résultats remarquables auxquels on est parvenu, méritent que nous leur consacrions une place importante dans ce supplément.

On savait depuis longtemps que la vapeur d'éther sulfurique produit, quand elle est inspirée en grande quantité, une sorte d'engourdissement ou de stupeur; mais personne n'avait eu l'idée de mettre à profit cette propriété pour endormir la sensibilité chez les opérés. C'est à M. Jackson, chimiste de Boston, qu'appartient tout entier l'honneur de cette application; regrettons seulement que l'auteur ait conçu un moment l'idée de spéculer sur cette découverte, et de s'en faire un monopole. M. Jackson communiqua sa découverte à M. Morton, dentiste. Celui-ci pratiqua l'avulsion de dents malades sur quelques personnes auxquelles il avait fait respirer de l'éther à l'aide d'un appareil particulier, et il put ainsi réaliser la fameuse promesse des arracheurs de dents *sans douleur!* MM. Jackson et Morton s'empressèrent de prendre des brevets d'invention, et ils firent quelques expériences en présence des chirurgiens les plus distingués de Boston. Mais il est difficile de dissimuler la présence de l'éther. Cette liqueur se trahit par son odeur, et le secret se trouva ainsi bientôt éventé. Dès le mois d'octobre 1846, MM. Bigelow, Warren, Heyward et quelques autres chirurgiens d'hôpitaux, hommes du premier mérite, pratiquèrent diverses opérations graves et ordinairement fort douloureuses, sur des sujets endourdis par la vapeur d'éther, et ils obtinrent un succès complet. Le bruit en vint à Londres, où les mêmes tentatives furent répétées avec un résultat aussi avantageux; puis enfin à Paris. A peine la nouvelle de ces phénomènes si curieux obtenus au-delà de l'Atlantique et de la Manche nous fut-elle parvenue, que nos chirurgiens, et M. Malgaigne le premier, se mirent à expérimenter la vapeur d'éther dans un but tout pratique. M. Gerdy, de son côté, se livra sur lui-même à des recherches physiologiques sur l'action dynamique de cette vapeur. Des expérimentateurs, et notamment MM. Amussat, Renault d'Alford, Serres. Flourens, Longet, tentèrent des expériences sur les animaux vivants, tandis que les praticiens poursuivaient l'administration de l'éther, tant pour engourdir la sensibilité dans les opérations chirurgicales, que pour combattre diverses affections attribuées au système nerveux. C'est l'ensemble des résultats acquis à la science que nous devons exposer sous le double point de vue de la physiologie et de la pathologie; nous terminerons par quelques mots sur les appareils propres à remplir les diverses indications.

Effets physiologiques de la vapeur d'éther.—Lorsque l'appareil fonctionne bien, que le liquide est bien pur, le premier effet que l'on éprouve de ces inhalations, est ordinairement un sentiment de chaleur, de picotement à la gorge et dans les bronches, qui provoque souvent de la toux. Chez beaucoup de personnes, cet effet ne dure que quelques instants; chez d'autres, il est plus intense et exige que les sujets y reviennent à plusieurs reprises, pour faire en quelque sorte leur éducation. Dans tous les cas, lorsque les vapeurs sont convenablement inspirées, au bout de 2, 3, 4, ... 10 minutes, plus ou moins, les effets de l'intoxication éthérée commençant à se manifester, voici comment ils ont été décrits par M. Gerdy, pour les avoir éprouvés lui-même. « Je ressentais, dit-il, de l'engourdissement à la tête, un engourdissement avec chaleur, comme si des vapeurs alcooliques et enivrantes me montaient au cerveau. Cet engourdissement se répandit promptement partout, et d'abord aux pieds et aux orteils, puis aux jambes et en même temps aux bras, ensuite aux reins et aux organes de la génération. Il croissait rapidement à chaque inspiration, et était accompagné, dans les organes sensibles, d'une sensation de chaleur agréable, et d'une sensation de fourmillement, de tremblement, ou de vibration semblable à celle qu'on éprouve en touchant un corps vibrant, une grosse cloche qui résonne. L'ensemble de ces deux sensations, parvenues à leur apogée, est une impression obtuse très-agréable et remplie de volupté, une impression analogue à celle de l'ivresse... C'est cet engourdissement qui, en émoussant la sensibilité tactile générale, diminue la douleur pendant les opérations. » (*Acad. des sc.*, 24 janvier.)

Examinons maintenant d'une manière générale les influences produites sur les diverses fonctions de l'économie.

Les effets portent spécialement sur la vie de relation. C'est le système nerveux qui se trouve plus particulièrement affecté, mais d'une manière très-variable suivant les individus.

L'*ouïe* est ordinairement obtuse, il y a des bourdonnements d'oreille, cependant beaucoup de sujets entendent les questions qu'on leur adresse et peuvent y répondre; mais dans d'autres cas ils paraissent complétement étrangers à tous bruits du dehors, ils ne répondent plus, l'audition semble avoir entièrement disparu.

La *vue* persiste plus habituellement que l'ouïe; on a cependant observé quelques cas où elle était momentanément diminuée ou abolie.

Les *sensations tactiles*, et c'est là le fait principal, sont tellement émoussées que les sujets ne sentent plus les piqûres, les incisions, etc, qu'on peut leur faire; dans certains cas ils ont bien la conscience qu'on les touche, mais l'incision la plus douloureuse n'est plus qu'une simple égratignure, qu'un picotement à peine sensible ou même une sorte de chatouillement. Les organes génitaux seraient-ils seuls soustraits à cette influence stupéfiante ? C'est ce qui semblerait résulter des observations recueillies par M. Vidal (de Cassis). Chez trois sujets préalablement endormis par l'éther et opérés, les deux premiers pour un varicocèle (par enroulement des veines du cordon), et le dernier pour un phymosis, les douleurs furent très-violentes, les malades jetèrent les hauts cris. L'un d'entr'eux, cependant, avait, en se réveillant, perdu le souvenir de ce qui s'était passé. M. Vidal se demande d'après ces faits, si, par hasard, la sensibilité de la sphère génitale ne serait pas plutôt exaltée qu'affaiblie par l'éther. Ajoutons que chez quelques jeunes filles, on a vu de véritables accès de nymphomanie. D'un autre côté beaucoup de malades éthérisés ont subi de graves opérations du côté des parties génitales et cela sans manifester la moindre douleur.

Tandis que la sensibilité tactile est ainsi éteinte en totalité ou en partie, les sujets éprouvent des symptômes assez divers. Nous avons vu ceux qui ont été ressentis par M. Gerdy; quelques personnes paraissent également dans un état voluptueux excessivement agréable, qui paraît même retentir sur les organes génitaux. Chez d'autres, l'engourdissement est complet : il y a absence de toute sensation.

Chez certaines personnes l'*intelligence* reste parfaitement éveillée au milieu du sommeil des sens proprement dits, on peut alors s'étudier, s'observer soi-même; une opération très-douloureuse peut être pratiquée, le malade ayant la conscience de tout ce qu'on lui fait sans qu'il en éprouve la douleur. Cette situation fort remarquable dans laquelle se trouvent les sujets, pourrait, jusqu'à un certain point, être comparée à cette espèce d'extase dans laquelle tombent les fanatiques, quand leur âme, se détachant, s'ils le disent, de ses liens matériels pour s'élever jusqu'à Dieu, leur corps devient insensible aux coups, aux blessures, aux tortures mêmes les plus cruelles. C'est là l'état dans lequel sont placés les Bonzes, les Faquirs, les Brames quand ils se pratiquent de si affreuses mutilations. C'est dans cet état qu'étaient assurément les convulsionnaires de Saint-Médard.

Parmi ceux qui perdent la conscience de leur être, il en est chez lesquels l'intelligence s'éteint complétement comme dans un sommeil profond ou dans l'ivresse poussée à son dernier degré. Ailleurs on observe des rêves agréables ou pénibles. Une jeune fille fort pieuse observée par M. Laugier, et à laquelle on coupa la cuisse, se plaignit en recouvrant la raison de revenir parmi les hommes ; elle s'était vue transportée au milieu des anges près du trône de Dieu. Un homme dont parle M. Ricord, s'était vu dans un parterre émaillé de fleurs. D'un autre côté un jeune homme auquel M. Velpeau enlevait une tumeur située dans la région parotidienne, rêvait qu'il se querellait au billard et qu'on lui avait volé son cheval. Plusieurs ont dit avoir fait de *mauvais rêves* et ont eu de véritables cauchemars.

Pendant les inhalations de l'éther, la physionomie prend, chez quelques sujets, une expression d'abattement et comme de stupeur, les pupilles se dilatent, etc. Ailleurs, on observe de la gaîté, des éclats de rire. J'ai vu plusieurs fois un délire loquace, gai, très-prononcé, qui persistait pendant quelques instants après les inhalations. D'autres étaient plongés dans un véritable accès de manie furieuse ; mais ces divers accidents ne tardent pas à se dissiper, et ne durent guère que quelques minutes.

L'état du *pouls* est aussi variable que les effets produits sur le système nerveux. Chez les uns, il est accéléré, porté à 120, 125; quelques individus conservent le spulsations à leur rhythme normal, tandis que M. Guersant fils a vu le pouls devenir très-petit et très-lent chez un enfant d'une douzaine d'années.

Suivant les recherches de MM. Blandin et Ville, pendant le cours de l'éthérisation, la quantité d'acide carbonique provenant de la respiration est d'autant plus grande que l'impassibilité est plus complète.

Même différence dans l'état du système musculaire : dans certains cas il y a des contractions spasmodiques, et comme tétaniques. Ainsi, j'ai vu deux individus parfaitement engourdis, quant à la sensibilité, et auxquels M. Malgaigne incisa une fistule à l'anus ; les membres étaient fortement raidis, et le sphyncter de l'anus tellement contracté, que le chirurgien eut beaucoup de peine à introduire les instruments pour pratiquer l'opération. J'ai vu, par contre, des individus qui étaient plongés dans un état de résolution plus ou moins profonde. Enfin, ces deux états peuvent se succéder dans un ordre variable, car tantôt les mouvements spasmodiques précèdent et d'autres fois ils suivent la résolution. M. Jobert, se disposant à pratiquer l'amputation du bras chez une femme, l'avait soumise aux inhalations éthérées ; au bout de douze minutes environ, elle s'affaissa sur elle-même, et M. Jobert, qui nous fit remarquer ce phénomène, voulut en profiter pour opérer. Mais à peine le couteau eut-il été plongé dans les chairs, que la malade se redressa subitement, et tout le temps que dura l'opération, elle fut en proie à une agitation nerveuse très-prononcée. Et cependant, au réveil, cette femme nous assura n'avoir point souffert.

Quelques personnes ont voulu classer par *périodes* régulières les effets de l'éthérisation ; mais il nous est impossible d'adopter cette manière de voir. Rien de plus variable que l'ordre de succession des divers phénomènes dont nous avons parlé; des faits nombreux dont nous avons été témoin ne nous laissent aucun doute à cet égard. Il est également impossible de déterminer d'une manière fixe la durée de temps nécessaire pour la manifestation des effets de l'éthérisme. Si les inspirations sont trop longtemps prolongées, on observe de véritables phénomènes d'intoxication : insensibilité complète, refroidissement des extrémités, petitesse du pouls, etc.

Quant à la *durée* des phénomènes de l'éthérisation, elle est ordinairemet de cinq à six minutes ; cependant dans quelques cas, elle s'est étendue à vingt minutes, une demi-heure même (Bouvier). On peut d'ailleurs prolonger l'assoupissement en reprenant l'inhalation aussitôt que le malade reprend connaissance.

Plusieurs physiologistes ont tenté des expériences sur les animaux vivants, dans le but de déterminer les causes physiologiques des effets si remarquables de l'éthérisme. Voici les principaux résultats qui ont été obtenus.

M. Amussat, appuyé par MM. Lallemand, Pillore et Praissier de Rouen, avait avancé, d'après des expériences sur les animaux, que dans l'éthérisation, le sang artériel offrait tous les caractères du sang veineux, qu'il était plus fluide, moins coagulable. Pour ces auteurs, la perte de la sensibilité devait donc être regardée comme un véritable phénomène d'asphyxie. Les recherches de M. Renault d'Alfort n'ont pas confirmé cette opinion, et, de plus, les chirurgiens, dans les opérations si nombreuses qu'ils ont pratiquées, n'ont rien vu de semblable. L'asphyxie réelle n'a lieu que quand, par la prolongation des inhalations éthérées, on amène la mort. MM. Flourens et Longet sont arrivés, chacun de leur côté, par les vivisections, à des résultats à peu près semblables. Le premier établit que l'éther porte son action sur le système nerveux, et qu'il y éteint la sensibilité dans l'ordre suivant, d'abord dans les *lobes cérébraux* (perte de l'intelligence), puis dans le *cervelet* (perte du principe de coordination des mouvements), puis dans la *moelle épinière* (perte de la sensibilité et du mouvement). La *moelle allongée* survit seule dans son action : c'est pourquoi l'animal survit ; si l'action de cette dernière partie venait, par la prolongation de l'inhalation, à s'éteindre, l'animal succomberait sur-le-champ. C'est là ce que les chirurgiens doivent avoir présent à l'esprit. Du reste, il compare les effets de l'éther à ceux de l'asphyxie, avec cette différence, que dans l'éthérisme il n'y a pas transformation du sang artériel en sang veineux. M. Longet a tiré de ses expériences des conclusions analogues, et qui ne diffèrent que peu des précédentes, relativement à l'ordre d'envahissement des différentes portions du système nerveux. Enfin, M. Serre a reconnu qu'un nerf immergé directement dans l'éther perd sa sensibilité. De tout ceci, on peut, je crois, légitimement conclure que l'action de l'éther sur le système nerveux est réellement dynamique ou vitale.

Applications pratiques. — *Chirurgie.* — La plupart des opérations chirurgicales, grandes ou petites, ont été pratiquées sur des sujets plongés dans l'éthérisme, et, il faut le dire, dans la grande majorité des cas, avec un succès complet. Amputations des membres et des doigts, ablations des seins, extirpations de tumeurs dans différentes parties, incisions de toutes sortes, opérations de la hernie étranglée, taille, lithotritie, telles sont les opérations graves et douloureuses qui sont venues démontrer la puissance du moyen dont nous venons d'examiner les effets physiologiques. A la tête des chirurgiens français qui ont soutenu et propagé la découverte américaine, il faut citer MM. Malgaigne, Roux, Velpeau, Gerdy, Blandin, Laugier, etc. Les noms célèbres que nous venons de citer, répondent suffisamment aux reproches que quelques esprits prévenus adressèrent dans les premiers temps à ceux qui tentèrent l'emploi de l'éther.

Mais est-il donc si important de paralyser la sensibilité dans les opérations chirurgicales ?... Les faits vont nous répondre. De même qu'une émotion morale subite et violente peut occasionner des accidents graves et quelquefois mortels, de même aussi une *douleur* très-intense pourra produire les effets les plus fâcheux, et peut-être la mort. Dupuytren avait donné de ces phénomènes une explication fort ingénieuse, en disant que la puissance nerveuse s'épuisait en quelque sorte par la souffrance, comme le sang par une blessure artérielle. Engourdir la sensibilité, enlever la douleur pendant une opération, c'est donc diminuer les dangers de celle-ci. Autre considération également d'une grande importance : ce qui frappe surtout les sujets prêts à se livrer au couteau du chirurgien, c'est l'idée, presque toujours exagérée d'ailleurs, des tourments qu'ils vont endurer. Or, cette appréhension, par la perturbation morale qu'elle entraîne, est encore un élément fâcheux qui vient se joindre à tant d'autres pour aggraver les suites des opérations. Ce serait donc déjà beaucoup, que cette confiance, si bien justifiée par les faits, savoir que désormais la chirurgie peut s'exercer sans occasionner de souffrances : *La douleur n'est pas un mal, disaient les stoïciens* ! cela est assurément fort beau ; mais n'est-il pas plus consolant de dire à un pauvre patient à qui l'on va couper un membre : « Il n'y aura pas de douleur pour vous. »

Maintenant faut-il se laisser aller à un fol enthousiasme, croire le moyen constamment efficace, constamment sans danger et applicable à tous les cas ? non, assurément.

Et d'abord, il y a des individus tout-à-fait réfractaires à l'action des vapeurs éthérées ; cependant, comme cette même action est très-capricieuse, il faut répéter les inhalations plusieurs jours de suite, car, si l'on n'a pas réussi aujourd'hui, il est possible que l'on soit plus heureux demain. Enfin, nous avons rapporté plus haut les faits de M. Vidal, dans lesquels la sensibilité, loin d'être éteinte, s'est trouvée exagérée. D'autres chirurgiens ont rencontré quelques exemples analogues.

En second lieu, les inspirations d'éther sont-elles sans danger ? oui, dans la grande majorité des cas, mais non dans tous, et c'est ce dont il faut être bien prévenu. Ainsi, M. Jobert a vu survenir des douleurs de tête assez violentes, de l'agitation, de l'insomnie, de la toux, etc.

Chez une malade amputée du sein, il y eut des phénomènes de congestions cérébrales, puis un érysipèle, et enfin une suffocation qui détermina la mort. L'autopsie, à laquelle j'assistais fit reconnaître un notable engorgement des poumons, avec rougeur très-prononcée des principales divisions bronchiques. L'éther avait-il joué là un rôle fâcheux ? c'est ce qu'il serait actuellement fort difficile de décider. Mais en tout cas les chirurgiens doivent se regarder comme avertis et se tenir sur leurs gardes afin de ne pas pousser trop loin les inhalations. Car cette sorte d'ivresse que l'on détermine peut, comme nous l'avons indiqué, avoir des conséquences graves. Du reste, hâtons-nous de le dire, aucun autre chirurgien français n'a rien observé de semblable, c'est ce que sont venus affirmer MM. Roux, Velpeau, Malgaigne, Gerdy, etc.

Voici quelques autres faits qui démontreront que la respiration des vapeurs de l'éther peut avoir de graves inconvénients quand elle est poussée trop loin. 1° Un jeune homme qui devait subir une opération délicate et d'assez longue dissection près de l'œil, respire de l'éther, et au bout de dix minutes il s'endort. L'opération commence, mais bientôt le malade se réveille et reprend de nouveau de l'éther qu'il absorbe pendant 35 minutes. Alors le pouls tombe de 12 à 96 : la respiration est lente ; les extrémités froides ; insensibilité complète ; on s'alarme ; on lui jette de l'eau froide à la tête, on lui seringue de l'eau dans l'oreille ; on lui porte de l'ammoniaque dans les narines et dans la bouche. Enfin ce n'est qu'après être resté près d'une heure dans cette position qu'il a repris ses sens. — 2° On lit dans le journal de Brendes : Un individu ayant imprudemment respiré outre mesure de l'éther sulfurique, est tombé dans une sorte d'état léthargique qui a duré plusieurs heures, et qui a laissé à sa suite un état d'abattement et de faiblesse du pouls qui pendant plusieurs jours a inspiré des craintes sérieuses. — Christison rapporte d'après le *Midland med. and sug. journ.*, l'observation d'une domestique au service d'un droguiste, qui fut trouvée morte dans son lit et dans la situation d'une personne paisiblement endormie. La mort ne put être attribuée qu'à la respiration de vapeurs d'éther nitrique exhalées d'un flacon, contenant une certaine quantité de ce liquide et qui aurait été brisé dans la chambre de la victime. A l'autopsie on reconnut une notable rougeur de la muqueuse gastrique et un engorgement des poumons. Enfin M. Renault d'Alfort, ayant soumis des chiens aux inspirations éthérées dans des caisses fermées, a vu ces animaux succomber au bout de trois quart d'heure ou une heure avec des symptômes semblables à ceux que nous venons de décrire.

De pareils faits sont bien propres à retenir les partisans des inspirations éthérées et à modérer la hardiesse de leurs expérimentations.

Maintenant quels sont les cas dans lesquels ces inspirations peuvent convenir ? Si l'on fait attention au peu de durée des effets stupéfiants de l'éther, et aux dangers qu'il y aurait de prolonger l'inhalation pour obtenir une durée plus considérable, on comprendra facilement que le moyen dont nous parlons ne s'applique guère qu'à des opérations très-douloureuses et qui peuvent être terminées promptement : telles sont les amputations ; certaines ablations de tumeurs qui n'exigent pas de dissections minutieuses ; l'extirpation simple du sein : des cautérisations très-douloureuses, quelques cas de cathétérisme et de taille, etc. Notons toutefois que moyennant le fractionnement de l'éthérisation, on peut pratiquer des opérations douloureuses et d'assez longue durée. C'est ainsi que M. Gerdy a pu engourdir pendant vingt minutes un homme auquel il pratiqua l'extraction de polypes du nez. Quelques chirurgiens, ayant observé une résolution complète des membres, avaient pensé que cet état serait très-favorable à la réduction des fractures et des luxations : mais nous avons vu qu'il n'en était pas toujours ainsi, et que certains individus sont pris de mouvements convulsifs qui seraient bien nuisibles dans ces tentatives de ce genre. Il y a là cependant quelques réserves à faire et quelques essais à suivre avec toute la prudence que commande la gravité des circonstances. J'en dirai autant de la question des accouchements. Plusieurs praticiens ont appliqué le forceps et terminé des accouchements laborieux à l'aide du moyen qui nous occupe : M. Paul Dubois, dans un remarquable Mémoire sur cette question, a reconnu que l'éthérisation suspend la douleur dans l'accouchement normal et la prévient dans les opérations obstétricales, résultat bien avantageux et que l'on peut mettre à profit chez certaines femmes très-nerveuses et très-sensibles aux douleurs de la parturition.

Un mot actuellement sur les *applications des inhalations éthérées à la pathologie interne.* — Ces applications ont été peu nombreuses et on en conçoit d'ailleurs la raison : cette stupéfaction passagère ne peut pas être d'un grand secours dans l'immense majorité des affections internes. Cependant M. Honoré a obtenu aussi la guérison de névralgies très-intenses. Les expériences de MM. Moreau et Lemaître sur des épileptiques ont fait voir que ce moyen pouvait être utile dans certains cas. D'un autre côté on l'a vu augmenter et même déterminer des accès d'hystérie. M. Besseron, médecin militaire distingué, a obtenu de très-bons résultats des aspirations éthérées dans une épidémie très-grave de méningites cérébro-spinales qui régnait à Alger. Au total, ce n'est guère que dans les affections désignées par les nosographes sous le nom de *névroses* que l'éther peut-être essayé. L'efficacité des vapeurs d'éther dans la coqueluche a été constatée depuis longtemps par un médecin anglais, et je crois que le moyen qu'il conseille (en répandre sur le lit de l'enfant) est encore le meilleur moyen.

M. Baudens a fait de l'éthérisation une application assez ingénieuse qui peut être répétée dans certains cas de médecine légale, pour reconnaître des maladies simulées. Un militaire qui présentait une déviation de la taille, ayant été soumis aux inhalations et étant tombé dans l'engourdissement, le relâchement de ses muscles permit de constater que la déviation était adroitement simulée. Par contre, l'emploi du même moyen fit voir qu'un sujet, atteint d'une ankylose que l'on croyait feinte, était bien réellement affecté de cette maladie puisqu'elle persista pendant le relâchement des muscles.

Appareil pour les inspirations éthérées — Nous serons très-bref sur ce sujet, car ces appareils se rapprochent tous plus ou moins de ceux qui sont habituellement employés par les médecins, quand ils veulent faire respirer aux malades des vapeurs médicamenteuses. Un flacon à deux tubulures, l'une donnant passage à un tube qui conduit l'air dans le flacon, l'autre au tube par lequel on inspire ; tel est le point de départ qui a servi à la construction des différents systèmes imaginés jusqu'à ce jour.

Voici en peu de mots la description des principaux :

En Amérique, M. Bigelow emploie un petit vase globulaire de cristal à deux tubulures et à doubles goulots, contenant l'éther et des éponges destinées à agrandir le champ de la surface vaporisante. Une des ouvertures laisse pénétrer l'air dans l'intérieur du vase, où il se charge de vapeur, et il passe dans cet état par l'autre goulot, pour être inspiré par le malade. Une soupape placée à l'entrée du goulot par lequel le malade inspire, empêche que l'air expiré par le malade ne rentre dans le flacon et ne vicie la vapeur médicamenteuse. Au lieu d'un vase de verre, un chimiste anglais, M. Hérapath de Bristol, a employé une grosse vessie de bœuf.

M. Charrière a repris l'appareil des Américains en le modifiant. Ainsi il a pris un ballon de verre très-évasé par le bas afin d'offrir une vaste surface vaporisante ; il y a placé aussi des éponges ; les deux tubes pénètrent par un seul goulot, et celui qui est destiné à porter la vapeur dans les voies aériennes est long, flexible comme un tuyau de narguilé, et terminé par une embouchure garnie de cuir qui s'adapte exactement autour de la bouche du malade. Un système de soupapes habilement combiné laisse au malade la facilité d'inspirer et d'expirer par le même conduit : tandis que les narines, serrées par un pince-nez, ne permettent pas à l'air extérieur d'entrer par les fosses nasales. Enfin M. Morel-Lavallée a eu l'idée de substituer au grand matras de M. Charrière un flacon de la plus petite dimension : alors l'absence de surface vaporisante est compensée par la chaleur. Il suffit de tenir le flacon dans sa main pour que l'éther se volatilise à grande quantité. Ainsi modifié, l'appareil est très-portatif et d'un effet puissant. Des individus réfractaires aux inhalations avec le grand appareil, n'ont pu résister à celui-ci. D'autres modifications ont été proposées par MM. Doyère, Maissiat et quelques autres : elles portent sur les moyens de graduer la force des vapeurs. Une question aussi importante, c'est celle qui est relative au liquide lui-même ; il doit être parfaitement pur, celui qui contient de l'acide sulfureux, laissant dégager ce gaz, pourrait exciter les voies aériennes et amener quelques accidents.

On a aussi essayé l'introduction des vapeurs par l'anus ; mais les résultats obtenus n'ont pas été assez satisfaisants, pour que cette voie, à laquelle répugneraient d'ailleurs beaucoup de personnes, puisse être préférée.

Du Chloroforme. — La question relative à l'éthérisme en était à ce point quand, le 23 novembre 1847, un journal de médecine, *l'Union Médicale*, rendit compte d'un travail que venait de publier le docteur Simpson d'Édimbourg, sur les effets remarquables qu'il venait d'obtenir d'un nouvel agent anesthésique nommé *chloroforme*. (V. plus haut dans le Supplément l'article *Chloroforme*.)

Cependant, pour rendre justice à qui elle est due, il faut reconnaître que c'est M. Flourens qui, pratiquant des expériences sur le moyen propre à abolir la sensibilité, eut le premier l'idée d'employer le chloroforme. Voici le texte d'une communication faite le 8 mars 1847, à l'Académie des sciences, qui le prouve sans réplique.

« On se rappelle, dit-il, que l'éther chlorhydrique m'a donné les mêmes résultats que l'éther sulfurique. L'éther chlorhydrique m'a conduit à assayer un corps nouveau connu sous le nom de *Chloroforme*.

« Au bout de quelques minutes, et de très-peu de minutes (de six dans une première expérience,

de quatre dans une seconde), l'animal soumis à l'inhalation du chloroforme a été tout-à-fait éthérisé.

« On a mis alors la moelle épinière à nu ; la région postérieure, les racines postérieures étaient insensibles. Sur cinq racines antérieures successivement éprouvées, deux seules conservaient encore leur motricité ; les trois autres l'avaient perdue. »

Mais ni M. Flourens, ni aucun des chirurgiens qui avaient eu connaissance de ces résultats, n'eurent l'idée d'employer le chloroforme à la place de l'éther dans les opérations. C'est donc à M. Simpson que revient tout l'honneur de l'initiative pour l'emploi chirurgical de l'éther, tout en constatant qu'il tenta ce moyen sur l'invitation de M. Waldie. Le professeur d'Édimbourg institua donc une série d'expériences pour constater les propriétés du nouvel agent anesthésique ; et une circonstance qui ajoute quelque intérêt à ces premières recherches, c'est qu'elles eurent pour témoin M. Dumas, alors présent à Édimbourg.

Dans trois expériences relatées par M. Simpson, les inhalations du chloroforme furent pratiquées d'abord sur un enfant de quatre à cinq ans, auquel on retira de l'avant-bras la presque totalité du radius nécrosé ; puis sur un soldat auquel on pratiqua la destruction d'une cicatrice vicieuse à la mâchoire inférieure ; et enfin sur un jeune homme auquel on amputa le gros orteil. Dans ces trois expériences le chloroforme fut présenté, répandu à la dose de quelques grammes, sur un mouchoir ou sur une éponge concave, et le sommeil arriva très-promptement ; dans un cas, il fallut une demi-minute seulement. M. Simpson a aussi affirmé que les effets du chloroforme duraient autant que ceux de l'éther, mais se dissipaient beaucoup plus facilement et laissaient moins d'engourdissement. Employé dans les accouchements, les résultats ont été des plus satisfaisants.

Au total, voici les conclusions qu'il crut pouvoir tirer de ses premières recherches, portant sur plus de cinquante observations.

1° Il faut beaucoup moins de chloroforme que d'éther, pour produire de l'insensibilité : 100 à 120 gouttes, et quelquefois beaucoup moins suffisent.

2° Son action est beaucoup plus rapide et complète ; elle est généralement plus durable. Il suffit souvent de dix à vingt larges inspirations. Le temps du chirurgien est donc épargné ; en outre, la période d'excitation, qui appartient à tous les agents narcotiques, se trouvant abrégée ou même annulée au point de vue pratique, le malade n'offre pas la même tendance à l'hilarité et au bavardage.

3° L'inhalation du chloroforme est beaucoup plus agréable que celle de l'éther.

4° En raison de la petite quantité de chloroforme, qui est nécessaire, son emploi sera moins coûteux que celui de l'éther.

5° Son parfum est loin d'être désagréable, son odeur ne s'attache point aux vêtements, et il ne s'exhale point d'une manière désagréable de la poitrine qui l'a inspiré, comme cela a lieu si généralement pour l'éther.

6° Comme il en faut beaucoup moins il est beaucoup plus facile à transporter que l'éther.

7° Il ne réclame l'emploi d'aucun apareil ou instrument. Il suffit en général, pour obtenir l'effet voulu en une ou deux minutes, de répandre un peu de ce liquide dans le creux d'une éponge de forme concave, ou sur un mouchoir de poche, ou sur un morceau de papier, qu'on tient sur la bouche et sur les narines, de manière que l'inspiration en soit très-forte.

Les effets physiologiques du chloroforme sont à-peu-près les mêmes que ceux de l'éther, mais généralement plus doux.

Dans les premières expériences qui furent faites on avait signalé quelques accidents tels que des nausées, des vomissements. On s'était servi du mouchoir et de l'éponge, comme le conseille M. Simpson, et le liquide, en contact avec les lèvres et le nez, avait déterminé de légères cautérisations sur ces parties : mais, depuis, on a reconnu que, pour la plupart du temps, ces phénomènes tenaient à la mauvaise préparation du chloroforme ; et maintenant qu'à l'aide de nouveaux procédés, on l'obtient parfaitement pur, et qu'on l'administre à l'aide des ingénieux appareils imaginés par M. Charrière, on n'a plus rien observé de pareil.

Ainsi se trouvent en grande partie vérifiées et constatées les conclusions de M. Simpson. Il est bien reconnu que le chloroforme comparé à l'éther endort plus promptement et plus agréablement (*citiùs* et *jucundiùs*). Moins souvent que l'éther, il détermine ces mouvements spasmodiques dont nous avons parlé à l'occasion de cette dernière substance. Un fait très-curieux a été signalé à cet égard par M. Delabarre fils. Un homme de quarante ans avait à peine fait quelques inspirations de vapeur d'éther, qu'il se prit à pleurer, à gémir, comme s'il était en proie aux plus violents chagrins. Alors on substitua rapidement le chloroforme à l'éther, et presque aussitôt les gémissements s'arrêtèrent, les traits du malade prirent l'expression de la joie, et il tomba dans l'éthérisme le plus complet (*Académie de méd.*, séance du 7 décembre). Une autre circonstance, également notée par les chirurgiens, en faveur du nouvel agent, c'est que son influence stupéfiante cesse plus rapidement que celle de l'éther, et que l'on revient plus rapidement au sentiment du monde extérieur : la durée de l'engourdissement étant d'ailleurs à-peu-près la même dans les deux cas.

Le chloroforme a déjà été employé dans un grand nombre d'opérations chirurgicales. L'absence plus habituelle de mouvements spasmodiques a même permis de l'employer dans des cas d'opérations délicates sur l'œil. Un sujet affecté de tétanos, et couché dans le service de M. Velpeau, a été manifestement soulagé par l'emploi du chloroforme qui lui a procuré par intervalles quelques heures de rémiss on complète. Ce qui, au total, ne l'a pas empêché de succomber. Enfin le chloroforme a déjà été plusieurs fois employé dans des cas d'accouchement difficile avec un plein succès, dans un cas surtout rapporté par M. Lebreton. Une femme en travail ayant été prise de délire violent et de mouvements désordonnés fut calmée instantanément par le chloroforme, et

promptement délivrée au moyen du forceps pendant cet état d'engourdissement.

Maintenant le chloroforme est-il plus dangereux que l'éther? Rien ne le démontre, il est évident d'ailleurs que je ne parle pas ici du mauvais usage que l'on pourrait en faire. Il y a là une question de médecine légale de la plus haute importance. Les dangers qui pourraient résulter pour la société et pour la morale de l'emploi d'un agent aussi énergique, ont ému l'autorité : le conseil de salubrité a été consulté, et il a émis l'avis à la presque unanimité, qu'il était indispensable de considérer le chloroforme comme un médicament toxique et de lui appliquer les lois et les règlements qui régissent la vente des substances vénéneuses. Ils consistent à ne délivrer ces médicaments que sur ordonnance de médecin : le pharmacien doit prendre le nom et l'adresse des personnes auxquelles il les délivre; l'ordonnance du médecin doit être inscrite sur un registre spécial.

ALDÉHYDE. Les liquides susceptibles de produire l'anesthésie paraissent devoir se multiplier. Le 13 mars dernier (1848), M. Poggiale a présenté à l'Académie des sciences, une note sur les propriétés stupéfiante de l'aldéhyde ; l'action de la vapeur de ce corps est plus prompte et plus énergique, dit-il, que celle de l'éther et du chloroforme : 45 secondes ont suffi pour déterminer chez des chiens l'insensibilité la plus complète ; les yeux étaient fixes, les pupilles dilatées et immobiles, les muscles dans la résolution. La sensibilité ne revient qu'au bout de huit minutes. L'inspiration ayant été continuée pendant dix minutes les effets furent plus marqués, et l'animal ne recouvra sa sensibilité qu'au bout d'un quart d'heure. Le sang avait une odeur d'aldéhyde très-prononcée.

L'aldéhyde est un liquide analogue aux éthers. On lui a donné successivement les noms d'éther oxigéné, d'acétal, puis il fut considéré par Liebig, comme un alcool déshydrogéné. L'aldéhyde est incolore, inflammable, d'une odeur éthérée pénétrante. Il bout suivant M. Poggiale à la température de 28 à 29 degrés, et suivant Liebig, à celle de 21 degrés; il est miscible à l'eau, à l'alcool et à l'éther, il donne à la flamme de l'éponge, de platine, un acide aldéhydique, produit de sa combustion, il est très-avide d'oxigène, et se convertit très-facilement en acide acétique; de là lui vient son nom d'acétal. M. Poggiale l'obtient facilement en grande quantité, en distillant un mélange d'acide sulfurique, d'eau, d'alcool, et de peroxide de manganèse; on rectifie ensuite le liquide obtenu par le chlorure de calcium. L'aldéhyde ainsi p é-paré, n'est pas chimiquement pur, il contient de faibles quantités d'alcool et de l'éther formique, ce qui explique pourquoi le point d'ébullition de ce produit a été trouvé supérieur à celui obtenu par Liebig. Si, dit l'auteur de ce travail, l'odeur assez forte de l'aldéhyde permet aux chirurgiens de l'employer chez l'homme, il est évident qu'au point de vue économique cet agent doit être préféré au chloroforme et à l'éther ; car il est plus facile à préparer et d'un prix moins élevé.

Il est permis maintenant de penser que l'on trouvera encore de nouveaux corps éthérés, jouissant des propriétés stupéfiantes de ceux qui viennent d'être désignés, peut-être même seront-ils assez nombreux : rien ne doit limiter les conjectures à cet égard, l'analogie est là pour les justifier.

                           J.-P. BEAUDE.

ETHÉRÉE (*chim.*), adj. Qui a les qualités et les propriétés de l'éther; on dit liqueur éthérée, odeur, saveur éthérée.

ETHMOIDAL (*anat.*), adj. Qui a rapport à l'os éthmoïde. Les *cellules ethmoïdales*, sont formées par les lames minces contournées et agglomérées sur le côté de l'os ethmoïde. (V. ce mot.) — Les *artères ethmoïdales* sont formées par deux branches de l'artère ophthalmique; elles sont divisées en antérieures et postérieures, et pénètrent dans le crâne pour se distribuer à la membrane fibreuse du cerveau, désignée sous le nom de dure-mère. — Les *nerfs ethmoïdaux* sont formés par les nombreux rameaux des nerfs olfactifs; ils se distribuent dans la membrane pituitaire qui est la muqueuse qui tapisse les fosses nasales.   J. B.

EUPHORBIACÉES (*bot.*), s. f. p. On désigne ainsi une famille naturelle de la méthode de Jussieu, à laquelle le genre euphorbe a donné son nom. Cette famille est formée par des herbes, des arbustes ou de très-grands arbres, qui la plupart contiennent un suc laiteux très-irritant. Les caractères des euphorbiacées sont : feuilles ordinairement alternes et stipulées; fleurs uni-sexuelles, généralement très-petites; calice monosépale, ayant 3 à 6 divisions profondes, munies intérieurement d'appendices globuleux et glanduleux, corolle nulle, monopétale ou polypétale; étamines nombreuses qui, dans certains genres, peuvent être considérées chacune comme une fleur. Ovaire libre, sessile et stipié, ordinairement à 3 loges, contenant chacune un ou deux ovules suspendus; 3 stigmates. Le fruit sec et peu charnu est composé d'autant de coques qu'il y avait de loges à l'ovaire. Les graines crustacées extérieurement ont une petite caroncule charnue près de leur point d'attache et un endosperme charnu dans lequel est renfermé l'embryon. Le nombre de plantes de cette feuille est très-considérable, il est de plus de mille, réparties dans 86 genres qui fournissent de nombreux produits à la matière médicale, tels que l'ipécacuanha, les ricins, les euphorbes, le mancenillier, l'hypomane, etc.   J. B.

EXANIE (*path.*), s. f. Nom donné, par quelques médecins, à la sortie du rectum hors de l'anus. (V. *Rectum* (maladie du.)

EXPIRATEUR (*anat.*), adj. On désigne ainsi les muscles de la poitrine et du ventre, qui dans la respiration contribuent à resserrer la poitrine ou à expulser l'air des poumons. (V. *Respiration.*)

EXSUDATION (*path.*), s. f. C'est le suintement d'une humeur à travers les parois de son réservoir naturel.

EXTRAVASATION (*path.*), s. f. (V. *Extravasé.*)

F

FALTRANK (*thérap.*), s. m. Mot allemand, usité quelquefois en français pour désigner une boisson vulnéraire ; ce mot signifie *boisson contre les chutes*. (V. *Vulnéraire*.)

FÉCONDATION (*physiol.*), s. f. (V. *Génération.*)

FEU PERSIQUE (*path.*), s. m. On a donné ce nom au zona. (V. ce mot.)

FEU SACRÉ (*path.*), s. m. C'est l'érysipèle simple.

FEU DE ST-ANTOINE (*path.*), s.m. Nom donné à une maladie épidémique caractérisée par le charbon et l'érysipèle gangréneux ; quelquefois c'est une scarlatine maligne. Cette maladie fit de grands ravages vers le XI° siècle.

FEU VOLAGE (*path.*), s. m. Rougeur passagère à la face ou au cou, que l'on aperçoit quelquefois chez les femmes hystériques ou mal réglées.

FEUX DE DENTS (*path.*), s. m. p. C'est l'affection désignée sous le nom de *Strophulus*, et qui apparaît souvent chez les jeunes enfants, (V.*Feux.*)

FÈVE DE ST-IGNACE (*mat. méd.*), s. f. (V. *Noix Igasur.*)

FÈVE DE TONKA (*bot.*), s. f. C'est la semence du *coumaruna odorata*, plante de la Guiane; cette fève est aplatie, oblongue, réniforme, de la grosseur de l'extrémité du doigt; elle est rugueuse, brunâtre, d'une odeur forte et assez agréable ; on l'emploie quelquefois pour aromatiser le tabac à priser, en mettant un de ces fruits dans le vase qui contient la poudre de tabac.   J. B.

FICAIRE (*bot.*), s. f. C'est la petite chélidoine, petite éclaire (*ranunculus ficaria*). Cette plante est ainsi nommée parce que ses racines sont composées de granulations, qu'on a comparées à des petites figues. Ses feuilles sont employées comme antiscorbutiques; on en fait aussi usage comme topique sur les tumeurs scrophuleuses.   J. B.

FIEL DE TERRE (*bot.*), s. m. C'est un nom vulgaire donné à la fumeterre et à la petite centaurée.

FIÈVRE THYPHOÏDE. (V. *Dothinentérite* et *Typhoïde.*)

FLEURS D'ANTIMOINE (*chim.*), s. f. p. C'est l'acide antimonieux précipité par sublimation. (V. *Antimoine.*)

FLEURS D'ARSENIC (*chim.*). C'est l'acide arsénieux sublimé. (V. *Arsenic.*)

FLEURS DE BENJOIN (*chim.*). C'est l'acide benzoïque, obtenu par sublimation. (V. *Benjoin.*)

FLEURS DE BISMUTH (*chim.*). Ce sont des efflorescences d'oxide de bismuth, que l'on trouve à la surface des minéraux qui renferment en même temps ce métal à l'état natif.

FLEURS D'ORANGER (*pharm.*). V. *Orange.*

FLEURS DE SEL AMMONIAC (*chim.*). C'est le chlorure d'ammoniaque sublimé. (V. *Ammoniaque.*)

FLEURS DE SOUFRE (*chim.*). C'est le soufre sublimé recueilli en très-petits cristaux. (V. *Soufre.*)

FLEURS DE ZINC (*chim.*). C'est l'oxide de zinc produit par la combustion de ce métal. (V. *Zinc.*)

FLUOR (*chim.*), s. m. C'est un corps simple dont on admet l'existence par analogie, car l'on n'est pas encore parvenu à l'isoler ; il forme la base de l'acide fluorique ou fluorhydrique, et se combine avec d'autres corps pour former des fluorures.

FORMIQUE (Acide). (*chim.*), s. f. C'est l'acide que sécrètent les fourmis. (V. cet article au mot *Insecte.*)

FOULURE (*chir.*), s. f. (V. *Entorse* et *Diastasie.*)

FOURMI (*hist. nat.*), s. f. (V. *Insecte.*)

FOURMILLEMENT (*pathol.*), s. m. (V. *Formication.*)

FRAI (*mat. méd.*). On donne ce nom aux produits de la génération des poissons et de quelques reptiles. Le frai de Grenouille était autrefois employé comme émollient, à cause de ses propriétés mucilagineuses ; il est aujourd'hui tout-à-fait inusité.

FRÉNÉSIE. (V. *Phrénésie.*)

FROMAGE (*hyg.*), s. m. C'est un aliment préparé avec la crème et le caséum extrait du lait. La plupart des bestiaux fournissent leur lait pour la préparation du fromage ; mais dans nos contrées, ce sont surtout la vache, la chèvre, et la brebis, dont le lait est employé à cette préparation. Les fromages peuvent être divisés en deux grandes classes, les fromages récents et les fromages fermentés ; ces derniers sont même utilisés à divers degrés de fermentation, suivant les habitudes des localités où on les prépare. Les fromages frais ou récents ne diffèrent de la crème ou du caséum que par les assaisonnements, le sel ou les eaux distillées aromatiques que l'on y ajoute.

Les fromages fermentés sont ceux qui présentent la plus grande variété, soit en raison de la qualité du lait employé pour les préparer et des assaisonnements qui y sont ajoutés, soit en raison du degré plus ou moins avancé de fermentation auquel le fromage est réputé *fait* et est livré à la consommation. La fermentation qui se développe dans le fromage est une fermentation alcaline, l'ammoniaque fait la base des gaz qui se dégagent, et des sels qui se forment dans le fromage ; il se produit du carbonate et du chlorhydrate d'ammoniaque; quelques auteurs considèrent même le fromage comme un caséate d'ammoniaque. Beaucoup de fromages ne se consomment que lorsque la fermentation est complétement arrêtée et que le fromage est sec : tels sont les fromages de Gruyère, de Hollande et de Chester, etc. ; dans d'autres, au contraire, c'est lorsque la fermentation commence comme dans ceux du Mont-d'Or, près Lyon; d'autres fois c'est lorsqu'elle est en pleine activité, comme dans le fromage de Marolles, de Brie, etc. Il en est dont on ne fait usage que lorsqu'ils ont subi une décomposition particulière, comme cela a lieu pour les fromages de Roquefort et de Géromé.

Au point de vue gastronomique, les fromages présentent de grandes variétés, et sont très-diversement appréciés par les gourmets ; ils s'élèvent depuis la vulgarité la plus triviale jusqu'à la recherche la plus exquise, et rien n'est moins comparable que ce même produit, suivant ses provenances et suivant ses qualités.

Aux yeux de l'hygiène il n'existe, ainsi que nous l'avons déjà dit, que deux natures de fromages, suivant qu'ils ont été soumis ou non à la fermentation ; car cette opération en change complétement la nature. Les fromages non fermentés participent aux propriétés des aliments tirés du lait, c'est le caséum mêlé d'une plus ou moins grande proportion de la matière butyreuse qui forme la crème ; cet aliment est doux et rafraîchissant, de digestion facile lorsqu'il n'est pas pris avec excès et que les individus supportent très-bien le laitage; il convient aux estomacs irrités, et est utile dans la convalescence des affections inflammatoires.

Lorsqu'il a été fermenté, le fromage contracte des propriétés alcalescentes qui en font un aliment excitant et fortement animalisé; les sels ammoniacaux y dominent, et surtout ceux qui sont avec excès de la base alcaline, lorsque la fermentation a été très-avancée. Dans ce cas, le fromage est un aliment qui convient aux individus d'un tempérament lymphatique : on l'ordonne même aux scrofuleux; il convient aux individus qui habitent les lieux bas et humides, le bord de la mer, des rivières et des lacs. Cette nécessité des aliments excitants dans ces dernières conditions explique pourquoi les peuplades d'Esquimaux se nourrissent de poissons fermentés, qui sont remplacés par les poissons fumés dans les contrées plus civilisées mais non moins humides de la Hollande ; tant il est vrai que partout l'observation a porté l'homme à approprier sa nourriture et ses usages aux besoins hygiéniques des contrées qu'il habite.

Le fromage convient aussi aux estomacs paresseux et qui ne digèrent que sous l'influence de condiments excitants, ce qui explique pourquoi le fromage, qui est toujours servi à la fin du repas, est regardé par tant de personnes, et surtout par les vieillards, comme un excellent digestif.

Il se développe quelquefois dans le fromage des principes particuliers qui ont donné lieu à des accidents : sont-ce des productions cryptogamiques analogues à ces champignons que l'on observe si souvent dans les substances alimentaires altérées, ou bien des principes particuliers développés sous l'influence de la réaction produite par la fermentation? Les chimistes n'ont point encore résolu cette question; mais nous devons dire que ces accidents, qui, jusqu'à ce jour, n'ont été caractérisés que par des vomissements et des coliques, sont assez rares pour que l'on puisse ne pas s'en préoccuper : seulement il est bon d'en être prévenu afin de ne pas attribuer à d'autres causes des accidents semblables, s'ils venaient à se produire.

L'abus du fromage, comme celui de tous les aliments excitants, doit être évité: il donne quelquefois lieu à certaines excitations des organes digestifs, quelquefois même à des affections de la peau: aussi doit-il être proscrit dans le régime adoucissant et antiphlogistique.

J.-P. BEAUDE.

FULMINANTES (Amorces). V. *Poudre fulminante.*

FUCUS (*bot.*), s. m. (V. *Varec.*)

FUMIGATION (*thérap.*), s. f., *fumigatio*, de *fumus*, fumée. On donne ce nom à l'administration de substances médicamenteuses à l'état de vapeur, soit sur une partie extérieure du corps, soit dans une cavité, l'oreille, les fosses nasales, etc. Les fumigations sont sèches ou aqueuses; elles sont générales ou partielles : beaucoup de substances peuvent être employées en fumigation; c'est un mode d'administration des substances médicamenteuses, qui est surtout usité dans les affections de la peau, certaines phlegmasies chroniques de la membrane muqueuse, des fosses nasales, de l'oreille, quelquefois de l'œil. Les fumigations de tabac introduites dans le rectum sont employées dans l'asphyxie par submersion. Il a été question des bains de vapeur et des fumigations aux mots *Bain* et *Vapeur.*

Pour les fumigations désinfectantes V. *Miasme* et *Méphitisme.* J. B.

FUSÉE (*chir.*), s. f. On donne ce nom à des trajets plus ou moins long que parcourt le pus dans un abcès lorsqu'il s'infiltre loin du lieu qui fut son siège primitif. Les fusées purulentes s'observent souvent aux membres et les gaînes des tendons, les prolongements du tissu cellulaire, sont dans ces cas les moyens les plus ordinaires de la transmission du pus. J. B.

G

GALACTOMÈTRE (*hyg.*), s. m., du grec *gala*, lait, et *métron*, mesure. On donne ce nom ou simplement celui de lactomètre, à des instruments destinés à mesurer la densité du lait. Il y a diverses sortes de galactomètres: les uns, et ce sont les plus anciens, sont simplement des aréomètres munis de tiges très-sensibles et qui par leur plus ou moins d'enfoncement dans le liquide en accusent la densité. D'autres sont des éprouvettes dans lesquelles on laisse reposer le lait: l'épaisseur de la couche crémeuse qui surnage, indique les qualités plus ou moins nutritives du lait. Enfin dans ces derniers temps on a proposé un nouvel instrument auquel on donna le nom de *galactocospe*, et qui consistait à juger de la quantité de crème, et de caséum du lait par l'absorption des rayons lumineux que l'on faisait passer à travers ce liquide; cet instrument était formé par un tube rempli de lait à travers lequel on cherchait à distinguer la flamme d'une bougie; l'épaisseur plus ou moins considérable de la couche de lait, que l'on faisait varier à volonté, indiquait le plus ou moins d'opacité du liquide. Cet instrument proposé par M. le docteur Donné, fut revendiqué par M. Dien. Il paraît qu'il était de l'invention de M. Quetelet, qui l'avait imaginé dans un tout autre but, celui de résoudre un problème astronomique, relatif à l'intensité lumineuse des étoiles. J. B.

GALACTOSCOPE (*hyg.*), s. m. (V. *Galactomètre.*)

GALACTURIE (*path.*), s. f. Urine laiteuse; c'est l'uri chyleuse des auteurs. V. *Reins* (Maladie des).

GALIPOT (*mat. méd.*), s. m. C'est la térébenthine impure, privée de son huile essentielle par l'évaporation naturelle. (V. *Térébenthine.*)

GANGLIFORME (*anat.*), adj. Se dit d'un organe qui a la forme d'un ganglion. (V. ce mot.)

GANGLIONITE (*path.*), s. f. C'est l'inflammation du ganglion. On désigne aussi cette maladie sous le nom d'adénite. V. *Glandes* (Maladies des).

GANGLIONAIRE (*anat.*), adj. Se dit des nerfs qui présentent des ganglions dans leur trajet. Les nerfs du grand sympathique, qui offrent ce caractère, forment ce que l'on désigne sous le nom de système ganglionaire. (V. *Nerfs.*)

GASTRILOQUE (*physiol.*), s. m. (V. *Ventriloque.*)

GAYACINE (*mat. méd.*), s. f. Nom donné à la résine de gayac lorsqu'elle est pure. (V. *Gayac.*)

GENTIANÉE (*bot.*), s. m. p. On donne ce nom à une famille de végétaux dicotylédonées monopétales à étamines hypogynes, composée de plantes herbacées et d'arbrisseaux à fleurs opposées, entières, glabres, et à feuilles solitaires et terminales, axillaires ou réunies en épis simples. Le calice est monosépale, souvent persistant à 5 divisions, corolle monopétale, régulière, ordinairement à 5 lobes imbriqués, étamines en même nombre que les divisions de la corolle; ovaire à une seule loge, contenant beaucoup d'ovules. Le fruit est une capsule biloculaire, contenant un grand nombre de graines, et s'ouvrant en deux valves. Les graines sont fort petites. Toutes les plantes de cette famille sont très-amères, toniques et fébrifuges. On les administre avec succès dans les affections scrofuleuses et scorbutiques; dans les gastralgies et les maladies atoniques des organes digestifs.   **J. B.**

GENGIVITE (*path.*), s. f. On donne ce nom à l'inflammation des gencives. (V. ce mot.)

GENTIANIN, s. m., ou **GENTIANÉINE**, s. f. (*mat. méd.*). On donne ce nom à un principe extrait de la gentiane et que pendant quelque temps on avait cru le principe actif de cette racine. Ce corps, qui cristallise en belles aiguilles jaunes, est sans action sur l'économie animale.

GÉRANIACÉES ou **GÉRANIÉES** (*bot.*), s. f. p. C'est une famille de plantes dicotylédonées polypétales, à étamines hypogynes, qui a pour caractères : feuilles simples ou composées, alternes, avec ou sans stipules; fleurs axillaires ou terminales; calice à 5 sépales, souvent inégaux et soudés par leur base; corolle à 5 pétales libres ou légèrement cohérentes en bas, et en général tordues avant leur épanouissement; 5 à 10 étamines, rarement 7, libres ou monadelphes, anthère biloculaire; style au sommet de chaque ovaire. Le fruit est composé de 3 à 5 coques, closes ou s'ouvrant par leur côté interne; souvent c'est une capsule à 5 loges polyspermes, s'ouvrant en 5 valves. Les graines ont un tégument propre, quelquefois charnu ou crustacé extérieurement, et un embryon immédiatement recouvert par le tégument propre ou placé dans un endosperme charnu.

Cette famille, avec l'ancien genre géranium de Linné, ne renferme que peu de plantes elle ne présente aussi que peu de végétaux, ayant une action très-marquée sur l'économie; la plupart sont astringentes. Les plantes principales sont le *geranium colombium*, ou pied-de-pigeon, employé au Chili pour apaiser les douleurs des dents et raffermir les gencives; le *geranium hirtum* (Pelargonium), dont on mange les tubercules qui poussent des racines; le *geranium maculatum* des État-Unis, employé comme astringent interne; le *geranium robertianum* ou herbe à Robert. (V. *Géranium.*) **J. B.**

GERME (*physiol.*), s. m. (V. *Ovologie.*)

GERME (Faux), s. m. (V. *Fausse couche.*)

GLAIRINE (*hist. nat.*), s. f. Nom donné par Auglada à une matière organisée, azotée, qui se rencontre dans les eaux minérales sulfureuses; Lonchamps lui a donné le nom de *barégine* parce qu'elle se trouve spécialement dans l'eau de Barèges. (V. ce mot.)

GLUCOSURIE (*path., int.*), s.f., du grec *glukos*, doux, sucré et *ouron* urine, c'est-à-dire urine sucrée. Ce mot est synonyme de *diabètès*, et paraît devoir être assez généralement adopté. Il a pour but d'exprimer le caractère de l'urine dans cette maladie, caractère qui est pathognomonique du diabétés. Quant au terme *diabétès* lui-même, dont se servaient les anciens Grecs, il est dérivé du verbe *diabaïnô*, je passe à travers, et exprime que les boissons ingérées, passaient par les reins avec

la même facilité que l'eau traverse un tuyau ou un syphon. Ce changement dans la dénomination de la maladie, et ce terme emprunté à la composition chimique de l'urine, indiquent très-bien les tendances chémiatriques de notre époque. C'est qu'en effet le *diabétès* fait partie des affections qui ont eu, depuis quelques années, le privilége d'exercer la sagacité des chémiatres. Déjà, vers la fin du siècle dernier, Rollo, médecin anglais fort distingué, annonça que le diabétès était une maladie de l'estomac, dans laquelle le suc gastrique vicié devenait capable de saccharifier les substances végétales, qui, ainsi transformées en sucre, passent dans les urines (*on diab. mellit.* Lond. 1797). Cette explication fut modifiée de diverses manières par plusieurs observateurs, jusqu'à M. Bouchardat, qui admit dans l'estomac des diabétiques l'existence d'un principe exerçant sur l'amidon une action toute semblable à celle de la diastase et le transformant en sucre. Ce principe est, suivant M. Bouchardat, une substance neutre, azotée, telle que le gluten, la fibrine et l'albumine, dans certaines conditions d'altération; or, ajoute-t-il, ces principes se trouvent précisément dans l'estomac des diabétiques. Mais, demandera-t-on, pourquoi ces substances se trouvent-elles plutôt dans l'estomac de certains individus que de certains autres? Est-ce que les conditions organiques et vitales dans lesquelles se trouve leur estomac n'y sont pour rien, et si ces conditions déterminent précisément les altérations des principes dont il s'agit, de manière à leur donner la vertu saccharifiante, M. Bouchardat n'a-t-il pas pris l'effet pour la cause? Il convient du reste, avec une entière bonne foi, que sa théorie chimique n'est pas complète, et que pour expliquer la production du principe en question, il faut encore l'intervention d'une autre explication, qui s'adresse plus haut et qu'il qualifie franchement d'hypothèse. Dans cette doctrine le rôle de la thérapeutique est de favoriser le moins possible la formation du sucre en refusant au malade les substances amylacées. La chimie a donné, entre les mains de M. Bouchardat, tout ce que l'on pouvait raisonnablement en attendre. Elle nous a dit quelles étaient les substances qui pouvaient le plus facilement se transformer en sucre, et qu'il fallait par conséquent rejeter de l'alimentation du malade. L'expérience a d'ailleurs démontré directement que l'intensité de la soif et l'abondance du sucre dans les urines étaient en rapport constant avec la quantité de matières amylacées ingérées.

Plus récemment M. Mialhe, qui poursuit l'étude des phénomènes chimiques de l'économie avec un zèle qui l'entraîne parfois un peu trop loin, M. Mialhe vient de proposer une nouvelle théorie du diabétès. Voici cette théorie : les substances alimentaires hydrocarbonées, telles que le sucre de raisin, la gomme d'amidon ou dextrine, ne peuvent être assimilées qu'après avoir été transformées par les *alcalis* du sang ou de nouveaux produits, au nombre desquels figure un produit doué d'un pouvoir oxigénant excessivement énergique. Or, chez les diabétiques, cette décomposition n'a pas lieu parce que les malades ne suent pas et que toutes les sécrétions cutanées étant acides, il s'ensuit que ces sécrétions se trouvant supprimées, l'acide qui aurait dû être éliminé par la peau reste à neutraliser dans le sang les alcalis sur lesquels repose le soin de favoriser l'assimilation du sucre. Défaut de transpiration, et, comme conséquence, absence dans le sang d'alcalis libres, telle est, suivant l'auteur, la véritable étiologie du diabète. Mais objectera-t-on à M. Mialhe ce défaut de transpiration d'où provient il? Est-ce d'une altération chimique ou vitale de la peau? Si c'est une altération chimique, dites donc, si vous le pouvez, en quoi elle consiste?... Si, comme la physiologie le veut, c'est un acte vital, voilà encore la chimie reléguée au second plan, et le phénomène chimique devient tout simplement un effet. Mais il est une autre objection bien plus sérieuse que l'on peut adresser à M. Mialhe. Si le diabétès dépend réellement d'un défaut de transpiration, d'un défaut d'élimination des substances acides, tous les individus qui ne transpirent pas, et ces cas ne sont pas rares, devraient être diabétiques. Les sujets atteints d'ichthyose, ceux qui ont des lésions graves de la moelle épinière, etc., et dont la peau est complètement sèche, devraient offrir les accidents de la glucoserie, et il n'en est rien. Enfin tout consiste-t-il donc dans la saccharification de l'amidon? Et cette surabondance de la sécrétion rénale, d'où provient-elle? n'est-il pas bien probable que c'est elle qui éteint celle de la peau, et qu'ici encore on prend l'effet pour la cause? Mais, dira-t-on, peut-être, il faut bien que la théorie de M. Mialhe soit bonne puisque, à l'aide du traitement qu'il en a déduit, il a pu guérir quelques sujets affectés de diabétes. Il y a ici quelque chose de fort curieux, c'est que des méthodes curatives fort différentes, fondées sur des théories essentiellement opposées, ont fourni des succès entre les mains de leurs auteurs. M. Thénard et Dupuytren ont guéri, M. Bouchardat a guéri, une foule d'autres ont guéri; et ce qui est bien plus prodigieux encore, c'est que M. Germero Fecteggiano a guéri un malade avec de l'acide chlorhydrique, traitement qui, dans l'hypothèse de M. Mialhe, aurait dû aggraver la maladie. Les voies de la thérapeutique sont comme celles de la Providence, impénétrables.

Au total, sans nier le moins du monde les réactions chimiques dont a parlé M. Bouchardat, nous dirons que ces réactions sont l'effet d'une cause inconnue dans son essence, et que cette cause, comme celle de la plupart des maladies, est nécessairement organique ou vitale. (V. *Diabète.*)
E. BEAUGRAND.

GOMME ÉLÉMI. V. *Élémi.*

GOMME LAQUE. V. *Laque.*

GOUGE (*chir.*), s. f. On donne ce nom à un ciseau courbe sur le plat. La gouge est un instrument employé pour extraire les séquestres. (V. *Ciseau.*)

GRENADINE (*chim.*), s. f. C'est un principe cristallisable blanc que l'on extrait de la racine de grenadier, et qui ne diffère en rien de la mannite.

GREFFE ANIMALE (*physiol.*), s. f. (V. *Néoplastie.*)

GRENOUILLE (*hist. nat.*), s. f. C'est un reptile batracien fort commun dans les marais de l'Europe et que tout le monde connaît; le frai de grenouille était employé autrefois comme rafraîchissant et on lui donnait le nom de spréniole (V. *Frai, au Suppl.*)

La chair de grenouille, dont on mange seulement les cuisses, est un aliment léger, sain et agréable. Le bouillon de grenouille est employé comme adoucissant, rafraîchissant; on en fait usage dans les affections aiguës de l'estomac et dans les maladies de poitrine.
J. B.

GRÉOULX (*Eaux minérales de*). Gréoulx est un village de 1500 habitants, département des Basses-Alpes, près la rivière de Verdon, à deux lieues de Manosque, à huit de Digne et d'Aix, et à douze de Marseille. Sa situation à mi-côte est pittoresque; les sites des environs sont agréables; les routes pour y arriver sont commodes et faciles. On y a bâti un établissement qui laisse peu de choses à désirer. Les jardins sont vastes et ombragés; les baignoires sont en marbre blanc; des douches et des étuves y ont été convenablement disposées pour le service des baigneurs. Les bains de Gréoulx paraissent remonter jusqu'à l'antiquité; on y a trouvé des débris d'inscriptions romaines qui permettent de penser qu'ils étaient fréquentés dès le deuxième siècle de l'ère chrétienne.

Pendant longtemps, il n'a existé qu'une source à Gréoulx, et qui fut vendue en 1600 par une dame de Glandèves, moyennant la rente annuelle d'une paire de poulets : depuis on en a découvert une autre, peu abondante, dite la *Source nouvelle*, qui ne donne qu'environ 600 litres d'eau par 24 heures.

L'eau de Gréoulx, et surtout celle de la Source ancienne, est claire, limpide; elle répand une odeur d'hydrogène sulfuré; sa saveur est légèrement salée quand elle est refroidie. Cette eau est douce et onctueuse au toucher, aussi laisse-t-elle déposer une quantité notable de matière floconneuse ou glairine; sa température est 38°,75; cependant elle varie quelquefois, car au mois d'avril 1836 M. Freycinet ne l'a trouvée que de 34°,9; la source nouvelle a une température de 20 à 23°,7.

Voici l'analyse de l'eau des deux sources. L'ancienne a été analysée en 1812 par M. Lauceau; la nouvelle en 1836 par MM. Boullay et O. Henry, pour un litre d'eau :

SOURCE NOUVELLE.

Azote.	traces
Acide carbonique	q. ind.
— hydrosulfurique	
	gram.
Bicarbonate de chaux.	0,206
— de magnésie	0,053
Hydrosulfate de chaux	0,044
Sulfate de chaux.	0,218
— de soude.	0,148
Chlorure de sodium.	1,290
— de magnésium	0,180
Silice et alumine.	0,040
Oxide et sulfure de fer.	0,011
Matière organique, analogue à la glairine.	0,020
	2,210

SOURCE ANCIENNE.

Acide carbonique	0,68
Acide hydrosulfurique	q. inappr.
	gram.
Chlorure de sodium	3,490
— de magnésium	0,200
Sulfate de chaux	0,180
Carbonate de chaux	0,330
Matière floconneuse	0,080
Perte.	0,050
	4,030

Les eaux de Gréoulx, qui sont sulfureuses, salines, sont principalement employées dans les affections rhumatismales chroniques, les sciatiques, les dartres, les suites de luxations, les entorses, les ankyloses incomplètes, les ulcères atoniques, les langueurs des organes digestifs. On en fait aussi usage dans l'hypocondrie, l'hystérie, la chlorose, les métrites chroniques, et les engorgements du corps et du col du l'utérus; à la suite d'abus des plaisirs vénériens, dans les pollutions involontaires et les pertes séminales, dans les affections chroniques de la vessie. Ces eaux peuvent aussi être très-efficaces dans les affections lymphatiques et scrofuleuses, les engorgements glanduleux et articulaires. Les eaux de Gréoulx sont toniques, stimulantes et résolutives; elles sont contre-indiquées dans les affections de poitrine et dans les maladies aiguës et inflammatoires.

La saison des eaux commence au mois de mai et finit au mois de septembre; la durée du traitement est de 20 à 30 jours; le nombre des malades qui fréquentent cet établissement, qui appartient à un particulier, était, de 1830 à 1836, d'environ 300 par année. Il y a un médecin-inspecteur.

J. P. BEAUDE.

GUSTATION (physiol.), s. f. (V. Goût.)

GUTTURAL (anat.), adj. Se dit des choses qui ont rapport au gosier.

H

HACHIECH ou *Haschisch* (mat. méd.), s. m., mot arabe qui signifie herbe, comme qui dirait *l'herbe par excellence*. Le hachisch n'est autre chose que l'extrait du chanvre indien, *cannabis indica urticées J. diœcie pentandris*. L.

Cette substance n'est connue chez nous que depuis un certain nombre d'années, que, nos relations avec les Orientaux s'étant multipliées, nous avons pénétré plus avant dans leurs habitudes, et établi avec eux un système d'échanges d'idées et de produits plus considérable que par le passé. Cet extrait est employé par les Orientaux pour se procurer des rêves agréables, des hallucinations qui les transportent dans un monde différent; il est aussi aphrodisiaque. On a expérimenté cette substance en France, et les résultats ont confirmé de tout point les récits des voyageurs.

Ce que nous allons dire de cette plante sera en partie extrait de l'ouvrage de M. Aubert sur la peste. M. Aubert, qui a résidé pendant plusieurs années en Egypte, a étudié sur les lieux les propriétés du hachisch, et il en a le premier tenté l'introduction dans la matière médicale, en l'appliquant au traitement de la peste.

La plante dont on extrait le hachisch présente les caractères du chanvre; seulement elle est plus petite, s'élève à peine à deux ou trois pieds : sa tige n'est pas unique, mais rameuse depuis le pied; les branches sont alternes; on ne trouve pas sur la tige ces filaments que l'on rencontre sur le chanvre.

On n'emploie que les feuilles et les fleurs; c'est avec elles que les Arabes préparent un extrait, un électuaire, des tablettes, des bonbons, ou bien ils les fument comme du tabac. Lorsqu'ils veulent les envoyer au loin, ils réduisent tout en poudre et en font des tablettes avec de l'eau. C'est cette poudre qui est employée dans les pipes et les narguilés.

Pour préparer l'extrait, ils prennent une certaine quantité de la plante, la mêlent avec de l'eau, puis la font bouillir. Ils ajoutent du beurre et laissent le tout sur le feu jusqu'à complète évaporation. Ils passent ensuite le beurre, et le produit se présente sous une couleur verte, due sans doute à la chlorophylle combinée à la matière grasse du beurre : c'est là ce que les Arabes appellent extrait.

J'ai cherché, dit M. Aubert, à saisir le principe de la plante par les moyens qui étaient en mon pouvoir à Alexandrie; je n'ai pu y parvenir complétement. J'en ai fait un extrait aqueux et un extrait alcoolique. Les effets que j'en ai éprouvés ont été peu de chose en comparaison de ceux que l'on obtient par les moyens arabes. C'est avec l'extrait obtenu par le beurre que les Arabes préparent l'électuaire qui est le plus employé. Ils l'appellent *Dawamesc*. Ils prennent une certaine quantité d'extrait, et le coulent dans un mortier avec des pistaches, de la farine d'amandes douces et du sucre, puis aromatisent le tout avec des essences.

Cet électuaire a l'inconvénient de rancir assez promptement; mais il est agréable au goût. L'extrait, qui est fort désagréable, s'administre souvent dans du café.

Il existe un autre électuaire préparé avec les feuilles et les fleurs réduites en poudre et du miel. Ses effets sont très-violents. On prépare aussi des tablettes dans lesquelles l'extrait est mêlé avec du sucre; les effets sont ici moins actifs. Il y en a en bonbons, en confitures, en rattelon, espèce de pâte fort agréable, faite avec des semences froides : enfin il y a des électuaires aphrodisiaques, dans lesquels le hachisch est mêlé avec de la cannelle, du girofle, du gingembre, et peut-être des cantharides. C'est un mélange de substances qui peut être très-nuisible, tandis que le hachisch simple en extrait ou en électuaire ne produit jamais de fâcheux effets.

La substance dont nous parlons se fume comme l'opium. Mais il paraît que les effets sont moins certains par la pipe que par le narguilé : on le mélange alors avec du tabac. Les Arabes préparent encore une boisson comme le *bouza*, ou bière avec de la farine d'orge fermentée, ajoutant pendant la fermentation une certaine quantité de feuilles et de fleurs. Il faut bien se défier de cette préparation ; on l'a vue produire des accès de fureur ; elle n'est guère employée que dans le peuple. L'usage d'une boisson faite avec les feuilles du chanvre indien est aussi assez répandu dans l'Inde, au rapport de M. Liautaud.

L'électuaire ou dawamesc étant la plus usitée de ces préparations, ce que nous allons dire se rapporte à ce mode d'administrer le hachisch.

On ne doit user de cette substance, dit M. Aubert, qu'une heure avant de manger, ou quatre ou cinq heures après, si l'on veut que les effets se développent bien. On en prend la grosseur d'une noisette, que l'on accompagne d'une tasse de bon café. Si l'on a l'habitude de fumer, on fume un quart d'heure après. On recommence, puis on continue la pipe et le café selon sa volonté. Bientôt les effets commencent. Il ne faut pas oublier le divan large, à la turque, il est presque toujours nécessaire pour s'étendre et se mettre à son aise. Quand on veut fumer le hachisch, on agit de même ; on prend du café à volonté, seulement on ne discontinue de fumer que quand les effets commencent. J'ai remarqué, dit notre auteur, que le café augmentait et que la limonade diminuait les effets. Il ne faut pas du reste s'épouvanter de ce qui peut arriver, et de toutes les scènes comiques ou tragiques qui peuvent se passer ; tout finit par des rires et le sommeil.

C'est qu'en effet, pendant l'action du hachisch, les visions les plus bizarres, les fantasmagories les plus excentriques se déroulent avec rapidité devant les yeux. Les phénomènes ressentis varient suivant les individus, il ne faut pas songer à les décrire ; seulement, il y a ceci de commun que ces visions ont toujours leur côté comique ou plutôt grotesque, qui fait tourner au plaisant des scènes qui s'annoncent, comme le disait tout-à-l'heure M. Aubert, avec un caractère tragique. Ce sont ces extravagances, en paroles ou en action, que les Arabes désignent sous le nom italien de *Fantasia*. Ils éprouvent pendant l'action du hachisch une faim dévorante, avec dégoût pour le vin. Le tout se termine ordinairement par un sommeil paisible rempli de rêves agréables. Il faut bien remarquer que l'usage de cette substance ne cause pas les pesanteurs de tête, le malaise habituel, et enfin l'abrutissement et la dégradation physique et morale des mangeurs et des fumeurs d'opium.

M. Liautaud a fait sur les animaux des expériences assez curieuses, desquelles il résulterait que, chez les carnivores, le hachisch produit là les phénomènes de l'ivresse, plus une faim très-violente, tandis que, chez les herbivores, on n'a obtenu aucun effet appréciable ; ceci, du reste, n'a rien qui ne rentre dans ce que l'on sait déjà de certaines substances végétales très-vénéneuses pour l'homme et les carnivores, et parfaitement innocentes pour les herbivores.

Maintenant, le hachisch n'est-il bon qu'à procurer aux gens voluptueux des scènes de *fantasia*? ne peut-on en tirer parti pour la thérapeutique ? Déjà M. Aubert l'a administré dans des cas de peste très-grave, et il a paru en retirer de très-bons effets. M. Moreau (de Tours), auquel nous devons un excellent ouvrage sur ce produit, l'a essayé dans la folie, mais sans que l'on puisse encore se prononcer d'une manière formelle sur son utilité. Du reste, l'action manifeste que le hachisch exerce sur le système nerveux, l'innocuité de son emploi répété pendant un certain temps, peuvent faire espérer qu'il pourra être utile dans certaines affections du système nerveux.

E. BEAUGRAND.

HAUTERIVE. (Eau minérale d') Hauterive-lès-Vichy est un petit village situé à 6 kilomètres au-dessus de Vichy, sur la rive gauche de l'Allier ; il y existe très-près de la rivière une ancienne source d'eau minérale gazeuse alcaline, analogue à celles de Vichy. Ces eaux étaient employées autrefois en boisson par les baigneurs de Vichy, et Desbrets les recommandait d'une manière spéciale. Cette eau est très-agréable, plus gazeuse que celles de Vichy et un peu plus ferrugineuse. Il y a quelques années, M. Bresson acquit la source d'Hauterive peu abondante alors ; il voulut lui donner plus d'importance, et il entreprit un sondage dans le lieu même du griffon de l'ancienne source ; il perdit la source et ne la retrouva qu'à 450 mètres, où il eut une eau ayant les mêmes propriétés que l'ancienne, mais ne s'élevant pas jusqu'au sol : il s'en fallait de 20 centimètres. Un nouveau sondage pratiqué dans le voisinage descendit à 500 mètres sans donner d'eau. Enfin, un troisième percé, à environ 30 mètres de l'ancienne source et descendant jusqu'à 420 mètres, donna une source abondante jaillissante au-dessus du sol et donnant jusqu'à 400 mètres cubes d'eau par 24 heures. Cette eau a une température d'environ 16° centig. ; elle est claire, limpide, d'un goût un peu bitumineux lorsqu'elle sort de la source. Du reste, sa saveur est piquante et aigrelette ; elle contient une quantité si considérable d'acide carbonique, qu'une partie du gaz se dégage de la source est utilisée pour la préparation du bicarbonate de soude. Cette fabrication se fait ainsi : l'eau sort du tube de sondage par deux conduits qui l'amènent dans deux grandes cuves taillées dans la lave de Volvic : l'une qui est dans la première pièce sert au puisement de l'eau qui s'expédie dans des bouteilles de verre ; l'autre cuve reçoit l'eau qui, par un trop plein, s'écoule dans l'Allier. La pièce dans laquelle est cette cuve est complètement fermée ; des claies sont disposées sur le sol et recouvertes de sous-carbonate de soude qui a été purifié. L'acide carbonique qui se répand dans cette pièce occupe une couche assez épaisse au-dessus du sol. La face tournée vers ce dernier et à 50 centimètres du sol, lorsque je visitai cette source, il m'a été impossible d'y respirer, et j'éprouvais un sentiment de picotement si vif aux yeux et au nez, que je fus obligé de me relever. Peu de jours suffisent pour transformer le sous-carbonate en bicarbonate, qui, ainsi qu'on le sait, abandonne une partie notable de son eau de cristallisation.

Plusieurs sources analogues existent, dit-on, dans le village et dans les environs ; il en est une située en face sur le coteau de la rive droite de l'Allier. Dans le lit de cette rivière on voit, pendant l'été, sortir des sources assez nombreuses sur le gravier abandonné par les eaux. L'eau d'Hauterive est si ferrugineuse, qu'elle laisse un abondant dépôt de sesqui-oxide de fer hydraté sur les parois du ruisseau qui déverse les eaux de la source dans la rivière.

Voici l'analyse de cette eau, faite en 1843 à Vichy, par MM. Sallard et Saladin, pour un litre d'eau :

	grains.
Acide carbonique libre	6,1473

Bicarbonate de soude	5,4688
— de chaux	0,2700
— de magnésie	0,0801
— de fer	0,0360
Muriate de soude	0,4750
Sulfate de soude	0,3850
Silice	0,0600
	6,7749

Les eaux d'Hauterive, dit Desbrets, ont des propriétés analogues à celles de la fontaine des Célestins à Vichy, et on peut en faire précéder l'emploi lorsque l'on pense que l'eau de cette dernière source serait trop active. Elles sont surtout conseillées dans les digestions lentes et difficiles, dans les cas de dyspepsie, dans les gastralgies et les affections chroniques des organes digestifs, dans les engorgements chroniques du foie et de la rate, dans les calculs biliaires, la jaunisse, les maladies des reins, des voies urinaires, la gravelle, la pierre, les affections rhumatismales et goutteuses, les maladies lymphatiques et scrofuleuses ; enfin, certaines affections du système nerveux, telles que la chorée, les névralgies, les céphalalgies. Les eaux d'Hauterive ne se prennent qu'en boisson ; il n'existe point sur les lieux d'établissement pouvant recevoir les malades ; ces derniers séjournent à Vichy. Il existe à Hauterive un médecin-inspecteur chargé de surveiller la source ; l'eau expédiée dans les bouteilles se conserve parfaitement bien.

J.-P. BEAUDE.

HEILBRUNN. (Eau minérale d') (thérap.). Heilbrunn est un petit village de l'Oberland bavarois, situé à 8 milles de Munich et près d'un couvent autrefois fameux de bénédictins, à qui appartenait cette source, qui fut détruite, dit-on, vers le milieu du dixième siècle par les Hongrois : restaurée cent ans plus tard, ses eaux eurent une grande réputation, fondée en partie sur une superstition répandue par les moines, qui attribuèrent à un miracle la découverte nouvelle de la source. En 1659, Adélaïde, femme de l'électeur Ferdinand prit les eaux d'Heilbrunn pour remédier à sa stérilité, et le succès qu'elle en obtint mit ces eaux en grande réputation. La source prit même son nom Adelheidsquelle.

Ces eaux ont été examinées plusieurs fois par les chimistes. Vogel de Munich, en 1825, les soumit à l'analyse et il trouva qu'elles contenaient de l'iode. Fuchs les examina plus tard, et confirma les résultats obtenus par Vogel. Cette analyse fut répétée par Barruel, qui y trouva les mêmes substances, plus une matière analogue à l'acide crénique.

Voici l'analyse de Barruel pour un litre d'eau :

	litre.
Hydrogène carboné	0,925
Acide carbonique	0,005

SUPPL.

	grain.
Chlorure de sodium	3,928
Iodure de sodium	0,098
Bromure de sodium	0,032
Carbonate de soude	0,506
— de chaux	0,054
Sulfate de soude	0,048
Carbonate de magnésie	0,026
Peroxide de fer représentant du carbonate de protoxide	0,006
Silice	0,013
Matière organique, analogue à l'acide crénique	traces.
	4,710

Cette eau est saline et iodo-bromurée ; c'est le caractère de la plupart des eaux, qui passent probablement sur des bancs de sel gemme ; elle contient, ainsi qu'on le voit, de l'hydrogène carboné ; ce qui explique le prétendu miracle dont parlent les moines du onzième siècle, qui disaient qu'une flamme sortit de la source au moment où elle fut découverte ; on sait combien l'hydrogène carboné est combustible.

Versée dans un verre, cette eau, pétille et laisse dégager de petites bulles de gaz ; son goût est presque semblable à celui du bouillon salé, avec une odeur et un arrière-goût de brôme. Elle excite, dit-on, l'appétit, provoque la sécrétion des urines et détermine quelques purgations.

L'eau de la source Adélaïde s'administre principalement dans les affections lymphatiques et scrofuleuses, dans les engorgements chroniques, les tumeurs indolentes, les indurations glanduleuses ; on les ordonne aussi dans les maladies de la vessie, les engouements des viscères abdominaux, de l'utérus, les blennorrhées chroniques, les flueurs blanches, les catarrhes, l'asthme, l'hypochondrie, l'hydropisie, la chlorose. Elles sont contre-indiquées chez les individus sanguins et pléthoriques et dans les maladies aiguës.

Ces eaux se conservent très-bien en bouteille, et l'on en expédie même jusqu'à Paris. La dose est de 1 verre jusqu'à 4. On conseille aussi de la faire chauffer au bain-marie.

J. P. BEAUDE.

HÉLIX (anat.), s. m. Nom du repli circulaire qui entoure le pavillon de l'oreille chez l'homme. (V. Oreille.)

HELLÉBORE BLANC (bot.), s. m. (V. Vératrine.)

HELMINTES (zool.), s. m. p., du grec elmins, vers ; nom donné par Duméril aux vers intestinaux. (V. Vers.)

HÉMOSPASIE (thérap.), s. f. de aima, sang, et spaô, j'attire. Moyen imaginé par M. Junod pour attirer le sang sur de larges surfaces de la peau, au moyen de grandes ventouses, qui renferment un membre entier : c'est un puissant dérivatif. (V. Ventouse.)

HERBE AUX CUILLERS. (V. Cochléaria.)

HERBE AUX HÉMORRHOÏDES. (V. Ficaire.)

HERBE DE ST-ROCH. (V. Année.)

HILARANT (chim.), adj., de hilaris, gai, qui rend gai. On a donné le nom de gaz hilarant au protoxide d'azote.

6

HIPPIATRIQUE s. f. *hippiatria*. On donne ce nom à la médecine vétérinaire.

HIRONDELLE (Nids d') (*mat. méd.*), V. *Alcyon*.

HOMBOURG (Eau minérale de) (*thérap.*). Hombourg est une ville d'Allemagne, capitale et résidence des princes de Hesse ; elle est située à trois lieues de Francfort, dans un pays riche et planturenx, que l'on nomme le paradis de l'Allemagne : des antiquités romaines, le château des anciens landgrawe de Hesse et des promenades délicieuses dans la ville et aux alentours, font de cette résidence un séjour agréable. Darmstadt est seulement à 4 heures de trajet de Hombourg. A une lieue de cette dernière ville, il existe un village français. Friederihsdorf, fondé lors de la révocation de l'édit de Nantes, où se sont conservés dans toute leur pureté la langue et les usages français. Autour de Hombourg existent de nombreux villages qui offrent des lieux de promenades intéressants et très-pittoresques.

Les bains de Hombourg sont aujourd'hui fréquentés par la société la plus élégante ; on y trouve tout le luxe et les plaisirs qui attirent les étrangers, et notamment ces établissements de jeux que leur immoralité a fait chasser de notre pays. On y afflue de tous les points de l'Allemagne, de la Russie, de l'Angleterre, de la France et de l'Italie ; c'est le rendez-vous des riches oisifs et des femmes élégantes, qui veulent obtenir des succès.

Les eaux de Hombourg jouissent d'une grande activité et sont efficaces dans beaucoup de cas ; elles sont salines, bromurées et ferrugineuses, les sources jaillissent dans un vallon qui s'étend dans la direction du nord-ouest au sud-est, au pied de la colline sur laquelle est bâtie la petite ville de Hombourg. La nature du sol est formée par la terre tourbeuse de la prairie, puis par une couche mince de gravier, au-dessous de laquelle on trouve une couche d'argile jusqu'à la profondeur d'environ 48 mètres ; enfin vient ensuite une couche de fragment de quartz, épaisse de 60 à 70 centimètres. C'est de cette couche que s'élève l'eau minérale ; au-dessous est une nouvelle couche imperméable d'argile plastique qui descend jusqu'à une profondeur de plus de 113 mètres.

Les sources de Hombourg sont connues de toute antiquité, elles étaient d'abord des fontaines salines qui servaient à l'extraction du sel de cuisine. Cette industrie ayant cessé d'être fructueuse, les sources furent abandonnées vers 1740. Ce fut en 1811, pendant l'occupation française, dit le directeur Victor Stœber, qui a publié une notice fort intéressante sur Hombourg et à qui nous avons emprunté une partie de ces détails, que le chirurgien-major des chasseurs à cheval de la garde impériale, cantonné à Hombourg, eut l'idée de faire prendre à ses malades des bains de l'eau salée de la source ; jusqu'alors ces bains n'avaient point été employés pour les malades. En 1823 et 1824 il fut fait des essais d'établissement qui n'eurent point de succès malgré des dépenses considérables. Enfin ce n'est que de 1833 que date la création d'un établissement de bains réguliers et l'emploi méthodique des eaux. Depuis cette époque ces eaux ont pris successivement une importance considérable, d'énormes dépenses ont été faites, et aujourd'hui c'est un des établissements les plus fréquentés de l'Allemagne.

Les sources qui d'abord n'étaient qu'au nombre de deux ont été portées par des sondages successifs jusqu'à cinq ; de ces sources quatre sont employées en boissons, et une n'est usitée qu'en bains à cause de son odeur désagréable ; elles varient presque toutes dans leur composition, quoique les mêmes principes s'y rencontrent presque tous, en proportions diverses.

Ces diverses sources sont :

1° La source *Elisabeth (Carbrunnes)*. C'est une des anciennes sources, ce fut la première utilisée : elle donne 11,600 litres par 24 heures, et laisse dégager une quantité très-notable d'acide carbonique, qui agite sa surface. Cette eau est claire, et laisse dégager dans le verre une quantité considérable de petites bulles formées par le gaz qui, lorsqu'il s'est dégagé, laisse se déposer dans l'eau un sédiment terreux ocracé, formé par l'oxide de fer et les carbonates insolubles, qui n'étaient tenus en dissolution dans l'eau que par un excès d'acide carbonique. La saveur de l'eau est piquante, salée et faiblement amère ; sa température est de 10,6 centigr.; sa pesanteur spécifique à 16 degrés est de 1,0115. L'acide carbonique paraît fortement combiné à l'eau, car une fois les premières portions dégagées, celles qui restent se séparent très-difficilement, et on en retrouve encore après deux et trois années de conservation de l'eau dans les cruches qui la renferment.

2° La source de l'*Empereur (Sprudel)*. Elle fut découverte en 1842, à la suite d'un sondage entrepris jusqu'à la profondeur de 115 mètres ; elle est abondante et dégage une quantité considérable de gaz acide carbonique, qui lui donne l'aspect constant d'un liquide en ébullition, d'où lui vient son nom de *Sprudel* (chaudron) ; l'eau est limpide, semée de bulles qui se dégagent ; elle est d'une saveur piquante, fortement salée et un peu ferrugineuse à la fin. Sa température est de 11 degrés cent'g., sa pesanteur spécifique de 1,0155.

3° La source des *Bains (Badequelle)* est analogue à la précédente ; elle contient moins d'acide carbonique, sa saveur qui est désagréable par le fait du bromure de magnésie qu'elle contient, est cause que l'on ne l'emploie pas en boisson, elle sert spécialement, ainsi que l'indique son nom, aux bains.

4° La *source nouvelle* ou *Ferrugineuse* fut obtenue par un sondage entrepris par MM. Blanc, dans la vue de découvrir une source thermale. A 87 mètres, après avoir traversé une couche d'argile de couleur jaunâtre, on vit jaillir une source que l'on reconnut être fortement ferrugineuse. Cette eau est limpide chargée de bulles de gaz d'une saveur piquante, ferrugineuse, et bien moins salée au goût que l'eau de la source Elisabeth quoique la proportion des substances salines soient à-peu-près les mêmes que celles des autres sources ; conservée dans des vases fermés, elle dépose moins vite et moins abondamment que l'eau des autres sources ; sa température est de 10 degrés centig., sa pesanteur spécifique de 1,01089.

5° La *source acidule* ou de *Louis*. Elle fut, dit-on, découverte en 1809, par des enfants : comme elle était placée sur le bord d'un petit ruisseau, on le détourna et on encadra la source. En 1824, on renouvela cet encadrement; mais on y comprit plusieurs sources d'eau douce, ce qui empêcha que cette eau ne pût être utilisée. En 1843 on a fait un nouveau sondage jusqu'à 47 mètres, d'où jaillit une nouvelle source fort abondante, et qui donna plus de 109 mètres cubes, en 24 heures, d'une eau limpide, pétillante; mais qui ne peut plus servir de boisson agréable, comme l'eau primitivement découverte : celle ci ressemble beaucoup par sa saveur à l'eau de la source Elisabeth quoique moins forte.

Nous allons donner pour un litre d'eau l'analyse des principales sources de Hombourg, dont la composition est presque identique, ainsi qu'on peut le constater dans le tableau suivant; toutes ces analyses ont été faites par Liébig, à l'exception de celle de la source des bains, faite par M. Mathias.

SUBSTANCES contenues dans les eaux;	Source Elisabeth.	Source l'Empereur.	Source des Bains	Source ferrugineuse
	litres.	litres	litres	litres.
Acide carbonique...	1,492	1,710	0,684	1,465
	gram.	gram.	gram.	gram.
Chlorure sodique...	10,30661	15,23305	14,1126	10,399
Sulfate sodique....	0,04967	»	»	»
— calcique....	»	0,02496	0,0276	0,019
Chlorure magnésique.	1,01457	0,02393	0,7687	0,694
— calcique...	1,43106	1,73488	1,9901	1,389
— potassique...	»	0,03899	0,0199	0,023
Carbonate calcique..	1,43106	1,44590	1,2726	0,981
— magnésique.	0,26219	»	0,3235	»
— ferreux...	0,06020	0,10199	0,0624	0,122
Silice.....	0,04112	0,04396	0,0213	0,041
Alumine......	»	»	0,0070	traces.
Iode........	traces.	»		
Bromure sodique...	»	traces.	»	traces.
— magnésique.	»	»	0,0002	»
Chlorure ammonique.	»	»	»	traces.
Chlorure lithique...				
Carbonate manganeux.				
Acide crénique et apo-crénique.....	»	»	»	traces.
Matière organique...				
Total des substances fixes.	14,59648	18,75156	18,6359	13,668

Les eaux de Hombourg sont toniques, stimulantes et résolutives; elles produisent aussi l'effet diurétique et purgatif; elles ont une action énergique sur l'économie animale; on les administre dans les affections chroniques des organes digestifs, dans les engorgements anciens des viscères, dans les langueurs d'estomac, dans les affections vermineuses, pour rétablir le cours des flux hémorrhoïdaux, dans les engorgements du foie, de la rate dans les calculs biliaires : on en fait également usage dans l'aménorrhée, la chlorose, la leucorrhée, la stérilité; dans les catarrhes de la vessie, la gravelle, la blennorrhée et la blennorrhagie chronique, dans les catarrhes pulmonaires chroniques, l'asthme, la paralysie, l'hystérie, l'hypochondrie, la goutte, le rhumatisme; mais c'est surtout dans les affections scrofuleuses et rachitiques que ces eaux sont avantageuses. On les a également indiquées dans la syphilis ancienne et les maladies de la peau et dans les engorgements glanduleux; on fait usage des eaux en boissons, bains et douches. L'eau se boit par verre, le matin, de 2 à 8 et même davantage, à la source Elisabeth, et de 2 à 4 à la source de l'Empereur; on favorise l'action des eaux par l'exercice de la promenade; il est important de ne point gorger les malades, de commencer par de petites doses et de n'augmenter progressivement que lorsque l'eau est bien supportée. Les bains se prennent à une température assez douce; ils doivent être pris plutôt frais que chaud; on commence d'abord par les prendre à 32 centigr. et l'on descend successivement jusqu'à 25. Les bains d'eau mère des salines sont employés depuis longtemps à Hombourg et on en obtient de bons résultats; M. Muller les indiquait dans sa notice dès 1830. C'est donc à tort qu'on les a présentés comme nouveaux il y a peu de temps, à l'Académie de médecine de Paris, en demandant que des expériences fussent faites à ce sujet.

Les eaux Hombourg sont contre-indiquées dans les affections aiguës et inflammatoires, et surtout dans la phthisie pulmonaire dont elles ne font qu'accélérer la marche.   J. P. Beaude.

HOMOGÈNE, adj., du grec *omos*, semblable, et *genos*, genre. Se dit des corps similaires, de même nature et de même espèce.

HUIT DE CHIFFRE (*thérap.*), s. m. Nom donné à un bandage dans lequel les tours de bandes s'entrecroisent en forme de 8; c'est celui que l'on applique après la saignée du bras, du pied : ce bandage peut aussi s'appliquer autour de l'articulation du genou.

HYDROSUDOPATHIE, HYDROSUDOTHÉRAPIE, HYDROPATHIE (*méd.*), s. f. On désigne sous ces noms une méthode de traitement qui consiste à employer l'eau froide comme moyen de provoquer la sueur. (V. *Transpiration.*)

HYGIÈNE PUBLIQUE, s. f. C'est l'hygiène qui s'applique aux grandes réunions d'hommes; aux villes, aux États. C'est la médecine politique; il en est traité dans l'Introduction de ce dictionnaire.

HYOSCIAMINE (*mat. méd.*), s. f. C'est le principe actif de la jusquiame. (V. ce mot.)

* **HYPÉRÉMIE** (*path.*). L'hyperémie doit se distinguer de l'inflammation, ce n'en n'est qu'un des premiers degrés, qui souvent n'est pas franchi; c'est une véritable congestion. Quelques auteurs distinguent l'hyperémie en *sténique* ou par irritation, et en *asténique* ou par défaut de tonicité des vaisseaux; on admet aussi une hyperémie *mécanique* ou par obstacle au cours du sang, et une hyperémie *cadavérique*, qui se produit après la mort par la stase de sang, dans les parties déclives du cadavre. (V. *Congestion.*)   J. B.

HYPNOTIQUE (*thérap.*), adj. et s., du grec *upnoticos* de *upnoô*, j'endors. Se dit des médicaments qui provoquent le sommeil sans produire d'effets narcotiques.

HYPOSPADIAS (*chir.*), du grec *upo*, au-dessous, et de *spaô*, j'attire. On donne ce nom à un vice de conformation de la verge, dans lequel le méat urinaire, au lieu de s'ouvrir à l'extrémité du gland, s'ouvre au-dessous de la verge : l'hypospadias peut occuper toutes les positions à la partie inférieure de cet organe : quelquefois il est situé près du scrotum. Dans tous les cas, il est une infirmité très-incommode, une cause d'impuissance dans l'acte de la génération, surtout lorsqu'il est situé à une certaine distance de l'extrémité de la verge. (Voy. *Hermaphrodisme.*)   J. B.

I

ICHOREUX (*path.*). adj., qui tient de la nature de l'ichor (V. ce mot.)

ICTÈRE BLEU (*path.*). V. *Cyanose.*

IDIOTISME (*path.*). V. *Idiotie.*

IF (*bot.* et *pat. méd.*) s. m. *Toxus baccata* L. C'est un arbre de la famille des conifères J. diœcée monadelphie L. qui croît dans toutes les contrées de l'Europe, et surtout dans le nord, sur les montagnes. Tout le monde connaît cet arbre au feuillage vert-sombre, qui, après avoir fait longtemps l'ornement des jardins, où par la taille il recevait diverses formes, est aujourd'hui relégué dans les cimetières. Suivant les anciens, l'if jouissait de propriétés délétères très-manifestes; il suffisait de dormir sous son ombre pour être pris de céphalalgie violente. Les feuilles de l'if paraissent être un poison violent pour les moutons et les chevaux, tandis que les chèvres paraissent les manger sans danger. Les effets de l'if comme poison ne sont pas toujours constants, car les professeurs d'Alfort ont constaté que l'énergie toxique de ses feuilles variait suivant les époques de l'année auxquelles on les cueillait. Dans la Hesse, dit-on, on est parvenu à faire manger des feuilles d'if à des chevaux, en les mêlant en quantité successivement plus considérable au foin qui leur était donné pour nourriture. Les feuilles d'if jetées sur l'eau dormante ont la propriété, disent quelques auteurs, d'enivrer les poissons que l'on peut ensuite prendre avec la main. Le suc des feuilles d'if paraît être très-vénéneux, et l'on cite plusieurs cas d'empoisonnement par son ingestion; Strabon dit que les anciens Gaulois empoisonnaient leurs flèches en les trempant dans ce suc. Les fruits de l'if que l'on regardait comme un poison ne sont point vénéneux; Percy dit en avoir vu manger à des enfants et en avoir mangé lui-même une certaine quantité sans en être incommodé. Une diarrhée assez abondante fut le seul résultat qu'il remarqua à la suite de l'ingestion abondante de ce fruit chez les enfants qui en firent usage. Il fit même préparer un sirop avec les baies d'if qu'il donnait contre la toux, les coliques, les douleurs hémorrhoïdales, la gravelle, à la dose d'une cuillerée à bouche de temps en temps.

L'extrait des feuilles d'if et la poudre de ces mêmes feuilles ont été employés comme médicament contre le rhumatisme, la fièvre quarte, le rachitisme, les scrofules, et surtout contre la morsure des serpents; mais nous les croyons peu efficaces dans ce dernier cas La dose de l'extrait aqueux ou vineux était de 2 à 12 grains; la poudre s'administrait jusqu'à 2 gros par jour. Ce médicament paraît être très-infidèle, et il a même

donné lieu quelquefois à des accidents d'empoisonnement : aussi est-il tout-à-fait abandonné aujourd'hui. Dans le cas d'accidents causés par l'injection des feuilles ou du suc d'if, on doit déterminer le vomissement le plus rapidement possible de façon à faire évacuer toutes les matières contenues dans l'estomac et ensuite ordonner les boissons adoucissantes et mucilagineuses.

L'if, analysé par M. Peretti, de Rome, a donné pour résultat de la chlorophylle, du tannin, de l'acide gallique, du malate de chaux, de la résine, du mucilage, de l'huile volatile amère, une substance amère non cristallisable, une matière colorante jaune et du sucre. J. P. BEAUDE.

INCONTINENCE D'URINE (*path.*). On donne ce nom à la perte de la faculté de retenir l'urine dans la cavité de la vessie; cette maladie n'est que le symptôme qui indique une lésion grave de vessie, ordinairement la paralysie de cet organe. V. *Vessie* (Maladie de la).

INTERLOBULAIRE (*anat.*), adj. qui est situé entre les lobes d'un organe; ce nom a été donné à la sissure de *Silvius* parce qu'elle sépare les lobes du cerveau.

IRIS (*bot.*), s. f. On donne ce nom à un genre de plante qui sert de type à la famille des iridées J, triandrie monogynie L; cette plante croît dans toutes les contrées tempérées de l'Europe; l'*iris de Florence* qui nous est envoyé de la Provence présente une racine blanche, grosse comme le pouce, qui est douée d'une odeur de violette remarquable; elle n'est utilisée en médecine que pour faire des pois à cautères; la poudre est employée en parfumerie. — L'*iris germanique* a la racine plus grosse, grise en dehors et blanche, d'une saveur âcre et d'une odeur vireuse à l'état frais; on la dit purgative et diurétique. L'*iris fétide* a été employée comme antispasmodique. L'*iris faux acore* est plus purgative que les espèces précédentes. J, B.

IVOIRE (*anat.*), s. m. En anatomie on donne ce nom à la substance osseuse qui forme la partie interne de la couronne et la racine des dents.— Dans le commerce on donne ce nom à la substance blanche et composée en grande partie de phosphate calcaire qui forme les défenses de l'éléphant. En chirurgie on s'en sert après l'avoir ramolli par les acides pour en faire des sondes, des pessaires, etc. J. B.

J

JOUBARBE DES VIGNES (*bot.*) V. *Orpin.*

K

KAINÇA (*nat. med.*). V. *Caïença*.

KALIUM (*chim.*). V. *Potassium*.

KÉRATOCÉLE (*path.*), s. f. du grec *kéros* cornée, et *kélé* hernie, hernie de la cornée; on donne ce nom à de petites tumeurs formées par l'humeur aqueuse qui distend soit les lames superficielles de la cornée, les lames profondes ayant été détruites; soit la membrane de l'humeur aqueuse lorsqu'une ulcération a détruit dans un point toute l'épaisseur de la cornée. La kératocèle s'observe quelquefois à la suite de l'opération de la cataracte par extraction.   **J. B.**

KÉRATOTOME ou **CÉRATOTOME** (*chir.*), s. m. On donne ce nom à des instruments destinés à inciser la cornée transparente; ce sont des petits couteaux droits à lame mince, courte et très-tranchante.

KÉRATOTOMIE ou **CÉRATOTOMIE** (*chir.*), s. f. On désigne ainsi l'opération qui a pour résultat d'inciser la cornée transparente.

KINIQUE (acide) (*chim.*), s. m. On donne ce nom à un extrait du quinquina. (V. ce mot.)

KWAS (*hyg.*). On désigne sous ce nom une boisson ou espèce de bière d'un usage habituel en Russie, et qui est préparée par la fermentation de la farine de seigle dans l'eau; on le dit assez agréable et très-salutaire.

L

LABASSÈRE (*Eau minérale de*). Labassère est une source sulfureuse froide, à 12 millimètres de Bagnères-de-Bigorre, et au pied du Mont-Aigu, la source, qui est située près de la rive gauche des Loussonet, est seulement couverte d'une petite construction en chaume; elle a été isolée des infiltrations des eaux des torrents qui descendent de la montagne par des travaux exécutés il y a environ 25 ans. Cet eau a été étudiée par divers chimistes et notamment par Vauquelin, Rozière et Boulay; ils reconnurent qu'elle contient de l'azote, un peu d'acide carbonique, de l'hydrochlorate de soude, du carbonate de soude, du sulfure de sodium, de la matière organique analogue à la barégine, et de la silice. M. Fontan évalue à 045 par litre la quantité de sulfure de sodium, et la classe parmi les plus fortes des Pyrénées; elle vient, dit-il, immédiatement après la source forte de Luchon.

La température de la source de Labassère est de 12 degrés 5 centig. Cet eau est claire et limpide, son odeur est faible et son goût n'est point désagréable; elle conserve à l'air sa limpidité, et son principe sulfureux s'altère moins facilement que dans la plupart des autres sources des Pyrénées; aussi les eaux de Labassère se transportent-elles facilement. Les eaux ne se boivent pas à la source près de laquelle il n'existe aucun établissement; on les boit à Bagnères-de-Bigorre, et on en expédie même jusqu'à Paris. Ces eaux, qui sont de très-facile digestion et qui n'excitent que fort peu les organes digestifs, s'administrent dans la plupart des cas où l'on fait usage des eaux Bonnes, de celles de Cauteretz et de Bagnères de Luchon. **J. B.**

LABIÉES (*bot.*), s. f. pl. On donne ce nom à une famille de plantes dicotylédones monopétales à étamines hypogynes très-répandues et qui a pour caractères : tiges carrées, feuilles simples et opposées, fleurs groupées aux aisselles des feuilles et formant par leur réunion des épis ou des grappes rameuses, calice monosépale tubuleux, à cinq dents inégales; corolle monopétale, tubuleuse et irrégulière, partagée en deux lèvres, quatre étamines didynames, dont les deux plus courtes avortent quelquefois; l'ovaire appliqué sur un disque hypogyne est profondément quadrilatère et déprimé à son centre, d'où naît un style simple surmonté d'un stigmate bifide; le fruit se compose de 4 graines monospermes renfermées dans l'intérieur du calice.

Toutes les plantes de cette famille sont aromatiques et possèdent une huile essentielle, excitante et fortement odorante; elles croissent principalement dans les contrées de l'Europe méridionale; elles servent à un grand nombre d'usages et sont employées en médecine, en parfumerie, et comme condiment avec les substances alimentaires; en médecine, on emploie la mélisse, la sauge, l'hysope, le romarin, la menthe; en parfumerie, la lavande et la plupart de celles indiquées ci-dessus; comme condiments, la sarriette, le basilic. Quelques-unes sont usitées comme sternutatoires, telles que le bétoine, la marube et la marjolaine.

La germendrée, la chamédrys, sont employées comme toniques et fébrifuges. Les plantes de cette famille, qui doit son nom aux espèces de lèvres formées par les fleurs, ne sont ordinairement administrées qu'en poudre ou en infusion. Leur principe aromatique se disperserait complètement si on les soumettait à l'ébullition pendant un certain temps. J. B.

LACTESCENT (*bot.*), adj. Se dit des plantes qui contiennent un suc laiteux. — En pathologie on dit qu'un liquide, que l'urine, par exemple, est lactescente, lorsqu'ils présentent une couleur blanche opaline.

LACTIFÈRE (*anat.*), adj., de *lac*, lait, et *ferre*, porter, se dit des vaisseaux de la glande mammaire, qui conduisent le lait au dehors.

LACTINE (*pharm.*), s. f. Quelques chimistes ont donné ce nom au sucre de lait.

LACTOMÈTRE. (V. *Galactomètre.*)

LACTUCARIUM (*pharm.*), s. m., de *lactuca*, laitue. C'est le nom donné au suc extrait par incision des laitues cultivées; il diffère de la thridace par le mode employé pour sa dessiccation; il jouit de propriétés analogues. V. *Thridace.*

LADRERIE (*path.*), s. f. C'est un synonyme d'éléphantiasis. (V. ce mot.)

LAIT D'AMANDE. (V. *Émulsion.*)

LAIT DE CHAUX. (V. *Chaux.*)

LAIT DE POULE (*pharm.*), s. m. On donne ce nom à une sorte d'émulsion préparée avec un jaune d'œuf, du sucre, de l'eau de fleur d'oranger et de l'eau chaude, que l'on administre souvent dans les rhumes, ou les bronchites chroniques; ce médicament est calmant et agréable. Il est important en le préparant de ne point se servir d'eau trop chaude, afin de ne point coaguler le jaune d'œuf. J. B.

LAIT DE SOUFRE (*chim.*), s. m. Liqueur blanche et opaline, produite par la précipitation du soufre d'un sulfhydrate par un acide.

LAIT VIRGINAL (*hyg.*), s. m. On donne ce nom à un cosmétique que l'on prépare avec une solution de benjoin et de baume du Pérou dans l'alcool; on laisse tomber quelques gouttes de cette solution alcoolique dans de l'eau, jusqu'à ce qu'elle soit complétement blanche par le fait de la précipitation des gommes résines que nous venons d'indiquer, dissoutes dans l'alcool. On croyait autrefois que cette préparation entretenait la fraîcheur de la peau et la rendait plus blanche; mais cette préparation au contraire a l'inconvénient d'irriter la peau et de dessécher l'épiderme.

On prépare aujourd'hui un lait virginal avec une émulsion faite avec 32 grammes d'amandes douces, 8 grammes d'amandes amères et 160 grammes d'eau de rose; on ajoute au mélange 12 décigrammes de fleur de benjoin; cette préparation, qui est un cosmétique agréable, ne présente aucun des in-

convénients de celle que nous avons indiquée précédemment. J. B.

LAMPE DE SURETÉ. (V. *Mines et mineurs.*)

LANGUE DE CHIEN. (V. *Cynoglosse.*)

LAQUE ou LACQUE (Gomme) (*mat. méd.*), s. f. Cet article a été omis par l'effet d'un double renvoi à son nom propre et au mot *insecte.* C'est une résine qui suinte de divers végétaux de l'Inde, et spécialement du *ficus religiosa*, et du *ficus indica* par les piqûres d'un insecte du genre cochenille. Le *coccus Lacca.* La Laque ou gomme-laque se trouve dans le commerce à divers états, sous celui de laque en bâton, de laque en grains et de laque en plaque, suivant que cette résine est encore adhérente aux branches de l'arbre, en est séparée ou bien a été coulée en plaque mince, par le fait de la fusion. C'est une résine roussâtre, d'une odeur assez agréable lorsqu'on la chauffe, demi-transparente, soluble dans l'alcool par l'action de la chaleur, peu soluble à froid; elle est tonique et astringente; on en fait peu d'usage en médecine, elle est très-employée dans les arts; elle entre dans la composition de la cire à cacheter. J. B.

LAVANDE (*bot.*), s. f. *Lavendula-spica.* Spicaspic. C'est une plante de la famille des Labiées J. Didynamie Gymnospermie L., qui croît dans les régions de l'Europe tempérée, et qui a donné son nom au genre *Lavendula.* C'est surtout dans nos contrées méridionales, en Provence, en Espagne, en Italie, que cette espèce est abondante; elle est même plus commune que la Lavande vulgaire, avec laquelle on la confond quelquefois et dont elle ne diffère que par ses feuilles linéaires, son calice cotonneux et ses bractées ovales. Cette plante, qui est fortement aromatique, contient une huile essentielle que l'on extrait pour les besoins de la parfumerie et de la médecine. Elle contient également un espèce de camphre, huile volatile concrète que l'on a nommée *céréusine*, et qui, quelquefois, va jusqu'au quart du poids de la plante desséchée. La lavande est tonique et stimulante, on la prend en infusion à la dose de un à deux gros; l'huile essentielle s'emploie pour aromatiser certains médicaments et en frictions contre la paralysie. En Provence, on frotte un papier brouillard de cette huile et on l'applique sur la tête des enfants pour détruire les poux. L'infusion de cette plante est administrée dans les langueurs d'estomac, les catarrhes chroniques, les flatuosités intérieures, les flueurs blanches, les gonorrhées chroniques, les hémorragies passives. L'eau distillée de lavande s'administre dans les cas que nous venons de citer, à la dose d'une à deux onces dans une potion. L'eau-de-vie de lavande est un cosmétique très-usité dans la toilette des dames, elle est tonique et fortifiante. Le vinaigre de lavande est moins usité et est plus excitant. L'huile essentielle de lavande et son eau distillée entrent dans un assez grand nombre de médicaments composés et de recettes de parfumerie.

LAVANDE VULGAIRE, *Lavendula vera* ou *Latifolia.* Cette plante est cultivée dans les jardins. Nous avons indiqué les principaux caractères qui la font différer de l'espèce précédente, dont elle partage les propriétés; on la récolte dans nos contrées vers le mois de juillet et d'août; elle est d'autant plus aromatique que la saison a été plus chaude; mais celle de nos pays est toujours moins odorante que celle qui nous vient de Provence ou des contrées plus méridionales. On prépare avec cette plante des fumigations aromatiques et des cataplasmes résolutifs; on l'emploie en sachet dans les engorgements chroniques.   J. P. BEAUDE.

LÉGUMINEUSES (*bot.*), s. f. pl. C'est une famille de plantes dicotylédones-polypétales, à étamines pérygines qui a pour caractère: calice monophille divisé plus ou moins profondément; corolle polypétale, rarement nulle ou monopétale, le plus souvent papilionacée, ordinairement dix étamines adhérentes à la base du calice et ayant des filets distincts ou soudés ensemble en forme de gaine; anthères petites, globuleuses ou distinctes, ovaire supère renfermé dans la gaine des filets surmonté d'un style terminé par un stigmate; gousse à une ou deux loges longitudinales s'ouvrant en deux valves, les graines attachées le long des sutures. Les feuilles sont alternes, accompagnées de stipules souvent adhérentes au pétiole; les fleurs sont ordinairement hermaphrodites. Cette famille est l'une des plus importantes et des plus nombreuses du règne végétal; elle compte plus de 4000 espèces qui fournissent une foule de produits à la médecine, à l'industrie et surtout à la nourriture de l'homme et des animaux: les pois, les fèves, les haricots, les lentilles appartiennent à cette famille, ainsi qu'un grand nombre d'espèces vulgaires, qu'il n'est point de notre objet d'énumérer ici.   J. B.

LÉGUMINE (*chim.*), s. f., nom donné par Braconnot à un principe particulier extrait de la semence de plusieurs plantes légumineuses; ce principe est peu soluble dans l'eau, non coagulable par la chaleur, insoluble dans l'alcool, où elle forme une poudre blanche; elle est précipitée par les acides minéraux et par quelques acides végétaux, et entre autres l'acide acétique, M. Martens de Bruxelles avait indiqué cette propriété comme un moyen de faire reconnaître la farine de froment altérée par des farines de légumineuses.   J. B.

LIPOME (*path.*), s. m. (*V. Loupes.*)

LIPOTHYMIE (*path.*), s. f. On donne ce nom à des accidents qui précèdent ordinairement la syncope, et dans lesquels il y a perte du sentiment et du mouvement, la respiration et la circulation continuant encore leurs fonctions. (*V. Syncope.*)

LIQUEURS (*pharm.*), s. m. pl. Pour la description des diverses liqueurs employées en pharmacie et en médecine, voyez à leur nom spécifique.

LIS (*bot.*), s. m. *Lilium album*, lis blanc, lis vulgaire; plante qui a donné son nom à un genre de la famille des Liliacées J. Hexandrie monogynie L. C'est une plante bulbeuse qui porte ces belles fleurs blanches que tout le monde connaît, et qui croît abondamment dans le midi de l'Europe, les contrées du nord de l'Afrique et dans l'Asie moyenne. Le bulbe de l'oignon est en grosses écailles imbriquées, ovales, d'une saveur amère et légè-

rement piquante; cuit, il est visqueux, pulpeux, doux, sucré, et forme un aliment pour quelques peuplades. En Europe, on l'emploie comme émollient et maturatif, après l'avoir fait cuire sous la cendre ou par une longue ébullition dans l'eau et le lait. Avec les pétales du lis on prépare une huile douce qui est employée comme calmant dans les affections de l'oreille et de l'utérus; mais qui, dit-on, se rancit très-facilement. On prépare avec ces mêmes pétales une eau distillée qui s'emploie contre la toux. Le pollen jaune de la fleur a été regardé comme anti-spasmodique, anodin et emménagogue. Les parfumeurs recueillent l'odeur si suave de cette plante par l'intermédiaire de pommades et d'essences, qui leur permettent de la conserver. J. B.

LILIACÉES (*bot.*), s. f. pl. du grec *lilion*, lis. C'est une famille naturelle de plantes monocotylédones à étamines périgynes qui a pour caractères: calice coloré et pétaloïde à six sépales distincts ou unis par leur base, formant quelquefois un calice tubuleux et disposé sur deux rangs; six étamines insérées à la base des sépales, si ceux-ci sont bien distincts ou en haut du tube, quand ils sont soudés; ovaire, triloculaire à trois côtes saillantes, ovale sur deux rangs, le long de l'angle interne; style simple ou nul, stigmate trilobé; capsule à trois loges et à trois valves, graines recouvertes d'un tégument noir et crustacé ou simplement membraneux. Cette famille est nombreuse et renferme de très-belles plantes aux couleurs les plus éclatantes et d'un parfum très-agréable que l'on cultive le plus souvent pour l'ornement des jardins et qui renferme la tulipe, le lis, la tubéreuse, la jacinthe, etc., d'autres servent d'aliment telles que l'oignon, l'ail, l'échalotte, etc., d'autres sont usitées en médecine, telles le lis et la scille; l'aloès fournit un extrait purgatif très-actif. L'*yucca* et le *phormium tenax*, donnent par les filaments de leurs feuilles une matière textile qui a été utilisée dans l'industrie.   J. B.

LISERON (*bot.*), s. m., *convolvulus*: c'est un genre de plante de la famille des convolvulacées J. pentendrie monogynie L. qui fournit un assez grand nombre d'espèces à la médecine, comme le jalap, la scammonée, etc. (*V. ces mots.*)

LITHINE (*chim.*), s. f. C'est un oxide alcalin découvert en 1818 par Arfwedson dans quelques minéraux de Suède; il est blanc, très-caustique, sans odeur et verdit fortement le sirop de violette. Exposé à l'air, il en attire l'eau et l'acide carbonique; le *lithium* est le métal qui forme la base de cet alcali.

LITHOTOME (*chir.*), s. m. Instrument avec lequel on pratique l'opération de la taille. (*V. Pierre.*)

LITHOTRIPSIE (*chir.*), s. f.., du grec *lithos*, pierre, et *tripsis*, broiement, action de broyer la pierre dans la vessie; ce mot est synonyme de *lithotritie*. (*V. ce mot.*)

LITHOTRITEUR (*chir.*), s. m., instrument destiné à broyer la pierre dans la vessie.

LITHOTRITIE (*chir.*), s. f., du grec *lithos*, pierre, et du latin *terere*, broyer, action de broyer et de détruire la pierre dans la vessie par des moyens mécaniques. (V. *Pierre*.)

LOUESCHE ou **LOËCHE** (Eau minérale de). Loëche, que l'on prononce Louesche, et que l'on désigne en Suisse sous le nom de Leuk, est un établissement thermal situé dans une des vallées latérales de la chaîne septentrionale des Alpes, dans le canton du Valais, à deux lieues et demie du bourg de Loëche, qui lui a donné son nom, à cinq lieues de Sierre, à sept de Sion et à quarante de Genève. Près des sources, il s'est formé un village qui compte plus de 500 habitants, et qui a reçu le nom de *Baden*, ou village des bains; son élévation au-dessus du niveau de la mer, ainsi que celle des sources, est d'environ 1,400 mètres. La vallée, qui est très-pittoresque et souvent verdoyante, est traversée dans toute son étendue par un torrent impétueux, la Dala, qui va se jeter dans le Rhône. Les sources jaillissent au pied du Gemmi, haute montagne d'un aspect sauvage, qui sépare le Haut-Valais du canton de Berne; ces sources sont assez nombreuses, mais toutes ne sont pas utilisées. La température est souvent froide à Loëche, et pendant la saison des bains on a vu quelquefois, le matin, les toits des habitations couverts de neige qui ne fondait que vers le milieu de la journée; aussi est-il d'une bonne précaution que les baigneurs aient soin d'emporter des vêtements chauds; car il n'est pas rare de voir la température s'élever jusqu'à 25 et 29 degrés centigrades dans le milieu du jour, pour retomber ensuite avec rapidité, vers le soir, jusqu'au degré voisin de la glace fondante. A part l'inconvénient résultant des variations subites de la température, le climat de Loëche eest très-sain, et les habitants, ainsi qu'on l'observe dans les pays de montagnes, sont forts et d'une constitution saine et robuste. Les roches de la vallée sont calcaires et entrecoupées de quartz et de feld-spath. On y trouve diverses pétrifications, elles reposent sur un lit d'ardoise.

Les malades se rendent des villes voisines aux bains de Louesche, à cheval ou à pied; ceux qui ne peuvent se transporter par l'un de ces moyens sont obligés de se faire porter en chaise ou sur des brancards, car la route est impraticable pour les voitures; le trajet de Sierre aux bains est extrêmement pittoresque et présente les sites les plus remarquables et les plus variés par leur aspect. A une petite lieue des bains est le fameux chemin des Échelles, qui mène au village d'Albinnen, et qui est renommé par les affreux précipices que franchissent les habitants, d'un pas ferme et assuré, au moyen des huit échelles qui établissent la communication avec la route. La saison des bains à Loëche commence au mois de juin et finit au mois de septembre.

Les bains de Loëche sont fort anciens, ainsi que l'atteste une vieille tour qui paraît avoir été construite, pendant le moyen-âge, pour protéger les baigneurs contre les vagabonds et surtout les militaires qui traversaient le défilé pour aller dans l'Oberland bernois. Vers la fin du quinzième siècle et le commencement du seizième, les bains avaient déjà acquis une certaine célébrité à l'étranger, et l'on fit, depuis cette époque, un certain nombre de constructions en pierres et bois pour la commodité des baigneurs, qui furent en partie détruites en 1719 par une avalanche qui ensevelit cinquante-cinq personnes et enleva la moitié du village. M. Bonvin, médecin des eaux de Loëche, à qui nous empruntons ces faits, dit, dans sa dissertation sur les eaux de cette source et pour rassurer les baigneurs, que la chute des avalanches ne se fait remarquer que pendant l'hiver, et que jamais l'on n'en a observé pendant la saison des bains.

Les sources sont assez rapprochées et sourdent, dans un espace qui n'a pas plus d'une demi-lieue de circuit, au nombre d'une vingtaine, dont la plus grande partie se perdent dans la Dala. La source *Saint-Laurent* est la principale et la plus considérable. On la désigne aussi sous le nom de la Grande-Source; elle sort d'un lit d'ardoise, sur la place même du village, qui est située entre les auberges et les bâtiments des bains, après avoir passé sous une grande dalle recouverte du pavé de la route; elle forme un ruisseau considérable et fournit de l'eau aux *bains des Messieurs*, des *Gentilshommes* et des *Pauvres*. La quantité d'eau qu'elle fournit est d'environ 900 litres par minute; sa température est de 51 degrés centigrades; l'eau de cette source est celle qui sert à la boisson.

Près de la source Saint-Laurent et vers le nord, surgit la *source d'Or (Goldbrunlein)* qui surgit dans l'intérieur des bains des *Messieurs* et fournit de l'eau à l'une des carrées; dans cette source, on y suspend des pièces d'argent qui, en deux ou trois jours. prennent une couleur d'une nuance jaune, qui donne à l'argent l'aspect de l'or; c'est cette propriété qui a fait donner à la source le nom de source d'or. La matière déposée paraît être du sesqui-oxide de fer hydraté, dont la couleur jaune mêlée à l'éclat métallique de l'argent lui donne l'aspect que l'on vient d'indiquer.

La source dite le *bain de pied (fulsbad)* est la plus voisine des deux précédentes; elle se trouve au-dessus du village, dans une prairie marécageuse; elle jaillit dans un bassin arrondi de 1 mètre 33 de largeur sur 1 mètre de profondeur; elle est recouverte d'un toit et entourée de planches; sa température est de 39 degrés centig. On l'emploie exclusivement aux bains de pieds, surtout pour les malades qui ont des plaies et des ulcères atoniques, et elle jouit d'une grande réputation.

Plus haut que cette dernière source, à environ cent pas, on trouve trois sources qui sourdent près l'une de l'autre, au milieu d'une prairie; leurs eaux alimentaient autrefois le *bain des Lépreux*; ces sources paraissent avoir été les premières utilisées suivant le témoignage des auteurs, car elles sont près de la vieille tour, qui, ainsi que nous l'avons dit, avait été construite pour la santé des baigneurs de ces trois sources : l'une a reçu le nom de source vomitive. M. Bonvin, que nous avons déjà cité, pense qu'elle a reçu ce nom parce qu'elle était destinée à favoriser l'action des émétiques que l'on administrait autrefois très-fréquemment dans ces bains. L'une de ces sources est reçue dans des tubes de bois et sert à alimenter le bain des Pauvres, nouvellement établi, et qui a remplacé le bain des Lépreux, aujourd'hui abandonné.

A environ quinze minutes du village et en s'enfonçant dans la vallée sur la rive gauche de la Dala, on voit dix à onze sources qui sourdent au pied d'une colline arrondie, surmontée d'une croix ; ces sources bouillonnent et se répandent dans la prairie, d'où elles vont se perdre dans la Dala. Dans cet endroit était autrefois un bain dit *des guérisons* (*heilbad*), qui fut plusieurs fois détruit par les avalanches ; la température de ces sources varie de 47 à 50 degrés centig. A dix minutes de ces dernières, on trouve dans la vallée, sur la rive droite de la Dala, deux petites sources dont la température est de 34 à 40 degrés.

Il existe encore plusieurs autres sources qui ne sont point utilisées : telle est la source *Roosgulle*, située plus bas que la source Saint-Laurent, dont la température est de 37 degrés, et qui forme un étang dans lequel les habitants mettent leur lin à rouir ; plus au sud, sur le bord opposé de la Dala, est la source du *Stoffelin* ; sa température est de 34°,5. La source dite de *Notre-Dame* n'existe nullement comme source minérale : c'est un petit ruisseau formé de deux ou trois filets d'eau qui se réunissent dans les prairies, vers le milieu de la promenade ; il ne coule que du mois de mai au mois de septembre, ce qui détermine l'auteur que nous avons déjà cité à ne le considérer que comme le résultat de la fonte des neiges.

Les eaux des sources de Loëche ont toutes les mêmes caractères physiques et chimiques : elles sont limpides, incolores, transparentes, en petite quantité ; vues en masse, elles sont très-légèrement opalines, et elles dégagent une odeur que des auteurs disent être celle de l'hydrogène sulfuré, quoique l'analyse n'en ait point indiqué dans leur composition. En petite quantité, elles sont complétement inodores. Leur saveur est peu marquée, légèrement acerbe et un peu ferrugineuse ; leur pesanteur spécifique est 1,005. Elles ne sont point douces et onctueuses au toucher, elles laissent au contraire la peau sèche et âpre après l'usage du bain.

Ainsi que nous l'avons déjà dit, bien que la composition des eaux soit identique dans ces diverses sources, leur température varie de 34 à 51 degrés centig. La composition et la température de l'eau sont constantes, malgré les diverses saisons de l'année ; seulement, et sans que l'on puisse en assigner la cause, on voit quelquefois la source d'Or et la source Saint-Laurent se troubler pendant 24 ou 48 heures, par l'action d'un dépôt grisâtre qui se mêle à leurs eaux ; elles reprennent ensuite leur limpidité. Exposée à l'air, l'eau ne se trouble point ; mais il se forme un précipité brun sur les parois du vase. Toutes les sources présentent un bouillonnement remarquable et laissent dégager une certaine quantité d'acide carbonique.

Pendant longtemps, on n'a point été fixé d'une manière certaine sur la composition des eaux de Loëche : les anciens croyaient qu'elles contenaient de l'or ; dans ces derniers temps, on les regardait comme de nature sulfureuse. En 1776, Rouelle publia une analyse de ces eaux, d'après laquelle il démontra qu'elles ne contiennent point de foie de soufre, et que c'était à tort qu'on les comparait à celles de Barèges et de Bagnères-de-Luchon ; d'autres chimistes les examinèrent et confirmèrent les résultats obtenus par Rouelle. En 1827, le professeur Brunner et le pharmacien Pangenstecher se livrèrent, sur les lieux mêmes, à une analyse de ces eaux, qui en détermina la véritable composition. Voici

cette analyse pour l'eau de la source Saint-Laurent :

	litre.
Acide carbonique....	0,009
Oxigène.....................	0,007
Azote......................	0,012

	gramme.
Sulfate de chaux................	1,2106
— de magnésie..........	0,1842
— de soude..............	0,0480
— de strontiane..........	0,0031
Chlorure de sodium...........	0,0051
— de potassium..........	0,0021
— de magnésium........	0,0025
— de calcium...........	traces.
Carbonate de chaux..........	0,0330
— de magnésie........	0,0002
— de protoxide de fer..	0,0022
Silice	0,0099
Nitrate....................	traces.
	1,5009

La source des bains des Pauvres contient un peu moins de sels de magnésie et un peu plus de chlorure de sodium et de sels de chaux ; mais ce qui est remarquable dans l'analyse de ces eaux, c'est l'absence complète de matière organique que l'on trouve toujours en quantité plus ou moins considérable dans presque toutes les eaux minérales. Il résulte clairement de cette analyse que les eaux de Loëche sont purement salines et un peu ferrugineuses, mais qu'elles ne contiennent point de principe sulfureux à l'état de liberté, MM. Payen et Dublanc ont fait en 1828, à Paris, une analyse des eaux de Loëche sur de l'eau rapportée de la source : elle ne diffère pas d'une manière bien notable de celle que nous avons rapportée ; cependant ils ont trouvé dans quelques bouteilles (4 sur 8) des traces d'hydrogène sulfuré. Ce fait n'infirme rien sur la composition de ces eaux, car l'on sait que dans les eaux salines sulfatées, ainsi que le sont celles de Loëche, il se développe fréquemment, comme nous l'avons dit dans d'autres articles, de l'hydrogène sulfuré produit de la décomposition des sulfates par les matières organiques ; ce fait est souvent remarqué pour les eaux conservées.

Les eaux de Loëche s'administrent en boisson, en douche et en bains ; mais c'est de cette dernière manière qu'elles produisent le plus d'effet, ce qui tient surtout à la manière dont se prennent les bains à Loëche : ils sont d'une bien plus longue durée que dans les autres établissements thermaux. Les malades sont réunis dans de grandes piscines, où ils restent plusieurs heures, les femmes et les hommes confondus, mais vêtus d'une longue robe de laine garnie d'une large pèlerine pour couvrir les épaules. Pendant le bain on se livre à diverses distractions, soit à la conversation avec les visiteurs, qui sont reçus dans une galerie en bois qui entoure la piscine, soit à la lecture, etc. La durée des bains n'augmente que d'une manière progressive. Le premier jour on le prend d'une heure, et l'on augmente ensuite de manière qu'en peu de jours on puisse les prendre de quatre à cinq heures. Dès le troisième jour, on prend un bain d'une demie heure dans l'après midi, et l'on en augmente la durée progressivement jusqu'à deux heures, de façon à prendre six à sept heures de bains par jour, c'est ce que l'on nomme la *haute baignée*; cette période du traitement dure ordinairement douze ou quinze jours, après lesquels commence la *débaignée*, c'est-à-dire la diminution graduelle de la durée des bains : on supprime d'abord celui du soir, puis l'on cesse complétement. La durée de la cure par les bains est communément de vingt à trente jours.

Indépendamment des bains, on fait usage, pendant le traitement, de l'eau en boissons, quelquefois seul, quelquefois avec les bains ou les douches. On prend celle de la source Saint-Laurent; on la boit le matin à jeun, quelquefois en se baignant, ou bien, plus rarement, après le repas. L'on commence par en prendre un ou deux verres, et l'on augmente ensuite progressivement jusqu'à six, huit et même douze verres, suivant les prescriptions du médecin ; l'on continue à cette dose élevée pendant quinze jours, et l'on diminue ensuite de la même manière qu'a marché l'accroissement. Entre chaque verre il est convenable de faire une pose de quinze à vingt minutes, que l'on remplit par l'exercice de la promenade, qui doit être faite à couvert lorsque le temps est humide ; on ne déjeune qu'une demie-heure après avoir bu le dernier verre. La dose d'eau minérale prise par chaque malade devra varier suivant la nature de l'affection pour laquelle on le soumet au traitement, et suivant le tempéramment et l'énergie des sujets ; ainsi il est évident que la dose prise par les femmes, les enfants et les sujets faibles, devra être loin d'atteindre les quantités que nous avons désignées comme des maximums.

Les douches se prennent dans des cabinets particuliers, leur durée varie de cinq à vingt minutes : on varie les formes et leur mode d'administration suivant l'effet que l'on veut produire. C'est principalement dans les affections cutanées anciennes et dans les engorgements des viscères abdominaux que l'on en fait usage ; on emploie aussi les douches ascendantes dans les affections chroniques intestinales, dans la paresse et l'atonie des gros intestins.

Les bains de pieds et de jambes, les lotions avec l'eau minérale sont aussi employés dans certains cas ; il en est de même des topiques faits avec le sédiment des eaux, que l'on applique avec avantage sur les plaies anciennes et les ulcères atoniques.

Les eaux de Loëche déterminent d'une manière constante une éruption désignée dans les établissements thermaux sous le nom de *poussée;* la poussée à Loëche est vive, énergique, et apparaît le plus souvent du sixième au douzième jour, elle suit la marche ordinaire des exanthèmes ; les prodrômes sont quelquefois imperceptibles, et la poussée arrive sans trouble dans les fonctions. D'autres fois, et le plus souvent, elle s'annonce par un manque d'appétit, la langue est chargée; il se manifeste de la soif, avec frisson suivi d'un mouvement fébrile, de la lassitude générale et un sommeil inquiet et troublé; ensuite il survient de la rougeur, avec un sentiment de démangeaison incommode et même de piqûre d'abord à l'entour des genoux et des coudes, puis vers les bras et les avants-bras, et ensuite aux cuisses, aux jambes, aux chevilles et aux pieds; puis l'exanthème apparaît à la poitrine et sur tout le corps : le visage et les mains sont ordinairement épargnés.

Dans la deuxième période, les symptômes généraux diminuent au fur et à mesure que se montre l'éruption; l'insomnie, la courbature, la fièvre disparaissent, et l'appétit même revient lorsque l'éruption présente encore une grande intensité. Lorsque la poussée est très-forte, le sentiment de démangeaison se change en une forte cuisson ; le séjour au lit devient insupportable, la fièvre conserve de l'intensité, la soif et le défaut d'appétit persistent ainsi que l'agitation du sommeil ; il y a des frissons fréquents ; dans ces cas, le malade ne se trouve bien que dans l'eau : aussi attend-t-il avec beaucoup d'impatience le moment de se mettre au bain, qui soulage et même guérit les accidents, quelquefois très-inflammatoires, produits par cette éruption.

La troisième période, celle de décroissement, s'annonce par la diminution de la rougeur, de la tuméfaction et du prurit; les vésicules qui forment l'éruption sont ouvertes, et la matière qu'elles renfermaient a été entraînée par les bains. La peau est sèche, rude au toucher ; l'épiderme se détache et tombe en lamelles farineuses : c'est la période de disquammation qui commence, c'est l'époque de la débaignée.

Ce qui distingue les eaux de Loëche des autres établissements thermaux, c'est que la poussée y apparaît constamment, tandis qu'elle n'est qu'accidentelle dans les autres. Cette éruption ne suit pas toujours la marche régulière que nous avons indiquée, elle se complique quelquefois de phénomènes que l'on est obligé de combattre par des moyens appropriés ; souvent elle s'accompagne de furoncles, quelquefois elle est très-intense, d'autres fois très-légère et sans fièvre, sans que dans aucuns cas il soit possible de dire à l'avance quel sera le degré de son intensité. Les causes modificatrices de cette éruption tiennent à la constitution même des malades, à leur état physiologique au moment où ils se soumettent au régime des eaux ; on a remarqué cependant que l'apparition de la période menstruelle diminue d'une manière notable l'énergie de la poussée.

Sans aucun doute la longue durée des bains à Loëche et leur température élevée doivent favoriser l'apparition de cette éruption cutanée que l'on n'observe, ainsi que nous l'avons déjà dit, que d'une manière accidentelle dans les autres établissements, même à Schinznach et à Baden (Argovie); il est cependant des cas dans lesquels on a vu la poussée se manifester lorsque l'on n'a fait que boire l'eau minérale, ou que l'on a pris des bains de courte durée et d'une faible température. La poussée a évidemment une action heureuse sur le traitement, cette action est cependant loin d'être regardée comme indispensable, et l'effet thérapeutique des eaux ne se doit pas mesurer à son intensité; car on a vu des traitements suivis des plus heureux résultats, quoique la poussée ait été faible; tandis qu'avec des poussées très-énergiques on n'a souvent obtenu que des modifications peu importantes dans la santé des malades ; mais c'est surtout dans les affections cutanées et psoriques, dans les diathèses, que l'action de cette éruption est le plus efficace.

Les eaux de Loëche sont très-fréquentées et s'administrent dans un grand nombre de maladies, mais surtout dans les affections des voies digestives, dans les engorgements des viscères abdominaux, dans les maladies de l'utérus et des organes sexuels chez la femme, dans les affections rhumatismales chroniques, dans les affections cutanées anciennes, dans les maladies du système lymphatique, dans la syphilis invétérée, dans la paralysie, dans les plaies anciennes et dans les ulcères atoniques, etc.; enfin l'action de ces eaux est un si puissant modificateur, qu'on les voit obtenir des guérisons dans une foule de cas où des eaux thermales qui avaient paru bien indiquées avaient échouées.   **J. P. BEAUDE.**

* **LUMBAGO** (*path.*), s. m. *lumbago*, de *lumbi* les lombes. On donne ce nom à une douleur qui se manifeste dans la région lombaire, et qui contraint celui qui en est affecté à se tenir courbé, quelquefois même à garder le lit; le siége de la douleur est dans les muscles de la région postérieure et inférieure du tronc; quelquefois, disent certains auteurs, dans les muscles psoas. Un mouvement brusque du tronc, un effort violent pour soulever un fardeau, peuvent déterminer le lumbago, qui, dans ce cas, a pour cause une rupture de quelques faisceaux musculaires; une position longtemps courbée, un refroidissement brusque dans la région lombaire, déterminent également des douleurs de lumbago, qui alors peuvent reconnaî-

tre le rhumatisme pour cause (Voyez ce mot). Dans la plupart des cas, le repos, un régime diétique et quelques bains suffisent pour guérir cette affection; d'autrefois il faut recourir aux évacuations sanguines locales, aux ventouses, aux applications locales, aux sudorifiques, aux purgatifs, aux frictions, suivant la nature des causes qui ont pu déterminer l'affection, qui, bien que très-douloureuse, présente bien rarement de la gravité.
                            J. B.

LUMIÈRE (*phy.*), s. f. V. *Météorologie*.

LUPULINE (*mat. méd.*), s. f. de *lupulus*, houblon. On a donné ce nom à une poudre jaunâtre, résiniforme, qui se trouve toute formée dans les cônes du houblon; c'est le pollen de cette plante V. *Houblon*.

LUPUS (*path.*), s. m. Nom donné par Willain, à la dartre rongeante de la face. V. *Esthiomène*.

LYMPHITE (*path.*), s. f. On a donné ce nom à l'inflammation des vaisseaux *lymphatiques*. V. ce mot.

LYPÉMANIE (*méd.*), s. f. v. Les auteurs modernes désignent sous ce nom la mélancolie.

M

MACROBIOTIQUE (*hyg.*), s. f. *macrobiotia*, du grec *macros*, long, et *bios*, vie. Quelques auteurs ont donné ce nom à la partie de l'hygiène qui traite des moyens de prolonger la vie.

MACROCÉPHALE (*physiol.*), adj. et s. m. *macrocephalus*, du grec *macros*, grand, et *képhalé*, tête, qui a une grosse tête. On donne ce nom aux enfants qui naissent avec une grosse tête, mais qui ne sont point atteints d'hydrocéphale; chez les macrocéphales, le volume de la tête tient au développement considérable du cerveau. Cette monstruosité chez les enfants les prédispose aux affections cérébrales et au rachitisme; on la désigne sous le nom de *macrocéphalie*.   **J. B.**

* **MAGISTÈRE DE JALAP** (*mat. méd.*), s. m. On donnait autrefois ce nom à la résine de Jalap. V. *Jalap*.

MAGNESIENNES (eaux), *pharm.* s. f. On donne ce nom à des eaux minérales factices dans lesquelles le carbonate de magnésie est tenu en dissolution dans l'eau par un excès d'acide carbonique. Les eaux magnésiennes sont dites *saturées*, lorsque le gaz est en quantité suffisante pour tenir le carbonate en dissolution; elles sont dites *magnésiennes gazeuses*, lorsque l'on a ajouté à l'eau plusieurs volume de gaz en excès, et que ce dernier se dégage avec violence lorsque l'on débouche la bouteille. On est parvenu, par le dernier procédé, jusqu'à dissoudre 32 grammes de carbonate de magnésie dans 750 grammes d'eau. Pour obtenir cette dissolution, on est obligé d'introduire, à plusieurs reprises, le gaz dans les appareils à saturation pour les eaux gazeuses, et à laisser l'eau, la

magnésie et le gaz acide carbonique, pendant plusieurs jours en contact dans ces appareils, sous une pression de sept et huit atmosphères. Pour obtenir une saturation plus facile et plus complète, il convient d'employer l'hydrate de magnésie plutôt que la magnésie calcinée ou le carbonate de magnésie sec. Les eaux magnésiennes sont purgatives ou seulement laxatives, suivant la quantité plus ou moins considérable de magnésie qu'elles contiennent. (V. *Magnésie*.)   **J. B.**

MAGNÉSIUM (*chim.*), s. m. Corps simple métallique qui forme la base de la magnésie; on l'obtient en traitant le chlorure de magnésium par le potassium. Ce corps est blanc d'argent, malléable, plus pesant que l'eau, qu'il ne décompose que par l'intermédiaire des acides; inaltérable à l'air sec, il se couvre d'une couche blanche de magnésie sous l'influence de l'humidité. V. *Magnésie*. **J. B.**

MAILLECHORT ou **MELCHIOR** (*hyg.*), s. m. On donne ce nom à un métal blanc, très-usité aujourd'hui dans les arts, et qui est formé par un alliage de cuivre, de zinc et de nikel; ce métal, qui nous vient de la Chine, et qui maintenant est préparé en grand en Europe, a aussi été désigné sous le nom de cuivre blanc. En Allemagne on le nomme argentan ou argental, parce qu'il imite complètement l'argent, surtout celui qui est au deuxième titre et qui est allié d'une notable portion de cuivre.

Les médecins et les chimistes se sont occupés des inconvénients que peut présenter le maillechort appliqué aux instruments de table et à la vaisselle. Darcet a fait à ce sujet des expériences à l'occasion d'un rapport au conseil de salubrité, et il a constaté que ce métal est moins altérable que le cuivre; moins altérable même que l'argent, allié à 750 de fin et 250 de cuivre, avec lequel on fait souvent des pièces de vaisselle, surtout en Allemagne. Le maillechort a même un avantage sur l'argent à bas titre, c'est que l'on s'aperçoit immédiatement de son altération, lorsque l'on y a fait séjourner des aliments qui peuvent l'attaquer; les parties du métal altérées noircissent immédiatement, ce qui doit mettre en garde et empêcher de prendre les aliments qui ont été exposés à ce contact.

Pour employer le maillechort aux instruments de table, on le soumet à l'argentage en le trempant, d'après les procédés de Ruolz, dans des dissolutions d'argent, qui, sous l'influence galvanique, le couvrent d'une couche mince d'argent; ainsi préparé, le maillechort peut rivaliser avec l'argenterie : il ne faut qu'avoir le soin de faire remplacer la couche d'argent lorsqu'elle est enlevée par l'usage, ce qui du reste ne se présente que rarement, car des couverts ainsi préparés peuvent durer plus de dix ans sans altération notable. Le maillechort peut également très-bien se dorer, et sous ce rapport il rivalise d'une manière complète, et à peu de frais, avec le vermeil ou argenterie dorée.

Le maillechort a été aussi employé pour la confection de beaucoup d'instruments de chirurgie, où il remplace presque complètement l'argent.

J. B.

MAL DE DENTS. V. *Dents.*

MAL DE GORGE. V. *Angine.*

MAL SAINT-ANTOINE. V. *Erysipèle.*

MALACIE (*path.*), s. f. de *malakia*, mollesse. On appelle ainsi certains goûts ou appétits dépravés. V. *Boulimie, faim canine, grossesse, chlorose*).

MALADIE DE BRIGHT. V. *Albuminurie*, au Supplément.

MALVACÉES (*bot.*), s. f. p. On désigne sous ce nom une famille de plantes la plupart herbacées, surtout dans nos contrées, mais arborescentes dans les contrées tropicales; elles sont à feuilles simples, lobées ou alternes, munies de deux stipules à leurs bases; les fleurs sont axillaires, solitaires ou diversement groupées. Le calice, souvent accompagné d'un calicule, est monosépale, à trois ou cinq divisions rapprochées en forme de valve avant leur épanouissement. La corolle a cinq pétales alternes avec les lobes des calices, contournés en spirales avant leur développement. Étamines à filets monadelphes et à anthères réniformes, constamment uni-loculaires; pistil composé de plusieurs capelles, tantôt verticillés autour d'un axe central, tantôt réunis en capitule. Styles distincts, plus ou moins soudés, portant chacun un stigmat simple à leur sommet; fruit disposé comme les carpelles autour d'un axe, ou en tête, ou soudé en un une capsule pluriloculaire s'ouvrant en autant de valves qu'il y a de loges. Les grains, quelquefois chargés de poils cotonneux, se composent d'un embryon droit, généralement sans endosperme, ayant les cotylédons foliacés et repliés sur eux-mêmes.

La plupart des plantes de cette famille sont fa-

des; les feuilles de quelques-unes servent d'aliments, cuites comme les épinards. Diverses espèces de nos climats sont employées en médecine; telles sont les mauves, la guimauve (V. ces mots). Le cacao, *theobroma cacao*, appartient à cette famille; il en est de même des cotonniers et du bombax, dont les graines sont entourées d'une bourre filamenteuse qui sert à la préparation de nos tissus.

J. B.

MANGUIER OU MANGUIER (*bot.*), s. m. *Mangifera indica*, arbre de la famille des thérébinthacées, pentandrie-monogynie L., qui est cultivé dans l'Inde et en Amérique, et dont les fruits, appelés mangues, gros comme de petits melons, de couleur verte et d'une chaire jaune sucrée et fondante, sont très employés comme aliment; ils sont d'une saveur très-agréable et très-rafraîchissants. Ce fruit est, de plus, cultivé entre les tropiques; on le prépare aussi pour la cuisson; on l'assaisonne avec le vin, le sucre et les aromates; on en prépare des confitures estimées; frais, on le dit très utile pour la guérison du scorbut. J. B.

MARGE DE L'ANUS (*anat.*), s. f. Nom donné au pourtour coloré qui entoure extérieurement l'anus. V. ce mot.

MARIENBAD (Eaux minérales de). Marienbad est un village de Bohême, du cercle de Pilsen, seigneurie de Tepl. Les eaux minérales de cette localité sont connues depuis le dix-septième siècle; à cette époque, on faisait surtout usage du résidu salin obtenu par évaporation des eaux, et il se livrait à la pharmacie sous le nom de sel de Tepl, nom de la seigneurie, qui était celui sous lequel ces eaux étaient connues. Ce sel (*sal Teplensis*) était un composé d'environ deux parties de sulfate de soude, une de muriate de soude, et du quart de son poids total de carbonate de soude, de chaux et de magnésie. En 1763, le professeur Scrinie, de Prague, publia un ouvrage sur ces eaux minérales, et un mémoire latin sur le sel de Tepl. Ce ne fut que vers le commencement du dix-huitième siècle que les eaux de Tepl (Marienbad) commencèrent à avoir une certaine réputation comme boisson, soit prise à la source, soit surtout comme eau minérale exportée. En 1813 et en 1817, les écrits Nehr, ceux de Reuss en 1818 et de Heidler en 1823, firent connaître d'une manière plus complète les eaux de Marienbad, et ajoutèrent à sa réputation. Il existe plusieurs sources à Marienbad : les plus importantes sont le Kreuzbrunn, le Ferdinandsbrunn (*source Ferdinand*), le Valdquelle (*source de la forêt*), la Carolinenquelle (*source Caroline*), l'Ambroisiusquelle (*source d'Ambroise*), et la source de Marie.

Le Kreuzbrunn est d'une température égale et constante, 11° 8 centigrades; l'eau est limpide, inodore, d'un goût piquant acidulé, et faiblement chalybé; après un certain temps de contact dans la bouche, elle a une saveur saline très-prononcée. Lorsqu'elle a été renfermée pendant un certain temps dans les cruches qui servent à son exportation, elle laisse alors déposer une matière jaunâtre composée de carbonate de chaux, de magnésie et d'un peu d'oxide de fer carbonaté.

Le Kreuzbrunn est peu abondant; il donne

1036 pouces cubes d'eau par heure, ce qui fait 14 , 39 pieds cubes par vingt-quatre heures : un peu moins de 500 litres.

Le Ferdinandsbrunn (*source Ferdinand*) était connu autrefois sous le nom de source saline *d'Auschewithz*; il est aujourd'hui contenu dans un espèce de Temple entouré d'une colonnade élégante. On fait maintenant un grand usage de l'eau de cette source ; elle est très-abondante , et donne cent vingt et demi pieds cubes par heure , 4, 13 mètres cubes ; sa température est de 9° 3 centig. Elle est incolore, d'un goût agréable, piquant, acidulée, et ensuite salin et légèrement astringent ; elle contient plus d'acide carbonique et de fer que l'eau du Kreuzbrunn.

La Waldquelle (*source de la forêt*) est située sur la lisière d'un bois voisin de Alexienbad, à cent pas du Kreuzbrunn ; elle contient plus de carbonate de soude et d'acide carbonique que les sources précédentes, et moins de fer. Le professeur Steinmann , qui a fait l'analyse de cette source, pense que l'on peut la placer, quant à sa qualité, entre l'eau de Seltz et l'eau d'Obersalzbrunn, en Silésie. On emploie souvent cette eau pour remplacer l'eau de Seltz (*Seltters*), et les expériences que l'on a faites dans les hôpitaux à ce sujet sont venues confirmer son efficacité.

Les sources d'Ambroise, de Caroline et de Marie, sont moins usitées que les précédentes ; il est certains principes que l'analyse n'a point constatés dans leur composition, tels que le carbonate de manganèse, de lithine, de strontiane. Elles sont principalement employées pour les bains, les douches, et jamais pour les boissons ; peut-être, si elles étaient soumises à une nouvelle analyse, y trouverait-on les principes que le professeur Steinmann a rencontré dans l'eau des trois sources dont nous venons de parler, et dont nous allons donner le tableau :

SUBSTANCES contenues dans les eaux.	Le Kreuzbrunn.	Le Ferdinandsbrunn.	La Waldquelle.
Acide carbonique libre contenu dans 100 parties d'eau	105,33	115,74	124,006
PRINCIPES FIXES.	grains.	grains.	grains.
Sulfate de soude.	28,587	16,902	4,301
Muriate de soude.	10,173	6,747	1,687
Carbonate de soude.	7,693	6,449	4,510
— de chaux.	2,951	3,012	1,768
— de magnésie.	2,039	2,287	2,176
— de protoxide de manganèse.	0,028	0,069	traces.
— de protoxide de fer. . .	0.132	0,300	0,098
— de lithine.	0,086	0,051	0,055
— de strontiane. . . .	0,003	0,004	0,004
Phosphate d'alumine.	0,002	0,004	0,005
Sulfate de potasse.	»	»	1,503
Silice.	0,291	0,502	0,486
Matière extractive.	»	»	0,005
Total pour une livre d'eau, poids de pharmacie . .	51,985	36,327	16,598

Les eaux de Marienbad sont stimulantes, apéritives et légèrement purgatives. Les eaux du Kreuzbrunn s'emploient principalement dans les affections hémorrhoïdales, dans les engorgements du foie, les anomalies de la sécrétion biliaire, dans les constipations opiniâtres, dans les digestions lentes et pénibles, dans les affections glaireuses et les flatuosités; dans les affections nerveuses chroniques, les crampes d'estomac , les coliques habituelles, et surtout celles qui accompagnent la menstruation ; dans l'hypocondrie, l'hystérie, dans la goutte , les scrofules et les maladies calculeuses.

Le Ferdinandsbrunn est surtout recommandé aux personnes faibles , nerveuses, d'un tempérament délicat ; les maladies dans lesquelles ses eaux sont surtout employées sont les faiblesses d'estomac et de la digestion, les disposition à la diarrhée ou la constipation, les affections chroniques du bas ventre , les scrofules, les flueurs blanches la stérilité, les calculs ordinaires et la goutte.

La Waldquelle, ainsi qu'on l'a vu par l'analyse, contient moins de sels purgatifs et moins de fer que les autres sources : elle est, ainsi que nous l'avons déjà dit, employée comme pouvant remplacer l'eau de seltz ; on l'emploie surtout dans les affections de la vessie et des voies urinaires, dans la gravelle, dans les coliques menstruelles ; enfin on l'administre toutes les fois que les dispositions inflammatoires des malades ne permettent pas de faire usage de l'eau des deux autres sources.

Les eaux de Marienbad se boivent à la source ou exportées; elles sont , dans ce cas, renfermées dans des cruchons de grès semblables à ceux qui contiennent l'eau de seltz. On les prend le matin à jeun par verre de six onces (deux décilitres);l'on commence par un ou deux verres, et l'on augmente jusqu'à ce que l'on consomme une cruche entière dans la matinée. Les personnes qui ont l'estomac faible peuvent prendre, une heure avant de commencer à boire l'eau, une tasse de café à l'eau ou de chocolat faible. Lorsque le temps est froid ou mauvais, il est bon de garder la chambre le matin pendant que l'on boit l'eau. La durée d'un traitement est de quatre semaines.

Indépendamment de l'usage des eaux en boissons et en bains, on fait encore usage , à Marienbad , des douches, des bains de vapeurs, des bains de gaz acide carbonique et de gaz hydrosulfurique, des bains de boues minérales : tous ces moyens, qui augmentent et ajoutent à l'action de ces eaux minérales , sont prescrits par les médecins des eaux, suivant les besoins et l'indication des maladies.   J. P. BEAUDE.

MÈRE (mal de), (*méd.*), s. f. V. *Hystérie.*

MINÉRALISATEURS (*chim.*), adj. Se dit, en thérapeutique et en chimie , des principes qui entrent dans la composition d'une eau minérale, et lui donnent ses propriétés.

MINÉRALOGIE (*hist. nat.*), s. f. On donne ce nom à l'une des branches de l'histoire naturelle qui a pour objet l'étude des minéraux , de leurs formes, de leur gisement et de leur composition.

MIRAGE (*physiq. méd.*), s. f. Phénomène d'optique, qui consiste en ce que , dans certaines circonstances , des objets lointains , très-rapprochés de l'horizon, paraissent doubles , l'une des images étant droite comme à l'ordinaire , et l'autre se présentant dans une position renversée. Ce phénomène s'observe surtout dans les déserts de l'Afrique, et tient à un état particulier de l'atmosphère. On l'observe également en mer ; ce phénomène ne peut se produire que sur de vastes étendues où la vue n'est point bornée par des montagnes ou de grandes inégalités du terrain.   J. B.

MOELLE ALLONGÉE (anat.), s. f. V. *Moëlle épinière*.

MONOÏQUE (bot.), adj., du grec *monos*, seul, et *oikia*, habitation. Se dit d'une plante qui porte des fleurs mâles et des fleurs femelles, séparées les unes des autres, mais sur un même pied.

MOUCHETURES (chir.), s. f. On donne ce nom à de petites scarifications très-superficielles que l'on fait ordinairement avec la lancette , dans le but de faire écouler de la sérosité, ou de dégorger une partie qui est le siége d'une congestion sanguine.

MOUSSE D'ISLANDE (mat. méd.), V. *Lichen d'Islande*.

N

NÉPHRALGIE, (path.), s. f., de *nephroi*, les reins, et *algos*, douleur. Névralgie des reins ou coliques néphritiques (V. *reins*).

NICOTIANE (chim.), s. f. Nom donné à la substance active des feuilles du tabac. V. ce mot.

NOIX MUSCADE (mat. méd.), s.f. V. *Muscade*.

NOSTOMANIE (path.), s. f. V. *Nostalgie*.

O

OCULISTIQUE (path.), s. f. Synonyme d'ophthalmologie. V. ce mot.

ODACISME (path.), s. m. Nom donné par quelques auteurs au prurit des gencives, qui, chez les enfants, précède la sortie des dents.

OLÉFIANT (chim.), adj. On a donné le nom de gaz oléfiant au gaz *hydrogène* carbonné. V. ce mot.

ONDE (phys. méd), s. f. *Unda*. C'est la trace circulaire qui se forme à la surface de l'eau lorsque l'on y projette un corps qui la déplace : par analogie , on admet également des ondes sonores et lumineuses, produites par la vibration de l'air ou de l'éther. V. *Son* et *Lumière*.

OR MUSIF ou MUSSIF (chim.), s. m. On donne ce nom à un deutosulfure d'*étain*. V. ce mot.

ORCHIDÉES (bot.), s. f. pl. *Orchideæ*, du grec *orchis* (testicule). C'est une famille de plantes dicotylédones à étamines épigynes, ainsi désignées à cause de la forme ovoïde des tubercules qui souvent accompagnent les racines. Les feuilles sont simples , alternes et engaînantes ; les fleurs, souvent très-grandes et d'une forme particulière , ont un calice à six divisions profondes, dont trois intérieures et trois extérieures , qui forment, à la partie supérieure de la fleur, une sorte de casque. Du centre de la fleur s'élève, sur le centre de l'ovaire , une sorte de columelle nommée *gynostème*, formée par le style et les filets des étamines soudés ensemble ; à sa face antérieure et supérieure est une fossette glanduleuse, qui est le stigmate ; à son sommet est une anthère à deux loges , qui s'ouvre par une suture lodgitudinale ou un opercule qui en occupe toute la partie supérieure. Au sommet du gynostème sont deux petits tubercules formés par deux étamines avortées, et nommées *staminodes*. Le fruit est une capsule à une seule loge , contenant beaucoup de graines très-petites attachées à trois tophospermes pariétaux.

Les plantes de cette famille , qui a emprunté son nom au genre *Orchis*, sont vivaces, herbacées. Dans nos régions tempérées, dans les pays chauds, elles forment de petits arbrisseaux parasites, qui se rencontrent sur les arbres ; ce qui a valu à un certain nombre le nom d'*Epidendrum*. Les fleurs offrent des formes bizarres qui imitent celles de la mouche , d'un oiseau qui vole. Cette famille renferme diverses plantes utiles : les unes sont nutritives par leurs tubercules, qui renferment une fécule dense : tel est le salep, que l'on récolte surtout en Perse ; d'autres sont aromatiques : tel est le fruit de la *vanille* aromatique. V. ce mot.

J. B.

OSMIUM (chim.), s. m. C'est un métal découvert en 1803, par Tennant, dans les mines de platine ; il est de couleur gris foncé , et sans usage dans la médecine et les arts.

OSTÉOSTÉATOME (path.), s. m., du grec *ostéon* (os), et de *stéar*, génitif *stéatos* (suif). On donne ce nom à une dégénérescence graisseuse des os. Ce changement dans la nature du tissu de l'os constitue une des variétés de l'ostéosarcome. V. ce mot et *os*.

OXYDULE (chim.), adj. Se dit d'un corps à un degré inférieur d'oxidation ; c'est le premier degré ou protoxide. V. *Oxide*.

OXYSULFURE (chim.), s. m. C'est la combinaison d'un sulfure avec un oxide.

P

PARAMORPHINE (*chim.*), s. f. Nom donné par Pelletier à une substance dont la composition élémentaire paraît être la même que celle de la morphine. Cette substance s'extrait de l'opium par la chaux, et par un procédé analogue à celui employé pour extraire la morphine. Elle est blanche, cristalline, soluble dans l'eau, l'alcool et l'éther; elle est sans usage en médecine.   **J. B.**

PARAPHRÉNÉSIE (*méd.*). On a désigné, sous ce nom, l'inflammation du diaphragme; d'autrefois une espèce de délire que l'on disait dépendre de cette même inflammation.

PATE ARSENICALE (*pharm.*), s. f. On donne ce nom à une pâte caustique préparée avec la poudre de *Rousselot*, qui est composée de cinabre, de sangdragon (huit parties), et d'oxide blanc d'arsénic (une partie). Cette poudre se délaye avec de l'eau, ou le plus souvent de la salive, au moment où l'on veut en faire usage, et l'on applique la pâte en couche mince, de l'épaisseur de un à deux millimètres; on recouvre cette pâte avec de la toile d'araignée, légèrement humectée, afin qu'elle y adhère exactement, ainsi qu'à la peau; ce qui empêche le caustique de se répandre sur les parties voisines. Ce caustique s'applique sur les ulcères carcinomateux, sur le lupus ou dartres rongeantes, pour en arrêter les progrès. Dubois en faisait constamment usage après les ablations de cancer, et disait empêcher les récidives par ce moyen. La destruction de la peau ou des parties sur lesquelles on a appliqué cette pâte s'opère très-rapidement, et l'escarre se détache en laissant une plaie de bonne nature, disposée à se cicatriser rapidement.   **J. B.**

PELADE (*path.*), s. f. Ce mot indique une sorte d'alopécie, dans laquelle la chute de l'épiderme accompagne ou suit celle des poils. V. *Alopécie*.

PELVIMÉTRIE (*accouch.*), s. f. Action de mesurer les diamètres du bassin par le pelvimètre. V. ce mot.

PEPSINE (*physiol.*), s. f. C'est un liquide sécrété par les membranes de l'estomac, analogue comme aspect à l'albumine, et qui a pour effet de déterminer la digestion des aliments par les modifications qu'il leur fait subir. Ce liquide, découvert par Schwann, paraît être analogue à la *gasterose*, sur laquelle M. Payen a fait des études il y quelques années. C'est à la présence de ce corps que le suc gastrique doit son activité. V. *Digestion*.   **J. B.**

PERSICAIRE (*bot.*), s. f. *Persicaire douce, Polygonum persicaria, Persicaria mitis.* C'est une plante du genre *Polygonum*, fam. des polygonées J., octandrie-trigynie L. Elle pousse des tiges à la hauteur d'un pied, rondes, creuses, rougeâtres, rameuses, nouées, portant des feuilles semblables à celles du pêcher, du saule; marquées quelquefois, au milieu, d'une tache noire ou de couleur plombée. Les fleurs sortent en épi des aisselles des feuilles et du sommet de la plante par de larges pédoncules. Les fleurs sont de couleur purpurine, quelquefois blanches, et se rencontrent dans les lieux aquatiques, dans les marais, dans les fossés. La persicaire a un goût légèrement acide, elle est peu employée en médecine. Les anciens médecins la regardaient comme détersive, astringente, vulnéraire, propre pour arrêter les hémorrhoïdes; on lui a même attribué des propriétés anti-gangréneuses. Une thèse a été soutenue, en 1806, à Strasbourg, sur ce sujet, où l'on y rapportait huit cas de guérison de gangrène par son emploi.   **J. B.**

PERSICAIRE ACRE. *Polygonum hydropiper; Persiconia acris, urens.* Cette plante, vulgairement désignée sous le nom de poivre d'eau, et voisine de la précédente, a des tiges moins rameuses, plus hautes; ses feuilles sont plus étroites, plus longues, plus vertes et sans maculatures; elle est d'un goût poivrée, ce qui lui a valu son nom latin, qui indique en même temps les lieux où on la rencontre: les bois, les mares et tous les lieux aquatiques. Ses fleurs forment des épis plus grêles que dans l'espèce précédente; sa racine est petite, simple, ligneuse, blanche, garnie de fibres. Le suc de cette plante rougit les couleurs bleues végétales, ce qui indique son acidité. La persicaire âcre, moins utile encore que la précédente, est considérée comme incisive, résolutive, vulnéraire et détersive; sa graine est employée en place du poivre par quelques habitants des campagnes. Les feuilles et les tiges de cette plante perdent une partie de leurs propriétés en séchant.   **J. B.**

PHANÉROGAMES (*bot.*), adj. et s. m. *phanerogami.* On donne ce nom aux plantes dont les organes sexuels sont bien manifestes. Les phanérogames constituent la plus importante des divisions du règne végétal; ils sont opposés aux *cryptogames*, dont les organes sexuels sont cachés ou inconnus.

PHYTOLOGIE (*hist. nat.*), s. f., du grec *phytone*, plante, et *logos*, discours. On désigne ainsi un discours ou un traité sur les plantes.

PIERREFONDS (*Eaux minérales de*) (*thérap.*). Pierrefonds, département de l'Oise, canton d'Attichy, est un bourg de 1500 habitants, situé à 12 kilomètres Sud-Est de Compiègne et à 87 kilomètres de Paris. Les habitations du bourg sont disséminées dans une vallée très-pittoresque et assez resserrée, qui est entourée en grande partie par la belle forêt de Compiègne. Sur l'extrémité saillante du plateau qui est au Nord-Ouest du vallon, se trouvent les belles ruines du célèbre château de Pierrefonds, construit, sur la fin du XIVᵉ siècle, par Louis d'Orléans, comte de Valois, frère de Charles VI, et détruit en 1617 par le cardinal de Richelieu, qui le fit mettre dans l'état où on le voit aujourd'hui. Les sources sont placées dans le voisinage d'un étang situé à l'extrémité de la route de Compiègne ; elles sourdent dans un terrain qui fut un ancien marais ; elles paraissent provenir, dit M. O. Henry, qui en fit l'analyse, d'une large nappe souterraine située entre deux couches d'argile.

C'est au propriétaire actuel, M. Duflubé, que l'on doit la découverte de ces sources. Depuis plusieurs années il avait constaté dans son parc l'existence de plusieurs points d'où se dégageait une odeur sulfureuse très-marquée ; près de ce point il avait reconnu l'existence de filets d'eau qui blanchissaient à l'air et qui laissaient sur les plantes et les détritus végétaux un dépôt blanchâtre formé par du soufre. Des fouilles que l'on fut obligé de faire pour des travaux mirent sur la voie de la source, qui apparut donnant une quantité notable d'eau ayant tout le caractère d'une eau sulfureuse minérale. L'eau paraît provenir des hauteurs qui environnent le vallon et qui sont formées par des roches d'un calcaire siliceux ; ces eaux elles-mêmes-alimentent l'étang, dont les eaux sont également sulfureuses d'une manière très-marquée. Les sources sourdent dans un intervalle de près de trois cents pas, et elles sont réunies aujourd'hui dans un même bassin, où M. Duflubé les a captées en les y conduisant au moyen de tubes en bois blanc ; ces tubes ne font subir aucune altération à l'eau. Le petit bassin dans lequel arrivent les eaux est construit en pierre calcaire et imite le bassin d'une grotte naturelle : l'eau y arrive par deux conduits : l'un supérieur, plus petit, donne l'eau qui est spécialement destinée à être bue ; l'autre, inférieur, et plus large, donne une quantité d'eau plus abondante : il est destiné aux bains. Un conduit unique dirige l'eau de ces sources vers un châlet assez pittoresque, où sont situés les bains ; la source est couverte par un petit pavillon fermé.

L'eau des diverses sources, dit M. Henry, est identique ; elle est claire, parfaitement limpide ; elle exhale une odeur d'hydrogène sulfuré très-marqué ; son goût douceâtre n'a rien de désagréable : il est celui des eaux hydrosulfurées, mais sans l'amertume et la saveur saline de quelques-unes ; elle reste quelque temps exposée à l'air sans se troubler, mais bientôt elle louchit, puis devient opaline, et ensuite blanchâtre et même laiteuse, ce qui tient à la précipitation du soufre.

La température a été trouvée par M. Henry de 9° et demie à 10°. En examinant la source au mois de juillet, nous l'avons trouvée de 13°., la température de l'air extérieur étant de 26° ; cette différence peut s'expliquer par le peu de profondeur des sources, et peut-être aussi par le trajet qu'elles font dans les tubes, qui sont peu enfoncés dans le sol. Par l'ébullition l'eau dégage du gaz sulfhydrique et de l'acide carbonique, elle se trouble et il se forme une pellicule à sa surface formée par les carbonates terreux qui entrent dans sa composition, et qui entraînent un peu de soufre. Lorsque l'on met en contact avec l'eau une pièce d'argent bien décapée, elle se couvre d'une coloration d'un jaune rougeâtre qui devient bientôt brun, et qui est d'un assez bel effet par l'action du brillant du métal qui se reflète sous la couche brune qui le recouvre.

Par le sulfhydromètre, l'eau de Pierrefonds a donné à M. Henry, dans une série d'expériences, de 6 degrés 7 dixièmes à 7 degrés 4 dixièmes, moyenne 7 degrés. A l'époque où nous avons visité la source, nous avons obtenu une moyenne de 8 degrés ; cela tient sans doute au captage qui est mieux fait que lorsque M. Henry l'a examinée. Voici l'analyse faite en 1846 par ce chimiste, et qui fut présentée à cette époque à l'Académie de médecine. Pour un litre d'eau :

Principes volatils.

Azote	traces
Acide carbonique	
	gram.
Acide hydrosulfurique libre ...	0,0022

Principes fixes.

	gram.
Bicarbonate de chaux	0,2400
de magnésie	
Hydrosulfate de chaux	0,0156
Sulfate de chaux anhidre	0,0260
de soude idem	
Chlorure de sodium	0,0220
de magnésium	
Silice et alumine	
Sel de potasse	0,0500
Matière organique	
Eau pure	999,5556
	999,9092

Les sels qui sont les plus abondants sont, comme on le voit, les carbonates de chaux et de magnésie, rendus solubles par l'excès d'acide carbonique que contient l'eau. La proportion des principes salins est peu considérable, ce qui explique la saveur assez agréable de l'eau, qui ne doit ses principales propriétés qu'au sulfhydrate calcaire et à l'acide sulfhydrique libre. Cette eau, ainsi qu'un grand nombre d'eaux semblables à celles d'Enghien, de Kisnak, de Chamouix, ne doit ses propriétés qu'à la décomposition du sulfate de chaux, par des matières organiques qui doivent se trouver accumulées en grande quantité dans le marais qui a existé au lieu où sont ces sources ; elle est donc hydrosulfatée, hydrosulfuriquée, et elle doit prendre rang à côté de celles que nous venons de désigner. Les eaux de Pierrefonds sont plus sulfureuses que celles de plusieurs sources qui jouissent d'une grande réputation, et elles sont à peu-près égales, relativement à la quantité de soufre qu'elles contiennent, à la plupart des eaux des Pyrénées.

Les eaux de Pierrefonds peuvent être prises en boissons et en baïns ; pour les administrer de cette dernière façon, il est nécessaire d'en élever la température : aussi M. Duflubé a-t-il disposé, dans une partie du châlet dont nous avons parlé, deux appareils destinés à chauffer l'eau sans le contact de l'air. Avec cette précaution on peut chauffer les eaux sulfureuses jusqu'à plus de 60 degrés centigrades, sans qu'elles éprouvent une décomposition marquée. Dans des expériences que j'ai faites sur une eau de même nature que celles-ci, ce n'est que vers 80 degrés que l'eau a commencé à se décomposer ; jusqu'alors elle donnait encore au sulfhydromètre l'indication d'une sulfuration de très-peu inférieure à celle qu'elle avait primitivement.

Déjà cette eau a été appliquée d'une manière avantageuse à la thérapeutique ; moins sulfureuse et moins chargée de sels que celle d'Enghien, elle peut être employée dans beaucoup de cas où celle-ci serait trop excitante. Elle se rapproche beaucoup dans ses effets de l'eau de Bonnes; aussi en a-t-on fait usage avec avantage dans des affections des organes respiratoires, catarrhes chroniques , laryngites chroniques, affections chroniques de l'estomac et des organes abdominaux, douleurs articulaires. Elle paraît aussi avoir réussi dans quelques affections de l'utérus et dans des dérangements de la menstruation. Les bons effets de la source ne peuvent qu'être heureusement secondés par l'air pur et l'agrément de la situation, qui est très-pittoresque et d'une extrême salubrité.

L'eau de Pierrefonds se conserve parfaitement; aussi le propriétaire en a-t-il établi un dépôt à Paris, où l'on peut s'en procurer pour en faire usage en boissons. J'ai examiné au mois d'août 1848 plusieurs bouteilles d'eau que M. Duflubé m'avait adressées au mois d'octobre de l'année précédente ; cette eau avait été accidentellement soumise à la gelée, et ensuite conservée dans une pièce ou la température était assez élevée; mais elle avait toujours été soustraite au contact de la lumière et parfaitement bouchée. Lorsque je l'ai examinée, elle n'avait point perdu de ses propriétés : elle était toujours parfaitement limpide, n'avait formé aucun dépôt dans la bouteille, et donnait au sulfhydromètre un degré seulement plus faible de deux ou trois dixièmes que celle que j'avais examinée à la source peu de joursauparavant.   J. P. BEAUDE.

PIGMENT (anat.), s. m. Pigmentum. Les anatomistes ont donné ce nom à une matière de teinte brune, noire en masse, qui se sécrète sous la peau des diverses races humaines et qui lui donne les colorations diverses que l'on observe. Dans la race blanche, le pigment ne se rencontre qu'accidentellement sous la peau, soit autour du mamelon chez les femmes pendant la grossesse et la lactation, soit aux grandes lèvres, au pourtour de l'anus ; chez l'homme, au scrotum, etc. Souvent il s'accumule par l'action de la lumière et donne à la peau une teinte colorée, ou il produit les taches de rousseur que l'on observe si souvent chez les femmes blondes et à peau très-blanche ; il s'accumule aussi dans certaines places pour former les taches que l'on désigne vulgairement sous le nom d'envies. A l'état normal, il recouvre la face interne de la membrane choroïde, la face postérieure de l'iris, les procès ciliaires. Lorsqu'il a été détruit à une place déterminée, la peau reste d'un blanc mat; c'est ce que l'on observe dans les anciennes cicatrices, même chez le nègre. V. Peau et OEil.   J. B.

PIGMENTAIRE (anat.), adj., qui a rapport au pigment.

PILIER (anat.), s. m. On donne ce nom à des muscles du voile du palais et à des prolongements du diaphragme. V. ces mots.

PISIFORME (anat.), s. m. pisiformis, de pisum, pois, et forma, forme. Nom donné au quatrième os de la première rangée du carpe, qui a la forme d'un pois; il s'articule avec l'os pyramidal, et donne attache au tendon du muscle cubital antérieur. V. Carpe.

PISTIL (bot.), s. m. pistillum. On donne ce nom à l'organe femelle de la fructification dans les plantes. Le pistil est ordinairement composé de trois parties, de l'ovaire situé inférieurement, du style qui en est le prolongement, et du stigmate formé par un renflement qui le termine.

PLANTAGINÉES (bot.). C'est une famille naturelle de la tribu des Dicotylédonés, qui ne renferme que deux genres ; elle est composée de plantes herbacées, souvent privée de tiges et n'ayant que des pédonculés radicaux qui portent des épis de fleurs très-denses. Les feuilles sont souvent radicales, entières, dentées ou diversement incisées. Le calice a quatre sépales inégaux en forme d'aiguilles, dont deux plus extérieures ; la corolle est monopétale, tubuleuse, à quatre divisions irrégulières. Il y a quatre étamines saillantes, un ovaire libre à deux, rarement à quatre loges, contenant un ou plusieurs ovules. Le style est capillaire et terminé par un stigmate simple, subulé, rarement bifide à son sommet. Le fruit a la forme d'une petite boîte ronde à deux valves et recouvert par la corolle qui persiste. Le genre plantago est le seul qui fournisse des espèces usitées en médecine. V. Plantin-   J. B.

PLANTAIRE (ant.), adj. et s. plantaris, de planta, la plante du pied ; qui appartient à la plante du pied. Il existe plusieurs organes à la plante du pied que l'on a désignés sous le nom de plantaires: telle est l'aponévrose plantaire, qui est une couche fibreuse épaisse et résistante, presque adhérente à la peau, qui se fixe en arrière du calcanéum et, qui, en avant, se confond avec les ligaments qui unissent les os du métatarse avec les premières phalanges des orteils; cette aponévrose donne attache à plusieurs des muscles de la région inférieure du pied. — Les artères plantaires sont les deux branches qui terminent l'artère tibiale postérieure, elles passent sous la voûte du calcanéum et se distribuent aux muscles de cette région. On les divise en interne et externe; cette dernière, arrivée au dernier espace intermétatarsien, se recourbe et forme l'arcade plantaire. — Les nerfs plantaires sont formés par la bifurcation du nerf tibial, sous la voûte du calcanéum ; on les divise en internes et en externes. — Les ligaments plantaires sont des petits faisceaux ligamenteux très-multipliés, destinés à maintenir unis les os du tarse et du métatarse. — On donne en général le nom de région plantaire à la plante du pied, et on la divise en région plantaire externe , interne et moyenne. V. Pied.   J. B.

PLANTE DU PIED (anat.) s. f. V. Plantaire et Pied.

POIDS MÉDICAUX (phar. méd.), s. m. On désigne en police médicale, sous le nom de poids médical, l'action de livrer des médicaments pour les besoins de la médecine, dans les proportions voulues par les formules. Les pharmaciens ont seuls le droit de vendre les médicaments aux poids médicaux. Plusieurs substances médicamenteuses, mais qui servent aussi dans les arts, peuvent être vendues par les droguistes et les marchands de produits chimiques ; mais il est interdit à ces derniers de les vendre au poids médical, le pharmacien ayant seul ce droit, et d'après une ordonnance de médecin. Autrefois, les poids médicaux étaient différents des poids usités dans le commerce, et ce fait a lieu encore dans beaucoup de pays ; ce qui apporte une grande confusion dans les formules ou les travaux scientifiques, lorsque l'on veut les traduire dans notre langue, et leur appliquer nos poids métriques. Mais aujourd'hui en France, et surtout depuis l'application rigoureuse du système décimal, on ne fait plus usage que du gramme, de ses divisions et de ses multiples. Cependant l'usage des anciens poids est encore toléré dans les formules , et l'administration n'a pas jugé qu'il fut convenable, dans ces cas, d'appliquer l'amende prononcée contre les citoyens qui feraient usage des anciennes dénominations des poids et mesures.

J. B.

POINTS LACRYMAUX (*anat.*), s. m. p. V. *Lacrymale* et *OEil*.

POIREAU (*path.*), s. m. V. *Verrue*.

POIVRE CUBÈBE (*mat. méd.*), s. m. V. *Cubèbe*.

POIVRE D'EAU (*mat. méd.*), s. m. V. *Persicaire*.

POIVRE DE LA JAMAIQUE (*mat. méd.*), s. m. V. *Piment*.

POIVRE LONG (*mat. méd.*), s. m. *piper longum*. On donne ce nom au fruit d'une plante de l'Inde, que l'on confond le plus souvent avec le fruit d'une plante de nos jardins, le *caspicum annum*. V. *Piment*. Le *piper longum* croît dans l'Inde, aux Philippines, au Pérou ; il est employé dans ces contrées comme le poivre noir (*piper nigrum*) ; il est sans usage en médecine.

J. B.

POLYGALÉES (*bot.*), s. f. p. On donne ce nom à une famille de plantes dicotylédones polypétales à étamines hypogynes, à ovaire supère, créée avec le genre *Polygala*, divisé lui-même en plusieurs autres genres, qui n'offrent que peu de plantes médicales. V. *Polygala*.

POLYGONÉES (*bot.*), s. f. p. On donne ce nom à une famille de plantes à laquelle le genre *Polygonum* a donné son nom ; la plupart sont herbacées et croissent dans nos climats. Les plantes qui composent cette famille sont de la classe des dicotylédones apétales, à étamines périgynes, à feuilles alternes, engaînantes à leur base ou adhérentes à une gaîne membraneuse et stipulaire, roulées en dessous sur leur nervure moyenne dans leur jeunesse. Les fleurs, quelquefois unisexuées, sont en épis cylindriques ou en grappes terminales ; elles ont un calice monosépale à quatre ou six segments, quelquefois disposés sur deux rangs ; elles ont de quatre à neuf étamines libres, à anthère s'ouvrant longitudinalement ; l'ovaire est libre, uniloculaire, ovule dressé. Le fruit est souvent triangulaire, sec et entouré d'un péricarpe qui ne se détache point spontanément à l'époque de la maturité ; quelquefois il est recouvert par le calice qui persiste. Les polygonées fournissent un certain nombre de plantes à la médecine et au régime alimentaire ; les racines de plusieurs sont purgatives, telles que la rhubarbe ; d'autres astringentes, quelques-unes acides comme les rumex.

J. B.

POLYURIE (*path.*), s. f., de *polu*, beaucoup et *ourone*, urine, urines abondantes. On appelle ainsi une affection récemment distinguée du diabètes, et caractérisée par une émission très-abondante d'urines aqueuses, ayant une faible pesanteur spéci-

que, et qui *ne contiennent aucun principe sucré*. Les malades sont, en outre, tourmentés par une soif excessive qui les oblige à boire incessamment. Ce qui fait que quelques auteurs l'ont appelée *polydipsie* (de *polu*, beaucoup, et *dipsa*, soif). Il n'y a d'ordinaire pas de fièvre, et les autres fonctions s'exécutent assez bien. — Le traitement est encore inconnu ; tous les moyens employés pour calmer les troubles dans la soif et la sécrétion urinaire, les antiphlogistiques, les narcotiques, les toniques, etc., ont échoué.

J. B.

POPULINÉ (*chim.*), s. f. Nom donné par Braconnot à une matière blanche cristallisée en aiguille, soluble dans l'alcool, peu soluble dans l'eau, qui a été trouvée dans l'écorce du peuplier et dans celle du saule, où elle accompagne la salicine. Elle est sans usage en médecine.

PORTE-NŒUD (*chir.*), s. m. On donne ce nom à un instrument ordinairement en acier, qui est destiné à porter une ligature sur le pédoncule d'une tumeur polypeuse.

POUDRE (*phar.*), s. f. *pulvis*. En pharmacie on donne le nom de poudres à des médicaments qui sont amenés à un point de division aussi complète qu'ils peuvent l'être par l'action mécanique. Les poudres simples, sont celles qui ne sont formées que par une seule substance, les poudres composées sont des préparations médicamenteuses qui se font par le mélange de poudres de diverses substances, et qui sont destinées à être administrées sous cette forme. Les poudres se préparent de diverses façons, car le même mode de division ne peut être appliqué à tous les corps ; les substances végétales, les racines, les bois, les feuilles et toutes les substances fibreuses se pulvérisent par contusion dans un mortier ; les graines se réduisent en poudre par l'action du moulin ; les substances résineuses et susceptibles de s'agglomérer par l'action de la chaleur pendant la mouture ou sous l'action du pilon sont pulvérisées par la *trituration* ; les substances minérales se broient sur le porphyre au moyen de l'action d'une molette de même substance, et cette opération se nomme *porphyrisation* ; les métaux se réduisent en poudre par la fusion et ensuite la projection dans l'eau ou l'agitation rapide dans des boîtes rondes et fermées : c'est ce dernier moyen que l'on emploie pour l'étain. La *sublimation* par l'action de la chaleur est employée pour d'autres substances, et spécialement pour le soufre, qui se sublime en petites aiguilles fines et pulvérulentes ; ce procédé est en même temps un moyen de purification, et le soufre, dans cet état de division, a reçu le nom de fleur de soufre. Dans certains cas on achève la pulvérisation des métaux, en les broyant avec des substances mucilagineuses qui les enveloppent et permettent alors de les soumettre à la porphyrisation.

Les poudres demandent à être conservées avec plus de soin que les substances entières, surtout quand les substances qui les forment contiennent des principes volatils ; telles sont les poudres formées avec les végétaux aromatiques. Les principes fugaces qui entrent dans la composition de ces végétaux, qui sont à un état de division extrême, ne se trouvant plus protégées par l'épiderme , ou les membranes naturelles qui souvent les recouvrent, se dégagent alors avec une plus grande rapidité. Dans les officines, les poudres doivent toujours se conserver dans des flacons ou des boîtes, le plus ordinairement métalliques et bien fermées. Les poudres de substances minérales sont moins facilement altérables, elles doivent être surtout soustraites au contact de l'humidité et de la poussière.

Les poudres composées sont très-nombreuses ; il en a été parlé de plusieurs au nom des principales substances qui entrent dans leur composition. C'est dans les formulaires et les ouvrages de thérapeutique que l'on peut avoir leur nomenclature et leur composition, et nous ne saurions les reproduire ici. Le mode d'administration des poudres varie suivant diverses circonstances. Le plus souvent on les administre en substance, soit délayées dans un liquide, soit enveloppées dans du pain à chanter, des confitures, des pruneaux, une cuillerée de soupe ; d'autrefois elles sont incorporées avec d'autres substances par l'intermédiaire d'un sirop ou d'un mucilage, et elles entrent dans la composition des pilules, des bols, des électuaires, des opiats, qui ont reçu des noms particuliers, et qui ont une action déterminée. Les poudres servent souvent aussi de véhicule, et on les emploie quelquefois pour préparer des tisanes d'une manière extemporanée.   J.-P. BEAUDE.

POUDRE DE DOWER (*pharm.*), s. m. On la prépare en triturant ensemble, dans un mortier, deux parties de sulfate et autant de nitrate de potasse, les faisant fondre au feu dans un creuset, et jetant les sels en fusion dans un mortier de fonte chauffé ; l'on pulverise de nouveau ; l'on ajoute ensuite une partie d'extrait d'opium sec en poudre, une partie de poudre d'ipécacuanha et deux de réglisse. Cette poudre est un puissant sodorifique, et on l'administre souvent dans les rhumatismes, à la dose de 12 à 15 grains, ordinairement le matin.   J. B.

POUDRE et AMORCES FULMINANTES (Maladies des ouvriers qui préparent les) (*path.* et *hyg.*). Les accidents et les maladies qui atteignent les ouvriers qui travaillent à la préparation des amorces fulminantes étaient plus nombreux il y a quelques années, qu'ils ne le sont à l'époque actuelle. Cela tient : 1° à ce que des recherches ont été faites sur ce sujet et qu'elles ont donné lieu à des applications nouvelles ; 2° à ce que l'administration s'en est occupée et qu'elle a exigé que des précautions, indiquées par elle soient prises dans un but d'intérêt général ; 3° à ce que ces fabricants se sont occupés de voir ce qu'il y avait à faire dans l'intérêt des ouvriers.

Les accidents qui atteignent ces ouvriers sont quelquefois de la plus haute gravité : ainsi Julien Leroy, qui fabriqua à Paris, en 1816, les premières amorces fulminantes, fut tué dans son laboratoire, rue de Vaugirard, par l'explosion des matières qu'il préparait ; à Julien Leroy succéda son beau-frère, M. Daguerre-Leroy, dont le fils fut aussi tué par une explosion qui eut lieu dans le laboratoire qui était établi rue des Vinaigriers (faubourg St-Martin).

De 1816 à 1826, il y eut d'autres accidents de signalés (1), et un jeune pharmacien de Versailles succomba par suite de l'un de ces accidents. Un événement analogue fut signalé à Saint-Étienne.

Plus tard on eut encore à déplorer la mort de plusieurs ouvriers, par suite d'explosions qui eurent lieu : 1° le 7 septembre 1827, à la fabrique des Moulineaux (commune d'Issy) ; 2° le 3 octobre 1834, à la même fabrique ; 3° à la fabrique de la gare d'Ivry, dans laquelle plusieurs personnes succombèrent ; 4° à la fabrique de Gentilly, où un enfant de dix ans, qui chargeait des amorces, fut tué ; 5° dans la fabrique du sieur Masse, qui fut tué, ainsi que son contre-maître, le nommé Roland ; 6° à la fabrique de Belleville, où, par suite d'une explosion, deux personnes furent tuées ; 7° à la fabrique de Joigny (Yonne), où plusieurs personnes succombèrent ; 8° à la fabrique de la Villette, où deux personnes furent tuées : l'une des personnes était une femme enceinte ; 9° à la fabrique des Vertus ; 10° à la fabrique du sieur Sauvé, à Soissons ; 11° à la fabrique de Menilmontant.

On sait que, outre les cas de mort, plusieurs personnes furent mutilées : parmi ces dernières on doit citer Baruel, préparateur à l'école de médecine ; Bellot, docteur en médecine, qui resta sourd et presque aveugle.

Les derniers accidents observés datent du 10 juin 1836, du 19 juillet 1839, du 13 juin 1842, du 10 novembre 1843. Ces accidents atteignaient particulièrement les ouvriers et les ouvrières qui chargeaient les amorces ; mais une très-grande amélioration a été apportée dans cette opération par M. Masse, gérant de la fabrique des amorces aux Bruyères de Sèvres, qui a fait établir une machine dite *bouclier*, à l'aide de laquelle les amorces sont chargées de telle façon que les ouvrières sont à l'abri des explosions. M. Masse a fait fonctionner cette machine devant les membres du conseil de salubrité ; de plus il en a fait faire des dessins qu'il a répandus, afin que les autres fabricants puissent aussi mettre à l'abri leurs ouvriers et les préserver des accidents. On doit signaler ce progrès dans cette industrie, et louer hautement ce fabricant de sa philanthropie.

Nous allons faire connaître en quelques mots les prescriptions imposées, sous les avis du conseil de salubrité, par M. le Préfet de police, aux fabricants qui s'occupent de cette industrie. Voici ces prescriptions .

1° Les usines pour la fabrication de poudres fulminantes seront complétement isolées de toute habitation et éloignées des routes et des chemins ; elles seront encloses de murs de tous côtés.

2° L'atelier de fabrication du fulminate sera éloigné de tous les autres ateliers, et particulièrement de la poudrière et du lieu où est placé l'esprit de vin.

3° Les autres ateliers seront isolés les uns des autres, et construits en charpente et plâtre sans moellons ; le sol sera recouvert d'une lame de plomb ; les parois seront polies et enduites de stuc, si cela est possible ; les vitres, s'il y en a, seront en verre et recouvertes d'une légère couche de peinture blanche, pour diminuer la température et

(1) On fabriquait alors en cachette, et une fabrique de ce genre a fonctionné pendant quelque temps dans une des carrières qui se trouvent sur la route de Villejuif.

éviter que les défauts dans le verre ne puissent jamais produire de foyer lumineux susceptible de donner une très-grande chaleur sur certains points. La toiture des ateliers doit-être suffisamment résistante pour qu'un choc, occasionné par des matériaux provenant de l'explosion d'un autre atelier, ne puisse faire tomber une partie du toit, ce qui pourrait donner lieu à de nouveaux accidents.

4° Il ne sera pas fait de feu dans ces ateliers et on ne devra pas y travailler à l'aide de la lumière artificielle.

5° Les murs du séchoir seront garnis de tablettes de bois blanc, dont la plus élevée ne recevra rien ; ces tablettes seront placées à une telle hauteur que l'on puisse atteindre les objets qu'on y aurait placés sans être obligé de monter soit sur une chaise, soit sur un banc.

6° Il ne pourra être employé de tamis en fils métalliques, et ceux qui seront employés devront être garnis, à leurs bords inférieurs, d'une bande de plomb.

7° La poudre grainée et séchée sera renfermée dans des bouteilles garnies de jonc, et ces bouteilles seront transportées à la poudrière.

8° La poudrière sera absolument isolée, elle sera munie d'un paratonnerre ; la seule rangée de tablettes qui y sera posée sera assez basse pour qu'on n'ait pas besoin de s'élever pour prendre les bouteilles et les objets placés sur ces tablettes ; le sol de cette poudrière devra être recouvert d'une lame de plomb (1).

9° Aucun transvasement de poudre ne pourra être fait dans la poudrière, sous quelque prétexte que ce soit.

11° On ne transportera à-la-fois, dans l'atelier de charge, que la dixième partie de la poudre qui doit être employée dans la journée ; le directeur ou le propriétaire de l'établissement seront les seuls qui aient la clé de la poudrière.

12° Le chef des ateliers devra posséder des connaissances chimiques, de manière à présenter une responsabilité morale.

13° Aucune fabrique de poudre et d'amorces fulminantes ne pourra s'établir sans avoir d'avance déposé un plan exact de toutes les dispositions intérieures; dispositions qui, après leur adoption, ne pourront être changées sous aucun prétexte, sans une nouvelle autorisation. Aucun ouvrier ne devra être employé dans ces fabriques, s'il n'est âgé de 18 ans au moins.

Outre ces conditions, on a depuis exigé que les poudrières fussent entourées de *terrassements*, qui sont destinés, en cas d'explosions, à arrêter les matériaux, de façon à ce qu'ils ne puissent être projetés à des distances plus ou moins éloignées.

Les maladies qui atteignent les ouvriers sont peu nombreuses. Voici ce que nous avons observé. Avant 1844, les ouvriers étaient exposés à des vapeurs très-intenses qui résultent du traitement du nitrate de mercure par l'alcool, et ces ouvriers étaient très-souvent affectés; ils étaient atteints d'une toux violente, quelquefois suivie de vomissements; ils étaient dans quelques cas forcés de suspendre leurs repas jusqu'à ce que

(1) Les membres du conseil ont reconnu qu'on ne pouvait faire détoner le fulminate sur le plomb.

le travail fût entièrement terminé, ce qui les fatiguait outre mesure. A cette époque je fus consulté par M. Gevelot, je lui donnai mes idées sur les moyens de condenser ces vapeurs; plus tard je fus consulté par MM. Delion et Goupillat, et je leur indiquai la construction d'un appareil pour arriver à cette condensation; je fus singulièrement récompensé de ce que j'avais fait dans l'intérêt de ces fabricants. M. Delion présenta l'appareil comme étant de lui, et il *obtint le prix Montyon : je n'eus pour récompense que le bonheur d'avoir pu être été utile aux ouvriers en rendant leur profession moins dangereuse.*

On se sert encore aujourd'hui de l'appareil que j'indique : son emploi permet aux fabricants d'obtenir un liquide qui peut être utilisé dans quelques cas comme succédané de l'alcool; son usage a fait cesser les accidents que nous venons de faire connaître.

Nous avons remarqué que les ouvriers qui fabriquent le fulminate avaient souvent les dents usées, d'autrefois colorées en gris et en noir; nous avons prévu qu'il serait utile de rechercher si cette altération des dents était due au travail opéré sur le mercure dans les fabriques d'amorces. Nous nous sommes plus tard occupé des maladies des ouvriers de ces fabriques. Voici ce que nous avons été à même de recueillir sur ce sujet. Nous devons dire avant tout que nous avons été aidé dans nos recherches: 1° par M. Baduel, médecin des épidémies du canton de Sèvres; 2° par M. Masse, gérant de la fabrique des Bruyères; 3° par M. Gevelot fils, fabricant d'amorces.

Voici ce que disait M. Baduel : « L'action du « mercure fulminant en poudre fine (en pulvérin) « sur les ouvriers des deux sexes, employés à la fa- « brique de Sèvres au nombre de 60 à 70, est « très-active ; aussi toutes les personnes qui tra- « vaillent dans cet établissement sont-elles attein- « tes de gonflement des gencives, de ptyalisme, « d'ulcération à la bouche, et quelquefois, dans le « principe, de diarrhée. »

M. Baduel nous écrivait aussi qu'il n'avait jamais observé des cas de gale, ni d'affections syphilitiques, sur les personnes attachées à cet établissement. Ce qui le portait à croire que l'absorption du mercure agissait comme préservatif et comme curatif de ces maladies.

M. Masse nous a dit avoir observé que les personnes atteintes d'affections syphilitiques, qui travaillent dans leur fabrique, étaient, quelques jours après leur entrée dans l'établissement, couvertes de boutons volumineux, et que trois semaines ou un mois après l'invasion de cette maladie, les boutons disparaissaient; qu'il était convaincu lorsque ces symptômes étaient observés , et il s'en était assuré, que les individus atteints de cette éruption avaient la maladie vénérienne.

M. Baduel n'a jamais observé les symptômes signalés par M. Masse.

M. Gevelot nous a dit que l'ouvrier qui, dans la fabrique, est chargé de mêler le fulminate, de grainer et de tamiser la poudre, a contracté un tremblement nerveux, dont le siége principal est dans les mains ; que cet ouvrier, lorsqu'il cesse de travailler pendant plusieurs jours, voit ce tremblement diminuer. Il pense que cette maladie disparaîtrait si cet ouvrier ne se livrait plus à ce genre d'occupation [1].

Ce fabricant a observé que le pulvérin qui se répand, lors du tamisage, agit sur les ouvriers; que ceux-ci ont les dents noires, quelles que soient les précautions qu'on ait prises jusqu'ici pour les garantir de cette altération.

M. Gevelot dit aussi que le pulvérin qui se dissipe lors du tamisage, surtout dans la saison chaude, est la cause de ces maladies. Selon lui, il produit quelquefois une inflammation cérébrale; d'autresfois il attaque la peau, les yeux, et donne lieu à des accidents divers et à des ophtalmies; d'autres fois encore, outre la couleur noire des dents, les ouvriers ou ouvrières sont atteints d'ulcérations dans la bouche, ulcérations qui disparaissent par la cessation du travail, et en faisant usage de gargarismes avec le chlorure d'oxide de calcium: il dit qu'à l'aide de ce traitement ces accidents cessent promptement.

Tout ce que nous venons de dire démontre, d'une manière positive, que les maladies des ouvriers qui travaillent à la préparation des amorces fulminantes devraient être étudiées. Nous pensons qu'on pourrait les prévenir et les faire cesser en faisant prendre à ces ouvriers des bains hydrosulfurés, des bains dits de barèges.

A. CHEVALLIER.
Membre du Conseil de salubrité.

POUDRES GAZIFÈRES (*hyg.* et *pharm.*), s. f. On donne ce nom à des substances réduites en poudre, et qui, par leur mélange et leur solution dans l'eau, dégagent de l'acide carbonique qui se mêle avec l'eau, et lui communique les caractères des boissons gazeuses, ou des eaux minérales gazeuses artificielles. Ces poudres sont ordinairement formées avec l'acide citrique, et le plus souvent tartrique, et du bicarbonate de soude. Leur usage a été introduit en France par les Anglais, et, depuis quelques années, il a pris un développement considérable. En ajoutant du sucre et le suc de certains fruits dans l'eau où l'on introduit ces poudres, on prépare des limonades gazeuses qui sont assez agréables, mais qui n'ont point la qualité et les propriétés de celles dans lesquelles le gaz acide carbonique est introduit directement.

La poudre que l'on vend sous le nom de *poudre de seltz* est loin de présenter, dans sa composition, les éléments de l'eau de seltz ; c'est du bicarbonate de soude et de l'acide tartrique que l'on mélange dans l'eau, ce qui forme un tartrate de soude, plus le gaz qui sature l'eau. Cette boisson, qui a été désignée par les Anglais sous le nom de *soda powders*, est légèrement purgative, et elle ne peut remplir les indications de l'eau de seltz artificielle ou naturelle, ni même de l'eau simplement gazeuse, ou eau de seltz pour la table.

La pharmacie a aussi usé de cette manière de préparer rapidement une boisson gazeuse pour administrer certains médicaments, et principalement les préparations ferrugineuses. Les Anglais préparent ainsi une boisson gazeuse au gingem-

bre, qui est amère et stimulante, et par conséquent appropriée à leur climat, dont ils se trouvent fort bien comme boisson hygiénique. Voici les formules de plusieurs de ces boissons gazeuses :

Poudre gazifère simple, improprement *poudre de seltz ,*

Bicarbonate de soude.........	4 gram
Acide tartrique..............	4 gram

Pour préparer cette boisson, on a soin d'envelopper l'acide tartrique et le bicarbonate de soude dans des papiers de couleurs différentes : car, comme les deux poudres sont blanches et les paquets à peu près de même volume, il serait difficile de les reconnaître au moment d'en faire usage, surtout pour les personnes peu familiarisées avec ces préparations chimiques. La quantité indiquée ci-dessus est pour une bouteille d'eau de 3/4 de litre ; on doit avoir une forte bouteille, un bon bouchon ; on remplit la bouteille d'eau, moins deux doigts, on y verse le paquet de bicarbonate de soude et celui d'acide tartrique, on bouche fortement, et l'on maintient, s'il est nécessaire, le bouchon avec un lien passé autour du goulot de la bouteille.

Voici ce qui se passe dans cette opération : l'acide tartrique s'empare de la soude du bicarbonate, et forme un tartrate de soude, qui reste en solution dans l'eau; l'acide carbonique, mis en liberté, se mêle à l'eau, et détermine, en raison de son abondance, une pression dans la bouteille, en même temps qu'il rend l'eau acide et pétillante. On peut également préparer, par ce moyen, ainsi que nous l'avons dit, des limonades gazeuses, des grogs gazeux, des boissons, dont le sirop de groseille et de cerise etc., sont la base, en commençant par introduire dans la bouteille, avant d'y mettre l'eau, de 60 à 90 grammes de sirop de la substance que l'on voudra mêler à cette boisson ; mais, nous le répétons encore, le tartrate de soude modifie toujours le goût et les propriétés des substances que l'on y joint, et en fait des boissons moins agréables que celles qui sont préparées par l'action de l'acide carbonique, introduit seul dans la solution.

Poudre pour la bière de gingembre, ginger beer Powder.

Bicarbonate de soude........	20 gram.
Sucre....................	140 gram.
Gingembre.......	4 gram.

Pulvérisez et mêlez, puis divisez en douze paquets, que vous envelopperez de papier bleu.

Acide tartrique.............	26 gram.

faites douze paquets blancs.

Préparez la boisson de la même manière qui a été indiquée ci-dessus.

Poudre gazifère ferrugineuse.

Bicarbonate de soude........	12 gram.
Acide tartrique.............	16 gram.
Sulfate de fer..............	6 décig.
Sucre	40 gram.

On introduit l'acide tartrique, grossièrement pulvérisé, dans le mélange des trois autres substances également en poudre, et l'on renferme dans un flacon bien bouché. Lorsque l'on veut faire usage de cette poudre, on en mêle une cuillerée à café dans 250 gram. (un verre) d'eau sucrée.

---

[1] Cet ouvrier manipule depuis vingt ans, il a une bonne conduite et fait usage d'une nourriture saine. Nous constatons ces faits, parce qu'il nous est démontré que ce ne sont pas les professions qui tuent les ouvriers; mais les débauches et le passage successif d'une alimentation abondante, et plus qu'abondante, à une nourriture insuffisante.

M. Mialhe a donné la formule d'une eau ferrée gazeuse que nous croyons devoir reproduire ici, car elle est plus ferrée que la précédente, et le fer qui entre dans sa composition a une action moins marquée sur l'estomac, comme agent styptique.

Bicarbonate de soude.......	5 gram.
Tartrate ferrico-potassique..	1 gram.
Acide citrique transparent...	4 gram.

On fait dissoudre le bicarbonate de soude et le tartrate de fer dans l'eau; on filtre et on l'introduit dans une bouteille d'eau de 3/4 de litre; on ajoute ensuite l'acide citrique en morceaux, on bouche fortement en fixant le bouchon avec une ficelle, on agite la bouteille afin de favoriser la dissolution de l'acide citrique et la solution de gaz. Cette eau est très-limpide, d'une faible couleur jaune rougeâtre, qui change ensuite en une teinte d'un jaune verdâtre; elle est très-agréable à boire, et n'a pas le goût styptique de la plupart des boissons ferrugineuses.

Poudre gazifère fébrifuge de Meirien.

Acide tartrique............	1 gram.
Sulfate de quinine..........	1 décig.

Triturez et faites un paquet blanc.

Bicarbonate de soude.......	12 décig.
Sucre....................	8 gram.

Mêlez et faites un paquet bleu.

Faites dissoudre chaque paquet à part dans un quart de verre d'eau; réunissez ensuite les deux liqueurs, et buvez rapidement en une seule fois. Il faut répéter cette prescription toutes les deux heures.

Limonade sèche gazeuse.

Bicarbonate de soude.......	30 gram.
Sucre	140 gram.
Essence de citron..........	1 gram.

Triturez et mêlez, et faites douze paquets bleus.

Acide tartrique...........	24 gram.

Triturez et faites douze paquets blancs.

Préparez de la manière déjà indiquée un paquet de chaque espèce pour une bouteille d'eau.

Poudre gazeuse purgative (poudre de savory).

Tartrate de potasse et de soude.	74 gram.
Bicarbonate de soude	26 gram.

Mêlez et faites dix paquets bleus.

Acide tartrique............	26 gram.

Faites dix paquets blancs.

Un paquet de chaque espèce pour une bouteille d'eau.

On voit que ces préparations peuvent être variées d'un grand nombre de façons, et qu'il y a beaucoup de substances qui pourraient être administrées ainsi.   J. P. BEAUDE.

POULS (séméiol.), s. m. *pulsus*, de *pulsare*, frapper, battre. On appelle *pouls* les battements artériels produits par le choc de l'ondée sanguine qui s'y trouve projetée à chaque contraction du cœur (V. *Circulation*). L'idée d'interroger ces battements sous le rapport de leur fréquence, afin de connaître l'état de la circulation, l'état général des forces et l'existence ou l'absence de la fièvre, était connue du temps d'Hippocrate; le père de la médecine en parle dans plusieurs endroits de ses immortels écrits. Mais c'est surtout Gallien, esprit éminemment subtil et spéculateur, qui s'occupa du pouls, auquel il consacre plusieurs traités volumineux qu'il a pris la peine de résumer lui-même (*de pulsibus ad tyrones*). Gallien établit une multitude infinie de divisions et de subdivisions qui ont le malheur de ne pas se rencontrer au lit du malade. Dans le siècle dernier, Solano de Lucques en Espagne, Nihel en Angleterre, Bordeu et Fouquet en France, publièrent également des ouvrages dans lesquels l'art *sphygmique* (*sphugmos*, pouls) était présenté avec une multitude de distinctions minutieuses et sans fondement réel. L'observation moderne a fait justice de toutes ces subtilités, et on se borne aujourd'hui à demander au pouls l'état des forces du sujet et le degré de la réaction fébrile, questions auxquelles il ne répond pas toujours avec autant de précision qu'on pourrait le croire. Pour apprécier la valeur du pouls dans les maladies, il faut d'abord l'étudier dans son état normal.

Du pouls à l'état normal. — En santé, le pouls est régulier, sans lenteur ni fréquence, et d'une force médiocre; mais ces conditions varient suivant une foule de circonstances qu'il faut faire connaître ici.

L'*âge* exerce une grande influence. La fréquence extrême du pouls chez les très-jeunes sujets, niée par quelques observateurs, a été constatée de nouveau par M. Trousseau: cet observateur a posé le chiffre 137 comme moyenne générale du pouls pendant le premier mois de la vie; 132 dans le second mois; 120 du sixième à un an; 118 d'un an à vingt-et-un mois. Dans l'âge adulte, la vitesse moyenne du pouls est de 65 à 70. Enfin, dans la vieillesse, on dit généralement qu'il se ralentit et tombe à 60 et 50. Des observations de MM. Métivié et Leuret, publiées en 1832, tendraient à faire croire que le pouls, au contraire, se relève dans la vieillesse et remonte à 73 ou 75. On comprend combien il serait important d'être fixé sur ces différences relatives.

Chez les *femmes*, le pouls est habituellement plus fréquent et plus rapproché de ce qu'il est dans la jeunesse que celui des hommes. L'état de grossesse semble aussi accélérer ses battements.

Il est, dit-on, plus fréquent chez les individus de petite taille que chez ceux dont la stature est plus élevée; chez les sujets d'un tempérament nerveux et sanguin que chez les lymphatiques. Il se ralentit ordinairement pendant le sommeil. Les affections de l'âme, les émotions, la colère, la marche, l'exercice, modifient sa fréquence d'une manière très-notable. Il faut encore tenir compte des variations individuelles. Lent et petit chez les uns, il est dur et fréquent ou irrégulier chez d'autres. Il est donc bien important que le médecin connaisse le pouls normal de son malade, autrement il est exposé à commettre quelques erreurs. Ainsi, chez un sujet dont le pouls est normalement très-lent, 48 à 50 pulsations par minute, une réaction fébrile l'élève à 75; le médecin, s'il ne connaît pas le malade, ne soupçonnera pas là un pouls fébrile. Par contre, il croira à une fièvre assez forte si, chez un individu dont le pouls normal donne 80 pulsations, une indisposition légère l'élève à 85 ou 90.

Enfin, certains médicaments apportent des changements notables dans l'état du pouls: les excitants, le thé, le café, les alcooliques augmentent sa fréquence; la digitale le ralentit et finit par le rendre irrégulier; ce sont encore là des conditions dont il faut soigneusement tenir compte.

Du pouls dans l'état de maladie. — Il peut, avons-nous dit, fournir d'importantes notions sur l'état des forces et l'intensité de la réaction fébrile chez les malades. Pour étudier le pouls d'une manière fructueuse, il est quelques précautions à prendre.

Ainsi, on attendra que le sujet soit remis de l'émotion que lui cause habituellement l'arrivée du médecin; on lui recommandera le silence et l'immobilité; s'il est levé, on le fera asseoir; s'il est au lit, on le fera étendre sur le dos, car les efforts de la station suffiront pour accélérer les battements artériels. Le malade étant dans les conditions que nous venons d'indiquer, et le médecin ayant causé quelques instants avec lui, il lui fera fléchir l'avant-bras sur le bras; puis il appliquera les quatre doigts qui suivent le pouce parallèlement sur une même ligne au niveau du trajet de l'artère radiale auprès du poignet, le pouce ou la paume de la main reposant sur la face dorsale de l'avant-bras, de manière à servir de point d'appui. L'artère du côté droit est explorée avec la main gauche, et réciproquement. Quand l'artère a été trouvée, on la comprime légèrement pour apprécier la force, la résistance du pouls; on examine si les battements sont bien réguliers, et après les avoir ainsi étudiés pendant une cinquantaine de pulsations au moins, on les compte avec une montre à secondes. L'appréciation première par les facultés tactiles des doigts constitue plus particulièrement ce qu'on appelle *tâter* le pouls, ce qui est assurément plus utile que de le *compter :* car on peut apprécier approximativement et avec un peu d'habitude le nombre de pulsations de l'artère par minute, sans se servir de la montre. On pourrait, à la rigueur, tâter une autre artère que la radicale; mais, comme on est accoutumé à son degré de résistance, de tension, etc., toute autre artère plus volumineuse ou plus petite ne pourrait qu'induire en erreur et ne pourrait servir que pour *compter.*

Les changements que l'état de maladie imprime au pouls sont de deux sortes : les uns portent sur chaque pulsation considérée en elle-même, les autres sur la succession de ces mêmes pulsations.

1° On trouve dans l'examen des pulsations le caractère suivant : vitesse ou lenteur, dureté ou mollesse, grandeur ou petitesse, faiblesse ou force.

On dit que le pouls est *vite* quand la dilatation de l'artère, par l'ondée sanguine, se fait avec promptitude et soulève rapidement le doigt explorateur; le pouls *lent* est au contraire celui dans lequel, le soulèvement ayant lieu avec plus de lenteur, l'intervalle des battements se trouve plus rapproché. Il ne faut pas confondre la vitesse du pouls avec la fréquence qui consiste dans le nombre plus considérable de battements dans un temps donné. Du reste, la vitesse du pouls est souvent unie à la fréquence. Le pouls est *dur* quand le soulèvement artériel a lieu avec une rudesse brusque et une tension considérable du vaisseau; les variétés sont la *rudesse*, la *tension*, la *résistance*. Le pouls est dit *mou* quand le soulèvement se

fait mollement et qu'il est facilement arrêté dans son développement par la pression du doigt. Le pouls dur et vite se rencontre souvent dans les maladies inflammatoires arrivées à leur plus haut période d'intensité; le pouls mou appartient aux maladies asthéniques, les hydropisies, les cachexies, etc.

On dit que le pouls est *grand* quand l'artère se dilate largement, et que le sang qui la parcourt semble remplir le vaisseau. Il est *petit* dans les conditions opposées.

Le pouls grand annonce un libre développement du système artériel; les auteurs s'accordent à reconnaître qu'il a surtout ce caractère dans les maladies dont le siège est au dessus du diaphragme, c'est-à-dire dans la poitrine et à la tête. On l'observe surtout dans les rhumatismes, les pneumonies, les hémorragies actives, les apoplexies.

Le pouls est naturellement petit chez les personnes très-grasses, qui ont les artères peu volumineuses et situées profondément Il se montre dans les maladies de l'abdomen; réuni à la dureté il constitue le pouls serré. Le pouls petit est d'un plus fâcheux pronostic que le pouls grand, il devient *filiforme*, *vermiculaire* dans les derniers moments de la vie.

Réunissez la dureté à la grandeur du pouls, vous aurez le pouls *fort;* la petitesse à la molesse, vous aurez le pouls *faible;* le pouls *vibrant* appartient au premier, le pouls *déprimé* au second.

Le pouls fort est en général d'un heureux pronostic, il indique du moins que le sujet est vigoureux. Le pouls faible n'est quelquefois tel qu'en apparence et par l'effet de ce que l'on a appelée oppression des forces (*oppressio virium*); c'est ce que l'on voit dans certaines phlegmasies viscérales, où il se relève, prend de l'ampleur et de la force à mesure que l'on tire du sang.

2° En comparant plusieurs pulsations entre-elles, on trouve la *fréquence* ou la *rareté;* l'*irrégularité* ou l'*inégalité*, l'*intermittence*, l'*inégalité*, la *confusion.*

Ainsi que nous l'avons dit plus haut, le pouls est dit *fréquent* quand le nombre des pulsations est plus considérable dans un temps donné qu'à l'état normal; il est *rare* quand ce nombre est moins considérable : l'unité du temps à laquelle on rapporte le nombre des battements artériels est la minute. Nous avons vu les conditions d'âge, de sexe, de constitution qui, à l'état normal, peuvent faire varier la fréquence du pouls; il faut en tenir grand compte quand on examine un malade.

La fréquence du pouls indique généralement l'existence de la fièvre. Cependant il faut être prévenu que la fièvre peut exister avec rareté du pouls, elle se reconnaît alors à d'autres caractères; car d'un autre côté il peut y avoir fréquence du pouls sans fièvre, ce que l'on observe surtout dans la convalescence des maladies; alors le pouls reste fréquent et ne se ralentit en redescendant vers son type que quand on cesse la diète, et que l'on rend des forces au malade par un régime sagement calculé.

Le pouls rare se présente surtout dans les affections cérébrales.

Le pouls fréquent s'élève rarement à plus de

180 pulsations, et d'ailleurs, amené à 150, il est bien difficile de le compter; de même le pouls rare ne descend guère au-dessous de 25.

Ainsi qu'on peut le comprendre d'après son nom, le pouls *régulier*, est celui dans lequel les battements ont lieu à temps égaux. Il est au contraire *irrégulier*, lorsque les intervalles ne sont pas constamment les mêmes. Le pouls conserve sa régularité dans les maladies aiguës. L'irrégularité du pouls se présente sous diverses formes : tantôt une des pulsations manque entièrement, c'est le pouls *intermittent*; d'autrefois une pulsation se fait sentir dans l'intervalle qui sépare deux pulsations régulières, c'est le pouls *intercident*. Ces intermittences ou intercidences reviennent quelquefois après un nombre constant de pulsations et sont ainsi régulières, mais cela est rare. Ces diverses modifications du pouls dénotent en général une affection organique du cœur. On les a observés par le seul effet de la volonté ou de l'attention que des malades hypocondriaques attachaient à l'examen incessant de leur pouls. Les auteurs anciens avaient soigneusement noté le pouls *dicrote* (*bis feriens*), composé de deux battements successifs et rapides, suivis d'un repos. Suivant eux ce signe annonçait les hémorrhagies.

Le pouls *égal* est celui dont toutes les pulsations sont parfaitement semblables entre elles par la vitesse, la grandeur et la dureté : le pouls est *inégal*, quand elles offrent quelques différences sous l'un de ces trois rapports.

C'est à l'occasion de ces différences dans les caractères que peut présenter le pouls, que certains auteurs du siècle dernier, Solano de Lucques, Bordeu et Fouquet, ont donné l'essor à leur imagination. Suivant eux il n'est pas de maladies que l'on ne puisse découvrir par quelques caractères de pouls, et ces idées se sont tellement répandues dans le public que beaucoup de personnes pensent qu'un médecin peut, à la seule inspection du pouls, diagnostiquer l'organe affecté, la nature de la maladie, etc. Les observateurs modernes ont fait justice de toutes ces subtilités malheureusement sans fondement aucun.

Enfin le pouls est *confus*, *insensible*, lorsque par son extrême fréquence, par ses irrégularités poussées au plus haut degré, sa faiblesse très-grande, etc., il cesse d'être appréciable ; c'est ce qui a lieu ordinairement dans les derniers instants de la vie.

Il est rare que le pouls se montre dans un état de simplicité absolue, presque toujours il réunit quelques-unes des modifications que nous avons indiquées ; c'est ce que l'on nomme pouls composé. C'est ainsi que dans les phlegmasies aiguës, la fréquence s'unit ordinairement avec la grandeur, la dureté, etc.   J. P. BEAUDE.

POUSSÉE (*thérap.*), s. f. Dans les 4 établissements thermaux, on donne le nom de poussée à une éruption qui se manifeste à la surface du corps après l'usage, pendant un certain nombre de jours, des eaux thermales, en bains et en boissons. Dans quelques établissements, on regarde la poussée comme d'un heureux augure sur l'action efficace du traitement ; mais la majorité des médecins des

eaux ne la regardent pas comme indispensable. Le caractère de cette éruption est un véritable sudamina, et quelques auteurs l'ont désigné sous le nom de *Sudamina thermalia*. V. *Sudamina*, *Eaux minérales*, et *Louesche* au Suppl.   J. B.

PRÉCORDIAL (*anat*), adj. *Præcordialis*, de *præcordia*, le diaphragme qui correspond au diaphragme. On distingue quelquefois, sous ce nom de *région précordiale*, la région épigastrique. V. *Epigastre*.

PRESBYTIE (*path.*) s. f. On donne ce nom à la vue confuse quand on regarde les choses de près, et nette lorsqu'on les regarde d'une distance plus éloignée ; c'est l'altération de la vue qui se manifeste chez les vieillards. Elle dépend de l'aplatissement de la cornée par la diminution des humeurs de l'œil, ou l'aplatissement du cristallin ; par l'effet de ces deux causes ou de l'une d'elles, la force refringente de l'œil se trouve diminuée, et les rayons arrivent sur la rétine avant d'avoir été suffisamment réfractés : de là, la nécessité d'employer des lunettes convexes pour remédier à cette infirmité. V. *Vision* et *Lunettes*.   J. B.

PRISONS *(hyg.)*; s. f. p. Il sera traité dans cet article de l'hygiène des prisons et de la santé des prisonniers.

L'emprisonnement étant désormais, si l'on fait abstraction de la peine de mort, la principale et presque la seule peine inscrite dans nos codes, les prisons sont devenues un des points importants de l'administration du pays, et la connaissance de leurs conditions s'est presque élevée au rang d'une science.

Il y a divers points de vue sous lesquels on peut considérer les prisons : leur point de vue philosophique, leur point de vue administratif, leur point de vue industriel, leur point de vue hygiénique ou médical. Ce dernier point de vue est le seul sous lequel j'aie à les envisager, et ce ne sera qu'incidemment qu'il m'arrivera d'en sortir.

La prison étant à-la-fois un lieu d'expiation et un moyen d'intimidation, sa sévérité doit offrir des conditions qui répondent à ce double but, sans néanmoins compromettre ni la santé ni la vie des détenus.

Pour se faire une juste idée de ces conditions, il faut bien savoir, avant tout, qu'il est dans l'essence même de l'emprisonnement, et quelque mitigé qu'il puisse être, de porter toujours quelque atteinte à cette santé et à cette vie. Autre chose est assurément pour une créature humaine d'avoir, au grand air, la pleine liberté de ses actions et de ses mouvements, l'esprit sans reproche, sinon sans préoccupation ; de se nourrir à sa guise, ou au moins suivant ses moyens; de travailler à ses heures, ou à des heures qu'elle a librement acceptées : autre chose est pour elle d'être enfermée entre les quatre murailles d'une cellule, d'un dortoir, d'un atelier, d'un préau, médiocrement nourrie, encore plus médiocrement vêtue, soumise à un travail ordinairement sévère, sous le poids de préoccupations tristes, en face d'un avenir compromis ou perdu, etc., etc. Il est clair que dans ces dernières conditions, dont je ne fais encore que rappeler les principales, il y a plus de chances de maladie, soit du corps, soit de l'âme, que dans les conditions mémes les plus ordinaires de la vie libre et honnête.

Or ce sont ces conditions que le régime des prisons doit éviter de rendre plus funestes, tout en conservant une sévérité juste et nécessaire.

Au point de vue du régime des prisons, comme sous tous les autres rapports, du reste, sous lesquels on peut envisager ces établissements, il y a deux ordres de prisons à établir : les prisons préventives et les prisons de condamnation. Si la société et la justice étaient sûres que tous les prévenus, tous les accusés se présenteront à l'épreuve du jugement, il ne serait pas besoin de prisons préventives. Il n'y en a que parce que la société et la justice sont malheureusement trop certaines que la plupart des inculpés, c'est-à-dire tous ceux au moins qui se sentent coupables, feraient défaut au jour du jugement, si tout d'abord on ne s'était assuré de leur personne. Toutefois, comme leur culpabilité n'est jusque-là qu'une présomption, la société, dans l'emprisonnement qu'elle est forcée de leur faire subir, doit, autant que possible, les traiter comme des innocents. Elle devra donc, dans les prisons préventives, adoucir, autant que le permettront les ressources de son budget et les nécessités de la discipline, les sévérités du régime des prisons de condamnation, régime dont je vais parler.

Les diverses, les principales conditions de ce régime sont relatives aux aliments, aux vêtements, au coucher, au travail, à l'exercice, enfin à un certain supplément d'instruction scolaire et d'éducation morale.

ALIMENTATION. — Il serait à-la-fois dangereux et immoral que l'alimentation dans les prisons dépassât ce qui est nécessaire à l'entretien de la santé et pût jamais donner lieu à un état de bien-être, de satisfaction sensuelle, dont ne jouit pas l'immense majorité des citoyens de la classe libre et honnête. On atteindrait, je crois, le point qu'il faut atteindre, mais qu'on ne doit point dépasser, en donnant aux détenus, comme cela se pratique le plus généralement dans nos prisons, cinq fois sur sept des vivres maigres, par conséquent deux fois des vivres gras, en améliorant un peu le pain qui leur est donné, en en augmentant surtout la quantité, en le portant, par exemple, de 1 liv. 1/2 (750 grammes) à 2 liv. (1 kilogramme) à peu près. Cette allocation suffisante de pain rendrait pour certains détenus la privation absolue de vin moins dure, je veux dire moins débilitante ; de plus, elle permettrait de faire disparaître des prisons la cantine ou les suppléments de vivres que peuvent se procurer les détenus avec l'argent laissé à leur disposition journalière.

VÊTEMENTS. — Les détenus me semblent en général, dans nos divers ordres des prisons, mal et inconsidérément vêtus. Au lieu de leur voir deux espèces de vêtements, un de toile pour l'été, l'autre de laine pour l'hiver, je voudrais ne leur en voir qu'un seul qui, indépendamment de la chemise, de la chaussure, etc., se composerait d'une veste, d'un pantalon et d'un gilet de gros drap. En été, on ne leur donnerait que le pantalon et la veste ; en hiver, on y joindrait le gilet. Au moyen de ce vêtement, toujours le même, le détenu serait garanti contre ces variations, ces changements brusques de l'atmosphère qui ont lieu, non-seulement au renouvellement des saisons, mais qui se font sentir si

fréquemment dans la saison chaude, et qui, dans les maisons de détention, sont une source considérable de maladies.

COUCHER, TRAVAIL ET PROMENADE. — La question du coucher, du travail, de la promenade dans les prisons, n'est autre chose que la question même de la réforme de ces établissements, question qui, posée et discutée depuis bien des années, soumise, depuis bien des années aussi, à l'épreuve de la pratique, recevra sans doute très-prochainement en France une solution législative.

Les détenus doivent-ils, comme par le passé, coucher et travailler en commun ? Doivent-ils, suivant un certain système, qu'on appelle le système d'Auburn, coucher seul à seul en cellule ?

Ni l'un ni l'autre.

Ils doivent, et je me borne à formuler cette proposition, fondée sur une conviction profonde et sur une connaissance des faits que je crois considérables, ils doivent coucher (1) et travailler seul à seul en cellule. C'est là, en quatre mots, le système qui, jusqu'ici, s'est appelé Philadelphien, et qui, dans l'avenir, pourra bien s'appeler Français.

Quand je dis que, dans ce système, le détenu qui couchera seul dans sa cellule y travaillera seul aussi, je ne veux pas dire qu'il y sera toujours seul : j'entends qu'il n'aura jamais aucune communication avec ses compagnons de captivité, lesquels peuvent avoir été en outre ses compagnons de désordre ou de crimes. Il ne sera isolé que d'eux ; mais il aura des communications nombreuses avec les membres de la société honnête, et particulièrement avec ceux qui forment le personnel de la prison, gardiens, contre-maîtres, agents des travaux, directeur, médecin, aumônier, instructeur moral, frères et sœurs de charité, sans compter les visites, soit prescrites, soit autorisées, soit facultatives, des membres des commissions de surveillance, de ceux des associations charitables, enfin de ses parents et de ses amis.

Toutes ces communications, toutes ces visites ne sont pas une pure prévision de la théorie ou une prescription encore inappliquée de la loi. Elles sont depuis longtemps un fait acquis à la pratique, et que chacun peut vérifier. Je ne dirai pas, bien qu'il en soit en effet ainsi, que ce fait s'accomplit tous les jours dans de nombreuses prisons, en Amérique, en Angleterre, en Suisse, car chacun ne peut pas se livrer à une vérification aussi lointaine ; mais je dirai qu'avant toute loi formelle, et comme expérience bien utile, il y a maintenant en France vingt-cinq ou vingt-six prisons cellulaires dont plusieurs sont excellentes, dont quelques-unes sont situées aux portes de Paris ou à Paris même, et dans lesquelles il est très-facile de contrôler tout ce que je viens d'avancer. Or, dans chacune de ces maisons, dans celles qui sont le mieux et le plus sévèrement ordonnées suivant le système cellulaire, chaque détenu a en moyenne une demi-heure à trois quarts d'heure de communications par jour, soit avec les divers employés de la prison, soit avec les diverses personnes qui ont avec cet établissement des rapports, soit nécessités,

(1) Un lit en fer ou un hamac, une paillasse, un traversin, une couverture en été, deux en hiver, deux draps ou un seul drap-sac, voilà ce dont doit se composer le coucher d'un détenu.

soit facultatifs. C'est plus qu'il n'en faut pour que la vie cellulaire ne puisse pas être appelée solitaire, surtout lorsque, indépendamment de ces communications, le détenu se livre dans sa cellule à un travail constant, et y jouit en outre du bienfait journalier de lectures instructives et morales, et de celui de l'instruction scolaire.

Cette instruction, cette éducation qu'on peut donner en commun aux détenus dans le système cellulaire est un fait qui, indépendamment de son importance morale, a une certaine importance hygiénique : l'esprit du détenu s'en trouve mieux, et, par conséquent, ses organes. Il en est de même de la facilité, de la régularité avec laquelle les détenus peuvent, de la porte entr'ouverte de leurs cellules, sans se voir les uns les autres, assister à l'office divin, voyant et entendant le prêtre, s'associant à ses prières ou recevant ses instructions. La construction des nouvelles prisons lesquelles convergent par plusieurs rayons, qui sont des galeries, sur un point central où se trouve l'autel, rend très-facile cette instruction et cette édification en commun des détenus.

Pour ce qui est du travail des détenus dans le système cellulaire, condition *sine quâ non* de ce mode d'emprisonnement, il a été dit souvent que cette condition, dans la plupart des cas, ne pourrait être remplie. Cette objection, comme presque toutes celles qui ont été faites au nouveau mode d'incarcération, résulte de la plus complète ignorance des faits. Il est tout aussi facile de donner de l'occupation aux détenus dans leurs cellules que dans un atelier. Cela est si facile, que cela est fait, et parfaitement fait, dans la plupart des prisons cellulaires déjà existantes en France, et, par exemple, dans les maisons de Montpellier, Tours, Bordeaux, Rhetel, et de la Roquette à Paris. Donner du travail aux détenus en cellule ne devient un peu moins facile que dans les très-petites prisons d'arrondissement. Ces prisons sont placées, en général, dans des villes peu industrieuses, peu riches ; les détenus n'y séjournent que quelques mois, quelques semaines, quelques jours, et, par conséquent, il leur est, d'ordinaire, impossible d'apprendre un véritable métier. Et pourtant, dans ces prisons, il est encore possible, je ne dirai pas à la charité, mais à une administration douée à-la-fois d'intelligence et de volonté, de ne jamais laisser un détenu sans occupation et sans travail. Cela lui est d'autant plus facile, que, dans ces petites prisons, le nombre des détenus est très-peu considérable ; que quelquefois il n'est pas, en moyenne, de trente ou de vingt. J'ai vu dans la prison cellulaire de Remiremont (Vosges), prison très-bonne et très-bien tenue, un exemple remarquable de ce que peuvent faire à cet égard le zèle, la volonté, j'ajouterai l'intérêt, du seul directeur de la maison.

Non-seulement il est aussi facile dans des cellules que dans des ateliers ; mais encore, ce qui nous importe le plus ici, il s'y fait dans de bien meilleures conditions hygiéniques. Dans les maisons centrales actuelles, où le travail en atelier est le mieux organisé, et par cela même qu'il est le mieux, le plus fructueusement organisé, les ateliers contiennent un tellement grand nombre de détenus (sans parler du nombre des métiers, de l'accumulation des matériaux de travail, matériaux souvent fort insalubres), que chaque détenu n'a quelquefois pas en moyenne plus de huit mètres cubes d'air à respirer. C'est là un fait connu de tous ceux qui s'occupent sérieusement de ces questions, et que j'ai constaté bien des fois par moi-même, soit dans diverses maisons centrales de réclusion, soit dans les maisons départementales d'arrêt et de correction, et par exemple dans la prison du dépôt des condamnés de la Seine, prison dont je suis le médecin.

Les détenus, dans tout système d'emprisonnement, doivent, dans l'intervalle de leur travail, jouir d'un certain temps de promenade au grand air. C'est là, comme on le sent bien, une condition indispensable au maintien de leur santé. Dans l'ancien mode d'emprisonnement, cette promenade des détenus dure environ une heure. Dans le nouveau mode, c'est-à-dire dans le mode cellulaire, le temps donné à cet exercice sera ou plutôt est absolument le même ; seulement chaque détenu se promène seul à seul dans une cour également cellulaire, les nouvelles maisons d'emprisonnement étant pourvues d'un nombre de préaux suffisants pour que tous les détenus aient tour-à-tour dans la même journée le temps de promenade nécessité par l'hygiène et prescrit par la loi.

Toutes les conditions hygiéniques du nouveau mode d'emprisonnement, c'est-à-dire de l'emprisonnement cellulaire, étant supérieures à celles de l'ancien mode, il en résulte qu'il doit y avoir moins de maladies soit du corps, soit de l'esprit, dans le nouveau mode que dans l'ancien. Et c'est déjà ce que l'expérience, à l'étranger et en France, a surabondamment prouvé. Toutes les assertions contraires ne sont que des déclamations de gens oisifs, abusés, incompétents. Elles proviennent pour la plupart de médecins qui, sans connaissance de ces matières, se sont jetés à l'aventure dans la discussion pour l'embarrasser, et pour forcer les hommes d'expérience à s'occuper d'eux et de leurs erreurs.

Rappellerai-je quelles sont les maladies qui, dans l'un et dans l'autre système d'emprisonnement, mais toujours plus dans l'ancien que dans le nouveau, s'imposeront toujours plus ou moins aux prisons ?

Quelques maladies de l'âme sans doute, toujours plus fréquentes que dans la vie libre et honnête, dans la proportion de deux ou trois à un, par exemple ; conséquence et première expiation d'une vie de désordre ou de crime ; résultat du lien fatal qui unit, dans de certaines limites, la perversité du cœur à celle de l'intelligence.

Pour ce qui est des maladies du corps, celles qui doivent être et sont en effet plus particulières aux prisons sont celles qui résultent soit d'une alimentation peu substantielle ou d'un vêtement insuffisant, soit du manque d'exercice et d'air, soit enfin de la funeste influence que peuvent avoir sur les organes les préoccupations tristes de l'esprit.

Ai-je besoin de nommer ces maladies ? de dire quels ravages exercent dans les prisons, sur la santé et la vie des détenus, certaines affections intestinales, le scorbut, les scrofules, et cette terrible phthisie, qui, déjà si fatale dans la vie commune, le devient encore davantage par l'effet de la réclusion et des privations où vivent les détenus ?

Ajouterai-je que les scrofules, cette maladie de ceux qui manquent d'air, de lumière, d'une alimentation et d'un exercice suffisants, est un de points les plus frappants de la pathologie des prisons ? Dirai-je que, loin d'être aussi fréquente qu'on le prétend dans l'emprisonnement cellulaire, elle exerce de bien plus grands ravages dans l'emprisonnement en commun, parce que les conditions de ce dernier mode d'emprisonnement sont bien inférieures à celles de l'autre. On voit en effet dans les prisons actuelles, maisons de correction et maisons de réclusion, les hommes les plus vigoureux être atteints de scrofules presque immédiatement après leur entrée en prison, et en être débarrassés à leur sortie.

Les maladies des détenus doivent être traitées dans la prison même. Dans les anciennes prisons il y a des infirmeries, de bonnes infirmeries. Dans les nouvelles, dans les prisons cellulaires, les détenus malades devront être soignés dans leurs cellules respectives, ou mieux dans des cellules d'infirmerie plus vastes que les autres, mais groupées dans un même quartier, sous l'œil et la main des gardiens plus particulièrement habitués à ce genre de service. Je n'ai pas besoin de dire que le détenu doit être seul dans sa cellule d'infirmerie, comme il était seul dans sa cellule d'expiation et de travail.

Dans tout ce que je viens de dire des prisons je n'ai pas dit un mot des bagnes.— Est-ce oubli ? Non, c'est prévision.

Les bagnes, condamnés à-la-fois et depuis bien des années par la morale, la science et l'administration, les bagnes ont fait leur temps et n'ont plus que quelques années d'existence. Les bagnes, qui, dans la pensée du législateur et dans la croyance des citoyens, sont le plus haut degré des peines, en sont en réalité le plus bas. On appelle encore *travaux forcés* les travaux auxquels s'y livrent les sept ou huit mille condamnés qu'ils renferment. Mais quels singuliers travaux forcés que ces travaux où douze condamnés, par exemple, font, en se jouant, ce que feraient, sans trop de peine, sept ou huit ouvriers libres, travaux exécutés en plein air, au grand soleil, et auxquels trouvent moyen de se soustraire un certain nombre de forçats, qui, par leur habileté ou leur repentir, ont appelé sur eux quelque indulgence! Les bagnes, qui n'inspirent plus aucune crainte aux détenus qui les connaissent et même à ceux qui n'ont fait qu'en entendre parler, les bagnes ne tarderont pas à disparaître tout-à-la-fois de nos codes et des villes où ils sont maintenant placés. Sous le titre de *maisons de travaux forcés*, que leur donne la nouvelle loi sur *le régime des prisons*, ils deviendront ce qu'ils doivent être, le troisième et le plus sévère degré de l'emprisonnement cellulaire, les deux premiers degrés de cet emprisonnement étant la *maison cellulaire de correction* et la *maison cellulaire de réclusion*.

F. LÉLUT,

Membre de l'Institut (Académie des sciences morales et politiques), médecin de la prison du dépôt des condamnés.

PRONONCIATION (*physiol.*), s. f. Action d'articuler les mots. Pour les vices de la prononciation. V. *Bégaiement.*

PSYLLION ou **PSYLLUM** (*bot.*), s. m. V. *Plantin*

PUPILLE ARTIFICIELLE (*chir.*). V. *Iris.*

PURGATION (*thérap.*), s. f. *Purgatio.* C'est l'action de prendre un purgatif. Quelquefois on donne aussi ce nom par extension aux matières évacuées par les effets des purgatifs ; ainsi, on dit qu'une médecine a produit deux, trois, quatre purgations, suivant le nombre de selles qui ont été provoquées. V. *Purgatif.*

PURULENT (*path.*), adj. *Purulentus,* qui est de la nature du pus. On dit des crachats purulents pour indiquer qu'ils contiennent du pus. V. ce mot.

PYÉLITE (*méd.*), s. f. *pyelitis,* du grec *pylos,* bassin. On donne ce nom à l'inflammation de la membrane muqueuse qui tapisse les bassinets et les calices des *reins.* V. ce mot.

PYRÈTHRE (*bot. et mat. méd.*), s. f. *Anthemis pyrethrum,* pyrèthre officinale. C'est une plante de la famille des radiées J. (syngénésie superflue, L.), qui tire son nom du mot grec πυρ, feu, et qui a donné son nom à un genre *pyrethrum,* voisin du genre *anthemia* et *chrysanthemum,* mais que quelques botanistes persistent à confondre avec les deux précédents. La pyrèthre est une plante herbacée, vivace, qui croît dans l'Afrique septentrionale et principalement dans la régence de Tunis, dans le levant et même le midi de la France, aux environs de Montpellier. La racine, seule partie usitée de la plante, est noirâtre, de la grosseur du doigt au plus, épaisse, charnue, blanche en dedans, inodore, d'une saveur âcre et brûlante qui persiste. Lorsque ces racines sont contuses, étant fraîches et appliquées sur la peau, elles la phlogosent et y produisent même la vésication, propriétés qu'elles doivent à une huile essentielle, rouge, très-odorante, congélable par le froid, et qu'on extrait de l'écorce de cette racine par l'alcool ou l'éther, dans la proportion de cinq pour cent de la racine employée.

Les feuilles de la pyrèthre sont découpées à-peu-près comme celle du fenouil, mais plus petites, vertes, et ressemblant, dit Lémery, à celles de la carotte ; il s'élève entre ces feuilles de petites tiges se terminant à leur sommet par des fleurs larges, radiées, de couleur rouge, ayant la forme de celles de la pâquerette.

Cette racine est un puissant sialagogue ; il suffit d'en mâcher de petits morceaux pour déterminer une sécrétion de salive extrêmement abondante et l'on ressent en même temps une chaleur brûlante dans toute les parties de la bouche. La pyrèthre est conseillée en substance et mâchée par petits morceaux, pour dégorger les glandes salivaires, pour faire cesser les gonflements et les fluxions muqueuses du pharynx et des diverses parties de la bouche, pour combattre les douleurs rhumatismales des dents ; on l'emploie aussi dans la paralysie de la langue. On prépare avec cette racine une teinture alcoolique qui a reçu le nom d'*élixir de pyrèthre,* que l'on emploie en en versant quelques gouttes dans l'eau pour les soins hygiénique de la bouche. La pyrèthre n'a été que rarement employée à l'intérieur; on dit l'avoir donné à la dose de dix à quatorze grains en poudre, dans les paralysies rhumatismales. Dans l'Inde, on emploie son infusion mêlée au gingembre dans les paralysies; c'est un puissant stimulant dont il ne faut user qu'avec réserve.   J. P. BEAUDE.

PYRMONT (Eau minérale de) (*thérap.*), s. m. Pyrmont est une très-jolie petite ville de Westphalie, chef-lieu du comté de Pyrmont, et dépendant de la principauté de Waldeck; le comté de Pyrmont est cerné par la principauté de Lippe Detmold et le royaume de Hanovre, la ville est à sept lieues de Hanovre et trois lieues du Weser. Les eaux sont célèbres depuis les temps les plus anciens; on dit qu'elles furent visitées en 784 par Charlemagne, et tout permet de supposer qu'elles étaient connues lors de l'occupation romaine. Ces eaux sont acidulés, ferrugineuses; elles sont beaucoup plus gazeuses que l'eau de Seltz et sont très-usitées en Allemagne.

Il existe plusieurs sources à Pyrmont: 1° la source principale (*fons primaria*), nommée autrefois sainte fontaine, source sacrée, puits saint, et plus ordinairement source à boire ou *Trinckquelle*, paraît celle que boivent spécialement les malades et que l'on expédie par cruchons, semblables à ceux de Seltz, dont le nombre s'élève, dit-on, à près de 400,000 par an; l'eau de cette source est limpide, mousseuse, froide, et laisse dégager une grande quantité d'acide carbonique; elle est renfermée dans un bâtiment en forme de temple, situé dans une vaste place, entourée de promenades très-fréquentées pendant la saison des eaux.

2° Le *Brodelbrunnen*, source bouillante ou puits des bains; — elle est moins claire que la précédente, elle jaillit avec force, elle est la plus abondante et alimente seule un vaste établissement de bains.

3° La *Sauerling* ou *Source aigrelette*, située au nord-ouest de la nouvelle ville; — elle est très-gazeuse, extrêmement limpide, contient peu de fer et est très-estimée comme boisson.

4° Le *puits salé minéral*, dont l'eau s'administre en boisson et en bains.

5° La *source saline*, qui diffère des autres par sa saveur et qui n'est point ferrugineuse.

6° Le *Nenbrunnen* ou source nouvelle, puits neuf, situé à un quart de lieue de Pyrmont, près des salines; l'eau de cette source est un peu trouble et présente du sulfate et de l'oxide de fer.

7° Le *Augenbrunnen*. La source des yeux. Son eau est claire, elle s'emploie en boissons et surtout en collyre; Hufeland la recommande contre les taies et les filaments voligeants.

8° Le petit *Badebrunnen*, ou ancienne source des bains; son eau est trouble, jaunâtre; elle contient un peu de fer et d'acide carbonique, et sert pour les bains des pauvres

Les eaux de Pyrmont ont été analysées par plusieurs chimistes célèbres, Bergenaun, Fourcroy, Westumb ; J. Murray, Brandas, Krueger, ont fait de la première source, source à boire, une analyse plus récente et qui paraît la plus complète. La voici pour une livre d'eau :

	pouces cubes.	
Acide carbonique........	168,50	Pour 100 pouces
Acide hydro-sulfurique...	3,14	cubes d'eau.

	grains.
Carbonate de soude.	4,9662
— de magnésie.	0,2400
— de chaux.	5.4282
— de fer.	0,8242
— de manganèse...........	0,0200
Sulfate de soude.	2,4436
— de magnésie....	5.5210
— de chaux.	6,8300
Hydrochlorate de soude.	0,3450
— de magnésie...	1.0778
Hydro-sulfate de soude.	0,0714
Phosphate de potasse.	0,1012
— de chaux....	traces.
Silice, ... , .	0,1062
Matière résineuse.	0.1200
	28,04948

Depuis cette analyse, on dit qu'il a été trouvé du lithium dans ces eaux.

Les eaux de Pyrmont sont analogues à celles de Spa, de Chateldon ; seulement elles contiennent beaucoup plus de gaz acide carbonique. On les administre en boissons, par verre, d'abord deux, puis quatre et même huit, bus le matin à jeun et de quart d'heure en quart d'heure; quelquefois on les coupe avec du vin, du lait, et même du café; on en seconde l'effet par un exercice modéré. On les administre aussi en bains et en douches, et l'on fait usage, dans ce but, de l'eau des sources que nous avons indiquées. Ces eaux sont toniques, stimulantes et apéritives: on les emploie dans une foule de maladies qu'il serait trop long d'énumérer ici ; mais elles doivent spécialement convenir dans les engorgements des viscères abdominaux, les langueurs d'estomac, la chlorose, les affections lymphatiques, etc. Lorsqu'on les a bues, elles déterminent un sentiment léger d'ivresse, qui est dû à la quantité considérable d'acide carbonique qu'elles contiennent. — La saison des eaux commence au mois de mai et finit à la fin de septembre, Pyrmont est surtout fréquenté par le monde élégant et la haute société d'Allemagne; souvent il a été le rendez-vous de la diplomatie européenne. Il y a près de Pyrmont des salines et une grotte naturelle analogue à la grotte du Chien, à Naples, qui dégage de l'acide carbonique et que l'on a nommé *Dünsthole*.   J. P. BEAUDE.

Q

QUASSINE (*chim.*), s f. On a donné ce nom au principe amer du *quassia amara*. V. *Quassia*.

R

RÉALGAR (*chim.*), s. m. Lisez sulfure et non sulfate d'arsenic, ainsi qu'on l'a imprimé par erreur. V. *Arsénic*.

RÉFRACTION (*physiq. méd.*), s. f. C'est une des propriétés de la lumière qui consiste en ce que des rayons qui traversent obliquement un corps plus dense que le milieu dans lequel ils se meuvent éprouvent une déviation qui en change la direction; c'est sur cette propriété qu'est fondée l'action des lentilles de verre, qui ont un pouvoir amplifiant, et par conséquent les instruments qu'elles servent à établir. V. au mot *Météorologie* l'article *Lumière*.   J.B.

REMÈDE DE PRADIER (*thérap.*). Ce remède, qui a joui d'une certaine réputation contre la goutte, se compose d'une teinture préparée avec le baume de la Mecque, 45 grammes, dans 500 grammes d'alcool; on mêle avec elle le produit de la macération de quinquina rouge, sauge et salsepareille, de chaque 30 grammes, safran, 65 grammes, dans un kilogramme d'alcool. On prend une partie de cette teinture et deux ou trois parties d'eau de chaux, et l'on fait un mélange qui contient un précipité jaunâtre : on arrose avec 60 grammes de ce liquide des cataplasmes de farine de graine de lin, qui servent à envelopper les jambes, depuis le bout du pied jusqu'au genou.

Remède ou *élixir de Willette* contre la goutte.— On fait digérer pendant quinze jours, quinquina gris concassé, 120 grammes, coquelicot, 60 grammes, sassafras râpé, 30 grammes, dans cinq litres de rhum ; on passe à travers un linge, puis on fait digérer dans ce même liquide, pendant 15 jours encore, résine de gayac pulvérisée, 60 grammes. On ajoute ensuite un sirop de salsepareille fait avec salsepareille, 120 grammes, et sucre 1 kilo. On mêle et l'on filtre. Cet élixir, qui a été administré, ainsi que le remède précédent, d'une manière seulement empirique, se prend chaque fois à la dose de deux cuillerées à bouche, une, deux et trois fois par jour.

Remède des caraïbes.—Ce remède, également prescrit contre la goutte, est une dissolution de résine de gayac, 60 grammes, dans trois litres de tafia ; on filtre et l'on en prend le matin deux cuillerées à bouches suivies d'une tasse de thé ou d'un verre d'eau froide.

Ces remèdes ne doivent être mis en usage qu'avec une extrême réserve, et il est toujours prudent de ne les employer que d'après la prescription du médecin.   J. B.

RENONCULACEES (*bot.*), s. f. p. On donne ce nom à une famille de plantes dicotylédones polypétales, à étamines hypogynes, qui se compose en grande partie de plantes herbacées, à feuilles alternes, embrassantes à leurs bases, et souvent très-divisées; les fleurs, très-variées, ont quelquefois un involucre formé de trois folioles, quelquefois caliciformes. Le calice est polysépale, quelquefois coloré ou pétaloïde, rarement persistant. La corolle est polypétale, mais quelquefois nulle ; les pétales sont souvent simples, avec une petite fossette ou une lame glanduleuse à leur base interne ; d'autrefois ils sont difformes ou irrégulièrement creusés en cornet ou en éperon, et brusquement onguiculés à leur base. Les étamines sont nombreuses et libres, à anthères contenues en filet. Les pistils sont quelquefois monospermes ou agrégés en une sorte de capitule, ou bien polyspermes et réunis circulairement; ils sont quelquefois soudés. Le style est très-court, le stigmate simple. Les fruits sont monospermes, en capitule ou en épi, ou bien ce sont des capsules agrégées.

Cette famille est très-nombreuse, elle renferme de cinq à six cents plantes, dont plus de la moitié habite l'Europe; presque toutes ces plantes jouissent de propriétés âcres et très-actives, souvent délétères. Le genre renoncule, qui a donné son nom à la famille, contient des espèces très-actives qui ont même la propriété vésicante. Il en est de même des clématites, des anémones. D'autres sont purgatives, même drastiques, comme les hellébores, les talictrums, l'adonis ; d'autres vireuses et stupéfiantes, comme les aconits, les delphinium. Les fleurs dans cette famille sont en général belles et doublent avec assez de facilité ; aussi les cultive-t-on comme plantes d'agrément, telles que les renoncules, les anémones, les clématites, les aconits, les pieds d'alouette, les pivoines, l'ancolie, les adonis, etc.   J. B.

RENOUÉE (*bot.*), s. f., *polygonum aviculare*, traînasse, centinade. C'est une petite plante de la famille des polygonées, du genre polygonum. J. octandrie-trigynie L., dont les tiges couchées, vivaces, déliées, noueuses et traînantes, lui ont valu ses noms français ; elle croît dans les jachères, au bord des chemins. Les anciens médecins la considéraient comme astringente, et l'employaient pour arrêter les hémorrhagies, les vomissements de sang; Fallope la prescrivait contre les hernies. Quelques auteurs, en raison de ses propriétés anti-hémorrhagiques, la désignent sous le nom de *sanguinaria*. D'autres auteurs la regardent comme vulnéraire et anti-dyssentérique. Ses semences, qui sont de forme triangulaire, sont, dit-on, émétiques et purgatives; mais Decandolle, qui rapporte ce fait, dit qu'il n'est rien moins que prouvé, et que des expériences sont encore à faire à ce sujet. Pulvérisées, ces graines sont d'une odeur nauséeuse ; elles sont très-abondantes, mûrissent pendant huit mois de l'année et sont très-recherchées par les petits oiseaux, d'où vient, pour cette plante, son nom d'*aviculaire*. Thumberg dit qu'au Japon on retire des tiges et des feuilles une couleur bleue, qu'il compare à l'indigo. La renouée est aujourd'hui presqu'inusitée en médecine.

RENOUÉE ACRE. V. *Poivre d'eau.*   **J. B.**

RETOUR (Age de) (*physiol.* et *path.*). Sous ce nom et sous ceux d'*âge critique, âge climatérique, menespausie, menopause*, on désigne l'époque de la cessation physiologique de la menstruation. Cette époque offre des différences assez nombreuses suivant les individus et suivant les latitudes. Chez nous elle a lieu généralement entre quarante et cinquante ans. M. Raciborski auquel on doit d'intéressantes recherches sur cette question, a, sur cent dix femmes de la Salpêtrière, interrogées à cet égard, obtenu en moyenne l'âge de quarante-six ans. M. Brière de Boismont est arrivé à un résultat semblable, il fixe également la ménopause entre quarante et cinquante ans.

Le climat, avons-nous dit, fait notablement varier cette moyenne; au récit des voyageurs, les femmes de l'Orient perdraient leurs règles dès l'âge de trente ans. Pugnet l'a constaté pour l'Égypte; l'usage de donner aux princes de la famille des sultans qui ne doivent point avoir d'enfants, des femmes de vingt huit à trente ans, viendrait à l'appui de cette assertion. Dans le nord, au contraire, ce n'est guère que vers l'âge de cinquante ans que la cessation a lieu.

Quant aux conditions individuelles, il faut faire entrer en ligne de compte l'état habituellement maladif, la faiblesse native des sujets; ainsi chez des femmes chétives, débiles, il n'est pas rare de voir la ménopause s'établir dès l'âge de trente ans et même de vingt-cinq ans. On a pensé que l'apparition précoce des règles impliquait leur disparition plus prompte; cela n'est vrai que pour les climats chauds; mais chez nous le principe n'est pas applicable. On a vu des femmes qui avaient vu pour la première fois leurs règles à l'âge de dix ou onze ans, les conserver au-delà de quarante-huit ou quarante-neuf ans. Une circonstance qui paraîtrait avoir plus d'influence sur la durée du flux cataménial est la suivante, le nombre des couches. D'après des relevés dignes de foi rapportées par M. Raciborski, il est constant que plus une femme a eu d'enfants, plus elle a de chance pour voir se prolonger encore la menstruation. De même que chez certaines femmes la cessation a lieu de bonne heure; de même, mais par exception, chez quelques autres le flux se prolonge jusqu'à l'âge de soixante, soixante-dix ou soixante-quinze ans.

Les auteurs ont cité des observations de femmes très-âgées, chez lesquelles la cessation avait eu lieu depuis longtemps, et qui voyaient reparaître leurs règles. Haller et quelques autres observateurs, sans contester le fait, l'ont expliqué en disant qu'il ne s'agissait pas là d'une véritable menstruation, mais, d'hémorrhagies intermittentes, occasionnées par une affection organique de l'utérus. « Il faut se défier, dit Astruc (*Maladie des femmes*, t. II, p. 337), des règles qui persévèrent après cinquante ans. J'ai vu des femmes qui avaient passé cet âge et qui se glorifiaient d'être encore

réglées comme de jeunes femmes; mais en les examinant avec soin, j'ai toujours trouvé que ces prétendues règles étaient un *véritable état de maladie*, et provenaient ou de quelques ulcérations ou de quelques engorgements de la matrice, ou de quelques dispositions variqueuses de ses veines; et la plupart des femmes en qui les règles duraient si longtemps finissaient par un cancer ou un ulcère à la matrice ». Quelle que soit la sévérité de ce jugement, il n'est malheureusement que trop fondé dans la grande majorité des cas; mais hâtons-nous de le répéter : oui, il est des exceptions; oui, il est des femmes qui voient encore à l'âge de soixante ans et au-delà.

Quels sont les *phénomènes* qui caractérisent l'époque critique? Elle s'annonce en général par des irrégularités dans la durée du flux menstruel et dans la durée des intervalles qui en séparent les apparitions. L'écoulement diminue ou se supprime pour deux ou trois mois et revient ensuite sous forme de perte, qui peut être plus ou moins abondante. Le sang ne se portant plus vers l'utérus avec la même énergie, la même régularité, il reste en excès dans l'économie et manifeste sa présence par des troubles divers; la femme devient sujette à des pesanteurs de tête, des étourdissements, des envies de dormir; le sommeil est lourd, fatigant, peu réparateur; il y a de l'oppression, la respiration est quelquefois lente, suspirieuse; le pouls est plus fort, plus développé; quelquefois ces phénomènes sont élevés d'un degré, il y a des tintements, des bourdonnements d'oreilles, des vertiges, des bouffées de chaleur au visage, des palpitations, des insomnies quelquefois avec rêvasseries. Dans quelques cas, on observe des goûts bizarres, des dépravations singulières de l'appétit; certaines femmes sont prises à cette époque d'une véritable passion pour les liqueurs alcooliques : ces derniers accidents, joints à un gonflement du ventre qui est très-commun, pourraient faire croire à un commencement de grossesse.

En même temps on observe divers désordres du côté de la digestion et de la nutrition; des faiblesses, des maux d'estomac, beaucoup de vents, des sueurs abondantes, un état marqué de maigreur et comme de dépérissement, ou bien, au contraire, un embonpoint marqué, voir même de l'obésité. Dans certains cas, il y a des vomissements qui en imposeraient pour une maladie de l'estomac, bien qu'ils soient purement sympathiques. Très-souvent on observe à la face des éruptions pustuleuses, de la couperose, des douleurs vagues, erratiques dans les membres, etc., etc.

Les accidents de la ménopause sont ordinairement peu marqués dans les contrées méridionales et chez les femmes qui ont mené une vie active, mais sobre et régulière, qui ont eu des couches heureuses, qui ont nourri leurs enfants, etc. Ils se montrent, au contraire, avec une certaine intensité chez celles qui ont une constitution nerveuse prédominante, qui ont abusé des excitants ou des débilitants, qui ont mené une conduite peu régulière, qui se sont livrées à de fréquents écarts de régime, qui ont eu des avortements naturels ou provoqués, qui ont eu des couches excessivement laborieuses; ils sont encore très-marqués chez les femmes des climats du nord; chez celles qui ha-

bitent des contrées malsaines, basses et marécageuses, qui ont éprouvé des chagrins violents,
des maladies graves et débilitantes, etc.

Outre ces accidents qui accompagnent la cessation des règles, et dont la *durée* varie de quelques
mois à un ou même deux ans, il s'en développe
assez souvent d'autres qui viennent à la suite. Ce
sont tantôt des hémorrhagies supplémentaires qui
se font quelquefois périodiquement par diverses
voies, des crachements de sang, des flux hémorrhoïdaux; d'autres fois ce sont des flueurs blanches plus ou moins abondantes, tantôt continues,
tantôt périodiques et revenant aux anciennes époques menstruelles. Ailleurs ce sont des pertes excessivement intenses, et qui, par leur abondance et
leur durée, inspirent souvent les plus vives inquiétudes. Diverses affections organiques, le cancer du
sein ou de l'utérus, les polypes, les tumeurs fibreuses, sont plus communes à l'âge critique qu'à
toute autre époque de la vie. Chez certaines femmes on voit souvent des anasarques, chez d'autres
des diarrhées, des douleurs rhumatismales, la
goutte, mais surtout des phénomènes nerveux de
l'hystérie et l'hypochondrie.

Ce tableau des accidents ou des maladies qui
peuvent accompagner la ménopause est effrayant
au premier aspect; mais pour peu que l'on examine
les choses de près, il perd beaucoup de son apparence formidable. Et d'abord, est-ce dire que la
mortalité chez les femmes est plus grande à l'époque
dite critique qu'à toute autre? Non assurément. Ces
maladies, ces accidents sont-ils donc très fréquents?
Non encore; seulement, ce que nous avons voulu
dire, c'est que ces affections, plutôt que d'autres, se
montrent à l'âge de retour: ainsi pendant la jeunesse et l'âge adulte, on est exposé à beaucoup d'autres maladies assurément plus graves,
la phthisie et la fièvre typhoïde par exemple. Au
total, bien que l'époque de la cessation des règles
soit, à juste titre, redoutée des femmes à cause des
désagréments et des petites incommodités qu'elle
occasionne, il faut bien retenir ceci, savoir : que
la vie n'est pas plus en danger alors qu'à aucune
autre époque de la vie.

Le *traitement* de la ménopause consiste généralement à surveiller sa marche, en se tenant prêt à
combattre les accidents qui pourraient se manifester. Tant qu'elle n'occasionne que de légères
incommodités, il n'y a absolument rien à faire ; on
pourrait par des médications intempestives troubler
le travail de la nature, qui tend à faire cesser une
évacuation périodique désormais inutile.

Si la femme éprouve des étourdissements, de
l'oppression et autres accidents qui dénotent un
trop plein du système sanguin, une saignée du
bras sera nécessaire, ou bien, dans le but de rappeler le sang vers les régions qu'il tend à abandonner, quelques applications de sangsues à l'anus
et des bains de siége peuvent être utiles ; mais il faudra bien se garder de faire de la saignée une habitude. En outre, on conseillera un régime essentiellement adoucissant, peu de mets substantiels
et épicés, moins de viande, moins de vin pur, de
café, de liqueurs; l'usage continué pendant longtemps des viandes blanches, des légumes verds; des
bains tièdes répétés deux fois par semaine, de
l'exercice modéré, mais surtout des promenades à

pied et au grand air. De temps en temps de légers
laxatifs, boissons rafraîchissantes, etc.

S'agit-il au contraire d'une femme nerveuse,
délicate, affaiblie par un mauvais régime antérieur,
on aura recours aux toniques, aux boissons amères,
aux viandes rôties, au vin pur, aux bains froids,
surtout aux bains de mer ou de rivière, aux frictions, au massage. Si, en même temps, il y a des
phénomènes indiquant un délabrement de l'estomac, les boissons amères, de *quassia amara*, de
germaudrée, le vin de quinquina pris au repas
ou à jeun suivant la susceptibilité de l'estomac, seront sérieusement indiqués. Les vomissements opiniâtres, avec douleurs et anxiétés épigastriques, seront combattus par l'application d'un emplâtre de
ciguë, d'opium ou d'extrait thébaïque au creux de
l'estomac; un vésicatoire pansé avec le chlorhydrate
de morphine pourra encore être employé, si les autres moyens restaient sans effet. Quand le sujet
est très nerveux, très impressionnable, il doit s'abstenir du coït, car, ainsi que l'ont fait remarquer
beaucoup d'anteurs, l'excitation communiquée à l'u-
térus par les approches conjugales ne peut plus
être dissipée par l'écoulement menstruel qui habituellement leur sert de crise; il se produit souvent
alors des engorgements, des prolapsus de la matrice, etc.

Au total, comme le dit Nauche, dans un ouvrage
éminemment pratique sur les maladies des femmes,
quelle que soit la nature des accidents qui se manifestent dans la ménopause, il est certaines précautions qui s'appliquent à peu près à tous. On doit
éviter, par exemple, de fréquenter les spectacles,
les bals, tous les lieux de rassemblement propres à
éveiller les passions, où l'on respire un air vicié et
où la température est en général très chaude. Il faut
quitter les habitations situées dans des lieux bas,
humides, se garantir de l'impression du froid et éviter les compressions sur l'abdomen. Les vêtements
médiocrement serrés et peu épais sont ceux qui
conviennent. Les personnes qui sont surchargées
d'embonpoint devront rester au lit le moins longtemps possible, et faire beaucoup d'exercice.

Quant aux maladies qui compliquent la ménopause ou se montrent à la suite, leur traitement est
celui quelles réclament dans les circonstances ordinaires. Une remarque cependant: quand il existe
une maladie chronique telle qu'un engorgement
des mamelles, une disposition à la phthisie, un crachement ou un vomissement de sang, on s'efior-
cera de retarder l'époque où les règles doivent cesser de couler, au moyen de pédiluves et de bains de
siége irritants, de sangsues appliquées aux cuisses
ou aux aines, etc.; l'expérience ayant appris que
plus la cessation des règles est lente à s'opérer,
moins les accidents qui en résultent sont à craindre.   J. P. BEAUDE.

RÉTRACTION (*path.*), s. f. État d'une partie
qui est revenue sur elle même, et qui a perdu de
ses dimensions normales; la rétraction est souvent
une des formes de l'atrophie. V. ce mot.

RHAMNÉES (*bot.*), s. f. p. Famille de plante
dicotylédones, polypétales, à étamines périgynes,
à ovaire le plus souvent supère, qui tire son nom
du genre *rhamnus*; ce sont des arbres ou des arbrisseaux à feuilles simples ordinairement alternes,

stipulées, à petites fleurs. parfois dioïques ; à fruits charnus, contenant un noyau à plusieurs loges, dout quelques-unes sont comestibles, comme ceux du jujubier et d'un des *lotus* des anciens, le *rhamnus lotus.* D'autres sont purgatifs, comme ceux du Nerprun, *Rhamnus catharticus,* etdu fusain, *Evonymus œuropeus.* D'autres plantes de cette famille sont fébrifuges; les feuilles de certaines espèces peuvent remplacer le thé, comme le *Rhamnus theezans,* le *Prinos glaber.* Les feuilles du houx qui appartient à cette famille, donnent la glu qui est si usitée dans la chasse aux petits oiseaux. **J. B.**

RHODIUM (*chim.*), s. m., du grec *rodon,* rose. On donne ce nom à un métal, découvert en 1803, par Wollaston, dans le platine ; il est blanc, infusible, cassant, sa pesanteur spécifique est onze ; celle de l'eau distillée étant l'unité. Ses sels donnent des solutions d'un beau rose, ce qui lui a valu son nom ; il est sans usage.

ROSACÉES (*bot.*), s. f. p. On désigne ainsi une famille de plantes dicotylédones, polypétales, à étamines périgynes, qui reçoit son nom du genre *rosa;* cette famille est très-nombreuse et renferme des arbres, des arbrisseaux et des plantes herbacées. Les feuilles sont alternes, simples ou composées, accompagnées à leurs bases de deux stipules persistantes ; le calice est monosépale à quatre ou cinq divisions, quelquefois accompagné d'un involucre qui fait corps avec le calice. La corolle est rarement nulle et a quatre à cinq pétales régulièrement étalés ; les étamines sont nombreuses, distinctes ; le pistil est formé d'une ou de plusieurs carpelles entièrement libres et distinctes dans un calice tuberculeux, tantôt de carpelles adhérentes avec le calice; le style est toujours plus ou moins latéral et le stigmate simple ; le fruit est tantôt une drupe, tantôt une mélonide ou une akène. Cette famille est une des plus importantes du règne végétal ; elle renferme la plupart de nos arbres fruitiers, comme la pomme, la poire, le coing, la pêche, l'abricot, l'amande, la prune, la cerise, la framboise, la fraise, etc. Elle renferme aussi un grand nombre d'espèces employées en médecine, et elle nous fournit les plus belles fleurs pour nos jardins. **J. B.**

RUBIACÉES (*bot.*), s. f. p. C'est une famille de plantes dicotylédones, monopétales, à étamines épigynes, à feuilles simples, verticillées ou opposées, avec des stipules intermédiaires ou une gaîne ciliée à fruit infère; elle tire son nom du genre *rubia,* dans lequel est la garance. Cette famille est très-importante; elle renferme plus de deux mille plantes, dont un grand nombre présente des propriétés économiques, telles que le café, la garance; d'autres sont médicinales, et parmi ces dernières, on peut citer le quinquina, l'ipécacuanha ; ces plantes sont surtout très-abondantes, entre les tropiques et elles diminuent graduellement vers les pôles. Les rubiacées d'Europe sont herbacées, annuelles ou vivaces; leur tige est quadrangulaire, et les feuilles sont verticellées. Les rubiacées exotiques sont des arbres ou des arbrisseaux, à tiges arrondies, à feuilles opposées: le nombre des genres dans cette famille est si grand, que l'on a été obligé d'y établir des divisions nombreuses. **J. B.**

RUTACÉES (*bot.*), s. f. p. Famille de plantes dicotylédones, polypétales, à étamines hypogynes qui a pour type le genre *ruta,* rue. Ce sont des plantes herbacées, ligneuses ou arborescentes, à feuilles opposées ou alternes, parsemées de glandes transparentes, qui contiennent une huile essentielle abondante, qui est excitante et fortement odorante. Cette famille renferme des plantes usitées en médecine, telles que la rue, la fraxinelle, l'angusture, le gayac.Ces plantes sont en général sudorifiques, fébrifuges, anthelmintiques et emménagogues. Plusieurs espèces du genre Diasma ont des fleurs fort agréables qui les font rechercher par les horticulteurs. **J. B.**

S

SAFRAN DES INDES (*mat. méd.*), s. m. V. *Curcuma.*

SAFRAN DES METAUX (*chim.*), s. m. C'est un oxide d'antimoine. V. ce mot.

SAFRAN DE MARS APERITIF (*chim.*), s. m. C'est le carbonate de fer. V. *Fer.*

SANIE (*path.*), s. f., *sanies, ichor.* On donne ce nom à une matière purulente, liquide, tenue , séreuse, sanguinolente, et d'une odeur fétide produite par les ulcères et les plaies d'un mauvais caractère.

SAPONINE (*chim.*), s. f. Nom donné par Bussy au principe immédiat de la racine de saponaire.

C'est une sorte de matière gommeuse qui communique à l'eau la propriété de mousser fortement.

SCOLIOSE (*path.*), s. f., du grec *scolios,* tortueux. On a désigné, sous ce nom, les déviations du rachis. V. ce mot.

SCROPHULARIÉES (*bot.*), s. f. p. On désigne, sous ce nom, une famille de plantes à laquelle le genre *scrophularia* a donné son nom ; elle est composée de plantes dicotylédones monopétales , à étamines hypogynes, la plupart herbacées; d'autres en arbustes. Ces plantes sont à feuilles souvent opposées, quelquefois alternes, simples; à fleurs en épis ou en grappes terminales. Le calice est monosépale, persistant, à quatre ou cinq divisions inégales; la corolle monopétale irrégulière, bilobée; les étamines sont au nombre de deux ou quatre didynames; l'ovaire est à deux loges polyspermes, appliqué sur un disque hypogyne; le style simple, le stigmate bilobé; le fruit est une capsule biloculaire. Cette famille contient quelques plantes employées en médecine, et dont le nom indique suffisamment les propriétés. J. B.

SÉLÉNIUM (*chim.*), s. m., du grec *seléné*, la lune. Berzélius a donné ce nom à un métal qu'il a découvert en 1817. Ce métal est solide, rougeâtre, volatil, et répand une odeur insupportable de raifort pourri lorsqu'il est chauffé à l'air libre. Il est sans usage.

SEMEN CONTRA (*mat. méd.*). On désigne, sous ce nom latin, une poudre employée contre les vers, et composée des fragments d'une espèce d'armoise de l'Asie et de la Barbarie, encore peu connue, que Linné désignait sous le nom d'*Artémisia contra*. V. *Armoise.*

SENEÇON (*bot.*), s. m., *sencio vulgaris*. Le seneçon, qui a donné son nom à un genre de la famille des synanthérées, paraît une plante à aigrette fort commune dans nos climats, et qui croît dans tous les lieux cultivés. Cette plante annuelle, qui est l'*érigeron* des anciens, a été conseillée comme émolliente en cataplasmes contre les tumeurs indolentes. Le suc du seneçon a été conseillé par le docteur Finazzi, de Milan, à la dose d'une cuillerée à bouche pour apaiser les attaques d'hystérie; quelques médecins l'ont ordonné à la dose de deux onces contre les vers. Cette plante, qui est un peu acide et de saveur herbacée, s'emploie constamment fraîche. Lorsque l'on en prépare des cataplasmes, on doit la faire cuire dans l'eau, le lait; ou le beurre suivant l'effet plus ou moins émollient que l'on veut produire. Le seneçon est très-recherché par les petits oiseaux.   J. B.

SILICIUM (*chim.*), s. m. C'est le métal qui est le radical de la silice. V. ce mot.

SIPHILIS (*path.*), s. f. V. *Syphilis.*

SODEN (Eau minérale de) (*thérap.*), s. m. Soden est un joli village du duché de Nassau, situé au pied de la chaîne du Taunus, à quelques lieues de Francfort, avec lequel il est mis en communication par un chemin de fer qui s'embranche sur celui de Francfort à Cassel et Wiesbade; en moins d'une demi-heure, on se transporte de Francfort à Soden. La situation du village est pittoresque; d'un côté la chaîne du Taunus, et de l'autre une vaste plaine qui se prolonge en continuant le versant des montagnes. A l'extrémité du chemin de fer, en sortant de la station, on entre dans un jardin agréable qui précède l'établissement d'un casino en construction aujourd'hui. Trois sources, les sources n° 6, sont situées dans ce jardin. Soden est anciennement connu pour ses eaux minérales. Il existe dans l'intérieur du village plusieurs établissements de bains, mais qui n'ont encore rien de la magnificence et du grandiose de la plupart des établissements de l'Allemagne, et l'on s'occupe aujourd'hui à mettre Soden au niveau des bains les plus célèbres. Les sources sont nombreuses, plus

de vingt sont répandues dans ce village ou aux environs; le village lui-même paraît avoir eu pour origine les sources, qui ont été exploitées soit comme salines, soit plutôt comme eaux thermales.

La température des eaux varie depuis 13 à 14 degrés jusqu'à 20 ou 22. L'eau des sources est claire, limpide, et elles laissent échapper une quantité notable de bulles de gaz acide carbonique; ces eaux sont salines, ferrugineuses, acidules: elles contiennent une notable proportion d'hydrochlorate de soude, de sulfate de soude et de carbonate de fer. Une source est si abondante en gaz acide carbonique, qu'on lui a donné le nom de *Champagnerbrunn*, source de Champagne; elle donne une eau froide très-acidule, peu saline, ferrugineuse et fort agréable au goût. Le docteur Tilénius, médecin des eaux de Soden, que nous n'avons pas été assez heureux de rencontrer lors de notre visite à Soden, prépare un travail sur ces eaux thermales, dans lequel doit entrer une analyse des sources faite par Liebig. Le docteur Stiéfel, de Francfort, a déjà publié un ouvrage fort intéressant sur Soden, dont il prescrit les eaux très-fréquemment; le docteur Groeser, de Mayence, paraît en faire le plus grand cas, ainsi qu'il nous l'a dit lui-même.

Les eaux de Soden s'administrent en boissons et en bains. Les variétés nombreuses que l'on observe sur le degré de force des sources permettent d'en graduer les effets, depuis le Champagnerbrunn, dont l'eau est froide, peu salée, peu ferrugineuse et plus agréable au goût que l'eau de Seltz naturelle, jusqu'à la source n° 4, qui contient 104 grains de chlorure de sodium par livre d'eau, et qui est très-ferrugineuse; il est possible de passer par tous les degrés intermédiaires de quantité dans les principes minéralisateurs qui entrent dans la composition de ces eaux, et par conséquent de varier leur énergie thérapeutique.

Aussi les eaux de Soden sont-elles prescrites aux femmes nerveuses, aux jeunes filles chlorotiques, comme aux vieillards rhumatisants. On les ordonne principalement dans la constipation, les affections chroniques du ventre, l'atonie des organes digestifs, les engorgements chroniques des organes abdominaux, les dérangements de la menstruation, les affections chroniques de l'utérus. Il paraît qu'on en fait quelquefois usage dans les affections de poitrine, car le docteur Hystein, de Mayence, qui a bien voulu nous accompagner aux sources et remplacer le docteur Tilénius, nous a dit faire usage pour lui-même des eaux de Soden avec avantage; il était affecté d'hémoptysie, et l'on craignait l'existence de quelques points tuberculeux dans la poitrine. Mais l'on comprend dans ces cas, que ce ne sont que des sources les plus faibles qu'il faut faire usage, car l'action des eaux muriatées, comme accélérant la marche de la phthisie pulmonaire, est assez connue pour que l'on doive se défier de leur action.   J. P. BEAUDE.

* **SODIUM** (*chim.*), s. m. Métal qui est le radical de la soude, dont ce dernier corps est un oxide. Le sodium est mou comme de la cire, facile à couper au couteau; sa couleur est celle du plomb; il est plus léger que l'eau, sa pesenteur spécifique est de 0,972. Il fond à 90 degrés centigrades, et décompose l'eau sans produire de lumière comme le potassium. **J. B.**

SOLANÉES (*bot.*), s. f. pl. C'est une famille des plus importantes du règne végétal, composée de plantes dicotylédones monopétales, à étamines hypogines, et qui a pour type le genre *solanum*. Les solanées sont herbacées, en arbustes ou en arbrisseaux ; elles sont à feuilles simples ou découpées, alternes ou géminées vers la partie supérieure des rameaux ; les fleurs sont souvent très-grandes, extra-axillaires, en épis ou en grappes ; le calice est monosépale persistant à cinq divisions peu profondes ; la corolle est monopétale, le plus souvent régulière, de forme très-variée, à cinq lobes plus ou moins profonds, plissés sur eux-mêmes ; les étamines, en même nombre que les lobes de la corolle, sont à filets libres, quelquefois monadelphes à leur base ; l'ovaire est sur un disque hypogyne à deux rarement, trois ou quatre loges polyspermes; le style est simple et le stigmate bilobé. Le fruit est une capsule à deux ou trois loges polyspermes.

En général, les plantes de cette famille sont d'une teinte sombre, et elles renferment des espèces nombreuses, qui sont des poisons narcotiques, âcres, la plupart employés en médecine ; d'autres, sont des plantes alimentaires de la plus grande utilité. Dans la première catégorie sont les daturas, la jusquiame, la belladonne, la nicotiane (tabac), etc. ; dans la seconde, la pomme de terre (*solanum tuberosum*), qui est aujourd'hui répandue sur presque tout le globe, et forme une des plantes alimentaires les plus utiles, puisqu'à elle seule elle nourrit des populations et fournit des produits aux arts. L'aubergine, *solanum esculentum*, et beaucoup d'autres espèces qu'il n'est pas en son lieu d'énumérer ici, quoique moins importantes, entrent dans le régime alimentaire et elles ont été décrites à leurs noms spéciaux. **J. B.**

SPERMATOZOAIRES ou **SPERMATOZOÏDES** (*physiol.*). s. m. pl. On a donné ce nom ainsi que celui de *zoospermes*, aux animalcules du *sperme*. V. ce mot.

STÉRILITÉ (*physiol.* et *path.*), s. f. *sterilitas.* Le mot stérilité a été souvent confondu, à tort, par les auteurs avec le mot impuissance ; ce dernier exprime qu'il y a impossibilité à l'accomplissement de l'acte matériel de la fécondation, tandis que la stérilité c'est l'inaptitude d'un sujet mâle ou femelle, très-bien conformé d'ailleurs, à féconder ou à être fécondé. Ainsi le sujet impuissant ne peut exercer l'acte générateur, le sujet stérile peut très-bien l'exercer, avec beaucoup d'énergie même, seulement il n'en résulte pas l'effet voulu par la nature, il n'y a pas de fécondation de la part de l'homme, conception de la part de la femme. Voyez au mot *Impuissance* les différentes circonstances qui peuvent empêcher le rapprochement sexuel et qui existent plus fréquemment chez l'homme que chez la femme, ainsi que les considérations médico-légales qui en découlent. Dans cet article il sera question de la *stérilité* envisagée chez la femme saine et bien conformée d'ailleurs.

La stérilité se présente dans les conditions les plus diverses, certaines femmes, au bassin large, aux organes génitaux parfaitement développés, sont

toute leur vie privées des douceurs de la maternité. D'autres, après avoir eu un ou deux enfants, perdent la faculté de concevoir. D'autres enfin sont jugées stériles parce que, dix ans, quinze ans, vingt ans se sons écoulés depuis leur mariage sans quelles aient eu d'enfants, cependant il est encore pour ces dernières des chances favorables. Sans remonter jusqu'à l'histoire peut-être un peu trop ancienne d'Abraham et de Sara, nous pourrions citer de nombreux exemple de femmes qui ont conçu après plus de vingt ans de stérilité. Une circonstance digne de remarque, c'est que des femmes après avoir cohabité sans fruit pendant pendant longues années avec un premier mari, ont des enfants avec un second : et la stérilité ne venait pas du premier qui souvent avait fécondé d'autres femmes. Il y a là des rapports insaisissables.

La stérilité se montre quelquefois chez les personnes d'une constitution où prédomine le système nerveux. Les organes utérins, disent les auteurs, ont alors trop de sensibilité, il en résulte des spasmes irréguliers dans quelques-unes de leurs parties, ce qui rend ces organes moins propres à l'exercice de leurs fonctions.

Les femmes qui ont beaucoup d'embonpoint sont encore plus exposées à la stérilité. Hippocrate avait déjà fait cette remarque : « *Si les femmes fort grasses ne conçoivent pas, dit-il, c'est parce que l'orifice de la matrice est pressé par l'épiploon, et elles ne conçevront point quelles ne soient amaigries* (sect. V, aph. 46). Aujourd'hui on expliquerait plutôt le fait en disant que la formation de la graisse détourne, à son profit, la force vitale qui doit présider à la nutrition du fœtus, On a remarqué que les femmes qui ont une constitution vigoureuse et, pour ainsi dire, masculine, qui ont les goûts et les habitudes de notre sexe, et jusqu'à ce duvet plus ou moins épais qui ombrage la lèvre de l'homme, sont de même sujettes à être stériles. Cette disposition que certaines personnes attribuent à une sorte de pléthore locale, a lieu, le plus souvent, sans qu'on puisse se rendre compte de la cause qui la produite. D'autres fois au contraire, la stérilité se rencontre chez des femmes pâles, étiolées, perdues de flueurs blanches.

Les femmes qui abusent des plaisirs des sens, sont communément stériles ; c'est ce que l'on voit chez les femmes de mauvaises mœurs et chez les filles publiques. Les excitations répétées de l'organe utérin paraissent peu propres à la conception, ou plutôt, comme je le crois, à ce que le produit de la conception soit conservé dans l'utérus. Ainsi ces femmes ne sont probablement pas stériles dans l'acception du mot, telle que nous l'avons donnée, elles peuvent concevoir et conçoivent peut-être souvent, mais l'excitation permanente de l'utérus par suite d'approches multipliées s'oppose au séjour et au développement du germe.

Les nourrices deviennent assez rarement enceintes pendant les premiers mois de la lactation. C'est un bienfait de la nature qui rejetant vers les mamelles la surabondance des forces vitales, ne permet que rarement à l'utérus d'en devenir le siège ce qui ne pourrait être qu'au détriment du nourrisson.

C'est donc chez les femmes d'un tempérament mixte que l'on peut trouver les conditions de la fécondité. Hippocrate a exprimé cette vérité dans l'aphorisme suivant, où il ne faut pas tenir compte des explications théoriques : « Les femmes qui ont la matrice froide et dense ne conçoivent point, non plus que celles qui sont très-humides : car la semence s'éteint en elles ; celles qui ont la matrice sèche et brûlante ne conçoivent pas non plus, parce que la semence s'y corrompt faute d'aliment ; mais celles dont la matrice est *modérément tempérée* sont fécondes (*Sect. V, aph.* 62).

Une taille moyenne plutôt petite que grande, une belle carnation, des chairs remplies de sucs, des mamelles bien formées, un bon appétit avec un caractère gai, des mœurs pures et très-peu de désirs, sont, en général des caractères qui présagent une nombreuse postérité. Est-il quelques signes extérieurs qui puissent dénoter chez la femme l'inaptitude à concevoir ? Le défaut ou la petitesse extrême des mamelles, la sécheresse et l'âpreté de la peau, une obésité extrême ou quelques unes des apparences signalées plus haut, sont des indices sinon certains au moins probables de stérilité.

Traitement. Si l'inaptitude à la conception était absolue on comprend que l'infirmité serait incurable, et il ne saurait être question de traitement ; mais comme la stérilité peut n'être que temporaire, et tenir à des causes physiologiques, les causes organiques ou pathologiques étant écartées de cet article, on comprend qu'un ensemble de moyens bien dirigés peut ramener les choses à l'état normal, c'est-à-dire à des conditions telles que le vœu de la nature puisse être satisfait.

Pour obtenir la guérison de l'infirmité qui nous occupe, il faut s'attacher à diminuer la prédominance du système qui est en excès dans la constitution. Existe-t-il une trop grande susceptibilité du système nerveux ? On aura recours aux bains tièdes prolongés, aux boissons émollientes et adoucissantes, à un régime végétal et lacté, etc. Le séjour à la campagne, l'abstention des plaisirs qui mettent en jeu les passions, tels que les bals, les spectacles, les concerts, seront les auxiliaires indispensables du traitement. Les femmes qui se livrent fréquemment et avec passion aux plaisirs vénériens devront s'en abstenir le plus possible ; nous dirons plus bas quelle est l'époque à laquelle il convient de s'y livrer.

La femme est-elle surchargé d'embonpoint ? Il faut ranimer les diverses fonctions devenues languissantes ; l'exercice, les promenades poussées jusqu'à la fatigue sont ici de rigueur. Quand, en même temps, on reconnaît l'atonie, l'inertie de l'utérus, on mettra en usage les stimulants. A l'intérieur les infusions de menthe, de mélisse, et les divers toniques diffusibles que fournit la matière médicale. C'est dans les cas de ce genre que les eaux minérales acidules, alcalines, sulfureuses ou ferrugineuses pourraient être utiles. Celles de Plombières, de Vichy, d'Aix-la-Chapelle, de Barége, d'Ems, jouissent d'une réputation qui, véritablement, n'est pas usurpée ; on les donne à l'intérieur ou sous forme de bains, de demi bains, d'injections, de douches ascendantes, ou dirigées sur les reins. Toutefois il faut tenir compte des heureux effets que le changement d'air et le changement de vie, auquel se soumettent les personnes qui vont prendre les eaux, peuvent et doivent apporter dans la constitution.

Chez les personnes faibles ou débilitées, on pourra encore employer des frictions sur les téguments et particulièrement vers les régions lombaires, avec une flanelle chaude imprégnée d'huile de pétrole, de safran ou de rhue, de la vapeur de benjoin ou de diverses autres plantes aromatiques. Ces moyens sont très-convenables pour stimuler l'organe générateur.

Une circonstance fort importante pour favoriser la fécondation, et dont les auteurs anciens avaient contaté la réalité sans en connaître la cause, c'est le rapprochement des sexes au moment de la menstruation. On trouve ce précepte dans la plupart des ouvrages consacrés aux maladies des femmes, et aujourd'hui que les phénomènes de l'ovulation mensuelle ont été constatés (V. l'article *OEuf*), on sait que la descente d'un ovule à l'époque des règles est tout-à-fait favorable à l'imprégnation du germe, qui semble ainsi aller de lui-même au-devant de la fécondation.

La superstition a joué un grand rôle dans la stérilité, les vœux, les pélérinages, les amulettes, ont procuré, disent les bonnes femmes, d'innombrables guérisons. Faut-il les révoquer en doute ? Non assurément ; mais sans que l'on puisse nous accuser pour cela d'impiété, car la religion n'est ici nullement en question, nous les rapporterons à une autre cause, l'influence toute puissante et mystérieuse aussi, du moral sur le physique.

E. BEAUGRAND.

SPHYGMOMÈTRE (*physiol.*), s. m. Nom donné à un instrument particulier inventé, dans ces derniers temps, par MM. Garnier et Hérison, et destiné à rendre évident, pour l'œil, le nombre et la régularité des battements des pouls ; il est peu employé.

STRONTIUM (*chimie*), s. m. On donne ce nom à un métal découvert par Davy, en 1807, qui est le radical de la strontiane, dont celle-ci n'est qu'un oxide : ce métal est blanc, solide, plus pesant que l'eau , qu'il décompose pour se transformer en strontiane.

SUBLIMATION (*chim.*), s. f. Opération par laquelle un corps solide, chauffé plus ou moins fortement, suivant sa nature, se volatilise et vient se condenser à l'état solide ou pulvérulent dans la partie de l'appareil ou s'opère le refroidissement. Cette opération est un moyen de purifier et de diviser certains corps ; la sublimation est aux solides ce que la distillation est aux liquides.   J. B.

SUFFUSION ((*path.*), s. f., *suffusio* ; de *suffundere*, répandre dessous. On désigne, par ce mot, un épanchement ; les ecchymoses ont lieu par la suffusion du sang sous la peau. V. *Épanchement* et *Ecchymoses*.

SULFHYDRATE (*chim.*), s. m. On donne ce nom à des composés formés par l'acide sulfhydrique (hydrogène sulfuré) et une base. Ce mot est synonyme d'hydrosulfate.

SULFITE (*chim.*), s. m. C'est le nom générique des sels formés par l'acide sulfureux et une base. V. *Soufre*.

SYCOSE (*path.*), s. f., du grec *sykon*, figue. On donne ce nom ou celui de *sycosis* à la dartre pustuleuse *mentagre*. V. ce mot.

SYMPTOMATOLOGIE (méd.), s. f. du grec *symptoma* et *logos*, discours. On a donné ce nom à la partie de la médecine qui traite des symptômes des maladies.

SYNANTHÉRÉES (bot.), s, f. pl., du grec *syn*, ensemble, et *anthéros*, fleuri. On a donné ce nom et autrefois celui de *composées* à une famille de plantes dont les fleurs nombreuses sont réunies sur un même réceptacle, de façon qu'une seule fleur est composée d'un nombre considérable de petites fleurs adhérentes seulement par l'ovaire au réceptacle commun : c'est ce que l'on nomme une fleur composée. Les caractères de cette famille sont des fleurs petites, à cinq étamines à filets distincts, dont les anthères sont soudées ensemble, et formant un tube traversé par un style simple et ter-

miné par un stigmate bifide ; les feuilles alternes, rarement opposées, sont simples et profondément découpées. Cette famille est très-nombreuse ; et forme à elle seule près de la douzième partie de tous les végétaux connus. Elle fournit un grand nombre d'espèces à la médecine et à l'alimentation. J. B.

SYRINGOTHOME (chir.), s. m. Instrument de chirurgie dont on se servait autrefois pour l'opération de la fistule à l'anus. C'est un bistouri courbe, tranchant du côté concave, et terminé par un stylet boutonné et flexible. On introduisait le stylet par l'ouverture extérieure de fistule, et on le ramenait au dehors par l'anus, en entraînant ainsi le bistouri, qui tranchait toutes les chairs comprises dans l'anse formée par le stylet. J. B.

T

TACAMAHACA ou **TACAMAQUE** (mat. méd.), s. m. V. *Résine.*

TACHES DE ROUSSEUR (path.), s. f. pl. V. *Ephélides.*

TACHES SYPHILITIQUE (path.). V. *Syphilis* et *Syphilides.*

TÆNIA (hist. nat.), s.m.Sorte d'entozoaire désigné vulgairement sous le nom de *ver solitaire.*V.*Vers*

TANNE (path.), s. f. On donne ce nom à de petites élevures formées sur la peau par l'accumulation de la sécrétion des follicules sébacés dans la cavité de ces derniers. Les follicules dilatés paraissent former, dans ces cas, de petites tumeurs, dont il a été parlé au mot *crypte.* C'est surtout au visage, au cou et au-devant de la poitrine que s'observent ces altérations de la peau. J. B.

TARTARIQUE (acide). V. *Tartrique.*

TEMPÉRAMENT (Hygiène du). V. à l'Introduction le chapitre sur l'*Hygiène.*

TERRE FOLIÉE DE TARTRE (chim.), s. f. C'est l'acétate de potasse.

TERRE SIGILLÉE (mat. méd.), s. f. On donnait autrefois ce nom, ou celui de *terre de Lemnos*, à une terre rougeâtre argileuse dans laquelle entrait une proportion notable d'oxide de fer rouge, et que l'on employait en médecine comme astringent; on formait avec cette terre de grosses pastilles sur lesquelles on appliquait le cachet du grand seigneur, de là lui est venu son nom de terre sigillée. J. B.

THÉ D'EUROPE (bot.). C'est la véronique que les Chinois emploient en infusion comme le thé.

THÉ DE FRANCE (bot.), s. m. Nom donné à la *sauge.* V. ce mot.

THÉ DU MEXIQUE (bot.). V. *Ansérine.*

THÉ SUISSE (mat. méd.), s. m. Désigné en allemand sous le nom de *falltranck.* V. *Vulnéraire.*

THÉIFORME (pharm.), adj. On désigne, sous ce nom d'infusions théiformes, celles qui se préparent comme le thé.

THÉRIAQUE ALLEMANDE (pharm.), s. f. On a donné quelquefois ce nom à l'extrait de *genièvre.*

THERMOSCOPE (phys.), s. m. Nom donné à un thermomètre à air très-sensible. Il en existe deux, celui de Leslie et celui de Rumfort : dix degrés du termoscope de Leslie correspondent à un degré du thermomètre centigrade.

THROMBUS (chir.), s. m., du grec *thrombos.* On donne ce nom à une tumeur qui se forme quelquefois par l'épanchement du sang sous la peau, autour de l'ouverture faite à une veine pour pratiquer la saignée. Ces épanchements sont le plus souvent déterminés par un défaut de parallélisme entre l'ouverture de la peau et celle de la veine, quelquefois par une petite pelote de graisse qui obstrue l'ouverture de la peau, d'autrefois ils sont déterminés par une extrême laxité du tissu cellulaire. Ces sortes de tumeurs ne sont pas dangereuses ; elles déterminent seulement de larges ecchymoses d'abord violettes, ensuite verdâtres et jaunâtres. Des compresses d'eau froide ou rendues légèrement résolutives par l'alcool camphré ou l'extrait de saturne, suffisent pour accélérer la disparition de ces épanchements. V. *Saignée.* J. B.

TIERCE (FIÈVRE) (méd.), s. f. V. *Fièvres intermittentes.*

TILLEUL (mat. med.), s. m. *Tilia europea.* Tout le monde connaît ce bel arbre qui fait l'ornement de nos promenades et de nos jardins ; nous nous dispenserons de donner ses caractères botaniques pour ne parler que de ses propriétés médicales. La partie la plus employée du tilleul est la fleur ; c'est un médicament presque vulgaire, et que chacun se donne le droit de prescrire, tant son action, qui est bienfaisante dans beaucoup de cas, est incapable de nuire. Ses propriétés sont légèrement aromatiques, diffusibles et délayantes : en infusion théiforme, c'est un calmant qui convient beaucoup aux femmes nerveuses, aux tempéraments irritables, aux estomacs faibles; après le repas, une tasse ou deux de cette infusion est le plus souvent préférable au thé ; elle favorise la digestion sans exciter le système nerveux, ainsi que le fait le thé pour certaines personnes. Il peut être avec avantage mêlé d'un peu de lait, ainsi qu'on le fait pour le thé ; et, dans ce cas, il est substitué à cette dernière infusion pour le repas du matin. La fleur du tilleul demande à être récoltée avec certaines précautions, pour jouir de toutes ses propriétés ; on doit d'abord la séparer des larges folioles bractées qui supportent le pédoncule de la fleur et que les herboristes conservent toujours afin d'augmenter le volume de leur marchandise. Il est ensuite important de faire sécher les fleurs à l'ombre assez rapidement, et de les conserver dans des boîtes ou des bocaux bien secs et à l'abri de tout contact de l'humidité. Les fleurs exposées à l'air libre perdent, après un certain temps, leurs propriétés aromatiques. L'on doit toujours faire usage des fleurs séchées, qui font une infusion plus agréable et plus odorante. Deux pincées de fleurs suffisent pour une théière ordinaire ; on doit laisser l'infusion se faire pendant huit ou dix minutes. Il est important de la renouveler toutes les fois que l'on veut en faire usage, car lorsque l'eau a séjournée quelques heures sur les fleurs, l'infusion perd de son goût agréable et de ses propriétés aromatiques.

La seconde écorce du tilleul est douée de principes mucilagineux et de propriétés émollientes. On l'applique quelquefois en cataplasmes sur les tumeurs goutteuses ; on s'en sert aussi pour préparer des objets économiques, telles que des cordes, des nattes et des tissus grossiers ; en Russie, on en fait des chaussures. En Suède, M. Dalhmann est parvenu à retirer, de la sève du tilleul, du sucre en assez grande quantité pour que l'on puisse s'occuper de cet extraction, si le prix de cette denrée venait à s'élever. Les feuilles de tilleul servent, dans le nord de l'Europe, de fourrage aux animaux ; seulement Linné dit qu'elles donnent un mauvais goût au lait, ce qui peut provenir, disent Mérat et Delens, qui rapportent ce fait, de ce que l'on emploie un mauvais procédé pour leur dessication. On a même essayé, disent les mêmes auteurs, de faire du chocolat avec les graines du tilleul, qui contiennent une amande légèrement oléagineuse ; on a assez bien réussi, mais il est douteux que ce chocolat puisse jamais remplacer celui fait avec le cacao.   J. P. BEAUDE.

TITANE (chim.), s. m. C'est un métal découvert en 1787, dans le sable noir d'un ruisseau de Cornouailles ; puis il fut trouvé, en 1794, dans le schorl rouge de Hongrie, par Klaproth, qui lui a donné le nom qu'il porte aujourd'hui.

TOUX (séméiol.), s. f. tussis. La toux est une succession rapide et saccadée d'expirations courtes et violentes, dans lesquelles l'air expiré produit un bruit particulier en traversant le larynx. On suppose qu'en même temps la glotte se trouve spasmodiquement resserré.

On a admis plusieurs espèce de toux, nous noterons seulement les principales :

1° La toux est idiopathique, quand la cause irritante qui la provoque a son siége dans l'appareil respiratoire lui-même, les poumons, les bronches, la trachée ou larynx. C'est ainsi qu'agissent la bronchite, la coqueluche, etc. pour déterminer

la toux : celle-ci est dite encore pectorale ou gutturale, suivant que le point de départ est au-dessus ou au dessous de la glotte.

2° Par contre, on dit que la toux est sympathique quand elle est déterminée par la réaction sympathique d'un organe plus ou moins éloigné : ainsi dans la pleurésie l'irritation de la plèvre retentit sur les bronches et provoque la toux. On appelle également toux stomacale celle qui se montre assez souvent dans les maladies de l'estomac. Les femmes grosses sont assez sujettes à tousser, la dentition produit le même effet chez les très-jeunes enfants, etc. En général cette toux est sèche, et cela se conçoit, la toux ne peut être humide et suivie de l'éjection de crachats que quand il y a affection des bronches et séérétion anormale.

3° Quand la toux est sèche et en même temps répétée, opiniâtre, c'est la toux férine ; quand il y a sécrétion des bronches, le passage répété de l'air à travers les mucosités produit un bruissement particulier, c'est la toux humide.

4° Quand la toux se répète d'une manière suivie et sans interruption pendant un temps plus ou moins long, il y a ce qu'on appelle des quintes. Alors la face rougit, se gonfle, les yeux sont injectés, larmoyants, le malade éprouve des éblouissements, des bourdonnements d'oreilles, les veines du cou se gonflent, enfin il survient parfois des vomituritions et des vomissements. Ces phénomènes s'observent dans la coqueluche.

La toux se montre surtout dans les maladies des voies respiratoires dont elle est le phénomène en quelque sorte pathognomonique, aussi quand un malade est affecté de toux, l'attention du médecin doit-elle se porter aussitôt vers la poitrine, et grâce aux admirables procédés de la percussion et de l'auscultation, il saura bientôt si le phénomène tient à une affection des poumons ou des bronches, et quelle est cette affection.

La toux est caractéristique dans le croup et dans la coqueluche, elle offre aussi des caractères particuliers dans les fièvres éruptives.

Certaines personnes sont sujettes à une toux sèche habituelle et qui coïncide parfaitement avec la santé ; il ne faut donc pas s'en inquiéter.

Le traitement de la toux est celui de la cause qui lui donne naissance ; y a-t-il phlegmasie, ou la cause peut-elle être rapportée à de la pléthore, à une congestion du côté des poumons, il faudra saigner ou appliquer les sangsues suivant l'indication : les révulsifs cutanés ou les dérivatifs intestinaux seront encore très-utile. La toux sèche et nerveuse sera combattue par les émollients et surtout les narcotiques. Mais, je le répète, la toux étant plutôt un symptôme qu'une maladie proprement dite c'est à la cause qu'il faut s'adresser.

            J. P. BEAUDE.

TRACHÉITE (méd.), s. f. On donne ce nom à l'inflammation de la trachée. Cette maladie existe rarement seule ; elle se complique presque toujours d'une laryngite ou d'une bronchite : c'est même sous ce dernier nom qu'elle a été décrite.

TRAINASSE (bot.), s. f. V. Renouées.

TRAITEMENT (thérap.), s. m. On donne ce nom à l'ensemble des moyens que l'on emploie en médecine pour obtenir la guérison d'une maladie. Le traitement, comme on doit le voir, se compose d'une foule de moyens qui varient suivant toutes les indications à remplir. L'ensemble de ces moyens constituent une des parties de la science médicale, que l'on a nommée *thérapeutique* (v. ce mot). Le traitement est *médical* ou *chirurgical* : il prend ce dernier nom suivant que l'on a besoin de pratiquer soit des pansements, soit des opérations pour obtenir la cure d'une maladie ou la guérison d'une infirmité qui dépend d'une lésion matérielle de nos organes. Par extension, on a donné le nom de traitement *prophylactique* à l'emploi des règles de l'hygiène, et à l'usage des moyens médicaux ou chirurgicaux qui ont pour but de prévenir une maladie dont un sujet est menacé, et d'empêcher son développement. Par opposition au traitement dit *curatif*, qui a pour but direct de guérir une maladie on a le traitement *palliatif*, qui n'a pour objet que de diminuer et de faire supporter au malade les inconvénients et les douleurs d'une affection réputée incurable. L'ensemble de toutes les connaissances médicales convergent vers le but unique que nous venons d'indiquer, le traitement; ainsi l'anatomie, la physiologie et toutes les connaissances dites accessoires à la médecine, ne servent qu'à éclairer et guider le médecin dans cette importante partie de ses fonctions.   **J. B.**

TRONC (*anat.*), s. m., *truncus*. On désigne sous ce nom, dans la classe des animaux vertébrés, la principale partie de l'animal à laquelle s'attachent les membres ou appendices, ainsi que le col qui supporte la tête. Le tronc, chez l'homme et les mammifères, forme les deux cavités importantes qui renferment les principaux agents de la respiration et de la circulation, la poitrine; et ceux de la digestion et de la reproduction chez les femelles, l'abdomen et le bassin.—On désigne aussi, sous le nom de tronc, la principale partie d'un nerf, d'une veine ou d'une artère : on dit un tronc nerveux, veineux ou artériel.   **J. B.**

TROUSSE (*chir.*), s. f. C'est un portefeuille qui contient les instruments dont le chirurgien fait le plus ordinairement usage. Une trousse se compose ordinairement de deux paires de ciseaux, une droite et l'autre courbe sur le plat; trois bistouris, un droit, un courbe et un boutonné : une pince à anneaux pour les pansements; une pince à disséquer, une spatule, une sonde cannelée, deux ou trois stylets, une sonde de femme ou une sonde d'homme brisée, un porte-pierre garni de nitrate d'argent fondu, un rasoir, quelques lancettes, un porte-mêche, une érigne, une aiguille à séton, quelques aiguilles à suture. On comprend que ce choix d'instruments doit varier suivant les circonstances qui dépendent des habitudes du chirurgien, et des besoins les plus ordinaires de sa pratique.   **J. B.**

TUNGSTÈNE (*chim.*), s. m. C'est le nom d'un métal d'un gris foncé, noirâtre, très-dur, très-pesant. Il est sans emploi dans les arts et en médecine.

TURCIQUE (*anat.*), adj. On a donné le nom de selle turcique à la fosse pituitaire du *sphénoïde*, V. ce mot.

TYPHUS D'ORIENT (*méd.*), s. m. Quelques auteurs ont donné ce nom à la peste. V. ce mot.

U

URANE (*chim.*), s. m. Longtemps on avait regardé l'urane comme un corps simple métallique, mais M. Péligot a démontré que ce corps n'était qu'un oxide dont le radical est l'*uranium*, métal qu'il a extrait sous la forme d'une poudre noire, qui brûle lorsqu'on la chauffe, en donnant une lumière d'un grand éclat et d'une grande blancheur.   **J. B.**

URÉTRAL (*anat.*), adj. Qui a rapport à l'urètre : *crête urétrale*, éminence oblongue aplatie latéralement, d'une consistance assez ferme, qui est située dans l'urètre au-devant de la prostate. V. *Urètre*.

URÉTRALGIE (*path.*), s. f. On a donné ce nom à des douleurs de l'urètre, qui sont de la nature des névroses, et qui ne sont déterminées ni par une inflammation, ni par une altération organique. On a aussi donné ce nom aux douleurs déterminées dans l'urètre par la présence d'un *calcul* dans la vessie. V. ce mot et *Urètre*.

URTICÉES (*bot.*), s. f. pl. On désigne ainsi une famille de plantes dicotylédones, à fleurs le plus souvent diclines, irrégulières, à feuilles alternes, ordinairement stipulées, à fleurs unisexuées ou très-rarement hermaphrodites, à corolle monopétale, à fruit monosperme, sec ou pulpeux. Cette famille renferme des genres nombreux composés de plantes herbacées, arbres ou arbrisseaux, dont plusieurs sont d'une grande importance. Parmi les espèces les plus communes et les plus utiles, nous citerons le chanvre, le houblon, l'ortie, la pariétaire, le mûrier, le figuier, l'orme, le poivre, etc. Quelques urticées renferment un liquide lactescent qui contient du caoutchouc.   **J. B.**

UVÉITE (*path.*), s. f. On a donné ce nom à l'inflammation de la face postérieure l'iris, qui est revêtue d'un enduit noirâtre nommé *uvée*.

V

VANADIUM (*chim.*), s. m. C'est un métal découvert par Sefstrœm, en 1830, dans les minerais de fer de Jabert. On obtient le vanadium en réduisant l'acide vanadique par le potassium ; on l'obtient sous la forme d'une poudre noire , qui, sous l'action du brunissoir, prend un éclat métallique. Ce métal, qui est infusible et non ductile, est sans emploi dans les arts et en médecine. **J. B.**

VER DE GUINÉE (*hist. nat.*), s. m. V. *Dragonneau.*

VERDET (*chim.*), s. m. C'est l'acétate de *cuivre*. V. ce mot.

VERT DE SCHEELE (*chim.*), s. m. C'est un beau vert, dit vulgairement vert anglais, qui est l'arsénite de cuivre ; cette couleur est très-vénéneuse, et sert à colorer tous les papiers vert-tendre dont on recouvre les cartonnages de luxe. V. *Cuivre* et *Arsénic.*

VÉSICAL (*anat.*), adj. *Vesicalis*, qui a rapport à la vessie. Il y a des artères vésicales qui se rendent à la vessie, et dont le nombre et l'origine sont très-variables ; elles naissent des artères ombilicales, hémorrhoïdales moyennes, honteuses internes ; l'artère hypogastrique en fournit une qui est plus volumineuse que les autres, et que l'on appelle *vésicale inférieure.* V. *Vessie.* **J. B.**

VIEILLARDS (Hygiène des). V. l'Introduction, au chapitre sur l'*Hygiène.*

VIENNE (Caustique de) (*pharm.*), s. m. On donne ce nom à un mélange de potasse caustique et de chaux vive, fait le plus souvent extemporanément ; les deux substances étant en poudre dans des flacons différents, on en prend partie égale que l'on mélange et dont on forme une pâte au moyen de l'alcool ; on applique cette pâte sur les parties que l'on veut détruire, en couches minces ; elle a pour avantage d'agir avec rapidité et de ne point fuser ni étendre son action, ainsi que le fait souvent la potasse caustique : on l'emploie souvent pour l'application des cautères. Le caustique de Vienne peut aussi être conservé. Les deux poudres étant mélangées, il faut seulement avoir des flacons bouchés à l'émeril, et qui ferment bien. On fait aussi des crayons avec ce caustique, et le mélange des deux substances se fait par la fusion ; ces crayons doivent être enveloppés d'une petite lame de plomb et contenus dans des flacons bien bouchés. On s'en sert pour la cautérisation, comme on le fait de la pierre infernale ou nitrate d'argent fondu. **J. B.**

VOMIQUE (noix) (*mat. méd.*), s. f. V. *Noix vomique.*

X Y Z

YTTRIUM (*chim.*), s. m. Métal découvert dans l'*Yttrya*, dont cette terre n'est qu'un oxide. L'yttrium est une poudre brillante, d'un gris noirâtre, qui ne s'oxide ni dans l'air, ni dans l'eau ; chauffé à l'air, ce métal brûle avec flamme, et se convertit en yttria. C'est à Whœler que l'on doit sa découvert

ZIRCONIUM (*chim.*), s. m. On est parvenu, en 1824, à isoler ce métal de la *zircone*, dont cette terre est un oxide. Il est d'un gris noirâtre ; il prend l'aspect métallique lorsqu'il est frotté avec le brunissoir ; il s'enflamme lorsqu'il est chauffé à l'air et se convertit en zircone.

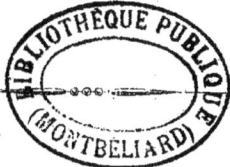

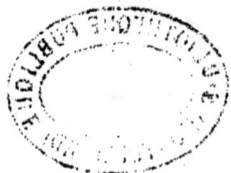

TABLE DU TOME II

Comprenant les articles de **I** *à* **Z**, *auxquels on a joint les articles du* Supplément
qui se trouve à la fin de l'ouvrage.

I

IATRALEPTIQUE, J. B. 265
ICHOR. ibid.
ICHOREUX. Suppl. 44
ICHTHYOCOLLE, J. B. 265
ICHTHYOSE, Beaugrand. ibid.
ICTÈRE, Beaude. 266
ICTÈRE BLEU. V. CYANOSE.
ICTÉRIQUE. 266
IDIOPATHIE, IDIOPATHIQUE, J. B. ibid.
IDIOSYNCRASE ou IDIOSYN-CRASIE, J. B. ibid.
IDIOTIE, Landouzy. ibid.
IDIOTISME. V. IDIOTIE.
IF, Beaude. ibid.
ILÉO-CÆCAL. 271
ILÉO-COLIQUE. ibid.
ILÉO-LOMBAIRE, J. B. ibid.
ILÉON. ibid.
ILES, Beaude. ibid.
ILÉUS. ibid.
ILIAQUE, J. B. ibid.
ILIAQUE (Passion). V. COLIQUES.
ILIO-FÉMORALE. 272
ILION. ibid.
ILIUM. V. ILION.
IMBÉCILLITÉ. V. IDIOTIE.
IMMERSION. 272
IMPERFORATION, Beaugrand. ibid.
IMPERFORÉ. V. IMPERFORATION.
IMPÉTIGO. V. MÉLITAGRE.
IMPRÉGNATION, 272
IMPUBÈRE. ibid.
IMPUISSANCE, Landouzy. ibid.
INANITION. 275
INAPPÉTANCE. ibid.

INCANDESCENCE. 275
INCARCÉRATION. ibid.
INCINÉRATION. ibid.
INCISIF, IVE. ibid.
INCISION. ibid.
INCITABILITÉ. ibid.
INCONTINENCE. ibid.
INCONTINENCE D'URINE. Suppl. 44
INCRASSANT. 276
INCRUSTATION. ibid.
INCUBATION. ibid.
INCUBE. ibid.
INDEX, ibid.
INDICATION. ibid.
INDIGESTE. ibid.
INDIGESTION, Plisson. ibid.
INDIGO, J. B. 279
INDOLENT. 280
INDURATION. ibid.
INFANTICIDE, Beaude. ibid.
INFECTION. 283
INFERNALE (Pierre). ibid.
INFIBULATION ou FIBULA-TION, H. Landouzy. ibid.
INFILTRATION, J. B. ibid.
INFIRMITÉ. ibid.
INFLAMMATION, Beaugrand. ibid.
INFLAMMATOIRE. 288
INFUNDIBULIFORME. ibid.
INFUSION, J. B. ibid.
INFUSOIRES. ibid.
INGESTA. ibid.
INGRÉDIENT. ibid.
INGUINAL, ALE. ibid.
INHALATION. ibid.
INHUMATION, Beaude. ibid.

INJECTION, J. B 291
INNERVATION. ibid.
INNOMINÉ, ÉE. ibid.
INOCULATION, J. B. ibid.
INORGANIQUE. ibid.
INQUIÉTUDE. V. ANXIÉTÉ.
INSALIVATION. 291
INSECTES, Beaude. ibid.
INSENSIBLE. 296
INSERTION. ibid.
INSOLATION, H. L. ibid.
INSOMNIE, Beaude. ibid.
INSPIRATEUR. 297
INSPIRATION. ibid.
INSTILLATION. ibid.
INSTRUMENT. ibid.
INSUFFLATION, J. B. ibid.
INTELLIGENCE. V. PHRÉNOLOGIE.
INTEMPÉRANCE. 297
INTEMPÉRIE. ibid.
INTENSE. ibid.
INTENTION. ibid.
INTERCALAIRE. 298
INTERCLAVICULAIRE. ibid.
INTERCOSTAL, J. B. ibid.
INTERCURRENT. ibid.
INTERÉPINEUX, J. B. ibid.
INTERLOBULAIRE. Suppl. 44
INTERMAXILLAIRE, J. B. 298
INTERMITTENCE. ibid.
INTERMITTENT. ibid.
INTERNE. ibid.
INTER-OSSEUX, EUSE. ibid.
INTERSTICE. ibid.
INTERTRANSVERSAIRE, J. B. ibid.
INTERTRIGO, Beaugrand. 296

INTERVERTÉBRAL.	296	IPÉCACUANHA, Beaude.	308	ISCHOCÈLE.		516
INTESTIN, Beaugrand.	ibid.	IRIS, Beaugrand.	309	ISCHIO-CLITORIDIEN.		ibid.
INTESTINAL.	304	IRIS (Bot.), J. B.	Suppl. 44	ISCHIO-COCCYGIEN.		ibid.
INTUMESCENCE.	ibid.	IRITIS, Andrieux.	511	ISCHURIE.		ibid.
INTUS-SUSCEPTION.	ibid.	IRRÉGULIER.	512	ISOCHRONE.		ibid.
INULE, J. B.	ibid.	IRRIGATIONS, Beaude.	ibid.	ISOLEMENT, Landouzy.		ibid
INVAGINATION.	ibid.	IRRITABILITÉ, J. B.	515	ISTHME.		517
INVASION, Beaugrand.	ibid.	IRRITANT, J. B.	ibid.	IVETTE. V. GERMANDRÉE.		
IODATES.	305	IRRITATION, Beaugrand.	ibid.	IVOIRE, J. B.	Suppl.	44
IODE. F. Capitaine.	ibid.	ISCHIATIQUE.	516	IVRAIE, Beaude.		517
IODIQUE (Acide).	307	ISCHION.	ibid.	IVRESSE, Beaude.		518
IODURES.	308	ISCHIO-CAVERNEUX.	ibid.			

J

ALAP, Beaude.	321	JÉJUNUM.	525	JOUR, J. B.	524
JAMBE, Beaude.	ibid.	JEUNESSE. V. AGES.		JUGULAIRE, J. B.	ibid.
JAMBIER, J. B.	323	JEUNE. V. ABSTINENCE.		JUJUBE, Couverchel.	ibid.
JARRET.	ibid.	JOIE. V. PASSIONS.		JULEP.	525
JAUNE (Fièvre), V. TYPHUS D'AMÉ-		JOINTURES.	525	JUMEAUX, J. B.	ibid.
RIQUE.		JOUBARBE, J. B.	ibid.	JUS D'HERBES. V. HERBES (Suc d').	
JAUNES (Ligaments).	525	JOUBARBE DES VIGNES. Suppl.	44	JUSQUIAME, Beaude.	525
JAUNISSE. V. ICTÈRE.		JOUES, J. B.	524		

K

KAÏNÇA. V. CAENÇA.		KÉRATOME.		528	KERMÈS ANIMAL. V. INSECTES.	
KAJEPUT ou KAJEPÛT, J. B.	528	KÉRATONYXIS.		529	KINA. V. QUINQUINA.	
KALIUM. V. POTASSIUM.		KÉRATOTOME ou CÉRATO-			KINATES.	329
KARABÉ. V. SUCCIN.		TOME,	Suppl.	45	KININE. V. QUININE.	
KÉLOÏDE, Beaugrand.	528	KÉRATOTOMIE ou CÉRATO-			KINIQUE.	Suppl. 45
KÉRATOCÈLE.	Suppl. 45	TOMIE.		ibid.	KINO, J. B.	539
KÉRATITE,	329	KERMÈS MINÉRAL. V. ANTI-			KYSTES, Beaugrand.	ibid.
		MOINE.				

L

LABASSIÈRE (Eaux minérales de)		LAIT D'AMANDES. V. ÉMULSION.		LARYNGITE.		542
J. B.	Suppl. 45	LAIT DE CHAUX. V. CHAUX.		LARYNGOTOMIE.		547
LABIAL, J. B.	551	LAIT DE POULE, J. B.	537	LARYNX, Beaude.		542
LABIÉES, J.B.	Suppl. 45	LAIT DE SOUFRE.	ibid.	LATENT, ENTE.		ibid.
LABORATOIRE, Vée.	ibid.	LAIT VIRGINAL, J. B.	ibid.	LAUDANUM.		ibid.
LABYRINTHE.	552	LAITERON.	338	LAURIER, Beaude.		ibid.
LACIS.	ibid.	LAITUE, Beaude.	ibid.	LAURIER-CERISE, Beaude.		547
LACQ ou LAQ.	ibid.	LAMPE DE SURETÉ.	339	LAURIER-ROSE, Beaude.		548
LACRYMAL, ALE, Beaude.	ibid.	LANCETTE, J. B.	540	LAVANDE, Beaude.	Suppl.	46
LACTATE.	ibid.	LANCINANT, ANTE.	ibid.	LAVEMENT, Beaugrand.		549
LACTATION. V. ALLAITEMENT.		LANGEAC (Eaux minérales de),		LAXATIF.		550
LACTÉ, ÉE.	552	J. B.	ibid.	LAZARET, J. B.		ibid.
LACTESCENT.	Suppl. 46	LANGUE, Beaugrand.	ibid.	LÉGUME.		ibid.
LACTIFÈRE.	ibid.	LANGUE DE-CHIEN. V. CYNO-		LÉGUMINE.	Suppl.	47
LACTINE.	ibid.	GLOSSE.		LÉGUMINEUSES, J. B.		ibid.
LACTIQUE, Beaude.	552	LAQUE ou LACQUE.	ibid.	LÉNITIF.		550
LACTOMÈTRE. V. GALACTOMÈTRE.		LARDACÉ, ÉE.	541	LENT.		ibid.
LACTUCARIUM.	ibid.	LARGE.	542	LENTILLE, Couverchel.		ibid.
LADRERIE.	ibid.	LARMES, F. Capitaine.	ibid.	LENTICULAIRE ou LENTI-		
LAIT, F. Capitaine.	553	LARVÉ, ÉE.	ibid.	FORME. J. B.		551
LAIT (Sophistication du). Beaude.	537	LARYNGÉ, ÉE.	ibid.	LÉONTIASIS. V. ÉLÉPHANTIASIS.		

LÈPRE, Beaugrand. 351
LÉSION. 333
LESSIVE. ibid.
LÉTHARGIE. ibid.
LEUCOPHLEGMASIE. ibid.
LEUCORRHÉE, Caffe. ibid.
LEVAIN. 353
LEVIER, J. B. ibid.
LÉVIGATION. V. pulvérisation.
LÈVRES, Beaude. 355
LICHEN, Beaude. 357
LIÉGE, J. B. 358
LIENTERIE. ibid.
LIERRE, J. B. 359
LIERRE TERRESTRE, J. B. ibid.
LIGAMENT, J. B. ibid.
LIGATURE, J. B. ibid.
LIGNE, J. B. ibid.
LILAS. ibid.
LILIACÉES, J. B. Suppl. 47
LIMAÇON. V. colimaçon.
LIMAILLE DE FER, V. fer.
LIMON, V. citron.
LIMONADE, J. B. 360
LIMONADIERS (Maladies des), Chevallier. ibid.

LIN CULTIVÉ, Couverchel. 360
LINGUAL. 361
LINIMENT, J. B. ibid.
LIPOME. V. loupe.
LIPOTHYMIE. ibid.
LIQUEURS. V. alcool.
LIS, J. B. Suppl. 47
LISERON. ibid.
LITHARGE. V. plomb.
LITHINE. Suppl. 47
LITHOTOME. ibid.
LITHOTRIPSIE. ibid.
LITHOTRITEUR. ibid.
LITHOTRITIE. ibid.
LOBE, Lobule. 251
LOBÉLIE, J. B. ibid.
LOCHIES, Caffe. 362
LOCOMOTION, Beaude. 363
LOMBAGO ou LUMBAGO. V. rhumatisme et lumbago, Suppl.
LOMBES. 364
LOMBRIC. ibid.
LONG, J. B. ibid.
LONGÉVITÉ, Landouzy. ibid.
LOOCH, V. potion.
LOTION, J. B. 367

LOUESCHE ou LOÈCHE (Eaux minérales de) Beaude. Suppl. 51
LOUPE. Beaude. ibid.
LUETTE, Beaugrand. 569
LUMBAGO, J. B. Suppl. 51
LUMIÈRE. V. météorologie.
LUNATIQUE. 569
LUNETTES, J. B. ibid.
LUPIN, J. B. 570
LUPULINE. Suppl. 51
LUPUS. 570
LUXATION, Gerdy. ibid.
LUXEUIL (Eaux minérales de), Beaude. 573
LYCANTHROPIE. 574
LYCOPODE, J. B. ibid.
LYMPHATIQUE (Système et vaisseaux), Hardy. ibid.
LYMPHE. 578
LYMPHITE. Suppl. 51
LYPÉMANIE. ibid.

M

MACARONI, J. B. 579
MACÉRATION, J. B. ibid.
MACHOIRES. Beande ibid.
MACIS. V. muscade.
MACROGLOSSE. 581
MACROBIOTIQUE. ibid.
MACROCÉPHALE, J. B. Suppl. 51
MADRÉPORE, J. B. 581
MAGDALÉON. ibid.
MAGISTÈRE. ibid.
MAGISTÈRE DE JALAP. Suppl. 51
MAGISTRAL. 581
MAGMA. ibid.
MAGNÉSIE, Lesueur. ibid.
MAGNÉSIENNES (Eaux), V. magnésie.
MAGNESIUM. Suppl. 51
MAGNÉTISME. 582
MAGNÉTISME ANIMAL. V. somnambulisme.
MAIGREUR. V. amaigrissement.
MAILLECHORT ou MELCHIOR, J. B. Suppl. 51
MAIN, Beaude. 582
MAIS ou BLÉ D'INDE, Couverchel. 585
MAL DES ARDENTS. V. érysipèle.
MAL D'AVENTURE. 585
MAL CADUC. V. épilepsie.
MAL DE COEUR. V. nausées.
MAL DE DENTS. V. dents.
MAL D'ENFANT. 586
MAL D'ESTOMAC. V. cardialgie.
MAL FRANÇAIS. 586
MAL DE GORGE. V. angine.
MAL (Haut). V. épilepsie.

MAL DE MER. V. mer.
MAL DE MÈRE. V. hystérie.
MAL SAINT-ANTOINE. V. érysipèle.
MAL SAINT-MARTIN. 586
MAL DE NAPLES. ibid.
MAL ROUGE. ibid.
MAL DE ROSE ou DES ASTURIES. V. lèpre.
MAL DE SAINT-LAZARE. V. lèpre.
MAL DE SIAM. V. typhus d'Amérique.
MAL DE TÊTE. V. céphalalgie.
MAL DE POTE ou MAL VERTÉBRAL. V. colonne vertébrale.
MALADE, Beaude. 586
MALADIE, Hardy. 587
MALADIE BLEUE. V. cyanose.
MALADIE DE BRIGHT. V. albuminurie au Suppl.
MALADIES NERVEUSES. 589
MALADIE NOIRE. V. mélæna.
MALADIE DU PAYS. V. nostalgie.
MALADIE PÉDICULAIRE. V. phthiriasis.
MALADIE VÉNÉRIENNE. V. syphilis.
MALADIF, IVE. 589
MALAIRE. ibid.
MALAISE, J. B. ibid.
MALATE. V. malique (Acide).
MALAXER. 590
MALE. ibid.
MALIGNE (Fièvre). ibid.
MALIGNE (Pustule). 590
MALIQUE (Acide). ibid.

MALLÉOLE. 590
MALT, Chevallier. ibid.
MALVACÉES, J. B. Suppl. 52
MAMELLES, Caffe. 592
MAMELON. 595
MAMELONNÉ. ibid.
MAMILLAIRE. ibid.
MAMMAIRE, J. B. ibid.
MAMMIFÈRES, J. B. ibid.
MANCENILLIER, Beaude. ibid.
MANDRAGORE. V. belladone.
MANDUCATION. 596
MANGANÈSE, J. B. ibid.
MANGUIER ou MAUGUIER, J. B. Suppl. 52
MANIAQUE. 596
MANIE. ibid.
MANIPULE, J. B. ibid.
MANIOC, V. médicinier.
MANNE, Beaude. 597
MANNITE. V. manne.
MANULUVE, J. B. 597
MARASME, Hardy. ibid.
MARAIS. V. miasmes.
MARCHE. V. locomotion.
MARGE DE L'ANUS. Suppl. 52
MARGUERITE. 599
MARIENBAD (Eau minérale de), Beaude. Suppl. 52
MARINS (Hygiène des). V. mer.
MARJOLAINE. V. origan.
MARMELADE, J. B. 599
MARRON. ibid.
MARRONNIER D'INDE, Beaude. ibid.
MARRUBE, J. B. ibid.
MARSH (Appareil de), Beaude. 400
MARTEAU. 402

MARTIAL. 402
MASSAGE, Beaude. ibid.
MASSÉTER, J.B. 403
MASSICOT. ibid.
MASTIC, Beaude. 404
MASTICATION. ibid.
MASTICATOIRE, Beaude. ibid.
MASTITE. ibid.
MASTOÏDE. ibid.
MASTOÏDIEN, J. B. ibid.
MASTURBATION. V. ONANISME.
MATIÈRE MÉDICALE, Beaude. 404
MATRICAIRE, J.B. 405
MATRAS. ibid.
MATRICE, Beaude. ibid.
MATURATIFS, J. B. 415
MAUVE, Beaude. ibid.
MAXILLAIRE, J. B. 416
MÉAT. ibid.
MÈCHE, J. B. 416
MÉCONINE. ibid.
MÉCONIUM. ibid.
MÉDECINE, MÉDECIN, Lagasquie. ibid.
MÉDECINE (Enseignement de la),
Beaude. 419
MÉDECINE LÉGALE, J. B. 420
MÉDECINE (Pharm.) ibid.
MÉDIAN, ANE, J. B. ibid.
MÉDIASTIN. ibid.
MÉDICAL, ALE. ibid.
MÉDICAMENT, Beaude. ibid.
MÉDICASTRE. 421
MÉDICATION. ibid.
MÉDICINAL. ibid.
MÉDICINIER, Beaude. ibid.
MÉDIUS 422
MÉDULLAIRE, J. B. ibid
MÉGALANTHROPOGÉNÉSIE, J.B. ibid.
MÉLÆNA, Beaude. ibid.
MÉLANCOLIE. V. MENTALES (Ma-
ladies).
MÉLANOSE. 423
MÉLAS. ibid.
MÉLASSE. ibid.
MÉLÈZE, J. B. ibid.
MÉLÉCÉRIS. V. LOUPE.
MÉLILOT, Beaude. 423
MÉLISSE, Beaude. 424
MÉLITAGRE. Beaugrand. ibid.
MELLITE. 425
MELON. ibid.
MEMBRANE, Beaude. 426
MEMBRANEUX. ibid.
MEMBRE, Beaude. ibid.
MÉNINGES, Beaude. 429
MÉNINGITE. 430
MÉNINGO-GASTRITE. ibid.
MÉNORRHAGIE. ibid.
MENSTRUATION. Caffe. ibid.
MENSTRUES. 433
MENTAGRE, Beaugrand. ibid.
MENTALES (Maladies), Falret. 444
MENTHE, Beaude. 452
MENTON, V. MACHOIRE.
MENTONNIER, J. B. 452
MENTONNIÈRE. ibid.
MÉNYANTHE. V. TRÈFLE D'EAU.
MÉPHITIQUE. 452

MÉPHITISME, Beaude. 452
MER, Beaude. 453
MERCURE, Lesueur. 459
MERCURE (Maladies causées par
le), V. DOREURS.
MERCURIALE, J. B. 461
MERCURIAUX. ibid.
MÈRE (Mal de). V. HYSTÉRIE.
MÉSENTÈRE. 462
MÉSENTÉRIQUE, J. B. ibid.
MÉSENTÉRITE. ibid.
MÉSOCÉPHALE. ibid.
MÉSOCOLON. ibid.
MÉTACARPE. ibid.
MÉTACARPIENS. ibid.
MÉTALLOÏDES. V. MÉTAUX.
MÉTASTASE, Hardy. 462
MÉTATARSE. 463
MÉTATARSIENS. ibid.
MÉTATHÈSE. ibid.
MÉTAUX, Beaude. ibid.
MÉTÉORISATION et MÉTÉO-
RISME, J. B. ibid.
MÉTÉOROLOGIE, Beaude. ibid.
MÉTRALGIE. 467
MÉTRITE. ibid.
MÉTRORRHAGIE. ibid.
MÉTROTOMIE. ibid.
MEURTRISSURE. ibid.
MIASMATIQUE. ibid.
MIASMES, Beaude. ibid.
MICROSCOPE, Beaude. 468
MIEL et MELLITES, Vée. 469
MIGRAINE. V. CÉPHALALGIE.
MILIAIRE, Beaugrand. 470
MILITAIRE. V. HYGIÈNE MILITAIRE.
MILLE-FEUILLES. V. ACHILLÉE.
MILLEPERTUIS, J. B. 471
MINÉRALES (Eaux). V. EAUX
MINÉRALES.
MINÉRALISATEURS. Suppl. 52
MINÉRALOGIE. Suppl. ibid.
MINEURS (Maladies des), Beaude. 471
MINIUM. 475
MINORATIF. ibid.
MIRAGE, J. B. Suppl. 53
MISANTHROPIE. V. HYPOCHONDRIE.
MITHRIDATE. 475
MITRALE. ibid.
MITTE. ibid.
MIXTION. ibid.
MIXTURE. 476
MOELLE. ibid.
MOELLE ALLONGÉE. V. MOELLE
ÉPINIÈRE.
MOELLE ÉPINIÈRE, Beaude. 476
MOIS. 477
MOITEUR. ibid.
MOLAIRE. ibid.
MOLE, J. B. ibid.
MOLÉCULE. ibid.
MOLÈNE. V. BOUILLON-BLANC.
MOLLET. 477
MOLLUSQUES, Beaude. ibid.
MOLLUSCUM, J. B. 479
MOMIE. ibid.
MOMIFICATION. ibid.
MONDER, MONDÉ, J. B. ibid.

MONOCLE. 479
MONOGRAPHIE. ibid.
MONOÏQUE. Suppl. 54
MONOMANIE. V. MENTALES (Ma-
ladies).
MONSTRE, Beaude. 479
MONT-DORE (Eaux minérales
de). Beaude. 480
MONTMORENCY (Eaux minéra-
les de). V. ENGHIEN.
MONT DE VÉNUS. 482
MORBIDE. ibid.
MORBIFIQUE. ibid.
MORDICANT. ibid.
MORELLE, Beaude. ibid.
MORILLE. V. CHAMPIGNON.
MORPHINE. 483
MORSURE. V. PLAIE.
MORT, Hardy. 483
MORT-CHIEN. V. COLCHIQUE.
MORTIER, J. B. 487
MORTIFICATION. 488
MORVE, Beaugrand. ibid.
MOSCOUADE. 489
MOTEURS. ibid.
MOU, MOLLE. ibid.
MOUCHES CANTHARIDES. 490
MOUCHES VOLANTES. ibid.
MOUCHETURES. Suppl. 54
MOULES. V. MOLLUSQUES.
MOUSSE DE CORSE, Beaude. 490
MOUSSE D'ISLANDE. V. LICHEN
D'ISLANDE.
MOUT. 491
MOUTARDE. ibid.
MOXA. 492
MUCILAGE, J. B. 493
MUCOSITÉ. V. MUCUS.
MUCUS. 493
MUET. ibid.
MUGUET, J. B. ibid.
MUGUET ou BLANCHET. ibid.
MULES. ibid.
MULTIPARE. ibid.
MUQUEUX, J. B. ibid.
MUQUEUSE (Fièvre). ibid.
MUQUEUSES (Bourses), J. B. ibid.
MURE, T. C. ibid.
MURIATES. V. HYDROCHLORATES.
MURIATIQUE (Acide). V. HYDRO-
CHLORIQUE (Acide).
MUSC, Beaude. 494
MUSCADE, Couverchel. ibid.
MUSCLES et MUSCULAIRE
(Système), Beaude. 495
MUSCULAIRE. 498
MUSCULEUX. ibid.
MUSEAU DE TANCHE. bid.
MUSIQUE, Landouzy. ibid.
MUTISME. 501
MYDRIASE. ibid.
MYÉLITE. 502
MYOPIE, J. B. ibid.
MYOTILITÉ. ibid.
MYRIS. ibid.
MYROBOLAN ou MYROBALAN. ibid.
MYRRHE, J. B. ibid.
MYRTE. ibid.
MYRTIFORME. ibid.

N

NÆVUS MATERNUS. *V.* ENVIES.
NANCY (*Boules de*), *V.* BOULES DE MARS.
NANCY (*Eaux minérales de*), J. B. 503
NAPEL (*Aconit*). *V.* ACONIT.
NAPHTE, Beaude. 503
NAPHTHALINE, J. B. 504
NARCÉINE. ibid.
NARCISSE, Beaude. ibid.
NARCOTINE. 505
NARCOTIQUES, J. B. ibid.
NARCOTISME. ibid.
NARINES. ibid.
NASAL, ALE, J. B. ibid.
NASO-PALATIN. ibid.
NATATION. ibid.
NATIFS. ibid.
NATRON ou NATRUM. 505
NAUSÉE. ibid.
NAVET, J. B. ibid.
NAVICULAIRE. 506
NÉCROPSIE. *V.* AUTOPSIE.
NÉCROSE. 506
NÈFLE, T. C. ibid.
NÈGRES. ibid.
NEIGE, J. B. ibid.
NÉNUPHAR. *V.* NYMPHEA.
NECTAIRE (*Eaux minérales de*), Beaude. 506
NÉOPLASTIE, Beaude. 507
NÉPENTHÈS, J. B. 508
NÉPHRÉTIQUE ou NÉPHRITIQUE. ibid.
NÉPHRITE. ibid.
NÉPHROTOMIE. ibid.
NERF et SYSTÈME NERVEUX, Hardy. ibid.

NÉRION. *V.* LAURIER-ROSE.
NÉRIS (*Eaux minérales de*), Beaude. 512
NÉROLI. 513
NERPRUN ou NOIRPRUN, Couverchel. ibid.
NERVAL (*Baume*). *V.* NERVIN.
NERVEUX. 514
NERVIN. ibid.
NEUTRES (*Sels*). ibid.
NÉVRALGIE, J. B. ibid.
NÉVRILÈME. ibid.
NÉVRILEMMITE. 514
NÉVRITE. ibid.
NÉVROLOGIE. ibid.
NÉVROSE. ibid.
NÉVROTOMIE. ibid.
NEZ, Beaude. ibid.
NHANDIROBA, J. B. 517
NICKEL. ibid.
NICOTIANE. *V.* TABAC, et Suppl. 54
NIÉDERBRONN (*Eaux minérales de*), Beaude. 517
NIDOREUX. 518
NIELLE, J. B. ibid.
NIHIL ALBUM. ibid.
NITRATE ou AZOTATE, NITREUX, NITRIQUE (*Acide*), Lesueur. ibid.
NITRE. 519
NOCTAMBULE. ibid.
NODOSITÉ. *V.* NODUS.
NODUS. 519
NOEUD, J. B. ibid.
NOIRPRUN. *V.* NERPRUN.
NOISETTE, T. C. 520
NOIX. Couverchel. 520

NOIX D'AREC. *V.* AREC.
NOIX DES BARBADES. *V.* MÉDICINIER.
NOIX DE GALLE. *V.* GALLE.
NOIX IGASUR, Couverchel. 521
NOIX MUSCADE. V. MUSCADE.
NOIX DE SERPENT. *V.* NHANDIROBA.
NOIX VOMIQUE, Couverchel. 521
NOLI ME TANGERE, J. B. ibid.
NOMBRIL. *V.* OMBILIC.
NOSOCOMIAL. 521
NOSOGRAPHIE, J. B. ibid.
NOSOLOGIE. ibid.
NOSTALGIE, Dalmas. 522
NOSTOMANIE. *V.* NOSTALGIE.
NOTALGIE. 523
NOUÉ. J. B ibid.
NOUET, J. B. ibid.
NOURRICE, Donné. ibid.
NOURRICIER. 524
NOUVEAU-NÉ. V. ACCOUCHEMENT, NOURRICE, INFANTICIDE.
NOYÉ. *V.* ASPHYXIE PAR SUBMERSION.
NOYER. *V.* NOIX.
NUAGES. 525
NUBILITÉ. ibid.
NUQUE. ibid.
NUTRICIER, IÈRE. *V.* NOURRICIER.
NUTRITIF, IVE. 525
NUTRITION, Beaugrand. ibid.
NYCTALOPIE, Furnari. ibid.
NYMPHEA, Beaude. 526
NYMPHES. 527
NYMPHOMANIE, Beaugrand. ibid.
NYMPHOTOMIE, J. B. 528

O

OBÉSITÉ, Beaude. 529
OBLIQUE, J. B. 552
OBLITÉRATION. ibid.
OBSERVATION, J. B. ibid.
OBSTRUCTION. ibid.
OBTURATEUR, J. B. ibid.
OCCIPITAL, J. B. ibid.
OCCIPITO-COXOIDIEN. ibid.
OCCIPITO-FRONTAL. ibid.
OCCIPUT. ibid.
OCCLUSION. ibid.
OCULAIRE. ibid.
OCULISTIQUE. *V.* OPHTHALMOLOGIE.
OCULO-MUSCULAIRE. 552
ODACISME. Suppl. 54
ODEURS. *V.* PARFUMS et OLFACTION.
ODONTALGIE. 553
ODONTALGIQUE, J. B. ibid.
ODONTITE. ibid.

ODONTOÏDE. 555
ODONTOIDIEN. ibid.
ODONTOLITHE. ibid.
ODONTOLOGIE. ibid.
ODORAT. *V.* OLFACTION.
OEDÉMATEUX. 555
OEDÉMATIE. ibid.
OEDÈME, Hardy. ibid.
OEIL, Caffe. 555
OEILLET. 542
OENOLÈS. ibid.
OESOPHAGE, Beaugrand. ibid.
OESOPHAGIEN, IENNE. 545
OESOPHAGITE. ibid.
OESOPHAGOTOMIE. ibid.
OESTRE. *V.* INSECTES.
OEUF HUMAIN. *V.* OVOLOGIE.
OEUFS, Beaude. 544
OFFICINAL. ibid.
OGNON, Beaude. ibid.

OLÉAGINEUX. 545
OLÉATES. ibid.
OLÉCRANE. ibid.
OLÉFIANT. Suppl. 54
OLÉINE. 545
OLÉIQUE (*Acide*). ibid.
OLÉO-SACCHARUM. ibid.
OLFACTIF. ibid.
OLFACTION, Gerdy. ibid.
OLIBAN, Beaude. 546
OLIVAIRES. 547
OLIVE, Couverchel. ibid.
OMBELLIFÈRES. 548
OMBILIC. ibid.
OMBILICAL, J. B. ibid.
OMNIVORE. ibid.
OMOPLATE, J. B. ibid.
ONANISME, Deslandes. 549
ONCTION, J. B. 551
ONCTUEUX, ONCTUOSITÉ. ibid.

ONDULANT. 551
ONGLE, Marchessaux. ibid.
ONGLÉE, J. B. 553
ONGUENTS, Vée. ibid.
OPÉRATION, Beaude. ibid.
OPHIASIS 554
OPHTHALMIE, Caffe. ibid.
OPHTHALMIQUE, J. B. 556
OPHTHALMO-BLENNORHÉE. 557
OPHTALMOLOGIE. ibid.
OPHTHALMORRHAGIE. ibid.
OPTHALMOTOMIE. ibid.
OPIACÉ. ibid.
OPIATS, Vée. ibid.
OPISTHOTONOS. 557
OPIUM, Couverchel. ibid.
OPODELDOCH (Baume), J. B. 558
OPOPONAX, J. B. 559
OPPOSANT, J. B. ibid.
OPPRESSION, J. B. ibid.
OPTIQUE, J. B. ibid.
OR, Beaude. ibid.
OR MUSIF ou MUSSIF. Suppl. 54
ORANGE, Couverchel. 561
ORANGEADE. V. ORANGE.
ORANGER (Feuilles et fleurs d').
    V. ORANGE.
ORBICULAIRE. 562
ORBITAIRE, J. B. ibid.
ORBITE, J. B. ibid.
ORCANETTE, J. B. 563
ORCHIDÉES, J. B. Suppl. 54
ORCHITE. 563
ORCHIS, J. B. ibid.
ORDONNANCE, J. B. ibid.
OREILLE (Maladies de l'), Deleau j°. ibid.

OREILLE D'ANE. V. CONSOUDE
   (Grande).
OREILLE D'HOMME. V. CABARET.
OREILLE D'OURS. V. PRIMEVÈRE.
OREILLETTE. 567
OREILLONS. ibid.
ORGANE, J. B. ibid.
ORGANIQUE, J. B. ibid.
ORGANISATION. V. ORGANISME.
ORGANISÉ. 568
ORGANISME, Beaude. ibid.
ORGANOLOGIE. 571
ORGASME. ibid.
ORGE, Couverchel. ibid.
ORGEAT, J. B. 572
ORGELET ou ORGEOLET, J. B. ibid.
ORICULE ou ORICULAIRE. ibid.
ORIGAN. 572
ORME, J. B. 575
OROBE, J. B. ibid.
ORONGE. V. CHAMPIGNON.
ORPIMENT. 573
ORPIN, J. B. ibid.
ORTEIL. ibid.
ORTHOPÉDIE, Beaugrand. ibid.
ORTHOPNÉE. 575
ORTIE, Beaude. ibid.
ORTIE BLANCHE, J. B. 576
ORTICÉE ou ORTIÉE (Fièvre).
    V. URTICAIRE.
ORVIÉTAN, J. B. 576
OS, Beaugrand. ibid.
OSCHÉITE. 579
OSCHÉOCÈLE. ibid.
OSEILLE, Beaude. ibid.
OSMAZOME, J. B. 580

OSMIUM. Suppl. 54
OSSELETS. 580
OSSEUX. ibid.
OSSIFICATION, J B. ibid.
OSTÉITE. ibid.
OSTÉOCOPE. ibid.
OSTÉOGÉNIE. ibid.
OSTÉOLOGIE. ibid.
OSTÉOMALAXIE. ibid.
OSTÉOSARCOME. 581
OSTÉOSTÉATOME. Suppl. 54
OTALGIE. 581
OTIRRHÉE ou OTORRHÉE. ibid.
OTITE. ibid.
OUIE. V. AUDITION.
OURAQUE, J. B. 581
OVAIRES, Beaude. ibid.
OVAL. 582
OVARITE. ibid.
OVIDUCTE. ibid.
OVIPARE. ibid.
OVOLOGIE, Ollivier (d'Angers). ibid.
OVULE. 586
OXALATES. V. OXALIQUE.
OXALIQUE (Acide), Beaude. 586
OXYCRAT, J. B. 587
OXYDES, Beaude. ibid.
OXYDULE. Suppl. 54
OXYGÈNE, Beaude. 588
OXYGÉNÉE (Eau). V. EAU.
OXYMEL, J. B. 588
OXYSULFURE. Suppl. 54
OZÈNE. 588

P

PAIN, Beaude. 589
PAIN À COUCOU. V. ALLÉLUIA.
PAIN AZYME. 591
PAIN D'ÉPICES. ibid.
PALAIS. 592
PALATIN, J. B. ibid.
PALATO-PHARYNGIEN. ibid.
PALATO-STAPHYLIN. ibid.
PALES COULEURS. ibid.
PALETTES, J. B. ibid.
PALEUR, Beaude. ibid.
PALLIATIF. 593
PALLIATION. ibid.
PALMA-CHRISTI. ibid.
PALMAIRE, J. B. ibid.
PALME, J. B. ibid.
PALMIER, J. B. ibid.
PALPÉBRAL. ibid.
PALPITATIONS, Hardy. ibid.
PANAIS, J. B. 594
PANARIS, Velpeau. ibid.
PANCRÉAS, Beaude. 597
PANCRÉATIQUE. ibid.
PANCRÉATITE. ibid.
PANDÉMIE. ibid.
PANDICULATION, J. B. 598
PANNICULE. ibid.

PANOPHOBIE. 598
PANSEMENT, Beaugrand. ibid.
PAPAVÉRACÉES, J. B. 599
PAPIERS MÉDICAMENTEUX. ibid.
PAPILIONACÉES, J. B. ibid.
PAPILLAIRE. ibid.
PAPILLE, J. B. ibid.
PAPULE. ibid.
PAPULEUX. ibid.
PARACENTÈSE. ibid.
PARALYSIE, Dalmas. ibid.
PARAMORPHINE, J. B. Suppl. 55
PARAPHIMOSIS. 603
PARAPHRÉNÉSIE. Suppl. 55
PARAPLÉGIE. 603
PARENCHYMATEUX. ibid.
PARENCHYME, J. B. ibid.
PARIÉTAIRE, J. B. ibid.
PARIÉTAL, J. B. 604
PAROI. ibid.
PAROLE. V. VOIX.
PAROTIDE, Beaude. 604
PAROTIDIEN, IENNE. ibid.
PAROXYSME. ibid.
PART, J. B. ibid.
PARTURITION. V. ACCOUCHEMENT.
PARULIE. 605

PAS-D'ANE. V. TUSSILAGE.
PASSERAGE. V. CRESSON ALÉNOIS.
PASSIF. 605
PASSION. V. PSYCHOLOGIE.
PASSY (Eaux minérales de),
   Beaude. 605
PASTÈQUE, Couverchel. 606
PASTILLES, Vée. ibid.
PATATE, J. B. 607
PATE ARSÉNICALE, J. B. Suppl. 55
PATES, Vée. 607
PATHÉTIQUE. 608
PATHOGNOMONIQUE. ibid.
PATHOLOGIE, J. B. ibid.
PATHOLOGIQUE, J. B. ibid.
PAUME DE LA MAIN. V. MAIN.
PAUPIÈRES, Caffe. 608
PAVILLON, J. B. 611
PAVOT, Couverchel. ibid.
PEAU, Beaugrand. 612
PEAUCIER, J. B. 614
PÊCHE, Couverchel. ibid.
PECTINE, J. B. 615
PECTINÉ, J. B. ibid.
PECTIQUE (Acide). V. PECTINE.
PECTORAL. 615
PECTORILOQUIE. ibid.

PÉDICULAIRE (*Maladie*). *V.* PHTHI-
RIASE.
PÉDICULE. 615
PÉDICURE. ibid.
PÉDIEUX, J. B. 616
PÉDONCULE. ibid.
PELADE. Suppl. 55
PÉLICAN. 616
PELLAGRE, Beaugrand. ibid.
PELLICULE. 617
PELVIEN, IENNE. ibid.
PELVIMÈTRE, J. B. ibid.
PELVIMÉTRIE. Suppl. 55
PEMPHIGUS, Beaugrand. 617
PÉNIL. 618
PÉNIS, Beaude. ibid.
PENDAISON, PENDU. *V.* STRAN-
GULATION.
PENSÉE. *V.* VIOLETTE.
PERCE-CRANE. 619
PERCEPTION. ibid.
PERCUSSION, J. B. ibid.
PERFORANT, J. B. 620
PERFORATION. ibid.
PÉRICARDE, Beaude. ibid.
PÉRICARDITE. 621
PÉRICHONDRE. ibid.
PÉRICRANE. ibid.
PÉRINÉAL. ibid.
PÉRINÉE, J. B. ibid.
PÉRIODE, J. B. ibid.
PÉRIODIQUE. *V.* PÉRIODE.
PÉRIOSTE, Beaugrand. 621
PÉRIOSTITE. *V.* PÉRIOSTE.
PÉRIOSTOSE. 622
PÉRIPNEUMONIE. *V.* PNEUMONIE.
PÉRISTALTIQUE. 622
PÉRISTAPHYLIN, J. B. ibid.
PÉRITOINE, Beaude. ibid.
PÉRITONITE, Beaude. ibid.
PÉRITONÉAL. 624
PERLE, J. B. ibid.
PÉRONÉ, J. B. ibid.
PÉRONIERS, J. B. ibid.
PERSICAIRE, J. B. Suppl. 55
PERSIL, J. B. 624
PERSPIRATION. 625
PERTE. *V.* MATRICE et MENSTRUA-
TION.
PERTE BLANCHE. *V.* LEUCOR-
RHÉE.
PERVENCHE, J. B. 625
PESANTEUR, J. B. ibid.
PESSAIRES, Beaude. ibid.
PESTE, Pariset. 626
PESTILENTIEL. 657
PÉTÉCHIAL. ibid.
PÉTÉCHIE, J. B. ibid.
PETIT-CHÊNE. *V.* GERMANDRÉE.
PETIT-LAIT. 657
PETITE-VÉROLE. *V.* VARIOLE.
PÉTRÉ, ÉE, ou PÉTREUX,
EUSE. 657
PETREUX (*Sinus*). ibid.
PÉTROLE. ibid.
PÉTRO-OCCIPITAL. ibid.
PEUPLIER, Beaude. ibid.
PEUR, Beaude. ibid.
PHAGÉDÉNIQUE, J. B. 658
PHALANGE ibid.

PHALANGOSE. 658
PHANÉROGAMES. Suppl. 53
PHARMACEUTIQUE. 658
PHARMACIE, Vée. ibid.
PHARMACIEN. 640
PHARMACOLOGIE. ibid.
PHARMACOPÉE. ibid.
PHARMACOPOLE. ibid.
PHARYNGÉE, PHARYNGIEN,
J. B. ibid.
PHARYNGÉE (*Angine*). *V.* AN-
GINE et PHARYNX.
PHARYNGIEN. *V.* PHARYNGÉE.
PHARYNGITE. 640
PHARYNGO-STAPHYLIN. ibid.
PHARYNGOTOME. ibid.
PHARYNGOTOMIE. *V.* PHARYN-
GOTOME et PHARYNX.
PHARYNX, Beaude. 640
PHÉNOMÈNE, J. B. 641
PHILTRE. ibid.
PHIMOSIS. *V.* PÉNIS (*Maladie du*).
PHLÉBITE. ibid.
PHLÉBOTOMIE. 641
PHLEGMASIE, J. B. ibid.
PHLEGMATIE. *V.* OEDÈME.
PHLEGME. ibid.
PHLEGMASIA ALBA DOLENS,
Beaude. ibid.
PHLEGMON, Beaugrand. 642
PHLEGMONEUX. 643
PHLOGISTIQUE. ibid.
PHLOGOSE, J. B. ibid.
PHLYCTÈNE. ibid.
PHLYCTÉNOIDE. ibid.
PHLYZACIA, Beaugrand. ibid.
PHONATION. ibid.
PHOSPHATES. ibid.
PHOSPHORE, Beaude. ibid.
PHOSPHITE. 645
PHOSPHOREUX, PHOSPHA-
TIQUE, PHOSPHORIQUE
(*Acides*). ibid.
PHOSPHURE. ibid.
PHRÉNÉSIE. ibid.
PHRÉNÉTIQUE. ibid.
PHRÉNIQUE. ibid.
PHRÉNITE. ibid.
PHRÉNOLOGIE, Beaude. ibid.
PHTHIRIASE ou PHTHIRIASIS,
Beaugrand. 649
PHTHISIE, Hardy. ibid.
PHYSIOLOGIE, J. B. 651
PHYSIQUE, J. B. 652
PHYTOLOGIE. Suppl. 55
PIAN. *V.* FRAMBOESIA.
PICA. 652
PICOTTE. ibid.
PICROMEL. ibid.
PICROTOXINE. ibid.
PIED, Beaugrand. ibid.
PIED ÉQUIN. *V.* PIED-BOT.
PIED DE CHAT, J. B. 655
PIED D'ÉLAN. ibid.
PIEDS D'HIPPOCAMPE. ibid.
PIED DE LOUP. *V.* LYCOPODE.
PIED DE VEAU. *V.* ARUM.
PIE-MÈRE. 656
PIERRE, Leroy d'Étiolles. ibid.
PIERRE D'AIGLE. 658

PIERRE D'AIMANT. *V.* AIMANT.
PIERRE D'ARMÉNIE. *V.* BOL
D'ARMÉNIE.
PIERRE DE BOLOGNE. *V.* BA-
RYTE (*Sulfate de*).
PIERRE CALCAIRE, PIERRE
À CHAUX. *V.* CHAUX (*Carbo-
nate de*).
PIERRE CALAMINAIRE. 658
PIERRE À CAUTÈRE. ibid.
PIERRE INFERNALE. ibid.
PIERRE À PLATRE. ibid.
PIERRE DE SOUDE. ibid.
PIERREFONDS (*Eaux miné-
rales de*), Beaude. Suppl. 55
PIERRES D'ÉCREVISSES. 658
PIGMENTAIRE. Suppl. 57
PIGNON DOUX, Couverchel. 659
PIGNON D'INDE. ibid.
PILE DE VOLTA, PILE GAL-
VANIQUE. *V.* GALVANISME.
PILEUX (*Système*), Beaude. 659
PILIER. Suppl. 57
PILULAIRE. 660
PILULES, Vée. ibid.
PIMENT DES ABEILLES. 661
PIMENT ANNUEL, T. C. ibid.
PIMENT (*Propriétés hygiéniques
et médicales du*), J. B. ibid.
PIMENT BRULANT. *V.* PERSI-
CAIRE.
PIMENT ENRAGÉ, J. B. 661
PIMENT DE LA JAMAIQUE,
T. C. 662
PIMENT DES JARDINS. *V.* PI-
MENT.
PIN, Beaude. 662
PINCE, J. B. ibid.
PINCÉE, J. B. ibid.
PINÉALE (*Glande*). ibid.
PIONE. *V.* PIVOINE.
PIPÉRIN. 663
PIQURE. *V.* ABEILLES, INSECTES et
PLAIE.
PIRIFORME. 663
PISIFORME. Suppl. 57
PISSEMENT DE SANG. *V.* HÉ-
MATURIE.
PISSENLIT, J. B. 663
PISTACHE, Couverchel. ibid.
PISTIL. Suppl. 57
PITUITAIRE (*Glande*), J. B. 663
PITUITAIRE (*Membrane*). *V.* NEZ.
PITUITE, J. B. 663
PITHYRIASIS. ibid.
PIVOINE, J. B. ibid.
PLACENTA. 664
PLAIE, Beaugrand. ibid.
PLANTAGINÉES. Suppl. 57
PLANTAIN, Beaude. 669
PLANTAIRE, J. B. Suppl. 57
PLANTE DU PIED. *V.* PLANTAIRE
et PIED.
PLANTES, Beaude. 669
PLANTES MÉDICINALES, Tré-
buchet. 670
PLATINE, J. B. ibid.
PLESSIMÈTRE, J. B. 671
PLÉTHORE, J. B. ibid.
PLÉTHORIQUE. ibid.

PLEURÉSIE, Hardy. 671
PLEURÉTIQUE. 674
PLEURODYNIE, J. B. ibid.
PLEUROTHONOS, J. B. ibid.
PLÈVRE, H. ibid.
PLEXUS. ibid.
PLIQUE, Beaugrand. ibid.
PLOMB. 675
PLOMBIÈRES (Eaux minérales de), Beaude.
PLUMASSEAU, J. B. 678
PNEUMA, B. J. ibid
PNEUMATIQUE. ibid.
PNEUMATOCÈLE. ibid
PNEUMATOSE. ibid.
PNEUMO GASTRIQUE, J. B.
PNEUMONIE, Hardy. ibid.
PNEUMO-THORAX. 681
PODAGRE, J. B. 681
POIDS MÉDICINAUX, J. B. Suppl. 57
POIGNÉE. 681
POIGNET. ibid.
POIL. V PILEUX (Système).
POILETTE ou POÉLETTE. V. PALETTE.
POINT DE COTÉ. 681
POINTS LACRYMAUX, V. LACRYMALE et ŒIL.
POIRE, Couverchel. 681
POIREAU. V. VERRUE.
POIRÉE. V. BETTE.
POIS, Couverchel. 681
POIS À CAUTÈRE. V. CAUTÈRE.
POISON. V. EMPOISONNEMENT.
POISSONS, Beaude. 682
POITRINE, J. B. 683
POIVRE, Couverchel. ibid.
POIVRE CUBÈBE. V. CUBÈBE.
POIVRE D'EAU. V. PERSICAIRE.
POIVRE DE LA JAMAIQUE. V. PIMENT.
POIVRE LONG. Suppl. 58
POIX, J. B. 684
POLLUTION. V. ONANISME.
POLYGALA, Beaude. 684
POLYGALÉES. Suppl. 58
POLYGONÉES, J. B. Suppl. 58
POLYGONUM. 684
POLYPE, Gerdy. ibid.
POLYPHAGIE. V. FAIM CANINE.
POLYPHARMACIE, J. B. 686
POLYPODE. ibid.
POLYSARCIE. V. OBÉSITÉ.
POMMADE, Vée. 686
POMME, Couverchel. 687
POMMETTE. 688
POMPHOLYX. ibid.
PONCTION. ibid.
PONGITIVE (Douleur). ibid.
PONT DE VAROLE. ibid.
POPLITÉ, J. B. ibid.
POPULEUM (Onguent), J. B. ibid.
POPULINE. Suppl. 58
PORE, J. B. 689
PORPHYRE, J. B. ibid.
PORRACÉ. ibid.
PORRIGO. V. TEIGNE.

PORTE, J. B. 689
PORTE-CAUSTIQUE. ibid.
PORTE-MÈCHE. ibid.
PORTE-NOEUD. Suppl. 58
PORTE-PIERRE. 689
POSOLOGIE. ibid.
POTASSE, Beaude. ibid.
POTASSIUM. 690
POTELÉE. ibid.
POTENTIEL. ibid.
POTENTILLE, J. B. ibid.
POTION, Vée. ibid.
POTIRON, Couverchel. ibid.
POU. V. INSECTES et PTHIRIASE. ibid.
POUCE. V. MAINS.
POUDRE, Beaude. Suppl. 58
POUDRE DE DOWER. Suppl. 59
POUDRES. AMORCES FULMINANTES (Maladies des ouvriers qui préparent les). Chevallier. Suppl. ibid.
POUDRES GAZIFÈRES, Beaude. Suppl. 61
POULAIN. V. BUBON.
POULET. 691
POULS, Beaude. Suppl. 62
POUMONS, Hardy. 691
POURPIER, J. B. 692
POURPRE. V. PURPURA.
POURRITURE D'HÔPITAL, Beaugrand. 692
POUSSÉE, J. B. Suppl. 64
PRÉCIPITÉ. 692
PRÉCORDIAL, J. B. ibid.
PRÉDISPOSANT. ibid.
PRÉDISPOSITION. ibid.
PRÈLE, J. B. 693
PRÉPARATION, J. B. ibid.
PRÉPUCE. V. PÉNIS.
PRESBYTIE, J. B. Suppl. 64
PRESSE-ARTÈRE. 693
PRESSE-URÈTHRE. ibid.
PRIAPISME, Beaude. ibid.
PRIMEVÈRE. ibid.
PRIMIPARE. ibid.
PRINCIPE. ibid.
PRINCIPES IMMÉDIATS, J. B. ibid.
PRISONS. ibid.
PROCÉDÉ. ibid.
PROCÈS CILIAIRE. ibid.
PROCIDENCE. ibid.
PRODROMES. V. INVASION.
PRODUCTION. 693
PROFOND. ibid.
PROLAPSUS. 694
PROLIFIQUE. ibid.
PROMONTOIRE. ibid.
PRONATEUR, J. B. ibid.
PRONATION. ibid.
PRONONCIATION. V. VOIX.
PRONOSTIC. V. MALADIE.
PROPHYLACTIQUE. V. TRAITEMENT.
PROPRIÉTÉ, J. B. 694
PROSECTEUR. ibid.
PROSTATE, Leroy d'Étiolles. ibid.
PROSTATIQUE. 695
PROSTATITE. V. PROSTATE.
PROSTRATION. 695
PROTHÈSE, J. B. 696

PROTUBÉRANCE. 696
PRUNE, Couverchel. ibid.
PRUNELLE. ibid.
PRUNIER. V. PRUNE.
PRURIGINEUX. 696
PRURIGO, Beaugrand. ibid.
PRURIT. 697
PRUSSIATE, J. B. ibid.
PRUSSIQUE (Acide). Beaude. ibid.
PSEUDARTHROSE, J. B. 699
PSEUDO-MEMBRANE. V. MEMBRANE.
PSOAS, J. B. 699
PSOITE ou PSOITIS, Beaugrand. ibid.
PSORIAXIS. V. HERPES.
PSORIQUE. ibid.
PSYDRUCIA. ibid.
PTÉRYGION, J. B. ibid.
PTÉRYGOIDE. ibid.
PTÉRYGOIDIEN, J. B. ibid.
PTÉRYGO-PALATIN. 700
PTÉRYGO-PHARYNGIEN. ibid.
PTÉRYGO-STAPHYLIN. ibid.
PTILOSE. ibid.
PTIALISME. V. SALIVATION.
PUBERTÉ. V. AGE.
PUBESCENCE. 700
PUBIEN, J. B. ibid.
PUBIS. ibid.
PUERPÉRAL. ibid.
PUERPÉRALE (Fièvre). Beaude. ibid.
PULLNA (Eaux minérales de), Beaude. 701
PULMONAIRE, J. B. 702
PULMONAIRE DE CHÊNE. V. LICHEN.
PULMONIE. 702
PULPE. ibid.
PULSATIF. ibid.
PULSATILLE. V. ANÉMONE.
PULSATION. 702
PULTACÉ. ibid.
PULVÉRISATION. ibid.
PULVÉRULENT. ibid.
PUNAIS. V. OZÈNE.
PUPILLAIRE. 702
PUPILLE ou PRUNELLE. V. IRIS et VISION.
PURGATIF, Beaude. 702
PURIFORME. 704
PURPURA, Beaugrand. ibid.
PUS, Beaude. ibid.
PUSTULE MALIGNE, Beaude. 705
PUSTULE, V. PEAU.
PUSTULEUX. 706
PUTRÉFACTION, J. B. ibid.
PUTRIDE. ibid.
PUTRIDITÉ. ibid.
PUTRILAGE. ibid.
PYLORE. V. ESTOMAC.
PYLORIQUE. 707
PYOGÉNIE. ibid.
PYRAMIDAL, J. B. ibid.
PYRAMIDE. ibid.
PYROLE. ibid
PYROSIS. V. CARDIALGIE.

Q

QUADRIJUMEAUX.
QUARANTAINE. *V.* PESTE, CON-
   TAGION et SANITAIRES (*Lois*).
QUARTE (*Fièvre*), J. B.   708

QUASSIA, J. B.   708
QUEUE.   ibid.
QUININE. *V.* QUINQUINA.
QUINQUINA, Beaude.   ibid.

QUINTE-FEUILLE. *V.* POTENTILLE.
QUINTESSENCE.   741
QUOTIDIEN.   ibid.

R

RABIQUE ou RABÉIQUE.   712
RACES HUMAINES, Beaugrand.   ibid.
RACHIDIEN,   716
RACHIS, Beaugrand.   ibid.
RACHITIS ou RACHITISME,
   Beaude.   719
RACINE, J. B.   720
RADEZIGE. *V.* LÈPRE.
RADIAIRES.   720
RADIAL.   ibid.
RADICAL, J. B.   ibid.
RADIS.   ibid.
RADIUS, J. B.   ibid.
RAFRAICHISSANT.   721
RAGE. *V.* HYDROPHOBIE.
RAIFORT, J. B.   721
RAIPONCE.   ibid.
RAISIN, RAISINÉ. Couverchel.   ibid.
RALE. *V.* AGONIE et AUSCULTATION.
RAMEAU.   722
RAMIFICATION.   ibid.
RAMOLLISSEMENT.   ibid.
RAMPANT.   ibid.
RANINE.   ibid.
RANULE. *V.* GRENOUILLETTE.
RAPHANIA, J. B.   722
RAPHÉ, J. B.   ibid.
RAPPORTS. *V.* AIGREURS, ÉRUC-
   TATIONS.
RAPPORT (*Médec. lég.*). Paillard
   de Villeneuve.   722
RARÉFACTION, J. B.   724
RARÉFIANT.   ibid.
RASION.   ibid.
RATAFIA, J. B.   ibid.
RATANHIA.   ibid.
RATE, J. B.   ibid.
RAUCITÉ.   726
RAVE.   ibid.
RAYONNÉ.   ibid.
RÉACTIFS, J. B.   ibid.
RÉACTION.   ibid.
RÉALGAR.   ibid.
REBOUTEUR, Beaude.   ibid.
RÉCEPTACLE.   ibid.
RECETTE.   ibid.
RECHUTE.   ibid.
RECIPE.   ibid.
RÉCIPIENT.   ibid.
RÉCRÉMENT.   ibid.
RÉCRUDESCENCE.   ibid.
RECTITE.   ibid.
RECTO-VAGINAL.   ibid.

RECTO-VÉSICAL.   726
RECTUM, Beaude.   ibid.
RÉCURRENT.   729
REDOUBLEMENT.   ibid.
REDOUL.   ibid.
RÉDUCTION.   ibid.
RÉFRIGÉRANT, J. B.   ibid.
RÉGALE (*Eau*), J. B.   ibid.
RÉGÉNÉRATION, J. B.   ibid.
RÉGIME, Beaugrand.   ibid.
RÉGION, J. B.   ibid.
RÈGLES. *V.* MENSTRUATION.
RÉGLISSE, Beaude.   731
RÉGULE.   ibid.
RÉGURGITATION, J. B.   ibid.
REINS, Beaugrand.   ibid.
RELACHANT.   737
RELACHEMENT.   ibid.
RELEVEUR, J. B.   ibid.
REMÈDE, J. B.   ibid.
RÉMISSION.   ibid.
RÉMITTENT.   738
RÉNAL, J. B.   ibid.
RÉNIFORME.   ibid.
RÉNITENT.   ibid.
RENONCULE, J. B.   ibid.
RENOUÉE. *V.* BISTORTE.
RENOUEUR. *V.* REBOUTEUR.
RENVERSEMENT.   738
RENVOI. *V.* ÉRUCTATION.
RÉPERCUSSIF.   738
RÉPERCUSSION, J. B.   ibid.
REPOS, *V.* SOMMEIL.
RÉPLÉTION. *V.* PLÉTHORE.
REPOUSSOIR.   738
REPRODUCTION.   ibid.
RÉSEAU, J. B.   ibid.
RÉSECTION, J. B.   ibid.
RÉSERVOIR, J. B.   759
RÉSIDU.   ibid.
RÉSINE, Beaude.   ibid.
RÉSOLUTIF, J. B.   740
RÉSOLUTION.   ibid.
RÉSORPTION.   ibid.
RESPIRATION, Beaude.   ibid.
RESTAURATION, J. B.   742
RESTIFORME.   743
RÉTENTION, Beaude.   ibid.
RÉTICULAIRE.   ibid.
RÉTINE.   ibid.
RÉTRÉCISSEMENT. Leroy d'É-
   tiolles.   ibid.
RÉTROCESSION. *V.* MÉTASTASE.

RÉTROVERSION.   745
RÊVASSERIE.   ibid.
RÊVE. *V.* SOMMEIL.
RÉVEIL. *V.* SOMMEIL.
RÉVEILLE-MATIN. *V.* EUPHORBE.
RÉVULSIF.   745
RÉVULSION, Beaugrand.   ibid.
RHAGADES.   ibid.
RHAPONTIC. *V.* RHUBARBE.
RHINITE.   745
RHINOPLASTIE. *V.* NEZ.
RHOMBOIDE, J. B.   746
RHUBARBE, Beaude.   ibid.
RHUM. *V.* ALCOOL.
RHUMATALGIE.   747
RHUMATISANT.   ibid.
RHUMATISMAL.   ibid.
RHUMATISME, Beaude.   ibid.
RHUME. *V.* CATARRHE PULMONAIRE.
RICIN, Couverchel.   749
RIDE.   750
RIGOR.   ibid.
RIS ou RIRE, Beaude.   ibid.
RIZ, Couverchel.   751
ROB ou ROOB.   ibid.
ROCHER.   ibid.
ROIDEUR.   ibid.
ROMARIN, J. B.   ibid.
RONCE, T. C.   ibid.
ROND, J. B.   752
RONFLEMENT.   ibid.
RONGEANT.   ibid.
ROQUETTE, J. B.   ibid.
ROSAT, J. B.   ibid.
ROSE, Beaude.   ibid.
ROSEAU, J. B.   755
ROSÉOLE. Blache.   ibid.
ROT. *V.* ÉRUCTATION.
ROTATEUR.   755
ROTATION.   ibid.
ROTULE, Beaude.   ibid.
ROTULIEN,   754
ROUGEOLE, Blache.   ibid.
ROUGEUR.   755
ROUSSEUR (*Taches de*). *V.* ÉPHÉ-
   LIDES.
RUBÉFACTION.   756
RUBÉFIANT, J. B.   756
RUE, J. B.   ibid.
RUGINE.   757
RUPIA, Beaugrand.   ibid.
RUPTURE, J. B.   ibid.

S

SABINE, J. B. 758
SABLE, J. B. ibid.
SABURRE, J. B. ibid.
SAC. ibid.
SACCHARIN. ibid.
SACRÉ, J. B. ibid.
SACRO-COCCYGIEN. 759
SACRO-ÉPINEUX. ibid.
SACRO-FÉMORAL. ibid.
SACRO-ILIAQUE. ibid.
SACRO-LOMBAIRE. ibid.
SACRO-SCIATIQUE. ibid.
SACRO-VERTÉBRAL. ibid.
SACRUM, J. B. ibid.
SAFRAN, J. B. ibid.
SAGAPENUM, J. B. ibid.
SAGE-FEMME, J. B. 760
SAGITTAL. ibid.
SAGOÛ, Beaude. ibid.
SAIGNÉE, Beaude. 760
SAIGNEMENT. 762
SAIN-BOIS ou SAINT-BOIS. V. GAROU,
SAINDOUX. V. AXONGE.
SAINT-ALBANT (Eaux minérales de), Beaude. 762
SAINT-ALLYRE (Eaux minérales de), Beaude. 763
SAINT-AMAND (Eaux minérales de), Beaude. 764
SAINT-GALMIER (Eaux minérales de), Beaude. 765
SAINT-GERVAIS (Eaux minérales de), Beaude. ibid.
SAINT-MYON (Eaux minérales de), Beaude. 766
SAINT-NECTAIRE (Eaux minérales de), Beaude. ibid.
SAINT-PARDOUX (Eaux minérales de), J. B. 767
SAINT-SAUVEUR (Eaux minérales de), Beaude. ibid.
SAISONS. V. CLIMAT, MÉTÉOROLOGIE.
SALEP, J. B. 768
SALICINE. V. SAULE.
SALIVAIRE, Beaude. 768
SALIVATION, Beaugrand. 769
SALIVE, Beaude. ibid.
SALPÊTRE. V. NITRE.
SALSEPAREILLE, Beaude. 770
SALSES (Eau minérale de), J. B. 771
SALSIFIS. ibid.
SALUBRITÉ. ibid.
SALVATELLE. ibid.
SAMOENS (Eau minérale de), J. B. ibid.
SANDARAQUE. ibid.
SANG, Beaude. ibid.
SANG-DRAGON, J. B. 775
SANGLOT. ibid.
SANGSUE, Beaude. ibid.
SANGUIFICATION. 778
SANGUIN, J. B. ibid.

SANGUINOLENT. 778
SANIEUX. ibid.
SANITAIRES (Lois), Beaugrand. ibid.
SANTAL, J. B. 780
SANTÉ. ibid.
SANTOLINE, J. B. ibid.
SAPHÈNE, J. B. ibid.
SAPIDITÉ. 781
SAPIN. V. PIN.
SAPINETTE, J. B. 781
SAPONAIRE, J. B. ibid.
SAPONIFICATION, ibid.
SAPOTILLIER. ibid.
SARCOCÈLE. V. TESTICULE (Maladies du).
SARCOMATEUX. 781
SARCOME. ibid.
SARCOPTE. V. ACARUS.
SARDONIQUE. V. RIRE.
SARRASIN, Couverchel. 781
SARRIETTE, J. B. ibid.
SASSAFRAS, J.B. ibid.
SATIÉTÉ. 782
SATYRIASIS, Beaude. ibid.
SAUGE, Beaude. ibid.
SAULE, J. B. ibid.
SAUT. V. LOCOMOTION.
SAVEUR. V. GOÛT.
SAVON, Beaude. 783
SAXIFRAGE, J. B. ibid.
SCABIEUSE, J. B. ibid.
SCABIEUX. ibid.
SCALÈNE, J. B. ibid.
SCALPEL. ibid.
SCAMMONÉE. 784
SCAPHOIDE, J. B. ibid.
SCAPULAIRE, J. B. ibid.
SCAPULUM. V. OMOPLATE.
SCARIFICATEUR, J. B. ibid.
SCARIFICATION, J. B. ibid.
SCARLATINE, Blache. ibid.
SCHERLIÉVO, J. B. 788
SCHINZNACH (Eaux minérales de), Beaude. ibid.
SCHWALBACH (Eaux minérales de), J. B 789
SCIATIQUE, J. B. ibid.
SCIATIQUE (Névralgie), Beaude. ibid.
SCIE, J. B. 790
SCILLE, Beaude. ibid.
SCISSURE, J. B. ibid.
SCLÉROTIQUE. 791
SCOLOPENDRE, J. B. ibid.
SCORBUT, Beaude. ibid.
SCORBUTIQUE. 792
SCORPION, J. B. ibid.
SCORSONÈRE, J. B. ibid.
SCROFULAIRE. ibid.
SCROFULES ou SCROPHULES, Beaugrand. ibid.
SCROFULEUX. 797
SCROTUM. ibid.

SCRUPULE. 797
SÉBACÉ, J. B. ibid.
SÉBESTE, T. C. 798
SÈCHE, J. B. ibid.
SÉCRÉTEUR. ibid.
SÉCRÉTION, Beaude. ibid.
SÉDATIF, J. B. 799
SÉDIMENT. 800
SEDLITZ (Eaux minérales de), Beaude. ibid.
SEIDLITZ (Sel de). ibid.
SEIDSCHEUTZ (Eau minérale de), Beaude. ibid.
SEIGLE, Beaude. 801
SEIN. V. MAMELLE.
SEL. 805
SÉLÉNITE. ibid.
SELLE TURCIQUE. ibid.
SELTZ (Eau minérale de), Beaude. ibid.
SÉMÉIOTIQUE. 805
SEMENCES, J. B. ibid.
SEMI-LUNAIRE. ibid.
SÉMINAL. ibid.
SÉMINIFÈRES. ibid.
SÉNÉ. ibid.
SÉNEVÉ. V. MOUTARDE.
SÉNILE. 806
SENS. V. SENSATION.
SENSATION, Gerdy. 806
SENSIBILITÉ. 808
SENSITIF. ibid.
SENSORIUM. ibid.
SEPTENAIRE. ibid.
SEPTIQUE. ibid.
SEPTUM. ibid.
SÉQUESTRE, V. NÉCROSE, au mot OS.
SÉREUX. V. MEMBRANE.
SÉROSITÉ. 809
SERPENT, Beaude. ibid.
SERPENTINE. 810
SERPIGINEUX, J. B. ibid.
SERPENTAIRE. V. ARISTOLOCHE.
SERPOLET. 810
SERRE-NŒUD. ibid.
SÉRUM. V. SÉROSITÉ.
SÉSAMOIDE, J. B. 811
SÉTON, Beaude. ibid.
SEXE. V. FEMME et HOMME.
SEXUEL. 811
SIALAGOGUE. ibid.
SIAM (Mal de). V. TYPHUS D'AMÉRIQUE.
SIBBENS, SIRVENS, SIRVIN. 811
SIGILLÉE. V. TERRE SIGILLÉE.
SIGMOIDE, J. B. 811
SIGNE, J. B. 812
SILICE, J. B. ibid.
SILLON. ibid.
SIMAROUBA, J. B. ibid.
SIMPLES. ibid.
SIMULÉ, J. B. ibid.
SINAPISME. V. MOUTARDE.

SINCIPUT. 812
SINDON. ibid.
SINUS. ibid.
SIROPS, Vée. ibid.
SIRVENS, SIRVIN. V. SIBBENS.
SODA. V. PYROSIS.
SODA-WATER, J. B. 813
SODIUM. 814
SOIF, J. B. ibid.
SOLAIRE (Plexus). V. SYMPA-
THIQUE (Grand).
SOLÉAIRE, J. B. 814
SOLIDISME, Beaugrand. 814
SOLITAIRE (Ver). V. VERS.
SOLUTION, J. B. 815
SOMMEIL, J. B. ibid.
SOMNAMBULE, Beaude. 816
SOMNAMBULISME. V. SOMNAM-
BULE.
SOMNIFÈRE. 818
SOMNOLENCE. ibid.
SON (Phys.) ibid.
SON. ibid.
SONDE, J. B. ibid.
SONDER. ibid.
SOPHISTICATION. ibid.
SOPORATIF. V. NARCOTIQUE.
SOPOREUX. 818
SORBIER, J. B. ibid.
SORDIDE. ibid.
SOUBRESAUT. ibid.
SOUCHET, J. B. ibid.
SOUCI, J. B. 819
SOUDE, Beaude. ibid.
SOUFRE, Beaude. 820
SOULTZ-LES-BAINS (Eaux mi-
nérales de), J. B. 822
SOUPIR, J. B. ibid.
SOURCIL, J. B. ibid.
SOURCILIER ou SURCILIER. ibid.
SOUS-CLAVIER, J. B. ibid.
SOUS-COSTAUX. ibid.
SOUS-CUTANÉ. ibid.
SOUS-ÉPINEUX. ibid.
SOUS-MAXILLAIRE, J. B. 823
SOUS-OCCIPITAL. ibid.
SOUS-ORBITAIRE, J. B. ibid.
SOUS-PUBIEN. ibid.
SOUS-SCAPULAIRE. ibid.
SPA (Eaux minérales de), Beaude. ibid.
SPARADRAP, J. B. 824
SPASME, J. B. ibid.
SPASMODIQUE. 825
SPATULE. ibid.
SPÉCIFIQUE, J. B. ibid.
SPÉCULUM. ibid.
SPERMA-CETI. 826
SPERMATIQUE, J. B. ibid.
SPERMATOCÈLE. ibid.
SPERMATORRHÉE, Beaude. ibid.
SPERME, Beaude. 827
SPHACÈLE. V. GANGRÈNE.
SPHÉNO-ÉPINEUX. 827
SPHÉNOIDAL. ibid.
SPHÉNOIDE, J. B. ibid.
SPHÉNO-PALATIN, J. B. 828
SPHINCTER. ibid.
SPINA-BIFIDA, Beaugrand. ibid.
SPINA-VENTOSA. 829

SPINAL, J. B. 829
SPIRITUEUX. V. ALCOOLIQUE.
SPLANCHNIQUE. 829
SPLANCHNOLOGIE. ibid.
SPLÉEN, J. B. ibid.
SPLÉNIFICATION. ibid.
SPLÉNIQUE, J. B. ibid.
SPLÉNITE. 830
SPLÉNIUS, J. B. ibid.
SPLÉNOCÈLE. ibid.
SPOLIATIF. ibid.
SPONGIEUX. ibid.
SPORADIQUE. ibid.
SPUMEUX. ibid.
SPUTATION. ibid.
SQUAMME. ibid.
SQUAMMEUX. ibid.
SQUELETTE, J. B. ibid.
SQUINE, J. B. ibid.
SQUIRRHE. 831
SQUIRRHEUX. ibid.
STADE, J. B. ibid.
STAGNATION. ibid.
STAHLIANISME. ibid.
STAPHISAIGRE, Beaude. ibid.
STAPHYLIN. 831
STAPHYLINO-PHARYNGIEN. ibid.
STAPHYLOME, J. B. ibid.
STAPHYLORAPHIE. 832
STASE. ibid.
STATION. ibid.
STATIONNAIRE. ibid.
STÉARINE, J. B. ibid.
STÉATOME. ibid.
STERCORAL, J. B. ibid.
STÉRILE. ibid.
STÉRILITÉ. V. IMPUISSANCE.
STERNAL, J. B. 832
STERNALGIE. ibid.
STERNO-CLAVICULAIRE. ibid.
STERNO - CLÉIDO - MASTOI-
DIEN, J. B. ibid.
STERNO-HYOIDIEN. ibid.
STERNUM, Beaude. ibid.
STERNUTATOIRE, J. B. 833
STERTOREUX. ibid.
STÉTHOSCOPE. ibid.
STHÉNIE. ibid.
STIBIÉ. V. ANTIMOINE.
STIMULANT, J. B. 833
STIMULUS. ibid.
STOMACACE. ibid.
STOMATITE. ibid.
STORAX. V. STYRAX.
STRABISME, Landouzy. 833
STRAMOINE ou STRAMONIUM.
V. DATURA.
STRANGULATION. V. SUSPENSION.
STRANGURIE. 836
STRIÉ. ibid.
STRONGLE. V. VER.
STROPHULUS. 836
STRUMEUX. ibid.
STRYCHNINE. ibid.
STUPEUR. ibid.
STYLET. ibid.
STYLO-HYOIDIEN. ibid.
STYLOIDE. ibid.
STYLO-MASTOIDIEN. ibid.

STYLO-MAXILLAIRE. 836
STYLO-PHARYNGIEN. ibid.
STYRAX ou STORAX, J. B. ibid.
SUBINFLAMMATION. 837
SUBINTRANT. ibid.
SUBLIMÉ. V. MERCURE.
SUBLINGUAL. 837
SUBMERSION. V. ASPHYXIE.
SUC, J. B. 837
SUCCÉDANÉ. ibid.
SUCCIN, J. B. 837
SUCCION. ibid.
SUCRE, Beaude. ibid.
SUDAMINA, J. B. 839
SUDORIFIQUES, J. B. 840
SUETTE. ibid.
SUEUR. V. TRANSPIRATION.
SUFFOCANT. 840
SUFFOCATION. ibid.
SUGILLATION, J. B. ibid.
SULFATES, J. B. ibid.
SULFURES. V. SOUFRE.
SULFURIQUE (Acide). V. SOUFRE.
SULTZBACH (Eaux minérales de),
J. B. 842
SUMAC, J. B. 840
SUPERFÉTATION, J. B. ibid.
SUPERPURGATION. ibid.
SUPINATEUR, J. B. 841
SUPINATION, J. B. ibid.
SUPPOSITION DE PART. V. PART.
SUPPOSITOIRE, J. B. 841
SUPPRESSION, J. B. ibid.
SUPPRESSION DE PART. V.
PART.
SUPPURATIF. 841
SUPPURATION. V. PUS et EXUTOIRE.
SURDENT. 841
SURDITÉ. V. OREILLE.
SUREAU, Couverchel. 841
SUR-ÉPINEUX. V. SUS-ÉPINEUX.
SURRÉNAL. 842
SURVIE, Beaude. ibid.
SUSCEPTIBILITÉ. 843
SUS-ÉPINEUX. ibid.
SUS-ORBITAIRE. ibid.
SUSPENSEUR. ibid.
SUSPENSOIR, Beaugrand. ibid.
SUSPENSION, Beaude. ibid.
SUSPIRIEUX. 846
SUS-PUBIEN. ibid.
SUS-SCAPULAIRE. ibid.
SUTURE, Beaugrand. ibid.
SYLVANÈS (Eaux minérales de),
Beaude.
SYMÉTRIE, J. B. 847
SYMPATHIE, J. B. ibid.
SYMPATHIQUE. ibid.
SYMPATHIQUE (Nerf grand),
Beaude. ibid.
SYMPHYSE. 848
SYMPHYSÉOTOMIE ou SYM-
PHYSIOTOMIE, J. B. ibid.
SYMPTOME, Beaugrand. ibid.
SYNARTHROSE. 849
SYNCOPE, Beaude. ibid.
SYNERGIE. 850
SYNOQUE. ibid.

SYNOVIAL.	850	SYPHILIS ou SYPHILIDE, Duver-		SYSTOLE.	850
SYNOVIE.	ibid.	gie.	850	
SYNTHÈSE, J. B.	ibid.	SYSTÈME, J. B.	857	

T

TABAC, Beaude.	859	TEXTURE, J. B.	877	TRAGUS.	889
TABÈS.	862	THÉ, Beaude.	ibid.	TRANCHÉES.	ibid.
TABLE.	ibid.	THÉNAR.	879	TRANSFUSION.	ibid.
TABLETTE. V. PASTILLE.		THÉORIE, J. B.	ibid.	TRANSPIRATION, Beaude.	ibid.
TACT, Gerdy.	862	THÉRAPEUTIQUE, J. B.	ibid.	TRANSPORT.	892
TACTILE. V. TACT.		THÉRIAQUE, J. B.	ibid.	TRANSVERSE, J. B.	ibid.
TAFFETAS MÉDICAMENTEUX,		THERMES.	ibid.	TRAPÈZE, J. B.	ibid.
J. B.	865	THERMOMÈTRE, J. B.	ibid.	TRAPÉZOIDE.	893
TAFIA.	ibid.	THORACIQUE, J. B.	880	TRAUMATIQUE.	ibid.
TAIE.	ibid.	THORAX.	ibid.	TRÈFLE D'EAU ou MÉNYAN-	
TAILLE.	ibid.	THRIDACE. V. LAITUE.		THE, J. B.	ibid.
TALON.	ibid.	THYM, J. B.	880	TRÈFLE MUSQUÉ. V. MÉLILOT.	
TAMARIN, Couverchel.	ibid.	THYMUS, Beaude.	ibid.	TREMBLEMENT, J. B.	893
TAMBOUR.	866	THYRO-ARYTÉNOIDIEN.	ibid.	TRÉPAN, J. B.	ibid.
TAMPONNEMENT, J. B.	ibid.	THYRO-HYOIDIEN.	ibid.	TRESSAILLEMENT.	ibid.
TAN. V. CHÊNE.		THYROIDE, Beaude.	ibid.	TRIANGULAIRE.	ibid.
TANAISIE, J. B.	866	THYROIDIEN, J. B.	881	TRICEPS, J. B.	ibid.
TANNIN, J. B.	ibid.	TIBIA.	ibid.	TRICHIASIS.	ibid.
TAPIOCA. V. MÉDICINIER.		TIBIAL.	ibid.	TRICHOMA.	ibid.
TARENTISME.	866	TIBIO-TARSIENNE.	ibid.	TRICHOCÉPHALE.	ibid.
TARENTULE.	ibid.	TIC, Beaude.	ibid.	TRICUSPIDE.	894
TARSE, J. B.	ibid.	TINTEMENT. V. BOURDONNEMENT.		TRIGONE.	ibid.
TARTIEN.	ibid.	TIRE-BALLE.	882	TRIJUMEAU, J. B.	ibid.
TARTRATE, Beaude.	ibid.	TIRE-FOND.	ibid.	TRISMUS.	ibid.
TARTRE, J. B.	867	TISANE, Vée.	ibid.	TRISPLANCHNIQUE.	ibid.
TARTRIQUE (Acide), J. B.	ibid.	TISSU, J. B.	883	TRITURATION.	ibid.
TAXIS.	ibid.	TITILLATION.	ibid.	TROCHANTER ou TROKANTER.	ibid.
TÉGUMENT.	ibid.	TOEPLITZ (Eaux minérales de),		TROCHISQUES, J. B.	ibid.
TEIGNE, Beaugrand.	ibid.	Beaude.	ibid.	TROIS-QUARTS ou TROCART,	
TEINTURE, J. B.	869	TOMATE, T. C.	884	J. B.	ibid.
TEMPÉRAMENT, Gerdy.	ibid.	TOMENTEUX.	ibid.	TROMPE.	ibid.
TEMPÉRANT, J. B.	870	TON.	ibid.	TROU.	ibid.
TEMPES, J. B.	ibid.	TONGRES (Eaux minérales de).	ibid.	TROUSSE-GALANT.	ibid.
TEMPORAL, J. B.	ibid.	TONICITÉ, J. B.	ibid.	TRUFFE, Couverchel.	ibid.
TEMPORO-MAXILLAIRE.	871	TONIQUE, Beaude.	ibid.	TUBE.	896
TEMPS, J. B.	ibid.	TONSILLAIRE.	885	TUBERCULE, Beaude.	ibid.
TÉNACITÉ.	ibid.	TONSILLE.	ibid.	TUBERCULEUX.	897
TENAILLES.	ibid.	TOPHACÉ.	ibid.	TUBÉROSITÉ.	ibid.
TENDINEUX.	ibid.	TOPHUS.	ibid.	TUE-CHIEN. V. COLCHIQUE.	
TENDON, J. B.	ibid.	TOPIQUE.	ibid.	TUE-LOUP. V. ACONIT.	
TÉNESME,	ibid.	TORMENTILLE, J. B.	ibid.	TUMÉFACTION, Beaugrand.	897
TENETTES.	ibid.	TORPEUR.	ibid.	TUMEUR BLANCHE, Beaude.	898
TÉNIA.	ibid.	TORRÉFACTION.	ibid.	TURGESCENCE.	900
TÉNOTOMIE, Beaugrand.	ibid.	TORTICOLIS, Beaude.	ibid.	TUSSILAGE, J. B.	ibid.
TENSION.	872	TORTUE, J. B.	886	TUTIE ou TUTHIE.	ibid.
TENTE, J. B.	ibid.	TOUCHER. V. TACT.		TYMPAN.	ibid.
TÉRÉBENTHINES, Beaude.	ibid.	TOUCHER, Velpeau.	886	TYMPANITE.	ibid.
TERRE, J. B.	873	TOURNESOL, J. B.	887	TYPE.	900
TERRE SIGILLÉE.	ibid.	TOURNIOLE. V. PANARIS.		TYPHOIDE (Fièvre).	ibid.
TERREUR PANIQUE. V. PEUR.		TOURNIQUET, J. B.	888	TYPHUS, TYPHUS D'AMÉRIQUE	
TESTICULE, Beaude.	873	TOXICOLOGIE.	ibid.	ou FIÈVRE JAUNE, Beaude.	ibid.
TÉTANOS, Beaude.	876	TOXIQUE.	ibid.		
TÊTE.	877	TRACHÉE.	ibid.		
		TRACHÉOTOMIE.	889		

U

ULCÉRATION.	905	URÈTHRE ou URÈTRE, Beaude.	911	URTICAIRE, Baugrand.	916
ULCÈRE, J. Cloquet.	ibid.	URÉTHRITE.	912	URTICATION.	917
UNGUINAL ou UNGUÉAL.	909	URÉTHRORRHAGIE, J. B.	ibid.	URTICÉES, J. B.	Suppl.	78
UNGUIS.	ibid.	URÉTHRORRHÉE.	913	USSAT (Eaux minérales d'),	
UNISSANT, J. B.	ibid.	URÉTHROTOME.	ibid.	Beaude.	917
UPAS, Beaude.	910	URIAGE (Eaux minérales d'),		USTION.	ibid.
URANE, J. B.	Suppl. 78	Beaude.	ibid.	UTÉRIN,	ibid.
URATES.	910	URINAIRE.	914	UTÉRUS. V. MATRICE.	
URÉE. J. B.	ibid.	URINAL,	ibid.	UVÉE.	917
URETÈRE, Beaude.	911	URINE, Beaude.	ibid.	UVÉIT	Suppl.	78
URÉTRAL.	Suppl. 78	URINEUX.	916		
URÉTRALGIE.	ibid.	URIQUE (Acide), J. B.	916		

V

VACCIN (Virus). V. VACCINE.		VENT, Beaugrand.	940	VESSIE, Beaude.	951
VACCINE, Fiard.	918	VENTILATEUR, J. B.	940	VESTIBULE.	953
VAGIN, Beaude.	922	VENTOUSE, Beaude.	ibid.	VÊTEMENTS, Beaude.	ibid.
VAGINAL, J. B.	923	VENTRE.	941	VIABLE, J. B.	953
VAGINITE.	ibid.	VENTRICULE.	ibid.	VIANDE, Beaude.	ibid.
VAGISSEMENT.	924	VENTRILOQUE, J. B.	942	VIBRATION, J. B.	956
VAGUES (Nerfs). V. PNEUMO-GAS-		VÉNULE.	ibid.	VICHY (Eaux minérales de), Beaude.	957
TRIQUE.		VER. V. VERS.		VIC-LE-COMTE (Eaux minérales	
VAISSEAU.	924	VER DE GUINÉE, V. DRAGONNEAU.		de), J. B.	959
VALÉRIANATES, Beaude.	ibid.	VÉRATRINE, J. B.	942	VIC-SUR-CÈRE (Eaux minérales	
VALÉRIANE, Beaude.	ibid.	VÉRATRUM, J. B.	ibid.	de), J. B.	ibid.
VALÉRIANIQUE (Acide), J. B.	925	VERDET.	Suppl. 79	VIDANGES. V. VIDANGEURS.	
VALÉTUDINAIRE.	ibid.	VERGE. V. PÉNIS.		VIDANGEURS (Maladies des).	959
VALS (Eaux minérales de),		VERGETURE.	942	VIDIEN.	964
Beaude.	ibid.	VERJUS, Couverchel.	ibid.	VIE.	ibid.
VALVULE, J. B.	926	VERMICULAIRE, J. B.	945	VIEILLESSE, VIEILLARDS. V. AGE.	
VANILLE, Couverchel.	ibid.	VERMIFUGE.	ibid.	VIENNE (Caustique de), J. B, Suppl.	79
VAPEURS, J. B.	927	VERMILLON.	ibid.	VIF.	964
VARAIRE. V. VERATRUM.		VERMINEUX.	ibid.	VIF-ARGENT.	ibid.
VAREC, Beaude.	927	VERNET (Eau minérale de),		VIGNE.	ibid.
VARICES, Beaugrand.	ibid.	Beaude.	ibid.	VIGNE BLANCHE , VIGNE	
VARICELLE, Beaugrand.	929	VÉROLE. V. SYPHILIS.		VIERGE. V. CLÉMATITE.	
VARICOCÈLE, Landouzy.	ibid.	VÉROLE (Petite-). V. VARIOLE.		VILLEUX.	964
VARIOLE, Blache.	931	VÉROLE (Petite-vérole volante).		VILLOSITÉS.	ibid.
VARIOLEUX.	933	V. VARICELLE.		VIN, Bouchardat.	ibid.
VARIOLOIDE, Beaugrand.	ibid.	VÉROLIQUE.		VINAIGRE, Beaude.	970
VARIOLIQUE.	934	VÉRONIQUE, J. B.	ibid.	VIOL, Beaude.	972
VARIQUEUX.	ibid.	VERRE D'ANTIMOINE.	944	VIOLETTE, Beaude.	974
VASCULAIRE, Beaude.	ibid.	VERRUE, Beaude.	ibid.	VIOLINE. V. VIOLETTE.	
VASTE.	ibid.	VERS, Beaude.	ibid.	VIPÈRE. V. SERPENT.	
VÉGÉTAL, J. B.	ibid.	VERSION, Caffe.	947	VIREUX.	975
VÉGÉTALE (Colique).	955	VERT-DE-GRIS. V. CUIVRE.		VIRIL.	ibid.
VÉGÉTATION.	ibid.	VERT DE SCHEELE.	Suppl. 79	VIRULENT.	ibid.
VÉGÉTO-MINÉRALE (Eau).	ibid.	VERTÉBRAL.	948	VIRUS, J. B.	ibid.
VÉHICULE, J. B.	ibid.	VERTÈBRES, J. B.	ibid.	VISCÈRE, J. B.	ibid.
VEINES, Beaude.	ibid.	VERTEX.	ibid.	VISCOSITÉ.	ibid.
VEINEUX, J. B.	958	VERTIGE, J. B.	ibid.	VISION, Gerdy.	ibid.
VÉLAR, J. B.	959	VERVEINE, J. B.	ibid.	VITAL, J. B.	979
VENADIUM, J. B.	Suppl. 79	VÉSANIE.	949	VITALISME.	ibid.
VENDOME (Eau minérale de la		VESCE.	ibid.	VITALITÉ.	ibid.
rue de), Beaude.	959	VÉSICAL, J. B.	Suppl. 79	VITILIGO, E. B.	ibid.
VÉNÉNEUX.	ibid.	VÉSICANT, J. B.	949	VITRÉ.	ibid.
VÉNÉRIEN.	ibid.	VÉSICATION.	ibid.	VITRIOL.	ibid.
VENIMEUX.	ibid.	VÉSICATOIRE, Beaude.	ibid.	VIVIPARE.	ibid.
VENIN, J. B.	ibid.	VÉSICULE.	951	VIVISECTION, J. B.	ibid.
		VESSE-LOUP.	ibid.		

VOCAL. 979
VOIE. ibid.
VOILE. ibid.
VOIX, Gerdy. ibid.
VOLATIL. 982
VOLTAIQUE. ibid.
VOLVULUS. 982

VOMER, J. B. 982
VOMIQUE. ibid.
VOMISSEMENT, Beaugrand. ibid.
VOMITIF, J. B. 985
VOMITURITION. 984
VOUTE. ibid.
VUE. V. VISION.

VULNÉRAIRE, J. B. 982
VULTUEUX. ibid.
VULVAIRE, J. B. 984
VULVE, Beaude. ibid.
VULVO-UTÉRIN. 985

W

WEILBACH (Eau minérale de), J. B. 986
WILDUNGEN (Eau minérale de), J.B. ib.

WISBADE ou WISBADEN (Eaux minérales de), Beaude. 986

WOARARE. 987
WORMIENS (Os). ibid.

X Y Z

XÉRASIE. 988
XÉROPHTHALMIE. ibid.
XIPHOÏDE. ibid.
XIPHOÏDIEN. ibid.
YAWS. V. FRAMBŒSIA.
YEUX D'ÉCREVISSES, J. B. 988

YTTRIUM. Suppl. 79
ZÉDOAIRE, J. B. 988
ZEST. ibid.
ZINC. ibid.
ZIRCONIUM. Suppl. 79
ZONA ou ZOSTER, Beaugrand. 990

ZOOLOGIE. 990
ZOOTOMIE. 991
ZOOPHYTE. ibid.
ZOSTER. V. ZONA.
ZOSTÈRE, J. B. 991
ZYGOMATIQUE. ibid.

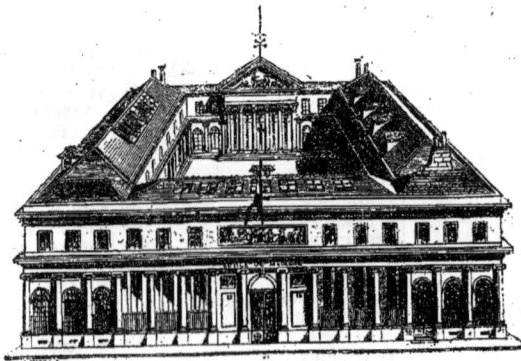

www.ingramcontent.com/pod-product-compliance
Lightning Source LLC
Chambersburg PA
CBHW060413220326
41598CB00021BA/2163